Handbuch Medikamente

Stiftung Warentest

test

Handbuch Medikamente

Vom Arzt verordnet. Für Sie bewertet.
Wichtige Wechselwirkungen.

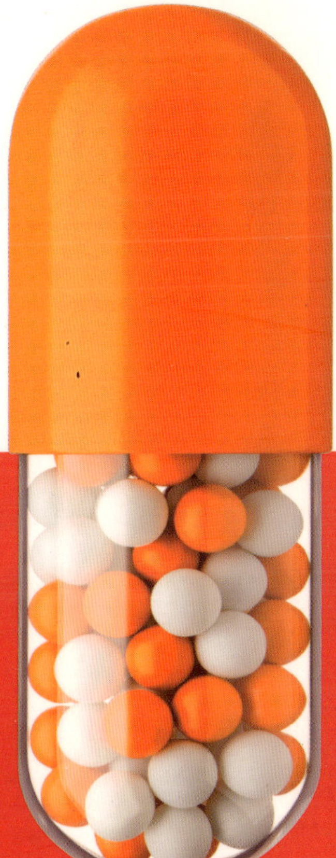

25,–
Euro

Limitierte
Sonderausgabe
der 7. Auflage

Handbuch

Medikamente

Vom Arzt verordnet –
Für Sie bewertet

Alle wichtigen Präparate

Annette Bopp Vera Herbst

Schlussgutachter Arzneimittelbewertungen
Professor Dr. Gerd Glaeske und Dr. Judith Günther

Die Deutsche Nationalbibliothek verzeichnet diese Publikation in der Deutschen Nationalbibliografie; detaillierte bibliografische Daten sind im Internet über http://dnb.d-nb.de abrufbar.

Nachdruck der 7. aktualisierten und erweiterten Neuauflage 2008

ISBN 978-3-937880-83-9

→

Wie Sie das Handbuch nutzen

Verbraucherinnen und Verbraucher sollen auch im Gesundheitswesen in steigendem Maße mitbestimmen und mitentscheiden können. Der Gesetzgeber setzt auf mündige Patienten, das partnerschaftliche Prinzip soll künftig noch ausgebaut werden. So sieht es jedenfalls die Gesundheitsreform vor. Das erfordert jedoch ein Umdenken aller Beteiligten im Gesundheitswesen. Jeder Patient, der Arzneimittel anwenden muss, sollte ihre Wirkweise kennen, über die Nebenwirkungen Bescheid wissen und vor allem die Wirksamkeit einschätzen können. Das setzt voraus, dass es entsprechende Informationsquellen gibt. Aus diesem Grund bearbeiten und aktualisieren wir dieses Arzneimittel-Nachschlagewerk immer wieder für Sie – wir wollen Ihnen eine verständliche, umfassende und unabhängige Informationsquelle für Ihre Entscheidung zur Verfügung zu stellen. Das Handbuch Medikamente soll Sie in die Lage versetzen, ein Medikament verantwortungsbewusst und zuverlässig anzuwenden und zu verstehen, ob und wie es den versprochenen Nutzen erreichen kann. Alles Wichtige und Wissenswerte zu den in Deutschland meistverordneten Arzneimitteln haben wir hier zusammengetragen:

- Sie erfahren, welche Mittel für die einzelnen Krankheiten und Beschwerden „geeignet", „auch geeignet", „mit Einschränkung geeignet" oder „wenig geeignet" sind.
- Es wird erklärt, wie das jeweilige Medikament im Körper wirkt, wann Sie es nicht anwenden dürfen und mit welchen anderen Arzneimitteln es auf keinen Fall gleichzeitig eingesetzt werden darf.
- Wir sagen auch, ob und welche anderen Arzneimittel die Wirkung verstärken oder abschwächen, welche Gefahren sich möglicherweise mit einer gleichzeitigen Anwendung verbinden und wie Sie diesen begegnen können.
- Außerdem lesen Sie, welche unerwünschten Wirkungen vorkommen können und welche speziellen Hinweise zu beachten sind.

Das Buch kann nicht den professionellen Rat von Fachleuten ersetzen, es soll Sie aber darin stärken, über Ihre Behandlung eigenverantwortlich mit zu entscheiden.

Die Struktur des Buches

Das Buch ist nach Krankheitsbildern aufgebaut, die nach Organen beziehungsweise Funktionssystemen des Körpers geordnet sind. Jedes Kapitel beschreibt Anzeichen, Beschwerden sowie Ursachen eines Krankheitsbildes. Den Schwerpunkt bilden die Behandlungsmöglichkeiten mit Medikamenten, wobei Wirkstoffgruppen beziehungsweise einzelne Wirkstoffe detailliert dargestellt werden. Am Ende des jeweiligen Krankheitsbildes sind alle im Text beschriebenen Medikamente in einer Tabelle alphabetisch aufgelistet und bewertet. Werden für mehrere Anwendungsgebiete die gleichen Wirkstoffe und Präparate eingesetzt, gibt es eine gemeinsame Arzneimitteltabelle. Die Bewertung erfolgt jedoch für jedes besprochene Krankheitsbild gesondert.

Die Tabellen enthalten darüber hinaus Angaben über die Darreichungsform der Präparate, die kleinste Packungsgröße und deren Preis. Wenn es sich um rezeptpflichtige Mittel handelt, steht neben dem Präparatenamen die Abkürzung „Rp“.

In der Tabellenspalte „Zusammensetzung“ sind die Wirkstoffe wie auf der Packung als chemische Verbindung aufgeführt, zum Beispiel „Bisoprololfumarat“. Im erklärenden Text beschränken wir uns jedoch auf die (kürzere) Angabe des Wirkstoffs, in diesem Fall Bisoprolol.

Um Ihnen die Suche nach „Ihrem“ Medikament zu erleichtern, findet sich am Ende des Buches ein ausführliches Stichwortverzeichnis mit allen besprochenen Präparaten (Handelsnamen) sowie Wirkstoffen und dem entsprechenden Seitenverweis. Wenn Sie ein gesuchtes Arzneimittel unter dem Handelsnamen dort nicht finden (z. B. weil es nicht zu den meistverordneten gehört) und es die gleichen Wirkstoffe in derselben Dosierung enthält wie ein anderes, im Buch besprochenes Mittel, lassen sich die Angaben auf solche nicht genannten Präparate übertragen.

Zur Schreibweise: c oder z, c oder k, y oder i

Die Schreibweise der Wirkstoffe ist selbst in der wissenschaftlichen Fachliteratur nicht einheitlich. Azetylsalizylsäure wird auch mit c, also Acetylsalicylsäure geschrieben. Bei den Antibiotika haben sich ebenfalls oft z und k gegen das c durchgesetzt. Häufig wird ein y gegen ein i ausgetauscht, zum Beispiel bei Ciclosporin, das früher Cyclosporin geschrieben wurde.

Wir sind weitgehend dieser modernen „z-k-i-Schreibweise“ gefolgt.

Was Sie unter den Überschriften erfahren

In einem kurzen Vorspann eines jeden Kapitels wird Grundsätzliches zu dem jeweiligen Krankheitsbild erläutert. Danach folgen Angaben zu Anzeichen und Beschwerden, Ursachen, allgemeinen Maßnahmen sowie zur Behandlung mit Medikamenten, gefolgt von der detaillierten Beschreibung der einzelnen Wirkstoffe.

Anzeichen und Beschwerden

An dieser Stelle werden typische und häufig auftretende Anzeichen und Beschwerden für das jeweilige Krankheitsbild benannt.

Ursachen

Hier wird beschrieben, worauf die Krankheit beziehungsweise die Beschwerden zurückzuführen sind.

Nichtmedikamentöse Maßnahmen

An dieser Stelle weisen wir auf Behandlungsmöglichkeiten hin, die zusätzlich zu Arzneimitteln eingesetzt werden können. Diese Angaben sind knapp gehalten, denn der Schwerpunkt des Buches liegt auf der Beschreibung und Bewertung der medikamentösen Therapie.

Behandlung mit Medikamenten

Unter dieser Überschrift wird in der Art eines Behandlungsplans erläutert, welche Arzneimittel bei dem jeweiligen Krankheitsbild eingesetzt und wie sie für diesen Anwendungsbereich bewertet werden. Die Reihenfolge orientiert sich dabei im Allgemeinen an der Eignung der Wirkstoffe: Die „geeigneten“ werden zuerst genannt, danach folgen solche, die „auch geeignet“ oder „mit Einschränkung geeignet“ sind, anschließend die „wenig geeigneten“ Inhaltsstoffe. Wie die Bewertungen zustande kommen, lesen Sie im Abschnitt „Grundlagen der Bewertung (→ Seite 24)“. Manchmal kommt es vor, dass alle in einem Indikationsgebiet besprochenen Arzneimittel gemäß unseren Bewertungsgrundlagen als „wenig geeignet“ eingestuft werden müssen. Wenn in einem solchen Fall die Krankheit jedoch mit Mitteln, die nicht zu unserer Marktauswahl gehören oder die an anderer Stelle besprochen werden, sinnvoll behandelt werden kann, haben wir diese Wirkstoffe zusätzlich erwähnt und – sofern möglich – auf die entsprechenden Abschnitte verwiesen.

Anthroposophische, homöopathische und traditionell angewendete Mittel
Zu den meistverordneten Medikamenten gehören auch Präparate der anthroposophischen und homöopathischen Therapierichtung sowie Mittel, die als „traditionell angewendet" zugelassen sind. Für sie gelten andere Zulassungsbedingungen als für die übrigen Arzneimittel. Aufgrund dieses besonderen Status wurden die Mittel hier nicht bewertet. Näheres dazu lesen Sie im Abschnitt „Anthroposophische Arzneimittel" (→ Seite 22), „Homöopathische Arzneimittel" (→ Seite 21) und „Traditionell angewendete" Mittel (→ Seite 21).

Wirkstoffbeschreibungen

Die Wirkstoffbeschreibungen sind alphabetisch geordnet, das heißt, sie werden nicht in der Reihenfolge besprochen, wie sie im Abschnitt „Behandlung mit Medikamenten" genannt sind. Chemisch definierte Präparate mit einem einzigen Wirkstoff (Monopräparate) führen die Aufzählung an, gefolgt von den pflanzlichen Monopräparaten. Danach werden chemisch definierte Präparate mit mehreren Wirkstoffen (Kombinationsmittel) besprochen, gefolgt wiederum von pflanzlichen Mitteln dieser Kategorie. Wenn möglich, wurden die Wirkstoffe in Gruppen zusammengefasst.
An erster Stelle steht der Name des Wirkstoffs in Blau, danach die entsprechenden Handelsnamen in Rot. Nähere Angaben zu unseren Grundsätzen bei der Auswahl der Mittel finden Sie im Abschnitt „Methodisches Vorgehen" unter dem Stichwort Auswahl der Arzneimittel (→ Seite 23).
Anschließend beschreiben wir, wie der Arzneistoff im Körper wirkt. Diese Wirkung bedeutet nicht zwangsläufig, dass ein Mittel eine bestimmte Krankheit wirklich positiv beeinflussen kann. Ob und in welchem Maße das gelingt, muss durch wissenschaftliche Studien zur therapeutischen Wirksamkeit geprüft werden. Die Gutachter der Stiftung Warentest haben die Ergebnisse solcher Studien ausgewertet und danach die therapeutische Wirksamkeit der Arzneistoffe gemäß der Anwendungsbereiche beurteilt, für die die Mittel zugelassen sind, und zwar als „ausreichend nachgewiesen", „noch nicht ausreichend nachgewiesen" oder „nicht ausreichend nachgewiesen". Welche Anforderungen dabei zu erfüllen sind, lesen Sie im Abschnitt „Methodisches Vorgehen" unter der Überschrift „Grundlagen der Bewertung (→ Seite 24)".

Anwendung

Unter dieser Überschrift finden Sie Hinweise zur Einnahme oder Anwendung des jeweiligen Arzneimittels. Sind aufgrund von möglichen unerwünschten Wirkungen bestimmte Kontrolluntersuchungen (z. B. der Blutwerte) nötig, wird an dieser Stelle darauf aufmerksam gemacht.
Die Dosierungsangaben sind allgemein gehalten, weil sie individuell stark schwanken können und der Arzt die Dosierung daher meist vorgibt. An diese Vorgabe sollten Sie sich halten. Wenn es nötig ist, nennen wir die Dosis, die mindestens nötig ist, um die erwünschte Wirkung zu erzielen, beziehungsweise die maximale Tagesdosis.
Die allgemeinen Angaben zur Dosierung der Arzneistoffe gelten für Erwachsene. Davon abweichende Dosierungen für Kinder finden Sie unter „Hinweise für Kinder unter 14 Jahren", spezielle Angaben für ältere Menschen unter „Hinweise für ältere Menschen".

Tabletten teilen

Einige wenige „feste" Arzneimittel (Tabletten, Dragees usw.) gibt es nicht in der individuell passenden Dosierung, sodass sie geteilt werden müssen. Viele Tabletten haben aber keine Bruchkerbe – wenn Sie dann die Tablette mit dem Messer durchzuschneiden versuchen, zerfällt sie meist in mehrere Bruchstücke. Dann können Sie nicht mehr davon ausgehen, dass Sie die richtige Dosis des Arzneistoffs einnehmen, und es kommt leicht zu möglicherweise riskanten Unter- oder Überdosierungen.
Auf keinen Fall teilen dürfen Sie krebserregende, erbgut- oder fruchtschädigende Wirkstoffe. Denn beim Teilen bröseln feinste Partikel ab, die mit ihren Wirkungen und Nebenwirkungen andere belasten können. Auch Tabletten, Kapseln oder Dragees mit Antibiotika sowie Pilz-, Tuberkulose- und Krebsmittel, Virustatika, Immunsuppressiva und Hormonpräparate dürfen Sie nicht teilen, weil ein zu hohes Risiko besteht, dass der Wirkstoff zu niedrig oder zu hoch dosiert in den Körper gelangt.
Bei vielen Mitteln ist der Wirkstoff in Kapseln aus Weich- oder Hartgelatine eingeschlossen, Dragees sind häufig mit einer dünnen Zuckerschicht überzogen. Meist nicht grundlos: Solche Zubereitungen ermöglichen es, Kapseln mit flüssigen Wirkstoffen herzustellen, die glatte Oberfläche erleichtert das Schlucken, die neutrale Gelatine oder der Zucker überdeckt einen unangenehmen Geschmack oder Geruch. Einen solchen Schutzfilm dürfen Sie nicht zerschneiden oder aufbrechen.

Einige Substanzen werden durch einen Filmüberzug geschützt, weil sie lichtempfindlich sind oder um den Wirkstoff vor Luft und Feuchtigkeit zu schützen, zum Beispiel Nifedipin (bei hohem Blutdruck) oder Molsidomin (bei koronarer Herzkrankheit), Furosemid (bei hohem Blutdruck, Herzschwäche) oder Johanniskrautextrakt (bei depressiven Störungen). Bei anderen Mitteln verhindert die Schutzschicht, dass eine Tablette schon im Magen „verdaut" wird, wenn sie erst im Dünndarm wirken soll. Oder sie sorgt dafür, dass der Wirkstoff verzögert (retardiert) freigesetzt wird. Manche Tabletten sind speziell aufgebaut, um die Wirkstoff-Freisetzung gezielt zu steuern. So setzen Manteltabletten einen Wirkstoff in der äußeren Schicht rasch, im inneren Kern aber nur langsam frei (z. B. bei *Adalat SL*).

Beim Teilen wird die Schutzschicht oder der Tablettenaufbau zerstört. Dann besteht die Gefahr, dass der Wirkstoff zerstört oder in seiner Wirkung beeinträchtigt wird, dass er die Magenschleimhaut schädigt oder vom stark sauren Magensaft zerstört wird oder dass er in falscher Menge ins Blut gelangt. Auf diese Weise können unabsehbare unerwünschte Wirkungen auftreten oder die Behandlung schlägt völlig fehl.

Bedenken sollten Sie auch, dass nicht jede Kerbe in einer Tablette ein Hinweis dafür ist, dass Sie sie unbedenklich teilen dürfen. Viele solche Kerben sind als optische Verzierung oder als Unterscheidungsmerkmal angebracht. Wenn Sie unsicher sind, ob eine Tablette geteilt werden kann oder nicht, fragen Sie am besten in Ihrer Apotheke nach. Dort gibt es gegebenenfalls spezielle Tablettenteiler, die das Messer erübrigen und die Tablette sauber halbieren.

Achtung

Hier finden Sie allgemeine Warnhinweise, die bei der Einnahme bestimmter Medikamente zu berücksichtigen sind, zum Beispiel:

- Personen mit Anfallleiden, Leberkrankheiten und Alkoholproblemen werden an dieser Stelle vor alkoholhaltigen Mitteln gewarnt, weil ihnen schon geringe Mengen Alkohol gefährlich werden können.
- Enthält ein Mittel Parabene, macht hier ein entsprechender Warnhinweis Personen, die auf diese Konservierungsstoffe allergische reagieren, darauf aufmerksam.
- Macht ein Wirkstoff die Haut empfindlicher für UV-Strahlen, findet sich hier ebenfalls eine entsprechende Warnung.

Gegenanzeigen

Hierunter zählen wir Bedingungen auf, unter denen Sie das Mittel nicht anwenden dürfen. Werden diese Gegenanzeigen, auch Kontraindikationen genannt, nicht berücksichtigt, kann die Behandlung erhebliche Risiken bergen. Wir führen aber nicht alle Kontraindikationen an, die im Beipackzettel genannt sind, sondern beschränken uns auf klinisch relevante und auf Angaben, die bei einer ambulanten Behandlung bedeutsam sein können.

Unter bestimmten Bedingungen kann es trotz möglicher Risiken sinnvoll sein, einen bestimmten Wirkstoff anzuwenden. Dann sollte der Arzt Nutzen und Risiken sorgfältig abwägen (relative Kontraindikation). Auch darauf weisen wir an dieser Stelle hin.

Wer auf einen bestimmten Wirkstoff bereits allergisch reagiert, muss Arzneimittel meiden, die diese Substanz enthalten. Dieser grundsätzliche Hinweis wird nicht bei jedem Arzneistoff erneut gegeben. Überprüfen Sie daher die chemischen Bezeichnungen in Ihrem Allergiepass mit den Inhaltsstoffen eines neu verordneten Arzneimittels.

Wechselwirkungen mit Medikamenten

Werden mehrere Arzneimittel gleichzeitig angewendet, kann das eine die Wirkung des anderen abschwächen oder verstärken, unerwünschte Wirkungen können heftiger oder häufiger auftreten, oder es können sich noch ganz andere Effekte einstellen. Manche Wechselwirkungen sind so gravierend, dass die Wirkstoffe keinesfalls zusammen angewendet werden dürfen.

Es kann sein, dass hier deutlich weniger Wechselwirkungen aufgeführt sind als in der Packungsbeilage. Dort nennen die Arzneimittelhersteller aus haftungsrechtlichen Gründen alle Wechselwirkungen, die im Zusammenhang mit dem Wirkstoff jemals beschrieben worden sind – auch solche, die für die Behandlung in der Praxis eher bedeutungslos sind. Wir beschränken uns auf Angaben derjenigen Wechselwirkungen, die in der ambulanten Behandlung bedeutsam sind oder gravierende Folgen haben können.

Je mehr Arzneimittel angewendet werden, desto wahrscheinlicher ist es, dass Wechselwirkungen auftreten; desto schlechter lässt sich aber auch abschätzen, welche es sein werden und welche Folgen sich daraus ergeben. Beim Kauf von Arzneimitteln oder beim Einlösen eines Rezeptes sollten Sie in der Apotheke darum immer angeben, welche anderen Arzneimittel Sie noch regelmäßig anwenden. So lässt sich prüfen, ob mit der Einnahme des neuen Mittels gefährliche Wechselwirkungen zu erwarten sind.

Mittel, die überschüssige Magensäure neutralisieren sollen, verhindern beispielsweise, dass andere Medikamente komplett in den Blutkreislauf übertreten können. Damit sie die Aufnahme anderer Wirkstoffe nicht beeinträchtigen, sollten die Magenmittel deshalb im Abstand von etwa zwei bis drei Stunden zu anderen Medikamente eingenommen werden.
Einige Wirkstoffe beeinflussen die Wirkung von Enzymen in der Leber, die dazu beitragen, dass Arzneistoffe abgebaut werden. Werden nun mehrere Medikamente gleichzeitig eingenommen und behindert eines davon die Aktivität dieser Leberenzyme, so reichern sich die anderen Arzneimittel im Blut an, weil sie langsamer abgebaut werden. Dann besteht ein erhöhtes Risiko für eine Überdosierung und für unerwünschte Wirkungen.
Wirken zwei Wirkstoffe auf ähnliche Weise, können sie sich gegenseitig in ihrer Wirkung verstärken, so dass sie beide niedriger dosiert werden müssen.

NEU: Unbedingt beachten.

Aufgrund ihrer Bedeutung haben wir die Wechselwirkungen zudem in zwei Kategorien eingeteilt:

- In der ersten Kategorie finden Sie Wechselwirkungen zwischen Arzneimitteln, die je nach individueller Situation von Bedeutung sein können oder durch einfache Maßnahmen vermeidbar sind.
- Unter der Überschrift „Unbedingt beachten" finden Sie Wechselwirkungen, bei denen die Gefahr lebensbedrohlicher Zustände besteht.

Vor allem zwei Situationen können solche möglicherweise lebensgefährlichen Folgen haben: 1. Wenn eine Substanz die Wirkung einer anderen erheblich verstärkt. 2. Wenn ein Wirkstoff verhindert, dass ein anderer seine Wirkung ausreichend entfalten kann. Die nachfolgend aufgeführten detaillierten Angaben zu einzelnen Wirkstoffen oder Wirkstoffgruppen beschränken sich auf diese beiden Problembereiche einer verstärkten oder verringerten Wirkung.

Mittel zur Blutzuckersenkung: verstärkte Wirkung

Bei Typ-2-Diabetes lässt sich der Blutzuckerspiegel oft mit blutzuckersenkenden Tabletten annähernd im Normalbereich halten. Werden diese Mittel nun durch andere Medikamente in ihrer Wirkung verstärkt, kann der Zuckergehalt des Blutes übermäßig absinken, und es entsteht eine Unterzuckerung (Hypoglykämie). Anzeichen dafür sind unter anderem Schweißausbrüche, Herzrasen, Verhaltensauffälligkeiten (z. B. Aggressivität, grundlose Heiterkeit), Sprech- und Gangstörungen ähnlich denen von Betrunkenen (z. B. Lallen, Stolpern, Torkeln) sowie Taubheitsgefühle an Mund, Händen und Beinen. Wird die Unterzuckerung nicht rechtzeitig behoben, droht Bewusstseinsverlust bis hin zum Koma.
Besonders problematisch können solche Unterzuckerungen werden, wenn gleichzeitig Betablocker (bei hohem Blutdruck) eingenommen werden, da diese die Symptome der Unterzuckerung verschleiern können.
Wenn Sie Medikamente einnehmen müssen, die die Wirkung der blutzuckersenkenden Tabletten verstärken, kann der Arzt deren Dosis gegebenenfalls verringern. Besonders zu Beginn einer Kombinationsbehandlung sollten Sie den Blutzucker häufiger als sonst kontrollieren.

Mittel zur Blutverdünnung: verstärkte Wirkung

Unter bestimmten Bedingungen besteht eine erhöhte Gefahr, dass sich Blutgerinnsel bilden (z. B. bei Herzrhythmusstörungen, bei künstlichen Herzklappen). Dem können Medikamente entgegenwirken, die die Gerinnungsneigung des Blutes herabsetzen (Cumarine wie Phenprocoumon und Warfarin, Handelsnamen z. B. *Falithrom*, *Marcumar*, *Coumadin*). Die Dosierung dieser Mittel muss sehr genau eingestellt und dann beibehalten werden. Ist die Dosis zu niedrig, kann das Thromboserisiko gefährlich hoch bleiben. Wirkt das gerinnungshemmende Mittel zu stark, kann es spontan zu inneren, unter Umständen auch lebensbedrohlichen Blutungen kommen. Problematisch sind diese vor allem in Gehirn, Nieren oder Magen-Darm-Trakt.
Eine ganze Reihe von Arzneimitteln kann die Wirkung der Cumarine verstärken:

- Bestimmte Substanzen beeinträchtigen die Produktion von arzneimittelabbauenden Enzymen in der Leber. Fehlt es an solchen Enzymen, bleiben die gerinnungshemmenden Wirkstoffe länger im Blut und können dann auch länger und stärker wirken.
- Andere Arzneistoffe verdrängen die gerinnungshemmenden Wirkstoffe aus einer Verbindung mit speziellen Eiweißstoffen, mit denen gemeinsam sie im Blut transportiert werden und in dieser Form noch unwirksam sind. Erst wenn die Bindung gelöst wird, beeinflussen sie die Blutgerinnung. Wird diese Loslösung durch andere Medikamente beschleunigt oder verstärkt, wirken die gerinnungshemmenden Mittel schneller und länger.
- Antibiotika schädigen Bakterien im Darm, die Vitamin K bilden. Dieses Vitamin ist maßgeblich an der Blutgerinnung beteiligt. Die Wirkung der gerinnungshemmenden Mittel besteht darin, die Bildung von Vitamin K zu behindern. Ist nun aufgrund der

Antibiotika weniger Vitamin K vorhanden, genügt eine geringere Menge an Cumarinen, um die Blutgerinnung zu hemmen.

- Azetylsalizylsäure (bei Schmerzen, arteriellen Durchblutungsstörungen, koronoarer Herzkrankheit) setzt ebenfalls die Gerinnungsfähigkeit des Blutes herab, allerdings auf andere Art und Weise als Cumarine. Beide Mittel verstärken sich gegenseitig in ihrer Wirkung.

Wenn Sie zusätzlich zu gerinnungshemmenden Mitteln Medikamente einnehmen müssen, die zu Wechselwirkungen mit diesen führen können, müssen Sie sowohl zu Beginn der Behandlung als auch nach deren Ende die Gerinnungszeit des Blutes mehrfach entweder selbst kontrollieren oder vom Arzt überprüfen lassen, damit die Dosierung der gerinnungshemmenden Mittel den Bedingungen angepasst werden kann.

Mittel bei Herzrhythmusstörungen: verstärkte Wirkung
Medikamente gegen Herzrhythmusstörungen sollen den Herzschlag stabilisieren und sind entsprechend dosiert. Wird ihre Wirkung durch andere Arzneimittel verstärkt (z. B. Abführmittel), verliert sich der stabilisierende Effekt, so dass sich der Herzschlag verlangsamt oder das Herz ganz unkoordiniert arbeitet. Akut sind solche Veränderungen meist nicht zu bemerken, halten sie aber an, können Bewusstseinsstörungen bis hin zur Ohnmacht vorkommen.
In solchen Fällen muss die Herzfunktion mittels EKG überwacht werden. Sind Rhythmusstörungen erkennbar, muss der Arzt die Dosierung anpassen. Ist das nicht möglich oder lassen sich die Rhythmusstörungen dadurch nicht beheben, muss unter Umständen ein Herzschrittmacher eingepflanzt werden.

Mittel bei Herzschwäche: verstärkte Wirkung
Eine Herzschwäche wird häufig mit Digitalis-Wirkstoffen (Herzglykosiden) behandelt. Dazu gehören die Wirkstoffe Digoxin, Digitoxin und andere.
Wenn andere Medikamente (z. B. Abführmittel) die Wirkung der Herzglykoside verstärken, können Herzrhythmusstörungen auftreten. Diese Veränderungen bahnen sich zwar über längere Zeit an, können dann aber akut zu Ohnmachtsanfällen führen. Warnzeichen für eine solche Entwicklung sind Magen-Darm-Beschwerden wie Übelkeit, Erbrechen und Durchfall, aber auch Sehstörungen (gelbe Flecken oder blinde Stellen im Gesichtsfeld), Schwindel und Müdigkeit. Vor allem in den ersten Wochen einer solchen kombinierten Medikamentengabe – wenn es sich dabei um Amiodaron (bei Herzrhythmusstörungen) handelt, sogar noch länger – müssen Sie sorgfältig auf solche Symptome achten. Unter Umständen ist es sogar notwendig, dass der Arzt die Konzentration der Digitalis-Wirkstoffe im Blut genau bestimmt und deren Dosierung anpasst. Lässt sich das ganze nicht zufriedenstellend regeln, muss eines der beiden Mittel abgesetzt werden.

Mittel bei Epilepsien: verringerte Wirkung
Medikamente gegen Epilepsien sollen Krampfanfälle verhindern. Wenn eine Zusatzmedikation die Konzentration der Antiepileptika verringert, können erneut Krampfanfälle auftreten. Dann sollte der Arzt die Konzentration der Epilepsiemittel im Blut bestimmen und die Therapie entsprechend anpassen. Es kann auch gefährlich sein, verschiedene Antiepileptika miteinander zu kombinieren.

Mittel zur Empfängnisverhütung: verringerte Wirkung
Wenn Frauen Medikamente einnehmen, die die Wirkung von hormonellen Empfängnisverhütungsmitteln verringern, kann dies eine ungewollte Schwangerschaft nach sich ziehen. Gefährlich wird das, wenn eine Schwangerschaft für eine Frau aufgrund ihrer gesundheitlichen Situation ein Risiko darstellt.
Müssen Sie die kombinierte Therapie nur vorübergehend anwenden, sollten Sie in dieser Zeit andere Verhütungsmittel wie Kondom, Diaphragma, spermientötende Cremes oder Scheidenzäpfchen anwenden. Handelt es sich um eine länger dauernde Therapie, kommt auch die Spirale in Frage. Hinweise darauf finden Sie in der Rubrik „Zur Empfängnisverhütung".

Mittel bei Herzrhythmusstörungen: verringerte Wirkung
Damit Medikamente den Herzrhythmus stabilisieren können, müssen sie in ausreichender Menge ins Blut gelangen. Nehmen Sie gleichzeitig Arzneimittel wie beispielsweise Antazida (bei Sodbrennen) oder Kohletabletten (bei Durchfall) ein, ist das nicht gewährleistet, und der gestörte Herzrhythmus wird nicht ausreichend stabilisiert. Diese Mittel sollten Sie deshalb nicht gleichzeitig verwenden, oder Sie müssen zwischen der Einnahme dieser Mittel und den herzwirksamen Medikamenten mindestens zwei Stunden vergehen lassen.
Außerdem muss die Herzfunktion regelmäßig mittels EKG überwacht werden. Werden dann Rhythmusstörungen registriert, muss der Arzt die Dosierung der Arzneimittel anpassen.

Mittel bei Herzschwäche: verringerte Wirkung
Digitalis-Wirkstoffe unterstützen die Funktion eines schwachen Herzens. Wird ihre Wirkung durch andere Medikamente beeinträchtigt, reicht die Schlagkraft des Herzens unter Umständen nicht mehr aus, um den Körper ausreichend mit Blut und Sauerstoff zu versorgen. Als Folge davon können Herzrhythmusstörungen auftreten. Dann sollte der Arzt die Konzentration der Digitalis-Wirkstoffe und des Mineralstoffs Kalium im Blut bestimmen, denn Kalium beeinflusst die Wirkung der Digitalis-Wirkstoffe. Gegebenenfalls muss dann die Dosis der Digitalis-Wirkstoffe angepasst werden.

Antibiotika/Virustatika: verringerte Wirkung
Antibiotika töten Bakterien ab oder hemmen ihre Vermehrung. Werden sie durch andere Medikamente in ihrer Wirkung beeinträchtigt, können sich die krankmachenden Erreger weiterhin vermehren. Damit verschlimmert sich die Krankheit, schlimmstenfalls kann es zur Blutvergiftung kommen. Während einer Behandlung mit Antibiotika sollten Sie deshalb besser keine solchen Mittel einnehmen.
Mit Virustatika werden Infektionen behandelt, die durch Viren ausgelöst wurden (z. B. Hepatitis). Wirken diese Mittel unzureichend, können sich die Viren weiterhin vermehren. Dadurch kann sich die Infektion verschlimmern. Zudem können die Viren gegen diese Wirkstoffe schneller resistent werden. Eine Kombination mit Medikamenten, die die Wirkung von Virustatika schwächen, sollte besser vermieden werden.

Wechselwirkungen mit Speisen und Getränken
Manche Nahrungsmittel können die Aufnahme eines Arzneistoffs aus dem Magen-Darm-Trakt behindern, andere machen ihn unwirksam oder verstärken seine Wirkung. Solche Wechselwirkungen sind zum Beispiel zwischen bestimmten Arzneimitteln und Grapefruitsaft oder -früchten, Tee und Milch bekannt. Daher sollten Arzneimittel grundsätzlich mit Wasser eingenommen werden, um die Gefahr solcher Wechselwirkungen auszuschließen.
Keinesfalls sollten Arzneimittel zusammen mit alkoholhaltigen Getränken eingenommen werden. Die Wechselwirkungen zwischen Alkohol und Arzneistoffen sind vielfältig und oft nicht zu überschauen.

Unerwünschte Wirkungen

Jedes Medikament kann unerwünschte Wirkungen, häufig auch als Nebenwirkungen bezeichnet, hervorrufen. Dabei handelt es sich oft um Effekte, die durch den Wirkmechanismus erklärbar und dosisabhängig sind. Wird die Dosis verringert, treten viele unerwünschte Wirkungen nur noch abgemildert oder gar nicht auf. Typische Beispiele hierfür sind Müdigkeit und kalte Hände bei der Anwendung von Betablockern (bei hohem Blutdruck) oder ein beschleunigter Puls und Zittrigkeit durch Beta-Sympathomimetika (bei Asthma).
Manche unerwünschten Wirkungen sind jedoch auch dann nicht zu vermeiden, wenn die Dosis verringert wird. Sie sind in Kauf zu nehmen, wenn der zu erwartende Nutzen einer Arzneimittelanwendung die möglichen unerwünschten Wirkungen deutlich überwiegt. Das gilt zum Beispiel bei bakteriellen Infektionen für die Behandlung mit Antibiotika, die Durchfall und Übelkeit auslösen können. Auch wie schwer und gefährlich eine Krankheit ist, spielt eine Rolle. Bei einer Erkältung fallen Nebenwirkungen sicher stärker ins Gewicht als bei einer Lungenentzündung.
Manche Nebenwirkungen beruhen auf einer individuellen Empfindlichkeit, sie lassen sich nicht immer durch eine Dosisreduktion verhindern. Das gilt beispielsweise für allergische Reaktionen auf Arzneimittel oder Leberschäden durch Medikamente.
In den Beipackzetteln der Medikamente werden die unerwünschten Wirkungen meist pauschal aufgezählt und teilweise nach der Häufigkeit ihres Vorkommens gegliedert. Die Angaben beruhen darauf, wie oft bestimmte unerwünschte Wirkungen im Rahmen von klinischen Studien beobachtet wurden:

- Sehr häufig: Die unerwünschte Wirkung tritt bei mehr als 10 von 100 Behandelten auf.
- Häufig: 1 bis 10 von 100 Behandelten sind betroffen.
- Gelegentlich: 1 von 100 bis 1 von 1 000 Behandelten müssen mit dieser unerwünschten Wirkung rechnen.
- Selten: Diese unerwünschte Wirkung macht sich bei 1 von 1 000 bis 1 von 10 000 Behandelten bemerkbar.
- Sehr selten: Diese unerwünschte Wirkung kommt bei weniger als 1 von 10 000 Behandelten vor.
- Einzelfälle: Die Nebenwirkung tritt äußerst selten auf.

Was tun? – Unsere Hilfestellung für Sie!
Derartige statistische Angaben sind nicht sehr hilfreich, wenn es darum geht, das Risiko durch die Nebenwirkung im Einzelfall zu beurteilen. Deshalb werden im HANDBUCH MEDIKAMENTE die unerwünschten Wirkungen nicht nach ihrer Häufigkeit sortiert, sondern nach der Bedeutung, die sie für Sie als Anwender des Arzneimittels haben können, und

nach ihrer Gefährlichkeit. Denn Sie nehmen die Nebenwirkungen wahr, und Sie müssen dann wissen, wie Sie damit umgehen sollen. Demzufolge wurden die unerwünschten Wirkungen auf folgende Weise gegliedert:

▶ Keine Maßnahmen erforderlich
Unter dieser Überschrift stehen Nebenwirkungen, die nicht schwerwiegend sind und meist von selbst wieder verschwinden, spätestens, wenn das Arzneimittel abgesetzt wird. Tritt eine solche unerwünschte Wirkung auf, brauchen Sie sich üblicherweise keine Sorgen zu machen und auch nicht den Arzt aufzusuchen.

▶ Muss beobachtet werden
Beim Auftreten von Nebenwirkungen, die hier eingeordnet sind, heißt es, wachsam zu sein. Diese Beschwerden sollten beobachtet werden, und der Arzt, der zur Anwendung geraten hat, sollte beim nächsten Kontakt darauf hingewiesen werden. Wurde das Mittel ohne ärztlichen Rat angewendet, sollte es abgesetzt werden. Berichten Sie Ihrem Arzt beim nächsten Besuch von den beobachteten Nebenwirkungen. Wenn sich die Beschwerden auch einige Tage nach dem Absetzen nicht merklich bessern, sollten Sie einen Hausarzt zurate ziehen.
Wenn bestimmte Maßnahmen notwendig sind, wurde darauf unter „Anwendung" hingewiesen (z. B. Kontrolle von Blutfettwerten, des Blutzuckerspiegels, anderer Blutwerte.

▶ Sofort zum Arzt
Hier sind bedrohliche Symptome genannt, die den Anwender sofort zum Arzt führen oder ihn sogar veranlassen sollten, den Notarzt (Telefon 112) zu rufen. Generell sollte der Arzt von jeder Nebenwirkung wissen, damit er die Therapie gegebenenfalls verändern oder die Dosis des Medikaments anpassen kann. Keinesfalls sollte ein Arzneimittel, zu dem der Arzt geraten hat, wegen Unverträglichkeiten eigenmächtig abgesetzt und dieses dem Arzt womöglich auch noch verschwiegen werden. Das birgt nämlich die Gefahr, dass der Arzt eventuell unnötigerweise ein anderes Mittel verordnet, weil er annimmt, das erste habe nicht ausreichend gewirkt.
Ärzte und Arzneimittelhersteller sind zudem auf die Mithilfe der Anwender der Medikamente angewiesen, damit aufgetretene Nebenwirkungen gemeldet und Nutzen und Risiken besser eingeschätzt werden können.

Symptome als Nebenwirkungen erkennen
Es ist oftmals nicht einfach, eine unerwünschte Wirkung von einem möglichen neuen Symptom der Erkrankung abzugrenzen. Es gibt aber einige typische unerwünschte Reaktionen auf Arzneimittel, die im Folgenden beschrieben sind. Treten diese bei einem bestimmten Mittel auf, steht im Text ein Verweis auf die nachfolgenden Hinweise.

Symptom: Hauterscheinungen
Die meisten unerwünschten Wirkungen zeigen sich an der Haut als allergische Reaktion, meistens als Rötung, Ausschlag, Pusteln bis hin zu großen Blasen. Leichte Hautreaktionen sind sehr häufig und verschwinden oft noch während der Behandlung, spätestens nach Absetzen der Medikamente, von selbst. Aber auch wenn diese Reaktionen harmlos sind: Sie sollten immer beachtet werden.
In den Beipackzetteln einiger Medikamente finden sich die Begriffe „Lyell-Syndrom" und „Stevens-Johnson-Syndrom". Das sind besonders schwere unerwünschte Wirkungen an der Haut, bei denen sich große Blasen bilden wie bei einer schweren Verbrennung. Diese unerwünschten Wirkungen, die nur für wenige Arzneimittel beschrieben sind, treten äußerst selten auf – höchstens bei 1 von 1 000 000 Behandelten – sind aber oft lebensbedrohlich.

Allergien auf Arzneimittel
Grundsätzlich kann jedes Arzneimittel eine Allergie auslösen. Schwache allergische Reaktionen äußern sich meist mit einem juckenden Hautausschlag. Wird das Mittel abgesetzt, verschwindet der Ausschlag wieder. Kommt der Betreffende allerdings ein zweites Mal mit dem Arzneimittel in Kontakt, fällt die allergische Reaktion meist sehr viel heftiger aus. Ein typischer Fall für eine derartige Steigerung ist die allergische Reaktion auf Penizillin.
Bezeichnend für eine heftige allergische Reaktion sind kalter Schweiß, Schwindel, Benommenheit, Übelkeit, Nesselfieber, Schwellungen im Gesicht und an den Schleimhäuten, Atemnot und Kreislaufzusammenbruch. Wenn derartige Beschwerden einsetzen, muss sofort der Notarzt gerufen werden (Telefon 112). Solch ein anaphylaktischer Schock muss unverzüglich mit kreislaufstabilisierenden Mitteln und Kortisonspritzen behandelt werden. Schwellen die Schleimhäute in den Atemwegen weiter an, droht Ersticken. Bricht der Kreislauf völlig zusammen, muss sofort beatmet werden, damit Gehirn und lebenswichtige Organe durchblutet bleiben.

Symptom: Müdigkeit und andere Befindlichkeitsstörungen

Eine andere typische unerwünschte Wirkung sind Befindlichkeitsstörungen wie Müdigkeit, Abgeschlagenheit und Kopfschmerzen. Diese unspezifischen Symptome können ganz verschiedene Ursachen haben. Beispielsweise verursachen viele Antibiotika solche Beschwerden. Diese können aber auch Folge der Infektionskrankheit selbst sein, gegen die die Antibiotika eingenommen werden müssen. In keinem der beiden Fälle sind besondere Maßnahmen erforderlich.

Müdigkeit kann allerdings auch ein Anzeichen für eine Blutarmut sein – dann muss sie beobachtet werden. Je nachdem, welchen Stellenwert das Symptom „Müdigkeit" hat und mit welchem Arzneimittel es verbunden ist, ist es bei den Angaben zu „Unerwünschten Wirkungen" in unterschiedlichen Kategorien zu finden.

Symptom: Schwindel

Schwindel wird ebenfalls häufig als unerwünschte Wirkung beschrieben und kann in verschiedenen Kategorien auftauchen, je nachdem, auf welchen Ursachen er beruht:

- Er kann einsetzen, wenn der Blutdruck beim Aufstehen aus dem Sitzen oder Liegen plötzlich stark absinkt. Diese Form von Schwindel ist harmlos und lässt sich vermeiden, wenn man langsam aufsteht. Die Schwindelgefühle vergehen meist innerhalb kurzer Zeit von selbst.
- Schwindel kann aber auch darauf beruhen, dass das Medikament das Gleichgewichtsorgan im Innenohr geschädigt hat. Von solchen Schwindelgefühlen muss der Arzt wissen. In den meisten Fällen ist es dann notwendig, die Therapie sofort abzubrechen. Auf diese Gefahr wurde bei den entsprechenden Medikamenten speziell hingewiesen.
- Darüber hinaus kann Schwindel auch im Zusammenhang mit Herzrhythmusstörungen auftreten. Bei unregelmäßigem Herzschlag können „Aussetzer" vorkommen, in deren Folge das Gehirn für kurze Zeit nicht ausreichend mit sauerstoffreichem Blut versorgt ist. Dieses Zeichen müssen Sie sehr ernst nehmen und sofort einen Arzt aufsuchen.
- Weiterhin kann Schwindel eine Nebenwirkung vieler Medikamente darstellen, die bei Krankheiten des Nervensystems und der Psyche eingesetzt werden. Das beruht auf unterschiedlichen Wirkmechanismen und muss im Einzelfall besprochen werden. Der Arzt sollte davon auf jeden Fall wissen.

Symptom: Veränderungen des Blutbilds

Blutbildveränderungen kann man kaum selbst erkennen. Besteht ein solches Risiko, muss der Arzt das Blut untersuchen. In der Rubrik „Anwendung" wird deshalb auf solche notwendigen Kontrolluntersuchungen hingewiesen. Die Veränderungen (manchmal auch als Blutbildungsstörungen bezeichnet) können die roten (Erythrozyten) und weißen Blutkörperchen (Leukozyten) sowie die Blutplättchen (Thrombozyten) betreffen. Medikamente können die Neubildung dieser Blutzellen im Knochenmark stören, einen vermehrten Abbau der Blutkörperchen bewirken oder einen Blutverlust verursachen. Je nachdem, welche Blutzellen betroffen sind, zeigen sich unterschiedliche Symptome:

- Mangelt es an roten Blutkörperchen (Anämie), wird das Gesicht auffallend blass und die feinen Adern in der Bindehaut der Augen treten nur noch blassrosa hervor. Gleichzeitig besteht eine ausgeprägte Müdigkeit. Sind Blutungen im Magen-Darm-Trakt die Ursache für die Blutarmut, färbt sich der Stuhl pechschwarz oder es sind auf dem Stuhl kleine Mengen geronnenes Blut zu sehen.
- Werden die roten Blutkörperchen vermehrt abgebaut, kann sich die Haut gelb verfärben, was sich wiederum am Auge erkennen lässt: Die Bindehaut wird gelb.
- Sind zu wenig weiße Blutkörperchen vorhanden, zeigt sich das in einer erhöhten Infektanfälligkeit, häufig auch durch Fieber, Halsschmerzen und eitrige Mandeln.
- Sinkt die Anzahl der Blutplättchen ab, erhöht sich die Gefahr für Blutungen. Dann bluten selbst kleine Verletzungen auffällig lange, oder es bilden sich flohstichartige Einblutungen in der Haut (Petechien) oder – noch schlimmer – Blutungen in Gelenken und Körperhöhlen. Solche Einblutungen führen zu sehr großen Blutergüssen (Hämatomen), die unter Umständen operativ entfernt werden müssen, da das umgebende Gewebe beziehungsweise das Gelenk durch den Druck des Blutergusses und eine eventuell entstehende Entzündung in Mitleidenschaft gezogen werden kann.

Bei all diesen Symptomen, insbesondere denjenigen, die auftreten, wenn zu wenig weiße Blutkörperchen vorhanden sind, sollte sofort ein Arzt aufgesucht werden, um diese Veränderungen abzuklären.

Symptom: Leberschäden

Auch Schäden an der Leber erkennt man selbst meist erst sehr spät, deshalb sollte der Arzt immer die Leberwerte im Blut kontrollieren, wenn ein Medikament eingenommen wird, das die Leber schädigen kann. Damit lassen sich Leberfunktionsstörungen meist so rechtzeitig erkennen, dass es genügt, das Medikament abzusetzen, um Schlimmeres zu verhüten. Eine akute Leberentzündung äußert sich mit unspezifischen Allgemeinsymptomen wie Übelkeit, eventuell auch Erbrechen und Darmbeschwerden (Blähungen, Druckgefühl). Möglicherweise verfärbt sich der Urin dunkel und der Stuhl hell, gleichzeitig entsteht oft eine Gelbsucht (erkennbar an einer gelb verfärbten Bindehaut der Augen) mit einem unangenehmen Juckreiz am ganzen Körper. Drückt der Arzt mit den Händen auf den rechten Oberbauch, wo sich die Leber befindet, ist das oft schmerzhaft. Solche Beschwerden sollten rasch zum Arzt führen. Hat sich bereits eine erkennbare Gelbsucht entwickelt, müssen Sie sofort zum Arzt.

Symptom: Nierenschäden
Ob ein Medikament die Nierenfunktion stört, erkennt der Arzt am ehesten, indem er die Werte für Kreatinin und Harnstoff im Blut bestimmt. Anzeichen einer schweren Nierenschädigung können Schmerzen im Bereich der Nieren sein. Häufig wird auch weniger Urin ausgeschieden. Bei solchen Anzeichen sollten Sie den Arzt aufsuchen.

Symptom: Herzrhythmusstörungen
Auch wenn ein Arzneimittel nicht wegen Herzbeschwerden eingesetzt wird, kann es sich auf das Herz und den Herzrhythmus auswirken. Beschleunigt sich der Puls, entsteht häufig das Gefühl von Herzrasen. Ein unregelmäßiger Puls beruht oft auf Herzstolpern mit Aussetzern, nicht selten entstehen auch Schwindelgefühle bis hin zur Ohnmacht. Bei solchen Beschwerden sollten Sie den Arzt aufsuchen.

Besonders häufig bei Frauen – Torsade de pointes
Manche Medikamente können – insbesondere bei Frauen und bei bereits vorgeschädigtem Herzen – eine spezielle Form von Herzrhythmusstörungen hervorrufen, die – weil sie häufig Kammerflimmern auslöst – sehr gefährlich ist (Torsade de pointes). Dabei schlagen die Herzkammern extrem schnell (weit über 300-mal in der Minute), was dazu führt, dass kein Blut mehr in den Kreislauf gepumpt wird. Dieses Kammerflimmern mündet innerhalb weniger Minuten in einen Herzstillstand und nach weiteren wenigen Minuten im plötzlichen Herztod. Ist bei einem Medikament angegeben, dass es diese gefährliche Störwirkung haben kann, müssen Sie bei den geringsten Anzeichen für einen gestörten Herzrhythmus sofort einen Arzt aufsuchen.

Symptom: Depressionen
Treten Depressionen oder andere seelische Störungen als unerwünschte Wirkung von Medikamenten auf, ist dies besonders schwer zu erkennen, weil man mit einer solchen Nebenwirkung nicht rechnet und die Beschwerden eher auf eine Depressionserkrankung zurückgeführt werden. Die Anzeichen sind mit denen einer krankheitsbedingten psychischen Störung identisch, verschwinden aber meist, wenn das Arzneimittel abgesetzt wird.

HINWEISE

Für Schwangerschaft und Stillzeit
Viele Wirkstoffe können aus dem Blut der Frau in den Kreislauf des ungeborenen Kindes gelangen und dessen Entwicklung beeinträchtigen oder das Kind schädigen. In der Stillzeit können Arzneistoffe über die Muttermilch den Säugling erreichen. Um die Risiken gering zu halten, sollten Arzneimittel in dieser Zeit nur angewendet werden, wenn die Beschwerden sehr schwerwiegend sind. Wirkstoffe, die schon lange im Gebrauch sind und an deren Unbedenklichkeit kein Zweifel besteht, sind zu bevorzugen.
Eindeutige Aussagen zur Anwendung in Schwangerschaft und Stillzeit lassen sich aber nur für wenige Arzneistoffe machen. Kaum eine Substanz ist in Studien gezielt an schwangeren Frauen geprüft worden. Meist werden nur zufällige Beobachtungen zusammengetragen. Ergibt sich daraus eine verwertbare Aussage über die Auswirkungen des Mittels in der Schwangerschaft, steht sie in dieser Rubrik. Die Formulierung „Über die Risiken einer Anwendung in der Schwangerschaft gibt es keine Erkenntnisse" bedeutet, dass sich in der veröffentlichten internationalen und nationalen Fachliteratur keine verwertbaren Aussagen finden ließen. Sicherheitshalber sollte das Mittel dann nicht angewendet werden.
Möglicherweise deckt sich diese Aussage aber nicht mit den Angaben, die in der Packungsbeilage zu dem Arzneimittel stehen. Der Grund sind juristische Erwägungen: Solange der Hersteller keine Studien vorlegen kann, die nachweisen, dass das Mittel in der Schwangerschaft unbedenklich ist, wird er sich mit Einnahmeempfehlungen zurückhalten, um bei einem eventuellen Schaden nicht haftbar gemacht werden zu können.
Auf Mittel, die Alkohol enthalten, wird hier speziell hingewiesen, weil sich der Konsum von Alkohol in der Schwangerschaft negativ auf die Entwicklung des Kindes auswirken kann und sich nicht angeben lässt, bis zu welcher Grenze Alkohol in dieser Zeit erwiesenermaßen risikolos ist.

Für Kinder unter 14 Jahren

Für viele Arzneimittel, mit denen Kinder behandelt werden, fehlen klinisch-pharmakologische Daten, die ihren Einsatz rechtfertigen. Kinder bekommen also vielfach Medikamente, ohne dass diese für eine Anwendung an Kindern geprüft sind (sogenannter Off-label-use). Auch die Dosierungsangaben beruhen meist auf Erfahrung, nicht auf Prüfergebnissen. Erst langsam beginnt sich dieser Missstand zu ändern. Seit Januar 2007 gibt es eine EU-Verordnung, mit der pharmazeutische Hersteller verpflichtet werden, klinische Prüfungen an Kindern durchzuführen, wenn der Wirkstoff in der Kinderheilkunde erforderlich ist.
Die Dosierung von Medikamenten für Kinder sollte gemäß der Packungsbeilage oder entsprechend den unter dieser Rubrik gemachten Angaben erfolgen; es ist nicht sinnvoll, die Erwachsenendosis „irgendwie" für Kinder umzurechnen. Arzneimittel können bei Kindern nämlich nicht nur stärker, sondern grundsätzlich anders wirken als bei Erwachsenen.
Für die Dosierung spielt es unter anderem eine Rolle, wieviel Wasser der Körper enthält und ob es sich vornehmlich innerhalb oder außerhalb der Zellen befindet. Bei Neugeborenen befindet sich etwa die Hälfte des Körperwassers außerhalb der Zellen, bei Erwachsenen ist es rund ein Drittel. Dementsprechend müssen Arzneimittel, die sich im Flüssigkeitsraum verteilen, bei Kindern höher dosiert werden als bei Erwachsenen. Genau umgekehrt verhält es sich mit Arzneistoffen, die sich im Fettgewebe verteilen.
Viele Kinder tun sich schwer, Tabletten zu schlucken. Wenn Sie die Tabletten jedoch verreiben, zerkleinern oder auflösen, damit das Kind sie besser einnehmen kann, verändert sich unter Umständen ihre Wirksamkeit. Wenn Sie die Tabletten teilen, um dem Kind eine geringere Dosis geben zu können, ist nicht garantiert, dass sich auch der Wirkstoff gleichmäßig auf beide Hälften verteilt (Erläuterungen hierzu lesen Sie unter „Tabletten teilen" → Seite 9). Säfte oder Tropfen lassen sich besser dosieren.
Zäpfchen werden in Deutschland für Kinder gern verwendet. Aus ihnen wird aber der Wirkstoff oftmals nur unzuverlässig in den Körper aufgenommen, sodass sich schlecht abschätzen lässt, wie viel nun tatsächlich zum Einsatz kommt.
Auf Mittel, die Alkohol enthalten, wird in dieser Rubrik speziell hingewiesen, damit man auf andere Zubereitungsformen ausweichen kann. Die geringe Alkoholmenge, die sich bei bestimmungsgemäßem Gebrauch solcher Medikamente im Blut findet, schadet den Kindern zwar nicht, es ist aber nicht wünschenswert, dass sie sich mit der Einnahme solcher Arzneimittel an den Geschmack von Alkohol gewöhnen.

Für ältere Menschen

Ältere Personen sollten Arzneimittel geringer dosieren, denn bei etwa einem Drittel bis der Hälfte von ihnen lässt die Leber- und Nierenfunktion altersbedingt nach. Da die meisten Arzneistoffe vornehmlich in der Leber abgebaut und über die Nieren ausgeschieden werden, ist das in dieser Altersgruppe von Bedeutung.

Zur Verkehrstüchtigkeit

Der Einfluss von Medikamenten auf die Verkehrstüchtigkeit ist oft stärker als vermutet. Manche machen müde, andere schwindlig; wieder andere beeinträchtigen das Sehvermögen, die Konzentrationsfähigeit sowie die Bereitschaft, überraschende Situationen schnell zu erfassen und die richtigen Entscheidungen zu treffen.
Der Hinweis, dass ein Mittel die Verkehrstüchtigkeit beeinträchtigt, ist unbedingt ernst zu nehmen, um sich und andere Verkehrsteilnehmer nicht zu gefährden. Das gilt auch für Radfahrer und unter Umständen sogar für Fußgänger.
Ferner ist zu bedenken, dass der Versicherungsschutz verloren gehen kann, wenn ein Unfall auf die Einwirkung von Arzneimitteln zurückzuführen ist.
Die gleichen Vorbehalte gelten auch für Einschränkungen am Arbeitsplatz, zum Beispiel beim Bedienen von Maschinen und bei Arbeiten, die Sie ohne festen Halt verrichten.

Der Arzneimittelmarkt in Deutschland

In Deutschland sind zur Zeit rund 55 600 verschiedene Arzneimittel im Handel. Insgesamt 37 700 Medikamente sind nach dem seit 1978 geltenden deutschen Arzneimittelrecht oder nach EU-Recht zugelassen. 4 600 Medikamente aus der Homöopathie und der anthroposophischen Medizin wurden registriert. Hinzu kommen noch 4 600 Mittel mit sogenannten Standardzulassungen, die zum Beispiel in Krankenhäusern hergestellt und angewendet werden. Die verbleibenden rund 8 700 waren bereits vor 1978 im Handel und wurden nach einem besonderen Verfahren nachzugelassen. Die hohen Zahlen kommen unter anderem dadurch zustande, dass in Deutschland alle Zubereitungsformen, also zum Beispiel Tabletten, Kapseln und Zäpfchen, sowie unter-

schiedliche Dosierungen eines bestimmten Medikaments als ein Arzneimittel gezählt werden.
Unter den zugelassenen Arzneimitteln kann jedes zehnte aus Ländern mit niedrigeren Arzneimittelpreisen importiert und bei uns preisgünstiger angeboten werden (Importarzneimittel). Diese Mittel sind mit einem bei uns im Markt befindlichen identisch.
Zwischen 1986 und 2005 sind rund 550 neue Wirkstoffe in den Verordnungsmarkt gekommen, von denen knapp die Hälfte einen wirklichen therapeutischen Fortschritt darstellt. Die übrigen sind „Metoo"-Präparate, also Variationen bereits vorhandener Wirkstoffe mit weitgehend gleichem Wirkspektrum, mit denen nur selten ein therapeutischer Vorteil verbunden ist. Einige können als positive Analogpräparate klassifiziert werden, weil sie zwar keinen Wirkstoff mit einem Zusatznutzen gegenüber den bereits im Markt befindlichen Wirkstoffen enthalten, jedoch preisgünstiger als die bereits eingeführten Mittel angeboten werden und somit ein vorteilhafteres Preis-Leistungs-Verhältnis aufweisen.

Die Entwicklung von Medikamenten

Die meisten großen Pharmafirmen prüfen jährlich Hunderttausende von Substanzen auf ihre Eignung als Arzneimittel. Bestätigen sich die Erwartungen in Laborversuchen, folgen Untersuchungen an Tieren. Erweist sich der Wirkstoff hierbei als gut verträglich und wenig giftig, schließen sich klinische Versuche an Menschen an. An gesunden Freiwilligen wird geprüft, wie der menschliche Körper auf den Wirkstoff reagiert (Phase I). Später wird die Substanz an Kranken erforscht, um die Wirkung nachzuweisen, die unerwünschten Wirkungen zu erfassen und herauszufinden, welche Dosis am besten wirkt (Phase II). Danach soll sich die klinische Wirksamkeit der Substanz im Vergleich zu einer Kontrollbehandlung erweisen (Phase III). Dies geschieht in der Regel im Vergleich zu einem Scheinmedikament (Plazebo); manchmal werden auch gängige Wirkstoffe als Vergleich herangezogen. Außerdem wird geprüft, ob die erkennbaren Risiken in einem vertretbaren Verhältnis zur Wirksamkeit stehen.
Erst nach Abschluss dieser drei Phasen reichen die Hersteller die Unterlagen beim Bundesinstitut für Arzneimittel und Medizinprodukte (BfArM, nationales Verfahren) oder bei der European Medicines Evaluation Agency (EMEA, zentrales Verfahren) ein und beantragen die Zulassung. Von den ersten präklinischen Laborversuchen bis zum Abschluss der Phase-III-Prüfungen und der Zulassung vergehen durchschnittlich zehn bis zwölf Jahre. Die übliche Patentschutzzeit beträgt 20 Jahre. Ein Hersteller hat danach also zwischen acht und zehn Jahre lang, manchmal auch weniger, die Möglichkeit, sein Arzneimittel ohne Konkurrenz durch ein Arzneimittel, das den gleichen Wirkstoff enthält (→ nachfolgend, unter „Generika"), zu vermarkten.
Nach der Zulassung schließlich können die Erfahrungen bei der Anwendung des Arzneimittels in der Praxis systematisch gesammelt werden (wissenschaftliche Anwendungsbeobachtungen), um Hinweise zur Einnahme und Verträglichkeit des neuen Arzneimittels bei großen Patientengruppen zu bekommen. Es können auch Studien zur Sicherheit erfolgen (Phase IV). Allerdings sind die Pharmahersteller dazu nicht verpflichtet.
Bislang nicht erkannte und aufgetretene Nebenwirkungen müssen dem BfArM gemeldet werden, egal ob sie in Deutschland oder weltweit beobachtet wurden.

Generika

Neu entwickelte Arzneistoffe lassen sich die Hersteller patentieren. Das sichert ihnen für 20 Jahre die Exklusivrechte an diesem Wirkstoff (Erstanmelder). Ein Gutteil dieser Zeit ist allerdings schon verstrichen, bevor das Mittel in den Handel kommt. Nach Ablauf der Schutzfrist kann jeder Hersteller den Arzneistoff lizenzfrei zu einem eigenen Produkt verarbeiten. Auch diese Mittel müssen natürlich zugelassen und beim BfArM geprüft werden (Zweitanmelder). Es gelten allerdings erleichterte Bedingungen, weil der Wirkstoff schon beschrieben und ausführlich vom Erstanmelder untersucht wurde.
Solche Zweitanmelderprodukte oder Generika unterscheiden sich vom Originalpräparat durch den Herstellungsvorgang und eventuell durch Hilfsstoffe wie Konservierungs- und Farbstoffe. Die Rezeptur für das Originalpräparat bleibt auch nach Ablauf des Patentschutzes Firmengeheimnis. Wichtig ist, dass das Generikum dem Originalpräparat gegenüber darin gleichwertig ist, wann, in welcher Menge und wie schnell der Arzneistoff im Körper wirkt. Für diese Bioverfügbarkeit hat das BfArM allgemein gültige Standards definiert, auf die Generika überprüft werden müssen. Bei kritischen Arzneistoffen, beispielsweise bei vielen Mitteln zur Behandlung des hohen Blutdrucks, müssen auch Studien am Menschen zeigen, dass das Generikum mit einem Originalprodukt therapeutisch gleichwertig ist (Bioäquivalenz). Erst dann sind die Voraussetzungen für einen unproblematischen Austausch gegen ein zumeist deutlich teureres Erstanbieterprodukt gegeben.

Das IQWiG

Im Rahmen der Gesetzlichen Krankenversicherung (GKV) bewertet seit dem 1.1.2004 ein neu errichtetes Institut Arzneimittel auf einer ähnlichen Basis wie dies die Stiftung Warentest für die Verbraucherinnen und Verbraucher anbietet. Dieses Institut für Qualität und Wirtschaftlichkeit im Gesundheitswesen (IQWiG) hat sich zum Ziel gesetzt, den patientenrelevanten Nutzen einer medizinischen Maßnahme zu bewerten und damit auch den Nutzen von Arzneimitteln. Seit dem 1.4.2007 ist das IQWiG zudem damit betraut, die Nutzen-Bewertung um eine Bewertung der Kosten zu erweitern. Eine solche Kosten-Nutzen-Bewertung, die auch als Basis für Preisverhandlungen dienen soll, ist in den meisten anderen europäischen Ländern und großen Pharmamärkten weltweit längst eingeführt (z. B. Australien, Kanada, Neuseeland).

Diese Regulationen auch in Deutschland, dem drittgrößten Pharmamarkt weltweit, sollen dafür sorgen, dass nicht unnötig hohe Preise für Arzneimittel bezahlt werden müssen, die vom Nutzen her nicht besser zu bewerten sind als solche, die schon längst auf unserem Markt sind oder bereits als kostengünstige Generika angeboten werden.

Arzneimittelpreise

Früher war es so: Die Pharmafirmen gab ihre Arzneimittel zu den von ihnen selbst festgesetzten Preisen an den Pharmagroßhandel ab. Dieser verkaufte die Produkte mit einem Preisaufschlag an die Apotheken. Daran hat sich seit dem 1. Januar 2004 vieles geändert: Der Apothekenaufschlag war zuvor – je nach Einkaufspreis – sehr unterschiedlich. Bei den preisgünstigen Mitteln war er sehr hoch, bei den teuren niedriger, obwohl er auch hier bei einem Präparat, das im Einkauf etwa 100 Euro kostete, zirka 45 Euro betragen konnte.

Nach der neuen Regelung wird unabhängig vom Einkaufspreis bei den verschreibungspflichtigen Mitteln ein stets gleichbleibendes „Abgabehonorar" (Fixaufschlag) in der Apotheke zum Einkaufspreis dazu gerechnet, nämlich 8,10 Euro. Hinzu kommt ein dreiprozentiger Aufschlag, der sich am Einkaufspreis orientiert. Erst dann wird die Mehrwertsteuer hinzugerechnet. Die gesetzlichen Krankenkassen erhalten übrigens Sonderkonditionen – statt der 8,10 Euro wurden zunächst nur 6,10 Euro als Fixaufschlag berechnet. Mit der Gesundheitsreform stieg der Rabatt für die Kassen auf 2,30 Euro, sie zahlen also nur noch 5,80 Euro als Fixaufschlag. Im verschreibungspflichtigen Bereich hat diese Regelung zur Folge, dass die teuren Arzneimittel zum Teil deutlich preisgünstiger wurden.

Bei den nichtrezeptpflichtigen Mitteln wird wie früher auf den Einkaufspreis eine gesetzlich geregelte Apothekenmarge aufgeschlagen, wenn diese Mittel ausnahmsweise verordnet werden dürfen (zu den Ausnahmen siehe „Auswahl der Arzneimittel" → Seite 23). Wenn das Mittel rezeptfrei gekauft wird, steht es dem Apotheker nun frei, den Verkaufspreis zu bestimmen. In der Selbstmedikation herrscht also freie Preisgestaltung, die frühere Preisbindung wurde aufgehoben. Es lohnt sich somit durchaus, in diesem Bereich des Arzneimittelmarkts die Preise zu vergleichen.

Vergleicht man die durchschnittlichen Arzneimittelpreise in Europa, liegt Deutschland im Mittelfeld. Dies liegt vor allem an der großen Anzahl preisgünstiger Generika, die den Durchschnittspreis senken. Bei den patentgeschützten Mitteln setzen die Hersteller nach wie vor in eigener Entscheidung die Preise fest. Diese sind daher trotz der veränderten und niedrigeren Aufschläge in den Apotheken sehr hoch. Im Ausland kosten identische Mittel häufig nur ein Drittel oder die Hälfte. Das liegt auch daran, dass dort zum Teil die Lebenshaltungskosten niedriger, die Mehrwertsteuersätze geringer oder Arzneimittel von der Mehrwertsteuer ausgenommen sind, und dass es staatliche Preiskontrollen oder Preisverhandlungen gibt.

Die Preisunterschiede haben dazu geführt, dass bestimmte Großhändler namensgleiche Medikamente aus dem Ausland importieren (Importe). Die Mittel sind dann preisgünstiger als die deutschen „Originale", was sich vor allem bei patentgeschützten Wirkstoffen günstig auswirken kann. Importierte Produkte sehen manchmal etwas anders aus als die in Deutschland üblichen Produkte, sind aber identisch. Dies wird vorab in einem Zulassungsverfahren geprüft. Die Präparate tragen dann auch eine „Zul.-Nr." (siehe auch unter „Zulassung" → Seite 20).

Rabattverträge

Krankenkassen können seit einigen Jahren für ihre Versicherten mit Arzneimittelherstellern Rabatte auf Arzneimittelpreise aushandeln. Seit Oktober 2006 dürfen sie spezielle Verträge auch für Medikamente abschließen, die über dem Festbetrag liegen. So kam es 2007 zu zahlreichen Rabattverträgen. Sie sind bindend für die Arzneimittelabgabe.

Wenn Ihre Kasse einen Rabattvertag ausgehandelt hat und Ihr Arzt Ihnen einen rabattfähigen Wirkstoff verordnet und dabei die Auswahl des Mittels dem

Apotheker überlässt (aut-idem-Regelung), muss dieser ein Mittel im Rahmen des Rabattvertrages abgeben. Manche Kassen haben zusammen mit den Rabattverträgen die Zuzahlung für die Patienteinnen und Patienten entweder ganz oder teilweise gestrichen. Wenn Sie beispielswiese bei der AOK versichert sind und bisher ein Medikament der Firma Hexal bekommen haben, die AOK mit Hexal aber keinen Rabattvertrag geschlossen hat, wohl aber mit der Firma ratiopharm, die ein Generikum mit dem gleichen Wirkstoff herstellt, bekommen Sie künftig das Medikament von ratiopharm. Der Apotheker darf Ihnen nicht mehr das Mittel von Hexal geben.
Der Arzt schreibt hierzu den Namen des Wirkstoffs auf das Rezept, der Apotheker wählt dann das Medikament von der Firma aus, mit der Ihre Krankenkasse einen Rabattvertrag abgeschlossen hat.
Nur bei Lieferengpässen bei der „Rabattfirma" darf Ihnen der Apotheker auch ein anderes, wirkstoffgleiches Mittel geben, muss aber exakt dokumentieren, dass das eigentliche Medikament nicht lieferbar war.

Festbeträge

Wenn nach Ablauf des Patentschutzes Generika in den Handel kommen, können die Spitzenverbände der Krankenkassen einen Festbetrag bestimmen, der den Betrag, den die gesetzlichen Krankenkassen für ein Mittel bezahlen, nach oben begrenzt. Es steht den Herstellern der „Originalpräparate" frei, ihre Preise auf diese Festbeträge abzusenken. Liegt der Arzneimittelpreis darüber, müssen Sie die Differenz zum Festbetrag zusätzlich zur Selbstbeteiligung selbst bezahlen. Ihr Arzt muss Ihnen allerdings erläutern, warum er ein Mittel oberhalb des Festbetrags verordnet. Generikapreise liegen meist unter dem Festbetrag.

Zulassung

Damit ein neues Medikament zugelassen werden kann, muss der Hersteller Wirksamkeit, Unbedenklichkeit und pharmazeutische Qualität nachweisen. Ob die Anforderungen für die Zulassung in Deutschland erfüllt sind, entscheidet das Bundesinstitut für Arzneimittel und Medizinprodukte (BfArM). Seit 1995 können die Pharmahersteller auch die Zulassung bei der europäischen Zulassungsbehörde EMEA (European Medicines Evaluation Agency) in London beantragen. Das hat für sie den Vorteil, dass die Zulassungsentscheidung dann für alle EU-Länder angewendet werden kann. Ein nach dem gültigen Arzneimittelgesetz zugelassenes Präparat erkennen Sie an seiner „Zul.-Nr." auf der Packung.

Erleichterte Zulassung

Spezielle Kommissionen des BfArM haben das Erkenntnismaterial, das über schon seit langem angewendete Arzneistoffe vorlag, aufbereitet. Es entstanden Zusammenfassungen (Monographien), auf die sich die Hersteller, insbesondere die von pflanzlichen Mitteln, bei der Zulassung ihrer Produkte berufen konnten. Allerdings erfüllen diese Unterlagen nicht immer die Anforderungen, die heutzutage an einen Wirksamkeitsnachweis von Arzneimitteln gestellt werden, meist werden vor allem Wirkungen beschrieben. Dieser Umstand bleibt dem Verbraucher jedoch verborgen. Das Produkt mit einer solchen Zulassung trägt, wie alle anderen auch, eine „Zul.-Nr.".

Registrierung

Bevor das derzeit gültige Arzneimittelgesetz 1978 in Kraft trat, wurden Arzneimittel nicht zugelassen, sondern registriert – erkennbar an einer „Reg.-Nr." auf der Verpackung.
Ein Nachweis der Wirksamkeit wurde nicht gefordert. Damit erfüllen diese Altarzneimittel die wissenschaftlichen Ansprüche nicht, die heute an Arzneimittel gestellt werden. Solche Präparate sind heute noch im Handel, wenn über den Antrag des Herstellers, das Produkt „nachzuzulassen", noch nicht entschieden ist oder es sich um ein traditionelles Mittel handelt. Nach neuem Recht registrierte Arzneimittel gibt es heute nur noch im Bereich der Homöopathie und Anthroposophie, wenn diese keine konkreten Indikationen zur Behandlung angeben, sowie im Bereich der Phytotherapie („traditional use").

Pflanzliche Arzneimittel (Phytotherapeutika, Phytopharmaka)

Pflanzliche Wirkstoffe werden mit Wasser, Alkohol oder anderen Lösungsmitteln aus Heilpflanzen extrahiert, teilweise konzentriert, getrocknet oder auf andere Weise verarbeitet. Es handelt sich dabei meist um Gesamtextrakte, die verschiedene Inhaltsstoffe enthalten. Einige Mittel sind auf den Gehalt eines bestimmten Inhaltsstoffs bzw. einer bestimmten Gruppe von Inhaltsstoffen standardisiert. Es gibt auch patentierte Extrakte, die immer die gleiche Zusammensetzung haben und mit denen dann, wie mit chemisch synthetisierten Wirkstoffen auch, vergleichende klinische Studien durchgeführt werden können. Die Standardisierung hilft, eine gleichbleibende Qualität von Pflanzenextrakten zu erreichen.
Allerdings kann wegen der unterschiedlichen Zusammensetzung der Gesamtextrakte nicht automatisch von einem Mittel auf ein anderes geschlossen wer-

den, und Ergebnisse aus Studien für das eine Mittel sind auf andere nicht komplett übertragbar. Dementsprechend können die Bewertungen von pflanzlichen Arzneimitteln unterschiedlich ausfallen, obwohl sie von der gleichen Pflanze als Grundsubstanz ausgehen. Aus diesem Grund ist es bei Pflanzenmitteln auch nicht möglich, ein Produkt gegen ein preiswerteres auszutauschen, wie es die „Aut-idem-Regelung" des deutschen Gesundheitsministeriums für andere Präparate mit chemisch synthetisierten Wirkstoffen seit dem 1. Juli 2002 vorsieht.
Hinsichtlich der Qualität des Nachweises von Wirksamkeit und Unbedenklichkeit ist das Arzneimittelgesetz bei Pflanzenmitteln (Phythotherapeutika) weniger anspruchsvoll als bei chemisch definierten Medikamenten. Es akzeptiert bei der Zulassung auch die mit diesen Pflanzen seit langem gemachten Erfahrungen. Nach den Grundsätzen der STIFTUNG WARENTEST müssen aber auch pflanzliche Arzneimittel ihre therapeutische Wirksamkeit in klinischen Studien belegen, und ihre Risiken und Wechselwirkungen müssen bekannt sein. Ist das nicht oder noch nicht ausreichend geschehen, fällt das Urteil entsprechend negativ aus.
Im April 2004 hat das Europäische Parlament eine Richtlinie veröffentlicht, die sich mit einer Vereinheitlichung des Zulassungsverfahrens von Phytotherapeutika in der EU befasst. Gemäß dieser Richtlinie können sich Hersteller von Pflanzenmitteln entscheiden, ob sie für das jeweilige Mittel einen eigenständigen Zulassungsantrag stellen möchten, ob das Mittel als „well established use" – also mit gut belegter Anwendungsweise – zugelassen oder als „traditional use" – also als traditionelles Pflanzenmittel – registriert werden soll. Für die beiden letztgenannten Kategorien werden nach Anhörung aller Beteiligten derzeit entsprechende Listen erstellt, auf die beim Zulassungsantrag Bezug genommen werden kann. Durch den Erlass der neuen Richtlinie ist Bewegung in den europäischen Phytotherapeutikamarkt gekommen, da nun eine einheitliche Beurteilung einzelner Pflanzen für Europa erarbeitet werden soll.

„Traditionell angewendete" Mittel

Noch größere Erleichterungen gestand eine Kommission des BfArM einer Auswahl von Wirkstoffen zu, deren Produkte bereits vor 1978 freiverkäuflich auf dem Markt waren, wenn es gegen ihre Anwendung keine Bedenken gab und ihre Sicherheit nicht angezweifelt wurde. Wenn der Hersteller eine ordnungsgemäße Produktion zusichert und lediglich eines der vom Gesetzgeber vorgegebenen unspezifisch formulierten Anwendungsgebiete beansprucht („zur Stärkung oder Kräftigung", „zur Unterstützung der Organfunktion", „zur Besserung des Befindens", „zur Vorbeugung", „als mild wirksames Arzneimittel"), können diese Mittel ohne Wirksamkeitsnachweis, zum Beispiel auf der Basis eidesstattlicher Erklärungen zur Wirkung, zugelassen werden. Zu erkennen sind diese Produkte an dem Hinweis: „Traditionell angewendet ... Zul.-Nr. ...".
Der Gesetzgeber verzichtet bei diesen Präparaten auf einen Wirksamkeitsnachweis anhand von Studien. Da für die Bewertung eines Arzneimittels durch die STIFTUNG WARENTEST jedoch Studien vorliegen müssen, um die therapeutische Wirksamkeit eines Arzneimittels bewerten zu können, werden solche traditionellen Mittel – sofern sie in der Marktauswahl sind – genannt, aber nicht beurteilt.

Homöopathische Arzneimittel

Die Homöopathie wurde von dem Arzt Samuel Hahnemann (1755–1843) eingeführt. Anders als sonst in der Medizin werden bei einer homöopathischen Behandlung Arzneistoffe ausgewählt, die die gleichen Symptome hervorrufen können wie die Krankheit selbst (Ähnlichkeitsregel): Das Mittel, das Fieber auslösen kann, soll Fieber senken. Nach homöopathischer Auffassung regt das Mittel im Körper eine künstliche Krankheit an, die die zu heilende übertönt („Similia similibus curentur").
Die klassische Homöopathie behandelt mit stark verdünnten Wirkstoffen in sehr geringer Dosierung. Ihre ganz individuell ausgewählten Mittel sollen nichts bekämpfen, sondern vielmehr den Körper anregen, sich wieder selbst zu regulieren. Die Arzneimittel der Homöopathie werden entsprechend den Hahnemann-Prinzipien, wie sie im „Homöopathischen Arzneibuch" niedergelegt sind, hergestellt. Die Mittel entstehen aus den „Ursubstanzen" von Mineralsalzen, Pflanzen, Tieren und Krankheitsprodukten. In einem genau vorgeschriebenen Verdünnungsvorgang wird die Lösung viele Male auf besondere Weise verschüttelt. Die Homöopathen nennen diesen Vorgang „dynamisieren" oder „potenzieren".
Bei einem Mittel in D6 kommen auf einen Teil Ursubstanz 1 000 000 Teile Lösungsmittel. Ab D24 beziehungsweise C12 kann die Verdünnung dann – gemäß einem Grundgesetz der Chemie – kein Molekül der Ausgangssubstanz mehr enthalten. Naturwissenschaftlich betrachtet kann dann auch nichts mehr wirken. Für die Anwender beruht die Wirksamkeit der Homöopathie aber ohnehin nicht auf der in den

Mitteln enthaltenen Materie, sondern auf energetischen Prozessen.
Das Arzneimittelgesetz stellt an homöopathische Arzneimittel nicht dieselben Anforderungen wie an sonstige Mittel. Die meisten brauchen nicht zugelassen zu werden. Für Mittel mit verschreibungsfreien Inhaltsstoffen und für solche, deren verschreibungspflichtiger Inhaltsstoff in einer Verdünnungsstufe ab D4 eingesetzt wird, genügt es, wenn der Hersteller Qualität, Unbedenklichkeit und die Herstellung nach dem Homöopathischen Arzneibuch nachweist. Ein Nachweis der Wirksamkeit wird nicht gefordert. Die Mittel werden registriert, Indikationsangaben darf es nicht geben. Nur Mittel mit verschreibungspflichtigen Inhaltsstoffen bis D3 sowie solche, die Angaben zu ihrer Indikation machen, müssen zugelassen werden. Das sind vor allem Produkte, in denen mehrere Einzelstoffe in meist niedriger Verdünnungsstufe miteinander kombiniert sind. Für die Zulassung müssen auch sie ihre Wirksamkeit plausibel machen.
Der Einsatz von homöopathischen Präparaten im Rahmen des besonderen Denkgebäudes dieser Therapierichtung ist mit dem anderer Arzneimittel nicht zu vergleichen. Aus diesem Grund hat die STIFTUNG WARENTEST diese Präparate nicht bewertet.
Für die Behandlung von Kindern oder von Personen, die Alkohol meiden müssen, sei darauf hingewiesen, dass flüssige homöopathische Einzelmittel in der Regel 51 Prozent Alkohol enthalten. Auch Kombinationsmittel sind meist alkoholhaltig – teilweise weisen sie einen Gehalt von über 50 Prozent auf.

Anthroposophische Arzneimittel

Die anthroposophische Medizin beruht auf Anregungen des Philosophen Dr. Rudolf Steiner (1861–1925) und der holländischen Ärztin Dr. Ita Wegman (1876-1943). Sie stellt ein Gesamtkonzept aus mehreren verschiedenen Therapieformen dar, von denen die Behandlung mit Arzneimitteln nur einen Teil ausmacht. Für anthroposophische Arzneimittel werden mineralische, pflanzliche, metallische und tierische Ausgangsstoffe verwendet, die teilweise homöopathisch verdünnt oder in speziellen Verfahren aufbereitet werden. Einige Grundstoffe, aber auch die Verarbeitungsprozesse, die Auswahl und Anwendung der Mittel sind in der sonstigen pharmazeutischen Praxis nicht gebräuchlich und lassen sich nur aus dem Gesamtkonzept der anthroposophischen Medizin heraus erklären. In klinischen Studien gewonnene Wirksamkeitsnachweise im üblichen Sinn gibt es nur für wenige anthroposophische Arzneimittel. Wie die Homöopathen gehen auch anthroposophische Ärzte davon aus, dass ihre Mittel nicht durch die in ihnen enthaltene Materie allein wirken, sondern vor allem aufgrund ihrer speziellen Dynamik.
Anthroposophische Arzneimittel werden nach dem Arzneimittelgesetz registriert, wenn sie ordnungsgemäß hergestellt werden und von ihnen keine schädlichen Wirkungen zu befürchten sind.
Der Einsatz anthroposophischer Präparate im Rahmen des besonderen Denkgebäudes dieser Therapierichtung ist mit dem anderer Arzneimittel nicht zu vergleichen. Aus diesem Grund hat die STIFTUNG WARENTEST diese Präparate nicht bewertet.
Für die Behandlung von Kindern oder von Personen, die Alkohol meiden müssen, sei noch darauf hingewiesen, dass viele flüssige Zubereitungen Alkohol enthalten.

Rezeptpflichtig, rezeptfrei oder freiverkäuflich

Viele Arzneimittel sind rezeptpflichtig. Sie dürfen nur von Ärzten verordnet und nur über eine Apotheke abgegeben werden. Ob ein Arzneimittel rezeptpflichtig ist, entscheidet ein Expertengremium beim BfArM. Wenn sich ein Mittel über Jahre hinweg als sicher erwiesen hat, kann es aus der Rezeptpflicht entlassen werden. Manchmal – wie zum Beispiel bei dem schmerzlindernden Wirkstoff Ibuprofen – geschieht das nur für niedrigere Dosierungen, in der höheren Dosierung bleibt das Mittel weiterhin verschreibungspflichtig.
Neue Wirkstoffe, über die bisher wenig Kenntnisse vorliegen, werden grundsätzlich zunächst für fünf Jahre unter Rezeptpflicht gestellt, auch wenn eng verwandte Wirkstoffe längst aus der Verschreibungspflicht entlassen wurden (Beispiele hierfür sind Levocetirizin und Cetirizin bei Allergien). Da nichtrezeptpflichtige Mittel in Deutschland bis auf einige Ausnahmen nicht mehr für Erwachsene zulasten der gesetzlichen Krankenversicherungen verordnungsfähig sind, kann das zu merkwürdigen Entwicklungen führen: Neue rezeptpflichtige Mittel mit dem verwandten Wirkstoff werden verordnet, obwohl sie teurer sind; die bewährten Wirkstoffe, die zudem bereits als kostengünstige Generika erhältlich sind, tauchen nur noch in Ausnahmefällen auf einem Rezept auf. Beispielsweise werden bei Allergien zurzeit die teuren und rezeptpflichtigen neuen Mittel *Aerius* und *Xusal* wahrscheinlich deswegen noch häufig verordnet, obwohl diese den Wirkstoffen Cetirizin und Loratadin hinsichtlich ihrer therapeutischen Wirksamkeit vergleichbar sind. Nichtrezeptpflichtige Arzneimittel sind, wenn sie von einer entsprechenden Kommission beim BfArM als apo-

thekenpflichtig eingestuft wurden, nur in Apotheken erhältlich. Diese Apothekenpflicht hängt meist von bekannten oder denkbaren Risiken ab. Freiverkäufliche Mittel enthalten nur schwach wirksame Bestandteile, mit denen ohne Risiko Beschwerden gelindert werden können, bei denen weder eine ärztliche Diagnose noch eine Beratung durch Apothekenpersonal für nötig erachtet wird. Meist sind das Mittel mit Pflanzenextrakten sowie Kräutertees, Vitamine, Mineralstoffe und Spurenelemente, die nicht bei definierten Krankheiten oder Störungen eingesetzt werden. Sie können auch zum Beispiel in Drogerie- und Supermärkten, vertrieben werden.

Medikamente aus dem Internet

Seit dem 1. Januar 2004 ist es auch deutschen Apotheken erlaubt, Arzneimittel zu verschicken. Ob er dies will, kann jeder Apothekeninhaber selbst entscheiden. Solche als Apotheken ausgewiesenen Internet-Portale sind seriös, hier ist qualifiziertes Personal tätig, und die Rezeptpflicht wird beachtet.
Es gibt aber auch andere, eher dubiose Versandunternehmen, die noch immer weitgehend unkontrolliert arbeiten. Arzneimittel werden dort ohne fachliche Überwachung abgegeben; es gibt keine qualifizierte Beratung und geliefert wird vielfach auch ohne Rezept, obwohl die Mittel aus gutem Grund in Deutschland rezeptpflichtig sind. Ein Anspruch auf Haftung für durch Medikamente verursachte Gesundheitsschäden kann zumeist nicht durchgesetzt werden, weil die Lieferanten nicht identifizierbar sind. Hersteller und Vertreiber bleiben weitgehend anonym und können morgen wieder aus dem Internet verschwunden sein. Ein zusätzliches Risiko besteht darin, dass weltweit etwa 7 Prozent aller Arzneimittel gefälscht sind. Sie enthalten nicht oder nicht nur den Wirkstoff, der auf der Packung angegeben ist, oftmals ist die Dosierung zu gering oder die Qualität ist zweifelhaft. Solche Mittel kommen besonders oft über den unkontrollierten Internethandel in den Verkehr.

Methodisches Vorgehen

Auswahl der Mittel

Die Auswahl der besprochenen Medikamente orientiert sich weitgehend an den 2 500 meistverordneten Mitteln, die im deutschen Arzneiverordnungs-Report[1] (AVR) zusammengestellt sind. Der AVR beruht auf Daten der gesetzlichen Krankenkassen und enthält nur solche Mittel, die zulasten der gesetzlichen Krankenversicherung verordnet wurden. Darunter finden sich rezeptpflichtige ebenso wie nichtrezeptpflichtige Mittel, die nach der Ausnahmeliste oder für Kinder noch verschrieben werden dürfen. In die vorliegende Auswahl aufgenommen wurden die im AVR 2005 neu unter die Top 2 500 gelangten Mono- und Kombipräparate sowie aus dem AVR 2006 die in die Top 2 500 aufgerückten Monopräparate mit neuen Wirkstoffen. Medikamente, die bei der oben beschriebenen Marktanalyse nicht zu den meistverordneten gehörten, finden sich dennoch in dieser Ausgabe des Buches, wenn sie bereits in der zuletzt erschienenen Auflage des HANDBUCHS MEDIKAMENTE besprochen und bewertet wurden und weiterhin auf dem Markt sind. Präparate, die bis zum 15. November 2007 aus dem Handel genommen wurden, haben wir nicht mehr berücksichtigt.
Teilweise wurde von den Top 2 500 des AVR aber auch abgewichen. So wird zum Beispiel nur ein geringer Teil der insgesamt verkauften hormonellen Empfängnisverhütungsmittel über Kassenrezept verordnet. Hier basiert die Auswahl der besprochenen Produkte auf den Absatzzahlen. Es wurden die Präparate ausgewählt, die Ende 2005 am häufigsten verkauft worden waren. Im Abschnitt „Schwangerschaftsabbruch" haben wir das Medikament Mifegyne aufgenommen, das nicht zu den meistverordneten Arzneimitteln gehört, aber wegen seiner Relevanz als Alternative zum operativen Schwangerschaftsabbruch (Ausschabung oder Absaugmethode) von Bedeutung ist. Frauen, die dieses Mittel anwenden wollen, sollen nachlesen können, wie es wirkt und worauf sie achten müssen. Das Mittel ist in Deutschland nur noch als Import aus anderen Ländern (z. B. aus der Schweiz) verfügbar.
Daneben wurden abweichend vom AVR zusätzliche Mittel aufgenommen, wenn der Expertenkreis der STIFTUNG WARENTEST dies ausdrücklich empfohlen hat. So zum Beispiel Dithranol zur äußerlichen Anwendung bei schwerer Schuppenflechte oder Lamivudin (Handelsname *Zeffix*) bei Leberentzündung. Des Weiteren haben wir einige gängige Arzneimittel aufgenommen, die aufgrund gesetzlicher Grundlagen nicht zulasten der Kasse verordnet werden dürfen, beispielsweise Mittel zur Raucherentwöhnung oder Mittel bei Erektionsstörungen.

[1] Schwabe, U.; Paffrath, D. (Hrsg.): Arzneiverordnungsreport 2005 + 2006; Springer Medizin Verlag, Berlin; 2006 + 2007

Bei den nichtrezeptpflichtigen Mitteln haben sich mit der Gesundheitsreform seit dem 1. Januar 2004 Veränderungen in der Verordnungsfähigkeit ergeben. Seither bezahlen die Krankenkassen für Erwachsene, Kinder und Jugendliche ab dem 12. Lebensjahr nur noch Mittel, die rezeptpflichtig sind. Ausnahmen sind in der „kleinen Positivliste" aufgeführt. Die darin genannten Wirkstoffe können weiterhin verordnet werden. Dazu gehört zum Beispiel Azetylsalizylsäure zur Anwendung nach einem Herzinfarkt oder Schlaganfall, um ein neues Ereignis dieser Art zu vermeiden, Mittel mit Johanniskraut zur Behandlung mittelschwerer Depressionen, Ginkgo-Präparate zur Behandlung von Demenz sowie Enzyme (Pankreatin) bei Mukoviszidose oder für Personen ohne Bauchspeicheldrüse. 46 Wirkstoffe oder Wirkstoffgruppen können in Ausnahmefällen in bestimmten Anwendungsbereichen weiterhin verordnet werden (siehe auch www.g-ba.de).
Alle übrigen Arzneimittel, die nicht verschreibungspflichtig sind, müssen Sie selbst bezahlen. Für Kinder bis zum 12. Lebensjahr und für Jugendliche mit Entwicklungsstörungen (z. B. Down-Syndrom) bis zum 18. Lebensjahr dürfen auch nichtrezeptpflichtige Mittel weiter verordnet werden.
Unter den meistverordneten Präparaten sind auch einige der „besonderen Therapierichtungen", dazu gehören „traditionell angewendete", homöopathische und anthroposophische Arzneimittel. Diese werden nur erwähnt, aber nicht beurteilt. Der Vollständigkeit halber sei angemerkt, dass homöopathische und anthroposophische Mittel unter bestimmten Bedingungen weiterhin zulasten der gesetzlichen Krankenkassen verordnet werden dürfen, auch wenn sie nicht verschreibungspflichtig sind (z. B. die Misteltherapie). Voraussetzung ist, dass diese Mittel standardmäßig zur Behandlung bei den in der Ausnahmeliste genannten Krankheiten verwendet werden.

Grundlagen der Bewertung

Basis der Arzneimittelbewertung ist die veröffentlichte wissenschaftliche Fachliteratur. Anhand von allgemein anerkannten und aktuellen Werken der klinisch-pharmakologischen und medizinisch-therapeutischen Standardliteratur, die Auskunft über Anwendungsbereiche, Dosierungsempfehlungen sowie notwendige Hinweise zur Bewertung der jeweiligen Wirkstoffe oder auch einzelner Arzneimittel geben, wurde die Eignung der jeweiligen Arzneimittel für die Indikationen bewertet, die der Hersteller für sein Mittel beansprucht. Die Bewertung wurde auch mit Blick auf die übrigen in dem jeweiligen Anwendungsbereich angebotenen Arzneimittel vorgenommen sowie daraufhin, ob in dem Anwendungsbereich die Therapie mit einem Arzneimittel überhaupt sinnvoll und notwendig ist.
Gleichrangig zur Standardliteratur wurden veröffentlichte und geeignete klinische Studien ausgewertet (kapitelweise zwischen Mai 2006 und August 2007), um die Aktualität der Bewertung sicherzustellen. Diese „Primärliteratur" wurde aber nur genutzt, wenn die Studien in anerkannten medizinischen Zeitschriften veröffentlicht wurden, in denen vor der Veröffentlichung ein Expertengremium (Review Board) die Qualität der Publikation geprüft hat. Die Produktangaben der besprochenen Mittel stammen aus den angegebenen Quellen[2].

Wirkung und Wirksamkeit

Die pharmakologische Wirkung eines Medikaments und seine therapeutische Wirksamkeit sind nicht das Gleiche. Die pharmakologische Wirkung beschreibt, wie das Mittel Körperfunktionen beeinflusst: Es hemmt zum Beispiel ein Enzym, blockiert bestimmte Bindungsstellen oder behindert die Blutgerinnung. Dies lässt sich biochemisch messen und nachweisen.
Die klinische oder therapeutische Wirksamkeit gibt an, welche konkreten Verbesserungen diese Wirkung für die Kranken bedeutet. Medikamente können beispielsweise die Krankheitsdauer verkürzen, das Leben verlängern oder verhindern, dass eine Krankheit überhaupt auftritt.

Nachweis der therapeutischen Wirksamkeit

Der Nachweis der therapeutischen Wirksamkeit gilt für die Gutachterinnen und Gutachter der STIFTUNG WARENTEST nur dann als erbracht, wenn mehrere Institutionen unabhängig voneinander unter wissenschaftlich anerkannten und reproduzierbaren Bedingungen in kontrollierten Studien zu gleichartigen Ergebnissen gelangt sind. Klinische Studien, die von

[2] In dieser Reihenfolge herangezogen:
– AMInfo DVD-Rote Liste®/FachInfo, in der zum Zeitpunkt der Erfassung aktuellen Ausgabe
– Fachinformation oder Beipackzettel von der Internetseite des pharmazeutischen Herstellers
– über eine öffentliche Apotheke bezogene Packungsbeilage des Produkts.

uns für die Bewertung herangezogen werden, müssen
- prospektiv
- randomisiert
- kontrolliert
- mit vorab definierten und der Fragestellung angemessenen Endpunkten sowie
- mit einer adäquaten statistischen Auswertung versehen sein.

Dabei bedeutet prospektiv, dass die Studien als Verlaufsstudie „in die Zukunft" ausgerichtet und geplant sind, und randomisiert, dass die Patienten den Behandlungsgruppen nach dem Zufallsprinzip zugeteilt wurden. Kontrollierte Studien sind Untersuchungen, in denen eine Patientengruppe das neu zu prüfende Arzneimittel (Verum) und weitere Patientengruppen ein bereits lange in seinem Nutzen bestätigtes, gleichartig wirksames (Standard) oder ein wirkstofffreies Mittel (Plazebo) erhalten. Aus den Unterschieden in den therapeutischen Effekten – sowohl bezüglich der erwünschten als auch der unerwünschten Wirkungen – können dann die therapeutische Wirksamkeit, aber auch der Stellenwert des neu geprüften Mittels bei der Therapie der jeweiligen Krankheit insgesamt bestimmt werden. Prüfungen ohne Kontrollgruppe können bis auf wenige Ausnahmen – zum Beispiel wenn sich eine Behandlung im Vergleich mit anderen Mitteln aus ethischen Gründen verbietet (z. B. in der Krebstherapie) – nicht als Nachweis einer therapeutischen Wirksamkeit anerkannt werden.
Eine besonders sichere Basis zur Bewertung bieten Doppelblindstudien, in denen zunächst weder die behandelnden Ärzte noch die Patienten wissen, ob ein wirkstoffhaltiges oder ein wirkstofffreies Arzneimittel gegeben wird.
Die untersuchte Fragestellung muss klinisch und therapeutisch relevant sein und vorab definiert werden; nachträglich möglicherweise erkennbare positive Effekte können in einer Studie nicht als nachgewiesen geltend gemacht werden, wenn es nicht von Beginn an geplant war, dieser Fragestellung nachzugehen.
Außerdem müssen die untersuchten Endpunkte der Fragestellung angemessen sein (z. B. die Verringerung der Sterblichkeit oder die Verhinderung von Folgeerkrankungen wie Herzinfarkt und Schlaganfall durch die Senkung eines zu hohen Blutdrucks).
Für die statistische Auswertung gibt es internationale Übereinkünfte. Danach kann ein Wirksamkeitsnachweis aufgrund der Statistik mit einer geringen Irrtumswahrscheinlichkeit (weniger als 5 Prozent) erbracht werden. Dabei ist aber zu beachten, dass die klinische Relevanz höher zu bewerten ist als die alleinige statistische Signifikanz. Daher reichen auch statistisch gesicherte Ergebnisse von Effekten, deren medizinisch-therapeutischer Nutzen umstritten ist, nicht zum Nachweis einer therapeutischen Wirksamkeit aus.

Plazeboeffekt

Um die therapeutische Wirksamkeit eines Arzneimittels zu prüfen, werden Doppelblindstudien durchgeführt, in denen die Testpersonen nach dem Zufallsprinzip auf zwei Gruppen verteilt werden: Die einen erhalten den zu prüfenden Arzneistoff, die anderen bekommen ein Mittel, das sich äußerlich von dem Medikament nicht unterscheidet, aber keinen Wirkstoff enthält – ein Scheinmedikament (Plazebo). Weder Patienten noch Ärzte wissen, wer das richtige und wer das Scheinmedikament erhält. Alles andere jedoch, was zur Behandlung dazugehört, ist bei beiden Gruppen gleich: zum Beispiel die Art der Betreuung durch die Ärzte, die Zeit, die sie für die Behandlung aufwenden. Erst wenn die Effekte der Therapie ermittelt und dokumentiert sind, wird aufgedeckt, wer den Arzneistoff und wer das Scheinmedikament bekam.
Mit dieser Vorgehensweise soll geklärt werden, welcher Anteil der beschriebenen Effekte wirklich dem Arzneimittel zuzuschreiben ist und welche auf dem gesamten Prozess des Behandelns beruhen.
Schließlich kann bereits das Gefühl behandelt zu werden Beschwerden lindern und die Hoffnung, dass nun alles besser wird, kann die Heilung vorantreiben. All dies gehört zum Plazeboeffekt dazu. Das Ausmaß des Plazeboeffekts schwankt je nach Art der Krankheit und Anordnung der Studie zwischen 20 und 70 Prozent. Das bedeutet, dass sich bei 20 bis 70 Prozent der Patienten die Krankheit ohne jeden Wirkstoff bessert.

Besondere Anforderungen an Kombinationspräparate

Kombinationspräparate, also Arzneimittel mit mehreren Wirkstoffen, bieten im Vergleich zu Monopräparaten – Arzneimitteln mit nur einem Wirkstoff – nur selten Vorteile, da ein bestimmtes und festgelegtes Mischungsverhältnis von Wirkstoffen verabreicht wird. Die Arzneimitteltherapie erfordert aber in der Regel die individuelle Dosierung einzelner Wirkstoffe. Für die Bewertung solcher fixen Kombinationen muss daher zunächst die Zweckmäßigkeit der Mischung der einzelnen Komponenten beurteilt werden – wenn diese nicht positiv ausfällt, erübrigt sich ein Wirksamkeitsnachweis, da die jeweilige Kombination grundsätzlich nicht als sinnvolles Arzneimit-

tel anerkannt werden kann, gleich in welchem Anwendungsbereich.
Für die Bewertung solcher fixen Kombinationen haben sich international als Standard die sogenannten Crout-Kriterien bewährt. J. R. Crout war in den 1970er-Jahren Direktor der us-amerikanischen Zulassungsbehörde Food and Drug Administration. Diese Kriterien tragen den Erfordernissen der praktischen Anwendung von Arzneimitteln Rechnung: Sie werden der Forderung nach Unbedenklichkeit und Sicherheit von Arzneimitteln ebenso gerecht wie dem Problem des Missbrauchs und den möglichen Vorteilen im Hinblick auf die richtige Anwendung (Compliance).
Wenn zum Beispiel ältere Menschen mehrere Wirkstoffe nebeneinander einnehmen müssen, kann es hilfreich sein, diese Wirkstoffe als Kombination zu verabreichen, um damit die Einnahme der notwendigen Arzneimittel zu vereinfachen. Daher ist es auch keineswegs die Absicht der Crout-Kriterien, jegliche Anwendung von fixen Kombinationspräparaten zu verhindern. Vielmehr können wichtige und sinnvolle Kombinationen für bestimmte Indikationsbereiche genannt werden, zum Beispiel Arzneimittel zur Blutdrucksenkung, Empfängnisverhütungsmittel und bestimmte Kombinationen bei Schmerzmitteln.
Nach den Crout-Kriterien gilt die Kombination von Inhaltsstoffen in Arzneimitteln als sinnvoll, wenn nachgewiesen ist, dass

- jeder einzelne Inhaltsstoff in Bezug auf das beanspruchte Anwendungsgebiet therapeutisch wirksam ist und
- die Dosierung jedes einzelnen Inhaltsstoffs im Hinblick auf Höchstdosierung, Anwendungshäufigkeit und -dauer so bemessen ist, dass eine nennenswerte Patientenanzahl einer solchen fixen Kombination bedarf und sie wirksam und unbedenklich (im Sinne des Verhältnisses von Nutzen zu Risiko) ist und
- die zugefügten Inhaltsstoffe die Wirksamkeit und/oder Unbedenklichkeit des Hauptinhaltsstoffs erhöhen oder die Möglichkeit des Missbrauchs des Hauptinhaltsstoffs verringern oder
- die fixe Kombination von Inhaltsstoffen einen größeren therapeutischen Effekt hervorruft oder größere Unbedenklichkeit bietet als jeder einzelne Inhaltsstoff für sich.

Diese Aspekte sind im deutschen Arzneimittelgesetz berücksichtigt. Im § 25 Abs. 2 Nr. 5a wird für Arzneimittel, die mehr als einen arzneilich wirksamen Bestandteil enthalten, eine ausreichende Begründung dafür gefordert, dass jeder dieser Bestandteile einen Beitrag zur positiven Beurteilung leistet. Wir haben die Crout-Kriterien angewendet, um Kombinationspräparate auf ihre zweckmäßige Zusammensetzung hin zu prüfen. Erst bei einem positiven Ergebnis dieser Prüfung kam die möglicherweise nachgewiesene therapeutische Wirksamkeit des Mittels für die Behandlung zum Tragen. Ein Beispiel: Dass eine Kombination aus zwei Schmerzwirkstoffen schmerzdämpfend wirkt, ist zu erwarten. Die Frage aber, ob es sinnvoll ist, diese Schmerzwirkstoffe zu kombinieren, muss mit Hilfe der Crout-Kriterien geprüft werden und spiegelt sich schließlich in den Bewertungen bei den einzelnen fixen Arzneimittelkombinationen wider. Diese Kriterien gelten aus unserer Sicht für Präparate mit chemisch-synthetischen Wirkstoffen und Präparaten mit pflanzlichen Extrakten gleichermaßen. Vor allem dann, wenn für einzelne Komponenten Negativurteile vorliegen, muss durch vergleichende klinische Studien nachgewiesen werden, dass die Kombination mit der negativ bewerteten Komponente ein therapeutisch besseres Ergebnis erzielt als eine Kombination ohne diese Komponente. Nur dann kann möglicherweise der therapeutische Wert der Kombination anerkannt werden.

Unterschiede zu anderen Beurteilungen

Dass mit anderen Methoden, anderen Prüfkriterien oder aufgrund der Beschränkung auf die Zulassungsanforderungen des Arzneimittelgesetzes andere Beurteilungsergebnisse möglich sind als die der STIFTUNG WARENTEST, ist denkbar. Dies kann sich auch auf die Arbeit des Bundesinstituts für Arzneimittel und Medizinprodukte (BfArM) in Bonn beziehen, das unter Betrachtung der Daten zu Einzelarzneimitteln Zulassungsentscheidungen trifft.
Damit geht unsere Bewertung über Zulassungsentscheidungen des BfArM hinaus. Das BfArM berücksichtigt bei der Zulassung eines Arzneimittels vor allem den Nachweis von Wirksamkeit, Unbedenklichkeit und pharmazeutischer Qualität sowie gegebenenfalls die Zweckmäßigkeit der Kombination. Es darf weder prüfen, ob dieses neue Mittel in Relation zum Markt aus therapeutischen Gründen erforderlich ist (Verbot der Bedürfnisprüfung), noch welchen Rang es unter den Alternativen einnimmt.
Für eine adäquate Verbraucherinformation müssen unsere Bewertungen manchmal strenger gefasst werden, als sie sich aus den Informationen des BfArM ableiten lassen. Im Vordergrund steht bei uns die Beschreibung des zu erwartenden Nutzens einzelner Arzneimittel in Bezug auf den Gesamtmarkt und damit die Antwort auf die Fragen der Verbraucher, welche der angebotenen Arzneimittel in bestimmten Anwendungsbereichen am besten geeignet sind und

welchen Rang sie bei der Betrachung des möglichen therapeutischen Nutzens im Vergleich zu anderen Präparaten einnehmen. Gleichfalls geht es häufig um die grundsätzliche Frage, ob Arzneimittel überhaupt erforderlich sind.
Darüber hinaus ist anzumerken, dass für bestimmte Arzneimittelgruppen, zum Beispiel für viele pflanzliche Mittel, unsere hier beschriebene Methodik kaum eine positive Bewertung zulässt, weil für die Mittel nur vereinzeltes Erfahrungswissen und andere kaum nachprüfbare Therapieberichte, veröffentlicht in Zeitschriften unterschiedlicher Qualität, vorliegen.

Bezug der Bewertung auf das Anwendungsgebiet

Grundsätzlich wird jedes Produkt für das Anwendungsgebiet bewertet, für das es laut Herstellerangaben eingesetzt werden soll. Im Idealfall sind die Bezeichnung der Krankheit oder Störung, die der Hersteller in der Packungsbeilage angibt, und die, unter der der Wirkstoff hier abgehandelt wird, identisch. Häufig sind die Verhältnisse aber weniger eindeutig. Die meisten Hersteller fassen die Indikationsansprüche für ihre Produkte sehr viel weiter, als dies die Anwendungsgebiete unseres Buches zulassen. Wenn in der Fachinformation einer Tablette mit dem Wirkstoff Metoprolol steht:" Bei arterieller Hypertonie, koronarer Herzkrankheit, hyperkinetischem Herzsyndrom (funktionelle Herzbeschwerden), tachykarden Herzrhythmusstörungen, Reinfarktprophylaxe, Migräneprophylaxe und Akutbehandlung des Herzinfarktes" wird dieses Mittel sowohl im Kapitel „Herz-Kreislauf" unter „Hoher Blutdruck", „Herzrhythmusstörungen", „Koronare Herzkrankheit, Angina Pectoris" als auch im Kapitel „Nervensystem" unter „Migräne" besprochen und bewertet. Die Einsatzgebiete „Reinfarktprophylaxe" und „Akutbehandlung des Herzinfarktes" bleiben unberücksichtigt, da die Krankheitsbilder nicht beschrieben werden.
Bei einer Reihe von älteren Präparaten verwenden die Hersteller für die Anwendungsbereiche auch umschreibende Begriffe und eine Vielzahl unterschiedlicher Bezeichnungen. Diese wurden dann zu einer verständlichen Überschrift zusammengefasst. Für neuere Präparate, bei denen der Hersteller bekanntgeben und belegen musste, für welche Anwendungsgebiete er das Mittel in den Handel bringen will, sind diese in der Packungsbeilage explizit genannt. Nun geben aber bei weitem nicht alle Hersteller, die einen bestimmten Wirkstoff anbieten, dieselben Indikationen dafür an. So mancher Hersteller entscheidet sich auch – vielleicht aufgrund neuer Forschungsergebnisse –, die Anwendungsgebiete seines Produkts neu zu formulieren. Dann können Präparate im Handel sein, die zwar denselben Wirkstoff enthalten, für deren Anwendung aber unterschiedliche Indikationen angegeben werden. Möglicherweise werden diese Mittel dann aufgrund dieser Differenz unterschiedlich bewertet.

Die Bewertung

Die Stiftung Warentest hat mit Unterstützung ausgewiesener Fachleute alle aufgeführten Medikamente bewertet. Dabei wurden nur jene Inhaltsstoffe des Arzneimittels berücksichtigt, die der Hersteller als „arzneilich wirksame Bestandteile" angibt. Hilfsstoffe, die zum Beispiel notwendig sind, um Tabletten herzustellen, gingen in die Bewertung nicht mit ein. Von dieser Regel gibt es eine Ausnahme: Augen- und Nasentropfen (bei Schnupfen, Allergien) sind häufig mit Konservierungsmitteln versetzt. Diese können an der Schleimhaut von Augen und Nase unerwünschte Wirkungen auslösen oder die Schleimhaut schädigen. Daher wurden „geeignete" Augentropfen um eine Stufe auf „auch geeignet" abgewertet, wenn sie Konservierungsmittel enthalten. Das Gleiche gilt für Nasentropfen und -sprays, die den Konservierungsstoff Benzalkoniumchlorid enthalten. Fast immer stehen vergleichbare Produkte ohne Konservierungsmittel zur Verfügung.

Die Bewertung beruht auf vier Stufen:
Geeignet für die Behandlung des jeweiligen Krankheitsbilds sind Mittel, deren therapeutische Wirksamkeit bei der betreffenden Indikation ausreichend nachgewiesen ist, die ein positives Nutzen-Risiko-Verhältnis und einen hohen Erprobungsgrad aufweisen. Der therapeutische Nutzen dieser Mittel wird als hoch angesehen, sie gehören bei dieser Indikation zu den Standardtherapeutika, soweit solche definiert werden können. Geeignet sind auch Mittel mit mehr als einem Wirkstoff, wenn sich die Wirkstoffe sinnvoll ergänzen.

Auch geeignet sind Mittel, deren therapeutische Wirksamkeit ebenfalls nachgewiesen ist, die aber noch nicht so lange erprobt sind wie die als „geeignet" bewerteten. In diese Kategorie fallen vor allem neue und weniger gut untersuchte Wirkstoffe. Mit der gleichen Bewertung werden Arzneimittel versehen, die zum Beispiel Konservierungsstoffe enthalten, wenn allgemein die Überzeugung vorherrscht, dass Arzneimittel ohne Konservierungsstoffe die geeignete Alternative darstellen. Dies kann in ähnlicher Weise auch für andere Zusatzstoffe gelten. In diese Bewertungskategorie fallen auch Arzneimittel, die zwar noch immer als Standardpräparate gelten, in der Zwischenzeit aber von neuen, besser verträglichen Mitteln in ihrem Rang als Mittel der Wahl „abgelöst" wurden.

Mit Einschränkung geeignet sind Mittel, die zwar therapeutisch wirksam sind, aber im Vergleich zu Standardtherapeutika ein höheres oder nicht gut einschätzbares Risiko bergen. Sie zählen daher nicht zu den Standardarzneimitteln bei den besprochenen Krankheitsbildern und werden nur unter bestimmten Bedingungen verwendet (z. B. bei ganz bestimmten oder schwerwiegenden Krankheitskonstellationen). Mit dieser Bewertung werden auch jene Mittel belegt, für die nach den vorliegenden Studien die therapeutische Wirksamkeit noch nicht ausreichend nachgewiesen ist und bei denen weitere Studien erforderlich sind, sowie solche, deren therapeutische Wirksamkeit geringer ist als die der besser bewerteten Mittel.

Wenig geeignet sind Mittel, deren therapeutische Wirksamkeit nicht ausreichend belegt ist, die nicht ausreichend dosiert sind und/oder deren therapeutische Wirksamkeit im Verhältnis zu den Risiken zu gering ist, sodass die wahrscheinlichen Risiken mehr Gewicht haben als der mögliche Nutzen. Wenig geeignet sind darüber hinaus Mittel mit mehr als einem Wirkstoff, wenn sich die Wirkstoffe nicht sinnvoll ergänzen oder keinen oder keinen zusätzlichen therapeutischen Nutzen aufweisen.
Dieses Schema wurde auf (fast) alle hier zu bewertenden Arzneimittel angewendet.
Ausnahmen bilden die Antibiotika im Kapitel „Bakterielle Infektionen" und die Glukokortikoide im Kapitel „Entzündungen, Immunreaktionen". Mittel aus diesen Gruppen sind bei vielen verschiedenen Krankheiten und Symptomen geeignet. Diese alle aufzuführen, hätte jedoch den Umfang der Tabellen gesprengt. So haben wir nur beispielhaft die wichtigsten Anwendungsbereiche benannt, für die die jeweiligen Präparate eingesetzt werden.
Wenn der Arzt Ihnen ein Mittel verschrieben hat, das in diesem Handbuch mit „wenig geeignet" bewertet ist, sollten Sie dieses Mittel nie absetzen, ohne vorher mit dem Arzt gesprochen zu haben. Sie sollten vielmehr gemeinsam mit ihm überlegen, ob ein anderes Mittel eventuell sinnvoller ist.

Erläuterungen zu den Tabellenspalten

Handelsname/Darreichungsform

In dieser Spalte sind die Präparate alphabetisch geordnet. Von den meisten Präparaten gibt es verschiedene Anwendungsformen (z. B. Tabletten, Tropfen, Creme) und diese manchmal noch in unterschiedlichen Stärken. Alle diese Varianten sind – zwischen zwei fett gedruckten Querstrichen – untereinander gelistet
Die hier genannten Abkürzungen bedeuten:

- BTM: Betäubungsmittel, das nur auf einem besonderen Rezept verordnet werden darf
- Rp: rezeptpflichtiges Arzneimittel

Zusammensetzung

Bei innerlich anzuwendenden Mitteln ist die Zusammensetzung jeweils ergänzt durch die Angabe des Alkoholgehalts, wenn das Mittel Alkohol enthält (z. B. „Enthält 20 % Alkohol").
Vielen Präparaten sind Konservierungsstoffe zugesetzt. Bei Augentropfen sind alle Konservierungsmittel aufgeführt, bei Nasentropfen wird nur Benzalkonium erwähnt. Enthält ein Medikament als Konservierungsmittel Parabene, wird dies immer angegeben.
Die in dieser Spalte auftauchenden Abkürzungen bedeuten folgendes:
FIP-Einheit: FIP-Einheiten sind von der Internationalen Pharmazeutischen Vereinigung (Fédération Internationale Pharmaceutique) vergebene spezielle Einheiten für Enzyme.
I.E.: Internationale Einheiten sind Messgrößen bestimmter medizinisch verwendeter Wirkstoffe wie zum Beispiel Vitamine und Hormone.
SQ-E: Standardisierte Qualitätseinheit

Packungspreise

In den Tabellen wurden die Preise angegeben, die die Lauer-Taxe nennt (Stand: 15.11.2007) – eine für Deutschlands Apotheken im Bereich der verordneten Mittel verbindliche Preisliste. In der Selbstmedikation gilt inzwischen die freie Preisgestaltung.
Der Preis des Präparates *Mifegyne* wurde beim Hersteller erfragt.

Bewertung

Diese Spalte enthält die Bewertungen der Präparate, bezogen auf ihre Eignung für das vom Hersteller beanspruchte Anwendungsgebiet.

Haut, Haare

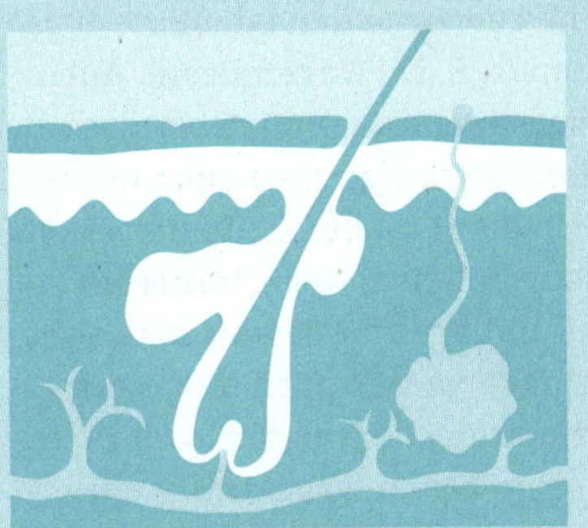

Mit knapp zwei Quadratmeter Oberfläche ist die Haut das größte Organ des Körpers. Sie gliedert sich in drei Schichten: Oberhaut (Epidermis), Lederhaut (Cutis) und Unterhaut (Subcutis). Die etwa einen Millimeter dünne Epidermis besteht aus einer Hornschicht aus abgestorbenen Hautzellen und einer Keimzellenschicht, in der neue Hautzellen gebildet werden. Die neuen Zellen wandern langsam an die Hautoberfläche. Dabei verhornen sie und werden schließlich als trockene Schüppchen abgestoßen. Die Haut erneuert sich auf diese Weise ständig, wobei zwischen der „Geburt" einer Hautzelle und ihrem Ende als totes Schüppchen etwa 28 Tage liegen.

Die Hauptaufgabe der Haut besteht darin, den Organismus vor schädlichen Einflüssen zu schützen: zum Beispiel vor den ultravioletten Strahlen der Sonne sowie vor Hitze, Kälte, Wasser, Bakterien, Viren, Pilzen. Sie dient aber ebenso als Ausscheidungsorgan, indem sie über den Schweiß Stoffwechselprodukte ausscheidet, mit denen der Körper nichts anfangen kann oder die ihm schaden können. Und sie reguliert den Wärmehaushalt, indem sie über die Schweißdrüsen Wasser ausscheidet. Der an der Hautoberfläche verdunstende Schweiß kühlt die darunterliegenden Gewebeschichten und ebenso das Blut über die feinen Blutgefäße, die direkt unter der Haut liegen.

Die Haut ist von einem feinen wasser- und fetthaltigen Film überzogen, der dafür sorgt, dass sie elastisch bleibt und nicht austrocknet. Das Fett stammt aus der Oberhaut sowie aus Talgdrüsen, das Wasser aus den Schweißdrüsen, die beide in der Lederhaut liegen. Dieser „Säureschutzmantel" hat einen pH-Wert von 5 bis 6, was für das Wachstum von Bakterien und Pilzen ungünstig ist. Waschen mit Seife erhöht den pH-Wert kurzfristig, aber bereits nach etwa einer halben Stunde hat er sich wieder normalisiert.

Treffen ultraviolette Strahlen auf die Haut, werden vermehrt neue Zellen gebildet und die Verhornung beschleunigt sich. So bildet sich in der Hornschicht eine Lichtschwiele, die UV-Strahlen schwerer durchdringen können. Zusätzlich bildet sich in der Oberhaut verstärkt der braune Farbstoff Melanin, den die Keimzellen als zusätzlichen Schutz einlagern.

Da die Epidermis keine Blutgefäße enthält, bluten oberflächliche Schürfwunden nicht, sie nässen nur, wobei die Flüssigkeit dafür aus dem Zellzwischenraum stammt.

Die Lederhaut (Cutis) besteht vorwiegend aus einem faserigen Geflecht aus Elastin und Kollagen, die Wasser binden und speichern können. Die die Cutis durchziehenden feinen Blutgefäße (Kapillaren) versorgen auch die Epidermis mit Nährstoffen. Die darunterliegende Unterhaut (Subcutis) enthält viele Fettzellen, die von lockerem Bindegewebe zusammengehalten werden. Diese Fettzellen isolieren gegen Kälte und dienen als Nährstoffreserve. Außerdem polstert das Unterhautfettgewebe die tieferliegenden Gewebe gegen Stöße von außen. In dieser Hautschicht entspringen außerdem etwa zwei bis drei Millionen Schweißdrüsen. Über einen dünnen Gang, der in einer Pore mündet, geben sie ihre Flüssigkeit nach außen ab.

Fast die gesamte Hautoberfläche ist behaart (mit Ausnahme der Handflächen und Fußsohlen). Die Haarwurzel liegt im Unterhautfettgewebe. Der Haarbalg mit den daranhängenden Talgdrüsen umgibt das Haar in der Haut. Die Talgdrüsen bilden ein fetthaltiges Sekret, das nach außen abgegeben wird. Dieses Fett schützt auch davor, dass die Haut zu stark aufquillt, wenn sie über lange Zeit mit Wasser Kontakt hat.

Die Wirkung von Arzneimitteln über die Haut

Hautkrankheiten werden meist äußerlich behandelt. Angewendet werden Gel, Schüttelmixtur, Lotion, Creme, Salbe oder Fettsalbe. In der genannten Reihenfolge steigt bei den Zubereitungen der Fettgehalt an und der Wassergehalt nimmt ab. Pasten enthalten zusätzlich Feststoffe (z. B. Puder).

Wasserreiche Zubereitungen wie ein Gel trocknen die Haut aus und kühlen, indem das Wasser verdunstet. Eine Schüttelmixtur enthält feste, in der Flüssigkeit nicht lösliche Bestandteile, zum Beispiel Zinkoxid. Die Feststoffe müssen vor Gebrauch aufgeschüttelt werden. Wenn der Wasseranteil verdunstet, bleibt auf der Haut eine puderige Schicht, die ebenso leicht austrocknend und kühlend wirkt.

Lotionen gibt es als Wasser-in-Öl- oder als Öl-in-Wasser-Lösung, je nachdem, ob die Wasserphase im äußeren Öl oder das innere Öl in der äußeren Was-

serphase emulgiert ist. Je trockener die Haut ist, desto mehr Fett sollte die Lotion enthalten.
Noch mehr Fett steckt in einer Creme, Salbe oder Fettsalbe. Pasten sind in Abhängigkeit von ihrem Gehalt an Feststoffen mehr oder weniger gut verstreichbar. Sie bilden eine schützende, weiße, undurchsichtige Schicht auf der Haut.
Welche Zubereitung sich am besten eignet, hängt davon ab, ob und wie die Haut geschädigt ist. Auf akute, nässende Ekzeme und Entzündungen sollten nur wässrige Lösungen oder Schüttelmixturen aufgebracht werden, um die Haut auszutrocknen. Trockene Haut dagegen wird eher mit Creme oder Salbe behandelt, um ihr Fett und damit Feuchtigkeit zuzuführen. Salben haften gut auf der Haut und wirken lange ein, bilden aber oft eine unangenehm fettige Schicht. Cremes ziehen schnell ein und wirken kürzer. Das lässt sich bei der Anwendung nutzen, indem Cremes eher tagsüber, Salben vorwiegend abends aufgetragen werden.
Sofern die Haut nicht geschädigt ist, dringen die Substanzen eines äußerlich anzuwendenden Mittels überwiegend in die oberen Hautschichten ein und erreichen nur zum Teil den Blutkreislauf. Deshalb wirken äußerlich anzuwendende Mittel normalerweise nicht im ganzen Körper (systemisch) und haben oft auch weniger unerwünschte Wirkungen im Organismus als Mittel zum Einnehmen. Nur wenn die Haut entzündet oder verletzt ist, wenn ein Ekzem vorliegt oder wenn die behandelte Hautstelle mit einem luftundurchlässigen Verband (Okklusivverband) abgedichtet wird, ist das „Tor" zu den tiefergelegenen Hautschichten und damit auch zu den Blutgefäßen in erhöhtem Maß offen.
Bei äußerlich anzuwendenden Mitteln ist hingegen das Risiko, dass die Haut auf Arznei- oder Hilfsstoffe allergisch reagiert, größer als bei innerlich angewendeten Mitteln. Es nimmt mit der Dauer der Behandlung zu und ist bei geschädigter Haut am größten. Eine Allergie kann dazu führen, dass dieses Arzneimittel zukünftig nie wieder angewendet werden darf.
Um einen Arzneistoff äußerlich anzuwenden, wird er in eine Salben- oder Cremegrundlage eingearbeitet. Schon diese Grundlage allein weist eine Wirkung auf, ohne einen arzneilichen Wirkstoff zu enthalten. So kann zum Beispiel ein Gel kühlen und Juckreiz lindern, ohne dass darin ein juckreizstillender Wirkstoff vorhanden sein muss. Ein anderes Beispiel ist Harnstoff. Er kommt in der oberflächlichen Hornschicht vor und trägt dazu bei, den Wasserhaushalt der Haut zu regulieren. Vielen Kosmetika oder Cremes ist eine geringe Menge Harnstoff zugesetzt, um die Feuchtigkeit der Hornschicht zu erhöhen. In höherer Konzentration dient er als Arzneimittel, um eine unerwünschte Verhornung zu vermeiden oder eine Hornschicht abzulösen (z. B. bei Nagelpilzen). Auch Salizylsäure oder Milchsäure tragen dazu bei, dass die obere Hornschicht der Haut aufgeschlossen wird und die Wirkstoffe tiefer in die Haut eindringen können.
Oft genügt es, die Haut mit einer wirkstofffreien Creme- oder Salbengrundlage zu pflegen. Solche „Basissalben" oder „-cremes" werden auch eingesetzt, um trockene Haut zu fetten oder um die Haut in der Zeit zu pflegen, in der sie keinen Wirkstoff mehr benötigt (z. B. bei Neurodermitis in der glukokortikoidfreien Zeit).

Akne

Akne ist eine Erkrankung der Talgdrüsen in der Haut. Am bekanntesten ist die „Pubertätsakne" der 13- bis 20-Jährigen (Acne vulgaris). Etwa drei Viertel der Teenager sind davon betroffen. Aber die Akne kann auch bis ins Erwachsenenalter bestehen bleiben oder dann erst auftreten.
Bei einer Akne weist die Haut zahlreiche Mitesser und mehr oder weniger stark entzündete Pusteln (mit Eiter gefüllte Hautbläschen) auf. Betroffen ist meist die Haut im Gesicht sowie am Dekolletee und Rücken. Akne wird nach ihrem Schweregrad in drei Formen eingeteilt:

- Leichte Akne (Acne comedonica) ist gekennzeichnet durch viele Mitesser (Komedonen), die sich aber nur selten entzünden.
- Mittelschwere Akne (Acne papulopustulosa) zeigt sich durch zahlreiche gerötete Knötchen (Papeln) und Pusteln sowie Komedonen.
- Bei schwerer Akne (Acne conglobata) ist die Haut mit vielen Pusteln und stark entzündeten Knoten sowie Eitergängen übersät.

Die „Mallorca-Akne" hat mit den hier aufgeführten Formen nichts zu tun, sondern ist eine Unverträglichkeitsreaktion der Haut auf Bestandteile in Sonnenschutzmitteln in Kombination mit Sonneneinstrahlung.
Bei Kindern
Bei Säuglingen kann in den ersten Lebenstagen eine Neugeborenenakne auftreten.

Anzeichen und Beschwerden

Mitesser, Papeln und Pusteln sind die deutlichsten Anzeichen einer Akne.
Viele Mitesser haben einen schwarzen Punkt in der Mitte (offene Mitesser oder Blackheads). Dies ist die Spitze des Pfropfes aus Melanin (schwarzes Pigment), Hornzellen und Fett, der aus den Talgdrüsen an die Hautoberfläche dringt. Bei offenen Mitessern kann das Zellgemisch nach außen abfließen, sie lassen sich relativ leicht ausdrücken.
Bei geschlossenen Mitessern (Whiteheads) schimmert der Talg weißlich durch die Haut. Sie bilden sich mitunter bereits Monate oder Jahre vor dem eigentlichen „Aufblühen" der Akne. Diese Art von Mitessern dürfen keinesfalls ausgedrückt werden, weil sie keine Öffnung haben.
Alle Mitesser enthalten Bakterien (Propionibacterium acnes), die aus Fett Fettsäuren bilden und im umgebenden Gewebe eine Entzündung auslösen können. Aus den harmlos aussehenden Pickeln können über Nacht gerötete Knötchen oder Pusteln werden, weil sich die Talgdrüsen in der Haut in kürzester Zeit heftig entzünden.

Bei Kindern

Bei der Neugeborenenakne ist die Gesichtshaut in den ersten Tagen mit zahllosen kleinen Pickelchen übersät.

Ursachen

Akne entsteht, wenn die Talgdrüsen vermehrt Talg absondern. Gleichzeitig verstopft der Kanal, der von der Talgdrüse zur Hautoberfläche führt, durch viele Hornzellen. In dem gestauten Fettpfropfen können sich Propionibakterien gut vermehren. Die Masse aus Fett, Hornzellen, weißen Blutkörperchen und Bakterien bläht die Talgdrüse beutelartig auf, bis sie dem Druck schließlich nicht mehr standhält und ihren Inhalt in das umgebende Gewebe abgibt.
Die Talgproduktion wird vornehmlich durch männliche Sexualhormone (Androgene, zum Beispiel Testosteron) gesteuert. Diese werden sowohl bei Mädchen als auch bei Jungen ab der Pubertät gebildet, wenn die Keimdrüsen ihre volle Funktion aufnehmen. Gleichzeitig erhöht sich die Aktivität eines bestimmten Enzyms (5-Alpha-Reduktase) an den Talgdrüsen, wodurch sich das relativ schwach wirksame Testosteron in das stark wirksame Dihydrotestosteron umwandelt. Dieses wiederum regt die Talgdrüsenfunktion stark an, sodass zu viel Fett produziert wird und Mitesser entstehen.
Wenn bei Mädchen und Frauen in der Zeit vor der Menstruation die Haut pickelig wird, liegt es meist an den zyklusbedingten Veränderungen im Hormonhaushalt. Dann steigt der Anteil des Gelbkörperhormons Progesteron und der des Östrogens sinkt. Da Östrogen die Talgproduktion eher bremst, Progesteron sie jedoch fördert, können sich leichter Pickel bilden.
Umweltgifte (z. B. Dioxin) und Kosmetika können die Haut so stark reizen, dass sich eine Akne ausbildet. Auch Medikamente können eine Akne auslösen. Dazu gehören unter anderem Jod (bei Schilddrüsenunterfunktion), Lithium (bei Depressionen), Glukokortikoide (bei Entzündungen und Immunreaktionen), Vitamin B_6 und B_{12} (bei Vitaminmangel), starke Gestagene (zur Empfängnisverhütung), Phenobarbital und Phenytoin (bei Epilepsien), Methotrexat (bei Krebs, rheumatoider Arthritis), Rifampizin (bei Tuberkulose), Danazol (bei Endometriose) und Nimodipin (bei Demenz). Eine solche Akne entsteht sehr schnell und tritt nicht nur im Gesicht auf, sondern auch an sonst eher unüblichen Stellen wie Armen, Beinen oder Rumpf.

Bei Kindern

Die Neugeborenenakne ist eine Reaktion der empfindlichen Säuglingshaut auf die mütterlichen Hormone.

Alles Aberglaube

Immer noch ranken sich kuriose Mythen und Legenden um die Frage, wodurch eine Akne begünstigt oder ausgelöst wird. Schokolade steht ebenso im Verdacht wie Nüsse, Kartoffelchips, Cola, Currywurst und Gänseschmalz. Das alles ist jedoch Unsinn. Akne ist auch kein Zeichen von mangelhafter Hygiene. Im Gegenteil: Aggressive Seifen oder hochprozentige alkoholhaltige Lösungen reizen die Haut sehr, trocknen sie extrem aus und der Säureschutzmantel wird zerstört.

Nichtmedikamentöse Maßnahmen

Pickel dürfen Sie nicht ausquetschen, sondern nur fachgerecht ausdrücken (lassen), weil sie sonst ihren Inhalt durch feine Risse in die tieferen Schichten der Haut abgeben und die Akne dann erst richtig aufblüht. Da aber letztlich jeder, der an Akne leidet, an seiner Haut manipuliert, sollen hier einige Hinweise für eine sogenannte „Aknetoilette" gegeben werden:

- Weichen Sie zunächst den betroffenen Hautbereich mit einer heißen Kompresse zehn Minuten lang auf.
- Mitesser dürfen Sie mit einem „Komedonenquetscher" ausdrücken.

- Wenn kein solches Gerät zur Hand ist, drücken Sie den Pickel – wenn überhaupt – sanft und aus der Tiefe heraus mit den weichen Fingerspitzen aus.
- Benutzen Sie dafür keinesfalls spitze Fingernägel!
- Heben Sie bei eitrigen Pusteln den Eiterdeckel mit einer Pinzette ab und entfernen Sie den Eiter mit einem Papiertuch, ohne zu quetschen.
- Desinfizieren Sie die Haut nach jeder Behandlung zum Beispiel mit reinem Alkohol.

Eine solche „Aknetoilette" können Sie auch von Fachleuten wie einer dermatologisch ausgebildeten Kosmetikerin vornehmen lassen.
Für die tägliche Reinigung genügen lauwarmes Wasser und alkalifreie Waschlotionen.
Bei Produkten für die Tagespflege sollten Sie auf den Rat der Kosmetikerin hören.
Als Sonnenschutzmittel verwenden Sie am besten eine Milch oder ein Gel; Öl und Creme enthalten zu viel Fett.

Bei Kindern
Die Pickelchen auf der Haut von Neugeborenen sollten Sie völlig in Ruhe lassen, sie heilen von selbst ab.

Behandlung mit Medikamenten

Akne lässt sich äußerlich und innerlich mit Medikamenten behandeln. Welches Mittel geeignet ist, richtet sich nach dem Schweregrad der Akne. Die meisten Mittel werden äußerlich angewendet.
Ist die Akne nur gering ausgeprägt, soll zunächst ein nicht rezeptpflichtiges Schälmittel mit dem Wirkstoff Benzoylperoxid eingesetzt werden. Es tötet Entzündungsbakterien ab, trocknet die Haut aus und reizt sie etwas. Dadurch wird die Haut besser durchblutet. Oberflächliche Hautschuppen lassen sich leicht abtragen und der Talg kann besser abfließen. Nach etwa sechs Wochen lässt sich beurteilen, ob die Akne auf diese Weise ausreichend zurückgeht. Wenn nicht, kommen die nachstehend als geeignet erachteten Medikamente infrage. Da Benzoylperoxid nicht rezeptpflichtig ist, kann es für Personen über zwölf Jahre nicht mehr zulasten der gesetzlichen Krankenversicherung verordnet werden. Nähere Angaben zu diesem Wirkstoff lesen Sie im HANDBUCH SELBSTMEDIKATION der STIFTUNG WARENTEST oder unter www.medikamente-im-test.de.
Azelainsäure (→ Seite 37), die äußerlich anzuwendenden Retinoide (→ Seite 37) Isotretinoin oder Tretinoin sowie das Arotinoid (→ Seite 36) Adapalen wirken entzündungshemmend und verkleinern die Talgdrüsen. Mit Ausnahme von Azelainsäure vermindern diese Wirkstoffe zudem die Talgproduktion. Diese Wirkstoffe können auch miteinander oder mit Benzoylperoxid kombiniert werden, wenn ein Mittel allein nicht genügt. Vorzugsweise werden dann tagsüber Benzoylperoxid und nachts Azelainsäure oder Retinoide bzw. Arotinoide aufgetragen (Retinoide machen die Haut noch empfindlicher für Sonnenlicht als Benzoylperoxid).
Bei Frauen, bei denen diese Mittel die Akne nicht ausreichend lindern konnten und die gleichzeitig eine sichere Empfängnisverhütung wünschen, sind Hormone (→ Seite 42) mit einer Kombination aus Ethinylestradiol + Cyproteronazetat oder Ethinylestradiol + Chlormadinon weitere geeignete Mittel bei Akne.
Bessert sich die Akne mit äußerlich anzuwendenden Produkten nicht gut genug oder ist die Akne sehr ausgeprägt mit tiefen, eitrigen Pusteln, die beim Abheilen Narben auf der Haut hinterlassen, ist eine Behandlung mit Antibiotika (innerlich) (→ Seite 34) angezeigt. Dabei sind Mittel mit Doxyzyklin vorzuziehen. Der Wirkstoff Minozyklin ist wegen der möglichen unerwünschten Wirkungen nur mit Einschränkung geeignet.
Nur wenn die Akne sich auch mit diesen Mitteln nicht bessert oder bereits eine schwere Akne vorliegt, ist das Retinoid (innerlich) (→ Seite 39) Isotretinoin in Kapselform zum Einnehmen angezeigt. Dieses Mittel wirkt zuverlässig, birgt aber vor allem für Frauen ein gravierendes Risiko: Es kann im Fall einer Schwangerschaft das Ungeborene schädigen.
Die äußerlich anzuwendenden Antibiotika (äußerlich) (→ Seite 33) sowie eine Kombination aus Antibiotikum + Zink (→ Seite 41), hier Erythromyzin und Zink, wirken antientzündlich. Sie sind aufgrund der möglichen Resistenzentwicklung mit Einschränkung geeignet und nur angezeigt, wenn die als „geeignet" eingestuften Mittel nicht ausreichend wirken.
Kombinationspräparate aus Antibiotikum + Retinoid (äußerlich) (→ Seite 40) sind bei Akne mit Einschränkung geeignet. Sie sollten nur zu Beginn der Behandlung für sechs bis acht Wochen eingesetzt werden.
Ein äußerlich anzuwendendes Kombinationspräparat aus Antibiotikum + Schieferöl (→ Seite 40) ist wenig geeignet, weil die therapeutische Wirksamkeit nicht ausreichend nachgewiesen ist.

Bei Kindern
Eine Neugeborenenakne wird nicht medikamentös behandelt, sie klingt innerhalb weniger Tage von selbst ab.

Antibiotika (äußerlich)

Clindamyzin

Basocin, ZINDACLIN

Erythromyzin

aknefug-EL, Aknemycin, Eryaknen, ERYDERMEC, Inderm, Stiemycine

Nadifloxazin

Nadixa

Antibiotikahaltige Cremes, Gele, Lösungen und Salben töten die Entzündungsbakterien in Aknepickeln ab und können eine Akne auf diese Weise abklingen lassen. Dennoch gelten sie nur als „mit Einschränkung geeignet", weil die Gefahr besteht, dass die Bakterien rasch gegen den Wirkstoff selbst oder ein Antibiotikum aus der gleichen Wirkstoffgruppe unempfindlich werden, insbesondere bei langfristiger Anwendung. Das gilt sowohl für die schon lange auf dem Markt befindlichen Wirkstoffe Clindamyzin und Erythromyzin als auch für das neu entwickelte Nadifloxazin.

Sollen diese oder verwandte Wirkstoffe dann bei einer schweren Infektionskrankheit innerlich eingesetzt werden (als Kapseln, Tabletten, Infusionen), bleiben sie wirkungslos, weil die resistent gewordenen Bakterien sich damit nicht mehr abtöten lassen. Vor allem bei den Chinolonen haben sich bereits erheblich mehr Resistenzen entwickelt als bei den schon seit 60 Jahren verfügbaren Penizillinen. Je häufiger ein Wirkstoff aus dieser Gruppe eingesetzt wird, desto größer ist also die Gefahr, dass diese Resistenzen noch zunehmen. Gerade Chinolone aber sind bei vielen schweren Infektionskrankheiten wichtige und wirksame Mittel, deren therapeutisches Potenzial unbedingt erhalten bleiben sollte.

Für das Chinolon Nadifloxazin, das bislang nur äußerlich angewendet wird, kann nicht ausgeschlossen werden, dass sich Resistenzen entwickeln, die auch innerlich wirkende Chinolone betreffen.

Alle äußerlich anzuwendenden Antibiotika sollten deshalb bei leichter bis mittelschwerer Akne sehr zurückhaltend und nie länger als acht bis zwölf Wochen eingesetzt werden.

Anwendung

Sie tragen die Mittel ein- bis zweimal täglich auf die Pickel auf. Die Umgebung von Nasenlöchern, Mund und Augen müssen Sie aussparen, weil die Mittel die Schleimhaut stark reizen können. Nach etwa vier bis sechs Wochen sollte sich das Hautbild deutlich gebessert haben.

Bei leicht austrocknender Haut empfiehlt sich eine Creme oder Suspension, bei fettiger Haut eher ein Gel oder eine Lösung. Länger als acht bis zwölf Wochen sollten Sie die Mittel nicht anwenden, weil mit der Anwendungsdauer auch die Gefahr einer Resistenz steigt.

Achtung

Basocin Akne-Gel: Das Mittel enthält als Konservierungsmittel Parabene. Wenn Sie auf Parastoffe (→ Seite 1159) allergisch reagieren, dürfen Sie dieses Mittel nicht anwenden.

Gegenanzeigen

Wenn Sie bereits einmal einen allergischen Hautausschlag hatten, kann es sein, dass Sie auch auf Antibiotika allergisch reagieren. Sie sollten deshalb die Mittel erst einmal an einer kleinen Hautstelle ausprobieren. Rötet sie sich innerhalb der nächsten zwei Tage oder bilden sich kleine Bläschen, dürfen Sie die Mittel nicht anwenden.

Clindamyzin: Wenn Sie eine Darmentzündung (Colitis ulcerosa oder Morbus Crohn) haben oder hatten oder bereits einmal auf Clindamyzin mit einer Darmentzündung reagiert haben, muss der Arzt Nutzen und Risiken einer Aknetherapie mit diesem Mittel sorgfältig abwägen.

Nadifloxazin: Ob dieser Wirkstoff – wie andere Chinolone – die Haut empfindlicher für UV-Strahlen macht, ist noch nicht geklärt. Sicherheitshalber sollten Sie die mit Nadifloxazin behandelte Haut nicht der Sonne aussetzen und sich auch nicht auf die Sonnenbank legen. Auch auf verletzter, rissiger oder aufgeschürfter Haut dürfen Sie das Mittel nicht anwenden.

Wechselwirkungen mit Medikamenten

Clindamyzin und Erythromyzin sollten Sie nicht zeitgleich einsetzen, weil sie sich in ihrer Wirkung gegenseitig abschwächen können.

Unerwünschte Wirkungen

▶ **Keine Maßnahmen erforderlich**

Die Lösungen sind meist alkoholhaltig und trocknen die Haut stark aus, sodass sie brennen, stechen und sich röten kann – am stärksten unmittelbar nach dem Auftragen. Meist gibt sich das wieder.

Nadifloxazin: In einzelnen Fällen kann es sein, dass die Haut an den behandelten Stellen verblasst.

▶ **Muss beobachtet werden**

Schmerzen die behandelten Stellen, schwellen sie an oder bilden sich Bläschen, sollten Sie einen Hautarzt aufsuchen. Solche Hauterscheinungen (→ Seite 14) können Anzeichen einer allergischen Reaktion sein.

Erythromyzin: Bei langfristiger Anwendung können sich die Haarbälge der Haut entzünden (Follikulitis). Verschlimmern sich die Pickel und Pusteln unter der Behandlung, sollten Sie nach Rücksprache mit dem Hautarzt das Mittel absetzen und sich ein antibiotikumfreies Präparat verschreiben lassen.

▶ **Sofort zum Arzt**

Clindamyzin: Wenn blutige Durchfälle mit Bauchkrämpfen auftreten, müssen Sie sofort einen Arzt aufsuchen. Es könnte sich um eine gefährliche Reaktion des Darms auf das Antibiotikum handeln (pseudomembranöse Colitis).

HINWEISE

Für Schwangerschaft und Stillzeit

Clindamyzin: Dieses Mittel dürfen Sie in Schwangerschaft und Stillzeit nicht anwenden, weil unklar ist, ob es das Ungeborene oder den Säugling schädigen kann.

Nadifloxazin: Es liegen keine Erfahrungen zur Anwendung dieses Wirkstoffs bei Schwangeren vor. Im Tierversuch ergaben sich keine Hinweise darauf, dass das Mittel das Ungeborene schädigen kann. Sicherheitshalber sollten Sie es in der Schwangerschaft eher nicht anwenden. Da Nadifloxazin in die Muttermilch übertritt, sollten Sie es in der Stillzeit nicht anwenden und auf keinen Fall die Brust damit behandeln.

Antibiotika (innerlich)

Doxyzyklin

Antodox, Doxy 1A Pharma, Doxycyclin AbZ, Doxy-CT, Doxycyclin AL, Doxycyclin Heumann, Doxycyclin-ratiopharm, Doxycyclin Sandoz, Doxycyclin STADA, Doxyderma, Doxyhexal, Doxymono, Doxy-M-ratiopharm, Doxy-N-Tablinen, Doxy-Wolff

Minozyklin

MINOCYCLIN HEXAL, Minocyclin-ratiopharm, Skid

Wenn äußerlich anzuwendende Mittel die Akne nicht ausreichend bessern und die Pusteln zu Vernarbungen auf der Haut führen, kommen Antibiotika zum Einnehmen aus der Gruppe der Tetrazykline infrage. Ob die Akne damit ausheilt, lässt sich meist erst nach zwei bis drei Monaten beurteilen. Mittel mit Doxyzyklin gelten als „geeignet". Der Wirkstoff Minozyklin ist weniger gut verträglich und deshalb nur mit Einschränkung geeignet.

Doxyzyklin und Minozyklin gehören zur Gruppe der Tetrazykline. Dabei handelt es sich um Breitband-Antibiotika, die gegen viele verschiedene Bakterienarten wirken. Die Wirkstoffe bleiben verhältnismäßig lange im Körper und sind erst nach 16 bis 18 Stunden zur Hälfte abgebaut.

Wie alle Bakterien können auch Propionibakterien gegen Antibiotika resistent werden, was sich daran zeigt, dass sich die Akne trotz kontinuierlicher Einnahme der Mittel nicht mehr bessert. Wird das Antibiotikum dann abgesetzt, stellt sich die ursprüngliche Empfindlichkeit der Bakterien auf den Wirkstoff aber oft wieder ein, sodass die Behandlung wiederholt werden kann. Damit sich nicht Resistenzen gegen verschiedene Antibiotika entwickeln, sollten nicht mehrere Antibiotika hintereinander oder gleichzeitig eingesetzt werden, auch nicht äußerlich und innerlich parallel. Auch vorbeugend sollten Sie diese Mittel nicht anwenden.

Minozyklin wird vom Hersteller besonders als „Akne-Antibiotikum" herausgestellt. Es ist wie Doxyzyklin bei entzündlicher Akne gut wirksam und reichert sich besonders im Fettgewebe an. Dies wird bei Akne als vorteilhaft angesehen, weil sich die Propionibakterien vorwiegend im fetthaltigen Talg der Haarfollikel sammeln. Dieser vermeintliche Vorteil ist aber gleichzeitig ein Nachteil gegenüber Doxyzyklin: Minozyklin kann sich damit auch stärker in der Gehirn- und Rückenmarkflüssigkeit (Liquor) anreichern und somit häufiger unerwünschte Wirkungen auslösen. Auch das Risiko für schwere Hautreaktionen steigt.

ANWENDUNG

Sie nehmen täglich ein bis zwei Tabletten mit etwas Flüssigkeit ein.

Doxyzyklin: In den ersten drei Wochen wird eine Dosierung von 100 mg täglich empfohlen. Daran schließt sich eine Erhaltungstherapie in geringerer Dosierung mit 50 mg Doxyzyklin an, die maximal zwölf Wochen fortgeführt werden kann.

Minozyklin: Der Wirkstoff wird in der Regel in einer Dosierung von zweimal täglich 50 mg über einen Zeitraum von vier bis sechs Wochen eingesetzt.

ACHTUNG

Grundsätzlich gelten für beide Mittel alle Angaben, die für Antibiotika (→ Seite 1243) und speziell für Tetrazykline (→ Seite 1258) gemacht werden.

Tetrazykline machen die Haut empfindlicher für Sonnenlicht. Während der Behandlung sollten Sie keine Sonnenbäder nehmen und nicht ins Solarium gehen. Bei starker Sonneneinstrahlung sollten Sie die Haut tagsüber mit Sunblockern schützen. Entsteht dennoch ein Sonnenbrand mit stark geröteter, entzündeter Haut, sollten Sie einen Arzt aufsuchen.

Gegenanzeigen

Wenn Sie eine schwere Leberfunktionsstörung haben, dürfen Sie Doxyzyklin und Minozyklin nicht anwenden.

Wenn Ihre Nierenfunktion oder Ihre Leberfunktion eingeschränkt ist, muss der Arzt Nutzen und Risiken der Behandlung sorgfältig abwägen.

Wechselwirkungen mit Medikamenten

Wenn Sie noch andere Medikamente anwenden, ist zu beachten:

- Doxyzyklin und Minozyklin verstärken die Wirkung von Ciclosporin (nach Organtransplantationen).
- Bei gleichzeitiger Einnahme von Theophyllin (bei Asthma) treten häufiger Magen-Darm-Störungen auf.

▶ **Unbedingt beachten**

- Doxyzyklin und Minozyklin verstärken die Wirkung der blutzuckersenkenden Sulfonylharnstoffe (z. B. Glibenclamid bei Typ-2-Diabetes), sodass der Blutzucker zu stark absinken und eine Unterzuckerung auftreten kann. Näheres hierzu finden Sie unter „Mittel zur Blutzuckersenkung: verstärkte Wirkung“ (→ Seite 11).
- Doxyzyklin und Minozyklin verstärken die Aufnahme von Digoxin (bei Herzschwäche) ins Blut. Wenn Sie die Antibiotika länger als wenige Tage einnehmen müssen, sollte der Arzt die Dosis von Digoxin anpassen. Näheres hierzu finden Sie unter „Mittel bei Herzschwäche: verstärkte Wirkung“ (→ Seite 12).
- Doxyzyklin und Minozyklin verstärken die Wirkung von gerinnungshemmenden Mitteln (bei erhöhter Thrombosegefahr). Näheres hierzu finden Sie unter „Mittel zur Blutverdünnung: verstärkte Wirkung“ (→ Seite 11).
- Antazida (bei Sodbrennen) und Eisen (bei Blutarmut) beeinträchtigen die Aufnahme von Doxyzyklin und Minozyklin, sodass diese nicht mehr so gut wirken. Auch Barbiturate, Carbamazepin, Diphenylhydantoin und Primidon (alle bei Epilepsien) vermindern die Wirkung von Doxyzyklin und Minozyklin. Näheres hierzu finden Sie unter „Antibiotika: verringerte Wirkung“ (→ Seite 13).
- Außerdem kann sich bei gleichzeitiger Einnahme von Penizillinen oder Cephalosporinen deren antibakterielle Wirksamkeit verringern. Näheres hierzu finden Sie unter „Antibiotika: verringerte Wirkung“ (→ Seite 13).
- Doxyzyklin und Minozyklin dürfen keinesfalls gleichzeitig mit Isotretinoin-Tabletten angewendet werden, weil dann der Hirndruck gefährlich ansteigen kann.

Wechselwirkungen mit Speisen und Getränken

Keines der Mittel dürfen Sie zusammen mit Milchprodukten (Jogurt, Quark, Käse) einnehmen, weil die Wirkstoffe dann nicht richtig ins Blut aufgenommen werden.

Unerwünschte Wirkungen

Grundsätzlich gelten für diese Mittel alle Angaben, die für Antibiotika (→ Seite 1243) gemacht werden.

▶ **Keine Maßnahmen erforderlich**

Die aufgrund der Behandlung mit Tetrazyklinen leicht entzündete und gerötete Haut kann sich verfärben, wenn Sie sie der Sonne aussetzen. Diese Verfärbung kann prinzipiell an allen Körperstellen auftreten.

▶ **Muss beobachtet werden**

Wenn Sie sich auffällig müde fühlen, sollte der Arzt Blutbild (→ Seite 15) und Nierenwerte (→ Seite 16) prüfen.

Tetrazykline können Kurzsichtigkeit auslösen. Wenn Sie das Gefühl haben, schlechter zu sehen, sollten Sie das mit Ihrem Arzt besprechen und Ihr Verhalten daran anpassen.

Wenn Sie das Mittel über lange Zeit anwenden, kann sich die Zunge verändern (schwarze Haarzunge). Wenn Sie Veränderungen an der Zunge bemerken, sollten Sie einen Arzt aufsuchen.

Minozyklin: Falls Sie einen Hautausschlag und wunde Stellen am Mund bekommen, die Haut auffällig lichtempfindlich ist und diese Erscheinungen nach zwei bis drei Tagen nicht wieder verschwunden sind, könnte es sich um eine durch Minozyklin hervorgerufene rheumaähnliche Erkrankung handeln (Lupus erythematodes). Suchen Sie dann möglichst bald einen Arzt auf. Bilden sich zusätzlich Knötchen oder Bläschen, müssen Sie sofort zum Arzt.

Minozyklin kann die Leber (→ Seite 15) schädigen. Treten Übelkeit, Erbrechen und/oder dunkel gefärbter Urin auf und ist der Stuhl auffällig hell, sollten Sie einen Arzt aufsuchen.

▶ **Sofort zum Arzt**

Wenn starker Hautausschlag, Juckreiz, Herzrasen, Atemnot, Schwäche und Schwindel auftreten, müssen Sie die Anwendung sofort abbrechen und unverzüglich den Notarzt (Telefon 112) rufen, weil es sich um eine lebensbedrohliche Allergie (→ Seite 14) handeln kann.

Bei Durchfall, der mehrere Tage lang anhält, blutig und/oder mit starken Bauchschmerzen verbunden ist, sollten Sie umgehend einen Arzt aufsuchen.

In sehr seltenen Fällen (bei 1 bis 10 von 10 000 Behandelten) kann eine reversible Drucksteigerung im Gehirn auftreten (Pseudotumor cerebri). Mögliche Symptome sind Kopfschmerzen, Übelkeit, Erbrechen und eventuell auch Sehstörungen durch Wassereinlagerungen im Auge (Papillenödem). Bemerken Sie solche Beschwerden, sollten Sie sofort einen Arzt aufsuchen. Diese unerwünschte Wirkung verschwindet, wenn die Mittel abgesetzt werden.

Minozyklin: Spüren Sie Schmerzen im rechten Oberbauch in der Nähe der Leber und verfärbt sich Ihre Haut gelb, müssen Sie sofort einen Arzt aufsuchen. Es kann sich um eine lebensbedrohliche Leberentzündung (→ Seite 15) handeln.

Wenn Benommenheit, Schwindel, Gleichgewichtsstörungen, Kopfschmerzen, Krämpfe, Hörstörungen, Müdigkeit oder Empfindungsstörungen auftreten, müssen Sie sofort zum Arzt gehen. Diese Beschwerden deuten darauf hin, dass Minozyklin die Funktion des Zentralnervensystems beeinflusst. Diese unerwünschte Wirkung tritt bei Minozyklin häufiger auf als bei den anderen Tetrazyklinen, zum Beispiel Doxyzyklin.

Hinweise

Für Kinder unter 14 Jahren

Vor allem Kinder bis zum achten Lebensjahr sollten Tetrazykline wegen der unerwünschten Wirkungen auf Knochenwachstum und Zähne nicht bekommen.

Für Frauen

Frauen sollten während der Einnahme dieser Mittel ein sicheres Verhütungsmittel benutzen, weil Tetrazykline im Fall einer Schwangerschaft das Knochenwachstum des Ungeborenen negativ beeinflussen können.

Zur Empfängnisverhütung

Wenn Sie die Pille anwenden, ist zu beachten, dass die empfängnisverhütende Wirkung unter Umständen nicht mehr gewährleistet ist. Weil Antibiotika einen Großteil der Bakterienflora im Darm zerstören, kommt es oft zu Durchfall, sodass die Wirkstoffe aus der Pille nur noch vermindert aufgenommen werden. Es ist nicht sicher, dass sie den Eisprung dann noch wirksam unterdrücken.

Für Schwangerschaft und Stillzeit

Tetrazykline dürfen Sie ab dem vierten Schwangerschaftsmonat nur nach sorgfältiger Abwägung von Nutzen und Risiken einnehmen, weil sie die Zahn- und Knochenbildung des Ungeborenen beeinträchtigen.

In der Stillzeit dürfen Sie die Mittel nicht einnehmen, weil sie später an den Milchzähnen der gestillten Kinder Zahnverfärbungen und Defekte am Zahnschmelz hervorrufen können.

Zur Verkehrstüchtigkeit

Tetrazykline können vorübergehend Kurzsichtigkeit auslösen. Dann sollten Sie kein Fahrzeug lenken, keine Maschinen bedienen und keine Arbeiten ohne sicheren Halt verrichten.

Arotinoid (äußerlich)

Adapalen

Differin

Adapalen verkleinert die Talgdrüsen und vermindert die Talgproduktion. Außerdem wirkt es entzündungshemmend. Die therapeutische Wirksamkeit bei leichter bis mittelschwerer Akne ist belegt. Das Mittel wird deshalb zur Behandlung leichter bis mittelschwerer Akne als „geeignet" erachtet.

Anwendung

Sie tragen das Mittel einmal täglich auf die betroffenen Stellen auf, am besten vor dem Schlafengehen. Die Umgebung von Augen, Nasenlöchern und Mund müssen Sie aussparen. Das Hautbild sollte sich nach vier bis acht Wochen deutlich gebessert haben.

Achtung

Vorsichtshalber sollten Sie die Haut während der Behandlung nicht der Sonne aussetzen und nicht ins Solarium gehen. Wenn Sie es dennoch tun und einen Sonnenbrand bekommen, sollten Sie Adapalen nicht auf die verbrannten Hautstellen auftragen.

Auf entzündete oder abgeschürfte Hautstellen oder auf einen Hautausschlag dürfen Sie Adapalen ebenfalls nicht aufbringen.

Besprechen Sie mit dem Hautarzt oder der Kosmetikerin, welche Präparate Sie während der Behandlungszeit benutzen können.

Das Mittel enthält als Konservierungsmittel Parabene. Wenn Sie auf Parastoffe (→ Seite 1159) allergisch reagieren, dürfen Sie das Mittel nicht anwenden.

Unerwünschte Wirkungen

Wenn Sie die Haut trotz der Warnhinweise intensiver Sonneneinstrahlung aussetzen, erhöht sich die Gefahr für Hautkrebs, da es vermehrt zu Sonnenbrand kommen kann.

▶ **Keine Maßnahmen erforderlich**

Die Haut rötet sich, schuppt, juckt, brennt, wird trocken und damit verletzlicher.

▶ **Muss beobachtet werden**

Falls die oben genannten Symptome nach einer Woche nicht besser geworden sind, sollten Sie erneut einen Hautarzt aufsuchen.

Hinweise

Für Frauen

Vor Beginn der Behandlung mit Adapalen sollte eine Schwangerschaft ausgeschlossen werden.

Bei Kinderwunsch

Während Sie diese Mittel anwenden, sollten Sie nicht schwanger werden, weil der Wirkstoff in sehr hohen Dosen das Ungeborene schädigen kann. Wenn Sie schwanger werden wollen, sollten Sie das Mittel absetzen und noch einige Tage lang ein sicheres Verhütungsmittel benutzen.

Für Schwangerschaft und Stillzeit

Da mit Adapalen bislang keine ausreichenden Erfahrungen vorliegen, es in hohen Dosen aber das Ungeborene schädigen kann, sollte das Mittel in der Schwangerschaft nicht angewendet werden. Es gibt auch keine Erfahrungen mit der Anwendung während der Stillzeit. Keinesfalls aber sollten Sie das Mittel auf die Brust auftragen.

Azelainsäure (äußerlich)

Skinoren

Azelainsäure tötet Bakterien ab und wirkt dadurch entzündungshemmend. Die therapeutische Wirksamkeit ist belegt. Die Talgbildung beeinflusst das Mittel jedoch nicht. Leichte und mittelschwere Akne mit vielen Mitessern, Papeln oder Pusteln lässt sich mit Azelainsäure gut behandeln. Dafür gilt das Mittel als „geeignet".

Anwendung

Sie säubern die Haut morgens und abends mit lauwarmem Wasser und gegebenenfalls einer Reinigungslotion. Danach tragen Sie die Creme oder Gel auf die betroffenen Hautstellen auf und massieren sie leicht ein.

Die Umgebung von Augen, Nasenlöchern und Mund müssen Sie aussparen, weil Azelainsäure die Schleimhäute stark reizen kann. Ist Ihnen Creme oder Gel an oder in das Auge geraten, müssen Sie sie mit viel klarem Wasser abspülen. Etwa nach vier Wochen sollte die Anzahl der Pickel abnehmen.

Azelainsäure dürfen Sie höchstens sechs Monate lang anwenden. Wenn sich die Akne dann noch nicht nennenswert gebessert hat, sollten Sie in Absprache mit dem Hautarzt ein anderes Mittel wählen.

Unerwünschte Wirkungen

▶ **Keine Maßnahmen erforderlich**

Selten (bei zirka 1 von 100 Behandelten) kommt es vor, dass die Haut juckt, brennt und sich rötet, insbesondere wenn Sie das Gel verwenden.

Das Mittel kann Lippenherpes verschlimmern.

▶ **Muss beobachtet werden**

Spätestens nach acht Wochen sollte die Haut nicht mehr jucken, brennen oder gerötet sein. Anderenfalls sollten Sie einen Hautarzt aufsuchen. Auch wenn die Haut anschwillt und/oder sich Bläschen bilden, sollten Sie erneut zum Hautarzt gehen. Solche Hauterscheinungen (→ Seite 14) sind vermutlich Anzeichen einer allergischen Reaktion.

Retinoide (äußerlich)

Isotretinoin

Isotrex

Tretinoin

Airol, Cordes VAS

Retinoide sind Verbindungen aus Vitamin-A-Säure, die je nach chemischer Struktur unterschiedlich stark wirken. Vitamin A wird chemisch als Retinol bezeichnet, die davon abgeleitete Säure ist das Tretinoin. Dieser sehr ähnlich, aber von etwas anderer chemischer Struktur ist Isotretinoin, auch 13-cis-Retinsäure genannt. Alle Vitamin-A-Abkömmlinge verkleinern die Talgdrüsen, behindern die Talgproduktion und wirken entzündungshemmend. Retinoide gelten zur Behandlung von Akne als „geeignet". Die therapeutische Wirksamkeit bei leichter bis mittelschwerer Akne ist belegt.

Anwendung

Sie tragen die Mittel ein- bis zweimal täglich auf die betroffenen Stellen dünn auf. Wenn Sie sehr hellhäutig sind oder sehr empfindliche Haut haben, sollten Sie sie anfangs nur einmal täglich oder alle zwei Tage anwenden. Die Umgebung von Nasenlöchern, Mund und Augen müssen Sie aussparen.

Isotretinoin und Tretinoin entfalten ihre Wirkung erst nach einigen Wochen. Je länger Sie diese Mittel anwenden, desto stärker werden sie von der Haut aufgenommen. Sobald Sie sehen, dass die Akne sich bessert, sollten Sie Gel, Creme oder Lösung deshalb nur noch sehr dünn auftragen. Wie lange Sie Retinoide anwenden, richtet sich danach, wie stark die Akne ist und wie gut sie auf die Behandlung reagiert. Insgesamt sollten Sie die Mittel nicht länger als sechs bis zwölf Monate einsetzen.

Achtung

Auf entzündete oder abgeschürfte Hautstellen oder einen Hautausschlag dürfen Sie die Mittel nicht auftragen.

Retinoide, insbesondere Isotretinoin und Tretinoin, machen die Haut dünner und somit empfindlicher für UV-Strahlen. Generell dürfen Sie die Haut während der Behandlung nicht der Sonne aussetzen und nicht ins Solarium gehen. Sollten Sie dennoch einen Sonnenbrand bekommen, dürfen Sie das Mittel nicht auf die verbrannten Hautstellen auftragen.

Kosmetika sollten Sie während der Behandlungszeit nur in Absprache mit dem Hautarzt benutzen. Präparate mit einem hohen Gehalt an Alkohol, Menthol, Gewürzen oder Limone – wie zum Beispiel Rasiercreme und -wasser, Gesichtswasser, Parfum – sollten Sie zumindest in den ersten drei Wochen der Behandlung nicht verwenden. Sie können die Haut stark reizen.

Gechlortes Wasser in öffentlichen Schwimmbädern und salzhaltiges Meerwasser sollten Sie aus demselben Grund möglichst nicht an die mit Retinoiden behandelte Haut kommen lassen.

Gegenanzeigen

Diese Mittel dürfen Sie nicht anwenden, wenn Sie ein akutes Ekzem, einen Hautausschlag in der Mundregion (periorale Dermatitis) oder eine Kupferfinne (Rosacea) haben.

Wechselwirkungen mit Medikamenten

Diese Mittel sollten Sie nicht gleichzeitig mit Azelainsäure, Benzoylperoxid oder salizylsäurehaltigen Präparaten anwenden, weil das die Haut zu stark reizen könnte.

Die Haut kann durchlässiger für alle anderen Wirkstoffe werden. Andere auf die Haut aufzutragende Mittel sollten Sie deshalb nicht gleichzeitig anwenden.

Unerwünschte Wirkungen

Wenn Sie die Haut trotz der Warnhinweise intensiver Sonneneinstrahlung aussetzen, erhöht sich die Gefahr für Hautkrebs, da es vermehrt zu Sonnenbrand kommen kann.

► **Keine Maßnahmen erforderlich**

Die Haut rötet sich, schuppt, juckt, brennt, wird trocken und damit verletzlicher.

Die Farbstoffbildung in Haut und Haaren kann sich verändern, sodass diese heller oder dunkler werden.

► **Muss beobachtet werden**

Sind die oben genannten Hauterscheinungen (→ Seite 14) nach einer Woche noch nicht abgeklungen, handelt es sich vermutlich um eine allergische Reaktion. Dann sollten Sie erneut einen Hautarzt aufsuchen.

Hinweise

Für Frauen

Vor Beginn der Behandlung mit diesen Mitteln sollte eine Schwangerschaft ausgeschlossen werden.

Bei Kinderwunsch

Während der Behandlung mit diesem Mittel dürfen Sie nicht schwanger werden, weil die Wirkstoffe das Ungeborene schädigen können. Wenn Sie schwanger werden wollen, sollten Sie die Mittel absetzen und für weitere zwei Wochen ein sicheres Verhütungsmittel benutzen. Danach hat der Körper noch verbliebene Wirkstoffreste aller Wahrscheinlichkeit nach abgebaut.

Für Schwangerschaft und Stillzeit

Isotretinoin: Schwangere dürfen das Mittel nicht anwenden, weil die Substanz auch bei äußerlicher Anwendung in den Kreislauf gelangt und möglicherweise das Ungeborene schädigt.

Da nicht bekannt ist, ob das Mittel in die Muttermilch übertritt, sollten Sie es in der Stillzeit nicht anwenden.

Tretinoin: Dieses Mittel dürfen Sie in den ersten drei Monaten der Schwangerschaft nicht verwenden. Auch im restlichen Verlauf der Schwangerschaft ist Vorsicht geboten, da einzelne Berichte über Schädigungen an Ungeborenen vorliegen, deren Mütter während der Schwangerschaft mit äußerlich anzuwendenden Retinoiden behandelt wurden.

Um einen direkten Kontakt des Mittels mit dem Säugling zu vermeiden, dürfen Sie Tretinoin in der Stillzeit nicht an der Brust auftragen.

Retinoid (innerlich)

Isotretinoin

Aknenormin, Isotret-HEXAL, ISOTRETINOIN-ISIS

Innerlich angewendetes Isotretinoin hat grundsätzlich den gleichen Wirkmechanismus wie das äußerlich aufgetragene Mittel, es wirkt aber wesentlich stärker als dieses. Selbst schwerste eitrig-entzündliche Akne heilt damit ab. Wegen seiner zahlreichen und gravierenden unerwünschten Wirkungen sollte der Arzt es jedoch nur bei den schweren Formen der Akne verordnen, und dann auch nur, wenn alle anderen äußerlich und innerlich anzuwendenen Mittel nicht ausreichend wirken. Für diese Fälle ist Isotretinoin als „geeignet" einzustufen.

Anwendung

Der Arzt muss die Dosis des Mittels auf die Schwere der Akne und Ihr Körpergewicht abstimmen. Mehr als ein Milligramm Isotretinoin pro Kilogramm Körpergewicht und Tag sollten es nicht sein. Wie lange Sie das Mittel einnehmen müssen, richtet sich danach, wie hoch die Dosis ist, die Sie brauchen und wie rasch der Behandlungserfolg eintritt. Normalerweise genügen 20 Wochen, um die Akne abheilen zu lassen.
Die Leberfunktion und die Blutfettwerte müssen während der gesamten Behandlung in ein- bis zweimonatigen Abständen kontrolliert werden.

Achtung

Gegenanzeigen

Unter folgenden Bedingungen dürfen Sie Isotretinoin nicht einnehmen:

- Sie haben Diabetes.
- Sie leiden unter krankhafter Fettsucht.
- Ihre Leber arbeitet nicht richtig.

Wenn Sie hohe Blutfettwerte oder Gicht haben, muss der Arzt Nutzen und Risiken der Behandlung besonders sorgfältig abwägen.

Wechselwirkungen mit Medikamenten

Andere Retinoide (z. B. Vitaminpräparate mit Vitamin A oder äußerlich anzuwendendes Tretinoin beziehungsweise Isotretinoin) sollten Sie nicht gleichzeitig verwenden, weil sich die hautreizende Wirkung der Mittel verstärkt und Vitamin A schneller giftig wirkt.

▶ **Unbedingt beachten**

Isotretinoin dürfen Sie nicht gleichzeitig mit Tetrazyklin-Antibiotika (Doxyzyklin, Minozyklin) einnehmen, weil der Hirndruck gefährlich ansteigen kann.

Unerwünschte Wirkungen

▶ **Keine Maßnahmen erforderlich**

Der Wirkstoff trocknet fast immer (bei 90 von 100 Behandelten) die Haut stark aus, vor allem die Lippen sowie Handflächen, Fingerspitzen und Fußsohlen. Bei zwei Drittel der Behandelten schuppt sich die Haut, bei jedem Zweiten entzündet sich die Gesichtshaut, rötet sich und brennt. Der Wirkstoff reizt auch die Augen.
Bei jedem Fünften tritt leichter Haarausfall auf. Auch Appetitlosigkeit und Unwohlsein können vorkommen.

▶ **Muss beobachtet werden**

Es können Kopfschmerzen (bei 5 von 100), Nasenbluten (15 von 100), Muskel- und Gelenkschmerzen mit Knochenveränderungen (15 von 100) vorkommen. Halten die Beschwerden länger als zwei bis drei Tage an, sollten Sie einen Arzt aufsuchen.
Wenn Sie hohe Blutfettwerte oder Gicht haben, verschlechtern sich häufig (bei 15 von 100 Behandelten) die Blutwerte. Während Sie das Mittel einnehmen, sollte der Arzt deshalb die Werte für Cholesterin, Triglyzeride und Harnsäure im Blut einmal monatlich prüfen.
Menschen mit Epilepsien können häufiger Anfälle erleiden.

▶ **Sofort zum Arzt**

Wenn starker Hautausschlag, Juckreiz, Herzrasen, Atemnot, Schwäche und Schwindel auftreten, müssen Sie die Anwendung sofort abbrechen und unverzüglich den Notarzt (Telefon 112) rufen, weil es sich um eine lebensbedrohliche Allergie (→ Seite 14) handeln kann.
Wenn Sie sich benommen fühlen, Kopfschmerzen haben und Ihnen gleichzeitig übel ist, müssen Sie einen Arzt rufen. Diese Anzeichen können auf einen erhöhten Hirndruck hinweisen.
Auch wenn sich unter der Behandlung mit dem Mittel Luftnot oder Asthmaanfälle verstärken, sollten Sie sofort einen Arzt aufsuchen.
Wenn Ihr Urin blutig ist oder Sie auf der Haut kleine, dunkle Punkte (Petechien) entdecken, müssen Sie sofort einen Arzt aufsuchen.
Wenn sich Ihre Persönlichkeit verändert, Sie häufig traurig und in sich gekehrt sind, kein Interesse mehr an Ihrem sozialen Umfeld aufbringen können, müssen Sie ebenfalls sofort zum Arzt. Wenn Sie selbst oder Ihre Angehörigen eine solche Veränderung bemerken, sollten Sie sofort einen Arzt aufsuchen, weil diese Art von Depression (→ Seite 16) so stark werden kann, dass die Gefahr für eine Selbsttötung besteht.

Alle diese Symptome bilden sich zwei bis sieben Tage nach Absetzen des Medikaments wieder zurück.

HINWEISE

Für Kinder unter 14 Jahren

Kinder unter zwölf Jahren dürfen kein Isotretinoin bekommen. Bei Jugendlichen über zwölf Jahren sollten Nutzen und Risiken wegen der schweren unerwünschten Wirkungen sehr sorgfältig abgewogen werden.

Für Frauen

Frauen im gebärfähigen Alter dürfen Isotretinoin nur einnehmen, wenn sie eine Schwangerschaft sicher verhüten und das auch noch einen Monat nach dem Absetzen des Mittels tun. So lange kann der Wirkstoff noch im Körper verweilen. Bevor Sie das Mittel anwenden, müssen Sie ausschließen, dass Sie schwanger sind. Ein Frauenarzt sollte dafür einen Schwangerschaftstest machen oder Eierstöcke und Gebärmutter mit Ultraschall untersuchen.

Bei Kinderwunsch

Isotretinoin schädigt ein ungeborenes Baby schwer. Wenn Sie schwanger werden wollen, dürfen Sie das Mittel keinesfalls anwenden.

Für Schwangerschaft und Stillzeit

Sie dürfen Isotretinoin nicht einnehmen.

Beim Tragen von Kontaktlinsen

Während der Einnahmezeit müssen Sie auf Kontaktlinsen verzichten, weil sich weniger Tränenflüssigkeit bildet. Tragen Sie trotzdem Kontaktlinsen, können sich leicht Geschwüre auf der Augenhornhaut bilden.

Zur Verkehrstüchtigkeit

Treten unerwünschte Wirkungen wie Benommenheit, Schwindel oder Verschlechterungen des Sehvermögens auf, sollten Sie während der Behandlung kein Fahrzeug lenken, keine Maschinen bedienen und keine Arbeiten ohne sicheren Halt verrichten.

Kombinationen: Antibiotikum + Retinoid (äußerlich)

Erythromyzin + Isotretinoin

Isotrexin

Erythromyzin + Tretinoin

Aknemycin Plus

In diesen Präparaten ist das Antibiotikum Erythromyzin mit den Retinoiden Isotretinoin beziehungsweise Tretinoin kombiniert. Erythromyzin bekämpft die Propionibakterien in Mitessern und Pickeln, Isotretinoin und Tretinoin verkleinern die Talgdrüsen, bremsen die Talgproduktion und wirken entzündungshemmend. Isotretinoin und Tretinoin sollen eher langfristig, Lokalantibiotika jedoch nur kurze Zeit angewendet werden. Beide Wirkstoffe zugleich über längere Zeit anzuwenden, ist daher in aller Regel nicht sinnvoll, das Mittel gilt deshalb als „mit Einschränkung geeignet". Da es jedoch einige Wochen dauert, bis Retinoide ihre volle Wirkung entfaltet haben, ist eine Anfangsbehandlung über sechs bis acht Wochen mit der Kombination beider Substanzen vertretbar. Anschließend sollte die Behandlung mit Isotretinoin oder Tretinoin allein weitergeführt werden.

Eine länger andauernde Behandlung mit lokal anzuwendenden Antibiotika ist auch deshalb nicht sinnvoll, weil die Bakterien dann leicht resistent werden können. Da Erythromyzin auch innerlich angewendet wird, besteht in diesem Fall die Gefahr, dass das Antibiotikum bei einer Behandlung mit Tabletten oder Infusionen nicht mehr ausreichend wirksam ist.

ANWENDUNG

Sie tragen die Mittel ein- bis zweimal täglich auf die betroffenen Hautstellen auf. Die Umgebung von Augen, Nasenlöchern und Mund müssen Sie aussparen, weil die Mittel die Schleimhäute stark reizen können.

Alle weiteren Angaben hierzu finden Sie unter „Erythromyzin" (→ Seite 33) und „Retinoiden" (→ Seite 37).

Kombination: Antibiotikum + Schieferöl (äußerlich)

Erythromyzin + Ammoniumbituminosulfonat

Aknemycin Emulsion

Das Mittel kombiniert das Antibiotikum Erythromyzin mit dem Schieferöl Ammoniumbituminosulfonat. Erythomyzin bekämpft die Propionibakterien in Aknepickeln, seine therapeutische Wirksamkeit bei leichter bis mittelschwerer Akne ist belegt. Da der Wirkstoff bei Infektionskrankheiten jedoch auch innerlich angewendet wird, besteht die Gefahr, dass Erythromyzin – wenn die Bakterien auf die Substanz resistent geworden sind – bei einer Behandlung mit Tabletten oder Infusionen wirkungslos bleibt. Äußerlich anzuwendende Antibiotika sollten deshalb bei leichter bis mittelschwerer Akne grundsätzlich nicht länger als acht bis zwölf Wochen eingesetzt werden.

Ammoniumbituminosulfonat dringt gut in tiefere Hautschichten ein und soll entzündungshemmend und antibakteriell wirken. Die therapeutische Wirksamkeit bei Akne ist allerdings nicht ausreichend belegt.
Die Kombination beider Wirkstoffe ist jedoch nicht sinnvoll, da Studien fehlen, die nachweisen, dass das Mittel dann besser wirkt als das Antibiotikum allein. Zur Behandlung von leichter bis mittelschwerer Akne gilt das Mittel daher als „wenig geeignet".

Anwendung

Gemäß Beipackzettel tragen Sie die Emulsion dreimal täglich auf. Vor jeder Anwendung entfernen Sie die Präparatereste mit viel lauwarmem Wasser und trocknen die Haut anschließend gut ab. Mit der der Packung beiliegenden Farbpaste können Sie die weißliche Emulsion so tönen, dass sie Ihrem Hautton entspricht.

Achtung

Die der Packung beiliegende Farbpaste kann Textilien verfärben.

Gegenanzeigen

Wenn Sie bereits einmal einen allergischen Hautausschlag hatten, kann es sein, dass Sie auch auf Antibiotika allergisch reagieren. Sie sollten deshalb die Mittel erst einmal an einer kleinen Hautstelle ausprobieren. Rötet sie sich sofort stark oder bilden sich kleine Bläschen, dürfen Sie die Mittel nicht anwenden.

Wechselwirkungen mit Medikamenten

Sie sollten dieses Mittel nicht mit einem anderen äußerlich anzuwendenden Antibiotikum (Clindamyzin) kombinieren, weil sich die Antibiotika in ihrer Wirkung gegenseitig abschwächen können.

Unerwünschte Wirkungen

▶ Keine Maßnahmen erforderlich

Die Haut kann sich röten und leicht abschälen. Diese Erscheinungen verschwinden aber während der Behandlung.

▶ **Muss beobachtet werden**

Wenn die Haut sich verstärkt rötet und juckt, reagieren Sie vermutlich allergisch auf das Mittel. Bei solchen Hauterscheinungen (→ Seite 14) sollten Sie einen Arzt aufsuchen.
Bei langfristiger Anwendung können sich die Haarbälge der Haut entzünden (Follikulitis). Wird das Mittel über den empfohlenen Zeitraum hinweg angewendet, kann es aufgrund resistenter Bakterienstämme zu einer Verschlechterung des Hautbildes kommen. Vermeiden Sie dies, indem Sie die maximale Anwendungsdauer beachten. Verschlimmern sich die Pickel und Pusteln unter der Behandlung, sollte das Mittel nach Rücksprache mit einem Arzt nicht weiter angewendet werden. Lassen Sie sich dann ein antibiotikumfreies Präparat verschreiben.

Hinweise

Für Schwangerschaft und Stillzeit

Zur Anwendung des Mittels in Schwangerschaft und Stillzeit liegen keine ausreichenden Daten vor. Sicherheitshalber sollten Sie es nicht verwenden.

Kombination: Antibiotikum + Zink (äußerlich)

Erythromyzin + Zink-diazetat

Zineryt

In diesem Präparat ist das Antibiotikum Erythromyzin mit Zink kombiniert. Erythromyzin tötet die Entzündungsbakterien in Aknepickeln ab und kann eine Akne auf diese Weise abklingen lassen. Zink trocknet die Haut aus und wirkt leicht antibakteriell. Es soll lediglich das Abheilen von Papeln und Pusteln fördern.
Dennoch gilt das Mittel bei leichter bis mittelschwerer Akne nur als „mit Einschränkung geeignet". Die Antibiotikazubereitungen reizen die Haut und es besteht die Gefahr, dass die Bakterien rasch gegen die Wirkstoffe unempfindlich werden, insbesondere bei langfristiger Anwendung. Soll Erythromyzin dann bei einer schweren Infektionskrankheit innerlich eingesetzt werden (als Kapseln, Tabletten, Infusionen), bleibt es wirkungslos, weil die resistent gewordenen Bakterien sich damit nicht mehr abtöten lassen. Das Risiko für eine solche Resistenzentwicklung steigt, je länger das Mittel angewendet wird. Bei Akne sollten Sie Antibiotika zur äußerlichen Anwendung auf der Haut nie länger als acht bis zwölf Wochen anwenden.

Anwendung

Sie tragen das Mittel ein- bis zweimal täglich auf die betroffenen Hautstellen auf. Die Umgebung von Augen, Nasenlöchern und Mund müssen Sie aussparen, weil das Mittel die Schleimhäute stark reizen kann.
Nach etwa vier bis sechs Wochen sollte sich das Hautbild deutlich gebessert haben. Länger als zwölf Wochen sollten Sie das Mittel nicht anwenden, weil mit der Anwendungsdauer auch die Gefahr steigt, dass die Bakterien gegen das Mittel resistent werden.

Achtung

Gegenanzeigen

Wenn Sie bereits einmal einen allergischen Hautausschlag hatten, kann es sein, dass Sie auch auf Antibiotika allergisch reagieren. Sie sollten deshalb das Mittel erst einmal an einer kleinen Hautstelle ausprobieren. Rötet sie sich sofort stark oder bilden sich kleine Bläschen, dürfen Sie das Mittel nicht anwenden.

Wechselwirkungen mit Medikamenten

Sie sollten dieses Mittel nicht mit einem anderen äußerlich anzuwendenden Antibiotikum (Clindamyzin) kombinieren, weil sich die Antibiotika in ihrer Wirkung gegenseitig abschwächen können.

Unerwünschte Wirkungen

▶ **Keine Maßnahmen erforderlich**

Die Lösung trocknet die Haut meist stark aus, sodass sie brennen, stechen und sich röten kann – am stärksten unmittelbar nach dem Auftragen. Meist gibt sich das wieder.

▶ **Muss beobachtet werden**

Wenn die Haut sich verstärkt rötet und juckt, reagieren Sie vermutlich allergisch auf das Mittel. Bei solchen Hauterscheinungen (→ Seite 14) sollten Sie einen Arzt aufsuchen.

Kombination: Hormone (innerlich)

Cyproteronazetat + Ethinylestradiol

Diane 35

Dieses Präparat enthält das antiandrogenwirkende Gestagen Cyproteron sowie ein synthetisches Östrogen. Die therapeutische Wirksamkeit bei Akne ist belegt, das Mittel gilt aber nur dann als „geeignet", wenn bei Frauen eine Akne mit lokal anzuwendenden Mitteln nicht ausreichend behandelt werden kann und gleichzeitig eine Schwangerschaft sicher verhütet werden soll. Beide Wirkstoffe sind weibliche Geschlechtshormone. Cyproteron ist ein Gestagen, das stark antiandrogen wirkt und dadurch die Produktion der natürlicherweise auch vom weiblichen Organismus gebildeten männlichen Geschlechtshormone (Androgene) zurückdrängt. Wenn der Körper zu viele Androgene bildet, regen diese unter anderem die Funktion der Talgdrüsen an. Unreine, fettige Haut ist eines der typischen Anzeichen für eine solche Androgendominanz. Wird der Einfluss des Androgens zurückgedrängt, reguliert sich die Funktion der Talgdrüsen wieder. Ethinylestradiol ist ein synthetisches Östrogen, das dazu beiträgt, eine Schwangerschaft zu verhüten.

Diane wurde ursprünglich als Pille zur Empfängnisverhütung entwickelt. Seitdem sich einige schwerwiegende unerwünschte Wirkungen herausgestellt haben, ist das Mittel nur noch zur Behandlung der Akne zugelassen.

Anwendung

Bevor Sie das Mittel einnehmen, muss der Frauenarzt alle Untersuchungen vornehmen, die auch sonst notwendig sind, bevor er die „Pille" (→ Seite 499) verschreibt.

Sie nehmen einmal täglich eine Pille, möglichst zur gleichen Zeit (z. B. abends nach dem Zähneputzen).

Wenn Sie die Einnahme vergessen haben und mehr als zwölf Stunden nach dem üblichen Einnahmetermin verstrichen sind, sollten Sie die nächste Pille wie vorgesehen einnehmen und die versäumte weglassen. Wenn Sie eine Schwangerschaft vermeiden wollen, müssen Sie jedoch bis zur nächsten Menstruation zusätzlich andere Verhütungsmittel anwenden.

Einmal jährlich sollte der Arzt die Leber mit Ultraschall kontrollieren, um gegebenenfalls feststellen zu können, ob sich Lebertumoren bilden.

Achtung

Wenn Sie Diabetes haben, kann sich die Blutzuckerregulation verändern. Dadurch können häufiger Über- oder Unterzuckerungen vorkommen. Sie sollten deshalb in den ersten Anwendungswochen den Blutzucker häufiger als sonst kontrollieren.

Für dieses Präparat gelten generell alle Angaben, die zu Verhütungsmitteln (→ Seite 499) mit Ethinylestradiol und einem Gestagen gemacht werden. Zusätzlich ist zu beachten:

Gegenanzeigen

Unter folgenden Bedingungen dürfen Sie das Mittel nicht einnehmen:

- Sie haben oder hatten Tumoren in der Leber.
- Ihre Leberfunktion ist eingeschränkt.
- Bildung und/oder Abfluss der Galle sind gestört.
- Sie haben oder hatten eine Lebererkrankung (z. B. Gelbsucht, Hepatitis B). Nach einer Virushepatitis müssen die Leberwerte sechs Monate lang wieder im Normbereich liegen, bevor Sie mit der Einnahme von *Diane 35* beginnen.

Unerwünschte Wirkungen

▶ **Keine Maßnahmen erforderlich**

Bei jeder zehnten Frau treten Kopfschmerzen und Übelkeit auf. Auch Müdigkeit, gesteigerter Appetit, geringere Lust auf Sex, Erbrechen und Zwischenblutungen (vor allem in den ersten drei Monaten der Anwendung) können vorkommen.

Wassereinlagerungen im Gewebe sind meist mit einer Gewichtszunahme und Brustspannen verbunden.

Wenn Sie ein östrogenhaltiges Medikament über lange Zeit einnehmen, können sich die Pigmente der Haut verändern (Chloasma). Sie bekommen dann vor allem im Gesicht dunkle Flecken, die sich durch Sonneneinstrahlung intensivieren. Dem können Sie vorbeugen, indem Sie das Medikament abends einnehmen und tagsüber ein Sonnenschutzmittel benutzen.

▶ **Muss beobachtet werden**

Das Mittel kann das Blutbild (→ Seite 15) verändern. Wenn Sie sich anhaltend müde und erschöpft fühlen und wiederholt Infekte auftreten, sollte der Arzt Ihr Blut untersuchen.

Durch Wassereinlagerungen im Gewebe können sich Herz- und Nierenerkrankungen, Epilepsien, Asthma und Migräne verschlimmern.

▶ **Sofort zum Arzt**

Wenn Sie über 35 Jahre alt sind, rauchen, an Migräne leiden oder einen hohen Blutdruck haben, steigt das Risiko für einen Herzinfarkt und/oder Schlaganfall.

Die Gefahr für eine Thrombose erhöht sich. Hinweise auf einen solchen Blutpfropf in den Venen sind Schmerzen in der Leistenbeuge, Kniekehle oder in der Wade, zusammen mit einem Schwere- und Stauungsgefühl in einem Bein. Spüren Sie solche Beschwerden, sollten Sie umgehend einen Arzt aufsuchen.

Ein stechender Schmerz im Brustkorb verbunden mit Atemnot kann ein Hinweis auf eine Verstopfung einer Lungenarterie sein. Suchen Sie auch bei diesen Beschwerden umgehend einen Arzt auf.

Es können sich gut- oder auch – sehr selten – bösartige Lebertumoren entwickeln, die vereinzelt zu lebensgefährlichen Blutungen in die Bauchhöhle führen können. Ein Hinweis darauf sind extrem starke Schmerzen im Oberbauch.

Treten Migräneanfälle erstmalig oder ungewöhnlich stark auf, müssen Sie unverzüglich zum Arzt. Das gilt auch, wenn der Blutdruck anhaltend über 140/90 mm Hg steigt, wenn Sie Doppelbilder sehen, es vor den Augen flimmert, Lähmungserscheinungen auftreten oder Sie plötzlich nicht mehr hören können.

Hinweise

Beim Tragen von Kontaktlinsen

Die Hormone des Medikaments können die Zusammensetzung der Tränenflüssigkeit verändern. Dann kann es sein, dass Sie Kontaktlinsen schlechter vertragen oder dass die Linsen nicht mehr so gut passen, sodass Ihre Sehfähigkeit beeinträchtigt ist.

Akne

Handelsname Darreichungsform	Zusammensetzung pro 1 ml/1 g oder wie angegeben bzw. pro abgeteilte Einheit	Kleinste Packungsgröße	Festbetrag in Euro	Packungspreis in Euro	Bewertung
Airol Rp Creme	**Tretinoin** 0,5 mg	20 g	13,79	13,76	**Geeignet** bei leichter bis mittelschwerer Akne. → Seite 37
Airol Rp Lösung	0,5 mg	50 ml	17,56	17,53	
aknefug-EL Rp Lösung	**Erythromyzin** 10 mg	25 ml	12,33	12,33	**Mit Einschränkung geeignet** bei leichter bis mittelschwerer Akne. Es entstehen leicht Hautreizungen und Resistenzen. → Seite 33
Aknemycin Rp Lösung	**Erythromyzin** 20 mg	25 ml	13,39	13,39	**Mit Einschränkung geeignet** bei leichter bis mittelschwerer Akne. Es entstehen leicht Hautreizungen und Resistenzen. → Seite 33
Aknemycin Rp Salbe	20 mg	25 g	13,39	13,39	

Hinweise zu den Tabellenspalten → Seite 28, zur Auswahl der Arzneimittel → Seite 23, zur Grundlage der Bewertung → Seiten 24, 27

▶

Akne Fortsetzung

Handelsname Darreichungsform	Zusammensetzung pro 1 ml/1 g oder wie angegeben bzw. pro abgeteilte Einheit	Kleinste Packungsgröße	Festbetrag in Euro	Packungspreis in Euro	Bewertung

Hinweise zu den Tabellenspalten → Seite 28, zur Auswahl der Arzneimittel → Seite 23, zur Grundlage der Bewertung → Seiten 24, 27

Handelsname Darreichungsform	Zusammensetzung pro 1 ml/1 g oder wie angegeben bzw. pro abgeteilte Einheit	Kleinste Packungsgröße	Festbetrag in Euro	Packungspreis in Euro	Bewertung
Aknemycin Emulsion Rp Emulsion	Erythromyzin 10 mg + Ammoniumbituminosulfonat 10,4 mg	25 g	13,05	16,76	**Wenig geeignet** bei leichter bis mittelschwerer Akne. Erythromyzin verursacht leicht Hautreizungen und Resistenzen. Nicht sinnvolle Kombination mit Schieferöl. Die therapeutische Wirksamkeit is nicht ausreichend nachgewiesen. → Seite 4
Aknemycin Plus Rp Lösung	Erythromyzin 40 mg + Tretinoin 0,25 mg	25 ml		18,04	**Mit Einschränkung geeignet** für die Anfangsbehandlung bei leichter bis mittelschwerer Akne (in den ersten sechs bi acht Wochen). Danach sind Mittel mit Tretinoin allein vorzuziehen. Das Lokalantibiotikum führt leicht zu Hautreizunge und Resistenzen. → Seite 4
Aknenormin 10 mg Weichkapseln Rp	Isotretinoin 10 mg	30 Stück	24,98	20,37	**Geeignet** bei schwerer Akne, wenn andere äußerlich und innerlich anzuwendende Mittel nicht ausreichend wirken. → Seite 3
20 mg Weichkapseln Rp Kapseln	20 mg	30 Stück	36,32	28,32	
Antodox 100 mg Rp Kapseln	Doxyzyklin 100 mg	10 Stück	10,79	10,22	**Geeignet** bei mittelschwerer Akne, wen äußerlich anzuwendende Mittel nicht ausreichend wirken. → Seite 3
Basocin Akne-Gel Rp Gel	Clindamyzin 10 mg (Konservierungsmittel: Parabene)	20 ml		19,52	**Mit Einschränkung geeignet** bei leichte bis mittelschwerer Akne. Es können Hautreizungen und Resistenzen auftreten. → Seite 3
Basocin Akne-Lösung Rp Lösung	10 mg	30 ml		22,87	
Cordes VAS Rp Creme	Tretinoin 0,5 mg	25 g	14,51	14,51	**Geeignet** bei leichter bis mittelschwere Akne. → Seite 3
Diane 35 Rp Dragees	Cyproteronazetat 2 mg + Ethinylestradiol 0,035 mg	21 Stück		16,67	**Geeignet** bei Akne für Frauen, wenn äußerlich anzuwendende Mittel nicht ausreichend wirken und die Akne auf eine erhöhte Konzentration von männlichen Geschlechtshormonen zurückzuführen ist. Wirkt gleichzeitig empfängnisverhütend. → Seite 4
Differin Rp Creme	Adapalen 1 mg (Konservierungsmittel: Parabene)	25 g		19,83	**Geeignet** bei leichter bis mittelschwere Akne. → Seite 3
Differin Rp Gel	1 mg (Konservierungsmittel: Parabene)	25 g		19,83	
Doxy – 1 A Pharma 100 Rp Tabletten	Doxyzyklin 100 mg	10 Stück	10,79	10,22	**Geeignet** bei mittelschwerer Akne, wer äußerlich anzuwendende Mittel nicht ausreichend wirken. → Seite
Doxy-CT 100 mg Rp Kapseln	Doxyzyklin 100 mg	10 Stück	10,79	10,46	**Geeignet** bei mittelschwerer Akne, wer äußerlich anzuwendende Mittel nicht ausreichend wirken. → Seite
Doxy-CT 100 mg Tabletten Rp Tabletten	100 mg	10 Stück	10,79	10,42	
Doxycyclin AbZ 100 mg Tabletten Rp Tabletten	Doxyzyklin 100 mg	10 Stück	10,79	10,22	**Geeignet** bei mittelschwerer Akne, wer äußerlich anzuwendende Mittel nicht ausreichend wirken. → Seite

Akne Fortsetzung

Handelsname Darreichungsform	Zusammensetzung pro 1 ml/1 g oder wie angegeben bzw. pro abgeteilte Einheit	Kleinste Packungsgröße	Festbetrag in Euro	Packungspreis in Euro	Bewertung
Doxycyclin AL 100 Rp Kapseln	**Doxyzyklin** 100 mg	10 Stück	10,79	10,22	**Geeignet** bei mittelschwerer Akne, wenn äußerlich anzuwendende Mittel nicht ausreichend wirken. → Seite 34
Doxycyclin AL T 100 Rp Tabletten	100 mg	10 Stück	10,79	10,22	
Doxycyclin Heumann Tabletten 100 mg Rp Tabletten	**Doxyzyklin** 100 mg	10 Stück	10,79	10,79	**Geeignet** bei mittelschwerer Akne, wenn äußerlich anzuwendende Mittel nicht ausreichend wirken. → Seite 34
Doxycyclin-ratiopharm 100 Rp Kapseln	**Doxyzyklin** 100 mg	10 Stück	10,79	10,42	**Geeignet** bei mittelschwerer Akne, wenn äußerlich anzuwendende Mittel nicht ausreichend wirken. → Seite 34
Doxycyclin Tabs Sandoz 100 mg Tabletten Rp Tabletten	**Doxyzyklin** 100 mg	10 Stück	10,79	10,42	**Geeignet** bei mittelschwerer Akne, wenn äußerlich anzuwendende Mittel nicht ausreichend wirken. → Seite 34
Doxycyclin STADA Filmtabletten 100 mg Rp Filmtabletten	**Doxyzyklin** 100 mg	10 Stück	10,79	10,42	**Geeignet** bei mittelschwerer Akne, wenn äußerlich anzuwendende Mittel nicht ausreichend wirken. → Seite 34
Doxycyclin STADA Tabs 100 mg Rp Tabletten	100 mg	10 Stück	10,79	10,64	
Doxyderma 50 Rp	**Doxyzyklin** 50 mg	20 Stück	11,14	11,14	**Geeignet** bei mittelschwerer Akne, wenn äußerlich anzuwendende Mittel nicht ausreichend wirken. → Seite 34
100 Rp Tabletten	100 mg	10 Stück	10,79	10,22	
Doxyhexal tabs Rp Tabletten	**Doxyzyklin** 100 mg	10 Stück	10,79	10,42	**Geeignet** bei mittelschwerer Akne, wenn äußerlich anzuwendende Mittel nicht ausreichend wirken. → Seite 34
Doxymono 100 Rp Tabletten	**Doxyzyklin** 100 mg	10 Stück	10,79	10,42	**Geeignet** bei mittelschwerer Akne, wenn äußerlich anzuwendende Mittel nicht ausreichend wirken. → Seite 34
Doxy-M-ratiopharm Tabletten 100 Rp Tabletten	**Doxyzyklin** 100 mg	10 Stück	10,79	10,42	**Geeignet** bei mittelschwerer Akne, wenn äußerlich anzuwendende Mittel nicht ausreichend wirken. → Seite 34
DOXY-N-TABLINEN Rp Tabletten	**Doxyzyklin** 100 mg	10 Stück	10,79	10,42	**Geeignet** bei mittelschwerer Akne, wenn äußerlich anzuwendende Mittel nicht ausreichend wirken. → Seite 34
Doxy-Wolff 100 Rp Filmtabletten	**Doxyzyklin** 100 mg	10 Stück	10,79	10,69	**Geeignet** bei mittelschwerer Akne, wenn äußerlich anzuwendende Mittel nicht ausreichend wirken. → Seite 34
Doxy-Wolff Tabs 100 Rp Trinktabletten	100 mg	10 Stück	10,79	10,69	
Eryaknen 2 Rp	**Erythromyzin** 20 mg	25 g	13,39	13,39	**Mit Einschränkung geeignet** bei leichter bis mittelschwerer Akne. Es entstehen leicht Hautreizungen und Resistenzen. → Seite 33
4 Rp Gel	40 mg	25 g	14,90	14,90	
ERYDERMEC Gel 2 % Rp	**Erythromyzin** 20 mg	25 g	13,39	13,14	**Mit Einschränkung geeignet** bei leichter bis mittelschwerer Akne. Es entstehen leicht Hautreizungen und Resistenzen. → Seite 33
4 % Rp Gel	40 mg	25 g	14,90	14,77	
Inderm Gel 2 % Rp	**Erythromyzin** 20 mg	25 g	13,39	13,02	**Mit Einschränkung geeignet** bei leichter bis mittelschwerer Akne. Es entstehen leicht Hautreizungen und Resistenzen. → Seite 33
4 % Rp Gel	40 mg	25 g	14,90	14,83	
Inderm Rp Lösung	10 mg	50 ml	14,58	14,58	

Hinweise zu den Tabellenspalten → Seite 28, zur Auswahl der Arzneimittel → Seite 23, zur Grundlage der Bewertung → Seiten 24, 27

Akne Fortsetzung

Handelsname Darreichungsform	Zusammensetzung pro 1 ml/1 g oder wie angegeben bzw. pro abgeteilte Einheit	Kleinste Packungs-größe	Festbetrag in Euro	Packungs-preis in Euro	Bewertung
Hinweise zu den Tabellenspalten → Seite 28, zur Auswahl der Arzneimittel → Seite 23, zur Grundlage der Bewertung → Seiten 24, 27					
Isotret-HEXAL 10 mg Kapseln Rp *20 mg Kapseln Rp* Kapseln	**Isotretinoin** 10 mg 20 mg	20 Stück 20 Stück	20,21 28,02	17,03 22,49	**Geeignet** bei schwerer Akne, wenn andere äußerlich und innerlich anzuwendende Mittel nicht ausreichend wirken. → Seite 39
ISOTRETINOIN-ISIS 10 mg Weichkapseln Rp *20 mg Weichkapseln Rp* Kapseln	**Isotretinoin** 10 mg 20 mg	30 Stück 30 Stück	24,98 36,32	20,36 28,31	**Geeignet** bei schwerer Akne, wenn andere äußerlich und innerlich anzuwendende Mittel nicht ausreichend wirken. → Seite 39
Isotrex 0,05 % Rp *0,1 % Rp* Creme	**Isotretinoin** 0,5 mg 1 mg	40 g 40 g		18,87 19,49	**Geeignet** bei leichter bis mittelschwerer Akne. → Seite 3
Isotrex Rp Gel	0,5 mg	25 g		18,29	
Isotrexin Rp Gel	**Isotretinoin** 0,5 mg **+ Erythromyzin** 20 mg	25 g		18,29	**Mit Einschränkung geeignet** für die Anfangsbehandlung bei leichter bis mittelschwerer Akne (in den ersten sechs bi acht Wochen). Danach sind Mittel mit Isotretinoin allein vorzuziehen. Das Lokalantibiotikum führt leicht zu Hautreizungen und Resistenzen. → Seite 4
Minocyclin HEXAL 50 mg Filmtabletten Rp Filmtabletten	**Minozyklin** 50 mg	20 Stück	14,23	12,40	**Mit Einschränkung geeignet** bei mittelschwerer Akne. Mittel mit Doxyzyklin sind wegen der besseren Verträglichkeit vorzuziehen. → Seite 3
Minocyclin-ratiopharm 50 Rp *100 Rp* Kapseln	**Minozyklin** 50 mg 100 mg	50 Stück 10 Stück	20,37 15,80	16,09 13,34	**Mit Einschränkung geeignet** bei mittelschwerer Akne. Mittel mit Doxyzyklin sind wegen der besseren Verträglichkeit vorzuziehen. → Seite 3
Nadixa Rp Creme	**Nadifloxazin** 10 mg	25 g		21,77	**Mit Einschränkung geeignet** bei leichter bis mittelschwerer Akne, wenn geeignet Mittel nicht ausreichend wirken. Es kan nicht ausgeschlossen werden, dass sich Resistenzen auch gegen innerlich wirkende Chinolone entwickeln. → Seite 3
Skid Rp Filmtabletten	**Minozyklin** 50 mg	20 Stück	14,23	12,40	**Mit Einschränkung geeignet** bei mittelschwerer Akne. Mittel mit Doxyzyklin sind wegen der besseren Verträglichkei vorzuziehen. → Seite 3
Skinoren Rp Creme	**Azelainsäure** 200 mg	30 g		21,84	**Geeignet** bei leichter bis mittelschwere Akne. → Seite
Skinoren 15 % Rp Gel	150 mg	30 g		19,83	
Stiemycine Rp Lösung	**Erythromyzin** 20 mg	25 ml	13,39	13,39	**Mit Einschränkung geeignet** bei leichte bis mittelschwerer Akne. Es entstehen leicht Hautreizungen und Resistenzen. → Seite
ZINDACLIN 1 % Gel Rp Gel	**Clindamyzin** 10 mg	30 g		21,66	**Mit Einschränkung geeignet** bei leichte bis mittelschwerer Akne. Es können Hautreizungen und Resistenzen auftreten. → Seite
Zineryt Rp Lösung	**Erythromyzin** 40 mg **+ Zink-diazetat** 11,967 mg	30 ml		21,63	**Mit Einschränkung geeignet** bei leichte bis mittelschwerer Akne. Es entstehen leicht Hautreizungen und Resistenzen. → Seite

Lippenherpes, Gürtelrose

Etwa drei Viertel der Bevölkerung tragen Herpesviren in sich, aber nur jeder Fünfte bis jeder Zweite hat hin und wieder Beschwerden damit.
Infektionen mit Herpesviren betreffen meist den Mund (Herpes labialis) oder den Genitalbereich (Herpes genitalis), können aber überall auf Haut und Schleimhäuten auftreten. Informationen über Genitalherpes und seine Behandlung lesen Sie unter dem Stichwort „Herpes genitalis" (→ Seite 487).
Gürtelrose ist ebenfalls eine Virusinfektion. Sie tritt vorwiegend bei älteren Menschen auf.

Anzeichen und Beschwerden

Lippenherpes

Die Stelle, an der sich später die Lippenbläschen zeigen, beginnt zu jucken und zu kribbeln. Einige Stunden später oder nach ein bis zwei Tagen bilden sich kleine Bläschen, die mit einer hellen, später auch eitrigen Flüssigkeit gefüllt sind. Wenn sie aufplatzen, entstehen kleine schmerzhafte Wundflächen. Sie verkrusten und heilen innerhalb von fünf bis zehn Tagen ab. Häufig schwellen die Lymphknoten am Hals etwas an. Bei Kindern unter sechs Jahren können zahlreiche Bläschen in der gesamten Mundhöhle auftreten (Stomatitis aphthosa).

Gürtelrose

Bei einer Gürtelrose entstehen die Bläschen in gruppierter Anordnung entlang den Nervenbahnen und sind äußerst schmerzhaft.
Der Name „Gürtelrose" ist nicht ganz korrekt, denn die Bläschen zeigen sich zwar häufig in der Taillenregion, aber durchaus nicht nur dort, sie können vom Kopf bis zum kleinen Zeh am ganzen Körper auftauchen. Auch umfassen sie nie wie ein Gürtel den ganzen Rumpf, vielmehr treten sie immer nur halbseitig auf.
In der Folge einer Gürtelrose können vor allem starke Nervenschmerzen (postzosterische Neuralgien) auftreten, die wenige Tage, manchmal aber auch Monate anhalten können.

Ursachen

Lippenherpes

Lippenherpes wird von Herpes-simplex-Viren Typ I hervorgerufen, Genitalherpes von Herpes-simplex-Viren Typ II.
Die Herpesviren dringen über kleine Hautverletzungen oder über die Schleimhaut ein. Die Erstinfektion verläuft meist unbemerkt im Kindesalter zwischen dem ersten und fünften Lebensjahr. Danach wandern die Viren über Nervenbahnen zu nahegelegenen Nervenknoten. Dort ruhen sie unbemerkt – in Schach gehalten vom körpereigenen Immunsystem. Haben sie sich einmal eingenistet, bleiben sie dort ein Leben lang, sodass die Infektion jederzeit aufflammen kann. Bestimmte Anlässe und Auslöser wie starke seelische Anspannung, Sonnenlicht, Fieber, Menstruation oder eine durch Krankheit oder Medikamente (z. B. Glukokortikoide) geschwächte Immunabwehr bringen die Viren wieder an die Hautoberfläche, wo sich dann erneut die typischen Bläschen zeigen. Es handelt sich also nicht um eine erneute Infektion des Körpers mit Krankheitserregern, sondern vielmehr um eine Aktivierung der bereits im Körper befindlichen Viren.
Herpesviren sind sehr ansteckend. Die Flüssigkeit in offenen Bläschen enthält zahllose Viren, die zum Beispiel beim Küssen weitergegeben werden.
Beide Herpes-Typen, sowohl der für Lippenherpes als auch der für Genitalherpes verantwortliche, sind bislang noch nie gemeinsam an demselben Menschen beobachtet worden. Mischformen sind allerdings, wie neue Forschungsergebnisse nahelegen, theoretisch denkbar.

Gürtelrose

Gürtelrose (Zoster) wird durch Varizella-zoster-Viren ausgelöst. Dabei handelt es sich um die gleichen Viren, die auch Windpocken (Varizella) verursachen. Varizella-zoster-Viren gelangen erstmals in den Körper, wenn – meist in der Kindheit – Windpocken auftreten. Danach ruhen die Viren in Nervenknoten. Erst wenn sie durch bestimmte Anlässe – starke seelische Belastung oder auch eine Abwehrschwäche – wieder reaktiviert werden, kommt es zur Gürtelrose und nicht mehr zu Windpocken. Beide Krankheiten haben also den gleichen Erreger.

Nichtmedikamentöse Maßnahmen

Lippenherpes

Wenn Sie wissen, dass Sonnenlicht bei Ihnen Lippenbläschen fördert, können Sie in der Mundregion und auf die Lippen Sunblocker auftragen, um die UV-Strahlen abzuhalten.
Aufgeplatzte und noch nicht verkrustete Bläschen sollten Sie möglichst nicht berühren, weil sich die Stelle sonst leicht mit Bakterien infizieren kann.
Sobald sich die Bläschen zeigen, sollten Sie jeglichen Mundkontakt vermeiden, damit Sie keine anderen Personen anstecken.
Sie können die Bläschen mit reinem Alkohol betupfen, das kühlt und trocknet die Bläschen rascher aus. Fett- und zinkhaltige Pasten tragen dazu bei, dass die Wundränder nicht so sehr spannen.

Gürtelrose
Im Anfangsstadium der Gürtelrose können feucht-heiße Umschläge die Beschwerden lindern.

Behandlung mit Medikamenten

Lippenherpes
Eine Herpesinfektion im Mundbereich lässt sich ohne Medikamente überstehen. Nach fünf bis sieben Tagen ist die Haut in aller Regel wieder verheilt – mit und ohne Arzneimittel.
Cremes mit Aciclovir (→ Seite 48) oder Foscarnet (→ Seite 51) sind zur Behandlung wenig geeignet, weil sie weder den Ausbruch der Bläschen verhindern noch das Abheilen der Bläschen wesentlich beschleunigen können. Keine der Substanzen kann die Viren aus dem Körper entfernen.
Bei sehr schweren und sehr häufig wiederkehrenden Herpesinfektionen oder bei geschwächtem Abwehrsystem (z. B. nach Organtransplantationen, bei Aids) können Tabletten mit Aciclovir eingesetzt werden, um damit den Lippenbläschen vorzubeugen oder eine bereits vorhandene Herpesinfektion zu behandeln. Dies gilt auch, wenn bei Kleinkindern die Herpes-Bläschen in der gesamten Mundhöhle auftreten.
Gürtelrose
Ziel der Behandlung einer Gürtelrose ist, die akuten Hauterscheinungen und Schmerzen zu lindern. Außerdem soll erreicht werden, dass sich das Risiko für Folgeschäden verringert und keine Nervenschmerzen nach der Erkrankung auftreten.
Eine Gürtelrose kann mit Aciclovir- (→ Seite 48) oder Brivudin- (→ Seite 50) Tabletten behandelt werden, um die Schmerzen zu lindern, den Krankheitsverlauf abzumildern und das Abheilen der Bläschen zu beschleunigen. Zusätzlich zur antiviralen Therapie ist in der akuten Krankheitsphase häufig auch der Einsatz von Schmerzmitteln erforderlich. Da der Wirkstoff Brivudin noch nicht so lange erprobt ist wie Aciclovir, gilt er als „auch geeignet". Voraussetzung ist bei beiden Substanzen, dass die Mittel sehr schnell, möglichst bereits am ersten Tag nach Ausbruch der Gürtelrose, eingesetzt und ausreichend hoch dosiert werden. Ein Behandlungsversuch ist immer ratsam, weil die Medikamente die Krankheitsdauer möglicherweise verkürzen und das Risiko, dass später Nervenschmerzen auftreten, verringern können. Da bei Personen über 50 Jahre das Risiko für solche Neuralgien höher ist als bei jüngeren, sollten sie auf jeden Fall mit antiviralen Mitteln behandelt werden. Dies ist besonders sinnvoll, wenn sich die Gürtelrose im Gesicht zeigt. Dass die Gürtelrose tatsächlich schneller abklingt und sich Neuralgien vermeiden lassen, ist allerdings nicht garantiert.
Setzen nach Abschluss der Behandlung mit den antiviralen Mitteln Schmerzen ein, können diese mit trizyklischen Antidepressiva (→ Seite 1003) (mit Wirkstoffen wie Amitriptylin und Clomipramin) oder mit Antiepileptika (→ Seite 885) wie Carbamazepin oder Gabapentin (bei Epilepsien) behandelt werden.

■

Aciclovir

Acic, Aciclobeta, Aciclostad, Aciclovir 1A Pharma, Aciclovir AL, Aciclovir-ratiopharm, Virzin, Zovirax
Aciclovir wirkt nicht selbst gegen die Viren. Vielmehr muss es zunächst von einem Enzym des Virus und dann noch einmal von einem Enzym der befallenen Zelle verändert werden. Erst die so entstandene Substanz verhindert, dass sich die Viren vermehren.
Selbst wenn sie rasch angewendet wird, kann eine Creme mit Aciclovir die Zeit, in der die Herpesbläschen oder -krusten bestehen, nicht wesentlich verkürzen. Der Wirkstoff dringt nicht tief genug in die Haut ein und gelangt nicht bis in die Nervenknoten, von denen die Herpesinfektion ausgeht. Juckreiz und Schmerzen können sich etwas bessern, die Bläschen verschwinden bei rascher Anwendung allerdings bestenfalls zwischen einem halben bis einen Tag früher als mit wirkstofffreier Salbe. Aus diesem Grund gelten Aciclovir-Cremes als „wenig geeignet".
Als Tabletten oder Suspension und somit höher dosiert und innerlich angewendet kann der Wirkstoff Herpesinfektionen auf Haut und Schleimhäuten vorbeugen und diese können damit auch behandelt werden. Die Krankheitsdauer lässt sich damit verkürzen, möglicherweise können auch die Nachwirkungen der Gürtelrose – die teilweise sehr quälenden Nervenschmerzen (Neuralgien) – gemildert oder sogar verhindert werden. Voraussetzung ist, dass die Mittel sehr schnell, möglichst bereits am ersten Tag nach Ausbruch der Gürtelrose, eingesetzt und ausreichend hoch dosiert werden. Allerdings sprechen nicht alle Patienten auf das Medikament an, und nicht bei jedem klingt die Gürtelrose tatsächlich schneller ab oder lassen sich Neuralgien vermeiden.
Aciclovir als Tabletten oder Suspension gilt in niedriger Dosierung (200 bis 400 mg) bei schweren Herpesinfektionen auf Haut und Schleimhäuten sowie in hoher Dosierung (400 bis 800 mg) bei Gürtelrose als „geeignet".

Anwendung

Creme: Wenn Aciclovir-Creme bei Lippenherpes überhaupt etwas bewirken soll, müssen Sie sie sofort beim ersten Kribbeln und möglichst häufig (fünf- bis sechsmal täglich) auftragen. Möglicherweise bessern sich die Beschwerden dann schon nach drei Tagen, das ist durchschnittlich einen Tag früher als ohne Behandlung. Wenn Sie mehrmals hintereinander vergessen die Creme aufzutragen, ist der Behandlungserfolg gefährdet. Haben sich bereits Bläschen gebildet, nützt die Creme nichts mehr.

Zum Auftragen benutzen Sie am besten ein Wattestäbchen, damit Sie keine Keime in die Wunde tragen und die Viren nicht mit den Fingern oder der Tube an andere Stellen verschleppen. Aus dem gleichen Grund sollten Sie sich anschließend sorgfältig die Hände waschen.

Suspension/Tabletten: Damit Aciclovir optimal wirken kann, sollte es möglichst frühzeitig – bereits bei den ersten Hauterscheinungen – angewendet werden. Bei einer sehr schweren Herpesinfektion sowie bei Gürtelrose nehmen Sie Aciclovir-Tabletten oder -Suspension mit Beginn der ersten Anzeichen fünf Tage lang gemäß Beipackzettel ein.

Wenn Sie einem Herpesrückfall längerfristig vorbeugen sollen, nehmen Sie das Mittel zwei- bis viermal täglich ein. Nach sechs bis zwölf Monaten sollten Sie Suspension oder Tabletten absetzen und prüfen, ob die Infektion nicht auch ohne das Mittel nur noch selten auftritt.

Bei Gürtelrose muss das Mittel in höherer Dosis (400 bis 800 Milligramm pro Tablette) und über fünf bis zehn Tage gegeben werden.

Achtung

Creme: Sie dürfen die Creme nicht in den Mund bekommen, weil Aciclovir die Schleimhaut stark reizt.

Suspension/Tabletten: Bei einer Behandlung mit diesen Mitteln sollten Sie viel trinken. Das trägt dazu bei, einer Nierenfunktionsstörung vorzubeugen.

Zovirax Suspension: Das Mittel enthält als Konservierungsstoff Parabene. Wenn Sie auf Parastoffe (→ Seite 1159) allergisch reagieren, dürfen Sie dieses Mittel nicht anwenden.

Gegenanzeigen

Suspension/Tabletten: Wenn Ihre Nierenfunktion deutlich eingeschränkt ist, dürfen Sie Aciclovir nur einnehmen, wenn der Nutzen der Behandlung das Risiko überwiegt. Auf eine vorbeugende Therapie sollten Sie verzichten.

Wechselwirkungen mit Medikamenten

Suspension/Tabletten: Wenn Sie gleichzeitig mit Ifosfamid (bei Krebs), Foscarnet und Ganciclovir (bei Virusinfektionen) behandelt werden, können sich die unerwünschten Wirkungen von Aciclovir gefährlich verstärken.

Unerwünschte Wirkungen

▶ **Keine Maßnahmen erforderlich**

Creme: Bei fast jedem Dritten brennt die Creme beim Auftragen auf die Haut. Auch Juckreiz und Hautausschlag können vorkommen.

Suspension/Tabletten: Unwohlsein (bei 12 von 100 Behandelten), Magen-Darm-Störungen mit Übelkeit, Durchfall und Erbrechen (bei 9 von 100).

Bei 6 von 100 Behandelten treten Kopfschmerzen auf.

Bei etwa 1 von 100 Behandelten stellen sich Haarausfall, Juckreiz und Hautausschlag am ganzen Körper ein.

Weniger als 1 von 100 Behandelten klagt über Müdigkeit, Schlafstörungen und Halsschmerzen.

Alle Symptome verschwinden nach Abschluss der Behandlung.

▶ **Muss beobachtet werden**

Creme: Wenn sich an der behandelten Stelle ein Hautausschlag (→ Seite 14) mit Juckreiz und Bläschen bildet, reagieren Sie vermutlich allergisch auf den Wirkstoff. Dann sollten Sie einen Arzt aufsuchen.

Suspension/Tabletten: Wenn sich ein Hautausschlag (→ Seite 14) mit Juckreiz und Bläschen bildet, sollten Sie einen Arzt aufsuchen.

Halten die oben genannten Magen-Darm-Störungen länger als drei Tage an, sollten Sie einen Arzt aufsuchen.

Falls Sie auffällig viel oder wenig Urin ausscheiden oder nachts häufig zur Toilette müssen, sollten Sie ebenfalls einen Arzt aufsuchen. Das deutet darauf hin, dass die Nierenfunktion (→ Seite 16) gestört ist, was bei jedem zehnten bis zwanzigsten Behandelten vorkommt. Der Arzt sollte dann den Harnstoffgehalt des Urins und den Kreatiningehalt des Blutes kontrollieren.

Auch wenn sich die Haut gelblich färbt und Sie keinen Appetit mehr haben, sollten Sie zum Arzt gehen. Dann könnte das Mittel die Leber (→ Seite 15) angegriffen haben.

Fühlen Sie sich sehr schwach, sind Sie auffällig blass oder haben Sie Halsschmerzen mit Fieber,

kann die Blutbildung (→ Seite 15) gestört sein. Dann sollten Sie einen Arzt aufsuchen.
Wenn Sie Epilepsie haben, können häufiger Anfälle auftreten.

▶ **Sofort zum Arzt**

Suspension/Tabletten: Wenn starker Hautausschlag, Juckreiz, Herzrasen, Atemnot, Schwäche und Schwindel auftreten, müssen Sie die Anwendung sofort abbrechen und unverzüglich den Notarzt (Telefon 112) rufen, weil es sich um eine lebensbedrohliche Allergie (→ Seite 14) handeln kann.
Das Mittel kann Ihr Seelenleben und Ihr Verhalten verändern: Es können Verwirrtheit, Erregungszustände, Schwindel, verlangsamte Reaktionen oder Depressionen (→ Seite 16) auftreten. Wenn Ihnen oder Ihren Angehörigen derartige Veränderungen auffallen, sollten Sie sofort zum Arzt gehen.

Hinweise

Für Kinder unter 14 Jahren

Suspension/Tabletten: Kinder über zwei Jahre erhalten bei schweren Infektionen mit Herpes simplex die Erwachsenendosis, für Kinder unter zwei Jahren muss die Dosis halbiert werden. Bei Stomatitis aphthosa wird Aciclovir oft intravenös eingesetzt.

Zur Empfängnisverhütung

Suspension/Tabletten: Wenn Frauen das Mittel über längere Zeit einnehmen, sollten sie vorsichtshalber eine Schwangerschaft verhüten. Allerdings deuten die bisher verfügbaren Daten nicht darauf hin, dass Aciclovir den Embryo schädigt.

Für Schwangerschaft und Stillzeit

Creme: Sie sollten das Mittel besser nicht anwenden, zumal es ohnehin fraglich ist, ob die Creme etwas nutzt.

Suspension/Tabletten: Während der Schwangerschaft sollten Sie Aciclovir möglichst nicht einnehmen. Ebenso nicht in der Stillzeit, weil es in die Muttermilch gelangt.

■

Brivudin

Zostex

Brivudin ist ein im Vergleich zu Aciclovir weniger gut erprobter Wirkstoff zur Behandlung schwerer Virusinfektionen, der vor allem bei Gürtelrose eingesetzt wird.
Brivudin hemmt die Virusvermehrung, insbesondere von Varizella-zoster-Viren. Es kann die Abheilung einer Gürtelrose beschleunigen. Die therapeutische Wirksamkeit bei Gürtelrose ist belegt. Ob das Mittel genauso gut verträglich ist wie Aciclovir, sollte in Studien noch genauer geprüft werden. Aus diesem Grund ist dieses Mittel zur Behandlung von Gürtelrose auch geeignet, wenn erprobtere Mittel wie Aciclovir nicht angewendet werden können oder nicht vertragen werden. Vorteilhaft ist, dass das Mittel nur einmal am Tag eingenommen werden muss.

Anwendung

Da Brivudin ähnlich wirkt wie Aciclovir, kann es zu einer Kreuzresistenz zwischen beiden Medikamenten kommen. Das heißt: Wenn die Viren auf das eine Mittel nicht mehr ansprechen, bleibt auch das andere Medikament wirkungslos.
Das Mittel sollte sofort im Anfangsstadium einer Gürtelrose gegeben werden, am besten gleich am ersten Tag nach Auftreten der ersten Anzeichen. Sie nehmen sieben Tage lang einmal täglich eine Tablette ein, und zwar möglichst zur gleichen Zeit.
Da der Wirkstoff sehr lichtempfindlich ist, sollten Sie die eingeschweißten Tabletten immer in der Packung aufbewahren.

Achtung

Wenn sich die Gürtelrose bereits voll ausgeprägt hat, sollten Sie das Mittel nicht anwenden. Die Virusvermehrung ist dann so weit fortgeschritten, dass sie durch das Medikament nicht mehr verhindert werden kann.

Gegenanzeigen

Wenn Sie mit Zytostatika wie 5-Fluorouracil (bei Krebs) behandelt werden, darf Brivudin nicht angewendet werden.
Wenn Ihr Immunsystem geschwächt ist (z. B. aufgrund einer HIV-Infektion) oder medikamentös unterdrückt werden muss (z. B. nach einer Transplantation), sollte der Arzt Nutzen und Risiken einer Therapie mit Brivudin sorgfältig abwägen. Im Allgemeinen wird der Einsatz des Mittels in diesen Fällen nicht empfohlen.

Wechselwirkungen mit Medikamenten

Brivudin verstärkt die Giftigkeit von Capecitabin und 5-Fluorouracil (bei Krebs).

Unerwünschte Wirkungen

▶ **Keine Maßnahmen erforderlich**

Kopfschmerzen, Übelkeit, Magenverstimmung und Erbrechen treten bei 1 bis 5 von 100 Behandelten auf. Selten kommt es zu Verdauungsstörungen (Durchfall, Verstopfung), Bauchschmerzen, Appetitlosigkeit, Schwäche und Juckreiz.

▶ **Muss beobachtet werden**
Wenn die Haut sich verstärkt rötet und juckt, reagieren Sie vermutlich allergisch auf das Mittel. Bei solchen Hauterscheinungen (→ Seite 14) sollten Sie einen Arzt aufsuchen.
Brivudin kann in seltenen Fällen schwindelig und schläfrig machen. Halten diese Beschwerden länger als zwei bis drei Tage an, sollten Sie einen Arzt aufsuchen.
Wenn sich die Haut gelblich verfärbt und Sie keinen Appetit mehr haben, sollten Sie ebenfalls zum Arzt gehen, um die Leberwerte überprüfen zu lassen. Das Mittel könnte die Leber (→ Seite 15) angegriffen haben.
Fühlen Sie sich schwach, sind Sie auffallend blass und haben Sie Halsschmerzen mit Fieber, sollte der Arzt das Blutbild (→ Seite 15) prüfen.

▶ **Sofort zum Arzt**
Wenn starker Hautausschlag, Juckreiz, Herzrasen, Atemnot, Schwäche und Schwindel auftreten, müssen Sie die Anwendung sofort abbrechen und unverzüglich den Notarzt (Telefon 112) rufen, weil es sich um eine lebensbedrohliche Allergie (→ Seite 14) handeln kann.

Hinweise

Für Kinder unter 14 Jahren
Kinder und Jugendliche bis 18 Jahre dürfen nicht mit dem Mittel behandelt werden, weil darüber keine ausreichenden klinischen Erfahrungen vorliegen.

Für Schwangerschaft und Stillzeit
Während der Schwangerschaft dürfen Sie das Mittel nicht anwenden, weil darüber noch keine Erkenntnisse vorliegen. Da es in die Muttermilch übertritt, sollten Sie es auch in der Stillzeit nicht anwenden.

Zur Verkehrstüchtigkeit
In einigen Fällen wurde berichtet, dass Brivudin schwindelig und schläfrig machen kann. Wenn Sie dies bemerken, sollten Sie kein Fahrzeug lenken, keine Maschinen bedienen und keine Arbeiten ohne sicheren Halt verrichten.

■

Foscarnet

Triapten

Foscarnet verhindert die Vermehrung von Herpes-simplex in den infizierten Zellen. Es wirkt allerdings nicht besser als Aciclovir.
Als Creme aufgetragen, kann Foscarnet bei Lippenherpes allenfalls die mit den Bläschen verbundenen Beschwerden geringfügig lindern. Aufgrund dieser selbst bei rascher Anwendung nur geringen therapeutischen Wirksamkeit gilt das Mittel als „wenig geeignet".

Anwendung

Laut Beipackzettel tragen Sie die Creme alle drei Stunden beziehungsweise sechsmal täglich auf die Herpesbläschen und die angrenzenden Hautpartien auf, am besten mit einem Wattestäbchen, um keine Viren zu verschleppen. Die Behandlung soll gleich bei den ersten Anzeichen (Kribbeln, Juckreiz) beginnen. Sie können die Creme fünf bis acht Tage lang täglich anwenden, aber nicht länger als zehn Tage.

Achtung

Am Auge dürfen Sie Foscarnet gar nicht, auf Schleimhäuten (Mundhöhle, Nase) nicht länger als drei bis vier Tage anwenden.
Die Creme enthält als Konservierungsmittel Parabene. Wenn Sie auf Parastoffe (→ Seite 1159) allergisch reagieren, dürfen Sie dieses Mittel nicht anwenden.

Unerwünschte Wirkungen

▶ **Keine Maßnahmen erforderlich**
Die Haut kann kribbeln, brennen, jucken.

▶ **Muss beobachtet werden**
Wenn die Haut sich verstärkt rötet und juckt, reagieren Sie vermutlich allergisch auf das Mittel. Bei solchen Hauterscheinungen (→ Seite 14) sollten Sie einen Arzt aufsuchen.

Lippenherpes, Gürtelrose

Hinweise zu den Tabellenspalten → Seite 28, zur Auswahl der Arzneimittel → Seite 23, zur Grundlage der Bewertung → Seiten 24, 27

Handelsname Darreichungsform	Zusammensetzung pro 1 ml/1 g oder wie angegeben bzw. pro abgeteilte Einheit	Kleinste Packungsgröße	Festbetrag in Euro	Packungspreis in Euro	Bewertung
Acic 200 Rp	**Aciclovir** 200 mg	25 Stück	15,92	13,41	**Geeignet** zur Vorbeugung und Behandlung von schweren Herpesinfektionen auf Haut und Schleimhäuten. → Seite 4
400 Rp	400 mg	35 Stück	25,42	19,10	**Geeignet** zur Vorbeugung und Behandlung von schweren Herpesinfektionen auf Haut und Schleimhäuten. **Geeignet** zur Behandlung von Gürtelrose. → Seite 4
800 Rp Tabletten	800 mg	35 Stück	37,12	26,12	**Geeignet** zur Behandlung von Gürtelrose → Seite 4
Acic Creme Rp Creme	50 mg	2 g	11,29	11,17	**Wenig geeignet** zur Linderung von Schmerzen und Juckreiz bei Lippenherpes, weil die therapeutische Wirksamkeit selbst bei rascher Anwendung nur gering ist. → Seite 4
Aciclobeta Creme Rp Creme	**Aciclovir** 50 mg	2 g	11,29	11,17	**Wenig geeignet** zur Linderung von Schmerzen und Juckreiz bei Lippenherpes, weil die therapeutische Wirksamkeit selbst bei rascher Anwendung nur gering ist. → Seite 4
Aciclostad 200 Rp	**Aciclovir** 200 mg	25 Stück	15,92	13,41	**Geeignet** zur Vorbeugung und Behandlung von schweren Herpesinfektionen auf Haut und Schleimhäuten. → Seite 4
400 Rp	400 mg	35 Stück	25,42	19,10	**Geeignet** zur Vorbeugung und Behandlung von schweren Herpesinfektionen auf Haut und Schleimhäuten. **Geeignet** zur Behandlung von Gürtelrose. → Seite 4
800 Rp Tabletten	800 mg	35 Stück	37,12	26,12	**Geeignet** zur Behandlung von Gürtelros → Seite
Aciclostad Creme Rp Creme	50 mg	5 g	13,27	13,23	**Wenig geeignet** zur Linderung von Schmerzen und Juckreiz bei Lippenherpes, weil die therapeutische Wirksamkeit selbst bei rascher Anwendung nur gering ist. → Seite
Aciclovir 200 – 1 A Pharma Rp	**Aciclovir** 200 mg	25 Stück	15,92	13,34	**Geeignet** zur Vorbeugung und Behandlung von schweren Herpesinfektionen auf Haut und Schleimhäuten. → Seite
400 – 1 A Pharma Rp	400 mg	35 Stück	25,42	19,03	**Geeignet** zur Vorbeugung und Behandlung von schweren Herpesinfektionen auf Haut und Schleimhäuten. **Geeignet** zur Behandlung von Gürtelrose. → Seite
Aciclovir 800 – 1 A Pharma Rp Tabletten	800 mg	35 Stück	37,12	25,97	**Geeignet** zur Behandlung von Gürtelro → Seite

Lippenherpes, Gürtelrose Fortsetzung

Handelsname Darreichungsform	Zusammensetzung pro 1 ml/1 g oder wie angegeben bzw. pro abgeteilte Einheit	Kleinste Packungsgröße	Festbetrag in Euro	Packungspreis in Euro	Bewertung
Aciclovir AL 200 Rp	**Aciclovir** 200 mg	25 Stück	15,92	13,34	**Geeignet** zur Vorbeugung und Behandlung von schweren Herpesinfektionen auf Haut und Schleimhäuten. → Seite 48
400 Rp	400 mg	35 Stück	25,42	19,03	**Geeignet** zur Vorbeugung und Behandlung von schweren Herpesinfektionen auf Haut und Schleimhäuten. **Geeignet** zur Behandlung von Gürtelrose. → Seite 48
800 Rp Tabletten	800 mg	35 Stück	37,12	25,97	**Geeignet** zur Behandlung von Gürtelrose. → Seite 48
Aciclovir AL Creme Creme	50 mg	2 g	5,11	3,78	**Wenig geeignet** zur Linderung von Schmerzen und Juckreiz bei Lippenherpes, weil die therapeutische Wirksamkeit selbst bei rascher Anwendung nur gering ist. → Seite 48
Aciclovir-ratiopharm 200 Rp	**Aciclovir** 200 mg	25 Stück	15,92	13,41	**Geeignet** zur Vorbeugung und Behandlung von schweren Herpesinfektionen auf Haut und Schleimhäuten. → Seite 48
400 Rp	400 mg	35 Stück	25,42	19,10	**Geeignet** zur Vorbeugung und Behandlung von schweren Herpesinfektionen auf Haut und Schleimhäuten. **Geeignet** zur Behandlung von Gürtelrose. → Seite 48
800 Rp Filmtabletten	800 mg	35 Stück	37,12	26,12	**Geeignet** zur Behandlung von Gürtelrose. → Seite 48
Aciclovir-ratiopharm Creme Rp Creme	50 mg	5 g	13,27	13,23	**Wenig geeignet** zur Linderung von Schmerzen und Juckreiz bei Lippenherpes, weil die therapeutische Wirksamkeit selbst bei rascher Anwendung nur gering ist. → Seite 48
Triapten Antiviralcreme Rp Creme	**Foscarnet-Natrium-6-H_2O** 20 mg (Konservierungsmittel: Parabene)	2 g		15,71	**Wenig geeignet** bei Lippenherpes, weil die therapeutische Wirksamkeit selbst bei rascher Anwendung nur gering ist. → Seite 51
Virzin 200 Rp	**Aciclovir** 200 mg	25 Stück	15,92	13,34	**Geeignet** zur Vorbeugung und Behandlung von schweren Herpesinfektionen auf Haut und Schleimhäuten. → Seite 48
400 Rp	400 mg	35 Stück	25,42	19,03	**Geeignet** zur Vorbeugung und Behandlung von schweren Herpesinfektionen auf Haut und Schleimhäuten. **Geeignet** zur Behandlung von Gürtelrose. → Seite 48
800 Rp Tabletten	800 mg	35 Stück	37,12	25,97	**Geeignet** zur Behandlung von Gürtelrose. → Seite 48
Zostex Rp Tabletten	**Brivudin** 125 mg	7 Stück		98,14	**Auch geeignet** bei Gürtelrose im Anfangsstadium. Im Vergleich zu Aciclovir weniger gut erprobtes Mittel. → Seite 50

Hinweise zu den Tabellenspalten → Seite 28, zur Auswahl der Arzneimittel → Seite 23, zur Grundlage der Bewertung → Seiten 24, 27

Lippenherpes, Gürtelrose Fortsetzung

Handelsname Darreichungsform	Zusammensetzung pro 1 ml/1 g oder wie angegeben bzw. pro abgeteilte Einheit	Kleinste Packungsgröße	Festbetrag in Euro	Packungspreis in Euro	Bewertung
Zovirax 200 mg Rp	**Aciclovir** 200 mg	25 Stück	15,92	15,92	**Geeignet** zur Vorbeugung und Behandlung von schweren Herpesinfektionen auf Haut und Schleimhäuten. → Seite 4
400 mg Rp	400 mg	35 Stück	25,42	25,42	**Geeignet** zur Vorbeugung und Behandlung von schweren Herpesinfektionen auf Haut und Schleimhäuten. **Geeignet** zur Behandlung von Gürtelrose. → Seite 4
800 mg Rp Filmtabletten	800 mg	35 Stück	37,12	37,12	**Geeignet** zur Behandlung von Gürtelrose → Seite 4
Zovirax Suspension Rp Suspension	40 mg (Konservierungsmittel: Parabene)	62,5 ml	14,33	14,33	**Geeignet** zur Vorbeugung und Behandlung von schweren Herpesinfektionen auf Haut und Schleimhäuten. → Seite 4
Zovirax Creme Rp Creme	50 mg	5 g	13,27	13,27	**Wenig geeignet** zur Linderung von Schmerzen und Juckreiz bei Lippenherpes, weil die therapeutische Wirksamkeit selbst bei rascher Anwendung nur gering ist. → Seite 4

Hinweise zu den Tabellenspalten → Seite 28, zur Auswahl der Arzneimittel → Seite 23, zur Grundlage der Bewertung → Seiten 24, 27

Ekzem, Neurodermitis

Etwa ein Drittel aller Hauterkrankungen sind Ausschläge (Ekzeme), die auf unterschiedliche Auslöser zurückzuführen sind. Ein Ekzem unterscheidet sich von einer Neurodermitis unter anderem durch die Ursache. Ekzeme werden meist durch äußere (exogene) Faktoren hervorgerufen (Kontaktekzem), eine Neurodermitis durch innere (endogene), also aus dem Körper stammende Auslöser. Die Neurodermitis wird deshalb auch endogenes oder atopisches Ekzem (nicht durch Reize von außen bedingtes) genannt.
Ekzeme können in jedem Lebensalter auftreten. Eine Neurodermitis beginnt meist im Säuglings- oder Kleinkindalter und verschwindet bei mehr als der Hälfte der Babys in den ersten zwei Lebensjahren, bei weiteren 20 Prozent vor der Pubertät. Dass sie sich erst bei Jugendlichen oder Erwachsenen ausbildet oder bis ins Erwachsenenalter bestehen bleibt, kommt selten vor.
Ein Ekzem kann von einem Tag zum anderen entstehen. Es kann auch sein, dass Sie jahrelang problemlos mit einer bestimmten Substanz umgehen, sie dann aber plötzlich nicht mehr vertragen und einen Hautausschlag bekommen. Wie lange es dauert, bis eine solche Sensibilisierungsphase in Gang gesetzt wird, hängt unter anderem davon ab, ob es sich bei dem auslösenden Stoff um ein schwaches oder starkes Allergen beziehungsweise eine schwach oder stark reizende Substanz (Noxe) handelt.
Handelt es sich um eine mehr oder minder stark reizende Substanz, spricht man von einem toxischen Kontaktekzem; handelt es sich dagegen um eine allergisierende Substanz, wird es als allergisches Kontaktekzem bezeichnet. Beide fallen auch unter den medizinischen Oberbegriff Kontaktdermatitis (Dermatitis = Hautentzündung).
Neurodermitis hat in den letzten Jahrzehnten deutlich zugenommen. Etwa 10 bis 15 Prozent der Kinder und 2,5 bis 3,5 Prozent der Erwachsenen sind davon betroffen. Die Krankheit beginnt meist in den ersten drei Lebensjahren und verläuft schubweise. Oft bessert sich der Ausschlag vorübergehend, um dann plötzlich wieder heftig „aufzublühen".

Bei Kindern

In den ersten drei Lebensmonaten kann bei Säuglingen ein sogenanntes seborrhoisches Ekzem (Gneis) auftreten, das kaum juckt und überwiegend auf den Kopf des Kindes begrenzt bleibt.

Anzeichen und Beschwerden

Ekzem

Als erstes Zeichen für ein Kontaktekzem beginnt die Haut, sich zu röten. Das ist ein typisches Anzeichen für eine Entzündung, die von einer ganzen Kaskade von Reaktionen begleitet ist:

- Die kleinen Blutgefäße (Kapillaren) weiten sich, dadurch rötet sich die Haut.
- Es bilden sich viele weiße Blutkörperchen und entzündungsfördernde Stoffe (Zytokine).
- Das Gewebe lagert Wasser ein und schwillt an.
- In den oberen Hautschichten wird eine Zellteilung angekurbelt, wodurch sich die Haut verdickt und schuppt.
- Häufig bilden sich kleine Bläschen, die leicht aufplatzen und offene, nässende Stellen hinterlassen. Sie überziehen sich innerhalb weniger Tage mit einer brüchigen, dünnen Kruste.
- Die Stelle juckt stark.

Handelt es sich um ein Kontaktekzem und können Sie den Auslöser hierfür (Noxe) meiden, heilt dieser oberflächliche Hautausschlag innerhalb von ein bis zwei Wochen ab. Die Haut schuppt sich dabei meist. Wenn Sie den Kontakt mit der Noxe nicht vermeiden können oder die Ursache für das Ekzem nicht gefunden wird, besteht die Gefahr, dass sich der Ausschlag verschlimmert und chronisch wird. Die Haut verdickt sich dann, juckt anhaltend und schuppt. Häufig reißt sie etwas ein, sodass immer wieder kleine Wunden entstehen.

Neurodermitis

Eine Neurodermitis bei Kindern zeigt sich durch juckende, nässende, entzündete Hautbezirke; bei Erwachsenen nässen diese Stellen meist nicht. Die Erkrankung beginnt häufig in Hautfalten, zum Beispiel hinter dem Ohr, am Hals, an den Fußgelenken, in der Kniekehle, unter dem Arm, in den Ellenbeugen. Der Juckreiz ist oft unerträglich stark, vor allem nachts, sodass die betroffenen Stellen blutig aufgekratzt werden.

Bei Neurodermitis gibt es keinen einheitlichen Verlauf. Sie tritt individuell unterschiedlich auf. Wodurch sie gefördert wird, muss der Arzt gemeinsam mit dem Patienten jedes Mal neu herausfinden.

Ursachen

Ekzem

Ein Ekzem bildet sich infolge einer Entzündung in den oberflächlichen Hautschichten. Auslöser für eine solche entzündliche Reaktion können hautreizende Stoffe oder allergieauslösende Substanzen sein (z. B. Schwermetalle wie Nickel, Chemikalien wie Weichmacher in Kunststoffen, Farb- und Konservierungsstoffe, chemische UV-Filter in Sonnenschutzmitteln, aber auch Kosmetika, Parfum, Medikamente und Latex).

Dass die Haut sich verdickt und schuppt, liegt daran, dass sie sich dem chronisch gewordenen Reiz anpasst.

Neurodermitis

Die Ursachen für eine Neurodermitis sind nicht eindeutig geklärt.

Eine erbliche Veranlagung spielt eine wichtige Rolle, ist aber nicht allein ausschlaggebend. Seelische Einflüsse, anhaltender Stress, Leistungsdruck und äußere Umstände wie Veränderungen im Alltag, bestimmte Nahrungsmittel und Wetterwechsel sind nicht ursächlich verantwortlich für eine Neurodermitis, können sie aber verstärken.

Beobachten lässt sich auch, dass eine Neurodermitis häufiger bei Kindern auftritt, deren Abwehrsystem eher unterfordert ist (sogenannte Hygiene-Hypothese). Kinder, die mit Geschwistern oder auf einem Bauernhof groß werden, bei denen Tiere im Haushalt leben oder die bereits früh in einer Kindertagesstätte betreut werden, scheinen seltener an Neurodermitis zu erkranken. Zumindest bestätigen dies Untersuchungen, die Kinder bis zum 18. Lebensmonat beobachteten. Die Annahme, dass viele Infektionen das Risiko für eine Neurodermitis reduzieren können, ließ sich in diesen Untersuchungen allerdings nicht bestätigen.

Kinder, die mindestens sechs Monate oder länger gestillt wurden, erkranken weniger häufig als Flaschenkinder und wenn, dann zu einem späteren Zeitpunkt und mit leichterem Verlauf. Ob das Erkrankungsrisiko durch allergenverminderte (hypoallergene) Babynahrung reduziert werden kann, ist noch nicht abschließend geklärt.

Auch Nahrungsmittel können das Entstehen und den Verlauf einer Neurodermitis beeinflussen. Die Erfahrung zeigt, dass ein Drittel der Kinder mit Neurodermitis auf manche Nahrungsmittel allergisch reagieren, vor allem auf Milch, Hühnereiweiß, Fisch und Nüsse. Nach deren Genuss kann sich die Neurodermitis deutlich verschlechtern.

Nichtmedikamentöse Maßnahmen

Ekzem

Einem Ekzem entziehen Sie die Grundlage, indem Sie den Auslöser meiden, vorausgesetzt, er lässt sich ermitteln.

Feuchtkalte Umschläge können die gereizte Haut beruhigen.

Trockene Haut pflegen Sie mit einer Feuchtigkeitslotion, vorzugsweise mit einer Wasser-in-Öl-Zubereitung. Baden Sie alle zwei bis drei Tage (bei schweren Ekzemen seltener, um die Haut nicht auszutrocknen) mit rückfettenden Badezusätzen und cremen Sie die Haut regelmäßig mit einer milden Fettcreme oder einer Lotion.
Nässende Stellen können Sie mit Umschlägen mit schwarzem Tee oder Kamillentee behandeln.

Neurodermitis

Einige nützliche Verhaltensregeln:

- Hochflorige und raue Stoffe reizen empfindliche Haut. Tragen Sie deshalb keine Kleidung und Wäsche aus Wolle, Angora oder Mohair. Angenehm glatt auf der Haut sind gebügelte Baumwolle und Seide.
- Sie sollten alles meiden, was die Haut entfettet und austrocknet: Sonnenbäder (auch im Solarium), Wannenbäder mit und ohne Schaum, Seife, Duschgel. Pflegen Sie die Haut mit Produkten, die weder allergiefördernde Duftstoffe noch Konservierungsmittel enthalten.
- Trockene Haut sollten Sie mit einer wirkstofffreien feuchtigkeitsspendenden Creme oder Salbe behandeln.
- Ob ein Klimawechsel hilft, lässt sich nur ausprobieren. Die Erfahrung zeigt, dass sich die Haut oft in Küstenregionen von Nordsee, Mittelmeer, Totem Meer oder Atlantik kurzfristig bessert. Wahrscheinlich haben die allergiearme Luft und die hohe UV-Einstrahlung einen positiven Effekt. Andere reagieren sehr gut auf das Klima im Hochgebirge.
- Kälte wirkt sich oft günstig auf die Haut aus, weil der Körper bei Kältereizen das entzündungshemmende Hormon Kortisol ausschüttet.
- Schwitzende Haut sollte möglichst wenig mit Stoff in Berührung kommen, weil dieser sie irritiert und den Juckreiz verstärkt. Bequeme, weite und lockere Kleidung und Wäsche sind deshalb ratsam.
- Bei sehr starkem Juckreiz und heftigem Kratzzwang hilft es oft, wenn die Haut nicht am Ausschlag selbst, sondern in der gesunden Umgebung gedrückt, gekratzt oder gekniffen wird.
- Quälenden Juckreiz können Sie auch „umleiten", indem Sie nicht auf der Haut, sondern auf einem mit Waschleder bezogenen Stück Holz („Kratzklötzchen") kratzen. Die Erleichterung, kratzen zu dürfen, lindert gleichzeitig auch den Juckreiz. Umgekehrt kann Kratzverbot den Juckreiz ins Unerträgliche steigern.
- Verstärkt sich der Ausschlag unter Stress, kann ein Stressbewältigungstraining helfen (vor allem bei Erwachsenen).
- Eine Bestrahlung mit kaltem UV-A-Licht (ohne Infrarotanteil) kann Entzündungen dämpfen.

Viele Kliniken bieten für Eltern und Kinder eine „Neurodermitis-Schulung" an, in der alles Wesentliche über die Therapienotwendigkeiten und die Anpassung des Alltagslebens an die chronische Krankheit vermittelt wird.
Studien zeigen: Wenn Frauen, in deren Familie häufig Neurodermitis vorkommt, während der Schwangerschaft Präparate mit Lactobacillus GG (Milchsäurebakterien) einnehmen, erkranken ihre Kinder seltener ebenfalls an Neurodermitis.

Behandlung mit Medikamenten

Ekzem

Wenn es Ihnen gelingt, die Substanz gänzlich zu meiden, die das Ekzem ausgelöst hat, brauchen Sie es nicht medikamentös zu behandeln. Dann heilt es innerhalb einiger Tage von selbst ab.

Ekzem und Neurodermitis

Zur Hautpflege, die insbesondere bei chronischen Ekzemen und der bei Neurodermitis meist sehr trockenen Haut wichtig ist, eignen sich wirkstofffreie Cremes (→ Seite 65), Ölbäder (→ Seite 63), harnstoffhaltige Cremes und Salben (→ Seite 61) sowie eine Creme mit Nachtkerzensamenöl (→ Seite 65). Synthetischer Gerbstoff (→ Seite 64) und örtlich betäubende Mittel (äußerlich) (→ Seite 63) mit dem Wirkstoff Polidocanol sowie eine Kombination aus örtlich betäubendem Mittel + Harnstoff (äußerlich) (→ Seite 69) lindern den Juckreiz und machen die Haut unempfindlicher. Dem gleichen Zweck dienen auch Antihistaminika (→ Seite 1174) zum Einnehmen, die normalerweise bei Allergien eingesetzt werden. Wenn die Mittel tagsüber gebraucht werden, sind bei den Antihistaminika die wenig müde machenden Wirkstoffe angebracht (z. B. Cetirizin, Loratadin). Der müde machende Effekt der anderen Wirkstoffe (z. B. Clemastin, Dimetinden) lässt sich aber ausnutzen, um Kindern mit Neurodermitis einen ruhigen Schlaf zu ermöglichen.
Ist der Ausschlag sehr heftig und juckt er sehr stark, können Glukokortikoide (äußerlich) (→ Seite 58) die Entzündung hemmen. Je nachdem, wie ausgeprägt die Neurodermitis und wie alt das zu behandelnde Kind oder der Erwachsene ist, stehen verschieden stark wirkende Substanzen zur Verfügung. Die Mittel wirken noch besser, wenn zusätzlich oder im Wechsel wirkstofffreie Cremes und Salben eingesetzt werden. Wegen der möglichen unerwünschten Wirkungen bei einer Dauertherapie sollten Glukokortikoide nicht länger als vier Wochen angewendet werden.

Die Kombination aus Glukokortikoid + Harnstoff (äußerlich) (→ Seite 67) und Glukokortikoid + Salizylsäure (äußerlich) (→ Seite 68) ist sinnvoll, weil Harnstoff und Salizylsäure das Eindringen des Glukokortikoids in die Haut erleichtern. Diese Mittel sind deshalb ebenfalls geeignet.

Wenn bei schweren Ekzemen die äußerliche Anwendung nicht ausreicht, kann es notwendig sein, Glukokortikoide (→ Seite 1290) als Tabletten einzunehmen.

Relativ neu in der Neurodermitis-Therapie sind Immunsuppressiva (→ Seite 61) mit den Wirkstoffen Tacrolimus und Pimecrolimus zur äußeren Anwendung. Tacrolimus ist zur Behandlung einer mittelschweren bis schweren Neurodermitis, das schwächer wirkende Pimecrolimus bei leichten bis mittelschweren Erkrankungsformen zugelassen. Pimecrolimus (1 %) und Tacrolimus (0,03 %) in niedriger Dosierung dürfen auch bei Kindern ab zwei Jahren eingesetzt werden. Die Substanzen unterdrücken bestimmte Abwehrreaktionen des Immunsystems. Beide Mittel stehen nach Tierversuchen und einigen Berichten über die Anwendung am Menschen im Verdacht, krebserregend zu wirken. Da die Wirkstoffe nicht besser wirken als Glukokortikoide, die mit der Behandlung einhergehenden Risiken noch unklar sind und Langzeituntersuchungen bisher noch fehlen, gelten die Mittel als „mit Einschränkung geeignet". Sie sollten nur eingesetzt werden, wenn die Standardtherapie mit Glukokortikoiden die Hautausschläge nicht ausreichend eindämmen kann oder aus anderen Gründen nicht infrage kommt.

Kombinationspräparate aus Glukokortikoid + Antibiotikum (äußerlich) (→ Seite 66) oder Glukokortikoid + Antiseptikum (äußerlich) (→ Seite 66) oder Glukokortikoid + Imidazol (äußerlich) (→ Seite 68) haben nur Sinn, wenn ein Ekzem von Bakterien oder Pilzen besiedelt ist (Superinfektion). Zur routinemäßigen Anwendung und bei nicht infizierten Ekzemen sind diese Mittel wenig geeignet.

Da örtlich anzuwendende Antibiotika die Bakterien schnell unempfindlich (resistent) werden lassen, sollten Mittel mit dieser Wirkstoffkomponente nicht angewendet werden (ausgenommen Mittel mit Fusidinsäure, die in Deutschland ausschließlich lokal eingesetzt wird). Wenn die gleichen Antibiotika bei schwereren bakteriellen Infektionen als Tabletten, Kapseln oder Infusionen eingesetzt werden müssen, besteht die Gefahr, dass die Bakterien auf diese Wirkstoffe nicht mehr reagieren. Das kann problematisch werden, da die stark entzündeten Hautausschläge bei schweren Neurodermitisschüben meist mit Antibiotika zum Einnehmen bekämpft werden müssen, weil sie rasch von Staphylokokken besiedelt werden können. Diese Bakterien können mit äußerlich anzuwendenden Antibiotika nicht wirksam genug bekämpft werden. Dann sind sieben bis zehn Tage lang Antibiotika zum Einnehmen – vorzugsweise Erythromyzin (→ Seite 1252) – erforderlich.

Wenig geeignet sind örtlich betäubende Mittel (äußerlich) (→ Seite 63) mit dem Wirkstoff Benzokain, weil dieses Lokalanästhetikum häufig Allergien auslöst. Das gilt auch für Präparate mit Bufexamac (äußerlich) (→ nachfolgend), die entzündungshemmend und juckreizstillend wirken.

■

Bufexamac (äußerlich)

Bufexamac-ratiopharm, duradermal, Parfenac, Windol

Bufexamac gehört zu den nichtsteroidalen Antirheumatika. Es dämpft die Entzündung, bessert den Juckreiz und lindert Schmerzen. Außerdem soll es das Wachstum von Pilzen und Bakterien hemmen. Die therapeutische Wirksamkeit bei leichten und mittelschweren Hautentzündungen ist erwiesen. In den vergangenen Jahren hat die Häufigkeit von Allergien gegen Bufexamac jedoch so zugenommen, dass dieser Wirkstoff nicht mehr angewendet werden sollte. Zur Behandlung von Neurodermitis und Ekzemen ist der Wirkstoff wenig geeignet.

Anwendung

Laut Beipackzettel tragen Sie das Mittel ein- bis dreimal täglich auf die betroffenen Hautstellen auf. Die Umgebung von Augen, Nase und Mund müssen Sie aussparen, weil der Wirkstoff an diesen Stellen besonders häufig Allergien auslöst.

Achtung

Bufexamac-ratiopharm: Die Creme enthält als Konservierungsmittel Parabene. Wenn Sie auf Parastoffe (→ Seite 1159) allergisch reagieren, dürfen Sie dieses Mittel nicht anwenden.

Unerwünschte Wirkungen

▶ **Keine Maßnahmen erforderlich**

Die Haut kann sich röten, brennen, stechen und schuppen.

▶ **Muss beobachtet werden**

Bei etwa 1 von 100 Behandelten entzündet sich die Haut stark, was brennende Schmerzen hervorruft, eventuell bilden sich auch Bläschen. Dieser Ausschlag kann sich über den behandelten Bereich hinaus ausdehnen. Bei solchen Hauterscheinungen (→ Seite 14) sollten Sie einen Arzt aufsuchen.

▶ **Sofort zum Arzt**

Wenn starker Hautausschlag, Juckreiz, Herzrasen, Atemnot, Schwäche und Schwindel auftreten, müssen Sie die Anwendung sofort abbrechen und unverzüglich den Notarzt (Telefon 112) rufen, weil es sich um eine lebensbedrohliche Allergie (→ Seite 14) handeln kann.

HINWEISE

Für Kinder unter 14 Jahren

Bei Kindern sollte Bufexamac nicht angewendet werden.

Für Schwangerschaft und Stillzeit

In Schwangerschaft und Stillzeit sollten Sie die Mittel nur nach Rücksprache mit einem Arzt anwenden. Mehr als 10 Gramm Salbe pro Tag sollten Sie nicht auftragen.

In den letzten sechs Wochen der Schwangerschaft sollten Sie Bufexamac nicht anwenden, weil es möglicherweise Wehen oder Blutungen auslösen kann.

Stillende Frauen sollten das Mittel nicht an der Brust anwenden.

Glukokortikoide (äußerlich)

Schwach wirkende Glukokortikoide (Klasse 1)

Hydrokortison

Hydrocutan, Hydrogalen, LINOLA CORT Hydro, Munitren, Soventol HC

Prednisolon

Linola-H N, Lygal Kopftinktur N, Prednisolon LAW

Mittelstark wirkende Glukokortikoide (Klasse 2)

Clocortolon

Kaban, Kabanimat

Dexamethason

Dexa Loscon mono, Dexamethason LAW

Flumetason

Cerson

Flupredniden

Decoderm

Hydrokortisonbutyrat

Alfason, Laticort

Hydrokortisonbuteprat

Pandel

Methylprednisolonaceponat

Advantan

Prednicarbat

Dermatop, Prednitop

Triamcinolon

Kortikoid-ratiopharm, LINOLACORT Triam, Triamgalen, Triam Lichtenstein, VOLON, VOLONIMAT

Stark wirkende Glukokortikoide (Klasse 3)

Amcinonid

Amciderm

Betamethason

BEMON, Beta-KSK, Beta Lichtenstein, Betagalen, Betnesol-V, Celestan-V, Cordes Beta, Diprosis, Diprosone, Soderm

Desoximetason

Topisolon

Diflucortolon

Nerisona

Fluocinolon

JELLIN

Fluocinonid

TOPSYM

Mometason

ECURAL

Sehr stark wirkendes Glukokortikoid (Klasse 4)

Clobetasol

Clobegalen, Dermoxin, Dermoxinale, Karison

Glukokortikoide (umgangssprachlich „kortisonhaltige“ Mittel) werden in vier Wirkklassen von „schwach“ (Klasse 1) bis „sehr stark wirkend“ (Klasse 4) eingeteilt. Sie lassen Entzündungen abklingen, unterdrücken den Juckreiz und verzögern die rasche Zellerneuerung, die dazu führt, dass die Haut schuppt. Deshalb werden diese Mittel häufig auch bei Schuppenflechte (Psoriasis) angewendet. Alle diese Effekte beruhen darauf, dass Glukokortikoide die Bildung von Substanzen verhindern, die Entzündungen und Allergien fördern. Diese Mittel beseitigen also die Symptome einer Krankheit, nicht aber deren Ursachen.

Glukokortikoide dringen durch die Haut in den Blutkreislauf ein und entfalten deshalb ihre Wirkung nicht nur an der Haut, sondern im ganzen Körper – wenngleich in sehr viel geringerem Maße als bei Tabletten. Wie gut der Wirkstoff in die Haut aufgenommen wird und in welchem Umfang er in den Blutkreislauf gerät, hängt von der Art des Wirkstoffs, seiner Zubereitung, den Zusätzen, dem Ausmaß der Hauterkrankung und der Hautdicke ab. Je dünner die Haut ist, desto stärker wirken die Glukokortikoide. Im Genitalbereich beispielsweise oder an der Innenseite der Oberarme ist die Haut besonders dünn, auf der Oberseite der Oberschenkel besonders dick.

Die therapeutische Wirksamkeit der Mittel bei Ekzem und Neurodermitis ist erwiesen. Sie gelten in allen vier Wirkklassen zur kurzzeitigen Behandlung als „geeignet“. Welche der vielen Substanzen im Einzelfall sinnvoll ist, muss der Arzt entscheiden. Die Mittel unterscheiden sich teilweise erheblich im Preis, wirken aber – sofern sie zur gleichen Klasse gehören oder wirkstoffidentisch sind – weitgehend gleich. Bei den mittelstark wirkenden Glukokortikoiden gelten die Wirkstoffe Methylprednisolonaceponat und Prednicarbat und bei den stark wirkenden Glukokortikoiden der Wirkstoff Mometason als besonders verträglich.

Eine Salbe „transportiert" die Wirkstoffe wegen ihres höheren Fettgehalts am stärksten in die Haut, eine Lotion am wenigsten. Eine Zwischenposition nehmen Gel und Creme ein. Der Zusatz von Propylenglykol oder Harnstoff unterstützt das Eindringen in die Haut. Die meisten Glukokortikoide gibt es in unterschiedlichen Konzentrationen. Je höher die Konzentration, desto wirksamer das Mittel, desto größer aber auch das Risiko für unerwünschte Wirkungen.

Ziel einer Glukokortikoid-Behandlung ist es, die Symptome – Juckreiz und Entzündung – rasch und nachhaltig zu lindern. Sobald Entzündung und Juckreiz nachlassen, sollten Sie Glukokortikoide ausschleichend absetzen und andere Mittel anwenden. Wichtig ist aber, dass Sie das nicht abrupt tun, sondern sich aus der Behandlung „ausschleichen", indem Sie die Creme von Tag zu Tag seltener anwenden, bis Sie schließlich ganz darauf verzichten. Beachten Sie das nicht, blüht die gerade abgeklungene Entzündung schlagartig und umso heftiger wieder auf (Rebound-Effekt).

Anwendung

Bewährt haben sich folgende Anwendungsschemata:

Stufentherapie: Sie wenden drei bis fünf Tage ein stark wirkendes Mittel an und gehen dann zu einem schwächer wirkenden oder so bald wie möglich zu glukokortikoidfreien Präparaten über. Tragen Sie die Mittel immer morgens auf die Haut auf, um die körpereigene Produktion von Glukokortikoiden möglichst wenig zu beeinträchtigen.

Tandemtherapie: Sie cremen die Haut morgens mit Glukokortikoiden ein und abends mit wirkstofffreien Produkten.

Intervalltherapie: Sie wechseln alle zwei bis vier Tage zwischen glukokortikoidhaltigen und wirkstofffreien Mitteln. Wie bei der Tandemtherapie tragen Sie die glukokortikoidhaltige Creme immer morgens auf, um die körpereigene Produktion von Glukokortikoiden in den Nebennierenrinden möglichst wenig zu beeinträchtigen.

Welche Therapieform sinnvoll ist, müssen Sie mit dem Arzt besprechen.

Sehr stark wirkende Stoffe (Klasse 4) dürfen Sie nur auf eine höchstens handtellergroße Hautfläche auftragen, weil sie sonst zu starke unerwünschte Wirkungen haben. Wirkstoffe der Klassen 3 und 4 dürfen Sie nicht in Hautfalten anwenden, weil die Haut dort dünner ist und Feuchtigkeit sich dort länger hält. Die Mittel rufen dann leichter Streifen in der Haut (Striae) hervor. Wirkstoffe der Klassen 2 und 1 können Sie in Hautfalten auftragen, sie eignen sich auch für Kinder.

Wenn die eingecremte Haut mit einem Folienverband abgedeckt oder sehr dünne Haut (unter den Achseln, im Gesicht, auf dem Hodensack, bei Kleinkindern) damit bestrichen wird, dringt der Wirkstoff schneller und tiefer in die Haut ein. Das Risiko für unerwünschte Wirkungen steigt dann an.

Grundsätzlich sollten Sie möglichst nicht mehr als ein Fünftel der Körperoberfläche mit glukokortikoidhaltigen Mitteln eincremen, es sei denn, es wurde ausdrücklich vom Hautarzt so verschrieben. Um diese Regel auch bei sehr ausgedehnten Hautausschlägen einzuhalten, können Sie die Haut in verschiedene Zonen einteilen und jeweils an unterschiedlichen Tagen behandeln. Sobald wie möglich sollten Sie dann zu einer Intervalltherapie übergehen.

Oft ist es sinnvoll, mit einem stark oder sehr stark wirkenden Mittel zu beginnen und dann nach einigen Tagen auf schwächer wirkende Präparate zu wechseln. Der umgekehrte Weg – mit schwachwirkenden anzufangen und dann zu immer stärker wirkenden überzugehen – ist nicht ratsam, weil sich damit die Behandlungszeit verlängert. Das erhöht das Risiko für unerwünschte Wirkungen.

Mittel der Klassen 1 und 2 sollten Sie nicht länger als vier Wochen, Mittel der Klassen 3 und 4 nicht länger als zwei Wochen anwenden.

Lygal Kopftinktur: Dieses Mittel eignet sich speziell zur Anwendung auf behaarten Körperstellen.

Was Sie beim Auftragen beachten müssen

- Tragen Sie das Mittel grundsätzlich nur auf die betroffenen Stellen und so dünn wie möglich auf.
- Benutzen Sie die Creme oder Salbe am besten nach einem Bad, dann dringt sie besonders gut in die Haut ein. Wenn Sie sie zwischen 6 und 8 Uhr morgens auftragen, stört sie die körpereigene Kortisonproduktion am wenigsten.
- Verwenden Sie glukokortikoidhaltige Cremes aus alten Beständen Ihrer Hausapotheke nicht ohne Rücksprache mit dem Arzt.

ACHTUNG

Wird ein luftdichter Verband angelegt, müssen Sie beachten, dass die Glukokortikoide dabei verstärkt durch die Haut in den Blutkreislauf gelangen und unerwünschte Wirkungen hervorrufen können.

Die Mittel dürfen nicht in die Augen gelangen. Falls Sie die Mittel längere Zeit im Gesicht anwenden, kann sich die Haut um den Mund herum entzünden (periorale Dermatitis). Setzen Sie das Präparat ab, blüht diese Entzündung erst richtig auf. Wenden Sie die Mittel dann erneut an, um die Entzündung zu behandeln, verschlimmert sich die Hautentzündung weiter. Dagegen hilft nur, das Mittel trotzdem konsequent wegzulassen. Eine solche „Sucht" auf Glukokortikoide kommt im Gesicht besonders häufig vor. Deshalb sollten Sie Glukokortikoide dort möglichst nicht anwenden.

Einige Präparate enthalten Parabene (siehe Tabelle). Diese Konservierungsmittel können Allergien auslösen. Wenn Sie auf Parastoffe (→ Seite 1159) allergisch reagieren, dürfen Sie diese Präparate nicht anwenden.

Gegenanzeigen

Unter folgenden Bedingungen dürfen Sie keine glukokortikoidhaltigen Salben, Cremes, Gele und Lotionen anwenden:

- Sie oder das zu behandelnde Kind haben eine bakterielle Hautentzündung.
- Es handelt sich bei dem Ausschlag um eine Impfreaktion, Pilzinfektion oder „Kupferfinne" (Rosacea).
- Sie oder das zu behandelnde Kind haben Windpocken oder eine Gürtelrose (Zoster).
- Es besteht eine Hautentzündung im Windelbereich.
- Sie oder das zu behandelnde Kind haben einen Trommelfellriss. Dann dürfen Glukokortikoide nicht am Ohr angewendet werden.

UNERWÜNSCHTE WIRKUNGEN

Bei allen schwach wirksamen Substanzen (Klasse 1) treten die nachfolgend genannten unerwünschten Wirkungen nur sehr selten auf, wenn Sie die Mittel kurzfristig anwenden. Am größten ist die Gefahr für Nebenwirkungen bei Säuglingen und Kleinkindern.

▶ **Keine Maßnahmen erforderlich**

Aufgrund von Pigmentverschiebungen kann die Haut blasser oder dunkler werden. Diese Erscheinung bildet sich wieder zurück, wenn Sie das Mittel absetzen.

▶ **Muss beobachtet werden**

Wenn Sie folgende Veränderungen bemerken, sollten Sie den Arzt aufsuchen und mit ihm besprechen, ob Sie das Mittel weiter anwenden sollen:

- Die Haut wird dünn und leicht verletzlich (Pergamenthaut).
- Im Bindegewebe bilden sich Risse, ähnlich wie Schwangerschaftsstreifen (Striae).
- Auf der Haut zeigen sich zahlreiche Pickel, ähnlich wie bei Akne (Steroid-Akne), oder eine bestehende Akne verschlimmert sich.
- Die feinen Äderchen in der Haut erweitern sich. Dabei bilden sich rote Punkte oder kleine Streifen auf der Haut.
- Es treten häufiger Pilz- oder Herpesinfektionen auf.
- Wunden heilen verzögert, vor allem offene Stellen am Unterschenkel im Zusammenhang mit einer Venenschwäche (Ulcus cruris).

Wenn Sie die Mittel über längere Zeit am Auge anwenden und verschwommen oder schlechter sehen, hat sich womöglich die Linse im Auge getrübt (grauer Star) oder der Augeninnendruck erhöht (grüner Star). Gehen Sie dann möglichst bald zum Augenarzt.

▶ **Sofort zum Arzt**

Wenn das Auge plötzlich schmerzt und sich das Sehvermögen verschlechtert, müssen Sie unverzüglich einen Augenarzt aufsuchen. Es kann sich um einen akuten Glaukomanfall handeln.

Wenn starker Hautausschlag, Juckreiz, Herzrasen, Atemnot, Schwäche und Schwindel auftreten, müssen Sie die Anwendung sofort abbrechen und unverzüglich den Notarzt (Telefon 112) rufen, weil es sich um eine lebensbedrohliche Allergie (→ Seite 14) handeln kann.

Hinweise

Für Kinder unter 14 Jahren

Bei Säuglingen und Kleinkindern kann sich bei längerfristiger Anwendung (über vier Wochen) das Knochenwachstum verlangsamen. Mit stark wirkenden Glukokortikoiden der Klasse 3 sollten Kinder nur in konkreten Ausnahmefällen und nicht länger als fünf Tage behandelt werden. Sehr stark wirkende Glukokortikoide der Klasse 4 sollten bei Kindern vermieden werden.

Beim Gebrauch von Verhütungsmitteln

Dermatop, Ecural: Diese Präparate enthalten Hilfsstoffe, die die Reißfestigkeit von Kondomen verringern können. Während der Behandlung im Genitalbereich eignen sich Kondome deshalb nicht als Verhütungsmittel.

Für Schwangerschaft und Stillzeit

In der Schwangerschaft sollten Sie diese Mittel nur anwenden, wenn der Arzt dies unbedingt für erforderlich hält. Ist das der Fall, sollten Mittel mit Hydrokortison oder Prednisolon oder mit Substanzen, die in der Haut zu diesen Wirkstoffen abgebaut werden (z. B. Methylprednisolonaceponat oder Prednicarbat), bevorzugt eingesetzt werden. Diese Mittel gehören zu den schwachwirkenden Glukokortikoiden, somit ist die Gefahr für unerwünschte Wirkungen vergleichsweise gering. Auch diese Mittel sollten Sie jedoch nicht länger als vier Wochen und nicht auf Flächen anwenden, die größer als ein Bein sind.

In der Stillzeit dürfen Sie die Mittel nicht auf der Brust auftragen.

Harnstoffhaltige Cremes und Salben

Harnstoff

Basodexan

Harnstoff bindet Wasser in der Hornschicht und löst abgestorbene Hautpartikel ab. Dadurch erhöht sich der Feuchtigkeitsgehalt der Haut und sie wird wieder geschmeidiger. Außerdem verhindert Harnstoff, dass sich die Haut verdickt und schuppt. Auch erleichtert er das Eindringen anderer Wirkstoffe in die Haut.

Zur Pflege trockener Haut bei Ekzemen und Neurodermitis sind harnstoffhaltige Cremes und Salben geeignet.

Anwendung

Sie cremen die Haut ein- bis zweimal täglich dünn ein.

Harnstoff macht die Haut „durchlässiger" für alle Stoffe, die auf die Haut aufgetragen werden. Kosmetika sollten Sie daher erst im Abstand von zirka einer Stunde anwenden. Diese Eigenschaft von Harnstoff lässt sich aber auch nutzen, um die Wirkung bestimmter Arzneistoffe bei der Therapie von Hauterkrankungen zu verstärken.

Achtung

Gegenanzeigen

Auf entzündete oder verletzte Haut dürfen Sie harnstoffhaltige Cremes nicht auftragen.

Unerwünschte Wirkungen

- **Keine Maßnahmen erforderlich**

  Die Haut kann sich röten, brennen und schuppen, vor allem an entzündeten Stellen.

- **Muss beobachtet werden**

  Wenn die Haut sich verstärkt rötet und juckt, reagieren Sie vermutlich allergisch auf das Mittel. Bei solchen Hauterscheinungen (→ Seite 14) sollten Sie einen Arzt aufsuchen.

Immunsuppressiva

Pimecrolimus

Douglan, Elidel

Tacrolimus

Protopic

Pimecrolimus und Tacrolimus unterdrücken bestimmte Abwehrreaktionen des Immunsystems und können die entzündliche Hautreaktion bei Neurodermitis abschwächen. Tacrolimus wird in Tablettenform auch nach Organtransplantation eingesetzt, um eine Abstoßungsreaktion zu unterdrücken. Als Creme kann Pimecrolimus die entzündliche Hautreaktion bei leichter bis mittelschwerer, Tacrolimus bei mittelschwerer bis schwerer Neurodermitis abschwächen. Allerdings wirken beide Mittel nicht besser als die Standardtherapie mit Glukokortikoiden.

Beide Wirkstoffe stehen nach Tierversuchen und einigen Berichten zur Anwendung bei Menschen im Verdacht, krebserregend wirken zu können. Da zudem unklar ist, welche Risiken sich mit einer Langzeitbehandlung verbinden, gelten beide Wirkstoffe als „mit Einschränkung geeignet" und sollten nur eingesetzt werden, wenn Glukokortikoide die Hautausschläge nicht ausreichend eindämmen können oder als Medikamente nicht infrage kommen.

Anwendung

Sie tragen die Creme oder Salbe zweimal täglich (morgens und abends) für einen Zeitraum von ein bis drei Wochen dünn auf den erkrankten Hautbereiche auf. Innerhalb dieser Zeit sollten die Hautausschläge abklingen oder ganz verschwinden. Ist nach zwei (Tacrolimus) beziehungsweise sechs Wochen (Pimecrolimus) noch keine Besserung zu erkennen, sollten die Mittel nicht weiter angewendet werden.

Achten Sie darauf, dass die Mittel nicht mit Schleimhäuten in Kontakt kommen. Nach der Anwendung sollten Sie sich deshalb sorgfältig die Hände waschen.

Achtung

Während der Anwendung sollten Sie die Haut nicht der Sonne aussetzen und auch nicht ins Solarium gehen, weil unklar ist, ob die Wirkstoffe die Haut empfindlicher für UV-Strahlung machen. Wenn Sie sich an sonnigen Tagen im Freien aufhalten, sollten Sie ein Sonnenschutzmittel mit ausreichend hohem Lichtschutzfaktor auftragen. Sonnencremes und andere Kosmetika dürfen Sie aber zwei Stunden vor und nach der Anwendung von Pimecrolimus oder Tacrolimus nicht auftragen.

Wenn Sie an Schuppenflechte leiden, dürfen Sie nicht gleichzeitig eine Therapie mit UV-B- oder UV-A-Strahlen in Kombination mit dem Wirkstoff Psoralen (PUVA-Therapie) machen.

Unter abgeschlossenen Verbänden sollten Sie beide Wirkstoffe nicht anwenden, weil die Mittel dann verstärkt in die Haut eindringen und die Gefahr unerwünschter Wirkungen steigt.

Gegenanzeigen

Wenn Sie auf eine bestimmte Art von Antibiotika (sogenannte Makrolide, dazu gehört zum Beispiel der Wirkstoff Erythromyzin) allergisch reagieren, dürfen Sie die Mittel nicht anwenden.

Unter folgenden Bedingungen sollte der Arzt Nutzen und Risiken einer Anwendung von Pimecrolimus oder Tacrolimus sorgfältig abwägen:

- Sie haben eine Organtransplantation hinter sich und müssen mit Immunsuppressiva (z. B. Tacrolimus in Tablettenform) behandelt werden, um eine Abstoßungsreaktion zu vermeiden. Dann können die Lymphknoten wegen der Immunsuppression anschwellen, zum Beispiel aufgrund von Infektionen auf der Haut, in den Atemwegen oder an den Zähnen. Außerdem ist das Risiko, dass sich Lymphdrüsenkrebs (Lymphom) ausbildet, erhöht.
- Ihre Leberfunktion ist beeinträchtigt.
- Ihre Haut ist unnatürlich durchlässig (Netherton-Syndrom).
- Sie neigen zu Herpesinfektionen.

Wechselwirkungen mit Medikamenten

Zu Beginn und bis zu zwei Wochen nach Abschluss der Behandlung sollten Sie sich nicht impfen lassen, weil beide Wirkstoffe die Wirksamkeit des Impfstoffes stark abschwächen oder ganz zunichte machen können.

Wechselwirkungen mit Speisen und Getränken

Wenn Sie Alkohol trinken, können sich die unerwünschten Wirkungen auf die Haut verstärken.

Unerwünschte Wirkungen

▶ **Keine Maßnahmen erforderlich**

Bei etwa der Hälfte der Behandelten kann sich die Haut röten oder brennen. Diese Hautreizung ist leicht bis mäßig stark ausgeprägt und klingt meist innerhalb der ersten Behandlungswoche wieder ab.

▶ **Muss beobachtet werden**

Wenn die Haut sich verstärkt rötet und juckt, reagieren Sie vermutlich allergisch auf das Mittel. Bei solchen Hauterscheinungen (→ Seite 14) sollten Sie einen Arzt aufsuchen.

Das Risiko für Hautinfektionen, wie beispielsweise Herpesinfektionen, Akne oder Entzündungen am Haarbalg steigt. Wenn sich wässrige Bläschen oder Pickel bilden, sollten Sie mit dem Arzt besprechen, ob Sie die Behandlung fortsetzen sollen.

Auch wenn sich die Hautstelle, auf die die Creme aufgetragen wird, taub anfühlt, kribbelt oder schmerzt, sollten Sie dem Arzt davon berichten.

Hinweise

Für Kinder unter 14 Jahren

Zur Anwendung bei Kindern unter zwei Jahren fehlen für beide Mittel ausreichende Erfahrungen. Sie sollten daher bei diesen Kindern nicht eingesetzt werden.

Pimecrolimus: Für Kinder über zwei Jahre gelten die gleichen Dosierungen und Anwendungsempfehlungen wie für Erwachsene.

Tacrolimus: Die Mittel dürfen zwar bei Kindern über zwei Jahre eingesetzt werden, allerdings ist nicht bekannt, wie sich die Behandlung auf das noch unreife Immunsystem der Kinder auswirkt.

Für Schwangerschaft und Stillzeit

Da für die Anwendung in Schwangerschaft und Stillzeit keine ausreichenden Erkenntnisse vorliegen, sollten Sie die Mittel sicherheitshalber nicht anwenden.

Ölbäder

Erdnussöl + Paraffin

Balneum Hermal F

Paraffin + rückfettende Substanzen

Linola Fett N Ölbad

Badezusätze mit Ölen aus Sojabohnen oder Erdnüssen oder aus Paraffin überziehen die Haut beim Baden und Duschen mit einem hauchdünnen Fettfilm. Die Haut juckt dann weniger und trocknet auch nicht so rasch aus. Paraffin hat zusätzlich einen leicht reinigenden Effekt. Zur Pflege trockener Haut bei Ekzemen und Neurodermitis sind die Mittel geeignet.

Anwendung

Sie geben das Ölbad in das einlaufende Badewasser, und zwar am besten in dünnem Strahl direkt in das laufende Wasser. Die Wassertemperatur sollte bei 32 °C liegen, dann ist die rückfettende Wirkung am größten. Mit jedem Grad mehr nimmt dieser Effekt ab. Wärmer als 36 °C sollte das Wasser auf keinen Fall sein.

Sie können das Ölbad auch unverdünnt auf die angefeuchtete Haut auftragen, müssen es aber anschließend gut abduschen, damit keine Reste von Detergenzien aus dem Ölbad (diese setzen die Oberflächenspannung des Wassers herab, damit sich die Fettbestandteile besser im Wasser verteilen) auf der Haut bleiben.

Seife oder Syndets dürfen Sie nicht gleichzeitig benutzen, sonst verliert das Ölbad seine fettende Wirkung.

Anschließend sollten Sie die Haut eincremen – beim Abtrocknen landet der Fettfilm aus dem Badewasser meist im Handtuch, selbst wenn Sie die Haut nur trockentupfen.

Es genügt, wenn Sie das Ölbad alle zwei bis drei Tage anwenden, bei Neurodermitis sollten Sie allerdings nicht häufiger als einmal wöchentlich baden, sonst trocknet die Haut zu stark aus.

Achtung

Alle Ölbäder machen die Badewanne extrem glitschig. Es besteht erhöhte Rutschgefahr!

Wenn Sie auf Erdnüsse allergisch reagieren, sollten Sie einen Badezusatz ohne Erdnussöl verwenden.

Gegenanzeigen

Balneum Hermal F: Das Mittel enthält Erdnussöl. Bei schon bekannten Erdnussallergien sollte vorsichtshalber ein Badezusatz ohne Erdnussöl verwendet werden.

Unerwünschte Wirkungen

▶ **Muss beobachtet werden**

Wenn die Haut sich verstärkt rötet und juckt, reagieren Sie vermutlich allergisch auf das Mittel. Bei solchen Hauterscheinungen (→ Seite 14) sollten Sie einen Arzt aufsuchen.

Örtlich betäubende Mittel (äußerlich)

Benzokain

Anaesthesin

Polidocanol

Anaesthesulf

Benzokain und Polidocanol sind oberflächlich betäubende Mittel. Sie verringern die Empfindlichkeit der Nervenenden und -fasern für Schmerz-, Kälte-, Wärme- und Druckreize. Schmerzen und Juckreiz sind dann weniger stark zu spüren. Benzokain löst häufig Allergien aus und gilt deshalb als „wenig geeignet“.

Polidocanol dagegen verursacht kaum Allergien und ist deshalb zur Behandlung von Juckreiz bei Ekzemen und Neurodermitis geeignet. Das Mittel wird auch bei Windpocken eingesetzt, um den dabei auftretenden starken Juckreiz zu dämpfen.

Anwendung

Sie tragen Lotion, Salbe, Creme oder Puder nach Bedarf auf die betroffenen Stellen auf. Die Lotion müssen Sie vorher gut schütteln.

Auf nässenden Hautstellen sollten Sie den Puder nicht anwenden, weil er mit der Feuchtigkeit verklumpt. Dann bildet sich eine Kruste, unter der sich Bakterien gut vermehren und die Entzündung weiter unterhalten können.

Achtung

Anaesthesin-Creme: Das Mittel enthält als Konservierungsmittel Parabene. Wenn Sie auf Parastoffe (→ Seite 1159) allergisch reagieren, dürfen Sie diese Mittel nicht anwenden.

Gegenanzeigen

Benzokain: Wenn Sie auf Parastoffe (→ Seite 1159) allergisch reagieren, dürfen Sie keine benzokainhaltigen Mittel anwenden, weil es zu einer Kreuzallergie kommen kann.

Unerwünschte Wirkungen

▶ **Keine Maßnahmen erforderlich**

Die Haut kann sich röten und brennen.

▶ **Muss beobachtet werden**

Benzokain: Wenn die Haut sich verstärkt rötet und juckt, reagieren Sie vermutlich allergisch auf das Mittel. Bei solchen Hauterscheinungen (→ Seite 14) sollten Sie einen Arzt aufsuchen. Bei 3 bis 6 von 100 Behandelten ruft dann jeder weitere Kontakt mit benzokain- oder parastoffhaltigen Substanzen ein Kontaktekzem mit Hautausschlag und Juckreiz hervor.

▶ **Sofort zum Arzt**
Wenn starker Hautausschlag, Juckreiz, Herzrasen, Atemnot, Schwäche und Schwindel auftreten, müssen Sie die Anwendung sofort abbrechen und unverzüglich den Notarzt (Telefon 112) rufen, weil es sich um eine lebensbedrohliche Allergie (→ Seite 14) handeln kann.

Benzokain: Bei Anwendung auf großen Flächen kann Benzokain eine Art Blutvergiftung (Methämoglobinämie) auslösen. Der Körper kann dann über die roten Blutkörperchen nicht mehr genügend Sauerstoff aufnehmen. Dies zeigt sich in grauer Haut, blaugrauen Lippen, Kopfschmerzen, Übelkeit, Herzrasen, Atemnot und Unruhe. Treten solche Beschwerden auf, müssen Sie sofort einen Arzt aufsuchen.

Hinweise

Für Kinder unter 14 Jahren

Benzokain: Mittel mit diesem Wirkstoff sollten bei Kindern unter zwei Jahren sicherheitshalber nicht angewendet werden.

Beim Gebrauch von Verhütungsmitteln

Anaesthesin-Salbe: Diese Salbe enthält Hilfsstoffe, die die Reißfestigkeit von Kondomen verringern können. Während der Behandlung im Genitalbereich eignen sich Kondome deshalb nicht als Verhütungsmittel.

Für Schwangerschaft und Stillzeit

Stillende Frauen dürfen die Mittel nicht an der Brust anwenden.

Synthetischer Gerbstoff

Tannolact, Tannosynt

Synthetischer Gerbstoff wirkt leicht entzündungshemmend, schmerzlindernd und stillt den Juckreiz. Er bewirkt, dass die an der Hautoberfläche vorhandenen Eiweißstoffe an den wunden Hautstellen gerinnen und sich eine Art künstlicher Schorf bildet. Dadurch zieht sich die Haut etwas zusammen (adstringierende Wirkung). Sie gibt dann weniger Schweiß und Flüssigkeit ab, sodass nässende Wunden trocknen. Bakterien und Pilzen wird der Nährboden entzogen. Die Wirksamkeit bei leichten Hautentzündungen und juckenden Hauterkrankungen ist erwiesen, zur Behandlung der damit einhergehenden Beschwerden sind gerbstoffhaltige Mittel geeignet.

Anwendung

Die verschiedenen Zubereitungsformen wenden Sie je nach Hautzustand an. Lotion, Puder und Creme sind angebracht, wenn die Haut nicht nässt. Die Lotion müssen Sie vor der Anwendung gut schütteln, damit sich die Wirkstoffe in der Flüssigkeit verteilen.

Puder können Sie auch in Hautfalten anwenden, wo Sie leicht schwitzen, weil er dort die Feuchtigkeit bindet.

Pulver als Badezusatz kommt bei allen Ausschlägen infrage. Nach dem Bad sollten Sie die Haut mit einem Handtuch nur leicht trockentupfen, nicht reiben. Seife dürfen Sie nicht gleichzeitig verwenden, weil der Gerbstoff dann nicht mehr wirkt.

In der Umgebung der Augen dürfen Sie keine Gerbstoffe anwenden. Wenn versehentlich etwas ins Auge geraten ist, müssen Sie das Auge 10 bis 15 Minuten lang mit klarem Wasser spülen und anschließend möglichst bald einen Augenarzt aufsuchen. Sie sollten sich nach der Anwendung der Mittel sorgfältig die Hände waschen, damit nicht über die Finger etwas ins Auge gerät.

Alle Präparate wenden Sie nach Bedarf an.

Achtung

Beim Badezusatz müssen Sie darauf achten, dass die Wanne kein Metall enthält, sondern voll emailliert oder aus Kunststoff ist. Wenn Gerbstoff mit Metall in Berührung kommt, kann sich dieses verfärben.

Einige Mittel enthalten als Konservierungsmittel Parabene (siehe Tabelle). Wenn Sie auf Parastoffe (→ Seite 1159) allergisch reagieren, dürfen Sie diese Mittel nicht anwenden.

Unerwünschte Wirkungen

▶ **Keine Maßnahmen erforderlich**
Die Haut kann sich röten und brennen. Die Creme kann die Haut stark austrocknen.

▶ **Muss beobachtet werden**
Wenn die Haut sich verstärkt rötet und juckt, reagieren Sie vermutlich allergisch auf das Mittel. Bei solchen Hauterscheinungen (→ Seite 14) sollten Sie einen Arzt aufsuchen.

Hinweise

Für Kinder unter 14 Jahren

Vor allem bei Kleinkindern muss sorgfältig darauf geachtet werden, dass die Mittel nicht ins Auge gelangen.

Wirkstofffreie Creme

Ungesättigte Fettsäuren

Linola Creme/Linola Fett Creme

Ungesättigte Fettsäuren sind hautpflegende Substanzen. *Linola Creme* ist eine Öl-in-Wasser-Emulsion, bei der der Feuchtigkeitsanteil dominiert. Solche Cremes sind gut geeignet, um nässende Hautstellen zu pflegen. Die Creme ist leicht abwaschbar und wirkt etwas kühlend. Sie pflegt die Haut, wenn eine Entzündung abklingt und keine weiteren Wirkstoffe mehr nötig sind, zum Beispiel bei Ekzemen und Neurodermitis nach einer Behandlung mit Glukokortikoiden.

Linola Fett Creme ist eine Wasser-in-Öl-Emulsion, bei der der Fettanteil dominiert. Sie ist somit gut geeignet zur Pflege von trockener Haut bei Ekzemen und Neurodermitis.

Wirkstofffreie Cremes und Salben mit dem Zusatz ungesättigter Fettsäuren eignen sich zur Pflege trockener Haut bei Ekzemen und Neurodermitis.

ANWENDUNG

Sie tragen die Creme zwei- bis dreimal täglich auf.

ACHTUNG

Linola Creme: Dieses Präparat enthält als Konservierungsmittel Parabene. Wenn Sie auf Parastoffe (→ Seite 1159) allergisch reagieren, dürfen Sie die Creme nicht anwenden.

UNERWÜNSCHTE WIRKUNGEN

▶ **Keine Maßnahmen erforderlich**

Die Haut kann sich vorübergehend röten und etwas brennen.

▶ **Muss beobachtet werden**

Wenn die Haut sich verstärkt rötet und juckt, reagieren Sie vermutlich allergisch auf das Mittel. Bei solchen Hauterscheinungen (→ Seite 14) sollten Sie einen Arzt aufsuchen.

HINWEISE

Beim Gebrauch von Verhütungsmitteln

Linola Fett Creme: Diese Salbe enthält Hilfsstoffe, die die Reißfestigkeit von Kondomen verringern können. Während der Behandlung im Genitalbereich eignen sich Kondome deshalb nicht als Verhütungsmittel.

Für Schwangerschaft und Stillzeit

In der Stillzeit sollten Sie die Mittel nicht auf der Brust anwenden, damit der Säugling keine Creme- oder Salbenbestandteile mit der Muttermilch aufnimmt.

Pflanzliches Mittel

Nachtkerzensamenöl

Linola Gamma

Die Creme mit dem Zusatz von Nachtkerzensamenöl ist eine Öl-in-Wasser-Emulsion mit einem entsprechend hohen Feuchtigkeitsgehalt. Das pflanzliche Öl soll einen schützenden Fettfilm auf der Haut bilden und trockene, spröde Haut weich und geschmeidig machen. Bisher ist aber in klinischen Studien nicht ausreichend untersucht, ob der Zusatz von Nachtkerzensamenöl die Wirksamkeit einer reinen Salbengrundlage bei der Behandlung von Hautkrankheiten wie beispielsweise Neurodermitis spezifisch verbessert. Zur Pflege von trockener Haut ist die Creme aber geeignet.

ANWENDUNG

Sie tragen die Creme täglich nach Bedarf auf. Die Umgebung der Augen müssen Sie aussparen.

ACHTUNG

Während Sie die Creme anwenden, sollten Sie die Haut vorsichtshalber nicht der Sonne aussetzen oder ein Solarium besuchen, da keine Studien darüber vorliegen, ob das Mittel die Haut für UV-Strahlen empfindlicher macht.

Die Creme enthält als Konservierungsmittel Parabene. Wenn Sie auf Parastoffe (→ Seite 1159) allergisch reagieren, dürfen Sie sie nicht anwenden.

Derzeit ist nicht bekannt, in welchem Ausmaß Nachtkerzensamenöl durch die Haut in den Blutkreislauf gelangt. Das Risiko, dass das Öl in nennenswerten Mengen in den Organismus aufgenommen wird, ist erst bei großflächiger Anwendung gegeben. Innerlich aufgenommenes Nachtkerzensamenöl kann möglicherweise epileptische Anfälle begünstigen. Wenn Sie dies befürchten, sollte der Arzt Nutzen und Risiken der Anwendung des Mittels sorgfältig abwägen.

Gegenanzeigen

Auf verletzte Haut dürfen Sie die Creme nicht auftragen.

UNERWÜNSCHTE WIRKUNGEN

▶ **Keine Maßnahmen erforderlich**

Gelegentlich kann sich die Haut etwas röten oder brennen.

▶ **Muss beobachtet werden**

Wenn die Haut sich verstärkt rötet und juckt, reagieren Sie vermutlich allergisch auf das Mittel. Bei solchen Hauterscheinungen (→ Seite 14) sollten Sie einen Arzt aufsuchen.

Hinweise

Für Schwangerschaft und Stillzeit

In der Stillzeit sollten Sie die Creme nicht auf der Brust anwenden, damit der Säugling die Creme nicht mit der Muttermilch aufnimmt.

Kombinationen: Glukokortikoid + Antibiotikum (äußerlich)

Betamethason + Fusidinsäure

Fucicort

Betamethason + Gentamicin

DIPROGENTA, Sulmycin mit Celestan-V

Fluocinolon + Neomyzin

JELLIN-NEOMYCIN

Flupredniden + Gentamicin

Decoderm comp

Betamethason und Fluocinolon gehören zu den stark wirkenden, Flupredniden zu den mittelstark wirkenden Glukokortikoiden. Fusidinsäure, Gentamicin und Neomyzin sind Antibiotika. Solche Lokalantibiotika führen häufig zu Allergien und Resistenzen. Ist ein Wirkstoff gegen Bakterien unwirksam geworden, steht er auch in anderen Zubereitungen (z. B. Tablette, Injektionslösung) für die Behandlung schwerer Infektionen im Körper (z. B. bei einer Blutvergiftung) nicht mehr zur Verfügung. Der Einsatz von Lokalantibiotika sollte deshalb möglichst vermieden werden. Lediglich der Wirkstoff Fusidinsäure wird ausschließlich zur örtlichen Anwendung auf der Haut eingesetzt.

Die Kombination eines Glukokortikoids mit einem Antibiotikum ist bei der Behandlung von Ekzemen und Neurodermitis normalerweise nicht erforderlich. Das Antibiotikum führt leicht zu Allergien und Resistenzen. Die Mittel gelten deshalb für die Routinebehandlung als „wenig geeignet“. Lediglich wenn der Hautausschlag bakteriell infiziert ist, sind die Mittel in der Anfangsbehandlung mit Einschränkung geeignet.

Anwendung

Laut Beipackzettel tragen Sie Creme oder Salbe ein- bis dreimal täglich auf die betroffenen Hautstellen auf. Länger als sieben bis zehn Tage sollten Sie diese Kombinationspräparate nicht anwenden.

Alle weiteren Angaben zu Gegenanzeigen, Wechselwirkungen, unerwünschten Wirkungen sowie Hinweise finden Sie unter dem Stichwort „Glukokortikoide (äußerlich)“ (→ Seite 58).

Zusätzlich ist zu beachten:

Achtung

Einige Präparate enthalten Parabene (siehe Tabelle). Diese Konservierungsmittel können Allergien auslösen. Wenn Sie auf Parastoffe (→ Seite 1159) allergisch reagieren, dürfen Sie diese Präparate nicht anwenden.

Unerwünschte Wirkungen

► **Muss beobachtet werden**

Auch äußerlich angewendete Antibiotika können Durchfall hervorrufen. Hält dieser länger als zwei bis drei Tage an oder ist er blutig, sollten Sie einen Arzt aufsuchen.

JELLIN-NEOMYCIN: Neomyzin kann die Blutbildung (→ Seite 15) beeinträchtigen. Fühlen Sie sich schwach und treten vermehrt Infekte auf, sollte der Arzt das Blutbild kontrollieren.

► **Sofort zum Arzt**

JELLIN-NEOMYCIN: Wenn Sie dieses neomyzinhaltige Mittel auf großen Hautflächen anwenden, kann das Antibiotikum das Gehör und die Nieren (→ Seite 16) schädigen. Können Sie nicht mehr gut hören, treten Ohrgeräusche, Gleichgewichtsstörungen oder Schmerzen in der Nierengegend auf, müssen Sie sofort einen Arzt aufsuchen.

Hinweise

Für Schwangerschaft und Stillzeit

Bei Ekzemen und Neurodermitis in der Schwangerschaft sollten Sie diese Mittel möglichst nicht anwenden, insbesondere nicht in den ersten drei Monaten.

In der Stillzeit dürfen Sie die Mittel nicht auf der Brust auftragen.

Kombinationen: Glukokortikoid + Antiseptikum (äußerlich)

Flumetason + Clioquinol

Locacorten-Vioform

Prednisolon + Chinolinol

Leioderm P

Flumetason ist ein mittelstark wirkendes, Prednisolon ein schwach wirkendes Glukokortikoid. Chinolinol und Clioquinol gelten als Antiseptika und blockieren die Vermehrung von Bakterien oder töten diese ab. Clioquinol enthält gebundenes Jod. Es wird in die Haut aufgenommen und gelangt somit auch in den Blutkreislauf, was zu unerwünschten Wirkungen führen kann. Daher ist Clioquinol als Kombinationspartner wenig geeignet.

Der Zusatz von Antiseptika, insbesondere von Clioquinol, zu Glukokortikoiden ist jedoch meist unnötig und erhöht nur das Risiko für allergische

Reaktionen. Diese Mittel sind zur Routinebehandlung von Ekzemen und Neurodermitis wenig geeignet. Allenfalls in der Anfangsbehandlung kann die Kombination eines Glukokortikoids mit Chinolinol kurzfristig sinnvoll sein, wenn das Ekzem infiziert ist. In diesem Fall gilt das Mittel als „mit Einschränkung geeignet".

ANWENDUNG

Laut Beipackzettel tragen Sie die Mittel zwei- bis dreimal täglich auf die betroffenen Hautstellen auf. Länger als sieben bis zehn Tage sollten Sie diese Kombinationspräparate nicht anwenden.

Alle weiteren Angaben zu Gegenanzeigen, Wechselwirkungen, unerwünschten Wirkungen sowie Hinweise finden Sie unter dem Stichwort „Glukokortikoide (äußerlich)" (→ Seite 58).

Zusätzlich ist zu beachten:

ACHTUNG

Wenn Sie die Mittel aus Versehen in der Nähe von Schleimhäuten anwenden, kann das Antiseptikum die Schleimhäute stark reizen.

Gegenanzeigen

Locacorten-Vioform: Wenn Sie auf Jod allergisch reagieren oder eine Überfunktion der Schilddrüse haben, dürfen Sie dieses Mittel nicht anwenden. Das in Clioquinol gebundene Jod kann dazu führen, dass die Schilddrüse zu viel Hormon produziert, was mit starken Beschwerden verbunden ist (Herzrasen, Schweißausbrüche, Nervosität).

UNERWÜNSCHTE WIRKUNGEN

▶ **Keine Maßnahmen erforderlich**

Die Haut kann sich röten und brennen.

Locacorten-Vioform: Dieses Mittel verfärbt Haut, Fingernägel und Wäsche. Die Flecken lassen sich nicht ab- oder herauswaschen. Verfärbte Haut und Nägel wachsen mit der Zeit heraus.

HINWEISE

Für Kinder unter 14 Jahren

Locacorten-Vioform: Dieses Mittel dürfen Sie nicht bei Kindern unter zwei Jahren anwenden.

Für Schwangerschaft und Stillzeit

Locacorten-Vioform: In Schwangerschaft und Stillzeit sollten Sie dieses Mittel nicht anwenden.

Leioderm P: Dieses Mittel dürfen Sie in der Schwangerschaft nicht anwenden, weil Chinolinol möglicherweise das Erbgut verändert und Schäden beim Ungeborenen nicht ausgeschlossen werden können. Auch in der Stillzeit dürfen Sie das Mittel nicht anwenden.

■ Kombination: Glukokortikoid + Harnstoff (äußerlich)

Hydrokortison + Harnstoff

Hydrodexan

Das schwachwirkende Glukokortikoid Hydrokortison lindert den Juckreiz und dämpft die Entzündungsreaktion in der Haut. Hydrokortison gehört zu den schwachwirkenden Glukokortikoiden. Alle Informationen zu dieser Wirkstoffgruppe finden Sie unter dem Stichwort „Glukokortikoide (äußerlich)" (→ Seite 58). Harnstoff erhöht den Feuchtigkeitsgehalt der Haut und trägt dazu bei, sie weich und geschmeidig zu erhalten. Außerdem lockert Harnstoff die oberste Hautschicht (Hornschicht) auf, sodass sie sich leichter ablöst. Das ist günstig bei schuppigen Ekzemen, weil die Glukokortikoide dann besser in die Haut eindringen können.

In dieser Kombination ist das Mittel zur Behandlung von Ekzemen und Neurodermitis geeignet, die therapeutische Wirksamkeit ist belegt.

ANWENDUNG

Sie tragen das Mittel ein- bis zweimal täglich dünn auf die betroffenen Hautstellen auf und massieren es leicht ein. Da das Mittel leicht abwaschbar ist, eignet es sich auch zur Behandlung behaarter Hautstellen, zum Beispiel auf der Kopfhaut.

Offene Hautstellen oder die Umgebung des Auges dürfen Sie damit nicht behandeln, weil es die Haut dann zu stark reizt.

Alle weiteren Angaben zu Gegenanzeigen, Wechselwirkungen, unerwünschten Wirkungen sowie Hinweise finden Sie unter dem Stichwort „Glukokortikoide (äußerlich)" (→ Seite 58).

Zusätzlich ist zu beachten:

ACHTUNG

Da Harnstoff auch andere Stoffe schneller und tiefer in die Haut eindringen lässt, zum Beispiel solche, die in Kosmetika enthalten sind, sollten Sie mit dem Arzt besprechen, welche Produkte Sie anwenden können, und diese erst im Abstand von zirka einer Stunde nach dem harnstoffhaltigen Mittel anwenden.

Wechselwirkungen mit Medikamenten

Während der Behandlung sollten Sie keine anderen Arzneimittel auf dieselbe Hautstelle auftragen, weil Harnstoff die Aufnahme dieser Wirkstoffe in die Haut erhöht, was zu unerwünschten Wirkungen führen kann.

Kombination: Glukokortikoid + Imidazol (äußerlich)

Flupredniden + Miconazol

Decoderm tri, Vobaderm

In diesen Mitteln ist ein mittelstark wirkendes Glukokortikoid (Flupredniden) mit einem pilzabtötenden Wirkstoff (Miconazol) kombiniert. Glukokortikoidhaltige Cremes lindern den Juckreiz und dämpfen die Entzündungsreaktion in der Haut. Die fixe Kombination mit einem Antipilzmittel ist bei Ekzemen als kurzfristige Maßnahme selten erforderlich, nämlich nur dann, wenn das Ekzem tatsächlich mit einem Pilz infiziert ist (was der Arzt durch einen Abstrich erkennen kann). Anschließend sollte mit Monopräparaten weiterbehandelt werden (wobei wiederum auf die zeitliche Beschränkung zu achten ist).

Anwendung

Laut Beipackzettel tragen Sie die Creme zweimal täglich auf. Länger als eine Woche sollten Sie das Mittel nicht anwenden.

Alle weiteren Angaben zu Gegenanzeigen, Wechselwirkungen, unerwünschten Wirkungen sowie Hinweise finden Sie unter dem Stichwort „Glukokortikoide (äußerlich)“ (→ Seite 58).

Zusätzlich ist zu beachten:

Achtung

Wechselwirkungen mit Medikamenten

Sie sollten das Mittel nicht gleichzeitig mit anderen pilztötenden Wirkstoffen anwenden, weil diese dann schlechter wirken.

Hinweise

Für Kinder unter 14 Jahren

Die Mittel sollten bei Kindern unter sechs Jahren nicht angewendet werden.

Für Schwangerschaft und Stillzeit

Bei Ekzemen und Neurodermitis in der Schwangerschaft sollten Sie diese Mittel möglichst nicht anwenden, insbesondere nicht in den ersten drei Monaten.

In der Stillzeit dürfen Sie die Mittel nicht auf der Brust auftragen.

Kombinationen: Glukokortikoid + Salizylsäure (äußerlich)

Betamethason + Salizylsäure

BETADERMIC, Diprosalic, Soderm plus

Prednisolon + Salizylsäure

Alpicort

Triamcinolon + Salizylsäure

VOLON A Tinktur N

Betamethason zählt zu den starkwirkenden, Prednisolon zu den schwachwirkenden und Triamcinolon zu den mittelstark wirkenden Glukokortikoiden. Sie dämpfen die Entzündung und lindern den Juckreiz, Salizylsäure weicht die Haut etwas auf und verbessert dadurch das Eindringen dieser Wirkstoffe in die Haut. In dieser Kombination sind die Mittel zur Behandlung von Ekzemen und Neurodermitis geeignet, sollten aber immer nur für einen begrenzten Zeitraum angewendet werden.

Alle Mittel werden sowohl bei Ekzemen als auch bei Schuppenflechte eingesetzt, vorwiegend auf behaarter Haut.

Anwendung

Sie tragen die Mittel ein- bis zweimal täglich auf die betroffenen Hautstellen auf.

Alle weiteren Angaben zu Gegenanzeigen, Wechselwirkungen, unerwünschten Wirkungen sowie Hinweise finden Sie unter dem Stichwort „Glukokortikoide (äußerlich)“ (→ Seite 58).

Zusätzlich ist zu beachten:

Achtung

Wenn Ihre Nieren geschädigt sind, dürfen Sie das Mittel wegen der Salizylismusgefahr (siehe dazu nachfolgenden Abschnitt „Unerwünschte Wirkungen“) nicht großflächig anwenden.

Unerwünschte Wirkungen

▶ **Keine Maßnahmen erforderlich**

VOLON A Tinktur N: Aufgrund des Gehalts an Alkohol kann das Mittel beim Auftragen auf wunder Haut unangenehm brennen.

▶ **Muss beobachtet werden**

Salizylsäure gelangt durch die Haut auch ins Blut und kann die Nieren (→ Seite 16) schädigen. Treten Schmerzen in der Nierengegend auf oder haben Sie häufig Probleme mit den Nieren, sollte der Arzt während der Behandlung einmal im Monat die Nierenwerte im Blut kontrollieren.

▶ **Sofort zum Arzt**

Wenn Sie das Mittel länger als vier Wochen und großflächig anwenden, ist es möglich, dass zu viel Salizylsäure in den Körper gelangt ist und Vergiftungserscheinungen auslösen kann (Salizylismus). Anzeichen dafür sind Übelkeit, Erbrechen, Schwindel, Ohrensausen, trockene Schleimhäute. Treten solche Beschwerden auf, müssen Sie sofort einen Arzt aufsuchen.

Hinweise

Für Kinder unter 14 Jahren

VOLON A Tinktur N: Bei Kindern unter sechs Jahren darf das Mittel nicht angewendet werden.

Beim Gebrauch von Verhütungsmitteln

Diprosalic: Dieses Präparat enthält Hilfsstoffe, die die Reißfestigkeit von Kondomen verringern können. Während der Behandlung im Genitalbereich eignen sich Kondome deshalb nicht als Verhütungsmittel.

Für Schwangerschaft und Stillzeit

Alpicort, Diprosalic: Wegen des Gehalts an Salizylsäure sollten diese Mittel während der Schwangerschaft höchstens kurzfristig und auf kleinen Hautflächen aufgetragen werden.

VOLON A Tinktur N: Dieses Mittel dürfen Sie während der Schwangerschaft nicht anwenden.

Kombination: Örtlich betäubendes Mittel + Harnstoff (äußerlich)

Polidocanol + Harnstoff

Optiderm

Polidocanol ist ein oberflächlich betäubender Wirkstoff. Er verringert die Empfindlichkeit der Nervenenden und -fasern für Schmerz-, Kälte-, Wärme- und Druckreize. Schmerzen und Juckreiz sind dann weniger stark zu spüren. Harnstoff erhöht den Feuchtigkeitsgehalt der Haut und trägt dazu bei, sie weich und geschmeidig zu erhalten. Die Kombination beider Wirkstoffe ist nützlich, wenn bei einem Ekzem oder bei Neurodermitis die Haut infolge des Juckreizes wundgekratzt ist und um die Haut zu pflegen. Für diesen Zweck ist das Mittel geeignet.

ANWENDUNG

Die Creme tragen Sie mehrmals täglich nach Bedarf auf die betroffenen Hautstellen auf. Harnstoff macht die Haut „durchlässiger" für alle Stoffe, die auf die Haut aufgetragen werden. Kosmetika sollten Sie daher im Abstand von zirka einer Stunde anwenden.

ACHTUNG

Wechselwirkungen mit Medikamenten

Während der Behandlung sollten Sie keine anderen Arzneimittel auf dieselbe Hautstelle auftragen, weil Harnstoff die Aufnahme dieser Wirkstoffe in die Haut erhöht, was zu unerwünschten Wirkungen führen kann.

UNERWÜNSCHTE WIRKUNGEN

▶ **Keine Maßnahmen erforderlich**

Die Haut kann sich röten, brennen und schuppen, vor allem an entzündeten Stellen.

▶ **Muss beobachtet werden**

Wenn die Haut sich verstärkt rötet und juckt, reagieren Sie vermutlich allergisch auf das Mittel. Bei solchen Hauterscheinungen (→ Seite 14) sollten Sie einen Arzt aufsuchen.

Ekzem, Neurodermitis

Handelsname Darreichungsform	Zusammensetzung pro 1 ml/1 g oder wie angegeben bzw. pro abgeteilte Einheit	Kleinste Packungsgröße	Festbetrag in Euro	Packungspreis in Euro	Bewertung
Advantan Creme Rp Creme	**Methylprednisolonazeponat** 1 mg	15 g	13,08	13,08	**Geeignet** bei Ekzemen und Neurodermitis. Mittelstark wirkendes Glukokortikoid zur kurzzeitigen Anwendung. → Seite 58
Advantan Milch Rp Emulsion	1 mg	20 g	14,01	14,01	
Advantan Fettsalbe Rp Fettsalbe	1 mg	15 g	13,08	13,08	
Advantan Lösung Rp Lösung	1 mg	50 ml	18,96	18,94	
Advantan Salbe Rp Salbe	1 mg	15 g	13,08	13,08	
Alfason Creme Rp	**Hydrokortison-17-butyrat** 1 mg (Konservierungsmittel: Parabene)	20 g	14,01	14,01	**Geeignet** bei Ekzemen und Neurodermitis. Mittelstark wirkendes Glukokortikoid zur kurzzeitigen Anwendung. → Seite 58
Alfason CreSa Rp Creme	1 mg (Konservierungsmittel: Parabene)	20 g	14,01	14,01	

Hinweise zu den Tabellenspalten → Seite 28, zur Auswahl der Arzneimittel → Seite 23, zur Grundlage der Bewertung → Seiten 24, 27

▶

Ekzem, Neurodermitis Fortsetzung

Handelsname Darreichungsform	Zusammensetzung pro 1 ml/1 g oder wie angegeben bzw. pro abgeteilte Einheit	Kleinste Packungs-größe	Festbetrag in Euro	Packungs-preis in Euro	Bewertung
Alfason Crelo Rp Emulsion	**Hydrokortison-17-butyrat** 1 mg (Konservierungsmittel: Parabene)	50 g	18,96	18,94	**Geeignet** bei Ekzemen und Neurodermitis. Mittelstark wirkendes Glukokortikoid zur kurzzeitigen Anwendung. → Seite 5
Alfason Salbe Rp Salbe	1 mg	20 g	14,01	14,01	
Alpicort Rp Lösung	**Prednisolon** 2 mg + **Salizylsäure** 4 mg	100 ml		20,06	**Geeignet** bei Ekzemen. Schwach wirkendes Glukokortikoid zur kurzzeitigen Anwendung. Der Zusatz von Salizylsäure erleichtert das Eindringen des Wirkstoff in die Haut. → Seite 6
Amciderm Creme Rp Creme	**Amcinonid** 1 mg	20 g	14,82	14,82	**Geeignet** bei Ekzemen und Neurodermitis. Stark wirkendes Glukokortikoid zu kurzzeitigen Anwendung. → Seite 5
Amciderm Fettsalbe Rp Fettsalbe	1 mg	20 g	14,82	14,82	
Amciderm Lotio Rp Lotion	1 mg	20 g	14,82	14,82	
Amciderm Salbe Rp Salbe	1 mg	20 g	14,82	14,82	
Anaesthesin-Creme 10 % Creme	**Benzokain** 100 mg (Konservierungsmittel: Parabene)	20 g		4,49	**Wenig geeignet** gegen Juckreiz bei Ekzemen und Neurodermitis, weil der Wirkstoff selbst allergisierend wirkt. → Seite 6
Anaesthesin N Puder Puder	60 mg	50 g		6,75	
Anaesthesin-Salbe 5 % *10 %* *20 %* Salbe	50 mg 100 mg 200 mg	50 g 20 g 20 g		5,85 4,49 5,47	
Anaesthesulf Lotion	**Polidocanol** 80 mg	50 g		6,19	**Geeignet** gegen Juckreiz bei Ekzemen und Neurodermitis. → Seite 6
Balneum Hermal F Bad	**Erdnussöl** 464,5 mg + **dünnflüssiges Paraffin** 470 mg	200 ml		8,75	**Geeignet** zur Pflege der trockenen Hau bei Ekzemen und Neurodermitis. → Seite 6
Basodexan Softcreme *Basodexan Fettcreme* Creme	**Harnstoff** 100 mg 100 mg	50 g 50 g	7,38 7,38	7,34 7,34	**Geeignet** zur Pflege der trockenen Hau bei Ekzemen und Neurodermitis. → Seite
Basodexan Salbe Salbe	100 mg	50 g	7,38	7,34	
BEMON 0,1 % Creme Rp Creme	**Betamethason** 1 mg	25 g	15,91	12,47	**Geeignet** bei Ekzemen und Neurodermitis. Stark wirkendes Glukokortikoid z kurzzeitigen Anwendung. → Seite
BEMON 0,1 % Salbe Rp Salbe	1 mg	25 g	15,91	12,47	
BETADERMIC Rp Salbe	**Betamethason-17,21-dipropionat** 0,64 mg + **Salizylsäure** 30 mg	25 g		13,15	**Geeignet** bei Ekzemen. Stark wirkende Glukokortikoid zur kurzzeitigen Anwendung. Der Zusatz von Salizylsäure erleichtert das Eindringen des Wirksto in die Haut. → Seite 6
Betagalen Creme Rp Creme	**Betamethason-17-valerat** 1,22 mg	25 g	15,91	11,78	**Geeignet** bei Ekzemen und Neurodermitis. Stark wirkendes Glukokortikoid z kurzzeitigen Anwendung. → Seite
Betagalen Lösung Rp Lösung	1,22 mg	30 ml	16,98	16,40	
Betagalen Lotion Rp Lotion	1,22 mg	30 ml	16,98	15,35	
Betagalen Salbe Rp Salbe	1,22 mg	25 g	15,91	11,78	

Hinweise zu den Tabellenspalten → Seite 28, zur Auswahl der Arzneimittel → Seite 23, zur Grundlage der Bewertung → Seiten 24, 27

Ekzem, Neurodermitis Fortsetzung

Handelsname Darreichungsform	Zusammensetzung pro 1 ml/1 g oder wie angegeben bzw. pro abgeteilte Einheit	Kleinste Packungsgröße	Festbetrag in Euro	Packungspreis in Euro	Bewertung
Betacreme-KSK Rp Creme	**Betamethason-17-valerat** 1,22 mg	25 g	15,91	12,10	**Geeignet** bei Ekzemen und Neurodermitis. Stark wirkendes Glukokortikoid zur kurzzeitigen Anwendung. → Seite 58
Betasalbe-KSK Rp Salbe	1,22 mg	25 g	15,91	12,10	
BetaCreme Lichtenstein 0,10 % Rp Creme	**Betamethason-17-valerat** 1,22 mg	25 g	15,91	11,78	**Geeignet** bei Ekzemen und Neurodermitis. Stark wirkendes Glukokortikoid zur kurzzeitigen Anwendung. → Seite 58
BetaSalbe Lichtenstein 0,10 % Rp Salbe	1,22 mg	25 g	15,91	11,78	
Betnesol-V Creme 0,10 % Rp Creme	**Betamethason-17-valerat** 1,22 mg	25 g	15,91	15,91	**Geeignet** bei Ekzemen und Neurodermitis. Stark wirkendes Glukokortikoid zur kurzzeitigen Anwendung. → Seite 58
Betnesol-V Lotio 0,10 % Rp Lotion	1,22 mg (Konservierungsmittel: Parabene)	20 ml	14,82	14,82	
Betnesol-V Salbe 0,10 % Rp Salbe	1,22 mg	25 g	15,91	15,91	
Bufexamac-ratiopharm Creme	**Bufexamac** 50 mg (Konservierungsmittel: Parabene)	20 g	4,49	4,41	**Wenig geeignet** bei Ekzemen und Neurodermitis, weil der Wirkstoff allergisierend wirkt. → Seite 57
Bufexamac-ratiopharm Salbe Salbe	50 mg	20 g	4,49	4,41	
Celestan-V Creme Rp Creme	**Betamethason-17-valerat** 1,22 mg	20 g	14,82	15,37	**Geeignet** bei Ekzemen und Neurodermitis. Stark wirkendes Glukokortikoid zur kurzzeitigen Anwendung. → Seite 58
Celestan-V Salbe Rp Salbe	1,22 mg	20 g	14,82	15,37	
Cerson Creme 0,02 Rp Creme	**Flumetason-21-pivalat** 0,2 mg	25 g	14,90	14,90	**Geeignet** bei Ekzemen und Neurodermitis. Mittelstark wirkendes Glukokortikoid zur kurzzeitigen Anwendung. → Seite 58
Cerson liquidum 0,02 Rp Lösung	0,2 mg	30 ml	15,74	15,74	
Cerson Salbe 0,02 Rp Salbe	0,2 mg (Konservierungsmittel: Parabene)	25 g	14,90	14,90	
Clobegalen Creme Rp Creme	**Clobetasol-17-propionat** 0,5 mg	15 g	13,09	12,96	**Geeignet** bei Ekzemen und Neurodermitis. Sehr stark wirkendes Glukokortikoid zur kurzzeitigen Anwendung. → Seite 58
Clobegalen Lösung Rp Lösung	0,5 mg	15 ml	13,09	12,96	
Clobegalen Lotion Rp Lotion	0,5 mg	15 ml	13,09	12,96	
Clobegalen Salbe Rp Salbe	0,5 mg	15 g	13,09	12,96	
Cordes Beta Creme Rp Creme	**Betamethason-17-valerat** 1,22 mg	15 g	13,67	13,67	**Geeignet** bei Ekzemen und Neurodermitis. Stark wirkendes Glukokortikoid zur kurzzeitigen Anwendung. → Seite 58
Cordes Beta Salbe Rp Salbe	1,22 mg	15 g	13,67	13,67	

Hinweise zu den Tabellenspalten → Seite 28, zur Auswahl der Arzneimittel → Seite 23, zur Grundlage der Bewertung → Seiten 24, 27

Ekzem, Neurodermitis Fortsetzung

Handelsname Darreichungsform	Zusammensetzung pro 1 ml/1 g oder wie angegeben bzw. pro abgeteilte Einheit	Kleinste Packungsgröße	Festbetrag in Euro	Packungspreis in Euro	Bewertung
Hinweise zu den Tabellenspalten → Seite 28, zur Auswahl der Arzneimittel → Seite 23, zur Grundlage der Bewertung → Seiten 24, 27					
Decoderm Creme Rp Creme	**Flupredniden-21-azetat** 1 mg	20 g	14,01	14,01	**Geeignet** bei Ekzemen und Neurodermitis. Mittelstark wirkendes Glukokortikoid zur kurzzeitigen Anwendung. → Seite 5
Decoderm Paste Rp Paste	1 mg	50 g	18,96	18,94	
Decoderm Salbe Rp Salbe	0,5 mg	20 g	14,01	14,01	
Decoderm comp Creme Rp Creme	**Flupredniden-21-azetat** 1 mg + **Gentamicinsulfat** 1,67 mg	20 g		20,48	**Wenig geeignet** zur Routinebehandlung bei Ekzemen und Neurodermitis, da das Antibiotikum leicht zu Allergien und Resistenzen führt. **Mit Einschränkung geeignet** allenfalls zur Anfangsbehandlung, wenn der Hautausschlag bakteriell infiziert ist. → Seite 6
Decoderm comp Salbe Rp Salbe	**Flupredniden-21-azetat** 0,5 mg + **Gentamicinsulfat** 1,67 mg	20 g		20,48	
Decoderm tri Rp Creme	**Miconazolnitrat** 20 mg + **Flupredniden-21-azetat** 1 mg	25 g		20,30	**Mit Einschränkung geeignet** bei Ekzemen, weil die Kombination eines Glukokortikoids mit einem Antipilzmittel nur selten erforderlich ist, aber zur raschen Anwendung ohne diagnostische Abklärung verführt. Monopräparate sind vorzuziehen. → Seite 6
Dermatop Creme Rp Creme	**Prednicarbat** 2,5 mg	10 g	12,11	12,11	**Geeignet** bei Ekzemen und Neurodermitis. Mittelstark wirkendes Glukokortikoid zur kurzzeitigen Anwendung. → Seite 5
Dermatop Fettsalbe Rp Fettsalbe	2,5 mg	10 g	12,11	12,11	
Dermatop Lösung Rp Lösung mit Schaumapplikator	2,5 mg	20 ml	14,01	14,01	
Dermatop Salbe Rp Salbe	2,5 mg	10 g	12,11	12,11	
Dermoxin Creme Rp Creme	**Clobetasol-17-propionat** 0,5 mg	15 g	13,09	13,09	**Geeignet** bei Ekzemen und Neurodermitis. Sehr stark wirkendes Glukokortikoid zur kurzzeitigen Anwendung. → Seite
Dermoxin Salbe Rp Salbe	0,5 mg	15 g	13,09	13,09	
Dermoxinale Rp Lösung	**Clobetasol-17-propionat** 0,5 mg	15 ml	13,09	13,09	**Geeignet** bei Ekzemen und Neurodermitis. Sehr stark wirkendes Glukokortikoid zur kurzzeitigen Anwendung. → Seite
Dexa Loscon mono Rp Lösung	**Dexamethason-21-isonikotinat** 0,25 mg	100 ml	23,05	23,05	**Geeignet** bei Ekzemen und Neurodermitis. Mittelstark wirkendes Glukokortikoid zur kurzzeitigen Anwendung. → Seite
Dexamethason Creme LAW Rp Creme	**Dexamethason** 0,5 mg (Konservierungsmittel: Parabene)	25 g	14,90	14,90	**Geeignet** bei Ekzemen und Neurodermitis. Mittelstark wirkendes Glukokortikoid zur kurzzeitigen Anwendung. → Seite
Dexamethason Salbe LAW Rp Salbe	0,5 mg (Konservierungsmittel: Parabene)	25 g	14,90	14,90	
DIPROGENTA Creme Rp Creme	**Betamethason-17,21-dipropionat** 0,64 mg + **Gentamicinsulfat** 1,67 mg	20 g		21,92	**Wenig geeignet** zur Routinebehandlung bei Ekzemen und Neurodermitis, da das Antibiotikum leicht zu Allergien und Resistenzen führt. **Mit Einschränkung geeignet** allenfalls zur Anfangsbehandlung, wenn der Hautausschlag bakteriell infiziert ist. → Seite
DIPROGENTA Salbe Rp Salbe	**Betamethason-17,21-dipropionat** 0,64 mg + **Gentamicinsulfat** 1,67 mg	20 g		21,92	

Ekzem, Neurodermitis Fortsetzung

Handelsname Darreichungsform	Zusammensetzung pro 1 ml/1 g oder wie angegeben bzw. pro abgeteilte Einheit	Kleinste Packungsgröße	Festbetrag in Euro	Packungspreis in Euro	Bewertung
Hinweise zu den Tabellenspalten → Seite 28, zur Auswahl der Arzneimittel → Seite 23, zur Grundlage der Bewertung → Seiten 24, 27					
Diprosalic Lösung Rp Lösung	**Betamethason-17,21-dipropionat** 0,64 mg **+ Salizylsäure** 20 mg	20 ml		21,09	**Geeignet** bei Ekzemen. Stark wirkendes Glukokortikoid zur kurzzeitigen Anwendung. Der Zusatz von Salizylsäure erleichtert das Eindringen des Wirkstoffs in die Haut. → Seite 68
Diprosalic Salbe Rp Salbe	**Betamethason-17,21-dipropionat** 0,64 mg **+ Salizylsäure** 30 mg	20 g		20,02	
Diprosis Gel Rp Gel	**Betamethason-17,21-dipropionat** 0,64 mg	20 g	14,82	15,37	**Geeignet** bei Ekzemen und Neurodermitis. Stark wirkendes Glukokortikoid zur kurzzeitigen Anwendung. → Seite 58
Diprosis Salbe Rp Salbe	0,64 mg	20 g	14,82	15,37	
Diprosone Creme Rp Creme	**Betamethason-17,21-dipropionat** 0,64 mg	20 g	14,82	15,37	**Geeignet** bei Ekzemen und Neurodermitis. Stark wirkendes Glukokortikoid zur kurzzeitigen Anwendung. → Seite 58
Diprosone Lösung Rp Lösung	0,64 mg	20 ml	14,82	15,37	
Diprosone Salbe Rp Salbe	0,64 mg	20 g	14,82	15,37	
Douglan 1 % Creme Rp Creme	**Pimecrolimus** 10 mg	15 g		27,97	**Mit Einschränkung geeignet** bei leichter und mittelschwerer Neurodermitis. Das Mittel wirkt nicht besser als die Standardtherapie mit Glukokortikoiden, steht aber im Verdacht schwerwiegender unerwünschter Wirkungen. Anwendbar, wenn geeignete Mittel nicht ausreichend wirkten oder diese nicht vertragen werden. → Seite 61
duradermal Creme Creme	**Bufexamac** 50 mg	25 g	5,32	4,75	**Wenig geeignet** bei Ekzemen und Neurodermitis, weil der Wirkstoff allergisierend wirkt. → Seite 57
duradermal Lotio Emulsion	50 mg	50 g	9,12	9,08	
duradermal Salbe	50 mg	25 g	5,32	4,75	
duradermal Fettsalbe Salbe	50 mg	25 g	5,32	4,75	
ECURAL mini Fettcreme Rp	**Mometason-17-(2-furoat)** 1 mg	10 g	12,48	12,48	**Geeignet** bei Ekzemen und Neurodermitis. Stark wirkendes Glukokortikoid zur kurzzeitigen Anwendung. → Seite 58
ECURAL Fettcreme Rp Creme	1 mg	20 g	14,82	14,82	
ECURAL Lösung Rp Lösung	1 mg	20 ml	14,82	14,82	
ECURAL mini Salbe Rp	1 mg	10 g	12,48	12,48	
ECURAL Salbe Rp Salbe	1 mg	20 g	14,82	14,82	
Elidel 1 % Creme Rp Creme	**Pimecrolimus** 10 mg	15 g		27,97	**Mit Einschränkung geeignet** bei leichter und mittelschwerer Neurodermitis. Das Mittel wirkt nicht besser als die Standardtherapie mit Glukokortikoiden, steht aber im Verdacht schwerwiegender unerwünschter Wirkungen. Anwendbar, wenn geeignete Mittel nicht ausreichend wirkten oder diese nicht vertragen werden. → Seite 61
Fucicort Creme Rp	**Betamethason** 1 mg **+ Fusidinsäure** 20 mg	5 g		14,57	**Wenig geeignet** zur Routinebehandlung bei Ekzemen und Neurodermitis, da das Antibiotikum leicht zu Allergien und Resistenzen führt. **Mit Einschränkung geeignet** allenfalls zur Anfangsbehandlung, wenn der Hautausschlag bakteriell infiziert ist. → Seite 66

►

Ekzem, Neurodermitis Fortsetzung

Handelsname Darreichungsform	Zusammensetzung pro 1 ml/1 g oder wie angegeben bzw. pro abgeteilte Einheit	Kleinste Packungsgröße	Festbetrag in Euro	Packungspreis in Euro	Bewertung
Hinweise zu den Tabellenspalten → Seite 28, zur Auswahl der Arzneimittel → Seite 23, zur Grundlage der Bewertung → Seiten 24, 27					
Fucicort Lipid 20 mg/g + 1 mg/g Creme Rp Creme	**Betamethason** 1 mg + **Fusidinsäure** 20 mg (Konservierungsmittel: Parabene)	5 g		14,57	**Wenig geeignet** zur Routinebehandlung bei Ekzemen und Neurodermitis, da das Antibiotikum leicht zu Allergien und Resistenzen führt. **Mit Einschränkung geeignet** allenfalls zur Anfangsbehandlung, wenn der Hautausschlag bakteriell infiziert ist. → Seite 6
Hydrocutan Creme 1 % Rp Creme	**Hydrokortisonazetat** 10 mg	20 g	13,24	13,24	**Geeignet** bei Ekzemen und Neurodermitis. Schwach wirkendes Glukokortikoid zur kurzzeitigen Anwendung. → Seite 5
Hydrocutan Salbe 1 % Rp Salbe	**Hydrokortison** 10 mg	20 g	13,24	12,98	
Hydrodexan Rp Creme	**Hydrokortison** 10 mg + **Harnstoff** 100 mg	20 g		17,22	**Geeignet** bei Ekzemen und Neurodermitis. Schwach wirkendes Glukokortikoid zur kurzzeitigen Anwendung. Der Zusatz von Harnstoff verbessert das Hautbild und erleichtert das Eindringen des Wirkstoffs in die Haut. → Seite 6
Hydrodexan Rp Salbe	**Hydrokortison** 10 mg + **Harnstoff** 100 mg	20 g		17,22	
Hydrogalen Creme Rp Creme	**Hydrokortison** 10 mg	25 g	13,96	11,11	**Geeignet** bei Ekzemen und Neurodermitis. Schwach wirkendes Glukokortikoid zur kurzzeitigen Anwendung. → Seite 5
Hydrogalen Lösung Rp Lösung	10 mg	30 ml	14,65	14,65	
Hydrogalen Lotion Rp Lotion	10 mg	30 ml	14,65	14,65	
Hydrogalen Salbe Rp Salbe	10 mg	25 g	13,96	11,71	
JELLIN Creme Rp Creme	**Fluocinolonazetonid** 0,25 mg (Konservierungsmittel: Parabene)	15 g	13,67	14,17	**Geeignet** bei Ekzemen und Neurodermitis. Stark wirkendes Glukokortikoid zur kurzzeitigen Anwendung. → Seite 5
JELLIN Salbe Rp Salbe	0,25 mg	15 g	13,67	14,17	
JELLIN-NEOMYCIN Creme Rp Creme	**Fluocinolonazetonid** 0,25 mg + **Neomyzinsulfat** 4,52 mg (Konservierungsmittel: Parabene)	15 g		16,46	**Wenig geeignet** zur Routinebehandlung bei Ekzemen und Neurodermitis, da das Antibiotikum leicht zu Allergien und Resistenzen führt. **Mit Einschränkung geeignet** allenfalls zur Anfangsbehandlung, wenn der Hautausschlag bakteriell infiziert ist. → Seite 6
JELLIN-NEOMYCIN Salbe Rp Salbe	**Fluocinolonazetonid** 0,25 mg + **Neomyzinsulfat** 4,52 mg	50 g		28,31	
Kaban Creme Rp Creme	**Clocortolon-21-hexanoat** 1 mg + **Clocortolon-21-pivalat** 1 mg	15 g	13,08	13,08	**Geeignet** bei Ekzemen und Neurodermitis. Mittelstark wirkendes Glukokortikoid zur kurzzeitigen Anwendung. → Seite
Kaban Salbe Rp Salbe	**Clocortolon-21-hexanoat** 1 mg + **Clocortolon-21-pivalat** 1 mg	15 g	13,08	13,08	
Kabanimat Creme Rp Creme	**Clocortolon-21-hexanoat** 0,3 mg + **Clocortolon-21-pivalat** 0,3 mg	20 g	13,24	13,24	
Kabanimat Salbe Rp Salbe	**Clocortolon-21-hexanoat** 0,3 mg + **Clocortolon-21-pivalat** 0,3 mg	20 g	13,24	13,24	

Ekzem, Neurodermitis Fortsetzung

Handelsname Darreichungsform	Zusammensetzung pro 1 ml/1 g oder wie angegeben bzw. pro abgeteilte Einheit	Kleinste Packungsgröße	Festbetrag in Euro	Packungspreis in Euro	Bewertung

Hinweise zu den Tabellenspalten → Seite 28, zur Auswahl der Arzneimittel → Seite 23, zur Grundlage der Bewertung → Seiten 24, 27

Handelsname Darreichungsform	Zusammensetzung pro 1 ml/1 g oder wie angegeben bzw. pro abgeteilte Einheit	Kleinste Packungsgröße	Festbetrag in Euro	Packungspreis in Euro	Bewertung
Karison Creme Rp Creme	**Clobetasol-17-propionat** 0,5 mg (Konservierungsmittel: Parabene)	15 g	13,09	13,09	**Geeignet** bei Ekzemen und Neurodermitis. Sehr stark wirkendes Glukokortikoid zur kurzzeitigen Anwendung. → Seite 58
Karison Fettsalbe Rp Fettsalbe	0,5 mg	15 g	13,09	13,09	
Karison Salbe Rp Salbe	0,5 mg	15 g	13,09	13,09	
Kortikoid-ratiopharm Creme Rp Creme	**Triamcinolonazetonid** 1 mg	20 g	14,01	12,64	**Geeignet** bei Ekzemen und Neurodermitis. Mittelstark wirkendes Glukokortikoid zur kurzzeitigen Anwendung. → Seite 58
Kortikoid-ratiopharm F Salbe Rp Fettsalbe	1 mg	20 g	14,01	12,64	
Laticort Creme 0,1 % Rp Creme	**Hydrokortisonbutyrat** 1 mg (Konservierungsmittel: Parabene)	15 g	13,08	13,05	**Geeignet** bei Ekzemen und Neurodermitis. Mittelstark wirkendes Glukokortikoid zur kurzzeitigen Anwendung. → Seite 58
Laticort Salbe 0,1 % Rp Salbe	1 mg	15 g	13,08	13,05	
Leioderm P-Creme Rp Creme	**Prednisolon** 2,5 mg **+ 8-Chinolinolsulfat** 2,5 mg	10 g		13,57	**Wenig geeignet** zur Routinebehandlung bei Ekzemen und Neurodermitis, da der Zusatz von Chinolinol unnötig ist. **Mit Einschränkung geeignet** allenfalls zur Anfangsbehandlung, wenn der Hautausschlag infiziert ist. → Seite 66
Linola Fett	**Ungesättigte Fettsäuren** 8,15 mg	50 g		7,97	**Geeignet** zur Pflege der trockenen Haut bei Ekzemen und Neurodermitis → Seite 65
Linola Gamma	**Nachtkerzensamenöl** 200 mg (Konservierungsmittel: Parabene)	50 g		9,94	**Geeignet** zur Pflege trockener Haut. → Seite 65
Linola-H N Rp *Linola-H Fett N* Rp	**Prednisolon** 4 mg 4 mg	25 g 50 g	13,96 17,26	13,96 17,26	**Geeignet** bei Ekzemen und Neurodermitis. Schwach wirkendes Glukokortikoid zur kurzzeitigen Anwendung. → Seite 58
Linola Creme Creme	**Ungesättigte Fettsäuren** 5 mg (Konservierungsmittel: Parabene)	50 g		6,97	**Geeignet** zur Pflege von nässenden oder rauen Hautstellen bei Ekzemen und Neurodermitis. → Seite 65
Linola Fett N Ölbad Bad	**Isopropylmyristat-Derivat** 440 mg **+ Laureth** 60 mg **+ dickflüssiges Paraffin** 480 mg **+ Poly(oxypropylen)-Derivat** 10 mg	200 ml		9,17	**Geeignet** zur Pflege der trockenen Haut bei Ekzemen und Neurodermitis. → Seite 63
LINOLA CORT Hydro 0,5 Rp *1,0* Rp	**Hydrokortison** 5 mg 10 mg	25 g 25 g	13,96 13,96	11,11 11,11	**Geeignet** bei Ekzemen und Neurodermitis. Schwach wirkendes Glukokortikoid zur kurzzeitigen Anwendung. → Seite 58
LINOLA CORT Hydro Lotio Rp Creme	10 mg	25 g	13,96	11,11	
LINOLACORT Triam Rp Creme	**Triamcinolonazetonid** 1 mg	15 g	14,90	12,01	**Geeignet** bei Ekzemen und Neurodermitis. Mittelstark wirkendes Glukokortikoid zur kurzzeitigen Anwendung. → Seite 58

Ekzem, Neurodermitis Fortsetzung

Handelsname Darreichungsform	Zusammensetzung pro 1 ml/1 g oder wie angegeben bzw. pro abgeteilte Einheit	Kleinste Packungsgröße	Festbetrag in Euro	Packungspreis in Euro	Bewertung
Hinweise zu den Tabellenspalten → Seite 28, zur Auswahl der Arzneimittel → Seite 23, zur Grundlage der Bewertung → Seiten 24, 27					
Locacorten-Vioform Rp Creme	Flumetason-21-pivalat 0,2 mg + Clioquinol 30 mg	25 g		21,72	**Wenig geeignet** bei Ekzemen und Neurodermitis, da der Zusatz von Clioquinol unnötig ist und das Risiko für unerwünschte Wirkungen erhöht. → Seite 66
Locacorten-Vioform Rp Paste	Flumetason-21-pivalat 0,2 mg + Clioquinol 30 mg	25 g		19,80	
Locacorten-Vioform Rp Salbe	Flumetason-21-pivalat 0,2 mg + Clioquinol 30 mg	15 g		17,11	
Lygal Kopftinktur N Rp Lösung	Prednisolon 2 mg	100 ml		17,35	**Geeignet** bei Ekzemen und Neurodermitis der Kopfhaut. Schwach wirkendes Glukokortikoid zur kurzzeitigen Anwendung. → Seite 5
Munitren 5 % Creme	Hydrokortison 5 mg	5 g	1,88	3,55	**Geeignet** bei Ekzemen und Neurodermitis. Schwach wirkendes Glukokortikoid zur kurzzeitigen Anwendung. → Seite 5
Nerisona Salbe Rp Salbe	Diflucortolon-21-pentanoat 1 mg	15 g	13,67	14,10	**Geeignet** bei Ekzemen und Neurodermitis. Stark wirkendes Glukokortikoid zur kurzzeitigen Anwendung. → Seite 5
Nerisona Creme Rp Creme	1 mg (Konservierungsmittel: Parabene)	15 g	13,67	14,10	
Nerisona Fettsalbe Rp Fettsalbe	1 mg	15 g	13,67	14,10	
Optiderm Creme Creme	Harnstoff 50 mg + Polidocanol 30 mg	50 g		8,97	**Geeignet** bei Ekzemen und Neurodermitis, um den Juckreiz zu stillen und die Haut zu pflegen. → Seite 6
Pandel Creme Rp Creme	Hydrokortisonbuteprat 1 mg (Konservierungsmittel: Parabene)	30 g	15,74	17,05	**Geeignet** bei Ekzemen und Neurodermitis. Mittelstark wirkendes Glukokortikoid zur kurzzeitigen Anwendung. → Seite 5
Pandel Salbe Rp Salbe	1 mg	30 g	15,74	17,05	
Parfenac Creme Creme	Bufexamac 50 mg	25 g	5,32	5,32	**Wenig geeignet** bei Ekzemen und Neurodermitis, weil der Wirkstoff allergisierend wirkt. → Seite 5
Parfenac Milch Emulsion	50 mg	50 g	9,12	9,12	
Parfenac Fettsalbe	50 mg	25 g	5,32	5,32	
Parfenac Salbe Salbe	50 mg	25 g	5,32	5,32	
Prednisolon Creme LAW Rp Creme	Prednisolon 2,5 mg (Konservierungsmittel: Parabene)	25 g	13,96	13,96	**Geeignet** bei Ekzemen und Neurodermitis. Schwach wirkendes Glukokortikoid zur kurzzeitigen Anwendung. → Seite 5
Prednisolon Salbe LAW Rp Salbe	2,5 mg (Konservierungsmittel: Parabene)	25 g	13,96	13,96	
Prednitop Creme Rp Creme	Prednicarbat 2,5 mg	10 g	12,11	11,36	**Geeignet** bei Ekzemen und Neurodermitis. Mittelstark wirkendes Glukokortikoid zur kurzzeitigen Anwendung. → Seite 5
Prednitop Fettsalbe Rp Fettsalbe	2,5 mg	10 g	12,11	11,36	
Prednitop Salbe Rp Salbe	2,5 mg	10 g	12,11	11,36	

Ekzem, Neurodermitis Fortsetzung

Handelsname Darreichungsform	Zusammensetzung pro 1 ml/1 g oder wie angegeben bzw. pro abgeteilte Einheit	Kleinste Packungsgröße	Festbetrag in Euro	Packungspreis in Euro	Bewertung
Protopic 0,03 % Salbe Rp *0,1 % Salbe* Rp Salbe	**Tacrolimus** 0,3 mg 1 mg	10 g 10 g		24,09 25,92	**Mit Einschränkung geeignet** bei mittelschwerer Neurodermitis. Das Mittel wirkt nicht besser als die Standardtherapie mit Glukokortikoiden, steht aber im Verdacht schwerwiegender unerwünschter Wirkungen. Anwendbar, wenn geeignete Mittel nicht ausreichend wirkten oder diese nicht vertragen werden. → Seite 61
Soderm Creme Rp Creme	**Betamethason-17-valerat** 1,22 mg	10 g	12,48	11,63	**Geeignet** bei Ekzemen und Neurodermitis. Stark wirkendes Glukokortikoid zur kurzzeitigen Anwendung. → Seite 58
Soderm Lotio Rp Lotion	1,22 mg (Konservierungsmittel: Parabene)	20 ml	14,82	14,26	
Soderm Salbe Rp	1,22 mg	10 g	12,48	11,63	
Soderm plus Rp Salbe	**Betamethason-17, 21-dipropionat** 0,64 mg + **Salizylsäure** 30 mg	10 g		12,15	**Geeignet** bei Ekzemen und Neurodermitis. Stark wirkendes Glukokortikoid zur kurzzeitigen Anwendung. Der Zusatz von Salizylsäure erleichtert das Eindringen des Wirkstoffs in die Haut. → Seite 68
Soventol HC Creme	**Hydrokortisonazetat** 2,5 mg	20 g	5,82	6,50	**Geeignet** bei Ekzemen und Neurodermitis. Schwach wirkendes Glukokortikoid zur kurzzeitigen Anwendung. → Seite 58
Sulmycin Creme mit Celestan-V Rp Creme	**Betamethason-17-valerat** 1,22 mg + **Gentamicinsulfat** 1,67 mg	20 g		21,41	**Wenig geeignet** zur Routinebehandlung bei Ekzemen und Neurodermitis, da das Antibiotikum leicht zu Allergien und Resistenzen führt. **Mit Einschränkung geeignet** allenfalls zur Anfangsbehandlung, wenn der Hautausschlag bakteriell infiziert ist. → Seite 66
Sulmycin Salbe mit Celestan-V Rp Salbe	**Betamethason-17-valerat** 1,22 mg + **Gentamicinsulfat** 1,67 mg	20 g		21,41	
Tannolact Fettcreme 0,40 %	**Synthetischer Gerbstoff** 4 mg (Konservierungsmittel: Parabene)	20 g		4,95	**Geeignet** bei leichten Hautentzündungen und juckenden Hauterkrankungen. → Seite 64
Tannolact Creme 1 % Creme	10 mg	20 g		4,95	
Tannolact Lotio 1 % Lotion	10 mg	75 g		5,76	
Tannolact Puder Puder	12 mg	30 g		7,53	
Tannosynt flüssig Bad	**Synthetischer Gerbstoff** 400 mg	100 g		9,50	**Geeignet** bei leichten Hautentzündungen und juckenden Hauterkrankungen. → Seite 64
Tannosynt Creme Creme	10 mg	20 g		4,72	
Tannosynt Lotio Lotion	10 mg (Konservierungsmittel: Parabene)	100 g		7,69	
Topisolon Fettsalbe Rp Fettsalbe	**Desoximetason** 2,5 mg	50 g	21,04	21,04	**Geeignet** bei Ekzemen und Neurodermitis. Stark wirkendes Glukokortikoid zur kurzzeitigen Anwendung. → Seite 58
Topisolon Rp Salbe	2,5 mg	15 g	13,67	13,67	

Hinweise zu den Tabellenspalten → Seite 28, zur Auswahl der Arzneimittel → Seite 23, zur Grundlage der Bewertung → Seiten 24, 27

Ekzem, Neurodermitis Fortsetzung

Handelsname Darreichungsform	Zusammensetzung pro 1 ml/1 g oder wie angegeben bzw. pro abgeteilte Einheit	Kleinste Packungsgröße	Festbetrag in Euro	Packungspreis in Euro	Bewertung
Hinweise zu den Tabellenspalten → Seite 28, zur Auswahl der Arzneimittel → Seite 23, zur Grundlage der Bewertung → Seiten 24, 27					
TOPSYM Creme Rp Creme	**Fluocinonid** 0,5 mg	15 g	13,67	14,17	**Geeignet** bei Ekzemen und Neurodermitis. Stark wirkendes Glukokortikoid zur kurzzeitigen Anwendung. → Seite 58
TOPSYM F-Salbe Rp Fettsalbe	0,5 mg	15 g	13,67	14,17	
TOPSYM Lösung Rp Lösung	0,5 mg	15 ml	13,67	14,17	
TOPSYM Salbe Rp Salbe	0,5 mg	15 g	13,67	14,17	
Triamgalen Creme Rp Creme	**Triamcinolonazetonid** 1 mg	10 g	14,90	12,01	**Geeignet** bei Ekzemen und Neurodermitis. Mittelstark wirkendes Glukokortikoid zur kurzzeitigen Anwendung. → Seite 58
Triamgalen Lösung Rp Lösung	2 mg	30 ml	16,98	15,72	
Triamgalen Lotion Rp Lotion	1 mg	30 ml	15,74	15,72	
Triamgalen Salbe Rp Salbe	1 mg	10 g	14,90	12,01	
TriamCreme Lichtenstein Rp Creme	**Triamcinolonazetonid** 1 mg	20 g	14,01	12,30	**Geeignet** bei Ekzemen und Neurodermitis. Mittelstark wirkendes Glukokortikoid zur kurzzeitigen Anwendung. → Seite 58
TriamSalbe Lichtenstein Rp Salbe	1 mg	20 g	14,01	12,30	
Vobaderm Rp Creme	**Miconazolnitrat** 20 mg + **Flupredniden-21-azetat** 1 mg	20 g		18,25	**Mit Einschränkung geeignet** bei Ekzemen, weil die Kombination eines Glukokortikoids mit einem Antipilzmittel nur selten erforderlich ist, aber zur raschen Anwendung ohne diagnostische Abklärung verführt. Monopräparate sind vorzuziehen. → Seite 68
VOLON A Creme Rp Creme	**Triamcinolonazetonid** 1 mg	20 g	14,01	12,98	**Geeignet** bei Ekzemen und Neurodermitis. Mittelstark wirkendes Glukokortikoid zur kurzzeitigen Anwendung. → Seite 58
VOLON A Salbe antibiotikafrei Rp Salbe	1 mg	20 g	14,01	12,98	
VOLONIMAT Creme Rp Creme	0,25 mg	20 g	14,01	14,01	
VOLONIMAT Salbe N Rp Salbe	0,25 mg	20 g	14,01	14,01	
VOLON A Tinktur N Rp Lösung	**Triamcinolonazetonid** 2 mg + **Salizylsäure** 20 mg	15 ml		17,39	**Geeignet** bei Ekzemen und Neurodermitis. Mittelstark wirkendes Glukokortikoid zur kurzzeitigen Anwendung. Der Zusatz von Salizylsäure erleichtert das Eindringen des Wirkstoffs in die Haut. → Seite 6[illegible]
Windol Creme Creme	**Bufexamac** 50 mg	20 g	4,49	4,49	**Wenig geeignet** bei Ekzemen und Neurodermitis, weil der Wirkstoff allergisierend wirkt. → Seite 5[illegible]
Windol Milch Emulsion	50 mg	50 g	9,12	9,12	
Windol Fettsalbe	50 mg	20 g	4,49	4,49	
Windol Salbe Salbe	50 mg	20 g	4,49	4,49	

Schuppenflechte

Schuppenflechte (Psoriasis) gehört zu den häufigsten Hautkrankheiten. Sie tritt überwiegend bei jungen Erwachsenen vor dem 40. Lebensjahr auf (Typ I). Selten beginnt eine Psoriasis erst später (Typ II). Sie verläuft meist milder als eine Typ-I-Psoriasis. Größe und Form der Plaques sind individuell verschieden. Man unterscheidet vor allem zwei Verlaufsformen:

- Es bilden sich mehrere kleine Herde (0,5 bis 1 cm) an Rumpf, Armen und Beinen (akut eruptiv-exanthemische Psoriasis). Sie entstehen plötzlich, häufig bei oder nach Infekten und verschwinden ebenso rasch wieder.
- Die schuppigen Hautstellen sind größer, bleiben lange bestehen und verändern sich kaum (chronisch stationäre Psoriasis).

Schuppenflechte ist nicht ansteckend. Heilen lässt sie sich nicht, wohl aber vorübergehend so bessern, dass sie sich nicht durch die typischen Hautausschläge bemerkbar macht.

Anzeichen und Beschwerden

Schuppenflechte beginnt an einer beliebigen Körperstelle, besonders häufig an Ellenbogen, Knie, Kopf oder am Rücken in der Kreuzbeinregion. Es entsteht ein meist scharf begrenzter roter Fleck (Plaque), dessen Oberfläche von silbrigweißen Hautschuppen bedeckt ist. Diese Schuppen lassen sich leicht ablösen. Werden sie abgekratzt, reißt die darunter liegende entzündete Haut leicht ein und blutet punktförmig. Die Herde der Schuppenflechte jucken gelegentlich, können brennen und stechen, verursachen aber keine Schmerzen.

Kleinere Schuppenflechte-Stellen verschmelzen manchmal miteinander zu einem großen Fleck. Häufig treten die Plaques an der rechten und linken Körperhälfte jeweils an den gleichen Stellen auf. Bei etwa der Hälfte der Psoriasiskranken sind auch die Fingernägel von der Krankheit betroffen. Auf ihnen entstehen Grübchen (Tüpfelnägel) oder sie verfärben sich gelblich. Die Nägel wachsen ansonsten meistens normal, es kann aber auch sein, dass das Wachstum gestört ist und ein „Krümelnagel" entsteht.

Teilweise sind auch die Gelenke entzündet (Psoriasis arthopathica, Psoriasis-Arthritis). Die Symptome ähneln denen einer rheumatoiden Arthritis (→ Seite 1063).

Psoriasis verläuft meist schubartig. Die Anlässe, durch die die Krankheit wieder aufflackert, sind sehr verschieden.

Ursachen

Wie eine Schuppenflechte entsteht, ist noch ungeklärt. Vermutet wird, dass sich das Immunsystem gegen körpereigene Substanzen richtet (Autoimmunreaktion). Dabei werden spezielle Abwehrzellen, die zu den weißen Blutkörperchen gehören, aktiviert, den Botenstoff Interleukin-6 zu produzieren. Dieser regt die Hautzellen zu verstärktem und schnellerem Wachstum an. Normalerweise dauert es etwa vier Wochen, bis neue Hautzellen die Oberfläche erreichen, bei Psoriasiskranken geschieht das in wenigen Tagen. Dadurch werden Leder- und Oberhaut bis zu 16-mal dicker als normal. Außerdem vermehren sich die kleinen Blutgefäße in der Haut. Reißt die trockene, schuppige Haut ein, blutet sie leicht.

Wodurch die weißen Blutzellen aktiviert werden, ist ungeklärt. Häufig bricht eine Psoriasis nach einer Infektion aus (z. B. Mandelentzündung). Bakterien und Viren können dabei gleichermaßen beteiligt sein. Auch Erbanlangen spielen eine Rolle. Darüber hinaus können mechanische Reize, zum Beispiel durch eine Armbanduhr oder enganliegende Kleidung, sowie Schnitt- und Schürfwunden, Kratzspuren, Sonnenbrand und Verbrennungen eine Psoriasis provozieren, wenn die Veranlagung dafür besteht. Die gleichen Einflüsse können eine vorhandene Schuppenflechte nach einer Ruhephase wieder aufflackern lassen. Auch Wetterumschwünge und Stress (Trauerfälle, Angst, Schwierigkeiten im Privat- und Berufsleben), hoher Alkoholkonsum, eine kalorienreiche Ernährung sowie Medikamente wie lithiumhaltige Mittel (bei Depressionen), Mittel zur Vorbeugung gegen Malaria, Betablocker und ACE-Hemmer (bei hohem Blutdruck) und Lipidsenker wie Gemfibrozil (bei Arteriosklerose) können den Ausbruch oder einen erneuten Schub einer Psoriasis bedingen.

Nichtmedikamentöse Maßnahmen

Alles, was die Haut geschmeidig macht, kann eine Psoriasis bessern. Dafür können Sie ölhaltige Bäder nehmen oder den Körper mit fetthaltigen Lotionen, Cremes oder Salben einreiben.

UV-Strahlen – vor allem die sonst schädlichen UV-B-Strahlen – tragen dazu bei, dass eine Psoriasis schneller abheilt. Bei Aufenthalten im Hochgebirge oder in südlichen Ländern mit intensiver UV-Einstrahlung bessert sich die Schuppenflechte deshalb häufig. Teilweise wird diese Therapie mit UV-B-Strahlen auch in speziellen UV-Bestrahlungsanlagen (ähnlich einem Solarium) beim Hautarzt nachgeahmt, meistens in Kombination mit rückfettenden Pflegemitteln. Das Hautbild verbessert sich mit dieser UV-Behandlung

innerhalb von drei bis vier Wochen deutlich, und die Wirkung hält meistens lange Zeit vor.
Bäder im stark salzhaltigen Toten Meer oder ein Aufenthalt am Meer können die Hauterscheinungen ebenfalls abklingen lassen.
Oberflächlich aufliegende Schuppen können Sie entfernen, indem Sie in Kochsalz- oder Ölbädern baden und die Schuppen anschließend in einem Seifen- oder Sodabad abbürsten (ein bis zwei Handvoll Kristallsoda, chemisch Natriumkarbonat, in das Badewasser geben).

Behandlung mit Medikamenten

Da unklar ist, wie die Krankheit entsteht, lässt sie sich nicht ursächlich behandeln. Medikamente, vor allem äußerlich anzuwendende Salben und Cremes, können die Symptome einer Psoriasis jedoch deutlich lindern oder vorübergehend verschwinden lassen.
Für die Behandlung eines akuten Psoriasis-Schubes eignen sich Monopräparate mit Glukokortikoiden (äußerlich) (→ Seite 58) oder Kombinationspräparate aus Glukokortikoid + Harnstoff (äußerlich) (→ Seite 87) oder Glukokortikoid + Salizylsäure (äußerlich) (→ Seite 88).
Mit Einschränkung geeignet für die Anfangsbehandlung sind Salben aus Glukokortikoid + Vitamin-D-Abkömmling (äußerlich) (→ Seite 90).
Dithranol (äußerlich) (→ Seite 83), Dithranol + andere Substanzen (äußerlich) (→ Seite 86) oder Monopräparate mit Vitamin-D-Abkömmlingen (äußerlich) (→ Seite 85) sind zur langfristigen Behandlung geeignet, um ein Wiederaufflackern der Schuppenflechte zu verhindern. Dithranol und Glukokortikoide werden häufig auch mit einer UV-B-Strahlentherapie kombiniert.
Fumarsäureester (innerlich) (→ Seite 84) sind wegen ihrer möglichen schweren unerwünschten Wirkungen mit Einschränkung geeignet und kommen nur infrage, wenn andere Mittel nicht ausreichend wirken.
Eine sehr schwere Psoriasis kann mit Azitretin (innerlich) (→ nebenstehend) behandelt werden. Darüber hinaus können in solchen Fällen auch Mittel, die das Immunsystem unterdrücken, wie Methotrexat (→ Seite 1075) oder Ciclosporin und seit einiger Zeit auch Immunmodulatoren (→ Seite 1070) wie Leflunomid oder Etanercept angewendet werden.

Die PUVA-Therapie

Bei ausgeprägter Psoriasis wird der Wirkstoff Psoralen mit UV-A-Strahlen kombiniert, um die Wirkung zu intensivieren. Bei dieser „PUVA-Therapie" (Psoralen + UV-A) nehmen Sie Psoralen-Tabletten ein oder setzen den Wirkstoff dem Badewasser zu oder tragen das Mittel als Creme auf die Haut auf. Die äußerliche Anwendung hat den Vorteil, dass die inneren Organe nicht durch das Medikament belastet werden. Danach werden Sie wenige Minuten lang mit UV-A bestrahlt. Psoralen bremst unter dem Einfluss der UV-Strahlen die überschießende Vermehrung der Hautzellen. Eine PUVA-Therapie erfolgt anfangs dreimal, später zweimal wöchentlich.

Azitretin (innerlich)

Neotigason

Azitretin ist ein Abkömmling der Vitamin-A-Säure. Es normalisiert die Verhornung der Haut und bremst die Vermehrung der Hautzellen. Außerdem beeinflusst es die Funktion der Immunzellen in der Haut. Auf diese Weise löst das Mittel bereits vorhandene Schuppenflechte-Plaques auf und verhindert, dass neue entstehen. So kann es eine sehr schwere Schuppenflechte wirksam bekämpfen und gilt deshalb für die Behandlung in diesen Fällen als „geeignet". Wegen der vielfältigen unerwünschten Wirkungen darf das Mittel jedoch nur bei ausgeprägter, ausgedehnter Schuppenflechte angewendet werden, die auf eine lokale Behandlung nicht anspricht.

Anwendung

Sie nehmen das Mittel ein- bis zweimal täglich ein, am besten mit einem Glas Milch. Die Dosis richtet sich nach dem Körpergewicht und der Schwere der Erkrankung. Bei längerfristiger Behandlung wird meist eine Tagesdosis von 30 Milligramm gewählt. Mehr als 75 Milligramm täglich sollten es nicht sein.
Die Behandlung wird fortgesetzt, bis die Plaques verschwunden sind, aber möglichst nicht länger als sechs Monate. Tritt die Schuppenflechte erneut auf, kann die Behandlung wiederholt werden.

Achtung

Wenn Sie eine Fettstoffwechselstörung haben, viel rauchen, viel Alkohol trinken oder eine Fettleber haben, muss der Arzt die Blutwerte unmittelbar vor Beginn der Behandlung sowie einen Monat danach und weiterhin alle drei Monate

kontrollieren. Steigen die Werte an, sollten sie nach zwei Wochen erneut kontrolliert werden. Sind sie dann weiter angestiegen, sollte der Arzt die Dosis von Azitretin verringern, wenn nötig bis zur untersten Grenze. Bleiben die Werte auch dann noch erhöht, ist das Mittel abzusetzen.
Die Blutwerte sind auch regelmäßig zu kontrollieren, wenn Sie ein Risiko für Herz-Kreislauf-Erkrankungen haben (z. B. hohen Blutdruck).
Wenn Sie Azitretin längerfristig einnehmen sollen, sind ebenfalls die Blutfettwerte zu überwachen. Außerdem sollte der Arzt jährlich Röntgenaufnahmen machen (z. B. von der Wirbelsäule), um Veränderungen an den Knochen möglichst frühzeitig festzustellen.

Gegenanzeigen

Unter folgenden Bedingungen dürfen Sie nicht mit Azitretin behandelt werden:

- Sie haben Diabetes.
- Ihre Leber und/oder Nieren arbeiten nur eingeschränkt.
- Sie leiden unter krankhafter Fettsucht.
- Sie werden mit Vitamin-A-haltigen Mitteln (bei Vitaminmangel) oder mit anderen Retinoiden (bei schwerer Akne) behandelt.
- Sie werden mit Methotrexat behandelt (z. B. bei rheumatoider Arthritis oder Krebs).
- Sie werden mit einem Antibiotikum aus der Gruppe der Tetrazykline, beispielsweise Doxyzyklin, behandelt (bei bakteriellen Infektionen, bei Akne).

Wechselwirkungen mit Medikamenten

Wenn Sie noch andere Medikamente anwenden, ist zu beachten:
Andere Mittel gegen die Schuppenflechte oder Hautpflegemittel sollten Sie nicht ohne Rücksprache mit dem Hautarzt einsetzen.

▶ **Unbedingt beachten**

- Azitretin dürfen Sie nicht gleichzeitig mit anderen Vitamin-A-haltigen Präparaten (bei Vitaminmangel) oder anderen Retinoiden einnehmen, weil Azitretin ähnlich wirkt wie Vitamin A und seine Wirkung durch andere Retinoide verstärkt wird. Dadurch kann es zu Überdosierungen und somit zu Vergiftungserscheinungen kommen.
- Azitretin dürfen Sie nicht gleichzeitig mit Tetrazyklinen (Antibiotika, bei bakteriellen Infektionen, bei Akne) anwenden, weil diese ebenso wie Azitretin den Hirndruck erhöhen können.
- Azitretin dürfen Sie nicht gleichzeitig mit Methotrexat (bei rheumatoider Arthritis oder Krebs) anwenden. Bei Kombination beider Wirkstoffe besteht ein erhöhtes Risiko für eine Leberentzündung (Hepatitis).

UNERWÜNSCHTE WIRKUNGEN

In seltenen Fällen kann Azitretin die Lichtempfindlichkeit der Haut erhöhen, sodass bereits nach kurzer Sonneneinwirkung ein Sonnenbrand entsteht. Dieser lässt sich mit einem Sonnenschutzmittel mit hohem Lichtschutzfaktor vermeiden.
Die hier beschriebenen unerwünschten Wirkungen sind in der Regel dosisabhängig und bilden sich nach Absetzen des Mittels wieder zurück.

▶ **Keine Maßnahmen erforderlich**

Zu Beginn der Behandlung kann sich die Schuppenflechte vorübergehend verschlimmern.
Die Lippen können austrocknen und sich eventuell entzünden (bei der Mehrzahl der Behandelten). Eine Pflegesalbe kann dann die damit verbundenen Beschwerden lindern.
Die Haut kann sich abschälen, insbesondere an Handflächen und Fußsohlen (bei der Mehrzahl der Behandelten).
Die gesunde Haut kann sich schuppen, dünn und leichter verletzlich werden (bei 10 bis 40 von 100 Behandelten).
Die Haut kann sich röten (Erythem), brennen, entzünden, sich „klebrig" anfühlen und jucken (bei 10 bis 40 von 100 Behandelten).
Der Nagelwall kann sich entzünden, die Nägel können brüchig werden (bei 10 bis 40 von 100 Behandelten).
Es kann Haarausfall auftreten (bei 10 bis 40 von 100 Behandelten). Wird das Mittel abgesetzt, wachsen die Haare in gewohnter Dichte nach.
Haut und Haare können dunkler oder heller werden (bei bis zu 10 von 100 Behandelten).
Hautrisse können auftreten (Rhagaden, bei bis zu 10 von 100 Behandelten).
Mundschleimhaut und Zahnfleisch können sich entzünden (bei bis zu 10 von 100 Behandelten).
Wenn solche Symptome auftreten, kann der Arzt versuchen, die Dosis so zu verringern, dass die Wirkung noch erhalten bleibt, aber keine unerwünschten Wirkungen mehr auftreten.
Die Nebenwirkungen an Haut und Schleimhäuten zeigen sich innerhalb weniger Tage nach Therapiebeginn. Haarausfall dagegen setzt nach einigen Wochen ein. Die gewohnte Haarfülle ist erst einige Monate nach Absetzen des Medikaments wieder erreicht.

▶ **Muss beobachtet werden**

Aufgrund trockener Schleimhäute können bei Frauen häufiger Pilzinfektionen in der Scheide vorkommen. Möglicherweise lässt sich das vermeiden, wenn die Dosis von Azitretin verringert wird.

Auch Mund- und Nasenschleimhaut können trockener werden (bei der Mehrzahl der Behandelten). Daraus kann eine Entzündung der Nasenschleimhaut oder Nasenbluten resultieren. Wenn solche Beschwerden auftreten, sollten Sie den Arzt aufsuchen.

Zudem kann sich die Bindehaut am Auge entzünden (bei 10 bis 40 von 100 Behandelten). Auch Hornhautgeschwüre sowie Sehstörungen wie Schleiersehen und vorübergehende Nachtblindheit können vorkommen. Dann sollten Sie ebenfalls den Arzt aufsuchen.

Auf der Haut können sich Blasen bilden (bei bis zu 10 von 100 Behandelten). Bei solchen Hauterscheinungen (→ Seite 14) sollten Sie Rücksprache mit dem Arzt halten.

Das Mittel kann die Leber (→ Seite 15) schädigen. Treten Übelkeit, Erbrechen und/oder dunkel gefärbter Urin auf und ist der Stuhl auffällig hell, sollten Sie einen Arzt aufsuchen.

▶ **Sofort zum Arzt**

Azitretin kann den Hirndruck erhöhen. Wenn starke Kopfschmerzen, Benommenheit, Übelkeit, Erbrechen, Schwindel oder Sehstörungen auftreten, sollten Sie sofort einen Arzt aufsuchen. Der Druck sinkt nach Absetzen des Medikaments wieder auf normale Werte.

Bei einer langfristigen Behandlung können die Knochen dicker oder dünner werden, Weichteile können verkalken und es kann sich eine Osteoporose ausbilden. Bei Jugendlichen kann das Knochenwachstum vorzeitig enden. Aus diesem Grund sollte der Arzt bei einer langfristigen Anwendung einmal jährlich Röntgenbilder (z. B. von der Wirbelsäule) veranlassen. Wenn Sie Schmerzen im Bewegungsapparat spüren, sollten Sie einen Arzt aufsuchen.

Das Mittel kann die Leber (→ Seite 15) schwer schädigen und eine Gelbsucht auslösen. Wenn sich die Haut gelb färbt und Sie zusätzlich einen starken Juckreiz am ganzen Körper verspüren, sollten Sie sofort einen Arzt aufsuchen.

HINWEISE

Für Kinder unter 14 Jahren

Bei Kindern sollte das Mittel nur unter sorgfältiger Abwägung von Nutzen und Risiken und nur von Hautärzten eingesetzt werden.

Die Anfangsdosierung liegt bei 0,5 Milligramm pro Kilogramm Körpergewicht und Tag. In einigen Fällen kann es nötig sein, die Dosis auf 1 Milligramm pro Kilogramm Körpergewicht und Tag zu steigern. Mehr als 35 Milligramm Azitretin pro Tag sollten Kinder nicht bekommen. Die durchschnittliche Erhaltungsdosis liegt bei 0,1 bis maximal 0,2 Milligramm Azitretin pro Kilogramm Körpergewicht und Tag.

In manchen Fällen genügt es, das Mittel alle zwei Tage zu verabreichen.

Die Entwicklung von Wachstum und Knochen sollte halbjährlich durch Röntgenaufnahmen überwacht werden.

Für Frauen

Während der Anwendung des Mittels müssen Sie eine Schwangerschaft unbedingt verhüten. Frauen im gebärfähigen Alter sollten das Mittel deshalb nur nach sorgfältiger Abwägung von Nutzen und Risiken einsetzen. Vor Beginn der Behandlung muss mit einem Schwangerschaftstest, gegebenenfalls mit einer Ultraschallaufnahme ausgeschlossen werden, dass eine Schwangerschaft besteht. Die Behandlung sollte am zweiten oder dritten Tag der Menstruation beginnen. Alle vier Wochen sollte der Arzt einen Schwangerschaftstest machen.

Aus dem gleichen Grund dürfen Frauen im gebärfähigen Alter keine Blutkonserven von Frauen bekommen, die Azitretin einnehmen. Umgekehrt dürfen Frauen, die mit Azitretin behandelt werden, während der Einnahme und noch ein Jahr danach kein Blut spenden.

Zur Empfängnisverhütung

Das Mittel kann das Ungeborene schwer schädigen. Frauen müssen deshalb unmittelbar vor sowie während der Einnahme und noch weitere zwei Jahre eine Schwangerschaft sicher verhüten. Minipillen sind als Verhütungsmittel nicht sinnvoll, weil Azitretin die Sicherheit der empfängnisverhütenden Wirkung beeinträchtigen kann.

Für Schwangerschaft und Stillzeit

Das Mittel darf in der Schwangerschaft und Stillzeit nicht angewendet werden.

Beim Tragen von Kontaktlinsen

Während der gesamten Behandlungszeit sollten Sie keine Kontaktlinsen tragen, weil das Mittel häufig eine Bindehautentzündung auslöst sowie Hornhautgeschwüre oder Sehstörungen verursachen kann.

Zur Verkehrstüchtigkeit

Es kann sein, dass Azitretin das Sehen in der Dunkelheit beeinträchtigt, Sehstörungen und Schlierensehen hervorruft. Wenn Sie dies feststellen, sollten Sie sich nicht ans Steuer eines Fahrzeugs setzen, keine Maschinen bedienen und keine Arbeiten ohne sicheren Halt verrichten.

Dithranol (äußerlich)

Micanol

Dithranol ist eine gelbe Substanz und wird seit über 50 Jahren zur Behandlung von Schuppenflechte eingesetzt. Dithranol bremst die Vermehrung der Hautzellen und reizt die Haut. Der Wirkmechanismus, mit dem das Mittel eine Schuppenflechte positiv beeinflusst, ist bis heute nicht geklärt. Schuppenflechte-Herde lassen sich damit aber wirksam eindämmen. Mittel mit diesem Wirkstoff gelten deshalb als „geeignet".

Anwendung

Die Creme enthält Dithranol in höherer Konzentration. Sie eignet sich für die sogenannte Kurzzeit- oder Minutentherapie. Die Behandlung beginnt meist mit dem 1 %igen Wirkstoff, der für zehn Minuten auf der Haut bleibt. Im Laufe von einer Woche steigert sich die Verweildauer dann auf 30 Minuten. Nach ein bis zwei Wochen werden dann Mittel in 3 %iger Wirkstoffkonzentration eingesetzt. Reizen sie die Haut zu stark, kann wieder auf die 1 %igen gewechselt werden.

Sie tragen die Creme auf die betroffenen Hautstellen auf (am besten in der Dusche oder Badewanne) und entfernen die nach 10 bis 30 Minuten noch auf der Haut befindlichen Salbenreste mit reichlich lauwarmem Wasser. Das Wasser darf nicht zu heiß sein, sonst zerstört es die Cremegrundlage des Präparats. Dann können sich auf der Haut Flecken bilden.

Sie setzen die Behandlung täglich fort, bis die Haut wieder glatt ist. Meist dauert das vier bis sechs Wochen.

Achtung

Auf verletzte Haut dürfen Sie Dithranol nicht auftragen. Auch gesunde Haut sollte mit dem Mittel möglichst nicht in Berührung kommen.

Die Gesichtshaut und die Umgebung der Augen dürfen Sie nicht mit Dithranol behandeln. Kommen die Augen mit Dithranol in Berührung, können sich Horn- und Bindehaut entzünden oder die Hornhaut trüb werden. Ist Dithranol an die Augen gekommen, müssen Sie das Auge sofort mit viel lauwarmem Wasser oder physiologischer Kochsalzlösung auswaschen. Hält die Schleimhautreizung an oder verschlechtert sich Ihr Sehvermögen, müssen Sie einen Augenarzt aufsuchen.

Waschen Sie sich nach dem Auftragen der Creme sorgfältig die Hände, um den Wirkstoff nicht aus Versehen an Augen oder Schleimhäute zu verschleppen.

Dithranol kann Haut, Dusch- oder Badewanne und Wäsche verfärben. Aus der Wäsche können Sie die Farbe mit normalem Waschmittel bei höchstens 30 °C herauswaschen. Flecken auf der Haut verschwinden innerhalb von ein bis zwei Wochen. Rückstände auf Dusch- oder Badewanne können Sie mit normalem Reinigungsmittel und lauwarmem Wasser entfernen, allerdings gelingt das nicht immer.

Gegenanzeigen

Wenn Ihre Nieren nicht einwandfrei arbeiten, sollten Sie Dithranol nicht anwenden.

Wechselwirkungen mit Medikamenten

Wenn Sie noch andere Medikamente anwenden, ist zu beachten:

- Propylenglykol, ein Hilfsstoff, der häufig wirkstofffreien Cremes und Salben zugesetzt ist, verringert die Wirkung von Dithranol. Solche hautpflegenden Mittel sollten Sie nicht gleichzeitig mit Dithranol anwenden.
- Steinkohlenteer, Stärke (in Puder) und Zinkoxid (in hautpflegenden Cremes und Salben) können die Wirkung von Dithranol abschwächen.
- Wenn die Haut vorher mit Glukokortikoiden behandelt wurde, müssen Sie ein bis zwei Wochen warten, bevor Sie Dithranol anwenden, sonst wird die Haut durch Dithranol zu sehr gereizt. In der Zwischenzeit können Sie die Haut mit hautpflegenden Cremes und Salben behandeln.

► **Unbedingt beachten**

Medikamente, die die Haut empfindlicher für UV-Strahlen machen (z. B. Tetrazykline, bei Infektionen, Akne), dürfen Sie nicht gleichzeitig mit Dithranol anwenden, weil die Haut dann zu empfindlich auf Sonnenlicht reagiert.

Unerwünschte Wirkungen

▶ **Keine Maßnahmen erforderlich**

Die Haut kann sich röten und brennen. Meist legt sich das nach den ersten Behandlungstagen. Bleibt die Haut weiterhin stark gerötet, sollte ein geringer konzentriertes Mittel gewählt, die Anwendungsdauer verkürzt oder die Therapie abgebrochen werden.

Fingernägel und Haut können sich vorübergehend verfärben. Ein bis zwei Wochen nach Therapieende hat die Haut wieder die normale Farbe.

▶ **Muss beobachtet werden**

Selten kommt es zu allergischen Reaktionen auf Dithranol. Wenn die Haut sich verstärkt rötet und juckt, reagieren Sie vermutlich allergisch auf das Mittel. Bei solchen Hauterscheinungen (→ Seite 14) sollten Sie einen Arzt aufsuchen.

Hinweise

Für Kinder unter 14 Jahren

Säuglinge und Kleinkinder unter sechs Jahren dürfen nicht mit Dithranol behandelt werden.

Für Schwangerschaft und Stillzeit

In Schwangerschaft und Stillzeit sollte der Hautarzt Nutzen und Risiken sorgfältig abwägen.

Fumarsäureester (innerlich)

FUMADERM

Fumarsäureester bremsen das Wachstum der Hautzellen, der Schuppenflechte wird damit die Grundlage entzogen. Der genaue Wirkmechanismus von Fumarsäureestern bei Schuppenflechte ist noch unklar.

Die therapeutische Wirksamkeit ist in einigen klinischen Studien dokumentiert. Wegen des Risikos schwerer unerwünschten Wirkungen (z. B. Nierenversagen) gilt der Wirkstoff jedoch nur als „mit Einschränkung geeignet" und sollte nur bei schwerer, ausgedehnter Schuppenflechte angewendet werden, die auf eine lokale Behandlung nicht anspricht.

Anwendung

Fumarsäureester dürfen nur in langsam steigender Dosierung angewendet werden. Die Therapie beginnt mit den niedriger dosierten „Initial"-Tabletten, von denen Sie in der ersten Woche abends eine Tablette einnehmen, in der nächsten Woche morgens und abends eine, dann dreimal täglich eine. Dann folgen die höher dosierten Tabletten, deren Dosis nach dem gleiche Schema langsam gesteigert wird. Die maximale Menge liegt bei dreimal täglich zwei Tabletten.

Während der Behandlung sollten Sie täglich mindestens ein bis zwei Liter Flüssigkeit trinken (Mineralwasser, verdünnte Fruchtsäfte, Tee).

Nach vier bis sechs Wochen soll sich die Schuppenflechte gebessert haben.

Achtung

Wegen der häufigen und gefährlichen unerwünschten Wirkungen muss der Arzt vor der Behandlung, in den ersten drei Monaten 14-tägig und dann monatlich Blut und Urin untersuchen, um das Blutbild sowie die Leber- und Nierenfunktion zu kontrollieren.

Gegenanzeigen

Unter folgenden Bedingungen dürfen Sie nicht mit Fumarsäureestern behandelt werden:

- Sie haben schwere Erkrankungen im Magen-Darm-Bereich, zum Beispiel Geschwüre oder Entzündungen.
- Ihre Leber ist geschädigt oder arbeitet nur eingeschränkt.
- Sie leiden an einer Nierenerkrankung.

Wechselwirkungen mit Medikamenten

▶ **Unbedingt beachten**

Nutzen und Risiken einer Behandlung mit Fumarsäureestern sollten besonders sorgfältig abgewogen werden, wenn Sie Medikamente einnehmen müssen, die Leber oder Nieren schädigen können. Dazu gehören vor allem Methotrexat und Immunsuppressiva (beide bei Krebs, Rheuma), Zytostatika (bei Krebs), Ciclosporin (nach Organtransplantationen), Retinoide (bei Akne oder auch Azitretin bei Schuppenflechte) und Psoralene (zur PUVA-Therapie bei Schuppenflechte).

Eine gleichzeitige äußerliche Behandlung mit Fumarsäureverbindungen verbietet sich, weil dann die Höchstdosis überschritten werden kann.

Unerwünschte Wirkungen

▶ **Keine Maßnahmen erforderlich**

Das Mittel verursacht bei zwei Drittel der Behandelten Magen-Darm-Störungen wie zum Beispiel Durchfall (bei 32 von 100 Behandelten), Bauchkrämpfe (bei 15 von 100 Behandelten). Jeder Zweite klagt über Hitzegefühle und Erröten (Flush). Jeden Fünften macht das Mittel müde.

▶ **Muss beobachtet werden**

Bei zwei Drittel der Behandelten wird die Blutbildung (→ Seite 15) gestört, wobei insbesondere die Anzahl der weißen Blutkörperchen abnimmt.

Das kann einen erneuten Psoriasis-Schub auslösen. Meist normalisiert sich das Blutbild wieder, wenn Sie das Mittel absetzen, vereinzelt kommt es aber auch vor, dass die Störung bleibt.
Steigen die Leberwerte an, kann das auf eine Leberschädigung (→ Seite 15) hinweisen.
Die Knochen können schmerzen.

▶ **Sofort zum Arzt**

Gelegentlich (bei über 1 von 100 Behandelten) steigen die Nierenwerte im Blut an, was auf eine Nierenschädigung (→ Seite 16) hinweisen kann. Treten anhaltende Schmerzen in der Nierengegend auf, bildet sich plötzlich extrem viel oder auffällig wenig Urin oder ist er blutig, müssen Sie einen Arzt aufsuchen. Es könnte sich um ein beginnendes Nierenversagen handeln, das eine Dialyse notwendig macht. Eine derartige Störung ist auch unter normaler Dosierung beobachtet worden.
Wenn starker Hautausschlag, Juckreiz, Herzrasen, Atemnot, Schwäche und Schwindel auftreten, müssen Sie die Anwendung sofort abbrechen und unverzüglich den Notarzt (Telefon 112) rufen, weil es sich um eine lebensbedrohliche Allergie (→ Seite 14) handeln kann.

HINWEISE

Für Kinder unter 14 Jahren

Bei Kindern und Jugendlichen unter 18 Jahren dürfen die Mittel nicht angewendet werden.

Für Schwangerschaft und Stillzeit

Zur Anwendung in dieser Zeit liegen keine Daten vor. Wegen der vielen möglichen schweren unerwünschten Wirkungen sollten Sie das Mittel in Schwangerschaft und Stillzeit nicht anwenden.

Vitamin-D-Abkömmlinge (äußerlich)

Calcipotriol

Daivonex, Psorcutan

Calcitriol

Silkis

Tacalcitol

Curatoderm

Calcipotriol, Calcitriol und Tacalcitol sind Abkömmlinge von Vitamin D. Sie dämmen die übermäßige Vermehrung der Hautzellen ein und wirken außerdem entzündungshemmend. Die therapeutische Wirksamkeit bei Schuppenflechte ist erwiesen, die Mittel gelten für die Behandlung als „geeignet“.

ANWENDUNG

Calcitriol, Calcipotriol: Diese Mittel tragen Sie morgens nach dem Waschen und abends vor dem Schlafengehen auf die betroffenen Stellen auf. Sie sollten damit jedoch nicht mehr als zum Beispiel die Fläche eines Armes und Beines bestreichen und pro Tag nicht mehr als 30 Gramm Creme verwenden beziehungsweise pro Woche nicht mehr als 100 Gramm (das entspricht einer großen Tube). Innerhalb von etwa acht Wochen sollten die Schuppenflechte-Herde abheilen.
Beide Wirkstoffe gelangen über die Haut ins Blut und können den Kalziumgehalt des Blutes erhöhen. Wenn Sie die Creme nur alle zwei Tage anwenden, ist eine solche Hyperkalzämie weniger wahrscheinlich.

Tacalcitol: Mittel mit diesem Wirkstoff tragen Sie nur einmal täglich auf. Als Höchstmenge gelten 10 Gramm. Länger als acht Wochen sollten Sie das Mittel nicht anwenden und auch nicht mehr als beispielsweise ein Bein damit behandeln. Soll die Behandlung über längere Zeit (maximal 18 Monate) fortgesetzt werden, sollten Sie nicht mehr als 2 bis 3,5 Gramm Salbe pro Tag auf einer Fläche von der Größe beispielsweise eines Armes anwenden.
Waschen Sie sich nach dem Auftragen der Creme sorgfältig die Hände, um den Wirkstoff nicht aus Versehen an andere Körperstellen, zum Beispiel an die Augen, zu verschleppen.
Die mit diesen Mitteln behandelten Hautstellen dürfen Sie nicht luftdicht abdecken, weil der Wirkstoff sonst verstärkt in den Blutkreislauf aufgenommen wird und unerwünschte Wirkungen hervorrufen kann.

ACHTUNG

Sie dürfen die Mittel nicht mit anderen Wirkstoffen kombinieren, die das Eindringen von Substanzen in die Haut erleichtern (z. B. Harnstoff, Salizylsäure).
Sonnenlicht mit einem hohen Anteil an UV-B-Strahlen macht die Mittel unwirksam. Sie dürfen die Haut deshalb nur vor, aber nicht nach der Behandlung dem Sonnenlicht aussetzen.

Gegenanzeigen

Unter folgenden Bedingungen dürfen Sie diese Mittel nicht anwenden:

- Ihre Leber und Ihre Nieren arbeiten nur eingeschränkt.
- Ihr Kalziumstoffwechsel ist gestört und/oder Ihr Blut enthält zu viel Kalzium.
- Sie nehmen Medikamente ein, um den Kalziumhaushalt zu regulieren.

Wechselwirkungen mit Medikamenten

Wenn Sie noch andere Medikamente anwenden, ist zu beachten:

- Sie dürfen die Mittel nicht gleichzeitig mit einem salizylsäurehaltigen Mittel anwenden, weil dieses die Wirkung der Vitamin-D-Abkömmlinge aufhebt.
- Wenn Sie Thiazid-Diuretika (bei hohem Blutdruck, Herzschwäche) einnehmen, kann sich der Kalziumspiegel im Blut erhöhen.
- Wenn Sie kalziumhaltige Medikamente und/ oder Vitamin D (bei Osteoporose) einnehmen, kann sich der Kalziumspiegel im Blut zu stark erhöhen. Dann sollte der Arzt die Kalziumspiegel im Blut kontrollieren.

UNERWÜNSCHTE WIRKUNGEN

▶ **Keine Maßnahmen erforderlich**

Häufig (bei 10 bis 15 von 100 Behandelten) rötet sich die Haut, juckt und brennt, insbesondere in Hautfalten. Im Lauf der Behandlung lässt das nach.

▶ **Muss beobachtet werden**

Wenn Entzündung, Jucken, Brennen nicht nachlassen, sollten Sie spätestens nach zwei bis drei Tagen einen Arzt aufsuchen, um mit ihm zu besprechen, ob Sie die Behandlung unterbrechen oder das Mittel ganz absetzen sollen. Oft verschwinden diese Symptome, wenn das Mittel weniger häufig aufgetragen wird.

Entzündet sich die Haut im Gesicht und speziell um den Mund herum, sollten Sie ebenfalls einen Arzt aufsuchen.

Calcipotriol, Calcitriol: Wenn Sie die Mittel in hoher Dosis (täglich mehr als 30 Gramm bzw. wöchentlich mehr als 100 Gramm) oder über zu lange Zeit anwenden, kann zu viel Kalzium ins Blut gelangen, was Herzrhythmusstörungen (→ Seite 16), Nierenschäden (→ Seite 16) und Magen-Darm-Störungen auslösen kann. Hinweise auf Verdauungsstörungen sind gesteigerter Durst, häufiges Wasserlassen, Verstopfung, Blähungen.

▶ **Sofort zum Arzt**

Treten Herzrhythmusstörungen (→ Seite 16) wie Herzrasen oder Herzstolpern auf, müssen Sie sofort einen Arzt aufsuchen.

HINWEISE

Für Kinder unter 14 Jahren

Calcipotriol: Kinder unter sechs Jahren dürfen die Salbe nicht bekommen. Alle anderen Zubereitungen dürfen nicht bei Kindern unter 18 Jahren angewendet werden.

Calcitriol: Kinder dürfen dieses Mittel nicht bekommen.

Tacalcitol: Kinder unter zwölf Jahren dürfen mit diesem Mittel nicht behandelt werden.

Für Schwangerschaft und Stillzeit

Es gibt bisher kaum Erkenntnisse zur Anwendung dieser Mittel in Schwangerschaft und Stillzeit. Deshalb sollten Sie sie besser nicht anwenden oder nur dann, wenn der Arzt die damit verbundenen Risiken für vertretbar hält.

■ Kombinationen: Dithranol + andere Substanzen (äußerlich)

Dithranol + Harnstoff

Psoradexan

Dithranol + Salizylsäure

Psoralon MT

Dithranol bremst die Vermehrung der Hautzellen und reizt die Haut. Schuppenflechte-Herde lassen sich damit wirksam eindämmen. Harnstoff beziehungsweise Salizylsäure tragen dazu bei, dass sich die oberflächlichen Hautschichten und Hautschuppen leichter ablösen. Auch lassen sie Dithranol besser in die Haut eindringen und erhöhen somit dessen Wirksamkeit. Die Kombination beider Wirkstoffe gilt deshalb als sinnvoll, die Mittel zur Behandlung von Schuppenflechte als „geeignet".

ANWENDUNG

Psoradexan: Diese Mittel enthalten Dithranol in sehr niedriger Konzentration (0,05 bis 0,2 Prozent). Die Creme wird morgens und abends dünn aufgetragen und verbleibt auf der Haut. Um die Hautreizungen gering zu halten, sollte die Behandlung mit der niedrigsten Dithranolkonzentration begonnen werden. Reicht die gewählte Stärke nicht aus, können Sie eine höher dosierte Salbe wählen. Sie setzen die Behandlung täglich fort, bis die Haut wieder glatt ist. Meist dauert das vier bis sechs Wochen.

Psoralen MT: Diese Mittel enthalten Dithranol in höherer Konzentration (0,5 bis 3 Prozent). Sie eignen sich für die sogenannte Kurzzeit- oder Minutentherapie. Die Behandlung beginnt meist mit dem 0,5- bis 1 %igen Wirkstoff, der für zehn Minuten auf der Haut bleibt. Im Laufe von einer Woche steigert sich die Verweildauer dann auf 30 Minuten. Nach ein bis zwei Wochen werden die Mittel in 3 %iger Wirkstoffkonzentration eingesetzt. Reizen sie die Haut zu stark, kann wieder auf die niedriger konzentrierten gewechselt werden.

Sie tragen die Salbe auf die betroffenen Hautstellen auf (am besten in der Dusche oder Badewanne) und entfernen die nach 10 bis 30 Minuten noch auf der Haut befindlichen Salbenreste mit reichlich lauwarmem Wasser. Das Wasser darf nicht zu heiß sein, sonst zerstört es die Salbengrundlage des Präparats. Dann können sich auf der Haut Flecken bilden.
Sie setzen die Behandlung täglich fort, bis die Haut wieder glatt ist. Meist dauert das vier bis sechs Wochen.
Alle weiteren Informationen über die Anwendung, Gegenanzeigen und unerwünschten Wirkungen von dithranolhaltigen Präparaten finden Sie unter dem Stichwort „Dithranol" (→ Seite 83).

Kombination: Glukokortikoid + Harnstoff (äußerlich)

Hydrokortison + Harnstoff

Hydrodexan

Glukokortikoide wirken entzündungshemmend. Hydrokortison gehört zu den schwachwirkenden Glukokortikoiden. Näheres hierzu finden Sie unter „Glukokortikoide (äußerlich)" (→ Seite 58).
Harnstoff beziehungsweise Salizylsäure weichen die oberste Hautschicht auf, sodass sich oberflächliche Schuppen leichter entfernen lassen. Auf diese Weise dringt das Glukokortikoid besser in die Haut ein und trägt dazu bei, dass die Entzündung nicht weiter fortschreitet und sich die Hautzellen nicht mehr übermäßig vermehren. Harnstoff bewirkt auch, dass die schuppige Hautschicht dünner wird, die Haut verstärkt Wasser einlagert und somit geschmeidiger wird. Zur Behandlung von Schuppenflechte sind die Mittel geeignet.

Anwendung

Sie tragen das Mittel zweimal täglich dünn auf die betroffenen Hautstellen auf und massieren es leicht ein.
Offene Hautstellen dürfen Sie damit nicht behandeln, weil es sie zu stark reizt.
Sie sollten das Mittel in der Regel nicht länger als vier Wochen anwenden, weil die Glukokortikoide sonst in nennenswertem Umfang in den Blutkreislauf gelangen und unerwünschte Wirkungen auslösen können.

Achtung

Da Harnstoff auch andere Substanzen schneller und tiefer in die Haut eindringen lässt, zum Beispiel solche, die in Kosmetika enthalten sind, sollten Sie mit dem Arzt besprechen, welche Produkte Sie anwenden können.
Wird ein luftdichter Verband angelegt, müssen Sie beachten, dass die Glukokortikoide verstärkt durch die Haut in den Blutkreislauf gelangen und unerwünschte Wirkungen hervorrufen können.
Das Mittel darf nicht in die Augen gelangen.
Falls Sie das Mittel längere Zeit im Gesicht anwenden, kann sich die Haut um den Mund herum entzünden (periorale Dermatitis). Nach Absetzen des Präparats blüht diese Entzündung erst richtig auf. Wenden Sie das Mittel dann erneut an, um die Entzündung zu behandeln, verschlimmert sich die Hautentzündung noch weiter. Dagegen hilft nur, das Mittel konsequent wegzulassen. Eine solche „Sucht" auf Glukokortikoide kommt im Gesicht besonders häufig vor. Deshalb sollten Sie Glukokortikoide dort möglichst nicht anwenden.

Gegenanzeigen

Unter folgenden Bedingungen dürfen Sie keine glukokortikoidhaltigen Salben, Cremes, Gele und Lotionen anwenden:

- Sie oder das zu behandelnde Kind haben eine bakterielle Hautentzündung.
- Es handelt sich bei dem Ausschlag um eine Impfreaktion, Pilzinfektion oder „Kupferfinne" (Rosacea).
- Sie oder das zu behandelnde Kind haben einen Trommelfellriss. Dann dürfen Glukokortikoide nicht am Ohr angewendet werden.
- Sie oder das zu behandelnde Kind haben Windpocken oder eine Gürtelrose (Zoster).
- Es besteht eine Hautentzündung im Windelbereich.

Unerwünschte Wirkungen

Wenn Sie das Mittel im Gesicht, auf Handrücken und Unterarmen anwenden, können dort besonders leicht unerwünschte Wirkungen entstehen, weil diese der Sonne ausgesetzt sind.
Die nachfolgend genannten unerwünschten Wirkungen treten nur sehr selten auf, wenn Sie das Mittel kurzfristig anwenden. Am größten ist die Gefahr für Nebenwirkungen bei Säuglingen und Kleinkindern.

▶ **Keine Maßnahmen erforderlich**

Aufgrund von Pigmentverschiebungen kann die Haut blasser oder dunkler werden. Diese Erscheinung bildet sich wieder zurück, wenn Sie das Mittel absetzen.

► **Muss beobachtet werden**

Wenn Sie folgende Veränderungen bemerken, sollten Sie den Arzt aufsuchen und mit ihm besprechen, ob Sie das Mittel weiter anwenden sollen:

- Die Haut wird dünn und leicht verletzlich (Pergamenthaut).
- Im Bindegewebe bilden sich Risse, ähnlich wie Schwangerschaftsstreifen (Striae).
- Auf der Haut zeigen sich zahlreiche Pickel, ähnlich wie bei Akne (Steroid-Akne), oder eine bestehende Akne verschlimmert sich.
- Die feinen Äderchen in der Haut erweitern sich. Dabei bilden sich rote Punkte oder kleine Streifen auf der Haut.
- Es treten häufiger Pilz- oder Herpesinfektionen auf.
- Wunden heilen verzögert, vor allem offene Stellen am Unterschenkel im Zusammenhang mit einer Venenschwäche (Ulcus cruris).

► **Sofort zum Arzt**

Wenn das Auge plötzlich schmerzt und sich das Sehvermögen verschlechtert, müssen Sie unverzüglich einen Augenarzt aufsuchen. Es könnte sich um einen akuten Glaukomanfall handeln.

Wenn starker Hautausschlag, Juckreiz, Herzrasen, Atemnot, Schwäche und Schwindel auftreten, müssen Sie die Anwendung sofort abbrechen und unverzüglich den Notarzt (Telefon 112) rufen, weil es sich um eine lebensbedrohliche Allergie (→ Seite 14) handeln kann.

HINWEISE

Für Kinder unter 14 Jahren

Bei Säuglingen und Kleinkindern kann sich das Knochenwachstum verlangsamen.

Für Schwangerschaft und Stillzeit

In der Schwangerschaft sollten Sie diese Mittel nur anwenden, wenn sie unbedingt erforderlich sind, aber auch nicht länger als vier Wochen und nicht auf Flächen, die größer als die eines Beines sind.

In der Stillzeit dürfen Sie diese Mittel nicht auf der Brust anwenden.

■ Kombinationen: Glukokortikoid + Salizylsäure (äußerlich)

Betamethason + Salizylsäure

BETADERMIC, Diprosalic, Soderm plus

Prednisolon + Salizylsäure

Alpicort

Triamcinolon + Salizylsäure

VOLON A Tinktur N

Glukokortikoide wirken entzündungshemmend. Prednisolon ist ein schwach wirkendes, Triamcinolon ein mittelstark wirkendes, Betamethason ein stark wirkendes Glukokortikoid. Näheres zur Wirkung von äußerlich anzuwendenden Glukokortikoiden lesen Sie unter „Glukokortikoide (äußerlich)" (→ Seite 58). Salizylsäure führt in Konzentrationen über 3 bis 5 Prozent dazu, dass sich die oberste Hautschicht leicht ablöst. Auf diese Weise dringt das Glukokortikoid besser in die Haut ein und trägt dazu bei, dass die Entzündung nicht weiter fortschreitet beziehungsweise sich die Hautzellen nicht mehr übermäßig vermehren. In niedrigeren Konzentrationen zwischen 0,5 bis 1 Prozent wirkt Salizylsäure schwach bakterien- und pilzabtötend. Die Kombination beider Substanzen ist sinnvoll, die therapeutische Wirksamkeit erwiesen. Zur Behandlung von Schuppenflechte sind die Mittel geeignet.

ANWENDUNG

Sie tragen Salbe oder Tinktur ein- bis zweimal täglich dünn auf die betroffenen Hautstellen auf. Sobald die Rötung zurückgegangen ist, sollten Sie zu glukokortikoidfreien Mitteln übergehen.

Länger als vier Wochen sollten Sie Produkte mit schwach oder mittelstark wirkenden Glukokortikoiden wegen der möglichen unerwünschten Wirkungen nicht auftragen. Bei den stark wirkenden Glukokortikoiden sollte die Behandlungszeit nicht länger als zwei Wochen andauern.

ACHTUNG

Da Salizylsäure auch andere Stoffe schneller und tiefer in die Haut eindringen lässt, zum Beispiel Bestandteile von Kosmetika, sollten Sie mit dem Arzt besprechen, welche Produkte Sie anwenden können.

Sind Ihre Nieren geschädigt, dürfen Sie die Mittel wegen der Salizylismusgefahr (siehe auch Abschnitt „Unerwünschte Wirkungen") nicht auf großen Hautflächen anwenden.

Wird ein luftdichter Verband angelegt, müssen Sie beachten, dass die Glukokortikoide dabei verstärkt durch die Haut in den Blutkreislauf gelangen und unerwünschte Wirkungen hervorrufen können.

Die Mittel dürfen nicht in die Augen gelangen. Falls Sie die Mittel längere Zeit im Gesicht anwenden, kann sich die Haut um den Mund herum entzünden (periorale Dermatitis). Nach Absetzen des Präparats blüht diese Entzündung erst richtig auf. Wenden Sie die Mittel dann erneut an, um die Entzündung zu behandeln, verschlimmert sich die Hautentzündung noch weiter. Dagegen hilft nur, die Mittel konsequent wegzulassen. Eine solche „Sucht" auf Glukokortikoide kommt im Gesicht besonders häufig vor. Deshalb sollten Sie Glukokortikoide dort möglichst nicht anwenden.

Gegenanzeigen

Unter folgenden Bedingungen dürfen Sie keine glukokortikoidhaltigen Salben, Cremes, Gele und Lotionen anwenden:

- Sie oder das zu behandelnde Kind haben eine bakterielle Hautentzündung.
- Es handelt sich bei dem Ausschlag um eine Impfreaktion, Pilzinfektion oder „Kupferfinne" (Rosacea).
- Sie oder das zu behandelnde Kind haben einen Trommelfellriss. Dann dürfen Glukokortikoide nicht am Ohr angewendet werden.
- Sie oder das zu behandelnde Kind haben Windpocken oder eine Gürtelrose (Zoster).
- Es besteht eine Hautentzündung im Windelbereich.

Unerwünschte Wirkungen

Wenn Sie die Mittel im Gesicht, auf Handrücken und Unterarmen anwenden, können dort besonders leicht unerwünschte Wirkungen entstehen, weil diese der Sonne ausgesetzt sind.

Bei allen schwach wirksamen Substanzen (Klasse 1) treten die nachfolgend genannten unerwünschten Wirkungen nur sehr selten auf, wenn Sie die Mittel kurzfristig anwenden. Am größten ist die Gefahr für Nebenwirkungen bei Säuglingen und Kleinkindern.

▶ **Keine Maßnahmen erforderlich**

Aufgrund von Pigmentverschiebungen kann die Haut blasser oder dunkler werden. Diese Erscheinung bildet sich wieder zurück, wenn Sie das Mittel absetzen.

VOLON A Tinktur N: Aufgrund des Gehalts an Alkohol kann das Mittel beim Auftragen auf wunder Haut unangenehm brennen.

▶ **Muss beobachtet werden**

Wenn Sie folgende Veränderungen bemerken, sollten Sie den Arzt aufsuchen und mit ihm besprechen, ob Sie das Mittel weiter anwenden sollen:

- Die Haut wird dünn und leicht verletzlich (Pergamenthaut).
- Im Bindegewebe bilden sich Risse, ähnlich wie Schwangerschaftsstreifen (Striae).
- Auf der Haut zeigen sich zahlreiche Pickel, ähnlich wie bei Akne (Steroid-Akne), oder eine bestehende Akne verschlimmert sich.
- Die feinen Äderchen in der Haut erweitern sich. Dabei bilden sich rote Punkte oder kleine Streifen auf der Haut.
- Es treten häufiger Pilz- oder Herpesinfektionen auf.
- Wunden heilen verzögert, vor allem offene Stellen am Unterschenkel im Rahmen einer Venenschwäche (Ulcus cruris).
- Wenn Sie die Mittel über längere Zeit am Auge anwenden und verschwommen oder schlechter sehen, hat sich womöglich die Linse im Auge getrübt (grauer Star) oder der Augeninnendruck erhöht (grüner Star). Gehen Sie dann möglichst bald zum Augenarzt.

▶ **Sofort zum Arzt**

Wenn Sie das Mittel länger als vier Wochen und großflächig anwenden, ist es möglich, dass zu viel Salizylsäure in den Körper gelangt ist und Vergiftungserscheinungen auslöst (Salizylismus). Anzeichen dafür sind Übelkeit, Erbrechen, Schwindel, Ohrensausen, trockene Schleimhäute. Treten solche Beschwerden auf, müssen Sie sofort einen Arzt aufsuchen.

Wenn das Auge plötzlich schmerzt und sich das Sehvermögen verschlechtert, müssen Sie unverzüglich einen Augenarzt aufsuchen. Es kann sich um einen akuten Glaukomanfall handeln.

Wenn starker Hautausschlag, Juckreiz, Herzrasen, Atemnot, Schwäche und Schwindel auftreten, müssen Sie die Anwendung sofort abbrechen und unverzüglich den Notarzt (Telefon 112) rufen, weil es sich um eine lebensbedrohliche Allergie (→ Seite 14) handeln kann.

Hinweise

Für Kinder unter 14 Jahren

VOLON A Tinktur N: Bei Kindern unter sechs Jahren darf das Mittel nicht angewendet werden.

Beim Gebrauch von Verhütungsmitteln

Diprosalic: Dieses Präparat enthält Hilfsstoffe, die die Reißfestigkeit von Kondomen verringern können. Während der Behandlung im Genitalbereich eignen sich Kondome deshalb nicht als Verhütungsmittel.

Für Schwangerschaft und Stillzeit

In der Schwangerschaft sollten Sie diese Mittel nur anwenden, wenn sie unbedingt erforderlich sind, aber nur kurzfristig und auf kleinen Hautflächen.

In der Stillzeit dürfen Sie die Mittel nicht auf der Brust auftragen.

VOLON A Tinktur N: Dieses Mittel dürfen Sie während der Schwangerschaft nicht anwenden.

Kombination: Glukokortikoid + Vitamin-D-Abkömmling (äußerlich)

Betamethason + Calcipotriol

Daivobet, Psorcutan Beta

Betamethason gehört zu den stark wirkenden Glukokortikoiden. Näheres dazu finden Sie unter „Glukokortikoide (äußerlich)“ (→ Seite 58). Calcipotriol ist ein Abkömmling von Vitamin D.
In der Regel werden zur Behandlung der akuten Entzündungserscheinungen der Schuppenflechte zu Beginn für zwei bis drei Wochen Glukokortikoide allein eingesetzt. Die Kombination mit einem Vitamin-D-Abkömmling kann in der Anfangsphase der Behandlung der Schuppenflechte sinnvoll sein, um einerseits die Entzündung abklingen zu lassen, andererseits gleichzeitig auch die überschießende Vermehrung der Hautzellen zu bremsen. In diesem Fall hat eine Salbe mit der fixen Kombination beider Wirkstoffe zwar den Vorzug, dass sie nur einmal täglich aufgetragen werden muss. Allerdings hat sie auch den Nachteil, dass nicht klar ist, ob das darin enthaltene Glukokortikoid das richtige ist und ob die Dosierung stimmt. Es empfiehlt sich deshalb, in dieser Situation die beiden Wirkstoffe besser getrennt voneinander aufzutragen (etwa morgens das Glukokortikoid und abends den Vitamin-D-Abkömmling). Sobald die Entzündung abgeklungen ist – in der Regel nach zwei Wochen – sollte die Schuppenflechte dann mit Vitamin-D-Abkömmlingen allein weiterbehandelt werden. Aus diesen Gründen wird die fixe Kombination als „mit Einschränkung geeignet“ bewertet.

ANWENDUNG

Sie tragen die Salbe einmal täglich auf die betroffenen Hautpartien auf. Mehr als ein Drittel der Hautoberfläche sollten Sie nicht bestreichen. Auch sollten Sie nicht mehr als 15 Gramm täglich verwenden beziehungsweise wöchentlich nicht mehr als 100 Gramm. Wenn Sie das nicht berücksichtigen, gelangt Calipotriol über die Haut in nennenswerter Menge ins Blut und kann den Kalziumgehalt des Blutes erhöhen.
Im Gesicht (vor allem rund um Mund und Augen) oder im Genitalbereich dürfen Sie die Salben nicht anwenden. Die Haut an diesen Körperpartien reagiert sehr empfindlich auf Glukokortikoide, vor allem die stark wirkenden wie Betamethason. Auch auf größeren verletzten Hautpartien oder unter luftdichten Verbänden, auf Schleimhäuten und in Hautfalten sollten Sie die Salben nicht auftragen, weil dann das Risiko für unerwünschte Wirkungen steigt.
Über die Anwendung auf der Kopfhaut liegen keine Erfahrungen vor.
Waschen Sie sich nach jeder Anwendung sorgfältig die Hände, um die Wirkstoffe nicht aus Versehen an andere Körperstellen, zum Beispiel an die Augen, zu verschleppen.
In der Regel verschwinden die akuten Entzündungserscheinungen nach zwei Wochen. Länger sollten Sie die Mittel nicht anwenden.

ACHTUNG

Gegenanzeigen

Unter folgenden Bedingungen dürfen Sie die Mittel nicht anwenden:

- Ihre Leber und Ihre Nieren arbeiten nur eingeschränkt.
- Ihr Kalziumstoffwechsel ist gestört und/oder Ihr Blut enthält zu viel Kalzium.
- Sie nehmen Medikamente ein, um den Kalziumhaushalt zu regulieren.

Darüber hinaus gelten alle Gegenanzeigen, die auch für Glukokortikoid-Monopräparate gelten. Näheres dazu finden Sie unter „Glukokortikoide (äußerlich)“ (→ Seite 58).

Wechselwirkungen mit Medikamenten

Sie dürfen die Salben nicht gleichzeitig mit anderen Glukokortikoiden anwenden, da sich bei einer Kombination sowohl Wirkung als auch unerwünschte Wirkungen dieser Mittel verstärken.

UNERWÜNSCHTE WIRKUNGEN

▶ **Keine Maßnahmen erforderlich**

Häufig (bei bis zu 10 von 100 der Behandelten) rötet sich die Haut, juckt und brennt, insbesondere in Hautfalten. Im Lauf der Behandlung lässt das nach.

▶ **Muss beobachtet werden**

Wenn Entzündung, Jucken, Brennen nicht nachlassen, sollten Sie spätestens nach zwei bis drei Tagen einen Arzt aufsuchen, um mit ihm zu besprechen, ob Sie die Behandlung unterbrechen oder ganz absetzen sollen. Entzündet sich die Haut im Gesicht und speziell um den Mund herum, sollten Sie ebenfalls einen Arzt aufsuchen.
Wenn Sie wöchentlich mehr als 100 Gramm Salbe oder das Mittel länger als zwei bis drei Wochen anwenden, kann über Calcipotriol zu viel Kalzium ins Blut gelangen, was Herzrhythmusstörungen (→ Seite 16), Nierenschäden (→ Seite 16) und Magen-Darm-Störungen auslösen kann. Hinweise auf solche Verdauungsstörungen

sind gesteigerter Durst, häufiges Wasserlassen oder Verstopfung und Blähungen.

Wenn Sie die nachfolgend aufgeführten Veränderungen bemerken, sollten Sie einen Arzt aufsuchen und mit ihm die weitere Vorgehensweise besprechen:

- Die Haut wird dünner und leicht verletzlich.
- Im Bindegewebe bilden sich Risse, ähnlich wie Schwangerschaftsstreifen (Striae).
- Auf der Haut zeigen sich zahlreiche Pickel, ähnlich wie Akne, oder eine bestehende Akne verschlimmert sich.
- Die feinen Äderchen der Haut erweitern sich. Dabei bilden sich rote Punkte oder kleine Streifen auf der Haut.

► Sofort zum Arzt

Treten Herzrhythmusstörungen (→ Seite 16) wie Herzrasen oder Herzstolpern auf, müssen Sie sofort einen Arzt aufsuchen.

Hinweise

Für Kinder unter 14 Jahren

Für die Anwendung in dieser Altersgruppe liegen keine Erfahrungen vor. Sicherheitshalber sollten Kinder deshalb nicht damit behandelt werden.

Für Schwangerschaft und Stillzeit

Über die Anwendung in der Schwangerschaft liegen noch keine Daten vor. Sicherheitshalber sollten Sie das Mittel nicht anwenden. Betamethason geht in die Muttermilch über. Wenn die Anwendungsrichtlinien beachtet werden, ist das Risiko für unerwünschte Wirkungen beim Säugling allerdings sehr gering. Auf die Brust dürfen Sie die Cremes allerdings nicht auftragen.

Schuppenflechte

Hinweise zu den Tabellenspalten → Seite 28, zur Auswahl der Arzneimittel → Seite 23, zur Grundlage der Bewertung → Seiten 24, 27

Handelsname Darreichungsform	Zusammensetzung pro 1 ml/1 g oder wie angegeben bzw. pro abgeteilte Einheit	Kleinste Packungsgröße	Festbetrag in Euro	Packungspreis in Euro	Bewertung
Alpicort Rp Lösung	**Prednisolon** 2 mg + **Salizylsäure** 4 mg	100 ml		20,06	**Geeignet** bei Schuppenflechte zur zeitlich begrenzten Behandlung. → Seite 88
BETADERMIC Rp Salbe	**Betamethason-17,21-dipropionat** 0,64 mg + **Salizylsäure** 30 mg	25 g		13,15	**Geeignet** bei Schuppenflechte zur zeitlich begrenzten Behandlung. → Seite 88
Curatoderm Emulsion Rp Emulsion	**Tacalcitol** 4 µg	20 ml		25,89	**Geeignet** bei Schuppenflechte zur zeitlich und flächenmäßig begrenzten Behandlung. → Seite 85
Curatoderm Rp Salbe	4,17 µg	20 g		25,89	
Daivobet 50 Mikrogramm/g + 0,5 mg/g Salbe Rp Salbe	**Betamethason-dipropionat** 0,5 mg + **Calcipotriolhydrat** 50 µg	30 g		40,84	**Mit Einschränkung geeignet** bei Schuppenflechte. Als fixe Kombination nur in der Anfangsbehandlung, wenn die Zusammensetzung und Dosierung den individuellen Anforderungen entspricht. → Seite 90
Daivonex Creme Rp Creme	**Calcipotriol** 0,05 mg	30 g		32,65	**Geeignet** bei Schuppenflechte zur zeitlich und flächenmäßig begrenzten Behandlung. → Seite 85
Daivonex Lösung Rp Lösung	0,05 mg	30 ml		33,63	
Daivonex Salbe Rp Salbe	0,05 mg	30 g		19,43	
Diprosalic Lösung Rp Lösung	**Betamethason-17,21-dipropionat** 0,64 mg + **Salizylsäure** 20 mg	20 ml		21,09	**Geeignet** bei Schuppenflechte zur zeitlich begrenzten Behandlung. → Seite 88
Diprosalic Salbe Rp Salbe	**Betamethason-17,21-dipropionat** 0,64 mg + **Salizylsäure** 30 mg	20 g		20,02	

►

Schuppenflechte Fortsetzung

Handelsname Darreichungsform	Zusammensetzung pro 1 ml/1 g oder wie angegeben bzw. pro abgeteilte Einheit	Kleinste Packungsgröße	Festbetrag in Euro	Packungspreis in Euro	Bewertung
FUMADERM initial Rp	**Dimethylfumarat** 30 mg + **Ethylhydrogenfumarat-Kalziumsalz** 67 mg + **Ethylhydrogenfumarat-Magnesiumsalz** 5 mg + **Ethylhydrogenfumarat-Zinksalz** 3 mg	40 Stück		104,13	**Mit Einschränkung geeignet** bei Schuppenflechte, wenn andere Mittel nicht ausreichend wirken. Die therapeutische Wirksamkeit ist in einigen klinischen Studien dokumentiert. Es besteht aber das Risiko für schwere unerwünschte Wirkungen (z. B. Nierenversagen). Weitere Studien sind erforderlich, um den Stellenwert des Mittels endgültig zu bestimmen. Die Tabletten dienen zur Einleitung der eigentlichen Therapie mit Fumaderm. → Seite 84
FUMADERM Rp Tabletten	**Dimethylfumarat** 120 mg + **Ethylhydrogenfumarat-Kalziumsalz** 87 mg + **Ethylhydrogenfumarat-Magnesiumsalz** 5 mg + **Ethylhydrogenfumarat-Zinksalz** 3 mg	70 Stück		193,36	**Mit Einschränkung geeignet** bei Schuppenflechte, wenn andere Mittel nicht ausreichend wirken. Die therapeutische Wirksamkeit ist in einigen klinischen Studien dokumentiert. Es besteht aber das Risiko für schwere unerwünschte Wirkungen (z. B. Nierenversagen). Weitere Studien sind erforderlich, um den Stellenwert des Mittels endgültig zu bestimmen. → Seite 8
Hydrodexan Rp Creme	**Hydrokortison** 10 mg + **Harnstoff** 100 mg	20 g		17,22	**Geeignet** bei Schuppenflechte zur zeitlich begrenzten Behandlung. → Seite 8
Hydrodexan Rp Salbe	**Hydrokortison** 10 mg + **Harnstoff** 100 mg	20 g		17,22	
Micanol-Creme 1 % Rp	**Dithranol** 10 mg	50 g		22,79	**Geeignet** bei Schuppenflechte. → Seite 8
3 % Rp Creme	30 mg	50 g		25,32	
Neotigason 10 Rp	**Azitretin** 10 mg	50 Stück		83,61	**Geeignet** bei sehr schwerer Schuppenflechte, wenn andere Mittel nicht ausreichend wirken. → Seite 8
25 Rp Kapseln	25 mg	50 Stück		170,75	
Psoradexan mite Rp	**Dithranol** 0,5 mg + **Harnstoff** 170 mg	50 g		29,44	**Geeignet** bei Schuppenflechte. → Seite 8
Psoradexan Rp	**Dithranol** 1 mg + **Harnstoff** 170 mg	50 g		30,36	
forte Rp Creme	**Dithranol** 2 mg + **Harnstoff** 170 mg	50 g		31,81	
Psoralon MT 0,50 % Rp	**Dithranol** 5 mg + **Salizylsäure** 20 mg	30 g		17,70	**Geeignet** bei Schuppenflechte. → Seite 8
1 % Rp	**Dithranol** 10 mg + **Salizylsäure** 20 mg	50 g		25,99	
2 % Rp	**Dithranol** 20 mg + **Salizylsäure** 20 mg	50 g		30,99	
3 % Rp Salbe	**Dithranol** 30 mg + **Salizylsäure** 20 mg	30 g		21,90	
Psorcutan Creme Rp Creme	**Calcipotriol** 0,05 mg	30 g		32,65	**Geeignet** bei Schuppenflechte zur zeitlich und flächenmäßig begrenzten Behandlung. → Seite 8
Psorcutan Lösung Rp Lösung	0,05 mg	30 ml		33,63	
Psorcutan Salbe Rp	0,05 mg	30 g		19,47	
Psorcutan Beta 50 Mikrogramm/g + 0,5 mg/g Salbe Rp Salbe	**Betamethason-dipropionat** 0,5 mg + **Calcipotriolhydrat** 50 µg	30 g		40,84	**Mit Einschränkung geeignet** bei Schuppenflechte. Als fixe Kombination nur in der Anfangsbehandlung, wenn die Zusammensetzung und Dosierung den individuellen Anforderungen entspricht. → Seite 9

Hinweise zu den Tabellenspalten → Seite 28, zur Auswahl der Arzneimittel → Seite 23, zur Grundlage der Bewertung → Seiten 24, 27

Schuppenflechte Fortsetzung

Handelsname Darreichungsform	Zusammensetzung pro 1 ml/1 g oder wie angegeben bzw. pro abgeteilte Einheit	Kleinste Packungsgröße	Festbetrag in Euro	Packungspreis in Euro	Bewertung
Silkis 3 μg/g Salbe Rp Salbe	**Calcitriol** 3 μg	30 g		29,70	**Geeignet** bei Schuppenflechte zur zeitlich und flächenmäßig begrenzten Behandlung. → Seite 85
Soderm plus Rp Salbe	**Betamethason-17,21-dipropionat** 0,64 mg + **Salizylsäure** 30 mg	10 g		12,15	**Geeignet** bei Schuppenflechte zur zeitlich begrenzten Behandlung. → Seite 88
VOLON A Tinktur N Rp Lösung	**Triamcinolonazetonid** 2 mg + **Salizylsäure** 20 mg	15 ml		17,39	**Geeignet** bei Schuppenflechte zur zeitlich begrenzten Behandlung. → Seite 88

Hinweise zu den Tabellenspalten → Seite 28, zur Auswahl der Arzneimittel → Seite 23, zur Grundlage der Bewertung → Seiten 24, 27

Pilzinfektionen der Haut

Pilze finden sich auch bei gesunden Menschen auf Haut und Schleimhäuten, allerdings in so geringer Menge, dass man davon nichts spürt und auch nicht erkrankt. Erst wenn der Säureschutzmantel der Haut zerstört oder die Haut durch Feuchtigkeit oder Wasser aufgeweicht wird, können Pilze in die Haut eindringen und sich stark vermehren. Besonders häufig geschieht das in den Zwischenräumen der Zehen, weil sich dort Feuchtigkeit sammelt. Ein feuchtwarmes Milieu und aufgequollene Haut bieten Pilzsporen einen idealen Nährboden, auf dem sie gut auskeimen können.

Pilze können sich auch auf, in und unter den Nägeln einnisten. Meist sind die Fußnägel dafür anfälliger als die Fingernägel, vor allem, wenn Sie in Schuhen häufig schwitzen und die Nägel dadurch etwas weich werden.

Viele Babys oder auch Erwachsene, die wegen einer Inkontinenz Windeln tragen müssen, haben irgendwann einmal entzündete Haut im Windelbereich (Windeldermatitis), vor allem, wenn die Windel nicht häufig genug gewechselt wird und der Urin die Haut reizt. Gelegentlich entsteht dort auch eine Pilzinfektion, denn die feuchtwarme Hülle einer nassen Windel bietet Pilzen, die in geringen Mengen auch auf gesunder Haut vorkommen, einen idealen Nährboden. Sie können sich stark vermehren und breiten sich über den gesamten Windelbereich aus.

Pilzinfektionen (Mykosen) an inneren Organen kommen nur bei Menschen mit geschwächtem Immunsystem vor.

Wenn eine Mykose sehr tief reicht und mit offenen Hautstellen einhergeht, ist sie manchmal von einer bakteriellen Infektion überlagert.

Alle Angaben zum Pilzbefall im Genitalbereich finden Sie im Abschnitt „Pilzinfektionen der Scheide" (→ Seite 478), der Pilzbefall im Mund (Soor) wird im Abschnitt „Pilzinfektionen im Mund" (→ Seite 199) besprochen.

Anzeichen und Beschwerden

Pilzinfektionen der Haut

Es bilden sich runde oder ovale Stellen mit oder ohne rötlichen Rand, die meist jucken und schuppen. Häufig sind die Innenseiten der Oberschenkel, die Leiste oder bei Frauen die Hautfalte unter den Brüsten betroffen. Die Herde können großflächig zusammenfließen.

Fußpilz

Bei Fußpilz, der meist in den Zehenzwischenräumen auftritt, erscheinen die betroffenen Stellen weißlich und aufgequollen. Die Haut reißt ein und schuppt in den Randbezirken dieser Risse ab. Die Stellen können jucken und nässen, was das Wachstum der Pilze zusätzlich fördert.

Nagelpilz

Die Nägel verfärben sich gelblich braun, werden brüchig und reißen leicht ein. Manchmal lösen sie sich etwas vom Untergrund ab, sodass Sie den Nagelputzer tief unter den Nagel schieben können, ohne das dies schmerzhaft wäre.

Pilze im Windelbereich

Wenn sich die Haut unter einer Windel am Gesäß rötet, bedeutet das noch nicht, dass sich Pilze eingenistet haben. Meist ist sie nur gereizt. Hinweise auf eine Pilzinfektion sind schuppende, gerötete Hautränder. Auch kann sich die Haut entzünden und sehr berührungsempfindlich sein. Häufig bilden sich kleine Pusteln und Krusten. Deutliche Hinweise auf eine Pilzinfektion sind eine anhaltende Hautrötung mit relativ scharf abgegrenztem dunkelrotem, schuppendem Rand und gerötete Leistenfalten.

Ursachen

Es gibt verschiedene Pilzarten, die Mykosen hervorrufen. Fadenpilze (Dermatophyten) sind fädige Gebilde und befallen nur die äußere Haut (z. B. die Zehenzwischenräume), Haare und Nägel. Hefen siedeln überwiegend auf Schleimhäuten, aber auch auf der äußeren Haut. Eine immer wiederkehrende Pilzinfektion kann anzeigen, dass das Immunsystem erheblich geschwächt ist.

Pilze können sich vermehren, wenn die Haut oder ein Nagel verletzt, der Säureschutzmantel beeinträchtigt oder das Abwehrsystem geschwächt ist. Auch auf durch Feuchtigkeit aufgequollener Haut oder aufgeweichten Nägeln (z. B. bei Schweißfüßen) finden Pilze gute Wachstumsbedingungen vor.

Arzneimittel wie Antibiotika, Glukokortikoide und die Immunabwehr unterdrückende Mittel bringen die normale Keimbesiedlung von Schleimhäuten aus dem Gleichgewicht und begünstigen das Pilzwachstum.

Pilze können zum Beispiel durch feuchte Handtücher, Wäsche, von feuchtem Boden (Schwimmbad, Sauna) oder von Haut zu Haut übertragen werden.

Nasse Windeln weichen die Haut auf. Der Urin zersetzt sich auf der Haut und es entsteht stark alkalischer Ammonniak, der den Säureschutzmantel der Haut zerstört und so ideale Voraussetzungen schafft, dass sich Pilze ansiedeln. Vor allem Hefepilze (Candida) können sich in diesem Milieu gut vermehren. Sie sind die häufigsten Verursacher einer Pilzinfektion im Windelbereich.

Vorbeugung

Fußpilz

In Schwimmbad, Sauna, Fitness-Center und Hotelzimmer sollten Sie nicht barfuß gehen, weil dabei mit Pilzsporen behaftete Hautschuppen anderer Menschen an Ihren Füßen hängen bleiben, sodass Sie sich infizieren können. Benutzen Sie Bade-, Sport- oder Hausschuhe.

Fußduschen in Schwimmbädern spülen zwar Hautschuppen ab, die Desinfektionsmittel in der Sprühflüssigkeit können den Pilzen allerdings nichts anhaben. Sie müssen die Füße also trotzdem immer sehr sorgfältig trocknen – am besten mit einem Föhn –, um zu vermeiden, dass sich Pilze an die feuchten Stellen einnisten.

Juckende Pilzherde nicht kratzen – unter den Fingernägeln verschleppen Sie die Pilzsporen sonst auf andere Hautbereiche.

Wenn Sie Schuhe aus synthetischen Materialien tragen, sollten Sie diese nach dem Tragen gründlich lüften und die Strümpfe wechseln. Meist schwitzen die Füße in diesen Schuhen, weil diese nicht genügend luftdurchlässig sind. Dann weicht die Haut auf und wird anfällig für Pilzinfektionen. Laufen Sie dann eine Zeit lang barfuß oder in Sandalen.

Nichtmedikamentöse Maßnahmen

Fadenpilze und Hefen vertragen kein saures Milieu, und wenn es nicht feucht genug ist, trocknen sie aus. Wenn Sie also dafür sorgen, dass der Säureschutzmantel der Haut intakt bleibt (z. B. indem Sie zum Waschen pH-neutrale Seifen oder Syndets benutzen), und die Haut vor allem in Hautfalten stets sorgfältig abtrocknen, tragen Sie dazu bei, dass Pilze keine guten Wachstumsbedingungen vorfinden.

Wenn bei einem Familienmitglied schon eine Pilzerkrankung besteht, wechseln Sie täglich Handtücher und Waschlappen, um die Pilzsporen nicht immer wieder neu an die Haut zu bringen.

Fußpilz

Schuhe und Strümpfe sollten aus atmungsaktiven Materialien bestehen, damit die Feuchtigkeit nach außen abgegeben werden kann. Kunstfasern ohne diese Eigenschaften stauen die Feuchtigkeit auf der Haut, wodurch diese aufweicht. Dabei wird der Säureschutzmantel zerstört – Pilzsporen können sich einnisten, auskeimen und ausbreiten.

Socken und Strümpfe sollten Sie täglich wechseln und möglichst bei 60 °C waschen, um daran haftende Pilze abzutöten.

Nagelpilz

Schneiden Sie betroffenen Fuß- und Fingernägel kurz und säubern Sie sie regelmäßig.

Pilze im Windelbereich

Gerötete und somit gereizte Haut unter der Windel beruhigt sich, wenn Sie die Windeln oft wechseln, damit die Haut möglichst trocken bleibt. Ist sie sehr stark gerötet und entzündet, sollten Sie sie nach dem Waschen oder Baden mit einem Föhn trocknen (Gebläse auf lauwarm oder kühl einstellen) oder an der Luft trocknen lassen. Je häufiger Sie die Windel weglassen können, desto besser.

Die entzündete Haut können Sie auch mit einem Quarkumschlag beruhigen: Quark messerrückendick auf die gerötete Haut streichen und normal wickeln, oder zirka 200 Gramm Quark in die Windel packen und damit wickeln.
Bei empfindlicher Haut sollten Sie auf Obstsäfte verzichten (Ausnahme: Bananen). Diese können die Haut gerade im Windelbereich reizen und Pilzinfektionen begünstigen.

Behandlung mit Medikamenten

Pilzinfektionen der Haut, Füße und Nägel sowie im Windelbereich werden normalerweise lokal behandelt. Tabletten sind nur sinnvoll, wenn die Pilze trotz der Behandlung mit Salben, Cremes und Nagellacken nicht verschwinden oder immer wieder nachwachsen oder aber wenn tiefere Hautschichten befallen sind.
Wenn die Pilzart nicht anhand ihres Auftretens eindeutig zu bestimmen ist, muss der Arzt vor Beginn einer medikamentösen Behandlung Proben aus dem befallenen Bereich entnehmen und prüfen, ob es sich tatsächlich um einen Pilzbefall handelt und um welche Pilzart. Die Pilzfäden lassen sich unter dem Mikroskop gut erkennen.
Eine klare Diagnose ist aber nur möglich, wenn eine Kultur angelegt wird. Die Pilze wachsen dann – abhängig von der Pilzart – innerhalb von ein bis acht Wochen auf einem Nährmedium heran, sodass sie sich eindeutig bestimmen lassen. Vorher kann aber bereits „auf Verdacht" mit einer Behandlung begonnen werden.
Pilzinfektionen der Haut können sehr hartnäckig sein. Manchmal kommen sie immer wieder, obwohl sie konsequent mit Medikamenten behandelt werden. Das liegt oft daran, dass die Mittel das sehr feine und weit verzweigte Fadengeflecht (Myzel) nicht vollständig abtöten oder dass immer noch Sporen vorhanden sind, die nach dem Absetzen der Medikamente von neuem austreiben.
Daher ist es wichtig, nicht nur so lange zu behandeln, wie äußerlich sichtbare Symptome für den Pilzbefall vorhanden sind, sondern unbedingt die empfohlene Behandlungszeit einzuhalten (nach Abklingen der Infektion meist noch zwei weitere Wochen). Dies wird oft nicht berücksichtigt, sodass die Pilzinfektion ständig neu aufflackert.

Salbe, Lotion, Puder oder Gel?

Welche Zubereitung eines Antipilzmittels für die Behandlung am günstigsten ist, hängt davon ab, welche Körperstelle betroffen ist. An den Füßen sind Spray, Lösung, Creme und Gel leicht aufzutragen und erreichen auch die Hautfalten. An behaarten Stellen sind Lösung oder Spray sinnvoll, weil die Haare damit nicht verschmieren oder verkleben. Im Windelbereich sollten abdeckende Pasten verwendet werden, weil sie die Haut vor dem Feuchtwerden schützen.
Grundsätzlich gilt: Auf nässenden Stellen flüssige Mittel verwenden (Lösung, Spray), auf trockenen feste (Salbe, Creme, Puder).
Puder sollten Sie nur zur Nachbehandlung, wenn die akute Pilzinfektion bereits abgeklungen ist, anwenden, denn er haftet nicht so gut auf der Haut. Bei Fußpilz können Sie zum Beispiel die Schuhe damit auspudern, um neuen Pilzinfektionen vorzubeugen. Länger als einige Monate sollte dies aber nicht geschehen, weil die Pilze gegen die Wirkstoffe unempfindlich werden können.

Pilzinfektionen der Haut
Hefepilze auf der Haut werden mit Nystatin (äußerlich) (→ Seite 101) bekämpft, weil diese Pilzart sehr gut anspricht. Fadenpilze und Mischinfektionen, an denen verschiedene Pilzarten beteiligt sind, werden am besten mit Spray, Lösung oder Creme aus Imidazolen (äußerlich) (→ Seite 98), mit Gel, Creme oder Spray mit dem Allylamin (→ Seite 96) Terbinafin oder mit Creme, Gel, Lösung oder Puder mit dem Wirkstoff Ciclopirox (→ Seite 97) behandelt, weil alle diese Mittel gegen verschiedene Pilzarten gleichzeitig wirken.
Fußpilz
Fußpilz sollte mit einem Breitbandpilzmittel aus der Gruppe der Imidazole (äußerlich) (→ Seite 98) behandelt werden. Auch die Imidazol-haltigen Präparate aus der Gruppe der Antipilzmittel + Zinkoxid (→ Seite 103) sind geeignet, weil Zinkoxid die Haut zusätzlich etwas austrocknet. Geeignet sind auch Ciclopirox (→ Seite 97) und das Allylamin (→ Seite 96) Terbinafin als Creme, Gel oder Spray. Die Wirksamkeit dieser Mittel entspricht der der Imidazole.
Nagelpilz
Nagelpilze können mit ihrem Geflecht den gesamten Nagel bis tief ins Nagelbett hinein durchziehen. Um möglichst alle Pilznester zu erreichen, müssen Sie pilztötende Nagellacke meist monatelang anwenden,

bis der Nagel pilzfrei nachwächst. Damit das Mittel tief genug eindringen kann, sollte der Nagel vorher mit Nagelfräsen oder -feilen abgeflacht oder mit einem nagelerweichenden Wirkstoff behandelt werden. Dafür kommt ein Lack mit Ciclopirox (→ Seite 97) infrage. Aussicht auf Erfolg hat eine solche lokale Behandlung allerdings nur, wenn nicht mehr als ein Drittel bis die Hälfte des Nagels infiziert ist und das Nagelbett noch nicht in Mitleidenschaft gezogen ist. Hat der Pilz den ganzen Nagel und/oder das Nagelbett erfasst oder wachsen die Pilzfäden von den verbleibenden Nestern aus immer wieder nach, ist eine Behandlung mit Tabletten mit Imidazolen (innerlich) (→ Seite 99) oder dem Allylamin (→ Seite 96) Terbinafin zum Einnehmen sinnvoll. Diese Mittel eignen sich zur Therapie von Haut- und Nagelpilzen gleichermaßen.

Für die alleinige Anwendung der Wirkstoffe Econazol, Miconazol aus der Gruppe der Imidazole (äußerlich) (→ Seite 98) bei Nagelpilzen ist die therapeutische Wirksamkeit nicht ausreichend nachgewiesen. Es ist nicht klar, ob die Mittel überhaupt tief genug in den Nagel eindringen können und die Pilznester unter dem Nagel erreichen. Werden diese nicht zuverlässig abgetötet, wächst das Pilzgeflecht aus tief im Nagelbett befindlichen Nestern wieder nach, sodass selbst eine monatelange Anwendung nicht den erwünschten Erfolg hat. Diese Mittel gelten deshalb – wenn sie als einzige eingesetzt werden – für die Behandlung von Nagelpilzen als „wenig geeignet". Sie sind allenfalls zur Pilzbekämpfung am Nagelboden anzuwenden, wenn der Nagel vorher mit harnstoffhaltigen Salben aufgelöst wurde.

Pilze im Windelbereich

Pilzinfektionen im Windelbereich werden überwiegend durch Hefepilze ausgelöst, die mit Nystatin (äußerlich) (→ Seite 101) am gezieltesten zu behandeln sind. Auch nystatinhaltige Präparate aus Antipilzmittel + Zinkoxid (→ Seite 103) sind sinnvoll, weil Zinkoxid die Haut austrocknet, was bei diesen Pilzinfektionen nützlich ist. Handelt es sich bei der Windeldermatitis um eine Mischinfektion aus Hefepilzen und anderen Pilzarten, können Imidazole (äußerlich) (→ Seite 98) oder die imidazolhaltigen Präparate aus Antipilzmittel + Zinkoxid (→ Seite 103) eingesetzt werden.

Für alle Pilzinfektionen gilt:

Bei sehr hartnäckigen Pilzinfektionen reicht es manchmal nicht, sie mit äußerlich anzuwendenden Präparaten zu behandeln. Dann sind Tabletten mit Imidazolen (innerlich) (→ Seite 99) oder dem Allylamin (→ Seite 96) Terbinafin ratsam. Äußerlich anzuwendende Kombinationspräparate aus Antipilzmittel + Glukokortikoid (→ Seite 102) sind bei allen Pilzinfektionen nur mit Einschränkung geeignet. Der Zusatz des Glukokortikoids soll die oft gleichzeitig mit der Pilzinfektion auftretenden Entzündungen dämpfen. Wenn die Pilze ursächlich mit den oben genannten Wirkstoffen behandelt werden, klingt aber auch die Entzündung rasch ab.

Als wenig geeignet gelten äußerlich anzuwendende Präparate aus Antipilzmittel + Glukokortikoid + Antiseptikum (→ Seite 104). Das desinfizierende Mittel ist unnötig, weil der pilzabtötende Wirkstoff die Krankheitsursache ausreichend bekämpft. Glukokortikoide schädigen bei langfristiger Anwendung (wie bei Pilzinfektionen häufig nötig) die Haut. Nur in sehr seltenen Fällen, wenn die Haut sehr stark entzündet ist und die Entzündung nachweislich sowohl durch Pilze als auch durch Bakterien verursacht ist, kann eine solche Kombination für kurze Zeit angebracht sein.

Allylamin

Terbinafin

Lamisil

Den Wirkstoff Terbinafin gibt es als Tabletten zur innerlichen Anwendung sowie als Gel, Spray und Creme zur äußerlichen Anwendung. Innerlich wirkt Terbinafin gut gegen Fadenpilze, die zum Beispiel auch die Nägel befallen, weniger gut gegen Hefepilze (für die Behandlung solcher Pilzinfektionen hat das Mittel als Tablette auch keine Zulassung). Äußerlich angewendet hemmt es jedoch das Wachstum von Hefepilzen und wirkt auf andere Pilzarten abtötend. Gleichzeitig wirkt es gegen einige Bakterienarten. Bei bestimmten Pilzinfektionen kann Terbinafin etwas schneller zum Erfolg führen als andere Pilzmittel.

Zur Behandlung von Pilzinfektionen der Haut ist der Wirkstoff geeignet.

Den Wirkstoff Terbinafin (*Lamisil*) gibt es inzwischen auch in Form von preisgünstigen Generika.

Anwendung

Creme, Gel, Lösung: Sie tragen die Mittel einmal täglich auf die betroffenen Stellen auf, und zwar je nachdem, wo die Pilzinfektion besteht, unterschiedlich lange: etwa eine Woche lang bei Fußpilz zwischen den Zehen und vier Wochen lang bei Pilzinfektionen auf der Fußsohle, gefolgt von einer Nachbehandlung von etwa zwei Wochen.

Tabletten: Die Tabletten nehmen Sie einmal täglich unzerkaut ein. Bei Pilzerkrankungen der Haut führen Sie die Behandlung vier bis sechs Wochen

durch. Bei Pilzbefall an den Fingernägeln dauert die Therapie etwa sechs Wochen, an den Fußnägeln bis zu sechs Monate.
Da das Mittel eine Leberentzündung auslösen kann, sollte der Arzt während der Behandlung regelmäßig die Leberwerte überwachen.

Achtung

Gegenanzeigen

Terbinafin-Tabletten: Wenn Sie eine akute oder chronische Lebererkrankung haben, sollte der Arzt Nutzen und Risiken der Behandlung mit Terbinafin sorgfältig abwägen, da das Mittel die Leber bis hin zum Leberversagen schädigen kann.

Wechselwirkungen mit Medikamenten

Terbinafin-Tabletten: Wenn Sie noch andere Medikamente nehmen, ist zu beachten:

- Terbinafin verstärkt die unerwünschten Wirkungen von Cimetidin (bei Magen- und Zwölffingerdarmgeschwüren), Ciclosporin (nach Organtransplantationen), Tolbutamid (bei Diabetes) und von hormonellen Verhütungsmitteln. Bei Letzteren kommt es häufiger zu Menstruationsstörungen.
- Terbinafin schwächt die Wirkung von Rifampizin (bei Tuberkulose).

Unerwünschte Wirkungen

▶ **Keine Maßnahmen erforderlich**

Creme, Gel, Lösung: Gelegentlich rötet sich die Haut, juckt und brennt. Die Haut ist sehr trocken.

Terbinafin-Tabletten: Hin und wieder (bei 4 von 100 Behandelten) kommt es zu Blähungen, Appetitlosigkeit, Bauchschmerzen, Verdauungsstörungen.

▶ **Muss beobachtet werden**

Wenn die Haut sich verstärkt rötet und juckt, reagieren Sie vermutlich allergisch auf das Mittel. Bei solchen Hauterscheinungen (→ Seite 14) sollten Sie einen Arzt aufsuchen.

Terbinafin-Tabletten: Häufig treten Kopfschmerzen auf (bei 13 von 100 Behandelten), außerdem Müdigkeit.
Gelegentlich stört das Mittel den Geschmackssinn. Wenn Sie eine solche Störung bemerken, sollten Sie den Arzt aufsuchen und die Tabletten sofort absetzen, denn es kann Jahre dauern, bis sich der Geschmackssinn wieder normalisiert.
Auch wenn Seh-, Hör- oder Gefühlsstörungen in Armen und Beinen einsetzen, wenn Verwirrtheit, Erregungszustände, Zittern und Gangunsicherheit auftreten, sollten Sie einen Arzt aufsuchen.
Der Blutzucker kann ansteigen. Wenn Sie vermehrt Durst haben und nachts häufig zur Toilette müssen, sollte der Arzt den Blutzuckerwert kontrollieren.
Das Mittel kann Leberschäden (→ Seite 15) verursachen. Treten Übelkeit, Erbrechen und/oder dunkel gefärbter Urin auf und ist der Stuhl auffällig hell, sollten Sie einen Arzt aufsuchen.

▶ **Sofort zum Arzt**

Terbinafin-Tabletten: Das Mittel kann Leberschäden (→ Seite 15) und eine Gelbsucht auslösen.
Wenn sich die Haut gelb färbt und Sie zusätzlich einen starken Juckreiz am ganzen Körper verspüren, sollten Sie sofort einen Arzt aufsuchen.
Wenn starker Hautausschlag, Juckreiz, Herzrasen, Atemnot, Schwäche und Schwindel auftreten, müssen Sie die Anwendung sofort abbrechen und unverzüglich den Notarzt (Telefon 112) rufen, weil es sich um eine lebensbedrohliche Allergie (→ Seite 14) handeln kann.
Wenn sich die Haut in großen Blasen ablöst, ist dies möglicherweise ein Hinweis auf eine lebensbedrohliche allergische Reaktion (TEN = toxische epidermale Nekrolyse). Bei solchen Hauterscheinungen (→ Seite 14) müssen Sie sofort einen Arzt oder ein Krankenhaus aufsuchen.

Hinweise

Für Kinder unter 14 Jahren

Terbinafin-Tabletten: Dieses Mittel darf bei ihnen nicht angewendet werden.

Für Schwangerschaft und Stillzeit

Terbinafin-Tabletten: Da über den Einsatz während der Schwangerschaft keine Erfahrungen vorliegen, sollten Sie das Mittel nicht anwenden.
Der Wirkstoff geht in die Muttermilch über. In der Stillzeit sollten Sie die Tabletten deshalb nicht anwenden.

Für ältere Menschen

Terbinafin-Tabletten: Wenn Ihre Leber oder Ihre Nieren nicht mehr gut arbeiten, dürfen Sie nur eine halbe Tablette täglich einnehmen.

Zur Verkehrstüchtigkeit

Terbinafin-Tabletten: Wenn Müdigkeit und Sehstörungen auftreten, sollten Sie kein Fahrzeug lenken, keine Maschinen bedienen und keine Arbeiten ohne sicheren Halt verrichten.

■

Ciclopirox

Batrafen, Nagel Batrafen

Ciclopirox hemmt das Pilzwachstum ähnlich gut wie Imidazole. Lösung, Creme, Puder oder Gel eignen sich zur Behandlung von Pilzinfektionen der Haut (wie Fußpilz) sowie als Lack bei Nagelpilzen. Die therapeutische Wirksamkeit ist belegt. Den Wirkstoff Ciclopirox (*Batrafen*) gibt es inzwischen auch in Form von preisgünstigen Generika.

ANWENDUNG

Pilzinfektionen der Haut und Fußpilz

Sie tragen Lösung, Creme oder Puder zweimal täglich (morgens und abends) auf die betroffenen Stellen auf. Puder eignet sich vor allem zur Nachbehandlung von Hautmykosen, die vorher mit Lösung oder Creme behandelt wurden.

Nagelpilze

In den ersten vier Wochen der Behandlung tragen Sie den Lack alle zwei Tage auf, im folgenden Monat alle drei Tage, danach nur noch einmal in der Woche, bis der Nagel gesund nachgewachsen ist. Bevor Sie den Lack aufpinseln, feilen Sie die Nageloberfläche mit den der Packung beiliegenden Einmalfeilen oder herkömmlichem Schleifpapier (120er Körnung) bis zum Nagelbett herunter, damit der Wirkstoff den Nagel besser durchdringt. Wenn Ihnen das selbst nicht gut gelingt (z. B. bei Zehennägeln), sollten Sie eine andere Person darum bitten. Feile, Schleifpapier und Schleifstaub werfen Sie anschließend weg, um darin enthaltene Pilzsporen nicht weiter zu übertragen. Einmal in der Woche entfernen Sie die Lackschicht mit herkömmlichem Nagellackentferner.

Bei der Behandlung müssen Sie Geduld aufbringen. Nagelpilze sind hartnäckig und lassen sich nur bekämpfen, wenn Sie das Mittel konsequent und langfristig anwenden. Wenn der Nagel nach sechs bis neun Monaten immer noch nicht pilzfrei nachgewachsen ist, sollten Sie mit dem Arzt sprechen, ob eine Behandlung mit Tabletten angezeigt ist.

ACHTUNG

Sie dürfen Ciclopirox nicht in der Augenregion anwenden, weil es die Schleimhaut stark reizt. Auf offene Wunden dürfen Sie das Mittel nicht aufbringen.

UNERWÜNSCHTE WIRKUNGEN

▶ **Keine Maßnahmen erforderlich**

Die Haut kann sich röten und brennen. Verwenden Sie eine Lösung, kann diese die Haut stark austrocknen.

▶ **Muss beobachtet werden**

Bilden sich auf der Haut Bläschen oder ein schmerzhafter, juckender Ausschlag, handelt es sich bei diesen Hauterscheinungen (→ Seite 14) vermutlich um eine allergische Reaktion. Dann sollten Sie einen Arzt aufsuchen.

HINWEISE

Für Kinder unter 14 Jahren

Bei Kindern unter zwei Jahren darf Ciclopirox nicht angewendet werden.

Imidazole (äußerlich)

Clotrimazol

Antifungol, Canifug, Clotrimazol AL, Fungizid-ratiopharm

Econazol

Epi-Pevaryl

Miconazol

Daktar

In Konzentrationen, wie sie bei der äußerlichen Behandlung von Pilzinfektionen verwendet werden, hemmen Imidazole das Wachstum von Pilzen. In höheren Konzentrationen töten sie die Pilze auch ab. Sie wirken gegen alle Pilzarten gleichermaßen gut und eignen sich zur Behandlung von Pilzinfektionen der Haut. Die therapeutische Wirksamkeit aller Substanzen für diesen Anwendungsbereich ist ausreichend belegt.

Werden Imidazole bei Nagelpilzinfektionen als alleinige Mittel angewendet, ist unklar, ob die Wirkstoffe tief genug in den Nagel eindringen. Dies kann erreicht werden, wenn der Nagel vorher mit einer harnstoffhaltigen Salbe aufgelöst wurde.

ANWENDUNG

Pilzinfektionen der Haut und Fußpilz

Sie tragen Creme, Gel oder Lösung ein- bis dreimal täglich auf die betroffenen Hautstellen auf. Auch wenn alle Anzeichen für den Pilzbefall verschwunden sind, müssen Sie die Mittel noch 14 Tage darüber hinaus anwenden, um sicherzugehen, dass alle Pilzsporen abgetötet sind. Sonst ist der Rückfall programmiert. Länger als drei Monate sollten Sie das Mittel nicht anwenden. Ist der Pilz danach immer noch vorhanden, sollten Sie mit dem Arzt besprechen, ob eine Behandlung mit Tabletten sinnvoll ist.

Nagelpilze

Econazol, Miconazol: Bei Nagelpilzen muss der Nagel zunächst durch Nagelfräsen oder -feilen bis auf das Nagelbett abgetragen oder mit Harnstoff, einer nagelerweichenden Substanz, aufgelöst werden, damit der pilzabtötende Wirkstoff tief genug eindringen kann. Danach streichen Sie die wirkstoffhaltige Creme auf den betroffenen Nagel auf und decken ihn mit einem Pflaster ab.

Das Pflaster wechseln Sie täglich und baden Hand oder Fuß zehn Minuten lang in lauwarmem Wasser, um den Restnagel aufzuweichen. Bevor Sie erneut Creme auftragen und den Nagel wieder mit einem Pflaster verschließen, schaben Sie die aufgeweichte Nagelschicht ab. Diesen Vorgang wiederholen Sie, bis sich alle vom Pilz befallenen Nagelteile abgelöst haben und ein gesunder Nagel nachgewachsen ist.

Bei der Behandlung müssen Sie viel Geduld aufbringen. Nagelpilze sind hartnäckig und lassen sich nur bekämpfen, wenn Sie das Mittel konsequent und langfristig anwenden. Wenn der Pilz nach sechs bis neun Monaten immer noch nicht verschwunden ist, sollten Sie mit dem Arzt sprechen, ob eine Behandlung mit Tabletten angezeigt ist.

ACHTUNG

Econazol: Dieses Mittel dürfen Sie nicht am Auge anwenden, weil es die Schleimhaut stark reizt. Wenn das Auge dennoch mit dem Wirkstoff in Kontakt gekommen ist, müssen Sie es sofort mit klarem Wasser gut ausspülen. Wenn Sie danach noch Beschwerden haben, sollten Sie einen Augenarzt aufsuchen.

Wechselwirkungen mit Medikamenten

Imidazole sollten Sie nicht gleichzeitig mit den Pilzmitteln Amphotericin B, Natamyzin oder Nystatin anwenden, weil sich die Mittel gegenseitig in ihrer Wirkung blockieren.

UNERWÜNSCHTE WIRKUNGEN

▶ **Keine Maßnahmen erforderlich**

Die Haut kann sich röten (unter Econazol bei 3 von 100 Behandelten), brennen oder jucken.

▶ **Muss beobachtet werden**

Wenn die Haut sich verstärkt rötet und juckt, reagieren Sie vermutlich allergisch auf das Mittel. Bei solchen Hauterscheinungen (→ Seite 14) sollten Sie einen Arzt aufsuchen.

HINWEISE

Für Schwangerschaft und Stillzeit

In der Stillzeit dürfen Sie die Mittel nicht auf der Brust anwenden.

Imidazole (innerlich)

Fluconazol

Diflucan, Fluconazol HEXAL, Fluconazol-ratiopharm, Fluconazol STADA, Flunazul

Itraconazol

Itracol HEXAL, Sempera

Diese pilzhemmenden Wirkstoffe in Tablettenform werden bei schweren oder sehr hartnäckigen Pilzerkrankungen eingesetzt, wenn eine Pilzinfektion mit äußerlich anzuwendenden Mitteln nicht ausreichend zu bekämpfen war (z. B. bei Nagelpilzinfektionen oder therapieresistenten Pilzinfektionen der Haut) oder äußerlich anzuwendende Mittel nicht eingesetzt werden können. Die therapeutische Wirksamkeit ist nachgewiesen. Die Mittel gelten als „geeignet".

ANWENDUNG

Das Anwendungsschema richtet sich nach der zu behandelnden Pilzinfektion. Bei Nagelpilzen dauert die Behandlung länger als bei Pilzerkrankungen der Haut, bei Zehennägeln länger als bei Fingernägeln.

Fluconazol kann kontinuierlich oder einmal wöchentlich gegeben werden, dann jedoch langfristig über neun (für Fingernägel) bis zwölf (für Fußnägel) Monate.

Itraconazol wird bei Pilzinfektionen der Haut kontinuierlich verabreicht, bei Nagelpilzinfektionen dagegen in Intervallen. Das heißt, Sie nehmen das Mittel eine Woche lang ein, machen dann drei Wochen Pause und beginnen anschließend erneut mit der Einnahme. Dies lässt sich zwei bis vier Monate lang wiederholen. Die Pause hat den Sinn, dass sich im Nagel durch den eingelagerten Wirkstoff eine Barriere bildet, die das Pilzgeflecht nicht überwinden kann. Bei zwei bis drei Behandlungszyklen entstehen auf diese Weise zwei bis drei Hemmlinien.

Während der Einnahme von Itraconazol sollte der Arzt die Leberwerte kontrollieren. Falls sich diese erhöhen, müssen Sie das Mittel absetzen.

ACHTUNG

Wenn die Funktion Ihrer Leber gestört ist oder Ihre Nieren nicht richtig arbeiten, dürfen Sie – je nachdem, wie stark die Funktion beeinträchtigt ist – Fluconazol und Itraconazol nur in verringerter Dosis oder gar nicht einnehmen.

Gegenanzeigen

Unter folgenden Bedingungen dürfen Sie Fluconazol und Itraconazol nicht anwenden:

- Sie haben eine Allergie und nehmen Mittel mit dem Wirkstoff Terfenadin ein.
- Sie haben Herzrhythmusstörungen und nehmen Mittel mit dem Wirkstoff Chinidin ein.
- Ihre Blutfettwerte sind erhöht und Sie nehmen Lovastatin und Simvastatin ein.

• Sie leiden unter Schlafstörungen und werden mit Midazolam und Triazolam behandelt.
• Sie haben eine Psychose und nehmen dagegen Mittel mit dem Wirkstoff Pimozid ein.

Itraconazol: Wenn Sie eine Herzschwäche (Herzinsuffizienz) haben, dürfen Sie dieses Mittel nur nach sorgfältiger Abwägung von Risiken und Nutzen erhalten. Verschlimmert sich das Krankheitsbild unter der Behandlung, muss das Mittel abgesetzt werden.

Wechselwirkungen mit Medikamenten

Wenn Sie noch andere Medikamente nehmen, ist zu beachten:

• Indinavir und Ritonavir (bei Aids) sowie das Antibiotikum Clarithromyzin verstärken die Wirkung von Fluconazol und Itraconazol.
• Carbamazepin, Phenobarbital und Phenytoin (bei Epilepsien) sowie Isoniazid und Rifampizin (bei Tuberkulose) verringern die Wirkung von Fluconazol und Itraconazol.
• H_2-Blocker wie Famotidin und Ranitidin oder Protonenpumpenhemmer wie zum Beispiel Omeprazol sowie Antazida (alle bei Sodbrennen und/oder Magen- und Zwölffingerdarmgeschwür) sollten Sie erst zwei Stunden nach dem Antipilzmittel einnehmen, sonst wird dieses nicht gut genug ins Blut aufgenommen und wirkt schlechter oder gar nicht.
• Fluconazol und Itraconazol verstärken die Wirkung von Alprazolam und Buspiron (bei Angststörungen), Methylprednisolon (bei rheumatoider Arthritis, Asthma), Kalziumantagonisten wie Nifedipin, Nitrendipin und Verapamil (bei hohem Blutdruck). Dadurch steigt die Gefahr unerwünschter Wirkungen. Der Arzt sollte dann gegebenenfalls die Dosis anpassen.
• Fluconazol und Itraconazol verstärken auch die erwünschten und unerwünschten Wirkungen zahlreicher Medikamente, die bei Krebs und Aids sowie nach Organtransplantationen zur Vermeidung von Abstoßungsreaktionen eingesetzt werden. Wenn Sie solche Mittel einnehmen müssen, sollten Sie im Beipackzettel nachschauen, ob die Antipilzmittel die Wirkung der Medikamente verstärken und der Arzt die Dosis gegebenenfalls verändern sollte.

▶ **Unbedingt beachten**

• Fluconazol und Itraconazol verstärken die Wirkung von Digoxin (bei Herzschwäche). Näheres hierzu unter „Mittel bei Herzschwäche: verstärkte Wirkung" (→ Seite 12).
• Fluconazol und Itraconazol verstärken die Wirkung gerinnungshemmender Mittel (bei erhöhter Thrombosegefahr). Näheres hierzu unter „Mittel zur Blutverdünnung: verstärkte Wirkung" (→ Seite 11).
• Fluconazol und Itraconazol verstärken die Wirkung von Terfenadin (bei Allergien) sowie von Pimozid (bei Psychose) und Chinidin (bei Herzrhythmusstörungen). Dadurch steigt die Gefahr, dass als unerwünschte Wirkung dieser Medikamente Herzrhythmusstörungen entstehen.
• Fluconazol und Itraconazol verstärken die Wirkung von Lovastatin und Simvastatin (bei erhöhten Blutfettwerten). Dadurch steigt die Gefahr, dass als unerwünschte Wirkung dieser Medikamente Muskelkrankheiten entstehen.
• Fluconazol und Itraconazol verstärken die Wirkung von Midazolam und Triazolam (bei Schlafstörungen). Dadurch besteht die Gefahr, dass die Mittel auch tagsüber schläfrig und unkonzentriert machen und Ihre Reaktionsfähigkeit beeinträchtigen.

UNERWÜNSCHTE WIRKUNGEN

▶ **Muss beobachtet werden**

Beide Mittel können Leberschäden (→ Seite 15) verursachen. Treten Übelkeit, Erbrechen und/oder dunkel gefärbter Urin auf und ist der Stuhl auffällig hell, sollten Sie einen Arzt aufsuchen.

Die Mittel können Haarausfall auslösen.

Es kann ein Hautausschlag (bei bis zu 5 von 100 Anwendern) auftreten und Sie können verstärkt schwitzen. Wenn sich auf der Haut Bläschen bilden, sollten Sie einen Arzt aufsuchen. Solche Hauterscheinungen (→ Seite 14) können darauf hinweisen, dass Sie das Mittel nicht vertragen.

Fluconazol: Bei 6 von 100 Behandelten kann es zu Bauchschmerzen und Übelkeit kommen, bei mehr als 10 von 100 Behandelten zu Kopfschmerzen. Auch Krampfanfälle können auftreten. Dann sollten Sie einen Arzt aufsuchen.

Fühlen Sie sich längere Zeit matt und erschöpft oder haben Sie Fieber, sollte der Arzt das Blut untersuchen. Das Medikament kann Blutbildungsstörungen (→ Seite 15) hervorrufen (bei weniger als 1 von 1 000 Behandelten).

Itraconazol: Bei 10 von 100 Behandelten treten Übelkeit und Durchfall auf, bei 4 von 100 Behandelten kommt es zu Husten, manchmal auch zu einer Lungenentzündung (bei 2 von 100 Behandelten), zu Brustschmerzen und hohem Blutdruck (bei 3 von 100 Behandelten), Depressionen (2 von 100 Behandelten), Kopfschmerzen (2 von 100 Behandelten) und Gefühlsstörungen in Armen und Beinen (z. B. Taubheit).

Bei Frauen können Menstruationsstörungen auftreten.

Wenn Sie häufig müde sind, der Blutdruck sehr niedrig ist, Zittern und Heißhungergefühl einsetzen, kann es sein, dass Itraconazol die Funktion der Nebennierenrinde beeinträchtigt hat und eine Unterzuckerung vorliegt. Suchen Sie dann einen Arzt auf.

▶ **Sofort zum Arzt**

Wenn starker Hautausschlag, Juckreiz, Herzrasen, Atemnot, Schwäche und Schwindel auftreten, müssen Sie die Anwendung sofort abbrechen und unverzüglich den Notarzt (Telefon 112) rufen, weil es sich um eine lebensbedrohliche Allergie (→ Seite 14) handeln kann.

Als Zeichen einer lebensbedrohlichen Allergie kann sich bei weniger als 1 von 10 000 Anwendern hohes Fieber (über 39 °C) entwickeln und die Haut sich in großen Blasen ablösen (TEN = toxische epidermale Nekrolyse). Wenn solche Hauterscheinungen (→ Seite 14) auftreten, müssen Sie sofort einen Notarzt (Telefon 112) rufen.

Die Mittel können schwere Leberschäden (→ Seite 15) und eine Gelbsucht auslösen. Wenn sich die Haut gelb färbt und Sie zusätzlich einen starken Juckreiz am ganzen Körper verspüren, sollten Sie sofort einen Arzt aufsuchen. Wenn die Tabletten abgesetzt werden, bilden sich die Symptome wieder zurück.

Beide Mittel können Herzrhythmusstörungen (→ Seite 16), insbesondere Herzstolpern und Herzrasen, auslösen.

Fluconazol: Bei diesem Mittel kann eine besonders gefährliche Form von Rhythmusstörungen vorkommen (Torsade de pointes → Seite 16). Diese Nebenwirkung betrifft besonders häufig Frauen und Herzkranke.

Itraconazol: Dieses Mittel kann Brustschmerzen auslösen. Weil dann immer der Verdacht besteht, dass es sich um Angina-Pectoris-Beschwerden handeln könnte, sollten Sie sofort einen Arzt aufsuchen.

Hinweise

Für Kinder unter 14 Jahren

Fluconazol: Dieses Mittel darf bei Kindern unter einem Jahr nicht angewendet werden. Bei Kindern und Jugendlichen bis 16 Jahre sollte der Arzt prüfen, ob die Pilzinfektion nicht mit lokal anzuwendenden Mitteln ausreichend bekämpft werden kann.

Itraconazol: Kinder und Jugendliche bis 18 Jahre dürfen dieses Mittel nicht bekommen.

Für Frauen

Tritt als unerwünschte Wirkung eine bestimmte Form von Herzrhythmusstörungen auf (Torsade de pointes → Seite 16), betrifft dies Frauen doppelt so oft wie Männer.

Zur Empfängnisverhütung

Während Sie Fluconazol oder Itraconazol einnehmen und noch vier Wochen (bei Fluconazol eine Woche) nach Ende der Behandlung müssen Sie eine Schwangerschaft sicher verhüten, weil die Mittel das Ungeborene schädigen können. Wenn Sie schwanger geworden sind, während Sie eines der Mittel eingenommen haben, müssen Sie es sofort absetzen und sich mit dem Frauenarzt besprechen.

Für Schwangerschaft und Stillzeit

Fluconazol und Itraconazol dürfen Sie in der Schwangerschaft nicht anwenden. Beide Wirkstoffe können das Ungeborene schädigen.

Zur Verkehrstüchtigkeit

Itraconazol: Wenn Sie spüren, dass das Mittel Sie benommen macht, dürfen Sie kein Fahrzeug lenken, keine Maschinen bedienen und keine Arbeiten ohne festen Halt verrichten.

Nystatin (äußerlich)

Candio-Hermal, Mykoderm, Mykundex mono, Nystaderm, Nystatin „Lederle“

Nystatin hemmt in niedrigen Konzentrationen das Wachstum der Pilze, in hohen tötet es die Pilze ab. Der Wirkstoff wirkt nur gegen Hefepilze (z. B. Candida albicans), die häufigsten Verursacher von Pilzinfektionen im Windelbereich, nicht gegen Infektionen mit Fadenpilzen wie zum Beispiel bei Fußpilz. Er wird nicht in den Blutkreislauf aufgenommen, ist deshalb auch für Säuglinge und Kleinkinder gut verträglich und wird oft bei Pilzinfektionen im Windelbereich angewendet. Für diesen Anwendungsbereich ist die therapeutische Wirksamkeit gut belegt und Nystatin zur Behandlung geeignet.

Anwendung

Sie tragen Creme, Salbe oder Paste zwei- bis dreimal täglich dünn auf die betroffenen Hautstellen auf.

Bei Pilzinfektionen im Windelbereich cremen Sie die Haut bei jedem Windelwechsel neu ein. Ist der Ausschlag abgeklungen, sollten Sie die Creme noch weitere drei bis fünf Tage lang anwenden, um einem Rückfall vorzubeugen.

ACHTUNG

Nystaderm Creme: Das Mittel enthält als Konservierungsmittel Parabene. Wenn Sie auf Parastoffe (→ Seite 1159) allergisch reagieren, dürfen Sie dieses Mittel nicht anwenden.

Wechselwirkungen mit Medikamenten

Imidazole schwächen die Wirkung von Nystatin. Sie dürfen beide Mittel deshalb nicht gleichzeitig anwenden.

UNERWÜNSCHTE WIRKUNGEN

▶ **Muss beobachtet werden**

Sehr selten (bei 1 von 1 000 Behandelten) kommt es vor, dass sich die Haut entzündet, rötet, juckt und brennt. Treten dabei Schmerzen auf oder bilden sich zusätzlich Bläschen, sollten Sie einen Arzt aufsuchen. Vermutlich handelt es sich bei diesen Hauterscheinungen (→ Seite 14) um eine Allergie.

Kombinationen: Antipilzmittel + Glukokortikoid

Clotrimazol + Betamethason

Lotricomb

Clotrimazol + Hydrokortison

Baycuten HC

Econazol + Triamcinolon

Epipevisone

Isoconazol + Diflucortolon

Travocort

Miconazol + Flupredniden

Decoderm tri, Vobaderm

Nystatin + Flupredniden

Candio-Hermal Plus

Nystatin + Hydrokortison

Nystaderm comp.

Diese Mittel enthalten zusätzlich zu einem pilzabtötenden Mittel ein Glukokortikoid, das die Entzündung rascher abklingen lassen soll. Clotrimazol, Econazol, Isoconazol und Miconazol gehören zu den Imidazolen (→ Seite 98), Nystatin (→ Seite 101) ist gegen Hefepilze wirksam. Betamethason und Diflucortolon gehören zu den stark wirkenden, Flupredniden und Triamcinolon zu den mittelstark wirkenden, Hydrokortison zu den schwach wirkenden Glukokortikoiden (→ Seite 58).

Der Zusatz des Glukokortikoids soll eine gleichzeitig mit der Pilzinfektion auftretende Entzündung dämpfen. Bei Pilzinfektionen, bei denen in der Regel die Haut nur wenig entzündet ist, ist die Kombination dieser beiden Wirkstoffe unnötig. Die Entzündung klingt auch ohne Glukokortikoid rasch ab, wenn die Pilzerkrankung ursächlich behandelt wird. Der Zusatz des Glukokortikoids ist umso problematischer, als die Behandlung meist über mehrere Wochen erfolgen muss und die Haut durch das Kortison dann geschädigt werden kann.

Nur wenn der Pilzbefall eine heftige Entzündung hervorruft, kann es sinnvoll sein, beide Wirkstoffe gleichzeitig einzusetzen. Es ist denkbar, dass die Pilze dann besser aussprossen und mehr pilztötenden Wirkstoff aufnehmen, sodass sich die Wirksamkeit der Antipilzmittel sogar etwas erhöht.

Alle diese Mittel gelten deshalb nur als „mit Einschränkung geeignet“.

ANWENDUNG

Sie tragen die Mittel ein- bis zweimal täglich auf die befallenen Hautstellen auf. Alle Mittel sollten Sie nicht länger als ein bis zwei Wochen anwenden, weil sonst die unerwünschten Wirkungen der Glukokortikoide überwiegen.

Zur weiteren Behandlung der Pilzinfektion sollte der Arzt ein Monopräparat, also ohne Glukokortikoid, verordnen.

ACHTUNG

Unter einem luftdichten Verband sowie im Windelbereich dürfen Sie das Mittel nicht anwenden, weil die Glukokortikoide dabei verstärkt durch die Haut in den Blutkreislauf gelangen und unerwünschte Wirkungen hervorrufen können.

Die Mittel dürfen nicht in die Augen gelangen.

Falls Sie das Mittel längere Zeit im Gesicht anwenden, kann sich die Haut um den Mund herum entzünden (periorale Dermatitis). Nach Absetzen des Präparats blüht diese Entzündung erst richtig auf. Wenden Sie das Mittel dann erneut an, um die Entzündung zu behandeln, verschlimmert sich die Hautentzündung noch weiter. Dagegen hilft nur, das Mittel konsequent wegzulassen. Eine solche „Sucht“ auf Glukokortikoide kommt im Gesicht besonders häufig vor. Deshalb sollten Sie Glukokortikoide dort möglichst nicht anwenden.

Gegenanzeigen

Unter folgenden Bedingungen dürfen Sie keine glukokortikoidhaltigen Salben, Cremes, Gele und Lotionen anwenden:

- Sie oder das zu behandelnde Kind haben eine bakterielle Hautentzündung.
- Es handelt sich bei dem Ausschlag um eine Impfreaktion oder „Kupferfinne" (Rosacea).
- Sie oder das zu behandelnde Kind haben Windpocken oder eine Gürtelrose (Zoster).

Unerwünschte Wirkungen

Nystaderm comp.: Dieses Mittel enthält das schwach wirkende Glukokortikoid Hydrokortison. Die nachfolgend genannten unerwünschten Wirkungen treten nur sehr selten auf, wenn Sie das Mittel kurzfristig anwenden. Bei Säuglingen und Kleinkindern ist die Gefahr für Nebenwirkungen am größten.

▶ **Keine Maßnahmen erforderlich**

Aufgrund von Pigmentverschiebungen kann die Haut blasser oder dunkler werden. Diese Erscheinung bildet sich wieder zurück, wenn Sie das Mittel absetzen.

▶ **Muss beobachtet werden**

Wenn Sie folgende Veränderungen bemerken, sollten Sie den Arzt aufsuchen und mit ihm besprechen, ob Sie das Mittel weiter anwenden sollen:

- Die Haut wird dünn und leicht verletzlich (Pergamenthaut).
- Im Bindegewebe bilden sich Risse, ähnlich wie Schwangerschaftsstreifen (Striae).
- Auf der Haut zeigen sich zahlreiche Pickel, ähnlich wie bei Akne (Steroid-Akne), oder eine bestehende Akne verschlimmert sich.
- Die feinen Äderchen in der Haut erweitern sich. Dabei bilden sich rote Punkte oder kleine Streifen auf der Haut.
- Es treten häufiger Herpesinfektionen auf.
- Wunden heilen verzögert, vor allem offene Stellen am Unterschenkel im Rahmen einer Venenschwäche (Ulcus cruris).

▶ **Sofort zum Arzt**

Wenn das Auge plötzlich schmerzt und sich das Sehvermögen verschlechtert, müssen Sie unverzüglich einen Augenarzt aufsuchen. Es könnte sich um einen akuten Glaukomanfall handeln.

Wenn starker Hautausschlag, Juckreiz, Herzrasen, Atemnot, Schwäche und Schwindel auftreten, müssen Sie die Anwendung sofort abbrechen und unverzüglich den Notarzt (Telefon 112) rufen, weil es sich um eine lebensbedrohliche Allergie (→ Seite 14) handeln kann.

Hinweise

Für Kinder unter 14 Jahren

Bei Säuglingen und Kleinkindern kann sich das Knochenwachstum bei langfristiger (mehr als vier Wochen) Behandlung mit Glukokortikoiden verlangsamen. Bei Pilzinfektionen sollten Kinder daher – wenn überhaupt – nur mit schwach bis mittelstark wirkenden Glukokortikoiden behandelt werden.

Zur Empfängnisverhütung

Baycuten HC: Dieses Präparat enthält Hilfsstoffe, die die Reißfestigkeit von Kondomen verringern können. Während der Behandlung im Genitalbereich eignen sich Kondome deshalb nicht als Verhütungsmittel.

Für Schwangerschaft und Stillzeit

Bei Pilzinfektionen in der Schwangerschaft sollten Sie diese glukokortikoidhaltigen Mittel möglichst nicht anwenden, insbesondere nicht in den ersten drei Monaten.

In der Stillzeit dürfen Sie die Mittel nicht auf der Brust auftragen.

■ Kombinationen: Antipilzmittel + Zinkoxid

Clotrimazol + Zinkoxid

Antifungol HEXAL Heilpaste

Miconazol + Zinkoxid

INFECTOSOOR Zinksalbe

Nystatin + Zinkoxid

Multilind, Mykundex Heilsalbe

In diesen Präparaten ist den pilzabtötenden Wirkstoffen Clotrimazol oder Miconazol (beide aus der Gruppe der Imidazole) beziehungsweise Nystatin zusätzlich Zinkoxid beigefügt, das die Haut etwas austrocknet. Bei Pilzinfektionen ist das vorteilhaft, weil es das Abheilen der entzündeten Haut unterstützt.

Das nystatinhaltige Mittel wird vorzugsweise bei Windelpilzen eingesetzt, das miconazolhaltige Präparat bei Fuß- und Hautpilzinfektionen. Für diese Anwendungsbereiche sind die Mittel geeignet.

Anwendung

Bei Windelpilzinfektionen tragen Sie Salbe oder Paste bei jedem Windelwechsel, bei Fuß- oder Hautpilzinfektionen ein- bis zweimal täglich auf die betroffenen Hautstellen auf.

Achtung

Wechselwirkungen mit Medikamenten

Alle Präparate dürfen Sie nicht gleichzeitig mit anderen Antipilzmitteln anwenden, weil sich die

Mittel gegenseitig in ihrer Wirkung blockieren können.

Unerwünschte Wirkungen

▶ **Keine Maßnahmen erforderlich**

Die Haut kann sich röten, jucken oder brennen.

▶ **Muss beobachtet werden**

Wenn die Haut sich verstärkt rötet und juckt, reagieren Sie vermutlich allergisch auf das Mittel. Bei solchen Hauterscheinungen (→ Seite 14) sollten Sie einen Arzt aufsuchen.

Hinweise

Für Schwangerschaft und Stillzeit

In der Stillzeit dürfen Sie die Mittel nicht auf der Brust anwenden.

Kombinationen: Antipilzmittel + Glukokortikoid + Antiseptikum

Nystatin + Dexamethason + Chlorhexidin

Nystalocal

Clotrimazol + Prednisolon + Hexamidin

Imazol comp.

Clotrimazol gehört zu den Imidazolen (→ Seite 98), Nystatin (→ Seite 101) wirkt gegen Hefepilze. Dexamethason ist ein mittelstark wirkendes, Prednisolon ein schwach wirkendes Glukokortikoid (→ Seite 58). Chlorhexidin und Hexamidin sind desinfizierende Wirkstoffe, die gegen einige Bakterien und Pilze gleichermaßen wirken.

In diesen Präparaten ist also jeweils ein Antipilzmittel mit einem Glukokortikoid sowie einem desinfizierenden Wirkstoff kombiniert. Eine solche Kombination ist nicht sinnvoll, weil bei einer Pilzinfektion der pilztötende Wirkstoff allein meist genügt. Nur wenn die Haut sehr stark entzündet ist und diese Entzündung nachweislich sowohl durch Pilze als auch durch Bakterien verursacht ist, könnte eine derartige Mischung verschiedener Wirkstoffe angebracht sein. Die Mittel gelten deshalb für die Routinebehandlung von Pilzinfektionen als „wenig geeignet".

Anwendung

Laut Beipackzettel tragen Sie Salbe oder Creme zwei- bis dreimal täglich auf die betroffenen Hautstellen auf, jedoch nicht länger als eine Woche. Die damit behandelte Haut sollte nicht mehr als 10 Prozent der Körperoberfläche ausmachen. Sobald die Entzündung abklingt, sollte der Arzt ein Monopräparat verordnen.

Alle weiteren Informationen über die Anwendung von Mitteln, in denen ein Antipilzmittel mit einem Glukokortikoid kombiniert ist, finden Sie unter dem Stichwort „Antipilzmittel + Glukokortikoid" (→ Seite 102). Zusätzlich ist zu beachten:

Achtung

Nystalocal: Dieses Mittel dürfen Sie nicht im Ohr anwenden, weil Chlorhexidin taub machen kann.

Hinweise

Für Kinder unter 14 Jahren

Bei Säuglingen und Kindern bis sechs Jahre sollen die Mittel nicht angewendet werden.

Für Schwangerschaft und Stillzeit

Sie dürfen die Mittel nicht anwenden.

Wenn Sie schwanger geworden sind, während Sie Salbe oder Creme benutzt haben, müssen Sie sie sofort absetzen und den Arzt aufsuchen.

Pilzinfektionen der Haut

Handelsname Darreichungsform	Zusammensetzung pro 1 ml/1 g oder wie angegeben bzw. pro abgeteilte Einheit	Kleinste Packungsgröße	Festbetrag in Euro	Packungspreis in Euro	Bewertung
Hinweise zu den Tabellenspalten → Seite 28, zur Auswahl der Arzneimittel → Seite 23, zur Grundlage der Bewertung → Seiten 24, 27					
Antifungol HEXAL Creme	**Clotrimazol** 10 mg	25 g	4,19	3,95	**Geeignet** bei Pilzinfektionen der Haut z äußerlichen Anwendung. → Seite
Antifungol HEXAL Lösung	10 mg	20 ml	4,70	3,95	
Antifungol HEXAL Pumpspray Spray	10 mg	30 ml	6,38	4,57	
Antifungol HEXAL Heilpaste Paste	**Clotrimazol** 10 mg + **Zinkoxid** 150 mg	25 g		4,57	**Geeignet** bei Pilzinfektionen der Haut z äußerlichen Anwendung. → Seite 1

Pilzinfektionen der Haut Fortsetzung

Handelsname Darreichungsform	Zusammensetzung pro 1 ml/1 g oder wie angegeben bzw. pro abgeteilte Einheit	Kleinste Packungsgröße	Festbetrag in Euro	Packungspreis in Euro	Bewertung
Hinweise zu den Tabellenspalten → Seite 28, zur Auswahl der Arzneimittel → Seite 23, zur Grundlage der Bewertung → Seiten 24, 27					
Batrafen Creme Rp Creme	**Ciclopiroxolamin** 10 mg	20 g		15,60	**Geeignet** bei Pilzinfektionen der Haut zur äußerlichen Anwendung. → Seite 97
Batrafen Gel Rp Gel	**Ciclopirox** 7,7 mg	20 g		15,60	
Batrafen Lösung Rp Lösung	**Ciclopiroxolamin** 10 mg	20 ml		15,60	
Batrafen Puder Rp Puder	10 mg	30 g		18,64	
Baycuten HC Creme Rp Creme	**Clotrimazol** 0,01 g + **Hydrokortison** 0,01 g	15 g		19,04	**Mit Einschränkung geeignet** bei Pilzinfektionen zur äußerlichen Anwendung. Die Kombination eines Pilzmittels mit einem Glukokortikoid ist nur selten erforderlich. Wird die Pilzinfektion ausreichend behandelt, klingt meist auch die Entzündung ab. Monopräparate mit einem pilzabtötenden Wirkstoff sind vorzuziehen. → Seite 102
Candio-Hermal Creme	**Nystatin** 100 000 I.E.	20 g	7,12	7,12	**Geeignet** bei Hefepilzinfektionen zur äußerlichen Anwendung. → Seite 101
Candio-Hermal Salbe	100 000 I.E.	20 g	7,12	7,12	
Candio-Hermal Softpaste	100 000 I.E.	20 g	7,12	7,12	
Candio-Hermal Plus Paste Rp Paste	**Nystatin** 100 000 I.E. + **Flupredniden-21-azetat** 0,5 mg	20 g		22,56	**Mit Einschränkung geeignet** bei Pilzinfektionen zur äußerlichen Anwendung. Die Kombination eines Pilzmittels mit einem Glukokortikoid ist nur selten erforderlich. Wird die Pilzinfektion ausreichend behandelt, klingt meist auch die Entzündung ab. Monopräparate mit einem pilzabtötenden Wirkstoff sind vorzuziehen. → Seite 102
Candio-Hermal Plus Salbe Rp Salbe	**Nystatin** 100 000 I.E. + **Flupredniden-21-azetat** 0,5 mg	20 g		22,56	
Canifug-Creme Creme	**Clotrimazol** 10 mg	20 g	3,49	3,32	**Geeignet** bei Pilzinfektionen der Haut zur äußerlichen Anwendung. → Seite 98
Canifug-Lösung Lösung	10 mg	30 ml	6,38	5,45	
Clotrimazol AL 1 % Creme	**Clotrimazol** 10 mg	20 g	3,49	2,74	**Geeignet** bei Pilzinfektionen der Haut zur äußerlichen Anwendung. → Seite 98
Clotrimazol AL 1 % Pumpspray	10 mg	30 ml	6,38	4,39	
Daktar 2 % Creme Creme	**Miconazolnitrat** 20 mg	30 g	6,65	12,07	**Geeignet** bei Pilzinfektionen der Haut zur äußerlichen Anwendung. → Seite 98
Decoderm tri Rp Creme	**Miconazolnitrat** 20 mg + **Flupredniden-21-azetat** 1 mg	25 g		20,30	**Mit Einschränkung geeignet** bei Pilzinfektionen zur äußerlichen Anwendung. Die Kombination eines Pilzmittels mit einem Glukokortikoid ist nur selten erforderlich. Wird die Pilzinfektion ausreichend behandelt, klingt meist auch die Entzündung ab. Monopräparate mit einem pilzabtötenden Wirkstoff sind vorzuziehen. → Seite 102

Pilzinfektionen der Haut Fortsetzung

Handelsname Darreichungsform	Zusammensetzung pro 1 ml/1 g oder wie angegeben bzw. pro abgeteilte Einheit	Kleinste Packungsgröße	Festbetrag in Euro	Packungspreis in Euro	Bewertung
Hinweise zu den Tabellenspalten → Seite 28, zur Auswahl der Arzneimittel → Seite 23, zur Grundlage der Bewertung → Seiten 24, 27					
Diflucan Derm 50 mg Rp	**Fluconazol** 50 mg	14 Stück	48,58	48,58	**Geeignet** zur innerlichen Anwendung b hartnäckigen Pilzinfektionen, die mit äußerlich anzuwendenden Mitteln nich ausreichend behandelt werden können. → Seite 9
Diflucan 50 mg Rp	50 mg	20 Stück	66,96	66,96	
100 mg Rp	100 mg	20 Stück	120,59	120,59	
200 mg Rp Kapseln	200 mg	20 Stück	230,05	230,05	
Diflucan Derm Saft Rp Saft	5 mg	150 ml		69,65	
Epi-Pevaryl Creme	**Econazolnitrat** 10 mg	30 g	6,65	12,07	**Geeignet** bei Pilzinfektionen der Haut zu äußerlichen Anwendung. → Seite 9
Epi-Pevaryl Lotion	10 mg	30 ml	12,85	13,28	
Epipevisone Rp Creme	**Econazolnitrat** 10 mg + **Triamcinolonazetonid** 1 mg	25 g		17,11	**Mit Einschränkung geeignet** bei Pilzinfektionen zur äußerlichen Anwendung. Die Kombination eines Pilzmittels mit einem Glukokortikoid ist nur selten erfo derlich. Wird die Pilzinfektion ausreichend behandelt, klingt meist auch die Entzündung ab. Monopräparate mit einem pilzabtötenden Wirkstoff sind vo zuziehen. → Seite 1
Fluconazol HEXAL Derm 50 mg Rp	**Fluconazol** 50 mg	14 Stück	48,58	36,89	**Geeignet** zur innerlichen Anwendung b hartnäckigen Pilzinfektionen, die mit äußerlich anzuwendenden Mitteln nich ausreichend behandelt werden können → Seite
Fluconazol HEXAL 50 mg Hartkapseln Rp	50 mg	20 Stück	66,96	49,77	
100 mg Hartkapseln Rp	100 mg	20 Stück	120,59	87,30	
150 mg Hartkapseln Rp	150 mg	1 Stück	16,71	14,59	
200 mg Hartkapseln Rp Kapseln	200 mg	20 Stück	230,05	163,93	
Fluconazol-ratiopharm 50 mg Hartkapseln Rp	**Fluconazol** 50 mg	14 Stück	48,58	36,89	**Geeignet** zur innerlichen Anwendung b hartnäckigen Pilzinfektionen, die mit äußerlich anzuwendenden Mitteln nich ausreichend behandelt werden könner → Seite
100 mg Hartkapseln Rp	100 mg	20 Stück	120,59	87,30	
150 mg Hartkapseln Rp	150 mg	1 Stück	16,71	14,59	
200 mg Hartkapseln Rp Kapseln	200 mg	20 Stück	230,05	163,93	
Fluconazol STADA 50 mg Hartkapseln Rp	**Fluconazol** 50 mg	20 Stück	66,96	49,77	**Geeignet** zur innerlichen Anwendung b hartnäckigen Pilzinfektionen, die mit äußerlich anzuwendenden Mitteln nicl ausreichend behandelt werden könner → Seite
100 mg Hartkapseln Rp	100 mg	20 Stück	120,59	87,30	
150 mg Hartkapseln Rp	150 mg	1 Stück	16,71	14,59	
200 mg Hartkapseln Rp Kapseln	200 mg	20 Stück	230,05	163,93	
Flunazul derm 50 mg Rp	**Fluconazol** 50 mg	14 Stück	48,58	36,89	**Geeignet** zur innerlichen Anwendung b hartnäckigen Pilzinfektionen, die mit äußerlich anzuwendenden Mitteln nic ausreichend behandelt werden könne → Seite
Flunazul 50 mg Rp	50 mg	20 Stück	66,96	49,77	
100 mg Rp	100 mg	20 Stück	120,59	87,30	
200 mg Rp Kapseln	200 mg	20 Stück	230,05	163,93	
Fungizid-ratiopharm Creme	**Clotrimazol** 10 mg	20 g	3,49	3,80	**Geeignet** bei Pilzinfektionen der Haut äußerlichen Anwendung. → Seite
Fungizid-ratiopharm Pumpspray	10 mg	40 ml	7,93	6,15	
Imazol comp. Creme Rp Creme	**Clotrimazol** 10 mg + **Hexamidin-diisethionat** 2,5 mg + **Prednisolonazetat** 5 mg	20 g		15,21	**Wenig geeignet** bei Hefepilzinfektione zur äußerlichen Anwendung. Nicht sir volle Kombination eines Pilzmittels m einem Glukokortikoid und einem Des fektionsmittel. → Seite

Pilzinfektionen der Haut Fortsetzung

Handelsname Darreichungsform	Zusammensetzung pro 1 ml/1 g oder wie angegeben bzw. pro abgeteilte Einheit	Kleinste Packungsgröße	Festbetrag in Euro	Packungspreis in Euro	Bewertung
INFECTOSOOR Zinksalbe Salbe	**Miconazolnitrat** 2,5 mg + **Zinkoxid** 150 mg	15 g		10,92	**Geeignet** bei Pilzinfektionen der Haut zur äußerlichen Anwendung. → Seite 103
Itracol 7 HEXAL Rp *Itracol HEXAL Rp* Kapseln	**Itraconazol** 100 mg 100 mg	14 Stück 15 Stück	54,75 54,75	41,22 41,22	**Geeignet** zur innerlichen Anwendung bei hartnäckigen Pilzinfektionen, die mit äußerlich anzuwendenden Mitteln nicht ausreichend behandelt werden können. → Seite 99
Lamisil Creme Creme	**Terbinafin-hydrochlorid** 10 mg	15 g		8,35	**Geeignet** bei Pilzinfektionen der Haut zur äußerlichen Anwendung. → Seite 96
Lamisil DermGel Gel	**Terbinafin** 10 mg	15 g		8,95	
Lamisil Spray Spray	**Terbinafin-hydrochlorid** 10 mg	15 ml		9,60	
Lamisil Rp Tabletten	**Terbinafin** 250 mg	14 Stück	36,77	82,68	**Geeignet** zur innerlichen Anwendung bei hartnäckigen Pilzinfektionen, die mit äußerlich anzuwendenden Mitteln nicht ausreichend behandelt werden können. → Seite 96
Lotricomb Rp Creme	**Clotrimazol** 10 mg + **Betamethason-dipropionat** 0,64 mg	20 g		20,41	**Mit Einschränkung geeignet** bei Pilzinfektionen zur äußerlichen Anwendung. Die Kombination eines Pilzmittels mit einem Glukokortikoid ist nur selten erforderlich. Wird die Pilzinfektion ausreichend behandelt, klingt meist auch die Entzündung ab. Monopräparate mit einem pilzabtötenden Wirkstoff sind vorzuziehen. → Seite 102
Lotricomb Rp Salbe	**Clotrimazol** 10 mg + **Betamethason-dipropionat** 0,64 mg	20 g		20,41	
Multilind Heilsalbe mit Nystatin Paste	**Nystatin** 100 000 I.E. + **Zinkoxid** 200 mg	25 g	8,03	8,00	**Geeignet** bei Hefepilzinfektionen der Haut zur äußerlichen Anwendung. → Seite 103
Mykoderm Heilsalbe Salbe	**Nystatin** 100 000 I.E.	25 g	8,37	5,05	**Geeignet** bei Hefepilzinfektionen zur äußerlichen Anwendung. → Seite 101
Mykundex mono Salbe	**Nystatin** 100 000 I.E.	25 g	8,37	7,12	**Geeignet** bei Hefepilzinfektionen zur äußerlichen Anwendung. → Seite 101
Mykundex Heilsalbe Salbe	**Nystatin** 100 000 I.E. + **Zinkoxid** 200 mg	25 g	8,03	8,03	**Geeignet** bei Hefepilzinfektionen der Haut zur äußerlichen Anwendung. → Seite 103
Nagel Batrafen *Nagel Batrafen A* Lösung	**Ciclopirox** 80 mg 80 mg	3 g 3 g		30,82 30,74	**Geeignet** bei Nagelpilzen zur äußerlichen Anwendung. → Seite 97
Nystaderm Creme Creme	**Nystatin** 100 000 I.E. (Konservierungsmittel: Parabene)	20 g	7,12	7,12	**Geeignet** bei Hefepilzinfektionen zur äußerlichen Anwendung. → Seite 101
Nystaderm Paste	100 000 I.E.	20 g	7,12	7,12	
Nystaderm comp. Paste Rp Paste	**Nystatin** 100 000 I.E. + **Hydrokortisonazetat** 5 mg	20 g		16,36	**Mit Einschränkung geeignet** bei Pilzinfektionen zur äußerlichen Anwendung. Die Kombination eines Pilzmittels mit einem Glukokortikoid ist nur selten erforderlich. Wird die Pilzinfektion ausreichend behandelt, klingt meist auch die Entzündung ab. Monopräparate mit einem pilzabtötenden Wirkstoff sind vorzuziehen. → Seite 102

Hinweise zu den Tabellenspalten → Seite 28, zur Auswahl der Arzneimittel → Seite 23, zur Grundlage der Bewertung → Seiten 24, 27

Pilzinfektionen der Haut Fortsetzung

Handelsname Darreichungsform	Zusammensetzung pro 1 ml/1 g oder wie angegeben bzw. pro abgeteilte Einheit	Kleinste Packungs-größe	Festbetrag in Euro	Packungs-preis in Euro	Bewertung
Nystalocal Rp Salbe	**Nystatin** 100 000 I.E. **+ Dexamethason** 1 mg **+ Chlorhexidin-dihydro-chlorid** 11,5 mg	20 g		20,28	**Wenig geeignet** bei Hefepilzinfektionen zur äußerlichen Anwendung. Nicht sinn volle Kombination eines Pilzmittels mit einem Glukokortikoid und einem Desin-fektionsmittel. → Seite 10.
Nystatin „Lederle" Creme	**Nystatin** 100 000 I.E.	25 g	8,37	8,37	**Geeignet** bei Hefepilzinfektionen zur äußerlichen Anwendung. → Seite 1c
Nystatin „Lederle" Paste	100 000 I.E.	25 g	8,37	8,37	
Nystatin „Lederle" Salbe	100 000 I.E.	25 g	8,37	8,37	
Sempera Kapseln Rp *Sempera 7 Kapseln Rp* Kapseln	**Itraconazol** 100 mg 100 mg	15 Stück 14 Stück	54,75 54,75	54,75 54,75	**Geeignet** zur innerlichen Anwendung be hartnäckigen Pilzinfektionen, die mit äußerlich anzuwendenden Mitteln nich ausreichend behandelt werden können. → Seite 9
Travocort Creme Rp Creme	**Isoconazolnitrat** 10 mg **+ Diflucortolon-21-valerat** 1 mg	15 g		14,11	**Mit Einschränkung geeignet** bei Pilzin-fektionen zur äußerlichen Anwendung. Die Kombination eines Pilzmittels mit einem Glukokortikoid ist nur selten erfo derlich. Wird die Pilzinfektion ausrei-chend behandelt, klingt meist auch die Entzündung ab. Monopräparate mit einem pilzabtötenden Wirkstoff sind vo zuziehen. → Seite 1c
Vobaderm Rp Creme	**Miconazolnitrat** 20 mg **+ Flupredniden-21-azetat** 1 mg	20 g		18,25	**Mit Einschränkung geeignet** bei Pilzin-fektionen zur äußerlichen Anwendung. Die Kombination eines Pilzmittels mit einem Glukokortikoid ist nur selten erfc derlich. Wird die Pilzinfektion ausrei-chend behandelt, klingt meist auch die Entzündung ab. Monopräparate mit einem pilzabtötenden Wirkstoff sind vc zuziehen. → Seite 1(

Hinweise zu den Tabellenspalten → Seite 28, zur Auswahl der Arzneimittel → Seite 23, zur Grundlage der Bewertung → Seiten 24, 27

Wunden

Eine Wunde an der Haut schließt sich normalerweise von selbst, indem das Blut gerinnt und eine Kruste bildet, die den Heilungsprozess nach außen abschirmt. Die neue Haut kann auf diese Weise rasch nachwachsen. Bei größeren Wunden mit Gewebezerstörungen bildet sich unter dem Schorf Granulationsgewebe aus Fress- und Faserzellen sowie Blutgefäßen. Auf diesem Gewebe können die Hautzellen von den Rändern zur Mitte der Wunde hin wachsen und diese mit der Zeit verschließen. Die Wundheilung wird also durch diese Reaktion, die mit einer leichten Entzündung einhergeht, begünstigt. Hemmt man die Entzündung, verzögert sich die Heilung. Wenn sich eine Wunde allerdings mit Bakterien infiziert, entzündet sie sich stärker und beginnt zu eitern.

Anzeichen und Beschwerden

Die Wunde blutet oder nässt und schmerzt. Wenn sie infiziert ist, eitert sie und es bildet sich am Wundrand oder an der infizierten Stelle ein roter Saum, der bei Berührung und Druck schmerzt.

Ursachen

Meist wird die Haut bei Unfällen verletzt. Offene Wunden bilden sich häufig auch im Zusammenhang mit Krampfadern. Näheres hierzu finden Sie im Abschnitt „Venenerkrankungen, Thrombose" (→ Seite 784).
Großflächige Wunden sind immer mit Bakterien aus der Umgebung besiedelt. Das ist ein normaler Vorgang ohne Krankheitswert. Erst wenn sich die Bakterien massenhaft vermehren, gilt die Wunde als infiziert.
Kleine, tiefe Wunden (z. B. bei Schnitt- und Stichverletzungen) oder Risse an Stellen, an denen die Haut schlecht durchblutet ist (z. B. an der Ferse unter einer dicken Hornhautschicht) bluten oft nur wenig und schließen sich rasch. Eingedrungene Bakterien werden dann nicht mit dem Blut ausgespült, sodass unter dem Schorf ein Entzündungsherd entstehen kann. Zudem sind die Gegenstände, die die Verletzung verursacht haben (Messer, Dornen, Stachel), oft mit Bakterien behaftet und diese können in die Wunde eindringen.

Nichtmedikamentöse Maßnahmen

Bei Wunden kommt es in erster Linie darauf an, möglichst schnell einen Wundverschluss zu erzielen. Dafür kann der Arzt die Wunde nähen, meistens sorgt die Blutgerinnung aber dafür, dass sich Schorf bildet und die Wunde auf diese Weise verschließt. Unter diesem Wundschorf geht der Heilungsprozess zügig voran.
Die meisten Wunden heilen von selbst, wenn sie abgedeckt und geschützt werden; dabei darf das Verbandmaterial nicht mit der Wundoberfläche verkleben. Vor allem offene Wunden dürfen durch den Verband nicht völlig von der Luft abgeschlossen werden, weil das Wundsekret sonst über der Wunde eine „feuchte Kammer" bildet, in der sich Bakterien besonders gut vermehren. Wasserfeste Pflaster sollten Sie deshalb nicht verwenden und den Verband – wenn möglich – über Nacht abnehmen.
Tiefe Wunden müssen Sie kurz bluten lassen, weil das ausfließende Blut die Wunde reinigt. Hält die Blutung unvermindert an, müssen Sie sie mit einem Druckverband stoppen. Sie können die unverletzte Haut in der unmittelbaren Umgebung der Wunde mit 70 %igem Isopropylalkohol desinfizieren; unbedingt notwendig ist das aber nicht. Die Wunde selbst sollten Sie nicht berühren und keinesfalls auswaschen. Auch auf eine Desinfektion mit Alkohol sollten Sie verzichten, da dies stark schmerzt und zudem die Wundheilung hemmen kann. Nur über Schürfwunden können Sie fließendes kaltes Wasser laufen lassen, um Erdreste und Steinchen oder Sand abzuspülen. Anschließend sollten Sie die Wunde verbinden oder mit einem Pflaster abdecken.
Wenn das Blut pulsierend aus der Wunde schießt, ist eine Arterie verletzt worden. Dann müssen Sie versuchen, das Gefäß abzudrücken, indem Sie oder jemand, der Ihnen zu Hilfe kommt, über der Wunde einen Druckverband anlegen. Außerdem müssen Sie oder eine andere Person sofort den Arzt aufsuchen beziehungsweise den Notarzt (Telefon 112) rufen. Es besteht die Gefahr, dass Sie verbluten.

Behandlung mit Medikamenten

Die meisten Wund- und Heilsalben enthalten hautpflegende Substanzen (→ Seite 113), die eine solche Granulation anregen oder unterstützen sollen. Für die Wundpflege oder zur unterstützenden Behandlung bei der Wundheilung sind diese Mittel daher geeignet.
Zur Desinfektion von Haut und Wunden eignet sich ein Mittel aus Alkohol + Antiseptikum (→ Seite 113). Andere alkoholhaltige Mittel sind zur Wunddesinfektion weniger sinnvoll, da sie auf der offenen Wunde brennende Schmerzen verursachen und die Wundheilung hemmen können. Nichtalkoholische Antiseptika (→ Seite 112) sind eher geeignet, eine Wunde zu desinfizieren, und zwar insbesondere Präparate mit den Wirkstoffen Nitrofurazon oder Povidon-Jod.

Der Wirkstoff Ethacridin ist dafür wenig geeignet, weil er nur unzureichend wirkt, die Wundheilung hemmt und häufig Allergien auslöst.
Ist die Wunde infiziert, genügt es meist, den Eiter zu entfernen und die Wundränder sowie die Wunde selbst mit einem Antiseptikum zu behandeln. Mittel mit Antibiotika (äußerlich) (→ nachfolgend) werden häufig verordnet. Es ist jedoch nicht erwiesen, dass sie das Abheilen beschleunigen, selbst wenn die Wunde bakteriell infiziert ist. Sie können die Wundheilung sogar eher noch hemmen und Allergien auslösen. Auch fördern sie, gerade wenn sie lokal angewendet werden, das Entstehen von resistenten Bakterien, und zwar bereits nach wenigen Behandlungstagen. Deshalb ist allenfalls bei besonderen Problemfällen, wenn die Wunden erkennbar bakteriell infiziert sind, eine ganz gezielte Anwendung angezeigt, und auch dann nur mit solchen Substanzen, die nicht auch innerlich als Tabletten eingesetzt werden. Bei den Präparaten mit nur einem Antibiotikum trifft dies lediglich auf die Wirkstoffe Tyrothrizin und Fusidinsäure zu. Diese Präparate sind daher mit Einschränkung geeignet. Alle anderen Antibiotika, auch die Kombination aus zwei Antibiotika (äußerlich) (→ Seite 114), sind wenig geeignet. Die darin enthaltenen Substanzen (Gentamicin, Neomyzin, Framyzetin und Tetrazyklin sowie das Sulfonamid Sulfadiazin) können leicht Allergien auslösen und werden auch innerlich angewendet. Werden die Bakterien gegen diese Mittel resistent, stehen die Mittel bei anderen schweren Infektionen, die mit Antibiotika-Tabletten, -Kapseln oder -Infusionen bekämpft werden müssen, nicht mehr zur Verfügung – was lebensbedrohlich werden kann.
Wenig geeignet ist auch eine Bakterienzubereitung (→ Seite 113), deren therapeutische Wirksamkeit nicht ausreichend nachgewiesen ist.
Schwere Wundinfektionen mit allgemeinen Begleitreaktionen, insbesondere Fieber, müssen gegebenenfalls mit Antibiotika zum Einnehmen bekämpft werden. Informationen dazu finden Sie im Kapitel „Bakterielle Infektionen" (→ Seite 1237).

Antibiotika (äußerlich)

Chlortetrazyklin
Aureomycin
Framyzetin
Leukase N
Fusidinsäure
Fucidine
Gentamicin
Gentamycin Medphano, Refobacin, SULMYCIN
Sulfadiazin-Silber
Flammazine
Tyrothrizin
Tyrosur

Die Antibiotika Chlortetrazyklin, Framyzetin, Fusidinsäure, Gentamicin und Tyrothrizin behindern die Vermehrung von Bakterien oder töten sie ab. Sulfadiazin ist ein Sulfonamid und hemmt die Vermehrung von Bakterien und Pilzen. Es wird meist bei Verbrennungen eingesetzt, um zu verhindern, dass die Haut von Bakterien und Pilzen infiziert wird. Allerdings können Sulfonamide auf der Haut Allergien hervorrufen, und Bakterien werden rasch resistent gegen diese Mittel.
Wundbehandlungsmittel mit Chlortetrazyklin, Framyzetin, Gentamicin und Sulfadiazin können zwar Keime auf offenen Wunden abtöten, aber es ist nicht erwiesen, dass die Wunde damit schneller verheilt, auch nicht, wenn sie bakteriell infiziert ist. Eher hemmen diese Mittel sogar die Wundheilung und sie können leicht Allergien auslösen. Außerdem fördern sie die Resistenzentwicklung der Bakterien. Bei Wirkstoffen, die auch innerlich angewendet werden – insbesondere Gentamicin oder Tetrazyklin – ist dies besonders problematisch. Die Mittel stehen dann für einen Einsatz in anderen Zubereitungsarten, zum Beispiel wenn schwere Infektionen im Körper mit Antibiotika-Tabletten oder -Infusionen bekämpft werden müssen, nicht mehr zur Verfügung. Darüber hinaus führen diese Mittel häufig zu allergischen Reaktionen. Sie gelten deshalb als „wenig geeignet".
Die Antibiotika Fusidinsäure und Tyrothrizin wirken ebenfalls keimtötend, werden aber ausschließlich lokal angewendet. Der Einsatz dieser Mittel ist für kurze Zeit vertretbar, wenn nachgewiesen ist, dass eine Wunde bakteriell infiziert ist. Allerdings wird auch dann die Wundheilung nicht wesentlich beschleunigt, weshalb die Mittel nur mit Einschränkung geeignet sind.

ANWENDUNG

Laut Beipackzettel tragen Sie Creme, Salbe, Puder oder Gel ein- bis dreimal täglich auf die infizierte Wundfläche auf.
Die Produkte dürfen Sie immer nur für eine Person verwenden, damit keine Keime verschleppt werden. Wenn die Behandlung beendet ist, müssen Sie angebrochene Tuben aus dem gleichen Grund wegwerfen.
Damit die Bakterien gegen die Mittel nicht resistent werden, dürfen Sie sie nur kurze Zeit (sieben

bis zehn Tage) anwenden. Wenn die Entzündung in dieser Zeit nicht abklingt oder sich sogar verschlimmert, müssen Sie die Behandlung abbrechen und den Arzt aufsuchen. Möglicherweise sind die Bakterien bereits gegen das Antibiotikum resistent geworden.

ACHTUNG

Chlortetrazyklin: Dieser Wirkstoff kann die Haut empfindlicher für UV-Strahlen machen. Sie sollten während der Anwendung der Mittel deshalb kein Sonnenbad nehmen und auch kein Solarium besuchen.

Framyzetin: Dieses Mittel dürfen Sie wegen der möglichen unerwünschten Wirkungen nicht am Ohr anwenden.

Gentamycin Salbe: Dieses Mittel enthält als Konservierungsmittel Parabene. Wenn Sie auf Parastoffe (→ Seite 1159) allergisch reagieren, dürfen Sie dieses Mittel nicht anwenden.

Gegenanzeigen

Gentamicin: Die Mittel dürfen Sie nicht anwenden, wenn Sie auf Aminoglykosid-Antibiotika (Amikazin, Gentamicin, Kanamyzin, Neomyzin, Netilmizin, Streptomyzin, Tobramyzin) allergisch reagieren.

Wechselwirkungen mit Medikamenten

Sulfadiazin: Da der Wirkstoff durch die Haut in den Körper aufgenommen werden kann, müssen bei der Behandlung auch Wechselwirkungen in Betracht gezogen werden. Der Wirkstoff kann die Wirkung von Phenytoin (bei Epilepsien), Thiopental (zur Narkose) und anderen Sulfonamiden (bei Infektionen) verstärken.

▶ **Unbedingt beachten**

Sulfadiazin: Wenn Sie dieses Mittel auf großen Wundflächen anwenden, kann es auch die Wirkung anderer Medikamente verstärken und dadurch die Gefahr schwerer Nebenwirkungen erhöhen. Das gilt für gerinnungshemmende Mittel (bei erhöhter Thrombosegefahr, Näheres hierzu finden Sie unter „Mittel zur Blutverdünnung: verstärkte Wirkung" → Seite 11), Sulfonylharnstoffe (bei Typ-2-Diabetes, Näheres hierzu finden Sie unter „Mittel zur Blutzuckersenkung: verstärkte Wirkung" → Seite 11), Phenytoin (bei Epilepsien), Thiopental (zur Narkose) und anderen Sulfonamiden (bei Infektionen).

UNERWÜNSCHTE WIRKUNGEN

▶ **Keine Maßnahmen erforderlich**

Die Haut kann sich röten und brennen.

Chlortetrazyklin: Dieses Mittel kann zu einer störenden Fluoreszenz unter UV-Strahlern (z. B. in Diskotheken) führen. Bei hellhäutigen Personen kann sich die Haut gelb färben.

Sulfadiazin: Es kommt vor, dass die Haut nach der Anwendung eine graue Flüssigkeit absondert. Die Haut kann sich dabei grau verfärben. Das ist harmlos und hängt damit zusammen, dass der Wirkstoff mit dem im Mittel enthaltenen Silberanteil einen Komplex bildet.

▶ **Muss beobachtet werden**

Framyzetin, Sulfadiazin: Wenn Sie diese Mittel auf größeren Hautflächen anwenden, können sie die Nieren schädigen. Spüren Sie Schmerzen in der Nierengegend oder verändert sich die Urinmenge, sollten Sie einen Arzt aufsuchen.

Sulfadiazin: Bei Epilepsie können gehäuft Anfälle auftreten. Dies ist vor allem bei Kindern mit Anfallsleiden zu beachten.

Bilden sich auf geröteter Haut kleine, juckende Bläschen oder größere, schmerzhafte Blasen, sollten Sie einen Arzt aufsuchen. Solche Hauterscheinungen (→ Seite 14) deuten auf eine allergische Reaktion hin.

▶ **Sofort zum Arzt**

Wenn starker Hautausschlag, Juckreiz, Herzrasen, Atemnot, Schwäche und Schwindel auftreten, müssen Sie die Anwendung sofort abbrechen und unverzüglich den Notarzt (Telefon 112) rufen, weil es sich um eine lebensbedrohliche Allergie (→ Seite 14) handeln kann.

Framyzetin, Sulfadiazin: Wenn Sie auffällig müde sind, sich schwach fühlen oder verstärkt Infekte haben, kann die Blutbildung (→ Seite 15) gestört sein. Dann sollten Sie einen Arzt aufsuchen, um das Blutbild prüfen zu lassen.

Framyzetin: Wenden Sie dieses Mittel auf großen Hautflächen an, können Hörstörungen bis hin zur Taubheit auftreten, die sich nicht wieder zurückbilden. Wenn Sie Hörstörungen bemerken, sollten Sie möglichst rasch einen Arzt aufsuchen.

HINWEISE

Für Kinder unter 14 Jahren

Bei Säuglingen dürfen Sie keines der Mittel anwenden.

Für Schwangerschaft und Stillzeit

Chlortetrazyklin, Framyzetin: Diese Mittel dürfen Sie in Schwangerschaft und Stillzeit nicht anwenden. Wenn Sie schwanger geworden sind, während Sie die Mittel benutzt haben, sollten Sie sie sofort absetzen.

Sulfadiazin: Dieses Mittel dürfen Sie in den ersten drei Monaten und in den letzten Wochen der Schwangerschaft sowie in der Stillzeit nicht anwenden. Wenn Sie schwanger geworden sind, während Sie das Mittel benutzt haben, sollten Sie es sofort absetzen.

Antiseptika

Ethacridin

Rivanol

Nitrofurazon

Furacin-Sol

Povidon-Jod

Betaisodona, Braunovidon, Freka-Cid, Polysept, PVP-Jod-ratiopharm

Mit Antiseptika lassen sich Haut und Wunden desinfizieren. Geeignet dafür sind allerdings nur Präparate mit Nitrofurazon oder Povidon-Jod.

Nitrofurazon wird lokal bei infizierten Wunden und offenen Hautstellen sowie bei Verbrennungen eingesetzt. Es tötet die meisten Bakterien ab (mit Ausnahme von Pseudomonas aeruginosa). Da nicht bekannt ist, in welchem Ausmaß der Wirkstoff über die Haut in den Blutkreislauf aufgenommen wird, sollte Nitrofurazon nur kurze Zeit angewendet werden, zumal sich gezeigt hat, dass es – allerdings geschluckt und in hoher Dosierung – krebsauslösend wirken kann.

Povidon-Jod wirkt desinfizierend, weil in der Wunde Jod freigesetzt wird, das Mikroorganismen schädigt oder abtötet.

Mittel mit Ethacridin gelten als „wenig geeignet", weil dieser Wirkstoff die Wundheilung hemmt, nur unzureichend wirkt und häufig Allergien auslöst. Ethacridin wird außer bei infizierten Wunden auch zu Spülungen der Blase (bei Blasenentzündungen) und der Vagina (bei Scheideninfektionen) benutzt. Es besteht ein relativ hohes Risiko für Kontaktallergien.

Anwendung

Sie tragen Creme, Lösung oder Salbe bei jedem Verbandwechsel neu auf. Ethacridin-Tabletten lösen Sie wie vorgeschrieben in Wasser auf und machen damit feuchte Umschläge, Spülungen oder Bäder. Puder dürfen Sie nur auf trockene Haut und oberflächliche Schürfwunden auftragen, weil er sonst mit dem Wundsekret eine Kruste bildet, unter der sich Bakterien gut vermehren können.

Achtung

Gegenanzeigen

Povidon-Jod: Dieses Mittel dürfen Sie unter folgenden Bedingungen nicht anwenden:

- Sie reagieren auf Jod allergisch.
- Sie haben eine Schilddrüsenüberfunktion. Das in den Mitteln enthaltene Jod kann dazu führen, dass die Schilddrüse zu viel Hormon produziert, was mit starken Beschwerden verbunden ist (Herzrasen, Schweißausbrüche, Nervosität).

Unerwünschte Wirkungen

Ethacridin: Wenn Sie die behandelte Haut der Sonne aussetzen, können allergische Reaktionen auftreten. Suchen Sie in diesem Fall einen Arzt auf.

► **Keine Maßnahmen erforderlich**

Die Haut kann sich röten und brennen.

Ethacridin: Dieses Mittel verfärbt Haut, Fingernägel und Wäsche. Die Flecken lassen sich nicht ab- oder herauswaschen. Die Verfärbungen der Haut und Nägel wachsen mit der Zeit heraus.

► **Muss beobachtet werden**

Wenn sich auf der Haut juckende Bläschen bilden und die Stelle schmerzt, sollten Sie zum Arzt gehen. Solche Hauterscheinungen (→ Seite 14) können darauf hindeuten, dass Sie auf das angewendete Mittel allergisch reagieren.

Ethacridin: Die Mittel können vermehrt Krampfanfälle und Kopfschmerzen auslösen. Reagieren Sie auf den Wirkstoff mit einer Allergie (→ Seite 14), kann das Gesicht anschwellen und am ganzen Körper können sich rote Stellen mit Bläschen bilden (Nesselsucht).

Povidon-Jod: Dieser Wirkstoff setzt Jod frei, das auch ins Blut gelangen kann. Besteht eine Schilddrüsenfunktionsstörung – was nicht immer mit Beschwerden einhergeht –, kann dieses Jod dazu führen, dass die Schilddrüse zu viel Hormone freisetzt. Das verursacht dann Herzrasen, Unruhe, Schwitzen, Gewichtsabnahme, Schlafstörungen, hohen Blutdruck. Ist eine längerfristige Behandlung mit Povidon-Jod nötig, sollte der Arzt währenddessen sowie sechs und zwölf Wochen danach die Schilddrüsenwerte kontrollieren.

► **Sofort zum Arzt**

Wenn starker Hautausschlag, Juckreiz, Herzrasen, Atemnot, Schwäche und Schwindel auftreten, müssen Sie die Anwendung sofort abbrechen und unverzüglich den Notarzt (Telefon 112) rufen, weil es sich um eine lebensbedrohliche Allergie (→ Seite 14) handeln kann.

Povidon-Jod: Treten Herzrasen, Fieber, Schwitzen, Unruhe, Angst, Erbrechen, Durchfall auf oder reagieren Sie auf Ansprache apathisch, sollte sofort der Arzt gerufen werden. Das sind Anzeichen für eine lebensbedrohliche Schilddrüsenüberfunktion, die unverzüglich behandelt werden muss.

Hinweise

Für Kinder unter 14 Jahren

Nitrofurazon, Povidon-Jod: Diese Mittel dürfen Sie bei Säuglingen nicht anwenden.

Für Schwangerschaft und Stillzeit

Povidon-Jod: Dieses Mittel dürfen Sie in Schwangerschaft und Stillzeit nicht anwenden. Wenn Sie schwanger geworden sind, während Sie es benutzt haben, sollten Sie es sofort absetzen.

Nitrofurazon: Diesen Wirkstoff dürfen Sie in der Stillzeit nicht auf die Brust auftragen.

Bakterienzubereitung

Clostridium histolyticum-Filtrat

Iruxol N

Clostridiopeptidasen sind aus Bakterien gewonnene Enzyme (auch Kollagenasen genannt), die eiweißhaltige Stoffe abbauen, Kollagenfasern auflockern und die Wunde von abgestorbenen Gewebeteilen oder Belägen reinigen sollen, um den Wundheilungsprozess zu beschleunigen. Dass dies gelingt, ist nicht ausreichend nachgewiesen, das Mittel gilt deshalb als „wenig geeignet".

Anwendung

Laut Beipackzettel tragen Sie das Mittel ein- bis dreimal täglich auf die Wunde auf. Die Wundränder decken Sie mit Zinksalbe ab, weil das Mittel die gesunde Haut reizen kann.

Unerwünschte Wirkungen

▶ **Keine Maßnahmen erforderlich**

Die Haut kann sich röten und brennen.

▶ **Muss beobachtet werden**

Wenn sich auf der Haut Bläschen bilden und die Stelle schmerzt, sollten Sie zum Arzt gehen. Solche Hauterscheinungen (→ Seite 14) können darauf hindeuten, dass Sie auf das Mittel allergisch reagieren.

Hautpflegende Substanzen

Dexpanthenol

Bepanthen, Panthenol-CT, Panthenol Lichtenstein, Panthenol-ratiopharm

Zinkoxid

Mitosyl N, Zinkoxidsalbe/-emulsion LAW

Zinkoxid + Lebertran

Mirfulan Salbe

Zinkoxid + Lebertran + Levomenol

Mirfulan N Salbenspray

Wund- und Heilsalben sowie Emulsionen, Cremes und Sprays mit hautpflegenden Substanzen wie Dexpanthenol, Zinkoxid, Lebertran und Levomenol sollen die Wunde abdecken und die Bildung von Granulationsgewebe fördern. Die Mittel sind im Allgemeinen gut verträglich und zur Wundpflege beziehungsweise zur unterstützenden Behandlung bei der Wundheilung geeignet.

Anwendung

Sie tragen die Mittel nach Bedarf auf die Wunde auf, bei größeren und blutenden Wunden nur auf die Wundränder.

Achtung

Panthenol-Lösung Lichtenstein: Dieses Mittel enthält als Konservierungsmittel Parabene. Wenn Sie auf Parastoffe (→ Seite 1159) allergisch reagieren, dürfen Sie dieses Mittel nicht anwenden.

Unerwünschte Wirkungen

▶ **Keine Maßnahmen erforderlich**

Die Haut kann sich röten und brennen.

▶ **Muss beobachtet werden**

Wenn die Haut sich verstärkt rötet und juckt, reagieren Sie vermutlich allergisch auf das Mittel. Bei solchen Hauterscheinungen (→ Seite 14) sollten Sie einen Arzt aufsuchen.

Kombination: Alkohol + Antiseptikum

Phenoxyethanol + Octenidin

Octenisept

Octenidin wirkt desinfizierend gegen Bakterien sowie zusätzlich gegen einige Viren und Pilze. Die Beigabe des Alkohols Phenoxyethanol dient zur zusätzlichen Desinfektion sowie als Konservierungsmittel. Im Gegensatz zu anderen alkoholhaltigen Mitteln brennt dieser Alkohol auf verletzter Haut nur wenig und eignet sich deshalb auch, um offene Wunden oder deren Ränder zu desinfizieren.

Anwendung

Sie tragen das Mittel nach Bedarf sowie bei jedem Verbandwechsel auf die Wunde auf oder säubern damit die Wundränder.

Unerwünschte Wirkungen

▶ **Keine Maßnahmen erforderlich**

Die Haut kann sich röten und brennen.

▶ **Muss beobachtet werden**

Wenn sich auf der Haut juckende Bläschen bilden und die Stelle schmerzt, sollten Sie zum Arzt gehen. Solche Hauterscheinungen (→ Seite 14) können darauf hindeuten, dass Sie auf das Mittel allergisch reagieren.

Kombination: Zwei Antibiotika (äußerlich)

Bacitrazin + Neomyzin

Nebacetin, Neobac

Bacitrazin ist ein Peptidantibiotikum, das nur äußerlich eingesetzt wird und gegen das Bakterien eher selten resistent werden. Neomyzin gehört zu den Aminoglykosid-Antibiotika, die auch innerlich angewendet werden. Zwei Antibiotika wirken allerdings nicht besser als eines. Neomyzin löst leicht Allergien aus. Weil dieses Mittel auch innerlich angewendet wird, sollten Sie es zur Wundbehandlung nicht verwenden. Es trägt außerdem nicht dazu bei, die Wundheilung zu beschleunigen, sondern hemmt sie sogar erwiesenermaßen. Die Mittel gelten deshalb als „wenig geeignet".

Anwendung

Laut Beipackzettel tragen Sie die Mittel zwei- bis dreimal täglich auf die Wunde auf. Verwenden Sie Wundgaze, legen Sie bei jedem Verbandwechsel ein neues Stück Gaze auf.

Achtung

Wechselwirkungen mit Medikamenten

Wenn Sie die Mittel auf Wundflächen von mehr als 20 bis 30 cm^2 anwenden, gelangen die Wirkstoffe in erhöhtem Maß in den Blutkreislauf. Dann müssen Sie beachten:

- Die Wirkung von Mitteln gegen Muskelverspannungen kann sich verstärken.
- In Kombination mit anderen Aminoglykosid-Antibiotika (Amikazin, Gentamicin, Kanamyzin, Netilmizin, Streptomyzin, Tobramyzin) erhöht sich die Gefahr für Schäden an den Nieren und den Ohren.

Unerwünschte Wirkungen

▶ **Keine Maßnahmen erforderlich**

Die Haut kann sich röten und brennen.

▶ **Muss beobachtet werden**

Gelegentlich (bei 1 von 100 Behandelten) bildet sich als Zeichen einer allergischen Reaktion ein juckender Hautausschlag mit Bläschen. Wenn Sie solche Hauterscheinungen (→ Seite 14) bemerken, sollten Sie einen Arzt aufsuchen.

Bei Nierenschmerzen oder veränderter Urinmenge sollte der Arzt Ihre Nierenwerte im Blut überprüfen, weil das Mittel Nierenschäden (→ Seite 16) hervorrufen kann, die aber behandelbar sind.

▶ **Sofort zum Arzt**

Können Sie nicht mehr gut hören oder treten Ohrgeräusche auf, müssen Sie sofort einen Arzt aufsuchen. Eine solche Schädigung des Gehörs durch das Medikament ist nicht behandelbar und Sie müssen alles tun, damit sie sich nicht weiter verschlimmert.

Zum Arzt sollten Sie auch gehen, wenn Sie Gleichgewichtsstörungen bekommen oder wenn Arme und Beine sich taub anfühlen oder kribbeln.

Hinweise

Für Kinder unter 14 Jahren

Bei Neugeborenen und Säuglingen dürfen Sie die Mittel nur auf kleinen, geschlossenen Wunden anwenden, sonst gelangen die Wirkstoffe ins Blut und lösen unerwünschte Wirkungen aus.

Für Schwangerschaft und Stillzeit

In Schwangerschaft und Stillzeit dürfen Sie die Mittel nicht anwenden.

Wunden

Handelsname Darreichungsform	Zusammensetzung pro 1 ml/1 g oder wie angegeben bzw. pro abgeteilte Einheit	Kleinste Packungsgröße	Festbetrag in Euro	Packungspreis in Euro	Bewertung
Aureomycin Salbe Rp Salbe	**Chlortetrazyklin-hydrochlorid** 30 mg	25 g		17,41	**Wenig geeignet** bei Wunden, die bakt[eriell] infiziert sind. Tetrazykline werden auch innerlich angewendet. Es entsteh[en] leicht Allergien und Resistenzen. → Seite
Bepanthen Wund- und Heilsalbe Salbe	**Dexpanthenol** 50 mg	20 g	2,06	4,11	**Geeignet** zur Wundpflege. → Seite

Hinweise zu den Tabellenspalten → Seite 28, zur Auswahl der Arzneimittel → Seite 23, zur Grundlage der Bewertung → Seiten 24, 27

Wunden Fortsetzung

Handelsname Darreichungsform	Zusammensetzung pro 1 ml/1 g oder wie angegeben bzw. pro abgeteilte Einheit	Kleinste Packungsgröße	Festbetrag in Euro	Packungspreis in Euro	Bewertung

Hinweise zu den Tabellenspalten → Seite 28, zur Auswahl der Arzneimittel → Seite 23, zur Grundlage der Bewertung → Seiten 24, 27

Handelsname Darreichungsform	Zusammensetzung pro 1 ml/1 g oder wie angegeben bzw. pro abgeteilte Einheit	Kleinste Packungsgröße	Festbetrag in Euro	Packungspreis in Euro	Bewertung
Betaisodona Lösung Lösung	**Povidon-Jod** 100 mg	30 ml		3,95	**Geeignet** zur Desinfektion von Haut und Wunden. → Seite 112
Betaisodona Salbe Salbe	100 mg	25 g	4,69	4,69	
Betaisodona Wundgaze Salbengaze	300 mg pro 100 cm²	10 Stück		14,76	
Braunovidon Salbe	**Povidon-Jod** 100 mg	20 g	4,11	4,11	**Geeignet** zur Desinfektion von Haut und Wunden. → Seite 112
Braunovidon Salbengaze Salbengaze	14 g pro 100 cm²	10 Stück		27,45	
Flammazine Creme Rp Creme	**Sulfadiazin-Silber** 10 mg	25 g		16,53	**Wenig geeignet** bei Wunden, die bakteriell infiziert sind. Die therapeutische Wirksamkeit ist nicht ausreichend nachgewiesen. Der Wirkstoff kann leicht Allergien und Resistenzen auslösen. Allenfalls zur Infektionsprophylaxe bei großflächigen Verbrennungen. → Seite 110
Freka-Cid Puderspray Puderspray	**Povidon-Jod** 27 mg	50 ml		7,02	**Geeignet** zur Desinfektion von Haut und Wunden. → Seite 112
Freka-Cid Salbe Salbe	100 mg	20 g	4,11	4,11	
Fucidine Creme Rp Creme	**Fusidinsäure** 20 mg	5 g	12,26	12,26	**Mit Einschränkung geeignet** bei Wunden, die bakteriell infiziert sind. Die Wundheilung wird nicht beschleunigt. Es entstehen leicht Allergien. → Seite 110
Fucidine Salbe Rp Salbe	**Fusidinsäure-Natriumsalz** 20 mg	5 g	12,26	12,26	
Fucidine Gaze Rp Salbengaze	30 mg	10 Stück	17,92	17,92	
Furacin-Sol Rp Salbe	**Nitrofurazon** 2 mg	25 g		15,12	**Geeignet** zur Desinfektion von Haut und Wunden. → Seite 112
Gentamycin Creme 0,1 % Medphano Rp Creme	**Gentamicinsulfat** 1,7 mg	15 g	13,71	13,69	**Wenig geeignet** bei Wunden, die bakteriell infiziert sind. Das Antibiotikum wird auch innerlich angewendet. Es entstehen leicht Allergien und Resistenzen. → Seite 110
Gentamycin Salbe 0,1 % Medphano Rp Salbe	1,7 mg (Konservierungsmittel: Parabene)	15 g	13,71	13,69	
Iruxol N Rp Salbe	**Filtrat aus Clostridium histolyticum** (entspricht Clostridiopeptidase A 1,2 E u. andere Proteasen 0,24 E)	25 g		24,11	**Wenig geeignet** bei Wunden, weil die therapeutische Wirksamkeit nicht ausreichend nachgewiesen ist. → Seite 113
Leukase N Puder Rp Puder	**Framyzetinsulfat** 20 mg	5 g		14,88	**Wenig geeignet** bei Wunden, die bakteriell infiziert sind. Framyzetin führt leicht zu Allergien und Resistenzen, auch bei der Anwendung von anderen Antibiotika wie z. B. Gentamicin. → Seite 110
Leukase N Salbe Rp Salbe	20 mg	15 g		19,44	
Mirfulan Spray N Salbenspray	**Zinkoxid** 250 mg + **Lebertran** 100 mg + **Levomenol** 0,5 mg	125 ml		9,70	**Geeignet** zur Wundpflege. → Seite 113
Mirfulan Salbe	**Zinkoxid** 100 mg + **Lebertran** 100 mg	50 g		7,15	
Mitosyl N Salbe	**Zinkoxid** 270 mg	65 g		8,37	**Geeignet** zur Wundpflege. → Seite 113

Wunden Fortsetzung

Handelsname Darreichungsform	Zusammensetzung pro 1 ml/1 g oder wie angegeben bzw. pro abgeteilte Einheit	Kleinste Packungsgröße	Festbetrag in Euro	Packungspreis in Euro	Bewertung
Nebacetin Salbe Rp Salbe	**Bacitrazin** 250 I.E. + **Neomyzinsulfat** 3 250 I.E.	15 g		17,61	**Wenig geeignet** zur Behandlung von Infektionen der Haut und der Schleimhäute sowie von infizierten Wunden. Nicht sinnvolle Kombination. Neomyzin kann leicht zu Allergien und Resistenzen führen, auch bei der Anwendung anderer Antibiotika wie z. B. Gentamicin. → Seite 114
Neobac Salbe Rp Salbe	**Bacitrazin** 500 I.E. + **Neomyzinsulfat** 5 mg	5 g		13,19	**Wenig geeignet** zur Behandlung von Infektionen der Haut und der Schleimhäute sowie von infizierten Wunden. Nicht sinnvolle Kombination. Neomyzin kann leicht zu Allergien und Resistenzen führen, auch bei der Anwendung anderer Antibiotika wie z. B. Gentamicin. → Seite 114
Octenisept Lösung	**Phenoxyethanol** 20 mg + **Octenidin-dihydrochlorid** 1 mg	15 ml		2,67	**Geeignet** zur Desinfektion von Haut und Wunden. → Seite 113
Panthenol-CT Creme	**Dexpanthenol** 50 mg	35 g	3,12	2,36	**Geeignet** zur Wundpflege. → Seite 11
Panthenol-Lösung Lichtenstein Lösung	**Dexpanthenol** 50 mg (Konservierungsmittel: Parabene)	50 ml	4,08	3,22	**Geeignet** zur Wundpflege. → Seite 11
Panthenol-Salbe Lichtenstein Salbe	50 mg	40 g	3,45	2,70	
Panthenol-ratiopharm Wundbalsam Creme	**Dexpanthenol** 50 mg	35 g	3,12	2,80	**Geeignet** zur Wundpflege. → Seite 11
Polysept Lösung Lösung	**Povidon-Jod** 100 mg	30 ml		3,49	**Geeignet** zur Desinfektion von Haut und Wunden. → Seite 11
Polysept Salbe Salbe	100 mg	20 g	4,11	4,11	
PVP-Jod-ratiopharm Salbe	**Povidon-Jod** 100 mg	25 g	4,69	4,69	**Geeignet** zur Desinfektion von Haut und Wunden. → Seite 11
Refobacin Creme Rp Creme	**Gentamicinsulfat** 1,67 mg	5 g	11,22	11,22	**Wenig geeignet** bei Wunden, die bakteriell infiziert sind. Gentamicin wird auch innerlich angewendet. Es entstehen leicht Allergien und Resistenzen. → Seite 11
Rivanol Lösung 1 % Lösung	**Ethacridinlaktat** 1,05 mg	100 ml		5,13	**Wenig geeignet** zur Desinfektion von Haut und Wunden. Das Mittel hemmt die Wundheilung, wirkt nur unzureichend und kann häufig Allergien auslösen. → Seite 11
Rivanol Salbe Salbe	2 mg	25 g		7,13	
Rivanol 0,1 g *Rivanol Tabletten 1,0 g* Tabletten	100 mg 1 g	5 Stück 5 Stück		5,44 12,92	
SULMYCIN Creme Rp Creme	**Gentamicinsulfat** 1,67 mg	20 g	14,86	15,05	**Wenig geeignet** bei Wunden, die bakteriell infiziert sind. Gentamicin wird auch innerlich angewendet. Es entstehen leicht Allergien und Resistenzen. → Seite 11
SULMYCIN Salbe Rp Salbe	1,67 mg	20 g	14,86	15,05	

Hinweise zu den Tabellenspalten → Seite 28, zur Auswahl der Arzneimittel → Seite 23, zur Grundlage der Bewertung → Seiten 24, 27

Wunden Fortsetzung

Handelsname Darreichungsform	Zusammensetzung pro 1 ml/1 g oder wie angegeben bzw. pro abgeteilte Einheit	Kleinste Packungsgröße	Festbetrag in Euro	Packungspreis in Euro	Bewertung
Tyrosur Gel	**Tyrothrizin** 1 mg	5 g		4,70	**Mit Einschränkung geeignet** bei Wunden, die bakteriell infiziert sind. Der Stellenwert der lokalen Anwendung von Tyrothrizin in der Wundheilung ist noch nicht abschließend zu bestimmen. → Seite 110
Tyrosur Puder	1 mg	5 g		5,25	
Zinkoxidemulsion LAW Emulsion	**Zinkoxid** 250 mg	50 g		3,95	**Geeignet** zur Wundpflege. → Seite 113
Zinkoxidsalbe LAW Salbe	100 mg	25 g		2,93	

Hinweise zu den Tabellenspalten → Seite 28, zur Auswahl der Arzneimittel → Seite 23, zur Grundlage der Bewertung → Seiten 24, 27

Furunkel, Abszess

Ein Furunkel bildet sich vorzugsweise an behaarten Körperstellen (Nacken, Achselhöhle, Gesäß), ein Abszess kann auch in der Brustdrüse entstehen (z. B. bei stillenden Frauen).

Anzeichen und Beschwerden

Unter der Haut bildet sich ein sehr druckempfindlicher, schmerzhafter Knoten, der mit Eiter gefüllt ist.

Ursachen

Im Haarbalg oder Gewebe haben sich Bakterien (Staphylokokken) vermehrt und eine massive Entzündung verursacht (am Haarbalg: Follikulitis, am Haarbalg und der dazugehörigen Talgdrüse: Furunkel). Dazu kommt es durch mangelhafte Körperpflege, ein geschwächtes Immunsystem oder schlechte Durchblutung, zum Beispiel als Begleiterscheinung bei Diabetes.
Ein Abszess in der Brustdrüse entsteht in der Stillzeit vornehmlich aufgrund eines Milchstaus.

Nichtmedikamentöse Maßnahmen

Furunkel und Abszesse müssen meist operativ geöffnet werden, damit der Eiter abfließen kann. Dafür müssen sie aber „reif" sein. Feuchtheiße Umschläge fördern diesen Prozess.
Wenn Sie einen geöffneten Furunkel berühren, müssen Sie sich anschließend gründlich die Hände waschen, um die Bakterien nicht an andere Körperstellen zu verschleppen.

Behandlung mit Medikamenten

Bei Furunkeln an Nase, Mund und Augenlid sowie bei gleichzeitig bestehender Abwehrschwäche ist eine Behandlung mit Antibiotika zum Einnehmen wie Flucloxacillin, Cephalosporinen oder bei Penizillinallergie mit Clindamyzin sinnvoll. Die antibiotische Behandlung dient dann häufig als flankierende Maßnahme bei der operativen Eröffnung eines Furunkels oder Abszesses, um zu verhindern, dass Bakterien daraus ins Blut gelangen und sich im Organismus ausbreiten. Näheres zur Behandlung mit Antibiotika finden Sie im Kapitel „Bakterielle Infektionen" (→ Seite 1237).
Im fortgeschrittenen Stadium können Furunkel und Abszesse nicht mehr mit Antibiotika allein behandelt werden, weil die Entzündung abgekapselt und nur gering durchblutet ist. Antibiotika können den Zielort dann nicht erreichen, selbst wenn sie geschluckt oder gespritzt werden.
Die therapeutische Wirksamkeit des ausschließlich zur lokalen Therapie zugelassenen Antibiotikums (→ Seite 118) Mupirocin bei der Behandlung von nach außen abgeschlossenen Furunkeln ist – auch als zusätzliche Maßnahme – nicht ausreichend nachgewiesen, das Mittel gilt daher als „wenig geeignet". Für den Einsatz bei Haarbalgentzündungen ist die therapeutische Wirksamkeit noch nicht ausreichend nachgewiesen. Für diesen Anwendungsbereich ist das Mittel mit Einschränkung geeignet.
Wenig geeignet ist ein Mittel, das Zugsalbe + Antibiotikum (→ Seite 118) kombiniert, weil die therapeutische Wirksamkeit der fixen Kombination weder zur Behandlung von Abszessen noch von Haarbalgentzündungen (Follikulitis) ausreichend nachgewiesen ist.

Antibiotikum

Mupirocin

INFECTOPYODERM

Mupirocin wurde ausschließlich zur lokalen Bekämpfung bakterieller Infektionen wie eitrigen Haut- und Haarbalgentzündungen entwickelt. Es wirkt sehr spezifisch vor allem gegen Bakterienarten wie Streptokokken und Staphylokokken, die meist an eitrigen Haut- oder Haarbalgentzündung beteiligt sind. Darüber hinaus soll es auch die Bakterien in Furunkeln bekämpfen helfen. Um diese Wirkung zu erreichen, dringt der Wirkstoff aber nicht tief genug in die Haut ein.

Bei durch Staphylokokken oder Streptokokken ausgelösten Haarbalgentzündungen (Follikulitis) ist der Wirkstoff mit Einschränkung geeignet, weil die therapeutische Wirksamkeit noch nicht ausreichend nachgewiesen ist. Dafür sind weitere Studien erforderlich. Zur zusätzlichen Behandlung von Furunkeln ist das Mittel wenig geeignet, weil der Wirkstoff nicht tief genug in die Haut bis zu dem Furunkel eindringt.

Anwendung

Sie tragen die Salbe dreimal täglich auf die betroffenen Hautstellen auf. Länger als zehn Tage sollten Sie sie nicht anwenden. Sie müssen sorgfältig darauf achten, dass der Wirkstoff nicht ins Auge gelangt, weil er die Schleimhaut stark reizen kann. Sind die Augen aus Versehen damit in Berührung gekommen, sollten Sie sie sofort mit Wasser spülen, bis alle Salbenreste entfernt sind.

Unerwünschte Wirkungen

▶ **Keine Maßnahmen erforderlich**

Bei mehr als 4 von 100 Behandelten kann sich die Haut röten und brennen.

▶ **Muss beobachtet werden**

Wenn sich die Haut rötet, juckt und sich zusätzlich Bläschen bilden, deutet dies darauf hin, dass Sie den Wirkstoff nicht vertragen. Wenn Sie solche Hauterscheinungen (→ Seite 14) bemerken, sollten Sie die Behandlung abbrechen und einen Arzt aufsuchen.

▶ **Sofort zum Arzt**

In Einzelfällen können sich zusätzlich zu starkem Hautausschlag und Juckreiz auch Herzrasen, Atemnot, Schwäche und Schwindel einstellen. Dann müssen Sie unverzüglich einen Notarzt (Telefon 112) rufen, weil es sich um eine lebensbedrohliche Allergie (→ Seite 14) handeln kann.

Hinweise

Für Schwangerschaft und Stillzeit

Da zur Anwendung in dieser Zeit keine ausreichenden Erkenntnisse vorliegen, sollten Sie die Salbe nicht anwenden.

Kombination: Zugsalbe + Antibiotikum

Natriumbituminosulfonat + Chloramphenicol

Ichthoseptal

Das Antibiotikum Chloramphenicol hemmt das Bakterienwachstum und wird vor allem äußerlich eingesetzt. Es wird aber auch als Reservemittel bei lebensbedrohlichen Infektionen innerlich angewendet, wenn risikoärmere Antibiotika nicht eingesetzt werden können oder unwirksam sind. Wie gegen alle anderen Antibiotika können Bakterien auch gegen Chloramphenicol resistent werden. Der Wirkstoff steht dann für schwere Infektionen nicht mehr zur Verfügung.

Das Schieferöl Natriumbituminosulfonat soll antientzündlich wirken.

In diesem Präparat sind diese beiden Wirkstoffe miteinander kombiniert. Das Mittel wird unter anderem bei Haarbalg- und Nagelbettentzündungen eingesetzt sowie auch bei Furunkeln. Schieferöl ist jedoch zu niedrig dosiert, um als „Zugsalbe" wirken zu können. Die Kombination der beiden Wirkstoffe zur lokalen Anwendung ist selten erforderlich, die therapeutische Wirksamkeit zudem nicht ausreichend nachgewiesen. Das Mittel gilt deshalb als „wenig geeignet".

Anwendung

Gemäß Beipackzettel tragen Sie die Creme oder die Lösung zwei- bis dreimal täglich auf die betroffene Hautstelle auf.

Achtung

Chloramphenicol dürfen Sie nicht auf großen Wundflächen oder länger als eine Woche anwenden. Wenn es in den Blutkreislauf aufgenommen wird, kann es schon in niedriger Konzentration die Bildung der Blutzellen hemmen.

Natriumbituminosulfonat kann die Aufnahme anderer Wirkstoffe über die Haut verstärken. Wenn Sie zusätzlich noch andere Mittel aufbringen, sollten Sie deshalb vorher mit dem Arzt klären, ob Sie das unbedenklich tun können.

Gegenanzeigen

Wenn Sie an Bluterkrankungen leiden (aplastische Anämie, Panmyelopathie, hämolytischer Ikterus, akute intermittierende Porphyrie), dürfen Sie Mittel mit Chloramphenicol nicht anwenden.

Unerwünschte Wirkungen

▶ **Keine Maßnahmen erforderlich**

Die Haut kann sich röten und brennen.

▶ **Muss beobachtet werden**

Wenn die Haut weiterhin gerötet bleibt, juckt und sich zusätzlich Bläschen auf der Haut bilden, deutet das darauf hin, dass Sie das Mittel nicht vertragen. Wenn Sie solche Hauterscheinungen (→ Seite 14) bemerken, sollten Sie einen Arzt aufsuchen.

Auch wenn Gefühlsstörungen in Armen oder Beinen auftreten, sollten Sie zum Arzt gehen.

▶ **Sofort zum Arzt**

Wenn Sie sich auffallend schwach fühlen oder plötzlich Halsschmerzen mit Fieber einsetzen, sollten Sie unverzüglich einen Arzt aufsuchen, weil das Hinweise auf eine Störung der Blutbildung (→ Seite 15) sein können.

Auch bei Hör- und Sehstörungen sollten Sie sofort einen Arzt aufsuchen.

Wenn starker Hautausschlag, Juckreiz, Herzrasen, Atemnot, Schwäche und Schwindel auftreten, müssen Sie die Anwendung sofort abbrechen und unverzüglich den Notarzt (Telefon 112) rufen, weil es sich um eine lebensbedrohliche Allergie (→ Seite 14) handeln kann.

Hinweise

Für Schwangerschaft und Stillzeit

Das Mittel darf weder in der Schwangerschaft noch in der Stillzeit angewendet werden. Wenn Sie schwanger geworden sind, während Sie das Präparat angewendet haben, müssen Sie es sofort absetzen und den Arzt aufsuchen.

Furunkel, Abszess

Handelsname Darreichungsform	Zusammensetzung pro 1 ml/1 g oder wie angegeben bzw. pro abgeteilte Einheit	Kleinste Packungsgröße	Festbetrag in Euro	Packungspreis in Euro	Bewertung
Ichthoseptal Creme Rp Creme	**Chloramphenicol** 10 mg **+ Natriumbituminosulfonat, hell** 20 mg	25 g		17,03	**Wenig geeignet** bei Furunkeln und Haarbalgentzündung. Die therapeutische Wirksamkeit der fixen Kombination ist nicht ausreichend nachgewiesen. → Seite 118
Ichthoseptal Lösung Rp Lösung	**Chloramphenicol** 10 mg **+ Natriumbituminosulfonat, hell** 5 mg pro ml	50 g		18,47	
INFECTOPYODERM Rp Salbe	**Mupirocin** 20 mg	10 g		17,10	**Wenig geeignet** bei Furunkel, auch nicht als zusätzliche Maßnahme. Die therapeutische Wirksamkeit ist nicht ausreichend nachgewiesen. **Mit Einschränkung geeignet** bei durch Staphylokokken oder Streptokokken verursachte Haarbalginfektionen (Follikulitis). Die therapeutische Wirksamkeit ist noch nicht ausreichend nachgewiesen. → Seite 118

Hinweise zu den Tabellenspalten → Seite 28, zur Auswahl der Arzneimittel → Seite 23, zur Grundlage der Bewertung → Seiten 24, 27

Hühneraugen, Warzen

Hühneraugen sind kleine schmerzhafte Ansammlungen verhornter Hautzellen von drei bis zehn Millimeter Durchmesser. Sie bilden eine verdickte Hornhaut – vornehmlich an den Zehen, besonders häufig am kleinen Zeh.
Bei Warzen ist außer der Hornschicht auch die Oberhaut verdickt. Warzen können überall am Körper entstehen, vorwiegend jedoch an Händen und Füßen. Sie reichen oft tief in die Haut hinein, was äußerlich nicht zu erkennen ist (z. B. bei Dornwarzen), bleiben aber ausnahmslos auf die Oberhaut beschränkt. Viruswarzen sind infektiös und können leicht auf andere Körperstellen übertragen werden.

Anzeichen und Beschwerden

Schmerzen im Bereich der Druckstelle am Zeh sind erste Hinweise dafür, dass sich ein Hühnerauge bildet. Ist es bereits vorhanden, schmerzt es vor allem, wenn enge Schuhe Druck auf den Zeh ausüben.
Warzen zeigen sich als ein bis 10 Millimeter oder größere runde Erhebungen mit schrundiger Oberfläche. Sie verursachen meist keine Beschwerden. Wenn sie allerdings in tiefere Hautschichten vordringen oder an der Fußsohle an Stellen sitzen, die beim Gehen ständig belastet werden, können sie sehr schmerzhaft sein.

Ursachen

Zu enge Schuhe, die vor allem seitlich und von oben auf die Zehen drücken, sind meist die Ursache, dass ein Hühnerauge entstehen kann.
Warzen bilden sich aufgrund einer Infektion mit bestimmten Viren (Humane Papillomaviren).

Nichtmedikamentöse Maßnahmen

Tragen Sie bequeme Schuhe, die den Füßen genügend Platz und Bewegungsspielraum lassen, dann schmerzen die Hühneraugen nicht und es bilden sich auch keine neuen. Wenn Sie die Füße regelmäßig pflegen, entdecken Sie ein Hühnerauge oft schon so frühzeitig, dass es genügt, dem betroffenen Zeh in weiten Schuhen mehr Platz zu gönnen.
Viele Warzen verschwinden von selbst. Sie können außer mit Medikamenten auch mechanisch mit einem „scharfen Löffel" oder einem Ringskalpell narbenfrei entfernt werden. Auch eine Vereisung mit flüssigem Stickstoff (bei minus 196 °C) kann Warzen verschwinden lassen: Aufgrund der Kälte bildet sich eine Blase, in deren Dach sich die Warze befindet. Dieses Blasendach muss sofort nach dem Entstehen (12 bis 24 Stunden) entfernt werden.

Behandlung mit Medikamenten

Hühneraugen und Warzen können mit konzentrierter Salizylsäure (äußerlich) (→ nachfolgend) oder einer Kombination aus Salizylsäure + anderen Substanzen (äußerlich) (→ Seite 121) Schicht für Schicht abgetragen werden. Bei den Kombinationspräparaten sind jedoch nur Mittel mit Salizylsäure und Milchsäure geeignet. Diese können auch zur Vorbehandlung für eine mechanische Entfernung mit dem Ringskalpell sinnvoll sein, um die stark verhärtete Hornhaut aufzuweichen.
Ein Kombinationspräparat, das neben Salizylsäure noch Fluorouracil und Dimethylsulfoxid enthält, ist zur Behandlung von Warzen nur mit Einschränkung geeignet, nämlich nur dann, wenn konzentrierte Salizylsäure allein nicht ausreichend gewirkt hat.
Bei allen Wirkstoffen ist nicht garantiert, dass die Hühneraugen oder Warzen dauerhaft verschwinden. Vor allem Warzen bilden sich oftmals erneut und häufig an derselben Stelle. Wegen der oft sehr dicken verhornten Hautschicht werden die Viren durch die hier genannten äußerlich anzuwendenden Mittel nicht immer erreicht.

Salizylsäure (äußerlich)

Guttaplast, Verrucid

Salizylsäure weicht stark verhornte Haut auf, sodass sie sich nach und nach abtragen lässt. Die therapeutische Wirksamkeit ist belegt, das Mittel zur Behandlung von Hühneraugen und Warzen geeignet.

Anwendung

Sie tragen die Mittel ein- bis zweimal täglich direkt auf das Hühnerauge oder die Warze auf. Waschen Sie sich danach gründlich die Hände, damit Sie die Wirkstoffe nicht auf empfindliche Haut (Gesicht, Nagelbett) und Schleimhäute bringen.
Wirkstoffhaltige Pflaster wechseln Sie alle zwei bis drei Tage. Damit das Pflaster nicht verrutscht, müssen Sie es mit Klebeband fixieren.
Nach drei bis vier Tagen baden Sie die betroffenen Körperteile in warmem Wasser. Hat sich auf der Warze oder dem Hühnerauge ein Film gebildet, ziehen Sie diesen vorher ab. Anschließend können Sie die aufgeweichten Hornschichten leicht abschaben. Meist müssen Sie die Behandlung mehrfach wiederholen. Bei hartnäckigen

Warzen oder sehr dicken Hühneraugen kann die Behandlung mehrere Wochen dauern.

ACHTUNG

Warzen im Gesicht dürfen Sie nicht mit Salizylsäure behandeln. Auch auf verletzter Haut oder blutenden Wunden dürfen Sie die Mittel nicht anwenden.

UNERWÜNSCHTE WIRKUNGEN

▶ **Keine Maßnahmen erforderlich**

Wenn Sie die Mittel aus Versehen auf gesunde Haut auftragen, kann diese sich röten und brennen.

▶ **Muss beobachtet werden**

Wenn die Haut sich verstärkt rötet und juckt, reagieren Sie vermutlich allergisch auf das Mittel. Bei solchen Hauterscheinungen (→ Seite 14) sollten Sie einen Arzt aufsuchen.

HINWEISE

Für Kinder unter 14 Jahren

Bei Kindern dürfen Sie nicht mehr als 0,2 Gramm Salizylsäure täglich verwenden (das entspricht zirka einem Siebtel des Pflasters) und dies nicht länger als eine Woche.

Für Schwangerschaft und Stillzeit

In der Stillzeit können Sie die Mittel anwenden, sollten aber darauf achten, dass der Säugling nicht mit den behandelten Stellen in Berührung kommt oder an diesen nuckelt (z. B. bei Warzen an den Fingern).

Kombinationen: Salizylsäure + andere Substanzen (äußerlich)

Salizylsäure + Milchsäure

Clabin, Duofilm

Salizylsäure + Fluorouracil

Verrumal

Milchsäure wirkt ähnlich wie Salizylsäure und verstärkt deren aufweichende Wirkung. Präparate mit dieser Wirkstoffkombination sind zur Behandlung von Hühneraugen und Warzen geeignet.

Fluorouracil ist ein Zellgift (Zytostatikum), das die Zellteilung hemmt und die von Viren hervorgerufenen Gewebewucherungen der Warzen verhindern soll. Der Zusatz von Fluorouracil ist in der Regel nicht notwendig und macht nur Sinn, wenn Salizylsäure allein nicht ausreichend gewirkt hat. Aus diesem Grund gilt das Mittel als „mit Einschränkung geeignet".

ANWENDUNG

Sie tragen die Mittel zwei- bis dreimal täglich ausschließlich auf die Warze oder das Hühnerauge auf. Waschen Sie sich danach gründlich die Hände, damit Sie die Wirkstoffe nicht auf empfindliche Haut (Gesicht, Nagelbett) und Schleimhäute bringen. Sind die Warzen verschwunden, sollte noch eine Woche weiterbehandelt werden. Nach drei bis vier Tagen baden Sie die betroffenen Körperteile in warmem Wasser. Hat sich auf der Warze oder dem Hühnerauge ein Film gebildet, ziehen Sie diesen vorher ab. Anschließend können Sie die aufgeweichten Hornschichten leicht abreiben. Meist müssen Sie die Behandlung mehrfach wiederholen. Bei hartnäckigen Warzen oder sehr dicken Hühneraugen kann die Behandlung mehrere Wochen dauern. Sind die Warzen verschwunden, sollte noch eine Woche weiterbehandelt werden.

ACHTUNG

Warzen im Gesicht dürfen Sie nicht mit Salizylsäure behandeln. Auch auf verletzter Haut oder blutenden Wunden dürfen Sie die Mittel nicht anwenden.

UNERWÜNSCHTE WIRKUNGEN

▶ **Keine Maßnahmen erforderlich**

Wenn Sie die Mittel aus Versehen auf gesunde Haut auftragen, kann diese sich röten und brennen.

▶ **Muss beobachtet werden**

Wenn die Haut sich verstärkt rötet und juckt, reagieren Sie vermutlich allergisch auf das Mittel. Bei solchen Hauterscheinungen (→ Seite 14) sollten Sie einen Arzt aufsuchen.

HINWEISE

Für Kinder unter 14 Jahren

Bei Kindern dürfen Sie nicht mehr als 0,2 Gramm Salizylsäure täglich verwenden, und dies nicht länger als eine Woche.

Verrumal: Bei Säuglingen dürfen Sie dieses Mittel nicht anwenden.

Für Schwangerschaft und Stillzeit

Clabin, Duofilm: In der Stillzeit können Sie die Mittel anwenden, sollten aber darauf achten, dass der Säugling nicht mit den behandelten Stellen in Berührung kommt oder an diesen nuckelt (z. B. bei Warzen an den Fingern).

Verrumal: Dieses Mittel dürfen Sie in Schwangerschaft und Stillzeit nicht anwenden. Wenn Sie schwanger geworden sind, während Sie das Mittel benutzt haben, sollten Sie es sofort absetzen.

Hühneraugen, Warzen

Handelsname Darreichungsform	Zusammensetzung pro 1 ml/1 g oder wie angegeben bzw. pro abgeteilte Einheit	Kleinste Packungsgröße	Festbetrag in Euro	Packungspreis in Euro	Bewertung
Hinweise zu den Tabellenspalten → Seite 28, zur Auswahl der Arzneimittel → Seite 23, zur Grundlage der Bewertung → Seiten 24, 27					
Clabin plus	**Salizylsäure** 167 mg + **Milchsäure** 167 mg	15 ml		7,13	**Geeignet** bei Warzen. → Seite 12
Clabin N Lösung	**Salizylsäure** 140 mg + **Milchsäure** 46 mg	8 g		7,13	**Geeignet** bei Hühneraugen und Warzen → Seite 12
Duofilm Lösung	**Salizylsäure** 167 mg + **Milchsäure** 167 mg	15 ml		7,59	**Geeignet** bei Warzen. → Seite 12
Guttaplast 6 x 9 cm Pflaster	**Salizylsäure** 1 390 mg	1 Stück		4,57	**Geeignet** bei Hühneraugen und Warzen → Seite 12
Verrucid Lösung	**Salizylsäure** 100 mg	10 ml		10,06	**Geeignet** bei Hühneraugen und Warzen → Seite 12
Verrumal Rp Lösung	**Salizylsäure** 100 mg + **Fluorouracil** 5 mg	14 ml		18,97	**Mit Einschränkung geeignet** bei Warzen wenn Salizylsäure allein nicht ausreichend wirksam war. Unerwünschte Wirkungen können häufiger auftreten als bei einem Monopräparat. → Seite 1

Haarausfall

Haare und Frisur prägen in hohem Maße unser äußeres Erscheinungsbild. Wenn die Haare ausfallen, kann sich dadurch das Aussehen erheblich verändern – mit entsprechend einschneidenden Folgen für das Selbstwertgefühl. Allerdings ist ein geringer täglicher Verlust an Haaren kein Grund zur Besorgnis – die Kopfhaut bildet ständig neue Haare und stößt alte ab. So bleiben normalerweise pro Tag bis zu 100 Haare in Bürste oder Kamm hängen. Ob sich das bemerkbar macht, hängt mit davon ab, wie dicht der Haarwuchs von Natur aus ist. Bei vollem Haar fällt auch ein Verlust von mehr als 100 Haaren täglich nicht sonderlich auf, während er bei sehr schütterem Haar schon klar erkennbar ist.

Anzeichen und Beschwerden

Beim Kämmen oder Bürsten gehen auf dem ganzen Kopf einzelne Haare aus (diffuser Haarausfall). Fallen die Haare büschelweise aus und lassen rund abgegrenzte kahle Stellen zurück, spricht man vom kreisrunden Haarausfall (Alopezia areata).

Ursachen

Diffuser Haarausfall ist meist eine normale Alterserscheinung und keine Krankheit. Auch ein Eisenmangel (Anämie) kann vorübergehend Haarausfall verursachen.

Wenn sich bei jüngeren Männern an der Stirn „Geheimratsecken" oder auf dem Kopf eine Glatze bildet, ist das meist erblich bedingt.

Häufig fallen die Haare vermehrt aus, wenn sich im Leben sehr einschneidende Veränderungen ereignen (Krankheit, Schwangerschaft, Fehlgeburt, Stress, Berufswechsel, Todesfälle).

Ebenso können Medikamente Haarausfall bedingen. Dazu gehören vor allem Mittel gegen Krebs oder Rheuma sowie Fibrate (bei hohen Cholesterinwerten), Betablocker (bei hohem Blutdruck, Herzrhythmusstörungen oder nach einem Herzinfarkt) und Vitamin A (in Multivitaminpräparaten).

Bei Frauen können Hormonschwankungen dazu beitragen, dass sich die Haare lichten. Frauen, die viel männliche Geschlechtshormone (Androgene) bilden oder deren Haarwurzeln zu viele Bindestellen für männliche Hormone aufweisen, haben häufig dünnes, schütteres Haar. Das ist auch der Grund, warum bei Frauen in und nach den Wechseljahren die Haare etwas ausdünnen. Dann dominieren eher die männlichen Hormone, während die weiblichen zurückgehen, weil der Körper nur noch wenig Östrogene bildet.

Die Ursachen für kreisrunden Haarausfall lassen sich oft nicht ermitteln. Möglicherweise handelt es sich um eine fehlgeleitete Immunreaktion, bei der körpereigene Zellen die Haarwurzeln angreifen (Autoimmunerkrankung). Darüber hinaus können seelische Einflüsse eine Rolle spielen.

Nichtmedikamentöse Maßnahmen

Eine geschickt geschnittene Frisur, ein Haarteil oder eine gut gemachte Perücke können den Haarverlust kaschieren oder kahle Stellen verdecken.

Behandlung mit Medikamenten

Ein Haarwasser mit Prednisolon (→ nachfolgend) soll den Haarwuchs anregen. Es finden sich aber keine Studien, die dies für die äußerliche Anwendung des Wirkstoffs belegen könnten, weshalb das Mittel als „wenig geeignet" gilt. Kombinationspräparate aus Glukokortikoid + Hormon (→ Seite 124) sind bei Haarausfall wenig geeignet, da die therapeutische Wirksamkeit dieser fixen Kombinationen nicht ausreichend nachgewiesen ist.

Weiteres Mittel gegen Haarausfall

Der normalerweise bei Prostatavergrößerung angewendete Wirkstoff Finasterid (→ Seite 454) hat bei vielen Männern zwischen 18 und 41 Jahren den willkommenen Effekt gezeigt, den Haarwuchs zu fördern. Als *Propecia* ist der Wirkstoff für diese Indikation im Handel. Das Mittel kann bei zwei Drittel der Männer mit hormonbedingtem Haarausfall den Haarverlust verlangsamen. Wird das Arzneimittel abgesetzt, geht der Behandlungserfolg jedoch wieder zurück. Untersuchungen, die Langzeiteffekte einer Dauermedikation von Finasterid bei gesunden Männern überprüfen, fehlen derzeit. Das Mittel ist nicht für Frauen geeignet, Schwangere sollten nicht einmal in Kontakt mit den Tabletten kommen, weil Fehlbildungen am Ungeborenen durch den Wirkstoff nicht auszuschließen sind. Die Krankenkassen übernehmen die Kosten für dieses Mittel nicht.

Glukokortikoid

Prednisolon

Lygal Kopftinktur N

Prednisolon ist ein schwach wirkendes Glukokortikoid („kortisonähnliches" Mittel). Es wirkt entzündungshemmend und soll auf der Kopfhaut vor allem die Bindestellen für männliche Geschlechtshormone (Androgene) an den Haarwurzeln blockieren, sodass diese den Haarwuchs nicht mehr behindern können.
Haarausfall muss meist langfristig behandelt werden. Glukokortikoidhaltige Mittel sollen aber nur kurzzeitig eingesetzt werden. Da zudem Belege fehlen, dass Glukokortikoide den Haarausfall nachhaltig stoppen, gilt das Mittel als „wenig geeignet".

ANWENDUNG

Gemäß Beipackzettel tragen Sie die Tinktur ein- bis zweimal täglich auf die Kopfhaut auf. Damit der Wirkstoff nicht in hohem Maße in den Blutkreislauf übertritt, dürfen Sie anschließend keine Plastikhaube (z. B. Duschhaube) tragen. Auch sollten Sie das Mittel nicht länger als vier Wochen anwenden.

ACHTUNG

Gegenanzeigen

Unter folgenden Bedingungen dürfen Sie das Mittel nicht anwenden:

- Sie haben eine bakterielle Hautentzündung.
- Sie leiden an einer Pilzinfektion oder „Kupferfinne" (Rosacea).
- Sie haben eine virale Infektion wie beispielsweise Windpocken oder eine Gürtelrose (Zoster).

UNERWÜNSCHTE WIRKUNGEN

▶ **Keine Maßnahmen erforderlich**

Die Haut kann sich röten und brennen.
Aufgrund von Pigmentverschiebungen kann die Haut blasser oder dunkler werden. Diese Erscheinung bildet sich wieder zurück, wenn Sie die Mittel absetzen.

▶ **Muss beobachtet werden**

Wenn Sie folgende Veränderungen bemerken, sollten Sie den Arzt aufsuchen:

- Die Haut wird dünn und leicht verletzlich (Pergamenthaut).
- Die feinen Äderchen in der Haut erweitern sich. Dabei bilden sich rote Punkte oder kleine Streifen auf der Haut.

Wenn sich die Kopfhaut rötet, juckt und sich Bläschen bilden, reagieren Sie auf die Mittel möglicherweise allergisch. Bei solchen Hauterscheinungen (→ Seite 14) sollten Sie einen Arzt aufsuchen.

HINWEISE

Für Schwangerschaft und Stillzeit

In der Schwangerschaft und während der Stillzeit sollten Sie das Mittel möglichst nicht anwenden. Wenn die Anwendung doch für erforderlich gehalten wird, sollte diese nicht länger als vier Wochen andauern.

Kombinationen: Glukokortikoid + Hormon

Flupredniden + Estradiol

Crinohermal fem

Prednisolon + Estradiol + Salizylsäure

Alpicort F

Glukokortikoide wirken in erster Linie entzündungshemmend und sollen die Bindestellen für männliche Geschlechtshormone (Androgene) an den Haarwurzeln blockieren, sodass diese den Haarwuchs nicht mehr behindern können. Prednisolon ist ein schwach wirkendes Glukokortikoid. Flupredniden gehört zu den mittelstark wirkenden Glukokortikoiden.

Das weibliche Geschlechtshormon Estradiol soll die Talgproduktion in der Kopfhaut drosseln sowie die Durchblutung und somit auch das Haarwachstum fördern. Es hemmt ein bestimmtes Enzym (5-Alpha-Reduktase), das die Umwandlung des männlichen Geschlechtshormons Testosteron in das wirksamere Dihydrotestosteron ermöglicht. Dieses Androgen, das bei Männern und Frauen vorkommt, kann den Haarwuchs an den Haarwurzeln behindern und auf diese Weise Haarausfall fördern. Wird dieses Hormon gar nicht erst gebildet, weil Estradiol dies blockiert, wachsen auch wieder mehr Haare. Ob dieser Wirkmechanismus bei der Behandlung von Haarausfall aber tatsächlich von praktischer Relevanz ist und die Mittel den Haarausfall nachhaltig stoppen, wurde bisher in klinischen Studien nicht ausreichend belegt.

Salizylsäure erleichtert das Eindringen des Wirkstoffs in die Kopfhaut, gleichzeitig löst sie leichte Entzündungen aus, was die Durchblutung fördern soll. Wird diese Reaktion zu stark, kann das Glukokortikoid gegensteuern.

Haarausfall muss meist langfristig behandelt werden. Glukokortikoidhaltige Mittel sollen aber nur kurzzeitig eingesetzt werden. Aus diesem Grund und weil die therapeutische Wirksamkeit der Mittel nicht ausreichend nachgewiesen ist, gelten die Mittel als „wenig geeignet".

ANWENDUNG

Laut Beipackzettel tragen Sie die Mittel einmal täglich, vorzugsweise abends, auf die Kopfhaut auf und massieren sie leicht ein. Achten Sie darauf, dass nichts davon in die Augen gelangt.

Wenn sich der Haarausfall bessert, wenden Sie das Haarwasser nur noch jeden zweiten oder dritten Tag an.

Länger als zwei bis drei Wochen sollten Sie die Mittel nicht anwenden.

ACHTUNG

Wegen des Hormongehalts sind beide Mittel nur zur Behandlung von Haarausfall bei Frauen zugelassen. Männer sollten das Mittel nicht verwenden, weil Östrogene über die Kopfhaut in den Kreislauf gelangen und den Hormonhaushalt stören können.

Gegenanzeigen

Unter folgenden Bedingungen dürfen Sie die Mittel nicht einsetzen:

- Die Kopfhaut nässt.
- Sie haben eine bakterielle Hautentzündung.
- Sie leiden an einer Pilzinfektion oder „Kupferfinne" (Rosacea).
- Sie haben eine virale Infektion wie beispielsweise Windpocken oder eine Gürtelrose (Zoster).

Unter folgenden Bedingungen sollte der Arzt Nutzen und Risiken der Anwendung sorgfältig abwägen:

- Sie haben einen Tumor, dessen Wachstum durch Östrogene gefördert wird (z. B. Brust- oder Gebärmutterschleimhautkrebs).
- Sie nehmen bereits Östrogene ein (z. B. wegen Wechseljahrsbeschwerden).
- Die Brustdrüse ist knötchenartig verändert (Mastopathie).
- Sie haben Endometriose.

Wechselwirkungen mit Medikamenten

Alpicort F: Aufgrund seines Gehalts an Salizylsäure kann dieses Mittel die Wirksamkeit anderer Präparate, die ebenfalls auf die Kopfhaut aufgetragen werden, verstärken.

UNERWÜNSCHTE WIRKUNGEN

▶ **Keine Maßnahmen erforderlich**

Die Haut kann sich röten und brennen.

Aufgrund von Pigmentverschiebungen kann die Haut blasser oder dunkler werden. Diese Erscheinung bildet sich wieder zurück, wenn Sie die Mittel absetzen.

▶ **Muss beobachtet werden**

Wenn Sie folgende Veränderungen bemerken, sollten Sie einen Arzt aufsuchen:

- Die Haut wird dünn und leicht verletzlich (Pergamenthaut).
- Die feinen Äderchen in der Haut erweitern sich. Dabei bilden sich rote Punkte oder kleine Streifen auf der Haut.

Wenn die Kopfhaut sich rötet, juckt und sich Bläschen bilden, reagieren Sie auf die Mittel möglicherweise allergisch. Bei solchen Hauterscheinungen (→ Seite 14) sollten Sie einen Arzt aufsuchen.

Bei Männern können die weiblichen Hormone den Hormonhaushalt stören, vor allem, wenn sie das Mittel monatelang anwenden. Typische Symptome für solche Störungen sind weniger Lust auf Sex oder nachlassende Potenz.

Alpicort F: Wenn Ihre Nieren geschädigt sind, kann die Salizylsäure in diesen Mitteln die Nierenfunktion (→ Seite 16) weiter beeinträchtigen. Treten Schmerzen in der Nierengegend auf, sollten Sie einen Arzt aufsuchen.

Hinweise

Für Kinder unter 14 Jahren

Kinder und Jugendliche unter 18 Jahren dürfen diese Mittel nicht anwenden.

Für Schwangerschaft und Stillzeit

Bei Haarausfall in der Schwangerschaft sollten Sie diese glukokortikoidhaltigen Mittel nicht anwenden, insbesondere nicht in den ersten drei Monaten.

Da die Wirkstoffe in die Muttermilch übergehen, können sie die Entwicklung des Säuglings beeinträchtigen. Während der Stillzeit sollten Sie die Mittel deshalb nicht anwenden.

Haarausfall

Handelsname Darreichungsform	Zusammensetzung pro 1 ml/1 g oder wie angegeben bzw. pro abgeteilte Einheit	Kleinste Packungsgröße	Festbetrag in Euro	Packungspreis in Euro	Bewertung
Alpicort F Rp Lösung	**Prednisolon** 2 mg + **Estradiolbenzoat** 0,05 mg + **Salizylsäure** 4 mg	100 ml		25,05	**Wenig geeignet** bei Haarausfall, weil die therapeutische Wirksamkeit der fixen Kombination bei Haarausfall nicht ausreichend nachgewiesen ist. → Seite 124
Crinohermal fem Rp Tinktur	**Estradiol** 0,5 mg + **Flupredniden-21-azetat** 0,25 mg	95 ml		22,63	**Wenig geeignet** bei Haarausfall, weil die therapeutische Wirksamkeit der fixen Kombination nicht ausreichend nachgewiesen ist. → Seite 124
Lygal Kopftinktur N Rp Lösung	**Prednisolon** 2 mg	100 ml		17,35	**Wenig geeignet** bei Haarausfall, weil die therapeutische Wirksamkeit nicht ausreichend nachgewiesen ist. → Seite 123

Hinweise zu den Tabellenspalten → Seite 28, zur Auswahl der Arzneimittel → Seite 23, zur Grundlage der Bewertung → Seiten 24, 27

Läuse

Trotz guter hygienischer Bedingungen kommt es immer wieder vor, dass sich Läuse verbreiten. Sie treten vor allem in Kindergärten und Schulen auf, meist mehrmals jährlich, vor allem im Herbst und Winter, wenn die Kinder Mützen tragen.

Kopfläuse befallen – wie der Name schon sagt – die Haare am Kopf. Die graubraunen Läuse sind zwei bis drei Millimeter groß und ernähren sich von Blut aus der Kopfhaut. Sie leben etwa einen Monat. Die Weibchen legen in dieser Zeit bis zu 150 klebrige Eier (Nissen), die sie in Kopfhautnähe an die Haare heften. Nach ein bis zwei Wochen schlüpfen daraus die anfänglich gelblich weißen Larven, die eine Woche später geschlechtsreif sind.

Filzläuse sind gelblich grau gefärbt und nisten sich in Scham-, Brust- und Achselhaaren ein, bei Kindern fast ausschließlich in Wimpern und Augenbrauen. Erwachsene Läuse können zwei Tage überleben, ohne Blut zu saugen, die Nissen halten sich etwa zehn Tage.

Anzeichen und Beschwerden

Der Speichel der Läuse verursacht einen starken Juckreiz, weshalb die Haut häufig blutig gekratzt wird. Teilweise schuppt sie auch und entzündet sich, bei Kopfläusebefall vor allem hinter den Ohren und im Nacken.

Manchmal dauert es Wochen oder Monate, bis die Beschwerden deutlich werden. In dieser Zeit können die Läuse dann bereits auf viele Menschen übergegangen sein.

Ursachen

Läusebefall ist kein Zeichen mangelhafter Hygiene. Kopfläuse verbreiten sich auch bei sorgfältiger Körperpflege, wenn ein mit Nissen besetztes Haar einer anderen Person auf die Kleidung gerät, oder über Kämme, Bürsten, Mützen oder Schals von mit Läusen befallenen Menschen. Diese wissen oft noch nicht, dass sie Läuse haben, und so kann eine ganze Schulklasse innerhalb weniger Tage durch ein einziges Kind angesteckt werden. Dies geschieht besonders leicht, wenn die Kleidung an den Garderobehaken sehr eng zusammenhängt, wenn die Kinder untereinander die Kleidungsstücke tauschen oder in öffentlichen Verkehrsmitteln enggedrängt stehen. Auch auf stoffbezogenen Kopfstützen in Autos können sich Läuse eine Zeit lang halten und sich dann auf dem nächsterreichbaren Kopf oder Hut niederlassen.
Filzläuse werden über Körperkontakt oder beim Geschlechtsverkehr übertragen, manchmal auch durch Kleidungsstücke oder Bettwäsche, in der sie sich einige Tage lang auch ohne Wirt halten können.

Vorbeugung

Halten Sie Ihre Kinder dazu an, Mützen, Anoraks und Schals nicht mit anderen Klassenkameraden zu tauschen, und tauschen Sie solche Textilien möglichst auch selbst mit niemandem.
Eine nach unten offene, nach oben verschlossene Plastikhülle über Jacke oder Mantel schützt vor einer Übertragung an der Garderobe in Schule oder Kindergarten.
Schneiden Sie die Fingernägel kurz, damit sich dort keine Nissen verstecken können.

Nichtmedikamentöse Maßnahmen

Wenn Sie keine Läusemittel anwenden dürfen (z. B. weil Sie Asthma haben, schwanger sind oder stillen), können Sie die Haare auch mit lauwarmem Essigwasser (fünfprozentigen Haushaltessig mit Wasser im Verhältnis 1 : 1 mischen) mehrfach spülen und jeweils anschließend mit einem Nissenkamm auskämmen. Diese Prozedur müssen Sie dann aber mehrere Tage lang wiederholen, um Läuse und Nissen zuverlässig zu entfernen.
Oder Sie sprühen vor dem Kämmen mit dem Nissenkamm die Haare mit ölhaltigen Sprays (enthalten Kokos- und Anisöl) ein und lassen das Öl einige Stunden lang einwirken, bevor Sie es auswaschen. Das Öl soll die Atemöffnungen der Läuse verkleben, sodass diese ersticken. Auch diese Behandlung müssen Sie an mehreren aufeinanderfolgenden Tagen wiederholen, damit alle Läuse erwischt werden. Die Nissen lassen sich aus den durch das Öl fettigen Haaren dann etwas besser herauskämmen.
Unterwäsche, Pullover, Handtücher und Bettwäsche wechseln Sie jeden Tag und waschen sie bei mindestens 60 °C, bis sicher ist, dass die Läuse vernichtet sind. Bürsten und Kämme legen Sie zehn Minuten lang in 60 °C heißes Wasser oder übergießen sie – wenn es das Material erlaubt – mit kochendem Wasser und lassen sie zehn Minuten darin stehen.
Textilien und Gegenstände, die keine Hitze vertragen (z. B. Mantel, Wollmütze, Schal, Stofftiere), sollten Sie 14 Tage lang in einem Plastiksack fest verschlossen möglichst warm liegen lassen und anschließend waschen. Auf diese Weise hungern Sie die Läuse aus. In kühlen Jahreszeiten dürfen Sie den Plastiksack nicht im Freien (Balkon, Terrasse) aufbewahren, weil die Läuse bei niedrigen Temperaturen in eine Kältestarre fallen. Sobald Sie die Sachen dann wieder in Zimmerwärme bringen, erwachen die Läuse zu neuem Leben. Nur wenn Sie die Gegenstände in einem gut verschlossenen Plastiksack zwei Tage oder länger in die Tiefkühltruhe (bei mindestens minus 18 °C) legen, sterben die Läuse auch in der Kälte ab.
Kontrollieren Sie täglich bei sämtlichen Kontaktpersonen der von Läusen befallenen Person, ob Läuse „übergesprungen" sind. Es versteht sich von selbst, dass sehr enger Körperkontakt mit der von Läusen befallenen Person vermieden werden sollte.
Treten Läuse bei einem Kindergarten-, Hort- oder Schulkind auf, sind die Läuse mit einer als wirksam geltenden Behandlung sicher abzutöten. Außerdem müssen die Haare sorgfältig ausgekämmt werden, um möglichst alle Nissen vollständig zu entfernen. Unter diesen Voraussetzungen kann das Kind am nächsten Tag die öffentliche Einrichtung wieder besuchen.

Behandlung mit Medikamenten

Läuse lassen sich nur mit Insektenvernichtungsmitteln sicher bekämpfen. Die Haare nur mit einem Läusekamm sorgfältig auszukämmen, erwies sich in klinischen Studien als weniger gut wirksam. Zu diesen Insektiziden gehören Permethrin (→ Seite 127) und der Wirkstoff Pyrethrum (→ Seite 128). Pyrethrum und Permethrin sind zur Behandlung von Läusen geeignet, allerdings müssen die Anwendungshinweise strikt beachtet werden, auch sollten die Mittel nie längerfristig angewendet werden.
Alle Läusemittel sollten Sie immer nur dann einsetzen, wenn die Läuse tatsächlich vorhanden sind, nicht vorbeugend, um einen Läusebefall zu vermeiden.

Permethrin

InfectoPedicul

Permethrin ist ein synthetischer Wirkstoff, der sich von dem aus Chrysanthemenblüten gewonnenen natürlichen Pyrethrum ableitet. Permethrin wirkt stark giftig auf Insekten, auch auf Läuse und seine Wirkung hält lange an. Das hat Vor- und Nachteile. Der Vorteil ist, dass das Mittel die Läuse mitsamt den Nissen meist schon bei einmaliger Anwendung schnell und zuverlässig abtötet. Der Nachteil besteht darin, dass auch nach Abschluss der Behandlung aufgrund der langen Wirkdauer von Permethrin Wirkstoffreste in den Haaren oder auf der Kopfhaut verbleiben können. Diese Wirkstoffreste sind dann aber nicht mehr hoch konzentriert, sodass die Gefahr besteht, dass – wenn erneut Läuse auftreten – diese damit nicht mehr abgetötet, sondern allenfalls resistent gegen Permethrin werden. Auch wird der Wirkstoff leicht durch die Haut in den Blutkreislauf aufgenommen und kann so möglicherweise das Risiko für unerwünschte Wirkungen erhöhen.

Aus all diesen Gründen ist das Mittel nur unter strikter Beachtung der Gebrauchsinformation und ausschließlich dann anzuwenden, wenn tatsächlich Kopfläuse vorhanden sind, nicht etwa vorbeugend, wenn bei anderen Menschen Läuse aufgetreten sind. Unter diesen Voraussetzungen gilt Permethrin als Läusemittel als „geeignet". Bei langfristiger, großflächiger und hoch dosierter Anwendung besteht die Gefahr von Nervenschäden, weil der Wirkstoff sehr lange im Körper verweilt.

Anwendung

Kopfläuse

Sie durchtränken die feuchten Haare mit der Flüssigkeit und verreiben das Mittel gut auf der Kopfhaut. Damit Ihre Hände mit der Flüssigkeit nicht in Berührung kommen, sollten Sie Plastikhandschuhe tragen. Den Haaransatz an Stirn und Nacken sowie hinter den Ohren müssen Sie besonders sorgfältig bearbeiten, weil sich die Läuse dort gern sammeln. Beginnen Sie mit der Behandlung außen und arbeiten Sie sich dann langsam zur Kopfmitte vor. Anschließend lassen Sie die Flüssigkeit 30 Minuten lang trocknen und waschen die Haare dann mehrmals gründlich mit normalem Shampoo aus. Damit keine Läuse oder Nissen in den Haaren hängen bleiben, kämmen Sie den ganzen Schopf anschließend Strähne für Strähne mit einem engzinkigen Kamm durch. Solche speziellen „Nissenkämme" erhalten Sie in Apotheken. Anschließend sollten Sie die Haare drei Tage lang nicht waschen.

Meist genügt eine einmalige Anwendung des Präparats. Kontrollieren Sie in den Tagen nach der Anwendung immer wieder genau – auch bei den Kontaktpersonen –, ob wirklich alle Läuse vernichtet worden sind. Treten die Läuse dennoch wieder auf oder wollen Sie ganz sicher sein, dass Sie alle Nissen abgetötet haben, können Sie die Behandlung nach acht bis zehn Tagen wiederholen.

Filzläuse

Sie behandeln die gesamte behaarte Genitalregion wie bei Kopfläusen beschrieben. Wenn der Körper insgesamt stark behaart ist, müssen Sie nachsehen, ob sich die Läuse auch auf Bauch, Brust, Armen, Beinen oder in den Achselhöhlen angesiedelt haben.

Achtung

Lüften Sie nach der Behandlung den Raum gründlich. Sorgen Sie dafür, dass während der Behandlung keine Feuerquelle im Raum vorhanden ist (Elektrostrahler mit glühenden Heizstäben, Toaster, Gas-Durchlauferhitzer, Föhn, brennende Zigaretten, Kerzen). Das Mittel ist feuergefährlich, und es ist bereits vorgekommen, dass Kinder in Flammen standen, weil sich das Mittel durch Funkenflug auf dem Kopf entzündet hat.

Wenn Sie ein Aquarium oder Terrarium haben, sollten Sie Abstand dazu halten, weil das Mittel für Fische und Reptilien giftig ist.

Wechselwirkungen mit Medikamenten

Sie dürfen nicht mehrere Läusemittel miteinander kombinieren, weil diese sich gegenseitig in ihrer Wirkung beeinträchtigen können.

Unerwünschte Wirkungen

▶ **Keine Maßnahmen erforderlich**

Die mit dem Mittel behandelte Haut kann sich röten, brennen, jucken, prickeln.

▶ **Muss beobachtet werden**

Falls die oben genannten Symptome nach zwei bis drei Tagen nicht verschwunden sind oder wenn die Haut sich verstärkt rötet und juckt, reagieren Sie vermutlich allergisch auf das Mittel. Bei solchen Hauterscheinungen (→ Seite 14) sollten Sie einen Arzt aufsuchen.

▶ **Sofort zum Arzt**

Wenn Sie ein Kribbeln oder Taubheitsgefühle an Körper oder Gliedmaßen spüren oder Atembeschwerden haben, müssen Sie sofort einen Arzt aufsuchen. Es kann sich um durch Permethrin hervorgerufene Schädigungen des Nervensystems handeln.

HINWEISE

Für Kinder unter 14 Jahren

Säuglinge dürfen mit dem Mittel ab dem dritten Lebensmonat behandelt werden. Insbesondere bei Kleinkindern sind die Behandlungsvorschriften unbedingt einzuhalten.

Für Schwangerschaft und Stillzeit

Schwangere sollten das Mittel nur nach Rücksprache mit einem Arzt einsetzen. Stillende sollten sicherheitshalber eine dreitägige Stillpause einlegen.

Pflanzliches Mittel

Pyrethrum

Goldgeist forte

Pyrethrum wird aus Chrysanthemenblüten gewonnen, ist also ein natürliches Pyrethrin, das schneller abgebaut wird als Permethrin, weshalb das Risiko für unerwünschte Wirkungen (vor allem Nervenschäden) geringer ist.

Bis Mitte 2006 enthielt das Mittel zusätzlich zu Pyrethrum die Wirkstoffe Piperonylbutoxid (verhindert, dass sich das Mittel unter Lichteinfluss zersetzt), Chlorocresol (Desinfektionsmittel) und Diethylenglykol (Lösungsmittel). Wegen des Zusatzes dieser drei Wirkstoffe galt das Mittel bis dahin als „mit Einschränkung geeignet". Diese drei Substanzen sind jetzt jedoch nicht mehr als Wirkstoffe, sondern als Hilfsmittel deklariert. Das Produkt gilt deshalb als Monopräparat und ist nach der Bewertungsmethodik der STIFTUNG WARENTEST zur Behandlung von Läusebefall geeignet, wenn die Anwendungshinweise strikt beachtet werden. Der Zusatz von Chlorocresol kann jedoch weiterhin Allergien begünstigen.

ANWENDUNG

Kopfläuse

Sie durchtränken die Haare mit der Flüssigkeit und verreiben das Mittel gut auf der Kopfhaut. Damit Ihre Hände mit der Flüssigkeit nicht in Berührung kommen, sollten Sie Plastikhandschuhe tragen. Den Haaransatz an Stirn und Nacken sowie hinter den Ohren müssen Sie besonders sorgfältig bearbeiten, weil sich die Läuse dort gern sammeln. Beginnen Sie mit der Behandlung außen und arbeiten Sie sich dann langsam zur Kopfmitte vor. Anschließend lassen Sie die Flüssigkeit 30 bis höchstens 45 Minuten lang trocknen und waschen die Haare dann mehrmals gründlich mit normalem Shampoo aus. Damit keine Läuse oder Nissen in den Haaren hängen bleiben, kämmen Sie den ganzen Schopf anschließend Strähne für Strähne mit einem engzinkigen Kamm durch. Solche speziellen „Nissenkämme" erhalten Sie in Apotheken. Anschließend sollten Sie die Haare drei Tage lang nicht waschen, damit die in den Haaren verbliebenen Reste des Mittels die in dieser Zeit möglicherweise aus noch verbliebenen Nissenresten schlüpfenden Larven abtöten.

Meist genügt eine einmalige Anwendung des Präparats. Treten die Läuse dennoch wieder auf oder wollen Sie ganz sicher sein, dass Sie alle Nissen abgetötet haben, können Sie die Behandlung wiederholen. Unter Umständen ist es ratsam, dann ein Mittel mit einem anderen Wirkstoff zu wählen, weil die Läuse möglicherweise gegen das zuerst verwendete resistent geworden sind. Kontrollieren Sie in den Tagen danach immer wieder genau – auch bei den Kontaktpersonen –, ob wirklich alle Läuse vernichtet worden sind.

Filzläuse

Sie behandeln die gesamte behaarte Genitalregion wie bei Kopfläusen beschrieben. Wenn der Körper insgesamt stark behaart ist, müssen Sie nachsehen, ob sich die Läuse auch auf Bauch, Brust, Armen, Beinen oder in den Achselhöhlen angesiedelt haben.

ACHTUNG

Lüften Sie nach der Behandlung den Raum gründlich. Sorgen Sie dafür, dass während der Behandlung keine Feuerquelle im Raum vorhanden ist (Elektrostrahler mit glühenden Heizstäben, Toaster, Gas-Durchlauferhitzer, Föhn, brennende Zigaretten, Kerzen). Das Mittel ist feuergefährlich, und es ist bereits vorgekommen, dass Kinder in Flammen standen, weil sich das Mittel durch Funkenflug auf dem Kopf entzündet hat.

Wenn Sie ein Aquarium oder Terrarium haben, sollten Sie Abstand dazu halten, weil das Mittel für Fische und Reptilien giftig ist.

Wechselwirkungen mit Medikamenten

Sie dürfen nicht mehrere Läusemittel miteinander kombinieren, weil diese sich gegenseitig in ihrer Wirkung beeinträchtigen können.

UNERWÜNSCHTE WIRKUNGEN

▶ **Keine Maßnahmen erforderlich**

Die mit dem Mittel behandelte Haut kann sich röten, kribbeln oder jucken. Wenn Sie das Mittel mehrfach täglich angewendet haben, kann die Haut stark austrocknen und schuppen.

- **Muss beobachtet werden**
  Das als Hilfsstoff deklarierte Chlorocresol kann Allergien begünstigen. Wenn die Haut sich verstärkt rötet und juckt, reagieren Sie vermutlich allergisch auf das Mittel. Bei solchen Hauterscheinungen (→ Seite 14) sollten Sie einen Arzt aufsuchen.
  Wenn sich die Bindehaut des Auges entzündet, Sie lichtscheu werden und/oder die Augenlider anschwellen und sich diese Beschwerden nach zwei Tagen nicht wieder gelegt haben, sollten Sie ebenfalls einen Arzt aufsuchen.

- **Sofort zum Arzt**
  Wenn starker Hautausschlag, Juckreiz, Herzrasen, Atemnot, Schwäche und Schwindel auftreten, müssen Sie die Anwendung sofort abbrechen und unverzüglich den Notarzt (Telefon 112) rufen, weil es sich um eine lebensbedrohliche Allergie (→ Seite 14) handeln kann.

HINWEISE

Für Kinder unter 14 Jahren
Bei Säuglingen und Kleinkindern ist besondere Vorsicht geboten. Eine Läusebehandlung sollte nur vom Arzt angeordnet werden.

Für Schwangerschaft und Stillzeit
In den ersten drei Monaten der Schwangerschaft und in der Stillzeit dürfen Sie dieses Mittel nicht anwenden.

Läuse

Handelsname Darreichungsform	Zusammensetzung pro 1 ml/1 g oder wie angegeben bzw. pro abgeteilte Einheit	Kleinste Packungsgröße	Festbetrag in Euro	Packungspreis in Euro	Bewertung
Goldgeist forte Lösung	Auszug aus Pyrethrum 3 mg	75 ml		8,93	**Geeignet** bei Läusen. Die Anwendungshinweise sind strikt zu beachten. → Seite 128
InfectoPedicul Lösung	Permethrin 4,3 mg	50 ml		12,89	**Geeignet** bei Läusen. Die Anwendungshinweise sind strikt zu beachten. Wegen der Gefahr unerwünschter Wirkungen und möglicher Resistenzen sollte das Mittel nur kurzzeitig und bei nachgewiesenem Läusebefall eingesetzt werden. → Seite 127

Hinweise zu den Tabellenspalten → Seite 28, zur Auswahl der Arzneimittel → Seite 23, zur Grundlage der Bewertung → Seiten 24, 27

Krätze

Krätze (Skabies) entsteht durch Befall mit Krätzmilben. Diese Parasiten können sich ähnlich wie Läuse auch unter einwandfreien hygienischen Bedingungen ausbreiten. Sie bohren kleine Gänge in die Haut und setzen sich dort fest.

Anzeichen und Beschwerden

Die Bohrgänge der Krätzmilben hinterlassen fadenförmige knotige Linien in der Haut, die sehr stark jucken, vor allem in der Bettwärme. Betroffen sind bei Erwachsenen häufig die Fingerzwischenräume, Handgelenke, Brustwarzen und der Genitalbereich, bei Kindern eher die Fußsohlen und -knöchel, Handteller, Fingerrücken und Gesäß.

Ursachen

Krätzmilben werden vor allem durch engen Hautkontakt übertragen. Bis der erste Juckreiz auftritt, vergehen meist einige Wochen.

Nichtmedikamentöse Maßnahmen

Handtücher, Laken, Bettbezüge, Wäsche und Kleidungsstücke, mit denen Sie in Berührung gekommen sind, müssen Sie bei 60 °C waschen oder chemisch reinigen lassen. Verträgt das Material die hohen Temperaturen nicht, hängen Sie die Teile für vier bis sechs

Tage an die frische Luft, klopfen sie anschließend sorgfältig aus und waschen sie dann bei der für das Wäschestück empfohlenen Wassertemperatur oder lassen es reinigen. Ohne Hautkontakt überleben die Krätzmilben nur zwei bis drei Tage.

Behandlung mit Medikamenten

Der früher zur Behandlung von Krätze übliche Wirkstoff Lindan wurde wegen seiner umweltbelastenden Eigenschaften Anfang 2008 aus dem Handel genommen. Lindan kann durch eine Creme mit dem Wirkstoff Permethrin (Handelsname *Infectoscab*) ersetzt werden.

Neue Medikamente

Infectoscab mit Permethrin in 5 %iger Konzentration ist erst seit drei Jahren auf dem Markt. Es war noch nicht in der Marktauswahl des Handbuchs Medikamente, weil bei Krätze bisher vor allem Lindan angewendet wurde. Es liegen einige Studien vor, in denen Permethrin mit Lindan verglichen wurde. Demnach können Krätzmilben auch mit *Infectoscab* wirksam abgetötet werden. Die mit Krätze einhergehenden Symptome klingen rasch ab, aber es sind auch unerwünschte Wirkungen auf das Nervensystem möglich (z. B. Gefühlsstörungen wie Kribbeln, Taubheitsgefühle). Da zur Anwendung bei Kindern unter zwei Jahren keine Erfahrungen vorliegen, sollten diese nur unter sorgfältiger Beobachtung durch den Arzt mit *Infectoscab* behandelt werden.

Augen

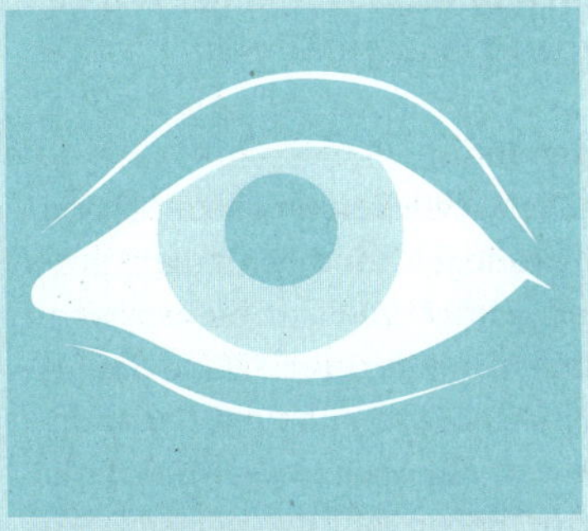

Der größte Teil des Auges liegt, eingebettet in weiches Gewebe, in der knöchernen Augenhöhle (Orbita) verborgen. Beim Blick von vorn auf das Auge sind die schwarze Pupille zu sehen, umgeben von der Regenbogenhaut, die die Augenfarbe bestimmt, und das Weiße des Auges, das oben und unten von den Augenlidern bedeckt ist.

Über der Pupille wölbt sich die Hornhaut (Cornea) wie eine Kuppel. Ihr Gewebe ist durchsichtig und daher im Allgemeinen nicht zu sehen. Die Hornhaut ist ständig von einem Tränenfilm überzogen, über den die Augenlider ungehindert über das Auge gleiten können. Die Tränenflüssigkeit trägt wesentlich zur Ernährung der nicht durchbluteten Hornhaut bei.

Die Pupille ist eine Art „Öffnung" in den drei Häuten, die dem Augapfel anliegen: der Lederhaut, der Aderhaut und der Netzhaut. Die Pupille ist umgeben von der Regenbogenhaut (Iris) – eine dünne, farbige Gewebescheibe, in die die Aderhaut zur Vorderseite des Auges hin übergeht. Durch einen Ringmuskel am Rand der Pupille und strahlenförmige Muskeln in der Iris kann die Pupille ihre Größe verändern. Erreicht viel Licht das Auge, verengt sich die Pupille zum Schutz des Auges, gelangt wenig Licht ins Augeninnere, vergrößert sie sich, um jede Helligkeit ausnutzen zu können.

Hinter der Pupille liegt die Linse. Sie ist normalerweise durchsichtig und klar, kann sich aber im Laufe des normalen Alterungsprozesses eintrüben. So entsteht ein grauer Star (die Katarakt). Die Augenlinse ist von einem Muskel umschlossen, der sich zusammenziehen und entspannen kann. Diese Bewegung verformt die Linse und verändert ihre Brechkraft. Durch diese sogenannte Akkommodation kann sich das Auge verschiedenen Sehentfernungen anpassen.

Hinter der Augenlinse befindet sich der ebenfalls durchsichtige gallertige Glaskörper (Corpus vitreum), der das Innere des Auges ausfüllt. Er ist von der festen, weißen Lederhaut (Sclera) umschlossen. Direkt unter dieser liegt die Aderhaut (Choroidea), deren Blutgefäße das Auge versorgen. Unter der Aderhaut liegt die Netzhaut (Retina), die an jenem Teil, den man den Augenhintergrund nennt, dicht mit lichtempfindlichen Sehzellen bestückt ist. Diese nehmen die Seheindrücke auf. Am dichtesten gepackt sind die Sehzellen etwa in der Netzhautmitte, in dem nur 1,5 Quadratmillimeter großen sogenannten gelben Fleck (Makula). Dieses ist die Stelle des schärfsten Sehens. Hier gibt es keine Blutgefäße.

Die Sehzellen sind mit Nervenzellen verbunden, welche sich an einer Stelle zu Nervenfasern zusammenlagern. Dieses Bündel von Nervenfasern bildet den Sehnerv (Nervus opticus). Dort, wo der Sehnerv die Lederhaut passiert und in das Gehirn zieht, gibt es keine Sehzellen mehr. Da mit diesem Netzhautteil nichts gesehen werden kann, heißt die Stelle „blinder Fleck". Die Sehnerven beider Augen treten durch die Augenhöhle, kreuzen sich im Gehirn und führen ins Sehzentrum. Dort entsteht dann aus den Bildern, die der linke und der rechte Sehnerv getrennt übermitteln, das Gesamtbild des Gesehenen.

Die mit Wimpern bestückten Ober- und Unterlider bedecken etwa zwei Drittel des Auges. In wachem Zustand werden sie etwa alle fünf bis zehn Sekunden auf- und zugeklappt. Beim Zusammenklappen müssen die Ränder von Ober- und Unterlid exakt aneinander anliegen. Andernfalls trocknet das Auge während des Schlafes ab.

Der dem Auge zugewandte Teil der Augenlider ist mit einer Schleimhaut überzogen, der Bindehaut (Conjunctiva). Sie zieht sich von den Wimpern über die Innenfläche des Ober- und Unterlids, bedeckt den Augapfel und reicht bis an den Rand der Hornhaut. Die Bindehaut ist von vielen Blutgefäßen durchzogen, die ihr eine zartrosa Farbe verleihen.

Die Räume zwischen Hornhaut und Regenbogenhaut, zwischen Hornhaut und Linse sowie die Pupille sind mit Kammerwasser gefüllt. Es wird hinter der Regenbogenhaut gebildet und fließt vor ihr ab. Durch kontinuierlichen Zu- und Abfluss wird das Kammerwasser fortwährend ausgetauscht. Der Druck des Kammerwassers ist ein wesentlicher Faktor, um die Form des Auges stabil zu halten.

Bakterielle Infektionen

Bakterien können am Auge eine Reihe von Infektionen hervorrufen. Zu ihnen gehören Bindehautentzündung (Konjunktivitis), Hornhautentzündung (Keratitis) und die Entzündung von Talg- und Schweißdrüsen (Gerstenkorn, Hagelkorn).

Anzeichen und Beschwerden

Typische Zeichen einer Augenentzündung sind gerötete Augen. Ist die Bindehaut betroffen, können die Augen brennen, jucken und es kann sich ein Fremdkörpergefühl einstellen. Die Augen können anschwellen und morgens beim Aufwachen durch Sekrete verklebt sein.
Stärkere Schmerzen und Lichtempfindlichkeit deuten darauf hin, dass die Hornhaut beteiligt ist.
Die Symptome von Gersten- und Hagelkorn sind einander sehr ähnlich. Das Augenlid schwillt an, wird rot und schmerzt, wenn man darauf drückt.

Ursachen

Die Bakteriengruppen, die am häufigsten Augenentzündungen hervorrufen, sind Staphylokokken, Pneumokokken und Streptokokken. Oft werden sie von den Händen auf die Augen übertragen.
Bei Säuglingen
Gelegentlich gibt es bei Neugeborenen Augenentzündungen, die auf einer Infektion mit Chlamydien oder Gonokokken beruhen. Dann war der Geburtsweg ihrer Mutter mit diesen Bakterien infiziert und wurden beim Durchtritt des Kindes auf seine Augen übertragen.

Vorbeugung

- Waschen Sie sich sofort die Hände, nachdem Sie Hautkontakt mit einer Person mit Bindehautentzündung hatten.
- Reiben Sie nicht an den entzündeten Augen, damit Sie die Krankheitserreger nicht mit den Händen von einem Auge auf das andere übertragen.
- Verwenden Sie Papiertaschentücher, um das Auge abzuwischen, und entsorgen Sie sie so, dass sie niemand mehr anfassen muss. So verhindern Sie, dass sich andere Menschen anstecken.
- Benutzen Sie immer ein eigenes Handtuch.

Nichtmedikamentöse Maßnahmen

Entzündeten Augen sollten Sie Ruhe gönnen. Lesen und langes Arbeiten am Bildschirm belastet die Augen. Fernsehen strengt hingegen kaum an, weil die Augen dabei nicht von Zeile zu Zeile springen müssen.
Verwenden Sie keine Kamillenspülungen oder -kompressen. Kamille kann den Reizzustand der Augen verstärken und sogar zu Allergien führen.

Augenmittel anwenden

Die meisten Menschen schließen unwillkürlich die Augen, wenn sich ein Gegenstand den Augen nähert. Das Eintropfen gelingt daher am besten, wenn Sie nach oben schauen, mit der einen Hand das Unterlid ein wenig herunterziehen und mit der anderen den Tropfen von schräg oben in die im Unterlid entstandene „Tasche" geben. Auf die gleiche Weise lassen sich Salbe oder Gel ins Auge bringen. Wenn Sie danach die Lider schließen und mit den Augen rollen, verteilt sich das Mittel gleichmäßig. Außerdem wirkt es länger auf die Augengewebe ein, wenn Sie die Augen nicht sofort wieder öffnen.
Es genügt, wenn Sie einen einzigen Tropfen ins Auge bringen. Schon dieser hat fast das doppelte Volumen der Tränenflüssigkeit, die das Auge fasst. Das überschüssige Augenmedikament läuft über die Wange, fließt aber auch durch die Nase ab. Auf diesem Weg gelangt das Arzneimittel in den Kreislauf und kann im ganzen Körper unerwünschte Wirkungen hervorrufen.
Achten Sie darauf, dass weder der Tropfansatz noch die Tülle der Salbentube das Auge berühren. Sonst geben Sie möglicherweise mit jeder Anwendung des Medikaments Krankheitserreger weiter. Aus dem gleichen Grund sollten Augenmedikamente auch nicht von mehreren Personen benutzt werden.
Wenn Sie mehrere verschiedene Augenmittel gleichzeitig anwenden müssen, sollten Sie zwischen der Gabe eines jeden Mittels jeweils 15 Minuten verstreichen lassen.

Bei Kindern

Einem unruhigen Kind verabreichen Sie Augentropfen am besten, indem Sie es hinlegen und das Mittel in den inneren Lidwinkel tropfen. Selbst wenn das Kind die Augen schließt und der Tropfen auf das Lid fällt, gelangt beim Öffnen der Augen noch genug von dem Medikament auf die Horn- und Bindehaut. Vor allem Kleinkinder sind nach einer Mahlzeit oft ruhiger, sodass das Eintropfen dann leichter gelingt.

Zur Verkehrstüchtigkeit

Nach dem Eintropfen können Sie fünf bis zehn Minuten lang schlecht sehen. Mindestens eine halbe Stunde lang sehen Sie verschwommen, wenn Sie

eine Salbe oder ein Gel in den Bindehautsack gestrichen haben. In dieser Zeit dürfen Sie kein Fahrzeug lenken, keine Maschinen bedienen und keine Arbeiten ohne sicheren Halt verrichten. Das Gleiche gilt, wenn Sie durch Augentropfen lichtempfindlich werden.

Bei Kontaktlinsen

Bei einer Augenentzündung sollten Sie keine Kontaktlinsen tragen. Sie beeinträchtigen die ohnehin schon belasteten Augengewebe noch zusätzlich. Bevor Sie sonstige Augenerkrankungen mit Augentropfen behandeln, sollten Sie Stabillinsen entfernen. Frühestens nach einer Viertelstunde sollten Sie sie wieder einsetzen.

Auf weiche Kontaktlinsen sollten Sie möglichst verzichten, wenn Sie wirkstoffhaltige Augentropfen anwenden. Die Medikamente können sich in den relativ großen Poren der Linsen einlagern und werden von dem Kunststoff „festgehalten". So bleiben sie erheblich länger am Auge als erwünscht. Damit steigt das Risiko von Reizungen und anderen unerwünschten Wirkungen.

Solange Sie eine Augensalbe oder ein Augengel anwenden, sollten Sie überhaupt keine Kontaktlinsen tragen.

Bei Augenmitteln, die Sie lange anwenden müssen, können Konservierungsmittel (→ Seite 145) Probleme bereiten. Das Risiko steigt, wenn Sie in dieser Zeit Kontaktlinsen tragen. Darum sollten Sie bei einer Langzeittherapie nur unkonservierte Produkte verwenden – selbst wenn Ihre Kontaktlinsen aus stabilem Material sind.

Behandlung mit Medikamenten

Am besten wäre es, wenn der Arzt bei einer bakteriellen Augeninfektion die Erreger vor Beginn der Behandlung bestimmt und dann ein Antibiotikum auswählt, das sie optimal bekämpft. So geht man aber meist nur bei sehr schweren Infektionen vor. Üblicherweise werden die Erreger erst dann mittels Abstrich aus der Bindehaut nachgewiesen, wenn das zunächst eingesetzte Antibiotikum die Infektion nach fünf Tagen noch nicht zum Abheilen gebracht hat. Dieser Test zeigt dann auch, ob die Erreger bereits gegen einen der gebräuchlichen Arzneistoffe unempfindlich geworden sind. Näheres zur Resistenzentwicklung lesen Sie im Abschnitt „Antibiotika allgemein" (→ Seite 1243).

Antibiotika, mit denen Augenerkrankungen behandelt werden, sollen nach Möglichkeit bei Infektionen im übrigen Körper nicht verwendet werden. So verringert sich das Risiko, dass Erreger gegen Antibiotika resistent werden. Diese Forderung erfüllt das Antibiotikum Kanamyzin (→ Seite 134) aus der Gruppe der Aminoglykoside. Es wirkt gegen viele Bakterien, die bei Augeninfektionen eine Rolle spielen, und wird daher als „geeignet" eingestuft. Gentamicin (→ Seite 134) ist ebenfalls ein Aminoglykosid und hat ein dem Kanamyzin vergleichbares Wirkspektrum. Weil es aber bei lebensbedrohlichen Infektionen in Kombination mit anderen Antibiotika als Infusion angewendet wird, sollte es zur lokalen Anwendung nur sehr zurückhaltend eingesetzt werden. Allerdings ist Gentamicin bei bakteriellen Augeninfektionen gut wirksam und Resistenzen entwickeln sich bei Aminoglykosiden nur langsam. Daher wird es ebenfalls als „geeignet" eingestuft.

Als „geeignet" gelten Augenmittel mit einem derart bewerteten Wirkstoff, wenn sie unkonserviert sind. Mittel, die Konservierungsstoffe enthalten, werden demgegenüber als „auch geeignet" eingestuft. Näheres zu den Gründen lesen Sie unter „Konservierungsmittel" (→ Seite 145).

Erst wenn die bisher genannten Antibiotika wirkungslos geblieben sind, kommen Chinolone wie Ciprofloxazin (→ Seite 134), Ofloxazin (→ Seite 134) und Levofloxazin (→ Seite 134) in Betracht. Diese Art von Antibiotika wird bei Infektionen im übrigen Körper eingesetzt. Es zeigt sich bereits, dass manche Bakterien gegenüber Chinolonen relativ schnell unempfindlich werden; darüber hinaus ist bei diesen Mitteln mit der Entwicklung von Allergien zu rechnen. Aus diesen Gründen werden die drei Chinolon-Antibiotika bei bakteriellen Augeninfektionen als „mit Einschränkung geeignet" bewertet.

Fusidinsäure (→ Seite 134) ist eingeschränkt geeignet, weil sie nur bei Infektionen eingesetzt werden kann, die durch Staphylokokken – eine spezielle Gruppe von Bakterien – hervorgerufen worden sind. Die Einschränkung bei Oxytetrazyklin (→ Seite 134) beruht darauf, dass es nur bei Infektionen verwendet wird, die von Chlamydien – einer anderen Sorte von Bakterien – verursacht sind.

Kombinationen aus verschiedenen Antibiotika (→ Seite 135) sind wenig geeignet, um bakterielle Augenentzündungen zu behandeln, denn es ist nicht ausreichend nachgewiesen, dass es vorteilhafter ist, sie gemeinsam anzuwenden als eine der Substanzen allein.

Kombinationen aus Antibiotika + Glukokortikoiden (→ Seite 135) können allenfalls nach Operationen und Verbrennungen sinnvoll sein, wenn Infektionen vorgebeugt und gleichzeitig Entzündungen entgegengewirkt werden muss. Zur Behandlung der üblichen bakteriellen Infektionen gelten sie hingegen als „wenig geeignet", da das Glukokortikoid die Abwehrkraft des Immunsystems hemmt und der Körper die Keime dadurch schlechter bekämpfen kann. Darüber hinaus finden sich in diesen Kombinationsmitteln die beiden Antibiotika Chloramphenicol und Sulfazetamid, die noch aus anderen Gründen in der Kritik stehen.

Antibiotika (äußerlich)

Ciprofloxazin
Ciloxan
Fusidinsäure
Fucithalmic
Gentamicin
Gentamycin Augensalbe, Gentamicin-POS, Gentamytrex, Gent-Ophtal, Refobacin, Terramycin N Gentamicin
Kanamyzin
Kanamycin-POS, Kanamytrex, Kan-Ophtal
Levofloxazin
Oftaquix
Ofloxazin
Floxal
Oxytetrazyklin
Oxytetracyclin-Augensalbe JENAPHARM

Antibiotika bekämpfen bakterielle Infektionen sehr wirksam. Manche von ihnen töten die Erreger ab, andere behindern ihre Vermehrung, sodass der Körper die Infektion besiegen kann. Näheres zur Wirkweise dieser Arzneimittel lesen Sie im Abschnitt „Antibiotika allgemein" (→ Seite 1243).

Bei Augeninfektionen sind die Antibiotika Gentamicin und Kanamyzin aus der Gruppe der Aminoglykoside Mittel der ersten Wahl. Sie wirken gegen viele Bakterien, die bei Augenerkrankungen eine Rolle spielen. Kanamyzin wird nur am Auge eingesetzt, daher gilt für diese Substanz die Befürchtung nicht, die bei anderen Antibiotika besteht: Wenn sie sowohl bei Infektionen im Körper als auch am Auge eingesetzt werden, kann sich rascher eine Resistenz entwickeln. Gentamicin wird bei lebensbedrohlichen Infektionen zwar auch im Körper angewendet, da es sich aber um ein Aminoglykosid handelt, sind Resistenzen selten. Beide Wirkstoffe gelten als „geeignet", wenn sie in konservierungsmittelfreien Produkten vorliegen; konservierte Produkte werden als „auch geeignet" eingestuft.

Ein noch breiteres Spektrum an Erregern erreichen die Antibiotika Ciprofloxazin, Levofloxazin und Ofloxazin, die zu den Chinolonen gehören. Weil sie aber auch bei Infektionen im Körperinneren verordnet werden und Bakterien ihnen gegenüber relativ rasch unempfindlich werden, sollen sie bei bakteriellen Augeninfektionen nur zurückhaltend eingesetzt werden. Darüber hinaus ist bei diesen Mitteln mit Allergisierungen zu rechnen. Sie gelten darum als „mit Einschränkung geeignet".

Mit Fusidinsäure kann nur eine spezielle Gruppe von Bakterien, nämlich Staphylokokken, wirksam bekämpft werden. Dieses sehr begrenzte Einsatzgebiet begründet die Bewertung „mit Einschränkung geeignet". Das Gleiche gilt für Oxytetrazyklin, das nur bei Infektionen mit Chlamydien – einer speziellen Sorte von Bakterien – verwendet wird.

Näheres zu den Konservierungsmitteln, die den Präparaten zugesetzt sind, finden Sie unter „Konservierungsmittel" (→ Seite 145).

Anwendung

Sie wenden das Mittel so oft an, wie es der Arzt verordnet hat, und verteilen dabei die Zeitabstände gleichmäßig über den Tag. Fünfmal täglich bedeutet dann beispielsweise um 7, 11, 15 und 19 Uhr und vor dem Schlafengehen.

Selbst wenn Sie aufgrund der Behandlung beschwerdefrei geworden sind, müssen Sie das Mittel so lange anwenden, wie es der Arzt empfohlen hat. Dadurch wird ein Rückfall vermieden, der dann auf Keimen beruhen kann, die gegen das Medikament bereits unempfindlich geworden und daher schlechter zu behandeln sind. Letztlich sollte die Behandlung aber möglichst nach zehn Tagen abgeschlossen sein, weil die Antibiotika die Regenerationsfähigkeit der Augenhornhaut beeinträchtigen.

Hinweise zur Anwendung, zur Verkehrstüchtigkeit sowie beim Tragen von Kontaktlinsen lesen Sie unter „Augenmittel anwenden" (→ Seite 132).

Achtung

Oxytetrazyklin: Mittel mit diesem Antibiotikum machen die Haut empfindlicher für Sonnenlicht. Während der Behandlung sollten Sie keine Sonnenbäder nehmen und nicht ins Solarium gehen. Bei starker Sonneneinstrahlung sollten Sie die Haut tagsüber mit Sunblockern schützen. Entsteht dennoch ein Sonnenbrand mit stark geröteter, entzündeter Haut, sollten Sie einen Arzt aufsuchen.

Unerwünschte Wirkungen

- Keine Maßnahmen erforderlich

  Nach der Anwendung kann sich ein Fremdkörpergefühl einstellen, die Augen können brennen, tränen und sich röten. Das ist unbedenklich, wenn es rasch wieder vergeht.

- **Muss beobachtet werden**

  Wenn sich das Auge oder die Haut um das Auge herum rötet und juckt, reagieren Sie vermutlich allergisch auf das Mittel. Je nachdem, wie heftig die Reaktionen sind, sollten Sie den Arzt umgehend oder innerhalb des nächsten Tages aufsuchen.

  Nach der Behandlung kann sich eine neue Infektion entwickeln, die durch Pilze ausgelöst wurde oder durch Erreger, die gegen das verwendete Antibiotikum resistent sind. Wenn die Beschwerden während der Behandlung erneut auftreten, sollten Sie dieses umgehend dem Arzt mitteilen.

Hinweise

Für Schwangerschaft und Stillzeit

Levofloxazin, Oxytetrazyklin: Beide Wirkstoffe dürfen in der Schwangerschaft und Stillzeit nicht eingesetzt werden, denn sie erreichen über die Plazenta den Blutkreislauf des Kindes. Beide Wirkstoffe können das Wachstum von Knochen, Gelenken und Zähnen beeinträchtigen.

Bei den anderen hier besprochenen Antibiotika gibt es über die Risiken einer Anwendung in der Schwangerschaft und während der Stillzeit keine Erkenntnisse. Sicherheitshalber sollten Sie diese Wirkstoffe daher nicht anwenden.

Kombinationen: Verschiedene Antibiotika

Colistin + Erythromyzin

Ecolicin

Bacitrazin + Neomyzin + Polymyxin B

Polyspectran Augensalbe

Gramicidin + Neomyzin + Polymyxin B

Polyspectran Augentropfen

In diesen Augenmitteln sind verschiedene Antibiotika miteinander kombiniert. Näheres zu deren Wirkweise finden Sie im Abschnitt „Antibiotika allgemein" (→ Seite 1243). Erythromyzin hat ein ähnlich breites Wirkspektrum wie Penizillin. Bacitrazin, Colistin, Neomyzin und Polymyxin wirken hingegen nur gegen eine spezielle Gruppe von Erregern.

In diesen Kombinationsmitteln addieren sich die negativen Effekte der jeweiligen Antibiotika, ohne dass dem ein therapeutischer Vorteil gegenübersteht. An Neomyzin ist außerdem zu kritisieren, dass es leicht zu Allergien führt. Die Präparate werden darum als „wenig geeignet" eingestuft.

Näheres zu dem Konservierungsmittel, das dem Präparat *Ecolicin* zugesetzt ist, finden Sie unter „Konservierungsmittel" (→ Seite 145).

Anwendung

Die Dosierung entnehmen Sie jeweils dem Beipackzettel.

Hinweise zur Anwendung, zur Verkehrstüchtigkeit sowie beim Tragen von Kontaktlinsen lesen Sie unter „Augenmittel anwenden" (→ Seite 132).

Unerwünschte Wirkungen

- Keine Maßnahmen erforderlich

  Nach der Anwendung kann sich ein Fremdkörpergefühl einstellen, die Augen können brennen, tränen und sich röten. Das ist unbedenklich, wenn es rasch wieder vergeht.

- **Muss beobachtet werden**

  Wenn sich das Auge oder die Haut um das Auge herum rötet und juckt, reagieren Sie vermutlich allergisch auf das Mittel. Allergische Reaktionen treten bei Augenmitteln mit Neomyzin häufiger auf. Je nachdem, wie heftig die Reaktionen sind, sollten Sie umgehend oder innerhalb des nächsten Tages einen Arzt aufsuchen.

  Nach der Behandlung kann sich eine neue Infektion entwickeln, die durch Pilze ausgelöst wurde oder durch Erreger, die gegen das verwendete Antibiotikum resistent sind. Wenn während der Behandlung erneut Beschwerden auftreten, sollten Sie dieses umgehend dem Arzt mitteilen.

Kombinationen: Antibiotika + Glukokortikoide

Chloramphenicol + Prednisolon

Aquapred-N

Gentamicin + Dexamethason

Dexa-Gentamicin, Dexamytrex, Terracortril Dexagenta

Neomyzin + Dexamethason

Dispadex comp.

Oxytetrazyklin + Dexamethason

Corti Biciron N

Oxytetrazyklin + Prednisolon

Oxytetracyclin-Prednisolon-Augensalbe JENAPHARM

Sulfazetamid + Prednisolon

Blephamide

Neomyzin + Polymyxin B + Dexamethason

Dexa Polyspectran, Isopto-Max

In diesen Präparaten sind ein oder zwei Antibiotika und ein Glukokortikoid miteinander kombiniert. Allgemeine Angaben zur Wirkweise von Antibiotika finden Sie im Abschnitt „Antibiotika allgemein" (→ Seite 1243), zu der von Glukokortikoiden unter „Glukokortikoide" (→ Seite 149).
Die Antibiotika in diesen Augenmitteln bekämpfen bakterielle Entzündungen. Außerdem erfüllen sie die Forderung, dass sie außer in der Augenheilkunde kaum angewendet werden.
Gentamicin wirkt gegen viele Bakterienarten, die bei Augenerkrankungen eine Rolle spielen. Neomyzin und Polymyxin bekämpfen hingegen nur eine spezielle Gruppe von Erregern, Neomyzin führt darüber hinaus leicht zu Allergien. Oxytetrazyklin richtet sich vorwiegend gegen Chlamydien, eine spezielle Sorte Bakterien. Chloramphenicol ist ein überholtes Antibiotikum, das wegen seiner unerwünschten Wirkungen nur in Ausnahmen, die nachvollziehbar begründet werden müssen, verordnet werden darf. Auch Sulfazetamid, das zu den Sulfonamiden gehört, gilt zur Anwendung am Auge als überholt, denn die meisten Keime, die Augenentzündungen hervorrufen, sind gegen Sulfonamide resistent. Darüber hinaus ist bei dieser Arzneistoffgruppe das Risiko für eine Überempfindlichkeitsreaktion besonders groß.
Der zweite Kombinationspartner, das Glukokortikoid, hemmt Entzündungen, die nicht durch Keime hervorgerufen sind, und hilft bei allergischen Reaktionen.
Bei bakteriellen Infektionen wird eine solche fixe Kombination als „wenig geeignet" angesehen, da der Glukokortikoidanteil die körpereigene Keimabwehr bremst, sodass Infektionen leichter Fuß fassen können. Sie anzuwenden ist allenfalls angebracht, wenn zum Beispiel nach einer Operation oder Verbrennung einer Infektion vorgebeugt und gleichzeitig einer Entzündung entgegengewirkt werden soll. Diese Aussage gilt aber nur, wenn das Glukokortikoid mit einem als „geeignet" beurteilten Antibiotikum kombiniert ist.
Näheres zu den Konservierungsmitteln in diesen Präparaten finden Sie unter „Konservierungsmittel" (→ Seite 145).

Anwendung

Die Dosierung entnehmen Sie jeweils dem Beipackzettel.
Hinweise zur Anwendung, zur Verkehrstüchtigkeit sowie beim Tragen von Kontaktlinsen lesen Sie unter „Augenmittel anwenden" (→ Seite 132).

Achtung

Es gelten die gleichen Gegenanzeigen wie bei der innerlichen Anwendung von Glukokortikoiden (→ Seite 1290). Wie streng sie beachtet werden müssen, hängt davon ab, wie lange das Augenmittel angewendet und wie hoch es dosiert wird.
Oxytetrazyklin: Mittel mit diesem Antibiotikum machen die Haut empfindlicher für Sonnenlicht. Während der Behandlung sollten Sie keine Sonnenbäder nehmen und nicht ins Solarium gehen. Bei starker Sonneneinstrahlung sollten Sie die Haut tagsüber mit Sunblockern schützen. Entsteht dennoch ein Sonnenbrand mit stark geröteter, entzündeter Haut, sollten Sie einen Arzt aufsuchen.

Gegenanzeigen

Unter folgenden Bedingungen dürfen Sie die Mittel wegen des Glukokortikoidanteils nicht anwenden:

- Sie haben eine akute eitrige, also durch Bakterien hervorgerufene Augenentzündung oder eine, die auf Viren, wie beispielsweise die Herpesinfektion (→ Seite 142), oder Pilzen beruht. Solche Entzündungen können sich durch diese Arzneimittel verstärken und die Erreger können sich leichter ausbreiten. Das liegt daran, dass Glukokortikoide die Abwehrkraft des Immunsystems unterdrücken.

Unter folgenden zusätzlichen Bedingungen muss der Arzt Nutzen und Risiken besonders sorgfältig abwägen:

- Sie haben Diabetes oder ein offenes Geschwür am Körper. Dann dürfen Glukokortikoide nicht länger als zehn Tage angewendet werden.
- Sie haben einen grünen Star (Glaukom). Da Glukokortikoide den Augeninnendruck erheblich ansteigen lassen können, muss der Augenarzt den Augeninnendruck in kurzen Abständen kontrollieren.

Unerwünschte Wirkungen

▶ **Keine Maßnahmen erforderlich**

Nach der Anwendung kann sich ein Fremdkörpergefühl einstellen, die Augen können brennen, tränen und sich röten. Das ist unbedenklich, wenn es rasch wieder vergeht.

▶ **Muss beobachtet werden**

Wenn sich das Auge oder die Haut um das Auge herum rötet und juckt, reagieren Sie vermutlich allergisch auf das Mittel. Diese allergischen Reaktionen können bei Augenmitteln mit Sulfazetamid häufiger auftreten. Je nachdem, wie heftig die Reaktionen sind, sollten Sie den Arzt umgehend oder innerhalb des nächsten Tages aufsuchen.

Nach der Behandlung kann sich eine neue Infektion entwickeln, die durch Pilze ausgelöst wurde oder durch Erreger, die gegen das verwendete Antibiotikum resistent sind. Wenn während der Behandlung erneut Beschwerden auftreten, sollten Sie dieses umgehend dem Arzt mitteilen.

▶ **Sofort zum Arzt**

Werden glukokortikoidhaltige Augentropfen länger als vier Wochen angewendet, kann sich eine Linsentrübung entwickeln. Diese wird durch regelmäßige Kontrollen beim Augenarzt aufgedeckt.

Glukokortikoide können den Augeninnendruck erhöhen. Selten kann sich auch ein akuter Glaukomanfall entwickeln. Wenn Sie ungewohnt starke Kopfschmerzen oder Augenschmerzen und Sehstörungen bekommen, sollten Sie sofort einen Arzt aufsuchen oder den Notarzt (Telefon 112) rufen.

Chloramphenicol: Sind Sie über längere Zeit erschöpft, müde oder wiederholt krank, sollte der Arzt Ihr Blut untersuchen. Chloramphenicol kann in Einzelfällen zu Blutbildveränderungen (→ Seite 15) führen.

Hinweise

Für Kinder unter 14 Jahren

Bei Kindern unter 14 Jahren, die Glukokortikoide länger als vier Wochen am Auge anwenden, ist das Risiko, dass sich eine Linsentrübung entwickelt, besonders groß. Auch Auswirkungen auf das Wachstum sind möglich.

Für Schwangerschaft und Stillzeit

Oxytetrazyklin: Augenmittel mit diesem Inhaltsstoff dürfen Sie in der Schwangerschaft und Stillzeit nicht anwenden. Die Substanz erreicht über die Plazenta den Blutkreislauf des Kindes und kann das Wachstum der Knochen und Zähne des Kindes beeinträchtigen.

Chloramphenicol: Die Substanz sollte insbesondere im letzten Schwangerschaftsdrittel und in der Stillzeit nicht angewendet werden.

Es kann nicht ausgeschlossen werden, dass die Substanz vor allem in der späten Schwangerschaft beim Baby zu einer grauen Hautverfärbung und Blutbildungsstörungen führen kann – selbst wenn die Frau Chloramphenicol nur am Auge anwendet. Die Störungen beruhen darauf, dass der Wirkstoff durch die Plazenta übertritt, die Leber des Ungeborenen ihn aber nicht ausreichend abbauen kann, sodass sich im Blut des Kindes eine relativ hohe Wirkstoffkonzentration ergibt.

Verwendet eine stillende Frau chloramphenicolhaltige Augenmittel, erreicht der Wirkstoff mit der Muttermilch das Kind, bei dem dadurch Erbrechen, Blähungen und Schläfrigkeit auftreten können.

Gentamicin, Neomyzin, Polymyxin B, Sulfazetamid: Für diese Antibiotika gibt es über die Risiken einer Anwendung in der Schwangerschaft und Stillzeit keine Erkenntnisse. Sicherheitshalber sollten Sie diese Wirkstoffe daher nicht anwenden.

Beim Tragen von Kontaktlinsen

Glukokortikoide können die Augengewebe „weicher" machen. Dann kann vor allem die Hornhaut beim Tragen von Kontaktlinsen Schaden nehmen.

Bakterielle Infektionen

Handelsname Darreichungsform	Zusammensetzung pro 1 ml/1 g oder wie angegeben bzw. pro abgeteilte Einheit	Kleinste Packungsgröße	Festbetrag in Euro	Packungspreis in Euro	Bewertung
Aquapred-N *Rp* Augentropfen	**Chloramphenicol** 1 mg + **Prednisolon-dihydrogenphosphat** 1 mg (Konservierungsmittel: Benzalkoniumchlorid)	10 ml		15,03	**Wenig geeignet** bei bakteriellen Augeninfektionen. Nicht sinnvolle Kombination eines wenig geeigneten Antibiotikums mit einem Glukokortikoid. Das Glukokortikoid hemmt die Keimabwehr. Chloramphenicol kann zu Blutbildveränderungen führen. Das Produkt enthält Konservierungsmittel. → Seite 135

Hinweise zu den Tabellenspalten → Seite 28, zur Auswahl der Arzneimittel → Seite 23, zur Grundlage der Bewertung → Seiten 24, 27

Bakterielle Infektionen Fortsetzung

Handelsname Darreichungsform	Zusammensetzung pro 1 ml/1 g oder wie angegeben bzw. pro abgeteilte Einheit	Kleinste Packungsgröße	Festbetrag in Euro	Packungspreis in Euro	Bewertung
BLEPHAMIDE Augensalbe Rp Augensalbe	**Sulfazetamid-Natrium** 105 mg + **Prednisolonazetat** 2 mg (ohne Konservierungsmittel)	3,5 g		17,27	**Wenig geeignet** bei bakteriellen Augeninfektionen. Nicht sinnvolle Kombination eines wenig geeigneten Antibiotikums mit einem Glukokortikoid. Die therapeutische Wirksamkeit eines Sulfonamids ist bei Augeninfektionen zweifelhaft. Das Glukokortikoid hemmt die Keimabwehr. → Seite 13
Ciloxan Rp Augentropfen	**Ciprofloxazin** 3 mg (Konservierungsmittel: Benzalkoniumchlorid)	5 ml		15,98	**Mit Einschränkung geeignet** bei bakteriellen Augeninfektionen, wenn geeignete Mittel nicht ausreichend wirksam sind. Das Produkt enthält Konservierungsmittel. → Seite 13
Corti Biciron N Rp Augensalbe	**Dexamethason-21-isonicotinat** 0,29 mg + **Oxytetrazyklin-hydrochlorid** 5,76 mg (ohne Konservierungsmittel)	2,5 g		12,67	**Wenig geeignet** bei bakteriellen Augeninfektionen. Nicht sinnvolle Kombination aus einem eingeschränkt geeigneten Antibiotikum und einem Glukokortikoid. Das Glukokortikoid hemmt die Keimabwehr. Allenfalls anwendbar nach Operationen und Verbrennungen, wenn einer Infektion mit Chlamydien vorgebeugt und entzündliche Reaktionen gebremst werden sollen. → Seite 13
Dexa-Gentamicin Rp Augensalbe	**Gentamicin** 3 mg + **Dexamethason** 0,3 mg (ohne Konservierungsmittel)	2,5 g		12,63	**Wenig geeignet** bei bakteriellen Augeninfektionen. Nicht sinnvolle Kombination aus Antibiotikum und Glukokortikoid. Das Glukokortikoid hemmt die Keimabwehr. Allenfalls anwendbar nach Operationen und Verbrennungen, wenn Infektionen vorgebeugt und entzündliche Reaktionen gebremst werden sollen. → Seite 13
Dexa-Gentamicin Rp Augensalbe und Augentropfen	**Gentamicin** 3 mg + **Dexamethason** 0,3 mg (ohne Konservierungsmittel) und **Gentamicin** 3 mg + **Dexamethason-dihydrogenphosphat** 1 mg (Konservierungsmittel: Benzalkoniumchlorid)	2,5 g und 5 ml		15,74	**Wenig geeignet** bei bakteriellen Augeninfektionen. Nicht sinnvolle Kombination aus Antibiotikum und Glukokortikoid. Das Glukokortikoid hemmt die Keimabwehr. Allenfalls anwendbar nach Operationen und Verbrennungen, wenn Infektionen vorgebeugt und entzündliche Reaktionen gebremst werden sollen. Die Tropfen enthalten Konservierungsmittel. → Seite 13
Dexa-Gentamicin Rp Augentropfen	**Gentamicin** 3 mg + **Dexamethason-dihydrogenphosphat** 1 mg (Konservierungsmittel: Benzalkoniumchlorid)	5 ml		14,16	**Wenig geeignet** bei bakteriellen Augeninfektionen. Nicht sinnvolle Kombination aus Antibiotikum und Glukokortikoid. Das Glukokortikoid hemmt die Keimabwehr. Allenfalls anwendbar nach Operationen und Verbrennungen, wenn Infektionen vorgebeugt und entzündliche Reaktionen gebremst werden sollen. Das Produkt enthält Konservierungsmittel. → Seite 1
Dexamytrex Augensalbe Rp Augensalbe	**Gentamicin** 3 mg + **Dexamethason** 0,3 mg (Konservierungsmittel: Chlorobutanol)	3 g		13,23	**Wenig geeignet** bei bakteriellen Augeninfektionen. Nicht sinnvolle Kombination aus Antibiotikum und Glukokortikoid. Das Glukokortikoid hemmt die Keimabwehr. Allenfalls anwendbar nach Operationen und Verbrennungen, wenn Infektionen vorgebeugt und entzündliche Reaktionen gebremst werden sollen. Das Produkt enthält Konservierungsmittel. → Seite 1

Hinweise zu den Tabellenspalten → Seite 28, zur Auswahl der Arzneimittel → Seite 23, zur Grundlage der Bewertung → Seiten 24, 27

Bakterielle Infektionen Fortsetzung

Handelsname Darreichungsform	Zusammensetzung pro 1 ml/1 g oder wie angegeben bzw. pro abgeteilte Einheit	Kleinste Packungsgröße	Festbetrag in Euro	Packungspreis in Euro	Bewertung
Dexamytrex Kombipackung Rp Augensalbe und Augentropfen	**Gentamicin** 3 mg + **Dexamethason** 0,3 mg (Konservierungsmittel: Chlorobutanol) und **Gentamicin** 3 mg + **Dexamethason-dihydrogenphosphat** 1 mg (Konservierungsmittel: Cetrimid)	3 g und 5 ml		16,92	**Wenig geeignet** bei bakteriellen Augeninfektionen. Nicht sinnvolle Kombination aus Antibiotikum und Glukokortikoid. Das Glukokortikoid hemmt die Keimabwehr. Allenfalls anwendbar nach Operationen und Verbrennungen, wenn Infektionen vorgebeugt und entzündliche Reaktionen gebremst werden sollen. Das Produkt enthält Konservierungsmittel. → Seite 135
Dexamytrex Augentropfen Rp Augentropfen	**Gentamicin** 3 mg + **Dexamethason-dihydrogenphosphat** 1,0 mg (Konservierungsmittel: Cetrimid)	5 ml		14,26	
Dexa Polyspectran Tropfen Rp Augentropfen	**Neomyzinsulfat** 3 500 I.E. + **Polymyxin-B-sulfat** 7 500 I.E. + **Dexamethason** 1 mg (ohne Konservierungsmittel)	5 ml		17,40	**Wenig geeignet** bei bakteriellen Augeninfektionen. Nicht sinnvolle Kombination von zwei Antibiotika und einem Glukokortikoid. Neomyzin führt leicht zu Allergien. Das Glukokortikoid hemmt die Keimabwehr. → Seite 135
dispadex comp. Augentropfen Rp Augentropfen	**Neomyzin** 2,45 mg + **Dexamethason-dihydrogenphosphat** 1 mg (Konservierungsmittel: Benzalkoniumchlorid)	5 ml		14,21	**Wenig geeignet** bei bakteriellen Augeninfektionen. Nicht sinnvolle Kombination eines wenig geeigneten Antibiotikums mit einem Glukokortikoid. Neomyzin führt leicht zu Allergien. Das Glukokortikoid hemmt die Keimabwehr. Das Produkt enthält Konservierungsmittel. → Seite 135
Ecolicin Augensalbe Rp Augensalbe	**Erythromyzin** 5 mg + **Colistin** 5 mg (ohne Konservierungsmittel)	3,5 g		15,12	**Wenig geeignet** bei bakteriellen Augeninfektionen. Es ist nicht ausreichend nachgewiesen, dass die Kombination aus verschiedenen Antibiotika der Anwendung einer Einzelsubstanz überlegen ist. → Seite 135
Ecolicin Augentropfen Rp Augentropfen	**Erythromyzin** 5 mg + **Colistin** 5 mg (Konservierungsmittel: Benzalkoniumchlorid)	5 ml		15,12	**Wenig geeignet** bei bakteriellen Augeninfektionen. Es ist nicht ausreichend nachgewiesen, dass die Kombination aus verschiedenen Antibiotika der Anwendung einer Einzelsubstanz überlegen ist. Das Produkt enthält Konservierungsmittel. → Seite 135
Floxal Augensalbe Rp Augensalbe	**Ofloxazin** 3 mg (ohne Konservierungsmittel)	3 g		15,12	**Mit Einschränkung geeignet** bei bakteriellen Augeninfektionen, wenn geeignete Mittel nicht ausreichend wirksam sind. → Seite 134
Floxal Rp Augensalbe und Augentropfen	3 mg (ohne Konservierungsmittel) und 3 mg (Konservierungsmittel: Benzalkoniumchlorid)	3 g und 5 ml		20,31	**Mit Einschränkung geeignet** bei bakteriellen Augeninfektionen, wenn geeignete Mittel nicht ausreichend wirksam sind. Die Tropfen enthalten Konservierungsmittel. → Seite 134
Floxal Augentropfen Rp Augentropfen	3 mg (Konservierungsmittel: Benzalkoniumchlorid)	5 ml		15,12	**Mit Einschränkung geeignet** bei bakteriellen Augeninfektionen, wenn geeignete Mittel nicht ausreichend wirksam sind. Das Produkt enthält Konservierungsmittel. → Seite 134

Hinweise zu den Tabellenspalten → Seite 28, zur Auswahl der Arzneimittel → Seite 23, zur Grundlage der Bewertung → Seiten 24, 27

▶

Bakterielle Infektionen Fortsetzung

Handelsname Darreichungsform	Zusammensetzung pro 1 ml/1 g oder wie angegeben bzw. pro abgeteilte Einheit	Kleinste Packungsgröße	Festbetrag in Euro	Packungspreis in Euro	Bewertung

Hinweise zu den Tabellenspalten → Seite 28, zur Auswahl der Arzneimittel → Seite 23, zur Grundlage der Bewertung → Seiten 24, 27

Handelsname Darreichungsform	Zusammensetzung pro 1 ml/1 g oder wie angegeben bzw. pro abgeteilte Einheit	Kleinste Packungsgröße	Festbetrag in Euro	Packungspreis in Euro	Bewertung
Floxal EDO Rp Einzeldosispipetten	**Ofloxazin** 1,5 mg pro 0,5 ml (ohne Konservierungsmittel)	10 x 0,5 ml		15,12	**Mit Einschränkung geeignet** bei bakteriellen Augeninfektionen, wenn geeignet Mittel nicht ausreichend wirksam sind. → Seite 13
Fucithalmic visköse Augentropfen Rp Augentropfen	**Fusidinsäure** 10 mg (Konservierungsmittel: Benzalkoniumchlorid)	3 g		18,61	**Mit Einschränkung geeignet** bei bakteriellen Augeninfektionen. Nur bei Infektionen mit Staphylokokken. Das Produk enthält Konservierungsmittel. → Seite 13
Gentamicin-POS Augensalbe Rp Augensalbe	**Gentamicin** 3 mg (ohne Konservierungsmittel)	2,5 g	11,06	11,06	**Geeignet** bei bakteriellen Augeninfektionen. → Seite 13
Gentamicin-POS Rp Augensalbe und Augentropfen	3 mg (ohne Konservierungsmittel) und 3 mg (Konservierungsmittel: Benzalkoniumchlorid)	2,5 g und 5 ml	12,85	12,82	**Geeignet** bei bakteriellen Augeninfektionen. **Auch geeignet** bei bakteriellen Augeninfektionen. Konservierungsmitte freie Produkte sind vorzuziehen. → Seite 13
Gentamicin-POS Augentropfen Rp Augentropfen	3 mg (Konservierungsmittel: Benzalkoniumchlorid)	5 ml	12,02	12,02	**Auch geeignet** bei bakteriellen Augeninfektionen. Konservierungsmittelfreie Pro dukte sind vorzuziehen. → Seite 13
Gentamycin Augensalbe 0,3% Rp Augensalbe	**Gentamicin** 3 mg (ohne Konservierungsmittel)	5 g	12,02	12,01	**Geeignet** bei bakteriellen Augeninfektionen. → Seite 13
Gentamytrex-Augensalbe Rp Augensalbe	**Gentamicin** 3 mg (Konservierungsmittel: Chlorobutanol)	3 g	11,27	11,33	**Auch geeignet** bei bakteriellen Augeninfektionen. Konservierungsmittelfreie Pro dukte sind vorzuziehen. → Seite 13
Gentamytrex Rp Augensalbe und Augentropfen	3 mg (Konservierungsmittel: Chlorobutanol) und 3 mg (Konservierungsmittel: Benzalkoniumchlorid)	3 g und 5 ml	13,01	13,17	
Gentamytrex in der Ophtiole Rp Augentropfen	3 mg (Konservierungsmittel: Benzalkoniumchlorid)	5 ml	12,02	12,02	
Gent-Ophtal Augensalbe Rp Augensalbe	**Gentamicin** 3 mg (Konservierungsmittel: Chlorobutanol)	3 g	11,27	11,04	**Auch geeignet** bei bakteriellen Augeninfektionen. Konservierungsmittelfreie Pro dukte sind vorzuziehen. → Seite 13
Gent-Ophtal Augentropfen Rp Augentropfen	3 mg (Konservierungsmittel: Benzalkoniumchlorid)	5 ml	12,02	11,50	
Isopto-Max Rp Augensalbe	**Neomyzin** 3,5 mg + **Polymyxin-B-sulfat** 6 000 I.E. + **Dexamethason** 1 mg (ohne Konservierungsmittel)	3,5 g		15,37	**Wenig geeignet** bei bakteriellen Augeninfektionen. Nicht sinnvolle Kombination aus zwei Antibiotika und einem Glukokortikoid. Neomyzin führt leicht zu Allergien. Das Glukokortikoid hemmt die Keimabwehr. → Seite 1
Isopto-Max Rp Augensalbe und Augentropfen	**Neomyzin** 3,5 mg + **Polymyxin-B-sulfat** 6 000 I.E. + **Dexamethason** 1 mg (ohne Konservierungsmittel) und **Neomyzin** 3,5 mg + **Polymyxin-B-sulfat** 6 000 I.E. + **Dexamethason** 1 mg (Konservierungsmittel: Benzalkoniumchlorid)	3,5 g und 5 ml		20,50	**Wenig geeignet** bei bakteriellen Augeninfektionen. Nicht sinnvolle Kombination aus zwei Antibiotika und einem Glukokortikoid. Neomyzin führt leicht zu Allergien. Das Glukokortikoid hemmt die Keimabwehr. Die Tropfen enthalten Konservierungsmittel. → Seite 1

Bakterielle Infektionen Fortsetzung

Handelsname Darreichungsform	Zusammensetzung pro 1 ml/1 g oder wie angegeben bzw. pro abgeteilte Einheit	Kleinste Packungsgröße	Festbetrag in Euro	Packungspreis in Euro	Bewertung

Hinweise zu den Tabellenspalten → Seite 28, zur Auswahl der Arzneimittel → Seite 23, zur Grundlage der Bewertung → Seiten 24, 27

Handelsname Darreichungsform	Zusammensetzung pro 1 ml/1 g oder wie angegeben bzw. pro abgeteilte Einheit	Kleinste Packungsgröße	Festbetrag in Euro	Packungspreis in Euro	Bewertung
Isopto-Max Augentropfensuspension Rp Augentropfen	**Neomyzin** 3,5 mg + **Polymyxin-B-sulfat** 6 000 I.E. + **Dexamethason** 1 mg (Konservierungsmittel: Benzalkoniumchlorid)	5 ml		15,37	**Wenig geeignet** bei bakteriellen Augeninfektionen. Nicht sinnvolle Kombination aus zwei Antibiotika und einem Glukokortikoid. Neomyzin führt leicht zu Allergien. Das Glukokortikoid hemmt die Keimabwehr. Das Produkt enthält Konservierungsmittel. → Seite 135
KANAMYCIN-POS Augensalbe Rp Augensalbe	**Kanamyzin** 5 mg (ohne Konservierungsmittel)	2,5 g		11,70	**Geeignet** bei bakteriellen Augeninfektionen. → Seite 134
KANAMYCIN-POS Augentropfen Rp Augentropfen	5 mg (ohne Konservierungsmittel)	5 ml		12,30	
Kanamytrex Rp Augensalbe	**Kanamyzin** 5 mg (ohne Konservierungsmittel)	3 g		13,33	**Geeignet** bei bakteriellen Augeninfektionen. → Seite 134
Kanamytrex Rp Augensalbe und Augentropfen	5 mg (ohne Konservierungsmittel) und 5 mg (ohne Konservierungsmittel)	3 g und 5 ml		17,43	
Kanamytrex Rp Augentropfen	5 mg (ohne Konservierungsmittel)	5 ml		13,33	
Kan-Ophtal Augensalbe Rp Augensalbe	**Kanamyzin** 5 mg (ohne Konservierungsmittel)	5 g		12,20	**Geeignet** bei bakteriellen Augeninfektionen. → Seite 134
Kan-Ophtal Augentropfen Rp Augentropfen	5 mg (Konservierungsmittel: Cetrimid)	5 ml		12,20	**Auch geeignet** bei bakteriellen Augeninfektionen. Konservierungsmittelfreie Produkte sind vorzuziehen. → Seite 134
Oftaquix 5 mg/ml Augentropfen Rp	**Levofloxazin** 5 mg (Konservierungsmittel: Benzalkoniumchlorid)	5 ml		18,22	**Mit Einschränkung geeignet** bei bakteriellen Augeninfektionen, wenn geeignete Mittel nicht ausreichend wirksam sind. Das Produkt enthält Konservierungsmittel. → Seite 134
Oftaquix sine 5 mg/ml Augentropfen im Einzeldosisbehältnis Rp Augentropfen	2,5 mg pro 0,5 ml (ohne Konservierungsmittel)	10 x 0,5 ml		18,22	**Mit Einschränkung geeignet** bei bakteriellen Augeninfektionen, wenn geeignete Mittel nicht ausreichend wirksam sind. → Seite 134
Oxytetracyclin-Augensalbe JENAPHARM Rp	**Oxytetrazyklin-hydrochlorid** 10 mg (ohne Konservierungsmittel)	5 g		15,60	**Mit Einschränkung geeignet** bei bakteriellen Augeninfektionen. Nur für Infektionen mit Chlamydien. → Seite 134
Oxytetracyclin-Prednisolon-Augensalbe JENAPHARM Rp Augensalbe	**Oxytetrazyklin-hydrochlorid** 5 mg + **Prednisolon** 2,5 mg (ohne Konservierungsmittel)	5 g		17,68	**Wenig geeignet** bei bakteriellen Augeninfektionen. Nicht sinnvolle Kombination aus einem eingeschränkt geeigneten Antibiotikum und einem Glukokortikoid. Das Glukokortikoid hemmt die Keimabwehr. Allenfalls anwendbar nach Operationen und Verbrennungen, wenn einer Infektion mit Chlamydien vorgebeugt und entzündliche Reaktionen gebremst werden sollen. → Seite 135
Polyspectran Augensalbe Rp Augensalbe	**Neomyzinsulfat** 3 500 I.E. + **Polymyxin-B-sulfat** 7 500 I.E. + **Bacitrazin** 300 I.E. (ohne Konservierungsmittel)	5 g		15,35	**Wenig geeignet** bei bakteriellen Augeninfektionen. Es ist nicht ausreichend nachgewiesen, dass die Kombination aus verschiedenen Antibiotika der Anwendung einer Einzelsubstanz überlegen ist. Neomyzin führt leicht zu Allergien. → Seite 135

Bakterielle Infektionen Fortsetzung

Handelsname Darreichungsform	Zusammensetzung pro 1 ml/1 g oder wie angegeben bzw. pro abgeteilte Einheit	Kleinste Packungsgröße	Festbetrag in Euro	Packungspreis in Euro	Bewertung
Polyspectran Augentropfen Rp Augentropfen	**Neomyzinsulfat** 3 500 I.E. + **Polymyxin-B-sulfat** 7 500 I.E. + **Gramicidin** 20 µg (ohne Konservierungsmittel)	5 ml		15,35	**Wenig geeignet** bei bakteriellen Augeninfektionen. Es ist nicht ausreichend nachgewiesen, dass die Kombination aus verschiedenen Antibiotika der Anwendung einer Einzelsubstanz überlegen ist. Neomyzin führt leicht zu Allergien. → Seite 135
Refobacin Augensalbe Rp Augensalbe	**Gentamicin** 3 mg (ohne Konservierungsmittel)	2,5 g	11,06	11,06	**Geeignet** bei bakteriellen Augeninfektionen. → Seite 134
Refobacin Kombipackung Rp Augensalbe und Augentropfen	3 mg (ohne Konservierungsmittel) und 3 mg (Konservierungsmittel: Benzalkoniumchlorid)	2,5 g und 5 ml	12,85	12,85	**Geeignet** bei bakteriellen Augeninfektionen. **Auch geeignet** bei bakteriellen Augeninfektionen. Konservierungsmittelfreie Produkte sind vorzuziehen. → Seite 134
Refobacin Augentropfen Rp Augentropfen	3 mg (Konservierungsmittel: Benzalkoniumchlorid)	5 ml	12,02	12,02	**Auch geeignet** bei bakteriellen Augeninfektionen. Konservierungsmittelfreie Produkte sind vorzuziehen. → Seite 134
Terracortril Dexagenta Rp Augensalbe	**Gentamicinsulfat** 5 mg + **Dexamethason** 0,3 mg (Konservierungsmittel: Chlorobutanol)	3 g		14,66	**Wenig geeignet** bei bakteriellen Augeninfektionen. Nicht sinnvolle Kombination aus Antibiotikum und Glukokortikoid. Das Glukokortikoid hemmt die Keimabwehr. Allenfalls anwendbar nach Operationen und Verbrennungen, wenn Infektionen vorgebeugt und entzündliche Reaktionen gebremst werden sollen. Das Produkt enthält Konservierungsmittel. → Seite 135
Terracortril Dexagenta Rp Augentropfen	**Gentamicinsulfat** 5 mg + **Dexamethason** 1 mg (Konservierungsmittel: Cetrimid)	5 ml		14,66	
Terramycin N Gentamicinsulfat Augensalbe Rp Augensalbe	**Gentamicin** 3 mg (ohne Konservierungsmittel)	2,5 g	11,06	11,08	**Geeignet** bei bakteriellen Augeninfektionen. → Seite 134

Hinweise zu den Tabellenspalten → Seite 28, zur Auswahl der Arzneimittel → Seite 23, zur Grundlage der Bewertung → Seiten 24, 27

Herpesinfektion am Auge

Den meisten Menschen dürften vor allem die Erkrankungen bekannt sein, die Herpesviren an Haut und Schleimhaut hervorrufen: Lippenherpes, Gürtelrose (→ Seite 47) und Herpes genitalis (→ Seite 487). Weniger bekannt ist, dass Herpesviren auch die Ursache von Entzündungen der Augenhornhaut (Keratitis) sein können. Manchmal können die Bindehaut (Kerato-Konjunktivitis) und andere Teile des Auges mitbetroffen sein.

Anzeichen und Beschwerden

Bei einer Entzündung brennen die Augen, sind gerötet, Licht wird als unangenehm empfunden, die Augen tränen. Wenn vornehmlich die Hornhaut betroffen ist, können erhebliche Schmerzen auftreten.

Typisches Kennzeichen für eine virusbedingte Infektion ist, dass die Symptome zunächst nur ein Auge betreffen. Eine sich verschlechternde Sehschärfe zeigt an, dass die Entzündung in die tieferen Schichten der Hornhaut vorgedrungen ist.

Hält die Entzündung an, kann sie die Oberfläche der Hornhaut angreifen. Daraus resultieren Vernarbungen, die die Sehfähigkeit beeinträchtigen. Eine Zerstörung der inneren Hornhautschicht kann der Körper aus eigener Kraft nicht mehr reparieren.

Gerade Hornhautentzündungen durch Herpesviren können oftmals lange anhalten und häufig wiederkehren. In der Folge kann sich dann ein Geschwür entwickeln, das die Sehfähigkeit nachhaltig einschränkt.

Ursachen

Zu den Herpesviren gehören unter anderem die beiden Virusarten Herpes simplex und Varizella zoster. Beide haben die Besonderheit, dass sie nach der Erstinfektion im Körper verbleiben und erneut Krankheitsausbrüche hervorrufen können. Eine herpesbedingte Hornhautentzündung ist immer ein solches sogenanntes Rezidiv; dieses kann nach dem Abheilen jederzeit erneut auftreten.
In den meisten Fällen sind Herpes-simplex-Viren die Ursache von virusbedingten Hornhautentzündungen. Varizella-zoster-Viren kommen nur infrage, wenn sie den Sehnerv infiziert haben. Eine solche Infektion muss dann aber innerlich behandelt werden; die lokale Behandlung mit Augenmitteln genügt nicht.
Auslöser dafür, dass die Viren erneut aktiv werden, ist eine Schwächung des Immunsystems. Das kann darauf beruhen, dass es andere Infektionen abwehren muss oder Belastungen wie zum Beispiel emotionalen Stress oder die intensive Einwirkung von UV-Strahlung bewältigen muss.

Nichtmedikamentöse Maßnahmen

Bei einer Augenentzündung sollten Sie Ihren Augen Ruhe gönnen. Lesen und langes Arbeiten am Bildschirm belastet die Augen. Fernsehen strengt hingegen kaum an, weil die Augen dabei nicht von Zeile zu Zeile springen müssen.
Sind von wiederholten Erkrankungen Hornhautnarben zurückgeblieben, kann der Augenarzt mit verschiedenen operativen Maßnahmen versuchen, wieder eine glatte Hornhautoberfläche zu schaffen. Ist die Hornhaut weitgehend zerstört, kann nur eine Hornhauttransplantation (Keratoplastik) die Sehfähigkeit wiederherstellen.

Behandlung mit Medikamenten

Eine Entzündung der Hornhaut durch Herpes-simplex-Viren wird beispielsweise mit dem als Salbe ins Auge eingebrachten Virusmittel Aciclovir (→ nebenstehend) behandelt. Es ist für diese Anwendung geeignet. Hat die Infektion die tieferen Schichten der Hornhaut ergriffen, muss Aciclovir unter Umständen innerlich gegeben werden. Näheres hierzu lesen Sie unter „Aciclovir" (→ Seite 48) im Abschnitt „Lippenherpes, Gürtelrose".

■

Aciclovir

Acic-Ophtal, Virupos

Aciclovir wirkt nicht unmittelbar gegen die Viren. Vielmehr muss es zunächst von einem Enzym des Virus und dann noch einmal von einem Enzym der befallenen Zelle aktiviert werden. Erst diese aktivierte Substanz verhindert, dass sich die Herpesviren vermehren.
Aciclovir ist sehr wirksam gegenüber Herpes-simplex-Viren. Es wird als „geeignet" bewertet, um Entzündungen der Augenhornhaut, die auf dieser Virusart beruhen, wirksam zu behandeln.

Anwendung

Tagsüber soll alle vier Stunden ein etwa ein Zentimeter langer Salbenstrang ins Auge eingebracht werden.
Die Behandlung soll bei den ersten Anzeichen der Entzündung beginnen und nach dem Abheilen noch mindestens drei Tage fortgeführt werden. In dieser Zeit sollte der Augenarzt Ihre Augen ein- bis zweimal pro Woche kontrollieren.
Hinweise zur Anwendung, zur Verkehrstüchtigkeit sowie beim Tragen von Kontaktlinsen lesen Sie unter „Augenmittel anwenden" (→ Seite 132).

Unerwünschte Wirkungen

▶ **Keine Maßnahmen erforderlich**
Die Salbe kann für kurze Zeit ein brennendes Gefühl im Auge hervorrufen. Das ist unbedenklich und vergeht rasch wieder.

▶ **Muss beobachtet werden**
Wird die Salbe länger als zwei Wochen gebraucht, kann sich der untere Rand der Augenhornhaut entzünden. Nach dem Ende der Behandlung heilt das in der Regel folgenlos ab. Bleiben allerdings doch Beschwerden zurück, sollten Sie nach ein bis zwei Tagen einen Augenarzt aufsuchen.

Hinweise

Für Kinder unter 14 Jahren
Eine virusbedingte Hornhautentzündung kann auch bei Kindern unter 14 Jahren mit Aciclovir behandelt werden.

Für Schwangerschaft und Stillzeit
Die Anwendung einer Aciclovir-Augensalbe in der Schwangerschaft und Stillzeit ist ohne Bedenken möglich.

Herpesinfektion am Auge

Handelsname Darreichungsform	Zusammensetzung pro 1 ml/1 g oder wie angegeben bzw. pro abgeteilte Einheit	Kleinste Packungsgröße	Festbetrag in Euro	Packungspreis in Euro	Bewertung
Acic-Ophtal *Rp* Augensalbe	**Aciclovir** 30 mg (ohne Konservierungsmittel)	4,5 g	21,94	21,41	**Geeignet** bei Entzündungen der Hornhaut des Auges durch Herpes-simplex-Viren. → Seite 14
Virupos *Rp* Augensalbe	**Aciclovir** 30 mg (ohne Konservierungsmittel)	4,5 g	21,94	21,41	**Geeignet** bei Entzündungen der Hornhaut des Auges durch Herpes-simplex-Viren. → Seite 14

Hinweise zu den Tabellenspalten → Seite 28, zur Auswahl der Arzneimittel → Seite 23, zur Grundlage der Bewertung → Seiten 24, 27

Entzündungen am Auge, Nachbehandlung von Operationen

Entzündungen können ein einzelnes Gewebe im Auge, beispielsweise die Bindehaut (Konjunktivitis), die Hornhaut (Keratitis) oder die Lederhaut (Skleritis), betreffen. Oft erfassen sie auch mehrere Gewebe zugleich. Von einer Uveitis sprechen Mediziner, wenn Gewebe der Regenbogenhaut, Aderhaut und des Strahlenkörpers, der auch die Krümmung der Augenlinse steuert, entzündet sind. Eine solche Entzündung kann sich auch auf die Nachbargewebe dieser Augenstrukturen ausbreiten.
Operationen führen im Gewebe zu Reaktionen, die einer Entzündung ähneln. Sie werden ebenso behandelt wie die hier genannten Entzündungen.

Anzeichen und Beschwerden

Die Beschwerden einer akuten Augenentzündung hängen davon ab, welches Gewebe an welcher Stelle betroffen ist und wie ausgeprägt sie ist. Bei einer unspezifischen oder allergischen Bindehautentzündung erscheinen die Augen gerötet, weil sich die Blutgefäße der Bindehaut erweitern und als feine rote Linien das Weiße des Auges durchziehen. Bei starken Entzündungen der inneren Augengewebe kann sich das gesamte Weiße der Augen stark röten. Die Sehfähigkeit kann leicht eingeschränkt, aber auch schwer beeinträchtigt sein. Es können heftige Schmerzen auftreten, die als im Augeninnern sitzend empfunden werden und sich bei Licht verstärken.

Ursachen

Bindehautentzündung

Eine Bindehautentzündung beruht meist auf dem Einwirken unspezifischer Reize wie Rauch, Staub, Zugluft und intensives UV-Licht. Die Ursache kann auch in einer ungenügend korrigierten Fehlsichtigkeit liegen. Virusinfektionen wie Erkältungen und Masern können mit einer solchen Augenentzündung einhergehen. Als Weiteres kommen Störungen des Tränenfilms infrage, der die Oberfläche des Augapfels bedeckt und die Bindehaut vor Umweltreizen schützt. Außerdem verursachen oft Fremdkörper wie ein Sandkorn oder eine Fliege Entzündungen an der Bindehaut.
Eine Bindehautentzündung kann auch auf einer Allergie beruhen (allergische Bindehautentzündung → Seite 1164), oder sie kann andere Allergien, wie zum Beispiel einen allergischen Schnupfen (→ Seite 1165), begleiten.

Hornhautentzündung

Eine Hornhautentzündung kann durch Verätzung, Verbrennung und Strahlen, wie zum Beispiel UV-Licht, hervorgerufen werden. Dann wird sie wie im Folgenden angegeben behandelt. Ist sie durch Bakterien, Viren oder Pilze verursacht, ist eine erregerspezifische Behandlung nötig. Näheres lesen Sie unter „Bakterielle Infektionen" (→ Seite 132) und „Herpesinfektion am Auge" (→ Seite 142).

Lederhautentzündung

Eine Entzündung der Lederhaut kann im Zusammenhang mit anderen Erkrankungen, wie Rheuma, Tuberkulose und Gicht, oder einer Entzündung der Zähne, Nasennebenhöhlen oder Mandeln auftreten.

Regenbogenhautentzündung

Die Ursachen einer Regenbogenhautentzündung bleiben meist unbekannt. Sie kann eine Begleiterscheinung rheumatischer Erkrankungen wie der Psoriasis-Arthritis und der rheumatoiden Arthritis (→ Seite 1062) sein. Bei Kindern ist sie vielfach der erste Hinweis auf eine solche Erkrankung. Sie kann auch zusammen mit entzündlichen Darmerkrankungen, wie Morbus Crohn (→ Seite 358), auftreten. Es wird vermutet, dass es sich bei dieser Art der Entzündung der Regenbogenhaut um eine Abwehrreaktion des Immunsystems auf körpereigene Gewebe handelt.

Nachbehandlung von Operationen

Operationen, bei denen die besprochenen Medikamente oft eingesetzt werden, sind die sogenannte Staroperation, bei der die getrübte Augenlinse entfernt und durch eine ins Auge eingepflanzte Kunststofflinse ersetzt wird, und Eingriffe an der Hornhaut, um Fehlsichtigkeiten zu korrigieren.

Nichtmedikamentöse Maßnahmen

Bei einer Augenentzündung sollten Sie Ihren Augen Ruhe gönnen. Lesen und langes Arbeiten am Bildschirm belastet die Augen. Fernsehen strengt hingegen kaum an, weil die Augen dabei nicht von Zeile zu Zeile springen müssen.

Behandlung mit Medikamenten

Eine unspezifische Bindehautentzündung kann mit einem sogenannten Alpha-Sympathomimetikum (→ Seite 148) behandelt werden – allerdings höchstens fünf bis sieben Tage lang. Für alle Augenarzneimittel gilt: Ein Produkt mit geeignetem Wirkstoff, das ohne Konservierungsmittel abgefüllt ist, wird als „geeignet" bewertet. Ein konserviertes Produkt gilt demgegenüber als „auch geeignet". Näheres hierzu finden Sie unter „Konservierungsmittel" (→ Seite 145).

Dexpanthenol (→ Seite 149) kann bei unspezifischer Bindehautentzündung unterstützend eingesetzt werden. Dabei lindert die Salbengrundlage beziehungsweise das Gel das Gefühl der Trockenheit am Auge. Mittel mit Dexpanthenol sind also als Hilfsmittel bei unspezifischer Bindehautentzündung geeignet.

Eine Entzündung von tieferliegenden Augengeweben, die nicht durch Erreger verursacht ist, wird in erster Linie mit Augentropfen bekämpft, die Glukokortikoide (→ Seite 149) enthalten. Genügen sie nicht, um den entzündlichen Prozess zu beenden, müssen Glukokortikoide zusätzlich als Tabletten eingenommen werden. Näheres hierzu lesen Sie im Kapitel „Entzündungen, Immunreaktionen" (→ Seite 1288). Diese Behandlung verhindert effektiv bleibende Schäden am Auge.

Nichtsteroidale Antirheumatika (→ Seite 151) kommen vor allem nach Operationen zum Einsatz, wenn neben den entzündlichen Reaktionen noch Schmerzen gelindert werden sollen. Präparate mit Substanzen aus diesen beiden Arzneigruppen werden als „geeignet" angesehen.

Meist werden bei einer Regenbogenhautentzündung zusätzlich zu den entzündungshemmenden Glukokortikoid-Augentropfen noch Tropfen verordnet, die die Pupille weit stellen, beispielsweise solche mit Atropin (→ Seite 147). Sie sollen verhindern, dass die Regenbogenhaut mit der Linse verklebt. Atropin in Augentropfen wird für diesen Zweck als „geeignet" bewertet.

Eine Kombination: Glukokortikoid + Alpha-Sympathomimetikum (→ Seite 152) anzuwenden, ist nicht sinnvoll. Ein solches Kombinationsmittel wird als „wenig geeignet" bewertet.

Konservierungsmittel

Die Augen reagieren recht empfindlich auf Keime. Für entzündete oder verletzte Augen gilt das in besonderem Maße. Aus diesem Grund müssen Augenarzneimittel aseptisch hergestellt oder sterilisiert werden. Trotz aller Vorsicht bei der Anwendung gelangen bereits mit dem ersten Öffnen des Gefäßes Keime in das Mittel und können sich dort vermehren. Um die rasche Verkeimung von wässrigen Augenzubereitungen wie Augentropfen und -gelen, die länger als 24 Stunden benutzt werden, zu verhindern, zumindest aber zu beschränken, werden ihnen Konservierungsmittel zugesetzt. Die Konzentration des Konservierungsmittels ist so bemessen, dass seine keimtötende Wirkung etwa vier Wochen lang gewährleistet ist. Danach sollten alle angebrochenen Augenmittel weggeworfen werden. Um diesen Zeitraum nicht zu überschreiten, ist es hilfreich, auf der Packung das Datum zu notieren, wann sie geöffnet wurde.

Alle Konservierungsmittel können die Augen schädigen. Dieses gilt ganz besonders, wenn die Mittel lange Zeit angewendet werden und wenn sie an erkrankten Augen angewendet werden. In einem solchen Fall sollten konservierungsmittelfreie Produkte bevorzugt werden. Unkonservierte Augenmittel können in speziellen Flaschen abgefüllt sein, aus denen man zwar Tropfen herausdrücken kann, in die aber nichts hineingelangen kann. Solche Dosiersysteme sind sparsam und umweltschonend, weil ihre Verpackung keinen zusätzlichen Abfall darstellt. Nachteilig ist, dass ihre Handhabung nicht ganz einfach ist und vielfach mehr Kraft erfordert, als beispielsweise manche ältere Menschen aufbringen können. Für sie eignen sich dann eher jene Produkte, bei denen die unkonservierten Augentropfen in Ein-Tages-Portionen in kleinen Pipetten abgefüllt sind. Diese sollen 24 Stunden nach Anbruch weggeworfen werden. Übertriebene Spar-

samkeit kann die Augengesundheit gefährden.
In den hier besprochenen Augenmitteln finden sich acht verschiedene Konservierungsmittel, die hinsichtlich ihres Wirkspektrums und ihres Risikos für unerwünschte Wirkungen unterschiedlich zu beurteilen sind.
Ein wichtiges Kriterium bei Konservierungsmitteln ist ihre Wirksamkeit gegenüber der Bakterienart Pseudomonas aeruginosa. Dieser „Problemkeim" ist als Infektionsauslöser am Auge ganz besonders gefürchtet, weil er sich mit den zur Verfügung stehenden Antibiotika nur schlecht bekämpfen lässt.

Benzalkoniumchlorid
Benzalkoniumchlorid wirkt gegen die meisten Keime, die am Auge vorkommen, nicht aber gegen den „Problemkeim" Pseudomonas. Gegen Viren wirkt Benzalkoniumchlorid nur schwach.
Benzalkoniumchlorid verringert die Stabilität des Tränenfilms und kann bei langdauernder Anwendung ein trockenes Auge verursachen. Es greift die Hornhaut des Auges bis in die tieferen Zellschichten hinein an und kann zu erheblichen Hornhautschäden führen. Gelegentlich treten durch Benzalkoniumchlorid Allergien auf.
Wenn eine mit Benzalkoniumchlorid konservierte Tränenersatzflüssigkeit ins Auge getropft wird und einige Zeit danach Augentropfen mit einem anderen Wirkstoff, kann dieser schneller und tiefer in die Hornhaut eindringen als sonst. Auf diese Weise kann Benzalkoniumchlorid diese Substanz stärker wirken lassen, und auch ihre unerwünschten Wirkungen können verstärkt auftreten.
Mit Benzalkoniumchlorid konservierte Augentropfen sollten nicht über längere Zeit ohne augenärztliche Kontrolle angewendet werden, weil das die Augengesundheit erheblich gefährden kann.

Benzododeciniumchlorid
Dieses Konservierungsmittel wirkt ähnlich wie Benzalkoniumchlorid, und auch bei ihm besteht die Gefahr einer Allergisierung. Für Hornhautschäden nach längerer Anwendung, ähnlich denen von Benzalkoniumchlorid, gibt es Hinweise in Tierversuchen.

Borsäure
Die Wirkung von Borsäure gegen Bakterien und Pilze ist nur schwach. Darum ist sie weitgehend durch andere Konservierungsmittel ersetzt worden. In Augentropfen soll Borsäure vor allem den pH-Wert in einem bestimmten Bereich halten. Borsäure kann zur Allergisierung führen.

Cetrimid
Das Wirkspektrum von Cetrimid umfasst nicht alle Bakterienarten, die am Auge bedeutsam sein können; auch gegen die speziellen „Problemkeime" am Auge richtet es nichts aus. Es ist aber effektiv gegenüber einigen Viren und hat auch eine gewisse pilztötende Wirkung.
Die unerwünschten Wirkungen von Cetrimid ähneln denen von Benzalkoniumchlorid. Zusätzlich können nach dem Eintropfen von mit Cetrimid konservierten Augentropfen Geschmacksirritationen auftreten.

Chlorhexidin
In Form der Salze Chlorhexidindiazetat und Chlorhexidinglukonat wird dieses Konservierungsmittel in Augentropfen eingesetzt. Es wirkt gegen die meisten am Auge relevanten Bakterien, jedoch nur schwach gegen die sogenannten „Problemkeime". Es hemmt die Vermehrung von einigen Virus- und Pilzarten.
Chlorhexidin kann zu allergischen Reaktionen führen.

Chlorobutanol
Diese Substanz wirkt gegen Bakterien und Pilze. Auch gegen die „Problemkeime" ist es wirksam. Chlorobutanol beeinträchtigt die Hornhaut zwar auch, aber nicht so stark wie Benzalkoniumchlorid.

Methyl-4-hydroxybenzoat
Diese Substanz wirkt zwar gegen Bakterien und Pilze, doch nur relativ schwach gegen die „Problemkeime" am Auge. Zudem gehört sie zu den Parabenen (→ Seite 1159) und wirkt deutlich allergisierend.

Thiomersal
Thiomersal ist ein quecksilberhaltiges Konservierungsmittel mit bakterien- und pilztötenden Eigenschaften.
Diese Substanz ruft relativ häufig – manchmal auch erst mit einiger Verzögerung – allergische Reaktionen hervor, die zu einer allergischen Bindehautentzündung (→ Seite 1164) führen können. Auch Augenreizungen können auftreten. Als Konservierungsmittelzusatz in Hautmitteln oder Injektionslösungen hat Thiomersal so erhebliche Schäden angerichtet, dass seine Sicherheit infrage gestellt wurde. In der Folge wurde es dann auch in Augenmitteln immer seltener eingesetzt.

Anticholinergikum

Atropin

Atropin-POS

Atropin gehört in die Gruppe der Anticholinergika. Diese Substanzen verhindern die Übertragung jener Reize, mit denen die Funktionen in einem Teil des Nervensystems angeregt werden. Am Auge führt das dazu, dass der Muskel, der die Pupille verengt, erschlafft. Dadurch öffnet sich die Pupille so weit wie möglich.

Dieser Effekt ist vor allem bei Entzündungen der inneren Augenhäute hilfreich. Im Innern des Auges liegen die Regenbogenhaut, die Lederhaut und die Aderhaut ganz dicht beieinander und noch dazu in enger Nachbarschaft zur Augenlinse. Wenn die Pupille durch das Medikament möglichst weit gehalten wird, werden gleichzeitig die Häute etwas auseinander- und von der Linse weggezogen. Auf diese Weise verhindert man vor allem bei Heilungsprozessen, dass diese Teile des Auges verkleben.

Mit Atropin kann in der augenärztlichen Praxis die Pupille für Untersuchungen des Augenhintergrunds weit geöffnet werden. Zum Gebrauch durch den Patienten selbst wird es meist als Begleittherapie bei einer Entzündung der inneren Augenhäute verordnet. Für diese Anwendung sind Augentropfen mit Atropin geeignet. Die hier aufgeführten Mittel sind konserviert und werden als „auch geeignet" bewertet. Näheres zu diesem Konservierungsmittel finden Sie unter „Konservierungsmittel" (→ Seite 145).

Anwendung

Angaben zur Anwendung entnehmen Sie dem Beipackzettel. Sie unterscheiden sich je nach dem Grund der Anwendung.

Etwa zehn Minuten nach dem Eintropfen beginnt die Pupille größer zu werden; nach etwa einer halben Stunde hat sie ihre maximale Weite erreicht. Zwei Tage lang kann die Pupille derart weitgestellt bleiben. Erst im Laufe einer Woche kehrt sie sehr langsam in ihren Ausgangszustand zurück.

Hinweise zur Anwendung, zur Verkehrstüchtigkeit sowie beim Tragen von Kontaktlinsen lesen Sie unter „Augenmittel anwenden" (→ Seite 132).

Achtung

Gegenanzeigen

Wenn Sie einen erhöhten Augeninnendruck (Engwinkelglaukom) haben, dürfen Sie Atropin nicht anwenden.

Unter folgenden Bedingungen sollte der Arzt Nutzen und Risiken der Anwendung sorgfältig abwägen:

- Bei Ihnen sind Herzrhythmusstörungen aufgefallen, besonders solche, bei denen das Herz sehr schnell schlägt, oder Ihr Herz arbeitet unzureichend.
- Sie leiden an einer Überfunktion der Schilddrüse.
- Sie haben Verengungen im Magen-Darm-Trakt, eine Darmlähmung oder eine krankhafte Erweiterung des Darmes.
- Sie leiden an Myasthenia gravis, einer Autoimmunerkrankung, bei der die Nervenimpulse nicht richtig auf die Muskeln übertragen werden.
- Sie haben ein Lungenödem.
- Sie leiden an Verengungen der Harnwege oder an einer gutartigen Vergrößerung der Prostata, die den Harndurchfluss erschwert.

Wechselwirkungen mit Medikamenten

Wenn Sie noch andere Medikamente nehmen, ist zu beachten:

- Metoclopramid (bei Magenstörungen), Amantadin (bei Grippe), Antihistaminika (bei Allergien) und Disopyramid und Chinidin (bei Herzrhythmusstörungen) können die Wirkung von Atropin verstärken.
- Pilokarpin und Physiostigmin, die beide als Augenmittel eingesetzt werden, können die Wirkung von Atropin herabsetzen.

Unerwünschte Wirkungen

▶ **Keine Maßnahmen erforderlich**

Atropinhaltige Augenmittel können zu einer unangenehmen Mundtrockenheit führen, die nach dem Ende der Behandlung wieder vergeht.

▶ **Muss beobachtet werden**

Da die Pupillenmuskeln gelähmt sind, kann sich das Auge nicht mehr ausreichend vor Helligkeit schützen. Solange das anhält, sind Sie licht- und blendempfindlich und können Gegenstände nicht mehr scharf sehen. Solange diese Symptome anhalten, sollten Sie helles Sonnenlicht meiden und nichts tun, bei dem Sie scharf sehen müssen.

Beim Wasserlassen können Beschwerden auftreten, die besonders bei Männern mit einer vergrößerten Prostata bis zum akuten Harnverhalt gehen können. In diesem Fall sollten Sie einen Arzt aufsuchen.

Wenn die Bindehaut oder die Haut am Augenlid juckt und brennt oder sich Bläschen bilden, reagieren Sie vermutlich allergisch auf das Mittel.

Dann sollten Sie es absetzen. Sind die Hauterscheinungen (→ Seite 14) am Auge einige Tage später nicht deutlich abgeklungen, sollten Sie einen Arzt aufsuchen.
Atropin kann den Herzschlag beschleunigen und zu einem Angina-Pectoris-Anfall führen. Empfinden Sie ein Engegefühl in der Brust oder Herzklopfen verbunden mit Schwindel, sollten Sie einen Arzt aufsuchen.

▶ **Sofort zum Arzt**
Durch Atropin kann sich der Augeninnendruck so erhöhen, dass ein akuter Glaukomanfall ausgelöst wird. Anzeichen dafür sind: Die Augen schmerzen, Sie sehen unscharf, die Außenwelt scheint plötzlich unwirklich gefärbt zu sein, die Augen röten sich, der Augapfel fühlt sich hart an. Dann sollten Sie unverzüglich einen Augenarzt aufsuchen.

Hinweise

Für Kinder unter 14 Jahren
Augenmittel mit Atropin können in altersgerechter Dosierung auch bei Säuglingen und Kleinkindern angewendet werden.

Für Schwangerschaft und Stillzeit
Während der Schwangerschaft und Stillzeit sollen die Augenmittel nur angewendet werden, wenn der Arzt es unbedingt für erforderlich hält.

Zur Verkehrstüchtigkeit
Durch diese Augentropfen können Sie anhaltend schlecht sehen. Solange Sie diese Beeinträchtigungen registrieren, dürfen Sie kein Fahrzeug lenken, keine Maschinen bedienen und keine Arbeiten ohne sicheren Halt verrichten.

Alpha-Sympathomimetikum (Augentropfen)

Tetryzolin

Visine Yxin

Alpha-Sympathomimetika verengen die Blutgefäße der Augenbindehaut. Der Effekt wird schnell sichtbar: Die Augen sind nicht mehr gerötet. Das hat diesen Wirkstoffen den Namen „Weißmacher“ eingetragen. Da aus verengten Blutgefäßen nur wenig Flüssigkeit austreten kann, tränen die Augen nicht mehr und sondern kaum noch Sekret ab. Auf diese Weise gehen die Symptome der Bindehautentzündung zurück. Die Ursache, die zu der Entzündung geführt hat, beeinflussen diese Augenmittel jedoch nicht.
Mittel mit Alpha-Sympathomimetika, zu denen auch Tetryzolin gehört, dürfen nicht länger als fünf bis sieben Tage angewendet werden, denn solange das Medikament wirkt, ist die Bindehaut schlecht durchblutet. Lässt die Wirkung nach, reagiert die Bindehaut mit verstärkter Durchblutung und das Auge rötet sich wieder. Wird das Mittel daraufhin erneut angewendet, verschwindet diese Rötung zwar wieder, aber es kann sich ein Langzeitgebrauch entwickeln. Dieser birgt das Problem, dass die Schleimhaut der Augen austrocknet und sich die Bindehaut verstärkt entzündet. Der Teufelskreis lässt sich nur durchbrechen, indem das Mittel konsequent weggelassen und abgewartet wird, bis das Auge von sich aus wieder weiß wird.
Augenmittel mit Tetryzolin werden, wenn sie unkonserviert sind, als „geeignet“ angesehen. Das konservierte Produkt gilt demgegenüber als „auch geeignet“. Näheres hierzu finden Sie unter „Konservierungsmittel“ (→ Seite 145).

Anwendung

Zwei- bis dreimal täglich geben Sie einen Tropfen in das erkrankte Auge.
Hinweise zur Anwendung, zur Verkehrstüchtigkeit sowie beim Tragen von Kontaktlinsen lesen Sie unter „Augenmittel anwenden“ (→ Seite 132).

Achtung

Gegenanzeigen
Unter folgenden Bedingungen dürfen Sie Tetryzolin nicht oder nur mit Vorsicht anwenden:

- Ihr Augeninnendruck ist erhöht (Engwinkelglaukom).
- Sie leiden unter trockenen Augen oder einer trockenen Nase.
- Sie haben eine schwere Herz-Kreislauf-Erkrankung wie eine koronare Herzkrankheit oder erheblich erhöhten Blutdruck.
- Sie leiden unter einer Überfunktion des Nebennierenmarks (Phäochromozytom) oder der Schilddrüse (Hyperthyreose) oder Sie haben Diabetes.
- Sie nehmen Arzneimittel wie MAO-Hemmer (bei Depressionen) oder andere Medikamente, die den Blutdruck anheben können.

Wechselwirkungen mit Medikamenten
Wenn Sie noch andere Medikamente nehmen, ist zu beachten:

- In Kombination mit MAO-Hemmern wie Tranylcypromin und Moclobemid (bei Depressionen) kann der Blutdruck stark ansteigen. Sie sollten die Augentropfen deshalb nicht gleichzeitig mit diesen Mitteln anwenden.
- Wenn Sie Tetryzolin zusammen mit anderen Mitteln gegen Depressionen wie Amitriptylin, Clomipramin, Imipramin, Lofepramin, Nortrip-

tylin, Opipramol und Trimipramin anwenden, kann der Blutdruck ebenfalls ansteigen.

Unerwünschte Wirkungen

Da der Wirkstoff teilweise ins Blut und in den Körperkreislauf gelangt, kann das Augenmittel unerwünschte Wirkungen im Herz-Kreislauf-System haben: Herzklopfen, Blutdruckanstieg, Herzrasen, Herzrhythmusstörungen. Allerdings ist dieses Risiko im Allgemeinen sehr gering.

▶ **Keine Maßnahmen erforderlich**

Die Augen können brennen. Für kurze Zeit können sich die Pupillen weiten und Sie können dadurch empfindlicher gegenüber Licht werden.

Hinweise

Für Kinder unter 14 Jahren

Säuglinge und Kleinkinder unter 2 Jahren

Sie dürfen keine Augentropfen mit Alpha-Sympathomimetika bekommen. Der Wirkstoff wird in den Körperkreislauf aufgenommen und kann bei Kindern dieser Altersgruppe dazu führen, dass der Blutdruck gefährlich ansteigt. Außerdem können bei ihnen Benommenheit, Verwirrtheit und heftige Träume auftreten.

Bei älteren Kindern können die Tropfen unbedenklich angewendet werden.

Für Schwangerschaft und Stillzeit

Es ist nicht auszuschließen, dass der Wirkstoff in den Körperkreislauf gelangt und unerwünschte Wirkungen hervorruft. Er sollte darum während der Schwangerschaft und Stillzeit nicht angewendet werden.

■

Dexpanthenol

Bepanthen, Corneregel, Pan-Ophtal

Dexpanthenol wird im Körper zu Pantothensäure umgewandelt. Diese gehört in die Gruppe der B-Vitamine. Dexpanthenol soll unter anderem die Neubildung von Zellen der Hornhaut fördern. Bei der Behandlung von unspezifischer Bindehautentzündung kann Dexpanthenol als Hilfsmittel dienen, um ein Gefühl von Trockenheit am Auge zu lindern. Auch eine Nachbehandlung von Hornhautverletzungen infolge einer Augenoperation kann es unterstützen. Für diese Anwendungen werden unkonservierte Produkte als „geeignet" bewertet; Produkte mit Konservierungsmitteln gelten demgegenüber als „auch geeignet". Näheres hierzu finden Sie unter „Konservierungsmittel" (→ Seite 145).

Anwendung

Laut Beipackzettel sollen die Mittel drei- bis fünfmal täglich angewendet werden.

Hinweise zur Anwendung, zur Verkehrstüchtigkeit sowie beim Tragen von Kontaktlinsen lesen Sie unter „Augenmittel anwenden" (→ Seite 132).

Unerwünschte Wirkungen

▶ **Muss beobachtet werden**

Vereinzelt treten Unverträglichkeitsreaktionen auf, die sich durch verstärktes Brennen und Jucken der Augen nach Anwendung der Mittel äußern. Je nachdem, wie heftig diese Beschwerden sind, wenden Sie sich umgehend oder innerhalb des nächsten Tages an den Augenarzt.

■ Glukokortikoide

Dexamethason

Dexa EDO, Dexagel, Dexapos, Dexa-sine, Isopto-Dex, Totocortin

Fluorometholon

EFFLUMIDEX, Fluoropos

Hydrokortison

Ficortril, Hydrocortison-POS N

Prednisolon

INFLANEFRAN, Predni-Ophtal, Predni-POS, Prednisolon-Augensalbe JENAPHARM, Ultracortenol

Glukokortikoide stoppen die Entzündungsreaktionen und verhindern so, dass sich die Entzündung weiter ausbreitet. Welche Substanz gewählt wird, hängt davon ab, ob die Entzündung oberflächlich ist oder tief in das Gewebe hineinreicht und wie stark sie ist. Besonders starkwirkende Glukokortikoide dringen nur wenig ins Gewebe ein, sie entfalten ihre Wirkung also vor allem bei oberflächlichen Entzündungen; umgekehrt ist bei Arzneistoffen mit tiefreichender Wirkung die entzündungshemmende Aktivität geringer ausgeprägt.

Zur Behandlung von Augenentzündungen, die nicht durch Krankheitserreger verursacht sind, werden Glukokortikoide als „geeignet" angesehen, wenn es sich um konservierungsmittelfreie Produkte handelt. Konservierte Mittel gelten als „auch geeignet". Näheres hierzu lesen Sie unter „Konservierungsmittel" (→ Seite 145).

Anwendung

Wie oft das Glukokortikoid angewendet wird, hängt davon ab, wie schwer die Entzündung ist. Es ist denkbar, dass Sie anfänglich alle zehn Minuten eine Portion eingeben sollen und die Dosie-

rung bis zu einer Anwendung alle zwei Tage reduzieren, wenn die Entzündung zurückgeht.
Von Ausnahmen abgesehen sollte eine Glukokortikoidbehandlung am Auge nicht länger als drei Wochen dauern.
Hinweise zur Anwendung, zur Verkehrstüchtigkeit sowie beim Tragen von Kontaktlinsen lesen Sie unter „Augenmittel anwenden" (→ Seite 132).

ACHTUNG

Isopto-Dex: Diese Augensalbe enthält als Konservierungsmittel Parabene. Diese Konservierungsmittel führen möglicherweise zur Allergie. Wenn Sie auf Parastoffe (→ Seite 1159) allergisch reagieren, dürfen Sie sie nicht anwenden.

Gegenanzeigen

Es gelten die gleichen Gegenanzeigen wie bei der innerlichen Anwendung von Glukokortikoiden (→ Seite 1293). Wie streng sie beachtet werden müssen, hängt davon ab, wie lange das Augenmittel angewendet und wie hoch es dosiert wird.
Unter folgenden zusätzlichen Bedingungen dürfen Sie Glukokortikoide in Augenmitteln nicht anwenden:

- Sie haben eine Entzündung am Auge, die durch Bakterien, Viren oder Pilze hervorgerufen ist. Diese kann sich durch Glukokortikoide verstärken und die Erreger können sich leichter ausbreiten. Das liegt daran, dass Glukokortikoide die Abwehrkraft des Immunsystems unterdrücken.

Unter folgenden zusätzlichen Bedingungen muss der Arzt Nutzen und Risiken besonders sorgfältig abwägen:

- Sie haben Diabetes oder ein offenes Geschwür am Körper. Dann dürfen Glukokortikoide nicht länger als zehn Tage angewendet werden.
- Sie haben einen grünen Star (Glaukom). Da Glukokortikoide den Augeninnendruck erheblich ansteigen lassen können, muss der Augenarzt den Augeninnendruck in kurzen Abständen kontrollieren.

Wechselwirkungen mit Medikamenten

Es gelten die gleichen Wechselwirkungen wie bei der innerlichen Anwendung von Glukokortikoiden (→ Seite 1293). Wie streng sie beachtet werden müssen, hängt davon ab, wie lange das Augenmittel angewendet und wie hoch es dosiert wird.

UNERWÜNSCHTE WIRKUNGEN

Da der Wirkstoff teilweise ins Blut und in den Körperkreislauf gelangt, können die Augenmittel die gleichen unerwünschten Wirkungen haben wie eingenommene Glukokortikoide (→ Seite 1293). Aufgrund der äußeren Anwendung, der geringeren Dosierung und der kurzen Behandlungszeit treten diese Probleme jedoch erheblich seltener auf und fallen schwächer aus.

▶ **Keine Maßnahmen erforderlich**

Selten kommt es vor, dass sich durch die Behandlung das Oberlid absenkt, sodass das Auge nicht wie gewohnt offengehalten werden kann.

▶ **Sofort zum Arzt**

Glukokortikoide verringern die Abwehrkraft der Augen gegenüber Keimen. Vor allem die Hornhaut wird dadurch anfälliger für Infektionen, besonders für solche durch Pilze und Viren. Wenn nach der Behandlung die Augen erneut brennen, gerötet und geschwollen sind, tränen, Sekret absondern und verkrusten, ist eine neue Entzündung aufgetreten oder die bestehende hat sich verschlimmert. Dann sollten Sie einen Augenarzt aufsuchen.
Manche Erkrankungen haben zur Folge, dass Hornhaut und Lederhaut des Auges sehr dünn werden. Wendet man dann Glukokortikoide an, besteht das Risiko, dass diese Augenhäute reißen. Wenn Sie bei einer solchen Behandlung einen Stoß oder Schlag auf das Auge bekommen, sollten Sie sich umgehend an einen Augenarzt wenden.
Werden Glukokortikoide länger als vier Wochen angewendet, kann sich eine Linsentrübung entwickeln. Diese wird durch regelmäßige Kontrollen beim Augenarzt aufgedeckt.
Glukokortikoide können den Augeninnendruck erhöhen. Selten kann sich auch ein akuter Glaukomanfall entwickeln. Wenn Sie ungewohnt starke Kopfschmerzen oder Augenschmerzen und Sehstörungen bekommen, sollten Sie sofort einen Arzt aufsuchen oder den Notarzt (Telefon 112) rufen.

HINWEISE

Für Kinder unter 14 Jahren

Bei Kindern unter 14 Jahren, die Glukokortikoide länger als vier Wochen am Auge anwenden, ist das Risiko, dass sich eine Linsentrübung entwickelt, besonders groß. Auch Wachstumsstörungen können auftreten.

Für Schwangerschaft und Stillzeit

Bisher wurden keine schädigenden Effekte auf das ungeborene Kind beobachtet.

Nichtsteroidale Antirheumatika (NSAR)

Diclofenac

Voltaren ophtha

Flurbiprofen

OCUFLUR

Indometazin

Indocolir

Ketorolac-Trometamol

Acular

Nichtsteroidale Antirheumatika (NSAR) hemmen entzündliche Reaktionen, auch solche, wie sie beispielsweise nach einer Operation auftreten. Darüber hinaus lindern sie Schmerzen. Da diese Wirkstoffe vornehmlich bei rheumatischen Beschwerden eingesetzt werden, taucht in der Gruppenbezeichnung der Begriff „Antirheumatika" auf. Näheres zu diesen Arzneistoffen finden Sie unter „NSAR (innerlich)" (→ Seite 1077).

NSAR wirken bei entzündlichen Augenerkrankungen ähnlich stark wie Glukokortikoide. Die einzelnen Substanzen unterscheiden sich in ihrer Wirkstärke kaum voneinander. Ketorolac allerdings dringt bis in die tief im Augeninnern liegenden Gewebe vor, sodass mit dem Wirkstoff auch Entzündungen des Glaskörpers und der Netzhaut behandelt werden können.

Nichtsteroidale Antirheumatika eignen sich, um entzündliche Reaktionen am Auge, auch solche nach Operationen, zu behandeln. Als „geeignet" werden konservierungsmittelfreie Produkte bewertet. Konservierte Mittel gelten als „auch geeignet". Näheres hierzu lesen Sie unter „Konservierungsmittel" (→ Seite 145).

Anwendung

Die Dosierung entnehmen Sie jeweils dem Beipackzettel.

Hinweise zur Anwendung, zur Verkehrstüchtigkeit sowie beim Tragen von Kontaktlinsen lesen Sie unter „Augenmittel anwenden" (→ Seite 132).

Achtung

Die Mittel können auch bei einer Anwendung am Auge in geringem Maß in den Körper aufgenommen werden, und so die Blutungsneigung im Augengewebe erhöhen. Sie sollten daher einen Tag vor einer Augenoperation abgesetzt werden. Bei Menschen, die verstärkt zu Blutungen neigen oder blutgerinnungshemmende Arzneimittel einnehmen, sollte der Arzt den Einsatz von NSAR-Augenmitteln gut überlegen.

Der Gebrauch dieser Augenmittel kann die Anzeichen einer akuten Infektion am Auge verdecken.

Indocolir: Diese Augentropfen enthalten Parabene. Diese Konservierungsmittel führen möglicherweise zur Allergie. Wenn Sie auf Parastoffe (→ Seite 1159) allergisch reagieren, dürfen Sie dieses Mittel nicht anwenden.

Gegenanzeigen

Unter folgenden Bedingungen dürfen Sie die Mittel nicht oder nur unter strenger Kontrolle anwenden:

- Sie haben eine Hornhautentzündung, die durch Herpesviren hervorgerufen wurde.
- Sie reagieren allergisch auf Azetylsalizylsäure.
- Sie haben nach dem Gebrauch von Azetylsalizylsäure oder nichtsteroidalen Antirheumatika einmal einen Asthmaanfall erlitten. Dann ist zu befürchten, dass Sie auch diese Augenmittel nicht vertragen.

Unerwünschte Wirkungen

Da der Wirkstoff teilweise ins Blut und in den Körperkreislauf gelangt, können die Augenmittel die gleichen unerwünschten Wirkungen haben wie eingenommene NSAR (→ Seite 1080). Aufgrund der äußeren Anwendung, der geringeren Dosierung und der kurzen Behandlungszeit treten diese Probleme jedoch erheblich seltener auf und fallen schwächer aus.

Flurbiprofen: Selten kann es sein, dass die Gewebe nach einer Augenoperation eher zu Blutungen neigen, wenn Sie diese Augentropfen anwenden.

▶ **Keine Maßnahmen erforderlich**

Gelegentlich können die Augen vorübergehend leicht bis mäßig brennen.

▶ **Muss beobachtet werden**

Wenn Sie nach längerer Anwendungszeit schlechter sehen und das Auge schmerzt, kann es sein, dass sich die Hornhaut verändert hat (Keratitis punctata). Wenn Sie das Mittel nicht mehr anwenden und die Entzündung ärztlich behandelt wird, vergeht sie folgenlos. Informieren Sie darum den Arzt, wenn derartige Symptome auftreten.

Indometazin: Selten rötet sich das Auge und juckt als Zeichen einer Überempfindlichkeitsreaktion. Auch eine ungewöhnliche Lichtempfindlichkeit kann auftreten. Je nachdem, wie stark die Beschwerden sind, wenden Sie sich innerhalb von zwei Tagen oder sofort an den Arzt.

Hinweise

Für Kinder unter 14 Jahren

Über die Risiken einer Anwendung bei Kindern gibt es keine Erkenntnisse. Sicherheitshalber sollten sie mit diesen Mitteln nicht behandelt werden.

Für Schwangerschaft und Stillzeit

Über die Risiken einer Anwendung in den ersten beiden Schwangerschaftsdritteln gibt es keine Erkenntnisse. Sicherheitshalber sollten Sie die Wirkstoffe daher nicht anwenden.

Im letzten Schwangerschaftsdrittel dürfen diese Arzneimittel nicht verwendet werden. Durch sie kann das Kind einen Herzfehler bekommen und bei der Frau kann sich Wasser im Gewebe einlagern (Ödeme). Auch die Wehen können gehemmt werden. Nach der Geburt können Mutter und Kind verstärkt zu Blutungen neigen.

Eine kurzzeitige Anwendung der Augenmittel während der Stillzeit scheint unbedenklich zu sein. Sollen die Mittel jedoch lange Zeit angewendet werden, sollten Sie aus Sicherheitsgründen abstillen.

Kombinationen: Glukokortikoid + Alpha-Sympathomimetikum

Dexamethason + Tramazolin

Dexa Biciron

Fluorometholon + Tetryzolin

Efemolin

Diese Produkte enthalten jeweils ein Alpha-Sympathomimetikum (Tetryzolin, Tramazolin) und ein Glukokortikoid. Die Alpha-Sympathomimetika wirken gefäßverengend und sollen die Rötung des Auges beheben. Näheres zu diesen Arzneimitteln lesen Sie unter „Alpha-Sympathomimetikum" (→ Seite 148).

Die Glukokortikoide in diesen Augenmitteln sind Dexamethason und Fluorometholon. Beides sind mittelstark bis stark entzündungshemmend wirkende Substanzen.

Derartige Kombinationspräparate gelten als „wenig geeignet", denn sie sind nicht sinnvoll zusammengesetzt. Wenn die Entzündung so stark ist, dass eines der beiden Glukokortikoide eingesetzt werden muss, ist das Alpha-Sympathomimetikum überflüssig. Bei weniger stark ausgeprägten Entzündungen genügt die Anwendung eines schwächer wirkenden Glukokortikoids oder eines nichtsteroidalen Antirheumatikums (NSAR).

Näheres zu dem Konservierungsmittel in den Präparaten finden Sie unter „Konservierungsmittel" (→ Seite 145).

Anwendung

Die Dosierung entnehmen Sie jeweils dem Beipackzettel.

Hinweise zur Anwendung, zur Verkehrstüchtigkeit sowie beim Tragen von Kontaktlinsen lesen Sie unter „Augenmittel anwenden" (→ Seite 132).

Für alles Weitere gelten die Angaben zu „Alpha-Sympathomimetikum" (→ Seite 148) und „Glukokortikoide" (→ Seite 149) gleichermaßen.

Entzündungen am Auge, Nachbehandlung von Operationen

Handelsname Darreichungsform	Zusammensetzung pro 1 ml/1 g oder wie angegeben bzw. pro abgeteilte Einheit	Kleinste Packungsgröße	Festbetrag in Euro	Packungspreis in Euro	Bewertung
Hinweise zu den Tabellenspalten → Seite 28, zur Auswahl der Arzneimittel → Seite 23, zur Grundlage der Bewertung → Seiten 24, 27					
Acular Rp Augentropfen	**Ketorolac-Trometamol** 5 mg (Konservierungsmittel: Benzalkoniumchlorid)	5 ml		23,69	**Auch geeignet** bei Augenentzündungen, die nicht durch Krankheitserreger verursacht sind, vor allem nach Augenoperationen. Konservierungsmittelfreie Produkte sind vorzuziehen. → Seite 1
Atropin-POS 0,5% Augentropfen Rp	**Atropinsulfat** 5 mg (Konservierungsmittel: Benzalkoniumchlorid)	10 ml		11,53	**Auch geeignet** bei Entzündungen der Augeninnenhäute (beispielsweise der Regenbogenhaut) und nach Augenoperationen, um zu verhindern, dass die Augeninnenhäute mit der Linse verkleben. Konservierungsmittelfreie Präparate sind vorzuziehen. → Seite 1
1% Augentropfen Rp Augentropfen	10 mg (Konservierungsmittel: Benzalkoniumchlorid)	10 ml		12,16	

Entzündungen am Auge, Nachbehandlung von Operationen Fortsetzung

Handelsname Darreichungsform	Zusammensetzung pro 1 ml/1 g oder wie angegeben bzw. pro abgeteilte Einheit	Kleinste Packungsgröße	Festbetrag in Euro	Packungspreis in Euro	Bewertung
Bepanthen Augen- und Nasensalbe Salbe	**Dexpanthenol** 50 mg (ohne Konservierungsmittel)	5 g	2,70	3,24	**Geeignet** zur Unterstützung bei unspezifischer Bindehautentzündung. → Seite 149
Corneregel Fluid EDO Einzeldosispipetten	**Dexpanthenol** 50 mg pro 1 ml (ohne Konservierungsmittel)	10 x 0,6 ml	3,12	6,21	**Geeignet** zur Unterstützung bei unspezifischer Bindehautentzündung. → Seite 149
Corneregel EDO Einzeldosispipetten	50 mg pro 1 ml (ohne Konservierungsmittel)	30 x 0,6 ml	7,44	12,95	
Corneregel Augengel Augengel	50 mg (Konservierungsmittel: Cetrimid)	10 g	4,69	4,95	**Auch geeignet** zur Unterstützung bei unspezifischer Bindehautentzündung. Konservierungsmittelfreie Produkte sind vorzuziehen. → Seite 149
Corneregel Fluid Augentropfen	50 mg (Konservierungsmittel: Cetrimid)	10 ml	4,69	4,95	
Dexa Biciron Augentropfen Rp Augentropfen	**Dexamethason-isonikotinat** 0,25 mg + **Tramazolin-hydrochlorid** 0,632 mg (Konservierungsmittel: Benzalkoniumchlorid)	5 ml		19,94	**Wenig geeignet** bei Augenentzündungen. Die Kombination eines Glukokortikoids mit einem „Weißmacher“ ist nicht sinnvoll. Das Produkt enthält Konservierungsmittel. → Seite 152
Dexa EDO Rp Einzeldosispipetten	**Dexamethason** 1 mg pro 1 ml (ohne Konservierungsmittel)	10 x 0,5 ml		15,58	**Geeignet** bei Augenentzündungen, die nicht durch Krankheitserreger verursacht sind. → Seite 149
Dexagel Rp Augentropfen	**Dexamethason-dihydrogenphosphat** 0,985 mg (Konservierungsmittel: Benzododeziniumchlorid)	5 g		13,85	**Auch geeignet** bei Augenentzündungen, die nicht durch Krankheitserreger verursacht sind. Konservierungsmittelfreie Produkte sind vorzuziehen. → Seite 149
Dexapos Rp Augentropfen	**Dexamethasonsulfobenzoat-Natrium** 1 mg (Konservierungsmittel: Thiomersal)	5 ml		13,08	**Auch geeignet** bei Augenentzündungen, die nicht durch Krankheitserreger verursacht sind. Konservierungsmittelfreie Produkte sind vorzuziehen. → Seite 149
Dexa-sine SE Rp Einzeldosispipetten	**Dexamethason** 0,4 mg pro 0,4 ml (ohne Konservierungsmittel)	10 x 0,4 ml		17,35	**Geeignet** bei Augenentzündungen, die nicht durch Krankheitserreger verursacht sind. → Seite 149
Dexa-sine Rp Augentropfen	**Dexamethason-dihydrogenphosphat** 1 mg (Konservierungsmittel: Benzalkoniumchlorid)	5 ml		14,09	**Auch geeignet** bei Augenentzündungen, die nicht durch Krankheitserreger verursacht sind. Konservierungsmittelfreie Produkte sind vorzuziehen. → Seite 149
Efemolin Rp Augentropfen	**Fluorometholon** 1 mg + **Tetryzolin-hydrochlorid** 0,25 mg (Konservierungsmittel: Benzalkoniumchlorid)	5 ml		18,04	**Wenig geeignet** bei Augenentzündungen. Die Kombination eines Glukokortikoids mit einem „Weißmacher“ ist nicht sinnvoll. Das Produkt enthält Konservierungsmittel. → Seite 152
EFFLUMIDEX Rp Augentropfen	**Fluorometholon** 1 mg (Konservierungsmittel: Benzalkoniumchlorid)	5 ml		15,92	**Auch geeignet** bei Augenentzündungen, die nicht durch Krankheitserreger verursacht sind. Konservierungsmittelfreie Produkte sind vorzuziehen. → Seite 149

Hinweise zu den Tabellenspalten → Seite 28, zur Auswahl der Arzneimittel → Seite 23, zur Grundlage der Bewertung → Seiten 24, 27

Entzündungen am Auge, Nachbehandlung von Operationen Fortsetzung

Handelsname Darreichungsform	Zusammensetzung pro 1 ml/1 g oder wie angegeben bzw. pro abgeteilte Einheit	Kleinste Packungsgröße	Festbetrag in Euro	Packungspreis in Euro	Bewertung
Hinweise zu den Tabellenspalten → Seite 28, zur Auswahl der Arzneimittel → Seite 23, zur Grundlage der Bewertung → Seiten 24, 27					
Ficortril Augensalbe 0,5 % Rp Augensalbe	**Hydrokortisonazetat** 5 mg (ohne Konservierungsmittel)	2,5 g		12,50	**Geeignet** bei Augenentzündungen, die nicht durch Krankheitserreger verursacht sind. → Seite 149
Fluoropos Rp Augentropfen	**Fluorometholon** 1 mg (Konservierungsmittel: Benzalkoniumchlorid)	5 ml		13,80	**Auch geeignet** bei Augenentzündungen, die nicht durch Krankheitserreger verursacht sind. Konservierungsmittelfreie Produkte sind vorzuziehen. → Seite 149
Hydrocortison-POS N 1 % Rp	**Hydrokortisonazetat** 10 mg (ohne Konservierungsmittel)	2,5 g		14,32	**Geeignet** bei Augenentzündungen, die nicht durch Krankheitserreger verursacht sind. → Seite 149
2,5 % Rp Augensalbe	25 mg (ohne Konservierungsmittel)	2,5 g		12,50	
Indocolir Rp Augentropfen	**Indometazin** 1 mg (Konservierungsmittel: Parabene)	5 ml		20,49	**Auch geeignet** bei Augenentzündungen, die nicht durch Krankheitserreger verursacht sind, vor allem nach Augenoperationen. Konservierungsmittelfreie Produkte sind vorzuziehen. → Seite 15
INFLANEFRAN FORTE Rp Augentropfen	**Prednisolonazetat** 10 mg (Konservierungsmittel: Benzalkoniumchlorid)	5 ml		16,29	**Auch geeignet** bei Augenentzündungen, die nicht durch Krankheitserreger verursacht sind. Konservierungsmittelfreie Produkte sind vorzuziehen. → Seite 14
Isopto-Dex Augensalbe Rp Augensalbe	**Dexamthason** 1 mg (Konservierungsmittel: Parabene)	3,5 g		16,27	**Auch geeignet** bei Augenentzündungen, die nicht durch Krankheitserreger verursacht sind. Konservierungsmittelfreie Produkte sind vorzuziehen. → Seite 14
Isopto-Dex Augentropfensuspension Rp Augentropfen	**Dexamethason** 1 mg (Konservierungsmittel: Benzalkoniumchlorid)	5 ml		16,27	
OCUFLUR O.K. Rp Einzeldosispipetten	**Flurbiprofen-Natrium** 0,12 mg pro 0,4 ml (ohne Konservierungsmittel)	20 x 0,4 ml		30,92	**Geeignet** bei Augenentzündungen, die nicht durch Krankheitserreger verursacht sind, vor allem nach Augenoperationen. → Seite 15
Pan-Ophtal Gel Augengel	**Dexpanthenol** 50 mg (Konservierungsmittel: Cetrimid)	10 g	4,69	4,70	**Auch geeignet** zur Unterstützung bei unspezifischer Bindehautentzündung. Konservierungsmittelfreie Produkte sind vorzuziehen. → Seite 14
Pan-Ophtal Augensalbe Augensalbe	50 mg (Konservierungsmittel: Chlorobutanol)	5 g	2,70	2,99	
Pan-Ophtal Augentropfen Augentropfen	50 mg (Konservierungsmittel: Cetrimid)	10 ml	4,69	4,70	
Predni-Ophtal Gel Rp Augengel	**Prednisolonazetat** 10 mg (Konservierungsmittel: Cetrimid))	5 g		13,85	**Auch geeignet** bei Augenentzündungen, die nicht durch Krankheitserreger verursacht sind. Konservierungsmittelfreie Produkte sind vorzuziehen. → Seite 14
Predni-POS 0,5 % Rp	**Prednisolonazetat** 5 mg (Konservierungsmittel: Benzalkoniumchlorid)	10 ml		13,67	**Auch geeignet** bei Augenentzündungen, die nicht durch Krankheitserreger verursacht sind. Konservierungsmittelfreie Produkte sind vorzuziehen. → Seite 14
1 % Rp Augentropfen	10 mg (Konservierungsmittel: Benzalkoniumchlorid)	10 ml		14,88	

Entzündungen am Auge, Nachbehandlung von Operationen Fortsetzung

Handelsname Darreichungsform	Zusammensetzung pro 1 ml/1 g oder wie angegeben bzw. pro abgeteilte Einheit	Kleinste Packungsgröße	Festbetrag in Euro	Packungspreis in Euro	Bewertung
Prednisolon-Augensalbe JENAPHARM Rp Augensalbe	**Prednisolon** 2,5 mg (ohne Konservierungsmittel)	5 g		17,04	**Geeignet** bei Augenentzündungen, die nicht durch Krankheitserreger verursacht sind. → Seite 149
Totocortin Augentropfen Rp Augentropfen	**Dexamethason-dihydrogenphosphat** 1,31 mg (Konservierungsmittel: Cetrimid)	10 ml		13,85	**Auch geeignet** bei Augenentzündungen, die nicht durch Krankheitserreger verursacht sind. Konservierungsmittelfreie Produkte sind vorzuziehen. → Seite 149
Ultracortenol Rp Augensalbe	**Prednisolonpivalat** 5 mg (ohne Konservierungsmittel)	5 g		18,04	**Geeignet** bei Augenentzündungen, die nicht durch Krankheitserreger verursacht sind. → Seite 149
Ultracortenol Rp Augentropfen	**Prednisolonazetat** 5 mg (Konservierungsmittel: Benzalkoniumchlorid)	5 ml		18,04	**Auch geeignet** bei Augenentzündungen, die nicht durch Krankheitserreger verursacht sind. Konservierungsmittelfreie Produkte sind vorzuziehen. → Seite 149
Visine Yxin ES Einzeldosispipetten	**Tetryzolin-hydrochlorid** 0,5 mg pro 1 ml (ohne Konservierungsmittel)	10 x 0,5 ml	3,27	5,97	**Geeignet** bei Bindehautentzündung zur kurzzeitigen Anwendung. → Seite 148
Visine Yxin Augentropfen	0,5 mg (Konservierungsmittel: Benzalkoniumchlorid)	10 ml	4,38	4,49	**Auch geeignet** bei Bindehautentzündung zur kurzzeitigen Anwendung. Konservierungsmittelfreie Produkte sind vorzuziehen. → Seite 148
Voltaren ophtha sine Rp Einzeldosispipetten	**Diclofenac-Natrium** 0,3 mg pro 0,3 ml (ohne Konservierungsmittel)	20 x 0,3 ml		27,92	**Geeignet** bei Augenentzündungen, die nicht durch Krankheitserreger verursacht sind, vor allem nach Augenoperationen. → Seite 151
Voltaren ophtha Rp Augentropfen	1 mg (Konservierungsmittel: Benzalkoniumchlorid)	5 ml		23,76	**Auch geeignet** bei Augenentzündungen, die nicht durch Krankheitserreger verursacht sind, vor allem nach Augenoperationen. Konservierungsmittelfreie Produkte sind vorzuziehen. → Seite 151

Hinweise zu den Tabellenspalten → Seite 28, zur Auswahl der Arzneimittel → Seite 23, zur Grundlage der Bewertung → Seiten 24, 27

Grüner Star

Unter einem grünen Star (Glaukom) versteht man verschiedene Augenerkrankungen, bei denen Sehnervenfasern zugrunde gehen und sich das Sehen immer mehr verschlechtert. Häufig ist die Erkrankung mit einem erhöhten Augeninnendruck verbunden. (Als normal gelten Druckwerte zwischen 11 und 21 mmHg.) Es gibt aber auch ein sogenanntes Normaldruckglaukom, eine glaukomartige Erkrankung mit Schäden im Bereich des Sehnervs, bei der der Augeninnendruck nicht erhöht ist.

Bei den Glaukomformen, die mit einem erhöhten Augeninnendruck einhergehen, werden vornehmlich zwei Erkrankungen unterschieden. Das Offen- oder Weitwinkelglaukom ist eine chronische Erkrankung, die vor allem im höheren Lebensalter auftritt und – wenn sie unbehandelt bleibt – in Deutschland immer noch eine der häufigsten Ursachen für eine Erblindung ist.

Die zweite Form ist das sogenannte Engwinkelglaukom (auch Winkelblockglaukom), in der Regel eine akute Erkrankung, bei der sich der Augeninnendruck anfallartig erhöht (akuter Glaukomanfall). Daneben gibt es Glaukomformen, die auf Erkrankungen beruhen. Ein Glaukom kann auch angeboren sein.

Anzeichen und Beschwerden

Offen- und Weitwinkelglaukom

Der Augeninnendruck kann lange Zeit unbemerkt ansteigen, ohne Beschwerden zu bereiten. Dennoch kann ein ständig erhöhter Druck den Sehnerv schädigen. Darauf wird der Betroffene erst aufmerksam, wenn bereits ein Schaden entstanden ist und er zum Beispiel „schwarze Flecken" sieht, also Gesichtsfeldausfälle hat. Sie treten auf, wenn eine bestimmte Menge von Nervenfasern irreversibel geschädigt ist.

Akutes Engwinkelglaukom

Heftige Schmerzen im Auge oder um das Auge herum lassen den Gedanken an ein akutes Engwinkelglaukom aufkommen. Dieser Verdacht verstärkt sich, wenn sich die Sehfähigkeit plötzlich verschlechtert und der Betroffene wie durch Nebel schaut oder Farbringe um Lichtquellen sieht.

Ursachen

Im Augeninnern wird das sogenannte Kammerwasser produziert, das den für das Auge notwendigen Druck aufrechterhält. Durch ein schwammähnliches Gewebe wird diese Flüssigkeit ins Blut abgeleitet. Ist dieser Abfluss behindert, steigt der Druck im Innern des Auges an.

Offen- und Weitwinkelglaukom

Ist die Abflussstelle zu eng angelegt oder verengt sie sich im Laufe des Lebens durch irgendwelche Einflüsse, kann das Kammerwasser nicht mehr ungehindert abfließen. Dann steigt der Augeninnendruck langsam und ständig an.

Glukokortikoidhaltige Medikamente können ein Glaukom verursachen, weil sie dazu führen, dass sich körpereigene Substanzen in jenes Gewebe einlagern, durch welches das Kammerwasser abfließen muss. Die Folge ist, dass es „verfilzt".

Eine weitere Ursache für den grünen Star scheint in einer Durchblutungsstörung des Sehnervs zu liegen, die unabhängig vom Augeninnendruck auftritt.

Akutes Engwinkelglaukom

Beim akuten Glaukom steigt der Augeninnendruck plötzlich und stark, weil die Regenbogenhaut die Gänge bedeckt, durch die das Kammerwasser des Auges abfließen muss. Dann staut sich das Kammerwasser im Auge.

Vorbeugung

Die Fachgesellschaften empfehlen jedem, seine Augen ab dem 40. Lebensjahr regelmäßig auf ein Glaukom untersuchen zu lassen. Zu dieser augenärztlichen Untersuchung gehören die Messung des Augeninnendrucks und eine Untersuchung des Sehnervs am Augenhintergrund, teilweise mit speziellen Geräten. Beim Verdacht auf ein Glaukom soll noch eine Gesichtsfeldprüfung durchgeführt werden. Diese Tests sollten je nach Alter und individuellem Risiko alle drei Jahre bis jährlich stattfinden.

Die gesetzlichen Krankenkassen übernehmen die Kosten für diese Früherkennungsuntersuchung derzeit nicht. Sie wird aber von den Augenärzten im Rahmen der sogenannten individuellen Gesundheitsleistungen angeboten und muss privat bezahlt werden.

Nichtmedikamentöse Maßnahmen

Genügen die Medikamente nicht, um den Augeninnendruck ausreichend zu senken, kann der Abflussbereich des Kammerwassers operativ erweitert werden.

Behandlung mit Medikamenten

Die ärztliche Behandlung zielt darauf, Risikofaktoren für ein Glaukom frühzeitig zu erkennen, eine Schädigung des Sehnervs zu verhindern und das Sehvermögen zu erhalten. Da ein erhöhter Augeninnendruck das Risiko erhöht, dass der Sehnerv geschädigt wird, steht die Senkung des erhöhten Augeninnendrucks im Mittelpunkt der Behandlung. Er soll in einem Bereich gehalten werden, bei dem der Sehnerv wahrscheinlich nicht geschädigt wird. Da die Mittel die Ursache der Erkrankung nicht beeinflussen können, ist die Glaukombehandlung in der Regel eine lebenslange Therapie, die jeden Tag gewissenhaft durchgeführt werden muss.

Bei Menschen mit einem erhöhten Augeninnendruck kann die Behandlung das Fortschreiten der Augenschäden infolge des Glaukoms nachweislich verzögern. Bei Glaukompatienten, deren Augeninnendruck Normalwerte aufweist, ist dieser Nachweis noch nicht zweifelsfrei erbracht.

Mittel der ersten Wahl sind Augentropfen mit Betablockern (→ Seite 158). Die Substanz Timolol, die zu dieser Gruppe gehört, ist von allen Glaukommitteln am besten untersucht. Betablocker wirken unter anderem, indem sie die Produktion des Kammerwassers verringern. Günstig ist, dass sie die Pupille nicht verengen, sodass die Sehfähigkeit nicht herabgesetzt wird, und dass sie nur ein- bis zweimal täglich angewendet werden müssen. Bei Menschen mit Asthma oder Herzerkrankungen können Betablocker aufgrund ihrer unerwünschten Wirkungen allerdings manchmal nicht eingesetzt werden.

Pilokarpin (→ Seite 159) eignet sich ebenfalls, um den Augeninnendruck zu senken. Es hält die Pupillen

– unabhängig von den Lichtverhältnissen – möglichst klein. Bei engen Pupillen ist der Kammerwinkel weit, das Kammerwasser kann gut abfließen. Allerdings verschlechtert sich bei verengter Pupille die Sehfähigkeit und eine Kurzsichtigkeit verstärkt sich. Für Menschen, die keine Betablocker anwenden dürfen, bietet Pilokarpin eine Behandlungsmöglichkeit.
Substanzen aus der Gruppe der Prostaglandine (→ Seite 164), wie zum Beispiel Bimatoprost, Latanoprost und Travoprost, sind ebenfalls geeignete Mittel. Sie senken den Augeninnendruck etwas stärker als die Betablocker und haben den Vorteil, dass sie nur einmal am Tag angewendet werden müssen.
Weitere Arzneistoffe eignen sich als Reservemedikamente. Sie können eingesetzt werden, wenn Betablocker nicht infrage kommen; wenn Betablocker allein den Augeninnendruck nicht ausreichend gesenkt haben, können sie mit diesen anderen Glaukommitteln kombiniert werden. Zu diesen Mitteln gehören der Alpha-2-Agonist (→ nebenstehend) Brimonidin und die Karboanhydrasehemmer (→ Seite 162) Brinzolamid und Dorzolamid. Fixe Kombinationen (→ Seite 165) aus einem Betablocker und Pilokarpin oder Dorzolamid oder Lanatoprost gelten als „geeignet", wenn ein Mittel allein nicht genügt.
Wird eine Kombinationsbehandlung durchgeführt, indem man statt einer fixen Kombination zwei verschiedene Sorten Augentropfen einzeln anwendet, sollte zwischen dem Eintropfen der beiden Augenmittel mindestens eine Viertelstunde Zeit vergehen, damit sich die Medikamente nicht gegenseitig verdünnen oder in ihrer Wirkung beeinträchtigen.
Mit Azetazolamid (→ Seite 161) findet ein weiterer Karboanhydrasehemmer Verwendung. Er verringert die Produktion von Kammerwasser und wird innerlich angewendet. Mit der Injektionslösung kann darüber hinaus ein akutes Engwinkelglaukom behandelt werden, bei dem der erheblich erhöhte Augeninnendruck rasch gesenkt werden muss.
Clonidin (→ Seite 160) ist für die Glaukombehandlung ein Mittel der Reserve, denn obwohl es zur Behandlung des grünen Stars nur als Augentropfen angewendet wird, kann es den Blutdruck senken und den Herzschlag verlangsamen. Es gilt als „mit Einschränkung geeignet".
Im Verlauf der Glaukombehandlung sollte der Arzt immer wieder den Augeninnendruck zu verschiedenen Tageszeiten messen. Dieses Tagesdruckprofil zeigt, ob der Druck im Normalbereich bleibt oder ob er deutlich schwankt. Ist der Sehnerv bereits geschädigt und bestehen Gesichtsfelddefekte, sollte der Druck auch während der Nacht bestimmt werden.

Neue Medikamente

Die Gruppe der Kombinationsmittel aus einem Betablocker und einem Prostaglandin ist um ein Produkt erweitert worden: *Duotrav* enthält Timolol und Travoprost. Das Mittel ist zugelassen zur Senkung des Augeninnendrucks, wenn die Behandlung mit einem der Arzneistoffe allein nicht ausreichend gewirkt hat. Die Hinweise zu Anwendung, Gegenanzeigen, Wechselwirkungen und unerwünschten Wirkungen finden Sie jeweils unter „Betablocker" (→ Seite 158) und „Prostaglandine" (→ Seite 164).

Daran sollten Sie denken!
Viele Arzneimittel beeinflussen den Augeninnendruck; umgekehrt wirken viele Glaukom-Medikamente auf das Herz-Kreislauf-System und die Atmung. Machen Sie darum jeden Arzt bei der Verordnung eines neuen Medikaments und das Personal in der Apotheke beim Kauf von Arzneimitteln darauf aufmerksam, dass Sie Glaukompatient sind.

Alpha-2-Agonist

Brimonidin

Alphagan

Alpha-2-Agonisten hemmen Funktionen im sympathischen Nervensystem. Am Auge äußert sich das so, dass weniger Kammerwasser produziert wird und mehr abfließt. Auf diese Weise sinkt der Druck im Augeninnern.
Brimonidin ist in der Glaukombehandlung ein Reservemittel. Es gilt als „auch geeignet", wenn Betablocker, die besser erprobt sind als dieser Wirkstoff, nicht angewendet werden dürfen. Dann wird Brimonidin allein angewendet. Senken die Betablocker allein den Druck nicht ausreichend, wird Brimonidin zusätzlich gegeben.
Näheres zu dem Konservierungsmittel in diesem Präparat finden Sie unter „Konservierungsmittel" (→ Seite 145).

ANWENDUNG

Das Mittel wird zweimal täglich im Abstand von zwölf Stunden ins Auge getropft.
Hinweise zur Anwendung, zur Verkehrstüchtigkeit sowie beim Tragen von Kontaktlinsen lesen Sie unter „Augenmittel anwenden" (→ Seite 132).
Bei einer Glaukombehandlung sollten Sie den Augeninnendruck regelmäßig alle drei Monate durch einen Augenarzt kontrollieren lassen.

Achtung

Gegenanzeigen

Für Menschen mit einer Herz-Kreislauf-Erkrankung muss der Arzt Nutzen und Risiken der Anwendung von Brimonidin sehr sorgfältig abwägen. Als Alpha-2-Agonist beeinflusst der Wirkstoff die Regulation von Herzschlag und Blutdruck.

Brimonidin dürfen Sie nicht gleichzeitig mit einem MAO-Hemmer, wie Tranylcypromin oder Moclobemid, trizyklischen Antidepressiva oder Mianserin (alle bei Depressionen) anwenden.

Wechselwirkungen mit Medikamenten

Wenn Sie noch andere Medikamente nehmen, ist zu beachten, dass Brimonidin nicht zusammen mit Medikamenten bei Depressionen angewendet werden darf. Es besteht die Gefahr, dass der Blutdruck stark ansteigt. Das kann sich durch Kopfschmerzen, Sehstörungen, Schwindel, Atemnot und Angina-Pectoris-Anfälle bemerkbar machen.

Unerwünschte Wirkungen

▶ **Keine Maßnahmen erforderlich**

Ein Viertel der Anwender klagt über einen trockenen Mund, etwa jeder Zehnte über Müdigkeit, häufig treten Kopfschmerzen auf.

▶ **Muss beobachtet werden**

Nach etwa drei bis neun Monaten Anwendungszeit treten bei relativ vielen Menschen Augenreizungen auf. Sie äußern sich durch Brennen, Stechen, Jucken, verschwommenes Sehen und Fremdkörpergefühl und beruhen auf einer allergischen Reaktion. Sind diese Beschwerden sehr heftig oder halten sie länger an, sollten Sie mit dem Augenarzt besprechen, wie Sie weiter vorgehen sollen. Gegebenenfalls müssen Sie das Mittel absetzen und zu einem anderen wechseln.

Hinweise

Für Schwangerschaft und Stillzeit

Über die Risiken einer Anwendung in Schwangerschaft und Stillzeit gibt es keine Erkenntnisse. Sicherheitshalber sollten Sie Brimonidin darum nicht anwenden.

Betablocker

Betaxolol

Betoptima

Carteolol

Arteoptic

Levobunolol

Vistagan

Metipranolol

Betamann

Timolol

Arutimol, Chibro-Timoptol, Dispatim, Nyogel, Timo-COMOD, TimoEDO, Timohexal, Timolol CV, Timolol-POS, Timomann, Tim-Ophthal

Betablocker ist die Kurzbezeichnung für Betarezeptorenblocker. Diese Substanzen wirken im Herz-Kreislauf-System. Als Tabletten eingenommen, dienen sie unter anderem als Blutdruckmittel. Daher werden sie im Abschnitt „Hoher Blutdruck" (→ Seite 700) ausführlich besprochen.

Am Auge angewendet, senken Betablocker den Augeninnendruck, indem sie unter anderem die Produktion des Kammerwassers verringern. Die einzelnen Wirkstoffe blockieren verschiedene Arten von Betarezeptoren. Dementsprechend können sich ihre unerwünschten Wirkungen unterscheiden. Sie betreffen vornehmlich das Herz-Kreislauf-System und die Atmung.

Augentropfen mit Betablockern werden als „geeignet" bewertet, um ein Glaukom zu behandeln, wenn sie ohne Konservierungsmittel abgefüllt sind. Konservierte Produkte gelten als „auch geeignet". Näheres hierzu finden Sie unter „Konservierungsmittel" (→ Seite 145).

Timolol ist von allen Betablockern die am besten untersuchte Substanz und gilt als Standardmittel, an dem sich alle anderen Glaukommittel messen lassen müssen.

Anwendung

Betablocker tropfen Sie zweimal täglich im Abstand von etwa zwölf Stunden ins Auge. Da die Mittel nach einiger Zeit einen Teil ihrer Wirkkraft verlieren können, sollte der Augeninnendruck etwa vier Wochen nach dem Beginn der Behandlung noch einmal kontrolliert werden.

Hinweise zur Anwendung, zur Verkehrstüchtigkeit sowie beim Tragen von Kontaktlinsen lesen Sie unter „Augenmittel anwenden" (→ Seite 132).

Bei einer Glaukombehandlung sollten Sie den Augeninnendruck regelmäßig alle drei Monate durch einen Augenarzt kontrollieren lassen.

Achtung

Gegenanzeigen

Für die Anwendung in Augentropfen gelten im Prinzip die gleichen Gegenanzeigen wie für geschluckte Betablocker (→ Seite 702). Insbesondere sollte der Augeninnendruck unter folgenden Bedingungen nicht mit Betablockern gesenkt werden:

- Sie haben Asthma oder andere schwere Erkrankungen, bei denen die Atemwege verengt sind oder auf Reize überempfindlich reagieren.
- Ihr Herz arbeitet unzureichend (Herzinsuffizienz), die Erregungsleitung, die den Herzschlag steuert, ist gestört (Linksschenkelblock) oder das Herz schlägt zu langsam (Bradykardie).
- Sie haben eine Hornhautentzündung.

Vorsicht ist bei Menschen mit einer Allergie geboten, bei denen eine Hyposensibilisierungsbehandlung durchgeführt werden soll und die gleichzeitig Betablocker verwenden. Bei einer Hyposensibilisierung besteht immer das Risiko einer allergischen Reaktion. Diese kann durch Betablocker selbst dann ganz erheblich verstärkt werden, wenn die Arzneimittel am Auge angewendet werden. Darüber hinaus verringern Betablocker die Empfindlichkeit gegenüber Adrenalin, das bei solchen allergischen Zwischenfällen als Notfallarzneimittel eingesetzt wird.

Wechselwirkungen mit Medikamenten

Für die Anwendung in Augentropfen gelten im Prinzip die gleichen Wechselwirkungen mit Medikamenten wie für eingenommene Betablocker (→ Seite 702). Es kommt hinzu:

- Adrenalinhaltige Augentropfen erweitern die Pupille; dadurch können Betablocker am Auge stärker wirken.
- Auch eingenommene Betablocker können den Augeninnendruck senken. Das muss berücksichtigt werden, wenn Sie betablockerhaltige Augentropfen anwenden und Sie dann zusätzlich Betablocker einnehmen sollen.
- Menschen mit Diabetes, die ihre Krankheit mit Insulin oder Sulfonylharnstoffen behandeln, bemerken die Anzeichen einer Unterzuckerung möglicherweise schlechter, wenn sie Augentropfen mit Betablockern anwenden.

Unerwünschte Wirkungen

Die Substanzen aus dieser Wirkstoffgruppe können Haarausfall auslösen. Dieser lässt meist wieder nach, sobald das Mittel abgesetzt wird.

▶ **Keine Maßnahmen erforderlich**

Kurz nach dem Eintropfen brennt und sticht es bei etwa einem Viertel der Anwender im Auge. Auch Schlafstörungen und Kopfschmerzen treten vorübergehend auf.

▶ **Muss beobachtet werden**

Nach längerer Anwendungszeit kann sich die Hornhaut verändern (Keratitis punctata). Sie merken das daran, dass Sie schlechter sehen und das Auge schmerzt. Sprechen Sie darüber mit Ihrem Augenarzt. Wenn Sie das Mittel nicht mehr anwenden und die Hornhautentzündung ärztlich behandelt wird, vergeht sie folgenlos.

Nur selten werden durch diese Augentropfen depressive Stimmungen (→ Seite 16) ausgelöst. Wenn Sie oder Ihre Angehörigen vermuten, dass Sie davon betroffen sind, sollten Sie mit dem Arzt darüber sprechen.

Das Gleiche gilt, wenn Männer bemerken, dass ihre Sexualfunktion leidet.

▶ **Sofort zum Arzt**

Selten kann es sein, dass sich der Herzschlag sehr verlangsamt. Dann fühlen Sie sich müde, schwindlig und fallen womöglich einmal in Ohnmacht. Über diese Probleme sollten Sie den Arzt unverzüglich informieren, damit er mit Ihnen bespricht, wie Sie weiter vorgehen sollen. Sind Sie schon mehrfach ohnmächtig geworden, müssen Sie sich sofort in ärztliche Behandlung begeben.

Selten können Atembeschwerden auftreten, die sich zu einem Asthmaanfall ausweiten und lebensbedrohlich werden können. Bei zunehmender Atemnot sollten Sie sofort einen Arzt aufsuchen oder den Notarzt (Telefon 112) rufen.

Hinweise

Für Kinder unter 14 Jahren

Bei Kindern wirkt der Betablocker Timolol nur selten dauerhaft. Vorübergehend kann der Augeninnendruck damit aber gesenkt werden. Metipranolol kommt nur als Behandlungsversuch infrage, wenn andere Maßnahmen nicht ausreichend wirksam waren; für Betaxolol, Carteolol und Levobunolol liegen keine Erfahrungen bei Kindern vor, da die Erkrankung sehr selten ist.

Für Schwangerschaft und Stillzeit

Mit Timolol darf ein erhöhter Augeninnendruck während der gesamten Schwangerschaft behandelt werden. Zu den anderen Wirkstoffen lässt sich keine sichere Aussage machen.

Cholinergikum

Pilokarpin

Pilocarpin ankerpharm, Pilomann

Pilokarpin wirkt an einem Teil des vom Willen nicht steuerbaren Nervensystems (Parasympathikus). Am Auge angewendet, veranlasst es die Muskeln, die die Pupille und die Linse bewegen, sich zusammenzuziehen. Damit wird der Bereich erweitert, durch den das Kammerwasser abfließt. Darüber hinaus verändert sich durch Pilokarpin das Gewebe, durch das das Kammerwasser abfließt.

Pilokarpin gehört wie die Betablocker zu den Mitteln der ersten Wahl in der Glaukombehandlung. Es hat gegenüber diesen aber den Nachteil, dass es öfter angewendet werden muss und die Sehfähigkeit stören kann.

Produkte mit Pilokarpin werden als „geeignet" angesehen, wenn sie ohne Konservierungsmittel abgefüllt sind. Konservierte Produkte gelten als „auch geeignet". Näheres hierzu finden Sie unter „Konservierungsmittel" (→ Seite 145).

Anwendung

Pilokarpin wird zwei- bis viermal täglich ins Auge getropft.

Hinweise zur Anwendung, zur Verkehrstüchtigkeit sowie beim Tragen von Kontaktlinsen lesen Sie unter „Augenmittel anwenden" (→ Seite 132).

Bei einer Glaukombehandlung sollten Sie den Augeninnendruck regelmäßig alle drei Monate durch einen Augenarzt kontrollieren lassen.

Achtung

Gegenanzeigen

Pilokarpin darf nicht angewendet werden, wenn Ihre Pupille weit bleiben soll, zum Beispiel bei der Behandlung einer Regenbogenhautentzündung.

Unter folgenden Bedingungen muss der Augenarzt Nutzen und Risiken besonders sorgfältig abwägen:

- Sie haben einen grauen Star und sehen in der Dämmerung schlecht. Pilokarpin kann das verstärken, weil es die Pupillen engstellt, sodass noch weniger Licht ins Auge gelangt.
- Das Herz arbeitet unzureichend.
- Die Atemwege sind krampfartig verengt.
- Es besteht ein Magengeschwür oder die Verdauungswege sind verengt.
- Es liegt eine Überfunktion der Schilddrüse vor.
- Die Harnwege sind verengt.

Wechselwirkungen mit Medikamenten

Wenn Sie noch andere Medikamente nehmen, ist zu beachten, dass Pilokarpin die Wirkung von muskelentspannenden Mitteln verlängern kann.

► **Unbedingt beachten**

Mittel mit Digitalis (bei Herzschwäche) können durch Pilokarpin stärker wirken. Näheres hierzu finden Sie unter „Mittel bei Herzschwäche: verstärkte Wirkung" (→ Seite 12).

Unerwünschte Wirkungen

► **Keine Maßnahmen erforderlich**

Es können Schweißausbrüche und Herzklopfen auftreten, gelegentlich Kopfschmerzen und bei einzelnen Personen auch Übelkeit und Erbrechen.

► **Muss beobachtet werden**

Selten kann sich durch Pilokarpin die Augenlinse trüben. Normalerweise bemerkt der Augenarzt das während der regelmäßigen Kontrolluntersuchungen.

Sehr selten entstehen nach etwa einmonatiger Behandlung sogenannte Irisrandzysten. Auch dieses stellt der Augenarzt bei einer Kontrolluntersuchung der Augen fest.

► **Sofort zum Arzt**

Selten löst sich die Netzhaut ab oder reißt ein. Auf dieses Ereignis werden Sie aufmerksam, indem Sie Schatten, Schlieren oder Lichtblitze sehen. Dann sollten Sie umgehend einen Augenarzt aufsuchen. Entwickelt sich der Netzhautschaden langsam, sollte der Augenarzt bei seinen regelmäßigen Kontrolluntersuchungen darauf aufmerksam werden.

Bei einzelnen Personen können Atembeschwerden auftreten, die sich zu einem Asthmaanfall ausweiten und lebensbedrohlich werden können. Bei zunehmender Atemnot sollten Sie sofort einen Arzt aufsuchen oder den Notarzt (Telefon 112) rufen.

Hinweise

Für Schwangerschaft und Stillzeit

Es gibt keine Erkenntnisse, ob der Wirkstoff das ungeborene Kind erreichen oder in die Muttermilch übergehen kann. Sicherheitshalber sollten Sie Pilokarpin darum nicht anwenden.

Clonidin

Clonid-Ophtal, Isoglaucon

Clonidin senkt den Augeninnendruck, indem einerseits weniger Kammerwasser produziert und andererseits dessen Abfluss verbessert wird.

Aufgrund seiner unerwünschten Wirkungen auf den Blutdruck und das Herz gilt Clonidin als „mit Einschränkung geeignet". Es kann angewendet werden, wenn Betablocker nicht infrage kommen oder ein zweites Medikament notwendig ist, um den Augeninnendruck ausreichend zu senken.

Näheres zu den Konservierungsmitteln in den Präparaten finden Sie unter „Konservierungsmittel" (→ Seite 145).

Anwendung

Clonidin wird zwei- bis dreimal täglich angewendet.

Hinweise zur Anwendung, zur Verkehrstüchtigkeit sowie beim Tragen von Kontaktlinsen lesen Sie unter „Augenmittel anwenden" (→ Seite 132).

Bei einer Glaukombehandlung sollten Sie den Augeninnendruck regelmäßig alle drei Monate durch einen Augenarzt kontrollieren lassen.

ACHTUNG

Gegenanzeigen

Unter folgenden Bedingungen dürfen Sie Clonidin nicht anwenden:

- Ihr Blutdruck ist zu niedrig.
- Sie haben eine Arteriosklerose.
- Ihr Herz schlägt sehr langsam (Sinusknotensyndrom) oder Sie haben schwere Erregungsleitungsstörungen am Herzmuskel.

Wechselwirkungen mit Medikamenten

Wenn Sie noch andere Medikamente nehmen, ist zu beachten:

- Bei der kombinierten Anwendung von blutdrucksenkenden Arzneimitteln und Clonidin kann der Blutdruck stark absinken.
- Zusammen mit Betablockern (bei erhöhtem Blutdruck, grünem Star) oder Digitalis (bei Herzschwäche) angewendet, können sich Herzrhythmusstörungen einstellen.
- Arzneimittel mit beruhigender Wirkung auf das Zentralnervensystem wie beispielsweise Schlafmittel können die müde machenden Eigenschaften von Clonidin verstärken und die Reaktionsfähigkeit beeinträchtigen.

Wechselwirkungen mit Speisen und Getränken

Alkohol kann die müde machenden Eigenschaften von Clonidin verstärken und die Reaktionsfähigkeit beeinträchtigen.

UNERWÜNSCHTE WIRKUNGEN

▶ **Keine Maßnahmen erforderlich**

Der Mund kann sich trocken anfühlen und Sie können sich ungewöhnlich müde fühlen.

▶ **Muss beobachtet werden**

Gelegentlich kann der Blutdruck absinken und dadurch Schwindel (→ Seite 15) auftreten. Wenn Sie sich dadurch deutlich beeinträchtigt fühlen, sollten Sie mit dem Arzt darüber sprechen.

HINWEISE

Für Schwangerschaft und Stillzeit

Es gibt keine Erkenntnisse, ob der Wirkstoff das ungeborene Kind erreichen oder in die Muttermilch übergehen kann. Sicherheitshalber sollten Sie Clonidin darum nicht anwenden.

Beim Tragen von Kontaktlinsen

Clonidin kann gelegentlich die Tränenproduktion verringern. Dann werden Kontaktlinsen manchmal schlechter vertragen.

Karboanhydrasehemmer (innerlich)

Azetazolamid

Diamox

Das Enzym Karboanhydrase findet sich in den Nieren und in den Augen. Es steuert, wie viel Wasser die Zellen aufnehmen und wirkt sich auf den Kaliumhaushalt aus. Azetazolamid hemmt dieses Enzym. Dadurch produzieren die Augen weniger Kammerwasser und der Augeninnendruck sinkt.

Azetazolamid ist das einzige Medikament, mit dem sich ein Glaukom innerlich behandeln lässt. Für diese Anwendung ist das Mittel geeignet. Besonders nützlich ist es als Injektionslösung, um bei einem akuten Engwinkelglaukom den Druck rasch zu senken.

ANWENDUNG

Wie hoch Azetazolamid dosiert wird, richtet sich nach den individuellen Bedingungen. Bei einem akuten Engwinkelglaukom kann es injiziert werden oder Sie nehmen anfänglich 500 Milligramm und anschließend im Abstand von vier bis sechs Stunden 125 bis 250 Milligramm als Tabletten ein. Bei einer Dauerbehandlung liegt die Dosierung bei 125 bis 500 Milligramm pro Tag.

Bei einer Glaukombehandlung sollten Sie den Augeninnendruck regelmäßig alle drei Monate durch einen Augenarzt kontrollieren lassen.

ACHTUNG

Durch Azetazolamid scheiden Sie viel Kalium aus. Bei einer Langzeitbehandlung müssen Sie diesen Verlust ausgleichen, indem Sie reichlich Gemüse, Bananen und getrocknete Aprikosen essen oder ein Kaliumpräparat einnehmen.

Gegenanzeigen

Unter folgenden Bedingungen dürfen Sie nicht mit Azetazolamid behandelt werden:

- Sie reagieren allergisch auf Sulfonamide.
- Sie haben eine Leberfunktionsstörung.
- Sie leiden an einer Nierenfunktionsstörung. Azetazolamid kann den Flüssigkeitshaushalt erheblich beeinträchtigen.
- Sie leiden an einer Elektrolytstörung im Blut (hyperchlorämische Azidose).
- Bei Ihnen besteht eine Stoffwechselstörung, durch die der Gehalt von Mineralstoffen oder Harnsäure (Gicht) im Blut gestört ist.

Wechselwirkungen mit Medikamenten

Wenn Sie noch andere Medikamente nehmen, ist zu beachten:

- Azetazolamid kann die unerwünschten Wirkungen von Salizylsäuresalzen (bei Schmerzen,

Rheuma) und Glukokortikoiden (bei Entzündungen, Immunreaktionen) verstärken.

- Durch Azetazolamid können Tabletten, mit denen Diabetes behandelt wird, schwächer wirken.

▶ **Unbedingt beachten**

Mittel mit Digitalis (bei Herzschwäche) können in Kombination mit Azetazolamid stärker wirken. Näheres hierzu finden Sie unter „Mittel bei Herzschwäche: verstärkte Wirkung" (→ Seite 12).

Unerwünschte Wirkungen

▶ **Keine Maßnahmen erforderlich**

Viele Menschen fühlen sich bei der Behandlung mit Azetazolamid unwohl und müde. Sie klagen über Geschmacksstörungen, verringerten Appetit und Gewichtsverlust.

Etwa 1 von 10 Behandelten empfindet zu Beginn der Behandlung ein Kribbeln in den Fingern und im Gesicht. Meist gibt sich das nach mehreren Tagen.

Es kommt vor, dass der Blutdruck absinkt.

▶ **Muss beobachtet werden**

Müdigkeit und Muskelschwäche, Herzklopfen, Atemstörungen und Verstopfung weisen darauf hin, dass der Kaliumgehalt des Blutes durch die Behandlung stark abgesunken ist. Das tritt zwar nur selten auf, doch wenn die Beschwerden zwei bis drei Tage lang anhalten, sollten Sie sich an den Arzt wenden, damit dieser den Kaliumspiegel bestimmt.

Beginnende Nierenschäden (→ Seite 16) kann der Arzt nur durch gezielte diagnostische Maßnahmen feststellen. Bei vermehrter oder verminderter Urinproduktion, Geruch nach Urin, neu auftretenden oder sich verschlimmernden Wasseransammlungen zum Beispiel in den Beinen (Ödeme) oder Schmerzen in der Nierengegend sollten Sie in den nächsten Tagen den Arzt aufsuchen und gezielt die Nieren untersuchen lassen.

▶ **Sofort zum Arzt**

Selten kann es zu schweren Hautreaktionen (→ Seite 14) und -ausschlägen (Lyell-Syndrom, Lupus-erythematodes-ähnliche Ausschläge) kommen. Wenn sich Ihre Haut rötet, sich vielleicht auch Blasen bilden, sollten Sie sofort einen Arzt aufsuchen, eventuell sogar den Notarzt (Telefon 112) rufen.

Bei starken, kolikartigen Bauchschmerzen, die mit Erbrechen und einer starken Gasansammlung im Darm verbunden sind, sollten Sie sofort einen Arzt aufsuchen, eventuell sogar den Notarzt (Telefon 112) rufen. Es kann sich um einen Darmverschluss handeln. Das Arzneimittel dürfen Sie dann nicht mehr einnehmen.

Sind Sie über längere Zeit erschöpft, müde oder wiederholt krank, sollte der Arzt Ihr Blut untersuchen. Azetazolamid kann selten zu Blutbildveränderungen (→ Seite 15) führen.

Hinweise

Für Schwangerschaft und Stillzeit

Sie dürfen die Mittel weder während der Schwangerschaft noch in der Stillzeit einnehmen. Azetazolamid gelangt in das Fruchtwasser, tritt in die Muttermilch über und kann den Wasserhaushalt des Kindes gefährlich stören.

Für ältere Menschen

Besonders bei älteren Menschen kann Azetazolamid Aufmerksamkeit und Koordinationsfähigkeit beeinträchtigen.

Beim Tragen von Kontaktlinsen

Azetazolamid kann den Wassergehalt der Hornhaut beeinflussen. Möglicherweise kann sich dadurch das Risiko vergrößern, dass Kontaktlinsen die Hornhaut schädigen.

Zur Verkehrstüchtigkeit

Aufgrund der beschriebenen unerwünschten Wirkungen kann das Mittel Ihre Reaktionsfähigkeit beeinträchtigen. Sie sollten darum kein Fahrzeug lenken, keine Maschinen bedienen und keine Arbeiten ohne sicheren Halt verrichten.

Karboanhydrasehemmer (äußerlich)

Brinzolamid

AZOPT

Dorzolamid

TRUSOPT

Brinzolamid und Dorzolamid sind Karboanhydrasehemmer. Sie werden zwar als Augentropfen eingesetzt, gelangen aber dennoch in den Blutkreislauf und entfalten ihre augeninnendrucksenkende Wirkung auf diesem Weg. Näheres zu Karboanhydrasehemmern finden Sie unter „Azetazolamid" (→ Seite 161).

Brinzolamid oder Dorzolamid gelten als Reservemittel. Sie werden als „geeignet" angesehen, um einen grünen Star zu behandeln, wenn Betablocker nicht infrage kommen. Dann werden sie als einziges Glaukommittel angewendet. Senkt hingegen ein Betablocker allein den Augeninnendruck nicht ausreichend, können sie mit diesem kombiniert eingesetzt werden.

Geeignet sind Produkte, die ohne Konservierungsmittel abgefüllt sind. Konservierte Produkte gelten als „auch geeignet". Näheres hierzu finden Sie unter „Konservierungsmittel" (→ Seite 145).

Anwendung

Die Mittel werden zwei-, höchstens dreimal täglich eingetropft.

Hinweise zur Anwendung, zur Verkehrstüchtigkeit sowie beim Tragen von Kontaktlinsen lesen Sie unter „Augenmittel anwenden" (→ Seite 132).

Bei einer Glaukombehandlung sollten Sie den Augeninnendruck regelmäßig alle drei Monate durch einen Augenarzt kontrollieren lassen.

Achtung

Beide Wirkstoffe gehören zu den Sulfonamiden. Wenn Sie auf Sulfonamide (z. B. Sulfonylharnstoffe, die bei Diabetes eingesetzt werden, oder Sulfonamid-Antibiotika) allergisch reagieren, dürfen Sie die Mittel nicht oder nur mit Vorsicht einsetzen.

Gegenanzeigen

Unter folgenden Bedingungen dürfen Sie die Mittel nicht anwenden:

- Sie haben eine schwere Nierenfunktionsstörung. Die Mittel können den Flüssigkeitshaushalt erheblich beeinträchtigen.
- Die Zusammensetzung Ihres Blutes ist auf bestimmte Weise gestört (hyperchlorämische Azidose).

Haben Sie eine Leberfunktionsstörung, sollte der Arzt Nutzen und Risiken einer Verordnung besonders sorgfältig gegeneinander abwägen.

Unerwünschte Wirkungen

Da der Wirkstoff teilweise ins Blut und in den Körperkreislauf gelangt, können die Augenmittel die gleichen unerwünschten Wirkungen haben wie innerlich angewendete Karboanhydrasehemmer (→ Seite 162).

▶ **Keine Maßnahmen erforderlich**

Brinzolamid: Der Mund kann sich gelegentlich trocken anfühlen, Übelkeit und Magenbeschwerden können auftreten. Häufig wird über einen bitteren, metallartigen oder auf andere Art ungewöhnlichen Geschmack geklagt. Vermutlich beruht das darauf, dass die Augentropfen durch den Tränennasengang abfließen und in die Mundhöhle gelangen. Diese unerwünschten Wirkungen lassen sich verringern, wenn Sie nach dem Eintropfen leicht auf den Tränenkanal zwischen Auge und Nase drücken.

Häufig wird über Kopfschmerzen geklagt.

Dorzolamid: Ein Drittel der Anwender findet, dass die Augen nach dem Eintropfen des Medikaments brennen, stechen und jucken. Ein Viertel der Anwender registriert einen bitteren Geschmack. Übelkeit tritt hingegen nur selten auf.

▶ **Muss beobachtet werden**

Brinzolamid: Gelegentlich können an der Haut entzündliche Reaktionen und am Auge Juckreiz auftreten, die sich auf eine Überempfindlichkeit zurückführen lassen. Hält das an oder verschlimmert es sich, sollten Sie sich an den Augenarzt wenden, um das weitere Vorgehen mit ihm abzusprechen.

An den Augen können sich verschiedene Arten von Entzündungen zeigen. Erscheint Ihr Auge gerötet oder sind die Lider verklebt, sollten Sie spätestens nach zwei Tagen den Augenarzt aufsuchen.

Gelegentlich können Hände und Füße kribbeln und sich taub anfühlen. Wenn diese Beschwerden anhalten und zur Belastung werden, sollten Sie mit dem Arzt besprechen, ob Sie zu einem anderen Arzneimittel wechseln können.

Wenn Sie sich länger als drei Tage schwindlig fühlen, sollten Sie das mit dem behandelnden Arzt besprechen.

Durch diese Augentropfen können depressive Stimmungen (→ Seite 16) ausgelöst werden. Wenn Sie oder Ihre Angehörigen vermuten, dass Sie davon länger als fünf Tage betroffen sind, sollten Sie das einem Arzt mitteilen.

Bei weniger als 1 von 100 Behandelten tritt eine Atemweginfektion auf. Spätestens einen Tag nachdem eine eitrige Nasen-, Rachen- oder Atemweginfektion mit Fieber oder Schmerzen begonnen hat, sollten Sie zum Arzt gehen.

Mit der gleichen Häufigkeit können Brustschmerzen auftreten. Sie beruhen darauf, dass Brinzolamid den Kaliumhaushalt stören und zu Herzbeschwerden führen kann. Bleiben diese länger als sechs bis acht Stunden bestehen oder verschlimmern sie sich, sollten Sie den Arzt aufsuchen. Es ist denkbar, dass es sich um Symptome eines Herzinfarkts handelt.

Dorzolamid: Etwa jeder Zehnte entwickelt eine allergische Reaktion am Auge mit Juckreiz und Rötung. Je nachdem, wie heftig die Reaktion ist, informieren Sie den Augenarzt umgehend oder im Laufe des nächsten Tages.

Wenn die Haut sich verstärkt rötet und juckt, reagieren Sie vermutlich allergisch auf das Mittel. Dann sollten Sie es absetzen. Sind die Hauterscheinungen (→ Seite 14) einige Tage später

nicht deutlich abgeklungen, sollten Sie einen Arzt aufsuchen.
Die Augenlider und die Bindehaut können sich entzünden. Je nachdem, wie heftig die Reaktion ist, informieren Sie den Augenarzt umgehend oder im Laufe des nächsten Tages.

▶ **Sofort zum Arzt**

Brinzolamid: Bei weniger als 1 von 100 Behandelten können Nasenbluten und Atemnot auftreten. Bessert sich das nicht rasch, sollten Sie sofort einen Arzt rufen.

Hinweise

Für Kinder unter 14 Jahren

Über die Anwendung bei Kindern gibt es keine Erkenntnisse. Sicherheitshalber sollten sie mit diesen Mitteln nicht behandelt werden.

Für Schwangerschaft und Stillzeit

Über die Risken einer Anwendung in der Schwangerschaft gibt es keine Erkenntnisse. Sie sollten die Mittel nur anwenden, wenn es unbedingt erforderlich ist.
Während der Stillzeit sollten Sie die Mittel nicht einsetzen, da die Wirkstoffe in die Muttermilch übertreten.

Für ältere Menschen

Besonders bei älteren Menschen können die Mittel die Fähigkeit beeinträchtigen, Aufgaben durchzuführen, die hohe Ansprüche an Aufmerksamkeit und Koordination stellen.

Beim Tragen von Kontaktlinsen

Die beiden Wirkstoffe können den Wassergehalt der Hornhaut beeinflussen. Möglicherweise kann sich dadurch das Risiko vergrößern, dass Kontaktlinsen die Hornhaut schädigen.

Prostaglandine

Bimatoprost

Lumigan

Latanoprost

Xalatan

Travoprost

TRAVATAN

Prostaglandine sind hormonähnliche Substanzen, die überall im Körper vorkommen und verschiedene Körperfunktionen regulieren. In Augentropfen werden synthetische Wirkstoffe eingesetzt, die dem Prostaglandin ähneln, das im Auge vorkommt. Alle drei Substanzen fördern den Abfluss des Kammerwassers und senken den Augeninnendruck relativ stark.
Diese Prostaglandine werden als „geeignet" angesehen, um einen grünen Star zu behandeln. Dass die hier besprochenen Produkte mit „auch geeignet" bewertet werden, hat seinen Grund darin, dass sie mit Konservierungsmitteln versetzt sind. Näheres hierzu finden Sie unter „Konservierungsmittel" (→ Seite 145). Konservierungsmittelfreie Augentropfen mit Prostaglandinen werden derzeit noch nicht angeboten.

Anwendung

Die Augentropfen brauchen nur einmal abends angewendet zu werden.
Hinweise zur Anwendung, zur Verkehrstüchtigkeit sowie beim Tragen von Kontaktlinsen lesen Sie unter „Augenmittel anwenden" (→ Seite 132).
Bei einer Glaukombehandlung sollten Sie den Augeninnendruck regelmäßig alle drei Monate durch einen Augenarzt kontrollieren lassen.

Unerwünschte Wirkungen

Bei bis zu einer von fünf Personen hat sich nach einem Jahr der Behandlung die Farbe der Regenbogenhaut und damit die der Augen verändert. Ob diese Nebenwirkung, die sich nicht wieder zurückbildet, nur eine Sache des Aussehens ist, ist noch nicht sicher geklärt. Bisherige Studienergebnisse weisen allerdings nicht darauf hin, dass sich die Farbänderung auf die Augengesundheit negativ auswirkt oder dass sich die Pigmente in den Bereich des Auges einlagern, durch den das Kammerwaser abfließt. Sollte es nach jahrelanger Anwendung der Augentropfen dennoch derartige Ablagerungen geben, wird der Augenarzt im Rahmen der regelmäßigen Untersuchungen darauf aufmerksam werden.

▶ **Keine Maßnahmen erforderlich**

Gelegentlich brennt es nach dem Eintropfen vorübergehend im Auge, und bei mehr als 1 von 100 Behandelten rötet sich die Bindehaut im Auge deutlich.
Bei knapp zwei von fünf Behandelten färben sich die Augenwimpern dunkel, werden dichter und länger.
Bei einem Teil der Behandelten verändert sich die oberste Zellschicht der Hornhaut. Das bemerkt der Augenarzt bei den regelmäßigen Kontrolluntersuchungen.

▶ **Sofort zum Arzt**

Wenn Sie schlechter sehen, kann es sein, dass sich an der Stelle des schärfsten Sehens Flüssigkeit angesammelt hat (Makulaödem). Das sollte umgehend ein Augenarzt kontrollieren.
Schmerzen im Auge, Tränen, Lichtscheu und Schleiersehen deuten auf eine Regenbogenhautentzündung hin (bei weniger als 1 von 1000). Von

diesen Beschwerden sollten Sie den Augenarzt umgehend in Kenntnis setzen. Bei rechtzeitiger angemessener Behandlung bilden sich diese unerwünschten Wirkungen folgenlos zurück.
Selten können Atembeschwerden auftreten, die sich zu einem Asthmaanfall steigern und lebensbedrohlich werden können. Bei zunehmender Atemnot sollten Sie sofort einen Arzt aufsuchen oder einen Notarzt (Telefon 112) rufen.
Ebenso selten kann ein Engegefühl in der Brust (Angina Pectoris) auftreten. Dann sollten Sie rasch einen Arzt aufsuchen und das Mittel nicht mehr anwenden.

HINWEISE

Für Kinder unter 14 Jahren

Über die Anwendung von Prostaglandin-Augentropfen bei Kindern liegen keine Angaben vor. Sie sollten daher mit diesen Mitteln nicht behandelt werden.

Bei Kinderwunsch

Travoprost: Frauen, die schwanger werden können, sollten sicherheitshalber für einen verlässlichen Empfängnisschutz sorgen, wenn sie Augentropfen mit dieser Substanz anwenden. In Tierexperimenten hat das Mittel Fehlbildungen hervorgerufen.

Für Schwangerschaft und Stillzeit

Prostaglandine sollen in der Schwangerschaft und Stillzeit nicht angewendet werden.

Kombinationen: Betablocker + andere Substanzen

Metipranolol + Pilokarpin

Normoglaucon

Timolol + Dorzolamid

COSOPT

Timolol + Latanoprost

Xalacom

Diese Produkte sind Kombinationen aus einem Betablocker (Metipranolol, Timolol) und jeweils einer anderen Substanz. Näheres zu den beteiligten Wirkstoffen lesen Sie unter „Betablocker“ (→ Seite 158), zu Pilokarpin unter „Cholinergikum“ (→ Seite 159), zu Dorzolamid unter „Karboanhydrasehemmer“ (→ Seite 162) und zu Lanatoprost unter „Prostaglandine“ (→ Seite 164).
Wenn eine Substanz allein den Augeninnendruck nicht ausreichend senkt, kann es sinnvoll sein, Betablocker und Pilokarpin oder Dorzolamid oder Lanatoprost gemeinsam anzuwenden. Betablocker und die Wirkstoffe aus den anderen Substanzgruppen senken den Augeninnendruck auf unterschiedlichen Wegen, sodass sich die Effekte steigern. Allerdings können auch die unerwünschten Wirkungen beider Medikamentengruppen auftreten.
Solche Fixkombinationen werden zur Glaukombehandlung als „geeignet“ angesehen, wenn eine Substanz allein den Druck nicht ausreichend senkt und die Produkte ohne Konservierungsmittel abgefüllt sind. Konservierte Produkte gelten als „auch geeignet“. Näheres hierzu finden Sie unter „Konservierungsmittel“ (→ Seite 145).

ANWENDUNG

Die Dosierung entnehmen Sie jeweils dem Beipackzettel.
Hinweise zur Anwendung, zur Verkehrstüchtigkeit sowie beim Tragen von Kontaktlinsen lesen Sie unter „Augenmittel anwenden“ (→ Seite 132).
Bei einer Glaukombehandlung sollten Sie den Augeninnendruck regelmäßig alle drei Monate durch einen Augenarzt kontrollieren lassen.

ACHTUNG

Gegenanzeigen

Wann Sie die Mittel nicht anwenden dürfen:
COSOPT: Näheres unter „Betablocker“ (→ Seite 158) und „Dorzolamid“ (→ Seite 163).
Normoglaucon: Näheres unter „Betablocker“ (→ Seite 158) und „Pilokarpin“ (→ Seite 160).
Xalacom: Näheres unter „Betablocker“ (→ Seite 158).

Wechselwirkungen mit Medikamenten

Was bei der Einnahme anderer Medikamente zu beachten ist:
COSOPT und *Xalacom*: Näheres unter „Betablocker“ (→ Seite 159).
Normoglaucon: Näheres unter „Betablocker“ (→ Seite 159) und „Pilokarpin“ (→ Seite 160).

UNERWÜNSCHTE WIRKUNGEN

COSOPT: Es gelten die Angaben zu „Betablockern“ (→ Seite 159) und „Dorzolamid“ (→ Seite 163).
Normoglaucon: Es gelten die Angaben zu „Betablockern“ (→ Seite 159) und „Pilokarpin“ (→ Seite 160).
Xalacom: Es gelten die Angaben zu „Betablockern“ (→ Seite 159) und „Prostaglandinen“ (→ Seite 164).

HINWEISE

Für Schwangerschaft und Stillzeit

COSOPT: Es gelten die Angaben zu „Betablockern“ (→ Seite 159) und „Dorzolamid“ (→ Seite 164).
Normoglaucon: Es gelten die Angaben zu „Betablockern“ (→ Seite 159) und „Pilokarpin“ (→ Seite 160).

Xalacom: Es gelten die Angaben zu „Betablockern" (→ Seite 159) und „Prostaglandinen" (→ Seite 165).

Beim Tragen von Kontaktlinsen

COSOPT: Das Mittel kann den Wassergehalt der Hornhaut beeinflussen. Möglicherweise kann sich dadurch das Risiko vergrößern, dass Kontaktlinsen die Hornhaut schädigen.

Grüner Star

Handelsname Darreichungsform	Zusammensetzung pro 1 ml/1 g oder wie angegeben bzw. pro abgeteilte Einheit	Kleinste Packungsgröße	Festbetrag in Euro	Packungspreis in Euro	Bewertung
Alphagan Rp Augentropfen	**Brimonidintartrat** 2 mg (Konservierungsmittel: Benzalkoniumchlorid)	5 ml		27,57	**Auch geeignet** bei grünem Star, wenn Betablocker nicht ausreichend wirksam waren oder nicht infrage kommen, und zusätzlich zur Behandlung mit einem Betablocker. Konservierungsmittelfreie Produkte sind vorzuziehen. → Seite 15
Arteoptic 1 % Rp	**Carteolol-hydrochlorid** 10 mg (Konservierungsmittel: Benzalkoniumchlorid)	3 x 5 ml	17,84	17,84	**Auch geeignet** bei grünem Star. Konservierungsmittelfreie Produkte sind vorzuziehen. → Seite 15
2 % Rp Augentropfen	20 mg (Konservierungsmittel: Benzalkoniumchlorid)	3 x 5 ml	17,91	17,91	
Arutimol Uno 0,25 % Rp	**Timolol** 2,5 mg pro 1 ml (ohne Konservierungsmittel)	60 x 0,5 ml	23,15	21,75	**Geeignet** bei grünem Star. → Seite 15
0,50 % Rp Einzeldosispipetten	5 mg pro 1 ml (ohne Konservierungsmittel)	60 x 0,5 ml	23,28	21,75	
Arutimol 0,25 % Rp	2,5 mg (Konservierungsmittel: Benzalkoniumchlorid)	5 ml	13,19	13,27	**Auch geeignet** bei grünem Star. Konservierungsmittelfreie Produkte sind vorzuziehen. → Seite 15
0,50 % Rp Augentropfen	5 mg (Konservierungsmittel: Benzalkoniumchlorid)	5 ml	13,22	13,29	
AZOPT 10 mg/ml Rp Augentropfen	**Brinzolamid** 10 mg (Konservierungsmittel: Benzalkoniumchlorid)	5 ml		23,87	**Auch geeignet** bei grünem Star, wenn Betablocker nicht ausreichend wirksam waren oder nicht infrage kommen, und zusätzlich zur Behandlung mit einem Betablocker. Konservierungsmittelfreie Produkte sind vorzuziehen. → Seite 1
Betamann EDO 0,30 % Rp Einzeldosispipetten	**Metipranolol** 3 mg pro 1 ml (ohne Konservierungsmittel)	60 x 0,5 ml	23,17	23,47	**Geeignet** bei grünem Star. → Seite 1
Betamann 0,10 % Rp	1 mg (Konservierungsmittel: Benzalkoniumchlorid)	5 ml	13,15	13,22	**Auch geeignet** bei grünem Star. Konservierungsmittelfreie Produkte sind vorzuziehen. → Seite 1
0,30 % Rp	3 mg (Konservierungsmittel: Benzalkoniumchlorid)	5 ml	13,19	13,27	
0,60 % Rp Augentropfen	6 mg (Konservierungsmittel: Benzalkoniumchlorid)	5 ml	13,23	13,30	
Betoptima Rp Augentropfen	**Betaxolol-hydrochlorid** 5,6 mg (Konservierungsmittel: Benzalkoniumchlorid)	5 ml	13,23	16,23	**Auch geeignet** bei grünem Star. Konservierungsmittelfreie Produkte sind vorzuziehen. → Seite 1

Hinweise zu den Tabellenspalten → Seite 28, zur Auswahl der Arzneimittel → Seite 23, zur Grundlage der Bewertung → Seiten 24, 27

Grüner Star Fortsetzung

Handelsname Darreichungsform	Zusammensetzung pro 1 ml/1 g oder wie angegeben bzw. pro abgeteilte Einheit	Kleinste Packungsgröße	Festbetrag in Euro	Packungspreis in Euro	Bewertung
CHIBRO-TIMOPTOL 0,10 % Rp	**Timolol** 1 mg (Konservierungsmittel: Benzalkoniumchlorid)	5 ml	13,15	13,15	**Auch geeignet** bei grünem Star. Konservierungsmittelfreie Produkte sind vorzuziehen. → Seite 158
0,25 % Rp	2,5 mg (Konservierungsmittel: Benzalkoniumchlorid)	5 ml	13,19	13,19	
0,50 % Rp Augentropfen	5 mg (Konservierungsmittel: Benzalkoniumchlorid)	5 ml	13,22	13,22	
Clonid-Ophtal 1/16 % Rp	**Clonidin-hydrochlorid** 0,625 mg (Konservierungsmittel: Benzalkoniumchlorid)	10 ml	12,78	12,78	**Mit Einschränkung geeignet** bei grünem Star, wenn der Augeninnendruck mit der Standardmedikation nicht ausreichend gesenkt werden kann. Das Mittel kann unerwünschte Wirkungen auf Blutdruck und Herzschlag haben. Das Produkt enthält Konservierungsmittel. → Seite 160
1/8 % Rp Augentropfen	1,25 mg (Konservierungsmittel: Benzalkoniumchlorid)	10 ml	12,85	12,77	
Clonid-Ophtal sine 1/8 % Rp Einzeldosispipetten	1,25 mg pro 1 ml (ohne Konservierungsmittel)	30 x 0,5 ml	14,45	14,82	**Mit Einschränkung geeignet** bei grünem Star, wenn der Augeninnendruck mit der Standardmedikation nicht ausreichend gesenkt werden kann. Das Mittel kann unerwünschte Wirkungen auf Blutdruck und Herzschlag haben. → Seite 160
COSOPT Rp Augentropfen	**Dorzolamid** 20 mg + **Timolol** 5 mg (Konservierungsmittel: Benzalkoniumchlorid)	5 ml		30,71	**Auch geeignet** bei grünem Star als Kombinationsmittel, wenn ein Betablocker allein den Augeninnendruck nicht ausreichend senkt. Konservierungsmittelfreie Produkte sind vorzuziehen. → Seite 165
COSOPT-S 20mg/ml + 5mg/ml Rp Einzeldosispipetten	**Dorzolamid** 20 mg + **Timolol** 5 mg pro 1 ml (ohne Konservierungsmittel)	30 x 0,2 ml		33,64	**Geeignet** bei grünem Star als Kombinationsmittel, wenn ein Betablocker allein den Augeninnendruck nicht ausreichend senkt. → Seite 165
Diamox parenteral Rp Durchstichflasche	**Azetazolamid** 500 mg	1 Stück		17,71	**Geeignet** bei grünem Star und beim akuten Glaukomanfall. → Seite 161
Diamox Tabletten Rp Tabletten	250 mg	30 Stück	20,27	20,86	
Dispatim sine 0,25 % Rp	**Timolol** 2,5 mg pro 1 ml (ohne Konservierungsmittel)	120 x 0,4 ml	28,81	28,81	**Geeignet** bei grünem Star. → Seite 158
0,50 % Rp Einzeldosispipetten	5 mg pro 1 ml (ohne Konservierungsmittel)	120 x 0,4 ml	28,99	28,99	
Dispatim 0,25 % Rp	2,5 mg (Konservierungsmittel: Benzalkoniumchlorid)	5 ml	13,19	13,19	**Auch geeignet** bei grünem Star. Konservierungsmittelfreie Produkte sind vorzuziehen. → Seite 158
0,50 % Rp Augentropfen	5 mg (Konservierungsmittel: Benzalkoniumchlorid)	5 ml	13,22	13,22	
Isoglaucon 1/16 % Rp	**Clonidin-hydrochlorid** 0,625 mg (Konservierungsmittel: Benzalkoniumchlorid)	3 x 10 ml	18,97	22,97	**Mit Einschränkung geeignet** bei grünem Star, wenn der Augeninnendruck mit der Standardmedikation nicht ausreichend gesenkt werden kann. Das Mittel kann unerwünschte Wirkungen auf Blutdruck und Herzschlag haben. Das Produkt enthält Konservierungsmittel. → Seite 160
1/8 % Rp	1,25 mg (Konservierungsmittel: Benzalkoniumchlorid)	3 x 10 ml	19,19	24,19	
1/4 % Rp Augentropfen	2,5 mg (Konservierungsmittel: Benzalkoniumchlorid)	3 x 10 ml	19,43	24,43	

Hinweise zu den Tabellenspalten → Seite 28, zur Auswahl der Arzneimittel → Seite 23, zur Grundlage der Bewertung → Seiten 24, 27

Grüner Star Fortsetzung

Handelsname Darreichungsform	Zusammensetzung pro 1 ml/1 g oder wie angegeben bzw. pro abgeteilte Einheit	Kleinste Packungsgröße	Festbetrag in Euro	Packungspreis in Euro	Bewertung
Lumigan Rp **Augentropfen**	**Bimatoprost** 0,3 mg (Konservierungsmittel: Benzalkoniumchlorid)	3 ml		30,38	**Auch geeignet** bei grünem Star. Konservierungsmittelfreie Produkte sind vorzuziehen. → Seite 16
Normoglaucon Rp	**Pilokarpin-hydrochlorid** 20 mg + **Metipranolol** 1 mg (Konservierungsmittel: Benzalkoniumchlorid)	10 ml		21,82	**Auch geeignet** bei grünem Star als Kombinationsmittel, wenn eine Substanz allein den Augeninnendruck nicht ausreichend senkt. Konservierungsmittelfreie Produkte sind vorzuziehen. → Seite 16
Normoglaucon mite Rp **Augentropfen**	**Pilokarpin-hydrochlorid** 5 mg + **Metipranolol** 1 mg (Konservierungsmittel: Benzalkoniumchlorid)	10 ml		17,65	
Nyogel Rp **Augengel**	**Timolol** 1 mg (Konservierungsmittel: Benzalkoniumchlorid)	5 g	13,15	13,15	**Auch geeignet** bei grünem Star. Konservierungsmittelfreie Produkte sind vorzuziehen. → Seite 15
Pilocarpin Augenöl 2 % ankerpharm Rp **Augenöl**	**Pilokarpin** 20 mg (ohne Konservierungsmittel)	10 ml	11,65	11,65	**Geeignet** bei grünem Star. → Seite 15
Pilocarpin 1 % ankerpharm Rp	**Pilokarpin-hydrochlorid** 10 mg (Konservierungsmittel: Benzalkoniumchlorid)	10 ml	11,88	11,88	**Auch geeignet** bei grünem Star. Konservierungsmittelfreie Produkte sind vorzuziehen. → Seite 15
2 % ankerpharm Rp **Augentropfen**	20 mg (Konservierungsmittel: Benzalkoniumchlorid)	10 ml	12,11	12,09	
Pilomann Augenöl 2 % Rp **Augenöl**	**Pilokarpin** 20 mg (ohne Konservierungsmittel)	10 ml	11,65	12,14	**Geeignet** bei grünem Star. → Seite 15
Pilomann EDO Augentropfen 2 % Rp **Einzeldosispipetten**	**Pilokarpin-hydrochlorid** 20 mg pro 1 ml (ohne Konservierungsmittel)	120 x 0,5 ml	20,97	22,44	
Pilomann Augentropfen 0,50 % Rp	5 mg (Konservierungsmittel: Cetrimid)	10 ml	11,69	11,97	**Auch geeignet** bei grünem Star. Konservierungsmittelfreie Produkte sind vorzuziehen. → Seite 1
1 % Rp	10 mg (Konservierungsmittel: Cetrimid)	10 ml	11,88	12,10	
2 % Rp	20 mg (Konservierungsmittel: Cetrimid)	10 ml	12,11	12,20	
3 % Rp **Augentropfen**	30 mg (Konservierungsmittel: Cetrimid)	10 ml	12,23	12,30	
Timo-COMOD 0,1 % Rp	**Timolol** 1 mg (ohne Konservierungsmittel)	10 ml	15,52	15,52	**Geeignet** bei grünem Star. → Seite
0,25 % Rp	2,5 mg (ohne Konservierungsmittel)	10 ml	15,59	15,59	
0,5 % Rp **Augentropfen**	5 mg (ohne Konservierungsmittel)	10 ml	15,64	15,64	

Grüner Star Fortsetzung

Handelsname Darreichungsform	Zusammensetzung pro 1 ml/1 g oder wie angegeben bzw. pro abgeteilte Einheit	Kleinste Packungsgröße	Festbetrag in Euro	Packungspreis in Euro	Bewertung

Hinweise zu den Tabellenspalten → Seite 28, zur Auswahl der Arzneimittel → Seite 23, zur Grundlage der Bewertung → Seiten 24, 27

Handelsname Darreichungsform	Zusammensetzung pro 1 ml/1 g oder wie angegeben bzw. pro abgeteilte Einheit	Kleinste Packungsgröße	Festbetrag in Euro	Packungspreis in Euro	Bewertung
TimoEDO 0,25% Rp	**Timolol** 2,5 mg pro 1 ml (ohne Konservierungsmittel)	60 x 0,5 ml	23,15	21,43	**Geeignet** bei grünem Star. → Seite 158
0,5% Rp Augentropfen	5 mg pro 1 ml (ohne Konservierungsmittel)	60 x 0,5 ml	23,28	21,43	
Timohexal 0,1 % Rp	**Timolol** 1 mg (Konservierungsmittel: Benzalkoniumchlorid)	5 ml	13,15	11,90	**Auch geeignet** bei grünem Star. Konservierungsmittelfreie Produkte sind vorzuziehen. → Seite 158
0,25 % Rp	2,5 mg (Konservierungsmittel: Benzalkoniumchlorid)	5 ml	13,19	11,90	
0,5 % Rp Augentropfen	5 mg (Konservierungsmittel: Benzalkoniumchlorid)	5 ml	13,22	11,90	
Timolol CV 0,25 % Rp	**Timolol** 2,5 mg (Konservierungsmittel: Benzalkoniumchlorid)	5 ml	13,19	13,19	**Auch geeignet** bei grünem Star. Konservierungsmittelfreie Produkte sind vorzuziehen. → Seite 158
0,5 % Rp Augentropfen	5 mg (Konservierungsmittel: Benzalkoniumchlorid)	5 ml	13,22	13,22	
Timolol-POS 0,1 % Rp	**Timolol** 1 mg (Konservierungsmittel: Benzalkoniumchlorid)	5 ml	13,15	13,15	**Auch geeignet** bei grünem Star. Konservierungsmittelfreie Produkte sind vorzuziehen. → Seite 158
0,25 % Rp	2,5 mg (Konservierungsmittel: Benzalkoniumchlorid)	5 ml	13,19	13,19	
0,5 % Rp Augentropfen	5 mg (Konservierungsmittel: Benzalkoniumchlorid)	5 ml	13,22	13,22	
Timomann 0,1 % Rp	**Timolol** 1 mg (Konservierungsmittel: Benzalkoniumchlorid)	5 ml	13,15	12,53	**Auch geeignet** bei grünem Star. Konservierungsmittelfreie Produkte sind vorzuziehen. → Seite 158
0,25 % Rp	2,5 mg (Konservierungsmittel: Benzalkoniumchlorid)	5 ml	13,19	12,53	
0,5 % Rp Augentropfen	5 mg (Konservierungsmittel: Benzalkoniumchlorid)	5 ml	13,22	12,66	
Tim-Ophthal sine 0,1 % Rp	**Timolol** 1 mg pro 1 ml (ohne Konservierungsmittel)	60 x 0,5 ml	22,98	19,39	**Geeignet** bei grünem Star. → Seite 158
0,25 % Rp	2,5 mg pro 1 ml (ohne Konservierungsmittel)	30 x 0,5 ml	17,70	15,45	
0,5 % Rp Einzeldosispipetten	5 mg pro 1 ml (ohne Konservierungsmittel)	30 x 0,5 ml	17,77	15,45	
Tim-Ophthal 0,1 % Rp	1 mg (Konservierungsmittel: Benzalkoniumchlorid)	5 ml	13,15	11,97	**Auch geeignet** bei grünem Star. Konservierungsmittelfreie Produkte sind vorzuziehen. → Seite 158
0,25 % Rp	2,5 mg (Konservierungsmittel: Benzalkoniumchlorid)	5 ml	13,19	11,97	
0,5 % Rp Augentropfen	5 mg (Konservierungsmittel: Benzalkoniumchlorid)	5 ml	13,22	11,97	

Grüner Star Fortsetzung

Handelsname Darreichungsform	Zusammensetzung pro 1 ml/1 g oder wie angegeben bzw. pro abgeteilte Einheit	Kleinste Packungsgröße	Festbetrag in Euro	Packungspreis in Euro	Bewertung
Hinweise zu den Tabellenspalten → Seite 28, zur Auswahl der Arzneimittel → Seite 23, zur Grundlage der Bewertung → Seiten 24, 27					
TRAVATAN 40 Mikrogramm/ml Rp Augentropfen	**Travoprost** 40 µg (Konservierungsmittel: Benzalkoniumchlorid)	2,5 ml		28,82	**Auch geeignet** bei grünem Star. Konse vierungsmittelfreie Produkte sind vorz ziehen. → Seite 1
TRUSOPT-S Rp	**Dorzolamid** 4 mg pro 0,2 ml (ohne Konservierungsmittel)	30 x 0,2 ml		29,94	**Geeignet** bei grünem Star, wenn Betablocker nicht ausreichend wirksam waren oder nicht infrage kommen, un zusätzlich zur Behandlung mit einem Betablocker. → Seite 1
TRUSOPT Rp Augentropfen	20 mg (Konservierungsmittel: Benzalkoniumchlorid)	5 ml		26,47	**Auch geeignet** bei grünem Star, wenn Betablocker nicht ausreichend wirksam waren oder nicht infrage kommen, un zusätzlich zur Behandlung mit einem Betablocker. Konservierungsmittelfreie Produkte sind vorzuziehen. → Seite 1
Vistagan Liquifilm O.K. 0,5 % Rp Einzeldosispipetten	**Levobunolol-hydrochlorid** 5 mg pro 1 ml (ohne Konservierungsmittel)	30 x 0,4 ml	16,52	17,62	**Geeignet** bei grünem Star. → Seite 1
Vistagan Liquifilm 0,1 % Rp	1 mg (Konservierungsmittel: Benzalkoniumchlorid)	5 ml	13,15	13,85	**Auch geeignet** bei grünem Star. Konse vierungsmittelfreie Produkte sind vorz ziehen. → Seite 1
0,25 % Rp	2,5 mg (Konservierungsmittel: Benzalkoniumchlorid)	5 ml	13,19	13,89	
0,5 % Rp Augentropfen	5 mg (Konservierungsmittel: Benzalkoniumchlorid)	5 ml	13,22	13,97	
Xalacom Rp Augentropfen	**Latanoprost** 50 µg **+ Timolol** 5 mg (Konservierungsmittel: Benzalkoniumchlorid)	2,5 ml		33,18	**Auch geeignet** bei grünem Star als Ko binationsmittel, wenn eine Substanz allein den Augeninnendruck nicht ausr chend senkt. Konservierungsmittelfrei Produkte sind vorzuziehen. → Seite 1
Xalatan Rp Augentropfen	**Latanoprost** 50 µg (Konservierungsmittel: Benzalkoniumchlorid)	2,5 ml		30,77	**Auch geeignet** bei grünem Star. Kons vierungsmittelfreie Produkte sind vorz ziehen. → Seite 1

Gefäßschäden am Auge

Die meisten Augengewebe müssen ausreichend durchblutet werden, um ihre Aufgaben einwandfrei zu erfüllen. Sind die Blutgefäße brüchig, verengt oder verstopft, können sie die Gewebe nicht mehr ausreichend mit Sauerstoff versorgen. Hält dieser Zustand längere Zeit an, sind Schäden unvermeidlich. Ist die Netzhaut nur mangelhaft durchblutet, kann das zu bleibenden Augenschäden führen.
Gefäßschäden am Auge treten am häufigsten als Folge eines lange bestehenden unzureichend behandelten Diabetes auf. Diese sogenannte diabetische Retinopathie kann vor allem bei Menschen mit Typ-1-Diabetes und bei solchen, die schon in relativ jungen Jahren einen Typ-2-Diabetes entwickeln, bis zur Erblindung fortschreiten, wenn nicht rechtzeitig entschieden gegengesteuert wird. Älteren Menschen mit Typ-2-Diabetes bleibt diese schwerwiegende Diabetesfolge meist erspart.
Die diabetische Retinopathie ist wohl der häufigste Grund, warum die hier besprochenen Medikamente verordnet werden.

Anzeichen und Beschwerden

Zunächst treten kaum Beschwerden auf. Später nimmt die Sehfähigkeit ab, und weder Brille noch Kontaktlinsen können sie bessern.
Lagert sich später in der Netzhaut an der Stelle des schärfsten Sehens Blut oder Gewebeflüssigkeit ab, kann es sein, dass man verschwommen oder verzerrt sieht oder sogar Teile im Gesehenen „fehlen“. Sie erscheinen dann als schwarze Flecken im Bild.
Eine Blutung ins Innere des Glaskörpers hinein macht sich bemerkbar, indem sich das gesamte Gesichtsfeld plötzlich verdunkelt.

Ursachen

Ist der Blutzuckerspiegel durch Diabetes viele Jahre lang erhöht, können sich die Blutgefäße verändern. Im Auge sind vor allem die Netzhaut und die Regenbogenhaut betroffen. In der Netzhaut können sich Aussackungen bilden, die brüchig sind und leicht einreißen. Dadurch kann es zu Blutungen in der Netzhaut kommen. Blutgefäße, die arteriosklerotisch verändert sind, können sich gänzlich verschließen. All das führt letztlich zu Schäden am Auge, die nicht mehr zu beheben sind.

Nichtmedikamentöse Maßnahmen

Mit einer möglichst guten Blutzuckereinstellung lassen sich Gefäßschäden, die als Folge eines Diabetes eintreten können, weitgehend vermeiden; bei bereits bestehenden Schäden kann die optimierte Behandlung des Blutzuckers verhindern, dass sie sich verschlimmern. Reicht bei einem Typ-2-Diabetes die Behandlung mit Tabletten nicht aus, um den Blutzucker so einzustellen, wie es notwendig ist, muss auf Insulin umgestellt werden.
Sehr wichtig ist es zudem, den Blutdruck auf normale Werte zu senken und das Rauchen aufzugeben.
Bei einem Netzhautschaden, der noch begrenzt ist, kann eine Laserbehandlung das weitere Fortschreiten verhindern.

Behandlung mit Medikamenten

Kalziumdobesilat (→ nachfolgend) wird eine gefäßabdichtende Wirkung zugeschrieben. Seine therapeutische Wirksamkeit zur Behandlung von Gefäßschäden am Auge ist jedoch nicht ausreichend nachgewiesen. Das Mittel wird als „wenig geeignet“ eingestuft.
Informationen zur Behandlung der häufigsten Grunderkrankung finden Sie im Kapitel „Stoffwechsel“ unter „Diabetes“ (→ Seite 584).

Kalziumdobesilat

Dexium, Dobica

Kalziumdobesilat ähnelt in seinem chemischen Aufbau den gelben Pflanzenfarbstoffen (Flavonoiden), von denen man annimmt, dass sie gefäßabdichtend wirken. Es soll den Prozess, der das Augenlicht gefährdet – nämlich die Ansammlung von Flüssigkeit unter der Netzhaut – stoppen und damit eine Gefährdung des Augenlichts verhindern.
Die Studien, in denen die Wirkung von Kalziumdobesilat mit der eines Scheinmedikaments verglichen wurde, zeigen keinen Vorteil für den Wirkstoff. Da seine therapeutische Wirksamkeit mithin nicht ausreichend nachgewiesen ist, wird das Mittel als „wenig geeignet“ bewertet.

Anwendung

Laut Beipackzettel sollen zwischen 750 und 1 000 Milligramm Kalziumdobesilat täglich eingenommen werden.

Achtung

Gegenanzeigen

Bei immer wieder auftretenden Magenerkrankungen, wie einer Magenschleimhautentzündung oder einem Magen- oder Zwölffingerdarmgeschwür, sollten Sie die Mittel nicht anwenden.

Unerwünschte Wirkungen

▶ **Muss beobachtet werden**

Es können sich Magen-Darm-Störungen, eventuell mit Durchfall, einstellen. Davon sollten Sie den Arzt informieren.

Wenn die Haut sich verstärkt rötet und juckt, reagieren Sie vermutlich allergisch auf das Mittel. Dann sollten Sie es absetzen. Sind die Hauterscheinungen (→ Seite 14) einige Tage später nicht deutlich abgeklungen, sollten Sie einen Arzt aufsuchen.

▶ **Sofort zum Arzt**

Wenn Sie sich krank fühlen, Fieber und Schüttelfrost bekommen und geschwollene Lymphknoten oder Geschwüre an Haut und Schleimhaut bemerken, sollten Sie das Mittel sofort absetzen und umgehend einen Arzt aufsuchen. Selten kann es nämlich sein, dass die Mittel zu Blutbildveränderungen (→ Seite 15), wie einer Agranulozytose, führen.

Hinweise

Für Schwangerschaft und Stillzeit

Über die Risiken einer Anwendung in Schwangerschaft und Stillzeit gibt es keine Erkenntnisse. Da die Mittel ohnehin als „wenig geeignet" bewertet werden, sollten Sie darauf verzichten.

Gefäßschäden am Auge

Handelsname Darreichungsform	Zusammensetzung pro 1 ml/1 g oder wie angegeben bzw. pro abgeteilte Einheit	Kleinste Packungsgröße	Festbetrag in Euro	Packungspreis in Euro	Bewertung
Dexium 500 Rp Kapseln	**Kalziumdobesilat** 500 mg	100 Stück	47,33	47,33	**Wenig geeignet** bei Gefäßschäden am Auge. Die therapeutische Wirksamkeit ist nicht ausreichend nachgewiesen. → Seite 17
Dobica Rp Kapseln	**Kalziumdobesilat** 250 mg	100 Stück	29,23	29,23	**Wenig geeignet** bei Gefäßschäden am Auge. Die therapeutische Wirksamkeit ist nicht ausreichend nachgewiesen. → Seite 17

Hinweise zu den Tabellenspalten → Seite 28, zur Auswahl der Arzneimittel → Seite 23, zur Grundlage der Bewertung → Seiten 24, 27

Ohren

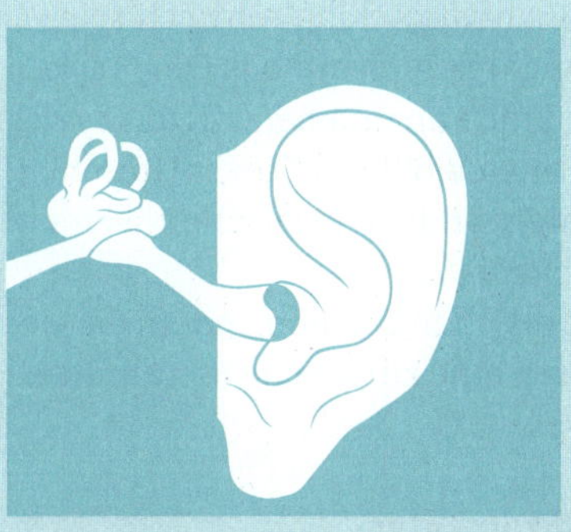

Die Ohren sind der Sitz von zwei Sinnesorganen: dem Gehörsinn und dem Gleichgewichtssinn. Sichtbar sind vom Ohr die knorpelige Ohrmuschel und der Beginn des Gehörgangs. In dem äußeren knorpeligen Teil des Gehörgangs liegen die sogenannten Zeruminaldrüsen, die ein Sekret absondern. Zusammen mit den Produkten der Schweiß- und Talgdrüsen, mit Hautschuppen und eingedrungenem Schmutz bildet dieses Sekret das gelblichbraune Ohrenschmalz (Zerumen).
Von der Ohrmuschel führt der etwa drei Zentimeter lange Gehörgang zum Trommelfell. Hinter diesem beginnt das Mittelohr mit Paukenhöhle, Nebenräumen, Warzenfortsatzzellen, Ohrtrompete (eustachische Röhre) und Gehörknöchelchen. Die eustachische Röhre ist jener Verbindungsgang zwischen Mittelohr und Rachenraum, durch den der Luft- und Druckausgleich zwischen dem Mittelohr und der Außenluft hergestellt wird.
An das Mittelohr schließt sich das Innenohr an – ein Labyrinth aus Gängen und Hohlräumen, in dem sich das eigentliche Hör- und Gleichgewichtsorgan befindet. Jener Teil des Labyrinths, der die Funktion des Hörorgans innehat, ist die Schnecke (Cochlea).
Geräusche, Töne und Klänge sind, physikalisch betrachtet, akustische Reize mit einer bestimmten Schallenergie. Damit das Gehirn sie als Gehörtes wahrnehmen kann, muss die mechanische Energie der Schallwellen, die das Ohr von außen erreichen, auf ihrem Weg durch das Ohr in elektrische Energie umgewandelt werden.
Die Ohrmuschel nimmt die Schallwellen auf. Dann passieren sie zunächst den Gehörgang und treffen an seinem Ende auf das Trommelfell. Dieses bringen sie zum Schwingen. Die Bewegung des Trommelfells überträgt sich auf die Gehörknöchelchen. Sie nehmen die Schwingung auf und geben sie an das Innenohr weiter. Im Innenohr übernimmt die im Labyrinth befindliche Flüssigkeit die Schallenergie – es entstehen Druckwellen. So erreicht die Schallinformation die Haarzellen in der Schnecke des Innenohrs. Hier findet nun die Umwandlung der Schallenergie statt: Die bisher mechanische Energie wird in elektrische Impulse umgewandelt. Diese können die Zellen des Gehörnervs nun als Information an das Gehirn weiterleiten. Das Gehirn verknüpft die Signale, die es vom rechten und linken Gehörnerv erhält, mit jenen Erfahrungen, die in anderen Teilen des Gehirns gespeichert sind. Auf diese Weise wird aus akustischen Signalen letztlich ein Höreindruck, durch den wir Worte verstehen, Musik erkennen oder zum Beispiel einen Zug hören.

Mittelohrentzündung

Die akute Mittelohrentzündung (Otitis media) ist eine Infektionskrankheit. Sie kommt am häufigsten bei Kindern vor – vor allem in den ersten beiden Lebensjahren. Meist begleitet sie andere Infekte wie Erkältungen, eine Bronchitis und eine Reihe von Kinderkrankheiten. Einige Kinder haben wiederholt akute Mittelohrentzündungen. Von einer sogenannten rezidivierenden Mittelohrentzündung spricht man, wenn innerhalb von sechs Monaten mindestens drei derartige Erkrankungen auftreten.
Eine chronische Mittelohrentzündung ist keine verschleppte akute Entzündung, sondern eine eigenständige Krankheit.

Anzeichen und Beschwerden

Akute Mittelohrentzündung

Ohrenschmerzen treten plötzlich auf und werden schnell sehr heftig. Später kommt Fieber hinzu. Die Schmerzen können mit Schwindel, nachlassendem Hörvermögen und Ohrgeräuschen verbunden sein. Es kann Blut oder Sekret aus dem Ohr rinnen. Meist lassen die Schmerzen dann plötzlich nach.

Bei Kindern

Bei Kleinkindern kann eine Mittelohrentzündung völlig schmerzlos verlaufen, sie kann sich aber auch durch Übelkeit, Erbrechen, Durchfall und Fieber äußern. Säuglinge und Kleinkinder, die noch nicht sprechen können, weinen und sind nur schwer abzulenken. Bei Druck auf den Gehörgang wehren sie sich oder fangen an zu weinen.

Chronische Mittelohrentzündung

Das Ohr „läuft", es sondert ständig Sekret ab. Das Hörvermögen kann sich verschlechtern. Wenn überhaupt Schmerzen auftreten, sind sie nur leicht.

Ursachen

Akute Mittelohrentzündung

Ein Infekt der oberen Luftwege schädigt den feinen Haarteppich in der eustachischen Röhre, dem Verbindungsweg zwischen Rachen und Ohr. Dann können die Erreger nicht mehr aus der Röhre hinausbefördert werden und gelangen von dort aus in das normalerweise keimfreie Mittelohr. In der Paukenhöhle, einem Teil des Mittelohrs, rufen sie anschließend eine Entzündung hervor, durch die das Gewebe anschwillt und Sekret absondert.

Erreger der akuten Mittelohrentzündung können sowohl Viren als auch Bakterien sein. Diese können relativ leicht Mittelohrentzündungen hervorrufen, wenn das Abwehrsystem des Körpers geschwächt ist.

Bei Kindern

Kinder erkranken häufiger als Erwachsene an akuten Mittelohrentzündungen und anderen Infektionskrankheiten, weil ihre Immunabwehr noch nicht vollständig ausgebildet ist. In den ersten zwei Lebensjahren leiden Säuglinge und Kleinkinder häufiger als ältere Kinder und Erwachsene an einer Mittelohrentzündung, weil die eustachische Röhre bei ihnen kürzer und weiter ist und flacher verläuft. Dadurch können sich die Erreger leichter ausbreiten.

Chronische Mittelohrentzündung

Ursache ist ein kleiner Defekt im Trommelfell, durch den immer wieder Keime ins Mittelohr eindringen können.

Vorbeugung

Bei Kindern

Hat ein Kind häufig Mittelohrentzündungen, sollte abgeklärt werden, ob sich im Nasen-Rachen-Raum Wucherungen, sogenannte Polypen (Rachenmandeln), gebildet haben. Manchmal kann es sinnvoll sein, diese entfernen zu lassen, damit das Mittelohr wieder besser belüftet wird.

Neuere Untersuchungen stellen aber den Nutzen dieses Vorgehens infrage, wenn damit allgemein weiteren Mittelohrentzündungen vorgebeugt werden soll. Die Polypen zu entfernen, kann demnach allenfalls erwogen werden, wenn ein Kind mehr als drei Mittelohrentzündungen im halben Jahr oder mehr als vier solcher Erkrankungen im Jahr hat und es dafür keine andere Erklärung gibt als die Polypen.

Nichtmedikamentöse Maßnahmen

Wärme kann die Schmerzen lindern. Legen Sie eine Wärmflasche, ein mit erwärmtem Öl getränktes Tuch oder einen Umschlag mit warmem Kartoffelbrei auf das Ohr. Prüfen Sie die Temperatur vorher an der Wange, damit Sie das Ohr nicht verletzen.

Bei Kindern

Für Kinder kann ein Dunstumschlag hilfreich sein. Legen Sie dazu ein feuchtes Tuch auf das Ohr, decken Sie es mit einer Plastikfolie ab und befestigen Sie das Ganze mit einem warmen Wolltuch. Dieser Umschlag kann bis zur Besserung stündlich wiederholt werden.

Chronische Mittelohrentzündung

Diese Erkrankung lässt sich nur heilen, indem das defekte Trommelfell durch eine künstliche Membran ersetzt wird (Tympanoplastik).

Behandlung mit Medikamenten

Akute Mittelohrentzündung

Die meisten Mittelohrentzündungen heilen spontan und brauchen nicht behandelt zu werden. Das gilt auch bei Kindern. Besonders wenn die Ohrerkrankung im Rahmen einer Erkältung auftritt, ist anzunehmen, dass sie von Viren ausgelöst wurde. Gegen diese gibt es jedoch kein wirksames Medikament. Die bei Mittelohrentzündungen oft verordneten Antibiotika bekämpfen nur Bakterien, gegen Viren richten sie nichts aus. Antibiotika sollten bei Kindern nur in drei Situationen eingesetzt werden: Wenn das Kind jünger ist als zwei Jahre, wenn ein älteres Kind schon bei Erkrankungsbeginn sehr starke Beschwerden (z. B. „laufendes Ohr" mit Fieber) hat oder wenn sich die Krankheitszeichen nach drei Tagen nicht deutlich gebessert haben. Dann ist eher anzunehmen, dass an der Infektion Bakterien beteiligt sind.

Die Schmerzen lassen sich mit Schmerzmitteln wie Ibuprofen (→ Seite 1202) oder Parazetamol (→ Seite 1212) lindern. Bei einer Mittelohrentzündung kann Kochsalzlösung (→ Seite 218) als Nasentropfen hilfreich sein. Sie regt den Sekretfluss aus der Nase und dem Verbindungsgang von Mittelohr und Rachen, der eustachischen Röhre, an. Sind diese Hohlräume frei, wird das Mittelohr wieder besser belüftet. Nasentropfen mit Alpha-Sympathomimetika (→ Seite 219) erzielen den gleichen Effekt, indem sie die Schleimhaut der Nase abschwellen lassen. Bei Säuglingen und Kleinkindern sollte auf diese Nasentropfen aber möglichst verzichtet werden. Generell dürfen sie nicht öfter als dreimal täglich und nicht länger als fünf bis sieben Tage eingesetzt werden. Wenn mit Antibiotika behandelt wird, müssen diese bei einer akuten Mittelohrentzündung immer geschluckt werden; lokal angewendet erreichen sie das Mittelohr nicht, weil das Trommelfell als Barriere davorliegt.

Das am ehesten geeignete Antibiotikum ist Amoxizillin (→ Seite 1255). Für Personen mit einer Penizillinallergie, die kein Amoxizillin einnehmen dürfen, ist Erythromyzin (→ Seite 1252) eine Alternative. Sprechen die Erreger auf Amoxizillin allein nicht an, kommt ein Kombinationspräparat aus Amoxizillin + Clavulansäure (→ Seite 1260) infrage. Alle weiteren Angaben zu Antibiotika finden Sie im Kapitel „Bakterielle Infektionen" (→ Seite 1243).
Um eine akute Mittelohrentzündung zu behandeln oder eine sonstige Therapie zu unterstützen, eignen sich Ohrentropfen nicht. Wenn das Trommelfell intakt ist, erreichen die Wirkstoffe den Entzündungsort nicht; hat es bereits ein Loch, besteht die Gefahr, dass die Wirkstoffe in das Innenohr gelangen und es schädigen. Diese Aussage gilt für Ohrentropfen, die Glukokortikoide + andere Substanzen (→ Seite 177) und ein örtlich betäubendes Mittel + Schmerzmittel (→ Seite 178) enthalten.

Bei Kindern

Als Schmerzmittel wird bei sehr kleinen Kindern bevorzugt Parazetamol (→ Seite 1212) eingesetzt. Ibuprofen (→ Seite 1202) ist erst für Kinder ab sechs Monate zugelassen.

Chronische Mittelohrentzündung

Die genannten innerlich angewendeten Antibiotika können eine chronische Mittelohrentzündung unterbrechen. Solange das Trommelfell jedoch defekt bleibt, kehrt sie immer wieder.
Hier können Ohrentropfen mit dem Antibiotikum Ciprofloxazin (→ Seite 176) hilfreich sein. Für diese Substanz sind bisher noch keine ohrschädigenden Effekte bekanntgeworden, wie es sie bei anderen Antibiotika gibt, die deshalb bei verletztem Trommelfell nicht angewendet werden dürfen. Die lokale Anwendung von Ciprofloxazin scheint nach den bisherigen Untersuchungen eine chronische Mittelohrentzündung auch deutlicher zu bessern als Antibiotika zum Einnehmen. Weil an den Studien zu diesem Arzneimittel aber erst relativ wenig Patienten teilgenommen haben und weil auch noch nicht klar ist, wie sich seine Anwendung über längere Zeit auf das Trommelfell und das Hörvermögen auswirkt, werden diese Mittel als „mit Einschränkung geeignet" bewertet.

Entzündung des äußeren Gehörgangs

Drei Faktoren müssen zusammenkommen, um im äußeren Gehörgang eine Entzündung (Otitis externa) entstehen zu lassen: Verletzung, Feuchtigkeit und Keime.

Anzeichen und Beschwerden

Schmerzen im Ohr, die sehr heftig werden können. Sie können sich verstärken, wenn man am Ohrläppchen oder an der Ohrmuschel zieht oder sie treten beim Kauen auf.
Starker Juckreiz deutet auf eine Pilzinfektion hin.

Ursachen

Entzündliche Hautveränderungen (Ekzem) im Ohr werden von Chemikalien oder allergieauslösenden Substanzen, wie Nickel oder Kosmetika, ausgelöst. Eine Entzündung kann aber auch von Bakterien, seltener von Pilzen, verursacht sein. Ihre Eintrittspforte sind winzige Verletzungen der Haut, wie sie zum Beispiel entstehen, wenn man versucht, mit einem Gegenstand Ohrenschmalz aus dem Ohr zu entfernen oder sich im Ohr kratzt. Wenn Wasser – besonders warmes – lange einwirkt, weicht die Haut auf. Die im Ohr zurückbleibende Feuchtigkeit schafft dann ein Klima, in dem sich Keime gut vermehren können. Solche Entzündungen werden sehr schmerzhaft, wenn der Gehörgang anschwillt oder sogar verstopft. Das kann zum Beispiel geschehen, wenn Ohrenschmalz, das sich im Gehörgang verhärtet und einen Pfropfen gebildet hat, durch einwirkendes Wasser aufquillt.
Ein Furunkel, die bakterielle Entzündung eines Haarbalgs, kommt als Ursache nur selten in Betracht.

Vorbeugung

Die Ohren sollten warm gehalten und nach jedem Kontakt mit Wasser gut getrocknet werden. Benutzen Sie hierfür nur ein Handtuch, keine Wattestäbchen. Wer zu Ohrentzündungen neigt, kann beim Schwimmen Ohrstöpsel tragen, die das Wasser am Eindringen hindern.
Die Haut im Ohr hat – wie die gesamte Körperhaut – einen Säureschutzmantel. Ist er intakt, können sich Infektionen kaum ausbreiten. Sehr trockene Haut, die spannt und stark schuppt, lässt auf einen gestörten Säureschutz schließen. Dann kann eine Hautlotion oder -creme mit einem pH-Wert von etwa 5 hilfreich sein, oder es kann einmal täglich eine 2,5-prozentige Essigsäurelösung in die Ohren eingeträufelt werden. Die Lösung kann man sich in der Apotheke besorgen oder aus klarem Weinessig, der mit der entsprechenden Menge abgekochtem Wasser verdünnt wird, selbst herstellen.

Nichtmedikamentöse Maßnahmen

Solange die Ohren entzündet sind, sollten Sie nichts ins Ohr stecken: keine Ohrstöpsel als Gehörschutz, kein Hörgerät, keine Im-Ohr-Geräte zum Abhören von Tonträgern oder beim Telefonieren, kein Stethoskop.

Behandlung mit Medikamenten

Schmerzen im Gehörgang lassen sich mit einem Schmerzmittel wie Ibuprofen (→ Seite 1202) oder Parazetamol (→ Seite 1212) lindern.
Sie lassen aber ohnehin schnell nach, wenn die Entzündung zurückgeht. Antientzündlich wirken im Gehörgang angewendete Glukokortikoide, zum Beispiel Salben mit Hydrokortison (→ Seite 58). Dieses sind keine speziellen Ohrenmittel; die Präparate werden vielmehr bei verschiedenen Hauterkrankungen eingesetzt und werden deshalb im Abschnitt „Ekzem, Neurodermitis" (→ Seite 54) näher besprochen. Bei einer ungewöhnlich starken Entzündung kann es manchmal notwendig sein, für kurze Zeit Glukokortikoide einzunehmen.
Handelt es sich bei der Entzündung um einen Furunkel und besteht die Gefahr, dass der Körper mit Bakterien überschwemmt wird (Sepsis), muss ein Antibiotikum eingenommen werden.
Ohrentropfen mit einem Antibiotikum (→ nebenstehend) einzutropfen, wird als „wenig geeignet" beurteilt. Bei einem Furunkel kann der Wirkstoff nicht so tief in die Haut eindringen, dass er den Infektionsherd erreicht. Handelt es sich hingegen um eine oberflächliche Entzündung im Gehörgang, haben antibiotikahaltige Ohrentropfen nicht zeigen können, dass sie besser wirken als die Behandlung mit Glukokortikoiden. Es kommt hinzu, dass bei äußerlicher Anwendung aufgrund der Gefahr einer Resistenzbildung nur solche Antibiotika eingesetzt werden sollen, die nicht auch innerlich angewendet werden. Ciprofloxazin ist jedoch ein ganz wichtiges Mittel zur Behandlung von Körperinfektionen.
Ohrentropfen, die Glukokortikoide + andere Substanzen (→ Seite 177) enthalten, werden als „wenig geeignet" bewertet, um eine Entzündung des äußeren Gehörgangs zu behandeln. Die Wirkstoffe, die den Glukokortikoiden beigegeben sind, tragen zur Wirksamkeit nichts bei. Es handelt sich um nicht sinnvoll zusammengesetzte Kombinationsmittel. Das Gleiche gilt für Kombinationsmittel, die örtlich betäubende Mittel + Schmerzmittel (→ Seite 178) enthalten. Äußerlich angewendete Betäubungsmittel lindern die Ohrenschmerzen nicht.

Hinweise zum Gebrauch von Ohrentropfen

Kalte Flüssigkeit im Ohr ist sehr unangenehm, deshalb sollten Sie die Tropfen auf Körpertemperatur anwärmen, bevor Sie sie ins Ohr träufeln.
Am besten legen Sie sich dazu auf die Seite und tropfen die Flüssigkeit in das obenliegende Ohr. Verschließen Sie das Ohr dann mit einem Mull- oder Wattepfropf. Bleiben Sie anschließend noch etwa 15 Minuten auf der Seite liegen, damit die Tropfen gut auf das Trommelfell einwirken können.
Als Dosierung geben die Hersteller zwischen drei und sechs Tropfen an. Diese Menge ist weniger durch den Wirkstoff bestimmt als durch die Größe des Gehörgangs. Was zu viel ist, läuft aus oder in den Wattepfropf hinein.

Antibiotikum

Ciprofloxazin

CILOXAN, PANOTILE CIPRO

Ciprofloxazin ist ein Antibiotikum und gehört in die Gruppe der Chinolone (→ Seite 1248). Es tötet eine Vielzahl von Bakterien ab. Ciprofloxazin gilt als „Reservemedikament" bei Körperinfektionen, wenn andere Antibiotika nicht eingesetzt werden können, weil die Erreger gegen sie bereits unempfindlich geworden sind. Näheres zu dieser Resistenzentwicklung lesen Sie unter „Antibiotika allgemein" (→ Seite 1243).
Studien haben gezeigt, dass ciprofloxazinhaltige Ohrentropfen eine eitrige chronische Mittelohrentzündung mit geschädigtem Trommelfell besser bekämpfen als eine Scheinbehandlung und auch besser als eine innerliche Behandlung mit Antibiotika. Allerdings war die Zahl der behandelten Personen gering, und die Therapie dauerte nur kurze Zeit. Es ist also noch nicht abzusehen, wie sich das Mittel bei einer Anwendung über längere Zeit auf das Hörvermögen und das Hörorgan selbst auswirkt.
Darüber hinaus wird eine örtliche Behandlung mit Ciprofloxazin kritisch gesehen, weil sich dadurch relativ leicht eine Resistenz gegenüber dem Antibiotikum entwickeln kann. Dessen Wirkkraft möchte man aber noch möglichst lange für schwere Körperinfektionen erhalten. Diese Gründe zusammengenommen, lautet die Bewertung für die Anwendung dieser Ohrentropfen bei chronischer Mittelohrentzündung „mit Einschränkung geeignet".

Bei Entzündungen im äußeren Gehörgang werden ciprofloxazinhaltige Ohrentropfen hingegen als „wenig geeignet“ bewertet. Handelt es sich um einen Furunkel, dringt das Antibiotikum bei örtlicher Anwendung nicht bis zum Infektionsherd vor. Betrifft die Entzündung die Hautoberfläche, ist der Einsatz eines Glukokortikoids die erste Wahl. Dass ciprofloxazinhaltige Ohrentropfen dem überlegen sind, ist nicht nachgewiesen. Damit ist ihre therapeutische Wirksamkeit bei Entzündungen des äußeren Gehörgangs nicht ausreichend belegt.

Anwendung

Die Angaben zur Dosierung entnehmen Sie jeweils dem Beipackzettel. Näheres zur Anwendung lesen Sie unter „Hinweise zum Gebrauch von Ohrentropfen“ (→ Seite 176).

Achtung

Ciprofloxazin kann die Haut für Sonnenlicht empfindlicher machen. Während der Behandlung sollten Sie keine Sonnenbäder nehmen und nicht ins Solarium gehen. Entsteht dennoch ein Sonnenbrand mit stark geröteter, entzündeter Haut, sollten Sie einen Arzt aufsuchen.

Unerwünschte Wirkungen

▶ **Keine Maßnahmen erforderlich**

Bei 1 bis 2 von 100 Behandelten tritt Juckreiz auf. Wenn das Mittel abgesetzt wird, vergehen die Beschwerden wieder.

▶ **Muss beobachtet werden**

Wenn die Haut im Ohr juckt und sich zusätzlich verstärkt rötet, reagieren Sie vermutlich allergisch auf das Mittel. Dann sollten Sie es absetzen. Sind die Hautveränderungen (→ Seite 14) nach zwei bis drei Tagen nicht deutlich abgeklungen, sollten Sie einen Arzt aufsuchen.

Bei weniger als 1 von 1 000 Behandelten kommt es zu Ohrgeräuschen. Derartige Beschwerden sollten Sie möglichst bald zum Arzt führen.

▶ **Sofort zum Arzt**

Wenn starker Hautausschlag, Juckreiz, Herzrasen, Atemnot, Schwäche und Schwindel auftreten, müssen Sie die Anwendung sofort abbrechen und unverzüglich einen Notarzt (Telefon 112) rufen, weil es sich um eine lebensbedrohliche Allergie (→ Seite 14) handeln kann.

Hinweise

Für Kinder unter 14 Jahren

Säuglinge und Kleinkinder unter 2 Jahren

Kinder unter zwei Jahren sollten sicherheitshalber mit diesen Ohrentropfen nicht behandelt werden.

Für Schwangerschaft und Stillzeit

In der Schwangerschaft und Stillzeit sind zwar durch diese Ohrentropfen keine Probleme zu erwarten, aus Sicherheitsgründen sollte der Arzt Nutzen und Risiken der Anwendung aber dennoch sorgfältig abwägen.

Kombinationen: Glukokortikoide + andere Substanzen

Dexamethason + Chloramphenicol + Tetrakain

Dexa-Biofenicol N

Dexamethason + Cinchokain + Butandiol

Otobacid N

Hydrokortison + Bacitrazin + Polymyxin B

Polyspectran HC Salbe

In allen drei Präparaten ist ein Glukokortikoid (Dexamethason, Hydrokortison) mit antibakteriell (Bacitrazin, Chloramphenicol, Polymyxin) oder antiseptisch (Butandiol) wirkenden Substanzen kombiniert.

Dexa-Biofenicol N und *Otobacid N* enthalten darüber hinaus noch ein sogenanntes Lokalanästhetikum (Tetrakain, Cinchokain).

Glukokortikoide sollen die Entzündung zurückdrängen und abschwellend wirken. Das gelingt bei einer oberflächlichen Entzündung im äußeren Gehörgang, die nicht von Bakterien hervorgerufen ist, nicht aber bei einer Mittelohrentzündung.

Als antibakterielle Mittel enthält *Polyspectran HC* zwei Antibiotika: Bacitrazin und Polymyxin. Es ist nachgewiesen, dass Polymyxin die Erreger abtötet, die eine Entzündung im äußeren Gehörgang hervorrufen können. Dass auch Bacitrazin dies tut, ist wahrscheinlich. Gegen eine Mittelohrentzündung oder einen Furunkel im Gehörgang richten äußerlich angewendete Antibiotika jedoch nichts aus. Dazu müssten sie eingenommen werden. Das gilt auch für das Antibiotikum Chloramphenicol, das in *Dexa-Biofenicol N* enthalten ist. Es wirkt zwar gegen viele Keime, doch es gibt Hinweise, dass es das Gehör schädigen kann, wenn es ins Innenohr gelangt. Letztlich kann das sogar zum Hörverlust führen.

Otobacid N enthält als dritte Substanz Butandiol. Ob dieses tatsächlich antiseptisch wirkt, ist fraglich. Eine therapeutische Wirksamkeit ist bei keiner Art von Ohrentzündung ausreichend nachgewiesen.

Lokalanästhetika verringern das Schmerzempfinden. Doch Schmerzen im Zusammenhang mit einer Entzündung im äußeren Ohr lassen sich nicht nennenswert lindern, indem man den Ort der Entzündung betäubt. Zur Behandlung von Ohrenschmerzen sind diese Dreierkombinationen therapeutisch nicht wirksamer als die Anwendung eines Glukokortikoids allein. Bei Mittelohrentzündung und Furunkeln erreichen äußerlich angewendete Antibiotika den Ort der Entzündung nicht. Sie zu verabreichen, ist daher nicht sinnvoll. Die therapeutische Wirksamkeit einer Kombination aus Glukokortikoid und Antibiotikum ist nicht ausreichend nachgewiesen. Die Mittel werden daher sowohl bei Mittelohrentzündungen als auch bei Entzündungen im äußeren Gehörgang als „wenig geeignet" bewertet.

Anwendung

Nach Angaben der Hersteller sollten die Beschwerden etwa eine halbe Stunde nach der Anwendung nachlassen. Geschieht das nicht oder sind die Schmerzen sehr stark, sollten Sie sich innerhalb der nächsten 24 Stunden in ärztliche Behandlung begeben.

Derartige Ohrenmittel sollten nicht länger als zehn Tage angewendet werden. Diese Begrenzung gilt ganz besonders, wenn das Trommelfell verletzt ist und/oder eine chronische Mittelohrentzündung vorliegt. Vor allem die Wirkstoffe Chloramphenicol und Polymyxin können – wenn sie länger einwirken – das Hörvermögen schädigen.

Näheres zur Anwendung lesen Sie unter „Hinweise zum Gebrauch von Ohrentropfen" (→ Seite 176).

Achtung

Gegenanzeigen

Unter folgenden Bedingungen dürfen Sie die Mittel nicht anwenden:

- Die Entzündung wurde durch Viren oder Pilze verursacht.
- Sie leiden an einer Ohrentzündung, die infolge einer Impfung aufgetreten ist.

Wechselwirkungen mit Medikamenten

Dexa-Biofenicol N: Die schädigende Wirkung von Chloramphenicol auf die Blutbildung kann durch andere Wirkstoffe, wie beispielsweise Metamizol (bei Schmerzen und Fieber), verstärkt werden. Den gleichzeitigen Gebrauch zweier solcher Wirkstoffe sollten Sie daher vermeiden.

Unerwünschte Wirkungen

► **Muss beobachtet werden**

Wenn die Haut sich verstärkt rötet und juckt, reagieren Sie vermutlich allergisch auf das Mittel. Dann sollten Sie es absetzen. Sind die Hautveränderungen (→ Seite 14) einige Tage später nicht deutlich abgeklungen, sollten Sie einen Arzt aufsuchen.

► **Sofort zum Arzt**

Dexa-Biofenicol N: Aufgrund des Gehalts an Chloramphenicol sollten Sie, wenn Sie sich längere Zeit erschöpft und müde fühlen oder wiederholt krank sind, einen Arzt aufsuchen und Ihr Blut untersuchen lassen. Chloramphenicol kann vereinzelt zu Blutbildveränderungen (→ Seite 15) führen.

Kombination: Örtlich betäubendes Mittel + Schmerzmittel

Prokain + Phenazon

Otalgan

Prokain ist ein Mittel zur örtlichen Betäubung, ein sogenanntes Lokalanästhetikum. Dieser Wirkstoff hemmt die Erregbarkeit der Nerven, sodass man den Schmerz nicht mehr spürt. Bei Ohrenschmerzen ist der Erfolg allerdings gering, da nur der Ort der Entzündung betäubt wird, Schmerzen im Ohr aber auch auf andere Weise wahrgenommen werden. Es kommt hinzu, dass Prokain die Haut nur geringfügig durchdringt und damit tieferliegende Nerven kaum erreicht.

Phenazon wirkt bei Schmerzen und Entzündungen und wird als Schmerzmittel zum Einnehmen eingesetzt. Dass es bei der Anwendung in Ohrentropfen therapeutisch wirksam ist, ist nicht ausreichend nachgewiesen.

Bei einer Mittelohrentzündung mit intaktem Trommelfell erreichen beide Wirkstoffe den Ort, der von der Entzündung betroffen ist, nicht. Ist das Trommelfell jedoch verletzt, können beide Wirkstoffe durch diese Öffnung in das Mittelohr gelangen, und es besteht die Gefahr, dass sie das Innenohr schädigen. Diese Gründe haben dazu geführt, das Mittel bei Mittelohrentzündungen als „wenig geeignet" zu bewerten.

Anwendung

Laut Beipackzettel sollen die Tropfen, solange es notwendig erscheint, drei- bis viermal am Tag, bei Bedarf oder bei einer starken Entzündung auch stündlich ins Ohr geträufelt werden.

Lassen die Beschwerden nicht bald nach Beginn der Behandlung nach oder sind die Schmerzen sehr stark, sollten Sie innerhalb der nächsten 24 Stunden erneut den Arzt aufsuchen.

Zur Anwendung lesen Sie Näheres unter „Hinweise zum Gebrauch von Ohrentropfen" (→ Seite 176).

ACHTUNG

Gegenanzeigen

Unter folgenden Bedingungen dürfen Sie das Mittel nicht anwenden:

- Sie reagieren allergisch auf Metamizol oder Propyphenazon (beide bei Schmerzen). Dann ist anzunehmen, dass Phenazon bei Ihnen dieselbe Reaktion auslöst.
- Ihre Blutbildung ist gestört (akute intermittierende Porphyrie).
- Ihr Trommelfell ist geschädigt oder Sie haben eine Entzündung im äußeren Gehörgang.

Wechselwirkungen mit Medikamenten

Wenn Sie noch andere Medikamente nehmen, ist zu beachten, dass Ohrentropfen mit Prokain nicht gleichzeitig mit anderen Medikamenten im Gehörgang angewendet werden dürfen. Es kann sein, dass sich die Mittel gegenseitig verdünnen und dadurch an Wirkung verlieren.

UNERWÜNSCHTE WIRKUNGEN

► **Muss beobachtet werden**

Wenn die Haut sich verstärkt rötet und juckt oder sich ein schuppender, juckender Ausschlag bildet, reagieren Sie vermutlich allergisch auf das Mittel. Dann sollten Sie es absetzen. Sind die Hautveränderungen (→ Seite 14) einige Tage später nicht deutlich abgeklungen, sollten Sie einen Arzt aufsuchen.

HINWEISE

Für Schwangerschaft und Stillzeit

Es ist zwar unwahrscheinlich, dass Phenazon aus Ohrentropfen in den Blutkreislauf gelangt. Da das Mittel aber ohnehin als „wenig geeignet" bewertet wird, sollten Sie darauf verzichten.

Mittelohrentzündung, Entzündung des äußeren Gehörgangs

Handelsname Darreichungsform	Zusammensetzung pro 1 ml/1 g oder wie angegeben bzw. pro abgeteilte Einheit	Kleinste Packungsgröße	Festbetrag in Euro	Packungspreis in Euro	Bewertung
Hinweise zu den Tabellenspalten → Seite 28, zur Auswahl der Arzneimittel → Seite 23, zur Grundlage der Bewertung → Seiten 24, 27					
CILOXAN 3 mg/ml Ohrentropfen Rp Ohrentropfen	**Ciprofloxazin** 3 mg	5 ml		15,98	**Wenig geeignet** bei Entzündungen des äußeren Gehörgangs. Die therapeutische Wirksamkeit ist nicht ausreichend nachgewiesen. → Seite 176
Dexa-Biofenicol N Rp Ohrentropfen	**Dexamethason** 0,3 mg + **Chloramphenicol** 30 mg + **Tetrakain-hydrochlorid** 5 mg	10 ml		15,34	**Wenig geeignet** bei Entzündungen des äußeren Gehörgangs. Nicht sinnvolle Kombination. Für die äußerliche Anwendung von Antibiotika als Zusatz zu Glukokortikoiden ist die therapeutische Wirksamkeit nicht ausreichend nachgewiesen. → Seite 177
Otalgan Ohrentropfen	**Prokain-hydrochlorid** 10 mg + **Phenazon** 50 mg	10 g		5,20	**Wenig geeignet** bei Mittelohrentzündung. Nicht sinnvolle Kombination. Für das Schmerzmittel Phenazon ist die therapeutische Wirksamkeit nicht ausreichend nachgewiesen. → Seite 178
Otobacid N Rp Ohrentropfen	**Dexamethason** 0,224 mg + **Cinchokain-hydrochlorid** 5,624 mg + **Butandiol** 539,728 mg	5 ml		16,87	**Wenig geeignet** zur unterstützenden Behandlung von Mittelohrentzündung. **Wenig geeignet** bei Entzündung des äußeren Gehörgangs. Nicht sinnvolle Kombination. Für das Desinfektionsmittel Butandiol ist die therapeutische Wirksamkeit nicht ausreichend nachgewiesen. → Seite 177

Mittelohrentzündung, Entzündung des äußeren Gehörgangs Fortsetzung

Handelsname Darreichungsform	Zusammensetzung pro 1 ml/1 g oder wie angegeben bzw. pro abgeteilte Einheit	Kleinste Packungsgröße	Festbetrag in Euro	Packungspreis in Euro	Bewertung
PANOTILE CIPRO 1,0 mg/0,5 ml Ohrentropfen Rp Ohrentropfen	**Ciprofloxazin** 1 mg pro 0,5 ml	20 x 0,5 ml		19,67	**Mit Einschränkung geeignet** bei chronischer Mittelohrentzündung mit geschädigtem Trommelfell. Die therapeutische Wirksamkeit ließ sich bisher nur bei wenigen Patienten und nur für eine kurze Behandlungszeit zeigen. Langzeiteffekte auf die Erkrankung, das Hörvermögen und den Hörapparat sind nicht bekannt. **Wenig geeignet** bei Entzündungen des äußeren Gehörgangs. Die therapeutische Wirksamkeit ist nicht ausreichend nachgewiesen. → Seite 176
Polyspectran HC Salbe Rp Salbe	**Hydrokortisonazetat** 10 mg + **Bacitrazin** 300 I.E. + **Polymyxin-B-sulfat** 7 500 I.E.	5 g		16,91	**Wenig geeignet** bei Entzündung des äußeren Gehörgangs. Nicht sinnvolle Kombination. Für die äußerliche Anwendung von Antibiotika als Zusatz zu Glukokortikoiden ist die therapeutische Wirksamkeit nicht ausreichend nachgewiesen. → Seite 177

Hinweise zu den Tabellenspalten → Seite 28, zur Auswahl der Arzneimittel → Seite 23, zur Grundlage der Bewertung → Seiten 24, 27

Menière-Krankheit

Charakteristikum der Menière-Krankheit ist ein anfallartig auftretender Schwindel, der mit Übelkeit verbunden ist. Den Betroffenen scheint es, als würde sich die Umgebung um sie drehen. Bei mehr als der Hälfte der Erkrankten hören die Anfälle bald von selbst auf; treten sie innerhalb von fünf Jahren aber erneut auf, haben nur 10 bis 20 Prozent die Chance, wieder anfallfrei zu werden.

Anzeichen und Beschwerden

Ein Menière-Anfall kann Minuten, aber auch Stunden dauern, jedoch kaum länger als einen Tag. Zu ihm gehören immer drei Gruppen von Symptomen:

- Schwindel, Übelkeit und Erbrechen und unkontrollierbares Augenzittern.
- Geräusche wie beim Tinnitus, aber nur in einem Ohr.
- Nachlassendes Hörvermögen auf dem betroffenen Ohr und unter Umständen ein Druckgefühl.

Ursachen

Die Erkrankung geht vom Gleichgewichtsorgan im Innenohr aus; mitunter ist auch das Gehörorgan betroffen. Manchmal lassen sich Stress, psychische Faktoren und Entzündungen als Auslöser eines Menière-Anfalls ausmachen. Die meisten Aspekte der Erkrankung sind allerdings noch ungeklärt. Derzeit geht man davon aus, dass sich beim Menière-Anfall im Innenohr Folgendes abspielt:

Das gesamte Innenohr und auch das Innere der Bogengänge, die von einer Art „Schlauch" durchzogen sind, sind mit Flüssigkeit gefüllt. Im Menière-Anfall sind die Schläuche in den Bogengängen wahrscheinlich praller gefüllt als üblich, entweder weil zu viel Flüssigkeit produziert wird oder nicht genügend abfließen kann. Der Druck beeinträchtigt das Gleichgewichtsempfinden, was über Nervenbahnen im Gehirn Übelkeit und Erbrechen auslöst. Wenn Hörstörungen auftreten, beruhen sie darauf, dass auch die Haarzellen im Gehörorgan geschädigt wurden. Der Anfall endet, wenn der ursprüngliche Druck in den Bogengängen wiederhergestellt ist.

Zu Beginn der Erkrankung bildet sich der Schaden im Gleichgewichtsorgan wieder zurück; hält die Krankheit an, wird er jedoch irreparabel.

Nichtmedikamentöse Maßnahmen

Manchen Menschen hilft es, wenn sie Stress nicht mehr so stark als Belastung empfinden. Mit Verhaltenstherapie und Entspannungstraining lässt sich lernen, Belastungen besser zu bewältigen.
Beim akuten Anfall ist Bettruhe angebracht.
Wer mit der Menière-Krankheit leben muss, profitiert möglicherweise von speziellen krankengymnastischen Übungen.

Behandlung mit Medikamenten

Alle besprochenen Medikamente werden bei Schwindel, der vom Innenohr ausgeht (vestibulärer Schwindel), wie es beim Menière-Schwindel der Fall ist, als „wenig geeignet" beurteilt.
Die therapeutische Wirksamkeit für Betahistin (→ nebenstehend) ist nicht ausreichend nachgewiesen. Auch für das Antihistaminikum (→ Seite 182) Dimenhydrinat, das sich aus Diphenhydramin und 8-Chlortheophyllin zusammensetzt, ist die therapeutische Wirksamkeit bei Schwindel, der – wie bei der Menière-Krankheit – vom Innenohr ausgeht, nicht ausreichend nachgewiesen. Das Gleiche gilt für Sulpirid (→ Seite 183), das auch als Neuroleptikum bei Psychosen eingesetzt wird. Gegen Sulpirid sprechen darüber hinaus seine ausgeprägten unerwünschten Wirkungen auf den Hormonhaushalt.
Gegen Menière-Schwindel wird auch häufig eine Kombination aus Cinnarizin + Dimenhydrinat (→ Seite 185) verordnet. Es ist jedoch nicht ausreichend nachgewiesen, dass dieses Kombinationsmittel bei dem speziellen Menière-Schwindel therapeutisch wirksam ist.
Kehren heftige Schwindelanfälle lange Zeit immer wieder und lassen sich die Symptome nicht wenigstens so beeinflussen, dass sie erträglich sind, bleibt als letzte Möglichkeit, die Sinneszellen des Gleichgewichtsorgans zu zerstören. Dazu wird die sonst unerwünschte Wirkung des Antibiotikums Gentamicin ausgenutzt: Es wird vor das Trommelfell gebracht, dringt von dort bis zum Labyrinth vor und zerstört die Zellen des Gleichgewichtsorgans. Eine andere Möglichkeit ist, die Zellen operativ zu zerstören.
In einem speziellen Training muss der Betroffene anschließend lernen, sich ohne funktionierendes Gleichgewichtsorgan im Raum zurechtzufinden und zu bewegen.
Alternativ dazu kann eine sogenannte Saccotomie infrage kommen. Bei diesem Verfahren schafft man für die gestaute Flüssigkeit im Innenohr operativ eine Abflussmöglichkeit. Das Hörvermögen bleibt dabei erhalten.

Anthroposophische, homöopathische und traditionell angewendete Mittel

Zu den meistverordneten Mitteln gehört auch *Vertigoheel*. Dabei handelt es sich um ein homöopathisches Präparat, das sich nach den Grundsätzen dieses Buches nicht bewerten lässt und deshalb nicht näher besprochen wird. Allgemeine Informationen zu der genannten Therapierichtung finden Sie im Abschnitt „Homöopathische Arzneimittel" (→ Seite 21).

■

Betahistin

Aequamen, Betahistin AL, Betahistin-ratiopharm, Betahistin Stada, Betavert, Vasomotal

Betahistin erweitert die kleinen Blutgefäße und verbessert somit die Durchblutung. Man hofft, dass sich dadurch die Veränderungen im Innenohr schneller zurückbilden und der Schwindelanfall rascher vergeht.
Die therapeutische Wirksamkeit von Betahistin bei der Menière-Krankheit ist jedoch nicht ausreichend nachgewiesen. Die Mittel werden daher als „wenig geeignet" bewertet.

ANWENDUNG

Laut Beipackzettel sollen üblicherweise zwischen 16 und 40 Milligramm Betahistin täglich eingenommen werden. Die Therapie kann zwar über lange Zeit hinweg durchgeführt werden, da die Anfälle aber nach einiger Zeit meist von selbst aufhören, sollte der Arzt immer wieder versuchen, das Mittel abzusetzen.

ACHTUNG

Vasomotal: Die Tropfen enthalten Parabene. Diese Konservierungsmittel führen möglicherweise zur Allergie. Wenn Sie auf Parastoffe (→ Seite 1159) allergisch reagieren, dürfen Sie dieses Mittel nicht anwenden.

Gegenanzeigen

Unter folgenden Bedingungen dürfen Sie die Mittel nicht anwenden:

- Sie leiden an Asthma.
- Sie haben einen Tumor im Nebennierenmark (Phäochromozytom).

Wechselwirkungen mit Medikamenten

Antihistaminika können die Wirkung von Betahistin verringern oder sie sogar ganz aufheben. Sie sollten nicht zusammen mit Betahistin eingenommen werden. Zur Gruppe der Antihistaminika gehört auch Diphenhydramin (→ Seite 293), das ebenfalls bei Schwindel eingesetzt wird. Außerdem wird es bei Übelkeit und Erbrechen sowie bei Allergien und als Schlafmittel gebraucht.

Unerwünschte Wirkungen

▶ **Keine Maßnahmen erforderlich**
Möglich sind Völlegefühl, Sodbrennen, Übelkeit, Nervosität und leichte Benommenheit.

▶ **Muss beobachtet werden**
Es kann Durchfall auftreten, der aber nach zwei bis drei Tagen wieder vergangen sein sollte.
Bei Herzklopfen, Hitzegefühl im Kopf und starker Benommenheit wenden Sie sich an einen Arzt. Dasselbe gilt, wenn sich die Haut rötet, juckt und Quaddeln auftreten.

▶ **Sofort zum Arzt**
Bei Herzschmerzen, Atemnot oder Kreislaufschwäche sollten Sie sofort zum Arzt gehen. Wenn starker Hautausschlag, Juckreiz, Herzrasen, Atemnot, Schwäche und Schwindel auftreten, müssen Sie die Einnahme sofort stoppen und unverzüglich den Notarzt (Telefon 112) rufen, weil es sich um eine lebensbedrohliche Allergie (→ Seite 14) handeln kann.

Hinweise

Für Schwangerschaft und Stillzeit
Bisher ist nicht nachgewiesen worden, dass das Kind Schaden nimmt, wenn seine Mutter während der Schwangerschaft oder Stillzeit Betahistin einnimmt. Da die Mittel aber als „wenig geeignet" bewertet werden, sollten Sie sicherheitshalber darauf verzichten.

Zur Verkehrstüchtigkeit
Wenn Sie durch die Mittel benommen werden, ist Ihre Fähigkeit eingeschränkt, ein Fahrzeug zu lenken, Maschinen zu bedienen und Arbeiten ohne sicheren Halt zu verrichten.

Antihistaminikum

Dimenhydrinat

Vertigo-Vomex

Dimenhydrinat ist ein Salz des Antihistaminikums Diphenhydramin mit 8-Chlortheophyllin. Dieses Salz wird im Körper sofort gespalten. Die eigentliche Wirksubstanz ist das freiwerdende Diphenhydramin, das das Brechzentrum im Gehirn dämpft und dadurch Übelkeit und Schwindel lindert. 8-Chlortheophyllin, mit dem das Salz gebildet wird, war wohl ursprünglich in der Vorstellung ausgewählt worden, den müde machenden Effekt von Diphenhydramin auszugleichen. In der Praxis bringt der Zusatz von 8-Chlortheophyllin jedoch keinen zusätzlichen Vorteil. Um Übelkeit und Erbrechen zu bekämpfen, genügt Diphenhydramin.

Dass Dimenhydrinat die Schwindelanfälle verhindert oder unterbricht, die die Menière-Krankheit charakterisieren, ist nicht ausreichend nachgewiesen. Das Mittel wird als „wenig geeignet" bewertet.

Anwendung

Die Retardkapseln und Zäpfchen enthalten so viel Wirkstoff, dass eine Anwendung in achtstündigem Abstand genügt, um im Blut einen gleichmäßigen Wirkstoffspiegel zu erzielen.
Da die Anfälle nach einiger Zeit meist von selbst aufhören, sollte der Arzt immer wieder versuchen, das Mittel abzusetzen.

Achtung

Gegenanzeigen
Unter folgenden Bedingungen dürfen Sie die Mittel nicht anwenden:
- Sie haben einen grünen Star (Glaukom).
- Sie leiden unter Epilepsie.
- Ihre Prostata ist vergrößert und Sie können die Blase nicht vollständig entleeren.
- Sie leiden an einer speziellen Störung der Blutbildung (Porphyrie).
- Sie werden gleichzeitig mit Aminoglykosid-Antibiotika behandelt. Dann kann eine mögliche Schädigung des Innenohrs durch die Antibiotika verdeckt werden.

Unerwünschte Wirkungen

▶ **Keine Maßnahmen erforderlich**
Mehr als 1 von 100 Personen, die Dimenhydrinat einnehmen, fühlen sich müde, schwindlig und in der Reaktionsfähigkeit eingeschränkt. Manche können ihre Blase nicht richtig entleeren, bei anderen fühlt sich der Mund trocken an.

▶ **Muss beobachtet werden**
Sehstörungen und ein Druckgefühl im Auge können darauf hinweisen, dass der Augeninnendruck angestiegen ist. Dann sollte ein Augenarzt den Druck im Auge kontrollieren.
Wenn Sie sich längere Zeit erschöpft fühlen und häufig Infektionen oder Fieber haben, sollte der Arzt Ihr Blut untersuchen. Es kann eine Blutbildungsstörung (→ Seite 15) vorliegen.
Rote, juckende, entzündliche Flecken an den Unterarmen und an der Mundschleimhaut treten bei weniger als 1 von 1 000 Behandelten auf. Dabei kann es sich um eine Knötchenflechte handeln, die vom Arzt behandelt werden muss.

▶ **Sofort zum Arzt**

Menschen, deren Augeninnendruck vor der Behandlung unbemerkt an der oberen Grenze liegt, können einen akuten Glaukomanfall erleiden. Dann wird das Auge rot, hart und schmerzt und es treten Übelkeit und Erbrechen auf. Ein Glaukomanfall ist ein Notfall, der sofort ärztlich behandelt werden muss!

Bei Erregung, Unruhe, Verwirrtheit und Stimmungsschwankungen (Euphorie und Depressionen), Bewegungsstörungen und Krampfanfällen sollten Sie sich umgehend in ärztliche Behandlung begeben.

Das Reaktionsvermögen kann so stark eingeschränkt und die Müdigkeit so ausgeprägt sein, dass der Behandelte nur noch schlecht ansprechbar ist, sehr langsam reagiert und unregelmäßig oder sehr flach atmet. In dieser Situation muss derjenige, der das bemerkt, sofort einen Arzt rufen!

Hinweise

Für Schwangerschaft und Stillzeit

Dimenhydrinat kann Wehen hervorrufen. Die Mittel sollten daher im letzten Schwangerschaftsdrittel nicht angewendet werden.

Der Wirkstoff geht in geringer Menge in die Muttermilch über. Müssen Sie die Mittel während der Stillzeit einnehmen, sollten Sie sicherheitshalber abstillen.

Zur Verkehrstüchtigkeit

Wenn Ihre Reaktionsfähigkeit beeinträchtigt ist oder Sehstörungen auftreten, sollten Sie kein Fahrzeug lenken, keine Maschinen bedienen und keine Arbeiten ohne sicheren Halt verrichten.

Neuroleptikum

Sulpirid

Dogmatil, Meresa, neogama, Sulpirid AL, Sulpirid-CT, Sulpirid HEXAL, Sulpirid-neuraxpharm, Sulpirid-ratiopharm, Sulpirid STADA, Sulpivert, Vertigo-Meresa, vertigo-neogama

Niedrig dosiertes Sulpirid setzt im Gehirn den Botenstoff Dopamin vermehrt frei. Ob sich das auf die Menière-Krankheit auswirkt und wenn ja wie, ist bisher nicht ausreichend untersucht. Die therapeutische Wirksamkeit von Sulpirid bei der Menière-Krankheit ist nicht ausreichend nachgewiesen. Daher werden die Mittel als „wenig geeignet" bewertet.

Anwendung

Laut Beipackzettel soll zu Beginn der Behandlung dreimal täglich eine Tablette eingenommen werden. Nach einigen Tagen kann die Dosis verdoppelt werden.

Hält der Schwindel nach zwei Wochen trotz Dosiserhöhung immer noch an, wirkt das Mittel offenbar nicht und sollte abgesetzt werden.

Sie sollten die Tabletten nicht später als 16 Uhr einnehmen, um Einschlafstörungen zu vermeiden.

Achtung

Dogmatil: Der Saft enthält Parabene. Diese Konservierungsmittel führen möglicherweise zur Allergie. Wenn Sie auf Parastoffe (→ Seite 1159) allergisch reagieren, dürfen Sie das Mittel nicht anwenden.

Gegenanzeigen

Unter folgenden Bedingungen dürfen Sie Sulpirid nicht anwenden:

- Sie haben einen erhöhten Prolaktinspiegel.
- Sie haben Brustkrebs oder leiden an einem prolaktinabhängigen Tumor.
- Sie leiden an einer Erkrankung des Gehirns, die mit Erregungszuständen einhergeht.
- Sie haben Epilepsie oder hatten schon einmal einen Krampfanfall.
- Sie nehmen Levodopa (bei Parkinsonkrankheit) ein.

Unter folgenden Bedingungen muss der Arzt Nutzen und Risiken der Anwendung besonders sorgfältig abwägen:

- Sie haben einen schweren Leber- oder Nierenschaden. Bei eingeschränkter Nierenfunktion darf Sulpirid nur halb so stark wie sonst üblich dosiert werden.
- Sie können die Blase nicht vollständig entleeren.
- Ihre Prostata ist vergrößert.
- Der Übergang vom Magen zum Darm ist verengt (Pylorusstenose).
- Sie haben Herzrhythmusstörungen, weil die Impulse, die das Herz zu seiner Tätigkeit anregen, nicht richtig weitergeleitet werden.
- Sie haben einen viel zu niedrigen Blutdruck.
- Sie haben ein Engwinkelglaukom (grüner Star).
- Sie leiden unter der Parkinsonkrankheit.
- Sie hatten schon einmal ein malignes neuroleptisches Syndrom (→ Seite 1026), bei dem sehr hohes Fieber auftritt.

Wechselwirkungen mit Medikamenten

Wenn Sie noch andere Medikamente nehmen, ist zu beachten:

- Schmerz-, Schlaf- und Beruhigungsmittel können die dämpfende Wirkung so verstärken, dass Bewusstsein, Bewegungen und Atmung ernsthaft beeinträchtigt werden.
- Die blutdrucksenkende Wirkung von Arzneimitteln und die von Sulpirid können sich gegenseitig verstärken. Das gilt auch, wenn die Blutdrucksenkung eine unerwünschte Wirkung des Arzneimittels ist.
- Mittel mit ähnlichem Wirkort (Anticholinergika bei Parkinsonkrankheit und trizyklische Antidepressiva bei Depressionen) können die Wirkungen bis zum Delirium verstärken. Die Symptome sind mit denen des Alkoholdeliriums vergleichbar: Herzrasen, Schwitzen, Zittern, Verwirrtheit, Gleichgewichtsstörungen, Krampfanfälle.
- Wenn Sie Adrenalin anwenden (z. B. als Notfallmedikament bei einer Insektenstichallergie), kann sich dessen Wirkung umkehren: Der Blutdruck fällt anstatt zu steigen.
- In Kombination mit Levodopa verringern die beiden Mittel gegenseitig ihre Wirkung.

▶ **Unbedingt beachten**

Die Kombination mit bestimmten Mitteln, die selbst am Herzen wirken, kann zu lebensbedrohlichen Herzrhythmusstörungen (Torsade de pointes → Seite 16) führen. Zu diesen Medikamenten gehören beispielsweise Amiodaron, Chinidin, Disopyramid und Sotalol, mit denen bestimmte Arten von Herzrhythmusstörungen behandelt werden, Thioridazin (bei Psychosen, Schizophrenie), intravenös gegebenes Erythromyzin und Sparfloxazin (bei Infektionen), Vincamin (bei Durchblutungsstörungen im Gehirn) und Pentamidin (bei Infektionen).

Wechselwirkungen mit Speisen und Getränken

Meiden Sie Kaffee und Tee. Sie enthalten Gerbstoffe, die die Wirkung von Sulpirid verringern können.

Alkohol dämpft die Gehirnfunktionen. In Kombination mit Sulpirid können Bewusstseins-, Bewegungs- und Atemstörungen sowie Erregungszustände auftreten.

Unerwünschte Wirkungen

▶ **Keine Maßnahmen erforderlich**

Bei etwa 3 von 100 Menschen, die Sulpirid gegen Schwindel einnehmen, führt das Medikament selbst zu Schwindel (→ Seite 15).

Mehr als 1 von 100 Behandelten bekommen Durchfall oder Verdauungsstörungen.

Auch Mundtrockenheit und vermehrter Speichelfluss können auftreten.

▶ **Muss beobachtet werden**

Bis zu 9 von 100 Menschen, die Sulpirid einnehmen, klagen über Koordinationsstörungen. Möglich sind auch psychische Veränderungen, die das ganze Spektrum von Müdigkeit über Depressionen bis zum Erregungszustand umfassen können.

Bei weniger als 1 von 1 000 Anwendern kann Sulpirid den Herzschlag verlangsamen und zu Herzrhythmusstörungen (→ Seite 16) führen; eventuell kann es den Blutdruck ansteigen lassen.

Wenn die genannten Symptome länger als einen Tag anhalten, sollten Sie sich an den Arzt wenden. Wenn noch Schwindel oder Kreislaufschwäche hinzukommen, sollten Sie sofort den Arzt benachrichtigen.

Sulpirid kann dosisabhängig ausgeprägte Wirkungen auf das Hormonsystem haben. Bei Frauen kann es zu Zyklusstörungen und schmerzhaften Verdickungen in der Brust und zu Milchfluss kommen. Männer können an Potenz- und Libidostörungen leiden, und die Brust kann sich vergrößern. Milchfluss ist bei ihnen selten. Wenn diese unerwünschten Wirkungen auftreten und Sie stark beeinträchtigen, sollten Sie einen Arzt aufsuchen. Nach dem Absetzen der Mittel bilden sich diese Störungen meist wieder zurück.

▶ **Sofort zum Arzt**

Bei Tagesdosen über 300 Milligramm Sulpirid können besonders im Kopf-, Hals- und Schulterbereich Muskelkrämpfe auftreten. Betroffen sind davon vor allem Kinder und junge Erwachsene. Damit sollten Sie sich sofort zum Arzt begeben oder einen Arzt rufen.

Wenn Bewegungsstörungen und Muskelkrämpfe auftreten, verbunden mit erhöhter Temperatur, Herzrasen, schneller Atmung und einem gestörten Bewusstsein, rufen Sie sofort den Arzt. Es kann sich um das lebensbedrohliche maligne neuroleptische Syndrom (→ Seite 1026) handeln.

Hinweise

Für Schwangerschaft und Stillzeit

In der Schwangerschaft darf Sulpirid nicht angewendet werden.

Auch in der Stillzeit ist Sulpirid zu meiden, da die Substanz in die Muttermilch übergeht. Außerdem verstärkt Sulpirid aufgrund seiner hormonähnlichen Wirkung den Milchfluss und erschwert das Abstillen.

Kombination

Cinnarizin + Dimenhydrinat

ARLEVERT

Bei diesem Präparat handelt es sich um ein Kombinationsmittel aus Cinnarizin und Dimenhydrinat. Cinnarizin wirkt wie ein Antihistaminikum und beeinflusst Schwindel und Übelkeit. Darüber hinaus erweitert es die kleinen Blutgefäße und verbessert die Fließeigenschaften des Blutes. Angaben zu dem zweiten Wirkstoff, ebenfalls ein Antihistaminikum, und zu seinen Wirkungen lesen Sie unter „Dimenhydrinat" (→ Seite 182). Die therapeutische Wirksamkeit dieser Kombination bei Menière-Schwindel ist nicht ausreichend nachgewiesen – auch nicht nach jener Studie, die so aufgebaut ist, wie es notwendig ist, um die Wirksamkeit eines Kombinationsmittels nachzuweisen. Sie legt nahe, dass das Mittel bei Schwindel verschiedener Ursachen zumindest in der Akutphase besser wirken kann als zum Beispiel der Einzelwirkstoff Dimenhydrinat. Allerdings wurden in diese Studie keine Personen einbezogen, deren Schwindel auf der Menière-Krankheit beruht. Insofern ist die therapeutische Wirksamkeit bei dieser Krankheit nach wie vor nicht ausreichend belegt und das Mittel wird weiterhin als „wenig geeignet" bewertet.

Anwendung

Laut Beipackzettel sollen zwischen drei und fünf Tabletten pro Tag eingenommen werden. Die Behandlung kann über lange Zeit fortgesetzt werden; da die Anfälle aber nach einiger Zeit meist von selbst aufhören, sollte der Arzt immer wieder versuchen, das Mittel abzusetzen.

Achtung

Gegenanzeigen

Unter folgenden Bedingungen dürfen Sie das Mittel nicht anwenden:

- Sie leiden an Asthma.
- Sie haben Epilepsie.
- Sie haben einen Tumor im Kopf.
- Ihre Prostata ist so vergrößert, dass Sie die Blase nicht mehr ganz entleeren können.
- Ihr Augeninnendruck ist erhöht (grüner Star, Glaukom).
- Sie haben Herzrhythmusstörungen oder eine koronare Herzkrankheit.
- Sie werden mit Aminoglykosid-Antibiotika (z. B. Gentamicin, Neomyzin, Streptomyzin, bei Infektionen) behandelt.
- Sie nehmen Arzneimittel ein, die den Herzrhythmus verändern können, beispielsweise Amiodaron (bei Herzrhythmusstörungen) oder Terbinafin (bei Allergien).

Wechselwirkungen mit Medikamenten

Wenn Sie noch andere Medikamente nehmen, ist zu beachten:

- MAO-Hemmer (z. B. Tranylcypromin bei Depressionen) müssen seit mindestens zwei Wochen abgesetzt sein, bevor das Menière-Medikament eingenommen wird.
- *ARLEVERT* kann die dämpfende Wirkung von Schlafmitteln und Mitteln bei Angststörungen verstärken.
- Durch *ARLEVERT* können Medikamente, die den Blutdruck heben oder senken sollen, jeweils stärker wirken.
- Durch *ARLEVERT* können die unerwünschten Wirkungen von trizyklischen Antidepressiva, wie Mundtrockenheit, Seh- und Blasenentleerungsstörungen, verstärkt auftreten.
- Wenn *ARLEVERT* gleichzeitig mit sogenannten Aminoglykosid-Antibiotika (z. B. Gentamicin, Neomyzin, Streptomyzin) eingenommen wird, können die Antibiotika das Innenohr schwer schädigen. Diese Folge wird jedoch erst spät bemerkt, weil das Menière-Medikament sie verdeckt.

▶ **Unbedingt beachten**

In Kombination mit bestimmten Mitteln, die am Herzen wirken, kann *ARLEVERT* zu lebensbedrohlichen Herzrhythmusstörungen führen. Zu diesen Medikamenten gehören solche, mit denen Herzrhythmusstörungen behandelt werden (beispielsweise Flecainid, Amiodaron), Mittel bei Allergien (beispielsweise Terbinafin), Mittel bei Infektionen (beispielsweise Erythromyzin) sowie Mittel bei Psychosen (beispielsweise Chlorpromazin und Haloperidol). Näheres hierzu finden Sie unter „Torsade de pointes" (→ Seite 16).

Unerwünschte Wirkungen

▶ **Keine Maßnahmen erforderlich**

Mehr als 1 von 100 Personen, die dieses Mittel einnehmen, fühlen sich müde, schwindlig und in der Reaktionsfähigkeit eingeschränkt. Manche können ihre Blase nicht richtig entleeren, bei anderen fühlt sich der Mund trocken an.

▶ **Muss beobachtet werden**
Sehstörungen und ein Druckgefühl im Auge können darauf hinweisen, dass der Augeninnendruck angestiegen ist. Dann sollte ein Arzt den Druck kontrollieren.
Wenn Sie sich längere Zeit erschöpft fühlen und häufig Infektionen oder Fieber haben, sollte der Arzt Ihr Blut untersuchen. Es kann eine Blutbildungsstörung (→ Seite 15) vorliegen.
Rote, juckende, entzündliche Flecken an den Unterarmen und an der Mundschleimhaut treten bei weniger als 1 von 1 000 Behandelten auf. Dabei kann es sich um eine Knötchenflechte handeln, die vom Arzt behandelt werden muss.

▶ **Sofort zum Arzt**
Menschen, deren Augeninnendruck unbemerkt an der oberen Grenze liegt, können einen akuten Glaukomanfall erleiden. Dann wird das Auge rot, hart und schmerzt und es treten Übelkeit und Erbrechen auf. Ein Glaukomanfall ist ein Notfall, der sofort ärztlich behandelt werden muss!

Hinweise

Für Schwangerschaft und Stillzeit
Über die Risiken einer Anwendung des Kombinationsmittels in der Schwangerschaft gibt es keine ausreichenden Erkenntnisse. Da das Mittel ohnehin als „wenig geeignet" bewertet wird, sollten Sie darauf verzichten.
Dimenhydrinat kann Wehen hervorrufen und sollte darum im letzten Schwangerschaftsdrittel nicht angewendet werden. Der Wirkstoff geht in geringer Menge in die Muttermilch über.

Zur Verkehrstüchtigkeit
Das Medikament macht deutlich müde. Solange Sie es anwenden, sollten Sie kein Fahrzeug lenken, keine Maschinen bedienen und keine Arbeiten ohne sicheren Halt verrichten.

Menière-Krankheit

Handelsname Darreichungsform	Zusammensetzung pro 1 ml/1 g oder wie angegeben bzw. pro abgeteilte Einheit	Kleinste Packungsgröße	Festbetrag in Euro	Packungspreis in Euro	Bewertung
Aequamen Rp *forte Rp* Tabletten	**Betahistin-dimesilat** 6 mg 12 mg	50 Stück 20 Stück	13,15 12,05	13,15 12,05	**Wenig geeignet** bei Menière-Krankheit. Die therapeutische Wirksamkeit ist nicht ausreichend nachgewiesen. → Seite 18
ARLEVERT Rp Tabletten	**Cinnarizin** 20 mg **+ Dimenhydrinat** 40 mg	20 Stück		16,09	**Wenig geeignet** bei Menière-Krankheit. Die therapeutische Wirksamkeit der Kombination ist nicht ausreichend nachgewiesen. Die bisher vorliegenden Studien zur Behandlung verschiedener Schwindelarten lassen keine Aussage zur Wirksamkeit bei Menière-Krankheit zu. → Seite 18
Betahistin AL 6 Rp *12 Rp* Tabletten	**Betahistin-dimesilat** 6 mg 12 mg	20 Stück 20 Stück	11,36 12,05	11,34 11,97	**Wenig geeignet** bei Menière-Krankheit. Die therapeutische Wirksamkeit ist nicht ausreichend nachgewiesen. → Seite 18
Betahistin-ratiopharm *6 mg Rp* *12 mg Rp* Tabletten	**Betahistin-dimesilat** 6 mg 12 mg	50 Stück 20 Stück	13,15 12,05	13,13 12,01	**Wenig geeignet** bei Menière-Krankheit. Die therapeutische Wirksamkeit ist nicht ausreichend nachgewiesen. → Seite 18
Betahistin Stada 6 Rp *12 Rp* Tabletten	**Betahistin-dimesilat** 6 mg 12 mg	20 Stück 20 Stück	11,36 12,05	11,35 12,01	**Wenig geeignet** bei Menière-Krankheit. Die therapeutische Wirksamkeit ist nicht ausreichend nachgewiesen. → Seite 18
Betavert 6 mg Rp *12 mg Rp* Tabletten	**Betahistin-dimesilat** 6 mg 12 mg	20 Stück 20 Stück	11,36 12,05	11,31 12,01	**Wenig geeignet** bei Menière-Krankheit. Die therapeutische Wirksamkeit ist nicht ausreichend nachgewiesen. → Seite 18

Hinweise zu den Tabellenspalten → Seite 28, zur Auswahl der Arzneimittel → Seite 23, zur Grundlage der Bewertung → Seiten 24, 27

Menière-Krankheit Fortsetzung

Handelsname Darreichungsform	Zusammensetzung pro 1 ml/1 g oder wie angegeben bzw. pro abgeteilte Einheit	Kleinste Packungsgröße	Festbetrag in Euro	Packungspreis in Euro	Bewertung
Hinweise zu den Tabellenspalten → Seite 28, zur Auswahl der Arzneimittel → Seite 23, zur Grundlage der Bewertung → Seiten 24, 27					
Dogmatil Kapseln Rp Kapseln	**Sulpirid** 50 mg	20 Stück	12,76	12,76	**Wenig geeignet** bei Menière-Krankheit. Die therapeutische Wirksamkeit ist nicht ausreichend nachgewiesen. → Seite 183
Dogmatil Saft Rp Saft	25 mg pro 5 ml (Konservierungsmittel: Parabene)	200 ml	13,08	13,08	
Dogmatil forte Rp Tabletten	200 mg	20 Stück	19,77	19,77	
Meresa Rp Kapseln	**Sulpirid** 50 mg	20 Stück	12,76	12,76	**Wenig geeignet** bei Menière-Krankheit. Die therapeutische Wirksamkeit ist nicht ausreichend nachgewiesen. → Seite 183
Meresa forte Rp Tabletten	200 mg	20 Stück	19,77	19,75	
neogama 50 Rp Kapseln	**Sulpirid** 50 mg	50 Stück	16,70	16,70	**Wenig geeignet** bei Menière-Krankheit. Die therapeutische Wirksamkeit ist nicht ausreichend nachgewiesen. → Seite 183
neogama forte 200 Rp Tabletten	200 mg	20 Stück	19,77	19,75	
Sulpirid AL 50 Rp Tabletten	**Sulpirid** 50 mg	20 Stück	12,76	11,61	**Wenig geeignet** bei Menière-Krankheit. Die therapeutische Wirksamkeit ist nicht ausreichend nachgewiesen. → Seite 183
Sulpirid-CT 50 mg Tabletten Rp Tabletten	**Sulpirid** 50 mg	20 Stück	12,76	11,67	**Wenig geeignet** bei Menière-Krankheit. Die therapeutische Wirksamkeit ist nicht ausreichend nachgewiesen. → Seite 183
Sulpirid HEXAL 100 mg Rp Filmtabletten	**Sulpirid** 100 mg	20 Stück	15,26	13,29	**Wenig geeignet** bei Menière-Krankheit. Die therapeutische Wirksamkeit ist nicht ausreichend nachgewiesen. → Seite 183
Sulpirid HEXAL 50 mg Rp Kapseln	50 mg	20 Stück	12,76	11,67	
Sulpirid-neuraxpharm 50 mg Tabletten Rp	**Sulpirid** 50 mg	20 Stück	12,76	11,61	**Wenig geeignet** bei Menière-Krankheit. Die therapeutische Wirksamkeit ist nicht ausreichend nachgewiesen. → Seite 183
100 Rp	100 mg	20 Stück	15,26	13,28	
200 mg Tabletten Rp Tabletten	200 mg	20 Stück	19,77	16,15	
Sulpirid-ratiopharm Rp Tabletten	**Sulpirid** 50 mg	20 Stück	12,76	11,67	**Wenig geeignet** bei Menière-Krankheit. Die therapeutische Wirksamkeit ist nicht ausreichend nachgewiesen. → Seite 183
Sulpirid STADA 50 mg Rp Filmtabletten	**Sulpirid** 50 mg	20 Stück	12,76	11,67	**Wenig geeignet** bei Menière-Krankheit. Die therapeutische Wirksamkeit ist nicht ausreichend nachgewiesen. → Seite 183
Sulpivert 50 mg Kapseln Rp Kapseln	**Sulpirid** 50 mg	20 Stück	12,76	11,63	**Wenig geeignet** bei Menière-Krankheit. Die therapeutische Wirksamkeit ist nicht ausreichend nachgewiesen. → Seite 183
Sulpivert 100 mg Tabletten Rp Tabletten	100 mg	20 Stück	15,26	13,28	
Vasomotal 16 mg Rp	**Betahistin-dihydrochlorid** 16 mg	20 Stück	13,09	13,46	**Wenig geeignet** bei Menière-Krankheit. Die therapeutische Wirksamkeit ist nicht ausreichend nachgewiesen. → Seite 181
24 mg Rp Tabletten	24 mg	20 Stück	13,85	14,29	
Vasomotal Tropfen Rp Tropfen	8 mg (Konservierungsmittel: Parabene)	30 ml	13,01	13,30	

Menière-Krankheit Fortsetzung

Handelsname Darreichungsform	Zusammensetzung pro 1 ml/1 g oder wie angegeben bzw. pro abgeteilte Einheit	Kleinste Packungsgröße	Festbetrag in Euro	Packungspreis in Euro	Bewertung
Vertigo-Meresa Rp Kapseln	**Sulpirid** 50 mg	10 Stück	11,32	11,32	**Wenig geeignet** bei Menière-Krankheit. Die therapeutische Wirksamkeit ist nicht ausreichend nachgewiesen. → Seite 18
Vertigo-Meresa 200 Rp Tabletten	200 mg	10 Stück	15,08	15,08	
vertigo-neogama Rp	**Sulpirid** 50 mg	20 Stück	12,76	12,76	**Wenig geeignet** bei Menière-Krankheit. Die therapeutische Wirksamkeit ist nicht ausreichend nachgewiesen. → Seite 18
100 Rp	100 mg	20 Stück	15,26	15,26	
forte 200 Rp Tabletten	200 mg	20 Stück	19,77	19,75	
Vertigo-Vomex SR Retardkapseln Retardkapseln	**Dimenhydrinat** 120 mg	10 Stück		5,20	**Wenig geeignet** bei Menière-Krankheit. Dimenhydrinat besteht aus Diphenhydramin und 8-Chlortheophyllin. Zur Bekämpfung von Übelkeit und Erbrechen reicht Diphenhydramin aus. Chlortheophyllin bringt keinen zusätzlichen Nutzen, kann aber das Risiko für unerwünschte Wirkungen erhöhen. Die therapeutische Wirksamkeit bei Menière-Schwindel ist nicht ausreichend nachgewiesen. → Seite 18
Vertigo-Vomex S Suppositorien Zäpfchen	80 mg	10 Stück	6,25	6,75	

Hinweise zu den Tabellenspalten → Seite 28, zur Auswahl der Arzneimittel → Seite 23, zur Grundlage der Bewertung → Seiten 24, 27

Hörsturz

Ein Hörsturz kommt aus heiterem Himmel, und bei knapp 70 Prozent der Betroffenen sind alle Symptome ohne jegliche Behandlung innerhalb von vier Wochen wieder vergangen, bei weiteren 20 Prozent haben sie sich deutlich gebessert.

Anzeichen und Beschwerden

Das Hörvermögen lässt ganz plötzlich nach, die Betroffenen können sogar taub werden. Meist betrifft es nur ein Ohr, manchmal aber auch beide. Es können Ohrgeräusche wie beim Tinnitus (→ Seite 189) hinzukommen oder Druckgefühle im Ohr.

Ursachen

Die Ursachen eines Hörsturzes sind bis heute nicht bekannt. Es wird angenommen, dass die Durchblutung in den feinsten Gefäßen gestört ist, sodass die Versorgung der Hörzellen zusammenbricht. Das schädigt sie zunächst, später sterben sie ab.
Als mögliche Ursache kommt ein sogenanntes Knalltrauma infrage, ein kurzes, extrem lautes Geräusch. Als weitere Auslöser werden langanhaltender Stress, Stoffwechselstörungen, unerwünschte Wirkungen von Arzneimitteln und Virusinfektionen diskutiert.

Vorbeugung

Um zu vermeiden, dass sich ein Hörsturz wiederholt, sollten Sie sich dringend bemühen, Stress abzubauen, oder lernen, besser damit umzugehen.

Nichtmedikamentöse Maßnahmen

Bleibt das Hörvermögen deutlich beeinträchtigt, sind Hörgeräte erforderlich.

Behandlung mit Medikamenten

Nach den derzeit vorliegenden Untersuchungsergebnissen gibt es keine gesicherte medikamentöse Behandlungsmöglichkeit für Menschen mit einem Hörsturz. Dennoch behandeln vor allem Fachärzte für Hals-Nasen-Ohren-Krankheiten einen Hörsturz vielfach als Notfall und verabreichen Infusionen, zum Beispiel mit einer Lösung aus Hydroxyethylstärke + Natriumchlorid (→ Seite 189). Diese wird in die Vene geleitet und soll dafür sorgen, dass das Blut schneller und leichter durch die Gefäße fließt. Oft wird der Lösung noch ein Medikament beigegeben, das die Durchblutung verbessern oder die Blutgefäße erweitern soll. Die therapeutische Wirksamkeit dieses Vorgehens ist jedoch nicht ausreichend nachgewiesen. Zudem verbindet sich mit der Behandlung das Risiko sehr unangenehmer unerwünschter Wirkungen. Derartige Arzneimittel werden als „wenig geeignet" beurteilt.

Tinnitus

Längere Zeit bestehende Ohrgeräusche werden als Tinnitus bezeichnet. Diese Geräusche sind real nicht zu hören. Dass sie für die Betroffenen dennoch existieren, lässt sich durch Untersuchungen im Hörzentrum des Gehirns nachweisen.

Anzeichen und Beschwerden

In einem oder beiden Ohren werden ständig oder immer wieder Geräusche wahrgenommen: Rauschen, Pfeifen, Klirren, Rattern und Ähnliches. Ihre Intensität schwankt von leicht bis unerträglich. Die Geräusche können äußerst belastend sein.

Ursachen

Bisher galten geschädigte Hörzellen im Innenohr als Ursache. Diese, so die Annahme, übermittelten dem Gehirn Erregungen, die in ihm den Eindruck entstehen lassen, als würden bekannte Geräusche gehört. Mittlerweile weisen neuere Forschungsergebnisse darauf hin, dass die Geräusche – unabhängig vom Ohr – auch selbstständig im Gehirn entstehen. Möglicherweise ist beides miteinander verknüpft: Ein Anlass hat die hörempfindlichen Strukturen im Ohr verändert, später folgt die Reaktion des Gehirns.
Einige Ursachen, die die Hörzellen schädigen, sind bekannt, zum Beispiel massiver Lärm. So erklären sich Ohrgeräusche nach exzessiver Beschallung im Arbeitsbereich, in Diskos, Konzerten und beim Walkman-Hören. Auch einige Arzneisubstanzen schädigen in hoher Dosierung die Hörzellen.
Über vieles andere, was die Hörzellen beeinträchtigen kann, gibt es nur Theorien. Möglicherweise ist ihr Stoffwechsel gestört, weil Durchblutungsstörungen zu Sauerstoffmangel geführt haben. Sie können im Gefolge von Krankheiten wie Hörsturz, Menière-Krankheit, Herz-Kreislauf-Erkrankungen und Stoffwechselstörungen auftreten. Ob lang anhaltender Stress die Blutgefäße so verengen oder die Fließeigenschaften des Blutes so verändern kann, dass Durchblutungsstörungen auftreten, ist nicht gesichert.

Nichtmedikamentöse Maßnahmen

Ein anhaltender Tinnitus ist zwar kaum zu bessern, doch eine Reihe von Maßnahmen kann für die Betroffenen hilfreich sein. Sie richten sich auf drei Ziele: Das Ohr nicht weiter zu schädigen, alles zu vermeiden, was den Tinnitus noch verstärkt, und zu lernen, mit den Ohrgeräuschen umzugehen und sie zu akzeptieren.
Dazu gehört zunächst, eine übermäßige Schallbelastung zu vermeiden. Dann helfen verhaltenstherapeutische Maßnahmen und Entspannungsmethoden, wie die progressive Muskelentspannung nach Jakobson, Biofeedback und autogenes Training, Stress abzubauen und besser mit ihm umzugehen.
Eine weitere Möglichkeit der Tinnitustherapie ist das „Maskieren“. Die Betroffenen tragen hinter dem Ohr ein Gerät, das einen Geräuschpegel erzeugt, der die Aufmerksamkeit „umlenkt“, weg von dem Ton im Kopf. Den „Masker“ gibt es auch mit speziell für diesen Zweck komponierter Musik. Dieses „Retraining“ ist besonders erfolgreich, wenn es im Rahmen eines psychotherapeutisch geleiteten Bewältigungstrainings angewendet wird.

Behandlung mit Medikamenten

Ein akuter Tinnitus kann mit den gleichen Infusionen behandelt werden, wie sie bei einem Hörsturz (→ Seite 188) eingesetzt werden. Die therapeutische Wirksamkeit dieses Vorgehens ist auch bei diesem Anwendungsgebiet nicht ausreichend nachgewiesen. Daher werden die Mittel als „wenig geeignet“ bewertet.
Etwa drei Monate nachdem die Ohrgeräusche aufgetreten sind, gilt jede Arzneimitteltherapie einschließlich der Infusionsbehandlung als nicht mehr sinnvoll.

■

Hydroxyethylstärke + Natriumchlorid

HAES-steril

Hydroxyethylstärke gehört zu den Vielfachzuckern (Polysaccharide), einer Gruppe von vergleichsweise großen Molekülen, die viel Wasser binden. Werden sie ins Blut geleitet, vergrößert diese Flüssigkeit das Blutvolumen. Da der Anteil an Zellen im Blut jedoch gleich bleibt, erscheint das Blut im Vergleich zu vorher „verdünnt“. Dadurch kann es leichter durch die feinen Gefäße der Gewebe fließen.
Diese chemischen Fakten lassen sich zwar durch Untersuchungen bestätigen, doch ist damit nicht ausreichend belegt, dass eine solche Behandlung beim akuten Hörsturz beziehungsweise Tinnitus therapeutisch wirksam ist.
Hydroxyethylstärke sollte wegen ihrer äußerst unangenehmen unerwünschten Wirkung für die Infusionsbehandlung von Hörsturz und Tinnitus nicht mehr verwendet werden.
Das Mittel wird aus diesen Gründen als „wenig geeignet“ eingestuft.

Anwendung

Laut Gebrauchsinformation sollen mindestens 500 Milliliter, höchstens 1 000 Milliliter Lösung infundiert werden. Das kann ambulant geschehen. Bei älteren Menschen, deren Funktion von Herz und Nieren beeinträchtigt ist, sollte Hydroxyethylstärke geringer dosiert werden.

Achtung

Bei eingeschränkter Nierenfunktion oder unzureichender Herzleistung muss der Arzt das Risiko der Infusion sehr sorgfältig prüfen, zumal es kaum gesundheitliche Nachteile bringt, auf die Infusion zu verzichten.

Wenn die Blutgerinnung gestört ist, kann sich durch die Infusionen das Blutungsrisiko erhöhen.

Gegenanzeigen

Unter folgenden Bedingungen dürfen Sie das Mittel nicht anwenden:

- Sie leiden an einer schweren Herzschwäche.
- Ihre Blutgerinnung ist schwer gestört.
- Bei Ihnen wird eine Dialysebehandlung durchgeführt.

Unerwünschte Wirkungen

Bei zwei von drei Personen, die länger als 14 Tage mit Hydroxyethylstärke behandelt worden sind, entwickelt sich ein monatelang anhaltendes, intensives und sehr belastendes Hautjucken, gegen das es keine Behandlung gibt.

▶ **Sofort zum Arzt**

Eine schwere Allergie (→ Seite 14), die sich bis zum Kreislaufschock steigern kann, tritt nur selten auf. Doch wenn sich Schwächegefühl und Schwindel einstellen, sollten Sie sofort den Arzt rufen!

Wenn Schmerzen in der Nierengegend auftreten, was bei längerer Anwendung möglich ist, muss der Arzt Ihre Nierenwerte kontrollieren.

Hinweise

Für Schwangerschaft und Stillzeit

Da die therapeutische Wirksamkeit dieser Behandlung nicht ausreichend nachgewiesen ist und das Risiko unerwünschter Wirkungen erheblich sein kann, sollte diese Infusionsbehandlung unterbleiben.

Hörsturz, Tinnitus

Handelsname Darreichungsform	Zusammensetzung pro 1 ml/1 g oder wie angegeben bzw. pro abgeteilte Einheit	Kleinste Packungsgröße	Festbetrag in Euro	Packungspreis in Euro	Bewertung
HAES-steril Glas 10 % Rp Infusionsflasche	Hydroxyethylstärke 100 mg + Natriumchlorid 9 mg	10 x 250 ml		129,64	**Wenig geeignet** bei Hörsturz. Die therapeutische Wirksamkeit ist nicht ausreichend nachgewiesen. **Wenig geeignet** be[i] Tinnitus. Die therapeutische Wirksamkei[t] ist nicht ausreichend nachgewiesen. → Seite 18[9]

Hinweise zu den Tabellenspalten → Seite 28, zur Auswahl der Arzneimittel → Seite 23, zur Grundlage der Bewertung → Seiten 24, 27

Mund, Hals, Atemwege

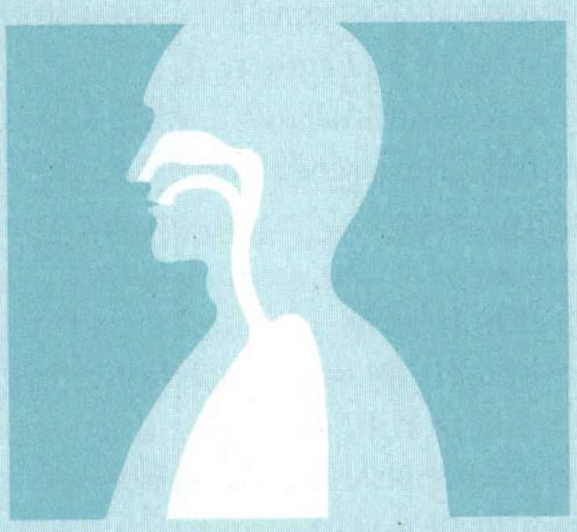

Der von den Speicheldrüsen abgegebene Speichel sorgt dafür, dass die Mundhöhle stets gut befeuchtet ist. Er vermischt sich mit der Nahrung, die somit besser geschluckt werden kann. Enzyme im Speichel spalten schon im Mund zuckerhaltige Bestandteile (Kohlenhydrate) aus der Nahrung auf, sodass die Speisen bereits etwas vorverdaut über die Speiseröhre in den Magen gelangen.
Die Mundhöhle ist von zahlreichen nützlichen Mikroorganismen besiedelt (Mundflora), die in einem biologisch sinnvollen Gleichgewicht stehen. Wird es gestört, können sich leicht Krankheitserreger ausbreiten. Das Zahnfleisch überzieht die Kieferknochen. Der Zahnhalteapparat (Parodont) ist für die Verankerung der Zähne im Knochen verantwortlich.
Über die Nase, manchmal auch über den Mund, atmen wir ein und aus. Alle Atemwege sind mit Schleimhaut ausgekleidet. Ein Teil der Zellen dieser Schleimhaut sondert ein zähflüssiges Sekret ab, ein anderer ist mit winzig feinen Flimmerhärchen (Zilien) besetzt. Über die Schleimhaut und das Flimmerepithel wird die Atemluft gefiltert, angewärmt und angefeuchtet.
Jeweils neben und über der Nase liegen – ebenfalls mit Schleimhaut und Flimmerhärchen ausgekleidet – Keilbein-, Kiefer- und Stirnhöhle im knöchernen Schädel, die sogenannten Nebenhöhlen. Diese luftgefüllten Hohlräume dienen als Resonanzraum für die Stimme. Sie sind über fein durchlöcherte, knöcherne Siebbeine mit dem Naseninneren verbunden.
Die Luftröhre gabelt sich an ihrem unteren Ende in den rechten und linken Bronchus. Im rechten und linken Lungenflügel teilen sich die Bronchien in immer feinere Äste, bis sie in den Lungenbläschen enden. Diese sind von haarfeinen Blutgefäßen (Kapillaren) durchzogen, in denen der Gasaustausch stattfindet: Sauerstoff wird aus der Atemluft ins Blut aufgenommen, Kohlendioxid aus dem Blut in die Atemluft abgegeben und ausgeatmet.
Viele Krankheitserreger bleiben bereits auf dem Weg durch Nase, Rachen und Bronchien in den Flimmerhärchen hängen, werden mit schleimigem Sekret umhüllt und beim Niesen, Naseputzen und Husten ausgeschnupft oder abgehustet. Niesen und Husten sind also alltägliche und sinnvolle Reinigungsvorgänge, um die Atemwege sauber zu halten.
Schnupfen, Halsentzündungen und Husten gehören zu den häufigsten „banalen" Infekten. Sie betreffen Nasen-, Rachen- und Bronchialschleimhaut nacheinander oder gleichzeitig.

Entzündungen von Mundschleimhaut und Zahnfleisch, Aphthen

Die Zellen der Mundschleimhaut teilen sich rasch und häufig, sodass sich das Gewebe oft erneuert. Die meisten Verletzungen heilen deshalb innerhalb kurzer Zeit von selbst. Die Schleimhaut ist überaus aufnahmefähig für Arzneimittel und andere Stoffe. Entzündungen der Mundschleimhaut können die ganze Mundhöhle erfassen (Stomatitis) oder auf kleine Stellen in den Wangentaschen, an der Innenseite der Lippen, auf der Zunge oder am weichen Gaumen begrenzt bleiben (Aphthen).
Eine Entzündung des Zahnhalteapparats (Parodontitis) beginnt an den am Zahn ansetzenden Zahnfleischrändern (Gingivitis) und breitet sich von dort in die Tiefe aus. Bei einer Parodontitis ist der Kieferknochen mit erfasst.
Bei Kindern
Bei Kindern in den ersten vier Lebensjahren können Aphthen in der gesamten Mundhöhle auftreten (Stomatitis aphthosa).

Anzeichen und Beschwerden

Dass die Mundschleimhaut sich entzündet hat, ist vor allem daran zu spüren, dass sie schmerzt und gerötet ist. Manchmal ist sie auch leicht geschwollen oder von Bläschen oder weißen cremigen Flecken übersät. Aphthen zeigen sich als einzeln stehende weißlich gelbliche, rotgeränderte wunde Stellen an der Mundschleimhaut, die sehr schmerzempfindlich sind.
Wenn sich das Zahnfleisch entzündet hat, blutet es häufig beim Zähneputzen, vor allem zwischen den Zähnen. Später schwellen die Zahnfleischränder an und sind stark gerötet. Das Zähneputzen wird dann meist ziemlich schmerzhaft. Bei einer fortgeschritte-

nen Parodontitis ist oft das gesamte Zahnfleisch schwammig aufgequollen.

Bei Kindern

Bei schmerzhaften und zahlreichen Aphthen wollen vor allem Kleinkinder häufig nichts essen. Wenn sie auch nicht trinken, ist die Gefahr groß, dass die Kinder austrocknen. Dies kann mit hohem Fieber (über 38,5 °C) einhergehen. Gelegentlich ist dann eine stationäre Behandlung im Krankenhaus nicht zu vermeiden.

Ursachen

Scharfkantige, harte Speisen (z. B. Knochensplitter, Krusten) und heiße Getränke können die Mundschleimhaut verletzen. Auch wenn man sich beim Kauen auf die Lippe oder in die Innenseite der Wange beißt, entstehen Verletzungen, die sich entzünden können. Vorstehende Zähne und überstehende Ränder an Füllungen und Kronen können ebenfalls die Mundschleimhaut beschädigen.

Bakterielle Zahnbeläge (Plaque) bilden sich rasch auf der Zahnoberfläche. Wenn die Zähne nicht täglich zweimal von diesem Belag befreit werden, entsteht nach wenigen Tagen eine Gingivitis. Eine Zahnfleischentzündung ist also meist die Folge mangelhafter Mundhygiene. Darüber hinaus bilden die Bakterien in der Plaque Säuren, die den Zahnschmelz angreifen, wodurch Karies entsteht.

Eine gute Grundlage für Bakterien bietet auch Zahnstein (an Zahnrändern), der aus mineralisierter Plaque besteht.

Schlecht sitzende Zahnprothesen verursachen Druckstellen, die sich häufig entzünden. Sitzt die Prothese zu locker, können sich in Lücken und Hohlräumen Bakterien einnisten und Entzündungen hervorrufen. Da beim Kauen der Druck von den künstlichen Zähnen auf den Kieferknochen übertragen wird und nicht – wie bei natürlichen Zähnen und Implantaten – in den Knochen hinein, verlieren Prothesen mit der Zeit ihren passgenauen Sitz und müssen dann neu angepasst werden.

Vitaminmangel, Durchblutungsstörungen, Diabetes und Hormonschwankungen können eine Entzündung zusätzlich begünstigen.

Auch infolge einer Allergie auf metall- oder kunststoffhaltige Zahnfüllungen können sich Mundschleimhaut und Zahnfleisch entzünden. Das gilt ebenso für Zahnersatz und Materialien, die der Zahnarzt für die Behandlung einsetzt (Latexhandschuhe, jodhaltige Materialien, Gebissabdruckmasse).

Eine Infektion mit Viren und Pilzen wird begünstigt, wenn die Abwehrkräfte geschwächt sind (z. B. während oder nach einer Krankheit, nach einer Geburt, bei anhaltendem Stress). Auch eine Behandlung mit Glukokortikoiden zum Inhalieren (bei Asthma) oder Antibiotika (bei Infektionen) stört die Mundflora und begünstigt die Ausbreitung von Erregern.

Bestimmte stark wirksame Medikamente (z. B. solche, die im Rahmen einer Chemotherapie bei Krebs gegeben werden) hemmen die Zellteilung in allen Geweben, deren Zellen sich schnell teilen. Das betrifft dann auch die Mundschleimhaut. Erneuert sich das Gewebe aber nicht rasch genug, wird es anfällig für Krankheitserreger, vor allem für Bakterien. Eine Stomatitis ist deshalb eine häufige unerwünschte Begleiterscheinung bei einer Chemotherapie.

Bei Kindern

Häufigste Ursache von Zahnfleisch- oder Mundschleimhautentzündungen sind mangelnde Mundhygiene und ein kariöses Milchgebiss. Auch eine Erstinfektion mit Herpesviren kann eine heftige Entzündung im Mund verursachen.

Bei Säuglingen entzündet sich das Zahnfleisch oft, wenn die ersten Zähne durchbrechen.

Vorbeugung

Putzen Sie sich am besten nach jeder Mahlzeit, aber mindestens zweimal täglich gründlich die Zähne. Benutzen Sie dafür eine Bürste mit weichen oder mittelharten Borsten. Putzen Sie die Zähne mit kleinen Vibrationsbewegungen immer von „rot" nach „weiß", also vom Zahnfleisch zu den Zähnen hin. Hat sich bereits viel Plaque angesammelt oder Zahnstein gebildet, sollten Sie beides bei einer professionellen Zahnreinigung beim Zahnarzt entfernen lassen. Anschließend werden die Zähne und die Zahnhälse meist mit Fluoridlack eingepinselt, der sie weniger anfällig für Bakterien und die von ihnen abgegebenen Säuren macht.

Wenn Sie eine Zahnprothese tragen, sollten Sie deren Sitz vom Zahnarzt regelmäßig kontrollieren lassen. Der Zahnarzt prüft auch, ob sich die Mundschleimhaut unter der Prothese verändert hat.

Bei einer Zahnspange ist darauf zu achten, dass keine Ecken und Kanten hervorstehen, an denen sich Zunge oder Wange aufreiben können.

Falsch stehende Zähne, an denen Sie sich immer wieder verletzen, sollten Sie vom Zahnarzt korrigieren lassen.

Nichtmedikamentöse Maßnahmen

Durch Plaque ausgelöste Entzündungen behandeln Sie am besten dadurch, dass Sie die Zähne zwei- bis dreimal täglich gründlich putzen.

Bei Kindern
Zahnungsbeschwerden bei Säuglingen können Sie mit im Kühlschrank gekühlten Beißringen lindern. Die leichte Zahnfleischentzündung bedarf ansonsten meist keiner weiteren Behandlung.

Behandlung mit Medikamenten

Entzündungen von Mundschleimhaut und Zahnfleisch infolge von Verletzungen sowie Aphthen können ursachenbezogen nicht mit Medikamenten behandelt werden. Grundsätzlich sollten Sie bei Veränderungen der Mundschleimhaut, die länger als zwei Wochen bestehen, einen Zahnarzt aufsuchen. Die entzündeten Stellen schmerzen weniger, wenn sie mit örtlich betäubenden Mitteln (→ Seite 195) behandelt werden. Entzündungsdämpfend, zum Beispiel bei Druckstellen durch Zahnprothesen, wirkt ein Glukokortikoid (äußerlich) (→ Seite 195), das jedoch nur kurzzeitig eingesetzt werden sollte, um unerwünschte Wirkungen zu vermeiden.
Zur Behandlung oder zur Unterstützung des Heilungsprozesses bei Mundschleimhautentzündungen eignen sich Antiseptika (→ Seite 194), und hierbei insbesondere die Wirkstoffe Chlorhexidin und Hexetidin. Mittel mit Cetylpyridiniumchlorid sind nur mit Einschränkung geeignet, weil die Wirksamkeit gegen Plaque geringer ist als bei anderen Mitteln und die Gefahr für allergische Reaktionen erhöht sein kann. Ein Antiphlogistikum (→ nebenstehend) mit dem Wirkstoff Benzydamin wirkt entzündungsdämpfend, ist jedoch wegen der möglichen unerwünschten Wirkungen nur „mit Einschränkung geeignet".
Alle anderen Mittel sind bei Entzündungen von Mundschleimhaut und Zahnfleisch sowie bei Aphthen wenig geeignet. Bei der Kombination Antiseptikum + örtlich betäubendes Mittel (→ Seite 196) kann das Lokalanästhetikum Benzokain leicht Allergien auslösen.
Das Kombinationspräparat Antibiotikum + Antiseptikum + örtlich betäubendes Mittel (→ Seite 197) ist wenig geeignet, weil es nicht sinnvoll zusammengesetzt und die therapeutische Wirksamkeit nicht ausreichend nachgewiesen ist.

Anthroposophische, homöopathische und traditionell angewendete Mittel
Zu den meistverordneten Mitteln gehört auch *Osanit*. Dabei handelt es sich um ein homöopathisches Präparat, das sich nach den Grundsätzen dieses Buches nicht bewerten lässt und deshalb nicht näher besprochen wird. Allgemeine Informationen zu der genannten Therapierichtung finden Sie im Abschnitt „Homöopathische Arzneimittel" (→ Seite 21).
Ebenfalls zu den meistverordneten Mitteln gehört *Kamistad Gel N* mit Lidokain und Auszügen aus Kamille. Dabei handelt es sich um ein Präparat, das von der Arzneimittelbehörde als „traditionell angewendet" zugelassen wurde. Solche Präparate lassen sich nach den Grundsätzen dieses Buches nicht bewerten und werden deshalb nicht näher besprochen. Allgemeine Informationen zu derartigen Mitteln finden Sie im Abschnitt „Traditionell angewendete Mittel" (→ Seite 21).

Antiphlogistikum

Benzydamin

Tantum verde

Benzydamin wirkt schmerzstillend, entzündungshemmend (antiphlogistisch) und leicht betäubend. Die therapeutische Wirksamkeit ist belegt. Trotzdem gilt das Mittel wegen seiner möglichen unerwünschten Wirkungen nur als „mit Einschränkung geeignet".

Anwendung

Die Lösung wenden Sie nur morgens und abends an. Sie spülen den Mund mit etwa 15 Milliliter (ein Esslöffel) Lösung und spucken sie danach aus. Anschließend den Mund nicht mehr nachspülen. Das Mittel kann an den benetzten Stellen ein leichtes Taubheitsgefühl hinterlassen, das nach einigen Minuten wieder verschwindet. Die schmerzlindernde Wirkung bleibt länger erhalten. Wenn die Betäubung nachlässt, sollten Sie das Mittel nicht sofort erneut benutzen, weil Sie es sonst überdosieren und sich das Risiko für unerwünschte Wirkungen zusätzlich erhöht.
Sie können die entzündeten Stellen täglich behandeln, bis sie abgeheilt oder die Schmerzen erträglich geworden sind.
Wenn die Beschwerden nach zwei Wochen nicht deutlich nachgelassen haben, müssen Sie erneut den Zahnarzt aufsuchen.

Achtung

Das Mittel enthält Alkohol. Personen mit Alkoholproblemen dürfen es nicht anwenden. Auch Leberkranke und Menschen mit Anfallleiden sollten den Alkoholgehalt berücksichtigen. Darüber hinaus kann Alkohol die Wirkung vieler Arzneimittel (z. B. Schlaf- und Beruhigungsmittel, Psychopharmaka, starke Schmerzmittel, einige Mittel bei hohem Blutdruck) verstärken.
Achten Sie darauf, dass Sie das Mittel nicht verschlucken, sonst können kurzfristig Schlafstörungen, Halluzinationen mit Augenflimmern, Farbensehen oder Trugbilder auftreten.

Außerdem kann das Mittel die Haut empfindlicher für Sonnenlicht machen. Während der Behandlung sollten Sie keine Sonnenbäder nehmen und nicht ins Solarium gehen. Bei starker Sonneneinstrahlung sollten Sie die Haut tagsüber mit Sunblockern schützen.
Das Mittel enthält Parabene. Diese Konservierungsmittel können Allergien auslösen. Wenn Sie auf Parastoffe (→ Seite 1159) allergisch reagieren, dürfen Sie *Tantum verde* nicht anwenden.

UNERWÜNSCHTE WIRKUNGEN

▶ **Keine Maßnahmen erforderlich**
Der Wirkstoff kann auf der Mundschleimhaut etwas brennen, außerdem kann er Aufstoßen, Übelkeit oder Erbrechen auslösen.

▶ **Muss beobachtet werden**
Wenn die Haut sich verstärkt rötet und juckt, reagieren Sie vermutlich allergisch auf das Mittel. Bei solchen Hauterscheinungen (→ Seite 14) sollten Sie einen Arzt aufsuchen.

▶ **Sofort zum Arzt**
Wenn sich Juckreiz und Hautausschlag verstärken und zusätzlich Herzrasen, Atemnot, Schwäche und Schwindel auftreten, müssen Sie die Anwendung sofort abbrechen und unverzüglich den Notarzt (Telefon 112) rufen, weil es sich um eine lebensbedrohliche Allergie (→ Seite 14) handeln kann.

HINWEISE

Für Kinder unter 14 Jahren
Bedenken Sie, dass dieses Mittel Alkohol enthält. Mittel ohne Alkohol sind vorzuziehen.
Das Mittel darf bei Kindern nur angewendet werden, wenn diese den Mund mit der Lösung spülen können, ohne die Flüssigkeit zu verschlucken.

Für Schwangerschaft und Stillzeit
Bedenken Sie, dass das Mittel Alkohol enthält. Mittel ohne Alkohol sind vorzuziehen.

Antiseptika

Cetylpyridinium
Dobendan
Chlorhexidin
Chlorhexamed
Hexetidin
Hexoral

Diese desinfizierenden Wirkstoffe töten Bakterien und teilweise auch Pilze ab, die auf der Oberfläche der Schleimhaut siedeln. Zur Behandlung von und Vorbeugung gegen Infektionen der Mundhöhle sind diese Mittel wirksam und sinnvoll, allerdings unterscheiden sich die einzelnen Wirkstoffe in ihrer Wirksamkeit.
Chlorhexidin kann Plaque-Bakterien, die eine häufige Ursache für Entzündungen im Mundraum darstellen, am besten bekämpfen. Mittel mit diesem Wirkstoff sind Standardmedikamente zur Behandlung bakterieller Infektionen in der Mundhöhle. Gut wirksam ist auch Hexetidin. Cetylpyridinium bekämpft ebenfalls Plaque-Bakterien, allerdings ist die therapeutische Wirksamkeit geringer als bei Chlorhexidin und das Risiko für allergische Reaktionen kann erhöht sein. Deshalb ist der Wirkstoff nur „mit Einschränkung geeignet".

ANWENDUNG

Morgens und abends, am besten nach jeder Mahlzeit nach dem Zähneputzen, nehmen Sie die vorgeschriebene Menge Lösung unverdünnt in den Mund und bewegen sie dort etwa eine halbe Minute lang. Anschließend spucken Sie sie aus. Sie dürfen den Mund nicht nachspülen, etwa um den unangenehmen Geschmack zu vertreiben, weil dies die Wirkung der Mittel wieder zunichtemachen kann.
Gel tragen Sie direkt auf die entzündeten Stellen auf.
Benutzen Sie einen Spray, müssen Sie darauf achten, dass das Mittel nicht aus Versehen in die Augen gelangt. Geschieht das, müssen Sie sie sofort mit reichlich Wasser spülen.
Nahrungsmittel und Seifen beeinträchtigen die desinfizierende Wirkung der Mittel. Deshalb sollten Sie sie immer nach dem Essen beziehungsweise eine halbe Stunde nach dem Zähneputzen anwenden.

Chlorhexidin: Dieses Mittel sollten Sie wegen der möglichen unerwünschten Wirkungen nicht länger als drei Wochen anwenden.

ACHTUNG

Einige Präparate enthalten Alkohol (siehe Tabelle). Personen mit Alkoholproblemen dürfen die Mittel nicht einnehmen. Auch Leberkranke und Menschen mit Anfallleiden sollten den Alkoholgehalt berücksichtigen. Darüber hinaus kann Alkohol die Wirkung vieler Arzneimittel (z. B. Schlaf- und Beruhigungsmittel, Psychopharmaka, starke Schmerzmittel, einige Mittel bei hohem Blutdruck) verstärken.

Gegenanzeigen

Cetylpyridinium: Dieser Wirkstoff gehört zu den quaternären Ammoniumverbindungen. Wenn Sie auf diese Stoffgruppe, die häufig auch als Konservierungsmittel verwendet wird, allergisch reagieren, sollten Sie dieses Mittel nicht anwenden.

Unerwünschte Wirkungen

▶ **Keine Maßnahmen erforderlich**

Cetylpyridinium: Das Mittel kann die Wundheilung beeinträchtigen.

Chlorhexidin: Zunge und Zähne können sich bräunlich verfärben. Wenn Sie das Mittel absetzen, nimmt die Zunge nach einiger Zeit ihre normale Farbe wieder an. Um diesen Vorgang zu beschleunigen, können Sie die Zunge auch vorsichtig bürsten. Zahnverfärbungen können nur beim Zahnarzt mit einer intensiven Zahnreinigung entfernt werden.

Hexetidin, Chlorhexidin: Die Mittel können das Geschmacksempfinden beeinträchtigen.

▶ **Muss beobachtet werden**

Chlorhexamed: Chlorhexidin liegt in diesem Mittel als Diglukonat vor. Dieses Salz ist gut wasserlöslich, wird aber deshalb auch leicht aus der Schleimhaut in den Blutkreislauf aufgenommen und kann auf diese Weise die Leberwerte ansteigen lassen.

Hinweise

Für Kinder unter 14 Jahren

Bei Kindern unter vier bis sechs Jahren sollten Lutschtabletten und Lösungen nicht angewendet werden. Säuglinge und Kleinkinder verschlucken die Tabletten oft, bevor diese sich vollständig aufgelöst haben. Auch Gurgellösungen werden eher hinuntergeschluckt als wieder ausgespuckt. Verschluckt ein Kind eines der Mittel in größerer Menge, äußert sich die einsetzende Vergiftung in Übelkeit und Erbrechen oder Durchfall. Dann sollten Sie sofort eine Vergiftungszentrale anrufen oder einen Arzt aufsuchen.

Bedenken Sie, dass einige Präparate Alkohol enthalten. Mittel ohne Alkohol sind vorzuziehen.

Für Schwangerschaft und Stillzeit

Bedenken Sie, dass einige Präparate Alkohol enthalten. Mittel ohne Alkohol sind vorzuziehen.

Glukokortikoid (äußerlich)

Prednisolon

Dontisolon D

Glukokortikoide wirken entzündungshemmend. Prednisolon gehört zu den schwachwirkenden Substanzen (Klasse 1). Die therapeutische Wirksamkeit bei Mundschleimhautentzündungen ist belegt.

Das Mittel wird häufig zur Behandlung von Prothesendruckstellen eingesetzt. Diese sollten dann jedoch nicht durch Pilze infiziert sein oder eitern. Auch sollten Sie das Mittel nicht auf Dauer anwenden. In erster Linie ist darauf zu achten, die Ursache für die Entzündung zu beseitigen, indem der Zahnarzt die Prothese so anpasst, dass keine Druckstellen entstehen.

Anwendung

Sie tragen die Paste dreimal täglich nach den Mahlzeiten mit dem Finger oder einem Wattestäbchen auf. Anschließend sollten Sie eine Stunde lang nichts essen und trinken.

Die Schmerzen lassen erst einige Stunden nach dem Auftragen nach.

Damit keine unerwünschten Wirkungen auftreten, sollten Sie das Mittel nur kurze Zeit anwenden.

Achtung

Gegenanzeigen

Unter folgenden Bedingungen dürfen Sie das Mittel nicht anwenden:

- Sie haben eine Pilzinfektion in der Mundhöhle.
- Sie haben Windpocken oder eine Gürtelrose.
- Die zu behandelnde Stelle eitert.

Unerwünschte Wirkungen

▶ **Muss beobachtet werden**

Wenn Sie das Mittel zu lange anwenden, kann Prednisolon die Hautstruktur verändern und die Haut dünner machen.

▶ **Sofort zum Arzt**

Wenn starker Hautausschlag, Juckreiz, Herzrasen, Atemnot, Schwäche und Schwindel auftreten, müssen Sie die Anwendung sofort abbrechen und unverzüglich den Notarzt (Telefon 112) rufen, weil es sich um eine lebensbedrohliche Allergie (→ Seite 14) handeln kann.

Örtlich betäubende Mittel

Lidokain

Dynexan

Polidocanol

Recessan

Lidokain und Polidocanol setzen die Schmerzempfindlichkeit herab, indem sie die Reizleitung in den Nerven blockieren. Auf diese Weise wirken sie leicht betäubend. Es ist belegt, dass beide Substanzen bei Mundschleimhautentzündungen gut schmerzlindernd wirken. Zur Behandlung von Mundschleimhaut- und Zahnfleischentzündungen sind die Mittel geeignet.

Anwendung

Bei Bedarf tragen Sie mit einem sauberen Finger eine etwa erbsengroße Menge auf die erkrankte

Stelle auf und massieren Gel oder Salbe leicht ein. Unmittelbar danach lässt der Schmerz nach. Sie können die betroffenen Stellen so lange behandeln, bis die Entzündung abgeklungen ist. Wenn sie jedoch nach zwei Wochen immer noch besteht, sollten Sie erneut einen Zahnarzt aufsuchen.

Unerwünschte Wirkungen

▶ **Muss beobachtet werden**

Wenn sich ein juckender Hautausschlag ausbildet (bei weniger als 1 von 10 000 Behandelten), reagieren Sie vermutlich allergisch auf die Mittel. Bei solchen Hauterscheinungen (→ Seite 14) sollten Sie einen Arzt aufsuchen.

▶ **Sofort zum Arzt**

Wenn sich Hautausschlag und Juckreiz verstärken und zusätzlich Herzrasen, Atemnot, Schwäche und Schwindel auftreten, müssen Sie die Anwendung sofort abbrechen und unverzüglich den Notarzt (Telefon 112) rufen, weil es sich um eine lebensbedrohliche Allergie (→ Seite 14) handeln kann.

Hinweise

Für Kinder unter 14 Jahren

Bei Kindern sollten Sie die Mittel nicht häufiger als dreimal täglich anwenden.

Kombination: Antiseptikum + örtlich betäubendes Mittel

Cetylpyridinium + Benzokain

Dolo-Dobendan

In diesem Mittel ist das Antiseptikum Cetylpyridinium mit dem örtlich betäubenden Wirkstoff Benzokain kombiniert. Antiseptika töten Bakterien ab. Benzokain setzt das Schmerzempfinden herab, indem es die Reizleitung in den Nerven blockiert.

Die therapeutische Wirksamkeit beider Wirkstoffe gilt als belegt, ihre Kombination ist aber dennoch nicht sinnvoll: Benzokain kann Allergien auslösen, Cetylpyridinium ist gegen Plaque nicht so wirksam wie Chlorhexidin. Im Vergleich zu Mitteln mit Chlorhexidin allein besteht bei diesen Kombinationsmitteln ein höheres Risiko für unerwünschte Wirkungen. Monopräparate sind deshalb vorzuziehen.

Anwendung

Laut Beipackzettel tragen Sie die Lösung mit einem Wattestäbchen auf die betroffenen Stellen auf oder spülen den Mund damit aus. Lutschpastillen lassen Sie langsam im Munde zergehen. Mehr als acht Pastillen täglich sollten Sie nicht lutschen.

Wenn die Entzündung nach zwei Wochen immer noch besteht, sollten Sie einen Zahnarzt aufsuchen.

Achtung

Die Lösung enthält Alkohol. Personen mit Alkoholproblemen dürfen sie nicht anwenden. Auch Leberkranke und Menschen mit Anfallleiden sollten den Alkoholgehalt berücksichtigen. Darüber hinaus kann Alkohol die Wirkung vieler Arzneimittel (z. B. Schlaf- und Beruhigungsmittel, Psychopharmaka, starke Schmerzmittel, einige Mittel bei hohem Blutdruck) verstärken.

Gegenanzeigen

Wenn größere Wundflächen behandelt werden müssen, sollten Sie das Mittel nicht anwenden. Dann steigt das Risiko, dass die Wirkstoffe ins Blut gelangen und eine allergische Reaktion hervorrufen.

Wenn Sie eine Allergie auf Parastoffe (→ Seite 1159) haben, dürfen Sie das Mittel nicht anwenden, weil Benzokain zu dieser Stoffgruppe gehört. Auch wenn Sie auf bestimmte Konservierungsstoffe (quaternäre Ammoniumverbindungen) allergisch reagieren, sollten Sie dieses Mittel nicht anwenden, weil Cetylpyridinium ebenfalls zu dieser Stoffgruppe gehört.

Unerwünschte Wirkungen

▶ **Keine Maßnahmen erforderlich**

Das Mittel kann die Wundheilung beeinträchtigen.

▶ **Muss beobachtet werden**

Wenn sich die Haut verstärkt rötet und juckt, reagieren Sie vermutlich allergisch auf das Mittel. Bei solchen Hauterscheinungen (→ Seite 14) sollten Sie einen Arzt aufsuchen.

▶ **Sofort zum Arzt**

Bei Kleinkindern kann Benzokain dazu führen, dass der rote Blutfarbstoff nicht mehr genügend Sauerstoff binden kann (Methämoglobinämie). Wenn das Kind eine bläuliche Hautfarbe, blaue Lippen und Atemnot bekommt, müssen Sie sofort den Arzt rufen.

Hinweise

Für Kinder unter 14 Jahren

Bei Kindern unter vier bis sechs Jahren sollten Sie weder die Lösung noch die Lutschtabletten anwenden. Säuglinge und Kleinkinder verschlucken die Mittel oft, bevor diese sich vollständig aufgelöst haben. Auch Gurgellösungen werden eher hinuntergeschluckt als wieder ausgespuckt.

Da das Mittel ohnehin als „wenig geeignet" bewertet wird, sollten auch ältere Kinder nicht damit behandelt werden.
Verschluckt ein Kind das Mittel in größerer Menge, äußert sich die einsetzende Vergiftung in Übelkeit und Erbrechen oder Durchfall. Dann sollten Sie sofort eine Vergiftungszentrale anrufen oder einen Arzt aufsuchen.
Bedenken Sie auch, dass die Lösung Alkohol enthält. Mittel ohne Alkohol sind vorzuziehen.

Für Schwangerschaft und Stillzeit

Bedenken Sie, dass die Lösung Alkohol enthält. Mittel ohne Alkohol sind vorzuziehen.

Kombination: Antibiotikum + Antiseptikum + örtlich betäubendes Mittel

Tyrothrizin + Cetrimonium + Lidokain

Lemocin

Dieses Mittel enthält zusätzlich zu dem Antiseptikum Cetrimonium und dem örtlichen Betäubungsmittel Lidokain das Antibiotikum Tyrothrizin. Bei Entzündungen der Mundschleimhaut ist die Kombination dieser drei Substanzgruppen nicht sinnvoll. Schmerzen lassen aufgrund des örtlichen Betäubungsmittels Lidokain zwar nach. Die Wirkung von Cetrimonium auf Plaque ist aber geringer als die von Chlorhexidin. Zudem reicht die Dosis von 0,5 Milligramm Tyrothrizin nicht aus, um Bakterien abzutöten, weil es nur oberflächlich wirkt und die in den Schleimhautfurchen und Zahnfleischtaschen siedelnden Bakterien nicht erreicht. Aus diesen Gründen gilt das Mittel als „wenig geeignet".
Zur Desinfektion und zur Schmerzlinderung sind Monopräparate mit Chlorhexidin und Lidokain vorzuziehen.

Anwendung

Laut Beipackzettel lassen Sie mehrmals täglich ein bis zwei Lutschtabletten im Mund zergehen.

Achtung

Gegenanzeigen

Cetrimonium gehört zu den quaternären Ammoniumverbindungen. Wenn Sie auf diese Stoffgruppe, die häufig auch als Konservierungsmittel verwendet wird, allergisch reagieren, sollten Sie *Lemocin* nicht anwenden.

Unerwünschte Wirkungen

▶ **Muss beobachtet werden**

Wenn die Haut sich verstärkt rötet und juckt, reagieren Sie vermutlich allergisch auf das Mittel. Bei solchen Hauterscheinungen (→ Seite 14) sollten Sie einen Arzt aufsuchen.

Hinweise

Für Kinder unter 14 Jahren

Bei Kindern unter vier bis sechs Jahren sollten Lutschtabletten nicht angewendet werden. Säuglinge und Kleinkinder verschlucken die Tabletten oft, bevor diese sich vollständig aufgelöst haben.
Da das Mittel ohnehin als „wenig geeignet" bewertet wird, sollten auch ältere Kinder nicht damit behandelt werden.
Verschluckt ein Kind das Mittel in größerer Menge, äußert sich die einsetzende Vergiftung in Übelkeit und Erbrechen oder Durchfall. Dann sollten Sie sofort eine Vergiftungszentrale anrufen oder einen Arzt aufsuchen.

Für Schwangerschaft und Stillzeit

Über die Risiken einer Anwendung in Schwangerschaft und Stillzeit gibt es keine Erkenntnisse. Da das Mittel ohnehin als „wenig geeignet" bewertet wird, sollten Sie darauf verzichten.

Entzündungen von Mundschleimhaut und Zahnfleisch, Aphthen

Handelsname Darreichungsform	Zusammensetzung pro 1 ml/1 g oder wie angegeben bzw. pro abgeteilte Einheit	Kleinste Packungsgröße	Festbetrag in Euro	Packungspreis in Euro	Bewertung
Chlorhexamed 1 % Gel	**Chlorhexidin-diglukonat** 10 mg	50 g		8,98	**Geeignet** bei Mundschleimhaut- und Zahnfleischentzündungen. → Seite 194
Chlorhexamed DIREKT 1 % Gel Gel	10 mg	9 g		6,97	
Chlorhexamed-Fluid	1 mg *Enthält 7,2% Alkohol*	200 ml		7,69	
Chlorhexamed FORTE 0,2 % Lösung	2 mg *Enthält 7% Alkohol*	200 ml		8,98	
Chlorhexamed FORTE 0,2 % Mundsprühlösung	2 mg *Enthält 7% Alkohol*	50 ml		9,94	
Dobendan Lösung Lösung	**Cetylpyridiniumchlorid** 5 mg pro 10 ml *Enthält 16% Alkohol*	200 ml		8,00	**Mit Einschränkung geeignet** bei Mundschleimhaut- und Zahnfleischentzündungen. Das Mittel wirkt weniger stark gegen Plaque und birgt die Gefahr allergischer Reaktionen. → Seite 194
Dobendan	1,4 mg	24 Stück		6,50	
Dobendan X Lutschpastillen	2,5 mg	24 Stück		6,50	
Dolo-Dobendan Lösung	**Cetylpyridiniumchlorid** 0,5 mg + **Benzokain** 4 mg *Enthält 15% Alkohol*	200 ml		9,90	**Wenig geeignet** bei Mundschleimhaut- und Zahnfleischentzündungen, weil Benzokain leicht Allergien auslösen kann. Monopräparate mit einem geeigneten Antiseptikum oder schmerzstillendem Mittel sind vorzuziehen. → Seite 196
Dolo-Dobendan Lutschpastillen	**Cetylpyridiniumchlorid** 1,4 mg + **Benzokain** 10 mg	24 Stück		6,90	
Dontisolon D Mundheilpaste Rp Paste	**Prednisolon-21-azetat** 5,58 mg	5 g		13,76	**Geeignet** zur zeitlich begrenzten Anwendung bei Entzündungen im Mund, soweit diese nicht durch Bakterien und Pilze hervorgerufen werden. → Seite 195
Dynexan Mundgel Gel	**Lidokain-hydrochlorid** 20 mg	10 g		6,19	**Geeignet** bei Mundschleimhaut- und Zahnfleischentzündungen als schmerzlinderndes Mittel. → Seite 195
Hexoral Lösung	**Hexetidin** 1 mg *Enthält 5,1% Alkohol*	200 ml		7,96	**Geeignet** bei Mundschleimhaut- und Zahnfleischentzündungen. → Seite 194
Hexoral Spray Sprühlösung	2 mg	40 ml		8,97	
Lemocin Lutschtabletten	**Tyrothrizin** 4 mg + **Cetrimoniumbromid** 2 mg + **Lidokain** 1 mg	20 Stück		5,25	**Wenig geeignet** bei Mundschleimhaut- und Zahnfleischentzündungen. Nicht sinnvolle Kombination eines Antiseptikums (Cetrimonium) mit einem örtlich betäubenden Wirkstoff (Lidokain) und einem Antibiotikum (Tyrothrizin), das nur oberflächlich wirkt und die in Schleimhautfurchen und Zahnfleischtaschen siedelnden Bakterien nicht erreicht. → Seite 197
Recessan Salbe	**Polidocanol** 30 mg	10 g		6,40	**Geeignet** bei Mundschleimhaut- und Zahnfleischentzündungen als schmerzlinderndes Mittel. → Seite 195
Tantum verde Gurgellösung Rp Lösung	**Benzydamin-hydrochlorid** 1,5 mg *Enthält 10% Alkohol* (Konservierungsmittel: Parabene)	150 ml		15,22	**Mit Einschränkung geeignet** bei Mundschleimhaut- und Zahnfleischentzündungen, weil es andere Mittel mit weniger unerwünschten Wirkungen gibt. → Seite 193

Hinweise zu den Tabellenspalten → Seite 28, zur Auswahl der Arzneimittel → Seite 23, zur Grundlage der Bewertung → Seiten 24, 27

Pilzinfektionen im Mund

Pilze besiedeln vorwiegend Haut und Schleimhäute. In der Mundhöhle mit ihrem feuchtwarmen Milieu finden sie einen besonders guten Nährboden, wenn die normalerweise vorhandenen Schutzmechanismen versagen. Bestimmte Pilzinfektionen mit Hefepilzen (Candida) werden, wenn sie im Mund auftreten, auch als Soor bezeichnet.

Anzeichen und Beschwerden

Weiße Pusteln und cremige Flecken auf der Mundschleimhaut, die sich abstreifen lassen, oder eine weiß belegte Zunge können bedeuten, dass sich ein Pilz ausgebreitet hat.

Ursachen

Pilzinfektionen im Mund werden fast immer durch Candida-Hefepilze verursacht. Dass sich diese Pilze ausbreiten können, kann verschiedene Gründe haben:

- Ihr Abwehrsystem ist durch Krankheit oder bestimmte Behandlungen (z. B. eine Strahlentherapie) geschwächt.
- Sie nehmen Medikamente ein, die das Wachstum von Pilzen begünstigen. Dazu gehören Antibiotika (bei Infektionen), Glukokortikoide (als Tabletten oder Spritzen bei Entzündungen und Immunreaktionen sowie als Mittel zum Inhalieren bei Asthma) und Zytostatika (bei Krebs).
- Es besteht ein Diabetes und die Blutzuckerwerte sind nicht gut eingestellt.
- Sie tragen eine Zahnprothese und haben diese nicht sorgfältig genug gereinigt.

Bei Kindern

Neugeborene und Säuglinge im ersten Lebensjahr können an einer Pilzinfektion erkranken, weil ihr Immunsystem noch nicht zur Abwehr in der Lage ist. Babys, die gestillt werden, können sich anstecken, wenn die Mutter unbemerkt eine Pilzinfektion an der Brust hat. Auch unsaubere Fläschchen können Pilzinfektionen übertragen.

Behandlung mit Medikamenten

Eine Pilzinfektion im Mund muss immer medikamentös behandelt werden. Dafür eignen sich Antimykotika (→ nebenstehend) mit den Wirkstoffen Amphotericin B, Miconazol oder Nystatin.

Antimykotika

Amphoterizin B

AMPHO-MORONAL

Miconazol

INFECTOSOOR, Micotar, Mykoderm

Nystatin

MORONAL, Nystaderm

Amphoterizin B, Miconazol und Nystatin töten Pilze ab und hemmen deren Vermehrung. Amphoterizin B wirkt vor allem gegen Schimmelpilze und Hefen. Miconazol ist ein Breitbandantipilzmittel, das bei verschiedenen Pilzinfektionen eingesetzt werden kann. Nystatin wirkt vornehmlich gegen Hefen (Candida albicans), auf die Pilzinfektionen im Mund häufig zurückgehen. Die therapeutische Wirksamkeit gegen Candida-Hefepilze ist für alle Wirkstoffe gleichermaßen nachgewiesen. Alle Mittel gelten deshalb als „geeignet".

ANWENDUNG

Amphoterizin B gibt es als Lutschtabletten und Flüssigkeit (Suspension) zum Bepinseln, Miconazol als Gel, Nystatin als Suspension und Gel. Von den Lutschtabletten lassen Sie viermal täglich eine im Munde zergehen, am besten nach den Mahlzeiten und vor dem Schlafengehen. Die Suspension träufeln Sie aus der Pipette direkt in den Mund und verteilen sie mit der Zunge über die gesamte Mundschleimhaut. Wenn Sie etwas davon verschlucken, schadet das nicht. Mit dem Gel können Sie die betroffenen Stellen direkt betupfen oder Sie nehmen einen Esslöffel davon und verteilen es mit Zunge über die Mundschleimhaut. Gleichgültig, welche Zubereitung Sie verwenden – sie sollte so lange wie möglich im Mund verbleiben.

Bereits nach wenigen Tagen verschwinden die weißlichen Beläge auf der Mundschleimhaut, und die Rötung an den entzündeten Stellen verblasst. Aber auch wenn keine weißlichen Beläge mehr zu sehen sind, müssen Sie die Behandlung mindestens zwei Tage lang weiter fortsetzen, um gegebenenfalls noch vorhandene Pilzsporen abzutöten.

Besteht die Pilzinfektion nach zweiwöchiger Behandlung immer noch, sollten Sie erneut einen Arzt aufsuchen.

ACHTUNG

Einige dieser Präparate enthalten als Konservierungsmittel Parabene (siehe Tabelle). Wenn Sie auf Parastoffe (→ Seite 1159) allergisch reagieren, dürfen Sie diese Mittel nicht anwenden.

Wechselwirkungen mit Medikamenten

Miconazol: Wenn Sie noch andere Arzneimittel anwenden, ist zu beachten:

- Miconazol verstärkt die Wirkung von Phenytoin (bei Epilepsien). Der Arzt sollte dann gegebenenfalls die Dosis verringern.
- Miconazol verstärkt die Wirkung, aber auch die unerwünschten Wirkungen von Atorvastatin, Lovastatin und Simvastatin (blutfettsenkende Mittel, bei koronarer Herzkrankheit). Dadurch steigt die Gefahr für eine bestimmte schwerwiegende Form von Muskelerkrankungen (Myopathie), die bei diesen Mitteln als unerwünschte Wirkung auftreten kann. Für die Dauer der Anwendung von Miconazol kann der Arzt, wenn ein vorübergehendes Absetzen dieser Mittel nicht vertretbar ist, stattdessen Mittel mit Fluvastatin oder eventuell auch Pravastatin verordnen.
- Miconazol erhöht die Konzentration von Ciclosporin (nach Transplantationen) im Blut.
- Bei gleichzeitiger Anwendung von Sildenafil (zur Potenzsteigerung) kann der Blutdruck stark sinken. Dies ist besonders bei Herz-Kreislauf-Erkrankungen zu beachten.
- Miconazol sollten Sie nicht mit anderen Antipilzmitteln gleichzeitig anwenden, weil es die unerwünschten Wirkungen von Mitteln, die gegen Pilzinfektionen eingenommen werden, gleichzeitig aber auch die Wirkung von Amphoterizin B verringert.

► **Unbedingt beachten**

Amphoterizin B verstärkt die Wirkung von Herzglykosiden (Digitoxin, Digoxin, bei Herzschwäche). Wenn Sie Mittel aus dieser Wirkstoffgruppe einnehmen, sollte der Arzt die Blutspiegel dieser Medikamente bestimmen und gegebenenfalls die Dosis verringern. Näheres hierzu lesen Sie unter „Mittel bei Herzschwäche: verstärkte Wirkung" (→ Seite 12).

Miconazol verstärkt die Wirkung von Sulfonylharnstoffen (bei Typ-2-Diabetes) und von Chinidin (bei Herzrhythmusstörungen). Näheres hierzu lesen Sie unter „Mittel zur Blutzuckersenkung: verstärkte Wirkung" (→ Seite 11) und „Mittel bei Herzrhythmusstörungen: verstärkte Wirkung" (→ Seite 12).

Miconazol verstärkt auch die Wirkung der gerinnungshemmenden Wirkstoffe Phenprocoumon und Warfarin, die bei erhöhter Thrombosegefahr als Tabletten eingenommen werden. Sie müssen deshalb die Blutgerinnung häufiger als sonst selbst kontrollieren oder vom Arzt kontrollieren lassen und gegebenenfalls nach Absprache mit dem Arzt die Dosis der Gerinnungshemmer verringern. Näheres hierzu lesen Sie unter „Mittel zur Blutverdünnung: verstärkte Wirkung" (→ Seite 11).

Miconazol dürfen Sie nicht gleichzeitig mit dem Antihistaminikum Terfenadin (bei Allergien) anwenden, weil sich dann die unerwünschten Wirkungen dieses Medikaments (z. B. schwere Herzrhythmusstörungen) verstärken können. Näheres hierzu lesen Sie unter „Mittel bei Herzrhythmusstörungen: verstärkte Wirkung" (→ Seite 12).

Unerwünschte Wirkungen

► **Keine Maßnahmen erforderlich**

Brechreiz, Erbrechen, leichter Durchfall.

AMPHO-MORONAL Suspension: Die Zähne können sich orange verfärben. Durch Zähneputzen lässt sich die Verfärbung wieder entfernen.

► **Muss beobachtet werden**

Die Mittel können die Haut reizen, sodass sie brennt und juckt.

Miconazol: Bei mindestens 1 von 100 Behandelten kann sich ein Hautausschlag ausbilden. Treten gleichzeitig Schmerzen auf und bilden sich Bläschen, handelt es sich vermutlich um eine Allergie. Bei solchen Hauterscheinungen (→ Seite 14) sollten Sie einen Arzt aufsuchen.

Hinweise

Für Kinder unter 14 Jahren

AMPHO-MORONAL Suspension: Bei Frühgeborenen im ersten Lebensmonat darf die Suspension nicht angewendet werden, weil sie der Mundschleimhaut zu viel Wasser entzieht.

Pilzinfektionen im Mund

Handelsname Darreichungsform	Zusammensetzung pro 1 ml/1 g oder wie angegeben bzw. pro abgeteilte Einheit	Kleinste Packungsgröße	Festbetrag in Euro	Packungspreis in Euro	Bewertung
AMPHO-MORONAL Lutschtabletten Rp Lutschtabletten	**Amphoterizin B** 10 mg	20 Stück		17,23	**Geeignet** bei Pilzinfektionen im Mund. → Seite 199
AMPHO-MORONAL Suspension Rp Suspension	100 mg (Konservierungsmittel: Parabene)	30 ml		26,62	
INFECTOSOOR Mundgel Gel	**Miconazol** 20 mg	20 g		7,64	**Geeignet** bei Pilzinfektionen im Mund. → Seite 199
Micotar Mundgel Gel	**Miconazol** 20 mg	20 g		6,62	**Geeignet** bei Pilzinfektionen im Mund. → Seite 199
MORONAL Suspension Suspension	**Nystatin** 100 000 I.E. (Konservierungsmittel: Parabene)	30 ml	7,89	7,89	**Geeignet** bei Pilzinfektionen im Mund. → Seite 199
Mykoderm Mund-Gel Gel	**Miconazol** 20 mg	20 g		5,90	**Geeignet** bei Pilzinfektionen im Mund. → Seite 199
Nystaderm Mundgel Gel	**Nystatin** 100 000 I.E. (Konservierungsmittel: Parabene)	25 ml	8,37	6,62	**Geeignet** bei Pilzinfektionen im Mund. → Seite 199

Hinweise zu den Tabellenspalten → Seite 28, zur Auswahl der Arzneimittel → Seite 23, zur Grundlage der Bewertung → Seiten 24, 27

Mandel- und Rachenentzündung

Im hinteren Rachen liegen die Gaumenmandeln (Tonsillen). Sie gehören zum körpereigenen Immunsystem und produzieren Abwehrstoffe. Bei einer Infektion sind Rachen und Mandeln meist zugleich entzündet.

Anzeichen und Beschwerden

Häufig beginnt eine Mandel- (Tonsillitis, Angina) oder Rachenentzündung (Pharyngitis) mit einem schlechten Geschmack im Mund oder einem kratzigen Gefühl im Rachen. Danach setzen Halsschmerzen und Schluckbeschwerden mit oder ohne Fieber ein. Häufig kommen Kopfschmerzen hinzu, Abgeschlagenheit und Müdigkeit. Mandeln und Rachen sind stark gerötet und geschwollen.
Fieber über 38,5 °C, das mehrere Tage lang anhält, geschwollene Lymphknoten und Halsschmerzen, die sich mit Hausmitteln nicht bessern, sowie eitrige Stippchen oder ein schmieriger, gelblicher Belag auf den Mandeln sowie kleine Einbuchtungen in der Schleimhaut des weichen Gaumens deuten auf eine Streptokokkeninfektion hin.

Bei Kindern
Wenn zu der Halsentzündung ein Hautausschlag hinzukommt, kann es sich um Scharlach handeln.

Ursachen

90 Prozent aller Rachenentzündungen werden von Viren verursacht.
Bei Mandelentzündungen spielen häufig Bakterien, insbesondere Streptokokken der Gruppe A, eine Rolle. Sie sind bei vielen Menschen ständig in geringer Zahl vorhanden, ohne Beschwerden zu verursachen. Wenn die Mandeln jedoch durch einen Virusinfekt vorgeschädigt oder geschwächt sind, können sich die Streptokokken stark vermehren und dann eine Mandelentzündung auslösen. Bestimmte Streptokokken-Infektionen können Herzklappenfehler, Gelenkrheuma und Nierenentzündungen verursachen.

Nichtmedikamentöse Maßnahmen

Wenn Sie mit lauwarmem Salzwasser gurgeln (einen Teelöffel Salz in einem halben Liter warmem Wasser lösen), spülen Sie die mit Viren durchsetzten Beläge von Mund- und Rachenschleimhaut ab. Den gleichen Effekt haben Kamillen-, Salbei- oder Ringelblumentee.

Wichtig ist, dass Sie viel Speichel produzieren. Die Rachenschleimhaut wird damit befeuchtet, was das Schlucken erleichtert und die Entzündung dämpft. Speichel enthält darüber hinaus Abwehrstoffe, die dazu beitragen, die Krankheitserreger zu bekämpfen. Sie können die Speichelproduktion anregen, indem Sie zum Beispiel saure Drops oder Hustenbonbons lutschen oder Kaugummi kauen.
Trockene Luft reizt die entzündete Schleimhaut. Sorgen Sie für eine erhöhte Luftfeuchtigkeit, indem Sie feuchte Tücher über die Heizung hängen, Zimmerpflanzen oder Wasserschalen im Raum aufstellen. Außerdem sollten Sie viel trinken (z. B. Tee).

Behandlung mit Medikamenten

Eine durch Viren bedingte Rachen- oder Mandelentzündung müssen Sie nicht medikamentös behandeln. Die Halsentzündung heilt innerhalb einiger Tage von selbst ab.
Die obengenannten allgemeinen Maßnahmen tragen dazu bei, die Beschwerden zu lindern. Desinfizierende Mittel mit Antiseptika (→ nebenstehend) sind gegen Viren nur lückenhaft oder gar nicht wirksam und bei Mandel- und Rachenentzündungen wenig geeignet. Das gilt auch für die Kombination Antiseptikum + örtlich betäubendes Mittel (→ Seite 203).
Der Zusatz eines Antibiotikums in dem Kombinationspräparat aus Antibiotikum + Antiseptikum + örtlich betäubendes Mittel (→ Seite 204) ist bei Virusinfektionen unsinnig, weil Antibiotika gegen Viren unwirksam sind und nur Bakterien bekämpfen – und auch das lediglich in den oberen Schleimhautschichten, nicht aber in den tieferen Falten der Schleimhaut. Diese Mittel gelten deshalb, und weil die therapeutische Wirksamkeit nicht ausreichend nachgewiesen ist, als „wenig geeignet". Eine durch Streptokokken ausgelöste eitrige Mandelentzündung muss mit Antibiotika zum Einnehmen (z. B. Penizilline → Seite 1255) behandelt werden.

Anthroposophische, homöopathische und traditionell angewendete Mittel

Zu den meistverordneten Mitteln gehören auch *Meditonsin* und *Tonsiotren H.* Dabei handelt es sich um homöopathische Präparate, die sich nach den Grundsätzen dieses Buches nicht bewerten lassen und deshalb nicht näher besprochen werden. Allgemeine Informationen zu der genannten Therapierichtung finden Sie im Abschnitt „Homöopathische Arzneimittel" (→ Seite 21).

Antiseptika

Cetylpyridinium
Dobendan
Chlorhexidin
Chlorhexamed-Fluid
Hexetidin
Hexoral

Die antiseptischen Wirkstoffe in den hier aufgeführten Präparaten wirken alle desinfizierend. Sie töten Bakterien und Pilze ab, allerdings nur oberflächlich. Mikroorganismen in tieferen Schleimhautschichten erreichen sie nicht. Gegen Viren, die Mandel- und Rachenentzündungen meist verursachen, sind Antiseptika nur lückenhaft oder gar nicht wirksam. Bei durch Streptokokken ausgelösten Infektionen sind diese Mittel ebenfalls nicht wirksam.
Halsschmerzen lassen oft etwas nach, wenn Sie Mittel mit dem Wirkstoff Hexetidin anwenden. Das beruht vermutlich darauf, dass Hexetidin auf die Oberfläche der Rachenschleimhaut schwach betäubend wirkt. Ausreichende Belege für diesen Effekt gibt es jedoch nicht.
Da die Wirkstoffe in diesen Antiseptika auch die nützlichen Bakterien in der Mund- und Rachenschleimhaut abtöten, gegen die Virusinfektion, die einer Rachen- und Mandelschleimhaut häufig zugrunde liegt, jedoch kaum etwas ausrichten können, gelten diese Mittel als „wenig geeignet".

Anwendung

Antiseptika werden als Spray zum Einsprühen in die Mundhöhle, als Flüssigkeit zum Gurgeln oder als Lutschtabletten beziehungsweise Pastillen angeboten. Gemäß Beipackzettel wenden Sie die Mittel mehrmals täglich an.
Dabei müssen Sie beachten, dass Sie das Mittel nicht aus Versehen in die Augen bekommen. Geschieht das, müssen Sie sie sofort mit reichlich Wasser spülen.
Wenn die Entzündung nach zwei Wochen (bei Kindern nach einer Woche) immer noch besteht, sollten Sie erneut einen Arzt aufsuchen.

Achtung

Einige Mittel enthalten Alkohol (siehe Tabelle). Personen mit Alkoholproblemen dürfen diese Mittel nicht anwenden. Auch Leberkranke und Menschen mit Anfallleiden sollten den Alkoholgehalt berücksichtigen. Darüber hinaus kann Alkohol die Wirkung vieler Arzneimittel (z. B. Schlaf- und Beruhigungsmittel, Psychopharmaka, starke Schmerzmittel, einige Mittel bei hohem Blutdruck) verstärken.

Gegenanzeigen

Cetylpyridinium: Dieser Wirkstoff gehört zu den quaternären Ammoniumverbindungen. Wenn Sie auf diese Stoffgruppe, die häufig auch als Konservierungsmittel verwendet wird, allergisch reagieren, dürfen Sie *Dobendan* nicht anwenden.

Unerwünschte Wirkungen

▶ **Keine Maßnahmen erforderlich**

Cetylpyridinium: Das Mittel kann die Wundheilung beeinträchtigen.

Chlorhexidin: Zunge und Zähne können sich bräunlich verfärben. Wenn Sie das Mittel absetzen, nehmen beide nach einiger Zeit ihre normale Farbe wieder an.

Hexetidin: Das Mittel kann das Geschmacksempfinden beeinträchtigen.

▶ **Muss beobachtet werden**

Chlorhexamed-Fluid: Chlorhexidin liegt in diesem Mittel als Diglukonat vor. Dieses Salz ist gut wasserlöslich, wird aber deshalb auch leicht aus der Schleimhaut in den Blutkreislauf aufgenommen und kann auf diese Weise die Leberwerte ansteigen lassen.

Hinweise

Für Kinder unter 14 Jahren

Bei Kindern unter sechs Jahren sollten Pastillen und Lösungen nicht angewendet werden. Die Tabletten verschlucken Kleinkinder oft, bevor diese sich vollständig aufgelöst haben. Auch Gurgellösungen werden eher hinuntergeschluckt als wieder ausgespuckt. Da alle Präparate ohnehin als „wenig geeignet" bewertet werden, sollten sie auch ältere Kinder nicht bekommen.

Verschluckt ein Kind eines der Mittel in größerer Menge, äußert sich die einsetzende Vergiftung in Übelkeit und Erbrechen oder Durchfall. Dann sollten Sie sofort eine Vergiftungszentrale anrufen oder einen Arzt aufsuchen.

Bedenken Sie, dass einige Mittel Alkohol enthalten (siehe Tabelle). Mittel ohne Alkohol sind vorzuziehen.

Für Schwangerschaft und Stillzeit

Über die Risiken einer Anwendung dieser Mittel in Schwangerschaft und Stillzeit gibt es keine Erkenntnisse. Da alle Präparate ohnehin als „wenig geeignet" bewertet werden, sollten Sie sie nicht anwenden.

Bedenken Sie, dass einige Mittel Alkohol enthalten (siehe Tabelle). Mittel ohne Alkohol sind vorzuziehen.

Kombination: Antiseptikum + örtlich betäubendes Mittel

Cetylpyridinium + Benzokain

Dolo-Dobendan

In diesem Präparat ist das Antiseptikum Cetylpyridinium mit dem örtlich betäubenden Wirkstoff Benzokain kombiniert. Das Antiseptikum tötet Bakterien und Pilze ab, allerdings nur oberflächlich. Bei Lutschtabletten ist die desinfizierende Wirkung ohnehin gering, weil die Konzentration des Antiseptikums am Zielort – in den Furchen der Rachenschleimhaut – zu niedrig ist. Bakterien, die Mandel- und Rachenentzündungen auslösen (Streptokokken), können damit nicht abgetötet werden, weil der Wirkstoff nicht tief genug ins Gewebe eindringt. Gegen Viren sind Antiseptika nur lückenhaft oder gar nicht wirksam.

Benzokain blockiert die Reizleitung in Nervenzellen. Der Schmerzreiz wird dann nicht an das zentrale Nervensystem weitergeleitet, Halsschmerzen werden als weniger stark empfunden.

Benzokain kann jedoch leicht Allergien auslösen. Aus diesen Gründen und weil zudem die therapeutische Wirksamkeit nicht ausreichend nachgewiesen ist, gilt das Mittel als „wenig geeignet".

Anwendung

Gemäß Beipackzettel gurgeln Sie morgens und abends oder nach Bedarf mit einem Esslöffel der Lösung oder lassen eine Pastille im Munde zergehen. Mehr als acht Pastillen pro Tag sollten es nicht sein.

Achtung

Benzokainhaltige Mittel dürfen Sie nicht länger als fünf Tage anwenden. Halten die Beschwerden danach immer noch an, müssen Sie erneut den Arzt aufsuchen, sonst besteht die Gefahr, dass eine Mandelentzündung durch Streptokokken zu lange unbehandelt bleibt.

Wenn Sie nicht gut schlucken können (z. B. bei eingeschränkter Funktion der beteiligten Nerven), sollten Sie Mittel mit örtlich betäubenden Wirkstoffen nicht anwenden, weil sie den Schluckvorgang zusätzlich stören können.

Die Lösung enthält Alkohol. Personen mit Alkoholproblemen dürfen dieses Mittel nicht anwenden. Auch Leberkranke und Menschen mit Anfallleiden sollten den Alkoholgehalt berücksichtigen. Darüber hinaus kann Alkohol die Wirkung vieler Arzneimittel (z. B. Schlaf- und Beruhigungsmittel, Psychopharmaka, starke Schmerzmittel, einige Mittel bei hohem Blutdruck) verstärken.

Gegenanzeigen

Wenn Sie eine Allergie auf Parastoffe (→ Seite 1159) haben, dürfen Sie das Mittel nicht anwenden, weil Benzokain zu dieser Stoffgruppe gehört. Auch wenn Sie auf bestimmte Konservierungsstoffe (quaternäre Ammoniumverbindungen) allergisch reagieren, dürfen Sie das Mittel nicht anwenden, weil Cetylpyridinium ebenfalls zu dieser Stoffgruppe gehört.

UNERWÜNSCHTE WIRKUNGEN

▶ **Keine Maßnahmen erforderlich**

Cetylpyridinium: Dieser Wirkstoff in *Dolo-Dobendan* kann die Wundheilung beeinträchtigen.

▶ **Muss beobachtet werden**

Wenn die Haut sich verstärkt rötet und juckt, reagieren Sie vermutlich allergisch auf das Mittel. Bei solchen Hauterscheinungen (→ Seite 14) sollten Sie das Mittel nicht weiter anwenden und einen Arzt aufsuchen.

▶ **Sofort zum Arzt**

Bei Kleinkindern kann Benzokain dazu führen, dass der rote Blutfarbstoff nicht mehr genügend Sauerstoff binden kann (Methämoglobinämie). Wenn das Kind eine bläuliche Hautfarbe und Atemnot bekommt, müssen Sie sofort den Arzt rufen.

HINWEISE

Für Kinder unter 14 Jahren

Bei Kindern unter sechs Jahren sollten Lutschtabletten und Lösungen nicht angewendet werden. Säuglinge und Kleinkinder verschlucken die Tabletten oft, bevor diese sich vollständig aufgelöst haben. Auch Gurgellösungen werden eher hinuntergeschluckt als wieder ausgespuckt. Da das Mittel ohnehin als „wenig geeignet" bewertet wird, sollten auch ältere Kinder nicht damit behandelt werden.

Verschluckt ein Kind eines der Mittel in größerer Menge, äußert sich die einsetzende Vergiftung in Übelkeit und Erbrechen oder Durchfall. Dann sollten Sie sofort eine Vergiftungszentrale anrufen oder einen Arzt aufsuchen.

Bedenken Sie auch, dass die Lösung Alkohol enthält. Mittel ohne Alkohol sind vorzuziehen.

Für Schwangerschaft und Stillzeit

Bedenken Sie, dass die Lösung Alkohol enthält. Mittel ohne Alkohol sind vorzuziehen.

Kombination: Antibiotikum + Antiseptikum + örtlich betäubendes Mittel

Tyrothrizin + Cetrimonium + Lidokain

Lemocin

Dieses Mittel enthält zusätzlich zu dem Antiseptikum Cetrimonium und dem örtlich betäubenden Lidokain das Antibiotikum Tyrothrizin. Antiseptika töten Bakterien und Pilze ab, allerdings nur oberflächlich. Mikroorganismen in tieferen Schleimhautschichten erreichen sie nicht. Gegen Viren, die Mandel- und Rachenentzündungen meist verursachen, sind Antiseptika nur lückenhaft oder gar nicht wirksam. Lidokain setzt die Schmerzempfindlichkeit herab, indem es die Reizleitung in den Nerven blockiert. Auf diese Weise wirkt es oberflächlich betäubend und das Schlucken fällt leichter. Das Lokalantibiotikum wirkt oberflächlich gegen Bakterien wachstumshemmend, aber die meist in tieferen Schleimhautschichten siedelnden Bakterien werden nicht erreicht. Aus diesen Gründen und weil die therapeutische Wirksamkeit nicht ausreichend nachgewiesen ist, gilt das Mittel als „wenig geeignet". Gegen Viren ist Tyrothrizin gar nicht wirksam.

ANWENDUNG

Gemäß Beipackzettel lassen Sie mehrmals täglich eine Lutschtablette langsam im Munde zergehen. Länger als fünf Tage sollten Sie das Mittel nicht anwenden, weil sonst eine durch Streptokokken ausgelöste Halsentzündung zu lange unbehandelt bleibt.

ACHTUNG

Gegenanzeigen

Cetrimonium gehört zu den quaternären Ammoniumverbindungen. Wenn Sie auf diese Stoffgruppe, die häufig auch als Konservierungsmittel verwendet wird, allergisch reagieren, dürfen Sie das Mittel nicht anwenden.

UNERWÜNSCHTE WIRKUNGEN

▶ **Muss beobachtet werden**

Wenn sich die Haut verstärkt rötet und juckt, reagieren Sie vermutlich allergisch auf das Mittel. Bei solchen Hauterscheinungen (→ Seite 14) sollten Sie das Mittel nicht weiter anwenden und einen Arzt aufsuchen.

HINWEISE

Für Kinder unter 14 Jahren

Bei Kindern unter sechs Jahren sollten Lutschtabletten nicht angewendet werden. Säuglinge und Kleinkinder verschlucken die Tabletten oft, bevor

diese sich vollständig aufgelöst haben. Da das Mittel ohnehin als „wenig geeignet" bewertet wird, sollten auch ältere Kinder nicht damit behandelt werden.
Verschluckt ein Kind das Mittel in größerer Menge, äußert sich die einsetzende Vergiftung in Übelkeit und Erbrechen oder Durchfall. Dann sollten Sie sofort eine Vergiftungszentrale anrufen oder einen Arzt aufsuchen.

Für Schwangerschaft und Stillzeit

Über die Risiken einer Anwendung in Schwangerschaft und Stillzeit gibt es keine Erkenntnisse. Da das Mittel ohnehin als „wenig geeignet" bewertet wird, sollten Sie darauf verzichten.

Mandel- und Rachenentzündung

Hinweise zu den Tabellenspalten → Seite 28, zur Auswahl der Arzneimittel → Seite 23, zur Grundlage der Bewertung → Seiten 24, 27

Handelsname Darreichungsform	Zusammensetzung pro 1 ml/1 g oder wie angegeben bzw. pro abgeteilte Einheit	Kleinste Packungsgröße	Festbetrag in Euro	Packungspreis in Euro	Bewertung
Chlorhexamed-Fluid Lösung	**Chlorhexidin-diglukonat** 1 mg *Enthält 7,2% Alkohol*	200 ml		7,69	**Wenig geeignet** bei Rachen- und Mandelentzündung, weil die therapeutische Wirksamkeit nicht ausreichend nachgewiesen ist. Antiseptika sind gegen Viren nur lückenhaft oder gar nicht wirksam, Bakterien in tieferen Schleimhautschichten werden nicht erreicht. → Seite 202
Dobendan Lösung Lösung	**Cetylpyridiniumchlorid** 5 mg pro 10 ml *Enthält 16% Alkohol*	200 ml		8,00	**Wenig geeignet** bei Rachen- und Mandelentzündung, weil die therapeutische Wirksamkeit nicht ausreichend nachgewiesen ist. Antiseptika sind gegen Viren nur lückenhaft oder gar nicht wirksam, Bakterien in tieferen Schleimhautschichten werden nicht erreicht. → Seite 202
Dobendan	1,4 mg	24 Stück		6,50	
Dobendan X Lutschpastillen	2,5 mg	24 Stück		6,50	
Dolo-Dobendan Lösung	**Cetylpyridiniumchlorid** 0,5 mg **+ Benzokain** 4 mg *Enthält 15% Alkohol*	200 ml		9,90	**Wenig geeignet** bei Rachen- und Mandelentzündung, weil die therapeutische Wirksamkeit nicht ausreichend nachgewiesen ist. Antiseptika sind gegen Viren nur lückenhaft oder gar nicht wirksam, Bakterien in tieferen Schleimhautschichten werden nicht erreicht. Benzokain kann leicht Allergien auslösen. → Seite 203
Dolo-Dobendan Lutschpastillen	**Cetylpyridiniumchlorid** 1,4 mg **+ Benzokain** 10 mg	24 Stück		6,90	
Hexoral Lösung	**Hexetidin** 1 mg *Enthält 5,1% Alkohol*	200 ml		7,96	**Wenig geeignet** bei Rachen- und Mandelentzündung, weil die therapeutische Wirksamkeit nicht ausreichend nachgewiesen ist. Antiseptika sind gegen Viren nur lückenhaft oder gar nicht wirksam, Bakterien in tieferen Schleimhautschichten werden nicht erreicht. → Seite 202
Hexoral Spray Sprühlösung	2 mg	40 ml		8,97	
Lemocin Lutschtabletten	**Tyrothrizin** 4 mg **+ Cetrimoniumbromid** 2 mg **+ Lidokain** 1 mg	20 Stück		5,25	**Wenig geeignet** bei Rachen- und Mandelentzündung, weil die therapeutische Wirksamkeit nicht ausreichend nachgewiesen ist. Das Lokalantibiotikum Tyrothrizin ist gegen Viren nicht wirksam, Bakterien in tieferen Schleimhautschichten werden nicht erreicht. → Seite 204

Erkältung, grippaler Infekt

Zu den typischen Erkältungskrankheiten zählen Atemwegsinfekte wie Schnupfen und Nebenhöhlenentzündung, Mandel- und Rachenentzündung sowie Husten und Bronchitis. Bei Kindern kommt meist Fieber hinzu. Derartige Erkältungskrankheiten werden auch als „grippaler Infekt" bezeichnet.
Eine durch andere Virustypen (Influenza-Viren) ausgelöste „echte" Grippe (Influenza) dauert länger und verläuft schwerer. Häufige, aber nicht zwingende Kennzeichen sind das gleich zu Beginn einsetzende hohe Fieber (um 39 bis 40 °C), heftige Kopf-, Muskel- und Gliederschmerzen sowie ein starkes allgemeines Krankheitsgefühl. Oft sind die Augen sehr lichtempfindlich. Wenn Husten und Schnupfen nachfolgen, dann meist sehr viel stärker als sonst, und das Bedürfnis nach Ruhe und Schlaf ist groß. Bei Klein- und Schulkindern können Bauchschmerzen und Durchfall hinzukommen. Eine Grippe ist meist erst nach zwei bis drei Wochen überstanden.

Anzeichen und Beschwerden

Die Nase läuft, der Hals kratzt, Kopf- und Gliederschmerzen sowie ein unangenehmer Hustenreiz setzen ein, oft verbunden mit einer erhöhten Körpertemperatur. Von Fieber spricht man, wenn die Temperatur auf mehr als 38 °C (rektal, also im After gemessen) ansteigt. Die zuverlässigsten Ergebnisse bei der Fiebermessung liefert die rektale Messmethode. Wenn Sie die Temperatur im Mund oder im Ohr messen, können die Werte bis zu einem halben Grad tiefer liegen. Fieber unter der Achsel zu messen, ist nicht empfehlenswert, weil die gemessenen Werte zu ungenau sind.
Leichtes Fieber ist durchaus sinnvoll: Durch die erhöhte Temperatur wird das Immunsystem aktiviert. Das wiederum führt dazu, dass die Erkältungsviren rascher abgetötet werden. Fieber bis 38,5 °C (rektal gemessen) sollte also nicht gesenkt werden, sonst verlängert sich nur die Krankheitsdauer. Es gibt allerdings keine eindeutige Empfehlung, ab welcher Temperatur Fieber unbedingt gesenkt oder ein Arzt aufgesucht werden muss. Beides ist abhängig vom körperlichen Zustand und den Begleiterkrankungen sowie der persönlichen Erfahrung mit Fieber im Rahmen von Erkältungen. Bei Erwachsenen gelten Temperaturen über 39 °C (rektal gemessen) als hohes Fieber. Dieser Wert wird daher häufig als Grenzwert genannt, ab dem Fieber mit Hausmitteln oder medikamentös gesenkt werden sollte. Organschäden treten erst ab Temperaturen um 42 °C auf.

Bei Kindern
Neben den obengenannten Anzeichen sind Trinkunlust und Appetitlosigkeit typische Hinweise auf eine Erkältung. Bei ihnen steigt das Fieber auch oft über 38,5 °C (rektal gemessen) an. Temperaturen ab 39,5 °C (rektal gemessen) gelten bei Kindern als hohes Fieber, das medikamentös oder mit Hausmitteln gesenkt werden sollte.

Bei älteren Menschen
Bei älteren, chronisch kranken Menschen (z. B. Diabetes mellitus, koronare Herzkrankheit) besteht bei hohem Fieber unter Umständen die Gefahr des Austrocknens. Sie sollten bei Fieber auf eine ausreichende Flüssigkeitsversorgung achten.

Ursachen

Erkältungen werden durch Viren ausgelöst. Dabei gibt es rund 200 verschiedene Arten, die meist durch Tröpfcheninfektion beim Husten und Niesen sowie beim Händeschütteln übertragen werden.
Ihren Namen tragen Erkältungskrankheiten nicht ohne Grund: Kühlt der Körper durch frostige Temperaturen, kalte Nässe, Feuchtigkeit oder Zugluft aus, kann das Abwehrsystem die Viren schlechter bekämpfen. Sie vermehren sich auf den Schleimhäuten und führen dann zu den bekannten Beschwerden.

Bei Kindern
Kleinkinder bekommen besonders häufig Erkältungen, weil ihr Immunsystem noch nicht ausgereift ist. Die dafür notwendigen Abwehrkörper (Immunglobuline) entstehen erst nach solchen durchgemachten Infektionen. Bis zu zehn unkomplizierte grippale Infekte pro Jahr werden als normal angesehen. Sie brauchen sich also keine Sorgen zu machen, wenn Ihr Kind nahezu alle vier bis sechs Wochen eine Schniefnase entwickelt oder hustet. Dann reicht es aus, die akuten Beschwerden zu lindern.

Vorbeugung

Erkältungsviren können vor allem über die Hände übertragen werden. Waschen Sie sich möglichst oft die Hände und vermeiden Sie in der erkältungsbedrohten Zeit das Händeschütteln. Ein bis zur Nase hochgezogener Schal schützt vor Tröpfcheninfektionen, Handschuhe verhindern die Übertragung der Viren an Haltegriffen in Bussen, U- und S-Bahnen.
Wer sich abhärtet, ist weniger anfällig für Erkältungen. Gute Methoden dafür sind warmkalte Wechselduschen am Morgen (immer mit kalt aufhören) sowie regelmäßige Saunabesuche. Beides trägt dazu bei, dass der Körper sich Temperaturunterschieden besser

anpassen kann. Auch Kneipp-Maßnahmen sollen den Körper unempfindlicher für Infekte machen:

- Wassertreten (zwei Minuten mit warmen Füßen im Storchengang in der Badewanne durch kaltes Wasser laufen),
- Trockenbürstenmassagen (im Uhrzeigersinn zum Herzen hin),
- kalte Kniegüsse (den Wasserstrahl von den Außenseiten des Fußes über die Wade, Kniekehle und die Innenseite des Unterschenkels zum Fuß zurückführen).

Gegen die echte Grippe (Influenza) gibt es eine Impfung (→ nachfolgend).

Grippeimpfung

Gegen die „echte" Virusgrippe (Influenza) gibt es eine Impfung, die jedes Jahr im Herbst angeboten wird und ungefähr sechs Monate vorhält. Die Zusammensetzung des Impfstoffs richtet sich nach dem jährlich wechselnden aktuellen Virustyp. Die Impfung schützt also nur für eine Saison, nicht länger. Sie ist vor allem chronisch Kranken zu empfehlen, ebenso älteren Menschen über 60 Jahre, Bewohnern von Alten- und Pflegeheimen sowie Personen, die beruflich viel mit anderen Menschen in Kontakt kommen oder täglich öffentliche Verkehrsmittel benutzen und dadurch ein erhöhtes Ansteckungsrisiko haben.

Nichtmedikamentöse Maßnahmen

Was bei Schnupfen und Nebenhöhlenentzündung, Mandel- und Rachenentzündung oder Husten und Bronchitis jeweils ratsam ist, erfahren Sie in den Kapiteln „Schnupfen, Nebenhöhlenentzündung" (→ Seite 215), „Mandel- und Rachenentzündung" (→ Seite 201) sowie „Bronchitis, Husten" (→ Seite 230).

Hohes Fieber können Sie mit Wadenwickeln senken. Um die gesunde Reaktion des Körpers auf den Infekt nicht zu stören, sollten Sie aber versuchen, das Fieber auszuhalten. Weitere Angaben hierzu finden Sie unter dem Stichwort „Fieber" (→ Seite 1195).

Bei Kindern

Kinder brauchen vor allem (Bett-)Ruhe, Wärme und ausreichend Flüssigkeit – vorzugsweise als Tee, nicht als Milch.

Behandlung mit Medikamenten

Erkältungskrankheiten können mit Medikamenten nicht ursächlich behandelt werden. Allenfalls lassen sich Beschwerden lindern. Welche Mittel bei den jeweiligen Erkältungssymptomen sinnvoll sind, erfahren Sie in den Kapiteln „Schnupfen, Nebenhöhlenentzündung" (→ Seite 215), „Mandel- und Rachenentzündung" (→ Seite 201), „Bronchitis, Husten" (→ Seite 230).

Kopf- und Gliederschmerzen können Schmerzmittel lindern, damit lässt sich auch Fieber senken. Was Sie über die Anwendung dieser Mittel wissen sollten, lesen Sie unter dem Stichwort „Schmerzen, Fieber" (→ Seite 1191).

Ätherische Öle zum Einreiben und Inhalieren (→ Seite 211) können die Krankheitsdauer nicht wesentlich beeinflussen, aber die bei Erkältungen auftretenden Beschwerden lindern und somit die Behandlung unterstützen. In diesem Sinne gelten sie als „mit Einschränkung geeignet", da die therapeutische Wirksamkeit dieser Mittel in klinischen Studien noch nicht ausreichend nachgewiesen ist.

Bakterienzubereitungen (→ Seite 208) sind zur unterstützenden Behandlung bei häufig wiederkehrenden Infekten ebenfalls mit Einschränkung geeignet. Die bisher vorliegenden Untersuchungen reichen noch nicht aus, um die therapeutische Wirksamkeit und das Profil der unerwünschten Wirkungen dieser Mittel abschließend zu bestimmen.

Seit einigen Jahren stehen sogenannte Neuraminidasehemmer (→ Seite 209) zur Verfügung, die zur Behandlung einer „echten" Virusgrippe oder zur Vorbeugung gegen diese angeboten werden. Für diesen Zweck sind sie mit Einschränkung geeignet. Diese Mittel wirken nur gegen Influenzaviren. Bei den viel häufiger auftretenden viralen Infekten („Erkältungen") sind sie wirkungslos. Aber auch bei einer Virusgrippe lindern sie die Beschwerden nur, wenn die Einnahme möglichst frühzeitig erfolgt. Innerhalb dieses kurzen Zeitraums lässt sich die Diagnose „Virusgrippe" aber nicht sicher stellen. Bei breiter Anwendung besteht zudem die Gefahr, dass Viren gegen die Wirkstoffe resistent werden.

Die als Grippemittel angebotenen Kombinationspräparate aus Antihistaminikum + schleimhautabschwellendem Mittel + Schmerzmittel (→ Seite 211) sind nicht sinnvoll zusammengesetzt und deshalb wenig geeignet.

Bei Kindern

Erkältungskrankheiten bei Kindern sollten nicht medikamentös behandelt werden, weil es sich meist um harmlose Krankheiten handelt, die von allein ausheilen. Wenden Sie vorwiegend allgemeine Maßnahmen oder Hausmittel an, um die Beschwerden zu lindern und den Selbstheilungsprozess zu unterstützen.

Anthroposophische, homöopathische und traditionell angewendete Mittel

Zu den meistverordneten Mitteln gehört auch *Contramutan*. Dabei handelt es sich um ein homöopathisches Präparat, das sich nach den Grundsätzen dieses Buches nicht bewerten lässt und deshalb nicht näher besprochen wird. Allgemeine Informationen zu der genannten Therapierichtung finden Sie im Abschnitt „Homöopathische Arzneimittel" (→ Seite 21).

Bakterienzubereitungen

Bakterien-Autolysate

Broncho-VAXOM

Enterococcus faecalis

Symbioflor 1

Broncho-VAXOM: Dieses Präparat enthält Zubereitungen aus verschiedenen Bakterienarten, die häufig bei bakteriellen Entzündungen der Atemwege vorkommen. Die Bakterienextrakte sollen wie eine Art Impfung das Immunsystem dazu anregen, vermehrt Abwehrstoffe gegen diese Krankheitserreger zu bilden, damit Atemwegsinfektionen wie Bronchitis oder Nebenhöhlenentzündung nicht ständig wiederkehren. Darüber hinaus soll das Mittel bei einer akuten Erkältung den möglicherweise nötigen Antibiotikaverbrauch verringern.

Die Wirkung des Mittels beruht darauf, dass die Bakterienzubereitung die Aktivität der Immunzellen anregt, mit der Folge, dass verstärkt Abwehrzellen (z. B. Lymphozyten) und Abwehrstoffe (Immunglobuline) gebildet werden. Dadurch werden die Schleimhäute – zum Beispiel in den Atemwegen – stabilisiert.

Die Ergebnisse der bisher vorliegenden Studien zum Einsatz des Mittels sind jedoch widersprüchlich. Es gibt zwar einige Untersuchungen, die zeigen, dass sich das Auftreten ständig wiederkehrender Infekte und der Antibiotikaverbrauch verringern ließen. Andere Studien konnten dies jedoch nicht bestätigen oder basierten auf subjektiven Angaben der Patienten, die nicht als allgemeingültig anerkannt werden können. Solange keine eindeutigeren Studienergebnisse vorliegen, ist das Mittel zur Verringerung der Häufigkeit ständig wiederkehrender Atemwegsinfektionen, die einen Antibiotikaeinsatz notwendig machen, nur mit Einschränkung geeignet. Die für Kleinkinder typischen häufigen Erkältungen lassen sich damit nicht verringern.

Symbioflor 1 besteht aus einer Zubereitung von Bakterien der Spezies Enterococcus faecalis, die zu den Streptokokken gehören. Diese Bakterien reizen das Immunsystem unspezifisch dazu, vermehrt Abwehrzellen zu bilden, mit denen sich der Organismus dann besser gegen Krankheitserreger aller Art wehren kann.

Das Präparat wird vor allem bei ständig wiederkehrenden Atemwegsinfekten oder Mandelentzündungen eingesetzt. Die bisher vorliegenden Studien reichen noch nicht aus, um die therapeutische Wirksamkeit bei ständig wiederkehrenden Infektionen abschließend bewerten zu können. Das Mittel gilt daher als „mit Einschränkung geeignet".

Anwendung

Broncho-VAXOM: Sie nehmen in den ersten vier Wochen der Behandlung einmal täglich eine Kapsel. Dann noch einmal zehn Tage lang, gefolgt von einer 20-tägigen Behandlungspause. Danach nehmen Sie das Mittel noch einmal zehn Tage lang ein. Zur Auffrischung des Infektschutzes nehmen Sie in der Zeit, in der keine Infekte bestehen, das Mittel drei Monate lang je zehn Tage lang ein.

Ist gleichzeitig eine Antibiotikatherapie nötig, können Sie das Mittel zusätzlich einnehmen.

Symbioflor 1: Sie nehmen dreimal täglich 30 Tropfen und belassen die Flüssigkeit für kurze Zeit im Mund. Bevor Sie sie schlucken, gurgeln Sie damit. Bei chronisch wiederkehrenden Infekten kann die Behandlung bis zu sechs Monate fortgesetzt werden. Eine angebrochene Flasche müssen Sie im Kühlschrank aufbewahren und innerhalb von drei Wochen verwenden, weil sich sonst die Bakterien in der Flüssigkeit zu stark vermehren.

Das Präparat riecht etwas unangenehm und kann trüb werden, was aber nicht bedeutet, dass es verdorben ist.

Achtung

Da Bakterienzubereitungen immunmodulierend wirken, ist zu bedenken, dass dadurch auch bisher unterdrückte Immunreaktionen provoziert werden können. So können sich entzündliche Prozesse verschlimmern oder es kann eine bisher ruhende Autoimmunerkrankung, bei der das Abwehrsystem körpereigene Zellen und Gewebe angreift, aktiviert werden. Schwere chronische Krankheiten, denen solche Autoimmunprozesse zugrunde liegen, könnten dann ausbrechen.

Gegenanzeigen

Broncho-VAXOM: Wenn Sie eine akute Darminfektion haben, dürfen Sie das Mittel nicht anwenden.

Wechselwirkungen mit Medikamenten

Broncho-VAXOM: Wenn Sie gleichzeitig Medikamente einnehmen müssen, die das Immunsystem unterdrücken, können diese möglicherweise die Wirkung des Erkältungsmittels beeinträchtigen. Wenn Sie mit einem Lebendimpfstoff geimpft werden sollen (z. B. Masern-Impfstoff), sollten Sie die Behandlung mit *Broncho-VAXOM* erst vier Wochen nach der Impfung beginnen.

Unerwünschte Wirkungen

▶ **Keine Maßnahmen erforderlich**

Broncho-VAXOM: Am Anfang der Behandlung kann es sein, dass vermehrt Atemwegsinfekte und leichtes Fieber auftreten. Dabei handelt es sich um eine erwünschte Reaktion des Körpers auf die zugeführten bakteriellen Zubereitungen. In der Folge werden vermehrt Abwehrstoffe gebildet.

Symbioflor 1: Vereinzelt können Magen- oder Kopfschmerzen sowie Mundtrockenheit auftreten.

▶ **Muss beobachtet werden**

Broncho-VAXOM: Wenn sich der Infekt verschlimmert oder nach vier Tagen noch unvermindert fortbesteht, sollten Sie erneut einen Arzt aufsuchen. Auch wenn Verdauungsstörungen auftreten und anhalten, sollten Sie mit dem Arzt besprechen, ob Sie das Mittel weiterhin einnehmen sollen.

▶ **Sofort zum Arzt**

Broncho-VAXOM: Wenn starker Hautausschlag, Juckreiz, Herzrasen, Atemnot, Schwäche und Schwindel auftreten, müssen Sie die Anwendung sofort abbrechen und unverzüglich den Notarzt (Telefon 112) rufen, weil es sich um eine lebensbedrohliche Allergie (→ Seite 14) handeln kann.

Hinweise

Für Kinder unter 14 Jahren

Broncho-VAXOM Kinder Granulat: Dieses Mittel dürfen Kinder erst nach dem sechsten Lebensmonat erhalten.

Broncho-VAXOM Kinder (Kapseln): Kinder unter einem Jahr dürfen mit dem Mittel nicht behandelt werden.

Kinder bis zum 16. Lebensjahr erhalten einmal täglich morgens auf nüchternen Magen den Inhalt eines Beutels in Wasser oder ein anderes Getränk eingerührt. Es ist auch möglich, eine Kapsel des Mittels zu öffnen und den pulverigen Inhalt in ein Getränk zu streuen.

Symbioflor 1: Säuglinge erhalten dreimal täglich 10 Tropfen, alle älteren Kinder dreimal täglich 20 Tropfen.

Für Schwangerschaft und Stillzeit

Broncho-VAXOM Erwachsene: In den ersten drei Monaten einer Schwangerschaft dürfen Sie das Mittel nicht anwenden.

Symbioflor 1: Bevor Sie das Mittel in Schwangerschaft und Stillzeit einnehmen, sollte der Arzt Nutzen und Risiken der Anwendung sorgfältig abwägen.

Neuraminidasehemmer

Oseltamivir

Tamiflu

Oseltamivir gehört zur Gruppe der sogenannten Neuraminidasehemmer. Es verhindert die Vermehrung von Grippeviren, indem es dafür notwendige Enzyme (Neuraminidasen) blockiert. Das gelingt allerdings nur bei der „echten" Virusgrippe, die durch Influenzaviren ausgelöst wird. Bei den wesentlich häufiger vorkommenden Erkältungsviren, die einen grippalen Infekt auslösen, bleibt Oseltamivir wirkungslos.

Voraussetzung für die Wirksamkeit des Mittels ist, dass es möglichst frühzeitig eingenommen wird, spätestens jedoch innerhalb von 36 bis 48 Stunden nach Beginn der ersten Grippesymptome (schlagartig einsetzendes hohes Fieber, Kopf- und Gliederschmerzen, starkes Krankheitsgefühl). Erfolgt die erste Anwendung des Mittels später, ist die Wirksamkeit deutlich geringer und nimmt mit jedem Tag weiter ab. Da sich die Symptome einer echten Grippe oft nicht eindeutig von denen der harmlosen grippalen Infekte unterscheiden, kann es jedoch schwierig sein, eine Influenza in diesem für eine wirksame Behandlung engen Zeitfenster korrekt zu diagnostizieren. Die Wahrscheinlichkeit, dass es sich um einen Infekt mit den echten Grippeviren handelt ist höher, wenn eine Virusgrippeepidemie in der Bevölkerung grassiert oder Kontakt zu einem an Influenza erkrankten Menschen bestand.

Selbst wenn es gelingt, Oseltamivir schon früh genug anzuwenden, kann es die Krankheit dennoch nicht komplett verhindern oder unterdrücken, sondern lediglich die Beschwerden abmildern und um durchschnittlich einen Tag verkürzen. Ob das Mittel die Komplikationen, die eine Influenza hervorrufen kann (Infektionen mit anderen Keimen, Herz-Kreislauf-Schwäche und Nervenschädigungen), sowie die Zahl der Krankenhausaufenthalte oder Todesfälle verringern oder verhindern kann, ist noch nicht ausreichend nachgewiesen, auch nicht bei den sogenannten Hochrisikogruppen (Patienten mit Herz-Kreislauf- oder Lungenerkrankungen, chronisch kranke Erwachsene und Kinder, Menschen mit geschwächtem Immunsystem).

Während der Behandlung mit *Tamiflu* werden über die Nasenschleimhaut weiterhin Influenzaviren ausgeschieden, sodass die damit behandelten Personen weiterhin ansteckend sind. Um Angehörige und Kontaktpersonen vor einer Ansteckung zu schützen, können diese vorbeugend mit Oseltamivir behandelt werden. Bei einer siebentägigen Einnahme lässt sich damit das Erkrankungrisiko von 7,4 auf 0,8 Prozent senken. Das bedeutet, dass 16 Personen behandelt werden müssen, um einen Influenzafall zu verhindern. Oseltamivir kann eine Grippeschutzimpfung nicht ersetzen und ist allenfalls angezeigt, wenn eine Impfung nicht möglich oder nicht effektiv ist (z. B. bei überraschendem Auftreten einer Grippeepidemie). Bei unkritischem und breitem Einsatz des Mittels besteht die Gefahr, dass sich Resistenzen entwickeln und der Wirkstoff seine virushemmende Wirkung verliert. Zur generellen Vorbeugung gegen eine Influenzainfektion ist die Grippeschutzimpfung (→ Seite 207) die wirksamere Maßnahme.

Zur Vorbeugung und Behandlung einer Infektion mit Influenzaviren ist Oseltamivir „mit Einschränkung geeignet".

Ob *Tamiflu* einer Vogelgrippe vorbeugen kann oder ob sich diese damit wirksam behandeln lässt, ist völlig unklar. Bisher wurde das Mittel bei Menschen lediglich bei Infektionen mit „echten" Grippeviren (Influenzaviren) untersucht. Nach bisherigen Erkenntnissen unterscheidet sich jedoch der Verlauf einer Vogelgrippe von dem einer Infektion mit Influenzaviren, sodass man hinsichtlich einer therapeutischen Wirksamkeit des Medikaments nicht von einem auf das andere schließen kann.

Anwendung

Zur Behandlung einer akuten Influenza nehmen Sie Tabletten oder Lösung fünf Tage lang zweimal täglich ein. Die erste Dosis müssen Sie möglichst früh, spätestens aber innerhalb von 36 bis 48 Stunden nach Auftreten der ersten Krankheitszeichen einnehmen, damit das Mittel seine Wirkung entfalten kann. Zur Prophylaxe einer drohenden Influenzainfektion wird *Tamiflu* einmal täglich über mindestens 10 Tage eingenommen, und zwar möglichst innerhalb der ersten beiden Tage nach Kontakt mit einer mit Influenzaviren infizierten Person. Liegt eine Grippeepidemie vor, kann die Einnahme auf bis zu sechs Wochen ausgedehnt werden.

Achtung

Wenn Ihre Nieren nur noch sehr einschränkt leistungsfähig sind, sollte der Arzt die Dosis sowohl für die Therapie einer Influenza als auch für die Vorbeugung gegen sie anpassen.

Unerwünschte Wirkungen

▶ **Keine Maßnahmen erforderlich**

Zu Beginn der Behandlung kann es bei mehr als 1, aber bei weniger als 10 von 100 Behandelten zu Bauchschmerzen, Übelkeit und Erbrechen kommen. Im Allgemeinen vergehen diese Beschwerden innerhalb der ersten zwei Behandlungstage. Auch Kopfschmerzen können auftreten (bei 2 bis 20 von 100).

▶ **Muss beobachtet werden**

Wenn die Haut sich verstärkt rötet und juckt, reagieren Sie vermutlich allergisch auf das Mittel. Bei solchen Hauterscheinungen (→ Seite 14) sollten Sie einen Arzt aufsuchen.

Vereinzelt wurden Verdachtsfälle berichtet, in denen Oseltamivir schwere Hautreaktionen auslöste, die eine Krankenhausbehandlung erforderlich machten.

Hinweise

Für Kinder unter 14 Jahren

Kinder ab dem vollendeten ersten Lebensjahr können mit dem Mittel behandelt werden. Für sie steht eine Lösung zur Verfügung, die eine gewichtsangepasste Dosierung ermöglicht.

Zur therapeutischen Wirksamkeit und Verträglichkeit des Mittels bei der Behandlung von Kindern unter einem Jahr fehlen aussagekräftige Daten, das gilt auch für die prophylaktische Anwendung in dieser Altersgruppe.

Die Kapseln können Kinder ab einem Körpergewicht von über 40 Kilogramm erhalten.

Für Schwangerschaft und Stillzeit

Sie dürfen das Mittel nicht einnehmen, es sei denn, der mögliche Nutzen für die schwangere oder stillende Frau rechtfertigt das mögliche Risiko für das Ungeborene beziehungsweise den Säugling.

Ätherische Öle zum Einreiben und Inhalieren

Cineol

Soledum

Eukalyptusöl + Fichtennadelöl

Babix-Inhalat

Eukalyptusöl + Kiefernnadelöl

Eucabal, Pinimenthol Erkältungsbalsam mild, Transpulmin Kinderbalsam S

Cineol + Kampfer + Menthol

Transpulmin

Die in diesen Präparaten enthaltenen leichtflüchtigen ätherischen Pflanzenöle regen die Tätigkeit der Flimmerhärchen in der Nasen- und Bronchialschleimhaut an. Außerdem setzen sie die Oberflächenspannung in den Lungenbläschen herab, was dazu führt, dass Sauerstoff und Kohlendioxid besser ausgetauscht und Schleim leichter abtransportiert werden können.

Werden die Mittel auf die Haut aufgetragen oder in heißem Wasser gelöst, verdunsten die ätherischen Öle rasch und reichern sich in der Raumluft an. Bei Erkältungen, vor allem bei Schnupfen und Husten, kann dies das Atmen erleichtern. Auf den Verlauf der Erkältung haben diese Mittel ansonsten keinen Einfluss.

Da die therapeutische Wirksamkeit in klinischen Studien noch nicht ausreichend nachgewiesen ist, gelten die Mittel zur Behandlung von Atemwegsinfekten und Erkältungen als „mit Einschränkung geeignet".

ANWENDUNG

Sie reiben morgens und abends oder nach Bedarf eine kirschgroße Portion Salbe auf Brust und Rücken. Ziehen Sie ein Baumwoll-T-Shirt und einen Wollpulli darüber oder wickeln Sie einen Wollschal um den Oberkörper, um ihn gut warm zu halten.

Zum Inhalieren lösen Sie diese Mittel in heißem Wasser oder tropfen die im Beipackzettel angegebene Menge in das Inhalationsgerät.

ACHTUNG

Transpulmin Balsam/Inhalator: Diese Mittel enthalten Kampfer. Achten Sie strikt darauf, dass sie für Kinderhände unerreichbar aufbewahrt werden. Kampfer kann bei versehentlicher Einnahme in großen Mengen schwere Nervenschäden bis hin zu Krampfanfällen und Koma auslösen.

Transpulmin Balsam/Inhalator/Kinderbalsam: Diese Präparate enthalten als Konservierungsmittel Parabene. Wenn Sie auf Parastoffe (→ Seite 1159) allergisch reagieren, dürfen Sie sie nicht anwenden.

HINWEISE

Für Kinder unter 14 Jahren

Cineol-, kampfer- und mentholhaltige Präparate dürfen Sie bei Säuglingen und Kleinkindern keinesfalls im Bereich von Nase und Mund anwenden, weil sie Verkrampfungen der Stimmritze, des Kehlkopfs und der Atemwege und damit eine lebensbedrohliche Atemnot auslösen können. Deshalb dürfen Kinder mit den Mitteln auch nicht inhalieren.

Bei älteren Kindern genügt eine erbsengroße Portion Salbe.

Kombination: Antihistaminikum + schleimhautabschwellendes Mittel + Schmerzmittel

Diphenylpyralin + Metamfepramon + Azetylsalizylsäure

TEMPIL N

In diesem Mittel sind drei verschiedene Wirkstoffe miteinander kombiniert. Das Antihistaminikum Diphenylpyralin verringert die Sekretabgabe in der Nasenschleimhaut.

Azetylsalizylsäure ist ein schmerz- und fiebersenkendes Mittel. Metamfepramon verengt die Blutgefäße, wodurch auch die Schleimhaut in den Atemwegen abschwillt. Diese Wirkung lässt sich durch lokal angewendete schleimhautabschwellende Mittel allerdings wesentlich besser, schonender und gezielter erreichen. Werden die Wirkstoffe eingenommen, können sie starke unerwünschte Wirkungen (Herzrasen, Blutdruckanstieg, Unruhe, Nervosität) haben. Diese Risiken stehen in keinem Verhältnis zum möglichen Nutzen. Darüber hinaus hat Metamfepramon appetithemmende Eigenschaften, was die Gefahr einer missbräuchlichen Anwendung als Appetitzügler birgt. Das Mittel steht als Stimulans auf der Liste der nicht erlaubten Dopingmittel. Auch aus diesem Grund ist der Einsatz des Mittels bei Erkältungen abzulehnen.

Die Kombination dieser drei Substanzen ist nicht sinnvoll, das Mittel gilt deshalb als „wenig geeignet". Die Symptome einer Erkältung lassen sich besser mit einfachen Hausmitteln oder gezielt mit Einzelsubstanzen bekämpfen.

ANWENDUNG

Laut Beipackzettel nehmen Sie das Mittel dreimal täglich unzerkaut mit etwas Wasser ein. Da das Mittel unruhig machen kann, sollten Sie es nicht kurz vor dem Schlafengehen einnehmen.

ACHTUNG

Drei Tage vor einer Zahnbehandlung oder einer geplanten Operation sollten Sie keine azetylsalizylsäurehaltigen Medikamente einnehmen. Schon eine einzige Kapsel kann die Blutgerinnung erheblich beeinträchtigen, sodass Blutungen drohen.

Gegenanzeigen

Unter folgenden Bedingungen dürfen Sie das Mittel nicht anwenden:

- Sie haben ein Magen- oder Zwölffingerdarmgeschwür.
- Sie neigen zu Blutungen.
- Sie haben eine Schilddrüsenüberfunktion.
- Sie haben einen Tumor im Nebennierenmark (Phäochromozytom).
- Der Augeninnendruck ist erhöht (Engwinkelglaukom).
- Ihr Herz schlägt zu schnell (tachykarde Arrhythmie).
- Ihre Herzkranzgefäße sind schlecht durchblutet und es treten immer wieder Anfälle von Brustenge auf (Angina Pectoris).

Unter folgenden Bedingungen muss der Arzt Nutzen und Risiken besonders sorgfältig abwägen:

- Sie nehmen gerinnungshemmende Medikamente ein (bei erhöhter Thrombosegefahr, zum Beispiel *Marcumar*). Dann besteht durch die Azetylsalizylsäure in *Tempil N* eine erhöhte Blutungsneigung.
- Sie haben Asthma (Anfälle können verstärkt auftreten).
- Sie vertragen keine Salizylate oder nichtsteroidale Antirheumatika. Dann kann es zu Kreuzallergien mit Azetylsalizylsäure kommen, und es können Asthmaanfälle auftreten.
- Asthmaanfälle können unter der Einnahme des Mittels vor allem auch dann auftreten, wenn Sie Heuschnupfen, Nasenpolypen, chronische Atemwegsinfektionen haben oder wenn Sie zu Allergien neigen.
- Sie hatten schon einmal ein Magen- oder Zwölffingerdarmgeschwür oder Blutungen im Magen oder Darm.
- Ihre Nieren sind geschädigt.
- Die Leberfunktion ist gestört.
- Sie haben hohen Blutdruck.

Wechselwirkungen mit Medikamenten

Wenn Sie noch andere Medikamente nehmen, ist zu beachten:

- *Tempil N* kann die Wirkung und die unerwünschten Wirkungen von trizyklischen Antidepressiva und MAO-Hemmern (bei Depressionen) sowie von nichtsteroidalen Rheumamitteln (z. B. Diclofenac) verstärken. Eine kombinierte Anwendung sollte möglichst vermieden werden.
- *Tempil N* kann die unerwünschten Wirkungen von Methotrexat (bei Rheuma, Krebs) verstärken.
- Bei gleichzeitiger Behandlung mit Glukokortikoiden erhöht sich das Risiko für Magen-Darm-Blutungen.
- *Tempil N* kann die Wirkung von Spironolacton (bei Herzschwäche), Furosemid (bei hohem Blutdruck) und von Gichtmitteln, die die Harnsäureausscheidung fördern, vermindern.

▶ **Unbedingt beachten**

Tempil N kann die Wirkung und die unerwünschten Wirkungen der gerinnungshemmenden Wirkstoffe Phenprocoumon und Warfarin, die bei erhöhter Thrombosegefahr als Tabletten eingenommen werden, verstärken. Sie müssen deshalb die Blutgerinnung häufiger als sonst selbst kontrollieren oder vom Arzt kontrollieren lassen und gegebenenfalls nach Absprache mit dem Arzt die Dosis der Gerinnungshemmer verringern. Näheres hierzu lesen Sie unter „Mittel zur Blutverdünnung: verstärkte Wirkung" (→ Seite 11).

Außerdem kann das Mittel die erwünschten und unerwünschten Wirkungen von blutzuckersenkenden Medikamenten (z. B. Sulfonylharnstoff, bei Typ-2-Diabetes) verstärken. Näheres hierzu lesen Sie unter „Mittel zur Blutzuckersenkung: verstärkte Wirkung" (→ Seite 11).

UNERWÜNSCHTE WIRKUNGEN

Wenn Schwindel und Ohrgeräusche auftreten, ist das Mittel vermutlich zu hoch dosiert.

▶ **Keine Maßnahmen erforderlich**

Selten kommt es zu Mundtrockenheit, Müdigkeit, Erregung, Nervosität oder Magen- und Verdauungsbeschwerden.

▶ **Muss beobachtet werden**

Sehr selten kann es vorkommen, dass die Anzahl der Blutplättchen (Thrombozyten) abnimmt. Anzeichen für ein deutliches Absinken dieser Blutzellen sind Einblutungen in Schleimhäute oder Haut sowie Blutergüsse, die schon bei geringfügigen Prellungen auftreten, und länger anhaltende Blutungen bei Verletzungen. Wenn Sie solche Anzeichen feststellen, sollte der Arzt das Blutbild (→ Seite 15) kontrollieren.

▶ **Sofort zum Arzt**

Bei häufiger und langer Anwendung kann Azetylsalizylsäure Magengeschwüre bis hin zu Magenblutungen auslösen. Wenn Sie bemerken, dass sich der Stuhl schwarz färbt, sollten Sie das Mittel sofort absetzen und einen Arzt aufsuchen. Die Schwarzfärbung ist ein Hinweis für akute Blutungen im Magen-Darm-Trakt.

Wenn Sie Asthma oder Nasenpolypen haben, kann es zu einer allergischen Reaktion der Bronchien kommen. Diese verengen sich dabei, sodass akut Atemnot auftritt (ASS-Asthma). Bei derartigen Beschwerden müssen Sie sofort einen Arzt aufsuchen.

Hinweise

Für Kinder unter 14 Jahren

Kinder unter zwölf Jahren dürfen keine Mittel mit Azetylsalizylsäure bekommen. Vor allem wenn sie einen Virusinfekt wie Grippe oder Windpocken haben, besteht das Risiko, dass ASS ein Reye-Syndrom auslöst, bei dem schwere Leber- und Hirnschäden möglich sind. Erstes Symptom dafür ist langanhaltendes Erbrechen; später ist das Kind nur noch schlecht ansprechbar und hat Zustände wie im Delirium (Bewusstseinsstörungen, keine zeitliche und räumliche Orientierung, Sehen von Trugbildern, Schwitzen, Zittern und Unruhe). Rufen Sie bei solchen Anzeichen sofort den Arzt, weil diese unerwünschte Wirkung zum Tod führen kann.

Für Schwangerschaft und Stillzeit

In den letzten drei Monaten der Schwangerschaft sollte der Arzt Nutzen und Risiken der Anwendung des Mittels sorgfältig abwägen. Da das Präparat ohnehin als „wenig geeignet" bewertet wird, sollten Sie es nicht einnehmen.

In der Stillzeit dürfen Sie das Mittel nicht anwenden.

Zur Verkehrstüchtigkeit

Das Mittel kann die Reaktionsfähigkeit beeinträchtigen. Während der Einnahme sollten Sie kein Fahrzeug lenken, keine Maschinen bedienen und keine Arbeiten ohne festen Halt verrichten.

Erkältung, grippaler Infekt

Handelsname Darreichungsform	Zusammensetzung pro 1 ml/1 g oder wie angegeben bzw. pro abgeteilte Einheit	Kleinste Packungsgröße	Festbetrag in Euro	Packungspreis in Euro	Bewertung
Babix-Inhalat N Inhalat	**Eukalyptusöl** 286 mg + **Fichtennadelöl** 714 mg	5 ml		4,14	**Mit Einschränkung geeignet** bei Atemwegs- und grippalen Infekten. Die bislang vorliegenden Studien reichen noch nicht aus, um die therapeutische Wirksamkeit abschließend nachzuweisen. → Seite 211
BRONCHO-VAXOM Kinder Granulat Rp Granulat	Auszug aus **Haemophilus influenzae** + **Diplococcus pneumoniae** + **Klebsiella pneumoniae** + **Klebsiella ozaenae** + **Staphylococcus aureus** + **Streptococcus pyogenes** + **Streptococcus viridans** + **Neisseria catarrhalis** 3,5 mg	30 x 3,5 g		28,77	**Mit Einschränkung geeignet** zur Verringerung der Häufigkeit von ständig wiederkehrenden Atemwegsinfekten. Die bislang vorliegenden Studien reichen noch nicht aus, um die therapeutische Wirksamkeit abschließend zu bestimmen. → Seite 208
BRONCHO-VAXOM Erwachsene Rp	Auszug aus **Haemophilus influenzae** + **Diplococcus pneumoniae** + **Klebsiella pneumoniae** + **Klebsiella ozaenae** + **Staphylococcus aureus** + **Streptococcus pyogenes** + **Streptococcus viridans** + **Neisseria catarrhalis** 7 mg	30 Stück		38,94	

Hinweise zu den Tabellenspalten → Seite 28, zur Auswahl der Arzneimittel → Seite 23, zur Grundlage der Bewertung → Seiten 24, 27

▶

Erkältung, grippaler Infekt Fortsetzung

Handelsname Darreichungsform	Zusammensetzung pro 1 ml/1 g oder wie angegeben bzw. pro abgeteilte Einheit	Kleinste Packungsgröße	Festbetrag in Euro	Packungspreis in Euro	Bewertung
BRONCHO-VAXOM Kinder Rp Kapseln	Auszug aus **Haemophilus influenzae** **+ Diplococcus pneumoniae** **+ Klebsiella pneumoniae** **+ Klebsiella ozaenae** **+ Staphylococcus aureus** **+ Streptococcus pyogenes** **+ Streptococcus viridans** **+ Neisseria catarrhalis** 3,5 mg	30 Stück		28,77	**Mit Einschränkung geeignet** zur Verringerung der Häufigkeit von ständig wiederkehrenden Atemwegsinfekten. Die bislang vorliegenden Studien reichen noch nicht aus, um die therapeutische Wirksamkeit abschließend zu bestimmen. → Seite 20
Eucabal-Balsam S Emulsion	**Eukalyptusöl** 100 mg **+ Kiefernnadelöl** 30 mg	25 ml		3,68	**Mit Einschränkung geeignet** zur unterstützenden Behandlung von Atemwegsinfekten. Die bislang vorliegenden Studien reichen noch nicht aus, um die therapeutische Wirksamkeit abschließend nachzuweisen. → Seite 2
Pinimenthol Erkältungsbalsam mild Balsam	**Eukalyptusöl** 100 mg **+ Kiefernnadelöl** 100 mg	20 g		4,26	**Mit Einschränkung geeignet** bei Erkältungen. Die bislang vorliegenden Studien reichen noch nicht aus, um die therapeutische Wirksamkeit abschließend nachzuweisen. → Seite 2
Soledum Balsam Balsam	**Cineol** 150 mg	20 ml		6,15	**Mit Einschränkung geeignet** bei Atemwegs- und grippalen Infekten. Die bislang vorliegenden Studien reichen noch nicht aus, um die therapeutische Wirksamkeit abschließend nachzuweisen. → Seite 2
Symbioflor 1 Suspension	**Enterococcus faecalis (Zellen und Autolysat)** 1,5–4,5 x 10 [7]	50 ml		12,10	**Mit Einschränkung geeignet** zur Verringerung der Häufigkeit von ständig wiederkehrenden Atemwegsinfekten. Die bislang vorliegenden Studien reichen noch nicht aus, um die therapeutische Wirksamkeit abschließend zu bestimmen. → Seite 2
Tamiflu 75 mg Hartkapseln Rp Kapseln *Tamiflu 12 mg/ml Pulver* Rp Pulver	**Oseltamivir** 75 mg 12 mg	10 Stück 100 ml		34,22 34,22	**Mit Einschränkung geeignet** zur Behandlung einer Infektion mit Influenzaviren. Beschwerdelinderung und eine geringfügige Verkürzung der Krankheitsdauer sind nur zu erwarten, wenn das Mittel frühzeitig eingesetzt wird und es sich nachgewiesenermaßen um eine Infektion mit dem „echten Grippevirus“ handelt. Bei unkritischem Einsatz können sich Resistenzen entwickeln. Nicht anwenden zur Behandlung eines grippalen Infekts. Das Mittel wirkt nur gegen Influenzaviren. **Mit Einschränkung geeignet** zur Vorbeugung gegen eine Influenzainfektion. Nur im Rahmen einer Grippeepidemie. Bei unkritischem Einsatz können sich Resistenzen entwickeln. Zur Grippeprophylaxe ist die jährliche Grippeimpfung zu bevorzugen. → Seite 2
TEMPIL N Rp Kapseln	**Diphenylpyralin-hydrochlorid** 2,5 mg **+ Metamfepramon-hydrochlorid** 10 mg **+ Azetylsalizylsäure** 250 mg	20 Stück		15,92	**Wenig geeignet** bei Erkältungen, weil das Mittel nicht sinnvoll zusammengesetzt ist. → Seite

Hinweise zu den Tabellenspalten → Seite 28, zur Auswahl der Arzneimittel → Seite 23, zur Grundlage der Bewertung → Seiten 24, 27

Erkältung, grippaler Infekt Fortsetzung

Handelsname Darreichungsform	Zusammensetzung pro 1 ml/1 g oder wie angegeben bzw. pro abgeteilte Einheit	Kleinste Packungsgröße	Festbetrag in Euro	Packungspreis in Euro	Bewertung
Transpulmin Balsam Creme	**Cineol** 100 mg + **Kampfer** 25 mg + **Menthol** 50 mg (Konservierungsmittel: Parabene)	40 g		6,50	**Mit Einschränkung geeignet** bei Atemwegsinfekten. Die bislang vorliegenden Studien reichen noch nicht aus, um die therapeutische Wirksamkeit abschließend nachzuweisen. → Seite 211
Transpulmin Balsam + Inhalator Kombipackung Creme und Inhalator	**Cineol** 100 mg + **Kampfer** 25 mg + **Menthol** 50 mg (Konservierungsmittel: Parabene)	100 g		15,90	
Transpulmin Kinderbalsam S Creme	**Eukalyptusöl** 100 mg + **Kiefernnadelöl** 30 mg (Konservierungsmittel: Parabene)	20 g		4,45	**Mit Einschränkung geeignet** bei Erkältungen. Die bislang vorliegenden Studien reichen noch nicht aus, um die therapeutische Wirksamkeit abschließend nachzuweisen. → Seite 211

Hinweise zu den Tabellenspalten → Seite 28, zur Auswahl der Arzneimittel → Seite 23, zur Grundlage der Bewertung → Seiten 24, 27

Schnupfen, Nebenhöhlenentzündung

Schnupfen gehört zu den häufigsten „banalen“ Infekten. Infolge einer Virusinfektion entzündet sich die Nasenschleimhaut (Rhinitis) und sondert vermehrt Sekret ab, in dem die Flimmerhärchen der Schleimhautzellen förmlich „ertrinken“. Ihrer Reinigungsfunktion können sie dann nicht mehr gerecht werden.

In unmittelbarer Nachbarschaft der Nase liegen die Nebenhöhlen. Sie sind über siebartig durchlöcherte Kammern mit dem Naseninneren verbunden. Setzen sich die Schnupfenviren in diesem Höhlensystem fest, entzünden sich die Schleimhäute im Inneren dieses Höhlensystems und es entsteht eine Nebenhöhlenentzündung (Sinusitis), was vor allem bei Kindern häufig vorkommt.

Gelangen Viren oder Bakterien über einen Verbindungsgang (eustachische Röhre) aus dem Rachen ins Mittelohr, kann eine Mittelohrentzündung (→ Seite 173) entstehen.

Anzeichen und Beschwerden

Ein Schnupfen beginnt meist mit Kribbeln in der Nase und verstärktem Niesreiz. Durch vermehrtes Niesen versucht der Körper, die Krankheitserreger wieder abzustoßen. Auch Fieber trägt dazu bei, das Abwehrsystem zu aktivieren und die Viren rasch wieder loszuwerden.

Innerhalb von ein bis zwei Tagen schwillt die Nasenschleimhaut an und bildet vermehrt Flüssigkeit. Beides führt dazu, dass sich die Nase „verstopft“ anfühlt und nicht mehr gut durch die Nase eingeatmet werden kann. Gleichzeitig nimmt der Geschmacksinn ab, auch Gerüche werden nicht mehr gut wahrgenommen.

Eine Nebenhöhlenentzündung macht anfangs die gleichen Beschwerden wie ein Schnupfen: verstopfte Nase durch geschwollene Schleimhäute. Nisten sich auf der durch die Schnupfenviren geschädigten Schleimhaut jedoch Bakterien ein, werden die Beschwerden deutlich schwerer und unangenehmer: Starke Kopfschmerzen und ein anhaltendes unangenehmes Druckgefühl in Stirn, Wangen und Kiefer treten auf, ebenso Fieber (über 38,5 °C). Häufig verstärken sich die Schmerzen morgens beim Aufstehen oder beim Bücken.

Bei Kindern

Vor allem bei Kindern „läuft“ die Nase, und die Nasenlöcher röten sich schmerzhaft. Häufig kommt als Begleitsymptom noch Husten hinzu.

Bei Kleinkindern unter vier Jahren sind die Nebenhöhlen noch nicht voll entwickelt, können sich aber trotzdem entzünden.

Anzeichen dafür sind hohes Fieber, Trinkunlust und eitriger Schnupfen mit gelbgrün gefärbtem Sekret, das leicht eintrocknet und an den Nasenlöchern gelbliche Krusten bildet.

Ursachen

Ein Schnupfen wird durch Viren ausgelöst.
Auch eine akute Nebenhöhlenentzündung geht meist auf eine Virusinfektion zurück. Eine bakterielle Sinusitis beruht meist darauf, dass das Sekret aus den Nebenhöhlen schlechter abfließt als aus der Nase und die Nebenhöhlen bei stark geschwollenen Schleimhäuten nicht ausreichend belüftet werden. Beides bietet Bakterien einen guten Nährboden, zumal die Schleimhaut durch die Viren bereits vorgeschädigt ist. Auf diese Weise kann sich die Entzündung verstärken und eventuell sogar chronisch werden.

Vorbeugung

Wer während der Heizperiode, wenn die Zimmerluft meist besonders trocken ist, die Nase täglich mit einer Salzlösung spült, bekommt seltener einen Schnupfen. Für solche Spülungen lösen Sie einen Teelöffel Kochsalz in einem Liter lauwarmem Wasser und füllen die Flüssigkeit in eine Nasendusche (erhältlich in Apotheken und bei manchen Krankenkassen). Setzen Sie den Stutzen der Kanne an das linke Nasenloch, beugen Sie den Kopf über dem Waschbecken schräg nach rechts, heben Sie die Kanne etwas an und öffnen Sie den Mund. Dabei fließt die Flüssigkeit durch den Stutzen in das linke Nasenloch hinein, hinter der Nasenscheidewand zur anderen Seite und durch das rechte Nasenloch wieder hinaus. Wenn Sie den Mund dabei ständig offen halten, gelangt die Flüssigkeit nicht oder nur in sehr geringen Mengen in den Rachen. Anschließend putzen Sie die Nase und wiederholen den Vorgang auf der anderen Seite. Die Salzlösung müssen Sie täglich frisch zubereiten, weil sich sonst Krankheitserreger darin vermehren.
Sie können die Nase auch mit lauwarmem Leitungswasser spülen – denn bisher ist noch nicht untersucht worden, ob die Salzlösung wesentlich nützlicher ist als das normale Wasser.

Bei Kindern

Kindern können Sie die Nase spülen, indem Sie die Salzlösung mit einer Tropfpipette mehrmals täglich in die Nase träufeln.

Nichtmedikamentöse Maßnahmen

Wenn die Raumluft nicht so trocken ist, kann man auch mit verstopfter Nase leichter atmen. Um die Luft anzufeuchten, können Sie Wasserschalen im Raum aufstellen oder feuchte Tücher über die Heizung hängen. Zimmerpflanzen sorgen ebenfalls für ein besseres Raumklima.
Lüften Sie die Räume gründlich (täglich zwei- bis viermal fünf Minuten), auch dadurch wird die Luft meist etwas feuchter.
Allgemein wird die Empfehlung gegeben, viel zu trinken (etwa zwei bis drei Liter täglich), damit der Schleim flüssig bleibt. Diese Empfehlung fußt aber nicht auf klinischen Untersuchungen, sondern entspringt vielmehr der Erfahrung. Eventuell kann viel trinken auch riskant sein, vor allem bei Patienten mit einer Herzschwäche und bei Kleinkindern.
Festsitzender Schleim kann mithilfe eines Kopfdampfbads besser abfließen. Bringen Sie einen Liter Wasser zum Kochen und gießen Sie es in eine Schüssel. Beugen Sie nun den mit einem großen Frotteehandtuch bis zu den Schultern abgedeckten Kopf darüber und atmen Sie die aufsteigenden heißen Dämpfe durch die Nase tief ein. Einige Tropfen ätherischer Öle, die Sie dem heißen Wasser zusetzen (z. B. aus Eukalyptus, Kiefernadeln), können das tiefe Durchatmen erleichtern.
Sie können einem Liter Wasser auch neun Gramm Kochsalz (ca. zwei Teelöffel) zugeben. Die Salzlösung muss dann jedoch über Vernebler inhaliert werden. Bei einem normalen Kopfdampfbad bleiben die Salze an Topf oder Schüssel hängen und gelangen nicht in die Atemwege. Lediglich wenn Sie an Asthma leiden, sollten Sie mit dem Inhalieren vorsichtig sein, da es bei Ihnen Asthmaanfälle auslösen kann.
Auch die Anwendung von Salzlösungen in Nasenspülkännchen ist sinnvoll. Solche Nasenspülungen waschen den mit Viren besiedelten Schleim heraus und lösen verkrustete Borken. Außerdem wird die Nasenschleimhaut befeuchtet. Möglicherweise genügt für diesen Zweck auch Leitungswasser.

Nase putzen – aber richtig!

Triefende Schniefnasen müssen geputzt werden, aber richtig: Halten Sie immer ein Nasenloch zu und schnauben Sie das Sekret durch das andere aus. Lautstarkes „Trompeten" ist beim Naseputzen eher schädlich. Durch den kurzen, aber starken Druck wird der Schleim mitsamt den Viren nach oben und in die Nebenhöhlen hinein gepresst. Das fördert dort den Sekretrückstau, was besonders problematisch ist, weil der Schleim aus den Nebenhöhlen schlechter abfließen kann als aus der Nase selbst. Staut sich der Schleim jedoch in den Nebenhöhlen, bildet er einen guten Nährboden für Bakterien. So kann aufgrund falscher Schnäuztechnik aus einem harmlosen Schnupfen unter Umständen eine langwierige Nebenhöhlenentzündung werden.

Behandlung mit Medikamenten

Schnupfen

Gegen Schnupfenviren gibt es noch kein wirksames Mittel. Alle Medikamente, die Sie bei Schnupfen anwenden, lindern allenfalls vorübergehend die Symptome – und auch das nicht ganz risikofrei. Die Krankheitszeit verkürzen sie nicht.

Salzlösungen (→ Seite 218), wie sie im Abschnitt Vorbeugung empfohlen wurden, gibt es auch als Fertigprodukt. Sie sind geeignet, um die Nasenschleimhaut zu befeuchten, und erleichtern so das Atmen. Bei manchen Mitteln ist angegeben, dass sie auch abschwellend auf die entzündete Nasenschleimhaut wirken. Dies ist jedoch nicht ausreichend nachgewiesen, für diesen Zweck gelten die salzhaltigen Lösungen deshalb als „wenig geeignet“. Eine Nasensalbe sollte lediglich zur Pflege des Naseneingangs verwendet werden. Wird sie tiefer ins Nasenloch gestrichen, kann die darin enthaltene Vaseline die Härchen in der Nasenschleimhaut verkleben lassen, was die Selbstsreinigungskraft der Nase hemmt.

Auch Dexpanthenol (→ Seite 218) ist geeignet, um die Nasenschleimhaut zu pflegen, insbesondere, wenn sie wegen zu häufigen oder langen Gebrauchs von schleimhautabschwellenden Mitteln ausgetrocknet ist (Vorsicht: „Nasentropfen-Nase“ → Seite 220). Präparate ohne Konservierungsmittel sind vorzuziehen, weil die Konservierungsstoffe die Bewegungen der Flimmerhärchen und damit die Selbstreinigung der Nasenschleimhaut beeinträchtigen.

Schleimhautabschwellende Mittel (→ Seite 219) sowie die Kombination Schleimhautabschwellendes Mittel + Dexpanthenol (→ Seite 221) verengen die Blutgefäße in der Nasenschleimhaut, wodurch diese abschwillt und die verstopfte Nase wieder frei wird. Dexpanthenol pflegt die Nasenschleimhaut. Zur kurzfristigen Behandlung eines Schnupfens sind diese Mittel geeignet. Der speziell für Babys empfohlene Wirkstoff Phenylephrin (Handelsname *Otriven Baby*) ist jedoch nur mit Einschränkung geeignet, da der Wirkstoff vergleichweise kurz wirkt und dadurch die Gefahr besteht, dass das Mittel zu häufig angewendet wird. Alle schleimhautabschwellenden Mittel dürfen höchstens fünf bis sieben Tage lang angewendet werden, weil sie sonst die Nasenschleimhaut schädigen. Präparate ohne Konservierungsmittel sind vorzuziehen, weil die Konservierungsstoffe die Bewegungen der Flimmerhärchen und damit die Selbstreinigung der Nasenschleimhaut beeinträchtigen.

Pflanzenkombinationen (innerlich) (→ Seite 222) mit Extrakten aus Thymiankraut und Primelwurzel (in *Sinuforton Saft*) zur innerlichen Anwendung sollen zähes Nasensekret lösen. Die therapeutische Wirksamkeit dieses Mittels ist jedoch noch nicht ausreichend nachgewiesen, deshalb ist es nur mit Einschränkung geeignet.

Das Antiseptikum (→ Seite 218) Silbereiweiß-Azetyltannat dagegen ist wenig geeignet, um einen Schnupfen zu behandeln, weil die therapeutische Wirksamkeit nicht ausreichend nachgewiesen ist.

Nebenhöhlenentzündung

Zur unterstützenden Behandlung sind Inhalationen mit Salzlösungen (→ Seite 218) sinnvoll. Damit die Salze jedoch auch bis in die Nebenhöhlen gelangen, müssen sie mit speziellen Verneblern inhaliert werden. Wird die Lösung mit einem Kopfdampfbad eingeatmet, gelangt nur Wasserdampf in die Atemwege, und die Salze bleiben am Boden des Wassergefäßes hängen.

Zusätzlich können Sie myrtolhaltige Mittel einsetzen. Sie können dazu beitragen, dass sich das Sekret in den Nebenhöhlen verflüssigt und besser abfließen kann. Informationen zu diesen Präparaten finden Sie im Abschnitt „Husten“ unter dem Stichwort „Pflanzliche sekretlösende Mittel“ (→ Seite 239).

Schleimhautabschwellende Mittel (→ Seite 219) können den Abfluss des vermehrt gebildeten Nasensekrets aus den Nebenhöhlen unterstützen. Damit lässt sich verhindern, dass sich das Sekret in den Nebenhöhlen staut und diese sich entzünden (und in der Folge – vor allem bei Kindern unter drei Jahren – auch das Mittelohr). Für diesen Zweck sind die Mittel mit Einschränkung geeignet, da hierfür ihre therapeutische Wirksamkeit noch nicht ausreichend nachgewiesen ist.

Pflanzenkombinationen (innerlich) (→ Seite 222) mit Extrakten aus Thymiankraut und Primelwurzel (in *Sinuforton* Saft) zur innerlichen Anwendung sollen auch bei Nebenhöhlenentzündung sekretlösend wirken. Die therapeutische Wirksamkeit ist jedoch noch nicht ausreichend nachgewiesen, deshalb ist *Sinuforton* nur mit Einschränkung geeignet. Das Präparat *Sinupret*, das sich aus fünf verschiedenen Pflanzenextrakten zusammensetzt, ist wenig geeignet, weil die Kombination nicht sinnvoll und die therapeutische Wirksamkeit nicht für jeden einzelnen Wirkstoff ausreichend nachgewiesen ist.

Ist eine Sinusitis nach sieben bis zehn Tagen noch nicht abgeklungen und hat sich die Schleimhaut in den Nebenhöhlen stark entzündet, sind unter Umständen Antibiotika zum Einnehmen erforderlich, beispielsweise Penizilline. Nähere Angaben zu diesen Mitteln finden Sie im Abschnitt „Bakterielle Infektionen“ (→ Seite 1237).

Anthroposophische, homöopathische und traditionell angewendete Mittel

Zu den meistverordneten Mitteln gehören auch *Euphorbium comp. SN* und *Sinuselect*. Dabei handelt es sich um homöopathische Präparate, die sich nach den Grundsätzen dieses Buches nicht bewerten lassen und deshalb nicht näher besprochen werden. Allgemeine Informationen zu der genannten Therapierichtung finden Sie im Abschnitt „Homöopathische Arzneimittel“ (→ Seite 21).

Nur zum persönlichen Gebrauch!

Nasenspray oder -tropfen sollten nicht von mehreren Personen gleichzeitig benutzt werden (z. B. im Kreis der Familie). Die Düse von Nasensprays oder bei Nasentropfen die Pipettenöffnung kommt bei der Anwendung meist mit der Nasenschleimhaut in Berührung. Über die Plastikhülle oder die Glaspipette können die Viren von Person zu Person immer wieder erneut „weitergereicht“ werden.

Antiseptikum

Silbereiweiß-Azetyltannat

Rhinoguttae Argenti

Silbereiweiß-Azetyltannat wirkt antibakteriell und desinfizierend. Mit Chlorhexidin als Konservierungsmittel enthalten die Tropfen noch ein weiteres Antiseptikum. Schnupfen wird jedoch durch Viren ausgelöst. Gegen diese wirken Antiseptika nur ungenügend.

Die therapeutische Wirksamkeit des Mittels bei durch Viren bedingtem Schnupfen ist nicht ausreichend nachgewiesen, es gilt deshalb als „wenig geeignet“.

ANWENDUNG

Laut Beipackzettel tropfen Sie bis zu sechsmal täglich ein bis fünf Tropfen in jedes Nasenloch. Länger als fünf bis sieben Tage sollten Sie das Mittel nicht anwenden.

ACHTUNG

Das Mittel enthält als Konservierungsstoff Chlorhexidin. Präparate ohne Konservierungsstoffe sind vorzuziehen.

UNERWÜNSCHTE WIRKUNGEN

► **Muss beobachtet werden**

Gelegentlich kommt es vor, dass der Wirkstoff die Nasenschleimhaut reizt. Dann sollten Sie das Mittel absetzen.

HINWEISE

Für Schwangerschaft und Stillzeit

Über die Anwendung in Schwangerschaft und Stillzeit liegen keine Erkenntnisse vor. Da das Mittel als „wenig geeignet“ bewertet wird, sollten Sie es sicherheitshalber nicht anwenden.

Dexpanthenol

nasic-cur

Dexpanthenol pflegt die Nasenschleimhaut, zum Beispiel während eines Schnupfens oder bei einer durch zu lange Anwendung von schleimhautabschwellenden Mitteln bedingten „Nasentropfen-Nase“ (→ Seite 220).

ANWENDUNG

Sie sprühen drei- bis viermal täglich ein oder zwei Sprühstöße in jedes Nasenloch.

ACHTUNG

Das Mittel enthält als Konservierungsstoff Benzalkoniumchlorid, das die Bewegungen der Flimmerhärchen und damit die Selbstreinigung der Nasenschleimhaut beeinträchtigt. Bei langfristiger Anwendung kann es die Nasenschleimhaut direkt schädigen. Präparate ohne Konservierungsstoffe sind deshalb vorzuziehen.

UNERWÜNSCHTE WIRKUNGEN

► **Muss beobachtet werden**

Wenn die Haut sich verstärkt rötet und juckt, reagieren Sie vermutlich allergisch auf das Mittel. Bei solchen Hauterscheinungen (→ Seite 14) sollten Sie einen Arzt aufsuchen.

Salzlösungen

Isotonische Kochsalzlösung

Olynth salin, Tetrisal

Meerwasser

Rhinomer

Natürliches Emser Salz

EMSER Lösung zur Inhalation durch die Nase, EMSER Nasensalbe sensitiv, EMSER NASENSPRAY, EMSER SALZ

Isotonische Kochsalzlösung wird steril zubereitet und besteht aus Wasser und Kochsalz. Die Salzkonzentration (0,9 Prozent) entspricht derjenigen im menschlichen Blutplasma.

Meerwasser wird ebenfalls steril aufbereitet, sodass es nicht mehr durch Mikroorganismen verunreinigt ist, die Mineralstoffe und Spurenelemente aber erhalten bleiben.

Natürliches Emser Salz wird aus der Thermalquelle in Bad Ems gewonnen und enthält neben Mineralstoffen noch einige Spurenelemente.
Alle salzhaltigen Lösungen und Sprays befeuchten die Nasenschleimhaut und machen das Nasensekret alkalischer. Dadurch wird der Schleim dünnflüssiger und fließt leichter ab. Auch verkrustete Borken lösen sich besser von der entzündeten Schleimhaut. Für diesen Zweck sind die Produkte geeignet. Es ist jedoch nicht ausreichend nachgewiesen, dass sie auch die Schleimhaut abschwellen lassen. Für diesen Zweck werden die Mittel deshalb als „wenig geeignet" erachtet.
Emser Nasensalbe enthält als Salbengrundlage Vaseline. Diese lässt die Härchen in der Nasenschleimhaut leicht verkleben und hemmt somit die Selbstreinigungskraft der Nase. Die Salbe sollte deshalb nicht tief in die Nasenlöcher eingeführt werden, sondern eignet sich vorzugsweise zur Pflege des Naseneingangs und der Nasenflügel.

Anwendung

Sie tropfen oder sprühen mehrmals täglich sowie vor dem Schlafengehen etwas Salzlösung in jedes Nasenloch beziehungsweise cremen die Nasenflügel und den Naseneingang mit der Salbe ein. Pulverförmiges Salz lösen Sie in Wasser auf, um daraus eine Lösung für die Nasendusche (→ Seite 216, unter „Vorbeugung") herzustellen.

Achtung

Einige Mittel (siehe Tabelle) enthalten als Konservierungsstoff Benzalkoniumchlorid, das die Bewegungen der Flimmerhärchen und damit die Selbstreinigung der Nasenschleimhaut beeinträchtigt. Bei langfristiger Anwendung kann das Konservierungsmittel die Nasenschleimhaut direkt schädigen. Präparate ohne Konservierungsstoffe sind deshalb vorzuziehen.

Unerwünschte Wirkungen

▶ **Keine Maßnahmen erforderlich**

EMSER NASENSALBE sensitiv, EMSER NASENSPRAY: Die Mittel können auf der Nasenschleimhaut etwas brennen.

▶ **Muss beobachtet werden**

Natürliches Emser Salz: Wenn Sie Asthma haben und mit der Salzlösung inhalieren, kann es vorkommen, dass sich die Bronchien verengen. Brechen Sie dann das Inhalieren ab.

Hinweise

Für Kinder unter 14 Jahren

Salzlösungen zur Anwendung in der Nase sind auch für Kinder geeignet.

Schleimhautabschwellende Mittel

Oxymetazolin

Nasivin

Phenylephrin

Otriven Baby

Tramazolin

Ellatun

Xylometazolin

Nasengel/-spray/-tropfen AL, NasenGel/–Spray/–Tropfen-ratiopharm, Nasenspray/–Tropfen HEXAL, Olynth, Otriven

Alle hier genannten Wirkstoffe gehören zur Gruppe der Alpha-Sympathomimetika und sind in ihrer Wirkung vergleichbar. Sie verengen die Blutgefäße in der Nasenschleimhaut, wodurch diese abschwillt und weniger Sekret bildet. Zur Behandlung der typischen Schnupfensymptome sind diese Mittel geeignet. Wenn die Nase nicht mehr verstopft ist, werden auch die Zugänge zu den Nebenhöhlen wieder frei. Krankheitserreger können sich dort dann nicht so leicht vermehren, der Schleim fließt besser ab.
Der Wirkstoff Phenylephrin wird speziell zur Behandlung von Babys empfohlen. Da die Wirkung dieses Mittels nur sehr kurze Zeit anhält, besteht ein relativ hohes Risiko, dass die Tropfen zu häufig und zu lange angewendet werden. Dann steigt die Gefahr, dass die Nasenschleimhaut des Babys zu sehr austrocknet und sich eine „Nasentropfen-Nase" (→ Seite 220) ausbildet. Auch besteht bei zu häufiger Anwendung ein erhöhtes Risiko für unerwünschte Wirkungen. Das Mittel ist zur Behandlung eines Schnupfens bei Babys deshalb nur mit Einschränkung geeignet.
Die Mittel wirken vor allem lokal und werden nur geringfügig ins Blut aufgenommen.
Bei manchen Präparaten ist der Anwendungsbereich „allergischer Schnupfen" angegeben, was nahelegt, dass die Mittel bedenkenlos über längere Zeit angewendet werden können. Das ist jedoch nicht richtig: Alle schleimhautabschwellenden Mittel dürfen nicht länger als höchstens fünf bis sieben Tage lang eingesetzt werden.

Vorsicht: „Nasentropfen-Nase"!

Abschwellende Nasentropfen werden oft zu lange und zu häufig angewendet. Benutzen Sie sie öfter als dreimal täglich oder länger als fünf bis sieben Tage, besteht das Risiko, dass die Schleimhaut wieder anschwillt, sobald Sie das Mittel absetzen. Weil Sie meinen, der Schnupfen sei noch nicht überstanden, benutzen Sie das Mittel erneut. So geraten Sie zwangsläufig in einen Teufelskreis, der es kaum noch erlaubt, das Mittel wegzulassen.

Ist die Schleimhaut aber so oft und so lange den Wirkstoffen ausgesetzt, bleiben die Blutgefäße dauerhaft eng gestellt. Die Schleimhaut beginnt zu schrumpfen und sondert kaum noch Sekret ab, sodass die Nasenschleimhaut trocken bleibt. Auch die Flimmerhärchen, die normalerweise Krankheitserreger und störende Fremdkörper (z. B. Staubkörnchen) nach draußen befördern, sind dann anhaltend in ihrer Funktion gestört. Dadurch wird die Nase erst recht anfällig für Viren und Bakterien und entzündet sich ständig erneut. Dieses Krankheitsbild wird „Nasentropfen-Nase" genannt.

Sie sollten schleimhautabschwellende Mittel deshalb nur anwenden, wenn Sie sie unbedingt brauchen (z. B. abends zum Einschlafen). Dies gilt vor allem für Kinder.

Leiden Sie aufgrund einer Daueranwendung von schleimhautabschwellenden Mitteln bereits an einer Nasentropfen-Nase, kann der Teufelskreis dadurch durchbrochen werden, dass zunächst eins der beiden Nasenlöcher von dem gefäßverengenden Stoff „entwöhnt" wird, während im anderen Nasenloch weiterhin das abschwellende Mittel angewendet wird. Zur „Entwöhnungsbehandlung" eignen sich Salzlösungen oder Nasentropfen mit Dexpanthenol. Wenn Sie durch das so behandelte Nasenloch wieder frei atmen können, beginnt die Entwöhnung des zweiten Nasenlochs.

Nasenöl (*Coldastop*) soll die Nasenschleimhaut pflegen, wenn sie durch eine zu lang dauernde Behandlung mit schleimhautabschwellenden Mitteln geschädigt worden ist. Ob die in dem Öl enthaltenen Vitamine A und E einen Beitrag zur Wirksamkeit des Mittels leisten, ist jedoch eher zweifelhaft. Das Öl kann die Funktion der Flimmerhärchen einschränken. Wenn winzige Fetttröpfchen aus Versehen eingeatmet werden, droht eine Lungenentzündung (Lipidpneumonie). Diese nachteiligen Eigenschaften gelten auch für andere Nasenöle.

Anwendung

Tropfen Sie ein- bis dreimal täglich nach dem Naseputzen ein bis zwei Tropfen des Mittels in jedes Nasenloch oder sprühen Sie einen Stoß aus dem Dosierspray hinein. Von Gelen streichen Sie einen zirka 0,5 Zentimeter langen Strang in jedes Nasenloch. Innerhalb einer viertel bis einer halben Stunde wird die Nase frei.

Diese Mittel dürfen Sie keinesfalls häufiger als dreimal täglich und höchstens fünf bis sieben Tage lang anwenden. Benutzen Sie die Mittel häufiger und länger, können sie die Nasenschleimhaut irreversibel schädigen (Vorsicht: „Nasentropfen-Nase" → nebenstehend).

Achtung

Einige Mittel (siehe Tabelle) enthalten als Konservierungsstoff Benzalkoniumchlorid, das die Bewegungen der Flimmerhärchen und damit die Selbstreinigung der Nasenschleimhaut beeinträchtigt. Bei langfristiger Anwendung kann es die Nasenschleimhaut direkt schädigen. Präparate ohne Konservierungsstoffe sind deshalb vorzuziehen.

Gegenanzeigen

Bei trockener Nasenschleimhaut dürfen Sie die Mittel nicht anwenden.

Unter folgenden Bedingungen muss der Arzt Nutzen und Risiken der Anwendung sorgfältig abwägen:

- Der Augeninnendruck ist erhöht, insbesondere bei einem Engwinkelglaukom.
- Sie haben schwere Herz-Kreislauf-Erkrankungen (z. B. koronare Herzkrankheit, Herzinfarkt, Schlaganfall, hoher Blutdruck).
- Sie werden mit Medikamenten behandelt, die den Blutdruck erhöhen können, zum Beispiel MAO-Hemmer (bei Depressionen).

Wechselwirkungen mit Medikamenten

Wenn Sie gleichzeitig Mittel aus der Gruppe der trizyklischen Antidepressiva oder MAO-Hemmer (beide bei Depressionen) einnehmen, kann sich der Blutdruck erhöhen.

Unerwünschte Wirkungen

► Keine Maßnahmen erforderlich

Beim Eintropfen oder -sprühen kann die Nasenschleimhaut etwas brennen.

► **Muss beobachtet werden**

Wenn Sie die Mittel längere Zeit und in hoher Dosierung anwenden, kann sich der Puls beschleunigen und der Blutdruck ansteigen. Säuglinge und Kleinkinder reagieren besonders empfindlich.

Hinweise

Für Kinder unter 14 Jahren

Für Säuglinge und Kinder unter sechs Jahren gibt es spezielle Präparate mit schwächer konzentriertem Wirkstoffgehalt. Trotzdem müssen Sie unbedingt beachten, dass Sie die Mittel nicht zu oft und zu lange anwenden. Generell sollten Sie die Mittel bei Kindern nur anwenden, wenn dies wirklich zwingend erforderlich ist, zum Beispiel am Abend, um das Einschlafen zu erleichtern. Bei Säuglingen kann es sinnvoll sein, die Mittel vor dem Stillen oder Füttern zu geben, weil sie mit verstopfter Nase nicht gut trinken können. Aber speziell in dieser Altersgruppe sollten Sie mit diesen Mitteln besonders zurückhaltend umgehen, weil bei Säuglingen die Fläche der Nasen- und Rachenschleimhaut im Verhältnis zum Körpergewicht besonders groß ist. So wird vergleichsweise viel Wirkstoff in den Kreislauf aufgenommen, wodurch sich das Risiko für unerwünschte Wirkungen erhöht.

Für Schwangerschaft und Stillzeit

Über die Risiken einer Anwendung in Schwangerschaft und Stillzeit gibt es keine Erkenntnisse. Sicherheitshalber sollten Sie die Mittel nicht anwenden, zumal unklar ist, ob die Wirkstoffe in die Muttermilch übergehen.

Für ältere Menschen

Ältere Menschen spüren häufiger unerwünschte Wirkungen auf Herz und Kreislauf.

Kombination: Schleimhautabschwellendes Mittel + Dexpanthenol

Xylometazolin + Dexpanthenol

Nasic

Xylometazolin ist ein Alpha-Sympathomimetikum. Es verengt die Blutgefäße in der Nasenschleimhaut, wodurch diese abschwillt und weniger Sekret bildet. Die Folge ist, dass die Nase und ebenso die Zugänge zu den Nebenhöhlen wieder frei werden. Krankheitserreger können sich dort dann nicht so leicht vermehren, der Schleim fließt besser ab. Das Mittel wirkt vor allem lokal und wird nur geringfügig ins Blut aufgenommen.

Dexpanthenol pflegt die Nasenschleimhaut, was bei Personen mit leicht entzündeter oder empfindlicher Nasenschleimhaut hilfreich sein kann. Die Kombination der beiden Wirkstoffe ist unter diesem Gesichtspunkt sinnvoll, das Mittel zur Behandlung von Schnupfen geeignet.

Anwendung

Sie sprühen bis zu dreimal täglich je einen Sprühstoß in jedes Nasenloch.

Achtung

Länger als fünf bis sieben Tage sollten Sie das Mittel nicht anwenden, sonst besteht die Gefahr einer „Nasentropfen-Nase" (→ Seite 220).

Das Mittel enthält als Konservierungsstoff Benzalkoniumchlorid, das die Bewegungen der Flimmerhärchen und damit die Selbstreinigung der Nasenschleimhaut beeinträchtigt. Bei langfristiger Anwendung kann es die Nasenschleimhaut direkt schädigen. Präparate ohne Konservierungsstoffe sind deshalb vorzuziehen.

Gegenanzeigen

Unter folgenden Bedingungen muss der Arzt Nutzen und Risiken der Anwendung sorgfältig abwägen:

- Der Augeninnendruck ist erhöht, insbesondere bei einem Engwinkelglaukom.
- Sie haben schwere Herz-Kreislauf-Erkrankungen (z. B. koronare Herzkrankheit, Herzinfarkt, Schlaganfall, hoher Blutdruck).
- Sie werden mit Medikamenten behandelt, die den Blutdruck erhöhen können, zum Beispiel MAO-Hemmer (bei Depressionen).

Wechselwirkungen mit Medikamenten

Wenn Sie gleichzeitig Mittel aus der Gruppe der trizyklischen Antidepressiva oder MAO-Hemmer (beide bei Depressionen) einnehmen, kann sich der Blutdruck erhöhen.

Unerwünschte Wirkungen

► **Muss beobachtet werden**

Wenn Sie das Mittel längere Zeit und in hoher Dosierung anwenden, kann sich der Puls beschleunigen und der Blutdruck ansteigen.

Wenn die Haut sich verstärkt rötet und juckt, reagieren Sie vermutlich allergisch auf das Mittel. Bei solchen Hauterscheinungen (→ Seite 14) sollten Sie einen Arzt aufsuchen.

Hinweise

Für Kinder unter 14 Jahren

Für Säuglinge und Kinder unter sechs Jahren gibt es spezielle Präparate mit schwächer konzentriertem Wirkstoffgehalt. Bei ihnen sollten Sie das Mittel nur anwenden, wenn dies wirklich zwingend erforderlich ist, zum Beispiel am Abend, damit die Kinder einschlafen können. Bei Säuglingen kann es sinnvoll sein, das Mittel vor dem Stillen oder Füttern zu geben, weil sie mit verstopfter Nase nicht gut trinken können.

Schulkinder bekommen die gleiche Dosis wie Erwachsene.

Für Schwangerschaft und Stillzeit

Über die Risiken einer Anwendung in Schwangerschaft und Stillzeit gibt es keine Erkenntnisse. Sicherheitshalber sollten Sie das Mittel nicht anwenden, zumal unklar ist, ob die Wirkstoffe in die Muttermilch übergehen.

Für ältere Menschen

Ältere Menschen spüren häufiger unerwünschte Wirkungen auf Herz und Kreislauf.

Pflanzenkombinationen (innerlich)

Primel + Thymian

Sinuforton Saft

Enzian + Holunder + Primelblüten + Sauerampfer + Verbene

Sinupret

Diese pflanzlichen Präparate sollen speziell Entzündungen in den Nebenhöhlen vermindern oder verhindern.

Extrakte aus Thymiankraut und Primelwurzel sollen zähes Nasensekret lösen, die Aktivität der Flimmerhärchen in der Nasenschleimhaut anregen und auf diese Weise dafür sorgen, dass der Schleim sich verflüssigt und ausgeschnäuzt werden kann. Die bislang vorliegenden Studien reichen jedoch noch nicht aus, um die therapeutische Wirksamkeit abschließend nachzuweisen. *Sinforton Saft* ist deshalb bei Schnupfen nur mit Einschränkung geeignet.

Die in *Sinupret* enthaltenen Pflanzenextrakte sollen ebenfalls schleimlösend wirken. Die Kombination der Inhaltsstoffe ist nicht ausreichend begründet, da nicht für jeden einzelnen Inhaltsstoff eine therapeutische Wirksamkeit nachgewiesen ist. Kombinationspräparate, in denen zweifelhaft wirksame Inhaltsstoffe enthalten sind, gelten als nicht sinnvoll zusammengesetzt und sind wenig geeignet.

ANWENDUNG

Sinuforton nehmen Sie mehrmals täglich ein. Gemäß Beipackzettel gilt dies auch für *Sinupret*.

ACHTUNG

Einige der Mittel enthalten Alkohol (siehe Tabelle). Personen mit Alkoholproblemen dürfen diese Mittel nicht einnehmen. Auch Leberkranke und Menschen mit Anfallleiden sollten den Alkoholgehalt berücksichtigen. Darüber hinaus kann Alkohol die Wirkung vieler Arzneimittel (z. B. Schlaf- und Beruhigungsmittel, Psychopharmaka, starke Schmerzmittel, einige Mittel bei hohem Blutdruck) verstärken.

UNERWÜNSCHTE WIRKUNGEN

▶ **Keine Maßnahmen erforderlich**

Es können Übelkeit und Magenschmerzen auftreten.

▶ **Muss beobachtet werden**

Wenn die Haut sich verstärkt rötet und juckt, reagieren Sie vermutlich allergisch auf das Mittel. Bei solchen Hauterscheinungen (→ Seite 14) sollten Sie das Mittel absetzen und einen Arzt aufsuchen.

HINWEISE

Für Kinder unter 14 Jahren

Bedenken Sie, dass einige der Mittel Alkohol enthalten (siehe Tabelle). Mittel ohne Alkohol sind vorzuziehen. Da die Mittel ohnehin als „wenig geeignet" bewertet werden, sollten Sie sie Kindern nicht geben.

Sinuforton Saft: Dieses Mittel sollten Kinder unter einem Jahr nicht bekommen.

Sinupret Dragees forte: Dieses Mittel sollen Kinder unter zwölf Jahren nicht bekommen.

Für Schwangerschaft und Stillzeit

Bedenken Sie, dass einige Mittel Alkohol enthalten (siehe Tabelle). Mittel ohne Alkohol sind vorzuziehen. Da sie ohnehin als „wenig geeignet" bewertet werden, sollten Sie darauf verzichten.

Sinuforton: Ätherische Öle können in geringen Mengen in die Muttermilch übergehen. Dadurch kann sich der Geschmack der Milch verändern, was Stillprobleme nach sich ziehen kann.

Schnupfen, Nebenhöhlenentzündung

Handelsname Darreichungsform	Zusammensetzung pro 1 ml/1 g oder wie angegeben bzw. pro abgeteilte Einheit	Kleinste Packungsgröße	Festbetrag in Euro	Packungspreis in Euro	Bewertung

Hinweise zu den Tabellenspalten → Seite 28, zur Auswahl der Arzneimittel → Seite 23, zur Grundlage der Bewertung → Seiten 24, 27

Ellatun 1/2 Nasenspray	**Tramazolin** 0,5 mg (Konservierungsmittel: Benzalkoniumchlorid)	10 ml		6,44	**Auch geeignet** bei Schnupfen für Säuglinge und Kinder bis 6 Jahre als schleimhautabschwellendes Mittel zur kurzzeitigen Anwendung. Präparate ohne Konservierungsmittel sind vorzuziehen. → Seite 219
Ellatun N Nasenspray Nasenspray	1 mg (Konservierungsmittel: Benzalkoniumchlorid)	10 ml		6,44	**Auch geeignet** bei Schnupfen für Schulkinder und Erwachsene als schleimhautabschwellendes Mittel zur kurzzeitigen Anwendung. Präparate ohne Konservierungsmittel sind vorzuziehen. → Seite 219
Ellatun 1/2 Nasentropfen	0,5 mg (Konservierungsmittel: Benzalkoniumchlorid)	10 ml		6,44	**Auch geeignet** bei Schnupfen für Säuglinge und Kinder bis 6 Jahre als schleimhautabschwellendes Mittel zur kurzzeitigen Anwendung. Präparate ohne Konservierungsmittel sind vorzuziehen. → Seite 219
Ellatun N Nasentropfen Nasentropfen	1 mg (Konservierungsmittel: Benzalkoniumchlorid)	10 ml		6,44	**Auch geeignet** bei Schnupfen für Schulkinder und Erwachsene als schleimhautabschwellendes Mittel zur kurzzeitigen Anwendung. Präparate ohne Konservierungsmittel sind vorzuziehen. → Seite 219
EMSER Lösung zur Inhalation durch die Nase Inhalationsampullen	**Natürliches Emser Salz** 58,75 mg (ohne Konservierungsmittel)	20 Stück		10,25	**Geeignet** bei Schnupfen und Nebenhöhlenentzündung, um die Nasenschleimhaut zu befeuchten und zu pflegen. → Seite 218
EMSER Nasensalbe sensitiv Nasensalbe	60 mg (ohne Konservierungsmittel)	8 g		4,09	**Geeignet** bei Schnupfen, um den Nasenvorhof zu pflegen → Seite 218
EMSER NASENSPRAY Nasenspray	11,75 mg (ohne Konservierungsmittel)	15 ml		5,13	**Geeignet** bei Schnupfen und Nebenhöhlenentzündung, um die Nasenschleimhaut zu befeuchten und zu pflegen. **Wenig geeignet** als schleimhautabschwellendes Mittel, weil die therapeutische Wirksamkeit hierfür nicht ausreichend nachgewiesen ist. → Seite 218
EMSER SALZ Beutel	2,95 g	20 Stück		9,08	**Geeignet** bei Schnupfen, um die Nasenschleimhaut zu befeuchten und zu pflegen. → Seite 218
Nasenspray AL Nasenspray	**Xylometazolin-hydrochlorid** 1 mg (Konservierungsmittel: Benzalkoniumchlorid)	10 ml	3,02	2,38	**Auch geeignet** bei Schnupfen für Schulkinder und Erwachsene als schleimhautabschwellendes Mittel zur kurzzeitigen Anwendung. Präparate ohne Konservierungsmittel sind vorzuziehen. → Seite 219
Nasengel AL Nasengel	1 mg (Konservierungsmittel: Benzalkoniumchlorid)	10 g	3,02	2,38	**Auch geeignet** bei Schnupfen für Schulkinder und Erwachsene als schleimhautabschwellendes Mittel zur kurzzeitigen Anwendung. Präparate ohne Konservierungsmittel sind vorzuziehen. **Mit Einschränkung geeignet** bei Nebenhöhlenentzündung zur kurzzeitigen Anwendung. Abschwellende Mittel können den Sekretabfluss unterstützen; im Vordergrund sollte aber, wenn erforderlich, die Behandlung der eitrigen Infektion mit Antibiotika stehen. → Seite 219

▶

Schnupfen, Nebenhöhlenentzündung Fortsetzung

Handelsname Darreichungsform	Zusammensetzung pro 1 ml/1 g oder wie angegeben bzw. pro abgeteilte Einheit	Kleinste Packungsgröße	Festbetrag in Euro	Packungspreis in Euro	Bewertung
Hinweise zu den Tabellenspalten → Seite 28, zur Auswahl der Arzneimittel → Seite 23, zur Grundlage der Bewertung → Seiten 24, 27					
Nasentropfen AL 0,05 %	**Xylometazolin-hydrochlorid** 0,5 mg (Konservierungsmittel: Benzalkoniumchlorid)	10 ml	1,94	1,76	**Auch geeignet** bei Schnupfen für Kinder von 2 bis 6 Jahren als schleimhautabschwellendes Mittel zur kurzzeitigen Anwendung. Präparate ohne Konservierungsmittel sind vorzuziehen. **Mit Einschränkung geeignet** bei Nebenhöhlenentzündung zur kurzzeitigen Anwendung. Abschwellende Mittel können den Sekretabfluss unterstützen; im Vordergrund sollte aber, wenn erforderlich, die Behandlung der eitrigen Infektion mit Antibiotika stehen. → Seite 21
0,1 % Nasentropfen	1 mg (Konservierungsmittel: Benzalkoniumchlorid)	10 ml	3,02	2,03	**Auch geeignet** bei Schnupfen für Schulkinder und Erwachsene als schleimhautabschwellendes Mittel zur kurzzeitigen Anwendung. Präparate ohne Konservierungsmittel sind vorzuziehen. **Mit Einschränkung geeignet** bei Nebenhöhlenentzündung zur kurzzeitigen Anwendung. Abschwellende Mittel können den Sekretabfluss unterstützen; im Vordergrund sollte aber, wenn erforderlich, die Behandlung der eitrigen Infektion mit Antibiotika stehen. → Seite 21
NasenGel – ratiopharm Nasengel	**Xylometazolin-hydrochlorid** 1 mg (Konservierungsmittel: Benzalkoniumchlorid)	10 g	3,02	2,99	**Auch geeignet** bei Schnupfen für Schulkinder und Erwachsene als schleimhautabschwellendes Mittel zur kurzzeitigen Anwendung. Präparate ohne Konservierungsmittel sind vorzuziehen. **Mit Einschränkung geeignet** bei Nebenhöhlenentzündung zur kurzzeitigen Anwendung. Abschwellende Mittel können den Sekretabfluss unterstützen; im Vordergrund sollte aber, wenn erforderlich, die Behandlung der eitrigen Infektion mit Antibiotika stehen. → Seite 21
NasenSpray-ratiopharm Kinder	0,5 mg (ohne Konservierungsmittel)	10 ml	1,94	1,94	**Geeignet** bei Schnupfen für Kinder von bis 6 Jahren als schleimhautabschwellendes Mittel zur kurzzeitigen Anwendung. **Mit Einschränkung geeignet** bei Nebenhöhlenentzündung zur kurzzeitigen Anwendung. Abschwellende Mittel können den Sekretabfluss unterstützen; im Vordergrund sollte aber, wenn erforderlich, die Behandlung der eitrigen Infektion mit Antibiotika stehen. → Seite 2
NasenSpray-ratiopharm Erwachsene Nasenspray	1 mg (ohne Konservierungsmittel)	10 ml	3,02	3,20	**Geeignet** bei Schnupfen für Schulkinder und Erwachsene als schleimhautabschwellendes Mittel zur kurzzeitigen Anwendung. **Mit Einschränkung geeignet** bei Nebenhöhlenentzündung zur kurzzeitigen Anwendung. Abschwellende Mittel können den Sekretabfluss unterstützen; im Vordergrund sollte aber, wenn erforderlich, die Behandlung der eitrigen Infektion mit Antibiotika stehen. → Seite 2

Schnupfen, Nebenhöhlenentzündung Fortsetzung

Handelsname Darreichungsform	Zusammensetzung pro 1 ml/1 g oder wie angegeben bzw. pro abgeteilte Einheit	Kleinste Packungsgröße	Festbetrag in Euro	Packungspreis in Euro	Bewertung
NasenTropfen E ratiopharm	**Xylometazolin-hydrochlorid** 1 mg (Konservierungsmittel: Benzalkoniumchlorid)	10 ml	3,02	2,99	**Auch geeignet** bei Schnupfen für Schulkinder und Erwachsene als schleimhautabschwellendes Mittel zur kurzzeitigen Anwendung. Präparate ohne Konservierungsmittel sind vorzuziehen. → Seite 219
NasenTropfen K ratiopharm	0,5 mg (Konservierungsmittel: Benzalkoniumchlorid)	10 ml	1,94	1,94	**Auch geeignet** bei Schnupfen für Kinder von 2 bis 6 Jahren als schleimhautabschwellendes Mittel zur kurzzeitigen Anwendung. Präparate ohne Konservierungsmittel sind vorzuziehen. **Mit Einschränkung geeignet** bei Nebenhöhlenentzündung zur kurzzeitigen Anwendung. Abschwellende Mittel können den Sekretabfluss unterstützen; im Vordergrund sollte aber, wenn erforderlich, die Behandlung der eitrigen Infektion mit Antibiotika stehen. → Seite 219
NasenTropfen-ratiopharm Erwachsene	1 mg (ohne Konservierungsmittel)	10 ml	3,02	3,20	**Geeignet** bei Schnupfen für Schulkinder und Erwachsene als schleimhautabschwellendes Mittel zur kurzzeitigen Anwendung. → Seite 219
NasenTropfen-ratiopharm Kinder Nasentropfen	0,5 mg (ohne Konservierungsmittel)	10 ml	1,94	1,94	**Geeignet** bei Schnupfen für Kinder von 2 bis 6 Jahren als schleimhautabschwellendes Mittel zur kurzzeitigen Anwendung. **Mit Einschränkung geeignet** bei Nebenhöhlenentzündung zur kurzzeitigen Anwendung. Abschwellende Mittel können den Sekretabfluss unterstützen; im Vordergrund sollte aber, wenn erforderlich, die Behandlung der eitrigen Infektion mit Antibiotika stehen. → Seite 219
Nasentropfen K HEXAL Nasentropfen	**Xylometazolin-hydrochlorid** 0,5 mg (Konservierungsmittel: Benzalkoniumchlorid)	10 ml	1,94	1,94	**Auch geeignet** bei Schnupfen für Kinder von 2 bis 6 Jahren als schleimhautabschwellendes Mittel zur kurzzeitigen Anwendung. Präparate ohne Konservierungsmittel sind vorzuziehen. → Seite 219
Nasenspray K HEXAL	0,5 mg (Konservierungsmittel: Benzalkoniumchlorid)	10 ml	1,94	1,94	
E HEXAL Nasenspray	1 mg (Konservierungsmittel: Benzalkoniumchlorid)	10 ml	3,02	2,99	**Auch geeignet** bei Schnupfen für Schulkinder und Erwachsene als schleimhautabschwellendes Mittel zur kurzzeitigen Anwendung. Präparate ohne Konservierungsmittel sind vorzuziehen. → Seite 219
Nasic für Erwachsene und Schulkinder Nasenspray	**Xylometazolin-hydrochlorid** 1 mg + **Dexpanthenol** 50 mg (Konservierungsmittel: Benzalkoniumchlorid)	10 ml		5,75	**Auch geeignet** bei Schnupfen für Schulkinder und Erwachsene als schleimhautabschwellendes Mittel zur kurzzeitigen Anwendung. Präparate ohne Konservierungsmittel sind vorzuziehen. → Seite 221
nasic-cur Nasenspray	**Dexpanthenol** 50 mg (Konservierungsmittel: Benzalkoniumchlorid)	20 ml	8,06	5,28	**Auch geeignet** bei Schnupfen, um die Nasenschleimhaut zu befeuchten und zu pflegen. Präparate ohne Konservierungsmittel sind vorzuziehen. → Seite 218

Hinweise zu den Tabellenspalten → Seite 28, zur Auswahl der Arzneimittel → Seite 23, zur Grundlage der Bewertung → Seiten 24, 27

Schnupfen, Nebenhöhlenentzündung Fortsetzung

Handelsname Darreichungsform	Zusammensetzung pro 1 ml/1 g oder wie angegeben bzw. pro abgeteilte Einheit	Kleinste Packungsgröße	Festbetrag in Euro	Packungspreis in Euro	Bewertung
Hinweise zu den Tabellenspalten → Seite 28, zur Auswahl der Arzneimittel → Seite 23, zur Grundlage der Bewertung → Seiten 24, 27					
Nasivin sanft 0,01 % Dosiertropfen	**Oxymetazolin-hydrochlorid** 0,1 mg (ohne Konservierungsmittel)	5 ml		4,75	**Geeignet** bei Schnupfen für Säuglinge a schleimhautabschwellendes Mittel zur kurzzeitigen Anwendung. **Mit Einschrä kung geeignet** bei Nebenhöhlenentzün dung zur kurzzeitigen Anwendung. Abschwellende Mittel können den Sekr tabfluss unterstützen; im Vordergrund sollte aber, wenn erforderlich, die Behandlung der eitrigen Infektion mit Antibiotika stehen. → Seite 2
Nasivin gegen Schnupfen 0,05 % Dosierspray	0,5 mg (Konservierungsmittel: Benzalkoniumchlorid)	10 ml		5,45	**Auch geeignet** bei Schnupfen für Schu kinder und Erwachsene als schleimhau abschwellendes Mittel zur kurzzeitigen Anwendung. Präparate ohne Konservie rungsmittel sind vorzuziehen. **Mit Einschränkung geeignet** bei Nebenhöhlen entzündung zur kurzzeitigen Anwendung. Abschwellende Mittel können de Sekretabfluss unterstützen; im Vordergrund sollte aber, wenn erforderlich, d Behandlung der eitrigen Infektion mit Antibiotika stehen. → Seite 2
Nasivin gegen Schnupfen 0,05 % Nasentropfen	0,5 mg (Konservierungsmittel: Benzalkoniumchlorid)	10 ml		4,08	
Nasivin gegen Schnupfen 0,05 % Spray	0,5 mg (Konservierungsmittel: Benzalkoniumchlorid)	10 ml		5,09	
Olynth Schnupfen Dosierspray ohne Konservierungsstoffe 0,05 % Dosierspray	**Xylometazolin-hydrochlorid** 0,5 mg (ohne Konservierungsmittel)	10 ml	1,94	3,05	**Geeignet** bei Schnupfen für Kinder vor bis 6 Jahren als schleimhautabschwellendes Mittel zur kurzzeitigen Anwendung. **Mit Einschränkung geeignet** bei Nebenhöhlenentzündung zur kurzzeitigen Anwendung. Abschwellende Mit können den Sekretabfluss unterstütze im Vordergrund sollte aber, wenn erfo derlich, die Behandlung der eitrigen Infektion mit Antibiotika stehen. → Seite 2
Olynth 0,1 % Nasenspray	1 mg (Konservierungsmittel: Benzalkoniumchlorid)	10 ml	3,02	3,49	**Auch geeignet** bei Schnupfen für Schu kinder und Erwachsene als schleimha abschwellendes Mittel zur kurzzeitige Anwendung. Präparate ohne Konservie rungsmittel sind vorzuziehen. → Seite
Olynth 0,025 %	0,25 mg (Konservierungsmittel: Benzalkoniumchlorid)	10 ml	1,24	1,24	**Auch geeignet** bei Schnupfen für Säug linge und Kinder bis 2 Jahre als schlei hautabschwellendes Mittel zur kurzze tigen Anwendung. Präparate ohne Ko servierungsmittel sind vorzuziehen. → Seite
0,05 %	0,5 mg (Konservierungsmittel: Benzalkoniumchlorid)	10 ml	1,94	1,94	**Auch geeignet** bei Schnupfen für Kinc von 2 bis 6 Jahren als schleimhautabschwellendes Mittel zur kurzzeitigen Anwendung. Präparate ohne Konservi rungsmittel sind vorzuziehen. → Seite
0,1 % Nasentropfen	1 mg (Konservierungsmittel: Benzalkoniumchlorid)	10 ml	3,02	3,02	**Auch geeignet** bei Schnupfen für Sch kinder und Erwachsene als schleimha abschwellendes Mittel zur kurzzeitige Anwendung. Präparate ohne Konserv rungsmittel sind vorzuziehen. → Seite

Schnupfen, Nebenhöhlenentzündung Fortsetzung

Hinweise zu den Tabellenspalten → Seite 28, zur Auswahl der Arzneimittel → Seite 23, zur Grundlage der Bewertung → Seiten 24, 27

Handelsname Darreichungsform	Zusammensetzung pro 1 ml/1 g oder wie angegeben bzw. pro abgeteilte Einheit	Kleinste Packungsgröße	Festbetrag in Euro	Packungspreis in Euro	Bewertung
Olynth 0,05 %	**Xylometazolin-hydrochlorid** 0,5 mg (Konservierungsmittel: Benzalkoniumchlorid)	10 ml	1,94	1,94	**Auch geeignet** bei Schnupfen für Kinder von 2 bis 6 Jahren als schleimhautabschwellendes Mittel zur kurzzeitigen Anwendung. Präparate ohne Konservierungsmittel sind vorzuziehen. **Mit Einschränkung geeignet** bei Nebenhöhlenentzündung zur kurzzeitigen Anwendung. Abschwellende Mittel können den Sekretabfluss unterstützen; im Vordergrund sollte aber, wenn erforderlich, die Behandlung der eitrigen Infektion mit Antibiotika stehen. → Seite 219
0,1 %	1 mg (Konservierungsmittel: Benzalkoniumchlorid)	10 ml	3,02	3,74	**Auch geeignet** bei Schnupfen für Schulkinder und Erwachsene als schleimhautabschwellendes Mittel zur kurzzeitigen Anwendung. Präparate ohne Konservierungsmittel sind vorzuziehen. **Mit Einschränkung geeignet** bei Nebenhöhlenentzündung zur kurzzeitigen Anwendung. Abschwellende Mittel können den Sekretabfluss unterstützen; im Vordergrund sollte aber, wenn erforderlich, die Behandlung der eitrigen Infektion mit Antibiotika stehen. → Seite 219
Olynth salin Dosierspray ohne Konservierungsstoffe Dosierspray	**Isotonische Kochsalzlösung** (ohne Konservierungsmittel)	15 ml		4,08	**Geeignet** bei Schnupfen, um die Nasenschleimhaut zu befeuchten und zu pflegen. → Seite 218
Olynth salin Nasentropfen	(Konservierungsmittel: Benzalkoniumchlorid)	15 ml		4,08	**Auch geeignet** bei Schnupfen, um die Nasenschleimhaut zu befeuchten und zu pflegen. Präparate ohne Konservierungsmittel sind vorzuziehen. → Seite 218
Otriven gegen Schnupfen 0,05 % Dosierspray ohne Konservierungsstoffe	**Xylometazolin-hydrochlorid** 0,5 mg (ohne Konservierungsmittel)	10 ml	1,94	1,94	**Geeignet** bei Schnupfen für Kinder von 2 bis 6 Jahren als schleimhautabschwellendes Mittel zur kurzzeitigen Anwendung. → Seite 219
Otriven 0,1 % Dosierspray ohne Konservierungsstoffe Dosierspray	1 mg (ohne Konservierungsmittel)	10 ml	3,02	3,89	**Geeignet** bei Schnupfen für Schulkinder und Erwachsene als schleimhautabschwellendes Mittel zur kurzzeitigen Anwendung. **Mit Einschränkung geeignet** bei Nebenhöhlenentzündung zur kurzzeitigen Anwendung. Abschwellende Mittel können den Sekretabfluss unterstützen; im Vordergrund sollte aber, wenn erforderlich, die Behandlung der eitrigen Infektion mit Antibiotika stehen. → Seite 219
Otriven gegen Schnupfen 0,1 % Nasengel Nasengel	1 mg (Konservierungsmittel: Benzalkoniumchlorid)	10 g	3,02	3,58	**Auch geeignet** bei Schnupfen für Schulkinder und Erwachsene als schleimhautabschwellendes Mittel zur kurzzeitigen Anwendung. Präparate ohne Konservierungsmittel sind vorzuziehen. **Mit Einschränkung geeignet** bei Nebenhöhlenentzündung zur kurzzeitigen Anwendung. Abschwellende Mittel können den Sekretabfluss unterstützen; im Vordergrund sollte aber, wenn erforderlich, die Behandlung der eitrigen Infektion mit Antibiotika stehen. → Seite 219
Otriven gegen Schnupfen Nasenspray 0,1 % Nasenspray	1 mg (Konservierungsmittel: Benzalkoniumchlorid)	10 ml	3,02	3,70	

Schnupfen, Nebenhöhlenentzündung Fortsetzung

Handelsname Darreichungsform	Zusammensetzung pro 1 ml/1 g oder wie angegeben bzw. pro abgeteilte Einheit	Kleinste Packungsgröße	Festbetrag in Euro	Packungspreis in Euro	Bewertung
Otriven gegen Schnupfen 0,025 % Nasentropfen	**Xylometazolin-hydrochlorid** 0,25 mg (Konservierungsmittel: Benzalkoniumchlorid)	10 ml	1,24	1,24	**Auch geeignet** bei Schnupfen für Säuglinge im ersten Lebensjahr als schleimhautabschwellendes Mittel zur kurzzeitigen Anwendung. Präparate ohne Konservierungsmittel sind vorzuziehen. **Mit Einschränkung geeignet** bei Nebenhöhlenentzündung zur kurzzeitigen Anwendung. Abschwellende Mittel können der Sekretabfluss unterstützen; im Vordergrund sollte aber, wenn erforderlich, die Behandlung der eitrigen Infektion mit Antibiotika stehen. → Seite 21
0,05 % Nasentropfen	0,5 mg (Konservierungsmittel: Benzalkoniumchlorid)	10 ml	1,94	1,94	**Auch geeignet** bei Schnupfen für Kinder von 2 bis 6 Jahren als schleimhautabschwellendes Mittel zur kurzzeitigen Anwendung. Präparate ohne Konservierungsmittel sind vorzuziehen. **Mit Einschränkung geeignet** bei Nebenhöhlenentzündung zur kurzzeitigen Anwendung. Abschwellende Mittel können de Sekretabfluss unterstützen; im Vordergrund sollte aber, wenn erforderlich, di Behandlung der eitrigen Infektion mit Antibiotika stehen. → Seite 21
0,1 % Nasentropfen	1 mg (Konservierungsmittel: Benzalkoniumchlorid)	10 ml	3,02	3,02	**Auch geeignet** bei Schnupfen für Schulkinder und Erwachsene als schleimhaut abschwellendes Mittel zur kurzzeitigen Anwendung. Präparate ohne Konservierungsmittel sind vorzuziehen. **Mit Einschränkung geeignet** bei Nebenhöhlenentzündung zur kurzzeitigen Anwendung. Abschwellende Mittel können de Sekretabfluss unterstützen; im Vordergrund sollte aber, wenn erforderlich, di Behandlung der eitrigen Infektion mit Antibiotika stehen. → Seite 2
Otriven Baby Nasentropfen	**Phenylephrin-hydrochlorid** 1,25 mg (ohne Konservierungsmittel)	5 ml		4,30	**Mit Einschränkung geeignet** bei Schnupfen für Säuglinge als schleimhautabschwellendes Mittel zur kurzzeitigen Anwendung. Wirkstoff wirkt relat kurz, was die Gefahr einer zu häufigen Anwendung erhöhen kann. → Seite 2
Rhinoguttae Argenti diacetylotannici proteinici 3 % SR Nasentropfen	**Silbereiweiß-Azetyltannat** 30 mg (Konservierungsmittel: Chlorhexidindiglukonat)	10 ml		6,16	**Wenig geeignet** bei Schnupfen, weil di therapeutische Wirksamkeit nicht ausre chend nachgewiesen ist. → Seite 2
Rhinomer 1 (Soft)	**Isotonisiertes Meerwasser** (ohne Konservierungsmittel)	115 ml		10,98	**Geeignet** bei Schnupfen für Nasenspülungen und um die Nasenschleimhaut befeuchten und zu pflegen. → Seite 2
2 (Medium)	(ohne Konservierungsmittel)	135 ml		10,98	
3 (Intensiv) Lösung	(ohne Konservierungsmittel)	135 ml		10,98	
Rhinomer Nasenspray Nasenspray	(ohne Konservierungsmittel)	20 ml		5,40	

Hinweise zu den Tabellenspalten → Seite 28, zur Auswahl der Arzneimittel → Seite 23, zur Grundlage der Bewertung → Seiten 24, 27

Schnupfen, Nebenhöhlenentzündung Fortsetzung

Handelsname Darreichungsform	Zusammensetzung pro 1 ml/1 g oder wie angegeben bzw. pro abgeteilte Einheit	Kleinste Packungsgröße	Festbetrag in Euro	Packungspreis in Euro	Bewertung
Sinuforton Saft bei Erkältung Saft	Auszüge aus **Primelwurzel** 3,25 mg + **Thymiankraut** 22,5 mg	100 ml		7,97	**Mit Einschränkung geeignet** bei Schnupfen. Die bislang vorliegenden Studien reichen noch nicht aus, um die therapeutische Wirksamkeit abschließend nachzuweisen. → Seite 222
Sinupret Dragees	**Enzianwurzel** 6 mg + **Holunderblüten** 18 mg + **Primelblüten** 18 mg + **Sauerampferkraut** 18 mg + **Verbenenkraut** 18 mg	50 Stück		9,70	**Wenig geeignet** bei Nebenhöhlenentzündung, weil die therapeutische Wirksamkeit nicht ausreichend nachgewiesen ist. Nicht sinnvolle Kombination. → Seite 222
forte Dragees	**Enzianwurzel** 12 mg + **Holunderblüten** 36 mg + **Primelblüten** 36 mg + **Sauerampferkraut** 36 mg + **Verbenenkraut** 36 mg	20 Stück		8,15	
Sinupret Saft Saft	10 g Auszug aus **Enzianwurzel** + **Holunderblüten** + **Primelblüten** + **Sauerampferkraut** + **Verbenenkraut** in 100 g *Enthält 8% Alkohol*	100 ml		8,85	
Sinupret LIQUITABS Tabletten zur Herstellung einer Suspension	**Enzianwurzel** 6 mg + **Holunderblüten** 18 mg + **Primelblüten** 18 mg + **Sauerampferkraut** 18 mg + **Verbenenkraut** 18 mg	30 Stück		7,50	
Sinupret Tropfen	29 g Auszug aus **Enzianwurzel** + **Holunderblüten** + **Primelblüten** + **Sauerampferkraut** + **Verbenenkraut** in 100 g *Enthält 19% Alkohol*	100 ml		9,90	
Tetrisal E Nasendosierspray	**Isotonische Kochsalzlösung** (ohne Konservierungsmittel)	20 ml		4,72	**Geeignet** bei Schnupfen, um die Nasenschleimhaut zu befeuchten und zu pflegen. → Seite 218
Tetrisal S Nasentropfen	(Konservierungsmittel: Benzalkoniumchlorid)	10 ml		3,49	**Auch geeignet** bei Schnupfen, um die Nasenschleimhaut zu befeuchten. Präparate ohne Konservierungsmittel sind vorzuziehen. → Seite 218

Hinweise zu den Tabellenspalten → Seite 28, zur Auswahl der Arzneimittel → Seite 23, zur Grundlage der Bewertung → Seiten 24, 27

Bronchitis, Husten

Husten ist ein wichtiger Schutzreflex und ein sinnvoller Reinigungsvorgang, mit dem der Organismus störende Fremdkörper aller Art (Staub, Brotkrümel, Schmutzpartikel aus der Luft, Krankheitskeime) aus den Atemwegen hinausbefördert. Um das Abhusten zu erleichtern, werden die Partikel mit Schleim umhüllt, sodass sie ausgespuckt werden können. Jeder Mensch produziert deshalb in den Bronchien zirka 100 Milliliter Schleim pro Tag.

Bei einer Erkältung (→ Seite 206) entzündet sich die Bronchialschleimhaut (Bronchitis). Dadurch entsteht ein häufiger und starker Hustenreiz. Die entzündeten Bronchien sondern vermehrt zähes Sekret ab. Dieses bremst die Tätigkeit der Flimmerhärchen, die die Bronchien auskleiden und normalerweise dafür sorgen, dass störende Partikel abgehustet werden.

Zu unterscheiden ist die akute von der chronischen Bronchitis. Eine akute Bronchitis tritt meist im Zusammenhang mit einer Erkältung (→ Seite 206) oder einem grippalen Infekt auf und ist nach etwa einer Woche wieder vorbei. Als chronisch gilt die Bronchitis, wenn der Husten mindestens drei Monate lang fast täglich auftritt und sich dies innerhalb von zwei aufeinanderfolgenden Jahren wiederholt. Hält er jahrelang an, nimmt die Anzahl der Flimmerhärchen in den Bronchien mit der Zeit immer weiter ab, sodass der Selbstreinigungsprozess der Bronchialschleimhaut nicht mehr gewährleistet ist, was meist in chronischer Atemnot und einer Überblähung der Lunge (Lungenemphysem) endet.

In Deutschland leiden etwa 10 bis 30 Prozent der Erwachsenen an einer chronischen Bronchitis, 15 bis 20 Prozent von ihnen entwickeln eine chronisch obstruktive Atemwegserkrankung. Näheres über dieses Krankheitsbild lesen Sie unter dem Stichwort „Asthma, chronisch-obstruktive Bronchitis" (→ Seite 255).

Bei Kindern

Vorschulkinder haben oft fünf- bis sechsmal jährlich eine Bronchitis. Nur wenn sie länger als drei Wochen anhält, handelt es sich um eine „komplizierte Bronchitis", die in eine chronische Bronchitis münden kann und weitergehende Maßnahmen erfordert.

Anzeichen und Beschwerden

Akute Bronchitis

Am Beginn steht meist ein trockener, oft schmerzhafter Reizhusten, der einige Tage nach den ersten Erkältungssymptomen (Schnupfen, Halsschmerzen) auftritt. In dieser Zeit sind die Bronchien bereits gereizt, produzieren aber noch nicht viel Schleim. Erst auf dem Höhepunkt der Entzündung nach zwei bis drei Tagen bildet die Bronchialschleimhaut vermehrt Sekret, und der Husten wird „produktiv". Der trockene Reizhusten legt sich und der vorher festsitzende Schleim kann abgehustet werden. Der Auswurf ist dann oft gelblich gefärbt.

Bei Kindern

Wenn ein Säugling oder Kleinkind kurzatmig ist und bei der Atmung ein Giemen oder Pfeifen auftritt, handelt es sich meist um eine obstruktive Bronchitis, die etwa 20 bis 30 Prozent der Kinder dieses Alters betrifft. Sie wird am Anfang in der Regel durch einen speziellen Virus (RS-Virus) ausgelöst, in der Folge kann sie auch durch einfache Erkältungsviren verursacht werden. Ungefähr 70 Prozent der betroffenen Kinder überwinden nach dem fünften Lebensjahr diese Erkrankung. Bei den restlichen Kindern entwickelt sich ein Asthma bronchiale (→ Seite 251).

Chronische Bronchitis

Der Husten tritt über Jahre hinweg immer wieder auf. Häufig staut sich über Nacht schleimiges Sekret in den Bronchien, das dann morgens abgehustet wird. Bei chronischer Bronchitis kommt es mit der Zeit meist zu anhaltender Atemnot aufgrund einer Überblähung der Lunge.

Ursachen

Akute Bronchitis

Ein akuter Husten wird fast immer durch Erkältungsviren ausgelöst.

Auf dem festsitzenden Schleim können sich leicht Bakterien einnisten, sodass zusätzlich eine bakterielle Bronchitis entsteht. Bei Säuglingen, Kleinkindern und älteren Menschen, denen das Abhusten schwerfällt, sowie bei Lungenkranken ist das Risiko dafür besonders groß.

Darüber hinaus kann Husten im Zusammenhang mit einer Herzschwäche auftreten. Auch Tumoren in Lunge oder Bronchien sowie Tuberkulose können anhaltenden Husten provozieren.

Außerdem kann er als unerwünschte Wirkung von Arzneimitteln vorkommen, zum Beispiel von ACE-Hemmern (bei hohem Blutdruck). Dieser Husten ist aber immer „unproduktiv", das heißt, es wird nicht vermehrt Schleim gebildet, sondern es besteht ein trockener Hustenreiz.

Bei anhaltendem Sodbrennen können die vor allem nachts im Liegen aus dem Magen aufsteigenden und eingeatmeten Säuretröpfchen die Bronchien schädigen und krampfartige Hustenanfälle auslösen.

Chronische Bronchitis
Hauptursache einer chronischen Bronchitis ist das Rauchen. Die Reizstoffe im inhalierten Tabakrauch schädigen den Flimmerhärchenrasen im Inneren der Bronchien. Auch Schadstoffe aus der Luft (Abgase, Staub) sowie ständig wiederkehrende Atemwegsinfektionen können die Funktion dieses Flimmerepithels dauerhaft beeinträchtigen.
Bei Kindern
Bei Kindern beruhen häufig auftretende Bronchitiden darauf, dass das Immunsystem noch nicht genügend Abwehrstoffe gegen die auslösenden Viren ausgebildet hat. Mit der Zeit reift diese Immunität. Trockener Reizhusten, der vor allem nachts auftritt, weist darauf hin, dass das Kind über die Nase nicht ausreichend ein- und ausatmen kann (z. B. aufgrund von vergrößerten Rachenmandeln oder Nasenpolypen). Er kann aber auch ein erstes Anzeichen für eine Asthmaerkrankung sein. Tritt zusätzlich Erbrechen auf, kann sich dahinter ein Keuchhusten verbergen. Bei einer Erkältung kommt es häufig vor, dass der Kehlkopf entzündlich gereizt ist, was einen rauen, bellenden Husten und Atemnot zur Folge hat („Krupp-Husten").

Nichtmedikamentöse Maßnahmen

Allgemein wird empfohlen, viel zu trinken (etwa zwei bis drei Liter täglich), damit der Schleim flüssig bleibt und besser abgehustet werden kann. Ratsam sind heiße Getränke (z. B. Kräuertees). Diese Empfehlung fußt aber nicht auf klinischen Untersuchungen, sondern entspringt vielmehr der Erfahrung. Eventuell kann viel trinken auch riskant sein, vor allem bei Patienten mit einer Herzschwäche, da die vermehrt aufgenommene Flüssigkeit nicht schnell genug wieder ausgeschieden wird und so den Kreislauf zusätzlich belastet.
Sorgen Sie dafür, dass die Raumluft nicht zu trocken ist. Sie können sie anfeuchten, indem Sie nasse Tücher über die Heizung hängen oder Wasserschalen aufstellen. Auch Zimmerpflanzen sorgen für eine höhere Luftfeuchtigkeit.
Warme Dämpfe fördern die Durchblutung in den Schleimhäuten, befeuchten die Atemwege und tragen dazu bei, dass sich der Schleim verflüssigt. Gießen Sie kochendes Wasser in eine große Schüssel, decken Sie Kopf und Schultern mit einem großen Frotteehandtuch ab und atmen Sie die aufsteigenden Dämpfe mit geschlossenen Augen durch die Nase ein. Bei Asthmatikern oder Personen mit überempfindlichen Atemwegen kann es vorkommen, dass sich durch das Inhalieren die Bronchien verengen. Dann sollten Sie das Inhalieren abbrechen.
Hustenbonbons sorgen für eine vermehrte Speichelproduktion, was ebenfalls dazu beiträgt, dass der Hustenreiz nachlässt. Damit Karies nicht gefördert wird, sollten zuckerfreie Sorten gewählt werden. Dass Sie das Rauchen aufgeben sollten, versteht sich von selbst.
Bei Kindern
Es ist besonders darauf zu achten, dass das Kind genügend trinkt. Häufige kleine Mengen sind besser als wenige große, die bei starkem Husten leicht Erbrechen hervorrufen können.
Kindern und Erwachsenen gleichermaßen helfen warme Brustwickel mit Lavendelöl oder Zitrone. Sie verbessern die Durchblutung in den Bronchien, lösen den Schleim und dämpfen den Hustenreiz.

Behandlung mit Medikamenten

Akute Bronchitis
Eine akute Bronchitis heilt innerhalb von vier bis sieben Tagen von selbst ab. Hausmittel können die Genesung unterstützen (siehe hierzu die Angaben im Abschnitt „Nichtmedikamentöse Maßnahmen").
Trockener, schmerzhafter Reizhusten lässt sich mit nichtopioiden Hustenblockern (→ Seite 232) oder Opioid-Hustenblockern (→ Seite 234) lindern, vor allem, wenn es darum geht, dass der Husten die Nachtruhe nicht ständig unterbrechen soll. Die Mittel – vorzugsweise Dextromethorphan, Dihydrokodein und Kodein – sollten deshalb vorwiegend abends eingesetzt werden und nur so lange, wie der Hustenreiz nachts besonders quälend ist. Der Wirkstoff Pentoxyverin ist dafür nur mit Einschränkung geeignet, da die bisher vorliegenden Studien noch nicht ausreichen, um die therapeutische Wirksamkeit abschließend nachzuweisen. Der Wirkstoff Noskapin ist wenig geeignet, weil die therapeutische Wirksamkeit nicht ausreichend nachgewiesen ist. Der Wirkstoff Hydrocodon sollte bei sehr schmerzhaftem Reizhusten ohne Auswurf nur dann eingesetzt werden, wenn andere Mittel (z. B. Kodein) nicht ausreichend wirken oder wenn ein lebensbedrohlicher Zustand (z. B. Hustenanfälle bei Lungenkrebs) den Einsatz eines starken Opioid-Hustenblockers zwingend notwendig macht. Mittel mit dem Wirkstoff Clobutinol, der zur Gruppe der nichtopioiden Hustenblocker gehört, wurden im Herbst 2007 aus dem Handel genommen. Neue Studien hatten gezeigt, dass Clobutinol das Risiko für schwerwiegende Herzrhythmusstörungen erhöht.
Tagsüber ist es sinnvoll, dafür zu sorgen, dass sich der festsitzende Schleim löst und abgehustet werden

kann. Dafür eignen sich in erster Linie nichtmedikamentöse Maßnahmen (siehe oben). Sekretlösende Mittel (→ Seite 237), auch Mukolytika oder Expektoranzien genannt, wie Ambroxol und Azetylzystein, und pflanzliche sekretlösende Mittel (→ Seite 239) sowie Kombinationen: pflanzliche sekretlösende Mittel (→ Seite 242) sind dafür nur mit Einschränkung geeignet. Bei allen sekretlösenden Substanzen ist die therapeutische Wirksamkeit noch nicht ausreichend nachgewiesen.

Hustenblocker und sekretlösende Mittel dürfen Sie nicht zusammen anwenden, weil sie sich gegenseitig in ihrer Wirkung blockieren. Wenn festsitzender Schleim mit sekretlösenden Mitteln verflüssigt wird, muss er auch abgehustet werden können. Dies wird durch Hustenblocker aber verhindert.

Ein Mittel mit einem Extrakt aus der Wurzel von Pelargonium (→ Seite 238) ist mit Einschränkung geeignet. Die bisher vorliegenden Studienergebnisse bei akuter Bronchitis lassen noch keine klare Aussage zu seiner therapeutischen Wirksamkeit zu.

Kombinationspräparate aus sekretlösendes Mittel + Antibiotikum (→ Seite 240) sind wenig geeignet, weil die Mittel nicht sinnvoll zusammengesetzt sind. Eine akute Bronchitis wird meist durch Viren ausgelöst, gegen die Antibiotika unwirksam sind. Erst wenn es eindeutige Hinweise auf eine bakterielle Infektion gibt (Krankheitsdauer länger als drei Wochen, Verschlimmerung der Symptome mit z. B. Hinweisen auf eine Lungenentzündung, eventuell auch Fieber und eitriger Auswurf), kann mit Antibiotika alleine behandelt werden. Für diese seltenen Fälle eignen sich Penizilline (→ Seite 1255), aber auch Makrolide wie Erythromyzin (→ Seite 1252) oder Tetrazykline wie Doxyzyklin (→ Seite 1258).

Bei Kindern

Eine Bronchitis mit (vorübergehender) Verengung der Bronchien (obstruktive Bronchitis) beim Säugling oder Kleinkind wird wie Asthma bronchiale (→ Seite 251) im Kindesalter behandelt.

Chronische Bronchitis

Eine chronische Bronchitis lässt sich kaum medikamentös behandeln. Am wichtigsten ist es, nicht zu rauchen (weder aktiv noch passiv) sowie andere Schadstoffe zu meiden, die ebenfalls an der Entstehung der chronischen Bronchitis beteiligt waren. Außerdem sollte auf eine ausreichende Flüssigkeitszufuhr geachtet werden.

Verschlechtern sich die Symptome oder verengen sich die Luftwege, wird wie bei einer chronisch obstruktiven Bronchitis behandelt („Asthma, chronisch obstruktive Bronchitis" → Seite 255).

Anthroposophische, homöopathische und traditionell angewendete Mittel

Zu den meistverordneten Mitteln gehört auch *Monapax*. Dabei handelt es sich um ein homöopathisches Präparat, das sich nach den Grundsätzen dieses Buches nicht bewerten lässt und deshalb nicht näher besprochen wird. Allgemeine Informationen zu der genannten Therapierichtung finden Sie im Abschnitt „Homöopathische Arzneimittel" (→ Seite 21).

Nichtopioide Hustenblocker

Dextromethorphan

NeoTussan

Noskapin

Capval

Pentoxyverin

Sedotussin

Pentoxyverin hemmt wie Opioid-Hustenblocker den Hustenreflex über das zentrale Nervensystem, wirkt aber schwächer als diese. Seine therapeutische Wirksamkeit ist anhand der bisher vorliegenden Studien noch nicht abschließend nachzuweisen. Mittel mit diesem Wirkstoff sind deshalb nur mit Einschränkung geeignet.

Dextromethorphan ist chemisch ähnlich aufgebaut wie Morphin und hemmt den Hustenreiz ebenfalls über das zentrale Nervensystem. Weil es aber nicht über Bindestellen für Opioide im Gewebe (Opioidrezeptoren) wirkt, dämpft es das Reaktionsvermögen nicht so sehr. Zur kurzfristigen Behandlung von Husten ohne Auswurf ist das Mittel geeignet.

Noskapin wird aus Opium gewonnen, gehört aber nicht zu den opioiden Hustenblockern, weil es chemisch anders aufgebaut ist als diese. Seine hustenblockierende Wirkung ist schwächer als die der Opioid-Hustenblocker, dadurch dämpft es auch das Reaktionsvermögen nicht wesentlich, und es kann auch nicht abhängig machen. Die vorliegenden Daten zur Verträglichkeit und Wirksamkeit lassen jedoch keine zufriedenstellende Risiko-Nutzen-Bewertung zu. Die therapeutische Wirksamkeit bei Husten ist nicht ausreichend nachgewiesen. Da es andere Hustenblocker gibt, deren Eigenschaften besser dokumentiert sind und die als „geeignet" bewertet werden, gelten Präparate mit Noskapin als „wenig geeignet".

Präparate mit dem Wirkstoff Clobutinol, der ebenfalls in diese Substanzgruppe gehört, wurden im Herbst 2007 aus dem Handel genommen. Neue Studien hatten gezeigt, dass der Wirkstoff das Risiko für schwerwiegende, teilweise sogar lebensbedrohliche Herzrhythmusstörungen erhöht. Sollten in Ihrer Hausapotheke noch Clobutinol-haltige Mittel vorhanden sein (Handelsnamen z. B. *Hustenstiller STADA*, *Silomat*, *stas Hustenstiller*, *Tussed Hustenstiller*), wenden Sie diese bitte nicht mehr an.

Anwendung

Sie nehmen Tropfen, Saft oder Dragees ein- bis maximal viermal täglich ein. Soll vor allem der quälende Husten während der Nacht blockiert werden, genügt die einmalige Einnahme am Abend. Zäpfchen eignen sich vor allem für die Anwendung zur Nacht.

Dextromethorphan sollten Sie nicht länger als zwei bis drei Wochen einnehmen, Pentoxyverin höchstens zwei Wochen lang. Ist der Husten dann immer noch nicht besser geworden, sollten Sie erneut einen Arzt aufsuchen.

Achtung

Sobald sich der festsitzende Schleim in den Bronchien zu lösen beginnt, dürfen Sie keine Hustenblocker mehr anwenden oder allenfalls abends, um nachts nicht ständig durch den Hustenreiz geweckt zu werden. Wenden Sie die Mittel auch tagsüber an, staut sich das Sekret in den Bronchien, wodurch sich leicht Bakterien festsetzen und eine eitrige Bronchitis auslösen können.

Capval Tropfen enthalten Alkohol. Personen mit Alkoholproblemen dürfen dieses Mittel nicht einnehmen. Auch Leberkranke und Menschen mit Anfallleiden sollten den Alkoholgehalt berücksichtigen. Darüber hinaus kann Alkohol die Wirkung vieler Arzneimittel (z. B. Schlaf- und Beruhigungsmittel, Psychopharmaka, starke Schmerzmittel, einige Mittel bei hohem Blutdruck) verstärken.

Einige Präparate enthalten als Konservierungsmittel Parabene (siehe Tabelle). Wenn Sie auf Parastoffe (→ Seite 1159) allergisch reagieren, dürfen Sie diese Mittel nicht anwenden.

Gegenanzeigen

Dextromethorphan: Dieses Mittel dürfen Sie unter folgenden Bedingungen nicht anwenden:

- Sie haben Asthma.
- Sie haben eine chronisch-obstruktive Bronchitis (COPD).
- Sie haben eine Lungenentzündung.
- Ihre Atmung ist anderweitig beeinträchtigt.
- Wenn Ihre Leberfunktion eingeschränkt ist, sollte der Arzt Nutzen und Risiken der Anwendung dieses Mittels sorgfältig abwägen.

Der Wirkstoff kann bei Daueranwendung zur Abhängigkeit führen. Daher ist der Hustenblocker nur für die zeitlich begrenzte Einnahme zu empfehlen.

Wechselwirkungen mit Medikamenten

Wenn Sie noch andere Medikamente nehmen, ist zu beachten:

Alle Hustenblocker dürfen Sie nicht gleichzeitig mit sekretlösenden Mitteln anwenden, weil sich beide in ihrer Wirkung gegenseitig blockieren.

Dextromethorphan: Bei gleichzeitiger Einnahme von MAO-Hemmern (bei Depressionen) können Erregungszustände und hohes Fieber auftreten.

Dextromethorphan, Pentoxyverin: Diese Wirkstoffe können die Wirkung von Mitteln, die die Gehirnfunktion dämpfen, verstärken. Dazu gehören zum Beispiel Benzodiazepine (bei Angst), Schlafmittel, Mittel bei Depressionen und Psychosen sowie einige Anthistaminika (bei Allergien).

Wechselwirkungen mit Speisen und Getränken

Wenn Sie Alkohol trinken, machen alle Mittel stärker müde.

Unerwünschte Wirkungen

▶ **Keine Maßnahmen erforderlich**

Dextromethorphan, Pentoxyverin: Müdigkeit, Übelkeit.

Dextromethorphan: Leichte Übelkeit und Schwindel bei etwa 1 von 10 Behandelten. Wenn Sie das Mittel absetzen, legt sich beides wieder.

▶ **Muss beobachtet werden**

Dextromethorphan, Pentoxyverin: Selten kommt es zu allergischen Hauterscheinungen (→ Seite 14) oder krampfartigen Verengungen der Bronchien. Wenn die Haut sich verstärkt rötet und juckt oder wenn Atembeschwerden auftreten, sollten Sie einen Arzt aufsuchen.

Dextromethorphan: Wenn die Atmung langsamer wird oder wenn Ihnen beim Aufstehen schwindelig oder schwarz vor Augen wird, sollte die Dosis verringert werden.

▶ **Sofort zum Arzt**

Dextromethorphan: Wenn Sie unter Atemwegserkrankungen wie zum Beispiel Asthma leiden, kann es in seltenen Fällen vorkommen, dass sich Wasser in der Lunge sammelt und die Atmung noch stärker erschwert ist. Auch Asthmaanfälle können ausgelöst werden. Dann sollten Sie umgehend einen Arzt aufsuchen.

Hinweise

Für Kinder unter 14 Jahren

Hustenblocker sollten Sie bei Kindern nur sehr kurzfristig einsetzen (z. B. 1 bis 2 Tage lang abends, um einen ruhigen Schlaf zu ermöglichen). Anhaltender Husten kann ein Hinweis für beginnendes Asthma sein und darf nicht ständig mit Hustenblockern unterdrückt werden.

Capval Tropfen: Bedenken Sie, dass das Mittel Alkohol enthält. Mittel ohne Alkohol sind vorzuziehen.

Dextromethorphan: Dieses Mittel kann bei Kindern ab einem Jahr angewendet werden.

Noskapin: Dieses Mittel kann Kindern ab dem sechsten Lebensmonat gegeben werden.

Pentoxyverin: Dieses Mittel dürfen Sie bei Kindern in den ersten sechs Monaten nicht einsetzen, bei Kindern unter zwei Jahren nur dann, wenn der Arzt dies ausdrücklich befürwortet hat. Es kann sein, dass der Wirkstoff die Atmung beeinträchtigt. Kinder, die zu Krampfanfällen neigen, sollten während der Anwendung genau beobachtet werden. Ältere Kinder und Schulkinder nehmen eine geringere Dosis als Erwachsene. Da aber andere, besser verträgliche Mittel zur Verfügung stehen, sollte diesen bei Kindern der Vorzug gegeben werden.

Für Schwangerschaft und Stillzeit

Capval Tropfen: Bedenken Sie, dass das Mittel Alkohol enthält. Mittel ohne Alkohol sind vorzuziehen. In der Stillzeit sollten Sie keines der Mittel einnehmen, weil alle Wirkstoffe in die Muttermilch übergehen und beim Säugling Atemstörungen auslösen können.

Dextromethorphan: Mittel mit diesem Wirkstoff dürfen Sie in den ersten drei Schwangerschaftsmonaten nicht einnehmen. Im weiteren Verlauf der Schwangerschaft sollten Sie das Mittel nur einsetzen, wenn der Arzt dies ausdrücklich befürwortet.

Pentoxyverin: Dieses Mittel dürfen Sie in der Schwangerschaft nicht anwenden.

Noskapin: Dieses Mittel dürfen Sie im ersten Schwangerschaftsdrittel nicht anwenden, weil es möglicherweise eine Fehlgeburt auslösen kann.

Zur Verkehrstüchtigkeit

Dextromethorphan, Pentoxyverin: Diese Wirkstoffe können die Konzentrationsfähigkeit beeinträchtigen und müde machen. Sie sollten deshalb kein Fahrzeug lenken, keine Maschinen bedienen und keine Arbeiten ohne sicheren Halt verrichten.

Opioid-Hustenblocker

Dihydrokodein

Paracodin, TIAMON Mono

Hydrocodon

Dicodid

Kodein

Bronchicum Mono Codein, Codeinsaft/-tropfen-CT, Codeinum phosphoricum Berlin-Chemie, Codeinum phosphoricum Compren, Codicaps mono, Codicompren retard, Optipect Kodein Forte, Tryasol Codein, Tussoret

Kodein und Dihydrokodein gehören zur Gruppe der Opioide (→ Seite 1203), die auch bei stärkeren Schmerzen angewendet werden. Dihydrokodein wirkt jedoch nur ein Zehntel so stark wie Morphin, auch bei Kodein steht die betäubende Wirkung nicht im Vordergrund. Als Hustenmittel sind die Wirkstoffe geringer dosiert als bei Schmerzen.

Beide Substanzen dämpfen den Hustenreflex im zentralen Nervensystem und lassen ruhiger atmen, indem sie beruhigen und die Anzahl der Atemzüge verringern. Gleichzeitig wirken sie schmerzlindernd. Vor allem bei trockenem („unproduktivem") Reizhusten sind solche Hustenblocker (Antitussiva) sehr wirksam und zur kurzfristigen Behandlung geeignet.

Hydrocodon unterliegt der Betäubungsmittel-Verschreibungs-Verordnung. Der Arzt darf dann nur eine bestimmte Menge des Wirkstoffs verschreiben. Bei Hydrocodon liegt diese Grenze bei 1 200 Milligramm innerhalb von 30 Tagen. Dieses Mittel ist bei starkem, sehr schmerzhaftem Reizhusten ohne Auswurf zur kurzzeitigen Behandlung geeignet, wenn andere Hustenblocker nicht ausreichend wirksam waren oder lebensbedrohliche Zustände befürchtet werden. Für die Behandlung des im Rahmen einer akuten Bronchitis auftretenden Reizhustens ist das Mittel nicht angezeigt.

Anwendung

Saft, Tropfen, Tabletten oder Kapseln nehmen Sie ein- bis dreimal täglich ein. Soll vor allem quälender Husten in der Nacht blockiert werden, genügt die Einnahme am Abend. Die Wirkung von Retardpräparaten hält bis zu zwölf Stunden lang vor. Der Hustenreiz lässt nach 15 bis 30 Minuten nach.

Hält der Husten nach fünf bis sieben Tagen immer noch unvermindert an, sollten Sie erneut den Arzt aufsuchen.

Achtung

Sobald sich der festsitzende Schleim in den Bronchien zu lösen beginnt, dürfen Sie Hustenblocker nicht mehr anwenden oder allenfalls abends, um nachts nicht ständig durch den Hustenreiz geweckt zu werden. Wenden Sie die Mittel auch tagsüber an, staut sich das Sekret in den Bronchien, wodurch sich leicht Bakterien festsetzen und eine eitrige Bronchitis auslösen können.

Bei Dauergebrauch und sehr hoher Dosierung können alle Opioid-Hustenblocker abhängig machen. Bei Hydrocodon ist das Risiko dafür besonders groß. Die kurzzeitige, niedrig dosierte Anwendung bei Husten und Bronchitis birgt diese Gefahr jedoch nicht.

Alle Mittel müssen Sie unbedingt außer Reichweite der Kinder aufbewahren. Schlucken Kinder aus Versehen eine Überdosis der Mittel, können sie einen tödlichen Atemstillstand erleiden.

Einige Mittel enthalten Alkohol (siehe Tabelle). Personen mit Alkoholproblemen dürfen diese Mittel nicht einnehmen. Auch Leberkranke und Menschen mit Anfallleiden sollten den Alkoholgehalt berücksichtigen. Darüber hinaus kann Alkohol die Wirkung vieler Arzneimittel (z. B. Schlaf- und Beruhigungsmittel, Psychopharmaka, starke Schmerzmittel, einige Mittel bei hohem Blutdruck) verstärken.

Hydrocodon: Wenn Sie an einer schweren Nierenfunktionsstörung leiden oder sich einer Dialyse unterziehen müssen, ist die Ausscheidung des Wirkstoffs verlangsamt. Dann müssen zwischen der Einnahme von zwei Tabletten größere Zeiträume eingehalten werden.

Gegenanzeigen

Unter folgenden Bedingungen dürfen Sie die Mittel nicht anwenden:

- Sie haben in den vergangenen zwei Wochen MAO-Hemmer eingenommen, zum Beispiel Tranylcypromin oder Moclobemid (bei Depressionen) oder Selegilin (bei Parkinsonkrankheit). Wenn Sie diese Mittel gleichzeitig mit Opioid-Hustenblockern einnehmen, können lebensbedrohliche Wirkungen auf Zentralnervensystem, Atmung und Kreislauf auftreten.
- Ihre Atemfunktion ist beeinträchtigt (z. B. bei Asthma, Lungenemphysem, Lungenhochdruck). Bei Einnahme von Kodein kann es dann sogar zu einer gefährlichen Sauerstoff-Unterversorgung kommen.

Unter folgenden Bedingungen sollte der Arzt Nutzen und Risiken der Anwendung sorgfältig abwägen:

Dihydrokodein:

- Die Funktion der Leber ist beeinträchtigt.
- Sie sind suchtgefährdet.

Hydrocodon:

- Sie haben Verstopfung.
- Der Hirndruck ist erhöht.
- Ihr Blutdruck ist zu niedrig.
- Sie sind suchtgefährdet.

Kodein:

- Sie haben chronische Verstopfung.
- Ihr Blutdruck ist zu niedrig.
- Sie sind suchtgefährdet.

Wenn Ihre Leber oder Ihre Nieren nur eingeschränkt arbeiten, muss der Arzt die Dosis des Opioid-Hustenblockers verringern.

Wechselwirkungen mit Medikamenten

Wenn Sie noch andere Medikamente nehmen, ist zu beachten:

Die Mittel bewirken, dass der Magen seinen Inhalt nur verzögert in den Zwölffingerdarm abgibt. Wenn Sie Schmerzmittel einnehmen, wirken diese deshalb ebenfalls verzögert.

Alle Mittel, die die Gehirnfunktion dämpfen, wie zum Beispiel Benzodiazepine (bei Angst), Schlafmittel, Mittel bei Depressionen und Psychosen, Anthistaminika (bei Allergien) sowie blutdrucksenkende Medikamente, können die beruhigende und atemlähmende Wirkung der Opioide verstärken.

Dihydrokodein, Kodein: Cimetidin (bei Sodbrennen) verstärkt und verlängert die Wirkung dieser Substanzen.

Hydrocodon: Bei gleichzeitiger Einnahme von MAO-Hemmern (bei Depressionen) können sich Wirkungen und unerwünschte Wirkungen unvorhersehbar verstärken. Beide Wirkstoffe dürfen Sie deshalb keinesfalls zusammen anwenden. Hydrocodon dürfen Sie frühestens zwei Wochen nach Absetzen der MAO-Hemmer einnehmen.

Kodein:

- Dieser Wirkstoff verstärkt die Wirkung von Schmerzmitteln.
- Gleichzeitig angewendete Opioid-Schmerzmittel können die Wirkung von Kodein als Hustenblocker abschwächen.

Wechselwirkungen mit Speisen und Getränken

Wenn Sie während der Anwendung der Mittel Alkohol trinken, machen die Mittel noch stärker benommen und schläfrig. Sie sollten deshalb während der gesamten Einnahmezeit Alkohol in jeglicher Form meiden.

Unerwünschte Wirkungen

▶ **Keine Maßnahmen erforderlich**

Müdigkeit, Verstopfung, leichte Übelkeit, Schwindel, Sehstörungen (bei mehr als 10 von 100 Behandelten). Wenn die Mittel abgesetzt werden, verschwinden diese Symptome meist wieder.

Hydrocodon: Leichte Kopfschmerzen, Mundtrockenheit. Die Beschwerden verschwinden nach Absetzen des Mittels.

▶ **Muss beobachtet werden**

Dihydrokodein, Kodein: Wenn die Atmung langsamer wird oder wenn Ihnen beim Aufstehen schwindelig oder schwarz vor Augen wird, sollte die Dosis verringert werden.

Hydrocodon: Übelkeit, Erbrechen, Benommenheit, Schläfrigkeit, Schlafstörungen. Wenn diese Beschwerden den Alltag beeinträchtigen, sollten Sie mit Ihrem Arzt sprechen, ob Sie das Mittel absetzen sollen.

▶ **Sofort zum Arzt**

Dihydrokodein, Kodein: Wenn Sie unter Atemwegserkrankungen wie zum Beispiel Asthma leiden, kann es in seltenen Fällen vorkommen, dass sich Wasser in der Lunge sammelt und die Atmung noch stärker erschwert ist. Auch Asthmaanfälle können ausgelöst werden. Dann sollten Sie umgehend einen Arzt aufsuchen.

Hydrocodon: In hoher Dosierung kann der Blutdruck stark absinken (Anzeichen: Schwindel, Ohrgeräusche) und es können kurze Ohnmachten eintreten. Koordinationsstörungen, Beeinträchtigung der Sehleistung, Atemstörungen oder Kurzatmigkeit aufgrund von Wasseransammlungen in der Lunge (besonders bei bereits bestehender Lungenfunktionsstörung) sind Hinweise für eine Überdosierung. Dann sollten Sie das Mittel absetzen und einen Arzt aufsuchen.

Hinweise

Für Kinder unter 14 Jahren

Hustenblocker sollten Sie bei Kindern nur sehr kurzfristig einsetzen (z. B. ein bis zwei Tage lang abends, um einen ruhigen Schlaf zu ermöglichen). Anhaltender Husten kann ein Hinweis für beginnendes Asthma sein und darf nicht ständig mit Hustenblockern unterdrückt werden.

Retardpräparate mit verzögerter Wirkstofffreisetzung sollten bei Kindern unter 14 Jahren nicht eingesetzt werden.

Bedenken Sie, dass einige Mittel Alkohol enthalten (siehe Tabelle). Mittel ohne Alkohol sind vorzuziehen.

Kodein: Säuglinge bis zu einem Jahr dürfen kein Kodein bekommen, weil die Wirkstoffe die Atmung stark beeinträchtigen. Bis zum sechsten Lebensjahr sollten die Mittel zurückhaltend eingesetzt werden. Dosierungsempfehlungen für die Anwendung im zweiten Lebensjahr liegen nicht vor. Kinder von zwei bis sechs Jahren dürfen nicht mehr als insgesamt 30 Milligramm Kodein, Schulkinder nicht mehr als insgesamt 60 Milligramm Kodein täglich erhalten.

Paracodin: Kinder unter vier Jahren dürfen das Mittel nicht bekommen. Bei Kindern zwischen vier und zwölf Jahren sind die Dosierungsangaben in der Gebrauchsinformation zu beachten.

Dicodid, TIAMON Mono retard: Kinder unter 14 Jahren dürfen diese Mittel nicht bekommen.

Für Schwangerschaft und Stillzeit

Bedenken Sie, dass einige Mittel Alkohol enthalten (siehe Tabelle). Mittel ohne Alkohol sind vorzuziehen.

Dihydrokodein, Kodein: In den ersten drei bis vier Monaten der Schwangerschaft sollte der Arzt Nutzen und Risiken der Anwendung sorgfältig abwägen. In der Endphase der Schwangerschaft dürfen Sie diese Mittel nicht anwenden, weil der Wirkstoff die Plazenta durchdringt und die Atemfunktion beim Neugeborenen beeinträchtigen kann.

Auch in der Stillzeit sollten Sie diese Mittel nicht anwenden, weil die Wirkstoffe in die Muttermilch übergehen und die Atemfunktion des gestillten Säuglings beeinflussen können. Ist eine Behandlung mit Hustenblockern erforderlich, sollten Sie in dieser Zeit mit dem Stillen aussetzen.

Hydrocodon: Dieses Mittel dürfen Sie in Schwangerschaft und Stillzeit nicht anwenden.

Zur Verkehrstüchtigkeit

Wenn Sie diese Mittel einnehmen und Alkohol getrunken oder alkoholhaltige Speisen gegessen haben, dürfen Sie kein Fahrzeug lenken, keine Maschinen bedienen und keine Arbeiten ohne sicheren Halt verrichten.

Das gilt auch für den Fall, dass die Mittel Sie benommen und müde machen oder dass Sehstörungen auftreten.

Hydrocodon: Auch bei bestimmungsgemäßem Gebrauch kann das Mittel die Reaktionsfähigkeit beeinträchtigen. Während der Einnahme sollten

Sie deshalb kein Fahrzeug lenken, keine Maschinen bedienen und keine Arbeiten ohne sicheren Halt verrichten.

Sekretlösende Mittel

Ambroxol

Ambrobeta, AmbroHEXAL, Ambroxol 1A Pharma, Ambroxol AL, Ambroxol-CT, Ambroxol Heumann, Ambroxol-ratiopharm, Ambroxol Sandoz, frenopect, LINDOXYL, Mucosolvan, Pädiamuc

Azetylzystein

ACC, Acemuc, Bromuc, Fluimucil, NAC 1A Pharma, NAC AbZ, NAC AL, NAC-CT, NAC-ratiopharm, NAC Sandoz, NAC-STADA

Alle sekretlösenden Mittel sollen dazu beitragen, dass sich der festsitzende Schleim in den Bronchien löst und leichter abgehustet werden kann. Das geschieht bei den einzelnen Wirkstoffen auf unterschiedliche Art und Weise:

Ambroxol regt die Drüsenzellen der Bronchialschleimhaut an, mehr Sekret zu bilden. Dadurch ist der Schleim nicht mehr so klebrig und kann besser abgehustet werden.

Azetylzystein verflüssigt das Sekret, indem es über chemische Prozesse den Schleim weniger zäh macht.

Bei allen sekretlösenden Substanzen ist die therapeutische Wirksamkeit noch nicht ausreichend nachgewiesen. Zwar gibt es eine Reihe von Studien zu diesen Mitteln, die Datenlage ist jedoch noch relativ unklar. Dass der Husten damit tatsächlich schneller abklingt als ohne diese Medikamente, ist nicht genügend belegt. Lediglich bei chronisch-obstruktiven Lungenerkrankungen sieht die Datenlage etwas besser aus. Mehr als eine unterstützende Wirkung bei Husten ist von diesen Mitteln nach dem jetzigen Kenntnisstand nicht zu erwarten, sie gelten deshalb als „mit Einschränkung geeignet". Mittel mit Ambroxol sind den anderen Wirkstoffen vorzuziehen, weil diese Substanz am besten untersucht ist.

Unklar ist vor allem, ob die Wirkstoffe, wenn sie eingenommen werden, überhaupt in die Bronchien gelangen. Auch das Inhalieren der in heißem Wasser gelösten Tropfen oder Lösung ist keine Garantie dafür, dass die Wirkstoffe die Bronchialschleimhaut erreichen. Davon ist nur auszugehen, wenn ein leistungsstarker elektrischer Vernebler benutzt wird. Solche Geräte gibt es normalerweise nicht für den Hausgebrauch, sie stehen vorwiegend in Arztpraxen. Werden die Mittel für ein Kopfdampfbad in einer Schüssel mit heißem Wasser gelöst oder aus einem haushaltüblichen Gerät inhaliert, bleiben die Wirkstoffe vorwiegend am Boden des Gefäßes. Sie haben einen anderen Siedepunkt als Wasser und verbinden sich deshalb nicht mit den aufsteigenden Dämpfen. Nur die sichtbaren Nebeltröpfchen enthalten auch die Wirkstoffe. Dieser Nebel gelangt aber nur in geringem Umfang in die Bronchien, er erreicht vor allem die oberen Atemwege.

ANWENDUNG

Sekretlösende Mittel gibt es in vielen verschiedenen Zubereitungen: als Brause- und Filmtabletten, Kapseln, Retardkapseln (mit verzögerter Wirkstofffreisetzung), Lutschtabletten, Granulat, Saft, Tropfen, Lösung zum Inhalieren, Zäpfchen. Alle Mittel wenden Sie zwei- bis viermal täglich an, anfangs auch häufiger.

Wenn sich der Husten nach acht bis zehn Tagen noch nicht löst, sollten Sie die Mittel nicht weiter verwenden und erneut den Arzt aufsuchen.

Wenn Sie die Mittel in den ersten Tagen mit einem hustenstillenden Wirkstoff (z. B. Dextromethorphan, Dihydrokodein, Kodein) kombinieren, dürfen Sie die sekretlösenden Mittel nur bis zum Nachmittag anwenden. Nehmen Sie sie später ein oder am Abend, blockieren Sie mit den hustenstillenden Mitteln, die Sie vorzugsweise abends oder vor dem Schlafengehen einnehmen, das Abhusten schon gelösten Schleims. Dieser staut sich dann in den Bronchien und bietet Bakterien einen guten Nährboden.

Ambroxol: Dieses Mittel muss hoch genug dosiert werden, damit es wirkt. In den ersten zwei bis drei Tagen sollten Sie täglich insgesamt 120 Milligramm davon einnehmen, anschließend können Sie die Dosis verringern.

ACHTUNG

Einige Präparate enthalten Parabene (siehe Tabelle). Diese Konservierungsmittel können Allergien auslösen. Wenn Sie auf Parastoffe (→ Seite 1159) allergisch reagieren, dürfen Sie diese Mittel nicht anwenden.

Gegenanzeigen

Wenn Sie Asthma haben, dürfen Sie die Mittel nicht inhalieren, weil sich die Atemwege dabei verkrampfen können (Bronchospasmus).

Wechselwirkungen mit Medikamenten

Wenn Sie noch andere Medikamente nehmen, ist zu beachten:

- Sekretlösende Mittel verstärken die Wirkung von Glyzeroltrinitrat (bei koronarer Herzkrankheit, Angina Pectoris).

- Sekretlösende Mittel dürfen Sie nicht gleichzeitig mit Hustenblockern einnehmen, weil sich der Schleim in den Bronchien staut, wenn der Hustenreiz unterdrückt wird.

Azetylzystein: Wenn Sie gleichzeitig Antibiotika mit Penizillin einnehmen, sollten Sie Azetylzystein im Abstand von zwei Stunden anwenden.

UNERWÜNSCHTE WIRKUNGEN

▶ **Keine Maßnahmen erforderlich**
Übelkeit, Erbrechen, Durchfall (bei weniger als 1 von 100 Behandelten).

▶ **Muss beobachtet werden**
Wenn die Haut sich verstärkt rötet und juckt, reagieren Sie vermutlich allergisch auf das Mittel. Bei Inhalation der Wirkstoffe kann auch Nasenbluten ein Hinweis auf eine solche Überempfindlichkeitsreaktion sein. Bei solchen Hauterscheinungen (→ Seite 14) sollten Sie einen Arzt aufsuchen.

▶ **Sofort zum Arzt**
Wenn starker Hautausschlag, Juckreiz, Herzrasen, Atemnot, Schwäche und Schwindel auftreten, müssen Sie die Anwendung sofort abbrechen und unverzüglich den Notarzt (Telefon 112) rufen, weil es sich um eine lebensbedrohliche Allergie (→ Seite 14) handeln kann.

HINWEISE

Für Kinder unter 14 Jahren
Von den meisten Präparaten gibt es spezielle Zubereitungen für Kinder. Inhalieren sollten Kinder diese Mittel jedoch nicht, weil der Sekretfluss dann zu stark werden und Atemnot auslösen kann.

Ambroxol, Azetylzystein: Diese Mittel sollten bei Kindern unter zwei Jahren nur nach sorgfältiger Abwägung von Nutzen und Risiken und unter ärztlicher Aufsicht angewendet werden. Achten Sie bei älteren Kindern darauf, dass Sie die im Beipackzettel empfohlene Dosis korrekt einhalten.

Für Schwangerschaft und Stillzeit
Über die Risiken einer Anwendung in Schwangerschaft und Stillzeit gibt es keine Erkenntnisse. Sicherheitshalber sollten Sie die Mittel daher nicht anwenden.

Pelargonium

Umckaloabo

Dieses Mittel enthält einen Extrakt aus der Wurzel der südafrikanischen Kaplandpelargonie. Der Wirkmechanismus ist noch weitgehend unklar. Nach experimentellen Untersuchungen sollen die darin enthaltenen Substanzen antibakteriell und schleimlösend wirken und das Immunsystem unspezifisch anregen, mit Krankheitskeimen, vor allem Viren, besser fertig zu werden. Außerdem soll der Extrakt dazu beitragen, dass sich Viren oder Bakterien schlechter an die Schleimhaut von Nase, Mund, Rachen und Mandeln anheften können.

Die bisher vorliegenden Studienergebnisse an Erwachsenen mit akuter Bronchitis lassen noch keine klare Aussage zur therapeutischen Wirksamkeit des Mittels zu. Zurzeit liegen außerdem noch keine veröffentlichten Studien zur Behandlung von Kindern vor, *Umckaloabo* wird aber vor allem bei Kindern angewendet. Zur Behandlung der akuten Bronchitis ist das Mittel mit Einschränkung geeignet.

ANWENDUNG

Sie nehmen dreimal täglich 30 Tropfen ein. Bessern sich die Beschwerden innerhalb einer Woche nicht deutlich oder hält hohes Fieber trotz der Behandlung mehrere Tage an, sollten Sie erneut einen Arzt aufsuchen. Länger als drei Wochen sollten sie das Mittel nicht anwenden.

ACHTUNG

Die Tropfen enthalten Alkohol. Personen mit Alkoholproblemen dürfen das Mittel nicht einnehmen. Auch Leberkranke und Menschen mit Anfallleiden sollten den Alkoholgehalt berücksichtigen. Darüber hinaus kann Alkohol die Wirkung vieler Arzneimittel (z. B. Schlaf- und Beruhigungsmittel, Psychopharmaka, starke Schmerzmittel, einige Mittel bei hohem Blutdruck) verstärken.

Gegenanzeigen
Unter folgenden Bedingungen dürfen Sie das Mittel nicht anwenden:

- Sie haben eine erhöhte Neigung zu Blutungen oder werden wegen erhöhter Thrombosegefahr mit Medikamenten behandelt, die die Gerinnungsfähigkeit des Blutes herabsetzen.
- Sie haben eine schwere Lebererkrankung.
- Sie haben eine schwere Nierenerkrankung.

Wechselwirkungen mit Medikamenten

▶ **Unbedingt beachten**
Umckaloabo kann möglicherweise die Wirkung der gerinnungshemmenden Mittel Phenprocoumon und Warfarin, die bei erhöhter Thrombosegefahr als Tabletten eingenommen werden, verstärken. Wenn Sie mit solchen Medikamenten behandelt werden, dürfen Sie *Umckaloabo* nicht einnehmen. Näheres hierzu lesen Sie unter

„Mittel zur Blutverdünnung: verstärkte Wirkung" (→ Seite 11).

Unerwünschte Wirkungen

▶ **Keine Maßnahmen erforderlich**

Bei 1 bis 10 von 1 000 Behandelten können Magen-Darm-Beschwerden mit Sodbrennen, Übelkeit und Durchfall auftreten.

▶ **Muss beobachtet werden**

Wenn die Haut sich verstärkt rötet und juckt, reagieren Sie vermutlich allergisch auf das Mittel. Bei solchen Hauterscheinungen (→ Seite 14) sollten Sie das Mittel nicht weiter einnehmen und einen Arzt aufsuchen.

Bei 1 bis 10 von 10 000 Behandelten treten Zahnfleisch- oder Nasenbluten auf. Geschieht das wiederholt, sollten Sie einen Arzt aufsuchen.

Das Mittel enthält Cumarine, die die Leber (→ Seite 15) angreifen können. In Einzelfällen wurde über Leberschädigungen berichtet. Treten Übelkeit, Erbrechen und/oder dunkel gefärbter Urin auf und ist der Stuhl auffällig hell, sollten Sie einen Arzt aufsuchen.

▶ **Sofort zum Arzt**

Wenn starker Hautausschlag, Juckreiz, Herzrasen, Atemnot, Schwäche und Schwindel auftreten, müssen Sie die Einnahme sofort stoppen und unverzüglich den Notarzt rufen (Telefon 112), weil es sich um eine lebensbedrohliche Allergie (→ Seite 14) handeln kann.

Hinweise

Für Kinder unter 14 Jahren

Zur Behandlung von Säuglingen liegen keine ausreichenden Erfahrungen vor. Im ersten Lebensjahr sollten Kinder das Mittel deshalb nicht bekommen und Kleinkinder unter fünf Jahren nur nach Rücksprache mit einem Arzt.

Die Dosierung wird für Kinder zwischen ein und fünf Jahren mit dreimal täglich zehn Tropfen, und für Kinder zwischen fünf und zwölf Jahren mit dreimal täglich zwanzig Tropfen angegeben. Ältere Kinder sollen die gleiche Dosis wie Erwachsene erhalten.

Bedenken Sie, dass dieses Mittel Alkohol enthält. Alkoholfreie Mittel sind vorzuziehen.

Für Schwangerschaft und Stillzeit

Bisher liegen keine ausreichenden Erfahrungen zur Anwendung während Schwangerschaft und Stillzeit vor. Sie sollten das Mittel in dieser Zeit sicherheitshalber nicht einnehmen.

Bedenken Sie, dass dieses Mittel Alkohol enthält. Alkoholfreie Mittel sind vorzuziehen.

Pflanzliche sekretlösende Mittel

Efeu

Bronchostad Hustenlöser, espa-tussin, Hedelix, PROSPAN, SEDOTUSSIN EFEU, Sinuc

Myrtol

Gelomyrtol

Thymian

Aspecton, MELROSUM Hustensirup, Soledum Hustensaft/-tropfen, Thymipin N, Tussamag

Die Inhaltsstoffe in diesen pflanzlichen Mitteln wirken auf verschiedene Weise, haben aber alle das gleiche Ziel: den Hustenreiz zu lindern und das Abhusten festsitzenden Schleims zu erleichtern.

Bestimmte Inhaltsstoffe (Saponine) in Efeu fördern zusätzlich den Auswurf, indem sie die Schleimhaut etwas reizen. Außerdem wirkt Efeu entkrampfend.

Myrtol ist ein ätherisches Öl, das unter anderem zu je 25 Prozent aus Cineol und Limonen besteht. Zur botanischen Herkunft der Bestandteile liegen keine Angaben vor. Für „myrtolstandardisierte" Zubereitungen liegen zwei Studien vor, die bei akuter Bronchitis und auch bei Nebenhöhlenentzündung eine Besserung der Beschwerden zeigten. Bei Husten können diese Mittel auch alternativ zu Mitteln mit dem sekretlösenden Wirkstoff Ambroxol (→ Seite 237) eingesetzt werden.

Die ätherischen Öle in Thymian regen die Tätigkeit der sekretabgebenden Zellen in den Bronchien an und aktivieren die Flimmerhärchen. Auf diese Weise verflüssigt sich der Schleim und lässt sich besser abhusten. Darüber hinaus wirkt Thymian krampflösend, was den Hustenreiz lindern kann.

Bei all diesen pflanzlichen Wirkstoffen ist die therapeutische Wirksamkeit bei Husten noch nicht ausreichend nachgewiesen. Da nicht geklärt ist, ob der Husten damit schneller abklingt, gelten sie als „mit Einschränkung geeignet". Auch wenn inzwischen einige Studien vorliegen, bleibt die Datenlage noch unklar.

Anwendung

Sie nehmen Tropfen, Kapseln oder Saft mehrmals täglich ein.

Achtung

Einige Mittel enthalten Alkohol (siehe Tabelle). Personen mit Alkoholproblemen dürfen diese Mittel nicht einnehmen. Auch Leberkranke und Menschen mit Anfallleiden sollten den Alkoholgehalt berücksichtigen. Darüber hinaus kann Alkohol die Wirkung vieler Arzneimittel (z. B. Schlaf- und Beruhigungsmittel, Psychopharmaka, starke Schmerzmittel, einige Mittel bei hohem Blutdruck) verstärken.

Gegenanzeigen

Myrtol, Thymian: Wenn Sie Asthma haben, sollte der Arzt Nutzen und Risiken der Anwendung dieser Mittel sorgfältig abwägen. Denn je höher der Gehalt an ätherischen Ölen, desto größer ist die Gefahr, dass diese Krämpfe in den Atemwegen (Bronchospasmen) auslösen können.

Wechselwirkungen mit Medikamenten

Myrtol: Wenn Sie diesen Wirkstoff zusätzlich zu anderen Medikamenten einnehmen, kann sich der Abbau dieser anderen Arzneien in der Leber beschleunigen. Dadurch verringert oder verkürzt sich die Wirkung dieser Medikamente. Dies ist besonders zu berücksichtigen, wenn ein Organ transplantiert worden ist und Mittel zur Unterdrückung einer Abstoßungsreaktion eingenommen werden müssen – durch diese Wechselwirkung kann eine Abstoßungsreaktion einsetzen.

Unerwünschte Wirkungen

▶ **Keine Maßnahmen erforderlich**

Selten können Übelkeit oder Magen-Darm-Verstimmungen auftreten.

▶ **Muss beobachtet werden**

Myrtol: Dieser Wirkstoff kann dazu beitragen, dass Gallen- und Nierensteine zu wandern beginnen. Wenn bei Ihnen solche Steine vorhanden sind, sollten Sie auf Beschwerden achten, die mit einer solchen Wanderung in Zusammenhang stehen (Krämpfe, Koliken), und gegebenenfalls einen Arzt aufsuchen.

Hinweise

Für Kinder unter 14 Jahren

Bedenken Sie, dass einige Mittel Alkohol enthalten (siehe Tabelle). Mittel ohne Alkohol sind vorzuziehen.

Myrtol, Thymian: Säuglinge und Kleinkinder bis zwei Jahre dürfen keine ätherischen Öle bekommen, weil diese Krämpfe in den Atemwegen (Bronchospasmen) hervorrufen können.

Für Schwangerschaft und Stillzeit

Außer für Myrtol gibt es über die Risiken einer Anwendung in Schwangerschaft und Stillzeit keine Erkenntnisse. Sicherheitshalber sollten Sie die Mittel daher nicht oder nur dann anwenden, wenn der Arzt dies ausdrücklich befürwortet. Bedenken Sie, dass einige Mittel Alkohol enthalten (siehe Tabelle). Mittel ohne Alkohol sind vorzuziehen.

Myrtol: Sie müssen damit rechnen, dass der Wirkstoff in die Muttermilch übergeht. Dadurch kann sich der Geschmack der Milch verändern, was Stillprobleme nach sich ziehen kann.

Kombinationen: Sekretlösendes Mittel + Antibiotikum

Ambroxol + Doxyzyklin

Ambrodoxy, Ambroxol AL comp., Ambroxol comp.-ratiopharm, Doxam, Doxy comp.-CT, DOXY LINDOXYL, Doxy plus Stada, SIGAMUC

Myrtol + Oxytetrazyklin

Tetra-Gelomyrtol

Das sekretlösende Ambroxol beziehungsweise Myrtol soll den Schleim verflüssigen. Die Antibiotika Doxyzyklin und Oxytetrazyklin gehören zur Gruppe der Tetrazykline und töten Bakterien ab. Da es sich bei einer akuten Bronchitis meist um einen durch Viren ausgelösten Infekt handelt, ist der Zusatz des Antibiotikums nicht sinnvoll. Haben sich Bakterien auf der geschädigten Bronchialschleimhaut festgesetzt, kann diese Infektion mit Antibiotika allein behandelt werden. Deshalb und weil beide Wirkstoffe je nach Krankheitsstadium eingesetzt werden müssen, ist die fixe Kombination der beiden Substanzen nicht sinnvoll und für den Einsatz bei einer Bronchitis wenig geeignet.

Anwendung

Laut Beipackzettel nehmen Sie die Kapseln mehrmals täglich ein, und zwar aufrecht im Stehen, nicht im Liegen und nicht vor dem Schlafengehen. Bleiben die Kapseln in der Speiseröhre stecken oder gleiten sie aus dem Magen in die Speiseröhre zurück, können die darin enthaltenen Tetrazykline die empfindliche Schleimhaut der Speiseröhre verätzen.

Achtung

Tetrazyklinhaltige Mittel machen die Haut empfindlicher für Sonnenlicht. Während der Behandlung sollten Sie keine Sonnenbäder nehmen und nicht ins Solarium gehen. Bei starker Sonneneinstrahlung sollten Sie die Haut tagsüber mit Sunblockern schützen. Entsteht dennoch ein Sonnenbrand mit stark geröteter, entzündeter Haut, sollten Sie einen Arzt aufsuchen.

Gegenanzeigen

Unter folgenden Bedingungen dürfen Sie die Mittel nicht einnehmen:

- Ihre Leber und/oder Ihre Nieren arbeiten nur eingeschränkt.

• Sie reagieren auf den Wirkstoff allergisch. Dabei muss der Arzt auch Kreuzallergien zwischen mehreren Wirkstoffen beachten.
Wenn Sie starken Durchfall haben oder häufig erbrechen müssen, sind Antibiotikatabletten nicht sinnvoll, weil der Wirkstoff nicht in ausreichender Menge ins Blut gelangt. Das Mittel muss dann gespritzt oder infundiert werden.

Wechselwirkungen mit Medikamenten

Wenn Sie noch andere Medikamente anwenden, ist zu beachten:

• Bei gleichzeitiger Einnahme von Theophyllin (bei Asthma) treten häufiger Magen-Darm-Störungen auf.

• Tetrazykline dürfen nicht mit Substanzen kombiniert werden, die die Nieren schädigen können, weil die Gefahr dafür dann zunimmt.

• Tetrazykline können die unerwünschten Wirkungen von Ciclosporin A (nach Organtransplantationen) erhöhen. Beide Mittel sollten möglichst nicht gleichzeitig eingenommen werden.

▶ **Unbedingt beachten**

• Tetrazykline verstärken die Wirkung der blutzuckersenkenden Sulfonylharnstoffe (z. B. Glibenclamid, bei Typ-2-Diabetes), sodass der Blutzucker zu stark absinken und eine Unterzuckerung auftreten kann. Die Sulfonylharnstoffe müssen dann gegebenenfalls anders dosiert werden. Näheres hierzu lesen Sie unter „Mittel zur Blutzuckersenkung: verstärkte Wirkung" (→ Seite 11).

• Tetrazykline verstärken die Aufnahme von Digoxin (bei Herzschwäche) ins Blut. Wenn Sie die Antibiotika länger als wenige Tage einnehmen müssen, sollte der Arzt die Dosis von Digoxin anpassen. Näheres hierzu lesen Sie unter „Mittel bei Herzschwäche: verstärkte Wirkung" (→ Seite 12).

• Tetrazykline verstärken auch die Wirkung der gerinnungshemmenden Wirkstoffe Phenprocoumon und Warfarin, die bei erhöhter Thrombosegefahr als Tabletten eingenommen werden. Sie müssen deshalb die Blutgerinnung häufiger als sonst selbst kontrollieren oder vom Arzt kontrollieren lassen und gegebenenfalls nach Absprache mit dem Arzt die Dosis der Gerinnungshemmer verringern. Näheres hierzu lesen Sie unter „Mittel zur Blutverdünnung: verstärkte Wirkung" (→ Seite 11).

• Antazida (bei Sodbrennen), Eisen (bei Blutarmut), medizinische Kohle (bei Durchfall), Colestyramin (bei Arteriosklerose) sowie Barbiturate und die Wirkstoffe Carbamazepin, Diphenylhydantoin und Primidon (alle bei Epilepsien) beeinträchtigen die Aufnahme von Tetrazyklinen. Näheres hierzu lesen Sie unter „Antibiotika: verringerte Wirkung" (→ Seite 13).

• Bei gleichzeitiger Einnahme von Penizillinen oder Cephalosporinen (bei bakteriellen Infektionen) kann sich deren antibakterielle Wirksamkeit verringern. Näheres hierzu lesen Sie unter „Antibiotika: verringerte Wirkung" (→ Seite 13).

• Tetrazykline dürfen Sie keinesfalls gleichzeitig mit Isotretinoin-Tabletten (bei Akne) anwenden, weil dann der Hirndruck gefährlich ansteigen kann.

Wechselwirkungen mit Speisen und Getränken

Tetrazyklinhaltige Mittel dürfen Sie nicht mit Milch oder Molkereiprodukten (Jogurt, Quark, Käse) einnehmen, weil sie dann nicht richtig ins Blut aufgenommen werden.

Unerwünschte Wirkungen

▶ **Keine Maßnahmen erforderlich**

Übelkeit, Erbrechen, Durchfall (bei weniger als 1 von 100 Behandelten).
Tetrazykline können sich in Knochen und Zähne einlagern. Die Zähne können sich dadurch gelb, braun oder schwarz verfärben, vor allem die Milchzähne bei Kindern. Außerdem werden sie anfälliger für Karies. Das Knochenwachstum kann sich verzögern. Bei Erwachsenen kommen diese unerwünschten Wirkungen nur sehr selten vor und hauptsächlich bei langfristiger hoch dosierter Einnahme der Tetrazykline.
Setzen Sie die aufgrund der Behandlung leicht entzündete und gerötete Haut der Sonne aus, kann sie sich verfärben. Diese Verfärbung kann prinzipiell an allen Körperstellen auftreten. Da Tetrazykline zudem die Haut für Sonne empfindlicher machen, sollen Sie während der Behandlung die Sonne möglichst meiden oder die Haut gegen Sonne schützen.

▶ **Muss beobachtet werden**

Wenn Sie sich auffällig müde fühlen, sollte der Arzt Blutbild und Nierenwerte prüfen.
Wenn Sie Tetrazykline über lange Zeit anwenden, kann sich die Zunge verändern (schwarze Haarzunge). Wenn Sie Veränderungen an der Zunge bemerken, sollten Sie einen Arzt aufsuchen.
Wenn die Haut sich verstärkt rötet und juckt, reagieren Sie vermutlich allergisch auf das Mittel. Bei solchen Hauterscheinungen (→ Seite 14) sollten Sie einen Arzt aufsuchen. Auch Nasenbluten kann ein Hinweis für eine solche Überempfindlichkeitsreaktion sein.

Die Mittel können Leberschäden (→ Seite 15) hervorrufen. Treten Übelkeit, Erbrechen und/oder dunkel gefärbter Urin auf und ist der Stuhl auffällig hell, sollten Sie einen Arzt aufsuchen.

► **Sofort zum Arzt**

In sehr seltenen Fällen kann eine reversible Drucksteigerung im Gehirn auftreten (Pseudotumor cerebri). Mögliche Symptome sind Kopfschmerzen, Übelkeit, Erbrechen und eventuell auch Sehstörungen durch Wassereinlagerungen im Auge (Papillenödem), die sich wie ein Schleier vor den Augen bemerkbar machen. Bemerken Sie solche Beschwerden, sollten Sie sofort einen Arzt aufsuchen. Diese unerwünschte Wirkung verschwindet, wenn die Mittel abgesetzt werden.

Die Mittel können schwere Leberschäden (→ Seite 15) und eine Gelbsucht auslösen. Wenn Sie zusätzlich einen starken Juckreiz am ganzen Körper verspüren, sollten Sie sofort einen Arzt aufsuchen. Wenn die Mittel abgesetzt werden, bilden sich die Symptome wieder zurück.

Wenn starker Hautausschlag, Juckreiz, Herzrasen, Atemnot, Schwäche und Schwindel auftreten, müssen Sie die Anwendung sofort abbrechen und den Notarzt (Telefon 112) rufen, weil es sich um eine lebensbedrohliche Allergie (→ Seite 14) handeln kann.

HINWEISE

Für Kinder unter 14 Jahren

Bei Kindern bis zum achten Lebensjahr sollte der Arzt Nutzen und Risiken der Anwendung sorgfältig abwägen. Tetrazykline können sich in die Zähne einlagern und dort Zahnverfärbungen und Defekte am Zahnschmelz verursachen sowie das Knochenwachstum verzögern. Da die Mittel ohnehin als „wenig geeignet" bewertet werden, sollten Kinder sie nicht bekommen.

Zur Empfängnisverhütung

Wenn Sie hormonelle Verhütungsmittel anwenden, ist zu beachten, dass die empfängnisverhütende Wirkung unter Umständen nicht mehr gewährleistet ist. Antibiotika zerstören einen Großteil der Bakterienflora im Darm. Daraus resultiert oft Durchfall, sodass die Wirkstoffe aus diesen Verhütungsmitteln nur noch vermindert aufgenommen werden. Es ist nicht sicher, dass sie den Eisprung dann noch wirksam unterdrücken.

Für Schwangerschaft und Stillzeit

Tetrazyklinhaltige Medikamente können bei Schwangeren Leberschäden hervorrufen und sollten deshalb nicht angewendet werden. Ab dem vierten Schwangerschaftsmonat dürfen Sie diese Mittel keinesfalls mehr einnehmen, weil sie die Knochenbildung des Ungeborenen beeinträchtigen.

In der Stillzeit dürfen Sie die Mittel nicht einnehmen, weil sie später an den Milchzähnen der gestillten Kinder Zahnverfärbungen und Defekte am Zahnschmelz hervorrufen können.

Zur Verkehrstüchtigkeit

Tetrazyklinhaltige Medikamente können vorübergehend Kurzsichtigkeit auslösen. Ohne Brille sollten Sie dann kein Fahrzeug lenken, keine Maschinen bedienen und keine Arbeiten ohne sicheren Halt verrichten.

■ Kombinationen: Pflanzliche sekretlösende Mittel

Efeu + Thymian

Bronchipret

Primel + Thymian

Bronchicum Elixier/Tropfen

Alle Pflanzenextrakte und ätherischen Öle in diesen Mitteln sollen dazu beitragen, dass sich der festsitzende Schleim in den Bronchien verflüssigt und sich dann besser abhusten lässt. Bestimmte Inhaltsstoffe (Saponine) in Efeu und Primel fördern zusätzlich den Auswurf, indem sie die Schleimhaut etwas reizen. Efeu hat auch eine antiasthmatische Wirkung, was unter anderem bei Säuglingen und Kleinkindern mit Bronchitis von Bedeutung sein kann. Die ätherischen Öle in Thymian regen die Tätigkeit der sekretabgebenden Zellen in den Bronchien an und aktivieren die Flimmerhärchen. Auf diese Weise verflüssigt sich der Schleim und lässt sich besser abhusten. Darüber hinaus wirkt Thymian krampflösend, was den Hustenreiz lindern kann.

Um den Husten zu lösen, genügt es, ein Mittel mit beispielsweise Efeu- oder Thymianextrakt allein anzuwenden. Die Kombination mehrerer pflanzlicher Inhaltsstoffe wirkt nicht besser. Für diese pflanzlichen Kombinationen ist die Studienlage noch nicht ausreichend, um eine abschließende Bewertung vorzunehmen. Sie werden daher als sekretlösende Mittel bei Husten mit Auswurf als „mit Einschränkung geeignet" bewertet.

ANWENDUNG

Sie nehmen die Mittel mehrmals täglich ein.

Alle weiteren Angaben zu Gegenanzeigen, Wechselwirkungen, unerwünschten Wirkungen sowie Hinweise finden Sie unter dem Stichwort „Pflanzliche sekretlösende Mittel" (→ Seite 239).

Zusätzlich ist zu beachten:

ACHTUNG

Einige Mittel enthalten Alkohol (siehe Tabelle). Personen mit Alkoholproblemen dürfen diese Mittel nicht einnehmen. Auch Leberkranke und Menschen mit Anfallleiden sollten den Alkoholgehalt berücksichtigen. Darüber hinaus kann Alkohol die Wirkung vieler Arzneimittel (z. B. Schlaf- und Beruhigungsmittel, Psychopharmaka, starke Schmerzmittel, einige Mittel bei hohem Blutdruck) verstärken.

UNERWÜNSCHTE WIRKUNGEN

▶ **Keine Maßnahmen erforderlich**

Bronchicum: In seltenen Fällen können Übelkeit, Erbrechen und Durchfall auftreten.

▶ **Muss beobachtet werden**

Bronchicum: Wenn die Haut sich verstärkt rötet und juckt, reagieren Sie vermutlich allergisch auf das Mittel. Bei solchen Hauterscheinungen (→ Seite 14) sollten Sie einen Arzt aufsuchen.

HINWEISE

Für Kinder unter 14 Jahren

Bedenken Sie, dass einige Mittel Alkohol enthalten (siehe Tabelle). Mittel ohne Alkohol sind vorzuziehen.

Für Schwangerschaft und Stillzeit

Bedenken Sie, dass einige Mittel Alkohol enthalten (siehe Tabelle). Mittel ohne Alkohol sind vorzuziehen.

Bronchitis, Husten

Hinweise zu den Tabellenspalten → Seite 28, zur Auswahl der Arzneimittel → Seite 23, zur Grundlage der Bewertung → Seiten 24, 27

Handelsname Darreichungsform	Zusammensetzung pro 1 ml/1 g oder wie angegeben bzw. pro abgeteilte Einheit	Kleinste Packungsgröße	Festbetrag in Euro	Packungspreis in Euro	Bewertung
ACC 100 *ACC akut Hustenlöser 200* *ACC 200 Rp* *ACC akut Hustenlöser 600* Brausetabletten	**Azetylzystein** 100 mg 200 mg 200 mg 600 mg	20 Stück 20 Stück 20 Stück 10 Stück	3,05 4,51 12,38 4,72	3,02 4,95 11,01 4,95	**Mit Einschränkung geeignet** bei Husten als sekretlösendes Mittel. Die bislang vorliegenden Studien reichen noch nicht aus, um die therapeutische Wirksamkeit abschließend nachzuweisen. → Seite 237
ACC Kindersaft Lösung	20 mg (Konservierungsmittel: Parabene)		4,69	4,41	
ACC 100 *200 Rp* Pulver	100 mg pro 3 g 200 mg pro 3 g	20 x 3 g 20 x 3 g	3,05 12,38	3,02 11,01	
ACC tabs 100 *200 Rp* *600 Rp* Tabletten	100 mg 200 mg 600 mg	20 Stück 20 Stück 10 Stück	3,05 12,38 12,38	3,02 11,01 11,01	
Acemuc akut 200 *600* *Acemuc 200 Rp* *600 Rp* Brausetabletten	**Azetylzystein** 200 mg 600 mg 200 mg 600 mg	20 Stück 6 Stück 50 Stück 10 Stück	4,51 3,08 15,84 12,39	3,95 2,92 12,74 11,01	**Mit Einschränkung geeignet** bei Husten als sekretlösendes Mittel. Die bislang vorliegenden Studien reichen noch nicht aus, um die therapeutische Wirksamkeit abschließend nachzuweisen. → Seite 237
Acemuc Saft Rp Granulat zur Herstellung einer Lösung	20 mg (Konservierungsmittel: Parabene)	100 ml	12,77	11,21	
Ambrobeta 30 Brausetabletten	**Ambroxol-hydrochlorid** 30 mg	20 Stück	3,72	3,55	**Mit Einschränkung geeignet** bei Husten als sekretlösendes Mittel. Die bislang vorliegenden Studien reichen noch nicht aus, um die therapeutische Wirksamkeit abschließend nachzuweisen. → Seite 237
Ambrobeta Saft Lösung	3 mg	100 ml	2,58	2,49	
Ambrobeta 75 retard Retardkapseln	75 mg	10 Stück	4,11	4,05	
Ambrodoxy Rp Kapseln	**Ambroxol-hydrochlorid** 75 mg **+ Doxyzyklin** 100 mg	10 Stück	12,11	11,35	**Wenig geeignet** bei Husten und Bronchitis, weil die Kombination eines schleimlösenden Mittels mit einem Antibiotikum nicht sinnvoll ist. Einzelpräparate sind vorzuziehen. → Seite 240

▶

Bronchitis, Husten Fortsetzung

Handelsname Darreichungsform	Zusammensetzung pro 1 ml/1 g oder wie angegeben bzw. pro abgeteilte Einheit	Kleinste Packungsgröße	Festbetrag in Euro	Packungspreis in Euro	Bewertung
Hinweise zu den Tabellenspalten → Seite 28, zur Auswahl der Arzneimittel → Seite 23, zur Grundlage der Bewertung → Seiten 24, 27					
AmbroHEXAL Hustenlöser Brausetabletten	**Ambroxol-hydrochlorid** 60 mg	20 Stück	6,12	6,31	**Mit Einschränkung geeignet** bei Husten als sekretlösendes Mittel. Die bislang vorliegenden Studien reichen noch nicht aus, um die therapeutische Wirksamkeit abschließend nachzuweisen. → Seite 23
AmbroHEXAL Hustentropfen 7,5 mg/ml	7,5 mg (Konservierungsmittel: Parabene)	50 ml	2,87	2,82	
AmbroHEXAL S Hustentropfen 15 mg/ml Lösung	15 mg (Konservierungsmittel: Parabene)	50 ml	4,72	4,70	
AmbroHEXAL Hustenlöser retard 75 mg Retardkapseln	75 mg	10 Stück	4,11	4,05	
AmbroHEXAL Hustensaft für Kinder Saft	15 mg pro 5 ml	100 ml	2,58	2,48	
AmbroHEXAL Hustenlöser 30 mg Tabletten Tabletten	30 mg	20 Stück	3,72	2,56	
Ambroxol 30 Tropfen – 1A-Pharma Lösung	**Ambroxol-hydrochlorid** 15 mg (Konservierungsmittel: Parabene)	50 ml	4,72	4,70	**Mit Einschränkung geeignet** bei Husten als sekretlösendes Mittel. Die bislang vorliegenden Studien reichen noch nich aus, um die therapeutische Wirksamkei abschließend nachzuweisen. → Seite 23
Ambroxol 15 Saft – 1A-Pharma	3 mg	100 ml	2,58	2,48	
30 Saft – 1A-Pharma Saft	6 mg	100 ml	4,26	4,03	
Ambroxol 30 Tab – 1A-Pharma Tabletten	30 mg	20 Stück	3,72	2,55	
Ambroxol AL Saft	**Ambroxol-hydrochlorid** 3 mg (Konservierungsmittel: Parabene)	100 ml	2,58	2,48	**Mit Einschränkung geeignet** bei Husten als sekretlösendes Mittel. Die bislang vorliegenden Studien reichen noch nich aus, um die therapeutische Wirksamkei abschließend nachzuweisen. → Seite 23
Ambroxol AL Tropfen Lösung	7,5 mg	50 ml	2,87	2,77	
Ambroxol AL retard 75 Retardkapseln	75 mg	20 Stück	7,21	7,12	
Ambroxol AL 30 Tabletten	30 mg	20 Stück	3,72	2,55	
Ambroxol AL comp. Rp Retardkapseln	**Ambroxol-hydrochlorid** 75 mg + **Doxyzyklin** 100 mg	10 Stück	12,11	11,34	**Wenig geeignet** bei Husten und Bronchitis, weil die Kombination eines schleimlösenden Mittels mit einem Ant biotikum nicht sinnvoll ist. Einzelpräparate sind vorzuziehen. → Seite 24
Ambroxol-CT Brausetabletten Brausetabletten	**Ambroxol-hydrochlorid** 30 mg	20 Stück	3,72	3,49	**Mit Einschränkung geeignet** bei Huster als sekretlösendes Mittel. Die bislang vorliegenden Studien reichen noch nich aus, um die therapeutische Wirksamke abschließend nachzuweisen. → Seite 2
Ambroxol-CT Saft	3 mg	100 ml	2,58	2,56	
Ambroxol-CT Tropfen Lösung	7,5 mg	50 ml	2,87	2,86	
Ambroxol-CT 75 mg Retardkapseln Retardkapseln	75 mg	20 Stück	7,21	7,15	
Ambroxol 60 Heumann Brausetabletten Brausetabletten	**Ambroxol-hydrochlorid** 60 mg	20 Stück	6,12	6,12	**Mit Einschränkung geeignet** bei Huste als sekretlösendes Mittel. Die bislang vorliegenden Studien reichen noch nic aus, um die therapeutische Wirksamke abschließend nachzuweisen. → Seite 2

Bronchitis, Husten Fortsetzung

Handelsname Darreichungsform	Zusammensetzung pro 1 ml/1 g oder wie angegeben bzw. pro abgeteilte Einheit	Kleinste Packungsgröße	Festbetrag in Euro	Packungspreis in Euro	Bewertung
Hinweise zu den Tabellenspalten → Seite 28, zur Auswahl der Arzneimittel → Seite 23, zur Grundlage der Bewertung → Seiten 24, 27					
Ambroxol Heumann Saft	**Ambroxol-hydrochlorid** 3 mg	100 ml	2,58	2,58	**Mit Einschränkung geeignet** bei Husten als sekretlösendes Mittel. Die bislang vorliegenden Studien reichen noch nicht aus, um die therapeutische Wirksamkeit abschließend nachzuweisen. → Seite 237
Ambroxol Heumann Tropfen Lösung	7,5 mg (Konservierungsmittel: Parabene)	50 ml	2,87	2,87	
Ambroxol Heumann 75 retard Retardkapseln	75 mg	20 Stück	7,21	7,21	
Ambroxol Heumann 30 Tabletten	30 mg	20 Stück	3,72	3,02	
Ambroxol-ratiopharm Hustenlöser 75 Retardkapseln	**Ambroxol-hydrochlorid** 75 mg	20 Stück	7,21	7,21	**Mit Einschränkung geeignet** bei Husten als sekretlösendes Mittel. Die bislang vorliegenden Studien reichen noch nicht aus, um die therapeutische Wirksamkeit abschließend nachzuweisen. → Seite 237
Ambroxol-ratiopharm Hustensaft Saft	3 mg	100 ml	2,58	2,58	
Ambroxol-ratiopharm Hustenlöser 30	30 mg	20 Stück	3,72	2,99	
60 Tabletten	60 mg	20 Stück	6,12	5,00	
Ambroxol-ratiopharm Hustentropfen Tropfen	7,5 mg	50 ml	2,87	2,87	
Ambroxol comp.-ratiopharm Rp Retardkapseln	**Ambroxol-hydrochlorid** 75 mg + **Doxyzyklin** 100 mg	10 Stück	12,11	11,35	**Wenig geeignet** bei Husten und Bronchitis, weil die Kombination eines schleimlösenden Mittels mit einem Antibiotikum nicht sinnvoll ist. Einzelpräparate sind vorzuziehen. → Seite 240
Ambroxol Sandoz 15 mg/5 ml Lösung zum Einnehmen Lösung	**Ambroxol-hydrochlorid** 3 mg (Konservierungsmittel: Parabene)	100 ml	2,58	2,48	**Mit Einschränkung geeignet** bei Husten als sekretlösendes Mittel. Die bislang vorliegenden Studien reichen noch nicht aus, um die therapeutische Wirksamkeit abschließend nachzuweisen. → Seite 237
Ambroxol Sandoz 30 mg Tabletten Tabletten	30 mg	20 Stück	3,72	2,56	
Ambroxol Sandoz 7,5 mg/ml Lösung zum Einnehmen Tropfen	7,5 mg	50 ml	2,87	2,82	
Aspecton Hustensaft Saft	**Auszug aus Thymiankraut** 167 mg	100 ml		7,49	**Mit Einschränkung geeignet** bei Husten als sekretlösendes Mittel. Die bislang vorliegenden Studien reichen noch nicht aus, um die therapeutische Wirksamkeit abschließend nachzuweisen. → Seite 239
Aspecton Hustentropfen Tropfen	211,44 mg	30 ml		7,49	
Bromuc Brausetabletten 600 Rp Brausetabletten	**Azetylzystein** 600 mg	10 Stück	12,39	12,39	**Mit Einschränkung geeignet** bei Husten als sekretlösendes Mittel. Die bislang vorliegenden Studien reichen noch nicht aus, um die therapeutische Wirksamkeit abschließend nachzuweisen. → Seite 237
Bronchicum Mono Codein Tropfen Rp	**Kodein** 24 mg *Enthält 29% Alkohol*	30 ml	14,60	14,60	**Geeignet** zur kurzzeitigen Behandlung bei Reizhusten ohne Auswurf. → Seite 234
Bronchicum Tropfen	Auszüge aus **Primelwurzel** 20 g + **Thymiankraut** 40 g pro 100 g *Enthält 27,8% Alkohol*	30 ml		6,00	**Mit Einschränkung geeignet** bei Husten als sekretlösendes Mittel. Die bislang vorliegenden Studien reichen noch nicht aus, um die therapeutische Wirksamkeit abschließend nachzuweisen. → Seite 242

►

Bronchitis, Husten Fortsetzung

Handelsname Darreichungsform	Zusammensetzung pro 1 ml/1 g oder wie angegeben bzw. pro abgeteilte Einheit	Kleinste Packungsgröße	Festbetrag in Euro	Packungspreis in Euro	Bewertung
Bronchicum Elixier S Lösung	Auszüge aus **Primelwurzel** 25 mg + **Thymiankraut** 50 mg *Enthält 5,46% Alkohol*	130 g		6,00	**Mit Einschränkung geeignet** bei Husten als sekretlösendes Mittel. Die bislang vorliegenden Studien reichen noch nicht aus, um die therapeutische Wirksamkeit abschließend nachzuweisen. → Seite 242
Bronchipret Saft TE Saft	Auszüge aus **Efeublättern** 75 mg + **Thymiankraut** 750 mg *Enthält 7% Alkohol*	50 ml		5,00	**Mit Einschränkung geeignet** bei Husten als sekretlösendes Mittel. Die bislang vorliegenden Studien reichen noch nicht aus, um die therapeutische Wirksamkeit abschließend nachzuweisen. → Seite 242
Bronchipret Tropfen Tropfen	Auszüge aus **Efeublättern** 150 mg + **Thymiankraut** 500 mg *Enthält 19% Alkohol*	50 ml		6,50	
Bronchostad Hustenlöser Sirup Sirup	**Auzug aus Efeublättern** 3,33 mg	100 ml		5,13	**Mit Einschränkung geeignet** bei Husten als sekretlösendes Mittel. Die bislang vorliegenden Studien reichen noch nicht aus, um die therapeutische Wirksamkeit abschließend nachzuweisen. → Seite 239
Bronchostad Hustenlöser Tropfen Tropfen	19,8 mg	20 ml		4,82	
Capval -Dragees Rp Dragees	**Noskapin** 25 mg	20 Stück	12,50	12,50	**Wenig geeignet** bei Reizhusten ohne Auswurf, weil die therapeutische Wirksamkeit nicht ausreichend nachgewiesen ist. → Seite 232
Capval -Tropfen Rp Lösung	25 mg *Enthält 30% Alkohol*	30 ml	13,33	13,33	
Capval -Saft Rp Suspension	5 mg	100 ml	13,27	13,27	
Codeinsaft-CT 5 mg/5 ml Rp	**Kodein** 1 mg	100 ml	11,85	11,61	**Geeignet** bei Reizhusten ohne Auswurf zur kurzzeitigen Behandlung. → Seite 234
Codeintropfen-CT 1 mg/Tropfen Rp Lösung	18,82 mg	15 ml	12,26	12,07	
Codeinum phosphoricum Berlin-Chemie Rp Tabletten	**Kodeinphosphat-hemihydrat** 30 mg	10 Stück	12,02	12,02	**Geeignet** bei Reizhusten ohne Auswurf zur kurzzeitigen Behandlung. → Seite 234
Codeinum phosphoricum Compren Rp	**Kodeinphosphat-hemihydrat** 30 mg	10 Stück	12,02	12,00	**Geeignet** bei Reizhusten ohne Auswurf zur kurzzeitigen Behandlung. → Seite 234
forte Rp Tabletten	50 mg	10 Stück	12,63	12,60	
Codicaps mono Rp Kapseln	**Kodein** 28,3 mg	10 Stück	12,28	12,28	**Geeignet** bei Reizhusten ohne Auswurf zur kurzzeitigen Behandlung. → Seite 234
Codicompren retard Rp Retardtabletten	**Kodeinphosphat** 50 mg	10 Stück	12,63	12,60	**Geeignet** bei Reizhusten ohne Auswurf zur kurzzeitigen Behandlung. → Seite 234
Dicodid 10 mg BTM Tabletten	**Hydrocodontartrat** 10 mg	10 Stück		14,99	**Geeignet** bei starkem, sehr schmerzhaftem Reizhusten ohne Auswurf zur kurzzeitigen Behandlung, wenn andere Hustenblocker nicht ausreichend wirksam waren oder lebensbedrohliche Zustände befürchtet werden. → Seite 234
Doxam Rp Retardkapseln	**Ambroxol-hydrochlorid** 75 mg + **Doxyzyklin** 100 mg	10 Stück	12,11	12,11	**Wenig geeignet** bei Husten und Bronchitis, weil die Kombination eines schleimlösenden Mittels mit einem Antibiotikum nicht sinnvoll ist. Einzelpräparate sind vorzuziehen. → Seite 24

Bronchitis, Husten Fortsetzung

Handelsname Darreichungsform	Zusammensetzung pro 1 ml/1 g oder wie angegeben bzw. pro abgeteilte Einheit	Kleinste Packungsgröße	Festbetrag in Euro	Packungspreis in Euro	Bewertung

Hinweise zu den Tabellenspalten → Seite 28, zur Auswahl der Arzneimittel → Seite 23, zur Grundlage der Bewertung → Seiten 24, 27

Handelsname Darreichungsform	Zusammensetzung	Kleinste Packungsgröße	Festbetrag in Euro	Packungspreis in Euro	Bewertung
Doxy comp.-CT 100 mg/ 75 mg Retardkapseln Rp Retardkapseln	**Ambroxol-hydrochlorid** 75 mg + **Doxyzyklin** 100 mg	10 Stück	12,11	11,35	**Wenig geeignet** bei Husten und Bronchitis, weil die Kombination eines schleimlösenden Mittels mit einem Antibiotikum nicht sinnvoll ist. Einzelpräparate sind vorzuziehen. → Seite 240
DOXY LINDOXYL Rp Retardkapseln	**Ambroxol-hydrochlorid** 75 mg + **Doxyzyklin** 100 mg	10 Stück	12,11	11,34	**Wenig geeignet** bei Husten und Bronchitis, weil die Kombination eines schleimlösenden Mittels mit einem Antibiotikum nicht sinnvoll ist. Einzelpräparate sind vorzuziehen. → Seite 240
Doxy plus Stada Rp Retardkapseln	**Ambroxol-hydrochlorid** 75 mg + **Doxyzyklin** 100 mg	10 Stück	12,11	11,35	**Wenig geeignet** bei Husten und Bronchitis, weil die Kombination eines schleimlösenden Mittels mit einem Antibiotikum nicht sinnvoll ist. Einzelpräparate sind vorzuziehen. → Seite 240
espa-tussin-Hustentropfen Lösung	**Auszug aus Efeublättern** 19,8 mg	20 ml		4,59	**Mit Einschränkung geeignet** bei Husten als sekretlösendes Mittel. Die bislang vorliegenden Studien reichen noch nicht aus, um die therapeutische Wirksamkeit abschließend nachzuweisen. → Seite 239
Fluimucil Brausetabletten 100 mg Rp	**Azetylzystein** 100 mg	20 Stück	11,50	11,50	**Mit Einschränkung geeignet** bei Husten als sekretlösendes Mittel. Die bislang vorliegenden Studien reichen noch nicht aus, um die therapeutische Wirksamkeit abschließend nachzuweisen. → Seite 237
200 mg Rp	200 mg	20 Stück	12,38	12,38	
Fluimucil Hustenlöser akut 600 mg Brausetabletten	600 mg	10 Stück	4,72	4,72	
Fluimucil junior 100 mg	100 mg	20 Stück	3,05	3,02	
Fluimucil long Rp Brausetabletten	600 mg	10 Stück	12,39	12,39	
Fluimucil N 200 Rp Granulat	200 mg pro 1 g	20 x 1 g	12,38	12,38	
Fluimucil Tabs 200 Tabletten	200 mg	20 Stück	4,51	4,51	
frenopect inhalat	**Ambroxol-hydrochlorid** 7,5 mg	50 ml	3,67	4,49	**Mit Einschränkung geeignet** bei Husten als sekretlösendes Mittel. Die bislang vorliegenden Studien reichen noch nicht aus, um die therapeutische Wirksamkeit abschließend nachzuweisen. → Seite 237
frenopect saft	3 mg (Konservierungsmittel: Parabene)	100 ml	2,58	2,70	
frenopect tropfen Lösung	15 mg (Konservierungsmittel: Parabene)	25 ml	2,70	2,70	
frenopect tabletten Tabletten	30 mg	20 Stück	3,72	2,57	
Gelomyrtol *Gelomyrtol forte* Kapseln	**Myrtol** 120 mg 300 mg	20 Stück 20 Stück		5,20 7,40	**Mit Einschränkung geeignet** bei Husten als sekretlösendes Mittel. Die bislang vorliegenden Studien reichen noch nicht aus, um die therapeutische Wirksamkeit abschließend nachzuweisen. → Seite 239
Hedelix s.a.	**Auszug aus Efeublättern** 40 mg	20 ml		5,25	**Mit Einschränkung geeignet** bei Husten als sekretlösendes Mittel. Die bislang vorliegenden Studien reichen noch nicht aus, um die therapeutische Wirksamkeit abschließend nachzuweisen. → Seite 239
Hedelix Hustensaft Lösung	8 mg	100 ml		6,15	

Bronchitis, Husten Fortsetzung

Handelsname Darreichungsform	Zusammensetzung pro 1 ml/1 g oder wie angegeben bzw. pro abgeteilte Einheit	Kleinste Packungsgröße	Festbetrag in Euro	Packungspreis in Euro	Bewertung
Hinweise zu den Tabellenspalten → Seite 28, zur Auswahl der Arzneimittel → Seite 23, zur Grundlage der Bewertung → Seiten 24, 27					
LINDOXYL K Zäpfchen Zäpfchen	**Ambroxol-hydrochlorid** 15 mg	10 Stück		5,00	**Mit Einschränkung geeignet** bei Husten als sekretlösendes Mittel. Die bislang vorliegenden Studien reichen noch nicht aus, um die therapeutische Wirksamkeit abschließend nachzuweisen. → Seite 23
MELROSUM Hustensirup Lösung	**Auszug aus Thymiankraut** 150 mg *Enthält 5,6% Alkohol*	100 ml		6,00	**Mit Einschränkung geeignet** bei Husten als sekretlösendes Mittel. Die bislang vorliegenden Studien reichen noch nicht aus, um die therapeutische Wirksamkeit abschließend nachzuweisen. → Seite 23
Mucosolvan Brausetabletten 60 mg Brausetabletten	**Ambroxol-hydrochlorid** 60 mg	20 Stück	6,12	8,10	**Mit Einschränkung geeignet** bei Husten als sekretlösendes Mittel. Die bislang vorliegenden Studien reichen noch nicht aus, um die therapeutische Wirksamkeit abschließend nachzuweisen. → Seite 23
Mucosolvan Filmtabletten 60 mg Filmtabletten	60 mg	20 Stück	6,12	8,10	
Mucosolvan Inhalationslösung 15 mg/2 ml Inhalationslösung	7,5 mg	100 ml	7,37	7,37	
Mucosolvan Lutschpastillen 15 mg Lutschpastillen	15 mg	20 Stück	2,26	5,65	
Mucosolvan Retardkapseln 75 mg Retardkapseln	75 mg	10 Stück	4,11	5,65	
Mucosolvan Kindersaft 30 mg/5 ml	30 mg pro 5 ml	100 ml	4,26	4,26	
Mucosolvan S 30 mg/5 ml Saft	30 mg pro 5 ml	100 ml	4,26	5,65	
Mucosolvan Tabletten 30 mg Tabletten	30 mg	20 Stück	3,72	5,20	
Mucosolvan Tropfen 30 mg/2 ml Tropfen	15 mg	50 ml	4,72	6,40	
NAC – 1 A Pharma 200 Rp *600 Rp* Brausetabletten	**Azetylzystein** 200 mg 600 mg	20 Stück 10 Stück	12,38 12,39	10,96 10,97	**Mit Einschränkung geeignet** bei Husten als sekretlösendes Mittel. Die bislang vorliegenden Studien reichen noch nicht aus, um die therapeutische Wirksamkeit abschließend nachzuweisen. → Seite 23
NAC AbZ Brause 200 mg Rp *600 mg Rp* Brausetabletten	**Azetylzystein** 200 mg 600 mg	20 Stück 10 Stück	12,38 12,39	10,96 10,97	**Mit Einschränkung geeignet** bei Husten als sekretlösendes Mittel. Die bislang vorliegenden Studien reichen noch nicht aus, um die therapeutische Wirksamkeit abschließend nachzuweisen. → Seite 23
NAC AL Brausetabletten 100 Rp *200 Rp* *600 Rp* Brausetabletten	**Azetylzystein** 100 mg 200 mg 600 mg	20 Stück 20 Stück 10 Stück	11,50 12,38 12,39	10,57 10,96 10,97	**Mit Einschränkung geeignet** bei Husten als sekretlösendes Mittel. Die bislang vorliegenden Studien reichen noch nicht aus, um die therapeutische Wirksamkeit abschließend nachzuweisen. → Seite 23
NAC AL Granulat 200 Rp Granulat	200 mg pro 3 g	20 x 3 g	12,38	11,01	

Bronchitis, Husten Fortsetzung

Handelsname Darreichungsform	Zusammensetzung pro 1 ml/1 g oder wie angegeben bzw. pro abgeteilte Einheit	Kleinste Packungsgröße	Festbetrag in Euro	Packungspreis in Euro	Bewertung

Hinweise zu den Tabellenspalten → Seite 28, zur Auswahl der Arzneimittel → Seite 23, zur Grundlage der Bewertung → Seiten 24, 27

Handelsname Darreichungsform	Zusammensetzung pro 1 ml/1 g oder wie angegeben bzw. pro abgeteilte Einheit	Kleinste Packungsgröße	Festbetrag in Euro	Packungspreis in Euro	Bewertung
NAC-CT 600 mg Brausetabletten Rp Brausetabletten	**Azetylzystein** 600 mg	10 Stück	12,39	11,01	**Mit Einschränkung geeignet** bei Husten als sekretlösendes Mittel. Die bislang vorliegenden Studien reichen noch nicht aus, um die therapeutische Wirksamkeit abschließend nachzuweisen. → Seite 237
NAC-ratiopharm Brausetabletten 100 Rp	**Azetylzystein** 100 mg	20 Stück	11,50	10,57	**Mit Einschränkung geeignet** bei Husten als sekretlösendes Mittel. Die bislang vorliegenden Studien reichen noch nicht aus, um die therapeutische Wirksamkeit abschließend nachzuweisen. → Seite 237
200 Rp	200 mg	20 Stück	12,38	11,01	
600 Rp	600 mg	10 Stück	12,39	11,01	
NAC-ratiopharm akut Hustenlöser 200	200 mg	10 Stück	2,55	2,55	
600 Brausetabletten	600 mg	10 Stück	4,72	4,45	
NAC-ratiopharm Sachet 100 Rp	100 mg pro 2 g	20 x 2 g	11,50	10,57	
200 Rp Granulat	200 mg pro 2 g	20 x 2 g	12,38	11,01	
NAC-ratiopharm Sachet 400 Rp	400 mg pro 3 g	20 x 3 g	13,70	11,67	
600 Rp Pulver	600 mg pro 3 g	20 x 3 g	14,73	12,19	
NAC-ratiopharm Trinktabletten 200 Rp	200 mg	20 Stück	12,38	11,01	
600 Rp Tabletten	600 mg	10 Stück	12,39	11,01	
NAC Sandoz 200 mg Brausetabletten Rp	**Azetylzystein** 200 mg	20 Stück	12,38	11,01	**Mit Einschränkung geeignet** bei Husten als sekretlösendes Mittel. Die bislang vorliegenden Studien reichen noch nicht aus, um die therapeutische Wirksamkeit abschließend nachzuweisen. → Seite 237
600 mg Brausetabletten Rp	600 mg	10 Stück	12,39	11,01	
NAC Sandoz Hustenlöser 200 mg Brausetabletten	200 mg	20 Stück	4,51	4,51	
600 mg Brausetabletten Brausetabletten	600 mg	6 Stück	3,08	2,93	
NAC-STADA akut 200 mg	**Azetylzystein** 200 mg	10 Stück	2,55	2,82	**Mit Einschränkung geeignet** bei Husten als sekretlösendes Mittel. Die bislang vorliegenden Studien reichen noch nicht aus, um die therapeutische Wirksamkeit abschließend nachzuweisen. → Seite 237
600 mg	600 mg	10 Stück	4,72	4,97	
NAC-STADA 200 mg Rp	200 mg	20 Stück	12,38	11,01	
600 mg Rp Brausetabletten	600 mg	10 Stück	12,39	11,01	
NAC-STADA Tabs 200 mg Rp	200 mg	20 Stück	12,38	11,01	
600 mg Rp Tabletten	600 mg	10 Stück	12,39	11,01	
NeoTussan Hustensaft Suspension	**Dextromethorphan** 1,11 mg (Konservierungsmittel: Parabene)	90 ml	5,07	5,07	**Geeignet** bei Reizhusten ohne Auswurf zur kurzzeitigen Behandlung. → Seite 232
Optipect Kodein Forte Rp Lösung	**Kodein** 20 mg *Enthält 48,5% Alkohol*	15 ml	12,57	12,57	**Geeignet** bei Reizhusten ohne Auswurf zur kurzzeitigen Behandlung. → Seite 234
Pädiamuc Saft Lösung	**Ambroxol-hydrochlorid** 3 mg (Konservierungsmittel: Parabene)	100 ml	2,58	2,30	**Mit Einschränkung geeignet** bei Husten als sekretlösendes Mittel. Die bislang vorliegenden Studien reichen noch nicht aus, um die therapeutische Wirksamkeit abschließend nachzuweisen. → Seite 237

Bronchitis, Husten Fortsetzung

Handelsname Darreichungsform	Zusammensetzung pro 1 ml/1 g oder wie angegeben bzw. pro abgeteilte Einheit	Kleinste Packungsgröße	Festbetrag in Euro	Packungspreis in Euro	Bewertung
Hinweise zu den Tabellenspalten → Seite 28, zur Auswahl der Arzneimittel → Seite 23, zur Grundlage der Bewertung → Seiten 24, 27					
Paracodin N-Tropfen Rp Lösung	**Dihydrokodein** 8,3 mg	15 g	12,26	12,26	**Geeignet** bei Reizhusten ohne Auswurf zur kurzzeitigen Behandlung. → Seite 234
Paracodin N-Sirup Rp Sirup	1,34 mg	50 g	12,33	12,33	
Paracodin Rp Tabletten	6,7 mg	20 Stück	12,50	12,50	
PROSPAN Husten-Brausetabletten Brausetabletten	**Auszug aus Efeublättern** 65 mg	10 Stück		4,80	**Mit Einschränkung geeignet** bei Husten als sekretlösendes Mittel. Die bislang vorliegenden Studien reichen noch nicht aus, um die therapeutische Wirksamkeit abschließend nachzuweisen. → Seite 239
PROSPAN Filmtabletten	25 mg	40 Stück		5,45	
PROSPAN Hustenliquid Lösung	35 mg	21 x 5 ml		6,50	
PROSPAN Hustensaft für Kinder Saft	7 mg	100 ml		6,15	
PROSPAN Hustentropfen Tropfen	20 mg *Enthält 47% Alkohol*	20 ml		5,25	
PROSPAN Hustenzäpfchen für Kinder Zäpfchen	80 mg	10 Stück		7,70	
Sedotussin Hustenstiller Saft zuckerfrei Saft	**Pentoxyverin** 1,35 mg (Konservierungsmittel: Parabene)	100 ml	3,80	3,80	**Mit Einschränkung geeignet** bei Reizhusten. Die bislang vorliegenden Studien reichen noch nicht aus, um die therapeutische Wirksamkeit abschließend nachzuweisen. → Seite 232
Sedotussin Hustenstiller Tropfen Tropfen	19 mg	30 ml	6,56	7,25	
Sedotussin 8 mg *20 mg* Zäpfchen	8 mg 20 mg	12 Stück 12 Stück		8,75 9,21	
Sedotussin Efeu Saft Lösung	**Auszug aus Efeublättern** 7,92 mg	100 ml		6,06	**Mit Einschränkung geeignet** bei Husten als sekretlösendes Mittel. Die bislang vorliegenden Studien reichen noch nicht aus, um die therapeutische Wirksamkeit abschließend nachzuweisen. → Seite 239
SIGAMUC Rp Retardkapseln	**Ambroxol-hydrochlorid** 75 mg **+ Doxyzyklin** 100 mg	10 Stück	12,11	12,11	**Wenig geeignet** bei Husten und Bronchitis, weil die Kombination eines schleimlösenden Mittels mit einem Antibiotikum nicht sinnvoll ist. Einzelpräparate sind vorzuziehen. → Seite 240
Sinuc akut Brausetabletten	**Auszug aus Efeublättern** 31,5 mg	10 Stück		4,80	**Mit Einschränkung geeignet** bei Husten als sekretlösendes Mittel. Die bislang vorliegenden Studien reichen noch nicht aus, um die therapeutische Wirksamkeit abschließend nachzuweisen. → Seite 239
Sinuc Dragees Dragees	25 mg	20 Stück		3,45	
Sinuc Saft *Sinuc Tropfen* Lösung	9 mg 20,4 mg	100 ml 20 ml		6,40 5,00	
Soledum Hustentropfen Lösung	**Auszug aus Thymiankraut** 980 mg *Enthält 32% Alkohol*	20 ml		5,75	**Mit Einschränkung geeignet** bei Husten als sekretlösendes Mittel. Die bislang vorliegenden Studien reichen noch nicht aus, um die therapeutische Wirksamkeit abschließend nachzuweisen. → Seite 239
Soledum Hustensaft Saft	150 mg *Enthält 5,8% Alkohol*	100 ml		6,65	

Bronchitis, Husten Fortsetzung

Handelsname Darreichungsform	Zusammensetzung pro 1 ml/1 g oder wie angegeben bzw. pro abgeteilte Einheit	Kleinste Packungsgröße	Festbetrag in Euro	Packungspreis in Euro	Bewertung
Tetra-Gelomyrtol Rp Kapseln	**Myrtol** 300 mg + **Oxytetrazyklin-hydrochlorid** 250 mg	20 Stück		17,04	**Wenig geeignet** bei Husten und Bronchitis, weil die Kombination eines schleimlösenden Mittels mit einem Antibiotikum nicht sinnvoll ist. Einzelpräparate sind vorzuziehen. → Seite 240
Thymipin N Hustensaft Saft	**Auszug aus Thymiankraut** 405 mg *Enthält 12% Alkohol*	100 ml		8,20	**Mit Einschränkung geeignet** bei Husten als sekretlösendes Mittel. Die bislang vorliegenden Studien reichen noch nicht aus, um die therapeutische Wirksamkeit abschließend nachzuweisen. → Seite 239
Thymipin N Tropfen Tropfen	1 ml *Enthält 30% Alkohol*	20 ml		7,27	
TIAMON Mono retard Rp Retardkapseln	**Dihydrokodein** 23,4 mg	10 Stück	12,84	12,84	**Geeignet** bei Reizhusten ohne Auswurf zur kurzzeitigen Behandlung. → Seite 234
TIAMON Mono Rp Tabletten	6,7 mg	20 Stück	12,50	12,50	
Tryasol Codein mite Rp *forte* Rp Lösung	**Kodein** 2,27 mg 22,1 mg *Enthält 24% Alkohol*	100 ml 15 ml	13,27 12,72	13,27 12,72	**Geeignet** bei Reizhusten ohne Auswurf zur kurzzeitigen Behandlung. → Seite 234
Tussamag Hustenlösung Lösung	**Auszug aus Thymiankraut** 500 mg *Enthält 19% Alkohol*	170 ml		10,61	**Mit Einschränkung geeignet** bei Husten als sekretlösendes Mittel. Die bislang vorliegenden Studien reichen noch nicht aus, um die therapeutische Wirksamkeit abschließend nachzuweisen. → Seite 239
Tussamag Hustensaft N zuckerfrei	90 mg *Enthält 4% Alkohol*	175 g		6,13	
Tussamag Hustensaft N Saft	90 mg *Enthält 4% Alkohol*	200 g		6,13	
Tussoret Tag-/Nacht-Kapseln Rp Kapseln und Kapseln	**Kodein** 30 mg und 50 mg	5 Stück und 5 Stück	12,74	12,71	**Geeignet** bei Reizhusten ohne Auswurf zur kurzzeitigen Behandlung. → Seite 234
Umckaloabo Lösung	**Auszug aus Pelargoniumwurzel** 800 mg *Enthält 12% Alkohol*	20 ml		9,54	**Mit Einschränkung geeignet** bei akuter Bronchitis. Die therapeutische Wirksamkeit des Mittels ist noch nicht ausreichend nachgewiesen. → Seite 238

Hinweise zu den Tabellenspalten → Seite 28, zur Auswahl der Arzneimittel → Seite 23, zur Grundlage der Bewertung → Seiten 24, 27

Asthma

Asthma ist eine chronisch entzündliche Erkrankung der unteren Atemwege (Bronchien) mit einer Überempfindlichkeit (Hyperreagibilität) der Bronchien und einer variablen Einengung der Atemwege (Atemwegsobstruktion).

Typisches Symptom ist die Atemnot, die anfallsartig und in unterschiedlichem Ausmaß auftritt. Sie kann von Husten begleitet sein.

Bevor der Arzt Asthma behandelt, sollte er feststellen, um welchen Schweregrad es sich handelt. Dafür gibt es eine Einteilung in vier Schweregrade:

- Stufe 1 (intermittierendes Asthma): Die Symptome treten seltener als einmal in der Woche am Tag und seltener als zweimal im Monat in der Nacht auf.
- Stufe 2 (leichtes persistierendes Asthma): Die Anfälle treten tagsüber einmal pro Woche bis höchstens einmal täglich auf und nachts häufiger als zweimal pro Monat.
- Stufe 3 (mäßiggradiges oder mittelgradig persistierendes Asthma): Asthmaanfälle treten täglich auf, häufiger als einmal in der Woche auch nachts.
- Stufe 4 (schweres persistierendes Asthma): Die Asthmabeschwerden sind ständig vorhanden, häufig auch nachts, die körperliche Aktivität ist eingeschränkt.

Bei Kindern

Für Kinder gilt folgende Einteilung:

- Stufe 1: Das Kind hustet immer wieder, verbunden mit leichter Atemnot, die durchgehend beschwerdefreie Zeit ist länger als zwei Monate.

- Stufe 2: Die beschwerdefreie Zeit ist kürzer als zwei Monate, die Anfälle treten aber nicht häufiger als einmal pro Woche auf.
- Stufe 3: Es treten an mehreren Tagen in der Woche Asthmaanfälle auf, und zwar sowohl tagsüber wie auch nachts, und die Lungenfunktion normalisiert sich zwischen den Anfällen nicht wieder.
- Stufe 4: Es kommt täglich zu Asthmaanfällen, häufig auch in der Nacht.

Eine sichere Diagnose lässt sich bei Kindern meist erst nach dem dritten Geburtstag stellen, weil sie vorher noch nicht in der Lage sind, die entsprechenden Geräte (z. B. Peakflow-Meter) richtig anzuwenden.
Die Behandlung entspricht derjenigen bei Erwachsenen. Dabei werden spezielle Zubereitungsformen für Kinder mit niedriger Dosierung angewendet.

Messverfahren für die Lungenfunktion

Zur Diagnose von Asthma muss der Arzt die Lungenfunktion prüfen. Dies geschieht zum einen mit einem Peak-Flow-Meter, der die maximale Atemstromstärke (Spitzenfluss oder „Peak-Flow") bestimmt. Dabei müssen Sie so tief wie möglich einatmen, das Mundstück des Messgeräts in den Mund nehmen und dann so schnell und kräftig wie möglich wieder ausatmen. Der Peak-Flow wird dann direkt am Gerät angezeigt.
Mit dem Peak-Flow wird auch kontrolliert, wie gut das Asthma mithilfe von Medikamenten eingestellt werden kann. Die Messwerte geben Auskunft darüber, wie stark die Luftwege eingeengt sind: Hohe Messwerte sprechen für weite Atemwege, geringe Werte deuten auf eine erhebliche Einengung hin. Der Peak-Flow kann leicht von jedem selbst bestimmt werden. Das entsprechende Gerät dafür wird vom Arzt verschrieben. Auch Kinder ab dem fünften Lebensjahr können damit untersucht werden.
Technisch ebenso einfach, aber vom Gerät her aufwendiger und deshalb nur in der Arztpraxis vorzunehmen ist die Spirometrie. Mit diesem Verfahren wird das Lungenvolumen bestimmt, das Sie bei maximaler Anstrengung innerhalb einer Sekunde ausatmen können, nachdem Sie zuvor tief eingeatmet haben. Der Fachbegriff für dieses Ausatmungsvolumen ist „exspiratorische Einsekundenkapazität" (abgekürzt FEV1). Die „inspiratorische Vitalkapazität" (abgekürzt VK) ist die Luftmenge, die bei stärkster Anstrengung auf einmal eingeatmet werden kann. Sogenannte Fluss-Volumen-Kurven zeigen an, mit welcher Stärke Sie die Luft maximal ein- und ausströmen lassen können. Diese Methode kann auch bei Schulkindern angewendet werden. Wie genau die Messwerte ausfallen, ist jedoch wesentlich davon abhängig, wie gut der Patient mitarbeiten kann. Die Methode gilt daher als störanfälliger als die Bestimmung der exspiratorischen Einsekundenkapazität oder des Peak-Flow.

Anzeichen und Beschwerden

Ein typisches Kennzeichen von Asthma ist die anfallsartig auftretende Atemnot. Die Bronchialschleimhaut entzündet sich und schwillt an, die Muskulatur in den Atemwegen verkrampft sich, sodass sich die Bronchien stark verengen. Das Bronchialsekret verdickt sich zu einem glasigen, zähen Schleim, der die Bronchien zusätzlich verstopft. Die Folge ist, dass sich die Luft in der Lunge staut und nur mühsam ausgeatmet werden kann, wobei das für Asthma typische pfeifende Geräusch entsteht.
Diese anfallsartige Atemnot ist sehr beängstigend. Oft genügen schon geringe Reize, um einen Asthmaanfall auszulösen.
In der anfallsfreien Zeit kann die Lungenfunktion völlig normal sein.

Bei Kindern

Sind Asthmabeschwerden auch im Schulkindalter noch vorhanden, bleiben sie oft lebenslang bestehen.

Ursachen

Asthma kann als Folge von chronischen Atemwegsinfektionen entstehen. Diese machen die Bronchialschleimhaut mit der Zeit so empfindlich, dass sie sich schon bei geringfügigen Reizen (z. B. körperliche Anstrengung, kalte Luft, Nebel, Rauch, Tabakqualm, Umweltschadstoffe) übermäßig stark einengt. Man spricht dann von Reizüberempfindlichkeit (Hyperreagibilität). Die sich anschließende Entzündung der Atemwege kann Ursache für die Entwicklung eines Asthma sein. Auch Allergien gegen Hausstaub, Pollen, Tierhaare oder Schimmelpilze können Ursache für ein Asthma sein (siehe „Allergisches Asthma" → Seite 1166).
Warum manche Menschen Asthma bekommen, andere jedoch nicht, ist unklar. Neue Forschungsergebnisse zeigen, dass die erbliche Veranlagung hier eine wesentliche Rolle spielt.
Ärger, Kummer, Hektik, Angst und Überforderung, aber auch Weinen und Lachen können Asthmaanfälle verstärken oder sie mit auslösen. Allerdings sind seelische Einflüsse nie die Ursache eines Asthmas.

Die Krankheit besteht meist lebenslang. Selbst wenn die Anfälle ausbleiben, hält die Bereitschaft dazu latent an. Dies gilt auch für Kinder.

Nichtmedikamentöse Maßnahmen

Wichtig ist, dass Sie lernen, mit der Krankheit umzugehen, um bei einem Anfall nicht panisch, sondern so überlegt wie möglich zu reagieren. Ärzte, Selbsthilfegruppen sowie Asthmazentren und -kliniken bieten dafür Schulungen an, in denen Sie auch lernen, wie Sie die Medikamente entsprechend dem aktuellen Schweregrad der Erkrankung dosieren müssen. Gleichzeitig werden Sie oder Ihr Kind trainiert, das Verhalten an die Erkrankung anzupassen.
Den Verlauf der Krankheit überprüfen Sie, indem Sie regelmäßig die Atemstromstärke mit dem Peak-Flow-Meter (→ Seite 252) morgens und abends messen und in eine Kurve eintragen. Anzustreben ist, dass die Werte möglichst wenig schwanken.
Wenn Sie im Winter ins Freie gehen, sollten Sie die kalte Luft mit einem Schal von Mund und Nase fernhalten.

Bei Kindern

Wenn Kinder akute Atemnot bekommen, hat sich der „Kutschersitz" bewährt: hinsetzen, die Hände zwischen den locker gebeugten Beinen verschränken (als würden sie die Leinen von Kutschpferden halten), Lippenbremse machen: durch die locker aufeinanderliegenden Lippen ausatmen. Diese Atemübung ist auch bei Erwachsenen hilfreich.

Behandlung mit Medikamenten

Asthma muss immer medikamentös behandelt werden, und zwar so früh und so konsequent wie möglich. Ziel der Behandlung ist es, Asthmaanfälle zu vermeiden, die körperliche Belastbarkeit sowie die Lungenfunktion zu verbessern und damit die Lebensqualität bestmöglich zu erhalten. Medikamente sollen die Überempfindlichkeit der Bronchien eindämmen, den krankheitsbedingten Husten sowie die Atemnot in der Nacht, am frühen Morgen oder bei Anstrengung abmildern. Auch bei der obstruktiven Bronchitis des Säuglings und Kleinkindes, welche ähnliche Beschwerden zeigt wie Asthma, werden diese Medikamente eingesetzt. Hierfür stehen niedriger dosierte Zubereitungen für Kinder zur Verfügung.
Zu unterscheiden sind Mittel, die kurzfristig wirken und die Bronchien erweitern, (Reliever) und solche, die über lange Zeit eingesetzt werden, um die Beschwerden unter Kontrolle zu halten (Controller). Zu den Relievern gehören kurzwirkende Beta-2-Sympathomimetika und Anticholinergika sowie Theophyllin-Präparate, bei denen die Wirkstofffreisetzung nicht verzögert ist. Als Controller gelten antientzündlich wirkende Glukokortikoide, langwirkende Beta–2-Sympathomimetika, Mastzellstabilisatoren, Montelukast und Theophylline mit verzögerter Wirkstofffreisetzung (Retardpräparate).
Die medikamentöse Behandlung richtet sich nach dem Schweregrad der Erkrankung:

Asthma Stufe 1

Bei Asthma der Stufe 1 sollten Medikamente nur nach Bedarf eingesetzt werden. Eine Dauertherapie ist in diesem Stadium noch nicht erforderlich.
Tritt ein Asthmaanfall auf, lässt er sich mit Beta-2-Sympathomimetika zum Inhalieren (→ Seite 262) meist rasch beheben. Geeignet hierfür sind die kurzwirkenden Substanzen Fenoterol, Salbutamol und Terbutalin.
Anticholinergika zum Inhalieren (→ Seite 258) sind mit Einschränkung geeignet, weil sie langsamer und schwächer wirken als die kurzwirkenden Beta-2-Sympathomimetika zum Inhalieren.
Auch Kombinationspräparate mit Beta-2-Sympathomimetikum + Anticholinergikum zum Inhalieren (→ Seite 270) mit fixer Dosierung der Einzelstoffe zur Anwendung nach Bedarf sind nur mit Einschränkung geeignet. In der Regel ist eine individuelle Dosierung der Einzelwirkstoffe vorzuziehen.

Asthma Stufe 2

Auch hier sind kurzwirkende Beta-2-Sympathomimetika zum Inhalieren (→ Seite 262) (Fenoterol, Salbutamol, Terbutalin) geeignet, um einen Asthmaanfall zu kupieren. Für die regelmäßige, ständige Anwendung nach einem festen Schema (im Gegensatz zur Anwendung bei Bedarf) sind alle Beta-2-Sympathomimetika wenig geeignet, weil sie dann nicht besser wirken als bei bedarfsweiser Anwendung, wohl aber die Risiken für unerwünschte Wirkungen ansteigen. Zudem weist ein hoher Verbrauch von Beta-2-Sympathomimetika zum Inhalieren auf ein unzureichend therapiertes Asthma hin.
Glukokortikoide zum Inhalieren (→ Seite 265) dämpfen die Entzündung in den Bronchien. Dadurch werden diese weniger empfindlich, und die Anzahl der Asthmaanfälle verringert sich. Die dauerhafte Behandlung von Asthma bei Erwachsenen und Kindern mit diesen Mitteln ist durch die derzeit vorhandenen Studiendaten am besten belegt. Glukokortikoide sind die am stärksten entzündungshemmenden Substanzen in der Asthmatherapie. Sie gelten deshalb zur täglichen Dauertherapie bei Asthma ab Stufe 2 als „geeignet".

Anticholinergika zum Inhalieren (→ Seite 258) nach Bedarf sind bei leichtem, persistierendem Asthma nur mit Einschränkung geeignet, weil sie langsamer und schwächer wirken als Beta-2-Sympathomimetika.

Mastzellstabilisatoren zum Inhalieren (→ Seite 267) mit dem Wirkstoff Cromoglizinsäure sind als Dauermedikamente zum Vorbeugen gegen Asthma im Erwachsenenalter wenig geeignet, da sie deutlich schlechter und weniger zuverlässig wirken als Glukokortikoide zum Inhalieren und weil die therapeutische Wirksamkeit nicht ausreichend nachgewiesen ist. Glukokortikoide zum Inhalieren sind daher vorzuziehen. Der Wirkstoff Ketotifen ist wenig geeignet, weil die therapeutische Wirksamkeit nicht ausreichend nachgewiesen ist.

Die Kombination Beta-2-Sympathomimetikum + Anticholinergikum zum Inhalieren (→ Seite 270) ist zur langfristigen, regelmäßigen Anwendung bei Asthma in der Regel wenig geeignet, weil das Mittel nicht antientzündlich wirkt und sich bei Daueranwendung eine Toleranz gegenüber den Wirkstoffen einstellen kann.

Die Kombination Beta-2-Sympathomimetikum + Mastzellstabilisator zum Inhalieren (→ Seite 272) ist als Dauermedikament ebenfalls wenig geeignet, weil Beta-2-Sympathomimetika nur bedarfsweise eingesetzt werden sollen, Mastzellstabilisatoren aber dauerhaft.

Asthma Stufe 3

Basismedikamente für die bedarfsweise Behandlung bei einem akuten Asthmaanfall sind wie auch bei Asthma der Stufen 1 und 2 Fenoterol, Salbutamol, Terbutalin als kurzwirkende Beta-2-Sympathomimetika zum Inhalieren (→ Seite 262). Da die Wirkung von Formoterol rasch einsetzt, kann es auch beim akuten Asthmaanfall eingesetzt werden. Salmeterol dagegen eignet sich dafür nicht.

Zur Dauertherapie sind Glukokortikoide zum Inhalieren (→ Seite 265) und – wenn deren Wirkung nicht ausreicht – zusätzlich die langwirkenden Beta-2-Sympathomimetika zum Inhalieren mit den Wirkstoffen Formoterol oder Salmeterol geeignet. Beide Wirkstoffe können aber Glukokortikoide zum Inhalieren, die die chronische Entzündung der Bronchien stoppen, nicht ersetzen. Sie sollen daher nur in Kombination mit diesen als Dauermedikation verabreicht werden. Die kurzwirkenden Beta-2-Sympathomimetika Fenoterol, Salbutamol und Terbulatin sind als Dauermedikamente wenig geeignet, weil sie dann nicht besser wirken als bei bedarfsweiser Anwendung, wohl aber die Risiken für unerwünschte Wirkungen ansteigen.

Als Dauermedikament zusätzlich zu Glukokortikoiden zum Inhalieren ist Montelukast (→ Seite 268) mit Einschränkung geeignet. Wie einige Studien gezeigt haben, kann es die Inhalation von Glukokortikoiden nicht ersetzen. Es gibt Hinweise darauf, dass bei Kombination mit Montelukast die Dosis der Glukokortikoide reduziert werden kann. Eine abschließende Beurteilung des Stellenwerts von Montelukast in der Asthmatherapie ist mit den derzeit vorliegenden Daten noch nicht möglich.

Fixe Kombinationen aus Beta-2-Sympathomimetikum + Glukokortikoid zum Inhalieren (→ Seite 271) sind als Dauermedikament nur dann geeignet, wenn die Dosierung des Kombinationsmittels tatsächlich den persönlichen Erfordernissen entspricht. Dies sollte anhand der Einzelsubstanzen erst einmal ermittelt werden.

Von der Gruppe der Xanthine (→ Seite 269) ist der Wirkstoff Theophyllin als Retard-Präparat mit verzögerter Wirkstofffreisetzung als Dauermedikament zusätzlich zu Glukokortikoid-Inhalaten geeignet, wenn die langwirkenden Beta-2-Sympathomimetika als Zusatzmedikamente nicht ausreichend wirken. Der Wirkstoff Aminophyllin ist nur wenig geeignet, weil er sich aus Theophyllin und Ethylendiamin zusammensetzt, jedoch nicht besser wirkt als Theophyllin allein und mehr unerwünschte Wirkungen haben kann.

Anticholinergika zum Inhalieren (→ Seite 258) sind mit Einschränkung geeignet, weil sie langsamer und schwächer wirken als Beta-2-Sympathomimetika. Wenn sich das Asthma aber akut verschlimmert und sich die Anfälle mit Beta-2-Sympathomimetika nicht ausreichend behandeln lassen, können Anticholinergika zum Inhalieren in hoher Dosierung zusätzlich bedarfsweise eingesetzt werden. Zur Langzeittherapie bei Asthma sind Anticholinergika zum Inhalieren jedoch wenig geeignet, weil die therapeutische Wirksamkeit für diese Anwendungsform nicht ausreichend nachgewiesen ist.

Beta-2-Sympathomimetika zum Einnehmen (→ Seite 260) sind als Dauermedikamente wenig geeignet, weil sie ein höheres Risiko für unerwünschte Wirkungen haben als die Mittel zum Inhalieren. Ihre Anwendung ist nur vertretbar, wenn nicht inhaliert werden kann.

Die Kombination Beta-2-Sympathomimetikum + sekretlösendes Mittel zum Einnehmen (→ Seite 273) ist wenig geeignet, weil Beta-2-Sympathomimetika besser inhaliert werden sollen und der Zusatz eines sekretlösenden Mittels nicht sinnvoll ist.

Asthma Stufe 4

Hier gelten alle Angaben wie bei Stufe 3. Die Glukokortikoide zum Inhalieren müssen jedoch meist sehr hoch dosiert und oft durch Glukokortikoide zum Einnehmen (→ Seite 1290) ergänzt werden.

Neue Medikamente

Anfang 2005 wurde mit *Alvesco* ein neuartiges Glukokortikoid zum Inhalieren in den Handel gebracht. Das Mittel enthält Ciclesonid und kann bei Erwachsenen und Jugendlichen ab zwölf Jahren zur Behandlung von Asthma ab Stufe 2 eingesetzt werden. Die therapeutische Wirksamkeit hierfür ist ausreichend nachgewiesen. Die Besonderheit liegt darin, dass Ciclesonid ein sogenanntes „Prodrug" ist, also eine Vorstufe eines Medikaments. Nach dem Inhalieren wird Ciclesonid durch Enzyme in der Lunge in die eigentlich wirksame Substanz umgewandelt. Diese hat stark antientzündliche Eigenschaften. Insbesondere bei leichteren Asthmaformen genügt es deshalb, das Mittel einmal täglich anzuwenden. Aufgrund dieser Eigenschaften soll Ciclesonid auch seltener unerwünschte Wirkungen nach sich ziehen.

Pulver oder Spray?

Asthmamedikamente zum Inhalieren gibt es als Spray und Pulver. Beide sind gleich wirksam, vorausgesetzt, sie werden tief genug eingeatmet. Sprays in Dosieraerosolen eignen sich vor allem bei schwerem Asthma, weil sie sich leicht einatmen lassen. Allerdings gelangt selbst bei bester Atemtechnik nur ein Teil des Wirkstoffs in die Lunge, der Rest bleibt in Mund und Rachen, vor allem auch am Kehlkopf, hängen.

Als Pulver werden die Mittel genau dosiert in eine Kammer abgegeben. Aus dieser Kammer müssen sie mit einem kräftigen Atemzug möglichst schnell in die Lunge eingeatmet werden. In manchen Beipackzetteln ist angegeben, dass das Pulver langsam inhaliert werden soll. Das ist aber falsch, denn es muss eine hohe Strömungsgeschwindigkeit erzielt werden, damit möglichst viele Arzneistoffpartikel in den Atemwegen deponiert werden. Dafür ist ein schnelles Einatmen notwendig.

Anders als bei Dosieraerosolen müssen Sie bei Pulverinhalatoren nicht Knopfdruck und Atmung koordinieren. Vorschaltkammern (Spacer) sind deshalb bei Pulverinhalaten unnötig.

Sie brauchen nicht zu befürchten, dass Sie beim Einatmen husten müssen. Das Pulver besteht aus so feinen Partikeln, dass Sie es gar nicht spüren. Diese Darreichungsform eignet sich vor allem bei leichtem bis mittelschwerem Asthma und bei Kindern ab dem Schulalter. Auch bei Pulvern erreicht nur ein Teil des Wirkstoffs die tieferen Abschnitte der Bronchien.

Ein Vorteil der Pulver besteht darin, dass sie ohne Treibgas auskommen. FCKW (Fluor-Chlor-Kohlenwasserstoffe) sind seit 1. Januar 2003 in Asthmamitteln verboten.

Chronisch obstruktive Bronchitis

Als chronisch obstruktive Bronchitis gilt eine zunehmende Einschränkung der Atemfunktion durch verengte Bronchien. Diese sind gleichzeitig als Reaktion auf einen anhaltenden Reiz – meist Zigarettenrauch oder Umweltschadstoffe – chronisch entzündet. Zusätzlich kann die Lunge überbläht sein (Lungenemphysem), wodurch mit der Zeit die Lungenbläschen irreversibel zerstört werden, sodass weniger Sauerstoff aufgenommen und weniger Kohlendioxid abgegeben werden kann. Im fortgeschrittenen Krankheitszustand wird die Atemnot dann zum Dauerzustand. Der Fachbegriff COPD (COPD = chronic obstructive pulmonal disease, englisch: Erkrankung mit chronisch verengten Atemwegen) umfasst beide Krankheitsbilder (chronisch obstruktive Bronchitis und Lungenemphysem) oder deren Kombination.

Als Obstruktion wird die Verengung der Bronchien bezeichnet, die auch darauf beruht, dass sich die ringförmige Bronchialmuskulatur verkrampft (Bronchospasmus). Gleichzeitig schwillt die Schleimhaut in den Bronchien an und produziert vermehrt einen immer zäher werdenden Schleim, der nur noch schwer abgehustet werden kann. Als Maß für die Obstruktion dient der Quotient aus „exspiratorischer Einsekundenkapazität" FEV1 geteilt durch die „inspiratorische Vitalkapazität" VK („Messverfahren für die Lungenfunktion" → Seite 252). Ab Schweregrad 1 liegt dieser Quotient unter 70 Prozent.

In Deutschland leiden drei bis fünf Millionen Menschen an einer COPD. Die Krankheit gehört mit Platz 4 zu den häufigsten Todesursachen weltweit (mit steigender Tendenz). Im Gegensatz zu Asthma sind nicht alle Altersgruppen betroffen, sondern vorwiegend die ältere Generation. Das hängt damit zusammen, dass es Jahre und Jahrzehnte dauert, bis sich eine COPD entwickelt.

Bei allen COPD-Formen ist die Lungenfunktion bereits eingeschränkt – das Verhältnis der Einsekundenkapazität (→ Seite 252) FEV1 zur Vitalkapazität der Lunge liegt dann schon unter 70 Prozent. Die weitere Einteilung der Krankheitsstadien erfolgt anhand der Einsekundenkapazität als ein spezifisches Maß für die Lungenfunktion. Demgemäß wird die COPD in vier Stadien eingeteilt.

- Leichtgradige COPD (Schweregrad I): Die Einsekundenkapazität liegt über oder bei 80 Prozent des Sollwertes. Es kann ein chronischer Husten mit oder ohne Auswurf bestehen. Bei starker körperlicher Belastung kann Atemnot auftreten.
- Mittelgradige COPD (Schweregrad II): Die Einsekundenkapazität liegt nur noch zwischen 50 und 80 Prozent des Sollwerts. Es kann ein chronischer Husten mit oder ohne Auswurf vorliegen. Bei leichter bis mittelschwerer Belastung (normale Alltagsaktivitäten) kann Atemnot auftreten.
- Schwere COPD (Schweregrad III): Die Einsekundenkapazität liegt über 30, aber unter 50 Prozent des Sollwerts. Es besteht chronischer Husten mit Auswurf. Die Atemwege sind stark verengt, schon bei geringer Belastung tritt Atemnot auf.
- Sehr schwere COPD (Schweregrad IV): Die Einsekundenkapazität liegt unter 30 Prozent des Sollwerts, oder sie beträgt bei chronischer Atemnot, die mit Sauerstoffmangel und einer starken Belastung des Herzens einhergeht (respiratorische Insuffizienz), weniger als 50 Prozent des Sollwerts. Es besteht Husten mit Auswurf, die Atemnot tritt bereits in Ruhe oder bei geringster Belastung auf. Im Spätstadium wird der Organismus nicht mehr ausreichend mit Sauerstoff versorgt, sodass eine kontinuierliche Sauerstoffzufuhr über einen Atemschlauch notwendig ist. Durch den erhöhten Druck in der Lungenschlagader (pulmonale Hypertonie, Cor pulmonale) wird das rechte Herz belastet, sodass sich eine „Rechtsherzinsuffizienz“ ausbildet.

Anzeichen und Beschwerden

Die „AHA-Symptome“ gelten als typische Kennzeichen einer COPD: Auswurf, Husten, Atemnot. Anfänglich ähneln die Beschwerden denen einer chronischen Bronchitis (→ Seite 230): Es besteht ein anhaltender Reizhusten mit Auswurf, der vorwiegend am frühen Morgen auftritt („Raucherhusten“). Mit fortschreitender Krankheit kommt Atemnot hinzu. Die meisten Menschen versuchen dann, schneller zu atmen, um Luft zu bekommen. Das macht aber alles nur schlimmer, weil sich die Lunge dadurch übermäßig aufbläht.

Durch die ständig neu auftretenden Entzündungen in den Bronchien wird die Lungenfunktion mit der Zeit immer schlechter, und zwar dauerhaft – es sei denn, die Hauptursache der COPD, das Rauchen, wird rechtzeitig genug eingestellt.

Ursachen

Sind die Bronchien ständig Reizstoffen wie Tabakrauch ausgesetzt, wird mit der Zeit das Flimmerepithel, das die Bronchien innen wie ein Rasen auskleidet, dauerhaft geschädigt. Etwa 80 bis 90 Prozent der COPD-Erkrankungen gehen auf langjähriges Rauchen zurück. Auch Schadstoffe und Abgase in der Luft sowie berufsbedingte Stäube am Arbeitsplatz wie beispielsweise Steinkohlestaub können die Bronchien schädigen und eine COPD hervorrufen.

Darüber hinaus können auch erbliche Veranlagungen eine Rolle spielen. Häufige, durch Viren ausgelöste Lungenentzündungen im Kindesalter können die Entwicklung einer COPD im Erwachsenenalter begünstigen.

Vorbeugung

Wer nicht raucht und sich möglichst nicht in verrauchten Räumen aufhält, bekommt selten eine COPD.

Nichtmedikamentöse Maßnahmen

Da die meisten COPD-Erkrankungen auf das Rauchen zurückzuführen sind, ist die wichtigste Maßnahme, das Rauchen aufzugeben. Dies stellt auch die zentrale Behandlungsmaßnahme bei den Risikogruppen dar. Wenn gar nicht mehr geraucht wird, normalisiert sich die Lungenfunktion zwar nicht wieder, aber sie verschlechtert sich im Lauf der folgenden Jahre auch nicht stärker als bei Gesunden.

Alle Tätigkeiten, bei denen viel Staub aufgewirbelt wird, sollten Sie meiden oder eine Atemmaske tragen. Dazu gehören Staubsaugen und -wischen, Sägen, Teppichklopfen, Möbel-Abschleifen.

Körperliches Training sollte die Basis der Langzeitbehandlung darstellen. Das Training verbessert die Belastbarkeit und damit auch die Lebensqualität. Außerdem kommt es seltener dazu, dass sich das Krankheitsbild akut verschlimmert.

In strukturierten und qualitätsgeprüften Schulungen, die speziell auf das Krankheitsbild der COPD abgestimmt sind, lernen Sie, besser mit der Erkrankung umzugehen und die Medikamente richtig anzuwenden. Gleichzeitig werden Sie trainiert, Ihren Lebensstil an die Erkrankung anzupassen. Dadurch kommt es seltener vor, dass sich die Krankheit akut verschlimmert oder dass Sie notfallmäßig behandelt werden müssen.

Behandlung mit Medikamenten

Medikamente können die Erkrankung nicht heilen, aber die damit verbundenen Beschwerden lindern und ihr Voranschreiten verzögern. Ziel der medikamentösen Behandlung der COPD ist es, die mit der Krankheit einhergehenden Beschwerden wie Atemnot, Husten und Auswurf zu lindern, die körperliche Leistungsfähigkeit und damit die Lebensqualität zu erhöhen und zu verhindern, dass sich das Krankheitsbild immer wieder verschlimmert (Exazerbation). Die Behandlung richtet sich nach dem Schweregrad der Erkrankung.

Grad I:

Anticholinergika zum Inhalieren (→ Seite 258) sind geeignet, um die akute Atemnot zu mildern. In der Regel genügt dafür das kurzwirkende Ipatropiumbromid, das bedarfsweise eingesetzt wird. Ist es jedoch erforderlich, das Mittel häufig einzusetzen, um die Beschwerden zu bekämpfen, ist Tiotropiumbromid vorteilhafter, weil es aufgrund seiner langen Wirkdauer nur einmal täglich angewendet werden muss und die Lungenfunktion deutlicher verbessert als Ipratropiumbromid.

Auch die kurzwirkenden Beta-2-Sympathomimetika zum Inhalieren (→ Seite 262) Fenoterol, Salbutamol und Terbutalin sind geeignet, um bei Bedarf die Verkrampfungen der Bronchialmuskulatur zu lösen. Anticholinergika zum Inhalieren sowie kurzwirkende Beta-2-Sympathomimetika zum Inhalieren können bei allen Schweregraden der COPD zusätzlich zur Dauertherapie auch als Bedarfsmedikamente eingesetzt werden.

Grad II:

Die bei Grad I genannten Mittel müssen in diesem Stadium der COPD meist höher dosiert und eventuell auch kombiniert angewendet werden. Da es keine Studien zur Daueranwendung gibt, die zeigen, wie die Mittel bei langjähriger Anwendung vertragen werden und wie sich dabei die Lungenfunktion entwickelt, sollte eine kontinuierliche Dauertherapie erst dann eingeleitet werden, wenn beim bedarfsweisen Inhalieren die höchstmögliche Dosis erreicht ist und auch diese keine Besserung mehr bringt.

Bei den Anticholinergika zum Inhalieren (→ Seite 258) ist in diesem Stadium dem Wirkstoff Tiotropiumbromid der Vorzug zu geben, weil er die Lungenfunktion deutlich stärker verbessert als Ipatropiumbromid und dafür sorgt, dass sich das Krankheitsbild nicht ständig verschlimmert.

Die Kombination Beta-2-Sympathomimetikum + Anticholinergika zum Inhalieren (→ Seite 270) ist ebenfalls geeignet, die Beschwerden zu beheben, vorausgesetzt, die Zusammensetzung entspricht der bei den Einzelsubstanzen notwendigen Dosis. Beide Wirkstoffe können auch getrennt voneinander gegeben werden und ergänzen sich schon in niedriger Dosierung vorteilhaft.

Bei den Beta-2-Sympathomimetika zum Inhalieren (→ Seite 262) sind neben den kurzwirkenden Substanzen Fenoterol, Salbutamol und Terbutalin auch die langwirkenden Wirkstoffe Formoterol und Salmeterol zur Dauerbehandlung geeignet. Diese haben den Vorteil, dass sie aufgrund ihrer längeren Wirkdauer seltener inhaliert werden müssen.

Xanthine (→ Seite 269) mit dem Wirkstoff Theophyllin erweitern die Bronchien weniger gut als Anticholinergika und Beta-2-Sympathomimetika zum Inhalieren, ziehen häufiger unerwünschte Wirkungen nach sich und wirken nur bei einem Teil der Patienten. Diese Mittel sind daher bei diesem Stadium der COPD als Dauermedikamente nur mit Einschränkung geeignet und sollten nur eingesetzt werden, wenn die vorstehend genannten Mittel – auch in Kombination – nicht ausreichend wirken. In der Langzeitbehandlung sollten nur retardierte Präparate mit verzögerter Wirkstofffreisetzung eingesetzt werden.

Glukokortikoide zum Inhalieren (→ Seite 265) sind bei COPD in den Schweregraden I und II als Dauermedikamente wenig geeignet, weil nicht ausreichend nachgewiesen ist, dass sie den Krankheitsverlauf positiv beeinflussen können. Meist werden die Mittel eingesetzt, weil nicht genau genug zwischen COPD und Asthma unterschieden worden ist.

Grad III:

In diesem Krankheitsstadium können zusätzlich zu den bei Grad II genannten Medikamenten auch Glukokortikoide zum Inhalieren (→ Seite 265) eingesetzt werden. Voraussetzung dafür ist, dass sich die Krankheit im vorausgegangenen Jahr häufiger als zweimal akut verschlimmert hat. Diese Mittel können die Krankheitssymptome bessern, die Lungenfunktion beeinflussen sie jedoch nicht. Bleiben die Beschwerden während der Behandlung mit Glukokortikoiden zum Inhalieren unverändert bestehen, sollten die Mittel wieder abgesetzt werden.

Grad IV

Zusätzlich zu der bei Grad II und III genannten medikamentösen Dauertherapie kann in diesem Stadium über eine Nasensonde oder eine Atemmaske kontinuierlich Sauerstoff zugeführt werden. Diese Langzeit-Sauerstofftherapie soll dann eingesetzt werden, wenn ein Sauerstoffmangel besteht und sich die Krankheit mit der Sauerstoffgabe bessert. Bei akuten starken Entzündungen der Atemwege ist es meist er-

forderlich, für 10 bis 14 Tage Glukokortikoide in Form von Tabletten zu geben. Damit verbessert sich die Lungenfunktion, und die Entzündung klingt rasch ab. Über einen längeren Zeitraum sollten diese Mittel nicht angewendet werden, weil dann die Risiken durch die unerwünschten Wirkungen größer sind als der zu erwartende Nutzen. Was Sie über diese Medikamente wissen müssen, lesen Sie unter dem Stichwort „Glukokortikoide zum Einnehmen" (→ Seite 1290).
Beta-2-Sympathomimetika zum Einnehmen (→ Seite 260) sind für eine Daueranwendung wenig geeignet, weil sie – bei gleicher Wirkung – ein höheres Risiko für unerwünschte Wirkungen haben als die Mittel zum Inhalieren.

Alle Stadien der COPD

Bei bakteriellen Infektionen der Atemwege kann sich die COPD immer wieder akut verschlimmern (Exazerbation). Dies lässt sich vermeiden, wenn die bakteriellen Infekte schnellstmöglich mit Antibiotika behandelt werden. Welche Antibiotika geeignet sind, richtet sich nach der Art des Erregers und dem regionalen Vorkommen von Resistenzen, nach dem Schweregrad der Erkrankung sowie danach, wie häufig Infektionen auftreten. In der Regel werden zunächst Penizilline (→ Seite 1255), eventuell auch die Kombination von Amoxizillin mit Clavulansäure (→ Seite 1260) oder Cephalosporine (→ Seite 1247) eingesetzt. Sind diese nicht ausreichend wirksam, stehen Vertreter aus der Gruppe der Chinolone (→ Seite 1248) wie z. B. Moxifloxazin oder Levofloxazin zur Verfügung.
Nach dem derzeitigen Wissensstand kann eine jährliche Grippe-Schutzimpfung dazu beitragen, dass sich die COPD nicht ständig weiter verschlimmert. Daher wird allen COPD-Patienten zu einer jährlichen Grippe-Schutzimpfung geraten. Ob auch eine Pneumokokken-Schutzimpfung diesen Effekt hat, ist auf der Grundlage der bisher vorliegenden Studien noch nicht zu beantworten. Dennoch wird COPD-Patienten auch zu dieser Schutzimpfung geraten, weil zumindest seltener schwere Lungenentzündungen auftreten.

Anticholinergika zum Inhalieren

Ipratropiumbromid
Atrovent
Tiotropiumbromid
Spiriva

Ipratropiumbromid und Tiotropiumbromid gehören zur Gruppe der Anticholinergika. Diese Wirkstoffe hemmen die durch eine erhöhte Aktivität des Vagus-Nervs ausgelöste Verkrampfung der Bronchialmuskulatur. Sie setzen den Spannungszustand (Tonus) der Muskulatur herab, der bei chronisch obstruktiver Bronchitis meist anhaltend erhöht ist. Auf diese Weise nimmt der Widerstand in den Atemwegen ab, und die Bronchien bleiben normal weit gestellt.
Die Substanzen wirken fast ausschließlich lokal und werden kaum ins Blut aufgenommen.
Ipratropiumbromid ist eine kurzwirkende Substanz, die drei- bis viermal täglich verabreicht werden muss. Tiotropiumbromid dagegen ist erst nach fünf bis sechs Tagen zur Hälfte abgebaut und hat damit eine sehr lang anhaltende Wirkung. Es reicht deshalb aus, es einmal täglich anzuwenden. Meist bessert sich die Lungenfunktion bereits eine halbe Stunde nach dem Inhalieren spürbar, auch die Atemnot lässt nach. Der Effekt hält mindestens 24 Stunden vor. Das Wirkungsmaximum ist etwa am dritten Tag erreicht und hält dann für die Zeit der weiteren Anwendung an.

Asthma

Bei Asthma ist dennoch den kurzwirkenden Beta-2-Sympathomimetika der Vorzug zu geben, weil diese bei einem akuten Asthmaanfall schneller und stärker wirken. Für diesen Anwendungsbereich ist Ipratropiumbromid mit Einschränkung geeignet, wenn die Anwendung von kurz wirkenden Beta-2-Sympathomimetika nicht möglich ist (was nur sehr selten vorkommt). Darüber hinaus ist Ipratropiumbromid mit Einschränkung geeignet, wenn sich das Asthma akut stark verschlimmert und kurzwirkende Beta-2-Sympathomimetika allein nicht ausreichend wirken.
In diesen Fällen muss *Atrovent* aber hoch dosiert werden, um die Bronchien zusätzlich zur Gabe von Beta-2-Sympathomimetika zu erweitern.

COPD

Bei COPD ist Ipratropiumbromid bei akuten Beschwerden zur bedarfsweisen Inhalation geeignet. Es verringert die Atemnot, bessert die Leistungsfähigkeit und kann verhindern, dass sich die Krankheit verschlimmert. Seine Wirkung tritt im Vergleich zu Beta-2-Sympathomimetika etwas verzögert ein (erst nach 20 bis 30 Minuten), hält dafür aber mit bis zu acht Stunden länger an. Bei mittelschwerer und schwerer COPD ist der Wirkstoff auch zur Dauerbehandlung geeignet, wenn die bedarfsweise Anwendung nicht ausreichend wirksam ist, jedoch sollte dann überlegt werden, ob eine Dauerbehandlung mit Tiotropiumbromid nicht sinnvoller ist, weil dieser Wirkstoff nur einmal täglich angewendet werden muss.

Tiotropiumbromid wirkt etwas stärker und effektiver als Ipratropiumbromid, vor allem, was die Verbesserung der Lungenfunktion und der Atemnot betrifft. Auch verschlimmern sich Krankheitssymptome wie Husten weniger oft. Die positiven Auswirkungen auf die Lebensqualität sind jedoch bei beiden Mitteln vergleichbar gut. Tiotropiumbromid ist geeignet zur Dauerbehandlung bei mittelschwerer, schwerer und sehr schwerer COPD.

Beide Mittel können zur Dauerbehandlung der COPD mit Beta-2-Sympathomimetika zum Inhalieren kombiniert werden.

Anwendung

Ipratropiumbromid: Sie inhalieren das Mittel nach Bedarf oder – bei einer kontinuierlichen Langzeitbehandlung – drei- bis viermal täglich. Es sollten pro Tag aber nicht mehr als zwölf Sprühstöße aus dem Dosieraerosol beziehungsweise acht Kapseln (bei Pulverkapseln) sein. Von der Inhalationslösung sollten Sie nicht mehr als zwei Milligramm täglich anwenden.

Tiotropiumbromid: Dieses Mittel inhalieren Sie nur einmal täglich (nicht häufiger), und zwar morgens oder abends. Keinesfalls dürfen Sie die Kapseln einnehmen und schlucken.

Achtung

Nach Ansicht von Suchtexperten kann der als Hilfsstoff in einigen Inhalaten oder Dosieraerosolen (siehe Tabelle) verwendete Alkohol bei Menschen mit Alkoholproblemen eine einmal erreichte Entwöhnung wieder gefährden. Diese Personen sollten daher auf die Anwendung dieser Mittel verzichten.

Achten Sie unbedingt darauf, dass die Wirkstoffe bei der Anwendung nicht mit dem Auge in Berührung kommen, weil sonst unerwünschte Wirkungen (→ nebenstehend) auftreten können.

Wenn Sie ein Glaukom (grüner Star) haben und die Mittel inhalieren müssen, sollten Sie dies nicht mit einer Gesichtsmaske, sondern einem Mundstück tun. Dabei ist die Wahrscheinlichkeit geringer, dass versehentlich etwas Wirkstoff ans Auge gelangt.

Gegenanzeigen

Unter folgenden Bedingungen sollte der Arzt Nutzen und Risiken der Anwendung sorgfältig abwägen:

- Der Augeninnendruck ist erhöht (Engwinkelglaukom).
- Ihre Prostata ist vergrößert und es bestehen Schwierigkeiten beim Wasserlassen.

Tiotropiumbromid: Wenn Ihre Nierenfunktion gestört ist, sollte der Arzt ebenfalls Nutzen und Risiken einer Anwendung dieses Mittels sorgfältig abwägen. Wenn die Nieren nämlich nicht richtig arbeiten, kann sich Tiotropiumbromid im Blut anreichern, sodass ein höheres Risiko für unerwünschte Wirkungen besteht.

Wechselwirkungen mit Medikamenten

Wenn Sie noch andere Medikamente anwenden, ist zu beachten:

- Die ebenfalls bei Asthma und COPD häufig eingesetzten Beta-2-Sympathomimetika (z. B. Fenoterol, Salbutamol, auch zum Inhalieren) und Xanthine (z. B. Theophyllin) und Anticholinergika verstärken sich in ihrer Wirkung auf die Bronchien gegenseitig. Das ist häufig erwünscht, deshalb werden Präparate mit diesen Wirkstoffen gegebenenfalls zusammen eingesetzt.
- Andere Anticholinergika wie zum Beispiel der Wirkstoff Pirenzepin (bei Magenschleimhautentzündung) können Wirkung und unerwünschte Wirkungen der Anticholinergika verstärken. Eine gleichzeitige Anwendung empfiehlt sich daher nicht.

Unerwünschte Wirkungen

► **Keine Maßnahmen erforderlich**

Selten können die Wirkstoffe die Atemwege reizen und Husten auslösen. Bei 1 bis 10 von 100 Behandelten (Ipratropiumbromid) beziehungsweise mehr als 10 von 100 Behandelten (Tiotropiumbromid) tritt Mundtrockenheit auf, und zwar vorwiegend nach der dritten Behandlungswoche. Bei einer Dauerbehandlung legt sich das meist wieder.

► **Muss beobachtet werden**

Es kommt vor, dass sich die Atemfunktion unter der Therapie nicht verbessert, sondern weiter verschlechtert, also vermehrt Atemnot auftritt. Dann sollten Sie möglichst rasch einen Arzt aufsuchen und mit ihm besprechen, ob ein anderes Medikament sinnvoller ist.

In Einzelfällen können Kopfschmerzen, Mundtrockenheit und Verdauungsstörungen durch verzögerte Magen- und Darmbewegungen auftreten. Diese Beschwerden verschwinden wieder, wenn das Mittel abgesetzt wird.

Ebenfalls in Einzelfällen kann sich der Herzschlag beschleunigen oder unregelmäßig werden. Wenn Ihr Herzschlag unregelmäßig wird oder das Herz sehr schnell schlägt (mit mehr als 90 Schlägen pro Minute), obwohl Sie sich nicht belasten, und wenn diese Beschwerden mehrere Minuten oder

gar Stunden anhalten, sollten Sie einen Arzt aufsuchen.
Insbesondere bei Patienten mit gutartig vergrößerter Prostata kann es zu Schwierigkeiten beim Wasserlassen kommen. Wenn der Harnfluss sich ändert oder die Blase sich nicht mehr vollständig entleeren lässt, sollten Sie einen Arzt aufsuchen.

► **Sofort zum Arzt**

Wenn der Wirkstoff beim Vernebeln oder Sprühen oder über einen anderen Weg aus Versehen ins Auge gelangt, kann es vorkommen, dass sich die Pupille erweitert und sich das Auge nicht mehr gut an das Nah- und Fernsehen anpassen kann. Auch kann der Augeninnendruck ansteigen. Wenn Sie Sehstörungen oder Schmerzen im Auge spüren, sollten Sie sofort einen Augenarzt aufsuchen.
In sehr seltenen Einzelfällen kann eine allergische Unverträglichkeitsreaktion auftreten, vor allem wenn bereits eine Allergie auf andere Medikamente oder Lebensmittel (insbesondere Sojabohnen) besteht. Diese Unverträglichkeitsreaktion zeigt sich mit Hautausschlag, Juckreiz, Herzrasen, Atemnot, Schwäche und Schwindel. Dann müssen Sie die Anwendung sofort abbrechen und unverzüglich den Notarzt (Telefon 112) rufen, weil diese Allergie (→ Seite 14) rasch lebensbedrohlich werden kann.

HINWEISE

Für Kinder unter 14 Jahren

Ipratropiumbromid: In den ersten beiden Lebensjahren ist Ipratropiumbromid bei der obstruktiven Bronchitis des Säuglings und Kleinkindes gut wirksam. Es kann mit einem Feuchtinhalationsgerät (Vernebler) inhaliert werden.

Tiotropiumbromid: Dieses Mittel sollten Kinder mangels Erfahrung nicht bekommen.

Für Schwangerschaft und Stillzeit

Da für die Anwendung der Mittel in Schwangerschaft und Stillzeit keine ausreichenden Erfahrungen vorliegen, sollten die Mittel nur unter sorgfältiger Abwägung der Risiken einer sonst unzureichenden Behandlung und dem zu erwartenden Nutzen eingesetzt werden, insbesondere in den ersten drei Monaten der Schwangerschaft.

Beta-2-Sympathomimetika zum Einnehmen

Bambuterol
Bambec
Clenbuterol
Spiropent
Salbutamol
Loftan, Volmac
Terbutalin
Bricanyl-Duriles

Beta-2-Sympathomimetika zum Einnehmen erweitern ebenso wie die Mittel zum Inhalieren die Atemwege. Zur Behandlung eines akuten Asthmaanfalls sind die Mittel zum Einnehmen nicht sinnvoll, weil die Wirkung zu spät einsetzt. Außerdem treten unerwünschte Wirkungen am Herzen häufiger auf und sind stärker ausgeprägt als bei den Inhalaten. Auch wirken die Mittel zum Einnehmen auf Dauer schlechter als die Präparate zum Inhalieren. Sie gelten deshalb als „wenig geeignet" und werden bei Asthma und COPD nur noch ausnahmsweise und vorwiegend bei sehr schwer ausgeprägter Krankheit vorbeugend eingesetzt, wenn das Inhalieren nicht möglich ist oder nicht funktioniert, beispielsweise bei Säuglingen und Kleinkindern. Bei ihnen können die Mittel als Saft eingesetzt werden.
Den Wirkstoff Terbutalin (*Bricanyl-Duriles* Retardtabletten) gibt es inzwischen auch in Form von preisgünstigen Generika.

ANWENDUNG

Gemäß Beipackzettel nehmen Sie die Mittel zu den Mahlzeiten ein. Sie dürfen die Dosierung keinesfalls eigenmächtig erhöhen, weil dann das Risiko für unerwünschte Wirkungen steigt.

ACHTUNG

Wenn Sie eine Herzschwäche (Herzinsuffizienz) und/oder eine koronare Herzkrankheit haben oder zu Herzrhythmusstörungen neigen, sollte der Arzt die Herztätigkeit häufig mit einem EKG kontrollieren, um unerwünschte Wirkungen frühestmöglich zu erkennen.

Bricanyl Elixier: Dieses Mittel enthält Alkohol. Personen mit Alkoholproblemen dürfen das Mittel nicht einnehmen. Auch Leberkranke und Menschen mit Anfallleiden sollten den Alkoholgehalt berücksichtigen. Darüber hinaus kann Alkohol die Wirkung vieler Arzneimittel (z. B. Schlaf- und Beruhigungsmittel, Psychopharmaka, starke Schmerzmittel, einige Mittel bei hohem Blutdruck) verstärken.

Gegenanzeigen

Unter folgenden Bedingungen dürfen Sie Beta-2-Sympathomimetika nicht oder nur mit Vorsicht anwenden:

- Sie haben eine Schilddrüsenüberfunktion (Hyperthyreose).

- Sie haben hohen Blutdruck.
- Ihr Blut enthält zu wenig Kalium (Hypokaliämie).
- Sie haben schwer einstellbaren oder instabilen Diabetes mellitus.
- Sie haben einen Tumor des Nebennierenmarks (Phäochromozytom).
- Ihr Herz arbeitet nicht effektiv, da sich die Herzwände immer weiter verdicken (hypertrophe obstruktive Kardiomyopathie).
- Sie hatten einen Herzinfarkt.
- Ihr Herz schlägt zu schnell (Tachykardie).

Wechselwirkungen mit Medikamenten

Wenn Sie noch andere Medikamente anwenden, ist zu beachten:

- Betablocker (bei hohem Blutdruck) können die Wirkung der Beta-2-Sympathomimetika abschwächen oder hemmen, sodass es zu akuten Anfällen kommen kann. Diese Wechselwirkung gilt auch bei Augentropfen mit Betablockern. Betablocker dürfen bei Asthma allerdings generell nicht verabreicht werden, da sie selbst dazu beitragen können, dass sich die Bronchialmuskulatur verkrampft.
- Bei gleichzeitiger Einnahme von MAO-Hemmern (bei Depressionen, Parkinsonkrankheit), trizyklischen Antidepressiva (bei Depressionen), Chinidin, Disopyramid (bei Herzrhythmusstörungen), Terfenadin (Antihistaminikum, bei Allergien) können Herzrhythmusstörungen auftreten und der Blutdruck kann abfallen.

▶ **Unbedingt beachten**

Werden Beta-2-Sympathomimetika zusammen mit entwässernden Mitteln (Diuretika wie zum Beispiel Furosemid, bei hohem Blutdruck), Digitalis-Glykosiden (bei Herzschwäche), Abführmitteln (Laxanzien, bei Verstopfung), Glukokortikoiden (bei Entzündungen, Immunreaktionen), Xanthinen (z. B. Theophyllin, bei Asthma) eingenommen, kann – vor allem bei hoher Dosierung der Asthmamittel – der Kaliumgehalt des Blutes stark absinken. Wenn bei einem Asthmaanfall der Organismus nicht ausreichend mit Sauerstoff versorgt wird, steigt dann das Risiko für durch Kaliummangel bedingte Herzrhythmusstörungen. Bei mittelschwerem und schwerem Asthma sollte der Arzt deshalb zwei bis drei Tage nach der ersten Anwendung der Mittel die Kaliumspiegel im Blut kontrollieren.

Beta-2-Sympathomimetika verringern die Wirkung von Metformin und Sulfonylharnstoffen (bei Typ-2-Diabetes). Während Sie die Mittel einnehmen, sollten Sie deshalb den Blutzucker häufiger als sonst messen und der Arzt muss gegebenenfalls die Dosis der Mittel anpassen. Näheres hierzu lesen Sie unter „Mittel zur Blutzuckersenkung: verstärkte Wirkung" (→ Seite 11).

Unerwünschte Wirkungen

Die meisten unerwünschten Wirkungen dieser Mittel sind dosisabhängig. Bei den Mitteln zum Einnehmen treten sie stärker und häufiger auf als bei den Mitteln zum Inhalieren.

▶ **Keine Maßnahmen erforderlich**

Muskelzittern, Herzklopfen, Nervosität und Unruhe. Die Beschwerden bilden sich oft in den ersten ein bis zwei Wochen der Behandlung wieder zurück.

▶ **Muss beobachtet werden**

Sehr selten treten Herzrhythmusstörungen (→ Seite 16) auf. Typisch sind ein sehr schneller und unregelmäßiger Herzschlag (Tachyarrhythmie) oder Herzstolpern (ventrikuläre Extrasystolen). Wenn Sie solche Störwirkungen spüren oder der Puls dauerhaft auf über 100 Schläge pro Minute ansteigt, sollten Sie sich innerhalb von 24 Stunden an den behandelnden Arzt wenden.
Sehr selten können Muskelkrämpfe auftreten. Halten diese an oder treten sie wiederholt auf, sollten Sie innerhalb der folgenden ein bis drei Tage einen Arzt aufsuchen.
Der Blutdruck kann ansteigen oder sinken. Typisch für einen niedrigen Blutdruck sind Müdigkeit, Schwindel, „Anlaufschwierigkeiten" beim Aufstehen, Schwarzwerden vor Augen. Wenn Ohnmachten auftreten, sollte sofort der behandelnde Arzt informiert werden. Beeinträchtigen die Beschwerden Ihren Alltag, sollten Sie mit dem Arzt überlegen, ob ein anderes Mittel genommen werden sollte. Ein erhöhter Blutdruck bleibt oft symptomlos. Je nachdem, wie hoch der Blutdruck ansteigt, können aber auch Kopfschmerzen, Sehstörungen und Schwindel einsetzen. Halten die Beschwerden an, nehmen sie zu, treten sie wiederholt auf oder bleibt der Blutdruck dauerhaft erhöht, sollten Sie den Arzt aufsuchen.

▶ **Sofort zum Arzt**

Ist Ihr Herz vorgeschädigt und treten Herzrhythmusstörungen (→ Seite 16) wie Herzstolpern auf – eventuell auch mit Schwindel, Ohnmacht und Krampfanfällen –, sollten Sie sofort den Arzt aufsuchen. In Einzelfällen kann es vorkommen, dass die Mittel Engegefühl und Schmerzen in der Brust (Angina Pectoris) auslösen. Auch dann sollten Sie umgehend den Arzt aufsuchen.

HINWEISE

Für Kinder unter 14 Jahren

Bricanyl Elixier: Bedenken Sie, dass dieses Mittel Alkohol enthält. Mittel ohne Alkohol sind vorzuziehen.

Für Schwangerschaft und Stillzeit

Alle Beta-2-Sympathomimetika zum Einnehmen sollten Sie in Schwangerschaft und Stillzeit nicht anwenden, sondern durch Mittel zum Inhalieren ersetzen. Ist das nicht möglich, sollten die Mittel zum Einnehmen nur angewendet werden, wenn der zu erwartende Nutzen größer ist als die Risiken der Behandlung.

Bricanyl Elixier: Dieses Mittel enthält Alkohol. Alkoholfreie Präparate sind vorzuziehen.

Beta-2-Sympathomimetika zum Inhalieren

Fenoterol

Berotec N

Formoterol

Foradil, Oxis

Salbutamol

Apsomol N, Bronchospray, Epaq, Pädiamol, Salbuhexal, Salbulair N, Salbutamol AL, Salbutamol-CT, Salbutamol Sandoz, Salbutamol-ratiopharm, Salbutamol STADA, Salbutamol Trom, Sultanol, Ventilastin

Salmeterol

aeromax, Serevent

Terbutalin

Aerodur Turbohaler

Beta-2-Sympathomimetika binden an spezielle Stellen in den Zellen der glatten Muskulatur (Beta-2-Rezeptoren), wodurch diese erschlafft. Dadurch lösen sich verkrampfte Muskeln in den Bronchien, und die Atemwege erweitern sich. Da es ähnliche Rezeptoren auch am Herzmuskel und an der Skelettmuskulatur gibt, wirken die Mittel teilweise auch dort, was unerwünschte Wirkungen nach sich ziehen kann.

Es gibt kurz- und langwirkende Beta-2-Sympathomimetika zum Inhalieren, wobei für die Anwendung bei Asthma und COPD unterschiedliche Aspekte zu berücksichtigen sind.

Asthma

Die kurzwirkenden Substanzen Fenoterol, Salbutamol und Terbutalin sind vor allem zur Behandlung eines akuten Asthmaanfalls geeignet. Als Dauermedikamente taugen sie weniger, weil sie dann nicht besser wirken als bei bedarfsweiser Anwendung, wohl aber die Risiken für unerwünschte Wirkungen am Herzen ansteigen.

Ein hoher Verbrauch an kurzwirkenden Beta-2-Sympathomimetika weist darauf hin, dass das Asthma unzureichend therapiert ist.

Beta-2-Sympathomimetika wirken nicht entzündungshemmend und können, wenn sie als einziges Arzneimittel gegeben werden, die Empfindlichkeit der Bronchien erhöhen. Deshalb ist es meist sinnvoll, gleichzeitig Glukokortikoide anzuwenden, weil diese die Bronchien wieder stabilisieren.

Die langwirkenden Substanzen Formoterol und Salmeterol, deren Wirkung etwa zwölf Stunden vorhält, sollen zur vorbeugenden Dauertherapie erst bei Asthma ab Stufe 3 eingesetzt werden. Die in diesem Stadium als Basistherapie eingesetzten Glukokortikoide müssen dabei nicht bis zur höchsten Dosierung ausgereizt werden. Langwirkende Beta-2-Sympathomimetika können jedoch die antientzündliche Dauertherapie mit Glukokortikoiden nicht ersetzen. Denn die klinischen Studien, in denen Patienten diese langwirkenden Substanzen allein, ohne Glukokortikoide zum Inhalieren, angewendet haben, legen nahe, dass dann das Risiko für schwerwiegende Komplikationen ansteigt. Als Dauermedikamente sollten langwirkende Beta-2-Symapthomimetika deshalb nie allein eingesetzt werden.

Da die Wirkung von Formoterol rasch einsetzt, kann es auch beim akuten Asthmaanfall eingesetzt werden, Salmeterol jedoch nicht.

COPD

Bei COPD entkrampfen kurzwirkende Beta-2-Sympathomimetika bei bedarfsweiser Inhalation die Bronchialmuskulatur. Bei mittelgradiger, schwerer und sehr schwerer COPD lindern sie als Dauermedikamente die Atembeschwerden. Die Substanzen werden – vor allem bei mittelgradiger, schwerer und sehr schwerer COPD – auch in Kombination mit Anticholinergika zum Inhalieren (→ Seite 258) eingesetzt, weil sich dann die Wirkung beider Medikamente verstärkt. Für dieses Einsatzgebiet gelten die Mittel als „geeignet". Auch die langwirkenden Beta-2-Sympathomimetika sind hierfür geeignet. Sie weisen gegenüber den kurzwirkenden zwar keine zusätzlichen Vorteile auf, müssen wegen ihrer längeren Wirkdauer aber seltener inhaliert werden.

ANWENDUNG

Fenoterol, Salbutamol, Terbutalin: Sobald sich ein Asthmaanfall ankündigt, sprühen Sie zwei Hübe aus dem Dosieraerosol in den Mund und atmen dabei tief ein. Normalerweise spüren Sie die Wirkung sofort: Sie können leichter aus- und einatmen. Bessert sich der Anfall nicht innerhalb von zehn Minuten, können Sie weitere zwei Hübe sprühen. Mehr als acht bis zehn Hübe pro Tag sollten es nicht sein, weil dann die Gefahr besteht, dass die Bronchialmuskulatur immer größere Mengen des Wirkstoffs braucht, um zu erschlaffen, sodass diese Mittel auf lange Sicht nicht mehr ausreichend wirken. Bei hoher Dosierung erhöht sich außerdem das Risiko für unerwünschte Wirkungen am Herzen.

Formoterol, Salmeterol: Diese Mittel wenden Sie morgens und abends an. Häufiger als zweimal täglich sollten Sie Salmoterol jedoch nicht einsetzen, Formoterol nicht häufiger als viermal täglich. Ansonsten können häufiger unerwünschte Wirkungen wie Herzrasen, Herzrhythmusstörungen und Muskelkrämpfe auftreten. Außerdem kann der Blutdruck ansteigen.

Dosieraerosole richtig anwenden

Dosieraerosole geben mit jedem Sprühstoß eine definierte Menge des Medikaments ab. Damit die Wirkstoffe tief genug in die Bronchien gelangen, müssen Sie Sprühstoß und Atmung sorgfältig koordinieren. Nachdem Sie die Schutzkappe vom Mundstück des Dosieraerosols abgezogen haben, schütteln Sie den Behälter gemäß den Angaben im Beipackzettel kräftig. Dann atmen Sie so tief aus, wie Sie können. Nehmen Sie das Mundstück des Behälters in den Mund und halten Sie es mit den Lippen gut fest. Erst dann drücken Sie auf das Ventil des Dosieraerosols und atmen gleichzeitig tief ein. Danach sollten Sie die Luft bis zu zehn Sekunden lang anhalten, damit sich die Wirkstoffe in den Bronchien ablagern können. Dann das Gerät absetzen und langsam ausatmen. Das Mundstück des Geräts mit lauwarmem Wasser reinigen.

Bei einem akuten Anfall ist es schwierig, Atmung und Aerosolabgabe richtig zu koordinieren, zumal kräftiges Ausatmen und tiefe Atemzüge nahezu unmöglich sind. Meist geht deshalb eine gehörige Portion des Wirkstoffs daneben oder bleibt in Mund oder Rachen hängen. Folgende Dosierhilfen können diese Schwierigkeiten teilweise beheben:

- **Elektrische Vernebler zum Inhalieren. Sie eignen sich vor allem für Kleinkinder, die Sprühen und Einatmen noch nicht gut koordinieren können. Die Medikamente werden über eine Maske eingeatmet. Solche Vernebler kommen auch bei schwerem Asthma infrage, wenn die Wirkstoffe aus Dosieraerosolen nicht in ausreichender Menge in die Lunge gelangen.**
- **Vorschaltkammern (Spacer), die zwischen Dosieraerosol-Behälter und Mundstück gesteckt werden. In sie wird das Mittel vor dem Einatmen hineingesprüht, sodass es darin eine Wolke bildet. Diese wird dann mit dem Atemzug in die Lunge gesogen. Zu beachten ist, dass zwei Sprühstöße nötig sind, um eine ausreichende Dosis zu erhalten. Da sich die Wand des Plastikbehälters beim Säubern elektrisch auflädt, bleibt ein Großteil des Mittels beim ersten Sprühstoß an der Wand des Spacers haften. Bei Säuglingen und Kleinkindern hat sich ein Spray mit einem Spacer bewährt, dessen Mundstück gleichzeitig Nase und Mund bedeckt.**
- **Spezialsysteme (Autohaler), die den Wirkstoff erst mit dem Einatmen freisetzen.**
- **Turbo- und Diskhaler als Hilfsmittel für Pulverinhalate.**

Welches System sich am besten für Sie oder Ihr Kind eignet, müssen Sie gemeinsam mit dem Arzt ausprobieren.

ACHTUNG

Nach Ansicht von Suchtexperten kann der als Hilfsstoff in einigen Inhalaten oder Dosieraerosolen (siehe Tabelle) verwendete Alkohol bei Menschen mit Alkoholproblemen eine einmal erreichte Entwöhnung wieder gefährden. Diese Personen sollten daher auf die Anwendung dieser Mittel verzichten.

Fenoterol, Salbutamol, Terbutalin: Wenn Sie diese Mittel bei Asthma häufiger als empfohlen inhalieren müssen, um Atemnot zu lindern, ist das ein Hinweis auf eine nicht ausreichend dosierte Basistherapie mit Dauermedikamenten (z. B. Glukokortikoide zum Inhalieren). Besprechen Sie dann mit dem Arzt, ob etwas an Ihrer Asthmatherapie verändert werden muss.

Wenn Sie eine Herzschwäche (Herzinsuffizienz) und/oder eine koronare Herzkrankheit haben oder zu Herzrhythmusstörungen neigen, sollte der Arzt die Herztätigkeit mit einem EKG kontrollieren, um unerwünschte Wirkungen frühestmöglich zu erkennen.

Pädiamol Inhalationslösung: Dieses Mittel enthält Parabene. Diese Konservierungsmittel können Allergien auslösen. Wenn Sie auf Parastoffe (→ Seite 1159) allergisch reagieren, dürfen Sie das Mittel nicht anwenden.

Gegenanzeigen

Unter folgenden Bedingungen muss der Arzt Nutzen und Risiken der Anwendung besonders sorgfältig abwägen:

- Sie haben eine Schilddrüsenüberfunktion (Hyperthyreose).
- Sie haben hohen Blutdruck.
- Ihr Blut enthält zu wenig Kalium (Hypokaliämie).
- Sie haben Diabetes und es ist schwierig, die Blutzuckerwerte gut zu regulieren.
- Sie haben einen Tumor des Nebennierenmarks (Phäochromozytom).
- Ihr Herz arbeitet nicht effektiv, weil sich die Herzwände immer weiter verdicken (hypertrophe obstruktive Kardiomyopathie).
- Sie hatten einen Herzinfarkt.
- Ihr Herz schlägt zu schnell (Tachykardie).

In Beipackzetteln zu diesen Mitteln können Sie lesen, dass sie bei Herzinfarkt, bei verdickten Herzwänden und verminderter Herzauswurfleistung (hypertrophe obstruktive Kardiomyopathie) und zu schnellem Herzschlag (Tachykardie) nicht eingesetzt werden sollen. Aber natürlich muss auch bei diesen Krankheiten das Asthma ausreichend medikamentös behandelt werden, und bei einem Asthmaanfall müssen auch Herzkranke ein Notfallmedikament benutzen. Wegen der möglichen unerwünschten Wirkungen der Beta-2-Sympathomimetika auf das Herz ist es aber ganz besonders wichtig, dass die medikamentöse Dauertherapie des Asthmas so gut eingestellt ist, dass möglichst keine oder nur sehr selten Asthmaanfälle auftreten, die dann den Einsatz von Notfallsprays erfordern.

Wechselwirkungen mit Medikamenten

Wenn Sie noch andere Medikamente anwenden, ist zu beachten:

- Betablocker (bei hohem Blutdruck) können die Wirkung der Beta-2-Sympathomimetika zum Inhalieren abschwächen oder hemmen, sodass es zu akuten Anfällen kommen kann. Diese Wechselwirkung gilt auch bei Augentropfen mit Betablockern. Betablocker dürfen bei Asthma allerdings generell nicht verabreicht werden, da sie selbst dazu beitragen können, dass sich die Bronchialmuskulatur verkrampft.
- Bei gleichzeitiger Einnahme von MAO-Hemmern (bei Depressionen, Parkinsonkrankheit), trizyklischen Antidepressiva (bei Depressionen), Chinidin, Disopyramid (bei Herzrhythmusstörungen), Terfenadin (Antihistaminikum, bei Allergien) können Herzrhythmusstörungen auftreten, und der Blutdruck kann abfallen.

▶ **Unbedingt beachten**

Beta-2-Sympathomimetika verringern die Wirkung von Metformin und Sulfonylharnstoffen (bei Typ-2-Diabetes). Während Sie die Mittel anwenden, sollten Sie deshalb den Blutzucker häufiger als sonst messen und der Arzt muss gegebenenfalls die Dosis der Mittel anpassen. Näheres hierzu lesen Sie unter „Mittel zur Blutzuckersenkung: verstärkte Wirkung" (→ Seite 11).

Werden Beta-2-Sympathomimetika zusammen mit wasserausschwemmenden Mitteln (Diuretika wie zum Beispiel Furosemid, bei hohem Blutdruck), Digitalis-Glykosiden (bei Herzschwäche), Abführmitteln (Laxantien, bei Verstopfung), Glukokortikoiden (bei Entzündungen, Immunreaktionen), Xanthinen (z. B. Theophyllin, bei Asthma) angewendet, kann – vor allem bei hoher Dosierung der Asthmamittel – der Kaliumgehalt des Blutes stark absinken. Wenn bei einem Asthmaanfall der Organismus nicht ausreichend mit Sauerstoff versorgt wird, steigt dann das Risiko für durch Kaliummangel bedingte Herzrhythmusstörungen. Bei mittelschwerem und schwerem Asthma sollte der Arzt deshalb zwei bis drei Tage nach der ersten Anwendung der Mittel die Kaliumspiegel im Blut kontrollieren.

UNERWÜNSCHTE WIRKUNGEN

Die meisten unerwünschten Wirkungen dieser Mittel sind dosisabhängig.

Es kommt vor, dass sich die Atemfunktion unter der Therapie nicht verbessert, sondern weiter verschlechtert, also vermehrt Atemnot auftritt. Dann sollten Sie möglichst rasch einen Arzt aufsuchen und mit ihm besprechen, ob ein anderes Medikament sinnvoller ist.

▶ **Keine Maßnahmen erforderlich**

Selten können die Wirkstoffe die Atemwege reizen und Husten auslösen.

Muskelzittern, Herzklopfen, Nervosität und Unruhe. Die Beschwerden bilden sich oft in den ersten ein bis zwei Wochen der Behandlung wieder zurück.

▶ **Muss beobachtet werden**

Sehr selten treten Herzrhythmusstörungen (→ Seite 16) auf. Typisch sind ein sehr schneller und unregelmäßiger Herzschlag (Tachyarrhythmie) oder Herzstolpern (ventrikuläre Extrasystolen). Wenn Sie solche Störwirkungen spüren oder wenn der Puls dauerhaft auf über 100 Schläge pro

Minute ansteigt, sollten Sie sich innerhalb von 24 Stunden an den behandelnden Arzt wenden. Sehr selten können Muskelkrämpfe auftreten. Halten diese an oder treten sie wiederholt auf, sollten Sie innerhalb der folgenden ein bis drei Tage einen Arzt aufsuchen.

Bei weniger als 1 von 100 Behandelten kann der Blutdruck ansteigen oder sinken. Typisch für einen niedrigen Blutdruck sind Müdigkeit, Schwindel, „Anlaufschwierigkeiten" beim Aufstehen, Schwarzwerden vor Augen. Wenn Ohnmachten auftreten, sollte sofort der behandelnde Arzt informiert werden. Beeinträchtigen die Beschwerden Ihren Alltag, sollten Sie mit dem Arzt überlegen, ob ein anderes Mittel genommen werden sollte. Ein erhöhter Blutdruck bleibt oft symptomlos. Je nachdem, wie hoch der Blutdruck ansteigt, können aber auch Kopfschmerzen, Sehstörungen und Schwindel einsetzen. Halten die Beschwerden an, verstärken sie sich, treten sie wiederholt auf oder bleibt der Blutdruck dauerhaft erhöht, sollten Sie einen Arzt aufsuchen.

► **Sofort zum Arzt**

Ist Ihr Herz vorgeschädigt und treten Herzrhythmusstörungen (→ Seite 16) wie Herzstolpern auf – eventuell auch mit Schwindel, Ohnmacht und Krampfanfällen –, sollten Sie sofort einen Arzt aufsuchen. In Einzelfällen kann es vorkommen, dass die Mittel Engegefühl und Schmerzen in der Brust (Angina Pectoris) auslösen. In diesem Fall sollten Sie umgehend Ihren Arzt aufsuchen.

HINWEISE

Für Kinder unter 14 Jahren

Für Kinder stehen spezielle Zubereitungen zur Verfügung. Wenn Kinder während der Behandlung so unruhig werden, dass sie nicht mehr schlafen können, sollten Sie mit dem Arzt besprechen, ob die Medikamente anders dosiert werden sollen.

Für Schwangerschaft und Stillzeit

Die Mittel wirken wehenhemmend und sollten unter der Geburt nur verabreicht werden, wenn dies zwingend erforderlich ist, beispielsweise bei einem akuten Asthmaanfall. Ansonsten bestehen keine Bedenken zur Anwendung in Schwangerschaft und Stillzeit.

Glukokortikoide zum Inhalieren

Beclometason

AeroBec N, BecloHEXAL, Beclometason-ratiopharm, Bronchocort, Junik, Sanasthmax, Sanasthmyl, Ventolair

Budesonid

Budecort, Budes, Budesonid-CT, Budesonid-ratiopharm, Budiair, CYCLOCAPS Budesonid, Miflonide, Novopulmon, Pulmicort

Fluticason

atemur, Flutide

Mometason

Asmanex

Glukokortikoide hemmen oder unterdrücken die Entzündung in den Bronchien. Beclometason ist der Standardwirkstoff unter den Glukokortikoiden zum Inhalieren. Budesonid, Fluticason und Mometason wirken stärker und können deshalb meist niedriger dosiert werden.

Asthma

Bei Asthma gehören Glukokortikoide zum Inhalieren zu den Basismedikamenten. Die dauerhafte Behandlung mit diesen Mitteln ist bei Erwachsenen und Kindern durch die derzeit vorhandenen Studiendaten am besten belegt. Glukokortikoide zum Inhalieren sollten deshalb bei Asthma ab Stufe 2 kontinuierlich täglich angewendet werden. Selbst bei langjähriger Anwendung sind die damit verbundenen möglichen unerwünschten Wirkungen sehr gering. Dies gilt auch für Kinder.

COPD

Bei leicht- bis mittelgradiger COPD sind die Belege für eine therapeutische Wirksamkeit bei Dauertherapie noch unzureichend. Es ist nicht gesichert, dass sich damit die chronischen Entzündungsprozesse verhindern lassen oder die Lungenfunktion verbessert. Der Einsatz von inhalativen Glukokortikoiden bei COPD-Patienten mit nicht ausgeprägtem Krankheitsbild ist vorwiegend damit zu erklären, dass der Arzt nicht eindeutig geklärt hat, ob es sich um Asthma oder tatsächlich um COPD handelt.

Bei Schweregrad III oder IV der COPD jedoch kann der Einsatz inhalativer Glukokortikoide zusätzlich zu anderen Mitteln sinnvoll sein. Voraussetzung dafür ist, dass sich die Krankheit im vorausgegangenen Jahr trotz Dauerbehandlung mit Beta-2-Sympathomimetika oder Anticholinergika häufiger als zweimal akut verschlimmert hat. Glukokortikoide zum Inhalieren können zwar die Krankheitssymptome bessern, die Lungenfunktion beeinflussen sie jedoch nicht. Alle drei Monate sollte der Arzt den Therapieerfolg überprüfen. Wenn sich die Beschwerden durch das Inhalieren der Glukokortikoide nicht deutlich bessern, sollte die Therapie nicht fortgesetzt werden. Bei COPD gelten die Mittel zur Dauerbehandlung deshalb als „mit Einschränkung geeignet".

ANWENDUNG

Sie inhalieren den Wirkstoff zweimal, höchstens viermal täglich, am besten vor dem Essen, dann werden Wirkstoffreste aus der Mundhöhle mit den Speisen entfernt. Wirken sie längere Zeit auf Mundhöhle und Rachen ein, begünstigen sie das Wachstum von Pilzen (Abschnitt „Unerwünschte Wirkungen" → nebenstehend). Das lässt sich verhindern, indem Sie den Mund und Rachen nach dem Inhalieren gründlich mit Wasser ausspülen oder etwas essen.

Sie dürfen die Mittel nicht plötzlich absetzen, weil dann unerwünschte Wirkungen wie Mattigkeit und depressive Verstimmung auftreten können.

Treten während der Anwendung erneut Asthmaanfälle auf, die mit bronchienerweiternden Mitteln (z. B. Beta-2-Sympathomimetika zum Inhalieren) nicht gut behandelt werden können, sollten Sie den Arzt aufsuchen. Dies kann darauf hindeuten, dass das Asthma mit den derzeitigen Präparaten nicht mehr ausreichend gut unter Kontrolle ist.

ACHTUNG

Nach Ansicht von Suchtexperten kann der als Hilfsstoff in einigen Inhalaten oder Dosieraerosolen (siehe Tabelle) verwendete Alkohol bei Menschen mit Alkoholproblemen eine einmal erreichte Entwöhnung wieder gefährden. Diese Personen sollten daher auf die Anwendung dieser Mittel verzichten.

Alle Mittel zum Inhalieren können in Einzelfällen zu krampfartigen Verengungen in den Bronchien führen (Bronchospasmen), die mit bronchienerweiternden Mitteln wie Beta-2-Sympathomimetika zum Inhalieren akut behandelt werden müssen.

Zur Behandlung eines akuten Asthmaanfalls eignen sich diese Mittel nicht!

Keine Angst vor kortisonhaltigen Mitteln!

Viele Menschen haben Angst, bei Asthma kortisonhaltige Mittel (Glukokortikoide) anzuwenden. Sie fürchten typische Begleiterscheinungen wie brüchige Knochen (Osteoporose), ein „Vollmondgesicht" oder Wachstumsstörungen bei Kindern. Solche unerwünschten Wirkungen kommen jedoch nur bei der Einnahme von höher dosierten kortisonhaltigen Mitteln wie Kortisontabletten oder bei Kortisonspritzen vor, die im gesamten Körper wirken, nicht aber bei Mitteln zum Inhalieren – also auch nicht bei Asthmasprays oder -pulvern. Diese Mittel wirken nahezu ausschließlich in Bronchien und Lunge und nur geringfügig im übrigen Körper. Die Inhalierdosis wird jeweils an das Krankheitsbild und an das Alter angepasst (das gilt insbesondere für Kinder).

Glukokortikoide zum Inhalieren haben sich in der Asthmatherapie mittlerweile vielfach bewährt und gehören – auch bei Kindern – zu den wichtigsten Medikamenten der Behandlung, weil sie die Entzündungen in den Bronchien dämpfen oder verhindern können. Damit entziehen sie dem Asthma einen Gutteil seiner Basis und tragen wesentlich dazu bei, dass sich das Asthma nicht verschlimmert. Die Angst vor Kortison ist bei den Asthmamitteln zum Inhalieren unbegründet und verhindert nur eine wirksame und insgesamt nebenwirkungsarme Behandlung.

UNERWÜNSCHTE WIRKUNGEN

Im Vergleich zu Präparaten zum Einnehmen treten bei Glukokortikoiden zum Inhalieren kaum unerwünschte Wirkungen auf, weil die Wirkstoffe überwiegend vor Ort und nicht im Blutkreislauf wirken. Darüber hinaus ist die bei Inhalationen eingesetzte Glukokortikoid-Dosis um einiges niedriger als bei Glukokortikoiden zum Einnehmen. Die vielfach geäußerte „Kortisonangst" (→ nebenstehend) ist deshalb unbegründet.

▶ **Keine Maßnahmen erforderlich**

Gelegentlich können die Schleimhäute in Mund und Rachen vorübergehend etwas trocken werden.

▶ **Muss beobachtet werden**

Bei 5 bis 10 von 100 Behandelten treten Heiserkeit und Pilzinfektionen in Mund und Rachen auf (Soor). Der Pilzbefall zeigt sich an weißen Stippchen oder Flecken auf den Schleimhäuten. Er lässt sich – ebenso wie die Heiserkeit – vermeiden, wenn der Mund nach dem Inhalieren mit Wasser ausgespült wird. Ist das nicht möglich, können die Mittel unmittelbar vor dem Essen angewendet werden, dann werden die Wirkstoffreste auf den Schleimhäuten durch Speisen und Getränke verdünnt. Bei Pilzbefall sollte mit einem wirksamen Pilzmittel behandelt werden. Näheres dazu lesen Sie im Abschnitt „Pilzinfektionen im Mund" (→ Seite 199). Die kortisonhaltigen Mittel zum Inhalieren können und sollten Sie auch während dieser Therapie weiter benutzen.

Hinweise

Für Kinder unter 14 Jahren

Für sie stehen spezielle Zubereitungen mit reduzierter Wirkstoffmenge zur Verfügung. Inhalierte Glukokortikoide werden bei langfristiger Anwendung und hoher Dosierung – aber auch dann nur in sehr geringer Menge – in den Körper aufgenommen und können das Längenwachstum der Kinder vorübergehend beeinträchtigen. Dies lässt sich reduzieren, wenn die Dosis wieder verringert wird, sobald sich das Krankheitsbild stabilisiert hat. Bei langjähriger Anwendung sollten Kinder deshalb die Mittel in möglichst niedriger Dosierung erhalten, auch sollte der Arzt das Wachstum des Kindes in regelmäßigen Abständen kontrollieren. Die Erfahrung bei langjähriger Anwendung im Kindesalter zeigt, dass selbst bei zeitweise verzögertem Wachstum die Kinder am Ende der Pubertät ebenso groß sind wie nicht mit Glukokortikoiden behandelte Gleichaltrige. Keinesfalls sollte aus Angst vor negativen Auswirkungen auf das Wachstum auf eine Behandlung mit Glukokortikoiden verzichtet werden.

Für Schwangerschaft und Stillzeit

Sie können Glukokortikoide zum Inhalieren auch in Schwangerschaft und Stillzeit anwenden. Da hier mit Budesonid am meisten Erfahrungen vorliegen, sollte dieser Wirkstoff bevorzugt werden.

Mastzellstabilisatoren

Cromoglizinsäure

DNCG STADA

Ketotifen

Zaditen

Diese Mittel verhindern, dass das entzündungsfördernde Gewebehormon Histamin aus Mastzellen freigesetzt wird.

Cromoglizinsäure bremst neben der Freisetzung von Histamin auch die überempfindliche Reaktion der Bronchien. Da die Wirkstoffe nur langsam ins Gewebe gelangen, dauert es etwa zwei Wochen, bis die Wirkung spürbar ist. Mastzellstabilisatoren müssen kontinuierlich angewendet werden. Beim akuten Asthmaanfall helfen sie nicht. Nähere Angaben zur Wirkung dieser Substanzen finden Sie im Abschnitt „Allergien“ (→ Seite 1166).

Bei Asthma ist Cromoglizinsäure nur schwach wirksam, sie wirkt deutlich schlechter und weniger zuverlässig als Glukokortikoide zum Inhalieren. Cromoglizinsäure gilt als Dauermedikament bei Asthma deshalb als „wenig geeignet“. Glukokortikoide zum Inhalieren sind vorzuziehen. Cromoglizinsäure kann allenfalls bei leichtem allergischem Asthma bei Kindern oder wenn Asthmaanfälle unter körperlicher Belastung auftreten (Anstrengungsasthma) vorbeugend eingesetzt werden.

Ketotifen ist ein müde machendes Antihistaminikum, das zusätzlich als Mastzellstabilisator wirkt, bei Asthma jedoch nur ungenügend. Es sollte generell nicht mehr eingesetzt werden und gilt als „wenig geeignet“. Glukokortikoide zum Inhalieren sind vorzuziehen.

Den Wirkstoff Ketotifen (*Zaditen*) gibt es inzwischen auch in Form von preisgünstigen Generika.

Anwendung

Cromoglizinsäure: Gemäß Beipackzettel inhalieren Sie das Mittel vier- bis sechsmal täglich.

Ketotifen: Gemäß Beipackzettel nehmen Erwachsene und Kinder ab drei Jahren an den ersten drei bis vier Behandlungstagen abends fünf Milliliter Ketotifen-Sirup, danach die gleiche Menge jeweils morgens und abends. Falls notwendig, kann die Dosis bei Erwachsenen und Kindern ab zehn Jahren verdoppelt werden.

Achtung

Ketotifen: Dieses Mittel enthält Alkohol. Personen mit Alkoholproblemen dürfen es nicht einnehmen. Auch Leberkranke und Menschen mit Anfallleiden sollten den Alkoholgehalt berücksichtigen. Darüber hinaus kann Alkohol die Wirkung vieler Arzneimittel (z. B. Schlaf- und Beruhigungsmittel, Psychopharmaka, starke Schmerzmittel, einige Mittel bei hohem Blutdruck) verstärken.

Außerdem enthält *Zaditen* Parabene. Diese Konservierungsmittel können Allergien auslösen. Wenn Sie auf Parastoffe (→ Seite 1159) allergisch reagieren, dürfen Sie dieses Mittel nicht anwenden.

Unerwünschte Wirkungen

Alle Mittel zum Inhalieren können in Einzelfällen dazu führen, dass sich die Bronchien krampfartig verengen (Bronchospasmen). Das muss mit bronchienerweiternden Mitteln wie Beta-2-Sympathomimetika zum Inhalieren (→ Seite 262) akut behandelt werden.

▶ **Keine Maßnahmen erforderlich**

Cromoglizinsäure: Das Mittel kann im Mund einen schlechten oder bitteren Geschmack sowie Schleimhautreizungen, Husten und auch Kopfschmerzen verursachen. Außerdem können bei 2 von 100 Behandelten leichte Entzündungen im

Magen-Darm-Trakt (Gastroenteritis) mit Übelkeit, Erbrechen, Appetitlosigkeit, Magenschmerzen oder -drücken auftreten. In Einzelfällen können die Gelenke anschwellen und schmerzen.

Ketotifen: Müdigkeit (bei 15 bis 20 von 100 Behandelten). Bei Kindern gelegentlich Gewichtszunahme.

▶ **Muss beobachtet werden**

Wenn die Haut sich verstärkt rötet und juckt, reagieren Sie vermutlich allergisch auf das Mittel. Bei solchen Hauterscheinungen (→ Seite 14) sollten Sie einen Arzt aufsuchen.

Cromoglizinsäure: Die Muskulatur kann sich entzünden (bei 2 von 100 Behandelten). Ein typisches Anzeichen dafür sind muskelkaterähnliche Beschwerden, die unabhängig von einer sportlichen Betätigung auftreten. Wenn der Muskelkater länger als ein bis zwei Tage anhält oder sich verstärkt, sollten Sie einen Arzt aufsuchen.

▶ **Sofort zum Arzt**

Cromoglizinsäure: Verstärken sich Hautausschlag und Juckreiz und treten zusätzlich Herzrasen, Atemnot, Schwäche und Schwindel auf, müssen Sie die Anwendung sofort abbrechen und unverzüglich den Notarzt (Telefon 112) rufen, weil eine solche Allergie (→ Seite 14) rasch lebensbedrohlich werden kann.

In Einzelfällen kann der Kehlkopf anschwellen (Larynxödem), was mit Atemnot, Schwindel und Ohnmacht einhergehen kann. Dabei handelt es sich um eine allergische Reaktion (→ Seite 14) auf den Wirkstoff. Setzen Sie das Mittel dann ab und suchen Sie umgehend einen Arzt auf.

Hinweise

Zur Verkehrstüchtigkeit

Ketotifen: Wenn Sie dieses Mittel einnehmen, dürfen Sie wegen der müde machenden Wirkung kein Fahrzeug lenken, keine Maschinen bedienen und keine Arbeiten ohne sicheren Halt verrichten.

Montelukast

SINGULAIR

Montelukast hemmt die Wirkung von Leukotrienen. Das sind körpereigene Stoffe, die Entzündungen fördern. Sie werden unter anderem von den Mastzellen im Gewebe und speziellen weißen Blutkörperchen (eosinophile Granulozyten) ausgeschüttet und setzen sich an ihren Bindungsstellen in den Atemwegen fest. Dadurch verengen sich die Bronchien und sondern vermehrt Schleim ab.

Montelukast ist in Kombination mit Glukokortikoiden zum Inhalieren zur Dauerbehandlung bei leichtem bis mittelschwerem Asthma mit Einschränkung geeignet, wenn die Behandlung mit einem Glukokortikoid alleine (leichtes Asthma) oder die Kombination aus einem Glukokortikoid zum Inhalieren und einem Beta-2-Sympathomimetikum (mittelschweres Asthma) nicht ausreichend wirkte. Es kann die Anwendung kortisonhaltiger Mittel zum Inhalieren keinesfalls ersetzen, aber dazu beitragen, dass deren Dosierung verringert werden kann. Eine abschließende Beurteilung des Stellenwerts von Montelukast in der Asthmatherapie ist mit den derzeit vorliegenden Daten noch nicht möglich.

Anwendung

Das Mittel nehmen Sie einmal täglich abends ein.

Achtung

Montelukast darf nicht zur Behandlung eines akuten Anfalls eingesetzt werden.

Wechselwirkungen mit Medikamenten

Wenn Sie Phenobarbital oder Phenytoin (bei Epilepsien) oder Rifampizin (bei Tuberkulose) einnehmen müssen, kann Montelukast schneller im Körper abgebaut werden. Ist die gleichzeitige Anwendung dieser Wirkstoffe dennoch erforderlich, muss dies – insbesondere zu Beginn der Einnahme und bei Kindern – beachtet werden.

Unerwünschte Wirkungen

▶ **Keine Maßnahmen erforderlich**

Kopfschmerzen (bei 1 bis 10 von 100 Behandelten); Bauchschmerzen, die in seltenen Fällen mit Durchfall, Übelkeit und Erbrechen einhergehen. Kinder zwischen zwei und fünf Jahren können verstärkt Durst bekommen (bei 1 bis 10 von 100).

▶ **Muss beobachtet werden**

Sehr selten wurden nach der Markteinführung folgende unerwünschte Wirkungen berichtet: Schwindel, Benommenheit. Halten die Beschwerden an, nehmen sie innerhalb von 24 Stunden zu oder treten sie wiederholt auf, sollten Sie den behandelnden Arzt aufsuchen.

Wenn die Haut sich verstärkt rötet und juckt, reagieren Sie vermutlich allergisch auf das Mittel. Bei solchen Hauterscheinungen (→ Seite 14) sollten Sie einen Arzt aufsuchen.

Wenn Herzrhythmusstörungen (→ Seite 16) wie Herzstolpern auftreten und Sie dies als unangenehm empfinden, sollten Sie den Arzt ansprechen. Solche „Extrasystolen“ können auch Schwindel, Ohnmacht und Krampfanfälle zur

Folge haben. Dann müssen Sie sich sofort in ärztliche Behandlung begeben.

▶ **Sofort zum Arzt**

Verstärken sich Hautausschlag und Juckreiz und treten zusätzlich Herzrasen, Atemnot, Schwäche und Schwindel auf, müssen Sie die Anwendung sofort abbrechen und unverzüglich den Notarzt (Telefon 112) rufen, weil eine solche Allergie rasch lebensbedrohlich werden kann.

HINWEISE

Für Kinder unter 14 Jahren

Montelukast kann Kindern über zwei Jahren gegeben werden. Für die Anwendung bei Kindern unter zwei Jahren liegen keine ausreichenden Erfahrungen vor, sodass die Anwendung für diese Altersgruppe nicht empfohlen wird.

Für Schwangerschaft und Stillzeit

Zur Anwendung in Schwangerschaft und Stillzeit gibt es keine Erkenntnisse. Sicherheitshalber sollten Sie das Mittel daher nur einnehmen, wenn der Arzt vorher Nutzen und Risiken sorgfältig abgewogen hat.

Xanthine

Aminophyllin

Aminophyllin

Theophyllin

Aerobin, Afonilum, Bronchoretard, Euphylong, Solosin, Theo-CT, Theophyllin AL, Theophyllin Heumann, Theophyllin-ratiopharm, Theophyllin Sandoz, Theophyllin Stada, Tromphyllin, Uniphyllin

Theophyllin ist eine koffeinähnliche Substanz. Es erweitert die Bronchien, indem es die glatte Muskulatur erschlaffen lässt. Zusätzlich aktiviert es den Schleimabtransport über die Flimmerhärchen, senkt den Druck in den Blutgefäßen der Lunge und behindert die Freisetzung von entzündungsfördernden Stoffen. Der Wirkmechanismus dieser Substanz ist noch nicht vollständig geklärt, die therapeutische Wirksamkeit von Theophyllin jedoch erwiesen. Dennoch werden theophyllinhaltige Mittel nur als „mit Einschränkung geeignet" bewertet, weil sie im Vergleich zu langwirkenden Beta-Sympathomimetika schlechter verträglich sind; auch wirken sie schwächer als diese.

Bei COPD muss der Wirkstoff relativ hoch dosiert werden, damit sich die Beschwerden bessern und die körperliche Belastbarkeit zunimmt. Auch spricht nur etwa die Hälfte der Patienten überhaupt auf Theophyllin an. Um dies herauszufinden, wird Theophyllin nach einer Zeit der Anwendung, wenn sich die Krankheit stabilisiert hat, für drei Tage abgesetzt. Verschlechtert sich das Krankheitsbild in dieser Zeit (verstärkte Atemnot, schlechtere Lungenfunktion), ist davon auszugehen, dass Theophyllin gut wirkt und die Behandlung kann fortgesetzt werden. Verschlechtert sich das Krankheitsbild nicht, kann auf Theophyllin künftig verzichtet werden.

Für eine dauerhafte Behandlung sollen nur retardierte Präparate eingesetzt werden.

In nichtretardierten Zubereitungen, wie beispielsweise Brausetabletten und Lösungen, kann Theophyllin zur Therapie von Asthmaanfällen eingesetzt werden, wenn Beta-2-Sympathomimetika nicht ausreichend wirksam waren.

Der Wirkstoff Aminophyllin besteht aus Theophyllin und Ethylendiamin. Ethylendiamin trägt zur Wirksamkeit von Theophyllin nichts bei, kann aber unerwünschte Wirkungen auslösen – vor allem allergische Reaktionen und sogar Asthmaanfälle. Aminophyllin sollte daher nicht mehr angewendet werden und gilt als „wenig geeignet".

ANWENDUNG

Wegen der möglichen unerwünschten Wirkungen muss der Arzt zu Beginn der Behandlung die individuelle Dosis ermitteln. Dafür beginnt er mit einer kleinen Menge des Wirkstoffs und steigert diese langsam, bis anhand von Blutspiegelbestimmungen erkennbar ist, dass die Konzentration ausreicht. Weil die Einstellung auf die richtige Dosis nicht einfach ist, dürfen Sie die Menge der Arzneimittel nur in Absprache mit dem Arzt verändern.

Wenn Sie rauchen, müssen die Mittel höher dosiert werden. Wenn Sie eine Herzschwäche haben oder Ihre Leber nur eingeschränkt arbeitet, muss der Arzt die Dosis verringern.

Die Wirkung von Retardkapseln, bei denen der Wirkstoff verzögert freigesetzt wird, hält für etwa zwölf Stunden vor, sodass Sie das Mittel nur morgens und abends einnehmen müssen.

ACHTUNG

Solosin Tropfen: Dieses Präparat enthält Parabene. Diese Konservierungsmittel können Allergien auslösen. Wenn Sie auf Parastoffe (→ Seite 1159) allergisch reagieren, dürfen Sie das Mittel nicht anwenden.

Gegenanzeigen

Unter folgenden Bedingungen dürfen Sie die Mittel nicht einnehmen:

- Sie hatten vor kurzem einen Herzinfarkt.
- Ihr Herz schlägt zu schnell (Tachykardie).

Unter folgenden Bedingungen sollte der Arzt Nutzen und Risiken der Behandlung besonders sorgfältig abwägen:

- Sie haben bereits in Ruhe Anfälle von Herzenge (instabile Angina Pectoris) und nicht nur, wenn Sie sich anstrengen.
- Ihr Herz schlägt oft zu schnell.
- Ihr Blutdruck ist stark erhöht.
- Sie haben eine Schilddrüsenüberfunktion.
- Sie leiden an Epilepsien.
- Sie haben ein Magen- oder Zwölffingerdarmgeschwür.

Wechselwirkungen mit Medikamenten

Wenn Sie noch andere Medikamente nehmen, ist zu beachten:

- Theophyllin verstärkt die erwünschten, aber auch die unerwünschten Wirkungen von Beta-2-Sympathomimetika (bei Asthma und COPD).
- Viele Medikamente verstärken die erwünschten, aber auch die unerwünschten Wirkungen von Theophyllin (z. B. erhöhte Krampfneigung und Herzrasen). Dazu gehören zum Beispiel hormonelle Verhütungsmittel, Wirkstoffe aus der Gruppe der Antibiotika wie Chinolone (z. B. Ciprofloxazin und Norfloxazin) und Makrolidantibiotika (z. B. Erythromyzin und Roxithromyzin, alle bei Infektionen), Kalziumantagonisten (bei hohem Blutdruck) sowie Johanniskrautextrakt (bei Depressionen).
- Carbamazepin (bei Epilepsien) schwächt die Wirkung von Theophyllin.

Wechselwirkungen mit Speisen und Getränken

Koffein in schwarzem Tee, Kaffee oder Cola-Getränken verstärkt die Giftigkeit der Wirkstoffe. Sie sollten deshalb diese Getränke meiden.

UNERWÜNSCHTE WIRKUNGEN

► **Keine Maßnahmen erforderlich**

Kopfschmerzen. Übelkeit, Erbrechen, Durchfall. Vermehrte Urinproduktion.

► **Muss beobachtet werden**

Schlafstörungen sowie Unruhe und Erregung. Davon sind vor allem Kleinkinder betroffen. Wenn beides sehr ausgeprägt auftritt, sollten Sie den Arzt informieren.

Der Blutdruck kann absinken. Wenn Ihnen häufig schwindelig oder schwarz vor Augen wird (vor allem beim Aufstehen aus dem Sitzen und Liegen) oder wenn Sie kurzzeitig ohnmächtig werden, sollten Sie einen Arzt aufsuchen.

Unregelmäßiger Herzschlag und Herzrasen (vor allem bei hoher Dosierung der Mittel). Solche Herzrhythmusstörungen (→ Seite 16) bleiben oft unbemerkt und sind nur im EKG sicher zu diagnostizieren. Wenn der Puls anhaltend über 100 Schläge pro Minute ansteigt, sollten Sie einen Arzt aufsuchen. Auch wenn Herzstolpern auftritt und Sie es als unangenehm empfinden, sollten Sie Ihren Arzt ansprechen.

► **Sofort zum Arzt**

Wenn Herzstolpern zusammen mit Schwindel, Ohnmacht und Krampfanfällen auftritt, müssen Sie sich sofort in ärztliche Behandlung begeben. Bei erhöhten Wirkstoffspiegeln durch hohe Dosierung der Mittel können – vor allem bei Kindern oder bei bestehender Epilepsie – Krampfanfälle im Gehirn auftreten. Suchen Sie dann sofort einen Arzt auf.

HINWEISE

Für Kinder unter 14 Jahren

Bei ihnen werden Xanthine sehr unterschiedlich abgebaut. Sollen sie die Mittel langfristig erhalten, muss der Arzt regelmäßig die Blutspiegel kontrollieren.

Für Schwangerschaft und Stillzeit

Da beide Wirkstoffe über den Mutterkuchen (Plazenta) in den kindlichen Kreislauf übertreten, sollten Sie die Mittel in der Schwangerschaft nur einnehmen, wenn es zwingend notwendig ist. Diese Mittel gehen in die Muttermilch über. Ist eine Behandlung mit Xanthinen auch während der Stillzeit unbedingt erforderlich, sollten die Mittel möglichst niedrig dosiert werden. Das Baby sollten Sie unmittelbar vor der Einnahme stillen. Unerwünschte Wirkungen beim Kind können erst bei hoher Dosierung entstehen.

Zur Verkehrstüchtigkeit

Beide Wirkstoffe können Ihr Reaktionsvermögen beeinträchtigen, insbesondere in hoher Dosierung. Sie sollten deshalb vor allem zu Beginn der Behandlung kein Fahrzeug lenken, keine Maschinen bedienen und keine Arbeiten ohne sicheren Halt verrichten.

Kombination: Beta-2-Sympathomimetikum + Anticholinergikum zum Inhalieren

Fenoterol + Ipratropiumbromid

Berodual

Dieses Kombinationspräparat wird sowohl bei Asthma als auch bei COPD eingesetzt.

Asthma

Die Wirkung von Anticholinergika zum Inhalieren setzt bei einem akuten Asthmaanfall langsamer ein als die der Beta-2-Sympathomimetika, auch wirken Anticholinergika schwächer als diese. Sie sollten daher nur eingesetzt werden, wenn die Anwendung von kurzwirkenden Beta-2-Sympathomimetika nicht möglich ist, oder in Kombination mit kurzwirkenden Beta-2-Sympathomimetika, wenn sich das Asthma akut stark verschlimmert und kurzwirkende Beta-2-Sympathomimetika allein nicht ausreichend wirken. In diesen Fällen sind normalerweise hohe Dosen Anticholinergika notwendig, um die Bronchien zusätzlich zur Gabe von Beta-2-Sympathomimetika zu erweitern.

Wenn das Mittel jedoch so hoch dosiert eingesetzt wird, besteht bei der vorliegenden fixen Kombination aus Beta-2-Sympathomimetikum und Anticholinergikum die Gefahr unerwünschter Wirkungen am Herzen. Diese fixe Kombination gilt daher zur bedarfsweisen Behandlung akuter Atemnot nur als „mit Einschränkung geeignet". In der Regel ist die individuelle Dosierung der einzelnen Wirkstoffe vorzuziehen.

Denkbar ist ein Einsatz des Mittels allenfalls bei älteren Menschen, wenn Fenoterol allein in der üblichen Dosierung unerwünschte Wirkungen am Herzen ausgelöst hat und die fixe Kombination in der vorgegebenen – niedrigeren – Dosierung ausreichend wirkt und gut vertragen wird.

Zur regelmäßigen Anwendung als Dauermedikament bei Asthma ist das Mittel wenig geeignet, weil es im Gegensatz zu inhalativen Glukokortikoiden nicht antientzündlich wirkt und sich bei Daueranwendung eine Toleranz gegenüber den Wirkstoffen einstellen kann. Sollte der Arzt eine Dauertherapie mit diesem Mittel dennoch für erforderlich halten, ist darauf zu achten, dass gleichzeitig Glukokortikoide zum Inhalieren eingesetzt werden, um die entzündliche Reaktion in den Bronchien zu dämpfen.

COPD

Bei COPD wirken Beta-2-Sympathomimetika und Anticholinergika ähnlich stark. Das Kombinationsmittel ist bei leichteren Formen der COPD zur bedarfsweisen Behandlung von akuter Atemnot geeignet.

Anwendung

Sie inhalieren das Mittel bei Bedarf. Wird das Mittel zur Behandlung eines akuten Anfalls eingesetzt, inhalieren Sie zwei Hübe. Wenn sich die Atemnot nicht innerhalb von zehn Minuten spürbar bessert, können Sie noch einmal ein bis zwei Hübe inhalieren. Lässt die Atemnot dann immer noch nicht nach, muss sofort ein Arzt gerufen werden.

Für die vorbeugende Langzeitanwendung gibt der Hersteller eine Dosierung von drei- bis viermal täglich zwei Hübe an. Der Abstand zwischen den Anwendungen soll mindestens drei Stunden betragen. Mehr als insgesamt zwölf Hübe sollten es nicht sein, da dann vermehrt mit unerwünschten Wirkungen zu rechnen ist. Zudem weist ein hoher Verbrauch dieses Mittels auf ein unzureichend therapiertes Asthma hin. Dann sollten Sie mit Ihrem Arzt sprechen.

Alle weiteren Angaben finden Sie bei „Anticholinergika zum Inhalieren" (→ Seite 258) und „Beta-2-Sympathomimetika zum Inhalieren" (→ Seite 262).

Zusätzlich ist zu beachten:

Hinweise

Für Kinder unter 14 Jahren

Das Mittel darf erst bei Kindern über sechs Jahre eingesetzt werden.

Für Schwangerschaft und Stillzeit

Da für die Anwendung des Mittels in Schwangerschaft und Stillzeit keine Erfahrungen vorliegen, sollten Sie es sicherheitshalber nicht anwenden.

Kombinationen: Beta-2-Sympathomimetikum + Glukokortikoid zum Inhalieren

Formoterol + Budesonid

Symbicort

Salmeterol + Fluticason

atmadisk, Viani

In diesen Mitteln sind die langwirkenden Beta-2-Sympathomimetika Formoterol oder Salmeterol mit den Glukokortikoiden Budesonid oder Fluticason kombiniert. Diese Kombination ist sinnvoll, weil sich beide Substanzgruppen in ihrer Wirkung ergänzen. Beta-2-Sympathomimetika erweitern die Bronchien, Glukokortikoide dämpfen die Entzündung in der Bronchialschleimhaut. Die Wirkung der Mittel hält zwölf Stunden vor. Der Einsatz derart lang wirkender Substanzen ist aber nur sinnvoll, wenn bei Asthma ab Stufe 3 eine Dauertherapie mit langwirkenden Beta-2-Sympathomimetika tatsächlich notwendig ist, beispielsweise dann, wenn eine ausreichend hoch dosierte Behandlung mit inhalativen Glukokortikoiden das Asthma nicht deutlich verbessert. Zur Behandlung eines akuten Asthmaanfalls sind die Mittel nicht angezeigt. Tritt ein akuter Asthmaanfall auf, kann zusätzlich ein kurzwirkendes Beta-2-Sympathomimetikum inhaliert werden.

Bevor die Kombinationsmittel eingesetzt werden, sollte der Arzt anhand der Einzelsubstanzen geprüft haben, ob die Dosis der fixen Kombination tatsächlich den Erfordernissen entspricht. Wenn nicht, ist eine Behandlung mit den Einzelsubstanzen sinnvoller, weil dann nicht die Gefahr besteht, dass einer der Wirkstoffe unnötigerweise überdosiert wird.

Bei COPD sind diese Kombinationspräparate mit Einschränkung geeignet. Sie kommen nur bei schwerer und sehr schwerer COPD (Grad III und IV) infrage, wenn trotz regelmäßiger Behandlung mit langwirkenden Beta-2-Sympathomimetika mehr als zwei akute Verschlimmerungen pro Jahr auftreten. In früheren COPD-Krankheitsstadien sind Glukokortikoide zum Inhalieren nicht angezeigt, da ihre therapeutische Wirksamkeit nicht ausreichend nachgewiesen ist.

ANWENDUNG

Sie inhalieren das Mittel zweimal täglich (morgens und abends), am besten vor dem Essen, dann werden Wirkstoffreste aus der Mundhöhle mit den Speisen entfernt. Wirken Glukokortikoide längere Zeit auf Mundhöhle und Rachen ein, begünstigen sie das Wachstum von Pilzen. Das lässt sich verhindern, indem Sie den Mund nach dem Inhalieren gründlich mit Wasser ausspülen beziehungsweise damit gurgeln, um auch den Rachen von Wirkstoffresten zu säubern.

Alle weiteren Angaben finden Sie unter den Stichworten „Beta-2-Sympathomimetika zum Inhalieren" (→ Seite 262) und „Glukokortikoide zum Inhalieren" (→ Seite 265).

Zusätzlich ist zu beachten:

ACHTUNG

Wenn Ihre Leber nur eingeschränkt arbeitet, ist davon auszugehen, dass sich die Wirkstoffe im Blut anreichern, weil sie über die Leber abgebaut werden. Der Arzt sollte deshalb zumindest bei Beginn der Behandlung genau kontrollieren, ob die Dosierung tatsächlich den individuellen Erfordernissen entspricht.

HINWEISE

Für Kinder unter 14 Jahren

atmadisc, Viani: Diese Mittel können Kindern ab vier Jahren gegeben werden. Für sie stehen spezielle Zubereitungen zur Verfügung.

Symbicort: Das Mittel kann Kindern ab sechs Jahren gegeben werden.

Für Schwangerschaft und Stillzeit

Bevor diese Mittel auch in Schwangerschaft und Stillzeit angewendet werden, sollte der Arzt Nutzen und Risiken sorgfältig abwägen. Wenn sich der Einsatz dieser Kombinationspräparate empfiehlt, sollte die niedrigstmögliche Dosis gewählt werden, bei der das Asthma bestmöglich unter Kontrolle ist.

Die Deutsche Atemwegsliga empfiehlt, in Schwangerschaft und Stillzeit vorwiegend kurzwirkende Beta-2-Sympathomimetika bei Bedarf sowie als Dauermedikament ein bewährtes Glukokortikoid zum Inhalieren einzusetzen, zum Beispiel Beclometason oder Budesonid.

Kombination: Beta-2-Sympathomimetikum + Mastzellstabilisator zum Inhalieren

Reproterol + Cromoglizinsäure

AARANE, Allergospasmin

In diesen Mitteln ist das kurzwirkende Beta-2-Sympathomimetikum Reproterol mit dem Mastzellstabilisator Cromoglizinsäure kombiniert. Diese Kombination ist nicht sinnvoll, weil Reproterol nur bedarfsweise angewendet werden soll, Cromoglizinsäure aber dauerhaft. Hinzu kommt, dass Cromoglizinsäure bei Asthma, insbesondere bei Erwachsenen, einen eher zweifelhaften Nutzen hat. Die Mittel sind bei Asthma deshalb wenig geeignet.

ANWENDUNG

Gemäß Beipackzettel inhalieren Sie viermal täglich zwei Hübe aus dem Dosieraerosol. Mehr als sechzehn Hübe täglich sollten Sie nicht inhalieren, da mit höheren Dosierungen keine besseren Effekte, wohl aber vermehrt unerwünschte Wirkungen zu erwarten sind.

Alle weiteren Angaben finden Sie unter „Beta-2-Sympathomimetika zum Inhalieren" (→ Seite 262) sowie „Mastzellstabilisatoren" (→ Seite 267).

Zusätzlich ist zu beachten:

HINWEISE

Für Schwangerschaft und Stillzeit

In Schwangerschaft und Stillzeit sollte der Arzt Nutzen und Risiken der Anwendung dieser Mittel besonders sorgfältig abwägen.

Kombination: Beta-2-Sympathomimetikum + sekretlösendes Mittel zum Einnehmen

Clenbuterol + Ambroxol

Spasmo-Mucosolvan

Die Kombination des Beta-2-Sympathomimetikums Clenbuterol mit dem schleimlösenden Wirkstoff Ambroxol ist nicht sinnvoll, weil die therapeutische Wirksamkeit von Ambroxol nicht ausreichend nachgewiesen ist und Beta-2-Sympathomimetika besser inhaliert als geschluckt werden sollen. Das Mittel gilt sowohl zur Behandlung von Asthma als auch von COPD als „wenig geeignet".

Anwendung

Gemäß Beipackzettel nehmen Sie Saft, Tropfen oder Tabletten zweimal täglich ein.
Alle weiteren Angaben finden Sie bei „Beta-2-Sympathomimetika zum Einnehmen" (→ Seite 260). Zusätzlich ist zu beachten:

Unerwünschte Wirkungen

▶ **Keine Maßnahmen erforderlich**
Übelkeit, Erbrechen, Durchfall (bei weniger als 1 von 100 Behandelten).

▶ **Muss beobachtet werden**
Wenn die Haut sich verstärkt rötet und juckt, reagieren Sie vermutlich allergisch auf das Mittel. Bei solchen Hauterscheinungen (→ Seite 14) sollten Sie einen Arzt aufsuchen.

▶ **Sofort zum Arzt**
Wenn starker Hautausschlag, Juckreiz, Herzrasen, Atemnot, Schwäche und Schwindel auftreten, müssen Sie die Anwendung sofort abbrechen und unverzüglich den Notarzt (Telefon 112) rufen, weil es sich um eine lebensbedrohliche Allergie (→ Seite 14) handeln kann.

Asthma, Chronisch obstruktive Bronchitis

Handelsname Darreichungsform	Zusammensetzung pro 1 ml/1 g oder wie angegeben bzw. pro abgeteilte Einheit	Kleinste Packungsgröße	Festbetrag in Euro	Packungspreis in Euro	Bewertung
AARANE N Rp Dosieraerosol	Reproterol-hydrochlorid 0,5 mg + Cromoglizinsäure-Dinatriumsalz 1 mg pro Sprühstoß	10 ml mit 200 Einzeldosen	41,63	41,63	**Wenig geeignet** bei Asthma, weil Reproterol nur bedarfsweise, Cromoglizinsäure aber dauerhaft angewendet werden soll. Außerdem ist Cromoglizinsäure bei Erwachsenen nur eingeschränkt nützlich. Nicht sinnvolle Kombination. → Seite 272
AeroBec N 50 µg Autohaler Rp	Beclometason-dipropionat 0,05 mg pro Sprühstoß	1 Stück mit 200 Einzeldosen	23,22	23,22	**Geeignet** bei Asthma zur Dauerbehandlung. → Seite 265
50 µg Dosieraerosol Rp	0,05 mg pro Sprühstoß	1 Stück mit 200 Einzeldosen	23,22	23,22	
100 µg Autohaler Rp	0,1 mg pro Sprühstoß	1 Stück mit 200 Einzeldosen	33,18	33,18	**Geeignet** bei Asthma zur Dauerbehandlung. **Mit Einschränkung geeignet** bei COPD zur Dauerbehandlung. Die therapeutische Wirksamkeit ist bisher nur bei Patienten mit schwerer und sehr schwerer COPD nachgewiesen, die trotz Anwendung langwirkender Sympathomimetika akute Verschlimmerungen im vergangenen Jahr aufwiesen. Der Behandlungserfolg ist regelmäßig zu kontrollieren. → Seite 265
100 µg Dosieraerosol Rp Dosieraerosol	0,1 mg pro Sprühstoß	1 Stück mit 200 Einzeldosen	33,18	33,18	

Hinweise zu den Tabellenspalten → Seite 28, zur Auswahl der Arzneimittel → Seite 23, zur Grundlage der Bewertung → Seiten 24, 27

Asthma, Chronisch obstruktive Bronchitis Fortsetzung

Handelsname Darreichungsform	Zusammensetzung pro 1 ml/1 g oder wie angegeben bzw. pro abgeteilte Einheit	Kleinste Packungsgröße	Festbetrag in Euro	Packungspreis in Euro	Bewertung
Hinweise zu den Tabellenspalten → Seite 28, zur Auswahl der Arzneimittel → Seite 23, zur Grundlage der Bewertung → Seiten 24, 27					
Aerobin mite 200 mg Rp *normo 300 mg Rp* *forte 400 mg Rp* Retardkapseln	**Theophyllin** 200 mg 300 mg 400 mg	20 Stück 20 Stück 20 Stück	11,85 12,50 13,08	11,85 12,50 13,08	**Mit Einschränkung geeignet** bei mittelschwerem bis schwerem Asthma zur Dauerbehandlung in Kombination mit Glukokortikoiden zum Inhalieren, wenn Glukokortikoide zum Inhalieren gemeinsam mit langwirkenden Beta-2-Sympathomimetika nicht ausreichend wirksam waren. Theophyllin ist schlechter verträglich. **Mit Einschränkun geeignet** bei mittelschwerer, schwerer und sehr schwerer COPD, wenn die Behandlung mit Anticholinergika und/oder Beta-2-Sympathomimetika nicht ausreichend wirksam war. Theophyllin ist schlechter verträglich. → Seite 26
Aerodur Turbohaler Rp Pulver zur Inhalation	**Terbutalinsulfat** 0,5 mg pro Sprühstoß	1 Stück mit 200 Einzeldosen	23,40	24,43	**Geeignet** bei Asthma und COPD zur bedarfsweisen Inhalation. **Geeignet** bei mittelgradiger, schwerer und sehr schwerer COPD zur Dauerbehandlung, wenn eine bedarfsweise Anwendung nicht ausreichend wirksam ist. → Seite 26
aeromax Dosier-Aerosol FCKW-frei Rp Dosieraerosol *aeromax Diskus Rp* Pulver zur Inhalation	**Salmeterol** 0,025 mg pro Sprühstoß 0,05 mg pro Einzeldosis	1 Stück mit 120 Einzeldosen 1 Stück mit 60 Einzeldosen		62,34 62,34	**Geeignet** bei mittelschwerem Asthma zur Dauerbehandlung nur in Kombination mit Glukokortikoiden zum Inhalieren, wenn diese nicht ausreichend wirksam waren. Um die Langzeitverträglichkeit langwirkender Beta-2-Sympathomimetika abschließend zu beurteilen, bedarf es weiterer Studien. Nicht anzuwenden beim akuten Asthmaanfall. **Geeignet** bei mittelgradiger, schwerer und sehr schwerer COPD zur Dauerbehandlung. → Seite 2
Afonilum retard mite Rp *Afonilum retard Rp* *Afonilum retard forte Rp* Retardkapseln *Afonilum Bio-R Rp* Retardkapseln (grün für den Tag) und Retardkapseln (blau für die Nacht)	**Theophyllin** 125 mg 250 mg 375 mg 250 mg und 375 mg	20 Stück 20 Stück 20 Stück 10 Stück und 10 Stück	11,27 12,19 12,94 12,58	11,27 12,17 12,94 12,58	**Mit Einschränkung geeignet** bei mittelschwerem bis schwerem Asthma zur Dauerbehandlung in Kombination mit Glukokortikoiden zum Inhalieren, wenn Glukokortikoide zum Inhalieren gemeinsam mit langwirkenden Beta-2-Sympathomimetika nicht ausreichend wirksam waren. Theophyllin ist schlechter verträglich. **Mit Einschränku geeignet** bei mittelschwerer, schwerer und sehr schwerer COPD, wenn die Behandlung mit Anticholinergika und/oder Beta-2-Sympathomimetika nicht ausreichend wirksam war. Theophyllin ist schlechter verträglich. → Seite 2
Allergospasmin N Rp Dosieraerosol	**Reproterol-hydrochlorid** 0,5 mg + **Cromoglizinsäure-Dinatriumsalz** 1 mg pro Sprühstoß	10 ml mit 200 Einzeldosen	41,63	41,63	**Wenig geeignet** bei Asthma, weil Repr terol nur bedarfsweise, Cromoglizinsä aber dauerhaft angewendet werden s Außerdem ist Cromoglizinsäure bei Erwachsenen nur eingeschränkt nützli Nicht sinnvolle Kombination. → Seite

Asthma, Chronisch obstruktive Bronchitis Fortsetzung

Handelsname Darreichungsform	Zusammensetzung pro 1 ml/1 g oder wie angegeben bzw. pro abgeteilte Einheit	Kleinste Packungsgröße	Festbetrag in Euro	Packungspreis in Euro	Bewertung
Hinweise zu den Tabellenspalten → Seite 28, zur Auswahl der Arzneimittel → Seite 23, zur Grundlage der Bewertung → Seiten 24, 27					
Aminophyllin 125 Rp Tabletten	**Aminophyllin** 125 mg	100 Stück	22,04	22,04	**Wenig geeignet** bei Asthma und COPD. Aminophyllin besteht aus Ethylendiamin und Theophyllin. Ethylendiamin trägt zur Wirksamkeit nichts bei, kann aber unerwünschte Wirkungen hervorrufen. → Seite 269
Apsomol N Rp Dosieraerosol	**Salbutamol** 0,1 mg pro Sprühstoß	1 Stück mit 200 Einzeldosen		14,83	**Geeignet** bei Asthma und COPD zur bedarfsweisen Inhalation. **Geeignet** bei mittelgradiger, schwerer und sehr schwerer COPD zur Dauerbehandlung, wenn eine bedarfsweise Anwendung nicht ausreichend wirksam ist. → Seite 262
Asmanex Twisthaler 200 Mikrogramm Rp	**Mometasonfuroat** 0,2 mg pro Einzeldosis	1 Stück	15,91	31,26	**Geeignet** bei Asthma zur Dauerbehandlung. → Seite 265
400 Mikrogramm Rp Pulver zur Inhalation	0,4 mg pro Einzeldosis	1 Stück	19,42	41,67	
atemur 125 µg Dosier-Aerosol FCKW-frei Rp	**Fluticason-17-propionat** 0,125 mg pro Sprühstoß	1 Stück mit 120 Einzeldosen	22,65	30,42	**Geeignet** bei Asthma zur Dauerbehandlung. → Seite 265
mite 50 Dosier-Aerosol FCKW-frei Rp Dosieraerosol	0,05 mg pro Einzeldosis	1 Stück mit 120 Einzeldosen	16,96	21,35	
atemur junior 50 Diskus Rp	0,05 mg pro Einzeldosis	1 Stück mit 60 Einzeldosen	13,77	16,23	
mite 100 Diskus Rp Pulver zur Inhalation	0,1 mg pro Einzeldosis	1 Stück mit 60 Einzeldosen	16,23	20,18	
atemur forte 250 µg Dosier-Aerosol FCKW-frei Rp Dosieraerosol	0,25 mg pro Sprühstoß	1 Stück mit 120 Einzeldosen	31,43	44,46	**Geeignet** bei Asthma zur Dauerbehandlung. **Mit Einschränkung geeignet** bei COPD zur Dauerbehandlung. Die therapeutische Wirksamkeit ist bisher nur bei Patienten mit schwerer und sehr schwerer COPD nachgewiesen, die trotz Anwendung langwirkender Sympathomimetika akute Verschlimmerungen im vergangenen Jahr aufwiesen. Der Behandlungserfolg ist regelmäßig zu kontrollieren. → Seite 265
atemur 250 Diskus Rp	0,25 mg pro Einzeldosis	1 Stück mit 60 Einzeldosen	21,92	29,26	
forte 500 Diskus Rp Pulver zur Inhalation	0,5 mg pro Einzeldosis	1 Stück mit 60 Einzeldosen	29,29	41,02	
atmadisk mite Dosier-Aerosol FCKW-frei 25 µg/50 µg Rp	**Salmeterolxinafoat** 0,025 mg **+ Fluticason-17-propionat** 0,05 mg pro Sprühstoß	1 Stück mit 120 Einzeldosen		54,26	**Geeignet** bei Asthma, wenn nach der Ersteinstellung mit den Einzelsubstanzen eine Dauerbehandlung mit einem Glukokortikoid und einem langwirkenden Beta-2-Sympathomimetikum zum Inhalieren nötig ist und die Dosierung des Kombinationsmittels den klinischen Anforderungen entspricht. → Seite 271
atmadisk Dosier-Aerosol FCKW-frei 25 µg/125 µg Rp	**Salmeterolxinafoat** 0,025 mg **+ Fluticason-17-propionat** 0,125 mg pro Sprühstoß	1 Stück mit 120 Einzeldosen		77,81	
atmadisk forte Dosier-Aerosol FCKW-frei 25 µg/250 µg Rp Dosieraerosol	**Salmeterolxinafoat** 0,025 mg **+ Fluticason-17-propionat** 0,25 mg pro Sprühstoß	1 Stück mit 120 Einzeldosen		117,94	

►

Asthma, Chronisch obstruktive Bronchitis Fortsetzung

Handelsname Darreichungsform	Zusammensetzung pro 1 ml/1 g oder wie angegeben bzw. pro abgeteilte Einheit	Kleinste Packungsgröße	Festbetrag in Euro	Packungspreis in Euro	Bewertung
atmadisk mite 50 µg/100 µg Diskus Rp	**Salmeterolxinafoat** 0,05 mg + **Fluticason-17-propionat** 0,1 mg pro Einzeldosis	1 Stück mit 60 Einzeldosen		54,26	**Geeignet** bei Asthma, wenn nach der Ersteinstellung mit den Einzelsubstanze eine Dauerbehandlung mit einem Glukokortikoid und einem langwirkenden Beta-2-Sympathomimetikum zum Inhalieren nötig ist und die Dosierung des Kombinationsmittels den klinischen Anforderungen entspricht. **Mit Einschränkung geeignet** bei COPD zur Da erbehandlung. Eine therapeutische Wir samkeit wurde bisher nur bei Patiente mit schwerer oder sehr schwerer COPD nachgewiesen, die trotz Behandlung m langwirkenden Beta-2-Sympathomimetika akute Verschlimmerungen im vorhergehenden Jahr aufwiesen. Die fixe Kombination ist nur sinnvoll, wenn Dosierung der Einzelwirkstoffe den ind viduellen Erfordernissen entspricht. → Seite 2
50 µg/250 µg Diskus Rp	**Salmeterolxinafoat** 0,05 mg + **Fluticason-17-propionat** 0,25 mg pro Einzeldosis	1 Stück mit 60 Einzeldosen		77,81	
forte 50 µg/500 µg Diskus Rp Pulver zur Inhalation	**Salmeterolxinafoat** 0,05 mg + **Fluticason-17-propionat** 0,5 mg pro Einzeldosis	1 Stück mit 60 Einzeldosen		117,94	
Atrovent N Dosier-Aerosol Rp Dosieraerosol	**Ipratropiumbromid** 0,02 mg pro Sprühstoß	10 ml mit 200 Einzeldosen		28,96	**Geeignet** bei COPD zur bedarfsweisen Inhalation sowie bei mittelgradiger, schwerer und sehr schwerer COPD zur Dauerbehandlung, wenn die bedarfsweise Anwendung nicht ausreichend wirksam ist. **Mit Einschränkung geeign** bei leichtem Asthma zur bedarfsweise Inhalation, wenn der Einsatz von Beta Sympathomimetika nicht möglich ist. Das Mittel wirkt langsamer und schwä cher als Beta-2-Sympathomimetika. **M Einschränkung geeignet** bei akuter Ve schlimmerung des Asthmas zur zusätz chen bedarfsweisen Inhalation, wenn Anwendung von einem Beta-2-Sympathomimetikum allein nicht ausreichen war. Das Mittel muss dann hoch dosi verabreicht werden. → Seite
Atrovent Inhaletten Rp Inhalationskapseln	0,2 mg	100 Stück		45,32	
Atrovent Inhaletten mit Inhalator Rp Inhalationskapseln und Inhalator	0,2 mg	1 Stück mit 50 Stück		45,07	
Atrovent 250 µg/2 ml Fertiginhalat Rp	0,25 mg pro 2 ml	50 x 2 ml		37,91	
500 µg/2 ml Fertiginhalat Rp	0,5 mg pro 2 ml	50 x 2 ml		50,58	
Atrovent LS Rp Inhalationslösung	0,025 mg pro Sprühstoß	20 ml		17,67	
Bambec Rp Tabletten	**Bambuterol-hydrochlorid** 10 mg	20 Stück	19,92	19,92	**Wenig geeignet** bei Asthma und COPD zur Dauerbehandlung. Es besteht ein höheres Risiko für unerwünschte Wirkungen als bei Mitteln zum Inhalieren Allenfalls anwendbar bei Patienten, di nicht inhalieren können. → Seite 2
BecloHEXAL Easyhaler 0,1 mg/Dosis Rp	**Beclometason-dipropionat** 0,1 mg pro Einzeldosis	1 Stück	33,18	32,07	**Geeignet** bei Asthma zur Dauerbehandlung. → Seite
0,2 mg/Dosis Rp	0,2 mg pro Einzeldosis	1 Stück	45,85	38,13	
0,4 mg/Dosis Rp Pulver zur Inhalation	0,4 mg pro Einzeldosis	1 Stück	42,91	38,13	
Beclometason-ratiopharm 0,05 mg Dosieraerosol Rp	**Beclometason-dipropionat** 0,05 mg pro Einzeldosis	1 Stück	23,22	19,15	**Geeignet** bei Asthma zur Dauerbehandlung. **Mit Einschränkung geeignet** bei COPD zur Dauerbehandlung. Die ther peutische Wirksamkeit ist bisher nur Patienten mit schwerer und sehr schwerer COPD nachgewiesen, die tro Anwendung langwirkender Sympatho metika akute Verschlimmerungen im gangenen Jahr aufwiesen. Der Behan lungserfolg ist regelmäßig zu kontrol lieren. → Seite
0,1 mg Dosieraerosol Rp	0,1 mg pro Einzeldosis	1 Stück	33,18	26,11	
0,2 mg Dosieraerosol Rp	0,2 mg pro Einzeldosis	1 Stück	45,85	34,99	
0,25 mg Dosieraerosol Rp Dosieraerosol	0,25 mg pro Einzeldosis	1 Stück	51,42	38,89	

Hinweise zu den Tabellenspalten → Seite 28, zur Auswahl der Arzneimittel → Seite 23, zur Grundlage der Bewertung → Seiten 24, 27

Asthma, Chronisch obstruktive Bronchitis Fortsetzung

Handelsname Darreichungsform	Zusammensetzung pro 1 ml/1 g oder wie angegeben bzw. pro abgeteilte Einheit	Kleinste Packungsgröße	Festbetrag in Euro	Packungspreis in Euro	Bewertung
Hinweise zu den Tabellenspalten → Seite 28, zur Auswahl der Arzneimittel → Seite 23, zur Grundlage der Bewertung → Seiten 24, 27					
Berodual N Dosier-Aerosol Rp Dosieraerosol	**Fenoterol-hydrobromid** 0,05 mg **+ Ipratropiumbromid** 0,02 mg pro Sprühstoß	10 ml mit 200 Einzeldosen		28,87	**Mit Einschränkung geeignet** bei Asthma zur bedarfsweisen Inhalation, wenn die Anwendung von einem Beta-2-Sympathomimetikum allein nicht ausreichend war und die Dosierung der Einzelkomponenten den persönlichen Anforderungen entspricht. Durch die fixe Kombination kann sich die Gefahr unerwünschter Wirkungen am Herzen erhöhen, wenn die für einen zusätzlichen Nutzen erforderliche hohe Dosierung des Anticholinergikums erreicht werden soll. Die individuelle Dosierung der einzelnen Wirkstoffe ist vorzuziehen. **Wenig geeignet** bei Asthma zur Dauerbehandlung. Es besteht kein Vorteil gegenüber der bedarfsweisen Anwendung, stattdessen steigen die Risiken unerwünschter Wirkungen bei Dauereinsatz an. **Geeignet** bei leichteren Formen der COPD, wenn die alleinige Gabe eines Beta-2-Sympathomimetikums oder eines Anticholinergikums nicht ausreichend wirksam war und die Dosierung der Einzelkomponenten den individuellen klinischen Anforderungen entspricht. → Seite 270
Berodual Inhaletten Rp Inhalationskapseln	**Fenoterol-hydrobromid** 0,1 mg **+ Ipratropiumbromid** 0,04 mg	100 Stück		47,58	
Berodual Inhaletten + Inhalator M Rp Inhalationskapseln und Inhalator	**Fenoterol-hydrobromid** 0,1 mg **+ Ipratropiumbromid** 0,04 mg	50 Stück		44,82	
Berodual LS Rp	**Fenoterol-hydrobromid** 0,05 mg **+ Ipratropiumbromid** 0,025 mg pro Sprühstoß	20 ml		18,15	
Berodual Respimat Rp Inhalationslösung	**Fenoterol-hydrobromid** 0,05 mg **+ Ipratropiumbromid** 0,02 mg pro Sprühstoß	4,5 ml		35,90	
Berotec N 100 µg Dosier-Aerosol Rp Dosieraerosol	**Fenoterol-hydrobromid** 0,1 mg pro Sprühstoß	10 ml mit 200 Einzeldosen		16,65	**Geeignet** bei Asthma und COPD zur bedarfsweisen Inhalation. **Geeignet** bei mittelgradiger, schwerer und sehr schwerer COPD zur Dauerbehandlung, wenn eine bedarfsweise Anwendung nicht ausreichend wirksam ist. → Seite 262
Bricanyl Elixir Rp Lösung	**Terbutalinsulfat** 1,5 mg pro 5 ml *Enthält 0,25% Alkohol*	100 ml	12,46	12,46	**Wenig geeignet** bei Asthma und COPD zur Dauerbehandlung. Es besteht ein höheres Risiko für unerwünschte Wirkungen als bei Mitteln zum Inhalieren. Allenfalls anwendbar bei Patienten, die nicht inhalieren können. → Seite 260
Bricanyl-Duriles Rp Retardtabletten	7,5 mg	50 Stück	19,98	19,98	
Bronchocort novo 100 Rp Dosieraerosol	**Beclometason-dipropionat** 0,1 mg pro Sprühstoß	10 ml mit 200 Einzeldosen	33,18	33,18	**Geeignet** bei Asthma zur Dauerbehandlung. **Mit Einschränkung geeignet** bei COPD zur Dauerbehandlung. Die therapeutische Wirksamkeit ist bisher nur bei Patienten mit schwerer und sehr schwerer COPD nachgewiesen, die trotz Anwendung langwirkender Sympathomimetika akute Verschlimmerungen im vergangenen Jahr aufwiesen. Der Behandlungserfolg ist regelmäßig zu kontrollieren. → Seite 265

Asthma, Chronisch obstruktive Bronchitis Fortsetzung

Handelsname Darreichungsform	Zusammensetzung pro 1 ml/1 g oder wie angegeben bzw. pro abgeteilte Einheit	Kleinste Packungsgröße	Festbetrag in Euro	Packungspreis in Euro	Bewertung

Hinweise zu den Tabellenspalten → Seite 28, zur Auswahl der Arzneimittel → Seite 23, zur Grundlage der Bewertung → Seiten 24, 27

Handelsname Darreichungsform	Zusammensetzung pro 1 ml/1 g oder wie angegeben bzw. pro abgeteilte Einheit	Kleinste Packungsgröße	Festbetrag in Euro	Packungspreis in Euro	Bewertung
Bronchoretard 100 junior Rp	**Theophyllin** 100 mg	20 Stück	11,04	11,04	**Mit Einschränkung geeignet** bei mittelschwerem bis schwerem Asthma zur Dauerbehandlung in Kombination mit Glukokortikoiden zum Inhalieren, wenn Glukokortikoide zum Inhalieren gemeinsam mit langwirkenden Beta-2-Sympathomimetika nicht ausreichend wirksam waren. Theophyllin ist schlechter verträglich. **Mit Einschränkung geeignet** bei mittelschwerer, schwerer und sehr schwerer COPD, wenn die Behandlung mit Anticholinergika und/oder Beta-2-Sympathomimetika nicht ausreichend wirksam war. Theophyllin ist schlechter verträglich. → Seite 26
200 mite Rp	200 mg	20 Stück	11,85	11,85	
350 Rp	350 mg	20 Stück	12,80	12,80	
500 forte Rp Retardkapseln	500 mg	20 Stück	13,61	13,61	
Bronchoretard Tag 200/ Nacht 350 Rp Tag-Retardkapseln und Nacht-Retardkapseln	200 mg und 350 mg	10 Stück und 10 Stück	12,35	12,35	
Bronchospray Autohaler Rp Autohaler	**Salbutamol** 0,1 mg pro Sprühstoß	1 Stück mit 200 Einzeldosen		20,83	**Geeignet** bei Asthma und COPD zur bedarfsweisen Inhalation. **Geeignet** bei mittelgradiger, schwerer und sehr schwerer COPD zur Dauerbehandlung, wenn eine bedarfsweise Anwendung nicht ausreichend wirksam ist. → Seite 2
Bronchospray novo Rp Dosieraerosol	0,1 mg pro Sprühstoß	1 Stück mit 200 Einzeldosen		16,18	
Budecort 200 Novolizer Rp	**Budesonid** 0,2 mg pro Einzeldosis	1 Stück mit 100 Einzeldosen	25,74	25,74	**Geeignet** bei Asthma zur Dauerbehandlung. **Mit Einschränkung geeignet** bei COPD zur Dauerbehandlung. Die therapeutische Wirksamkeit ist bisher nur b Patienten mit schwerer und sehr schwerer COPD nachgewiesen, die trot Anwendung langwirkender Sympathor metika akute Verschlimmerungen im v gangenen Jahr aufwiesen. Der Behandlungserfolg ist regelmäßig zu kontrollieren. → Seite 2
400 Novolizer Rp Pulver zur Inhalation und Pulverinhalator	0,4 mg pro Einzeldosis	1 Stück mit 100 Einzeldosen	35,41	35,41	
Budes Easyhaler 0,1 mg/Dosis Rp	**Budesonid** 0,1 mg pro Einzeldosis	1 Stück mit 200 Einzeldosen	27,52	26,29	**Geeignet** bei Asthma zur Dauerbehandlung. → Seite 2
0,2 mg/Dosis Rp	0,2 mg pro Einzeldosis	1 Stück mit 200 Einzeldosen	38,23	29,65	
0,4 mg/Dosis Rp Pulver zur Inhalation	0,4 mg pro Einzeldosis	1 Stück mit 100 Einzeldosen	35,41	29,65	
Budes N 0,2 mg/Dosis Rp Dosieraerosol	0,2 mg pro Einzeldosis	1 Stück mit 200 Einzeldosen	38,23	29,65	**Geeignet** bei Asthma zur Dauerbehanlung. **Mit Einschränkung geeignet** bei COPD zur Dauerbehandlung. Die ther. peutische Wirksamkeit ist bisher nur Patienten mit schwerer und sehr schwerer COPD nachgewiesen, die trc Anwendung langwirkender Sympathc metika akute Verschlimmerungen im v gangenen Jahr aufwiesen. Der Behanlungserfolg ist regelmäßig zu kontrolieren. → Seite

Asthma, Chronisch obstruktive Bronchitis Fortsetzung

Handelsname Darreichungsform	Zusammensetzung pro 1 ml/1 g oder wie angegeben bzw. pro abgeteilte Einheit	Kleinste Packungsgröße	Festbetrag in Euro	Packungspreis in Euro	Bewertung
Budesonid-CT Inhaler Nachfüllpackung Rp Tablette für Pulver zur Inhalation	**Budesonid** 0,2 mg pro Einzeldosis	200 Einzeldosen		29,92	**Geeignet** bei Asthma zur Dauerbehandlung. **Mit Einschränkung geeignet** bei COPD zur Dauerbehandlung. Die therapeutische Wirksamkeit ist bisher nur bei Patienten mit schwerer und sehr schwerer COPD nachgewiesen, die trotz Anwendung langwirkender Sympathomimetika akute Verschlimmerungen im vergangenen Jahr aufwiesen. Der Behandlungserfolg ist regelmäßig zu kontrollieren. → Seite 265
Budesonid-CT Startset Rp Tablette für Pulver zur Inhalation und Pulvergenerator	0,2 mg pro Einzeldosis	1 Stück mit 200 Einzeldosen		38,23	
Budesonid-ratiopharm Auto-Jethaler Rp Nachfüllpackung mit Pulver zur Inhalation	**Budesonid** 0,2 mg pro Einzeldosis	200 Einzeldosen		29,65	**Geeignet** bei Asthma zur Dauerbehandlung. **Mit Einschränkung geeignet** bei COPD zur Dauerbehandlung. Die therapeutische Wirksamkeit ist bisher nur bei Patienten mit schwerer und sehr schwerer COPD nachgewiesen, die trotz Anwendung langwirkender Sympathomimetika akute Verschlimmerungen im vergangenen Jahr aufwiesen. Der Behandlungserfolg ist regelmäßig zu kontrollieren. → Seite 265
Budesonid-ratiopharm Auto-Jethaler Starterset Rp Tablette für Pulver zur Inhalation und Pulvergenerator	0,2 mg pro Einzeldosis	1 Stück mit 200 Einzeldosen		38,23	
Budiair FCKW-frei 0,2 mg Druckgasinhalation Rp Dosieraerosol	**Budesonid** 0,2 mg pro Einzeldosis	1 Stück mit 200 Einzeldosen	38,23	38,23	**Geeignet** bei Asthma zur Dauerbehandlung. **Mit Einschränkung geeignet** bei COPD zur Dauerbehandlung. Die therapeutische Wirksamkeit ist bisher nur bei Patienten mit schwerer und sehr schwerer COPD nachgewiesen, die trotz Anwendung langwirkender Sympathomimetika akute Verschlimmerungen im vergangenen Jahr aufwiesen. Der Behandlungserfolg ist regelmäßig zu kontrollieren. → Seite 265
Budiair FCKW-frei 0,2 mg Druckgasinhalation Rp Dosieraerosol und Jetspacer	0,2 mg pro Einzeldosis	1 Stück mit 200 Einzeldosen	38,23	38,23	
CYCLOCAPS Budesonid 200 µg Rp *400 µg* Rp Inhalationskapseln und Cyclohaler	**Budesonid** 0,2 mg pro Einzeldosis 0,4 mg pro Einzeldosis	60 Stück 60 Stück	20,21 26,51	20,19 26,51	**Geeignet** bei Asthma zur Dauerbehandlung. **Mit Einschränkung geeignet** bei COPD zur Dauerbehandlung. Die therapeutische Wirksamkeit ist bisher nur bei Patienten mit schwerer und sehr schwerer COPD nachgewiesen, die trotz Anwendung langwirkender Sympathomimetika akute Verschlimmerungen im vergangenen Jahr aufwiesen. Der Behandlungserfolg ist regelmäßig zu kontrollieren. → Seite 265
DNCG Stada Inhalat Inhalationslösung	**Cromoglizinsäure-Dinatriumsalz** 20 mg	50 Stück	21,96	22,50	**Wenig geeignet** bei Asthma zur Daueranwendung im Erwachsenenalter. Glukokortikoide zum Inhalieren sind vorzuziehen. Allenfalls zur Vorbeugung bei Anstrengungsasthma und bei leichtem Asthma im Kindesalter. → Seite 267
Epaq Dosieraerosol Rp Dosieraerosol	**Salbutamol** 0,1 mg pro Einzeldosis	1 Stück mit 200 Einzeldosen		15,54	**Geeignet** bei Asthma und COPD zur bedarfsweisen Inhalation. **Geeignet** bei mittelgradiger, schwerer und sehr schwerer COPD zur Dauerbehandlung, wenn eine bedarfsweise Anwendung nicht ausreichend wirksam ist. → Seite 262

Hinweise zu den Tabellenspalten → Seite 28, zur Auswahl der Arzneimittel → Seite 23, zur Grundlage der Bewertung → Seiten 24, 27

Asthma, Chronisch obstruktive Bronchitis Fortsetzung

Handelsname Darreichungsform	Zusammensetzung pro 1 ml/1 g oder wie angegeben bzw. pro abgeteilte Einheit	Kleinste Packungsgröße	Festbetrag in Euro	Packungspreis in Euro	Bewertung
Euphylong 125 Rp *200* Rp *250* Rp *300* Rp *375* Rp *500* Rp Retardkapseln	**Theophyllin** 125 mg 200 mg 250 mg 300 mg 375 mg 500 mg	20 Stück 100 Stück 20 Stück 100 Stück 20 Stück 100 Stück	11,27 19,33 12,19 22,21 12,94 27,10	11,27 19,31 12,17 22,21 12,94 27,10	**Mit Einschränkung geeignet** bei mittelschwerem bis schwerem Asthma zur Dauerbehandlung in Kombination mit Glukokortikoiden zum Inhalieren, wenn Glukokortikoide zum Inhalieren gemeinsam mit langwirkenden Beta-2-Sympathomimetika nicht ausreichend wirksam waren. Theophyllin ist schlechter verträglich. **Mit Einschränkung geeignet** bei mittelschwerer, schwerer und sehr schwerer COPD, wenn die Behandlung mit Anticholinergika und/oder Beta-2-Sympathomimetika nicht ausreichend wirksam war. Theophyllin ist schlechter verträglich. → Seite 26
Flutide 125 µg Dosier-Aerosol FCKW-frei Rp	**Fluticasonpropionat** 0,125 mg pro Sprühstoß	1 Stück mit 120 Einzeldosen	22,65	30,42	**Geeignet** bei Asthma zur Dauerbehandlung. → Seite 2
mite 50 Dosier-Aerosol FCKW-frei Rp Dosieraerosol	0,05 mg pro Sprühstoß	1 Stück mit 120 Einzeldosen	16,96	21,35	
Flutide Junior 50 Rotadisk Rp	0,05 mg pro Einzeldosis	1 Stück mit 60 Einzeldosen	13,77	16,23	
50 Diskus Rp	0,05 mg pro Einzeldosis	1 Stück mit 60 Einzeldosen	13,77	16,23	
Flutide mite 100 Diskus Rp Pulver zur Inhalation	0,1 mg pro Einzeldosis	1 Stück mit 60 Einzeldosen	16,23	20,18	
Flutide Junior 50 Rotadisk + Diskhaler Rp Pulver zur Inhalation und Diskhaler	0,05 mg pro Einzeldosis	1 Stück mit 60 Einzeldosen	13,77	16,23	
Flutide forte 250 µg Dosier-Aerosol FCKW-frei Rp Dosieraerosol	0,25 mg pro Sprühstoß	1 Stück mit 120 Einzeldosen	31,43	44,46	**Geeignet** bei Asthma zur Dauerbehandlung. **Mit Einschränkung geeignet** bei COPD zur Dauerbehandlung. Die therapeutische Wirksamkeit ist bisher nur bei Patienten mit schwerer und sehr schwerer COPD nachgewiesen, die trotz Anwendung langwirkender Sympathomimetika akute Verschlimmerungen im vorangegangenen Jahr aufwiesen. Der Behandlungserfolg ist regelmäßig zu kontrollieren. → Seite 2
Flutide 250 Rotadisk Rp	0,25 mg pro Einzeldosis	1 Stück mit 60 Einzeldosen	21,92	29,26	
250 Diskus Rp	0,25 mg pro Einzeldosis	1 Stück mit 60 Einzeldosen	21,92	29,26	
forte 500 Diskus Rp Pulver zur Inhalation	0,5 mg pro Einzeldosis	1 Stück mit 60 Einzeldosen	29,29	41,02	
Flutide 250 Rotadisk + Diskhaler Rp Pulver zur Inhalation und Diskhaler	0,25 mg pro Einzeldosis	1 Stück mit 60 Einzeldosen	21,92	29,26	

Hinweise zu den Tabellenspalten → Seite 28, zur Auswahl der Arzneimittel → Seite 23, zur Grundlage der Bewertung → Seiten 24, 27

Asthma, Chronisch obstruktive Bronchitis Fortsetzung

Handelsname Darreichungsform	Zusammensetzung pro 1 ml/1 g oder wie angegeben bzw. pro abgeteilte Einheit	Kleinste Packungsgröße	Festbetrag in Euro	Packungspreis in Euro	Bewertung

Hinweise zu den Tabellenspalten → Seite 28, zur Auswahl der Arzneimittel → Seite 23, zur Grundlage der Bewertung → Seiten 24, 27

Handelsname Darreichungsform	Zusammensetzung pro 1 ml/1 g oder wie angegeben bzw. pro abgeteilte Einheit	Kleinste Packungsgröße	Festbetrag in Euro	Packungspreis in Euro	Bewertung
Foradil Spray FCKW-frei 12 µg Rp Dosieraerosol	**Formoterolfumarat** 0,012 mg pro Sprühstoß	1 Stück mit 100 Einzeldosen		70,64	**Geeignet** bei mittelschwerem Asthma zur Dauerbehandlung nur in Kombination mit Glukokortikoiden zum Inhalieren, wenn diese nicht ausreichend wirksam waren. Um die Langzeitverträglichkeit langwirkender Beta-2-Sympathomimetika abschließend zu beurteilen, bedarf es weiterer Studien. **Geeignet** bei mittelgradiger, schwerer und sehr schwerer COPD zur Dauerbehandlung. → Seite 262
Foradil P Rp Kapseln zum Inhalieren und Inhalator	0,012 mg	60 Stück		53,40	
Junik junior Autohaler 50 µg Rp	**Beclometason-dipropionat** 0,05 mg pro Sprühstoß	5 ml mit 100 Einzeldosen	17,29	17,29	**Geeignet** bei Asthma zur Dauerbehandlung. → Seite 265
Junik Dosieraerosol 100 µg Rp	0,1 mg pro Sprühstoß	5 ml mit 100 Einzeldosen	22,90	22,90	**Geeignet** bei Asthma zur Dauerbehandlung. **Mit Einschränkung geeignet** bei COPD zur Dauerbehandlung. Die therapeutische Wirksamkeit ist bisher nur bei Patienten mit schwerer und sehr schwerer COPD nachgewiesen, die trotz Anwendung langwirkender Sympathomimetika akute Verschlimmerungen im vergangenen Jahr aufwiesen. Der Behandlungserfolg ist regelmäßig zu kontrollieren. → Seite 265
Junik Autohaler Inhalationsgerät 100 µg Rp Aerosol	0,1 mg pro Sprühstoß	5 ml mit 100 Einzeldosen	22,90	22,90	
Loftan 4 mg Rp	**Salbutamol** 4 mg	20 Stück	14,60	14,60	**Wenig geeignet** bei Asthma und COPD zur Dauerbehandlung. Es besteht ein höheres Risiko für unerwünschte Wirkungen als bei Mitteln zum Inhalieren. Allenfalls anwendbar bei Patienten, die nicht inhalieren können. → Seite 260
8 mg Rp Retardtabletten	8 mg	20 Stück	14,66	14,66	
Miflonide 200 Mikrogramm Rp	**Budesonid** 0,23 mg	60 Stück	20,21	20,19	**Geeignet** bei Asthma zur Dauerbehandlung. → Seite 265
400 Mikrogramm Rp Kapseln zum Inhalieren und Inhalator	0,46 mg	60 Stück	26,51	26,51	
Novopulmon 200 Novolizer Rp	**Budesonid** 0,2 mg pro Einzeldosis	1 Stück mit 100 Einzeldosen	25,74	25,74	**Geeignet** bei Asthma zur Dauerbehandlung. **Mit Einschränkung geeignet** bei COPD zur Dauerbehandlung. Die therapeutische Wirksamkeit ist bisher nur bei Patienten mit schwerer und sehr schwerer COPD nachgewiesen, die trotz Anwendung langwirkender Sympathomimetika akute Verschlimmerungen im vergangenen Jahr aufwiesen. Der Behandlungserfolg ist regelmäßig zu kontrollieren. → Seite 265
400 Novolizer Rp Pulver zur Inhalation und Pulverinhalator	0,4 mg pro Einzeldosis	1 Stück mit 100 Einzeldosen	35,41	35,41	
Oxis Turbohaler 6 Mikrogramm Rp	**Formoterolfumarat** 0,006 mg pro Einzeldosis	1 Stück mit 60 Einzeldosen		39,29	**Geeignet** bei mittelschwerem Asthma zur Dauerbehandlung nur in Kombination mit Glukokortikoiden zum Inhalieren, wenn diese nicht ausreichend wirksam waren. Um die Langzeitverträglichkeit langwirkender Beta-2-Sympathomimetika abschließend zu beurteilen, bedarf es weiterer Studien. **Geeignet** bei mittelgradiger, schwerer und sehr schwerer COPD zur Dauerbehandlung. → Seite 262
12 Mikrogramm Rp Pulver zur Inhalation	0,012 mg pro Einzeldosis	1 Stück mit 60 Einzeldosen		48,83	

Asthma, Chronisch obstruktive Bronchitis Fortsetzung

Handelsname Darreichungsform	Zusammensetzung pro 1 ml/1 g oder wie angegeben bzw. pro abgeteilte Einheit	Kleinste Packungsgröße	Festbetrag in Euro	Packungspreis in Euro	Bewertung
Pädiamol *Rp* Ampullen	**Salbutamol** 1,25 mg pro 2,5 ml	50 Stück	23,34	22,86	**Geeignet** bei Asthma und COPD zur bedarfsweisen Inhalation. **Geeignet** bei mittelgradiger, schwerer und sehr schwerer COPD zur Dauerbehandlung, wenn eine bedarfsweise Anwendung nicht ausreichend wirksam ist. → Seite 26
Pädiamol *Rp* Inhalationslösung	5 mg (Konservierungsmittel: Parabene)	10 ml	12,71	12,58	
Pulmicort Turbohaler *Rp*	**Budesonid** 0,2 mg pro Sprühstoß	1 Stück mit 100 Einzeldosen	25,74	26,76	**Geeignet** bei Asthma zur Dauerbehandlung. **Mit Einschränkung geeignet** bei COPD zur Dauerbehandlung. Die therapeutische Wirksamkeit ist bisher nur bei Patienten mit schwerer und sehr schwerer COPD nachgewiesen, die trotz Anwendung langwirkender Sympathomimetika akute Verschlimmerungen im vergangenen Jahr aufwiesen. Der Behandlungserfolg ist regelmäßig zu kontrollieren. → Seite 2
400 µg *Rp* Pulver zur Inhalation	0,4 mg pro Sprühstoß	1 Stück mit 200 Einzeldosen	55,39	59,85	
Pulmicort 0,5 mg/2 ml Suspension *Rp*	0,5 mg pro 2 ml	20 x 2 ml		50,99	
1 mg/2 ml Suspension *Rp* Suspension für einen Vernebler	1 mg pro 2 ml	20 x 2 ml		67,26	
Salbuhexal Dosieraerosol *Rp* Dosieraerosol	**Salbutamol** 0,1 mg pro Sprühstoß	1 Stück mit 200 Einzeldosen		14,80	**Geeignet** bei Asthma und COPD zur bedarfsweisen Inhalation. **Geeignet** bei mittelgradiger, schwerer und sehr schwerer COPD zur Dauerbehandlung, wenn eine bedarfsweise Anwendung nicht ausreichend wirksam ist. → Seite 2
Salbuhexal Inhalationslösung *Rp*	5 mg	10 ml	12,71	11,78	
Salbuhexal Fertiginhalat *Rp* Inhalationslösung	1,25 mg pro 2,5 ml	50 x 2,5 ml	23,34	19,22	**Geeignet** bei Asthma zur bedarfsweisen Inhalation. **Geeignet** bei leichter COPD zur bedarfsweisen Inhalation sowie bei mittelgradiger, schwerer und sehr schwerer COPD zur Dauerbehandlung, wenn die bedarfsweise Anwendung nicht ausreichend wirksam war. → Seite 2
Salbulair N Autohaler *Rp*	**Salbutamol** 0,1 mg pro Sprühstoß	1 Stück mit 200 Einzeldosen		19,72	**Geeignet** bei Asthma und COPD zur bedarfsweisen Inhalation. **Geeignet** bei mittelgradiger, schwerer und sehr schwerer COPD zur Dauerbehandlung, wenn eine bedarfsweise Anwendung nicht ausreichend wirksam ist. → Seite 2
Salbulair N Dosieraerosol *Rp* Aerosol	0,1 mg pro Sprühstoß	1 Stück mit 200 Einzeldosen		15,54	
Salbulair N Easi-Breathe *Rp* Dosieraerosol	0,1 mg pro Sprühstoß	1 Stück mit 200 Einzeldosen		19,72	**Geeignet** bei Asthma zur bedarfsweisen Inhalation. → Seite 2
Salbutamol AL Inhalat *Rp* Inhalationslösung	**Salbutamol** 5 mg	10 ml	12,71	11,78	**Geeignet** bei Asthma und COPD zur bedarfsweisen Inhalation. **Geeignet** bei mittelgradiger, schwerer und sehr schwerer COPD zur Dauerbehandlung, wenn eine bedarfsweise Anwendung nicht ausreichend wirksam ist. → Seite 2

Hinweise zu den Tabellenspalten → Seite 28, zur Auswahl der Arzneimittel → Seite 23, zur Grundlage der Bewertung → Seiten 24, 27

Asthma, Chronisch obstruktive Bronchitis Fortsetzung

Handelsname Darreichungsform	Zusammensetzung pro 1 ml/1 g oder wie angegeben bzw. pro abgeteilte Einheit	Kleinste Packungsgröße	Festbetrag in Euro	Packungspreis in Euro	Bewertung

Hinweise zu den Tabellenspalten → Seite 28, zur Auswahl der Arzneimittel → Seite 23, zur Grundlage der Bewertung → Seiten 24, 27

Handelsname Darreichungsform	Zusammensetzung	Kleinste Packungsgröße	Festbetrag in Euro	Packungspreis in Euro	Bewertung
Salbutamol-CT Dosieraerosol Rp Dosieraerosol	**Salbutamol** 0,1 mg pro Einzeldosis	1 Stück		14,80	**Geeignet** bei Asthma und COPD zur bedarfsweisen Inhalation. **Geeignet** bei mittelgradiger, schwerer und sehr schwerer COPD zur Dauerbehandlung, wenn eine bedarfsweise Anwendung nicht ausreichend wirksam ist. → Seite 262
Salbutamol-ratiopharm N Dosieraerosol Rp Dosieraerosol	**Salbutamol** 0,1 mg pro Sprühstoß	1 Stück mit 200 Einzeldosen		14,83	**Geeignet** bei Asthma und COPD zur bedarfsweisen Inhalation. **Geeignet** bei mittelgradiger, schwerer und sehr schwerer COPD zur Dauerbehandlung, wenn eine bedarfsweise Anwendung nicht ausreichend wirksam ist. → Seite 262
Salbutamol-ratiopharm Fertiginhalat Rp Fertiginhalat	1,25 mg pro 2,5 ml	50 x 2,5 ml	23,34	19,22	
Salbutamol-ratiopharm Inhalationslösung Rp Inhalationslösung	5 mg	10 ml	12,71	11,78	
Salbutamol Sandoz 100 Mikrogramm Dosieraerosol Rp Dosieraerosol	**Salbutamol** 0,1 mg pro Einzeldosis	1 Stück		14,80	**Geeignet** bei Asthma und COPD zur bedarfsweisen Inhalation. **Geeignet** bei mittelgradiger, schwerer und sehr schwerer COPD zur Dauerbehandlung, wenn eine bedarfsweise Anwendung nicht ausreichend wirksam ist. → Seite 262
Salbutamol STADA N Dosieraerosol Rp Aerosol	**Salbutamol** 0,1 mg pro Sprühstoß	1 Stück mit 200 Einzeldosen		14,83	**Geeignet** bei Asthma und COPD zur bedarfsweisen Inhalation. **Geeignet** bei mittelgradiger, schwerer und sehr schwerer COPD zur Dauerbehandlung, wenn eine bedarfsweise Anwendung nicht ausreichend wirksam ist. → Seite 262
Salbutamol STADA Fertiginhalat Rp	1,25 mg pro 2,5 ml	50 Stück	23,34	19,22	
Salbutamol STADA Inhalat Rp Inhalationslösung	5 mg	10 ml	12,71	11,78	
Salbutamol Trom Fertiginhalat Rp Fertiginhalat	**Salbutamol** 1,25 mg pro 2,5 ml	50 x 2,5 ml	23,34	23,34	**Geeignet** bei Asthma und COPD zur bedarfsweisen Inhalation. **Geeignet** bei mittelgradiger, schwerer und sehr schwerer COPD zur Dauerbehandlung, wenn eine bedarfsweise Anwendung nicht ausreichend wirksam ist. → Seite 262
Salbutamol Trom Inhalationslösung Rp Inhalationslösung	5 mg	10 ml	12,71	12,71	
Sanasthmax 400 Mikrogramm/1 ml Suspension für einen Vernebler Rp Suspension	**Beclometason-dipropionat** 0,4 mg pro Einzeldosis	20 x 1 ml		36,21	**Geeignet** bei Asthma zur Dauerbehandlung. → Seite 265
Sanasthmax FCKW-frei Rp	0,25 mg pro Einzeldosis	1 Stück mit 200 Einzeldosen	51,42	51,42	**Geeignet** bei Asthma zur Dauerbehandlung. **Mit Einschränkung geeignet** bei COPD zur Dauerbehandlung. Die therapeutische Wirksamkeit ist bisher nur bei Patienten mit schwerer und sehr schwerer COPD nachgewiesen, die trotz Anwendung langwirkender Sympathomimetika akute Verschlimmerungen im vergangenen Jahr aufwiesen. Der Behandlungserfolg ist regelmäßig zu kontrollieren. → Seite 265
Sanasthmax 250 Mikrogramm Rp Dosieraerosol	0,25 mg pro Einzeldosis	1 Stück	51,42	51,42	
Sanasthmax JUNIOR 50 MIKROGRAMM Rp Dosierspray	0,05 mg pro Einzeldosis	1 Stück	23,22	23,22	

Asthma, Chronisch obstruktive Bronchitis Fortsetzung

Handelsname Darreichungsform	Zusammensetzung pro 1 ml/1 g oder wie angegeben bzw. pro abgeteilte Einheit	Kleinste Packungsgröße	Festbetrag in Euro	Packungspreis in Euro	Bewertung

Hinweise zu den Tabellenspalten → Seite 28, zur Auswahl der Arzneimittel → Seite 23, zur Grundlage der Bewertung → Seiten 24, 27

Sanasthmyl Rotadisk 200 µg Rp Pulver zur Inhalation	**Beclometason-dipropionat** 0,2 mg pro Einzeldosis	1 Stück mit 120 Einzeldosen	33,36	33,36	**Geeignet** bei Asthma zur Dauerbehan lung. **Mit Einschränkung geeignet** bei COPD zur Dauerbehandlung. Die ther peutische Wirksamkeit ist bisher nur Patienten mit schwerer und sehr schwerer COPD nachgewiesen, die trc Anwendung langwirkender Sympatho metika akute Verschlimmerungen im v gangenen Jahr aufwiesen. Der Behan lungserfolg ist regelmäßig zu kontrollieren. → Seite
Sanasthmyl Rotadisk 200 µg + Diskhaler Rp Pulver zur Inhalation und Diskhaler	0,2 mg pro Einzeldosis	1 Stück mit 120 Einzeldosen	33,36	33,36	
Serevent Dosier-Aerosol FCKW-frei Rp Dosieraerosol	**Salmeterol** 0,025 mg pro Einzeldosis	1 Stück mit 120 Einzeldosen		62,34	**Geeignet** bei mittelschwerem Asthma zur Dauerbehandlung nur in Kombination mit Glukokortikoiden zum Inhalieren, wenn diese nicht ausreichend wirksam waren. Um die Langzeitvertr lichkeit langwirkender Beta-2-Sympat mimetika abschließend zu beurteilen, bedarf es weiterer Studien. Nicht anz wenden beim akuten Asthmaanfall. **Geeignet** bei mittelgradiger, schwerer und sehr schwerer COPD zur Dauerbe handlung. → Seite
Serevent Diskus Rp Pulver zur Inhalation	0,05 mg pro Sprühstoß	1 Stück mit 60 Einzeldosen		62,34	
SINGULAIR mini 4 mg Granulat Rp Beutel	**Montelukast** 4 mg	20 Stück		62,94	**Mit Einschränkung geeignet** bei leicht bis mittelgradigem Asthma zur Dauer behandlung in Kombination mit Gluk kortikoiden zum Inhalieren, wenn die oder eine Kombination aus diesen un langwirkenden Beta-2-Sympathomime tika nicht ausreichend wirksam warer Der therapeutische Stellenwert ist no nicht ausreichend zu bestimmen. → Seite
SINGULAIR 10 mg Rp Filmtabletten	10 mg	20 Stück		47,60	
SINGULAIR mini 4 mg Rp *junior 5 mg* Rp Kautabletten	4 mg 5 mg	20 Stück 20 Stück		47,60 47,60	
Solosin Tropfen Rp Lösung	**Theophyllin** 104 mg (Konservierungsmittel: Parabene)	20 ml	12,57	12,57	**Mit Einschränkung geeignet** beim Ast maanfall, wenn kurz wirksame Beta-2 Symapthomimetika zum Inhalieren ni ausreichend wirksam sind. → Seite
Solosin retard mite Rp *Solosin retard* Rp Filmtabletten	135 mg 270 mg	20 Stück 20 Stück	11,34 12,33	11,34 12,33	**Mit Einschränkung geeignet** bei mitte schwerem bis schwerem Asthma zur Dauerbehandlung in Kombination mi Glukokortikoiden zum Inhalieren, wer Glukokortikoide zum Inhalieren gemeinsam mit langwirkenden Beta-2 Sympathomimetika nicht ausreichend wirksam waren. Theophyllin ist schlechter verträglich. **Mit Einschränku geeignet** bei mittelschwerer, schwere und sehr schwerer COPD, wenn die Behandlung mit Anticholinergika und/oder Beta-2-Sympathomimetika nicht ausreichend wirksam war. Theophyllin ist schlechter verträglich. → Seite
Spasmo-Mucosolvan Tropfen Rp Lösung	**Ambroxol-hydrochlorid** 7,5 mg + **Clenbuterol-hydrochlorid** 0,005 mg	50 ml		16,26	**Wenig geeignet** bei Asthma und COPI Die Einnahme von Beta-2-Sympathom metika als Tabletten wird in der Regel wenig zweckmäßig angesehen. Der Zusatz eines sekretlösenden Wirkstoff ist nicht sinnvoll. → Seite

Asthma, Chronisch obstruktive Bronchitis Fortsetzung

Hinweise zu den Tabellenspalten → Seite 28, zur Auswahl der Arzneimittel → Seite 23, zur Grundlage der Bewertung → Seiten 24, 27

Handelsname Darreichungsform	Zusammensetzung pro 1 ml/1 g oder wie angegeben bzw. pro abgeteilte Einheit	Kleinste Packungsgröße	Festbetrag in Euro	Packungspreis in Euro	Bewertung
Spasmo-Mucosolvan Saft Rp Saft	**Ambroxol-hydrochlorid** 7,5 mg + **Clenbuterol-hydrochlorid** 0,005 mg pro 5 ml	100 ml		16,56	**Wenig geeignet** bei Asthma und COPD. Die Einnahme von Beta-2-Sympathomimetika als Tabletten wird in der Regel als wenig zweckmäßig angesehen. Der Zusatz eines sekretlösenden Wirkstoffs ist nicht sinnvoll. → Seite 273
Spasmo-Mucosolvan Rp Tabletten	**Ambroxol-hydrochlorid** 30 mg + **Clenbuterol-hydrochlorid** 0,02 mg	20 Stück		17,93	
Spiriva 18 Mikrogramm Kapsel mit Inhalationspulver Rp Inhalationskapseln	**Tiotropium-Ion** 18 µg pro Einzeldosis	30 Stück		63,91	**Geeignet** bei mittelgradiger, schwerer und sehr schwerer COPD zur Daueranwendung. → Seite 258
Spiriva 18 Mikrogramm Kapsel mit Inhalationspulver Rp Inhalationskapseln und Handihaler	18 µg pro Einzeldosis	30 Stück		65,33	
Spiriva Respimat 2,5 Mikrogramm Lösung zur Inhalation Rp Inhalationslösung	2,5 µg pro Einzeldosis	4 ml		73,16	
Spiropent Tropfen Rp Lösung	**Clenbuterol-hydrochlorid** 0,059 mg	10 ml	30,69	31,43	**Wenig geeignet** bei Asthma und COPD zur Dauerbehandlung. Es besteht ein höheres Risiko für unerwünschte Wirkungen als bei Mitteln zum Inhalieren. Allenfalls anwendbar bei Patienten, die nicht inhalieren können. → Seite 260
Spiropent Rp Tabletten	0,02 mg	100 Stück	35,97	35,97	
Sultanol Dosier-Aerosol FCKW-frei Rp Dosieraerosol	**Salbutamol** 0,1 mg pro Sprühstoß	1 Stück mit 200 Einzeldosen		15,95	**Geeignet** bei Asthma und COPD zur bedarfsweisen Inhalation. **Geeignet** bei mittelgradiger, schwerer und sehr schwerer COPD zur Dauerbehandlung, wenn eine bedarfsweise Anwendung nicht ausreichend wirksam ist. → Seite 262
Sultanol Fertiginhalat Rp	1,25 mg pro 2,5 ml	50 x 2,5 ml	23,34	23,34	
forte Fertiginhalat Rp Fertiginhalat	2,5 mg pro 2,5 ml	40 x 2,5 ml	20,96	20,96	
Sultanol Inhalationslösung Rp Inhalationslösung	5 mg	10 ml	12,71	12,71	
Sultanol Rotadisk 200 µg Rp	0,2 mg pro Einzeldosis	1 Stück mit 120 Einzeldosen	18,99	18,99	
400 µg Rp Pulver zur Inhalation	0,4 mg pro Einzeldosis	1 Stück mit 120 Einzeldosen	24,70	24,70	
Sultanol Rotadisk 400 µg + Diskhaler Rp Pulver zur Inhalation und Diskhaler	0,4 mg pro Einzeldosis	1 Stück mit 120 Einzeldosen		38,70	

Asthma, Chronisch obstruktive Bronchitis Fortsetzung

Handelsname Darreichungsform	Zusammensetzung pro 1 ml/1 g oder wie angegeben bzw. pro abgeteilte Einheit	Kleinste Packungsgröße	Festbetrag in Euro	Packungspreis in Euro	Bewertung

Hinweise zu den Tabellenspalten → Seite 28, zur Auswahl der Arzneimittel → Seite 23, zur Grundlage der Bewertung → Seiten 24, 27

Handelsname Darreichungsform	Zusammensetzung pro 1 ml/1 g oder wie angegeben bzw. pro abgeteilte Einheit	Kleinste Packungsgröße	Festbetrag in Euro	Packungspreis in Euro	Bewertung
Symbicort Turbohaler 80/4,5 Mikrogramm/Dosis Pulver zur Inhalation Rp	**Formoterol-hemifurat** 0,0045 mg + **Budesonid** 0,08 mg pro Einzeldosis	1 Stück mit 120 Einzeldosen		69,23	**Geeignet** bei Asthma, wenn nach der Ersteinstellung mit den Einzelsubstanze eine Dauerbehandlung mit einem Glukokortikoid und einem langwirkenden Beta-2-Sympathomimetikum zum Inhalieren nötig ist und die Dosierung des Kombinationsmittels den klinischen Anforderungen entspricht. → Seite 2
160/4,5 Mikrogramm/Dosis Pulver zur Inhalation Rp	**Formoterol-hemifurat** 0,0045 mg + **Budesonid** 0,16 mg pro Einzeldosis	1 Stück mit 120 Einzeldosen		79,93	**Geeignet** bei Asthma, wenn nach der Ersteinstellung mit den Einzelsubstanze eine Dauerbehandlung mit einem Glukokortikoid und einem langwirkenden Beta-2-Sympathomimetikum zum Inha lieren nötig ist und die Dosierung des Kombinationsmittels den klinischen Anforderungen entspricht. **Mit Einschränkung geeignet** bei COPD zur Da erbehandlung. Eine therapeutische Wir samkeit wurde bisher nur bei Patiente mit schwerer oder sehr schwerer COPD nachgewiesen, die trotz Behandlung m langwirkenden Beta-2-Sympathomimetika akute Verschlimmerungen im vorhergehenden Jahr aufwiesen. Die fixe Kombination ist nur sinnvoll, wenn Dosierung der Einzelwirkstoffe den ind viduellen Erfordernissen entspricht. → Seite
320/9 Mikrogramm/Dosis Pulver zur Inhalation Rp Pulver zur Inhalation	**Formoterol-hemifurat** 0,009 mg + **Budesonid** 0,32 mg pro Einzeldosis	1 Stück mit 60 Einzeldosen		79,93	
Theo-CT 125 mg Rp *250 mg Rp* Retardkapseln	**Theophyllin** 125 mg 250 mg	20 Stück 20 Stück	11,27 12,19	10,54 11,03	**Mit Einschränkung geeignet** bei mittel schwerem bis schwerem Asthma zur Dauerbehandlung in Kombination mit Glukokortikoiden zum Inhalieren, wen Glukokortikoide zum Inhalieren gemeinsam mit langwirkenden Beta-2 Sympathomimetika nicht ausreichend wirksam waren. Theophyllin ist schlechter verträglich. **Mit Einschränku geeignet** bei mittelschwerer, schwerer und sehr schwerer COPD, wenn die Behandlung mit Anticholinergika und/oder Beta-2-Sympathomimetika nicht ausreichend wirksam war. Theophyllin ist schlechter verträglich. → Seite 2
Theophyllin AL 200 retard Rp *300 retard Rp* Retardkapseln	**Theophyllin** 200 mg 300 mg	20 Stück 20 Stück	11,85 12,50	10,86 11,21	**Mit Einschränkung geeignet** bei mitte schwerem bis schwerem Asthma zur Dauerbehandlung in Kombination mit Glukokortikoiden zum Inhalieren, wen Glukokortikoide zum Inhalieren gemeinsam mit langwirkenden Beta-2 Sympathomimetika nicht ausreichend wirksam waren. Theophyllin ist schlechter verträglich. **Mit Einschränk geeignet** bei mittelschwerer, schwere und sehr schwerer COPD, wenn die Behandlung mit Anticholinergika und/oder Beta-2-Sympathomimetika nicht ausreichend wirksam war. Theophyllin ist schlechter verträglich. → Seite

Asthma, Chronisch obstruktive Bronchitis Fortsetzung

Handelsname Darreichungsform	Zusammensetzung pro 1 ml/1 g oder wie angegeben bzw. pro abgeteilte Einheit	Kleinste Packungsgröße	Festbetrag in Euro	Packungspreis in Euro	Bewertung
Theophyllin 150 retard Heumann Rp *250 retard Heumann Rp* *400 retard Heumann Rp* Retardkapseln	**Theophyllin** 150 mg 250 mg 400 mg	50 Stück 20 Stück 20 Stück	13,89 12,19 17,64	13,89 11,03 14,67	**Mit Einschränkung geeignet** bei mittelschwerem bis schwerem Asthma zur Dauerbehandlung in Kombination mit Glukokortikoiden zum Inhalieren, wenn Glukokortikoide zum Inhalieren gemeinsam mit langwirkenden Beta-2-Sympathomimetika nicht ausreichend wirksam waren. Theophyllin ist schlechter verträglich. **Mit Einschränkung geeignet** bei mittelschwerer, schwerer und sehr schwerer COPD, wenn die Behandlung mit Anticholinergika und/oder Beta-2-Sympathomimetika nicht ausreichend wirksam war. Theophyllin ist schlechter verträglich. → Seite 269
Theophyllin retard-ratiopharm 125 Rp *250 Rp* *375 mg Rp* *500 Rp* Retardkapseln	**Theophyllin** 125 mg 250 mg 375 mg 500 mg	20 Stück 20 Stück 20 Stück 20 Stück	11,27 12,19 12,94 13,61	10,54 11,03 11,45 11,82	**Mit Einschränkung geeignet** bei mittelschwerem bis schwerem Asthma zur Dauerbehandlung in Kombination mit Glukokortikoiden zum Inhalieren, wenn Glukokortikoide zum Inhalieren gemeinsam mit langwirkenden Beta-2-Sympathomimetika nicht ausreichend wirksam waren. Theophyllin ist schlechter verträglich. **Mit Einschränkung geeignet** bei mittelschwerer, schwerer und sehr schwerer COPD, wenn die Behandlung mit Anticholinergika und/oder Beta-2-Sympathomimetika nicht ausreichend wirksam war. Theophyllin ist schlechter verträglich. → Seite 269
Theophyllin Sandoz 200 mg Retardkapseln Rp *300 mg Retardkapseln Rp* *400 mg Retardkapseln Rp* Retardkapseln	**Theophyllin** 200 mg 300 mg 400 mg	20 Stück 20 Stück 20 Stück	11,85 12,50 13,08	10,86 11,21 11,54	**Mit Einschränkung geeignet** bei mittelschwerem bis schwerem Asthma zur Dauerbehandlung in Kombination mit Glukokortikoiden zum Inhalieren, wenn Glukokortikoide zum Inhalieren gemeinsam mit langwirkenden Beta-2-Sympathomimetika nicht ausreichend wirksam waren. Theophyllin ist schlechter verträglich. **Mit Einschränkung geeignet** bei mittelschwerer, schwerer und sehr schwerer COPD, wenn die Behandlung mit Anticholinergika und/oder Beta-2-Sympathomimetika nicht ausreichend wirksam war. Theophyllin ist schlechter verträglich. → Seite 269

Hinweise zu den Tabellenspalten → Seite 28, zur Auswahl der Arzneimittel → Seite 23, zur Grundlage der Bewertung → Seiten 24, 27

Asthma, Chronisch obstruktive Bronchitis Fortsetzung

Handelsname Darreichungsform	Zusammensetzung pro 1 ml/1 g oder wie angegeben bzw. pro abgeteilte Einheit	Kleinste Packungsgröße	Festbetrag in Euro	Packungspreis in Euro	Bewertung
Hinweise zu den Tabellenspalten → Seite 28, zur Auswahl der Arzneimittel → Seite 23, zur Grundlage der Bewertung → Seiten 24, 27					
Theophyllin STADA 200 mg retard Rp *300 mg retard* Rp *400 mg retard* Rp Retardkapseln	**Theophyllin** 200 mg 300 mg 400 mg	20 Stück 20 Stück 20 Stück	11,85 12,50 13,08	10,86 11,21 11,54	**Mit Einschränkung geeignet** bei mittelschwerem bis schwerem Asthma zur Dauerbehandlung in Kombination mit Glukokortikoiden zum Inhalieren, wenn Glukokortikoide zum Inhalieren gemeinsam mit langwirkenden Beta-2-Sympathomimetika nicht ausreichend wirksam waren. Theophyllin ist schlechter verträglich. **Mit Einschränkung geeignet** bei mittelschwerer, schwerer und sehr schwerer COPD, wenn die Behandlung mit Anticholinergika und/oder Beta-2-Sympathomimetika nicht ausreichend wirksam war. Theophyllin ist schlechter verträglich. → Seite 2
Tromphyllin retard 300 Rp *600* Rp Retardtabletten	**Theophyllin** 300 mg 600 mg	20 Stück 20 Stück	12,50 14,13	12,50 14,11	**Mit Einschränkung geeignet** bei mittelschwerem bis schwerem Asthma zur Dauerbehandlung in Kombination mit Glukokortikoiden zum Inhalieren, wenn Glukokortikoide zum Inhalieren gemeinsam mit langwirkenden Beta-2-Sympathomimetika nicht ausreichend wirksam waren. Theophyllin ist schlechter verträglich. **Mit Einschränkung geeignet** bei mittelschwerer, schwerer und sehr schwerer COPD, wenn die Behandlung mit Anticholinergika und/oder Beta-2-Sympathomimetika nicht ausreichend wirksam war. Theophyllin ist schlechter verträglich. → Seite 2
Uniphyllin 300 mg Rp *400 mg* Rp *600 mg* Rp Retardtabletten	**Theophyllin** 300 mg 400 mg 600 mg	20 Stück 20 Stück 20 Stück	12,50 13,08 14,13	14,02 14,92 16,42	**Mit Einschränkung geeignet** bei mittelschwerem bis schwerem Asthma zur Dauerbehandlung in Kombination mit Glukokortikoiden zum Inhalieren, wenn Glukokortikoide zum Inhalieren gemeinsam mit langwirkenden Beta-2-Sympathomimetika nicht ausreichend wirksam waren. Theophyllin ist schlechter verträglich. **Mit Einschränkung geeignet** bei mittelschwerer, schwerer und sehr schwerer COPD, wenn die Behandlung mit Anticholinergika und/oder Beta-2-Sympathomimetika nicht ausreichend wirksam war. Theophyllin ist schlechter verträglich. → Seite 2
Ventilastin Novolizer Nachfüllpackung Rp Pulver zur Inhalation *Ventilastin Novolizer* Rp Pulver zur Inhalation und Pulverinhalator	**Salbutamol** 0,1 mg pro Einzeldosis 0,1 mg pro Einzeldosis	1 Stück mit 200 Einzeldosen 1 Stück mit 200 Einzeldosen	18,18 18,18	17,71 18,18	**Geeignet** bei Asthma und COPD zur bedarfsweisen Inhalation. **Geeignet** bei mittelgradiger, schwerer und sehr schwerer COPD zur Dauerbehandlung, wenn eine bedarfsweise Anwendung nicht ausreichend wirksam ist. → Seite

Asthma, Chronisch obstruktive Bronchitis Fortsetzung

Handelsname Darreichungsform	Zusammensetzung pro 1 ml/1 g oder wie angegeben bzw. pro abgeteilte Einheit	Kleinste Packungsgröße	Festbetrag in Euro	Packungspreis in Euro	Bewertung

Hinweise zu den Tabellenspalten → Seite 28, zur Auswahl der Arzneimittel → Seite 23, zur Grundlage der Bewertung → Seiten 24, 27

Ventolair mite 50 µg Autohaler Rp	**Beclometason-dipropionat** 0,05 mg pro Sprühstoß	1 Stück	23,22	23,22	**Geeignet** bei Asthma zur Dauerbehandlung. → Seite 265
100 µg Autohaler Rp Aerosol	0,1 mg pro Sprühstoß	5 ml mit 100 Einzeldosen	22,90	22,90	**Geeignet** bei Asthma zur Dauerbehandlung. **Mit Einschränkung geeignet** bei COPD zur Dauerbehandlung. Die therapeutische Wirksamkeit ist bisher nur bei Patienten mit schwerer und sehr schwerer COPD nachgewiesen, die trotz Anwendung langwirkender Sympathomimetika akute Verschlimmerungen im vergangenen Jahr aufwiesen. Der Behandlungserfolg ist regelmäßig zu kontrollieren. → Seite 265
Ventolair 100 µg Dosieraerosol Rp	0,1 mg pro Sprühstoß	5 ml mit 100 Einzeldosen	22,90	22,90	
250 µg Dosieraerosol Rp	0,25 mg pro Sprühstoß	1 Stück	51,42	51,42	
Ventolair 250 µg Easi-Breathe Rp Dosieraerosol	0,25 mg pro Sprühstoß	1 Stück	51,42	51,42	
Viani mite Dosier-Aerosol FCKW-frei 25 µg/50 µg Rp	**Salmeterolxinafoat** 0,025 mg **+ Fluticason-17-propionat** 0,05 mg pro Sprühstoß	1 Stück mit 120 Einzeldosen		54,26	**Geeignet** bei Asthma, wenn nach der Ersteinstellung mit den Einzelsubstanzen eine Dauerbehandlung mit einem Glukokortikoid und einem langwirkenden Beta-2-Sympathomimetikum zum Inhalieren nötig ist und die Dosierung des Kombinationsmittels den klinischen Anforderungen entspricht. → Seite 271
Viani Dosier-Aerosol FCKW-frei 25 µg/125 µg Rp	**Salmeterolxinafoat** 0,025 mg **+ Fluticason-17-propionat** 0,125 mg pro Sprühstoß	1 Stück mit 120 Einzeldosen		77,81	
Viani forte Dosier-Aerosol FCKW-frei 25 µg/250 µg Rp Dosieraerosol	**Salmeterolxinafoat** 0,025 mg **+ Fluticason-17-propionat** 0,25 mg pro Sprühstoß	1 Stück mit 120 Einzeldosen		117,94	
Viani mite 50 µg/100 µg Diskus Rp	**Salmeterolxinafoat** 0,05 mg **+ Fluticason-17-propionat** 0,1 mg pro Einzeldosis	1 Stück mit 60 Einzeldosen		54,26	**Geeignet** bei Asthma, wenn nach der Ersteinstellung mit den Einzelsubstanzen eine Dauerbehandlung mit einem Glukokortikoid und einem langwirkenden Beta-2-Sympathomimetikum zum Inhalieren nötig ist und die Dosierung des Kombinationsmittels den klinischen Anforderungen entspricht. **Mit Einschränkung geeignet** bei COPD zur Dauerbehandlung. Eine therapeutische Wirksamkeit wurde bisher nur bei Patienten mit schwerer oder sehr schwerer COPD nachgewiesen, die trotz Behandlung mit langwirkenden Beta-2-Sympathomimetika akute Verschlimmerungen im vorhergehenden Jahr aufwiesen. Die fixe Kombination ist nur sinnvoll, wenn Dosierung der Einzelwirkstoffe den individuellen Erfordernissen entspricht. → Seite 271
50 µg/250 µg Diskus Rp	**Salmeterolxinafoat** 0,05 mg **+ Fluticason-17-propionat** 0,25 mg pro Einzeldosis	1 Stück mit 60 Einzeldosen		77,81	
forte 50 µg/500 µg Diskus Rp Pulver zur Inhalation	**Salmeterolxinafoat** 0,05 mg **+ Fluticason-17-propionat** 0,5 mg pro Einzeldosis	1 Stück mit 60 Einzeldosen		117,94	
Volmac 4 mg Rp *8 mg* Rp Retardtabletten	**Salbutamol** 4 mg 8 mg	20 Stück 20 Stück	14,60 14,66	14,60 14,66	**Wenig geeignet** bei Asthma und COPD zur Dauerbehandlung. Es besteht ein höheres Risiko für unerwünschte Wirkungen als bei Mitteln zum Inhalieren. Allenfalls anwendbar bei Patienten, die nicht inhalieren können. → Seite 260
Zaditen Rp Sirup	**Ketotifen** 1 mg pro 5 ml *Enthält 2,4% Alkohol* (Konservierungsmittel: Parabene)	100 ml	14,38	15,89	**Wenig geeignet** zur Vorbeugung gegen Asthma, weil die therapeutische Wirksamkeit nicht ausreichend nachgewiesen ist. → Seite 267

Magen, Darm

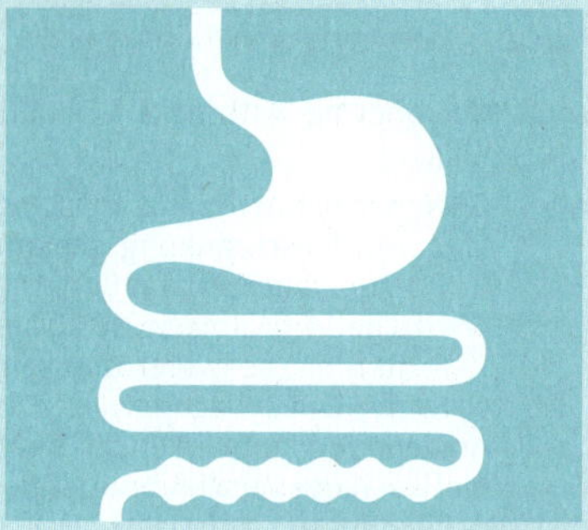

Magen und Darm sind die wichtigsten Verdauungsorgane unseres Körpers. Der Magen ist ein sackförmiger, kräftiger Muskelschlauch von etwa 1,5 Liter Fassungsvermögen. Er nimmt den durchgekauten Nahrungsbrei auf, der ihn über Mund und Speiseröhre erreicht. Die Kohlenhydrate (z. B. aus Brot, Getreide, Gemüse, Kuchen, Süßspeisen) werden im Mund bereits vorverdaut, im Magen weiter aufgespalten und für die Aufnahme ins Blut vorbereitet. Der Magen ist ständig in Bewegung und durchmischt den in ihm befindlichen Speisebrei. Die Nahrungsbestandteile werden dabei weiter zerkleinert und intensiv mit Magensaft durchsetzt. Zahllose Drüsen in der das Mageninnere auskleidenden Schleimhaut geben täglich etwa zwei bis drei Liter Magensaft ab. Dieser enthält Pepsin und Salzsäure. Letztere wirkt auch desinfizierend. In dem stark sauren Milieu können viele mit der Nahrung aufgenommene Krankheitserreger nicht überleben.
Damit der Magen sich nicht selbst verdaut, sondert die Magenschleimhaut einen zähen Schleim ab, der das Mageninnere überzieht. So kommt der Magensaft nicht mit der Magenwand in Berührung.
Zum Dünndarm hin ist der Magen durch einen ringförmigen Muskel (Pylorus) verschlossen. Sobald der direkt an den Magen anschließende Zwölffingerdarm (Duodenum) leer ist, öffnet sich der Schließmuskel und schiebt eine Portion des im Magen vorverdauten Speisebreis in diesen etwa 30 Zentimeter langen obersten Darmabschnitt, in den auch der Gallengang und der Ausführungsgang der Bauchspeicheldrüse (Pankreas) münden.
An den Zwölffingerdarm schließt sich der vier bis fünf Meter lange Dünndarm (Jejunum, Ileum) an, der das zentrale Organ für die Verdauung darstellt. In ihm werden mithilfe von Enzymen, Bauchspeichel und Galle sowie Verdauungssäften aus Drüsen im Darm die verwertbaren Anteile der Nahrung aufgespalten. Danach können sie als Eiweiß-, Kohlenhydrat- und Fettbausteine in den Blutkreislauf aufgenommen werden.
Die Schleimhaut im Inneren des Dünndarms ist stark gefaltet und bildet zahllose Zotten, die in den Darmschlauch hineinragen. Zusammen mit feinen Zellfortsätzen vergrößert dies die Oberfläche des Dünndarms auf rund 200 Quadratmeter. Über den Zellbesatz der Zotten werden Nährstoffe ebenso wie Arzneistoffe in das Blut geschleust.
Die Muskulatur des Dünndarms zieht sich immer wieder zusammen und entspannt sich (Motilität), sodass der Nahrungsbrei gut durchmischt und innerhalb des Darmes zügig weiterbefördert wird (Peristaltik).
Im ein bis zwei Meter langen Dickdarm (Colon) wird der Speisebrei eingedickt. Seine Schleimhaut ist von zahlreichen Bakterien besiedelt (der sogenannten Darmflora), die Speisereste aufspalten und vergären. Dadurch können weitere Nährstoffe in den Kreislauf aufgenommen werden. Der unverdauliche Rest des Speisebreis wird über den Enddarm (Rektum) und den After ausgeschieden.
Normalerweise dauert es rund 48 Stunden, bis die Nahrung den gesamten Verdauungstrakt durchlaufen hat. Bei schwer verdaulicher oder ballaststoffarmer Kost kann es auch länger dauern.

Übelkeit, Erbrechen

Übelkeit ist selbst keine Krankheit, sondern ein Warnsignal des Körpers. Er zeigt damit an, dass er etwas nicht verträgt oder auf Reize des Geruchs- oder Gleichgewichtssinns zu stark reagiert.
Übelkeit und ebenso das meist nachfolgende Erbrechen werden von einer speziellen Region im Hirnstamm, dem Brechzentrum, gesteuert. Dieses wird unmittelbar über Reize aus dem Magen oder über Signale aus dem Gleichgewichtsorgan des Innenohrs stimuliert.

Anzeichen und Beschwerden

Ein flaues Gefühl im Magen ist das typische Anzeichen von Übelkeit. Häufig bricht gleichzeitig kalter Schweiß aus und ein Schwindelgefühl setzt ein, weil der Blutdruck abfällt. Das Gesicht ist dann auffallend blass. Müdigkeit, Kopfschmerzen und Angstgefühle können noch hinzukommen. Erbrechen verschafft dann häufig spontan Erleichterung, insbesondere wenn die Übelkeit durch Nahrungsmittel verursacht ist.

Bei Kindern
Bei vier- bis zehnjährigen Kindern treten häufig gleichzeitig mit der Übelkeit krampfartige Leibschmerzen (Nabelkoliken) und Durchfall auf, die dem Erbrechen vorausgehen.
Eine Sonderform des Erbrechens (ketonämisches Erbrechen) tritt vor allem im Kindesalter zwischen dem zweiten und zehnten Lebensjahr auf. Typisch dafür ist, dass das Kind häufig hintereinander und sehr heftig erbricht. Das Kind hat Bauchschmerzen und ist sehr durstig, erbricht aber auch Flüssigkeiten rasch wieder. Häufig verströmt es einen sehr ausgeprägten Geruch nach Obst, der entsteht, weil das Kind im Urin und über die Atemluft Azeton ausscheidet.

Ursachen
Reizauslöser im Magen können verdorbene Nahrungsmittel oder Giftstoffe (z. B. aus Pilzen) sein, ebenso ein Übermaß von Fett im Essen.
Auch Schlafmangel, Hunger, abgestandene Luft, ekelerregende Gerüche, niedriger Blutdruck, Nervosität und eine Magenschleimhautentzündung oder ein Magengeschwür können Übelkeit auslösen. Oft ist sie auch das erste Anzeichen für einen Migräneanfall.
Morgendliche Übelkeit bei Frauen ist eine häufige Begleiterscheinung in den ersten drei Monaten einer Schwangerschaft. Wenn der vierte Monat erreicht ist, legt sich das meistens wieder.
Wenn Kummer „auf den Magen drückt" oder ein Schock noch nicht „verdaut" ist, kann beides anhaltende Übelkeit verursachen. Sie besteht meist so lange, bis das Problem gelöst ist.
Einige Menschen reagieren nach Operationen und endoskopischen Eingriffen mit Übelkeit und Erbrechen.
Außerdem können viele Medikamente (z. B. bei Husten, Herz-Kreislauf-Erkrankungen, Pilz- und Harnweginfektionen) sowie die „Pille" und starke Schmerzmittel Übelkeit hervorrufen.
Übelkeit ist oft auch Vorbote eines Herzinfarkts. Treten gleichzeitig Schmerzen im Oberkörper und/oder in den Armen auf, müssen Sie unverzüglich den Notarzt (Telefon 112) rufen.
Übelkeit und Erbrechen sind auch die typischen Symptome der Reisekrankheit. Dabei wird das Gleichgewichtsorgan im Innenohr stark gereizt, zum Beispiel durch Schiffsbewegungen bei Wellengang, Gerüttel im Flugzeug bei Turbulenzen, Autofahrten auf kurvenreicher Strecke. Der schwankende und sich ständig verändernde Untergrund vermittelt dem Gleichgewichtssinn im Innenohr keine einheitlichen Informationen. Wenn die gesamte Umgebung in Bewegung ist, haben auch die Augen keinen Fixpunkt mehr. Die Reize, die dann im Nervensystem ankommen und weitergeleitet werden, können das Brechzentrum aktivieren und Übelkeit auslösen.
Bei Kindern
Säuglinge im ersten Lebenshalbjahr können nicht reisekrank werden, weil sie sich noch nicht mit den Augen im Raum orientieren können.
Unmittelbar nach einem Magen-Darm-Infekt besteht bei älteren Kindern etwa noch weitere vier Wochen lang eine verstärkte Bereitschaft für Reisekrankheit.
Ursache des ketonämischen Erbrechens ist eine Stoffwechselstörung, bei der der Blutzuckerhaushalt aus dem Gleichgewicht kommt und sich verstärkt Ketonkörper (Azeton, Azetessigsäure) bilden, die mit dem Urin und über die Atemluft ausgeschieden werden (daher der obstähnliche Geruch, den das Kind verströmt).
Auslöser für die Stoffwechselstörung sind Infekte (z. B. Grippe, Erkältung), sehr fettes Essen, seelische Konflikte (z. B. Heimweh, Trennungsängste, Schulprobleme) oder zu wenig Schlaf. Bei einigen Kindern tritt diese Stoffwechselstörung wiederholt auf.

Vorbeugung
Reisekrankheit können Sie vorbeugen, indem Sie auf die Platzwahl achten. Im Flugzeug liegen die ruhigsten Zonen über den Tragflächen, auf dem Schiff in der Mitte, im Bus unmittelbar hinter der Vorderachse, im Auto ist es der Beifahrersitz. Wenn Sie vor Reiseantritt eine Kleinigkeit essen, vertragen Sie die Fahrt meist besser als mit nüchternem Magen.
Bei Kindern
Unterbrechen Sie lange Autofahren regelmäßig, damit sich die Kinder an der frischen Luft bewegen können. Wenn Kindern im Auto oder Flugzeug leicht übel wird, sollten Sie Bahnreisen vorziehen.

Nichtmedikamentöse Maßnahmen
Rührt die Übelkeit vom Magen her, mögen Sie meist nichts essen. Folgen Sie diesem Impuls oder essen Sie nur das, worauf Sie Lust haben, aber nichts Fettreiches. Leicht verdaulich und bekömmlich sind Haferflockensuppe, Kartoffelbrei und fettarme Brühe. Magenschonende Getränke sind stilles Mineralwasser und Kräutertee.
Wenn Ihnen auf einem Schiff übel ist, sollten Sie aufs Oberdeck an die frische Luft gehen und einen festen Punkt, der sich nicht bewegt (z. B. den Horizont), ins Auge fassen. Ist der Wellengang zu stark, legen Sie sich in der Kabine flach hin. Dann empfinden Sie die Schaukelbewegungen nicht ganz so heftig.

Bei Kindern
Bei ketonämischem Erbrechen sollten Sie dem Kind Flüssigkeit nur löffelweise zu trinken geben, damit es nicht alles sofort wieder erbricht. Ratsam sind salzig-zuckrige Getränke ohne Kohlensäure (dünner Kräuter- oder Schwarztee mit zwei Teelöffeln Traubenzucker und einer Messerspitze Salz). Bieten Sie feste Nahrung erst an, wenn sich das Erbrechen gelegt hat. Magenschonend sind trockene, fettfreie Brötchen, Knäckebrot oder Zwieback, eventuell mit etwas Gelee oder Honig bestrichen, wässriger Haferschleim mit Traubenzucker oder Kartoffelbrei ohne Butter.

Behandlung mit Medikamenten

Die medikamentöse Behandlung von Übelkeit und Erbrechen richtet sich nach den Ursachen. Bei einem verdorbenen Magen sind keine Medikamente erforderlich. Im Gegenteil – Erbrechen ist sogar sinnvoll, weil sich der Körper damit der verdorbenen Nahrungsmittel oder der aufgenommenen Giftstoffe entledigt.
Bei Schwangerschaftserbrechen und Übelkeit bei Kindern sowie bei durch Reisekrankheit bedingter Übelkeit können Antihistaminika (→ Seite 293) eingesetzt werden. Geeignet dafür sind die Wirkstoffe Diphenhydramin und Meclozin. Bei Schwangerschaftserbrechen ist Meclozin vorzuziehen, weil Diphenhydramin vorzeitige Wehen auslösen kann, sodass sich der Einsatz dieses Mittels nur empfiehlt, wenn keine Neigung zur Frühgeburt besteht.
Der Wirkstoff Dimenhydrinat ist nur mit Einschränkung geeignet, weil er eine Verbindung aus Diphenhydramin und 8-Chlortheophyllin darstellt. 8-Chlortheophyllin trägt zur Wirkung des Antihistaminikums nichts bei, kann aber das Risiko für unerwünschte Wirkungen erhöhen.
Übelkeit im Frühstadium einer Migräne (→ Seite 854) kann am ehesten mit motilitätssteigernden Mitteln (→ Seite 296) unterbunden werden. Sie regen die Magenbewegungen an, sodass der Mageninhalt rasch in den Zwölffingerdarm befördert und nicht mehr erbrochen wird.
Bei Brechreiz, der im Rahmen einer Krebsbehandlung durch Zellgifte (Zytostatika) oder Bestrahlungen ausgelöst wird, kommt es darauf an, wie stark das Zellgift beziehungsweise wie groß die bestrahlten Körperfelder sind und wie intensiv die Bestrahlung ist. Bei Zytostatika, die nur schwache bis mittelgradige Übelkeit auslösen (z. B. 5-Fluorouracil, Methotrexat, Vinblastin), oder wenn der Körper nur an begrenzten Stellen bestrahlt wird, werden Medikamente gegen Übelkeit und Erbrechen wegen der möglichen unerwünschten Wirkungen in der Regel nicht oder nur dann vorbeugend gegeben, wenn bei früheren Zytostatikabehandlungen schon einmal Brechreiz aufgetreten war. Dafür eignen sich dann motilitätssteigernde Mittel (→ Seite 296). Bei stärker wirkenden Zytostatika (Carmustin, Cisplatin, Lomustin) sowie bei Bestrahlungen, die den halben Körper betreffen, werden die wirksameren Serotonin(5-HT3)-Antagonisten (→ Seite 299) eingesetzt. Diese Substanzen haben auch weniger Nebenwirkungen als motilitätssteigernde Mittel, die in diesem Fall hoch dosiert eingesetzt werden müssen, um die meist sehr heftige Übelkeit zu unterbinden.
Bei noch stärker wirkenden Zytostatika oder Ganzkörperbestrahlungen werden Serotonin(5-HT3)-Antagonisten oft mit dem Wirkstoff Dexamethason aus der Gruppe der Glukokortikoide zum Einnehmen (→ Seite 1290) und, soweit erforderlich, auch Beruhigungsmitteln mit Wirkstoffen aus der Gruppe der Benzodiazepine (→ Seite 875) kombiniert, weil sich ihre Wirkung dann noch verstärkt. Die zusätzliche Gabe von Aprepitant (→ Seite 295) ist vor allem bei verzögert auftretendem Erbrechen, das erst 24 Stunden nach der Chemotherapie auftritt und mehrere Tage anhalten kann, sinnvoll. Er kann allerdings auch die innerhalb von einer bis vier Stunden nach der Chemotherapie akut auftretende Übelkeit unterbinden. Allerdings ist der Effekt beim akuten Erbrechen nicht so ausgeprägt wie beim verzögert auftretenden.
Für beide Anwendungsgebiete – Verhinderung des akut oder verzögert auftretenden Erbrechens nach Gabe von stark Übelkeit auslösenden Zytostatika – ist Aprepitant geeignet.
Bei weniger stark Übelkeit auslösenden Zytostatika dagegen lässt sich der Stellenwert von Aprepitant als zusätzliches Medikament noch nicht festlegen, weil es in den klinischen Untersuchungen nicht mit der Standardtherapie (Serotonin(5-HT3)-Antagonisten plus Glukokortikoid-Tabletten) verglichen wurde. Es gilt deshalb als „mit Einschränkung geeignet".

Anthroposophische, homöopathische und traditionell angewendete Mittel

Zu den meistverordneten Mitteln gehören auch *Vertigoheel Tropfen*. Dabei handelt es sich um ein homöopathisches Präparat, das sich nach den Grundsätzen dieses Buches nicht bewerten lässt und deshalb nicht näher besprochen wird. Allgemeine Informationen zu der genannten Therapierichtung finden Sie im Abschnitt „Homöopathische Arzneimittel" (→ Seite 21).

Antihistaminika

Dimenhydrinat

Vomacur, Vomex A

Diphenhydramin

Emesan

Meclozin

Postadoxin

Dimenhydrinat, Diphenhydramin und Meclozin sind Antihistaminika, die üblicherweise bei Allergien eingesetzt werden. Die Wirkstoffe behindern Nervenschaltungen, die Impulse – unter anderem vom Gleichgewichtsorgan im Innenohr – zum Brechzentrum weiterleiten. Alle drei Wirkstoffe machen müde. Bei Übelkeit aufgrund von Reisekrankheit kann das erwünscht sein – um beispielsweise während einer Schiffsreise eine ruhige Nacht zu verbringen oder im Flugzeug oder Bus schlafen zu können. Zur Vorbeugung gegen oder zur Behandlung von Reisekrankheit, Übelkeit und Erbrechen sind Diphenhydramin und Meclozin geeignet.

Bei Schwangerschaftserbrechen ist Meclozin vorzuziehen, weil Diphenhydramin vorzeitige Wehen auslösen kann, sodass sich der Einsatz dieses Mittels nur empfiehlt, wenn keine Neigung zur Frühgeburt besteht.

Dimenhydrinat setzt sich etwa zu gleichen Teilen aus zwei Bestandteilen zusammen: zum einen aus dem Antihistaminikum Diphenhydramin, zum anderen aus 8-Chlortheophyllin. In diese Anteile wird Dimenhydrinat auch sofort nach der Einnahme im Körper aufgespalten. Der eigentliche Wirkstoff ist das Antihistaminikum Diphenhydramin. 8-Chlortheophyllin trägt zur Wirkung des Antihistaminikums nichts bei, kann aber das Risiko für unerwünschte Wirkungen erhöhen. Die Annahme, dass 8-Chlortheophyllin als „Muntermacher" den müde machenden Effekt des Antihistaminikums aufheben kann, hat sich in der Praxis nicht bestätigt. Dimenhydrinat ist deshalb zur Behandlung von oder zur Vorbeugung gegen Reisekrankheit, Übelkeit und Erbrechen nur mit Einschränkung geeignet.

Anwendung

Die Mittel gibt es in verschiedenen Zubereitungen (Dragees, Sirup, Tabletten, Zäpfchen). Bei Erbrechen sind Zäpfchen zu bevorzugen.

Wenn Sie morgendliches Schwangerschaftserbrechen unterdrücken wollen, müssen Sie das Mittel abends vor dem Schlafengehen einnehmen. Bei Meclozin genügt dafür eine Dosis von 25 bis 50 Milligramm.

Um Reisekrankheit vorzubeugen, reicht bei allen drei Wirkstoffen eine Dosis von 50 Milligramm aus, die Sie eine Stunde vor der Abfahrt einnehmen. Die Wirkung setzt innerhalb einer Stunde ein. Dauert die Reise länger als acht Stunden, können Sie die Einnahme nach vier bis sechs Stunden wiederholen.

Von Meclozin sollten Sie nicht mehr als 100 Milligramm pro Tag, von Diphenhydramin nicht mehr als 200 Milligramm und von Dimenhydrinat nicht mehr als 400 Milligramm pro Tag einnehmen.

Achtung

Wenn Sie einen Allergietest machen lassen wollen, kann die Einnahme der Antihistaminika die Ergebnisse verfälschen.

Gegenanzeigen

Unter folgenden Bedingungen dürfen Sie die Mittel nicht anwenden:

- Sie haben grünen Star (Engwinkelglaukom).
- Ihre Prostata ist vergrößert und Sie können die Blase nicht vollständig entleeren.
- Sie haben akute Asthmaanfälle.
- Sie sind alkoholabhängig.
- Sie haben einen Tumor in der Nebenniere.
- Sie haben einen Darmverschluss.
- Sie haben eine Erweiterung des Dickdarms, die mit chronischer Verstopfung verbunden ist (Megakolon).

Dimenhydrinat, Diphenhydramin: Diese Mittel dürfen Sie nicht einnehmen, wenn Sie an Epilepsien leiden.

Unter folgenden Bedingungen sollte der Arzt Nutzen und Risiken einer Anwendung dieser Mittel sorgfältig abwägen:

- Sie haben chronische Atemwegsbeschwerden oder Asthma.
- Ihre Prostata ist vergrößert, ohne dass sich Restharn bildet.
- Der Magenausgang ist verengt (Pylorusstenose).
- Die Leber- oder Nierenfunktion ist eingeschränkt.

Wechselwirkungen mit Medikamenten

Wenn Sie noch andere Medikamente anwenden, ist zu beachten:

- Schlaf-, Beruhigungs- und Schmerzmittel verstärken die Wirkung der Antihistaminika.
- Trizyklische Antidepressiva und MAO-Hemmer (bei Depressionen) verstärken die unerwünschten Wirkungen der Antihistaminika (Mundtro-

ckenheit, Schwierigkeiten beim Wasserlassen, Sehstörungen).

- Alle drei Wirkstoffe dürfen Sie nicht zusammen mit Antibiotika anwenden, weil sie die unerwünschten Wirkungen der Antibiotika verschleiern können.

Wechselwirkungen mit Speisen und Getränken

Alkohol verstärkt die erwünschten und unerwünschten Wirkungen der Antihistaminika. Während der Einnahme sollten Sie deshalb keinen Alkohol trinken.

UNERWÜNSCHTE WIRKUNGEN

Alle drei Mittel können die Haut empfindlicher für Sonneneinstrahlung machen. Achten Sie deshalb im Freien immer auf einen ausreichenden Sonnenschutz und vermeiden Sie während der Anwendungszeit den Besuch von Solarien.

▶ **Keine Maßnahmen erforderlich**

Alle drei Wirkstoffe machen häufig müde (bei mehr als 1 von 100 Behandelten), vor allem zu Beginn der Behandlung. Diese tagsüber unerwünschte Wirkung kann man sich zunutze machen, wenn die Mittel abends genommen werden – dann erleichtern sie das Einschlafen. Das ist besonders bei Reisekrankheit angenehm.

Es können Mundtrockenheit und Verstopfung auftreten.

▶ **Muss beobachtet werden**

Gelegentlich kommt es zu Sehstörungen. Wenn Sie nur noch verschwommen sehen, Gegenstände nicht mehr fixieren können oder wenn Doppelbilder auftreten, sollten Sie den behandelnden Arzt informieren.

Wenn Ihnen schwindelig wird (bei mehr als 1 von 100 Behandelten) und Sie das Gefühl haben, dass sich alles um Sie herum dreht, der Boden schwankt oder kippt, und diese Schwindelanfälle (→ Seite 15) sich innerhalb von 24 Stunden nicht wieder legen, sich verstärken oder wiederholen, sollten Sie einen Arzt aufsuchen.

Es können Schwierigkeiten beim Wasserlassen auftreten oder die Blase lässt sich nicht vollständig entleeren. Das betrifft vor allem Männer mit vergrößerter Prostata. Wenn Sie solche Beschwerden bemerken und als störend empfinden, sollten Sie das weitere Vorgehen mit dem Arzt besprechen.

Wenn die Haut sich verstärkt rötet und juckt, reagieren Sie vermutlich allergisch auf das Mittel. Bei solchen Hauterscheinungen (→ Seite 14) sollten Sie einen Arzt aufsuchen.

Wenn Sie sich längere Zeit schlapp fühlen und häufig Infektionen oder Fieber haben, sollte der Arzt ihr Blut untersuchen. Es kann eine Blutbildungsstörung (→ Seite 15) vorliegen.

Wenn Sie die Mittel längerfristig und in hoher Dosierung einnehmen, können in Einzelfällen Bewegungsstörungen mit Muskelsteifigkeit und unwillkürlichen Bewegungen (Zuckungen) im Gesicht sowie an Hals und Nacken auftreten. Wenn diese Beschwerden zunehmen oder sich wiederholen, sollten Sie einen Arzt aufsuchen.

▶ **Sofort zum Arzt**

Wenn ein schmerzhafter Harndrang besteht, Sie aber kein Wasser lassen können, müssen Sie unverzüglich einen Arzt aufsuchen. Dies gilt vor allem für Männer mit vergrößerter Prostata.

Gelegentlich kann sich der Augeninnendruck erhöhen (bis hin zum akuten Glaukomanfall). Wenn die Augen schmerzen, Sie nur noch unscharf sehen können, die Außenwelt plötzlich in unwirkliche Farben getaucht ist, die Augen sich röten und der Augapfel sich hart anfühlt, sollten Sie unverzüglich einen Augenarzt aufsuchen.

Dimenhydrinat: Bei Erregung, Unruhe, Verwirrtheit (örtliche und zeitliche Desorientierung) sowie bei Stimmungsveränderungen (Euphorie oder Depression), Bewegungsstörungen und Krampfanfällen sollten Sie sich umgehend in ärztliche Behandlung begeben. Vor allem bei Kleinkindern und insbesondere bei Überdosierung kann es zu solchen Erregungszuständen kommen.

HINWEISE

Für Kinder unter 14 Jahren

Wenn Kinder erbrechen müssen, sollten sie Zäpfchen bekommen.

Dimenhydrinat, Diphenhydramin: Kinder bekommen zwei bis vier Milligramm der Wirkstoffe pro Kilogramm Körpergewicht. Ein sechsjähriges Kind mit 20 Kilogramm Körpergewicht erhält demnach 40 bis 80 Milligramm pro Tag, also morgens und abends jeweils 20 bis 40 Milligramm.

Meclozin: Zu Wirksamkeit und Verträglichkeit bei Kindern und Jugendlichen liegen für dieses Mittel keine ausreichenden Erfahrungen vor. Kinder und Jugendliche unter 18 Jahren sollten es nur bekommen, wenn der Arzt Nutzen und Risiken sorgfältig abgewogen hat. Dann erhalten Kinder zwischen 12 und 18 Jahren die Erwachsenendosis, Kinder zwischen 6 und 12 Jahren die Hälfte der Erwachsenendosis. Kinder unter sechs Jahren sollten jedoch nicht mit dem Mittel behandelt werden.

Für Schwangerschaft und Stillzeit

Meclozin: Dieses Mittel können Sie in der Schwangerschaft einsetzen.

Dimenhydrinat, Diphenhydramin: In der Schwangerschaft sollte der Arzt Nutzen und Risiken der Anwendung dieser Mittel sorgfältig abwägen. Im letzten Schwangerschaftsdrittel dürfen Sie die Mittel nicht anwenden, weil sie vorzeitige Wehen auslösen können.

In der Stillzeit können Sie die Mittel anwenden, wenn Sie sie nur aus einem bestimmten Anlass brauchen, zum Beispiel, um eine Schiffspassage zu überstehen. Bei längerer Anwendung können sie sich störend auf die Körperfunktionen des Säuglings auswirken, weil die Wirkstoffe in die Muttermilch übertreten.

Zur Verkehrstüchtigkeit

Die drei Wirkstoffe machen müde und schränken die Reaktionsfähigkeit ein. Sie sollten deshalb kein Fahrzeug lenken, keine Maschinen bedienen und keine Arbeiten ohne festen Halt verrichten.

Aprepitant

EMEND

Zytostatika stimulieren bestimmte Bindestellen (Chemorezeptoren) im Verdauungstrakt. Diese aktivieren über Nervenbotenstoffe (Neurotransmitter) die zum Hirnstamm hinleitenden Nervenfasern und den Vagusnerv. Dieser wiederum steuert Teile des Brechzentrums im Gehirn (Nucleus tractus solitarii) an. In diesem Bereich finden sich hohe Konzentrationen des Neurotransmitters Substanz P, eines sogenannten Neurokinins. Substanz P wird bei Aktivierung des Brechzentrums freigesetzt und löst dann Erbrechen aus. Werden nun die spezifischen Bindestellen von Substanz P durch den Wirkstoff Aprepitant besetzt, kann Substanz P kein Erbrechen mehr auslösen.

Aprepitant blockiert also ähnlich wie Granisetron, Ondansetron und Tropisetron Neurotransmitter, die Übelkeit und Erbrechen auslösen, aber es hat mit Substanz P eine andere Botenstoffgruppe (Neurokinine) zum Ziel als diese Standardwirkstoffe. Deshalb wird das Mittel vorwiegend zusätzlich zu diesen Serotonin(5-HT3)-Antagonisten (→ Seite 299) gemeinsam mit Dexamethason eingesetzt.

Die bisher vorliegenden Studien haben gezeigt, dass sich damit akut und verzögert auftretendes Erbrechen durch stark Übelkeit und Erbrechen auslösende Zytostatika gut verhindern lässt. Für diese Einsatzgebiete ist Aprepitant geeignet.

Ob es auch bei weniger stark Übelkeit und Erbrechen auslösenden Zytostatika in Kombination mit Dexamethason und Serotonin(5HT3)-Antagonisten einen zusätzlichen Nutzen bringt, ist noch nicht ausreichend untersucht. Zwar liegen einige Studien zum Einsatz bei diesen Zytostatika vor, sie vergleichen Aprepitant in Kombination mit Serotonin(5-HT3)-Antagonisten und Glukokortikoiden, aber nicht mit der derzeit noch hierfür empfohlenen Standardtherapie zur Verhinderung von Übelkeit und Erbrechen. Für den Einsatz bei der weniger stark Übelkeit und Erbrechen auslösenden Zytostatikatherapie ist Aprepitant deshalb nur mit Einschränkung geeignet.

Anwendung

Sie nehmen Aprepitant eine Stunde vor Beginn der Chemotherapie ein sowie am Morgen des zweiten und dritten folgenden Tages, und zwar zusätzlich zu Dexamethason und Ondansetron (bzw. einem anderen Wirkstoff aus der Gruppe der Serotonin(5-HT3)-Antagonisten). Die Dosis beträgt am ersten Tag 125 Milligramm, an Tag 2 und 3 jeweils 80 Milligramm.

Achtung

Wenn Sie mit mehreren anderen Medikamenten behandelt werden, sollte der Arzt mögliche Wechselwirkungen (→ nachfolgend) prüfen und Nutzen und Risiken der Anwendung von Aprepitant sorgfältig abwägen.

Gegenanzeigen

Wenn Sie Pimozid (bei Psychosen, Schizophrenie) und Terfenadin (bei Allergien) einnehmen, dürfen Sie Aprepitant nicht anwenden.

Wenn Ihre Leber nur eingeschränkt arbeitet, sollte der Arzt Nutzen und Risiken der Anwendung von Aprepitant sorgfältig abwägen.

Wechselwirkungen mit Medikamenten

Wenn Sie noch andere Medikamente anwenden, ist zu beachten:

- Aprepitant verstärkt die toxische Wirkung von Zytostatika, insbesondere von Irinotecan.
- Aprepitant verstärkt auch die Giftigkeit von Ergotamin-haltigen Mitteln (bei Migräne).
- Aprepitant verringert die Wirkung des gerinnungshemmenden Mittels Warfarin, das bei erhöhter Thrombosegefahr eingenommen wird. Der Arzt sollte dann während der Therapie und zwei Wochen lang nach jeder Drei-Tages-Therapie mit Aprepitant die Blutgerinnung überwachen.

- Die Wirkstoffe Ritonavir (bei HIV-Infektionen, Aids), Ketoconazol (Tabletten zum Einnehmen bei Pilzinfektionen), Clarithromyzin und Telithromyzin (bei bakteriellen Infektionen) verstärken die Wirkung von Aprepitant und sollten deshalb nicht gleichzeitig angewendet werden.
- Aprepitant sollten Sie nicht gleichzeitig mit Johanniskraut (bei Depressionen), Rifampizin (bei Tuberkulose), Phenytoin, Carbamazepin und Phenobarbital (alle bei Epilepsien) anwenden, weil diese Wirkstoffe die Wirkung von Aprepitant abschwächen.

▶ **Unbedingt beachten**
Aprepitant dürfen Sie nicht gleichzeitig mit Pimozid (bei Psychosen, Schizophrenie) und Terfenadin (bei Allergien) einnehmen, weil sich sonst die Konzentration dieser Medikamente im Blut erhöht und schwerwiegende oder lebensbedrohliche Herzrhythmusstörungen (→ Seite 16) nach sich ziehen kann.

Unerwünschte Wirkungen

Aprepitant kann die Haut empfindlicher für Sonnenlicht machen. Wenn Sie sich im Freien aufhalten, sollten Sie auf einen ausreichenden Sonnenschutz achten. Von Solarienbesuchen sollten Sie für die Zeit der Anwendung absehen.
Da Aprepitant in der Krebstherapie zusammen mit Chemotherapeutika eingesetzt wird und diese Mittel bereits zahlreiche Nebenwirkungen verursachen, ist es schwierig, die unerwünschten Wirkungen eindeutig einer bestimmten Substanz zuzuschreiben.

▶ **Keine Maßnahmen erforderlich**
Etwa 3 von 100 Behandelten klagen über Müdigkeit, etwa 2 von 100 über Kopfschmerzen und Schwindel sowie Appetitverlust. Bei mehr als 1, aber weniger als 10 von 100 zeigen sich Magen-Darm-Beschwerden wie saures Aufstoßen und Verstopfung, aber auch Durchfälle, trockener Mund und Bauchschmerzen.

▶ **Muss beobachtet werden**
Chemotherapeutika erhöhen das Risiko für Infektionen mit Bakterien und Pilzen sowie Fieber. Möglicherweise wird dieses Risiko durch Aprepitant leicht erhöht. Laut Herstellerangaben kommen bei mehr als 1 von 1 000, aber weniger als 1 von 100 Behandelten Hefepilzinfektionen im Mund, auf der Haut oder auf Schleimhäuten vor. Außerdem können vermehrt Staphylokokkeninfektionen der Haut und der Atemwege auftreten. Jede Infektion, die während oder nach einer Chemotherapie auftritt, ist behandlungsbedürftig. Wenden Sie sich deshalb möglichst sofort an Ihren behandelnden Arzt, wenn Sie Hinweise für eine Infektion feststellen (z. B. Fieber, Müdigkeit, Schmerzen, Husten).
Die Haut kann sich röten und jucken. Wenn sich zusätzlich Bläschen bilden und möglicherweise das Gesicht oder einzelne Hautbereiche schmerzhaft anschwellen, kann es sich um eine – auch sehr schwerwiegende – allergische Reaktion handeln. Je nachdem, wie heftig diese Hauterscheinungen (→ Seite 14) sind, sollten Sie sich umgehend oder im Laufe des nächsten Tages an einen Arzt wenden und mit ihm das weitere Vorgehen besprechen.

▶ **Sofort zum Arzt**
Wenn sich größere Blasen am ganzen Körper bilden oder plötzlich Atemnot und Schwellungen (insbesondere im Kopfbereich) auftreten, müssen Sie sich umgehend an einen Arzt wenden oder den Notarzt (Telefon 112) rufen. Dies können Hinweise auf eine lebensbedrohliche Allergie (→ Seite 14) sein.

Hinweise

Für Kinder unter 14 Jahren
Mangels Erfahrung sollten Kinder und Jugendliche unter 18 Jahren das Mittel nicht bekommen.

Zur Empfängnisverhütung
Aprepitant verringert die Wirksamkeit von hormonellen Verhütungsmitteln, und zwar bis zu vier Wochen nach der Anwendung. Während der Behandlung sowie noch zwei weitere Monate im Anschluss an die letzte Dosis Aprepitant sollten Sie andere Verhütungsmittel wählen.

Für Schwangerschaft und Stillzeit
Sie sollten das Mittel mangels Erfahrung nicht einnehmen oder nur dann, wenn der Arzt dies ausdrücklich befürwortet.

Motilitätssteigernde Mittel

Alizaprid
Vergentan

Domperidon
DOMPERIDON HEXAL, Domperidon-ratiopharm, Domperidon STADA, Motilium

Metoclopramid
Cerucal, Gastronerton, Gastrosil, MCP 1A Pharma, MCP AL, MCP-beta, MCP-CT, MCP Hexal, MCP-ISIS, MCP-ratiopharm, MCP Sandoz, MCP STADA, Paspertin

Alle drei Wirkstoffe wirken anregend auf die Magenbewegungen, indem sie die Bindestellen des Nervenbotenstoffes Dopamin im Brechzentrum besetzen. Das führt dazu, dass Nervenbotenstoffe freigesetzt werden, die die Magenbewegungen fördern. Dadurch wird der Speisebrei zügig durchgemischt und in den Dünndarm weiterbefördert. Das trägt dazu bei, dass kein Magensaft in die Speiseröhre aufsteigt und dort unangenehm brennt oder sie sogar verätzt. Alle drei Wirkstoffe werden daher nicht nur bei Übelkeit und Erbrechen, sondern auch bei Sodbrennen oder Speiseröhrenentzündung (Refluxösophagitis) eingesetzt. Auch bei Übelkeit und Erbrechen im Rahmen einer Chemo- oder Strahlentherapie bei Krebs sowie bei Migräne sind diese Substanzen geeignet. Bei Reisekrankheit wirken sie jedoch nicht.

Metoclopramid dringt auch in das Nervengewebe des Gehirns ein. Darauf beruht ein Teil seiner unerwünschten Wirkungen.

Anwendung

Sie nehmen die Mittel nach Bedarf ein. Die Beschwerden bessern sich meist innerhalb einer halben bis einer Stunde.

Alizaprid: Wird das Mittel im Rahmen einer Krebstherapie gegeben, nehmen Sie 150 Milligramm eine halbe Stunde vor der Zytostatika-Gabe sowie die gleiche Menge noch einmal eine halbe Stunde danach. An den folgenden Tagen genügt meist dreimal täglich eine Tablette.

Länger als vier bis sieben Tage sollten Sie das Mittel nicht einnehmen.

Wenn Ihre Nieren nur eingeschränkt arbeiten, muss die Dosis entsprechend verringert werden. Beträgt die Kreatinin-Clearance weniger als 50 Milliliter pro Minute, ist die Dosis zu halbieren, bei einer Kreatinin-Clearance unter 10 Milliliter pro Minute sollte nur ein Viertel der sonst üblichen Dosis gegeben werden.

Metoclopramid: Wenn Ihre Nieren nicht richtig arbeiten, muss die Dosis auf ein Drittel der angegebenen Menge gesenkt werden.

Arbeitet Ihre Leber nicht richtig, dürfen Sie nur die Hälfte der angegebenen Menge einnehmen.

Wenn Metoclopramid gespritzt wird, sollten Sie nach der Injektion noch mindestens eine halbe Stunde unter ärztlicher Beobachtung bleiben, damit unerwünschte Wirkungen rasch erkannt und behandelt werden können.

Achtung

Einige Präparate enthalten Parabene (siehe Tabelle). Diese Konservierungsmittel können Allergien auslösen. Wenn Sie auf Parastoffe (→ Seite 1159) allergisch reagieren, dürfen Sie diese Mittel nicht anwenden.

Gegenanzeigen

Unter folgenden Bedingungen dürfen Sie keine der drei Substanzen anwenden:

- Sie haben zusätzlich zur Übelkeit kolikartige Bauchschmerzen und ein ungewöhnliches Völlegefühl. Das deutet auf einen Darmverschluss hin.
- Sie erbrechen Blut (Hinweis auf ein blutendes Magengeschwür).
- Sie haben sehr heftige Bauchschmerzen und sind am Bauch sehr berührungsempfindlich. Das kann bedeuten, dass ein Magen- oder Zwölffingerdarmgeschwür in die Bauchhöhle durchbricht.

In diesen Situationen müssen Sie sich sofort in ärztliche Behandlung begeben.

- Wenn Sie einen Tumor haben, dessen Wachstum durch das Hormon Prolaktin gefördert wird (z. B. Brustkrebs), dürfen Sie die Mittel ebenfalls nicht einnehmen.

Alizaprid: Sie haben Bewegungsstörungen oder nehmen das Medikament Levodopa ein (bei Parkinsonkrankheit). Levodopa und Alizaprid blockieren sich gegenseitig in ihrer Wirkung.

Alizaprid, Metoclopramid: Diese Mittel dürfen Sie nicht anwenden, wenn Sie eine Überfunktion des Nebennierenmarks (Phäochromozytom) haben.

Metoclopramid: Diese Mittel dürfen Sie nicht anwenden, wenn Sie unter Epilepsien leiden.

Wechselwirkungen mit Medikamenten

Wenn Sie noch andere Medikamente einnehmen, ist zu beachten, dass Anticholinergika (bei Parkinsonkrankheit) die Aufnahme der motilitätssteigernden Mittel beeinträchtigen und dadurch ihre Wirkung verringern. Zusätzlich sind folgende Wechselwirkungen zu beachten:

Alizaprid:

- Alizaprid verstärkt die unerwünschten Wirkungen von Neuroleptika (bei Psychosen, Schizophrenie), die vom Gehirn ausgehen (z. B. Bewegungsstörungen).
- Schlaf- und Beruhigungsmittel (bei Angst- und Schlafstörungen) sowie Opiate (bei Schmerzen) und müde machende Antihistaminika (bei Allergien) verstärken die beruhigenden und einschläfernden Wirkungen von Alizaprid.
- Wenn Sie gleichzeitig das Glukokortikoid Dexamethason einnehmen oder gespritzt bekommen, um die Wirkung von Alizaprid zu verstärken,

erhöht sich auch das Risiko für Bewegungsstörungen (z. B. Muskelzuckungen).

Domperidon: Wenn Sie dieses Mittel mit Ketoconazol-Tabletten (bei Pilzerkrankungen), Erythromyzin (bei bakteriellen Infektionen) oder Ritonavir (bei HIV-Infektionen, Aids) einnehmen, kann sich der Herzrhythmus verändern. Diese mögliche Wechselwirkung ist vor allem zu beachten, wenn der Herzschlag sowieso schon unregelmäßig ist.

Metoclopramid:

- Metoclopramid verstärkt die Wirkung von Levodopa (bei Parkinsonkrankheit), Parazetamol (bei Schmerzen), Lithium (bei Depressionen) und Tetrazyklinen (bei Infektionen und Akne).
- Wenn Sie diese Mittel zusammen mit Neuroleptika (bei Psychosen, Schizophrenie) und/oder Serotonin-Wiederaufnahme-Hemmstoffen (SSRI, bei Depressionen) einnehmen, können sich die durch Neuroleptika ausgelösten Bewegungsstörungen verstärken.

Wechselwirkungen mit Speisen und Getränken

Alizaprid, Metoclopramid: Während der Einnahme dieser Mittel sollten Sie keinen Alkohol trinken oder alkoholhaltige Speisen essen, weil sie die Wirkung von Alkohol verstärken und die Reaktionsfähigkeit noch weiter herabsetzen.

Unerwünschte Wirkungen

▶ Keine Maßnahmen erforderlich

Alizaprid: Müdigkeit, Schwindel, Kopfschmerzen, Schlaflosigkeit, Einschränkung des Reaktionsvermögens, Durchfall, Mundtrockenheit können auftreten.

Bei Frauen kann die Brust aufgrund einer erhöhten Produktion von Prolaktin im Gehirn etwas Milch absondern. Auch kann die Monatsblutung ausbleiben.

Bei Männern kann die Brust anschwellen (Gynäkomastie).

Domperidon, Metoclopramid: Bei mehr als 1 von 100 Behandelten treten Müdigkeit und Durchfall auf. Möglich sind auch krampfartige Bauchschmerzen und Kopfschmerzen.

▶ Muss beobachtet werden

Bei 1 von 500 Behandelten kommt es zu Bewegungsstörungen, bei Kindern auch häufiger. Bei Domperidon scheint diese unerwünschte Wirkung jedoch eher seltener vorzukommen, weil dieser Wirkstoff nicht so leicht ins Gehirn gelangt. Typisch für solche Bewegungsstörungen sind Muskelkrämpfe oder unwillkürliche Muskelzuckungen im Gesicht, an Hals oder Nacken (Dyskinesien). Wenn diese Beschwerden zunehmen oder wiederholt auftreten, sollten Sie einen Arzt aufsuchen.

Diese unerwünschte Wirkung kann in sehr seltenen Fällen auch bei älteren Menschen (bei weniger als 1 von 10 000 Behandelten) auftreten, vor allem bei hoher Dosierung und langfristiger Anwendung. Die Beschwerden werden dann leicht mit einer Parkinsonkrankheit verwechselt, verschwinden aber nicht unter der Behandlung mit den üblicherweise bei dieser Erkrankung gegebenen Medikamenten. Wenn solche Symptome auftreten, sollten Sie den behandelnden Arzt informieren.

Alizaprid: Der Blutdruck kann stark absinken. Wenn häufig Schwindel (→ Seite 15) auftritt oder Sie sich anhaltend müde fühlen, sollten Sie spätestens nach acht Tagen den Arzt informieren.

Beobachten Sie, dass Sie teilnahmslos und niedergeschlagen sind und halten solche Depressionen (→ Seite 16) länger als acht Tage an, sollten Sie ebenfalls einen Arzt aufsuchen.

Bei langfristiger Behandlung können die Brüste schmerzhaft anschwellen (auch bei Männern). Bei Frauen können Menstruations- und Zyklusstörungen auftreten. In allen diesen Fällen sollten Sie den Arzt informieren.

▶ Sofort zum Arzt

Wenn sich die im vorigen Abschnitt beschriebenen Bewegungsstörungen innerhalb von ein bis drei Tagen nach Beginn der Behandlung einstellen, wenn gleichzeitig hohes Fieber, Muskelsteifigkeit, Bewusstseinsstörungen auftreten und sich Atmung und Herzschlag beschleunigen, müssen Sie das Mittel absetzen und sich sofort in ärztliche Behandlung begeben, und zwar am besten bei einem Neurologen. Am Wochenende oder an Feiertagen gehen Sie direkt ins Krankenhaus. Dieses sogenannte „maligne neuroleptische Syndrom“ kann lebensbedrohlich sein.

Hinweise

Für Kinder unter 14 Jahren

Alizaprid: Kinder unter 14 Jahren dürfen dieses Mittel nicht bekommen, weil bei ihnen vermehrt Bewegungsstörungen auftreten können.

Domperidon: Kinder unter zwölf Jahren dürfen diese Mittel nicht bekommen.

Metoclopramid: Säuglinge und Kleinkinder unter zwei Jahren dürfen mit diesen Mitteln nicht behandelt werden. Ältere Kinder sollten die flüssigen Zubereitungen bekommen, die sich leichter dosieren lassen. Tabletten und Kapseln sollten

Kinder unter 14 Jahren aufgrund des hohen Wirkstoffgehaltes nicht bekommen.

Für Schwangerschaft und Stillzeit

Alizaprid: In Schwangerschaft und Stillzeit sollten Sie das Mittel nicht einnehmen.

Domperidon: Diese Mittel können Sie in Schwangerschaft und Stillzeit einnehmen. Sie treten nur in sehr geringer Menge in die Muttermilch über.

Metoclopramid: Diese Mittel sollten Sie in den ersten drei Schwangerschaftsmonaten und während der Stillzeit nicht einnehmen.

Zur Verkehrstüchtigkeit

Alizaprid: Das Mittel kann die Reaktionsfähigkeit stark beeinflussen. Während der Einnahme sollten Sie deshalb kein Fahrzeug lenken, keine Maschinen bedienen und keine Arbeiten ohne sicheren Halt verrichten.

Serotonin(5-HT3)-Antagonisten

Granisetron

Kevatril

Ondansetron

Zofran

Tropisetron

Navoban

Granisetron, Ondansetron und Tropisetron sind Gegenspieler zu einem Nervenbotenstoff (5-Hydroxytryptamin-3, abgekürzt 5-HT3 oder Serotonin-3) und besetzen dessen Bindestellen im Gewebe. Wenn die Darmschleimhaut zum Beispiel durch Mittel zur Krebsbehandlung geschädigt wird, schütten spezielle Zellen im Dünndarm Serotonin aus. Über das Blut gelangt es ins Gehirn und ins Brechzentrum, wo es die zugehörigen Rezeptoren erregt. Diese Reize lösen Erbrechen aus. Werden die Rezeptoren durch die Wirkstoffe besetzt, bleibt die Übelkeit aus.

Alle drei Wirkstoffe werden vorwiegend bei Übelkeit und Erbrechen, das im Rahmen einer Chemotherapie durch Zytostatika oder bei Bestrahlungen auftritt, eingesetzt. Für diesen Zweck sind sie geeignet.

Bei Übelkeit im Zusammenhang mit einem Migräneanfall oder bei Reisekrankheit wirken die Mittel nicht.

Die Wirkstoffe Granisetron (*Kevatril*) und Ondansetron (*Zofran*) gibt es inzwischen auch in Form von preisgünstigen Generika.

Anwendung

Die Wirkung der Mittel kann noch gesteigert werden, wenn vor Beginn der Zytostatika-Infusion 20 Milligramm Dexamethason in die Vene gespritzt werden. Das ist vor allem sinnvoll, wenn eine Chemotherapie mit Substanzen erforderlich ist, die sehr starken Brechreiz auslösen.

Granisetron: Dieses Mittel nehmen Sie innerhalb einer Stunde vor Beginn der Strahlentherapie oder der Gabe der Zytostatika ein. Oder das Mittel wird langsam (mindestens 30 Sekunden lang) in die Vene gespritzt oder als Infusionslösung über fünf Minuten infundiert.

Ondansetron: Die Injektionslösung wird unmittelbar vor Gabe der Zytostatika oder vor der Bestrahlung gespritzt oder infundiert. Tabletten müssen Sie etwa eine bis zwei Stunden vor Beginn der Behandlung einnehmen. Die Wirkung hält zwischen 12 und 24 Stunden an. Anschließend können Sie die Tabletten bei Bedarf noch bis zu fünf Tage weiter einnehmen.
Während der Anwendung sollte der Arzt die Leberwerte im Blut kontrollieren. Wenn Ihre Leber nur eingeschränkt arbeitet, dürfen Sie täglich nicht mehr als acht Milligramm Ondansetron erhalten.

Tropisetron: Auch dieser Wirkstoff wird unmittelbar vor einer Zytostatikatherapie, die starken Brechreiz verursacht, gespritzt oder infundiert. Anschließend wird mit Kapseln weiter behandelt. Sie nehmen die Kapseln morgens nach dem Aufstehen auf nüchternen Magen mit etwas Flüssigkeit ein. Bis zum Frühstück sollte noch etwa eine Stunde vergehen. Die Wirkung hält etwa 24 Stunden an. Tropisetron kann insgesamt sechs Tage lang angewendet werden.

Achtung

Tropisetron: Wenn Sie hohen Blutdruck haben, der nicht medikamentös kontrolliert wird, dürfen Sie täglich nicht mehr als zehn Milligramm Tropisetron einnehmen. Aber auch wenn der Blutdruck medikamentös gut eingestellt ist, muss ihn der Arzt während der Behandlung mit Tropisetron regelmäßig kontrollieren, weil der Wirkstoff den Blutdruck erhöhen kann.

Zofran Zydis Lingual: Dieses Präparat enthält als Konservierungsmittel Parabene. Wenn Sie auf Parastoffe (→ Seite 1159) allergisch reagieren, dürfen Sie dieses Mittel nicht anwenden.

Gegenanzeigen

Wenn Sie eine Engstelle im Darm haben oder die Darmtätigkeit anderweitig beeinträchtigt ist, dürfen Sie die Mittel nur unter besonderen Vorsichtsmaßnahmen (Überwachung der Darmtätigkeit) anwenden, weil alle Serotonin(5-HT3)-Antagonisten die Darmbewegungen verringern.

Wechselwirkungen mit Medikamenten

Wenn Sie noch andere Medikamente anwenden, ist zu beachten:

Ondansetron: Phenytoin, Carbamazepin (beide bei Epilepsien) und Rifampizin (bei Tuberkulose) können die Wirkung von Ondansetron abschwächen. Umgekehrt kann Ondansetron die schmerzstillende Wirkung von Tramadol und Paracetamol (bei Schmerzen) herabsetzen.

Tropisetron:

- Rifampizin (bei Tuberkulose) und Phenobarbital (bei Epilepsien) können die Wirkung von Tropisetron schwächen. Gegebenenfalls muss der Arzt die Dosis anpassen.
- Wenn Sie gleichzeitig Medikamente mit Mizolastin (bei Übelkeit, Erbrechen) oder Terfenadin (bei Allergien) oder Pimozid (bei Psychosen, Schizophrenie) anwenden, steigt die Gefahr für Herzrhythmusstörungen.

UNERWÜNSCHTE WIRKUNGEN

Ondansetron: Wenn das Mittel gespritzt wird, kann sich ein Wärmegefühl in Kopf und Oberbauch einstellen.

► **Keine Maßnahmen erforderlich**

Granisetron: 22 von 100 Behandelten leiden an Kopfschmerzen. Es können Müdigkeit und Schwindel auftreten.

Ondansetron: Müdigkeit (bei 4 von 10 Behandelten) und Verstopfung (bei fast einem Drittel) kommen vor.

Navoban (Kapseln): Kopfschmerzen (bei 22 von 100 Behandelten), Verstopfung (bei 11 von 100), Schwindel und Müdigkeit, Beschwerden im Verdauungstrakt wie Bauchschmerzen und Durchfall (bei 5 von 100) treten auf. Bei einigen Personen wird das Mittel sehr langsam abgebaut. Dann kommen Kopfschmerzen und Verstopfung häufiger vor. Bei den Injektionslösungen treten diese unerwünschten Wirkungen nur gelegentlich oder selten auf.

► **Muss beobachtet werden**

Wenn die Haut sich verstärkt rötet und juckt, reagieren Sie vermutlich allergisch auf das Mittel. Bei solchen Hauterscheinungen (→ Seite 14) sollten Sie einen Arzt aufsuchen.

Die Wirkstoffe können die Darmbewegungen verlangsamen und führen deswegen bei einigen Patienten zu Verstopfung. Wenn Sie länger als drei Tage keinen Stuhlgang mehr hatten, sollten Sie einen Arzt aufsuchen.

Ondansetron: Die Mittel können die Leber schwer schädigen und eine Gelbsucht (→ Seite 15) auslösen. Wenn Sie zusätzlich einen starken Juckreiz am ganzen Körper verspüren, sollten Sie sofort einen Arzt aufsuchen. Wenn die Mittel abgesetzt werden, bilden sich die Symptome wieder zurück.

Tropisetron: Der Blutdruck kann ansteigen, insbesondere bei hoher Dosierung. Wenn Sie beim Selbstmessen merken, dass der Blutdruck ansteigt, sollten Sie unverzüglich Ihren Arzt aufsuchen.

► **Sofort zum Arzt**

Bewegungsstörungen können bei etwa 1 von 100 Behandelten auftreten. Diese Störungen äußern sich in nicht kontrollierbaren Muskelbewegungen, insbesondere im Bereich von Schultern und Armen, beim Schlucken oder auch im Gesicht. Wenn der Blick starr nach oben gerichtet ist, die Zunge vorgestreckt wird, Gesichts- und Kaumuskeln sich verkrampfen, die Arme krampfartig angewinkelt werden, der Kopf verdreht oder schief gehalten oder die Wirbelsäule auffällig gestreckt wird, sollten Sie oder die Angehörigen einen Arzt benachrichtigen.

Sehr selten (bei weniger als 1 von 1 000 Behandelten) können Herzrasen oder Herzrhythmusstörungen (→ Seite 16) auftreten. Zum Teil können diese Rhythmusstörungen nur im EKG erkannt werden. Wenn Schmerzen hinter dem Brustbein auftreten oder bei anhaltendem Herzrasen mit einem Puls von über 100 Schlägen pro Minute ohne erkennbaren Anlass (keine Aufregung, keine körperliche Belastung) sowie bei sehr langsamem Puls mit unregelmäßigem Herzschlag und bei Ohnmachtsanfällen ist sofort ein Arzt zu verständigen.

Ondansetron: Erregungszustände (bei über 1 von 100), Krampfanfälle (bei weniger als 1 von 100) und auch Delirium und Halluzinationen sind möglich. Wenn solche Symptome auftreten, muss sofort der Arzt informiert werden.

Die Mittel können die Leber schwer schädigen und eine Gelbsucht (→ Seite 15) auslösen.

Wenn Sie zusätzlich einen starken Juckreiz am ganzen Körper verspüren, sollten Sie sofort einen Arzt aufsuchen. Wenn die Mittel abgesetzt werden, bilden sich die Symptome wieder zurück.

Verstärken sich Hautausschlag und Juckreiz und treten zusätzlich Herzrasen, Atemnot, Schwäche und Schwindel auf, müssen Sie die Einnahme sofort abbrechen und unverzüglich den Notarzt (Telefon 112) rufen, weil eine solche Allergie (→ Seite 14) rasch lebensbedrohlich werden kann.

Hinweise

Für Kinder unter 14 Jahren

Granisetron: Dieses Mittel dürfen Kinder ab 2 Jahren als Infusionslösung, nicht aber in Form der Tabletten bekommen. Als Dosierung zur Vorbeugung gegen Übelkeit und Erbrechen werden 40 Mikrogramm Wirkstoff pro Kilogramm Körpergewicht empfohlen. Die maximale Tagesdosierung bei Kindern liegt bei 3 Milligramm. Sind Übelkeit und Erbrechen bereits eingetreten, können innerhalb von 24 Stunden zwei Infusionen mit jeweils 20 Mikrogramm Granisetron pro Kilogramm Körpergewicht in einem Abstand von zehn Minuten gegeben werden.

Ondansetron: Bei Kindern unter zwei Jahren darf dieses Mittel mangels Erfahrung nicht angewendet werden. Bei älteren Kindern muss die Dosis dem Körpergewicht angepasst werden: Es werden 5 Milligramm Ondansetron pro Quadratmeter Körperoberfläche über 15 Minuten intravenös verabreicht, anschließend 4 Milligramm Ondansetron als Tablette alle zwölf Stunden über fünf Tage.

Tropisetron: Dieses Mittel sollten Kinder unter zwei Jahren nicht bekommen. Bei älteren Kindern beträgt die empfohlene Dosis einmal täglich 0,2 Milligramm pro Kilogramm Körpergewicht bis zu maximal 5 Milligramm insgesamt (= 1 Ampulle), die unmittelbar vor der Chemotherapie gespritzt oder infundiert werden. Anschließend wird die Behandlung fortgesetzt, indem die entsprechende Menge aus der Ampulle mit Orangensaft oder Limonade gemischt und dann getrunken wird, vorzugsweise morgens nach dem Aufstehen etwa eine Stunde vor dem Frühstück. Wenn eine Dosis von 5 Milligramm erreicht wird, können auch die Kapseln gegeben werden.

Für Schwangerschaft und Stillzeit

Granisetron, Ondansetron: In der Schwangerschaft sollten Granisetron und Ondansetron nur nach sorgfältiger Abwägung der Risiken zum zu erwartenden Nutzen angewendet werden. Während der Stillzeit sollten Sie die Mittel nicht anwenden.

Tropisetron: In Schwangerschaft und Stillzeit sollten Sie dieses Mittel nicht anwenden.

Übelkeit, Erbrechen

Hinweise zu den Tabellenspalten → Seite 28, zur Auswahl der Arzneimittel → Seite 23, zur Grundlage der Bewertung → Seiten 24, 27

Handelsname Darreichungsform	Zusammensetzung pro 1 ml/1 g oder wie angegeben bzw. pro abgeteilte Einheit	Kleinste Packungsgröße	Festbetrag in Euro	Packungspreis in Euro	Bewertung
CERUCAL retard Rp Retardkapseln	**Metoclopramid-hydrochlorid** 30 mg	20 Stück	13,86	13,86	**Geeignet** bei Übelkeit und Erbrechen. → Seite 296
Cerucal Rp Tabletten	10 mg	50 Stück	13,42	13,42	
DOMPERIDON HEXAL 10 mg Tabletten Rp Tabletten	**Domperidon** 10 mg	20 Stück	16,05	14,13	**Geeignet** bei Übelkeit und Erbrechen. → Seite 296
Domperidon-ratiopharm 10 mg Filmtabletten Rp Filmtabletten	**Domperidon** 10 mg	20 Stück	16,05	14,13	**Geeignet** bei Übelkeit und Erbrechen. → Seite 296
Domperidon STADA 10 mg Tabletten Rp Tabletten	**Domperidon** 10 mg	20 Stück	16,05	14,13	**Geeignet** bei Übelkeit und Erbrechen. → Seite 296

Übelkeit, Erbrechen Fortsetzung

Hinweise zu den Tabellenspalten → Seite 28, zur Auswahl der Arzneimittel → Seite 23, zur Grundlage der Bewertung → Seiten 24, 27

Handelsname Darreichungsform	Zusammensetzung pro 1 ml/1 g oder wie angegeben bzw. pro abgeteilte Einheit	Kleinste Packungsgröße	Festbetrag in Euro	Packungspreis in Euro	Bewertung
EMEND 80 mg Rp	**Aprepitant** 80 mg	2 Stück		63,55	**Geeignet** zur Kombinationstherapie zusammen mit Serotonin(5HT3)-Antagonisten und Glukokortikoiden zum Einnehmen zur Vorbeugung gegen akutes und verzögertes Erbrechen nach stark Übelkeit verursachender Zytostatikabehandlung. **Mit Einschränkung geeignet** zur Kombinationstherapie zusammen mit Serotonin(5HT3)-Antagonisten und Glukokortikoiden zum Einnehmen zur Vorbeugung gegen Erbrechen nach mäßig Übelkeit verursachender Zytostatikabehandlung. Der therapeutische Stellenwert ist noch nicht abschließend zu bestimmen. → Seite 29
EMEND 125 mg Hartkapseln/ 80 mg Hartkapseln Rp Kapseln	**Aprepitant** 125 mg + **Aprepitant** 80 mg	1 Stück und 2 Stück		90,49	
Emesan Tabletten Tabletten	**Diphenhydramin-hydrochlorid** 50 mg	10 Stück	2,58	2,00	**Geeignet** bei Übelkeit und Erbrechen sowie zur Vorbeugung gegen Reisekrankheit; macht müde. → Seite 29
Emesan S Säuglingszäpfchen	10 mg	5 Stück		3,95	
K Kinderzäpfchen	20 mg	5 Stück		3,95	
E Erwachsenenzäpfchen Zäpfchen	50 mg	10 Stück		8,10	
Gastronerton Kapseln Rp Kapseln	**Metoclopramid-dihydrochlorid** 11,62 mg	20 Stück	11,23	11,23	**Geeignet** bei Übelkeit und Erbrechen. → Seite 29
Gastronerton Lösung Rp Lösung	4,65 mg	20 ml	10,46	10,38	
Gastronerton Rp Tabletten	**Metoclopramid-hydrochlorid** 10 mg	20 Stück	11,23	11,08	
Gastrosil retard mite Rp Kapseln	**Metoclopramid-hydrochlorid** 15 mg	20 Stück	13,67	11,65	**Geeignet** bei Übelkeit und Erbrechen. → Seite 29
Gastrosil Tropfen Rp	5,67 mg (Konservierungsmittel: Parabene)	30 ml	11,20	11,17	
Gastrosil akut Tropfen Rp Lösung	5,67 mg (Konservierungsmittel: Parabene)	15 ml	10,45	10,42	
Gastrosil retard Rp Retardkapseln	30 mg	20 Stück	13,89	11,73	
Gastrosil Tabletten Rp Tabletten	10 mg	20 Stück	11,23	10,71	
Kevatril Filmtabletten 2 mg Rp Filmtabletten	**Granisetron** 2 mg	1 Stück	47,52	34,97	**Geeignet** bei Übelkeit und Erbrechen, die durch Zytostatika oder Strahlentherapie bedingt sind. → Seite 29
Kevatril Infusionslösungskonzentrat 1 mg Rp Infusionslösungskonzentrat	1 mg	1 Stück		28,26	
MCP Tropfen – 1 A Pharma Rp Lösung	**Metoclopramid-hydrochlorid** 4 mg (Konservierungsmittel: Parabene)	30 ml	10,84	10,78	**Geeignet** bei Übelkeit und Erbrechen. → Seite 29
MCP AL retard Rp Kapseln	**Metoclopramid-hydrochlorid** 28,48 mg	10 Stück	11,82	10,73	**Geeignet** bei Übelkeit und Erbrechen. → Seite 29
MCP AL Tropfen Rp Lösung	4 mg (Konservierungsmittel: Parabene)	30 ml	10,84	10,78	
MCP AL 10 Rp Tabletten	10 mg	20 Stück	11,23	10,71	

Übelkeit, Erbrechen Fortsetzung

Hinweise zu den Tabellenspalten → Seite 28, zur Auswahl der Arzneimittel → Seite 23, zur Grundlage der Bewertung → Seiten 24, 27

Handelsname Darreichungsform	Zusammensetzung pro 1 ml/1 g oder wie angegeben bzw. pro abgeteilte Einheit	Kleinste Packungsgröße	Festbetrag in Euro	Packungspreis in Euro	Bewertung
MCP-beta Tropfen Rp Lösung	**Metoclopramid-hydrochlorid** 4 mg (Konservierungsmittel: Parabene)	30 ml	10,84	10,79	**Geeignet** bei Übelkeit und Erbrechen. → Seite 296
MCP-CT 4 mg/1 ml Tropfen Rp Lösung	**Metoclopramid** 4 mg (Konservierungsmittel: Parabene)	30 ml	10,94	10,83	**Geeignet** bei Übelkeit und Erbrechen. → Seite 296
MCP-CT 30 mg Retardkapseln Rp Retardkapseln	25,4 mg	20 Stück	13,86	11,76	
MCP Hexal Tropfen Rp Lösung	**Metoclopramid-hydrochlorid** 4 mg (Konservierungsmittel: Parabene)	30 ml	10,84	10,79	**Geeignet** bei Übelkeit und Erbrechen. → Seite 296
MCP Hexal 10 Rp Tabletten	10 mg	20 Stück	11,23	10,75	
MCP-ISIS Tropfen Rp Lösung	**Metoclopramid-hydrochlorid** 4 mg (Konservierungsmittel: Parabene)	20 ml	10,46	10,77	**Geeignet** bei Übelkeit und Erbrechen. → Seite 296
MCP-ratiopharm Tropfen Rp Lösung	**Metoclopramid** 4 mg (Konservierungsmittel: Parabene)	30 ml	10,94	10,83	**Geeignet** bei Übelkeit und Erbrechen. → Seite 296
MCP-ratiopharm Retardkapseln 30 mg Rp Retardkapseln	25,4 mg	10 Stück	11,82	10,73	
MCP-ratiopharm Tabletten 10 Rp Tabletten	10 mg	20 Stück	11,39	11,25	
MCP-ratiopharm 10 Rp Zäpfchen	10 mg	5 Stück	11,20	11,17	
MCP Sandoz 4 mg/ml Tropfen zum Einnehmen Rp Lösung	**Metoclopramid-hydrochlorid** 4 mg (Konservierungsmittel: Parabene)	30 ml	10,84	10,79	**Geeignet** bei Übelkeit und Erbrechen. → Seite 296
MCP Sandoz 10 mg Tabletten Rp Tabletten	10 mg	20 Stück	11,23	10,75	
MCP STADA Tropfen Rp Lösung	**Metoclopramid-hydrochlorid** 4 mg (Konservierungsmittel: Parabene)	30 ml	10,84	10,79	**Geeignet** bei Übelkeit und Erbrechen. → Seite 296
MCP STADA Tabletten Rp Tabletten	10 mg	20 Stück	11,23	10,75	
Motilium Rp Filmtabletten	**Domperidon** 10 mg	20 Stück	16,05	16,05	**Geeignet** bei Übelkeit und Erbrechen. → Seite 296
Motilium Tropfen Rp Suspension	10 mg	30 ml		23,97	
Navoban 5 mg/5 ml Rp Injektionslösung	**Tropisetron** 5 mg pro 5 ml	1 x 5 ml		38,14	**Geeignet** bei Übelkeit und Erbrechen, die durch Zytostatika bedingt sind. → Seite 299
Navoban 5 mg Rp Kapseln	5 mg	5 Stück	144,04	135,86	

Übelkeit, Erbrechen Fortsetzung

Handelsname Darreichungsform	Zusammensetzung pro 1 ml/1 g oder wie angegeben bzw. pro abgeteilte Einheit	Kleinste Packungsgröße	Festbetrag in Euro	Packungspreis in Euro	Bewertung
Paspertin Filmtabletten Rp Filmtabletten	**Metoclopramid-hydrochlorid** 10 mg	20 Stück	11,23	11,23	**Geeignet** bei Übelkeit und Erbrechen. → Seite 29(
Paspertin Tropfen Rp Lösung	4 mg (Konservierungsmittel: Parabene)	30 ml	10,84	10,84	
Postadoxin N Rp Tabletten	**Meclozin-dihydrochlorid** 25 mg	20 Stück	12,95	13,28	**Geeignet** bei Übelkeit und Erbrechen sowie zur Vorbeugung gegen Reisekrank heit; macht müde. → Seite 29
Vergentan 50 mg Tabletten Rp Tabletten	**Alizaprid** 50 mg	20 Stück		22,38	**Geeignet** bei Übelkeit und Erbrechen, wenn diese durch Zytostatika oder Bestrahlungen ausgelöst wurden. → Seite 29
Vomacur Filmtabletten	**Dimenhydrinat** 50 mg	20 Stück	4,72	3,63	**Mit Einschränkung geeignet** zur Vorbeu gung gegen und zur Behandlung von Re sekrankheit, Übelkeit und Erbrechen. Dimenhydrinat besteht aus Diphenhydra min und 8-Chlortheophyllin. Chlortheophyllin bringt keinen zusätzlichen thera peutischen Vorteil, kann aber das Risiko für unerwünschte Wirkungen erhöhen. Monopräparate mit Diphenhydramin sind vorzuziehen. → Seite 29
Vomacur 40	40 mg	5 Stück	3,43	3,38	
70 Zäpfchen	70 mg	5 Stück	4,17	4,17	
Vomex A Dragees N Dragees	**Dimenhydrinat** 50 mg	20 Stück	4,72	6,40	**Mit Einschränkung geeignet** zur Vorbeu gung gegen und zur Behandlung von Re sekrankheit, Übelkeit und Erbrechen. Dimenhydrinat besteht aus Diphenhydra min und 8-Chlortheophyllin. Chlortheophyllin bringt keinen zusätzlichen thera peutischen Vorteil, kann aber das Risiko für unerwünschte Wirkungen erhöhen. Monopräparate mit Diphenhydramin sind vorzuziehen. → Seite 29
Vomex A Retardkapseln N Retardkapseln	150 mg	20 Stück		13,95	
Vomex A Sirup Sirup	3,3 mg	100 ml		8,50	
Vomex A Kinder-Suppositorien 40 mg	40 mg	10 Stück	4,88	4,88	
70 mg forte	70 mg	10 Stück	5,96	5,96	
Vomex A Suppositorien 150 mg Zäpfchen	150 mg	10 Stück	7,81	8,95	
Zofran Filmtabletten 4 mg Rp	**Ondansetron** 4 mg	10 Stück	99,54	99,54	**Geeignet** bei Übelkeit und Erbrechen, d durch Zytostatika oder Strahlentherapie bedingt sind. → Seite 29
8 mg Rp Filmtabletten	8 mg	10 Stück	174,86	174,86	
Zofran i.v. 4 mg Rp	4 mg pro 2 ml	5 x 2 ml		114,67	**Geeignet** bei Übelkeit und Erbrechen, d durch Zytostatika bedingt sind. → Seite 29
8 mg Rp Injektionslösung	8 mg pro 4 ml	5 x 4 ml		160,14	
Zofran Lösung Rp Lösung	4 mg pro 5 ml	50 ml		99,95	**Geeignet** bei Übelkeit und Erbrechen, d durch Zytostatika oder Strahlentherapie bedingt sind. → Seite 29
Zofran 4 mg Zydis Lingual Rp	4 mg (Konservierungsmittel: Parabene)	6 Stück	74,98	74,98	
8 mg Zydis Lingual Rp Schmelztabletten	8 mg (Konservierungsmittel: Parabene)	6 Stück	122,40	118,00	

Hinweise zu den Tabellenspalten → Seite 28, zur Auswahl der Arzneimittel → Seite 23, zur Grundlage der Bewertung → Seiten 24, 27

Sodbrennen, Speiseröhrenentzündung

Sodbrennen ist eine der häufigsten Beschwerden im Verdauungstrakt, vor allem bei älteren Menschen. Etwa 30 Prozent der Bevölkerung leiden an einer Refluxkrankheit mit Sodbrennen, bei jedem Zehnten von ihnen entwickelt sich daraus eine Speiseröhrenentzündung (Refluxösophagitis).
Ein gewisser Rückfluss des Speisebreis aus dem Magen ist natürlich und schadet nicht. Gelangen jedoch ständig größere Mengen des sauren Gemischs in die Speiseröhre (Ösophagus), verätzt dieses deren empfindliche Schleimhaut, sodass sie sich entzündet. Bleibt die Entzündung über Jahre bestehen, kann sich daraus im Laufe der Zeit Krebs entwickeln. Es ist also sinnvoll, den Beschwerden nachzugehen und sie konsequent zu behandeln.

Bei Kindern

In der Regel sind Kinder erst ab dem dritten Lebensjahr davon betroffen. In den ersten beiden Lebensjahren entwickelt sich eine Refluxkrankheit nur infolge anderer Erkrankungen, die auch Auswirkungen auf den Magenverschluss haben können, zum Beispiel Erkrankungen des Nervensystems oder ein Riss im Zwerchfell.

Anzeichen und Beschwerden

Sodbrennen macht sich mit einem unangenehmen Druckgefühl sowie brennenden Schmerzen hinter dem Brustbein, wo die Speiseröhre verläuft, bemerkbar. Die Beschwerden beginnen meist nach dem Essen in der Magengrube und gehen oft mit unangenehmem, saurem Aufstoßen einher, wobei kleine Mengen der zuvor geschluckten Speisen hochkommen können. Im Liegen und beim Bücken verstärken sich die Beschwerden meist.
Die vor allem nachts im Liegen aus dem Magen aufsteigenden Säuretröpfchen lösen oft Heiserkeit und krampfhafte Hustenanfälle aus.

Bei Kindern

Bei Kindern kann der aufsteigende Magensaft zu einem wochenlang anhaltendem Husten mit Heiserkeit und Atemnotanfällen führen.

Ursachen

Sodbrennen

Normalerweise verhindert der Schließmuskel (Ösophagussphinkter) am Mageneingang (Kardia), dass der Mageninhalt in die Speiseröhre zurückfließt. Wenn dieser Muskel jedoch erschlafft oder der Druck im unteren Bereich der Speiseröhre sinkt beziehungsweise sich im Mageninneren erhöht, wird der Magen zur Speiseröhre hin nicht richtig verschlossen (Kardiainsuffizienz), und Magensaft sowie angedauter Speisebrei können in die Speiseröhre aufsteigen.
Es gibt einige Faktoren, die diesen Vorgang begünstigen:

- Erhebliches Übergewicht, ein Zwerchfellbruch (Hiatushernie), Bauchwassersucht (Aszites) oder eine stark vergrößerte Gebärmutter im letzten Drittel der Schwangerschaft lassen den Druck im Magen ansteigen.
- Fettreiche Speisen, Alkohol und Rauchen lassen den Druck im unteren Teil der Speiseröhre absinken.
- Alkohol, Kaffee und kohlensäurehaltige Getränke regen die Magenschleimhaut an, verstärkt Säure zu produzieren, was saures Aufstoßen und Sodbrennen fördert.
- Bei Stress, Hetze, Konflikten und anhaltender Überforderung bildet der Magen besonders viel Magensaft und gibt seinen Inhalt nicht an den Zwölffingerdarm weiter.

Häufig aber bleibt die Ursache für den gestörten Verschlussmechanismus zwischen Speiseröhre und Magen ungeklärt.

Speiseröhrenentzündung

Eine Speiseröhrenentzündung kann sich auch durch Medikamente entwickeln, wenn zum Beispiel eine Tablette oder Kapsel in der Speiseröhre stecken bleibt. Besonders ätzend wirken Bisphosphonate (bei Osteoporose), Kaliumchlorid (bei Kaliummangel), Antibiotika wie Doxyzyklin und Ciprofloxazin sowie nichtsteroidale Antirheumatika (bei Rheuma, Schmerzen). Diese Mittel müssen Sie mit besonders viel Flüssigkeit einnehmen. Außerdem dürfen Sie sich nach der Einnahme eine halbe Stunde nicht hinlegen, damit die Mittel nicht in die Speiseröhre zurückrutschen können.
Spitze und scharfkantige Speiseteile (Fischgräten, Geflügelknochensplitter) können in der Speiseröhre hängen bleiben oder die Schleimhaut verletzen. Auch wenn Kinder versehentlich einen Kronenkorken oder Knopfbatterien verschlucken, kann sich die Speiseröhre entzünden.

Vorbeugung

- Vermeiden Sie, sich nach dem Essen hinzulegen (z. B. um einen Mittagsschlaf zu halten). Im Liegen fließt der Mageninhalt leicht in die Speiseröhre zurück. Kinder sollten hochgelagert werden.
- Warten Sie nach dem Abendessen mindestens drei Stunden, bevor Sie schlafen gehen. Legen Sie sich im Bett vor allem auf die linke Seite, dann fließt saurer Speisebrei nicht so leicht in die Speiseröhre zurück.

- Essen Sie nach 20 Uhr nichts mehr und halten Sie die Abendmahlzeit klein. Dann ist der Magen nahezu leer, wenn Sie zu Bett gehen.
- Nehmen Sie lieber fünfmal täglich eine kleine Mahlzeit zu sich statt dreimal eine große. Dann ist der Magen nicht so voll.
- Essen Sie möglichst zu gleichbleibenden Zeiten, um den Magen an einen bestimmten Rhythmus zu gewöhnen. Je unregelmäßiger die Mahlzeiten sind, desto größer ist das Risiko, dass der Magen zu viel Säure bildet.
- Fettarme, eiweißreiche Kost ist bekömmlicher und wird schneller verdaut als fettreiche.
- Häufig verbessert sich das Sodbrennen, wenn Sie auf alkoholische und kohlensäurehaltige Getränke, Zigaretten, Zucker und Süßigkeiten verzichten.
- Wenn Sie von Kaffee Magenschmerzen bekommen, sollten Sie die säurearmen oder koffeinfreien Sorten bevorzugen.
- Vermeiden Sie eiskalte Speisen und Getränke, weil sie die Bewegungen der Speiseröhre verringern.

Nichtmedikamentöse Maßnahmen

Alle Maßnahmen, die im Abschnitt Vorbeugung aufgeführt sind, sind auch sinnvoll, wenn das Sodbrennen bereits besteht.
Wichtig ist vor allem, dass Sie nachts mit etwas erhöhtem Kopfteil schlafen (dickes Kissen, Keil unter die Matratze legen) und sich zum Einschlafen auf die linke Seite drehen. Schlafen Sie nämlich auf der rechten Seite, kann der Mageninhalt – anatomisch bedingt – leichter in die Speiseröhre zurückfließen.
Sie können ausprobieren, ob sich die Beschwerden bessern, wenn Sie Kräutertee (z. B. Kamille, Malve, Eibisch), ein Glas stilles Mineralwasser oder rohen Kartoffelsaft (aus geraspelten und ausgedrückten Kartoffeln) trinken. Auch der beim Kauen von Kaugummi vermehrt gebildete Speichel kann die Magensäure verdünnen und Sodbrennen lindern. Milch zu trinken ist dagegen nicht ratsam, weil auch Milch wegen des hohen Kalziumgehalts den Magen anregt, Säure zu produzieren.
Milde breiige Speisen wie zum Beispiel Karotten-, Kartoffel-, Grieß- und Reisbrei binden die Magensäure und können auf diese Weise Sodbrennen bessern. Manchmal hilft es auch, bestimmte Speisen und Getränke, die leicht Sodbrennen auslösen (z. B. Schokolade, Tomatensauce, Wein, Obstsaft), zu meiden.
Bei Übergewicht ist es ratsam, einige Kilo abzunehmen.

Behandlung mit Medikamenten

Sodbrennen

Vorübergehend auftretendes Sodbrennen können Sie bei Bedarf mit einem Antazidum (→ Seite 309) behandeln. Dieses Mittel bindet oder neutralisiert überschüssige Magensäure. Das Mittel wirkt recht schnell, allerdings ist der Effekt immer nur von kurzer Dauer.
Bei starkem und anhaltendem Sodbrennen sind H_2-Blocker (→ Seite 311) geeignet, um die Produktion von saurem Magensaft in der Magenschleimhaut zu bremsen. Diese Mittel eignen sich auch für eine längerfristige Therapie von Sodbrennen.
Die Kombination Antazidum + Oxetakain (→ Seite 316) ist nicht sinnvoll zusammengesetzt und deshalb bei Sodbrennen und Speiseröhrenentzündung wenig geeignet.

Speiseröhrenentzündung

Wenn Sodbrennen lange anhält, entwickelt sich bei jedem Zehnten daraus eine Speiseröhrenentzündung, weil der rückfließende Magensaft mit der Zeit die Speiseröhre verätzt. Aus solchen Entzündungen können auch bösartige Tumore entstehen. Um dem bei häufigem und langanhaltendem Sodbrennen vorzubeugen und um eine bereits bestehende Speiseröhrenentzündung zu behandeln, sind Protonenpumpenhemmer (→ Seite 313) geeignet.
H_2-Blocker (→ Seite 311) sind nur mit Einschränkung geeignet, weil sie etwas schwächer wirken als Protonenpumpenhemmer.
Ein Antazidum (→ Seite 309) ist bei Speiseröhrenentzündung wenig geeignet, weil Protonenpumpenhemmer in der notwendigen Dauerbehandlung deutlich wirksamer sind.
Sucralfat (→ Seite 315) ist wenig geeignet, weil es noch schwächer wirkt als H_2-Blocker. Die therapeutische Wirksamkeit bei Refluxösophagitis ist nicht ausreichend belegt. Dieses Mittel kann allenfalls bei einer Speiseröhrenentzündung aufgrund gallehaltigen Magensaftes, der vorwiegend nach einer Entfernung des Magens vorkommt, sinnvoll sein, weil es in der Lage ist, Gallensäuren zu binden.
Die Kombination Antazidum + Oxetakain (→ Seite 316) ist nicht sinnvoll zusammengesetzt und deshalb für die Behandlung einer Speiseröhrenentzündung ebenfalls wenig geeignet.

Reizmagen

Unter dem Oberbegriff „Reizmagen" werden Magenbeschwerden zusammengefasst, die länger als drei Monate anhalten oder immer wieder auftreten, für die es aber keine organbedingte Erklärung gibt. Es besteht dabei also keine erkennbare körperliche Erkrankung. Solche funktionellen Beschwerden werden auch als „funktionelle Dyspepsie" bezeichnet.
Wichtig ist, dass der Arzt ausschließt, dass den Beschwerden eine Infektion mit Helicobacter pylori zugrunde liegt, bei der ähnliche Symptome auftreten, die aber konsequent behandelt werden sollte, damit sich keine Geschwüre bilden. Näheres dazu lesen Sie im Abschnitt „Magen- und Zwölffingerdarmgeschwüre" (→ Seite 308).

Anzeichen und Beschwerden

Kennzeichnend sind brennende, krampfartige oder dumpfe Schmerzen im Oberbauch, vor allem bei nüchternem Magen. Nach dem Essen können sich die Beschwerden bessern, teilweise verstärken sie sich aber auch. Oft kommt es zu Sodbrennen, Übelkeit, Erbrechen, Völlegefühl und Blähungen, was meist Appetitlosigkeit nach sich zieht. Insgesamt variieren die Beschwerden sehr, und der Leidensdruck ist hoch. Auch Schluckbeschwerden, Mundtrockenheit oder ein Brennen auf der Zunge können auftreten.
Die Symptome zeigen sich oft schubweise, vorzugsweise in stressbelasteten Situationen.

Bei Kindern

Bei Kindern kann der aufsteigende Magensaft zu einem wochenlang anhaltendem Husten mit Heiserkeit und Atemnotanfällen führen.

Ursachen

Teilweise produziert der Magen zu viel Magensaft. Häufig werden bestimmte Lebensmittel nicht gut vertragen oder lösen die Beschwerden aus (z. B. koffeinhaltige Getränke, Zwiebelgewächse, Kohl, Milch- oder Fruchtzucker sowie Zuckerersatzstoffe). Auch Alkohol, fettreiche Kost und Bewegungsmangel können die Beschwerden hervorrufen.
Vielfach führen Stresssituationen, seelische Belastungen (Verlustängste, Trauer, unerfüllte Lebenswünsche), ständige Anspannung sowie Konflikte im Privat- oder Berufsleben zu einer funktionellen Dyspepsie.

Vorbeugung

Alle Hinweise, die unter „Sodbrennen, Speiseröhrenentzündung" (→ Seite 305) genannt werden, sind auch bei einem Reizmagen sinnvoll.

Nichtmedikamentöse Maßnahmen

Der Arzt sollte im Gespräch versuchen herauszufinden, welche Umstände die Beschwerden fördern und wann sie sich bessern. Entspannungsübungen wie autogenes Training, Yoga, Meditation oder Muskelentspannungstraining nach Jacobson können für eine gelassenere Lebenseinstellung sorgen und dazu beitragen, Stresssituationen besser zu bewältigen.
Bessert sich die Dyspepsie damit nicht innerhalb von 3 bis 6 Monaten, ist auch eine Psychotherapie zu erwägen. Darüber hinaus sind alle Maßnahmen, die unter „Sodbrennen, Speiseröhrenentzündung" (→ Seite 305) aufgeführt werden, auch beim Reizmagen sinnvoll.

Behandlung mit Medikamenten

Mit Medikamenten lassen sich nur die Symptome eines Reizmagens lindern, nicht aber seine Ursachen bekämpfen. Es liegen einige klinische Untersuchungen bei Patienten mit Reizmagen vor, in denen Substanzen geprüft wurden, die bisher noch nicht für die Behandlung dieses Krankheitsbildes zugelassen sind. Im Folgenden werden auch die Wirkstoffe genannt, für die solche Studien vorliegen und die in der Lage sind, die mit einem Reizmagen verbundenen Beschwerden und Symptome zu bessern (z. B. eine erhöhte Magensäureproduktion), für die aber bisher noch keine spezielle Zulassung für die Behandlung eines Reizmagens vorliegt.
Geeignet zur kurzfristigen Behandlung der mit einem Reizmagen verbundenen Beschwerden – sofern diese überwiegend auf eine erhöhte Magensäureproduktion zurückgehen – sind H_2-Blocker (→ Seite 311) oder Protonenpumpenhemmer (→ Seite 313).
Beruhen die Beschwerden überwiegend darauf, dass der Magen den Speisebrei nicht richtig weitertransportiert, kommen auch Präparate, die die Magenbewegungen anregen (z. B. mit dem Wirkstoff Metoclopramid), für einen Behandlungsversuch infrage. Informationen über diese Arzneimittel finden Sie im Abschnitt „Übelkeit, Erbrechen" unter dem Stichwort „Motilitätssteigernde Mittel" (→ Seite 296).
Wenn die Beschwerden denen bei einem Magengeschwür ähneln und eine Infektion mit Helicobacter pylori nachgewiesen wurde, kann ausprobiert werden, ob die Beschwerden mithilfe einer Antibiotikatherapie, wie sie auch sonst zur Behandlung einer In-

fektion mit Helicobacter pylori üblich ist, verschwinden. Näheres zu dieser Therapie lesen Sie im Abschnitt „Magen- und Zwölffingerdarmgeschwüre" (→ nachfolgend).
Mit Einschränkung geeignet ist eine Pflanzenkombination (→ Seite 317) aus neun verschiedenen Pflanzenextrakten. Hier gibt es zwar einige wenige Studien mit positiven Ergebnissen, die derzeitige Studienlage reicht jedoch noch nicht aus, um den therapeutischen Stellenwert dieses Mittels (*Iberogast*) abschließend zu bewerten.
Wenig geeignet bei einem Reizmagen sind Antazidum (→ Seite 309) und Sucralfat (→ Seite 315), weil beide keine wesentliche Besserung der Symptome bewirken und die therapeutische Wirksamkeit somit nicht ausreichend nachgewiesen ist.

Magen- und Zwölffingerdarmgeschwüre

An einem Magen- (Ulcus ventriculi) oder Zwölffingerdarmgeschwür (Ulcus duodeni) erkrankt etwa jeder Zehnte mindestens einmal im Leben. Auch Schulkinder können davon betroffen sein. Vorstufe des Geschwürs ist meist eine chronische Magenschleimhautentzündung (Gastritis). Beide Ulkusformen werden unter dem Begriff des „peptischen Ulkus" zusammengefasst.

Anzeichen und Beschwerden

Ein Magen- oder Zwölffingerdarmgeschwür kann lange Zeit ohne Beschwerden existieren, besonders bei älteren Menschen oder wenn es durch Schmerz- oder Rheumamittel verursacht worden ist.
Scharfe, stechende, schneidende oder bohrende Schmerzen im mittleren Oberbauch sind typische Anzeichen für ein peptisches Ulkus. Manchmal strahlen sie bis in den Rücken aus. Oft sind sie begleitet von einem unangenehmen Völlegefühl oder lästigen Druck im Magen, ebenso von saurem Aufstoßen oder auch Sodbrennen und Brechreiz. Häufig tritt auch nur ein Völlegefühl nach dem Essen auf, verbunden mit Übelkeit und Appetitlosigkeit sowie darauf beruhendem Gewichtsverlust.
Wenn das Geschwür ein Blutgefäß verletzt, blutet dieses in den Magen hinein. Dann färbt sich der Stuhl schwarz, manchmal wird auch Blut erbrochen. Solche Blutungen sind lebensbedrohlich und sind unverzüglich im Krankenhaus zu behandeln (Notarzt rufen! Telefon 112). Außerdem besteht die Gefahr, dass das Geschwür die Magen- oder Darmwand durchbricht, was ebenfalls tödlich enden kann.

Ursachen

Die Mehrzahl dieser Erkrankungen wird durch eine Infektion mit dem Bakterium Helicobacter pylori ausgelöst. Allerdings entwickelt nur jeder zehnte mit Helicobacter Infizierte ein Magen- oder Zwölffingerdarmgeschwür.
Zweithäufigste Ursache sind Medikamente. Schmerzmittel aus der Gruppe der nichtsteroidalen Antirheumatika (→ Seite 1202) oder Azetylsalizylsäure (→ Seite 1196) schädigen die Magenschleimhaut und fördern Geschwüre. Die Gefahr erhöht sich, wenn Sie gleichzeitig Glukokortikoide (→ Seite 1290) einnehmen (bei Entzündungen, Immunreaktionen). Normal dosiert lösen Glukokortikoide allein jedoch keine Geschwüre aus.
Anhaltender Stress, übermäßiger Alkoholkonsum und starkes Rauchen können Magengeschwüre fördern, wenn die Schleimhaut durch andere Ursachen (z. B. Helicobacter) vorgeschädigt ist.
Nach schweren Unfällen oder Operationen kann sich innerhalb weniger Stunden aufgrund des großen Stresses ein Geschwür entwickeln (Stressulkus).

Nichtmedikamentöse Maßnahmen

Bei Magen- und Zwölffingerdarmgeschwüren sollten Sie weder Alkohol trinken noch rauchen. Essen können Sie jedoch – vorausgesetzt, Sie vertragen die Speisen –, worauf Sie Lust haben.
Entspannungsübungen (autogenes Training, Yoga) können helfen, Stress abzubauen, der ein Geschwür fördern kann.
Eine Operation ist nötig, wenn das Geschwür durch die Magenwand durchgebrochen ist oder stark blutet. Solche Komplikationen lassen sich vermeiden, wenn eine Helicobacter-Infektion rasch bekämpft wird.
Wenn Schmerzmittel wie nichtsteroidale Antirheumatika Magengeschwüre auslösen, sollte versucht werden, diese Mittel zu meiden oder zumindest ihre Dosis zu verringern.

Behandlung mit Medikamenten

Seitdem erkannt worden ist, dass Magen- und Zwölffingerdarmgeschwüre vorwiegend von Helicobacter-Bakterien verursacht werden, hat sich die Behandlung grundlegend gewandelt. Eine symptomlose Helicobacter-Infektion braucht nicht medikamentös behandelt zu werden – selbst wenn der Nachweis für die Besiedlung des Magens mit diesem Keim eindeutig ist. Liegen Beschwerden vor, vertreibt eine einwöchige Behandlung mit einer Kombination aus zwei Antibiotika und einem Protonenpumpenhemmer (→ Seite 313) (Triple-Therapie) den „krummen

Hund“ (das Bakterium hat eine gekrümmte Form) rasch, zuverlässig und dauerhaft. Eine solche nachhaltige Entfernung dieses Bakteriums wird auch als Eradikationstherapie bezeichnet.
Besteht ein peptisches Ulkus über viele Jahre, kann daraus ein bösartiger Magentumor entstehen. Die Beseitigung einer Helicobacter-Infektion beugt deshalb wahrscheinlich auch Magenkrebs vor.
Heute gilt folgendes Behandlungsregime als Standard: Sie nehmen sieben Tage lang jeweils morgens und abends vor dem Essen ein Mittel aus der Gruppe der Protonenpumpenhemmer sowie 1 000 Milligramm Amoxizillin und 500 Milligramm Clarithromyzin ein – also drei verschiedene Wirkstoffe. Amoxizillin kann auch durch 400 Milligramm Metronidazol ersetzt werden, dann lässt sich die Dosis von Clarithromyzin um die Hälfte verringern. Allerdings ist diese Kombination in Europa weniger gebräuchlich, weil Helicobacter gegen Metronidazol zunehmend resistent wird.
Informationen über die genannten Antibiotika finden Sie im Abschnitt „Bakterielle Infektionen“, und zwar für Amoxizillin unter dem Stichwort „Penizilline“ (→ Seite 1255) und für Clarithromyzin unter dem Stichwort „Makrolide“ (→ Seite 1252) sowie für Metronidazol im Abschnitt „Aminkolpitis, Trichomonadeninfektion“ unter dem Stichwort „Metronidazol“ (→ Seite 474). Ist nach dieser Therapie zwar Helicobacter verschwunden, das Geschwür aber noch nicht vollständig abgeheilt, kann ein Mittel aus der Gruppe der Protonenpumpenhemmer noch eine Zeit lang (zwei bis vier Wochen) weiter gegeben werden. Eine Dauerbehandlung mit Protonenpumpenhemmern ist nur nach sorgfältiger Abwägung von Nutzen und Risiken zu erwägen.
Protonenpumpenhemmer können auch Magengeschwüren vorbeugen, die sich aufgrund einer langfristigen Einnahme von Schmerzmitteln bilden (z. B. bei nichtsteroidalen Antirheumatika).
In einem speziellen Präparat sind Protonenpumpenhemmer + Antibiotika (→ Seite 316) bereits in den jeweils entsprechenden Dosierungen für die Behandlung einer Helicobacter-Infektion zusammengestellt und die tägliche Ration der drei Medikamente in einem Streifen (Blister) abgepackt. Auf diese Weise können die Einnahme erleichtert und die Zuverlässigkeit der Anwendung (Compliance) erhöht werden.
H_2-Blocker (→ Seite 311) sind zur Behandlung von Magen- und Zwölffingerdarmgeschwüren nur mit Einschränkung geeignet, sie wirken schwächer als Protonenpumpenhemmer. Ein Antazidum (→ nebenstehend) ist zur Behandlung eines peptischen Ulkus wenig geeignet, weil das Mittel bei Magen- und Zwölffingerdarmgeschwüren zu schwach und nur kurze Zeit wirkt und es deutlich wirksamere Mittel gibt (z. B. Protonenpumpenhemmer). Die Kombination Antazidum + Oxetakain (→ Seite 316) ist nicht sinnvoll zusammengesetzt und deshalb bei Magen- und Zwölffingerdarmgeschwüren ebenfalls wenig geeignet.
Auch Sucralfat (→ Seite 315) ist wenig geeignet, weil die therapeutische Wirksamkeit für die Behandlung eines peptischen Ulkus nicht ausreichend nachgewiesen ist. Auch bei der intensivmedizinischen Behandlung eines krankheitsbedingten Stressulkus – ein Krankheitsbild, für das Sucralfat früher häufiger eingesetzt wurde – haben sich H_2-Blocker wie Ranitidin mittlerweile als wirksamer erwiesen.
Der Wirkstoff Pirenzepin (→ Seite 312) war 2005 erstmals seit vielen Jahren wieder unter den meistverordneten Arzneimitteln vertreten. Seine therapeutische Wirksamkeit ist insgesamt deutlich schlechter als die der Protonenpumpenhemmer. Das Mittel gilt mittlerweile als überholt und wird als „wenig geeignet“ bewertet.

Bei Kindern

Auch bei Kindern kann eine Helicobacter-Infektion mit der Dreierkombination aus Protonenpumpenhemmer und zwei Antibiotika behandelt werden, allerdings wird bei Kindern unter zwölf Jahren die Dosierung verändert. Üblich sind dann zweimal täglich eine halbe Tablette des Protonenpumpenhemmers sowie Amoxizillin in einer Dosis von 50 Milligramm pro Kilogramm Körpergewicht und Clarithromyzin in einer Dosis von 20 Milligramm pro Kilogramm Körpergewicht täglich.

Antazidum

Aluminium- + Magnesiumverbindung

Maaloxan

Aluminium- und/oder magnesiumhaltige Verbindungen binden den säurehaltigen Magensaft (daher die Bezeichnung Antazidum = gegen Säure). Beide Stoffe werden häufig kombiniert, weil sie sich in ihren Eigenschaften ergänzen. Magnesium wirkt schneller, aber nicht so lange wie Aluminium, und es kann die Säure etwas besser binden. Es hat darüber hinaus leicht abführende Effekte, während Aluminium eher stopfend wirkt.
Ein Antazidum wie *Maaloxan* kann über einen gewissen Zeitraum (nicht länger als zwei Wochen), aber nicht als Dauertherapie bei Sodbrennen eingesetzt werden, wenn eine Speiseröhren-

entzündung ausgeschlossen wurde. Wenn die Beschwerden länger andauern oder immer wieder auftreten, sollten Sie Ihren Arzt um Rat fragen. Das Mittel ist wenig geeignet zur Behandlung von Magen- und Zwölffingerdarmgeschwüren, weil es dafür zu schwach wirkt und die Magensäure nur kurze Zeit bindet.

Zur Therapie eines Reizmagens gilt *Maaloxan* ebenfalls als „wenig geeignet", weil die therapeutische Wirksamkeit in dieser Indikation nicht ausreichend nachgewiesen ist.

Anwendung

Damit das Mittel gut wirkt, ist darauf zu achten, dass es genügend Magensäure bindet. Diese Säurebindungskapazität wird in Millival ausgedrückt. Empfohlen wird bei Sodbrennen eine Säurebindungskapazität von 10 bis 25 Millival pro eingenommener Dosis. Eine Säurebindungskapazität von 20 bis 25 Millival entspricht der Menge an Wirkstoff, die in der Lage ist, einen Viertelliter der im Magen gebildeten Salzsäure zu neutralisieren. Täglich wird etwa ein Liter Salzsäure im Magen gebildet. Um diese gesamte Menge zu binden, sind also 100 Millival nötig. Die Präparate sollten deshalb so dosiert sein, dass mit einer angemessenen Anzahl von Einzeldosen diese Säuremenge neutralisiert werden kann.

Die Säurebindungskapazität von *Maaloxan 25 mVal Liquid* und *25 mVal Suspension* beträgt 25 Millival pro 10 Milliliter, von *Maaloxan 25 mVal Kautabletten* 25 Millival pro Kautablette und die von *Maaloxan Soft Tabs* 21 Millival pro Kautablette.

Sie wenden das Mittel nach Bedarf an. Tritt Sodbrennen häufig nach dem Essen auf, nehmen Sie es etwa eine Stunde nach dem Essen ein. Bildet der Magen aus anderer Ursache vermehrt Säure (z. B. aufgrund von Stress, Ärger oder Anspannung), nehmen Sie es sofort bei den ersten Anzeichen ein, unabhängig von den Mahlzeiten. Die Wirkung setzt innerhalb von etwa 20 Minuten ein und hält bis zu drei Stunden an. Um zu vermeiden, dass in der Nacht im Liegen Magensäure in die Speiseröhre aufsteigt und Sodbrennen auslöst, nehmen Sie die letzte Portion unmittelbar vor dem Schlafengehen ein.

Kautabletten müssen Sie sorgfältig zerkauen, damit sie im Magen ihre Wirkung entfalten können. Der dabei vermehrt gebildete Speichel trägt zusätzlich dazu bei, die überschüssige Säure zu neutralisieren. Deshalb wirken Kautabletten etwas besser als Tabletten oder die Suspension.

Achtung

Maaloxan 25 mVal Suspension enthält Parabene. Diese Konservierungsmittel können Allergien auslösen. Wenn Sie auf Parastoffe (→ Seite 1159) allergisch reagieren, dürfen Sie dieses Mittel nicht anwenden.

Gegenanzeigen

Wenn Ihre Nieren eingeschränkt arbeiten oder Sie regelmäßig an die künstliche Niere (Dialyse) angeschlossen werden müssen, sollte der Arzt Nutzen und Risiken der Anwendung dieses Mittels sorgfältig abwägen.

Wechselwirkungen mit Medikamenten

Maaloxan bindet nicht nur Säure, sondern auch die Wirkstoffe anderer Medikamente. Damit beeinträchtigt es deren Wirkung. Deshalb sollten Sie andere Medikamente zwei bis drei Stunden vor oder vier bis fünf Stunden nach dem Antazidum einnehmen. Außerdem ist zu beachten:

- Zitronensäure (Zusatzstoff in vielen Brausetabletten) und Vitamin C (in fast allen Vitaminpräparaten, teilweise auch in Schmerzmitteln) erhöhen die unerwünschte Aufnahme von Aluminium aus dem Darm.
- Mittel aus der Gruppe der Anticholinergika mit Wirkstoffen wie Biperiden, Bornaprin, Metixen und Trihexyphenidyl (alle bei Parkinsonkrankheit) verringern die Darmbewegungen und können dadurch die Aufnahme von Magnesium aus dem Darm erhöhen. Wenn gleichzeitig die Nieren nur eingeschränkt arbeiten, wird das überschüssige Magnesium nicht genügend ausgeschieden. Wenn Sie dann das Antazidum hoch dosiert und/oder langfristig anwenden, kann der Magnesiumspiegel im Blut gefährlich ansteigen. Anzeichen hierfür sind Schläfrigkeit und Muskelschwäche. Sie sollten das Mittel dann absetzen. Treten zusätzlich weitere Symptome auf (Übelkeit, Erbrechen, Atemprobleme), sollten Sie sofort einen Arzt aufsuchen.

▶ **Unbedingt beachten**

Antazida können die Wirksamkeit von Phenytoin (bei Epilepsien) verringern. Dann erhöht sich die Gefahr für epileptische Anfälle. Näheres hierzu finden Sie unter „Mittel bei Epilepsien: verringerte Wirkung" (→ Seite 12).

Antazida können auch die Wirkung von Antibiotika (z. B. Tetrazykline, Gyrasehemmer) und Sulfonamiden (alle bei Infektionen) verringern. Näheres hierzu lesen Sie unter „Antibiotika/Virustatika: verringerte Wirkung" (→ Seite 13).

Des Weiteren beeinträchtigen sie die Wirkung

von Digitalis-Glykosiden (bei Herzschwäche). Näheres hierzu unter „Mittel bei Herzschwäche: verringerte Wirkung“ (→ Seite 13). Und sie verringern die Wirkung von Antiarrhythmika (bei Herzrhythmusstörungen). Näheres hierzu unter „Mittel bei Herzrhythmusstörungen: verringerte Wirkung“ (→ Seite 12). Wenn Sie diese Arzneimittel einnehmen müssen, sollten Sie unbedingt darauf achten, dass Sie das Antazidum im Abstand von mehreren Stunden dazu anwenden.

Wechselwirkungen mit Speisen und Getränken

Zitrusfrüchte und Getränke mit Extrakten aus Zitrusfrüchten sollten Sie meiden, weil die darin enthaltene Zitronensäure die Aufnahme von Aluminium aus dem Darm fördert.

Unerwünschte Wirkungen

▶ **Keine Maßnahmen erforderlich**

Häufig kommt es zu weichen, breiigen Stühlen. In Einzelfällen kann Durchfall auftreten.

▶ **Muss beobachtet werden**

Wenn Sie das Mittel langfristig und in hoher Dosierung einnehmen, kann sich in seltenen Fällen Aluminium in Knochen und Nervengewebe einlagern. Die Gefahr dafür ist umso größer, wenn die Nierenfunktion eingeschränkt ist. Bei langfristiger Anwendung sollte der Arzt deshalb regelmäßig die Aluminiumspiegel im Blut kontrollieren. Der Wert sollte nicht über 40 Mikrogramm pro Liter ansteigen.

Hinweise

Für Kinder unter 14 Jahren

Säuglinge und Kleinkinder sollten kein Antazidum bekommen.

Für Schwangerschaft und Stillzeit

Sie können das Mittel anwenden, allerdings nur kurzfristig und in niedriger Dosierung. Ist eine langfristige Einnahme nötig, sollte der Arzt den Aluminiumgehalt im Blut kontrollieren.

Für ältere Menschen

Da die Nierenleistung im Alter nachlässt und die Neigung zu Verstopfung zunimmt, sollten Sie das Mittel besser nicht anwenden.

H_2-Blocker

Famotidin

FADUL, Famobeta, Famotidin-ratiopharm, PEPDUL

Ranitidin

Ranibeta, Ranicux, Ranidura, Ranitic, Ranitidin 1A Pharma, Ranitidin AbZ, Ranitidin AL, Ranitidin-CT, Ranitidin Heumann, Ranitidin-ratiopharm, Ranitidin Sandoz, Ranitidin STADA, Sostril, Zantic

Famotidin und Ranitidin besetzen Bindestellen für das Gewebehormon Histamin (H_2-Rezeptoren) im Magen. Diese steuern die Säureproduktion. Sind die Bindestellen blockiert, gibt die Magenschleimhaut weniger Säure ab. Aufgrund dieser Eigenschaften werden diese säurehemmenden Mittel als „H_2-Blocker“ bezeichnet.
Beide Substanzen sind gleichermaßen wirksam und erprobt. Sobald die Mittel jedoch abgesetzt werden, produziert der Magen erneut Säure.
Die Mittel sind geeignet zur kurzfristigen Anwendung bei starkem und anhaltendem Sodbrennen. Werden sie längerfristig eingesetzt, muss vorher ausgeschlossen werden, dass die Beschwerden auf eine bösartige Veränderung in der Speiseröhre oder Magenschleimhaut zurückgehen.
Zur Behandlung von Speiseröhrenentzündung sowie von Magen- und Zwölffingerdarmgeschwüren sind H_2-Blocker mit Einschränkung geeignet, wenn eine Beteiligung von Helicobacter sicher ausgeschlossen werden kann. Sie wirken schwächer als Protonenpumpenhemmer.

Anwendung

Sie nehmen die Mittel einmal täglich ein, und zwar vorzugsweise abends, weil H_2-Blocker besonders nachts wirken. Denkbar ist aber auch eine zweimal tägliche Gabe morgens und abends unabhängig von den Mahlzeiten. Die Wirkung setzt nach rund einer halben Stunde ein und hält etwa vier bis sechs Stunden vor.
Bei Sodbrennen dürfen Sie von Famotidin nicht mehr als zwei Tabletten (= bis zu 20 Milligramm), von Ranitidin höchstens zwei Tabletten täglich (= bis 300 Milligramm) einnehmen.
Bei Magen- und Zwölffingerdarmgeschwüren sollten Sie von Famotidin täglich nicht mehr als 40 Milligramm, von Ranitidin nicht mehr als 300 Milligramm – bei schlechter Heilung auch bis zu 600 Milligramm – einnehmen.
Bei einer Speiseröhrenentzündung sollten Sie – je nach Ausprägung der Beschwerden – 300 bis 600 Milligramm Ranitidin täglich einnehmen.

Achtung

Gegenanzeigen

Wenn Ihre Leberfunktion stark eingeschränkt ist oder Ihr Herz sehr langsam schlägt, sollte der Arzt Nutzen und Risiken der Anwendung von H_2-Blockern sorgfältig abwägen.

Wechselwirkungen mit Medikamenten

Wenn Sie noch andere Medikamente anwenden, ist zu beachten:

- H_2-Blocker schwächen die Wirkung von Itraconazol- und Ketoconazol-Tabletten (bei Pilzinfektionen). Wenn Sie diese Mittel einnehmen müssen, sollten Sie die H_2-Blocker im Abstand von zwei Stunden schlucken.
- Probenecid (bei Gicht) kann die Ausscheidung von Famotidin verringern. Dadurch wirkt dieses dann länger.

Unerwünschte Wirkungen

Die Substanzen aus dieser Wirkstoffgruppe können Haarausfall auslösen. Dieser lässt meist wieder nach, sobald das Mittel abgesetzt wird.

► **Keine Maßnahmen erforderlich**

Durchfall tritt bei 1 bis 2 von 100 Behandelten auf. Bei weniger als 1 von 100 kann auch Verstopfung auftreten.

Bei weniger als 1 von 100 kommt es zu Kopfschmerzen, Müdigkeit und Schwindel. Auch Muskelschmerzen können auftreten.

► **Muss beobachtet werden**

Wenn die Haut sich verstärkt rötet und juckt, reagieren Sie vermutlich allergisch auf das Mittel. Bei solchen Hauterscheinungen (→ Seite 14) sollten Sie einen Arzt aufsuchen.

Das Blutbild (→ Seite 15) kann sich verändern. Aus diesem Grund sollte der Arzt während der Einnahme regelmäßig das Blut kontrollieren.

Selten kommt es vor, dass sich die Nieren entzünden. Diese Entzündung kann lange Zeit unbemerkt bleiben oder sich mit unspezifischen Beschwerden bemerkbar machen. Wenn Sie vermehrt oder vermindert Urin produzieren, wenn starker Uringeruch auftritt, sich in den Beinen Wasser einlagert (Ödeme) oder wenn Sie Schmerzen in der Nierengegend spüren, sollten Sie innerhalb der nächsten Tage gezielt die Nieren (→ Seite 16) untersuchen lassen.

► **Sofort zum Arzt**

Wenn ein starker Hautausschlag mit Juckreiz sowie Herzrasen, Atemnot, Schwäche und Schwindel auftreten, müssen Sie die Anwendung sofort abbrechen und unverzüglich den Notarzt (Telefon 112) rufen, weil es sich um eine lebensbedrohliche Allergie (→ Seite 14) handeln kann.

Hinweise

Für Kinder unter 14 Jahren

Kinder sollten diese Mittel nur bekommen, wenn der Arzt Nutzen und Risiken sorgfältig abgewogen hat. Bisher fehlen noch ausreichende Erkenntnisse über die Einnahme in diesem Alter.

Für Schwangerschaft und Stillzeit

In der Schwangerschaft sollte der Arzt Nutzen und Risiken der Anwendung von H_2-Blockern sorgfältig abwägen. Mit Ranitidin liegen die längsten Erfahrungen vor.

Beide Wirkstoffe treten in die Muttermilch über, Famotidin jedoch nur in sehr geringer Menge. Wenn Antazida die Beschwerden nicht ausreichend lindern können, ist in der Stillzeit diese Substanz zu bevorzugen.

Pirenzepin

Gastrozepin

Pirenzepin ist ein Wirkstoff aus der Gruppe der Anticholinergika. Er besetzt bestimmte Bindestellen (Rezeptoren) in der Magenschleimhaut, die sonst durch Acetylcholin dazu veranlasst werden, die Abgabe von Magensaft zu fördern. Auf diese Weise verringert Pirenzepin – vorausgesetzt, es wird ausreichend hoch dosiert – die Magensaftmenge. Die hohe Dosierung erhöht jedoch das Risiko für unerwünschte Wirkungen wie beispielsweise Mundtrockenheit und Sehstörungen. Da mit Protonenpumpenhemmern (→ Seite 313) wesentlich wirksamere Mittel zu Behandlung von Magen- und Zwölffingerdarmgeschwüren zur Verfügung stehen, die nicht mit derartigen unerwünschten Wirkungen verbunden sind, gilt Pirenzepin für dieses Anwendungsgebiet als „wenig geeignet".

Anwendung

Gemäß Beipackzettel nehmen Sie das Mittel je nach Schwere des Krankheitsbildes zwei- bis dreimal täglich vier bis acht Wochen lang ein.

Achtung

Wenn Sie während der Einnahme der Mittel wiederholt erbrechen müssen, wenn Sie Blut erbrechen oder feststellen, dass sich der Stuhl schwarz färbt (Hinweis auf Blut aus dem Verdauungstrakt), sollten Sie sofort einen Arzt aufsuchen. Es kann sein, dass es trotz der Behandlung aus dem Geschwür blutet.

Gegenanzeigen

Unter folgenden Bedingungen sollte der Arzt Nutzen und Risiken einer Behandlung mit diesem Mittel sorgfältig abwägen:

- Sie können Ihre Blase nicht richtig entleeren (z. B. bei vergrößerter Prostata).
- Der Druck im Auge ist erhöht (Engwinkelglaukom).

- Ihre Nieren arbeiten nur eingeschränkt (dann sind vermehrt unerwünschte Wirkungen zu befürchten).

Wechselwirkungen mit Medikamenten

Wenn Sie Pirenzepin gleichzeitig mit H_2-Blockern (bei Sodbrennen, Magen- und Zwölffingerdarmgeschwüren) einnehmen, verstärkt sich die säurehemmende Wirkung beider Mittel.

Wechselwirkungen mit Speisen und Getränken

Wenn Sie Alkohol trinken, erhöht sich das Risiko für unerwünschte Wirkungen von Pirenzepin.

Unerwünschte Wirkungen

▶ **Keine Maßnahmen erforderlich**

Bei etwa 1 von 100 Behandelten kommt es zu einer unangenehmen Mundtrockenheit. Ebenso häufig können Kopfschmerzen auftreten und sich Magen-Darm-Beschwerden mit Verstopfung oder Durchfall entwickeln.

▶ **Muss beobachtet werden**

Die Anpassungsfähigkeit des Auges an das Nahsehen kann abnehmen, sodass Sehstörungen auftreten.

Das Mittel kann die Herzfrequenz steigern, sodass das Herz sehr schnell schlägt. Wenn Ihr Puls in Ruhe dauerhaft über 100 Schläge pro Minute liegt, sollten Sie einen Arzt aufsuchen. Sehr selten kommt auch das Gegenteil vor, dann verlangsamt sich der Herzschlag auffällig.

Es kann sich ein grüner Star (Glaukom) entwickeln, wobei der Augeninnendruck ansteigt. Während der Behandlung sollten Sie den Augeninnendruck beim Augenarzt kontrollieren lassen.

Es können Schwierigkeiten beim Wasserlassen auftreten, vor allem bei Männern mit vergrößerter Prostata. Sprechen Sie dann innerhalb der nächsten zwei bis drei Tage mit dem Arzt über diese Beschwerden.

Wenn die Haut sich verstärkt rötet und juckt, reagieren Sie vermutlich allergisch auf das Mittel. Bei solchen Hauterscheinungen (→ Seite 14) sollten Sie einen Arzt aufsuchen.

▶ **Sofort zum Arzt**

Wenn Sie gar kein Wasser mehr lassen können und der Bereich der Blase schmerzt, müssen Sie sich umgehend in ärztliche Behandlung begeben.

Treten Unruhe, Angst, Erregung, Verwirrtheit, Halluzinationen und Zustände wie im Delirium (Bewusstseinsstörungen, keine zeitliche oder räumliche Orientierung, das Sehen von Trugbildern, Schwitzen und Zittern) auf, müssen Sie sofort einen Arzt aufsuchen.

Hinweise

Für Schwangerschaft und Stillzeit

Im ersten Schwangerschaftsdrittel sollten Sie das Mittel aufgrund fehlender Erfahrungen nicht einnehmen und im zweiten und dritten Schwangerschaftsdrittel nur dann, wenn der Arzt dies ausdrücklich befürwortet.

In der Stillzeit kann Pirenzepin die Milchbildung hemmen und in die Muttermilch übergehen. Sie sollten das Mittel deshalb besser nicht einnehmen.

Zur Verkehrstüchtigkeit

Wenn das Mittel Ihr Sehvermögen beeinträchtigt, sollten Sie nicht mehr aktiv am Straßenverkehr teilnehmen, keine Maschinen bedienen und keine Tätigkeiten ohne festen Halt verrichten.

Protonenpumpenhemmer

Esomeprazol

Nexium mups

Lansoprazol

Agopton

Omeprazol

Antra MUPS, Gastracid, Omebeta, OME-nerton, OMEP, Omeprazol 1A Pharma, Omeprazol AbZ, Omeprazol AL, Omeprazol-CT, Omeprazol dura, Omeprazol Heumann, Omeprazol-ratiopharm, Omeprazol Sandoz, Omeprazol STADA, OME-PUREN, Ulnor

Pantoprazol

Pantozol, rifun

Rabeprazol

Pariet

Protonenpumpenhemmer blockieren ebenso wie H_2-Blocker die Säureproduktion im Magen, allerdings auf andere Weise und erheblich stärker. Sie behindern in den säureproduzierenden Zellen der Magenschleimhaut ein Enzym, das dafür verantwortlich ist, die Säure in den Magen abzugeben (Protonenpumpe).

Von allen Substanzen, die bei Sodbrennen und Speiseröhrenentzündung sowie bei Magen- und Zwölffingerdarmgeschwüren eingesetzt werden, unterbinden Protonenpumpenhemmer die Säurebildung am stärksten. Die mit diesen Krankheiten einhergehenden Schmerzen lassen rasch nach, Geschwüre heilen schnell ab.

In Kombination mit Antibiotika verstärken sie deren Wirkung auf Helicobacter. Die Mittel werden deshalb sowohl bei Speiseröhrenentzündung aufgrund von Reflux zur Langzeitbehandlung

eingesetzt sowie bei durch Helicobacter verursachten Magen- und Zwölffingerdarmgeschwüren. Auch lässt sich damit bei anhaltendem Sodbrennen verhindern, dass die immer wieder aufsteigende Magensäure die Speiseröhre verätzt, was dazu führen kann, dass sich die Schleimhaut der Speiseröhre langfristig bösartig verändert und ein Tumor entsteht.
Sobald eine akute Speiseröhrenentzündung abgeheilt ist, werden die Mittel meist nur noch bei Bedarf eingesetzt, um eine erneute Entzündung zu verhindern. In der Regel genügt dafür eine deutlich niedrigere Dosis, als sie für die Behandlung der Entzündung erforderlich ist. Manche Patienten benötigen gar keine Protonenpumpenhemmer mehr. Eine langfristige Therapie ist nur in schweren Fällen erforderlich.
Protonenpumpenhemmer sind außerdem geeignet, um Magen- und Zwölffingerdarmgeschwüren vorzubeugen, die häufig aufgrund langfristiger Einnahme von schmerz- und entzündungshemmenden Arzneimitteln entstehen.
Alle Protonenpumpenhemmer sind in ihrer Wirksamkeit vergleichbar und für die genannten Einsatzgebiete geeignet.
Die Abkürzung „MUPS“ steht für Multi-Unit-Pellet-System. Damit wird umschrieben, dass der Wirkstoff, der nicht säurestabil ist, in kleine Kügelchen (Pellets) verpackt ist, die sich nicht schon im Magen auflösen, sondern erst im Dünndarm.
Den Wirkstoff Lansoprazol (*Agopton*, *Lanzor*) gibt es inzwischen auch in Form von preisgünstigen Generika.

ANWENDUNG

Die Mittel nehmen Sie morgens vor dem Frühstück unzerkaut mit etwas Flüssigkeit ein. Bei hoher Dosierung sollten Sie die Menge auf zwei Portionen verteilen, die Sie morgens und abends jeweils vor dem Essen einnehmen.
Wenn Ihre Leber nicht mehr richtig arbeitet, dürfen Sie nicht mehr als einmal täglich 20 Milligramm Esomeprazol, 30 Milligramm Lansoprazol, 20 Milligramm Omeprazol, 40 Milligramm Pantoprazol oder 20 Milligramm Rabeprazol einnehmen.

Antra Mups: Die Tabletten nehmen Sie unzerkaut und unzerstoßen mit ausreichend Flüssigkeit ein (z. B. ein Glas Leitungswasser, auf keinen Fall Milch oder kohlensäurehaltiges Mineralwasser), am besten vor dem Essen. Wenn es Ihnen schwer fällt, die Tablette im ganzen zu schlucken, können Sie sie auch in Wasser auflösen. Wenn die Tablette zerfallen ist, bildet sich eine trübe Suspension mit vielen winzigen Kügelchen (Pellets), die den Wirkstoff enthalten. Diese dürfen Sie nicht weiter zerkleinern oder zerbeißen, weil sie sich erst im Darm auflösen sollen. Bleiben Pellet-Reste im Glas, trinken Sie diese mit einem weiteren Schluck Leitungswasser nach. Ansonsten können Sie die Tabletten auch zerbrechen und mit Fruchtmus (keine Milchprodukte) mischen und in dieser Form schlucken. Aber auch dabei müssen Sie darauf achten, dass Sie die Pellets nicht zerbeißen und kauen.

ACHTUNG

Bevor Sie die Mittel einnehmen, muss der Arzt ausschließen, dass sich hinter den Magengeschwüren ein bösartiger Tumor verbirgt, weil die Behandlung die dabei auftretenden Beschwerden verringert und die Diagnose somit verzögern kann.
Wenn Sie während der Einnahme der Mittel wiederholt erbrechen müssen, wenn Sie Blut erbrechen oder feststellen, dass sich der Stuhl schwarz färbt (Hinweis auf Blut aus dem Verdauungstrakt), sollten Sie sofort einen Arzt aufsuchen. Es kann sein, dass es trotz der Behandlung aus dem Geschwür blutet.

Gegenanzeigen

Wenn die Funktion von Leber und/oder Nieren schwer gestört ist, sollte der Arzt Nutzen und Risiken der Anwendung von Protonenpumpenhemmern sorgfältig abwägen.

Wechselwirkungen mit Medikamenten

Wenn Sie noch andere Medikamente anwenden, ist zu beachten:

- Protonenpumpenhemmer vermindern die Aufnahme von Itraconazol- oder Ketoconazol-Tabletten (bei Pilzinfektionen) und schwächen somit deren Wirkung.
- Protonenpumpenhemmer verstärken die Wirkung von Phenytoin (bei Epilepsien). Deshalb sollte der Arzt während der Einnahme von Protonenpumpenhemmern die Blutspiegel von Phenytoin kontrollieren.
- Protonenpumpenhemmer verstärken die Wirkung von Beruhigungsmitteln wie zum Beispiel Diazepam (bei Angststörungen) sowie von Antidepressiva wie Citalopram, Clomipramin, Imipramin (bei Depressionen). Diese Mittel müssen gegebenenfalls niedriger dosiert werden.

Unerwünschte Wirkungen

Neueren Untersuchungen zufolge gibt es Hinweise darauf, dass die Dauereinnahme von Protonenpumpenhemmern das Risiko für Knochenbrüche erhöhen kann. Im Tierversuch reduzieren die Wirkstoffe die Knochendichte. Ob es dadurch tatsächlich auch häufiger zu Knochenbrüchen kommt, müssen weitere aussagekräftige Studien am Menschen allerdings erst noch zeigen. Dennoch sollte vor einer Langzeitprophylaxe mit diesen Mitteln der Nutzen der Behandlung sorgfältig gegen die individuellen Risiken abgewogen werden. Das gilt insbesondere, wenn bei Ihnen bereits ein erhöhtes Risiko für Knochenbrüche besteht (z. B. Osteoporose).

▶ **Keine Maßnahmen erforderlich**

Kopfschmerzen, Bauchschmerzen, Durchfall, Blähungen, Übelkeit, Erbrechen, Verstopfung (bei mehr als 1 von 100 Behandelten) kommen vor. Schwindel und Mundtrockenheit (bei 1 bis 10 von 1 000 Behandelten) treten auf.

Auch Geschmacksveränderungen, Müdigkeit und Schlaflosigkeit können vorkommen.

Wenn Sie die Mittel absetzen, verschwinden diese Beschwerden wieder.

▶ **Muss beobachtet werden**

Pilze können Mundhöhle und Speiseröhre befallen. Wenn weiße Stippchen auf der Mundschleimhaut erkennbar sind, sollten Sie den Arzt aufsuchen.

Das Mittel kann – allerdings selten und vorwiegend bei intravenöser Gabe – den Seh- oder Hörnerv schädigen. Wenn Sie das Mittel hoch dosiert einnehmen und Sie merken, dass sich Ihre Sinneswahrnehmungen verändern (z. B. verschwommenes Sehen, schlechteres Hören), sollten Sie innerhalb von ein bis zwei Tagen den Arzt informieren. Bei hoch dosierter Dauereinnahme sollten Seh- und Hörvermögen regelmäßig überwacht werden.

Wenn die Haut sich verstärkt rötet und juckt, reagieren Sie vermutlich allergisch auf das Mittel. Bei solchen Hauterscheinungen (→ Seite 14) sollten Sie einen Arzt aufsuchen.

▶ **Sofort zum Arzt**

Sehr selten kann es vorkommen, dass sich Hautausschlag und Juckreiz verstärken und zusätzlich Herzrasen, Atemnot, Schwäche und Schwindel einsetzen. Dann müssen Sie die Anwendung sofort abbrechen und unverzüglich den Notarzt rufen (Telefon 112), weil es sich um eine lebensbedrohliche Allergie (→ Seite 14) handeln kann.

Hinweise

Für Kinder unter 14 Jahren

Bei Kindern sollten Protonenpumpenhemmer nur bei schwerer Speiseröhrenentzündung und bei nachgewiesenem Rückfluss von saurem Mageninhalt in die Speiseröhre eingesetzt werden oder wenn es darum geht, Helicobacter zu beseitigen, dann in Kombination mit Antibiotika. Die Dosierung ist entsprechend anzupassen.

Für Schwangerschaft und Stillzeit

Protonenpumpenhemmer sollten Sie in der Schwangerschaft nur anwenden, wenn der H_2-Blocker Ranitidin die Beschwerden nicht ausreichend lindert. Da mit Omeprazol die längsten Erfahrungen vorliegen, sollte der Arzt diese Substanz bevorzugen.

In der Stillzeit sollten Sie die Mittel nicht anwenden.

■

Sucralfat

Ulcogant

Sucralfat ist eine Verbindung von Aluminiumhydroxid und Zucker (Saccharosesulfat). Es legt sich wie ein Film über die Magenschleimhaut und kann sie so vor aggressiven Stoffen, auch vor saurem Magensaft schützen.

Sucralfat wird vor allem vorbeugend gegen durch Stress ausgelöste Geschwüre in der Intensivmedizin (nach Operationen, Verbrennungen) eingesetzt. Die therapeutische Wirksamkeit bei durch Schmerzmittel bedingten Magen- und Zwölffingerdarmgeschwüren ist nicht ausreichend belegt, ebenso wenig für die Behandlung einer Speiseröhrenentzündung. Für diese Einsatzgebiete gilt Sucralfat als „wenig geeignet", zumal es mit Protonenpumpenhemmern wirksamere Medikamente gibt. Bei einer Speiseröhrenentzündung, die durch gallehaltigen Magensaft bedingt ist (z. B. nach einer Entfernung des Magens), kann das Mittel aber eingesetzt werden, weil Sucralfat Gallensäuren bindet.

Den Wirkstoff Sucralfat (*Ulcogant*) gibt es inzwischen auch in Form von preisgünstigen Generika.

Anwendung

Gemäß Beipackzettel nehmen Sie das Mittel vor dem Essen oder morgens nach dem Aufstehen sowie abends vor dem Schlafengehen ein.

Länger als zwölf Wochen sollten Sie es nicht anwenden.

Achtung

Ulcogant Suspension (Beutel, Flasche): Diese Präparate enthalten als Konservierungsmittel Parabene. Wenn Sie auf Parastoffe (→ Seite 1159) allergisch reagieren, dürfen Sie diese Mittel nicht anwenden.

Gegenanzeigen

Da Sucralfat Aluminium enthält, gelten die gleichen Hinweise wie bei „Antazidum" (→ Seite 309).

Wechselwirkungen mit Medikamenten

Wenn Sie Sucralfat in Kombination mit Levothyroxin (bei Schilddrüsenunterfunktion), Bisphosphonaten (bei Osteoporose) einnehmen, müssen Sie einen Abstand von mindestens zwei Stunden einhalten, da Sucralfat die Aufnahme dieser Mittel verringert und diese dann nicht mehr ausreichend wirken.

▶ **Unbedingt beachten**

Wenn Sie Sucralfat in Kombination mit Antibiotika wie Tetrazyklinen oder Chinolonen (bei bakteriellen Infektionen) oder Digoxin (bei Herzschwäche) einnehmen, müssen Sie ebenfalls einen Abstand von mindestens zwei Stunden einhalten, da Sucralfat die Aufnahme dieser Mittel verringert und diese dann nicht mehr ausreichend wirken. Näheres hierzu lesen Sie unter „Antibiotika/Virustatika: verringerte Wirkung" (→ Seite 13) beziehungsweise „Mittel bei Herzschwäche: verringerte Wirkung" (→ Seite 13).

Unerwünschte Wirkungen

▶ **Keine Maßnahmen erforderlich**

Bei bis zu 2 von 100 Behandelten kann Verstopfung auftreten.

Hinweise

Für Kinder unter 14 Jahren

Wegen mangelnder Erfahrungen sollte Sucralfat bei ihnen sicherheitshalber nicht angewendet werden.

Für Schwangerschaft und Stillzeit

Sucralfat enthält Aluminium. Während der Schwangerschaft und der Stillzeit soll das Mittel daher – wenn überhaupt – nur für kurze Zeit eingesetzt werden, um eine Belastung des kindlichen Organismus zu vermeiden.

Für ältere Menschen

Da die Nierenleistung im Alter nachlässt und die Neigung zu Verstopfung zunimmt, sollten Sie Sucralfat wegen des Aluminiumgehaltes besser nicht anwenden.

■ Kombination: Antazidum + Oxetakain

Aluminium- + Magnesiumverbindung + Oxetakain

Tepilta

Der Zusatz des lokalen Betäubungsmittels Oxetakain zu einem Antazidum soll Sodbrennen und Magenschmerzen lindern und die überreizten Nerven beruhigen. Es ist jedoch nicht ausreichend nachgewiesen, dass das bei Sodbrennen und Magengeschwüren tatsächlich geschieht. Das Mittel gilt deshalb als „wenig geeignet". Nur wenn Krampfadern in der Speiseröhre (Ösophagusvarizen) verödet wurden, was besonders schmerzhaft ist, sowie bei schmerzhaften Entzündungen der Speiseröhre durch Viren oder Medikamente kann dieses Mittel sinnvoll sein.
Alle weiteren Angaben siehe unter „Antazidum" (→ Seite 309).

■ Kombination: Protonenpumpenhemmer + Antibiotika

Pantoprazol-Natrium + Amoxizillin + Clarithromyzin

Zacpac

In diesem Präparat sind die für die Behandlung einer Helicobacter-Infektion nötigen drei Einzelwirkstoffe zusammengestellt, sodass die Arzneimittel nicht einzeln verordnet werden müssen. Jede Packung enthält sieben Streifen mit jeweils zwei beigen Tabletten mit je 40 Milligramm Pantoprazol-Natrium (Protonenpumpenhemmer), zwei weißen Tabletten mit je 1 000 Milligramm Amoxizillin (Antibiotikum) und zwei hellgelben Tabletten mit je 500 Milligramm Clarithromyzin (Antibiotikum). Dadurch kann die Einnahme erleichtert werden, was auch die Zuverlässigkeit der Anwendung und den Therapieerfolg erhöhen kann. Zur Behandlung von Magen- und Zwölffingerdarmgeschwüren, die durch Helicobacter verursacht wurden, ist das Mittel geeignet.

Anwendung

Sie nehmen täglich von jedem Wirkstoff morgens vor dem Frühstück und abends vor dem Abendessen eine Tablette mit reichlich Flüssigkeit ein. Die hellgelbe (Clarithromyzin) und die beige (Pantoprazol) Tablette müssen unzerteilt und unzerkaut eingenommen werden. Die weiße Tablette (Amoxizillin) können Sie auch an der Bruchrille teilen, wenn es Ihnen schwerfällt, sie ganz zu schlucken.
Wenn die Funktion Ihrer Leber eingeschränkt ist, sollte der Arzt die Leberwerte kontrollieren.

ACHTUNG

Bevor Sie die Mittel einnehmen, muss der Arzt ausschließen, dass sich hinter den Magengeschwüren ein bösartiger Tumor verbirgt, weil die Behandlung die dabei auftretenden Beschwerden verringert und die Diagnose somit verzögern kann.

Gegenanzeigen

Alle Angaben über Gegenanzeigen und Wechselwirkungen der Einzelkomponenten finden Sie für Pantoprazol unter dem Stichwort „Protonenpumpenhemmer" (→ Seite 314), für Amoxizillin im Kapitel „Bakterielle Infektionen" unter dem Stichwort „Penizilline" (→ Seite 1256) und für Clarithromyzin unter dem Stichwort „Makrolide" (→ Seite 1253).

Zusätzlich ist zu beachten:

Unter folgenden Bedingungen dürfen Sie das Mittel nicht anwenden:

- Sie nehmen gleichzeitig die Wirkstoffe Terfenadin oder Astemizol (bei Allergien), Pimozid oder Carbamazepin (bei Epilepsien) ein.
- Sie haben mittelschwere bis schwere Funktionsstörungen der Leber und Nieren (mit einer Kreatinin-Clearance unter 30 Milliliter pro Minute).

Unter folgenden Bedingungen sollte der Arzt Nutzen und Risiken der Anwendung der drei Wirkstoffe sorgfältig abwägen:

- Sie haben eine ausgeprägte Allergie.
- Sie haben oder hatten Asthma.
- Sie haben schwere Magen-Darm-Störungen mit Erbrechen und Durchfall.

UNERWÜNSCHTE WIRKUNGEN

Alle Angaben über die unerwünschten Wirkungen der Einzelkomponenten finden Sie unter den Stichwörtern „Protonenpumpenhemmer" (→ Seite 315), „Penizilline" (→ Seite 1257) und „Makrolide" (→ Seite 1254).

Zusätzlich ist zu beachten:

▶ **Muss beobachtet werden**

Wenn die Haut sich verstärkt rötet und juckt, reagieren Sie vermutlich allergisch auf das Mittel. Bei solchen Hauterscheinungen (→ Seite 14) sollten Sie einen Arzt aufsuchen. Ein solcher allergischer Hautausschlag kann auch noch nach Ende der Behandlung auftreten, wenn Sie das Mittel bereits nicht mehr einnehmen. Auch dann sollten Sie den Arzt informieren.

▶ **Sofort zum Arzt**

Wenn starker Hautausschlag, Juckreiz, Herzrasen, Atemnot, Schwäche und Schwindel auftreten, müssen Sie die Anwendung sofort abbrechen und unverzüglich den Notarzt rufen (Telefon 112), weil es sich um eine lebensbedrohliche Allergie (→ Seite 14) handeln kann.

HINWEISE

Für Kinder unter 14 Jahren

Für die Behandlung von Kindern sind die vorliegenden Dosierungen nicht angepasst und somit ungeeignet.

Für Schwangerschaft und Stillzeit

In Schwangerschaft und Stillzeit sollten Sie dieses Mittel nicht anwenden.

Pflanzenkombination

Angelika + Bittere Schleifenblume + Kamille + Kümmel + Mariendistel + Melisse + Pfefferminze + Schöllkraut + Süßholz

Iberogast

Alle neun Pflanzenextrakte in alkoholischer Lösung sollen vor allem die bei einem Reizmagen auftretenden Beschwerden lindern. In einigen Studien konnte gezeigt werden, dass sich mit dem Mittel derartige Magenbeschwerden bessern lassen. Da diese Studien aber nur einen Zeitraum von acht Wochen umfassen, kann derzeit noch nicht mit ausreichender Sicherheit gesagt werden, ob dieser positive Effekt auch über längere Zeit anhält und mit welchen unerwünschten Wirkungen gerechnet werden muss, wenn dieser Zeitraum überschritten wird. Eine abschließende Bewertung des therapeutischen Stellenwerts dieses Mittels ist deshalb zurzeit noch nicht möglich. Zur Behandlung eines Reizmagens ist das Mittel mit Einschränkung geeignet.

ANWENDUNG

Sie nehmen die Tropfen dreimal täglich in Wasser, Tee oder Saft verdünnt ein.

ACHTUNG

Da das Mittel Alkohol enthält, dürfen es Personen mit Alkoholproblemen nicht anwenden. Auch Leberkranke und Menschen mit Anfallleiden sollten den Alkoholgehalt berücksichtigen. Darüber hinaus kann Alkohol die Wirkung vieler Arzneimittel (z. B. Schlaf- und Beruhigungsmittel, Psychopharmaka, starke Schmerzmittel, einige Mittel bei hohem Blutdruck) verstärken.

Für Schöllkraut sind bei Daueranwendung in höherer Dosierung leberbelastende Wirkungen bekanntgeworden. Deshalb sollte Schöllkraut in

Arzneimitteln, die als Dauermedikamente angewendet werden, nicht mehr verwendet werden.

HINWEISE

Für Kinder unter 14 Jahren

Wegen des Alkoholanteils sollten sie das Mittel nicht bekommen.

Für Schwangerschaft und Stillzeit

Wegen des unbestimmten Anteils von Süßholz ist die Anwendung in der Schwangerschaft fragwürdig. Der Blutdruck kann ansteigen. Bedenken Sie auch, dass das Mittel Alkohol enthält. Mittel ohne Alkohol sind vorzuziehen.

Sodbrennen, Speiseröhrenentzündung, Reizmagen, Magen- und Zwölffingerdarmgeschwüre

Hinweise zu den Tabellenspalten → Seite 28, zur Auswahl der Arzneimittel → Seite 23, zur Grundlage der Bewertung → Seiten 24, 27

Handelsname Darreichungsform	Zusammensetzung pro 1 ml/1 g oder wie angegeben bzw. pro abgeteilte Einheit	Kleinste Packungsgröße	Festbetrag in Euro	Packungspreis in Euro	Bewertung
Agopton 15 mg Rp *30 mg* Rp Kapseln	**Lansoprazol** 15 mg 30 mg	14 Stück 14 Stück	19,91 25,09	19,91 25,09	**Geeignet** bei Speiseröhrenentzündung, Magen- und Zwölffingerdarmgeschwür, die nicht durch Helicobacter verursacht sind, sowie als Teil einer Kombination mit Antibiotika bei Helicobacter-Infektion. **Geeignet** zur Vorbeugung gegen und zur Therapie von Magen- und Zwölffingerdarmgeschwüren, die durch die langfristige Einnahme von Schmerzmitteln ausgelöst werden können. → Seite 31
Antra MUPS 10 mg Rp	**Omeprazol** 10 mg	15 Stück	18,46	19,48	**Geeignet** bei Speiseröhrenentzündung und Zwölffingerdarmgeschwür, die nicht durch Helicobacter verursacht sind. → Seite 31
20 mg Rp Tabletten	20 mg	15 Stück	22,97	23,99	**Geeignet** bei Speiseröhrenentzündung, Magen- und Zwölffingerdarmgeschwür, die nicht durch Helicobacter verursacht sind, sowie als Teil einer Kombination mit Antibiotika bei Helicobacter-Infektion. **Geeignet** zur Vorbeugung gegen und zur Therapie von Magen- und Zwölffingerdarmgeschwüren, die durch die langfristige Einnahme von Schmerzmitteln ausgelöst werden können. → Seite 31
FADUL 20 mg Rp *40 mg* Rp Filmtabletten	**Famotidin** 20 mg 40 mg	20 Stück 20 Stück	13,13 16,51	11,91 14,09	**Mit Einschränkung geeignet** bei Magen- und Zwölffingerdarmgeschwür ohne Helicobacter-Beteiligung. Weniger wirksam als Protonenpumpenhemmer. → Seite 3
Famobeta 20 Rp *40* Rp Filmtabletten	**Famotidin** 20 mg 40 mg	10 Stück 10 Stück	11,40 13,13	10,36 11,91	**Mit Einschränkung geeignet** bei Magen- und Zwölffingerdarmgeschwür ohne Helicobacter-Beteiligung. Weniger wirksam als Protonenpumpenhemmer. → Seite 3
Famotidin-ratiopharm Tabletten 10 mg Tabletten	**Famotidin** 10 mg	10 Stück	4,17	4,17	**Geeignet** bei Sodbrennen zur kurzzeitigen Anwendung. → Seite 3
Famotidin-ratiopharm 20 mg Rp *40 mg* Rp Filmtabletten	20 mg 40 mg	20 Stück 20 Stück	13,13 16,51	11,91 14,09	**Mit Einschränkung geeignet** bei Magen- und Zwölffingerdarmgeschwür ohne Helicobacter-Beteiligung. Weniger wirksam als Protonenpumpenhemmer. → Seite 3

Sodbrennen, Speiseröhrenentzündung, Reizmagen, Magen- und Zwölffingerdarmgeschwüre Fortsetzung

Handelsname Darreichungsform	Zusammensetzung pro 1 ml/1 g oder wie angegeben bzw. pro abgeteilte Einheit	Kleinste Packungsgröße	Festbetrag in Euro	Packungspreis in Euro	Bewertung
Gastracid 20 mg Rp Tabletten	**Omeprazol** 20 mg	14 Stück	22,04	12,96	**Geeignet** bei Speiseröhrenentzündung, Magen- und Zwölffingerdarmgeschwür, die nicht durch Helicobacter verursacht sind, sowie als Teil einer Kombination mit Antibiotika bei Helicobacter-Infektion. **Geeignet** zur Vorbeugung gegen und zur Therapie von Magen- und Zwölffingerdarmgeschwüren, die durch die langfristige Einnahme von Schmerzmitteln ausgelöst werden können. → Seite 313
Gastrozepin 50 mg Tabletten Rp Tabletten	**Pirenzepin-dihydrochlorid** 50 mg	50 Stück	20,02	20,54	**Wenig geeignet** bei Magen- und Zwölffingerdarmgeschwür, weil der Wirkstoff in der erforderlichen Dosierung zu unangenehmen Nebenwirkungen (Mundtrockenheit und Sehstörungen) führt und es wirksamere Mittel gibt (z. B. Protonenpumpenhemmer). → Seite 312
Iberogast Tinktur Tinktur	Auszüge aus **Angelikawurzel** 0,1 ml + **Bitterer Schleifenblume** 0,15 ml + **Kamillenblüten** 0,2 ml + **Kümmel** 0,1 ml + **Mariendistelfrüchten** 0,1 ml + **Melissenblättern** 0,1 ml + **Pfefferminzblättern** 0,05 ml + **Schöllkraut** 0,1 ml + **Süßholzwurzel** 0,1 ml *Enthält 31% Alkohol*	20 ml		8,85	**Mit Einschränkung geeignet** bei Reizmagen. Weitere Studien sind erforderlich, um den therapeutischen Stellenwert abschließend zu bestimmen. Wegen der unklaren Datenlage zur Verträglichkeit von Schöllkraut bei langfristiger Einnahme nicht als Dauermedikament anwenden. → Seite 317
Maaloxan 25 mVal Kautabletten	**Aluminiumoxid** 200 mg + **Magnesiumhydroxid** 400 mg	20 Stück		6,15	**Geeignet** bei Sodbrennen ohne nachgewiesene Entzündung der Speiseröhre. **Wenig geeignet** bei Magen- und Zwölffingerdarmgeschwür, weil es wirksamere Mittel gibt (z. B. Protonenpumpenhemmer). → Seite 309
Maaloxan Soft Tabs Kautabletten	**Aluminiumoxid** 200 mg + **Magnesiumhydroxid** 400 mg	20 Stück		6,41	
Maaloxan 25 mVal Liquid	**Aluminiumoxid** 230 mg + **Magnesiumhydroxid** 400 mg pro 10 ml	10 Stück		6,41	
25 mVal Suspension Suspensionsbeutel	**Aluminiumoxid** 230 mg + **Magnesiumhydroxid** 400 mg (Konservierungsmittel: Parabene)	10 x 10 ml		6,41	
Nexium mups 20 mg Rp	**Esomeprazol** 20 mg	15 Stück	20,68	20,68	**Geeignet** bei Speiseröhrenentzündung, Magen- und Zwölffingerdarmgeschwüren, die nicht durch Helicobacter verursacht sind, sowie als Teil einer Kombination mit Antibiotika bei Helicobacter-Infektion. **Geeignet** zur Vorbeugung gegen und zur Therapie von Magen- und Zwölffingerdarmgeschwüren, die durch die langfristige Einnahme von Schmerzmitteln ausgelöst werden können. → Seite 313
Nexium mups 40 mg Rp Tabletten	40 mg	15 Stück	26,24	26,24	**Geeignet** bei Speiseröhrenentzündung. → Seite 313

Hinweise zu den Tabellenspalten → Seite 28, zur Auswahl der Arzneimittel → Seite 23, zur Grundlage der Bewertung → Seiten 24, 27

Sodbrennen, Speiseröhrenentzündung, Reizmagen, Magen- und Zwölffingerdarmgeschwüre Fortsetzung

Handelsname Darreichungsform	Zusammensetzung pro 1 ml/1 g oder wie angegeben bzw. pro abgeteilte Einheit	Kleinste Packungsgröße	Festbetrag in Euro	Packungspreis in Euro	Bewertung

Hinweise zu den Tabellenspalten → Seite 28, zur Auswahl der Arzneimittel → Seite 23, zur Grundlage der Bewertung → Seiten 24, 27

Omebeta PH 20 Rp *Omebeta 20* Rp Kapseln	**Omeprazol** 20 mg 20 mg	14 Stück 7 Stück	22,04 15,70	15,34 13,86	**Geeignet** bei Speiseröhrenentzündung, Magen- und Zwölffingerdarmgeschwür, die nicht durch Helicobacter verursacht sind, sowie als Teil einer Kombination mit Antibiotika bei Helicobacter-Infektion. **Geeignet** zur Vorbeugung gegen und zur Therapie von Magen- und Zwölf fingerdarmgeschwüren, die durch die langfristige Einnahme von Schmerzmitteln ausgelöst werden können. → Seite 31
OME-nerton 20 mg Rp Kapseln	**Omeprazol** 20 mg	14 Stück	22,04	12,96	**Geeignet** bei Speiseröhrenentzündung, Magen- und Zwölffingerdarmgeschwür, die nicht durch Helicobacter verursacht sind, sowie als Teil einer Kombination mit Antibiotika bei Helicobacter-Infektion. **Geeignet** zur Vorbeugung gegen und zur Therapie von Magen- und Zwöl fingerdarmgeschwüren, die durch die langfristige Einnahme von Schmerzmitteln ausgelöst werden können. → Seite 3
OMEP 10 mg Rp *OMEP k 20 mg* Rp Kapseln *OMEP 20 mg* Rp	**Omeprazol** 10 mg 20 mg 20 mg	15 Stück 7 Stück 15 Stück	18,46 15,70 22,97	15,80 13,86 16,26	**Geeignet** bei Speiseröhrenentzündung, Magen- und Zwölffingerdarmgeschwür die nicht durch Helicobacter verursacht sind, sowie als Teil einer Kombination mit Antibiotika bei Helicobacter-Infektion. **Geeignet** zur Vorbeugung gegen und zur Therapie von Magen- und Zwö fingerdarmgeschwüren, die durch die langfristige Einnahme von Schmerzmit teln ausgelöst werden können. → Seite 3
40 mg Rp magensaftresistente Kapseln	40 mg	15 Stück	29,67	23,61	**Geeignet** bei Speiseröhrenentzündung, Magen- und Zwölffingerdarmgeschwü die nicht durch Helicobacter verursacht sind. **Geeignet** zur Vorbeugung gegen und zur Therapie von Magen- und Zwö fingerdarmgeschwüren, die durch die langfristige Einnahme von Schmerzmit teln ausgelöst werden können. → Seite 3
Omeprazol 20 mg – 1 A Pharma Rp	**Omeprazol** 20 mg	15 Stück	18,97	12,90	**Geeignet** bei Speiseröhrenentzündung, Magen- und Zwölffingerdarmgeschwü die nicht durch Helicobacter verursach sind, sowie als Teil einer Kombination mit Antibiotika bei Helicobacter-Infektion. **Geeignet** zur Vorbeugung gegen und zur Therapie von Magen- und Zwö fingerdarmgeschwüren, die durch die langfristige Einnahme von Schmerzmit teln ausgelöst werden können. → Seite 3
Omeprazol – 1 A Pharma 40 mg Rp Kapseln	40 mg	15 Stück	29,67	23,23	**Geeignet** bei Speiseröhrenentzündung Magen- und Zwölffingerdarmgeschwü die nicht durch Helicobacter verursach sind. **Geeignet** zur Vorbeugung gegen und zur Therapie von Magen- und Zw fingerdarmgeschwüren, die durch die langfristige Einnahme von Schmerzmi teln ausgelöst werden können. → Seite

Sodbrennen, Speiseröhrenentzündung, Reizmagen, Magen- und Zwölffingerdarmgeschwüre Fortsetzung

Handelsname Darreichungsform	Zusammensetzung pro 1 ml/1 g oder wie angegeben bzw. pro abgeteilte Einheit	Kleinste Packungsgröße	Festbetrag in Euro	Packungspreis in Euro	Bewertung
Omeprazol AbZ 10 mg Kapseln Rp	**Omeprazol** 10 mg	7 Stück	13,63	12,39	**Geeignet** bei Speiseröhrenentzündung. → Seite 313
20 mg Kapseln Rp	20 mg	7 Stück	15,70	12,50	**Geeignet** bei Speiseröhrenentzündung, Magen- und Zwölffingerdarmgeschwür, die nicht durch Helicobacter verursacht sind, sowie als Teil einer Kombination mit Antibiotika bei Helicobacter-Infektion. **Geeignet** zur Vorbeugung gegen und zur Therapie von Magen- und Zwölffingerdarmgeschwüren, die durch die langfristige Einnahme von Schmerzmitteln ausgelöst werden können. → Seite 313
40 mg Kapseln Rp Kapseln	40 mg	15 Stück	29,67	23,23	**Geeignet** bei Speiseröhrenentzündung, Magen- und Zwölffingerdarmgeschwür, die nicht durch Helicobacter verursacht sind. **Geeignet** zur Vorbeugung gegen und zur Therapie von Magen- und Zwölffingerdarmgeschwüren, die durch die langfristige Einnahme von Schmerzmitteln ausgelöst werden können. → Seite 313
Omeprazol AL 20 Rp	**Omeprazol** 20 mg	15 Stück	22,97	12,90	**Geeignet** bei Speiseröhrenentzündung, Magen- und Zwölffingerdarmgeschwür, die nicht durch Helicobacter verursacht sind, sowie als Teil einer Kombination mit Antibiotika bei Helicobacter-Infektion. **Geeignet** zur Vorbeugung gegen und zur Therapie von Magen- und Zwölffingerdarmgeschwüren, die durch die langfristige Einnahme von Schmerzmitteln ausgelöst werden können. → Seite 313
40 Rp Kapseln	40 mg	15 Stück	29,67	23,16	**Geeignet** bei Speiseröhrenentzündung, Magen- und Zwölffingerdarmgeschwür, die nicht durch Helicobacter verursacht sind. **Geeignet** zur Vorbeugung gegen und zur Therapie von Magen- und Zwölffingerdarmgeschwüren, die durch die langfristige Einnahme von Schmerzmitteln ausgelöst werden können. → Seite 313
Omeprazol AL T 20 Rp Tabletten	20 mg	15 Stück	22,97	12,90	**Geeignet** bei Speiseröhrenentzündung, Magen- und Zwölffingerdarmgeschwür, die nicht durch Helicobacter verursacht sind, sowie als Teil einer Kombination mit Antibiotika bei Helicobacter-Infektion. **Geeignet** zur Vorbeugung gegen und zur Therapie von Magen- und Zwölffingerdarmgeschwüren, die durch die langfristige Einnahme von Schmerzmitteln ausgelöst werden können. → Seite 313

Hinweise zu den Tabellenspalten → Seite 28, zur Auswahl der Arzneimittel → Seite 23, zur Grundlage der Bewertung → Seiten 24, 27

Sodbrennen, Speiseröhrenentzündung, Reizmagen, Magen- und Zwölffingerdarmgeschwüre Fortsetzung

Handelsname Darreichungsform	Zusammensetzung pro 1 ml/1 g oder wie angegeben bzw. pro abgeteilte Einheit	Kleinste Packungsgröße	Festbetrag in Euro	Packungspreis in Euro	Bewertung
Omeprazol-CT 10 mg Rp	**Omeprazol** 10 mg	15 Stück	18,46	15,79	**Geeignet** bei Speiseröhrenentzündung. → Seite 31
20 mg Rp	20 mg	15 Stück	22,97	16,23	**Geeignet** bei Speiseröhrenentzündung, Magen- und Zwölffingerdarmgeschwür, die nicht durch Helicobacter verursacht sind, sowie als Teil einer Kombination mit Antibiotika bei Helicobacter-Infektion. **Geeignet** zur Vorbeugung gegen und zur Therapie von Magen- und Zwölffingerdarmgeschwüren, die durch die langfristige Einnahme von Schmerzmitteln ausgelöst werden können. → Seite 31
40 mg Rp magensaftresistente Kapseln	40 mg	7 Stück	18,72	15,98	**Geeignet** bei Speiseröhrenentzündung, Magen- und Zwölffingerdarmgeschwür, die nicht durch Helicobacter verursacht sind. **Geeignet** zur Vorbeugung gegen und zur Therapie von Magen- und Zwölffingerdarmgeschwüren, die durch die langfristige Einnahme von Schmerzmitteln ausgelöst werden können. → Seite 31
Omeprazol dura 10 mg Rp *20 mg* Rp	**Omeprazol** 10 mg 20 mg	7 Stück 7 Stück	13,63 15,70	12,39 12,50	**Geeignet** bei Speiseröhrenentzündung, Magen- und Zwölffingerdarmgeschwür, die nicht durch Helicobacter verursacht sind, sowie als Teil einer Kombination mit Antibiotika bei Helicobacter-Infektion. **Geeignet** zur Vorbeugung gegen und zur Therapie von Magen- und Zwölffingerdarmgeschwüren, die durch die langfristige Einnahme von Schmerzmitteln ausgelöst werden können. → Seite 31
40 mg Rp Kapseln	40 mg	7 Stück	18,72	15,91	**Geeignet** bei Speiseröhrenentzündung, Magen- und Zwölffingerdarmgeschwür die nicht durch Helicobacter verursacht sind. **Geeignet** zur Vorbeugung gegen und zur Therapie von Magen- und Zwölffingerdarmgeschwüren, die durch die langfristige Einnahme von Schmerzmitteln ausgelöst werden können. → Seite 3
Omeprazol Heumann 20 Rp *Omeprazol Heumann 20 mg magensaftresistente Hartkapseln* Rp Kapseln *Omeprazol Heumann 10 mg magensaftresistente Tabletten* Rp *20 mg magensaftresistente Tabletten* Rp Tabletten	**Omeprazol** 20 mg 20 mg 10 mg 20 mg	7 Stück 7 Stück 14 Stück 14 Stück	15,70 15,70 17,84 22,04	12,50 12,50 15,37 12,92	**Geeignet** bei Speiseröhrenentzündung, Magen- und Zwölffingerdarmgeschwür die nicht durch Helicobacter verursacht sind, sowie als Teil einer Kombination mit Antibiotika bei Helicobacter-Infektion. **Geeignet** zur Vorbeugung gegen und zur Therapie von Magen- und Zwölffingerdarmgeschwüren, die durch die langfristige Einnahme von Schmerzmitteln ausgelöst werden können. → Seite 3
Omeprazol-ratiopharm NT 10 mg Rp Kapseln	**Omeprazol** 10 mg	7 Stück	13,63	12,44	**Geeignet** bei Speiseröhrenentzündung. → Seite 3

Hinweise zu den Tabellenspalten → Seite 28, zur Auswahl der Arzneimittel → Seite 23, zur Grundlage der Bewertung → Seiten 24, 27

Sodbrennen, Speiseröhrenentzündung, Reizmagen, Magen- und Zwölffingerdarmgeschwüre Fortsetzung

Handelsname Darreichungsform	Zusammensetzung pro 1 ml/1 g oder wie angegeben bzw. pro abgeteilte Einheit	Kleinste Packungsgröße	Festbetrag in Euro	Packungspreis in Euro	Bewertung
Hinweise zu den Tabellenspalten → Seite 28, zur Auswahl der Arzneimittel → Seite 23, zur Grundlage der Bewertung → Seiten 24, 27					
Omeprazol-ratiopharm NT 20 mg Rp	**Omeprazol** 20 mg	7 Stück	15,70	13,86	**Geeignet** bei Speiseröhrenentzündung, Magen- und Zwölffingerdarmgeschwür, die nicht durch Helicobacter verursacht sind, sowie als Teil einer Kombination mit Antibiotika bei Helicobacter-Infektion. **Geeignet** zur Vorbeugung gegen und zur Therapie von Magen- und Zwölffingerdarmgeschwüren, die durch die langfristige Einnahme von Schmerzmitteln ausgelöst werden können. → Seite 313
40 mg Rp Kapseln	40 mg	7 Stück	18,72	16,01	**Geeignet** bei Speiseröhrenentzündung, Magen- und Zwölffingerdarmgeschwür, die nicht durch Helicobacter verursacht sind. **Geeignet** zur Vorbeugung gegen und zur Therapie von Magen- und Zwölffingerdarmgeschwüren, die durch die langfristige Einnahme von Schmerzmitteln ausgelöst werden können. → Seite 313
Omeprazol Sandoz 10 mg magensaftresistente Hartkapseln Rp	**Omeprazol** 10 mg	7 Stück	13,63	12,44	**Geeignet** bei Speiseröhrenentzündung. → Seite 313
20 mg magensaftresistente Hartkapseln Rp	20 mg	7 Stück	15,70	13,86	**Geeignet** bei Speiseröhrenentzündung, Magen- und Zwölffingerdarmgeschwür, die nicht durch Helicobacter verursacht sind, sowie als Teil einer Kombination mit Antibiotika bei Helicobacter-Infektion. **Geeignet** zur Vorbeugung gegen und zur Therapie von Magen- und Zwölffingerdarmgeschwüren, die durch die langfristige Einnahme von Schmerzmitteln ausgelöst werden können. → Seite 313
Omeprazol Sandoz 40 mg Rp Kapseln	40 mg	15 Stück	29,67	23,61	**Geeignet** bei Speiseröhrenentzündung, Magen- und Zwölffingerdarmgeschwür, die nicht durch Helicobacter verursacht sind. **Geeignet** zur Vorbeugung gegen und zur Therapie von Magen- und Zwölffingerdarmgeschwüren, die durch die langfristige Einnahme von Schmerzmitteln ausgelöst werden können. → Seite 313
Omeprazol STADA 20 mg Rp	**Omeprazol** 20 mg	15 Stück	22,97	16,26	**Geeignet** bei Speiseröhrenentzündung, Magen- und Zwölffingerdarmgeschwür, die nicht durch Helicobacter verursacht sind, sowie als Teil einer Kombination mit Antibiotika bei Helicobacter-Infektion. **Geeignet** zur Vorbeugung gegen und zur Therapie von Magen- und Zwölffingerdarmgeschwüren, die durch die langfristige Einnahme von Schmerzmitteln ausgelöst werden können. → Seite 313
40 mg Rp Kapseln	40 mg	15 Stück	29,67	23,61	**Geeignet** bei Speiseröhrenentzündung, Magen- und Zwölffingerdarmgeschwür, die nicht durch Helicobacter verursacht sind. **Geeignet** zur Vorbeugung gegen und zur Therapie von Magen- und Zwölffingerdarmgeschwüren, die durch die langfristige Einnahme von Schmerzmitteln ausgelöst werden können. → Seite 313

Sodbrennen, Speiseröhrenentzündung, Reizmagen, Magen- und Zwölffingerdarmgeschwüre Fortsetzung

Handelsname Darreichungsform	Zusammensetzung pro 1 ml/1 g oder wie angegeben bzw. pro abgeteilte Einheit	Kleinste Packungsgröße	Festbetrag in Euro	Packungspreis in Euro	Bewertung
Hinweise zu den Tabellenspalten → Seite 28, zur Auswahl der Arzneimittel → Seite 23, zur Grundlage der Bewertung → Seiten 24, 27					
Omeprazol STADA 20 mg Rp	**Omeprazol** 20 mg	15 Stück	22,97	16,26	**Geeignet** bei Speiseröhrenentzündung, Magen- und Zwölffingerdarmgeschwür, die nicht durch Helicobacter verursacht sind, sowie als Teil einer Kombination mit Antibiotika bei Helicobacter-Infektion. **Geeignet** zur Vorbeugung gegen und zur Therapie von Magen- und Zwölffingerdarmgeschwüren, die durch die langfristige Einnahme von Schmerzmitteln ausgelöst werden können. → Seite 31
40 mg Rp magensaftresistente Tabletten	40 mg	15 Stück	29,67	23,61	**Geeignet** bei Speiseröhrenentzündung, Magen- und Zwölffingerdarmgeschwür, die nicht durch Helicobacter verursacht sind. **Geeignet** zur Vorbeugung gegen und zur Therapie von Magen- und Zwölffingerdarmgeschwüren, die durch die langfristige Einnahme von Schmerzmitteln ausgelöst werden können. → Seite 31
OME-PUREN 20 mg Rp Kapseln	**Omeprazol** 20 mg	7 Stück	15,70	12,60	**Geeignet** bei Speiseröhrenentzündung, Magen- und Zwölffingerdarmgeschwür, die nicht durch Helicobacter verursacht sind, sowie als Teil einer Kombination mit Antibiotika bei Helicobacter-Infektion. **Geeignet** zur Vorbeugung gegen und zur Therapie von Magen- und Zwölffingerdarmgeschwüren, die durch die langfristige Einnahme von Schmerzmitteln ausgelöst werden können. → Seite 3
Pantozol 20 mg Rp *40 mg Rp* Tabletten	**Pantoprazol** 20 mg 40 mg	15 Stück 15 Stück	20,68 26,24	20,68 26,24	**Geeignet** bei Speiseröhrenentzündung, Magen- und Zwölffingerdarmgeschwür die nicht durch Helicobacter verursacht sind, sowie als Teil einer Kombination mit Antibiotika bei Helicobacter-Infektion. **Geeignet** zur Vorbeugung gegen und zur Therapie von Magen- und Zwölffingerdarmgeschwüren, die durch die langfristige Einnahme von Schmerzmitteln ausgelöst werden können. → Seite 3
Pariet 10 mg Rp *20 mg Rp* Tabletten	**Rabeprazol-Natrium** 10 mg 20 mg	14 Stück 14 Stück	19,47 24,34	19,47 24,34	**Geeignet** bei Speiseröhrenentzündung, Magen- und Zwölffingerdarmgeschwür die nicht durch Helicobacter verursacht sind, sowie als Teil einer Kombination mit Antibiotika bei Helicobacter-Infektion. **Geeignet** zur Vorbeugung gegen und zur Therapie von Magen- und Zwölffingerdarmgeschwüren, die durch die langfristige Einnahme von Schmerzmitteln ausgelöst werden können. → Seite 3
PEPDUL mite Rp *PEPDUL Rp* Filmtabletten	**Famotidin** 20 mg 40 mg	20 Stück 20 Stück	13,13 16,51	13,13 16,49	**Mit Einschränkung geeignet** bei Magen- und Zwölffingerdarmgeschwür ohne Helicobacter-Beteiligung. Weniger wirksam als Protonenpumpenhemmer. → Seite

Sodbrennen, Speiseröhrenentzündung, Reizmagen, Magen- und Zwölffingerdarmgeschwüre Fortsetzung

Handelsname Darreichungsform	Zusammensetzung pro 1 ml/1 g oder wie angegeben bzw. pro abgeteilte Einheit	Kleinste Packungsgröße	Festbetrag in Euro	Packungspreis in Euro	Bewertung
Ranibeta 150 Rp *300 Rp* Filmtabletten	**Ranitidin** 150 mg 300 mg	10 Stück 10 Stück	11,40 13,13	10,79 11,91	**Mit Einschränkung geeignet** bei Speiseröhrenentzündung sowie bei Magen- und Zwölffingerdarmgeschwür ohne Helicobacter-Beteiligung. Weniger wirksam als Protonenpumpenhemmer. → Seite 311
Ranicux 150 mg Rp *300 mg Rp* Filmtabletten	**Ranitidin** 150 mg 300 mg	20 Stück 10 Stück	13,13 13,13	11,91 11,91	**Mit Einschränkung geeignet** bei Speiseröhrenentzündung sowie bei Magen- und Zwölffingerdarmgeschwür ohne Helicobacter-Beteiligung. Weniger wirksam als Protonenpumpenhemmer. → Seite 311
Ranidura T 150 mg Rp *300 mg Rp* Filmtabletten	**Ranitidin** 150 mg 300 mg	20 Stück 20 Stück	13,13 16,51	11,71 13,77	**Mit Einschränkung geeignet** bei Speiseröhrenentzündung sowie bei Magen- und Zwölffingerdarmgeschwür ohne Helicobacter-Beteiligung. Weniger wirksam als Protonenpumpenhemmer. → Seite 311
Ranitic akut 150 Rp *300 Rp* *Ranitic 150 Rp* *300 Rp* Filmtabletten	**Ranitidin** 150 mg 300 mg 150 mg 300 mg	10 Stück 6 Stück 20 Stück 20 Stück	11,40 11,76 13,13 16,51	10,79 11,01 11,20 14,09	**Mit Einschränkung geeignet** bei Speiseröhrenentzündung sowie bei Magen- und Zwölffingerdarmgeschwür ohne Helicobacter-Beteiligung. Weniger wirksam als Protonenpumpenhemmer. → Seite 311
Ranitidin – 1 A Pharma 150 Rp *300 Rp* Filmtabletten	**Ranitidin** 150 mg 300 mg	20 Stück 20 Stück	13,13 16,51	10,71 13,77	**Mit Einschränkung geeignet** bei Speiseröhrenentzündung sowie bei Magen- und Zwölffingerdarmgeschwür ohne Helicobacter-Beteiligung. Weniger wirksam als Protonenpumpenhemmer. → Seite 311
Ranitidin AbZ 150 mg Filmtabletten Rp *300 mg Filmtabletten Rp* Filmtabletten	**Ranitidin** 150 mg 300 mg	10 Stück 10 Stück	11,40 13,13	10,56 11,88	**Mit Einschränkung geeignet** bei Speiseröhrenentzündung sowie bei Magen- und Zwölffingerdarmgeschwür ohne Helicobacter-Beteiligung. Weniger wirksam als Protonenpumpenhemmer. → Seite 311
Ranitidin AL 150 Rp *300 Rp* Filmtabletten	**Ranitidin** 150 mg 300 mg	20 Stück 20 Stück	13,13 16,51	10,71 13,77	**Mit Einschränkung geeignet** bei Speiseröhrenentzündung sowie bei Magen- und Zwölffingerdarmgeschwür ohne Helicobacter-Beteiligung. Weniger wirksam als Protonenpumpenhemmer. → Seite 311
Ranitidin-CT 150 mg Filmtabletten Rp *300 mg Filmtabletten Rp* Filmtabletten	**Ranitidin** 150 mg 300 mg	10 Stück 10 Stück	11,40 13,13	10,79 11,91	**Mit Einschränkung geeignet** bei Speiseröhrenentzündung sowie bei Magen- und Zwölffingerdarmgeschwür ohne Helicobacter-Beteiligung. Weniger wirksam als Protonenpumpenhemmer. → Seite 311
Ranitidin Heumann 150 Rp *300 Rp* Filmtabletten	**Ranitidin** 150 mg 300 mg	20 Stück 20 Stück	13,13 16,51	10,71 13,77	**Mit Einschränkung geeignet** bei Speiseröhrenentzündung sowie bei Magen- und Zwölffingerdarmgeschwür ohne Helicobacter-Beteiligung. Weniger wirksam als Protonenpumpenhemmer. → Seite 311

Hinweise zu den Tabellenspalten → Seite 28, zur Auswahl der Arzneimittel → Seite 23, zur Grundlage der Bewertung → Seiten 24, 27

Sodbrennen, Speiseröhrenentzündung, Reizmagen, Magen- und Zwölffingerdarmgeschwüre Fortsetzung

Hinweise zu den Tabellenspalten → Seite 28, zur Auswahl der Arzneimittel → Seite 23, zur Grundlage der Bewertung → Seiten 24, 27

Handelsname Darreichungsform	Zusammensetzung pro 1 ml/1 g oder wie angegeben bzw. pro abgeteilte Einheit	Kleinste Packungsgröße	Festbetrag in Euro	Packungspreis in Euro	Bewertung
Ranitidin-ratiopharm 150 mg Rp	**Ranitidin** 150 mg	20 Stück	13,13	11,20	**Mit Einschränkung geeignet** bei Speiseröhrenentzündung sowie bei Magen- und Zwölffingerdarmgeschwür ohne Helicobacter-Beteiligung. Weniger wirksam als Protonenpumpenhemmer. → Seite 31
300 mg Rp	300 mg	20 Stück	16,51	14,09	
Ranitidin-ratiopharm akut 150 Rp	150 mg	10 Stück	11,40	10,79	
300 Rp Filmtabletten	300 mg	10 Stück	13,13	11,91	
Ranitidin Sandoz 150 mg Filmtabletten Rp	**Ranitidin** 150 mg	10 Stück	11,40	10,79	**Mit Einschränkung geeignet** bei Speiseröhrenentzündung sowie bei Magen- und Zwölffingerdarmgeschwür ohne Helicobacter-Beteiligung. Weniger wirksam als Protonenpumpenhemmer. → Seite 31
300 mg Filmtabletten Rp Filmtabletten	300 mg	10 Stück	13,13	11,91	
Ranitidin STADA 150 mg Rp	**Ranitidin** 150 mg	20 Stück	13,13	11,20	**Mit Einschränkung geeignet** bei Speiseröhrenentzündung sowie bei Magen- und Zwölffingerdarmgeschwür ohne Helicobacter-Beteiligung. Weniger wirksam als Protonenpumpenhemmer. → Seite 31
300 mg Rp Filmtabletten	300 mg	20 Stück	16,51	14,09	
rifun 20 mg Rp	**Pantoprazol** 20 mg	15 Stück	20,68	20,68	**Geeignet** bei Speiseröhrenentzündung, die nicht durch Helicobacter verursacht ist, sowie als Teil einer Kombination mit Antibiotika bei Helicobacter-Infektion. **Geeignet** zur Vorbeugung gegen und zur Therapie von Magen- und Zwölffingerdarmgeschwüren, die durch die langfristige Einnahme von Schmerzmitteln ausgelöst werden können. → Seite 31
40 mg Rp Tabletten	40 mg	15 Stück	26,24	26,24	**Geeignet** bei Speiseröhrenentzündung, Magen- und Zwölffingerdarmgeschwür, die nicht durch Helicobacter verursacht sind, sowie als Teil einer Kombination mit Antibiotika bei Helicobacter-Infektion. **Geeignet** zur Vorbeugung gegen und zur Therapie von Magen- und Zwölffingerdarmgeschwüren, die durch die langfristige Einnahme von Schmerzmitteln ausgelöst werden können. → Seite 3
Sostril Brausetabletten 150 mg Rp	**Ranitidin** 150 mg	30 Stück	14,80	14,80	**Geeignet** bei Sodbrennen zur kurzzeitigen Anwendung. **Mit Einschränkung geeignet** bei Speiseröhrenentzündung sowie bei Magen- und Zwölffingerdarmgeschwür ohne Helicobacter-Beteiligung, aber weniger wirksam als Protonenpumpenhemmer. → Seite 3
300 mg Rp Brausetabletten	300 mg	30 Stück	19,80	19,80	**Mit Einschränkung geeignet** bei Speiseröhrenentzündung sowie bei Magen- und Zwölffingerdarmgeschwür ohne Helicobacter-Beteiligung, aber weniger wirksam als Protonenpumpenhemmer. → Seite 3
Sostril Filmtabletten 150 mg Rp Filmtabletten	150 mg	20 Stück	13,13	13,13	**Geeignet** bei Sodbrennen zur kurzzeitigen Anwendung. **Mit Einschränkung geeignet** bei Speiseröhrenentzündung sowie bei Magen- und Zwölffingerdarmgeschwür ohne Helicobacter-Beteiligung, aber weniger wirksam als Protonenpumpenhemmer. → Seite

Sodbrennen, Speiseröhrenentzündung, Reizmagen, Magen- und Zwölffingerdarmgeschwüre Fortsetzung

Handelsname Darreichungsform	Zusammensetzung pro 1 ml/1 g oder wie angegeben bzw. pro abgeteilte Einheit	Kleinste Packungsgröße	Festbetrag in Euro	Packungspreis in Euro	Bewertung
Sostril Filmtabletten 300 mg Rp Filmtabletten	**Ranitidin** 300 mg	50 Stück	26,39	26,38	**Mit Einschränkung geeignet** bei Speiseröhrenentzündung sowie bei Magen- und Zwölffingerdarmgeschwür ohne Helicobacter-Beteiligung, aber weniger wirksam als Protonenpumpenhemmer. → Seite 311
Tepilta Suspension in Beuteln Rp	**Aluminiumhydroxid** 582 mg + **Magnesiumhydroxid** 196 mg + **Oxetakain** 20 mg pro 10 ml	20 x 10 ml		36,59	**Wenig geeignet** bei Sodbrennen, Speiseröhrenentzündung, Magen- und Zwölffingerdarmgeschwür, weil die Wirkstoffe nicht sinnvoll kombiniert sind und es wirksamere Mittel gibt. Der Zusatz von Oxetakain bietet keinen zusätzlichen therapeutischen Nutzen. → Seite 316
Tepilta Suspension in Flaschen Rp Suspension	**Aluminiumhydroxid** 291 mg + **Magnesiumhydroxid** 98 mg + **Oxetakain** 10 mg pro 5 ml	250 ml		41,63	
Ulcogant Granulat Rp Granulat	**Sucralfat** 1 000 mg	50 Stück	23,82	23,82	**Wenig geeignet** bei Speiseröhrenentzündung sowie bei Magen- und Zwölffingerdarmgeschwür, weil die therapeutische Wirksamkeit nicht ausreichend nachgewiesen ist und es wirksamere Mittel gibt (z. B. Protonenpumpenhemmer). → Seite 315
Ulcogant Suspension in Beuteln Rp	1 000 mg pro 5 ml (Konservierungsmittel: Parabene)	50 x 5 ml	23,82	23,82	
Ulcogant Suspension in Flaschen Rp Suspension	1 000 mg pro 5 ml (Konservierungsmittel: Parabene)	250 ml	25,80	25,80	
Ulcogant Tabletten Rp Tabletten	1 000 mg	50 Stück	23,82	23,82	
Ulnor 20 mg Rp Kapseln	**Omeprazol** 20 mg	15 Stück	22,97	18,97	**Geeignet** bei Speiseröhrenentzündung, Magen- und Zwölffingerdarmgeschwür, die nicht durch Helicobacter verursacht sind, sowie als Teil einer Kombination mit Antibiotika bei Helicobacter-Infektion. **Geeignet** zur Vorbeugung gegen und zur Therapie von Magen- und Zwölffingerdarmgeschwüren, die durch die langfristige Einnahme von Schmerzmitteln ausgelöst werden können. → Seite 313
ZacPac Rp Tabletten	**Pantoprazol-Natrium** 40 mg und **Amoxizillin** 1 000 mg und **Clarithromyzin** 500 mg	jeweils 14 Stück		102,35	**Geeignet** bei Magen- und Zwölffingerdarmgschwüren, die durch Helicobacter verursacht sind. → Seite 316
Zantic Brause 150 mg Rp	**Ranitidin** 150 mg	30 Stück	14,80	14,80	**Geeignet** bei Sodbrennen zur kurzzeitigen Anwendung. **Mit Einschränkung geeignet** bei Speiseröhrenentzündung sowie bei Magen- und Zwölffingerdarmgeschwür ohne Helicobacter-Beteiligung. Weniger wirksam als Protonenpumpenhemmer. → Seite 311
300 mg Rp Brausetabletten	300 mg	30 Stück	19,80	19,80	**Mit Einschränkung geeignet** bei Speiseröhrenentzündung sowie bei Magen- und Zwölffingerdarmgeschwür ohne Helicobacter-Beteiligung. Weniger wirksam als Protonenpumpenhemmer. → Seite 311

Hinweise zu den Tabellenspalten → Seite 28, zur Auswahl der Arzneimittel → Seite 23, zur Grundlage der Bewertung → Seiten 24, 27

▶

Sodbrennen, Speiseröhrenentzündung, Reizmagen, Magen- und Zwölffingerdarmgeschwüre Fortsetzung

Handelsname Darreichungsform	Zusammensetzung pro 1 ml/1 g oder wie angegeben bzw. pro abgeteilte Einheit	Kleinste Packungsgröße	Festbetrag in Euro	Packungspreis in Euro	Bewertung
Zantic Filmtabletten 150 mg Rp	**Ranitidin** 150 mg	50 Stück	18,14	18,14	**Geeignet** bei Sodbrennen zur kurzzeitigen Anwendung. **Mit Einschränkung geeignet** bei Speiseröhrenentzündung sowie bei Magen- und Zwölffingerdarmgeschwür ohne Helicobacter-Beteiligung. Weniger wirksam als Protonenpumpenhemmer. → Seite 31
300 mg Rp Filmtabletten	300 mg	20 Stück	16,51	16,49	**Mit Einschränkung geeignet** bei Speiseröhrenentzündung sowie bei Magen- und Zwölffingerdarmgeschwür ohne Helicobacter-Beteiligung. Weniger wirksam als Protonenpumpenhemmer. → Seite 31

Hinweise zu den Tabellenspalten → Seite 28, zur Auswahl der Arzneimittel → Seite 23, zur Grundlage der Bewertung → Seiten 24, 27

Verdauungsbeschwerden

Am Verdauungsvorgang sind mehrere Organe beteiligt: Schon im Mund wird die Nahrung zerkleinert, angedaut und durch die Speiseröhre in den Magen befördert. Dort wird der Speisebrei mit saurem Magensaft durchmischt und portionsweise in den Zwölffingerdarm geschoben, wo enzymhaltige Verdauungssäfte aus der Bauchspeicheldrüse und Galleflüssigkeit aus der Leber hinzukommen. Im Dünndarm erfolgt die Aufnahme der mithilfe dieser Stoffe in kleinste Teile aufgespaltenen Nahrung ins Blut. Im Dickdarm wird den Nahrungsresten Wasser entzogen, die unverdaulichen Rückstände werden über den Enddarm ausgeschieden.
Auf diesem Weg durch Mund, Magen und Darm kann es zu diversen Störungen kommen, die Verdauungsbeschwerden verschiedener Art nach sich ziehen können.

Anzeichen und Beschwerden

Magendrücken, Bauchschmerzen und Völlegefühl zeigen an, dass mit der Verdauung im oberen Magen-Darm-Trakt etwas nicht stimmt. Beschwerden dieser Art, die länger als drei Monate anhalten oder immer wieder auftreten, für die es aber keine organbedingte Erklärung gibt, werden unter dem Begriff „Reizmagen" (→ Seite 307) (funktionelle Dyspepsie, dyspeptische Beschwerden) zusammengefasst.
Völlegefühl kann auch auf Verdauungsstörungen in den unteren Darmabschnitten hinweisen; das gilt insbesondere für Blähungen, Durchfall (→ Seite 338) und Verstopfung (→ Seite 350). Treten die Beschwerden in unregelmäßigen Abständen und ohne erkennbare Ursache auf, handelt es sich meist um ein Reizdarmsyndrom (Colon irritabile).
Schmerzen im linken Oberbauch sowie Auflagen von unverdautem, erstarrtem Fett im Stuhl deuten auf eine Funktionsstörung oder Entzündung der Bauchspeicheldrüse hin.
Krampfartige Beschwerden im rechten Oberbauch sind häufig Anzeichen für Gallensteine (→ Seite 398) oder eine Entzündung der Gallenblase.

Bei Kindern

Säuglinge haben in den ersten sechs Lebensmonaten häufig Bauchschmerzen oder Koliken, die sich mit zunehmender Anpassung an die (angemessene) Ernährung bessern.
Bei Klein- und Schulkindern treten manchmal kolikartige Schmerzen um den Nabel herum auf (Nabelkolik).

Ursachen

Wenn Sie zu viel, zu fett oder zu spät abends gegessen haben, bleiben die Speisen oft wie ein Stein im Magen liegen. Fettreiche Nahrungsmittel verzögern die Entleerung des Magens. Auch wenn Sie zu schnell essen und nicht sorgfältig kauen, bleiben die Speisen lange im Magen liegen und verursachen Völlegefühl und Magendrücken oder -schmerzen.
Anhaltender Stress kann „auf den Magen schlagen" und die Verdauung stören.
Die Ursachen für ein Reizdarmsyndrom sind ungeklärt. Vielfach spielen ebenfalls Stress, eine anhal-

tende seelische Belastung oder auch ein sehr unregelmäßiger Lebensstil eine Rolle.
Wenn die Bauchspeicheldrüse zu wenig Enzyme abgibt, ist die Eiweiß- und Fettverdauung gestört. Ursache ist oft eine chronische Bauchspeicheldrüsenentzündung (Pankreatitis).
Nahrungsmittelallergien als Ursache derartiger Beschwerden sind selten.

Bei Kindern
Bei Kindern treten Verdauungsbeschwerden häufig ohne erkennbare Ursache auf. Manchmal reagieren sie damit auf zu viel Anspannung oder Aufregung.
Wenn Babys zu häufig angelegt werden und zu viel Nahrung verdauen müssen, kann das den Darm belasten und krampfartige Schmerzen auslösen.
Auch „Wurmerkrankungen" (→ Seite 379) können Bauchschmerzen und Verdauungsbeschwerden verursachen.

Nichtmedikamentöse Maßnahmen

- Sorgen Sie für eine ausgewogene Ernährung mit gesunder Mischkost (viel Gemüse, Obst, Vollkornprodukte, Fisch, Geflügel; wenig Fleisch und tierische Fette).
- Essen Sie langsam und kauen Sie die Speisen sorgfältig.
- Achten Sie darauf, die Mahlzeiten täglich möglichst etwa zur gleichen Zeit und das Abendessen nicht später als 20 Uhr einzunehmen. Alle Verdauungsorgane arbeiten in bestimmten Rhythmen. Ein einigermaßen gleichbleibender Rhythmus beim Essen unterstützt die Magen- und Darmfunktion.
- Feuchte Wärme bessert Krämpfe und löst Verspannungen im Bauchraum. Nehmen Sie ein heißes Bad oder legen Sie einen feuchtheißen Leibwickel an. Auch eine Wärmflasche auf dem Bauch wirkt entspannend.
- Bewegen Sie sich viel, um die Darmtätigkeit anzuregen. Tägliches Spazierengehen kann genügen, um Verdauungsbeschwerden dauerhaft zu beseitigen.

Bei Kindern
Babys haben oft eher Durst als Hunger. Wenn das Kind zwischen zwei Mahlzeiten unruhig wird und weint, probieren Sie erst einmal aus, ihm ein Fläschchen mit warmem Tee (z. B. Fenchel- oder Kümmeltee, ungesüßt) anzubieten.
Kleinkinder sollten Sie nicht zum Essen zwingen, wenn sie keinen Appetit haben.
Dass Kinder regelmäßig frühstücken, ein warmes Mittagessen und ein nicht zu schwer verdauliches Abendessen zu sich nehmen, sollte selbstverständlich sein. Oft bessern sich Verdauungsbeschwerden schon dadurch, dass die Mahlzeiten immer etwa zur gleichen Zeit eingenommen werden. Kleine Zwischenmahlzeiten am Vor- und Nachmittag (z. B. Obst, ein belegtes Brot oder Vollkornkekse) sind zusätzlich sinnvoll.
Sorgen Sie dafür, dass ein Kind mit Bauchschmerzen genügend Ruhe hat, gegebenenfalls durch Bettruhe, verbunden mit einem warmen Leibwickel.

Behandlung mit Medikamenten

Die meisten Verdauungsbeschwerden müssen nicht medikamentös behandelt werden, sie verschwinden mit den genannten nicht medikamentösen Maßnahmen von selbst.
Enzyme (→ Seite 330) sind nur geeignet, wenn die Bauchspeicheldrüse in ihrer Funktion gestört ist und zu wenig Enzyme ausschüttet, zum Beispiel als Folge einer chronischen Entzündung oder bei Mukoviszidose. Beides kommt selten vor. Verdauungsbeschwerden infolge von zu reichlichem, zu fettem oder zu spät abends eingenommenem Essen lassen sich mit enzymhaltigen Medikamenten im Allgemeinen weder verhindern noch bessern – auch wenn das vielfach immer noch behauptet wird.
Die Entschäumer (→ Seite 331) Dimeticon und Simethicon sind bei Blähungen mit Einschränkung geeignet. Die therapeutische Wirksamkeit dieser Mittel ist zurzeit noch nicht ausreichend nachgewiesen. Zu beachten ist, dass die Mittel ausreichend hoch dosiert angewendet werden.
Von den krampflösenden Mitteln (→ Seite 331) ist Mebeverin geeignet, um schmerzhafte Darmkrämpfe oder Blähungen zu lindern, insbesondere wenn ein Reizdarmsyndrom vorliegt. Butylscopolaminium wirkt gut, wenn es in die Vene gespritzt wird. In dieser Form ist der Wirkstoff bei schmerzhaften Krämpfen im Verdauungstrakt geeignet. Aus Tabletten oder Zäpfchen gelangt der Wirkstoff nur unzureichend ins Blut, wirkt allenfalls lokal im Magen-Darm-Trakt schwach krampflösend. Diese Mittel sind deshalb nur mit Einschränkung geeignet. Ein Präparat mit dem Wirkstoff Pipenzolat ist bei krampfartigen Beschwerden im Verdauungstrakt wenig geeignet, weil die therapeutische Wirksamkeit nicht ausreichend nachgewiesen ist.
Das gilt auch für Mohnpflanzenpresssaft (→ Seite 334).
Eine Kombination aus krampflösendem Mittel + Schmerzmittel (→ Seite 333) ist bei krampfartigen Verdauungsbeschwerden wenig geeignet, weil die therapeutische Wirksamkeit nicht ausreichend nachgewiesen und das Mittel nicht sinnvoll zusammengesetzt ist.

Enzyme

Pankreatin

Kreon, Ozym, Pangrol, Pankreatin Mikro-ratiopharm, Pankreon, Panzytrat

Pankreatin besteht aus Extrakten von Säugetier-Bauchspeicheldrüsen, meist vom Schwein. Es enthält vor allem die Enzyme Amylase (spaltet Kohlenhydrate), Trypsin (spaltet Eiweiß) und Lipase (spaltet Fett). Wenn die Bauchspeicheldrüse zu wenig Enzyme in den Dünndarm abgibt, können von außen zugeführte Enzyme die Nahrungsbestandteile zusätzlich aufspalten und damit dem Darm verfügbar machen. Dann können auch die Nährstoffe in ausreichendem Maße ins Blut aufgenommen werden, Fettstühle verschwinden. Wenn Verdauungsbeschwerden auf diesen Ursachen beruhen, sind enzymhaltige Mittel geeignet.

ANWENDUNG

Sie nehmen die Mittel unzerkaut mit etwas Flüssigkeit zum Essen ein. Entscheidend für die Dosierung ist der Lipasegehalt des Mittels. Meist reicht es, wenn Sie zu jeder Mahlzeit 40 000 Lipase-Einheiten einnehmen, damit die Fettstühle verschwinden. Bei manchen Mitteln lässt sich diese Dosis nur erreichen, wenn Sie mehrere Kapseln oder Tabletten beziehungsweise mehrere Beutel Granulat einnehmen. Die Beschwerden sollten nach ein bis zwei Tagen deutlich nachlassen.
Bei einer chronischen Bauchspeicheldrüsenerkrankung müssen Sie die Mittel meist lebenslang einnehmen.

Kreon Granulat, *Pankreon Granulat*: Bei diesen Präparaten müssen Sie darauf achten, sie unzerkaut hinunterzuschlucken, sonst werden die Enzyme vorzeitig schon im Mund freigegeben und können die Mundschleimhaut angreifen.

ACHTUNG

Pankreatin kann die Aufnahme von Eisen und Folsäure aus dem Darm beeinträchtigen. Darauf müssen Sie vor allem achten, wenn Sie vorsorglich Eisen- und Vitaminpräparate einnehmen, zum Beispiel während der Schwangerschaft.
Pankreatin wird meist aus Bauchspeicheldrüsen des Schweins gewonnen. Wenn Sie Schweinefleisch nicht vertragen, dürfen Sie die Mittel nicht einnehmen. Diese Herkunft von Pankreatin kann auch für Personen wichtig sein, die aus religiösen Gründen den Verzehr von Schweinefleisch ablehnen.

Gegenanzeigen

Bei einer akuten Bauchspeicheldrüsenentzündung dürfen Sie keine enzymhaltigen Medikamente anwenden.

Wechselwirkungen mit Medikamenten

Wenn Sie noch andere Medikamente anwenden, ist zu beachten:
Pankreatin verringert die Wirkung von Acarbose und Miglitol (bei Typ-2-Diabetes).

Wechselwirkungen mit Speisen und Getränken

Alkohol schwächt die Wirkung von Pankreatin ab.

UNERWÜNSCHTE WIRKUNGEN

▶ Sofort zum Arzt

Wenn starker Hautausschlag, Juckreiz, Herzrasen, Atemnot, Schwäche und Schwindel auftreten, müssen Sie die Anwendung sofort abbrechen und unverzüglich den Notarzt rufen (Telefon 112), weil es sich um eine lebensbedrohliche Allergie (→ Seite 14) handeln kann, die allerdings bisher nur in wenigen Einzelfällen vorgekommen ist.

HINWEISE

Für Kinder unter 14 Jahren

Kinder brauchen in aller Regel keine enzymhaltigen Medikamente.
Kinder, die an Mukoviszidose erkrankt sind, benötigen einerseits pankreatinhaltige Mittel in hoher Dosierung. Da es andererseits bei so großen Mengen sein kann, dass sich der Dickdarm verengt und ein Darmverschluss droht, sollte die Dosis der Lipase-Einheiten 1 000 bis 3 000 Einheiten pro Gramm Nahrungsfett täglich betragen, wobei der Fettgehalt des Stuhls kontrolliert werden sollte.
Bei der Anwendung der Pellets bei Kindern ist darauf zu achten, dass diese unzerkaut geschluckt werden. Ansonsten werden die Enzyme bereits im Mund freigegeben und können dort die Schleimhaut angreifen.

Für Schwangerschaft und Stillzeit

Wenn Sie während der Schwangerschaft enzymhaltige Arzneimittel einnehmen müssen, sollten Sie darauf achten, dass Sie zusätzlich Präparate mit Folsäure und Eisen in besonders hoher Dosierung schlucken, weil Enzyme die Aufnahme dieser Stoffe aus dem Darm stören.

Entschäumer

Dimeticon

sab simplex Kautabletten

Simethicon

Espumisan, Lefax, sab simplex Suspension

Dimeticon und Simethicon verringern die Oberflächenspannung von blasig aufgetriebenem Darminhalt und können auf diese Weise viele kleine Gasblasen in mehrere größere Blasen umwandeln. Diese platzen leichter und gehen dann als Gase ab oder werden leichter resorbiert. Auf diese Weise lassen sich Gasansammlungen im Darm zwar nicht verhindern, aber möglicherweise gehen die Winde dann schneller ab und blähen den Bauch nicht so sehr auf. Allerdings ist darauf zu achten, dass die Mittel hoch genug dosiert werden. Beide Wirkstoffe werden nicht in den Blutkreislauf aufgenommen.

Die therapeutische Wirksamkeit beider Substanzen ist umstritten. In klinischen Studien zeigten sich unterschiedliche Ergebnisse, die derzeit zu der Einschätzung führen, dass keiner der Wirkstoffe die Aufnahmefähigkeit des Darmes für Gase steigert. Auch die Abgabe der Gase über verstärkte Darmbewegungen lässt sich mit Dimeticon und Simethicon nur wenig fördern. Die Mittel gelten deshalb als „mit Einschränkung geeignet".

Blähungen bei Säuglingen sollten vorzugsweise mit allgemeinen Maßnahmen behandelt werden, da die therapeutische Wirksamkeit der Entschäumer auch bei ihnen noch nicht ausreichend belegt ist.

Anwendung

Um die erwünschten Effekte zu erzielen, müssen Dimeticon und Simethicon mit 240 bis 800 Milligramm täglich ausreichend hoch dosiert werden. Diese Menge sollten Sie in mehreren Portionen über den Tag verteilt möglichst zu oder nach den Mahlzeiten einnehmen.

Mengen unter 240 Milligramm haben wahrscheinlich lediglich den Effekt eines Scheinmedikaments (Plazebo).

Achtung

Espumisan Perlen: Dieses Präparat enthält als Konservierungsmittel Parabene. Wenn Sie auf Parastoffe (→ Seite 1159) allergisch reagieren, dürfen Sie es nicht anwenden.

Hinweise

Für Kinder unter 14 Jahren

Kautabletten sollten Sie Kindern erst ab dem sechsten Lebensjahr geben. Suspensionen können auch Säuglinge bekommen.

Für Schwangerschaft und Stillzeit

Beide Wirkstoffe können Sie in Schwangerschaft und Stillzeit anwenden, da sie nicht über den Darm in den Blutkreislauf aufgenommen werden.

Krampflösende Mittel

Butylscopolaminium

Buscopan, Spasman scop

Mebeverin

Duspatal, Mebemerck

Pipenzolatbromid

ila-med m

Butylscopolaminium, Mebeverin und Pipenzolat sollen die Muskulatur im Darm oder in den Gallenwegen entspannen.

Butylscopolaminium wirkt gut, wenn es in die Vene gespritzt wird. In dieser Anwendungsform gilt es als „geeignet". Aus dem Darm wird es jedoch nur unzureichend aufgenommen. Wenn es als Tablette oder Zäpfchen angewendet wird, wirkt es allenfalls direkt im Magen-Darm-Bereich schwach krampflösend. Deshalb gilt das Mittel in diesen Zubereitungsformen nur als „mit Einschränkung geeignet".

Mebeverin wirkt lokal und lindert vor allem die Beschwerden eines Reizdarms – Schmerzen, Blähungen und Völlegefühl. Für diesen Anwendungszweck ist es geeignet.

Pipenzolat dagegen ist wenig geeignet, weil die therapeutische Wirksamkeit bei krampfartigen Beschwerden im Magen-Darm-Trakt nicht ausreichend nachgewiesen ist.

Anwendung

Gemäß Beipackzettel nehmen Sie Tabletten, Retardkapseln, Dragees, Tropfen oder Zäpfchen ein- oder mehrmals täglich ein. Für Mebeverin wird die Einnahme jeweils 20 Minuten vor dem Essen empfohlen.

Die Injektionslösung mit Butylscopolaminium wird vom Arzt gespritzt.

Achtung

Butylscopolaminium: Wenn das Mittel gespritzt wird, sollten Sie noch 15 bis 30 Minuten in der Praxis bleiben, damit der Arzt gegebenenfalls eingreifen kann, wenn unerwünschte Wirkungen auftreten.

Buscopan Injektionsflasche: Dieses Präparat enthält als Konservierungsmittel Parabene. Wenn Sie auf Parastoffe (→ Seite 1159) allergisch reagieren, dürfen Sie es nicht anwenden.

Gegenanzeigen

Unter folgenden Bedingungen dürfen Sie die Mittel nicht anwenden:

Butylscopolaminium, Pipenzolat:

- Sie haben Engstellen und Blockaden im Magen-Darm-Trakt.
- Der Dickdarm ist aufgrund chronischer Verstopfung stark erweitert (Megakolon).
- Sie können aufgrund einer Prostatavergrößerung nur eingeschränkt Wasser lassen oder es besteht bereits ein Harnverhalt.
- Der Druck im Augeninneren ist erhöht (Engwinkelglaukom).
- Ihr Herz schlägt zu schnell (Tachykardie) oder es besteht eine Herzrhythmusstörung mit zu schnellem Herzschlag (Tachyarrhythmie).
- Sie haben die (selten vorkommende) Muskelkrankheit Myasthenia gravis.

Pipenzolat: Zusätzlich zu den oben genannten Gegenanzeigen dürfen Sie die Mittel nicht anwenden, wenn Sie akut Wasser in der Lunge haben (Lungenödem).

Mebeverin: Sie haben eine Darmlähmung.

Wechselwirkungen mit Medikamenten

Wenn Sie noch andere Medikamente anwenden, ist zu beachten:

Butylscopolaminium:

- Das Mittel verstärkt die erwünschten und unerwünschten Wirkungen von Amantadin (bei Parkinsonkrankheit), trizyklischen Antidepressiva (bei Depressionen) und Antihistaminika (bei Allergien).
- Wenn Sie das Mittel gleichzeitig mit Beta-Sympathomimetika (bei Asthma) anwenden, kann sich der Herzschlag beschleunigen.
- Wenn Sie gleichzeitig Dopamin-Antagonisten (z. B. Metoclopramid, bei Übelkeit, Erbrechen) einnehmen, regen diese Mittel die Magen- und Darmbewegungen weniger stark an, das heißt, sie wirken schwächer.

Pipenzolat: Das Mittel verstärkt die Wirkung und die unerwünschten Wirkungen von Amantadin (bei Parkinsonkrankheit) und trizyklischen Antidepressiva (bei Depressionen).

▶ **Unbedingt beachten**

Die Mittel können die erwünschten und unerwünschten Wirkungen von Antiarrhythmika wie Chinidin oder Disopyramid erhöhen. Näheres hierzu lesen Sie unter „Mittel bei Herzrhythmusstörungen: verstärkte Wirkung" (→ Seite 12).

Unerwünschte Wirkungen

▶ **Keine Maßnahmen erforderlich**

Butylscopolaminium, Pipenzolat: Mundtrockenheit, Abnahme der Schweißabgabe. Dabei kann sich die Haut röten und heiß werden. Es können Beschwerden beim Wasserlassen einsetzen (wie zum Beispiel Nachtröpfeln, schwächerer Harnstrahl). Die Anpassungsfähigkeit der Augen an das Nah- und Fernsehen kann nachlassen (Akkomodationsstörung). Alle diese Störungen sind meist gering ausgeprägt und treten nur vorübergehend auf.

▶ **Muss beobachtet werden**

Butylscopolaminium, Pipenzolat: Halten die im vorigen Abschnitt genannten Beschwerden länger als fünf bis sieben Tage an, ist das Herzrasen sehr ausgeprägt oder tritt ein Harnverhalt auf, sollten Sie einen Arzt aufsuchen.

Butylscopolaminium: Wird das Mittel gespritzt, kann der Blutdruck sinken, Schwindel einsetzen und eine Hitzewallung im Gesicht auftreten (Flush).

Butylscopolaminium, Mebeverin: Wenn die Haut sich verstärkt rötet und juckt, reagieren Sie vermutlich allergisch auf das Mittel. Bei solchen Hauterscheinungen (→ Seite 14) sollten Sie einen Arzt aufsuchen. Auch Nasenbluten kann ein Hinweis auf eine solche Überempfindlichkeitsreaktion sein. Probieren Sie aus, ob die Beschwerden aufhören, wenn Sie das Mittel absetzen.

▶ **Sofort zum Arzt**

Butylscopolaminium, Mebeverin: Wenn sich Hautausschlag und Juckreiz verstärken und zusätzlich Herzrasen, Atemnot, Schwäche und Schwindel auftreten, müssen Sie die Anwendung sofort abbrechen und unverzüglich den Notarzt rufen (Telefon 112), weil es sich um eine lebensbedrohliche Allergie (→ Seite 14) handeln kann. Diese wurde bisher allerdings bei weniger als 1 von 10 000 Behandelten beobachtet.

Butylscopolaminium, Pipenzolat: Sehr selten kommt es vor, dass die Mittel einen Glaukomanfall auslösen. Wenn Sie Schmerzen am oder im Auge spüren, sollten Sie unverzüglich einen Augenarzt aufsuchen.

Hinweise

Für Kinder unter 14 Jahren

Mebeverin: Kinder unter drei Jahren dürfen diese Mittel nicht bekommen.

Für Schwangerschaft und Stillzeit

Alle Mittel sollten Sie in Schwangerschaft und Stillzeit nur einnehmen, wenn der Arzt dies ausdrücklich für gerechtfertigt hält.

Zur Verkehrstüchtigkeit

Wenn sich die Anpassungsfähigkeit der Augen verschlechtert, sollten Sie kein Fahrzeug lenken, keine Maschinen bedienen und keine Arbeiten ohne sicheren Halt verrichten.

Kombination: Krampflösendes Mittel + Schmerzmittel

Butylscopolaminium + Parazetamol

Buscopan plus

Butylscopolaminium ist ein krampflösendes Mittel. Parazetamol ist ein Schmerzmittel ohne krampflösende Wirkung.

Butylscopolaminium wird in Tabletten- oder Zäpfchenform nur unzureichend in den Körper aufgenommen und wirkt allenfalls lokal im Magen oder im Darm schwach krampflösend. Parazetamol wirkt zwar schmerzlindernd, aber nicht krampflösend. Es kann lediglich bei einer bestimmten Darmerkrankung (Divertikel) die Beschwerden etwas lindern. Dass die Kombination der beiden Wirkstoffe bei krampfartigen Beschwerden im Verdauungstrakt besser wirkt als Butylscopolaminium allein, ist nicht ausreichend nachgewiesen. Das Mittel gilt deshalb als „wenig geeignet".

Anwendung

Gemäß Beipackzettel nehmen Sie das Mittel nach Bedarf ein, aber nicht länger als drei bis vier Tage. Haben die Bauchkrämpfe dann immer noch nicht nachgelassen, sollten Sie erneut einen Arzt aufsuchen.

Was Sie bei der Einnahme von parazetamolhaltigen Mitteln beachten müssen, lesen Sie im Abschnitt „Schmerzen" unter dem Stichwort „Parazetamol" (→ Seite 1212). Zusätzlich ist zu beachten:

Achtung

Wenn Sie das Mittel zu hoch dosieren und mehr als 4 Gramm Parazetamol pro Tag einnehmen, besteht aufgrund des Parazetamolanteils die Gefahr von schweren Leber- und Nierenschäden. Vermeiden Sie daher auch die Kombination des Mittels mit anderen parazetamolhaltigen Schmerz- oder Grippemitteln.

Gegenanzeigen

Unter folgenden Bedingungen dürfen Sie das Mittel nicht anwenden:

- Sie haben Engstellen und Blockaden im Magen-Darm-Trakt.
- Der Dickdarm ist aufgrund chronischer Verstopfung stark erweitert (Megakolon).
- Sie können aufgrund einer Prostatavergrößerung nur eingeschränkt Wasser lassen oder es besteht bereits ein Harnverhalt.
- Der Druck im Augeninneren ist erhöht (Engwinkelglaukom).
- Ihr Herz schlägt zu schnell (Tachykardie) oder es besteht eine Herzrhythmusstörung mit zu schnellem Herzschlag (Tachyarrhythmie).
- Sie haben die (selten vorkommende) Muskelkrankheit Myasthenia gravis.
- Ihre Leberfunktion ist eingeschränkt.
- Ihre Niere ist geschädigt.
- Sie haben ein Gilbert-Syndrom (Meulengracht-Krankheit) mit erhöhten Bilirubinwerten im Serum und phasenweise auftretender Gelbsucht.

Wechselwirkungen mit Medikamenten

Wenn Sie noch andere Medikamente anwenden, ist zu beachten:

- Das Mittel verstärkt die Wirkung und die unerwünschten Wirkungen von Amantadin (bei Parkinsonkrankheit), trizyklischen Antidepressiva (bei Depressionen) und Antihistaminika (bei Allergien).
- Wenn Sie das Mittel gleichzeitig mit Beta-Sympathomimetika (bei Asthma) anwenden, kann sich der Herzschlag beschleunigen.
- Wenn Sie gleichzeitig Dopamin-Antagonisten (z. B. Metoclopramid, bei Übelkeit, Erbrechen) einnehmen, regt dieses Mittel die Magen- und Darmbewegungen weniger stark an, das heißt, sie wirken schwächer.
- Parazetamol kann den Abbau des Antibiotikums Chloramphenicol (bei Infektionen) verlangsamen, sodass sich die Wirkung und die Giftigkeit des Antibiotikums verstärken.
- Wenn Parazetamol gleichzeitig mit Zidovudin (bei HIV-Infektionen) angewendet wird, erhöht sich das Risiko für eine spezielle Störung der blutbildenden Zellen (Neutropenie). *Buscopan plus* sollte deshalb nur angewendet werden, wenn der Arzt dies ausdrücklich für notwendig hält und das Blutbild überwacht.

► **Unbedingt beachten**

Das Mittel verstärkt die Wirkung von Chinidin und Disopyramid (bei Herzrhythmusstörungen). Näheres hierzu lesen Sie unter „Mittel bei Herzrhythmusstörungen: verstärkte Wirkung" (→ Seite 12).

Wechselwirkungen mit Speisen und Getränken

Bei Menschen, die öfter mehr als drei Gläser Alkohol am Tag trinken, kann die Leber bereits empfindlicher für die Giftwirkung von Parazetamol sein. Sie sollten dann besser ein anderes Mittel wählen.

Unerwünschte Wirkungen

Welche unerwünschten Wirkungen durch Parazetamol auftreten können, lesen Sie im Abschnitt „Schmerzen“ unter dem Stichwort „Parazetamol“ (→ Seite 1212). Die nachfolgend genannten unerwünschten Wirkungen sind durch den krampflösenden Wirkstoff Butylscopolaminium bedingt.

▶ **Keine Maßnahmen erforderlich**

Mundtrockenheit und Abnahme der Schweißabgabe treten auf. Dabei kann sich die Haut röten und heiß werden. Es können Beschwerden beim Wasserlassen einsetzen wie zum Beispiel Nachtröpfeln, schwächerer Harnstrahl. Die Anpassungsfähigkeit des Auges an das Nah- und Fernsehen kann nachlassen (Akkomodationsstörung). Alle diese Störungen sind meist gering ausgeprägt und treten nur vorübergehend auf.

▶ **Muss beobachtet werden**

Halten die im vorigen Abschnitt genannten Beschwerden länger als fünf bis sieben Tage an, ist das Herzrasen sehr ausgeprägt oder tritt ein Harnverhalt auf, sollten Sie einen Arzt aufsuchen. Wenn die Haut sich verstärkt rötet und juckt, reagieren Sie vermutlich allergisch auf das Mittel. Bei solchen Hauterscheinungen (→ Seite 14) sollten Sie einen Arzt aufsuchen. Auch Nasenbluten kann ein Hinweis auf eine solche Überempfindlichkeitsreaktion sein. Beobachten Sie, ob die Beschwerden aufhören, wenn Sie das Mittel absetzen.

▶ **Sofort zum Arzt**

Sehr selten kommt es vor, dass das Mittel einen Glaukomanfall auslöst. Wenn Sie Schmerzen am oder im Auge spüren, sollten Sie unverzüglich einen Augenarzt aufsuchen.

In Einzelfällen kann eine Störung der Blutbildung (→ Seite 15) auftreten.

Wenn sich Hautausschlag und Juckreiz verstärken und zusätzlich Herzrasen, Atemnot, Schwäche und Schwindel auftreten, müssen Sie die Anwendung sofort abbrechen und unverzüglich den Notarzt rufen (Telefon 112), weil es sich um eine lebensbedrohliche Allergie (→ Seite 14) handeln kann.

In Einzelfällen können sich die Bronchien verkrampfen und Atemnot auslösen (Analgetika-Asthma). Suchen Sie dann Ihren Arzt auf.

Hinweise

Für Kinder unter 14 Jahren

Kinder sollten dieses Mittel nicht bekommen.

Für Schwangerschaft und Stillzeit

In Schwangerschaft und Stillzeit sollte der Arzt Nutzen und Risiken des Einsatzes dieses Mittels sorgfältig abwägen.

Pflanzliches Mittel

Mohnpflanzenpresssaft

Paveriwern

Mohnpflanzenpresssaft ist eine Zubereitung aus den Fruchtkapseln des Schlafmohns. Er enthält neben Morphin Substanzen, die die Muskulatur des Darms entspannen, darunter Papaverin. Es ist jedoch nicht deklariert, in welchen Mengen diese Komponente in dem Mittel enthalten ist. Die therapeutische Wirksamkeit bei krampfartigen Beschwerden des Magen-Darm-Trakts ist nicht ausreichend belegt, das Mittel gilt deshalb als „wenig geeignet“.

Anwendung

Gemäß Beipackzettel nehmen Sie die Tropfen ein- bis dreimal täglich ein. Im Übrigen gelten für dieses Mittel grundsätzlich die Angaben bei „Morphin“ (→ Seite 1203). Weil dieses pflanzliche Mittel aber nur eine sehr geringe Menge Morphin enthält, sind auch die möglichen Risiken sehr gering.

Achtung

Das Mittel enthält Alkohol. Personen mit Alkoholproblemen dürfen es nicht einnehmen. Auch Leberkranke und Menschen mit Anfallleiden sollten den Alkoholgehalt berücksichtigen. Darüber hinaus kann Alkohol die Wirkung vieler Arzneimittel (z. B. Schlaf- und Beruhigungsmittel, Psychopharmaka, starke Schmerzmittel, einige Mittel bei hohem Blutdruck) verstärken.

Die Lösung enthält als Konservierungsmittel Parabene. Wenn Sie auf Parastoffe (→ Seite 1159) allergisch reagieren, dürfen Sie das Mittel nicht anwenden.

Gegenanzeigen

Wenn Sie eine Erkrankung der Atemwege oder eine anderweitig bedingte Einschränkung der Atemfunktion haben, sollten Sie das Mittel nicht einnehmen.

Wenn die Funktion der Nebennieren gestört ist (Morbus Addison) oder eine Schilddrüsenunterfunktion besteht, sollte der Arzt Nutzen und Risiken der Anwendung sorgfältig abwägen und das Mittel nur sehr niedrig dosieren.

Wechselwirkungen mit Medikamenten

Wenn Sie gleichzeitig Medikamente anwenden, die im zentralen Nervensystem dämpfend wirken, verstärken sich die Mittel gegenseitig in ihrer Wirkung. Zu diesen Medikamenten gehören alle alkoholhaltigen Präparate sowie Antihistaminika (bei Allergien), Betablocker (bei hohem Blutdruck), Beruhigungsmittel, Schlafmittel und Antidepressiva.

In Kombination mit MAO-Hemmern (bei Depressionen) können plötzliche Erregungszustände mit Schweißausbrüchen und niedrigem Blutdruck auftreten.

Unerwünschte Wirkungen

▶ **Keine Maßnahmen erforderlich**

Sehr selten treten Übelkeit und/oder Verstopfung auf.

Hinweise

Für Kinder unter 14 Jahren

Bedenken Sie, dass dieses Mittel Alkohol enthält. Da es ohnehin als „wenig geeignet" bewertet wird, sollten Kinder es nicht bekommen.

Für Schwangerschaft und Stillzeit

Bedenken Sie, dass dieses Mittel Alkohol enthält. Da es ohnehin als „wenig geeignet" bewertet wird, sollten Sie es nicht einnehmen.

Zur Verkehrstüchtigkeit

Sehr selten kann das Mittel die Reaktionsfähigkeit beeinträchtigen. Dann sollten Sie kein Fahrzeug lenken, keine Maschinen bedienen und keine Arbeiten ohne sicheren Halt verrichten.

Verdauungsbeschwerden

Hinweise zu den Tabellenspalten → Seite 28, zur Auswahl der Arzneimittel → Seite 23, zur Grundlage der Bewertung → Seiten 24, 27

Handelsname Darreichungsform	Zusammensetzung pro 1 ml/1 g oder wie angegeben bzw. pro abgeteilte Einheit	Kleinste Packungsgröße	Festbetrag in Euro	Packungspreis in Euro	Bewertung
Buscopan Injektionsflasche	**Butylscopolaminiumbromid** 200 mg pro 10 ml (Konservierungsmittel: Parabene)	5 x 10 ml	25,78	25,78	**Geeignet** bei krampfartigen Beschwerden im Verdauungstrakt. → Seite 331
Buscopan Ampullen Injektionslösung	20 mg	5 x 1 ml	4,17	4,17	
Buscopan Dragees	10 mg	20 Stück	6,38	6,90	**Mit Einschränkung geeignet** bei krampfartigen Beschwerden im Verdauungstrakt. Der Wirkstoff wird aus Dragees nur unzureichend in den Körper aufgenommen und wirkt allenfalls lokal im Magen-Darm-Trakt schwach krampflösend. → Seite 331
Buscopan Zäpfchen Zäpfchen	10 mg	10 Stück	7,89	8,35	**Mit Einschränkung geeignet** bei krampfartigen Beschwerden im Verdauungstrakt. Der Wirkstoff wird aus Zäpfchen nur schlecht in den Körper aufgenommen und wirkt allenfalls lokal im Magen-Darm-Trakt schwach krampflösend. → Seite 331
Buscopan plus Filmtabletten	**Butylscopolaminiumbromid** 10 mg + **Parazetamol** 500 mg	10 Stück		5,45	**Wenig geeignet** bei krampfartigen Beschwerden im Verdauungstrakt. Butylscopolaminium wird aus Tabletten und Zäpfchen nur schlecht in den Körper aufgenommen. Parazetamol wirkt schmerzhemmend, aber nicht krampflösend und trägt nur in bestimmten Fällen (z. B. Divertikelkrankheit) zur Linderung von Beschwerden bei. → Seite 333
Buscopan plus Zäpfchen	**Butylscopolaminiumbromid** 10 mg + **Parazetamol** 800 mg	5 Stück		7,40	

Verdauungsbeschwerden Fortsetzung

Handelsname Darreichungsform	Zusammensetzung pro 1 ml/1 g oder wie angegeben bzw. pro abgeteilte Einheit	Kleinste Packungsgröße	Festbetrag in Euro	Packungspreis in Euro	Bewertung
Duspatal 200 mg retard Rp Retardkapseln	**Mebeverin-hydrochlorid** 200 mg	50 Stück	31,19	31,19	**Geeignet** für die Behandlung des Reizdarmsyndroms, wenn schmerzhafte Blähungen vorherrschen. → Seite 3
Duspatal 135 mg Rp Tabletten	135 mg	50 Stück	23,85	23,85	
Espumisan Emulsion Emulsion	**Simethicon** 40 mg	30 ml	4,51	4,49	**Mit Einschränkung geeignet** bei Blähungen. Die therapeutische Wirksamke ist noch nicht ausreichend nachgewiesen. Auf eine ausreichend hohe Dosierung ist zu achten. → Seite 3
Espumisan Perlen Kapseln	40 mg (Konservierungsmittel: Parabene)	25 Stück	4,39	4,45	
Espumisan Kautabletten Kautabletten	42,33 mg	20 Stück	3,74	4,30	
ila-med m Rp	**Pipenzolatbromid** 4 mg	20 ml		14,88	**Wenig geeignet** bei krampfartigen Beschwerden im Verdauungstrakt, weil die therapeutische Wirksamkeit nicht ausreichend nachgewiesen ist. → Seite 3
forte Rp Lösung	8 mg	20 ml		16,90	
Kreon Granulat Beutel	**Pankreatin** 300 mg (= **Triacylglycerollipase** 20 800 I.E. + **Amylase** 20 800 I.E. + **Proteasen** 1 250 I.E.)	50 Stück	26,86	26,74	**Geeignet** bei Verdauungsbeschwerden aufgrund verminderter Enzymbildung i der Bauchspeicheldrüse. → Seite 3
Kreon 10 000	**Pankreatin** 150 mg (= **Lipase** 10 000 I.E. + **Amylase** 8 000 I.E. + **Proteasen** 600 I.E.)	50 Stück	14,83	14,67	
25 000	**Pankreatin** 300 mg (= **Triacylglycerollipase** 25 000 I.E. + **Amylase** 18 000 I.E. + **Proteasen** 1 000 I.E.)	50 Stück	31,15	31,09	
Kreon Granulat 40 000 Kapseln	**Pankreatin** 400 mg (= **Triacylglycerollipase** 40 000 I.E. + **Amylase** 30 000 I.E. + **Proteasen** 2 000 I.E.)	50 Stück	45,60	45,60	
Kreon für Kinder Pellets	**Pankreatin** 603,6 mg (= **Triacylglycerollipase** 50 000 I.E. + **Amylase** 36 000 I.E. + **Proteasen** 2 000 I.E.)	20 g	25,06	24,97	
Lefax extra Flüssigkapseln Kapseln	**Simethicon** 105 mg	20 Stück		6,59	**Mit Einschränkung geeignet** bei Blähungen. Die therapeutische Wirksamk ist noch nicht ausreichend nachgewiesen. Auf eine ausreichend hohe Dosierung ist zu achten. → Seite
Lefax Kautabletten	42 mg	20 Stück	3,80	5,31	
Lefax extra Kautabletten Kautabletten	105 mg	20 Stück	5,51	6,59	
Lefax Pump-Liquid Suspension	41,2 mg	50 ml	7,70	7,79	
Mebemerck 135 mg Rp Filmtabletten	**Mebeverin-hydrochlorid** 135 mg	20 Stück	15,82	13,97	**Geeignet** für die Behandlung des Reiz darmsyndroms, wenn schmerzhafte B hungen vorherrschen. → Seite
Ozym 10 000 Kapseln	**Pankreatin** 150,15 mg (= **Triacylglycerollipase** 10 000 I.E. + **Amylase** 9 000 I.E. + **Proteasen** 500 I.E.)	50 Stück	14,83	14,49	**Geeignet** bei Verdauungsbeschwerder aufgrund verminderter Enzymbildung der Bauchspeicheldrüse. → Seite

Hinweise zu den Tabellenspalten → Seite 28, zur Auswahl der Arzneimittel → Seite 23, zur Grundlage der Bewertung → Seiten 24, 27

Verdauungsbeschwerden Fortsetzung

Handelsname Darreichungsform	Zusammensetzung pro 1 ml/1 g oder wie angegeben bzw. pro abgeteilte Einheit	Kleinste Packungsgröße	Festbetrag in Euro	Packungspreis in Euro	Bewertung
Hinweise zu den Tabellenspalten → Seite 28, zur Auswahl der Arzneimittel → Seite 23, zur Grundlage der Bewertung → Seiten 24, 27					
Ozym 20 000	**Pankreatin** 300,30 mg (= **Triacylglycerollipase** 20 000 I.E. + **Amylase** 18 000 I.E. + **Proteasen** 1 000 I.E.)	50 Stück	26,00	22,42	**Geeignet** bei Verdauungsbeschwerden aufgrund verminderter Enzymbildung in der Bauchspeicheldrüse. → Seite 330
40 000 Kapseln	**Pankreatin** 319,05–414,35 mg (= **Triacylglycerollipase** 40 000 I.E. + **Amylase** 25 000 I.E. + **Proteasen** 1 500 I.E.)	50 Stück	45,60	39,14	
Pangrol 20 000 Filmtabletten	**Pankreatin** (= **Triacylglycerollipase** 20 000 I.E. + **Amylase** 12 000 I.E. + **Proteasen** 900 I.E.)	50 Stück	12,85	12,85	**Geeignet** bei Verdauungsbeschwerden aufgrund verminderter Enzymbildung in der Bauchspeicheldrüse. → Seite 330
Pangrol 10 000	**Pankreatin** (= **Triacylglycerollipase** 10 000 I.E. + **Amylase** 9 000 I.E. + **Proteasen** 500 I.E.)	50 Stück	14,83	14,52	
25 000	**Pankreatin** (= **Triacylglycerollipase** 25 000 I.E. + **Amylase** 22 500 I.E. + **Proteasen** 1 250 I.E.)	50 Stück	31,15	29,20	
40 000 Kapseln	**Pankreatin** 319 – 414 mg (= **Triacylglycerollipase** 40 000 I.E. + **Amylase** 25 000 I.E. + **Proteasen** 1 800 I.E.)	50 Stück	45,60	43,48	
Pankreatin Mikro-ratiopharm 20 000 Kapseln	**Pankreatin** 300,30 mg (= **Triacylglycerollipase** 20 000 I.E. + **Amylase** 18 000 I.E. + **Proteasen** 1 000 I.E.)	50 Stück	26,00	20,36	**Geeignet** bei Verdauungsbeschwerden aufgrund verminderter Enzymbildung in der Bauchspeicheldrüse. → Seite 330
Pankreon Granulat Granulatbeutel	**Pankreatin** 640 mg (= **Triacylglycerollipase** 36 000 I.E. + **Amylase** 27 000 I.E. + **Proteasen** 2 400 I.E.)	50 Stück	31,32	32,13	**Geeignet** bei Verdauungsbeschwerden aufgrund verminderter Enzymbildung in der Bauchspeicheldrüse. → Seite 330
Panzytrat 10 000	**Pankreatin** (= **Triacylglycerollipase** 10 000 I.E. + **Amylase** 9 000 I.E. + **Proteasen** 500 I.E.)	50 Stück	14,83	14,67	**Geeignet** bei Verdauungsbeschwerden aufgrund verminderter Enzymbildung in der Bauchspeicheldrüse. → Seite 330
25 000	**Pankreatin** (= **Triacylglycerollipase** 25 000 I.E. + **Amylase** 12 000 I.E. + **Proteasen** 800 I.E.)	50 Stück	31,15	31,09	
40 000 Kapseln	**Pankreatin** (= **Triacylglycerollipase** 40 000 I.E. + **Amylase** 15 000 I.E. + **Proteasen** 900 I.E.)	50 Stück	45,60	45,60	

▶

Verdauungsbeschwerden Fortsetzung

Handelsname Darreichungsform	Zusammensetzung pro 1 ml/1 g oder wie angegeben bzw. pro abgeteilte Einheit	Kleinste Packungsgröße	Festbetrag in Euro	Packungspreis in Euro	Bewertung
Hinweise zu den Tabellenspalten → Seite 28, zur Auswahl der Arzneimittel → Seite 23, zur Grundlage der Bewertung → Seiten 24, 27					
Panzytrat ok Mikrotabletten	**Pankreatin** (= **Triacylglycerollipase** 20 000 I.E. + **Amylase** 18 000 I.E. + **Proteasen** 1 000 I.E.) pro Messlöffel	20 g	25,06	24,97	**Geeignet** bei Verdauungsbeschwerden aufgrund verminderter Enzymbildung i der Bauchspeicheldrüse. → Seite 33
Paveriwern *Rp* Lösung	**Mohnpflanzenpresssaft** 999 mg (entspricht Morphin 0,15 mg) *Enthält 18% Alkohol* (Konservierungsmittel: Parabene)	30 ml		14,66	**Wenig geeignet** bei krampfartigen Beschwerden im Verdauungstrakt. Die therapeutische Wirksamkeit ist nicht ausreichend nachgewiesen, die Dosierung des evtl. aktiven Bestandteils Papverin nicht deklariert. → Seite 3
sab simplex Kautabletten Kautabletten	**Dimeticon** 80 mg	20 Stück	5,05	5,05	**Mit Einschränkung geeignet** bei Blähungen. Die therapeutische Wirksamke ist noch nicht ausreichend nachgewiesen. Auf eine ausreichend hohe Dosierung ist zu achten. → Seite 3
sab simplex Suspension Suspension	**Simethicon** 69,19 mg	30 ml	7,40	7,40	
Spasman scop Ampullen Injektionslösung	**Butylscopolaminiumbromid** 20 mg	5 x 1 ml	4,17	4,17	**Geeignet** bei krampfartigen Beschwerden im Verdauungstrakt. → Seite 3

Durchfall

Durchfall (Diarrhö) ist ein Symptom, das anzeigt, dass der Darm – aus verschiedenen Ursachen – die ihm über die Nahrung zur Verfügung gestellten Nährstoffe nicht richtig aufnehmen und/oder dem Speisebrei im Dickdarm nicht genügend Wasser entziehen kann. Diese Reaktion ist an sich noch kein Grund zur Sorge: Der Darm reinigt sich damit zum Beispiel von krankmachenden Keimen und Giftstoffen (Toxinen). Erst wenn der Durchfall anhält und der Körper damit viel Wasser und Mineralstoffe (Elektrolyte) verliert, ist er behandlungsbedürftig.

Jeder Erwachsene hat durchschnittlich zweimal jährlich Durchfall, Kinder weitaus häufiger, da ihr Darm in den ersten Lebensjahren noch nicht über die für eine gute Abwehr von Krankheitserregern nötige bakterielle Darmflora verfügt. Diese bildet sich erst im Lauf der Zeit heraus.

Bei Kindern

Bei Säuglingen und Kleinkindern können starke Durchfälle von Anfang an bedrohlich sein, weil Kinder über keine großen Flüssigkeitsreserven verfügen.

Anzeichen und Beschwerden

Der Darm gibt über mehrere Tage hinweg häufiger als dreimal täglich flüssigen bis wässrigen Stuhl ab. Bauchkrämpfe können, müssen aber nicht gleichzeitig auftreten.

Bei Kindern

Der Durchfall ist häufig von Beginn an von Erbrechen begleitet. Beides führt zu einem sehr raschen Flüssigkeitsverlust. Die Kinder werden dann unruhig, benommen und ihre Schleimhäute sind trocken. Auch Krampfanfälle können auftreten, häufig zusammen mit sehr hohem Fieber (über 39,5 Grad Celsius).

Ursachen

Wenn bestimmte Viren oder Bakterien über den Verzehr von Nahrungsmitteln in den Darm gelangen, beeinträchtigen die von ihnen abgegebenen Giftstoffe den Transport von Salzen und Wasser durch die Darmwand. Diese werden dann nicht mehr aus dem Darm aufgenommen, sondern teilweise sogar vermehrt in das Darminnere ausgeschieden. Dadurch verflüssigt sich der Stuhl und die Darmmuskulatur verstärkt ihre Bewegungen, was sich mit Krämpfen bemerkbar machen kann.

Kolibakterien und Viren verursachen in unseren Breiten meist nur leichte Durchfälle, die innerhalb von zwei bis drei Tagen wieder vorbei sind.
Setzt der Durchfall erst nach der Rückkehr von einer Reise in die Tropen oder in Länder mit mangelhaften hygienischen Bedingungen ein, beruht er meist auf einer Infektion durch dort häufig vorkommende Amöben oder Bakterien (z. B. Staphylokokken, Salmonellen und Shigellen) oder kann auch auf eine Malariainfektion hindeuten. Solche Infektionen lösen schwere, langanhaltende und häufig blutige Durchfälle aus. Welche Erreger für den Durchfall verantwortlich sind, zeigt eine Stuhluntersuchung.
Häufig ist Durchfall eine Begleiterscheinung einer Therapie mit Antibiotika. Diese stark wirksamen Medikamente töten nicht nur krankheitserregende Bakterien ab, sondern auch gesunde Mikroorganismen, die den Darm besiedeln und eine gute Verdauung garantieren.
Auch andere Medikamente können Durchfall auslösen, beispielsweise magnesiumhaltige säurebindende Mittel (Antazida, bei Sodbrennen), Eisenpräparate (bei Blutarmut) oder Zytostatika (bei Krebs, rheumatoider Arthritis).
Ortswechsel und veränderte Ernährungsgewohnheiten (Reise, Umzug) oder auch seelische Belastungen führen bei vielen Menschen zu Durchfall.
Durchfall kann auch im Zusammenhang mit einem Reizdarmsyndrom auftreten.

Bei Kindern

Bei nicht gestillten Babys kann Durchfall darauf beruhen, dass der Darm das Kuhmilcheiweiß aus der Flaschenkost nicht verträgt. Kommt es zu Durchfällen, wenn dem Kind die erste festere Beikost angeboten wird, kann dies ein Hinweis auf eine Unverträglichkeitsreaktion von Klebereiweiß (Gluten) sein, das in den meisten Getreidearten (Weizen, Roggen, Gerste) enthalten ist. Glutenfrei sind zum Beispiel Reis, Buchweizen und Mais. Haferprodukte sind häufig mit glutenhaltigen Getreidesorten verunreinigt.
Bei Säuglingen ist Durchfall öfter auch Begleiterscheinung einer anderen Krankheit (z. B. Mittelohrentzündung, Harnweginfekt).
Bei Klein- und Schulkindern sind harmlose Virusinfektionen die häufigste Ursache für Durchfall, der rasch von allein wieder abklingt.

Vorbeugung

In Gebieten, deren hygienische Bedingungen zu wünschen übrig lassen, sollten Sie folgende Hinweise beachten:

- Essen Sie frisches Obst nur geschält und vor allem keine bereits geschnittenen Stücke von Wassermelonen, weil diese oft mit Leitungswasser gespritzt werden, um das Gewicht und damit den Verkaufspreis zu erhöhen. Die Qualität des Leitungswassers vor Ort können Sie kaum beurteilen.
- Essen Sie keine Rohkost (Gemüse, Salat), kein rohes oder nicht durchgegartes Fleisch und keine rohen Meeresfrüchte. Beim Kochen und Braten werden Krankheitserreger abgetötet.
- Vorsicht bei aufgewärmten oder warmgehaltenen Speisen! Stehen diese länger als ein bis zwei Stunden in der Wärme, können sich Viren und Bakterien darin explosionsartig vermehren.
- Einige Speisen sollten Sie gänzlich meiden: Eiscreme (enthält rohes Ei und damit möglicherweise Salmonellen), mit rohem Eigelb zubereitete Nachspeisen (z. B. Tiramisu, Zabaione), frischgepresste Obstsäfte, Eiswürfel (sie werden häufig aus Leitungswasser zubereitet, das nicht unbedingt keimfrei ist).
- Getränke sollten Sie nur aus industriell abgefüllten Flaschen trinken, die vor Ihren Augen geöffnet wurden, also nicht etwa schon offen auf den Tisch kommen.
- Bei Verdacht auf unreines Leitungswasser sollten Sie auch zum Zähneputzen Mineralwasser benutzen.

Nichtmedikamentöse Maßnahmen

Die wichtigste Maßnahme bei Durchfall – gleich welcher Ursache – besteht darin, Wasser und Mineralsalze rasch zu ersetzen, also viel zu trinken, und zwar mehr als sonst: drei bis vier Liter täglich sollten es sein, um zu vermeiden, dass der Körper zu sehr austrocknet. Das gilt insbesondere für ältere Menschen. Geeignet sind dafür alle leicht gesüßten Tees und Säfte, die zur Hälfte mit abgekochtem Wasser oder Mineralwasser verdünnt werden. Ratsam ist es, dazu etwas Salzgebäck zu essen, da Salz in Verbindung mit Zucker vom Darm besser aufgenommen werden kann. Auch Brühe und stilles Mineralwasser mit einer Prise Zucker ersetzen die beim Durchfall im Übermaß ausgeschiedenen Mineralsalze. Die früher häufig gegebene Empfehlung, Colagetränke zusammen mit Salzstangen zu sich zu nehmen, gilt inzwischen als überholt.
Eine selbstgemischte Zucker-Salz-Lösung hat eine ähnliche Zusammensetzung wie die in Apotheken erhältlichen Elektrolytmischungen („Elektrolytlösung – selbst gemischt" → Seite 340).
Auch ein Aufguss aus getrockneten Heidelbeeren, mit Wasser verdünnter Heidelbeersaft, eine Karottensuppe aus passierten Möhren und Brühe, ein mit

Brühe zubereiteter Haferschleim, eine zerquetschte Banane oder ein geriebener Apfel können Durchfall lindern.
Feuchtwarme Leibwickel können Bauchkrämpfe abmildern. Meist sind ein bis zwei Tage Bettruhe sinnvoll.
Bei Kindern
Bei Kindern müssen Sie ganz besonders darauf achten, dass der Flüssigkeits- und Mineralsalzverlust rasch ausgeglichen wird, weil der kindliche Organismus nur über geringe Flüssigkeitsreserven verfügt. Wenn Kleinkinder und Säuglinge gleichzeitig auch erbrechen, sollten Sie ihnen die Flüssigkeit mit dem Löffel in kleinen Portionen, dafür aber umso häufiger einflößen.
Eine stationäre Behandlung im Krankenhaus ist erforderlich, wenn der Gewichtsverlust 5 bis 10 Prozent des Körpergewichts überschreitet, ebenso bei anhaltendem Fieber, nicht stillbarem Erbrechen oder blutigen Durchfällen.

Elektrolytlösung – selbst gemischt
Eine im richtigen Verhältnis gemischte Zucker-Salz-Lösung gibt dem Körper rasch die nötigen Mineralstoffe zurück, die er für wichtige Stoffwechselvorgänge braucht. Geben Sie in einen halben Liter stilles Mineralwasser (oder abgekochtes kaltes Leitungswasser) einen Teelöffel Kochsalz, sieben bis acht Teelöffel Traubenzucker (ersatzweise Haushaltzucker) und einen halben Liter Orangensaft. Mischen Sie alles gründlich durch und trinken Sie über den Tag verteilt insgesamt zwei Liter der jeweils frisch zubereiteten Lösung. Anstelle von Orangensaft können Sie auch andere Fruchtsäfte, Kräuter- oder Früchtetee verwenden.
Wenn Sie nur Wasser trinken wollen, lösen Sie zwei Esslöffel Rohrzucker und einen Teelöffel Kochsalz in einem Liter Wasser auf und trinken diese Mischung.

Behandlung mit Medikamenten

Normalerweise reguliert sich die Verdauung innerhalb von zwei bis drei Tagen von selbst wieder. Erst wenn der Durchfall anhält und der Körper damit viel Wasser verliert, ist er behandlungsbedürftig. Ist der Durchfall nach drei Tagen nicht abgeklungen, muss der Arzt anhand einer Stuhlprobe feststellen, welche Keime ihn ausgelöst haben oder ob andere Krankheiten dahinterstecken. Schwere bakterielle Infektionen mit Salmonellen, Shigellen oder Staphylokokken müssen mit Antibiotika (→ Seite 1237) behandelt werden.
Grundlage der Behandlung ist eine ausreichende Zufuhr von Flüssigkeit und Elektrolyten, um so Zucker und Salze zu ersetzen.
Elektrolytmischungen (→ Seite 341) sind – vor allem bei Kindern – dafür die wichtigsten Mittel. Die Pulver sind so zusammengesetzt, dass der Darm die Stoffe leicht aufnehmen kann, auch wenn der Durchfall noch eine Zeit lang anhält. Auf die Ursachen des Durchfalls haben die Präparate keinen Einfluss.
Der Wirkstoff Loperamid (→ Seite 343) ist geeignet, um die Darmbewegungen zu hemmen und den Darm ruhigzustellen, sodass schmerzhafte Krämpfe nachlassen. Das bedeutet aber gleichzeitig, dass schädliche Stoffe, wie zum Beispiel die giftigen Stoffwechselprodukte von Bakterien und Viren, die den Durchfall ausgelöst haben können, länger im Darm verbleiben. Präparate mit Loperamid sollen deshalb nur kurze Zeit angewendet werden und nur, wenn der Durchfall von sehr schmerzhaften Darmkrämpfen begleitet ist.
Der erst vor kurzem zugelassene Wirkstoff Racecadotril (→ Seite 345) darf – anders als Loperamid, das erst bei Kindern über zwei Jahre angewendet werden darf – auch schon bei Säuglingen ab dem dritten Lebensmonat eingesetzt werden und schließt damit diese therapeutische Lücke. Das Mittel ist geeignet zur Behandlung von Durchfall bei Kindern, wenn allgemeine Maßnahmen und eine verstärkte Elektrolytzufuhr allein nicht ausreichend wirken.
Auch geeignet sind Präparate mit Hefe (→ Seite 342), vor allem, wenn der Durchfall Folge einer Antibiotikabehandlung ist oder wenn Reisedurchfall vorgebeugt werden soll. Durch Infektion mit Bakterien und Viren bereits eingetretene Durchfälle lassen sich damit jedoch nicht beeinflussen. Weitere Nachweise zum therapeutischen Nutzen sind erforderlich.
Von Mitteln mit Bakterien oder Bakterien-Stoffwechselprodukten (→ Seite 341) sind Präparate, die Lactobacillus acidophilus enthalten, mit Einschränkung geeignet. Für diesen Bakterienstamm liegen noch nicht ausreichend viele Studien vor, um den Stellenwert dieser Bakterien zur Vorbeugung gegen oder zur Behandlung von Durchfall zu bestimmen. Das Präparat mit Escherichia coli ist wenig geeignet, weil die therapeutische Wirksamkeit nicht ausreichend nachgewiesen ist.
Auch für Nifuroxazid (→ Seite 344), das pflanzliche Mittel Uzarawurzel (→ Seite 346) und die Kombination Pektin + Kamille (→ Seite 346) ist die therapeutische Wirksamkeit nicht ausreichend nachgewiesen. Deshalb sind diese Mittel bei Durchfall ebenfalls wenig geeignet.

Bei Kindern

Kinder sollten nach den Richtlinien der Weltgesundheitsorganisation WHO nur mit Elektrolytmischungen behandelt werden. Wenn diese Maßnahmen nicht ausreichen, kann bei Kindern unter 2 Jahren das neu eingeführte Racecadotril eingesetzt werden. Darüber hinaus haben neuere Studien ergeben, dass Hefepräparate einen im Zusammenhang mit einer Antibiotikabehandlung auftretenden Durchfall lindern können. Alle anderen Medikamente sind in unseren Breiten bei Kindern entbehrlich.

Anthroposophische, homöopathische und traditionell angewendete Mittel

Zu den meistverordneten Mitteln gehört auch *Omniflora N* mit Lactobacillus gasseri und Bifidobacterium longum. Dabei handelt es sich um ein Präparat, das von der Arzneimittelbehörde als „traditionell angewendet" zugelassen wurde. Solche Präparate lassen sich nach den Grundsätzen dieses Buches nicht bewerten und werden deshalb nicht näher besprochen. Allgemeine Informationen zu derartigen Mitteln finden Sie im Abschnitt „Traditionell angewendete Mittel" (→ Seite 21).

Bakterien oder Bakterien-Stoffwechselprodukte

Escherichia coli

Mutaflor

Lactobacillus acidophilus

Lacteol

Bakterien wie Escherichia coli und Lactobazillus acidophilus besiedeln den gesunden Darm. Sie können durch ihren Stoffwechsel die Verdauung unterstützen und sind an der Aufnahme von Vitaminen in den Körper beteiligt.

Lacteol enthält inaktivierte Milchsäurebakterien (Lactobazillus) sowie Stoffwechselprodukte aus dem Kulturmedium, in dem die Bakterien angezüchtet wurden. Beides zusammen soll krankmachende Bakterien im Darm unwirksam machen und die Funktion der gesunden Darmbakterien anregen. Milchsäurebakterien sind selbst Bestandteil dieser gesunden Darmflora. Die bisher vorliegenden Studien zeigen, dass Lactobazillus Durchfall bessern und – zum Beispiel im Rahmen der Anwendung von Antibiotika – auch verhindern kann. Allerdings ist die Datenlage zum Nachweis der therapeutischen Wirksamkeit noch nicht ausreichend, sodass das Mittel als „mit Einschränkung geeignet" gilt.

Mutaflor enthält lebensfähige Escherichia-coli-Bakterien vom Stamm Nissle. Das Präparat soll die gestörte Darmflora wieder aufbauen und Krankheitserreger in ihrem Wachstum bremsen. Außerdem soll es das Immunsystem unspezifisch anregen. Dass dies tatsächlich gelingt, ist nicht ausreichend nachgewiesen. Außerdem ist fraglich, ob die Suspension nicht durch die Magensäure inaktiviert wird. Die therapeutische Wirksamkeit dieses Mittels bei Durchfall ist nicht ausreichend nachgewiesen, es gilt deshalb als „wenig geeignet".

Die Mittel werden häufig bei und nach einer Behandlung mit Antibiotika verschrieben, um zu verhindern, dass die Darmflora geschädigt wird, oder um sie wieder aufzubauen. Auch hierfür gibt es keine ausreichenden Wirksamkeitsbelege.

Eine wirksame Vorbeugung mit lebenden Bakterien wurde zwar in einigen Studien berichtet; benötigt werden aber Untersuchungen an größeren Patientenzahlen und über längere Zeiträume.

ANWENDUNG

Sie nehmen die Mittel ein- bis dreimal täglich ein.

ACHTUNG

Lacteol: Bei Säuglingen mit Abwehrschwäche und Patienten mit stark verringerter Immunabwehr ist Vorsicht geboten, da in Einzelfällen Blutvergiftungen beschrieben werden.

Gegenanzeigen

Wenn Sie Fieber über 38,5 °C und/oder Blut im Stuhl haben, dürfen Sie die Mittel nicht einnehmen (Hinweis auf eine schwere bakterielle Infektion, die anders behandelt werden muss).

UNERWÜNSCHTE WIRKUNGEN

▶ **Keine Maßnahmen erforderlich**

Mutaflor: Wenn Blähungen oder Magen-Darm-Beschwerden wie Bauchschmerzen oder -krämpfe auftreten, sollten Sie das Mittel niedriger dosieren. Meist bessern sich die Symptome im Lauf der Behandlung.

HINWEISE

Für Kinder unter 14 Jahren

Die Dosierung für Kinder wird entsprechend der Angaben in den Packungsbeilagen reduziert.

Für Schwangerschaft und Stillzeit

Lacteol: Mangels Erfahrung sollten Sie das Mittel in Schwangerschaft und Stillzeit nicht einnehmen.

Elektrolytmischung

Glukose + Kaliumchlorid + Natriumchlorid + Natriumhydrogenzitrat

Oralpädon

Diese fertige Mischung aus Zucker und Mineralsalzen (Elektrolyten) ersetzt die bei Durchfall mit

der Flüssigkeit vermehrt ausgeschiedenen Elektrolyte. Die Inhaltsstoffe sind so zusammengestellt und dosiert, dass der Darm sie optimal aufnehmen kann.
Das Mittel enthält sowohl Salze als auch Zucker, weil die Stoffe kombiniert besser über den Darm ins Blut aufgenommen werden können. Anschließend können die Zellen auch wieder vermehrt Wasser aus dem Nahrungsbrei aufnehmen. Zucker und Mineralsalze werden für zahlreiche Stoffwechselvorgänge benötigt. Das Mittel ist geeignet, um die Zufuhr von Flüssigkeit und Elektrolyten sicherzustellen – darin besteht die Grundlage einer jeden Durchfallbehandlung. Auf die Ursachen des Durchfalls selbst hat die Elektrolytmischung jedoch keinen Einfluss.

Anwendung

Sie lösen das in einem Beutel enthaltene Pulver in 200 Milliliter abgekochtem und abgekühltem Wasser oder Tee auf. Die vorgeschriebene Menge müssen Sie genau einhalten, weil die Lösung sonst nicht die nötige Konzentration aufweist und schlechter wirkt. Bei Raumtemperatur bleibt die Flüssigkeit etwa eine Stunde lang frisch; wenn Sie sie in den Kühlschrank stellen, bis zu 24 Stunden. Länger sollten Sie sie nicht aufbewahren, sonst können sich darin Krankheitserreger vermehren.
Tritt gleichzeitig Erbrechen auf, sollten Sie die Flüssigkeit häufig, aber nur löffelweise einnehmen. Über den Tag verteilt können Sie bis zu vier Liter dieser Lösung trinken. Länger als drei Tage sollten Sie das Mittel nicht einnehmen. Hat sich der Durchfall in dieser Zeit nicht von selbst gebessert, sollten Sie erneut den Arzt aufsuchen.

Achtung

Wenn Sie Diabetes haben, müssen Sie beachten, dass das Mittel Glukose enthält und Sie die Dosis der Medikamente beziehungsweise des Insulins entsprechend anpassen müssen.

Gegenanzeigen

Unter folgenden Bedingungen dürfen Sie die Elektrolytmischung nicht anwenden:

- Die Nieren arbeiten nicht richtig, sodass sehr wenig Urin ausgeschieden wird.
- Es treten Bewusstseinsstörungen oder ein Schock auf.

Unter folgenden Bedingungen sollte der Arzt Nutzen und Risiken sorgfältig abwägen:

- Sie haben eine Herzschwäche oder Sie nehmen dagegen Digitalisglykoside ein.
- Ihr Blutdruck ist zu hoch.

Wechselwirkungen mit Medikamenten

▶ **Unbedingt beachten**

Die Elektrolytmischungen können die Wirkung von Digitaliswirkstoffen wie Digitoxin, Digoxin (bei Herzschwäche) herabsetzen. Wenn Sie solche Medikamente einnehmen, sollte der Arzt den Kaliumspiegel im Blut überwachen, solange Sie die Elektrolytmischungen einnehmen. Näheres hierzu lesen Sie unter „Mittel bei Herzschwäche: verringerte Wirkung" (→ Seite 13).

Unerwünschte Wirkungen

▶ **Keine Maßnahmen erforderlich**

Das in dem Mittel enthaltene Kalium kann den Magen reizen und Übelkeit und Erbrechen auslösen. In diesem Fall sollte das Mittel löffelweise verabreicht werden.

Hinweise

Für Kinder unter 14 Jahren

Kinder, die noch gestillt werden, bekommen zuerst die Trinklösung und werden dann gestillt, bis sie satt sind. Bei der Elektrolytlösung ist eine Menge von zirka 50 Milliliter Flüssigkeit pro Kilogramm Körpergewicht innerhalb von sechs Stunden angemessen. Wenn die Kinder gleichzeitig erbrechen, sollten Sie die Elektrolytlösung in kleinsten Mengen mit dem Löffel einflößen. Hat sich der Durchfall nach zwei bis drei Tagen nicht deutlich gebessert, sollten Sie erneut einen Arzt aufsuchen.

Hefe

Saccharomyces boulardii

Hamadin N, Omniflora akut, Perenterol, Perocur

Die Kapseln dieser Mittel enthalten Trockenhefe mit lebensfähigen Zellen von Saccharomyces boulardii. Das ist eine Wildhefeart, die das Wachstum schädlicher Mikroorganismen im Darm behindert und somit auch die Wirkung der bakteriellen Giftstoffe auf die Darmschleimhaut hemmt. Außerdem soll sie das im Darm befindliche Immunsystem anregen und so dazu beitragen, dass sich die gesunde Darmflora nach einer Infektion oder Antibiotikatherapie rasch regeneriert beziehungsweise widerstandsfähiger wird. Die bisher vorliegenden Studien haben gezeigt, dass die Hefepräparate Durchfall mildern können, vor allem, wenn er im Zusammenhang mit einer Antibiotikabehandlung auftritt.
Umstritten ist noch, ob die Mittel auch Reisedurchfall vorbeugen können. Hat der Durchfall bereits eingesetzt, bessert er sich mit den Hefepräparaten allein meist nicht.

Die Mittel gelten als „auch geeignet" zur Vorbeugung gegen und zur Behandlung von Durchfall.

ANWENDUNG

Um Reisedurchfall vorzubeugen, beginnen Sie fünf Tage vor der Abreise mit der Einnahme des Mittels und hören erst drei bis fünf Tage nach der Rückkehr wieder auf.

Bei akutem Durchfall während einer Reise oder im Zusammenhang mit einer Antibiotikabehandlung nehmen Sie das Mittel noch drei bis fünf Tage nach Abklingen der Beschwerden ein. Hält der Durchfall trotz der Einnahme des Mittels länger als zwei Tage unvermindert an, sollten Sie erneut einen Arzt aufsuchen.

ACHTUNG

Gegenanzeigen

Wenn Sie Hefe nicht vertragen, dürfen Sie diese Mittel nicht einnehmen. Auch wenn Sie Fieber über 38,5 Grad Celsius haben oder der Stuhl blutig und sehr schleimig ist (Hinweis auf eine schwere bakterielle Infektion, die anders behandelt werden muss), dürfen Sie sie nicht anwenden.

Ist Ihr Immunsystem geschwächt (z. B. bei einer HIV-Infektion, nach Bestrahlungen oder während der Einnahme von Chemotherapeutika im Rahmen einer Krebserkrankung sowie bei schwerem Rheuma), sollten Sie diese Mittel nicht anwenden, weil die Gefahr besteht, dass sie eine schwere innerliche Pilzinfektion bedingen können.

Perenterol Pulver: Dieses Mittel enthält Fruktose. Bei Säuglingen, bei denen eine mögliche Fruktoseunverträglichkeit noch nicht erkannt ist, oder bei älteren Kindern und Erwachsenen mit einer solchen Unverträglichkeit ist das problematisch.

Wechselwirkungen mit Medikamenten

Wenn Sie noch andere Medikamente einnehmen, ist zu beachten:

Itraconazol- und Ketoconazol-Tabletten (bei Pilzinfektionen) machen Hefepräparate unwirksam, weil sie Hefen abtöten.

Wechselwirkungen mit Speisen und Getränken

Sie dürfen die Mittel nicht zusammen mit Alkohol oder heißen Speisen einnehmen, weil beides Hefe unwirksam macht.

UNERWÜNSCHTE WIRKUNGEN

▶ **Muss beobachtet werden**

Wenn die Haut sich verstärkt rötet und juckt, reagieren Sie vermutlich allergisch auf das Mittel. Bei solchen Hauterscheinungen (→ Seite 14) sollten Sie einen Arzt aufsuchen.

▶ **Sofort zum Arzt**

Wenn sich der Hautausschlag verstärkt und zusätzlich Juckreiz, Herzrasen, Atemnot, Schwäche und Schwindel auftreten, müssen Sie das Mittel sofort absetzen und unverzüglich den Notarzt (Telefon 112) rufen, weil es sich um eine lebensbedrohliche Allergie (→ Seite 14) handeln kann.

HINWEISE

Für Kinder unter 14 Jahren

Kinder ab zwei Jahren können die gleiche Dosis wie Erwachsene bekommen. Bei ihnen sollten Sie besonders darauf achten, dass sie genug trinken.

■

Loperamid

Imodium, Lopedium, Loperamid 1A Pharma, Loperamid AL, Loperamid-CT, Loperamid Heumann, Loperamid-ratiopharm, Loperamid STADA, Loperhoe

Loperamid gehört zu den opiumähnlichen Wirkstoffen (Opioiden). Bei Durchfall wird eine der sonst unerwünschten Wirkungen dieser Substanzen genutzt: der lähmende Effekt auf die glatte Muskulatur des Darmes. Die Darmbewegungen werden stark gehemmt, Krämpfe treten dann nicht mehr auf. Flüssigkeit und Nährstoffe können wieder besser aufgenommen werden, weil der Darminhalt nicht so schnell ausgeschieden wird.

Das hat allerdings auch Nachteile. Liegt dem Durchfall eine Infektion mit Viren oder Bakterien zugrunde, die giftige Stoffwechselprodukte abgeben, bleiben auch die Keime und deren schädliche Stoffe länger im Darm und können stärker wirken. Aus diesem Grund sollten Sie diese Mittel nur kurzfristig anwenden, wenn der Durchfall von starken Darmkrämpfen begleitet ist. Unter diesen Voraussetzungen sind die Mittel geeignet.

ANWENDUNG

Sie nehmen das Mittel mehrmals täglich ein, aber nicht länger als zwei Tage. Mehr als zwölf Milligramm täglich (das entspricht sechs Kapseln, Plättchen oder Tabletten) sollten Sie nicht einnehmen. Hält der Durchfall trotz der Einnahme des Mittels länger als zwei Tage unvermindert an, sollten Sie erneut den Arzt aufsuchen.

ACHTUNG

Einige Präparate (siehe Tabelle) enthalten als Konservierungsmittel Parabene. Wenn Sie auf Parastoffe (→ Seite 1159) allergisch reagieren, dürfen Sie die Mittel nicht anwenden.

Loperamid STADA Tropfen: Dieses Mittel enthält Alkohol. Personen mit Alkoholproblemen dürfen es nicht einnehmen. Auch Leberkranke und Menschen mit Anfallleiden sollten den Alkoholgehalt berücksichtigen. Darüber hinaus kann Alkohol die Wirkung vieler Arzneimittel (z. B. Schlaf- und Beruhigungsmittel, Psychopharmaka, starke Schmerzmittel, einige Mittel bei hohem Blutdruck) verstärken.

Gegenanzeigen

Wenn Ihr Bauch aufgetrieben ist und sich hart anfühlt (Hinweis auf eine Darmlähmung), dürfen Sie Loperamid nicht einnehmen. Auch wenn Sie Fieber über 38,5 °C und/oder Blut im Stuhl haben, sollten Sie das Mittel nicht anwenden (Hinweis auf eine schwere bakterielle Infektion, die anders behandelt werden muss).

Wenn Ihre Leber nur eingeschränkt arbeitet, sollte der Arzt Nutzen und Risiken der Anwendung sorgfältig abwägen.

Wechselwirkungen mit Medikamenten

Wenn Sie gleichzeitig Medikamente mit dem Wirkstoff Verapamil (bei hohem Blutdruck), Ketoconazol (bei Pilzinfektionen), Chinidin (bei Herzrhythmusstörungen) oder Ritonavir (bei HIV, Aids) einnehmen müssen, kann es sein, dass Loperamid verzögert ausgeschieden wird und sich seine Wirkungen auf das Gehirn verstärken. Dies kann die Atmung beeinträchtigen.

Unerwünschte Wirkungen

▶ **Keine Maßnahmen erforderlich**

Gelegentlich können Kopfschmerzen auftreten. Selten kommt es zu Müdigkeit, Schwindelgefühlen und Mundtrockenheit.

▶ **Muss beobachtet werden**

Wenn – was nur selten vorkommt – die Haut sich verstärkt rötet und juckt, reagieren Sie vermutlich allergisch auf das Mittel. Bei solchen Hauterscheinungen (→ Seite 14) sollten Sie einen Arzt aufsuchen.

Selten treten Übelkeit und Bauchkrämpfe auf. Halten die Beschwerden länger als zwei bis drei Tage an, sollten Sie erneut den Arzt aufsuchen. Eine Verstopfung kann darauf hindeuten, dass das Mittel zu hoch dosiert ist. Dann sollten Sie das Mittel sofort absetzen, um einen Darmverschluss zu vermeiden.

▶ **Sofort zum Arzt**

Wenn sich der Hautausschlag verstärkt und zusätzlich Juckreiz, Herzrasen, Atemnot, Schwäche und Schwindel auftreten, müssen Sie das Mittel sofort absetzen und unverzüglich den Notarzt (Telefon 112) rufen, weil es sich um eine lebensbedrohliche Allergie (→ Seite 14) handeln kann.

In Einzelfällen kann eine Darmlähmung vorkommen. Wenn heftige Bauchschmerzen, Blähungen, Erbrechen auftreten, der Bauch stark aufgetrieben ist, kein Stuhlgang möglich ist und Sie sich sehr unwohl fühlen, müssen Sie sich sofort in ärztliche Behandlung begeben.

Hinweise

Für Kinder unter 14 Jahren

Kinder unter zwei Jahren dürfen diese Mittel nicht bekommen. Sie sollten nur mit Elektrolytmischungen und gegebenenfalls mit Hefepräparaten (→ Seite 342) oder dem Wirkstoff Racecadotril (→ Seite 345) behandelt werden.

Bei Kindern zwischen zwei und acht Jahren muss die Dosierung mit 0,04 Milligramm Loperamid pro Kilogramm Körpergewicht nach dem individuellen Körpergewicht erfolgen. Kinder über acht Jahre dürfen täglich nicht mehr als acht Milligramm Loperamid einnehmen.

Loperamid STADA Tropfen: Bedenken Sie, dass dieses Mittel Alkohol enthält. Mittel ohne Alkohol sind vorzuziehen.

Für Schwangerschaft und Stillzeit

Über die Risiken einer Anwendung in der Schwangerschaft gibt es keine Erkenntnisse. Sicherheitshalber sollten Sie das Mittel daher nicht anwenden.

In der Stillzeit dürfen Sie Loperamid nicht einnehmen, weil es in die Muttermilch übergeht.

Loperamid STADA Tropfen: Bedenken Sie, dass dieses Mittel Alkohol enthält. Mittel ohne Alkohol sind vorzuziehen.

Nifuroxazid

PENTOFURYL

Nifuroxazid tötet Bakterien ab. Antibakteriell wirkende Substanzen sind jedoch in unseren Breiten bei Durchfall in der Regel nicht erforderlich, weil dieser häufig durch Viren ausgelöst wird, bei denen antibakterielle Substanzen nicht wirksam sind. Außerdem verlaufen selbst bakterielle Infektionen hierzulande leicht und sind auch ohne antibakterielle Behandlung innerhalb weniger Tage vorbei. Zudem ist die therapeutische Wirksamkeit von Nifuroxazid bei Darminfektionen nicht ausreichend nachgewiesen, das Mittel gilt deshalb als „wenig geeignet".

Anwendung

Gemäß Beipackzettel nehmen Sie das Mittel jeweils zu den Mahlzeiten ein. Innerhalb von zwei bis vier Tagen soll sich die Anzahl der Durchfälle verringern. Länger als sieben Tage sollten Sie das Mittel nicht anwenden.

Achtung

PENTOFURYL Saft: Dieses Präparat enthält als Konservierungsmittel Parabene. Wenn Sie auf Parastoffe (→ Seite 1159) allergisch reagieren, dürfen Sie das Mittel nicht anwenden.

PENTOFURYL Saft: Dieses Mittel enthält Alkohol. Personen mit Alkoholproblemen dürfen es nicht einnehmen. Auch Leberkranke und Menschen mit Anfallleiden sollten den Alkoholgehalt berücksichtigen. Darüber hinaus kann Alkohol die Wirkung vieler Arzneimittel (z. B. Schlaf- und Beruhigungsmittel, Psychopharmaka, starke Schmerzmittel, einige Mittel bei hohem Blutdruck) verstärken.

Gegenanzeigen

Sie sollten die Mittel nicht anwenden, wenn Sie Fieber über 38,5 °C und/oder Blut im Stuhl haben (Hinweis auf eine schwere bakterielle Infektion, die anders behandelt werden muss).

Unerwünschte Wirkungen

▶ **Muss beobachtet werden**

Bauchschmerzen, Übelkeit, Erbrechen. Halten die Beschwerden länger als zwei bis drei Tage an, sollten Sie erneut den Arzt aufsuchen.

Wenn die Haut sich verstärkt rötet und juckt, reagieren Sie vermutlich allergisch auf das Mittel. Bei solchen Hauterscheinungen (→ Seite 14) sollten Sie einen Arzt aufsuchen.

▶ **Sofort zum Arzt**

Wenn sich der Hautausschlag verstärkt und zusätzlich Juckreiz, Herzrasen, Atemnot, Schwäche und Schwindel auftreten, müssen Sie das Mittel sofort absetzen und unverzüglich den Notarzt rufen (Telefon 112), weil es sich um eine lebensbedrohliche Allergie (→ Seite 14) handeln kann.

Hinweise

Für Schwangerschaft und Stillzeit

Da keine Erfahrungen vorliegen, sollten Sie das Mittel nicht einnehmen.

Racecadotril

Tiorfan

Racecadotril wird über den Darm aufgenommen und im Blut zu dem eigentlichen Wirkstoff Thiorphan umgebaut. Dieser verhindert, dass die Darmwand zu viel Flüssigkeit und Salze (Elektrolyte) in das Darminnere abgibt. Die Darmbewegungen werden dabei nicht beeinflusst. Die Ausscheidung des Wirkstoffs erfolgt mit dem Urin über die Nieren. Nach drei Stunden ist Thiorphan zur Hälfte abgebaut.

Das Mittel ist vor allem in der Behandlung von Säuglingen und Kleinkindern bedeutsam, wenn der Durchfall mit Elektrolytmischungen nicht ausreichend zurückgeht. In dieser Altersgruppe ist der Verlust von Flüssigkeit und Salzen rasch bedrohlich. Neben den Elektrolytmischungen gab es bislang kein Arzneimittel, das für den Einsatz bei Kleinkindern und Säuglingen unter zwei Jahren zugelassen war. Diese therapeutische Lücke schließt Racecadotril, mit dem schon Säuglinge ab dem dritten Lebensmonat behandelt werden können.

Studien zeigen, dass Racecadotril den Flüssigkeits- und Elektrolytverlust gut eindämmen kann. Es ist deshalb zur Behandlung von Durchfall bei Säuglingen ab dem dritten Lebensmonat und Kindern in Ergänzung zu Elektrolytmischungen geeignet.

Anwendung

Das Granulat wird dreimal täglich in abgekochtem Wasser, stillem Wasser oder Tee aufgelöst und sofort zu trinken gegeben. Das Kind sollte so lange behandelt werden, bis zwei normale Stuhlgänge hintereinander aufgetreten sind, allerdings nicht länger als sieben Tage.

Achtung

Wenn das Kind Fieber über 38,5 °C und/oder Blut im Stuhl hat, kann das auf eine schwere bakterielle Infektion hindeuten, die anders behandelt werden muss.

Racecadotril sollte immer nur ergänzend zu einer Behandlung mit Elektrolytmischungen und ausreichend Flüssigkeitszufuhr angewendet werden. Bei schwerem, anhaltendem Durchfall sind Infusionen oder ein stationärer Aufenthalt im Krankenhaus nötig.

Bei chronischem Durchfall (z. B. im Zusammenhang mit chronisch-entzündlichen Darmerkrankungen) wurde Racecadotril nicht ausreichend geprüft und sollte deshalb nicht angewendet werden.

Gegenanzeigen

Wenn das Kind eine Milchzuckerunverträglichkeit hat, darf es das Mittel nicht bekommen.
Das Mittel darf nicht angewendet werden, wenn das Kind so stark erbricht, dass die Aufnahme des Wirkstoffs in den Körper nicht gewährleistet ist.
Auch wenn Leber und Nieren des Kindes nur eingeschränkt arbeiten, darf es das Mittel nicht bekommen, weil nicht genügend Erfahrungen zum Einsatz des Wirkstoffs bei diesen Kindern bestehen.

UNERWÜNSCHTE WIRKUNGEN

▶ **Keine Maßnahmen erforderlich**

Während der Behandlung kommt es bei etwa 5 von 100 Kindern zu Erbrechen und bei etwa 2 von 100 Kindern zu Fieber. Dies kann auch an der Grunderkrankung, einem Infekt des Magen-Darm-Traktes, liegen.

▶ **Muss beobachtet werden**

Wenn die Haut sich verstärkt rötet und juckt, reagiert das Kind vermutlich allergisch auf das Mittel. Bei solchen Hauterscheinungen (→ Seite 14) sollten Sie einen Arzt aufsuchen.

▶ **Sofort zum Arzt**

In Einzelfällen kann es zu einer Darmlähmung kommen. Wenn das Kind über heftige Bauchschmerzen klagt, Blähungen auftreten, der Bauch stark aufgetrieben ist und das Kind erbricht, aber andererseits auch keinen Stuhlgang zeigt, müssen Sie sofort einen Arzt aufsuchen.

HINWEISE

Für Schwangerschaft und Stillzeit

Das Mittel ist nicht für die Anwendung bei Erwachsenen vorgesehen.

Pflanzliches Mittel

Uzarawurzel

UZARA

Extrakte aus der Uzarawurzel sollen die Darmmuskulatur erschlaffen lassen. Dadurch lösen sich Krämpfe und der Durchfall lässt nach. Die therapeutische Wirksamkeit ist jedoch nicht ausreichend nachgewiesen, das Mittel gilt deshalb als „wenig geeignet".

ANWENDUNG

Gemäß Beipackzettel nehmen Sie das Mittel mehrmals täglich ein. Hält der Durchfall trotz der Einnahme des Mittels länger als zwei Tage unvermindert an, sollten Sie erneut einen Arzt aufsuchen.

ACHTUNG

UZARA Lösung N: Dieses Mittel enthält Alkohol. Personen mit Alkoholproblemen dürfen es nicht einnehmen. Auch Leberkranke und Menschen mit Anfallleiden sollten den Alkoholgehalt berücksichtigen. Darüber hinaus kann Alkohol die Wirkung vieler Arzneimittel (z. B. Schlaf- und Beruhigungsmittel, Psychopharmaka, starke Schmerzmittel, einige Mittel bei hohem Blutdruck) verstärken.

Gegenanzeigen

Wenn Sie Fieber über 38,5 °C haben oder der Stuhl blutig und sehr schleimig ist (Hinweis auf eine schwere bakterielle Infektion, die anders behandelt werden muss), dürfen Sie das Mittel nicht anwenden.

Wechselwirkungen mit Medikamenten

▶ **Unbedingt beachten**

Wenn Sie Digitaliswirkstoffe wie Digitoxin, Digoxin (bei Herzschwäche) einnehmen, kann *Uzara* die Wirkung der Digitaliswirkstoffe möglicherweise verstärken. Näheres hierzu lesen Sie unter „Mittel bei Herzschwäche: verstärkte Wirkung" (→ Seite 12). Beim Messen der Wirkspiegel der Digitalis-Glykoside im Blut kann *Uzara* zudem das Ergebnis verfälschen.

UNERWÜNSCHTE WIRKUNGEN

▶ **Muss beobachtet werden**

Wenn die Haut sich verstärkt rötet und juckt, reagieren Sie vermutlich allergisch auf das Mittel. Bei solchen Hauterscheinungen (→ Seite 14) sollten Sie einen Arzt aufsuchen.

HINWEISE

Für Kinder unter 14 Jahren

UZARA Saft: Dieses Mittel kann auch Säuglingen gegeben werden.

UZARA N Dragees: Dieses Mittel sollten Kinder unter sechs Jahren nicht bekommen.

UZARA Lösung N: Kinder unter zwölf Jahren sollten dieses Mittel nicht bekommen. Bedenken Sie, dass dieses Präparat Alkohol enthält. Mittel ohne Alkohol sind vorzuziehen.

Für Schwangerschaft und Stillzeit

UZARA Lösung N: Bedenken Sie, dass dieses Präparat Alkohol enthält. Mittel ohne Alkohol sind vorzuziehen.

Kombination

Pektin + Kamille

Diarrhoesan

In diesem Mittel ist der pflanzliche Quellstoff Pektin mit Kamille kombiniert. Pektin soll das

Stuhlvolumen erhöhen, Wasser binden und den Darminhalt festigen. Kamillenextrakt wirkt entzündungshemmend.
Zwar nimmt die Anzahl der Durchfälle etwas ab, wenn das Mittel eingenommen wird, allerdings geschieht das meist auch ohne Medikamente. Den Flüssigkeitsverlust beeinflusst das Mittel nicht. Da weder für die einzelnen Bestandteile noch für die Kombination die therapeutische Wirksamkeit ausreichend nachgewiesen ist, gilt das Mittel als „wenig geeignet".

Anwendung

Gemäß Beipackzettel nehmen Sie das Mittel mehrmals täglich ein. Innerhalb von zwei Tagen soll sich der Durchfall verringern.

Achtung

Gegenanzeigen

Wenn Sie Fieber über 38,5 °C und/oder Blut im Stuhl haben (Hinweis auf eine schwere bakterielle Infektion, die anders behandelt werden muss), dürfen Sie das Mittel nicht einnehmen.
Wenn Sie auf Korbblütlergewächse allergisch reagieren, dürfen Sie dieses Präparat nicht einnehmen, weil Kamille zu den Korbblütlern gehört.

Wechselwirkungen mit Medikamenten

Wenn Sie noch andere Medikamente nehmen, ist zu beachten, dass das Mittel andere Wirkstoffe binden und somit deren Aufnahme aus dem Darm behindern kann, was die Wirksamkeit beeinträchtigt. Sie sollten diese Medikamente deshalb im Abstand von zwei bis drei Stunden einnehmen.

Unerwünschte Wirkungen

▶ **Keine Maßnahmen erforderlich**

Selten kommt es zu Magen-Darm-Beschwerden.

Hinweise

Für Kinder unter 14 Jahren

Kinder ab vier Jahren erhalten die Hälfte der Erwachsenendosis (= Teelöffel statt Esslöffel).

Durchfall

Handelsname Darreichungsform	Zusammensetzung pro 1 ml/1 g oder wie angegeben bzw. pro abgeteilte Einheit	Kleinste Packungsgröße	Festbetrag in Euro	Packungspreis in Euro	Bewertung
Diarrhoesan Lösung	**Apfelpektin** 32 mg + **Auszug aus Kamillenblüten** 25 mg	200 ml		8,48	**Wenig geeignet** bei Durchfall, weil die therapeutische Wirksamkeit nicht ausreichend nachgewiesen ist. → Seite 346
Hamadin N Kapseln	**Saccharomyces boulardii** 250 mg	10 Stück	5,16	4,95	**Auch geeignet** zur Vorbeugung gegen und zur Behandlung von Durchfall (Reisediarrhö; Behandlung mit Antibiotika). Weitere Nachweise sollten die schon vorliegenden Hinweise zur therapeutischen Wirksamkeit bestätigen. → Seite 342
Imodium akut	**Loperamid-hydrochlorid** 2 mg	6 Stück	1,82	4,59	**Geeignet** bei Durchfall zur kurzzeitigen Anwendung. → Seite 343
Imodium Kapseln Rp Kapseln	2 mg	10 Stück	11,55	11,55	
Imodium N Rp Lösung	0,2 mg	100 ml	12,57	12,57	
Imodium akut lingual Plättchen	2 mg	6 Stück	1,82	5,63	
Imodium lingual Rp Plättchen	2 mg	10 Stück	11,55	11,55	
Lacteol Kapseln Kapseln	**Lactobazillus acidophilus** 10 x 10^9	10 Stück		10,40	**Mit Einschränkung geeignet** bei akuten oder durch Antibiotika bedingten Durchfällen, um die Beschwerden zu lindern. Die bisher vorgelegten Daten zur therapeutischen Wirksamkeit lassen eine abschließende Bewertung noch nicht zu. → Seite 341
Lacteol Pulver Pulverbeutel	10 x 10^9	10 Stück		10,40	

Hinweise zu den Tabellenspalten → Seite 28, zur Auswahl der Arzneimittel → Seite 23, zur Grundlage der Bewertung → Seiten 24, 27

Durchfall Fortsetzung

Handelsname Darreichungsform	Zusammensetzung pro 1 ml/1 g oder wie angegeben bzw. pro abgeteilte Einheit	Kleinste Packungsgröße	Festbetrag in Euro	Packungspreis in Euro	Bewertung
Lopedium akut ISO	**Loperamid-hydrochlorid** 2 mg	10 Stück	3,02	2,99	**Geeignet** bei Durchfall zur kurzzeitigen Anwendung. → Seite 34
Lopedium ISO Rp Brausetabletten	2 mg	20 Stück	12,92	12,92	
Lopedium Rp Kapseln	2 mg	20 Stück	12,96	12,92	
Lopedium Lösung Rp Lösung	2 mg (Konservierungsmittel: Parabene)	10 ml	11,55	11,54	
Lopedium T akut bei akutem Durchfall	2 mg	10 Stück	3,02	2,99	
Lopedium T Rp Tabletten	2 mg	20 Stück	12,96	12,92	
Loperamid – 1 A Pharma Rp Kapseln	**Loperamid-hydrochlorid** 2 mg	10 Stück	11,55	10,96	**Geeignet** bei Durchfall zur kurzzeitigen Anwendung. → Seite 34
Loperamid AL 2 Rp	**Loperamid-hydrochlorid** 2 mg	10 Stück	11,55	10,96	**Geeignet** bei Durchfall zur kurzzeitigen Anwendung. → Seite 34
Loperamid AL akut Kapseln	2 mg	10 Stück	3,02	2,38	
Loperamid-CT 2 mg Hartkapseln Kapseln	**Loperamid-hydrochlorid** 2 mg	10 Stück	3,02	2,64	**Geeignet** bei Durchfall zur kurzzeitigen Anwendung. → Seite 34
Loperamid Heumann Lösung 1 Rp	**Loperamid-hydrochlorid** 1 mg	10 ml	10,88	10,88	**Geeignet** bei Durchfall zur kurzzeitigen Anwendung. → Seite 34
2 Rp Lösung	2 mg	10 ml	11,55	11,55	
Loperamid akut Heumann	2 mg	10 Stück	3,02	3,02	
Loperamid Heumann 2 Rp Tabletten	2 mg	10 Stück	11,55	11,55	
Loperamid-ratiopharm akut	**Loperamid-hydrochlorid** 2 mg	10 Stück	3,02	2,99	**Geeignet** bei Durchfall zur kurzzeitigen Anwendung. → Seite 34
Loperamid-ratiopharm Filmtabletten Rp Filmtabletten	2 mg	10 Stück	11,55	11,50	
Loperamid-ratiopharm Lösung Rp Lösung	0,2 mg (Konservierungsmittel: Parabene)	100 ml	12,57	12,52	
Loperamid STADA Rp	**Loperamid-hydrochlorid** 2 mg	20 Stück	12,96	12,92	**Geeignet** bei Durchfall zur kurzzeitigen Anwendung. → Seite 34
Loperamid STADA akut Kapseln	2 mg	10 Stück	3,02	3,01	
Loperamid STADA Tropfen Rp Lösung	2 mg *Enthält 12,9% Alkohol* (Konservierungsmittel: Parabene)	10 ml	11,55	11,54	
Loperhoe akut Kapseln	**Loperamid-hydrochlorid** 2 mg	6 Stück	1,82	2,93	**Geeignet** bei Durchfall zur kurzzeitigen Anwendung. → Seite 34
Loperhoe Rp Tabletten	2 mg	10 Stück	11,55	10,97	
MUTAFLOR Suspension Suspension	**Lebensfähige Bakterien Escherichia coli** 10^8	5 x 1 ml		20,03	**Wenig geeignet** bei Durchfall, weil die therapeutische Wirksamkeit nicht ausreichend nachgewiesen ist. → Seite 3

Hinweise zu den Tabellenspalten → Seite 28, zur Auswahl der Arzneimittel → Seite 23, zur Grundlage der Bewertung → Seiten 24, 27

Durchfall Fortsetzung

Handelsname Darreichungsform	Zusammensetzung pro 1 ml/1 g oder wie angegeben bzw. pro abgeteilte Einheit	Kleinste Packungsgröße	Festbetrag in Euro	Packungspreis in Euro	Bewertung

Hinweise zu den Tabellenspalten → Seite 28, zur Auswahl der Arzneimittel → Seite 23, zur Grundlage der Bewertung → Seiten 24, 27

Handelsname Darreichungsform	Zusammensetzung	Kleinste Packungsgröße	Festbetrag in Euro	Packungspreis in Euro	Bewertung
Omniflora Akut Kapseln	**Trockenhefe aus Saccharomyces cerevisiae** 250 mg	10 Stück	5,16	4,70	**Auch geeignet** zur Vorbeugung gegen und zur Behandlung von Durchfall (Reisediarrhö; Behandlung mit Antibiotika). Weitere Nachweise sollten die schon vorliegenden Hinweise zur therapeutischen Wirksamkeit bestätigen. → Seite 342
Oralpädon 240 Apfel-Banane	**Glukose-monohydrat** 3,56 g + **Kaliumchlorid** 300 mg + **Natriumchlorid** 470 mg + **Dinatrium-hydrogenzitrat** 530 mg	10 Stück	4,72	4,72	**Geeignet** bei Durchfall zum Ausgleich des Elektrolytverlusts. → Seite 341
240 Erdbeere	**Glukose-monohydrat** 3,56 g + **Kaliumchlorid** 300 mg + **Natriumchlorid** 470 mg + **Dinatrium-hydrogenzitrat** 530 mg	10 Stück	4,72	4,72	
240 Neutral Beutel	**Glukose-monohydrat** 3,56 g + **Kaliumchlorid** 300 mg + **Natriumchlorid** 470 mg + **Dinatrium-hydrogenzitrat** 530 mg	10 Stück	4,72	4,72	
PENTOFURYL Kapseln	**Nifuroxazid** 200 mg	14 Stück		9,71	**Wenig geeignet** bei Durchfall, weil die therapeutische Wirksamkeit nicht ausreichend nachgewiesen ist und antibakterielle Wirkstoffe meist nicht notwendig sind. → Seite 344
PENTOFURYL Saft Suspension	100 mg pro 5 ml *Enthält 1,3% Alkohol* (Konservierungsmittel: Parabene)	125 ml		11,27	
Perenterol 250 mg Pulver Beutel	**Trockenhefe aus Saccharomyces boulardii** 250 mg	10 Stück	5,16	5,16	**Auch geeignet** zur Vorbeugung gegen und zur Behandlung von Durchfall (Reisediarrhö; Behandlung mit Antibiotika). Weitere Nachweise sollten die schon vorliegenden Hinweise zur therapeutischen Wirksamkeit bestätigen. → Seite 342
Perenterol 50 mg Kapseln	50 mg	20 Stück	7,24	7,24	
forte 250 mg Kapseln Kapseln	250 mg	10 Stück	5,16	6,90	
Perocur forte Kapseln	**Trockenhefe aus Saccharomyces boulardii** 250 mg	10 Stück	5,16	4,95	**Auch geeignet** zur Vorbeugung gegen und zur Behandlung von Durchfall (Reisediarrhö; Behandlung mit Antibiotika). Weitere Nachweise sollten die schon vorliegenden Hinweise zur therapeutischen Wirksamkeit bestätigen. → Seite 342
Tiorfan 10 mg Granulat Rp	**Racecadotril** 10 mg	16 Stück		18,84	**Geeignet** bei Durchfall bei Säuglingen und Kindern als ergänzende Behandlung zusammen mit Elektrolytlösungen, wenn allgemeine Maßnahmen und Flüssigkeitszufuhr allein nicht ausreichend wirken. → Seite 345
30 mg Granulat Rp Granulat	30 mg	30 Stück		20,73	
UZARA N Dragees	**Auszug aus Uzarawurzel** 40 mg	20 Stück		5,59	**Wenig geeignet** bei Durchfall, weil die therapeutische Wirksamkeit nicht ausreichend nachgewiesen ist. → Seite 346
UZARA Lösung N	40 mg *Enthält 43% Alkohol*	30 ml		7,33	
UZARA SAFT Lösung	7,56 mg	100 ml		6,62	

Verstopfung

Verstopfung (Obstipation) ist eine weitverbreitete Verdauungsstörung, vor allem bei Menschen über 60 Jahre. Jeder Dritte aus dieser Altersgruppe – Frauen zwei- bis dreimal häufiger als Männer – klagt darüber, zu selten Stuhlgang zu haben. Ob dies aber tatsächlich behandlungsbedürftig ist, hängt vom Einzelfall ab. Menschen, die ihren Darm normalerweise täglich entleeren, fühlen sich schon verstopft, wenn ihnen dies zwei Tage hintereinander nicht möglich ist. Andere, die nur dreimal wöchentlich Stuhlgang haben, sprechen erst dann von einer Verstopfung, wenn sie an drei bis vier Tagen hintereinander keinen Stuhl absetzen können. Bei Säuglingen kann die Zeitspanne zwischen zwei Darmentleerungen noch größer sein.
Nach medizinischen Kriterien liegt eine chronische Verstopfung dann vor, wenn der Stuhlgang selten möglich und sehr hart ist und/oder der Stuhl nur unter starkem Pressen abgegeben werden kann und/oder das Gefühl besteht, dass der Darm nicht vollständig entleert ist.
Häufig kommt es auch vor, dass sich der Stuhl im Enddarm sammelt und dort verhältnismäßig lange liegen bleibt.

Anzeichen und Beschwerden

Sie haben weniger als dreimal in der Woche Stuhlgang. Häufig tritt zusätzlich ein unangenehmes Völlegefühl im Bauch auf, der sich oft auch aufgetrieben und prall anfühlt. Kann Stuhl abgesetzt werden, ist dieser meist recht hart, was die Darmentleerung ebenfalls erschwert und oft auch schmerzhaft macht.

Ursachen

Verstopfung kann sehr verschiedene Ursachen haben:

- Sie bewegen sich zu wenig. Dann wird auch der Darm träge.
- Sie trinken zu wenig. Je weniger Flüssigkeit dem Darm zur Verfügung steht, desto schlechter kann er den Speisebrei verarbeiten.
- Sie essen viel Weißbrot, Schokolade oder andere Süßigkeiten. Diese Lebensmittel enthalten kaum Ballaststoffe und regen die Darmtätigkeit zu wenig an.
- Sie haben den Stuhldrang immer wieder unterdrückt.
- Kummer und Stress können die Darmtätigkeit verlangsamen.
- Veränderte klimatische Bedingungen durch einen Ortswechsel sowie ein Wechsel in den Lebens- und Ernährungsgewohnheiten (Reise, Umzug) sind für den Darm gewöhnungsbedürftig und es kann sein, dass er vorübergehend etwas träge wird.
- In der Schwangerschaft wird die Darmtätigkeit häufig durch die stark vergrößerte Gebärmutter eingeschränkt.
- Ist der Beckenboden geschwächt (z. B. nach einer Geburt), wölbt sich oft ein Stück des Mastdarms in die Scheide hinein. In dieser Ausstülpung kann der Stuhl lange liegen bleiben und austrocknen, was den Stuhlgang erschwert und verzögert.
- Ausstülpungen aus der Darmwand (Divertikel) können eine Verstopfung fördern.
- Sie leiden unter einem Reizdarmsyndrom (Colon irritabile).
- Sie nehmen Medikamente ein, die stopfend wirken können, zum Beispiel Antazida (bei Sodbrennen), Anticholinergika mit Wirkstoffen wie Biperiden, Bornaprin, Metixen, Trihexyphenidyl (bei Parkinsonkrankheit), Beruhigungs- und Schlafmittel, blutdrucksenkende Mittel, Schmerzmittel aus der Gruppe der Opioide mit den Wirkstoffen Morphin, Dihydrocodein, Tramadol sowie kodeinhaltige Hustenmittel.

Vorbeugung

- Treiben Sie Sport oder machen Sie jeden Tag einen halbstündigen Spaziergang.
- Trinken Sie täglich mindestens zwei Liter Flüssigkeit (Wasser, Tee, verdünnte Säfte). Nur wenn Sie eine Herzschwäche haben, sollten Sie nicht mehr als 1,5 Liter täglich trinken.
- Essen Sie genügend Ballaststoffe in Form von Vollkornbrot und -produkten, rohem Gemüse, frischem Obst mit Schale. Die unverdaulichen Pflanzenfasern binden Wasser und regen die Darmtätigkeit an.
- Natürliche Quellstoffe sind Leinsamen, Weizenkleie und indischer Flohsamen, die Sie am besten mit Jogurt vermischt zu sich nehmen. Sie quellen im Darm auf, binden dabei erhebliche Mengen Wasser und tragen so dazu bei, dass der Darminhalt weich bleibt und zügig weiterbefördert wird.
- Gehen Sie täglich zur gleichen Zeit zur Toilette (z. B. morgens nach dem Aufstehen), um den Darm an einen bestimmten Rhythmus zu gewöhnen, und nehmen Sie sich dafür ausreichend Zeit.

Nichtmedikamentöse Maßnahmen

Alle im Abschnitt Vorbeugung genannten Maßnahmen sind auch sinnvoll, wenn Verstopfung vorliegt. Ein Glas lauwarmes Wasser, Orangen- oder Grapefruitsaft am Morgen auf nüchternen Magen getrunken, kann die Darmentleerung zusätzlich anregen. Auch Sauerkraut – als Gemüse oder Saft – sowie frisches oder getrocknetes Obst (z. B. Pflaumen, Feigen, eventuell mit Jogurt gemischt) wirken abführend. Alle diese Maßnahmen erfordern jedoch etwas Ausdauer und Geduld, weil es einige Tage dauert, bis sich ein Erfolg zeigt.

Behandlung mit Medikamenten

Normalerweise kommt der Darm mit den oben genannten vorbeugenden und allgemeinen Maßnahmen innerhalb von ein bis zwei Wochen wieder in Schwung. Medikamentöse Abführhilfen (Laxanzien) sollten Sie nur unter folgenden Bedingungen anwenden:

- Sie sind längere Zeit bettlägerig und können sich nicht ausreichend bewegen.
- Sie dürfen beim Stuhlgang nicht stark pressen, zum Beispiel nach einem Herzinfarkt, Leistenbruch oder nach einer Thrombose.
- Sie haben Divertikel, die die Darmtätigkeit massiv behindern.

Geeignet bei Verstopfung sind osmotische Abführmittel (→ Seite 353) mit Laktulose, mineralhaltige Mischungen (→ Seite 355) als Trinklösung sowie Quellstoffe (→ Seite 354) wie Flohsamenschalen. Diese Mittel vergrößern das Stuhlvolumen, regen die Darmbewegung an und weichen den Stuhl auf. Eine akute Verstopfung lässt sich damit gut beheben. Diese Mittel sind auch angebracht, wenn beim Stuhlgang starkes Pressen vermieden werden soll.
Harte Kotballen im Enddarm lassen sich am besten mit mineralhaltigen Mischungen (→ Seite 355) oder dem Gleitmittel (→ Seite 352) Glyzerin aufweichen, die als Klistiere oder Zäpfchen angewendet werden. Das ebenfalls zu den Gleitmitteln gehörende Paraffin ist wenig geeignet, weil es ins Blut aufgenommen werden und sich dann in den Lymphknoten ablagern kann.
Die darmreizenden Abführmittel (→ nebenstehend) Bisacodyl und Natriumpicosulfat sind ebenfalls geeignet, sollten aber nur kurzzeitig angewendet werden, weil sie rasch dazu führen, dass der Darm sich an den Reiz gewöhnt und so – insbesondere bei anhaltend hohen Dosierungen – eine „Abhängigkeit" von dem Abführmittel eintreten kann.

Bei Kindern

Verstopfung bei Kindern sollten Sie möglichst ohne Abführmittel behandeln. Ist der Stuhl sehr hart und kann nur unter Schmerzen abgegeben werden, können Sie ihn am ehesten mit einem Gleitmittel oder Klistier weichmachen. Anschließend sollten allgemeine und vorbeugende Maßnahmen (angepasste Ernährung) dafür sorgen, dass der Darm wieder regelmäßig entleert werden kann.

Abführmittel nur kurze Zeit anwenden!

Alle Abführmittel (Laxanzien) sollten Sie nur eine bis maximal zwei Wochen lang anwenden, nicht länger und keinesfalls ständig oder hoch dosiert. Das gilt insbesondere für alle darmreizenden Wirkstoffe. Quellmittel wie Flohsamenschalen, Leinsamen und Weizenkleie oder wasserbindende Osmolaxanzien wie Laktulose können Sie, wenn dies medizinisch geboten ist, auch länger als zwei Wochen anwenden – allerdings nicht ohne Rücksprache mit einem Arzt.
Wenn Sie die Mittel regelmäßig und hoch dosiert einnehmen, verliert der Körper zu viel Wasser und vor allem zu viele Mineralsalze (Elektrolyte). Das lässt den Darm noch träger werden und führt Sie innerhalb kurzer Zeit in einen regelrechten Teufelskreis. Denn der Darm gewöhnt sich daran, nur noch mithilfe dieser Mittel zu funktionieren. Mit der Zeit braucht er dann immer größere Mengen, damit die gewünschte Reaktion einsetzt. Viele Menschen werden auf diese Weise regelrecht „abhängig" von den Medikamenten – ohne sie klappt es mit dem Stuhlgang überhaupt nicht mehr.
Zu warnen ist auch vor dem Irrglauben, mit Abführmitteln ließe sich abnehmen. Das trifft nicht zu, und Sie schaden Ihrer Gesundheit, wenn Sie die Mittel ständig einnehmen.

Darmreizende Abführmittel

Bisacodyl
Dulcolax
Natriumpicosulfat
Laxoberal

Bisacodyl und Natriumpicosulfat reizen die Darmwand. Diese reagiert darauf mit verstärkten Bewegungen. Der Speisebrei wird dadurch schneller befördert und die Reste demzufolge auch zügig ausgeschieden.
Die therapeutische Wirksamkeit beider Substanzen für die kurzfristige Anwendung bei Verstopfung ist belegt.

Anwendung

Tabletten, Tropfen oder Zäpfchen nehmen Sie einmal täglich ein, vorzugsweise abends. Die Wirkung setzt nach etwa zehn Stunden ein.

Alle darmreizenden Abführmittel dürfen Sie keinesfalls länger als ein bis zwei Wochen täglich hoch dosiert anwenden, weil sich der Darm dann an sie gewöhnt und ohne den Reiz nicht mehr von selbst abführt. Näheres dazu lesen Sie unter „Abführmittel nur kurze Zeit anwenden!" (→ Seite 351).

Achtung

Wenn Sie Insulin spritzen (bei Diabetes), sollten Sie den Blutzucker häufiger kontrollieren, weil die Abführmittel verstärkt Kalium ausschwemmen und sich durch den erhöhten Kaliumverlust die Wirkung des Insulins verringern kann. Dann müssen Sie mehr Insulin als gewohnt spritzen, um den Blutzucker ausreichend zu senken.

Wenn Sie herzkrank sind, Medikamente mit Digitaliswirkstoffen oder entwässernde Mittel (Diuretika, bei hohem Blutdruck) einnehmen, muss der Arzt die Kaliumwerte im Blut regelmäßig prüfen.

Gegenanzeigen

Unter folgenden Bedingungen dürfen Sie diese Mittel nicht anwenden:

- Sie haben einen Darmverschluss.
- Sie leiden an einer chronisch-entzündlichen Darmerkrankung (Colitis ulcerosa, Morbus Crohn).
- Sie haben Bauchschmerzen ungeklärter Ursache.
- Sie haben einen erheblichen Flüssigkeitsmangel.

Wechselwirkungen mit Medikamenten

Bisacodyl: Wenn Sie gleichzeitig mit diesem Mittel säurebindende Medikamente einnehmen (Antacida, bei Sodbrennen), können Magenbeschwerden auftreten. Nehmen Sie die Magenmittel deshalb im Abstand von etwa einer halben Stunde ein.

Natriumpicosulfat: Antibiotika (bei Infektionen) schwächen die Wirkung von Natriumpicosulfat ab.

► **Unbedingt beachten**

In hoher Dosierung und bei langfristiger Anwendung verstärken die Wirkstoffe den Verlust von Kalium. Wenn Sie gleichzeitig Medikamente einnehmen, die den Kaliumverlust ebenfalls verstärken, zum Beispiel entwässernde Medikamente (Diuretika, bei hohem Blutdruck) oder Glukokortikoide (bei Entzündungen), besteht die Gefahr, dass aufgrund des Kaliummangels Herzrhythmusstörungen auftreten.

Wenn Sie die Abführmittel in hoher Dosierung oder über einen Zeitraum, der über die empfohlene Anwendungsdauer hinausgeht, gleichzeitig mit Digitalis-Glykosiden (bei Herzschwäche) oder Antiarrhythmika mit den Wirkstoffen Amiodaron oder Flecainid (bei Herzrhythmusstörungen) einnehmen, kann sich die Wirkung dieser Mittel verstärken. Näheres hierzu lesen Sie unter „Mittel bei Herzschwäche: verstärkte Wirkung" (→ Seite 12) beziehungsweise „Mittel bei Herzrhythmusstörungen: verstärkte Wirkung" (→ Seite 12).

Wechselwirkungen mit Speisen und Getränken

Sie dürfen die Mittel nicht mit Milch oder Milchprodukten (Jogurt, Quark, Käse) einnehmen, weil diese die Wirksamkeit der Arzneimittel beeinträchtigen.

Unerwünschte Wirkungen

► **Keine Maßnahmen erforderlich**

Bauchschmerzen und -krämpfe und Durchfall kommen vor.

► **Muss beobachtet werden**

Bei langfristiger und zu häufiger Anwendung können die Mittel den Mineralstoffhaushalt stören und insbesondere einen Kaliummangel verursachen. Hinweise dafür sind Muskelschwäche, anhaltende Verstopfung und Herzrhythmusstörungen. Suchen Sie dann möglichst rasch den Arzt auf.

Hinweise

Für Kinder unter 14 Jahren

Kinder unter zwei Jahren dürfen kein Bisacodyl, Kinder unter vier Jahren kein Natriumpicosulfat bekommen.

Für Schwangerschaft und Stillzeit

In der Schwangerschaft sollten Sie diese Mittel nicht anwenden. In der Stillzeit können Sie beide Wirkstoffe anwenden.

Gleitmittel

Glyzerin

Babylax, Glycilax

Paraffin

Obstinol

Glyzerin und Paraffin wirken auf den Darminhalt wie ein „Schmiermittel" und weichen ihn auf. Dadurch nimmt das Stuhlvolumen zu, was die Darmbewegung anregt. Beides zusammen führt zu einer zügigeren Verdauung und einem weichen, leicht abzusetzenden Stuhl.

Mit Glyzerin-Klistieren oder -Zäpfchen lassen sich im Enddarm liegende harte Stuhlballen gut erweichen, damit sie besser ausgeschieden werden können. Der Wirkstoff ist bei Verstopfung geeignet, und da er nicht ins Blut aufgenommen wird, auch bei Kindern und Schwangeren einsetzbar.

Paraffin gilt als überholtes Abführmittel, weil es zu hohe Risiken birgt (siehe auch Abschnitt „Unerwünschte Wirkungen" → nachfolgend). Bei Verstopfung ist es deshalb wenig geeignet.

Anwendung

Glyzerin wenden Sie nach Bedarf an.

Die Paraffin-Emulsion nehmen Sie gemäß Beipackzettel ein- bis zweimal täglich, aber nicht länger als eine Woche ein.

Achtung

Paraffin: Bei langfristiger Einnahme wird die Aufnahme fettlöslicher Vitamine (Vitamin A, D, E und K) verringert, wodurch sich bei Daueranwendung Vitaminmangelerkrankungen entwickeln können.

Gegenanzeigen

Beide Mittel dürfen Sie bei einem Darmverschluss nicht anwenden.

Paraffin: Dieses Mittel dürfen Sie außerdem nicht einnehmen, wenn das Bewusstsein ständig oder zeitweise getrübt ist oder wenn Sie nicht gut schlucken können und/oder Ihr Magen sich nicht richtig entleert.

Unerwünschte Wirkungen

▶ **Keine Maßnahmen erforderlich**

Glyzerin: Wenn die Schleimhaut am Enddarm geschädigt ist oder Sie empfindliche Schleimhäute haben, kann das Mittel ein leichtes Brennen verursachen.

Paraffin: Bei Überdosierung können Stuhlinkontinenz und Hautschäden am After und im Analbereich auftreten.

▶ **Sofort zum Arzt**

Paraffin: Wenn Sie die Paraffin-Emulsion länger als eine Woche einnehmen, besteht die Gefahr, dass sie sich in den Lymphknoten ablagert und sich Knötchen im Gewebe (Granulome) bilden.

Wenn Sie sich an dem Mittel verschlucken und es aus Versehen in die Atemwege gerät, kann sich eine spezielle Form der Lungenentzündung (Lipidpneumonie) ausbilden. Sie verläuft oft lange Zeit ohne Beschwerden. Treten Atembeschwerden auf, müssen diese von einem Arzt abgeklärt werden.

Hinweise

Für Kinder unter 14 Jahren

Paraffin: Kinder unter einem Jahr dürfen dieses Mittel nicht bekommen. Bei Kindern im Alter zwischen einem und zwei Jahren muss gewährleistet sein, dass sie sich bei der Einnahme nicht verschlucken.

Für Schwangerschaft und Stillzeit

Paraffin: Sie sollten dieses Mittel nicht anwenden.

Osmotische Abführmittel

Laktulose

Bifiteral, Lactulose 1A Pharma, Lactulose AL, Lactulose-ratiopharm, Lactulose-saar, Lactulose STADA

Laktulose ist ein synthetischer Zucker und besteht aus den Einfachzuckern Galaktose und Fruktose. Laktulose wird im Dickdarm durch Enzyme der dort lebenden Bakterien zu Milch- und Essigsäure sowie Methan und Wasserstoff abgebaut. Dadurch sind Zucker und Säuren im Darm höher konzentriert als im umgebenden Gewebe. Dieser Konzentrationsunterschied führt dazu, dass vermehrt Wasser in den Dickdarm zurückfließt, um den höher konzentrierten Darminhalt so zu verdünnen, dass sich die Konzentration wieder an die des umgebenden Gewebes angleicht (Osmose). Der erhöhte Wassergehalt steigert das Volumen des Darminhalts, regt die Darmbewegungen an und macht den Stuhl weich.

Abführmittel (Laxanzien) mit solchen Eigenschaften werden auch als „osmotische Laxanzien" oder „Osmolaxanzien" bezeichnet und sind geeignet, um eine Verstopfung zu behandeln.

Anwendung

Granulat, Pulver oder Sirup nehmen Sie nach Bedarf ein- bis mehrmals täglich ein. Die Wirkung setzt – in Abhängigkeit von der Dosis – nach zwei bis zehn Stunden ein. Laktulose kann – wenn dies medizinisch erforderlich ist – auch länger als zwei Wochen angewendet werden.

Achtung

Wenn Sie Insulin spritzen (bei Diabetes), sollten Sie den Blutzucker häufiger kontrollieren, weil durch das Abführmittel verstärkt Kalium ausgeschwemmt wird und sich durch den erhöhten Kaliumverlust die Wirkung des Insulins verringern kann. Dann müssen Sie mehr Insulin als gewohnt spritzen, um den Blutzucker ausreichend zu senken.

Gegenanzeigen

Laktulose dürfen Sie nicht einnehmen, wenn Sie den Zucker Galaktose (Bestandteil von Milchzucker) nicht vertragen und eine galaktosearme Kost einhalten müssen.

Wenn Sie an einer chronisch-entzündlichen Darmerkrankung leiden (Morbus Crohn, Colitis ulcerosa), sollten Sie das Mittel ebenfalls nicht anwenden.

Wechselwirkungen mit Medikamenten

▶ **Unbedingt beachten**

In hoher Dosierung und bei langfristiger Anwendung verstärkt Laktulose den Verlust von Kalium. Wenn Sie gleichzeitig Medikamente einnehmen, die den Kaliiumverlust ebenfalls verstärken, zum Beispiel entwässernde Medikamente (Diuretika, bei hohem Blutdruck) oder Glukokortikoide (bei Entzündungen), besteht die Gefahr, dass aufgrund des Kaliummangels Herzrhythmusstörungen auftreten.

Wenn Sie Laktulose in hoher Dosierung oder über einen Zeitraum, der über die empfohlene Anwendungsdauer hinausgeht, gleichzeitig mit Digitalis-Glykosiden (bei Herzschwäche) oder Antiarrhythmika mit den Wirkstoffen Amiodaron oder Flecainid (bei Herzrhythmusstörungen) einnehmen, kann sich die Wirkung dieser Mittel verstärken. Näheres hierzu lesen Sie unter „Mittel bei Herzschwäche: verstärkte Wirkung“ (→ Seite 12) beziehungsweise „Mittel bei Herzrhythmusstörungen; verstärkte Wirkung“ (→ Seite 12).

UNERWÜNSCHTE WIRKUNGEN

▶ **Keine Maßnahmen erforderlich**

Zu Beginn der Einnahme können leichte Bauchschmerzen und Blähungen auftreten.

▶ **Muss beobachtet werden**

Bei hoher Dosierung können Übelkeit, Erbrechen und Durchfall einsetzen. Halten diese Beschwerden nach zwei bis drei Tagen immer noch an, sollten Sie den Arzt informieren. Bei heftigem Durchfall und Erbrechen oder bei sehr wässrigem Durchfall sollten Sie innerhalb von 24 Stunden einen Arzt aufsuchen, weil es sonst zu bedrohlichen Salz- und Flüssigkeitsverlusten kommen kann.

Bei langfristiger und zu häufiger Anwendung kann Laktulose den Mineralstoffhaushalt stören und insbesondere einen Kaliummangel verursachen. Hinweise dafür sind Muskelschwäche, anhaltende Verstopfung und Herzrhythmusstörungen. Suchen Sie dann möglichst rasch den Arzt auf.

HINWEISE

Für ältere Menschen

Bei langfristiger Anwendung sollte der Arzt regelmäßig die Kaliumkonzentration im Blut kontrollieren, um Veränderungen im Kaliumhaushalt rechtzeitig zu erkennen.

Quellstoff

Flohsamen

Mucofalk

Flohsamen (Plantago ovata) gehören zu den Quellmitteln und können bis zum 200-Fachen ihres Gewichts an Wasser aufnehmen. Derart aufgequollen, erhöhen sie das Stuhlvolumen und erleichtern die Darmentleerung. Zur Behandlung von Verstopfung ist das Mittel geeignet.

ANWENDUNG

Sie rühren das Pulver in reichlich Flüssigkeit und trinken die Mischung vor den Mahlzeiten. Die letzte Portion sollten Sie spätestens eine Stunde vor dem Schlafengehen einnehmen. Mittel mit Flohsamen können Sie – soweit dies aus medizinischen Gründen erforderlich ist – auch länger als zwei Wochen anwenden.

ACHTUNG

Während der Einnahme dieses Mittels müssen Sie ausreichend trinken (zwei Liter täglich), sonst besteht die Gefahr, dass der Darminhalt verklumpt und den Darm verschließt.

Wenn Sie Diabetes haben und Insulin spritzen, sollten Sie den Blutzucker häufiger kontrollieren, weil das Mittel die Aufnahme von Kohlenhydraten in den Organismus verzögern kann. Gegebenenfalls müssen Sie dann weniger Insulin spritzen.

Gegenanzeigen

Unter folgenden Bedingungen dürfen Sie Flohsamen nicht einnehmen:

- Sie haben einen Darmverschluss.
- Ihr Darm oder Ihre Speiseröhre sind stellenweise verengt.
- Sie haben Bauchschmerzen ungeklärter Ursache.

Wechselwirkungen mit Medikamenten

Wenn Sie noch andere Medikamente nehmen, ist zu beachten:

- Sie dürfen Flohsamen nicht mit Medikamenten kombinieren, die die Darmmuskulatur lähmen (z. B. morphinähnliche Schmerzmittel).
- Flohsamen binden andere Arzneistoffe, was deren Wirksamkeit beeinträchtigt. Sie sollten die

Mittel deshalb im Abstand von mindestens einer Stunde einnehmen.

Unerwünschte Wirkungen

▶ **Muss beobachtet werden**

Wenn die Haut sich verstärkt rötet und juckt, reagieren Sie vermutlich allergisch auf das Mittel. Bei solchen Hauterscheinungen (→ Seite 14) sollten Sie einen Arzt aufsuchen.

▶ **Sofort zum Arzt**

Wenn sich ein juckender Hautausschlag ausbildet und zusätzlich Herzrasen, Atemnot, Schwäche und Schwindel auftreten, müssen Sie das Mittel sofort absetzen und unverzüglich den Notarzt (Telefon 112) rufen, weil es sich um eine lebensbedrohliche Allergie (→ Seite 14) handeln kann. Diese kommt jedoch nur in Einzelfällen vor.

Hinweise

Für Kinder unter 14 Jahren

Kinder zwischen sechs und zwölf Jahren erhalten die Hälfte der Erwachsenendosis.

Kombinationen: Mineralhaltige Mischungen

Natriumdihydrogenphosphat + Natriummonohydrogenphosphat

Freka-Clyss, klysma salinisch

Natriumhydrogenkarbonat + Natriumhydrogenphosphat

Lecicarbon

Natriumzitrat + Natriumlaurylsulfoazetat + Sorbit

Microklist

Kaliumchlorid + Macrogol + Natriumchlorid + Natriumhydrogenkarbonat

isomol, Movicol

klysma salinisch, Freka-Clyss, Microklist, Movicol: Diese mineralhaltigen Mischungen binden Wasser und lassen dadurch im Enddarm verhärteten Stuhl aufquellen. Derart weich gemacht, lässt er sich besser ausscheiden.

Lecicarbon: Dieses Mittel wirkt über die langsame Freisetzung von Kohlendioxid im Enddarm. Das regt die Darmtätigkeit an und löst die Darmentleerung aus.

Alle Mittel sind zur Behandlung von Verstopfung geeignet. Die Klistiere eignen sich vor allem zur Auflösung harter Kotballen im Enddarm.

Anwendung

Sie führen bei Bedarf die Plastiktülle des Klistiers in den Enddarm ein und drücken den Inhalt heraus.

Zur Zubereitung der Trinklösung verrühren Sie das Pulver wie angegeben in Wasser und trinken diese Mischung.

Achtung

Freka-Clyss: Dieses Präparat enthält als Konservierungsmittel Parabene. Wenn Sie auf Parastoffe (→ Seite 1159) allergisch reagieren, dürfen Sie das Mittel nicht anwenden.

Gegenanzeigen

Unter folgenden Bedingungen dürfen Sie die Mittel nicht anwenden:

- Sie haben einen Darmverschluss.
- Sie leiden unter einer chronisch-entzündlichen Darmerkrankung (Colitis ulcerosa, Morbus Crohn).
- Sie haben Bauchschmerzen ungeklärter Ursache.

Unerwünschte Wirkungen

▶ **Keine Maßnahmen erforderlich**

isomol, Movicol: Darmkollern, Trommelbauch und Bauchschmerzen treten auf.

klysma salinisch, Lecicarbon, Microklist, Freka-Clyss: Vereinzelt können die Mittel die Haut am After reizen und ein leichtes Brennen verursachen.

▶ **Muss beobachtet werden**

isomol, Movicol: Die Mittel enthalten Macrogol. Dieser Wirkstoff steht im Verdacht, bedrohliche Elektrolytstörungen hervorrufen zu können. Wenn nach der Einnahme der Mittel starkes und wiederholtes Erbrechen oder Krampfanfälle auftreten, sollten Sie einen Arzt aufsuchen und den Elektrolythaushalt kontrollieren lassen. Besonders gilt dies, wenn Ihre Nieren nur eingeschränkt arbeiten, eine Herzschwäche besteht oder wenn Sie wasserausschwemmende Mittel (Diuretika bei hohem Blutdruck) oder Antidepressiva (bei Depressionen) einnehmen, weil dann die Gefahr von Elektrolytstörungen schon erhöht ist.

Hinweise

Für Kinder unter 14 Jahren

klysma salinisch, Freka-Clyss: Bei Kindern unter zwei Jahren dürfen diese Mittel nicht angewendet werden.

isomol, Movicol: Kinder unter zwölf Jahren sollten diese Mittel nicht bekommen.

Verstopfung

Handelsname Darreichungsform	Zusammensetzung pro 1 ml/1 g oder wie angegeben bzw. pro abgeteilte Einheit	Kleinste Packungsgröße	Festbetrag in Euro	Packungspreis in Euro	Bewertung
Hinweise zu den Tabellenspalten → Seite 28, zur Auswahl der Arzneimittel → Seite 23, zur Grundlage der Bewertung → Seiten 24, 27					
Babylax Klistier	**Glyzerin** 1 800 mg pro 3,6 g	3 x 3,6 g		4,80	**Geeignet** bei Verstopfung, vor allem zum Entleeren des Enddarms. → Seite 35
Bifiteral Beutel	**Laktulose** 1 g	10 x 10 g	5,16	5,16	**Geeignet** bei Verstopfung. → Seite 3
Bifiteral Pulver	1 g	200 g	6,90	8,72	
Bifiteral Sirup	667 mg	200 ml	4,95	4,95	
Dulcolax Dragees	**Bisacodyl** 5 mg	10 Stück		2,50	**Geeignet** bei Verstopfung zur kurzzeitigen Anwendung. → Seite 3
Dulcolax Zäpfchen	10 mg	6 Stück		5,05	
Freka-Clyss Klistier	**Natrium-dihydrogenphosphat** 16 g + **Natrium-monohydrogenphosphat** 6 g (Konservierungsmittel: Parabene)	120 ml		ca. 2,23	**Geeignet** bei Verstopfung, vor allem zum Entleeren des Enddarms. → Seite 3
Glycilax für Kinder	**Glyzerin** 0,75 g	6 Stück		3,05	**Geeignet** bei Verstopfung, vor allem zum Entleeren des Enddarms. → Seite 3
für Erwachsene Zäpfchen	1 g	6 Stück		3,55	
isomol Trinklösung	**Macrogol 3 350** 13 125 mg + **Natriumchlorid** 351 mg + **Natrium-hydrogenkarbonat** 179 mg + **Kaliumchlorid** 47 mg pro 13,81 g	10 x 13,81 g		8,69	**Geeignet** bei Verstopfung. → Seite 3
1xklysma salinisch Klysma	**Natrium-hydrogenphosphat** 16 g + **Natrium-monohydrogenphosphat** 2,98 g pro 100 ml	135 ml		4,95	**Geeignet** bei Verstopfung, vor allem zum Entleeren des Enddarms. → Seite 3
Lactulose – 1 A Pharma Sirup	**Laktulose** 667 mg	200 ml	4,95	4,41	**Geeignet** bei Verstopfung. → Seite 3
Lactulose AL Sirup Sirup	**Laktulose** 667 mg	200 ml	4,95	4,41	**Geeignet** bei Verstopfung. → Seite 3
Lactulose-ratiopharm Sirup	**Laktulose** 667 mg	200 ml	4,95	4,91	**Geeignet** bei Verstopfung. → Seite 3
Lactulose-saar Sirup	**Laktulose** 650 mg	200 ml	4,95	4,95	**Geeignet** bei Verstopfung. → Seite 3
Lactulose STADA Granulatbeutel	**Laktulose** 1 g	20 Stück	9,06	9,66	**Geeignet** bei Verstopfung. → Seite 3
Lactulose STADA Sirup	667 mg	200 ml	4,95	4,91	
Laxoberal Abführ-Perlen Kapseln	**Natriumpicosulfat** 2,5 mg	50 Stück		11,25	**Geeignet** bei Verstopfung zur kurzzeitigen Anwendung. → Seite
Laxoberal Tabletten	5 mg	20 Stück		5,85	
Laxoberal Tropfen	7,5 mg	15 ml		6,90	

Verstopfung Fortsetzung

Handelsname Darreichungsform	Zusammensetzung pro 1 ml/1 g oder wie angegeben bzw. pro abgeteilte Einheit	Kleinste Packungsgröße	Festbetrag in Euro	Packungspreis in Euro	Bewertung

Hinweise zu den Tabellenspalten → Seite 28, zur Auswahl der Arzneimittel → Seite 23, zur Grundlage der Bewertung → Seiten 24, 27

Handelsname Darreichungsform	Zusammensetzung pro 1 ml/1 g oder wie angegeben bzw. pro abgeteilte Einheit	Kleinste Packungsgröße	Festbetrag in Euro	Packungspreis in Euro	Bewertung
Lecicarbon S CO2-Laxans	**Natrium-hydrogenkarbonat** 125 mg + **Natrium-dihydrogenphosphat** 170 mg	10 Stück		5,16	**Geeignet** bei Verstopfung, vor allem zum Entleeren des Enddarms. → Seite 355
Lecicarbon K CO2-Laxans	**Natrium-hydrogenkarbonat** 250 mg + **Natrium-dihydrogenphosphat** 340 mg	10 Stück		5,20	
Lecicarbon E CO2-Laxans Zäpfchen	**Natrium-hydrogenkarbonat** 500 mg + **Natrium-dihydrogenphosphat** 680 mg	10 Stück		6,40	
Microklist Klistier	**Natriumzitrat** 450 mg + **Natrium-laurylsulfoazetat** 45 mg + **Sorbit** 3,125 mg	4 Stück		7,38	**Geeignet** bei Verstopfung, vor allem zum Entleeren des Enddarms. → Seite 355
Movicol	**Macrogol 3 350** 13 125 mg + **Natriumchlorid** 351 mg + **Natrium-hydrogenkarbonat** 179 mg + **Kaliumchlorid** 47 mg pro 13,81 g	10 x 13,81 g		8,69	**Geeignet** bei Verstopfung. → Seite 355
Movicol V Rp Trinklösung	**Macrogol 3 350** 13 125 mg + **Natriumchlorid** 351 mg + **Natrium-hydrogenkarbonat** 179 mg + **Kaliumchlorid** 47 mg pro 13,81 g	50 x 13,81 g		34,86	
Mucofalk Apfel	**Indische Flohsamenschalen** 3 250 mg pro 5 g	20 x 5 g		6,32	**Geeignet** bei Verstopfung. → Seite 354
Mucofalk Fit	3 250 mg pro 5 g	20 x 5 g		6,32	
Mucofalk Orange Granulat	3 250 mg pro 5 g	20 x 5 g		6,32	
Obstinol M Emulsion	**Dickflüssiges Paraffin** 9 970 mg pro 30 ml	250 ml		8,15	**Wenig geeignet** bei Verstopfung. Paraffinöl kann absorbiert werden und sich in den Lymphknoten ablagern. → Seite 352

Chronisch-entzündliche Darmerkrankungen

Bei den chronisch-entzündlichen Darmerkrankungen werden Morbus Crohn und Colitis ulcerosa unterschieden. Morbus Crohn kann den gesamten Magen-Darm-Trakt befallen, bleibt aber häufig auf den letzten Dünndarmabschnitt (terminales Ileum) oder den obersten Bereich des Dickdarms (Colon ascendens) beschränkt. Die Entzündung erfasst meist die ganze Darmwand. Colitis ulcerosa betrifft Dick- und Enddarm (Kolon und Rektum); entzündet ist nur die Darmschleimhaut.
Eine Fehlsteuerung des Immunsystems oder speziell eine fehlende Regulation der Entzündungsvorgänge im Körper führt dazu, dass die Krankheiten chronisch werden. Im weitesten Sinn lassen sich die chronisch-entzündlichen Darmerkrankungen deshalb zu den Autoimmunerkrankungen zählen, weil das Immunsystem hierbei körpereigenes Gewebe – in diesem Fall die Darmschleimhaut – angreift.
Wegen der Vielfalt der Krankheitsverläufe, die bei Morbus Crohn und Colitis ulcerosa auftreten können, und angesichts der vielen möglichen Begleiterkrankungen ist es nötig, sich für die Betreuung und Behandlung Ärzte zu suchen, die mit chronisch-entzündlichen Darmerkrankungen spezielle Erfahrung haben.

Bei Kindern

Chronisch-entzündliche Darmerkrankungen können bereits bei Kindern auftreten. Zirka 20 Prozent der Betroffenen sind jünger als sechs Jahre. Morbus Crohn kommt bereits bei Säuglingen vor. Die Erkrankung macht sich durch Appetitlosigkeit und verzögerte körperliche Entwicklung bemerkbar.

Anzeichen und Beschwerden

Beide Krankheiten verlaufen schubweise und haben ähnliche Anzeichen: immer wiederkehrende krampfartige Bauchschmerzen (bei Morbus Crohn vorwiegend im rechten Unterbauch), Fieber, Gewichtsverlust und heftige, schleimig-blutige Durchfälle, die nicht selten bis zu 20-mal täglich auftreten. Bei Colitis ulcerosa sind sie zudem häufig schmerzhaft.
Die Beschwerden treten ohne Vorankündigung von einem Tag auf den anderen auf, halten Tage oder Wochen an und klingen ebenso plötzlich wieder ab. Wie viel Zeit zwischen zwei Krankheitsschüben verstreicht, ist nicht vorhersehbar.
Zusätzlich können Entzündungen an Gelenken, Augen, Leber und Haut auftreten.

Ursachen

Die Ursachen beider Krankheiten sind nicht völlig geklärt. Sicher ist, dass es eine genetische Veranlagung gibt, die auch vererbt werden kann. Der Ausbruch der Krankheit hängt jedoch von zusätzlichen Faktoren ab, die nicht erblich sind. Dazu gehören zum Beispiel Umweltfaktoren, Stress und Bakterien der eigenen Darmflora.

Nichtmedikamentöse Maßnahmen

Eine Psychotherapie kann dazu beitragen, die Symptome zu lindern und die chronische Erkrankung besser zu bewältigen. An der Grunderkrankung selbst ändert sich meist nichts.
Wenn die Entzündung mit Medikamenten nicht einzudämmen ist, kann es notwendig sein, Teile des Darmes operativ zu entfernen. Colitis ulcerosa lässt sich damit „heilen". Bei Morbus Crohn können trotz einer Operation Rückfälle auftreten.
Manchmal wirkt sich eine spezielle Kost (z. B. kohlenhydratfreie Ernährung oder „Elementardiät" mit reinen Aminosäuregemischen) positiv aus. Einheitliche Empfehlungen zur Ernährung gibt es jedoch nicht.
Um den Flüssigkeits- und Salzverlust auszugleichen, müssen Sie viel trinken und gegebenenfalls zusätzlich Präparate mit Vitaminen und Mineralstoffen einnehmen.

Bei Kindern

Für Kinder gibt es mittlerweile positive Ergebnisse mit einer Ernährungstherapie.

Behandlung mit Medikamenten

Colitis ulcerosa und Morbus Crohn können nicht ursachenbezogen behandelt werden, die Medikamente bekämpfen vorwiegend die Entzündungsreaktion in der Darmschleimhaut und somit die Symptome der Krankheit.

Morbus Crohn

Mittelschwere bis schwere Schübe von Morbus Crohn sollten mit Glukokortikoiden zum Einnehmen (→ Seite 1290) behandelt werden, und zwar mit den Wirkstoffen Prednison, Prednisolon oder Methylprednisolon. Innerhalb von sechs bis zwölf Wochen sollte das jeweilige Mittel stufenweise abgesetzt werden. Bildet sich die Krankheit damit zurück, können Glukokortikoide zur Vorbeugung gegen erneute Schübe in möglichst niedriger Dosierung weiter gegeben werden, jedoch nicht länger als sechs Monate. Anschließend müssen sie stufenweise komplett abgesetzt werden.

Speziell für die Behandlung von chronisch entzündlichen Darmerkrankungen sind zwei Glukokortikoide (→ Seite 362) vorgesehen. Zum einen das etwas schwächer wirksame, aber ebenfalls geeignete, vor allem bei leichten bis mittelschweren akuten Schüben von Morbus Crohn, vorwiegend im Darm wirkende Budesonid, und zwar in Form von magensaftresistenten Tabletten, die ihren Wirkstoff erst im Dünndarm freisetzen. Dort wird Budesonid rasch aufgenommen und ebenfalls schnell über die Leber wieder abgebaut. Deshalb treten bei diesem Mittel seltener als bei anderen Glukokortikoiden zum Einnehmen unerwünschte Wirkungen auf.

Ist der untere Teil des Dickdarms betroffen, ist auch Hydrokortison als Rektalschaum geeignet.

Wirken diese Mittel nicht ausreichend oder können sie nicht angewendet werden, ist eine Behandlung mit Azathioprin (→ Seite 360) ratsam. Häufig wird dieser Wirkstoff gleichzeitig mit Glukokortikoiden zum Einnehmen angewendet, weil sich dann meist die Dosis dieser Mittel herabsetzen lässt. Azathioprin ist ebenfalls sinnvoll, wenn sich das Krankheitsbild trotz der Gabe von Glukokortikoiden nicht verbessert, oder wenn es sich gleich wieder verschlimmert, wenn die Dosis der Glukokortikoide verringert wird.

Wenn trotz der Anwendung von Glukokortikoiden häufiger als zweimal im Jahr Morbus-Crohn-Schübe auftreten, sollte ganz auf eine Behandlung mit Azathioprin umgestellt werden, um eine Dauerbehandlung mit Glukokortikoiden zu vermeiden. Azathioprin kann also auch vorbeugend gegeben werden, um erneute Krankheitsschübe zu verhindern.

Die Wirkstoffe Mesalazin (→ Seite 366) oder Sulfasalazin (→ Seite 367) wirken schwächer als Glukokortikoide und sind daher bei leichten bis mittelschweren akuten Schüben von Morbus Crohn mit Einschränkung geeignet, wenn Glukokortikoide nicht angewendet werden können oder dürfen. Sulfasalazin wird erst im Dickdarm in seine wirksame Form überführt und ist deshalb nur sinnvoll, wenn die Krankheit vorwiegend in diesem Darmabschnitt angesiedelt ist. Der Sulfonamid-Anteil in diesem Mittel ist darüber hinaus verantwortlich für die im Vergleich zu Mesalazin höhere Rate an unerwünschten Wirkungen. Beide Mittel sind wenig geeignet, wenn es darum geht, die krankheitsfreie Zeit (Remission) aufrechtzuerhalten. Dafür ist die therapeutische Wirksamkeit weder bei Mesalazin noch bei Sulfasalazin ausreichend nachgewiesen.

Der monoklonale Antikörper Infliximab (→ Seite 363) ist mit Einschränkung geeignet. Wegen der möglichen, zum Teil sehr schwerwiegenden unerwünschten Wirkungen kommt diese Substanz nur bei sehr schwerem Krankheitsverlauf infrage, wenn alle anderen Therapieoptionen ausgeschöpft sind. Das gilt auch für die Behandlung von Kindern und Jugendlichen zwischen sechs und 17 Jahren. Bei ihnen sollte die Therapie nur fortgesetzt werden, wenn sich die Krankheit innerhalb von zehn Wochen deutlich gebessert hat. Wenn sich Fisteln gebildet haben, die sich trotz vollständiger und angemessener Therapie mit anderen Mitteln nicht verschließen ließen, ist Infliximab ebenfalls mit Einschränkung geeignet. Da das Medikament vergleichsweise neu auf dem Markt ist, lassen sich Nutzen und Risiken noch nicht abschließend beurteilen.

Colitis ulcerosa

Um die Entzündung bei akuter leichter bis mittelschwerer Colitis ulcerosa zu dämpfen, sind die Wirkstoffe Mesalazin (→ Seite 366) und Sulfasalazin (→ Seite 367) geeignet. Diese Mittel können auch vorbeugend eingesetzt werden, um erneute Entzündungen zu verhindern. Ist vorwiegend der Enddarm betroffen, sollten möglichst nur lokal wirkende Zubereitungen eingesetzt werden (Zäpfchen, Klysma, Rektalschaum). Bei ausgedehnterer Entzündung sind Tabletten sinnvoller. Wegen des Sulfonamid-Anteils treten bei Sulfasalazin häufiger als bei Mesalazin unerwünschte Wirkungen auf. Präparate mit Mesalazin sollten deshalb bevorzugt werden, es sei denn, neben der Colitis soll auch noch eine rheumatische Begleiterkrankung behandelt werden.

Wenn diese Mittel allein nicht ausreichend wirken, werden für die Akutbehandlung zusätzlich Glukokortikoide (→ Seite 362) eingesetzt. Rektalschäume und Rektaltabletten mit Budesonid oder Hydrokortison gelten hierfür als „mit Einschränkung geeignet", da sie schwächer wirken als Glukokortikoide zum Einnehmen. Sie können allenfalls bei leichten bis mittelstarken akuten Schüben der Colitis ulcerosa, die vorwiegend auf den Enddarm und den unteren Teil des Dickdarms begrenzt ist, eingesetzt werden. Bei ausgedehntem Darmbefall oder schweren Krankheitsschüben sollte die Behandlung jedoch nicht mit Budesonid oder Hydrokortison erfolgen, sondern mit dem stärker wirksamen Prednisolon oder mit Methylprednisolon in Form von Tabletten. Näheres dazu lesen Sie im Abschnitt „Glukokortikoide zum Einnehmen" (→ Seite 1290).

Bessert sich die Entzündung auch mit diesen Mitteln nicht ausreichend oder dürfen die oben genannten Mittel, insbesondere Glukokortikoide, nicht eingesetzt werden, sind Mittel mit Azathioprin (→ Seite 360) geeignet. Dies gilt auch, wenn eine Dauer-

behandlung aufgrund einer ausgedehnten chronisch-aktiven Entzündung der Darmschleimhaut notwendig ist, sich aber eine langfristige Therapie mit Glukokortikoiden zum Einnehmen aufgrund schwerer Nebenwirkungen verbietet. Im Allgemeinen ist dies der Fall, wenn jährlich mehr als zwei aktive Krankheitschübe auftreten.
Der monoklonale Antikörper Infliximab (→ Seite 363) ist mit Einschränkung geeignet. Wegen der möglichen, zum Teil sehr schwerwiegenden unerwünschten Wirkungen kommt diese Substanz nur bei mittelschwerem bis schwerem Krankheitsverlauf infrage, wenn alle anderen Therapiemöglichkeiten ausgeschöpft sind. Da das Medikament vergleichsweise neu auf dem Markt ist, lassen sich Nutzen und Risiken noch nicht abschließend beurteilen.
Um die krankheitsfreie Zeit zu verlängern, ist eine Bakterienzubereitung (→ Seite 362) aus Escherichia coli vom Stamm Nissle mit Einschränkung geeignet. Dieses Mittel kann auch gegeben werden, wenn die anderen Medikamente nicht ausreichend wirken oder nicht angewendet werden dürfen. Weitere Studien sind jedoch erforderlich, um den therapeutischen Stellenwert dieses Mittels abschließend zu bewerten.
Um die überschüssige Flüssigkeit im Darm zu binden, werden zur unterstützenden Behandlung der Durchfälle Flohsamen (→ Seite 354) als Quellmittel eingesetzt.

Azathioprin

Azafalk, Azathioprin-ratiopharm, Imurek, Zytrim

Azathioprin wird im Körper rasch in Wirkstoffe umgewandelt, die die Erbsubstanz im Zellkern daran hindern, sich zu vermehren. Zudem werden diese Wirkstoffe in die Erbsubstanz eingebaut, sodass diese ihre Informationen nicht mehr richtig weitergeben kann, was ebenfalls dazu führen kann, dass die Zelle abstirbt. Diese Wirkung hat Azathioprin bei allen Zellen, die sich teilen, insbesondere aber bei den Blutzellen des Immunsystems. Weil Azathioprin diese Zellen funktionsunfähig macht oder sogar abtötet, schwächt es das Immunsystem. Da bei Morbus Crohn und Colitis ulcerosa das fehlerhaft aktivierte Immunsystem körpereigene Gewebestrukturen angreift (Autoimmunerkrankung), kann eine Arzneisubstanz, die diese Aktivität unterdrückt, die Krankheit bremsen.
Azathioprin ist bei diesen beiden entzündlichen Darmerkrankungen ein wertvolles und geeignetes Mittel, wenn andere Medikamente, zum Beispiel Glukokortikoide, nicht gegeben werden können, nicht ausreichend wirken oder sich die Krankheit trotz hoch dosierter Standardtherapie mit Glukokortikoiden weiter verschlimmert. Da das Mittel zu erheblichen Nebenwirkungen führen kann, wird es erst bei besonders schweren Krankheitsfällen eingesetzt. Bei über der Hälfte der Kranken bildet sich dann die Entzündung unter einer mehrwöchigen Behandlung mit Azathioprin zurück. Treten über einen Zeitraum von vier Jahren keine Krankheitsschübe mehr auf, kann überlegt werden, das Mittel abzusetzen.

Anwendung

Die Behandlung beginnt mit ein bis drei Milligramm Azathioprin pro Kilogramm Körpergewicht, je nachdem, wie gut Sie es vertragen. Spürbare Effekte sind erst nach einem Zeitraum von drei bis vier Monaten zu erwarten. Die Behandlung sollte mindestens zwölf Monate dauern.
Für die langfristige Therapie sollte die Dosis so weit wie möglich verringert werden (unter ein Milligramm bis drei Milligramm pro Kilogramm Körpergewicht).
Die Filmtabletten nehmen Sie mit reichlich Flüssigkeit nach dem Essen ein. Nur wenn Sie die Tabletten nicht vertragen oder die Einnahme nicht möglich ist, wird der Wirkstoff als Infusion gegeben. Die Infusion sollte möglichst langsam erfolgen.

Achtung

Wenn die Funktion Ihrer Leber oder der Nieren eingeschränkt ist, muss der Arzt die Behandlung mit einer sehr geringen Menge Azathioprin beginnen und Ihre Körperfunktionen noch öfter als sonst kontrollieren.
Durch die Behandlung ist ungeschützt der Sonne ausgesetzte Haut besonders für Hautkrebs gefährdet, vor allem in Ländern mit hoher UV-Einstrahlung. Während der Behandlung sollten Sie deshalb im Sommer dünne Kleidung tragen, die die Haut möglichst großflächig bedeckt, und beim Aufenthalt im Freien einen Sonnenhut aufsetzen. Sonnenbäder oder Solarien sollten Sie vermeiden. Ungeschützte Haut sollten Sie mit einem Sunblocker oder einer Sonnenmilch mit hohem Lichtschutzfaktor eincremen.

Gegenanzeigen

Unter folgenden Bedingungen dürfen Sie Azathioprin nicht anwenden:
- Sie haben eine schwere akute Infektion.
- Ihre Bauchspeicheldrüse ist akut entzündet.

- Die Funktion von Leber, Nieren und Knochenmark ist erheblich gestört.
- Sie sollen mit einem Lebendimpfstoff geimpft werden, vor allem gegen Tuberkulose, Pocken und Gelbfieber.

Wechselwirkungen mit Medikamenten

Wenn Sie noch andere Medikamente nehmen, ist zu beachten:

- Allopurinol (bei Gicht) bremst den Abbau von Azathioprin, sodass dieses länger wirkt. Wenn Sie beide Medikamente einnehmen, muss der Arzt die Dosierung von Azathioprin auf ein Viertel der sonst üblichen Menge reduzieren, sonst kann eine möglicherweise auftretende Knochenmarkschädigung tödlich verlaufen.
- Auch in Kombination mit anderen Medikamenten, die das Knochenmark schädigen, zum Beispiel Medikamente gegen Krebs sowie in Kombination mit Cimetidin (bei Sodbrennen) und Captopril (bei hohem Blutdruck), muss Azathioprin geringer dosiert werden.
- Azathioprin schwächt die Wirkung des gerinnungshemmenden Mittels Phenprocoumon, das bei erhöhter Thrombosegefahr als Tabletten eingenommen wird.

Unerwünschte Wirkungen

Viele unerwünschte Wirkungen lassen sich darauf zurückführen, dass Azathioprin alle sich schnell teilenden Zellen schädigt.

Wenn das Immunsystem medikamentös unterdrückt wird, besteht generell ein erhöhtes Risiko für Krebserkrankungen, insbesondere für Lymphome und Hautkrebs. Das Risiko dafür steigt, je länger die Behandlung dauert und je höher das Mittel dosiert ist.

▶ **Keine Maßnahmen erforderlich**

Übelkeit tritt bei mehr als 10 von 100 Behandelten auf, Haarausfall bei höchstens 1 von 100.

▶ **Muss beobachtet werden**

Azathioprin stört die Blutbildung (→ Seite 15). Besonders die Zahl der weißen Blutkörperchen, die bei der Infektionsabwehr eine wichtige Rolle spielen, nimmt ab. Das ist bei 28 von 100 Behandelten der Fall. Bei etwa 5 von 100 verringert sich ihre Zahl so sehr, dass eine erhöhte Infektionsgefahr besteht. Auch die Zahl der Blutplättchen, die für die Blutgerinnung wichtig sind, und die der roten Blutkörperchen verringert sich. Bei weniger als 1 von 10 000 Behandelten verringert sich auch die Zahl anderer Blutzellen (Granulozytopenie, Panzytopenie, aplastische Anämie). Auf diese Blutbildungsstörungen wird der Arzt bei den regelmäßigen Kontrolluntersuchungen aufmerksam.

Treten Übelkeit und Erbrechen zusammen mit Hautausschlag (→ Seite 14) sowie Gelenk- und Muskelschmerzen auf (bei 2 von 100), kann es sich um eine Allergie handeln. Die Symptome treten üblicherweise innerhalb der ersten sechs Wochen der Behandlung auf. Tritt nach zwei bis drei Tagen keine Besserung ein, sollten Sie einen Arzt aufsuchen. Verschlimmern sich die Symptome nach jeder Tabletteneinnahme und/oder werden von Kreislaufproblemen (niedriger Blutdruck, Schwindel) begleitet, dann sollten Sie sofort einen Arzt aufsuchen.

Die Mittel können die Leber (→ Seite 15) schädigen. Treten Übelkeit, Erbrechen und/oder dunkel gefärbter Urin auf und ist der Stuhl auffällig hell, sollten Sie einen Arzt aufsuchen.

▶ **Sofort zum Arzt**

Wenn Fieber und Schüttelfrost, starker Hautausschlag, Herzrasen, Atemnot, Schwäche und Schwindel auftreten, müssen Sie die Anwendung sofort abbrechen und unverzüglich den Notarzt rufen (Telefon 112), weil es sich um eine lebensbedrohliche Allergie (→ Seite 14) handeln kann.

Die Mittel können die Leber (→ Seite 15) schwer schädigen und eine Gelbsucht auslösen. Wenn Sie zusätzlich einen starken Juckreiz am ganzen Körper verspüren, sollten Sie sofort einen Arzt aufsuchen. Wenn die Mittel abgesetzt werden, bilden sich die Symptome wieder zurück.

Hinweise

Für Kinder unter 14 Jahren

Bei Kindern kann Azathioprin zur Vermeidung von neuen Schüben oder zur Stabilisierung des Krankheitsbildes eingesetzt werden. Im Gegensatz zu Glukokortikoiden zum Einnehmen kommt es unter Azathioprin nicht zu Wachstumsverzögerungen.

Bei Kinderwunsch

Bei Männern schädigt die Substanz das Erbmaterial in den Samenfäden. Sechs Monate nach dem Ende der Behandlung können Sie davon ausgehen, dass Ihre Spermien wieder in Ordnung sind. Bis dahin sollten Sie aber verhindern, ein Kind zu zeugen.

Zur Empfängnisverhütung

Frauen sollen nach Angaben der Hersteller während der gesamten Behandlungszeit mit einer sicheren Methode dafür sorgen, dass sie nicht schwanger werden. Dafür sind auch hormonelle Verhütungsmittel geeignet.

Für Schwangerschaft und Stillzeit

Die Gebrauchsinformationen der Hersteller warnen vor einer Schwangerschaft unter der Behandlung mit Azathioprin. Die bisher dokumentierten Schwangerschaften aber haben keinen Hinweis auf eine erhöhte Fehlbildungsrate ergeben. Ein Einsatz kann daher befürwortet werden, wenn der zu erwartende Nutzen die möglichen Risiken übersteigt.

Azathioprin geht in die Muttermilch über. Auch wenn bisher keine negativen Effekte beim Säugling beobachtet wurden, sollten Sie während der Behandlung sicherheitshalber nicht stillen.

Für ältere Menschen

Bei ihnen ist es besonders wichtig, dass sie mit der geringstmöglichen Dosis behandelt werden. Auch ist das Blutbild besonders sorgfältig zu überwachen.

Bakterienzubereitung

Escherichia coli

Mutaflor

Die Bakterienzubereitung Escherichia coli vom Stamm Nissle bildet kurzkettige Fettsäuren (Formiat, Azetat, Propionat, Butyrat). Diese fördern die Durchblutung der Darmschleimhaut und haben auch schleimhautschützende Effekte. Außerdem können sie das Immunsystem spezifisch und unspezifisch anregen.

Neue Studien konnten zeigen, dass das Mittel bei Colitis ulcerosa die Anzahl der Rückfälle verringert. *Mutaflor* kann deshalb bei Colitis ulcerosa zusätzlich oder alternativ zu anderen Medikamenten (z. B. Mesalazin, Sulfasalazin) gegeben werden, wenn diese nicht oder nicht ausreichend gewirkt haben, um einem Rückfall vorzubeugen. Es bedarf allerdings noch weiterer Studien, um den Stellenwert des Mittels abschließend bewerten zu können. Zusätzlich zu den anderen Präparaten gegeben, ist *Mutaflor* mit Einschränkung geeignet, um die krankheitsfreie Zeit zu verlängern.

ANWENDUNG

Sie nehmen das Mittel zweimal täglich ein.

ACHTUNG

Wechselwirkungen mit Medikamenten

Antibiotika und Sulfonamide (bei Infektionen) töten die lebensfähigen Bakterien in *Mutaflor* ab.

UNERWÜNSCHTE WIRKUNGEN

▶ **Keine Maßnahmen erforderlich**

Wenn Blähungen auftreten, ist das Mittel vermutlich zu hoch dosiert. Reduzieren Sie dann die eingenommene Menge und nehmen Sie das Mittel über den Tag verteilt ein.

▶ **Muss beobachtet werden**

Wenn die Haut sich verstärkt rötet und juckt, reagieren Sie vermutlich allergisch auf das Mittel. Bei solchen Hauterscheinungen (→ Seite 14) sollten Sie einen Arzt aufsuchen.

Glukokortikoide

Budesonid

Budenofalk, Entocort

Hydrokortison

Colifoam

Glukokortikoide hemmen das Immunsystem und bremsen allergische und entzündliche Prozesse. Damit gehören sie zu den wichtigsten Wirkstoffen bei der Behandlung chronisch-entzündlicher Darmerkrankungen. Was Sie über Mittel zum Einnehmen aus dieser Wirkstoffgruppe wissen müssen, lesen Sie unter dem Stichwort „Glukokortikoide zum Einnehmen“ (→ Seite 1290).

Speziell zur Behandlung von chronisch-entzündlichen Darmerkrankungen vorgesehen sind die beiden hier aufgeführten Mittel. Budesonid ist ein chemisch abgewandeltes Glukokortikoid, das vornehmlich im Darm wirkt. Dadurch hat es nur wenige unerwünschte Wirkungen an anderen inneren Organen. Am erfolgreichsten sprechen Patienten mit leichten bis mittelschweren Verläufen von Morbus Crohn auf Budesonid an.

Bei Colitis ulcerosa wird das Mittel zusätzlich zu Mesalazin oder Sulfasalazin eingesetzt, wenn diese alleine nicht ausreichend wirken. Als Rektalschaum wirkt Budesonid relativ schwach und wird daher allenfalls zusätzlich zur Standardtherapie bei leichten bis mittelstarken akuten Schüben der Colitis ulcerosa empfohlen, wenn diese vorwiegend auf den Enddarm und den unteren Teil des Dickdarms begrenzt ist.

Hydrokortison ist ein schwach wirkendes Glukokortikoid, das lokal als Schaumzubereitung bei Morbus Crohn oder – wenn Mesalazin und Sulfasalazin nicht ausreichend wirken – bei Colitis ulcerosa eingesetzt wird, wenn diese im unteren Teil des Enddarms lokalisiert sind. Bei Morbus Crohn gilt das Mittel in diesen seltenen Fällen als „geeignet“. Bei Colitis ulcerosa ist Hydrokortison nur mit Einschränkung geeignet, da mit Mesalazin und Sulfasalazin wirksamere Mittel zur Verfügung stehen. Hydrokortison wird bei akuten Schüben allenfalls in Kombination mit diesen Standardmedikamenten verabreicht, wenn diese nicht ausreichend wirksam waren.

Anwendung

Budenofalk Kapseln (bei Morbus Crohn): Sie nehmen dreimal täglich eine Kapsel vor dem Essen ein.

Budenofalk Rektalschaum (bei Colitis ulcerosa): Sie sprühen einmal täglich einen Sprühstoß über den Applikator in den Enddarm.

Colifoam (bei Colitis ulcerosa): Sie führen in den ersten zwei bis drei Behandlungswochen ein- bis zweimal täglich, danach alle zwei Tage eine Applikatorfüllung mit Rektalschaum in den Enddarm ein. Innerhalb einer Woche sollten die Beschwerden deutlich zurückgehen.

Entocort Kapseln (bei Morbus Crohn): Sie nehmen morgens vor dem Frühstück drei Kapseln mit reichlich Flüssigkeit ein. Die Behandlung dauert in der Regel etwa acht Wochen. Danach wird die Dosis schrittweise über 10 bis 14 Tage abgebaut.

Entocort-Klysmen (bei Colitis ulcerosa): Sie führen abends vor dem Schlafengehen ein Klysma ein. Diese Behandlung wird vier bis acht Wochen lang fortgesetzt.

Achtung

Im Prinzip gelten für die hier besprochenen Mittel auch alle Angaben unter „Glukokortikoide zum Einnehmen“ (→ Seite 1290). Weil die Wirkstoffe normalerweise aber aus dem Darm nur in geringer Menge ins Blut gelangen, spielen die Gegenanzeigen und unerwünschten Wirkungen kaum eine Rolle.

Wenn Sie eine schwere Leberfunktionsstörung haben oder Ethinylestradiol (zur Empfängnisverhütung), Ketoconazol (bei Pilzinfektionen) oder Ciclosporin (nach Organtransplantationen) einnehmen, gelten jedoch die unter „Glukokortikoide zum Einnehmen“ (→ Seite 1293) genannten Einschränkungen.

Colifoam, Entocort rektal: Diese Präparate enthalten als Konservierungsmittel Parabene. Wenn Sie auf Parastoffe (→ Seite 1159) allergisch reagieren, dürfen Sie die Mittel nicht anwenden.

Gegenanzeigen

Sie dürfen Glukokortikoide nicht anwenden, wenn Sie eine Darminfektion haben oder an anderer Stelle im Körper eine schwere Infektion besteht.

Colifoam: Wenn sich Abszesse oder Fisteln gebildet haben, dürfen Sie dieses Mittel nicht anwenden.

Unerwünschte Wirkungen

Grundsätzlich können bei Budesonid und Hydrokortison alle unerwünschten Wirkungen auftreten, die auch für Glukokortikoide zum Einnehmen (→ Seite 1290) gelten. Allerdings wirken beide Wirkstoffe im Wesentlichen lokal und werden nur in geringem Umfang ins Blut aufgenommen (Budesonid zu zirka 10 Prozent, rektal appliziertes Hydrokortison zu etwa 2 bis 4 Prozent). Typische unerwünschte Wirkungen für Glukokortikoide treten bei der Anwendung der Budesonid-Rektalkapseln um etwa die Hälfte seltener auf als bei der innerlichen Anwendung von Prednisolon in einer vergleichbar wirksamen Dosierung. Für die Hydrokortison-Schaumzubereitungen liegen keine konkreten Zahlen vor.

Hinweise

Für Kinder unter 14 Jahren

Für die Behandlung von Kindern liegen Erfahrungen mit Hydrokortison vor, die es ermöglichen, das Mittel durch einen erfahrenen Arzt bei Kindern einzusetzen. Für die Anwendung von Budesonid gibt es keine ausreichenden Erkenntnisse, dieser Wirkstoff kann deshalb für Kinder derzeit nicht empfohlen werden.

Für Frauen

Budesonid: Frauen im gebärfähigen Alter sollten vor der Behandlung eine Schwangerschaft ausschließen. Während der Behandlung muss für eine sichere Verhütung gesorgt werden.

Für Schwangerschaft und Stillzeit

Budesonid: Während einer Schwangerschaft sollte das Mittel nur eingesetzt werden, wenn der Nutzen durch die Behandlung die möglichen Risiken übersteigt.

Hydrokortison: Es ist nicht zu erwarten, dass sich die Anwendung des Mittels in der Schwangerschaft negativ auswirkt.

Inwieweit die Wirkstoffe in die Muttermilch übergehen, ist unklar. Sie sollten daher während der Behandlung sicherheitshalber nicht stillen.

Infliximab

Remicade

Infliximab ist ein sogenannter monoklonaler Antikörper. Das sind Substanzen, die chemisch so aufgebaut sind wie Antikörper, die das menschliche Immunsystem selbst herstellt, um Fremdsubstanzen zu beseitigen. „Monoklonal“ bedeutet, dass sie zielgerichtet nur gegen eine einzige Substanz gerichtet sind, in diesem Fall gegen den

Entzündungsfaktor Tumor-Nekrose-Faktor alpha (TNFa). Dieser Faktor wird ebenfalls vom Abwehrsystem produziert und verursacht entzündliche Reaktionen, indem er Stoffe freisetzt, die Entzündungen fördern.

Bei Morbus Crohn kann Infliximab die Konzentration von TNFa im Dünndarm verringern und die Konzentration eines Entzündungsmarkers im Blut, das C-reaktive Protein (CRP), senken. Infliximab kann auch das Eindringen von Entzündungszellen in die betroffenen Darmbereiche reduzieren. Klinische Studien konnten zeigen, dass Infliximab bei Morbus Crohn bereits nach einmaliger Infusion die Entzündungsaktivität langfristig deutlich herabsetzen kann. Bei mehrmaliger Gabe lassen sich damit bei rund der Hälfte der Patienten auch Fisteln verschließen.

Der Wirkmechanismus von Infliximab bei Colitis ulcerosa ist noch nicht geklärt. Aber auch bei Patienten mit dieser Krankheit, die mit anderen Medikamenten nicht mehr ausreichend behandelt werden konnten, verbesserte Infliximab die Entzündungserscheinungen im Dick- und Enddarm. Es gibt sogar Hinweise darauf, dass sich mit Infliximab eine operative Entfernung der von Colitis ulcerosa betroffenen Darmabschnitte umgehen lässt – zumindest gilt dies für einen Zeitraum von einem Vierteljahr nach Beginn der Therapie mit Infliximab. Ob sich das Risiko für eine Operation auch über einen längeren Zeitabschnitt reduzieren lässt, ist noch nicht untersucht.

Allerdings greift Infliximab massiv in das Immunsystem ein. Die dadurch ausgelösten Veränderungen erhöhen das Risiko für das Auftreten von möglicherweise lebensbedrohlichen Infektionen (z. B. Tuberkulose) oder auch Krebs. Diese gravierenden Folgen sind ein Grund, warum dieser Wirkstoff als „mit Einschränkung geeignet" bewertet wird. Ein anderer ist, dass Infliximab noch nicht lange genug eingesetzt wird, um sicher beurteilen zu können, wie sich die Anwendung des Mittels über lange Zeit auswirken wird. Die Substanz darf deshalb bei Morbus Crohn und Colitis ulcerosa nur eingesetzt werden, wenn andere Medikamente nicht ausreichend geholfen haben oder nicht eingesetzt werden können. Das gilt auch für die Behandlung von Morbus Crohn bei Kindern und Jugendlichen.

ANWENDUNG

Das Mittel sollte nur von Ärzten gegeben werden, die sich auf die Behandlung von Morbus Crohn spezialisiert haben und über eine entsprechende Erfahrung bei der Anwendung von Infliximab verfügen. Der Wirkstoff wird einmalig langsam über zwei Stunden hinweg in die Vene infundiert. Danach sollten Sie noch ein bis zwei Stunden unter ärztlicher Aufsicht bleiben.

Zur Behandlung von Fisteln erfolgt nach zwei und sechs Wochen erneut eine Infusion.

Da es bis zu sechs Monate dauern kann, bis Infliximab vollständig aus dem Körper entfernt ist, sollten alle Kontrolluntersuchungen, mit denen unerwünschte Wirkungen aufgedeckt werden können, über diesen Zeitraum fortgesetzt werden.

Bei Kindern

Wenn Infliximab bei Kindern und Jugendlichen zwischen sechs und 17 Jahren eine Morbus Crohn innerhalb von zehn Wochen nicht deutlich bessert, sollte die Behandlung abgebrochen werden.

ACHTUNG

Bevor eine Behandlung mit Infliximab beginnt, muss sicher geklärt sein, dass keine Tuberkulose besteht. Diese kann „aktiv" sein oder aber auch „latent", also unbemerkt, vorliegen, weil der Organismus die Erreger eingekapselt hat. Bei älteren Menschen, die sich während des Krieges oder kurz danach angesteckt haben, liegt häufiger eine solche latente Tuberkulose vor.

Für die Diagnose der Tuberkulose erfragt der Arzt die medizinische Vorgeschichte und macht einen Tuberkulin-Hauttest sowie eine Röntgenaufnahme des Brustkorbs. Wird eine inaktive Tuberkulose festgestellt, muss diese entsprechend behandelt werden. Erst danach kann eine Behandlung mit Infliximab erwogen werden.

Wenn Sie gleichzeitig andere Medikamente bekommen haben, die das Immunsystem unterdrücken, und diese vor oder während der Behandlung mit Infliximab absetzen, besteht ein größeres Risiko, dass der Organismus Antikörper gegen Infliximab bildet, die die Wirksamkeit des Mittels beeinträchtigen und zu schweren allergischen Reaktionen führen können.

Gegenanzeigen

Unter folgenden Bedingungen dürfen Sie nicht mit Infliximab behandelt werden:

- Sie haben eine Blutvergiftung oder einen Abzess.
- Sie haben Tuberkulose oder eine andere schwere Infektion.
- Sie leiden an einer mäßig ausgeprägten oder schweren Herzschwäche.

Unter folgenden Bedingungen muss der Arzt Nutzen und Risiken der Anwendung von Infliximab besonders sorgfältig abwägen:

- Sie haben multiple Sklerose.
- Sie haben eine leichte Herzschwäche.
- Es ist ein chirurgischer Eingriff geplant. Wenn Sie während der Behandlung mit Infliximab oder in den sechs darauf folgenden Monaten operiert werden müssen, sollte besonders auf die Infektionsgefahr geachtet werden.

Unerwünschte Wirkungen

Infliximab ist ein relativ neuer Wirkstoff. Es ist noch recht unsicher, ob bereits alle unerwünschten Wirkungen bekannt sind, wie bedeutsam sie sind und welche Folgen sie haben können.
Überempfindlichkeitsreaktionen können bei einer erneuten Behandlung mit Infliximab auch noch Jahre später auftreten, obwohl die erste Therapie gut vertragen wurde.
Da es sechs Monate dauern kann, bis der Wirkstoff vollständig abgebaut worden ist, muss in dieser Zeit auch noch mit unerwünschten Wirkungen gerechnet werden.

▶ Keine Maßnahmen erforderlich

Bei mehr als 1 von 100 Behandelten treten Kopfschmerzen, Schwindel und Benommenheit, vermehrtes Schwitzen, trockene Haut, Brustschmerzen, Übelkeit, Durchfall, Bauchschmerzen und Völlegefühl auf.
Haarausfall, Hitzewallungen, Apathie, Nervosität, Verstopfung, saures Aufstoßen, Müdigkeit und Schlaflosigkeit kommen bei 1 bis 10 von 1 000 Behandelten vor.
Zu Taubheitsgefühl und Kribbeln kommt es bei weniger als 1 von 1 000 Behandelten.

▶ Muss beobachtet werden

Wenn die Haut sich verstärkt rötet und juckt (bei mehr als 1 von 100 Behandelten), reagieren Sie vermutlich allergisch auf das Mittel. Bei solchen Hauterscheinungen (→ Seite 14) sollten Sie einen Arzt aufsuchen.
Wunden, die nach fünf bis sieben Tagen noch nicht deutlich zu heilen beginnen, sollten Sie dem Arzt zeigen. Solche Wundheilungsstörungen treten bei mehr als 1 von 100 Behandelten auf.
Mit der gleichen Häufigkeit kommen Immunerkrankungen vor, die sich durch Fieber, Gelenkschmerzen, kleine Hautblutungen und Hautausschlag bemerkbar machen können. Wenden Sie sich dann an den Arzt.
Gerötete, juckende, schmerzende Augen können auf einer Entzündung der Bindehaut oder der Augen allgemein beruhen (zwischen 1 und 10 von 1 000 Behandelten). Halten die Beschwerden an oder treten sie erneut auf, sollten Sie den Arzt aufsuchen.
Ebenso häufig kommt es zu Herz-Kreislauf-Problemen: Bewusstlosigkeit, Herzrhythmusstörungen (→ Seite 16), die nur im EKG sicher zu diagnostizieren sind, Herzschwäche, die sich durch geschwollene Beine, Atemnot und abnehmende Belastbarkeit äußert, sowie Durchblutungsstörungen, in deren Folge Hände und Füße immer kalt sind. Bei solchen Beschwerden sollten Sie sich an den Arzt wenden.
Niedergeschlagenheit (Depressionen → Seite 16), Verwirrtheit, Erregungszustände und Erinnerungslücken gibt es bei 1 bis 10 von 1 000 Behandelten. Diese Zustände sind zwar nicht gefährlich, können den Alltag aber sehr beeinträchtigen. Darum sollten Sie mit dem Arzt darüber sprechen.
Das Mittel kann die Leber (→ Seite 15) schädigen. Treten Übelkeit, Erbrechen und/oder dunkel gefärbter Urin auf und ist der Stuhl auffällig hell, sollten Sie einen Arzt aufsuchen.

▶ Sofort zum Arzt

Wenn Sie grippeartige Beschwerden haben, sich längere Zeit schlapp und müde fühlen, blass sind, Halsschmerzen, anhaltendes Fieber, Blutergüsse und Blutungen auftreten, kann es sich um eine Blutbildungsstörung (→ Seite 15) handeln, die bedrohlich werden kann. Sie müssen dann umgehend den Arzt aufsuchen und das Blutbild kontrollieren lassen. Je nach Art der Blutbildungsstörung ist bei Infliximab bei 1 bis 10 von 1 000 Behandelten damit zu rechnen.
Infliximab vermindert die Abwehrkraft. Besonders die Zahl der weißen Blutkörperchen, die bei der Infektionsabwehr eine wichtige Rolle spielen, nimmt ab. Dadurch werden Sie anfälliger für Infektionen. Mehr als 10 von 100 Behandelten bekommen zum Beispiel eine Infektion der Harn- und Atemwege oder der Haut (mit Bakterien oder Pilzen), eine Grippe oder Herpes. Auch eine Blutvergiftung kann vorkommen. Manche dieser Infektionen können sehr schwerwiegend sein; dann muss die Behandlung abgebrochen werden. Die Symptome richten sich nach der Art der Krankheit. Bei einem entsprechenden Verdacht sollten Sie umgehend, spätestens am nächsten Tag, den Arzt aufsuchen. Ansteigendes Fieber ist ein Grund, rasch den Arzt aufzusuchen.
Als schwerwiegende unerwünschte Wirkung kann sich eine Tuberkulose entwickeln. Sie zeigt

sich mit anhaltendem Husten, leichtem Fieber, Gewichtsverlust und Kräfteverfall.

Wenn starker Hautausschlag, Juckreiz, Herzrasen, Atemnot, Schwäche und Schwindel auftreten, müssen Sie unverzüglich den Notarzt rufen (Telefon 112) und die Anwendung sofort stoppen, weil es sich um eine lebensbedrohliche Allergie (→ Seite 14) handeln kann. Sie tritt gelegentlich auf (bei mehr als 1 von 1 000 Behandelten), selten (bei weniger als 1 von 1 000) steigert sie sich bis zum anaphylaktischen Schock.

Das Mittel kann die Leber (→ Seite 15) schwer schädigen und eine Gelbsucht auslösen. Wenn Sie zusätzlich einen starken Juckreiz am ganzen Körper verspüren, sollten Sie sofort einen Arzt aufsuchen. Wenn das Mittel abgesetzt wird, bilden sich die Symptome wieder zurück.

HINWEISE

Für Frauen

Frauen, die schwanger werden können, dürfen mit diesem Mittel nur behandelt werden, wenn sie während der Behandlung sowie nach dem Absetzen des Mittels noch weitere sechs Monate für einen sicheren Empfängnisschutz sorgen.

Bei Kinderwunsch

Während der Behandlung mit Infliximab und noch sechs Monate danach dürfen Sie nicht schwanger werden. Wenn Sie sich ein Kind wünschen, sollten Sie das Mittel deshalb nicht bekommen.

Für Schwangerschaft und Stillzeit

Das Mittel darf während der Schwangerschaft nicht angewendet werden. Während der Behandlung und ein halbes Jahr danach dürfen Sie nicht stillen.

Zur Verkehrstüchtigkeit

Wenn das Mittel Sie müde und schwindelig macht, sollten Sie kein Fahrzeug lenken, keine Maschinen bedienen und keine Arbeiten ohne sicheren Halt verrichten.

Mesalazin

Claversal, Pentasa, Salofalk

Mesalazin wird auch 5-Aminosalizylsäure genannt und wirkt antientzündlich. Es ist geeignet zur Behandlung des akuten Schubes der Colitis ulcerosa und zur Verhinderung von erneuten Schüben.

Die Tabletten sind mit Einschränkung auch zur Akutbehandlung von Morbus Crohn geeignet, wenn Glukokortikoide nicht gegeben werden dürfen oder können. Mesalazin ist schwächer wirksam als Glukokortikoide.

Aus nichtmagensaftresistenten Tabletten und Granulaten beginnt die Freisetzung des Wirkstoffs bereits im Magen. Magensaftresistente Tabletten und Granulate entfalten ihre Wirkung dagegen vorwiegend im Darm. Rektal anzuwendende Zubereitungen wie Rektalschaum, Zäpfchen und Klysmen sind nur angezeigt, wenn die Krankheit tatsächlich den Dick- oder Enddarm betrifft.

ANWENDUNG

Eine regelmäßige Anwendung ist bei allen Zubereitungsformen wichtig. Wenn Sie das Mittel einmal vergessen haben, nehmen Sie den Rhythmus bei der nächsten Gelegenheit wieder auf, ersetzen aber die versäumte Medikamentenportion nicht.

Granulat: Beim akuten Schub von Colitis ulcerosa nehmen Sie bis zu viermal täglich bis zu 1 000 Milligramm Mesalazin ein. Das Granulat kann morgens, mittags und abends zusammen mit den Mahlzeiten eingenommen werden, darf aber nicht zerkaut werden. Für die Daueranwendung genügen bis zu viermal täglich 500 Milligramm Mesalazin.

Tabletten: Bei einem akuten Schub von Colitis ulcerosa nehmen Sie bis zu dreimal täglich bis zu 1 000 Milligramm Mesalazin (= zwei bis vier Tabletten) eine Stunde vor den Mahlzeiten mit reichlich Flüssigkeit ein. Für die Daueranwendung zur Verhinderung neuer Schübe reichen drei- bis viermal täglich 500 Milligramm Mesalazin.

Zur Behandlung von Morbus Crohn sind bei einer Akutbehandlung dreimal 500 bis 1 500 Milligramm täglich erforderlich, eine Langzeitbehandlung ist nur bei einer Dosierung von mehr als zwei Gramm täglich aussichtsreich.

Klysma: Sie geben einmal täglich abends den Inhalt einer Klistierflasche mit vier Gramm Mesalazin als Einlauf in den Enddarm. Vorher sollte der Darm möglichst entleert worden sein.

Rektalschaum: Sie geben einmal täglich abends vor dem Schlafengehen zwei Sprühstöße in den Enddarm. Vorher sollte der Darm möglichst entleert worden sein.

Zäpfchen: Beim akuten Schub führen Sie dreimal täglich ein Zäpfchen mit einer Dosierung von je 500 Milligramm in den Enddarm ein. Vorher sollte der Darm möglichst entleert worden sein. Bei einer Langzeitbehandlung reicht oft eine geringere Dosierung.

ACHTUNG

Wenn der Arzt wegen vermehrt auftretender unerwünschter Wirkungen die Behandlung von Sulfasalazin auf Mesalazin umstellt, sollte er erst einmal mit einer geringen Dosis prüfen, ob Sie Mesalazin besser vertragen.

Um mögliche Störungen des Blutbilds und der Leber- und Nierenfunktion frühzeitig zu erkennen, muss der Arzt ein- bis zweimal im Quartal die Blutwerte überprüfen.

Claversal Rektalschaum: Dieses Präparat enthält als Konservierungsmittel Parabene. Wenn Sie auf Parastoffe (→ Seite 1159) allergisch reagieren, dürfen Sie das Mittel nicht anwenden.

Gegenanzeigen

Unter folgenden Bedingungen dürfen Sie Mesalazin nicht anwenden:

- Sie reagieren allergisch auf Salizylsäure.
- Die Funktion von Leber und/oder Nieren ist stark eingeschränkt.

Wechselwirkungen mit Medikamenten

Wenn Sie noch andere Medikamente einnehmen, ist zu beachten, dass Mesalazin die Konzentration von Methotrexat (bei rheumatoider Arthritis, Krebs) im Blut erhöht.

UNERWÜNSCHTE WIRKUNGEN

▶ **Keine Maßnahmen erforderlich**

Kopfschmerzen, Gelenk- und Muskelschmerzen, Schwindel, Übelkeit und Erbrechen kommen vor. Tritt Haarausfall auf, verschwindet dieser meist, wenn die Dosis verringert wird oder nach Absetzen des Medikaments.

▶ **Muss beobachtet werden**

Wenn die Haut sich verstärkt rötet und juckt, reagieren Sie vermutlich allergisch auf das Mittel. Bei solchen Hauterscheinungen (→ Seite 14) sollten Sie einen Arzt aufsuchen.

Als Zeichen einer Überempfindlichkeitsreaktion kann sich auch der komplette Dickdarm entzünden (Pancolitis). Wenn sich Durchfall und Bauchschmerzen verschlimmern, sollten Sie umgehend, spätestens aber innerhalb von ein bis zwei Tagen einen Arzt konsultieren.

Die Nierenfunktion kann sich vermindern, die Nieren können sich auch entzünden. Wenn Sie mehr oder weniger Urin ausscheiden als gewohnt, wenn der Urin stark riecht oder Schmerzen in der Nierengegend auftreten, sollten Sie innerhalb der nächsten Tage einen Arzt aufsuchen und gezielt die Nieren (→ Seite 16) untersuchen lassen.

Der Wirkstoff kann das Blutbild (→ Seite 15) verändern. Während der Anwendung sollte der Arzt deshab das Blutbild alle sechs bis zwölf Wochen kontrollieren.

Wenn Fieber auftritt, das über zwei bis drei Tage anhält, sollten Sie den Arzt aufsuchen.

▶ **Sofort zum Arzt**

Wenn starker Hautausschlag, Juckreiz, Herzrasen, Atemnot, Schwäche und Schwindel auftreten, müssen Sie unverzüglich den Notarzt rufen (Telefon 112) und die Anwendung sofort stoppen, weil es sich um eine lebensbedrohliche Allergie (→ Seite 14) handeln kann.

Außerdem kann eine allergisch bedingte Entzündung der Lungenbläschen auftreten. Wenn Fieber, Atemnot, Übelkeit, Erbrechen und starke Schmerzen im Oberbauch, die bis in den Rücken ausstrahlen können, auftreten, sollten Sie sich umgehend in ärztliche Behandlung begeben. Es könnte sich um eine akute Entzündung der Bauchspeicheldrüse handeln. Bei starken Beschwerden rufen Sie am besten gleich den Notarzt (Telefon 112).

HINWEISE

Für Kinder unter 14 Jahren

Säuglinge und Kleinkinder sollten nicht mit Mesalazin behandelt werden, da für diese Altersgruppe keine ausreichenden Erfahrungen mit diesen Mitteln vorliegen.

Für Schwangerschaft und Stillzeit

In der Schwangerschaft gilt Mesalazin als unbedenklich. Sicherheitshalber sollte der Arzt Sie – wenn es das Krankheitsgeschehen erlaubt – auf die niedrigste Dosis einstellen und das Mittel in den letzten zwei bis vier Wochen der Schwangerschaft absetzen.

Mesalazin gelangt in geringer Menge in die Muttermilch. In einem Einzelfall wurde damit Durchfall beim Baby in Verbindung gebracht. Sie sollten auf das Mittel in der Stillzeit sicherheitshalber verzichten oder abstillen.

Für ältere Menschen

Da bei ihnen die Nierenfunktion oft nachlässt, muss der Arzt die Nierenleistung anhand der Blutwerte sorgfältig kontrollieren (Harnstoff und Plasmakreatinin messen).

Sulfasalazin

AZULFIDINE

In Sulfasalazin sind zwei Wirkstoffe – Sulfapyridin (ein Sulfonamid) und 5-Aminosalizylsäure

(auch Mesalazin genannt) – aneinander gekoppelt. Die Wirkung beruht vor allem auf 5-Aminosalizylsäure. Sie hemmt körpereigene Stoffe, die die Entzündung im Gewebe aufrechterhalten.
Im Dünndarm wirkt Sulfasalazin nicht, weil die wirksame Substanz (5-Aminosalizylsäure) erst im Dickdarm durch bakterielle Enzyme abgespalten wird. Bei Morbus Crohn sollte das Mittel zur Akutbehandlung deshalb nur eingesetzt werden, wenn überwiegend der Dickdarm betroffen ist.
Für die vorbeugende Behandlung, um erneute Schübe bei Morbus Crohn zu verhindern, ist Sulfasalazin wenig geeignet, da die therapeutische Wirksamkeit nicht ausreichend nachgewiesen ist.
Bei Colitis ulcerosa ist Sulfasalazin zur Behandlung akuter Krankheitsschübe geeignet, ebenso zur Vorbeugung, um erneute Krankheitsschübe zu verhindern.
Der Sulfonamidanteil hat die Aufgabe, die 5-Aminosalizylsäure vor einer vorzeitigen Aufnahme im Dünndarm zu schützen. Sulfapyridin wird in den Blutkreislauf aufgenommen und ist verantwortlich für die meisten unerwünschten Wirkungen des Mittels. Aus diesem Grund wird empfohlen, Präparate mit Mesalazin zu bevorzugen, es sei denn, neben der Colitis soll auch noch eine rheumatische Begleiterkrankung behandelt werden. Näheres dazu lesen Sie im Abschnitt „Rheumatoide Arthritis" (→ Seite 1083). Beachten Sie im Übrigen auch die Angaben zu Mesalazin (→ Seite 366).
Den Wirkstoff Sulfasalazin (*AZULFIDINE*) gibt es inzwischen auch in Form von preisgünstigen Generika.

ANWENDUNG

Die Tabletten nehmen Sie zum Essen mit reichlich Flüssigkeit ein. Mehr als vier Gramm täglich, verteilt auf drei Portionen, sollten es nicht sein, zur langfristigen Dauerbehandlung nicht mehr als drei Gramm täglich, verteilt auf zwei Portionen. Zwischen zwei Einnahmen sollten nicht mehr als acht Stunden liegen.
Wenden Sie Zäpfchen an, führen Sie jeweils morgens und abends eines zu 500 Milligramm ein.
Die Beschwerden sollten sich innerhalb von ein bis drei Wochen bessern.

ACHTUNG

Wegen der unerwünschten Wirkungen muss der Arzt die Blutwerte ein- bis zweimal pro Quartal kontrollieren. Insbesondere ist darauf zu achten, ob die Nierenfunktion nachlässt.
Die Mittel können die Haut empfindlicher für Sonnenlicht machen. Während Sie sie anwenden, sollten Sie Sonnenbäder und Solarien meiden und die unbedeckte Haut im Freien mit einem Sunblocker oder einem Sonnenschutzmittel mit hohem Lichtfaktor schützen.

Gegenanzeigen

Unter folgenden Bedingungen dürfen Sie Sulfasalazin nicht anwenden:

- Sie reagieren allergisch auf Salizylsäure.
- Die Funktion von Leber und/oder Nieren ist stark eingeschränkt.
- Sie haben einen Darmverschluss oder eine Darmlähmung.
- Sie haben eine angeborene Störung bei der Bildung des roten Blutfarbstoffs (Porphyrie).
- Sie haben eine entzündliche Hauterkrankung, die meist durch Medikamente hervorgerufen wird (Erythema exsudativum multiforme).
- Sie haben einen Mangel an dem Enzym Glukose-6-phosphat-Dehydrogenase. Dann besteht die Gefahr, dass Sulfasalazin die roten Blutkörperchen schädigt.

Unter folgenden Bedingungen muss der Arzt Vorteile und Risiken besonders sorgfältig abwägen:

- Sie reagieren leicht allergisch und/oder haben Asthma.
- Sie vertragen keine Sulfonylharnstoffe (bei Typ-2-Diabetes).

Wechselwirkungen mit Medikamenten

Wenn Sie noch andere Medikamente einnehmen, ist zu beachten, dass Antibiotika (bei Infektionen) die Freisetzung von 5-Aminosalizylsäure aus Sulfasalazin behindern.

▶ **Unbedingt beachten**

Sulfasalazin behindert die Aufnahme von Digoxin (bei Herzschwäche), sodass dieses Mittel nicht mehr ausreichend wirkt. Näheres hierzu lesen Sie unter „Mittel bei Herzschwäche: verringerte Wirkung" (→ Seite 13).

UNERWÜNSCHTE WIRKUNGEN

Das Mittel ist gelb und kann deshalb den Urin intensiv gelb, selten auch die Haut verfärben.

▶ **Keine Maßnahmen erforderlich**

Sulfasalazin kann Haarausfall auslösen. Dieser lässt meist wieder nach, sobald das Mittel abgesetzt wird.
Häufig kommt es zu Kopfschmerzen, Appetitlosigkeit, Übelkeit, Erbrechen.
Gelegentlich treten Schwindel und Schlaflosigkeit, seltener Missempfindungen (Kribbeln) sowie Gelenk- und Muskelschmerzen auf.

▶ **Muss beobachtet werden**

Wenn die Haut sich verstärkt rötet und juckt, reagieren Sie vermutlich allergisch auf das Mittel. Bei solchen Hauterscheinungen (→ Seite 14) sollten Sie einen Arzt aufsuchen.

Als Zeichen einer Überempfindlichkeitsreaktion kann sich auch der komplette Dickdarm entzünden (Pancolitis). Wenn sich Durchfall und Bauchschmerzen verschlimmern, sollten Sie umgehend, spätestens aber innerhalb von ein bis zwei Tagen, einen Arzt konsultieren.

Die Nierenfunktion kann sich vermindern, die Nieren können sich auch entzünden. Wenn Sie mehr oder weniger Urin ausscheiden als gewohnt, wenn der Urin stark riecht oder Schmerzen in der Nierengegend auftreten, sollten Sie innerhalb der nächsten Tage einen Arzt aufsuchen und gezielt die Nieren (→ Seite 16) untersuchen lassen.

Der Wirkstoff kann das Blutbild (→ Seite 15) verändern. Während der Einnahme sollte der Arzt deshalb das Blutbild alle sechs bis zwölf Wochen kontrollieren.

Wenn Fieber auftritt, das über zwei bis drei Tage anhält, sollten Sie den Arzt aufsuchen.

Als Zeichen einer Unverträglichkeitsreaktion kann sich auch die Bindehaut der Augen entzünden, sodass die Augen sich röten, jucken, brennen und die Lider anschwellen. Suchen Sie dann einen Arzt auf.

Es kann ein Folsäuremangel auftreten, der sich vorwiegend durch Müdigkeit zeigt. Wenn der Arzt das Blutbild regelmäßig kontrolliert, erkennt er auch einen Folsäuremangel. Steigt die Zahl der roten Blutkörperchen nicht an, obwohl Sie zusätzlich Folsäure einnehmen, sollte der Arzt auf einen anderen Wirkstoff ausweichen.

Gelegentlich kommt es zu Benommenheit, Konzentrationsstörungen, Depressionen (→ Seite 16) oder Psychosen. Wenn Sie merken, dass sich Ihr seelisches Befinden verändert, sollten Sie dies ebenfalls dem Arzt mitteilen.

▶ **Sofort zum Arzt**

Wenn starker Hautausschlag, Juckreiz, Herzrasen, Atemnot, Schwäche und Schwindel auftreten, müssen Sie unverzüglich den Notarzt rufen (Telefon 112) und die Anwendung sofort stoppen, weil es sich um eine lebensbedrohliche Allergie (→ Seite 14) handeln kann.

Außerdem kann eine allergisch bedingte Entzündung der Lungenbläschen auftreten. Wenn Fieber, Atemnot, Übelkeit, Erbrechen und starke Schmerzen im Oberbauch, die bis in den Rücken ausstrahlen können, auftreten, sollten Sie sich umgehend in ärztliche Behandlung begeben. Es könnte sich um eine akute Entzündung der Bauchspeicheldrüse handeln. Bei starken Beschwerden rufen Sie am besten gleich den Notarzt (Telefon 112).

Hinweise

Für Kinder unter 14 Jahren

Kinder unter zwei Jahren dürfen das Mittel nicht bekommen.

Bei Kinderwunsch

Ein Mangel an Folsäure kann in den ersten Monaten einer Schwangerschaft das Ungeborene schädigen. Frauen, die schwanger werden wollen und Sulfasalazin anwenden, sollen deshalb regelmäßig zusätzlich Folsäure als Medikament einnehmen.

Sulfasalazin beeinträchtigt die Spermienbildung, sodass bei Männern die Zeugungsfähigkeit sinkt. Nach dem Absetzen des Mittels normalisiert sich die Spermienzahl innerhalb von zwei bis drei Monaten jedoch wieder.

Für Schwangerschaft und Stillzeit

Sulfasalazin gelangt durch den Mutterkuchen in den kindlichen Kreislauf. Nachteilige Folgen für das Ungeborene sind bisher nicht bekannt geworden. Dennoch sollten Sie das Mittel, soweit es die Erkrankung erlaubt, vor und während einer Schwangerschaft absetzen oder mit dem Arzt besprechen, auf welche Dosis Sie es reduzieren können.

Der Wirkstoff gelangt in die Muttermilch, beeinträchtigt die Gesundheit des Babys jedoch nicht.

Beim Tragen von Kontaktlinsen

Die gelbe Farbe des Medikaments kann weiche Kontaktlinsen – vermutlich dauerhaft – gelb verfärben.

Chronisch-entzündliche Darmerkrankungen

Handelsname Darreichungsform	Zusammensetzung pro 1 ml/1 g oder wie angegeben bzw. pro abgeteilte Einheit	Kleinste Packungsgröße	Festbetrag in Euro	Packungspreis in Euro	Bewertung
Hinweise zu den Tabellenspalten → Seite 28, zur Auswahl der Arzneimittel → Seite 23, zur Grundlage der Bewertung → Seiten 24, 27					
***Azafalk 25 mg** Rp* ***50 mg** Rp* Filmtabletten	**Azathioprin** 25 mg 50 mg	50 Stück 50 Stück	29,31 44,95	29,31 34,37	**Geeignet** bei Colitis ulcerosa, wenn Glukokortikoide nicht mehr ausreichend wirksam sind. **Geeignet** bei mittelschwerem bis schwerem Morbus Crohn zur Akutbehandlung in Kombination mit Prednisolon oder Methylprednisolon und wenn Glukokortikoide nicht vertragen werden. **Geeignet** bei mittelschwerem bis schwerem Morbus Crohn zur Dauerbehandlung, um die krankheitsfreie Zeit zu verlängern. → Seite 36[…]
***Azathioprin-ratiopharm 25 mg** Rp* ***50 mg** Rp* Filmtabletten	**Azathioprin** 25 mg 50 mg	100 Stück 50 Stück	50,43 44,95	38,18 31,78	**Geeignet** bei Colitis ulcerosa, wenn Glukokortikoide nicht mehr ausreichend wirksam sind. **Geeignet** bei mittelschwerem bis schwerem Morbus Crohn zur Akutbehandlung in Kombination mit Prednisolon oder Methylprednisolon und wenn Glukokortikoide nicht vertragen werden. **Geeignet** bei mittelschwerem bis schwerem Morbus Crohn zur Dauerbehandlung, um die krankheitsfreie Zeit zu verlängern. → Seite 36[…]
***AZULFIDINE** Rp* Filmtabletten ***AZULFIDINE** Rp* Tabletten	**Sulfasalazin** 500 mg 500 mg	300 Stück 300 Stück	78,40 78,40	78,40 78,40	**Geeignet** bei Colitis ulcerosa zur Akut- und Dauerbehandlung, um die krankheitsfreie Zeit zu verlängern. **Mit Einschränkung geeignet** bei Morbus Crohn zur Akutbehandlung, wenn vorwiegend der Dickdarm betroffen ist. Der Sulfonamidanteil kann unerwünschte Wirkungen auslösen. **Wenig geeignet** bei Morbus Crohn, um die krankheitsfreie Zeit zu verlängern, weil die therapeutische Wirksamkeit nicht ausreichend nachgewiesen ist. → Seite 36[…]
***AZULFIDINE** Rp* Zäpfchen	500 mg	10 Stück		22,32	**Geeignet** bei Colitis ulcerosa zur Akut- und Dauerbehandlung, um die krankheitsfreie Zeit zu verlängern, wenn sich die Krankheit auf den Enddarm und den unteren Teil des Dickdarms beschränkt. **Mit Einschränkung geeignet** bei Morbus Crohn zur Akutbehandlung, wenn vorwiegend der Dickdarm betroffen ist. Der Sulfonamidanteil kann unerwünschte Wirkungen auslösen. **Wenig geeignet** bei Morbus Crohn, um die krankheitsfreie Zeit zu verlängern, weil die therapeutische Wirksamkeit nicht ausreichend nachgewiesen ist. → Seite 36[…]
***Budenofalk 3 mg** Rp* magensaftresistente Kapseln	**Budesonid** 3 mg	20 Stück		41,19	**Geeignet** bei leichteren Formen von Morbus Crohn zur Akutbehandlung. → Seite 36[…]
***Budenofalk Rektalschaum** Rp* Schaum	2 mg pro Sprühstoß	1,2 g		107,09	**Mit Einschränkung geeignet** bei leichter bis mittelschwerer Colitis ulcerosa zur Akutbehandlung. Nur als Zusatzbehandlung zu Mesalazin oder Sulfasalazin, wenn sich die Krankheit auf den Enddarm und den unteren Teil des Dickdarms beschränkt und Mesalazin oder Sulfasalazin nicht ausreichend wirken. → Seite 36[…]

Chronisch-entzündliche Darmerkrankungen Fortsetzung

Handelsname Darreichungsform	Zusammensetzung pro 1 ml/1 g oder wie angegeben bzw. pro abgeteilte Einheit	Kleinste Packungsgröße	Festbetrag in Euro	Packungspreis in Euro	Bewertung
Claversal Rektalschaum Rp Schaum	**Mesalazin** 1 g pro 5 g (Konservierungsmittel: Parabene)	70 g		77,83	**Geeignet** bei Colitis ulcerosa zur Akutbehandlung, wenn die Krankheit sich auf den Enddarm und den unteren Dickdarm beschränkt. → Seite 366
Claversal Klysmen 4 g/60 g Rp Suspension	4 g pro 60 g	7 x 60 g	68,90	68,90	
Claversal Zäpfchen 250 mg Rp	250 mg	10 Stück	20,02	20,02	**Geeignet** bei Colitis ulcerosa zur Akut- und Dauerbehandlung, um die krankheitsfreie Zeit zu verlängern, wenn sich die Krankheit auf den Enddarm beschränkt. → Seite 366
500 mg Rp Zäpfchen	500 mg	10 Stück	30,79	30,63	**Geeignet** bei Colitis ulcerosa zur Akutbehandlung, wenn sich die Krankheit auf den Enddarm beschränkt. → Seite 366
Claversal Tabletten 250 mg Rp	250 mg	120 Stück	47,53	47,53	**Geeignet** bei Colitis ulcerosa zur Akut- und Dauerbehandlung, um die krankheitsfreie Zeit zu verlängern. **Mit Einschränkung geeignet** zur Akutbehandlung bei Morbus Crohn, wenn Prednisolon oder Methylprednisolon nicht angewendet werden können. Mesalazin wirkt schwächer als diese Mittel. → Seite 366
500 mg Rp magensaftresistente Tabletten	500 mg	50 Stück	38,83	38,83	
Colifoam Rektalschaum Rp FCKW-freies Spray	**Hydrokortisonazetat** 100 mg (Konservierungsmittel: Parabene)	20,8 g		41,10	**Mit Einschränkung geeignet** bei leichter bis mittelschwerer Colitis ulcerosa zur Akutbehandlung. Nur als Zusatzbehandlung zu Mesalazin oder Sulfasalazin, wenn die Krankheit sich auf den Enddarm und den unteren Teil des Dickdarms beschränkt und Mesalazin oder Sulfasalazin nicht ausreichend wirken. **Geeignet** bei Morbus Crohn zur Akutbehandlung, wenn sich die Krankheit auf den Enddarm und den unteren Teil des Dickdarms beschränkt. → Seite 362
Entocort Rp Kapseln	**Budesonid** 3 mg	20 Stück		41,19	**Geeignet** bei leichteren Formen von Morbus Crohn zur Akutbehandlung. → Seite 362
Entocort rektal Rp Tabletten und Lösungsmittel	2,3 mg (Konservierungsmittel: Parabene)	7 Stück		72,47	**Mit Einschränkung geeignet** bei leichter bis mittelschwerer Colitis ulcerosa zur Akutbehandlung. Nur als Zusatzbehandlung zu Mesalazin oder Sulfasalazin, wenn sich die Krankheit auf den Enddarm und den unteren Teil des Dickdarms beschränkt und Mesalazin oder Sulfasalazin nicht ausreichend wirken. → Seite 362
Imurek 25 mg Filmtabletten Rp	**Azathioprin** 25 mg	100 Stück	50,43	50,43	**Geeignet** bei Colitis ulcerosa, wenn Glukokortikoide nicht mehr ausreichend wirksam sind. **Geeignet** bei mittelschwerem bis schwerem Morbus Crohn zur Akutbehandlung in Kombination mit Prednisolon oder Methylprednisolon und wenn Glukokortikoide nicht vertragen werden. **Geeignet** bei mittelschwerem bis schwerem Morbus Crohn zur Dauerbehandlung, um die krankheitsfreie Zeit zu verlängern. → Seite 360
50 mg Filmtabletten Rp Filmtabletten	50 mg	100 Stück	82,88	82,88	

Hinweise zu den Tabellenspalten → Seite 28, zur Auswahl der Arzneimittel → Seite 23, zur Grundlage der Bewertung → Seiten 24, 27

▶

Chronisch-entzündliche Darmerkrankungen Fortsetzung

Handelsname Darreichungsform	Zusammensetzung pro 1 ml/1 g oder wie angegeben bzw. pro abgeteilte Einheit	Kleinste Packungsgröße	Festbetrag in Euro	Packungspreis in Euro	Bewertung
Imurek i.v. Trockensubstanz Rp Injektionslösung	**Azathioprin** 50 mg	1 Stück		31,48	**Geeignet** bei Colitis ulcerosa, falls die Behandlung mit Tabletten nicht möglich ist, wenn Glukokortikoide nicht mehr ausreichend wirksam sind. **Geeignet** bei mittelschwerem bis schwerem Morbus Crohn, falls die Behandlung mit Tabletten nicht möglich ist; zur Akutbehandlung in Kombination mit Prednisolon oder Methylprednisolon und wenn Glukokortikoide nicht vertragen werden. **Geeignet** bei mittelschwerem bis schwerem Morbus Crohn, falls die Behandlung mit Tabletten nicht möglich ist; zur Dauerbehandlung, um die krankheitsfreie Zeit zu verlängern. → Seite 360
MUTAFLOR mite	**Lebensfähige Bakterien Escherichia coli** 05–5 x 10 9	20 Stück		21,38	**Mit Einschränkung geeignet** bei Colitis ulcerosa, wenn geeignete Mittel zur Verlängerung der krankheitsfreien Zeit nicht oder nicht ausreichend gewirkt haben. Weitere Studien sind erforderlich, um den therapeutischen Stellenwert abschließend zu bestimmen. → Seite 362
Mutaflor Kapseln	2,5–25 x 10^9	20 Stück		21,72	
MUTAFLOR Suspension Suspension	10^8	5 x 1 ml		20,03	
Pentasa Klysma Rp Suspension	**Mesalazin** 1 000 mg pro 100 ml	7 x 100 ml	42,33	42,33	**Geeignet** bei Colitis ulcerosa zur Akutbehandlung, wenn die Krankheit sich auf den Enddarm und den unteren Dickdarm beschränkt. → Seite 366
Pentasa Suppositorien Rp Zäpfchen	1 000 mg	10 Stück	52,71	52,71	**Geeignet** bei Colitis ulcerosa zur Akut- und Dauerbehandlung, um die krankheitsfreie Zeit zu verlängern, wenn die Krankheit sich auf den Enddarm beschränkt. → Seite 366
Pentasa Sachet 1 000 mg Rp Granulat	1 000 mg	50 Stück	61,34	61,33	**Geeignet** bei Colitis ulcerosa zur Akut- und Dauerbehandlung, um die krankheitsfreie Zeit zu verlängern. **Mit Einschränkung geeignet** zur Akutbehandlung bei Morbus Crohn, wenn Prednisolon oder Methylprednisolon nicht angewendet werden können. Mesalazin wirkt schwächer als diese Mittel. → Seite 366
Pentasa 500 mg Retardtabletten Rp Retardtabletten	500 mg	100 Stück	66,06	66,06	
Remicade 100 mg Rp Infusionslösung	**Infliximab** 100 mg	2 Stück		1704,39	**Mit Einschränkung geeignet** bei schwerem Morbus Crohn zur Akutbehandlung mit oder ohne Fisteln, wenn andere Medikamente nicht ausreichend wirken oder nicht angewendet werden können. Der therapeutische Stellenwert von Infliximab ist derzeit noch nicht abschließend zu bewerten. **Mit Einschränkung geeignet** bei mittelschwerer bis schwerer Colitis ulcerosa, wenn andere Medikamente nicht ausreichend wirken oder nicht angewendet werden können. Der therapeutische Stellenwert von Infliximab ist derzeit noch nicht abschließend zu bewerten. → Seite 36

Hinweise zu den Tabellenspalten → Seite 28, zur Auswahl der Arzneimittel → Seite 23, zur Grundlage der Bewertung → Seiten 24, 27

Chronisch-entzündliche Darmerkrankungen Fortsetzung

Handelsname Darreichungsform	Zusammensetzung pro 1 ml/1 g oder wie angegeben bzw. pro abgeteilte Einheit	Kleinste Packungsgröße	Festbetrag in Euro	Packungspreis in Euro	Bewertung

Hinweise zu den Tabellenspalten → Seite 28, zur Auswahl der Arzneimittel → Seite 23, zur Grundlage der Bewertung → Seiten 24, 27

Handelsname Darreichungsform	Zusammensetzung	Kleinste Packungsgröße	Festbetrag in Euro	Packungspreis in Euro	Bewertung
Salofalk Granu-Stix 500 mg Rp	**Mesalazin** 500 mg	50 Stück	38,83	38,83	**Geeignet** bei Colitis ulcerosa zur Akut- und Dauerbehandlung, um die krankheitsfreie Zeit zu verlängern. → Seite 366
1 000 mg Rp Granulat	1 000 mg	50 Stück	61,34	61,33	
Salofalk 1 g Rektalschaum Rp Rektalschaum	1 g	80 g		77,83	**Geeignet** bei Colitis ulcerosa zur Akutbehandlung, wenn sich die Krankheit auf den unteren Dickdarm und den Enddarm beschränkt. → Seite 366
Salofalk Klysmen 2 g/30 ml Rp	2 g pro 30 ml	7 x 30 ml	53,65	53,66	
4 g/60 ml Rp Suspension	4 g pro 60 ml	7 x 60 ml	68,90	68,90	
Salofalk Suppositorien 250 mg Rp	250 mg	10 Stück	20,02	20,02	**Geeignet** bei Colitis ulcerosa zur Akut- und Dauerbehandlung, um die krankheitsfreie Zeit zu verlängern, wenn sich die Krankheit auf den Enddarm beschränkt. → Seite 366
500 mg Rp Zäpfchen	500 mg	10 Stück	30,79	30,63	**Geeignet** bei Colitis ulcerosa zur Akutbehandlung, wenn sich die Krankheit auf den Enddarm beschränkt. → Seite 366
Salofalk magensaftresistente Tabletten 250 mg Rp	250 mg	120 Stück	47,53	47,53	**Geeignet** bei Colitis ulcerosa zur Akut- und Dauerbehandlung, um die krankheitsfreie Zeit zu verlängern. **Mit Einschränkung geeignet** zur Akutbehandlung bei Morbus Crohn, wenn Prednisolon oder Methylprednisolon nicht angewendet werden können. Mesalazin wirkt schwächer als diese Mittel. → Seite 366
500 mg Rp magensaftresistente Tabletten	500 mg	50 Stück	38,83	38,83	
Zytrim 25 mg Rp	**Azathioprin** 25 mg	100 Stück	50,43	38,20	**Geeignet** bei Colitis ulcerosa, wenn Glukokortikoide nicht mehr ausreichend wirksam sind. **Geeignet** bei mittelschwerem bis schwerem Morbus Crohn zur Akutbehandlung in Kombination mit Prednisolon oder Methylprednisolon und wenn Glukokortikoide nicht vertragen werden. **Geeignet** bei mittelschwerem bis schwerem Morbus Crohn zur Dauerbehandlung, um die krankheitsfreie Zeit zu verlängern. → Seite 360
50 mg Rp Filmtabletten	50 mg	50 Stück	44,95	34,37	

Hämorrhoiden

Im Inneren des Enddarms (Rektum), in und über dem ringförmigen Afterschließmuskel, befinden sich mit arteriellem Blut gefüllte Schwellkörper. Sie bilden eine Art Polster, das gefüllt und entleert werden kann und dazu beiträgt, dass der Enddarm gut schließt. Wird der Darm entleert und der Schließmuskel dabei gedehnt, fließt das Blut aus den Schwellkörpern ab; zieht sich der After zusammen, strömt es wieder ein und dichtet den Analkanal ab.
Als Hämorrhoiden werden vergrößerte Blutgefäße bezeichnet, die sich unter der Schleimhautoberfläche ausgedehnt haben. Das geschieht, wenn das Gefäßpolster längere Zeit nicht entleert wird, zum Beispiel, weil eine Verstopfung vorliegt oder der Stuhldrang unterdrückt wird. Da die Hämorrhoiden direkt unter der Schleimhautoberfläche liegen, entzünden sie sich leicht oder reißen ein, vor allem wenn der Darminhalt sehr hart ist. Wenn beim Stuhlgang stark gepresst werden muss, können sie aus dem After hervortreten.
Hämorrhoiden werden entsprechend ihrer Ausdehnung, Größe und der Intensität der Beschwerden in vier Stadien eingeteilt:

- Stadium I: Die Schwellkörper im Enddarm sind vergrößert.
- Stadium II: Schmerzen und Blutungen nehmen zu. Die Hämorrhoiden treten beim Pressen am Afterrand hervor, ziehen sich aber wieder in den Enddarm zurück, wenn der Darminhalt abgesetzt ist.
- Stadium III: Die Hämorrhoiden ziehen sich nach dem Stuhlgang nicht mehr von selbst in den Enddarm zurück, können aber mit dem Finger wieder hinein geschoben werden. Häufig entsteht das Gefühl, dass der Darm nicht vollständig entleert ist. Manchmal schließt der Aftermuskel nicht mehr dicht genug, sodass unkontrolliert etwas Stuhl abgeht.
- Stadium IV: Die Hämorrhoiden bleiben dauerhaft außerhalb des Enddarms und lassen sich mit dem Finger nicht mehr zurückschieben.

Anzeichen und Beschwerden

Hämorrhoiden liegen dicht unter der Haut im Analkanal. Die dünne Innenhaut des Enddarms wird durch den Stuhl leicht gereizt und sondert dann vermehrt Schleim ab, der sich im Afterbereich sammelt und sehr starken Juckreiz auslöst. Manchmal nässen und brennen die Stellen auch. Wenn sie sich entzünden, schwillt das umgebende Gewebe an und schmerzt, vor allem beim Sitzen und beim Stuhlgang. Meist ist dann auch die Darmentleerung behindert. Mit dem Stuhl austretendes oder dem Stuhl aufliegendes hellrotes Blut ist ein Hinweis darauf, dass Hämorrhoiden eingerissen sind. Sie verheilen aber schnell von selbst wieder.

Ursachen

Hämorrhoiden bilden sich meist aufgrund einer Veranlagung. Gefördert werden sie außerdem durch Bewegungsmangel und ballaststoffarme Ernährung, die häufig Verstopfung und harten Stuhl nach sich ziehen. Starkes Pressen, langes Sitzen, Übergewicht oder die vergrößerte Gebärmutter bei einer Schwangerschaft drücken vermehrt auf den Enddarm und damit auch auf die Hämorrhoiden.
Abführmittel können dazu beitragen, dass sich Hämorrhoiden entwickeln, vor allem, wenn sie häufig eingenommen werden. Dann bleibt der Stuhl meist dünnflüssig, was dazu führt, dass die Schwellkörper im Enddarm nicht mehr regelmäßig entleert werden und sich in die Umgebung ausdehnen. Dies gilt nicht für Abführmittel, die Quellstoffe enthalten. Für Flohsamen, Leinsamen und Weizenkleie konnte in klinischen Studien gezeigt werden, dass sie die Symptome bei Hämorrhoiden verbessern und das Blutungsrisiko verringern können.

Nicht verwechseln!
Im Analkanal rund um den After befinden sich auch venöse Gefäßpolster. Sie schwellen ebenfalls an und erweitern sich, wenn Druck auf sie ausgeübt wird. Häufig geschieht das im Zusammenhang mit einer Schwangerschaft oder Geburt sowie bei starkem und langem Pressen bei Verstopfung oder hartem Stuhlgang.
Solche erweiterten Venen sind keine Hämorrhoiden, allerdings können sie ähnliche Beschwerden verursachen wie diese, insbesondere, wenn sich in den Venen kleine Blutgerinnsel (Perianalthrombosen) bilden. Beim Sitzen kommt es durch die prall gestaute Vene dann meist zu sehr starken Schmerzen. Die Gerinnsel werden innerhalb einiger Tage vom Körper abgebaut, und die Vene erschlafft wieder. Bei starken Beschwerden kann der Arzt die angeschwollene Vene mit einem kleinen Skalpellschnitt öffnen und den Blutpfropf entfernen. Schmerzen und Druckgefühl lassen dann sofort nach.

Vorbeugung

Wenn Sie bereits mit der Nahrung ausreichend Ballaststoffe zu sich nehmen, wird der Darm nicht träge und der Stuhl nicht hart. Ballaststoffe sind unverdauliche Nahrungsbestandteile. Dazu gehören Quell-

stoffe in Obstschalen und Gemüse sowie die Reste der Getreidekornhülle in Vollkornprodukten. Ballaststoffe regen die Darmbewegung an, indem sie Wasser binden und den Speisebrei aufquellen lassen. Dieser wird zügig befördert und rasch ausgeschieden. Eine Verstopfung kann so gar nicht erst entstehen. Der Stuhl ist weich und erfordert kein langes und starkes Pressen. Wichtig ist, dass Sie täglich mindestens zwei Liter trinken, um dem Darm genügend Wasser zur Verfügung zu stellen.
Jede Art von Bewegung regt die Darmtätigkeit zusätzlich an und verhindert, dass sich Hämorrhoiden bilden.
Eine „Schließmuskelgymnastik" fördert die Durchblutung im Analkanal und beugt auf diese Weise der Ausdehnung der Hämorrhoidalpolster vor: Kneifen Sie dazu den Schließmuskel mehrmals täglich 30mal hintereinander zusammen.

Nichtmedikamentöse Maßnahmen

Alle unter Vorbeugung genannten Maßnahmen sind auch bei bereits vorhandenen Hämorrhoiden sinnvoll. Damit sich Hämorrhoiden nicht entzünden, sollten Sie auf eine sorgfältige Analhygiene achten:

- Reinigen Sie den Darmausgang nach dem Stuhlgang mit einem Waschlappen und lauwarmem Wasser, ersatzweise mit feuchten Toiletten- oder Baby-Öltüchern. Benutzen Sie kein hartes, raues Toilettenpapier und wischen Sie nicht zu grob über den After, sonst wird die Haut gereizt und reißt leicht ein.
- Verwenden Sie keine Seifen und Kosmetika im Analbereich. Sie reizen die Haut und fördern Entzündungen und Allergien.

Bei Hämorroiden im Stadium I und II genügen meist die hier und unter „Vorbeugung" genannten Hinweise. Bei ausgeprägten Hämorrhoiden im Stadium II und III ist meist sinnvoll, die Hämorrhoiden zu veröden oder mit einem Gummiband abzubinden (das Gewebe stirbt dann innerhalb weniger Tage und wird abgestoßen). Hämorrhoiden im Stadium IV müssen meist operativ entfernt werden.

Behandlung mit Medikamenten

Alle hier aufgeführten Medikamente können Hämorrhoiden nicht ursächlich behandeln, sondern nur die damit verbundenen Beschwerden bessern.
Zur Behandlung von Hämorrhoiden stehen verschiedene Zubereitungsformen zur Verfügung: Salben zum äußerlichen Auftragen oder auch zum Einführen in den Anus sowie Zäpfchen und Tamponaden (Zäpfchen mit Mullgewebe) zum Einführen. Während normale Zäpfchen nach dem Einführen vom Anus weiter nach oben in den Enddarm rutschen und damit nicht direkt am Ort der Erkrankung ihre Wirkstoffe freisetzen, verbleiben Tamponaden mithilfe des nach außen hängenden Mullstreifens länger am eigentlichen Erkrankungsort. Nachteilig ist jedoch, dass das Mullgewebe die empfindliche Haut am After reizen kann. Salben sind deshalb zu bevorzugen.
Ein örtlich betäubendes Mittel (→ Seite 376) lindert Juckreiz und Schmerzen und ist für diesen Zweck geeignet.
Zur kurzfristigen Behandlung von durch Hämorrhoiden bedingten Entzündungen der Haut rund um den After und im Enddarm eignen sich Salbe oder Zäpfchen mit einem Glukokortikoid (äußerlich) (→ Seite 376).
Die Kombinationen aus Glukokortikoid + örtlich betäubendes Mittel (→ Seite 377) sind nur erforderlich, wenn die Entzündung sehr schmerzhaft ist. Da noch nicht ausreichend nachgewiesen ist, dass die fixe Kombination besser wirkt als die jeweiligen Einzelkomponenten, gelten diese Mittel zur kurzfristigen Anwendung (höchstens zwei Wochen) als „mit Einschränkung geeignet".
Die Kombination aus örtlich betäubendes Mittel + Desinfektionsmittel (→ Seite 377) ist wenig geeignet, weil die therapeutische Wirksamkeit dieser fixen Kombinationen gegenüber den Einzelsubstanzen nicht ausreichend nachgewiesen ist.
Ebenfalls wenig geeignet ist eine Bakterienzubereitung (→ nachfolgend), weil die therapeutische Wirksamkeit nicht ausreichend nachgewiesen ist.

Bakterienzubereitung

Escherichia coli

Posterisan

Escherichia-coli-Bakterien kommen natürlicherweise im Darm vor. Diese Salbe enthält abgetötete Coli-Bakterien und deren Stoffwechselprodukte. Sie sollen die Immunabwehr stimulieren und auf diese Weise die Schleimhaut stabilisieren sowie das Abheilen von Hautrissen fördern. Dass dies gelingt, ist jedoch nicht ausreichend nachgewiesen, das Mittel gilt deshalb als „wenig geeignet".

Anwendung

Gemäß Beipackzettel wenden Sie Salbe oder Zäpfchen zweimal täglich an, möglichst nach dem Stuhlgang. Bei starken Beschwerden können Sie die Mittel auch häufiger anwenden. Vorher reinigen Sie den After mit einem feuchten Tuch.

Unerwünschte Wirkungen

► **Muss beobachtet werden**

Wenn die Haut sich verstärkt rötet und juckt, reagieren Sie vermutlich allergisch auf das Mittel. Bei solchen Hauterscheinungen (→ Seite 14) sollten Sie einen Arzt aufsuchen.

Hinweise

Beim Gebrauch von Verhütungsmitteln

Hilfsstoffe in Salben oder Zäpfchen wie beispielsweise Vaseline oder Paraffin können die Reißfestigkeit und damit die Sicherheit von Kondomen beeinträchtigen.

Glukokortikoid

Hydrokortison

Posterisan corte

Glukokortikoide lassen Entzündungen rasch abklingen und unterdrücken den Juckreiz. Über die Schleimhaut des Enddarms und die sehr dünne Haut im Genitalbereich gelangt der Wirkstoff auch in den Blutkreislauf und kann dann seine Wirkung im ganzen Körper entfalten – wenngleich nur sehr geringfügig.

Um unerwünschte Wirkungen zu vermeiden, soll solch ein kortisonhaltiges Mittel nicht länger als zwei bis maximal drei Wochen angewendet werden. Bei längerer Anwendungsdauer drohen Pilz- und Herpesinfektionen, auch wird die Haut im Analbereich dünner und verletzlicher. Unter dieser Voraussetzung ist das Mittel zur Behandlung von entzündeten Hämorrhoiden im Stadium I und II geeignet.

Anwendung

Zäpfchen führen Sie morgens und abends in den After ein, möglichst nach dem Stuhlgang. Die Salbe tragen Sie ebenfalls zweimal täglich am Afterring auf. Um die innenliegenden Hämorrhoiden zu erreichen, benutzen Sie am besten den der Packung beiliegenden Applikator. Vorher reinigen Sie die Analregion mit einem feuchten Tuch.

Achtung

Gegenanzeigen

Bei Windpocken, Pilzinfektionen, bakteriellen Hautentzündungen und Herpes im Analbereich dürfen Sie keine kortisonhaltigen Mittel anwenden.

Wechselwirkungen mit Medikamenten

Wenn Sie noch gleichzeitig andere kortisonhaltige Mittel einnehmen, kann dies die unerwünschten Wirkungen der hier besprochenen Glukokortikoide verstärken.

Unerwünschte Wirkungen

Bei schwach wirkenden Glukokortikoiden wie Hydrokortison treten die nachfolgend genannten Nebenwirkungen nur selten auf, vorausgesetzt, Sie wenden die Mittel nur kurzfristig an.

► **Muss beobachtet werden**

Wenn die Haut sich verstärkt rötet und juckt, reagieren Sie vermutlich allergisch auf das Mittel. Bei solchen Hauterscheinungen (→ Seite 14) sollten Sie einen Arzt aufsuchen.

Wenn Sie das Mittel entgegen der Anwendungsempfehlung häufiger als zweimal täglich oder länger als drei Wochen benutzen, kann der Wirkstoff über den Blutkreislauf den Hormonhaushalt beeinträchtigen. Beispielsweise kann sich die Blutzuckereinstellung verschlechtern. Wenn Sie bemerken, dass sich zahlreiche Pickel, ähnlich wie Akne, zeigen, oder wenn Pilz- oder Herpesinfektionen auftreten, sollten Sie das Mittel absetzen und die weitere Therapie mit einem Arzt besprechen.

Hinweise

Für Schwangerschaft und Stillzeit

In Schwangerschaft und Stillzeit sollten Sie das Mittel nur anwenden, wenn der Arzt dies ausdrücklich befürwortet.

Örtlich betäubendes Mittel

Cinchokain

DoloPosterine N

Örtlich betäubende Wirkstoffe setzen die Schmerzempfindlichkeit herab, indem sie die Aufnahme und Weiterleitung von Reizen in den Nerven hemmen. Auf diese Weise stillen sie auch den Juckreiz. Die therapeutische Wirksamkeit ist nachgewiesen. Ein Mittel mit örtlich betäubendem Wirkstoff kann bei Hämorrhoiden in frühen Stadien die Symptome lindern und gilt hierfür als „geeignet".

Anwendung

Wenden Sie Salbe oder Zäpfchen vorwiegend nach jedem Stuhlgang an und reinigen Sie den After vorher mit einem feuchten Tuch. Zäpfchen führen Sie in den Analkanal ein, Salbe tragen Sie dünn auf oder bringen sie mithilfe des beiliegenden Applikators in den Enddarm ein. Bei Bedarf können Sie die Salbe zwei- bis dreimal täglich anwenden.

Die Wirkung des Mittels ist schon nach wenigen Minuten zu spüren und hält mehrere Stunden vor. Schmerzen und Juckreiz lassen deutlich nach.

Reinigen Sie den Applikator nach Gebrauch, indem Sie etwas Salbe durch die Öffnungen drücken und die Oberfläche mit einem Papiertuch abwischen. Nehmen Sie die Applikatorvorrichtung nicht ab, sondern setzen Sie anschließend nur die Verschlusskappe auf, damit die Salbe nicht austrocknet.

Damit die Salbe gut streichfähig ist, bewahren Sie sie am besten bei Zimmertemperatur auf. Zäpfchen lagern Sie dagegen besser im Kühlschrank, damit sie fest bleiben.

Länger als eine Woche sollten Sie die Mittel nicht anwenden. Haben sich die Beschwerden dann noch nicht gebessert, sollten Sie erneut einen Arzt aufsuchen.

Achtung

Durch die Körperwärme kann sich die Salbe etwas verflüssigen und die Wäsche verschmutzen. Mit einer 60-Grad-Wäsche lassen sich die Salbenreste aber gut wieder entfernen.

Unerwünschte Wirkungen

▶ **Muss beobachtet werden**

Wenn die Haut sich verstärkt rötet und juckt, reagieren Sie vermutlich allergisch auf das Mittel. Bei solchen Hauterscheinungen (→ Seite 14) sollten Sie einen Arzt aufsuchen.

Hinweise

Beim Gebrauch von Verhütungsmitteln

Hilfsstoffe in Salben oder Zäpfchen (wie beispielsweise Vaseline oder Paraffin) können die Reißfestigkeit und damit die Sicherheit von Kondomen beeinträchtigen.

Für Schwangerschaft und Stillzeit

Wenn Sie die Mittel in der Schwangerschaft anwenden, sind keine unerwünschten Wirkungen auf das Ungeborene zu befürchten, da die Wirkstoffe nur in sehr geringem Maß über Haut oder Schleimhaut in den Blutkreislauf gelangen.

■ Kombinationen: Glukokortikoid + örtlich betäubendes Mittel

Fluocortolon + Lidocain

Doloproct

Fluocinonid + Lidocain

JELLIPROCT

Diese Mittel enthalten zusätzlich zu den entzündungshemmenden und juckreizlindernden Glukokortikoiden Fluocortolon und Fluocinonid den örtlich betäubenden Wirkstoff Lidocain. Beide Glukokortikoide gehören zu den stark wirkenden Glukokortikoiden. Solche Mittel sind nur erforderlich, wenn die Hämorrhoiden nicht nur schmerzen und jucken, sondern sich auch stark entzündet haben. Aber selbst dann ist die Anwendung nur für kurze Zeit (höchstens zwei Wochen) vertretbar. Bei längerer Anwendungsdauer drohen Pilz- und Herpesinfektionen, auch wird die Haut im Analbereich dünner und verletzlicher.

Da noch nicht ausreichend nachgewiesen ist, dass die Kombination dieser beiden Wirkstoffe besser wirkt als die Einzelsubstanzen, gelten die Mittel als „mit Einschränkung geeignet" zur Behandlung von Hämorrhoiden im Stadium I und II.

Anwendung

Zäpfchen führen Sie morgens und abends in den After ein, möglichst nach dem Stuhlgang. Die Salbe oder Creme tragen Sie ebenfalls zweimal täglich am Afterring auf. Um die innenliegenden Hämorrhoiden zu erreichen, müssen Sie den Widerstand des Schließmuskels überwinden oder Sie benutzen einen Applikator. Vorher reinigen Sie die Analregion mit einem feuchten Tuch.

Alle weiteren Angaben lesen Sie unter Glukokortikoid (→ Seite 376).

Zusätzlich ist zu beachten:

Hinweise

Beim Gebrauch von Verhütungsmitteln

Hilfsstoffe in Salben oder Zäpfchen wie Vaseline und Paraffin können die Reißfestigkeit und damit die Sicherheit von Kondomen beeinträchtigen.

Für Schwangerschaft und Stillzeit

In Schwangerschaft und Stillzeit sollten Sie die Mittel nicht anwenden oder nur dann, wenn der Arzt Nutzen und Risiken sorgfältig abgewogen hat.

■ Kombination: Örtlich betäubendes Mittel + Desinfektionsmittel

Cinchokain + Policresulen

Faktu

In diesen Präparaten ist das örtlich betäubende Mittel Cinchokain mit dem Desinfektionsmittel Policresulen kombiniert. Cinchokain lindert Schmerzen und Juckreiz. Policresulen ist bei Hämorrhoiden nicht erforderlich, weil der Zusatz eines solchen desinfizierenden Wirkstoffs keinen zusätzlichen Nutzen bietet. Aus diesem Grund sind Monopräparate mit Cinchokain (→ Seite 376) vorzuziehen, das hier vorliegende Kombinationspräparat gilt als „wenig geeignet".

Anwendung

Gemäß Beipackzettel wenden Sie Salben oder Zäpfchen nach Bedarf nach dem Stuhlgang an. Die Analregion reinigen Sie vorher mit einem feuchten Tuch.

Achtung

Gegenanzeigen

Wenn die Hämorrhoiden bluten, dürfen Sie das Mittel nicht anwenden.

Unerwünschte Wirkungen

▶ **Muss beobachtet werden**

Wenn die Haut sich verstärkt rötet und juckt, reagieren Sie vermutlich allergisch auf das Mittel. Bei solchen Hauterscheinungen (→ Seite 14) sollten Sie einen Arzt aufsuchen.

Hinweise

Für Schwangerschaft und Stillzeit

In Schwangerschaft und Stillzeit sollte der Arzt Nutzen und Risiken der Anwendung dieses Mittels sorgfältig abwägen.

Hämorrhoiden

Handelsname Darreichungsform	Zusammensetzung pro 1 ml/1 g oder wie angegeben bzw. pro abgeteilte Einheit	Kleinste Packungsgröße	Festbetrag in Euro	Packungspreis in Euro	Bewertung
DoloPosterine N Salbe Rp Salbe	**Cinchokain-hydrochlorid** 5 mg	25 g		19,90	**Geeignet** bei Hämorrhoiden im Stadium und II, um Juckreiz und Schmerzen zu lin dern. → Seite 37
DoloPosterine N Kombi-Packung Rp Salbe und Zäpfchen	5 mg und 6 mg	25 g und 10 Stück		22,67	
DoloPosterine N Zäpfchen Rp	6 mg	10 Stück		15,09	
DoloPosterine N Zäpfchen mit Mulleinlage (Haemotamp) Rp Zäpfchen	6 mg	10 Stück		21,96	
Doloproct Creme Rp Creme	**Fluocortolon-21-pivalat** 1 mg + **Lidokain-hydrochlorid** 20 mg	15 g		15,32	**Mit Einschränkung geeignet** bei Hämorr hoiden im Stadium I und II für die kurzzeitige Anwendung (max. 2 Wochen). Di Überlegenheit der Kombination gegenüber den Einzelwirkstoffen ist noch nich ausreichend nachgewiesen. Die fixe Kombination aus einem Glukokortikoid und einem Lokalanästhetikum ist nur erforderlich, wenn neben Juckreiz und Schmerzen auch entzündliche Veränderungen therapiert werden müssen. → Seite 37
Doloproct Suppositorien Rp Zäpfchen	**Fluocortolon-21-pivalat** 1 mg + **Lidokain-hydrochlorid** 40 mg	10 Stück		15,32	
Faktu Rp Salbe	**Cinchokain-hydrochlorid** 10 mg + **Policresulen** 50 mg	30 g		19,90	**Wenig geeignet** bei Hämorrhoiden. Die therapeutische Wirksamkeit der fixen Kombination ist nicht ausreichend nachgewiesen. Monopräparate mit Cinchokain sind vorzuziehen. → Seite 37
Faktu Rp Salbe und Zäpfchen	**Cinchokain-hydrochlorid** 10 mg + **Policresulen** 50 mg und **Cinchokain-hydrochlorid** 100 mg + **Policresulen** 2,5 mg	30 g und 10 Stück		22,85	
Faktu Zäpfchen Rp Zäpfchen	**Cinchokain-hydrochlorid** 100 mg + **Policresulen** 2,5 mg	10 Stück		16,95	

Hinweise zu den Tabellenspalten → Seite 28, zur Auswahl der Arzneimittel → Seite 23, zur Grundlage der Bewertung → Seiten 24, 27

Hämorrhoiden Fortsetzung

Handelsname Darreichungsform	Zusammensetzung pro 1 ml/1 g oder wie angegeben bzw. pro abgeteilte Einheit	Kleinste Packungsgröße	Festbetrag in Euro	Packungspreis in Euro	Bewertung
JELLIPROCT SALBE Rp Salbe	**Fluocinonid** 0,25 mg **+ Lidokain-hydrochlorid** 50 mg	15 g		14,15	**Mit Einschränkung geeignet** bei Hämorrhoiden im Stadium I und II für die kurzzeitige Anwendung (max. 2 Wochen). Die Überlegenheit der Kombination gegenüber den Einzelwirkstoffen ist noch nicht ausreichend nachgewiesen. Die fixe Kombination aus einem Glukokortikoid und einem Lokalanästhetikum ist nur erforderlich, wenn neben Juckreiz und Schmerzen auch entzündliche Veränderungen therapiert werden müssen. → Seite 377
JELLIPROCT KOMBIPACKUNG Rp Salbe und Zäpfchen	**Fluocinonid** 0,25 mg **+ Lidokain-hydrochlorid** 50 mg und **Fluocinonid** 0,25 mg **+ Lidokain** 60 mg	1 Stück		20,48	
JELLIPROCT ZÄPFCHEN Rp Zäpfchen	**Fluocinonid** 0,25 mg **+ Lidokain** 60 mg	10 Stück		14,15	
Posterisan Salbe	**Escherichia-coli-Zubereitung** 166,7 mg	25 g		9,08	**Wenig geeignet** bei Hämorrhoiden, weil die therapeutische Wirksamkeit nicht ausreichend nachgewiesen ist. → Seite 375
Posterisan Kombi-Packung Salbe und Zäpfchen	166,7 mg und 387,1 mg	25 g und 10 Stück		14,77	
Posterisan Zäpfchen	387,1 mg	10 Stück		6,72	
Posterisan Zäpfchen mit Mulleinlage (Haemotamp) Zäpfchen	387,1 mg	10 Stück		15,90	
Posterisan corte Salbe Rp Salbe	**Hydrokortisonazetat** 3,3 mg	25 g	13,96	13,96	**Geeignet** bei entzündeten Hämorrhoiden im Stadium I und II zur kurzzeitigen Anwendung. → Seite 376
Posterisan corte Salbe mit Analdehner Rp Salbe mit Analdehner	3,3 mg	25 g	13,96	13,96	
Posterisan corte Zäpfchen Rp Zäpfchen	3,3 mg	10 Stück		15,21	

Hinweise zu den Tabellenspalten → Seite 28, zur Auswahl der Arzneimittel → Seite 23, zur Grundlage der Bewertung → Seiten 24, 27

Wurmerkrankungen

Würmer (Helminthen) sind Schmarotzer, die einen Wirt oder Zwischenwirt brauchen, um zu leben und sich zu vermehren. In Europa kommen Rund- und Bandwürmer am häufigsten vor. Andere Wurmarten sind eher ein „Souvenir" aus Urlaubsländern.

Maden- und Spulwürmer

Diese Wurmarten gehören zu den Rundwürmern (Nematoden). Sie sind vor allem bei Kindern weit verbreitet. Beide Wurmarten besiedeln den Darm. Eine Infektion mit Spulwürmern (Ascaris lumbricoides) wird auch als Ascariasis bezeichnet.

Sind Madenwürmer (Enterobius vermicularis) der Auslöser, handelt es sich um eine Enterobiasis.

Trichinen gehören ebenfalls zu den Nematoden und werden durch Verzehr von infiziertem rohem Rind- oder Schweinefleisch übertragen. Da in Deutschland das Fleisch aber regelmäßig auf Trichinenbefall kontrolliert wird, ist eine derartige Infektion hierzulande sehr selten.

Bandwurm

Ein Bandwurm besteht aus vielen einzelnen Gliedern, die jeweils einen halben bis einen Zentimeter lang sind (beim Zwergbandwurm nur zirka einen Millimeter). Ein ausgewachsener Bandwurm kann bis zu zehn Meter lang werden (Zwergbandwurm: ein bis vier Zentimeter).

Es gibt Rinder-, Schweine-, Hunde-, Fuchs-, Zwerg- und Fischbandwürmer (Echinokokken). Die Eier von Hunde- und Fuchsbandwurm haften an niedrig wachsenden Waldfrüchten (z. B. an Pilzen, Heidelbeeren, Himbeeren, Walderdbeeren) und gelangen von dort in Waldtiere (z. B. Füchse) oder auch den Men-

schen. Rinder-, Schweine- und Fischbandwurm werden als Larven (Finnen) mit dem befallenen Fleisch oder Fisch aufgenommen.
Beim Rinder-, Zwerg- und Fischbandwurm ist der Mensch der Endwirt. Die Larven besiedeln den Darm. Gelangen Eier des Schweinebandwurms in den menschlichen Körper, entwickeln sich die Larven außerhalb des Magen-Darm-Traktes und befallen Muskulatur, zentrales Nervensystem und Augen – der Mensch ist für diesen Bandwurm nur Zwischenwirt. Hunde- und Fuchsbandwurm setzen sich in der Leber, seltener in der Lunge oder im zentralen Nervensystem fest. Um die überlebenden Larven herum bilden sich flüssigkeitsgefüllte Blasen (Zysten), die sich abkapseln und neben den Larven auch Wurmköpfe enthalten. Im Frühstadium machen solche Zysten keine Beschwerden. Ein Befall mit Hunde- und Fuchsbandwurm wird meist zufällig entdeckt, wenn die Organe aus anderen Gründen geröntgt oder mit Ultraschall untersucht werden. Komplikationen treten auf, wenn das befallene Organ – zum Beispiel die Leber – ganz zerstört wird oder eine Zyste mit den darin befindlichen Echinokokken platzt (Superinfektion). Fuchsbandwürmer können auch von Hunden und Katzen übertragen werden.
Bandwurminfektionen sind relativ selten geworden, seitdem rohes Fleisch und Fisch streng kontrolliert werden.

Anzeichen und Beschwerden

Madenwürmer

Starker Juckreiz am After, vor allem abends und nachts, wenn die Weibchen den Darm verlassen, um in den Falten rund um den After ihre Eier abzulegen. Die Würmer sind als feine weiße, etwa einen halben bis einen Zentimeter lange, sich bewegende Fäden zu erkennen. Auch im Stuhl sind sie sichtbar.
Bei Mädchen können sich Schamlippen und Vagina entzünden.

Spulwürmer

Es treten Bauchschmerzen oder Verdauungsbeschwerden auf. Im Stuhl sind 15 bis 20 Zentimeter lange helle Würmer zu sehen. Die Infektion verläuft häufig symptomlos. Meist treten nur Magen-Darm-Beschwerden auf. Sind die Larven in die Lunge vorgedrungen, entstehen meist Atembeschwerden. Darüber hinaus können auch Entzündungen der Bauchspeicheldrüse oder der Gallenwege sowie Abszesse auftreten.

Bandwurm

Starker Gewichtsverlust unerklärlicher Ursache sowie Bauchschmerzen, -grummeln oder ein Blähbauch können Hinweise für eine Bandwurminfektion sein. Beim Zwergbandwurm können auch Durchfall und Kopfschmerzen auftreten. Es kann aber auch sein, dass gar keine Beschwerden vorkommen. Mit dem Stuhl gehen Teile des Wurmes ab, die wie breite Nudeln auf dem Stuhl aufliegen. Auch in der Bett- oder Körperwäsche können sie vorkommen.

Ursachen

Maden- und Spulwürmer

Aus wurmeierhaltigem Staub, Erde, über Händeschütteln oder durch Kontakt mit Tierkot gelangen die Wurmeier in den Mund und von dort in den Darm. Wurmeier haften oft auch an mit Fäkalien gedüngten Lebensmitteln (z. B. Salat), die nicht ausreichend gewaschen oder abgekocht wurden. Kratzen sich die infizierten Kinder am meist heftig juckenden After, nehmen sie erneut Wurmeier auf, die vor allem unter den Nägeln hängen bleiben und von dort wiederum in den Mund gelangen.
Wenn bei Spulwürmern die Larve schlüpft, dringt sie durch die Wand des Dünndarms ins Lymph- und Blutgefäßsystem ein und wird bis in die Lunge getragen. Sie wird in die Lungenbläschen aufgenommen, gelangt von dort in die Atemwege und wird wieder verschluckt. Im Dünndarm reift die Larve dann zum ausgewachsenen Wurm heran und verbleibt dort.

Bandwurm

Sind Rind- oder Schweinefleisch oder Fisch mit Bandwurmfinnen infiziert und werden diese Lebensmittel roh in Form von Mett, Tartar, Carpaccio, Sushi oder nicht durchgebratenem Steak verzehrt, gelangen die Finnen in den Darm und entwickeln sich dort zum ausgewachsenen Wurm. Der Bandwurm gibt fortwährend einzelne Glieder ab, die Eier enthalten. Solange der Bandwurmkopf im Darm bleibt, bildet er ständig neue Körperglieder.
Mit dem Stuhl gelangen die Eier wieder in die Umwelt und werden von Tieren aufgenommen. Rinder, Schweine oder Fische dienen dabei als Zwischenwirt (beim Schweinebandwurm kann auch der Mensch als Zwischenwirt fungieren). In ihnen entwickeln sich aus den Eiern Bandwurmlarven (Finnen), die ins Fleisch wandern. Erst im Menschen wächst dann aus den Finnen der Bandwurm heran, und so schließt sich der Kreislauf.
Zwergbandwürmer werden über nicht sorgfältig genug gereinigte Nahrungsmittel aufgenommen und besiedeln den Dünndarm. Die Eier der Finnen entwickeln sich in den Dünndarmzotten und werden mit dem Stuhl ausgeschieden.

Vorbeugung

Maden- und Spulwürmer

Kinder sollten sich nach dem Spielen immer sorgfältig die Hände waschen. Unter kurzgeschnittenen Fingernägeln können Wurmeier schlechter haften.

Bandwurm

Essen Sie kein rohes Fleisch und keine rohen Süßwasserfische. Wenn Sie unsicher sind, ob das Schlachtfleisch streng kontrolliert wird, sollten Sie auch Steaks nur durchgebraten verzehren.
Wilde Waldfrüchte sollten Sie nur gekocht (Marmelade, Kompott) oder gebraten (Pilze) zu sich nehmen.

Nichtmedikamentöse Maßnahmen

- Waschen Sie sich nach jedem Stuhlgang die Hände sorgfältig mit Wasser und Seife. Benutzen Sie dafür nicht dasselbe Handtuch wie andere Familienmitglieder und benutzen Sie jeden Tag ein neues.
- Schneiden Sie die Fingernägel sehr kurz und bürsten Sie sie bei jedem Händewaschen ab.
- Wechseln Sie Unter- und Nachtwäsche täglich und waschen Sie sie kochend heiß (95 °C), bis die Würmer vernichtet sind.
- Wechseln Sie auch die Bettwäsche möglichst häufig und waschen Sie sie ebenfalls als Kochwäsche.
- Wischen Sie regelmäßig und sorgfältig Staub.
- Abgekapselte Zysten von Fuchs- oder Hundebandwürmern sollten möglichst operativ entfernt werden.

Behandlung mit Medikamenten

Bei Befall mit Spul-, Maden-, Haken- und Peitschenwürmern sowie bei Bandwurmbefall ist Mebendazol aus der Gruppe der Benzimidazole (→ nebenstehend) geeignet. Es kann sinnvoll sein, die ganze Familie zu behandeln, weil die Wurmeier häufig über die Hände übertragen werden. Bei einer Infektion mit Hunde- oder Fuchsbandwurm gilt dieser Wirkstoff als „auch geeignet“. Er wird etwas schlechter als das ebenfalls zu dieser Gruppe gehörige Albendazol aus dem Verdauungstrakt in den Blutkreislauf aufgenommen. Eine möglichst vollständige Aufnahme aus dem Verdauungstrakt ins Blut ist jedoch wichtig. Denn wenn die Würmer sich in Organen wie der Leber abgekapselt haben, können sie nur noch über den Blutkreislauf erreicht werden.
Der Wirkstoff Pyrantel (→ Seite 383) eignet sich als Alternative zu Benzimidazolen ebenfalls zur Behandlung von Maden-, Haken- und Spulwürmern. Peitschenwürmer können damit nicht entfernt werden. Mit Pyrvinium (→ Seite 384) lassen sich Madenwürmer beseitigen. Allerdings ist die Wirkung nicht immer zuverlässig. Deshalb sind Mittel mit diesem Wirkstoff nur mit Einschränkung geeignet. Benzimidazole sind vorzuziehen.

■ Benzimidazole

Albendazol

Eskazole

Mebendazol

Vermox

Beide Wirkstoffe blockieren die Nährstoffaufnahme der Parasiten, sodass diese absterben und mit dem Stuhl ausgeschieden werden. In welchem Ausmaß beide Wirkstoffe aus dem Verdauungstrakt in den Blutkreislauf aufgenommen werden, hängt davon ab, ob sie mit dem Essen eingenommen werden und wie die Speisen zusammengesetzt sind. Näheres dazu lesen Sie im Abschnitt „Anwendung“ (→ nachfolgend).
Vermox eignet sich vor allem zur Behandlung von Maden-, Spul-, Peitschen-, Haken- und Bandwürmern. Zwergfadenwürmer können oft nicht zuverlässig abgetötet werden, ein Behandlungsversuch ist aber gerechtfertigt.
Die Präparate *Vermox forte* und *Eskazole* werden meist dann eingesetzt, wenn der Wurmbefall sich nicht auf den Verdauungstrakt beschränkt, also zum Beispiel bei einer Infektion mit einem Hunde- oder Fuchsbandwurm oder Trichinen. Da Albendazol in höherem Maße in den Blutkreislauf aufgenommen wird, ist dieser Wirkstoff dann gegenüber Mebendazol vorzuziehen. Mebendazol gilt deshalb als „auch geeignet“.

ANWENDUNG

Die Dosierung und die Dauer der Anwendung orientieren sich an der Art des Parasiten.
Vermox: Bei einem unkomplizierten Befall mit Maden-, Spul-, Peitschen- oder Hakenwürmern genügt es, drei bis vier Tage lang morgens und abends je eine Tablette (= täglich 200 Milligramm Mebendazol) nach den Mahlzeiten einzunehmen. Nach zwei und vier Wochen sollte die Einnahme wiederholt werden, um sicherzugehen, dass wirklich alle Würmer abgetötet worden sind.
Bei einem Befall mit Bandwürmern oder Zwergfadenwürmern nehmen Sie drei Tage lang morgens und abends je drei Tabletten ein (= 600 Milligramm Mebendazol täglich).
Beschränkt sich der Wurmbefall nicht nur auf den Verdauungstrakt, sollten die Tabletten zu einer fettreichen Mahlzeit eingenommen werden, dann kann der Körper den Wirkstoff besser ins Blut aufnehmen. Wird Mebendazol nüchtern geschluckt, gelangt nur 1 Prozent der verabreichten

Dosis ins Blut (zum Vergleich: bei Albendazol sind es 5 Prozent). Wird der Wirkstoff jedoch mit einer fettreichen Mahlzeit eingenommen, sind es bis zu 10 Prozent (bei Albendazol 25 Prozent). Die Speisen sollten möglichst nicht flüssig sein und die gesamte Mahlzeit mindestens 40 Gramm Fett enthalten. Das entspricht 100 Gramm Leberwurst oder einem Schnitzel beziehungsweise einem Stück durchwachsenes Schweinefleisch entsprechender Größe (Kotelett, Bauchfleisch).

Vermox forte: Bei diesem Mittel wird die Dosis mit zunehmender Einnahmedauer gesteigert: Bei einem Befall mit Hunde- oder Fuchsbandwurm (Echinococcus) nehmen Sie in den ersten drei Tagen zweimal täglich eine Tablette (= 1 000 Milligramm Mebendazol), danach drei Tage lang dreimal täglich eine Tablette (= 1 500 Milligramm), anschließend für weitere drei bis fünf Wochen dreimal täglich zwei bis drei Tabletten (= 3 000 bis 4 500 Milligramm), jeweils möglichst mit einem fettreichen Essen. Dann wird das Mittel besser in den Blutkreislauf aufgenommen. Wenn die Bandwurm-Zysten operativ nicht vollständig beseitigt werden konnten oder wenn gar nicht operiert werden kann, kann es notwendig sein, die Behandlung bis zu zwei Jahre lang fortzusetzen. Aber auch dann ist nicht garantiert, dass der Bandwurm zuverlässig abgetötet wird. Bei einem Fuchsbandwurmbefall ist es manchmal erforderlich, das Mittel lebenslang einzunehmen.

Bei einem Befall mit Trichinen nehmen Sie am ersten Tag dreimal täglich eine halbe Tablette, am zweiten Tag viermal täglich eine halbe Tablette, anschließend weitere zwölf Tage lang dreimal täglich eine Tablette.

Eskazole: Bei einem Befall mit Hunde- oder Fuchsbandwurm nehmen Sie vier Wochen lang zweimal täglich eine Tablette zu je 400 Milligramm Albendazol. Nach einer Pause von zwei Wochen wiederholen Sie die Einnahme, nötigenfalls kann sich wiederum nach zweiwöchiger Pause ein weiterer Behandlungszyklus anschließen (aber nicht mehr).

Bei einem Befall mit Trichinen nehmen Sie sechs Tage lang zweimal täglich eine Tablette.

Soll eine Infektion mit Zwergfadenwürmern behandelt werden, nehmen Sie drei Tage lang täglich eine Tablette, in schweren Fällen zwei Tabletten. Sind anschließend immer noch Würmer vorhanden, kann die Behandlung nach zwei bis drei Wochen wiederholt werden.

Wenn Ihr Körpergewicht unter 60 Kilogramm liegt, sollten Sie eine Dosis von 15 Milligramm Albendazol pro Kilogramm Körpergewicht, verteilt auf zwei Einzeldosen morgens und abends, erhalten. Mehr als 800 Milligramm täglich sollten es nicht sein.

ACHTUNG

Albendazol: Der Arzt sollte das Blutbild und die Leberfunktionswerte vor Beginn der Behandlung, nach fünf und zehn Tagen sowie anschließend in zweiwöchigen Abständen kontrollieren. Steigen die Leberwerte auf über das Doppelte des oberen normalen Grenzwertes an, sollte die Therapie abgebrochen werden. Sind die Werte wieder in den Normalbereich abgesunken, kann die Behandlung erneut begonnen werden, dann allerdings unter wöchentlicher Kontrolle der Leberwerte.

Mebendazol: Wenn Sie Diabetes haben, sollten Sie vor allem zu Beginn der Therapie den Blutzuckerspiegel häufiger als sonst kontrollieren, weil die Mittel den Insulinbedarf verringern können.

Vermox forte: Die Wirkspiegel im Blut können schwanken. Der Arzt sollte diese deshalb kontrollieren, um eine ausreichende Wirksamkeit zu gewährleisten. Außerdem sollte er einmalig die Blut- und Leberwerte überprüfen, weil diese sich während der Behandlung verändern können.

Gegenanzeigen

Vermox: Wenn Ihre Leber geschädigt ist, sollte der Arzt Nutzen und Risiken sorgfältig abwägen. Hohe Dosierungen sollten dann auf jeden Fall vermieden werden.

Vermox forte: Dieses Mittel dürfen Sie nicht anwenden, wenn Ihre Leber geschädigt ist.

Wechselwirkungen mit Medikamenten

Wenn Sie noch andere Medikamente anwenden, ist zu beachten:

Albendazol: Cimetidin (bei Sodbrennen), Praziquantel (bei Wurmerkrankungen) und Dexamethason (bei Entzündungen, Immunreaktionen) verstärken die Wirkung von Albendazol.

Mebendazol:

- Cimetidin (bei Sodbrennen) kann die Wirkung von Mebendazol verstärken. Lässt sich die Einnahme von Cimetidin nicht vermeiden, sollen die Wirkspiegel von Mebendazol im Blut überwacht und die Dosierung gegebenenfalls angepasst werden.
- Wenn Sie gleichzeitig mit Glukokortikoiden (bei Entzündungen, Immunreaktionen) oder Medikamenten, die das Immunsystem unterdrücken (z. B. Ciclosporin, nach Organtransplantationen)

behandelt werden, kann sich bei hoher Dosierung dieser Mittel und langfristiger Behandlung das Krankheitsbild der Wurmerkrankung verschlechtern. Das gilt insbesondere, wenn die Würmer in andere Organe eingedrungen sind.

Unerwünschte Wirkungen

▶ **Keine Maßnahmen erforderlich**
Durchfall, Erbrechen treten auf. Allerdings können diese Symptome auch durch den Wurmbefall bedingt sein.

▶ **Muss beobachtet werden**
Wenn die Haut sich verstärkt rötet und juckt, reagieren Sie vermutlich allergisch auf das Mittel. Bei solchen Hauterscheinungen (→ Seite 14) sollten Sie einen Arzt aufsuchen.

Vermox forte, Eskazole: Treten Fieber, Haarausfall auf, sollten Sie Ihren Arzt benachrichtigen.

▶ **Sofort zum Arzt**
Wenn ein starker Hautausschlag mit Juckreiz sowie Herzrasen, Atemnot, Schwäche und Schwindel auftreten, müssen Sie die Anwendung sofort abbrechen und unverzüglich den Notarzt (Telefon 112) rufen, weil es sich um eine lebensbedrohliche Allergie (→ Seite 14) handeln kann.

Albendazol: Selten verringert sich bei hoch dosierter Behandlung die Anzahl aller Blutzellen (Panzytopenie) oder auch nur speziell die der weißen Blutkörperchen (Leukopenie). Solche Veränderungen werden erkennbar, wenn der Arzt das Blutbild regelmäßig kontrolliert. Ein Therapieabbruch ist nicht erforderlich, wenn die Veränderungen gering bleiben und sich nicht verschlimmern.

Hinweise

Für Kinder unter 14 Jahren

Eskazole: Dieses Mittel darf bei Kindern unter sechs Jahren nicht angewendet werden.

Vermox: Kinder unter zwei Jahren dürfen dieses Mittel nicht bekommen. Bei älteren Kindern ist die Dosis zu verringern. Sie bekommen drei Tage lang morgens und abends je eine Tablette des Mittels (= 200 Milligramm Mebendazol täglich).

Vermox forte: Dieses Mittel dürfen Kinder unter 14 Jahren nicht bekommen.

Für Frauen

Vor Beginn der Behandlung sollte anhand eines Schwangerschaftstests sichergestellt werden, dass Sie nicht schwanger sind.

Zur Empfängnisverhütung

Es ist nicht auszuschließen, dass beide Wirkstoffe das Erbgut schädigen. Sicherheitshalber sollten deshalb sowohl Männer als auch Frauen während der gesamten Einnahmedauer sowie noch einen Monat nach Abschluss der Behandlung ein sicheres Verhütungsmittel benutzen. Die „Pille" eignet sich dafür jedoch nicht, weil unklar ist, ob die Wurmmittel die Wirksamkeit dieses Verhütungsmittels beeinträchtigen.

Für Schwangerschaft und Stillzeit

Vermox: In den ersten drei Schwangerschaftsmonaten sollte der Arzt Nutzen und Risiken der Anwendung dieses Mittels sorgfältig abwägen. Während der Stillzeit dürfen Sie das Mittel nicht anwenden.

Eskazole, Vermox forte: Diese Mittel dürfen Sie in Schwangerschaft und Stillzeit nicht anwenden.

Pyrantel

HELMEX

Diese Substanz wirkt lähmend auf verschiedene Wurmarten. Das bedeutet, die Würmer werden nicht abgetötet, sondern lebend über den Darm ausgeschieden.

Pyrantel ist alternativ zu Benzimidazolen ein geeignetes Mittel bei Befall mit Spul-, Maden- und Hakenwürmern, wenn Benzimidazole nicht angewendet werden können.

Anwendung

Sie nehmen das Mittel einmalig ein. Die Dosierung richtet sich nach dem Körpergewicht. Wann Sie das Mittel einnehmen – ob vor oder nach dem Essen oder zu welcher Tageszeit –, spielt keine Rolle. Die Kautablette müssen Sie sorgfältig zerkauen, bevor Sie sie schlucken. Die Suspension müssen Sie vor Gebrauch gründlich schütteln. Es ist nicht nötig, dass Sie vorher ein Abführmittel nehmen.

Nach sechs Monaten sollte anhand einer Stuhlprobe kontrolliert werden, ob die Würmer komplett beseitigt werden konnten.

Achtung

Gegenanzeigen

Wenn Ihre Leber geschädigt ist, dürfen Sie das Mittel nicht einnehmen.

Unerwünschte Wirkungen

▶ **Keine Maßnahmen erforderlich**
Selten (bei weniger als 1 von 1 000 Behandelten) kommt es zu Appetitlosigkeit, Darmkrämpfen, Kopfschmerzen, Müdigkeit, Schlaflosigkeit.

▶ **Muss beobachtet werden**

Wenn Übelkeit und Erbrechen anhalten oder heftige Durchfälle auftreten, sollten Sie Ihren Arzt informieren.

Wenn die Haut sich verstärkt rötet und juckt, reagieren Sie vermutlich allergisch auf das Mittel. Bei solchen Hauterscheinungen (→ Seite 14) sollten Sie einen Arzt aufsuchen.

HINWEISE

Für Kinder unter 14 Jahren

Kleinkinder unter sechs Monaten dürfen die Mittel nicht bekommen.

Für Schwangerschaft und Stillzeit

Zur Anwendung während der Schwangerschaft liegen keine Erfahrungen vor. Wenn die Mittel in dieser Zeit eingesetzt werden sollen, muss der Arzt Nutzen und Risiken der Anwendung besonders sorgfältig abwägen.

Ob Pyrantel in die Muttermilch übergeht, ist nicht bekannt. Wenn Sie es anwenden müssen, sollten Sie vorsichtshalber eine Stillpause machen.

Pyrvinium

Molevac

Pyrvinium tötet Madenwürmer, indem es bestimmte Stoffwechselfunktionen der Würmer hemmt. Die Wirksamkeit dieses Mittels ist jedoch weniger zuverlässig als die von Mebendazol aus der Gruppe der Benzimidazole (→ Seite 381). Pyrvinium gilt zur Behandlung eines Befalls mit Madenwürmern deshalb nur als „mit Einschränkung geeignet". Mebendazol ist vorzuziehen.

ANWENDUNG

Die Dosis errechnet sich nach dem Körpergewicht: Pro zehn Kilogramm sollen 50 Milligramm Pyrvinium eingenommen werden, möglichst als Einmaldosis und unabhängig von den Mahlzeiten.

Wenn die einzunehmende Menge sehr groß ist, können Sie sie auch auf mehrere Portionen verteilen und dann am besten während und nach dem Essen schlucken.

Mehr als acht Dragees oder 40 Milliliter Suspension sollten Sie nicht einnehmen. Reicht das nicht aus, um die Würmer abzutöten, kann die Behandlung nach zwei bis vier Wochen wiederholt werden.

ACHTUNG

Pyrvinium färbt Mageninhalt und Stuhl hellrot. Wird Wäsche durch Erbrochenes oder Stuhl verschmutzt, lassen sich die Flecken nicht mehr herauswaschen.

Molevac (Dragees): Dieses Präparat enthält als Konservierungsmittel Parabene. Wenn Sie auf Parastoffe (→ Seite 1159) allergisch reagieren, dürfen Sie es nicht anwenden.

UNERWÜNSCHTE WIRKUNGEN

▶ **Keine Maßnahmen erforderlich**

Während der Behandlung können Bauchschmerzen mit Übelkeit und Erbrechen, Krämpfen, Blähungen und Durchfall auftreten.

▶ **Muss beobachtet werden**

Wenn die Haut sich verstärkt rötet und juckt, reagieren Sie vermutlich allergisch auf das Mittel. Bei solchen Hauterscheinungen (→ Seite 14) sollten Sie einen Arzt aufsuchen.

▶ **Sofort zum Arzt**

Wenn ein starker Hautausschlag mit Juckreiz sowie Herzrasen, Atemnot, Schwäche und Schwindel auftreten, müssen Sie die Anwendung sofort abbrechen und unverzüglich den Notarzt rufen (Telefon 112), weil es sich um eine lebensbedrohliche Allergie (→ Seite 14) handeln kann.

HINWEISE

Für Kinder unter 14 Jahren

Säuglinge sollen das Mittel nur bekommen, wenn der Arzt Nutzen und Risiken der Behandlung sorgfältig abgewogen hat. Ältere Kinder erhalten die gleiche Dosis wie Erwachsene.

Für Schwangerschaft und Stillzeit

In Schwangerschaft und Stillzeit sollte der Arzt Nutzen und Risiken der Behandlung mit diesem Mittel sehr sorgfältig abwägen. Für die Bemessung der Dosis wird das Körpergewicht vor der Schwangerschaft zugrunde gelegt.

Wurmerkrankungen

Handelsname Darreichungsform	Zusammensetzung pro 1 ml/1 g oder wie angegeben bzw. pro abgeteilte Einheit	Kleinste Packungsgröße	Festbetrag in Euro	Packungspreis in Euro	Bewertung

Hinweise zu den Tabellenspalten → Seite 28, zur Auswahl der Arzneimittel → Seite 23, zur Grundlage der Bewertung → Seiten 24, 27

Handelsname Darreichungsform	Zusammensetzung pro 1 ml/1 g oder wie angegeben bzw. pro abgeteilte Einheit	Kleinste Packungsgröße	Festbetrag in Euro	Packungspreis in Euro	Bewertung
Eskazole Rp Tabletten	**Albendazol** 400 mg	60 Stück		605,25	**Geeignet** bei Fuchs- und Hundebandwurmbefall sowie bei Trichinose. → Seite 381
HELMEX Kautabletten Rp Kautabletten	**Pyrantel** 250 mg	4 Stück		24,80	**Geeignet** bei Maden-, Spul- oder Hakenwurmbefall des Magen-Darm-Traktes als Alternative zu Benzimidazolen. → Seite 383
HELMEX Suspension Rp Suspension	250 mg pro 5 ml	10 ml		18,90	
Molevac Dragees	**Pyrvinium-embonat** 75,25 mg (Konservierungsmittel: Parabene)	8 Stück		24,80	**Mit Einschränkung geeignet** bei Madenwürmern. Andere Wirkstoffe aus der Familie der Benzoimidazole (z. B. Mebendazol) wirken bei Madenwürmern zuverlässiger. → Seite 384
Molevac Suspension	15,05 mg	25 ml		19,90	
Vermox Rp	**Mebendazol** 100 mg	6 Stück		15,26	**Geeignet** bei Befall des Magen-Darm-Traktes mit Maden-, Spul-, Peitschen-, Haken- oder Bandwürmern. → Seite 381
Vermox forte Rp Tabletten	500 mg	100 Stück		335,50	**Auch geeignet** bei Fuchs- und Hundebandwurmbefall sowie bei Trichinose. Albendazol wird besser im Körper aufgenommen. → Seite 381

Leber, Gallenblase

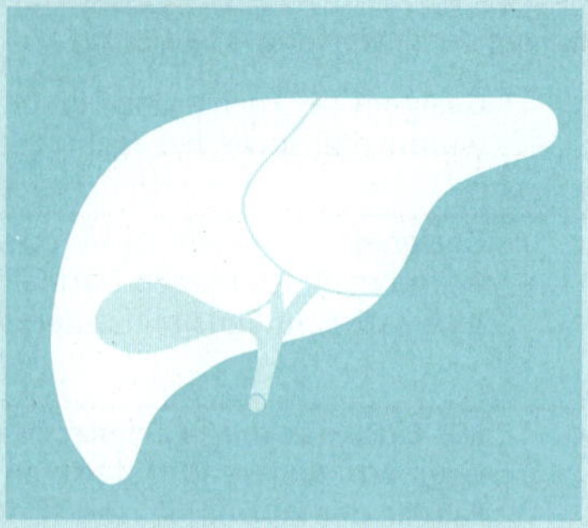

Die Leber ist normalerweise etwa 1,5 Kilogramm schwer und liegt in der rechten Seite des Oberbauchs hinter und oberhalb der Rippen. Sie besteht aus vielen einzelnen Leberläppchen, die zusammen zwei große Leberlappen bilden.
Jede Leberzelle wird von einem Blutgefäß versorgt, was bedeutet, dass die Leber sehr stark durchblutet ist. Das ist auch notwendig, denn die Leber ist zuständig für zahllose Stoffwechselprozesse und Entgiftungsvorgänge, außerdem ist sie ein wichtiges Speicherorgan. So baut sie zum Beispiel verbrauchte rote Blutkörperchen ab, entgiftet das Blut von Schadstoffen (z. B. Alkohol, Nikotin), verarbeitet die über die Nahrung aufgenommenen Eiweißstoffe und filtert Cholesterin aus dem Blut heraus, das sie zur Herstellung von Gallensäuren braucht. Die Leber lagert Zucker in Form von Stärke (Glykogen) als Energiereserve ein und gibt ihn bei Bedarf wieder an das Blut ab. Sie speichert darüber hinaus eine Reihe von Vitaminen und produziert die Ausgangsstoffe für zahlreiche Hormone.
In der Leber werden auch die meisten Medikamente abgebaut. Bei manchen Mitteln ist dieser „First-Pass-Effekt" zwingend notwendig, damit die Substanzen in den eigentlichen Wirkstoff überführt werden. Diese Abbauprozesse können die Leber aber auch überfordern, sodass sie ihre eigentlichen Aufgaben nicht mehr ausreichend wahrnehmen kann. Solche Leberfunktionsstörungen oder -schäden lassen sich anhand der Leberwerte im Blut erkennen. Diese Leberwerte geben die Konzentration bestimmter Enzyme oder Eiweißstoffe im Blut an, zum Beispiel Gamma-Glutamyl-Transpeptidase, abgekürzt Gamma-GT oder GGT, Albumin oder 5'-Nukleotidase). Bei vielen Medikamenten müssen deshalb die Leberwerte in regelmäßigen Abständen überprüft werden.
Die von der Leber hergestellte Galle wird über den Gallengang in den Zwölffingerdarm abgegeben. Dort trägt Galle dazu bei, Fette aus der Nahrung zu zerlegen, damit sie ins Blut aufgenommen werden können. Die an der Unterseite der Leber liegende Gallenblase ist eine Ausstülpung des Gallengangs. In ihr wird Galle gespeichert und eingedickt. So ist die aus der Gallenblase abgegebene „Blasengalle" ungefähr zehnmal höher konzentriert als die aus der Leber stammende „Lebergalle".
Täglich sondert die Leber bis zu einem Liter Galle ab, in der Gallenblase wird diese auf etwa 50 bis 70 Milliliter konzentriert. Sobald die Darmwand mit Fett in Berührung kommt, zieht sich die Gallenblase zusammen und gibt Galle in den Dünndarm ab.

Leberentzündung

Es gibt verschiedene Arten von Leberentzündung (Hepatitis), abhängig von der Virusart, die die Leberentzündung verursacht. Hepatitis A ist die häufigste, gleichzeitig aber auch die harmloseste Variante. Sie dauert zwei bis acht Wochen und heilt meist folgenlos ab. Hepatitis B und C sind gefährlicher, weil sie häufig chronisch werden und die Leber unter Umständen vollständig zerstören können.
Wenn eine chronische Leberentzündung besteht, handelt es sich häufig um eine Hepatitis B. Unbehandelt geht sie meist in eine Leberzirrhose (→ Seite 388) über.
Von Hepatitis C sind in Deutschland zirka eine Million Menschen betroffen. Etwa jeder Dritte kann geheilt werden. Bei den anderen wird die Krankheit chronisch. Jeder Fünfte entwickelt mit der Zeit eine Leberzirrhose oder Leberkrebs.

Anzeichen und Beschwerden

Anfangs spüren Sie von einer Leberentzündung meist gar nichts. Erst etwa zwei Wochen nach der Ansteckung – es können auch bis zu sechs Monate vergehen – zeigen sich die ersten Symptome: Sie ermüden schneller als gewohnt und fühlen sich insgesamt abgeschlagen und leistungsschwach.
Ein deutliches Anzeichen für eine Hepatitis ist eine Gelbsucht (Ikterus), die oft mit einem starken Krankheitsgefühl einhergeht: Die Haut und vor allem das Weiße in den Augen werden gelb, weil die Leber den Gallefarbstoff Bilirubin nicht mehr richtig abbaut. Aber nicht jede Hepatitis ist von einer Gelbsucht begleitet, diese kann auch ausbleiben. Fast immer jedoch entfärbt sich der Stuhl und der Urin wird dunkel, manchmal sogar tiefbraun – ein Anzeichen dafür, dass Bilirubin über die Nieren ausgeschieden wird.

Meistens treten gleichzeitig Verdauungsbeschwerden wie Durchfall, Verstopfung oder Blähungen auf. Fettes Essen, Fleisch und Alkohol erregen Übelkeit; Rauchern schmeckt die Zigarette nicht mehr, Nichtraucher können Zigarettenrauch kaum ertragen. Fieber kann, muss aber nicht auftreten. Manchmal juckt die Haut oder es zeigt sich ein leichter Ausschlag.
Erhöhte Leberwerte im Blut deuten auf eine beginnende Leberentzündung oder auf eine nachlassende Leberfunktion hin.

Ursachen

Bisher sind fünf verschiedene Virustypen bekannt, die mit den Buchstaben A bis E bezeichnet werden:

- Hepatitis-A-Viren werden oft auf Reisen durch Speichelkontakt, infiziertes Essen (z. B. roh verzehrte Muscheln), Wasser, unsauberes Geschirr oder Besteck übertragen. Ein chronischer Verlauf tritt bei Hepatitis A nicht auf.
- Hepatitis-B-Viren gelangen über Blut – zum Beispiel Stichverletzungen bei medizinischem Personal, mehrfach benutzte Spritzen bei Drogenabhängigen – und Körpersekrete (z. B. beim Geschlechtsverkehr) in den Organismus. Wer einmal an Hepatitis B erkrankt ist, scheidet das Virus oft noch monate- oder jahrelang unbemerkt aus. Der Verlauf ähnelt zunächst dem von Hepatitis A, kann aber in ein chronisches Stadium übergehen.
- Hepatitis C wird fast ausschließlich über Blut übertragen oder bei Drogenabhängigen durch gemeinsam benutzte Injektionsnadeln. Sie ist die gefährlichste Form von Hepatitis, weil sie oft einen chronischen Verlauf nimmt und in Leberkrebs übergehen oder die Leber vollkommen zerstören kann.
- Hepatitis D ähnelt Hepatitis B. Besonders gefährlich ist eine Ansteckung, wenn bereits eine Hepatitis B vorausgegangen ist.
- Hepatitis-E-Infektionen ähneln einer Hepatitis A. Dieser Virustyp kommt fast nur in Südostasien, Indien, Mittelamerika und Afrika vor. Der Verlauf ist meist harmlos, lediglich bei Schwangeren können schwerere Krankheitszeichen auftreten.

Auch Medikamente können eine Leberentzündung hervorrufen, wenn der Abbau der Wirkstoffe die Leber zu sehr belastet.
Anhaltender übermäßiger Alkoholkonsum schädigt die Leber, sodass sich eine Alkoholhepatitis entwickeln kann.

Vorbeugung

Um eine Übertragung von Hepatitisviren zu vermeiden, werden Blutkonserven und -produkte hierzulande immer auf Hepatitisviren getestet. Allerdings bietet das keinen vollkommenen Schutz vor einer Ansteckung.
Wer besonders gefährdet ist, sich mit Hepatitisviren anzustecken – zum Beispiel medizinisches Personal, Reisende in Länder mit unzureichendem Hygienestandard –, kann sich gegen Hepatitis A und B impfen lassen. Auch Sexualpartner oder enge Kontaktpersonen von Hepatitis-B-Infizierten sollten sich mit einer Impfung beziehungsweise durch Benutzung von Kondomen gegen eine Ansteckung schützen. Eine Hepatitis-B-Impfung schützt auch vor Hepatitis D. Für die anderen Virustypen gibt es noch keine Impfseren.
Schwangere mit einem positiven Test auf Hepatitis B werden immer mit Kaiserschnitt entbunden, weil sie bei einer normalen Geburt das Virus beim Weg durch den Geburtskanal auf das Kind übertragen können.

Nichtmedikamentöse Maßnahmen

Ruhe, allerdings nicht unbedingt Bettruhe, sowie konsequenter Verzicht auf Alkohol in jeglicher Form, um die Leber zu schonen, sind die wichtigsten Maßnahmen bei allen Formen von Hepatitis. Eine spezielle Diät ist nicht erforderlich.
Bei einer Hepatitis nach jahrelangem Alkoholmissbrauch muss Alkohol in jeglicher Form konsequent gemieden werden. Oft erholt sich die Leber dann wieder.
Verläuft die Hepatitis innerhalb kurzer Zeit so fulminant, dass die gesamte Leber zerstört wird, bleibt als letzte Behandlungsmöglichkeit eine Transplantation.

Behandlung mit Medikamenten

Grundsätzlich sollte jede Leberentzündung ausschließlich von Spezialisten behandelt werden, die ausreichend Erfahrung mit der Therapie dieser Erkrankung haben.
Hepatitis A wird nicht medikamentös behandelt. Zur Behandlung von Hepatitis B und Hepatitis C stehen derzeit verschiedene wirksame, aber auch nebenwirkungsreiche Medikamente zur Verfügung. Es ist daher eine besonders gute Zusammenarbeit von Arzt und Patient notwendig, um die im Folgenden genannten Heilungschancen tatsächlich zu erreichen.

Hepatitis B

Wenn Antikörper gegen Hepatitis-B-Viren nachgewiesen wurden, sind zur Behandlung dieser Form der chronischen Leberentzündung Interferone (→ Seite 392) über die Dauer von 24 bis 48 Wochen geeignet, und zwar allein oder in Kombination mit antiviralen Mitteln (→ Seite 390). Bei den Interferonen werden die sogenannten Peginterferone als „geeignet" bewertet, weil sie länger im Körper verbleiben als die nicht pegylierten Interferone und dadurch seltener verabreicht werden können. Diese erhalten die Bewertung „auch geeignet".

Von den antiviralen Mitteln wird der Wirkstoff Lamivudin als „mit Einschränkung geeignet" bewertet. Das Mittel ist zur Behandlung der Hepatitis B zugelassen und anwendbar, wenn die Standardtherapie mit Interferonen nicht den erwarteten Effekt zeigt, nicht vertragen wird oder nicht angewendet werden darf. Zwar verbessert sich damit die Struktur des Lebergewebes, und bei jedem achten Patienten ist zu erwarten, dass aufgrund der Behandlung kein Virus-Erbmaterial im Blut mehr nachweisbar ist (Serokonversion). Die zu erwartende Resistenzentwicklung der Hepatitis-B-Viren gegen das antivirale Mittel begrenzt jedoch die Einsatzmöglichkeiten von Lamivudin, das als Therapieoption nicht vorschnell verbraucht werden sollte.

Hepatitis C

Bei etwa jedem Dritten, der sich mit Hepatitis-C-Viren infiziert, verläuft die Krankheit akut. In diesem Stadium können fast alle Patienten (97 Prozent) durch eine vierwöchige Behandlung mit Interferonen (→ Seite 392) geheilt werden. Hierfür werden mittlerweile vor allem Peginterferone eingesetzt, die besser verträglich sind und länger im Körper verweilen als Standardinterferone. Peginterferone gelten daher als „geeignet", nicht pegylierte Interferone als „auch geeignet".

Bei zwei Drittel der Infizierten jedoch verläuft die Krankheit chronisch. Das heißt, es gelingt nicht, die Viren mit Interferonen zu eliminieren. Zur Behandlung einer solchen chronischen Hepatitis C werden Interferone mit dem antiviralen Mittel (→ Seite 390) Ribavirin kombiniert. Auf diese Therapie sprechen je nach Virusart 50 bis 80 Prozent der Patienten an. Die besten Chancen auf eine vollständige Heilung haben Patienten, die die Mittel so gut vertragen, dass mindestens 80 Prozent der vorgesehenen Dosierung eingenommen werden können, und bei denen zwölf Wochen nach Beginn der Kombinationsbehandlung die Viruskonzentration deutlich abnimmt. Die Erfolgsaussichten sinken mit zunehmendem Alter, hoher Viruslast (über 800 000 Internationale Einheiten pro Milliliter Serum), langem Krankheitsverlauf, wenn ein Leberumbau bereits eingesetzt hat und bei Nachweis des Genotyps 1b. Frauen sprechen auf die Therapie oft besser an als Männer.

Die Dauer der Behandlung richtet sich einerseits nach dem Virustyp, andererseits nach der Viruslast im Blut:

- Bei Virusgenotyp 2 und 3 erfolgt die Kombinationstherapie über sechs Monate.
- Bei Virusgenotyp 1, 4, 5 und 6 werden die Medikamente bei niedriger Viruslast (unter 600 000 Internationale Einheiten pro Milliliter Serum) über vier Wochen verabreicht. Lässt sich nach dieser Zeit kein Virusmaterial mehr nachweisen, wird die Behandlung weitere vier Monate fortgesetzt. Bleibt das Virus verschwunden, kann die Therapie beendet werden.
- Bei hoher Viruslast (über 600 000 Internationale Einheiten pro Milliliter Serum) werden die Mittel als Basistherapie drei Monate lang gegeben. Sinkt die Viruslast in dieser Zeit deutlich und rasch, wird die Behandlung weitere neun Monate fortgesetzt. Werden die Viren trotz der Behandlung nach wie vor in großen Mengen nachgewiesen oder sinkt die Viruslast nur langsam, wird die Behandlung abgebrochen.

Bestehen Gegenanzeigen für eine Anwendung von Ribavirin, sollte mit Interferonen allein behandelt werden.

Zeigt die Blutuntersuchung bei Nachweis von Hepatitis-C-Viruserbmaterial im Blut konstant normale Werte für Transaminasen (einer der Leberwerte) oder sind die Werte für Hepatitis-C-Virusmaterial noch keine vier Wochen lang erhöht, ist die Therapie mit Interferonen nicht zu empfehlen. Liegt gleichzeitig eine Infektion mit Hepatitis-A- oder Hepatitis-B-Viren oder mit HIV (Aids) vor, sinken die Heilungschancen der medikamentösen Behandlung. Aus diesem Grund empfiehlt sich vor Beginn der Therapie eine Impfung gegen Hepatitis A und B.

Sonstige Lebererkrankungen

Wenn Leberzellen zerstört werden – gleich aus welcher Ursache –, bilden sich Narben und die Leber schrumpft (Leberzirrhose).

Entzünden sich die Gallengänge in der Leber, wird der Abfluss der Gallenflüssigkeit gestört und Galle tritt ins Blut über. Häufig breitet sich die Entzündung auf die ganze Leber aus mit der Folge, dass diese oft völlig von Narbengewebe durchsetzt ist (primäre biliäre Zirrhose).

Eine Fettleber entsteht, wenn die Leber zu viel Fett einlagert. Sie kann in eine Zirrhose übergehen.

Anzeichen und Beschwerden

Fettleber

Eine Fettleber verursacht lange Zeit keinerlei Beschwerden, allenfalls ein Völlegefühl oder leichte Schmerzen im rechten Oberbauch. Der Arzt stellt eine Fettleber fest, indem er die Leber abtastet und spürt, dass sie deutlich vergrößert ist. Diese Vergrößerung der Leber kann auch mittels Ultraschall festgestellt werden.

Primäre biliäre Zirrhose

Für diese Krankheit, die vorwiegend bei Frauen auftritt, sind Juckreiz und Müdigkeit meist die ersten Anzeichen. Der Arzt tastet eine vergrößerte Leber, oft auch eine vergrößerte Milz. Besteht die primäre biliäre Zirrhose schon längere Zeit, bilden sich oft gelbe Ablagerungen in der Haut oder an den Augenlidern.

Leberzirrhose

Die Leber schrumpft nicht von heute auf morgen, sondern über Jahre hinweg. Währenddessen verursacht sie meist keine Beschwerden, allenfalls Appetitlosigkeit oder Gewichtsverlust. Im fortgeschrittenen Stadium zeigen sich spinnenartige Blutgefäße in der Haut; Hände und Füße können sich röten, später fallen Körperhaare aus (vor allem in der Achselhöhle und im Intimbereich). Bei Männern lassen die Potenz und die Lust auf Sex nach, und es können ihnen Brüste wachsen, weil die Leber die Grundstoffe für das männliche Sexualhormon Testosteron nicht mehr herstellen kann. Dann können die auch bei Männern vorhandenen weiblichen Geschlechtshormone (Östrogene) dominieren.
Die Pfortader, in der sich das aus Magen, Milz und Darm zur Leber strömende Blut sammelt, verengt sich. Dadurch erhöht sich der Blutdruck in der Pfortader, was dazu führt, dass sich in der Speiseröhre Krampfadern (Ösophagusvarizen) bilden. Platzen sie, kann es zu lebensgefährlichen Blutungen kommen. Das in der Pfortader gestaute Blut führt auch dazu, dass sich im Bauchraum Flüssigkeit sammelt (Bauchwassersucht, Aszites).
Ist die Leber so stark geschädigt, dass sie ihrer Entgiftungsaufgabe nicht mehr nachkommen kann, gelangen schädliche Stoffwechselprodukte (z. B. Ammoniak) ins Gehirn und stören dessen Funktion (hepatische Enzephalopathie). Halluzinationen, Bewusstseinstrübungen und Angstzustände sind die Folge.

Ursachen

Fettleber, Leberzirrhose

Am häufigsten entstehen diese Erkrankungen, wenn die Leber jahrelang ständig ein Übermaß von Alkohol verkraften muss.
Diabetes, Schadstoffe aus der Umwelt und Medikamente können die Leber ebenfalls so schädigen, dass Leberzellen absterben.
Eine Zirrhose kann auch als Folge einer Infektion mit Hepatitis-B- oder -C-Viren entstehen.

Primäre biliäre Zirrhose

Wie es zu der Entzündung der Gallengänge kommt, ist noch unbekannt.

Nichtmedikamentöse Maßnahmen

Die Leber ist enorm regenerationsfähig. Ist sie noch nicht zu stark geschädigt und der Schrumpfungsprozess noch nicht zu weit fortgeschritten, kann sie sich meist erholen und ihre Leistungsfähigkeit zurückgewinnen. Am sinnvollsten ist es deshalb, die Leber zu schonen, indem ihr so wenig Giftstoffe wie möglich zugemutet werden. Das heißt auch, Alkohol nur in kleinen Mengen zu genießen oder ganz darauf zu verzichten.
Hohe Ammoniakspiegel im Blut lassen sich mit einer eiweißarmen Diät (nicht mehr als 40 Gramm tierische Eiweiße pro Tag) etwas absenken. Statt tierischer sollten pflanzliche Eiweiße bevorzugt werden (z. B. aus Sojaprodukten).
Krampfadern in der Speiseröhre können verödet oder abgebunden werden.
Eine Lebertransplantation ist die letzte Möglichkeit, um eine durch Zirrhose – gleich welchen Ursprungs – völlig funktionsunfähig gewordene Leber zu ersetzen.

Behandlung mit Medikamenten

Fettleber, Leberzirrhose

Bisher gibt es für diese beiden Leberleiden keine wirksame medikamentöse Behandlung. Steigen im Rahmen eines Leberversagens oder Leberkomas die Ammoniakwerte im Blut an, kann Laktulose (→ Seite 395) den Eiweißabbau durch Darmbakterien bremsen, um das Gehirn vor den schädigenden Einflüssen des Ammoniaks zu schützen. Auf die Leberfunktion wirken sich diese Mittel allerdings nicht aus. Auch mit Ornithinaspartat (→ Seite 396) lässt sich der Ammoniakgehalt im Blut senken. Für diesen Zweck sind beide Mittel geeignet.

Primäre biliäre Zirrhose

Im Anfangsstadium einer durch eine Entzündung der Gallenwege verursachten Leberzirrhose kann Ursodeoxycholsäure (→ Seite 399) das Fortschreiten der Erkrankung verzögern. Dieses Mittel trägt dazu bei, dass sich der häufig vorhandene Juckreiz legt und seltener Komplikationen auftreten. Eine notwendige Lebertransplantation lässt sich damit oft noch einige Zeit verzögern. Ein lebensverlängernder Effekt durch Ursodeoxycholsäure allein ist bisher jedoch nicht belegt. Wird die Therapie abgebrochen, verschlechtert sich das Befinden meist wieder.

Antivirale Mittel

Lamivudin

Zeffix

Ribavirin

Copegus, Rebetol

Lamivudin und Ribavirin sind zwei Substanzen, die gezielt Viren bekämpfen, allerdings auf unterschiedliche Art und Weise.

Lamivudin wird in die Erbsubstanz der Hepatitis-B-Viren (HBV) eingebaut und verhindert auf diese Weise bei etwa einem Drittel bis der Hälfte der Patienten, dass sich die Viren vermehren. Bei etwa 16 bis 18 Prozent ist nach einjähriger Behandlung kein Virus-Erbmaterial (RNA) mehr nachweisbar. Wenn eine solche Serokonversion nicht eingetreten ist, kann die Behandlung um ein weiteres Jahr verlängert werden. Dann geht die Entzündung meist weiter zurück. Auch lässt sich damit oft doch noch eine Serokonversion erreichen. Ist dies nicht möglich, flackert die Entzündung nach Absetzen von Lamivudin meist wieder auf und die Viren vermehren sich erneut. Bei 38 bis 52 Prozent der Patienten verbessert sich durch die Behandlung mit Lamivudin die Gewebestruktur der Leber wieder, bei 3 bis 17 Prozent lässt sich der bindegewebige Umbau der Leber verhindern und das Fortschreiten der Leberzirrhose verzögern.

Problematisch ist, dass sich innerhalb eines Jahres bei 10 bis 30 Prozent der Behandelten Lamivudin-resistente Virusstämme herausbilden. Je länger die Therapie dauert, desto größer wird das Risiko dafür. Nach drei Jahren sprechen etwa die Hälfte der Patienten auf Lamivudin nicht mehr an. Aus diesem Grund ist Lamivudin bei Hepatitis B nur mit Einschränkung geeignet und sollte als Therapieoption möglichst lange in Reserve behalten werden.

Ribavirin gleicht einem der Bausteine (Nukleosid), aus denen sich die Erbsubstanz im Zellkern zusammensetzt und wird deshalb auch als Nukleosid-Analogon bezeichnet. Dieser Baustein – Guanosin – ist eine der vier Basen der DNS (Desoxyribonukleinsäure). Seit 1999 ist Ribavirin in Deutschland für die Behandlung der chronischen Hepatitis C zugelassen und wird immer mit Interferon-alpha-2b oder Peginterferon-alpha-2b kombiniert. Ribavirin allein ist bei Hepatitis nicht wirksam. Das Mittel kann auch bei einem Hepatitis-C-Rückfall nach bereits erfolgter Behandlung mit Interferonen erfolgreich eingesetzt werden (auch dann in Kombination mit Interferonen). Ribavirin verweilt sehr lange im Körper. Die Hälfte der eingenommenen Menge ist erst nach 79 Stunden wieder abgebaut.

ANWENDUNG

Lamivudin: Sie nehmen einmal täglich 100 Milligramm Lamivudin mit oder unabhängig von den Mahlzeiten ein.

Während der Behandlung sollte der Arzt mindestens alle drei Monate die ALT-Werte (Alanin-Amino-Transferase, Transaminasen) prüfen. Außerdem sollte er mindestens halbjährlich kontrollieren, ob sich im Blut noch Erbmaterial (RNA) von Hepatitis-B-Viren oder Hepatitis-B-Virus-Antigen findet.

Wenn die Kontrolle der Nierenfunktion eine Kreatinin-Clearance unter 50 Milliliter pro Minute ergibt, muss der Arzt die Dosis von Lamivudin verringern, um zu verhindern, dass sich das Mittel zu sehr im Blut anreichert.

Das Mittel muss meist ein bis zwei Jahre lang oder noch länger eingenommen werden. Nach Absetzen von Lamivudin muss der Arzt regelmäßig kontrollieren, ob die Hepatitis wieder aufflackert.

Ribavirin: Sie nehmen die Kapseln, Tabletten oder Lösung morgens und abends ein (das Interferon wird dreimal wöchentlich gespritzt, pegyliertes Interferon einmal wöchentlich). Die Dosierung von Ribavirin wird nach dem Körpergewicht berechnet.

Treten unerwünschte Wirkungen auf, sollte der Arzt die Dosis von Ribavirin so anpassen, dass das Mittel gut vertragen wird. Es ist nicht sinnvoll, das Interferon zu wechseln, weil sich dieses auf die Verträglichkeit von Ribavirin nicht auswirkt.

Die Behandlungsdauer beträgt sechs bis zwölf Monate.

Vor Beginn und während der Behandlung mit Ribavirin sollte der Arzt alle sechs bis zwölf Wochen die Nierenfunktion sowie die Blutwerte (vollständiges Blutbild mit Differentialblutbild, Thrombozyten, Elektrolyte, Serumkreatinin, Leberfunktionstest, Harnsäure, Gerinnungsfaktoren) überprüfen.

Achtung

Lamivudin: Wenn die Lebererkrankung fortgeschritten ist oder bereits eine Lebertransplantation stattgefunden hat, besteht nach Absetzen von Lamivudin oder bei nachlassender Wirksamkeit während der Therapie ein hohes Risiko für eine Reaktivierung der Hepatitis und infolgedessen ein schweres, lebensbedrohliches Leberversagen. Bei diesen Patienten ist es notwendig, während der Behandlung und noch sechs Monate nach Absetzen des Mittels alle vier Wochen die Leber- und Nierenfunktion, die Blutwerte sowie die HBV-Antigen/Antikörper und auch die Serum-HBV-RNA-Konzentration zu kontrollieren.
Wenn Sie Diabetes haben, müssen Sie berücksichtigen, dass jede Dosis der Lamivudin-Lösung (100 Milligramm entsprechend 20 Milliliter Lösung) 4 Gramm Saccharose enthält.

Ribavirin: Unter folgenden Bedingungen muss der Arzt Ihren Gesundheitszustand engmaschig kontrollieren:

- Sie haben Gicht. Eine Erhöhung der Harnsäurewerte kann einen akuten Gichtanfall auslösen.
- Sie haben Herz-Kreislauf-Erkrankungen. Verschlechtern sich diese Krankheiten unter der Therapie, muss die Behandlung abgebrochen werden.
- Sie hatten vor Beginn der Behandlung eine psychiatrische Erkrankung oder bekommen während der Behandlung Depressionen.

Zeffix Lösung: Das Mittel enthält als Konservierungsmittel Parabene. Wenn Sie auf Parastoffe (→ Seite 1159) allergisch reagieren, dürfen Sie es nicht anwenden.

Gegenanzeigen

Ribavirin: Unter folgenden Bedingungen dürfen Sie nicht mit dem Mittel behandelt werden:

- Sie haben eine schwere Herzkrankheit.
- Die Bildung der roten Blutkörperchen ist gestört (Thalassämie, Sichelzellanämie).
- Sie haben oder hatten schwere Depressionen oder haben bereits einmal versucht, sich das Leben zu nehmen.
- Sie haben oder hatten eine Leberentzündung infolge einer fehlgeleiteten Reaktion Ihres Abwehrsystems (Autoimmunhepatitis) oder eine andere Autoimmunerkrankung.
- Sie haben eine schwere Leberfunktionsstörung oder eine schwerwiegende Leberzirrhose.

Auch wenn die Kontrolle der Nierenfunktion eine Kreatinin-Clearance unter 50 Milliliter pro Minute ergibt oder der Serumkreatinin-Spiegel über 2 Milligramm pro Deziliter liegt, dürfen Sie nicht mit Ribavirin behandelt werden. Steigt der Serumkreatinin-Spiegel während der Behandlung mit Ribavirin auf diese Werte an, muss die Behandlung abgebrochen werden.

Wechselwirkungen mit Medikamenten

Ribavirin: Wenn Sie noch andere Medikamente anwenden, ist zu beachten:
Wenn Sie aufgrund einer HIV-Infektion gleichzeitig mit Ribavirin die Wirkstoffe Zidovudin und/oder Stavudin einnehmen, kann sich vermehrt HI-Virus-Erbmaterial (RNA) im Plasma finden. Steigen die HIV-RNA-Spiegel unter der Behandlung an, sollte der Arzt die gleichzeitige Anwendung beider Wirkstoffgruppen überdenken.

Unerwünschte Wirkungen

Ribavirin: In Kombination mit Interferonen treten keine anderen oder zusätzlichen unerwünschten Wirkungen auf als bei Ribavirin beziehungsweise Interferonen allein.
Alle nachfolgenden Angaben für Ribavirin gelten für die gleichzeitige Anwendung mit Interferonen, weil Ribavirin immer nur in Kombination mit diesen angewendet wird.

► **Keine Maßnahmen erforderlich**

Lamivudin: Müdigkeit, Infektionen der Atemwege, Rachen- und Mandelbeschwerden, Kopfschmerzen, Unwohlsein, Übelkeit, Erbrechen, Durchfall.

Ribavirin: Kopfschmerzen, Übelkeit, Erbrechen, Durchfall, Mundtrockenheit (bei über 10 von 100 Behandelten). Vermehrtes Schwitzen, Verstopfung, Verdauungsbeschwerden, Geschmacksveränderungen (bei 5 bis 10 von 100 Behandelten).

► **Muss beobachtet werden**

Ribavirin: Erregung, Nervosität, Verwirrtheit, aggressives Verhalten, Zittern, leichte Ermüdbarkeit und Schmerzen im ganzen Brustkorb oder vorzugsweise im rechten oberen Bereich. Wenn derartige Beschwerden eintreten, sollten Sie den Arzt informieren und die weitere Therapie besprechen.
Treten Herzrasen oder kurze Ohnmachten auf, sollte der Arzt ein EKG schreiben. Bei Sehstörungen und verschwommenem Sehen sollten Sie einen Augenarzt aufsuchen und die Augen untersuchen lassen.
In seltenen Fällen können sich die Blutwerte verändern: Die Anzahl bestimmter Blutzellen (Thrombozyten, Neutrophile) kann abnehmen

und es kann eine Blutarmut (Anämie) auftreten. Die Harnsäurespiegel können ansteigen. Da die Blutwerte alle sechs bis zwölf Wochen kontrolliert werden sollen, erkennt der Arzt solche Veränderungen und kann dann entsprechend darauf reagieren.

Gelegentlich kommt es vor, dass sich unter der Kombinationstherapie die Bauchspeicheldrüse entzündet. Hinweise dafür sind Oberbauchbeschwerden, die sich gürtelartig um den Rumpf spannen, Durchfälle, Gewichtsverlust. Wenn solche Symptome einsetzen, sollten Sie möglichst rasch einen Arzt aufsuchen.

▶ **Sofort zum Arzt**

Ribavirin: Wenn starker Hautausschlag, Juckreiz, Herzrasen, Atemnot, Schwäche und Schwindel auftreten, müssen Sie die Anwendung sofort abbrechen und unverzüglich den Notarzt rufen (Telefon 112), weil es sich um eine lebensbedrohliche Allergie (→ Seite 14) handeln kann.

Während der Behandlung können schwere Depressionen (→ Seite 16) bis hin zu Gedanken an eine Selbsttötung auftreten. Wenn Sie auffällig traurig oder teilnahmslos werden, sollten Sie oder Ihre Angehörigen den Arzt benachrichtigen. Bei lebensbedrohlichen Depressionen muss die Behandlung sofort abgebrochen werden.

Hinweise

Lamivudin: Solange sich Hepatitis-B-Viren im Blut nachweisen lassen, müssen Sie Ihre Partnerin/Ihren Partner vor einer Ansteckung schützen, indem Sie konsequent Kondome benutzen.

Für Kinder unter 14 Jahren

Lamivudin: Kinder zwischen zwei und elf Jahren mit geringgradiger Hepatitis B wurden verschiedentlich mit Lamivudin behandelt. Gegeben wurden 3 Milligramm pro Kilogramm Körpergewicht pro Tag bis maximal 100 Milligramm, Jugendliche ab 12 Jahren erhalten 100 Milligramm Lamivudin einmal täglich. Es werden allerdings weitere Daten benötigt, um diese Dosierung zu rechtfertigen. Lamivudin sollte bei Kindern deshalb besser nicht oder nur im Rahmen von kontrollierten Studien eingesetzt werden.

Ribavirin: Kinder und Jugendliche unter 18 Jahren sollten dieses Mittel nicht bekommen.

Für Frauen

Ribavirin: Der Wirkstoff schädigt das Erbgut eines ungeborenen Babys. Daher muss vor der Behandlung mit Ribavirin eine Schwangerschaft sicher ausgeschlossen werden. Während der gesamten Behandlungsdauer und noch weitere sechs Monate danach muss dies weiter geprüft werden – selbst wenn Sie normal menstruieren.

Beim Gebrauch von Verhütungsmitteln

Ribavirin: Der Wirkstoff verändert die Spermien und reichert sich in diesen an. Männer, die Ribavirin erhalten, müssen daher beim Geschlechtsverkehr mit Kondomen verhindern, dass sie ihre Partnerin mit diesem Wirkstoff belasten.

Zur Empfängnisverhütung

Ribavirin: Es ist unklar, ob die Spermien von Männern, die Ribavirin erhalten, bei Befruchtung einer Eizelle das Erbgut des entstehenden Embryos schädigen. Eine Schwangerschaft sollte sicher verhindert werden. Um die Sicherheit zu erhöhen, wird empfohlen, zwei verschiedene Verhütungsmethoden gleichzeitig anzuwenden.

Für Schwangerschaft und Stillzeit

Lamivudin: In den ersten drei Schwangerschaftsmonaten sowie in der Stillzeit sollten Sie das Mittel nicht einnehmen.

Ribavirin: Dieses Mittel dürfen Sie weder in der Schwangerschaft noch in der Stillzeit anwenden. Es kann Missbildungen beim Ungeborenen an Schädel, Gaumen, Augen, Kiefer, Gliedmaßen, Knochengerüst und Verdauungstrakt verursachen. Außerdem müssen Sie für die gesamte Zeit einer Schwangerschaft unbedingt darauf achten, dass Sie nicht mit Ribavirin-belasteten Spermien in Kontakt kommen.

Wenn Sie während der Behandlung mit Ribavirin schwanger geworden sind, sollten Sie die weiteren Maßnahmen mit einem Frauenarzt besprechen.

Wenn Sie stillen, müssen Sie mit Beginn der Behandlung abstillen.

Interferone

Interferon alfa-2a
Roferon-A
Interferon alfa-2b
IntronA
Peginterferon alfa-2a
Pegasys
Peginterferon alfa-2b
PegIntron

Interferone sind Eiweißstoffe, die in verschiedenen Zellen des Lymphsystems produziert werden. Es gibt Interferon-alpha, -beta und -gamma. Bei Leberentzündungen wird nur Interferon-alpha eingesetzt. Die Wirkung beruht darauf, dass Interferon die Herstellung von Eiweißstoffen in den Hepatitisviren blockiert. Dadurch hemmt oder verlangsamt es das Wachstum der Viren. Außerdem aktiviert Interferon die Abwehrkraft des Immunsystems, sodass der Organismus die Virusinfektion besser bekämpfen kann.

Peginterferon ist Interferon in „pegylierter" Form. Das heißt, der Wirkstoff ist an Polyethylenglykol (abgekürzt PEG) gebunden. Eine solche Pegylierung führt dazu, dass das Mittel nicht so rasch abgebaut wird, also länger im Körper verweilt und dadurch seltener verabreicht werden kann. Die Wirksamkeit von pegyliertem Interferon ist der des normalen Interferons vergleichbar.

Eine chronische Hepatitis B oder C wird fast immer mit Interferon behandelt, weil es kaum eine andere medikamentöse Therapie gibt. Da Peginterferone besser verträglich sind als nicht pegylierte Interferone, ersetzen sie diese in vielen Fällen. Je nach beanspruchtem Indikationsgebiet erhalten Peginterferone daher die Bewertung „geeignet". Nicht pegylierte Interferone gelten dagegen als „auch geeignet".

ANWENDUNG

Wie oft, wie lange und in welcher Dosierung Interferon gegeben wird, richtet sich nach dem Ausmaß und der Art der Leberentzündung.

Alle Interferone werden unter die Haut (subkutan) gespritzt, zum Beispiel am Bauch oder am Oberschenkel. *IntronA* gibt es auch als Pen, wie er zum Beispiel für Insulin bei Diabetes verwendet wird. Die Dosierung und Anwendung ist damit sehr einfach und schmerzarm. Das gilt auch für die Einmalanwendung der Fertigspritze von *Pegasys* und *Roferon-A* sowie des Injektors von *Pegintron*.

Wegen der möglichen unerwünschten Wirkungen auf die Schilddrüse muss der Arzt vor Beginn der Therapie das Blut auf Schilddrüsenantikörper untersuchen und die Schilddrüsenfunktion während der gesamten Therapie regelmäßig überwachen.

Auch müssen die Leberwerte und das Blutbild kontinuierlich kontrolliert werden.

IntronA, *Roferon-A Fertigspritze*: Bei chronischer Hepatitis B beträgt die empfohlene Dosierung für Erwachsene dreimal wöchentlich 5 bis 10 Millionen Internationale Einheiten (I.E.) über einen Zeitraum von vier bis sechs Monaten.

Falls sich nach drei- bis viermonatiger Therapie die Virusbelastung nicht verringert, sollte die Behandlung abgebrochen werden.

Bei Hepatitis C beträgt die Dosierung meist dreimal wöchentlich 3 bis 4,5 Millionen I.E. für eine Dauer von sechs Monaten. Bessern sich die Krankheitszeichen oder die Leberwerte nach drei bis vier Monaten nicht, sollte die Behandlung abgebrochen werden. Sprechen Sie gut auf die Therapie an, sollte sich ein zweiter sechsmonatiger Zyklus anschließen. Bei Hepatitis C werden Interferone meist mit dem antiviralen Mittel Ribavirin kombiniert.

Pegasys Fertigspritze: Bei Erwachsenen werden zur Behandlung der chronischen Hepatitis C einmal in der Woche 180 Mikrogramm unter die Bauchhaut oder in die Haut des Oberschenkels gespritzt. Meist wird die Behandlung mit dem antiviralen Mittel Ribavirin kombiniert, da damit die Ansprechraten gesteigert werden können.

PegIntron Injektor: Erwachsene erhalten zur Behandlung der chronischen Hepatitis C einmal in der Woche 1,5 Mikrogramm pro Kilogramm Körpergewicht in Kombination mit Ribavirin. Als Monotherapie werden 0,5 bis 1 Mikrogramm Peginterferon pro Kilogramm Körpergewicht verabreicht.

Pegasys Fertigspritze, *PegIntron Injektor*: Falls sich nach zwölf Wochen die Virusbelastung nicht deutlich verringert hat, sollte die Behandlung abgebrochen werden. Die Gesamtdauer der Kombinationsbehandlung liegt je nach Virustyp bei 24 bis 28 Wochen. Wenn die Kombinationsbehandlung nicht eingesetzt werden kann, soll Peginterferon als Monotherapie über 48 Wochen gegeben werden.

ACHTUNG

Wenn Sie hohen Blutdruck oder Diabetes haben, müssen Sie vor Beginn der Behandlung die Augen untersuchen lassen, da Netzhautblutungen vorkommen können und sich die Durchblutung der Netzhaut verschlechtern kann.

Achten Sie darauf, dass Sie während der gesamten Behandlungszeit ausreichend trinken (mindestens zwei Liter täglich), um zu verhindern, dass der Blutdruck aufgrund von Flüssigkeitsmangel absinkt.

Gegenanzeigen

Unter folgenden Bedingungen dürfen Sie nicht mit Interferonen behandelt werden:

- Die Funktion von Leber und Nieren ist stark eingeschränkt.
- Sie leiden an einer schweren Herzerkrankung oder Sie hatten in den sechs Monaten vor Beginn der Behandlung eine schwere Herzerkrankung.
- Sie haben Epilepsie.

- Sie leben mit einem fremden Organ. In diesem Fall soll das Abwehrsystem nicht angeregt werden, weil es das fremde Organ dann möglicherweise eher abstößt.
- Sie leiden unter starken Depressionen.
- Die Funktion Ihrer Schilddrüse ist gestört.
- Sie haben eine Leberzirrhose.
- Sie haben oder hatten eine Autoimmunerkrankung (z. B. rheumatoide Arthritis, multiple Sklerose).

Wenn Sie Typ-1-Diabetes haben, muss der Arzt Nutzen und Risiken einer Interferontherapie sehr sorgfältig abwägen.

Pegasys Fertigspritze: Wenn Ihre Nieren nur eingeschränkt arbeiten, muss der Arzt die Dosis anpassen und die Nierenfunktion engmaschig kontrollieren. Treten unerwünschte Wirkungen auf, sollte die Dosis gegebenenfalls weiter verringert werden.

PegIntron Injektor: Wenn die Kontrolle der Nierenfunktion eine Kreatinin-Clearance unter 50 Milliliter pro Minute ergibt, dürfen Sie mit diesem Präparat nicht behandelt werden.

Wechselwirkungen mit Medikamenten

Wenn Sie noch andere Medikamente nehmen, ist zu beachten:

- Interferon-alpha verstärkt die Wirkung von Theophyllin (bei Asthma).
- Schlaf- und Beruhigungsmittel verstärken die müde machende Wirkung von Interferon-alpha-2b.

Unerwünschte Wirkungen

▶ **Keine Maßnahmen erforderlich**

Grippeähnliche Symptome wie Müdigkeit, Schüttelfrost, Fieber, Kopf-, Muskel- und Gelenkschmerzen (bei über 50 von 100 Behandelten). Häufig verlaufen diese Symptome milder, wenn eine halbe Stunde vor der Gabe von Interferon Schmerzmittel wie Azetylsalizylsäure, Parazetamol oder Ibuprofen eingenommen werden.

Übelkeit, Erbrechen, Bauchschmerzen, Durchfall (bei bis zu 30 von 100).

Leichter bis mäßiger Haarausfall (bei etwa 20 von 100), der noch einige Wochen nach Absetzen des Interferons weiter bestehen kann. Danach wachsen die Haare wieder normal.

Hautveränderungen, Schmerzen oder Entzündungen an der Einstichstelle der Injektionsnadel (bei 16 bis 44 von 100).

▶ **Muss beobachtet werden**

Angst, Reizbarkeit, Schlaflosigkeit, Konzentrationsschwäche, Gefühlsschwankungen, Verwirrtheit. Wenn derartige Beschwerden einsetzen, müssen Sie den Arzt informieren und besprechen, ob die weitere Therapie vertretbar ist.

Wenn Sehstörungen auftreten oder sich die Sehschärfe verändert (bei 5 bis 10 von 100 Behandelten), sollten Sie einen Augenarzt aufsuchen und die Augen untersuchen lassen.

Anhaltender Durchfall (bei 14 bis 17 von 100), Gewichtsabnahme (bei 3 bis 18 von 100), Magersucht (bei 8 bis 25 von 100). Wenn sich diese Symptome innerhalb von zwei Wochen nicht bessern, sollten Sie den Arzt informieren.

Wenn Herzrhythmusstörungen oder kurze Ohnmachten (Synkopen) auftreten, sollte der Arzt ein EKG schreiben.

Wenn Husten, Fieber und Atemnot auftreten, sollte der Arzt die Lungen röntgen. Bei Lungenfunktionsstörungen und sichtbaren Veränderungen des Lungengewebes im Röntgenbild (Lungeninfiltrate) muss der Arzt abwägen, ob die Therapie weiterhin vertretbar ist. Die Symptome bessern sich wieder, wenn die Behandlung abgebrochen und Glukokortikoide gegeben werden.

Das Blutbild (→ Seite 15) kann sich verändern, insbesondere kann die Anzahl der weißen Blutkörperchen und der Blutplättchen abnehmen.

Es können sich Antikörper gegen körpereigenes Gewebe bilden (Autoantikörper). Dadurch steigt das Risiko, dass der Organismus eigene Gewebestrukturen angreift und sich eine Autoimmunerkrankung ausbildet. Am häufigsten scheint die Schilddrüse betroffen zu sein.

▶ **Sofort zum Arzt**

Wenn sich Anzeichen einer Depression (→ Seite 16) zeigen, wie grundlose Lustlosigkeit und Antriebsmangel, Empfinden innerer Leere, keine Freude mehr an Hobbys, Gedanken an eine Selbsttötung, Schuldgefühle, müssen Sie dies umgehend dem Arzt mitteilen (auch Angehörige sollten auf solche Anzeichen achten und gegebenenfalls den Arzt informieren), um zu überlegen, ob die weitere Behandlung mit Interferonen noch vertretbar ist.

Wenn – was selten geschieht – starker Hautausschlag, Juckreiz, Herzrasen, Atemnot, Schwäche und Schwindel auftreten, müssen Sie die Anwendung sofort abbrechen und unverzüglich den Notarzt rufen (Telefon 112), weil es sich um eine lebensbedrohliche Allergie (→ Seite 14) handeln kann.

Wenn der Arzt eine Sarkoidose feststellt, muss die Behandlung abgebrochen werden. Diese Krankheit betrifft die inneren Organe und besteht in einer erhöhten Immunaktivität des Gewebes. Betroffen sind vorwiegend die Lymphknoten im Brustraum sowie Lunge, Leber und Milz. Hinweise sind geschwollene Lymphknoten, Reizhusten und Atemnot bei Belastung.

Hinweise

Für Kinder unter 14 Jahren

Pegasys Fertigspritze, PegIntron Injektor, Roferon-A: Kinder und Jugendliche unter 18 Jahren sollten wegen der insgesamt unzureichenden Datenlage mit diesen Mitteln nicht behandelt werden.

Intron A: Dieses Mittel kann an Kinder ab drei Jahren verabreicht werden, solange bei ihnen keine schweren psychiatrischen Erkrankungen vorliegen oder aus der Vorgeschichte bekannt sind. In jedem Fall soll der zu erwartende Nutzen gegen die mit der Behandlung verbundenen Risiken (wie beispielsweise Störungen von Wachstum oder Schilddrüsenfunktion, Suizidgedanken) sorgfältig abgewogen werden.

Für Frauen

Während einer Interferonbehandlung dürfen Sie nicht schwanger werden, weil noch nicht klar ist, ob die Mittel das Ungeborene schädigen können.

Für Schwangerschaft und Stillzeit

Während der Behandlung sollten Sie nicht stillen.

IntronA, Roferon-A Fertigspritze: Wenn Sie schwanger geworden sind, während Sie mit Interferonen behandelt wurden, müssen Sie sofort den Arzt informieren und das weitere Vorgehen beraten. Wenn Sie schwanger sind und mit Interferonen behandelt werden sollen, muss der Arzt Nutzen und Risiken sehr sorgfältig abwägen. Zwar ist ziemlich unwahrscheinlich, dass die Wirkstoffe das Ungeborene schädigen, aber es gibt darüber zurzeit noch keine ausreichenden Erfahrungen.

Pegasys Fertigspritze, PegIntron Injektor: Diese neuen Interferone dürfen nicht in der Schwangerschaft angewendet werden.

Zur Verkehrstüchtigkeit

Wenn Interferone Sie müde und unkonzentriert machen, sollten Sie kein Fahrzeug lenken, keine Maschinen bedienen und keine Arbeiten ohne sicheren Halt verrichten.

Laktulose

Bifiteral, Lactulose AL, Lactulose-ratiopharm, Lactulose-saar, Lactulose STADA

Laktulose ist ein synthetischer Zucker, der verhindert, dass sich Ammoniak im Blut anreichert. Normalerweise wird Ammoniak, wie andere Giftstoffe auch, auf dem Weg vom Darm zum Herzen von der Leber aus dem Blut herausgefiltert. Bei einer Zirrhose kann die Leber diese Funktion aber nicht mehr erfüllen. Das Blut umgeht jetzt die Leber, und so gelangen Schadstoffe direkt ins Gehirn. Dort lösen sie Symptome wie Stimmungsschwankungen, Bewusstseinstrübungen, Müdigkeit, Antriebsschwäche und Zittern aus (hepatische Enzephalopathie).

Laktulose säuert den Darminhalt an und vermindert die Aufnahme des von Bakterien gebildeten Ammoniaks. Gleichzeitig werden erhebliche Mengen Wasser gebunden, sodass der Stuhl weich wird und an Volumen zunimmt. Das dehnt den Darm und regt ihn an, den Inhalt rascher auszuscheiden. Die Mittel wirken deshalb leicht abführend.

Bei Leberversagen sind die Mittel geeignet, um Störungen der Hirnfunktion vorzubeugen und sie zu behandeln.

Anwendung

Granulat, Pulver oder Sirup nehmen Sie mehrmals täglich ein.

Achtung

Wenn Sie Insulin spritzen (bei Diabetes), sollten Sie den Blutzucker häufiger kontrollieren, weil durch die Abführmittel verstärkt Kalium ausgeschwemmt wird und sich durch den erhöhten Kaliumverlust die Wirkung des Insulins verringern kann. Dann müssen Sie mehr Insulin als gewohnt spritzen, um den Blutzucker ausreichend zu senken.

Gegenanzeigen

Wenn Sie Galaktose nicht vertragen und auf eine galaktosearme Kost angewiesen sind oder wenn Sie an einer chronisch-entzündlichen Darmerkrankung leiden, sollten Sie Laktulose nicht einnehmen.

Wechselwirkungen mit Medikamenten

▶ **Unbedingt beachten**

In hoher Dosierung und bei langfristiger Anwendung erhöht Laktulose den Verlust von Kalium. Wenn Sie gleichzeitig Medikamente einnehmen, die den Kaliumverlust noch verstärken – z. B. Diuretika (bei hohem Blutdruck), Glukokortikoide (bei Entzündungen), darmreizende Abführmittel (wie z. B. Bisacodyl, Sennesextrakt u. a.) –, besteht die Gefahr, dass aufgrund des Kaliummangels Herzrhythmusstörungen auftreten.

Wenn Sie Laktulose in hoher Dosierung oder über einen Zeitraum, der über die empfohlene Anwendungsdauer hinausgeht, gleichzeitig mit Digitalis-Glykosiden (bei Herzschwäche) oder dem Wirkstoff Amiodaron (bei Herzrhythmusstörungen) einnehmen, kann sich die Wirkung dieser Mittel verstärken. Näheres hierzu lesen Sie unter „Mittel bei Herzschwäche: verstärkte Wirkung“ (→ Seite 12) beziehungsweise unter „Mittel bei Herzrhythmusstörungen: verstärkte Wirkung“ (→ Seite 12).

Unerwünschte Wirkungen

▶ **Keine Maßnahmen erforderlich**

Leichte Bauchschmerzen, Blähungen.

▶ **Muss beobachtet werden**

Bei hoher Dosierung können Übelkeit, Erbrechen und Durchfall auftreten. Halten die Durchfälle länger als zwei bis drei Tage an, sollten Sie mit dem Arzt sprechen. Bei sehr heftigem und/oder stark wässrigem Durchfall sollten Sie innerhalb von 24 Stunden einen Arzt aufsuchen, weil es dabei zu einem bedrohlichen Salz- und Flüssigkeitsverlust kommen kann.

Bei langfristiger Einnahme kann zu viel Kalium ausgeschwemmt werden. Wie hoch der Kaliumverlust ist, hängt davon ab, ob Sie gleichzeitig andere Medikamente einnehmen, die ebenfalls einen Kaliummangel begünstigen (z. B. Diuretika bei hohem Blutdruck). Dann können Muskelschwäche, Verstopfung (durch verzögerte Darmbewegungen) oder Herzrhythmusstörungen auftreten (siehe auch Abschnitt „Wechselwirkungen“ → Seite 395).

Hinweise

Für ältere Menschen

Sie sollten bei der Einnahme von Laktulose darauf achten, ausreichend zu trinken (etwa zwei Liter täglich).

Ornithinaspartat

Hepa-Merz

Dieses Mittel besteht aus den beiden Aminosäuren Ornithin und Aspartat. Ornithin fördert durch Aktivierung von Leberenzymen und unter Aufnahme von Ammoniak aus dem Blut die Bildung von Harnstoff. Aspartat stimuliert seinerseits die Bildung von Glutamin. Glutamin bindet Ammoniak im Blut, wobei eine unschädliche Verbindung entsteht, die über die Nieren ausgeschieden wird. Bei Leberversagen ist das Mittel geeignet, um Störungen der Hirnfunktion vorzubeugen und sie zu behandeln.

Anwendung

Das Granulat wird in reichlich Wasser, Tee oder Saft gelöst und dreimal täglich eingenommen. Mehr als 18 Gramm täglich sollten Sie nicht einnehmen.

Die Kautabletten werden bis zu dreimal täglich eingenommen, was einer Höchstmenge von 18 Gramm Ornithinaspartat entspricht.

Achtung

Gegenanzeigen

Wenn Ihre Nieren nur eingeschränkt arbeiten (Serumkreatininwert über 3 Milligramm pro 100 Milliliter), dürfen Sie die Mittel nicht anwenden.

Unerwünschte Wirkungen

▶ **Keine Maßnahmen erforderlich**

Hepa-Merz Granulat: Gelegentlich können Übelkeit, Erbrechen, Magenschmerzen, Blähungen und Durchfall auftreten (bei 1 von 1 000 bis 1 von 100 Behandelten). Sehr selten kommt es zu Gliederschmerzen (bei weniger als 1 von 10 000 Behandelten). Die Beschwerden verschwinden wieder, wenn das Mittel abgesetzt wird.

Hinweise

Für Schwangerschaft und Stillzeit

Da keine Erkenntnisse vorliegen, sollten Sie das Mittel in Schwangerschaft und Stillzeit sicherheitshalber nicht anwenden.

Leberentzündung, sonstige Lebererkrankungen

Handelsname Darreichungsform	Zusammensetzung pro 1 ml/1 g oder wie angegeben bzw. pro abgeteilte Einheit	Kleinste Packungs-größe	Festbetrag in Euro	Packungs-preis in Euro	Bewertung
Bifiteral Beutel *Bifiteral L* Sirup	**Laktulose** 1 g 667 mg	10 x 10 g 200 ml	5,16 4,95	5,16 4,95	**Geeignet** bei Leberversagen zur Vorbeugung gegen und Behandlung von Störungen der Hirnfunktion. → Seite 395
Copegus 200 mg Filmtabletten Rp *400 mg Filmtabletten Rp* Filmtabletten	**Ribavirin** 200 mg 400 mg	28 Stück 28 Stück		165,71 165,71	**Geeignet** bei Hepatitis C in Kombination mit einem Interferon. → Seite 390
Hepa-Merz Granulat 3 000 *6 000* Granulat *Hepa-Merz KT* Kautabletten	**Ornithinaspartat** 3 g pro 5 g 6 g pro 10 g 3 g	30 x 5 g 30 x 10 g 30 Stück		48,00 87,99 46,98	**Geeignet** bei Leberversagen zur Vorbeugung gegen und Behandlung von Störungen der Hirnfunktion. → Seite 396
IntronA Mehrfachdosierungs-Pen 18 Millionen I.E. Rp *30 Millionen I.E. Rp* *60 Millionen I.E. Rp* *IntronA Injektionslösung 18 Millionen I.E. Rp* *25 Millionen I.E. Rp* Injektionslösung	**Interferon alfa-2b** 3 000 000 I.E. pro Dosis 6 000 000 I.E. pro Dosis 10 000 000 I.E. pro Dosis 18 000 000 I.E. pro 3 ml 25 000 000 I.E. pro 2,5 ml	2 Stück 2 Stück 2 Stück 2 x 3 ml 2 x 2,5 ml		507,67 817,24 1529,52 507,67 686,15	**Auch geeignet** bei Hepatitis B zur Monotherapie. Peginterferone verbleiben länger im Körper und können seltener verabreicht werden. **Auch geeignet** bei Hepatitis C in Kombination mit Ribavirin oder als Monotherapie, wenn Ribavirin nicht gegeben werden kann. Peginterferone verbleiben länger im Körper und können seltener verabreicht werden. → Seite 392
Lactulose AL Sirup Sirup	**Laktulose** 667 mg	200 ml	4,95	4,41	**Geeignet** bei Leberversagen zur Vorbeugung gegen und Behandlung von Störungen der Hirnfunktion. → Seite 395
Lactulose-ratiopharm Sirup	**Laktulose** 667 mg	200 ml	4,95	4,91	**Geeignet** bei Leberversagen zur Vorbeugung gegen und Behandlung von Störungen der Hirnfunktion. → Seite 395
Lactulose-saar Sirup	**Laktulose** 650 mg	200 ml	4,95	4,95	**Geeignet** bei Leberversagen zur Vorbeugung gegen und Behandlung von Störungen der Hirnfunktion. → Seite 395
Lactulose STADA Granulatbeutel *Lactulose STADA* Sirup	**Laktulose** 1 g 667 mg	20 Stück 200 ml	9,06 4,95	9,66 4,91	**Geeignet** bei Leberversagen zur Vorbeugung gegen und Behandlung von Störungen der Hirnfunktion. → Seite 395
Pegasys 135 Mikrogramm Injektionslösung Rp *180 Mikrogramm Injektionslösung Rp* Fertigspritze	**Peginterferon alfa-2a** 135 µg pro 0,5 ml 180 µg pro 0,5 ml	1 Stück 1 Stück		248,70 287,68	**Geeignet** bei Hepatitis B zur Monotherapie. **Geeignet** bei Hepatitis C in Kombination mit Ribavirin und als Monotherapie, wenn Ribavirin nicht gegeben werden kann. → Seite 392
PegIntron vorgefüllter Injektor 50 µg Rp *80 µg Rp* *100 µg Rp* *120 µg Rp* *150 µg Rp* Injektionslösung	**Peginterferon alfa-2b** 50 µg pro 0,5 ml 80 µg pro 0,5 ml 100 µg pro 0,5 ml 120 µg pro 0,5 ml 150 µg pro 0,5 ml	4 Stück 4 Stück 4 Stück 4 Stück 4 Stück		528,96 840,69 1105,20 1256,01 1539,78	**Geeignet** bei Hepatitis C in Kombination mit Ribavirin und als Monotherapie, wenn Ribavirin nicht gegeben werden kann. → Seite 392
Rebetol Hartkapseln 200 mg Rp Kapseln *Rebetol 40 mg/ml Lösung zum Einnehmen Rp* Lösung	**Ribavirin** 200 mg 40 mg pro ml	84 Stück 100 ml		511,84 129,21	**Geeignet** bei Hepatitis C in Kombination mit einem Interferon. → Seite 390

Hinweise zu den Tabellenspalten → Seite 28, zur Auswahl der Arzneimittel → Seite 23, zur Grundlage der Bewertung → Seiten 24, 27

►

Leberentzündung, sonstige Lebererkrankungen Fortsetzung

Handelsname Darreichungsform	Zusammensetzung pro 1 ml/1 g oder wie angegeben bzw. pro abgeteilte Einheit	Kleinste Packungsgröße	Festbetrag in Euro	Packungspreis in Euro	Bewertung
Roferon-A Fertigspritze 3 Mio. I.E./0,5 ml Rp	**Interferon alfa-2a** 3 000 000 I.E. pro 0,5 ml	6 Stück		238,76	**Auch geeignet** bei Hepatitis B zur Monc therapie. Peginterferone verbleiben länger im Körper und können seltener verabreicht werden. **Auch geeignet** bei Hepatitis C in Kombination mit Ribaviri oder als Monotherapie, wenn Ribavirin nicht gegeben werden kann. Peginterfe rone verbleiben länger im Körper und können seltener verabreicht werden. → Seite 39
Roferon-A 4,5 Mio. I.E./0,5 ml Fertigspritze mit Injektionslösung Rp	4 500 000 I.E. pro 0,5 ml	6 Stück		348,43	
6 Mio. I.E./0,5 ml Fertigspritze mit Injektionslösung Rp	6 000 000 I.E. pro 0,5 ml	6 Stück		448,09	
9 Mio. I.E./0,5 ml Fertigspritze mit Injektionslösung Rp	9 000 000 I.E. pro 0,5 ml	6 Stück		639,34	
18 Mio. I.E./0,5 ml Fertigspritze mit Injektionslösung Rp Injektionslösung	18 000 000 I.E. pro 0,5 ml	1 Stück		219,26	
Zeffix Lösung zum Einnehmen 5 mg/ml Rp Lösung	**Lamivudin** 5 mg (Konservierungsmittel: Parabene)	240 ml		55,89	**Mit Einschränkung geeignet** bei chronischer Hepatitis B, wenn eine Interferon Behandlung nicht ausreichend wirksam oder nicht möglich war. Bei Langzeitan wendung drohen Resistenzen. → Seite 39
Zeffix Filmtabletten 100 mg Rp Tabletten	100 mg	28 Stück		119,27	

Hinweise zu den Tabellenspalten → Seite 28, zur Auswahl der Arzneimittel → Seite 23, zur Grundlage der Bewertung → Seiten 24, 27

Gallenbeschwerden und -steine

Gallensteine kommen häufig vor, bei Männern allerdings seltener als bei Frauen. Mit zunehmendem Alter bilden sie sich leichter. Die Steine können den Abfluss der Galle behindern und so Verdauungsbeschwerden oder auch schmerzhafte Koliken auslösen.

Anzeichen und Beschwerden

Gallensteine können lange Zeit „stumm" bleiben, also keine Beschwerden verursachen. Kleine Steine gehen über den Gallengang in den Dünndarm ab und werden unbemerkt ausgeschieden. Werden die Steine jedoch zu zahlreich und behindern sie die Entleerung der Gallenblase, kann die Galle nicht richtig in den Dünndarm abfließen. Es entsteht ein Druck- und Völlegefühl im Oberbauch. Ist der Gallengang durch Gallensteine verstopft, kann er sich krampfartig zusammenziehen. Von einer Gallenkolik spricht man, wenn Schmerzen im rechten und mittleren Oberbauch auftreten, die zwischen 15 Minuten bis längstens fünf Stunden bestehen bleiben.

Gallensteine können eine Gelbsucht auslösen (die Leber ist dabei jedoch nicht entzündet) und schmerzhafte Koliken verursachen. Manchmal treten auch Fieber, Erbrechen, Schüttelfrost und Schweißausbrüche auf. Außerdem kann sich die Gallenblase entzünden.

Ursachen

Gallensteine bilden sich, wenn die Gallenflüssigkeit viel Cholesterin und gleichzeitig wenig Gallensäuren enthält. Durch eine bewusst cholesterinarme Ernährung lässt sich dieses Missverhältnis kaum beeinflussen. Ist die Gallenflüssigkeit mit Cholesterin übersättigt, kristallisiert dieses aus und bildet in Verbindung mit Kalzium und Blutfarbstoffen Steine.

Nichtmedikamentöse Maßnahmen

Gallensteine können mit Stoßwellen, die von außen gezielt auf die Gallenblase gerichtet werden, zertrümmert werden (Stoßwellen-Lithotripsie). Der dabei entstehende Steingrieß wird mit der Gallenflüssigkeit in den Dünndarm befördert und ausgeschieden. Steine, die den Gallengang verstopfen, können über eine Sonde entfernt werden, die durch den Magen bis in den Gallengang geschoben wird. Sind die Steine relativ groß, muss die Gallenblase meist operativ entfernt werden.

Behandlung mit Medikamenten

Gallensteine werden immer nur dann mithilfe von Medikamenten aufgelöst, wenn ein operativer Eingriff nicht infrage kommt. Bei Gallensteinen bis zu einem Durchmesser von 1 bis 1,5 Zentimeter, die vorwiegend aus Cholesterin bestehen, wird das steinauflösende Mittel (→ nachfolgend) Ursodeoxycholsäure eingesetzt. Dieses Mittel wird auch gegeben, wenn die Steine mit Stoßwellen zertrümmert wurden, um den verbleibenden Steingrieß noch weiter aufzulösen, damit er leichter ausgeschieden werden kann. Bei kolikartigen Schmerzen kann der krampflösende Wirkstoff Butylscopolamin (→ Seite 331) gespritzt werden, auch nichtsteroidale Antirheumatika wie Diclofenac (→ Seite 1077) können leichte bis mittelstarke Schmerzen wirksam bekämpfen. Bei starken Schmerzen kann ein opioides Schmerzmittel (→ Seite 1203) eingesetzt werden.

Steinauflösendes Mittel

Ursodeoxycholsäure

UDC HEXAL, Ursofalk

Ursodeoxycholsäure ist ein Bestandteil der Gallenflüssigkeit. Sie hemmt die Aufnahme von Cholesterin aus dem Darm und vermindert seine Bildung in der Leber. Damit verringert sich die Cholesterinsättigung der Gallenflüssigkeit, was dazu führt, dass sich cholesterinhaltige Gallensteine auflösen.

Voraussetzung für eine Behandlung mit Ursodeoxycholsäure ist, dass die Steine klein sind (maximal 15 Millimeter), möglichst kein Kalzium enthalten und die Gallenblase trotz der Steine funktionstüchtig ist. Dann ist das Mittel zur Auflösung der Gallensteine geeignet. Der Wirkstoff wird auch bei einer primären biliären Leberzirrhose (→ Seite 389) gegeben, um das Fortschreiten der Erkrankung zu verzögern. Auch hierfür ist das Mittel geeignet.

ANWENDUNG

Tabletten, Kapseln oder Suspension nehmen Sie unzerkaut abends vor dem Schlafengehen mit etwas Flüssigkeit ein. Da die Gallensteine sich nur sehr langsam auflösen, müssen Sie das Mittel lange Zeit anwenden – sechs Monate bis zwei Jahre. Alle sechs Monate sollte der Arzt mit Ultraschall kontrollieren, ob die Gallenblase noch Steine enthält und wie groß sie sind. Wenn sie nach einem Jahr nicht kleiner geworden sind, sollte die Therapie abgebrochen werden.

Bei einer Leberzirrhose nehmen Sie das Mittel über den Tag verteilt ein. Für die Behandlung dieser Krankheit gibt es keine zeitliche Beschränkung.

ACHTUNG

Es ist nicht auszuschließen, dass während der Behandlung die Leberwerte ansteigen. Der Arzt sollte deshalb zu Beginn der Therapie in monatlichen Abständen, später viertel- und halbjährlich die Blutwerte kontrollieren.

Gegenanzeigen

Wenn Ihre Gallenwege oder der Darm verstopft sind oder die Gallenblase entzündet ist, dürfen Sie das Mittel nicht anwenden.

Wenn Sie häufig Gallenkoliken bekommen oder Ihre Galle sich nicht mehr richtig zusammenziehen kann, sollte der Arzt Nutzen und Risiken des Einsatzes dieses Mittels sorgfältig abwägen.

Wechselwirkungen mit Medikamenten

Wenn Sie noch andere Medikamente nehmen, ist zu beachten:

- Antazida mit Aluminiumsalzen (bei Sodbrennen) und Colestyramin (bei hohen Blutfettwerten) binden Ursodeoxycholsäure und verhindern so deren Wirkung. Wenn Sie diese Mittel anwenden müssen, sollten Sie Ursodeoxycholsäure im Abstand von zwei Stunden einnehmen.
- Ursodeoxycholsäure kann die Aufnahme von Ciclosporin (nach Organtransplantationen) erhöhen. Der Arzt sollte dann den Blutspiegel von Ciclosporin häufiger kontrollieren.

UNERWÜNSCHTE WIRKUNGEN

▶ **Keine Maßnahmen erforderlich**

Der Stuhl kann breiig werden (bei weniger als 1 von 100 Behandelten).

▶ **Muss beobachtet werden**

Die Gallensteine können verkalken. Der Arzt erkennt dies bei den regelmäßigen Ultraschalluntersuchungen. Da verkalkte Gallensteine mit Ursodeoxycholsäure nicht mehr aufgelöst werden können, sollte das Mittel dann abgesetzt werden. Auch wenn Sie ein erhöhtes Operationsrisiko haben, sollten Sie mit dem Arzt die Möglichkeit einer Operation oder einer Stoßwellenbehandlung besprechen.

Hinweise

Zur Empfängnisverhütung

Frauen im gebärfähigen Alter dürfen das Mittel nur bekommen, wenn sie eine Schwangerschaft zuverlässig verhüten, da es im Tierversuch Hinweise auf Schädigungen der Nachkommenschaft gab. Vor Beginn einer Behandlung sollte der Arzt eine Schwangerschaft ausschließen.

Für Schwangerschaft und Stillzeit

Ursodeoxycholsäure dürfen Sie in der Schwangerschaft nicht anwenden. Wenn Sie schwanger geworden sind, während Sie das Mittel eingenommen haben, sollten Sie das Mittel absetzen. Da keine Erfahrungen mit dem Mittel in der Stillzeit vorliegen, sollten Sie Ursodeoxycholsäure aus Sicherheitsgründen in dieser Zeit nicht anwenden.

Gallenbeschwerden und -steine

Handelsname Darreichungsform	Zusammensetzung pro 1 ml/1 g oder wie angegeben bzw. pro abgeteilte Einheit	Kleinste Packungsgröße	Festbetrag in Euro	Packungspreis in Euro	Bewertung
UDC 250 HEXAL Rp	**Ursodeoxycholsäure** 250 mg	30 Stück	24,89	20,33	**Geeignet** bei Gallensteinen ohne Kalziumeinlagerungen zur medikamentösen Auflösung bei funktionsfähiger Gallenblase sowie bei bestimmten Formen von Leberzirrhose (Anfangsstadium der biliären Zirrhose). → Seite 3
400 HEXAL Rp Filmtabletten	400 mg	30 Stück	41,38	31,84	
Ursofalk 500 mg Filmtabletten Rp Filmtabletten	**Ursodeoxycholsäure** 500 mg	50 Stück	82,86	60,89	**Geeignet** bei Gallensteinen ohne Kalziumeinlagerungen zur medikamentösen Auflösung bei funktionsfähiger Gallenblase sowie bei bestimmten Formen von Leberzirrhose (Anfangsstadium der biliären Zirrhose). → Seite 3
Ursofalk Kapseln Rp Kapseln	250 mg	50 Stück	34,50	34,50	
Ursofalk Suspension Rp Suspension	50 mg	250 ml		44,20	

Hinweise zu den Tabellenspalten → Seite 28, zur Auswahl der Arzneimittel → Seite 23, zur Grundlage der Bewertung → Seiten 24, 27

Harnwege, Nieren

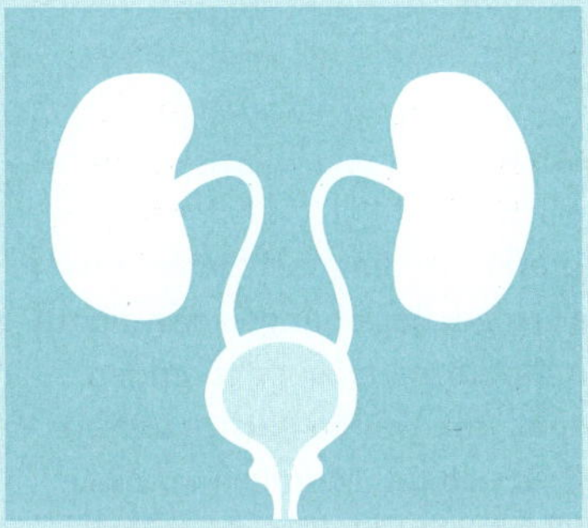

Etwa in Taillenhöhe liegen links und rechts der Wirbelsäule die Nieren, die das Blut filtern. Stoffe, die der Körper noch verwerten kann, beispielsweise Eiweiße und Zucker, halten sie zurück, anderes scheiden sie mit dem Urin als Stoffwechselprodukte aus. Sie regulieren den Salzhaushalt, indem sie so viel Natriumchlorid (Kochsalz), Kaliumchlorid und andere Salze durchlassen, wie notwendig ist, um im Körper die normalen Verhältnisse aufrechtzuerhalten. Weil diese Salze aber zugleich Wasser binden, steuern die Nieren auf diese Weise auch den Wasserhaushalt.
Der Urin, den die Nieren produzieren, fließt durch die Harnleiter (Ureter) in die Blase. Die Verbindung der Harnleiter zur Blase ist mit einer Art „Ventil" versehen, sodass der Urin normalerweise nicht von der Blase in die Nieren zurückfließen kann (Reflux).
In der Blase sammelt sich der Urin. Er wird durch die Harnröhre (Urethra) ausgeschieden. Bei der Frau ist die Harnröhre etwa 3 bis 5 Zentimeter lang, beim Mann etwa 20 bis 25 Zentimeter.
Die Blase eines Erwachsenen fasst ungefähr einen Liter; das Gefühl, zur Toilette gehen zu müssen, setzt aber bereits ein, wenn sie 150 bis 300 Milliliter Urin enthält. Den Verschluss der Blase sichern Muskelschichten: ein innerer und ein äußerer Schließmuskel an der Stelle, an der die Blase in die Harnröhre übergeht. Das komplizierte Zusammenspiel der beiden Muskelgruppen geschieht automatisch. Steuerungsmechanismen im zentralen Nervensystem sorgen dafür, dass die Blase „dicht" bleibt.

Harnweginfektionen, Reizblase

Viele Menschen klagen immer wieder mal über Beschwerden beim Wasserlassen. Die einen quält häufiger unaufschiebbarer Harndrang, bei dem aber nur wenig ausgeschieden wird, andere leiden zusätzlich unter Brennen und Schmerzen. Die Hälfte der Frauen kennt diese Beschwerden, und viele Frauen klagen sogar wiederholt darüber. Demgegenüber sind nur etwa 12 Prozent der Männer betroffen.
Meist beruhen diese Beschwerden auf einer Entzündung in den unteren Harnwegen, vornehmlich der Blase. Die Betroffenen haben eine Blasenentzündung (Zystitis); manche sprechen auch von Blasenkatarrh. Die allgemeine Bezeichnung lautet untere Harnweginfektion. Diese ist meist durch Bakterien verursacht, die sich im Urin nachweisen lassen. Seltener erfasst die Infektion auch die weiter oben liegenden Abschnitte der Harnwege, also die Harnleiter. Unter Umständen kann die aufsteigende Infektion sogar das Nierengewebe erreichen (Pyelonephritis).
Brennen und Schmerzen beim Wasserlassen können auch auftreten, ohne dass sich eine Entzündung nachweisen lässt. Dann spricht man von einer Reizblase.
In der Medizin werden unkomplizierte und komplizierte Harnweginfekte unterschieden. Darüber hinaus unterteilt man sie noch in akute und sich wiederholende (rezidivierende) Infektionen. Je nach Zuordnung geht man sowohl bei der Diagnose als auch der Behandlung verschieden vor.

Unkomplizierte Harnweginfektionen

Als unkompliziert gelten Harnweginfekte, bei denen nicht zu befürchten ist, dass die Infektion schwer verlaufen wird oder Folgeschäden nach sich ziehen wird. Einen derart unkomplizierten Verlauf nimmt man nur bei Frauen an, die nicht schwanger sind. Bei ihnen kann man davon ausgehen, dass die Infektion von Darmkeimen hervorgerufen wurde, die sich mit den üblichen Wirkstoffen gut bekämpfen lassen.

Komplizierte Harnweginfektionen

Alle anderen Harnweginfektionen gelten als kompliziert. Bei Männern deshalb, weil bei ihnen ein sehr viel breiteres Spektrum an Erregern als Auslöser infrage kommt und es zudem sein kann, dass die Prostata an der Infektion beteiligt ist.
Bei schwangeren Frauen besteht die Gefahr, dass sich eine an sich harmlose Blasenentzündung in die Nieren ausbreitet. Eine solche Nierenbeckenentzündung kann sehr schwer verlaufen und die Funktion der Nieren beeinträchtigen. Deshalb sollten schwangere Frauen immer Antibiotika einnehmen, wenn Bakterien im Urin nachgewiesen wurden – auch wenn sie keine Beschwerden haben.
Auch bei Frauen mit Diabetes wird jeder Harnweginfekt als kompliziert angesehen. Ihr Immunsystem ist oft geschwächt, und außerdem können Veränderun-

gen in der Funktion der Nerven (diabetische Neuropathie) den Harnabfluss stören.
Bei Kindern tragen relativ oft anatomische Fehlbildungen dazu bei, dass sich in den Harnwegen Keime ansiedeln, die in die Nieren aufsteigen und ihre Gewebe infizieren. Wenn es den Kindern aufgrund der Fehlbildung nicht möglich ist, die Blase richtig zu entleeren, kann zudem Harn von der Blase in das Nierengewebe zurückfließen. Diese Veränderungen müssen erkannt und operativ behoben werden, damit kein chronischer Nierenschaden entsteht.

Wiederkehrende Harnweginfektionen

Bei wiederkehrenden Infektionen müssen zwei weitere Formen unterschieden werden, weil die Zuordnung die Behandlung beeinflusst. Treten nach der ersten Behandlung innerhalb von zwei Wochen erneut Beschwerden auf, spricht man von einem „Relapse“. Dann ist anzunehmen, dass die erste Behandlung noch nicht alle Erreger vollständig beseitigt hatte.
Treten die Beschwerden erst nach mehr als zwei Wochen erneut auf, handelt es sich um eine neue Infektion (Rezidiv), die aber durchaus auf den gleichen Erregern beruhen kann wie die erste Infektion. Von sich wiederholenden Infektionen sind fast nur Frauen betroffen und Kinder mit Fehlbildungen der Harnwege.

Anzeichen und Beschwerden

Harnweginfektionen

Bei einem Harnweginfekt muss man häufig und oft ganz dringend zur Toilette, scheidet aber nur wenig Urin aus. Beim Wasserlassen kann es brennen und sehr stark schmerzen. Manchmal ist der Urin blutig und riecht unangenehm. Schmerzen im unteren Bauchraum können hinzukommen.
Fieber, Schüttelfrost und Schmerzen in der Taillengegend legen den Verdacht nahe, dass die Entzündung die oberen Harnwege betrifft.

Bei Kindern

Bei Säuglingen können Harnweginfektionen hohes Fieber hervorrufen. Da es aber auch sein kann, dass sich solche Infektionen nicht durch Symptome äußern, die auf die Erkrankung der Blase hindeuten, muss bei einem Säugling, dessen Körpertemperatur ansteigt, ohne dass sich dafür eine schlüssige Erklärung findet, immer der Urin untersucht werden.
Auch bei Kindern sind die Symptome meist nur gering ausgeprägt. Sie fühlen sich allgemein krank, haben Fieber und Bauchschmerzen. Kinder, die bereits trocken waren, können tagsüber unfreiwillig Urin verlieren und nachts wieder einnässen.

Reizblase

Es können die gleichen Beschwerden auftreten wie bei einem Harnweginfekt; meist sind sie aber weniger heftig.

Diagnostische Maßnahmen

Bei Frauen

Um einen Harnweginfekt zu diagnostizieren, genügt es, im Urin die Erreger beziehungsweise die zur Gruppe der weißen Blutkörperchen gehörenden Leukozyten mit einem Teststreifen nachzuweisen. Fast immer handelt es sich um Darmkeime. Diese werden von den üblichen Antibiotika abgetötet. Eine Urinkultur anzulegen, bei der Art und Anzahl der Keime bestimmt werden, ist erst erforderlich, wenn die Beschwerden trotz Behandlung nicht vergehen, die Infektion immer wiederkehrt oder es sich um eine komplizierte Harnweginfektion handelt. Dann kann es sich um Erreger handeln, die auf die gebräuchlichen Antibiotika nicht ansprechen. Um ein für diese Erreger geeignetes Mittel zu finden, müssen sie und ihre Widerstandsfähigkeit gegen Antibiotika bestimmt werden.

Bei Männern

Bei ihnen ist es nicht so naheliegend, welche Erreger die Infektion ausgelöst haben. Darum sollte der Arzt in der Regel eine Urinkultur anlegen, bevor er sich für ein Medikament entscheidet. Häufig stellt sich die Infektion in Verbindung mit ernsteren Störungen, zum Beispiel anatomischen Besonderheiten der Harnröhre oder einer Prostatavergrößerung, ein, sodass weiterführende Untersuchungen angeraten sind.

Bei älteren Personen

Bei ihnen siedeln sehr häufig Bakterien in den Harnwegen, verursachen aber keine Beschwerden. Selbst wenn sie zufällig bei einer Urinuntersuchung nachgewiesen werden, ist keine Behandlung nötig.

Bei Kindern

Bei Säuglingen sind Harnweginfektionen immer ein Anlass für weitergehende Untersuchungen, zum Beispiel mit Ultraschall oder Röntgenstrahlung. Bei älteren Jungen sollte stets eine eingehende Untersuchung die Ursache für die Infektion oder ihr wiederholtes Auftreten klären. Bei älteren Mädchen gilt das nur, wenn sich die Infektionen mehrfach wiederholen.

Ursachen

Bei Frauen

Unkomplizierte Harnweginfekte bei Frauen sind fast immer durch Bakterien aus dem Darm verursacht. Da die Ausgänge von Darm, Scheide und Harnröhre dicht beieinanderliegen, gelangen die Keime zum Beispiel bei der Toilettenhygiene leicht vom Darm über die Harnröhre in die Blase. Dass die Harnröhre bei Frauen relativ kurz ist, begünstigt die Ausbreitung der Bakterien. Wenn Frauen sehr wenig trinken und ihre Blase dementsprechend selten entleeren, kann das die Entstehung eines Harnweginfekts begünstigen. Je länger der Urin in der Blase steht, desto mehr Zeit haben die Bakterien, sich darin zu vermehren.

Eine Reihe von Faktoren erhöht bei Frauen das Risiko für einen Harnweginfekt. Beim Geschlechtsverkehr können Keime leicht in die Harnröhre gelangen. Spermientötende Mittel zur Empfängnisverhütung können die Schleimhaut reizen, sodass Infektionen leichter Fuß fassen können. Bei Frauen nach den Wechseljahren kann sich durch die verringerte Östrogenwirkung die Schleimhaut im Genitalbereich so verändern, dass Harnweginfektionen begünstigt werden.

Zwei bis vier Wochen nach der Einnahme von Antibiotika kann das Risiko für Harnweginfekte ebenfalls erhöht sein; der Grund liegt möglicherweise darin, dass die Mittel die Scheidenflora verändern und sich Krankheitskeime dann leichter ausbreiten können.

Beschwerden beim Wasserlassen können – wenn auch selten – auch auf einer Infektion des Muttermunds und/oder der Harnröhre mit Chlamydien beruhen. Diese Bakterien können mit einer speziellen Untersuchung des Harns (Nukleinsäurenachweis) nachgewiesen werden. Zur Behandlung einer solchen Infektion siehe „Chlamydieninfektion" (→ Seite 486).

Bei Männern

Bei ihnen kommen als Erreger neben den Darmbakterien noch verschiedene andere Bakterienarten infrage. Sie alle steigen von der Harnröhrenöffnung bis in die Blase auf.

Bei Kindern

Wiederkehrende Harnweginfektionen haben ihren Grund bei Kindern – Mädchen wie Jungen – oft in anatomischen Besonderheiten. Am häufigsten kommt eine Fehlbildung (vesiko-ureteraler Reflux) vor, bei der beim Wasserlassen durch den Druck in der Blase Urin nach „oben" in die Harnleiter und in das Nierenbecken gepresst wird.

Da Mädchen ohnehin eine besonders kurze Harnröhre haben, können Keime sehr leicht in die Blase gelangen.

Reizblase

Bei einer Reizblase findet sich kein Anhaltspunkt für eine Infektion. Als Erklärung für dieses Phänomen gibt es bislang nur Vermutungen: psychische Faktoren, schwache Entzündungen mit schlecht nachweisbaren Keimen, eine Fehlfunktion der Beckenbodenmuskulatur.

Vorbeugung

- Insbesondere wenn Harnweginfektionen häufiger auftreten, sollten Sie mindestens zwei Liter Flüssigkeit am Tag trinken – es sei denn, der Arzt hat Ihnen abgeraten, so viel zu trinken. Das kann zum Beispiel der Fall sein, wenn Ihre Herzleistung unzureichend ist (Herzinsuffizienz).
- Gehen Sie häufig zur Toilette und entleeren Sie dabei die Blase so vollständig wie möglich. Je länger der Urin in der Blase steht, desto mehr Bakterien enthält er.
- Halten Sie die unteren Körperpartien, vor allem die Füße, warm.

Bei Frauen

- Gewöhnen Sie sich bei der Toilettenhygiene daran, von „vorn" nach „hinten" zu wischen statt umgekehrt. So reiben Sie die Darmkeime nicht über die Öffnung von Scheide und Harnröhre.
- Gehen Sie möglichst unmittelbar nach dem Geschlechtsverkehr zur Toilette. So werden in die Harnröhre eventuell eingedrungene Bakterien schnell wieder herausgespült.
- Gebrauchen Sie keine vaginal angewendeten chemischen Verhütungsmittel, Scheidenspülungen, Intimsprays und parfümierte Seife. Sie schwächen den natürlichen Schutz der Scheidenhaut.

Nichtmedikamentöse Maßnahmen

- Bei Unterleibschmerzen tut Wärme wohl, zum Beispiel in Form einer Wärmflasche auf dem Bauch oder am Rücken.
- Reichlich Flüssigkeit zu sich zu nehmen, unterstützt die Behandlung. Ob Sie medizinische Tees, Schwarztee, Mineral- oder Leitungswasser trinken, ist unerheblich.

Behandlung mit Medikamenten

Manche Blasenentzündungen vergehen innerhalb von zwei bis drei Tagen von selbst. Hält die Entzündung aber an, ist eine Behandlung mit Antibiotika unumgänglich. Bis diese Medikamente wirken, können Schmerzen und Fieber mit einem Schmerzmittel wie Parazetamol (→ Seite 1212) gelindert werden.

Unkomplizierte Harnweginfektionen bei Frauen

Die für eine Kurzzeittherapie am besten geeigneten Arzneimittel sind Trimethoprim (→ Seite 416) und Nitrofurantoin (→ Seite 413). Dabei werden Trimethoprim oder Nitrofurantoin drei Tage lang eingenommen. Diese Therapieform ist in der Regel ebenso wirksam wie eine Behandlung über sieben bis zehn Tage, unerwünschte Wirkungen treten aber seltener auf und die körpereigene Bakterienflora bleibt nahezu unbeeinträchtigt.

Tritt nach einer solchen Behandlung die Infektion im Abstand von mehr als zwei Wochen erneut auf, geht man davon aus, dass es sich um eine neue Infektion (Rezidiv) – meist aufgrund derselben Ursache – handelt. Diese wird ebenso behandelt wie beim ersten Mal.

Flammt die Infektion jedoch innerhalb von zwei Wochen erneut auf (Relapse), ist anzunehmen, dass die Kurzzeittherapie nicht alle Erreger erreicht hat. Dann wird zehn Tage lang mit Trimethoprim behandelt.

Eine Besonderheit gilt für Frauen nach den Wechseljahren und Frauen, die sich nicht selbstständig bewegen können. Bei ihnen sollte eine unkomplizierte Harnweginfektion eine Woche lang mit Trimethoprim behandelt werden, um die Rate an Relapseerkrankungen zu verringern.

Die Kombination: Sulfonamid + Trimethoprim (→ Seite 418), in der Kurzform als Cotrimoxazol bezeichnet, ist mit Einschränkung geeignet. Die Wirksamkeit von Trimethoprim wird durch die Kombination mit einem Sulfonamid nicht gesteigert, unerwünschte Wirkungen treten hingegen häufiger auf.

Antibiotika wie Chinolone (→ Seite 409) und Cephalosporine (→ Seite 406) erhalten bei unkomplizierten Harnweginfekten die Bewertung „mit Einschränkung geeignet", denn sie einzusetzen ist normalerweise nicht notwendig. Diese Antibiotika sollen der Behandlung von komplizierten Infektionen vorbehalten bleiben. Näheres dazu lesen Sie unter „Spezielles bei der Beurteilung" (→ Seite 405). Fosfomyzin (→ Seite 408) wird ebenfalls als „mit Einschränkung geeignet" bewertet und kommt erst dann infrage, wenn gegen geeignete Antibiotika Allergien bestehen oder sich Resistenzen entwickelt haben.

Komplizierte Harnweginfektionen

Welches Antibiotikum verordnet wird, sollte sich bei komplizierten Harnweginfektionen nach dem Ergebnis der Erregerbestimmung richten. Dann können Chinolone, das Penizillin Sultamizillin (→ Seite 411) oder die Antibiotikakombination Amoxizillin + Clavulansäure (→ Seite 418) geeignete Arzneimittel sein.

Cephalosporine sind ebenfalls geeignet, wenn ein entsprechender Erregernachweis vorliegt. Für schwangere Frauen eignen sich diese Mittel am besten; sie gelten als erste Wahl.

Wenn die oberen Harnwege entzündet sind und das Nierengewebe beteiligt ist (Pyelonephritis), eignet sich oft auch Cotrimoxazol, die Kombination aus Sulfonamid und Trimethoprim.

Wiederkehrende Infektionen

Die Einnahme eines Medikaments in niedriger Dosierung für drei bis sechs Monate soll wiederkehrenden Infektionen vorbeugen. Dafür steht am ehesten Trimethoprim zur Verfügung. Allerdings wird dieses als „mit Einschränkung geeignet" bewertet, da noch nicht genügend Untersuchungsergebnisse vorliegen, um seine Wirksamkeit für eine solche Langzeitanwendung abschließend beurteilen zu können.

Wenig geeignet ist hingegen Nitrofurantoin. Für dieses gibt es ebenfalls nicht genügend Studien, um sein Risiko hinreichend abschätzen zu können. Vor allem bei längerdauernder Behandlung ist bei Nitrofurantoin aufgrund seiner chemischen Struktur die Gefahr schwerwiegender unerwünschter Wirkungen nicht sicher auszuschließen. Aus Sicherheitsgründen sollte das Mittel daher zur Langzeitbehandlung nur in begründeten Ausnahmefällen eingesetzt werden.

Alle anderen Präparate, die bei Harnweginfektionen und Reizblase häufig verordnet und in diesem Kapitel besprochen werden, gelten als „wenig geeignet".

Nach operativen Eingriffen in den Harnwegen oder bei langwierigen Harnweginfektionen werden die Harnwege manchmal mit dem Antibiotikum Neomyzin (→ Seite 405) gespült. Dessen therapeutische Wirksamkeit ist jedoch nicht ausreichend nachgewiesen. Weder ist gesichert, dass eine solche Spülung die Keimzahl in den Harnwegen nennenswert verringert, noch treten durch diese Maßnahme weniger Infektionen auf.

Nitroxolin (→ Seite 416) ist ein Mittel gegen Bakterien und Pilze. Gegenüber den Standardmitteln Trimethoprim und Nitrofurantoin ist seine therapeutische Wirksamkeit nicht ausreichend belegt.

Das Gleiche gilt für die Bakterienzubereitung (→ Seite 412) aus Escherichia coli.

Mittel mit Methionin (→ Seite 413), die den Harn ansäuern, werden in der Hoffnung verordnet, dass sie die Wirkung der antibakteriellen Arzneimittel unterstützen. Dafür ist ihre therapeutische Wirksamkeit jedoch nicht ausreichend nachgewiesen.

Die Kombination Nitrofurantoin + Vitamin (→ Seite 418) gilt als nicht sinnvoll. Vitamin B_6 verbessert die Wirkung von Nitrofurantoin nicht. Letzteres genügt vollauf zur Behandlung von Harnweginfektionen. Dass die Kombination therapeutisch besser wirksam ist als Nitrofurantoin allein, ist nicht ausreichend belegt.

Spezielles bei der Beurteilung

Bei der Beurteilung von Arzneistoffen, die Infektionen bekämpfen sollen, muss vieles berücksichtigt werden, was bei anderen Erkrankungen keine Rolle spielt. Selbstverständlich müssen die Substanzen gegen die Erreger, die die Infektion auslösen, wirksam sein. Wie effektiv sie sind, ändert sich jedoch laufend, weil sich die Erreger in ihren Eigenschaften ständig verändern. Beispielsweise tötet ein Wirkstoff, der vor 20 Jahren gegen eine Keimart bestens wirkte, heute vielleicht nur noch die Hälfte dieser Keime ab; die anderen sind gegen das Medikament „resistent" geworden. Wenn sich also die Empfindlichkeit der Erreger ändert, ist das Mittel, das früher gut bewertet wurde, nach ein paar Jahren vielleicht nur noch eingeschränkt geeignet.

Andererseits gelten manche Arzneimittel nur als „mit Einschränkung geeignet", obwohl sie hervorragend wirken. Das kann seinen Grund darin haben, dass diese Mittel auch Erreger abtöten, bei denen andere Medikamente schon machtlos geworden sind. Dann sollen diese Mittel nicht bei Krankheiten eingesetzt werden, für die auch andere Medikamente genügen, sondern ihre große Wirkkraft für die Problemkeime bewahren. Werden sie bereits bei Bakterien eingesetzt, die noch mit anderen Mitteln ausreichend zu behandeln sind, verlieren sie ihre starke Wirkkraft unnötig rasch. Wie lange sich bakterientötende Substanzen zur Bekämpfung bestimmter Erreger eignen, hängt also auch von ihrem überlegten und kontrollierten Einsatz ab.

Nitrofurantoin zum Beispiel, das bis zur fünften Ausgabe des HANDBUCH MEDIKAMENTE noch als „wenig geeignet" angesehen wurde, wird seit einigen Jahren nun bei unkomplizierten Harnweginfektionen als „geeignet" eingestuft, wenn die Behandlung nicht länger als drei Tage dauert. Damit wird dem Umstand Rechnung getragen, dass sich bei den für Harnweginfektionen typischen Erregern bereits häufig Resistenzen gegen die Arzneistoffe ausgebildet haben, denen Nitrofurantoin bisher unterlegen war. Bei einer maximal dreitägigen Anwendung überwiegen dann die Vorteile von Nitrofurantoin das Risiko, das die unerwünschten Wirkungen eventuell bedeuten können.

Antibiotikum: Aminoglykosid

Neomyzin

Cysto Myacyne N, URO-NEBACETIN N

Im Laborversuch tötet das Antibiotikum Neomyzin Bakterien ab. Trotzdem ist nicht ausreichend nachgewiesen, dass sich die Keimzahl verringern lässt, wenn die Harnwege und die Blase mit einer neomyzinhaltigen Lösung gespült werden. Da das Mittel darüber hinaus häufig Allergien hervorruft und schon viele Bakterienarten gegen Neomyzin resistent sind, wird es als „wenig geeignet" eingestuft.

ANWENDUNG

Bei Blaseninfektionen wird in der Regel jeden Tag der auf Körpertemperatur angewärmte Inhalt einer Arzneimittelflasche in die Blase gefüllt. Dazu wird die Flüssigkeit mithilfe des sterilen Flaschenhalses in die Harnröhre eingebracht. Etwa 30 Minuten später wird die Blase entleert. Die Behandlung sollte nach dem Abklingen der Beschwerden noch 1 bis 3 Tage fortgeführt werden, jedoch nicht länger als 8 bis 10 Tage, um das Risiko von schädlichen Wirkungen zu begrenzen.

ACHTUNG

Cysto-Myacyne N: Das Produkt enthält als Konservierungsmittel Parabene. Wenn Sie auf Parastoffe (→ Seite 1159) allergisch reagieren, dürfen Sie es nicht anwenden.

Gegenanzeigen

Unter folgenden Bedingungen darf Neomyzin nicht angewendet werden:

- Die Funktion der Nieren ist stark eingeschränkt.
- Das Hör- oder Gleichgewichtsorgan ist geschädigt.

Unter folgenden Bedingungen muss der Arzt Nutzen und Risiken besonders sorgfältig gegeneinander abwägen:

- Es besteht eine Nervenstörung, die sich auf die Muskeltätigkeit auswirkt, wie zum Beispiel Myasthenia gravis.
- Sie haben bereits früher bei Erkrankungen ähnliche Antibiotika (z. B. Kanamyzin oder Streptomyzin) erhalten.

Wechselwirkungen mit Medikamenten

Wenn Sie noch andere Medikamente nehmen, ist zu beachten:

- Wenn Sie Neomyzin anwenden, können Medikamente mit muskelerschlaffender Wirkung (Muskelrelaxanzien) vielfach stärker wirken.
- Wirkstoffe, die wie Neomyzin die Nieren und den Hör- und Gleichgewichtssinn schädigen können, sollten unbedingt vermieden werden. Zu ihnen gehören Amphotericin B (zum Einnehmen bei Pilzinfektionen), Schleifendiuretika (bei hohem Blutdruck, Nierenerkrankungen), Ciclosporin (nach Organtransplantationen) und bestimmte Antibiotika (einige Cephalosporine sowie alle anderen Aminoglykoside).

Unerwünschte Wirkungen

► **Keine Maßnahmen erforderlich**

Nachdem die Lösung in die Blase eingefüllt wurde, können sich krampfartige Schmerzen einstellen; sie vergehen wieder, wenn die Lösung aus der Blase entleert wurde.

Der Genitalbereich kann sich röten und brennen.

► **Muss beobachtet werden**

Wenn die Haut sich verstärkt rötet und juckt, reagieren Sie vermutlich allergisch auf das Mittel (bei etwa 1 von 100). Dann sollten Sie es absetzen. Sind die Hauterscheinungen (→ Seite 14) einige Tage später nicht deutlich abgeklungen, sollten Sie einen Arzt aufsuchen.

Wenn Sie sich schwindelig fühlen, nachts häufiger zur Toilette müssen oder sehr wenig Urin ausscheiden, kann es sein, dass Neomyzin durch die stark entzündete Blasenwand in den Blutkreislauf gelangt ist. Diese Probleme vergehen zwar nach dem Ende der Behandlung wieder, dennoch sollten Sie dem Arzt davon berichten.

► **Sofort zum Arzt**

Wenn starker Hautausschlag, Juckreiz, Herzrasen, Atemnot, Schwäche und Schwindel auftreten, müssen Sie die Anwendung sofort abbrechen und unverzüglich den Notarzt (Telefon 112) rufen, weil es sich um eine lebensbedrohliche Allergie (→ Seite 14) handeln kann.

Ohrgeräusche (Tinnitus) können auftreten und bis zur völligen Hörunfähigkeit führen. Setzen Sie bei Hörstörungen das Mittel sofort ab und suchen Sie einen Arzt auf.

Muskelschmerzen und eine gestörte Muskeltätigkeit, Kribbeln in Armen und Beinen und „Einschlafen" der Gliedmaßen zeigen an, dass im Körper zu viel Neomyzin wirkt. Wenden Sie sich dann sofort an einen Arzt.

Antibiotika: Cephalosporine

Cefaclor

CEC, Cefaclor 1A Pharma, Cefaclor AL, Cefaclor-CT, Cefaclor-ratiopharm, Cefaclor Sandoz, Cefaclor STADA, Cefaclor-Wolff, INFECTOCEF, Panoral

Cefadroxil

GRÜNCEF

Cefalexin

Cephalexin-ratiopharm

Cefixim

cefixdura, Cefixim-ratiopharm, Cephoral, SUPRAX, Uro-Cephoral

Cefpodoxim

Orelox, Podomexef

Ceftibuten

Keimax

Cefuroxim

Cefuhexal, Cefuroxim AL, Cefuroxim-CT, Cefuroxim-ratiopharm, Cefuroxim STADA, ELOBACT, Zinnat

Loracarbef

Lorafem

Cephalosporine ähneln in ihrer chemischen Struktur den Penizillinen und töten wie diese Bakterien während der Wachstumsphase ab, indem sie den Aufbau ihrer Zellwand hemmen. Ausgewachsene Bakterien werden von diesen Antibiotika nicht beeinflusst.

Viele Cephalosporine, die noch nicht so lange im Handel sind (z. B. Cefixim, Ceftibuten), werden häufig verordnet, bieten aber gegenüber den älteren (Cefalexin, Cefaclor) bis auf wenige Ausnahmen meist kaum Vorteile. Näheres hierzu lesen Sie im Kapitel „Bakterielle Infektionen" unter „Cephalosporine" (→ Seite 1247).

Die Eignung der Cephalosporine bei Harnweginfektionen wird unterschiedlich beurteilt, je nachdem, welche Art von Infektion vorliegt. Näheres hierzu lesen Sie unter „Behandlung mit Medikamenten" (→ Seite 403).

Die Wirkstoffe Cefadroxil (*GRÜNCEF*) und Cefpodoxim (*Orelox*, *Podomexef*) gibt es inzwischen auch in Form von preisgünstigen Generika.

Anwendung

Die Dosierung entnehmen Sie jeweils dem Beipackzettel.

Achtung

Einige Präparate enthalten Parabene (siehe Tabelle). Diese Konservierungsmittel führen möglicherweise zur Allergie. Wenn Sie auf Parastoffe (→ Seite 1159) allergisch reagieren, dürfen Sie die Mittel nicht anwenden.

Gegenanzeigen

Unter folgenden Bedingungen dürfen Sie diese Antibiotika nicht anwenden:

- Sie reagieren auf den Wirkstoff allergisch. Dabei muss der Arzt auch Kreuzallergien zu anderen Wirkstoffen der gleichen Wirkstoffgruppe beachten. Wenn Sie ohnehin Allergien haben (Asthma, Heuschnupfen), ist das Risiko, dass Sie auf Cephalosporine allergisch reagieren, erhöht. Der Arzt sollte dann gegebenenfalls ein anderes Antibiotikum wählen.
- Sie haben starken Durchfall oder erbrechen sich häufig. Dann gelangt der Wirkstoff nicht in ausreichender Menge ins Blut.

Da Cephalosporine wie die meisten Antibiotika über die Nieren ausgeschieden werden, müssen bei eingeschränkter Nierenfunktion größere Einnahmeabstände eingehalten werden. Steigt die Konzentration im Blut zu sehr an, besteht ein höheres Risiko für unerwünschte Wirkungen. Bei chronisch Nierenkranken muss der Arzt die Dosis und den Rhythmus der Einnahme über die Kontrolle der Nierenwerte im Blut steuern.

Wechselwirkungen mit Medikamenten

▶ **Unbedingt beachten**

Einige Cephalosporine verstärken die Wirkung der gerinnungshemmenden Mittel Phenprocoumon und Warfarin, die bei erhöhter Thrombosegefahr als Tabletten eingenommen werden. Näheres hierzu finden Sie unter „Mittel zur Blutverdünnung: verstärkte Wirkung" (→ Seite 11).

Unerwünschte Wirkungen

▶ **Keine Maßnahmen erforderlich**

Es können Bauchschmerzen, Übelkeit, Erbrechen, Blähungen und Appetitlosigkeit auftreten. Leichter Durchfall ist dadurch bedingt, dass Antibiotika auch die nützlichen Darmbakterien abtöten. Die Verdauung reguliert sich wieder, wenn die Antibiotikabehandlung beendet wird.

In wenigen Einzelfällen wurden Nervosität, Schlafstörungen und Schwindel (→ Seite 15) beobachtet.

Loracarbef: In wenigen Einzelfällen kann es vorkommen, dass der Blutdruck vorübergehend ansteigt.

▶ **Muss beobachtet werden**

Wenn die Haut sich verstärkt rötet und juckt, reagieren Sie vermutlich allergisch auf das Mittel. Dann sollten Sie es absetzen und die Hauterscheinungen (→ Seite 14) innerhalb der nächsten 24 Stunden einem Arzt zeigen.

Wenn Sie die Cephalosporine über mehrere Wochen und in hoher Dosierung einnehmen müssen, töten sie die nützliche Bakterienflora auf den Schleimhäuten in Mund, Rachen und auch im Genitalbereich ab. Dann können sich Pilze verstärkt ausbreiten. Pilzinfektionen können sich dadurch bemerkbar machen, dass sich die Schleimhaut entzündet und sich ein weißlicher Belag bildet. Pilzinfektionen im Genitalbereich betreffen vor allem Frauen. Sie gehen mit starkem Juckreiz sowie einem weiß-krümeligen Ausfluss einher. Bei solchen Symptomen sollten Sie einen Arzt aufsuchen.

Wenn Ihr Immunsystem geschwächt ist, können die Pilze auch innere Organe befallen. Dafür gibt es häufig keine spezifischen Hinweise. Fieber und Abgeschlagenheit können darauf hindeuten. Dann sollte der Arzt entsprechende Diagnosemaßnahmen einleiten.

Die Mittel können die Leber (→ Seite 15) schädigen. Treten Übelkeit, Erbrechen und/oder dunkel gefärbter Urin auf und ist der Stuhl auffällig hell, sollten Sie einen Arzt aufsuchen.

▶ **Sofort zum Arzt**

Wenn starker Hautausschlag, Juckreiz, Herzrasen, Atemnot, Schwäche und Schwindel auftreten, müssen Sie die Anwendung sofort abbrechen und unverzüglich den Notarzt (Telefon 112) rufen, weil es sich um eine lebensbedrohliche Allergie (→ Seite 14) handeln kann.

Wenn heftiger blutiger Durchfall mit Bauchkrämpfen und Fieber einsetzt, müssen Sie ebenfalls sofort einen Arzt rufen. Diese Beschwerden können ein Hinweis für eine Darminfektion mit dem Bakterium Clostridium difficile sein (pseudomembranöse Kolitis). Diese Bakterien können sich verstärkt vermehren, wenn die Antibiotika die nützlichen Darmbakterien abgetötet haben. Das von ihnen abgegebene Gift löst diese schwere Darmentzündung aus, die lebensbedrohlich werden kann. Behandelt wird dann mit einem speziellen Antibiotikum, das gegen Clostridien gut wirkt.

Die Mittel können die Leber (→ Seite 15) schwer schädigen und eine Gelbsucht auslösen. Wenn sich die Haut gelb färbt und Sie zusätzlich einen starken Juckreiz am ganzen Körper verspüren, sollten Sie sofort einen Arzt aufsuchen. Wenn die Mittel abgesetzt werden, bilden sich die Symptome wieder zurück.

Cefaclor, Cefalexin, Ceftibuten, Loracarbef: In wenigen Einzelfällen können die Mittel die Nierenfunktion beeinträchtigen. Solche beginnenden Schäden der Nieren (→ Seite 16) kann der Arzt nur durch gezielte diagnostische Maßnahmen feststellen. Bei vermehrter oder verminderter Urinproduktion, wenn die Haut nach Urin riecht, bei neu auftretenden oder sich verschlimmernden Wasseransammlungen zum Beispiel in den Beinen (Ödeme) oder Schmerzen in der Nierengegend sollten Sie umgehend einen Arzt aufsuchen und gezielt die Nieren untersuchen lassen. Bei Harnweginfektionen sind diese Anzeichen allerdings nicht immer eindeutig zu bemerken.

HINWEISE

Für Kinder unter 14 Jahren

Cefixim, Ceftibuten: Diese Mittel dürfen bei Früh- und Neugeborenen bis drei Monate nicht angewendet werden.

Loracarbef: Dieses Mittel dürfen Kinder unter sechs Monaten nicht bekommen.

Zur Empfängnisverhütung

Frauen, die die „Pille" einnehmen, sollten beachten, dass die empfängnisverhütende Wirkung unter Umständen nicht mehr gewährleistet ist. Antibiotika zerstören einen Großteil der Bakterienflora im Darm. Daraus resultiert oft Durchfall, sodass die Wirkstoffe aus der „Pille" nur noch vermindert aufgenommen werden. Es ist nicht sicher, dass sie den Eisprung dann noch wirksam unterdrücken.

Für Schwangerschaft und Stillzeit

Cefaclor, Cefadroxil, Cefalexin, Cefixim, Cefuroxim, Loracarbef: Diese Mittel dürfen Sie in den ersten drei Schwangerschaftsmonaten anwenden, wenn Sie andere Antibiotika nicht vertragen oder diese wegen resistenter Bakterien nicht infrage kommen.

Cefpodoxim: Über die Risiken einer Anwendung in der Schwangerschaft gibt es keine Erkenntnisse. Sicherheitshalber sollten Sie das Mittel daher nicht anwenden.

Cefixim: Über die Risiken einer Anwendung in der Stillzeit gibt es keine Erkenntnisse. Sicherheitshalber sollten Sie das Mittel daher nicht anwenden.

Die übrigen Cephalosporine sollten Sie in der Stillzeit nur anwenden, wenn Sie andere Antibiotika nicht vertragen oder diese wegen Resistenzen nicht infrage kommen.

Antibiotikum: Fosfomyzin

Monuril

Fosfomyzin tötet Bakterien ab, indem es den Aufbau der Zellwand hemmt. Bei unkomplizierten Harnweginfekten ist es ein Mittel der Reserve, wenn alle anderen Wirkstoffe wegen bereits bestehender Resistenzen erfolglos geblieben sind oder aufgrund von Allergien nicht angewendet werden können. Darum wird es als „mit Einschränkung geeignet" bewertet.

ANWENDUNG

Die Dosierung entnehmen Sie dem Beipackzettel.

ACHTUNG

Gegenanzeigen

Es gelten die gleichen Angaben wie für Cephalosporine (→ Seite 407). Darüber hinaus dürfen Sie Fosfomyzin nicht anwenden, wenn Ihre Nierenfunktion stark eingeschränkt ist.

Wechselwirkungen mit Medikamenten

▶ **Unbedingt beachten**

Wenn Sie noch andere Medikamente nehmen, ist zu beachten, dass Metoclopramid (bei Übelkeit, Erbrechen) die Aufnahme von Fosfomyzin stört. Zwischen der Einnahme der beiden Medikamente sollten zwei Stunden Abstand liegen. Näheres hierzu finden Sie unter „Antibiotika/Virustatika: verringerte Wirkung" (→ Seite 13).

UNERWÜNSCHTE WIRKUNGEN

▶ **Keine Maßnahmen erforderlich**

Gelegentlich können Übelkeit, Erbrechen und Durchfall auftreten, die wieder vergehen, wenn die Behandlung beendet wird.

▶ **Muss beobachtet werden**

Wenn die Haut sich verstärkt rötet und juckt, reagieren Sie vermutlich allergisch auf das Mittel. Dann sollten Sie es absetzen. Sind die Hauterscheinungen (→ Seite 14) einige Tage später nicht deutlich abgeklungen, sollten Sie einen Arzt aufsuchen.

▶ **Sofort zum Arzt**

Wenn starker Hautausschlag, Juckreiz, Herzrasen, Atemnot, Schwäche und Schwindel auftreten, müssen Sie die Anwendung sofort abbrechen und unverzüglich den Notarzt (Telefon 112) rufen, weil es sich um eine lebensbedrohliche Allergie (→ Seite 14) handeln kann.

HINWEISE

Für Kinder unter 14 Jahren

Über die Risiken einer Anwendung bei Kindern gibt es keine Erkenntnisse. Das Mittel darf deshalb bei Kindern unter zwölf Jahren nicht angewendet werden.

Zur Empfängnisverhütung

Frauen, die die „Pille" einnehmen, sollten beachten, dass die empfängnisverhütende Wirkung unter Umständen nicht mehr gewährleistet ist.

Antibiotika zerstören einen Großteil der Bakterienflora im Darm. Daraus resultiert oft Durchfall, sodass die Wirkstoffe aus der „Pille“ nur noch vermindert aufgenommen werden. Es ist nicht sicher, dass sie den Eisprung dann noch wirksam unterdrücken.

Für Schwangerschaft und Stillzeit

Über die Risiken einer Anwendung in der Schwangerschaft gibt es keine Erkenntnisse. Sicherheitshalber sollten Sie das Mittel daher nicht anwenden.

Antibiotika: Chinolone

Ciprofloxazin

Cipro 1A Pharma, CIPRO BASICS, Ciprobay, Ciprobeta, ciprodura, Ciprofloxacin AL, Ciprofloxacin Heumann, Ciprofloxacin-ratiopharm, Ciprofloxacin real, Ciprofloxacin Sandoz, Ciprofloxacin STADA, Ciproflox-CT, Ciprohexal, Keciflox

Enoxazin

ENOXOR

Levofloxazin

Tavanic

Norfloxazin

BARAZAN, Firin, Norflohexal, Norflosal, Norfloxacin-ratiopharm, Norflox-Sandoz, Norfloxacin STADA

Ofloxazin

OfloHEXAL, Ofloxacin AL, Ofloxacin-ratiopharm, Ofloxacin STADA, Uro-Tarivid

Chinolone – auch Gyrasehemmer genannt – wurden in den 1980er-Jahren entwickelt. Sie blockieren Vorgänge bei der Zellteilung der Bakterien, die von dem Enzym Gyrase gesteuert werden, und töten so die Keime ab.

Ihre Eignung bei Harnweginfektionen wird unterschiedlich beurteilt, je nachdem, welche Art von Infektion vorliegt. Näheres hierzu lesen Sie unter „Behandlung mit Medikamenten“ (→ Seite 403).

Anwendung

Die Dosierung entnehmen Sie jeweils dem Beipackzettel.

Die Wirkstoffe werden am besten in den Körper aufgenommen, wenn Sie sie auf nüchternen Magen oder ein bis zwei Stunden vor dem Essen schlucken. Um unerwünschte Wirkungen im Magen zu vermeiden, können Sie die Mittel allerdings auch während des Essens einnehmen – vorausgesetzt, Sie trinken keine Milch und essen keine Milchprodukte.

Wenn Sie die Mittel länger als zwei Wochen einnehmen, sollte der Arzt die Leberwerte kontrollieren, um rechtzeitig auf mögliche Leberschäden aufmerksam zu werden.

Achtung

Gegenanzeigen

Es gelten die gleichen Angaben wie für Cephalosporine (→ Seite 407). Darüber hinaus dürfen Sie, wenn Sie Epilepsie haben oder zu Krampfanfällen neigen, Chinolone nur nach sorgfältiger Nutzen-Risiko-Abwägung anwenden.

Ciprofloxazin: Wenn Sie eine Erkrankung haben, bei der die Übertragung von Nervenreizen auf die Muskulatur gestört ist (Myasthenia gravis), muss der Arzt Nutzen und Risiken der Behandlung besonders sorgfältig abwägen, weil sich die Muskelschwäche durch Ciprofloxazin bedrohlich verschlimmern kann.

Wechselwirkungen mit Medikamenten

Wenn Sie noch andere Medikamente nehmen, ist zu beachten:

- Eisen (bei Blutarmut), Kalzium (bei Osteoporose), Antazida (bei Sodbrennen) und Sucralfat (bei Magen- und Zwölffingerdarmgeschwüren) verringern die Aufnahme von Chinolonen. Sie müssen deshalb mindestens vier Stunden Abstand lassen, bevor Sie die Mittel einnehmen.
- Chinolone erhöhen die Konzentration von Theophyllin (bei Asthma) im Blut. Der Arzt sollte die Serumspiegel kontrollieren und gegebenenfalls die Dosis anpassen.
- Chinolone verstärken die Wirkung von Diazepam (bei Angststörungen, Unruhe).
- Wenn Sie gleichzeitig nichtsteroidale Antirheumatika (z. B. Diclofenac, Ibuprofen) einnehmen, können epilepsieähnliche Krampfanfälle oder Schwindelanfälle auftreten.

Ciprofloxazin: Dieses Antibiotikum beschleunigt die Aufnahme von Metoclopramid (bei Übelkeit, Erbrechen).

Norfloxazin: Dieses Mittel dürfen Sie nicht gleichzeitig mit Nitrofurantoin (ebenfalls bei Harnweginfektionen) einnehmen.

► **Unbedingt beachten**

Chinolone verstärken die Wirkung von blutzuckersenkenden Sulfonylharnstoffen (z. B. Glibenclamid bei Typ-2-Diabetes). Sie müssen deshalb die Blutzuckerwerte häufiger selbst kontrollieren oder vom Arzt überprüfen lassen und gegebenenfalls in Absprache mit dem Arzt die Dosis der Medikamente verringern. Näheres

hierzu finden Sie unter „Mittel zur Blutzuckersenkung: verstärkte Wirkung" (→ Seite 11).
Ebenso verstärken Chinolone die Wirkung der gerinnungshemmenden Mittel Phenprocoumon und Warfarin, die bei erhöhter Thrombosegefahr als Tabletten eingenommen werden. Näheres hierzu finden Sie unter „Mittel zur Blutverdünnung: verstärkte Wirkung" (→ Seite 11).

Wechselwirkungen mit Speisen und Getränken

Milch und Milchprodukte beeinträchtigen die Aufnahme von Chinolonen ins Blut. Daher sollten Sie Chinolone entweder zwei Stunden vor diesen Lebensmitteln einnehmen oder vier Stunden nach einer Mahlzeit mit Milchprodukten.
Alkohol verstärkt die unerwünschten Wirkungen der Mittel auf das Zentralnervensystem. Deshalb sollten Sie während der gesamten Einnahmezeit Alkohol meiden.

Unerwünschte Wirkungen

▶ **Keine Maßnahmen erforderlich**

Bei jedem zehnten mit Chinolonen Behandelten treten unerwünschte Wirkungen auf, am häufigsten Magen-Darm-Beschwerden (Übelkeit, Erbrechen, Appetitlosigkeit, Bauchschmerzen, Durchfall). Kopfschmerzen beklagen 5 von 100 Behandelten.
Bei bis zu 10 von 100 Kranken kommt es zu Benommenheit, Schwindel, Müdigkeit, Erregtheit und Zittern.
Die Gelenke können schmerzen oder anschwellen (bei weniger als 1 von 100 Behandelten).
Selten treten Geschmacks-, Geruchs- und Sehstörungen auf. Sie verschwinden nach dem Ende der Behandlung wieder.

▶ **Muss beobachtet werden**

Es gelten die gleichen Angaben wie für Cephalosporine (→ Seite 407). Zusätzlich ist zu beachten:
Ciprofloxazin, Levofloxazin, Norfloxazin, Ofloxazin: Die Mittel können die Leber (→ Seite 15) schädigen. Treten Übelkeit, Erbrechen und/oder dunkel gefärbter Urin auf und ist der Stuhl auffällig hell, sollten Sie einen Arzt aufsuchen.

▶ **Sofort zum Arzt**

Es gelten die gleichen Angaben wie für Cephalosporine (→ Seite 407). Zusätzlich ist zu beachten:
Setzen Schmerzen an Sehnenansätzen, Hand- oder Fußgelenk, Ellenbogen, Schulter oder Leiste ein, sollten Sie umgehend einen Arzt aufsuchen.
Bei der Behandlung mit Chinolonen treten selten Sehnenscheidenentzündungen oder -risse (z. B. an der Achillessehne) auf, vor allem bei vorangegangener oder gleichzeitiger Behandlung mit Glukokortikoiden (bei Entzündungen, Immunreaktionen).
Wenn Albträume, Halluzinationen (Verfolgungswahn, Trugbilder) oder schwere Depressionen (→ Seite 16) bis hin zu Suizidgedanken auftreten, sollten Sie das Mittel absetzen und umgehend einen Arzt rufen.
Ciprofloxazin, Levofloxazin, Norfloxazin, Ofloxazin: Die Mittel können die Leber (→ Seite 15) schwer schädigen und eine Gelbsucht auslösen. Wenn sich die Haut gelb färbt und Sie zusätzlich einen starken Juckreiz am ganzen Körper verspüren, sollten Sie sofort einen Arzt aufsuchen. Wenn die Mittel abgesetzt werden, bilden sich die Symptome wieder zurück.
In wenigen Einzelfällen können die Mittel die Nierenfunktion beeinträchtigen. Solche beginnenden Schäden der Nieren (→ Seite 16) kann der Arzt nur durch gezielte diagnostische Maßnahmen feststellen. Bei vermehrter oder verminderter Urinproduktion, wenn die Haut nach Urin riecht, bei neu auftretenden oder sich verschlimmernden Wasseransammlungen zum Beispiel in den Beinen (Ödeme) oder Schmerzen in der Nierengegend sollten Sie in den nächsten Tagen den Arzt aufsuchen und gezielt die Nieren untersuchen lassen. Bei Harnweginfektionen sind diese Anzeichen allerdings nicht immer eindeutig zu bemerken.

Hinweise

Für Kinder unter 14 Jahren

Enoxazin, Levofloxazin, Ofloxazin: Diese Chinolone dürfen Kinder und Jugendliche bis zum Ende ihres Wachstums nicht erhalten, weil sie den wachsenden Knorpel und somit die Gelenke dauerhaft schädigen können.
Ciprofloxazin: Für Ciprofloxazin gilt zwar das Gleiche, doch ist seine Anwendung in speziellen Situationen zu vertreten. Kinder ab einem Jahr mit einer komplizierten Harnweginfektion oder Nierenbeckenentzündung können unter der Voraussetzung mit Ciprofloxazin behandelt werden, dass die Erreger zweifelsfrei identifiziert wurden und Standardmedikamente entweder nicht eingesetzt werden können oder nicht ausreichend wirken.

Zur Empfängnisverhütung

Frauen, die die „Pille" einnehmen, sollten beachten, dass die empfängnisverhütende Wirkung unter Umständen nicht mehr gewährleistet ist. Antibiotika zerstören einen Großteil der Bakterienflora im Darm. Daraus resultiert oft Durchfall, sodass die Wirkstoffe aus der „Pille" nur noch vermindert aufgenommen werden. Es ist nicht sicher, dass sie den Eisprung dann noch wirksam unterdrücken.

Für Schwangerschaft und Stillzeit

Chinolone dürfen weder in der Schwangerschaft noch in der Stillzeit eingenommen werden.

Zur Verkehrstüchtigkeit

Chinolone können – vor allem zu Beginn der Behandlung oder wenn die Dosis erhöht wird sowie in Verbindung mit Alkohol – die Reaktionsfähigkeit beeinträchtigen. Dann sollten Sie kein Fahrzeug lenken, keine Maschinen bedienen und keine Arbeiten ohne sicheren Halt verrichten.

Antibiotikum: Penizillin

Sultamizillin

Unacid PD oral

Sultamizillin ist eine Verbindung aus Ampizillin und Sulbactam und gehört in die Gruppe der Penizilline. Sulbactam schützt das Ampizillin vor einem Enzym, mit dem Bakterien das Antibiotikum unwirksam machen können. Penizilline hemmen bei Bakterien während der Wachstumsphase den Aufbau der Zellwand und töten sie damit ab. Ausgewachsene Bakterien werden nicht beeinträchtigt.

Sultamizillin wird bei komplizierten Harnweginfektionen als „geeignet" angesehen, wenn nachgewiesen ist, dass die Erreger gegen den Wirkstoff nicht resistent sind.

Anwendung

Die Dosierung entnehmen Sie jeweils dem Beipackzettel.

Achtung

Gegenanzeigen

Es gelten die gleichen Angaben wie für Cephalosporine (→ Seite 407). Zusätzlich ist zu beachten: Wenn Sie an Pfeiffer-Drüsenfieber oder lymphatischer Leukämie leiden, sollten Sie Sultamizillin nicht anwenden, weil es schwere Hautausschläge geben kann.

Wenn Ihre Nieren nur eingeschränkt arbeiten, muss der Arzt die Dosis von Sultamizillin auf zwei Drittel der normalen Menge verringern, bei stark eingeschränkter Nierenfunktion sogar auf ein Drittel.

Wechselwirkungen mit Medikamenten

▶ **Unbedingt beachten**

Sultamizillin verstärkt die Wirkung der gerinnungshemmenden Mittel Phenprocoumon und Warfarin, die bei erhöhter Thrombosegefahr als Tabletten eingenommen werden. Näheres hierzu finden Sie unter „Mittel zur Blutverdünnung: verstärkte Wirkung" (→ Seite 11).

Unerwünschte Wirkungen

▶ **Keine Maßnahmen erforderlich**

Es können Bauchschmerzen, Übelkeit, Erbrechen und Blähungen auftreten. Leichter Durchfall ist dadurch bedingt, dass Sultamizillin auch die nützlichen Darmbakterien abtötet. Die Verdauung reguliert sich wieder, wenn die Antibiotikabehandlung beendet wird.

Zusätzlich können Geschmacksveränderungen und ein trockener Mund auftreten.

▶ **Muss beobachtet werden**

Wenn einige Tage nach Beginn der Antibiotikaeinnahme die Haut sich verstärkt rötet und juckt, reagieren Sie vermutlich allergisch auf das Mittel. Dann sollten Sie es absetzen und die Hauterscheinungen (→ Seite 14) innerhalb der nächsten 24 Stunden einem Arzt zeigen.

Wenn Sie Sultamizillin über mehrere Wochen und in hoher Dosierung einnehmen müssen, tötet es die nützliche Bakterienflora auf den Schleimhäuten in Mund, Rachen und auch im Genitalbereich ab. Dann können sich Pilze verstärkt ausbreiten. Pilzinfektionen können sich dadurch bemerkbar machen, dass sich die Schleimhaut entzündet und sich ein weißlicher Belag bildet. Pilzinfektionen im Genitalbereich betreffen vor allem Frauen. Sie gehen mit starkem Juckreiz sowie einem weiß-krümeligen Ausfluss einher. Bei solchen Symptomen sollten Sie einen Arzt aufsuchen.

Wenn Ihr Immunsystem geschwächt ist, können die Pilze auch innere Organe befallen. Dafür gibt es häufig keine spezifischen Hinweise. Fieber und Abgeschlagenheit können darauf hindeuten. Dann sollte der Arzt entsprechende Diagnosemaßnahmen einleiten.

Die Mittel können die Leber (→ Seite 15) schädigen. Treten Übelkeit, Erbrechen und/oder dunkel gefärbter Urin auf und ist der Stuhl auffällig hell, sollten Sie einen Arzt aufsuchen.

▶ **Sofort zum Arzt**

Wenn starker Hautausschlag, Juckreiz, Herzrasen, Atemnot, Schwäche und Schwindel auftreten, müssen Sie die Anwendung sofort abbrechen und unverzüglich den Notarzt (Telefon 112) rufen, weil es sich um eine lebensbedrohliche Allergie (→ Seite 14) handeln kann.

Wenn heftiger blutiger Durchfall mit Bauchkrämpfen und Fieber einsetzt, müssen Sie ebenfalls sofort einen Arzt rufen. Diese Beschwerden können ein Hinweis für eine Darminfektion mit dem Bakterium Clostridium difficile sein (pseudomembranöse Kolitis). Diese Bakterien können sich verstärkt vermehren, wenn die Antibiotika die nützlichen Darmbakterien abgetötet haben. Das von ihnen abgegebene Gift löst diese schwere Darmentzündung aus, die lebensbedrohlich werden kann. Behandelt wird dann mit einem speziellen Antibiotikum, das gegen Clostridien gut wirkt.

Die Mittel können die Leber (→ Seite 15) schwer schädigen und eine Gelbsucht auslösen. Wenn sich die Haut gelb färbt und Sie zusätzlich einen starken Juckreiz am ganzen Körper verspüren, sollten Sie sofort einen Arzt aufsuchen. Wenn die Mittel abgesetzt werden, bilden sich die Symptome wieder zurück.

In wenigen Einzelfällen kann Sultamizillin die Nierenfunktion beeinträchtigen. Solche beginnenden Schäden der Nieren (→ Seite 16) kann der Arzt nur durch gezielte diagnostische Maßnahmen feststellen. Bei vermehrter oder verminderter Urinproduktion, wenn die Haut nach Urin riecht, bei neu auftretenden oder sich verschlimmernden Wasseransammlungen zum Beispiel in den Beinen (Ödeme) oder Schmerzen in der Nierengegend sollten Sie in den nächsten Tagen den Arzt aufsuchen und gezielt die Nieren untersuchen lassen. Bei Harnweginfektionen sind diese Anzeichen allerdings nicht immer eindeutig zu bemerken.

Hinweise

Zur Empfängnisverhütung

Frauen, die die „Pille" einnehmen, sollten beachten, dass die empfängnisverhütende Wirkung unter Umständen nicht mehr gewährleistet ist. Antibiotika zerstören einen Großteil der Bakterienflora im Darm. Daraus resultiert oft Durchfall, sodass die Wirkstoffe aus der „Pille" nur noch vermindert aufgenommen werden. Es ist nicht sicher, dass sie den Eisprung dann noch wirksam unterdrücken.

Für Schwangerschaft und Stillzeit

Zur Anwendung von Sultamizillin in der Schwangerschaft und in der Stillzeit liegen bisher keine oder keine ausreichenden Erfahrungen beim Menschen vor. Das Mittel soll daher in dieser Zeit nur unter sorgfältiger Abwägung der Risiken gegenüber dem zu erwartenden Nutzen eingesetzt werden.

Bakterienzubereitung

Escherichia coli

Uro-Vaxom

Die Bakterienart Escherichia coli gehört zur natürlichen Bakterienflora des Dickdarms und ist zugleich der häufigste Erreger von Harnweginfektionen. Mit dem Arzneimittel werden aufgespaltene Teile, keine lebenden Bakterien, verabreicht. Dahinter steht der Gedanke, das Immunsystem anzuregen und eine verstärkte Abwehrreaktion gegenüber den Erregern von immer wieder auftretenden Harnweginfektionen zu erreichen. Damit wäre die Gefahr erneuter Infektionen gebannt. Dass sich dieser Effekt tatsächlich einstellt, erscheint möglich, ist aber nicht ausreichend belegt. Auch die Annahme, dass Antibiotika durch dieses Mittel besser oder schneller wirken, ist nicht überzeugend nachgewiesen. Darum lautet die Beurteilung: „wenig geeignet".

Anwendung

Laut Beipackzettel wird empfohlen, zur „Grundimmunisierung" drei Monate lang täglich morgens auf nüchternen Magen eine Kapsel einzunehmen, später soll der Effekt mit kürzeren Einnahmezeiten aufgefrischt werden. Bei akuten Infektionen soll zusätzlich eine antibiotische Behandlung durchgeführt werden.

Achtung

Zwei Wochen vor und nach dem Schlucken eines Lebendimpfstoffs (z. B. gegen Typhus) soll das Mittel nicht angewendet werden.

Wechselwirkungen mit Medikamenten

Wenn Sie noch andere Medikamente nehmen, ist – unter der Voraussetzung, dass man dem Gedanken folgt, der hinter dem Arzneimittel steht – Folgendes zu beachten: Arzneimittel, die die Reaktionsfähigkeit des Immunsystems unterdrücken, wie zum Beispiel Glukokortikoide, müssten die Wirkung des Bakterienprodukts abschwächen.

Unerwünschte Wirkungen

▶ **Keine Maßnahmen erforderlich**

Es können leichte Magen-Darm-Störungen und Hautausschlag auftreten.

▶ **Muss beobachtet werden**

Wenn die Haut sich verstärkt rötet und juckt, reagieren Sie vermutlich allergisch auf das Mittel. Dann sollten Sie es absetzen. Sind die Hauterscheinungen (→ Seite 14) einige Tage später nicht deutlich abgeklungen, sollten Sie einen Arzt aufsuchen.

Hinweise

Für Kinder unter 14 Jahren

Kinder unter zwei Jahren sollten das Mittel sicherheitshalber nicht anwenden.

Für Schwangerschaft und Stillzeit

In den ersten drei Schwangerschaftsmonaten sollten Sie das Mittel nicht anwenden, da hierfür keine Erfahrungen vorliegen.

Methionin

Acimethin, Methionin STADA

Der Körper verwendet die Aminosäure Methionin in seinem Stoffwechsel, um Eiweiße aufzubauen. Überschüssiges Methionin, wie es beispielsweise mit einem Arzneimittel zugeführt wird, wird abgebaut. Die entstehenden Produkte werden mit dem Harn ausgeschieden und lassen ihn sauer reagieren. Diese Ansäuerung des Urins macht man sich bei der Behandlung von Harnweginfektionen mit Antibiotika zunutze. Manche Antibiotika wirken nämlich in saurem Milieu besonders gut. Wird Methionin beispielsweise zusammen mit Nitrofurantoin oder Sulfonamiden eingenommen, kann das Antibiotikum im Körper länger wirken. Andere bakterientötende Substanzen beeinflusst Methionin nicht oder es schwächt ihre Wirkung sogar. Allerdings reicht Methionin allein nicht aus, um eine Harnweginfektion zu behandeln. Da seine therapeutische Wirksamkeit dafür nicht ausreichend nachgewiesen ist, wird es als „wenig geeignet" beurteilt.

Anwendung

Laut Beipackzettel sollen dreimal täglich 500 bis 1 000 Milligramm Methionin vor den Mahlzeiten eingenommen werden. Die Behandlung soll über längere Zeit fortgeführt werden können.

Wenn Methionin über längere Zeit eingenommen werden soll und eine Neigung zur Übersäuerung des Blutes besteht, muss der Arzt den Säuregehalt regelmäßig kontrollieren.

Achtung

Gegenanzeigen

Unter folgenden Bedingungen dürfen Sie Methionin nicht anwenden:

- Ihr Blut enthält zu viel Säure (Azidose).
- Sie haben einen schweren Leberschaden.
- Es liegt eine Gicht vor.
- Sie haben Blasen- oder Nierensteine aus Harnsäure, Oxalsäure oder Zystin.

Bei eingeschränkter Nierenfunktion sollte die Tagesdosis auf zwei- bis dreimal 500 Milligramm beschränkt bleiben.

Wechselwirkungen mit Medikamenten

Wenn Sie noch andere Medikamente nehmen, ist zu beachten, dass Methionin die Wirksamkeit von Levodopa (bei Parkinsonkrankheit) verringern kann.

Unerwünschte Wirkungen

▶ **Muss beobachtet werden**

Es können Brechreiz, Übelkeit und Durchfall auftreten. Diese sind an sich harmlos. Tritt jedoch gleichzeitig Müdigkeit auf, können es erste Symptome einer Übersäuerung des Blutes sein. Dann sollten Sie den Arzt aufsuchen.

▶ **Sofort zum Arzt**

Wenn Sie sich sehr müde fühlen, erregt und schlecht ansprechbar sind, muss sofort der Arzt gerufen werden. Wahrscheinlich hat sich die Übersäuerung des Blutes verstärkt.

Hinweise

Für Kinder unter 14 Jahren

Die Mittel dürfen bei Säuglingen nicht angewendet werden. Für die Anwendung bei Kindern unter zwölf Jahren liegen keine ausreichenden klinischen Erfahrungen vor. Daher sollte auch bei ihnen auf eine Anwendung verzichtet werden.

Für Schwangerschaft und Stillzeit

Über die Risiken einer Anwendung in Schwangerschaft und Stillzeit gibt es keine Erkenntnisse. Da die Mittel ohnehin als „wenig geeignet" bewertet werden, sollten Sie darauf verzichten.

Zur Verkehrstüchtigkeit

Hohe Dosen Methionin können schläfrig machen und dann die Fähigkeit beeinträchtigen, Fahrzeuge zu lenken, Maschinen zu bedienen und Arbeiten ohne sicheren Halt zu verrichten.

Nitrofurantoin

Furadantin, Nifurantin, Nifuretten, Nitrofurantoin retard-ratiopharm, URO-TABLINEN

Nitrofurantoin wird im Magen-Darm-Trakt aufgenommen, im ganzen Körper verteilt und vornehmlich über die Nieren ausgeschieden. Seine Konzentration in den Harnwegen ist dabei so groß, dass es die meisten Bakterienarten, die bei Harnweginfektionen eine Rolle spielen, daran hindert, sich zu vermehren. Bei einer Nierenentzündung hingegen eignet sich Nitrofurantoin nicht, weil es im Nierengewebe keine wirksame Konzentration erreicht.

Nitrofurantoin wird als „geeignet" bewertet, weil die üblichen Erreger von Harnweginfektionen gegen diese Substanz recht empfindlich sind und sie außer bei diesen Infektionen kaum gebraucht wird. Die Gefahr, dass der Wirkstoff durch einen ungezielten Gebrauch unwirksam wird, ist also relativ gering. Allerdings ist der Einsatz von Nitrofurantoin nur bei Frauen vor den Wechseljahren mit einem unkomplizierten Harnweginfekt zu vertreten, und nur, wenn die Anwendungszeit auf drei Tage begrenzt ist. Bei einer länger dauernden Behandlung ist das Risiko schwerwiegender unerwünschter Wirkungen nicht auszuschließen. Daher ist eine Behandlungszeit von mehr als drei Tagen – auch wenn damit häufig wiederkehrenden Infektionen vorgebeugt werden soll – nur in begründeten Ausnahmefällen zu vertreten.

Anwendung

Die im Folgenden genannten Dosierungen entsprechen den Empfehlungen von Fachleuten, die die nationale und internationale Literatur zur Behandlung von Harnweginfektionen mit Nitrofurantoin ausgewertet haben. Es kann sein, dass die Angaben im Beipackzettel der Medikamente diesen Stand nicht wiedergeben.

Frauen, die die Wechseljahre noch nicht erreicht haben, nehmen bei einem unkomplizierten Harnweginfekt drei Tage lang zweimal 100 Milligramm Nitrofurantoin ein.

Wenn eine Langzeitbehandlung durchgeführt werden soll, werden drei bis sechs Monate lang täglich vor dem Schlafengehen 50 Milligramm Nitrofurantoin geschluckt. In dieser Zeit müssen das Blutbild und die Funktion von Lunge, Leber und Nieren regelmäßig kontrolliert werden.

Achtung

Gegenanzeigen

Unter folgenden Bedingungen dürfen Sie Nitrofurantoin nicht anwenden:

- Sie haben eine Nierenfunktionsstörung und scheiden keinen oder nur noch sehr wenig Urin aus.
- Sie leiden an einer Enzymmangelkrankheit (Glukose-6-Phosphat-Dehydrogenase-Mangel), in deren Folge es zu einem Mangel an roten und weißen Blutkörperchen kommen kann.
- Sie haben eine Nervenentzündung oder eine andere Nervenstörung. Diese Warnung gilt besonders für Menschen mit Diabetes, weil sich im Verlauf dieser Krankheit oft Nervenschädigungen einstellen.

Wenn Sie eine chronische Hepatitis oder eine chronische Lungenfibrose haben, muss der Arzt Nutzen und Risiken besonders sorgfältig abwägen, denn beide Erkrankungen können auch eine unerwünschte Wirkung der Behandlung mit Nitrofurantoin sein. Liegen diese Krankheiten bereits vor, sind die Symptome zum einen nicht mehr als Nebenwirkung von Nitrofurantoin zu erkennen, zum anderen kann der Wirkstoff die bestehenden Erkrankungen verschlimmern.

Wechselwirkungen mit Medikamenten

► **Unbedingt beachten**

Nitrofurantoin kann die Wirkung von Diphenylhydantoin (bei Epilepsien) verringern. Näheres hierzu finden Sie unter „Mittel bei Epilepsien: verringerte Wirkung" (→ Seite 12).

Durch Azetazolamid (innerlich bei grünem Star, Glaukom) und Thiazide (entwässernde Mittel bei hohem Blutdruck und Nierenerkrankungen) wird der Harn alkalisch. Dadurch verliert Nitrofurantoin an Wirksamkeit. Näheres hierzu finden Sie unter „Antibiotika/Virustatika: verringerte Wirkung" (→ Seite 13).

Magnesiumhaltige Magenmittel (Antazida bei Sodbrennen) können die Aufnahme von Nitrofurantoin verschlechtern. Zwischen der Einnahme des Magenmittels und der von Nitrofurantoin sollten zwei Stunden vergehen. Näheres hierzu finden Sie unter „Antibiotika/Virustatika: verringerte Wirkung" (→ Seite 13).

Nitrofurantoin kann die Wirkung von Nalidixinsäure und Chinolonen (bei Infektionen) verringern. Näheres hierzu finden Sie unter „Antibiotika/Virustatika: verringerte Wirkung" (→ Seite 13).

Wechselwirkungen mit Speisen und Getränken

Wenn Sie Nitrofurantoin einnehmen, wirkt Alkohol stärker, Sie „vertragen" also weniger.

Unerwünschte Wirkungen

Nitrofurantoin kann bei längerer beziehungsweise hoch dosierter Einnahme zu schwerwiegenden unerwünschten Wirkungen an der Lunge führen.

► **Keine Maßnahmen erforderlich**

Der Urin kann sich braun färben.

► **Muss beobachtet werden**

Wenn die Haut sich verstärkt rötet und juckt, reagieren Sie vermutlich allergisch auf das Mittel. Es ist auch möglich, dass sich eine Hauterkrankung (Lupus-erythematodes-ähnliches Syndrom)

entwickelt. Dann sollten Sie Nitrofurantoin absetzen. Sind die Hauterscheinungen (→ Seite 14) einige Tage später nicht deutlich abgeklungen, sollten Sie einen Arzt aufsuchen.
Muskel- und Gelenkschmerzen können auftreten.
Die Spermienbildung wird gehemmt.
Appetitlosigkeit, Brechreiz und Erbrechen sind Zeichen für eine zu hohe Nitrofurantoin-Konzentration im Körper. Sie treten bei mehr als 1 von 100 Behandelten auf; bei einer Dosierung von mehr als 7 Milligramm pro Kilogramm Körpergewicht trifft es etwa jeden Fünfzehnten.
Schmerzen im Oberbauch, vor allem nach dem Essen, legen den Verdacht auf eine Entzündung der Bauchspeicheldrüse nahe. Davon sollten Sie den Arzt informieren.
Starke Bauchkrämpfe und brauner Urin können auf einer Stoffwechselerkrankung (akute Porphyrie) beruhen. Wenden Sie sich dann an einen Arzt.
Wenn Sie grippeartige Beschwerden haben, sich längere Zeit abgeschlagen und müde fühlen und Halsschmerzen und Fieber auftreten, kann es sich um eine Blutbildveränderung (→ Seite 15) handeln, die bedrohlich werden kann. Sie müssen dann umgehend den Arzt aufsuchen, damit er das Blutbild kontrolliert.

▶ **Sofort zum Arzt**

Wenn starker Hautausschlag, Juckreiz, Herzrasen, Atemnot, Schwäche und Schwindel auftreten, müssen Sie die Anwendung sofort abbrechen und unverzüglich den Notarzt (Telefon 112) rufen, weil es sich um eine lebensbedrohliche Allergie (→ Seite 14) handeln kann.
Fieber, Husten, Brustschmerzen und Atemnot können auf einer bedrohlichen Erkrankung des Immunsystems beruhen, die wenige Stunden nach der Einnahme von Nitrofurantoin, aber auch noch nach Tagen auftreten kann. Suchen Sie sofort einen Arzt auf, denn bei schneller ärztlicher Hilfe kann sich diese Erkrankung wieder zurückbilden.
Insbesondere bei einer Langzeittherapie kann eine Nervenschädigung auftreten. Diese äußert sich als Kribbeln oder Taubheitsgefühl bis zu Muskelschwäche und gestörter Bewegung. Diese Störungen können Sie bleibend beeinträchtigen. Gefährdet sind vor allem Menschen mit verminderter Nierenleistung. Wenn Sie Empfindungsstörungen an den Gliedmaßen feststellen, sollten Sie daher sofort einen Arzt aufsuchen.
Wenn Nitrofurantoin länger als sechs Monate angewendet wird, kann das Lungengewebe geschädigt werden (Lungenfibrose), sodass es zur Atmung nur noch wenig beitragen kann. Selbst wenn Nitrofurantoin abgesetzt wird, bildet sich das nur teilweise wieder zurück. Bei Husten und Atemnot sollten Sie sofort den Arzt aufsuchen.
Die Mittel können die Leber (→ Seite 15) schwer schädigen und eine Gelbsucht auslösen. Wenn sich die Haut gelb färbt und Sie zusätzlich einen starken Juckreiz am ganzen Körper verspüren, sollten Sie sofort einen Arzt aufsuchen.

Hinweise

Für Kinder unter 14 Jahren

Kinder ab drei Monaten können mit Nitrofurantoin behandelt werden. Sie erhalten 3 Milligramm Nitrofurantoin pro Kilogramm Körpergewicht, die auf drei bis vier Portionen am Tag aufgeteilt werden.
Wenn eine Langzeitbehandlung durchgeführt werden soll, bekommen Kinder 1 Milligramm Nitrofurantoin pro Kilogramm Körpergewicht vor dem Schlafengehen.

Zur Empfängnisverhütung

Frauen, die die „Pille“ einnehmen, sollten beachten, dass die empfängnisverhütende Wirkung unter Umständen nicht mehr gewährleistet ist. Nitrofurantoin kann einen Großteil der Bakterienflora im Darm zerstören. Daraus resultiert oft Durchfall, sodass die Wirkstoffe aus der „Pille“ nur noch vermindert aufgenommen werden. Es ist nicht sicher, dass sie den Eisprung dann noch wirksam unterdrücken.

Für Schwangerschaft und Stillzeit

Nitrofurantoin sollte in der Schwangerschaft nur eingesetzt werden, wenn besser geeignete Antibiotika nicht infrage kommen. In den letzten drei Monaten vor der Geburt darf Nitrofurantoin dann allerdings nicht mehr angewendet werden. Da mit der Muttermilch geringe Mengen Nitrofurantoin ausgeschieden werden, sollte eine Blasenentzündung in der Stillzeit mit anderen Wirkstoffen behandelt werden.

Für ältere Menschen

Bei ihnen scheint das Risiko unerwünschter Wirkungen, besonders an der Lunge, größer zu sein als bei jüngeren Menschen. Da sich bei Älteren auch die Nierenfunktion verschlechtert, sollten sie kein Nitrofurantoin einnehmen.

Zur Verkehrstüchtigkeit

Nitrofurantoin kann Ihre Reaktionsfähigkeit beeinträchtigen. Sie sollten deshalb kein Fahrzeug lenken, keine Maschinen bedienen und keine Arbeiten ohne sicheren Halt verrichten.

Nitroxolin

Nitroxolin

Die Wirkung von Nitroxolin ist gegen Bakterien und Pilze gerichtet. Es erreicht in den Harnwegen zwar eine hohe Konzentration, ist in seiner Wirksamkeit und hinsichtlich seiner möglichen Risiken jedoch weniger gut dokumentiert als die Standardmittel Trimethoprim und Nitrofurantoin. Insgesamt wird der Wirkstoff wegen seiner schwachen Wirkung und seiner eingeschränkten Erfolgsquote bei der Behandlung von Harnweginfektionen als nicht mehr zeitgemäß angesehen. Die Bewertung lautet daher „wenig geeignet".

Anwendung

Laut Beipackzettel sollen Erwachsene bei akuten Harnweginfekten dreimal täglich 250 Milligramm *Nitroxolin* einnehmen. Die Dosierung für Jugendliche ab 14 Jahren wird mit dreimal täglich 150 Milligramm *Nitroxolin* angegeben.

Achtung

Gegenanzeigen

Unter folgenden Bedingungen dürfen Sie Nitroxolin nicht anwenden:

- Sie haben schwere Leber- oder Nierenfunktionsstörungen. Bei sehr stark eingeschränkter Nierenfunktion ist die Wirksamkeit von Nitroxolin nicht mehr gewährleistet.
- Sie reagieren überempfindlich auf Nitroxolin, zum Beispiel mit Hautallergien.

Unerwünschte Wirkungen

▶ **Keine Maßnahmen erforderlich**

Der Urin kann sich intensiv gelb färben. Wenn Sie stark schwitzen, können sich auch Haare, Haut und Nägel vorübergehend gelb verfärben.

▶ **Muss beobachtet werden**

Übelkeit, Erbrechen und Durchfall stellen sich vorübergehend bei mehr als 1 von 100 Behandelten ein. Halten diese Magen-Darm-Probleme mehrere Tage an, sollten Sie sich an einen Arzt wenden.

Wenn die Haut sich verstärkt rötet und juckt, reagieren Sie vermutlich allergisch auf das Mittel. Dann sollten Sie es absetzen. Sind die Hauterscheinungen (→ Seite 14) einige Tage später nicht deutlich abgeklungen, sollten Sie einen Arzt aufsuchen.

Bekommen Sie ungewohnt rasch blaue Flecke, kann das darauf beruhen, dass die Zahl der Blutplättchen abgenommen hat. Dann sollte ein Arzt Ihr Blut auf eine Blutbildveränderung (→ Seite 15) hin kontrollieren.

Hinweise

Für Schwangerschaft und Stillzeit

Über die Risiken einer Anwendung in Schwangerschaft und Stillzeit gibt es keine Erkenntnisse. Da das Mittel ohnehin als „wenig geeignet" bewertet wird, sollten Sie darauf verzichten.

Trimethoprim

INFECTOTRIMET

Die Wirkung von Trimethoprim beruht darauf, dass es in Bakterien die Bildung von Folsäure hemmt, wodurch die Bakterien absterben. Wenn Trimethoprim allein eingenommen wird, hat es relativ wenig unerwünschte Wirkungen.

Seine Eignung bei Harnweginfektionen wird unterschiedlich beurteilt, je nachdem, welche Art von Infektion vorliegt. Näheres hierzu lesen Sie unter „Behandlung mit Medikamenten" (→ Seite 403).

Anwendung

Die Dosierung entnehmen Sie jeweils dem Beipackzettel.

Am besten nehmen Sie das Mittel nach den Mahlzeiten mit reichlich Flüssigkeit ein.

Wenn Sie es länger als 14 Tage verwenden sollen, muss der Arzt einmal wöchentlich das Blutbild kontrollieren.

Achtung

INFECTOTRIMET Saft enthält Parabene. Diese Konservierungsmittel führen möglicherweise zur Allergie. Wenn Sie auf Parastoffe (→ Seite 1159) allergisch reagieren, dürfen Sie den Saft nicht einnehmen.

Gegenanzeigen

Unter folgenden Bedingungen dürfen Sie Trimethoprim nicht anwenden:

- Sie leiden an einer schweren Nierenfunktionsstörung.
- Sie haben Blutbildveränderungen.

Unter folgenden Bedingungen muss der Arzt Nutzen und Risiken besonders sorgfältig abwägen:

- Sie haben eine leichte Nierenfunktionsstörung.

- Ihre Leberfunktion ist gestört.
- Bei Ihnen wird ein Folsäuremangel vermutet.
- Sie müssen außer Trimethoprim noch Phenytoin (bei Epilepsien) oder Methotrexat (bei Rheuma, Krebs) einnehmen. In Kombination mit Trimethoprim wirken diese stärker, sodass der Arzt gegebenenfalls die Dosierung dieser Wirkstoffe verringern muss.

Wechselwirkungen mit Medikamenten

Wenn Sie noch andere Medikamente anwenden, ist zu beachten:

- Wenn Sie Trimethoprim gleichzeitig mit Pyrimethamin (bei Malaria), Methotrexat (bei Rheuma, Krebs) oder Phenytoin (bei Epilepsien) einnehmen, kann es zu Blutbildveränderungen kommen.
- Wenn Sie gleichzeitig ACE-Hemmer (bei hohem Blutdruck, Herzschwäche) einnehmen, kann der Kaliumspiegel im Blut ansteigen.
- Trimethoprim verringert die Wirkung von Ciclosporin (nach Organtransplantationen). Dann besteht die Gefahr einer Abstoßungsreaktion.

▶ **Unbedingt beachten**

Trimethoprim verstärkt die Wirkung der gerinnungshemmenden Mittel Phenprocoumon und Warfarin, die bei erhöhter Thrombosegefahr als Tabletten eingenommen werden. Näheres hierzu finden Sie unter „Mittel zur Blutverdünnung: verstärkte Wirkung“ (→ Seite 11).

Desgleichen verstärkt Trimethoprim die Wirkung von Sulfonylharnstoffen (bei Typ-2-Diabetes). Näheres hierzu finden Sie unter „Mittel zur Blutzuckersenkung: verstärkte Wirkung“ (→ Seite 11).

Durch Trimethoprim wirkt Digoxin (bei Herzschwäche) stärker. Näheres hierzu finden Sie unter „Mittel bei Herzschwäche: verstärkte Wirkung“ (→ Seite 12).

Unerwünschte Wirkungen

▶ **Muss beobachtet werden**

Bei etwa 1 von 1 000 Behandelten kann sich das Blutbild verändern. Das Risiko steigt mit der Dauer der Einnahme. Bei langfristiger Anwendung des Mittels sollte der Arzt deshalb das Blutbild in regelmäßigen Abständen kontrollieren.

Wenn die Haut sich verstärkt rötet und juckt, reagieren Sie vermutlich allergisch auf das Mittel (bei etwa 5 von 100 Behandelten). Dann sollten Sie es absetzen. Sind die Hauterscheinungen (→ Seite 14) einige Tage später nicht deutlich abgeklungen, sollten Sie einen Arzt aufsuchen.

Die Mittel können die Leber (→ Seite 15) schädigen. Treten Übelkeit, Erbrechen und/oder dunkel gefärbter Urin auf und ist der Stuhl auffällig hell, sollten Sie einen Arzt aufsuchen.

▶ **Sofort zum Arzt**

Das Mittel kann die Leber (→ Seite 15) schwer schädigen und eine Gelbsucht auslösen. Wenn sich die Haut gelb färbt und Sie zusätzlich einen starken Juckreiz am ganzen Körper verspüren, sollten Sie sofort einen Arzt aufsuchen.

Das Mittel kann die Blutbildung im Knochenmark beeinträchtigen (wenige Einzelfälle). Hinweise dafür sind grippeähnliche Beschwerden mit Halsschmerzen, Fieber, Müdigkeit und Abgeschlagenheit. Treten solche Symptome einer Blutbildveränderung (→ Seite 15) auf, sollten Sie umgehend einen Arzt aufsuchen.

Hinweise

Für Kinder unter 14 Jahren

Bei Früh- und Neugeborenen darf Trimethoprim nicht angewendet werden. Bei älteren Kindern wird die Dosierung anhand des Körpergewichts bestimmt.

Zur Empfängnisverhütung

Frauen, die die „Pille“ einnehmen, sollten beachten, dass die empfängnisverhütende Wirkung unter Umständen nicht mehr gewährleistet ist. Besonders Antibiotika mit einem breiten Wirkspektrum zerstören einen Großteil der Bakterienflora im Darm. Daraus resultiert oft Durchfall, sodass die Wirkstoffe aus der „Pille“ nur noch vermindert aufgenommen werden. Es ist nicht sicher, dass sie den Eisprung dann noch wirksam unterdrücken.

Für Schwangerschaft und Stillzeit

In der Schwangerschaft dürfen Sie Trimethoprim nicht anwenden, weil es möglicherweise Fehlbildungen verursachen kann.

In der Stillzeit können Sie Trimethoprim nehmen.

Für ältere Menschen

Bei älteren Menschen ist das Risiko für unerwünschte Wirkungen größer, vor allem wenn sie Trimethoprim in hoher Dosierung und über mehrere Wochen einnehmen müssen.

Wenn Sie wasserausschwemmende Mittel einnehmen (Diuretika, bei hohem Blutdruck und Nierenerkrankungen), besteht die Gefahr für eine erhöhte Blutungsneigung, weil sich zu wenig Blutplättchen (Thrombozyten) bilden.

Kombination

Amoxizillin + Clavulansäure

Amoclav, Amoxclav-Sandoz, Amoxicillin-ratiopharm comp., Amoxi-Clavulan STADA, Amoxidura plus, Augmentan

Bei der fixen Mischung von Amoxizillin und Clavulansäure handelt es sich um eine sinnvolle Kombination. Die Clavulansäure schützt das stark wirksame Antibiotikum Amoxizillin vor dem Enzym Betalaktamase, mit dem Bakterien das Antibiotikum unwirksam machen können. Mit dieser Wirkstoffkombination lassen sich deshalb auch Keime abtöten, die aufgrund des Enzyms bereits gegen Amoxizillin resistent geworden sind. Diese Wirkstoffkombination wird bei komplizierten Harnweginfektionen als „geeignet" angesehen, wenn ein Test die Erreger identifiziert hat und bestätigt wurde, dass sie gegenüber diesem speziellen Antibiotikum empfindlich sind.

Anwendung

Die Dosierung entnehmen Sie jeweils dem Beipackzettel.

Während der Anwendung dieser Mittel sollte der Arzt die Leberwerte im Blut kontrollieren. Steigen sie an, muss die Behandlung abgebrochen werden, weil es sich um eine beginnende Leberentzündung handeln könnte.

Achtung

Gegenanzeigen

Es gelten die gleichen Angaben wie für die Cephalosporine (→ Seite 407). Darüber hinaus dürfen Sie die Mittel bei einer Leberschädigung nicht anwenden.

Wenn Sie eine Allergie haben (allergisches Asthma, Heuschnupfen), ist das Risiko, dass Sie auf die Mittel allergisch reagieren, erhöht. Der Arzt sollte dann gegebenenfalls ein anderes Antibiotikum wählen.

Wenn Ihre Nieren nur eingeschränkt arbeiten, muss der Arzt die Dosis des Mittels auf zwei Drittel der normalen Menge verringern, bei stark eingeschränkter Nierenfunktion sogar auf ein Drittel, wenn er es überhaupt einsetzt.

Wechselwirkungen mit Medikamenten

Wenn Sie diese Mittel zusammen mit Allopurinol (bei Gicht) einnehmen, steigt das Risiko, dass Sie auf das Antibiotikum allergisch reagieren.

▶ Unbedingt beachten

Das Kombinationsmittel verstärkt die Wirkung der gerinnungshemmenden Mittel Phenprocoumon und Warfarin, die bei erhöhter Thrombosegefahr als Tabletten eingenommen werden. Näheres hierzu finden Sie unter „Mittel zur Blutverdünnung: verstärkte Wirkung" (→ Seite 11).

Unerwünschte Wirkungen

Es gelten die gleichen Angaben wie für Cephalosporine (→ Seite 407).

Kombination: Nitrofurantoin + Vitamin

Nitrofurantoin + Pyridoxin

Nifurantin B_6

Das Präparat enthält den Wirkstoff Nitrofurantoin und darüber hinaus noch Pyridoxin (Vitamin B_6).

Nitrofurantoin ist ein bei Harnweginfektionen geeigneter Wirkstoff. Näheres hierzu lesen Sie unter „Nitrofurantoin" (→ Seite 413).

Dieses Mittel stellt keine sinnvolle Kombination dar. Ein Zusatz von Vitamin B_6 ist bei Harnweginfektionen unnötig.

Die therapeutische Wirksamkeit dieser Kombination ist nicht ausreichend nachgewiesen. Darum wird das Mittel als „wenig geeignet" beurteilt.

Anwendung

Die Dosierung entnehmen Sie dem Beipackzettel. Alle weiteren Angaben entsprechen denen von Nitrofurantoin (→ Seite 413). Aufgrund des Anteils an Vitamin B_6 kommt bei diesem Präparat als Wechselwirkungen noch hinzu, dass sich die Wirkung von L-Dopa (bei Parkinsonkrankheit) abschwächen kann.

Kombination: Sulfonamid + Trimethoprim

Sulfamethoxazol + Trimethoprim

Cotrim 1A Pharma, Cotrim-CT, Cotrim-Diolan, Cotrim Heumann, Cotrimhexal, Cotrimoxazol AL, Cotrimox-Wolff, Cotrim-ratiopharm, Cotrim-Sandoz, Cotrimstada, Eusaprim, Kepinol, TMS

Sulfonamide wurden fast zur gleichen Zeit entwickelt wie Penizillin. Sie haben jedoch mehr unerwünschte Wirkungen und wirken nicht besser als andere Antibiotika, sodass sie von diesen verdrängt wurden, zumal Bakterien gegen Sulfonamide rasch resistent werden.

Werden Sulfonamide allerdings mit Trimethoprim kombiniert, sind beide Mittel besonders gut gegen Bakterien wirksam. Die fixe Kombination von Sulfamethoxazol und Trimethoprim wird international unter dem Namen Cotrimoxazol geführt. Cotrimoxazol hemmt die Bildung von Folsäure in den Bakterien, sodass diese absterben. Klinische Studien haben gezeigt, dass Cotrimoxazol bei Infektionen der oberen Harnwege und der Nieren geeignet ist. Bei unkomplizierten Harnweginfektionen gilt es hingegen als „mit Einschränkung geeignet". Der Grund liegt darin, dass die Kombination bei unkomplizierten Harnweginfektionen nicht wirksamer ist als Trimethoprim allein, dafür aber mit mehr unerwünschten Wirkungen belastet ist.

Anwendung

Die Dosierung entnehmen Sie jeweils dem Beipackzettel.

Achtung

Einige Präparate enthalten Parabene (siehe Tabelle). Diese Konservierungsmittel führen möglicherweise zur Allergie. Wenn Sie auf Parastoffe (→ Seite 1159) allergisch reagieren, dürfen Sie die Mittel nicht anwenden.

Gegenanzeigen

Unter folgenden Bedingungen dürfen Sie die Mittel nicht anwenden:

- Sie leiden an einer schweren Nierenfunktionsstörung.
- Sie haben Blutbildveränderungen.

Unter folgenden Bedingungen muss der Arzt Nutzen und Risiken besonders sorgfältig abwägen:

- Sie haben eine leichte Nierenfunktionsstörung.
- Ihre Leberfunktion ist gestört.
- Bei Ihnen wird ein Folsäuremangel vermutet.
- Sie müssen außer diesem Medikament noch Phenytoin (bei Epilepsien) oder Methotrexat (bei Rheuma, Krebs) einnehmen. In Kombination mit dem Wirkstoff Trimethoprim wirken diese stärker, sodass der Arzt gegebenenfalls die Dosierung der anderen Wirkstoffe verringern muss.

Wechselwirkungen mit Medikamenten

Wenn Sie noch andere Medikamente anwenden, ist zu beachten:

- Wenn Sie die Mittel gleichzeitig mit Pyrimethamin (bei Malaria), Methotrexat (bei Rheuma, Krebs) oder Phenytoin (bei Epilepsien) einnehmen, kann es zu Blutbildveränderungen kommen.
- Wenn Sie gleichzeitig ACE-Hemmer (bei hohem Blutdruck, Herzschwäche) einnehmen, kann der Kaliumspiegel im Blut ansteigen.
- Die Mittel verringern die Wirkung von Ciclosporin (nach Organtransplantationen). Dann besteht die Gefahr einer Abstoßungsreaktion.

▶ **Unbedingt beachten**

Cotrimoxazol verstärkt die Wirkung der gerinnungshemmenden Mittel Phenprocoumon und Warfarin, die bei erhöhter Thrombosegefahr als Tabletten eingenommen werden. Näheres hierzu finden Sie unter „Mittel zur Blutverdünnung: verstärkte Wirkung" (→ Seite 11).

Desgleichen verstärkt Cotrimoxazol die Wirkung von Sulfonylharnstoffen (bei Typ-2-Diabetes). Näheres hierzu finden Sie unter „Mittel zur Blutzuckersenkung: verstärkte Wirkung" (→ Seite 11).

Durch Cotrimoxazol wirkt Digoxin (bei Herzschwäche) stärker. Näheres hierzu finden Sie unter „Mittel bei Herzschwäche: verstärkte Wirkung" (→ Seite 12).

Unerwünschte Wirkungen

▶ **Keine Maßnahmen erforderlich**

Bauchschmerzen, Übelkeit, Erbrechen, Blähungen und Appetitlosigkeit können auftreten.

Leichter Durchfall ist dadurch bedingt, dass vor allem Antibiotika mit breitem Wirkspektrum die nützlichen Darmbakterien abtöten. Die Verdauung reguliert sich wieder, wenn die Antibiotikabehandlung beendet wird.

In wenigen Einzelfällen wurden Nervosität, Schlafstörungen und Schwindel (→ Seite 15) beobachtet.

▶ **Muss beobachtet werden**

Wenn die Haut sich verstärkt rötet und juckt, reagieren Sie vermutlich allergisch auf das Mittel. Dann sollten Sie es absetzen und die Hauterscheinungen (→ Seite 14) innerhalb der nächsten 24 Stunden einem Arzt zeigen.

Wenn Sie Cotrimoxazol über mehrere Wochen und in hoher Dosierung einnehmen müssen, tötet es die nützliche Bakterienflora auf den Schleimhäuten in Mund, Rachen und auch im Genitalbereich ab. Dann können sich Pilze verstärkt ausbreiten. Pilzinfektionen können sich dadurch bemerkbar machen, dass sich die Schleimhaut entzündet und sich ein weißlicher Belag bildet. Pilzinfektionen im Genitalbereich betreffen vor allem Frauen. Sie gehen mit starkem Juckreiz sowie einem weiß-krümeligen Ausfluss einher. Bei solchen Symptomen sollten Sie einen Arzt aufsuchen.

Wenn Ihr Immunsystem geschwächt ist, können die Pilze auch innere Organe befallen. Dafür gibt es häufig keine spezifischen Hinweise. Fieber und

Abgeschlagenheit können darauf hindeuten. Dann sollte der Arzt entsprechende Diagnosemaßnahmen einleiten.

Cotrimoxazol kann die Leber (→ Seite 15) schädigen. Treten Übelkeit, Erbrechen und/oder dunkel gefärbter Urin auf und ist der Stuhl auffällig hell, sollten Sie einen Arzt aufsuchen.

Bei zirka 1 von 1 000 Behandelten kann sich das Blutbild verändern. Das Risiko steigt mit der Dauer der Einnahme. Bei langfristiger Anwendung der Mittel sollte der Arzt deshalb das Blutbild in regelmäßigen Abständen kontrollieren.

▶ Sofort zum Arzt

Wenn starker Hautausschlag, Juckreiz, Herzrasen, Atemnot, Schwäche und Schwindel auftreten, müssen Sie die Anwendung sofort abbrechen und unverzüglich den Notarzt (Telefon 112) rufen, weil es sich um eine lebensbedrohliche Allergie (→ Seite 14) handeln kann.

Wenn heftiger blutiger Durchfall mit Bauchkrämpfen und Fieber einsetzt, müssen Sie ebenfalls sofort einen Arzt rufen. Diese Beschwerden können ein Hinweis für eine Darminfektion mit dem Bakterium Clostridium difficile sein (pseudomembranöse Kolitis). Diese Bakterien können sich verstärkt vermehren, wenn das Antibiotikum die nützlichen Darmbakterien abgetötet hat. Das von ihnen abgegebene Gift löst die schwere Darmentzündung aus, die lebensbedrohlich werden kann. Behandelt wird dann mit einem speziellen Antibiotikum, das gegen Clostridien gut wirkt.

Cotrimoxazol kann die Leber (→ Seite 15) schwer schädigen und eine Gelbsucht auslösen. Wenn Sie zusätzlich einen starken Juckreiz am ganzen Körper verspüren, sollten Sie sofort einen Arzt aufsuchen. Wenn das Mittel abgesetzt wird, bilden sich die Symptome wieder zurück.

Cotrimoxazol kann die Blutbildung im Knochenmark beeinträchtigen (wenige Einzelfälle). Hinweise dafür sind grippeähnliche Beschwerden mit Halsschmerzen, Fieber, Müdigkeit und Abgeschlagenheit. Treten solche Symptome einer Blutbildveränderung (→ Seite 15) auf, sollten Sie umgehend einen Arzt aufsuchen.

Hinweise

Für Kinder unter 14 Jahren

Bei Früh- und Neugeborenen darf Cotrimoxazol nicht angewendet werden. Bei älteren Kindern wird die Dosis dem Alter entsprechend bestimmt.

Zur Empfängnisverhütung

Frauen, die die „Pille" einnehmen, sollten beachten, dass die empfängnisverhütende Wirkung unter Umständen nicht mehr gewährleistet ist. Antibiotika zerstören einen Großteil der Bakterienflora im Darm. Daraus resultiert oft Durchfall, sodass die Wirkstoffe aus der „Pille" nur noch vermindert aufgenommen werden. Es ist nicht sicher, dass sie den Eisprung dann noch wirksam unterdrücken.

Für Schwangerschaft und Stillzeit

In der Schwangerschaft dürfen Sie Cotrimoxazol nicht anwenden, weil es Fehlbildungen verursachen kann.

In der Stillzeit können Sie die Mittel anwenden.

Für ältere Menschen

Bei älteren Menschen ist das Risiko für unerwünschte Wirkungen größer, vor allem wenn sie Cotrimoxazol in hoher Dosierung und über mehrere Wochen einnehmen müssen.

Wenn Sie wasserausschwemmende Mittel einnehmen (Diuretika, bei hohem Blutdruck und Nierenerkrankungen), besteht die Gefahr für eine erhöhte Blutungsneigung, weil sich zu wenig Blutplättchen (Thrombozyten) bilden.

Harnweginfektionen, Reizblase

Handelsname Darreichungsform	Zusammensetzung pro 1 ml/1 g oder wie angegeben bzw. pro abgeteilte Einheit	Kleinste Packungsgröße	Festbetrag in Euro	Packungspreis in Euro	Bewertung
Acimethin Filmtabletten	**Methionin** 500 mg	25 Stück		8,71	**Wenig geeignet** , um Harnweginfektionen zu behandeln oder ihnen vorzubeugen, weil die therapeutische Wirksamkeit nicht ausreichend nachgewiesen ist. → Seite 413
Amoclav 500 Plus Rp Filmtabletten	**Amoxizillin** 500 mg + **Clavulansäure** 125 mg	10 Stück		28,30	**Geeignet** bei komplizierten Harnweginfektionen nach Prüfung der Erreger auf ihre Resistenz. → Seite 418
Amoclav forte Trockensaft Rp Suspension	**Amoxizillin** 250 mg + **Clavulansäure** 62,5 mg pro 5 ml	100 ml		30,02	
Amoxclav-Sandoz 500/125 mg Filmtabletten Rp Filmtabletten	**Amoxizillin** 500 mg + **Clavulansäure** 125 mg pro 5 ml	10 Stück		28,30	**Geeignet** bei komplizierten Harnweginfektionen nach Prüfung der Erreger auf ihre Resistenz. → Seite 418
Amoxclav-Sandoz 125/31,25 mg / 5 ml Pulver Rp	**Amoxizillin** 125 mg + **Clavulansäure** 31,25 mg pro 5 ml	100 ml		20,35	
250/62,5 mg / 5 ml Pulver Rp	**Amoxizillin** 250 mg + **Clavulansäure** 62,5 mg pro 5 ml	100 ml		30,02	
400 mg/57 mg / 5 ml Rp Suspension	**Amoxizillin** 400 mg + **Clavulansäure** 57 mg pro 5 ml	70 ml		20,16	
Amoxicillin-ratiopharm comp. Filmtabletten Rp Filmtabletten	**Amoxizillin** 500 mg + **Clavulansäure** 125 mg	10 Stück		28,30	**Geeignet** bei komplizierten Harnweginfektionen nach Prüfung der Erreger auf ihre Resistenz. → Seite 418
Amoxicillin-ratiopharm comp. 250 TS Rp Suspension	**Amoxizillin** 250 mg + **Clavulansäure** 62,5 mg pro 5 ml	100 ml		30,02	
Amoxi-Clavulan STADA 500 / 125 mg Rp Filmtabletten	**Amoxizillin** 500 mg + **Clavulansäure** 125 mg	10 Stück		28,30	**Geeignet** bei komplizierten Harnweginfektionen nach Prüfung der Erreger auf ihre Resistenz. → Seite 418
Amoxi-Clavulan STADA TS 250 / 62,5 mg Rp Suspension	**Amoxizillin** 250 mg + **Clavulansäure** 62,5 mg pro 5 ml	100 ml		30,02	
Amoxidura plus 500 / 125 mg Filmtabletten Rp Filmtabletten	**Amoxizillin** 500 mg + **Clavulansäure** 125 mg	10 Stück		26,88	**Geeignet** bei komplizierten Harnweginfektionen nach Prüfung der Erreger auf ihre Resistenz. → Seite 418
Amoxidura plus Saft 250 / 62,5 mg Rp Suspension	**Amoxizillin** 250 mg + **Clavulansäure** 62,5 mg pro 5 ml	100 ml		30,01	
Augmentan Filmtabletten 875 / 125 mg Rp Filmtabletten	**Amoxizillin** 875 mg + **Clavulansäure** 125 mg	10 Stück		53,09	**Geeignet** bei komplizierten Harnweginfektionen nach Prüfung der Erreger auf ihre Resistenz. → Seite 418
Augmentan forte Trockensaft Rp Suspension	**Amoxizillin** 250 mg + **Clavulansäure** 62,5 mg pro 5 ml	100 ml		44,33	
Augmentan Tabs Rp Tabletten für Suspension	**Amoxizillin** 500 mg + **Clavulansäure** 125 mg	20 Stück		75,90	
BARAZAN Rp Filmtabletten	**Norfloxazin** 400 mg	10 Stück	15,96	15,96	**Geeignet** bei komplizierten Harnweginfektionen nach Prüfung der Erreger auf ihre Resistenz. **Mit Einschränkung geeignet** bei unkomplizierten Harnweginfektionen, weil die Erreger rasch unempfindlich werden, wenn Chinolone ungezielt eingesetzt werden. → Seite 409

Hinweise zu den Tabellenspalten → Seite 28, zur Auswahl der Arzneimittel → Seite 23, zur Grundlage der Bewertung → Seiten 24, 27

Harnweginfektionen, Reizblase Fortsetzung

Handelsname Darreichungsform	Zusammensetzung pro 1 ml/1 g oder wie angegeben bzw. pro abgeteilte Einheit	Kleinste Packungsgröße	Festbetrag in Euro	Packungspreis in Euro	Bewertung

Hinweise zu den Tabellenspalten → Seite 28, zur Auswahl der Arzneimittel → Seite 23, zur Grundlage der Bewertung → Seiten 24, 27

Handelsname Darreichungsform	Zusammensetzung	Kleinste Packungsgröße	Festbetrag in Euro	Packungspreis in Euro	Bewertung
CEC 250 Brause Rp *500 Brause* Rp Brausetabletten	**Cefaclor** 250 mg 500 mg	10 Stück 10 Stück	16,87 23,11	13,98 17,72	**Geeignet** bei komplizierten Harnweginfektionen nach Prüfung der Erreger auf ihre Resistenz. **Mit Einschränkung geeignet** bei unkomplizierten Harnweginfektionen, wenn geeignete Mittel nicht angewendet werden können. → Seite 406
CEC 250 Rp *500* Rp Filmtabletten	250 mg 500 mg	10 Stück 10 Stück	16,87 23,11	13,98 17,72	
CEC Trockensaft Rp *forte Trockensaft* Rp Suspension	125 mg pro 5 ml 250 mg pro 5 ml	100 ml 100 ml	16,87 23,11	13,98 17,72	
Cefaclor 500 – 1 A Pharma Rp Filmtabletten	**Cefaclor** 500 mg	10 Stück	23,11	17,70	**Geeignet** bei komplizierten Harnweginfektionen nach Prüfung der Erreger auf ihre Resistenz. **Mit Einschränkung geeignet** bei unkomplizierten Harnweginfektionen, wenn geeignete Mittel nicht angewendet werden können. → Seite 406
Cefaclor 125 TS – 1 A Pharma Rp	125 mg pro 5 ml	100 ml	16,87	13,66	
250 TS – 1 A Pharma Rp Suspension	250 mg pro 5 ml	100 ml	23,11	17,70	
Cefaclor AL 250 Rp *500* Rp Kapseln	**Cefaclor** 250 mg 500 mg	10 Stück 10 Stück	16,87 23,11	13,97 17,70	**Geeignet** bei komplizierten Harnweginfektionen nach Prüfung der Erreger auf ihre Resistenz. **Mit Einschränkung geeignet** bei unkomplizierten Harnweginfektionen, wenn geeignete Mittel nicht angewendet werden können. → Seite 406
Cefaclor AL TS 125 Rp *250* Rp Suspension	125 mg pro 5 ml 250 mg pro 5 ml	63,5 g 63,5 g	16,87 23,11	13,66 17,70	
Cefaclor-CT 500 mg Hartkapseln Rp Kapseln	**Cefaclor** 500 mg	10 Stück	23,11	17,72	**Geeignet** bei komplizierten Harnweginfektionen nach Prüfung der Erreger auf ihre Resistenz. **Mit Einschränkung geeignet** bei unkomplizierten Harnweginfektionen, wenn geeignete Mittel nicht angewendet werden können. → Seite 406
Cefaclor-CT 250 mg/ml Trockensaft Rp Suspension	250 mg	100 ml	23,11	19,39	
Cefaclor-ratiopharm 500 Brausetabletten Rp Brausetabletten	**Cefaclor** 500 mg	10 Stück	23,11	17,72	**Geeignet** bei komplizierten Harnweginfektionen nach Prüfung der Erreger auf ihre Resistenz. **Mit Einschränkung geeignet** bei unkomplizierten Harnweginfektionen, wenn geeignete Mittel nicht angewendet werden können. → Seite 406
Cefaclor-ratiopharm Rp Kapseln	500 mg	10 Stück	23,11	17,72	
Cefaclor-ratiopharm TS Rp *forte TS* Rp Suspension	125 mg pro 5 ml 250 mg pro 5 ml	100 ml 100 ml	16,87 23,11	13,98 17,72	
Cefaclor Sandoz 500 mg Brausetabletten Rp	**Cefaclor** 500 mg	10 Stück	23,11	17,72	**Geeignet** bei komplizierten Harnweginfektionen nach Prüfung der Erreger auf ihre Resistenz. **Mit Einschränkung geeignet** bei unkomplizierten Harnweginfektionen, wenn geeignete Mittel nicht angewendet werden können. → Seite 406
1 000 mg Brausetabletten Rp Brausetabletten	1 000 mg	10 Stück	34,69	24,67	
Cefaclor Sandoz 500 mg Kapseln Rp Kapseln	500 mg	10 Stück	23,11	17,72	
Cefaclor Sandoz 125 mg/5 ml Rp	125 mg pro 5 ml	100 ml	16,87	13,98	
250 mg/5 ml Rp Suspension	250 mg pro 5 ml	100 ml	23,11	17,72	
Cefaclor STADA 500 mg Rp Kapseln	**Cefaclor** 500 mg	10 Stück	23,11	17,72	**Geeignet** bei komplizierten Harnweginfektionen nach Prüfung der Erreger auf ihre Resistenz. **Mit Einschränkung geeignet** bei unkomplizierten Harnweginfektionen, wenn geeignete Mittel nicht angewendet werden können. → Seite 406
Cefaclor STADA TS 125 mg Rp *Cefaclor STADA 250 mg* Rp Suspension	125 mg pro 5 ml 250 mg pro 5 ml	100 ml 100 ml	16,87 23,11	13,98 17,72	

Harnweginfektionen, Reizblase Fortsetzung

Handelsname Darreichungsform	Zusammensetzung pro 1 ml/1 g oder wie angegeben bzw. pro abgeteilte Einheit	Kleinste Packungsgröße	Festbetrag in Euro	Packungspreis in Euro	Bewertung
Cefaclor-Wolff 500 mg Rp Kapseln	Cefaclor 500 mg	10 Stück	23,11	20,08	**Geeignet** bei komplizierten Harnweginfektionen nach Prüfung der Erreger auf ihre Resistenz. **Mit Einschränkung geeignet** bei unkomplizierten Harnweginfektionen, wenn geeignete Mittel nicht angewendet werden können. → Seite 406
Cefaclor-Wolff forte Saft Rp Saft	250 mg pro 5 ml	100 ml	23,11	19,43	
cefixdura 200 mg Filmtabletten Rp	Cefixim 200 mg	6 Stück	25,03	20,41	**Geeignet** bei komplizierten Harnweginfektionen nach Prüfung der Erreger auf ihre Resistenz. **Mit Einschränkung geeignet** bei unkomplizierten Harnweginfektionen, wenn geeignete Mittel nicht angewendet werden können. → Seite 406
400 mg Filmtabletten Rp Filmtabletten	400 mg	5 Stück	32,86	25,89	
cefixdura Saft 100 mg/5 ml Rp Suspension	100 mg pro 5 ml	25 ml	15,98	14,08	
Cefixim-ratiopharm 200 mg Filmtabletten Rp	Cefixim 200 mg	6 Stück	25,03	20,41	**Geeignet** bei komplizierten Harnweginfektionen nach Prüfung der Erreger auf ihre Resistenz. **Mit Einschränkung geeignet** bei unkomplizierten Harnweginfektionen, wenn geeignete Mittel nicht angewendet werden können. → Seite 406
400 mg Filmtabletten Rp Filmtabletten	400 mg	5 Stück	32,86	25,89	
Cefixim-ratiopharm 400 mg Trinktabletten Rp	400 mg	5 Stück	32,86	25,89	
Cefixim-ratiopharm 100 mg/5 ml Rp Suspension	100 mg pro 5 ml	25 ml	15,98	14,08	
Cefuhexal 250 mg Filmtabletten Rp Filmtabletten	Cefuroxim 250 mg (Konservierungsmittel: Parabene)	12 Stück	20,04	15,86	**Geeignet** bei komplizierten Harnweginfektionen nach Prüfung der Erreger auf ihre Resistenz. **Mit Einschränkung geeignet** bei unkomplizierten Harnweginfektionen, wenn geeignete Mittel nicht angewendet werden können. → Seite 406
Cefuhexal 125 mg/5 ml Trockensaft Rp Suspension	125 mg pro 5 ml	50 ml	15,23	12,99	
Cefuroxim AL 250 Rp	Cefuroxim 250 mg	12 Stück	20,04	15,86	**Geeignet** bei komplizierten Harnweginfektionen nach Prüfung der Erreger auf ihre Resistenz. **Mit Einschränkung geeignet** bei unkomplizierten Harnweginfektionen, wenn geeignete Mittel nicht angewendet werden können. → Seite 406
500 Rp Tabletten	500 mg	12 Stück	30,44	22,12	
Cefuroxim-CT 250 mg Filmtabletten Rp	Cefuroxim 250 mg	12 Stück	20,04	15,86	**Geeignet** bei komplizierten Harnweginfektionen nach Prüfung der Erreger auf ihre Resistenz. **Mit Einschränkung geeignet** bei unkomplizierten Harnweginfektionen, wenn geeignete Mittel nicht angewendet werden können. → Seite 406
500 mg Filmtabletten Rp Filmtabletten	500 mg	12 Stück	30,44	22,12	
Cefuroxim-CT 125 mg/5 ml Trockensaft Rp Suspension	125 mg pro 5 ml	100 ml	18,48	18,48	
Cefuroxim-ratiopharm 250 mg Rp	Cefuroxim 250 mg	12 Stück	20,04	15,86	**Geeignet** bei komplizierten Harnweginfektionen nach Prüfung der Erreger auf ihre Resistenz. **Mit Einschränkung geeignet** bei unkomplizierten Harnweginfektionen, wenn geeignete Mittel nicht angewendet werden können. → Seite 406
500 mg Rp Filmtabletten	500 mg	12 Stück	30,44	22,12	
Cefuroxim-ratiopharm TS Rp Suspension	125 mg pro 5 ml	100 ml	18,48	14,95	
Cefuroxim STADA 250 mg Tabletten Rp	Cefuroxim 250 mg	12 Stück	20,04	15,86	**Geeignet** bei komplizierten Harnweginfektionen nach Prüfung der Erreger auf ihre Resistenz. **Mit Einschränkung geeignet** bei unkomplizierten Harnweginfektionen, wenn geeignete Mittel nicht angewendet werden können. → Seite 406
500 mg Tabletten Rp Tabletten	500 mg	12 Stück	30,44	22,12	

Hinweise zu den Tabellenspalten → Seite 28, zur Auswahl der Arzneimittel → Seite 23, zur Grundlage der Bewertung → Seiten 24, 27

Harnweginfektionen, Reizblase Fortsetzung

Handelsname Darreichungsform	Zusammensetzung pro 1 ml/1 g oder wie angegeben bzw. pro abgeteilte Einheit	Kleinste Packungsgröße	Festbetrag in Euro	Packungspreis in Euro	Bewertung
Cephalexin-ratiopharm 500 mg Rp Filmtabletten	**Cefalexin** 500 mg	10 Stück	14,95	13,36	**Geeignet** bei komplizierten Harnweginfektionen nach Prüfung der Erreger auf ihre Resistenz. **Mit Einschränkung geeignet** bei unkomplizierten Harnweginfektionen, wenn geeignete Mittel nicht angewendet werden können. → Seite 406
Cephoral 200 mg Filmtabletten Rp	**Cefixim** 200 mg	10 Stück	32,86	32,86	**Geeignet** bei komplizierten Harnweginfektionen nach Prüfung der Erreger auf ihre Resistenz. **Mit Einschränkung geeignet** bei unkomplizierten Harnweginfektionen, wenn geeignete Mittel nicht angewendet werden können. → Seite 406
400 mg Filmtabletten Rp	400 mg	5 Stück	32,86	32,86	
Uro-Cephoral Filmtabletten Rp Filmtabletten	200 mg	6 Stück	25,03	25,03	
Cipro – 1 A Pharma 250 mg Rp	**Ciprofloxazin** 250 mg	10 Stück	19,27	13,84	**Geeignet** bei komplizierten Harnweginfektionen nach Prüfung der Erreger auf ihre Resistenz. **Mit Einschränkung geeignet** bei unkomplizierten Harnweginfektionen, weil die Erreger rasch unempfindlich werden, wenn Chinolone ungezielt eingesetzt werden. → Seite 409
500 mg Rp Filmtabletten	500 mg	10 Stück	27,56	17,49	
CIPRO BASICS 250 mg Filmtabletten Rp	**Ciprofloxazin** 250 mg	10 Stück	19,27	13,84	**Geeignet** bei komplizierten Harnweginfektionen nach Prüfung der Erreger auf ihre Resistenz. **Mit Einschränkung geeignet** bei unkomplizierten Harnweginfektionen, weil die Erreger rasch unempfindlich werden, wenn Chinolone ungezielt eingesetzt werden. → Seite 409
500 mg Filmtabletten Rp Filmtabletten	500 mg	10 Stück	27,56	17,49	
Ciprobay 250 Rp	**Ciprofloxazin** 250 mg	14 Stück	22,09	25,86	**Geeignet** bei komplizierten Harnweginfektionen nach Prüfung der Erreger auf ihre Resistenz. **Mit Einschränkung geeignet** bei unkomplizierten Harnweginfektionen, weil die Erreger rasch unempfindlich werden, wenn Chinolone ungezielt eingesetzt werden. → Seite 409
500 Rp Filmtabletten	500 mg	14 Stück	32,86	36,34	
Ciprobay Saft 5 % Rp	250 mg pro 5 ml	100 ml		73,83	
10 % Rp Suspension	500 mg pro 5 ml	100 ml		128,38	
Ciprobay uro Rp Filmtabletten	100 mg	6 Stück	11,58	12,15	**Mit Einschränkung geeignet** bei unkomplizierten Harnweginfektionen, weil die Erreger rasch unempfindlich werden, wenn Chinolone ungezielt eingesetzt werden. → Seite 409
Ciprobeta 250 Rp	**Ciprofloxazin** 250 mg	10 Stück	19,27	15,23	**Geeignet** bei komplizierten Harnweginfektionen nach Prüfung der Erreger auf ihre Resistenz. **Mit Einschränkung geeignet** bei unkomplizierten Harnweginfektionen, weil die Erreger rasch unempfindlich werden, wenn Chinolone ungezielt eingesetzt werden. → Seite 409
500 Rp	500 mg	10 Stück	27,56	19,74	
Ciprobeta Uro 100 mg Rp Filmtabletten	100 mg	6 Stück	11,58	10,97	**Mit Einschränkung geeignet** bei unkomplizierten Harnweginfektionen, weil die Erreger rasch unempfindlich werden, wenn Chinolone ungezielt eingesetzt werden. → Seite 409

Hinweise zu den Tabellenspalten → Seite 28, zur Auswahl der Arzneimittel → Seite 23, zur Grundlage der Bewertung → Seiten 24, 27

Harnweginfektionen, Reizblase Fortsetzung

Handelsname Darreichungsform	Zusammensetzung pro 1 ml/1 g oder wie angegeben bzw. pro abgeteilte Einheit	Kleinste Packungsgröße	Festbetrag in Euro	Packungspreis in Euro	Bewertung
ciprodura 250 mg Filmtabletten Rp *500 mg Filmtabletten* Rp	**Ciprofloxazin** 250 mg 500 mg	10 Stück 10 Stück	19,27 27,56	13,84 17,49	**Geeignet** bei komplizierten Harnweginfektionen nach Prüfung der Erreger auf ihre Resistenz. **Mit Einschränkung geeignet** bei unkomplizierten Harnweginfektionen, weil die Erreger rasch unempfindlich werden, wenn Chinolone ungezielt eingesetzt werden. → Seite 409
100 mg Filmtabletten Rp Filmtabletten	100 mg	6 Stück	11,58	10,95	**Mit Einschränkung geeignet** bei unkomplizierten Harnweginfektionen, weil die Erreger rasch unempfindlich werden, wenn Chinolone ungezielt eingesetzt werden. → Seite 409
Ciprofloxacin AL 250 mg Filmtabletten Rp *500 mg Filmtabletten* Rp *750 mg Filmtabletten* Rp	**Ciprofloxazin** 250 mg 500 mg 750 mg	10 Stück 10 Stück 10 Stück	19,27 27,56 35,43	13,84 17,49 24,11	**Geeignet** bei komplizierten Harnweginfektionen nach Prüfung der Erreger auf ihre Resistenz. **Mit Einschränkung geeignet** bei unkomplizierten Harnweginfektionen, weil die Erreger rasch unempfindlich werden, wenn Chinolone ungezielt eingesetzt werden. → Seite 409
Ciprofloxacin AL uro 100 mg Filmtabletten Rp Filmtabletten	100 mg	6 Stück	11,58	10,95	**Mit Einschränkung geeignet** bei unkomplizierten Harnweginfektionen, weil die Erreger rasch unempfindlich werden, wenn Chinolone ungezielt eingesetzt werden. → Seite 409
Ciprofloxacin Heumann 250 mg Filmtabletten Rp *500 mg Filmtabletten* Rp Filmtabletten	**Ciprofloxazin** 250 mg 500 mg	10 Stück 10 Stück	19,27 27,56	13,84 17,49	**Geeignet** bei komplizierten Harnweginfektionen nach Prüfung der Erreger auf ihre Resistenz. **Mit Einschränkung geeignet** bei unkomplizierten Harnweginfektionen, weil die Erreger rasch unempfindlich werden, wenn Chinolone ungezielt eingesetzt werden. → Seite 409
Ciprofloxacin-ratiopharm 250 mg Filmtabletten Rp *500 mg Filmtabletten* Rp	**Ciprofloxazin** 250 mg 500 mg	10 Stück 10 Stück	19,27 27,56	15,23 19,74	**Geeignet** bei komplizierten Harnweginfektionen nach Prüfung der Erreger auf ihre Resistenz. **Mit Einschränkung geeignet** bei unkomplizierten Harnweginfektionen, weil die Erreger rasch unempfindlich werden, wenn Chinolone ungezielt eingesetzt werden. → Seite 409
100 mg Filmtabletten Rp Filmtabletten	100 mg	6 Stück	11,58	10,98	**Mit Einschränkung geeignet** bei unkomplizierten Harnweginfektionen, weil die Erreger rasch unempfindlich werden, wenn Chinolone ungezielt eingesetzt werden. → Seite 409
Ciprofloxacin real 250 mg Rp *500 mg* Rp *750 mg* Rp Filmtabletten	**Ciprofloxazin** 250 mg 500 mg 750 mg	10 Stück 10 Stück 10 Stück	19,27 27,56 35,43	13,84 17,49 24,11	**Geeignet** bei komplizierten Harnweginfektionen nach Prüfung der Erreger auf ihre Resistenz. **Mit Einschränkung geeignet** bei unkomplizierten Harnweginfektionen, weil die Erreger rasch unempfindlich werden, wenn Chinolone ungezielt eingesetzt werden. → Seite 409
Ciprofloxacin Sandoz 250 mg Filmtabletten Rp Filmtabletten	**Ciprofloxazin** 250 mg	10 Stück	19,27	15,23	**Geeignet** bei komplizierten Harnweginfektionen nach Prüfung der Erreger auf ihre Resistenz. **Mit Einschränkung geeignet** bei unkomplizierten Harnweginfektionen, weil die Erreger rasch unempfindlich werden, wenn Chinolone ungezielt eingesetzt werden. → Seite 409

Hinweise zu den Tabellenspalten → Seite 28, zur Auswahl der Arzneimittel → Seite 23, zur Grundlage der Bewertung → Seiten 24, 27

Harnweginfektionen, Reizblase Fortsetzung

Handelsname Darreichungsform	Zusammensetzung pro 1 ml/1 g oder wie angegeben bzw. pro abgeteilte Einheit	Kleinste Packungsgröße	Festbetrag in Euro	Packungspreis in Euro	Bewertung
Ciprofloxacin Sandoz 500 mg Filmtabletten Rp	**Ciprofloxazin** 500 mg	10 Stück	27,56	19,74	**Geeignet** bei komplizierten Harnweginfektionen nach Prüfung der Erreger auf ihre Resistenz. **Mit Einschränkung geeignet** bei unkomplizierten Harnweginfektionen, weil die Erreger rasch unempfindlich werden, wenn Chinolone ungezielt eingesetzt werden. → Seite 40
750 mg Filmtabletten Rp	750 mg	10 Stück	35,43	32,61	
100 mg Filmtabletten Rp Filmtabletten	100 mg	6 Stück	11,58	10,98	**Mit Einschränkung geeignet** bei unkomplizierten Harnweginfektionen, weil die Erreger rasch unempfindlich werden, wenn Chinolone ungezielt eingesetzt werden. → Seite 40
Ciprofloxacin STADA 250 mg Filmtabletten Rp	**Ciprofloxazin** 250 mg	10 Stück	19,27	15,23	**Geeignet** bei komplizierten Harnweginfektionen nach Prüfung der Erreger auf ihre Resistenz. **Mit Einschränkung geeignet** bei unkomplizierten Harnweginfektionen, weil die Erreger rasch unempfindlich werden, wenn Chinolone ungezielt eingesetzt werden. → Seite 40
500 mg Filmtabletten Rp	500 mg	10 Stück	27,56	19,74	
100 mg Filmtabletten Rp Filmtabletten	100 mg	6 Stück	11,58	10,98	**Mit Einschränkung geeignet** bei unkomplizierten Harnweginfektionen, weil die Erreger rasch unempfindlich werden, wenn Chinolone ungezielt eingesetzt werden. → Seite 40
Ciproflox-CT 250 mg Filmtabletten Rp	**Ciprofloxazin** 250 mg	10 Stück	19,27	15,23	**Geeignet** bei komplizierten Harnweginfektionen nach Prüfung der Erreger auf ihre Resistenz. **Mit Einschränkung geeignet** bei unkomplizierten Harnweginfektionen, weil die Erreger rasch unempfindlich werden, wenn Chinolone ungezielt eingesetzt werden. → Seite 40
500 mg Filmtabletten Rp	500 mg	10 Stück	27,56	19,74	
100 mg Filmtabletten Rp Filmtabletten	100 mg	6 Stück	11,58	10,95	**Mit Einschränkung geeignet** bei unkomplizierten Harnweginfektionen, weil die Erreger rasch unempfindlich werden, wenn Chinolone ungezielt eingesetzt werden. → Seite 40
Ciprohexal 250 mg Filmtabletten Rp	**Ciprofloxazin** 250 mg	10 Stück	19,27	15,23	**Geeignet** bei komplizierten Harnweginfektionen nach Prüfung der Erreger auf ihre Resistenz. **Mit Einschränkung geeignet** bei unkomplizierten Harnweginfektionen, weil die Erreger rasch unempfindlich werden, wenn Chinolone ungezielt eingesetzt werden. → Seite 40
500 mg Filmtabletten Rp	500 mg	10 Stück	27,56	19,74	
100 mg Filmtabletten Rp Filmtabletten	100 mg	6 Stück	11,58	10,98	**Mit Einschränkung geeignet** bei unkomplizierten Harnweginfektionen, weil die Erreger rasch unempfindlich werden, wenn Chinolone ungezielt eingesetzt werden. → Seite 40
Cotrim 960 – 1 A Pharma Rp Tabletten	**Sulfamethoxazol** 800 mg + **Trimethoprim** 160 mg	10 Stück	10,79	10,51	**Geeignet** bei Harnweginfektionen, wenn sie die oberen Harnwege betreffen und die Nieren beteiligt sind. **Mit Einschränkung geeignet** bei unkomplizierten Harnweginfektionen. Die fixe Kombination mit einem Sulfonamid steigert die Wirksamkeit von Trimethoprim nicht, führt aber häufiger zu unerwünschten Wirkungen. → Seite 4

Hinweise zu den Tabellenspalten → Seite 28, zur Auswahl der Arzneimittel → Seite 23, zur Grundlage der Bewertung → Seiten 24, 27

Harnweginfektionen, Reizblase Fortsetzung

Handelsname Darreichungsform	Zusammensetzung pro 1 ml/1 g oder wie angegeben bzw. pro abgeteilte Einheit	Kleinste Packungsgröße	Festbetrag in Euro	Packungspreis in Euro	Bewertung
Hinweise zu den Tabellenspalten → Seite 28, zur Auswahl der Arzneimittel → Seite 23, zur Grundlage der Bewertung → Seiten 24, 27					
Cotrim-Diolan forte Rp Tabletten	**Sulfamethoxazol** 800 mg **+ Trimethoprim** 160 mg	10 Stück	10,79	10,79	**Geeignet** bei Harnweginfektionen, wenn sie die oberen Harnwege betreffen und die Nieren beteiligt sind. **Mit Einschränkung geeignet** bei unkomplizierten Harnweginfektionen. Die fixe Kombination mit einem Sulfonamid steigert die Wirksamkeit von Trimethoprim nicht, führt aber häufiger zu unerwünschten Wirkungen. → Seite 418
Cotrim forte Heumann Rp Tabletten	**Sulfamethoxazol** 800 mg **+ Trimethoprim** 160 mg	10 Stück	10,79	10,51	**Geeignet** bei Harnweginfektionen, wenn sie die oberen Harnwege betreffen und die Nieren beteiligt sind. **Mit Einschränkung geeignet** bei unkomplizierten Harnweginfektionen. Die fixe Kombination mit einem Sulfonamid steigert die Wirksamkeit von Trimethoprim nicht, führt aber häufiger zu unerwünschten Wirkungen. → Seite 418
Cotrimhexal forte Rp Tabletten	**Sulfamethoxazol** 800 mg **+ Trimethoprim** 160 mg	10 Stück	10,79	10,76	**Geeignet** bei Harnweginfektionen, wenn sie die oberen Harnwege betreffen und die Nieren beteiligt sind. **Mit Einschränkung geeignet** bei unkomplizierten Harnweginfektionen. Die fixe Kombination mit einem Sulfonamid steigert die Wirksamkeit von Trimethoprim nicht, führt aber häufiger zu unerwünschten Wirkungen. → Seite 418
Cotrimoxazol AL Rp	**Sulfamethoxazol** 400 mg **+ Trimethoprim** 80 mg	20 Stück	11,29	11,22	**Geeignet** bei Harnweginfektionen, wenn sie die oberen Harnwege betreffen und die Nieren beteiligt sind. **Mit Einschränkung geeignet** bei unkomplizierten Harnweginfektionen. Die fixe Kombination mit einem Sulfonamid steigert die Wirksamkeit von Trimethoprim nicht, führt aber häufiger zu unerwünschten Wirkungen. → Seite 418
forte Rp Tabletten	**Sulfamethoxazol** 800 mg **+ Trimethoprim** 160 mg	10 Stück	10,79	10,51	
Cotrimox-Wolff forte Saft Rp Suspension	**Sulfamethoxazol** 400 mg **+ Trimethoprim** 80 mg pro 5 ml (Konservierungsmittel: Parabene)	100 ml	13,98	13,98	**Geeignet** bei Harnweginfektionen, wenn sie die oberen Harnwege betreffen und die Nieren beteiligt sind. **Mit Einschränkung geeignet** bei unkomplizierten Harnweginfektionen. Die fixe Kombination mit einem Sulfonamid steigert die Wirksamkeit von Trimethoprim nicht, führt aber häufiger zu unerwünschten Wirkungen. → Seite 418
Cotrimox-Wolff forte Rp Tabletten	**Sulfamethoxazol** 800 mg **+ Trimethoprim** 160 mg	10 Stück	10,79	10,57	
Cotrim E-ratiopharm Saft Rp Suspension	**Sulfamethoxazol** 400 mg **+ Trimethoprim** 80 mg pro 5 ml (Konservierungsmittel: Parabene)	100 ml	13,98	12,67	**Geeignet** bei Harnweginfektionen, wenn sie die oberen Harnwege betreffen und die Nieren beteiligt sind. **Mit Einschränkung geeignet** bei unkomplizierten Harnweginfektionen. Die fixe Kombination mit einem Sulfonamid steigert die Wirksamkeit von Trimethoprim nicht, führt aber häufiger zu unerwünschten Wirkungen. → Seite 418
Cotrim-ratiopharm Rp	**Sulfamethoxazol** 400 mg **+ Trimethoprim** 80 mg	10 Stück	10,47	10,46	
Cotrim forte-ratiopharm Rp Tabletten	**Sulfamethoxazol** 800 mg **+ Trimethoprim** 160 mg	10 Stück	10,79	10,76	

Harnweginfektionen, Reizblase Fortsetzung

Handelsname Darreichungsform	Zusammensetzung pro 1 ml/1 g oder wie angegeben bzw. pro abgeteilte Einheit	Kleinste Packungsgröße	Festbetrag in Euro	Packungspreis in Euro	Bewertung
Cotrim-Sandoz 240 mg/5 ml Suspension zum Einnehmen Rp Suspension	**Sulfamethoxazol** 200 mg + **Trimethoprim** 40 mg pro 5 ml (Konservierungsmittel: Parabene)	100 ml	11,94	11,25	**Geeignet** bei Harnweginfektionen, wenn sie die oberen Harnwege betreffen und die Nieren beteiligt sind. **Mit Einschränkung geeignet** bei unkomplizierten Harnweginfektionen. Die fixe Kombination mit einem Sulfonamid steigert die Wirksamkeit von Trimethoprim nicht, führt aber häufiger zu unerwünschten Wirkungen. → Seite 41
Cotrim-Sandoz 480 mg Tabletten Rp	**Sulfamethoxazol** 400 mg + **Trimethoprim** 80 mg	20 Stück	11,29	11,27	
960 mg Tabletten Rp Tabletten	**Sulfamethoxazol** 800 mg + **Trimethoprim** 160 mg	10 Stück	10,79	10,76	
Cotrimstada Tabletten Rp	**Sulfamethoxazol** 400 mg + **Trimethoprim** 80 mg	20 Stück	11,29	11,27	**Geeignet** bei Harnweginfektionen, wenn sie die oberen Harnwege betreffen und die Nieren beteiligt sind. **Mit Einschränkung geeignet** bei unkomplizierten Harnweginfektionen. Die fixe Kombination mit einem Sulfonamid steigert die Wirksamkeit von Trimethoprim nicht, führt aber häufiger zu unerwünschten Wirkungen. → Seite 41
Cotrimstada forte Rp Tabletten	**Sulfamethoxazol** 800 mg + **Trimethoprim** 160 mg	10 Stück	10,79	10,76	
Cysto-Myacyne N Rp Lösung	**Neomyzinsulfat** 15 mg (Konservierungsmittel: Parabene)	30 ml		12,77	**Wenig geeignet** bei Harnweginfektionen. Es besteht ein großes Risiko für Allergien und Resistenzentwicklung. → Seite 40
ELOBACT 125 mg Rp	**Cefuroxim** 125 mg (Konservierungsmittel: Parabene)	12 Stück	15,23	31,63	**Geeignet** bei komplizierten Harnweginfektionen nach Prüfung der Erreger auf ihre Resistenz. **Mit Einschränkung geeignet** bei unkomplizierten Harnweginfektionen, wenn geeignete Mittel nicht angewendet werden können. → Seite 40
250 mg Rp Filmtabletten	250 mg (Konservierungsmittel: Parabene)	12 Stück	20,04	44,20	
ELOBACT 125 mg Dosier-Brief Rp	125 mg pro 4,18 g	12 Stück	15,23	32,01	
250 mg Dosier-Brief Rp Granulat	250 mg pro 8,35 g	12 Stück	20,04	44,90	
ELOBACT Trockensaft Rp Suspension	125 mg pro 5 ml	100 ml	18,48	42,79	
ENOXOR 200 mg Rp Filmtabletten	**Enoxazin** 200 mg	10 Stück	15,29	15,10	**Geeignet** bei komplizierten Harnweginfektionen nach Prüfung der Erreger auf ihre Resistenz. **Mit Einschränkung geeignet** bei unkomplizierten Harnweginfektionen, weil die Erreger rasch unempfindlich werden, wenn Chinolone ungezielt eingesetzt werden. → Seite 40
Eusaprim E Suspension für Erwachsene Rp Suspension	**Sulfamethoxazol** 400 mg + **Trimethoprim** 80 mg pro 5 ml (Konservierungsmittel: Parabene)	100 ml	13,98	13,98	**Geeignet** bei Harnweginfektionen, wenn sie die oberen Harnwege betreffen und die Nieren beteiligt sind. **Mit Einschränkung geeignet** bei unkomplizierten Harnweginfektionen. Die fixe Kombination mit einem Sulfonamid steigert die Wirksamkeit von Trimethoprim nicht, führt aber häufiger zu unerwünschten Wirkungen. → Seite 41
Eusaprim forte Tabletten Rp Tabletten	**Sulfamethoxazol** 800 mg + **Trimethoprim** 160 mg	10 Stück	10,79	10,79	
Firin Rp Filmtabletten	**Norfloxazin** 400 mg	6 Stück	13,27	13,27	**Geeignet** bei komplizierten Harnweginfektionen nach Prüfung der Erreger auf ihre Resistenz. **Mit Einschränkung geeignet** bei unkomplizierten Harnweginfektionen, weil die Erreger rasch unempfindlich werden, wenn Chinolone ungezielt eingesetzt werden. → Seite 40

Hinweise zu den Tabellenspalten → Seite 28, zur Auswahl der Arzneimittel → Seite 23, zur Grundlage der Bewertung → Seiten 24, 27

Harnweginfektionen, Reizblase Fortsetzung

Handelsname Darreichungsform	Zusammensetzung pro 1 ml/1 g oder wie angegeben bzw. pro abgeteilte Einheit	Kleinste Packungsgröße	Festbetrag in Euro	Packungspreis in Euro	Bewertung

Hinweise zu den Tabellenspalten → Seite 28, zur Auswahl der Arzneimittel → Seite 23, zur Grundlage der Bewertung → Seiten 24, 27

Handelsname Darreichungsform	Zusammensetzung	Kleinste Packungsgröße	Festbetrag in Euro	Packungspreis in Euro	Bewertung
Furadantin RP Rp	**Nitrofurantoin** 50 mg	28 Stück	14,41	14,10	**Geeignet** bei unkomplizierten Harnweginfektionen bei Frauen vor den Wechseljahren zur Kurzzeitbehandlung für drei Tage. **Wenig geeignet** bei wiederkehrenden Harnweginfektionen, da unerwünschte Wirkungen bei Langzeitbehandlung nicht sicher auszuschließen sind und risikoärmere Medikamente (z. B. Trimethoprim) zur Verfügung stehen. → Seite 413
Furadantin retard Rp Kapseln	100 mg	20 Stück	11,82	12,04	
GRÜNCEF 500 Trockensaft Rp Saft	**Cefadroxil** 500 mg pro 5 ml	60 ml	19,19	18,27	**Geeignet** bei komplizierten Harnweginfektionen nach Prüfung der Erreger auf ihre Resistenz. **Mit Einschränkung geeignet** bei unkomplizierten Harnweginfektionen, wenn geeignete Mittel nicht angewendet werden können. → Seite 406
GRÜNCEF 1 g Rp	1 000 mg	10 Stück	26,48	26,48	
GRÜNCEF Tabs 1 g Rp Tabletten	1 000 mg	10 Stück	26,48	26,48	
INFECTOCEF 500 Kapseln Rp Kapseln	**Cefaclor** 500 mg	10 Stück	23,11	17,72	**Geeignet** bei komplizierten Harnweginfektionen nach Prüfung der Erreger auf ihre Resistenz. **Mit Einschränkung geeignet** bei unkomplizierten Harnweginfektionen, wenn geeignete Mittel nicht angewendet werden können. → Seite 406
INFECTOCEF 125 Saft Rp	125 mg pro 5 ml	100 ml	16,87	13,99	
250 Saft Rp	250 mg pro 5 ml	100 ml	23,11	18,50	
500 Saft Rp Suspension	500 mg pro 5 ml	50 ml	23,11	23,11	
INFECTOTRIMET 50 Saft Rp	**Trimethoprim** 50 mg pro 5 ml (Konservierungsmittel: Parabene)	75 ml		17,41	**Geeignet** bei unkomplizierten Harnweginfektionen. **Mit Einschränkung geeignet** bei wiederkehrenden Harnweginfektionen zur Langzeitbehandlung. Für eine abschließende Bewertung sind weitere Studien notwendig. → Seite 416
100 Saft Rp Suspension	100 mg pro 5 ml (Konservierungsmittel: Parabene)	75 ml		23,29	
INFECTOTRIMET 50 Tabletten Rp	50 mg	20 Stück	10,86	12,89	
100 Tabletten Rp	100 mg	10 Stück	10,88	12,89	
150 mg Rp	150 mg	10 Stück	11,51	13,79	**Geeignet** bei unkomplizierten Harnweginfektionen. → Seite 416
200 mg Rp Tabletten	200 mg	10 Stück	12,11	14,80	
Keciflox 250 mg Filmtabletten Rp	**Ciprofloxazin** 250 mg	10 Stück	19,27	15,23	**Geeignet** bei komplizierten Harnweginfektionen nach Prüfung der Erreger auf ihre Resistenz. **Mit Einschränkung geeignet** bei unkomplizierten Harnweginfektionen, weil die Erreger rasch unempfindlich werden, wenn Chinolone ungezielt eingesetzt werden. → Seite 409
500 mg Filmtabletten Rp	500 mg	10 Stück	27,56	19,74	
750 mg Filmtabletten Rp	750 mg	10 Stück	35,43	35,43	
100 mg Filmtabletten Rp Filmtabletten	100 mg	6 Stück	11,58	11,58	**Mit Einschränkung geeignet** bei unkomplizierten Harnweginfektionen, weil die Erreger rasch unempfindlich werden, wenn Chinolone ungezielt eingesetzt werden. → Seite 409
Keimax 400 mg Kapseln Rp Kapseln	**Ceftibuten** 400 mg	5 Stück	30,96	30,96	**Geeignet** bei komplizierten Harnweginfektionen nach Prüfung der Erreger auf ihre Resistenz. **Mit Einschränkung geeignet** bei Harnweginfektionen, da das Mittel wegen seiner Wirkschwäche gegenüber Staphylokokken und Enterokokken anderen Antibiotika (z. B. Amoxizillin, Makroliden) unterlegen ist. → Seite 406
Keimax forte Trockensaft Pulver 144 mg/ g Rp Suspension	180 mg pro 5 ml	63 ml	32,86	32,86	

Harnweginfektionen, Reizblase Fortsetzung

Handelsname Darreichungsform	Zusammensetzung pro 1 ml/1 g oder wie angegeben bzw. pro abgeteilte Einheit	Kleinste Packungsgröße	Festbetrag in Euro	Packungspreis in Euro	Bewertung
Kepinol für Erwachsene Rp Suspension	**Sulfamethoxazol** 400 mg **+ Trimethoprim** 80 mg pro 5 ml	100 ml	13,98	13,98	**Geeignet** bei Harnweginfektionen, wenn sie die oberen Harnwege betreffen und die Nieren beteiligt sind. **Mit Einschränkung geeignet** bei unkomplizierten Harnweginfektionen. Die fixe Kombination mit einem Sulfonamid steigert die Wirksamkeit von Trimethoprim nicht, führt aber häufiger zu unerwünschten Wirkungen. → Seite 418
Kepinol für Erwachsene Rp	**Sulfamethoxazol** 400 mg **+ Trimethoprim** 80 mg	20 Stück	11,29	11,29	
Kepinol forte Rp Tabletten	**Sulfamethoxazol** 800 mg **+ Trimethoprim** 160 mg	10 Stück	10,79	10,79	
Lorafem 200 Rp Kapseln	**Loracarbef** 200 mg	10 Stück	21,60	21,60	**Geeignet** bei komplizierten Harnweginfektionen nach Prüfung der Erreger auf ihre Resistenz. **Mit Einschränkung geeignet** bei unkomplizierten Harnweginfektionen, wenn geeignete Mittel nicht angewendet werden können. → Seite 406
Methionin STADA 500 mg Filmtabletten Filmtabletten	**Methionin** 500 mg	50 Stück		12,65	**Wenig geeignet** , um Harnweginfektionen zu behandeln, weil die therapeutische Wirksamkeit nicht ausreichend nachgewiesen ist. → Seite 41
Monuril 3 000 Rp Granulat	**Fosfomyzin** 3 000 mg pro 8 g	1 x 8 g		17,43	**Mit Einschränkung geeignet** bei unkomplizierten Harnweginfektionen, wenn geeignete Mittel wegen Unverträglichkeit oder bestehender Resistenz nicht gegeben werden können. → Seite 408
Nifurantin Rp	**Nitrofurantoin** 100 mg	30 Stück	15,58	15,45	**Geeignet** bei unkomplizierten Harnweginfektionen bei Frauen vor den Wechseljahren zur Kurzzeitbehandlung für drei Tage. **Wenig geeignet** bei wiederkehrenden Harnweginfektionen, da unerwünschte Wirkungen bei Langzeitbehandlung nicht sicher auszuschließen sind und risikoärmere Medikamente (z. B. Trimethoprim) zur Verfügung stehen. → Seite 41
Nifuretten Rp Dragees	20 mg	50 Stück	14,82	14,82	
Nifurantin B_6 Rp Dragees	**Nitrofurantoin** 50 mg **+ Pyridoxin-hydrochlorid** 7 mg	25 Stück		17,33	**Wenig geeignet** bei Harnweginfektionen. Die therapeutische Überlegenheit einer fixen Kombination von Nitrofurantoin mit Vitamin B_6 gegenüber Nitrofurantoin allein ist nicht ausreichend nachgewiesen. → Seite 41
Nitrofurantoin retard-ratiopharm Rp Kapseln	**Nitrofurantoin** 100 mg	50 Stück	15,12	15,10	**Geeignet** bei unkomplizierten Harnweginfektionen bei Frauen vor den Wechseljahren zur Kurzzeitbehandlung für drei Tage. **Wenig geeignet** bei wiederkehrenden Harnweginfektionen, da unerwünschte Wirkungen bei Langzeitbehandlung nicht sicher auszuschließen sind und risikoärmere Medikamente (z. B. Trimethoprim) zur Verfügung stehen. → Seite 41
Nitroxolin midi Rp	**Nitroxolin** 150 mg	20 Stück		22,34	**Wenig geeignet** bei Harnweginfektionen. Die therapeutische Wirksamkeit ist im Vergleich zu Standardtherapeutika weniger gut dokumentiert und nicht ausreichend nachgewiesen. → Seite 41
forte Rp Kapseln	250 mg	20 Stück		25,38	

Hinweise zu den Tabellenspalten → Seite 28, zur Auswahl der Arzneimittel → Seite 23, zur Grundlage der Bewertung → Seiten 24, 27

Harnweginfektionen, Reizblase Fortsetzung

Handelsname Darreichungsform	Zusammensetzung pro 1 ml/1 g oder wie angegeben bzw. pro abgeteilte Einheit	Kleinste Packungsgröße	Festbetrag in Euro	Packungspreis in Euro	Bewertung
Norflohexal 400 mg Rp Filmtabletten	**Norfloxazin** 400 mg	6 Stück	13,27	12,54	**Geeignet** bei komplizierten Harnweginfektionen nach Prüfung der Erreger auf ihre Resistenz. **Mit Einschränkung geeignet** bei unkomplizierten Harnweginfektionen, weil die Erreger rasch unempfindlich werden, wenn Chinolone ungezielt eingesetzt werden. → Seite 409
Norflosal Rp Filmtabletten	**Norfloxazin** 400 mg	6 Stück	13,27	12,66	**Geeignet** bei komplizierten Harnweginfektionen nach Prüfung der Erreger auf ihre Resistenz. **Mit Einschränkung geeignet** bei unkomplizierten Harnweginfektionen, weil die Erreger rasch unempfindlich werden, wenn Chinolone ungezielt eingesetzt werden. → Seite 409
Norfloxacin-ratiopharm 400 mg Rp Filmtabletten	**Norfloxazin** 400 mg	10 Stück	15,96	14,48	**Geeignet** bei komplizierten Harnweginfektionen nach Prüfung der Erreger auf ihre Resistenz. **Mit Einschränkung geeignet** bei unkomplizierten Harnweginfektionen, weil die Erreger rasch unempfindlich werden, wenn Chinolone ungezielt eingesetzt werden. → Seite 409
Norfloxacin STADA 400 mg Rp Filmtabletten	**Norfloxazin** 400 mg	6 Stück	13,27	12,54	**Geeignet** bei komplizierten Harnweginfektionen nach Prüfung der Erreger auf ihre Resistenz. **Mit Einschränkung geeignet** bei unkomplizierten Harnweginfektionen, weil die Erreger rasch unempfindlich werden, wenn Chinolone ungezielt eingesetzt werden. → Seite 409
Norflox-Sandoz 400 mg Rp Filmtabletten	**Norfloxazin** 400 mg	6 Stück	13,27	12,54	**Geeignet** bei komplizierten Harnweginfektionen nach Prüfung der Erreger auf ihre Resistenz. **Mit Einschränkung geeignet** bei unkomplizierten Harnweginfektionen, weil die Erreger rasch unempfindlich werden, wenn Chinolone ungezielt eingesetzt werden. → Seite 409
OfloHEXAL 100 mg Rp Filmtabletten	**Ofloxazin** 100 mg	6 Stück	14,79	13,23	**Geeignet** bei komplizierten Harnweginfektionen nach Prüfung der Erreger auf ihre Resistenz. **Mit Einschränkung geeignet** bei unkomplizierten Harnweginfektionen, weil die Erreger rasch unempfindlich werden, wenn Chinolone ungezielt eingesetzt werden. → Seite 409
Ofloxacin AL 100 Rp Filmtabletten	**Ofloxazin** 100 mg	6 Stück	14,79	12,77	**Geeignet** bei komplizierten Harnweginfektionen nach Prüfung der Erreger auf ihre Resistenz. **Mit Einschränkung geeignet** bei unkomplizierten Harnweginfektionen, weil die Erreger rasch unempfindlich werden, wenn Chinolone ungezielt eingesetzt werden. → Seite 409

Hinweise zu den Tabellenspalten → Seite 28, zur Auswahl der Arzneimittel → Seite 23, zur Grundlage der Bewertung → Seiten 24, 27

Harnweginfektionen, Reizblase Fortsetzung

Handelsname Darreichungsform	Zusammensetzung pro 1 ml/1 g oder wie angegeben bzw. pro abgeteilte Einheit	Kleinste Packungs-größe	Festbetrag in Euro	Packungs-preis in Euro	Bewertung
Ofloxacin-ratiopharm 100 mg Filmtabletten Rp Filmtabletten	**Ofloxazin** 100 mg	6 Stück	14,79	13,23	**Geeignet** bei komplizierten Harnweginfektionen nach Prüfung der Erreger auf ihre Resistenz. **Mit Einschränkung geeignet** bei unkomplizierten Harnweginfektionen, weil die Erreger rasch unempfindlich werden, wenn Chinolone ungezielt eingesetzt werden. → Seite 40
Ofloxacin STADA uro 100 mg Filmtabletten Rp Filmtabletten	**Ofloxazin** 100 mg	6 Stück	14,79	13,23	**Geeignet** bei komplizierten Harnweginfektionen nach Prüfung der Erreger auf ihre Resistenz. **Mit Einschränkung geeignet** bei unkomplizierten Harnweginfektionen, weil die Erreger rasch unempfindlich werden, wenn Chinolone ungezielt eingesetzt werden. → Seite 40
Orelox 100 Filmtabletten Rp *200 Filmtabletten* Rp Filmtabletten	**Cefpodoxim** 100 mg 200 mg	20 Stück 10 Stück	32,86 32,86	32,86 32,86	**Geeignet** bei komplizierten Harnweginfektionen nach Prüfung der Erreger auf ihre Resistenz. **Mit Einschränkung geeignet** bei unkomplizierten Harnweginfektionen, wenn geeignete Mittel nicht angewendet werden können. → Seite 40
Panoral Kapseln 500 mg Rp Kapseln *Panoral Trockensaft forte* Rp Saft	**Cefaclor** 500 mg 250 mg pro 5 ml	10 Stück 100 ml	23,11 23,11	17,72 17,72	**Geeignet** bei komplizierten Harnweginfektionen nach Prüfung der Erreger auf ihre Resistenz. **Mit Einschränkung geeignet** bei unkomplizierten Harnweginfektionen, wenn geeignete Mittel nicht angewendet werden können. → Seite 4…
Podomexef 100 Filmtabletten Rp *200 Filmtabletten* Rp Filmtabletten	**Cefpodoxim** 100 mg 200 mg	10 Stück 10 Stück	22,91 32,86	22,91 32,86	**Geeignet** bei komplizierten Harnweginfektionen nach Prüfung der Erreger auf ihre Resistenz. **Mit Einschränkung geeignet** bei unkomplizierten Harnweginfektionen, wenn geeignete Mittel nicht angewendet werden können. → Seite 4…
SUPRAX 200 Rp *400* Rp Filmtabletten *SUPRAX Saft* Rp Suspension	**Cefixim** 200 mg 400 mg 100 mg pro 5 ml	10 Stück 5 Stück 25 ml	32,86 32,86 15,98	32,86 32,86 15,98	**Geeignet** bei komplizierten Harnweginfektionen nach Prüfung der Erreger auf ihre Resistenz. **Mit Einschränkung geeignet** bei unkomplizierten Harnweginfektionen, wenn geeignete Mittel nicht angewendet werden können. → Seite 4…
Uro-Tarivid 100 mg Rp Filmtabletten	**Ofloxazin** 100 mg	6 Stück	14,79	14,79	**Geeignet** bei komplizierten Harnweginfektionen nach Prüfung der Erreger auf ihre Resistenz. **Mit Einschränkung geeignet** bei unkomplizierten Harnweginfektionen, weil die Erreger rasch unempfindlich werden, wenn Chinolone ungezielt eingesetzt werden. → Seite 4…
Tavanic 250 mg Filmtabletten Rp Filmtabletten	**Levofloxazin** 250 mg	3 Stück	14,79	14,79	**Geeignet** bei komplizierten Harnweginfektionen nach Prüfung der Erreger auf ihre Resistenz. **Mit Einschränkung geeignet** bei unkomplizierten Harnweginfektionen, weil die Erreger rasch unempfindlich werden, wenn Chinolone ungezielt eingesetzt werden. → Seite 4…

Hinweise zu den Tabellenspalten → Seite 28, zur Auswahl der Arzneimittel → Seite 23, zur Grundlage der Bewertung → Seiten 24, 27

Harnweginfektionen, Reizblase Fortsetzung

Handelsname Darreichungsform	Zusammensetzung pro 1 ml/1 g oder wie angegeben bzw. pro abgeteilte Einheit	Kleinste Packungsgröße	Festbetrag in Euro	Packungspreis in Euro	Bewertung
TMS forte Rp Tabletten	**Sulfamethoxazol** 800 mg + **Trimethoprim** 160 mg	10 Stück	10,79	10,77	**Geeignet** bei Harnweginfektionen, wenn sie die oberen Harnwege betreffen und die Nieren beteiligt sind. **Mit Einschränkung geeignet** bei unkomplizierten Harnweginfektionen. Die fixe Kombination mit einem Sulfonamid steigert die Wirksamkeit von Trimethoprim nicht, führt aber häufiger zu unerwünschten Wirkungen. → Seite 418
Unacid PD oral Rp Filmtabletten	**Sultamizillin** 375 mg	10 Stück		26,99	**Geeignet** bei komplizierten Harnweginfektionen nach Prüfung der Erreger auf ihre Resistenz. → Seite 411
Unacid PD oral Rp Suspension	375 mg pro 7,5 ml	100 ml		30,19	
URO-NEBACETIN N Rp Lösung	**Neomyzinsulfat** 278 200 I. E. pro 30 ml	10 x 30 ml		56,75	**Wenig geeignet** bei Harnweginfektionen. Es besteht ein großes Risiko für Allergien und Resistenzentwicklung. → Seite 405
URO-TABLINEN Rp Tabletten	**Nitrofurantoin** 50 mg	50 Stück	16,21	16,21	**Geeignet** bei unkomplizierten Harnweginfektionen bei Frauen vor den Wechseljahren zur Kurzzeitbehandlung für drei Tage. **Wenig geeignet** bei wiederkehrenden Harnweginfektionen, da unerwünschte Wirkungen bei Langzeitbehandlung nicht sicher auszuschließen sind und risikoärmere Medikamente (z. B. Trimethoprim) zur Verfügung stehen. → Seite 413
Uro-Vaxom Rp Kapseln	**Auszug aus Escherischia coli** 6 mg	30 Stück		41,75	**Wenig geeignet** bei häufig wiederkehrenden Harnweginfektionen. Die therapeutische Wirksamkeit ist durch die vorliegenden Studien nicht ausreichend nachgewiesen. → Seite 412
Zinnat 125 mg Rp	**Cefuroxim** 125 mg (Konservierungsmittel: Parabene)	12 Stück	15,23	31,63	**Geeignet** bei komplizierten Harnweginfektionen nach Prüfung der Erreger auf ihre Resistenz. **Mit Einschränkung geeignet** bei unkomplizierten Harnweginfektionen, wenn geeignete Mittel nicht angewendet werden können. → Seite 406
250 mg Rp Filmtabletten	250 mg (Konservierungsmittel: Parabene)	12 Stück	20,04	44,20	

Hinweise zu den Tabellenspalten → Seite 28, zur Auswahl der Arzneimittel → Seite 23, zur Grundlage der Bewertung → Seiten 24, 27

Inkontinenz

Bei einer Harninkontinenz lässt sich die Blasenentleerung nicht mehr sicher kontrollieren oder die Kontrolle ist ganz verloren gegangen. Es werden verschiedene Formen von Inkontinenz unterschieden. Die am häufigsten vorkommenden sind Belastungsinkontinenz und Dranginkontinenz.
Bei Menschen, denen eine sogenannte Reizblase (→ Seite 401) zu schaffen macht, können sich im Laufe der Erkrankung Beschwerden entwickeln, wie sie für die Dranginkontinenz typisch sind. Sie werden dann dementsprechend behandelt.
Das Bettnässen (Enuresis nocturna) (→ Seite 1053) von Kindern beruht meist auf Verhaltensstörungen.

Anzeichen und Beschwerden

Belastungsinkontinenz
Diese Form der Inkontinenz, die auch als Stressinkontinenz bezeichnet wird, überwiegt bei Frauen unter 50 Jahren. Vor allem wenn auf dem Bauchraum Druck lastet, zum Beispiel beim Husten und Niesen, verlieren sie unfreiwillig Urin. Im weiteren Verlauf kann auch bei abrupten Bewegungen Urin abgehen, im späteren Stadium sogar bereits im Liegen.
Dranginkontinenz
Das Gefühl, zur Toilette gehen zu müssen, ist sehr drängend, ein Aufschub nicht möglich. Ist die Toilette nicht sofort erreichbar, geht unwillkürlich Urin ab. Nachts wird dann oft das Bett nass. Dieser Drang besteht, obwohl die Blase nur wenig gefüllt ist.
Das häufige Wasserlassen kann von Brennen und Schmerzen begleitet sein.

Ursachen

Belastungsinkontinenz
Der Verschlussmechanismus der Harnröhre ist instabil, weil die daran beteiligten Beckenbodenmuskeln schwach sind. Bei Frauen sind die häufigste Ursache dafür mehrere Geburten. Bei Männern kann eine Belastungsinkontinenz auf Schädigungen durch eine Operation der Prostata oder des Darmes beruhen.
Dranginkontinenz
Diese Art von Inkontinenz geht von Nervenimpulsen in der Blasenmuskulatur aus. Die Botschaft: „Die Blase ist gefüllt", kommt bereits, wenn sie noch wenig Urin enthält. Ein zweites Nervensignal aktiviert den Blasenschließmuskel so sehr, dass die Entleerung nicht mehr steuerbar ist.
Auch im Zusammenhang mit Harnweginfektionen, Nierensteinen, Tumoren und Nervenstörungen kann sich eine Dranginkontinenz ausbilden. Diese Ursachen müssen ausgeschlossen werden, weil eine derartige Dranginkontinenz anders behandelt werden muss als die übliche.
Besonders bei älteren Menschen kann eine bestehende Blasenschwäche durch die Gabe bestimmter Medikamente leicht zu einer Inkontinenz führen. Problematisch sind vor allem Mittel, mit denen ein erhöhter Blutdruck gesenkt wird.

Vorbeugung

Schwere körperliche Tätigkeiten beanspruchen den Beckenboden sehr. Menschen, die zur Belastungsinkontinenz neigen, sollten vor allem keine schweren Lasten heben oder tragen. Auch Verstopfung sollte vermieden werden, weil häufiges starkes Pressen beim Stuhlgang die Muskeln und Nerven des Beckenbodens schädigen kann.
Übergewicht zu vermeiden ist sinnvoll, da mit steigendem Gewicht häufiger Inkontinenz auftritt.

Nichtmedikamentöse Maßnahmen

Beide Formen von Inkontinenz lassen sich mit Übungen bessern, die den Beckenboden kräftigen. Ein solches gezieltes Training der Muskeln dieser Körperregion lässt sich beispielsweise bei Hebammen und Physiotherapeuten erlernen und muss regelmäßig durchgeführt werden.
Ebenfalls hilfreich ist ein Toilettentraining, bei dem man sich angewöhnt, in festgelegten und langsam immer größer werdenden Zeitabständen zur Toilette zu gehen – unabhängig davon, ob das Gefühl, Wasser lassen zu müssen, besteht oder nicht.
Letztlich bleibt noch eine Reihe von operativen Maßnahmen, mit denen das Beckenbodengewebe gestrafft und die Abflusswege so gestaltet werden können, dass der Blasenschluss wieder gesichert ist.

Behandlung mit Medikamenten

Die meisten Medikamente sind dazu gedacht, die Dranginkontinenz zu beeinflussen. Die eingesetzten Wirkstoffe sollen die Blasenmuskulatur daran hindern, sich zusammenzuziehen. Anhand von Studien ist belegt, dass Oxybutynin (→ Seite 438), Tolterodin (→ Seite 443), Trospium (→ Seite 444) und Propiverin (→ Seite 440) in dieser Weise wirken. Da sich aber bei einem großen Teil der Betroffenen die Inkontinenz trotzdem nicht spürbar bessert und die Mittel zudem erhebliche unerwünschte Wirkungen mit sich bringen können, lautet die Bewertung für sie „mit Einschränkung geeignet".
Auf die gleiche Weise wirken die beiden neu zugelassenen Wirkstoffe Darifenacin (→ Seite 435) und So-

lifenacin (→ Seite 441). Da sie Bindungsstellen ansteuern, die vornehmlich an der Blase, nicht aber am Herzen und im Gehirn auftreten, sollen sie diese Organe weniger mit unerwünschten Wirkungen belasten als die bisher eingesetzten Wirkstoffe. Ob das tatsächlich der Fall ist, ist jedoch nicht ausreichend nachgewiesen. Daher werden auch diese Arzneistoffe als „mit Einschränkung geeignet" bewertet.

Duloxetin (→ Seite 436) ist der erste Wirkstoff zur Behandlung einer Belastungsinkontinenz. Er wurde ausschließlich für den Einsatz bei Frauen zugelassen. Die Studienteilnehmerinnen, die das Mittel bekamen, berichteten über etwas weniger unfreiwillige Harnabgänge als die, die ein Scheinmedikament einnahmen. Ob eine derart geringfügige Besserung es aber rechtfertigt, ein Arzneimittel einzunehmen, ist fraglich – zumal mit erheblichen Nebenwirkungen zu rechnen ist. Bis sich das Nutzen-Risiko-Verhältnis von Duloxetin sicher einschätzen lässt, werden die Präparate als „mit Einschränkung geeignet" beurteilt.

Ein gezieltes Beckenbodentraining ist bei Belastungsinkontinenz die bevorzugte Behandlung.

Darifenacin

Emselex

Darifenacin setzt sich an jene Bindungsstellen von Zellen, die das Zusammenziehen der Harnblasenmuskulatur kontrollieren. Seine Wirkung zeigt sich darin, dass die Blase mehr Urin fasst und erst später als sonst und weniger häufig ungewollt Urin abgibt. Auch das Gefühl, dringend auf die Toilette gehen zu müssen, stellt sich seltener ein. In Studien beurteilte eine Reihe von Behandelten diese Wirkungen durchaus als Verbesserung der Lebensqualität, obwohl die typischen Nebenwirkungen dieser Blasenmittel auftraten. Allerdings waren die positiven Effekte nur geringfügig größer als bei denjenigen, die mit einem Scheinmedikament behandelt wurden. Diese Ergebnisse und die fehlenden Langzeiterfahrungen führen zusammengenommen zu der Bewertung „mit Einschränkung geeignet".

Anwendung

Die Angaben zur Dosierung entnehmen Sie dem Beipackzettel. Nach zwei Wochen sollten Sie sich fragen, ob sich Ihr Inkontinenzproblem gebessert hat; gegebenenfalls können Sie die Dosierung noch erhöhen. Bleibt der Erfolg auch dann aus, wirkt das Mittel bei Ihnen nicht und Sie sollten die Einnahme beenden.

Bei einer Behandlung über längere Zeit sollten Sie die Tabletten von Zeit zu Zeit einmal absetzen, um zu prüfen, ob sich die Probleme gebessert haben.

Achtung

Gegenanzeigen

Unter folgenden Bedingungen dürfen Sie Darifenacin nicht einnehmen:

- Sie können die Blase nicht vollständig entleeren, zum Beispiel weil die Prostata vergrößert ist.
- Sie leiden an einer schweren Erkrankung des Magen-Darm-Trakts (z. B. toxisches Megakolon oder schwere Colitis ulcerosa).
- Sie haben ein Engwinkelglaukom (grüner Star).
- Sie leiden unter Myasthenia gravis, einer Krankheit, bei der die Nervenimpulse nicht richtig auf die Muskeln übertragen werden.
- Die Funktionsfähigkeit Ihrer Leber ist stark eingeschränkt.

Bei Magen-Darm-Beschwerden wie Verstopfung muss der Arzt Nutzen und Risiken einer Behandlung mit Darifenacin sehr sorgfältig gegeneinander abwägen.

Wechselwirkungen mit Medikamenten

Wenn Sie noch andere Medikamente nehmen, ist zu beachten:

- Darifenacin verringert die Eigenbewegungen der Speiseröhre und des Magen-Darm-Trakts. Werden gleichzeitig Medikamente eingenommen, die diese Verdauungswege reizen, wie beispielsweise Bisphosphonate (bei Osteoporose), können diese Arzneimittel größeren Schäden anrichten, zum Beispiel können sie die Schleimhaut der Speiseröhre schädigen.
- Ketoconazol, Itraconazol (innerlich bei Pilzinfektionen), Ciclosporin (nach Organtransplantationen) und Verapamil (bei koronarer Herzkrankheit) können die Wirkung von Darifenacin sehr verstärken. Daher sollten diese Arzneistoffe nicht miteinander kombiniert werden.
- Auch die Antibiotika Erythromyzin, Clarithromyzin und Telithromyzin und Fluconazol (bei Pilzinfektionen) verstärken die Wirkung von Darifenacin. Hier ist es ratsam, die Behandlung mit einer geringen Dosis zu beginnen; sie kann gesteigert werden, wenn das Mittel gut vertragen wird.
- Durch Darifenacin können Flecainid (bei Herzrhythmusstörungen) sowie Thioridazin und Imipramin (beide bei Depressionen) stärker wirken.
- Die gleichzeitige Einnahme von Darifenacin und sogenannten Anticholinergika (z. B. bei Par-

kinsonkrankheit) kann sowohl Wirkungen als auch Nebenwirkungen beider Medikamente verstärken.

- Kommt zu einer Behandlung mit Digoxin (bei Herzschwäche) noch die mit Darifenacin hinzu, muss die Wirkung des Herzmittels sorgfältig überwacht werden. Das gilt sowohl für den Beginn als auch das Ende der Behandlung mit Darifenacin und auch, wenn seine Dosierung geändert wird.

Wechselwirkungen mit Speisen und Getränken

Grapefruit und Grapefruitsaft können die Wirkung von Darifenacin verstärken.

Unerwünschte Wirkungen

▶ **Keine Maßnahmen erforderlich**

Mund und Kehle können sich trocken anfühlen, auch die Atemwege und die Haut können „austrocknen". Je höher die Dosierung ist, desto häufiger stellt sich das Problem ein.

Bei mehr als 1 von 100 Behandelten können Übelkeit und Erbrechen auftreten.

▶ **Muss beobachtet werden**

Wenn Ihnen das Wasserlassen schwerfällt oder Sie dabei Schmerzen haben, kann das daran liegen, dass das Medikament zu hoch dosiert ist. Dann sollten Sie einen Arzt aufsuchen.

Es können Sehstörungen auftreten, die länger als zwei Tage anhalten und teilweise auf Lichtscheu und Augentrockenheit beruhen. Diese Augenprobleme sollten Sie mit einem Arzt besprechen.

Darifenacin verringert die Schweißbildung. In heißer Umgebung kann dies zu einem Hitzestau im Körper führen. Achten Sie dann auf eine ausreichende Kühlung der Haut, zum Beispiel mittels Ventilator oder durch Anfeuchten der Haut.

Schwäche und Schwindel (→ Seite 15) können darauf hindeuten, dass das Mittel den Blutdruck erhöht oder abgesenkt hat. Diese Veränderung sollte der Arzt überprüfen.

Wenn Sie drei Tage lang keinen Stuhlgang hatten und Bauchschmerzen auftreten, kann es sein, dass der Darm durch das Medikament sehr träge geworden ist. Da das letztlich zu einem Darmverschluss führen kann, sollten Sie den Arzt davon verständigen.

Wenn die Haut sich verstärkt rötet und juckt, reagieren Sie vermutlich allergisch auf das Mittel. Dann sollten Sie es absetzen. Sind die Hauterscheinungen (→ Seite 14) einige Tage später nicht deutlich abgeklungen, sollten Sie einen Arzt aufsuchen.

Hinweise

Für Kinder unter 14 Jahren

Bisher wurden keine Studien an Kindern durchgeführt. Daher dürfen sie mit diesem Mittel nicht behandelt werden.

Für Schwangerschaft und Stillzeit

In Tierversuchen mit Darifenacin sind ungünstige Wirkungen auf die Entwicklung des Kindes und die Geburt aufgefallen. Darum sollten Sie den Wirkstoff in der Schwangerschaft nicht einnehmen.

Auch während der Stillzeit sollten Sie es nicht anwenden.

Zur Verkehrstüchtigkeit

Vor allem Sehstörungen, eventuell auch Müdigkeit und Schwindel können die Fähigkeit beeinträchtigen, ein Fahrzeug zu lenken, Maschinen zu bedienen und Arbeiten ohne sicheren Halt zu verrichten.

Duloxetin

YENTREVE

Durch Duloxetin erhöht sich die Konzentration bestimmter Botenstoffe im Nervensystem. Dadurch steigt die Spannung des Harnröhrenschließmuskels, der auf diese Weise die Blase länger „dicht" halten kann, während sie sich füllt. Dieser Effekt ist selbst dann noch vorhanden, wenn Druck im Unterbauch den Verschlussmechanismus der Harnröhre belastet.

Duloxetin ist bisher nur für die Behandlung von Frauen zugelassen. Studien zeigen, dass sich die Belastungsinkontinenz nicht nur bei den Frauen besserte, die Duloxetin einnahmen, sondern auch bei vielen derjenigen, die ein Scheinmedikament bekamen. Hingegen brachen viele Frauen die Behandlung mit Duloxetin wegen unerwünschter Wirkungen ab. Insgesamt ließ sich eine therapeutische Wirksamkeit bei Frauen, die weniger als zweimal am Tag ungewollt Urin verloren, nicht nachweisen. Gab es jedoch mehr als zwei solcher Vorfälle am Tag, zeigte das Medikament Vorteile: Die Zahl der Episoden nahm deutlich ab, die Lebensqualität verbesserte sich. Gemäß einer Studie scheint Duloxetin bei Frauen mit schwerer Inkontinenz besser zu wirken als ein gezieltes Beckenbodentraining. Ob dem wirklich so ist, lässt sich noch nicht sicher sagen, denn es könnte sein, dass der methodische Aufbau der Studie das Ergebnis beeinflusst hat. Die Basis der Behandlung sollte daher zunächst in jedem Fall das Beckenbodentraining sein. Erst wenn dieses keinen ausreichenden Erfolg zeigt, kann ein Therapieversuch mit Duloxetin unternommen werden. Zusammengefasst führt dies dazu, dass Mittel mit Duloxetin als „mit Einschränkung geeignet" bewertet werden, um eine mittelschwere oder schwere Belastungsinkontinenz bei Frauen zu behandeln.

Anwendung

Die Angaben zur Dosierung entnehmen Sie dem Beipackzettel. Nach zwei bis vier Wochen sollten Sie sich fragen, ob sich Ihr Inkontinenzproblem gebessert hat. Kommen Sie zu einer negativen Einschätzung, wirkt das Mittel bei Ihnen nicht ausreichend und Sie sollten die Einnahme beenden.

Dabei sollten Sie die Dosierung innerhalb von zwei Wochen langsam verringern. In der ersten Woche nehmen Sie statt bisher zweimal täglich 40 Milligramm nun einmal täglich 40 Milligramm ein, in der zweiten Woche dann nur noch einmal täglich 20 Milligramm. Danach lassen Sie das Mittel ganz weg. Wird die Dosis zum Ende der Behandlung nicht so langsam wie beschrieben verringert, können Beschwerden wie Schwindel, Übelkeit und Kopfschmerzen auftreten.

Bei einer Behandlung über längere Zeit sollten Sie die Kapseln von Zeit zu Zeit einmal absetzen, um zu prüfen, ob sich die Probleme gebessert haben.

Achtung

Wenn Sie hohen Blutdruck haben oder eine Herzerkrankung, muss der Arzt besonders in den ersten Behandlungsmonaten den Blutdruck häufiger kontrollieren.

Einige wenige Frauen haben während oder kurz nach der Behandlung mit Duloxetin einen Selbsttötungsversuch unternommen, andere berichteten von derartigen Gedanken. Wenn Sie an sich selbst Gedanken oder Gefühle bemerken, die auf eine Depression schließen lassen, sollten Sie sich unbedingt an einen Arzt wenden. Dieser Hinweis richtet sich auch an Angehörige, wenn ihnen bei einer Frau, die mit Duloxetin behandelt wird, depressives Verhalten auffällt.

Gegenanzeigen

Unter folgenden Bedingungen dürfen Sie Duloxetin nicht einnehmen:

- Die Funktionsfähigkeit Ihrer Leber oder der Nieren ist erheblich eingeschränkt.
- Sie werden mit einem MAO-Hemmer (bei Depressionen) behandelt.
- Sie müssen Enoxazin, Ciprofloxazin (beide bei bakteriellen Infektionen) oder Fluvoxamin (bei Depressionen) einnehmen.

Unter folgenden Bedingungen sollte der Arzt Nutzen und Risiken der Anwendung besonders sorgfältig abwägen:

- Sie haben eine Epilepsie mit Krampfanfällen.
- Sie leiden an einer bipolaren Störung (manisch-depressive Erkrankung).
- Ihr Augeninnendruck ist erhöht (Glaukom, grüner Star) oder es besteht das Risiken für ein akutes Engwinkelglaukom. Duloxetin kann die Pupille so verengen, dass das Kammerwasser des Auges schlechter abfließt.

Wechselwirkungen mit Medikamenten

Wenn Sie noch andere Medikamente nehmen, ist zu beachten:

Bei der gleichzeitigen Behandlung mit wasserausschwemmenden Mitteln (Diuretika, bei hohem Blutdruck und Nierenerkrankungen) können vor allem ältere Menschen zu viel Natrium verlieren.

Duloxetin wird auch eingesetzt, um Depressionen zu behandeln. Sie sollten vermeiden, Duloxetin in einem Mittel bei Inkontinenz und zur selben Zeit in einem Mittel bei Depressionen einzunehmen. Bei einer solchen Kombination können vermehrt Nebenwirkungen auftreten und sie können stärker ausfallen.

▶ Unbedingt beachten

Die Kombination von Duloxetin mit einem MAO-Hemmer (bei Depressionen) kann das lebensbedrohliche Serotonin-Syndrom auslösen. Nach einer Behandlung mit MAO-Hemmern müssen mindestens zwei Wochen verstreichen, bevor Sie Duloxetin einnehmen dürfen. Umgekehrt müssen mindestens fünf Tage vergehen, bevor Sie nach Absetzen von Duloxetin einen MAO-Hemmer einnehmen dürfen.

Ein Serotonin-Syndrom kann sich ebenfalls bei der gleichzeitigen Anwendung von Duloxetin und SSRI oder trizyklischen Antidepressiva (beide bei Depressionen), Triptanen (bei Migräne), Tramadol (bei Schmerzen) und Tryptophan (bei Schlafstörungen) einstellen.

In Kombination mit Enoxazin, Ciprofloxazin (beide bei bakteriellen Infektionen) und Fluvoxamin (bei Depressionen) wirkt Duloxetin erheblich stärker. Diese Mittel dürfen nicht kombiniert angewendet werden.

Wechselwirkungen mit Speisen und Getränken

Alkohol und Duloxetin verstärken sich gegenseitig in ihrer Wirkung.

UNERWÜNSCHTE WIRKUNGEN

▶ **Keine Maßnahmen erforderlich**

Bei etwa jeder fünften Frau tritt Übelkeit auf. Das kann zwar in den ersten vier Wochen wieder vergehen, doch gerade die Übelkeit hat in den Studien viele Frauen veranlasst, das Mittel abzusetzen.

Über einen trockenen Mund, Müdigkeit, Kopfschmerzen, Schwindel, Schlaflosigkeit und Verstopfung berichtet etwa jede zehnte Frau.

Duloxetin kann die Sexualität beeinträchtigen. Bei etwa 1 von 100 Frauen lassen die Erregbarkeit und die Fähigkeit, einen Orgasmus zu erleben, nach.

▶ **Muss beobachtet werden**

Wenn die Haut sich verstärkt rötet und juckt, reagieren Sie vermutlich allergisch auf das Mittel. Dann sollten Sie es absetzen. Sind die Hauterscheinungen (→ Seite 14) einige Tage später nicht deutlich abgeklungen, sollten Sie einen Arzt aufsuchen.

Wenn während der Behandlung mit Duloxetin der Blutdruck ansteigt, kann Ihnen unwohl und schwindelig werden. Dann müssen Sie den Arzt informieren.

Bei Anzeichen von Depressionen (→ Seite 16) sollten Sie oder Ihre Angehörigen sich unbedingt an einen Arzt wenden. Symptome sind unter anderem ein verändertes Verhalten, zunehmende Interessenlosigkeit, traurige Verstimmung oder gar Gedanken, sich das Leben zu nehmen.

Das Mittel kann die Leber (→ Seite 15) schädigen. Treten Übelkeit, Erbrechen und/oder dunkel gefärbter Urin auf und ist der Stuhl auffällig hell, sollten Sie einen Arzt aufsuchen.

▶ **Sofort zum Arzt**

Fieber, Desorientiertheit, Erregungszustände, steife, zuckende und verkrampfte Muskeln können Anzeichen für das sogenannte Serotonin-Syndrom sein. Es kann sich bis zur Bewusstseinstrübung und zum Blutdruckabfall steigern und ist lebensgefährlich. Bei diesen Beschwerden sollten Sie sofort einen Arzt oder eine Notaufnahme aufsuchen.

HINWEISE

Für Kinder unter 14 Jahren

Bisher wurden keine Studien an Kindern und Jugendlichen unter 18 Jahren durchgeführt. Daher dürfen sie mit diesem Mittel nicht behandelt werden.

Für Schwangerschaft und Stillzeit

Während der Schwangerschaft dürfen Sie Duloxetin nicht einnehmen. Zum einen haben Untersuchungen an Tieren bedenkliche Wirkungen gezeigt, zum anderen sind bei Neugeborenen, deren Mutter kurz vor der Geburt Duloxetin eingenommen hatte, gesundheitliche Probleme aufgetreten.

Auch während der Stillzeit sollten Sie Duloxetin meiden.

Zur Verkehrstüchtigkeit

Vor allem zu Beginn der Behandlung können Schwindel oder Müdigkeit auftreten. Dann kann die Fähigkeit beeinträchtigt sein, ein Fahrzeug zu lenken, Maschinen zu bedienen und Arbeiten ohne sicheren Halt zu verrichten.

■

Oxybutynin

DRIDASE, Oxybutynin-CT, Oxybutynin-ratiopharm, Oxybutynin STADA, Oxymedin, Spasyt

Oxybutynin wirkt auf zwei Wegen. Zum einen verringert es die Anspannung der Muskulatur der Harnblase, sodass sie sich stärker dehnen kann. Zum anderen macht die Substanz das Organ weniger ansprechbar für jene Nervenimpulse, die es auf Entleerung einstellen. Eine Wirksamkeit von Oxybutynin bei Dranginkontinenz ist zwar belegt, ob die Symptomverbesserungen aber auch zu einer spürbaren Erleichterung im täglichen Leben führen, gilt noch als unsicher. Einer der Gründe dafür ist, dass es nicht jeder als bemerkenswerte Verbesserung ansieht, wenn sich die Inkontinenzereignisse beispielsweise von fünf am Tag auf vier verringern. Solange sich die Abstände zwischen den Ereignissen nicht so verlängern, dass sich der Betroffene getraut, das Haus für weitere Wege zu verlassen, ist für ihn die in Studien messbare Symptomreduktion ohne Bedeutung. Da zudem relativ häufig unerwünschte Wirkungen auftreten, die recht belastend sein können, wird das Mittel als „mit Einschränkung geeignet" bewertet.

ANWENDUNG

Die übliche Dosierung sind zwei- bis dreimal täglich 5 Milligramm Oxybutynin. Sie kann auf höchstens viermal 5 Milligramm gesteigert werden. Nach vier bis fünf Behandlungstagen müsste der Harndrang nachlassen. Geschieht das nicht,

wirkt Oxybutynin bei Ihnen nicht und Sie sollten es nicht mehr länger einzunehmen.
Bei einer Behandlung über längere Zeit sollten Sie die Tabletten von Zeit zu Zeit einmal absetzen, um zu prüfen, ob sich die Probleme gebessert haben.

ACHTUNG

Gegenanzeigen

Unter folgenden Bedingungen dürfen Sie Oxybutynin nicht einnehmen:

- Sie können die Blase nicht vollständig entleeren, zum Beispiel weil die Prostata vergrößert ist.
- Der Speisebrei kann sich im Magen-Darm-Trakt nicht ungehindert fortbewegen, weil es anlagebedingte oder zum Beispiel durch Narben entstandene Verengungen gibt oder sich die Muskulatur nicht ausreichend zusammenziehen kann. Dann kann es zu einem Verschluss von Magen oder Darm kommen. Das Gleiche gilt, wenn Sie unter der entzündlichen Darmerkrankung Colitis ulcerosa leiden.
- Sie haben ein Engwinkelglaukom (grüner Star).
- Sie leiden unter Myasthenia gravis, einer Krankheit, bei der die Nervenimpulse nicht richtig auf die Muskeln übertragen werden.
- Sie haben Herzrhythmusstörungen, bei denen das Herz ungewöhnlich schnell schlägt.

Unter folgenden Bedingungen muss der Arzt Nutzen und Risiken besonders sorgfältig abwägen:

- Sie leiden an einer Erkrankung des Herzens (koronare Herzkrankheit, Herzmuskelschwäche, Herzrhythmusstörungen) oder einer Nierenfunktionsstörung.
- Ihr Blutdruck ist erhöht.
- Bei Ihnen fließt regelmäßig Mageninhalt in die Speiseröhre zurück (Refluxkrankheit).
- Sie haben eine Schilddrüsenüberfunktion.
- Sie haben Fieber über 38,5 °C. Da das Mittel die Schweißsekretion hemmt, kann der Körper dann möglicherweise nicht genügend Wärme nach außen abgeben, um seine Temperatur zu regulieren. Diese Einschränkung gilt ganz besonders für Kinder.

Wechselwirkungen mit Medikamenten

Wenn Sie noch andere Medikamente einnehmen, ist zu beachten, dass viele Arzneimittel in demselben Teil des Nervensystems wirken, den auch Oxybutynin beeinflusst. Bei gleichzeitiger Anwendung muss mit verstärkten unerwünschten Wirkungen gerechnet werden. Zu diesen Arzneimitteln gehören die meisten Antihistaminika (bei Allergien, Übelkeit, Erbrechen), trizyklische Antidepressiva (bei Depressionen), Neuroleptika (bei Psychosen, Schizophrenie), Amantadin und jene Anticholinergika, die bei Parkinsonkrankheit angewendet werden, sowie Chinidin (bei Herzrhythmusstörungen).

▶ **Unbedingt beachten**

Durch Oxybutynin kann Digoxin (bei Herzschwäche) stärker wirken, denn es stellt den Darm ruhig, sodass mehr von dem Wirkstoff aufgenommen werden kann. Näheres hierzu finden Sie unter „Mittel bei Herzschwäche: verstärkte Wirkung" (→ Seite 12).

UNERWÜNSCHTE WIRKUNGEN

Die Substanz vermindert den Speichelfluss. Dadurch können Probleme an den Zähnen auftreten, wie zum Beispiel eine größere Anfälligkeit für Karies.

▶ **Keine Maßnahmen erforderlich**

Mund und Kehle können sich trocken anfühlen, auch die Atemwege und die Haut können „austrocknen" (bei 12 von 100). Bei bis zu 1 von 100 Behandelten können Übelkeit und Erbrechen auftreten.

▶ **Muss beobachtet werden**

- Wenn Ihnen das Wasserlassen schwerfällt oder dabei Schmerzen auftreten, kann das daran liegen, dass das Medikament zu hoch dosiert ist. Dann sollten Sie einen Arzt aufsuchen.
- Schwäche und Schwindel (→ Seite 15) können darauf hindeuten, dass das Mittel den Blutdruck erhöht oder abgesenkt hat. Diese Veränderung sollte der Arzt überprüfen.
- Es können Sehstörungen auftreten, die länger als zwei Tage anhalten und teilweise auf Lichtscheu und Augentrockenheit beruhen. Diese Augenprobleme sollten Sie mit dem Arzt besprechen.
- Wenn Sie drei Tage lang keinen Stuhlgang hatten und Bauchschmerzen auftreten, kann es sein, dass der Darm durch das Medikament sehr träge geworden ist. Da das letztlich zu einem Darmverschluss führen kann, sollten Sie den Arzt davon verständigen.
- Ihr Herzschlag kann sich leicht beschleunigen, die Frequenz kann sich aber auch bis zum Herzrasen steigern. Wenden Sie sich bei solchen Herzrhythmusstörungen (→ Seite 16) an den Arzt.
- Wenn die Haut sich verstärkt rötet und juckt, reagieren Sie vermutlich allergisch auf das Mittel. Dann sollten Sie es absetzen. Sind die Hauterscheinungen (→ Seite 14) einige Tage später nicht deutlich abgeklungen, sollten Sie einen Arzt aufsuchen.

► **Sofort zum Arzt**

- Wenn starker Hautausschlag, Juckreiz, Herzrasen, Atemnot, Schwäche und Schwindel auftreten, müssen Sie die Anwendung sofort abbrechen und unverzüglich den Notarzt (Telefon 112) rufen, weil es sich um eine lebensbedrohliche Allergie (→ Seite 14) handeln kann.
- Das Mittel kann bei bis zu 1 von 100 Behandelten ein Glaukom auslösen. Plötzliche Sehstörungen und Augenschmerzen können auf einem Glaukomanfall beruhen, der Ihr Augenlicht gefährden kann. Gehen Sie sofort zum Arzt!
- Fieber, Schwitzen, Herzrasen, gerötete Haut, Unruhe, Störungen des Bewusstseins, der Aufmerksamkeit und Orientierung, die so weit gehen können, dass der Betreffende nicht mehr ansprechbar ist, sind Zeichen einer Überdosierung. Bei derartigen Vergiftungserscheinungen besteht Lebensgefahr! Rufen Sie sofort den Notarzt (Telefon 112).

HINWEISE

Für Kinder unter 14 Jahren

Kinder unter fünf Jahren dürfen nicht mit Oxybutynin behandelt werden.

Abgesehen von dieser Altersbegrenzung kommt als Anwendungsgebiet für Oxybutynin im Kindesalter nur nächtliches Bettnässen (→ Seite 1053) in Betracht. Diesem liegt jedoch häufig eine Verhaltensstörung zugrunde, bei deren Behandlung psychotherapeutische Maßnahmen im Vordergrund stehen sollten.

Für Schwangerschaft und Stillzeit

Oxybutynin führte in Tierversuchen zu Fehlbildungen. Daher darf das Mittel bis zur 20. Schwangerschaftswoche keinesfalls angewendet werden. Auch im zweiten und im letzten Schwangerschaftsdrittel sollten Sie es nur einsetzen, wenn der Arzt den zu erwartenden Nutzen sorgfältig gegen die Risiken abgewogen hat.

Oxybutynin geht in geringer Menge in die Muttermilch über. Der Wirkstoff sollte während der Stillzeit nur nach sorgfältiger Abwägung von Nutzen und Risiken eingesetzt werden.

Für ältere Menschen

Die unerwünschten Wirkungen betreffen besonders häufig ältere Menschen. Sie sollten die Behandlung deshalb mit zweimal 2,5 Milligramm pro Tag beginnen und langsam so weit steigern, wie es notwendig scheint. Ernsthafte Hirnfunktionsstörungen, bei denen zum Beispiel die Merk- und Orientierungsfähigkeit gestört sind, können sich deutlich verschlimmern.

Beim Tragen von Kontaktlinsen

Wenn das Mittel zu trockenen Augen führt, werden Kontaktlinsen schlechter vertragen.

Zur Verkehrstüchtigkeit

Vor allem Sehstörungen, eventuell auch Müdigkeit beeinträchtigen die Fähigkeit, Fahrzeuge zu lenken, Maschinen zu bedienen und Arbeiten ohne sicheren Halt zu verrichten.

Propiverin

Mictonetten, Mictonorm

Propiverin wirkt, indem es die Anspannung der Muskulatur der Harnblase verringert, sodass sich diese stärker dehnen kann und mehr Inhalt fasst. Darüber hinaus macht es das Organ weniger ansprechbar für jene Nervenimpulse, die es auf Entleerung einstellen. Eine Wirksamkeit von Propiverin bei Dranginkontinenz ist in einigen klinischen Studien nachgewiesen, ob aber die Symptomverbesserungen auch zu einer spürbaren Erleichterung im täglichen Leben führen, gilt derzeit als unsicher. Einer der Gründe dafür ist, dass es nicht jeder als bemerkenswerte Verbesserung ansieht, wenn sich die Inkontinenzereignisse beispielsweise von fünf am Tag auf vier verringern. Solange sich die Abstände zwischen den Ereignissen nicht so verlängern, dass sich der Betroffene getraut, das Haus für weitere Wege zu verlassen, ist für ihn die in Studien messbare Symptomreduktion ohne nennenswerte Bedeutung. Darum wird das Mittel als „mit Einschränkung geeignet" bewertet.

ANWENDUNG

Die übliche Dosierung sind 30 bis 45 Milligramm Propiverin am Tag.

Tritt die Inkontinenz vornehmlich nachts auf, sollen abends 15 bis 30 Milligramm eingenommen werden.

Bei einer Langzeitbehandlung sollten Sie das Mittel von Zeit zu Zeit absetzen, um zu prüfen, ob sich die Probleme gebessert haben.

ACHTUNG

Gegenanzeigen

Unter folgenden Bedingungen dürfen Sie Propiverin nicht anwenden:

- Sie leiden an einer Herzmuskelschwäche oder einer Nierenfunktionsstörung.
- Der Speisebrei kann sich im Magen-Darm-Trakt nicht ungehindert fortbewegen, weil es anlagebedingte oder zum Beispiel durch Narben entstandene Verengungen gibt oder sich die Mus-

kulatur nicht ausreichend zusammenziehen kann. Dann kann es zu einem Verschluss von Magen oder Darm kommen. Das Gleiche gilt, wenn Sie unter der entzündlichen Darmerkrankung Colitis ulcerosa leiden.

- Sie leiden an Herzrhythmusstörungen, bei denen das Herz sehr schnell schlägt.
- Sie haben ein Engwinkelglaukom (grüner Star), das nicht behandelt wird.

Nutzen und Risiken muss der Arzt besonders sorgfältig abwägen, wenn Sie die Blase nicht vollständig entleeren können, zum Beispiel weil die Prostata vergrößert ist.

Wechselwirkungen mit Medikamenten

Wenn Sie noch andere Medikamente nehmen, ist zu beachten:

- Viele Arzneimittel wirken in demselben Teil des Nervensystems, den auch Propiverin beeinflusst. Bei gleichzeitiger Anwendung muss mit verstärkten unerwünschten Wirkungen gerechnet werden. Zu diesen Arzneimitteln gehören trizyklische Antidepressiva (bei Depressionen), Benzodiazepine (bei Angststörungen), Neuroleptika (bei Psychosen, Schizophrenie) und Amantadin und jene Anticholinergika, die bei Parkinsonkrankheit angewendet werden.
- Propiverin kann eine eventuelle blutdrucksenkende Wirkung des Tuberkulosemittels Isoniazid verstärken.

Unerwünschte Wirkungen

▶ **Keine Maßnahmen erforderlich**

Mund und Kehle können sich trocken anfühlen, auch die Atemwege und die Haut können „austrocknen".

▶ **Muss beobachtet werden**

Es gelten die gleichen Angaben wie für Oxybutynin (→ Seite 439).

▶ **Sofort zum Arzt**

Es gelten die gleichen Angaben wie für Oxybutynin (→ Seite 440).

Hinweise

Für Kinder unter 14 Jahren

Der Hersteller gibt ohne Altersbegrenzung eine Dosierung von 0,4 Milligramm pro Kilogramm Körpergewicht an. Der Propiverin vergleichbare Wirkstoff Oxybutynin darf jedoch in den ersten fünf Lebensjahren nicht angewendet werden. Abgesehen von diesen unterschiedlichen Empfehlungen kommt als Anwendungsgebiet für Propiverin im Kindesalter nur nächtliches Bettnässen (→ Seite 1053) in Betracht. Diesem liegt jedoch meist eine Verhaltensstörung zugrunde, bei deren Behandlung psychotherapeutische Maßnahmen im Vordergrund stehen sollten. Wenn dennoch eine medikamentöse Behandlung erfolgen soll, sollten Kinder Mittel mit Propiverin frühestens ab dem Schulalter erhalten.

Für Schwangerschaft und Stillzeit

Über die Risiken einer Anwendung in der Schwangerschaft und während der Stillzeit gibt es keine Erkenntnisse. Das Mittel sollte daher in diesen Zeiten nur nach sorgfältiger Abwägung der Risiken gegenüber dem zu erwartenden Nutzen angewendet werden.

Beim Tragen von Kontaktlinsen

Wenn das Mittel zu trockenen Augen führt, werden Kontaktlinsen schlechter vertragen.

Zur Verkehrstüchtigkeit

Wenn Sehstörungen auftreten, sollten Sie kein Fahrzeug lenken, keine Maschinen bedienen und keine Arbeiten ohne sicheren Halt verrichten.

Solifenacin

Vesikur

Voraussetzung für die Entleerung der Blase ist ein kompliziertes Wechselspiel aus An- und Entspannung verschiedener Muskelgruppen. In dieses greift Solifenacin ein. Da die Substanz Bindungsstellen an den Zellen besetzt, die vornehmlich an der Blase vorkommen, erwartet man sich dadurch weniger unerwünschte Wirkungen. Mit den derzeit vorliegenden klinischen Studien kann aber noch nicht geklärt werden, ob sich diese Hoffnungen erfüllen werden. Ein nicht unerheblicher Teil der Studienteilnehmer brach die Tests wegen der Nebenwirkungen ab. Zudem verbesserte sich die Inkontinenz nur geringfügig. Ob das Mittel gegenüber den bisher erprobten Vorteile hat, ist derzeit noch offen. Auch über die Verträglichkeit bei einer Einnahme über lange Zeit liegen noch keine Daten vor. Diese Gründe zusammengenommen führen zu der Bewertung „mit Einschränkung geeignet".

Anwendung

Die Angaben zur Dosierung entnehmen Sie dem Beipackzettel. Nach etwa vier Wochen sollten Sie sich fragen, ob sich Ihr Inkontinenzproblem gebessert hat. Ist dem nicht so, wirkt das Mittel bei Ihnen nicht und Sie sollten die Einnahme beenden.

Auch bei einer Behandlung über längere Zeit sollten Sie die Tabletten von Zeit zu Zeit einmal absetzen, um zu prüfen, ob sich die Probleme gebessert haben.

ACHTUNG

Gegenanzeigen

Unter folgenden Bedingungen dürfen Sie Solifenacin nicht einnehmen:

- Sie können die Blase nicht vollständig entleeren, zum Beispiel weil die Prostata vergrößert ist.
- Sie leiden an einer schweren Erkrankung des Magen-Darm-Trakts (z. B. toxisches Megakolon oder schwere Colitis ulcerosa).
- Sie haben ein Engwinkelglaukom (grüner Star).
- Sie leiden unter Myasthenia gravis, einer Krankheit, bei der die Nervenimpulse nicht richtig auf die Muskeln übertragen werden.
- Die Funktionsfähigkeit Ihrer Leber ist stark eingeschränkt.

Bei Magen-Darm-Beschwerden wie Verstopfung und Funktionsstörungen von Nieren und Leber muss der Arzt Nutzen und Risiko einer Behandlung mit Solifenacin sehr sorgfältig gegeneinander abwägen. Bei eingeschränkter Nieren- oder Leberfunktion darf die Dosis zudem 5 Milligramm pro Tag nicht überschreiten.

Wechselwirkungen mit Medikamenten

Wenn Sie noch andere Medikamente nehmen, ist zu beachten:

- Solifenacin verringert die Eigenbewegungen der Speiseröhre und des Magen-Darm-Trakts. Werden gleichzeitig Medikamente eingenommen, die diese Verdauungswege reizen, wie beispielsweise Bisphosphonate (bei Osteoporose), können diese Arzneimittel größeren Schaden anrichten, zum Beispiel können sie die Schleimhaut der Speiseröhre schädigen.
- Die gleichzeitige Einnahme von Solifenacin und sogenannten Anticholinergika (z. B. bei Parkinsonkrankheit) kann sowohl Wirkungen als auch Nebenwirkungen beider Mittel verstärken. Bevor mit einer solchen Therapie begonnen wird, sollte etwa eine Woche lang kein Solifenacin eingenommen worden sein.
- Ketoconazol, Itraconazol (innerlich bei Pilzinfektionen), Ritonavir und Nelfinavir (beide bei HIV-Infektion) können die Wirkung von Solifenacin erheblich verstärken. Dann darf die Dosis 5 Milligramm pro Tag nicht überschreiten.

UNERWÜNSCHTE WIRKUNGEN

► **Keine Maßnahmen erforderlich**

Mund und Kehle können sich trocken anfühlen, auch die Atemwege und die Haut können „austrocknen". Mit steigender Dosierung trifft das zunehmend mehr Personen.

Bei mehr als 1 von 100 Behandelten können Übelkeit und Erbrechen auftreten.

► **Muss beobachtet werden**

Wenn Ihnen das Wasserlassen schwerfällt oder dabei Schmerzen auftreten, kann das daran liegen, dass das Medikament zu hoch dosiert ist. Dann sollten Sie einen Arzt aufsuchen.

Es können Sehstörungen auftreten, die länger als zwei Tage anhalten und teilweise auf Lichtscheu und Augentrockenheit beruhen. Diese Augenprobleme sollten Sie mit dem Arzt besprechen.

Solifenacin verringert die Schweißbildung. In heißer Umgebung kann dies zu einem Hitzestau im Körper führen. Achten Sie dann auf eine ausreichende Kühlung der Haut, zum Beispiel mittels Ventilator oder durch Anfeuchten der Haut.

Wenn Sie drei Tage lang keinen Stuhlgang hatten und Bauchschmerzen auftreten, kann es sein, dass der Darm durch das Medikament sehr träge geworden ist. Da das letztlich zu einem Darmverschluss führen kann, sollten Sie den Arzt davon verständigen.

Wenn die Haut sich verstärkt rötet und juckt, reagieren Sie vermutlich allergisch auf das Mittel. Dann sollten Sie es absetzen. Sind die Hauterscheinungen (→ Seite 14) einige Tage später nicht deutlich abgeklungen, sollten Sie einen Arzt aufsuchen.

HINWEISE

Für Kinder unter 14 Jahren

Bisher wurden keine Studien an Kindern durchgeführt. Daher dürfen sie mit diesen Mitteln nicht behandelt werden.

Für Schwangerschaft und Stillzeit

Über schädliche Wirkungen einer Einnahme während der Schwangerschaft ist nichts bekannt. Dennoch sollten Sie Solifenacin nur einnehmen, wenn der Arzt es für unbedingt erforderlich hält. Da Solifenacin in die Muttermilch übergeht, sollten Sie es während der Stillzeit nicht einnehmen.

Zur Verkehrstüchtigkeit

Vor allem Sehstörungen, eventuell auch Müdigkeit und Schwindel können die Fähigkeit beeinträchtigen, ein Fahrzeug zu lenken, Maschinen zu bedienen und Arbeiten ohne sicheren Halt zu verrichten.

Tolterodin

Detrusitol

Tolterodin verringert die Anspannung der Muskulatur der Harnblase. Da sich eine entspanntere Harnblase stärker dehnen kann, wird das Gefühl, zur Toilette gehen zu müssen, weniger drängend. Außerdem macht Tolterodin die Harnblase weniger ansprechbar für jene Nervenimpulse, die sie auf Entleerung einstellen.

Eine Wirksamkeit von Tolterodin bei Inkontinenz ist zwar belegt, ob aber die Symptomverbesserungen auch zu einer spürbaren Erleichterung im täglichen Leben führen, gilt derzeit noch als unsicher. Einer der Gründe dafür ist, dass es nicht jeder als bemerkenswerte Verbesserung ansieht, wenn sich die Inkontinenzereignisse beispielsweise von fünf am Tag auf vier verringern. Solange sich die Abstände zwischen den Ereignissen nicht so verlängern, dass sich der Betroffene getraut, das Haus für weitere Wege zu verlassen, ist für ihn die in Studien messbare Symptomreduktion ohne nennenswerte Bedeutung. Da zudem relativ häufig recht belastende unerwünschte Wirkungen auftreten, wird das Mittel als „mit Einschränkung geeignet" bewertet.

Anwendung

Der Beipackzettel gibt als Dosierung zweimal täglich 2 Milligramm an. Wenn die Leber oder die Nieren nur eingeschränkt arbeiten, sollte die Dosis auf zweimal 1 Milligramm verringert werden.

Bei einer Behandlung über längere Zeit sollten Sie die Tabletten von Zeit zu Zeit einmal absetzen, um zu prüfen, ob sich die Probleme gebessert haben.

Achtung

Gegenanzeigen

Unter folgenden Bedingungen dürfen Sie Tolterodin nicht einnehmen:

- Sie können die Blase nicht vollständig entleeren, zum Beispiel weil die Prostata vergrößert ist.
- Der Speisebrei kann sich im Magen-Darm-Trakt nicht ungehindert fortbewegen, weil es anlagebedingte oder zum Beispiel durch Narben entstandene Verengungen gibt oder sich die Muskulatur nicht ausreichend zusammenziehen kann. Dann kann es zu einem Verschluss von Magen oder Darm kommen. Das Gleiche gilt, wenn Sie unter der entzündlichen Darmerkrankung Colitis ulcerosa leiden.
- Sie haben ein Engwinkelglaukom (grüner Star), das nicht behandelt wird.
- Sie leiden an Myasthenia gravis, einer Nervenerkrankung, bei der die Nervenimpulse nicht richtig auf die Muskeln übertragen werden.

Unter folgenden Bedingungen muss der Arzt Nutzen und Risiken besonders sorgfältig abwägen:

- Bei Ihnen fließt regelmäßig Mageninhalt in die Speiseröhre zurück (Refluxkrankheit).
- Die Funktionsfähigkeit der Leber oder der Nieren ist erheblich eingeschränkt.
- Sie neigen zur Darmträgheit.
- Sie haben einen langsamen Herzschlag, einen niedrigen Kaliumspiegel im Blut oder es liegt eine Herzerkrankung vor.

Wechselwirkungen mit Medikamenten

Wenn Sie noch andere Medikamente nehmen, ist zu beachten:

- Tolterodin schwächt die Wirksamkeit des Magenmittels Metoclopramid.
- Viele Arzneimittel wirken in demselben Teil des Nervensystems, den auch Tolterodin beeinflusst. Bei gleichzeitiger Anwendung muss mit verstärkten unerwünschten Wirkungen gerechnet werden. Zu diesen Arzneimitteln gehören die meisten Antihistaminika (bei Allergien, Übelkeit und Erbrechen), trizyklische Antidepressiva (bei Depressionen), Neuroleptika (bei Psychosen, Schizophrenie), Amantadin und jene Anticholinergika, die bei Parkinsonkrankheit angewendet werden, sowie Chinidin (bei Herzrhythmusstörungen).

Unerwünschte Wirkungen

Die unerwünschten Wirkungen von Tolterodin gleichen denen anderer Wirkstoffe aus dieser Wirkstoffgruppe wie beispielsweise Oxybutynin, Trospium und Propiverin. Es ist möglich, dass bei der Zubereitungsform, aus der der Wirkstoff verzögert freigesetzt wird, weniger unerwünschte Wirkungen auftreten.

▶ **Keine Maßnahmen erforderlich**

Bei bis zu 35 von 100 Behandelten können sich Mund und Kehle trocken anfühlen, auch die Haut kann „austrocknen". Über trockene Augen klagen 4 von 100 Anwendern.

Von 100 Behandelten berichten 8 über Magen-Darm-Störungen mit Bauchschmerzen und 6 über Verstopfung.

Bei 11 von 100 Personen, die Tolterodin einnehmen, stellen sich Kopfschmerzen ein, 9 von 100 klagen über Schwindel (→ Seite 15).

► **Muss beobachtet werden**
Über Schmerzen beim Wasserlassen berichten 3 von 100 Personen, 6 von 100 bekommen eine Harnweginfektion, 5 von 100 entwickeln Sehstörungen. Wenn diese Beschwerden länger als zwei Tage andauern, sollten Sie sich mit dem Arzt in Verbindung setzen.

► **Sofort zum Arzt**
Wenn starker Hautausschlag, Juckreiz, Herzrasen, Atemnot, Schwäche und Schwindel auftreten, müssen Sie die Anwendung sofort abbrechen und unverzüglich den Notarzt (Telefon 112) rufen, weil es sich um eine lebensbedrohliche Allergie (→ Seite 14) handeln kann.
Herzstolpern oder Herzrasen können Vorboten eines Herzinfarkts sein. Bei diesen Symptomen sollten Sie sofort den Arzt rufen.
In sehr seltenen Fällen kann eine Herzschwäche auftreten.

Hinweise

Für Kinder unter 14 Jahren
Über die Risiken einer Anwendung bei Kindern gibt es keine Erkenntnisse. Bei ihnen kommt als Anwendungsgebiet allenfalls Bettnässen (→ Seite 1053) in Betracht. Diesem liegt jedoch meist eine Verhaltensstörung zugrunde, bei deren Behandlung psychotherapeutische Maßnahmen im Vordergrund stehen.

Zur Empfängnisverhütung
In Tierversuchen wirkten hohe Dosen Tolterodin giftig auf die Nachkommen trächtiger Tiere. Frauen, die schwanger werden können, sollten daher Tolterodin nur einnehmen, wenn sie für einen sicheren Empfängnisschutz sorgen.

Für Schwangerschaft und Stillzeit
Tolterodin sollte aufgrund der Ergebnisse von Tierversuchen und wegen fehlender Erfahrungen beim Menschen in der Schwangerschaft nicht angewendet werden.
Wegen fehlender Erfahrungen soll Tolterodin in der Stillzeit nicht angewendet werden.

Beim Tragen von Kontaktlinsen
Wenn das Mittel zu trockenen Augen führt, werden Kontaktlinsen schlechter vertragen.

Zur Verkehrstüchtigkeit
Wenn Tolterodin Sehstörungen hervorruft und die Reaktionsfähigkeit beeinträchtigt, sollten Sie kein Fahrzeug lenken, keine Maschinen bedienen und Arbeiten ohne sicheren Halt verrichten.

■

Trospium

Spasmex, Spasmolyt, Spasmo-Urgenin TC, Trospi

Trospium verringert die Anspannung der Muskulatur der Harnblase. Da sich eine entspanntere Harnblase stärker dehnen kann, wird das Gefühl, zur Toilette gehen zu müssen, weniger drängend. Außerdem macht Trospium die Harnblase weniger ansprechbar für jene Nervenimpulse, die sie auf Entleerung einstellen.
Eine Wirksamkeit von Trospium bei Inkontinenz ist anhand klinischer Studien zwar belegt, ob aber die Symptomverbesserungen auch zu einer spürbaren Erleichterung im täglichen Leben führen, gilt noch als unsicher. Einer der Gründe dafür ist, dass es nicht jeder als bemerkenswerte Verbesserung ansieht, wenn sich die Inkontinenzereignisse beispielsweise von fünf am Tag auf vier verringern. Solange sich die Abstände zwischen den Ereignissen nicht so verlängern, dass sich der Betroffene getraut, das Haus für weitere Wege zu verlassen, ist für ihn die in Studien messbare Symptomreduktion ohne Bedeutung.
In einigen Studien finden sich Hinweise, dass Trospium besser verträglich sein könnte als Oxybutynin; abschließend geklärt ist das aber noch nicht. Da dennoch relativ häufig unerwünschte Wirkungen auftreten, die recht belastend sein können, wird das Mittel als „mit Einschränkung geeignet" bewertet.

Anwendung

Die Dosierungsangaben in den jeweiligen Beipackzetteln schwanken zwischen 30 Milligramm und 135 Milligramm Trospium täglich.
Bei einer Behandlung über längere Zeit sollten Sie das Mittel von Zeit zu Zeit absetzen, um zu prüfen, ob sich die Probleme gebessert haben.

Achtung

Gegenanzeigen
Unter folgenden Bedingungen dürfen Sie Trospium nicht anwenden:

- Sie können die Blase nicht vollständig entleeren, zum Beispiel weil die Prostata vergrößert ist.
- Der Speisebrei kann sich im Magen-Darm-Trakt nicht ungehindert fortbewegen, weil es anlagebedingte oder zum Beispiel durch Narben entstandene Verengungen gibt oder sich die Muskulatur nicht ausreichend zusammenziehen kann. Dann kann es zu einem Verschluss von Magen oder Darm kommen.
- Sie haben ein Engwinkelglaukom (grüner Star).

• Sie haben Herzrhythmusstörungen, bei denen das Herz ungewöhnlich schnell schlägt.
• Sie leiden unter Myasthenia gravis, einer Krankheit, bei der die Nervenimpulse nicht richtig auf die Muskeln übertragen werden.

Wechselwirkungen mit Medikamenten

Wenn Sie noch andere Medikamente nehmen, ist zu beachten:

• Viele Arzneimittel wirken in demselben Teil des Nervensystems, den auch Trospium beeinflusst. Bei gleichzeitiger Anwendung muss mit verstärkten unerwünschten Wirkungen gerechnet werden. Zu diesen Arzneimitteln gehören die meisten Antihistaminika (bei Allergien, Übelkeit, Erbrechen), trizyklische Antidepressiva (bei Depressionen), Amantadin (bei Parkinsonkrankheit) sowie Chinidin (bei Herzrhythmusstörungen).
• Asthmamittel wie Fenoterol und Salbutamol oder Betablocker (unter anderem bei hohem Blutdruck) beschleunigen den Herzschlag. Dieses kann sich durch Trospium noch verstärken.

Unerwünschte Wirkungen

▶ **Keine Maßnahmen erforderlich**

Mund und Kehle können sich trocken anfühlen, auch die Atemwege und die Haut können „austrocknen". Bei 1 von 100 Behandelten können Übelkeit und Erbrechen auftreten.

▶ **Muss beobachtet werden**

Es gelten die gleichen Angaben wie für Oxybutynin (→ Seite 439).

▶ **Sofort zum Arzt**

Es gelten die gleichen Angaben wie für Oxybutynin (→ Seite 440).

Hinweise

Für Schwangerschaft und Stillzeit

Über die Risiken einer Anwendung in der Schwangerschaft gibt es keine Erkenntnisse. Sicherheitshalber sollten Sie Trospium daher nicht anwenden.

Beim Tragen von Kontaktlinsen

Wenn das Mittel zu trockenen Augen führt, werden den Kontaktlinsen schlechter vertragen.

Zur Verkehrstüchtigkeit

Wenn Trospium Sehstörungen hervorruft, sollten Sie kein Fahrzeug lenken, keine Maschinen bedienen und keine Arbeiten ohne sicheren Halt verrichten.

Inkontinenz

Handelsname Darreichungsform	Zusammensetzung pro 1 ml/1 g oder wie angegeben bzw. pro abgeteilte Einheit	Kleinste Packungsgröße	Festbetrag in Euro	Packungspreis in Euro	Bewertung
Detrusitol 1 mg Filmtabletten Rp	Tolterodintartrat 1 mg	30 Stück		34,82	**Mit Einschränkung geeignet** bei Dranginkontinenz. Weitere klinische Studien sollen den therapeutischen Stellenwert der Behandlung abklären. Eine Behandlung über kurze Zeit kann zeigen, ob sich die Beschwerden bessern. → Seite 443
2 mg Filmtabletten Rp Filmtabletten	2 mg	30 Stück		37,58	
Detrusitol retard 4 mg Hartkapsel Rp Hartkapseln	4 mg	28 Stück		60,58	
DRIDASE Rp Tabletten	Oxybutynin-hydrochlorid 5 mg	30 Stück	15,26	15,26	**Mit Einschränkung geeignet** bei Dranginkontinenz. Weitere klinische Studien sollen den therapeutischen Stellenwert der Behandlung abklären. Eine Behandlung über kurze Zeit kann zeigen, ob sich die Beschwerden bessern. → Seite 438
EMSELEX 7,5 mg Retardtabletten Rp	Darifenacin-hydrobromid 7,5 mg	28 Stück		58,37	**Mit Einschränkung geeignet** bei Dranginkontinenz. Weitere Studien sollen den therapeutischen Stellenwert der Behandlung abklären. Eine Behandlung über kurze Zeit kann zeigen, ob sich die Beschwerden bessern. Wenig erprobtes Mittel, für das aussagekräftige Langzeituntersuchungen noch fehlen. → Seite 435
15 mg Retardtabletten Rp Retardtabletten	15 mg	28 Stück		67,84	

Hinweise zu den Tabellenspalten → Seite 28, zur Auswahl der Arzneimittel → Seite 23, zur Grundlage der Bewertung → Seiten 24, 27

▶

Inkontinenz Fortsetzung

Hinweise zu den Tabellenspalten → Seite 28, zur Auswahl der Arzneimittel → Seite 23, zur Grundlage der Bewertung → Seiten 24, 27

Handelsname Darreichungsform	Zusammensetzung pro 1 ml/1 g oder wie angegeben bzw. pro abgeteilte Einheit	Kleinste Packungsgröße	Festbetrag in Euro	Packungspreis in Euro	Bewertung
Mictonetten Rp Dragees	**Propiverin-hydrochlorid** 5 mg	30 Stück		19,88	**Mit Einschränkung geeignet** bei Drangi kontinenz. Weitere klinische Studien sollen den therapeutischen Stellenwert der Behandlung abklären. Eine Behandlung über kurze Zeit kann zeigen, ob sic die Beschwerden bessern. → Seite 44
Mictonorm Rp Dragees *Mictonorm Uno 30 mg Rp* Retardkapseln	**Propiverin-hydrochlorid** 15 mg 30 mg	28 Stück 28 Stück		30,08 60,15	**Mit Einschränkung geeignet** bei Drangi kontinenz. Weitere klinische Studien sollen den therapeutischen Stellenwert der Behandlung abklären. Eine Behandlung über kurze Zeit kann zeigen, ob sic die Beschwerden bessern. → Seite 44
Oxybutynin-CT 2,5 mg Tabletten Rp *5 mg Tabletten Rp* Tabletten	**Oxybutynin-hydrochlorid** 2,5 mg 5 mg	30 Stück 30 Stück	14,93 15,26	12,99 13,24	**Mit Einschränkung geeignet** bei Drangi kontinenz. Weitere klinische Studien sollen den therapeutischen Stellenwert der Behandlung abklären. Eine Behandlung über kurze Zeit kann zeigen, ob si die Beschwerden bessern. → Seite 4
Oxybutynin-ratiopharm 2,5 mg Tabletten Rp *5 mg Tabletten Rp* Tabletten	**Oxybutynin-hydrochlorid** 2,5 mg 5 mg	30 Stück 30 Stück	14,93 15,26	13,34 13,58	**Mit Einschränkung geeignet** bei Drangi kontinenz. Weitere klinische Studien sollen den therapeutischen Stellenwert der Behandlung abklären. Eine Behandlung über kurze Zeit kann zeigen, ob si die Beschwerden bessern. → Seite 4
Oxybutynin STADA 5 mg Rp Tabletten	**Oxybutynin-hydrochlorid** 5 mg	30 Stück	15,26	13,58	**Mit Einschränkung geeignet** bei Drangi kontinenz. Weitere klinische Studien sollen den therapeutischen Stellenwert der Behandlung abklären. Eine Behandlung über kurze Zeit kann zeigen, ob si die Beschwerden bessern. → Seite 4
Oxymedin 2,5 mg Rp *5 mg Rp* Tabletten	**Oxybutynin-hydrochlorid** 2,5 mg 5 mg	30 Stück 30 Stück	14,93 15,26	13,34 13,58	**Mit Einschränkung geeignet** bei Drang kontinenz. Weitere klinische Studien sollen den therapeutischen Stellenwer der Behandlung abklären. Eine Behand lung über kurze Zeit kann zeigen, ob si die Beschwerden bessern. → Seite 4
Spasmex 5 Rp *15 Rp* *30 Rp* Filmtabletten	**Trospiumchlorid** 5 mg 15 mg 30 mg	30 Stück 30 Stück 30 Stück	23,43 26,08 28,02	23,43 26,07 28,01	**Mit Einschränkung geeignet** bei Drang kontinenz. Weitere klinische Studien sollen den therapeutischen Stellenwer der Behandlung abklären. Eine Behand lung über kurze Zeit kann zeigen, ob si die Beschwerden bessern. → Seite 4
Spasmolyt 5 mg Filmtabletten Rp *10 mg Rp* *20 mg Rp* *30 mg Filmtabletten Rp* Filmtabletten	**Trospiumchlorid** 5 mg 10 mg 20 mg 30 mg	30 Stück 30 Stück 30 Stück 30 Stück	23,43 25,05 26,86 28,02	23,43 25,05 26,86 19,55	**Mit Einschränkung geeignet** bei Drang kontinenz. Weitere klinische Studien sollen den therapeutischen Stellenwer der Behandlung abklären. Eine Behand lung über kurze Zeit kann zeigen, ob s die Beschwerden bessern. → Seite 4
Spasmo-Urgenin TC Rp Filmtabletten	**Trospiumchlorid** 5 mg	30 Stück	23,43	23,43	**Mit Einschränkung geeignet** bei Drang kontinenz. Weitere klinische Studien sollen den therapeutischen Stellenwe der Behandlung abklären. Eine Behan lung über kurze Zeit kann zeigen, ob s die Beschwerden bessern. → Seite 4

Inkontinenz Fortsetzung

Handelsname Darreichungsform	Zusammensetzung pro 1 ml/1 g oder wie angegeben bzw. pro abgeteilte Einheit	Kleinste Packungsgröße	Festbetrag in Euro	Packungspreis in Euro	Bewertung
Spasyt 5 mg Rp Tabletten	**Oxybutynin-hydrochlorid** 5 mg	25 Stück	14,28	12,89	**Mit Einschränkung geeignet** bei Dranginkontinenz. Weitere klinische Studien sollen den therapeutischen Stellenwert der Behandlung abklären. Eine Behandlung über kurze Zeit kann zeigen, ob sich die Beschwerden bessern. → Seite 438
Trospi 30 mg Rp Tabletten	**Trospiumchlorid** 30 mg	30 Stück	28,02	28,01	**Mit Einschränkung geeignet** bei Dranginkontinenz. Weitere klinische Studien sollen den therapeutischen Stellenwert der Behandlung abklären. Eine Behandlung über kurze Zeit kann zeigen, ob sich die Beschwerden bessern. → Seite 444
Vesikur 5 mg Filmtabletten Rp	**Solifenacinsuccinat** 5 mg	30 Stück		61,86	**Mit Einschränkung geeignet** bei Dranginkontinenz. Weitere Studien sollen den therapeutischen Stellenwert der Behandlung abklären. Eine Behandlung über kurze Zeit kann zeigen, ob sich die Beschwerden bessern. Wenig erprobtes Mittel, für das aussagekräftige Langzeituntersuchungen noch fehlen. → Seite 441
10 mg Filmtabletten Rp Filmtabletten	10 mg	30 Stück		72,02	
YENTREVE 20 mg Rp	**Duloxetin-hydrochlorid** 20 mg	28 Stück		43,45	**Mit Einschränkung geeignet** bei mittelschwerer und schwerer Belastungsinkontinenz. Es ist nicht ausreichend nachgewiesen, dass das Mittel besser wirkt als Beckenbodentraining. Zudem ist die Verträglichkeit über lange Zeit nicht ausreichend nachgewiesen. → Seite 436
40 mg Rp Magensaftresistente Kapseln	40 mg	28 Stück		43,45	

Hinweise zu den Tabellenspalten → Seite 28, zur Auswahl der Arzneimittel → Seite 23, zur Grundlage der Bewertung → Seiten 24, 27

Harn- und Nierensteine

Im gesamten Bereich der Harnwege können sich Steine bilden (Urolithiasis): in den Nierenbecken, den Harnleitern, der Blase und der Harnröhre. Sie können an ihrem Entstehungsort bleiben, aber auch durch das Abflusssystem wandern. Die Steine werden nach den chemischen Verbindungen, die den Hauptanteil ihres Materials stellen, unterschieden. Am häufigsten kommen Oxalat-, Phosphat- und Uratsteine (Harnsäuresteine) vor. Aus welchem Material die Steine bestehen, lässt sich allerdings erst nach der Laboruntersuchung eines Steines, der mit dem Urin ausgeschieden wurde, sicher sagen.

Anzeichen und Beschwerden

Solange die Steine den Harnabfluss nicht behindern, verursachen sie meist keine Beschwerden. Manchmal werden sie entdeckt, wenn dem Arzt bei einer Untersuchung Blut im Urin auffällt, denn die Steine verletzen leicht die empfindlichen Gewebe der Harnwege. Außerdem können sich Bakterien an den Steinen festsetzen und Harnweginfektionen auslösen, die sich auch wiederholen können.
Behindert ein Stein jedoch den Harnabfluss oder beginnt er zu wandern, treten Nierenkoliken auf. Diese Schmerzen verlaufen wellenförmig und können unerträglich stark sein. Sie beruhen darauf, dass der gestaute Urin die Wände des Harnleiters und des Nierenbeckens dehnt und die dadurch aktivierte Muskulatur versucht, den Stein herauszupressen.

Ursachen

Urin ist eine Lösung von Salzen. Es gibt mehrere Gründe, weshalb aus der Lösung Steine auskristallisieren. Dazu gehört unter anderem der Säuregehalt des Urins. Ändert sich dieser, lösen sich manche Salze nicht mehr so gut und fallen aus: Je saurer der Urin,

desto weniger Harnsäure löst sich; je alkalischer der Urin, desto weniger Phosphate lösen sich. Auch die Zusammensetzung des Urins spielt eine Rolle. Enthält er viel Kalziumsalze, begünstigt das die Steinbildung. Eiweißhaltige Substanzen tragen ebenfalls zur Steinbildung bei; sie finden sich im Urin, wenn die Nierenfunktion gestört ist.
Anatomische Besonderheiten, die den Harnabfluss behindern, und häufige Harnweginfektionen haben ebenfalls oft eine Steinbildung zur Folge.

Vorbeugung

Um der Entstehung von Harn- und Nierensteinen vorzubeugen, ist es ratsam, täglich zwei bis zweieinhalb Liter zu trinken und noch mehr, wenn bei Hitze, Sonnenlicht und körperlicher Arbeit viel Flüssigkeit durch Schwitzen verloren geht. Außerdem wird empfohlen, vor dem Schlafengehen reichlich Flüssigkeit zuzuführen und Übergewicht zu vermeiden. Menschen mit einer unzureichenden Herzleistung (Herzinsuffizienz) sollten allerdings mit ihrem Arzt besprechen, ob sie so viel trinken dürfen.

Nichtmedikamentöse Maßnahmen

Manchmal lassen sich die Schmerzen mit einem heißen Bad oder heißen Kompressen bessern.
Viel Bewegung, heiße Bäder und reichliche Zufuhr von Flüssigkeit – egal ob medizinischer Tee oder Wasser – können dazu beitragen, dass Nierensteine von selbst abgehen. Bei 80 Prozent der Steine ist das letztlich der Fall. Dieses abzuwarten, setzt voraus, dass die Steine eine bestimmte Größe nicht überschreiten und die Abflusswege nicht einengen. Darüber hinaus müssen die Schmerzen mit Medikamenten beherrschbar sein, und es dürfen keine fieberhaften Harnweginfekte auftreten.
Um das Abgehen von Steinen im Harnleiter zu beschleunigen, können auch bestimmte Wirkstoffe eingesetzt werden, die allerdings hierfür noch keine Zulassung erhalten haben. Nach den derzeit vorliegenden Untersuchungen kann durch die Gabe eines Kalziumantagonisten (Nifedipin) oder eines Alpha-Rezeptorenblockers (Tamsulosin) die Rate an abgehenden Nierensteinen erhöht werden.
Legen die ärztlichen Untersuchungen nahe, Steine in den ableitenden Harnwegen mechanisch zu beseitigen, kann das unter bestimmten Voraussetzungen mit der Stoßwellen-Lithotripsie geschehen. Dabei wird der Stein von Ultraschallstoßwellen zertrümmert. Der so entstehende Grieß geht auf natürlichem Wege ab. Diese Technik hat die komplizierten und risikoreichen Operationen weitgehend verdrängt.

Ernährung bei Harn- und Nierensteinen

Etwa die Hälfte der Menschen mit Harn- oder Nierensteinen weist innerhalb der nächsten zehn Jahre erneut einen Stein auf; innerhalb von 20 bis 30 Jahren trifft es sogar 80 Prozent. Es ist also sinnvoll, sich bereits nach dem ersten Stein so zu ernähren, dass das Risiko einer erneuten Steinbildung verringert wird.
Für Personen, bei denen Harnsäuresteine nachgewiesen wurden, kann eine purinarme Ernährung die sonstigen Maßnahmen, mit denen einer Steinbildung vorgebeugt werden soll, unterstützen. Purine sind Bausteine des genetischen Materials im Zellkern. Sie gelangen mit der Nahrung, vor allem durch eiweißreiche Produkte wie Fleisch und Fisch, in den Körper.
Purinarme Ernährung bedeutet vor allem, Innereien, Ölsardinen, Sardellen und Heringe vom Speisezettel zu streichen und den täglichen Fleischkonsum auf etwa 150 Gramm zu beschränken. Auf Alkohol sollte ganz verzichtet werden.
Menschen mit Oxalatsteinen sollten dagegen oxalatreiche Nahrungsmittel meiden. Zu ihnen gehören Kakao, Nüsse, Okraschoten, Rhabarber und Spinat. Außerdem sollten Menschen mit Harn- und Nierensteinen ihre tägliche Kochsalzmenge auf 2 Gramm begrenzen. Offenbar ist das Risiko, dass sich erneut Steine bilden, geringer, wenn zusätzlich zur purin- oder oxalatarmen Ernährung auch die Kochsalzaufnahme gering ist. Das lässt sich erreichen, indem das Essen salzarm zubereitet und ein gezielt natriumarmes Mineralwasser als Getränk ausgewählt wird. Darüber hinaus noch die Kalziumaufnahme einzuschränken – wie es bisher oft empfohlen wurde –, ist nicht notwendig.

Behandlung mit Medikamenten

Kolikschmerzen

Die Schmerzen einer Nierenkolik gehören zu den stärksten Akutschmerzen. Zur Behandlung leichter bis mittelstarker Schmerzen können Sie noch vor dem Arztbesuch Tabletten mit einer Substanz aus der Reihe der NSAR (→ Seite 1202) einnehmen. Bei stärkeren Schmerzen kann der Arzt ein opioides Schmerzmittel (→ Seite 1203) verordnen. Um die Schmerzen zu behandeln, ist auch die Injektion von krampflösendem Butylscopolamin (→ Seite 331) denkbar. Geschluckt wirkt dieses Mittel nicht, weil es aus dem Magen-Darm-Trakt nur schlecht ins Blut aufgenommen wird.

Vorbeugung vor Harn- und Nierensteinen

Um der Entstehung von Harnsäure-, Oxalat- und Zystinsteinen vorzubeugen, eignen sich Salze der Zitronensäure (→ Seite 449). Handelt es sich um Phosphatsteine, ist Methionin (→ Seite 449) die geeignete chemische Substanz.

Methionin

Acimethin

Die Aminosäure Methionin verwendet der Körper im Stoffwechsel, um Eiweiße aufzubauen. Überschüssiges Methionin, wie es beispielsweise mit einem Arzneimittel zugeführt wird, wird abgebaut. Die entstehenden Produkte werden mit dem Harn ausgeschieden und lassen ihn sauer reagieren. Diese Ansäuerung des Urins, die man mit Methionin erzielen kann, kann genutzt werden, um Harn- und Nierensteinen, die aus Phosphaten bestehen, vorzubeugen. Für diesen Zweck werden Präparate mit Methionin als „geeignet" bewertet.

Anwendung

Dreimal täglich werden 500 bis 1 000 Milligramm Methionin vor den Mahlzeiten eingenommen. Die Behandlung kann über längere Zeit fortgeführt werden.

Wenn Methionin über längere Zeit eingenommen werden soll und eine Neigung zur Übersäuerung des Blutes besteht, muss der Arzt den Säuregehalt regelmäßig kontrollieren.

Achtung

Gegenanzeigen

Unter folgenden Bedingungen dürfen Sie Methionin nicht anwenden:

- Ihr Blut enthält zu viel Säure (Azidose).
- Sie haben einen schweren Leberschaden.
- Es liegt eine Gicht vor.
- Die Steine bestehen nicht aus Phosphaten, sondern aus Harnsäure, Oxalsäure oder Zystin.

Bei eingeschränkter Nierenfunktion sollte die Tagesdosis auf zwei- bis dreimal 500 Milligramm beschränkt bleiben.

Wechselwirkungen mit Medikamenten

Wenn Sie noch andere Medikamente nehmen, ist zu beachten, dass Methionin die Wirksamkeit von Levodopa (bei Parkinsonkrankheit) verringern kann.

Unerwünschte Wirkungen

► **Muss beobachtet werden**

Es können Brechreiz, Übelkeit und Durchfall auftreten. Diese sind an sich harmlos. Tritt jedoch gleichzeitig Müdigkeit auf, können es erste Symptome einer Übersäuerung des Blutes sein. Dann sollten Sie einen Arzt aufsuchen.

► **Sofort zum Arzt**

Wenn Sie sich erregt fühlen oder Sie sehr müde und schlecht ansprechbar sind, muss sofort der Arzt gerufen werden. Wahrscheinlich hat sich die Übersäuerung des Blutes verstärkt.

Hinweise

Für Schwangerschaft und Stillzeit

Über die Risiken einer Anwendung in Schwangerschaft und Stillzeit gibt es keine Erkenntnisse. Sicherheitshalber sollten Sie das Mittel daher nicht anwenden.

Zur Verkehrstüchtigkeit

Hohe Dosen Methionin können schläfrig machen und dann die Fähigkeit beeinträchtigen, Fahrzeuge zu lenken, Maschinen zu bedienen und Arbeiten ohne sicheren Halt zu verrichten.

Salze der Zitronensäure

Zitronensäure + Natriumzitrat + Kaliumhydrogenkarbonat

Blemaren N

Salze der Zitronensäure heißen Zitrate. Über den Magen-Darm-Trakt in den Körper gelangte Zitrate werden im Körperstoffwechsel teilweise zu Bikarbonat umgebaut. Dieses wird über die Nieren ausgeschieden und lässt den Urin alkalisch reagieren. Dadurch verändert sich die Löslichkeit von Harnsäure und Zystin im Urin so, dass der Entstehung von Harn- und Nierensteinen, deren Hauptbestandteil Harnsäure oder Zystin ist, vorgebeugt wird. Unverändert ausgeschiedene Zitrate verhindern zudem, dass sich Kalziumoxalatkristalle bilden und ablagern. Auch das beugt der Entstehung von Steinen vor. Zur Vorbeugung gegen Harn- und Nierensteinen wird das Präparat mit Salzen der Zitronensäure als „geeignet" bewertet.

Anwendung

Bevor der Arzt Zitrate verordnet, muss er den Gehalt des Blutes an Salzen und die Nierenfunktion kontrollieren.

Dosierung und Anwendungshäufigkeit des Mittels richten sich nach dem Säuregrad des Urins, der als sogenannter pH-Wert angegeben wird; sie hängen aber auch von der Zusammensetzung der Steine ab.

Mehrmals täglich muss mit Teststäbchen, die der Packung beiliegen, der pH-Wert des Urins ermittelt werden. Entsprechend dem getesteten pH-Wert und dem vom Arzt angegebenen Zielwert wird dann eine bestimmte Anzahl Tabletten eingenommen.

Die Behandlung dauert üblicherweise zwischen vier Wochen und einem halben Jahr. Es wird empfohlen, währenddessen täglich zwei bis drei Liter zu trinken.
Zwischen der Anwendung eines zitrathaltigen Arzneimittels und eines, das Aluminium enthält (z. B. in Antazida bei Sodbrennen), sollten mindestens zwei Stunden vergehen, da sonst zu viel Aluminium in den Körper aufgenommen werden kann.

Achtung

Gegenanzeigen

Unter folgenden Bedingungen dürfen Sie diese Zitrate nicht anwenden:

- Sie sind von einer Krankheit betroffen, bei der sich Kalium im Blut anreichern kann. Das ist beispielsweise der Fall bei erheblich eingeschränkter Nierenfunktion und Addisonkrankheit, einer Unterfunktion der Nebennierenrinden.
- Sie sollen sich natriumarm ernähren. Das trifft auf viele Menschen mit hohem Blutdruck zu.
- Sie leiden an chronischen Harnweginfekten, die von Bakterien ausgelöst werden, die Harnstoff spalten, zum Beispiel Klebsiella oder Proteus. Um zu wissen, ob ein aktuell bestehender Harnweginfekt von diesen Erregern verursacht wurde, muss der Arzt eine Urinkultur anlegen, um die Bakterienart zu bestimmen. Der häufigste Erreger von Harnweginfektionen, das Darmbakterium Escherichia coli, gehört nicht zu den harnstoffspaltenden Bakterien.

Wechselwirkungen mit Medikamenten

Wenn Sie noch andere Medikamente nehmen, ist zu beachten, dass durch zitrathaltige Mittel Lithium (bei Depressionen) schwächer wirken kann.

▶ **Unbedingt beachten**

Durch das Harn- und Nierensteinmittel gelangt viel Kalium ins Blut. Wenn Sie zusätzlich noch kaliumsparende Diuretika wie Amilorid, Spironolacton und Triamteren oder ACE-Hemmer wie Captopril und Enalapril oder Sartane wie Candesartan oder Losartan (alle meist bei hohem Blutdruck) einnehmen, kann sich im Blut zu viel Kalium anreichern. Erste Anzeichen dafür sind ein pelziges Gefühl im und um den Mund, das Gefühl, von „einer zweiten Haut umgeben" zu sein, und Muskelschwäche. Später können sich Herzrhythmusstörungen entwickeln.
Ebenfalls durch den hohen Kaliumgehalt im Blut können sich die erwünschten und unerwünschten Wirkungen von Mitteln bei Herzrhythmusstörungen wie Chinidin und Flekainid verstärken. Näheres hierzu lesen Sie unter „Mittel bei Herzrhythmusstörungen: verstärkte Wirkung" (→ Seite 12).
Mittel mit Digitalis (bei Herzschwäche) können durch die Kaliumanreicherung des Blutes schwächer wirken. Näheres hierzu finden Sie unter „Mittel bei Herzschwäche: verringerte Wirkung" (→ Seite 13).

Unerwünschte Wirkungen

▶ **Keine Maßnahmen erforderlich**

Übelkeit, Erbrechen, Durchfall und Sodbrennen können auftreten.

▶ **Muss beobachtet werden**

Magenschmerzen, die nicht nachlassen oder innerhalb von zwei bis drei Tagen schlimmer werden, können auf einem Magengeschwür beruhen, das zu einer Magenblutung führen kann.
Haben Sie den Eindruck, dass Ihre Muskeln ungewöhnlich schwach sind, kann das durch den hohen Kaliumgehalt des Mittels bedingt sein. Bessern sich diese Beschwerden nach zwei bis drei Tagen nicht, sollten Sie zum Arzt gehen.

▶ **Sofort zum Arzt**

Wenn sich der Herzschlag verlangsamt und Herzstolpern spürbar wird, dabei auch der Blutdruck absinkt und Schwindel auftritt, deutet das auf Herzrhythmusstörungen (→ Seite 16) hin, die auf einem angestiegenen Kaliumgehalt im Blut beruhen können. Dann sollten Sie sofort einen Arzt aufsuchen.
Durch die veränderte Blutzusammensetzung kann es zu Kribbeln, Taubheitsgefühl, Muskelzittern und Kurzatmigkeit kommen. Diese unerwünschte Wirkung betrifft vor allem Menschen mit gestörter Nierenfunktion. Wenden Sie sich dann sofort an einen Arzt.

Hinweise

Für ältere Menschen

Wegen der altersbedingt nachlassenden Nierenfunktion sind Kontrolluntersuchungen besonders wichtig.

Harn- und Nierensteine

Handelsname Darreichungsform	Zusammensetzung pro 1 ml/1 g oder wie angegeben bzw. pro abgeteilte Einheit	Kleinste Packungsgröße	Festbetrag in Euro	Packungspreis in Euro	Bewertung
Acimethin Filmtabletten	**Methionin** 500 mg	25 Stück		8,71	**Geeignet**, um bestimmten Arten von Harn- und Nierensteinen vorzubeugen. → Seite 449
Blemaren N-Brausetabletten Brausetabletten	**Kalium-hydrogenkarbonat** 967,5 mg + **Natriumzitrat** 835,5 mg + **Zitronensäure** 1 197 mg	100 Stück		26,13	**Geeignet**, um bestimmten Arten von Harn- und Nierensteinen vorzubeugen. → Seite 449

Hinweise zu den Tabellenspalten → Seite 28, zur Auswahl der Arzneimittel → Seite 23, zur Grundlage der Bewertung → Seiten 24, 27

Männliche Geschlechtsorgane

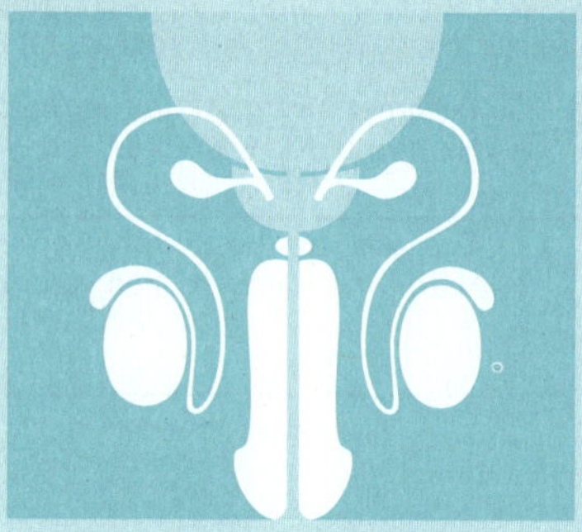

Die von außen sichtbaren Geschlechtsorgane des Mannes sind der Penis und der Hodensack (Skrotum). Nicht sichtbar sind die inneren Geschlechtsorgane: die beiden Hoden (Testes), die Nebenhoden (Epididymis), die beiden Samenleiter, zwei Samenblasen und die Vorsteherdrüse (Prostata).

Der Penis besteht aus drei Schwellkörpern. Ihr Aufbau ähnelt einem Schwamm. Bei sexueller Erregung staut sich Blut in ihren Hohlräumen und verursacht eine Erektion. Lässt sie nach, fließt das Blut langsam wieder aus den Schwellkörpern ab.

Der Hodensack enthält die beiden Hoden und zwei Nebenhoden. Die Samenfäden (Spermien), die die Hoden kontinuierlich produzieren, werden in den Nebenhoden gespeichert.

Beim Samenerguss (Ejakulation) gelangen die Spermien beider Hoden durch je einen Samenleiter in die Prostata. Oberhalb der Prostata liegen zwei Samenblasen, deren Ausführungsgänge in je einen Samenleiter münden. Die Samenblasen produzieren ein Sekret, das für die Befruchtungsfähigkeit der Samenfäden (Spermien) wichtig ist. Auch die Prostata steuert zum Ejakulat ein Sekret bei; dieses fördert vornehmlich die Beweglichkeit der Spermien.

Die Prostata ist normalerweise kastaniengroß. Sie liegt unterhalb der Harnblase und umschließt die Harnröhre dort, wo sie aus der Blase austritt. Ihr Muskelgewebe sperrt beim Samenerguss die Verbindung zwischen Blase und Harnröhre.

Informationen zu dem in den vergangenen Jahren neu aufgekommenen Thema, ob es auch bei Männern Wechseljahre gibt und ob sie Hormone anwenden sollten, finden Sie unter „Wechseljahre – bei Männern?" (→ Seite 460).

Prostatavergrößerung

Ab etwa dem 40. Lebensjahr stellen viele Männer beim Wasserlassen Veränderungen fest, wie sie unter Anzeichen und Beschwerden beschrieben sind. Meist werden sie der Prostata angelastet, die sich ab diesem Alter häufig zu vergrößern beginnt. Allerdings können die Beschwerden auch unabhängig von der Größe der Prostata auftreten. Wie stark die Beschwerden empfunden werden, hängt ebenfalls nicht zwingend von der Größe des Organs ab.

Anzeichen und Beschwerden

Der Harnstrahl wird dünn und reißt immer wieder ab, oftmals tropft es nach. Da sich die Blase nicht mehr ganz entleeren lässt, entsteht schon kurze Zeit nach dem Wasserlassen erneut das Gefühl, zur Toilette gehen zu müssen. Diese häufigen Toilettengänge belasten vor allem nachts.

Ursachen

Mit zunehmendem Alter bilden sich beim Mann in der Prostata winzige knotige Gewebeveränderungen. Bei ungefähr der Hälfte der Männer bleiben sie mikroskopisch klein und unbemerkt, bei den anderen vergrößert sich die Drüse durch die Knoten erheblich. Die vergrößerte Prostata kann die Harnröhre einengen. Darüber hinaus vermehrt sich das Muskelgewebe, das zur Prostata gehört. Das verstärkt die Muskelspannung, was ebenfalls den Harnabfluss behindern kann. All das führt meist dazu, dass zusätzlich noch das Gewebe anschwillt und sich darin Flüssigkeit staut.

Zwischen dem 40. und 50. Lebensjahr vergrößert sich die Prostata relativ rasch; später verlangsamt sich diese Entwicklung. Ohne nachvollziehbaren Grund kann der Prozess jederzeit zum Stillstand kommen. Warum und wie es zu diesen Gewebeveränderungen kommt, ist noch nicht klar. Sicher ist, dass die Geschlechtshormone an den altersbedingten Veränderungen der Prostata wesentlich beteiligt sind.

Auch die Einnahme von Arzneimitteln kann Symptome hervorrufen, die den Beschwerden einer vergrößerten Prostata ähneln. Hierzu zählen trizyklische Antidepressiva wie Amitriptylin (bei Depressionen), Antihistaminika wie Clemastin (bei Allergien), bestimmte krampflösende Mittel wie Butylscopolamin und manche Parkinsonmittel wie Biperiden.

Nichtmedikamentöse Maßnahmen

Die Beschwerden belasten weniger, wenn Sie Ihre Lebensgewohnheiten den veränderten Bedingungen anpassen. Im Einzelnen bedeutet das:

- Überfüllen Sie die Harnblase nicht, indem Sie schnell große Mengen trinken.
- Gehen Sie häufig zur Toilette.
- Vermeiden Sie stundenlanges Stillsitzen.
- Halten Sie die Füße und den Unterkörper warm.
- Möglicherweise hilft es auch, wenn Sie Ihren Konsum an alkohol- und kohlensäurehaltigen Getränken einschränken und kalte Getränke sowie scharf gewürzte Speisen meiden.

Wenn Medikamente die Beschwerden nicht ausreichend lindern oder Sie sich mit ihnen nicht mehr abfinden wollen, kann operiert werden. Zu einer Operation wird auch geraten, wenn immer wieder Störungen im Bereich der Harnwege auftreten, zum Beispiel Entzündungen oder Blasensteine. Als weitere Komplikation können sich die Harnwege so verengen, dass der Harn nicht mehr ausgeschieden werden kann und sich von der Blase in die Nieren zurückstaut. Mediziner sprechen dann von einem „Harnverhalt". Auch in dieser Situation sollte über eine Operation nachgedacht werden.

Behandlung mit Medikamenten

Solange die Beschwerden nicht sehr belastend sind, braucht nicht behandelt zu werden. Vergrößert sich das Organ weiter oder verschlimmern sich die Beschwerden, kann mit Medikamenten vorgegangen werden. Die Behandlung verfolgt dann zwei Ziele: zum einen die Beschwerden zu verringern und die Prostata zu verkleinern, zum anderen Komplikationen wie einen möglichen Harnverhalt und die Häufigkeit von Operationen zu verringern. Da die Größe der Prostata aber nicht zwingend die Stärke der Beschwerden bestimmt, kann es Mittel geben, die die Beschwerden bessern, die Drüsengröße jedoch nicht beeinflussen. Und auch das Umgekehrte ist möglich: Die Arzneimittel verkleinern die Prostata, die Beschwerden bleiben jedoch annähernd gleich.

Seit Anfang 2004 dürfen nichtverschreibungspflichtige Arzneimittel nicht mehr auf Kosten der gesetzlichen Krankenkassen verordnet werden, abgesehen von einigen Ausnahmen, die für die Therapie notwendige Mittel betreffen. Diese Regelung trifft viele gebräuchliche Prostatamittel, insbesondere die pflanzlichen Produkte.

Näheres zu diesen Medikamenten lesen Sie im HANDBUCH SELBSTMEDIKATION der STIFTUNG WARENTEST unter „Prostatavergrößerung" oder unter www.medikamente-im-test.de.

Alpha-1-Rezeptoren-Blocker (→ Seite 455), zu denen die Substanzen Alfuzosin, Doxazosin, Tamsulosin und Terazosin gehören, lockern die Spannung des Muskelgewebes, das sich in einer vergrößerten Prostata vermehrt findet. Nur diese Wirkstoffe werden zur Behandlung von Beschwerden durch eine vergrößerte Prostata als „geeignet" beurteilt.

5-Alpha-Reduktase-Hemmer (→ Seite 454), zu denen die Wirkstoffe Dutasterid und Finasterid gehören, greifen in die hormonelle Steuerung der Gewebevermehrung ein. Beide Arzneistoffe werden als „mit Einschränkung geeignet" bewertet, weil sie zwar die Prostata verkleinern können, die Beschwerden jedoch nicht sonderlich gut lindern.

Bei Langzeiteinnahme zeigen Dutasterid und Finasterid allerdings positive Wirkungen, indem sie die Rate an Komplikationen – damit ist vor allem akuter Harnverhalt gemeint – senken, die infolge der vergrößerten Prostata auftreten können. Darüber hinaus braucht bei Männern, die eine dieser Substanzen einnehmen, die Prostatavergrößerung seltener operativ behoben zu werden.

Zurzeit gibt es eine Diskussion über eine weitere, über die Behandlung der Prostatavergrößerung hinausgehende Anwendungsmöglichkeit für die beiden Substanzen. Eine Studie befasste sich nämlich mit der Frage, ob sich das Risiko für einen Prostatakrebs verringern lässt, wenn man Finasterid über lange Zeit einnimmt. Auch eine zweite Studie, in der dasselbe für Dutasterid untersucht wird, läuft. Die bisherigen Ergebnisse legen allerdings keine solche Empfehlung nahe. In der Gruppe von Männern, die Finasterid eingenommen hatten, traten zwar weniger Prostatakarzinome auf, doch die, die trotz der Behandlung mit Finasterid festgestellt wurden, gehörten zu den besonders aggressiven. Bevor man Verlässliches über den Stellenwert dieser Arzneimittel zur Vorbeugung gegen Prostatakarzinome sagen kann, müssen also weitere Studien durchgeführt werden. Zurzeit sind sie für diese Anwendung nicht zugelassen. Die Einnahme von Dutasterid oder Finasterid zur Vorbeugung gegen ein Prostatakarzinom kann nicht empfohlen werden.

Ein neues Behandlungskonzept ist, die vergrößerte Prostata mit zwei Wirkstoffen, nämlich Finasterid und einem Alpha-1-Rezeptoren-Blocker, zu behandeln. Ob es mit dieser Kombination besser gelingt, die Beschwerden zu lindern und die Rate an Komplikationen zu senken, als wenn man eine der beiden Substanzen allein anwendet, müssen weitere Studien zeigen. Das Verfahren kann dann sinnvoll sein, wenn jemand trotz Behandlung mit einem 5-Alpha-Reduktase-Hemmer noch unter erheblichen Beschwerden leidet. Allerdings ist zu bedenken, dass die Einnahme von zwei Wirkstoffen das Risiko für unerwünschte Wirkungen erhöht.

5-Alpha-Reduktase-Hemmer

Dutasterid

Avodart

Finasterid

PROSCAR

Das männliche Sexualhormon Testosteron trägt zum Zellwachstum der Prostata bei. Damit Testosteron an den Zielzellen wirken kann, muss es zunächst von einem Enzym, der 5-Alpha-Reduktase, in Dihydrotestosteron umgewandelt werden. Dutasterid und Finasterid blockieren dieses Enzym und verringern so die Hormonwirkung.

Sowohl für Dutasterid als auch für Finasterid ist gut belegt, dass sie eine deutlich vergrößerte Prostata messbar verkleinern können. Da die Beschwerden aber nicht allein von der Größe der Prostata abhängen, empfinden nicht alle Männer die Behandlung als hilfreich. Eine Verbesserung bemerken am ehesten jene Männer, deren Prostata schon stark vergrößert ist; aber auch sie müssen die Mittel einige Monate lang einnehmen, bis sie ihre volle Wirksamkeit entfalten. Doch selbst wenn sich die Prostata um etwa ein Viertel bis ein Drittel verkleinert hat, verringern sich die Beschwerden nicht immer. Aus diesem Grund gelten Mittel mit Dutasterid oder Finasterid als „mit Einschränkung geeignet". Dutasterid ist zwar das neuere der beiden Medikamente, ein bedeutsamer Vorteil gegenüber Finasterid ließ sich aber bisher nicht erkennen.

Darüber hinaus kann die abgeschwächte Wirkung von Testosteron andere Organe und Funktionen, die auf dieses Hormon angewiesen sind, beeinträchtigen. So können sich zum Beispiel Potenzstörungen und Brustwachstum einstellen, die dann eine Reihe von Männern veranlassen, die Behandlung abzubrechen.

Den Wirkstoff Finasterid (*PROSCAR*) gibt es inzwischen auch in Form von preisgünstigen Generika.

Anwendung

Dutasterid und Finasterid müssen täglich eingenommen werden. Wird die Therapie beendet, ist der Hormonspiegel nach einigen Wochen wieder so hoch wie vorher.

Bis zu sechs Monate kann es dauern, bis klar ist, ob die Mittel anschlagen. Manche Männer registrieren aber auch schon früher Verbesserungen.

Achtung

Gegenanzeigen

Beide Wirkstoffe dürfen bei stark eingeschränkter Leberfunktion nicht angewendet werden. Ist die Leberfunktion leicht bis mittelschwer beeinträchtigt, muss der Arzt Nutzen und Risiken sehr sorgfältig gegeneinander abwägen.

Unerwünschte Wirkungen

▶ **Keine Maßnahmen erforderlich**

Gutartige und bösartige Veränderungen der Brustdrüse sind häufige Erkrankungen von Frauen. Weniger geläufig ist, dass es auch bei Männern solche Veränderungen geben kann. Derartiges ist zwar sehr selten, doch durch die Einnahme dieser Prostatamittel kann sich bei Männern die Brustdrüse vergrößern. Die Brust kann sich wund und gespannt anfühlen. Wenn dieses innerhalb der ersten Behandlungswochen nicht nachlässt, sollten Sie einen Arzt aufsuchen, um abklären zu lassen, ob die Beschwerden auf einem gutartigen Tumor beruhen.

▶ **Muss beobachtet werden**

Etwa 3 von 100 Behandelten bemerken verminderte Lust auf Sex, Ejakulationsstörungen und Hodenschmerzen. Impotenz tritt bei bis zu 4 von 100 Männern auf, die Finasterid einnehmen, und bei bis zu 6 von 100 derjenigen, die Dutasterid anwenden.

Das Haarwachstum kann angeregt werden.

Wenn die Haut sich verstärkt rötet und juckt und Bläschen auftreten (bei etwa 1 von 10 000), kann es sich um eine allergische Reaktion auf den Wirkstoff handeln. Bei solchen Hauterscheinungen (→ Seite 14) sollten Sie einen Arzt aufsuchen.

▶ **Sofort zum Arzt**

Wenn starker Hautausschlag, Juckreiz, Herzrasen, Atemnot, Schwäche und Schwindel auftreten, müssen Sie die Einnahme sofort stoppen und unverzüglich den Notarzt (Telefon 112) rufen, weil es sich um eine lebensbedrohliche Allergie (→ Seite 14) handeln kann.

Hinweise

Für Schwangerschaft und Stillzeit

Männer, die einen der Wirkstoffe einnehmen, sollten bei Sexualkontakt mit einer schwangeren Frau sowie mit einer Frau, die schwanger werden kann, Kondome benutzen. Geringe Mengen des Wirkstoffs finden sich im Sperma wieder und können unter Umständen sogar durch die intakte Haut und Schleimhaut der Frau aufgenommen werden. Schwangere Frauen dürfen zerbrochene oder zerkleinerte Kapseln oder Tabletten nicht berühren. Wenn der Wirkstoff in den Körper gelangt, kann er bei einem noch ungeborenen männlichen Fetus dazu führen, dass sich bestimmte männliche Merkmale nicht ausprägen.

Alpha-1-Rezeptoren-Blocker

Alfuzosin

Urion/-uno, UroXatral

Doxazosin

Doxazomerck, Doxazosin AL, Doxazosin-CT, Doxazosin-ratiopharm, Doxazosin Sandoz, Doxazosin STADA, Uriduct

Tamsulosin

ALNA, Omnic

Terazosin

Flotrin, Terablock, Tera TAD, TERAZID

Doxazosin und Terazosin zeigen ihre muskelentspannende Wirkung an allen Geweben, so auch an Blutgefäßen. Alfuzosin und in noch größerem Maße Tamsulosin binden sich bevorzugt an jene Rezeptoren, die vor allem in der Prostata vorkommen, weniger an die in den Blutgefäßen. Daher ist bei diesen beiden Wirkstoffen das Risiko, einen plötzlichen Blutdruckabfall auszulösen, geringer als bei den anderen beiden.

Alpha-1-Rezeptoren-Blocker sind zurzeit die einzigen Mittel, die die Beschwerden einer vergrößerten Prostata deutlich verringern können. Die Wirkung zeigt sich bereits nach etwa zwei Wochen: Der Harn fließt wieder stärker, die Blase kann komplett entleert werden, die nächtlichen Toilettengänge hören auf. Daher werden die Wirkstoffe dieser Gruppe als „geeignet" bewertet. Die Wirkstoffe Alfuzosin (*Urion, UroXatral*) und Tamsulosin (*ALNA, Omnic*) gibt es inzwischen auch in Form von preisgünstigen Generika.

Anwendung

Alfuzosin: Laut Beipackzettel nehmen Sie drei- oder höchstens viermal täglich 2,5 Milligramm ein. Männer, die mit Blutdruckmitteln behandelt werden oder eine Nierenfunktionsstörung haben, sollten nur zweimal 2,5 Milligramm einnehmen.

Doxazosin: Zu Beginn nehmen Sie einmal täglich 1 Milligramm Doxazosin ein. Ist eine höhere Dosierung notwendig, so muss die Menge nach und nach gesteigert werden. Nach einer Woche können Sie 2 Milligramm Doxazosin einnehmen, nach einer weiteren Woche dann gegebenenfalls 4 Milligramm. 8 Milligramm Doxazin pro Tag dürfen nicht überschritten werden. Die Arzneimenge wird immer auf einmal, also nur einmal am Tag eingenommen. Wenn Ihnen Retardtabletten verschrieben wurden – aus ihnen wird der Wirkstoff verzögert freigesetzt –, ist langsame Dosissteigerung in der Regel nicht erforderlich.

Tamsulosin: Die Produkte liegen als Retardtabletten vor, die ihren Wirkstoff nach und nach freisetzen. Darum genügt es, von diesen Mitteln nach dem Frühstück eine Tablette zu 0,4 Milligramm einzunehmen. Das Mittel kann zwar unabhängig von den Mahlzeiten eingenommen werden, doch sollte das immer zur selben Tageszeit geschehen, damit die Wirkstoffspiegel möglichst konstant bleiben.

Terazosin: Hiervon gibt es „Start-Packungen" mit Tabletten, die 1 beziehungsweise 2 Milligramm Wirkstoff enthalten. Die Behandlung beginnt üblicherweise damit, dass eine Woche lang jeden Abend eine Tablette mit 1 Milligramm eingenommen wird. Dann folgen zwei Wochen, in denen abends 2 Milligramm eingenommen werden. Die Dosis wird allmählich, im Abstand von zwei bis drei Wochen, auf die ärztlich verordnete Menge gesteigert.

Die Substanzen dieser Arzneimittelgruppe senken mehr oder minder stark den Blutdruck. Darum sollen Sie Terazosin wenn möglich immer, Alfuzosin bei der ersten Einnahme und bei Dosiserhöhungen vor dem Zubettgehen einnehmen. Sollte Ihr Blutdruck danach plötzlich absacken, ist das im Liegen ungefährlich. Bei Doxazosin empfiehlt sich die Einnahme zur Nacht, wenn Sie sonst tagsüber mit Kreislaufproblemen zu tun haben. Bei Tamsulosin ist eine solche Vorsichtsmaßnahme nicht erforderlich, weil es den Blutdruck nicht so stark beeinflusst.

Achtung

Alfuzosin, Doxazosin, Terazosin: Vor allem zu Beginn der Behandlung, aber auch in deren Verlauf ist nicht auszuschließen, dass Ihnen aufgrund des absinkenden Blutdrucks schwindelig wird oder Sie sogar ohnmächtig werden. Darum sollten Sie Situationen vermeiden, in denen Sie das in Gefahr bringen könnte.

Zum Ende der Therapie ist es sinnvoll, die Dosis des Mittels langsam zu verringern. Besonders wenn der Blutdruck relativ hoch ist, sollten Sie ihn täglich selbst messen oder öfter vom Arzt oder in der Apotheke kontrollieren lassen. Da die blutdrucksenkende Wirkung des Prostatamittels wegfällt, kann der Blutdruck jetzt stark ansteigen.

Wenn Komplikationen auftreten, insbesondere wenn Sie mit dem Urin Blut ausscheiden oder wenn Sie kein Wasser mehr lassen können, ist ärztliches Eingreifen notwendig.

Gegenanzeigen

Unter folgenden Bedingungen dürfen Sie die jeweiligen Wirkstoffe nicht anwenden:

Sie haben eine schwere Leberfunktionsstörung. Ist Ihre Leberfunktionsstörung nicht so schwer, dass Sie das Mittel gar nicht einnehmen dürfen, sondern leichter, muss der Arzt die Dosierung des jeweiligen Wirkstoffs diesen Bedingungen anpassen.

Alfuzosin, Doxazosin, Tamsulosin: Sie haben niedrigen Blutdruck und neigen zu Kreislaufversagen oder Ohnmachtsanfällen. Bei Retardtabletten gilt das Anwendungsverbot nicht so streng; allerdings sollte der Arzt bei niedrigem Blutdruck die Verordnung besonders sorgfältig abwägen.

Alfuzosin: Sie werden mit einem Alpha-1-Rezeptorenblocker (bei hohem Blutdruck) oder Dopaminagonisten (bei Parkinsonkrankheit) behandelt.

Doxazosin Retardtabletten: Sie haben eine chronische Harnweginfektion, Blasensteine oder bei Ihnen staut sich der Urin von der Blase bis in die Nieren hoch. Auch bei einer schweren Nierenfunktionsstörung und wenn Sie gar keinen Urin mehr ausscheiden, dürfen Sie Doxazosin nicht anwenden. Das Gleiche gilt, wenn Sie Verengungen in der Speiseröhre oder dem Magen-Darm-Trakt aufweisen.

Terazosin: Sie sind beim Wasserlassen schon einmal ohnmächtig geworden.

Unter folgenden Bedingungen dürfen Sie die jeweiligen Wirkstoffe nur anwenden, wenn der Arzt Nutzen und Risiken der Anwendung sorgfältig abgewogen hat:

Alfuzosin, Doxazosin, Terazosin: Sie leiden an schwerwiegenden Störungen der Herzfunktion.

Alfuzosin, Doxazosin (nicht retardiert), Terazosin: Sie haben eine chronische Harnweginfektion, Blasensteine oder bei Ihnen staut sich der Urin von der Blase bis in die Nieren hoch. Das Gleiche gilt bei einer schweren Nierenfunktionsstörung und wenn Sie gar keinen Urin mehr ausscheiden.

Tamsulosin: Sie haben eine schwere Nierenfunktionsstörung.

Wechselwirkungen mit Medikamenten

Bei allen Substanzen dieser Gruppe ist zu beachten: Wenn Sie sie zusammen mit blutdrucksenkenden Medikamenten einnehmen, muss der Arzt überprüfen, ob deren Dosis angepasst werden muss; andernfalls kann der Blutdruck zu sehr absinken.

▶ Unbedingt beachten

Alfuzosin: Diesen Wirkstoff dürfen Sie keinesfalls zusammen mit einem Alpha-1-Rezeptorenblocker (bei hohem Blutdruck) einnehmen, weil dann der Blutdruck sehr stark absinken kann. Auch mit Dopaminagonisten (bei Parkinsonkrankheit) darf Alfuzosin nicht gleichzeitig angewendet werden.

Wechselwirkungen mit Speisen und Getränken

Alfuzosin, Doxazosin, Terazosin: Wenn Sie während der Behandlung mit diesen Medikamenten Alkohol trinken, können vermehrt unerwünschte Wirkungen auftreten.

UNERWÜNSCHTE WIRKUNGEN

Die untengenannten unerwünschten Wirkungen auf das Herz-Kreislauf-System können bei Terazosin und nichtretardiertem Alfuzosin und Doxazosin (in Filmtabletten) häufiger auftreten als bei Tamsulosin und retardiertem Alfuzosin und Doxazosin (in Retardtabletten).

▶ Keine Maßnahmen erforderlich

Übelkeit, Erbrechen, Verstopfung, Blähungen und Bauchschmerzen können auftreten.

Gelenke und Muskeln können schmerzen.

▶ Muss beobachtet werden

Die meisten unerwünschten Wirkungen beruhen darauf, dass sich die Blutgefäße weiten und dadurch der Blutdruck absinkt. Besonders zu Beginn der Behandlung kommt es häufig vor, dass beim Aufstehen aus dem Sitzen oder Liegen der Blutdruck kurzzeitig stark absinkt und Schwindelanfälle, Übelkeit oder eine kurze Ohnmacht auftreten. Deshalb sollten Sie nur langsam, nicht abrupt von einer Position in eine andere wechseln. Ältere Menschen sind von dieser Störung häufiger betroffen, vor allem dann, wenn sie eine Herzschwäche haben oder blutdrucksenkende Medikamente einnehmen. Wenn Sie diese Beschwerden im Alltag sehr beeinträchtigen, sollten Sie mit dem Arzt sprechen.

Hinweise auf den abgesunkenen Blutdruck sind Müdigkeit, Schwindel (→ Seite 15) (beides tritt bei 1 von 100 Behandelten auf), Kopfschmerzen, Sehstörungen und Augenschmerzen. Die letzten drei Symptome berichtet 1 von 100 Männern. Im Nasen-Rachen-Raum äußert sich das durch eine verstopfte Nase, verstärktes Nasenbluten und Schnupfen.

Ohrgeräusche (Tinnitus) können sich verschlimmern oder neu auftreten.

Bei bis zu 1 von 100 Männern sind Harninkontinenz und schmerzhafte Dauererektionen möglich.

Wenn die Haut sich verstärkt rötet und juckt, reagieren Sie vermutlich allergisch auf das Mittel (bis zu 1 von 100). Bei solchen Hauterscheinungen (→ Seite 14) sollten Sie einen Arzt aufsuchen.

▶ **Sofort zum Arzt**

Herzschmerzen, Herzstolpern, Schwächegefühl in Armen und Beinen sowie Seh- und Sprechstörungen können Symptome eines Herzinfarkts oder Schlaganfalls sein. Setzen Sie sich dann sofort mit einem Arzt in Verbindung.

Wenn starker Hautausschlag, Juckreiz, Herzrasen, Atemnot, Schwäche und Schwindel auftreten, müssen Sie die Einnahme sofort stoppen und unverzüglich den Notarzt (Telefon 112) rufen, weil es sich um eine lebensbedrohliche Allergie (→ Seite 14) handeln kann.

Hinweise

Für ältere Menschen

Alfuzosin: Die Substanz wird altersbedingt verlangsamt abgebaut. Darum sollten ältere Männer die Behandlung mit einer geringeren Dosis beginnen: morgens und abends jeweils 2,5 Milligramm. Bei den Retardtabletten gilt das abgeschwächt; doch auch hier sollte der Arzt die Wirkung des Medikaments sorgfältig überwachen.

Doxazosin, Terazosin: Auch diese Wirkstoffe sollten bei älteren Männern so niedrig wie möglich dosiert werden.

Zur Verkehrstüchtigkeit

Besonders zu Beginn der Behandlung kann der Blutdruck schwanken; außerdem kann der Einfluss der Mittel auf den Blutdruck vielfältige Störungen nach sich ziehen. All dieses kann Ihre Fähigkeit beeinträchtigen, ein Fahrzeug zu lenken, Maschinen zu bedienen und Arbeiten ohne sicheren Halt zu verrichten.

Prostatavergrößerung

Handelsname Darreichungsform	Zusammensetzung pro 1 ml/1 g oder wie angegeben bzw. pro abgeteilte Einheit	Kleinste Packungsgröße	Festbetrag in Euro	Packungspreis in Euro	Bewertung
Hinweise zu den Tabellenspalten → Seite 28, zur Auswahl der Arzneimittel → Seite 23, zur Grundlage der Bewertung → Seiten 24, 27					
ALNA Ocas 0,4 mg Retardtabletten Rp Retardtabletten	**Tamsulosin-hydrochlorid** 0,4 mg	20 Stück	17,62	30,82	**Geeignet**, um die Beschwerden im Zusammenhang mit einer gutartig vergrößerten Prostata zu verringern. → Seite 455
Avodart 0,5 mg Weichkapseln Rp Weichkapseln	**Dutasterid** 0,5 mg	30 Stück		50,56	**Mit Einschränkung geeignet**, um eine gutartig, aber deutlich vergrößerte Prostata zu verkleinern. Es ist nicht ausreichend nachgewiesen, dass das Mittel die Beschwerden nachhaltig verringert. → Seite 454
Doxazomerck 1 mg Rp Tabletten	**Doxazosin** 1 mg	100 Stück	37,76	29,31	**Geeignet**, um die Beschwerden im Zusammenhang mit einer gutartig vergrößerten Prostata zu verringern. → Seite 455
Doxazosin AL 4 mg Retardtabletten Rp Retardtabletten	**Doxazosin** 4 mg	28 Stück	21,00	17,59	**Geeignet**, um die Beschwerden im Zusammenhang mit einer gutartig vergrößerten Prostata zu verringern. → Seite 455
Doxazosin-CT 4 mg Retardtabletten Rp Retardtabletten	**Doxazosin** 4 mg	30 Stück	21,79	17,59	**Geeignet**, um die Beschwerden im Zusammenhang mit einer gutartig vergrößerten Prostata zu verringern. → Seite 455
Doxazosin-CT 2 mg Tabletten Rp	2 mg	20 Stück	16,30	14,28	
4 mg Tabletten Rp Tabletten	4 mg	20 Stück	17,81	15,34	

▶

Prostatavergrößerung Fortsetzung

Handelsname Darreichungsform	Zusammensetzung pro 1 ml/1 g oder wie angegeben bzw. pro abgeteilte Einheit	Kleinste Packungsgröße	Festbetrag in Euro	Packungspreis in Euro	Bewertung

Hinweise zu den Tabellenspalten → Seite 28, zur Auswahl der Arzneimittel → Seite 23, zur Grundlage der Bewertung → Seiten 24, 27

Doxazosin-ratiopharm 4 mg Retardtabletten Rp Retardtabletten	**Doxazosin** 4 mg	30 Stück	21,79	18,15	**Geeignet**, um die Beschwerden im Zusammenhang mit einer gutartig vergrößerten Prostata zu verringern. → Seite 45
Doxazosin-ratiopharm 1 mg Rp	1 mg	20 Stück	15,48	13,73	
2 mg Rp	2 mg	20 Stück	16,30	14,30	
4 mg Rp Tabletten	4 mg	20 Stück	17,81	15,36	
Doxazosin Sandoz 4 mg Retardtabletten Rp Retardtabletten	**Doxazosin** 4 mg	28 Stück	21,00	17,59	**Geeignet**, um die Beschwerden im Zusammenhang mit einer gutartig vergrößerten Prostata zu verringern. → Seite 45
Doxazosin STADA 4 mg Retardtabletten Rp Retardtabletten	**Doxazosin** 4 mg	28 Stück	21,00	17,59	**Geeignet**, um die Beschwerden im Zusammenhang mit einer gutartig vergrößerten Prostata zu verringern. → Seite 45
Doxazosin STADA 1 mg Rp	1 mg	20 Stück	15,48	13,73	
2 mg Rp	2 mg	20 Stück	16,30	14,30	
4 mg Rp Tabletten	4 mg	20 Stück	17,81	15,36	
Flotrin Start Rp	**Terazosin** 1 mg und 2 mg	7 Stück und 14 Stück	16,97	14,78	**Geeignet**, um Beschwerden im Zusammenhang mit einer gutartig vergrößerten Prostata zu verringern. → Seite 4
Flotrin Pro 2 mg Rp	2 mg	28 Stück	19,74	16,71	
Flotrin Uro 5 mg Rp	5 mg	28 Stück	22,35	18,54	
Flotrin Max 10 mg Rp Tabletten	10 mg	28 Stück	24,84	20,28	
Omnic Ocas 0,4 mg Rp Retardtabletten	**Tamsulosin-hydrochlorid** 0,4 mg	18 Stück	16,84	28,76	**Geeignet**, um Beschwerden im Zusammenhang mit einer gutartig vergrößerten Prostata zu verringern. → Seite 4
PROSCAR 5 mg Filmtabletten Rp Filmtabletten	**Finasterid** 5 mg	30 Stück		55,99	**Mit Einschränkung geeignet**, um eine gutartig, aber deutlich vergrößerte Prostata zu verkleinern. Es ist nicht ausreichend nachgewiesen, dass das Mittel d Beschwerden nachhaltig verringert. → Seite 4
Terablock Start Rp	**Terazosin** 1 mg und 2 mg	7 Stück und 14 Stück	16,97	14,78	**Geeignet**, um Beschwerden im Zusammenhang mit einer gutartig vergrößerten Prostata zu verringern. → Seite 4
Terablock 2 mg Rp	2 mg	28 Stück	19,74	16,71	
5 mg Rp Tabletten	5 mg	28 Stück	22,35	18,54	
Tera TAD Start Rp	**Terazosin** 1 mg und 2 mg	7 Stück und 14 Stück	16,97	14,77	**Geeignet**, um Beschwerden im Zusammenhang mit einer gutartig vergrößerten Prostata zu verringern. → Seite 4
Tera TAD 2 mg Rp	2 mg	28 Stück	19,74	16,68	
5 mg Rp	5 mg	28 Stück	22,35	18,52	
10 mg Rp	10 mg	28 Stück	24,84	20,24	
2 mg Rp Tabletten	2 mg	28 Stück	19,74	16,68	
TERAZID Start Rp	**Terazosin** 1 mg und 2 mg	7 Stück und 14 Stück	16,97	14,77	**Geeignet**, um Beschwerden im Zusammenhang mit einer gutartig vergrößerten Prostata zu verringern. → Seite 4
TERAZID 2 mg Rp	2 mg	28 Stück	19,74	16,71	
5 mg Rp	5 mg	28 Stück	22,35	18,54	
10 mg Rp Tabletten	10 mg	28 Stück	24,84	20,28	

Prostatavergrößerung Fortsetzung

Handelsname Darreichungsform	Zusammensetzung pro 1 ml/1 g oder wie angegeben bzw. pro abgeteilte Einheit	Kleinste Packungsgröße	Festbetrag in Euro	Packungspreis in Euro	Bewertung
Uriduct 4 mg Retard Rp Retardtabletten	**Doxazosin** 4 mg	30 Stück	21,79	18,15	**Geeignet**, um die Beschwerden im Zusammenhang mit einer gutartig vergrößerten Prostata zu verringern. → Seite 455
Uriduct 1 mg Rp	1 mg	20 Stück	15,48	13,73	
2 mg Rp	2 mg	20 Stück	16,30	14,30	
4 mg Rp Tabletten	4 mg	20 Stück	17,81	15,36	
Urion Rp Filmtabletten	**Alfuzosin-hydrochlorid** 2,5 mg	50 Stück	23,94	47,54	**Geeignet**, um die Beschwerden im Zusammenhang mit einer gutartig vergrößerten Prostata zu verringern. → Seite 455
Urion uno 10 mg Retardtabletten Rp Retardtabletten	10 mg	30 Stück	21,79	37,96	
UroXatral Rp Filmtabletten	**Alfuzosin-hydrochlorid** 2,5 mg	30 Stück	18,33	33,37	**Geeignet**, um die Beschwerden im Zusammenhang mit einer gutartig vergrößerten Prostata zu verringern. → Seite 455
UroXatral 10 mg Retardtabletten Rp	10 mg	30 Stück	21,79	37,96	
UroXatral uno 10 mg Retardtabletten Rp Retardtabletten	10 mg	30 Stück	21,79	37,96	

Hinweise zu den Tabellenspalten → Seite 28, zur Auswahl der Arzneimittel → Seite 23, zur Grundlage der Bewertung → Seiten 24, 27

Erektionsstörungen

Sexualstörungen sind nicht das Problem eines Mannes oder einer Frau, sondern immer das des Paares. Sowohl bei ihm als auch bei ihr greifen psychisches Erleben und Empfinden und die körperlichen Auswirkungen ineinander; zusätzlich wirkt sich aus, wie beide miteinander umgehen. Ist die innere Beziehung gestört, kann das den sexuellen Austausch auf der Ebene des Wollens und/oder des Könnens negativ beeinflussen. Was dabei jedoch Ursache, was Wirkung ist, lässt sich nur selten ausmachen.
Der sexuelle Austausch kann in der Partnerschaft junger Menschen ebenso gestört sein wie in der älterer. Auch gibt es im Verlauf langdauernder Beziehungen immer wieder Phasen wechselnder sexueller Aktivität. Bei manchen Paaren nimmt das Interesse an sexueller Aktivität mit dem Alter ab. Aber auch Funktion und Erleben können sich mit dem Älterwerden verändern.
Mediziner gehen davon aus, dass ein Drittel bis die Hälfte aller Männer über 40 Jahre eine „erektile Dysfunktion" (ED) aus eigener Erfahrung kennen.

Anzeichen und Beschwerden

Trotz Erregung versteift sich der Penis nicht so oder nicht lange genug, wie es für Sex, der beide Partner befriedigt, notwendig wäre. Solche Erektionsstörungen können vorübergehend sein, als geringfügige Störung auftreten, aber auch zu einem vollständigen Verlust der Erektionsfähigkeit führen.

Ursachen

Vorübergehende Erektionsprobleme, vor allem bei jüngeren Männern, haben ihre Ursache meist in Partnerschaftskonflikten oder erheblicher Stressbelastung. Wenn das Empfinden oder die äußeren Bedingungen nicht auf einen intimen Austausch eingestellt sind, verweigert der Körper seinen Dienst. Solche seelischen Ursachen müssen in einer eingehenden fachärztlichen Untersuchung von körperlichen abgegrenzt werden.
Ein weiterer häufiger Grund bei Männern allen Alters ist der übermäßige Konsum von Alkohol.
Anhaltende Störungen sind oft organisch bedingt und liegen auf der Ebene der Nervenversorgung, der Hormonproduktion oder der Durchblutung. Mit zunehmendem Alter treten öfter Krankheiten auf, in deren Folge beziehungsweise bei deren medikamentöser Behandlung sich Sexualstörungen einstellen können. Zu ihnen gehören:

- Herz-Kreislauf-Erkrankungen wie hoher Blutdruck und Durchblutungsstörungen. Die Gefäße, die die Schwellkörper mit Blut versorgen beziehungsweise das frühzeitige Abfließen des Blutes verhindern, können sich verändern.
- Diabetes. Je länger die Krankheit besteht, desto wahrscheinlicher sind Schäden an den Nerven und/oder Blutgefäßen, die dann zu Erektionsproblemen führen können.
- Nervenkrankheiten.
- Verletzungen und Operationen im kleinen Becken, zum Beispiel an der Prostata.
- Störungen der Hormonproduktion.
- Medikamente. Darunter sind viele Psychopharmaka und Lipidsenker, wie sie bei erhöhten Blutfetten und Herzkrankheiten angewendet werden. Auch Finasterid gehört dazu, ein Mittel, das unter dem Namen *Proscar* zur Behandlung der vergrößerten Prostata dient und das als *Propecia* bei Haarausfall eingesetzt wird.

Wechseljahre – bei Männern?

Das bekannteste Sexualhormon von Männern ist Testosteron. Dieses baut der Körper aus einer Vorstufe, dem Dehydroepiandrosteron (DHEA), auf. Testosteron trägt zur Lust auf Sex bei, zur Funktion der Sexualorgane und zur Ausprägung des männlichen Körperbaus. Die Produktion von Testosteron ist in einen Regelkreis zwischen Hirnanhangdrüse und Geschlechtsdrüsen eingebunden. Ein Hormon der Hirnanhangdrüse regt bestimmte Zellen in den Hoden an, Testosteron zu produzieren. Ist im Blut genügend Testosteron vorhanden, drosselt die Hirnanhangdrüse die Hormonproduktion; umgekehrt fördert sie sie, wenn der Testosteronspiegel sinkt.
Beide Substanzen, DHEA sowie Testosteron, werden mit der Verlockung beworben, den Alterungsprozess aufzuhalten und eine nachlassende Sexualfunktion zu verbessern. Die Idee, DHEA auf diese Weise einzusetzen, basiert darauf, dass man bei Menschen, die ein hohes Alter erreicht haben, einen relativ hohen DHEA-Blutspiegel festgestellt hat. Allerdings ließen sich in klinischen Untersuchungen keine nennenswerten Effekte durch die Anwendung von DHEA feststellen. Es beeinflusst weder die Leistungsfähigkeit noch den Körperaufbau oder die Knochendichte. Die Ergebnisse waren so ernüchternd, dass die beteiligten Forscher weitere Studien für wenig erfolgversprechend hielten.
Der Einsatz von Testosteron ist eine Analogie zur Östrogenanwendung bei Frauen in den Wechseljahren. Ab dem 40. Lebensjahr beginnt bei Männern der Testosteronspiegel im Blut abzusinken. Doch ihre hormonelle Situation unterscheidet sich in vielem von der der Frauen: Die Hormonreduktion geschieht ganz allmählich. Ein Komplex aus Beschwerden und Symptomen, der auf die nachlassende Hormonkonzentration zurückzuführen ist, ist bisher nicht bekannt. Damit ist das „Klimakterium virile" – die „Wechseljahre des Mannes" – ein erfundenes Anwendungsgebiet für Medikamente. Der Nutzen einer Anwendung von Testosteron ließ sich bisher nicht nachweisen. Im Gegenteil: Eine Studie an relativ wenigen Männern, die das Hormon in geringer Dosierung für zwei Jahre verabreicht bekamen, ergab keinen Anhaltspunkt für eine Verbesserung altersbedingter Körpervorgänge.
Aussagekräftige Ergebnisse zu Testosteron in höherer Dosierung liegen nicht vor.
Ebenso fehlen Studien, die mögliche Schäden untersuchen, sowie Untersuchungen zu den Folgen einer Langzeitanwendung. Damit liegen die Auswirkungen auf das Herz-Kreislauf-System im Dunkeln. Andererseits ist aber beispielsweise nicht auszuschließen, dass die Anwendung von Testosteron eine Prostatavergrößerung verschlimmern oder die Zahl der Krebserkrankungen dieses Organs erhöhen kann. Solange mögliche Risiken nicht ausgeschlossen werden können, wird von der Anwendung von DHEA oder Testosteron im Zusammenhang mit den genannten, nicht zu begründenden Anwendungsgebieten abgeraten.

Nichtmedikamentöse Maßnahmen

Vakuumpumpen (z. B. ErecAid System, Rapport) sind effektive Erektionshilfen, die nicht in das Körperinnere eingreifen. Der Penis wird in ein Rohr eingeführt, aus dem die Luft elektrisch abgesaugt wird, sodass ein Vakuum entsteht. Dadurch strömt mehr Blut in den Penis und er richtet sich auf. Anschließend wird das Rohr abgezogen und für etwa 30 Minuten ein Ring an der Peniswurzel angebracht. Er verhindert, dass das Blut schnell wieder abfließt.
Ist eine gestörte Blutversorgung des Penis die Ursache des Problems, kann eventuell eine Operation infrage kommen.
Eine aktuelle Untersuchung zeigt einen Zusammenhang auf zwischen Erektionsstörungen und dem Risiko, schwerwiegende Herz-Kreislauf-Störungen zu erleiden. Männer mit Erektionsproblemen sollten daher so gut wie möglich alles ausschalten, was Herz und Kreislauf gefährlich werden kann. Das bedeutet, sie sollten das Rauchen aufgeben und mit gesunder

Ernährung und viel körperlicher Aktivität ihre Blutfette, den Blutzucker, den Blutdruck und das Gewicht im Normalbereich halten.

Behandlung mit Medikamenten

Erektionsstörungen können mit verschiedenen Medikamenten behandelt werden, die auf ganz verschiedene Weise appliziert werden. Als „geeignet" wird jedoch keines von ihnen bewertet.

Der Arzneistoff Alprostadil (→ nachfolgend) wird so eingesetzt, dass er direkt an den Schwellkörpern im Penis wirkt, nicht im übrigen Körper. Der Wirkstoff ist nicht darauf angewiesen, dass die Nervenbahnen intakt sind und einwandfrei funktionieren. Darum ist er auch bei querschnittgelähmten Männern und solchen, die nicht sexuell erregt sind, effektiv.

Alprostadil kann mit zwei Verfahren in den Penis eingebracht werden: SKAT und MUSE (→ nebenstehend). Da die Anwendung von Alprostadil bei beiden Methoden mit dem Risiko verbunden ist, dass gefährliche Dauererektionen auftreten, lautet die Bewertung „mit Einschränkung geeignet".

Die Wirksamkeit von Substanzen aus der Gruppe der PDE-Hemmer (→ Seite 463), zu denen Sildenafil (*Viagra*), Tadalafil und Vardenafil gehören, ist daran gebunden, dass der Mann sexuell erregt ist oder erregt wird. Ohne einen entsprechenden Impuls können diese Mittel gegen Erektionsstörungen nichts ausrichten.

Die Mittel werden als „mit Einschränkung geeignet" bewertet. Viele Männer dürfen diese Tabletten nicht einnehmen, weil sie Erkrankungen haben oder mit Medikamenten behandelt werden, bei denen diese Wirkstoffe keinesfalls angewendet werden dürfen. Da aber gerade diese Erkrankungen und Medikationen häufig zu Erektionsstörungen führen, ist die Versuchung groß, die Mittel dennoch einzusetzen. Unter anderem kann damit die relativ hohe Zahl an Todesfällen erklärt werden, die im Zusammenhang mit der Einnahme von Sildenafil aufgetreten sind.

Alprostadil

CAVERJECT, MUSE, VIRIDAL

Die medizinische Bezeichnung für Alprostadil lautet Prostaglandin E1. Es ist ein Gewebehormon, das die Blutgefäße stark erweitert und Muskeln deutlich entspannt. Wird Alprostadil direkt in den Penis gebracht, sorgt es infolge der stärkeren Durchblutung für eine Erektion. Alprostadil wirkt auch, wenn die Nervenbahnen nicht intakt sind und wenn der Mann nicht sexuell erregt ist.

Die Wirkung setzt etwa eine Viertelstunde nach der Anwendung ein und hält ungefähr eine Stunde an.

Aufgrund der möglichen schwerwiegenden unerwünschen Wirkungen werden Mittel mit diesem Wirkstoff als „mit Einschränkung geeignet" bewertet.

Anwendung

Für die Anwendung von Alprostadil gibt es zwei unterschiedliche Verfahren: SKAT und MUSE.

SKAT

SKAT ist die Abkürzung von Schwellkörperautoinjektionstherapie und bedeutet, dass sich der Mann eine Injektionslösung mit Alprostadil in den Penis spritzt. Wie das gelingt, lernt man in der ärztlichen Praxis.

Die individuell passende Dosierung zu finden, kann mehrere Versuche erfordern. Die Dosis muss hoch genug sein, um verlässlich zu wirken, dabei aber so niedrig wie möglich gewählt sein, um unerwünschte Wirkungen zu vermeiden. Nach einer Stunde muss die Wirkung abklingen.

Männer mit nervenbedingten Erektionsstörungen beginnen in der Regel mit 1,25 Mikrogramm Alprostadil, die anderen mit 2,5 Mikrogramm. Üblicherweise liegt die Dosis zwischen 10 und 20 Mikrogramm Alprostadil; mehr als 40 Mikrogramm dürfen es nicht sein.

Ist die geringste wirksame Dosis einmal gefunden, muss diese Menge exakt eingehalten werden. Dem verführerischen Gedanken „Viel hilft viel" sollten Sie unbedingt widerstehen. Die Injektion darf frühestens nach 24 Stunden wiederholt und nicht öfter als dreimal wöchentlich eingesetzt werden.

Vor der Injektion muss die Stelle sorgfältig desinfiziert werden. Eingestochen wird körpernah seitlich in den Penisrücken, wobei darauf zu achten ist, dass keine sichtbare Vene angestochen wird. Die Einstichseite soll jedes Mal gewechselt werden.

MUSE

MUSE ist die Abkürzung von „Medicated Urethral System for Erection", frei übersetzt etwa ein System zur Anwendung von Medikamenten in der Harnröhre, um eine Erektion herbeizuführen. Es handelt sich um einen sterilen Applikator, der in die Harnröhre eingeführt und aus dem der Wirkstoff herausgedrückt wird. Er tritt langsam in die Schwellkörper über, wo er nach etwa fünf bis zehn Minuten seine Wirkung entfaltet.

Die richtige Anwendung lernt man in der ärztlichen Praxis. Dort wird auch die individuell notwendige Dosierung ermittelt. Üblicherweise beginnt man mit 250 Mikrogramm Alprostadil; die Dosis kann bis auf 1 000 Mikrogramm (= 1 Milligramm) gesteigert werden.
Vor dem Einführen sollten Sie Wasser lassen. In eine feuchte Harnröhre gleitet der Applikator besser hinein; außerdem benötigt das Medikament Feuchtigkeit, um sich zu verteilen. Nach der Anwendung ist es nützlich, den Penis zunächst etwa zehn Sekunden lang zwischen den Händen zu rollen, dann gelangt das Mittel schneller in die Schwellkörper. Aus dem gleichen Grund sollten Sie nach der Anwendung etwa zehn Minuten lang sitzen oder besser noch umhergehen.
MUSE darf höchstens zweimal innerhalb von 24 Stunden oder siebenmal pro Woche angewendet werden.

ACHTUNG

Männer, die gerinnungshemmende Tabletten mit Phenprocoumon oder Warfarin einnehmen, beispielsweise wegen der erhöhten Thrombosegefahr bei Herzrhythmusstörungen oder nach einem Herzinfarkt, müssen den Quick-Wert, das Maß für die Blutgerinnungsgeschwindigkeit, entweder selbst kontrollieren oder beim Arzt kontrollieren lassen. Ist dieser zu niedrig, sollte Alprostadil nicht angewendet werden.

Gegenanzeigen

Sie dürfen Alprostadil nicht anwenden, wenn Sie eine eingepflanzte Penisprothese tragen.
Unter folgenden Bedingungen muss der Arzt Nutzen und Risiken besonders sorgfältig abwägen:

- Sie haben Verhärtungen im Bindegewebe der Schwellkörper, Ihr Penis hat eine sehr ungewöhnliche Form oder es liegt eine Vorhautverengung (Phimose) vor.
- Sie leiden an Blutgerinnungsstörungen.
- Sie haben eine Erkrankung wie Sichelzellenanämie oder Leukämie, die mit einer verlängerten Erektion einhergehen können, oder bei Ihnen sind früher schon einmal Dauererektionen (Priapismus) aufgetreten.

Wechselwirkungen mit Medikamenten

Wenn Sie noch andere Medikamente nehmen, ist zu beachten:

- Substanzen wie Alpha-Rezeptoren-Blocker (bei hohem Blutdruck) oder Papaverin, die ebenfalls zu einer Erektion führen können, sollten nicht gemeinsam mit Alprostadil angewendet werden, um die Erektion nicht gefährlich zu verlängern. Papaverin gibt es in Deutschland nicht als Fertigpräparat, das jemand bei sich selbst anwenden könnte; im Internet wird es aber immer noch als Mittel bei Erektionsstörungen genannt.
- Medikamente, die Erektionsstörungen auslösen können, können die Wirksamkeit von Alprostadil abschwächen.
- Alprostadil kann die Wirkung von blutdrucksenkenden Mitteln verstärken.
- Alprostadil kann die Wirkung von blutgerinnungshemmenden Mitteln verstärken. Bei seiner Anwendung in Form von MUSE können dann leichter Harnröhrenblutungen auftreten.

UNERWÜNSCHTE WIRKUNGEN

▶ **Keine Maßnahmen erforderlich**

Durch die Substanz kann sich die Pupille weiten, wodurch sich das Sehvermögen verschlechtert. Das lässt mit der Zeit nach. Mundtrockenheit und Übelkeit können auftreten.

SKAT

Bei 3 von 100 Männern entsteht an der Einstichstelle ein Bluterguss, bei 1 von 100 rötet sich die Haut. Von 100 Männern berichten 5 über Schmerzen in den Hoden, Juckreiz am Penis und Schwitzen.

MUSE

Beim Einführen des Applikators kann es brennen. Wird er ungeschickt gehandhabt, kann die Schleimhaut der Harnröhre verletzt werden. Dann kann es geringfügig bluten.
Bei bis zu 10 von 100 Männern kann sich im Penis ein Spannungsgefühl einstellen.

▶ **Muss beobachtet werden**

- Ein abgesunkener Blutdruck kann bei 3 von 100 Männern zu Kopfschmerzen, Schwindel und unregelmäßigem Puls führen. Das sollten Sie mit dem Arzt besprechen.
- Im Bereich von Penis und Damm kann die Empfindungsfähigkeit gestört sein.
- Die Leberwerte können ansteigen.
- Das Wasserlassen kann erschwert sein. Es kann eine Vorhautverengung entstehen.
- Schmerzhafte Erektionen können sich einstellen.
- Der Penis kann geschwollen und die Eichel entzündet sein. Bei einer Pilzinfektion bildet sich weißer Belag auf der Eichel und es juckt.

SKAT

- Schmerzen empfinden 35 von 100 Männern.
- Am Penis können sich knotige Verdickungen und wulstige Narben bilden. Solche Veränderun-

gen sollten Sie dem Arzt bald mitteilen. Um sie rechtzeitig zu bemerken, sollte der Penis alle drei Monate sorgfältig abgetastet werden.

MUSE

Bei 12 von 100 Männern brennt es in der Harnröhre. Bei 5 von 100 treten Blutungen auf. Wird mit dem Applikator die Harnröhre bis zum Schwellkörper durchstochen, blutet es ständig aus der Harnröhre. Wenden Sie sich dann umgehend an den Arzt.

Es kann vermehrt zu Harnweginfektionen kommen.

▶ **Sofort zum Arzt**

Es können Dauererektionen auftreten, die vier bis sechs Stunden anhalten. Bei SKAT tritt ein solches Ereignis bei 2 bis 4 von 100 Männern auf, wird Alprostadil in Form von MUSE angewendet, sind es etwa 3 von 1 000.

Hält eine Erektion so lange an, muss der Notarzt (Telefon 112) aufgesucht werden. Er spritzt ein Medikament, das die Wirkung von Alprostadil aufhebt. Geschieht das nicht, kann das Penisgewebe absterben.

Hinweise

Für Schwangerschaft und Stillzeit

Wird Alprostadil in Form von MUSE angewendet, müssen beim Sex mit einer schwangeren Frau Kondome benutzt werden. Reste des Wirkstoffs, die in die Scheide gelangen, können unter Umständen Wehen auslösen.

Zur Verkehrstüchtigkeit

Alprostadil kann vereinzelt den Blutdruck senken und Schwindel auslösen. Darum sollten Sie nach Anwendung einer SKAT für eine halbe Stunde, nach Anwendung von MUSE eine ganze Stunde lang kein Fahrzeug lenken, keine Maschinen bedienen und keine Arbeiten ohne sicheren Halt verrichten. Bei Sehstörungen sollten Sie abwarten, bis sich diese wieder gelegt haben.

PDE-Hemmer

Sildenafil

VIAGRA

Tadalafil

CIALIS

Vardenafil

LEVITRA

Diese drei Substanzen werden zur Gruppe der Phosphodiesterase-Hemmer (PDE-Hemmer) zusammengefasst. Ihre Wirkung ist daran gebunden, dass der Mann sexuell erregt ist oder erregt wird. Dann erweitert ein körpereigener Stoff die Gefäße der Schwellkörper im Penis, sodass sie viel Blut aufnehmen können. Die Erektion lässt nach, wenn dieser körpereigene Stoff von dem Enzym Phosphodiesterase abgebaut wird. Substanzen aus der Gruppe der PDE-Hemmer hemmen die Tätigkeit des abbauenden Enzyms. Auf diese Weise können sie eine Erektion verstärken und verlängern. Darüber hinaus verkürzt sich die Zeit zwischen einem Samenerguss und einem erneut möglichen Geschlechtsverkehr.

In ihrer Wirksamkeit und Verträglichkeit gleichen sich die drei Substanzen. Sie unterscheiden sich vornehmlich darin, wie viel Zeit zwischen Einnahme und Sex verstreichen muss und wie lange ihre Wirkung andauert. Daher erhalten sie die gleiche Bewertung. Diese lautet „mit Einschränkung geeignet", weil die Wirkstoffe bei nicht wenigen Männern aufgrund von Erkrankungen oder der Einnahme von Arzneimitteln ein erhöhtes Risiko für Herz und Kreislauf bergen. Außerdem ist nicht ausreichend bekannt, wie sich ihre Einnahme über lange Zeit auswirkt.

Anwendung

Sildenafil: Üblicherweise wird mit dem Präparat mit 50 Milligramm Sildenafil begonnen. Reicht diese Dosis nicht aus, kann zu dem 100-Milligramm-Produkt gewechselt werden. Älteren Männern und solchen, deren Leber und Nieren unzureichend arbeiten, wird empfohlen, zunächst die Wirkung von 25 Milligramm zu testen. Die Tablette soll etwa eine Stunde vor dem geplanten Geschlechtsverkehr geschluckt werden, ihre Wirkung hält 8 bis 12 Stunden an. Günstig ist es, in dieser Zeit nichts zu essen; bei vollem Magen wirkt das Mittel möglicherweise langsamer. Sildenafil darf nur einmal am Tag eingenommen werden.

Tadalafil: Die Startdosis sind 10 Milligramm; sie kann auf 20 Milligramm erhöht werden. Männern, deren Leber und Nieren unzureichend arbeiten, wird empfohlen, die 10-Milligramm-Dosis nicht zu überschreiten. Die Tablette soll mindestens 30 Minuten vor dem Sex eingenommen werden. Die Wirkung hält 24 Stunden an, manche berichten auch von 36 Stunden. Das Mittel darf höchstens einmal am Tag eingenommen werden, aber auch das nicht regelmäßig.

Vardenafil: Üblicherweise wird zunächst ausprobiert, wie 10 Milligramm wirken. Je nach Effekt kann die Dosis verringert oder bis auf maximal 20 Milligramm gesteigert werden. Ältere Männer und solche mit stark eingeschränkter Nierenfunktion sollten jedoch mit 5 Milligramm beginnen. Die Tablette muss eine halbe bis ganze Stunde vor dem geplanten Sex eingenommen werden. Sie wirkt dann zwischen fünf und acht Stunden lang. Das Mittel darf höchstens einmal am Tag eingenommen werden.

Achtung

PDE-Hemmer dürfen bei einer Reihe von Erkrankungen nicht angewendet werden, die bei älteren Männern und besonders bei denen mit Diabetes, welche aufgrund ihrer Erkrankung oft unter Erektionsstörungen leiden, häufig vorkommen. Zudem müssen diese Männer häufig Medikamente einnehmen, die sie nicht gleichzeitig mit PDE-Hemmern anwenden dürfen.

Trotz der Warnungen können aber offenbar viele Männer, die das Mittel nicht hätten verordnet bekommen oder nicht hätten einnehmen dürfen, der Verlockung, sich endlich wieder nach Lust und Laune sexuell betätigen zu können, nicht widerstehen. Sildenafil wird weltweit mit mehr als 1 000 Todesfällen in Verbindung gebracht.

Ein Grund unter vielen, warum so viele Männer diese „Potenzmittel" schlucken, obwohl sie für sie nicht geeignet sind, kann der unkontrollierbare Zugang zu diesen Mitteln durch Bestellungen über das Internet sein.

Saunagänge können – insbesondere in Kombination mit bestimmten Arzneimitteln – den Blutdruckabfall, den die Mittel verursachen, noch verstärken.

Gegenanzeigen

Unter folgenden Bedingungen dürfen Sie keine PDE-Hemmer einnehmen:

- Sie nehmen Medikamente mit Nitraten ein oder Wirkstoffe, die den Nitraten verwandt sind, zum Beispiel Amylnitrit oder Molsidomin. Sie werden bei bestimmten Herzkrankheiten, zum Beispiel Angina Pectoris, eingesetzt. Amylnitrit wird in der Party- und Technoszene auch als „Poppers" oder „Rush" gebraucht. In Kombination mit PDE-Hemmern kann der Blutdruck lebensgefährlich absinken.
- Sie haben eine schwere Herz-Kreislauf-Erkrankung, wie eine instabile Angina Pectoris oder eine schwere Herzinsuffizienz, oder Sie haben kürzlich einen Schlaganfall oder Herzinfarkt erlitten.
- Sie haben eine schwere Leberfunktionsstörung.
- Sie haben sehr niedrigen Blutdruck (unter 90/50 mm Hg).
- Sie haben eine erblich bedingte Netzhautschädigung (Retinopathia pigmentosa).

Vardenafil: Für diese Substanz gilt darüber hinaus, dass Männer über 75 Jahre kein Vardenafil einnehmen dürfen, wenn sie gleichzeitig mit Itraconazol oder Ketoconazol (innerlich bei Pilzinfektionen) oder mit Indinavir oder Ritonavir (bei HIV-Infektion) behandelt werden.

Unter folgenden Bedingungen muss der Arzt Nutzen und Risiken besonders sorgfältig abwägen:

- Sie haben eine Erkrankung wie Sichelzellenanämie oder Leukämie, die mit einer verlängerten Erektion einhergehen können, oder bei Ihnen sind früher schon einmal Dauererektionen (Priapismus) aufgetreten.
- Bei einer leichten bis mittelschweren Leberfunktionsstörung oder einer schweren Nierenfunktionsstörung können PDE-Hemmer deutlich länger wirken. Wird dann nicht auf ein solches Medikament verzichtet, sollte zumindest mit der niedrigsten Dosierung begonnen werden. Gegebenenfalls kann sie später heraufgesetzt werden.

Sildenafil, Tadalafil: Für diese beiden Wirkstoffe gilt darüber hinaus, dass der Arzt Nutzen und Risiken besonders sorgfältig abwägen muss, wenn Sie gleichzeitig mit Itraconazol oder Ketoconazol (innerlich bei Pilzinfektionen) oder Indinavir und Ritonavir (bei HIV-Infektion) behandelt werden.

Wechselwirkungen mit Medikamenten

Wenn Sie noch andere Medikamente nehmen, ist zu beachten:

- Blutdrucksenkende Mittel, allen voran Alpha-1-Rezeptorenblocker, und diese Erektionsmittel verstärken sich gegenseitig in ihrer Wirksamkeit. Das gilt auch für Alpha-1-Rezeptorenblocker wie Doxazosin und Terazosin, mit denen die Beschwerden einer vergrößerten Prostata behandelt werden. Mit Tadalafil sollten die blutdrucksenkenden Mittel beziehungsweise Prostatamittel nicht kombiniert werden. Sollen sie gemeinsam mit Sildenafil oder Vardenafil eingenommen werden, müssen zwischen der Einnahme der verschiedenen Medikamente 4 bis 6 Stunden Abstand liegen. Außerdem sollte die geringstmögliche Dosierung gewählt werden.
- Andere Medikamente zur Behandlung von Erektionsstörungen sollten Sie nicht zusammen mit PDE-Hemmern anwenden, denn ob und welche Risiken dabei bestehen, ist nicht bekannt.

► **Unbedingt beachten**

In Kombination mit PDE-Hemmern können Nitrate und Wirkstoffe, die den Nitraten verwandt sind, zum Beispiel Amylnitrit oder Molsidomin, den Blutdruck lebensgefährlich absinken lassen. Diese Wirkstoffe werden bei bestimmten Herzkrankheiten, zum Beispiel Angina Pectoris, eingesetzt. (Amylnitrit wird in der Party- und Technoszene auch als „Poppers" oder „Rush" gebraucht.)

Durch die gleichzeitige Verwendung von Arzneimitteln wie Itraconazol und Ketoconazol (innerlich bei Pilzerkrankungen), Miconazol (innerlich und vaginal bei Pilzinfektionen), Erythomyzin und Clarithromyzin (bei bakteriellen Infektionen), Indinavir,Ritonavir und Saquinavir (bei HIV-Infektionen) und Tacrolimus (nach Organtransplantationen) werden die PDE-Hemmer langsamer abgebaut. Sie können dann länger und eventuell stärker wirken. Bei diesen Medikamentenkombinationen sollten Sie versuchen, mit der geringsten Wirkstoffmenge auszukommen (Sildenafil 25 Milligramm, Tadalafil 10 Milligramm, Vardenafil 5 Milligramm).

Wechselwirkungen mit Speisen und Getränken

Grapefruitsaft kann den Abbau von PDE-Hemmern verzögern und dadurch eventuell das Risiko für unerwünschte Wirkungen erhöhen. Sicherheitshalber sollten Sie keinen Grapefruitsaft trinken, wenn Sie diese Medikamente einnehmen.

Unerwünschte Wirkungen

▶ Keine Maßnahmen erforderlich

- Bei bis zu 10 von 100 Männern kann die Nasenatmung behindert sein, und es kann Schnupfen auftreten. Über grippeähnliche Symptome mit Gelenk- und Muskelschmerzen und Muskelverspannung berichten vor allem diejenigen, die die Mittel öfter oder höherdosiert eingenommen haben, als es empfohlen wird.
- Bis zu 10 von 100 Männern klagen über Übelkeit, Erbrechen, Durchfall und Bauchschmerzen.

Sildenafil: Bei 11 von 100 derjenigen, die das Präparat mit 50 Milligramm Sildenafil einnehmen, gibt es stundenlang anhaltende Störungen des Farbensehens. Über dasselbe Problem berichtet die Hälfte derjenigen, die das 100-Milligramm-Produkt verwenden. Sie können grün und blau nicht mehr unterscheiden und sehen Schleier.

▶ Muss beobachtet werden

- Zwischen 10 und 30 von 100 Männern klagen über Kopfschmerzen.
- Schwindel oder Schwäche nach der Einnahme kann sowohl auf einen zu hohen als auch zu niedrigen Blutdruck hindeuten. Das sollte ein Arzt abklären.
- Gesicht und Oberkörper können sich röten (Flush, Sildenafil: etwa 27 von 100, Tadalafil: etwa 4 von 100, Vardenafil: über 10 von 100). Kommen Herzrasen und Juckreiz hinzu, besteht Verdacht auf einen Herzinfarkt. Rufen Sie dann sofort einen Arzt.
- Hautausschlag und gesteigerte Sonnenempfindlichkeit. Bei Letzterem sollten Sie auf einen geeigneten Sonnenschutz achten.

▶ Sofort zum Arzt

- Treten ungewöhnlich starke Kopfschmerzen auf, können sie Vorbote einer Gehirnblutung oder eines Schlaganfalls sein. Wenden Sie sich umgehend an einen Arzt.
- Wenn Sie nicht mehr alles sehen können und eventuell zusätzlich Augenschmerzen haben, wenden Sie sich sofort an einen Arzt.
- Bei Herzschmerzen, die häufig in die linke Schulter oder den Oberbauch ausstrahlen, Herzstolpern und Luftnot besteht Verdacht auf einen Herzinfarkt. Dann müssen Sie sofort den Notarzt (Telefon 112) rufen.
- Es können Dauererektionen auftreten, die mehrere Stunden anhalten. Rufen Sie dann einen Notarzt (Telefon 112). Die Erektion muss unbedingt beendet werden; andernfalls kann das Penisgewebe absterben.
- Wenn starker Hautausschlag, Juckreiz, Herzrasen, Atemnot, Schwäche und Schwindel auftreten, müssen Sie die Einnahme sofort stoppen und unverzüglich den Notarzt (Telefon 112) rufen, weil es sich um eine lebensbedrohliche Allergie (→ Seite 14) handeln kann.

Hinweise

Für Frauen

Die Mittel sind nicht zur Anwendung bei Frauen gedacht.

Für ältere Menschen

Bei Männern, die älter sind als 65 Jahre, wird der Wirkstoff altersbedingt langsamer abgebaut. Sie sollten die Behandlung darum mit der geringsten Dosis beginnen, die im Handel ist. Je nach Wirksamkeit und Verträglichkeit können sie die Dosierung dann später steigern.

Zur Verkehrstüchtigkeit

Die Mittel können das Reaktionsvermögen verändern. Das gilt besonders in Kombination mit Alkohol. Auch Schwindel und Sehstörungen können auftreten. Darum sollten Sie, wenn Sie eines der Mittel eingenommen haben, kein Fahrzeug lenken, keine Maschinen bedienen und keine Arbeiten ohne sicheren Halt verrichten.

Erektionsstörungen

Handelsname Darreichungsform	Zusammensetzung pro 1 ml/1 g oder wie angegeben bzw. pro abgeteilte Einheit	Kleinste Packungsgröße	Festbetrag in Euro	Packungspreis in Euro	Bewertung
CAVERJECT Impuls 10 µg Rp *20 µg Rp* Ampullen *CAVERJECT 10 µg Rp* *20 µg Rp* Injektionslösung	**Alprostadil** 10 µg pro 0,5 ml 20 µg pro 0,5 ml 10 µg 20 µg	2 Stück 2 Stück 10 x 1 ml 10 x 1 ml		34,21 44,66 131,21 184,52	**Mit Einschränkung geeignet** bei organisch bedingten Erektionsstörungen. Das Mittel kann gefährliche Dauererektionen auslösen. Die Anwendungsbeschränkungen müssen strikt eingehalten werden. → Seite 46
CIALIS 10 mg Rp *20 mg Rp* Filmtabletten	**Tadalafil** 10 mg 20 mg	4 Stück 4 Stück		54,99 61,99	**Mit Einschränkung geeignet** bei organisch bedingten Erektionsstörungen. Der Nutzen muss für jeden Mann sorgfältig gegen die bekannten Risiken abgewogen werden. Die Langzeitverträglichkeit ist bisher nicht ausreichend bekannt. → Seite 46
LEVITRA 5 mg Rp *10 mg Rp* *20 mg Rp* Filmtabletten	**Vardenafil** 5 mg 10 mg 20 mg	4 Stück 4 Stück 4 Stück		46,16 51,29 60,98	**Mit Einschränkung geeignet** bei organisch bedingten Erektionsstörungen. Der Nutzen muss für jeden Mann sorgfältig gegen die bekannten Risiken abgewogen werden. Die Langzeitverträglichkeit ist bisher nicht ausreichend bekannt. → Seite 46
MUSE 250 mikrogramm Rp *500 mikrogramm Rp* *1 000 mikrogramm Rp* Stäbchen	**Alprostadil** 250 µg 500 µg 1 000 µg	2 Stück 2 Stück 2 Stück		33,18 42,34 47,71	**Mit Einschränkung geeignet** bei organisch bedingten Erektionsstörungen. Das Mittel kann gefährliche Dauererektionen auslösen. Die Anwendungsbeschränkungen müssen strikt eingehalten werden. → Seite 46
VIAGRA *Filmtabletten 25 mg Rp* *50 mg Rp* *100 mg Rp* Filmtabletten	**Sildenafil** 25 mg 50 mg 100 mg	4 Stück 4 Stück 4 Stück		44,11 46,16 60,32	**Mit Einschränkung geeignet** bei organisch bedingten Erektionsstörungen. Der Nutzen muss für jeden Mann sorgfältig gegen die bekannten Risiken abgewogen werden. Die Langzeitverträglichkeit ist bisher nicht ausreichend bekannt. → Seite 46
VIRIDAL 10 µg Rp *20 µg Rp* *40 µg Rp* Doppelkammerkarpulen	**Alprostadil** 10 µg 20 µg 40 µg	2 Stück 2 Stück 6 Stück		34,21 44,66 170,02	**Mit Einschränkung geeignet** bei organisch bedingten Erektionsstörungen. Das Mittel kann gefährliche Dauererektionen auslösen. Die Anwendungsbeschränkungen müssen strikt eingehalten werden. → Seite 46

Hinweise zu den Tabellenspalten → Seite 28, zur Auswahl der Arzneimittel → Seite 23, zur Grundlage der Bewertung → Seiten 24, 27

Hodenhochstand

In der Zeit, in der sich beim Embryo die Organe entwickeln, werden bei einem Jungen auch die Hoden angelegt. Sie liegen zunächst im Bauchraum und wandern durch einen Verbindungsgang in den Hodensack. Bei etwa 3 von 100 neugeborenen Knaben ist dieser Prozess bis zur Geburt noch nicht abgeschlossen (Kryptorchismus). Bei zwei Drittel dieser Jungen geschieht das dann im ersten Lebensjahr.
Hat einer der Hoden oder haben beide in dieser Zeit den Bestimmungsort nicht von selbst erreicht, muss ärztlich eingegriffen werden; andernfalls drohen schwerwiegende Schäden. Die Fruchtbarkeit kann beeinträchtigt sein, im schlimmsten Fall droht Sterilität. Das beruht darauf, dass bei der Temperatur, wie sie im Bauchraum herrscht, in den Hoden keine befruchtungsfähigen Spermien reifen. Darüber hinaus steigt das Risiko, dass sich im Hoden Krebs entwickelt. Üblicherweise erkrankt einer von 50 000 Männern an Hodenkrebs. Wenn nicht dafür gesorgt wird, dass die Hoden außerhalb des Körpers liegen, steigt dieses Risiko um mehr als das Sechsfache.

Anzeichen und Beschwerden

Im Hodensack ist kein oder nur ein Hoden zu fühlen. Manchmal ist er zwar etwas höher, im Leistenkanal, zu tasten (Leistenhoden), lässt sich aber von dort nicht nach unten an seinen eigentlichen Platz schieben.
Bei anderen Jungen lässt sich der Hoden zwar in den oberen Teil des Hodensacks schieben, er gleitet aber sofort wieder in den Leistenkanal zurück (Gleithoden), wenn man ihn loslässt.
Leisten- und Gleithoden bedürfen ärztlicher Behandlung. Das ist anders bei einem sogenannten Pendelhoden, bei dem die Hoden zwar zum Beispiel bei Kälte hochgezogen werden, in entspanntem Zustand jedoch an ihrem vorgesehenen Platz bleiben.

Ursachen

Noch während der Entwicklung im Mutterleib beginnen die Hormondrüsen des Kindes zu arbeiten. Im Gehirn bildet der Hypothalamus jene Hormone, die die Hirnanhangdrüse zur Produktion ihrer Hormone, der sogenannten Gonadotropine, anregen. Eines dieser Gonadotropine, das luteinisierende Hormon (LH), veranlasst die Hoden des Fetus, Testosteron auszuschütten. Das Signal dieses Sexualhormons brauchen die Hoden, um ihren Weg in den Hodensack anzutreten. Mangelt es jedoch an Testosteron, weil eine der Gehirndrüsen nicht genügend von ihren jeweiligen Hormonen produziert, erreichen die Hoden ihren vorgesehenen Ort nicht.

Nichtmedikamentöse Maßnahmen

Sind zwei Hormonkuren erfolglos geblieben, müssen die Hoden operativ an ihren vorgesehenen Platz gebracht werden. Eine Operation ist auch nötig, wenn die Hoden so liegen, dass sie auf natürlichem Weg den Hodensack nicht erreichen können, oder wenn zusätzlich ein Leistenbruch vorliegt. Die Operation sollte bis zum zweiten Geburtstag durchgeführt werden, spätestens zu Beginn des dritten Lebensjahrs.

Behandlung mit Medikamenten

Die Behandlung sollte beginnen, wenn das Kind ein halbes Jahr alt ist – allenfalls kann noch bis zum ersten Geburtstag gewartet werden –, und sollte bis zum Ende des zweiten Lebensjahrs abgeschlossen sein.
Als Medikamente werden jene Hormone eingesetzt, die von den Gehirndrüsen produziert werden und die die Bildung von Testosteron in den Hoden steuern. Ist der Junge noch kein Jahr alt, wird er mit einem Nasenspray behandelt, der das GnRH-Mittel Gonadorelin (→ Seite 468) enthält. Gonadorelin ähnelt dem Hormon des Hypothalamus. Beginnt die Behandlung erst im zweiten Lebensjahr, gelingt es mit GnRH-Mitteln oft nicht mehr, ausreichend hohe Hormonspiegel zu erreichen. Dann spritzt man üblicherweise gleich Gonadotropine, die Hormone der Hirnanhangdrüse. Der Wirkstoff, der zu diesem Zweck eingesetzt wird, heißt Choriongonadotropin (→ Seite 468).
Beide Verfahren bewirken, dass die Hoden Testosteron bilden. Bei etwa einem Drittel der Jungen wandern sie durch diesen Hormonschub aus dem Bauchraum in den Hodensack hinab.
Die Hormonkur kann einmal wiederholt werden. Hat sich danach nichts verändert, muss operiert werden. Choriongonadotropin wird auch eingesetzt, um festzustellen, ob die Hoden überhaupt im Bauchraum liegen oder womöglich gar nicht angelegt sind. Dazu wird das Hormon einmal in hoher Dosierung gespritzt. Befindet sich im Körper des Jungen Hodengewebe, das auf diese Hormongabe reagieren kann, steigt der Testosteronspiegel im Blut nach 2 bis 4 Stunden und noch einmal nach 48 bis 72 Stunden deutlich an. Dazwischen, etwa 24 Stunden nach der Injektion, erreicht die Produktion des Hormons Estradiol sein Maximum. Wenn die Blutuntersuchungen diese Hormonspiegel bestätigen, ist gesichert, dass der Junge mit Hoden geboren wurde.

Nach einer erfolgreichen Behandlung sollten die Hoden ein Jahr lang alle drei Monate, später halbjährlich ärztlich kontrolliert werden. Ist ein zunächst an seinem Platz angekommener Hoden nicht mehr zu tasten, muss er operativ in die richtige Position gebracht werden.

Choriongonadotropin

Choragon, Predalon

Diese Arzneimittel enthalten Choriongonadotropin, das aus dem Urin schwangerer Frauen gewonnen wird. Es wirkt wie das luteinisierende Hormon (LH), das von der Hirnanhangdrüse gebildet wird, aber stärker, weil es sehr viel länger im Körper verweilt. Es regt die Hoden zur Produktion von Testosteron an. Bei einem Teil der Jungen wandern die Hoden dadurch in den Hodensack hinab. Diese Mittel werden als „geeignet" bewertet, um einen Hodenhochstand zu behandeln.

Anwendung

Die Dosierung des Hormons kann der Arzt dem Beipackzettel entnehmen. Bleibt die Kur erfolglos, kann sie einmal wiederholt werden.

Die hochkonzentrierten Produkte *Choragon 5 000* und *Predalon 5 000* sind im Rahmen der Indikation Hodenhochstand nur dazu gedacht zu prüfen, ob Hodengewebe im Körper angelegt ist. Dazu bekommt der Junge einmal eine Injektion mit 5 000 I.E. Choriongonadotropin. Anschließend wird mit Blutuntersuchungen der Hormonspiegel bestimmt.

Unerwünschte Wirkungen

- **Keine Maßnahmen erforderlich**

Das Kind kann sehr lebhaft werden.

- **Muss beobachtet werden**

Von Nasenbluten und Schnupfen sollten Sie dem Arzt berichten, wenn sie wiederholt auftreten. Der Penis kann sich vergrößern und häufiger als sonst versteifen. Innerhalb von drei Monaten nach dem Ende der Behandlung vergeht das wieder.

- **Sofort zum Arzt**

Wirkt der Junge teilnahmslos, schwitzt er und reagiert nicht mehr wie gewohnt, wird er womöglich gar bewusstlos, kann es sich um eine allergische Reaktion auf das Medikament handeln. Dann müssen Sie sofort einen Arzt rufen.

Wenn das Kind sehr krank wirkt und heftige Bauchschmerzen hat, kann das darauf beruhen, dass der Samenstrang sich verdreht hat und die Blutzufuhr zum Hoden unterbrochen wurde. Dann müssen Sie sofort die urologische Abteilung eines Krankenhauses aufsuchen, denn der Hoden muss innerhalb von höchstens sechs Stunden operiert werden. Andernfalls stirbt er ab und kann keine Spermien mehr produzieren.

GnRH-Analoga

Gonadorelin

Kryptocur

Gonadorelin ist das Gonadotropin-Releasing-Hormon, abgekürzt GnRH, ein Hormon, das vom Hypothalamus, einer Drüse im Gehirn, produziert und an die Hirnanhangdrüse abgegeben wird. Gonadorelin regt die Hirnanhangdrüse an, ihrerseits zwei Hormone abzugeben, die auf die Hoden wirken. Eines von ihnen sorgt dafür, dass bestimmte Zellen in den Hoden Testosteron produzieren.

GnRH-„Analoga" bedeutet, dass diese Hormone ebenso wirken wie die körpereigenen Hormone, nur stärker und länger; sie sind synthetisch hergestellt worden. Dieses Mittel wird als „geeignet" angesehen, um einen Hodenhochstad zu behandeln.

Anwendung

Gonadorelin wird als Nasenspray verabreicht; es tritt durch die Nasenschleimhaut unverändert ins Blut über. Vier Wochen lang bekommt der Junge dreimal täglich einen Sprühstoß in jedes Nasenloch.

Zu welcher Tageszeit der Spray angewendet wird, ist beliebig; es sollte nur immer etwa zur gleichen Zeit sein. Hat das Kind Schnupfen, sollte es vor dem Sprühen die Nase gereinigt bekommen. Wenn abschwellende Nasentropfen verwendet werden, sollte das Hormon frühestens nach einer halben Stunde eingesprüht werden, sonst wird es nicht richtig aufgenommen. Muss das Kind nach dem Einsprühen niesen, wird die Anwendung wiederholt. Möglicherweise muss die Kur aber auch um die Anzahl der Tage verlängert werden, die der Schnupfen gedauert hat.

Die vierwöchige Behandlung sollte in jedem Fall zu Ende geführt werden, auch wenn sich die Hoden schon vorher zu bewegen beginnen. Hat sich nach drei Monaten noch nichts getan, kann die Kur einmal wiederholt werden.

Unerwünschte Wirkungen

- **Keine Maßnahmen erforderlich**

Das Kind kann sehr lebhaft werden.

▶ **Muss beobachtet werden**
Von Nasenbluten und Schnupfen sollten Sie dem Arzt berichten, wenn sie wiederholt auftreten. Der Penis kann sich vergrößern und häufiger als sonst versteifen. Innerhalb von drei Monaten nach dem Ende der Behandlung vergeht das wieder.

▶ **Sofort zum Arzt**
Wirkt der Junge teilnahmslos, schwitzt er und reagiert nicht mehr wie gewohnt, wird er womöglich gar bewusstlos, kann es sich um eine allergische Reaktion auf das Medikament handeln. Dann müssen Sie sofort den Arzt rufen.
Wenn das Kind sehr krank wirkt und heftige Bauchschmerzen hat, kann das darauf beruhen, dass der Samenstrang sich verdreht hat und die Blutzufuhr zum Hoden unterbrochen wurde. Dann müssen Sie sofort die urologische Abteilung eines Krankenhauses aufsuchen, denn der Hoden muss innerhalb von höchstens sechs Stunden operiert werden. Andernfalls würde er absterben und könnte keine Spermien mehr produzieren.

Hodenhochstand

Handelsname Darreichungsform	Zusammensetzung pro 1 ml/1 g oder wie angegeben bzw. pro abgeteilte Einheit	Kleinste Packungsgröße	Festbetrag in Euro	Packungspreis in Euro	Bewertung
Choragon 1 500 Rp	**Choriongonadotropin** 1 500 I.E.	3 Stück	22,46	22,44	**Geeignet** bei Hodenhochstand, um festzustellen, ob die Hoden im Körper angelegt sind. → Seite 468
5 000 Rp Ampullen	5 000 I.E.	3 Stück	35,87	35,87	
Kryptocur Rp Nasenspray	**Gonadorelin** 2 mg	2 x 10 g		178,81	**Geeignet** bei Hodenhochstand. → Seite 468
Predalon 500 I.E. Rp	**Choriongonadotropin** 500 I.E.	10 Stück	30,69	30,69	**Geeignet** bei Hodenhochstand. → Seite 468
5 000 I.E. Rp Ampullen	5 000 I.E.	3 Stück	35,87	35,87	**Geeignet** bei Hodenhochstand, um festzustellen, ob die Hoden im Körper angelegt sind. → Seite 468

Hinweise zu den Tabellenspalten → Seite 28, zur Auswahl der Arzneimittel → Seite 23, zur Grundlage der Bewertung → Seiten 24, 27

Weibliche Geschlechtsorgane

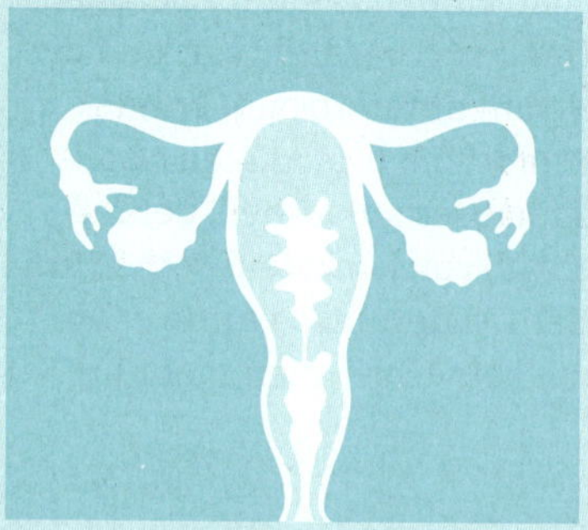

Brust, Venuslippen und Klitoris sind die sichtbaren Sexualorgane der Frau. Die meisten der an der Fortpflanzung beteiligten Organe liegen im Körperinneren. Im unteren Bauchraum befinden sich die beiden Eierstöcke (Ovarien), in denen bereits vor der Geburt eine große Zahl Eier angelegt ist. Die Eierstöcke sind über die Eileiter (Tuben) mit der Gebärmutter (Uterus) verbunden. Der Gebärmutterkörper (Korpus) geht in den Gebärmutterhals (Zervix) über und schließt mit dem Muttermund (Portio) ab. Dieser wölbt sich in die Scheide (Vagina) hinein und ist von der Scheide her mit dem Finger zu tasten.
Die Eileiter und die gesamte Gebärmutter sind mit einer Schleimhaut ausgekleidet. Das Innere der Scheide ist von einem Sekret überzogen. Bakterien, die jede gesunde Scheide besiedeln, verarbeiten Bestandteile dieses Sekrets zu Milchsäure. Dadurch wird das Scheidenmilieu sauer, was die Ansiedelung von anderen Bakterien und von Pilzen erschwert.

Bakterielle Vaginose

Von einer bakteriellen Vaginose spricht man, wenn in der Scheide eine große Zahl unerwünschter Bakterien vorkommt, die die milchsäurebildenden Bakterien, die die Scheide normalerweise besiedeln, überwuchern. Als Erreger kommen vor allem sogenannte Anaerobier infrage, die – anders als andere Bakterien – ohne Sauerstoff besonders gut leben, Trichomonaden (→ Seite 471) und die Bakterienart Gardnerella vaginalis. Letztere setzt vermehrt sogenannte Amine frei. Daher trägt diese Scheidenentzündung auch den Namen Aminkolpitis. Unter dem Begriff „Kolpitis" werden alle Arten von Entzündungen der Scheidenhaut zusammengefasst.

Anzeichen und Beschwerden

Bakterielle Scheideninfektionen machen sich durch Brennen und unangenehmen Ausfluss bemerkbar. Ist an der Infektion vor allem die Bakterienart Gardnerella vaginalis beteiligt, ist der Ausfluss dünnflüssig und kann leicht fischig riechen. Die meisten Frauen empfinden das zwar als lästig, aber nur selten als behandlungsbedürftig.

Ursachen

Die Infektion wird durch Bakterien ausgelöst, am häufigsten durch Anaerobier oder Gardnerella vaginalis.

Nichtmedikamentöse Maßnahmen

Die Erreger können sich auf der Scheidenhaut nur vermehren, wenn deren natürliche Besiedelung mit Milchsäurebakterien gestört ist. Frauen können nach der Behandlung der Entzündung den Körper darin unterstützen, das gesunde Scheidenmilieu zu stabilisieren, indem sie zum Beispiel eine Zeit lang Jogurt mit lebenden Milchsäurebakterien in die Scheide einführen.

Behandlung mit Medikamenten

Üblicherweise wird die Erkrankung mit Metronidazol, einem Wirkstoff aus der Gruppe der Nitroimidazole (→ Seite 474), behandelt. Die Substanz ist gut erprobt. Ihre therapeutische Wirksamkeit bei bakterieller Vaginose ist nachgewiesen. Metronidazol kann sowohl lokal in Form von Vaginaltabletten als auch als Tabletten zum Schlucken angewendet werden.
Bei einer bakteriellen Vaginose genügt eine örtliche Behandlung. War diese nicht erfolgreich oder lehnt die Frau sie ab, kann eine Kurztherapie mit Tabletten zum Einnehmen durchgeführt werden. Sie ist jedoch häufiger mit unerwünschten Wirkungen belastet als die Lokalbehandlung.
Bei wiederholten Infektionen erfolgt ebenfalls eine Vaginalbehandlung. Doch wird Metronidazol dabei höher dosiert, als wenn es sich um eine einmalige Infektion handelt. Treten solche Infektionen jedoch immer wieder auf, ist der Nutzen der Behandlung gegen das Risiko einer fortwährenden Behandlung mit Medikamenten sorgfältig abzuwägen. Wenn die Frau keine Beschwerden hat, kann die Behandlung auch unterbleiben. Sollen infektionsbedingte Beschwerden, wie leichter Ausfluss und die damit verbundene Geruchsbelästigung, behoben werden, sind Maßnahmen angebrachter, die ohne die hier besprochenen Medikamente auskommen. In diesem Fall kann versucht werden, ob zum Beispiel Präparate

hilfreich sind, die milchsäurebildende Bakterien enthalten. Näheres zu diesen Produkten lesen Sie im HANDBUCH SELBSTMEDIKATION der STIFTUNG WARENTEST oder im Internet unter www.medikamente-im-test.de.
Eine andere geeignete Behandlungsmöglichkeit bietet das Antibiotikum (→ Seite 472) Clindamyzin. Es wird üblicherweise lokal angewendet.
Scheideninfektionen können bei schwangeren Frauen das Risiko für eine Frühgeburt erhöhen. Wenn die Behandlung sicherstellen soll, dass sich dieses Risiko nicht vergrößert, wird der Arzt die Erreger bestimmen lassen und die Frau wird dann das als wirksam getestete Antibiotikum einnehmen müssen.
Als „wenig geeignet" zur Behandlung von Scheideninfektionen wird Nifuratel aus der Reihe der Nitrofurane (→ Seite 474) bewertet. Seine therapeutische Wirksamkeit liegt deutlich unter der von Metronidazol. Darüber hinaus sind die unerwünschten Wirkungen von Nifuratel schlecht dokumentiert, sodass ein diesbezügliches Risiko nicht gut abzuschätzen ist.
Auch Neomyzin (→ Seite 472) – ein mittlerweile als veraltet geltendes, lokal wirkendes Antibiotikum – wird als „wenig geeignet" angesehen. Seine therapeutische Wirksamkeit ist nicht ausreichend nachgewiesen; außerdem besteht bei ihm ein erhöhtes Risiko für Allergien und Resistenzen.
Ebenfalls als „wenig geeignet" wird das Desinfektionsmittel Dequalinium (→ Seite 473) eingestuft. Seine therapeutische Wirksamkeit ist nicht ausreichend nachgewiesen. Eine spezifische Behandlung mit Metronidazol ist vorzuziehen.

Trichomonadeninfektion

Trichomonadeninfektionen gehören zu den sexuell übertragbaren Krankheiten. Mit diesem Erreger können sowohl Frauen als auch Männer infiziert sein. Die Symptome sind zwar verschieden, die Behandlung ist jedoch gleich.

Anzeichen und Beschwerden

Bei Frauen
Die Infektion macht sich durch Brennen und unangenehmen Ausfluss bemerkbar. Meist ist der Ausfluss gelblich-schaumig und wird deutlich als unangenehm empfunden.
Bei Männern
Männer bemerken eine Trichomonadeninfektion meist nicht. Möglicherweise brennt es beim Wasserlassen, und es kann ein milchiger Ausfluss aus der Harnröhre auftreten.

Ursachen

Erreger der Trichomonadeninfektion ist Trichomonas vaginalis, ein mikroskopisch kleiner Parasit. Trichomonaden werden vorwiegend beim Geschlechtsverkehr übertragen. Aber auch in von mehreren Menschen benutztem warmem Wasser kann man sich anstecken.

Vorbeugung

Jeder Mensch mit einer Trichomonadeninfektion sollte seine Sexualpartnerinnen und -partner von der Erkrankung informieren, damit sie sich untersuchen und gegebenenfalls behandeln lassen können. Andernfalls ist es wahrscheinlich, dass sich die Partner gegenseitig immer wieder infizieren.

Nichtmedikamentöse Maßnahmen

Frauen können nach der Behandlung der Entzündung den Körper darin unterstützen, das gesunde Scheidenmilieu zu stabilisieren, indem sie zum Beispiel eine Zeit lang Jogurt mit lebenden Milchsäurebakterien in die Scheide einführen.

Behandlung mit Medikamenten

Für die Behandlung von Trichomonadeninfektionen eignet sich Metronidazol aus der Gruppe der Nitroimidazole (→ Seite 474). Um sicher zu wirken, muss es in Tablettenform eingenommen werden. Seine therapeutische Wirksamkeit ist nachgewiesen.
Metronidazol kann sowohl bei Frauen als auch bei Männern mit einer Trichomonadeninfektion eingesetzt werden. Bevorzugt wird die Kurztherapie. Sie hat nur ein geringes Risiko, dass der Wirkstoff das Erbmaterial von Zellen schädigt. Bei einer Behandlung über längere Zeit besteht diese Gefahr eher. Wiederholt sich bei einer Frau die Infektion mehrfach, kann eine Partnerbehandlung sinnvoll sein. Dann nimmt ihr Partner Metronidazol ein – unabhängig davon, ob bei ihm Symptome einer Trichomonadeninfektion auftreten oder eine solche Infektion festgestellt wurde.
Wenn bei Frauen die Wirkung der Metronidazol-Tabletten verstärkt werden soll, können sie zusätzlich zu den Tabletten, die sie einnehmen, noch Metronidazol-Vaginalzäpfchen einführen.
Wenig geeignet ist Nifuratel aus der Reihe der Nitrofurane (→ Seite 474). Die therapeutische Wirksamkeit dieses Wirkstoffs liegt unter der von Metronidazol. Darüber hinaus sind die unerwünschten Wir-

kungen von Nifuratel schlecht dokumentiert, sodass sein diesbezügliches Risiko nicht gut abzuschätzen ist.

Auch das als veraltet geltende, lokal wirkende Antibiotikum (→ nachfolgend) Neomyzin wird als „wenig geeignet" angesehen. Seine therapeutische Wirksamkeit ist nicht ausreichend nachgewiesen; außerdem besteht ein erhöhtes Risiko für Allergien und Resistenzen.

Ebenfalls als „wenig geeignet" wird Dequalinium (→ Seite 473), ein Desinfektionsmittel, eingestuft. Seine therapeutische Wirksamkeit ist nicht ausreichend nachgewiesen. Eine spezifische Behandlung mit Metronidazol ist vorzuziehen.

Antibiotika

Clindamyzin

SOBELIN

Neomyzin

Vagicillin

Das Antibiotikum Clindamyzin wirkt gegen einige Bakterienarten, auch gegen solche, die für ihr Wachstum keinen Sauerstoff benötigen (Anaerobier). Gegen Gardnerella, das die Aminkolpitis meist verursacht, ist es wirksam, gegen Trichomonaden hingegen nicht. Daher wird Clindamyzin bei einer Scheideninfektion, die durch Gardnerella hervorgerufen ist, als „geeignet" bewertet.

Neomyzin hingegen ist ein inzwischen veraltetes Antibiotikum, das nur lokal eingesetzt werden kann. Allerdings ist es häufig unwirksam und ruft oft Allergien hervor. Außerdem werden die Erreger gegen Neomyzin deutlich schneller resistent als gegenüber anderen Antibiotika. Ausreichende Belege für die therapeutische Wirksamkeit bei einer Vaginose – sei sie von Bakterien oder Trichomonaden hervorgerufen – fehlen. Daher wird Neomyzin als „wenig geeignet" eingestuft.

Anwendung

Clindamyzin: Wenn sicher ist, dass die Infektion durch Keime verursacht wurde, die gegenüber Clindamyzin empfindlich sind, wie zum Beispiel Gardnerella, werden an drei aufeinanderfolgenden Tagen jeweils 100 Milligramm Clindamyzin als Vaginalcreme eingeführt. Wenn es notwendig ist, kann die Behandlung eine Woche lang fortgeführt werden.

Die Vaginalcreme wenden Sie am besten abends vor dem Schlafengehen an; dann kann sich der Wirkstoff während der Nacht gut verteilen. Tagsüber ist das nicht unbedingt gewährleistet, weil möglicherweise viel von dem Mittel aus der Scheide herausläuft.

Neomyzin: Die Vaginalzäpfchen werden vier Abende lang möglichst tief in die Scheide eingeführt. Am fünften Tag unterbleibt die Anwendung, ab dem sechsten Tag wird jeden zweiten Tag ein Zäpfchen eingeführt. Die Behandlung sollte nicht über längere Zeit fortgeführt werden.

Achtung

Gegenanzeigen

Unter folgenden Voraussetzungen muss der Arzt vor der Anwendung Nutzen und Risiken besonders sorgfältig gegeneinander abwägen:

Clindamyzin: Sie haben eine entzündliche Darmerkrankung (Colitis ulcerosa, Morbus Crohn).

Neomyzin: Ihre Scheidenhaut gleicht durch die Entzündung einer Wunde. Dann kann der Wirkstoff in den Blutkreislauf aufgenommen werden und womöglich das Gehör und die Nieren schädigen. Besonders gefährdet sind Frauen mit einer Nierenfunktionsstörung und solche, deren Hör- oder Gleichgewichtsorgan bereits geschädigt ist.

Wechselwirkungen mit Medikamenten

Während der Behandlungszeit sollten Sie keine anderen Scheidenmittel anwenden.

Wenn Sie andere Medikamente nehmen, ist zu beachten:

Clindamyzin: Dieses Mittel dürfen Sie nicht zusammen mit dem Antibiotikum Erythromyzin einsetzen, weil sich die beiden Wirkstoffe in ihrer Wirkung gegenseitig beeinträchtigen.

Neomyzin: Dieses Antibiotikum sollten Sie meiden, wenn Sie bereits Medikamente anwenden, die die Nieren oder das Gehörorgan schädigen können.

Unerwünschte Wirkungen

▶ **Keine Maßnahmen erforderlich**

Clindamyzin: Die Scheidenhaut kann empfindlich werden. Nach dem Ende der Behandlung gibt sich das wieder.

▶ **Muss beobachtet werden**

Wenn die Haut sich verstärkt rötet und juckt, reagieren Sie vermutlich allergisch auf das Mittel (bei Clindamyzin: 3 bis 5 von 100 Frauen). Bei solchen Hauterscheinungen (→ Seite 14) sollten Sie einen Arzt aufsuchen.

Clindamyzin: Da die Behandlung die natürliche Abwehrkraft der Scheidenhaut gegenüber Keimen verringert, kann sich nun eine Infektion mit Hefepilzen oder Trichomonaden ausbreiten. Diese muss dann – zusätzlich zu der Aminkolpitis – mit einem geeigneten Medikament behandelt werden.

Bei 3 bis 30 von 100 Frauen tritt Durchfall auf, weniger als 1 von 100 Frauen berichtet über Schluckbeschwerden und Brennen in der Speiseröhre infolge einer Entzündung. Halten diese Beschwerden länger als zwei bis drei Tage an, wenden Sie sich an einen Arzt.

Ein langanhaltendes Schwächegefühl lässt eine Blutbildungsstörung (→ Seite 15) vermuten. Suchen Sie dann einen Arzt auf, um Ihr Blut untersuchen zu lassen.

Neomyzin: Wenn das Antibiotikum in den Blutkreislauf gelangt, kann es die Nieren schädigen. Müssen Sie nachts häufiger als sonst zur Toilette oder scheiden Sie nur sehr wenig Urin aus, sollten Sie einen Arzt aufsuchen.

▶ Sofort zum Arzt

Clindamyzin: Langanhaltende starke Durchfälle, Übelkeit, Erbrechen und Bauchschmerzen deuten auf eine lebensbedrohliche Darmentzündung (pseudomembranöse Kolitis, bei bis zu 10 von 100 Anwenderinnen) hin. Dann sollten Sie sofort einen Arzt rufen!

Neomyzin: Gelangt das Antibiotikum in den Blutkreislauf, kann es das Gehörorgan bis zur völligen Hörunfähigkeit schädigen. Gehen Sie bei Ohrgeräuschen und Hörstörungen sofort zum Arzt. Auch Gleichgewichtsstörungen und das Gefühl von Kribbeln und Taubheit in Armen und Beinen sollten Sie sofort zum Arzt führen.

HINWEISE

Für Kinder unter 14 Jahren

Vagicillin: Das Mittel darf nicht bei Kindern unter zwölf Jahren eingesetzt werden, da keine Erfahrungen zu Wirksamkeit und Verträglichkeit vorliegen.

Beim Gebrauch von Verhütungsmitteln

Vagicillin: Kondome eignen sich während der Behandlungszeit nicht als Verhütungsmittel. Die Creme enthält Hilfsstoffe, die die Reißfestigkeit von Kondomen verringern können.

Sobelin: Kondome eignen sich während der Behandlungszeit nicht als Verhütungsmittel, ein Diaphragma nur bedingt. Die Vaginalcreme enthält Hilfsstoffe, welche die Reißfestigkeit von Kondomen verringern und bei längerer Anwendungszeit beim Diaphragma die Membran angreifen können.

Auf die Sicherheit spermientötender Substanzen sollten Sie sich während der Behandlung nicht verlassen, da deren Wirkung beeinträchtigt werden kann.

Für Schwangerschaft und Stillzeit

Clindamyzin: Frauen, deren Schwangerschaft als Risikoschwangerschaft eingestuft wird, dürfen nicht mit Clindamyzin behandelt werden. Liegt keine Risikoschwangerschaft vor, kann Clindamyzin bei Aminkolpitis in die Scheide eingeführt werden. Trotzdem sollten Sie es während der ersten drei Monate nur anwenden, wenn der Arzt es für unabdingbar notwendig hält. Allerdings sollten Sie die Creme nicht tief in die Scheide einführen, weil das den Muttermund reizen und eine Fehlgeburt begünstigen kann. In den späteren Schwangerschaftsmonaten hat sich Clindamyzin als unbedenklich erwiesen.

Wenn eine Behandlung mit Tabletten oder Infusionen erforderlich ist, sollte vorher getestet werden, gegen welches Antibiotikum die Erreger empfindlich sind (Antibiogramm).

Während der Stillzeit sollten Sie auf Clindamyzin verzichten. Es geht in die Muttermilch über und kann beim Kind zu Darmstörungen führen.

Neomyzin: Dieses Antibiotikum darf während der gesamten Schwangerschaft und Stillzeit nicht angewendet werden.

Antiseptikum

Dequalinium

Fluomycin N

Dequalinium tötet eine Reihe von Bakterienarten ab und hemmt das Wachstum von Pilzen. Die Wirkung ist jedoch so unspezifisch, dass Dequalinium als allgemeines Desinfektionsmittel (Antiseptikum) einzustufen ist. Seine Wirksamkeit bei Scheideninfektionen mit Bakterien oder Trichomonaden ist nicht ausreichend nachgewiesen. Daher wird es als „wenig geeignet" bewertet.

Dequalinium lässt sich besser durch das bei diesen Infektionen spezifisch wirkende Metronidazol (→ Seite 474) ersetzen.

ANWENDUNG

Laut Beipackzettel sollen die Vaginaltabletten sechs Tage lang vor dem Schlafengehen in die Scheide eingeführt werden. Nach der nächsten Regel kann die Behandlung wiederholt werden.

ACHTUNG

Gegenanzeigen

Das Mittel darf bei Schleimhautgeschwüren in der Scheide und am Muttermund nicht angewendet werden.

Junge Mädchen, die ihre erste Blutung noch nicht gehabt haben, sind von der Anwendung ausgeschlossen.

Unerwünschte Wirkungen

▶ **Muss beobachtet werden**

Die Scheide kann sich entzünden und es kann aus kleinen oberflächlichen Wunden bluten (bei weniger als 1 von 1 000 Frauen). Dann wenden Sie sich an einen Arzt.

Hinweise

Beim Gebrauch von Verhütungsmitteln

Auf die Sicherheit spermientötender Substanzen sollten Sie sich während der Behandlung nicht verlassen, da deren Wirkung beeinträchtigt werden kann.

Für Schwangerschaft und Stillzeit

Während der Schwangerschaft ist es besonders wichtig, Scheideninfektionen genau zu diagnostizieren und spezifisch zu behandeln. Dafür eignet sich dieses Mittel nicht.
Einwände gegen die Anwendung von Dequalinium in der Schwangerschaft, die auf dem Inhaltsstoff beruhen, gibt es jedoch nicht. Allerdings sollten Sie die Vaginaltabletten mit dem Finger, nicht mit einem Applikator einführen. Diese Manipulation birgt das Risiko, Blutungen am Muttermund auszulösen.

Nitrofuran

Nifuratel

inimur

Nifuratel wirkt zwar gegen eine Reihe von Bakterienarten und Hefen, doch die Heilungsrate bei Scheidenentzündungen liegt nach einer Nifuratel-Behandlung unter der, die mit Metronidazol (→ Seite 474) zu erzielen ist. Daher werden Präparate mit diesem Wirkstoff als „wenig geeignet“ bewertet.

Anwendung

Eine Woche lang werden dreimal täglich ein bis zwei Dragees eingenommen. Zur lokalen Behandlung dienen Salbe und Vaginalstäbchen, die ein- bis zweimal täglich in die Scheide eingeführt werden. Die Salbe kann zusätzlich zwei- bis dreimal täglich aufgetragen werden. Laut Beipackzettel dauert die lokale Behandlung zehn Tage. Scheidenmittel wenden Sie am besten abends vor dem Schlafengehen an; dann kann sich der Wirkstoff während der Nacht gut verteilen. Tagsüber ist das nicht unbedingt gewährleistet, weil möglicherweise viel von dem Mittel aus der Scheide herausläuft.

Achtung

inimur Salbe: Das Mittel enthält Parabene. Diese Konservierungsmittel führen möglicherweise zur Allergie. Wenn Sie auf Parastoffe (→ Seite 1159) allergisch reagieren, dürfen Sie dieses Mittel nicht anwenden.

Wechselwirkungen mit Speisen und Getränken

Bei der Behandlung sollten Sie keinen Alkohol trinken, da sonst Übelkeit, Erbrechen und Hitzegefühle auftreten können.

Unerwünschte Wirkungen

▶ **Muss beobachtet werden**

Wenn die Haut sich verstärkt rötet und juckt, reagieren Sie vermutlich allergisch auf das Mittel. Dann sollten Sie es absetzen. Sind die Hauterscheinungen (→ Seite 14) einige Tage später nicht deutlich abgeklungen, sollten Sie einen Arzt aufsuchen.

Hinweise

Beim Gebrauch von Verhütungsmitteln

Auf die Sicherheit spermientötender Substanzen sollten Sie sich während der Behandlung nicht verlassen, da deren Wirkung beeinträchtigt werden kann.

Für Schwangerschaft und Stillzeit

Im Tierversuch verursachen Nitrofurane Fehlbildungen. Beim Menschen hat sich Derartiges bisher nicht gezeigt. Dennoch sollten schwangere Frauen nicht mit Nifuratel behandelt werden. Auch in der Stillzeit sollte die Anwendung unterbleiben.

Nitroimidazol

Metronidazol

Arilin, Clont, Metronidazol AL, Metronidazol Heumann, Metronidazol-ratiopharm, Metronidazol STADA, Vagimid

Als Nitroimidazole wird eine Gruppe von Wirkstoffen bezeichnet, die gegen Keime wirken, die zum Wachsen nur wenig oder gar keinen Sauerstoff brauchen (Anaerobier). Zu den gut erprobten Nitroimidazolen, deren therapeutische Wirksamkeit bei Scheideninfektionen, die durch Gardnerella und Trichomonaden verursacht werden, nachgewiesen ist, gehört der Wirkstoff Metronidazol.
Die Substanz verhindert, dass sich die Erreger vermehren, indem sie das Erbmaterial der Zellen schädigt. Auch menschliche Zellen kann sie auf diese Weise angreifen. Die unterschiedlichen Behandlungsempfehlungen haben das Ziel, diese Gefahr für das Erbgut gering zu halten, dabei aber

trotzdem eine ausreichende therapeutische Wirksamkeit zu gewährleisten.

Bei einer lokalen Behandlung der Scheideninfektion sind die Risiken von Metronidazol im übrigen Körper gering. Eine solche Behandlung ist jedoch nur bei einer bakteriellen Vaginose angebracht, denn nur bei einer Infektion durch Gardnerella ist die lokale Behandlung mit Metronidazol ausreichend, bei einer Trichomonadeninfektion hingegen nicht.

Müssen Tabletten eingenommen werden, sollte das in Form einer Kurztherapie geschehen, weil bei ihr ein geringeres Risiko für Zellschäden zu erwarten ist als bei einer Einnahme über längere Zeit. Mit einer solchen Kurztherapie kann sowohl gegen eine bakterielle Vaginose als auch gegen eine Trichomonadeninfektion vorgegangen werden. Die Tabletten eignen sich auch zur Partnerbehandlung.

Unter bestimmten Bedingungen, die der Arzt beurteilt, ist eine Wochentherapie angebrachter als eine Kurztherapie.

Anwendung

Bei bakterieller Vaginose (betrifft nur Frauen)

An sechs Abenden wird vor dem Schlafengehen je eine Vaginaltablette mit 100 Milligramm Metronidazol eingeführt oder, wenn die Infektion zum ersten Mal auftritt, nur an einem Abend einmal ein Vaginalzäpfchen mit 1 000 Milligramm Metronidazol. Treten die Infektionen wiederholt auf und hat die Frau Beschwerden, kann an zwei aufeinanderfolgenden Abenden je ein hoch dosiertes Vaginalzäpfchen eingeführt werden.

Bei Trichomonadeninfektion (betrifft Männer und Frauen)

Es werden an einem Abend 2 Gramm Metronidazol auf einmal eingenommen (Kurztherapie für Frauen und Männer).

Es werden sieben Tage lang jeweils 0,5 bis 1 Gramm Metronidazol eingenommen (Wochentherapie für Frauen und Männer).

Bei Frauen, deren Trichomonadeninfektion sich sehr hartnäckig hält, kann es hilfreich sein, wenn sie Metronidazol zusätzlich vaginal anwenden.

Die Scheidentabletten wenden Sie am besten abends vor dem Schlafengehen an, dann kann sich der Wirkstoff während der Nacht gut verteilen. Tagsüber ist das nicht unbedingt gewährleistet, weil möglicherweise viel von dem Mittel aus der Scheide herausläuft.

Eine Behandlung mit Metronidazol sollte nicht länger als zehn Tage dauern und möglichst selten wiederholt werden.

Achtung

Gegenanzeigen

Metronidazol darf keinesfalls eingenommen werden, wenn das Nervensystem, die Leberfunktion oder die Blutbildung erheblich gestört ist.

Wechselwirkungen mit Medikamenten

Wenn Sie noch andere Medikamente nehmen, ist zu beachten:

- Wird Metronidazol gemeinsam mit Disulfiram (zur Alkoholentwöhnung) eingenommen, können psychotische Zustände auftreten.
- Phenytoin (bei Epilepsien) schwächt die Wirkung von Metronidazol. Gleichzeitig kann sich Phenytoin durch Metronidazol im Körper übermäßig stark anreichern.

▶ **Unbedingt beachten**

Durch Metronidazol verlängert sich die Wirkung der gerinnungshemmenden Mittel Phenprocoumon und Warfarin, die bei erhöhter Thrombosegefahr als Tabletten eingenommen werden. Näheres hierzu finden Sie unter „Mittel zur Blutverdünnung: verstärkte Wirkung" (→ Seite 11).

Wechselwirkungen mit Speisen und Getränken

Während der Behandlung mit Metronidazol darf kein Alkohol getrunken werden. Durch die Kombination können psychotische Zustände mit Wahnvorstellungen und Halluzinationen auftreten.

Unerwünschte Wirkungen

▶ **Keine Maßnahmen erforderlich**

- Im Mund kann sich ein metallisch-bitterer Geschmack entwickeln, die Zunge kann grünlich belegt sein und der Urin kann sich rotbraun färben. Diese Veränderungen bilden sich nach dem Ende der Behandlung wieder zurück.
- Appetitlosigkeit, Brechreiz, Durchfall und Bauchschmerzen treten bei mehr als 1 von 100 Frauen auf. Etwa ebenso viele klagen über Kopfschmerzen und Schwindel.

▶ **Muss beobachtet werden**

- Weißlicher cremiger Ausfluss aus der Scheide kann darauf hindeuten, dass sich eine Pilzinfektion entwickelt hat. Diese muss – zusätzlich zu der bakteriellen Infektion – mit einem geeigneten Pilzmittel behandelt werden.
- Langanhaltender starker Durchfall kann auf einer gefährlichen Darmentzündung beruhen. Dann sollten Sie sich mit einem Arzt in Verbindung setzen.

- Wenn Sie Fieber bekommen und sich abgeschlagen fühlen, sollte der Arzt das Blutbild kontrollieren. Metronidazol kann eine Blutbildungsstörung (→ Seite 15) hervorrufen. Das Blutbild sollte auch kontrolliert werden, wenn Sie Metronidazol lange anwenden.

► **Sofort zum Arzt**

- Ein Gefühl von Taubheit und Kribbeln in Armen und Beinen deutet auf eine Erkrankung der Nervenenden hin (1 bis 10 von 100). Sie tritt meist dann auf, wenn von der Substanz mehr als 1,5 Gramm angewendet wurde oder wenn die Behandlung länger als vier Wochen gedauert hat. Da sich die Beschwerden nach dem Absetzen des Medikaments nicht immer wieder ganz zurückbilden, sollten Sie sich mit einem Arzt in Verbindung setzen.
- Es können Krampfanfälle auftreten.
- Plötzliches Fieber, Schweißausbrüche, Schwindel und Kopfschmerzen deuten auf eine Allergie (→ Seite 14) hin. Dann sollten Sie sofort einen Arzt rufen!

Hinweise

Für Kinder unter 14 Jahren

Die Dosierung richtet sich nach dem Gewicht des Kindes. Üblicherweise erhalten Kinder täglich zwischen 20 und 30 Milligramm Metronidazol pro Kilogramm Körpergewicht.

Beim Gebrauch von Verhütungsmitteln

Auf die Sicherheit spermientötender Substanzen sollten Sie sich während der Behandlung nicht verlassen, da deren Wirkung beeinträchtigt werden kann.

Für Schwangerschaft und Stillzeit

Im Tierversuch verursachen Nitroimidazole Fehlbildungen. Soweit bekannt ist, haben schwangere Frauen nach der Behandlung mit diesen Substanzen bisher keine fehlgebildeten Kinder geboren. Doch vorsichtshalber sollten sie diesen Wirkstoff vor allem in den ersten elf Schwangerschaftswochen meiden. Während dieser Zeit können sie versuchen, die Beschwerden einer Trichomonadeninfektion mit dem Pilzmittel Clotrimazol (→ Seite 480) zu lindern, das lokal angewendet wird. Bei anderen bakteriellen Scheideninfektionen können Amoxizillin, Erythromyzin oder – wenn diese versagen – auch Clindamyzin zum Einnehmen eingesetzt werden.

Ab der zwölften Schwangerschaftswoche kann Metronidazol vaginal angewendet werden. Diese Behandlung muss dann eine Woche lang durchgeführt werden. Die Vaginaltabletten sollten aber mit dem Finger eingeführt werden. Manipulationen mit einem Applikator bergen das Risiko, Blutungen am Muttermund auszulösen.

Nitroimidazole finden sich in der Muttermilch in der gleichen Konzentration wie im Blut. Wenn sich die Anwendung von Metronidazol in der Stillzeit nicht vermeiden lässt, muss bei der Kurztherapie einen Tag lang mit dem Stillen ausgesetzt werden.

Zur Verkehrstüchtigkeit

Besonders zu Beginn der Behandlung kann es sein, dass Sie Ihre Bewegungen schlecht koordinieren können. Dann sollten Sie kein Fahrzeug lenken, keine Maschinen bedienen und keine Arbeiten ohne sicheren Halt verrichten.

Bakterielle Vaginose, Trichomonadeninfektion

Handelsname Darreichungsform	Zusammensetzung pro 1 ml/1 g oder wie angegeben bzw. pro abgeteilte Einheit	Kleinste Packungsgröße	Festbetrag in Euro	Packungspreis in Euro	Bewertung
ARILIN Kombipackung Rp Filmtabletten und Vaginalzäpfchen	**Metronidazol** 250 mg und 100 mg	12 Stück und 6 Stück	14,26	14,23	**Geeignet** bei Scheideninfektionen durch Bakterien und Trichomonaden. → Seite 474
ARILIN Vaginalzäpfchen Rp	100 mg	6 Stück	11,78	11,78	
ARILIN rapid Vaginalzäpfchen Rp Vagninalzäpfchen	1 g	2 Stück	13,23	13,23	
Arilin 250 Rp *500* Rp Filmtabletten	250 mg 500 mg	12 Stück 10 Stück	13,78 14,73	13,70 14,73	**Geeignet** für Frauen mit Scheideninfektionen durch Bakterien und Trichomonaden. **Geeignet** für Männer mit Trichomonadeninfektion und als Partnerbehandlung. → Seite 474

Hinweise zu den Tabellenspalten → Seite 28, zur Auswahl der Arzneimittel → Seite 23, zur Grundlage der Bewertung → Seiten 24, 27

Bakterielle Vaginose, Trichomonadeninfektion Fortsetzung

Handelsname Darreichungsform	Zusammensetzung pro 1 ml/1 g oder wie angegeben bzw. pro abgeteilte Einheit	Kleinste Packungsgröße	Festbetrag in Euro	Packungspreis in Euro	Bewertung
CLONT Vaginaltabletten Rp Vaginaltabletten	**Metronidazol** 100 mg	6 Stück	11,78	11,78	**Geeignet** bei Scheideninfektionen durch Bakterien und Trichomonaden. → Seite 474
Clont Filmtabletten Rp *Clont 400* Rp Filmtabletten	250 mg 400 mg	10 Stück 10 Stück	13,41 14,27	13,41 14,27	**Geeignet** für Frauen mit Scheideninfektionen durch Bakterien und Trichomonaden. **Geeignet** für Männer mit Trichomonadeninfektion und als Partnerbehandlung. → Seite 474
Fluomycin N Vaginaltabletten	**Dequaliniumchlorid** 10 mg	6 Stück		13,90	**Wenig geeignet** bei Scheideninfektionen durch Bakterien und Trichomonaden. Die therapeutische Wirksamkeit ist nicht ausreichend nachgewiesen. Eine gezielte Behandlung mit Metronidazol ist vorzuziehen. → Seite 473
inimur Dragees Rp Dragees	**Nifuratel** 200 mg	21 Stück		22,36	**Wenig geeignet** bei Genitalentzündungen durch Bakterien und Trichomonaden von Frauen und Männern. Die therapeutische Wirksamkeit ist geringer als die einer Behandlung mit Metronidazol. Das Risiko für unerwünschte Wirkungen ist schlecht abzuschätzen. → Seite 474
inimur Kombipack Rp Dragees und Vaginalstäbchen	200 mg und 250 mg	21 Stück und 10 Stück		30,13	
inimur Salbe Rp Salbe	100 mg (Konservierungsmittel: Parabene)	50 g		23,49	
inimur Vaginalstäbchen Rp Vaginalstäbchen	250 mg	10 Stück		20,18	**Wenig geeignet** bei Scheideninfektionen durch Bakterien und Trichomonaden. Die therapeutische Wirksamkeit ist geringer als die einer Behandlung mit Metronidazol. Das Risiko für unerwünschte Wirkungen ist schlecht abzuschätzen. → Seite 474
Metronidazol AL 400 Rp Tabletten	**Metronidazol** 400 mg	14 Stück	15,12	14,39	**Geeignet** für Frauen mit Scheideninfektionen durch Bakterien und Trichomonaden. **Geeignet** für Männer mit Trichomonadeninfektion und als Partnerbehandlung. → Seite 474
Metronidazol 400 Heumann Rp Tabletten	**Metronidazol** 400 mg	10 Stück	14,27	14,26	**Geeignet** für Frauen mit Scheideninfektionen durch Bakterien und Trichomonaden. **Geeignet** für Männer mit Trichomonadeninfektion und als Partnerbehandlung. → Seite 474
Metronidazol-ratiopharm Tabletten 400 Rp Tabletten	**Metronidazol** 400 mg	14 Stück	15,12	14,48	**Geeignet** für Frauen mit Scheideninfektionen durch Bakterien und Trichomonaden. **Geeignet** für Männer mit Trichomonadeninfektion und als Partnerbehandlung. → Seite 474
Metronidazol STADA Rp Tabletten	**Metronidazol** 400 mg	14 Stück	15,12	14,48	**Geeignet** für Frauen mit Scheideninfektionen durch Bakterien und Trichomonaden. **Geeignet** für Männer mit Trichomonadeninfektion und als Partnerbehandlung. → Seite 474
SOBELIN Vaginalcreme Rp Vaginalcreme	**Clindamyzin** 20 mg	40 g		24,44	**Geeignet** bei Scheideninfektionen durch Bakterien wie zum Beispiel Gardnerella. → Seite 472

Hinweise zu den Tabellenspalten → Seite 28, zur Auswahl der Arzneimittel → Seite 23, zur Grundlage der Bewertung → Seiten 24, 27

Bakterielle Vaginose, Trichomonadeninfektion Fortsetzung

Handelsname Darreichungsform	Zusammensetzung pro 1 ml/1 g oder wie angegeben bzw. pro abgeteilte Einheit	Kleinste Packungsgröße	Festbetrag in Euro	Packungspreis in Euro	Bewertung
Vagicillin Rp Vaginalzäpfchen	**Neomyzinsulfat** 21,15 mg	10 Stück		15,72	**Wenig geeignet** bei Scheideninfektionen durch Bakterien und Trichomonaden. Die therapeutische Wirksamkeit ist nicht ausreichend nachgewiesen. Darüber hinaus kann Neomyzin leicht zu Allergien und Resistenzen führen. → Seite 472
Vagimid vaginal N Rp Vaginaltabletten	**Metronidazol** 100 mg	6 Stück	11,78	11,78	**Geeignet** bei Scheideninfektionen durch Bakterien und Trichomonaden. → Seite 474
Vagimid – Dragees Rp Dragees	250 mg	12 Sück	13,78	13,71	**Geeignet** für Frauen mit Scheideninfektionen durch Bakterien und Trichomonaden. **Geeignet** für Männer mit Trichomonadeninfektion und als Partnerbehandlung. → Seite 474
Vagimid 500 Rp Filmtabletten	500 mg	10 Stück	14,73	14,73	
Vagimid Rp Tabletten	250 mg	20 Stück	15,01	14,78	

Hinweise zu den Tabellenspalten → Seite 28, zur Auswahl der Arzneimittel → Seite 23, zur Grundlage der Bewertung → Seiten 24, 27

Pilzinfektionen der Scheide

Die Scheide ist immer mit Bakterien, aber auch mit Pilzen besiedelt. In einem gesunden, leicht sauer reagierenden Milieu können sie sich aber nicht stark vermehren. Zu einer Pilzinfektion (Candidiasis), die Beschwerden verursacht, kommt es erst dann, wenn die Scheide nicht mehr in der Lage ist, Keime abzuwehren.

Anzeichen und Beschwerden

Der äußere Genitalbereich der Frau ist gerötet, geschwollen, juckt heftig und ist mit einem weißlichen Belag überzogen. Es tritt gelblicher, bröckeliger oder krümeliger Ausfluss auf.

Wenn der Partner der Frau auch infiziert ist, sind bei ihm Vorhaut und Eichel gerötet, manchmal nässen sie. Es können weißliche Beläge auftreten. Bei einer sehr ausgeprägten Infektion kann die Vorhaut so anschwellen, dass sie sich nicht mehr zurückschieben lässt (Phimose).

Ursachen

Es liegt eine Infektion mit Hefepilzen (Candida albicans) vor. Andere Pilzarten sind seltener die Ursache. Wenn vaginale Pilzinfektionen innerhalb von zwei bis drei Monaten wiederkehren, obwohl es zunächst so aussieht, als hätte eine gezielte Behandlung die Erreger vertrieben, kann das verschiedene Gründe haben. Zum einen können sich Männer und Frauen beim Sex immer wieder gegenseitig infizieren, wenn bei einem Partner die Erreger noch vorhanden sind. Zum anderen haben manche Frauen offenbar Zellen in ihrer Scheidenhaut, an die sich die Pilzzellen besonders leicht anhängen können.

Infektionen treten auch bei den Frauen häufig wieder auf, deren Immunabwehr geschwächt ist, die Antibiotika einnehmen, hormonhaltige Empfängnisverhütungsmittel anwenden oder Diabetes haben. Letztlich tötet die übliche Dosis Pilzmittel auch nicht immer alle Pilzarten sicher ab.

Vorbeugung

Der Körper hält seine Bedingungen für ein gesundes Scheidenmilieu selbst aufrecht. Je weniger eingegriffen wird, desto besser. Auch spezielle Maßnahmen zur Hygiene sind nicht erforderlich. Der Intimbereich braucht weder besonders oft, noch besonders gründlich, noch auf besondere Art gereinigt zu werden.

- Nach dem Stuhlgang sich immer von vorn nach hinten säubern, damit Darmkeime nicht über den Genitalbereich gewischt werden.
- Tampons, die während der Menstruation benutzt werden, sollten nicht zu häufig gewechselt werden. Das kann die Scheide austrocknen.
- Manche Frauen vertragen Barrieremethoden als Verhütungsmittel nicht gut. Kondome sind mit spermientötenden Chemikalien imprägniert, Scheiden-

zäpfchen und -gele enthalten diese Chemikalien ebenfalls und auch ein Diaphragma wird zusammen mit einem spermientötenden Gel benutzt. All diese Substanzen können die Scheidenflora schädigen. Das wiederum leistet Pilzinfektionen Vorschub.

Nichtmedikamentöse Maßnahmen

Frauen, die dazu beitragen wollen, dass sich nach der erfolgreichen Behandlung der Pilzinfektion das gesunde Scheidenmilieu rasch wieder stabilisiert, können abends Jogurt mit lebenden Milchsäurebakterien in die Scheide einführen.

Wiederkehrende Pilzinfektionen

Betroffene Frauen können versuchen, ob ihnen eine gezielt zuckerarme Ernährung hilft. Es gibt Berichte von Frauen, die sich so ernähren, dass sich bei ihnen die Zahl der Infektionen verringert hat. Aussagekräftige Untersuchungen fehlen dazu jedoch.

Eine weitere Möglichkeit ist, ein psychosomatisch orientiertes Gespräch zu suchen. Es kann helfen, eine andere Einstellung zu den wiederholten Scheidenentzündungen zu bekommen und so die individuelle Belastung zu verringern. Auch ein Gespräch, in dem der Frage nachgegangen wird, welcher Art die partnerschaftliche Beziehung ist, kann hilfreich sein.

Behandlung mit Medikamenten

Gegen genitale Pilzinfektionen gibt es sicher und verlässlich wirkende Medikamente. Erste Wahl sind Wirkstoffe aus der Gruppe der sogenannten Imidazole (→ Seite 480), die lokal angewendet werden. Sie bekämpfen alle Pilzarten, die als Erreger von Scheideninfektionen infrage kommen, und zusätzlich noch einige Bakterienarten.

Meist genügt zur Behandlung die einmalige Anwendung eines Vaginalmittels. Auch eine lokale Drei-Tage-Behandlung ist möglich. Diese beiden Kurzzeittherapien unterscheiden sich in ihrer Erfolgsrate nicht. Bei einer stärkeren Infektion ist eine Behandlung an sechs aufeinanderfolgenden Tagen vorzuziehen.

Als „auch geeignet" werden Mittel mit Ciclopirox (→ Seite 480) bewertet. Die Substanz wirkt gegen Pilze zwar ähnlich gut wie die Imidazole. Mit ihrer vaginalen Anwendung gibt es aber – anders als bei der Behandlung der Haut – noch keine lange Erfahrung.

Nur wenn feststeht, dass die Infektion ausschließlich durch Hefepilze hervorgerufen wurde, ist Nystatin (→ Seite 484) zur Behandlung geeignet. Gegen eventuell beteiligte andere Pilzarten wirkt diese Substanz nicht ausreichend.

Mit den beiden Imidazolen (→ Seite 481) Fluconazol und Itraconazol ist eine innerliche Behandlung möglich. Geschluckt wirken Imidazole ebenso gut wie lokal angewendet, können aber eher unerwünschte Wirkungen haben. Eine Behandlung mit Tabletten ist nur selten notwendig und kommt am ehesten in Betracht, wenn Pilzinfektionen häufig wiederkehren. Doch auch in diesem Fall sind sie der lokalen Anwendung der Standardsubstanz Clotrimazol nicht immer überlegen. Diese Mittel gelten darum als „mit Einschränkung geeignet" und sollen nur eingesetzt werden, wenn die vaginale Behandlung nicht ausreichend war oder nicht infrage kommt.

Partnerbehandlung

Tritt die Pilzinfektion zum ersten Mal auf, brauchen Sexualpartnerinnen und -partner nur behandelt zu werden, wenn die Infektion auch bei ihnen nachgewiesen ist. Kehren die Infektionen jedoch mehrmals wieder, sollten sie sicherheitshalber immer – auch ohne Pilznachweis – behandelt werden.

Männer können die Pilzerreger an der Eichel und unter der Vorhaut tragen, ohne durch Symptome darauf aufmerksam zu werden. Wenn Ihr Partner eine Woche lang regelmäßig diese Regionen mit einer Creme bestreicht, die das Pilzmittel enthält, das Sie vaginal anwenden, steigt die Chance, dass Sie sich nicht fortwährend gegenseitig anstecken.

Wiederkehrende Pilzinfektionen

Manche Frauen haben öfter als alle zwei bis drei Monate mit Pilzinfektionen zu kämpfen. Bei ihnen sollte eine Kultur angelegt und geprüft werden, welche Pilzart der Erreger ist. Danach wird dann das am besten geeignete Arzneimittel ausgesucht.

Bestehen bei der Frau Bedingungen, von denen bekannt ist, dass sie Pilzinfektionen fördern, sollten zunächst diese Faktoren verändert werden, bevor über den Einsatz von Medikamenten über lange Zeit nachgedacht wird. Im Einzelnen sind das:

- Frauen, die ein östrogenaltiges Empfängnisverhütungsmittel anwenden, sollten zu einer Verhütungsmethode wechseln, die ohne Östrogen auskommt. Zusätzliches Östrogen begünstigt das Wiederauftreten von Pilzinfektionen. Wenn Sie auf ein solches Verhütungsmittel nicht verzichten wollen, sollten Sie mit dem Frauenarzt besprechen, ob Sie zumindest zu einer Pillensorte mit dem geringsten Östrogengehalt wechseln können. Welches Produkt dafür infrage kommt, lesen Sie unter „Einphasenpräparate mit wenig Östrogen und einem Standardgestagen" (→ Seite 502).
- Frauen, die glukokortikoidhaltige Arzneimittel (bei Entzündungen, Immunreaktionen) einnehmen, soll-

ten mit dem Arzt besprechen, ob sie diese nicht doch absetzen können. Sie schwächen die Immunabwehr.

- Bei Frauen mit Diabetes ist es wichtig, dass ihr Blutzucker möglichst gut eingestellt ist.

Wenn trotz dieser Maßnahmen immer wieder alle zwei bis drei Monate Pilzinfektionen auftreten, kann der Arzt folgendes Anwendungsschema vorschlagen: Vier Wochen lang wird jede Woche einmal eine Vaginaltablette mit 500 Milligramm Clotrimazol eingeführt oder vier Monate lang einmal im Monat eine Tablette.

Doch selbst wenn die Frau das Mittel ein halbes Jahr lang anwendet, stoppt das die wiederkehrenden Infektionen nicht sicher. Sie kann also ebenso gut auch jede erneute Infektion bei den ersten Anzeichen mit der oben beschriebenen Einmaltherapie behandeln.

Medikamente einzunehmen, die ausschließlich lokal im Darm wirken und dort die Keimzahl verringern („Darmsanierung“), ist nur selten angebracht, denn es ist nicht nachgewiesen, dass Scheidenentzündungen dadurch weniger häufig auftreten.

Ciclopirox

Inimur myko

Ciclopirox hemmt das Pilzwachstum ähnlich gut wie die Imidazole. Der Wirkstoff, der bisher vor allem bei Haut- und Nagelpilzen eingesetzt wurde, findet nun auch breitere Verwendung bei Vaginalpilzen. Da Ciclopirox als Vaginalmittel erst wenig erprobt ist, werden die Präparate mit „auch geeignet“ bewertet.

Anwendung

Das Mittel wird einmal täglich angewendet, am besten abends vor dem Schlafengehen. Dann kann sich der Wirkstoff während der Nacht gut verteilen. Tagsüber ist das nicht unbedingt gewährleistet, weil möglicherweise viel von dem Mittel aus der Scheide herausläuft. In der Regel ist die Behandlung nach sechs Tagen abgeschlossen.

Unerwünschte Wirkungen

▶ **Keine Maßnahmen erforderlich**

Die Scheidenhaut kann jucken und brennen. Das bessert sich, wenn die Behandlung beendet wird.

▶ **Muss beobachtet werden**

Wenn sich das Jucken und die Rötung der Haut verstärken, reagieren Sie vermutlich allergisch auf das Mittel. Dann sollten Sie mit dem Arzt besprechen, ob Sie zu einem Wirkstoff wechseln sollen, der bei Ihnen keine solchen Hauterscheinungen (→ Seite 14) auslöst.

Hinweise

Beim Gebrauch von Verhütungsmitteln

Die Zubereitungen dieses Pilzmittels enthalten Hilfsstoffe, welche die Reißfestigkeit von Kondomen verringern und beim Diaphragma die Membran angreifen können. Dann eignen sich Kondome oder ein Diaphragma während der Behandlungszeit nicht als Verhütungsmittel.

Für Schwangerschaft und Stillzeit

Die Erfahrungen zur vaginalen Anwendung von Ciclopirox in der Schwangerschaft sind unzureichend. Daher sollten Sie den Wirkstoff nur anwenden, wenn der Arzt den Nutzen eindeutig höher einschätzt als das Risiko.

Während der Stillzeit sollten Sie Ciclopirox nicht anwenden.

Imidazole (lokal)

Clotrimazol

Antifungol, Canifug, Fungizid-ratiopharm, KadeFungin

Econazol

Gyno-Pevaryl

Fenticonazol

Fenizolan

Miconazol

Gyno-Daktar

Oxiconazol

Myfungar Vaginal

Die verschiedenen Imidazol-Substanzen wirken gleich gut gegen viele Pilz- und einige Bakterienarten. Abhängig davon, wie hoch die Mittel dosiert sind, hemmen sie das Pilzwachstum nur oder sie töten die Pilze ab. Die Produkte, die zur Kurzzeitanwendung über ein oder drei Tage bestimmt sind, enthalten eine Substanzmenge, die genügt, um das Pilzwachstum noch vier Tage über den Anwendungszeitraum hinaus zu bremsen.

Ob Sie Vaginalzäpfchen (-suppositorien), -tabletten oder -creme einsetzen, ist gleich. Sie alle weisen eine Heilungsrate von 85 bis 90 Prozent auf. Allerdings eignet sich eine Creme für Frauen mit trockener Scheide besonders gut. Vaginaltabletten lösen sich manchmal schlecht auf.

Anwendung

Je nach Dosierung dauert die Behandlung einen Tag, drei oder sechs Tage. Die Kurztherapien eignen sich, wenn die Infektion zum ersten Mal auftritt oder sich nur selten wiederholt und nur mäßig ausgeprägt ist. Sonst ist eine Behandlung an sechs aufeinanderfolgenden Tagen angebrachter.

Bei der Ein-Tages-Behandlung führen Sie eine Tablette oder eine Applikatorfüllung Creme in die Scheide ein. Bei der Drei-Tage-Behandlung tun Sie das Gleiche an drei aufeinanderfolgenden Tagen, sonst sechs Tage lang.

Besonders nach der Ein-Tages-Behandlung können die Symptome noch einige Tage lang bestehen bleiben, da der Wirkstoff seine ganze Kraft erst nach und nach entfaltet.

Mit einer Creme, die den Wirkstoff enthält, den Sie als Vaginalmittel angewendet haben, können Sie zusätzlich die Vulva und eventuell den Damm und Afterausgang bestreichen, wenn dort der Juckreiz besonders stark ist. In aller Regel verschwinden diese Symptome aber ohnehin im Zuge der vaginalen Pilzbehandlung.

Die Scheidenmittel wenden Sie am besten abends vor dem Schlafengehen an; dann kann sich der Wirkstoff während der Nacht gut verteilen. Tagsüber ist das nicht unbedingt gewährleistet, weil möglicherweise viel von dem Mittel aus der Scheide herausläuft.

In vielen Beipackzetteln wird geraten, die Behandlung nicht während der Menstruation durchzuführen. Diese Einschränkung gilt jedoch allenfalls für Frauen, deren Blutung so stark ist, dass anzunehmen ist, dass der Wirkstoff mit dem Blut aus der Scheide herausgeschwemmt werden könnte.

ACHTUNG

Fenizolan enthält Parabene (→ Seite 1159). Diese Konservierungsmittel führen möglicherweise zur Allergie. Wenn Sie auf Parastoffe (→ Seite 1159) allergisch reagieren, dürfen Sie das Mittel nicht anwenden.

Wechselwirkungen mit Medikamenten

Verwenden Sie diese Scheidenmittel nicht gleichzeitig mit vaginalen Pilzmitteln, die Amphoterizin oder Nystatin enthalten. Sie beeinträchtigen sich gegenseitig in ihrer Wirkung.

UNERWÜNSCHTE WIRKUNGEN

▶ **Keine Maßnahmen erforderlich**

Die Scheidenhaut kann jucken und brennen. Das bessert sich, wenn die Behandlung beendet wird.

▶ **Muss beobachtet werden**

Wenn sich das Jucken und die Rötung der Haut verstärken, reagieren Sie vermutlich allergisch auf die Mittel. Dann sollten Sie mit dem Arzt besprechen, ob Sie zu einem Wirkstoff wechseln können, der bei Ihnen keine solchen Hauterscheinungen (→ Seite 14) auslöst. Eine Behandlung mit Fenticonazol wird von etwa 1 von 100 Frauen vorzeitig beendet, weil sie das Mittel nicht verträgt.

HINWEISE

Beim Gebrauch von Verhütungsmitteln

Einige Zubereitungen dieser Pilzmittel enthalten Hilfsstoffe, welche die Reißfestigkeit von Kondomen verringern und beim Diaphragma die Membran angreifen können. Dann eignen sich Kondome oder ein Diaphragma während der Behandlungszeit nicht als Verhütungsmittel.

Auf die Sicherheit spermientötender Substanzen sollten Sie sich während der Behandlung nicht verlassen, da deren Wirkung beeinträchtigt werden kann.

Für Schwangerschaft und Stillzeit

Viele Hersteller geben in dem Beipackzettel zu ihrem Medikament an, dass es während der ersten drei Schwangerschaftsmonate nicht angewendet werden soll. Als Grund wird ein erhöhtes Risiko für eine Fehlgeburt genannt. Dieses beruht jedoch nicht auf den eingesetzten Wirkstoffen, sondern auf der Anwendung mittels Applikator. Diese Manipulation kann eine Blutung verursachen. Dass sie eine Fehlgeburt auslöst, ist dennoch unwahrscheinlich. Am besten führen Sie die Vaginaltabletten mit dem Finger ein und gehen bei Cremes mit dem Applikator sehr vorsichtig um.

Richtig angewendet, können Pilzinfektionen während der gesamten Zeit der Schwangerschaft mit den Imidazol-Wirkstoffen behandelt werden. Wenn irgend möglich, sollte allerdings Clotrimazol bevorzugt werden. Seine Sicherheit lässt sich gut beurteilen, da es schon sehr lange in Gebrauch ist. Die Sechs-Tage-Therapie mit den niedrigdosierten Mitteln ist eher zu empfehlen als eine Kurzbehandlung.

Imidazole (innerlich)

Fluconazol

Fluconazol HEXAL, Fluconazol-ratiopharm, Fluconazol STADA, Flunazul, Fungata

Itraconazol

Siros

Diese beiden Wirkstoffe gehören in die gleiche Gruppe wie die lokal angewendeten Imidazole (→ Seite 480), und sie wirken auch wie diese.

Die innerliche Behandlung einer Pilzinfektion der Scheide, die zum ersten Mal auftritt, ist nicht wirkungsvoller als eine Lokaltherapie. Sie kann jedoch mit mehr unerwünschten Wirkungen verbunden sein, weil der geschluckte Wirkstoff immer von der Leber abgebaut werden muss, während bei einer lokalen Behandlung nur sehr wenig davon ins Blut gelangt. Daher werden Mittel zum Einnehmen als „mit Einschränkung geeignet" bewertet.

ANWENDUNG

Fluconazol: Die Packungen enthalten eine Kapsel, die eingenommen wird.

Itraconazol: Die Packung enthält vier Kapseln, von denen zwei morgens, zwei abends geschluckt werden.
Während der Einnahme von Itraconazol sollte der Arzt die Leberwerte kontrollieren. Falls sich diese erhöhen, müssen Sie das Mittel absetzen.

ACHTUNG

Wenn die Funktion Ihrer Leber gestört ist oder Ihre Nieren nicht richtig arbeiten, dürfen Sie – je nachdem, wie stark die Funktion beeinträchtigt ist – Fluconazol und Itraconazol nur in verringerter Dosis oder gar nicht einnehmen.

Gegenanzeigen

Unter folgenden Bedingungen dürfen Sie Fluconazol und Itraconazol nicht anwenden:

- Sie haben eine Allergie und nehmen Mittel mit dem Wirkstoff Terfenadin ein.
- Sie haben Herzrhythmusstörungen und nehmen Mittel mit dem Wirkstoff Chinidin ein.
- Ihre Blutfettwerte sind erhöht und Sie nehmen Lovastatin und Simvastatin ein.
- Sie leiden unter Schlafstörungen und werden mit Midazolam oder Triazolam behandelt.
- Sie haben eine Psychose und nehmen Mittel mit dem Wirkstoff Pimozid ein.

Itraconazol: Wenn Sie eine Herzschwäche (Herzinsuffizienz) haben, dürfen Sie Itraconazol nur nach sorgfältiger Abwägung von Risiken und Nutzen anwenden. Verschlimmert sich das Krankheitsbild während der Behandlung, muss das Mittel abgesetzt werden.

Wechselwirkungen mit Medikamenten

Wenn Sie noch andere Medikamente nehmen, ist zu beachten:

- Indinavir und Ritonavir (bei Aids) sowie das Antibiotikum Clarithromyzin verstärken die Wirkung von Fluconazol und Itraconazol.
- Carbamazepin, Phenobarbital und Phenytoin (bei Epilepsien) sowie Isoniazid und Rifamipizin (bei Tuberkulose) verringern die Wirkung von Fluconazol und Itraconazol.
- H_2-Blocker wie Famotidin und Ranitidin oder Protonenpumpenhemmer wie zum Beispiel Omeprazol sowie Antazida (alle bei Sodbrennen und/oder Magen- und Zwölffingerdarmgeschwür) sollten Sie erst zwei Stunden nach dem Antipilzmittel einnehmen, sonst wird dieses nicht gut genug ins Blut aufgenommen und wirkt schlechter oder gar nicht.
- Fluconazol und Itraconazol verstärken die Wirkung von Alprazolam und Buspiron (bei Angststörungen), Methylprednisolon (bei rheumatoider Arthritis, Asthma), Kalziumantagonisten wie Nifedipin, Nitrendipin und Verapamil (bei hohem Blutdruck). Dadurch steigt die Gefahr unerwünschter Wirkungen. Der Arzt sollte dann gegebenenfalls die Dosis anpassen.
- Fluconazol und Itraconazol verstärken die erwünschten und unerwünschten Wirkungen zahlreicher Medikamente, die bei Krebs und Aids sowie nach Organtransplantationen zur Vermeidung von Abstoßungsreaktionen eingesetzt werden. Wenn Sie solche Mittel einnehmen müssen, sollten Sie im Beipackzettel nachschauen, ob die Antipilzmittel die Wirkung der Medikamente verstärken und der Arzt die Dosis gegebenenfalls verändern sollte.

► **Unbedingt beachten**

Fluconazol und Itraconazol verstärken die Wirkung von Digoxin (bei Herzschwäche). Näheres hierzu lesen Sie unter „Mittel bei Herzschwäche: verstärkte Wirkung" (→ Seite 12).

Fluconazol und Itraconazol verstärken die Wirkung der gerinnungshemmenden Mittel Phenprocoumon und Warfarin, die bei erhöhter Thrombosegefahr als Tabletten eingenommen werden. Näheres hierzu finden Sie unter „Mittel zur Blutverdünnung: verstärkte Wirkung"(→ Seite 11).

Fluconazol und Itraconazol verstärken die Wirkung von Terfenadin (bei Allergien) sowie von Pimozid (bei Psychosen) und Chinidin (bei Herzrhythmusstörungen). Dadurch steigt die Gefahr, dass als unerwünschte Wirkung dieser Medikamente Herzrhythmusstörungen entstehen.

Fluconazol und Itraconazol verstärken die Wirkung von Lovastatin und Simvastatin (bei erhöhten Blutfettwerten). Dadurch steigt die Gefahr, dass als unerwünschte Wirkung dieser Medikamente Muskelkrankheiten entstehen.

Fluconazol und Itraconazol verstärken die Wirkung von Midazolam und Triazolam (bei Schlafstörungen). Dadurch besteht die Gefahr, dass die Mittel auch tagsüber schläfrig und unkonzentriert machen und Ihre Reaktionsfähigkeit beeinträchtigen.

Unerwünschte Wirkungen

▶ **Muss beobachtet werden**

Beide Mittel können Leberschäden (→ Seite 15) verursachen. Treten Übelkeit, Erbrechen und/oder dunkel gefärbter Urin auf und ist der Stuhl auffällig hell, sollten Sie einen Arzt aufsuchen.

Die Mittel können Haarausfall auslösen.

Es kann ein Hautausschlag (bei bis zu 5 von 100 Anwendern) auftreten und Sie können verstärkt schwitzen. Wenn sich auf der Haut Bläschen bilden, sollten Sie einen Arzt aufsuchen. Solche Hauterscheinungen (→ Seite 14) können darauf hinweisen, dass Sie das Mittel nicht vertragen.

Fluconazol: Bei 6 von 100 Behandelten kann es zu Bauchschmerzen und Übelkeit kommen, bei mehr als 10 von 100 Behandelten zu Kopfschmerzen. Auch Krampfanfälle können auftreten. Dann sollten Sie einen Arzt aufsuchen.

Fühlen Sie sich längere Zeit matt und erschöpft oder haben Sie Fieber, sollte der Arzt das Blut untersuchen. Das Medikament kann Blutbildungsstörungen (→ Seite 15) hervorrufen (bei weniger als 1 von 1 000 Behandelten).

Itraconazol: Bei 10 von 100 Behandleten treten Übelkeit und Durchfall auf, bei 4 von 100 Behandelten kommt es zu Husten, manchmal auch zu einer Lungenentzündung (bei 2 von 100 Behandelten), zu Brustschmerzen und hohem Blutdruck (bei 3 von 100 Behandelten), Depressionen (2 von 100 Behandelten) Kopfschmerzen (2 von 100 Behandelten) und Gefühlsstörungen in Armen und Beinen (z. B. Taubheit).

Bei Frauen können Menstruationsstörungen auftreten.

Wenn Sie häufig müde sind, der Blutdruck sehr niedrig ist, Zittern und Heißhungergefühl einsetzen, kann es sein, dass Itraconazol die Funktion der Nebennierenrinde beeinträchtigt hat und eine Unterzuckerung vorliegt. Suchen Sie dann einen Arzt auf.

▶ **Sofort zum Arzt**

Wenn starker Hautausschlag, Juckreiz, Herzrasen, Atemnot, Schwäche und Schwindel auftreten, müssen Sie die Anwendung sofort abbrechen und unverzüglich den Notarzt (Telefon 112) rufen, weil es sich um eine lebensbedrohliche Allergie (→ Seite 14) handeln kann.

Als Zeichen einer lebensbedrohlichen Allergie kann sich bei weniger als 1 von 10 000 Anwendern hohes Fieber (über 39 °C) entwickeln und die Haut sich in großen Blasen ablösen (TEN = toxische epidermale Nekrolyse). Wenn solche Hauterscheinungen (→ Seite 14) auftreten, müssen Sie sofort einen Notarzt (Telefon 112) rufen.

Die Mittel können schwere Leberschäden (→ Seite 15) und eine Gelbsucht auslösen.

Wenn sich die Haut gelb färbt und Sie zusätzlich einen starken Juckreiz am ganzen Körper verspüren, sollten Sie sofort einen Arzt aufsuchen. Wenn die Tabletten abgesetzt werden, bilden sich die Symptome wieder zurück.

Beide Mittel können Herzrhythmusstörungen, insbesondere Herzstolpern und Herzrasen, auslösen.

Fluconazol: Bei diesem Mittel kann eine besonders gefährliche Form von Rhythmusstörungen vorkommen (Torsade de pointes → Seite 16). Diese seltene Nebenwirkung betrifft Frauen häufiger als Männer und Menschen mit Herzkrankheiten häufiger als solche ohne Herzkrankheiten.

Itraconazol: Dieses Mittel kann Brustschmerzen auslösen. Weil dann immer der Verdacht besteht, dass es sich um Angina-Pectoris-Beschwerden handeln könnte, sollten Sie sofort einen Arzt aufsuchen

Hinweise

Für Frauen

Tritt als unerwünschte Wirkung eine bestimmte Form von Herzrhythmusstörungen auf (Torsade de pointes → Seite 16), betrifft dies Frauen doppelt so oft wie Männer.

Zur Empfängnisverhütung

Während Sie Fluconazol oder Itraconazol einnehmen und noch vier Wochen (bei Fluconazol eine Woche) nach Ende der Behandlung müssen Sie eine Schwangerschaft sicher verhüten, weil die Mittel das Ungeborene schädigen können. Wenn Sie schwanger geworden sind, während Sie eines der Mittel eingenommen haben, müssen Sie es sofort absetzen und sich mit dem Frauenarzt besprechen.

Für Schwangerschaft und Stillzeit

Beide Arzneistoffe dürfen während der Schwangerschaft nicht eingenommen werden. Auch in der Stillzeit sollen sie nicht angewendet werden, da sie in die Muttermilch übergehen.

Nystatin

Candio-Hermal

Abhängig von der eingesetzten Konzentration, hemmt Nystatin das Wachstum von Hefepilzen und einigen anderen Hautpilzarten oder tötet diese ab. Allerdings erreicht seine Wirksamkeit nur etwa 75 bis 80 Prozent. Damit ist Nystatin etwas weniger zuverlässig als die Substanzen der Imidazol-Gruppe (→ Seite 480). Nystatin wird eingesetzt, wenn die Imidazole nicht infrage kommen. Es gilt als „geeignet", wenn nachgewiesen ist, dass es sich bei den Erregern um Hefepilze handelt.

Um eine vaginale Pilzinfektion zu behandeln, muss Nystatin in der Scheide angewendet werden. Dazu dienen Vaginaltabletten zum Einführen, oder es wird Creme mit einem Applikator in die Scheide eingeführt. Mit der hier besprochenen Creme oder Salbe können Sie zusätzlich zweimal täglich die Vulva und eventuell den Damm und Afterausgang bestreichen, wenn dort der Juckreiz besonders stark ist.

UNERWÜNSCHTE WIRKUNGEN

▶ **Keine Maßnahmen erforderlich**

Selten brennt oder juckt die Haut (bei weniger als 1 von 1 000 Anwendern). Nach dem Ende der Behandlung vergeht das wieder.

▶ **Muss beobachtet werden**

Wenn die Haut sich verstärkt rötet und juckt, reagieren Sie vermutlich allergisch auf das Mittel (bei weniger als 1 von 1 000 Anwendern). Bei solchen Hauterscheinungen (→ Seite 14) sollten Sie einen Arzt aufsuchen.

▶ **Sofort zum Arzt**

Wenn starker Hautausschlag, Juckreiz, Herzrasen, Atemnot, Schwäche und Schwindel auftreten, müssen Sie die Anwendung sofort abbrechen und unverzüglich den Notarzt (Telefon 112) rufen, weil es sich um eine lebensbedrohliche Allergie (→ Seite 14) handeln kann (bei weniger als 1 von 1 000 Frauen).

HINWEISE

Für Schwangerschaft und Stillzeit

Nystatin war lange das Mittel der Wahl, um Pilzinfektionen bei schwangeren Frauen zu behandeln. Mittlerweile hat sich jedoch gezeigt, dass der Heilungserfolg mit vaginal angewendeten Imidazolen deutlich größer ist. Deshalb sollte diesen Mitteln, vor allem dem gut erprobten Clotrimazol, der Vorzug gegeben werden.

Pilzinfektionen der Scheide

Handelsname Darreichungsform	Zusammensetzung pro 1 ml/1 g oder wie angegeben bzw. pro abgeteilte Einheit	Kleinste Packungsgröße	Festbetrag in Euro	Packungspreis in Euro	Bewertung
Hinweise zu den Tabellenspalten → Seite 28, zur Auswahl der Arzneimittel → Seite 23, zur Grundlage der Bewertung → Seiten 24, 27					
Antifungol HEXAL 6 Kombi Rp Creme und Vaginaltabletten	**Clotrimazol** 10 mg und 100 mg (6-Tage-Beh.)	20 g und 6 Stück	14,28	14,20	**Geeignet** bei Pilzinfektionen der Scheide → Seite 48
Antifungol HEXAL 6 Rp Vaginalcreme	10 mg (6-Tage-Beh.)	35 g	13,55	13,39	
Antifungol HEXAL 6 Rp Vaginaltabletten	100 mg (6-Tage-Beh.)	6 Stück	14,01	13,79	
Candio-Hermal Creme	**Nystatin** 100 000 I.E.	20 g	7,12	7,12	**Geeignet** bei Infektionen der äußeren Geschlechtsorgane durch Hefepilze. → Seite 48
Candio-Hermal Salbe	100 000 I.E.	20 g	7,12	7,12	
Canifug Cremolum 100 Kombi Rp Creme und Vaginalsuppositorien	**Clotrimazol** 10 mg und 100 mg (6-Tage-Beh.)	20 g und 6 Stück	14,28	14,28	**Geeignet** bei Pilzinfektionen der Scheide → Seite 48
Canifug Vaginalcreme Rp Vaginalcreme	10 mg	35 g	13,55	13,55	
Canifug Cremolum 100 Rp Vaginalzäpfchen	100 mg (6-Tage-Beh.)	6 Stück	14,01	13,98	

Pilzinfektionen der Scheide Fortsetzung

Handelsname Darreichungsform	Zusammensetzung pro 1 ml/1 g oder wie angegeben bzw. pro abgeteilte Einheit	Kleinste Packungsgröße	Festbetrag in Euro	Packungspreis in Euro	Bewertung

Hinweise zu den Tabellenspalten → Seite 28, zur Auswahl der Arzneimittel → Seite 23, zur Grundlage der Bewertung → Seiten 24, 27

Handelsname Darreichungsform	Zusammensetzung pro 1 ml/1 g oder wie angegeben bzw. pro abgeteilte Einheit	Kleinste Packungsgröße	Festbetrag in Euro	Packungspreis in Euro	Bewertung
Fenizolan 600 mg Vaginalovulum Rp Ovulum	**Fenticonazolnitrat** 600 mg (Konservierungsmittel: Parabene)	1 Stück	14,67	14,64	**Geeignet** bei Pilzinfektionen der Scheide. → Seite 480
Fluconazol HEXAL 150 mg Hartkapseln Rp Kapsel	**Fluconazol** 150 mg	1 Stück	16,71	14,59	**Mit Einschränkung geeignet** bei Pilzinfektionen der Scheide. Reservemittel, wenn eine lokale Behandlung mit Clotrimazol nicht infrage kommt oder nicht ausreichend wirksam war. → Seite 481
Fluconazol-ratiopharm 150 mg Hartkapseln Rp Kapsel	**Fluconazol** 150 mg	1 Stück	16,71	14,59	**Mit Einschränkung geeignet** bei Pilzinfektionen der Scheide. Reservemittel, wenn eine lokale Behandlung mit Clotrimazol nicht infrage kommt oder nicht ausreichend wirksam war. → Seite 481
Fluconazol STADA 150 mg Hartkapseln Rp Kapsel	**Fluconazol** 150 mg	1 Stück	16,71	14,59	**Mit Einschränkung geeignet** bei Pilzinfektionen der Scheide. Reservemittel, wenn eine lokale Behandlung mit Clotrimazol nicht infrage kommt oder nicht ausreichend wirksam war. → Seite 481
Flunazul gyn 150 mg Rp Kapsel	**Fluconazol** 150 mg	1 Stück	16,71	14,59	**Mit Einschränkung geeignet** bei Pilzinfektionen der Scheide. Reservemittel, wenn eine lokale Behandlung mit Clotrimazol nicht infrage kommt oder nicht ausreichend wirksam war. → Seite 481
Fungata Rp Kapsel	**Fluconazol** 150 mg	1 Stück	16,71	16,71	**Mit Einschränkung geeignet** bei Pilzinfektionen der Scheide. Reservemittel, wenn eine lokale Behandlung mit Clotrimazol nicht infrage kommt oder nicht ausreichend wirksam war. → Seite 481
Fungizid-ratiopharm 1 % Rp Vaginalcreme	**Clotrimazol** 10 mg (6-Tage-Beh.)	35 g	13,55	13,39	**Geeignet** bei Pilzinfektionen der Scheide. → Seite 480
Fungizid-ratiopharm 100 Rp Vaginaltabletten	100 mg (6-Tage-Beh.)	6 Stück	14,01	13,79	
Gyno-Daktar Vaginal-Creme Rp Vaginalcreme	**Miconazolnitrat** 20 mg	35 g	17,18	17,18	**Geeignet** bei Pilzinfektionen der Scheide. → Seite 480
Gyno-Daktar Kombi Rp Creme und Vaginalzäpfchen	20 mg und 100 mg	15 g und 7 Stück	16,81	16,81	
Gyno-Pevaryl 6 Kombipackung Rp	**Econazolnitrat** 10 mg und 50 mg (6-Tage-Beh.)	15 g und 6 Stück	16,60	16,60	**Geeignet** bei Pilzinfektionen der Scheide. → Seite 480
3 Kombipackung Rp Creme und Ovula	10 mg und 150 mg (3-Tage-Beh.)	15 g und 3 Stück	16,64	16,64	
Gyno-Pevaryl 6 Ovula Rp	50 mg (6-Tage-Beh.)	6 Stück	15,09	15,09	
3 Ovula Rp Ovula	150 mg (3-Tage-Beh.)	3 Stück	15,35	15,35	
Gyno-Pevaryl 1 Depot-Ovulum Rp Ovulum	150 mg (1-Tages-Beh.)	1 Stück	14,67	14,67	
Gyno-Pevaryl Creme Rp Vaginalcreme	10 mg	35 g	17,18	17,18	

Pilzinfektionen der Scheide Fortsetzung

Handelsname Darreichungsform	Zusammensetzung pro 1 ml/1 g oder wie angegeben bzw. pro abgeteilte Einheit	Kleinste Packungsgröße	Festbetrag in Euro	Packungspreis in Euro	Bewertung
inimur myko Rp Vaginalcreme	**Ciclopirox-Olamin** 10 mg	35 g		16,35	**Auch geeignet** bei Pilzinfektionen der Scheide. In diesem Anwendungsgebiet wenig erprobtes Mittel. → Seite 48
inimur myko Rp Vaginalzäpfchen	100 mg	6 Stück		16,35	
KadeFungin 6 Kombipackung Rp Creme und Vaginaltabletten	**Clotrimazol** 10 mg und 100 mg (6-Tage-Beh.)	20 g und 6 Stück	14,28	14,28	**Geeignet** bei Pilzinfektionen der Scheide → Seite 48
KadeFungin 6 Rp Vaginalcreme	10 mg (6-Tage-Beh.)	35 g	13,55	13,55	
KadeFungin 6 Rp Vaginaltabletten	100 mg (6-Tage-Beh.)	6 Stück	14,01	13,79	
Myfungar 1 Kombi Rp Creme und Vaginaltablette	**Oxiconazol** 10 mg und 600 mg (1-Tages-Beh.)	20 g und 1 Stück	16,76	16,47	**Geeignet** bei Pilzinfektionen der Scheide → Seite 48
Myfungar 1 Rp Vaginaltablette	600 mg	1 Stück	14,67	14,64	
Siros Kapseln Rp Kapseln	**Itraconazol** 100 mg	4 Stück	23,31	23,31	**Mit Einschränkung geeignet** bei Pilzinfektionen der Scheide. Reservemittel, wenn eine lokale Behandlung mit Clotrimazol nicht infrage kommt oder nicht ausreichend wirksam war. → Seite 48

Hinweise zu den Tabellenspalten → Seite 28, zur Auswahl der Arzneimittel → Seite 23, zur Grundlage der Bewertung → Seiten 24, 27

Chlamydieninfektion

Chlamydieninfektionen sind in den Industrieländern die am häufigsten durch sexuelle Kontakte übertragene Krankheit. Sie können sowohl Frauen als auch Männer betreffen. Man rechnet mit über 300 000 neuen Infektionen pro Jahr. Oft verläuft die Infektion unbemerkt und wird erst offenbar, wenn ein Paar keine Kinder bekommt, weil die Frau infolge einer Chlamydieninfektion unfruchtbar geworden ist.

Anzeichen und Beschwerden

Bei Frauen

Meist ist zunächst der Gebärmutterhals infiziert. Das kann sich durch gelblichen Ausfluss bemerkbar machen. Sehr oft verläuft eine Chlamydieninfektion aber ohne Beschwerden oder Symptome. Häufig wandern die Erreger dann weiter und verursachen eine Entzündung der Gebärmutterschleimhaut und der Eileiter. Durch die chronische, „stumme" Entzündung können die Eileiter verkleben. Wenn die Frau schwanger wird, kann es zu einer Eileiterschwangerschaft kommen. Etwa 1 von 10 Frauen ist nach einer Chlamydieninfektion unfruchtbar, weil die Eileiter durch Entzündungssekrete verklebt oder vernarbt sind und keine Eizelle mehr durchlassen. Von den Frauen, die drei derartige Infektionen durchgemacht haben, kann etwa die Hälfte kein Kind bekommen.

Bei Männern

Schmerzen beim Wasserlassen und Ausfluss zeigen, dass die Harnröhre entzündet ist. Mehr als ein Drittel dieser Entzündungen beruht auf einer Infektion mit Chlamydien. Wenn die Hoden gerötet und geschwollen sind und schmerzen, kann es sich um eine Nebenhodenentzündung handeln.

Ursachen

Infektion mit Chlamydia trachomatis.

Vorbeugung

Kondome schützen davor, die Erreger weiterzugeben. Bei ungeschütztem Verkehr haben Frauen ein 40-prozentiges Infektionsrisiko, bei Männern liegt es bei 20 Prozent.

Früherkennung
Bei schwangeren Frauen wird im Rahmen der Mutterschaftsvorsorge ein Abstrich aus dem Gebärmutterhals auf Chlamydien untersucht. Als Test gibt es drei verschiedene Verfahren, die sich in ihrer Treffsicherheit unterscheiden. Am zuverlässigsten ist jenes, mit dem das genetische Material der Erreger nachgewiesen wird (Nukleinsäurenachweisverfahren). Hat eine Frau Beschwerden, wie Eileiterentzündung oder Gelenkbeschwerden, die auf eine fortgeschrittene Chlamydieninfektion hindeuten, muss das Blut auf Antikörper gegen Chlamydien untersucht werden.

Nichtmedikamentöse Maßnahmen
Jeder, der mit Chlamydien infiziert ist, sollte seine Sexualpartnerinnen und -partner von der Erkrankung informieren, damit sie sich untersuchen und gegebenenfalls behandeln lassen können. Andernfalls ist es wahrscheinlich, dass sich die Partner gegenseitig immer wieder infizieren.

Behandlung mit Medikamenten
Auch wenn eine Chlamydieninfektion nicht oder nicht ausreichend behandelt wird, scheint nach einiger Zeit wieder alles in Ordnung zu sein. Doch die Infektion kann Monate oder Jahre später erneut auftreten und Komplikationen verursachen.
Standardmedikament zur Behandlung ist Doxyzyklin (→ Seite 1258), ein Antibiotikum aus der Reihe der Tetrazykline. Bei einer Chlamydieninfektion muss es mindestens 14 Tage lang eingenommen werden. Für diejenigen, die kein Doxyzyklin einnehmen dürfen (beispielsweise während einer Schwangerschaft), kommt Erythromyzin (→ Seite 1252) aus der Gruppe der Makrolide infrage. Sind diese beiden Medikamente nicht wirksam genug, stehen noch die Chinolone Ofloxazin (→ Seite 1248) und Levofloxazin (→ Seite 1248) sowie andere Makrolide wie Clarithromyzin (→ Seite 1252) oder Azithromyzin zur Verfügung. Penizillin ist unwirksam gegen Chlamydien.
Ausführliche Informationen zur Anwendung von Antibiotika finden Sie im Abschnitt „Antibiotika allgemein" (→ Seite 1243).

Herpes genitalis

Die verschiedenen Arten von Herpes-simplex-Viren (HSV) sind Erreger einer Reihe von Erkrankungen. Weit verbreitet sind die Infektionen an Haut und Schleimhäuten, beispielsweise die sogenannten Fieberblasen an den Lippen, der Lippenherpes (→ Seite 47). Auch im Genitalbereich treten solche Hauterscheinungen auf. Herpes genitalis zählt zu den sexuell übertragbaren Krankheiten.

Anzeichen und Beschwerden
Als erstes Zeichen der Infektion juckt, spannt, brennt und rötet sich die Haut an den äußeren Genitalien, am Damm und/oder After. Einige Stunden später bilden sich Gruppen von flachen Blasen, die zunächst mit einer hellen, später eitrigen Flüssigkeit gefüllt sind. Wenn sie einreißen, entstehen schmerzhafte Wundflächen. Diese verkrusten und heilen im Verlauf von etwa einer Woche ab.
Die Lymphknoten in den Leistenbeugen können geschwollen sein. Fieber und ein allgemeines Krankheitsgefühl können hinzukommen.

Ursachen
Herpeserkrankungen unterhalb der Gürtellinie beruhen meist auf Herpes-simplex-Viren Typ II (HSV-II). Diese Erreger haben eine ungewöhnliche Eigenschaft: Sie verbleiben im Körper, nachdem die Infektion ausgeheilt ist. Herpesviren ziehen sich in Nervenknoten zurück, die in der Nähe des Infektionsorts liegen, und ruhen dort unbemerkt – in Schach gehalten vom Immunsystem. Wenn die Abwehrkräfte nachlassen, können die Viren wieder aktiv werden und erneut eine akute Entzündung hervorrufen.
Aus diesem Grund sind Herpesinfektionen bei Menschen mit einer Immunschwäche, zum Beispiel einer HIV-Infektion, relativ häufig. Auch Personen, die Arzneimittel einnehmen, die das Abwehrsystem unterdrücken, wie es zum Beispiel nach Organtransplantationen notwendig ist, leiden oft unter Herpesinfektionen.

Nichtmedikamentöse Maßnahmen
Intimkontakte sollten unterbleiben, bis die Bläschen verkrustet sind, da Herpesviren sehr ansteckend sind.

Behandlung mit Medikamenten
Eine leichte Herpesinfektion lässt sich ohne Medikamente überstehen.

Tritt die Infektion zum ersten Mal auf, kann Aciclovir (→ nachfolgend), als Tabletten oder Saft geschluckt, das Areal begrenzen, in dem sich die Viren ausbreiten. Es kann die Beschwerden mildern und die Haut schneller abheilen lassen. Auch den Verlauf wiederholter Infektionen kann geschlucktes Aciclovir beeinflussen. Zur Behandlung von genitalen Herpesinfektionen wird es als „geeignet" angesehen.
Die äußerliche Anwendung von Aciclovir soll die Schmerzen lindern und den Juckreiz stillen, die die wiederkehrenden Herpesinfektionen so beschwerlich machen. Es ist allerdings nicht ausreichend nachgewiesen, dass Aciclovir in Cremeform diese therapeutische Wirksamkeit hat. Darum werden diese Produkte bei Genitalherpes als „wenig geeignet" eingestuft.

Aciclovir

Acic, Aciclobeta, Aciclostad, Aciclovir 1A Pharma, Aciclovir AL, Aciclovir-ratiopharm, Virzin, Zovirax

Aciclovir wirkt nicht selbst gegen die Viren. Vielmehr muss es zunächst von einem Enzym des Virus, dann noch einmal von einem Enzym der befallenen Zelle verändert werden. Erst die so entstandene Substanz verhindert, dass sich die Viren vermehren.

Zur innerlichen Behandlung von genitalen Herpesinfektionen gelten Präparate mit Aciclovir als „geeignet". Durch sie vergrößern sich die Abstände zwischen den erneuten Infektionen, und wenn sie auftreten, verlaufen sie milder. Da die Substanz die Viren aber nicht aus dem Körper entfernen kann, ist jederzeit wieder ein neuer Krankheitsschub möglich.

Wenn die akuten Infektionen sehr schnell aufeinanderfolgen und sehr schwer verlaufen, kann es sinnvoll sein, Aciclovir längere Zeit einzunehmen. Besonders bei längerer und wiederholter Anwendung besteht allerdings die Gefahr, dass die Viren gegen Aciclovir unempfindlich werden. Die äußerlich anzuwendenden Produkte sind wenig geeignet, weil ihre therapeutische Wirksamkeit nicht ausreichend nachgewiesen ist.

Anwendung

Creme: Laut Beipackzettel soll Aciclovir-Creme fünfmal täglich auf die betroffenen Hautstellen und ihre Umgebung aufgetragen werden. Dazu sollten Sie ein Wattestäbchen benutzen, damit keine Keime in die Wunde getragen werden, die Viren aber auch nicht mit den Fingern oder der Tubenöffnung an andere Stellen verschleppt werden. Üblicherweise wird die Behandlung fünf Tage lang fortgeführt; nach zehn Tagen sollte sie beendet werden.

Tabletten/Suspension: Bei schwer verlaufenden Infektionen nehmen Sie fünf Tage lang jeden Tag fünfmal im Abstand von vier Stunden 200 Milligramm Aciclovir ein oder zweimal 800 Milligramm alle zwölf Stunden. Haben Sie andere Erkrankungen oder eine Abwehrschwäche und nehmen Aciclovir ein, um zu verhindern, dass die Infektionen häufig wiederkehren, liegt die Dosierung zwischen zwei- und fünfmal täglich 200 Milligramm. Wie lange Sie das fortführen müssen, entscheidet der Arzt nach den individuellen Krankheitsbedingungen. Länger als ein halbes, höchstens ein Jahr sollte diese medikamentöse Infektionsvorbeugung nicht dauern.

Achtung

Creme: Die Creme darf nur auf den äußeren Genitalbereich aufgetragen werden. Sie darf nicht in die Scheide gelangen und nicht mit der Schleimhaut von Auge oder Mund in Kontakt kommen. Dort sind starke Reizungen möglich.

Tabletten/Suspension: Bei einer Behandlung mit Aciclovir sollten Sie viel trinken; das hilft, einer Nierenfunktionsstörung vorzubeugen.

Zovirax Suspension: Das Mittel enthält Parabene. Diese Konservierungsmittel führen möglicherweise zur Allergie. Wenn Sie auf Parastoffe (→ Seite 1159) allergisch reagieren, dürfen Sie dieses Mittel nicht anwenden.

Gegenanzeigen

Tabletten/Suspension: Bei deutlich eingeschränkter Nierenfunktion darf Aciclovir nur eingenommen werden, wenn bei einer sehr schweren Infektion zu erwarten ist, dass der Nutzen der Behandlung das Risiko überwiegt. Eine vorbeugende Behandlung sollte bei Nierenfunktionsstörungen unterbleiben.

Wechselwirkungen mit Medikamenten

Wenn Sie noch andere Medikamente nehmen, ist zu beachten, dass sich durch Ifosfamid (bei Krebs), Foscarnet und Ganciclovir (bei Virusinfektionen) die unerwünschten Wirkungen von Aciclovir gefährlich verstärken können.

Unerwünschte Wirkungen

▶ **Keine Maßnahmen erforderlich**

Creme: Bei gut einem Viertel der Behandelten brennt die Haut, bei 4 von 100 juckt sie. Von 1 000 Anwendern bekommt einer Hautausschlag.

Tabletten/Suspension: Bis zu 12 von 100 Personen wird bei der Behandlung unwohl, bei bis zu 9 von

100 stellen sich Magen-Darm-Störungen mit Übelkeit, Durchfall und Erbrechen ein.

▶ **Muss beobachtet werden**

Creme: Wenn die Haut sich verstärkt rötet und juckt, reagieren Sie vermutlich allergisch auf das Mittel. Dann sollten Sie es absetzen. Sind die Hauterscheinungen (→ Seite 14) einige Tage später nicht deutlich abgeklungen, sollten Sie einen Arzt aufsuchen.

Tabletten/Suspension: Etwa 1 von 100 Behandelten entwickelt Haarausfall, Juckreiz und Hautausschlag am ganzen Körper. Wenn Sie nicht mehr so häufig Wasser lassen können wie früher, sollte ein Arzt den Harnstoffgehalt Ihres Urins und den Kreatiningehalt Ihres Blutes kontrollieren. Sind diese Nierenwerte erhöht, gehören Sie möglicherweise zu jenen 5 bis 10 von 100 Personen, bei denen bei einer Behandlung mit Aciclovir eine Funktionsstörung der Nieren (→ Seite 16) auftritt.

Bei etwa 6 von 100 Behandelten können Kopfschmerzen auftreten. Weniger als 1 von 100 klagt über Müdigkeit, Schlafstörungen und Halsschmerzen. Nach dem Ende der Behandlung sollten diese Erscheinungen von selbst wieder vergehen.

Die Mittel können die Leber (→ Seite 15) schädigen. Treten Übelkeit, Erbrechen und/oder dunkel gefärbter Urin auf und ist der Stuhl auffällig hell, sollten Sie einen Arzt aufsuchen.

Fühlen Sie sich schwach, sind Sie auffällig blass oder haben Sie Halsschmerzen mit Fieber, kann es sich um eine Blutbildungsstörung (→ Seite 15) handeln. Auch dann sollten Sie einen Arzt aufsuchen.

Bei Frauen mit Epilepsien können häufiger Anfälle auftreten.

▶ **Sofort zum Arzt**

Tabletten/Suspension: Wenn Ihre Nierenfunktion gestört ist – erkennbar an den ansteigenden Blut- und Urinwerten, die der Arzt ermittelt –, können Sie auch das Medikament nicht mehr gut ausscheiden. Die dann im Körper zurückbleibenden Substanzen können das zentrale Nervensystem beeinträchtigen und zu Schwindel, Depressionen (→ Seite 16) und allergischen Reaktionen mit Herzrasen und Schwitzen führen. Bei solchen Beschwerden müssen Sie sich sofort an einen Arzt wenden.

Hinweise

Beim Gebrauch von Verhütungsmitteln

Creme: Kondome oder ein Diaphragma eignen sich während der Behandlungszeit nicht als Verhütungsmittel. Die Salbe enthält Hilfsstoffe, welche die Reißfestigkeit von Kondomen verringern und beim Diaphragma die Membran angreifen können.

Zur Empfängnisverhütung

Wenn Sie das Mittel über längere Zeit einnehmen müssen, sollten Sie vorsichtshalber für einen sicheren Empfängnisschutz sorgen.

Für Schwangerschaft und Stillzeit

Es gibt keine Anhaltspunkte dafür, dass die Anwendung von Aciclovir in der Schwangerschaft ein Risiko darstellen könnte, dennoch sollten Sie es nur nach sorgfältiger Abwägung von Nutzen und Risiken anwenden.

Haben Sie zum Zeitpunkt der Geburt des Kindes eine akute genitale Herpesinfektion, wird man Ihnen eine Entbindung mittels Kaiserschnitt vorschlagen. Bei einer Geburt auf normalem Weg kann sich das Kind mit Herpesviren anstecken; dann besteht das Risiko einer Gehirnhautentzündung.

Aciclovir geht in die Muttermilch über, darum sollte es während der Stillzeit nicht eingenommen werden.

Herpes genitalis

Handelsname Darreichungsform	Zusammensetzung pro 1 ml/1 g oder wie angegeben bzw. pro abgeteilte Einheit	Kleinste Packungsgröße	Festbetrag in Euro	Packungspreis in Euro	Bewertung
Hinweise zu den Tabellenspalten → Seite 28, zur Auswahl der Arzneimittel → Seite 23, zur Grundlage der Bewertung → Seiten 24, 27					
Acic 200 Rp Tabletten	**Aciclovir** 200 mg	25 Stück	15,92	13,41	**Geeignet** bei genitalen Herpesinfektionen. → Seite 48
Acic Creme Rp Creme	50 mg	5 g	13,27	13,23	**Wenig geeignet** bei genitalen Herpesinfektionen. Die therapeutische Wirksamkeit einer lokalen Behandlung, auch im Frühstadium, ist nicht ausreichend nachgewiesen. → Seite 48
Aciclobeta Creme Rp Creme	**Aciclovir** 50 mg	2 g	11,29	11,17	**Wenig geeignet** bei genitalen Herpesinfektionen. Die therapeutische Wirksamkeit einer lokalen Behandlung, auch im Frühstadium, ist nicht ausreichend nachgewiesen. → Seite 48
Aciclostad 200 Rp Tabletten	**Aciclovir** 200 mg	25 Stück	15,92	13,41	**Geeignet** bei genitalen Herpesinfektionen. → Seite 48
Aciclostad Creme Rp Creme	50 mg	5 g	13,27	13,23	**Wenig geeignet** bei genitalen Herpesinfektionen. Die therapeutische Wirksamkeit einer lokalen Behandlung, auch im Frühstadium, ist nicht ausreichend nachgewiesen. → Seite 48
Aciclovir 200 – 1 A Pharma Rp Tabletten	**Aciclovir** 200 mg	25 Stück	15,92	13,34	**Geeignet** bei genitalen Herpesinfektionen. → Seite 48
Aciclovir AL 200 Rp Tabletten	**Aciclovir** 200 mg	25 Stück	15,92	13,34	**Geeignet** bei genitalen Herpesinfektionen. → Seite 48
Aciclovir-ratiopharm 200 Rp Filmtabletten	**Aciclovir** 200 mg	25 Stück	15,92	13,41	**Geeignet** bei genitalen Herpesinfektionen. → Seite 48
Aciclovir-ratiopharm Creme Rp Creme	50 mg	5 g	13,27	13,23	**Wenig geeignet** bei genitalen Herpesinfektionen. Die therapeutische Wirksamkeit einer lokalen Behandlung, auch im Frühstadium, ist nicht ausreichend nachgewiesen. → Seite 48
Virzin 200 Rp Tabletten	**Aciclovir** 200 mg	25 Stück	15,92	13,34	**Geeignet** bei genitalen Herpesinfektionen. → Seite 48
Virzin Creme Rp Creme	50 mg	5 g	13,27	12,98	**Wenig geeignet** bei genitalen Herpesinfektionen. Die therapeutische Wirksamkeit einer lokalen Behandlung, auch im Frühstadium, ist nicht ausreichend nachgewiesen. → Seite 48
Zovirax 200 mg Rp Filmtabletten	**Aciclovir** 200 mg	25 Stück	15,92	15,92	**Geeignet** bei genitalen Herpesinfektionen. → Seite 48
Zovirax Suspension Rp Suspension	40 mg (Konservierungsmittel: Parabene)	62,5 ml	14,33	14,33	
Zovirax Creme Rp Creme	50 mg	5 g	13,27	13,27	**Wenig geeignet** bei genitalen Herpesinfektionen. Die therapeutische Wirksamkeit einer lokalen Behandlung, auch im Frühstadium, ist nicht ausreichend nachgewiesen. → Seite 48

Sexualhormonsystem

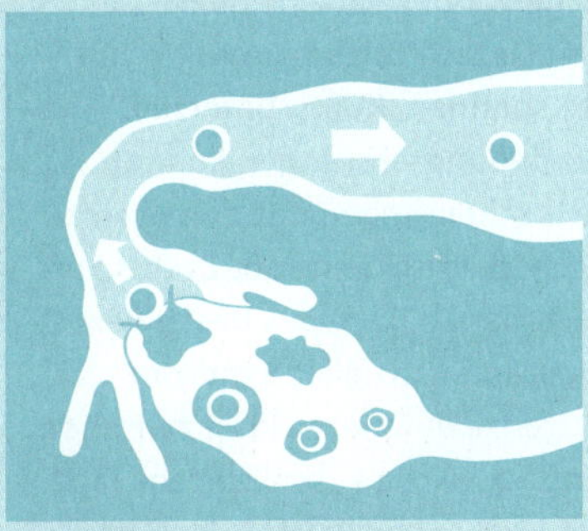

Die Hormonproduktion der Geschlechtsdrüsen wird bei Frauen und Männern vom Hypothalamus einer Drüse, die im Gehirn sitzt, gesteuert. Diese wiederum regt eine weitere Drüse im Gehirn zur Reaktion an, die Hirnanhangdrüse (Hypophyse). Bei beiden Geschlechtern haben vor allem drei Hormone dieser Gehirndrüsen eine Schlüsselstellung inne:

- GnRH (Gonadotropin-Releasing-Hormon) wird vom Hypothalamus produziert und in Pulsen an die Hirnanhangdrüse abgegeben. Das Hormon regt die Hirnanhangdrüse an, ihrerseits Hormone zu bilden.
- FSH, das follikelstimulierende Hormon, und LH, das luteinisierende Hormon, entstehen in der Hirnanhangdrüse. Beide werden auch Gonadotropine genannt. Sie wirken auf die Geschlechtsdrüsen.

Der hormonelle Regelkreis der Frau: Der Menstruationszyklus

Bei Frauen bewirken die Hormone, die im Gehirn gebildet werden, dass die Eierstöcke die weiblichen Sexualhormone Östrogene und Progesteron produzieren.

Als „Östrogene" wird eine ganze Gruppe von weiblichen Hormonen bezeichnet. Zu den körpereigenen Östrogenen gehören Estradiol, Estriol und Estron. Diese drei sind vorwiegend in Präparaten enthalten, mit denen Wechseljahrsbeschwerden behandelt werden. Ein sehr wirkstarkes, künstlich hergestelltes Östrogen, das Ethinylestradiol, ist Bestandteil der „Pille".

Das zweite weibliche Geschlechtshormon ist das Progesteron. Abkömmlinge des Progesterons oder künstlich hergestellte Substanzen, die wie Progesteron wirken, heißen Gestagene. Sie werden überwiegend in Hormonpräparaten bei Wechseljahrsbeschwerden und auch in der „Pille" eingesetzt.

Das für den Zyklus wichtigste Östrogen ist Estradiol. Es wird in den Eierstöcken produziert. Progesteron wird im normalen Zyklus vom Gelbkörper (Corpus luteum) gebildet. Während einer Schwangerschaft produziert der Mutterkuchen (Plazenta) eine große Menge Progesteron. Auch Östrogen und andere Hormone werden in dieser Zeit in größerer Menge freigesetzt.

Ö oder E?

Für die Hormone Estradiol, Estriol und Estron findet man auch die Schreibweise Östradiol, Östriol und Östron. Einer internationalen Übereinkunft folgend, wählt man heute jedoch die „E"-Schreibweise. Als Gruppenbezeichnung wird im Folgenden allerdings nicht Estrogene, sondern Östrogene gebraucht, weil dieser Begriff vermutlich vertrauter ist.

Der Menstruationszyklus gliedert sich in zwei Phasen:

- Follikel- oder Proliferationsphase

Am Ende jedes Zyklus fällt die Konzentration von Estradiol im Blut ab. Das aktiviert den Hypothalamus, der daraufhin die Pulsfrequenz seiner GnRH-Abgabe steigert. Diese Hormone sind ein Signal für die Hirnanhangdrüse. Sie kurbelt die Produktion von FSH stark an, die von LH weniger stark.

Die hohe FSH-Konzentration stimuliert die Eierstöcke, in denen sich eine große Zahl von Eibläschen (Follikel) befindet. Durch den FSH-Schub werden viele von ihnen angeregt, sich weiterzuentwickeln und Estradiol zu bilden. Doch nur ein Eibläschen wächst so weit heran, dass in ihm eine Eizelle reift. Dieser Reifefollikel produziert sehr viel Estradiol.

Der Estradiolanstieg im Blut signalisiert der Hirnanhangdrüse, dass sie ihre FSH-Produktion nun drosseln kann. Die LH-Produktion hingegen nimmt zu. Etwa am 14. Tag des Zyklus ist sie am höchsten. Dies ist die Zeit des Eisprungs (Ovulation). Das Eibläschen löst sich auf und entlässt die Eizelle auf ihren Weg durch den Eileiter in die Gebärmutter. Das zurückgebliebene Gewebe des Eibläschens baut sich um. Aus ihm entsteht nach drei bis vier Tagen der Gelbkörper. In dieser ersten Zyklusphase hat das Estradiol dafür gesorgt, dass sich die Gebärmutterschleimhaut verdickt, sodass sich ein befruchtetes Ei einnisten kann.

- Luteal- oder Sekretionsphase

Der Rest des Eibläschens, der zum Gelbkörper geworden ist, beginnt nun, Progesteron zu produzieren. Sein Pegel ist etwa eine Woche nach dem Eisprung am höchsten. Progesteron bereitet die Gebärmutterschleimhaut darauf vor, dass sich in ihr eine Eizelle dauerhaft einnisten kann. Ist sie nicht befruchtet worden, trocknet der Gelbkörper nach etwa zehn

Tagen ein, seine Hormonproduktion hört auf. Der Blutspiegel von Progesteron und Estradiol sinkt. Dadurch löst sich die Gebärmutterschleimhaut ab und wird mit der Menstruation ausgestoßen.

Schwangerschaft

Wird die Eizelle befruchtet, nistet sie sich in der Gebärmutterschleimhaut ein und der Gelbkörper bleibt noch eine Zeit lang bestehen. Er produziert weiterhin Progesteron, um die Schwangerschaft zu erhalten. Die befruchtete Eizelle nistet sich nach etwa fünf bis zehn Tagen in der Gebärmutterschleimhaut ein und wächst dort zum Embryo heran. Bereits nach wenigen Tagen entstehen um die Eizelle herum die ersten Zellen des Mutterkuchens (Plazenta). Die Plazenta ernährt den Embryo, ist aber gleichzeitig eine äußerst aktive Hormon„fabrik". Schon in den ersten Tagen produziert sie Choriongonadotropin (HCG), das typische Schwangerschaftshormon. Es lässt den Gelbkörper im Eierstock größer werden. Die Hormone, die er und die Plazenta nun gemeinsam produzieren, sorgen dafür, dass die Gebärmutterschleimhaut nicht abgestoßen wird und der Embryo darin weiterwachsen kann.

Nach etwa einem Monat ist die Plazenta so groß geworden, dass sie selbst ausreichend Östrogene und Progesteron bilden kann, um die Schwangerschaft zu erhalten. Nun bildet sich der Gelbkörper zurück.

Zyklusstörungen und -beschwerden

Nur selten hält sich der Zyklus einer Frau an die in medizinischen Lehrbüchern angegebene Dauer von 28 Tagen. Eine Schwankungsbreite zwischen 21 und 35 Tagen ist durchaus normal. Erst wenn die Länge des Zyklus häufiger erheblich davon abweicht, ohne dass das durch die beginnenden Wechseljahre bedingt ist, spricht man von Zyklusstörungen.

Zum Symptomenkreis der Zyklusstörungen gehört es auch, wenn die Stärke und/oder die Dauer der Blutung deutlich vom Üblichen abweichen.

Prämenstruelles Syndrom (PMS)

Ein Teil der Frauen stellt im Zyklusverlauf körperliche Veränderungen und Stimmungsschwankungen fest. Etwa eine Woche vor der einsetzenden Menstruation fühlen sie sich reizbar, unruhig und bedrückt, die Brüste spannen, Kopfschmerzen, Herzklopfen und Verdauungsstörungen können auftreten. Da diese Erscheinungen mit den hormonellen Schwankungen, die zum Ende des Zyklus auftreten, begründet werden, bekam das Beschwerdebild den Namen „prämenstruelles Syndrom". Obwohl sich keine Grenze definieren lässt zwischen „normal" und „krank", zwischen „schlechtem Tag" und „Störung", wird eine ganze Palette von Therapien angeboten. Tranquilizer sollen Aggressionen und depressive Stimmung dämpfen, die „Pille" mit Östrogen und Gestagen oder Tabletten mit Gestagen allein das Hormonprofil glätten, Nachtkerzenöl, Vitamin B_6 und Magnesium allgemein ausgleichen. All das kann einigen Frauen helfen, anderen nicht. Selbstverständlich schafft die „Pille" eine gleichbleibende Hormonlage. Da aber nicht sicher ist, dass Hormonschwankungen zum Beispiel die Stimmung beeinflussen, ist auch nicht sicher, dass Medikamente eine niedergedrückte Stimmung verhindern. In klinischen Versuchen hat sich jedenfalls für keine Behandlungsmethode und kein Arzneimittel ein gesicherter Nutzen bei PMS gezeigt. Das gilt auch für einen Extrakt aus Keuschlamm, für den es zwar eine aussagekräftige Studie gibt, deren Ergebnisse aber nicht unbedingt auf die in Deutschland zugelassenen Arzneimittel übertragbar sind. Den größten positiven Effekt in diesen Tagen des Zyklus bringt sportliche Aktivität.

Anzeichen und Beschwerden

- Sehr kurze Zyklen (Polymenorrhö). Die Regel setzt in Abständen von weniger als 25 Tagen ein.
- Sehr lange Zyklen (Oligomenorrhö). Zwischen zwei Blutungen liegen mehr als 35, aber weniger als 45 Tage. Meist sind die Blutungen recht schwach.
- Sehr lang dauernde und sehr starke Blutungen (Menorrhagie und Hypermenorrhö). Meist tritt beides gemeinsam auf. Als „langdauernd" gilt eine Menstruation, die länger als sieben Tage anhält. Sehr stark ist sie, wenn täglich mehr als sechs Binden oder Tampons nötig sind oder wenn während einer Regel mehr als 20 gebraucht werden.
- Ausbleiben der Blutung (Amenorrhö). Entweder hat die erste Regelblutung noch nicht stattgefunden (primäre Amenorrhö) oder der Zyklus war bisher relativ regelmäßig, aber dann sind die Blutungen öfter als dreimal hintereinander ausgeblieben (sekundäre Amenorrhö), ohne dass eine Schwangerschaft vorliegt.

Ursachen

Ein Zyklus ist sehr kurz, wenn der Eisprung sehr früh stattfindet oder wenn die Phase verkürzt ist, in der vor allem das Gelbkörperhormon Progesteron produziert wird.

Sehr lange Zyklen können darauf beruhen, dass das Eibläschen nur langsam reift oder kein Eisprung stattfindet (anovulatorischer Zyklus). Meist sind dann die hormonellen Signale zwischen den Eierstöcken und den Gehirndrüsen gestört.
Sehr starke Blutungen können auftreten, wenn ein herangereifter Follikel nicht platzt. Dann bildet sich kein Gelbkörper und damit auch kein Progesteron. Auf diese Weise fehlt das hormonelle Signal, dass die aufgebaute Gebärmutterschleimhaut abgestoßen werden soll. Irgendwann kann sich diese Schleimhaut dann nicht mehr halten und löst sich in anhaltenden, oft sehr starken Blutungen ab. Solche anovulatorischen Zyklen kommen vor allem bei sehr jungen Frauen vor und bei Frauen, bei denen die Wechseljahre beginnen.
Die Erkenntnisse, welches Hormon bei welcher Art von Zyklusstörung fehlt oder überwiegt, beschreiben zwar die hormonellen Ursachen. Warum sich jedoch die Hormonkonzentrationen so verschoben haben, ist damit noch nicht geklärt. Nur selten hat das einen organischen Grund. Meist dürfte dieser eher im psychisch-seelischen Bereich liegen.
Stress jeder Art wirkt sich in dem komplizierten Wechselspiel der Hormone aus. „Stress" ist für den Körper alles, was ihn herausfordert und belastet, zum Beispiel intensives sportliches Training, berufliche Anforderungen oder Fasten. Aber auch Abweichungen vom alltäglichen Geschehen gehören dazu: Reisen, spät zu Bett gehen, Aufregung, große Freude, heftiger Streit. Stress veranlasst den Körper, die entsprechenden Stresshormone zu produzieren. Diese können die Gehirndrüsen so beeinflussen, dass sich durch den dann veränderten Hormonspiegel die Länge des Zyklus ändert.
An einer „Stressamenorrhö" sind meist außergewöhnliche körperlich-psychische Zustände beteiligt: Magersucht, Leistungssporttraining, sexuelle Traumatisierung, Lebenskonflikte und Ähnliches.
Stress kann die Produktion von Prolaktin steigern. Dieses Hormon wird eigentlich nur in der Stillzeit in größerer Menge ausgeschüttet, denn es reguliert die Milchbildung. Da Prolaktin darüber hinaus den Eisprung unterbinden kann, kann es bei Zyklusstörungen eine Rolle spielen. Aufgrund einer erhöhten Prolaktinproduktion kann die Regel ganz ausbleiben.
Auch Erkrankungen, Arzneimittel und Umweltgifte, wie zum Beispiel organische Lösungsmittel, Formaldehyd, Dioxine und synthetische Hormone, aber auch übermäßiger Konsum von Zigaretten und anderen Tabakwaren, können Zyklusunregelmäßigkeiten hervorrufen.

Nichtmedikamentöse Maßnahmen

Die während mehrerer Zyklen regelmäßig morgens vor dem Aufstehen gemessene Körpertemperatur (Aufwach- oder Basaltemperatur) gibt Aufschluss, ob ein Eisprung stattgefunden hat. Anhand dieser Aufzeichnungen kann der Arzt entscheiden, ob und welche Hormone er zu welchem Zeitpunkt des Zyklus durch eine Blutuntersuchung bestimmen lässt.

Behandlung mit Medikamenten

Zyklusstörungen müssen nicht unbedingt medikamentös behandelt werden. Eine solche Therapie beseitigt nur das Symptom; die Ursachen der gestörten hormonellen Steuerung erreicht sie nicht. Liegen der Störung psychische Prozesse zugrunde, können diese auch nichtmedikamentös, zum Beispiel psychotherapeutisch, behandelt werden.
Ratsam ist eine medikamentöse Behandlung, wenn die Zyklusstörung zum Problem wird, beispielsweise wenn häufige, sehr heftige und langanhaltende Blutungen die Frau im Alltagsleben beeinträchtigen oder zu einer Blutarmut geführt haben oder wenn die Zyklusstörungen eine erwünschte Schwangerschaft verhindern. Bleibt die Regel längere Zeit aus, ist der Östrogenspiegel sehr niedrig. Das kann schon bei jungen Frauen eine Osteoporose (→ Seite 1133) begünstigen.
Hormone können den Zyklus so beeinflussen, dass er regelmäßig und ungestört verläuft. Beispielsweise lassen sich mit niedrig dosiertem Östrogen (→ Seite 496) geringfügige Blutungen in der Mitte des Zyklus verhindern. Diese haben ihre Ursache nämlich oft darin, dass die Östrogenkonzentration zur Zeit des Eisprungs absinkt. Für diese Anwendung werden Mittel mit niedrig dosiertem Östrogen als „geeignet" bewertet.
Wenn zu starke Blutungen oder zu kurze oder zu lange Zyklen mit Medikamenten ausgeglichen werden sollen, sind Gestagene (→ Seite 494) die Mittel der Wahl. Sie unterstützen die häufig zu schwache Gelbkörperphase in der zweiten Zyklushälfte. Die therapeutische Wirksamkeit zur Behandlung von Zyklusstörungen ist für alle Gestagene nachgewiesen.
Wenn es nur darum geht, starke Menstruationsblutungen abzuschwächen, eignet sich – vor allem, wenn gleichzeitig eine sichere Empfängnisverhütung gewünscht wird – das Intrauterinpessar (IUP, „Spirale") mit Levonorgestrel (→ Seite 494), das in die Gebärmutter eingelegt wird und kontinuierlich eine bestimmte Menge des Gestagens abgibt.
Ist die Blutung längere Zeit ausgeblieben, ohne dass die Frau schwanger ist, mangelt es oft an beiden Hor-

monen: Östrogen und Gestagen. Wenn das behoben werden soll, ist eine kombinierte Behandlung mit beiden Hormonen notwendig. Das Östrogen wird dann 21 bis 26 Tage, also während des gesamten nachgeahmten Zyklus, eingenommen. Das Gestagen kommt erst in den letzten 10 bis 14 Tagen hinzu. Die Medikamente können hierfür entweder getrennt eingenommen werden – in der ersten Zeit nur ein Präparat mit Östrogen, später zusätzlich eines mit einem geeigneten Gestagen – oder es wird eine Kombination aus Östrogen und Gestagen (→ Seite 498) gewählt. Diese ist als sogenanntes Zweiphasenpräparat (→ Seite 508) konzipiert und wirkt zugleich empfängnisverhütend. Das hier besprochene Produkt wird allerdings als „wenig geeignet" eingestuft. In diesem Mittel ist Östrogen mit dem neueren Gestagen Desogestrel kombiniert. Dieses steht in Verdacht, ein größeres Risiko für Thromboembolien zu haben als Standardgestagene wie Levonorgestrel. Abgesehen davon ist das Thromboserisiko auch durch den relativ hohen Östrogengehalt des Mittels erhöht.
Die Behandlung mit Östrogen und Gestagen sorgt für eine regelmäßige Monatsblutung, die die Frau in ihren Lebensrhythmus einplanen kann. Die hormonelle Steuerung des Zyklus reguliert sie nicht.
Aus medizinischer Sicht können solche Hormonkombinationen angebracht sein, um junge Frauen, deren Regel längere Zeit ausgeblieben ist und die durch eine Osteoporose gefährdet sein können, mit Östrogen zu versorgen. Sie einzunehmen, ist aber nur und so lange sinnvoll, wie zugleich eine sichere Verhütung gewünscht ist.
Um Brustspannen vor der Regel zu bessern, ist Progesteron (→ nachfolgend), das vom Körper selbst produzierte Gestagen, zur äußerlichen Anwendung wenig geeignet. Seine therapeutische Wirksamkeit ist nicht ausreichend nachgewiesen.

Gestagene

Chlormadinon
Chlormadinon JENAPHARM
Dydrogesteron
Duphaston
Levonorgestrel
MIRENA
Medroxyprogesteron
CLINOFEM
Norethisteron
Norethisteron JENAPHARM, Primolut-Nor, Gestakadin
Progesteron
Progestogel

Bis auf Progesteron, das ein natürliches Gestagen ist, sind alle hier aufgeführten Substanzen künstlich hergestellte Gestagene, die ähnlich wirken wie Progesteron. Ein Teil von ihnen leitet sich von dem männlichen Hormon Testosteron ab.
Diese Herkunft und die Veränderungen am Molekül entscheiden, wie stark die gestagene Wirkung der jeweiligen Substanz ist und mit welchen unerwünschten Wirkungen sie belastet ist. Teilweise wirken die Eigenschaften des männlichen Hormons nach der chemischen Umwandlung noch in dem Gestagen fort und bestimmen die unerwünschten Wirkungen wie zum Beispiel Haarwuchs, Veränderung der Stimme, unreine Haut und Akne.
Einige Frauen haben von Natur aus ein Hormonmuster, bei dem die männliche Hormonkomponente betont ist. Sichtbar wird das an einer eher fettigen Haut, die zu Akne neigt, an einer stärkeren Körperbehaarung und daran, dass sich die Haare ausdünnen. Für diese Frauen eignet sich besonders Chlormadinon, das dem entgegenwirkt.
Ein Gestagen mit nur geringer männlicher Restwirkung ist Dydrogesteron. Bei Medroxyprogesteron kommt die männliche Restwirkung erst zum Tragen, wenn es höher dosiert wird. Um Zyklusstörungen zu behandeln, ist eine solche Dosierung meist nicht erforderlich.
Norethisteron ist ein Gestagen mit deutlicher Restwirkung des männlichen Hormons. Seine Nebeneffekte betreffen vor allem den Fettstoffwechsel. Er kann sich durch dieses Gestagen so verändern, dass Herz-Kreislauf-Erkrankungen wahrscheinlicher werden.
Zur Behandlung von Zyklusstörungen sind alle Gestagene gleichermaßen geeignet. Welches der Arzt auswählt, kann sich daran orientieren, ob das Hormonmuster der Frau männlich betont ist und ob sie ein besonderes Risiko für Herz-Kreislauf-Erkrankungen hat.
MIRENA: Für Frauen, die unter starken Blutungen leiden und gleichzeitig eine sichere Verhütung wünschen, kann es vorteilhaft sein, sich die „Spirale" mit dem Hormon Levonorgestrel legen zu lassen. Aufgrund des hohen Gestagenspiegels verdickt sich die Gebärmutterschleimhaut nicht mehr so stark. Diese Spirale ist geeignet, auf längere Sicht gesehen die Blutungsstärke zu verringern.

Alles Weitere zu dieser Spirale lesen Sie im Abschnitt „Empfängnisverhütung“ unter „Intrauterinpessare“ (→ Seite 513).

Progestogel: Dieses Gel enthält Progesteron, das Gestagen, das der Körper selbst bildet. Das Präparat ist dazu gedacht, Brustspannen in den Tagen vor der Regel zu lindern. Diese Reaktionen im Brustgewebe beruhen vor allem auf der Wirkung des Östrogens. Progesteron, das aus dem Gel durch die Haut aufgenommen wird, sorgt dafür, dass weniger Östrogen zur Wirkung gelangt. Allerdings ist die therapeutische Wirksamkeit dieser äußerlichen Anwendung nicht ausreichend nachgewiesen, sodass das Produkt als „wenig geeignet“ eingestuft wird.

Die nachfolgenden Angaben zu Gegenanzeigen und Wechselwirkungen der Gestagene gelten für *Progestogel* nicht.

Anwendung

Die Dosierung des Medikaments richtet sich danach, wie stark die gestagene Wirkung der Substanz ist. Üblich sind folgende Tagesmengen:

- Chlormadinon: 2 bis 4 Milligramm
- Dydrogesteron: 10 bis 20 Milligramm
- Medroxyprogesteron: 5 Milligramm
- Norethisteron: 5 Milligramm

Gestagene werden nur in der zweiten Zyklushälfte eingesetzt. Wenn Sie die tägliche Medikamentendosis auf einmal einnehmen sollen, ist es sinnvoll, das am Abend zu tun, da alle Gestagene mehr oder weniger müde machen.

Wenn Sie mehrmals vergessen, Ihre Tabletten einzunehmen, fällt der Gestagenspiegel im Blut ab. Dadurch kann sich eine leichte Blutung einstellen.

Zwei bis fünf Tage nach der letzten Tablette tritt eine Blutung auf. Sie dauert zwei bis vier Tage. Die Behandlung wird meist bis zu drei Monate lang durchgeführt. Danach sollte pausiert werden, um zu prüfen, ob der Zyklus auch ohne medikamentöse Unterstützung normal verläuft. In dieser Zeit sollten Sie die morgendliche Aufwachtemperatur messen, um festzustellen, ob ein Eisprung stattfindet.

Progestogel: Die im Beipackzettel angegebene Menge Gel soll mit gewaschenen Händen auf beide Brüste aufgetragen werden.

Achtung

Gegenanzeigen

Unter folgenden Bedingungen dürfen Sie keine Gestagene anwenden:

- Sie haben Blutungen, deren Ursache nicht geklärt ist.
- Sie haben eine Lebererkrankung oder eine schwerwiegende Leberfunktionsstörung.
- Sie hatten während einer Schwangerschaft eine Gelbsucht oder einen juckenden Ausschlag am ganzen Körper. Das deutet darauf hin, dass die Leber beeinträchtigt ist.

Unter folgenden Bedingungen muss der Arzt Nutzen und Risiken besonders sorgfältig abwägen:

- Sie hatten schon einmal eine Thrombose oder eine Thromboembolie. Wenn in Ihrer Familie jemand davon betroffen ist, sollte vor der Behandlung die Gerinnungsfähigkeit Ihres Blutes bestimmt werden.
- Sie leiden an Herz- oder Nierenerkrankungen, Epilepsie oder Asthma. Weil der Körper durch die Gestagene vermehrt Wasser einlagert, können sich diese Krankheiten verschlimmern.

Wechselwirkungen mit Medikamenten

Wenn Sie noch andere Medikamente nehmen, ist zu beachten:

- Gestagene wirken schwächer, wenn Sie Mittel gegen Epilepsien, Tuberkulose oder den Wirkstoff Griseofulvin (innerlich bei Pilzinfektionen) oder bestimmte Antibiotika (Tetrazykline, Amoxizillin bei Infektionen) einnehmen. Eventuell muss die Dosierung des Hormons dieser Situation angepasst werden.
- Wenn Sie Kohlepräparate einnehmen, um einen Durchfall zu stoppen, kann der Körper die Gestagene nicht komplett aufnehmen. Sie wirken dann schwächer.
- Frauen mit Diabetes müssen bei einer Gestagentherapie eventuell mehr Insulin spritzen oder die Dosierung der Tabletten, mit denen der Diabetes behandelt wird, muss erhöht werden.

Unerwünschte Wirkungen

▶ **Keine Maßnahmen erforderlich**

- Mindestens 1 von 100 Frauen nimmt durch die Behandlung an Gewicht zu, weil einerseits der Appetit wächst und andererseits der Körper durch die Hormone in seinen Geweben mehr Wasser einlagert.
- Es können Magen-Darm-Beschwerden wie Verstopfung, Übelkeit und Bauchschmerzen auftreten.
- Es kann Zwischenblutungen geben.
- Die Lust auf Sex kann sich verändern.

▶ **Muss beobachtet werden**

- Wenn Sie das Medikament länger einnehmen, können sich eine Akne und ein verstärkter Haarwuchs im Gesicht entwickeln.
- Der Zuckerstoffwechsel kann sich verschlechtern. Sie können darauf durch starken Durst und verstärktes nächtliches Wasserlassen aufmerksam werden. Um festzustellen, ob sich ein Diabetes entwickelt hat, sollte der Arzt Ihren Blutzuckerspiegel kontrollieren.
- Frauen mit Epilepsien können häufiger Krampfanfälle bekommen.
- Gestagene können den Blutdruck ansteigen lassen. Normalerweise bemerken Sie das nur, wenn Sie ihn regelmäßig messen. Steigt der Blutdruck auf Werte über 140/90 mmHg an, sollten Sie einen Arzt aufsuchen.

Norethisteron: Die Stimme kann tiefer werden.

▶ **Sofort zum Arzt**

- Wenn starker Hautausschlag, Juckreiz, Herzrasen, Atemnot, Schwäche und Schwindel auftreten, müssen Sie die Anwendung sofort abbrechen und unverzüglich den Notarzt (Telefon 112) rufen, weil es sich um eine lebensbedrohliche Allergie (→ Seite 14) handeln kann.
- Schmerzen in den Beinen oder im Brustkorb, Atemnot, akute Seh- und Hörstörungen und migräneartige Kopfschmerzen, die zum ersten Mal auftreten, können Anzeichen einer Thrombose oder einer Embolie sein. Diese ist lebensgefährlich. Bei den ersten Warnzeichen sollten Sie sich sofort an einen Arzt wenden.
- Schmerzen in der Leistenbeuge oder in der Kniekehle, verbunden mit einem Stauungsgefühl in den Beinen, können auf eine Beinvenenthrombose hinweisen.
- Durch Gestagene kann sich die Stoffwechselkrankheit Porphyrie entwickeln. Darauf können Sie durch dunkle Urinflecken in der Unterwäsche aufmerksam werden oder wenn Ihr Urin in der Toilette dunkler aussieht als früher und Sie Bauchbeschwerden haben.

HINWEISE

Zur Empfängnisverhütung

Die meisten Gestagene können bei einem weiblichen Embryo dazu führen, dass er männliche Merkmale entwickelt. Umgekehrt kann Chlormadinon bei männlichen Embryonen weibliche Merkmale hervorrufen. Darum muss vor Beginn der Behandlung mit Gestagenen eine Schwangerschaft ausgeschlossen sein, während der Behandlung muss sie verhindert werden. Verhütungsmittel, deren Wirkung auf Hormonen beruht, eignen sich jedoch nicht; damit scheidet zum Beispiel die „Pille“ aus. Möglich sind unter anderem Kondome, Diaphragma und spermientötende Mittel.

Für Schwangerschaft und Stillzeit

Sind Sie während einer Gestagenbehandlung schwanger geworden, ist das trotz der obigen Warnung kein Grund zur Sorge. Wenn Sie auf den Umstand aufmerksam werden, weil die nächste Blutung ausbleibt, haben Sie das Gestagen höchstens zehn Tage lang in der Frühschwangerschaft eingenommen. In dieser Zeit hat der Embryo noch keinen Kontakt zu Ihrem Blut, sodass ihn das Gestagen nicht erreichen konnte.
Während der Stillzeit sollten Sie keine Gestagene einnehmen. Über die Muttermilch kann das Medikament seine Hormonwirkung auch beim Kind entfalten.

Östrogen

Ethinylestradiol

Ethinylestradiol JENAPHARM

Unabhängig von der Ursache der Blutungsstörung kann der Arzt mit Hormonen in das Zyklusgeschehen eingreifen. Lassen die Symptome darauf schließen, dass im Körper der Frau zu wenig Östrogen wirkt, kann sie dieses als Medikament einnehmen. Leichte Blutungen in der Mitte des Zyklus signalisieren beispielsweise, dass die Östrogenkonzentration kurzzeitig relativ stark zurückgegangen ist. Auch Zwischenblutungen zu anderer Zeit können in einem Rückgang der Östrogenkonzentration begründet sein. In beiden Situationen kann die Einnahme von Östrogen für wenige Tage die Zwischenblutungen unterbinden. Dafür werden Mittel mit Östrogen als „geeignet“ angesehen. Über längere Zeit eingenommen, würde Östrogen die Gebärmutterschleimhaut jedoch zu unerwünschtem Wachstum anregen. Das muss vermieden werden, weil sich dadurch das Krebsrisiko erhöhen kann.
Anders ist die Situation, wenn die Menstruation ganz ausgeblieben ist. Dann ist der Östrogenspiegel im Blut anhaltend niedrig. In der Folge baut sich die Gebärmutterschleimhaut kaum auf, es findet kein Eisprung statt, und es wird auch kein Progesteron gebildet, das dafür sorgt, dass die Gebärmutterschleimhaut in einer Blutung abgestoßen wird. Wenn hier mit Hormonen ein Zyklus imitiert werden soll, müssen beide Hormone eingenommen werden: Östrogen und zusätzlich Ge-

stagen an den Zyklustagen 12 bis 25. Die beiden Hormone aus getrennten Präparaten einzunehmen, bietet die Möglichkeit, sie individuell zu dosieren.

Bei dem Hormon in diesem Präparat handelt es sich um das synthetisch hergestellte Östrogen Ethinylestradiol. Es ist gegenüber dem natürlichen Östrogen chemisch etwas verändert und wirkt stärker. Damit erklärt sich ein Teil der unerwünschten Wirkungen.

Anwendung

Bei leichten Blutungen kurz nach der Menstruation nehmen Sie ab dem 3. bis 5. Zyklustag für vier Tage 25 bis 50 Mikrogramm Ethinylestradiol ein. Wollen Sie Blutungen in der Zyklusmitte unterbinden, beginnen Sie mit der Tabletteneinnahme zwei Tage, bevor die Blutungen üblicherweise auftreten. Auch in diesem Fall nehmen Sie die Tabletten vier Tage lang.

Müssen Sie Östrogen dauerhaft länger als sieben Tage einnehmen, ist die zusätzliche Einnahme eines geeigneten Gestagens (→ Seite 494) erforderlich, damit das Risiko für einen Gebärmutterschleimhautkrebs nicht ansteigt.

Wenn Ihre Menstruation ganz ausgeblieben ist, beginnen Sie die Behandlung frühestens acht Wochen nach der letzten Blutung. Dann nehmen Sie 22 Tage lang täglich 25 bis 50 Mikrogramm Ethinylestradiol ein. Zusätzlich müssen Sie ab dem 8., mindestens aber ab dem 11. Tag bis zum Ende dieses Einnahmezyklus ein geeignetes Gestagen einnehmen.

Allgemein wird empfohlen, nach drei Monaten den Erfolg der Hormontherapie zu überprüfen. Ist der gewünschte Effekt nicht erreicht, kann die Therapie weitere drei Monate fortgesetzt werden.

Achtung

Gegenanzeigen

Unter folgenden Bedingungen dürfen Sie Ethinylestradiol nicht einnehmen:

- Sie haben Blutungen, deren Ursache nicht geklärt ist.
- Sie leiden an einem erheblich erhöhten Blutdruck mit Werten über 160/95 mmHg.
- Sie hatten schon einmal eine Thrombose, einen Schlaganfall oder einen Herzinfarkt oder Vorboten davon. Wenn bei mehreren Familienmitgliedern Derartiges vorgekommen ist, sollten Sie die Gerinnungsfähigkeit Ihres Blutes auf Störungen, besonders auf angeborene, untersuchen lassen. Eventuell verbietet sich dann die Einnahme von Ethinylestradiol.
- Sie sind Diabetikerin und die Krankheit hat bereits die Blutgefäße geschädigt.
- Sie hatten oder haben eine Lebererkrankung oder einen Lebertumor und Ihre Leberfunktion hat sich noch nicht wieder normalisiert.
- Sie haben oder hatten schon einmal eine Bauchspeicheldrüsenentzündung, bei der der Blutfettgehalt ganz erheblich angestiegen ist.
- Sie leiden unter Migräne und haben während eines Anfalls schon einmal Sehstörungen oder Lähmungserscheinungen in Armen und Beinen gehabt.
- Sie haben Brust- oder Gebärmutterkrebs.

Wechselwirkungen mit Medikamenten

Die Wechselwirkungen von Ethinylestradiol sind im Prinzip gleich, ob das Mittel bei Zyklusstörungen eingenommen wird oder zur Empfängnisverhütung. Welche das sind, lesen Sie unter „Einphasenpräparat mit wenig Östrogen + einem Standardgestagen" (→ Seite 504). Wenn Sie die Tabletten allerdings nur wenige Tage anwenden, wie das bei Zyklusstörungen der Fall ist, sind keine nennenswerten Wechselwirkungen zu erwarten.

Unerwünschte Wirkungen

Es gibt nur wenig Unterlagen zur Anwendung von Mitteln, die ausschließlich Ethinylestradiol enthalten. Groß ist hingegen die Erfahrung mit diesem Hormon als Bestandteil von Empfängnisverhütungsmitteln (→ Seite 505). Dabei ist es allerdings immer mit einem Gestagen kombiniert. Der Hersteller des Mittels, das bei Zyklusstörungen verwendet wird, gibt an, dass die Angaben zu den unerwünschten Wirkungen der „Pille" grundsätzlich auch gelten, wenn Ethinylestradiol bei Zyklusstörungen eingesetzt wird. Allerdings stellen sich viele dieser Nebenwirkungen erst ein, wenn das Mittel lange Zeit angewendet wird. Da Zyklusstörungen jedoch nur eine begrenzte Zeit behandelt werden, ist anzunehmen, dass unerwünschte Wirkungen deutlich seltener auftreten.

Hinweise

Bei Kinderwunsch

Wird nach den ersten sieben Einnahmetagen des Östrogens zusätzlich ein Gestagen eingenommen, wirkt diese Kombination sehr wahrscheinlich empfängnisverhütend.

Zur Empfängnisverhütung

Die empfängnisverhütende Wirksamkeit einer Kombination von Östrogen und Gestagen aus Einzelpräparaten ist allerdings nicht verlässlich. Sie wird auch unsicherer, je länger die Phase dauert, in der nur das Östrogen eingenommen wird. Frauen, die eine Schwangerschaft sicher ausschließen wollen, wird daher empfohlen, in der Zeit der Behandlung Verhütungsmittel zu verwenden, die nicht auf der Wirkung von Hormonen beruhen, also zum Beispiel Kondome, ein Diaphragma oder spermientötende Mittel.

Für Schwangerschaft und Stillzeit

Ethinylestradiol darf während der Schwangerschaft nicht angewendet werden. Wenn Sie während der Behandlung schwanger werden, sollten Sie das Hormon absetzen. In Tierversuchen wurde beobachtet, dass männliche Feten durch dieses Arzneimittel weibliche Merkmale entwickelten.

In der Stillzeit sollten Sie Ethinylestradiol ebenfalls meiden. Es geht in geringer Menge in die Milch über und kann die Milchproduktion verringern.

Kombination: Östrogen + Gestagen

Ethinylestradiol + Desogestrel

Cyclosa

Bei diesem Medikament handelt es sich um ein Zweiphasenpräparat (→ Seite 508), das neben dem Östrogen Ethinylestradiol eines der neueren Gestagene, nämlich Desogestrel, enthält. Dieses Gestagen ist – im Vergleich zu Gestagenen, die schon länger in Gebrauch sind, wie zum Beispiel Levonorgestrel – mit einem höheren Risiko belastet, eine tiefe Beinvenenthrombose auszulösen, aus welcher sich schlimmstenfalls eine Lungenembolie entwickeln kann. Näheres zu dieser Nebenwirkungsproblematik der neueren Gestagene lesen Sie im Abschnitt „Empfängnisverhütung" unter „Einphasenpräparate mit wenig Östrogen und einem neueren Gestagen" (→ Seite 507). Darüber hinaus enthält das Präparat eine relativ hohe Dosis Östrogen, durch die sich das Risiko für Thrombosen weiter erhöhen kann.

ANWENDUNG

Das Präparat wird 22 Tage lang eingenommen. Während der dann folgenden Einnahmepause tritt eine Blutung auf.

Allgemein wird empfohlen, den Erfolg der Hormontherapie nach drei Monaten zu überprüfen. Ist der gewünschte Effekt nicht erreicht, kann die Behandlung weitere drei Monate fortgesetzt werden.

Alle weiteren Angaben, wann Sie das Mittel nicht anwenden dürfen, was bei der Einnahme anderer Medikamente zu beachten ist, welche unerwünschten Wirkungen auftreten können und welche Hinweise zu beachten sind, lesen Sie im Abschnitt „Empfängnisverhütung". In dem Präparat *Cyclosa* ist das Östrogen relativ hoch dosiert. Dadurch erhöht sich das Risiko für unerwünschte Östrogenwirkungen, insbesondere das für Venenthrombosen. Ansonsten gelten die gleichen Angaben wie für „Einphasenpräparate mit wenig Östrogen und einem Standardgestagen" (→ Seite 502).

Zyklusstörungen und -beschwerden

Handelsname Darreichungsform	Zusammensetzung pro 1 ml/1 g oder wie angegeben bzw. pro abgeteilte Einheit	Kleinste Packungsgröße	Festbetrag in Euro	Packungspreis in Euro	Bewertung
Hinweise zu den Tabellenspalten → Seite 28, zur Auswahl der Arzneimittel → Seite 23, zur Grundlage der Bewertung → Seiten 24, 27					
Chlormadinon 2 mg JENAPHARM Rp Tabletten	**Chlormadinonazetat** 2 mg	12 Stück		13,34	**Geeignet** bei Zyklusstörungen, besonde wenn die Wirkung männlicher Hormo deutlich ist (fettige Haut, Akne). → Seite 4
CLINOFEM 2,5 Rp	**Medroxyprogesteronazetat** 2,5 mg	3 x 28 Stück	18,84	18,84	**Geeignet** bei Zyklusstörungen. → Seite 4
5 Rp	5 mg	90 Stück	30,87	30,87	
10 Rp Tabletten	10 mg	100 Stück	60,40	60,40	

Zyklusstörungen und -beschwerden Fortsetzung

Handelsname Darreichungsform	Zusammensetzung pro 1 ml/1 g oder wie angegeben bzw. pro abgeteilte Einheit	Kleinste Packungsgröße	Festbetrag in Euro	Packungspreis in Euro	Bewertung
Cyclosa Rp Tabletten	**Ethinylestradiol** 0,05 mg und **Ethinylestradiol** 0,05 mg + **Desogestrel** 0,125 mg	22 Stück		16,97	**Wenig geeignet** bei Zyklusstörungen mit Ausbleiben der Blutung. Die Kombination enthält ein Gestagen, bei dem der Verdacht auf ein erhöhtes Risiko für Blutgerinnsel in den Beinen und Lungenembolien besteht. Es stehen verträglichere Gestagene zur Verfügung. → Seite 498
Duphaston 10 mg Rp Tabletten	**Dydrogesteron** 10 mg	28 Stück	16,83	16,83	**Geeignet** bei Zyklusstörungen. → Seite 494
Ethinylestradiol 25 µg JENAPHARM Rp Tabletten	**Ethinylestradiol** 0,025 mg	21 Stück		12,64	**Geeignet** zur Anwendung für wenige Tage bei Zyklusstörungen, die auf einem Östrogenmangel beruhen. **Geeignet** bei Frauen ohne Blutungen, wenn für mindestens 10 Tage des Therapiezyklus zusätzlich ein Gestagen eingenommen wird. Diese kombinierte Anwendung wirkt nur symptomatisch; sie beseitigt nicht die Ursachen der Blutungsstörung. → Seite 496
Gestakadin Tabletten Rp Tabletten	**Norethisteronazetat** 1 mg	12 Stück	10,50	10,47	**Geeignet** bei Zyklusstörungen. → Seite 494
MIRENA Rp Intrauterinpessar	**Levonorgestrel** 52 mg	1 Stück		195,35	**Geeignet** bei Zyklusstörungen, vor allem bei starken Blutungen und wenn gleichzeitig eine sichere Empfängnisverhütung gewünscht wird. → Seite 494
Norethisteron 1 mg JENAPHARM Rp *5 mg JENAPHARM* Rp Tabletten	**Norethisteronazetat** 1 mg 5 mg	12 Stück 20 Stück	10,50 13,46	10,48 13,46	**Geeignet** bei Zyklusstörungen. → Seite 494
Primolut-Nor-5 Rp Tabletten	**Norethisteronazetat** 5 mg	12 Stück	12,05	12,05	**Geeignet** bei Zyklusstörungen. → Seite 494
Progestogel Gel Rp Gel	**Progesteron** 10 mg	100 g		22,62	**Wenig geeignet** bei Brustspannen vor der Regel. Die therapeutische Wirksamkeit ist nicht ausreichend nachgewiesen. → Seite 494

Hinweise zu den Tabellenspalten → Seite 28, zur Auswahl der Arzneimittel → Seite 23, zur Grundlage der Bewertung → Seiten 24, 27

Empfängnisverhütung

Paare können für die Familienplanung aus einer Vielzahl von Verhütungsmethoden die für sie am besten geeignete auswählen: „natürliche Verhütung" durch Messen der Temperatur und Prüfen des Scheidensekrets, „Barrieremethoden" mit Kondom, Diaphragma und spermientötenden Gelen oder Scheidenzäpfchen, „Spirale", hormonhaltiger „Vaginalring", unter die Haut gepflanztes Hormonstäbchen, Depotspritze, Hormonpflaster, Minipille, „Pille", für den Notfall die „Pille danach" und als endgültigen Entschluss die Sterilisation eines der beiden Partner. Da die Methoden – abgesehen von Kondom und Sterilisation – alle von der Frau angewendet werden, muss vor allem sie sich mit der getroffenen Wahl wohlfühlen. Wie positiv sie der Verhütungsmethode gegenübersteht, beeinflusst ganz entscheidend die Sicherheit der Methode. Bei einer Frau, der die tägliche Einnahme einer Pille widerstrebt, ist es wahrscheinlicher, dass sie sie vergisst, als bei einer, die diese Verhütungsmethode als Segen empfindet. Nicht zuletzt dadurch erklärt sich die große Schwankungsbreite beim Pearl-Index (→ Seite 502). Von Zeit zu Zeit sollte jede Frau überprüfen, ob die einmal getroffene Entscheidung für eine Verhütungsmethode noch „passt": Eine veränderte Lebenssituation, zunehmendes Alter und hinzugekommene Krankheiten können es sinnvoll machen, sie zu revidieren. Das sollte ganz besonders bedacht werden, wenn es sich um die „Pille" oder die „Spirale" handelt. Folgende Fragen sind bei der Wahl der Verhütungsmethode zu beantworten:

- Wie groß ist der Anspruch an die Verhütungssicherheit? Die sichersten Methoden (Sterilisation, Implantat, „Pille", Verhütungsring, -pflaster, „Spirale") greifen am stärksten in den Körper ein.
- Welchen Stellenwert hat die Forderung, bald nach dem Absetzen der Methode ein Kind bekommen zu können? Die Temperatur-, Schleim- und Barrieremethoden sind in dieser Hinsicht am günstigsten.
- Wie groß ist die Bereitschaft, durch die unerwünschten Wirkungen der Methode ein gesundheitliches Risiko einzugehen? In dieser Hinsicht sind die hormonellen Mittel (Minipille, „Pille", hormonhaltige „Spirale", Implantat, Pflaster, „Vaginalring", Spritze) am stärksten belastet.
- Wie viel Initiative besteht, sich mit den Verhütungsmethoden auseinanderzusetzen? Für die natürlichen Methoden muss die Frau mit ihrem Körper sehr vertraut sein, seine Zeichen gut wahrnehmen und deuten können. Ihre Durchführung muss erlernt und geübt werden; das Gleiche gilt für den Gebrauch eines Diaphragmas.
- Ist der Partner bereit, die Verhütung verlässlich zu übernehmen? Dafür steht, wenn eine Sterilisation nicht infrage kommt, nur das Kondom zur Verfügung. Der Coitus interruptus („Aufpassen") ist zu unsicher und belastet das Liebesleben.
- Wie geregelt oder wechselhaft ist das Alltagsleben? Die „Pille" ist nur sicher, wenn sie verlässlich eingenommen wird. Ganz besondere Disziplin muss bei der sogenannten Minipille, die nur das Hormon Gestagen enthält, an den Tag gelegt werden. Wenn ein Diaphragma benutzt werden soll, muss die Frau daran denken, es mitzunehmen, wenn sie nicht zu Hause übernachtet; da es individuell angepasst ist, lässt sich nicht überall schnell Ersatz beschaffen.
- Wie häufig kommt es durchschnittlich zum Sex? Eine kontinuierliche Verhütung (Minipille, „Pille", „Spirale", Implantat, Pflaster) könnte unnötig sein, wenn es nur selten etwas zu verhüten gibt.

Im Folgenden werden die Empfängnisverhütungsmittel besprochen, die von Ärztin oder Arzt verschrieben werden müssen. Näheres zu den rezeptfrei erhältlichen spermientötenden Produkten lesen Sie im HANDBUCH SELBSTMEDIKATION der STIFTUNG WARENTEST oder unter www.medikamente-im-test.de.

Behandlung mit Medikamenten

Die „Pille"

Das Arzneimittel, das umgangssprachlich „die Pille" heißt, wird in der Fachsprache als orales Kontrazeptivum oder Antikonzeptivum bezeichnet. In ihm sind die beiden weiblichen Sexualhormone Östrogen und Gestagen sinnvoll miteinander kombiniert.
Abhängig von dem Verhältnis, in dem Östrogen und Gestagen über den Zeitraum von 21 Tagen in den Tabletten verteilt sind, werden die Produkte in Einphasen-, Zweiphasen- beziehungsweise Zweistufen- und Dreistufenpräparate unterteilt.
Als Östrogen enthalten alle „Pillen" Ethinylestradiol. Dessen Dosierung soll möglichst zwischen 20 und 30 Mikrogramm (μg) liegen, um die unerwünschten Wirkungen dieses Hormons gering zu halten. Produkte mit einem so geringen Östrogengehalt werden als „Mikropille" bezeichnet.
Bei den Gestagenen gibt es eine größere Variationsbreite. Die einzelnen Substanzen unterscheiden sich vor allem darin, welche unerwünschten Wirkungen bei ihnen besonders betont sind. Ihr Risiko, schwerwiegende unerwünschte Wirkungen zu verursachen, beeinflusst entscheidend, wie die Präparate bewertet werden.
Als „geeignet" werden Einphasenpräparate mit wenig Östrogen und einem Standardgestagen (→ Seite 502), wie Chlormadinon, Levonorgestrel, Lynestrenol oder Norethisteron, beurteilt. Kombiniert mit einer geringen Östrogenmenge, bleiben die unerwünschten Wirkungen des Hormons begrenzt. Das Risiko dieser Gestagene ist gut bekannt und steht in einem akzeptablen Verhältnis zum Nutzen.
Ebenfalls geeignet sind Dreistufenpräparate (→ Seite 509), die als Gestagen Levonorgestrel enthalten (*NovaStep*, *Triette AL*, *Trigoa*, *Triquilar*, *Trisiston*). Allerdings kann ihre Verhütungssicherheit etwas geringer sein als bei den Einphasenpräparaten.
Als „mit Einschränkung geeignet" gelten Einphasenpräparate mit wenig Östrogen und einem neueren Gestagen (→ Seite 507), wenn es sich bei diesem um Dienogest, Drospirenon oder Norgestimat handelt. Positiv ist bei diesen Präparaten der geringe Östrogenanteil. Unsicher ist hingegen die Bewertung des Gestagenanteils. Für Kombinationsmittel mit zwei anderen neuartigen Gestagenen, nämlich Desogestrel und Gestoden, verbindet sich ein erhöhtes Risiko für Thromboembolien. Diese Mittel werden daher als „wenig geeignet" bewertet. Ob dieses Thromboembolierisiko auch für Kombinationsmittel mit Dienogest, Drospirenon und Norgestimat gilt, ist noch nicht sicher abzuschätzen. Diese unsichere Da-

tenlage hat zu der Bewertung „mit Einschränkung geeignet" geführt.
Die Bewertung des Einphasenpräparats mit mehr Östrogen und einem Standardgestagen (→ Seite 507) ist zweigeteilt. Beschränkt der Hersteller die Anwendungsempfehlung auf Frauen, die in der ersten Zyklushälfte immer wieder Zwischenblutungen bekommen, wenn sie ein Präparat mit weniger Östrogen einnehmen, oder die mit Medikamenten behandelt werden, durch die das Östrogen schneller abgebaut wird, gilt das Mittel als „geeignet". Für Frauen, die keine solchen Besonderheiten aufweisen, lautet das Urteil „mit Einschränkung geeignet". Durch den höheren Östrogenanteil steigt nämlich das Risiko für unerwünschte Wirkungen, insbesondere das für Venenthrombosen. Dieses Risiko führt nur dann nicht zur Abwertung, wenn ihm ein größerer Nutzen, wie er oben beschrieben ist, gegenübersteht.
Die gleiche gesplittete Bewertung gilt für das Zweistufenpräparat (→ Seite 508) mit dem Standardgestagen Chlormadinon. In der Regel lautet sie „mit Einschränkung geeignet". Auch dieses Präparat hat einen höheren Östrogenanteil. Wenn mit niedriger dosierten „Pillen" jedoch Zwischenblutungen auftreten, gilt dieses Präparat als „geeignet".
Das Dreistufenpräparat (→ Seite 509) *PRAMINO* wird als „mit Einschränkung geeignet" eingestuft, weil es eines der neueren Gestagene, nämlich Norgestimat, enthält. Der Östrogenanteil ist hingegen gering.
Wenig geeignet sind alle „Pillen" mit Desogestrel oder Gestoden. Sie gehören zu den neueren Gestagenen, mit deren Einnahme sich ein erhöhtes Risiko für Thromboembolien verbindet. Diese Bewertung gilt unter anderem für Zweistufen- beziehungsweise Zweiphasenpräparate (→ Seite 508) mit Desogestrel (*Biviol*, *Oviol 22*) und für das Dreistufenpräparat (→ Seite 509) mit Desogestrel (*Novial*).
Bei allen Zweiphasen- beziehungsweise Zwei- und Dreistufenpräparaten kann darüber hinaus die Verhütungssicherheit geringer sein als bei den Einphasenpräparaten.

Verhütungspflaster

Die Hormone können auch, statt sie einzunehmen, mit einem Pflaster auf die Haut aufgebracht werden. Von dort werden sie verlässlich ins Blut aufgenommen, sodass das Pflaster ebenso wirkt wie die „Pille". Das Verhütungspflaster (→ Seite 512) enthält das bewährte Östrogen Ethinylestradiol und das neuartige Gestagen Norelgestromin. Da noch nicht genügend Klarheit besteht, wie groß das Thromboserisiko von Norelgestromin ist, gilt das Mittel als „mit Einschränkung geeignet".

„Vaginalring"

Eine weitere neue Anwendungsart empfängnisverhütender Hormonkombinationen ist der „Vaginalring" (→ Seite 518), der in die Scheide eingebracht und vor dem Muttermund platziert wird. Er enthält Ethinylestradiol und Etonogestrel. Seine empfängnisverhütende Wirkung entspricht der der „Pillen". Allerdings enthält das Produkt ein neuartiges Gestagen. Es ist vergleichbar mit Desogestrel, einem Bestandteil verschiedener „Pillen". Mit Desogestrel verbindet sich ein erhöhtes Risiko für Thromboembolien, wenn es in Kombination mit einem Östrogen als Tablette angewendet wird. Untersuchungen, die etwas über die Langzeitverträglichkeit von Etonogestrel aussagen, noch dazu bei der Anwendung als „Vaginalring", fehlen noch. Aus diesem Grund wird der „Vaginalring" als „mit Einschränkung geeignet" bewertet.

Minipille

Die Minipille (→ Seite 509) ist ebenfalls ein orales Kontrazeptivum. Im Unterschied zu den anderen „Pillen" enthält sie nur Gestagen, und zwar bei den hier aufgeführten Produkten die Substanz Desogestrel oder Levonorgestrel. Für Frauen, die die Tabletten sehr regelmäßig einnehmen können, wird die Minipille, deren empfängnisverhütende Wirkung allein auf dem Gestagen Levonorgestrel beruht, als „geeignet" bewertet.
Die Minipille mit dem neuen Gestagen Desogestrel gilt hingegen als „mit Einschränkung geeignet", da das Risiko dieses Gestagens für Thromboembolien nicht ausreichend abschätzbar ist.

Implantat

Das Implantat (→ Seite 516) ist ein Stäbchen, das in den Oberarm eingepflanzt wird. Aus ihm tritt kontinuierlich Etonogestrel, ein Gestagen, ins Blut über. Dass dieses Produkt als „wenig geeignet" bewertet wird, hat zwei Gründe: Über das Gestagen Etonogestrel liegen noch nicht genügend Daten vor, um es abschließend beurteilen zu können. Noch gravierender wirken sich aber Hinweise aus, nach denen die Implantate bei Bedarf nicht immer wieder sicher entfernt werden können. Bei einigen Frauen, die schwanger werden wollten, war das Stäbchen selbst mithilfe von Ultraschall- und Kernspinuntersuchungen nicht mehr aufzufinden. Solange es sich aber im Körper der Frau befindet, hält seine Verhütungswirkung an. Das können unter Umständen Jahre sein.

Dreimonatsspritze

Mit der Dreimonatsspritze (→ Seite 511) wird eine große Menge des Gestagens Medroxyprogesteron in den Körper injiziert. Das hat den Nachteil, dass selbst bei Unverträglichkeiten nicht zu verhindern ist, dass der Wirkstoff noch etwa drei Monate im Körper weiterwirkt. Die Anwendung dieser Verhütungsmethode ist nur zu vertreten, wenn die Frau nicht gewährleisten kann, dass sie eine der sonstigen Verhütungsmittel vorschriftsgemäß anwendet. Für diese Situation wird die Dreimonatsspritze als „auch geeignet" bewertet.

Intrauterinpessare

Intrauterinpessare (→ Seite 513) (abgekürzt IUP) sind drei bis fünf Zentimeter große, meist T-förmige Gebilde aus flexiblem Kunststoff, die vom Arzt in die Gebärmutter eingelegt werden und dort jahrelang liegen bleiben können. Bei dem einen der hier besprochenen Produkte ist der Kunststoff mit einem Kupferdraht umwickelt, das andere Produkt enthält das Hormon Levonorgestrel und gibt dieses kontinuierlich ab. Beide IUP werden als „geeignet" eingestuft.

„Pille danach"

Hierbei handelt es sich um ein hoch dosiertes Hormonpräparat mit dem Gestagen Levonorgestrel. Mit der „Pille danach" (→ Seite 520) wird nicht immer ein Eisprung, wohl aber eine mögliche Schwangerschaft verhindert. Hierfür gilt das Mittel als „geeignet". Seine Anwendung kann der Frau einen Schwangerschaftsabbruch (→ Seite 526) ersparen, den sie sonst vielleicht anstreben würde. Wegen der nicht unerheblichen unerwünschten Wirkungen muss das Präparat aber solchen Notsituationen vorbehalten bleiben. Es darf nicht zum regulären Verhütungsmittel werden.

Neue Medikamente

Zwei neue Pillenprodukte, *aida* und *Yasminelle*, bemühen sich derzeit um die Aufmerksamkeit vor allem junger Mädchen und Frauen, indem sie eine „sanfte Verhütung" mit einer „leichten Pille" versprechen, die zudem noch „schön macht". Der Östrogenanteil dieser „Pillen" ist gering, als Gestagen enthalten sie den relativ neuen Wirkstoff Drospirenon. Etwas besonders Neues stellen diese Produkte nicht dar. „Pillen" mit ähnlich geringem Östrogengehalt gibt es bereits, zum Beispiel *Leios*. Dieses Mittel hat zudem den Vorzug, dass es als Gestagen das in seinem Nebenwirkungsspektrum und seiner Sicherheit gut einschätzbare Levonorgestrel enthält. *aida* und *Yasminelle* hingegen enthalten Drospirenon, wie z. B. auch *Petibelle* und *Yasmin*. Über dieses liegen Berichte über Thrombosen mit tödlichem Ausgang vor.

Sicherheit

Wie sicher sich mit einer Methode eine Schwangerschaft verhüten lässt, wird in der Medizin mit dem „Pearl-Index" (PI) angegeben. Diese Zahl bezeichnet, wie viele von 100 Frauen schwanger werden, wenn sie die jeweilige Verhütungsmethode ein Jahr lang anwenden. Je niedriger der PI, desto sicherer die Methode.

- **Ohne Verhütungsmittel: PI 60–80**
- **Kalendermethode: PI 14–35**
- **Coitus interruptus: PI 10–38**
- **Scheidenzäpfchen, -gel: PI 5–42**
- **Kondome: PI 3–4**
- **Diaphragma: PI 2,0–2,5**
- **„Spirale": PI 0,8–6**
- **Verhütungspflaster: PI 0,7–0,9**
- **Temperaturmessen/Schleimbeobachtung: PI 0,5–3**
- **„Vaginalring": PI 0,4–1,3**
- **Minipille: PI 0,4–4,3**
- **Sterilisation: PI 0,05–0,3**
- **„Pille" (Kombinationspräparate): PI 0,03–0,1**
- **Implantat: PI 0–0,08**

Einphasenpräparate mit wenig Östrogen und einem Standardgestagen

Ethinylestradiol + Chlormadinon

Balanca, BELARA

Ethinylestradiol + Levonorgestrel

Femigoa, Femranette AL mikro, Leios, Microgynon, Minisiston, Miranova, MonoStep

Ethinylestradiol + Lynestrenol

Ovoresta M

Ethinylestradiol + Norethisteron

CONCEPLAN M, EVE 20

Diese „Pillen" enthalten zwei weibliche Sexualhormone in fixer Kombination: als Östrogen das synthetisch hergestellte und gegenüber dem natürlichen Östrogen chemisch etwas veränderte und stärker wirkende Ethinylestradiol und als Gestagen Chlormadinon, Levonorgestrel, Lynestrenol oder Norethisteron.

Die Produkte sind als Einphasenpräparate konzipiert. Das bedeutet, dass die Frau mit jeder dieser „Pillen" während der gesamten Einnahmezeit immer die gleiche Menge beider Hormone, Östrogen und Gestagen, einnimmt.

Die empfängnisverhütende Wirkung beruht auf drei Effekten: Zum einen sorgt das Östrogen dafür, dass die Hirnanhangdrüse jene Hormone nicht mehr ausschüttet, die die Tätigkeit der Eierstöcke anregen. Auf diese Weise reift kein Ei und es gibt keinen Eisprung. Zum Zweiten verändern die in der „Pille“ enthaltenen Gestagene den Schleimpfropf am Muttermund so, dass ihn die Spermien nur schwer durchdringen können. Und zum Dritten sorgen die Gestagene dafür, dass sich die Schleimhaut der Gebärmutter umbaut. Selbst wenn ein Ei gereift und befruchtet worden ist, kann es sich in dieser Schleimhaut kaum einnisten.

Die Produkte dieser Gruppe weisen eine Östrogendosierung von höchstes 37,5 Mikrogramm Ethinylestradiol auf. Bei *Eve 20*, *Leios* und *Miranova* sind es sogar nur 20 Mikrogramm. Dadurch ist das Risiko für Venenthrombosen recht gering. Die verwendeten Gestagene sind schon lange im Gebrauch, das Spektrum ihrer unerwünschten Wirkungen ist gut bekannt. Diese Bedingungen beider Inhaltsstoffe ermöglichen es, diese „Pillen“ als „geeignet“ einzustufen.

Bei der Wahl der für eine Frau am besten geeigneten „Pille“ aus dieser Gruppe kann die Art des verwendeten Gestagens den Ausschlag geben. Die synthetischen Gestagene Levonorgestrel, Lynestrenol und Norethisteron leiten sich von dem männlichen Hormon Testosteron ab. Das bedingt einen Teil ihrer unerwünschten Wirkungen wie zum Beispiel Haarausfall, Haarwuchs am Körper, Veränderung der Stimme, unreine Haut und Akne.

Für Frauen, in deren Hormonmuster die männliche (androgene) Komponente betont ist – erkennbar an einer eher fettigen Haut, die zu Akne neigt, Haarausfall und einer stärkeren Körperbehaarung –, eignen sich besonders „Pillen“ mit dem Gestagen Chlormadinon, welches sich vom Progesteron ableitet. Dieser Wirkstoff blockiert die durch männliche Hormone hervorgerufenen Wirkungen. Präparate mit Chlormadinon kommen vor allem für Frauen infrage, bei denen sich Akne und fettige Haut verschlimmern, wenn sie ein Präparat einnehmen, das eines der anderen Gestagene enthält.

Die Nebeneffekte von Lynestrenol und Norethisteron betreffen zudem auch den Fettstoffwechsel. Er kann sich durch diese Gestagene so verändern, dass Herz-Kreislauf-Erkrankungen wahrscheinlicher werden. Das müssen vornehmlich Frauen berücksichtigen, die ein besonderes Risiko für solche Erkrankungen haben.

Anwendung

Die erste Pille nehmen Sie am ersten Tag der Regel ein, der zugleich der erste Tag des neuen Zyklus ist. So sind Sie bereits in diesem Zyklus vor einer Schwangerschaft geschützt. Je nach Präparat schlucken Sie nun 21 oder 22 Tage lang jeden Tag eine Pille. Ob morgens, mittags oder abends, ist gleich. Nur sollten zwischen zwei Pillen immer in etwa 24 Stunden liegen. Besonders bei den niedrig dosierten „Pillen“ hängt die Sicherheit wesentlich davon ab, dass Sie sie immer zur selben Zeit einnehmen, damit der Hormonspiegel gleichmäßig hoch bleibt.

Nach drei Wochen folgen sieben pillenfreie Tage, in denen die Blutung einsetzt. Sie ist meist schwächer als die normale Regelblutung. Nach sieben Tagen Hormonpause fangen Sie mit der nächsten Packung an. Auf diese Weise beginnen Sie immer am selben Wochentag mit der „Pille“ und Sie bekommen immer am selben Tag Ihre Blutung.

Wenn die Blutung einmal ausbleibt, setzen Sie die Einnahme trotzdem wie gewohnt nach einer Woche mit der nächsten Packung fort. Allerdings sollten Sie während der ersten zehn Tage testen, ob Sie schwanger geworden sind. Ist das der Fall, dürfen Sie keine „Pille“ mehr einnehmen und Sie sollten sich an Ärztin oder Arzt wenden.

Wenn nicht, brauchen Sie die Packung wie üblich auf. Bleibt auch die zweite Blutung aus, sollten Sie auf jeden Fall ärztlichen Rat einholen. Es kann sein, dass diese Pillensorte für Sie zu viel Gestagen enthält.

Wenn Sie die „Pille“ einmal vergessen haben, können Sie die Einnahme innerhalb von zwölf Stunden nachholen. Die nächste Tablette nehmen Sie dann wieder wie gewohnt. Sind aber zwischen zwei Pilleneinnahmen mehr als 36 Stunden vergangen, wird der Empfängnisschutz unsicher. Dann lassen Sie diese Pille weg, nehmen aber den Rest wie üblich ein, damit Sie in Ihrem gewohnten Blutungsrhythmus bleiben. Bis zur nächsten Blutung sollten Sie jedoch zusätzlich andere Verhütungsmittel verwenden.

Früher wurde den Frauen empfohlen, nach längerer Zeit eine Pillenpause zu machen. Das ist jedoch nicht notwendig. Wer will, kann jahrelang mit der „Pille“ verhüten. Allerdings sollte der Arzt das Nutzen-Risiko-Verhältnis jedes Jahr neu beurteilen. Ihr Gesundheitszustand verändert sich mit zunehmendem Alter und es haben sich vielleicht Gründe ergeben, die „Pille“ besser nicht mehr zu nehmen.

Setzen Sie die „Pille“ ab, stellt sich nach einigen Monaten der normale Zyklus wieder ein. Bis Sie schwanger werden, kann es allerdings etwas länger dauern als bei Frauen, die eine nichthormonelle Verhütungsmethode praktiziert haben. Im Durchschnitt werden Frauen, die die „Pille“ absetzen, um ein Kind zu bekommen, nach sechs Monaten schwanger.

ACHTUNG

Wenn Sie die „Pille“ korrekt einnehmen, sind Sie zu mehr als 99 Prozent vor einer Schwangerschaft geschützt. Doch selbst wenn Sie bei der Einnahme etwas falsch gemacht haben, hat die „Pille“ noch eine Sicherheit von durchschnittlich 97 Prozent.

Folgende Faktoren beeinträchtigen die Sicherheit jeder „Pille“:

- Erbrechen. Wenn zwischen Pilleneinnahme und Erbrechen weniger als drei Stunden liegen, müssen Sie innerhalb der nächsten zwölf Stunden die Einnahme wiederholen. Übergeben Sie sich mehrmals, wird der Schutz in diesem Monat unsicher.
- Durchfall. Wenn Sie mehrmals täglich dünnflüssige Stühle haben, ist nicht sicher, dass die Hormone wirklich aufgenommen werden. Dann sollten Sie für die Zeit bis zur nächsten Regel zusätzlich eine andere Art der Verhütung benutzen.
- Bestimmte Medikamente. Näheres hierzu lesen Sie unter „Wechselwirkungen mit Medikamenten“ (→ nebenstehend).

Sechs Wochen vor einer geplanten Operation sollten Sie die „Pille“ absetzen. Durch Bewegungsmangel und längeres Liegen steigt das Thromboserisiko.

Gegenanzeigen

Unter folgenden Bedingungen dürfen Sie die „Pille“ nicht einnehmen:

- Sie sind Raucherin. Das gilt ganz besonders für Frauen über 30 Jahre. Frauen im Alter zwischen 25 und 49 Jahren, die bis zu 24 Zigaretten am Tag rauchen und die „Pille“ einnehmen, erleiden fast viermal so oft einen Herzinfarkt wie Frauen, die nicht rauchen und keine „Pille“ einnehmen. Frauen, die mehr als 24 Zigaretten am Tag rauchen, haben ein vierzigmal so großes Risiko.
- Sie haben Blutungen, deren Ursache nicht geklärt ist.
- Sie leiden an einem erheblich erhöhten Blutdruck mit Werten über 160/95 mmHg.
- Die Durchblutung in den Beinarterien ist gestört.
- Sie hatten schon einmal eine Thrombose, einen Schlaganfall oder einen Herzinfarkt. Wenn bei mehreren Familienmitgliedern Derartiges vorgekommen ist, sollten Sie die Gerinnungsfähigkeit Ihres Blutes auf Störungen, besonders auf angeborene, untersuchen lassen. Eventuell verbietet sich dann die Einnahme der „Pille“.
- Ihre Blutwerte für Cholesterin und andere Fettstoffe sind stark erhöht, es liegt also eine Fettstoffwechselstörung vor.
- Die Bildung Ihrer roten Blutkörperchen ist gestört (Sichelzellenanämie).
- Ihre Leber ist geschädigt oder arbeitet nicht einwandfrei. Sie hatten während einer Schwangerschaft einmal eine Gelbsucht oder einen juckenden Hautausschlag am ganzen Körper. Sie haben Probleme mit der Galle.
- Sie sind Diabetikerin und die Krankheit hat bereits die Blutgefäße geschädigt. Wenn Sie während einer Schwangerschaft einen Diabetes entwickelt oder ein Kind von mehr als 4 000 Gramm geboren haben, wenn Sie selbst übergewichtig oder mehrere nahe Verwandte Diabetiker sind, sind das Hinweise, dass Sie selbst einmal Diabetikerin werden können. Verhüten Sie dann mit der „Pille“, kann es sein, dass der Diabetes zum Ausbruch kommt.
- Sie leiden unter Migräne und haben während eines Anfalls Sehstörungen oder Lähmungserscheinungen in Armen und Beinen.
- Sie hatten in der zweiten Hälfte einer Schwangerschaft einen langanhaltenden, juckenden Hautausschlag (Herpes gestationis).
- Sie haben eine Ohrerkrankung, bei der sich eine Schwerhörigkeit entwickelt, und das hat sich während einer Schwangerschaft verschlimmert.
- Sie haben Brust- oder Gebärmutterkrebs.

Wechselwirkungen mit Medikamenten

Wenn Sie Medikamente einnehmen und mit der „Pille“ verhüten, ist zu beachten:

- Frauen mit Diabetes müssen eventuell mehr Insulin spritzen oder der Arzt muss die Dosierung der Tabletten, mit denen sie ihren Diabetes behandeln, eventuell erhöhen. Frauen mit Diabetes sollten daher sorgfältig ihren Blutzucker kontrollieren.
- Die „Pille“ kann die Wirkung von blutdrucksenkenden Medikamenten abschwächen. Regelmäßige Kontrollen des Blutdrucks decken das auf. Die „Pille“ kann auch Schilddrüsenhormone schwächer wirken lassen.

▶ **Unbedingt beachten**

Die folgenden Medikamentenkombinationen können die Sicherheit der „Pille" beeinträchtigen. Dann sollten Sie auf nichthormonelle Verhütungsmethoden ausweichen oder eventuell auf hormonhaltige Mittel mit einem höheren Östrogengehalt, wenn Sie keine unerwünschte Schwangerschaft riskieren wollen.

- Antibiotika, Nitrofurantoin und Sulfonamide (bei Harnweginfektionen) können die Darmflora beeinträchtigen. Dann werden die Hormone nicht mehr zuverlässig aufgenommen. Auch wenn Sie Kohlepräparate einnehmen, um einen Durchfall zu stoppen, gelangen die Hormone nicht komplett ins Blut.
- Tuberkulose- und Epilepsiemedikamente und der Wirkstoff Griseofulvin (innerlich bei Pilzinfektionen) beschleunigen den Hormonabbau durch die Leber. Dem können Sie begegnen, indem Sie sich für die Zeit der Behandlung eine höherdosierte „Pille" verschreiben lassen.
- Johanniskrautextrakt (bei Depressionen) kann besonders bei Einnahme über lange Zeit die Wirkung der Hormone der „Pille" beeinträchtigen.

Wechselwirkungen mit Speisen und Getränken

Durch eine besonders Vitamin-C-reiche Kost kann der Östrogenspiegel ansteigen. Zusammen mit der „Pille" vergrößert sich dann das Risiko für unerwünschte Wirkungen.

Unerwünschte Wirkungen

▶ **Muss beobachtet werden**

Im ersten Einnahmemonat klagt bis zu jede zehnte Frau über Kopfschmerzen, Übelkeit, Erbrechen, Gewichtszunahme durch Wassereinlagerung in den Geweben und Brustspannen. Sie beruhen auf dem Östrogenanteil der „Pille".

Der Gestagenanteil wird für gesteigerten Appetit, Müdigkeit, geringe Lust auf Sex, Akne und Hautveränderungen verantwortlich gemacht. Depressive Verstimmungen (→ Seite 16) entwickeln sich bei fast einem Drittel der Frauen.

Wenn eine dieser unerwünschten Wirkungen Sie länger als drei Monate sehr belastet, sollten Sie mit dem Arzt besprechen, ob Sie nicht zu einem Präparat mit niedrigerem Hormongehalt wechseln können. Hinsichtlich der Gewichtszunahme gelten zwei bis drei Kilogramm als „normal".

Zwischenblutungen, die in den ersten zehn Tagen auftreten, deuten darauf hin, dass der Östrogenanteil der „Pille" zu niedrig ist; in der zweiten Einnahmehälfte lassen sie einen zu geringen Gestagenanteil vermuten. Nach längerer Einnahme hören die Blutungen meist von selbst auf. Halten sie jedoch an, müssen Sie mit dem Arzt sprechen.

Manche Frauen, die die „Pille" über lange Zeit einnehmen, entwickeln Pigmentveränderungen (Chloasma). Sie bekommen dann vor allem im Gesicht dunkle Flecken, die sich durch Sonnenbestrahlung intensivieren. Dem können Sie vorbeugen, indem Sie die „Pille" abends einnehmen und Sonnenschutzmittel sorgfältig auftragen. Genügt das nicht, bleibt Ihnen nur, zu einer anderen Verhütungsmethode zu wechseln.

Sind Sie über längere Zeit abgeschlagen, müde oder wiederholt krank, sollte der Arzt Ihr Blut untersuchen. Die „Pille" kann zu Blutbildveränderungen (→ Seite 15) führen.

Durch das in den Geweben vermehrt eingelagerte Wasser können sich Herz- und Nierenerkrankungen, Epilepsien, Asthma und Migräne verschlimmern. Wenn Sie an einer dieser Erkrankungen leiden, sollte der Arzt Ihren Gesundheitszustand regelmäßig kontrollieren.

Der Zuckerstoffwechsel kann sich verschlechtern. Sie können darauf durch starken Durst und verstärktes nächtliches Wasserlassen aufmerksam werden. Um festzustellen, ob sich ein Diabetes entwickelt hat, sollten Sie Ihren Blutzuckerspiegel kontrollieren lassen.

▶ **Sofort zum Arzt**

Zu den schwerwiegenden unerwünschten Wirkungen der „Pille" gehören Thrombose, Herz-Kreislauf-Erkrankungen, Brustkrebs und Gewebewucherungen in der Leber. Vieles davon spielt für junge Frauen kaum eine Rolle. Ab 30 Jahren nehmen diese Probleme aber an Bedeutung zu; auch die Dauer der Einnahme spielt eine Rolle. So rufen zum Beispiel Veränderungen bei den Blutfetten erst dann Herz-Kreislauf-Erkrankungen hervor, wenn sie längere Zeit bestehen.

Venenthrombose oder Lungenembolie

Etwa 1 von 3 000 Frauen, die die „Pille" einnehmen, bekommt eine Thrombose. Dabei bildet sich in den Venen ein Blutpfropf (Thrombus). Das Gerinnsel verstopft entweder den Blutweg und führt zu einer Thrombose oder es wird mit dem Blutstrom aus der Vene zum Herzen und von dort zur Lunge fortgetragen, bis es in einem Lungengefäß steckenbleibt und zu einer lebensbedrohlichen Lungenembolie führt.

Thrombosen treten häufiger auf, je mehr Östrogen die „Pille" enthält. Doch auch das Gestagen ist daran beteiligt.

Ein stechender Schmerz im Brustkorb, verbunden mit Atemnot, kann auf eine Verstopfung einer Lungenarterie hinweisen. Suchen Sie dann sofort einen Arzt auf.

Herz-Kreislauf-Erkrankungen

Bei Frauen unter 30 Jahren erhöht die Pilleneinnahme das Schlaganfallrisiko kaum. Anders ist es bei Frauen, die älter sind als 35 Jahre, rauchen, unter Migräne leiden oder hohen Blutdruck haben und schon lange die „Pille" einnehmen. Laut einer WHO-Studie von 1996 dürften in Europa etwa 13 Prozent der Schlaganfälle bei Frauen zwischen 20 und 44 Jahren auf die „Pille" zurückzuführen sein.

Brustkrebs

Die Diskussionen um das Brustkrebsrisiko der „Pille" sind immer noch nicht entschieden. Eine Auswertung von 54 Studien ergab 1996, dass während der Einnahme der „Pille" und bis zehn Jahre danach ein etwas erhöhtes Risiko besteht. Es ist wahrscheinlich vor allem dann größer, wenn Sie mit der Pilleneinnahme begannen, bevor Sie 25 Jahre alt waren, sie mehrere Jahre lang genommen haben und bei der letzten Einnahme älter als 35 Jahre waren. Demgegenüber schützt die langjährige Einnahme der „Pille", vor allem solcher mit hohem Gestagenanteil, vor gutartigen Brusterkrankungen sowie vor Eierstock- und Gebärmutterschleimhautkrebs.

Gewebewucherungen in der Leber und Gallenblasenerkrankungen

Bei 3 bis 4 von 100 000 Frauen, die mit der „Pille" verhüten, treten gutartige Gewebewucherungen in der Leber auf, noch seltener sind bösartige Veränderungen. Vereinzelt hat sich daraus eine lebensbedrohliche Blutung in die Bauchhöhle entwickelt.

Aufgrund des Östrogenanteils der „Pille" verdoppelt sich das Risiko für Erkrankungen der Gallenblase.

Bemerken Sie eine der folgenden Beschwerden, sollten Sie die „Pille" sofort absetzen und sich mit einem Arzt in Verbindung setzen:

- Sie bekommen migräneartige Kopfschmerzen – zum ersten Mal oder ungewohnt stark.
- Sie sehen Doppelbilder, es flimmert vor den Augen oder Sie können plötzlich nicht mehr hören.
- Es treten Lähmungen auf.
- Schmerzen in der Leistenbeuge und Kniekehle, zusammen mit einem Schwere- und Stauungsgefühl in den Beinen.
- Der Blutdruck steigt für längere Zeit über 140/90 mmHg.
- Sie bekommen einen stark juckenden Nesselausschlag am ganzen Körper. Es kann auch sein, dass der Juckreiz mit einer Gelbsucht verbunden ist.
- Sie haben extrem starke Schmerzen im Oberbauch.
- Bei Frauen mit Diabetes: Sie sind mehrfach in eine akute Überzuckerung hineingeraten.

HINWEISE

Für Mädchen unter 14 Jahren

Auch für Mädchen unter 14 Jahren ist die „Pille" geeignet, wenn sie eine sichere Verhütung brauchen.

Bei Kinderwunsch

Frauen, die das Verhütungsmittel absetzen, um schwanger zu werden, sollten ein Präparat mit dem Vitamin Folsäure einnehmen. Bei einer ungenügenden Versorgung mit diesem Vitamin treten beim sich entwickelnden Kind bestimmte Fehlbildungen häufiger auf. Die Folsäureeinnahme noch vor Eintritt einer Schwangerschaft soll diesen Fehlbildungen vorbeugen. Gerade aber bei der Anwendung empfängnisverhütender Hormone kann die Folsäurekonzentration im Blut verringert sein.

Für Schwangerschaft und Stillzeit

Haben Sie in den ersten Wochen einer unbemerkten Schwangerschaft die „Pille" genommen, braucht Sie das nicht zu beunruhigen. Haben Sie sie jedoch mehr als zwei Monate nach Ausbleiben der Regel eingenommen, sollten Sie das Mittel absetzen und das weitere Vorgehen mit dem Arzt besprechen.

Während der Stillzeit kann das Östrogen der „Pille" die Milchproduktion verringern. Bei gestillten Knaben, deren Mutter die „Pille" nahm, wurde vereinzelt eine Brustentwicklung beobachtet. Darum sollten Sie während der Stillzeit anderen Verhütungsmethoden den Vorzug geben. Möglich sind beispielsweise Barrieremethoden wie Diaphragma und Kondom, aber auch die Einnahme der Minipille.

Beim Tragen von Kontaktlinsen

Die Hormone der „Pille" können die Zusammensetzung der Tränenflüssigkeit verändern. Dann sitzen die Kontaktlinsen oft schlechter und werden schlechter vertragen.

Einphasenpräparate mit wenig Östrogen und einem neueren Gestagen

Ethinylestradiol + Desogestrel

DESMIN, LAMUNA, LOVELLE, MARVELON

Ethinylestradiol + Dienogest

Valette

Ethinylestradiol + Drospirenon

Petibelle, Yasmin

Ethinylestradiol + Gestoden

Femovan, Minulet

Ethinylestradiol + Norgestimat

Cilest

Diese „Pillen" sind als Einphasenpräparate konzipiert. Das bedeutet, dass die Frau mit jeder dieser „Pillen" während der gesamten Einnahmezeit immer die gleiche Menge beider Hormone, Östrogen und Gestagen, einnimmt.

Als Östrogen enthalten diese „Pillen" das synthetisch hergestellte und gegenüber dem natürlichen Östrogen chemisch etwas veränderte und stärker wirkende Ethinylestradiol in einer Menge von höchstens 35 Mikrogramm. *Desmin 20*, *Lamuna 20* und *Lovelle* enthalten sogar nur 20 Mikrogramm. Ein höherer Östrogenanteil lässt das Risiko für Venenthrombosen ansteigen.

Das Besondere an dieser Gruppe von „Pillen" sind die neuartigen Gestagene. Die ersten beiden, die in „Pillen" eingesetzt wurden, waren Desogestrel und Gestoden. Nach einigen Jahren der Anwendung zeigte sich, dass vor allem junge Frauen bei diesen „Pillen" ein größeres Risiko für Thromboembolien haben können im Vergleich zu den schon lange gebrauchten Standardgestagenen. Nach dem derzeitigen Wissensstand liegt das Risiko für eine tiefe Beinvenenthrombose für Frauen, die „Pillen" mit einem Standardgestagen einnehmen, bei 1 : 7 000. Es verdoppelt sich auf 1 : 3 500 bei Frauen, die eine Pillensorte mit einem neueren Gestagen einnehmen. Nach den Ergebnissen klinischer Untersuchungen erleiden von einer Million Anwenderinnen jährlich 100 mehr eine Beinvenenthrombose und 20 mehr eine Lungenembolie, an der zwei bis vier Frauen sterben. Ob dieses erhöhte Risiko darauf zurückzuführen ist, dass vor allem thrombosegefährdete Frauen diese „Pillen" bekommen, ist bislang nicht ausreichend geklärt.

Dieses erhöhte Risiko gilt für die Substanz Norgestimat wahrscheinlich nicht. Sie wirkt im Körper erst nach einer chemischen Umwandlung in Levonorgestrel, einem Standardgestagen. Bei Dienogest ist das Risiko unsicher; es liegen dazu keine Studien vor. Das ungeklärte Risiko ist auch der Grund, warum das Mittel auch bei Frauen mit Akne und fettiger Haut nur als „mit Einschränkung geeignet" bewertet wird. Ohnehin ist die Behandlung einer Akne (→ Seite 30) mit einem hormonellen Empfängnisverhütungsmittel nur dann zu erwägen, wenn die örtliche Behandlung der Pusteln nicht ausreichend wirksam war und zugleich eine sichere Verhütung erwünscht ist.

Bei Drospirenon richtet sich die Aufmerksamkeit vor allem auf seine Auswirkungen auf den Salzhaushalt des Körpers und in der Folge auf das Herz. Dieses Gestagen ähnelt einem Arzneistoff, der als wasserausschwemmendes Mittel eingesetzt wird. Wenn dieser mit einer bestimmten Sorte anderer Arzneimittel kombiniert wird, besteht das Risiko, dass sich Herzrhythmusstörungen entwickeln. Da nicht sicher auszuschließen ist, dass Drospirenon ähnliche unerwünschte Wirkungen haben kann, wird sein Einsatz bei gesunden Frauen kritisch gesehen. Darüber hinaus wurde mittlerweile bekannt, dass mehrere Frauen nach der Einnahme von „Pillen" mit Drospirenon eine Thromboembolie mit tödlichem Ausgang erlitten haben.

Das bei Desogestrel und Gestoden nachgewiesenermaßen erhöhte Thromboembolierisiko hat dazu geführt, „Pillen" mit diesen Gestagenen als „wenig geeignet" zu beurteilen. Aufgrund der bei den anderen neuartigen Gestagenen insgesamt noch unsicheren Datenlage wurden Präparate mit Dienogest, Drospirenon oder Norgestimat als „mit Einschränkung geeignet" bewertet.

Wie diese „Pillen" wirken, lesen Sie unter „Einphasenpräparate mit wenig Östrogen und einem Standardgestagen" (→ Seite 502). Dort finden Sie auch alle weiteren Angaben zu diesen Präparaten.

Einphasenpräparat mit mehr Östrogen und einem Standardgestagen

Ethinylestradiol + Levonorgestrel

Gravistat 125

Diese „Pille" enthält das Östrogen Ethinylestradiol in fixer Kombination mit dem Standardgestagen Levonorgestrel. Das Östrogen ist relativ hoch dosiert. Diese größere Östrogenmenge erhöht das Risiko für unerwünschte Östrogenwirkungen, insbesondere das für Venenthrombosen. Präparate mit mehr als 40 Mikrogramm Östrogen sollten nur Frauen verordnet werden, die bei geringer dosierten „Pillen" in der ersten Zyklushälfte immer wieder Zwischenblutungen bekommen oder die Medikamente einnehmen müssen, durch die Östrogen schneller abgebaut wird. Zu diesen Medikamenten gehören Mittel bei Tuberkulose und Epilepsien und der Wirkstoff Griseofulvin (innerlich bei Pilzinfektionen).

Diese „Pille" ist als Einphasenpräparat konzipiert. Das bedeutet, dass die Frau mit jeder dieser „Pillen" während der gesamten Einnahmezeit immer die gleiche Menge beider Hormone, Östrogen und Gestagen, einnimmt.

Aufgrund des höheren Östrogenanteils wird dieses Präparat als „mit Einschränkung geeignet" bewertet. Diese Beurteilung kann besser ausfallen, wenn bei einer Frau Bedingungen vorliegen, die eine höhere Östrogendosierung notwendig machen. Wenn der Hersteller die Anwendungsempfehlung auf die Frauen beschränkt, die bei niedrig dosierten Mitteln Zwischenblutungen bekommen, gilt das Mittel als „geeignet".

Wie diese „Pillen" wirken, lesen Sie unter „Einphasenpräparate mit wenig Östrogen und einem Standardgestagen" (→ Seite 502). Dort finden Sie auch alle weiteren Angaben zu diesem Präparat.

Zweiphasen-, Zweistufenpräparate

Ethinylestradiol + Chlormadinon

NEO EUNOMIN

Ethinylestradiol + Desogestrel

Biviol, Oviol 22

Diese Pillen enthalten das Östrogen Ethinylestradiol in fixer Kombination mit einem Gestagen. Bei der einen Sorte werden – wie bei den Einphasenpräparaten – immer Östrogen und Gestagen zugleich eingenommen, doch in einer abgestuften Mischung. Sie heißen daher Zweistufenpräparate. Zu dieser Gruppe gehören *NEO EUNOMIN* und *Biviol*.

Bei der anderen Sorte enthalten die Pillen der ersten Einnahmephase nur Östrogen. Erst in denen der zweiten Phase sind dann Östrogen und Gestagen kombiniert. Zu diesen sogenannten Zweiphasen- oder Sequenzpräparaten gehört *Oviol 22*.

Bei beiden Sorten sind die Pillen der verschiedenen Stufen unterschiedlich gefärbt.

Bei den Zweiphasen- und Zweistufenpräparaten wirkt zu Beginn der Einnahme das Östrogen empfängnisverhütend, indem es Eireifung und Eisprung verhindert. Wird nach sieben Tagen zusätzlich Gestagen eingenommen oder in seiner Dosierung erhöht, verhindert auch dieses Hormon über seine Wirkungen auf die Hirnanhangdrüse den Eisprung. Außerdem soll das Gestagen in den letzten zwei Wochen verhindern, dass sich die Gebärmutterschleimhaut übermäßig aufbaut, und dafür sorgen, dass sie in der Woche, in der keine Hormone eingenommen werden, abgestoßen wird.

Zweiphasenpräparate imitieren die hormonellen Verhältnisse im Zyklus. Das bedeutet aber nicht, dass diese „Pillen" einen Vorteil gegenüber den Einphasenpräparaten haben oder besonders gut verträglich sind. Es muss im Gegenteil beachtet werden, dass ihre Verhütungssicherheit geringer sein kann als bei den Einphasenpräparaten.

In diesen Zweistufen- beziehungsweise Zweiphasenpräparaten ist das Östrogen relativ hoch dosiert. Dadurch erhöht sich das Risiko für unerwünschte Östrogenwirkungen, insbesondere das für Venenthrombosen, und bei Langzeiteinnahme das Risiko für Gebärmutterschleimhautkrebs. Präparate mit mehr als 40 Mikrogramm Östrogen sollten nur Frauen verordnet werden, die bei den geringer dosierten „Pillen" in der ersten Zyklushälfte immer wieder Zwischenblutungen bekommen oder Medikamente einnehmen müssen, durch die Östrogen schneller abgebaut wird. Zu diesen Medikamenten gehören Mittel bei Tuberkulose und Epilepsien und der Wirkstoff Griseofulvin (innerlich bei Pilzinfektionen).

Die Bewertungen der Präparate dieser Gruppe fallen nicht einheitlich aus. Sie unterscheiden sich je nach der Östrogendosis und dem Gestagen, das als Kombinationspartner verwendet wird.

NEO EUNOMIN ist wegen des hohen Östrogenanteils nur dann „geeignet", wenn mit niedrig dosierten Präparaten Zwischenblutungen auftreten. Für Frauen ohne solche Bedingungen gilt es als „mit Einschränkung geeignet".

Biviol und *Oviol 22* hingegen gelten als „wenig geeignet", da sie das neuartige Gestagen Desogestrel enthalten, das im Verdacht steht, ein erhöhtes Risiko für Venenthrombosen und Lungenembolien zu haben. Näheres zu Desogestrel lesen Sie unter „Einphasenpräparate mit wenig Östrogen und einem neueren Gestagen" (→ Seite 507). Alle weiteren Angaben zu diesen Pillensorten finden Sie unter „Einphasenpräparate mit wenig Östrogen und einem Standardgestagen" (→ Seite 502).

Dreistufenpräparate

Ethinylestradiol + Desogestrel

Novial

Ethinylestradiol + Levonorgestrel

NovaStep, Triette AL, Trigoa, Triquilar, Trisiston

Ethinylestradiol + Norethisteron

SYNPHASEC

Ethinylestradiol + Norgestimat

PRAMINO

Diese „Pillen" enthalten das Östrogen Ethinylestradiol in fixer Kombination mit einem Gestagen. Sie sind als Dreistufenpräparate konzipiert. Das bedeutet, sie haben entweder 21 Tage lang einen gleichbleibenden Östrogenanteil oder dieser wird nach sechs Tagen leicht erhöht und nach weiteren fünf Tagen wieder etwas gesenkt. Der Gestagenanteil steigt in drei Stufen gleichmäßig an. Dreistufenpräparate sollen den normalen Monatszyklus besonders gut nachahmen. Daraus ergibt sich aber kein Vorteil gegenüber Einphasenpräparaten. Im Gegenteil: Ihre Verhütungssicherheit kann möglicherweise geringer sein als bei Einphasenpräparaten. Darum sollten Sie die Einnahmehinweise der Hersteller sorgfältig befolgen.

Die Bewertungen der Präparate dieser Gruppe unterscheiden sich nach dem Gestagen, das als Kombinationspartner verwendet wird.

NovaStep, *Triette*, *Trigoa*, *Triquilar* und *Trisiston* enthalten das Standardgestagen Levonorgestrel und gelten als „geeignet". Näheres zu Levonorgestrel lesen Sie unter „Einphasenpräparate mit wenig Östrogen und einem Standardgestagen" (→ Seite 502).

PRAMINO enthält mit Norgestimat ein neuartiges Gestagen. Da dieses aufgrund der nicht ausreichenden Daten noch nicht abschließend zu beurteilen ist, lautet die Bewertung „mit Einschränkung geeignet".

Novial wird als „wenig geeignet" bewertet, weil es das neuartige Gestagen Desogestrel enthält, das in Verdacht steht, ein erhöhtes Risiko für Venenthrombosen und Lungenembolien zu haben. Näheres zu Norgestimat und Desogestrel lesen Sie unter „Einphasenpräparate mit wenig Östrogen und einem neueren Gestagen" (→ Seite 507). Alle weiteren Angaben zu diesen Pillensorten finden Sie unter „Einphasenpräparate mit wenig Östrogen und einem Standardgestagen" (→ Seite 502).

Minipille

Desogestrel

Cerazette

Levonorgestrel

28 mini

Während die üblichen „Pillen" beide Hormone, Östrogen und Gestagen, enthalten, beruht der empfängnisverhütende Effekt der Minipille nur auf dem Gestagen. Bei den hier besprochenen Präparaten wirkt das neuere Gestagen Desogestrel oder das Standardgestagen Levonorgestrel empfängnisverhütend. Wenn Sie Desogestrel in der Menge, wie sie das Präparat enthält, regelmäßig einnehmen, wird meistens der Eisprung verhindert. Bei der „Pille" mit Levonorgestrel ist das aufgrund der geringeren Dosierung weniger sicher. Allerdings lassen beide Gestagene den Zervixschleim so zäh werden, dass ihn die Spermien nicht durchdringen können. Außerdem wird angenommen, dass die Hormone die Samenzellen beeinträchtigen, sodass sie die äußere Haut des Eies nicht durchstoßen können. Selbst wenn eine Eizelle befruchtet worden ist, kann sie sich kaum in der Gebärmutterschleimhaut einnisten. Dafür ist sie nämlich infolge der Hormonwirkungen nicht genügend aufgebaut. Das Mittel mit Levonorgestrel gilt zur Empfängnisverhütung als „geeignet", wenn die regelmäßige Einnahme der Tabletten gewährleistet werden kann. Das Mittel mit Desogestrel wird dagegen als „mit Einschränkung geeignet" bewertet, weil derzeit nicht bekannt ist, ob seine Einnahme mit einem erhöhten Risiko für Thromboembolien behaftet ist, wie es für die Kombination von Desogestrel und Östrogen dokumentiert ist.

Anwendung

Die erste Pille schlucken Sie am ersten Tag der Regel. Das ist zugleich der erste Zyklustag. Erst nachdem Sie 14 Pillen regelmäßig eingenommen haben, sind Sie vor einer Schwangerschaft geschützt. Im ersten Anwendungszyklus ist der Schutz also noch unsicher. Zu welcher Tageszeit Sie die Pille schlucken, ist gleich. Nur sollte es immer zur selben Stunde sein.

28 mini: Zwischen zwei Pillen dürfen keinesfalls mehr als 27 Stunden vergehen; sonst wird der Empfängnisschutz unsicher.

Cerazette: Bei dieser „Pille" wird das Zeitfenster etwas großzügiger angegeben: Zwischen zwei Pillen dürfen keinesfalls mehr als 36 Stunden vergehen, sonst wird der Empfängnisschutz unsicher.

Sicherheitshalber sollten Sie aber ähnlich strenge Einnahmeregeln einhalten wie bei anderen Minipillen.

Die Minipille nehmen Sie täglich, ohne Rücksicht auf Blutungen. Meist bekommen Sie Ihre Regel weiter in dem bisher gewohnten Abstand und in der üblichen Stärke. Es kommen auch Varianten vor: Die Intervalle zwischen den Blutungen sind kürzer oder länger, die Blutung bleibt ein-, zwei- oder dreimal hintereinander aus. Bei Frauen, die dennoch weiter mit der Minipille verhüten, stabilisiert sich der Zyklus meist nach einiger Zeit. Wenn Sie sechs Wochen lang vergeblich auf Ihre Regel warten, sollten Sie vor der nächsten Tabletteneinnahme einen Schwangerschaftstest machen. Hat der Test bestätigt, dass Sie schwanger sind, setzen Sie die „Pille" sofort ab und wenden sich an einen Arzt.

Achtung

Falls Sie sich kurz nach der Pilleneinnahme erbrechen, bleibt der Empfängnisschutz erhalten, wenn Sie innerhalb von drei Stunden noch einmal eine Pille schlucken. Ist der Zeitabstand größer, wiederholt sich das Erbrechen oder haben Sie anhaltenden Durchfall, müssen Sie auf andere Verhütungsmethoden ausweichen.

Zwei bis vier Wochen vor einer geplanten Operation sollten Sie die Minipille absetzen. Durch Bewegungsmangel und längeres Liegen steigt das Thromboserisiko.

Wenn Sie dazu neigen, bei UV-Bestrahlung braune Flecken zu entwickeln, sollten Sie Sonnenbäder und Solarienbestrahlung vermeiden, solange Sie mit der Minipille verhüten.

Gegenanzeigen

Unter folgenden Bedingungen sollten Sie nicht oder nur nach sorgfältiger Abwägung von Nutzen und Risiken mit der Minipille verhüten:

- Sie haben Blutungen, deren Ursache sich nicht klären lässt.
- Sie hatten eine Eileiterschwangerschaft oder haben nur noch einen Eileiter. Im Gegensatz zur „Pille" verringert die Minipille das Risiko für eine sogenannte ektope Schwangerschaft nicht, weil sie den Eisprung nicht sicher verhindert. Tritt dann erneut eine solche Schwangerschaft ein, könnten Sie den verbliebenen Eileiter auch noch verlieren. Eine Schwangerschaft ist dann nur noch nach einer In-vitro-Fertilisation möglich, bei der die Eizelle außerhalb des Körpers der Frau mit einer Samenzelle befruchtet und der Frau erst später eingepflanzt wird.
- Sie hatten schon einmal eine Thrombose, einen Schlaganfall oder einen Herzinfarkt. Wenn bei mehreren Familienmitgliedern Derartiges vorgekommen ist, sollten Sie die Gerinnungsfähigkeit Ihres Blutes auf Störungen, besonders auf angeborene, untersuchen lassen. Unter Umständen verbietet sich dann die Einnahme der Minipille.
- Ihre Leber ist geschädigt oder arbeitet nicht einwandfrei. Sie hatten während einer Schwangerschaft Gelbsucht oder einen juckenden Hautausschlag am ganzen Körper. Sie haben Probleme mit der Galle.
- Sie sind Diabetikerin und haben bereits geschädigte Blutgefäße. Wenn Sie während einer Schwangerschaft einen Diabetes entwickelt oder ein Kind von mehr als 4 000 Gramm geboren haben, wenn Sie selbst übergewichtig oder mehrere nahe Verwandte Diabetiker sind, sind das Hinweise, dass Sie selbst einmal Diabetikerin werden könnten. Verhüten Sie dann mit der Minipille, kann es sein, dass der Diabetes zum Ausbruch kommt.
- Sie hatten in der zweiten Hälfte einer Schwangerschaft einen langanhaltenden, juckenden Hautausschlag (Herpes gestationis).

Wechselwirkungen mit Medikamenten

Frauen mit Diabetes, die mit der Minipille verhüten, müssen eventuell mehr Insulin spritzen oder der Arzt muss die Dosierung der Tabletten, mit denen sie ihren Diabetes behandeln, eventuell erhöhen. Frauen mit Diabetes sollten daher sorgfältig ihren Blutzucker kontrollieren.

► **Unbedingt beachten**

Die folgenden Medikamente können die Sicherheit der Minipille beeinträchtigen. Dann sollten Sie auf nichthormonelle Verhütungsmethoden oder eventuell auf hormonhaltige Mittel mit einem höheren Östrogengehalt ausweichen, wenn Sie keine unerwünschte Schwangerschaft riskieren wollen.

- Antibiotika, Nitrofurantoin und Sulfonamide (bei Harnweginfektionen) können die Darmflora beeinträchtigen. Dann wird das Hormon nicht mehr zuverlässig aufgenommen. Auch wenn Sie Kohlepräparate einnehmen, um einen Durchfall zu stoppen, gelangt das Hormon nicht komplett ins Blut.
- Tuberkulose- und Epilepsiemedikamente und der Wirkstoff Griseofulvin (innerlich bei Pilzinfektionen) beschleunigen den Hormonabbau durch die Leber.

- Johanniskrautextrakt (bei Depressionen) kann besonders bei Einnahme über lange Zeit die Wirkung der Minipille beeinträchtigen.

Unerwünschte Wirkungen

Prinzipiell gelten die gleichen Angaben wie bei Einphasenpräparaten mit wenig Östrogen und einem Standardgestagen (→ Seite 505). Bei der Minipille, die nur Levonorgestrel enthält, ist aufgrund der niedrigen Dosierung das Risiko für Thrombose, Infarkt und Schlaganfall geringer. Das Thromboserisiko der Minipille, die nur Desogestrel enthält, ist dagegen nicht abschließend zu beurteilen. Bisher liegen nur Berichte von fixen Kombinationspräparaten aus Östrogen und Desogestrel vor, die ein erhöhtes Risiko für Beinvenenthrombosen und Lungenembolien nahelegen. Näheres hierzu lesen Sie unter „Einphasenpräparate mit wenig Östrogen und einem neueren Gestagen" (→ Seite 507).

Darüber hinaus gilt noch:

▶ **Keine Maßnahmen erforderlich**

Levonorgestrel: Mehr als 1 von 100 Frauen bekommt insbesondere in den ersten Monaten Zwischenblutungen und einen unregelmäßigen Zyklus; bei manchen bleibt nach mehrjähriger Einnahme die Regel sogar ganz aus.

Desogestrel: Nahezu jede zweite Frau bekommt unregelmäßige Blutungen. Bei 20 bis 30 von 100 dieser Frauen treten häufiger Blutungen auf, bei weiteren 20 von 100 sind die Blutungen seltener oder bleiben ganz aus. Wenn die sehr häufigen und unregelmäßigen Blutungen Sie sehr stören, sollten Sie eine andere Verhütungsmethode wählen.

▶ **Sofort zum Arzt**

Bekommen Sie Schmerzen im Unterbauch und haben sonst einen regelmäßigen Zyklus, gehen Sie sofort zum Arzt. Es kann sein, dass sich eine Eileiterschwangerschaft entwickelt hat, denn die Minipille verhindert einen Eisprung nicht immer sicher. Eine Eileiterschwangerschaft kann zu einer lebensbedrohlichen Blutung in die Bauchhöhle führen.

Hinweise

Für Mädchen unter 14 Jahren

Mit der Einnahme der Minipille durch Mädchen unter 14 Jahren gibt es kaum Erfahrungen. Da die empfängnisverhütende Wirkung der Minipille nur gegeben ist, wenn sie sehr regelmäßig eingenommen wird, sollten junge Mädchen eine sicherere Verhütungsmethode wählen.

Bei Kinderwunsch

Frauen, die das Verhütungsmittel absetzen, um schwanger zu werden, sollten ein Präparat mit dem Vitamin Folsäure einnehmen. Bei einer ungenügenden Versorgung mit diesem Vitamin treten beim sich entwickelnden Kind bestimmte Fehlbildungen häufiger auf. Die Folsäureeinnahme noch vor Eintritt einer Schwangerschaft soll diesen Fehlbildungen vorbeugen.

Für Schwangerschaft und Stillzeit

Haben Sie in den ersten Wochen einer unbemerkten Schwangerschaft die „Pille" genommen, braucht Sie das nicht zu beunruhigen. Haben Sie sie jedoch mehr als zwei Monate nach Ausbleiben der Regel eingenommen, sollten Sie das Mittel absetzen und das weitere Vorgehen mit dem Arzt besprechen.

Die Minipille beeinflusst die Milchbildung nicht. Stillende Frauen können sie darum bereits sechs Wochen nach der Geburt verwenden. Voraussetzung für einen sicheren Empfängnisschutz ist, dass Sie die Einnahmeabstände exakt einhalten.

Beim Tragen von Kontaktlinsen

Desogestrel: Das Gestagen kann die Zusammensetzung der Tränenflüssigkeit verändern. Dann werden Kontaktlinsen oft schlechter vertragen.

Dreimonatsspritze

Medroxyprogesteron

DEPO-CLINOVIR

Dieses Injektionsmittel enthält das Gestagen Medroxyprogesteron. Es wird in den Gesäßmuskel gespritzt und bildet dort ein Depot, aus dem der Körper das Hormon mindestens drei Monate lang kontinuierlich herauslöst. Die empfängnisverhütende Wirkung beruht darauf, dass das Gestagen den Eisprung verhindert und die Schleimhaut der Gebärmutter und den Schleim im Gebärmuttermund verändert.

Für die gesamte Zeit, in der das Hormon wirkt, bleiben die Blutungen aus. Das begründet die manchmal sehr langanhaltenden Nachwirkungen der Spritze: Bei vielen Frauen dauert es mehrere Monate, bei manchen sogar bis zu einem Jahr, bis sie wieder einen regelmäßigen Zyklus mit Eisprung haben.

Die Depotwirkung ist der größte Nachteil der Dreimonatsspritze: Man kann nicht rasch reagieren, wenn Probleme auftauchen. Der Wirkstoff muss nach und nach abgebaut werden. Es gibt nichts, was das Hormon neutralisieren könnte. Aufgrund dieser Nachteile ist die Dreimonatsspritze nur für Frauen mit einem stabilen Zyklus geeignet, denen es nicht gelingt, regelmäßig die „Pille" einzunehmen und die andere Verhütungsmethoden nicht vertragen.

ANWENDUNG

Das Hormon wird innerhalb der ersten fünf Zyklustage in den Gesäßmuskel gespritzt.

Für alles Weitere gelten die Angaben unter „Einphasenpräparate mit wenig Östrogen und einem Standardgestagen" (→ Seite 502).

HINWEISE

Für Mädchen unter 14 Jahren

Da der Zyklus bei so jungen Frauen nur selten regelmäßig verläuft und das Mittel zudem langanhaltende Nachwirkungen auf den Zyklus hat, ist es bei jungen Mädchen nicht empfehlenswert.

Bei Kinderwunsch

Frauen, die das Verhütungsmittel absetzen, um schwanger zu werden, sollten ein Präparat mit dem Vitamin Folsäure einnehmen. Bei einer ungenügenden Versorgung mit diesem Vitamin treten beim sich entwickelnden Kind bestimmte Fehlbildungen häufiger auf. Die Folsäureeinnahme noch vor Eintritt einer Schwangerschaft soll diesen Fehlbildungen vorbeugen.

Für Schwangerschaft und Stillzeit

Medroxyprogesteron beeinträchtigt die Milchbildung nicht. Allerdings gehen geringe Mengen der Substanz in die Milch über. Weil sie die Leberfunktion des Neugeborenen schädigen können, sollte die erste Injektion frühestens sechs Wochen nach der Geburt erfolgen.

Verhütungspflaster

Ethinylestradiol + Norelgestromin

EVRA

In den Wechseljahren ist es schon länger üblich, Hormone mithilfe eines Spezialpflasters in den Körper zu bringen. Nun gibt es diese Anwendungsform auch für Empfängnisverhütungsmittel. Als Östrogen enthält das Pflaster Ethinylestradiol, als Gestagen das neuartige Gestagen Norelgestromin. Dieses ist ein Stoffwechselprodukt von Norgestimat und wirkt wie ein Hormon. Norgestimat wiederum ist ebenfalls ein neueres Gestagen und in einer speziellen Gruppe von „Pillen" enthalten. Näheres zu diesem Gestagen lesen Sie unter „Einphasenpräparate mit wenig Östrogen und einem neueren Gestagen" (→ Seite 507).

Über Norelgestromin selbst liegen bisher keine Daten zur Verträglichkeit und zum Risiko für Thromboembolien vor. Für die Bewertung des Verhütungspflasters als „mit Einschränkung geeignet" werden deshalb die Angaben über die Präparate zugrunde gelegt, die Norgestimat enthalten.

Mittlerweile ist der Verdacht aufgekommen, dass bei Anwendung des Verhütungspflasters eine größere Menge Östrogen ins Blut gelangt als bei „Pillen" mit niedrigem Östrogengehalt. Dadurch kann das Risiko für Thrombosen in den Beinen oder der Lunge erhöht sein. Vergleichsuntersuchungen, die das Risiko näher beziffern, gibt es aber noch nicht.

ANWENDUNG

In jedem Zyklus brauchen Sie drei Pflaster; allerdings kleben Sie immer nur jeweils eines auf. Das heißt: Am „Tag 1" kleben Sie ein Pflaster auf. Eine Woche später, am „Tag 8", ziehen Sie das Pflaster ab und ersetzen es sofort durch ein neues. Das Gleiche geschieht am „Tag 15". Dieses Pflaster ziehen Sie am „Tag 22" ab und bleiben anschließend eine Woche lang ohne Pflaster. In dieser Zeit tritt üblicherweise eine Blutung auf. Nach diesen sieben Tagen kleben Sie erneut ein Pflaster auf; an diesem „Tag 1" beginnt der nächste Zyklus.

Das Pflaster kleben Sie auf eine saubere, trockene, unbehaarte Hautstelle. Das kann am Gesäß, am Bauch, an der Außenseite des Oberarms oder Oberkörpers sein, nicht jedoch auf der Brust. Am besten wählen Sie für das Pflaster jedesmal eine andere Stelle, damit die Haut nicht überbeansprucht wird.

Aus schlechthaftenden Pflastern werden die Wirkstoffe nicht sicher in den Körper aufgenommen. Sie mit einem Verbandpflaster oder einem Verband zu befestigen, hilft dabei aber nicht weiter. Eine sichere Verhütung ist nur von einem neuen, akkurat klebenden Pflaster zu erwarten.

Wie Sie sich verhalten müssen, wenn sich das Pflaster abgelöst hat oder Sie nach der Pflasterpause von sieben Tagen vergessen, mit einem neuen Pflaster-Klebe-Zyklus zu beginnen, entnehmen Sie dem Beipackzettel. Dort finden Sie auch Angaben, was Sie tun müssen, wenn Sie von einer anderen Verhütungsmethode zum Pflaster wechseln wollen.

Gebrauchte Pflaster enthalten noch Hormone. Damit sie weder in unbefugte Hände gelangen noch das Trinkwasser verunreinigen, sollten Sie sie in die Plastikbeutel zurücktun, aus denen Sie sie ursprünglich entnommen haben, und das Ganze dann mit dem Hausmüll entsorgen.

ACHTUNG

Frauen, die 90 Kilogramm oder mehr wiegen, können sich auf die empfängnisverhütende Wirkung des Pflasters nicht sicher verlassen.

Gegenanzeigen

Für das Verhütungspflaster gelten die gleichen Angaben, wann es nicht angewendet werden darf, wie für die „Pille“. Diese Angaben finden Sie unter „Einphasenpräparate mit wenig Östrogen und einem Standardgestagen“ (→ Seite 504).

Wechselwirkungen mit Medikamenten

Für die Wechselwirkungen gelten die gleichen Angaben wie für die „Pille“. Diese Angaben finden Sie unter „Einphasenpräparate mit wenig Östrogen und einem Standardgestagen“ (→ Seite 504).

Wechselwirkungen mit Speisen und Getränken

Anders als bei der „Pille“ ist bei dem Verhütungspflaster nicht zu erwarten, dass eine Vitamin-C-reiche Ernährung die Konzentration an Östrogen im Blut erhöht.

UNERWÜNSCHTE WIRKUNGEN

Die Wirkung des Verhütungspflasters beruht auf den enthaltenen Hormonen, die mit dem Blut im gesamten Körper verteilt werden. Daher können die gleichen unerwünschten Wirkungen auftreten wie bei der „Pille“. Eventuell ist das Risiko für unerwünschte Östrogenwirkungen wie zum Beispiel Thrombosen und Lungenembolien sogar größer als bei der „Pille“, weil die Östrogenkonzentration im Blut bei Pflasteranwendung höher sein kann als bei der „Pille“.

► **Muss beobachtet werden**

Diese Angaben finden Sie unter „Einphasenpräparate mit wenig Östrogen und einem Standardgestagen“ (→ Seite 505).

Bei etwa 1 von 100 Frauen röten sich die Hautstellen, auf die das Pflaster aufgeklebt wird, jucken und es können sich Bläschen bilden. Dann reagieren Sie möglicherweise allergisch auf einen Bestandteil des Pflasters. Je nachdem, wie stark die Beschwerden sind, sollten Sie beim nächsten Pflasterwechsel eine andere Hautstelle wählen oder mit dem Arzt über eine andere Verhütungsmethode sprechen.

► **Sofort zum Arzt**

Diese Angaben finden Sie unter „Einphasenpräparate mit wenig Östrogen und einem Standardgestagen“ (→ Seite 505).

HINWEISE

Für Mädchen unter 14 Jahren

Der Gebrauch des Verhütungspflasters wurde bei Frauen unter 18 Jahren nicht untersucht. Für sie ist eher ein Präparat anzuraten, das besser erforscht ist, zum Beispiel ein Kombinationsmittel aus niedrig dosiertem Östrogen und einem Standardgestagen.

Bei Kinderwunsch

Frauen, die das Verhütungsmittel absetzen, um schwanger zu werden, sollten ein Präparat mit dem Vitamin Folsäure einnehmen.

Bei einer ungenügenden Versorgung mit diesem Vitamin treten beim sich entwickelnden Kind nämlich bestimmte Fehlbildungen häufiger auf. Die Folsäureeinnahme noch vor Eintritt einer Schwangerschaft soll diesen Fehlbildungen vorbeugen. Gerade aber bei der Anwendung empfängnisverhütender Hormone kann die Folsäurekonzentration im Blut verringert sein.

Für Schwangerschaft und Stillzeit

Wenn eine Frau trotz der Anwendung des Verhütungspflasters schwanger wird, sollte sie das Pflaster sofort abziehen und kein neues mehr aufkleben.

Während der Stillzeit ist diese Verhütungsmethode nicht geeignet, da die Hormone die Produktion der Milch und ihre Zusammensetzung beeinflussen.

■ Intrauterinpessare

Kupfer

Multiload Cu 375

Levonorgestrel

MIRENA

Intrauterinpessare (abgekürzt IUP) sind drei bis fünf Zentimeter große, meist T-förmige Gebilde aus flexiblem Kunststoff, die in die Gebärmutter eingelegt werden und dort jahrelang liegen bleiben können. Die Bezeichnung „Spirale“ tragen sie, weil ihre ersten Vertreter die Form eines gewundenen S (Lippes-Schleife) oder eines Widderhorns (Safe-T-Coil) hatten. Bei dem kupferhaltigen IUP ist um den Kunststoffschaft ein dünner Kupferfaden gewickelt, bei dem anderen ist das hormonhaltige System auf dem IUP befestigt.

Die Wirkung der IUP beruht auf verschiedenen Prinzipien. Die Gebärmutterschleimhaut reagiert mit einer Art Entzündung auf den Fremdkörper IUP. In einer so veränderten Schleimhaut kann sich eine befruchtete Eizelle weder einnisten noch fortentwickeln. Bei *MIRENA*, dem IUP mit dem Hormon Levonorgestrel, kommt hinzu, dass sich aufgrund des hohen Gestagenspiegels die Gebärmutterschleimhaut weniger stark aufbaut. Auf längere Sicht gesehen, ist das für Frauen vorteilhaft, die unter starken Blutungen leiden, denn die Blutungsstärke verringert sich durch den Einfluss des Hormons. Darüber hinaus schwächen Gestagene krampfartige Kontraktionen der Gebärmutter ab.

Außerdem verändert sich – bei der einen Spiralenart aufgrund der im Genitaltrakt kontinuierlich austretenden Kupferionen, bei der anderen durch den Einfluss des Hormons Levonorgestrel – die Zusammensetzung der Sekrete in der Gebärmutter und den Eileitern so, dass sich die Spermien nicht mehr gut bewegen können. Bei *MIRENA* kommt hinzu, dass sich durch das Hormon der Schleimpfropf am Gebärmuttermund verfestigt, sodass ihn die Spermien nur schwer durchdringen können. So wird es relativ unwahrscheinlich, dass sie eine Eizelle befruchten.

Wenn das IUP entfernt wird, bilden sich alle diese Veränderungen zurück. Schon im nächsten Zyklus ist eine Schwangerschaft möglich.

Die „Spirale" ist ein relativ sicheres Verhütungsmittel. Sie ist für Frauen konzipiert, die bereits geboren haben, und für Frauen über 35 Jahre, deren Fruchtbarkeit dem Alter entsprechend langsam abnimmt. Es ist eine Alternative für diejenigen, die die „Pille" nicht einnehmen dürfen oder wollen. Das gilt auch für stark übergewichtige Frauen, bei denen hormonelle Verhütungsmittel nicht so zuverlässig wirken.

Der Kupferdraht oder eine speziell in den Spiralenkörper eingearbeitete Substanz geben im Röntgenbild einen Kontrast. So kann das IUP jederzeit im Röntgenbild geortet werden, wenn es nicht mehr dort ist, wo der Arzt es sucht. Meist ist die „Spirale" aber im Ultraschallbild zu sehen.

ANWENDUNG

Ein IUP wird vom Arzt in der Praxis in die Gebärmutter eingelegt. Mit der „Spirale" sind ein oder zwei dünne Fäden fest verbunden, die, wenn die „Spirale" richtig positioniert ist, aus dem Muttermund in die Scheide hineinragen. Beim Sex sind die Fäden nicht zu spüren.

Der günstigste Zeitpunkt, um sich eine „Spirale" legen zu lassen, sind die letzten Tage der Regelblutung. In dieser Zeit gelingt das Einführen leichter, weil der Gebärmutterhals etwas erweitert ist. Außerdem ist es dann am wenigsten wahrscheinlich, dass Sie schwanger sind.

Nach einer Entbindung sollten Sie mindestens sechs Wochen abwarten, bevor Sie sich ein IUP legen lassen. So lange braucht die Gebärmutter, bis sie sich wieder vollständig zurückgebildet hat.

Die empfängnisverhütende Wirkung beginnt sofort.

Nach der ersten Regelblutung sollte der Arzt mit Ultraschall prüfen, ob das IUP richtig liegt. Die ärztliche Kontrolle ist nach etwa drei Monaten zu wiederholen. Von da ab ist ein halbjährlicher bis jährlicher Abstand ausreichend.

Sie selbst können nach jeder Regel fühlen, ob die Rückholfäden, die mit dem IUP verbunden sind, noch in der Scheide zu tasten ist. Ist das nicht der Fall, sollten Sie umgehend den Arzt aufsuchen.

Die beiden hier genannten Sorten von „Spiralen" können drei bis fünf Jahre lang in der Gebärmutter liegen bleiben und sollten dann von einem Arzt entfernt werden. Das kann an jedem Tag des Zyklus geschehen, sofern Sie mindestens drei Tage vorher keinen Geschlechtsverkehr hatten. Wird das IUP in der Zyklusmitte entfernt, sollten Sie bedenken, dass Sie schwanger werden können, wenn Sie in dieser Zeit ungeschützten Geschlechtsverkehr haben.

ACHTUNG

Gegenanzeigen

Unter folgenden Bedingungen darf kein IUP eingelegt werden:

- Sie sind schwanger oder es besteht der Verdacht auf eine Schwangerschaft.
- Sie hatten in den letzten drei Monaten eine Gebärmutter- und/oder Eileiterentzündung.
- Sie hatten schon einmal eine Eileiterschwangerschaft oder bei Ihnen liegen Bedingungen vor, die eine solche ektope Schwangerschaft begünstigen.
- Sie haben Gebärmutter- oder Gebärmutterhalskrebs oder es besteht der Verdacht auf einen solchen Krebs.
- Ihre Gebärmutter oder der Gebärmutterhals ist fehlgebildet oder hat eine ungewöhnliche Lage.
- Sie haben sehr große oder zahlreiche Myome.
- Sie haben häufig Entzündungen der Scheide (ausgenommen Pilzinfektionen) oder des Gebärmutterhalses, zum Beispiel durch Chlamydien.
- Bei Ihnen treten außerhalb der Menstruation Blutungen auf.

Für das kupferhaltige IUP gilt darüber hinaus:

- Sie haben eine Kupferallergie.
- Sie haben sehr starke Regelblutungen oder starke Regelschmerzen.

Für das levonorgestrelhaltige IUP gilt darüber hinaus:

- Bei Ihnen ist nach einer Geburt eine Gebärmutterentzündung aufgetreten.
- Sie haben eine akute Lebererkrankung oder leiden an Lebertumoren.

Multiload: Unter folgenden Bedingungen muss der Arzt das Risiko, das sich mit dem Einlegen des kupferhaltigen IUP verbindet, besonders sorgfältig abwägen:

- Sie haben einen angeborenen Herz- oder Herzklappenfehler. Dann besteht ein erhöhtes Risiko für eine Entzündung der Herzinnenhaut, wenn durch das Einlegen des IUP Bakterien ins Blut gelangen.
- Sie haben einen ausgeprägten Mangel an roten Blutkörperchen oder äußerst starke Regelblutungen.
- Sie haben sehr schmerzhafte Regelblutungen.
- Sie haben eine gestörte Blutgerinnung oder nehmen gerinnungshemmende Arzneimittel ein.
- Sie haben Narben in der Gebärmutter, die durch andere Operationen als einen Kaiserschnitt entstanden sind, oder Sie haben schon einmal eine Gebärmutterdurchstoßung überstanden.
- Sie haben Myome, Polypen oder eine sehr verdickte Gebärmutterschleimhaut.
- Ihr Kupferstoffwechsel ist gestört (Wilson-Krankheit).
- Sie haben noch kein Kind geboren und/oder häufig wechselnde Sexualpartner.

MIRENA: Unter folgenden Bedingungen muss der Arzt das Risiko, das sich mit dem Einlegen des levonorgestrelhaltigen IUP verbindet, besonders sorgfältig abwägen beziehungsweise überlegen, ob er die Spirale nicht besser entfernt:

- Sie haben einen Tumor, dessen Wachstum durch Hormone beeinflusst wird oder es besteht der Verdacht auf einen solchen Tumor. Das kann beispielsweise bei Brustkrebs der Fall sein.
- Sie leiden an Leukämie oder einer anderen bösartigen Blutkrankheit.
- Sie haben eine Gelbsucht.
- Bei Ihnen liegt eine schwere Erkrankung des Gefäßsystems vor, Sie haben zum Beispiel einen Herzinfarkt oder Schlaganfall erlitten, oder Ihr Blutdruck ist deutlich erhöht.
- Sie haben eine Venenthrombose oder Erkrankungen, die darauf beruhen, dass ein Blutgerinnsel ein Gefäß verschlossen hat.
- Sie leiden an Migräne oder eine bestehende Migräne verstärkt sich, seit Sie diese „Spirale" tragen, und es treten dabei auf einem Auge ein Sehverlust oder andere Symptome auf, die darauf hindeuten, dass die Gehirndurchblutung vorübergehend gestört ist. Ein solches Symptom sind zum Beispiel außergewöhnlich starke Kopfschmerzen.
- Sie haben einen angeborenen Herz- oder Herzklappenfehler. Dann besteht ein erhöhtes Risiko für eine Entzündung der Herzinnenhaut, wenn durch das Einlegen des IUP Bakterien ins Blut gelangen.
- Sie haben Myome oder Polypen.
- Sie haben noch kein Kind geboren und/oder häufig wechselnde Sexualpartner.

Wechselwirkungen mit Medikamenten

Wenn Sie Medikamente einnehmen, die die Abwehrkräfte verringern, oder wenn Sie über längere Zeit Glukokortikoide oder nichtsteroidale Antirheumatika einnehmen müssen, kann das die Sicherheit des kupferhaltigen IUP herabsetzen. Dann sollten Sie zu anderen Verhütungsmethoden wechseln.

Unerwünschte Wirkungen

▶ **Keine Maßnahmen erforderlich**

Kurz nach dem Einlegen des IUP können Schmerzen und Krämpfe im Unterbauch auftreten, die aber bald vergehen.

▶ **Muss beobachtet werden**

Besonders bei Frauen, die noch kein Kind geboren haben, kann sich bei Manipulationen an der Gebärmutter die Herztätigkeit so verlangsamen, dass sie ohnmächtig werden. Nach dem Einsetzen der Spirale sollten Sie daher so lange in der ärztlichen Praxis bleiben, bis sich Ihr Kreislauf stabilisiert hat.

Schmerzhafte, starke und langanhaltende Blutungen kommen vor allem in den ersten drei Monaten vor. Treten solche starken Blutungen dann monatlich auf, kann dadurch eine Blutarmut entstehen. Fühlen Sie sich schwach und sehen Sie blass aus, wenden Sie sich an den Arzt.

Wenn Sie die Fäden des Pessars in der Scheide nicht mehr tasten können, sollten Sie seinen Sitz ärztlich kontrollieren lassen. Es kann vorkommen, dass es sich durch die Gebärmutterwand gebohrt hat oder unbemerkt ausgestoßen wurde.

Das Risiko einer Beckenentzündung mit all ihren Folgen ist in den ersten Monaten für kinderlose Frauen und solche mit häufig wechselnden Sexualpartnern erhöht. Ihre Gebärmutter ist offenbar empfänglicher für Bakterien. Die Entzündung kann die Gebärmutter, die Eileiter und/oder die Eierstöcke erfassen. Dann können folgende Symptome auftreten: Der untere Bauchraum wird druckempfindlich und schmerzt, es treten Fieber und starker Ausfluss auf, die Regel ist ungewöhnlich stark und hält lange an. Dann müssen Sie unbedingt den Arzt aufsuchen, der je nach Situation eine Behandlung mit Antibiotika einleitet, das IUP entfernt oder Sie ins Krankenhaus einweist.

Durch eine solche Entzündung können sich die Eileiter verengen oder verschließen. Manchmal muss ein Eileiter oder sogar die Gebärmutter entfernt werden, um das Leben der Frau zu retten. Solche Entzündungsfolgen verringern die Wahrscheinlichkeit, dass Sie schwanger werden, oder machen es sogar ganz unmöglich. Sie vergrößern zudem das Risiko, dass es zu einer Eileiterschwangerschaft kommt.

▶ **Sofort zum Arzt**

Wenn Sie trotz „Spirale" schwanger werden, ist das Risiko relativ groß, dass sich das Ei außerhalb der Gebärmutter einnistet. Dann ist sofort ein gynäkologischer Eingriff notwendig. Um eine solche Eileiterschwangerschaft frühzeitig zu erkennen, sollten Sie bei jeder ausbleibenden Blutung zügig die ärztliche Praxis aufsuchen. Sonst kann es zu einer lebensbedrohenden Blutung in den Bauchraum kommen.

Auch geübten Ärzten kann es passieren, dass sie beim Einsetzen des IUP die Gebärmutter durchstoßen. Wenn die Schmerzen nach dem Legen der „Spirale" nicht besser werden oder sich sogar verstärken, gehen Sie unverzüglich zum Arzt. Es kann eine Blutung im Unterbauch vorliegen, die lebensgefährlich werden kann.

Das Gleiche gilt, wenn Sie nach einiger Zeit oder nach Monaten starke Unterleibsschmerzen bekommen. Die „Spirale" kann sich in die Gebärmutterwand gebohrt haben und muss dann schnellstens entfernt werden.

HINWEISE

Für Mädchen unter 14 Jahren

Da die Komplikationen, die sich mit einem IUP verbinden können, die Fruchtbarkeit gefährden, empfiehlt es sich nicht für Frauen, die noch kein Kind geboren haben. Außerdem wird das IUP bei jungen Frauen häufiger ausgestoßen als bei älteren Frauen.

Bei Kinderwunsch

Frauen, die das Verhütungsmittel absetzen, um schwanger zu werden, sollten ein Präparat mit dem Vitamin Folsäure einnehmen. Bei einer ungenügenden Versorgung mit diesem Vitamin treten beim sich entwickelnden Kind nämlich bestimmte Fehlbildungen häufiger auf. Die Folsäureeinnahme noch vor Eintritt einer Schwangerschaft soll diesen Fehlbildungen vorbeugen.

Für Schwangerschaft und Stillzeit

Wenn Sie trotz „Spirale" schwanger geworden sind, muss je nach Sitz der Spirale und des Embryos entschieden werden, ob das IUP entfernt werden kann. Beim Entfernen besteht das Risiko, dass die Schwangerschaft vorzeitig endet. Kann die Spirale nicht entfernt werden und wird die Schwangerschaft fortgesetzt, gilt diese als „Risikoschwangerschaft" und wird dementsprechend betreut.

Nach den bisherigen Erfahrungen erhöht sich durch die „Spirale" das Risiko, dass das Kind fehlgebildet ist, nicht. Allerdings kann bei dem levonorgestrelhaltigen IUP nicht ausgeschlossen werden, dass sich bei einem weiblichen Kind männliche Merkmale ausprägen.

Eine Schwangerschaft, die sich außerhalb der Gebärmutter zu entwickeln beginnt, zum Beispiel in den Eileitern, muss beendet werden.

Während der Stillzeit stellt das kupferhaltige IUP kein Problem dar. Das levonorgestrelhaltige IUP kommt erst in zweiter Linie in Betracht, weil das Hormon in die Muttermilch gelangt. Wird das IUP erst sechs Wochen nach der Geburt eingesetzt, beeinflusst es das Wachstum und die Entwicklung des Säuglings nicht.

Implantat

Etonogestrel

Implanon

Bei *Implanon* handelt es sich um ein Stäbchen, das in den Oberarm eingepflanzt (implantiert) und aus dem kontinuierlich das Hormon Etonogestrel abgegeben wird. Etonogestrel ist jene Substanz, in die ein anderes neuartiges Gestagen, nämlich Desogestrel, umgewandelt wird, nachdem es in den weiblichen Körper aufgenommen wurde. Etonogestrel ist somit die eigentlich wirksame Form von Desogestrel. Näheres zu dem Gestagen Desogestrel lesen Sie unter „Einphasen-

präparate mit wenig Östrogen und einem neueren Gestagen" (→ Seite 507).
Die empfängnisverhütende Wirkung beruht in erster Linie darauf, dass das Hormon den Eisprung verhindert. Darüber hinaus verändert es den Schleimpfropf im Muttermund so, dass ihn die Spermien nur schwer durchdringen können. Wird *Implanon* ordnungsgemäß eingesetzt, wirkt es sehr zuverlässig, dieses unter anderem deshalb, weil keine Einnahmefehler möglich sind. Wird das Stäbchen entfernt, treten bei den meisten Frauen innerhalb von drei Monaten wieder regelmäßige Monatsblutungen auf.
Wie sich gezeigt hat, ist die Entfernung der Stäbchen aber nicht immer sicher gewährleistet, wenn die Frauen das wollen oder wenn es aus medizinischen Gründen notwendig ist. Die Stäbchen sitzen nicht immer verlässlich dort, wo sie implantiert worden sind. Selbst mithilfe von Ultraschall- und Kernspinuntersuchungen ließen sich verschwundene Stäbchen im Körper der Frau nicht mehr auffinden. Weil eine solche ungewollte Unfruchtbarkeit und eine nicht mehr erwünschte Medikation aber nicht akzeptabel sind und unproblematischere Möglichkeiten der Empfängnisverhütung zur Verfügung stehen, wird das Implantat als „wenig geeignet" bewertet. Hinzu kommt noch, dass über das verwendete Hormon noch nicht genügend Daten zur Langzeitverträglichkeit vorliegen, um es abschließend beurteilen zu können.

Anwendung

Das Stäbchen wird auf der weniger beanspruchten Körperseite im Oberarm platziert, also nicht in dem Arm, mit dem Sie bevorzugt arbeiten. Die Stelle wird vorher desinfiziert und örtlich betäubt.
Die Technik des Einpflanzens und noch mehr die des Entfernens des Stäbchens ist relativ anspruchsvoll. Darum wird den Ärzten geraten, sich entweder bei einem Kollegen, der in dem Verfahren geschult ist, damit vertraut zu machen, oder die von der Herstellerfirma angebotenen Kurse wahrzunehmen.
Der günstigste Zeitpunkt, um ein solches Stäbchen einzusetzen, ist von der Verhütungsmethode bestimmt, die Sie vorher praktiziert haben, damit Sie ohne Unterbrechung vor einer Schwangerschaft geschützt sind. Näheres hierzu finden Sie im Beipackzettel.
Wird *Implanon* sofort nach einer Fehlgeburt oder einem Abbruch im ersten Schwangerschaftsdrittel eingesetzt, sind Sie sicher vor einer Empfängnis geschützt. Nach einem Abbruch oder einer Geburt im zweiten Schwangerschaftsdrittel empfiehlt es sich, drei bis vier Wochen mit dem Einpflanzen zu warten. Wenn Sie mehr Zeit verstreichen lassen, sollten Sie in der ersten Woche nach dem Einpflanzen noch zusätzlich Kondome, Diaphragma oder spermientötende Substanzen verwenden, um eine Schwangerschaft sicher zu verhüten.
Drei Monate nach dem Einsetzen sollte der Arzt kontrollieren, ob das Stäbchen richtig liegt und alles in Ordnung ist. Bestehen daran Zweifel, sollte der Sitz mittels Ultraschall oder gegebenenfalls mit einer Kernspintomografie überprüft werden.
Nach spätestens drei Jahren sollte das Stäbchen entfernt werden. Danach lässt die Verhütungssicherheit merklich nach. Wird das „verbrauchte" Stäbchen jedoch sofort durch das nächste Implantat ersetzt, bleibt die empfängnisverhütende Wirkung erhalten.

Achtung

Bei übergewichtigen Frauen kann die empfängnisverhütende Wirkung bereits im dritten Jahr derart nachlassen, dass sie nicht mehr sicher geschützt sind.
Wenn Sie dazu neigen, bei UV-Bestrahlung braune Flecken zu entwickeln, sollten Sie Sonnenbäder und Solarienbestrahlung vermeiden, solange Sie mit *Implanon* verhüten.

Gegenanzeigen

Unter folgenden Bedingungen dürfen Sie das Mittel nicht anwenden:

- Sie sind schwanger oder es besteht der Verdacht auf eine Schwangerschaft.
- Sie haben eine Venenthrombose oder andere Erkrankungen, die darauf beruhen, dass ein Blutgerinnsel ein Gefäß verschlossen hat.
- Sie haben einen Tumor, dessen Wachstum durch Gestagene beeinflusst wird.
- Sie haben oder hatten eine schwere Lebererkrankung und die Blutwerte, mit denen die Leberfunktion geprüft wird, sind noch nicht wieder im Normalbereich.
- Sie haben Blutungen, deren Ursache nicht abgeklärt ist.

Unter folgenden Bedingungen muss der Arzt Nutzen und Risiken besonders sorgfältig abwägen:

- Sie hatten Brustkrebs oder erkranken daran, während Sie *Implanon* im Oberarm tragen.

- Ihr Blutdruck steigt bleibend an oder ein deutlich gestiegener Blutdruck lässt sich mit den entsprechenden Medikamenten nicht ausreichend senken.
- Durch das Gestagen kann sich die Einstellung eines Diabetes verschlechtern. Frauen mit Diabetes sollten in den ersten Monaten nach dem Einpflanzen des Stäbchens ihren Blutzucker häufiger kontrollieren.

Wechselwirkungen mit Medikamenten

▶ **Unbedingt beachten**

Die folgenden Medikamente können die Sicherheit des Implantats beeinträchtigen. Dann sollten Sie auf nichthormonelle Verhütungsmethoden ausweichen, wenn Sie keine unerwünschte Schwangerschaft riskieren wollen.

Tuberkulose- und viele Epilepsiemedikamente, Nelfinavir und Ritonavir (bei HIV-Infektion) und möglicherweise auch der Wirkstoff Griseofulvin (innerlich bei Pilzinfektionen) beschleunigen den Hormonabbau durch die Leber.

Johanniskrautextrakt (bei Depressionen) kann besonders bei Einnahme über lange Zeit die Wirkung des Implantats beeinträchtigen.

Unerwünschte Wirkungen

Ein Implantat, das nicht entsprechend den Anweisungen des Herstellers ordnungsgemäß eingelegt worden ist, kann unbemerkt verlorengehen.

▶ **Keine Maßnahmen erforderlich**

Mehr als 5 von 100 Frauen bemerken Akne, Kopfschmerzen, Gewichtszunahme und Schmerzen oder Spannungsgefühle in der Brust.

Bei 10 von 100 Frauen treten Blutungen auf.

Weniger als 5 von 100 Frauen reagieren auf *Implanon* mit Haarausfall, depressiver Verstimmung (→ Seite 16), Nervosität, veränderter Lust auf Sex, Bauch- und Regelschmerzen, Übelkeit und Völlegefühl. Wenn Sie aus diesen Gründen die „Pille“ abgesetzt haben, können Sie drei Monate lang die Minipille einnehmen. Erst wenn Sie diese gut vertragen, sollten Sie sich das Implantat einsetzen lassen.

Sowohl beim Einsetzen als auch beim Entfernen von *Implanon* kann es an der Stelle eine Quetschung oder ein unangenehmes Gefühl geben und der Bereich kann schmerzen und jucken. Einzelne Frauen empfinden das als so unangenehm, dass das Implantat eventuell entfernt werden muss.

Gelegentlich entsteht dort, wo das Implantat gesessen hat, eine Narbe.

▶ **Muss beobachtet werden**

Selten steigt nach dem Einpflanzen von *Implanon* der Blutdruck an. Das sollte der Arzt beobachten; gegebenenfalls muss das Implantat entfernt werden.

Hinweise

Für Mädchen unter 14 Jahren

Daten zur Verträglichkeit und Wirksamkeit liegen nur für Frauen zwischen 18 und 40 Jahren vor. Aus Sicherheitsgründen sollte das Mittel bei Mädchen und jungen Frauen nicht angewendet werden.

Bei Kinderwunsch

Frauen, die das Verhütungsmittel absetzen, um schwanger zu werden, sollten ein Präparat mit dem Vitamin Folsäure einnehmen. Bei einer ungenügenden Versorgung mit diesem Vitamin treten beim sich entwickelnden Kind bestimmte Fehlbildungen häufiger auf. Die Folsäureeinnahme noch vor Eintritt einer Schwangerschaft soll diesen Fehlbildungen vorbeugen.

Für Schwangerschaft und Stillzeit

Über die Risiken durch Etonogestrel für das Kind, wenn es trotz des implantierten Stäbchens zu einer Schwangerschaft kommt, gibt es keine Erkenntnisse. Das Stäbchen sollte nach Feststellung einer Schwangerschaft entfernt werden.

In der Stillzeit soll *Implanon* nicht eingesetzt werden.

„Vaginalring“

Ethinylestradiol + Etonogestrel

NuvaRing

Bei diesem Verhütungsmittel handelt es sich um einen biegsamen Ring von gut 5 Zentimeter Durchmesser, in den zwei Hormone, das Östrogen Ethinylestradiol und das Gestagen Etonogestrel, eingearbeitet sind. Die Wirkstoffe werden kontinuierlich abgegeben und durch die Scheidenhaut ins Blut aufgenommen.

Bei richtiger Anwendung verhütet der „Vaginalring“ eine Empfängnis sehr sicher. Seine Wirkung beruht wie bei der „Pille“ (→ Seite 502) vor allem darauf, dass die Hormonkombination den Eisprung verhindert. Dass das Produkt als „mit Einschränkung geeignet“ bewertet wird, beruht auf dem enthaltenen Gestagen Etonogestrel.

Hierbei handelt es sich um jene Substanz, in die ein anderes neuartiges Gestagen, nämlich Desogestrel, umgewandelt wird, nachdem es in den Körper aufgenommen wurde. Etonogestrel ist somit die eigentlich wirksame Form von Desogestrel. Näheres zu dem Gestagen Desogestrel lesen Sie unter „Einphasenpräparate mit wenig Östrogen und einem neueren Gestagen“ (→ Seite 507).

Anwendung

Den Ring können Sie selbst in die Scheide einlegen. Wo genau er zu liegen kommt, ist für seine empfängnisverhütende Wirkung unerheblich. Drei Wochen lang bleibt der Ring in der Scheide, dann entfernen Sie ihn. In der darauffolgenden Woche bleiben Sie ohne Verhütungsmittel. Nach zwei bis drei Tagen tritt üblicherweise eine Blutung auf. Nach dieser Woche legen Sie einen neuen Ring ein.

Für die Verhütungssicherheit ist es wichtig, dass Sie den Rhythmus 21 Tage mit Ring, 7 Tage ohne Ring und so weiter exakt einhalten. Der Ring muss also immer am selben Wochentag entfernt und wieder eingelegt werden; nach Möglichkeit sollte es sogar immer zur selben Uhrzeit geschehen.

Sollten Sie den Ring versehentlich verlieren – was zum Beispiel beim Entfernen eines Tampons möglich ist –, können Sie ihn mit Wasser abspülen und unverzüglich, spätestens jedoch innerhalb von drei Stunden wieder einlegen. Haben Sie den Ring in der ersten oder zweiten Anwendungswoche länger als drei Stunden nicht getragen, kann die Verhütungssicherheit beeinträchtigt sein. Dann sollten Sie so lange Kondome benutzen, bis der Ring wieder sieben Tage ununterbrochen an seinem Platz war.

Wie Sie bei anderen Anwendungsfehlern vorgehen müssen, entnehmen Sie dem Beipackzettel. Dort finden Sie ebenfalls die Angaben, wann bei der allerersten Anwendung der richtige Zeitpunkt ist, um den Ring einzulegen. Dieses hängt von der Verhütungsmethode ab, die Sie vorher praktiziert haben.

Wenn Sie nach einer Geburt oder einer Fehlgeburt im zweiten Schwangerschaftsdrittel den Ring als Verhütungsmittel einsetzen möchten, sollten Sie ihn vier Wochen nach dem Ereignis zum ersten Mal einlegen. Geschieht das erst später, sollten Sie in der ersten Woche noch mechanisch wirkende Verhütungsmittel, wie Kondome, anwenden. Nach einer Geburt kann es allerdings sein, dass die Scheide noch so geweitet ist, dass der Ring leichter als sonst verlorengeht.

Gebrauchte Ringe enthalten noch Hormone. Damit sie weder in unbefugte Hände gelangen noch das Trinkwasser verunreinigen, sollten Sie sie in die Verpackung zurücktun, aus denen Sie sie ursprünglich entnommen haben, und das Ganze mit dem Hausmüll entsorgen.

Achtung

Gegenanzeigen

Für den Verhütungsring gelten die gleichen Angaben, wann er nicht angewendet werden darf, wie für die „Pille“. Diese Angaben finden Sie unter „Einphasenpräparate mit wenig Östrogen und einem Standardgestagen“ (→ Seite 504).

Wechselwirkungen mit Medikamenten

Hinsichtlich der Wechselwirkungen gelten die gleichen Angaben wie für die „Pille“. Diese Angaben finden Sie unter „Einphasenpräparate mit wenig Östrogen und einem Standardgestagen“ (→ Seite 504).

Wechselwirkungen mit Speisen und Getränken

Anders als bei der „Pille“ ist bei dem Verhütungsring nicht zu erwarten, dass eine Vitamin-C-reiche Ernährung die Konzentration an Östrogen im Blut erhöht.

Unerwünschte Wirkungen

Die Wirkung des Verhütungsrings beruht auf den enthaltenen Hormonen, die mit dem Blut im gesamten Körper verteilt werden. Daher kann er die gleichen unerwünschten Wirkungen hervorrufen wie die „Pille“. Möglicherweise treten sie aber seltener auf, weil die aus dem Ring freigesetzte Hormonmenge geringer ist als bei den „Pillen“.

▶ **Keine Maßnahmen erforderlich**

Vor allem Frauen, die den Ring zum ersten Mal tragen, können ein Fremdkörpergefühl in der Scheide empfinden. Meist legt sich dieses nach einiger Zeit.

▶ **Muss beobachtet werden**

Diese Angaben finden Sie unter „Einphasenpräparate mit wenig Östrogen und einem Standardgestagen“ (→ Seite 505).

Frauen, die einen „Vaginalring“ tragen, können häufiger Scheidenentzündungen bekommen und vermehrten Ausfluss haben. Je nachdem wie stark die Beschwerden sind, sollten Sie sich in ärztliche Behandlung begeben.

▶ **Sofort zum Arzt**

Diese Angaben finden Sie unter „Einphasenpräparate mit wenig Östrogen und einem Standardgestagen“ (→ Seite 505).

Hinweise

Für Mädchen unter 14 Jahren

Der Gebrauch des „Vaginalrings" wurde bei Frauen unter 18 Jahren nicht untersucht. Für sie ist eher ein Präparat anzuraten, das besser erforscht ist, zum Beispiel ein Kombinationsmittel aus niedrig dosiertem Östrogen und einem Standardgestagen.

Bei Kinderwunsch

Frauen, die das Verhütungsmittel absetzen, um schwanger zu werden, sollten ein Präparat mit dem Vitamin Folsäure einnehmen. Bei einer ungenügenden Versorgung mit diesem Vitamin treten beim sich entwickelnden Kind bestimmte Fehlbildungen häufiger auf. Die Folsäureeinnahme noch vor Eintritt einer Schwangerschaft soll diesen Fehlbildungen vorbeugen. Gerade aber bei der Anwendung empfängnisverhütender Hormone kann die Folsäurekonzentration im Blut verringert sein.

Für Schwangerschaft und Stillzeit

Wenn Sie trotz des Verhütungsrings schwanger werden, müssen Sie den Ring entfernen. Da zu erwarten ist, dass sich durch den Ring in der Gebärmutter eine höhere Hormonkonzentration ergibt, als es durch die „Pille" der Fall ist, kann nicht ausgeschlossen werden, dass das Kind dadurch beeinträchtigt wird.

Pille danach

Levonorgestrel

unofem

Dieses Produkt, das als „Pille danach" bezeichnet wird, ist ein hoch dosiertes Hormonpräparat mit dem Gestagen Levonorgestrel. Damit lässt sich keine Empfängnis, wohl aber eine mögliche Schwangerschaft verhindern. Die hohe Dosis Gestagen stört den Aufbau der Gebärmutterschleimhaut derart, dass sich ein befruchtetes Ei kaum einnisten kann.

Während der fruchtbaren Tage ist es am wahrscheinlichsten, dass nach ungeschütztem Geschlechtsverkehr eine Schwangerschaft eintritt. Wie sicher die „Pille danach" das verhindern kann, geben die jeweiligen Studien unterschiedlich an. Ihre Aussagen hängen davon ab, wie genau die Wahrscheinlichkeit einer Schwangerschaft für die jeweiligen Frauen bei der Auswertung berücksichtigt wurde. Danach verhindert ein solches Präparat eine Schwangerschaft umso wahrscheinlicher, je früher es eingenommen wird. Empfohlen wird die Einnahme zum frühestmöglichen Zeitpunkt, spätestens bis zum dritten Tag nach dem ungeschützten Verkehr. Neue Untersuchungen weisen jedoch darauf hin, dass offenbar nicht weniger Schwangerschaften verhindert werden, wenn das Mittel innerhalb von fünf Tagen nach dem ungeschützten Geschlechtsverkehr eingenommen wird.

Anwendung

Die „Pille danach" kann zu jedem Zeitpunkt des Zyklus angewendet werden.

Das Präparat enthält in einer Tablette die Hormonmenge, die erforderlich ist, um eine Schwangerschaft zu verhindern. Die Tablette wird so bald wie möglich nach dem ungeschützten Geschlechtsverkehr eingenommen, längstens innerhalb von 72 Stunden.

Achtung

Gegenanzeigen

Im Prinzip gelten die Gründe, warum eine Frau eine der üblichen Pillensorten nicht einnehmen sollte, auch für die „Pille danach". Allerdings kann der Arzt in dieser Notsituation zu einem anderen Ergebnis kommen, wenn er Nutzen und Risiken gegeneinander abwägt. Näheres zu den Gegenanzeigen von Levonorgestrel im Allgemeinen lesen Sie unter „Minipille" (→ Seite 510).

Wechselwirkungen mit Medikamenten

▶ **Unbedingt beachten**

Durch eine Reihe von Arzneimitteln wird Levonorgestrel beschleunigt abgebaut. Das kann die Wirksamkeit verringern oder sogar ganz verhindern.

Zu diesen Medikamenten gehören Barbexaclon, Barbiturate, Carbamazepin, Phenytoin und Primidon (bei Epilepsien), Rifabutin und Rifampizin (bei Tuberkulose), Ritonavir (bei HIV-Infektion), Griseofulvin (innerlich bei Pilzinfektionen) und Präparate mit Johanniskrautextrakt (bei Depressionen), wenn sie über lange Zeit eingenommen werden.

Aminopenizilline und Tetrazykline, die zu den Breitbandantibiotika gehören, können die Darmflora beeinträchtigen. Möglicherweise wird der Wirkstoff dann nicht so gut in den Körper aufgenommen, sodass seine schwangerschaftsverhütende Wirkung nicht zur Geltung kommen kann.

Unerwünschte Wirkungen

Es gelten die gleichen Angaben wie bei der Minipille (→ Seite 511). Da die „Pille danach" aber nur einmal eingenommen wird, spielen die Langzeitfolgen keine Rolle.

Darüber hinaus gilt noch:

▶ **Keine Maßnahmen erforderlich**
Sie können ein Spannungsgefühl in den Brüsten haben, die nächste Regel kann verzögert eintreten, und bis sich das hormonelle Gleichgewicht wieder eingestellt hat, können die nächsten Zyklen unterschiedlich lang sein.

▶ **Muss beobachtet werden**
Übelkeit und Erbrechen können auftreten. Wenn Sie sich innerhalb von drei Stunden nach der Einnahme übergeben, müssen Sie noch einmal eine Tablette *unofem* einnehmen.

HINWEISE

Zur Empfängnisverhütung
Frauen, die mit der „Pille danach" in den Hormonhaushalt eingegriffen haben, sollten bis zur nächsten Blutung Kondome, Diaphragma oder spermientötende Mittel als Empfängnisverhütungsmittel verwenden.

Für Schwangerschaft und Stillzeit
Wenn Sie trotz der Einnahme dieser Tabletten schwanger bleiben, besteht kein erhöhtes Risiko für Fehlbildungen beim Kind.
Levonorgestrel geht zwar in die Muttermilch über, doch bisher gibt es keinen Hinweis darauf, dass der Wirkstoff das Kind schädigen könnte. Wenn Sie während der Stillzeit eine neuerliche Schwangerschaft mit diesem Präparat verhindern wollen, sollten Sie es unmittelbar vor dem Stillen einnehmen und die nächste Brustmahlzeit ausfallen lassen.

Empfängnisverhütung

Handelsname Darreichungsform	Zusammensetzung pro 1 ml/1 g oder wie angegeben bzw. pro abgeteilte Einheit	Kleinste Packungsgröße	Festbetrag in Euro	Packungspreis in Euro	Bewertung
Hinweise zu den Tabellenspalten → Seite 28, zur Auswahl der Arzneimittel → Seite 23, zur Grundlage der Bewertung → Seiten 24, 27					
28 mini Rp Dragees	**Levonorgestrel** 0,03 mg	28 Stück		16,62	**Geeignetes** Gestagenpräparat zur Empfängnisverhütung bei sehr zuverlässiger Einnahme. Geringes Thromboserisiko, aber geringere Verhütungssicherheit. → Seite 509
Balanca Filmtabletten Rp Filmtabletten	**Ethinylestradiol** 0,03 mg + **Chlormadinonazetat** 2 mg	21 Stück		18,05	**Geeignetes** Einphasenpräparat mit geringem Östrogengehalt zur Empfängnisverhütung vor allem bei Frauen mit erkennbarer Wirkung männlicher Hormone (Akne, fettige Haut). → Seite 502
BELARA Rp Filmtabletten	**Ethinylestradiol** 0,03 mg + **Chlormadinonazetat** 2 mg	21 Stück		18,05	**Geeignetes** Einphasenpräparat mit geringem Östrogengehalt zur Empfängnisverhütung vor allem bei Frauen mit erkennbarer Wirkung männlicher Hormone (Akne, fettige Haut). → Seite 502
Biviol Rp Tabletten	**Ethinylestradiol** 0,04 mg + **Desogestrel** 0,025 mg und **Ethinylestradiol** 0,03 mg + **Desogestrel** 0,125 mg	22 Stück		16,56	**Wenig geeignetes** Zweistufenpräparat zur Empfängnisverhütung. Es besteht der Verdacht auf ein erhöhtes Risiko für Venenthrombosen und Lungenembolien. Die Verhütungssicherheit kann geringer sein als bei Einphasenpräparaten, daher muss die Einnahmeempfehlung sorgfältig eingehalten werden. → Seite 508
Cerazette Rp Filmtabletten	**Desogestrel** 0,075 mg	28 Stück		17,56	**Mit Einschränkung geeignetes** Gestagenpräparat zur Empfängnisverhütung bei sehr zuverlässiger Einnahme. Wegen der noch nicht ausreichenden Daten über das Gestagen ist es nicht endgültig zu beurteilen. → Seite 509
Cilest Rp Tabletten	**Ethinylestradiol** 0,035 mg + **Norgestimat** 0,25 mg	21 Stück		14,26	**Mit Einschränkung geeignetes** Einphasenpräparat zur Empfängnisverhütung. Wegen der noch nicht ausreichenden Daten über das Gestagen ist es noch nicht abschließend zu beurteilen. → Seite 507

▶

Empfängnisverhütung Fortsetzung

Handelsname Darreichungsform	Zusammensetzung pro 1 ml/1 g oder wie angegeben bzw. pro abgeteilte Einheit	Kleinste Packungsgröße	Festbetrag in Euro	Packungspreis in Euro	Bewertung
Hinweise zu den Tabellenspalten → Seite 28, zur Auswahl der Arzneimittel → Seite 23, zur Grundlage der Bewertung → Seiten 24, 27					
CONCEPLAN M *Rp* Tabletten	**Ethinylestradiol** 0,03 mg + **Norethisteron** 0,5 mg	21 Stück		15,89	**Geeignetes** Einphasenpräparat zur Empfängnisverhütung mit geringem Östrogengehalt. → Seite 502
Depo-Clinovir *Rp* Fertigspritze	**Medroxyprogesteronazetat** 150 mg	1 Stück		30,71	**Auch geeignetes** Gestagenpräparat zur Empfängnisverhütung, jedoch nur, wenn keine regelmäßige Pilleneinnahme gewährleistet werden kann. → Seite 51
DESMIN 20 *Rp*	**Ethinylestradiol** 0,02 mg + **Desogestrel** 0,15 mg	21 Stück		15,24	**Wenig geeignetes** Einphasenpräparat zur Empfängnisverhütung. Es besteht der Verdacht auf ein erhöhtes Risiko für Venenthrombosen und Lungenembolien. → Seite 507
30 *Rp* Filmtabletten	**Ethinylestradiol** 0,03 mg + **Desogestrel** 0,15 mg	21 Stück		15,24	
EVE 20 *Rp* Tabletten	**Ethinylestradiol** 0,02 mg + **Norethisteron** 0,5 mg	21 Stück		18,75	**Geeignetes** Einphasenpräparat zur Empfängnisverhütung mit sehr geringem Östrogengehalt. → Seite 502
EVRA transdermales Pflaster *Rp* Pflaster	**Ethinylestradiol** 0,02 mg + **Norelgestromin** 0,15 mg pro Tag	3 Stück		19,86	**Mit Einschränkung geeignetes** Pflaster zur Empfängnisverhütung. Wegen der noch nicht ausreichenden Daten über das Gestagen und der bei einigen Frauen hohen Östrogenkonzentration im Blut ist die Verträglichkeit des Hormonpflasters noch nicht abschließend zu beurteilen. → Seite 512
Femigoa *Rp* Dragees	**Ethinylestradiol** 0,03 mg + **Levonorgestrel** 0,15 mg	21 Stück		14,18	**Geeignetes** Einphasenpräparat zur Empfängnisverhütung mit geringem Östrogengehalt. → Seite 50
Femovan *Rp* Dragees	**Ethinylestradiol** 0,03 mg + **Gestoden** 0,075 mg	21 Stück		18,41	**Wenig geeignetes** Einphasenpräparat zur Empfängnisverhütung. Es besteht der Verdacht auf ein erhöhtes Risiko für Venenthrombosen und Lungenembolien. → Seite 50
Femranette AL mikro *Rp* Dragees	**Ethinylestradiol** 0,03 mg + **Levonorgestrel** 0,15 mg	21 Stück		13,55	**Geeignetes** Einphasenpräparat zur Empfängnisverhütung mit geringem Östrogengehalt. → Seite 50
Gravistat 125 *Rp* Dragees	**Ethinylestradiol** 0,05 mg + **Levonorgestrel** 0,125 mg	21 Stück		18,50	**Geeignetes** Einphasenpräparat zur Empfängnisverhütung, wenn mit niedrig dosierten Präparaten Zwischenblutungen auftreten. **Mit Einschränkung geeignet** zur Empfängnisverhütung bei Frauen ohne solche Ausnahmebedingungen, da die Östrogendosis unnötig hoch und das Risiko für unerwünschte Wirkungen erhöht ist. → Seite 50
Implanon *Rp* Implantat	**Etonogestrel** 68 mg	1 Stück		198,81	**Wenig geeignetes** Stäbchen zur langfristigen Empfängnisverhütung, das unter der Haut eingepflanzt wird (Implantat). Das Implantat enthält zudem ein neuartiges Gestagen, dessen Verträglichkeit noch nicht abschließend zu beurteilen ist. In Einzelfällen kann es schwierig werden, das Stäbchen zu entfernen. Dadurch kann eine Schwangerschaft ungewollt lange verhindert werden. → Seite 51

Empfängnisverhütung Fortsetzung

Handelsname Darreichungsform	Zusammensetzung pro 1 ml/1 g oder wie angegeben bzw. pro abgeteilte Einheit	Kleinste Packungsgröße	Festbetrag in Euro	Packungspreis in Euro	Bewertung
Hinweise zu den Tabellenspalten → Seite 28, zur Auswahl der Arzneimittel → Seite 23, zur Grundlage der Bewertung → Seiten 24, 27					
LAMUNA 20 Rp	**Ethinylestradiol** 0,02 mg + **Desogestrel** 0,15 mg	21 Stück		13,86	**Wenig geeignetes** Einphasenpräparat zur Empfängnisverhütung. Es besteht der Verdacht auf ein erhöhtes Risiko für Venenthrombosen und Lungenembolien. → Seite 507
30 Rp Filmtabletten	**Ethinylestradiol** 0,03 mg + **Desogestrel** 0,15 mg	21 Stück		13,86	
Leios Rp Dragees	**Ethinylestradiol** 0,02 mg + **Levonorgestrel** 0,1 mg	21 Stück		16,95	**Geeignetes** Einphasenpräparat zur Empfängnisverhütung mit sehr geringem Östrogengehalt. → Seite 502
LOVELLE Rp Tabletten	**Ethinylestradiol** 0,02 mg + **Desogestrel** 0,15 mg	21 Stück		16,56	**Wenig geeignetes** Einphasenpräparat zur Empfängnisverhütung. Es besteht der Verdacht auf ein erhöhtes Risiko für Venenthrombosen und Lungenembolien. → Seite 507
MARVELON Rp Filmtabletten	**Ethinylestradiol** 0,03 mg + **Desogestrel** 0,15 mg	21 Stück		17,39	**Wenig geeignetes** Einphasenpräparat zur Empfängnisverhütung. Es besteht der Verdacht auf ein erhöhtes Risiko für Venenthrombosen und Lungenembolien. → Seite 507
Microgynon Rp Dragees	**Ethinylestradiol** 0,03 mg + **Levonorgestrel** 0,15 mg	21 Stück		14,07	**Geeignetes** Einphasenpräparat zur Empfängnisverhütung mit geringem Östrogengehalt. → Seite 502
Minisiston Rp	**Ethinylestradiol** 0,03 mg + **Levonorgestrel** 0,125 mg	21 Stück		14,21	**Geeignetes** Einphasenpräparat zur Empfängnisverhütung mit geringem Östrogengehalt. → Seite 502
Minisiston 20 fem Rp Dragees	**Ethinylestradiol** 0,02 mg + **Levonorgestrel** 0,1 mg	21 Stück		14,53	**Geeignetes** Einphasenpräparat zur Empfängnisverhütung mit sehr geringem Östrogengehalt. → Seite 502
Minulet Rp Dragees	**Ethinylestradiol** 0,03 mg + **Gestoden** 0,075 mg	21 Stück		19,05	**Wenig geeignetes** Einphasenpräparat zur Empfängnisverhütung. Es besteht der Verdacht auf ein erhöhtes Risiko für Venenthrombosen und Lungenembolien. → Seite 507
Miranova Rp Dragees	**Ethinylestradiol** 0,02 mg + **Levonorgestrel** 0,1 mg	21 Stück		17,11	**Geeignetes** Einphasenpräparat zur Empfängnisverhütung mit sehr geringem Östrogengehalt. → Seite 502
MIRENA Rp Intrauterinpessar	**Levonorgestrel** 52 mg	1 Stück		195,35	**Geeignetes** IUP zur Empfängnisverhütung, besonders bei Frauen mit starken Blutungen. → Seite 513
MonoStep Rp Dragees	**Ethinylestradiol** 0,03 mg + **Levonorgestrel** 0,125 mg	21 Stück		14,99	**Geeignetes** Einphasenpräparat zur Empfängnisverhütung mit geringem Östrogengehalt. → Seite 502
Multiload Cu 375 Rp Intrauterinpessar	**Kupfer** 345 mg	1 Stück		26,07	**Geeignetes** IUP zur Empfängnisverhütung. → Seite 513
NEO EUNOMIN Rp Filmtabletten	**Ethinylestradiol** 0,05 mg + **Chlormadinonazetat** 1 mg und **Ethinylestradiol** 0,05 mg + **Chlormadinonazetat** 2 mg	22 Stück		18,30	**Geeignetes** Zweistufenpräparat zur Empfängnisverhütung, wenn mit niedrig dosierten Präparaten Zwischenblutungen auftreten und zum Beispiel Akne und fettige Haut behandelt werden sollen. Die Verhütungssicherheit kann geringer sein als bei Einphasenpräparaten, daher muss die Einnahmeempfehlung sorgfältig eingehalten werden. **Mit Einschränkung geeignet** zur Empfängnisverhütung bei Frauen ohne solche Ausnahmebedingungen, da die Östrogendosis unnötig hoch und das Risiko für unerwünschte Wirkungen erhöht ist. → Seite 508

Empfängnisverhütung Fortsetzung

Handelsname Darreichungsform	Zusammensetzung pro 1 ml/1 g oder wie angegeben bzw. pro abgeteilte Einheit	Kleinste Packungsgröße	Festbetrag in Euro	Packungspreis in Euro	Bewertung

Hinweise zu den Tabellenspalten → Seite 28, zur Auswahl der Arzneimittel → Seite 23, zur Grundlage der Bewertung → Seiten 24, 27

Handelsname Darreichungsform	Zusammensetzung pro 1 ml/1 g oder wie angegeben bzw. pro abgeteilte Einheit	Kleinste Packungsgröße	Festbetrag in Euro	Packungspreis in Euro	Bewertung
NovaStep Rp Dragees	**Ethinylestradiol** 0,03 mg + **Levonorgestrel** 0,05 mg und **Ethinylestradiol** 0,04 mg + **Levonorgestrel** 0,075 mg und **Ethinylestradiol** 0,03 mg + **Levonorgestrel** 0,125 mg	21 Stück		14,11	**Geeignetes** Dreistufenpräparat zur Empfängnisverhütung. Die Verhütungssicherheit kann geringer sein als bei Einphasenpräparaten, daher muss die Einnahmeempfehlung sorgfältig eingehalten werden. → Seite 509
Novial Rp Filmtabletten	**Ethinylestradiol** 0,035 mg + **Desogestrel** 0,05 mg und **Ethinylestradiol** 0,03 mg + **Desogestrel** 0,1 mg und **Ethinylestradiol** 0,03 mg + **Desogestrel** 0,15 mg	21 Stück		14,88	**Wenig geeignetes** Dreistufenpräparat zur Empfängnisverhütung. Es besteht der Verdacht auf ein erhöhtes Risiko für Venenthrombosen und Lungenembolien. Die Verhütungssicherheit kann geringer sein als bei Einphasenpräparaten, daher muss die Einnahmeempfehlung sorgfältig eingehalten werden. → Seite 509
NuvaRing Vaginalring Rp Vaginalring	**Ethinylestradiol** 0,015 mg + **Etonogestrel** 0,12 mg pro Tag	1 Stück		21,25	**Mit Einschränkung geeigneter** Ring zur Empfängnisverhütung zum Einlegen in die Scheide. Wegen der noch nicht ausreichenden Daten über das Gestagen ist er nicht abschließend zu beurteilen. → Seite 518
Oviol 22 Rp Tabletten	**Ethinylestradiol** 0,05 mg und **Ethinylestradiol** 0,05 mg + **Desogestrel** 0,125 mg	22 Stück		18,41	**Wenig geeignetes** Zweiphasenpräparat zur Empfängnisverhütung. Es besteht der Verdacht auf ein erhöhtes Risiko für Venenthrombosen und Lungenembolien. Das Mittel enthält eine höhere Östrogendosis. Die Verhütungssicherheit kann geringer sein als bei Einphasenpräparaten, daher muss die Einnahmeempfehlung sorgfältig eingehalten werden. → Seite 508
Ovoresta M Rp Tabletten	**Ethinylestradiol** 0,0375 mg + **Lynestrenol** 0,75 mg	22 Stück		19,29	**Geeignetes** Einphasenpräparat zur Empfängnisverhütung mit geringem Östrogengehalt. → Seite 502
Petibelle Filmtabletten Rp Filmtabletten	**Ethinylestradiol** 0,03 mg + **Drospirenon** 3 mg	21 Stück		18,34	**Mit Einschränkung geeignetes** Einphasenpräparat zur Empfängnisverhütung. Wegen der noch nicht ausreichenden Daten über das Gestagen ist es noch nicht abschließend zu beurteilen. → Seite 507
PRAMINO Rp Tabletten	**Ethinylestradiol** 0,035 mg + **Norgestimat** 0,18 mg und **Ethinylestradiol** 0,035 mg + **Norgestimat** 0,215 mg und **Ethinylestradiol** 0,035 mg + **Norgestimat** 0,25 mg	21 Stück		16,92	**Mit Einschränkung geeignetes** Dreistufenpräparat zur Empfängnisverhütung. Wegen der noch nicht ausreichenden Daten über das Gestagen ist es noch nicht abschließend zu beurteilen. Die Verhütungssicherheit kann geringer sein als bei Einphasenpräparaten, daher muss die Einnahmeempfehlung sorgfältig eingehalten werden. → Seite 509
SYNPHASEC Rp Tabletten	**Ethinylestradiol** 0,035 mg + **Norethisteron** 0,5 mg und **Ethinylestradiol** 0,035 mg + **Norethisteron** 1,0 mg und **Ethinylestradiol** 0,035 mg + **Norethisteron** 0,5 mg	21 Stück		16,46	**Geeignetes** Dreistufenpräparat zur Empfängnisverhütung. Die Verhütungssicherheit kann geringer sein als bei Einphasenpräparaten, daher muss die Einnahmeempfehlung sorgfältig eingehalten werden. → Seite 509

Empfängnisverhütung Fortsetzung

Handelsname Darreichungsform	Zusammensetzung pro 1 ml/1 g oder wie angegeben bzw. pro abgeteilte Einheit	Kleinste Packungsgröße	Festbetrag in Euro	Packungspreis in Euro	Bewertung

Hinweise zu den Tabellenspalten → Seite 28, zur Auswahl der Arzneimittel → Seite 23, zur Grundlage der Bewertung → Seiten 24, 27

Handelsname Darreichungsform	Zusammensetzung pro 1 ml/1 g oder wie angegeben bzw. pro abgeteilte Einheit	Kleinste Packungsgröße	Festbetrag in Euro	Packungspreis in Euro	Bewertung
Triette AL Rp Dragees	**Ethinylestradiol** 0,03 mg + **Levonorgestrel** 0,05 mg und **Ethinylestradiol** 0,04 mg + **Levonorgestrel** 0,075 mg und **Ethinylestradiol** 0,03 mg + **Levonorgestrel** 0,125 mg	21 Stück		13,85	**Geeignetes** Dreistufenpräparat zur Empfängnisverhütung. Die Verhütungssicherheit kann geringer sein als bei Einphasenpräparaten, daher muss die Einnahmeempfehlung sorgfältig eingehalten werden. → Seite 509
Trigoa Rp Dragees	**Ethinylestradiol** 0,03 mg + **Levonorgestrel** 0,05 mg und **Ethinylestradiol** 0,04 mg + **Levonorgestrel** 0,075 mg und **Ethinylestradiol** 0,03 mg + **Levonorgestrel** 0,125 mg	21 Stück		14,54	**Geeignetes** Dreistufenpräparat zur Empfängnisverhütung. Die Verhütungssicherheit kann geringer sein als bei Einphasenpräparaten, daher muss die Einnahmeempfehlung sorgfältig eingehalten werden. → Seite 509
Triquilar Rp Dragees	**Ethinylestradiol** 0,03 mg + **Levonorgestrel** 0,05 mg und **Ethinylestradiol** 0,04 mg + **Levonorgestrel** 0,075 mg und **Ethinylestradiol** 0,03 mg + **Levonorgestrel** 0,125 mg	21 Stück		16,35	**Geeignetes** Dreistufenpräparat zur Empfängnisverhütung. Die Verhütungssicherheit kann geringer sein als bei Einphasenpräparaten, daher muss die Einnahmeempfehlung sorgfältig eingehalten werden. → Seite 509
Trisiston Rp Dragees	**Ethinylestradiol** 0,03 mg + **Levonorgestrel** 0,05 mg und **Ethinylestradiol** 0,04 mg + **Levonorgestrel** 0,075 mg und **Ethinylestradiol** 0,03 mg + **Levonorgestrel** 0,125 mg	21 Stück		16,35	**Geeignetes** Dreistufenpräparat zur Empfängnisverhütung. Die Verhütungssicherheit kann geringer sein als bei Einphasenpräparaten, daher muss die Einnahmeempfehlung sorgfältig eingehalten werden. → Seite 509
unofem 1,5 mg Rp Tablette	**Levonorgestrel** 1,5 mg	1 Stück		16,85	**Geeignetes** Therapeutikum als „Pille danach“. → Seite 520
Valette Rp Dragees	**Ethinylestradiol** 0,03 mg + **Dienogest** 2 mg	21 Stück		18,05	**Mit Einschränkung geeignetes** Einphasenpräparat zur Empfängnisverhütung. Wegen der noch nicht ausreichenden Daten über das Gestagen ist es noch nicht abschließend zu beurteilen. → Seite 507
Yasmin Filmtabletten Rp Filmtabletten	**Ethinylestradiol** 0,03 mg + **Drospirenon** 3 mg	21 Stück		18,34	**Mit Einschränkung geeignetes** Einphasenpräparat zur Empfängnisverhütung. Wegen der noch nicht ausreichenden Daten über das Gestagen ist es noch nicht abschließend zu beurteilen. → Seite 507

Schwangerschaftsabbruch

Bis zur zwölften Schwangerschaftswoche können Frauen in Deutschland eine Schwangerschaft abbrechen lassen, ohne strafrechtlich verfolgt zu werden, wenn sie den gesetzlich vorgesehenen Weg einhalten. Das bedeutet, dass sie sich in einer anerkannten Stelle einer Beratung unterziehen und den Abbruch frühestens drei Tage nach dem Beratungsgespräch von einem Arzt durchführen lassen. Nach einer Vergewaltigung und bei einer „medizinischen Indikation" für einen Schwangerschaftsabbruch gelten andere Bedingungen.

Eine Schwangerschaft kann auf unterschiedliche Weise abgebrochen werden. Welche Methode gewählt wird, hängt unter anderem davon ab, wie lange die Schwangerschaft besteht.

Absaugen

Dieses Verfahren wird angewendet, wenn die Schwangerschaft nicht älter als zwölf Wochen ist. Dabei wird in örtlicher Betäubung oder unter Vollnarkose der Muttermund gedehnt und eine dünne Kunststoffkanüle in die Gebärmutter eingeführt. Diese Kanüle ist mit einer Saugpumpe verbunden, die das Schwangerschaftsgewebe mit Unterdruck aus der Gebärmutter heraussaugt. Oft wird dann noch eine Ausschabung gemacht, um alle Schleimhautreste zu entfernen.

MIFEGYNE (Wirkstoff Mifepriston)

Mit diesem als „Abtreibungspille" bekannt gewordenen Medikament kann eine Frühschwangerschaft – das heißt innerhalb von 49 Tagen nach Beginn der letzten Regelblutung – ohne chirurgischen Eingriff beendet werden. *Mifegyne* ist nicht auf dem für Arzneimittel sonst üblichen Vertriebsweg über Apotheken zu bekommen. Die Hersteller liefern das Präparat nur an zugelassene Kliniken und Arztpraxen. Weitere Informationen zu den zugelassenen Institutionen finden Sie unter www.mifegyne.com.

Die Anwendung von Mifepriston muss immer mit der Gabe von Prostaglandin kombiniert werden. Dadurch wird das Schwangerschaftsgewebe restlos ausgestoßen und die sonst notwendige Ausschabung entfällt. Allerdings gibt es in Deutschland kein Prostaglandin-Präparat, das für die kombinierte Anwendung im Rahmen eines medikamentösen Schwangerschaftsabbruchs zugelassen ist. Die Ärzte, die Prostaglandin für diesen Zweck einsetzen, tun es also auf Basis eines sogenannten „off label use", für den sie selbst die haftungsrechtliche Verantwortung tragen. Das Prostagladin-Präparat, das in Deutschland im Handel war und von Ärzten im Rahmen von Schwangerschaftsabbrüchen gebraucht wurde, wurde von der Herstellerfirma zurückgezogen. Ärzte, die diese Art des Abbruchs weiterhin praktizieren wollen, müssen nun auf reimportierte Produkte zurückgreifen oder sich das Präparat aus dem europäischen Ausland besorgen lassen, wo es weiterhin im Handel ist.

Die meisten Frauen, die eine Schwangerschaft auf diese Weise abgebrochen haben, waren damit – auch im Vergleich zur Vakuumabsaugung – sehr zufrieden. Sie haben sich vor allem deshalb für diese Methode entschieden, weil sie einen chirurgischen Eingriff samt Narkose ablehnten. Manche Frauen empfanden es allerdings als belastend, dass sich der Abbruch über mehrere Tage hinzog.

Ärzte weisen nicht immer auf die gegenüber dem Absaugen schonendere Methode mit Mifepriston hin. Sie werden für den medikamentösen Abbruch deutlich geringer honoriert als für einen chirurgischen Eingriff.

Prostaglandin

Nach der zwölften Woche ist der Fetus meist schon zu groß, um ihn abzusaugen. Dann wird der Abbruch im Krankenhaus mit dem Medikament Prostaglandin durchgeführt. Dieses Hormon löst Wehen aus, durch die der Fetus und die Plazenta abgehen. Danach wird noch eine Gebärmutterausschabung gemacht, um Schleimhaut- und Plazentareste vollständig aus der Gebärmutter zu entfernen. Weil Prostaglandin nur langsam wirkt, kann der Abbruch ein bis zwei Tage dauern.

Behandlung mit Medikamenten

Mifepriston (→ nachfolgend) ist als einziges Medikament in Deutschland für einen Schwangerschaftsabbruch zugelassen. Es ist für diese Anwendung geeignet.

Antigestagen

Mifepriston

MIFEGYNE

Die Wirkung von Mifepriston ist der des Gelbkörperhormons Progesteron entgegengerichtet (Antiprogesteron, Antigestagen). Damit kann dieses Hormon, das nötig ist, um eine Schwangerschaft zu erhalten, nicht mehr wirken: Der Embryo wird während einer Blutung ausgestoßen.

ANWENDUNG

Mifepriston darf nur an Ärzte und Kliniken geliefert werden, die berechtigt sind, Schwangerschaftsabbrüche durchzuführen. Dort nimmt die

Frau unter ärztlicher Aufsicht zwei Tabletten des Mittels ein.
Zwei Tage später muss sie sich erneut beim Arzt einfinden und bekommt Prostaglandin verabreicht. Das kann in Form von Tabletten geschehen oder als Gel, das um den Muttermund herum gestrichen wird. Die nächsten vier bis sechs Stunden verbringt die Frau noch unter ärztlicher Aufsicht in einem Ruheraum in der Praxis. In dieser Zeit wird bei den meisten das Schwangerschaftsgewebe ausgestoßen; bei den restlichen Frauen geschieht das in den folgenden Tagen zu Hause.
Nach 10 bis 14 Tagen muss bei einem dritten Arztbesuch kontrolliert werden, ob das Schwangerschaftsgewebe vollständig abgestoßen wurde.
Die Anwendung von zwei Medikamenten ist notwendig, da Mifepriston allein die Schwangerschaft nur bei 60 bis 80 Prozent der Frauen beendet. Wird innerhalb von sieben Wochen nach der letzten Regelblutung jedoch diese Kombination angewendet, sind es 92 bis 99 Prozent.

Achtung

Da Mifepriston nur gemeinsam mit Prostaglandin angewendet wird, sind Gegenanzeigen und unerwünschte Wirkungen nur für einen medikamentösen Schwangerschaftsabbruch an sich zu beschreiben, nicht für die Substanz Mifepriston allein.

Gegenanzeigen

Unter folgenden Bedingungen dürfen Sie Mifepriston nicht anwenden:

- Es liegt eine Bauchhöhlenschwangerschaft vor.
- Sie haben eine chronische Unterfunktion der Nebennierenrinden.
- Sie leiden an Asthma, das sich mit Medikamenten nur schwer behandeln lässt.

Frauen, die älter sind als 35 Jahre, die stark rauchen oder ein erhöhtes Risiko für Herz-Kreislauf-Erkrankungen haben, sollten sich für eine andere Methode des Schwangerschaftsabbruchs entscheiden.

Unerwünschte Wirkungen

▶ **Muss beobachtet werden**

Ein medikamentöser Schwangerschaftsabbruch kann sich über mehrere Tage hinziehen, an denen Blutungen bestehen. Wenn sie sehr stark werden, muss der Arzt eventuell eine Gebärmutterausschabung vornehmen.
Die Krämpfe, mit denen die Gebärmutter das Schwangerschaftsgewebe auszustoßen versucht, können so schmerzhaft sein, dass es angebracht ist, sie mit einem Schmerzmittel zu lindern. Auch Übelkeit, Erbrechen und Müdigkeit können auftreten. Mit diesen Beschwerden sollten Sie sich an den Arzt wenden, um sich mit einem Medikament helfen zu lassen. Es ist nicht notwendig, diese Beschwerden zu ertragen.

▶ **Sofort zum Arzt**

Wenn Sie so stark bluten oder die Bauchkrämpfe so stark werden, dass Ihnen schwindelig wird, wenden Sie sich sofort an einen Arzt.

Hinweise

Zur Verkehrstüchtigkeit

Nach der Gabe von Prostaglandin sollten Sie nicht selbst Auto fahren. Die Schmerzen im Unterbauch können Ihr Konzentrationsvermögen zu sehr beeinträchtigen.

Schwangerschaftsabbruch

Handelsname Darreichungsform	Zusammensetzung pro 1 ml/1 g oder wie angegeben bzw. pro abgeteilte Einheit	Kleinste Packungsgröße	Festbetrag in Euro	Packungspreis in Euro	Bewertung
MIFEGYNE 200 mg Rp Tabletten	Mifepriston 200 mg	3 Stück		80,92	**Geeignetes** zum Abbruch einer Schwangerschaft bis zum 49. Tag nach Beginn der letzten Regelblutung. Muss mit Prostaglandin kombiniert werden → Seite 526

Hinweise zu den Tabellenspalten → Seite 28, zur Auswahl der Arzneimittel → Seite 23, zur Grundlage der Bewertung → Seiten 24, 27

Beschwerden während der Wechseljahre

Im Alter zwischen 40 und 60 Jahren endet die zyklische Hormonproduktion der Eierstöcke und damit die Fruchtbarkeit jeder Frau. Die letzte Regelblutung heißt in der Medizin Menopause. Die sogenannten Wechseljahre (Klimakterium) durchlebt etwa ein Drittel der Frauen ohne Beschwerden.
Bei einem weiteren Drittel sind die Beschwerden so leicht, dass die Frauen keine Behandlung suchen. Das letzte Drittel der Frauen hat Beschwerden und wünscht eine Behandlung.

Was bedeutet…?
Klimakterium: Wechseljahre. Die Zeit, in der die Eierstöcke langsam ihre Tätigkeit einstellen und an deren Ende es keinen Zyklus mehr gibt.
Prämenopause: Die zwei bis drei Jahre vor der Menopause.
Perimenopause: Die ein bis zwei Jahre vor und nach der Menopause.
Menopause: Die letzte Monatsblutung.
Postmenopause: Sie beginnt zwei bis drei Jahre nach der letzten Regelblutung.

Anzeichen und Beschwerden

Die Beschwerden, die sich während der Wechseljahre einstellen können, sind individuell verschieden und belasten die Frauen unterschiedlich stark. Am häufigsten treten auf:

- Hitzewallungen und Schweißausbrüche
- Schlafstörungen und in der Folge Müdigkeit
- Stimmungsschwankungen
- Herzklopfen, Schwindel
- trockene Scheide.

Harnweginfektionen (→ Seite 401) und Inkontinenz (→ Seite 434) treten zwar weniger häufig auf, für die einzelne Frau können sie aber sehr wohl belastend sein.

Ursachen

Ab einem bestimmten Alter reagieren die Eierstöcke nicht mehr wie gewohnt auf die vom Gehirn produzierten Hormone. Zunächst bleibt der Schub des Hormons aus dem Gehirn aus, der den Eisprung auslöst. Ohne Eisprung wird kein Gelbkörper und kaum Progesteron gebildet. Dadurch verkürzen oder verlängern sich die Zyklen. Fällt auch der Östrogenspiegel, bleibt die Menstruation aus. Dann versucht die Hirnanhangdrüse, den Eierstock zu stimulieren, um den Östrogenspiegel hoch zu halten. Diese Hormonausschüttungen lösen viele der typischen Wechseljahrssymptome (vor allem Hitzewallungen) aus. Erst langsam gewöhnen sich das Zwischenhirn und die Hirnanhangdrüse an die niedrigeren Östrogenspiegel.
Diese Veränderungen vollziehen sich im Allgemeinen ganz allmählich. Phasen mit geregeltem und ungeregeltem Zyklus wechseln sich ab. Nur Frauen, deren Eierstöcke operativ entfernt oder zur Behandlung einer Krankheit gezielt funktionsunfähig gemacht wurden, kommen abrupt in die Wechseljahre.
Auf welchem Wege die hormonellen Veränderungen daran beteiligt sind, Hitzewallungen auszulösen, ist noch nicht bekannt. Das Zentrum für die Wärmeregulation im Zwischenhirn und das vegetative Nervensystem können vorübergehend Überreaktionen zeigen, die einerseits durch einen gesunden Lebensstil abgeschwächt und andererseits durch ungünstige Einflüsse wie Stress, Kaffee und Alkohol verstärkt werden können. Wie die Frauen die Körperreaktionen in den Wechseljahren erleben, ist aber sehr unterschiedlich: Manche Frauen empfinden das Mehr an Wärme als angenehm, andere fühlen sich damit sehr unwohl.
Nach dem derzeitigen Kenntnisstand hat die Veränderung der Haut nur wenig mit Hormonen zu tun. Die Haut wird mit zunehmendem Alter, bei häufigen Sonnenbädern und durch langjähriges Rauchen faltiger. Zudem ist der Zustand der Haut durch familiäre Anlagen bestimmt. Östrogene verstärken lediglich den Wassergehalt der Haut, sodass sie glatter erscheint.
Wechseljahrsbeschwerden sind zudem nicht allein hormonell bedingt. Frauen, die mit ihrem Berufs- und Liebesleben zufrieden sind und ein stabiles Selbstwertgefühl haben, leiden deutlich seltener unter Wechseljahrsbeschwerden als andere.
Darüber hinaus verbessert eine Hormontherapie allein die Lebensqualität nicht. In den Studien, die dazu gemacht wurden, ergab sich zwischen den Frauen, die Hormone eingenommen hatten, und denen, die ein Scheinmedikament erhalten hatten, kein Unterschied im allgemeinen körperlichen und seelischen Gesundheitszustand, auch nicht hinsichtlich Depressionen, psychischer Störungen und sexueller Zufriedenheit. Hormone können zwar Wechseljahrsbeschwerden wie Hitzewallungen und Schweißausbrüche mildern. Ob dies von den Frauen aber als Verbesserung ihrer Lebensqualität gewertet wird, hängt davon ab, wie stark die Beschwerden sind und wie die Frauen sie emotional bewältigen.

Vorbeugung

Alles, was die körperliche und seelische Stabilität fördert, kann dazu beitragen, gut durch die Wechseljahre zu kommen. Dazu gehört unter anderem das, was bei den nicht medikamentösen Maßnahmen aufgeführt ist.
In früheren Jahren wurde die Hormonbehandlung auch unter dem Aspekt durchgeführt, dass sich mit ihr einer Reihe von Erkrankungen vorbeugen ließe, die bei Frauen mit zunehmendem Alter häufiger auftreten. Dass eine solche Behandlung im Hinblick auf Herz-Kreislauf-Erkrankungen eher schadet als nützt, hat sich inzwischen erwiesen. Zur Vorbeugung gegen eine Osteoporose kommt sie daher bei sorgfältiger Abwägung des zu erwartenden Nutzens und der möglichen Risiken nur noch in seltenen Ausnahmefällen infrage. Die Hoffnung, mit einer Hormonbehandlung dem Abbau geistiger Fähigkeiten vorbeugen zu können, hat sich mit den Ergebnissen der großen Studien der letzten Jahre ebenfalls zerschlagen. Frauen über 65 Jahre, die lange Zeit Hormone eingenommen haben, scheinen sogar ein höheres Risiko für eine Demenz zu haben als Frauen, die keine Hormone angewendet haben. Ähnlich ungünstig sind die Ergebnisse, wenn mit der Hormonbehandlung einer Harninkontinenz vorgebeugt werden soll. Die Frauen, die bisher keine Probleme mit der Blase hatten, hatten nach den Wechseljahren ein erhöhtes Risiko, wenn sie Hormone einnahmen. Bei denjenigen mit einer Inkontinenz vor Einnahme der Hormone verschlimmerten sich die Beschwerden nach einem Jahr Behandlung.

Nichtmedikamentöse Maßnahmen

Folgende Maßnahmen können Wechseljahrserscheinungen abschwächen:

- sportliche Betätigung, vor allem Ausdauersportarten wie Gehen (Walking), Laufen (Jogging), Wandern, Skilanglaufen und Schwimmen
- regelmäßige Kaltwasserbehandlungen und Saunagänge
- Entspannungsmethoden wie Yoga und autogenes Training
- ein gezieltes Beckenbodentraining. Was ein Muss nach jeder Schwangerschaft ist, hilft auch in den Wechseljahren, die Muskulatur im Unterleib zu straffen. Damit verringern sich Probleme mit dem verlässlichen Schluss von Blase und Darm oder mit einer sich senkenden Gebärmutter.

Behandlung mit Medikamenten

Östrogene beeinflussen viele Vorgänge, die sich in den Wechseljahren verändern: Sie regen das Zellwachstum an, vor allem in der Schleimhaut der Gebärmutter und der Eileiter, in der Muskelschicht der Gebärmutter, der Haut der Scheide und in der Brust. Sie greifen in den Salz- und Wasserhaushalt ein, beeinflussen den Knochenabbau und den Fettstoffwechsel. Es ist zweifelsfrei nachgewiesen, dass Östrogene Wechseljahrsbeschwerden bessern können. Allerdings haben große Studien, in denen Tausende von Frauen mit Hormonen behandelt und über viele Jahre lang beobachtet wurden, auch die Probleme dieses Vorgehens aufgezeigt. So ist deutlich geworden, dass bei einer solchen Behandlung mehr Frauen einen Herzinfarkt und Schlaganfall erleiden und häufiger Venenthrombosen, Lungenembolien und Gallenwegerkrankungen auftreten als bei Frauen, die ohne Hormone durch die Wechseljahre kommen. Darüber hinaus steigt das Brustkrebsrisiko mit der Hormondosis und der Dauer der Hormoneinnahme.
Diese Aussagen gelten für Frauen, die mit einer Östrogen-Gestagen-Kombination behandelt werden. Bei Frauen ohne Gebärmutter, die nur Östrogen – ohne Gestagenzusatz – anwenden, erhöht sich nach derzeitigem Kenntnisstand das Risiko, einen Schlaganfall zu erleiden. Dieses erhöhte Risiko für schwerwiegende Erkrankungen ist deutlich mit dem Alter verknüpft: Je älter die Frau ist, die Hormone anwendet, umso größer ist das Risiko für Thrombosen und Krebserkrankungen. Dass infolge der Hormontherapie weniger Hüftbrüche und möglicherweise auch weniger Dickdarmkrebserkrankungen vorkommen, wiegt das Risiko, das mit der Behandlung einhergeht, nicht auf.
Wenn eine Frau Hormone einnehmen will, um Wechseljahrsbeschwerden abzuschwächen, sollte der Arzt ihr Risiko für Herz-Kreislauf-Erkrankungen sehr sorgfältig bestimmen. Erst wenn sich danach keine Einschränkungen ergeben, ist die Verordnung der Medikamente für kurze Zeit zu vertreten.

Zusätzliches Gestagen

Wenn von einer „Östrogentherapie in den Wechseljahren" gesprochen wird, ist – von den unten genannten Ausnahmen abgesehen – immer eine Behandlung mit beiden Hormonen, Östrogen und Gestagen, gemeint. Diese Kombinationsbehandlung ist aus folgendem Grund notwendig:
Auch in den Wechseljahren kann sich die Gebärmutterschleimhaut weiterhin aufbauen, wenn Östrogen zugeführt wird. Unter diesen ständig neu gebildeten Zellen können immer einige bösartig verändert sein

und zu einem Gebärmutterschleimhautkrebs (Endometriumkarzinom) heranwachsen. Das wird verhindert, wenn die Schleimhaut regelmäßig abblutet. Weil der Körper diesen Vorgang aber nicht mehr selbst herbeiführt, muss er mit Medikamenten, die Gestagen enthalten, ausgelöst werden. Untersuchungen weisen darauf hin, dass das Krebsrisiko ansteigt, wenn die Gestagene weniger als zehn Tage pro Zyklus eingenommen werden. Bei einer kontinuierlichen Einnahme von Östrogenen und Gestagenen ist das Risiko für Gebärmutterschleimhautkrebs nach den vorliegenden Daten nicht erhöht. Viele Frauen müssen allerdings bei der kontinuierlichen Einnahme beider Hormone öfter leichte Zwischenblutungen hinnehmen.

Derzeit ist es üblich, das Gestagen mindestens während der letzten zehn Tage anzuwenden – entweder mit dem Östrogen in einer Tablette oder einem Pflaster kombiniert oder als Extratablette zusätzlich zu dem Östrogenprodukt. Die bei dieser Art der Behandlung regelmäßig auftretenden Abbruchblutungen sind unbedingt erforderlich, wenn sich die Schleimhaut der Gebärmutter durch das Östrogen noch aufbaut. Sie sind also keine „Nebenwirkung“ der Medikamente, sondern ein Bestandteil der Therapie, der die Gesundheit der Frau bewahren soll. Im Laufe der Monate werden die Blutungen wahrscheinlich schwächer und bleiben auch einmal aus. Das liegt daran, dass die Schleimhaut altersbedingt immer weniger auf Östrogen reagiert.

Der Gestagenzusatz kann nach Maßgabe des Arztes entfallen, wenn Estriol als Creme oder Zäpfchen vaginal eingesetzt und dabei eine bestimmte Dosis nicht überschritten wird.

Für Frauen hingegen, deren Gebärmutter entfernt wurde, genügt die alleinige Gabe von Östrogen. Der Arzt sollte aber auch für diese Frauen das Verhältnis von Nutzen und Risiken einer Östrogenbehandlung besonders sorgfältig abwägen, denn nach den vorliegenden Daten steigt das Risiko, einen Schlaganfall zu erleiden. Das Risiko für Herzerkrankungen wird hingegen nicht beeinflusst. Die Empfehlungen des Bundesinstituts für Arzneimittel und Medizinprodukte (BfArM), nach denen eine Hormontherapie nur in der niedrigsten noch wirksamen Dosierung und so kurz wie möglich durchgeführt werden sollte, gelten daher auch für diese Mittel. Zusammengefasst werden Hormonpräparate zur Behandlung nach den Wechseljahren nur dann als „geeignet“ angesehen, wenn belastende Wechseljahrsbeschwerden für kurze Zeit behandelt werden sollen. Diese Aussage gilt zurzeit sowohl für Mittel zum Einnehmen wie für solche, die als Gel oder Pflaster angewendet werden. Bisher gibt es nämlich keine klinischen Studien, die nachweisen, dass eine dieser Anwendungsarten Vorteile gegenüber den anderen hat, was das Risiko für Herzinfarkt, Schlaganfall und Krebserkrankungen angeht.

Auswahl des Mittels

Um die Gesundheitsrisiken zu begrenzen, die vor allem das Östrogen mit sich bringt und die umso stärker zum Tragen kommen, je länger die Behandlung anhält, sollte das Hormon so gering wie möglich dosiert werden und die Behandlung nur kurze Zeit dauern. Als angemessener Zeitraum gelten ein bis zwei Jahre, keinesfalls sollten es mehr als fünf Jahre sein.

Estriol (→ Seite 531) ist das Östrogen mit der geringsten Wirkstärke. Bei leichteren Wechseljahrsbeschwerden kann die Behandlung mit Estriol-Tabletten beginnen. Reichen sie nicht aus, kann zu Tabletten mit Estradiol (→ Seite 531), Estradiolvalerat (→ Seite 531) oder konjugierten Östrogenen (→ Seite 531) oder zu Östrogen-Gel, -Pflaster oder -Matrixpflaster (→ Seite 534) in niedriger oder mittlerer Dosierung gewechselt werden.

Frauen mit Gebärmutter müssen mindestens während der letzten zehn Tage des Therapiezyklus zusätzlich zu dem Östrogen ein Präparat mit einem Gestagen (→ Seite 539) einnehmen. Ebensogut können sie auch eine Kombination aus Östrogen- + Gestagen-Tabletten (→ Seite 542) oder eine Kombination aus Östrogen- + Gestagen-Pflaster (→ Seite 543) einsetzen. Für Frauen, deren Gebärmutter entfernt wurde, sind diese Kombinationsmittel „wenig geeignet“, denn diese Frauen benötigen keinen Gestagenzusatz. Sie sollten diese Mittel nicht verwenden, um sich nicht unnötig mit den unerwünschten Wirkungen des Gestagens zu belasten.

Frauen, die ausschließlich hormonell bedingte Veränderungen der Scheidenhaut bessern wollen, können Östrogen-Creme und -Scheidenzäpfchen (→ Seite 536) verwenden. Geeignet sind die Mittel mit Estriol; als „auch geeignet“ werden die mit Estradiol bewertet. Estradiol wirkt deutlich stärker als Estriol und kann die Gebärmutterschleimhaut auch bei vaginaler Anwendung zum Wachsen anregen. Von der Dosierung und der Anwendungsdauer hängt es ab, ob Frauen mit Gebärmutter dann zusätzlich ein Gestagen einnehmen müssen.

„Mit Einschränkung geeignet“ sind Präparate zum Einnehmen, die mehr als 2 Milligramm Estradiol oder Estradiolvalerat oder mehr als 0,625 Milligramm konjugierte Östrogene enthalten. Bei den Pflastern gelten die als hoch dosiert, die mehr als 0,05 Milligramm Es-

tradiol am Tag abgeben. Diese Mittel sind allenfalls angebracht, wenn sehr starke Wechseljahrsbeschwerden mit den geringer dosierten Mitteln nicht ausreichend gebessert werden können. Zu beachten ist, dass durch diese Medikamente sehr viel Östrogen auf die Schleimhaut der Gebärmutter einwirkt; dann ist es ganz besonders wichtig, dass die zusätzlichen Gestagene ausreichend lang angewendet werden.
Tibolon (→ Seite 537) ist ein synthetisches Sexualhormon, aus dem im Körper unter anderem Substanzen entstehen, die wie Östrogen, und solche, die wie Gestagen wirken. Dieser Arzneistoff ist nur mit Einschränkung geeignet, denn seine Langzeitwirkungen sind noch nicht ausreichend untersucht. Wenig geeignet zur Behandlung von Wechseljahrsbeschwerden ist die Östrogen-Spritze (→ Seite 535). Ihre Wirkung hält etwa drei Monate lang an, sodass man auf unerwünschte Wirkungen nicht rasch reagieren kann. Das vergrößert das Gesundheitsrisiko unnötig.
Die Kombination: Östrogen- + Antiandrogen-Dragees (→ Seite 541) wird ebenfalls als „wenig geeignet" bewertet. Mit Cyproteron enthält sie ein in diesem Zusammenhang kaum gebräuchliches Gestagen, das in Verdacht steht, schwere Leberschäden auszulösen.
Die als Scheidencreme/-tabletten (→ Seite 545) lokal anzuwendenden Kombinationen aus Estradiol + Prednisolon beziehungsweise Estradiol + Milchsäurebakterien sind therapeutisch nicht sinnvoll. Diese Produkte gelten als „wenig geeignet".
Auch das Pflanzenmittel (→ Seite 546) mit dem Extrakt von Rhapontikrhabarber wird zur Behandlung von Wechseljahrsbeschwerden als „wenig geeignet" angesehen. Seine therapeutische Wirksamkeit ist nicht ausreichend nachgewiesen.
Für alle Frauen, die in und nach den Wechseljahren Hormone einnehmen, gilt: Sie müssen jedes Jahr einmal den Zustand ihrer Gebärmutterschleimhaut gynäkologisch überprüfen lassen.

Neue Medikamente

Als neu zugelassenes Arzneimittel bei Wechseljahrsbeschwerden ist *Angeliq* rasch in die oberen Ränge der Verkaufsstatistik aufgestiegen. Das Mittel ist eine Kombination aus dem Östrogen Estradiol und Drospirenon als Gestagen. Dieses Gestagen wird auch in „Pillen" zur Empfängnisverhütung eingesetzt. (Näheres zu diesem Gestagen lesen Sie unter „Einphasenpräparate mit wenig Östrogen und einem neueren Gestagen" → Seite 507).) Doch egal, wofür Drospirenon angewendet wird: Die Verträglichkeit dieses neueren Gestagens ist noch nicht hinreichend zu beurteilen.

Empfängnisverhütung während der Wechseljahre

Das Einnahmeschema der Hormone gleicht zwar dem der „Pille", dennoch schützen die Wechseljahrspräparate nicht vor einer eventuell noch möglichen Schwangerschaft. Das liegt zum einen daran, dass die verwendeten Östrogene zu schwach wirken, um die Hirnanhangdrüse zu beeinflussen. Zum anderen werden die Gestagene zu spät im Zyklus eingenommen, als dass sie sicher empfängnisverhütend wirken können.
Erst wenn Sie länger als ein Jahr keine spontane Blutung mehr hatten, können Sie sicher sein, nicht mehr schwanger zu werden, und das Thema Verhütung als erledigt betrachten. Bis dahin eignen sich Kondome, Diaphragma und spermientötende Mittel.

Östrogen-Tabletten

Estradiol
Estrifam
Estradiolvalerat
Estradiol JENAPHARM, Gynokadin, Merimono, PROGYNOVA
Estriol
Estriol JENAPHARM, OeKolp-Tabletten, OVESTIN Tabletten
Konjugierte Östrogene
Climopax mono, Presomen

Bei Wechseljahrsbeschwerden werden verschiedene „natürliche" Östrogene eingesetzt – im Unterschied zur „Pille", die ein synthetisch abgewandeltes Östrogen enthält. Daher unterscheiden sich Art und Stärke der unerwünschten Wirkungen der Wechseljahrsprodukte von denen der „Pille".
Das Bundesinstitut für Arzneimittel und Medizinprodukte (BfArM) hat die Empfehlung ausgesprochen, eine Hormontherapie nur in der niedrigsten wirksamen Dosierung und so kurz wie möglich durchzuführen. Sie gilt auch für diese Östrogenprodukte, denn eine große Studie wurde im Februar 2004 vorzeitig gestoppt, nachdem sich gezeigt hatte, dass bei einer Behandlung von Wechseljahrsbeschwerden mit Östrogen das Risiko steigt, einen Schlaganfall zu erleiden. Das Risiko für Herzerkrankungen blieb unbeeinflusst.
Estriol ist ein schwachwirkendes Östrogen, mit dem sich leichte Wechseljahrsbeschwerden behandeln lassen. Es hat den Vorteil, dass es in einer Dosierung bis 2 Milligramm täglich die Gebärmutterschleimhaut kaum zum Wachsen anregt,

die Frau also nicht zusätzlich Gestagen einnehmen muss.

Estradiol wirkt deutlich stärker als Estriol. Estradiolvalerat wird im Körper rasch zu Estradiol umgebaut, sodass es ebenso wirkt wie reines Estradiol.

Konjugierte Östrogene sind ein Gemisch aus Substanzen, die bei Frauen nicht vorkommen. Die Hormone des Präparats *Presomen* werden aus dem Harn trächtiger Stuten gewonnen. Sie wirken ähnlich wie das Estradiol, das die menschlichen Eierstöcke produzieren. Weil sie aber langsamer abgebaut werden, ist ihre Wirkung stärker. Gegen die Verwendung von Stuten-Östrogenen erheben Tierschützer seit langem vehement Einspruch. In großer Menge kann man diese Hormone nur gewinnen, wenn man gezielt dafür sorgt, dass Stuten trächtig werden. Die daraus resultierende große Anzahl Fohlen braucht jedoch niemand; sie werden kurz nach der Geburt „beseitigt" – und das, obwohl keinerlei Notwendigkeit besteht, Stutenharn als Östrogenquelle zu verwenden.

Konjugierte Östrogene in Tablettenform werden üblicherweise in einer Dosierung zwischen 0,3 und 0,625 Milligramm und Estradiol sowie Estradiolvalerat in einer Dosierung zwischen 1 und 2 Milligramm eingesetzt. Diese Östrogenpräparate gelten als „geeignet", wenn die aufgeführten Bedingungen eingehalten werden. Präparate zum Einnehmen mit 4 Milligramm Estradiol beziehungsweise Estradiolvalerat oder 1,25 Milligramm konjugierten Östrogenen kommen allenfalls bei sehr starken Wechseljahrsbeschwerden infrage, die sich anders nicht bessern lassen. Sie werden daher als „mit Einschränkung geeignet" beurteilt. Wenig geeignet sind alle Produkte, wenn sie zur Langzeitbehandlung eingesetzt werden.

Anwendung

Bei der Behandlung von Wechseljahrsbeschwerden mit Östrogenen gibt es kein festgelegtes Dosierungsschema. Viele Frauen finden die für sie individuell richtige Dosierung selbst heraus. Tabletten können beispielsweise halbiert oder nur jeden zweiten Tag eingenommen werden.

Von Zeit zu Zeit ist es sinnvoll, die Dosierung des Mittels schrittweise zu verringern und es dann ganz wegzulassen, um zu prüfen, ob der Körper bereits wieder zu einem Gleichgewicht zurückgefunden hat. Wird das Mittel allerdings abrupt abgesetzt, können die alten Beschwerden erneut heftig auftreten. Dem können Sie begegnen, indem Sie viel trinken, Ihre körperliche Aktivität steigern, Yoga oder Meditation praktizieren, sich Kühlung verschaffen und Ihren Kontakt zu anderen Menschen verstärken.

Damit der Hormonspiegel über den Tag hinweg möglichst wenig schwankt, sollten Sie das Mittel immer zur gleichen Tageszeit anwenden.

Frauen mit Gebärmutter nehmen in den letzten 10, besser noch 12 oder 14 Tagen des Einnahmezyklus zusätzlich zu dem Östrogen ein Präparat mit einem Gestagen ein. Warum das notwendig ist, lesen Sie unter „Behandlung mit Medikamenten" (→ Seite 529).

Estriol: Für dieses schwachwirkende Östrogen, dessen Tabletten 1 oder 2 Milligramm Estriol enthalten, gibt es einen Einnahmemodus, der sich nach den Beschwerden richtet, die behandelt werden sollen: Wenn Sie Hitzewallungen oder Probleme einer trockenen Scheide lindern wollen, nehmen Sie in der ersten Woche 3 Milligramm täglich, in der zweiten Woche 2 Milligramm und in der dritten Woche täglich 1 Milligramm Estriol. Geht es Ihnen ausschließlich darum, Beschwerden im Genitalbereich zu bessern, genügt oft 1 Milligramm täglich.

Bei diesem Einnahmeschema brauchen Sie nach Angaben des Herstellers kein zusätzliches Gestagen einzunehmen. In der letzten Zeit gibt es jedoch Hinweise darauf, dass es auch bei der Einnahme von Estriol – selbst bei einer Dosierung zwischen 1 und 2 Milligramm – ratsam sein kann, zusätzlich ein Gestagen einzunehmen, wenn die Behandlung länger dauert. Sie sollten mit dem Arzt besprechen, ob Sie auf eine zusätzliche Gestageneinnahme verzichten können. Er kann dies davon abhängig machen, ob sich Ihre Gebärmutterschleimhaut noch stark aufbaut und wie lange die Behandlung dauern soll.

Achtung

Östrogene sollten Sie sechs Wochen vor einer geplanten Operation, nach der Sie längere Zeit liegen müssen, absetzen. Durch Bewegungsmangel und längeres Liegen steigt das Thromboserisiko.

Gegenanzeigen

Unter folgenden Bedingungen dürfen Sie kein Östrogen einnehmen:

- Sie haben oder hatten Brust- oder Gebärmutterschleimhautkrebs oder die Schleimhaut Ihrer Gebärmutter ist verdickt.

- Sie haben Vaginalblutungen, deren Ursache nicht geklärt ist.
- Sie hatten schon einmal eine Thrombose oder eine Lungenembolie.
- Sie haben eine akute Lebererkrankung. Liegt die Erkrankung schon länger zurück, dürfen Sie Östrogen nur einnehmen, wenn sich Ihre Leberwerte inzwischen wieder normalisiert haben.
- Sie haben Angina Pectoris oder hatten einen Herzinfarkt.

Unter folgenden Bedingungen muss der Arzt Nutzen und Risiken besonders sorgfältig abwägen:

- Sie haben Myome oder Endometriose. Wenn in dieser Situation Wechseljahrshormone angewendet werden, verringert sich der positive Effekt, den der Rückgang der natürlichen Östrogenproduktion auf diese Erkrankungen normalerweise hat.
- Ihr Brustkrebsrisiko ist erhöht, was sich zum Beispiel daran zeigt, dass Ihre Mutter oder eine Schwester Brustkrebs hat.
- Sie haben hohen Blutdruck.
- Sie haben eine Lebererkrankung.
- Sie weisen Gallensteine auf.
- Sie haben einen Diabetes.
- Sie leiden unter Migräne oder starken Kopfschmerzen.
- Sie sind an Lupus erythematodes erkrankt, einer Autoimmunkrankheit, die sich an der Haut zeigt und auch die inneren Organe betrifft.
- Sie leiden an Otosklerose.

Wechselwirkungen mit Medikamenten

Wenn Sie noch andere Medikamente nehmen, ist zu beachten, dass Mittel bei Epilepsien, einige Mittel bei Infektionen und Tuberkulose und einige Mittel bei HIV-Infektionen den Abbau der Hormone in der Leber beschleunigen können. Möglicherweise wirken die Wechseljahrshormone dann nicht mehr so zuverlässig wie gewohnt; vielleicht treten auch leichte Blutungen auf.

Unerwünschte Wirkungen

▶ **Keine Maßnahmen erforderlich**

Die Brust kann spannen und es kann Ausfluss auftreten. Halten diese Beschwerden an, ist das Östrogen wahrscheinlich zu hoch dosiert. Ob Sie die Menge reduzieren können, muss der Arzt entscheiden.

▶ **Muss beobachtet werden**

Kopfschmerzen, Migräne, Übelkeit und Blähungen können auftreten, haben sich nach zwei bis drei Monaten aber meist wieder gelegt.

Wenden Sie sich an den Arzt, wenn der Blutdruck längere Zeit über 140/90 mmHg steigt.

Sie können an Gewicht zulegen, weil Ihr Gewebe Wasser einlagert. Bemerken Sie jedoch „Wasser in den Beinen", das innerhalb von sechs Wochen nicht zurückgeht, sollten Sie einen Arzt aufsuchen. Wahrscheinlich ist die Östrogendosis zu hoch.

Wenn wiederholt unregelmäßig Zwischenblutungen auftreten, muss ein Arzt abklären, ob sich dahinter ein Gebärmutterschleimhautkrebs verbirgt. Dieses Risiko ist bei Frauen, deren Gebärmutter nicht entfernt wurde, um das 4- bis 14-Fache erhöht, wenn sie die Östrogenbehandlung nicht mit der Einnahme von Gestagenen kombinieren.

Über das Brustkrebsrisiko bei Frauen in Deutschland und wie es sich durch die Einnahme von Östrogenpräparaten in und nach den Wechseljahren verändert, gibt es noch keine verlässlichen Zahlen. In der im Februar 2004 vorzeitig abgebrochenen großen Studie, in der Frauen ohne Gebärmutter in den Wechseljahren nur mit Östrogen – ohne Gestagenzusatz – behandelt wurden, war das Brustkrebsrisiko nicht erhöht. Angaben zum Risiko für Frauen, die Östrogen kombiniert mit einem Gestagen einnehmen müssen, finden Sie unter „Kombinationen: Östrogen + Gestagen-Tabletten" (→ Seite 543).

Den Frauen wird derzeit geraten, ihre Brust regelmäßig selbst abzutasten, sich zweimal jährlich untersuchen und – insbesondere im Alter zwischen 50 und 69 Jahren – alle zwei Jahre eine Mammografie machen zu lassen. Die Gefahr, einen möglichen Tumor erst recht spät zu entdecken, bleibt groß, weil das Brustgewebe durch die Östrogeneinnahme ähnlich „dicht" bleibt wie vor den Wechseljahren. Kleine Knoten sind dann schlecht zu tasten, und Krebsherde sind in der Röntgenaufnahme einer solchen Brust schwieriger zu finden. In dieser Situation kann eine Ultraschalluntersuchung das Risiko verringern, einen Krebsherd im dichten Brustgewebe zu übersehen.

Das Risiko, dass sich in der Galle Steine oder Entzündungen bilden, ist bei einer Hormonbehandlung erhöht. Von 323 Frauen, die keine Gebärmutter mehr haben und deshalb zu dem Östrogen nicht noch zusätzlich ein Gestagen einnehmen müssen, bekommt eine Frau durch die Behandlung eine Gallenblasenerkrankung. Angaben zum Risiko von Gallenerkrankungen für Frauen, die Östrogen kombiniert mit einem Gestagen einnehmen müssen, finden Sie unter „Kombinationen: Östrogen + Gestagen-Tabletten" (→ Seite 543).

▸ **Sofort zum Arzt**

Migräneartige Kopfschmerzen, die zum ersten Mal auftreten oder ungewöhnlich stark sind, Sehstörungen oder Flimmern vor den Augen und Hörschwäche, Schmerzen in der Leistenbeuge oder Kniekehle zusammen mit einem Schwere- oder Stauungsgefühl in den Beinen deuten auf eine Thrombose im Bein oder eine Embolie hin. Bei diesen Beschwerden sollten Sie sofort zum Arzt gehen.

Bei Epileptikerinnen können Krampfanfälle häufiger vorkommen.

Bekommen Sie stark juckenden Nesselausschlag am ganzen Körper oder Luftnot mit Schwindel, muss der Notarzt (Telefon 112) gerufen werden!

Die Mittel können die Leber (→ Seite 15) schwer schädigen und eine Gelbsucht auslösen. Wenn sich die Haut gelb färbt und Sie zusätzlich einen starken Juckreiz am ganzen Körper verspüren, sollten Sie sofort einen Arzt aufsuchen. Wenn die Tabletten abgesetzt werden, bilden sich die Symptome wieder zurück.

Östrogen-Gel/-Pflaster/-Matrixpflaster

Estradiol Gel

Estreva, Gynokadin Gel, Sisare Gel mono

Estradiol Pflaster

DERMESTRIL, Estraderm TTS, Estradot, Estramon, Estramon uno, Tradelia

Estradiol Matrixpflaster

Cutanum, Fem7

Diese Produkte enthalten Estradiol als Östrogen. Sie werden ebenso bewertet wie die hormonhaltigen Mittel zum Einnehmen. Bisher ist nämlich nicht durch Studien belegt, dass bei der Anwendung der Hormone als Pflaster oder Gel das erhöhte Risiko für Herz-Kreislauf- oder sonstige Erkrankungen nicht besteht, das für die Hormonanwendung sonst bekannt ist. In niedriger oder mittlerer Dosierung gelten die Pflasterprodukte als „geeignet", um Wechseljahrsbeschwerden für kurze Zeit zu behandeln. Die höher dosierten Produkte sind allenfalls bei sehr starken Wechseljahrsbeschwerden angebracht, die sich mit einem schwächer dosierten Präparat nicht bessern. Für eine Langzeittherapie werden alle Präparate mit „wenig geeignet" bewertet, da die Risiken den Nutzen bei der Behandlung von Wechseljahrsbeschwerden überwiegen.

Das Besondere an dieser Darreichungsform ist, dass die Hormone äußerlich angewendet werden, aber dennoch im ganzen Körper wirken. Beim Östrogenpflaster als „transdermalem therapeutischem System" (TTS) tritt das Hormon durch die Haut direkt ins Blut über und wird sofort im Körper verteilt. Erst danach erreicht es die Leber, die es abbaut. Dadurch kann das Hormon niedriger dosiert werden als bei Tabletten, aus denen die Hormone im Magen-Darm-Bereich ins Blut übertreten und dann als Erstes die Leber passieren und dort zu Teilen verändert werden. Außerdem können das Pflaster auch Frauen anwenden, die wegen Erkrankungen des Magen-Darm-Traktes, der Leber, Galle oder Bauchspeicheldrüse eher kein Östrogen einnehmen sollten.

Matrixpflaster wirken auf die gleiche Weise, werden aber ohne den bei den anderen Pflastern üblichen Alkoholzusatz hergestellt. Das macht sie hautfreundlicher. Besonders vorteilhaft kann das bei trockener Haut sein. Außerdem sind sie durchsichtig und fallen kaum auf.

Das Gel gelangt ebenfalls über die Haut in den Blutkreislauf.

Anwendung

Die Wirkstoffmenge eines TTS-Membranpflasters reicht eine halbe Woche lang. Damit Sie den Zeitpunkt nicht versäumen, an dem Sie nach drei oder vier Tagen das Pflaster wechseln müssen, sollten Sie sich zwei Tage der Woche als „Pflasterklebetage" aussuchen.

Matrixpflaster werden einmal wöchentlich erneuert.

Als Klebestelle eignen sich Gesäß, Hüften, Oberschenkel und Bauch. Die Haut soll fettfrei und haarlos sein und nicht von Hosen- oder Rockbund eingeschnürt werden. Üblicher Hygiene und normalen Sportaktivitäten ist das Pflaster gewachsen. Saunabesuche und ein bewegtes Liebesleben überfordern seine Haftfestigkeit jedoch oft. Dann müssen Sie ein neues Pflaster nehmen. Um die Haut zu schonen, kleben Sie die Pflaster abwechselnd einmal links, einmal rechts auf. Drei Wochen lang tragen Sie die Pflaster, dann folgt in der Regel eine Woche ohne Pflaster.

Frauen, die weniger Östrogen benötigen, als das Pflaster vorsieht, können die Matrixpflaster einfach durchschneiden. Die TTS-Membranpflaster würden dadurch an Wirkung verlieren.

Das Gel ist in einer Tube mit Dosiervorrichtung enthalten. Sie tragen es auf den Unterleib oder einen Oberschenkel auf. Am besten wechseln Sie die Auftragestelle täglich. Lassen Sie das Gel antrocknen und waschen Sie die Stelle eine Stunde lang nicht.

Frauen mit Gebärmutter nehmen in den letzten 10, besser noch 12 oder 14 Tagen, in denen sie ein Östrogen-Pflaster tragen oder das Gel auftragen, zusätzlich ein Präparat mit einem Gestagen ein oder sie kleben in dieser Zeit eine Sorte Pflaster, das beide Hormone enthält. Warum das notwendig ist, lesen Sie unter „Behandlung mit Medikamenten" (→ Seite 529).

Von Zeit zu Zeit ist es sinnvoll, die Dosierung des Mittels schrittweise zu verringern und es dann ganz wegzulassen, um zu prüfen, ob der Körper bereits wieder zu einem Gleichgewicht zurückgefunden hat. Wird das Mittel allerdings abrupt abgesetzt, können die alten Beschwerden erneut heftig auftreten. Dem können Sie begegnen, indem Sie viel trinken, Ihre körperliche Aktivität steigern, Yoga oder Meditation praktizieren, sich Kühlung verschaffen und Ihren Kontakt zu anderen Menschen verstärken.

Achtung

Östrogene sollten Sie sechs Wochen vor einer geplanten Operation, nach der Sie längere Zeit liegen müssen, absetzen. Durch Bewegungsmangel und längeres Liegen steigt das Thromboserisiko.

Durch die Bestrahlung mit UV-Licht wird der Wirkstoff schneller abgebaut; außerdem kann das Licht die Haut zur Bildung von braunem Farbstoff anregen. Darum sollten Sie die Klebestelle nie direkt dem Sonnen- und Solariumlicht aussetzen. Als Schutz genügt ein Stück Stoff.

Gegenanzeigen

Wann Sie diese Mittel nicht anwenden dürfen, lesen Sie unter „Östrogen" (→ Seite 532).

Unerwünschte Wirkungen

Alle Angaben unter „Östrogen" (→ Seite 533) gelten auch für die Anwendung in Form von Pflastern.

Darüber hinaus gilt noch:

▶ **Keine Maßnahmen erforderlich**

Bei bis zu 17 von 100 Frauen rötet sich die Haut unter dem Pflaster oder sie juckt. Bei denjenigen, die Matrixpflaster verwenden, ist es nur 1 von 100.

▶ **Muss beobachtet werden**

Bei weniger als 1 von 10 000 Frauen kann sich eine schmerzhafte Hautentzündung mit oder ohne Blasen entwickeln.

Östrogen-Spritze

Estradiol + Prasteron

Gynodian Depot

Dieses Präparat enthält das Hormon Estradiol und außerdem Prasteron. Prasteron ist ein anderer Name für DHEA (Dehydroepiandrosteron), eine Vorstufe von Sexualhormonen, die bei Männern und Frauen vorkommt. Bei Männern baut der Körper daraus vornehmlich das männliche Hormon Testosteron auf, bei Frauen werden daraus vor allem Substanzen mit der Wirkung weiblicher Hormone. Allerdings bleibt eine gewisse Restwirkung an männlichem Hormon erhalten, die Frauen, die mit dem Präparat behandelt werden, dann in Form einer vertieften Stimme oder vermehrter Körperbehaarung zu spüren bekommen. Für die Behandlung von Wechseljahrsbeschwerden ist Prasteron nicht notwendig.

Allerdings wird DHEA vielfach als Mittel beworben, das den Alterungsprozess aufhalten soll. Näheres zu diesem Aspekt lesen Sie unter „Wechseljahre – bei Männern?" (→ Seite 460). Allerdings ließ sich in einer Untersuchung nicht zeigen, dass DHEA bei Frauen über 60 Jahren die Lebensqualität verbessert.

Die Lösung wird in den Gesäßmuskel gespritzt und bildet dort ein Depot, aus dem der Körper die Hormone nach und nach herauslöst. Diese Anwendungsform ist äußerst problematisch, denn wenn sich unerwünschte Wirkungen ergeben, kann die Therapie nicht sofort beendet werden. Die Wirkstoffe bauen sich langsam ab; es gibt nichts, was die Hormone neutralisieren kann. Zudem fehlt in dem Produkt das Gestagen, das für Frauen mit Gebärmutter notwendig ist, um das Risiko von Gebärmutterschleimhautkrebs zu vermeiden. Dieses Hormon muss gesondert zugeführt werden. *Gynodian* wird aufgrund seines Anteils an Prasteron und seiner Anwendung als Injektionsmittel als „wenig geeignet" bewertet.

Anwendung

Einmal im Monat wird eine Ampulle mit der Lösung in den Gesäßmuskel gespritzt.

Frauen mit Gebärmutter müssen ab dem 10. bis 14. Tag, nachdem sie die Spritze bekommen haben, Gestagen anwenden. Warum das notwendig ist, lesen Sie unter „Behandlung mit Medikamenten“ (→ Seite 529). In der folgenden Woche sollte dann eine Blutung eintreten. Unabhängig davon, ob sie noch anhält, wird am Ende der Woche, also genau einen Monat nach der ersten Injektion, erneut eine Spritze gegeben.

Achtung

Östrogene sollten Sie sechs Wochen vor einer geplanten Operation, nach der Sie längere Zeit liegen müssen, absetzen. Durch Bewegungsmangel und längeres Liegen steigt das Thromboserisiko.

Gegenanzeigen

Es gelten die Angaben zu „Östrogen“ (→ Seite 532).

Wechselwirkungen mit Medikamenten

Was bei der Einnahme anderer Medikamente zu beachten ist, lesen Sie unter „Östrogen“ (→ Seite 533).

Unerwünschte Wirkungen

Alle Angaben unter „Östrogen“ (→ Seite 533) gelten auch für die Spritze.
Darüber hinaus gilt noch:

▶ **Keine Maßnahmen erforderlich**

Besonders in den ersten Monaten, aber auch später noch können unregelmäßige Blutungen auftreten, wenn die Wirkung aus dem Hormondepot nachlässt.

▶ **Muss beobachtet werden**

Wenn wiederholt unregelmäßig Zwischenblutungen auftreten, muss der Arzt abklären, ob sich dahinter ein Gebärmutterschleimhautkrebs verbirgt.
Aufgrund des Wirkstoffs Prasteron kann die Stimme tiefer werden – eine Veränderung, die sich nach dem Absetzen des Medikaments nicht immer wieder zurückbildet. Außerdem kann sich der Bauchumfang vergrößern, die Behaarung im Gesicht verstärken und die Lust auf Sex steigen. Wenn Ihnen diese Auswirkungen unangenehm sind, besprechen Sie dies mit dem Arzt.

Östrogen-Creme/-Scheidentabletten/-Scheidenzäpfchen

Estradiol

linoladiol N, Vagifem

Estriol

Cordes Estriol, Estriol-Ovulum JENAPHARM, Estriolsalbe, OeKolp Vaginal-Creme/-Ovula/-Zäpfchen, Oestro-Gynaedron M, Ortho-Gynest, OVESTIN Creme/Ovula, Xapro

Mit östrogenhaltigen Vaginalcremes, -zäpfchen und -tabletten lassen sich Beschwerden im Genitalbereich bessern, wenn sie auf der geringer gewordenen Hormonproduktion beruhen.
Dazu genügt meist das schwachwirkende Estriol in niedriger Dosierung. Diese Produkte werden als „geeignet“ angesehen. Als „auch geeignet“ gelten Produkte mit Estradiol, denn bei diesen können im Prinzip die gleichen unerwünschten Wirkungen auftreten wie bei Hormontabletten. Daher muss bei längerer Anwendungszeit zusätzlich ein Gestagen eingenommen werden. Für Estriol gilt das nur, wenn Produkte mit mehr als 2 Milligramm Estriol pro Tag längere Zeit eingesetzt werden.

Anwendung

Estriol: In den ersten ein bis zwei Wochen führen Sie jeden Abend eine Applikatorfüllung Creme oder ein Scheidenzäpfchen ein, wobei das Mittel jeweils so dosiert ist, dass täglich 0,5 Milligramm Estriol wirken. Danach genügt es, wenn Sie zweimal pro Woche 0,5 Milligramm Estriol einführen; manche Frauen kommen auch mit einmal 0,5 Milligramm Estriol pro Woche aus.
Nach zwei oder drei Monaten können Sie das Mittel absetzen, um zu sehen, ob sich die Beschwerden so gebessert haben, dass Sie nun ohne das Mittel auskommen. Wenn Sie dann einen Monat später feststellen, dass die Beschwerden wieder auftreten – was häufiger der Fall ist –, können Sie erneut mit der Therapie beginnen. Gegen eine Daueranwendung gibt es keine Einwände, solange Sie alle sechs Monate eine ärztliche Kontrolle durchführen lassen.

Estradiol: In der ersten Woche führen Sie jeden Abend eine Applikatorfüllung Creme oder eine Vaginaltablette ein, danach nur noch zwei- bis dreimal pro Woche. Bei einer Dauerbehandlung müssen Frauen mit Gebärmutter in den letzten 10, besser noch 12 oder 14 Tagen des Anwendungszyklus zusätzlich zu dem Östrogen ein Präparat mit einem Gestagen einnehmen. Warum das notwendig ist, lesen Sie unter „Behandlung mit Medikamenten“ (→ Seite 529).

Achtung

Wenn Sie an Endometriose (→ Seite 561) leiden oder Myome (→ Seite 566) in der Gebärmutter haben und Östrogene einnehmen, verringern Sie den positiven Effekt, den der Rückgang der natürlichen Östrogenproduktion auf diese Erkrankungen normalerweise hat.

Östrogene sollten Sie sechs Wochen vor einer geplanten Operation, nach der Sie längere Zeit liegen müssen, absetzen. Durch Bewegungsmangel und längeres Liegen steigt das Thromboserisiko.

Bei den Vaginalcremes handelt es sich um Medikamente, die, regelmäßig angewendet, die Beschaffenheit der Scheidenhaut verbessern sollen. Sie eignen sich nicht, um bei Bedarf als Gleitmittel eingesetzt zu werden. Bei Gebrauch über lange Zeit und häufigem Verkehr können beim Partner Wirkungen der weiblichen Hormone auftreten, zum Beispiel Brustwachstum.

Gegenanzeigen

Unter folgenden Bedingungen dürfen Sie die Mittel nicht anwenden:

- Sie haben Blutungen, deren Ursache nicht geklärt ist.
- Sie haben oder hatten Brust- oder Gebärmutterkrebs.

Die folgenden Bedingungen, bei denen Sie die Mittel nur mit Vorsicht verwenden dürfen, kommen bei der Anwendung von Estriol erst zum Tragen, wenn Sie über lange Zeit täglich mehr als 0,5 Milligramm anwenden. Für Mittel mit Estradiol gelten sie, wenn Sie sie längere Zeit täglich anwenden.

- Sie hatten schon einmal eine Thrombose oder eine Lungenembolie. Wenn bei mehreren Familienmitgliedern Derartiges vorgekommen ist, sollten Sie die Gerinnungsfähigkeit Ihres Blutes auf Störungen, besonders auf angeborene, untersuchen lassen.
- Ihre Leber ist geschädigt oder arbeitet nicht einwandfrei. Sie hatten während einer Schwangerschaft eine Gelbsucht oder einen juckenden Hautausschlag am ganzen Körper. Sie haben Probleme mit der Galle.

Wechselwirkungen mit Medikamenten

Die bei „Östrogen" (→ Seite 533) aufgeführten Wechselwirkungen gelten bei der Anwendung von Estriol erst, wenn Sie über lange Zeit täglich mehr als 0,5 Milligramm anwenden. Für Estradiol gelten sie, wenn Sie es längere Zeit täglich anwenden.

Unerwünschte Wirkungen

Alle Angaben unter „Östrogen" (→ Seite 533) gelten auch für vaginal angewendete Mittel, bei estriolhaltigen Präparaten sind die Wirkungen aber sehr viel seltener und schwächer ausgeprägt.

Darüber hinaus gilt noch:

▶ **Keine Maßnahmen erforderlich**

Die Scheide kann sich röten, brennen und jucken. Bei estradiolhaltigen Präparaten tritt das bei mehr als 1 von 100 Frauen auf. Halten diese Beschwerden länger an oder beginnt die Scheide zu schmerzen, sollten Sie mit dem Arzt besprechen, ob ein anderes Präparat für Sie günstiger ist.

Tibolon

Liviella

Tibolon ist ein synthetisches Sexualhormon. Wenn der Körper den Wirkstoff abbaut, entstehen Substanzen, die wie Östrogen wirken, solche, die wie Gestagen wirken, und solche, die wie männliche Hormone wirken. Aufgrund der östrogenen Wirkung mildert Tibolon Wechseljahrsbeschwerden wie Hitzewallungen und trockene Scheidenhaut. Die gestagene Wirkung soll verhindern, dass sich die Gebärmutterschleimhaut verdickt, oder sie soll dieses Wachstum zumindest verringern. Eine große Studie, in deren Verlauf bei nahezu einer Million Frauen kontrolliert wurde, wie sie Medikamente zur Behandlung von Wechseljahrsbeschwerden vertrugen, hat Hinweise erbracht, dass sich bei der Anwendung von Tibolon die Gebärmutterschleimhaut verdickt – ähnlich wie bei Mitteln mit Östrogen allein. Das Risiko, dass sich ein Gebärmutterschleimhautkrebs entwickelt, war bei Tibolon-Anwenderinnen im Vergleich zu Frauen, die keine Hormone nahmen, aber auch im Vergleich zu Frauen, die kontinuierlich eine Kombination aus Östrogen und Gestagen verwendeten, erhöht. Auffallend stark war die Risikoerhöhung bei eher schlanken Frauen (BMI unter 25 kg/m²). Im Durchschnitt hatten die Frauen Tibolon länger als drei Jahre angewendet.

Anders als bei der Behandlung mit Östrogen ist es bisher bei der Anwendung von Tibolon gemäß der Empfehlung des Herstellers nicht notwendig, zusätzlich ein Gestagen einzunehmen, durch das die Gebärmutterschleimhaut einmal im Monat abbluten kann. Ob sich dieses ändern wird, muss eine neue Risikobewertung durch die Zulassungsbehörde zeigen. Bis diese vorliegt, sollten Frauen, deren Gebärmutter nicht entfernt ist, ihr individuelles Risiko mit dem Arzt besprechen. Dieser kann dann gegebenenfalls in regelmäßigen Abständen anhand einer Ultraschalluntersuchung kontrollieren, ob sich die Gebärmutterschleimhaut verdickt hat.

Da das Risiko, an Gebärmutterschleimhautkrebs zu erkranken, mit der Dauer der Einnahme ansteigt, sollte eine Behandlung mit Tibolon nicht länger als höchstens drei Jahre dauern.

Der Hersteller gab bisher zudem an, dass Tibolon den Stoffwechsel und die Knochendichte ähnlich positiv beeinflusst wie Östrogen (Tibolon ist aber nicht zur Behandlung von Osteoporose zugelassen), jedoch nicht dessen negative Wirkungen auf das Brustgewebe hat. Die letzte Aussage lässt sich jedoch nicht mehr halten, seit die Ergebnisse der obengenannten Studie vorliegen: Sowohl bei einer Östrogentherapie als auch bei der mit Tibolon war nach dieser Studie das Risiko für Brustkrebs erhöht. Bei der Behandlung mit Tibolon bekam eine etwas größere Anzahl von Frauen Brustkrebs als aus der Gruppe, die nur Östrogen ohne Gestagenzusatz eingenommen hatte. Für eine konventionelle Östrogen-Gestagen-Therapie war nach dieser Untersuchung das Brustkrebsrisiko am höchsten.

Die Langzeitwirkungen von Tibolon im Hinblick auf Herz-Kreislauf-Erkrankungen sind zwar immer noch nicht ausreichend durch aussagekräftige Studien dokumentiert. Doch eine Studie zeigte bereits, dass Frauen, die durchschnittlich 2,4 Jahre mit Tibolon behandelt wurden, ein mehr als doppelt so hohes Risiko für einen Schlaganfall hatten wie die Frauen, die zum Schein behandelt wurden. Aus all diesen Gründen wird das Mittel als „mit Einschränkung geeignet“ bewertet.

ANWENDUNG

Laut Beipackzettel soll von Tibolon abends eine Tablette eingenommen werden. Nach wenigen Wochen müssten die Beschwerden deutlich zurückgegangen sein. Sie können das Mittel ohne Unterbrechung einnehmen, sollten es aber abzusetzen versuchen, wenn Ihre Beschwerden nachgelassen haben. Wenn die Beschwerden dann erneut heftig auftreten, können Sie dem begegnen, indem Sie viel trinken, Ihre körperliche Aktivität steigern, Yoga oder Meditation praktizieren, sich Kühlung verschaffen und Ihren Kontakt zu anderen Menschen verstärken.

Beginnen sollten Sie mit der Einnahme allerdings erst ein Jahr nach der letzten Blutung. Vorher ist damit zu rechnen, dass der Körper noch selbst Östrogen bildet; zudem reagiert die Gebärmutterschleimhaut noch zu sehr auf die östrogene Wirkung von Tibolon und kann sich verstärkt aufbauen. Dann müssen Sie mit Blutungen rechnen.

ACHTUNG

Gegenanzeigen

Unter folgenden Bedingungen dürfen Sie Tibolon nicht einnehmen:

- Sie haben Blutungen, deren Ursache nicht geklärt ist.
- Sie haben Durchblutungsstörungen des Herzens, des Gehirns oder in den Beinen.
- Die Funktion Ihrer Leber ist erheblich gestört oder Sie haben Leberkrebs.
- Sie haben einen Tumor, dessen Wachstum von Hormonen beeinflusst wird.

Wechselwirkungen mit Medikamenten

Wenn Sie noch andere Medikamente nehmen, ist zu beachten, dass Carbamazepin und Phenytoin (bei Epilepsien) und Rifampizin (bei Tuberkulose) die Wirkung von Tibolon verringern kann.

▶ **Unbedingt beachten**

Tibolon kann die Wirkung der gerinnungshemmenden Mittel Phenprocoumon und Warfarin, die bei erhöhter Thrombosegefahr als Tabletten eingenommen werden, verstärken. Näheres hierzu finden Sie unter „Mittel zur Blutverdünnung: verstärkte Wirkung“ (→ Seite 11).

UNERWÜNSCHTE WIRKUNGEN

▶ **Keine Maßnahmen erforderlich**

Mehr als 1 von 100 Frauen bekommt Gelenkschmerzen, Kopfschmerzen, Sodbrennen und Verdauungsstörungen. Manche nehmen an Gewicht zu.

▶ **Muss beobachtet werden**

Bei mehr als 1 von 100 Frauen treten in den ersten Monaten der Behandlung erneut Blutungen auf. Diese kommen noch häufiger vor, wenn sie die Behandlung anders als empfohlen früher als zwölf Monate nach der letzten Blutung beginnen.

Bei ebenso vielen Frauen verschlechtert sich der Zuckerstoffwechsel. Sie können darauf durch starken Durst und verstärktes nächtliches Wasserlassen aufmerksam werden. Um festzustellen, ob sich ein Diabetes entwickelt hat, sollten Sie Ihren Blutzuckerspiegel kontrollieren lassen.

Es kann Hautausschlag auftreten, eine Akne kann sich verstärken und die Gesichtsbehaarung zunehmen. Vergehen diese Hauterscheinungen nach zwei bis drei Tagen nicht, sollten Sie sich an einen Arzt wenden.

Das Mittel kann die Leber (→ Seite 15) schädigen. Treten Übelkeit, Erbrechen und/oder dunkel gefärbter Urin auf und ist der Stuhl auffällig hell, sollten Sie einen Arzt aufsuchen.

Es kann sich eine Depression (→ Seite 16) entwickeln.

▶ **Sofort zum Arzt**

Der Blutdruck kann ansteigen, eventuell verbunden mit Kopfschmerzen.

Das Mittel kann die Leber (→ Seite 15) schwer schädigen und eine Gelbsucht auslösen. Wenn sich die Haut gelb färbt und Sie zusätzlich einen starken Juckreiz am ganzen Körper verspüren, sollten Sie sofort einen Arzt aufsuchen.

Wenn sich Ihre Sehfähigkeit verschlechtert oder gar Teile des Gesichtsfeldes dunkel erscheinen, sollten Sie sofort zum Arzt gehen. Es kann sich um eine Netzhautablösung handeln.

Gestagene (gegebenenfalls zusätzlich zur Östrogenbehandlung)

Chlormadinon

Chlormadinon JENAPHARM

Dydrogesteron

Duphaston

Medroxyprogesteron

CLINOFEM

Norethisteron

Gestakadin, Norethisteron JENAPHARM, Primolut-Nor

Progesteron

Utrogest

Normalerweise muss jede Östrogenbehandlung durch die Einnahme eines Gestagens ergänzt werden. Warum das notwendig ist, lesen Sie unter „Behandlung mit Medikamenten" (→ Seite 529).

Nur Frauen, deren Gebärmutter entfernt wurde oder die den Wirkstoff Estriol in geringer Dosierung vaginal anwenden, brauchen kein zusätzliches Gestagen.

Bis auf Progesteron sind alle hier aufgeführten Substanzen künstlich hergestellte Gestagene, die ähnlich wirken wie das Progesteron, das der Körper selbst produziert. Ein Teil von ihnen leitet sich von dem männlichen Hormon Testosteron ab. Diese Herkunft und die Veränderungen am Molekül bestimmen, wie stark die gestagene Wirkung der jeweiligen Substanz ist und mit welchen unerwünschten Wirkungen sie belastet ist. Teilweise wirken die Eigenschaften des männlichen Hormons auch nach der chemischen Umwandlung in dem Gestagen fort und bestimmen die unerwünschten Wirkungen wie zum Beispiel Haarwuchs, Veränderung der Stimme, unreine Haut und Akne.

Einige Frauen haben von Natur aus ein Hormonmuster, bei dem die männliche Hormonkomponente betont ist. Sichtbar wird das an einer eher fettigen Haut, die zu Akne neigt, an einer stärkeren Körperbehaarung und Haarausfall. Für diese Frauen eignet sich besonders Chlormadinon, das diesem Hormonmuster entgegenwirkt.

Ein Gestagen mit nur geringer männlicher Restwirkung ist Dydrogesteron. Bei Medroxyprogesteron kommt die männliche Restwirkung erst zum Tragen, wenn es höher dosiert wird. Um Beschwerden in den Wechseljahren zu behandeln, ist eine solche Dosierung meist nicht erforderlich.

Norethisteron ist ein Gestagen mit deutlicher Restwirkung des männlichen Hormons. Seine Nebeneffekte betreffen vor allem den Fettstoffwechsel. Er kann sich durch dieses Gestagen so verändern, dass Herz-Kreislauf-Erkrankungen wahrscheinlicher werden.

Progesteron ist das Gestagen, das der Körper selbst bildet. Es beeinflusst den Stoffwechsel nur wenig und beeinträchtigt – anders als die anderen Gestagene – die Leberfunktion und den Kalzium- und Fettstoffwechsel kaum. Progesteron wirkt bei jeder Frau unterschiedlich, insgesamt aber relativ schwach.

Welches Gestagen der Arzt auswählt, um die Östrogenbehandlung zu ergänzen, kann sich daran orientieren, ob das Hormonmuster der Frau männlich betont ist. Unbedingt sollte berücksichtigt werden, ob sie ein besonderes Risiko für Herz-Kreislauf-Erkrankungen hat.

ANWENDUNG

Für die Anwendung von Östrogen und Gestagen in den Wechseljahren gibt es verschiedene Schemata. Welches Schema für die Frau infrage kommt, hängt davon ab, wie stark ihre Gebärmutterschleimhaut auf Östrogen reagiert und ob sie sich weiterhin mit Blutungen abfinden kann. Derzeit ist es gebräuchlich, das Gestagen während der letzten zehn Tage zusätzlich zu dem Östrogen einzunehmen. Besser ist eine Einnahmedauer von 12 oder 14 Tagen, denn Untersuchungen weisen darauf hin, dass das Risiko für einen Gebärmutterschleimhautkrebs abnimmt, wenn das Gestagen länger hinzugenommen wird.

Näheres zur Behandlung mit Östrogen und Gestagen in einem Kombinationsprodukt lesen Sie unter „Kombinationen: Östrogen- + Gestagen-Tabletten" (→ Seite 542) und „Kombinationen: Östrogen + Gestagen-Pflaster" (→ Seite 543).

Wenn Östrogen und Gestagen in getrennten Präparaten eingenommen werden, sind zwei Behandlungsarten gebräuchlich:

- 21 Tage lang werden Östrogentabletten eingenommen oder -pflaster aufgeklebt. In den letzten 10 bis 14 Tagen des Behandlungszyklus werden zusätzlich Tabletten oder Pflaster verwendet, die Gestagen enthalten. Dann folgt eine hormonfreie Woche, in der sich meist eine leichte Blutung einstellt. Nach sieben Tagen beginnt der neue Einnahmezyklus – auch dann, wenn die Blutung noch anhält.
- Diese Anwendung eignet sich für Frauen, die noch Blutungen haben und denen es nichts ausmacht, dass sie noch eine Weile andauern.
- Bei der anderen Variante wird drei Monate lang kontinuierlich Östrogen eingenommen und das Gestagen nur im dritten Monat für 10 bis 14 Tage. So tritt nur noch alle drei Monate eine Blutung auf. Diese Anwendungsart setzt voraus, dass die Gebärmutterschleimhaut nur noch verhalten auf Östrogen reagiert und der Arzt sie vierteljährlich mittels Ultraschall kontrolliert. Diese Behandlungsart können Frauen wählen, die Östrogen einnehmen wollen, sich aber mit monatlichen Blutungen nicht abfinden mögen.

Über mögliche Risiken dieser Therapieform liegen keine ausreichenden Erfahrungen vor. Da aber gesichert ist, dass das Risiko für Gebärmutterschleimhautkrebs steigt, je kürzer die Zeit der Gestageneinnahme ist, ist zu überlegen, ob Sie dieses Risiko eingehen wollen.

Alle Gestagene, auch Progesteron, machen müde. Am besten nehmen Sie die Tabletten also abends ein.

Achtung

Gegenanzeigen

Unter folgenden Bedingungen dürfen Sie die Mittel nicht anwenden:

- Sie haben Vaginalblutungen, deren Ursache nicht geklärt ist.
- Sie haben eine Lebererkrankung oder eine schwerwiegende Leberfunktionsstörung.
- Sie hatten bei einer Schwangerschaft eine Gelbsucht oder einen juckenden Ausschlag am ganzen Körper. Auch das deutet darauf hin, dass die Leber beeinträchtigt ist.

Unter folgenden Bedingungen muss der Arzt Nutzen und Risiken besonders sorgfältig abwägen:

- Sie hatten schon einmal eine Venenthrombose oder eine Lungenembolie. Wenn in Ihrer Familie jemand davon betroffen ist, sollte vor der Behandlung die Gerinnungsfähigkeit Ihres Blutes bestimmt werden.
- Sie leiden an Herz- oder Nierenerkrankungen, Epilepsie oder Asthma. Weil der Körper durch die Gestagene vermehrt Wasser einlagert, können sich diese Krankheiten verschlimmern.

Wechselwirkungen mit Medikamenten

Wenn Sie noch andere Medikamente nehmen, ist zu beachten:

- Gestagene wirken schwächer, wenn Sie Mittel bei Epilepsien, Tuberkulose oder bestimmte Antibiotika (Tetrazykline, Amoxizillin bei Infektionen) sowie den Wirkstoff Griseofulvin (innerlich bei Pilzinfektionen) einnehmen. Eventuell muss die Dosierung des Hormons dieser Situation angepasst werden.
- Wenn Sie Kohlepräparate einnehmen, um einen Durchfall zu stoppen, kann der Körper die Gestagene nicht komplett aufnehmen. Sie wirken dann schwächer.
- Frauen mit Diabetes müssen bei einer Gestagentherapie eventuell mehr Insulin spritzen oder die Dosierung der Tabletten, mit denen der Diabetes behandelt wird, muss erhöht werden. Sie sollten daher Ihren Blutzucker regelmäßig kontrollieren.

Unerwünschte Wirkungen

▶ **Keine Maßnahmen erforderlich**

Mindestens 1 von 100 Frauen nimmt durch die Behandlung an Gewicht zu, weil einerseits der Appetit wächst und der Körper andererseits in seinen Geweben durch die Hormone mehr Wasser einlagert.

Die Lust auf Sex kann sich verändern.

Medroxyprogesteron, Norethisteron: Wenn Sie das Medikament länger einnehmen, kann sich eine Akne entwickeln.

Norethisteron: Die Stimme kann tiefer werden.

▶ **Muss beobachtet werden**

Bekommen Sie Juckreiz am ganzen Körper, der länger als zwei bis drei Tage anhält, sollten Sie sich an einen Arzt wenden.

Der Zuckerstoffwechsel kann sich verändern. Sie können darauf durch starken Durst und verstärktes nächtliches Wasserlassen aufmerksam werden. Um festzustellen, ob sich ein Diabetes entwickelt hat, sollten Sie Ihren Blutzuckerspiegel kontrollieren lassen.

Gestagene können den Blutdruck ansteigen lassen. Normalerweise bemerken Sie das nur, wenn Sie ihn regelmäßig selbst messen. Steigt der Blutdruck auf Werte über 140/90 mmHg an, sollten Sie einen Arzt aufsuchen.

▶ **Sofort zum Arzt**

Schmerzen in den Beinen oder im Brustkorb, Atemnot, akute Seh- und Hörstörungen und migräneartige Kopfschmerzen, die zum ersten Mal auftreten, können Symptome einer Thrombose im Bein oder einer Embolie sein. Diese ist lebensgefährlich. Bei den ersten Warnzeichen sollten Sie sich sofort an einen Arzt wenden.

Durch Gestagene kann sich die Stoffwechselkrankheit Porphyrie entwickeln. Darauf können Sie durch dunkle Urinflecken in der Unterwäsche aufmerksam werden oder wenn Ihr Urin in der Toilette dunkler aussieht als früher und Sie Bauchbeschwerden haben.

Kombination: Östrogen- + Antiandrogen-Dragees

Estradiolvalerat + Cyproteron

Climen

In diesem Präparat sind elf Dragees mit dem Östrogen Estradiolvalerat und zehn Tabletten mit Estradiolvalerat und Cyproteron als Gestagen kombiniert. Cyproteron ist ein sonst kaum gebräuchliches Gestagen, dessen Wirkung dem Einfluss der männlichen Hormone im weiblichen Körper entgegengerichtet ist. Dadurch kann es Haarausfall, Gesichtsbehaarung und unreine und fettige Haut positiv beeinflussen. Da Cyproteron jedoch in Verdacht steht, die Leber schwerwiegend zu schädigen, wird dieses Mittel zur Hormonbehandlung bei Beschwerden während der Wechseljahre als „wenig geeignet" bewertet.

Anwendung

Die Dragees nehmen Sie in der Reihenfolge ein, wie es in der Packung angegeben ist.

Achtung

Östrogene sollten Sie sechs Wochen vor einer geplanten Operation, nach der Sie längere Zeit liegen müssen, absetzen. Durch Bewegungsmangel und längeres Liegen steigt das Thromboserisiko.

Gegenanzeigen

Wann Sie dieses Mittel nicht anwenden dürfen, lesen Sie unter „Östrogen" (→ Seite 532).

Wechselwirkungen mit Medikamenten

Was bei der Einnahme anderer Medikamente zu beachten ist, lesen Sie unter „Östrogen" (→ Seite 533).

Unerwünschte Wirkungen

Es gelten alle Angaben zu „Östrogen" (→ Seite 533) und „Gestagene" (→ Seite 540).

Zusätzlich ist zu beachten:

▶ **Muss beobachtet werden**

Über das Brustkrebsrisiko bei Frauen in Deutschland und wie es sich durch die Einnahme von Hormonen in und nach den Wechseljahren verändert, gibt es noch keine verlässlichen Zahlen. Anhand der in anderen Ländern durchgeführten Untersuchungen und der Verordnungszahlen von Wechseljahrshormonen in Deutschland wurde ausgerechnet, dass von den geschätzten 42 000 Frauen, die jährlich in Deutschland an Brustkrebs erkranken, schätzungsweise 4 700 Frauen die Krankheit durch die Hormonbehandlung bekamen.

Dem erhöhten Brustkrebsrisiko versucht man zu begegnen, indem man den Frauen rät, ihre Brust regelmäßig selbst abzutasten, sich zweimal jährlich untersuchen und – insbesondere im Alter zwischen 50 und 69 Jahren – alle zwei Jahre eine Mammografie machen zu lassen. Die Gefahr, einen Tumor erst recht spät zu entdecken, bleibt dennoch groß, weil das Brustgewebe durch die Östrogeneinnahme „dicht" bleibt wie vor den Wechseljahren. Kleine Knoten sind dann schlecht zu tasten, und Krebsherde sind in der Röntgenaufnahme einer solchen Brust schwieriger zu finden. In dieser Situation kann eine Ultraschalluntersuchung das Risiko verringern, einen Krebsherd im dichten Brustgewebe zu übersehen.

Etwa fünf Jahre nach dem Ende der Behandlung ist das Brustkrebsrisiko wieder so hoch wie vor der Therapie.

Das Risiko, dass sich in der Galle Steine oder Entzündungen bilden, ist bei einer Hormonbehandlung erhöht. Von 500 Frauen, die Östrogen und Gestagen kombiniert einnehmen, bekommt eine Frau durch die Behandlung eine Gallenblasenerkrankung.

Aufgrund des Gestagens Cyproteron, das in diesem Präparat enthalten ist, gilt darüber hinaus: Bei starken Bauchschmerzen oder Juckreiz am ganzen Körper sollten Sie sich an den Arzt wenden. Es kann sich um eine schwerwiegende Erkrankung der Leber (→ Seite 15), eventuell sogar Leberkrebs handeln.

▶ **Sofort zum Arzt**

Migräneartige Kopfschmerzen, die zum ersten Mal auftreten oder ungewöhnlich stark sind, Sehstörungen oder Flimmern vor den Augen und

Hörschwäche, Schmerzen in der Leistenbeuge oder Kniekehle, zusammen mit einem Schwere- oder Stauungsgefühl in den Beinen deuten auf eine Thrombose hin. Bei diesen Beschwerden sollten Sie sofort zum Arzt gehen.
Besonders im ersten Einnahmejahr ist das Risiko für Venenthrombosen und Lungenembolien doppelt so hoch wie bei Frauen, die keine Hormone einnehmen. Bei 1 von 1 000 bis 10 000 Behandelten kommt es zu einer Lungenembolie.

HINWEISE

Zur Empfängnisverhütung

Da diese Hormonkombination nicht empfängnisverhütend wirkt, müssen Frauen, die noch schwanger werden können, während der Behandlung eine nichthormonelle Verhütungsmethode, also zum Beispiel Kondome, Diaphragma und spermientötende Mittel, anwenden. Cyproteron kann bei männlichen Embryonen zur Verweiblichung der Geschlechtsorgane führen.

Kombinationen: Östrogen- + Gestagen-Tabletten

Estradiol + Dienogest

Climodien (Einphasenpräparat 28-Tage-Schema), ***Lafamme*** (Einphasenpräparat 28-Tage-Schema)

Estradiol + Dydrogesteron

Femoston (Zweiphasenpräparat), ***Femoston Conti*** (Einphasenpräparat)

Estradiol + Levonorgestrel

Cyclo-Progynova N (Zweiphasenpräparat), ***Klimonorm*** (Zweiphasenpräparat), ***Östronara*** (Zweiphasenpräparat 28-Tage-Schema)

Estradiol + Medroxyprogesteron

Gianda (Zweiphasenpräparat 26-Tage-Schema), ***Indivina*** (Einphasenpräparat 28-Tage Schema), ***OSMIL*** (Zweiphasenpräparat 28-Tage-Schema), ***Sisare Tabletten*** (Zweiphasenpräparat)

Estradiol + Norethisteron

Activelle (Einphasenpräparat), ***Clionara*** (Einphasenpräparat 28-Tage-Schema), ***Gynamon*** (Einphasenpräparat), ***Kliogest N*** (Einphasenpräparat), ***Mericomb*** (Zweiphasenpräparat 28-Tage-Schema), ***Merigest*** (Einphasenpräparat), ***Novofem*** (Zweiphasenpräparat 28-Tage-Schema), ***Trisequens*** (Dreiphasenpräparat)

Konjugierte Östrogene + Medrogeston

Presomen compositum (Zweiphasenpräparat)

Konjugierte Östrogene + Medroxyprogesteron

Climopax (Einphasenpräparat), ***Climopax cyclo*** (Zweiphasenpräparat)

Estradiol + Estriol + Levonorgestrel

CycloÖstrogynal (Zweiphasenpräparat)

Diese Präparate enthalten die Hormone Östrogen und Gestagen in einer Packung. Um Wechseljahrsbeschwerden für kurze Zeit zu lindern, sind die Mittel als „geeignet" zu bewerten, wenn der Östrogenanteil eine Dosierung von 2 Milligramm Estradiol oder 0,625 Milligramm konjugierte Östrogene nicht überschreitet. Andernfalls gelten sie als „mit Einschränkung geeignet", denn eine so hohe Östrogendosis ist allenfalls angebracht, wenn sich sehr starke Beschwerden mit einem geringer dosierten Mittel nicht bessern. Sie werden als „wenig geeignet" angesehen für Frauen, deren Gebärmutter entfernt wurde, denn der Gestagenzusatz ist für sie nicht notwendig. Näheres hierzu lesen Sie unter „Behandlung mit Medikamenten" (→ Seite 529).
Climodien, *Lafamme*: Diese Präparate enthalten mit Dienogest ein neuartiges Gestagen. Dieses ist zwar bereits in einigen Mitteln zur Empfängnisverhütung (→ Seite 507) in Gebrauch, nicht jedoch bei Wechseljahrsbeschwerden. Wie sich dieses Gestagen bei längerer Anwendungszeit auf das Risiko für Thromboembolien auswirkt, ist noch nicht abschließend zu beurteilen. Bei anderen Produkten, deren Gestagen besser einschätzbar ist, besteht diese Unklarheit nicht.
Je nachdem ob alle Tabletten des Präparats Östrogen und Gestagen gemeinsam enthalten oder ob die beiden Hormone unterschiedlich auf die Tabletten verteilt sind, werden die Produkte als Ein-, Zwei- oder Dreiphasenpräparate bezeichnet.

- Einphasenpräparate: Alle Tabletten enthalten Östrogen und Gestagen in fixer Kombination. Ein solches Mittel verwenden Sie kontinuierlich jeden Tag. Regelmäßige Blutungen gibt es dann nicht mehr. Allerdings kann es, besonders zu Beginn der Behandlung, manchmal zwischendurch leicht bluten. Diese Anwendung eignet sich besonders für Frauen, die schon längere Zeit keine Blutungen mehr hatten und bei denen Kontrolluntersuchungen ergeben, dass sich ihre Gebärmutterschleimhaut nur noch geringfügig aufbaut.
- Zweiphasenpräparate. Sie enthalten mindestens elf Tabletten mit Östrogen und mindestens zehn Tabletten mit Östrogen und Gestagen. Bei diesem Einnahmeschema nehmen Sie das Gestagen nur in der zweiten Phase ein.
- Dreiphasenpräparate. Mit einem solchen Präparat nehmen Sie zunächst Tabletten nur mit

Östrogen ein, dann solche mit Östrogen und Gestagen zusammen, dann wieder einige Tabletten nur mit Östrogen.
Die Produkte, die zwölf oder mehr Tabletten mit Gestagen enthalten, gelten als besonders günstig, nachdem sich herausgestellt hat, dass das Risiko für Gebärmutterschleimhautkrebs bei einer Östrogenbehandlung in den Wechseljahren umso geringer ist, je länger die Phase ist, in der Gestagen eingenommen wird.

ANWENDUNG

Die Tabletten nehmen Sie in der Reihenfolge ein, wie es durch die Packung vorgegeben ist.
Von Zeit zu Zeit ist es sinnvoll, die Dosierung des Mittels schrittweise zu verringern und es dann ganz wegzulassen, um zu prüfen, ob der Körper bereits wieder zu einem Gleichgewicht zurückgefunden hat. Wird das Mittel hingegen abrupt abgesetzt, können die alten Beschwerden erneut heftig auftreten. Dem können Sie begegnen, indem Sie viel trinken, Ihre körperliche Aktivität steigern, Yoga oder Meditation praktizieren, sich Kühlung verschaffen und Ihren Kontakt zu anderen Menschen verstärken.

ACHTUNG

Aufgrund des Östrogenanteils sollten Sie die Mittel sechs Wochen vor einer geplanten Operation, nach der Sie längere Zeit liegen müssen, absetzen. Durch Bewegungsmangel und längeres Liegen steigt das Thromboserisiko.

Gegenanzeigen

Wann Sie die Mittel nicht anwenden dürfen, lesen Sie unter „Östrogen" (→ Seite 532) und „Gestagene" (→ Seite 540).

Wechselwirkungen mit Medikamenten

Was bei der Einnahme anderer Medikamente zu beachten ist, lesen Sie unter „Östrogen" (→ Seite 533) und „Gestagene" (→ Seite 540).

UNERWÜNSCHTE WIRKUNGEN

Es gelten die Angaben zu „Östrogen" (→ Seite 533) und „Gestagene" (→ Seite 540).
Zusätzlich ist zu beachten:

▶ **Muss beobachtet werden**

Über das Brustkrebsrisiko bei Frauen in Deutschland und wie es sich durch die Einnahme von Hormonen in und nach den Wechseljahren verändert, gibt es noch keine verlässlichen Zahlen. Anhand der in anderen Ländern durchgeführten Untersuchungen und der Verordnungszahlen von Wechseljahrshormonen in Deutschland wurde ausgerechnet, dass von den geschätzten 42 000 Frauen, die jährlich in Deutschland an Brustkrebs erkranken, schätzungsweise 4 700 Frauen die Krankheit durch die Hormonbehandlung bekamen.
Dem erhöhten Brustkrebsrisiko versucht man zu begegnen, indem man den Frauen rät, ihre Brust regelmäßig selbst abzutasten, sich zweimal jährlich untersuchen und – insbesondere im Alter zwischen 50 und 69 Jahren – alle zwei Jahre eine Mammografie machen zu lassen. Die Gefahr, einen Tumor erst recht spät zu entdecken, bleibt dennoch groß, weil das Brustgewebe durch die Östrogeneinnahme „dicht" bleibt wie vor den Wechseljahren. Kleine Knoten sind dann schlecht zu tasten, und Krebsherde sind in der Röntgenaufnahme einer solchen Brust schwieriger zu finden. In dieser Situation kann eine Ultraschalluntersuchung das Risiko verringern, einen Krebsherd im dichten Brustgewebe zu übersehen.
Etwa fünf Jahre nach dem Ende der Behandlung ist das Brustkrebsrisiko wieder so hoch wie vor der Therapie.
Das Risiko, dass sich in der Galle Steine oder Entzündungen bilden, ist bei einer Hormonbehandlung erhöht. Von 500 Frauen, die Östrogen und Gestagen kombiniert einnehmen, bekommt 1 Frau durch die Behandlung eine Gallenblasenerkrankung.

▶ **Sofort zum Arzt**

Besonders im ersten Einnahmejahr ist das Risiko für Venenthrombosen und Lungenembolien doppelt so hoch wie bei Frauen, die keine Hormone einnehmen. Bei 1 von 1 000 bis 10 000 Behandelten kommt es zu einer Lungenembolie.

HINWEISE

Zur Empfängnisverhütung

Diese Hormonkombinationen wirken nicht empfängnisverhütend. Frauen, die noch schwanger werden können, müssen während der Behandlung eine nichthormonelle Verhütungsmethode, zum Beispiel Kondome, Diaphragma und spermientötende Mittel, anwenden.

■ Kombination: Östrogen- + Gestagen-Pflaster

Estradiol + Norethisteron

Estalis sequi, Estragest TTS

Diese Präparate enthalten in einer Packung Pflaster mit Östrogen und solche mit Östrogen und Gestagen. Die Behandlung mit diesen Pflastern entspricht der Einnahme eines Zweiphasenpräparats. Allerdings kann bei der Anwendung der Hormone als Pflaster ihre Dosierung geringer sein als in Mitteln zum Einnehmen. Ob dies aber auch zu weniger unerwünschten Wirkungen führt, ist unklar. Bisher ist jedenfalls nicht durch Studien belegt, dass bei der Anwendung der Hormone als Pflaster das erhöhte Risiko für Herzinfarkt, Schlaganfall oder Krebserkrankungen nicht besteht, das für die Hormonanwendung sonst bekannt ist. Daher erhalten Pflaster dieselben Bewertungen wie die Mittel zum Einnehmen. Die Mittel gelten für Frauen mit Gebärmutter als „geeignet“, um Wechseljahrsbeschwerden für kurze Zeit zu lindern. Sie sind „wenig geeignet“ für Frauen, deren Gebärmutter entfernt wurde, denn der Gestagenzusatz ist für sie nicht notwendig. Näheres hierzu lesen Sie unter „Behandlung mit Medikamenten“ (→ Seite 529).

Anwendung

Die Pflaster kleben Sie in der Reihenfolge auf, wie es in der Packung angegeben ist.

Die Wirkstoffmenge reicht für drei bis vier Tage. Damit Sie den Zeitpunkt nicht versäumen, an dem Sie das Pflaster wechseln müssen, sollten Sie sich zwei Tage der Woche als „Pflaster-Klebetage“ aussuchen.

Als Klebestelle ist der Bauch vorgesehen. Die Haut soll fettfrei und haarlos sein und nicht von Hosen- oder Rockbund eingeschnürt werden. Üblicher Hygiene und normalen Sportaktivitäten ist das Pflaster gewachsen. Saunabesuche und ein bewegtes Liebesleben überfordern seine Haftfestigkeit jedoch oft. Dann müssen Sie ein neues Pflaster nehmen. Um die Haut zu schonen, kleben Sie die Pflaster abwechselnd einmal links, einmal rechts auf.

Die Pflaster tragen Sie vier Wochen lang; üblicherweise tritt einmal im Monat eine Blutung auf.

Von Zeit zu Zeit ist es sinnvoll, die Dosierung des Mittels schrittweise zu verringern und es dann ganz wegzulassen, um zu prüfen, ob der Körper bereits wieder zu einem Gleichgewicht zurückgefunden hat. Wird das Mittel allerdings abrupt abgesetzt, können die alten Beschwerden erneut heftig auftreten. Dem können Sie begegnen, indem Sie viel trinken, Ihre körperliche Aktivität steigern, Yoga oder Meditation praktizieren, sich Kühlung verschaffen und Ihren Kontakt zu anderen Menschen verstärken.

Achtung

Östrogene sollten Sie sechs Wochen vor einer geplanten Operation, nach der Sie längere Zeit liegen müssen, absetzen. Durch Bewegungsmangel und längeres Liegen steigt das Thromboserisiko.

Durch die Bestrahlung mit UV-Licht wird der Wirkstoff schneller abgebaut; außerdem kann das Licht die Haut zur Bildung von braunem Farbstoff anregen. Darum sollten Sie die Klebestelle nie direkt dem Sonnen- und Solariumlicht aussetzen. Als Schutz genügt ein Stück Stoff.

Gegenanzeigen

Wann Sie die Mittel nicht anwenden dürfen, lesen Sie unter „Östrogen“ (→ Seite 532) und „Gestagene“ (→ Seite 540).

Unerwünschte Wirkungen

Es gelten die Angaben zu „Östrogen“ (→ Seite 533) und „Gestagene“ (→ Seite 540).

Darüber hinaus gilt noch:

▶ **Keine Maßnahmen erforderlich**

Bei bis zu 17 Prozent der Frauen rötet sich die Haut unter dem Pflaster oder sie juckt. Bei denjenigen, die Matrixpflaster verwenden, ist es nur 1 von 100.

▶ **Muss beobachtet werden**

Über das Brustkrebsrisiko bei Frauen in Deutschland und wie es sich durch die Anwendung von Hormonen in und nach den Wechseljahren verändert, gibt es noch keine verlässlichen Zahlen. Anhand der in anderen Ländern durchgeführten Untersuchungen und der Verordnungszahlen von Wechseljahrshormonen in Deutschland wurde ausgerechnet, dass von den geschätzten 42 000 Frauen, die jährlich in Deutschland an Brustkrebs erkranken, schätzungsweise 4 700 Frauen die Krankheit durch die Hormonbehandlung bekamen.

Dem erhöhten Brustkrebsrisiko versucht man zu begegnen, indem man den Frauen rät, ihre Brust regelmäßig selbst abzutasten, sich zweimal jährlich untersuchen und – insbesondere im Alter zwischen 50 und 69 Jahren – alle zwei Jahre eine Mammografie machen zu lassen. Die Gefahr, einen Tumor erst recht spät zu entdecken, bleibt dennoch groß, weil das Brustgewebe durch die Östrogeneinnahme „dicht“ bleibt wie vor den Wechseljahren. Kleine Knoten sind dann schlecht zu tasten, und Krebsherde sind in der Röntgenaufnahme einer solchen Brust schwieriger zu finden. In dieser Situation kann eine Ultraschallun-

tersuchung das Risiko verringern, einen Krebsherd im dichten Brustgewebe zu übersehen.
Durch die Hormonbehandlung steigt das Brustkrebsrisiko in und nach den Wechseljahren an, und zwar umso mehr, je länger die Behandlung dauert, und es ist für ältere Frauen größer als für jüngere; allerdings ist noch nicht gesichert, in welchem Ausmaß.
Etwa fünf Jahre nach dem Ende der Behandlung ist das Brustkrebsrisiko wieder so hoch wie vor der Therapie.
Das Risiko, dass sich in der Galle Steine oder Entzündungen bilden, ist bei einer Hormonbehandlung erhöht. Von 500 Frauen, die Östrogen und Gestagen kombiniert als Tabletten einnehmen, bekommt 1 Frau durch die Behandlung eine Gallenblasenerkrankung. Es ist zu vermuten, dass dies bei Pflasterzubereitungen anders ist, da Leber und Galle hier eine geringere Hormonmenge verarbeiten müssen. Ausreichend nachgewiesen ist dies aber noch nicht.
Bei weniger als 1 von 10 000 Frauen kann sich eine schmerzhafte Hautentzündung mit oder ohne Blasen entwickeln.

▶ **Sofort zum Arzt**
Besonders im ersten Anwendungsjahr ist das Risiko für Venenthrombosen und Lungenembolien doppelt so hoch wie bei Frauen, die keine Hormone einnehmen. Bei 1 von 1 000 bis 10 000 Behandelten kommt es zu einer Lungenembolie.

HINWEISE

Zur Empfängnisverhütung
Diese Hormonkombination wirkt nicht empfängnisverhütend. Darum müssen Frauen, die noch schwanger werden können, während der Behandlung eine nichthormonelle Verhütungsmethode, zum Beispiel Kondome, Diaphragma und spermientötende Mittel, anwenden.

Kombinationen: Scheidencreme/-tabletten

Estradiol + Prednisolon
linoladiol-H N
Estriol + Lactobacillus acidophilus
Gynoflor
In diesen Mitteln ist ein Östrogen mit anderen Arzneistoffen kombiniert. Mit ihnen sollen die Beschwerden einer trockenen Scheide behoben werden.
Die Kombination von Östrogen und dem Glukokortikoid Prednisolon, wie sie in *linoladiol-H N* vorliegt, wird als „wenig geeignet" bewertet. Sie ist aus mehreren Gründen nicht sinnvoll. Glukokortikoide können bei Beschwerden durch eine akute Entzündung für kurze Zeit angewendet werden. Eine trockene Scheide ist aber keine Entzündung, sondern beruht auf einer altersbedingt dünner und empfindlicher gewordenen Haut. Wenn dieses mit Östrogen behandelt wird, ist meist eine Langzeittherapie erforderlich. Werden jedoch Glukokortikoide über längere Zeit angewendet, können sich die Beschwerden verschlimmern, weil die Haut durch die Mittel noch dünner wird. Außerdem heilen Entzündungen schlechter ab, weil länger angewendete Glukokortikoide die Abwehrkräfte mindern. Dann können Infektionen mit Bakterien und Pilzen leichter Fuß fassen.
Auch die Kombination des Östrogens Estriol mit Milchsäurebakterien, Lactobacillus acidophilus, wird als „wenig geeignet" eingestuft. Um die Scheidenhaut zu beeinflussen, genügt Estriol allein. Dass die Kombination mit Milchsäurebakterien der Monotherapie mit Estriol überlegen und damit therapeutisch sinnvoll ist, ist nicht ausreichend nachgewiesen.

ANWENDUNG
Die Dosierung entnehmen Sie jeweils dem Beipackzettel.

ACHTUNG
Östrogene sollten Sie sechs Wochen vor einer geplanten Operation, nach der Sie längere Zeit liegen müssen, absetzen. Durch Bewegungsmangel und längeres Liegen steigt das Thromboserisiko.

Gegenanzeigen
Unter folgenden Bedingungen dürfen Sie die Mittel nicht anwenden:
- Sie haben Vaginalblutungen, deren Ursache nicht geklärt ist.
- Sie haben oder hatten Brust- oder Gebärmutterkrebs.

Die folgenden Bedingungen, bei denen Sie die Mittel nur mit Vorsicht verwenden dürfen, kommen bei der Anwendung von Estriol erst zum Tragen, wenn Sie über lange Zeit täglich mehr als 0,5 Milligramm anwenden. Für Estradiol gelten sie, wenn Sie es längere Zeit täglich vaginal anwenden.
- Sie oder nahe Verwandte hatten schon einmal eine Thrombose. Dann sollte die Gerinnungsfähigkeit Ihres Blutes bestimmt werden. Der Test entscheidet, ob Sie Östrogen anwenden dürfen oder nicht.
- Ihre Leber ist geschädigt oder arbeitet nicht einwandfrei. Sie hatten während einer Schwanger-

schaft eine Gelbsucht oder einen juckenden Hautausschlag am ganzen Körper. Sie haben Probleme mit der Galle.

linoladiol-H N: Aufgrund des enthaltenen Glukokortikoids sollten Sie das Mittel darüber hinaus nicht anwenden, wenn Sie eine Infektion der Scheide mit Bakterien oder Pilzen haben.

Wechselwirkungen mit Medikamenten

Die unter „Östrogen" (→ Seite 533) aufgeführten Wechselwirkungen kommen bei der Anwendung von Estriol erst zum Tragen, wenn Sie über lange Zeit täglich mehr als 0,5 Milligramm anwenden. Für Estradiol gelten sie, wenn Sie es längere Zeit täglich vaginal anwenden.

Unerwünschte Wirkungen

Die unter „Östrogen" (→ Seite 533) aufgeführten unerwünschten Wirkungen kommen bei der Anwendung von Estriol erst zum Tragen, wenn Sie über lange Zeit täglich mehr als 0,5 Milligramm anwenden. Für Estradiol gelten sie, wenn Sie es längere Zeit täglich vaginal anwenden.

► **Keine Maßnahmen erforderlich**

Bei mehr als 1 von 100 Frauen rötet sich die Scheide, brennt und juckt.

► **Muss beobachtet werden**

Die Scheide ist sehr rot und fühlt sich geschwollen an, eventuell haben sich Blasen gebildet.

Pflanzliches Mittel

Rhapontikrhabarber

Phyto-Strol

Pulverisierte Rhabarberwurzel (Rheum rhaponticum) hat Inhaltsstoffe, die auch in Abführmitteln enthalten sind. Daneben enthält sie Rhaponticin, eine stilbenartige Verbindung, die die gleichen Hormonwirkungen hat wie synthetische Östrogene. In den 1940er- und 1950er-Jahren wurde ein chemisch-synthetischer Vertreter der sogenannten Stilbene, nämlich Diethylstilbestrol, unter anderem Frauen verordnet, deren Schwangerschaft durch eine Früh- oder Fehlgeburt bedroht schien. Viele Jahre später stellte sich heraus, dass die Kinder dieser Frauen ein erhöhtes Risiko für verschiedene Krebsarten und andere schwerwiegende Gesundheitsstörungen haben. Die Substanz wird heute nicht mehr eingesetzt.

Weil der Inhaltsstoff von Rhapontikrhabarber, das Rhaponticin, ebenfalls zu den Stilbenen gehört, werden die problematischen Wirkungen der anderen Stilbene auch für diesen Pflanzenextrakt befürchtet. Darüber hinaus gibt es keinen verlässlichen Nachweis für die therapeutische Wirksamkeit des Rhabarberwurzelextraktes bei Wechseljahrsbeschwerden. Auch eine neue Studie, in der der Extrakt bei Frauen zwischen 45 und 55 Jahren angewendet wurde, kann nicht als Beleg für die therapeutische Wirksamkeit anerkannt werden. Aus der Gesamtheit dieser Gründe wird das Präparat als „wenig geeignet" bewertet.

Anwendung

Die Dosierung entnehmen Sie dem Beipackzettel.

Achtung

Unter folgenden Bedingungen dürfen Sie den Extrakt nicht anwenden:

- Sie haben einen Tumor, dessen Wachstum durch Östrogen angeregt wird.
- Sie leiden unter Endometriose.
- In Ihrer Gebärmutter wachsen Myome.
- Sie haben knotige und schmerzende Bereiche in der Brust (Mastopathie).
- Die Funktion Ihrer Leber ist schwer gestört.

Unerwünschte Wirkungen

► **Muss beobachtet werden**

Es können unregelmäßige Blutungen und Brustspannen auftreten. Vergeht das nach zwei bis drei Tagen nicht von selbst, sollten Sie das Mittel absetzen und einen Arzt aufsuchen.

Beschwerden während der Wechseljahre

Handelsname Darreichungsform	Zusammensetzung pro 1 ml/1 g oder wie angegeben bzw. pro abgeteilte Einheit	Kleinste Packungsgröße	Festbetrag in Euro	Packungspreis in Euro	Bewertung
Activelle Rp Filmtabletten	**Estradiol** 1 mg + **Norethisteronazetat** 0,5 mg	28 Stück		19,62	**Geeignet** für Frauen mit Gebärmutter, um belastende Wechseljahrsbeschwerden für kurze Zeit (ein bis zwei Jahre) zu behandeln. Enthält in allen Tabletten das notwendige Gestagen, um Gebärmutterschleimhautkrebs vorzubeugen. **Wenig geeignet** zur Behandlung von Frauen, deren Gebärmutter entfernt wurde. Der Zusatz von Gestagen ist bei ihnen nicht notwendig und kann mit einem höheren Risiko für unerwünschte Wirkungen einhergehen. **Wenig geeignet** zur Langzeitbehandlung. → Seite 542
Chlormadinon 2 mg JENAPHARM Rp Tabletten	**Chlormadinonazetat** 2 mg	12 Stück		13,34	**Geeignet**, um eine Östrogenbehandlung in den Wechseljahren bei Frauen mit Gebärmutter für mindestens 10 Tage im Therapiezyklus zu ergänzen. → Seite 539
Climen Rp Dragees	**Estradiolvalerat** 2 mg und **Estradiolvalerat** 2 mg + **Cyproteronazetat** 1 mg	21 Stück		17,96	**Wenig geeignet**, um Wechseljahrsbeschwerden zu behandeln. Kritisches Nutzen-Risiko-Verhältnis. Cyproteronazetat steht in Verdacht, schwerwiegende Leberschäden auszulösen. Nur vertretbar bei Frauen mit erkennbarer Wirkung männlicher Hormone (fettige Haut, Akne) und dann nur für kurze Zeit (ein bis zwei Jahre). **Wenig geeignet** zur Langzeitbehandlung. → Seite 541
Climodien 2/2 mg überzogene Tabletten Rp Tabletten	**Dienogest** 2 mg + **Estradiolvalerat** 2 mg	1 x 28 Stück		19,62	**Mit Einschränkung geeignet** für Frauen mit Gebärmutter, um belastende Wechseljahrsbeschwerden für kurze Zeit (ein bis zwei Jahre) zu behandeln. Enthält in allen Tabletten das notwendige Gestagen, um Gebärmutterschleimhautkrebs vorzubeugen. Wegen der noch nicht ausreichenden Daten über das Gestagen ist es noch nicht abschließend zu beurteilen. **Wenig geeignet** zur Behandlung von Frauen, deren Gebärmutter entfernt wurde. Der Zusatz von Gestagen ist bei ihnen nicht notwendig und kann mit einem höheren Risiko für unerwünschte Wirkungen einhergehen. **Wenig geeignet** zur Langzeitbehandlung. → Seite 542
Climopax mono 0,625 mg Rp	**Konjugierte Estrogene** 0,625 mg	60 Stück		18,96	**Geeignet** für Frauen ohne Gebärmutter, um belastende Wechseljahrsbeschwerden für kurze Zeit (ein bis zwei Jahre) zu behandeln, und für Frauen mit Gebärmutter, wenn für mindestens 10 Tage des Therapiezyklus zusätzlich ein Gestagen eingenommen wird. **Wenig geeignet** zur Langzeitbehandlung. → Seite 531

Hinweise zu den Tabellenspalten → Seite 28, zur Auswahl der Arzneimittel → Seite 23, zur Grundlage der Bewertung → Seiten 24, 27

▶

Beschwerden während der Wechseljahre Fortsetzung

Hinweise zu den Tabellenspalten → Seite 28, zur Auswahl der Arzneimittel → Seite 23, zur Grundlage der Bewertung → Seiten 24, 27

Handelsname Darreichungsform	Zusammensetzung pro 1 ml/1 g oder wie angegeben bzw. pro abgeteilte Einheit	Kleinste Packungsgröße	Festbetrag in Euro	Packungspreis in Euro	Bewertung
Climopax mono 1,25 mg Rp Tabletten	**Konjugierte Estrogene** 1,25 mg	60 Stück		29,38	**Mit Einschränkung geeignet** für Frauen ohne Gebärmutter, um belastende Wechseljahrsbeschwerden für kurze Zeit (ein bis zwei Jahre) zu behandeln, und für Frauen mit Gebärmutter, wenn für mindestens 10 Tage des Therapiezyklus zusätzlich ein Gestagen eingenommen wird. Eine so hohe Östrogendosis ist allenfalls bei Frauen mit sehr starken Wechseljahrsbeschwerden angebracht. **Wenig geeignet** zur Langzeitbehandlung → Seite 53
Climopax 0,625/2,5 mg Rp	**Konjugierte Estrogene** 0,625 mg + **Medroxyprogesteronazetat** 2,5 mg	28 Stück		17,01	**Geeignet** für Frauen mit Gebärmutter, um belastende Wechseljahrsbeschwerden für kurze Zeit (ein bis zwei Jahre) z behandeln. Enthält in allen Dragees das notwendige Gestagen, um Gebärmutterschleimhautkrebs vorzubeugen. **Wenig geeignet** zur Behandlung von Frauen, deren Gebärmutter entfernt wurde. Der Zusatz von Gestagen ist bei ihnen nicht notwendig und kann mit einem höhere Risiko für unerwünschte Wirkungen einhergehen. **Wenig geeignet** zur Langzeitbehandlung. → Seite 54
0,625/5 mg Rp	**Konjugierte Estrogene** 0,625 mg + **Medroxyprogesteronazetat** 5 mg	28 Stück		18,28	
Climopax cyclo 0,625/5 mg Rp Dragees	**Konjugierte Estrogene** 0,625 mg und **Konjugierte Estrogene** 0,625 mg + **Medroxyprogesteronazetat** 5 mg	28 Stück		16,56	**Geeignet** für Frauen mit Gebärmutter, um belastende Wechseljahrsbeschwerden für kurze Zeit (ein bis zwei Jahre) z behandeln. Enthält in 14 Dragees das notwendige Gestagen, um Gebärmutterschleimhautkrebs vorzubeugen. **Wenig geeignet** zur Behandlung von Frauen, deren Gebärmutter entfernt wurde. Der Zusatz von Gestagen ist bei ihnen nicht notwendig und kann mit einem höhere Risiko für unerwünschte Wirkungen einhergehen. **Wenig geeignet** zur Langzeitbehandlung. → Seite 54
CLINOFEM 2,5 Rp	**Medroxyprogesteronazetat** 2,5 mg	3 x 28 Stück	18,84	18,84	**Geeignet**, um eine Östrogenbehandlung in den Wechseljahren bei Frauen mit Gebärmutter für mindestens 10 Tage im Therapiezyklus zu ergänzen. → Seite 53
5 Rp	5 mg	90 Stück	30,87	30,87	
10 Rp Tabletten	10 mg	100 Stück	60,40	60,40	
Clionara 2 mg/1 mg Filmtabletten Rp Filmtabletten	**Estradiol** 2 mg + **Norethisteronazetat** 1 mg	28 Stück		16,87	**Geeignet** für Frauen mit Gebärmutter, um belastende Wechseljahrsbeschwerden für kurze Zeit (ein bis zwei Jahre) z behandeln. Enthält in allen Tabletten da notwendige Gestagen, um Gebärmutterschleimhautkrebs vorzubeugen. **Wenig geeignet** zur Behandlung von Frauen, deren Gebärmutter entfernt wurde. De Zusatz von Gestagen ist bei ihnen nich notwendig und kann mit einem höhere Risiko für unerwünschte Wirkungen einhergehen. **Wenig geeignet** zur Langzeitbehandlung → Seite 54
Cordes Estriol Creme Rp Creme	**Estriol** 0,5 mg	50 g	14,71	14,71	**Geeignet** bei hormonell bedingten Veränderungen der Scheidenhaut. → Seite 53

Beschwerden während der Wechseljahre Fortsetzung

Handelsname Darreichungsform	Zusammensetzung pro 1 ml/1 g oder wie angegeben bzw. pro abgeteilte Einheit	Kleinste Packungsgröße	Festbetrag in Euro	Packungspreis in Euro	Bewertung
Hinweise zu den Tabellenspalten → Seite 28, zur Auswahl der Arzneimittel → Seite 23, zur Grundlage der Bewertung → Seiten 24, 27					
Cutanum 50 Rp	**Estradiol** 0,05 mg pro Tag	4 Stück	17,03	17,03	**Geeignet** für Frauen ohne Gebärmutter, um belastende Wechseljahrsbeschwerden für kurze Zeit (ein bis zwei Jahre) zu behandeln, und für Frauen mit Gebärmutter, wenn für mindestens 10 Tage des Therapiezyklus zusätzlich ein Gestagen eingenommen wird. **Wenig geeignet** zur Langzeitbehandlung. → Seite 534
100 Rp Pflaster	0,1 mg pro Tag	4 Stück	19,94	19,94	**Mit Einschränkung geeignet** für Frauen ohne Gebärmutter, um belastende Wechseljahrsbeschwerden für kurze Zeit (ein bis zwei Jahre) zu behandeln, und für Frauen mit Gebärmutter, wenn für mindestens 10 Tage des Therapiezyklus zusätzlich ein Gestagen eingenommen wird. Eine so hohe Östrogendosis ist allenfalls bei Frauen mit sehr starken Wechseljahrsbeschwerden angebracht. **Wenig geeignet** zur Langzeitbehandlung. → Seite 534
CycloÖstrogynal Rp Dragees	**Estradiolvalerat** 1 mg + **Estriol** 2 mg und **Estradiolvalerat** 1 mg + **Estriol** 2 mg + **Levonorgestrel** 0,25 mg	21 Stück		16,07	**Geeignet** für Frauen mit Gebärmutter, um belastende Wechseljahrsbeschwerden für kurze Zeit (ein bis zwei Jahre) zu behandeln. Enthält in 10 Dragees das notwendige Gestagen, um Gebärmutterschleimhautkrebs vorzubeugen. **Wenig geeignet** zur Behandlung von Frauen, deren Gebärmutter entfernt wurde. Der Zusatz von Gestagen ist bei ihnen nicht notwendig und kann mit einem höheren Risiko für unerwünschte Wirkungen einhergehen. **Wenig geeignet** zur Langzeitbehandlung. → Seite 542
Cyclo-Progynova N 2 mg/0,15 mg Rp Überzogene Tabletten	**Estradiolvalerat** 2 mg und **Estradiolvalerat** 2 mg + **Levonorgestrel** 0,15 mg	21 Stück		17,03	**Geeignet** für Frauen mit Gebärmutter, um belastende Wechseljahrsbeschwerden für kurze Zeit (ein bis zwei Jahre) zu behandeln. Enthält in 12 Tabletten das notwendige Gestagen, um Gebärmutterschleimhautkrebs vorzubeugen. **Wenig geeignet** zur Behandlung von Frauen, deren Gebärmutter entfernt wurde. Der Zusatz von Gestagen ist bei ihnen nicht notwendig und kann mit einem höheren Risiko für unerwünschte Wirkungen einhergehen. **Wenig geeignet** zur Langzeitbehandlung. → Seite 542
DERMESTRIL 25 Rp *50 Rp* Pflaster	**Estradiol** 0,025 mg pro Tag 0,05 mg pro Tag	6 Stück 6 Stück	13,86 15,54	13,51 15,14	**Geeignet** für Frauen ohne Gebärmutter, um belastende Wechseljahrsbeschwerden für kurze Zeit (ein bis zwei Jahre) zu behandeln, und für Frauen mit Gebärmutter, wenn für mindestens 10 Tage des Therapiezyklus zusätzlich ein Gestagen eingenommen wird. **Wenig geeignet** zur Langzeitbehandlung. → Seite 534

Beschwerden während der Wechseljahre Fortsetzung

Handelsname Darreichungsform	Zusammensetzung pro 1 ml/1 g oder wie angegeben bzw. pro abgeteilte Einheit	Kleinste Packungsgröße	Festbetrag in Euro	Packungspreis in Euro	Bewertung
DERMESTRIL 100 Rp	**Estradiol** 0,1 mg pro Tag	6 Stück	17,86	17,41	**Mit Einschränkung geeignet** für Frauen ohne Gebärmutter, um belastende Wechseljahrsbeschwerden für kurze Zei (ein bis zwei Jahre) zu behandeln, und für Frauen mit Gebärmutter, wenn für mindestens 10 Tage des Therapiezyklus zusätzlich ein Gestagen eingenommen wird. Eine so hohe Östrogendosis ist allenfalls bei Frauen mit sehr starken Wechseljahrsbeschwerden angebracht. **Wenig geeignet** zur Langzeitbehandlun → Seite 53
DERMESTRIL-Septem 25 Mikrogramm/ 24 Stunden Rp	0,025 mg pro Tag	4 Stück	14,95	14,57	
50 Mikrogramm/ 24 Stunden Rp	0,050 mg pro Tag	4 Stück	17,03	16,60	
75 Mikrogramm/ 24 Stunden Rp Pflaster	0,075 mg pro Tag	4 Stück	18,61	18,14	
Duphaston 10 mg Rp Tabletten	**Dydrogesteron** 10 mg	28 Stück	16,83	16,83	**Geeignet**, um eine Östrogenbehandlun in den Wechseljahren bei Frauen mit Gebärmutter für mindestens 10 Tage im Therapiezyklus zu ergänzen. → Seite 53
Estalis sequi 50/250 Rp Pflaster	**Estradiol** 0,05 mg pro Tag und **Estradiol** 0,05 mg **+ Norethisteronazetat** 0,25 mg pro Tag	8 Stück		19,68	**Geeignet** für Frauen mit Gebärmutter, um belastende Wechseljahrsbeschwerden für kurze Zeit (ein bis zwei Jahre) z behandeln. Enthält in der Hälfte der Anwendungszeit das notwendige Gestagen, um Gebärmutterschleimhautkrebs vorzubeugen. **Wenig geeignet** zu Behandlung von Frauen, deren Gebärmutter entfernt wurde. Der Zusatz von Gestagen ist bei ihnen nicht notwendi und kann mit einem höheren Risiko fü unerwünschte Wirkungen einhergehen. **Wenig geeignet** zur Langzeitbehandlun → Seite 5
ESTRADERM TTS 25 Rp	**Estradiol** 0,025 mg pro Tag	18 Stück	19,69	19,68	**Geeignet** für Frauen ohne Gebärmutte um belastende Wechseljahrsbeschwerden für kurze Zeit (ein bis zwei Jahre) z behandeln, und für Frauen mit Gebärmutter, wenn für mindestens 10 Tage d Therapiezyklus zusätzlich ein Gestagen eingenommen wird. **Wenig geeignet** zu Langzeitbehandlung. → Seite 5
50 Rp	0,05 mg pro Tag	6 Stück	15,54	15,54	
100 Rp Pflaster	0,1 mg pro Tag	6 Stück	17,86	17,86	**Mit Einschränkung geeignet** für Frauer ohne Gebärmutter, um belastende Wechseljahrsbeschwerden für kurze Ze (ein bis zwei Jahre) zu behandeln, und für Frauen mit Gebärmutter, wenn für mindestens 10 Tage des Therapiezyklus zusätzlich ein Gestagen eingenommen wird. Eine so hohe Östrogendosis ist allenfalls bei Frauen mit sehr starken Wechseljahrsbeschwerden angebracht. **Wenig geeignet** zur Langzeitbehandlur → Seite 5
Estradiol JENAPHARM 2 mg Rp Tabletten	**Estradiolvalerat** 2 mg	30 Stück	14,78	14,55	**Geeignet** für Frauen ohne Gebärmutte um belastende Wechseljahrsbeschwerden für kurze Zeit (ein bis zwei Jahre) behandeln, und für Frauen mit Gebärmutter, wenn für mindestens 10 Tage d Therapiezyklus zusätzlich ein Gestagen eingenommen wird. **Wenig geeignet** z Langzeitbehandlung. → Seite 5

Hinweise zu den Tabellenspalten → Seite 28, zur Auswahl der Arzneimittel → Seite 23, zur Grundlage der Bewertung → Seiten 24, 27

Beschwerden während der Wechseljahre Fortsetzung

Handelsname Darreichungsform	Zusammensetzung pro 1 ml/1 g oder wie angegeben bzw. pro abgeteilte Einheit	Kleinste Packungsgröße	Festbetrag in Euro	Packungspreis in Euro	Bewertung
Estradot 25 Mikrogramm/ 24 Stunden Transdermales Pflaster Rp	**Estradiol** 0,025 mg pro Tag	8 Stück	14,95	14,95	**Geeignet** für Frauen ohne Gebärmutter, um belastende Wechseljahrsbeschwerden für kurze Zeit (ein bis zwei Jahre) zu behandeln, und für Frauen mit Gebärmutter, wenn für mindestens 10 Tage des Therapiezyklus zusätzlich ein Gestagen eingenommen wird. **Wenig geeignet** zur Langzeitbehandlung. → Seite 534
37,5 Mikrogramm/ 24 Stunden Transdermales Pflaster Rp	0,0375 mg pro Tag	8 Stück	16,14	16,12	
50 Mikrogramm/ 24 Stunden Transdermales Pflaster Rp	0,05 mg pro Tag	8 Stück	17,03	17,03	
75 Mikrogramm/ 24 Stunden Transdermales Pflaster Rp	0,075 mg pro Tag	8 Stück	18,61	18,61	**Mit Einschränkung geeignet** für Frauen ohne Gebärmutter, um belastende Wechseljahrsbeschwerden für kurze Zeit (ein bis zwei Jahre) zu behandeln, und für Frauen mit Gebärmutter, wenn für mindestens 10 Tage des Therapiezyklus zusätzlich ein Gestagen eingenommen wird. Eine so hohe Östrogendosis ist allenfalls bei Frauen mit sehr starken Wechseljahrsbeschwerden angebracht. **Wenig geeignet** zur Langzeitbehandlung. → Seite 534
100 Mikrogramm/ 24 Stunden Transdermales Pflaster Rp Pflaster	0,1 mg pro Tag	8 Stück	19,94	19,94	
Estragest TTS Rp Pflaster	**Estradiol** 0,025 mg **+ Norethisteronazetat** 0,125 mg pro Tag	8 Stück		17,84	**Geeignet** für Frauen mit Gebärmutter, um belastende Wechseljahrsbeschwerden für kurze Zeit (ein bis zwei Jahre) zu behandeln. Enthält in der Hälfte der Anwendungszeit das notwendige Gestagen, um Gebärmutterschleimhautkrebs vorzubeugen. **Wenig geeignet** zur Behandlung von Frauen, deren Gebärmutter entfernt wurde. Der Zusatz von Gestagen ist bei ihnen nicht notwendig und kann mit einem höheren Risiko für unerwünschte Wirkungen einhergehen. **Wenig geeignet** zur Langzeitbehandlung. → Seite 543
Estramon 25 Rp	**Estradiol** 0,025 mg pro Tag	6 Stück	13,86	12,17	**Geeignet** für Frauen ohne Gebärmutter, um belastende Wechseljahrsbeschwerden für kurze Zeit (ein bis zwei Jahre) zu behandeln, und für Frauen mit Gebärmutter, wenn für mindestens 10 Tage des Therapiezyklus zusätzlich ein Gestagen eingenommen wird. **Wenig geeignet** zur Langzeitbehandlung. → Seite 534
37,5 Rp	0,0375 mg pro Tag	6 Stück	14,82	12,74	
50 Rp	0,05 mg pro Tag	6 Stück	15,54	13,19	
75 Rp	0,075 mg pro Tag	6 Stück	16,80	13,93	**Mit Einschränkung geeignet** für Frauen ohne Gebärmutter, um belastende Wechseljahrsbeschwerden für kurze Zeit (ein bis zwei Jahre) zu behandeln, und für Frauen mit Gebärmutter, wenn für mindestens 10 Tage des Therapiezyklus zusätzlich ein Gestagen eingenommen wird. Eine so hohe Östrogendosis ist allenfalls bei Frauen mit sehr starken Wechseljahrsbeschwerden angebracht. **Wenig geeignet** zur Langzeitbehandlung. → Seite 534
100 Rp Pflaster	0,1 mg pro Tag	6 Stück	17,86	14,58	

Hinweise zu den Tabellenspalten → Seite 28, zur Auswahl der Arzneimittel → Seite 23, zur Grundlage der Bewertung → Seiten 24, 27

▶

Beschwerden während der Wechseljahre Fortsetzung

Handelsname Darreichungsform	Zusammensetzung pro 1 ml/1 g oder wie angegeben bzw. pro abgeteilte Einheit	Kleinste Packungsgröße	Festbetrag in Euro	Packungspreis in Euro	Bewertung
Estramon Uno 50 Rp	**Estradiol** 0,05 mg pro Tag	4 Stück	17,03	14,08	**Geeignet** für Frauen ohne Gebärmutte um belastende Wechseljahrsbeschwerden für kurze Zeit (ein bis zwei Jahre) behandeln, und für Frauen mit Gebärmutter, wenn für mindestens 10 Tage d Therapiezyklus zusätzlich ein Gestagen eingenommen wird. **Wenig geeignet** zu Langzeitbehandlung. → Seite 5
75 Rp *100 Rp* Pflaster	0,075 mg pro Tag 0,1 mg pro Tag	4 Stück 4 Stück	18,61 19,94	15,02 15,83	**Mit Einschränkung geeignet** für Frauen ohne Gebärmutter, um belastende Wechseljahrsbeschwerden für kurze Ze (ein bis zwei Jahre) zu behandeln, und für Frauen mit Gebärmutter, wenn für mindestens 10 Tage des Therapiezyklus zusätzlich ein Gestagen eingenommen wird. Eine so hohe Östrogendosis ist allenfalls bei Frauen mit sehr starken Wechseljahrsbeschwerden angebracht. **Wenig geeignet** zur Langzeitbehandlur → Seite 5
Estreva Gel 0,1 % Rp Gel	**Estradiol** 1,0 mg	50 g		19,55	**Geeignet** für Frauen ohne Gebärmutte um belastende Wechseljahrsbeschwerden für kurze Zeit (ein bis zwei Jahre) behandeln, und für Frauen mit Gebärmutter, wenn für mindestens 10 Tage d Therapiezyklus zusätzlich ein Gestager eingenommen wird. **Wenig geeignet** z Langzeitbehandlung. → Seite 5
Estrifam 1 mg Rp *2 mg Rp* Filmtabletten	**Estradiol** 1 mg 2 mg	28 Stück 28 Stück	13,15 15,68	13,15 15,67	**Geeignet** für Frauen ohne Gebärmutte um belastende Wechseljahrsbeschwerden für kurze Zeit (ein bis zwei Jahre) behandeln, und für Frauen mit Gebärmutter, wenn für mindestens 10 Tage d Therapiezyklus zusätzlich ein Gestager eingenommen wird. **Wenig geeignet** z Langzeitbehandlung. → Seite
Estriol 2 mg JENAPHARM Rp Tabletten	**Estriol** 2 mg	30 Stück	14,63	14,63	**Geeignet**, um leichte Wechseljahrsbeschwerden bei Frauen für etwa ein bis zwei Jahre zu behandeln. Je nach Art c Tabletteneinnahme und bei langdauer der Anwendung müssen Frauen mit Gebärmutter für mindestens 10 Tage c Therapiezyklus zusätzlich ein Gestage einnehmen. **Wenig geeignet** zur Langzeitbehandlung. → Seite
Estriol-Ovulum JENAPHARM Rp Ovula	0,5 mg	10 Stück	13,84	13,84	**Geeignet** bei hormonell bedingten Veränderungen der Scheidenhaut. → Seite 5
Estriolsalbe Rp Salbe	**Estriol** 1 mg	25 g	14,71	14,71	**Geeignet** bei hormonell bedingten Veränderungen der Scheidenhaut. → Seite 5

Hinweise zu den Tabellenspalten → Seite 28, zur Auswahl der Arzneimittel → Seite 23, zur Grundlage der Bewertung → Seiten 24, 27

Beschwerden während der Wechseljahre Fortsetzung

Hinweise zu den Tabellenspalten → Seite 28, zur Auswahl der Arzneimittel → Seite 23, zur Grundlage der Bewertung → Seiten 24, 27

Handelsname Darreichungsform	Zusammensetzung pro 1 ml/1 g oder wie angegeben bzw. pro abgeteilte Einheit	Kleinste Packungsgröße	Festbetrag in Euro	Packungspreis in Euro	Bewertung
Fem7 – 50µg Rp Pflaster	**Estradiol** 0,05 mg pro Tag	4 Stück	17,03	17,03	**Geeignet** für Frauen ohne Gebärmutter, um belastende Wechseljahrsbeschwerden für kurze Zeit (ein bis zwei Jahre) zu behandeln, und für Frauen mit Gebärmutter, wenn für mindestens 10 Tage des Therapiezyklus zusätzlich ein Gestagen eingenommen wird. **Wenig geeignet** zur Langzeitbehandlung. → Seite 534
Femoston 1/10 mg Rp	**Estradiol** 1 mg und **Estradiol** 1 mg **+ Dydrogesteron** 10 mg	28 Stück		19,12	**Geeignet** für Frauen mit Gebärmutter, um belastende Wechseljahrsbeschwerden für kurze Zeit (ein bis zwei Jahre) zu behandeln. Enthält in 14 Tabletten das notwendige Gestagen, um Gebärmutterschleimhautkrebs vorzubeugen. **Wenig geeignet** zur Behandlung von Frauen, deren Gebärmutter entfernt wurde. Der Zusatz von Gestagen ist bei ihnen nicht notwendig und kann mit einem höheren Risiko für unerwünschte Wirkungen einhergehen. **Wenig geeignet** zur Langzeitbehandlung. → Seite 542
2/10 mg Rp	**Estradiol** 2 mg und **Estradiol** 2 mg **+ Dydrogesteron** 10 mg	28 Stück		19,67	
Femoston Conti Filmtabletten 1 mg/5 mg Rp Filmtabletten	**Estradiol** 1 mg **+ Dydrogesteron** 5 mg	28 Stück		19,54	**Geeignet** für Frauen mit Gebärmutter, um belastende Wechseljahrsbeschwerden für kurze Zeit (ein bis zwei Jahre) zu behandeln. Enthält in allen Tabletten das notwendige Gestagen, um Gebärmutterschleimhautkrebs vorzubeugen. **Wenig geeignet** zur Behandlung von Frauen, deren Gebärmutter entfernt wurde. Der Zusatz von Gestagen ist bei ihnen nicht notwendig und kann mit einem höheren Risiko für unerwünschte Wirkungen einhergehen. **Wenig geeignet** zur Langzeitbehandlung. → Seite 542
Gestakadin Tabletten Rp Tabletten	**Norethisteronazetat** 1 mg	12 Stück	10,50	10,47	**Geeignet**, um eine Östrogenbehandlung in den Wechseljahren bei Frauen mit Gebärmutter für mindestens 10 Tage im Therapiezyklus zu ergänzen. → Seite 539
Gianda Rp Kapseln	**Estradiolvalerat** 1 mg und **Estradiolvalerat** 1,25 mg **+ Medroxyprogesteronazetat** 5 mg	26 Stück		18,39	**Geeignet** für Frauen mit Gebärmutter, um belastende Wechseljahrsbeschwerden für kurze Zeit (ein bis zwei Jahre) zu behandeln. Enthält in 14 Kapseln das notwendige Gestagen, um Gebärmutterschleimhautkrebs vorzubeugen. **Wenig geeignet** zur Behandlung von Frauen, deren Gebärmutter entfernt wurde. Der Zusatz von Gestagen ist bei ihnen nicht notwendig und kann mit einem höheren Risiko für unerwünschte Wirkungen einhergehen. **Wenig geeignet** zur Langzeitbehandlung. → Seite 542

Beschwerden während der Wechseljahre Fortsetzung

Handelsname Darreichungsform	Zusammensetzung pro 1 ml/1 g oder wie angegeben bzw. pro abgeteilte Einheit	Kleinste Packungsgröße	Festbetrag in Euro	Packungspreis in Euro	Bewertung
Gynamon Rp Filmtabletten	**Estradiol** 2 mg und **Estradiol** 2 mg **+ Norethistheronazetat** 1 mg	28 Stück		15,90	**Geeignet** für Frauen mit Gebärmutter, um belastende Wechseljahrsbeschwerden für kurze Zeit (ein bis zwei Jahre) z behandeln. Enthält in allen Tabletten da notwendige Gestagen, um Gebärmutterschleimhautkrebs vorzubeugen. **Wenig geeignet** zur Behandlung von Frauen, deren Gebärmutter entfernt wurde. De Zusatz von Gestagen ist bei ihnen nicht notwendig und kann mit einem höhere Risiko für unerwünschte Wirkungen ein hergehen. **Wenig geeignet** zur Langzeitbehandlung. → Seite 54
Gynodian Depot Rp Ampullen	**Estradiolvalerat** 4 mg **+ Prasteronenantat** 200 mg	3 x 1 ml	30,74	31,54	**Wenig geeignet** zur Behandlung von Wechseljahrsbeschwerden. Als Depotpräparat mit langer Wirkdauer problematisch, wenn unerwünschte Wirkungen auftreten. Prasteron führt zur Vermännlichung. → Seite 53
Gynodian Depot Rp Spritzampullen	**Estradiolvalerat** 4 mg **+ Prasteronenantat** 200 mg	1 ml		17,36	
Gynoflor Rp Vaginaltabletten	**Estriol** 0,03 mg **+ Lactobacillus acidophilus-Kulturlyophilisat** 50 mg	6 Stück		15,59	**Wenig geeignet** zur Behandlung von hormonell bedingten Veränderungen der Scheidenhaut. Nicht sinnvolle Kombination, weil die therapeutische Wirksamkeit einer zusätzlichen Anwendung von Milchsäurebakterien in der Scheide nicht ausreichend nachgewiesen ist. Um die Scheidenhaut zu behandeln, ist Estriol allein ausreichend. → Seite 54
Gynokadin Gel Rp Gel	**Estradiol** 0,6 mg	80 g		17,65	**Geeignet** für Frauen ohne Gebärmutter, um belastende Wechseljahrsbeschwerden für kurze Zeit (ein bis zwei Jahre) z behandeln, und für Frauen mit Gebärmutter, wenn für mindestens 10 Tage de Therapiezyklus zusätzlich ein Gestagen eingenommen wird. **Wenig geeignet** zu Langzeitbehandlung. → Seite 53
Gynokadin Rp Tabletten	**Estradiolvalerat** 2 mg	30 Stück	14,78	14,78	**Geeignet** für Frauen ohne Gebärmutter, um belastende Wechseljahrsbeschwerden für kurze Zeit (ein bis zwei Jahre) z behandeln, und für Frauen mit Gebärmutter, wenn für mindestens 10 Tage de Therapiezyklus zusätzlich ein Gestagen eingenommen wird. **Wenig geeignet** zu Langzeitbehandlung. → Seite 5
Indivina 1 mg/2,5 mg Tabletten Rp	**Estradiolvalerat** 1 mg **+ Medroxyprogesteron-azetat** 2,5 mg	1 x 28 Stück		19,62	**Geeignet** für Frauen mit Gebärmutter, um belastende Wechseljahrsbeschwerden für kurze Zeit (ein bis zwei Jahre) z behandeln. Enthält in allen Tabletten d notwendige Gestagen, um Gebärmutterschleimhautkrebs vorzubeugen. **Wenig geeignet** zur Behandlung von Frauen, deren Gebärmutter entfernt wurde. De Zusatz von Gestagen ist bei ihnen nicht notwendig und kann mit einem höhere Risiko für unerwünschte Wirkungen ei hergehen. **Wenig geeignet** zur Langzeitbehandlung. → Seite 5
1 mg/5 mg Tabletten Rp	**Estradiolvalerat** 1 mg **+ Medroxyprogesteron-azetat** 5 mg	1 x 28 Stück		19,62	
2 mg/5 mg Tabletten Rp Tabletten	**Estradiolvalerat** 2 mg **+ Medroxyprogesteron-azetat** 5 mg	1 x 28 Stück		19,62	

Hinweise zu den Tabellenspalten → Seite 28, zur Auswahl der Arzneimittel → Seite 23, zur Grundlage der Bewertung → Seiten 24, 27

Beschwerden während der Wechseljahre Fortsetzung

Handelsname Darreichungsform	Zusammensetzung pro 1 ml/1 g oder wie angegeben bzw. pro abgeteilte Einheit	Kleinste Packungsgröße	Festbetrag in Euro	Packungspreis in Euro	Bewertung

Hinweise zu den Tabellenspalten → Seite 28, zur Auswahl der Arzneimittel → Seite 23, zur Grundlage der Bewertung → Seiten 24, 27

Handelsname Darreichungsform	Zusammensetzung	Kleinste Packungsgröße	Festbetrag in Euro	Packungspreis in Euro	Bewertung
Klimonorm Rp Dragees	**Estradiolvalerat** 2 mg und **Estradiolvalerat** 2 mg + **Levonorgestrel** 0,15 mg	21 Stück		16,71	**Geeignet** für Frauen mit Gebärmutter, um belastende Wechseljahrsbeschwerden für kurze Zeit (ein bis zwei Jahre) zu behandeln. Enthält in 12 Dragees das notwendige Gestagen, um Gebärmutterschleimhautkrebs vorzubeugen. **Wenig geeignet** zur Behandlung von Frauen, deren Gebärmutter entfernt wurde. Der Zusatz von Gestagen ist bei ihnen nicht notwendig und kann mit einem höheren Risiko für unerwünschte Wirkungen einhergehen. **Wenig geeignet** zur Langzeitbehandlung. → Seite 542
Kliogest N Rp Filmtabletten	**Estradiol** 2 mg + **Norethisteronazetat** 1 mg	28 Stück		19,90	**Geeignet** für Frauen mit Gebärmutter, um belastende Wechseljahrsbeschwerden für kurze Zeit (ein bis zwei Jahre) zu behandeln. Enthält in allen Tabletten das notwendige Gestagen, um Gebärmutterschleimhautkrebs vorzubeugen. **Wenig geeignet** zur Behandlung von Frauen, deren Gebärmutter entfernt wurde. Der Zusatz von Gestagen ist bei ihnen nicht notwendig und kann mit einem höheren Risiko für unerwünschte Wirkungen einhergehen. **Wenig geeignet** zur Langzeitbehandlung. → Seite 542
Lafamme 1 mg/2 mg Rp	**Dienogest** 2 mg + **Estradiolvalerat** 1 mg	28 Stück		19,62	**Mit Einschränkung geeignet** für Frauen mit Gebärmutter, um belastende Wechseljahrsbeschwerden für kurze Zeit (ein bis zwei Jahre) zu behandeln. Enthält in allen Tabletten das notwendige Gestagen, um Gebärmutterschleimhautkrebs vorzubeugen. Wegen der noch nicht ausreichenden Daten über das Gestagen ist es noch nicht abschließend zu beurteilen. **Wenig geeignet** zur Behandlung von Frauen, deren Gebärmutter entfernt wurde. Der Zusatz von Gestagen ist bei ihnen nicht notwendig und kann mit einem höheren Risiko für unerwünschte Wirkungen einhergehen. **Wenig geeignet** zur Langzeitbehandlung. → Seite 542
2 mg/2 mg Rp überzogene Tabletten	**Dienogest** 2 mg + **Estradiolvalerat** 2 mg	28 Stück		19,62	
linoladiol N Rp	**Estradiol** 0,1 mg	25 g		14,71	**Auch geeignet** bei hormonell bedingten Veränderungen der Scheidenhaut. Frauen mit Gebärmutter müssen bei langdauernder Anwendung evtl. zusätzlich ein Gestagen einnehmen. → Seite 536
linoladiol-H N Rp Creme	**Estradiol** 0,05 mg + **Prednisolon** 4 mg	25 g		16,59	**Wenig geeignet** zur Behandlung von Veränderungen der Scheidenhaut. Keine therapeutisch begründete Kombination, weil die Veränderungen hormonell, nicht entzündlich bedingt sind. Das Glukokortikoid verstärkt solche Veränderungen. → Seite 545

Beschwerden während der Wechseljahre Fortsetzung

Handelsname Darreichungsform	Zusammensetzung pro 1 ml/1 g oder wie angegeben bzw. pro abgeteilte Einheit	Kleinste Packungsgröße	Festbetrag in Euro	Packungspreis in Euro	Bewertung
Hinweise zu den Tabellenspalten → Seite 28, zur Auswahl der Arzneimittel → Seite 23, zur Grundlage der Bewertung → Seiten 24, 27					
Liviella *Rp* Tabletten	**Tibolon** 2,5 mg	28 Stück		35,78	**Mit Einschränkung geeignet** zur Behan- lung von belastenden Wechseljahrsbeschwerden für kurze Zeit (ein bis drei Jahre) bei Frauen, die mindestens ein Jahr lang keine Blutung mehr hatten. E besteht ein erhöhtes Risiko für Gebärmutterschleimhautkrebs, insbesondere bei schlanken und normalgewichtigen Frauen. **Wenig geeignet** zur Langzeitbehandlung. → Seite 5
Mericomb 1 mg *Rp*	**Estradiolvalerat** 1 mg und **Estradiolvalerat** 1 mg **+ Norethisteron** 1 mg	28 Stück		16,39	**Geeignet** für Frauen mit Gebärmutter, um belastende Wechseljahrsbeschwerden für kurze Zeit (ein bis zwei Jahre) : behandeln. Enthält in 12 Tabletten das notwendige Gestagen, um Gebärmutte schleimhautkrebs vorzubeugen. **Wenig geeignet** zur Behandlung von Frauen, deren Gebärmutter entfernt wurde. De Zusatz von Gestagen ist bei ihnen nich notwendig und kann mit einem höher Risiko für unerwünschte Wirkungen ei hergehen. **Wenig geeignet** zur Langzeit behandlung. → Seite 5
2 mg *Rp* Filmtabletten	**Estradiolvalerat** 2 mg und **Estradiolvalerat** 2 mg **+ Norethisteron** 1 mg	28 Stück		16,39	
Merigest *Rp* Filmtabletten	**Estradiolvalerat** 2 mg **+ Norethisteron** 0,7 mg	28 Stück		18,56	**Geeignet** für Frauen mit Gebärmutter, um belastende Wechseljahrsbeschwerden für kurze Zeit (ein bis zwei Jahre) behandeln. Enthält in allen Tabletten d notwendige Gestagen, um Gebärmutt schleimhautkrebs vorzubeugen. **Wenig geeignet** zur Behandlung von Frauen, deren Gebärmutter entfernt wurde. De Zusatz von Gestagen ist bei ihnen nicl notwendig und kann mit einem höher Risiko für unerwünschte Wirkungen ei hergehen. **Wenig geeignet** zur Langzei behandlung. → Seite 5
Merimono 1 mg *Rp* *2 mg* *Rp* Filmtabletten	**Estradiolvalerat** 1 mg 2 mg	28 Stück 28 Stück	12,47 14,53	12,82 15,03	**Geeignet** für Frauen ohne Gebärmutte um belastende Wechseljahrsbeschwerden für kurze Zeit (ein bis zwei Jahre) behandeln, und für Frauen mit Gebärmutter, wenn für mindestens 10 Tage d Therapiezyklus zusätzlich ein Gestager eingenommen wird. **Wenig geeignet** z Langzeitbehandlung. → Seite
Norethisteron 1 mg JENAPHARM *Rp* Tabletten	**Norethisteronazetat** 1 mg	12 Stück	10,50	10,48	**Geeignet**, um eine Östrogenbehandlu in den Wechseljahren bei Frauen mit Gebärmutter für mindestens 10 Tage i Therapiezyklus zu ergänzen. → Seite 5
Novofem Filmtabletten *Rp* Filmtabletten	**Estradiol** 1 mg und **Estradiol** 1 mg **+ Norethisteronazetat** 1 mg	1 x 28 Stück		19,12	**Geeignet** für Frauen mit Gebärmutter, um belastende Wechseljahrsbeschwer den für kurze Zeit (ein bis zwei Jahre) behandeln. Enthält in 12 Tabletten das notwendige Gestagen, um Gebärmutt schleimhautkrebs vorzubeugen. **Wenig geeignet** zur Behandlung von Frauen, deren Gebärmutter entfernt wurde. D Zusatz von Gestagen ist bei ihnen nic notwendig und kann mit einem höhe Risiko für unerwünschte Wirkungen e hergehen. **Wenig geeignet** zur Langze behandlung. → Seite

Beschwerden während der Wechseljahre Fortsetzung

Handelsname Darreichungsform	Zusammensetzung pro 1 ml/1 g oder wie angegeben bzw. pro abgeteilte Einheit	Kleinste Packungsgröße	Festbetrag in Euro	Packungspreis in Euro	Bewertung
Hinweise zu den Tabellenspalten → Seite 28, zur Auswahl der Arzneimittel → Seite 23, zur Grundlage der Bewertung → Seiten 24, 27					
OeKolp-Tabletten 2 mg Rp Tabletten	**Estriol** 2 mg	30 Stück	14,63	14,63	**Geeignet**, um leichte Wechseljahrsbeschwerden bei Frauen für etwa ein bis zwei Jahre zu behandeln. Je nach Art der Tabletteneinnahme und bei langdauernder Anwendung müssen Frauen mit Gebärmutter für mindestens 10 Tage des Therapiezyklus zusätzlich ein Gestagen einnehmen. **Wenig geeignet** zur Langzeitbehandlung. → Seite 531
OeKolp-Creme Rp Creme	1 mg	25 g	14,71	14,71	**Geeignet** bei hormonell bedingten Veränderungen der Scheidenhaut. → Seite 536
OeKolp Ovula Rp	0,03 mg	10 Stück	12,65	12,65	
OeKolp forte Ovula 0,5 mg Rp Ovula	0,5 mg	10 Stück	13,84	13,84	
OeKolp Vaginalzäpfchen Rp *forte Vaginalzäpfchen* Rp Vaginalsuppositorien	0,03 mg 0,5 mg	10 Stück 10 Stück	12,65 13,84	12,65 13,84	
OeKolp Kombi-Packung Rp	**Estriol** 0,03 mg und **Estriol** 1 mg	10 Stück und 15 g	14,43	14,43	
forte Kombi-Packung Rp Vaginalsuppositorien und Creme	**Estriol** 0,5 mg und **Estriol** 1 mg	10 Stück und 15 g	14,58	14,58	
Oestro-Gynaedron M 0,5 Rp *1* Rp Creme	**Estriol** 0,5 mg 1 mg	50 g 50 g	14,71 15,14	14,72 15,16	**Geeignet** bei hormonell bedingten Veränderungen der Scheidenhaut. → Seite 536
Östronara Dragees Rp Dragees	**Estradiolvalerat** 2 mg und **Estradiolvalerat** 2 mg **+ Levonorgestrel** 0,075 mg	28 Stück		17,96	**Geeignet** für Frauen mit Gebärmutter, um belastende Wechseljahrsbeschwerden für kurze Zeit (ein bis zwei Jahre) zu behandeln. Enthält in 12 Dragees das notwendige Gestagen, um Gebärmutterschleimhautkrebs vorzubeugen. **Wenig geeignet** zur Behandlung von Frauen, deren Gebärmutter entfernt wurde. Der Zusatz von Gestagen ist bei ihnen nicht notwendig und kann mit einem höheren Risiko für unerwünschte Wirkungen einhergehen. **Wenig geeignet** zur Langzeitbehandlung. → Seite 542
Ortho-Gynest Vaginalcreme Rp Creme	**Estriol** 0,1 mg	80 g	14,07	14,07	**Geeignet** bei hormonell bedingten Veränderungen der Scheidenhaut. → Seite 536
Ortho-Gynest Vaginalzäpfchen Rp Vaginalsuppositorien	0,5 mg	20 Stück	14,20	14,20	
OSMIL Rp Filmtabletten	**Estradiol** 2 mg und **Estradiol** 2 mg **+ Medroxyprogesteronazetat** 5 mg	28 Stück		16,66	**Geeignet** für Frauen mit Gebärmutter, um belastende Wechseljahrsbeschwerden für kurze Zeit (ein bis zwei Jahre) zu behandeln. Enthält in 12 Tabletten das notwendige Gestagen, um Gebärmutterschleimhautkrebs vorzubeugen. **Wenig geeignet** zur Behandlung von Frauen, deren Gebärmutter entfernt wurde. Der Zusatz von Gestagen ist bei ihnen nicht notwendig und kann mit einem höheren Risiko für unerwünschte Wirkungen einhergehen. **Wenig geeignet** zur Langzeitbehandlung. → Seite 542

Beschwerden während der Wechseljahre Fortsetzung

Handelsname Darreichungsform	Zusammensetzung pro 1 ml/1 g oder wie angegeben bzw. pro abgeteilte Einheit	Kleinste Packungsgröße	Festbetrag in Euro	Packungspreis in Euro	Bewertung
OVESTIN Creme 1 mg Rp Creme	**Estriol** 1 mg	50 g	15,14	15,14	**Geeignet** bei hormonell bedingten Ver- änderungen der Scheidenhaut. → Seite 5
OVESTIN Ovula 0,5 mg Rp Ovula	0,5 mg	7 Stück	13,67	13,67	
OVESTIN Tabletten 1 mg Rp Tabletten	1 mg	30 Stück	14,60	14,60	**Geeignet**, um leichte Wechseljahrsbeschwerden bei Frauen für etwa ein bis zwei Jahre zu behandeln. Je nach Art d Tabletteneinnahme und bei langdauer der Anwendung müssen Frauen mit Gebärmutter für mindestens 10 Tage d Therapiezyklus zusätzlich ein Gestagen einnehmen. **Wenig geeignet** zur Langzeitbehandlung. → Seite
Phyto-Strol magensaftresistente Tabletten	**Auszug aus Rhapontikrhabarberwurzel** 4 mg	60 Stück		27,30	**Wenig geeignet**, um Wechseljahrsbeschwerden zu behandeln. Die therapeu tische Wirksamkeit ist nicht ausreiche nachgewiesen. Es ist auch nicht ausrei chend nachgewiesen, ob die Anwendu des Mittels über lange Zeit unbedenkli ist. → Seite 5
Presomen 0,3 mg Rp	**konjugierte Estrogene** 0,3 mg	20 Stück		14,47	**Geeignet** für Frauen ohne Gebärmutte um belastende Wechseljahrsbeschwerden für kurze Zeit (ein bis zwei Jahre) behandeln, und für Frauen mit Gebärmutter, wenn für mindestens 10 Tage d Therapiezyklus zusätzlich ein Gestagen eingenommen wird. **Wenig geeignet** z Langzeitbehandlung. → Seite
0,6 mg Rp	0,6 mg	20 Stück		15,89	
1,25 mg Rp	1,25 mg	20 Stück		19,34	**Mit Einschränkung geeignet** für Fraue ohne Gebärmutter, um belastende Wechseljahrsbeschwerden für kurze Ze (ein bis zwei Jahre) zu behandeln, und für Frauen mit Gebärmutter, wenn für mindestens 10 Tage des Therapiezyklu zusätzlich ein Gestagen eingenomme wird. Eine so hohe Östrogendosis ist allenfalls bei Frauen mit sehr starken Wechseljahrsbeschwerden angebracht **Wenig geeignet** zur Langzeitbehandlu → Seite
28/0,3 mg Rp	0,3 mg	28 Stück		15,36	**Geeignet** für Frauen ohne Gebärmutte um belastende Wechseljahrsbeschwer den für kurze Zeit (ein bis zwei Jahre) behandeln, und für Frauen mit Gebärmutter, wenn für mindestens 10 Tage Therapiezyklus zusätzlich ein Gestage eingenommen wird. **Wenig geeignet** z Langzeitbehandlung. → Seite
28/0,6 mg Rp	0,6 mg	28 Stück		17,15	
28/1,25 mg Rp Dragees	1,25 mg	28 Stück		21,18	**Mit Einschränkung geeignet** für Fraue ohne Gebärmutter, um belastende Wechseljahrsbeschwerden für kurze Z (ein bis zwei Jahre) zu behandeln, un für Frauen mit Gebärmutter, wenn fü mindestens 10 Tage des Therapiezyklu zusätzlich ein Gestagen eingenomme wird. Eine so hohe Östrogendosis ist allenfalls bei Frauen mit sehr starken Wechseljahrsbeschwerden angebracht **Wenig geeignet** zur Langzeitbehandlu → Seite

Hinweise zu den Tabellenspalten → Seite 28, zur Auswahl der Arzneimittel → Seite 23, zur Grundlage der Bewertung → Seiten 24, 27

Beschwerden während der Wechseljahre Fortsetzung

Handelsname Darreichungsform	Zusammensetzung pro 1 ml/1 g oder wie angegeben bzw. pro abgeteilte Einheit	Kleinste Packungsgröße	Festbetrag in Euro	Packungspreis in Euro	Bewertung

Hinweise zu den Tabellenspalten → Seite 28, zur Auswahl der Arzneimittel → Seite 23, zur Grundlage der Bewertung → Seiten 24, 27

Handelsname Darreichungsform	Zusammensetzung pro 1 ml/1 g oder wie angegeben bzw. pro abgeteilte Einheit	Kleinste Packungsgröße	Festbetrag in Euro	Packungspreis in Euro	Bewertung
Presomen 28 compositum 0,3 mg/5 mg Rp	**konjugierte Estrogene** 0,3 mg und **konjugierte Estrogene** 0,3 mg + **Medrogeston** 5 mg	28 Stück		17,21	**Geeignet** für Frauen mit Gebärmutter, um belastende Wechseljahrsbeschwerden für kurze Zeit (ein bis zwei Jahre) zu behandeln. Enthält in 14 Dragees das notwendige Gestagen, um Gebärmutterschleimhautkrebs vorzubeugen. **Wenig geeignet** zur Behandlung von Frauen, deren Gebärmutter entfernt wurde. Der Zusatz von Gestagen ist bei ihnen nicht notwendig und kann mit einem höheren Risiko für unerwünschte Wirkungen einhergehen. **Wenig geeignet** zur Langzeitbehandlung. → Seite 542
0,6 mg/5 mg Rp	**konjugierte Estrogene** 0,6 mg und **konjugierte Estrogene** 0,6 mg + **Medrogeston** 5 mg	28 Stück		17,90	
Presomen compositum 0,6 mg/5 mg Rp	**konjugierte Estrogene** 0,6 mg und **konjugierte Estrogene** 0,6 mg + **Medrogeston** 5 mg	21 Stück		17,67	**Geeignet** für Frauen mit Gebärmutter, um belastende Wechseljahrsbeschwerden für kurze Zeit (ein bis zwei Jahre) zu behandeln. Enthält in 11 Dragees das notwendige Gestagen, um Gebärmutterschleimhautkrebs vorzubeugen. **Wenig geeignet** zur Behandlung von Frauen, deren Gebärmutter entfernt wurde. Der Zusatz von Gestagen ist bei ihnen nicht notwendig und kann mit einem höheren Risiko für unerwünschte Wirkungen einhergehen. **Wenig geeignet** zur Langzeitbehandlung. → Seite 542
1,25 mg/5 mg Rp Dragees	**konjugierte Estrogene** 1,25 mg und **konjugierte Estrogene** 1,25 mg + **Medrogeston** 5 mg	21 Stück		21,82	**Mit Einschränkung geeignet** für Frauen mit Gebärmutter, um belastende Wechseljahrsbeschwerden für kurze Zeit (ein bis zwei Jahre) zu behandeln. Eine so hohe Östrogendosis ist allenfalls bei Frauen mit sehr starken Wechseljahrsbeschwerden angebracht. Enthält in 11 Dragees das notwendige Gestagen, um Gebärmutterschleimhautkrebs vorzubeugen. **Wenig geeignet** zur Behandlung von Frauen, deren Gebärmutter entfernt wurde. Der Zusatz von Gestagen ist bei ihnen nicht notwendig und kann mit einem höheren Risiko für unerwünschte Wirkungen einhergehen. **Wenig geeignet** zur Langzeitbehandlung. → Seite 542
Primolut-Nor-5 Rp Tabletten	**Norethisteronazetat** 5 mg	12 Stück	12,05	12,05	**Geeignet**, um eine Östrogenbehandlung in den Wechseljahren bei Frauen mit Gebärmutter für mindestens 10 Tage im Therapiezyklus zu ergänzen. → Seite 539
PROGYNOVA 21 mite Rp *PROGYNOVA 21* Rp Dragees	**Estradiolvalerat** 1 mg 2 mg	21 Stück 21 Stück	11,96 13,63	12,55 14,03	**Geeignet** für Frauen ohne Gebärmutter, um belastende Wechseljahrsbeschwerden für kurze Zeit (ein bis zwei Jahre) zu behandeln, und für Frauen mit Gebärmutter, wenn für mindestens 10 Tage des Therapiezyklus zusätzlich ein Gestagen eingenommen wird. **Wenig geeignet** zur Langzeitbehandlung. → Seite 531

▸

Beschwerden während der Wechseljahre Fortsetzung

Handelsname Darreichungsform	Zusammensetzung pro 1 ml/1 g oder wie angegeben bzw. pro abgeteilte Einheit	Kleinste Packungsgröße	Festbetrag in Euro	Packungspreis in Euro	Bewertung
Sisare Gel mono 0,5 mg Rp *1 mg Rp* Gel	**Estradiol** 0,5 mg pro 0,5 g 1 mg pro 1 g	91 x 0,5 g 91 x 1,0 g		28,99 31,58	**Geeignet** für Frauen ohne Gebärmutter, um belastende Wechseljahrsbeschwerden für kurze Zeit (ein bis zwei Jahre) z behandeln, und für Frauen mit Gebärmutter, wenn für mindestens 10 Tage de Therapiezyklus zusätzlich ein Gestagen eingenommen wird. **Wenig geeignet** zu Langzeitbehandlung. → Seite 5
Sisare Tabletten Rp Tabletten	**Estradiolvalerat** 2 mg und **Estradiolvalerat** 2 mg **+ Medroxyprogesteronazetat** 10 mg	3 x 21 Stück		30,76	**Geeignet** für Frauen mit Gebärmutter, um belastende Wechseljahrsbeschwerden für kurze Zeit (ein bis zwei Jahre) z behandeln. Enthält in 10 Tabletten das notwendige Gestagen, um Gebärmutte schleimhautkrebs vorzubeugen. **Wenig geeignet** zur Behandlung von Frauen, deren Gebärmutter entfernt wurde. De Zusatz von Gestagen ist bei ihnen nich notwendig und kann mit einem höhere Risiko für unerwünschte Wirkungen ei hergehen. **Wenig geeignet** zur Langzeitbehandlung. → Seite 5
Tradelia 25 Rp *50 Rp*	**Estradiol** 0,025 mg pro Tag 0,05 mg pro Tag	6 Stück 6 Stück	13,86 15,54	13,86 15,54	**Geeignet** für Frauen ohne Gebärmutte um belastende Wechseljahrsbeschwerden für kurze Zeit (ein bis zwei Jahre) behandeln, und für Frauen mit Gebärmutter, wenn für mindestens 10 Tage d Therapiezyklus zusätzlich ein Gestagen eingenommen wird. **Wenig geeignet** zu Langzeitbehandlung. → Seite 5
100 Rp	0,1 mg pro Tag	6 Stück	17,86	17,86	**Mit Einschränkung geeignet** für Fraue ohne Gebärmutter, um belastende Wechseljahrsbeschwerden für kurze Ze (ein bis zwei Jahre) zu behandeln, und für Frauen mit Gebärmutter, wenn für mindestens 10 Tage des Therapiezyklus zusätzlich ein Gestagen eingenommen wird. Eine so hohe Östrogendosis ist allenfalls bei Frauen mit sehr starken Wechseljahrsbeschwerden angebracht. **Wenig geeignet** zur Langzeitbehandlu → Seite 5
Tradelia seven *50 µg/24 Stunden Rp* *75 µg/24 Stunden Rp* Pflaster	0,05 mg pro Tag 0,075 mg pro Tag	4 Stück 4 Stück	17,03 18,61	16,74 18,27	**Mit Einschränkung geeignet** für Fraue ohne Gebärmutter, um belastende Wechseljahrsbeschwerden für kurze Ze (ein bis zwei Jahre) zu behandeln, und für Frauen mit Gebärmutter, wenn für mindestens 10 Tage des Therapiezyklus zusätzlich ein Gestagen eingenommen wird. **Wenig geeignet** zur Langzeitbehandlung. → Seite 5

Hinweise zu den Tabellenspalten → Seite 28, zur Auswahl der Arzneimittel → Seite 23, zur Grundlage der Bewertung → Seiten 24, 27

Beschwerden während der Wechseljahre Fortsetzung

Handelsname Darreichungsform	Zusammensetzung pro 1 ml/1 g oder wie angegeben bzw. pro abgeteilte Einheit	Kleinste Packungsgröße	Festbetrag in Euro	Packungspreis in Euro	Bewertung
Trisequens Rp Filmtabletten	**Estradiol** 2 mg und **Estradiol** 2 mg **+ Norethisteronazetat** 1 mg und **Estradiol** 1 mg	28 Stück		19,67	**Geeignet** für Frauen mit Gebärmutter, um belastende Wechseljahrsbeschwerden für kurze Zeit (ein bis zwei Jahre) zu behandeln. Enthält in 12 Tabletten das notwendige Gestagen, um Gebärmutterschleimhautkrebs vorzubeugen. **Wenig geeignet** zur Behandlung von Frauen, deren Gebärmutter entfernt wurde. Der Zusatz von Gestagen ist bei ihnen nicht notwendig und kann mit einem höheren Risiko für unerwünschte Wirkungen einhergehen. **Wenig geeignet** zur Langzeitbehandlung. → Seite 542
Utrogest Kapseln Rp Kapseln	**Progesteron** 100 mg	30 Stück		18,41	**Geeignet**, um eine Östrogenbehandlung in den Wechseljahren bei Frauen mit Gebärmutter für mindestens 10 Tage im Therapiezyklus zu ergänzen. → Seite 539
Vagifem Rp Vaginaltabletten	**Estradiol** 25 µg	15 Stück		25,63	**Auch geeignet** bei hormonell bedingten Veränderungen der Scheidenhaut. Frauen mit Gebärmutter müssen bei langdauernder Anwendung evtl. zusätzlich ein Gestagen einnehmen. → Seite 536
Xapro Creme Rp Creme	**Estriol** 1 mg	35 g	14,93	14,92	**Geeignet** bei hormonell bedingten Veränderungen der Scheidenhaut. → Seite 536

Hinweise zu den Tabellenspalten → Seite 28, zur Auswahl der Arzneimittel → Seite 23, zur Grundlage der Bewertung → Seiten 24, 27

Endometriose

Eine Endometriose entsteht, wenn sich Zellen der Gebärmutterschleimhaut außerhalb des Uterus ansiedeln. Am häufigsten findet sich solches Gewebe an den Eierstöcken, Eileitern, in der Scheide und der Gebärmutterwand, aber auch an Bauchfell, Darm, Harnblase und Nieren. Das versprengte Gewebe reagiert auf die hormonelle Steuerung durch die Geschlechtshormone ähnlich wie das Schleimhautgewebe in der Gebärmutter: Es baut sich auf und blutet am Ende des Zyklus. Da das Blut nicht abfließen kann, staut es sich und es entsteht eine Entzündung, in deren Folge sich Narben und Verwachsungen bilden. All das kann Schmerzen unterschiedlicher Intensität hervorrufen. Mit den Wechseljahren, wenn der hormonelle Zyklus endet, hören auch die zyklischen Reaktionen in den versprengten Zellen auf.

Anzeichen und Beschwerden

Manche Frauen merken nichts von ihrer Endometriose. Andere verspüren anhaltende, aber erträgliche Schmerzen im Bauchbereich oder beim Geschlechtsverkehr, wieder andere klagen über Schmerzen einige Tage vor und während der Regel, die aber von menstruationsbedingten Bauchkrämpfen nicht zu unterscheiden sind. Bei manchen Frauen können sich die Schmerzen jedoch unerträglich steigern, und die Blutungen können sehr stark und heftig sein.

Ursachen

Verschiedene Möglichkeiten wurden diskutiert, wie die Schleimhautzellen an Orte außerhalb der Gebärmutter gelangen. Heute favorisiert man die, dass bei jeder Frau während der Menstruation Endometriumzellen aus der Gebärmutter „rückwärts" durch die Eileiter in den Bauchraum wandern. Bei den Frauen, deren Bauchfell die fremden Zellen offenbar nicht ausreichend abwehren kann, wachsen sie ein und lassen eine Endometriose entstehen.

Nichtmedikamentöse Maßnahmen

Im Rahmen einer Bauchspiegelung, die notwendig ist, um eine Endometriose sicher zu diagnostizieren, können Herde bereits während des Eingriffs abgetragen oder mit Wärme oder Laser zerstört werden.

Behandlung mit Medikamenten

Es gibt keinen medizinischen Grund, eine Endometriose, die beschwerdefrei verläuft, zu behandeln, denn es ist nicht gesichert, dass eine medikamentöse Therapie den Verlauf der Erkrankung auf lange Sicht gesehen beeinflussen kann. Die Frage, ob doch eine Behandlung eingeleitet wird, stellt sich allerdings dann, wenn die Schmerzen die Frau sehr belasten, die Funktion von Harnleiter und Darm beeinträchtigt ist oder die Krankheit verhindert, dass die Frau schwanger wird.

Welche Art von Behandlung sinnvoll ist, orientiert sich vor allem an drei Kriterien: am Alter der Frau, ihrem Kinderwunsch – ob sie bald schwanger werden möchte, später Kinder haben oder keine Kinder (mehr) bekommen will – und daran, wie sehr die Beschwerden sie belasten. Von diesen persönliichen Kriterien und dem Ort und der Ausdehnung der Endometrioseherde hängt es ab, ob eine endoskopische Operation oder die Behandlung mit Hormonen im Vordergrund steht. Manchmal wird auch beides kombiniert. Es gibt allerdings keine Gewissheit darüber, ob sich eine Endometriose besser heilen lässt, wenn die Herde vor der Operation medikamentös verkleinert wurden. Unklar ist auch, ob eine Hormonbehandlung dafür sorgen kann, dass die Endometriose nach einer Operation seltener wieder auftritt.

Zunächst einmal kann versucht werden, den endometriosebedingten Schmerzen mit nichtsteroidalen Antirheumatika (→ Seite 1077) wie beispielsweise Naproxen beizukommen. Ansonsten kommen Gestagene und GnRH-Analoga infrage. Gestagene (→ nebenstehend) eignen sich eher für leichte und mittelschwere Endometriosen. Mit GnRH-Analoga (→ Seite 563) können auch stärker ausgeprägte Endometriosen behandelt werden.

Durch hoch dosiertes Gestagen baut sich die Gebärmutterschleimhaut weniger stark auf. GnRH-Analoga bewirken, dass die Eierstöcke ihre Funktion einstellen. Dadurch entsteht vorübergehend eine hormonelle Situation, die der der Wechseljahre ähnelt. Beide Substanzgruppen unterbrechen den üblichen Zyklus. Dadurch bluten auch die Endometrioseherde nicht mehr und trocknen mit der Zeit ein.

Die Behandlung dauert drei bis sechs, höchstens neun Monate. Zwei bis drei Monate nach ihrem Ende stellt sich der normale Zyklus wieder ein. Mit ihm kehren bei etwa einem Drittel der Frauen auch die Beschwerden nach und nach zurück. Geschieht das schon im ersten halben Jahr, nachdem die Mittel abgesetzt wurden, kann die Therapie mit einem anderen, eventuell stärker wirkenden Medikament wiederholt werden. Treten die Beschwerden erst später wieder auf, kann mit dem gleichen Wirkstoff erneut behandelt werden. Allerdings fehlen bisher Studien, die den Nutzen einer wiederholten Behandlung näher beschreiben. Bei einer nochmaligen Therapie mit GnRH-Analoga sollten daher für das Verhältnis von Nutzen und Risiken strengere Maßstäbe als bei der ersten Behandlung angelegt werden. Besonderes Augenmerk ist darauf zu richten, dass die Knochen nicht so sehr an Substanz verlieren, dass sich eine Osteoporose (→ Seite 1133) entwickelt.

Wenn das Ziel der Behandlung vornehmlich darin besteht, der Frau eine Schwangerschaft zu ermöglichen, hat das operative Vorgehen bessere Ergebnisse zu verzeichnen als die alleinige medikamentöse Behandlung.

Eine Frau, die mäßige Endometriosebeschwerden lindern möchte und zugleich einen sicheren Empfängnisschutz wünscht, kann sich die „Pille“ verordnen lassen. Deren Auswirkung auf die Endometriose ist ein Nebeneffekt: Unter dem Einfluss der „Pille“ reagieren die Schleimhautzellen nicht so stark. Wenn die individuellen Bedingungen der Frau nicht dagegen sprechen, sollte der Arzt ein Einphasenpräparat mit wenig Östrogen und einem Standardgestagen (→ Seite 502) verordnen (Östrogengehalt unter 35 Mikrogramm).

Eine andere Möglichkeit ist, sich zur Empfängnisverhütung ein Intrauterinpessar (→ Seite 513) mit Levonorgestrel legen zu lassen. Diese „Spirale“ ist zwar nicht zur Behandlung einer Endometriose zugelassen, weil aus ihr aber kontinuierlich das Gestagen freigesetzt wird, können die Endometrioseherde zur Ruhe kommen.

■ Gestagene

Medroxyprogesteron

CLINOFEM

Norethisteron

Norethisteron JENAPHARM, Primolut-Nor

Gestagene können die Beschwerden einer Endometriose unter zwei Voraussetzungen bessern:

Sie müssen relativ hoch dosiert und sie müssen täglich eingenommen werden. Dann signalisieren sie der Hirnanhangdrüse, die Produktion ihrer Hormone, die die Eierstockfunktion regulieren, zu verringern oder einzustellen. Der Zyklus erlischt, es findet kein Eisprung mehr statt, die Gebärmutterschleimhaut bildet sich zurück.

Unter diesen Voraussetzungen haben Gestagene ihre therapeutische Wirksamkeit bei leichter und mittelschwerer Endometriose nachgewiesen. Sie gelten als „geeignet", die Beschwerden dieser Erkrankung zu behandeln.

Anwendung

Um eine Schwangerschaft zu Beginn der Therapie möglichst sicher auszuschließen, sollten Sie mit der Tabletteneinnahme am ersten oder zweiten Tag der Regelblutung beginnen.

Die Dosierung des jeweiligen Wirkstoffs richtet sich danach, wie schnell die Gebärmutterschleimhaut zu wachsen aufhört. Wenn noch leichte Blutungen auftreten, zeigt das, dass die hormonelle Situation noch nicht stabil ist. Bei manchen Gestagenen heißt es dann abwarten, bei anderen kann die Dosierung gesteigert werden.

Üblich sind folgende Dosierungen:

Medroxyprogesteron: Dreimal täglich 5 Milligramm; eine Steigerung bis zu täglich 30 Milligramm ist möglich.

Norethisteron: Täglich 5 bis 10 Milligramm. Wenn Sie Blutungen haben, kann die Dosis so lange auf 10 bis 20 Milligramm täglich erhöht werden, bis sie aufhören. Dann kehren Sie zur früheren Dosierung zurück.

Wenn Sie einmal vergessen haben, Ihr Medikament einzunehmen, sollten Sie das so schnell wie möglich nachholen. Sind jedoch mehr als zwölf Stunden vergangen, lassen Sie diese Tablette weg. Mehrere ausgelassene Hormonportionen quittiert der Körper meist mit einer Abbruchblutung. Je unregelmäßiger Sie das Medikament einnehmen, desto unsicherer wirkt es auf die Beschwerden.

Nach sechs bis acht Wochen sollten die Beschwerden deutlich nachlassen. Die Behandlung dauert durchschnittlich ein halbes Jahr.

Achtung

Gegenanzeigen

Es gelten die gleichen Angaben wie für die Gestagene (→ Seite 540), mit denen eine Östrogenbehandlung in den Wechseljahren gegebenenfalls kombiniert werden muss.

Wechselwirkungen mit Medikamenten

Es gelten die gleichen Angaben wie für die Gestagene (→ Seite 540), mit denen eine Östrogenbehandlung in den Wechseljahren gegebenenfalls kombiniert werden muss.

Unerwünschte Wirkungen

Es gelten die gleichen Angaben wie für die Gestagene (→ Seite 540), mit denen eine Östrogenbehandlung in den Wechseljahren gegebenenfalls kombiniert werden muss.

Hinweise

Zur Empfängnisverhütung

Die meisten Gestagene können bei einem weiblichen Embryo dazu führen, dass er männliche Merkmale entwickelt. Darum muss vor Beginn der Behandlung mit Gestagenen eine Schwangerschaft sicher ausgeschlossen sein, währenddessen muss sie zuverlässig verhindert werden. Verhütungsmittel, deren Wirkung auf Hormonen beruht, eignen sich dafür jedoch nicht; damit scheidet die „Pille" aus. Möglich sind zum Beispiel Barrieremethoden wie Kondom und Diaphragma. Im Verlauf der Behandlung kann der Arzt mit einer Blutuntersuchung prüfen, ob sich eine hormonelle Situation eingestellt hat, bei der kein Eisprung mehr stattfindet. Ist das der Fall, ist keine Empfängnisverhütung mehr notwendig.

Für Schwangerschaft und Stillzeit

Sind Sie trotz aller Vorsichtsmaßnahmen im Laufe der Behandlung schwanger geworden, sollten Sie das Medikament sofort absetzen.

Während der Behandlung mit Gestagenen sollten Sie nicht stillen. Der Wirkstoff wird bei der Endometriosebehandlung hoch dosiert und tritt in nennenswerter Menge in die Muttermilch über. Seine Hormonwirkung kann sich somit auch beim Kind entfalten.

GnRH-Analoga

Goserelin

Zoladex-GYN

Leuprorelin

ENANTONE-GYN, TRENANTONE-GYN

Nafarelin

Synarela

Triptorelin

Decapeptyl Gyn

Als GnRH-Analoga werden Arzneimittel bezeichnet, die wie natürliche Gonadotropin-Releasing-Hormone (abgekürzt: GnRH) wirken, nur stärker und länger. GnRH sind Hormone des Hypothalamus – einer Drüse im Gehirn –, die die Hormonproduktion der Hirnanhangdrüse (Hypophyse) steuern. Deren Hormone wiederum regulieren bei Frauen die Funktion der Eierstöcke.

Der Hypothalamus gibt seine Hormone nicht kontinuierlich, sondern in bestimmten Abständen ab. Auf diese Weise bekommt die Hirnanhangdrüse immer wieder einen Impuls zur Hormonproduktion. Diese rhythmische Anregung ist eine der Voraussetzungen für einen normal ablaufenden Menstruationszyklus.

Zur Behandlung einer Endometriose werden die GnRH-Analoga so eingesetzt, dass sie kontinuierlich über längere Zeit wirken. Dadurch wird die Hirnanhangdrüse ihnen gegenüber unempfindlich und produziert keine eigenen Hormone mehr, die die Eierstockfunktion regulieren. In der Folge bleibt die Menstruation aus, die Gebärmutterschleimhaut bildet sich zurück.

Die therapeutische Wirksamkeit der GnRH-Analoga bei ausgeprägter Endometriose ist nachgewiesen. Sie sind geeignet, um vor allem die endometriosebedingten Schmerzen zu behandeln.

ANWENDUNG

Je nach Zubereitungsart werden die Substanzen gespritzt oder als Nasenspray verabreicht. Durch die Nasenschleimhaut treten sie ins Blut über, sodass sie wie nach einer Injektion im ganzen Körper wirken.

Die Mittel zum Spritzen bilden im Körper an der Injektionsstelle ein Depot. Daraus wird die Substanz langsam freigesetzt und tritt kontinuierlich ins Blut über. So wirkt sie zwischen 35 und 50 Tage lang.

Nafarelin: Das Nasenspray wenden Sie täglich zwei- bis höchstens viermal an; damit bringen Sie 0,4 bis 0,8 Milligramm Nafarelin in den Körper.

Achten Sie darauf, dass Sie das Mittel immer etwa zur gleichen Zeit anwenden. Die verordnete Tagesdosis sollten Sie auf zwei Einzeldosen morgens und abends verteilen, das heißt morgens und abends je ein oder zwei Sprühstöße.

Sind Sie verschnupft, putzen Sie sich vor dem Sprühen kräftig die Nase. Verwenden Sie abschwellende Nasentropfen, sollten Sie mindestens eine halbe Stunde warten, bis Sie das Endometriosemittel einsprühen, sonst wirkt es nicht richtig. Müssen Sie nach dem Nasenspray niesen, wiederholen Sie die Anwendung.

Nach sechs bis acht Wochen Behandlung sollten die Beschwerden deutlich nachlassen. Je nachdem wie ausgeprägt die Endometrioseherde sind, haben sie sich bei der Hälfte der Frauen nach drei bis sechs Monaten Behandlung komplett zurückgebildet. Nach längstens neun Monaten sollte die Behandlung beendet werden, weil dann die unerwünschten Wirkungen den therapeutischen Nutzen überwiegen können. Zwei bis drei Monate später setzt die Menstruation wieder ein.

ACHTUNG

Bevor die Behandlung wiederholt wird, sollte die Knochendichte bestimmt werden, um sicherzugehen, dass die Knochen nicht zu sehr an Stabilität verlieren.

Gegenanzeigen

Unter folgenden Bedingungen dürfen Sie die Mittel nicht anwenden:

- Sie haben eine Osteoporose oder ein deutlich erhöhtes Risiko für diese Krankheit.
- Sie haben Vaginalblutungen, deren Ursache nicht geklärt ist.

UNERWÜNSCHTE WIRKUNGEN

▶ Keine Maßnahmen erforderlich

Es stellen sich Beschwerden wie in den Wechseljahren ein. Fast alle Frauen bekommen Hitzewallungen, viele schwitzen und schlafen unruhig, einige nehmen an Gewicht zu. 1 von 100 verliert aber auch ihren Appetit und hat Magen-Darm-Störungen.

Bis zu 10 Prozent der Frauen entwickeln eine Akne und trockene Haut.

Bis der Zyklus ganz erlischt, können leichte Blutungen auftreten.

▶ Muss beobachtet werden

Wenn Sie sich müde und abgeschlagen fühlen und wiederholt Infekte haben, kann das daran liegen, dass Sie eine Blutarmut entwickelt haben. Dieses kann der Arzt feststellen, indem er das Blut untersucht.

Mehr als 1 von 100 Frauen bekommt Angstzustände, Schlafstörungen oder Depressionen (→ Seite 16). Bei solchen Veränderungen sollten Sie sich an einen Arzt wenden.

Aufgrund der verringerten Östrogenproduktion kann sich die Knochendichte verringern und sich eine Osteoporose entwickeln.

Darüber hinaus weisen die einzelnen Substanzen noch spezielle unerwünschte Wirkungen auf, bei denen Sie sich, wenn sie nach zwei Tagen nicht abgeklungen sind, an einen Arzt wenden sollten:

Goserelin: Bis zu zwei Drittel der Frauen bekommt eine bakterielle Scheidenentzündung mit Brennen, Jucken und Ausfluss.

Mehr als die Hälfte der Behandelten entwickelt eine Depression (→ Seite 16).

Noch mehr Frauen bemerken eine verringerte Lust auf Sex.

Bei einem Drittel der Frauen wird die Brust größer oder kleiner. Ein Teil von ihnen hat Schmerzen in der Brust.

Viele Frauen berichten von Schmerzen beim Sexualverkehr.

Auch über andere Schmerzen wird vielfach geklagt: allgemeine Schmerzen (17 Prozent), Rückenschmerzen (7 Prozent), Muskelschmerzen (3 Prozent). 11 Prozent geben Schwächezustände an.

Infektionen der Atemwege mit Luftnot und Halsentzündung treten bei 7 Prozent der Frauen auf.

Leuprorelin: Sehr oft (bis zu 28 Prozent) tritt bei den Frauen eine bakterielle Scheidenentzündung mit Brennen, Jucken und Ausfluss auf.

Häufig berichten die Behandelten über Schwindel (11 Prozent), 3 bis 5 Prozent über Knochen- und Muskelschmerzen.

Auch Harnweginfektionen mit Brennen beim Wasserlassen und blutigem Urin kommen oft vor (3 Prozent).

Nafarelin: Jede zehnte Frau klagt über Muskel- und Gliederschmerzen, ebenso viele über eine gereizte Nase mit Schnupfen und Niesen.

► **Sofort zum Arzt**

Fieber und Schüttelfrost können auf eine Allergie (→ Seite 14) hinweisen.

Schwindel (→ Seite 15), Nervosität und Schlafstörungen können Anzeichen dafür sein, dass das Medikament zu hoch dosiert ist.

Für die Gruppe der GnRH-Analoga insgesamt ist beobachtet worden, dass mehr als jede hundertste Frau eine Herzschwäche entwickelt, bei der Atemlosigkeit und eventuell geschwollene Knöchel und Brustschmerzen auftreten; es kann sogar zum Herzinfarkt kommen.

Für zwei dieser Substanzen lassen sich die unerwünschten Wirkungen auf Herz und Kreislauf noch näher angeben:

Goserelin: Mehr als ein Fünftel der Frauen bemerkt geschwollene Knöchel, jede Zwanzigste entwickelt eine Herzschwäche, Herzstolpern und Herzrasen (→ Seite 16).

Leuprorelin: Bei mehr als 1 Prozent der Frauen steigt der Blutdruck an; bei 8 Prozent der Frauen so sehr, dass er behandelt werden muss. Viele Frauen (12 Prozent) bemerken geschwollene Knöchel oder Hände. Bei 2 von 100 deuten Schmerzen in den Beinen auf eine Thrombose hin.

Hinweise

Für Frauen

Für Frauen bis 18 Jahre

Goserelin, Nafarelin: Frauen unter 18 Jahren sollen nicht mit diesen Substanzen behandelt werden, weil mit den Mitteln bei dieser Altersgruppe keine Erfahrungen vorliegen.

Für Schwangerschaft und Stillzeit

Während Schwangerschaft und Stillzeit sollen GnRH-Analoga nicht angewendet werden.

Beim Tragen von Kontaktlinsen

Goserelin: Die Produktion von Tränenflüssigkeit kann beeinträchtigt werden; dann vertragen Sie Kontaktlinsen weniger gut.

Zur Verkehrstüchtigkeit

Wenn der Blutdruck sinkt, kann leicht Schwindel auftreten. Dann sollten Sie kein Fahrzeug lenken, keine Maschinen bedienen und keine Arbeiten ohne sicheren Halt verrichten.

Endometriose

Handelsname Darreichungsform	Zusammensetzung pro 1 ml/1 g oder wie angegeben bzw. pro abgeteilte Einheit	Kleinste Packungsgröße	Festbetrag in Euro	Packungspreis in Euro	Bewertung
Hinweise zu den Tabellenspalten → Seite 28, zur Auswahl der Arzneimittel → Seite 23, zur Grundlage der Bewertung → Seiten 24, 27					
CLINOFEM 10 Rp Tabletten	**Medroxyprogesteronazetat** 10 mg	100 Stück	60,40	60,40	**Geeignet** bei leichter und mittelschwerer Endometriose. → Seite 562
Decapeptyl Gyn Rp Injektionslösung	**Triptorelin** 3,75 mg	1 Stück		217,91	**Geeignet** bei ausgeprägter Endometriose. → Seite 563
ENANTONE-GYN Monats-Depot Rp Injektionslösung	**Leuprorelin** 3,57 mg	1 Stück		179,07	**Geeignet** bei ausgeprägter Endometriose. → Seite 563
Norethisteron 5 mg JENAPHARM Rp Tabletten	**Norethisteronazetat** 5 mg	20 Stück	13,46	13,46	**Geeignet** bei leichter und mittelschwerer Endometriose. → Seite 562

►

Endometriose Fortsetzung

Handelsname Darreichungsform	Zusammensetzung pro 1 ml/1 g oder wie angegeben bzw. pro abgeteilte Einheit	Kleinste Packungsgröße	Festbetrag in Euro	Packungspreis in Euro	Bewertung
Primolut-Nor-5 *Rp* Tabletten	**Norethisteronazetat** 5 mg	12 Stück	12,05	12,05	**Geeignet** bei leichter und mittelschwerer Endometriose. → Seite 56
Synarela *Rp* Nasenspray	**Nafarelin** 2 mg	8 ml		175,08	**Geeignet** bei ausgeprägter Endometriose. → Seite 56
TRENANTONE-GYN *Rp* Zweikammerspritze	**Leuprorelinazetat** 11,25 mg	1 Stück		498,37	**Geeignet** bei ausgeprägter Endometriose. → Seite 56
Zoladex-GYN *Rp* Injektionslösung	**Goserelin** 3,6 mg	1 Stück		198,97	**Geeignet** bei ausgeprägter Endometriose. → Seite 56

Hinweise zu den Tabellenspalten → Seite 28, zur Auswahl der Arzneimittel → Seite 23, zur Grundlage der Bewertung → Seiten 24, 27

Myome

Myome sind gutartige Neubildungen (Tumoren) des Muskelgewebes der Gebärmutter. Weil sie zudem bindegewebige Anteile enthalten, heißen sie auch Fibromyome.

Anzeichen und Beschwerden

Viele Frauen wissen nicht, dass in ihrer Gebärmutter ein Myom oder mehrere dieser Geschwülste gewachsen sind. Manchmal erfahren sie davon bei einer Ultraschalluntersuchung der Gebärmutter.
Wenn Symptome auftreten, sind es meist starke und schmerzhafte Regelblutungen. Besonders vor Eintritt der Wechseljahre, wenn häufig Blutungsstörungen auftreten, können – wenn ein Myom vorliegt – die Blutungen lange anhalten und recht stark ausfallen. Frauen, die aufgrund ihrer Myome stark bluten, können eine Blutarmut (Anämie) entwickeln. Sie zeigt sich durch Müdigkeit und Blässe.
Große Myome können auf Blase und Darm drücken und beim Wasserlassen und Stuhlgang Schmerzen bereiten.
Myome sind häufig der Grund dafür, dass eine Frau kein Kind bekommt. Frauen, die trotz Myom schwanger werden, haben ein erhöhtes Risiko für eine Frühgeburt.
Manche Myome sind mit einem „Stiel" mit dem Gewebe verbunden, auf dem sie wachsen. Wenn sich dieser „Stiel" dreht, machen akute Bauchschmerzen und eventuell Fieber darauf aufmerksam, dass die Blutzufuhr zu dem Gewebe unterbrochen ist und es abstirbt. Dieses ist ein akuter Notfall, bei dem sofort operiert werden muss.

Ursachen

Es ist nicht geklärt, warum die Muskelzellen so wuchern, dass sie Knoten bilden, doch scheint es eine genetische Anlage dafür zu geben.
Da Myomzellen sehr viele Bindungsstellen für Östrogen aufweisen, wird ihr Wachstum durch dieses Hormon gefördert. So erklärt sich auch, warum die Knoten in der Schwangerschaft oft größer werden und sich viele Myome nach den Wechseljahren zurückbilden.

Nichtmedikamentöse Maßnahmen

Viele Myome lassen sich operativ einzeln herausschälen (Enukleation). Meist geschieht das endoskopisch – eine Operationstechnik, bei der kein großer Bauchschnitt erforderlich ist, sondern bei der der Chirurg entweder durch kleine Öffnungen in der Bauchdecke arbeitet oder die Instrumente von der Scheide her in die Gebärmutterhöhle einbringt und die Myome von dort aus entfernt. Als neue Operationsmethode praktizieren einzelne Zentren die Embolisation. Dabei wird das Myom von der Blutzufuhr abgeschnitten, sodass es kontrolliert abstirbt. Dieses Verfahren befindet sich noch im Experimentalstadium.
Die Gebärmutter komplett zu entfernen (Hysterektomie), ist meist dann erforderlich, wenn sie gänzlich mit vielen kleinen Myomen durchsetzt ist oder sehr große Myome vorliegen, nach deren Entfernung nicht mehr genügend Gebärmuttergewebe übrig bliebe. Hierzu wird immer häufiger eine minimalinvasive Operation (genannt „LASH", abgekürzt aus „laparoskopische suprazervikale Hysterektomie") angeboten, bei der die Gebärmutter durch einen kleinen Einschnitt am Bauchnabel entfernt wird. Diese Operation kann ambulant durchgeführt werden.

Behandlung mit Medikamenten

Myome sollten behandelt werden, wenn sie durch ihre Größe Beschwerden bereiten, erhebliche Blutverluste verursachen oder sehr rasch wachsen.

Eine medikamentöse Behandlung beseitigt die Myome zwar nicht, verkleinert sie aber zumindest für einige Zeit deutlich. Das kann vor allem für drei Gruppen von Frauen vorteilhaft sein. Frauen, bei denen die Knoten bislang eine Schwangerschaft verhindert haben, können versuchen, im Anschluss an die Behandlung sofort schwanger zu werden. Frauen, die voraussichtlich bald in die Wechseljahre kommen, können mit der Behandlung die Zeit überbrücken, bis die Östrogenproduktion ihres Körpers so gering geworden ist, dass die Myome ihr Wachstum einstellen. Und zum Dritten kann die Behandlung bei manchen Frauen, deren Myome so groß sind oder so ungünstig sitzen, dass sie bei einer Operation nicht einzeln herausgeschält werden können, die Geschwülste so weit verkleinern, dass eine solche Operation anschließend doch möglich wird. Damit bleibt den Frauen eine Gebärmutterentfernung erspart.

Zur medikamentösen Myombehandlung dienen GnRH-Analoga (→ nachfolgend). Ihre therapeutische Wirksamkeit bei der Myombehandlung ist nachgewiesen. Sie sind geeignet, Myome zu verkleinern.

GnRH-Analoga

Goserelin

Zoladex-GYN

Leuprorelin

ENANTONE-GYN, TRENANTONE-GYN

Triptorelin

Decapeptyl Gyn

GnRH-Analoga (→ Seite 563) werden auch bei Endometriose eingesetzt. Dort ist ihre Wirkweise beschrieben.

Die therapeutische Wirksamkeit von GnRH-Analoga bei der Myombehandlung ist nachgewiesen. Sie sind geeignet, Myome zu verkleinern.

ANWENDUNG

GnRH-Analoga zur Myombehandlung müssen gespritzt werden. Die Substanzen bilden im Körper an der Injektionsstelle ein Depot, aus dem sie langsam freigesetzt werden und kontinuierlich ins Blut übertreten. So wirken sie zwischen 28 (*Decapeptyl Gyn*, *Enantone Gyn*, *Zoladex–GYN*) und 90 Tagen (*TRENANTONE-GYN*).

Nach drei bis vier Behandlungsmonaten haben sich die meisten Myome um etwa die Hälfte verkleinert; allerdings wachsen sie nach dem Ende der Behandlung meist wieder nach.

Spätestens nach einem halben Jahr sollte die Behandlung mit GnRH-Analoga beendet werden. Wird der Zyklus deutlich länger künstlich unterbunden, kann es sein, dass der Mineralgehalt der Knochen abnimmt. Damit steigt das Risiko für eine Osteoporose (→ Seite 1133).

Allerdings kann bei Frauen, die kurz vor den Wechseljahren stehen und deren Myome nach dem Ende der ersten Behandlung wieder stark nachgewachsen sind, noch eine zweite Behandlungsserie erwogen werden.

Zwei bis drei Monate nach dem Ende der Behandlung setzt die Menstruation wieder ein.

Alle weiteren Angaben finden Sie unter „GnRh-Analoga“ (→ Seite 563).

Myome

Handelsname Darreichungsform	Zusammensetzung pro 1 ml/1 g oder wie angegeben bzw. pro abgeteilte Einheit	Kleinste Packungsgröße	Festbetrag in Euro	Packungspreis in Euro	Bewertung	
Hinweise zu den Tabellenspalten → Seite 28, zur Auswahl der Arzneimittel → Seite 23, zur Grundlage der Bewertung → Seiten 24, 27						
Decapeptyl Gyn Rp Injektionslösung	**Triptorelin** 3,75 mg	1 Stück		217,91	**Geeignet** bei Myomen.	→ Seite 567
ENANTONE-GYN Monats-Depot Rp Injektionslösung	**Leuprorelin** 3,57 mg	1 Stück		179,07	**Geeignet** bei Myomen.	→ Seite 567
TRENANTONE-GYN Rp Zweikammerspritze	**Leuprorelinazetat** 11,25 mg	1 Stück		498,37	**Geeignet** bei Myomen.	→ Seite 567
Zoladex-GYN Rp Injektionslösung	**Goserelin** 3,6 mg	1 Stück		198,97	**Geeignet** bei Myomen.	→ Seite 567

Stoffwechsel

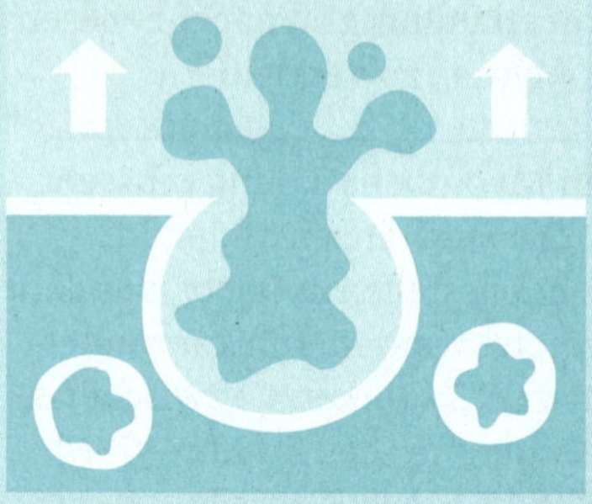

Zu den lebensnotwendigen Vorgängen im Körper gehört der Stoffwechsel. Dabei werden aufgenommene Substanzen meist über viele Zwischenstufen in andere verwandelt; es wird Energie produziert und verbraucht und vieles andere mehr.
Die einzelnen Bereiche des Stoffwechsels werden nach den Substanzen benannt, die dabei verarbeitet werden. So spricht man zum Beispiel vom Aminosäurestoffwechsel, in dem die Bausteine für neue Eiweiße entstehen, vom Kohlenhydratstoffwechsel, in dem unter anderem Zucker verarbeitet werden, vom Mineralstoffwechsel, in dem beispielsweise das Kalzium zum Aufbau der Knochen bereitgestellt wird, und vom Fettstoffwechsel.
Die jeweiligen Einzelschritte im Stoffwechsel werden oft von Hormonen und Enzymen eingeleitet und in Gang gehalten. Die übergeordnete Steuerung erfolgt durch das Hormon- und Nervensystem.
Das größte Stoffwechselorgan ist die Leber. Stoffwechselkrankheiten betreffen fast immer mehrere Körperbereiche, nur selten ein einzelnes Organ. Sie liegen vor, wenn bestimmte Prozesse anders ablaufen, als es vorgesehen ist. Oft beruht das darauf, dass die jeweiligen Steuerungshormone nicht in der notwendigen Menge zur Verfügung stehen oder die erforderlichen Enzyme nicht aktiv genug sind. So ist der Diabetes zum Beispiel eine Erkrankung im Kohlenhydratstoffwechsel, bei der entweder kein Insulin mehr produziert wird (Typ-1-Diabetes) oder das vorhandene nicht richtig wirken kann (Typ-2-Diabetes). Bei Schilddrüsenerkrankungen, die zu einer Unter- oder Überfunktion führen, ist häufig das Regulationssystem zwischen den Drüsen im Gehirn und der Schilddrüse gestört.
Stoffwechselerkrankungen sind häufig angeboren und können daher schon bei kleinen Kindern vorkommen. Auf einige Krankheiten werden neugeborene Kinder bereits bei den ersten Früherkennungsuntersuchungen getestet, beispielsweise auf Phenylketonurie (PKU) und Schilddrüsenunterfunktion. Werden sie schon in diesem Stadium erkannt, kann eine entsprechende Behandlung dafür sorgen, dass die Kinder trotz der Erkrankung ungehindert heranwachsen können.

Kropf

Als Kropf (Struma) wird eine deutliche Schwellung unterhalb des Kehlkopfs bezeichnet, die die Folge einer vergrößerten Schilddrüse ist. Abhängig von der Region, in der die Menschen leben, haben zwischen 15 und 30 Prozent der Menschen in Deutschland eine derart vergrößerte Schilddrüse.
Die Schilddrüsenerkrankung wird meist zufällig festgestellt, wenn bei einer ärztlichen Untersuchung der Hals abgetastet wird oder der Betroffene selbst auf die Schilddrüsenvergrößerung aufmerksam wird.

Anzeichen und Beschwerden

Die Vergrößerung der Schilddrüse verläuft eine Zeit lang unbemerkt. Erst der Kropf zeigt an, dass die Regulationsfunktion der Schilddrüse gestört ist.
Ein ausgeprägter Kropf kann die Atmung beeinträchtigen.
Bei jungen Mädchen
Junge Mädchen entwickeln häufiger in der Zeit der Pubertät einen Kropf. Dessen Wachstum lässt sich durch die Gabe von Jodid zumeist stoppen.

Ursachen

Ein Kropf kann sowohl bei einer Schilddrüsenunterfunktion als auch bei einer -überfunktion auftreten und auch mit einer normalen Hormonproduktion der Schilddrüse einhergehen. Viele Faktoren können zu einer Schilddrüsenvergrößerung führen. Die bei weitem häufigste Ursache ist eine unzureichende Jodversorgung.
Jod ist für die Schilddrüsenhormone ein unentbehrlicher Baustein. Nimmt der Körper mit der Nahrung zu wenig Jod auf, kann die Schilddrüse nicht genügend Hormone produzieren. Darauf reagieren die Gehirndrüsen mit Steuerungshormonen. Neben vielen anderen Funktionen regen diese auf lange Zeit gesehen die Schilddrüsenzellen an, sich zu vermehren. Mit dem zusätzlichen Gewebe versucht der Körper, den Mangel auszugleichen.
Ein Kropf, der aufgrund von Jodmangel entstanden ist, wächst, bis so viel hormonproduzierendes Gewebe vorhanden ist, dass es den Körper ausrei-

chend mit Schilddrüsenhormonen versorgen kann. Im Alter nimmt die Tendenz des Schilddrüsengewebes, sich zu vermehren, ab.

Vorbeugung

Der Körper benötigt nur winzige Mengen Jod. Diese kann er mit der Nahrung aufnehmen, wenn Lebensmittel und Trinkwasser genügend Jod enthalten. Die Böden in Deutschland, auf denen Gemüse, Getreide und Futterpflanzen wachsen, sind jedoch jodarm. Auch das Gestein, durch das das Regenwasser sickert und zum Grundwasser wird, das als Trinkwasser dient, enthält nur wenig Jodsalze. Allein mit diesen Lebensmitteln ist der Tagesbedarf eines Erwachsenen an Jod, nämlich 200 Mikrogramm (µg), das sind 0,2 Milligramm (mg), nicht zu decken. Darum sollten möglichst oft Nahrungsmittel, die reichlich Jod enthalten, auf dem Speiseplan stehen. Das sind vor allem Meeresfische wie Seelachs, Kabeljau und Makrele, außerdem Milch sowie jodhaltige Mineralwässer.
Seit Fertigprodukte wie Brot, Käse, Wurst und Konserven mit Jodsalz hergestellt werden dürfen und auch in der Außer-Haus-Verpflegung in Kantinen und Restaurants Jodsalz verwendet wird, trägt dieses ebenfalls zur Jodversorgung bei. Dennoch nimmt ein Teil der Bevölkerung die durchschnittlich für notwendig gehaltene Menge Jod noch immer nicht auf.
Die tägliche Jodmenge lässt sich erhöhen, wenn im Haushalt statt des üblichen Salzes jodiertes Speisesalz (Jodsalz) verwendet wird. Dieses enthält 2 Milligramm Jod in 100 Gramm Salz. Achten Sie zusätzlich beim Einkauf von Brot- und Wurstwaren darauf, ob diese mit Jodsalz hergestellt worden sind. Wenn all diese Maßnahmen keine ausreichende Jodversorgung sicherstellen, ist die Einnahme von Jodidtabletten erforderlich.
Für schwangere und stillende Frauen genügt selbst eine bewusst jodhaltige Ernährung nicht, um den in dieser Zeit erhöhten Jodbedarf (Schwangere 230 Mikrogramm, Stillende 260 Mikrogramm) zu decken. Sie sollten Jodtabletten einnehmen.
Informationen zum Thema Jodallergie finden Sie unter „Allergisch gegen Jod?" (→ nachfolgend).

Allergisch gegen Jod?

Manche Menschen meinen, sie könnten aufgrund einer Jodallergie kein jodiertes Speisesalz verwenden und keine Jodidtabletten einnehmen. Das ist jedoch ein Irrtum. Allergien auf Jod, das über den Mund aufgenommen wird, sind sehr selten. Voraussetzung für eine allergische Reaktion des Immunsystems ist, dass das Molekül der Substanz, das die Reaktion auslöst, relativ groß ist. Diese Bedingung erfüllen zum Beispiel jodhaltige Röntgenkontrast- und Desinfektionsmittel wie Povidon-Jod (→ Seite 112). Hier ist jedoch nicht das Jod für die Allergie verantwortlich, sondern es ist das gesamte große Molekül, in dem das Jod ein Bestandteil ist. Die Jodverbindungen, die in Jodsalz und in Tabletten enthalten sind, sind hingegen so klein, dass sie keine solche Immunantwort hervorrufen. In ganz seltenen Einzelfällen bekommen Menschen dennoch Hautausschlag, gerötete Augen, Husten, Schnupfen und Kopfschmerzen, wenn sie mit Jodhaltigem in Kontakt kommen – allerdings muss das schon eine außergewöhnlich große Menge Jod sein. Diese Menschen vertragen kein Jod und sie reagieren darauf in der beschriebenen Weise. Für sie kann bereits die Jodmenge in Depottabletten, die nur einmal in der Woche eingenommen werden müssen, eine Gefahr darstellen. Die geringe Menge Jod, die in den Präparaten zur täglichen Einnahme oder in jodiertem Speisesalz enthalten ist, stellt dagegen kein Problem dar.
Jodhaltige Verbindungen, die auf Haut und Schleimhaut aufgetragen werden, können zu Kontaktallergien führen; diese sind aber auf den Ort begrenzt, an dem das Mittel eingewirkt hat. Ungeachtet dieser Reaktionen kann eine überhöhte Zufuhr von Jod für Menschen mit Schilddrüsenerkrankungen gefährlich werden, weil es eine Überfunktion auslösen kann.

Behandlung mit Medikamenten

Präparate mit Jodid (→ Seite 572) sind geeignet, um dem Körper das Element Jod zuzuführen. Damit dienen sie sowohl der Vorbeugung gegen Schilddrüsenerkrankungen, die auf einem Jodmangel beruhen, als auch ihrer Behandlung.
Ein Kropf, der die Atmung behindert, muss unbedingt in seinem Wachstum gestoppt werden. Des Weiteren sollte ein Kropf bei Personen behandelt werden, die jünger sind als 45 Jahre, um Komplikationen zu vermeiden, die im Zusammenhang mit der Schilddrüsenfunktionsstörung in späteren Jahren auftreten können. Bei älteren Menschen kann es genügen, die Schilddrüse regelmäßig ärztlich kontrollieren zu lassen.
Wenn der Kropf ausschließlich auf Jodmangel beruht, erfolgt die Behandlung mit einer gezielten Zufuhr von Jodid. Liegen hingegen ein Mangel an Jod und ein Schilddrüsenhormonmangel gleichzeitig vor – was

vor allem mit zunehmendem Alter der Fall ist – muss zunächst das Schilddrüsenhormon als Medikament eingenommen werden. Hierfür eignet sich das synthetisch hergestellte Schilddrüsenhormon (→ Seite 577) Levothyroxin allein. Nach ein bis zwei Jahren hat sich die Drüse so weit verkleinert, wie es mit dieser Behandlung möglich ist. Dann kann die Hormonbehandlung beendet werden. Liegt weiterhin ein Jodmangel vor, müssen in der Folge Jodidtabletten eingenommen werden, um eine erneute Kropfbildung zu vermeiden. Die Einnahme einer fixen Kombination aus Jodid und Levothyroxin ist nicht notwendig.
Die Kombination aus Levothyroxin + Jodid (→ Seite 579) anzuwenden, bringt für Menschen, deren Schilddrüse genügend Hormone produziert, keinen Vorteil gegenüber der alleinigen Gabe von Jodid. Die Mittel werden darum als „wenig geeignet" eingestuft.
Zur Kropfbehandlung werden auch Arzneimittel mit den zwei Schilddrüsenhormonen (→ Seite 580) Levothyroxin + Liothyronin angeboten. Liothyronin ist ein in Arzneimitteln eingesetzter Wirkstoff, der im Körper als Schilddrüsenhormon wirksam wird. Die Kombination mit diesem Bestandteil bringt keinen therapeutischen Vorteil gegenüber der alleinigen Behandlung mit Levothyroxin. Darum wird eine Kombination aus diesen beiden Wirkstoffen als „wenig geeignet" beurteilt.

Schilddrüsenunterfunktion

Auf eine Unterfunktion der Schilddrüse (Hypothyreose) wird der Arzt meist bei einer Laboruntersuchung aufmerksam oder sie zeigt sich an einem Kropf. Allerdings sind nicht alle Arten von Schilddrüsenunterfunktion mit einer Kropfbildung verbunden.

Anzeichen und Beschwerden

Den Betroffenen fehlt es an Schwung und Energie. Sie sind anhaltend müde und frieren. Konzentration und Leistung lassen nach, Trägheit und Missstimmung beeinträchtigen das Befinden. Die Haut kann aufgedunsen erscheinen, rau werden, die Haare spröde und brüchig, die Stimme heiser. Es kann sich eine schwere Verstopfung einstellen und die Betroffenen können deutlich an Gewicht zulegen. Der Blutdruck sinkt, der Herzschlag verlangsamt sich.

Bei Säuglingen

Sie können auffallend träge sein, sodass sogar ihre Bereitschaft zu trinken darunter leidet. Auch eine hartnäckige Verstopfung ist ein typisches Zeichen für eine Unterfunktion der Schilddrüse.

Ursachen

Am häufigsten ist die Schilddrüsenunterfunktion eine Folge von Jodmangel.
Sie kann auch auf einer chronischen Entzündung (Hashimoto-Thyreoiditis) beruhen, in deren Verlauf das hormonproduzierende Gewebe zerstört wird. Dann bildet sich meist ein Kropf. Das geschieht auch, wenn die Schilddrüse aufgrund von Störungen keine Hormone bilden kann.
Unterfunktionen ohne Kropfbildung gibt es, wenn die Schilddrüse operativ entfernt oder durch Strahlung zerstört wurde oder wenn sie sich zurückgebildet hat.

Bei Kindern

Eine Schilddrüsenunterfunktion kann von Geburt an vorliegen, wenn Gehirndrüsen oder Schilddrüse fehlgebildet sind oder nur eingeschränkt arbeiten. Diese Störung wird in aller Regel bei der zweiten Vorsorgeuntersuchung (U2) des Babys festgestellt.

Behandlung mit Medikamenten

Bei einer Schilddrüsenunterfunktion muss dem Körper das Hormon, das er nicht oder nicht mehr ausreichend produziert, als Medikament zugeführt werden. Die dafür geeigneten Arzneimittel enthalten das synthetisch hergestellte Schilddrüsenhormon (→ Seite 577) Levothyroxin. Wenn es nicht gelingt, die Hormonproduktion der Schilddrüse zu normalisieren, muss eine solche Hormonbehandlung lebenslang fortgeführt werden.
Beruht der Hormonmangel auf einer akuten Entzündung der Schilddrüse, kann die Therapie manchmal beendet werden, wenn die Entzündung abgeklungen ist, sich die Schilddrüse erholt hat und wieder ausreichend eigene Hormone bildet.
Generell ein Präparat mit einer Kombination aus Schilddrüsenhormon + Jodid (→ Seite 579) einzusetzen, ist hingegen nicht erforderlich. Das fehlende Schilddrüsenhormon kann mit einem Präparat, das nur Levothyroxin enthält, ersetzt werden. Hat sich die Schilddrüse stabilisiert, kann die Behandlung mit dem Schilddrüsenhormon beendet werden. Besteht in der Folge allerdings noch ein Jodmangel, braucht nur ein Mittel mit Jodid eingenommen zu werden. Dass die Gabe der Fixkombination beider Substanzen bei einer Schilddrüsenunterfunktion besser wirkt als die Behandlung mit Levothyroxin allein, ist nicht nachgewiesen. Die Mittel werden daher als „wenig geeignet" bewertet.

Zur Behandlung einer Schilddrüsenunterfunktion werden auch Arzneimittel mit zwei Schilddrüsenhormonen (→ Seite 580), nämlich Levothyroxin und Liothyronin, angeboten. Diese Kombination bringt keinen Vorteil gegenüber der Behandlung mit Levothyroxin allein, sie hat im Gegenteil den Nachteil, dass deutlich mehr unerwünschte Wirkungen auftreten können. Darum wird diese Kombination als „wenig geeignet“ beurteilt.

Schilddrüsenüberfunktion

Wenn die Schilddrüse überreichlich Hormone produziert, spricht man von einer Schilddrüsenüberfunktion (Hyperthyreose). Tritt die Überfunktion aufgrund einer Autoimmunerkrankung auf, handelt es sich um die Basedowkrankheit. Diese Erkrankung ist besonders häufig der Grund für eine Überfunktion der Schilddrüse.

Anzeichen und Beschwerden

Menschen mit zu viel Schilddrüsenhormonen wirken leicht „überdreht“ und fühlen sich auch so. Ihr Herz rast oder schlägt unregelmäßig, sie sind innerlich angespannt, die Hände zittern, sie sprechen schnell, bewegen sich hastig und handeln unkonzentriert. Ihnen ist ständig zu warm, sie schwitzen viel. Trotz guten Appetits nehmen sie ab. Die Haare können ausfallen. Die Betroffenen neigen zu Durchfall und bekommen oft hohen Blutdruck. Manche entwickeln eine Muskelschwäche.
Bei einem Teil der Kranken treten die Augen hervor. Sie brennen, sind gerötet und schmerzen.

Bei älteren Menschen

Sie leiden vor allem an Symptomen, die das Herz betreffen, zum Beispiel Herzrhythmusstörungen. Manche weisen aber auch eher untypische Zeichen einer Schilddrüsenüberfunktion auf, wie Müdigkeit und Verstopfung. Die anderen Symptome stehen bei ihnen weniger im Vordergrund.

Thyreotoxische Krise

Eine Überfunktion der Schilddrüse kann akut lebensbedrohlich werden, so zum Beispiel nach schweren Erkrankungen oder Operationen oder wenn jemand mit einer unbehandelten oder nicht ausreichend therapierten Schilddrüsenüberfunktion plötzlich eine große Menge Jod aufnimmt. Derartiges kann vor allem bei der Gabe von jodhaltigen Röntgenkontrastmitteln der Fall sein.

Dann tritt hohes Fieber auf, das Herz rast und schlägt unregelmäßig. Die Haut rötet sich, es kommt zu Schweißausbrüchen, Erbrechen, Durchfall und Unruhe. Später treten Bewusstseinsstörungen auf. Die Betroffenen verlieren zunehmend ihre geistigen Fähigkeiten, fallen ins Koma und sterben an Kreislauf- oder Nierenversagen.
Bei dem geringsten Verdacht, es könnte sich bei Beschwerden um eine solche thyreotoxische Krise handeln, sollte sofort der Notarzt (Telefon 112) gerufen werden!

Ursachen

Die Schilddrüse arbeitet unkontrolliert, meist infolge der Basedowkrankheit. Bei dieser Autoimmunerkrankung kann das Immunsystem „selbst“ und „fremd“ nicht mehr unterscheiden und wendet sich gegen körpereigenes Gewebe. Stoffe des Abwehrsystems, die Antikörper, binden dann an jene Stellen der Schilddrüsenzellen, an denen sonst die Steuerungshormone andocken. Diese Antikörper können selbst die Sekretion von Schilddrüsenhormonen anregen. Damit ist das Organ nicht mehr in den Regelkreislauf der Gehirndrüsen eingebunden und produziert eine zu große Menge Schilddrüsenhormone.
An den Augen können die Abwehrstoffe eine Entzündung auslösen, durch die der Augapfel aus seiner Höhle gedrückt wird.
Eine Überfunktion der Schilddrüse kann auch die Folge einer „Schilddrüsenautonomie“ sein. Dabei gibt es in der Schilddrüse Zellbezirke, oft Knoten, die der üblichen Steuerung durch die Gehirndrüsen nicht mehr gehorchen. Dieses „autonome“ Gewebe lässt sich bei einer Ultraschalluntersuchung der Schilddrüse erkennen. Eine weitere spezielle Untersuchung, die Szintigrafie, deckt dann auf, ob es sich um „kalte“, funktionslose Knoten handelt oder um „heiße“. Wenn genügend Jod vorhanden ist, produzieren heiße Knoten die Hormone übermäßig und nicht mehr bedarfsgerecht, denn ihre Zellen gehorchen nicht mehr der Steuerung durch die Gehirndrüsen. Der gesunde Teil der Schilddrüse stellt seine Arbeit ein.
Bei einer Überfunktion aufgrund einer Schilddrüsenautonomie sind die Augen nicht betroffen.

Nichtmedikamentöse Maßnahmen

Grundsätzlich geht es darum, für Ruhe und Entlastung zu sorgen und Belastungen zu meiden: kein fordernder Sport, keine Sonnenbäder, keine Sauna, keine anregenden Getränke wie Alkohol oder Koffeinhaltiges.

Alles Jodhaltige ist zu meiden: keine jodhaltigen Nahrungsmittel und Mineralwässer zu sich nehmen, keine jodhaltigen Medikamente (z. B. Desinfektions- und Röntgenkontrastmittel) anwenden, nicht im Thermal- und Solebad schwimmen.
Bei einer „Autonomie" wird meist geraten, den Zellbezirk entweder durch Strahlung zu zerstören (Radiojodtherapie) oder ihn chirurgisch zu entfernen. Beide Therapien zieht man einer Langzeitbehandlung mit Medikamenten vor, weil das Risiko, dass die Medikamente das Knochenmark schädigen, wahrscheinlicher und schwerwiegender ist, als es die Risiken der anderen Behandlungsarten sind. Die Radiojodtherapie kommt allerdings für Jugendliche nicht infrage, da sie die Geschlechtsdrüsen schädigen kann.

Behandlung mit Medikamenten

Bei einer Schilddrüsenüberfunktion werden Arzneimittel (Thyreostatika) eingesetzt, die die Konzentration an Schilddrüsenhormonen im Blut auf verschiedene Weise verringern. Medikamente wie Carbimazol und Thiamazol aus der Gruppe der sogenannten Mercaptoimidazole (→ Seite 574) stoppen die Hormonproduktion der Schilddrüse, indem sie den Einbau von Jod in die Vorstufen der Schilddrüsenhormone verhindern. Nach ein bis zwei Monaten sollte sich der Stoffwechsel stabilisiert haben. Gelingt das nicht, können die Steuerungshormone der Gehirndrüsen die Schilddrüse so antreiben, dass ein Kropf entsteht. Dieses mögliche Kropfwachstum lässt sich medikamentös verhindern. Dazu wird, wenn sich der Stoffwechsel durch die Behandlung normalisiert hat, zusätzlich zu den schilddrüsenhemmenden Medikamenten Levothyroxin (→ Seite 577) verordnet. Es hält die Konzentration der Schilddrüsenhormone im Blut auf einem Niveau, bei dem die Gehirndrüsen nicht übermäßig aktiviert werden.
Natriumperchlorat (→ Seite 576) hemmt die Aufnahme von Jodid in die Schilddrüse und unterbindet so die Produktion von Schilddrüsenhormonen. Die Substanz ist schlecht verträglich und gilt heute als überholt. Für die standardmäßige Behandlung einer Schilddrüsenüberfunktion wird sie als „wenig geeignet" angesehen. Natriumperchlorat kommt allenfalls noch infrage, wenn jemand mit Mercaptoimidazolen allein nicht behandelt werden kann.
Sehr große Mengen Jodid (→ nebenstehend) (10 Milligramm pro Tag) können die Schilddrüse daran hindern, Schilddrüsenhormone abzugeben. Sie werden für kurze Zeit eingesetzt, um die Voraussetzungen für eine Schilddrüsenoperation zu verbessern.
Wenn die Überfunktion auf der Basedowkrankheit beruht, reguliert sich das Organ bei etwa der Hälfte der Behandelten nach einer 12- bis 18-monatigen Therapie mit Mercaptoimidazolen selbst auf einem normalen Niveau. Bei anderen Ursachen einer Schilddrüsenüberfunktion und bei einer Schilddrüsenautonomie wird nach Erreichen eines normalen Hormonniveaus so bald wie möglich eine Radiojodtherapie durchgeführt oder operiert.
Bis der Erfolg einer Radiojodbehandlung deutlich wird, können drei bis sechs Monate vergehen. In dieser Zeit können die Tabletten noch weiter notwendig sein.
Sind zu Beginn der Behandlung das Herzrasen und die Herzrhythmusstörungen sehr belastend, können Betablocker, beispielsweise Metoprolol oder Propranolol, Abhilfe schaffen. Näheres zu diesen Arzneimitteln lesen Sie im Abschnitt „Hoher Blutdruck" unter dem Stichwort „Betablocker" (→ Seite 700).
Die Augenerscheinungen bei der Basedowkrankheit müssen gesondert behandelt werden.

■ Jod

Kaliumjodid

Jodetten Henning, Jodid, Jodid HEXAL, Jodid-ratiopharm

Das Element Jod kommt in der Natur gebunden in Form seiner Salze vor, zum Beispiel als Natriumjodid und Kaliumjodid. Für die Schilddrüsenhormone braucht der Körper jedoch elementares Jod. Darum wandelt er die Jodide, die er mit der Nahrung oder – wie in diesem Fall – aus Medikamenten aufnimmt, in elementares Jod um, das die Schilddrüse in ihre Hormone einbaut.
Jod ist geeignet, einen Jodmangel zu beheben. Steht dem Körper genügend Jod zur Verfügung, kann er die erforderliche Menge Schilddrüsenhormone bilden. Ist diese vorhanden, hören die Gehirndrüsen auf, das Schilddrüsengewebe zu vermehrtem Wachstum anzuregen. Der Kropf, der durch dieses Wachstum entstanden ist, wächst nicht mehr weiter. Wenn diese Behandlung abgeschlossen ist, können Jodtabletten einem weiteren Jodmangel vorbeugen.
In einer Menge, die den täglichen Bedarf ganz erheblich überschreitet (50 bis 100 Milligramm Jodid), eignet sich Jod, eine schwerwiegende Überfunktion der Schilddrüse rasch zu normalisieren, zum Beispiel damit operiert werden kann. Es führt dazu, dass die Schilddrüse „abschaltet": Sie produziert keine Hormone mehr und die Zellen,

die noch Hormone gespeichert haben, setzen keine mehr frei.

Anwendung

Um einen Kropf zu verkleinern, sind üblicherweise täglich 200 bis 400 Mikrogramm Jodid notwendig. Später genügen meist sechs bis zwölf Monate lang täglich 100 bis 200 Mikrogramm. Für Menschen, die die tägliche Einnahme einer Tablette nicht gewährleisten können, gibt es Produkte, die einmal pro Woche eingenommen werden. Bei diesen enthält eine Tablette so viel Jod, dass es für eine ganze Woche ausreicht. Diese Mittel sind vor allem für Personen geeignet, die einen erhöhten Jodbedarf haben, zum Beispiel Schwangere und Jugendliche. Wenn Sie eines dieser Präparate verwenden, sollten Sie einen Merkkalender führen, um sicherzustellen, dass Sie die Einnahme nicht vergessen, aber auch nicht versehentlich mehr als eine Tablette in der Woche schlucken.

Achtung

Bei Einnahme von Jodid ist eine Radiojodbehandlung weniger effektiv.

Gegenanzeigen

Unter folgenden Bedingungen dürfen Sie kein Jodid anwenden:

- Der Verdacht, dass ein Schilddrüsenkrebs vorliegt, ist nicht ausgeräumt.
- Es besteht eine Schilddrüsenüberfunktion.
- Sie leiden an einer speziellen Hautkrankheit (Dermatitis herpetiformis Duhring).
- Sie haben eine Unverträglichkeit gegenüber Jod.

Unter folgenden Bedingungen sollte der Arzt Nutzen und Risiken der Anwendung sorgfältig gegeneinander abwägen:

- Es liegt eine akute Schilddrüsenerkrankung vor oder eine solche ist gerade abgeklungen.
- In der Schilddrüse gibt es sogenannte autonome Knoten. Derartiges kommt besonders bei älteren Menschen häufig vor.

Wechselwirkungen mit Medikamenten

Wenn Sie noch andere Medikamente nehmen, ist zu beachten:

- Wird Lithium (bei Depressionen) zusammen mit einer großen Menge Jodid (mehr als 1 Milligramm am Tag) eingenommen, erhöht sich das Risiko für einen Kropf und eine Schilddrüsenunterfunktion.
- Jodid verringert die Wirkung der Medikamente, die eine übermäßige Produktion von Schilddrüsenhormonen bremsen sollen.
- Der Kaliumanteil, der durch Kaliumjodid in den Körper gelangt, belastet den Kaliumhaushalt. Dieser Effekt verstärkt sich, wenn Sie zusätzlich kaliumsparende Diuretika (bei hohem Blutdruck, Nierenfunktionsstörungen) einnehmen.
- Eine Reihe von Arzneimitteln enthält Jod. Kommt dieser Anteil zu den Jodidtabletten hinzu, kann die kritische Grenze überschritten werden, ab der unerwünschte Wirkungen zu erwarten sind. Zu diesen Arzneimitteln gehören vor allem Röntgenkontrastmittel, Povidon-Jod (→ Seite 112) und Jodtinktur (bei Hauterkrankungen, zur Desinfektion) sowie Amiodaron (bei Herzrhythmusstörungen).

Unerwünschte Wirkungen

▶ **Muss beobachtet werden**

Wenn Sie Anzeichen bemerken, wie sie für eine Schilddrüsenunterfunktion oder -überfunktion typisch sind, sollten Sie sich an einen Arzt wenden. Symptome einer Unterfunktion sind Müdigkeit, Trägheit, depressive Stimmung, raue Haut und spröde Haare; die einer Überfunktion sind unter anderem Unruhe, schneller Herzschlag, Händezittern, Schwitzen und Gewichtsverlust. Bei Personen, die eine Schilddrüsenentzündung oder die Basedowkrankheit haben oder hatten, besteht bei Jodzufuhr das Risiko einer Unterfunktion. Sie sollten besser Schilddrüsenhormone erhalten. Bei Menschen mit einer Schilddrüsenautonomie kann sich durch Jod eine Überfunktion entwickeln.

Fieber, Reizhusten, akneartiger Hautausschlag, Jucken und Brennen der Augen, Durchfall, Kopfschmerzen und metallischer Geschmack im Mund können Zeichen einer Unverträglichkeit von Jod sein. Von diesen Beschwerden sollten Sie einem Arzt berichten.

Chronische Entzündungen können sich durch die Einnahme von Jod verschlimmern.

Hinweise

Für Kinder unter 14 Jahren

Säuglinge brauchen täglich etwa 50 Mikrogramm Jodid, Kinder bis neun Jahre etwa 100 Mikrogramm. Ein Jodmangelkropf wird bei Kindern bis zur Pubertät allein mit 100 bis 200 Mikrogramm Jodid behandelt.

Für Schwangerschaft und Stillzeit

Ab der zehnten bis zwölften Lebenswoche produziert das ungeborene Kind seine Schilddrüsenhormone selbst. Dazu benötigt es ausreichend Jod. Deshalb sollten schwangere Frauen pro Tag etwa 230 Mikrogramm Jodid zu sich nehmen.

Mehr darf es allerdings nicht sein, sonst schaltet sich die Schilddrüse des Kindes ab und es wird mit einer Schilddrüsenunterfunktion geboren. Das bedeutet, dass sich eine Kropfbehandlung mit hoch dosiertem Jodid während der Schwangerschaft verbietet.

Schwangere Frauen sollten die Einnahme von Jodtabletten in jedem Fall mit einem Arzt absprechen.

Das gilt auch für stillende Frauen, die täglich etwa 260 Mikrogramm Jodid aufnehmen sollten.

Für ältere Menschen

Ältere Personen dürfen nicht mehr als 50 bis 100 Mikrogramm Jodid pro Tag einnehmen, weil sie die Hormone langsamer abbauen. Außerdem haben sie häufiger als jüngere Menschen autonome Bezirke in der Schilddrüse, die durch eine größere Jodidgabe aktiviert werden können.

Mercaptoimidazole

Carbimazol

Carbimazol Henning, Carbimazol HEXAL

Thiamazol

Favistan, Methizol, Thiamazol Henning, Thiamazol HEXAL, Thyrozol

Carbimazol und Thiamazol sind Mercaptoimidazole und gehören zu den Thyreostatika. Diese Wirkstoffe hindern die Schilddrüse daran, den Körper mit Schilddrüsenhormonen zu versorgen. Carbimazol und Thiamazol wirken gleich; allerdings muss Carbimazol im Körper zunächst in das wirksame Thiamazol umgewandelt werden. Thiamazol verhindert, dass der Körper Jodid in elementares Jod umwandelt, das als Einziges in Schilddrüsenhormone eingebaut werden kann. Fehlt Jod, kommt die Hormonproduktion der Schilddrüse zum Erliegen. Auf diese Weise lässt sich eine Überfunktion der Schilddrüse behandeln. Allerdings kann es bis zu vier Wochen dauern, bis der Hormonspiegel im Blut sinkt und die Symptome der Überfunktion zurückgehen.

Beide Substanzen werden als „geeignet" bewertet, eine Schilddrüsenüberfunktion zu behandeln.

ANWENDUNG

Zu Beginn der Behandlung wird das Medikament etwas höher dosiert. Nach ein bis zwei Monaten hat sich der Stoffwechsel stabilisiert. Dann wird die Dosis verringert, damit die Drüse noch eine gewisse Eigenaktivität behält. Nach einigen Monaten kann der Arzt versuchen, die schilddrüsenhemmende Medikation nach und nach zu beenden.

Die ärztlich verordnete Dosis nehmen Sie verteilt auf drei Einzelportionen ein. Haben Sie Ihre Tablette einmal vergessen, können Sie sie mit der nächsten Tablette zusammen einnehmen.

Diese Medikamente dürfen Sie nicht abrupt absetzen. Es besteht die Gefahr einer thyreotoxischen Krise (→ Seite 571)!

Zu Beginn der Behandlung sollte regelmäßig das Blut untersucht werden, um auf mögliche Blutbildungsstörungen aufmerksam zu werden.

ACHTUNG

Vor einer Radiojodtherapie muss die Einnahme von Thyreostatika beendet werden. Die Behandlung greift sonst nicht.

Gegenanzeigen

Unter folgenden Bedingungen dürfen Sie die Mittel nicht anwenden:

- Sie haben durch Medikamente, die die Schilddrüsentätigkeit hemmen, schon einmal einen Knochenmark- oder Leberschaden erlitten. Dann sind diese Mittel für Sie absolut tabu. Nicht ganz so strikt sind die Beschränkungen, wenn die Überempfindlichkeitsreaktionen nur leicht waren oder Knochenmark und Leber in ihrer Funktion eingeschränkt sind. Dennoch sollte unter diesen Voraussetzungen die Schilddrüsentätigkeit möglichst mit einem anderen Wirkstoff gebremst werden.
- Sie haben eine Gallenstauung.

Unter folgenden Bedingungen muss der Arzt Nutzen und Risiken besonders sorgfältig abwägen:

- Sie haben aufgrund der Schilddrüsenüberfunktion einen Kropf, der die Luftröhre einengt. Durch die Behandlung kann sich dieser Kropf vergrößern und es können sich Atemprobleme einstellen.
- Arbeiten Leber und Nieren nicht einwandfrei, muss das Mittel geringer als sonst üblich dosiert werden.

Wechselwirkungen mit Medikamenten

Wenn Sie noch andere Medikamente nehmen, ist zu beachten:

- Schilddrüsenhormone und jodhaltige Medikamente (z. B. Hautdesinfektionsmittel, Jodtinktur, Röntgenkontrastmittel) können die Wirkung von Thyreostatika verringern.
- Lithium (bei Depressionen) hindert die Schilddrüse daran, Hormone freizusetzen. Auf diese Weise verstärkt es die Wirkung der Thyreostatika.
- Durch Thyreostatika können die gerinnungshemmenden Mittel Phenprocoumon und Warfa-

rin, die bei erhöhter Thrombosegefahr als Tabletten eingenommen werden, schwächer wirken. Wenn die Dosierung der Thyreostatika geändert wird, sollten Sie die Gerinnungszeit des Blutes entweder selbst kontrollieren oder vom Arzt überprüfen lassen.

- Propranolol (bei hohem Blutdruck) wirkt zwar stärker, wenn es zugleich mit Thyreostatika eingenommen wird. Doch wenn die im Rahmen einer Schilddrüsenüberfunktion auftretenden Herzprobleme mit Propranolol behandelt werden, wird diese Wechselwirkung bei der Dosierung bereits berücksichtigt.

Unerwünschte Wirkungen

Die Substanzen aus dieser Wirkstoffgruppe können Haarausfall auslösen. Dieser lässt meist wieder nach, sobald das Mittel abgesetzt wird.

▶ **Keine Maßnahmen erforderlich**

Geruchs- und Geschmackssinn können gestört sein. Das kann zwar mehrere Wochen andauern, bildet sich aber wieder zurück.

▶ **Muss beobachtet werden**

Besonders in den ersten Einnahmemonaten kann sich die Haut röten, jucken und es können sich zusätzlich Bläschen bilden. Dann reagieren Sie vermutlich allergisch auf das Mittel. Bei solchen Hauterscheinungen (→ Seite 14) sollten Sie einen Arzt aufsuchen.

Wenn Sie grippeartige Beschwerden haben, sich schlapp und müde fühlen und Halsschmerzen und Fieber auftreten, kann es sich um eine Blutbildungsstörung (→ Seite 15) handeln, die bedrohlich werden kann. Bleiben Halsschmerzen und Fieber länger als zwei Tage bestehen, müssen Sie einen Arzt aufsuchen und das Blutbild kontrollieren lassen. Bei 1 bis 10 von 1 000 Behandelten können die Medikamente das Knochenmark so sehr schädigen, dass es keine weißen Blutkörperchen mehr bildet (Agranulozytose). Dann ist die Immunabwehr massiv geschwächt. Wird das Medikament abgesetzt, normalisiert sich das Immunsystem meist nach 10 bis 14 Tagen wieder. Die Agranulozytose kann rasch, aber auch Monate nach Behandlungsbeginn auftreten.

Zunehmende Blässe, Schwäche, große blaue Flecke und Blutungen, die nach Verletzungen ungewöhnlich lange anhalten, lassen vermuten, dass auch die Produktion der roten Blutkörperchen und der Blutplättchen gestört ist. Damit sollten Sie sich umgehend an einen Arzt wenden.

Die Mittel können die Leber (→ Seite 15) schädigen. Treten Übelkeit, Erbrechen und/oder dunkel gefärbter Urin auf und ist der Stuhl auffällig hell, sollten Sie einen Arzt aufsuchen.

Bei Menschen mit Asthma kann sich die Krankheit verschlimmern.

Es können unerklärlicher Heißhunger und innere Unruhe auftreten. Das kann bei 1 bis 10 von 1 000 Personen auf eine Unterzuckerung hindeuten. Sie beruht in sehr seltenen Fällen darauf, dass sich gegen Insulin gerichtete Antikörper gebildet haben (Autoimmunsyndrom). Bei diesen Anzeichen sollten Sie Ihren Blutzucker bestimmen lassen.

▶ **Sofort zum Arzt**

Wenn starker Hautausschlag, Juckreiz, Herzrasen, Atemnot, Schwäche und Schwindel auftreten, müssen Sie die Anwendung sofort abbrechen und unverzüglich den Notarzt (Telefon 112) rufen, weil es sich um eine lebensbedrohliche Allergie (→ Seite 14) handeln kann.

Blasenbildung auf der Haut deutet darauf hin, dass die Hauterscheinungen (→ Seite 14) eine schwere Form angenommen haben. Auch das muss rasch ein Arzt begutachten.

Sehstörungen können auf einer Entzündung des Sehnervs beruhen. Damit sollten Sie sofort zu einem Arzt gehen.

Entzündungen der Venen oder anderer Gefäße kommen bei jedem tausendsten Behandelten vor. Hiermit müssen Sie rasch einen Arzt aufsuchen.

Hinweise

Für Kinder unter 14 Jahren

Diese Medikamente können schon Neugeborene erhalten. Wie hoch sie dosiert werden, richtet sich nach Alter, Größe und Gewicht des Kindes.

Für Schwangerschaft und Stillzeit

In der Regel wird eine Überfunktion der Schilddrüse durch eine Schwangerschaft positiv beeinflusst. Eine bestehende Schilddrüsenüberfunktion muss auch in der Schwangerschaft behandelt werden. Geschieht das nicht, steigt das Risiko für eine Fehl- oder Frühgeburt. Außerdem wird das Neugeborene selbst häufig mit einer Schilddrüsenüberfunktion geboren, weil die Immunstoffe der Mutter durch die Plazenta das ungeborene Kind erreichen und dessen Schilddrüse zu vermehrter Aktivität anregen.

Bisher ließen sich Fehlbildungen bei einem Kind nicht darauf zurückführen, dass die Frau während der Schwangerschaft Thyreostatika eingenommen hat. Dennoch sollten die Medikamente in dieser Zeit so gering wie möglich dosiert und

die Schilddrüsenhormone regelmäßig kontrolliert werden.
Nach der Entbindung kann sich die Schilddrüsenüberfunktion verschlimmern. Darum sollten Sie sechs Wochen nach der Geburt die Schilddrüsenhormone kontrollieren lassen.
Wenn Sie mit Thiamazol in geringer Dosierung behandelt werden, können Sie stillen. Mittel der Wahl in der Stillzeit ist allerdings das Thyreostatikum Propylthiouracil, weil von ihm nur wenig in die Muttermilch übertritt. Es wird hier jedoch nicht besprochen, weil es nicht zu den häufig verordneten Mitteln gehört.

Natriumperchlorat

Irenat

Perchlorate – hier in Form des Natriumsalzes als Natriumperchlorat – beeinflussen eine Schilddrüsenüberfunktion vor allem dadurch, dass sie die Aufnahme von Jod in die Schilddrüse hemmen. Dann kann die Drüse keine Hormone mehr bilden.
Die Anwendung von Perchlorat birgt ein beträchtliches Risiko für schwerwiegende Störungen der Blutbildung. Aufgrund dieser Gefahr und der Tatsache, dass weniger problematische Arzneimittel zur Verfügung stehen, wird Perchlorat nur noch in ganz speziellen Notsituationen angewendet, zum Beispiel als Therapie, wenn Amiodaron (bei Herzrhythmusstörungen) eine lebensbedrohliche Schilddrüsenüberfunktion ausgelöst hat.
Ein anderer Grund, Natriumperchlorat einzusetzen, kann folgende Situation sein: Bei einem Menschen muss eine Röntgenaufnahme mit einem jodhaltigen Kontrastmittel gemacht werden. Für diese Person stellen jodhaltige Arzneimittel aber eine Gefahr dar, weil dadurch eine thyreotoxische Krise (→ Seite 571) ausgelöst werden könnte. Wird in dieser Situation Perchlorat zusammen mit anderen schilddrüsenhemmenden Medikamenten eingesetzt, kann die Schilddrüse keine gefährlich große Menge Hormone bilden.
Perchlorat könnte auch angewendet werden, wenn die sonst gebräuchlichen Mittel zur Behandlung einer Schilddrüsenüberfunktion (Mercaptoimidazole) nicht eingesetzt werden können oder nicht vertragen werden. Allerdings bevorzugt man wegen der möglichen unerwünschten Wirkungen des Perchlorats in dieser Situation heutzutage eher eine Radiojodtherapie (→ Seite 571).
Obwohl es über Perchlorat bereits seit mehr als 50 Jahren wissenschaftliche Literatur gibt, wurden mit diesem Wirkstoff kaum klinische Studien durchgeführt. Diese schlechte Datenlage, die bekannten gravierenden unerwünschten Wirkungen und die zur Verfügung stehenden sichereren Behandlungsmöglichkeiten führen dazu, dass Präparate mit Natriumperchlorat als „wenig geeignet“ bewertet werden.

Anwendung

Die Angaben zur Dosierung entnehmen Sie dem Beipackzettel.
Um auf die mögliche Blutbildungsstörung aufmerksam zu werden, sollte der Arzt zu Beginn einer Dauerbehandlung in kurzen Zeitabständen ein Blutbild machen; wird die Behandlung fortgesetzt, sind vierteljährliche Kontrollen angebracht.

Achtung

Durch Perchlorat werden radioaktive Wirkstoffe nicht mehr ausreichend in die Schilddrüse aufgenommen. Mindestens drei Tage vor einer Untersuchung der Schilddrüse mit radioaktiv markierten Stoffen (Szintigrafie) oder einer Radiojodbehandlung müssen Präparate mit Perchlorat abgesetzt werden.

Gegenanzeigen

Unter folgenden Bedingungen dürfen Sie Natriumperchlorat nicht anwenden:

- Sie haben einen Kropf, der sich bis unter das Brustbein ausgedehnt hat.
- Bei einer früheren Behandlung mit Perchlorat hat sich bereits einmal eine Blutbildveränderung eingestellt.
- Sie nehmen eine hohe Dosis Jod ein, um Ihre Schilddrüse auf eine bevorstehende Operation vorzubereiten.

Wechselwirkungen mit Medikamenten

Wenn Sie noch andere Medikamente nehmen, ist zu beachten:

- In Kombination mit anderen schilddrüsenhemmenden Wirkstoffen verstärkt Perchlorat die bremsende Wirkung auf die Schilddrüse.
- Jodhaltige Arzneimittel, wie zum Beispiel jodhaltige Röntgenkontrastmittel, verringern die Wirkung von Perchlorat.

Unerwünschte Wirkungen

▶ **Keine Maßnahmen erforderlich**

Es können vorübergehende Hautrötungen auftreten sowie Beschwerden im Magen-Darm-Bereich wie Übelkeit, Erbrechen und Durchfall.

▶ **Muss beobachtet werden**

Eine heisere Stimme, trockene Haut und ein trockenes Gefühl im Mund können Zeichen dafür sein, dass das Mittel zu hoch dosiert ist. Dasselbe gilt, wenn sich ein Kropf bildet oder ausdehnt. Suchen Sie dann einen Arzt auf und lassen Sie den Wirkstoffgehalt im Blut überprüfen.

Das Blutbild kann sich verändern. Wie ausgeprägt das ist, hängt davon ab, wie lange das Mittel eingenommen wird.

Selten kann Perchlorat die Leber (→ Seite 15) schädigen. Treten Übelkeit, Erbrechen und/oder dunkel gefärbter Urin auf und ist der Stuhl auffällig hell, sollten Sie einen Arzt aufsuchen.

Wenn die Haut sich verstärkt rötet und juckt (bei etwa 1 von 100 Behandelten), reagieren Sie vermutlich allergisch auf Perchlorat. Bei solchen Hauterscheinungen (→ Seite 14) sollten Sie einen Arzt aufsuchen und das weitere Vorgehen besprechen.

Bei weniger als 1 von 1 000 Behandelten tritt eine Nierenschädigung auf. Anzeichen dafür können vermehrte Wassereinlagerungen sein. Morgens bemerken Sie diese vor allem am Oberkörper oder Ihre Augenlider sind geschwollen, tagsüber werden insbesondere die Beine dicker. Wenden Sie sich bei solchen Symptomen an einen Arzt.

▶ **Sofort zum Arzt**

Die Mittel können die Leber (→ Seite 15) schwer schädigen (weniger als 1 von 1 000 Behandelten). Wenn sich die Haut gelb färbt und Sie zusätzlich starken Juckreiz am ganzen Körper verspüren, sollten Sie sofort einen Arzt aufsuchen. Wird das Mittel abgesetzt, bilden sich die Symptome wieder zurück.

Von Fieber mit Halsschmerzen und Schüttelfrost sollten Sie den Arzt sofort informieren. Es können die ersten Anzeichen einer Blutbildungsstörung (→ Seite 15) sein, die sich nur folgenlos zurückbildet, wenn sie früh erkannt und das Mittel abgesetzt wird.

Geht das Fieber mit einem knotigen Hautausschlag einher, sollten Sie sofort einen Arzt aufsuchen, da es sich um eine Abwehrreaktion des Körpers auf den Wirkstoff handeln kann.

Hinweise

Für Schwangerschaft und Stillzeit

Perchlorat passiert die Plazenta und erreicht das ungeborene Kind. Möglicherweise reagiert dessen Schilddrüse empfindlicher auf diesen Wirkstoff als die Schilddrüse Erwachsener. Aus diesem Grund sollten Sie in der Schwangerschaft kein Perchlorat einnehmen.

Wenn Sie während der Stillzeit Perchlorat einnehmen müssen, sollten Sie abstillen.

■ Schilddrüsenhormon

Levothyroxin

Berlthyrox, Eferox, Euthyrox, L-Thyrox HEXAL, L-Thyroxin beta, L-Thyroxin Henning, Thevier

Levothyroxin, auch L-Thyroxin genannt, ist der Name für das synthetisch hergestellte Schilddrüsenhormon Thyroxin (T4). Der Körper baut es wie natürliches T4 zu T3 (Trijodthyronin) um. T3 ist das Schilddrüsenhormon, das die eigentlichen Wirkungen an den Zellen in den Geweben des Körpers vermittelt.

Bis die Hälfte des eingenommenen Levothyroxins im Körper verarbeitet ist, dauert es sechs bis sieben Tage. Dieser langsame Umbau hat Vorteile: Levothyroxin überfällt den Körper nicht schlagartig mit seiner Wirkung, und sie verteilt sich relativ gleichmäßig über den Tag.

Bei einem Jodmangelkropf, bei dem gleichzeitig wenig Schilddrüsenhormone produziert werden, deckt das Medikament den Bedarf des Körpers an Schilddrüsenhormonen. Die Gehirndrüsen bekommen dann auf dem Blutweg die Meldung „genug vorhanden" und produzieren nur noch ein Minimum jener Hormone, die die Schilddrüse antreiben. Das drosselt die Aktivität der Schilddrüse; der Kropf wird kleiner.

Bei einer Unterfunktion der Schilddrüse ersetzt das Medikament die Hormone, die der Körper selbst nicht oder in nicht ausreichender Menge bildet.

Bei einer Schilddrüsenüberfunktion hat Levothyroxin die Aufgabe, die Wirkung der schilddrüsenhemmenden Medikamente etwas auszugleichen. So bleibt die Hormonkonzentration auf einem Niveau, bei dem die Gehirndrüsen nicht übermäßig aktiviert werden.

Für alle diese Anwendungen gilt Levothyroxin als „geeignet".

Anwendung

Die übliche Dosis Levothyroxin liegt bei 100 bis 200 Mikrogramm täglich, die meist als Tabletten eingenommen werden. Für diejenigen, die deutlich weniger benötigen oder die Dosierung feiner regulieren müssen, stehen Tropfen zur Verfügung. Wie hoch sich die Dosis im Einzelfall bemisst, legt der Arzt anhand der Untersuchungsergebnisse fest. Dafür muss er die Konzentration des Hormons aus den Gehirndrüsen (TSH) im Blut bestimmen, welches die Produktion von Schilddrüsenhormon in der Schilddrüse anregt, und die Schilddrüse im Ultraschallbild betrachten.

Dient das Levothyroxin dazu, eine Schilddrüsenunterfunktion zu behandeln, muss berücksichtigt werden, dass der Körper bis dahin eine relativ träge Schilddrüsentätigkeit gewohnt war. Ein vehementer Hormonschub kann die Organe, die so lange auf Sparflamme gelaufen sind, überfordern. Das gilt besonders für das Herz und vor allem für ein geschädigtes Herz. Deshalb werden die Hormone bei Personen, die zum Beispiel Herzrhythmusstörungen, Herzmuskelschwäche, eine koronare Herzkrankheit, Herzinfarkt oder hohen Blutdruck haben oder bei denen anzunehmen ist, dass die Schilddrüse schon lange so träge arbeitet, zu Beginn der Behandlung sehr niedrig dosiert. Alle vier Wochen kann die Dosis dann jeweils um etwa 25 Mikrogramm gesteigert werden, bis die notwendige Menge erreicht ist.

Die gesamte Tagesdosis sollte morgens etwa eine halbe Stunde vor dem Frühstück mit einem Glas Leitungswasser eingenommen werden. Auf diese Weise wird das Hormon am zuverlässigsten aufgenommen.

Haben Sie Ihr Schilddrüsenmedikament einmal vergessen, nehmen Sie am nächsten Tag die übliche Dosis. Die vergessene Portion lassen Sie weg. Unterbrechen Sie die Einnahme für mehr als drei Tage, fehlt es Ihrem Körper an Schilddrüsenhormon. Unter Umständen muss dann der Arzt eingreifen.

Bei einer Schilddrüsenunterfunktion muss das Hormon normalerweise lebenslang eingenommen werden. Wird es hingegen eingesetzt, um einen Kropf zu verkleinern, kann die Behandlung nach ein bis zwei Jahren beendet werden. Nach dieser Zeit hat sich das Schilddrüsengewebe so weit verringert, wie es mit dieser Therapie möglich ist. Die Hormone dürfen jedoch nicht abrupt abgesetzt, sondern müssen sehr langsam reduziert werden. Andernfalls kann sich die Schilddrüse erneut vergrößern. Nach dem Ende der Therapie muss eine ausreichende Jodversorgung des Körpers sichergestellt werden.

ACHTUNG

Bei manchen Menschen produzieren die Nebennierenrinden zu wenig von dem Hormon Kortisol. Das kann seine Ursache in einer Unterfunktion dieser Organe haben; auch eine langdauernde Behandlung mit Glukokortikoiden schwächt die Hormonproduktion der Nebennierenrinden. Die Betroffenen müssen dann Glukokortikoid-Tabletten schlucken, bevor sie Schilddrüsenhormone einnehmen, damit der Körper in der Lage ist, die Belastung, die eine verstärkte Schilddrüsenhormonwirkung bedeutet, zu verkraften.

Wechselwirkungen mit Medikamenten

Wenn Sie noch andere Medikamente nehmen, ist zu beachten:

- Durch das männliche Sexualhormon Testosteron können Schilddrüsenhormone stärker wirken.
- Rifampizin (bei Tuberkulose), Carbamazepin, Phenobarbital und Phenytoin (bei Epilepsien) sowie Östrogene (zur Empfängnisverhütung und bei Wechseljahrbeschwerden) können die Wirkung der Schilddrüsenhormone abschwächen. Sie müssen dann eventuell höher dosiert werden.
- Bei Einnahme von Medikamenten mit Eisen (bei Blutarmut), aluminiumhaltigen Mitteln (in Antazida bei Sodbrennen), kalziumhaltige Mittel (bei Osteoporose) Sucralfat (bei Magengeschwüren) und Colestyramin (bei erhöhten Blutfetten) werden die Schilddrüsenhormone schlechter aus dem Darm aufgenommen. Zwischen der Einnahme dieser Medikamente und der Schilddrüsenhormone sollten vier bis fünf Stunden Abstand liegen.
- Schilddrüsenhormone verstärken die erwünschten und unerwünschten Wirkungen von Adrenalin (als Notfallmedikament bei Allergien).
- Insulin und andere Diabetesmedikamente können durch Schilddrüsenhormone an Wirksamkeit verlieren. Darum müssen der Blutzuckerspiegel zu Beginn der Behandlung bis zum Erreichen der angestrebten Dosierung von Levothyroxin kontrolliert und die Arzneimitteldosierung angepasst werden.

▶ **Unbedingt beachten**

Schilddrüsenhormone verstärken die Wirkung der gerinnungshemmenden Mittel Phenprocoumon und Warfarin, die bei erhöhter Thrombosegefahr als Tabletten eingenommen werden. Näheres hierzu finden Sie unter „Mittel zur Blutverdünnung: verstärkte Wirkung" (→ Seite 11).

Unerwünschte Wirkungen

▶ **Keine Maßnahmen erforderlich**

Vor allem bei Kindern können in den ersten Therapiemonaten die Haare ausfallen. Das gibt sich mit der Zeit, und die Haare wachsen wieder nach.

▶ **Muss beobachtet werden**

Bei 1 bis 10 von 1 000 Personen rötet sich die Haut, juckt und es bilden sich zusätzlich Bläschen auf der Haut. Sie reagieren vermutlich allergisch auf das Mittel. Bei solchen Hauterscheinungen (→ Seite 14) sollten Sie einen Arzt aufsuchen.

Alle weiteren unerwünschten Wirkungen sind ein Zeichen dafür, dass die Schilddrüsenhormone zu hoch dosiert sind. Symptome dafür sind schneller Herzschlag, Nervosität, innere Unruhe, Kopfschmerzen, Schlaflosigkeit, zitternde Hände, Muskelschwäche, Hitzegefühl, gerötetes Gesicht, Schweißausbrüche, erhöhte Temperatur, Erbrechen, Durchfall, Gewichtsverlust bei gesteigertem Appetit und bei Frauen eventuell Menstruationsstörungen. Wenden Sie sich dann an den Arzt; er wird wahrscheinlich die Dosierung ändern.

Zu Beginn der Therapie können diese Beschwerden eher auftreten, weil die richtige Dosierung des Medikaments erst gefunden werden muss. Dazu werden auch öfter die Schilddrüsenwerte im Blut kontrolliert.

Bei Menschen mit Diabetes können besonders zu Anfang die Blutzuckerwerte ansteigen. Um das zu bemerken, sollten Sie in dieser Zeit den Blutzucker regelmäßig bestimmen.

Vor allem bei Kindern mit Epilepsien können vermehrt Krampfanfälle auftreten.

Frauen, die besonders gefährdet sind, nach den Wechseljahren eine Osteoporose zu entwickeln, sollten dies mit dem Arzt besprechen, da es unklar ist, ob eine langdauernde Schilddrüsenhormontherapie das Osteoporoserisiko erhöht.

▶ **Sofort zum Arzt**

Wenn starker Hautausschlag, Juckreiz, Herzrasen, Atemnot, Schwäche und Schwindel auftreten, müssen Sie die Anwendung sofort abbrechen und unverzüglich den Notarzt (Telefon 112) rufen, weil es sich um eine lebensbedrohliche Allergie (→ Seite 14) handeln kann.

Bei Herzrasen, unregelmäßigem Puls und Herzschmerzen (Angina Pectoris) sollten Sie sofort einen Arzt rufen. Die Symptome können auf einen Herzinfarkt hindeuten.

Wenn starke Kopfschmerzen mit Sehstörungen und Erbrechen einsetzen, sollten Sie sofort einen Arzt rufen. Es könnte sich um eine Drucksteigerung im Gehirn handeln. Derartiges tritt bei 1 bis 10 von 1 000 Personen auf.

Hinweise

Für Kinder unter 14 Jahren

Für sie muss die Dosierung der Schilddrüsenhormone ihrem Alter und ihrem Körpergewicht angepasst werden. Mit einem Mittel in Tropfenform gelingt das besonders leicht.

Für Schwangerschaft und Stillzeit

Frauen, die Schilddrüsenhormone benötigen, müssen diese auch in der Schwangerschaft einnehmen. In dieser Zeit steigt der Bedarf sogar, sodass die Dosis ab dem dritten Monat um etwa ein Viertel erhöht werden muss. Nach der Geburt kann sie wieder auf die ursprüngliche Menge verringert werden.

Für ältere Menschen

Der Stoffwechsel älterer Menschen gewöhnt sich an die hormonell beschleunigte Gangart nur sehr langsam. Darum muss der Arzt die Therapie mit einer besonders niedrigen Dosierung beginnen und darf sie nur sehr langsam steigern. Oft genügt als Dauertherapie eine tägliche Menge von 1 Mikrogramm Levothyroxin pro Kilogramm Körpergewicht.

■ Kombination: Schilddrüsenhormon + Jod

Levothyroxin + Jodid

Jodthyrox, L-Thyrox Jod HEXAL, Thyronajod Henning

In diesen Mitteln sind das Schilddrüsenhormon Levothyroxin (→ Seite 577) und Kaliumjodid (→ Seite 572) miteinander kombiniert. Für Menschen, deren Schilddrüse ausreichend Hormone produziert, genügt Jod, um einen Kropf zu verkleinern. Zusätzlich noch Levothyroxin einzunehmen, bringt keinen Vorteil. Die Mittel werden darum als „wenig geeignet" eingestuft. Sie könnten allenfalls bei Personen versucht werden, bei denen Jodid allein nicht ausreichend gewirkt hat. Dann muss aber sichergestellt sein, dass die beiden Arzneistoffe in dem Mittel so dosiert sind, wie es für die jeweilige Person individuell notwendig ist.

Alle weiteren Angaben entsprechen denen von Levothyroxin (→ Seite 577) und Kaliumjodid (→ Seite 572).

Kombination: Zwei Schilddrüsenhormone

Levothyroxin + Liothyronin

Novothyral, Prothyrid

Diese Mittel enthalten zwei Schilddrüsenhormone: Levothyroxin (→ Seite 577) und Liothyronin. Letzteres entspricht dem Schilddrüsenhormon T3, das in Arzneimitteln auch Trijodthyronin heißt. Die Wirkung von Liothyronin setzt schneller ein als die von Levothyroxin und hält weniger lange an. Das ist bei einer Dauertherapie mit Schilddrüsenhormonen jedoch nicht wünschenswert. Da es auch keinen Nachweis dafür gibt, dass die kombinierte Anwendung von Levothyroxin mit Liothyronin einen zusätzlichen therapeutischen Vorteil bringt, werden diese Produkte als „wenig geeignet" bewertet.

Für alles Weitere gelten die Angaben von Levothyroxin (→ Seite 577). Da Liothyronin schneller und stärker wirkt als Levothyroxin, können die unerwünschten Wirkungen eher einsetzen und stärker ausfallen.

Kropf, Unter- und Überfunktion der Schilddrüse

Handelsname Darreichungsform	Zusammensetzung pro 1 ml/1 g oder wie angegeben bzw. pro abgeteilte Einheit	Kleinste Packungsgröße	Festbetrag in Euro	Packungspreis in Euro	Bewertung
Berlthyrox 50 µg Rp	Levothyroxin-Natrium 50 µg	50 Stück	12,14	12,14	**Geeignet** bei Schilddrüsenerkrankungen → Seite 57
100 µg Rp	100 µg	50 Stück	13,38	13,34	
150 µg Rp Tabletten	150 µg	50 Stück	14,32	14,23	
Carbimazol 10 mg Henning Rp Filmtabletten	Carbimazol 10 mg	20 Stück	12,30	12,30	**Geeignet** bei Schilddrüsenüberfunktion. → Seite 57
Carbimazol 5 mg Henning Rp Tabletten	5 mg	50 Stück	12,74	12,74	
Carbimazol 5 mg HEXAL Rp	Carbimazol 5 mg	50 Stück	12,74	12,05	**Geeignet** bei Schilddrüsenüberfunktion. → Seite 57
10 mg HEXAL Rp Tabletten	10 mg	50 Stück	15,22	14,01	
Eferox 25 Rp	Levothyroxin-Natrium 25 µg	50 Stück	11,32	11,08	**Geeignet** bei Schilddrüsenerkrankungen → Seite 57
50 Rp	50 µg	50 Stück	12,14	11,88	
75 Rp	75 µg	50 Stück	12,80	12,46	
100 Rp	100 µg	50 Stück	13,38	12,94	
125 Rp	125 µg	50 Stück	13,86	13,40	
150 Rp Tabletten	150 µg	50 Stück	14,32	13,79	
Euthyrox 25 µg Rp	Levothyroxin-Natrium 25 µg	50 Stück	11,32	11,32	**Geeignet** bei Schilddrüsenerkrankungen → Seite 57
50 µg Rp	50 µg	50 Stück	12,14	12,14	
75 µg Rp	75 µg	50 Stück	12,80	12,80	
88 Mikrogramm Tabletten Rp	88 µg	50 Stück	13,09	13,09	
100 µg Rp	100 µg	50 Stück	13,38	13,38	
112 Mikrogramm Tabletten Rp	112 µg	50 Stück	13,61	13,61	
125 µg Rp	125 µg	50 Stück	13,86	13,86	
137 Mikrogramm Tabletten Rp	137 µg	50 Stück	14,09	14,09	
150 µg Rp	150 µg	50 Stück	14,32	14,32	
175 µg Rp	175 µg	50 Stück	14,77	14,77	
200 µg Rp Tabletten	200 µg	50 Stück	15,17	15,17	
Favistan Tabletten Rp Tabletten	Thiamazol 20 mg	20 Stück	12,19	12,17	**Geeignet** bei Schilddrüsenüberfunktion. → Seite 57

Hinweise zu den Tabellenspalten → Seite 28, zur Auswahl der Arzneimittel → Seite 23, zur Grundlage der Bewertung → Seiten 24, 27

Kropf, Unter- und Überfunktion der Schilddrüse Fortsetzung

Handelsname Darreichungsform	Zusammensetzung pro 1 ml/1 g oder wie angegeben bzw. pro abgeteilte Einheit	Kleinste Packungsgröße	Festbetrag in Euro	Packungspreis in Euro	Bewertung

Hinweise zu den Tabellenspalten → Seite 28, zur Auswahl der Arzneimittel → Seite 23, zur Grundlage der Bewertung → Seiten 24, 27

Handelsname Darreichungsform	Zusammensetzung	Kleinste Packungsgröße	Festbetrag in Euro	Packungspreis in Euro	Bewertung
Irenat Tropfen Rp Tropfen	**Natriumperchlorat** 300 mg	40 ml		16,85	**Wenig geeignet** bei Schilddrüsenüberfunktion. Perchlorat kann schwerwiegende unerwünschte Wirkungen hervorrufen. Es stehen besser verträgliche Medikamente zur Verfügung. Allenfalls in Ausnahmefällen anwendbar in Kombination mit Carbimazol oder Thiamazol, um deren Wirksamkeit zu steigern. → Seite 576
Jodetten 100 Henning	**Kaliumjodid** 130,8 µg (entspricht 100 µg Jod)	50 Stück	2,50	2,77	**Geeignet** zur Vorbeugung gegen Jodmangel und bei Schilddrüsenerkrankungen, um Jod zuzuführen. → Seite 572
150 Henning	196 µg (entspricht 150 µg Jod)	50 Stück	3,24	3,58	
200 Henning	261,6 µg (entspricht 200 µg Jod)	50 Stück	3,89	4,30	
Jodetten Henning 1x wöchentlich 1 530 Mikrogramm Tabletten Tabletten	2 mg (entspricht 1,53 mg Jod)	14 Stück	5,16	5,65	
Jodid 100 µg	**Kaliumjodid** 130,8 µg (entspricht 100 µg Jod)	50 Stück	2,50	2,50	**Geeignet** zur Vorbeugung gegen Jodmangel und bei Schilddrüsenerkrankungen, um Jod zuzuführen. → Seite 572
200 µg	261,6 µg (entspricht 200 µg Jod)	50 Stück	3,89	3,89	
500 µg Tabletten	654 µg (entspricht 500 µg Jod)	50 Stück	6,97	6,97	**Geeignet** bei Schilddrüsenerkrankungen, um Jod zuzuführen. → Seite 572
Jodid 100 HEXAL	**Kaliumjodid** 130,8 µg (entspricht 100 µg Jod)	50 Stück	2,50	2,40	**Geeignet** zur Vorbeugung gegen Jodmangel und bei Schilddrüsenerkrankungen, um Jod zuzuführen. → Seite 572
200 HEXAL Tabletten	261,6 µg (entspricht 200 µg Jod)	50 Stück	3,89	3,55	
Jodid-ratiopharm 100 µg	**Kaliumjodid** 131 µg (entspricht 100 µg Jod)	50 Stück	2,50	2,40	**Geeignet** zur Vorbeugung gegen Jodmangel und bei Schilddrüsenerkrankungen, um Jod zuzuführen. → Seite 572
200 µg Tabletten	262 µg (entspricht 200 µg Jod)	50 Stück	3,89	3,55	
Jodthyrox Rp Tabletten	**Levothyroxin-Natrium** 100 µg + **Kaliumjodid** 130,8 µg (entspricht 100 µg Jod)	50 Stück		16,27	**Wenig geeignet** bei Schilddrüsenerkrankungen. Ein therapeutischer Vorteil gegenüber der alleinigen Gabe von Jod ist für Personen, deren Schilddrüse genügend Hormone produziert, nicht ausreichend nachgewiesen. Allenfalls anwendbar, wenn Jod allein den Kropf nicht ausreichend verkleinert hat und das Mittel so dosiert ist, wie es individuell notwendig ist. → Seite 579
L-Thyrox HEXAL 25 Rp	**Levothyroxin-Natrium** 25 µg	50 Stück	11,32	11,09	**Geeignet** bei Schilddrüsenerkrankungen. → Seite 577
50 Rp	50 µg	50 Stück	12,14	11,91	
75 Rp	75 µg	50 Stück	12,80	12,47	
88 Rp	88 µg	100 Stück	15,10	14,59	
100 Rp	100 µg	50 Stück	13,38	12,99	
112 Rp	112 µg	100 Stück	15,91	15,36	
125 Rp	125 µg	50 Stück	13,86	13,41	
150 Rp	150 µg	50 Stück	14,32	13,80	
175 Rp	175 µg	50 Stück	14,77	14,09	
200 Rp Tabletten	200 µg	50 Stück	15,17	14,46	

Kropf, Unter- und Überfunktion der Schilddrüse Fortsetzung

Handelsname Darreichungsform	Zusammensetzung pro 1 ml/1 g oder wie angegeben bzw. pro abgeteilte Einheit	Kleinste Packungsgröße	Festbetrag in Euro	Packungspreis in Euro	Bewertung

Hinweise zu den Tabellenspalten → Seite 28, zur Auswahl der Arzneimittel → Seite 23, zur Grundlage der Bewertung → Seiten 24, 27

Handelsname Darreichungsform	Zusammensetzung pro 1 ml/1 g oder wie angegeben bzw. pro abgeteilte Einheit	Kleinste Packungsgröße	Festbetrag in Euro	Packungspreis in Euro	Bewertung
L-Thyroxin Henning Tropfen Rp Lösung	**Levothyroxin-Natrium** 100 µg	30 ml		17,73	**Geeignet** bei Schilddrüsenerkrankungen. → Seite 577
L-Thyroxin Henning 25 Rp	25 µg	50 Stück	11,32	11,32	
50 Rp	50 µg	50 Stück	12,14	12,14	
75 Rp	75 µg	50 Stück	12,80	12,80	
100 Rp	100 µg	50 Stück	13,38	13,38	
125 Rp	125 µg	50 Stück	13,86	13,86	
150 Rp	150 µg	50 Stück	14,32	14,32	
175 Rp	175 µg	50 Stück	14,77	14,77	
200 Rp Tabletten	200 µg	50 Stück	15,17	15,17	
L-Thyroxin beta 25 µg Rp	**Levothyroxin-Natrium** 25 µg	50 Stück	11,32	11,09	**Geeignet** bei Schilddrüsenerkrankungen. → Seite 577
50 µg Rp	50 µg	50 Stück	12,14	11,90	
75 µg Rp	75 µg	50 Stück	12,80	12,47	
100 µg Rp	100 µg	50 Stück	13,38	12,98	
125 µg Rp	125 µg	50 Stück	13,86	13,41	
150 µg Rp	150 µg	50 Stück	14,32	13,80	
175 µg Rp	175 µg	50 Stück	14,77	14,09	
200 µg Rp Tabletten	200 µg	50 Stück	15,17	14,46	
L-Thyrox Jod HEXAL 50/150 Rp	**Levothyroxin-Natrium** 50 µg + **Kaliumjodid** 196,2 µg (entspricht 150 µg Jod)	50 Stück		12,67	**Wenig geeignet** bei Schilddrüsenerkrankungen. Ein therapeutischer Vorteil gegenüber der alleinigen Gabe von Jod ist für Personen, deren Schilddrüse genügend Hormone produziert, nicht ausreichend nachgewiesen. Allenfalls anwendbar, wenn Jod allein den Kropf nicht ausreichend verkleinert hat und das Mittel so dosiert ist, wie es individuell notwendig ist. → Seite 579
100/100 Rp	**Levothyroxin-Natrium** 100 µg + **Kaliumjodid** 130,8 µg (entspricht 100 µg Jod)	50 Stück		14,46	
75/150 Rp	**Levothyroxin-Natrium** 75 µg + **Kaliumjodid** 196,2 µg (entspricht 150 µg Jod)	50 Stück		12,92	
88/150 Rp	**Levothyroxin-Natrium** 88 µg + **Kaliumjodid** 196,2 µg (entspricht 150 µg Jod)	100 Stück		16,77	
100/150 Rp	**Levothyroxin-Natrium** 100 µg + **Kaliumjodid** 196,2 µg (entspricht 150 µg Jod)	50 Stück		13,39	
112/150 Rp	**Levothyroxin-Natrium** 112 µg + **Kaliumjodid** 196,2 µg (entspricht 150 µg Jod)	100 Stück		17,49	
125/150 Rp	**Levothyroxin-Natrium** 125 µg + **Kaliumjodid** 196,2 µg (entspricht 150 µg Jod)	50 Stück		13,74	
150/150 Rp Tabletten	**Levothyroxin-Natrium** 150 µg + **Kaliumjodid** 196,2 µg (entspricht 150 µg Jod)	50 Stück		14,21	

Kropf, Unter- und Überfunktion der Schilddrüse Fortsetzung

Handelsname Darreichungsform	Zusammensetzung pro 1 ml/1 g oder wie angegeben bzw. pro abgeteilte Einheit	Kleinste Packungsgröße	Festbetrag in Euro	Packungspreis in Euro	Bewertung
Methizol SD 5 Rp *20 mg Rp* Tabletten	**Thiamazol** 5 mg 20 mg	20 Stück 20 Stück	11,40 12,19	11,40 12,15	**Geeignet** bei Schilddrüsenüberfunktion. → Seite 574
Novothyral 75 Rp *100 Rp* Tabletten	**Levothyroxin-Natrium** 75 µg + **Liothyronin-Natrium** 15 µg **Levothyroxin-Natrium** 100 µg + **Liothyronin-Natrium** 20 µg	50 Stück 50 Stück		18,84 20,12	**Wenig geeignet** bei Schilddrüsenerkrankungen. Ein therapeutischer Vorteil gegenüber der alleinigen Gabe von Levothyroxin ist nicht ausreichend nachgewiesen. Es können aber häufiger unerwünschte Wirkungen auftreten. → Seite 580
Prothyrid Rp Tabletten	**Levothyroxin-Natrium** 100 µg + **Liothyronin-hydrochlorid** 10 µg	50 Stück		16,92	**Wenig geeignet** bei Schilddrüsenerkrankungen. Ein therapeutischer Vorteil gegenüber der alleinigen Gabe von Levothyroxin ist nicht ausreichend nachgewiesen. Es können aber häufiger unerwünschte Wirkungen auftreten. → Seite 580
Thevier 50 Rp *100 Rp* Tabletten	**Levothyroxin-Natrium** 50 µg 100 µg	100 Stück 100 Stück	13,60 15,52	13,60 15,52	**Geeignet** bei Schilddrüsenerkrankungen. → Seite 577
Thiamazol 5 mg Henning Rp *20 mg Henning Rp* Filmtabletten	**Thiamazol** 5 mg 20 mg	20 Stück 20 Stück	11,40 12,19	11,40 12,19	**Geeignet** bei Schilddrüsenüberfunktion. → Seite 574
Thiamazol 5 mg HEXAL Rp *10 mg HEXAL Rp* *20 mg HEXAL Rp* Tabletten	**Thiamazol** 5 mg 10 mg 20 mg	20 Stück 50 Stück 20 Stück	11,40 14,11 12,19	11,09 13,41 11,77	**Geeignet** bei Schilddrüsenüberfunktion. → Seite 574
Thyronajod 50 Henning Rp *75 Henning Rp* *100 Henning Rp* *125 Henning Rp* *150 Henning Rp* Tabletten	**Levothyroxin-Natrium** 50 µg + **Kaliumjodid** 196,2 µg (entspricht 150 µg Jod) **Levothyroxin-Natrium** 75 µg + **Kaliumjodid** 196,2 µg (entspricht 150 µg Jod) **Levothyroxin-Natrium** 100 µg + **Kaliumjodid** 196,2 µg (entspricht 150 µg Jod) **Levothyroxin-Natrium** 125 µg + **Kaliumjodid** 196,2 µg (entspricht 150 µg Jod) **Levothyroxin-Natrium** 150 µg + **Kaliumjodid** 196,2 µg (entspricht 150 µg Jod)	50 Stück 50 Stück 50 Stück 50 Stück 50 Stück		15,49 15,84 16,40 16,86 17,96	**Wenig geeignet** bei Schilddrüsenerkrankungen. Ein therapeutischer Vorteil gegenüber der alleinigen Gabe von Jod ist für Personen, deren Schilddrüse genügend Hormone produziert, nicht ausreichend nachgewiesen. Allenfalls anwendbar, wenn Jod allein den Kropf nicht ausreichend verkleinert hat und das Mittel so dosiert ist, wie es individuell notwendig ist. → Seite 579
Thyrozol 5 mg Rp *10 mg Rp* *20 mg Rp* Filmtabletten	**Thiamazol** 5 mg 10 mg 20 mg	20 Stück 20 Stück 20 Stück	11,40 11,76 12,19	11,40 11,76 12,19	**Geeignet** bei Schilddrüsenüberfunktion. → Seite 574

Hinweise zu den Tabellenspalten → Seite 28, zur Auswahl der Arzneimittel → Seite 23, zur Grundlage der Bewertung → Seiten 24, 27

Diabetes

Diabetes mellitus ist eine Stoffwechselerkrankung, bei der die Bauchspeicheldrüse entweder kein oder nicht mehr genügend Insulin produziert oder das vorhandene Insulin an den Zielzellen, allen voran den Muskelzellen, nicht richtig wirken kann. Dadurch nehmen die Zellen nur wenig Glukose aus dem Blut auf, verbrauchen weniger, und das Blut enthält sehr viel Zucker, der ab einer bestimmten Menge mit dem Urin ausgeschieden wird.

Es gibt zwei Arten von Diabetes: Typ 1 und Typ 2. Dabei handelt es sich um zwei verschiedene Krankheiten. Weil aber beide den Zuckerstoffwechsel betreffen, auf der fehlenden Wirkung von Insulin beruhen und die gleichen Folgekrankheiten nach sich ziehen können, tragen sie denselben Namen.

Die beiden Diabetestypen werden gemäß ihrer Ursache unterschieden: Bei Typ-1-Diabetes stellt die Bauchspeicheldrüse allmählich die körpereigene Insulinproduktion ein. Diese Menschen müssen Insulin spritzen.

Bei Typ-2-Diabetes hält die Bauchspeicheldrüse noch lange Zeit eine eingeschränkte und verzögert einsetzende Restproduktion an Insulin aufrecht. Daher kommen diese Menschen zunächst oft ohne gespritztes Insulin aus.

Früher wurde der Typ-1-Diabetes als Jugendlichendiabetes bezeichnet, weil er vornehmlich Kinder und Jugendliche betrifft. Typ-2-Diabetes galt als Altersdiabetes, weil er vorwiegend bei Personen über 50 Jahren auftritt. Bei ihnen kommt fast immer viererlei zusammen: Übergewicht, erhöhte Blutfettwerte (Cholesterin, Triglyzeride), hoher Blutdruck und Diabetes. Diese vier Faktoren fasst man unter dem Begriff „metabolisches Syndrom" zusammen, von dem der Diabetes eine Teilerkrankung ist.

Ein über lange Zeit schlecht eingestellter Blutzucker kann zu lebensbedrohlichen Folgekrankheiten führen. Zunächst stellen sich Schäden an den kleinen Blutgefäßen (Mikroangiopathie) ein – vor allem denen der Nieren und der Netzhaut der Augen. Endstadien dieser Schäden können Nierenversagen und Erblinden sein. Der hohe Blutzuckerspiegel schädigt auch die großen Blutgefäße (Makroangiopathie), sodass als Folgen Herz-Kreislauf-Erkrankungen, Herzinfarkt und Schlaganfall auftreten können. Die dritte Art von Schäden betrifft die Nerven (Neuropathie). Eine ihrer Spätfolgen kann das diabetische Fußsyndrom sein, bei dem eine Amputation drohen kann.

Menschen mit Diabetes, denen es gelingt, ihren Blutzuckerspiegel weitgehend normal zu halten, haben fast keine Spätfolgen und annähernd die gleiche Lebenserwartung wie gesunde Menschen. Auch Schwangerschaft und Geburt sind mit einer konsequenten Therapie wesentlich ungefährlicher geworden, als sie es früher waren.

Bei Kindern

Die Behandlung eines diabetischen Kindes kann sich dadurch schwierig gestalten, dass Kinder noch keinem gleichmäßigen Lebensrhythmus folgen, sich manchmal ungeplant intensiv bewegen und sich bei ihrer Ernährung lieber an Gleichaltrigen orientieren als an medizinischen Vorgaben. Darum ist es wichtig, sie so früh wie möglich in einer Schulung zu einer selbstständigen Diabetesbehandlung anzuleiten.

Anzeichen und Beschwerden

- Großer Durst und häufiges Wasserlassen, auch nachts
- Müdigkeit, Abgeschlagenheit, Kraftlosigkeit
- Juckreiz
- Verschlechterung der Sehfähigkeit
- häufige Infektionen, Wundsein in Hautfalten, schlecht heilende Wunden.

Ein Typ-2-Diabetes kann lange Zeit unbemerkt verlaufen und wird oft nur zufällig entdeckt.

Menschen mit Typ-1-Diabetes, denen das Insulin ganz fehlt, entwickeln recht schnell bedrohliche Symptome:

- Übelkeit, Erbrechen, Bauchschmerzen, Krämpfe
- trockene Haut und trockene Schleimhäute
- Geruch des Atems nach Nagellackentferner (Azeton)
- besonders tiefes Atmen
- Bewusstseinsstörungen bis zur Bewusstlosigkeit.

Die Diagnose Diabetes wird nach zwei- bis dreimaligen Blutzuckermessungen durch den Arzt gestellt. Nach einer längeren Nahrungspause – also im sogenannten Nüchternzustand – enthält das Blut bei gesunden Menschen zwischen 60 und 100 Milligramm (mg) Glukose pro Deziliter (dl); nach dem Essen sollten es nicht mehr als 140 mg/dl sein.

Ein Diabetes liegt vor, wenn an zwei bis drei Tagen ein Nüchternblutzucker über 110 mg/dl gemessen wird oder der Blutzucker nach dem Essen über 200 mg/dl ansteigt und/oder die obengenannten typischen Diabetessymptome auftreten.

Bei jüngeren, schlanken Menschen, die starke Diabetessymptome aufweisen, sehr hohe Blutzuckerwerte haben und rasch Insulin benötigen, handelt es sich meistens um Typ-1-Diabetiker. Bei älteren, übergewichtigen Menschen mit leichteren Symptomen und

mäßig erhöhten Blutzuckerwerten ist meist von einem Typ-2-Diabetes auszugehen.
Sowohl der Zuckergehalt des Blutes als auch der des Urins lassen sich ermitteln, ohne zum Arzt zu gehen. Zum einen bieten viele Apotheken an, diesen Test durchzuführen. Zum anderen gibt es für die Blutzuckerbestimmung handliche Messgeräte, in die ein Teststreifen mit einem Tropfen frisch entnommenen Blutes eingelegt wird. Der Wert wird digital angezeigt.
Um den Urin auf Zucker zu prüfen, gibt es einen Streifentest. Dabei reagiert ein Tropfen Urin mit Chemikalien in einem Feld des Teststreifens; das Ergebnis erhält man, indem man die Farbreaktion auf dem Teststreifen mit der Farbskala des Tests vergleicht.

Maßeinheiten

Die internationale Maßeinheit für den Zuckergehalt des Blutes lautet Millimol pro Liter (mmol/l). Diese Maßeinheit wird auch in den Behandlungsprogrammen der Krankenkassen verwendet. Allerdings ist hierzulande die alte Maßeinheit Milligramm pro Deziliter (mg/dl) noch sehr gebräuchlich. Es entsprechen:

65 mg/dl = 3,6 mmol/l
100 mg/dl = 5,6 mmol/l
120 mg/dl = 6,7 mmol/l
140 mg/dl = 7,8 mmol/l
180 mg/dl = 10,0 mmol/l

Ursachen

Typ-1-Diabetes

Diese Diabetesart gehört zu den Autoimmunkrankheiten. Aufgrund einer Fehlsteuerung im Immunsystem zerstört der Körper seine insulinproduzierenden Zellen. Die Krankheit ist genetisch angelegt, kommt durch Umweltfaktoren zum Ausbruch und beginnt meist im Kindes-, Jugend- oder im jungen Erwachsenenalter.

Typ-2-Diabetes

Die Anlage, einen Typ-2-Diabetes zu entwickeln, wird ebenfalls vererbt. Ob sich die Krankheit jedoch wirklich ausprägt, hängt von vielen Faktoren ab. Vorherrschend sind offenbar Übergewicht und geringe körperliche Aktivität.
Ausschlaggebend ist bei dieser Erkrankung, dass die Zellen des Fett- und Muskelgewebes nicht mehr normal auf Insulin reagieren. Sie brauchen erheblich mehr von dem Hormon, um Zucker aus dem Blut aufnehmen zu können. Sie sind „insulinresistent" geworden. Außerdem produzieren die Leberzellen selbst dann noch Glukose, wenn schon reichlich davon im Blut ist. Darüber hinaus können die Zellen der Bauchspeicheldrüse nicht mehr so schnell wie früher Insulin freisetzen und damit auf den nach einer Mahlzeit steigenden Blutzuckerspiegel reagieren.
Zu Anfang gleicht die Bauchspeicheldrüse den übermäßigen Bedarf durch eine verstärkte Insulinproduktion aus. In diesem ersten Stadium des Typ-2-Diabetes, von dem die Betroffenen nichts merken, enthält das Blut viel Insulin und zugleich zu viel Zucker. Beides zusammen legt den Grundstein für viele der bedrohlichen Folgeerkrankungen.

Vorbeugung

Mit Eigenaktivität können übergewichtige Personen, deren Zuckerverwertung bereits auf einen sich entwickelnden Diabetes hinweist, viel dazu beitragen, die definitive Entstehung eines Diabetes zu verzögern. Dafür müssen sie allerdings einige Lebensgewohnheiten ändern: Bei der täglichen Nahrung soll der Fettanteil weniger als 30 Prozent der pro Tag aufgenommenen Kalorien ausmachen. Dabei soll der Anteil an gesättigten Fettsäuren, die vor allem in tierischen Produkten vorkommen, unter 10 Prozent sinken. Die Ballaststoffaufnahme soll steigen. Das bedeutet vornehmlich, dass der Speiseplan reichlich Vollkornprodukte, Gemüse und Obst enthält. Außerdem sollte jeden Tag mindestens 30 Minuten körperliche Aktivität auf dem Programm stehen. Durch diese Lebensstiländerungen ist mit einem Gewichtsverlust von etwa 5 Prozent des Körpergewichts zu rechnen.
Um seine Lebensgewohnheiten derart zu ändern, hat sich eine kompetente Unterstützung als sehr hilfreich erwiesen. Doch selbst wenn diese beendet wird, bleibt ein positiver Effekt bestehen. Nach den vorliegenden Untersuchungen können die obenbeschriebenen Maßnahmen das Risiko, dass sich aus einem gestörten Zuckerstoffwechsel tatsächlich ein Diabetes entwickelt, um 60 Prozent reduzieren. Je besser die Empfehlungen umgesetzt werden, desto wirksamer lässt sich der Übergang zu einem Typ-2-Diabetes verhindern.
Exakte Zahlen, wie viele Frauen in der Schwangerschaft einen Diabetes entwickeln, liegen nicht vor. Man geht davon aus, dass es in Deutschland mindestens 5 von 100 schwangeren Frauen sind. Ein Schwangerschaftsdiabetes kann als Warnzeichen betrachtet werden, dass sich bei der Frau in den folgenden Jahren ein dauerhafter Typ-2-Diabetes entwickeln wird. Erste Studien weisen darauf hin, dass sich

dieses Diabetesrisiko der Frau möglicherweise verringert, wenn sie das Kind stillt. Ob dies tatsächlich so ist, muss allerdings noch in weiteren Untersuchungen geprüft werden.

Nichtmedikamentöse Maßnahmen

Unabhängig von der Art der Therapie sollten alle Menschen mit Diabetes die Zusammensetzung ihrer Nahrung, die Verteilung der Mahlzeiten über den Tag und ihre körperlichen Aktivitäten mit der Diabetesbehandlung abstimmen. Außerdem gehören zu jeder Diabetestherapie regelmäßige Selbstkontrollen: Wird Insulin gespritzt, sollte der Blutzucker regelmäßig kontrolliert werden; bei denjenigen, die kein Insulin spritzen, reichen in der Regel Urinzuckermessungen aus.

Da die Folgeschäden eines Diabetes vornehmlich das Herz-Kreislauf-System betreffen und das Rauchen unter anderem die Blutgefäße schädigt, ist es sehr ratsam, das Rauchen aufzugeben.

Typ-2-Diabetes

Gewichtsreduktion, angemessene Ernährung und Bewegung sind die Basis der Behandlung. Mindestens ein Drittel der Menschen mit Typ-2-Diabetes käme mit der körpereigenen Insulinproduktion aus, wenn sie einige Kilogramm abnähmen und sich mehr bewegten. Dadurch gewinnen die Muskelzellen ihre Insulinempfindlichkeit zurück und das vorhandene Insulin wirkt wieder ausreichend.

Menschen mit Diabetes sollten nur wenig Alkohol trinken. Zum einen beeinflusst er die Diabetesbehandlung, zum anderen liefert er fast so viele Kalorien wie Fett und erschwert so das Bemühen, an Gewicht zu verlieren.

Diabetesgerechte Ernährung

Die Zeiten, in denen Menschen mit Diabetes möglichst wenig Kohlenhydrate essen sollten, sind vorbei. Auch das Verbot jeglichen Zuckers ist passé. Heute gilt eine gemischte vollwertige, ballaststoffreiche und fettarme Kost als optimal. Alle komplexen Kohlenhydrate, zu denen in erster Linie Vollkornprodukte, Hülsenfrüchte und Gemüse gehören, sind willkommen. Kohlenhydrate, die schnell ins Blut übertreten, sollten nur in mäßiger Menge verzehrt werden. Zu den Lebensmitteln mit solchen „schnellen" Kohlenhydraten gehören Honig, Kartoffelpüree, Cornflakes sowie süße Getränke wie Colagetränke und Limonaden (ausgenommen die „Light"-Getränke). In begrenzter Menge ist sogar Zucker akzeptabel. Das Wichtigste bei einer diabetesgerechten Ernährung ist jedoch, den Fettverzehr zu begrenzen. Vor allem tierische Fette sollten reduziert werden.

Den steigenden Zuckerspiegeln, wie sie nach dem Essen auftreten, kann sich die Bauchspeicheldrüse beim Typ-2-Diabetes nicht schnell genug anpassen. Um den Blutzuckerspiegel im Tagesverlauf nicht so extrem ausschlagen zu lassen, ist es oft hilfreich, drei bis sechs kleinere Mahlzeiten über den Tag zu verteilen.

Behandlung mit Medikamenten

Typ-1-Diabetes

Der Insulinmangel beim Typ-1-Diabetes muss mit der Injektion von Insulin ausgeglichen werden. Dieses Medikament ist lebensnotwendig.

Die verschiedenen Therapieformen unterscheiden sich in Art und Menge des verwendeten Insulins, der Anzahl der täglichen Spritzen und der notwendigen Blutzuckerkontrollen. Nach Möglichkeit wird eine sogenannte intensivierte Insulintherapie (→ Seite 602) durchgeführt. Das Ziel ist, den Blutzucker im Tagesverlauf so gut wie möglich dem Normalwert anzunähern. Dazu eignen sich Normal- und Verzögerungsinsuline (→ Seite 600). Insulin-Analoga (→ Seite 600) sind gentechnisch hergestellte Insuline, die etwas anders aufgebaut sind als natürliches Insulin. Sie werden als „auch geeignet" beurteilt. Ihre Vorteile gegenüber den schon länger gebräuchlichen Humaninsulinen sind allenfalls gering.

Typ-2-Diabetes

Die Behandlung richtet sich nach dem angestrebten Ziel. Ein wichtiges Kriterium ist dabei das Alter. Wenn sich der Diabetes um das 50. Lebensjahr herum zeigt, bemüht man sich, den Blutzucker möglichst normal einzustellen. Es wird angestrebt, dass der durchschnittliche Wert vor einer Mahlzeit unter 110 mg/dl und danach unter 160 mg/dl liegt.

Bei denjenigen, die zum Zeitpunkt der Diagnose 65 Jahre und älter sind, braucht die Behandlung nicht ganz so streng zu sein. Besteht der Diabetes erst seit kurzem, sind Menschen dieses Alters durch die Schäden an den kleinen Gefäßen der Nieren und Augen wahrscheinlich weniger gefährdet, denn bis sie sich entwickeln, dauert es etwa 10 bis 20 Jahre. Häufig allerdings haben diese Menschen schon seit Jahren mit der unerkannten Krankheit gelebt. Bereits eingetretene Schäden sind dann kaum mehr rückgängig zu machen.

Bei Menschen mit Typ-2-Diabetes, die älter sind als 70 Jahre, begnügt man sich mit Blutzuckerwerten zwischen 100 und 200 mg/dl. Niedrigere Werte anzustreben, würde bedeuten, die Behandlung deutlich anspruchsvoller und aufwendiger zu gestalten. Wenn der Betroffene dann jedoch bei der Medikamenteneinnahme und der Menge der aufzunehmenden Kohlenhydrate Fehler macht, können schwere Unterzuckerungen die Folge sein. Diese werden oft verkannt, können in diesem Alter aber lebensbedrohlich sein. Näheres dazu lesen Sie unter der Überschrift „Unterzuckerung" (→ Seite 599). Das Risiko, durch eine strengere Diabetesbehandlung zu Schaden zu kommen, kann bei Menschen dieses Alters also größer sein als der mögliche Nutzen. Grundsätzlich muss der Arzt bei der Diabetesbehandlung die Behandlungsziele mit dem Betroffenen besprechen und seine individuellen Gesichtspunkte berücksichtigen.

Der Langzeittest: HbA1c

Die Streifentests für Blut oder Urin sind eine Momentaufnahme des Zuckerstoffwechsels. Der HbA1c-Wert hingegen, den der Arzt bestimmt, sagt, wie die Zuckereinstellung in den vergangenen drei Monaten war. Der HbA1c-Wert ist ein wichtiger Marker, um zu prüfen, ob das Therapieziel erreicht worden ist.

Der rote Blutfarbstoff Hämoglobin (Hb), ein Eiweiß, verbindet sich fest und dauerhaft mit Zucker, wenn dieser länger als zwölf Stunden im Blut im Überschuss vorhanden ist. Dieses „verzuckerte Hämoglobin" kreist als Bestandteil der roten Blutkörperchen etwa drei Monate durch den Körper, bis die Blutzellen absterben. Menschen ohne Diabetes haben normalerweise einen HbA1c-Wert zwischen 4 und 6 Prozent; gut eingestellte Menschen mit Diabetes sollten Werte unter 7 Prozent erreichen. Als ideal gelten Werte unter 6,5 Prozent. Dann ist der Blutzuckerspiegel in den vergangenen drei Monaten nicht für längere Zeit deutlich erhöht gewesen.

Als Behandlungsmaßnahmen stehen beim Typ-2-Diabetes Ernährungsumstellung, Gewichtsabnahme und regelmäßige altersentsprechende Bewegung obenan. Erst wenn der Blutzuckerspiegel dadurch nicht nennenswert zu senken ist, wird mit Tabletten oder Insulin behandelt.

Für Menschen mit Typ-2-Diabetes, die kein Übergewicht haben, eignen sich dann Sulfonylharnstoffe (→ Seite 597) oder das Biguanid (→ Seite 590) Metformin. Letzteres ist zudem besonders für Personen mit Übergewicht geeignet. Metformin verringert bei Langzeitbehandlung die diabetischen Spätfolgen und senkt das Risiko für einen Herzinfarkt. Nach den bisherigen Erfahrungen ist Metformin bei Übergewichtigen den Sulfonylharnstoffen und Insulin in dieser Hinsicht überlegen. Allerdings kann die Einnahme von Metformin mit gravierenden unerwünschten Wirkungen verbunden sein.

Die sogenannten Glinide (→ Seite 593) Nateglinid und Repaglinid werden als „mit Einschränkung geeignet" bewertet. Beide können in Kombination mit Metformin eingesetzt werden. Bei Nateglinid kommt diese Kombination aber erst dann infrage, wenn die Höchstdosis Metformin allein den Blutzuckerspiegel nicht in den gewünschten Bereich bringt. Repaglinid darf auch als alleiniges Medikament zur Blutzuckersenkung verwendet werden. Der Vorteil dieser Diabetesmedikamente könnte sein, dass sie relativ schnell und kurz wirken. Es ist jedoch noch nicht geklärt, ob sie die Langzeitfolgen des Diabetes verhindern können. Insofern lässt sich noch nicht abschließend sagen, welchen Stellenwert die alleinige Behandlung des Typ-2-Diabetes mit Repaglinid oder eine kombinierte Behandlung mit Gliniden und Metformin vor allem im Vergleich zu den lange erprobten Sulfonylharnstoffen hat.

Die Glitazone (→ Seite 594) Pioglitazon und Rosiglitazon werden hingegen inzwischen als „wenig geeignet" bewertet. An die therapeutische Wirksamkeit der Glitazone bei Typ-2-Diabetes sind hohe Erwartungen geknüpft worden, die nach neuen Studienergebnissen nicht erfüllt werden. Zudem mehren sich die Hinweise auf bedeutsame unerwünschte Wirkungen. Bei Daueranwendung verbindet sich mit den Glitazonen ein erhöhtes Risiko für Knochenbrüche und es steigt das Risiko, eine Herzschwäche zu entwickeln. Außerdem kann sich bei der Anwendung von Rosiglitazon neben einem erhöhten Risiko für Herzschwäche auch das Risiko für Herzinfarkt erhöhen. Ob das auch für Pioglitazon gilt, ist noch ungewiss. Doch für alle Glitazone und ihre Kombinationen gilt: Sie können das Gewicht erhöhen und damit die Diabetesbehandlung erschweren. Ferner fehlen Langzeiterfahrungen, ob sich mit Glitazonen das Risiko für Folgeerkrankungen des Diabetes verringern lässt. Glitazone sollen nur noch zur Anwendung kommen, wenn geeignete Mittel nicht eingesetzt werden können, nicht ausreichend wirken oder nicht vertragen werden.

Die fixe Kombination Biguanid + Glitazon (→ Seite 604) in einem Präparat erhält aus den obenangegebenen Gründen ebenfalls die Bewertung „wenig geeignet". Das Mittel kann allenfalls angewendet werden, wenn maximale Dosen geeigneter Mittel allein nicht ausreichend wirken und die Dosie-

rung der Einzelwirkstoffe den individuellen Anforderungen entspricht.
Eine andere Kombinationsbehandlung sieht die gleichzeitige Einnahme von einem Sulfonylharnstoff und Metformin vor. Wie sicher diese Art von Kombinationsbehandlung ist, lässt sich anhand der bisherigen Studienergebnisse noch nicht verlässlich beurteilen.
Auch bei der gleichzeitigen Anwendung von Tabletten und Insulin sind noch viele Fragen offen. Nach dem bisherigen Wissensstand scheint die Kombination von Metformin und Insulin – verglichen mit den möglichen Kombinationen anderer blutzuckersenkender Tabletten und Insulin, aber auch verglichen mit einer Behandlung mit Insulin allein – die meisten Vorteile auf sich zu vereinen. Bei der kombinierten Anwendung von Metformin und Insulin sind nur wenig Insulinspritzen am Tag notwendig, die Insulindosis kann gering gehalten werden, das Risiko für Unterzuckerungen ist gering und der Behandelte nimmt nicht so stark an Gewicht zu.
Als „wenig geeignet", um einen Typ-2-Diabetes zu behandeln, werden die Alpha-Glukosidasehemmer (→ Seite 589) Acarbose und Miglitol beurteilt. Eine nennenswerte therapeutische Wirksamkeit ist für keine der beiden Substanzen ausreichend nachgewiesen.
Einen Typ-2-Diabetes mit Tabletten zu behandeln, ist nur möglich, solange die Bauchspeicheldrüse noch eigenes Insulin produziert. Ist diese Fähigkeit erschöpft, muss die Behandlung auf Insulin umgestellt werden. Das ist dann anzunehmen, wenn sich die Blutzuckerwerte nach drei- bis sechsmonatiger Tablettenbehandlung nicht in den angestrebten Bereich senken lassen.
Eine Insulinbehandlung ist bei Menschen mit Typ-2-Diabetes auch erforderlich, wenn sie einen akuten Herzinfarkt oder Schlaganfall erleiden. Diese Akutbehandlung kann Menschenleben retten.
Darüber hinaus können jüngere Menschen mit Typ-2-Diabetes von einer intensivierten Insulintherapie profitieren, denn bei ihnen ist das Risiko für Folgeerkrankungen an Nieren, Augen und Nerven groß. Eine Insulinbehandlung ist fast immer unerlässlich, wenn eine Frau mit Typ-2-Diabetes schwanger wird.
Für die Behandlung von Typ-2-Diabetes eignen sich die gleichen Insulinarten wie beim Typ-1-Diabetes. Bei Typ-2-Diabetes haben die neueren Insulin-Analoga im Vergleich zu den Humaninsulinen allerdings bisher keinen zusätzlichen Nutzen nachweisen können.

Neue Medikamente

Seit Anfang 2007 sind in Deutschland zwei weitere neue Medikamente zur Behandlung des Diabetes verfügbar, deren Wirkung jedoch an anderer Stelle ansetzt als die bisherigen blutzuckersenkenden Arzneimittel. Sie richten sich auf jene Eiweißverbindungen, die ausgeschüttet werden, wenn im Magen Kohlenhydrate ankommen, und die die entsprechenden Zellen in der Bauchspeicheldrüse anregen, Insulin ins Blut abzugeben.
Der Wirkstoff Sitagliptin (Präparat *Januvia*) hemmt den Abbau dieser Eiweißverbindungen. Dadurch wirken sie länger und können die Insulinfreisetzung verlängern. Außerdem sollen der Appetit und die Nährstoffaufnahme aus dem Darm verringert werden, was zu dem erwünschten Nebeneffekt führen kann, dass der Diabetiker nicht weiter an Gewicht zunimmt.
Sitagliptin kann eingesetzt werden, wenn eine Behandlung mit Metformin oder Glitazonen nicht das gewünschte Ergebnis gebracht hat. Die Kombinationsbehandlung senkt den HbA1c-Wert stärker als die Therapie mit Metformin oder Pioglitazon allein. Als alleiniges Diabetesmedikament schneidet Sitagliptin jedoch schlechter ab als zum Beispiel Metformin oder ein Sulfonylharnstoff. Ob sich mit der Kombinationsbehandlung Folgeerkrankungen des Diabetes vermeiden lassen, ist noch unklar. Da die Erfahrungen mit dieser Substanz noch begrenzt sind, ist auch noch nicht bekannt, ob bei Langzeitanwendung schwerwiegende unerwünschte Wirkungen auftreten. Das Risiko für Unterzuckerungen steigt nach den bisherigen Erfahrungen zumindest nicht an.
Die zweite neue Substanz heißt Exenatide (Präparat: *Byetta*). Sie muss zweimal täglich unter die Haut gespritzt werden und wirkt im Körper wie die Eiweißverbindung, die die Insulinsekretion in der Bauchspeicheldrüse anregt. Da das Medikament langsamer abgebaut wird als die körpereigene Verbindung, hält die Wirkung länger an. Exenatide darf nur in Kombination mit Metformin und/oder einem Sulfonylharnstoff angewendet werden, wenn sich der Blutzucker mit diesen Medikamenten allein nicht zufriedenstellend senken ließ. Das Medikament muss wie Insulin injiziert werden, Blutzuckerkontrollen und Dosisanpassungen sind aber nicht notwendig.
Übelkeit macht jedem zweiten, Erbrechen jedem fünften und Durchfall jedem achten Anwender von Exenatide zu schaffen. Diese unerwünschten Wirkungen führten in den Studien auch häufig zum Abbruch der Behandlung. Dem steht – vor allem für übergewichtige Diabetiker – als Vorteil gegenüber,

dass viele Behandelte Gewicht verlieren. Insgesamt gilt für Exenatide aber auch: Mit dem Präparat liegen noch keine Langzeiterfahrungen vor. Ob es die Folgekomplikationen eines langjährigen Diabetes verringern kann, ist noch nicht bekannt.

Ab Mitte 2006 bot das Pharmaunternehmen Pfizer schnellwirkendes Insulin zum Inhalieren (*Exubera*) an. Das inhalierbare Insulin sollte Menschen mit Spritzenangst die Therapie erleichtern. Im Oktober 2007 wurde Exubera jedoch weltweit vom Markt zurückgezogen. Als Grund nannte die Firma mangelnde Nachfrage. Die Insulininhalation verringerte zwar die Zahl der Injektionen, konnte sie aber nicht völlig ersetzen: Menschen mit Diabetes, die außer schnellwirkendem auch länger wirkendes Insulin benötigen, mussten dieses weiterhin spritzen. Außerdem verursachten die Inhalationen Husten, der 1 von 100 Anwendern zum Abbruch der Behandlung veranlasste. Zudem konnten Studien keinen nennenswerten therapeutischen Vorteil von Exubera mit seinem schnellwirkenden inhalierten Insulin gegenüber den schnellwirkenden injizierten Humaninsulinen zeigen.

Begleitende Maßnahmen

Eine Reihe von medizinischen Maßnahmen zielt darauf, Folgeschäden des Diabetes zu verhindern oder sie zumindest in einem Stadium zu erkennen, in dem sie gut behandelbar sind. Dazu gehören:

- **Der Blutdruck muss bei Typ-1-Diabetes konsequent auf Werte unter 130/85 mmHg gehalten werden. Bei Menschen mit Typ-2-Diabetes sind Werte zwischen 130/85 und 140/90 mmHg noch akzeptabel. Wenn allgemeine Maßnahmen, vor allem Gewichtsreduktion und sportliche Aktivität, dafür nicht ausreichen, muss zusätzlich mit Medikamenten behandelt werden. Nur so lassen sich Spätschäden verhindern, die von den Blutgefäßen ausgehen und vor allem die Nieren, die Netzhaut der Augen und das Herz betreffen.**
- **Der Gehalt des Blutes an Fetten muss so reguliert werden, dass das Risiko für arteriosklerotische Veränderungen der Blutgefäße nicht zusätzlich steigt.**
- **Einmal im Jahr sollte der Arzt überprüfen, ob Augen, Nieren, Nerven und Füße in Mitleidenschaft gezogen sind.**

Alpha-Glukosidasehemmer

Acarbose

Glucobay

Miglitol

Diastabol

In den mit der Nahrung aufgenommenen Kohlenhydraten liegt Zucker meist in größere Einheiten gebunden vor. Diese „Mehrfachzucker" müssen im Darm zu „Einfachzuckern" zerlegt werden, damit sie ins Blut übertreten können. Acarbose und Miglitol blockieren Enzyme, die für den Abbau notwendig sind. Weil der Abbau zu Einfachzuckern verzögert abläuft, steigt der Zuckergehalt des Blutes nach dem Essen nicht so steil an.

Allerdings ist nicht ausreichend nachgewiesen, dass die beiden Substanzen bei der Behandlung eines Diabetes eine nennenswerte Wirksamkeit entfalten. Aus diesem Grund und weil in klinischen Studien mehr als ein Drittel der Beteiligten die Behandlung wegen der belastenden unerwünschten Wirkungen im Magen-Darm-Trakt abbrechen, werden diese Mittel als „wenig geeignet" eingestuft.

Anders als Sulfonylharnstoffe, Glinide und Insulin, mit denen ein Diabetes behandelt wird, führen Alpha-Glukosidasehemmer – sofern sie als einziges Diabetesmittel angewendet werden – nicht zu einer Unterzuckerung.

ANWENDUNG

Die Behandlung beginnt immer mit einer geringen Menge: Eine Tablette zu 50 Milligramm wird direkt vor einer Mahlzeit eingenommen. Wenn es der Blutzuckerspiegel erfordert, kann im Abstand von mehreren Tagen zu jeder Mahlzeit eine Tablette mehr eingenommen werden. Bei vielen Menschen genügen dreimal 50 Milligramm am Tag, die Dosis kann aber auch auf dreimal 100 Milligramm erhöht werden. Mehr als dreimal 200 Milligramm sollten Sie nicht einnehmen.

Acarbose: Da der Wirkstoff in seltenen Fällen eine Leberstörung verursachen kann, sollte der Arzt im ersten Behandlungsjahr alle drei Monate die Leberwerte bestimmen.

ACHTUNG

Wenn Sie Acarbose oder Miglitol einnehmen, können Sie eine Unterzuckerung durch ein anderes antidiabetisches Medikament wie beispielsweise Sulfonylharnstoff oder Insulin nicht mehr wie sonst mit Haushalts-(Würfel-)zucker auffangen. Dieser Zucker müsste erst in den Einfachzucker Glukose aufgespalten werden. Genau das verhindern aber Arzneimittel mit Acarbose und Miglitol. Bei einer Behandlung mit diesen Wirkstoffen führt nur reiner Traubenzucker aus einer Unterzuckerung heraus.

Gegenanzeigen

Sie dürfen weder Acarbose noch Miglitol einnehmen, wenn Sie an einer schweren Nierenfunktionsstörung leiden oder unbedingt vermeiden müssen, dass sich übermäßig viel Darmgase entwickeln. Das ist der Fall bei entzündlichen Darmerkrankungen, Verengungen des Darmes, Eingeweidebrüchen und wenn Sie unter dem Roemheld-Syndrom (Herzbeschwerden, weil der geblähte Magen und Darm das Zwerchfell hochdrücken) leiden.

Wechselwirkungen mit Medikamenten

Wenn Sie noch andere Medikamente nehmen, ist zu beachten, dass Verdauungsenzyme, medizinische Kohle und Colestyramin und Colestipol (bei erhöhten Blutfettwerten) die Wirkung von Acarbose und Miglitol verringern.

▶ **Unbedingt beachten**

In Kombination mit Sulfonylharnstoff-Tabletten oder Insulin kann auch bei Acarbose und Miglitol, die an sich keine Unterzuckerung verursachen, diese unerwünschte Wirkung auftreten. Der Grund ist, dass sich der Insulinbedarf durch die Mittel verringern kann. Haben Sie bei der kombinierten Behandlung mit Acarbose oder Miglitol und einem anderen blutzuckersenkenden Medikament eine solche Unterzuckerung (→ Seite 599) erlebt, sollten Sie den Arzt informieren. Näheres zu dieser Wechselwirkung finden Sie unter „Mittel zur Blutzuckersenkung: verstärkte Wirkung" (→ Seite 11).

Wechselwirkungen mit Speisen und Getränken

Haushaltszucker und Nahrungsmittel, die solchen Zucker enthalten, können bei der Behandlung mit Acarbose oder Miglitol zu Darmbeschwerden und Durchfall führen, weil der Zucker durch die Medikamente vermehrt im Dickdarm abgebaut wird und sich dann dort Gase bilden.

Unerwünschte Wirkungen

▶ **Keine Maßnahmen erforderlich**

Sie können Gewicht verlieren.

Miglitol: Bei 4 von 100 Personen tritt ein vorübergehender Hautausschlag auf.

▶ **Muss beobachtet werden**

Wenn die Haut sich rötet und juckt, reagieren Sie vermutlich allergisch auf das Mittel. Bei solchen Hauterscheinungen (→ Seite 14) sollten Sie einen Arzt aufsuchen.

40 bis 80 von 100 Personen beklagen Blähungen und Darmgeräusche, 30 von 100 Durchfall. Diese Beschwerden beruhen darauf, dass die aufgenommenen Zucker nicht verdaut und später im Dickdarm von Bakterien gespalten werden. Eine kohlenhydratarme Ernährung kann diese Beschwerden gering halten. Diese Darmprobleme können sehr schmerzhaft sein. Bei anhaltenden Durchfällen und Bauchschmerzen wenden Sie sich an den Arzt.

Die Mittel können die Leber (→ Seite 15) schädigen. Treten Übelkeit, Erbrechen und/oder dunkel gefärbter Urin auf und ist der Stuhl auffällig hell, sollten Sie einen Arzt aufsuchen.

▶ **Sofort zum Arzt**

Die Mittel können die Leber (→ Seite 15) schwer schädigen und eine Gelbsucht auslösen. Wenn sich die Haut gelb färbt und Sie zusätzlich starken Juckreiz am ganzen Körper verspüren, sollten Sie sofort einen Arzt aufsuchen. Wenn die Tabletten abgesetzt werden, bilden sich die Symptome wieder zurück.

Bei sehr starken Bauchschmerzen, Erbrechen und aufgetriebenem Bauch kann es sich um den seltenen Fall eines Darmverschlusses handeln. Rufen Sie dann sofort einen Arzt.

Hinweise

Bei Kinderwunsch

Bereits vor einer geplanten Schwangerschaft sollte der Blutzucker mit Insulin statt Tabletten eingestellt werden. Spätestens nachdem die Schwangerschaft festgestellt wurde, müssen Sie unbedingt zu Insulin wechseln, um Ihre Gesundheit und die des Kindes zu sichern.

Für Schwangerschaft und Stillzeit

Mit der Anwendung dieser Mittel in Schwangerschaft oder Stillzeit gibt es keine ausreichenden Erfahrungen. In dieser Zeit sollten Sie einen Diabetes besser mit Insulin behandeln.

Biguanid

Metformin

Diabesin, Diabetase, espa-formin, glucobon biomo, Glucophage, Juformin, Mediabet, Meglucon, Mescorit, Met, Metfogamma, Metformin 1A Pharma, Metformin AbZ, Metformin AL, METFORMIN BASICS, metformin-biomo, Metformin-CT, Metformin dura, Metformin Heumann, Metformin HEXAL, Metformin KSK, Metformin Lich, Metformin-ratiopharm, Metformin Sandoz, Metformin STADA, Siofor

Metformin kann nur bei Menschen mit Typ-2-Diabetes eingesetzt werden, deren Bauchspeicheldrüse noch genügend Insulin produziert. Es bremst die Leber bei der Neubildung von Zucker. Außerdem verbessert Metformin die Wirkung des Insulins als „Türöffner" für Glukose vor allem in den Muskelzellen. Darüber hinaus wirkt es schwach appetithemmend.

Metformin eignet sich vor allem für übergewichtige Menschen mit Typ-2-Diabetes. Doch auch bei schlanken Personen kann es das Medikament der ersten Wahl sein. Voraussetzung ist in beiden Fällen, dass die Angaben, wann Metformin nicht eingesetzt werden darf, strikt beachtet werden. Anders als Sulfonylharnstoffe, Glinide und Insulin ruft Metformin – sofern es als einziges Diabetesmittel angewendet wird – keine Unterzuckerung hervor.

Anwendung

Die richtige Dosierung müssen Sie nach und nach herausfinden. Dazu nehmen Sie morgens nach dem Frühstück zunächst eine Tablette und messen nach ärztlicher Anweisung Ihren Blutzucker.

Die Dosis erhöhen Sie, wenn nötig, nach einigen Tagen oder auch erst nach einer Woche, da es zwei bis drei Tage braucht, bis Metformin seine optimale Wirkung erreicht hat. Metformin-Tabletten nehmen Sie immer nach dem Essen ein und verteilen die Menge möglichst gleichmäßig über den Tag.

In dem Maße, in dem die körpereigene Insulinproduktion nachlässt, verliert auch Metformin an Wirkung. Wenn sich mit einer erhöhten Dosis keine befriedigende Blutzuckereinstellung erreichen lässt, müssen gegebenenfalls Sulfonylharnstoff-Tabletten oder Insulin verordnet werden.

Um die Personen zu erkennen, die nicht mit Metformin behandelt werden dürfen, muss der Arzt vor der Verordnung und dann in halbjährlichen Abständen unbedingt prüfen, ob die Nieren einwandfrei arbeiten.

Auch während der Behandlung müssen die Körperfunktionen überwacht werden. Verschlechtert sich die Nierenfunktion (Kreatininwert im Blut steigt über 1,2 mg/dl) muss Metformin abgesetzt und mit einem anderen blutzuckersenkenden Medikament weiterbehandelt werden.

Bei einer Anwendung über ein Jahr hinaus muss der Arzt ein Blutbild machen, um auf eine Blutarmut durch Vitamin-B_{12}- und Folsäuremangel aufmerksam zu werden.

Achtung

Bei einer Harnweginfektion und einer schweren Herz-Kreislauf-Schwäche kann die Nierenfunktion vorübergehend gestört sein. Auch eine Operation unter Vollnarkose und das Spritzen eines jodhaltigen Röntgenkontrastmittels können die Nierenfunktion beeinträchtigen. Zwei Tage vor solchen Eingriffen muss Metformin abgesetzt werden; frühestens zwei Tage danach darf die Einnahme wieder beginnen.

Metformin wird auch gemeinsam mit Sulfonylharnstoffen eingesetzt. Allerdings hat eine Studie Hinweise darauf erbracht, dass bei dieser Kombination mehr Diabeteskranke versterben könnten als bei anderen Behandlungsarten. Letztlich reichen diese Studienergebnisse aber noch nicht aus, um eine solche Kombinationsbehandlung verlässlich beurteilen zu können.

Gegenanzeigen

Unter folgenden Bedingungen dürfen Sie kein Metformin einnehmen beziehungsweise müssen es sofort absetzen, weil sonst eine Übersäuerung des Blutes (Laktatazidose) droht:

- Ihr Stoffwechsel ist entgleist, sodass Sie viel zu viel Zucker im Blut haben (Überzuckerung). Dann enthält Ihr Blut auch zu viel Säure.
- Sie haben eine schwere akute Erkrankung oder eine schwere Verletzung.
- Ihr Herz oder Ihr Kreislauf hat versagt oder Ihre Durchblutung ist gestört.
- Sie haben eine so schwere Lungenerkrankung (Asthma, chronisch obstruktive Atemwegerkrankung) oder Herzschwäche (Herzinsuffizienz), dass Ihre Gewebe nur unzureichend mit Sauerstoff versorgt werden.
- Sie haben durch Erbrechen oder Durchfall sehr viel Flüssigkeit verloren.
- Ihr Körper baut Eiweiß ab, weil Sie fasten oder eine Krebserkrankung die Reserven aufzehrt.
- Sie haben Funktionsstörungen der Leber und der Nieren.
- Sie sind alkoholkrank.

Wechselwirkungen mit Medikamenten

Wenn Sie noch andere Medikamente nehmen, ist zu beachten:

- Durch Cimetidin (bei Sodbrennen) kann Metformin länger wirken. Möglicherweise müssen Sie die Dosis von Metformin verringern.
- Glukokortikoide (bei Entzündungen, Immunreaktionen) und Beta-2-Sympathomimetika (bei Asthma) sowie Thiaziddiuretika (bei hohem Blutdruck) können die Wirkung von Metformin ver-

mindern; dann steigt das Risiko einer Überzuckerung. Zu Beginn der Behandlung mit den genannten Mitteln sollte der Blutzucker häufiger kontrolliert werden und die blutzuckersenkende Therapie, wenn notwendig, angeglichen werden.

▶ **Unbedingt beachten**

In Kombination mit anderen blutzuckersenkenden Mitteln wie Sulfonylharnstoffen, Gliniden und Insulin kann es zu Unterzuckerungen (→ Seite 599) kommen.

ACE-Hemmer (bei hohem Blutdruck) und nichtsteroidale Antirheumatika (bei Rheuma, Schmerzen) können die Wirkung von Metformin verstärken; damit erhöht sich das Risiko für Unterzuckerungen und Laktatazidose. Näheres zu dieser Wechselwirkung finden Sie unter „Mittel zur Blutzuckersenkung: verstärkte Wirkung" (→ Seite 11).

Wechselwirkungen mit Speisen und Getränken

Reichlicher Alkoholkonsum, sei es von Zeit zu Zeit oder kontinuierlich, stört die Leberfunktion. Dann kann Metformin zu einer gefährlichen Übersäuerung des Blutes führen. Alkohol soll während der Behandlung mit Metformin möglichst gemieden werden. Allenfalls zur Mahlzeit kann eine geringe Menge getrunken werden.

Unerwünschte Wirkungen

▶ **Keine Maßnahmen erforderlich**

Vor allem zu Beginn der Behandlung kommt es bei 10 von 100 Behandelten zu Übelkeit, Erbrechen, Durchfall, Verstopfung und einem metallischen Geschmack im Mund. Dieses legt sich nach einiger Zeit. Wenn die Beschwerden häufig auftreten oder sehr unangenehm werden, besprechen Sie das mit dem Arzt. Er muss entscheiden, ob Sie ein anderes Medikament nehmen sollen.

▶ **Muss beobachtet werden**

Wenn die Haut sich verstärkt rötet und juckt, reagieren Sie vermutlich allergisch auf das Mittel. Bei solchen Hauterscheinungen (→ Seite 14) sollten Sie einen Arzt aufsuchen.

Wenn Beschwerden im Oberbauch länger als eine Woche anhalten oder schmerzhaft sind, sollten Sie zum Arzt gehen, damit er Magen und Bauchspeicheldrüse untersuchen kann.

Auffallende Blässe und Müdigkeit können auf eine Blutarmut hinweisen, die darauf beruht, dass nicht genügend Vitamin B_{12} und Folsäure aufgenommen werden. Mit einem solchen Mangel ist bei etwa 9 von 100 Personen zu rechnen.

▶ **Sofort zum Arzt**

Biguanide können bewirken, dass sich im Blut Milchsäure ansammelt; eine solche Übersäuerung (Laktatazidose) ist stets lebensgefährlich. Von 100 000 Diabetikern, die ein Jahr lang Metformin einnehmen, entwickeln 3 bis 8 eine Laktatazidose, an der die Hälfte von ihnen stirbt. Die Gefahr einer solchen unerwünschten Wirkung lässt sich deutlich verringern, wenn der Arzt genau beachtet, wann er kein Metformin verordnen darf, und wenn er in halbjährlichen Abständen die Funktion von Leber und Nieren überprüft. Auch akute Erkrankungen, bei denen der Körper große Mengen Flüssigkeit verliert, beispielsweise hohes Fieber, können eine Laktatazidose auslösen.

Die ersten Anzeichen einer solchen Übersäuerung ähneln den üblichen unerwünschten Wirkungen: Übelkeit, Erbrechen, Bauchschmerzen. Werden sie jedoch stärker und kommen Kälteschauer, Schwindel, Schläfrigkeit, Muskelschmerzen, Kurzatmigkeit, Schwäche und Bewusstseinsstörungen hinzu, sind das Alarmzeichen. Rufen Sie dann sofort den Notarzt (Telefon 112). Sie müssen möglichst schnell ins Krankenhaus gebracht werden.

Hinweise

Für Kinder unter 14 Jahren

Leiden übergewichtige Kinder an Typ-2-Diabetes, können sie ab einem Alter von zehn Jahren mit Metformin behandelt werden.

Bei Kinderwunsch

Bereits vor einer geplanten Schwangerschaft sollte der Blutzucker mit Insulin statt Tabletten eingestellt werden. Spätestens nachdem die Schwangerschaft festgestellt wurde, müssen Sie unbedingt zu Insulin wechseln, um Ihre Gesundheit und die des Kindes zu sichern.

Für Schwangerschaft und Stillzeit

Metformin scheint beim heranwachsenden Kind keine negativen Folgen zu haben. Dennoch sollten Sie während der Schwangerschaft und in der Stillzeit kein Metformin einnehmen, sondern Ihren Diabetes besser mit Insulin behandeln.

Für ältere Menschen

Altersbedingt lässt die Nierenfunktion nach. Personen über etwa 65 Jahre, die mit Metformin behandelt werden, müssen daher regelmäßig ärztlich untersucht werden. Verschlechtert sich die Nierenfunktion (der Kreatininwert im Blut steigt über 1,2 mg/dl), muss das Medikament abgesetzt und durch eine andere Behandlung ersetzt werden. Dieser Hinweis ist für jene Personen besonders wichtig, die ihren Blutdruck mit Medikamenten senken, entwässernde Mittel einnehmen oder rheumatische Schmerzen mit sogenannten nichtsteroidalen Antirheumatika behandeln. Diese Behandlungen können nämlich die Nierenfunktion beeinträchtigen.

Glinide

Nateglinid

STARLIX

Repaglinid

NovoNorm

Bei Typ-2-Diabetes gibt die Bauchspeicheldrüse ihr gespeichertes Insulin erst verspätet und relativ langsam ab, nachdem sie das Signal erreicht hat, dass das Blut nach dem Essen viel Zucker enthält. Diese Situation verbessern die Glinide, die nur wirken können, wenn die Bauchspeicheldrüse noch Insulin produziert. Sie veranlassen das Organ, ihr Insulin bereits etwa 15 Minuten nach dem Blutzuckeranstieg freizusetzen. Sinkt dann der Blutzuckerspiegel, lässt auch die Wirkung der Glinide nach.

Repaglinid kann als alleiniges Medikament eingesetzt werden, um den Blutzuckerspiegel zu senken, aber auch in Kombination mit Metformin, wenn dieses allein den Blutzucker nicht ausreichend senkt.

Nateglinid allein konnte in klinischen Studien den Blutzuckerspiegel nicht so effektiv senken wie Metformin oder Sulfonylharnstoffe. In der Kombination mit Metformin lassen sich jedoch beim HbA1c-Wert, dem Langzeitblutzucker, ähnlich gute Ergebnisse erzielen wie mit den herkömmlichen Diabetesmitteln. Darum ist Nateglinid derzeit nur in Kombination mit Metformin zugelassen – und nur dann, wenn mit der Höchstmenge Metformin keine zufriedenstellende Diabeteseinstellung möglich war.

Allerdings ist bisher noch keine Studie durchgeführt worden, die zeigt, dass die Behandlung mit Repaglinid allein sowie die kombinierte Gabe der Glinide mit Metformin die gefürchteten Langzeitfolgen des Diabetes verhindern kann. Ferner ist das Risiko der Glinide vor allem für unerwünschte Wirkungen am Herzen noch nicht abzuschätzen. Diese Bedingungen haben dazu geführt, dass die Diabetesbehandlung mit Gliniden als „mit Einschränkung geeignet" bewertet wird.

Anwendung

Diese Tabletten werden nur angewendet, wenn etwas Kohlenhydrathaltiges gegessen wird. Fällt das Essen aus, wird auch das Medikament nicht eingenommen. Die Tabletten müssen bis zu einer halben Stunde vor jeder Hauptmahlzeit eingenommen werden.

Nateglinid: Als Startdosis werden 60 Milligramm Nateglinid vor jeder Hauptmahlzeit empfohlen. Die Dosis kann auf 120 Milligramm pro Mahlzeit gesteigert werden.

Repaglinid: Zu Anfang sollte die Dosis 0,5 bis höchstens 1 Milligramm Repaglinid vor jeder Hauptmahlzeit betragen. Sie darf auf höchstens 4 Milligramm pro Mahlzeit und 16 Milligramm am Tag gesteigert werden.

Achtung

Gegenanzeigen

Glinide dürfen Sie nicht einnehmen, wenn Ihr Blutzucker sehr stark erhöht ist (über 300 mg/dl). Das Gleiche gilt, wenn Sie eine schwere Leberfunktionsstörung haben.

Repaglinid: Dieses Mittel dürfen Sie nicht einnehmen, wenn Sie gleichzeitig mit Gemfibrozil behandelt werden (bei erhöhten Blutfettwerten). Dann kann Repaglinid erheblich stärker wirken.

Wechselwirkungen mit Medikamenten

Wenn Sie noch andere Medikamente nehmen, ist zu beachten, dass Glinide durch Diuretika (bei hohem Blutdruck, Nierenfunktionsstörungen), Glukokortikoide (bei Entzündungen, Immunreaktionen) und Beta-2-Sympathomimetika (bei Asthma, chronischer Atemwegverengung) schwächer wirken können. Bei diesen Medikamenten muss der Blutzuckerspiegel häufiger kontrolliert werden, damit man die Diabetesbehandlung auf die Veränderungen abstellen kann.

Repaglinid: Für diese Substanz kommt hinzu, dass sie erheblich stärker wirken kann, wenn sie zusammen mit Gemfibrozil (bei erhöhten Blutfettwerten) eingenommen wird. Daher dürfen diese beiden Wirkstoffe nicht miteinander kombiniert werden.

Außerdem können Danazol (bei Endometriose) und Schilddrüsenhormone (bei Schilddrüsenerkrankungen) die Wirkung von Repaglinid abschwächen.

▶ **Unbedingt beachten**

Durch ACE-Hemmer (bei Herzerkrankungen) können Glinide stärker wirken. Dann können leichter Unterzuckerungen auftreten. Näheres zu dieser Wechselwirkung finden Sie unter „Mittel zur Blutzuckersenkung: verstärkte Wirkung" (→ Seite 11).

Repaglinid: Für diese Substanz kommt hinzu:

- Betablocker (bei hohem Blutdruck) können die Wirkung von Repaglinid verstärken, sodass leichter Unterzuckerungen auftreten können. Näheres zu dieser Wechselwirkung finden Sie unter „Mittel zur Blutzuckersenkung: verstärkte Wirkung" (→ Seite 11). Außerdem verschleiern sie die Symptome, die auf eine Unterzuckerung aufmerksam machen.
- MAO-Hemmer (bei Depressionen) können die Wirkung von Repaglinid verstärken. Dann sind Unterzuckerungen eher möglich. Näheres zu dieser Wechselwirkung finden Sie unter „Mittel zur Blutzuckersenkung: verstärkte Wirkung" (→ Seite 11).
- Die gleiche Gefahr besteht, wenn Sie mehr als 2 bis 3 Gramm Azetylsalizylsäure (bei Schmerzen) am Tag einnehmen. Näheres zu dieser Wechselwirkung finden Sie unter „Mittel zur Blutzuckersenkung: verstärkte Wirkung" (→ Seite 11).

Unerwünschte Wirkungen

▶ **Keine Maßnahmen erforderlich**

Übelkeit, Brechreiz, Durchfall und Verstopfung treten bei bis zu 5 von 100 Behandelten auf. Diese Verdauungsbeschwerden sind zu Beginn der Behandlung häufig und vergehen oftmals mit der Zeit.

Kopfschmerzen beklagen bis zu 11 von 100 Personen.

Sehstörungen können vor allem zu Beginn der Behandlung auf schwankenden Blutzuckerwerten beruhen.

▶ **Muss beobachtet werden**

Es können Unterzuckerungen (→ Seite 599) auftreten.

Bei etwa 1 von 10 000 Behandelten steigen die Leberwerte leicht an. Ist das vorübergehend, braucht die Behandlung nicht geändert zu werden.

Die Mittel können die Leber (→ Seite 15) schädigen. Treten Übelkeit, Erbrechen und/oder dunkel gefärbter Urin auf und ist der Stuhl auffällig hell, sollten Sie einen Arzt aufsuchen.

Wenn die Haut sich verstärkt rötet und juckt, reagieren Sie vermutlich allergisch auf das Mittel. Bei solchen Hauterscheinungen (→ Seite 14) sollten Sie einen Arzt aufsuchen.

Hinweise

Bei Menschen mit Diabetes, die erhebliche Gedächtnisschwächen aufweisen, verwirrt oder aus anderen Gründen zu einer verlässlichen Tabletteneinnahme nicht in der Lage sind, sollten Pflegende die Anwendung überwachen. Bei Anwendungsfehlern können die Kranken sonst durch Unterzuckerungen in Gefahr geraten.

Bei Kinderwunsch

Bereits vor einer geplanten Schwangerschaft sollte der Blutzucker mit Insulin statt Tabletten eingestellt werden. Spätestens nachdem die Schwangerschaft festgestellt wurde, müssen Sie unbedingt zu Insulin wechseln, um Ihre Gesundheit und die des Kindes zu sichern.

Für Schwangerschaft und Stillzeit

Über die Auswirkungen einer Anwendung von Gliniden in Schwangerschaft und Stillzeit ist nichts bekannt. In dieser Zeit sollten Sie Ihren Diabetes ohnehin besser mit Insulin behandeln.

Zur Verkehrstüchtigkeit

Eine Unterzuckerung ist immer möglich und gefährdet Sie und andere Verkehrsteilnehmer. Darum sollten Sie vor Autofahrten unbedingt den Blutzuckerspiegel messen und das bei längeren Fahrten gegebenenfalls wiederholen.

Glitazone

Pioglitazon

Actos

Rosiglitazon

AVANDIA

Die Glitazone erhöhen die Empfindlichkeit der Körperzellen gegenüber Insulin. Durch Pioglitazon und Rosiglitazon sinkt der Blutzuckerspiegel, weil das körpereigene Insulin an den Muskel-, Fett- und Leberzellen wieder besser wirkt, sodass sie mehr Zucker aus dem Blut aufnehmen können. Pioglitazon hemmt darüber hinaus die Produktion von Zucker in der Leber.

Die Blutzuckersenkung fällt noch stärker aus, wenn die Glitazone zusammen mit Sulfonylharnstoffen oder Metformin eingenommen werden. Da diese Arzneistoffe den Blutzucker auf andere Weise senken als die Glitazone, kombinieren sich hier zwei unterschiedliche Effekte zu einer verstärkten Wirksamkeit.

Ungünstig ist hingegen, dass die Glitazone den Körper dazu anregen, neue Fettzellen zu bilden. Auf diese Weise kann sich das Gewicht erhöhen. Das erschwert wiederum die Behandlung des Diabetes.

Da Typ-2-Diabetes erst seit wenigen Jahren mit diesen beiden Substanzen behandelt wird, lässt sich noch nicht sagen, ob sie auf lange Sicht gesehen das Risiko verringern können, Spätfolgen des Diabetes zu erleiden. Die Studien dazu laufen noch.
Studien, in denen die Mittel über drei bis vier Jahre eingenommen wurden, zeigen, dass sich bei einer Langzeitbehandlung das Risiko von Knochenbrüchen erhöht. Hiervon sind nach derzeitigem Wissen besonders Frauen betroffen. Die Knochenbrüche treten vor allem an Füßen, Händen und Oberarmen auf.
Auch die sehr selten aufgetretenen Leberprobleme geben Anlass zur Sorge. So musste der erste Wirkstoff aus der Gruppe der Glitazone nach wenigen Jahren aus dem Handel genommen werden, weil er in Einzelfällen schwere Leberschäden verursacht hatte.
Bedenklich ist, dass die Langzeitanwendung von Glitazonen bei vorbelasteten Menschen eine Herzschwäche auslösen und eine bestehende verschlimmern kann. Gerade solche Herzprobleme kommen bei Menschen mit Typ-2-Diabetes häufig vor. Für Rosiglitazon weist eine Studie, in der mehrere Untersuchungen zusammengefasst ausgewertet werden, darauf hin, dass seine Anwendung auch das Risiko für einen Herzinfarkt erhöht. Ob für Pioglitazon das Gleiche gilt, lässt sich noch nicht sagen, ist aber nicht auszuschließen. In dieser unsicheren Situation erscheint es nicht sinnvoll, von einer Behandlung mit Rosiglitazon auf eine mit Pioglitazon umzustellen.
Da eine weitere Studie die Zweifel an der Sicherheit dieser Wirkstoffe für Herz und Kreislauf erneut bekräftigt hat, werden Pioglitazon und Rosiglitazon nun als „wenig geeignet" bewertet. Sie können allenfalls zur Anwendung kommen, wenn geeignete Mittel nicht eingesetzt werden können. Die möglichen Risiken lassen es ratsam erscheinen, die Anwendung von Glitazonen bei jedem einzelnen Diabetiker intensiv zu überdenken.
Die beiden Substanzen können auch als Teil einer Kombinationsbehandlung eingesetzt werden, doch nur, wenn die alleinige Behandlung mit der Höchstdosis eines Sulfonylharnstoffs oder von Metformin den Blutzucker nicht so weit gesenkt hat, wie es für notwendig gehalten wird. Mit Metformin werden Pioglitazon und Rosiglitazon vor allem bei übergewichtigen Menschen kombiniert, mit Sulfonylharnstoffen bei solchen, die Metformin nicht einnehmen dürfen oder nicht vertragen.
In den vergangenen Jahren wurde als neues Einsatzgebiet von Rosiglitazon geprüft, ob sich mit diesem Medikament bei Menschen, deren Blutzuckerwerte auf eine Diabetesneigung hinweisen, die definitive Ausbildung eines Typ-2-Diabetes hinauszögern lässt. Dieses ließ sich zwar bestätigen, doch der Preis dafür war ein leicht erhöhtes Risiko für eine Herzschwäche und ein Anstieg des Körpergewichts. Aufgrund der nun beschriebenen möglichen Nebenwirkungen ist eine Anwendung der Glitazone als Vorbeugemittel solange abzulehnen, bis Studien nachweisen, dass sich mit einer solchen Behandlung Folgeschäden verhindern lassen und weniger Menschen infolge Diabetes sterben.

Anwendung

Pioglitazon: Die übliche Tagesdosis liegt bei 15 bis 30 Milligramm Pioglitazon. Das Medikament wird einmal täglich allein oder gemeinsam mit Metformin oder dem Sulfonylharnstoff eingenommen. Deren Dosierung bleibt wie zuvor bei einer Behandlung mit nur einem Medikament bestehen. Wenn bei der Kombination mit einem Sulfonylharnstoff Unterzuckerungen auftreten, muss die Dosis dieses Medikaments verringert werden; die von Pioglitazon braucht nicht verändert zu werden.

Rosiglitazon: Die Behandlung beginnt üblicherweise mit 4 Milligramm Rosiglitazon am Tag. In der Kombination mit einem Sulfonylharnstoff bleibt es auch bei dieser Dosierung. Bei der Kombination mit Metformin kann die Rosiglitazon-Dosierung, wenn es notwendig ist, nach acht Wochen auf 8 Milligramm gesteigert werden. So lange dauert es, bis das Mittel seine volle blutzuckersenkende Wirkung erreicht hat.
Bevor Sie Pioglitazon oder Rosiglitazon einnehmen, sollte der Arzt die Leberenzyme bestimmt haben. Während der Behandlung sollten diese Blutwerte ein Jahr lang jeden zweiten Monat, danach jedes halbe Jahr kontrolliert werden. Diese Maßnahme soll rechtzeitig darauf aufmerksam machen, wenn die Arzneistoffe die Leber schädigen.
Durch Glitazone lagert der Körper verstärkt Wasser ein. Dadurch kann sich eine bestehende Herzinsuffizienz verschlechtern. Bei einer Behandlung mit Glitazonen sollte daher regelmäßig die Herzfunktion überprüft und auf Symptome einer Herzinsuffizienz wie Müdigkeit, geschwol-

lene Gelenke und Atemnot geachtet werden. Werden die Mittel mit Metformin kombiniert, sollte halbjährlich kontrolliert werden, ob sich eine Blutarmut eingestellt hat.

ACHTUNG

Gegenanzeigen

Unter folgenden Bedingungen dürfen Sie keine Glitazone anwenden:

- Sie haben eine Leberfunktionsstörung oder erhöhte Leberwerte. Auch jedes andere Anzeichen einer Leberkrankheit spricht gegen die Anwendung dieser Arzneimittel.
- Sie haben oder hatten schon einmal eine Herzschwäche (Herzinsuffizienz).

Für die jeweiligen Substanzen kommt hinzu:

Pioglitazon: Dieser Wirkstoff darf bei Menschen, die sich einer Dialyse unterziehen müssen, nicht angewendet werden.

Rosiglitazon: Aufgrund mangelnder Studienergebnisse soll der Wirkstoff bei Menschen mit schwerer Nierenfunktionsstörung nur mit Vorsicht angewendet werden.

Bei der kombinierten Behandlung von Insulin und Rosiglitazon kann häufiger eine Herzschwäche auftreten. Beobachtet wurde das bei bis zu 25 von 1 000 Anwendern. Dass bei einer solchen Kombination der Insulinbedarf gegenüber der alleinigen Insulintherapie sinkt, wiegt das Risiko nicht auf.

Wechselwirkungen mit Medikamenten

Wenn Sie noch andere Medikamente nehmen, ist zu beachten:

- Nichtsteroidale Antirheumatika (bei Rheuma, Schmerzen) können wie die Glitazone dazu führen, dass das Gewebe mehr Wasser speichert. Dann kann sich eine bestehende Herzschwäche verschlechtern.
- Bei der kombinierten Behandlung von Glitazonen mit Fibraten (bei erhöhten Blutfettwerten) sind sehr vereinzelt Muskelzellschädigungen (Rhabdomyolyse) aufgetreten. Wenn Sie je ein Medikament aus den genannten Gruppen gemeinsam einnehmen und für mehr als zwei Tage unerklärliche Muskelschmerzen bekommen, sollten Sie einen Arzt aufsuchen.

Rosiglitazon: Durch die gleichzeitige Behandlung mit Rifampizin (bei Tuberkulose) und eventuell auch mit Carbamazepin, Phenobarbital und Phenytoin (bei Epilepsien) und Johanniskraut (bei Depressionen) kann Rosiglitazon schwächer wirken. Bei einer solchen Medikamentenkombination sollte der Blutzucker häufiger gemessen werden.

▶ Unbedingt beachten

Rosiglitazon: Wenn Sie außer Rosiglitazon noch Gemfibrozil (bei erhöhten Blutfettwerten) einnehmen, kann das Diabetesmittel verstärkt wirken. Dann erhöht sich das Risiko für Unterzuckerungen. Darauf werden Sie durch vermehrte Blutzuckerkontrollen aufmerksam. Eventuell muss der Arzt die Dosierung des Diabetesmittels verringern.

UNERWÜNSCHTE WIRKUNGEN

▶ Keine Maßnahmen erforderlich

In der Regel steigt das Körpergewicht innerhalb eines Jahres um rund 5 Prozent.

Bei mehr als 1 von 100 Behandelten treten Missempfindungen, Kribbeln oder Taubheitsgefühle in Beinen und Armen auf.

Blähungen treten bei mehr als 1 von 100 Behandelten auf. Hinzu kommen Appetitveränderungen und selten Übelkeit.

▶ Muss beobachtet werden

Unterzuckerungen (→ Seite 599) treten in der Regel nur auf, wenn einer der Wirkstoffe mit anderen blutzuckersenkenden Medikamenten, wie Sulfonylharnstoffen oder Insulin kombiniert wird.

Die Blutfettwerte verschlechtern sich bei etwa 1 von 1 000 Anwendern. Bei 2 bis 3 von 100 mit Rosiglitazon Behandelten erhöht sich der Cholesteringehalt des Blutes.

Schwellungen an Knöcheln, Beinen und Händen treten bei 3 bis 5 von 100 Anwendern auf, bei Belastung unter Umständen begleitet von Atemnot. Sie beruhen darauf, dass sich durch den Wirkstoff Wasser im Gewebe einlagert. Bei gleichzeitiger Einnahme beispielsweise von nichtsteroidalen Antirheumatika verschlimmert sich das. Diese Symptome können ein Ausdruck dafür sein, dass eine Herzmuskelschwäche entstanden ist oder sich eine bestehende verschlechtert hat. Darüber sollten Sie mit einem Arzt sprechen.

Ebenfalls durch die vermehrte Wassereinlagerung kann sich bei 1 von 100 Anwendern das Blut etwas verdünnen. Davon sind besonders Menschen betroffen, deren Gehalt an roten Blutkörperchen relativ gering ist. Bei ihnen sollte das Blutbild kontrolliert werden.

Wenn die Haut sich verstärkt rötet und juckt, reagieren Sie vermutlich allergisch auf das Mittel. Bei solchen Hauterscheinungen (→ Seite 14) sollten Sie einen Arzt aufsuchen.

Rosiglitazon: Sehr selten können die Haare ausfallen.

▶ **Sofort zum Arzt**

Bekommen Sie Atemnot, müssen Sie einen Arzt rufen. Es kann sich um eine Lungenstauung handeln, oder es kann Wasser in der Lunge sein.
Die Mittel können die Leber (→ Seite 15) schwer schädigen (sehr selten) und eine Gelbsucht auslösen. Wenn sich die Haut gelb färbt und Sie zusätzlich starken Juckreiz am ganzen Körper verspüren, sollten Sie sofort einen Arzt aufsuchen. Wenn die Mittel abgesetzt werden, bilden sich die Symptome wieder zurück.

Hinweise

Für Kinder unter 14 Jahren

Über die Risiken einer Anwendung von Glitazonen bei Kindern gibt es keine Erkenntnisse. Sie sollten daher damit nicht behandelt werden.

Bei Kinderwunsch

Bereits vor einer geplanten Schwangerschaft sollte der Blutzucker mit Insulin statt Tabletten eingestellt werden. Spätestens nachdem die Schwangerschaft festgestellt wurde, müssen Sie unbedingt zu Insulin wechseln, um Ihre Gesundheit und die des Kindes zu sichern.

Für Schwangerschaft und Stillzeit

Während der Schwangerschaft und Stillzeit sollten Sie keine Glitazone anwenden, sondern Ihren Diabetes besser mit Insulin behandeln.

Zur Verkehrstüchtigkeit

Eine Unterzuckerung ist immer möglich und gefährdet Sie und andere Verkehrsteilnehmer. Auch wenn die beiden Substanzen nur selten Unterzuckerungen auslösen, sollten Sie vor Autofahrten den Blutzuckerspiegel messen und das bei längeren Fahrten gegebenenfalls wiederholen.

Sulfonylharnstoffe

Glibenclamid

Euglucon, Gliben-CT, Glibenbeta, Glibenclamid AbZ, Glibenclamid AL, Glibenclamid dura, Glibenclamid Heumann, Glibenclamid Sandoz, Glibenclamid STADA, Glib-ratiopharm S, Glibenhexal, Glukovital, Maninil

Glimepirid

Amaryl

Gliquidon

Glurenorm

Die Sulfonylharnstoffe Glibenclamid, Glimepirid und Gliquidon veranlassen die Bauchspeicheldrüse, das Insulin, das sie noch produziert, besser freizusetzen. Sie werden als „geeignet" bewertet, einen Typ-2-Diabetes bei Menschen zu behandeln, die kein Übergewicht aufweisen oder bei denen Metformin nicht eingesetzt werden kann. Allerdings ist es mit diesen Wirkstoffen kaum möglich, die Insulinfreisetzung auf den tatsächlichen Bedarf abzustimmen. Direkt nach einer Mahlzeit gelangt das Insulin, das die Bauchspeicheldrüse aufgrund der Medikamente abgegeben hat, nicht schnell genug ins Blut. Werden reichlich Kohlenhydrate aufgenommen, genügt die Insulinmenge nicht immer. Andererseits kann es leicht geschehen, dass das Blut einmal längere Zeit zu viel Insulin enthält und Unterzuckerungen auftreten, denn Sulfonylharnstoffe werden nur langsam aus dem Körper ausgeschieden. Näheres dazu lesen Sie unter der Überschrift „Unterzuckerung" (→ Seite 599).
Den Wirkstoff Glimepirid (*Amaryl*) gibt es inzwischen auch in Form von preisgünstigen Generika.

Anwendung

Um die notwendige Wirkstoffdosis zu finden, sollte der Arzt mit Ihnen einen Behandlungsplan besprechen. Sie müssen wissen, in welchen Zeitabständen Sie essen und wie groß Ihre Mahlzeiten sein sollen. Möglicherweise sollen Sie zu bestimmten Zeiten noch Ihren Blut- oder Urinzucker prüfen und die Ergebnisse protokollieren. Zeigen die Tests, dass eine Tablette morgens genügt, um Ihren Blutzucker im Tagesverlauf in dem angestrebten Bereich zu halten, bleiben Sie bei dieser Dosierung. Es ist nicht möglich, mit einer weiteren Tablette zum Beispiel am Nachmittag eine „Sünde" in der Konditorei auszugleichen. Das kann im Gegenteil dazu führen, dass Sie nachts durch eine Unterzuckerung (→ Seite 599) in Gefahr geraten.
Mindestens alle drei Monate wird in der Praxis anhand des HbA1c-Wertes (→ Seite 587) überprüft, wie gut Ihr Diabetes eingestellt ist. Muss die Dosierung gesteigert werden, wird zunächst die morgendliche Tablettendosis erhöht. Bei Glibenclamid ist mit zwei Tabletten morgens und einer Tablette abends die Höchstdosis erreicht. Das entspricht einer Tagesdosis von 10,5 Milligramm Glibenclamid. Bei Gliquidon liegt die Tageshöchstdosis bei zwei Tabletten am Morgen und zwei am Abend, entsprechend 120 Milligramm Gliquidon. Von Glimepirid sollen immer alle Tabletten auf einmal vor dem Frühstück eingenommen werden. Die Tagesdosis liegt zwischen 1 und 6 Milligramm Glimepirid.
Ist Ihr Stoffwechsel gut eingestellt und stabil, kann der Arzt die Tablettendosis langsam verringern und prüfen, ob Sie vielleicht mit einer gerin-

geren Dosis oder sogar ohne Medikamente auskommen. Sie sollten die Tabletten verringern oder absetzen, wenn Sie sich gezielt bemühen, abzunehmen. Auch gravierende Veränderungen im Lebensstil machen eine Dosisanpassung notwendig, so zum Beispiel wenn Sie mit einem sportlichen Training beginnen, bettlägerig werden oder Ihre Ernährung grundlegend umstellen.

Bei der Behandlung mit Sulfonylharnstoffen müssen Sie wissen, wie Sie Ihre Tablettendosierung anpassen, wenn Sie von Zeit zu Zeit – anders als sonst – körperlich sehr aktiv werden, zum Beispiel bei der Gartenarbeit oder einem Fahrradausflug. Wahrscheinlich müssen Sie bei ausgedehnten Anstrengungen eine oder alle Tabletten weglassen. Durch die Muskelarbeit wird die Insulinwirkung so gefördert, dass Sie in eine Unterzuckerung (→ Seite 599) hineingeraten können, wenn Sie mit Tabletten noch mehr Insulin in Umlauf bringen.

Bei einer fieberhaften Erkrankung braucht der Körper hingegen erheblich mehr Insulin, weil das Hormon dann schwächer wirkt. Möglicherweise reicht es aus, wenn Sie eine Tablette mehr einnehmen, eventuell müssen Sie aber auch eine Zeit lang Insulin spritzen. Ist die Erkrankung abgeklungen, können Sie meist zu Ihrer gewohnten Behandlung zurückkehren.

Wenn Sie die Einnahme vergessen haben, müssen Sie den Urinzucker kontrollieren und können im normalen Rhythmus weiter verfahren, wenn keine bedrohlichen Schwankungen vorkommen. Ist der Urinzucker stark angestiegen, sollten Sie sich mit Ihrem Arzt in Verbindung setzen.

Achtung

Sulfonylharnstoffe werden auch gemeinsam mit Metformin eingesetzt. Allerdings hat eine Studie Hinweise darauf erbracht, dass bei dieser Kombination mehr Menschen mit Diabetes versterben könnten als bei anderen Behandlungsarten. Letztlich reichen diese Studienergebnisse aber noch nicht aus, um eine solche Kombinationsbehandlung verlässlich beurteilen zu können.

Gegenanzeigen

Unter folgenden Bedingungen dürfen Sie keine Sulfonylharnstoffe anwenden:

- Sie reagieren überempfindlich auf andere Arzneistoffe vom Sulfonamidtyp; zu ihnen gehören bestimmte Antibiotika, mit denen Harnweginfektionen häufig behandelt werden, und Diuretika (bei hohem Blutdruck, Nierenfunktionsstörungen).
- Die Funktion Ihrer Leber oder der Nieren ist erheblich eingeschränkt. Bei einer leichten Störung genügt es, die Dosierung anzupassen.
- In allen Situationen, in denen eine Diabetesbehandlung mit Tabletten nicht mehr ausreicht und Sie Insulin spritzen müssen.

Unter folgenden Bedingungen muss der Arzt das Nutzen-Risiko-Verhältnis sehr sorgfältig prüfen, weil es hierbei besonders leicht zu Unterzuckerungen kommen kann:

- Sie haben eine Unterfunktion der Schilddrüse, der Hirnanhangdrüse oder der Nebennierenrinden.
- Die Funktion Ihrer Leber oder der Nieren ist eingeschränkt.

Wechselwirkungen mit Medikamenten

Es liegt in der Natur der Erkrankung, dass Menschen mit Typ-2-Diabetes zusätzlich Medikamente gegen andere Krankheiten einnehmen müssen. Fanden diese Dauerbehandlungen schon statt, bevor der Diabetes festgestellt wurde, ist das für die Zuckereinstellung unproblematisch. Verändern diese Mittel die Wirkung der Sulfonylharnstoffe, wird das in der Einstellungsphase aufgefangen, in der die Blutzuckerkonzentration häufig kontrolliert und die Dosierung der Tabletten dem Ergebnis angepasst wird. Um festzustellen, ob das Diabetesmittel die anderen Therapien beeinflusst, muss der Arzt diese zu Beginn der Zuckereinstellung häufiger kontrollieren.

Umgekehrt werden erneut häufige Blutzuckerkontrollen notwendig, wenn Sie zu Ihrem üblichen Diabetesmittel zusätzlich noch andere Arzneimittel einnehmen müssen. Nach den Werten muss der Arzt dann entscheiden, ob die Dosierung der Sulfonylharnstoffe erhöht oder gesenkt werden muss, ob das nur für eine kurze Behandlungszeit gilt oder beibehalten werden muss.

Zu den Arzneimitteln, die die Wirkung der Sulfonylharnstoffe abschwächen können, gehören insbesondere Betablocker und Diuretika (bei hohem Blutdruck), Glukokortikoide (bei Entzündungen, Immunreaktionen), Phenytoin (bei Epilepsien), Schilddrüsenhormone (bei Schilddrüsenerkrankungen), weibliche Sexualhormone (zur Empfängnisverhütung, bei Wechseljahrbeschwerden) und Beta-2-Sympathomimetika (bei Asthma).

Wenn Sie Betablocker oder Clonidin (bei hohem Blutdruck) einnehmen, bemerken Sie die Warnzeichen einer Unterzuckerung möglicherweise schlechter.

Wenn Sie Ihren Diabetes mit Sulfonylharnstoffen behandeln, sollten Sie ohne Rücksprache mit dem Arzt oder einem Apotheker keine neuen Medikamente einnehmen – auch nicht solche, die Sie ohne Rezept kaufen können.

▶ **Unbedingt beachten**

Zu den Medikamenten, die Sulfonylharnstoffe stärker wirken lassen, sodass das Risiko einer Unterzuckerung steigt, gehören ACE-Hemmer wie Captopril und Enalapril (bei hohem Blutdruck), Fluoxetin und Tranylcypromin (bei Depressionen), Betablocker (bei hohem Blutdruck), Fibrate (bei erhöhten Blutfettwerten), Phenprocoumon und Warfarin (bei erhöhter Thrombosegefahr), Chinolone, Tetrazykline und Sulfonamide (alle bei Infektionen), die Pilzmittel Fluconazol (innerlich) und Miconazol (als Scheidenzäpfchen oder Mundgel) und das Schmerzmittel Azetylsalizylsäure in hoher Dosierung. Näheres hierzu finden Sie unter „Mittel zur Blutzuckersenkung: verstärkte Wirkung" (→ Seite 11).

Wechselwirkungen mit Speisen und Getränken

Alkohol unterdrückt die Zuckerneubildung in der Leber und senkt so den Blutzuckerspiegel. Wenn Sie Alkohol trinken wollen, sollten Sie das vorzugsweise im Rahmen einer Mahlzeit tun.
Nach erheblichem Alkoholkonsum kann es zu schweren Unterzuckerungen kommen.

Unerwünschte Wirkungen

▶ **Keine Maßnahmen erforderlich**

Fast alle Menschen mit Diabetes nehmen an Gewicht zu, wenn sie mit Sulfonylharnstoffen behandelt werden.
Zu Beginn der Behandlung können Übelkeit, Sodbrennen, Völlegefühl, metallischer Geschmack im Mund, Durchfall und Verstopfung auftreten. Sie beruhen auf schwankenden Blutzuckerwerten und sind kein Grund, die Behandlung abzubrechen.
Ebenfalls am Anfang kann es sein, dass Sie verschwommen sehen. Das gibt sich nach einigen Wochen wieder.

▶ **Muss beobachtet werden**

Es können Unterzuckerungen auftreten. Sie dauern bei Sulfonylharnstoffen oft ungewöhnlich lange und kehren wieder, obwohl Zucker aufgenommen wurde. Der Grund ist die lange Wirkdauer der Medikamente.
Wenn Sie auffallend blass sind, grippeartige Beschwerden haben, sich längere Zeit abgeschlagen und müde fühlen, Halsschmerzen und Fieber auftreten oder Sie kleine rote Punkte in der Haut bemerken, kann es sich um eine Blutbildungsstörung (→ Seite 15) handeln. Sie sollten sich dann an einen Arzt wenden und das Blutbild kontrollieren lassen.
Die Mittel können die Leber (→ Seite 15) schädigen. Treten Übelkeit, Erbrechen und/oder dunkel gefärbter Urin auf und ist der Stuhl auffällig hell, sollten Sie einen Arzt aufsuchen.
Unterzuckerungen sollten Sie immer mit dem Arzt besprechen. Je nach Ursache muss er Ihre Behandlung anpassen.

Unterzuckerung

Bei einer Unterzuckerung (Hypoglykämie) ist zu wenig Zucker im Blut (weniger als 50 mg/dl). Dafür gibt es nur eine Ursache: ein zu hoher Insulinspiegel – entweder durch gespritztes Insulin oder durch Tabletten, die die Bauchspeicheldrüse veranlassen, Insulin abzugeben.
Eine leichte Unterzuckerung, die rechtzeitig behandelt wird, hat keine schädlichen Folgen. Schwere Unterzuckerungen mit Bewusstlosigkeit und Krampfanfällen können jedoch lebensgefährlich sein. Sie gilt es unbedingt zu vermeiden und, wenn sie auftreten, möglichst schnell zu beenden.
Eine Unterzuckerung erkennen Sie daran, dass Sie schwitzen, sich nervös, zittrig und unruhig fühlen. Das Herz schlägt schnell, Sie sind blass, aggressiv, verwirrt, können sich nicht konzentrieren, bekommen Heißhunger und Kopfschmerzen. Nicht bei jedem treten alle diese Zeichen auf und wer schon öfter eine Unterzuckerung erlebt hat, kennt seine individuellen Symptome. Andererseits bemerken viele Menschen nach einigen Jahren Diabetesdauer die Warnzeichen einer drohenden Unterzuckerung nur noch schlecht. Darüber hinaus können manche Arzneimittel, vor allem einige Betablocker und Clonidin (bei hohem Blutdruck), die Symptome verschleiern, sodass Sie sie sehr spät bemerken.
Bei den ersten Anzeichen einer Unterzuckerung müssen Sie dafür sorgen, dass Ihr Blutzucker ansteigt. Dazu trinken Sie am besten ein Glas Apfelsaft, ein anderes Fruchtsaftgetränk oder Limonade. Säfte mit der Bezeichnung „Fruchtsaftgetränk" können mehr als 20 Prozent Zucker enthalten, bei reinem Fruchtsaft ist es erheblich weniger und damit zu wenig, um eine Unterzuckerung zu beheben. Sie können auch zwei bis vier Plättchen Traubenzucker oder Würfelzucker im Mund zergehen lassen. Irgendeinen dieser „Notfall-Zucker" sollte jeder Mensch mit Diabetes immer bei sich tragen!

▶ **Sofort zum Arzt**

Wenn Sie an einer koronaren Herzkrankheit leiden, können bei einer Unterzuckerung Herzschmerzen und Herzstolpern als Zeichen für einen Angina-Pectoris-Anfall und Herzrhythmusstörungen auftreten. Dann sollten Sie sofort den Arzt rufen.

Wenn starker Hautausschlag, Juckreiz, Herzrasen, Atemnot, Schwäche und Schwindel auftreten, müssen Sie die Anwendung sofort abbrechen und unverzüglich den Notarzt (Telefon 112) rufen, weil es sich um eine lebensbedrohliche Allergie (→ Seite 14) handeln kann.

Bei der Behandlung mit Sulfonylharnstoffen kann es unterschiedliche Hautreaktionen geben, die manchmal gefährlich sind. Darum sollten Sie bei allen Hauterscheinungen (→ Seite 14) sofort den Arzt verständigen.

Die Mittel können die Leber (→ Seite 15) schwer schädigen und eine Gelbsucht auslösen. Wenn sich die Haut gelb färbt und Sie zusätzlich starken Juckreiz am ganzen Körper verspüren, sollten Sie sofort einen Arzt aufsuchen. Wenn die Mittel abgesetzt werden, bilden sich die Symptome wieder zurück.

HINWEISE

Bei Menschen mit Diabetes, die erhebliche Gedächtnisschwächen aufweisen, verwirrt oder aus anderen Gründen zu einer verlässlichen Tabletteneinnahme nicht in der Lage sind, sollten Pflegende die Anwendung überwachen. Bei Anwendungsfehlern können die Kranken sonst durch Unterzuckerungen in Gefahr geraten.

Bei Kinderwunsch

Bereits vor einer geplanten Schwangerschaft sollte der Blutzucker mit Insulin statt Tabletten eingestellt werden. Spätestens nachdem die Schwangerschaft festgestellt wurde, müssen Sie unbedingt zu Insulin wechseln, um Ihre Gesundheit und die des Kindes zu sichern.

Für Schwangerschaft und Stillzeit

In einer großen Studie sind bei der Behandlung von schwangeren Frauen mit Glibenclamid keine schädlichen Wirkungen aufgefallen. Dennoch sollten Sie weder in der Schwangerschaft noch in der Stillzeit Sulfonylharnstoffe einnehmen, sondern Ihren Diabetes besser mit Insulin behandeln.

Für ältere Menschen

Sulfonylharnstoffe werden nur langsam ausgeschieden und gefährden vor allem ältere Menschen durch eine Unterzuckerung. Deren Warnsymptome können bei ihnen als „Alterserscheinungen“ missdeutet werden oder – wenn es schon altersbedingte Störungen gibt – sogar unbemerkt bleiben.

Zur Verkehrstüchtigkeit

Eine Unterzuckerung ist immer möglich und gefährdet Sie und andere Verkehrsteilnehmer. Darum sollten Sie vor Autofahrten unbedingt den Blutzuckerspiegel messen und das bei längeren Fahrten gegebenenfalls wiederholen.

Wenn Sie zu Beginn der Behandlung verschwommen sehen, kann das Ihre Fähigkeit beeinträchtigen, ein Fahrzeug zu lenken, Maschinen zu bedienen und Arbeiten ohne sicheren Halt zu verrichten.

Normal- und Verzögerungsinsuline und Insulin-Analoga

Normalinsulin, schnellwirkend

Actrapid, Berlinsulin H Normal, Huminsulin Normal, Insulin B. Braun ratiopharm Rapid, Insuman Rapid/–Infusat

Normalinsulin-Analogon Insulin aspart schnellwirkend

NovoRapid

Normalinsulin-Analogon Insulin lispro schnellwirkend

HUMALOG

Normalinsulin-Analogon Insulin glulisin schnellwirkend

Apidra

Verzögerungsinsulin mittellangwirkend

Berlinsulin H Basal, Huminsulin Basal, Insulin B. Braun ratiopharm Basal, Insuman Basal, Protaphane

Kombination aus Normal- und Verzögerungsinsulin schnellwirkend, kombiniert mit mittellangwirkendem Insulin

Actraphane, Berlinsulin H, Huminsulin Profil, Insulin B. Braun ratiopharm Comb, Insuman Comb

Kombination aus Normal- und Verzögerungsinsulin-Analogon Insulin lispro schnellwirkend, kombiniert mit mittellangwirkendem Insulin

Humalog Mix

Kombination aus Normal- und Verzögerungsinsulin-Analogon Insulin aspart schnellwirkend, kombiniert mit mittellangwirkendem Insulin

NovoMix 30

Langwirkendes Insulin-Analogon Insulin detemir

Levemir

Langwirkendes Insulin-Analogon Insulin glargin

Lantus

Das Hormon Insulin ist ein Eiweiß. Im Verdauungstrakt wird es wie andere Eiweiße abgebaut und damit unwirksam. Darum kann es nicht geschluckt werden, sondern wird unter die Haut (subkutan) gespritzt, nur im Notfall in die Vene. Informationen zu dem Präparat mit Insulin zum Inhalieren finden Sie unter „Neue Arzneimittel" (→ Seite 588).

Es gibt verschiedene Sorten von Insulin. Jahrzehntelang stand nur Insulin zur Verfügung, das aus den Bauchspeicheldrüsen von Rindern und Schweinen gewonnen wurde. Rinder- und Schweineinsulin spielen heute keine Rolle mehr. Seit nunmehr 20 Jahren ist es möglich, Insulin so herzustellen, dass es mit dem vom menschlichen Körper produzierten identisch ist (Humaninsulin). Das geschieht entweder halbsynthetisch, indem man in Schweineinsulin einen Baustein gegen jenen austauscht, wie er im menschlichen Insulin vorkommt, oder gentechnisch. Bei diesem Verfahren werden die Gene von Darmbakterien so manipuliert, dass sie menschliches Insulin produzieren.

Die derzeit letzte Entwicklung bei den Insulinen sind die sogenannten Insulin-Analoga. Mit dem Begriff „Analogon" (griechisch: ähnlich) soll ausgedrückt werden, dass diese gentechnischen Produkte etwas anders aufgebaut sind als natürliches Insulin.

Heutzutage sollten alle Menschen mit Diabetes, die zum ersten Mal Insulin spritzen, mit Humaninsulin eingestellt werden.

Alle Humaninsuline werden als „geeignet" bewertet, Menschen mit Typ-1- oder Typ-2-Diabetes Insulin zuzuführen. Die Insulin-Analoga gelten als „auch geeignet". Ihre Vorteile gegenüber den schon länger gebräuchlichen Humaninsulinen sind allenfalls gering. Wenn abends langwirkende Insulin-Analoga statt des sonst gebräuchlichen Verzögerungsinsulins injiziert wurden, kann es sein, dass nachts Unterzuckerungen etwas seltener auftreten. Insulin-Analoga sind jedoch erst wenige Jahre im Gebrauch, sodass es mit ihnen noch keine ausreichenden Langzeiterfahrungen gibt. Daher ist noch nicht abschließend zu beurteilen, ob ihre Anwendung über lange Zeit mit Risiken verbunden sein kann und ob die Behandlung mit Insulin-Analoga – ähnlich wie die mit den bisher üblichen Insulinen – Spätfolgen verringert oder vermeidet.

Von Insulin gibt es verschiedene Zubereitungen, die sich in ihrer Wirkdauer unterscheiden. Mit ihnen wird die körpereigene Insulinversorgung nachgeahmt.

Kurzwirkendes Insulin

Normalinsulin (früher „Altinsulin"), das unter die Haut gespritzt wird, beginnt nach etwa einer halben Stunde zu wirken. Seine maximale Wirkung ist nach ein bis vier Stunden erreicht, nach sechs bis acht Stunden ist es weitgehend abgebaut.

Die Wirkung der Insulin-Analoga Insulin aspart, Insulin glulisin und Insulin lispro beginnt 10 bis 20 Minuten nach der Injektion und hält zwei bis fünf Stunden an.

Mit kurzwirkendem Insulin lassen sich vor allem Blutzuckerspitzen abfangen, wie sie nach dem Essen auftreten.

Mittellangwirkendes Insulin

Im Verzögerungsinsulin (Basalinsulin, NPH-Insulin) ist das Hormon an einen Stoff gebunden, der es verzögert an das Blut abgibt. Ein solches Insulin beginnt ungefähr ein bis zwei Stunden nach der Injektion zu wirken und lässt erst nach acht Stunden deutlich nach. Hiermit bekommt der Körper seine „Basalrate" an Insulin, die Menge, die er für sein Funktionieren immer braucht – auch dann, wenn keine Kohlenhydrate aufgenommen werden.

Langwirkendes Insulin

Die Wirkung der Insulin-Analoga detemir und glargin setzt sehr langsam ein. Bei Insulin detemir hält sie etwa 20 Stunden an, bei Insulin glargin durchschnittlich 30 Stunden.

Kombinationen

In vielen Produkten sind kurz und verzögert wirkende Insuline gemischt. Fast alle denkbaren Mischungsverhältnisse sind vertreten: 10 Prozent Normalinsulin und 90 Prozent Verzögerungsinsulin, 20 Prozent normal und 80 Prozent verzögert, bis zu 50 zu 50. Mit diesen Insulinmischungen können sowohl der Grundbedarf an Insulin über mehrere Stunden als auch der zur Mahlzeit kurzfristig notwendige Insulinbedarf gedeckt werden.

Solche festen Mischungen aus Normal- und Verzögerungsinsulin werden heute vorwiegend bei Menschen mit Typ-2-Diabetes angewendet. Typ-1-Diabetiker spritzen die jeweiligen Insulinsorten je nach Bedarf getrennt.

Verschiedene Arten der Insulinbehandlung

Das Ziel der Diabetesbehandlung ist, den Blutzuckerspiegel im Tagesverlauf so gut wie möglich dem von Nichtdiabetikern anzugleichen. Der Weg, der eingeschlagen wird, hängt vom Alter des Diabetikers, von der Bereitschaft, eine etwas kompliziertere Behandlungsstrategie zu erlernen, und dem Lebensstil ab.

Eine „intensivierte Insulintherapie" lässt ein weitgehend „freies" Leben zu: Die Betroffenen können selbst entscheiden, wann und was sie essen wollen, können Sport treiben und reisen. Um das zu ermöglichen, lernen sie im Rahmen von Schulungen, welche der Insulinversionen sie allein oder kombiniert mit der anderen spritzen müssen, abgestimmt auf das, was sie tun wollen, und abgeglichen mit dem selbst gemessenen Blutzuckerspiegel. Je nach den individuellen Erfordernissen kann das bedeuten, vier- bis fünfmal täglich Insulin zu spritzen und mindestens ebenso oft den Blutzucker zu kontrollieren. Der Aufwand für eine intensivierte Insulintherapie ist hoch. Bei dieser Art der Behandlung geht man davon aus, dass der Betroffene motiviert ist, Selbstverantwortung zu übernehmen und aktiv mitzuarbeiten.

Wer sich durch eine solche Diabetesbehandlung überfordert fühlt und einen recht gleichförmigen Lebensstil pflegt, kann sich vom Arzt ein eher starres, konventionelles Behandlungsschema vorgeben lassen. Dann sind die Zeiten, zu denen Insulin gespritzt wird, ebenso festgelegt wie Art und Menge des Insulins. Dabei müssen dann aber auch die Mahlzeiten pünktlich eingehalten und die vorgeschriebene Menge Kohlenhydrate unbedingt aufgenommen werden. Wer sich nicht daran hält, läuft Gefahr, in eine Unterzuckerung (→ Seite 599) zu geraten oder mit einem Blutzuckerspiegel (→ Seite 587) zu leben, der Spätschäden auslöst. Um die Einstellung zu kontrollieren, muss der Blutzuckerspiegel bis zu viermal täglich bestimmt werden.

ANWENDUNG

Insulin kann mit einer Spritze mit aufgeschweißter Kanüle oder mit einem Injektionsgerät, dem „Pen", gespritzt werden. Als dritte Möglichkeit kann es von einer Pumpe in den Körper geleitet werden.

Spritze und Kanüle

Beide sind als Einmalartikel erhältlich. Dieselbe Kanüle können Sie bei sich selbst mehrfach verwenden. Das Insulin ziehen Sie aus einer Ampulle in die Spritze auf. Die Ampullen enthalten normalerweise 100 internationale Einheiten (I.E.) Insulin in einem Milliliter. Die Skala auf den Spritzen ist auf diese Konzentration abgestimmt. Es gibt auch noch ältere Produkte mit 40 I.E. Insulin/Milliliter und die dazugehörigen Spritzen.

Pen

Diese Injektionsgeräte gleichen einem Federhalter und spritzen auf Knopfdruck eine vorher einstellbare Menge Insulin unter die Haut. Das Hormon befindet sich in speziellen „Patronen", die 100 I.E. Insulin/Milliliter enthalten.

Pumpe

Dieses Gerät ist kleiner als eine Zigarettenschachtel und wird außen am Körper getragen. Durch einen dünnen Plastikschlauch mit einer Kanüle an der Spitze pumpt ein Motor ständig eine geringe Menge Normalinsulin in das Fettgewebe am Bauch. Zu den Mahlzeiten wird eingestellt, wie viel zusätzliche Einheiten Insulin die Pumpe abgeben soll. Die Menge richtet sich danach, was und wie viel gegessen werden soll und wie hoch der aktuelle Blutzuckerwert ist. Demnach ist eine Diabetesbehandlung mit einer Insulinpumpe immer eine intensivierte Therapie. Diese recht aufwendige Blutzuckereinstellung wird vor allem von jungen Menschen und schwangeren Frauen mit Diabetes bevorzugt. Weil sie aber immer noch mit Problemen behaftet ist (Infektionen der Haut, verstopfter Katheter), erfordert die Pumpenbehandlung eine besondere Schulung, hohe Selbstverantwortung und eine spezielle Betreuung.

Für alle Insulininjektionen gilt

- Es ist nicht nötig, die Haut vor dem Spritzen zu desinfizieren (Ausnahme: Anlegen des Katheters bei einer Insulinpumpe). Es besteht keine Infektionsgefahr.
- Die Körperregion, in die das Insulin gespritzt wird, und die Stichtiefe beeinflussen die Geschwindigkeit, mit der es wirkt. In den Bauch injiziertes Insulin geht schneller ins Blut über als in den Oberschenkel gespritztes. Daher wird üblicherweise empfohlen, das kurz wirksame Insulin in den Bauch und das lang wirksame in den Oberschenkel zu spritzen. Wenn Sie eine Hautfalte hochziehen und dort im Winkel von 45° hineinstechen, gelangt das Insulin dorthin, wohin es soll: ins Unterhautfettgewebe. Spritzen Sie es tiefer, ins Muskelgewebe, wirkt es schneller, aber weniger lange.

- Sie sollten innerhalb derselben Körperregion – möglichst nach einem festen Schema – jedes Mal die Einstichstelle wechseln. Wenn Sie in einen anderen Körperteil stechen, verändert sich die Wirkgeschwindigkeit. Spritzen Sie jedoch immer in dieselbe Stelle, können sich am Spritzort kleine Fettpolster bilden, aus denen das Insulin nur verzögert ins Blut aufgenommen wird.
- NPH- oder Verzögerungsinsulin muss – egal, ob es per Spritze oder Pen injiziert wird – durchgemischt werden, bis es gleichmäßig trübe ist. Dazu wird es gerollt oder geschwenkt, keinesfalls geschüttelt! Das Insulin befindet sich im „Bodensatz"; die klare Flüssigkeit darüber ist nahezu insulinfrei.
- Nach den bisherigen Empfehlungen soll Insulin je nach Typ und gemessenem Blutzuckerwert 10 bis 60 Minuten vor dem Essen gespritzt werden. Die kurzwirkenden Insulin-Analoga heben nun hervor, dass bei ihrer Anwendung – im Gegensatz zu der der Humaninsuline – der sogenannte Spritz-Ess-Abstand entfallen kann, das Insulin also unmittelbar vor oder beim Essen gespritzt werden kann. Es ist aber unklar, ob sie sich im Hinblick auf die eigentlichen Behandlungsziele dadurch wirklich nennenswert von den Humaninsulinen unterscheiden. Möglicherweise reicht auch bei diesen ein kürzerer Spritz-Ess-Abstand aus.

Da der Insulinbedarf variabel sein kann, sollten Sie in einer Schulung gelernt haben, wie Sie auf die unterschiedlichen Situationen reagieren können.

Ärztliche Kontrollen der Stoffwechseleinstellung sind mindestens alle drei Monate notwendig.

Wer als Typ-1-Diabetiker Insulin spritzen muss, muss dieses bis zum Lebensende tun. Manchmal geht bei „neuen" Diabetikern nach der Einstellung der Bedarf an Insulin sehr weit zurück oder es wird sogar ganz überflüssig. Das ist jedoch eine vorübergehende Erscheinung, an deren Ende immer die lebenslange Insulintherapie steht.

Achtung

Die Lösung, die gespritzt wird, enthält außer Insulin noch andere Stoffe, zum Beispiel Konservierungsmittel oder die Substanz, die die verzögerte Abgabe bewirkt. Wenn Sie auf einen dieser Begleitstoffe überempfindlich reagieren, muss der Arzt ein Produkt finden, das anders zusammengesetzt ist. Ob es sich eignet, lässt sich mit einem Hauttest feststellen.

Wechselwirkungen mit Medikamenten

Eine Reihe von Arzneimitteln beeinflusst entweder die Konzentration von Zucker im Blut oder die Wirkkraft von Insulin. Das kann sich geringfügig oder gravierend auswirken. Feste Regeln für die gleichzeitige Verwendung von Insulin und anderen Medikamenten gibt es nicht, bestenfalls lassen sich Tendenzen angeben.

Folgende Arzneimittel können die Wirkung von Insulin abschwächen, sodass das Risiko einer Überzuckerung steigt: Adrenalin (Notfallmedikament bei allergischem Schock), Diuretika (bei hohem Blutdruck, Nierenfunktionsstörungen), Glukokortikoide (bei Entzündungen, Immunreaktionen), Östrogene und Gestagene (zur Empfängnisverhütung, bei Wechseljahrbeschwerden), Salbutamol und Terbutalin (bei Asthma), Schilddrüsenhormone (bei Schilddrüsenerkrankungen) und einige Neuroleptika (bei Psychosen).

▶ **Unbedingt beachten**

Zu den Medikamenten, die Insulin stärker wirken lassen, sodass das Risiko einer Unterzuckerung steigt, gehören Tabletten zur Diabetesbehandlung, ACE-Hemmer wie Captopril und Enalapril (bei hohem Blutdruck), Fluoxetin und Tranylcypromin (bei Depressionen), Betablocker (bei hohem Blutdruck), Fibrate (bei erhöhten Blutfettwerten), Chinolone, Tetrazykline und Sulfonamide (alle bei bakteriellen Infektionen) und das Schmerzmittel Azetylsalizylsäure in hoher Dosierung. Näheres hierzu finden Sie unter „Mittel zur Blutzuckersenkung: verstärkte Wirkung" (→ Seite 11).

Wechselwirkungen mit Speisen und Getränken

Alkohol unterdrückt die Zuckerneubildung in der Leber und senkt so den Blutzuckerspiegel. Wenn Sie Alkohol trinken wollen, sollten Sie das vorzugsweise im Rahmen einer Mahlzeit tun.

Nach erheblichem Alkoholkonsum kann es zu schweren Unterzuckerungen kommen.

Unerwünschte Wirkungen

▶ **Muss beobachtet werden**

Es können Unterzuckerungen (→ Seite 599) auftreten.

Bei 1 von 100 Personen bilden sich an der Injektionsstelle Verhärtungen und kleine Entzündungen. Das lässt sich am ehesten vermeiden, indem Sie regelmäßig die Injektionsstelle wechseln.

Wenn sich die Einstichstellen dennoch verstärkt röten und jucken, reagieren Sie vermutlich allergisch auf das Präparat. Wenden Sie sich bei solchen Hauterscheinungen (→ Seite 14) dann an

den Arzt. In Einzelfällen kann bei einer solchen Allergie auch Fieber auftreten.
Im Gewebe kann sich Flüssigkeit einlagern. Betrifft das die Augenlinse, ändert sich die Sehschärfe. Meist normalisiert sich das im Laufe der Behandlung innerhalb einiger Wochen von selbst.

▶ **Sofort zum Arzt**
Wenn starker Hautausschlag, Juckreiz, Herzrasen, Atemnot, Schwäche und Schwindel auftreten, müssen Sie die Anwendung sofort abbrechen und unverzüglich den Notarzt (Telefon 112) rufen, weil es sich um eine lebensbedrohliche Allergie (→ Seite 14) handeln kann.

Insulin glargin: Etwa jeder zehntausendste Anwender sieht plötzlich schlechter und hat dunkle Schlieren vor den Augen. Der Grund ist eine Glaskörper- oder Netzhautblutung im Auge. Bei diesen Anzeichen sollten Sie sich sofort als Notfall in eine Klinik mit einer Augenabteilung begeben.

Hinweise

Für Kinder unter 14 Jahren

Ihre Therapie entspricht der von Erwachsenen. Sie sollten so früh wie möglich an ein selbstständiges Management ihrer Krankheit herangeführt werden. Dazu gibt es spezielle, auf Kinder zugeschnittene Schulungen.

Insulin-Analoga: Für Kinder und Jugendliche liegen bisher entweder noch gar keine Studienergebnisse vor oder die Erfahrungen sind auf besondere Umstände und relativ kurze Zeiträume beschränkt.

Bei Kinderwunsch

Als Frau mit Diabetes sollten Sie sich schon vor einer geplanten Schwangerschaft um eine möglichst optimale Blutzuckereinstellung bemühen. Später ist sie dringend geboten, um Sie und das Kind ungefährdet durch die Schwangerschaft zu bringen.

Für Schwangerschaft und Stillzeit

Eine schwangere Frau mit Diabetes ist darauf angewiesen, dass sie ein diabeteserfahrener Gynäkologe intensiv betreut, am besten gemeinsam mit einem Diabetologen. Dennoch kann sie – wenn sie gut geschult ist – ihre Einstellung weiterhin selbst in der Hand behalten.
Der Insulinbedarf schwankt in der Schwangerschaft sehr: Im ersten Drittel verringert er sich meist, steigt dann an und ist zur Zeit der Geburt bis doppelt so hoch wie zu Beginn. Während der Geburt sinkt er rapide und pegelt sich dann langsam wieder auf ein neues Niveau ein.
Selbstverständlich müssen und können stillende Frauen mit Diabetes Insulin spritzen.

Insulin-Analoga: Diese neuartigen Insulinverbindungen sind bisher erst bei einer begrenzten Zahl Schwangerer angewendet worden. Damit sind mögliche Schädigungen bei Mutter und Kind noch nicht sicher auszuschließen. Die Mittel sollen nur angewendet werden, wenn die möglichen Risiken gegenüber dem zu erwartenden Nutzen sorgfältig abgewogen wurden.

Für ältere Menschen

Sie bemerken manchmal die Anzeichen einer herannahenden Unterzuckerung schlechter. Bei manchen Menschen ist das altersbedingt, bei anderen liegt es an der langen Diabetesdauer.

Zur Verkehrstüchtigkeit

Vor allem zu Beginn der Insulinbehandlung können Sehstörungen die Verkehrstüchtigkeit beeinträchtigen.
Davon abgesehen liegt das größte Risiko in Unterzuckerungen. Vor Autofahrten sollten Sie unbedingt den Blutzuckerspiegel messen und das bei längeren Fahrten nach etwa zwei Stunden wiederholen. Besonders vorsichtig müssen Sie in der Zeit sein, in der Sie Ihr Insulinpräparat wechseln oder die Einstellung ändern.
Wenn Sie wissen, dass Sie die Warnzeichen einer herannahenden Unterzuckerung nur schlecht oder erst sehr spät bemerken, sollten Sie nicht mehr am Straßenverkehr teilnehmen, keine Maschinen bedienen und keine Arbeiten ohne sicheren Halt verrichten.

Kombination: Biguanid + Glitazon

Metformin + Rosiglitazon

AVANDAMET

Dieses Präparat vereint zwei blutzuckersenkende Arzneistoffe, die einzeln angewendet werden können, in einer fixen Kombination. Zur Wirkung der einzelnen Bestandteile siehe Metformin (→ Seite 590) und Rosiglitazon (→ Seite 594). Da deren blutzuckersenkende Wirkung auf unterschiedlichen Wirkmechanismen beruht, senkt die Kombination den Blutzuckerspiegel stärker als die Behandlung mit nur einem der beiden Wirkstoffe. Allerdings können bei der Kombination auch mehr unerwünschte Wirkungen auftreten. Insbesondere bei der Daueranwendung von Glitazonen muss – vor allem bei Frauen – ein erhöhtes Risiko für Knochenbrüche berücksichtigt werden.

Des Weiteren bleiben zum Nutzen dieser Kombination noch Fragen offen. Es gibt weder für die Behandlung mit Rosiglitazon allein noch für die in Kombination mit Metformin Belege, dass sich Spätkomplikationen des Diabetes vermeiden lassen. Hinsichtlich der Folgen einer Einnahme von Rosiglitazon auf das Herz-Kreislauf-System gibt es zudem Verdachtsmomente, dass das Risiko für Herz-Kreislauf-Komplikationen, insbesondere für Herzinfarkt und Herzschwäche, erhöht ist. Da diese Gefahr auch für die Kombination nicht ausgeschlossen werden kann, wird das Kombinationsmittel als „wenig geeignet" bewertet.
Eine noch weitergehende Kombination, nämlich dieses Präparat aus zwei blutzuckersenkenden Wirkstoffen mit einem dritten, einem Sulfonylharnstoff (→ Seite 597), wird ebenfalls als „wenig geeignet" angesehen. Der Nutzen einer solchen Dreifachkombination ist kaum noch zu bewerten. Durch den Zusatz eines Sulfonylharnstoffs zu der Zweierkombination aus Metformin und Rosiglitazon ist nicht auszuschließen, dass die Risiken für das Herz-Kreislauf-System die der Zweifachkombination noch übersteigen. Wenn sich der Blutzucker mit zwei Tablettensorten nicht so einstellen lässt, wie es für notwendig erachtet wird, ist der Wechsel zu einer Behandlung mit Insulin die bessere Wahl.

Anwendung

Zu Beginn der Behandlung nehmen Sie am Tag 4 Milligramm Rosiglitazon und 2 000 Milligramm Metformin ein. Das entspricht zwei Tabletten *Avandamet 2/1000* täglich. Wenn die Blutzuckereinstellung noch verbessert werden muss, kann nach acht Wochen die tägliche Rosiglitazon-Dosis verdoppelt werden. Das entspricht zwei Tabletten *Avandamet 4/1000*.
Vor allem aufgrund des Metformin-Anteils in dem Präparat sollte bei Personen über 65 Jahre und solchen, deren Nierenfunktion vermindert ist, die Nierenfunktion halbjährlich kontrolliert werden.
Aus dem gleichen Grund muss der Arzt bei einer Anwendung über ein Jahr hinaus ein Blutbild machen, um auf eine Blutarmut durch Vitamin-B_{12}- und Folsäuremangel aufmerksam zu werden.
Wegen des Anteils an Rosiglitazon sollten bei einer Behandlung mit diesem Präparat regelmäßig die Herzfunktion überprüft und auf Symptome einer Herzinsuffizienz wie Müdigkeit, geschwollene Gelenke und Atemnot geachtet werden.
Ebenfalls aufgrund des Rosiglitazon-Anteils in diesem Präparat sollte der Arzt vor der Verordnung die Leberenzyme bestimmen. Während der Behandlung sollten diese Blutwerte ein Jahr lang jeden zweiten Monat, danach jedes halbe Jahr kontrolliert werden. Diese Maßnahme soll rechtzeitig darauf aufmerksam machen, wenn der Wirkstoff die Leber schädigt.

Achtung

Es gelten die gleichen Angaben wie für Metformin (→ Seite 591).

Gegenanzeigen

Es gelten die Angaben für Metformin (→ Seite 591) und Rosiglitazon (→ Seite 596) gleichermaßen.

Wechselwirkungen mit Medikamenten

Es gelten die Angaben für Metformin (→ Seite 591) und Rosiglitazon (→ Seite 596) gleichermaßen.

Wechselwirkungen mit Speisen und Getränken

Es gelten die gleichen Angaben wie für Metformin (→ Seite 592).

Unerwünschte Wirkungen

▶ **Keine Maßnahmen erforderlich**

Es gelten die Angaben zu Metformin (→ Seite 592) und Rosiglitazon (→ Seite 596) gleichermaßen. Während sich das Gewicht bei einer Behandlung mit Metformin allein jedoch eher verringert, müssen Sie bei der Behandlung mit den Kombinationspräparaten hingegen mit einem leichten Gewichtsanstieg rechnen.

▶ **Muss beobachtet werden**

Es gelten die Angaben zu Metformin (→ Seite 592) und Rosiglitazon (→ Seite 596) gleichermaßen.

▶ **Sofort zum Arzt**

Es gelten die Angaben zu Metformin (→ Seite 592) und Rosiglitazon (→ Seite 597) gleichermaßen.

Hinweise

Für Kinder unter 14 Jahren

Über die Risiken einer Anwendung dieses Kombinationsmittels bei Kindern gibt es keine Erkenntnisse. Sie sollten daher damit nicht behandelt werden.

Bei Kinderwunsch

Bereits vor einer geplanten Schwangerschaft sollte der Blutzucker mit Insulin statt Tabletten eingestellt werden. Spätestens nachdem die Schwangerschaft festgestellt wurde, müssen Sie unbedingt zu Insulin wechseln, um Ihre Gesundheit und die des Kindes zu sichern.

Für Schwangerschaft und Stillzeit

Während der Schwangerschaft und Stillzeit sollten Sie dieses Kombinationsmittel nicht anwenden, sondern Ihren Diabetes besser mit Insulin behandeln.

Für ältere Menschen

Es gelten die gleichen Angaben wie für Metformin (→ Seite 592).

Zur Verkehrstüchtigkeit

Bei der Kombinationsbehandlung mit Rosiglitazon und Metformin sind – wenn auch selten – Unterzuckerungen möglich. Diese können Sie und andere Verkehrsteilnehmer gefährden. Darum sollten Sie vor Autofahrten unbedingt den Blutzuckerspiegel messen und das bei längeren Fahrten gegebenenfalls wiederholen.

Diabetes

Handelsname Darreichungsform	Zusammensetzung pro 1 ml/1 g oder wie angegeben bzw. pro abgeteilte Einheit	Kleinste Packungsgröße	Festbetrag in Euro	Packungspreis in Euro	Bewertung
Actos Tabletten 15 mg Rp	**Pioglitazon-hydrochlorid** 15 mg	28 Stück		44,07	**Wenig geeignet** bei Typ-2-Diabetes. Neu Studienergebnisse weisen auf ein erhöhtes Risiko für Knochenbrüche sowi Schäden am Herzen hin. Das Mittel kan allenfalls angewendet werden, wenn geeignete Mittel nicht eingesetzt werde können. → Seite 59
30 mg Rp	30 mg	28 Stück		62,27	
45 mg Rp Tabletten	45 mg	28 Stück		73,10	
Actraphane 30 InnoLet 100 I.E./ml Rp	**30 % Normalinsulin + 70 % Verzögerungsinsulin** 100 I.E.	5 x 3 ml	53,94	53,94	**Geeignet** bei insulinpflichtigem Diabete (Typ 1, Typ 2). → Seite 60
Actraphane 30 Novolet 100 I.E./ml Rp	**30 % Normalinsulin + 70 % Verzögerungsinsulin** 100 I.E.	5 x 3 ml	53,94	53,94	
50 Novolet 100 I.E./ml Rp Fertigspritzen	**50 % Normalinsulin + 50 % Verzögerungsinsulin** 100 I.E.	5 x 3 ml	53,94	53,94	
Actraphane 30 Penfill 100 I.E./ml Rp	**30 % Normalinsulin + 70 % Verzögerungsinsulin** 100 I.E.	5 x 3 ml	52,51	52,51	
50 Penfill 100 I.E./ml Rp Zylinderampulle	**50 % Normalinsulin + 50 % Verzögerungsinsulin** 100 I.E.	5 x 3 ml	52,51	52,51	
Actrapid Novolet 100 I.E./ml Rp Fertigspritzen	**Normalinsulin** 100 I.E.	5 x 3 ml	53,94	53,94	**Geeignet** bei insulinpflichtigem Diabete (Typ 1, Typ 2). → Seite 60
Actrapid InnoLet 100 I.E./ml Rp Injektionslösung	100 I.E.	5 x 3 ml	53,94	53,94	
Actrapid Penfill 100 I.E./ml Rp Zylinderampulle	100 I.E.	5 x 3 ml	52,51	52,51	
Amaryl 1 mg Rp	**Glimepirid** 1 mg	28 Stück	15,08	15,08	**Geeignet** bei Typ-2-Diabetes ohne Übergewicht und wenn Metformin nicht angewendet werden kann, um den Blu zuckerspiegel zu senken. → Seite 59
2 mg Rp	2 mg	28 Stück	18,46	18,46	
3 mg Rp	3 mg	28 Stück	22,32	22,32	
4 mg Rp	4 mg	28 Stück	25,24	25,24	
6 mg Rp Tabletten	6 mg	28 Stück	31,44	31,44	
Apidra 100 E/ml OptiSet Fertigpen Rp	**Insulinglulisin** 100 I.E.	3 x 3 ml		42,66	**Auch geeignet** bei insulinpflichtigem Diabetes (Typ 1, Typ 2). Vor- und Nachtei dieses Insulin-Analogons sind noch in de Diskussion. → Seite 60
100 Einheiten/ml SoloStar Fertigpen Rp Injektionslösung	100 I.E.	3 x 3 ml		42,66	

Hinweise zu den Tabellenspalten → Seite 28, zur Auswahl der Arzneimittel → Seite 23, zur Grundlage der Bewertung → Seiten 24, 27

Diabetes Fortsetzung

Handelsname Darreichungsform	Zusammensetzung pro 1 ml/1 g oder wie angegeben bzw. pro abgeteilte Einheit	Kleinste Packungsgröße	Festbetrag in Euro	Packungspreis in Euro	Bewertung
Apidra 100 E/ml Rp Injektionslösung in einer Durchstechflasche *Apidra 100 E/ml* Rp Zylinderampulle	**Insulinglulisin** 100 I.E. 100 I.E.	5 x 10 ml 3 x 3 ml		203,20 41,47	**Auch geeignet** bei insulinpflichtigem Diabetes (Typ 1, Typ 2). Vor- und Nachteile dieses Insulin-Analogons sind noch in der Diskussion. → Seite 600
AVANDAMET 2 mg/500 mg Filmtabletten Rp *2 mg/1 000 mg Filmtabletten* Rp *4 mg/1 000 mg Filmtabletten* Rp Filmtabletten	**Metformin-hydrochlorid** 500 mg + **Rosiglitazon** 2 mg **Metformin-hydrochlorid** 1 000 mg + **Rosiglitazon** 2 mg **Metformin-hydrochlorid** 1 000 mg + **Rosiglitazon** 4 mg	112 Stück 112 Stück 112 Stück		88,17 108,03 176,32	**Wenig geeignet** bei Typ-2-Diabetes. Neue Studienergebnisse weisen für Rosiglitazon auf ein erhöhtes Risiko für Knochenbrüche sowie Schäden am Herzen hin. Das Mittel kann allenfalls bei Personen angewendet werden, bei denen die Höchstmenge Metformin allein den Blutzuckerspiegel nicht ausreichend senkt und die Dosierung der Einzelwirkstoffe in dem Kombinationsmittel den individuellen Erfordernissen entspricht. → Seite 604
AVANDIA Filmtabletten 4 mg Rp *8 mg* Rp Filmtabletten	**Rosiglitazon** 4 mg 8 mg	28 Stück 28 Stück		44,08 62,28	**Wenig geeignet** bei Typ-2-Diabetes. Neue Studienergebnisse weisen auf ein erhöhtes Risiko für Knochenbrüche sowie Schäden am Herzen hin. Das Mittel kann allenfalls angewendet werden, wenn geeignete Mittel nicht eingesetzt werden können. → Seite 594
Berlinsulin H 30/70 3 ml Pen Rp *Berlinsulin H Basal 3 ml Pen* Rp Injektionssuspension *Berlinsulin H Normal 3 ml Pen* Rp Injektionslösung	**30 % Normalinsulin + 70 % Verzögerungsinsulin** 100 I.E. **Verzögerungsinsulin** 100 I.E. **Normalinsulin** 100 I.E.	5 x 3 ml 5 x 3 ml 5 x 3 ml	52,51 52,51 52,51	52,51 52,51 52,51	**Geeignet** bei insulinpflichtigem Diabetes (Typ 1, Typ 2). → Seite 600
Diabesin 500 mg Rp *850 mg* Rp *1 000 mg* Rp Filmtabletten	**Metformin-hydrochlorid** 500 mg 850 mg 1 000 mg	28 Stück 28 Stück 28 Stück	10,86 11,22 11,36	10,50 10,75 11,20	**Geeignet** bei Typ-2-Diabetes, insbesondere bei Menschen mit Übergewicht, um den Blutzuckerspiegel zu senken. → Seite 590
Diabetase 850 mg Rp *1 000 mg* Rp Filmtabletten	**Metformin-hydrochlorid** 850 mg 1 000 mg	30 Stück 30 Stück	11,36 11,50	10,83 11,44	**Geeignet** bei Typ-2-Diabetes, insbesondere bei Menschen mit Übergewicht, um den Blutzuckerspiegel zu senken. → Seite 590
Diastabol 50 Rp *100* Rp Tabletten	**Miglitol** 50 mg 100 mg	30 Stück 30 Stück		17,77 20,23	**Wenig geeignet** bei Diabetes. Die therapeutische Wirksamkeit ist nicht ausreichend nachgewiesen; unerwünschte Wirkungen treten häufig auf. → Seite 589
espa-formin 500 mg Rp *850 mg* Rp *1 000 mg* Rp Filmtabletten	**Metformin-hydrochlorid** 500 mg 850 mg 1 000 mg	30 Stück 30 Stück 30 Stück	10,96 11,36 11,50	10,22 10,47 10,58	**Geeignet** bei Typ-2-Diabetes, insbesondere bei Menschen mit Übergewicht, um den Blutzuckerspiegel zu senken. → Seite 590
Euglucon N Rp Tabletten	**Glibenclamid** 3,5 mg	30 Stück	10,98	11,80	**Geeignet** bei Typ-2-Diabetes ohne Übergewicht und wenn Metformin nicht angewendet werden kann, um den Blutzuckerspiegel zu senken. → Seite 597

Hinweise zu den Tabellenspalten → Seite 28, zur Auswahl der Arzneimittel → Seite 23, zur Grundlage der Bewertung → Seiten 24, 27

Diabetes Fortsetzung

Handelsname Darreichungsform	Zusammensetzung pro 1 ml/1 g oder wie angegeben bzw. pro abgeteilte Einheit	Kleinste Packungsgröße	Festbetrag in Euro	Packungspreis in Euro	Bewertung
Glibenbeta 3,5 Rp Tabletten	**Glibenclamid** 3,5 mg	30 Stück	10,98	10,70	**Geeignet** bei Typ-2-Diabetes ohne Übergewicht und wenn Metformin nicht angewendet werden kann, um den Blutzuckerspiegel zu senken. → Seite 59
Glibenclamid AbZ 1,75 mg Tabletten Rp	**Glibenclamid** 1,75 mg	30 Stück	10,71	10,67	**Geeignet** bei Typ-2-Diabetes ohne Übergewicht und wenn Metformin nicht angewendet werden kann, um den Blutzuckerspiegel zu senken. → Seite 59
Glibenclamid 3,5 mg AbZ Rp Tabletten	3,5 mg	120 Stück	13,30	12,35	
Glibenclamid AL 3,5 Rp Tabletten	**Glibenclamid** 3,5 mg	30 Stück	10,98	10,57	**Geeignet** bei Typ-2-Diabetes ohne Übergewicht und wenn Metformin nicht angewendet werden kann, um den Blutzuckerspiegel zu senken. → Seite 59
Glibenclamid dura 3,5 mg Tabletten Rp Tabletten	**Glibenclamid** 3,5 mg	120 Stück	13,30	12,35	**Geeignet** bei Typ-2-Diabetes ohne Übergewicht und wenn Metformin nicht angewendet werden kann, um den Blutzuckerspiegel zu senken. → Seite 59
Glibenclamid Heumann 3,5 Rp Tabletten	**Glibenclamid** 3,5 mg	30 Stück	10,98	10,57	**Geeignet** bei Typ-2-Diabetes ohne Übergewicht und wenn Metformin nicht angewendet werden kann, um den Blutzuckerspiegel zu senken. → Seite 59
Glibenclamid Sandoz 1,75 mg Tabletten Rp	**Glibenclamid** 1,75 mg	120 Stück	12,57	12,39	**Geeignet** bei Typ-2-Diabetes ohne Übergewicht und wenn Metformin nicht angewendet werden kann, um den Blutzuckerspiegel zu senken. → Seite 59
3,5 mg Tabletten Rp Tabletten	3,5 mg	30 Stück	10,98	10,70	
Glimidstada 1,75 mg Rp	**Glibenclamid** 1,75 mg	30 Stück	10,71	10,71	**Geeignet** bei Typ-2-Diabetes ohne Übergewicht und wenn Metformin nicht angewendet werden kann, um den Blutzuckerspiegel zu senken. → Seite 59
Glibenclamid STADA 3,5 mg Rp Tabletten	3,5 mg	30 Stück	10,98	10,70	
Gliben-CT 1,75 mg Tabletten Rp	**Glibenclamid** 1,75 mg	30 Stück	10,71	10,70	**Geeignet** bei Typ-2-Diabetes ohne Übergewicht und wenn Metformin nicht angewendet werden kann, um den Blutzuckerspiegel zu senken. → Seite 59
3,5 mg Tabletten Rp Tabletten	3,5 mg	30 Stück	10,98	10,70	
Glibenhexal 3,5 Rp Tabletten	**Glibenclamid** 3,5 mg	30 Stück	10,98	10,70	**Geeignet** bei Typ-2-Diabetes ohne Übergewicht und wenn Metformin nicht angewendet werden kann, um den Blutzuckerspiegel zu senken. → Seite 59
Glib-ratiopharm S 1,75 Rp	**Glibenclamid** 1,75 mg	30 Stück	10,71	10,70	**Geeignet** bei Typ-2-Diabetes ohne Übergewicht und wenn Metformin nicht angewendet werden kann, um den Blutzuckerspiegel zu senken. → Seite 59
3,5 Rp Tabletten	3,5 mg	30 Stück	10,98	10,70	
Glucobay 50 Rp	**Acarbose** 50 mg	21 Stück		18,55	**Wenig geeignet** bei Diabetes. Die therapeutische Wirksamkeit ist nicht ausreichend nachgewiesen; unerwünschte Wirkungen treten häufig auf. → Seite 58
100 Rp Tabletten	100 mg	21 Stück		20,96	
glucobon biomo 500 mg Rp	**Metformin-hydrochlorid** 500 mg	120 Stück	16,30	13,34	**Geeignet** bei Typ-2-Diabetes, insbesondere bei Menschen mit Übergewicht, um den Blutzuckerspiegel zu senken. → Seite 59
850 mg Rp	850 mg	120 Stück	18,27	14,68	
1 000 mg Rp Filmtabletten	1 000 mg	120 Stück	18,98	15,18	

Hinweise zu den Tabellenspalten → Seite 28, zur Auswahl der Arzneimittel → Seite 23, zur Grundlage der Bewertung → Seiten 24, 27

Diabetes Fortsetzung

Handelsname Darreichungsform	Zusammensetzung pro 1 ml/1 g oder wie angegeben bzw. pro abgeteilte Einheit	Kleinste Packungsgröße	Festbetrag in Euro	Packungspreis in Euro	Bewertung
Glucophage 500 mg Rp	**Metformin-hydrochlorid** 500 mg	120 Stück	16,30	16,30	**Geeignet** bei Typ-2-Diabetes, insbesondere bei Menschen mit Übergewicht, um den Blutzuckerspiegel zu senken. → Seite 590
850 mg Rp	850 mg	120 Stück	18,27	18,27	
1 000 mg Rp Filmtabletten	1 000 mg	120 Stück	18,98	18,98	
Glukovital 3,5 Rp Tabletten	**Glibenclamid** 3,5 mg	120 Stück	13,30	13,29	**Geeignet** bei Typ-2-Diabetes ohne Übergewicht und wenn Metformin nicht angewendet werden kann, um den Blutzuckerspiegel zu senken. → Seite 597
Glurenorm Rp Tabletten	**Gliquidon** 30 mg	30 Stück	19,85	19,85	**Geeignet** bei Typ-2-Diabetes ohne Übergewicht und wenn Metformin nicht angewendet werden kann, um den Blutzuckerspiegel zu senken. → Seite 597
HUMALOG Patrone 100 E/ml Rp	**Insulin lispro** 100 I.E.	5 x 3 ml		69,13	**Auch geeignet** bei insulinpflichtigem Diabetes (Typ 1, Typ 2). Vor- und Nachteile dieses Insulin-Analogons sind noch in der Diskussion. → Seite 600
HUMALOG-Pen 100 E/ml Rp	100 I.E.	5 x 3 ml		71,09	
HUMALOG 100 E/ml Rp Injektionslösung	100 I.E.	10 ml		48,81	
Humalog Mix25 100 E/ml Rp	**Insulin lispro** 25 I.E. + **Verzögerungsinsulin lispro** 75 I.E.	5 x 3 ml		69,13	
Humalog Mix50 100 E/ml Rp Injektionssuspension	**Insulin lispro** 50 I.E. + **Verzögerungsinsulin lispro** 50 I.E.	5 x 3 ml		69,13	
Huminsulin Basal (NPH) für Pen 3 ml Rp	**Verzögerungsinsulin** 100 I.E.	5 x 3 ml	52,51	52,51	**Geeignet** bei insulinpflichtigem Diabetes (Typ 1, Typ 2). → Seite 600
Huminsulin Basal (NPH) 100 I.E./ml Rp	100 I.E.	5 x 10 ml	136,11	136,11	
Huminsulin Normal für Pen 3 ml Rp	**Normalinsulin** 100 I.E.	5 x 3 ml	52,51	52,51	
Huminsulin Normal 100 Rp	100 I.E.	5 x 10 ml	136,11	136,11	
Huminsulin Profil III für Pen Rp Injektionssuspension	**30 % Normalinsulin + 70 % Verzögerungsinsulin** 100 I.E.	5 x 3 ml	52,51	52,51	
Insulin B. Braun ratiopharm Basal 40 I.E./ml Rp	**Verzögerungsinsulin** 40 I.E.	5 x 10 ml	59,63	53,13	**Geeignet** bei insulinpflichtigem Diabetes (Typ 1, Typ 2). → Seite 600
100 I.E./ml Rp	100 I.E.	5 x 3 ml	52,51	45,96	
Insulin B. Braun ratiopharm Comb 30/70 40 I.E./ml Rp	**30 % Normalinsulin + 70 % Verzögerungsinsulin** 40 I.E.	5 x 10 ml	59,63	53,13	
30/70 100 I.E./ml Rp Injektionssuspension	**30 % Normalinsulin + 70 % Verzögerungsinsulin** 100 I.E.	5 x 3 ml	52,51	45,96	
Insulin B. Braun ratiopharm Rapid 40 I.E./ml Rp	**Normalinsulin** 40 I.E.	5 x 10 ml	59,63	53,13	
100 I.E./ml Rp Injektionslösung	100 I.E.	5 x 3 ml	52,51	45,96	

Hinweise zu den Tabellenspalten → Seite 28, zur Auswahl der Arzneimittel → Seite 23, zur Grundlage der Bewertung → Seiten 24, 27

►

Diabetes Fortsetzung

Hinweise zu den Tabellenspalten → Seite 28, zur Auswahl der Arzneimittel → Seite 23, zur Grundlage der Bewertung → Seiten 24, 27

Handelsname Darreichungsform	Zusammensetzung pro 1 ml/1 g oder wie angegeben bzw. pro abgeteilte Einheit	Kleinste Packungsgröße	Festbetrag in Euro	Packungspreis in Euro	Bewertung
Insuman Basal Injektionssuspension in einer Patrone 100 I.E./ml Rp	**Verzögerungsinsulin** 100 I.E.	5 x 3 ml	52,51	52,51	**Geeignet** bei insulinpflichtigem Diabete[s] (Typ 1, Typ 2). → Seite 60[illegible]
Insuman Basal Injektionssuspension in einer Durchstechflasche 40 I.E./ml Rp	40 I.E.	5 x 10 ml	59,63	59,63	
Insuman Comb 15 OptiSet Injektionssupension 100 I.E./ml Rp	**15 % Normalinsulin + 85 % Verzögerungsinsulin** 100 I.E.	5 x 3 ml	53,94	53,94	
25 OptiSet Injektionssuspension 100 I.E./ml Rp	**25 % Normalinsulin + 75 % Verzögerungsinsulin** 100 I.E.	5 x 3 ml	53,94	53,94	
50 OptiSet 100 I.E./ml Injektionssuspension Rp	**50 % Normalinsulin + 50 % Verzögerungsinsulin** 100 I.E.	5 x 3 ml	53,94	53,94	
Insuman Comb 15 Injektionssuspension in einer Patrone 100 I.E./ml Rp	**15 % Normalinsulin + 85 % Verzögerungsinsulin** 100 I.E.	5 x 3 ml	52,51	52,51	
25 Injektionssuspension in einer Patrone 100 I.E./ml Rp	**25 % Normalinsulin + 75 % Verzögerungsinsulin** 100 I.E.	5 x 3 ml	52,51	52,51	
Insuman Comb 25 Injektionssuspension in einer Durchstechflasche 40 I.E./ml Rp	**25 % Normalinsulin + 75 % Verzögerungsinsulin** 40 I.E.	5 x 10 ml	59,63	59,63	
50 Injektionssuspension in einer Durchstechflasche 100 I.E./ml Rp Injektionssuspension	**50 % Normalinsulin + 50 % Verzögerungsinsulin** 100 I.E.	5 x 3 ml	52,51	52,51	
Insuman Rapid OptiSet Injektionslösung 100 I.E./ml Rp	**Normalinsulin** 100 I.E.	5 x 3 ml	53,94	53,94	
Insuman Rapid Injektionslösung in einer Patrone 100 I.E./ml Rp	100 I.E.	5 x 3 ml	52,51	52,51	
Insuman Rapid Injektionslösung in einer Durchstechflasche 40 I.E./ml Rp	40 I.E.	10 ml	20,33	20,33	
Insuman Infusat Injektionslösung in einer Patrone 100 I.E./ml Rp Injektionslösung	100 I.E.	5 x 3,15 ml		75,12	
Juformin 500 mg Rp	**Metformin-hydrochlorid** 500 mg	30 Stück	10,96	10,89	**Geeignet** bei Typ-2-Diabetes, insbesondere bei Menschen mit Übergewicht, u[m] den Blutzuckerspiegel zu senken. → Seite 59[illegible]
850 mg Rp	850 mg	30 Stück	11,36	11,36	
1 000 mg Rp Filmtabletten	1 000 mg	30 Stück	11,50	11,54	
Lantus 100 I.E./ml Injektionslösung in einer Patrone Rp	**Insulin glargin** (entspricht Humaninsulin 100 I.E.)	3 x 3 ml		51,79	**Auch geeignet** bei insulinpflichtigem Diabetes (Typ 1, Typ 2). Vor- und Nachte[ile] dieses Insulin-Analogons sind noch in d[er] Diskussion. → Seite 6[illegible]
Lantus 100 I.E./ml OptiSet Rp	(entspricht Humaninsulin 100 I.E.)	3 x 3 ml		52,86	
Lantus Injektionslösung in einer Durchstechflasche 100 I.E./ml Rp	(entspricht Humaninsulin 100 I.E.)	10 ml		57,72	
Lantus 100 Einheiten/ml SoloStar Rp Injektionslösung	(entspricht Humaninsulin 100 I.E.)	3 x 3 ml		52,86	

Diabetes Fortsetzung

Handelsname Darreichungsform	Zusammensetzung pro 1 ml/1 g oder wie angegeben bzw. pro abgeteilte Einheit	Kleinste Packungsgröße	Festbetrag in Euro	Packungspreis in Euro	Bewertung

Hinweise zu den Tabellenspalten → Seite 28, zur Auswahl der Arzneimittel → Seite 23, zur Grundlage der Bewertung → Seiten 24, 27

Handelsname Darreichungsform	Zusammensetzung pro 1 ml/1 g oder wie angegeben bzw. pro abgeteilte Einheit	Kleinste Packungsgröße	Festbetrag in Euro	Packungspreis in Euro	Bewertung
Levemir 100 E/ml Injektionslösung in einem Injektor Rp	**Insulindetemir** 100 I.E.	5 x 3 ml		80,62	**Auch geeignet** bei insulinpflichtigem Diabetes (Typ 1, Typ 2). Vor- und Nachteile dieses Insulin-Analogons sind noch in der Diskussion. → Seite 600
100 E/ml Injektionslösung in einer Patrone Rp Injektionslösung	100 I.E.	5 x 3 ml		78,87	
Maninil 1 Rp	**Glibenclamid** 1 mg	30 Stück	10,56	10,54	**Geeignet** bei Typ-2-Diabetes ohne Übergewicht und wenn Metformin nicht angewendet werden kann, um den Blutzuckerspiegel zu senken. → Seite 597
1,75 Rp	1,75 mg	30 Stück	10,71	10,71	
3,5 Rp	3,5 mg	30 Stück	10,98	10,97	
5 Rp Tabletten	5 mg	120 Stück	18,84	18,84	
Mediabet 500 mg Rp	**Metformin-hydrochlorid** 500 mg	120 Stück	16,30	16,30	**Geeignet** bei Typ-2-Diabetes, insbesondere bei Menschen mit Übergewicht, um den Blutzuckerspiegel zu senken. → Seite 590
850 mg Rp Filmtabletten	850 mg	120 Stück	18,27	18,27	
Meglucon 500 Rp	**Metformin-hydrochlorid** 500 mg	30 Stück	10,96	10,54	**Geeignet** bei Typ-2-Diabetes, insbesondere bei Menschen mit Übergewicht, um den Blutzuckerspiegel zu senken. → Seite 590
850 Rp Filmtabletten	850 mg	30 Stück	11,36	10,83	
Mescorit 500 mg Rp	**Metformin-hydrochlorid** 500 mg	120 Stück	16,30	16,30	**Geeignet** bei Typ-2-Diabetes, insbesondere bei Menschen mit Übergewicht, um den Blutzuckerspiegel zu senken. → Seite 590
850 mg Rp Filmtabletten	850 mg	120 Stück	18,27	18,27	
Met 500 Rp	**Metformin-hydrochlorid** 500 mg	30 Stück	10,96	10,28	**Geeignet** bei Typ-2-Diabetes, insbesondere bei Menschen mit Übergewicht, um den Blutzuckerspiegel zu senken. → Seite 590
850 Rp	850 mg	30 Stück	11,36	10,81	
1 000 Rp Filmtabletten	1 000 mg	30 Stück	11,50	11,21	
Metfogamma 500 Rp	**Metformin-hydrochlorid** 500 mg	30 Stück	10,96	11,04	**Geeignet** bei Typ-2-Diabetes, insbesondere bei Menschen mit Übergewicht, um den Blutzuckerspiegel zu senken. → Seite 590
850 Rp	850 mg	30 Stück	11,36	11,76	
1 000 mg Filmtabletten Rp Filmtabletten	1 000 mg	30 Stück	11,50	12,47	
Metformin 500 – 1 A Pharma Rp	**Metformin-hydrochlorid** 500 mg	30 Stück	10,96	10,22	**Geeignet** bei Typ-2-Diabetes, insbesondere bei Menschen mit Übergewicht, um den Blutzuckerspiegel zu senken. → Seite 590
850 – 1 A Pharma Rp	850 mg	30 Stück	11,36	10,47	
1 000 – 1 A Pharma Rp Filmtabletten	1 000 mg	30 Stück	11,50	10,58	
Metformin AbZ 500 mg Filmtabletten Rp	**Metformin-hydrochlorid** 500 mg	120 Stück	16,30	13,34	**Geeignet** bei Typ-2-Diabetes, insbesondere bei Menschen mit Übergewicht, um den Blutzuckerspiegel zu senken. → Seite 590
850 mg Filmtabletten Rp	850 mg	30 Stück	11,36	10,46	
1 000 mg Filmtabletten Rp Filmtabletten	1 000 mg	30 Stück	11,50	10,57	
Metformin AL 500 Rp	**Metformin-hydrochlorid** 500 mg	30 Stück	10,96	10,21	**Geeignet** bei Typ-2-Diabetes, insbesondere bei Menschen mit Übergewicht, um den Blutzuckerspiegel zu senken. → Seite 590
850 Rp	850 mg	30 Stück	11,36	10,46	
1 000 Rp Filmtabletten	1 000 mg	30 Stück	11,50	10,57	
METFORMIN 500 mg BASICS Rp	**Metformin-hydrochlorid** 500 mg	120 Stück	16,30	13,34	**Geeignet** bei Typ-2-Diabetes, insbesondere bei Menschen mit Übergewicht, um den Blutzuckerspiegel zu senken. → Seite 590
850 mg BASICS Rp	850 mg	30 Stück	11,36	10,47	
1 000 mg BASICS Rp Filmtabletten	1 000 mg	30 Stück	11,50	10,57	

Diabetes Fortsetzung

Handelsname Darreichungsform	Zusammensetzung pro 1 ml/1 g oder wie angegeben bzw. pro abgeteilte Einheit	Kleinste Packungsgröße	Festbetrag in Euro	Packungspreis in Euro	Bewertung
metformin-biomo *500 mg* Rp *850 mg* Rp *1 000 mg* Rp Filmtabletten	**Metformin-hydrochlorid** 500 mg 850 mg 1 000 mg	120 Stück 120 Stück 120 Stück	16,30 18,27 18,98	13,34 14,68 15,18	**Geeignet** bei Typ-2-Diabetes, insbesondere bei Menschen mit Übergewicht, un den Blutzuckerspiegel zu senken. → Seite 59
Metformin-CT 500 mg Filmtabletten Rp *850 mg Filmtabletten* Rp *1 000 mg Filmtabletten* Rp Filmtabletten	**Metformin-hydrochlorid** 500 mg 850 mg 1 000 mg	30 Stück 30 Stück 30 Stück	10,96 11,36 11,50	10,28 10,81 11,21	**Geeignet** bei Typ-2-Diabetes, insbesondere bei Menschen mit Übergewicht, un den Blutzuckerspiegel zu senken. → Seite 59
Metformin dura 500 mg Rp *850 mg* Rp *1 000 mg Filmtabletten* Rp Filmtabletten	**Metformin-hydrochlorid** 500 mg 850 mg 1 000 mg	120 Stück 120 Stück 120 Stück	16,30 18,27 18,98	13,34 14,68 15,18	**Geeignet** bei Typ-2-Diabetes, insbesondere bei Menschen mit Übergewicht, un den Blutzuckerspiegel zu senken. → Seite 59
Metformin 500 Heumann Rp *850 Heumann* Rp *1 000 Heumann* Rp Filmtabletten	**Metformin-hydrochlorid** 500 mg 850 mg 1 000 mg	30 Stück 30 Stück 30 Stück	10,96 11,36 11,50	10,21 10,46 10,57	**Geeignet** bei Typ-2-Diabetes, insbesondere bei Menschen mit Übergewicht, un den Blutzuckerspiegel zu senken. → Seite 59
Metformin HEXAL *500 mg* Rp *850* Rp *1 000* Rp Filmtabletten	**Metformin-hydrochlorid** 500 mg 850 mg 1 000 mg	30 Stück 30 Stück 30 Stück	10,96 11,36 11,50	10,54 10,83 11,44	**Geeignet** bei Typ-2-Diabetes, insbesondere bei Menschen mit Übergewicht, un den Blutzuckerspiegel zu senken. → Seite 59
Metformin KSK 850 Rp Filmtabletten	**Metformin-hydrochlorid** 850 mg	120 Stück	18,27	18,22	**Geeignet** bei Typ-2-Diabetes, insbesondere bei Menschen mit Übergewicht, ur den Blutzuckerspiegel zu senken. → Seite 59
Metformin Lich 500 mg Rp *850 mg* Rp *1 000 mg* Rp Filmtabletten	**Metformin-hydrochlorid** 500 mg 850 mg 1 000 mg	30 Stück 30 Stück 30 Stück	10,96 11,36 11,50	10,54 10,84 11,44	**Geeignet** bei Typ-2-Diabetes, insbesondere bei Menschen mit Übergewicht, ur den Blutzuckerspiegel zu senken. → Seite 59
Metformin-ratiopharm *500 mg* Rp *850 mg* Rp *1 000 mg* Rp Filmtabletten	**Metformin-hydrochlorid** 500 mg 850 mg 1 000 mg	30 Stück 30 Stück 30 Stück	10,96 11,36 11,50	10,54 10,83 11,44	**Geeignet** bei Typ-2-Diabetes, insbesondere bei Menschen mit Übergewicht, ur den Blutzuckerspiegel zu senken. → Seite 59
Metformin Sandoz *500 mg Filmtabletten* Rp *850 mg Filmtabletten* Rp *1 000 mg Filmtabletten* Rp Filmtabletten	**Metformin-hydrochlorid** 500 mg 850 mg 1 000 mg	30 Stück 30 Stück 30 Stück	10,96 11,36 11,50	10,54 10,83 11,44	**Geeignet** bei Typ-2-Diabetes, insbesondere bei Menschen mit Übergewicht, ur den Blutzuckerspiegel zu senken. → Seite 59
Metformin STADA *500 mg* Rp *850 mg* Rp *1 000 mg* Rp Filmtabletten	**Metformin-hydrochlorid** 500 mg 850 mg 1 000 mg	30 Stück 30 Stück 30 Stück	10,96 11,36 11,50	10,54 10,83 11,44	**Geeignet** bei Typ-2-Diabetes, insbesondere bei Menschen mit Übergewicht, u den Blutzuckerspiegel zu senken. → Seite 59

Hinweise zu den Tabellenspalten → Seite 28, zur Auswahl der Arzneimittel → Seite 23, zur Grundlage der Bewertung → Seiten 24, 27

Diabetes Fortsetzung

Handelsname Darreichungsform	Zusammensetzung pro 1 ml/1 g oder wie angegeben bzw. pro abgeteilte Einheit	Kleinste Packungsgröße	Festbetrag in Euro	Packungspreis in Euro	Bewertung
NovoMix 30 FlexPen 100 E/ml Rp	**30 % Insulin aspart + 70 % Verzögerungsinsulin aspart** 100 I.E.	5 x 3 ml		71,03	**Auch geeignet** bei insulinpflichtigem Diabetes (Typ 1, Typ 2). Vor- und Nachteile dieses Insulin-Analogons sind noch in der Diskussion. → Seite 600
NovoMix 30 Penfill 100 E/ml Rp Injektionssuspension	**30 % Insulin aspart + 70 % Verzögerungsinsulin aspart** 100 I.E.	5 x 3 ml		69,06	
NovoNorm Tabletten 0,5 mg Rp	**Repaglinid** 0,5 mg	30 Stück		18,45	**Mit Einschränkung geeignet** bei Typ-2-Diabetes, um den Blutzuckerspiegel zu senken. Der therapeutische Stellenwert dieser Behandlung gegenüber der mit langerprobten Sulfonylharnstoffen ist noch nicht abschließend zu bestimmen. → Seite 593
1 mg Rp	1 mg	30 Stück		19,72	
2 mg Rp Tabletten	2 mg	30 Stück		22,31	
NovoRapid 100 E/ml Rp	**Insulin aspart** 100 I.E.	5 x 10 ml		203,14	**Auch geeignet** bei insulinpflichtigem Diabetes (Typ 1, Typ 2). Vor- und Nachteile dieses Insulin-Analogons sind noch in der Diskussion. → Seite 600
NovoRapid Penfill 100 E/ml Rp	100 I.E.	5 x 3 ml		69,06	
NovoRapid FlexPen 100 E/ml Rp Injektionslösung	100 I.E.	5 x 3 ml		71,03	
Protaphane FlexPen 100 I.E./ml Rp	**Verzögerungsinsulin** 100 I.E.	5 x 3 ml	53,94	53,94	**Geeignet** bei insulinpflichtigem Diabetes (Typ 1, Typ 2). → Seite 600
Protaphane InnoLet 100 I.E./ml Rp Injektionssuspension	100 I.E.	5 x 3 ml	53,94	53,94	
Protaphane Penfill 100 I.E./ml Rp Zylinderampulle	100 I.E.	5 x 3 ml	52,51	52,51	
Siofor 500 Rp	**Metformin-hydrochlorid** 500 mg	30 Stück	10,96	10,96	**Geeignet** bei Typ-2-Diabetes, insbesondere bei Menschen mit Übergewicht, um den Blutzuckerspiegel zu senken. → Seite 590
850 Rp	850 mg	30 Stück	11,36	11,35	
1 000 Rp Filmtabletten	1 000 mg	30 Stück	11,50	11,50	
STARLIX Filmtabletten 60 mg Rp	**Nateglinid** 60 mg	30 Stück		23,31	**Mit Einschränkung geeignet** bei Typ-2-Diabetes in Kombination mit Metformin, um den Blutzuckerspiegel zu senken. Nur für Personen, deren Blutzuckerspiegel sich mit der Höchstmenge Metformin allein nicht ausreichend senken lässt. Der therapeutische Stellenwert dieser Behandlung ist gegenüber der mit langerprobten Sulfonylharnstoffen noch nicht abschließend zu bestimmen. → Seite 593
120 mg Rp Filmtabletten	120 mg	30 Stück		23,31	

Hinweise zu den Tabellenspalten → Seite 28, zur Auswahl der Arzneimittel → Seite 23, zur Grundlage der Bewertung → Seiten 24, 27

Herz, Kreislauf

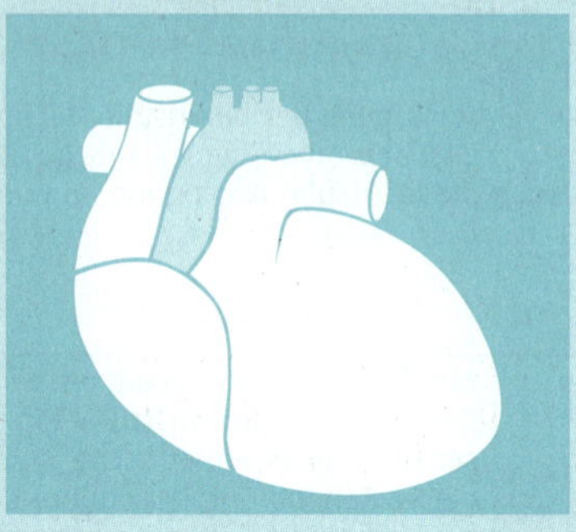

Über den Blutkreislauf finden alle Austausch- und Transportvorgänge im Organismus statt. Große, kleine und extrem feine Adern durchziehen den Körper wie ein dichtes Netz.
Zentrum und Antrieb für den gesamten Blutkreislauf ist das Herz. Das Herz pumpt das Blut mit durchschnittlich 60 bis 80 Schlägen pro Minute in den Körper. Es besteht aus zwei großen Kammern und zwei kleineren Vorhöfen. Die linke Herzkammer pumpt das von der Lunge kommende sauerstoffreiche Blut über die große Körperschlagader (Aorta) in Rumpf, Kopf, Arme und Beine. Gewebe und Organe nehmen Sauerstoff und Nährstoffe aus dem Blut auf und geben Stoffwechselabbauprodukte und Kohlendioxid an das Blut ab. Der Austausch dieser Stoffe geschieht in winzigen Blutgefäßen (Kapillaren). Stoffe, die die Zellen nicht verarbeiten können, werden mit dem Blut zu den Ausscheidungsorganen Darm, Nieren und Haut sowie zur Leber transportiert, die als zentrales Entgiftungsorgan fungiert. Das kohlendioxidreiche Blut sammelt sich in der großen Hohlvene im Rumpf, die in den rechten Herzvorhof mündet. Von der rechten Herzkammer aus fließt das Blut zur Lunge, wo es Kohlendioxid abgibt und Sauerstoff aufnimmt. Über die Lungenvene strömt das nun wieder sauerstoffreiche Blut zurück in den linken Herzvorhof und die linke Herzkammer, und der Kreislauf schließt sich.
Das Herz selbst wird über zahlreiche Herzkranzgefäße mit Sauerstoff versorgt. Sie entspringen unmittelbar am Austritt der Aorta aus der linken Herzkammer und umspannen das Herz wie ein dichtes Netz. Das Blut befördert Hormone, Wasser, Salze und verschiedene Arten von Blutkörperchen und ist an der Regulierung des Wärmehaushalts im Körper beteiligt.
Blutgefäße, die das Blut vom Herzen weg in den Körper oder zur Lunge befördern, werden Arterien genannt. Adern, in denen das Blut aus dem Körper oder von der Lunge zum Herzen hin strömt, werden als Venen bezeichnet. Arterien und Venen unterscheiden sich vor allem in ihrer Struktur. Die Arterienwände sind dick und muskulös, weil sie einen höheren Druck auszuhalten haben. Die Wände der Venen sind dünner und tragen segelähnliche Klappen, die verhindern, dass das Blut in Arme und Beine zurückströmt. Auf diese Weise ist es möglich, dass das Blut entgegen der Schwerkraft aus den Beinen zum Herzen fließen kann.

Arterielle Durchblutungsstörungen

Arterien sind diejenigen Blutgefäße, die das Blut vom Herzen in Kopf, Bauch, Arme und Beine befördern. In allen diesen Adern können sich Ablagerungen aus Kalk, Blutzellen und Fett (Plaques) bilden, die den Blutfluss behindern (Adernverkalkung, Arteriosklerose). Je nachdem, welche Gewebe und Organe diese Arterien versorgen, ist deren Funktion dann mehr oder weniger beeinträchtigt:

- Ablagerungen in den Herzkranzgefäßen führen dazu, dass der Herzmuskel zu wenig Sauerstoff zur Verfügung hat und nicht voll funktionsfähig ist (koronare Herzkrankheit). Stockt der Blutfluss vollständig in einer oder mehreren Adern, wird der dahinterliegende Bezirk des Herzmuskels nicht mehr durchblutet und es kommt zum Herzinfarkt. Durchblutungsstörungen in den Herzkranzgefäßen werden unter dem Stichwort „Koronare Herzkrankheit" (→ Seite 651) abgehandelt.
- Engstellen in den Schlagadern im Hals stören die Sauerstoffversorgung des Gehirns und stellen somit eine latente Gefahr für einen Schlaganfall dar.
- Sind die Blutgefäße im Gehirn durch Ablagerungen „verkalkt", sind häufig Gedächtnisleistung und Orientierungsfähigkeit beeinträchtigt (vaskuläre Demenz). Alle anderen Hirnleistungsstörungen werden unter dem Stichwort „Demenzerkrankungen" (→ Seite 938) besprochen.
- Nicht selten verstopfen Ablagerungen die Arterien im Becken oder in den Beinen (periphere arterielle Verschlusskrankheit, abgekürzt PAVK). Dabei können Behinderungen beim Gehen auftreten (Schaufensterkrankheit, medizinisch: Claudicatio intermittens). Zudem steigt das Risiko für eine Beinamputation. Bei etwa der Hälfte der PAVK-Patienten sind die Oberschenkelarterien verschlossen, bei einem Drittel geht die PAVK von den Beckenarterien aus, und eher selten (bei Menschen mit Diabetes allerdings häufiger)

engen die Ablagerungen die Arterien an Unterschenkel, Fuß und Zehen ein. Die Ablagerungen bilden sich bevorzugt an einer Gefäßverzweigung (Bifurkation), in der Oberschenkelarterie (Arteria femoralis) auch an der Stelle, wo das Blutgefäß oberhalb des Knies durch eine Muskellücke (Adduktorenkanal) hindurch verläuft. Jedes Anspannen der Muskeln drückt die Ader zusammen, und dieser mechanische Reiz führt häufig dazu, dass sich dort Engstellen bilden.

Anzeichen und Beschwerden

Alle arteriellen Durchblutungsstörungen verursachen im Anfangsstadium keine Beschwerden. Erst wenn die Arterien über 50 bis 70 Prozent verengt sind, machen sie sich bemerkbar.

Periphere arterielle Verschlusskrankheit (PAVK)

Eine PAVK entwickelt sich schleichend und kann sich über viele Jahre, manchmal sogar über Jahrzehnte hinziehen. Zeitweise stagniert sie, dann verschlimmert sie sich wieder. Typisch sind Schmerzen in den Körperteilen unterhalb der Engstelle in der Arterie. Sind die Beckenarterien verstopft, schmerzen meist die Gesäßregion und/oder die Oberschenkel. Sind die Oberschenkelarterien betroffen, tun die Waden weh, ähnlich wie bei einem Muskelkater. Bei Ablagerungen in den Unterschenkelgefäßen entstehen die Beschwerden eher an den Füßen. Es kann aber ebenso gut sein, dass Waden- oder Fußschmerzen auf verengte Beckenarterien zurückgehen.

Die Schmerzen treten anfangs nur beim Gehen auf und verschwinden in Ruhe. Mit der Zeit nehmen sie jedoch so zu, dass im fortgeschrittenen Stadium nur noch wenige Meter am Stück schmerzfrei zurückgelegt werden können. Dann wird die PAVK auch als „Schaufensterkrankheit" oder „Claudicatio intermittens" (lateinisch für „vorübergehendes Hinken") bezeichnet: Man bleibt vor jedem Schaufenster stehen, weil die Schmerzen dazu zwingen und beim Stehenbleiben wieder verschwinden. Häufig sind die Füße kalt oder die Zehen fühlen sich taub und abgestorben an.

Wenn die Krankheit weiter fortschreitet, treten die Schmerzen auch in Ruhe auf, zum Beispiel nachts. Die Beschwerden bessern sich häufig, wenn das Bein aus dem Bett hängt. Viele PAVK-Kranke schlafen deshalb im Sitzen, in einer anderen Haltung ertragen sie die Schmerzen nicht.

Im letzten Krankheitsstadium ist die Durchblutung so schlecht geworden, dass Teile des Fußes absterben, meist zuerst an den Zehen (Nekrose, Gangrän). Dann droht eine Amputation.

Die PAVK wird in vier Stadien eingeteilt:

- Stadium I: Es sind Ablagerungen vorhanden, sie verursachen aber noch keine Beschwerden.
- Stadium II: Unter Belastung – zum Beispiel beim Gehen – treten Schmerzen auf. Im Stadium IIa beträgt die schmerzfreie Gehstrecke über 200 Meter, im Stadium IIb liegt sie darunter.
- Stadium III: Die Muskulatur schmerzt auch in Ruhe.
- Stadium IV: Am Fuß oder Bein ist die Durchblutung so schlecht geworden, dass offene Geschwüre entstehen oder Gewebe abstirbt. Dann kann es notwendig werden, Zehen, Fuß oder Bein zu amputieren, um zu verhindern, dass sich die Gangrän ausdehnt und eine Blutvergiftung auslöst.

Durchblutungsstörungen im Gehirn

Ablagerungen in den Hals- und Kopfschlagadern können dazu führen, dass Gefühls- und Wahrnehmungsstörungen auftreten, beispielsweise ein vorübergehendes Taubheits- und Schwächegefühl in einem Arm oder Bein, Schwierigkeiten beim Sprechen oder Sehen. Das sind Anzeichen dafür, dass das Gehirn nicht mehr genügend mit Sauerstoff versorgt wird. Solche nur wenige Minuten oder auch bis zu 24 Stunden anhaltenden, mit Blutmangel einhergehenden Anfälle (medizinisch als transitorische ischämische Attacken bezeichnet, abgekürzt TIA) sind meist Vorboten eines Schlaganfalls.

Durchblutungsstörungen im Gehirn können auch die Hirnleistungsfähigkeit beeinträchtigen. Eine solche vaskuläre Demenz entwickelt sich langsam und verstärkt sich über Jahre hinweg immer mehr. Im Allgemeinen beginnt sie mit Schwindelgefühlen. Mit der Zeit entwickeln sich Vergesslichkeit und Störungen der Gedächtnisleistung: Beispielsweise wird das Portmonee liegen gelassen, ohne dass dazu eine Erinnerung existiert; der Schlüssel wird nach dem Aufschließen nicht aus dem Schloss gezogen, obwohl steif und fest behauptet wird, er sei abgezogen worden; das Badezimmer wird erneut geputzt, obwohl es bereits blitzsauber ist. Später kommen Verwirrtheit und Orientierungslosigkeit dazu, sodass die Betroffenen nicht mehr allein gelassen werden können.

Ursachen

Arterielle Durchblutungsstörungen sind meist auf Ablagerungen (Plaques) in den Blutgefäßen zurückzuführen. Sie entstehen, wenn die empfindliche Arterieninnenwand (Intima) sich verdickt. Dann beginnt die Muskulatur der Arterienwand zu wachsen, auch Fett und kalkhaltige Verbindungen lagern sich ein, sodass sich die Blutgefäße verengen. Die Engstel-

len führen dazu, dass der Stoffwechsel in der Muskulatur aufgrund der gestörten Durchblutung nicht in gewohnter Form aufrechterhalten werden kann (Arteriosklerose). In den Beinen entstehen dann die typischen Beschwerden (Schmerzen beim Gehen und in Ruhe). Mit der Zeit können diese Plaques so groß werden, dass sie das Blutgefäß komplett verschließen.
Die Ablagerungen in den Blutgefäßen werden durch erbliche Faktoren, aber auch durch eine ungesunde Lebensweise begünstigt:

- ungesunde Ernährung mit einem zu hohen Anteil an tierischen Fetten und gesättigten Fettsäuren (gehärtete Fette)
- Bewegungsmangel
- hoher Blutdruck
- Diabetes
- Rauchen
- Übergewicht.

An den Ablagerungen können sich Blutgerinnsel (Thromben) bilden, die die Adern und somit auch den Blutfluss blockieren. Oft kommt es vor, dass sich die Blutgerinnsel ablösen, mit dem Blut wegtreiben und nachfolgende kleinere Adern vollständig blockieren (Embolie).
Die Arterien, vorwiegend in Bauch, Becken und Beinen, können auf lange Strecken Kalk einlagern. Dadurch werden sie hart und unelastisch, was die Durchblutung ebenfalls beeinträchtigt.
Ein hoher Gehalt an Homozystein (eine Substanz, die bei der Verarbeitung von Eiweißstoffen gebildet wird) im Blut kann möglicherweise Arteriosklerose fördern. Die Anlage für einen hohen Homozysteinspiegel ist erblich bedingt.
In seltenen Fällen entstehen die Durchblutungsstörungen aufgrund von Entzündungen oder Krämpfen (Spasmen) in den Blutgefäßen.

Vorbeugung

Sie können selbst einiges dazu beitragen, dass die Adern möglichst frei von Ablagerungen bleiben:

- Essen Sie möglichst wenig cholesterinreiche Lebensmittel tierischen Ursprungs wie Butter, Sahne, fettreichen Käse, Fleisch, Wurst, Innereien, Schalentiere und Eigelb. Auch gehärtete Pflanzenfette und Fette mit vielen gesättigten Fettsäuren (Kokos- und Palmfett, Schmalz, Majonäse, Speck) lassen die Blutfettwerte ansteigen. Empfehlenswert ist stattdessen eine vegetarisch ausgerichtete Kost mit viel Gemüse, Obst und Vollkornprodukten.
- Hoher Blutdruck mit Werten über 140/90 mm Hg sollte konsequent behandelt werden.
- Sorgen Sie dafür, dass Sie sich täglich eine halbe Stunde bewegen: mit Spazierengehen, Gartenarbeit, Sport (geeignet sind vor allem Ausdauersportarten wie Joggen, schnelles Gehen, Schwimmen, Radfahren, Skilanglauf). Damit bauen Sie Übergewicht ab, und gleichzeitig sinkt der Blutdruck.
- Geben Sie das Rauchen auf.
- „Gehirn-Jogging" in Form von spielerischen Konzentrationsübungen und Rätsellösen kann dazu beitragen, dass die Leistungsfähigkeit des Gehirns auch im hohen Alter möglichst lange erhalten bleibt.
- Da Stress bei einer bestehenden Arteriosklerose das Risiko für Herzinfarkt und Schlaganfall steigert, sollten Sie darauf achten, sich ausreichend zu entspannen.

Weitere Hinweise finden Sie in den Abschnitten „Erhöhte Blutfette" (→ Seite 634) und „Hoher Blutdruck" (→ Seite 687).

Nichtmedikamentöse Maßnahmen

Alles, was Durchblutungsstörungen vorbeugt, ist auch ratsam, wenn bereits Ablagerungen in den Blutgefäßen vorhanden sind. Das gilt insbesondere für das Rauchen. Sie müssen es unbedingt aufgeben. Darüber hinaus sind folgende Maßnahmen sinnvoll:

- Im Stadium II der PAVK ist ein konsequentes Gehtraining unverzichtbar, siehe „Das Gehtraining bei PAVK" (→ Seite 616). Die Frage, ob ein Gehtraining auch schon im Stadium I als wichtige Behandlungsmaßnahme eingesetzt werden soll, wurde bisher in klinischen Untersuchungen noch nicht ausreichend beantwortet. Regelmäßige Bewegung ist aber in jedem Fall eine der wichtigsten Maßnahmen.

Das Gehtraining bei PAVK

Neben der Behandlung zusätzlicher Erkrankungen oder Risikofaktoren (siehe Abschnitt „Nichtmedikamentöse Maßnahmen") ist im Stadium II der PAVK ein tägliches Gehtraining besonders wichtig. Obwohl methodisch hochwertige Studien bislang fehlen, die den Nutzen eines Gehtrainings hieb- und stichfest belegen, steht nicht infrage, dass ein regelmäßiges Gehtraining bei einer PAVK mit Claudicatio intermittens die Gehstrecke insgesamt und – wichtiger noch – die schmerzfreie Gehstrecke verlängern kann. Dabei kommt es auf Ihre Initiative an: Je konsequenter Sie täglich gehen, desto wirksamer ist das Training. Der Effekt besteht darin, dass sich durch den erhöhten Sauerstoffbedarf der Muskulatur beim Gehen Umgehungsblutgefäße (Kollateralen) ausbilden, durch die sich die Durchblutung ver-

bessert. Damit dieser Effekt eintreten kann, müssen Sie aber wirklich täglich trainieren, sonst ist der Anreiz für den Körper zu schwach. Am besten lernen Sie das richtige Gehen in einer speziellen Trainingsgruppe.
Das Training besteht darin, dass Sie in möglichst raschem Tempo gehen (etwa 90 bis 120 Schritte pro Minute), und zwar so lange, bis die Schmerzen in den Beinen Sie zwingen, stehen zu bleiben. Nach Abklingen der Schmerzen gehen Sie weiter, bis diese erneut einsetzen. Das Ganze wiederholen Sie 20 bis 30 Minuten lang. Diese Übung absolvieren Sie zwei- bis dreimal täglich, sodass Sie insgesamt auf eine Trainingszeit von einer Stunde kommen.
Dieses Gehtraining ist wichtiger als alle anderen Therapiemaßnahmen und durch keine Sportart zu ersetzen. Schwimmen oder Radfahren beispielsweise kann die Durchblutung in den Beinen nicht wesentlich steigern. Je mehr Sie laufen, desto besser. In vielen Orten gibt es mittlerweile Gefäßsportgruppen – erkundigen Sie sich beim Arzt danach.
In manchen Fällen ist ein Gehtraining aufgrund von Begleiterkrankungen jedoch schwierig: Im Rahmen einer Herzschwäche kann beim Laufen Atemnot auftreten, bei schwerer Arthritis oder Arthrose fällt das Gehen oft schwer, bei neurologischen Störungen wie multipler Sklerose oder bei Parkinsonkrankheit ist an ein Gehtraining ebenfalls nicht zu denken.
Wenn die schmerzfreie Gehstrecke weniger als 200 Meter beträgt und die Claudicatio tatsächlich Folge einer PAVK ist, wenn keine Herzschwäche besteht und andere Therapien wie Aufdehnen der Engstellen in den Gefäßen mit Stent-Einlage oder Einsatz von künstlichen Adern nicht möglich sind – dann erst kommen als unterstützende Maßnahme durchblutungsfördernde Medikamente infrage, z. B. Naftidrofuryl (→ Seite 619).

- Wenn Sie Diabetes haben, sollten Sie darauf achten, dass der Blutzucker möglichst gut reguliert wird.
- Der Blutdruck sollte nicht über 140/90 mm Hg liegen.
- Verstopfte Arterien in Hals, Becken und Beinen können durch künstliche Adern ersetzt werden.
- Engstellen in den Arterien lassen sich mit einem Ballonkatheter mechanisch aufdehnen (Ballondilatation) oder operativ entfernen. Langstreckige harte Ablagerungen in den Beinarterien können auch mit Minifräsen abgeraspelt werden. Anschließend wird oft ein Stent eingesetzt. Stents sind feinmaschige Gewebe, zum Beispiel aus sehr feinem Drahtgeflecht, die die Blutgefäße auskleiden und somit offen halten.
- Zu hohe Homozysteinspiegel im Blut lassen sich senken, wenn Sie darauf achten, dass Ihre Nahrung viel Vitamin B_6, B_{12} und Folsäure enthält. Reich an Folsäure sind dunkelgrüne Blattgemüse (z. B. Spinat, Mangold) und weiße Bohnen, viel Vitamin B steckt in Vollkornprodukten und allen Kohlsorten.
- Wenn aufgrund der schlechten Durchblutung bestimmte Gliedmaßen (z. B. die Zehen) trotz Ballondilatation, operativer Eingriffe und eventuell einer medikamentösen Therapie mit Prostaglandinen absterben, bleibt nur die Amputation, weil von den abgestorbenen Gewebeteilen lebensbedrohliche Infektionen ausgehen können. Die Prostaglandin-Therapie wird hier nicht näher besprochen, weil diese Wirkstoffe nicht zu den 2 500 meistverordneten Arzneimitteln gehören. Siehe hierzu auch „Auswahl der Mittel" (→ Seite 23).

Behandlung mit Medikamenten

Ziel der Behandlung aller Formen von arteriellen Durchblutungsstörungen ist es, die Blutversorgung vor Ort (also z. B. in Becken und Beinen) zu verbessern, vor allem aber geht es darum, Herzinfarkt und Schlaganfall vorzubeugen. Denn wenn die Durchblutung in maßgeblichen Teilen des Körpers gestört ist, ist auch die Blutversorgung der lebenswichtigen Organe nicht mehr ausreichend gewährleistet.
Bei allen arteriellen Durchblutungsstörungen sind die Wirkstoffe Azetylsalizylsäure und Clopidogrel aus der Gruppe der Thrombozytenfunktionshemmer (→ Seite 622) geeignet, um zu verhindern, dass Blutplättchen (Thrombozyten) verkleben und sich Blutgerinnsel bilden. Auch lässt sich mit diesen Wirkstoffen das Risiko für einen Herzinfarkt oder Schlaganfall verringern.
Der Wirkstoff Tiklopidin ist in den obengenannten Fällen aufgrund seiner möglichen unerwünschten Wirkungen mit Einschränkung geeignet und kommt nur infrage, wenn ASS und Clopidogrel nicht angewendet werden können.
Die Kombination aus zwei Thrombozytenfunktionshemmern (→ Seite 627) ist mit Einschränkung geeignet, um vorübergehende Durchblutungsstörungen im Gehirn (TIAs) zu vermeiden oder einem erneuten Schlaganfall vorzubeugen. Ob die fixe Kombination der Wirkstoffe besser wirkt als die einzelnen Substanzen, ist noch nicht ausreichend nachgewiesen.
Naftidrofuryl (→ Seite 619) ist zur Behandlung peripherer arterieller Durchblutungsstörungen im Sta-

dium II (Claudicatio intermittens) mit Einschränkung geeignet. Die bisherigen Studien reichen nicht aus, um den Stellenwert des Wirkstoffs bei der Behandlung der PAVK abschließend zu bewerten. Bei allen anderen vom Hersteller beanspruchten Durchblutungsstörungen im Gehirn, Ohr oder Auge ist das Mittel wenig geeignet, weil die therapeutische Wirksamkeit nicht ausreichend nachgewiesen ist.
Alle anderen Wirkstoffe sind bei arteriellen Durchblutungsstörungen wenig geeignet, weil ihre therapeutische Wirksamkeit nicht ausreichend nachgewiesen ist. Das gilt sowohl für Buflomedil (→ Seite 618), Cyclandelat (→ Seite 619), Dihydroergotoxin, Moxaverin und Pentoxifyllin (→ Seite 620) als auch für das pflanzliche Mittel Ginkgo (→ Seite 626). Rezeptfrei erhältliche Präparate mit Ginkgo-Extrakt sind bei arteriellen Durchblutungsstörungen nicht zulasten der gesetzlichen Krankenversicherung erstattungsfähig, sondern nur bei Demenzerkrankungen.

Neue Medikamente

Am 1. Januar 2007 wurde mit Cilostazol (Handelsname: *Pletal*) ein neuer Wirkstoff zur Behandlung der PAVK zugelassen. Er kann eingesetzt werden, wenn die Beine in Ruhe noch nicht schmerzen und keine Anzeichen von Gewebezerstörungen (Nekrosen) an Fuß oder Bein bestehen (Stadium II der PAVK). Cilostazol erweitert die Blutgefäße, hemmt das Zusammenkleben der Blutplättchen und erhöht die Kontraktionskraft des Herzens. Über welchen spezifischen Mechanismus diese Wirkungen erzielt werden, ist noch unklar. Häufige unerwünschte Wirkungen sind Kopfschmerzen, Durchfall, Herzklopfen und Schwindel sowie Blutungen (bei 7 von 100 Behandelten).
Die schmerzfreie Gehstrecke kann sich aufgrund einer Behandlung mit Cilostazol um das Anderthalbfache verbessern. Nicht bekannt ist, ob das Mittel ebenso wirksam ist, wenn es zusätzlich zu einem Gehtraining gegeben wird, und ob es auch das Risiko für Herzinfarkt und Schlaganfall senkt. Solange hierzu keine eindeutigen Daten vorliegen, sollte eine PAVK mit Claudicatio intermittens auf jeden Fall mit Azetylsalizylsäure oder Clopidogrel aus der Gruppe der Thrombozytenfunktionshemmer (→ Seite 622) behandelt werden.

Buflomedil

Bufedil, Defluina peri

Buflomedil soll die Gefäße erweitern, die Klebrigkeit der Blutplättchen vermindern und die Fließeigenschaften des Blutes verbessern. Zwar zeigen einige wenige Studien, dass sich die Gehstrecke bei PAVK vorübergehend etwas verbessert. Es fehlen aber aussagekräftige Daten, die beweisen, dass dieser Effekt auch nach drei Monaten noch besteht. Die therapeutische Wirksamkeit gilt daher als nicht ausreichend nachgewiesen. Buflomedil ist zur Behandlung arterieller Durchblutungsstörungen wenig geeignet.
In Frankreich wurden Ende November 2006 sämtliche Buflomedil-haltigen Mittel mit Dosierungen von 300 mg aus dem Markt zurückgezogen, da bei gewollten aber auch ungewollten Überdosierungen schwerwiegende unerwünschte Wirkungen auf das Gehirn (Krampfanfälle) und das Herz (Herzrhythmusstörungen einschließlich Herzstillstand) vorkommen können.

Anwendung

Gemäß Beipackzettel nehmen Sie das Mittel drei- bis viermal täglich, Retardtabletten mit verzögerter Wirkstofffreisetzung nur einmal täglich ein.

Achtung

Gegenanzeigen

Unter folgenden Bedingungen dürfen Sie Buflomedil nicht anwenden:

- Sie haben eine akute Herzschwäche.
- Sie haben einen akuten Herzinfarkt.
- Sie bluten aus einer Arterie.
- Ihr Blutdruck liegt unter 90 mm Hg für den ersten Wert (systolisch).
- Sie hatten vor kurzem einen Schlaganfall.

Wechselwirkungen mit Medikamenten

Wenn Sie noch andere Medikamente nehmen, ist zu beachten, dass Buflomedil die Wirkung aller Mittel, die die Blutgefäße erweitern oder den Blutdruck senken (z. B. ACE-Hemmer, Betablocker, Kalziumantagonisten), verstärkt. Der Blutdruck kann dann zu stark abfallen.

Unerwünschte Wirkungen

▶ **Keine Maßnahmen erforderlich**

Es können Übelkeit, Magendrücken, Durchfall und Kopfschmerzen (bei mehr als 1 von 100 Behandelten) auftreten.

▶ **Muss beobachtet werden**

Wenn die Haut sich verstärkt rötet und juckt, reagieren Sie vermutlich allergisch auf das Mittel. Bei solchen Hauterscheinungen (→ Seite 14) sollten Sie einen Arzt aufsuchen.
Bei hoher Dosierung kann es vorkommen, dass der Blutdruck beim Aufstehen aus dem Sitzen oder Liegen kurzfristig stark absinkt und Schwindelanfälle, Übelkeit oder eine kurze Ohnmacht

auftreten. Sie sollten solche Lageveränderungen deshalb immer nur langsam und nicht abrupt vornehmen. Auch ein Anstieg der Pulsfrequenz ist möglich. Sind die Beschwerden im Alltag sehr beeinträchtigend, sollten Sie mit dem Arzt sprechen.

- **Sofort zum Arzt**

  Bei sehr hoher Dosierung kann es zu epileptischen Anfällen kommen. In solchen Fällen muss sofort ein Arzt gerufen werden.

  Nehmen Juckreiz und Hautausschlag zu und treten zusätzlich Herzrasen, Atemnot, Schwäche und Schwindel auf, müssen Sie unverzüglich den Notarzt rufen (Telefon 112), weil es sich um eine lebensbedrohliche Allergie (→ Seite 14) handeln kann.

Hinweise

Für Schwangerschaft und Stillzeit

In Tierversuchen gab es Hinweise, dass das Ungeborene bei hoher Dosierung absterben kann. Für den Menschen ließ sich das bisher nicht bestätigen. Sicherheitshalber sollten Sie das Mittel aber in der Schwangerschaft nicht einnehmen.

Erfahrungen zur Anwendung bei stillenden Frauen fehlen. Das Mittel sollte daher in dieser Zeit nur nach sorgfältigem Abwägen von Risiko und Nutzen eingesetzt werden.

Cyclandelat

Natil

Cyclandelat wirkt entspannend auf die Muskulatur der Blutgefäße und soll dadurch die Arterien erweitern. Außerdem soll es die Fließeigenschaften des Blutes verbessern. Dies ist jedoch in aussagekräftigen klinischen Studien nicht ausreichend nachgewiesen, das Mittel gilt deshalb als „wenig geeignet".

Anwendung

Gemäß Beipackzettel nehmen Sie die Kapseln anfangs drei- bis viermal, in schweren Fällen auch fünfmal täglich ein, später genügt meist zwei- bis dreimal täglich eine Kapsel.

Wenn Sie das Mittel nach den Mahlzeiten einnehmen, können Sie unerwünschte Wirkungen wie Erbrechen, Übelkeit und Sodbrennen vermeiden.

Achtung

Gegenanzeigen

Wenn Sie gerade einen Schlaganfall erlitten haben, dürfen Sie Cyclandelat nicht anwenden.

Unerwünschte Wirkungen

- **Keine Maßnahmen erforderlich**

  Bei sehr hohen Dosierungen können Missempfindungen wie Kribbeln und Prickeln auftreten, ebenso eine vorübergehende Gesichtsrötung und leichte Übelkeit.

- **Muss beobachtet werden**

  Wenn die Haut sich verstärkt rötet und juckt, reagieren Sie vermutlich allergisch auf das Mittel. Bei solchen Hauterscheinungen (→ Seite 14) sollten Sie einen Arzt aufsuchen.

Hinweise

Für Schwangerschaft und Stillzeit

Mangels Erfahrungen sollten Sie Cyclandelat nicht anwenden. Da das Mittel ohnehin als „wenig geeignet" bewertet wird, sollten Sie darauf verzichten.

Naftidrofuryl

Dusodril, Nafti-CT, Naftilong, Nafti-ratiopharm

Naftidrofuryl ist ein stark gefäßerweiterndes Mittel, das zusätzlich die Klebrigkeit der Blutplättchen verringern soll. Der Wirkstoff wird auch bei Durchblutungsstörungen im Auge (Nachlassen der Sehschärfe) und des Innenohrs (Hörsturz) sowie bei Menière-Krankheit angewendet.

Trotz einer Vielzahl von Studien zur Behandlung von peripheren arteriellen Durchblutungsstörungen mit Naftidrofuryl ist die therapeutische Wirksamkeit des Wirkstoffs noch nicht ausreichend nachgewiesen. Bisher ist lediglich eine Studie veröffentlicht, nach der der Wirkstoff bei PAVK mit Schmerzen beim Gehen (Claudicatio intermittens) die Gehstrecke ähnlich verbessern kann wie ein Gehtraining. Allerdings wurde der Wirkstoff nicht direkt mit einem Gehtraining verglichen. Weitere Studien sind nötig, um diese ersten Ergebnisse zu bestätigen und somit den therapeutischen Stellenwert des Wirkstoffs abschließend bewerten zu können. Der Wirkstoff ist mit Einschränkung geeignet bei peripheren arteriellen Durchblutungsstörungen in den Beinen, wenn eine Claudicatio intermittens vorliegt.

Anwendung

Sie nehmen das Mittel dreimal täglich ein, jedoch nicht länger als drei Monate ohne Unterbrechung. Danach sollte der Arzt entscheiden, ob die Behandlung weiter fortgesetzt werden sollte.

Da das Mittel den Herzrhythmus beeinträchtigen kann, sollte der Arzt vor der Behandlung mithilfe eines Elektrokardiogramms (EKG) kontrollieren, ob Herzrhythmusstörungen bestehen.

Achtung

Gegenanzeigen

Unter folgenden Bedingungen dürfen Sie Naftidrofuryl nicht anwenden:

- Sie haben einen akuten Herzinfarkt.
- Sie leiden an einer akuten Herzschwäche.
- Sie haben schwere Erregungsüberleitungsstörungen im Herzen.
- Sie leiden an schwerer Angina Pectoris.
- Sie bluten aus einer Arterie.
- Ihr Blutdruck ist sehr niedrig, und Ihnen wird deshalb oft schwindelig.
- Sie hatten vor kurzem einen Schlaganfall mit Einblutungen ins Gehirn.

Wenn Sie zu Krampfanfällen im Gehirn neigen, muss der Arzt Risiken und Nutzen besonders sorgfältig überprüfen.

Wechselwirkungen mit Medikamenten

Wenn Sie noch andere Medikamente nehmen, ist zu beachten, dass Naftidrofuryl die Wirkung von Betablockern (bei hohem Blutdruck) verstärken kann.

► **Unbedingt beachten**

Naftidrofuryl verstärkt die Wirkung von blutzuckersenkenden Mitteln (bei Typ-2-Diabetes). Wenn Sie beide Mittel gleichzeitig einnehmen, sollten Sie den Blutzucker häufiger kontrollieren und in Absprache mit dem Arzt gegebenenfalls die Dosis der Medikamente anpassen. Näheres hierzu lesen Sie unter „Mittel zur Blutzuckersenkung: verstärkte Wirkung“ (→ Seite 11).

Auch die Wirkung von Antiarrhythmika (bei Herzrhythmusstörungen) kann verstärkt sein. Näheres hierzu lesen Sie unter „Mittel bei Herzrhythmusstörungen: verstärkte Wirkung“ (→ Seite 12).

Unerwünschte Wirkungen

► **Keine Maßnahmen erforderlich**

In einigen Fällen kann eine vorübergehende Gesichtsrötung auftreten.

► **Muss beobachtet werden**

Gelegentlich kommt es vor, dass beim Aufstehen aus dem Sitzen oder Liegen der Blutdruck kurzfristig stark absinkt und Schwindelanfälle, Übelkeit oder eine kurze Ohnmacht auftreten. Sie sollten solche Lageveränderungen deshalb immer nur langsam und nicht abrupt vornehmen. Sind die Beschwerden im Alltag sehr beeinträchtigend, sollten Sie mit dem Arzt sprechen.

Schwindelgefühle können auch in anderen Situationen auftreten. Sind sie sehr störend, sollten Sie ebenfalls den Arzt aufsuchen und besprechen, ob Sie das Mittel weiterhin einnehmen sollen.

Wenn sich vermehrt Flüssigkeit im Gewebe einlagert und die Beine anschwellen oder wenn sich bereits vorhandene Ödeme verschlimmern, sollten Sie einen Arzt aufsuchen.

Wenn die Haut sich verstärkt rötet und juckt, reagieren Sie vermutlich allergisch auf das Mittel. Bei solchen Hauterscheinungen (→ Seite 14) sollten Sie einen Arzt aufsuchen.

► **Sofort zum Arzt**

Gelegentlich können Angina-Pectoris-Anfälle auftreten, wenn eine Erkrankung der Herzkranzgefäße vorliegt. Anzeichen dafür sind Schmerzen hinter dem Brustbein, die in Kopf, Rücken, Arme und Bauch ausstrahlen können, sich bei Belastung verstärken und in Ruhe nachlassen. Wenn solche Beschwerden erstmals bei Ihnen auftreten, sollten Sie möglichst umgehend einen Arzt aufsuchen. Dies gilt auch, wenn Sie bereits Angina Pectoris haben und die Anfälle unter der Einnahme des Mittels häufiger auftreten oder länger andauern.

In Einzelfällen können Herzrhythmusstörungen (→ Seite 16) auftreten. Sie bleiben oft unbemerkt und können vom Arzt nur im EKG festgestellt werden. Kommt es wiederholt zu störendem oder unangenehmem Herzstolpern (Extrasystolen) oder unregelmäßigem Herzschlag, sollten Sie sich innerhalb von 24 Stunden an den behandelnden Arzt wenden. Ist das Herz bereits in seiner Funktion beeinträchtigt, sollten Sie umgehend den Arzt aufsuchen. Die Rhythmusstörungen können auch von Schwindel, Ohnmacht oder Krampfanfällen begleitet sein. Auch dann ist sofortiges ärztliches Eingreifen erforderlich.

Hinweise

Für Schwangerschaft und Stillzeit

Mangels Erfahrungen sollten Sie das Mittel nicht anwenden.

Pentoxifyllin

Claudicat, Pentohexal, PENTO-PUREN, Pentox-CT, Pentoxifyllin AL, Pentoxifyllin-ratiopharm, Rentylin, Trental

Pentoxifyllin soll die Fließeigenschaften des Blutes verbessern und die roten Blutkörperchen leichter verformbar machen. Außerdem soll es die Wirkung körpereigener Prostazykline verstärken. Diese erweitern die Blutgefäße und verhindern, dass Blutplättchen miteinander verkleben. In der Folge soll sich die schmerzfreie Gehstrecke verlängern.

1996 wurden elf klinische Studien mit Pentoxifyllin ausgewertet. Sie ergaben, dass die Mittel die schmerzfreie Gehstrecke bei PAVK-Kranken, die zwischen 50 und 200 Meter ohne Schmerzen gehen konnten, im Vergleich zu Scheinmedikamenten um 30 Meter verlängerten. Dieser Effekt war in den ersten acht Anwendungswochen nachweisbar. Er lässt sich jedoch ebenso gut mit einem Gehtraining erreichen, wenn nicht sogar übertreffen. Andere Studien konnten diese Effekte zudem nicht bestätigen. Die therapeutische Wirksamkeit ist damit nicht ausreichend nachgewiesen. Den Verlauf der Krankheit kann Pentoxifyllin nicht beeinflussen und gilt deshalb zur Therapie einer PAVK mit Schmerzen beim Gehen (Claudicatio intermittens) als „wenig geeignet".

Anwendung

Gemäß Beipackzettel nehmen Sie die Mittel mehrmals täglich ein, insgesamt wird eine tägliche Dosis von 1 200 Milligramm Pentoxifyllin empfohlen. Wenn Ihre Nieren eingeschränkt arbeiten, sollte der Arzt die Dosis verringern.

Wegen des Risikos einer Gallestauung sollte der Arzt die Leberwerte zu Beginn der Behandlung, nach ein bis zwei Monaten und im Verlauf der Therapie ein- bis zweimal jährlich kontrollieren.

Achtung

Gegenanzeigen

Unter folgenden Bedingungen dürfen Sie Pentoxifyllin nicht anwenden:

- Sie hatten (innerhalb der zurückliegenden sechs Monate) einen Herzinfarkt.
- Sie haben frische Wunden oder hatten innere Blutungen.
- Sie haben Netzhautblutungen.
- Sie haben Geschwüre im Magen-Darm-Bereich.

Unter folgenden Bedingungen muss der Arzt Risiken und Nutzen besonders sorgfältig abwägen:

- Sie haben schwere Herzrhythmusstörungen.
- Sie haben hohen Blutdruck.
- Ihre Herzkranzgefäße sind stark verkalkt.

Wechselwirkungen mit Medikamenten

Wenn Sie noch andere Medikamente nehmen, ist zu beachten:

- Pentoxifyllin verstärkt die Wirkung von blutdrucksenkenden Mitteln (ACE-Hemmer, Betablocker, Diuretika, Kalziumantagonisten).
- Pentoxifyllin erhöht die Konzentration von Theophyllin im Blut. Wenn Sie dieses Medikament einnehmen, um Asthma zu behandeln, muss der Arzt die Dosis von Theophyllin anhand von Blutspiegelkontrollen neu einstellen.

▶ **Unbedingt beachten**

Pentoxifyllin verstärkt die Wirkung von Insulin und blutzuckersenkenden Tabletten mit Sulfonylharnstoffen (bei Typ-1- und Typ-2-Diabetes). Wenn Sie die Mittel gleichzeitig einnehmen, sollten Sie den Blutzucker häufiger kontrollieren und in Absprache mit dem Arzt gegebenenfalls die Dosis der Medikamente anpassen. Näheres hierzu lesen Sie unter „Mittel zur Blutzuckersenkung: verstärkte Wirkung" (→ Seite 11).

Pentoxifyllin kann die Wirkung von gerinnungshemmenden Mitteln wie Warfarin oder Phenprocoumon (bei erhöhter Thrombosegefahr) verstärken, sodass leichter Blutungen auftreten. Näheres hierzu lesen Sie unter „Mittel zur Blutverdünnung: verstärkte Wirkung" (→ Seite 11).

Unerwünschte Wirkungen

▶ **Keine Maßnahmen erforderlich**

Bei mehr als 1 von 100 Behandelten kommt es zu Magen-Darm-Beschwerden wie Übelkeit, Erbrechen, Durchfall, Völlegefühl, Magendrücken.

Gelegentlich rötet sich das Gesicht, begleitet von Hitzewallungen (Flush).

▶ **Muss beobachtet werden**

Gelegentlich kommt es vor, dass beim Aufstehen aus dem Sitzen oder Liegen der Blutdruck kurzfristig stark absinkt und Schwindelanfälle, Übelkeit oder eine kurze Ohnmacht auftreten. Sie sollten solche Lageveränderungen deshalb immer nur langsam und nicht abrupt vornehmen. Sind die Beschwerden im Alltag sehr beeinträchtigend, sollten Sie mit dem Arzt sprechen.

Schwindelgefühle (→ Seite 15) können bei etwa 2 von 100 Behandelten auch in anderen Situationen auftreten. Sind sie sehr störend, sollten Sie innerhalb von ein bis drei Tagen den Arzt aufsuchen und besprechen, ob Sie das Mittel weiterhin einnehmen sollen.

Wenn die Haut sich verstärkt rötet und juckt, reagieren Sie vermutlich allergisch auf das Mittel. Bei solchen Hauterscheinungen (→ Seite 14) sollten Sie einen Arzt aufsuchen.

▶ **Sofort zum Arzt**

In Einzelfällen können sehr heftige Unverträglichkeitsreaktionen vorkommen. Anzeichen dafür sind neben Hautausschlag mit starkem Juckreiz auch Herzrasen, Atemnot, Schwäche und

Schwindel. Dann müssen Sie das Mittel sofort absetzen und unverzüglich den Notarzt rufen (Telefon 112), weil es sich um eine lebensbedrohliche Allergie (→ Seite 14) handeln kann. Eine solche anaphylaktische Reaktion ist bisher vorwiegend beobachtet worden, wenn Pentoxifyllin gespritzt oder infundiert wurde. Es kann aber nicht ausgeschlossen werden, dass sie auch bei der Einnahme von Tabletten auftritt.

Wenn punktförmige Blutungen in der Haut auftreten, kann das darauf beruhen, dass die Anzahl der Blutplättchen (Thrombozyten) gesunken ist. Zeigen sich solche Hautveränderungen, müssen Sie möglichst rasch einen Arzt aufsuchen.

Bei 1 bis 10 von 1 000 Behandelten können Angina-Pectoris-Anfälle auftreten. Anzeichen dafür sind Schmerzen hinter dem Brustbein, die in Kopf, Rücken, Arme und Bauch ausstrahlen können, sich bei Belastung verstärken und in Ruhe nachlassen. Wenn solche Beschwerden erstmals bei Ihnen auftreten, sollten Sie möglichst umgehend einen Arzt aufsuchen. Dies gilt auch, wenn Sie bereits Angina Pectoris haben und die Anfälle unter der Einnahme des Mittels häufiger auftreten oder länger andauern.

In Einzelfällen kann es zu inneren Blutungen (im Magen-Darm-Bereich, im Gehirn oder im Auge) kommen. Treten unter der Behandlung Sehstörungen auf, sollten Sie sofort einen Arzt aufsuchen.

In Einzelfällen können Herzrhythmusstörungen (→ Seite 16) auftreten. Sie bleiben oft unbemerkt und können vom Arzt nur im EKG festgestellt werden. Kommt es wiederholt zu störendem oder unangenehmem Herzstolpern (Extrasystolen) oder unregelmäßigem Herzschlag, sollten Sie sich innerhalb von 24 Stunden an den behandelnden Arzt wenden. Ist das Herz bereits in seiner Funktion beeinträchtigt, sollten Sie umgehend den Arzt aufsuchen. Die Rhythmusstörungen können auch von Schwindel, Ohnmacht oder Krampfanfällen begleitet sein. Auch dann ist sofortiges ärztliches Eingreifen erforderlich.

Die Galle kann sich stauen. Der Arzt erkennt das, wenn er wie angegeben die Leberwerte regelmäßig kontrolliert. Tritt eine Gelbsucht auf (Gelbfärbung der Haut und der Augen, Juckreiz am ganzen Körper), sollten Sie sofort einen Arzt aufsuchen.

HINWEISE

Für Schwangerschaft und Stillzeit

In einer Untersuchungsserie mit 34 Schwangeren, die Pentoxifyllin einnahmen, war die Rate an Fehlbildungen beim Ungeborenen höher als erwartet. Auch wenn der Zusammenhang nicht ganz gesichert ist, sollten Sie den Wirkstoff in der Schwangerschaft nicht anwenden, zumal der zu erwartende Nutzen ohnehin gering ist.

Pentoxifyllin geht in die Muttermilch über. Sie sollten den Wirkstoff in der Stillzeit nicht einnehmen, da unklar ist, wie es sich auf den Säugling auswirkt.

Thrombozytenfunktionshemmer

Azetylsalizylsäure

Aspirin protect, ASS AL, ASS-CT, ASS-ISIS, ASS-ratiopharm TAH, ASS Sandoz, Godamed, HerzASS-ratiopharm

Clopidogrel

ISCOVER, Plavix

Tiklopidin

Ticlopidin-ratiopharm, Tiklyd

Azetylsalizylsäure, abgekürzt ASS, lindert Schmerzen, behindert aber auch die Bildung der körpereigenen Substanz Thromboxan A_2. Diese ist verantwortlich für die Klebrigkeit der Blutplättchen (Thrombozyten). Ist zu viel Thromboxan A vorhanden, verklumpen die Blutplättchen leicht miteinander. Diese Thrombozytenaggregation spielt bei arteriellen Durchblutungsstörungen eine wichtige Rolle. Wird weniger Thromboxan gebildet, haften die Blutplättchen schlechter aneinander und verkleben weniger mit Ablagerungen an den Wänden der Blutgefäße, es bilden sich seltener Gerinnsel. Bereits vorhandene Ablagerungen lassen sich damit jedoch nicht beeinflussen.

ASS kann bei Personen, bei denen sich bereits ein Herzinfarkt oder ein Schlaganfall ereignet hat, einem weiteren solchen Ereignis vorbeugen. Auch lässt sich damit verhindern, dass sich mit einem Ballonkatheter aufgedehnte Blutgefäße oder die im Rahmen einer Bypassoperation angelegten Umgehungsadern erneut verschließen. Für diese Behandlungsziele ist ASS geeignet.

Ob eine Einnahme von ASS auch vor einem ersten Herzinfarkt oder Schlaganfall nützlich ist, ist nicht eindeutig erwiesen. Eine solche Behandlung erscheint vor allem bei Personen mit einem erhöhten Risiko für Herz-Kreislauf-Erkrankungen, wie beispielsweise hohem Blutdruck oder Diabetes, sinnvoll, und einige Studien legen auch nahe, dass die Einnahme von ASS in niedriger Dosierung vor einem Herzinfarkt oder Schlaganfall schützen kann. Personen mit solchen Zusatzerkrankungen sind zwar stärker gefährdet als Gesunde, einen Herzinfarkt oder Schlaganfall zu erleiden, das Risiko ist aber dennoch relativ gering. Dem zu erwartenden Nutzen stehen zudem nicht unerhebliche Risiken, vor allem die Gefahr von inneren Blutungen, gegenüber. Auch müssten sehr viele Menschen (bei Personen mit nur gering erhöhtem Risiko für Herz-Kreislauf-Erkrankungen über 300) sehr lange Zeit (über sechs Jahre lang) vorsorglich ASS einnehmen, um einen einzigen vor einem Herzinfarkt oder Schlagfall zu bewahren. Solange die Datenlage nicht eindeutiger ist, kann die vorbeugende Einnahme von ASS bei geringem Grundrisiko nicht empfohlen werden.

Clopidogrel behindert das Verkleben der Blutplättchen ebenso wie ASS, aber auf andere Weise. Wie ASS so ist auch Clopidogrel geeignet, einem zweiten Herzinfarkt oder Schlaganfall vorzubeugen, wenn sich bereits einer ereignet hat, sowie Bypässe und aufgedehnte Blutgefäße in Becken und Beinen (im Rahmen einer PAVK) offen zu halten.

Die kombinierte Gabe von ASS und Clopidogrel ist nur angezeigt, wenn die Durchblutung in den Herzkranzgefäßen so gestört ist, dass schon in Ruhe Beschwerden auftreten (Engegefühl in der Brust, Atemnot, Schmerzen im Brustkorb). Bei einem solchen „akuten Koronarsyndrom" ist es nötig, die verengten Blutgefäße möglichst unverzüglich mit einem Ballonkatheter aufzudehnen und mit einem Stent durchgängig zu halten. Vor und noch weitere zwei bis vier Wochen (wenn kein Stent eingelegt wird, bis zu einem Jahr) nach einem solchen Eingriff kann eine solche Kombinationstherapie sinnvoll sein. Um in der Folgezeit einem Herzinfarkt oder Schlaganfall vorzubeugen, genügt dann die alleinige Gabe von ASS in niedriger Dosierung.

Tiklopidin hemmt die Bindung von Adenosindiphosphat (ADP) an die Plättchenoberfläche und blockiert zusätzlich eine Substanz, den „von-Willebrand-Faktor", die ebenso die Klebrigkeit der Blutplättchen erhöht. Da Tiklopidin nicht besser wirkt als ASS und Clopidogrel, aber die Blutzellen schädigen kann (siehe auch „Unerwünschte Wirkungen" → Seite 625), sollte es nur eingesetzt werden, wenn ASS und Clopidogrel nicht anwendbar sind, und gilt deshalb als „mit Einschränkung geeignet".

Azetylsalizylsäure: Wird niedrigdosierte ASS bei Personen mit einem erhöhten Risiko für Herz-Kreislauf-Erkrankungen eingesetzt, um einem erneuten Herzinfarkt oder Schlaganfall vorzubeugen, deuten neue Studienergebnisse darauf hin, dass Männer und Frauen womöglich unterschiedlich auf das Arzneimittel reagieren: So treten bei Frauen vor allem weniger Schlaganfälle auf, bei Männern verringert sich eher die Anzahl der Herzinfarkte. Bei beiden Geschlechtern gleichermaßen treten vermehrt unerwünschte Blutungen auf. Ob hier tatsächlich eine geschlechtsspezifische Wirkung vorliegt, müssen weitere Untersuchungen erst noch bestätigen. Bis dahin lassen sich aus dieser Beobachtung noch keine Empfehlungen für die therapeutische Praxis ableiten.

ANWENDUNG

Sie nehmen täglich 75 bis 300 Milligramm (in der Regel 100 Milligramm) Azetylsalizylsäure ein. Die Wirkung tritt sehr schnell – bereits nach 30 bis 60 Minuten – ein.

Von Clopidogrel nehmen Sie einmal täglich 75 Milligramm unabhängig von den Mahlzeiten, von Tiklopidin zweimal täglich eine Tablette zu je 250 Milligramm zum Essen ein. Es dauert etwa drei bis sieben Tage, bis Clopidogrel und Tiklopidin ihre volle Wirkung entfaltet haben.

Die gerinnungshemmende Wirkung hält nach dem Absetzen der Mittel noch ein bis zwei Wochen an.

Tiklopidin: Wegen des Risikos einer Blutbildungsstörung sollte der Arzt vor Beginn der Behandlung sowie in den ersten drei Anwendungsmonaten alle 14 Tage das Blutbild prüfen.

ACHTUNG

Vor einer geplanten Operation oder einem zahnärztlichen Eingriff sollten diese Mittel eventuell abgesetzt werden, nehmen Sie daher in jedem Fall Rücksprache mit Ihrem Arzt.

ASS, Clopidogrel: Wegen des Risikos für Magen- und Zwölffingerdarmgeschwüre sollten Personen, bei denen ein erhöhtes Risiko für solche Geschwüre besteht, beide Mittel nur in Kombination mit Präparaten einnehmen, die die Säureproduktion im Magen bremsen. Siehe auch Protonenpumpenhemmer (→ Seite 313).

Gegenanzeigen

Unter folgenden Bedingungen dürfen Sie die Mittel nicht anwenden:

Azetylsalizylsäure:
- Sie haben oder hatten ein Magen- oder Zwölffingerdarmgeschwür.
- Sie neigen aufgrund einer Veranlagung oder Krankheit zu Blutungen oder Sie nehmen gerinnungshemmende Medikamente (bei erhöhter Thrombosegefahr) ein.

Unter folgenden Bedingungen sollte der Arzt Risiken und Nutzen der Anwendung von ASS sorgfältig abwägen:
- Die Nieren sind schwer geschädigt.
- Die Funktion Ihrer Leber ist erheblich gestört.
- Sie haben Bronchialasthma oder Nasenpolypen oder neigen zu Allergien.

Clopidogrel:
- Ihre Leberfunktion ist stark beeinträchtigt.
- Sie haben akute Blutungen, zum Beispiel ein Magen- oder Zwölffingerdarmgeschwür oder Blutungen im Gehirn.

Tiklopidin:
- Sie haben akute Blutungen oder neigen verstärkt zu Blutungen.
- Ihre blutbildenden Zellen sind geschädigt.
- Sie hatten einen Schlaganfall mit Einblutungen im Gehirn.
- Sie haben ein akutes Magen- oder Zwölffingerdarmgeschwür.

Wechselwirkungen mit Medikamenten

Wenn Sie noch andere Medikamente nehmen, ist zu beachten:

Azetylsalizylsäure:
- Wird ASS zusammen mit bestimmten Rheumamedikamenten (NSAR) angewendet, wie sie bei Gelenkbeschwerden vielfach verwendet werden, steigt das Risiko für Schäden am Magen, in deren Folge Blutungen auftreten können.
- Kortisonhaltige Mittel (Glukokortikoide, bei Entzündungen, Immunreaktionen) als Tabletten, Spritzen oder Infusionen können die schädliche Wirkung von ASS auf den Magen ebenfalls verstärken. Dann steigt das Risiko für Blutungen.
- ASS kann die Wirkung von Methotrexat (bei Rheuma, Krebs) und Lithium (bei Depressionen) erheblich verstärken.
- ASS kann die Wirkung von Phenytoin und Valproinsäure (bei Epilepsien) verstärken. Bei Daueranwendung von ASS steigt deshalb das Risiko für unerwünschte Wirkungen der Epilepsiemittel. Eventuell muss der Arzt dann die Konzentration des Epilepsiemittels im Blut bestimmen und die Dosierung entsprechend verringern.

Clopidogrel:
- Wenn Sie Clopidogrel zusammen mit Azetylsalizylsäure einnehmen, verstärkt sich die Blutungsneigung.
- Wenn Sie gleichzeitig nichtsteroidale Antirheumatika einnehmen (z. B. Naproxen), besteht ein höheres Risiko für Magen-Darm-Blutungen.
- Clopidogrel kann die Wirkung von Phenytoin (bei Epilepsien) und Tolbutamid (bei Typ-2-Diabetes) verstärken.

Tiklopidin:
- Tiklopidin verstärkt die Wirkung von Theophyllin (bei Asthma), Phenytoin und Carbamazepin (bei Epilepsien).
- Tiklopidin kann die Wirkung von Ciclosporin (nach Transplantationen) abschwächen.

► **Unbedingt beachten**

Azetylsalizylsäure: Es gibt deutliche Hinweise darauf, dass ASS bei gleichzeitiger Dauereinnahme von Ibuprofen (bei Arthrose) nicht mehr vor einem Herzinfarkt oder Schlaganfall schützt. Sie sollten beide Mittel deshalb nicht gleichzeitig einnehmen. Ist bei Arthrose eine entzündungshemmende Behandlung erforderlich, sind Mittel mit Diclofenac vorzuziehen.

In Kombination mit Mitteln zur Blutverdünnung wie Phenprocoumon und Warfarin (bei erhöhter Thrombosegefahr) verstärkt ASS die gerinnungshemmende Wirkung. Dadurch erhöht sich das Risiko für innere Blutungen. Diese Wechselwirkung ist davon abhängig, wie hoch ASS dosiert wird. Bei der Menge, die für die Schmerzbehandlung notwendig ist, ist sie besonders ausgeprägt. Wenn Sie die genannten Wirkstoffe einnehmen, dürfen Sie ASS nicht gleichzeitig als Schmerzmittel anwenden. Näheres hierzu lesen Sie unter „Mittel zur Blutverdünnung: verstärkte Wirkung" (→ Seite 11).

ASS kann in einer Dosierung von mehr als 1 Gramm pro Tag die Wirkung von Sulfonylharnstoff-Tabletten (bei Typ-2-Diabetes) verstärken. Dann werden Unterzuckerungen wahrscheinlicher. Wenn Sie die genannten Wirkstoffe einnehmen, dürfen Sie ASS nicht gleichzeitig als Schmerzmittel anwenden. Näheres hierzu lesen Sie unter „Mittel zur Blutzuckersenkung: verstärkte Wirkung" (→ Seite 11).

Clopidogrel, Tiklopidin: In Kombination mit Mitteln zur Blutverdünnung wie Phenprocoumon und Warfarin (bei erhöhter Thrombosegefahr) verstärkt sich die gerinnungshemmende Wirkung. Dadurch erhöht sich das Risiko für innere Blutungen. Näheres hierzu lesen Sie unter „Mittel zur Blutverdünnung: verstärkte Wirkung" (→ Seite 11).

Wechselwirkungen mit Speisen und Getränken

Azetylsalizylsäure: Größere Mengen oder regelmäßiger Konsum von Alkohol können die schädliche Wirkung von Azetylsalizylsäure auf den Magen verstärken. Dann steigt das Risiko für Magen- und Zwölffingerdarmgeschwüre und Blutungen.

Unerwünschte Wirkungen

Azetylsalizylsäure: Die nachfolgend aufgeführten unerwünschten Wirkungen können auftreten, wenn Sie ASS in niedriger Dosierung regelmäßig und über einen längeren Zeitraum einnehmen.

Tiklopidin: Dieses Mittel kann in den ersten ein bis vier Anwendungsmonaten die Blutfette um 8 bis 10 Prozent erhöhen. Damit ist jedoch kein erhöhtes Risiko für Herz-Kreislauf-Erkrankungen verbunden.

▶ **Keine Maßnahmen erforderlich**

Die verstärkte Blutungsneigung führt dazu, dass bei Stößen und Prellungen leicht blaue Flecken entstehen.

Mehr als 1 von 100 Behandelten klagen über Magen-Darm-Beschwerden wie Bauchschmerzen, Übelkeit oder Erbrechen.

Clopidogrel, Tiklopidin: Es können Kopfschmerzen und Schwindelgefühl auftreten (bei weniger als 1 von 100 Behandelten).

▶ **Muss beobachtet werden**

Azetylsalizylsäure: Auch bei niedriger Dosierung kann es zu Magenschmerzen, Aufstoßen, Übelkeit oder Durchfall kommen. Halten die Beschwerden an, sollte eine Magenspiegelung gemacht werden, um festzustellen, ob sich ein Magengeschwür gebildet hat.

Blässe und Müdigkeit deuten auf eine Blutarmut hin. Diese kann sich bei regelmäßiger Einnahme von ASS entwickeln, weil es sein kann, dass aus winzigen Verletzungen der Magenschleimhaut Blut austritt. Dieses Blut scheiden Sie unbemerkt mit dem Stuhl aus. Eine solche Blutarmut kann der Arzt mit einer Blutuntersuchung feststellen.

Die Zeit, bis das Blut gerinnt, verlängert sich. Verletzungen bluten dann länger als sonst. Bemerken Sie kleine rote Punkte in der Haut, kann es sein, dass Blut aus sehr feinen Blutgefäßen (Kapillaren) ins Gewebe austritt. Solche Stellen sollten Sie dem Arzt zeigen.

Wenn die Haut sich verstärkt rötet und juckt, reagieren Sie vermutlich allergisch auf das Mittel. Bei solchen Hauterscheinungen (→ Seite 14) sollten Sie einen Arzt aufsuchen. Solche Unverträglichkeitsreaktionen kommen bei Tiklopidin häufig vor (bei mehr als 2 von 100 Behandelten), bei Clopidogrel eher selten (bei weniger als 1 von 100).

Clopidogrel: Unter Clopidogrel entwickelt sich bei 1 bis 10 von 1 000 Behandelten ein Magen- oder Zwölffingerdarmgeschwür.

Aufgrund der erhöhten Blutungsneigung kann sich auch eine Blutarmut entwickeln, die sich durch Blässe und Müdigkeit bemerkbar macht.

Tiklopidin: Das Mittel kann die Leber (→ Seite 15) schädigen. Treten Übelkeit, Erbrechen und/oder dunkel gefärbter Urin auf und ist der Stuhl auffällig hell, sollten Sie einen Arzt aufsuchen.

▶ **Sofort zum Arzt**

Alle drei Wirkstoffe verstärken die Blutungsneigung. Wenn Sie Blut erbrechen oder Ihr Stuhl schwarz gefärbt ist, müssen Sie sofort den Notarzt rufen (Telefon 112)! Es kann sich um eine akute Magenblutung handeln, die lebensbedrohlich sein kann.

Wenn Sie grippeartige Beschwerden haben, sich längere Zeit abgeschlagen und müde fühlen und Halsschmerzen und Fieber auftreten, kann es sich um eine Blutbildungsstörung (→ Seite 15) handeln, die bedrohlich werden kann. Sie müssen dann umgehend den Arzt aufsuchen, damit er das Blutbild kontrollieren kann. Diese Blutbildungsstörungen treten am ehesten in den ersten drei Behandlungsmonaten auf, bei Tiklopidin wesentlich häufiger (bei über 1 von 100 Behandelten) und schwerwiegender als bei Clopidogrel (bei deutlich weniger als 1 von 100). Anfangs muss der Arzt deshalb das Blutbild alle 14 Tage kontrollieren.

Wenn starker Hautausschlag, Juckreiz, Herzrasen, Atemnot, Schwäche und Schwindel auftreten, müssen Sie die Einnahme sofort stoppen und unverzüglich den Notarzt rufen (Telefon 112), weil es sich um eine lebensbedrohliche Allergie (→ Seite 14) handeln kann.

Azetylsalizylsäure: Hörstörungen, Ohrgeräusche, Schwindel und Zustände wie im Delirium (Bewusstseinsstörungen, keine zeitliche und räumliche Orientierung, das Sehen von Trugbildern, Schwitzen, Zittern und Unruhe) lassen vermuten, dass ASS zu hoch dosiert wurde. In diesem Fall sollten Sie oder Ihre Angehörigen sich sofort an einen Arzt wenden.

Tiklopidin: Sehr selten kommt es zu Schäden an den Blutplättchen und Zerstörung der roten Blutkörperchen bei gleichzeitigen Nervenschäden (Morbus Moschkowitz oder thrombotisch-thrombozytopenische Purpura).

Tiklopidin kann die Leber (→ Seite 15) schwer schädigen und eine Gelbsucht auslösen. Wenn sich die Haut gelb färbt und Sie zusätzlich einen starken Juckreiz am ganzen Körper verspüren, sollten Sie sofort einen Arzt aufsuchen.

HINWEISE

Für Kinder unter 14 Jahren

Azetylsalizylsäure darf bei Kindern unter zwölf Jahren nicht angewendet werden. Vor allem wenn sie einen Virusinfekt wie eine Grippe oder Windpocken haben, besteht das Risiko, dass ASS ein Reye-Syndrom auslöst, bei dem schwere Leber- und Hirnschäden möglich sind. Erstes Symptom ist langanhaltendes Erbrechen; später ist das Kind nur noch schlecht ansprechbar und hat Zustände wie im Delirium (Bewusstseinsstörungen, keine zeitliche und räumliche Orientierung, Sehen von Trugbildern, Schwitzen, Zittern und Unruhe). Rufen Sie bei solchen Anzeichen sofort den Arzt. Diese Nebenwirkung kann zum Tod führen.

Lediglich die Schwere bestimmter Erkrankungen (z. B. Kawasaki-Syndrom, eine schwere entzündliche Erkrankung des Lymphsystems im frühen Kindesalter) kann es in Einzelfällen notwendig machen, ASS auch bei jüngeren Kindern anzuwenden.

Clopidogrel und Tiklopidin sind für Kinder nicht zugelassen. Für Clopidogrel liegt jedoch eine aktuelle klinische Studie zur Wirksamkeit an Kindern zwischen 0 und 24 Monaten vor. In seltenen, ausgewählten Fällen kann der Wirkstoff daher bei ihnen eingesetzt werden.

Für Schwangerschaft und Stillzeit

Azetylsalizylsäure: Während der gesamten Zeit der Schwangerschaft sollten Sie wegen der Gefahr von Blutungen keine Azetylsalizylsäure einnehmen. Im letzten Schwangerschaftsdrittel eingenommen, kann ASS aufgrund einer Wehenhemmung die Geburt verzögern. Darüber hinaus kann sich beim Kind die Verbindung zwischen Haupt- und Lungenschlagader vorzeitig schließen, was den Kreislauf des Kindes stark belastet. Auch während der Stillzeit sollten Sie ASS meiden, weil der Wirkstoff über die Muttermilch an den Säugling weitergegeben wird.

Clopidogrel, Tiklopidin: Auch diese Mittel sollten Sie in Schwangerschaft und Stillzeit mangels Erfahrungen nicht anwenden.

Für ältere Menschen

Azetylsalizylsäure: Bei Menschen über 60 Jahre ist das Risiko für Magen-Darm-Blutungen besonders groß. Jeder zweite über 70-Jährige scheidet Azetylsalizylsäure verzögert aus. Für diese Personen genügt eine geringere Dosis; andernfalls müssen sie mit vermehrten und schwereren unerwünschten Wirkungen rechnen. Da aber kaum jemand weiß, ob er zu diesem Personenkreis gehört, empfiehlt es sich für ältere Menschen, von Azetylsalizylsäure generell eine geringere Dosis einzunehmen (100 Milligramm oder weniger).

Tiklopidin: Frauen über 75 Jahre sind besonders anfällig für Schäden an den Blutzellen durch Tiklopidin. Bei ihnen sollte der Arzt das Blutbild alle zwei Wochen kontrollieren.

Pflanzliches Mittel

Ginkgo

Gingium, Ginkobil ratiopharm, Tebonin

Ginkgoextrakt wird aus den Blättern des in Asien beheimateten Ginkgo-Baumes gewonnen, die verschiedene Inhaltsstoffe (z. B. Terpene, Proanthozyanide, Heteroside, Flavone) aufweisen. Wie Ginkgoextrakt wirkt und welche der verschiedenen Inhaltsstoffe an der Wirkung beteiligt sind, ist unklar. Vermutet werden verschiedene Wirkmechanismen. Ginkgoextrakt soll

- die Blutgefäße erweitern, und zwar sowohl Arterien als auch Venen und kleinste Blutgefäße (Kapillaren)
- verhindern, dass die Blutplättchen verkleben
- „freie Radikale" einfangen, die die Zellen schädigen
- bestimmte körpereigene Stoffe (Zytokine) hemmen, die die Blutplättchen aktivieren und damit die Blutgerinnung fördern; erwartet wird, dass sich nicht so leicht Gerinnsel bilden
- die Bindestellen für die Nervenbotenstoffe Serotonin und Azetylcholin stimulieren, sodass die Reizleitung in den Nerven besser funktioniert,
- die Fließeigenschaften des Blutes verbessern und die roten Blutkörperchen leichter verformbar machen, was den Blutfluss vor allem in den Kapillaren verbessern soll.

Ob alle diese Mechanismen in der Praxis zum Tragen kommen, ist jedoch unklar. So fragt es sich, ob sich das alltägliche Leben tatsächlich relevant verbessert, wenn sich die schmerzfreie Gehstrecke mit Ginkgoextrakten durchschnittlich um 30 Meter verlängern lässt, wie in manchen Studien gezeigt wurde. Ein solcher Effekt ist relativ gering und lässt sich durch nichtmedikamentöse Maßnahmen (beispielsweise ein regelmäßiges Gehtraining → Seite 616) ebenso gut erreichen, wenn nicht sogar übertreffen. Zudem können neuere Studien für Ginkgo biloba bei „Schaufensterkrankheit" (Claudicatio intermittens) keine Verbesserung der absoluten und auch nicht der schmerzfreien Gehstrecke im Vergleich zu einem Scheinmedikament (Placebo) feststellen. Eine relevante therapeutische Wirksamkeit ist damit nicht ausreichend nachgewiesen.

Die Kosten einer Behandlung mit dem nicht verschreibungspflichtigen Ginkgoextrakt werden bei arteriellen Durchblutungsstörungen von der gesetzlichen Krankenversicherung nicht übernommen.

Wie bei allen pflanzlichen Mitteln gibt es auch bei Ginkgopräparaten das Problem, sie auf einen gleichbleibenden Wirkstoffgehalt zu standardisieren. Die Hersteller geben an, dass diese Standardisierung für Terpenlaktone und Ginkgoflavonglykoside gilt.

ANWENDUNG

Gemäß Beipackzettel nehmen Sie Tropfen oder Tabletten dreimal täglich ein.

ACHTUNG

Da die Mittel die Blutgerinnung beeinflussen können, sollten sie bei einer planbaren Operation fünf bis acht Tage vorher abgesetzt werden.

Wechselwirkungen mit Medikamenten

Wenn Sie noch andere Medikamente anwenden, ist zu beachten:

Bei gleichzeitiger Einnahme von Wirkstoffen aus der Gruppe der Serotonin-Wiederaufnahmehemmer (abgekürzt SSRI, z. B. Fluvoxamin, Fluoxetin, Paroxetin, Sertralin – alle bei Depressionen) besteht ein erhöhtes Risiko für das Auftreten eines Serotoninsyndroms. Das ist eine schwere, potenziell lebensgefährliche Nebenwirkung der SSRI mit Erregungszuständen, Bewusstseinstrübung, Muskelzittern und -zucken sowie stark absinkendem Blutdruck.

▶ **Unbedingt beachten**

Ginkgoextrakt kann die Wirkung von gerinnungshemmenden Mitteln wie Warfarin oder Phenprocoumon sowie von Azetylsalizylsäure, Clopidogrel und Tiklopidin (bei erhöhter Thrombosegefahr) verstärken, sodass leichter Blutungen auftreten. Näheres hierzu lesen Sie unter „Mittel zur Blutverdünnung: verstärkte Wirkung" (→ Seite 11).

Ginkgoextrakt kann die Wirkung von Medikamenten gegen Epilepsien vermindern, sodass Krampfanfälle auftreten können. Näheres hierzu lesen Sie unter „Mittel bei Epilepsien: verringerte Wirkung" (→ Seite 12).

UNERWÜNSCHTE WIRKUNGEN

▶ **Keine Maßnahmen erforderlich**

Sehr selten kommt es zu leichter Übelkeit, Kopf- oder Bauchschmerzen.

▶ **Muss beobachtet werden**

Wenn die Haut sich verstärkt rötet und juckt, reagieren Sie vermutlich allergisch auf das Mittel. Bei solchen Hauterscheinungen (→ Seite 14) sollten Sie einen Arzt aufsuchen.

HINWEISE

Für Schwangerschaft und Stillzeit

Über die Risiken einer Anwendung in Schwangerschaft und Stillzeit gibt es keine Erkenntnisse. Sicherheitshalber sollten Sie die Mittel daher nicht anwenden.

Zwei Thrombozytenfunktionshemmer

Azetylsalizylsäure + Dipyridamol

Aggrenox

Dieses Mittel enthält mit Azetylsalizylsäure (ASS) und Dipyridamol zwei Wirkstoffe, die beide darauf ausgerichtet sind, das Zusammenklumpen der Blutplättchen (Thrombozyten) zu verhindern. Näheres zu ihrer Wirkung lesen Sie unter „Thrombozytenfunktionshemmer" (→ Seite 622). Dipyridamol wirkt zusätzlich auch gefäßerweiternd.

Das Kombinationspräparat soll eingesetzt werden, um nach einem Schlaganfall einem erneuten Schlaganfall oder dessen Vorläuferstadien (transiente ischämische Attacke, abgekürzt TIA) vorzubeugen. Zurzeit wird noch darüber diskutiert, ob eine so geringe Dosis wie 50 Milligramm (bei Einnahme von zwei Kapseln täglich) bei ASS generell ausreicht, um dieses Ziel zu erreichen. Bisher war man davon ausgegangen, dass mindestens 75 bis 100 Milligramm ASS täglich notwendig sind, um sicher zu verhindern, dass sich die Blutplättchen aneinanderlagern und kleine Blutgerinnsel bilden.

Auch ist bisher noch nicht ausreichend nachgewiesen, dass die fixe Kombination der beiden Wirkstoffe ASS und Dipyridamol besser wirkt als die Einzelbestandteile allein. Da Dipyridamol sich möglicherweise auch negativ auf die Durchblutung des Gehirns auswirken kann (Steal-Effekt im Abschnitt „Achtung" → Seite 628), gilt das

Mittel zur Vorbeugung gegen einen erneuten Schlaganfall aufgrund von arteriellen Durchblutungsstörungen im Gehirn als „mit Einschränkung geeignet".

Das Mittel ist ein Nachfolgepräparat des früher erhältlichen *Asasantin*, das aus den gleichen Wirkstoffen bestand, allerdings in anderer Dosierung. In *Aggrenox* ist die Menge an Azetylsalizylsäure von 330 auf 25 Milligramm verringert und die Menge an Dipyridamol von 75 auf 200 Milligramm erhöht worden.

Anwendung

Sie nehmen morgens und abends jeweils eine Kapsel ein.

Wenn Sie aus Versehen mehrere Kapseln zugleich eingenommen haben, sollten Sie – auch wenn keine Beschwerden bestehen – sofort einen Arzt aufsuchen, weil sich Vergiftungserscheinungen einstellen können. Anzeichen einer Überdosierung sind Wärmegefühl, Schweißausbruch, Kopfschmerzen, sehr schneller Puls, Unruhe, Schwäche, Schwindel, Herzschmerzen.

Achtung

Dipyridamol kann die Durchblutung von Gehirn und Herz stören (Steal-Effekt), wodurch sich bereits bestehende Durchblutungsstörungen noch verschlimmern können. Dieser Effekt zeigte sich besonders, wenn das Mittel gespritzt wurde. Es finden sich aber auch Hinweise darauf, dass er ebenso bei Dipyridamol zum Einnehmen auftreten kann. Bei *Aggrenox*, das relativ neu auf dem Markt ist, sind derartige Störungen bisher noch nicht beobachtet worden.

Während der letzten drei bis sechs Tage vor einer Zahnbehandlung oder einer geplanten Operation sollten Sie keine ASS-haltigen Medikamente einnehmen.

Gegenanzeigen

Wenn die Gerinnungsfähigkeit des Blutes gestört ist, dürfen Sie das Mittel nicht anwenden.

Unter folgenden Bedingungen sollte der Arzt Nutzen und Risiken der Anwendung von *Aggrenox* sorgfältig abwägen:

- Die Durchblutung der Herzkranzgefäße ist erheblich gestört (koronare Herzkrankheit, Angina Pectoris, vor kurzem eingetretener Herzinfarkt).
- Blutgefäße an der Herzklappe zur Körperschlagader (Aortenklappe) sind verengt.
- Es besteht eine ausgeprägte Herzschwäche.
- Sie haben Asthma bronchiale.
- Sie haben allergischen Schnupfen.
- Es sind Nasenpolypen vorhanden.
- Sie reagieren überempfindlich auf entzündungshemmende Medikamente wie ASS oder verwandte Substanzen (z. B. Ibuprofen) oder neigen generell leicht zu Allergien.
- Sie haben chronisch wiederkehrende Magen- oder Zwölffingerdarmbeschwerden.
- Die Funktion von Nieren und/oder Leber ist gestört.

Wechselwirkungen mit Medikamenten

Wenn Sie noch andere Arzneimittel einnehmen, ist zu beachten:

- Wird ASS zusammen mit bestimmten Rheumamedikamenten (NSAR) angewendet, wie sie bei Gelenkbeschwerden vielfach verwendet werden, steigt das Risiko für Schäden am Magen, in deren Folge Blutungen auftreten können.
- Kortisonhaltige Mittel (Glukokortikoide, bei Entzündungen, Immunreaktionen) als Tabletten, Spritzen oder Infusionen können die schädliche Wirkung von ASS auf den Magen ebenfalls verstärken. Dann steigt das Risiko für Blutungen.
- ASS kann die Wirkung von Methotrexat (bei Rheuma, Krebs) und Lithium (bei Depressionen) erheblich verstärken.
- ASS kann die Wirkung von Valproinsäure (bei Epilepsien) verstärken. Bei einer Daueranwendung steigt das Risiko für unerwünschte Wirkungen der Epilepsiemittel. Eventuell muss der Arzt dann die Konzentration des Epilepsiemittels im Blut bestimmen und die Dosierung entsprechend verringern.

▶ Unbedingt beachten

Azetylsalizylsäure: Es gibt deutlich Hinweise darauf, dass ASS bei gleichzeitiger Dauereinnahme von Ibuprofen (bei Arthrose) nicht mehr vor einem Herzinfarkt oder Schlaganfall schützt. Sie sollten beide Mittel deshalb nicht gleichzeitig einnehmen. Ist bei Arthrose eine entzündungshemmende Behandlung erforderlich, sind Mittel mit Diclofenac vorzuziehen.

In Kombination mit Mitteln zur Blutverdünnung wie Phenprocoumon und Warfarin (bei erhöhter Thrombosegefahr) verstärkt ASS deren gerinnungshemmende Wirkung. Dadurch erhöht sich das Risiko für innere Blutungen. Diese Wechselwirkung ist davon abhängig, wie hoch ASS dosiert wird. Bei der ASS-Menge, die für die Schmerzbehandlung notwendig ist, ist sie besonders ausgeprägt. Wenn Sie die genannten Wirkstoffe einnehmen, dürfen Sie ASS nicht gleichzeitig als Schmerzmittel anwenden. Näheres hierzu lesen Sie unter „Mittel zur Blutverdünnung: verstärkte Wirkung“ (→ Seite 11).

ASS kann in einer Dosierung von mehr als 1 Gramm pro Tag die Wirkung von Sulfonylharnstoff-Tabletten (bei Typ-2-Diabetes) verstärken. Dann werden Unterzuckerungen wahrscheinlicher. Wenn Sie die genannten Wirkstoffe einnehmen, dürfen Sie ASS nicht gleichzeitig als Schmerzmittel anwenden. Näheres hierzu lesen Sie unter „Mittel zur Blutzuckersenkung: verstärkte Wirkung“ (→ Seite 11).

Wechselwirkungen mit Speisen und Getränken

Wenn Sie Alkohol trinken, erhöht sich das Risiko für Magen-Darm-Blutungen.

Unerwünschte Wirkungen

Grundsätzlich können alle im Abschnitt „Thrombozytenfunktionshemmer“ (→ Seite 622) für Azetylsalizylsäure benannten unerwünschten Wirkungen auch bei diesem Kombinationspräparat auftreten. Zusätzlich ist zu beachten:

▶ **Keine Maßnahmen erforderlich**

Aufgrund der gefäßerweiternden Wirkung von Dipyridamol kann der Blutdruck absinken und der Puls schneller werden.

▶ **Muss beobachtet werden**

Bei Personen, die Dipyridamol länger als zehn Jahre eingenommen hatten, fanden sich in Gallensteinen erhöhte Konzentrationen dieses Wirkstoffs. Allerdings war unklar, ob Dipyridamol tatsächlich die Ursache dafür war, dass sich Gallensteine gebildet hatten. Wenn sich während der Einnahme Gallensteine bilden, sollten Sie das Mittel nicht weiter einnehmen.

Bei 1 von 1 000 Patienten kann sich eine bereits bestehende koronare Herzkrankheit verschlechtern. Wenn Sie bei körperlicher Belastung kurzatmig werden und ein Engegefühl im Brustkorb spürbar ist, sollten Sie einen Arzt aufsuchen, um die Herzfunktion zu überprüfen und das weitere Vorgehen zu besprechen.

In seltenen Fällen kann Dipyridamol die Bronchien verengen. Wenn Sie an einer chronischen Bronchitis leiden, sollten Sie das Mittel nur mit Vorsicht anwenden. Sobald unter der Behandlung Atemnot eintritt, sollten Sie einen Arzt aufsuchen.

Hinweise

Für Kinder unter 14 Jahren

Da es zur Anwendung bei Kindern keine Studien gibt, sollte das Mittel bei ihnen nicht angewendet werden.

Für Schwangerschaft und Stillzeit

Im ersten und zweiten Schwangerschaftsdrittel sollte der Arzt Nutzen und Risiken der Anwendung dieses Mittels sorgfältig abwägen. In den letzten drei Schwangerschaftsmonaten dürfen Sie es nicht einnehmen.

Da beide Wirkstoffe in die Muttermilch übertreten, sollten Sie das Mittel nicht anwenden.

Arterielle Durchblutungsstörungen

Handelsname Darreichungsform	Zusammensetzung pro 1 ml/1 g oder wie angegeben bzw. pro abgeteilte Einheit	Kleinste Packungsgröße	Festbetrag in Euro	Packungspreis in Euro	Bewertung
Aggrenox Rp Retardkapseln	**Azetylsalizylsäure** 25 mg + **Dipyridamol** 200 mg	50 Stück		44,73	**Mit Einschränkung geeignet** bei arteriellen Durchblutungsstörungen, um einem erneuten Schlaganfall vorzubeugen oder vorübergehende Durchblutungsstörungen im Gehirn zu vermeiden. Die Überlegenheit der fixen Kombination gegenüber den Einzelkomponenten ist noch nicht ausreichend nachgewiesen. → Seite 627
Aspirin protect 100 *300* Tabletten	**Azetylsalizylsäure** 100 mg 300 mg	40 Stück 50 Stück	4,72 5,91	5,09 6,38	**Geeignet** bei arteriellen Durchblutungsstörungen, um einen erneuten Herzinfarkt oder Schlaganfall zu verhindern, und nach Gefäßoperation oder Ballondilatation, um erneuten Gefäßverschlüssen vorzubeugen. → Seite 622

Hinweise zu den Tabellenspalten → Seite 28, zur Auswahl der Arzneimittel → Seite 23, zur Grundlage der Bewertung → Seiten 24, 27

Arterielle Durchblutungsstörungen Fortsetzung

Hinweise zu den Tabellenspalten → Seite 28, zur Auswahl der Arzneimittel → Seite 23, zur Grundlage der Bewertung → Seiten 24, 27

Handelsname Darreichungsform	Zusammensetzung pro 1 ml/1 g oder wie angegeben bzw. pro abgeteilte Einheit	Kleinste Packungsgröße	Festbetrag in Euro	Packungspreis in Euro	Bewertung
ASS AL 100 TAH Tabletten	**Azetylsalizylsäure** 100 mg	50 Stück	2,64	1,64	**Geeignet** bei arteriellen Durchblutungsstörungen, um einen erneuten Herzinfarkt oder Schlaganfall zu verhindern, und nach Gefäßoperation oder Ballondilatation, um erneuten Gefäßverschlüssen vorzubeugen. → Seite 622
ASS-CT 50 mg TAH Tabletten *100 mg TAH Tabletten* Tabletten	**Azetylsalizylsäure** 50 mg 100 mg	100 Stück 50 Stück	3,26 2,64	2,55 2,14	**Geeignet** bei arteriellen Durchblutungsstörungen, um einen erneuten Herzinfarkt oder Schlaganfall zu verhindern, und nach Gefäßoperation oder Ballondilatation, um erneuten Gefäßverschlüssen vorzubeugen. → Seite 622
ASS-ISIS 100 Tabletten	**Azetylsalizylsäure** 100 mg	50 Stück	2,64	1,74	**Geeignet** bei arteriellen Durchblutungsstörungen, um einen erneuten Herzinfarkt oder Schlaganfall zu verhindern, und nach Gefäßoperation oder Ballondilatation, um erneuten Gefäßverschlüssen vorzubeugen. → Seite 622
ASS-ratiopharm TAH 100 Tabletten	**Azetylsalizylsäure** 100 mg	50 Stück	2,64	2,15	**Geeignet** bei arteriellen Durchblutungsstörungen, um einen erneuten Herzinfarkt oder Schlaganfall zu verhindern, und nach Gefäßoperation oder Ballondilatation, um erneuten Gefäßverschlüssen vorzubeugen. → Seite 622
ASS Sandoz 100 mg Tabletten Tabletten	**Azetylsalizylsäure** 100 mg	50 Stück	2,64	2,14	**Geeignet** bei arteriellen Durchblutungsstörungen, um einen erneuten Herzinfarkt oder Schlaganfall zu verhindern, und nach Gefäßoperation oder Ballondilatation, um erneuten Gefäßverschlüssen vorzubeugen. → Seite 62
Bufedil Retardtabletten long Rp Retardtabletten *Bufedil Filmtabletten* Rp Tabletten	**Buflomedil-hydrochlorid** 600 mg 150 mg	20 Stück 50 Stück	20,24 18,58	20,24 18,58	**Wenig geeignet** bei arteriellen Durchblutungsstörungen, weil die therapeutische Wirksamkeit nicht ausreichend nachgewiesen ist. → Seite 61
Claudicat 400 mg retard Rp *600 mg retard* Rp Retardtabletten	**Pentoxifyllin** 400 mg 600 mg	100 Stück 30 Stück	25,91 16,61	25,91 16,61	**Wenig geeignet** bei peripheren arteriellen Durchblutungsstörungen in den Beinen, weil die therapeutische Wirksamkeit nicht ausreichend nachgewiesen ist. Nichtmedikamentöse Maßnahmen wie Gehtraining sind vorzuziehen. → Seite 62
Defluina peri Filmtabletten mite Rp *Defluina peri* Rp Tabletten	**Buflomedil-hydrochlorid** 150 mg 300 mg	100 Stück 50 Stück	26,47 23,18	26,47 23,18	**Wenig geeignet** bei arteriellen Durchblutungsstörungen, weil die therapeutische Wirksamkeit nicht ausreichend nachgewiesen ist. → Seite 61
Dusodril forte Rp Filmtabletten *Dusodril* Rp Kapseln *Dusodril retard* Rp Retarddragees	**Naftidrofuryl-hydrogenoxalat** 200 mg 100 mg 100 mg	30 Stück 30 Stück 30 Stück	17,95 15,12 15,12	17,95 15,12 15,12	**Mit Einschränkung geeignet** bei peripheren arteriellen Durchblutungsstörungen in den Beinen, wenn eine Claudicatio intermittens vorliegt. Erste Studienergebnisse zeigen eine Verbesserung der Gehstrecke, bedürfen jedoch der Bestätigung in weiteren Studien, um den therapeutischen Stellenwert abschließend bestimmen zu können. → Seite 61

Arterielle Durchblutungsstörungen Fortsetzung

Handelsname Darreichungsform	Zusammensetzung pro 1 ml/1 g oder wie angegeben bzw. pro abgeteilte Einheit	Kleinste Packungsgröße	Festbetrag in Euro	Packungspreis in Euro	Bewertung
Gingium	**Auszug aus Ginkgo-biloba-Blättern** 40 mg	30 Stück	8,82	8,75	**Wenig geeignet** bei peripheren arteriellen Durchblutungsstörungen, weil die therapeutische Wirksamkeit nicht ausreichend nachgewiesen ist. → Seite 626
Gingium spezial 80	80 mg	30 Stück	16,85	17,10	
Gingium intens 120 Filmtabletten	120 mg	30 Stück	24,62	25,45	
Gingium Tropfen	40 mg	100 ml	25,29	25,30	
GINKOBIL-N ratiopharm	**Auszug aus Ginkgo-biloba-Blättern** 40 mg	30 Stück	8,82	8,75	**Wenig geeignet** bei peripheren arteriellen Durchblutungsstörungen, weil die therapeutische Wirksamkeit nicht ausreichend nachgewiesen ist. → Seite 626
GINKOBIL ratiopharm 80 mg Filmtabletten	80 mg	30 Stück	16,85	16,95	
GINKOBIL ratiopharm Tropfen Tropfen	40 mg	100 ml	25,29	25,30	
Godamed 50 TAH	**Azetylsalizylsäure** 50 mg	100 Stück	3,26	2,74	**Geeignet** bei arteriellen Durchblutungsstörungen, um einen erneuten Herzinfarkt oder Schlaganfall zu verhindern, und nach Gefäßoperation oder Ballondilatation, um erneuten Gefäßverschlüssen vorzubeugen. → Seite 622
100 TAH	100 mg	20 Stück	1,42	1,18	
300 TAH Tabletten	300 mg	50 Stück	4,03	3,49	
HerzASS-ratiopharm 50	**Azetylsalizylsäure** 50 mg	100 Stück	3,26	2,56	**Geeignet** bei arteriellen Durchblutungsstörungen, um einen erneuten Herzinfarkt oder Schlaganfall zu verhindern, und nach Gefäßoperation oder Ballondilatation, um erneuten Gefäßverschlüssen vorzubeugen. → Seite 622
100 Tabletten	100 mg	50 Stück	2,64	2,15	
ISCOVER 75 mg Filmtabletten Rp Tabletten	**Clopidogrel** 75 mg	28 Stück		78,83	**Geeignet** bei arteriellen Durchblutungsstörungen, um einen erneuten Herzinfarkt oder Schlaganfall zu verhindern, und nach Gefäßoperationen oder Ballondilatation, um erneuten Gefäßverschlüssen vorzubeugen. → Seite 622
Nafti-CT 200 mg Retardkapseln Rp Retardkapseln	**Naftidrofuryl-hydrogenoxalat** 200 mg	30 Stück	17,95	15,04	**Mit Einschränkung geeignet** bei peripheren arteriellen Durchblutungsstörungen in den Beinen, wenn eine Claudicatio intermittens vorliegt. Erste Studienergebnisse zeigen eine Verbesserung der Gehstrecke, bedürfen jedoch der Bestätigung in weiteren Studien, um den therapeutischen Stellenwert abschließend bestimmen zu können. → Seite 619
Naftilong 100 Rp	**Naftidrofuryl-hydrogenoxalat** 100 mg	30 Stück	15,12	13,21	**Mit Einschränkung geeignet** bei peripheren arteriellen Durchblutungsstörungen in den Beinen, wenn eine Claudicatio intermittens vorliegt. Erste Studienergebnisse zeigen eine Verbesserung der Gehstrecke, bedürfen jedoch der Bestätigung in weiteren Studien, um den therapeutischen Stellenwert abschließend bestimmen zu können. → Seite 619
200 mg Rp Retardkapseln	200 mg	30 Stück	17,95	15,04	

Hinweise zu den Tabellenspalten → Seite 28, zur Auswahl der Arzneimittel → Seite 23, zur Grundlage der Bewertung → Seiten 24, 27

Arterielle Durchblutungsstörungen Fortsetzung

Handelsname Darreichungsform	Zusammensetzung pro 1 ml/1 g oder wie angegeben bzw. pro abgeteilte Einheit	Kleinste Packungsgröße	Festbetrag in Euro	Packungspreis in Euro	Bewertung
Hinweise zu den Tabellenspalten → Seite 28, zur Auswahl der Arzneimittel → Seite 23, zur Grundlage der Bewertung → Seiten 24, 27					
Nafti-ratiopharm retard 100 mg Rp ***200 mg*** Rp Retardkapseln	**Naftidrofuryl-hydrogen-oxalat** 100 mg 200 mg	20 Stück 20 Stück	13,49 15,47	12,15 13,42	**Mit Einschränkung geeignet** bei peripheren arteriellen Durchblutungsstörungen in den Beinen, wenn eine Claudicatio intermittens vorliegt. Erste Studienergebnisse zeigen eine Verbesserung der Gehstrecke, bedürfen jedoch der Bestätigung in weiteren Studien, um den therapeutischen Stellenwert abschließend bestimmen zu können. → Seite 619
Natil Kapseln	**Cyclandelat** 400 mg	20 Stück	12,64	13,32	**Wenig geeignet** bei arteriellen Durchblutungsstörungen, weil die therapeutische Wirksamkeit nicht ausreichend nachgewiesen ist. → Seite 619
Pentohexal Rp ***300*** Rp Ampullen ***Pentohexal 600*** Rp Retardtabletten	**Pentoxifyllin** 100 mg pro 5 ml 300 mg pro 15 ml 600 mg	5 x 5 ml 10 x 15 ml 30 Stück	14,11 30,29 16,61	14,09 30,23 13,83	**Wenig geeignet** bei peripheren arteriellen Durchblutungsstörungen in den Beinen, weil die therapeutische Wirksamkeit nicht ausreichend nachgewiesen ist. Nichtmedikamentöse Maßnahmen wie Gehtraining sind vorzuziehen. → Seite 620
PENTO-PUREN 400 Rp ***600*** Rp Retardkapseln	**Pentoxifyllin** 400 mg 600 mg	20 Stück 20 Stück	13,57 14,51	11,98 12,52	**Wenig geeignet** bei peripheren arteriellen Durchblutungsstörungen in den Beinen, weil die therapeutische Wirksamkeit nicht ausreichend nachgewiesen ist. Nichtmedikamentöse Maßnahmen wie Gehtraining sind vorzuziehen. → Seite 620
Pentox-CT 100 mg/ 5 ml Ampullen Rp ***300 mg Infusionslösungskonzentrat*** Rp Ampullen ***Pentox-CT 600 mg Retardtabletten*** Rp Retardtabletten	**Pentoxifyllin** 100 mg pro 5 ml 300 mg pro 15 ml 600 mg	5 x 5 ml 10 x 15 ml 30 Stück	14,11 30,29 16,61	14,02 30,19 13,83	**Wenig geeignet** bei peripheren arteriellen Durchblutungsstörungen in den Beinen, weil die therapeutische Wirksamkeit nicht ausreichend nachgewiesen ist. Nichtmedikamentöse Maßnahmen wie Gehtraining sind vorzuziehen. → Seite 620
Pentoxifyllin AL 600 retard Rp Retardtabletten	**Pentoxifyllin** 600 mg	20 Stück	14,51	11,52	**Wenig geeignet** bei peripheren arteriellen Durchblutungsstörungen in den Beinen, weil die therapeutische Wirksamkeit nicht ausreichend nachgewiesen ist. Nichtmedikamentöse Maßnahmen wie Gehtraining sind vorzuziehen. → Seite 620
Pentoxifyllin-ratiopharm 300 Rp Ampullen ***Pentoxifyllin-ratiopharm 400*** Rp ***Pentoxifyllin-retard-ratiopharm 600*** Rp Retardtabletten	**Pentoxifyllin** 300 mg pro 15 ml 400 mg 600 mg	10 x 15 ml 20 Stück 20 Stück	30,29 13,57 14,51	30,23 12,00 12,55	**Wenig geeignet** bei peripheren arteriellen Durchblutungsstörungen in den Beinen, weil die therapeutische Wirksamkeit nicht ausreichend nachgewiesen ist. Nichtmedikamentöse Maßnahmen wie Gehtraining sind vorzuziehen. → Seite 620
Plavix Filmtabletten 75 mg Rp Filmtabletten	**Clopidogrel** 75 mg	28 Stück		78,83	**Geeignet** bei arteriellen Durchblutungsstörungen, um einen erneuten Herzinfarkt oder Schlaganfall zu verhindern, und nach Gefäßoperation oder Ballondilatation, um erneuten Gefäßverschlüssen vorzubeugen. → Seite 62[illegible]

Arterielle Durchblutungsstörungen Fortsetzung

Handelsname Darreichungsform	Zusammensetzung pro 1 ml/1 g oder wie angegeben bzw. pro abgeteilte Einheit	Kleinste Packungsgröße	Festbetrag in Euro	Packungspreis in Euro	Bewertung

Hinweise zu den Tabellenspalten → Seite 28, zur Auswahl der Arzneimittel → Seite 23, zur Grundlage der Bewertung → Seiten 24, 27

Handelsname Darreichungsform	Zusammensetzung pro 1 ml/1 g oder wie angegeben bzw. pro abgeteilte Einheit	Kleinste Packungsgröße	Festbetrag in Euro	Packungspreis in Euro	Bewertung
Rentylin Retardtabletten 400 Rp	**Pentoxifyllin** 400 mg	20 Stück	13,57	13,57	**Wenig geeignet** bei peripheren arteriellen Durchblutungsstörungen in den Beinen, weil die therapeutische Wirksamkeit nicht ausreichend nachgewiesen ist. Nichtmedikamentöse Maßnahmen wie Gehtraining sind vorzuziehen. → Seite 620
600 Rp Retardtabletten	600 mg	100 Stück	29,82	29,82	
Tebonin forte 40 mg	**Auszug aus Ginkgo-biloba-Blättern** 40 mg	30 Stück	8,82	9,10	**Wenig geeignet** bei peripheren arteriellen Durchblutungsstörungen, weil die therapeutische Wirksamkeit nicht ausreichend nachgewiesen ist. → Seite 626
spezial 80 mg Filmtabletten	80 mg	30 Stück	16,85	17,90	
Tebonin forte 40 mg Tropfen	40 mg	100 ml	25,29	26,70	
Ticlopidin-ratiopharm Rp Tabletten	**Tiklopidin-hydrochlorid** 250 mg	30 Stück	28,49	22,84	**Mit Einschränkung geeignet** bei arteriellen Durchblutungsstörungen, um einen erneuten Herzinfarkt oder Schlaganfall zu verhindern, wenn ASS oder Clopidogrel nicht angewendet werden können. Das Mittel kann zu schwerwiegenden Störungen der Blutbildung führen. → Seite 622
Tiklyd Rp Filmtabletten	**Tiklopidin-hydrochlorid** 250 mg	20 Stück	22,09	22,09	**Mit Einschränkung geeignet** bei arteriellen Durchblutungsstörungen, um einen erneuten Herzinfarkt oder Schlaganfall zu verhindern, wenn ASS oder Clopidogrel nicht angewendet werden können. Das Mittel kann zu schwerwiegenden Störungen der Blutbildung führen. → Seite 622
Trental 600 Rp Retardtabletten	**Pentoxifyllin** 600 mg	20 Stück	14,51	14,51	**Wenig geeignet** bei peripheren arteriellen Durchblutungsstörungen in den Beinen, weil die therapeutische Wirksamkeit nicht ausreichend nachgewiesen ist. Nichtmedikamentöse Maßnahmen wie Gehtraining sind vorzuziehen. → Seite 620
Trental Ampullen 100 mg Rp Ampullen	100 mg pro 5 ml	5 x 5 ml	14,11	14,11	**Wenig geeignet** bei peripheren arteriellen Durchblutungsstörungen in den Beinen, weil die therapeutische Wirksamkeit nicht ausreichend nachgewiesen ist. Nichtmedikamentöse Maßnahmen wie Gehtraining sind vorzuziehen. **Wenig geeignet** bei allen anderen vom Hersteller beanspruchten Durchblutungsstörungen, weil die therapeutische Wirksamkeit nicht ausreichend nachgewiesen ist. → Seite 620
Trental Retardtabletten 400 Rp Retardtabletten	400 mg	20 Stück	13,57	13,57	

Erhöhte Blutfette

Es gibt zwei Arten von Blutfetten (Lipiden): Cholesterin und Triglyzeride (Neutralfette). Triglyzeride sind energiereiche Verbindungen und dienen dem Organismus als Energiespeicher, in Form einer Fettschicht unter der Haut als Polster für innere Organe sowie zur Wärmeisolierung des Körpers.
Cholesterin wird in der Leber benötigt, um Gallensäuren herzustellen, die Nebennieren bauen daraus das Hormon Kortisol auf. Die normalen Körperzellen benötigen Cholesterin für den Aufbau der Zellwand, und die Geschlechtsorgane verwenden es zur Produktion der weiblichen und männlichen Hormone.
Da Cholesterin nicht wasserlöslich ist, wird es mit wasserlöslichen Eiweißkörpern (Proteinen) umhüllt. Solche Fett-Eiweiß-Verbindungen werden als Lipoproteine bezeichnet. Diese lassen sich physikalisch nach ihrer Dichte unterscheiden. Die wichtigen Untergruppen des Cholesterins sind das nützliche HDL (high density lipoprotein) und das schädliche LDL (low density lipoprotein). Bei Blutuntersuchungen werden das Gesamtcholesterin sowie diese beiden Untergruppen und der daraus errechenbare Quotient (LDL geteilt durch HDL) wie auch der Quotient aus Gesamtcholesterin und HDL bestimmt. Die für Männer und Frauen gleichermaßen gültigen Werte sind unter der Überschrift „Cholesterin-Richtwerte für Männer und Frauen" (→ nachfolgend) zusammengestellt.

Cholesterin-Richtwerte für Männer und Frauen

Folgende Werte gelten unter Berücksichtigung verschiedener Risikofaktoren als Richtwerte für Cholesterin:

Für Personen, bei denen keine weiteren Risikofaktoren für Arteriosklerose bestehen (Nichtraucher, normaler Blutdruck, kein Diabetes):
Gesamtcholesterin:
unter 250 Milligramm/dl = 6,5 mmol/l
LDL: unter 160 Milligramm/dl = 4,0 mmol/l
HDL: über 40 Milligramm/dl = 1,0 mmol/l
Quotient LDL/HDL: unter 4

Für Personen, die Risikofaktoren für Arteriosklerose haben (Rauchen, hoher Blutdruck):
Gesamtcholesterin:
unter 200 Milligramm/dl = 5,0 mmol/l
LDL: unter 130 Milligramm/dl = 3,5 mmol/l
HDL: über 40 Milligramm/dl = 1,0 mmol/l
Quotient LDL/HDL: unter 3

Für Personen mit Arteriosklerose, Diabetes oder nach überstandenem Herzinfarkt:
Gesamtcholesterin:
unter 180 Milligramm/dl = 4,5 mmol/l
LDL: unter 100 Milligramm/dl = 2,5 mmol/l
HDL: über 40 Milligramm/dl = 1,0 mmol/l
Quotient LDL/HDL: unter 2

Wenn das Blut zu viel Cholesterin enthält, lagert sich dieses verstärkt in feine Risse in der Arterieninnenwand ein. Auch ein Übermaß an Triglyzeriden begünstigt Ablagerungen in den Arterien und leistet somit einer Arteriosklerose (Adernverkalkung) Vorschub. Diese bildet sich vor allem in den dünnen Herzkranzarterien aus. Näheres unter „Koronare Herzkrankheit" (→ Seite 651), aber ebenso in der großen Körperschlagader (Aorta) oder in den Arterien der Beine. Näheres unter „Arterielle Durchblutungsstörungen" (→ Seite 614).
Ob die Blutfette ansteigen, hängt auch davon ab, wie gut der Organismus die mit der Nahrung aufgenommenen Fette verwertet. Manche Menschen können sehr fettreich essen und haben dennoch normale Cholesterinwerte. Auch ist es offenbar weniger entscheidend, wie viel Fett über die Nahrung aufgenommen wird, als vielmehr, um welches Fett es sich handelt und wie hoch der Anteil an gesättigten Fettsäuren ist. Davon und von den erblichen Anlagen hängt es ab, ob der Körper selbst viel Cholesterin herstellt und deshalb eine Neigung zu erhöhten Blutfetten und infolgedessen auch zu Arteriosklerose besteht.
Ob ein bestimmter Cholesterinspiegel das Risiko für Arteriosklerose und Herz-Kreislauf-Erkrankungen erhöht, ist abhängig vom Alter, vom Geschlecht, vom Blutdruck, davon ob Sie Diabetes haben und ob Sie rauchen. Bei gleichen Ausgangsbedingungen haben Frauen bis zum 65. Lebensjahr im Vergleich zu Männern ein insgesamt viermal niedrigeres Risiko für Herz-Kreislauf-Erkrankungen, vorausgesetzt, sie haben keinen Diabetes. Wenn Sie Ihr persönliches Risiko für Herz-Kreislauf-Erkrankungen unter Berücksichtigung all dieser Faktoren ermitteln wollen, können Sie dies selbst im Internet unter www.chd-taskforce.de tun. Sie müssen dazu aber Ihren Blutdruck und Ihre Blutfettwerte (Cholesterin und Triglyzeride) kennen.

Anzeichen und Beschwerden

Erhöhte Blutfette verursachen keine Beschwerden, sondern werden nur erkannt, wenn der Arzt die Blutwerte kontrolliert. Dies kann bei Personen über 35 Jahre alle zwei Jahre im Rahmen des von den gesetzlichen Krankenkassen empfohlenen Gesundheits-Checks erfolgen.

Ursachen

Die Blutfette erhöhen sich durch Lebensmittel, die reich an gesättigten Fettsäuren sind. Dazu gehören Fette tierischen Ursprungs mit viel Cholesterin, wie zum Beispiel Sahne, Butter, Butterschmalz, Gänseschmalz, aber auch pflanzliche Fette wie Erdnussöl, Kokosfett, Palmöl oder Margarine mit einem hohen Anteil an gehärteten Fetten.

In welchem Ausmaß die Blutfette durch ein Lebensmittel ansteigen, hängt aber davon ab, ob es noch andere, gesunde Fette enthält. So sind zum Beispiel Lachs und Makrele zwar fett- und cholesterinreiche Fischsorten, sie weisen aber zusätzlich die gesunden Fischöle (Omega-3-Fettsäuren) auf, die sich günstig auf die Blutfette auswirken.

Erhöhte Triglyzeride beruhen auf einem erhöhten Alkoholkonsum oder darauf, dass die Mahlzeiten zu viele Kohlenhydrate enthalten beziehungsweise zu kalorienreich sind. Liegt zusätzlich ein Diabetes vor und sind die Blutzuckerwerte nicht gut eingestellt, können die Triglyzeride ebenfalls ansteigen. Außerdem erhöhen Übergewicht, eine Behandlung mit Glukokortikoiden (bei Entzündungen, Immunreaktionen) sowie wasserausschwemmende Medikamente (Diuretika, bei hohem Blutdruck) diese Blutfette.

Es gibt auch erbliche Fettstoffwechselstörungen (familiäre Hypercholesterinämie). Dann weist die Zelloberfläche zu wenige oder keine funktionsfähigen Bindestellen für LDL auf. Die Zellen können demzufolge kein LDL aufnehmen, und die Leber kann sie nicht abbauen. Auf diese Weise reichert sich LDL ständig weiter im Blut an.

Vorbeugung

Erhöhten Blutfetten können Sie vorbeugen, indem Sie in Ihrer Ernährung auf tierische Nahrungsmittel weitgehend verzichten. Das heißt, Sie essen möglichst wenig Butter, Sahne, fettreichen Käse, Fleisch, Wurst, Innereien, Schalentiere und Eier (Eigelb). Auch auf gehärtete Pflanzenfette und Fette mit vielen gesättigten Fettsäuren (Kokos- und Palmfett, Schmalz, Majonäse, Speck) sollten Sie verzichten, weil sie ebenfalls die Blutfette ansteigen lassen.

Günstig ist dagegen eine „Mittelmeerkost“ mit einem hohen Anteil an Gemüse und frischem Obst, Getreideprodukten (Nudeln), Meeresfischen und Olivenöl. So hat sich beispielsweise gezeigt, dass Menschen, die mindestens zweimal in der Woche eine Mahlzeit mit fettreichem Seefisch essen – zum Beispiel Japaner, Inuit, Niederländer – seltener an Herz-Kreislauf-Erkrankungen leiden. Und das, obwohl sie durchaus fettreich essen. Allerdings nehmen sie besonders gesunde Fette zu sich: vorwiegend Fischöl aus fetten Fischarten wie Makrele, Lachs, Sardelle, Hering, Forelle, Thunfisch. Die darin enthaltenen Omega-3-Fettsäuren wirken sich günstig auf die Blutfette aus und können sowohl das schädliche Cholesterin als auch die Triglyzeride senken, was somit möglicherweise auch vor Herzinfarkt und Schlaganfall schützt.

Menschen mit erhöhten Triglyzeridwerten haben einen Tagesbedarf von mindestens zwei bis vier Gramm Omega-3-Fettsäuren. Bei bestehender koronarer Herzkrankheit ohne erhöhte Triglyzeridwerte genügt ein Gramm täglich. Das lässt sich bereits mit zwei wöchentlichen Fischmahlzeiten mit den oben aufgeführten Fischarten erreichen – ob gekocht, geräuchert, gebeizt oder roh (z. B. als Sushi). Allerdings sollten insbesondere Schwangere, Stillende und Kinder berücksichtigen, dass viele Fische heute mit Schwermetallen belastet sind.

Cholesterinsenkend wirken auch Sojaprodukte und Haferkleie (6 Gramm pro Tag).

Wenn Sie sich viel bewegen, werden auch die Blutfette günstig beeinflusst. Am geeignetsten sind Ausdauersportarten wie Joggen und schnelles Gehen (Nordic Walking), Wandern, Schwimmen, Radfahren, Skilanglauf.

Bei einer angeborenen schweren Fettstoffwechselstörung (schwere familiäre Hypercholesterinämie) mit zum Teil extrem hohen Cholesterinwerten (über 600 Milligramm pro Deziliter), die schon im Jugendalter auftreten kann, müssen die Fette alle ein bis zwei Wochen mit speziellen Apparaten aus dem Blut herausgefiltert werden (Lipidapherese).

Bei erhöhten Triglyzeriden müssen Sie neben Fleisch und Milchprodukten mit einem hohem Anteil an gesättigten Fettsäuren auch Alkohol meiden. Fünf kleine statt drei große Mahlzeiten täglich können dazu beitragen, dass der Körper die Triglyzeride besser verwerten kann. Übergewicht sollten Sie abbauen.

Nichtmedikamentöse Maßnahmen

Alle im Abschnitt „Vorbeugung“ beschriebenen Maßnahmen sind auch sinnvoll, um bereits erhöhte Blutfettwerte zu senken.

Wenn Sie Übergewicht haben, sollten Sie dieses möglichst abbauen. Ob die überflüssigen Pfunde ein Risiko für Herz-Kreislauf-Erkrankungen darstellen, lässt sich am bestem mit dem Taillenumfang abschätzen. Dafür messen Sie mit einem Maßband den Umfang der Taille zwischen dem unteren Rippenbogen und der Oberkante des Beckens. Bei Frauen sollte der Wert nicht über 87 Zentimeter, bei Männern nicht über 101 Zentimeter liegen.

Hintergrund für diese Empfehlung ist die Erkenntnis, dass nicht nur das Gewicht allein, sondern auch die Verteilung des Fettes auf bestimmte Körperzonen das Risiko für Herz-Kreislauf-Erkrankungen beeinflusst. Denn die Fettreserven am Bauch werden anders freigesetzt und verstoffwechselt als die Depots an Gesäß und Oberschenkeln. Dickbäuchige Menschen („Apfel-Typ") sind für Herz-Kreislauf-Erkrankungen höher gefährdet als Menschen mit runden Hüften („Birnen-Typ"). Ein hoher Taillen-Hüft-Quotient bedeutet auch ein erhöhtes Risiko für Typ-2-Diabetes.

Behandlung mit Medikamenten

Erhöhte Cholesterinwerte können am wirksamsten mit CSE-Hemmern (→ Seite 637) gesenkt werden. Für mehrere Wirkstoffe aus dieser Substanzgruppe ist auch nachgewiesen, dass sie das Risiko verringern, an Herz-Kreislauf-Erkrankungen zu versterben. Zur Behandlung erhöhter Blutfettwerte sind die Mittel geeignet.

Die Entscheidung für die Einnahme von CSE-Hemmern richtet sich aber nicht nur nach der Höhe der Blutfette. Sie hängt auch davon ab, ob bei Gesunden einem Herzinfarkt oder Schlaganfall vorgebeugt werden (Primärprävention) oder ob bei einer bereits vorhandenen Herz-Kreislauf-Erkrankung (z. B. koronare Herzkrankheit, arterielle Durchblutungsstörungen in Becken und Beinen) ein (erneuter) Herzinfarkt oder Schlaganfall möglichst verhindert werden soll (Sekundärprävention). Außerdem kommt es darauf an, ob zusätzlich Risikofaktoren vorliegen, die die Gefahr für einen ersten oder weiteren Herzinfarkt oder Schlaganfall erhöhen, wie zum Beispiel hoher Blutdruck, Diabetes, Rauchen oder eine familiär bedingte Neigung zu Herz-Kreislauf-Erkrankungen.

Wird bei Ihnen ein erhöhter Blutfettspiegel festgestellt, sollte der Arzt mit Ihnen gemeinsam Ihr persönliches Risikoprofil für Herz-Kreislauf-Erkrankungen erstellen. Dafür gibt es spezielle Tabellen, aus denen dieses Risiko leicht ablesbar ist. Die Einnahme von CSE-Hemmern ist sinnvoll, wenn das jährliche Risiko für das Auftreten eines Herzinfarkts oder Schlaganfalls mindestens 2 Prozent pro Jahr beträgt (oder 20 Prozent innerhalb der nächsten zehn Jahre). In der Sekundärprävention kann die Einnahme von CSE-Hemmern auch bei niedrigen LDL-Cholesterinwerten sinnvoll sein.

Ezetimib (→ Seite 640) hemmt gezielt nur die Aufnahme von Cholesterin, Triglyzeride werden nicht beeinflusst. Das Mittel gilt als „mit Einschränkung geeignet", weil noch nicht klar ist, ob es ebenso gute Langzeiteffekte hat wie CSE-Hemmer (Verringerung der Sterblichkeit an Herzinfarkt oder Schlaganfall). Auch ist noch abzuwarten, ob es bei dauerhafter Anwendung gut verträglich ist. Ezetimib soll deshalb nur eingesetzt werden, wenn CSE-Hemmer nicht vertragen oder nicht angewendet werden können. Beide Mittel können auch miteinander kombiniert werden, wenn CSE-Hemmer allein die Blutfette nicht ausreichend senken. Für diesen Zweck gibt es bereits eine fixe Kombination (→ Seite 645) aus Ezetimib und Simvastatin. Dieses Mittel gilt aus den gleichen Gründen wie Ezetimib allein als „mit Einschränkung geeignet".

Fibrate (→ Seite 641) senken Cholesterin nicht so gut wie CSE-Hemmer, dafür verringern sie aber die Triglyzeride sehr wirksam. Lediglich für den Wirkstoff Gemfibrozil ist nachgewiesen, dass er Herzinfarkt und plötzlichen Herztod verhindern und somit die Lebenserwartung erhöhen kann. Gemfibrozil gilt als „geeignet" zur Senkung erhöhter Triglyzeride und als „mit Einschränkung geeignet" zur Senkung von Cholesterin, wenn CSE-Hemmer nicht anwendbar sind. Bezafibrat und Fenofibrat sind für diese Zwecke mit Einschränkung beziehungsweise wenig geeignet, weil für diese beiden Wirkstoffe keine Studien vorliegen, die die langfristigen Effekte auf Herzinfarkt, Schlaganfall und Sterblichkeit überprüft haben. Diese Mittel sollten nur eingesetzt werden, wenn Gemfibrozil nicht anwendbar ist.

Mittel mit Nikotinsäure (→ Seite 643) werden schon sehr lange eingesetzt, um die Blutfette zu verringern, wurden in den vergangenen Jahren aber von den hochwirksamen CSE-Hemmern verdrängt. Mit *Niaspan* wurde 2006 Nikotinsäure in einer neuartigen Zubereitungsform (verzögerte Freisetzung) in den Markt eingeführt. Das Mittel reduziert vor allem die Triglyzeride, nach einer Anwendungsdauer von drei bis vier Wochen auch LDL-Cholesterin, und die Werte für HDL-Cholesterin steigen. Das Mittel gilt als „mit Einschränkung geeignet", weil Studien zu den langfristigen Effekten auf Herzinfarkt, Schlaganfall und Sterblichkeit fehlen.

CSE-Hemmer (Statine)

Atorvastatin
Sortis
Fluvastatin
Cranoc, LOCOL
Lovastatin
LovaHEXAL, Lovastatin-ratiopharm, MEVINACOR
Pravastatin
Mevalotin, Pravasin, Pravastatin-ratiopharm
Simvastatin
BeL Simvastatin, SIMVA BASICS, Simvabeta, Simvacard, simvadura, Simvagamma, Simva-Hennig, SimvaHEXAL, Simvastatin 1A Pharma, Simvastatin AbZ, Simvastatin AL, Simvastatin AWD, simvastatin-corax, Simvastatin-CT, Simvastatin Heumann, SIMVASTATIN-ISIS, Simvastatin-ratiopharm, Simvastatin Sandoz, Simvastatin STADA, Simvastatin Wolff, Simva TAD, ZOCOR

CSE-Hemmer – auch „Statine" genannt – blockieren ein für die Bildung von Cholesterin wesentliches Enzym (CSE = Cholesterin-Synthese-Enzym). Ganz korrekt heißen sie HMG-CoA-Reduktase-Hemmer. HMG-CoA-Reduktase bedeutet ausgeschrieben: 3-Hydroxy-3-methylglutaryl-Coenzym-A-Reduktase. Das ist das Schlüsselenzym, das für die Bildung von Cholesterin benötigt wird. Wird das Enzym gehemmt, wird weniger Cholesterin hergestellt und die im Blut verfügbare Menge sinkt. Das ist aber nur ein Teil der Wirkung. Weil auch der Cholesteringehalt in den Leberzellen sinkt, werden diese „hungrig" auf Cholesterin und besetzen ihre Oberfläche mit mehr Bindungsstellen für LDL-Cholesterin. Diese Rezeptoren nehmen nun vermehrt schädliches LDL-Cholesterin auf und entziehen es damit dem Blutkreislauf.

Alle CSE-Hemmer verringern den Anteil des schädlichen LDL-Cholesterins sowie die Triglyzeride im Blut, und sie erhöhen die Blutspiegel des nützlichen HDL-Cholesterins. Dabei gilt: Je höher die Ausgangswerte der Blutfette sind, desto deutlicher ist der blutfettsenkende Effekt.

CSE-Hemmer verringern den Cholesteringehalt um durchschnittlich 25 bis 50 Prozent. Triglyzeride werden deutlich weniger reduziert. Das HDL-Cholestern steigt um bis zu 10 Prozent. Für Atorvastatin, Lovastatin, Pravastatin und Simvastatin gibt es Belege, dass sie sowohl die Häufigkeit von ersten als auch von wiederholten Herzinfarkten senken und die Lebenserwartung erhöhen. Diese Wirkstoffe sind vorzuziehen. Fluvastatin ist ähnlich einzuschätzen, obwohl es dafür noch keine gleichwertigen Studienergebnisse gibt. Alle Statine sind zur Senkung erhöhter Blutfettwerte geeignet.

Neuerdings mehren sich Hinweise darauf, dass CSE-Hemmer den Verlauf von Herz-Kreislauf-Erkrankungen nicht allein durch den blutfettsenkenden Effekt beeinflussen, sondern auch durch andere, davon unabhängige Mechanismen. So wirken diese Substanzen zum Beispiel auch antientzündlich. Das ist bedeutsam, weil durch eine Arteriosklerose bedingte Komplikationen – wie Angina Pectoris, Herzinfarkt und Schlaganfall – durch derartige entzündliche Vorgänge mit bedingt werden. Auch beeinflussen CSE-Hemmer das Gerinnungssystem und tragen dazu bei, dass sich die Muskelfasern in den Blutgefäßen entspannen. Ob diese Wirkungen bei allen Wirkstoffen gleichermaßen ausgeprägt sind, ist bislang nicht bekannt.

Zahlreiche Fachleute gehen davon aus, dass der Nutzen einer Behandlung mit blutfettsenkenden Mitteln umso größer ist, je stärker die Werte fallen. Um solche drastischen Effekte zu erreichen, wird deshalb immer häufiger empfohlen, Statine in relativ hoher Dosierung einzunehmen oder verschiedene blutfettsenkende Mittel miteinander zu kombinieren. Dem zu erwartenden höheren Nutzen steht allerdings ein größeres Risiko für unerwünschte Wirkungen (→ Seite 639) entgegen, das nicht zu unterschätzen ist. Vor allem die Muskulatur kann Schaden nehmen.

Ob es ratsam ist, CSE-Hemmer einzunehmen, richtet sich aber nicht nur danach, wie hoch die Werte für Cholesterin und Triglyzeride sind. Entscheidend ist auch das therapeutische Ziel: Soll bei Gesunden einem Herzinfarkt oder Schlaganfall vorgebeugt werden (Primärprävention) oder soll bei einer bereits vorhandenen Herz-Kreislauf-Erkrankung (z. B. koronare Herzkrankheit, arterielle Durchblutungsstörungen in Becken und Beinen) ein (erneuter) Herzinfarkt oder Schlaganfall möglichst verhindert werden (Sekundärprävention). Außerdem kommt es darauf an, ob zusätzlich Risikofaktoren vorliegen, die die Gefahr für einen ersten oder weiteren Herzinfarkt beziehungsweise Schlaganfall erhöhen, wie zum Beispiel hoher Blutdruck, Diabetes, Rauchen oder eine familiär bedingte Neigung zu Herz-Kreislauf-Erkrankungen. Um den Nutzen einer blutfettsenkenden Therapie besser einschätzen zu können, sollte der Arzt mit Ihnen gemeinsam anhand Ihrer Werte (Alter, Blutdruck, Gewicht usw.) zunächst ein persönliches Risikoprofil für Herz-Kreislauf-Erkrankungen erstellen. Dafür gibt es spezielle Tabellen, aus denen dieses Risiko leicht ablesbar ist. Die Einnahme von CSE-Hemmern ist sinnvoll, wenn die Wahrscheinlichkeit für das Auftreten eines Herzinfarkts oder Schlaganfalls mindestens zwei Prozent pro Jahr beträgt (oder 20 Prozent innerhalb der nächsten zehn Jahre).

Anwendung

Alle Statine müssen in der Regel nur einmal täglich eingenommen werden. Da der Körper Cholesterin im Wesentlichen nachts herstellt, empfiehlt es sich, die Mittel abends einzunehmen. Wenn Sie eine hohe Dosis benötigen, verteilen Sie die Menge auf zwei Gaben täglich (morgens und abends).

Die Wirkung setzt nach etwa ein bis zwei Wochen ein, spätestens nach vier bis sechs Wochen.

CSE-Hemmer müssen über lange Zeit hinweg eingenommen werden, womöglich sogar lebenslang.

Es ist unklar, ob CSE-Hemmer die Augenlinse trüben können. Sicherheitshalber sollten Sie die Augen vor Beginn der Behandlung und später einmal jährlich vom Augenarzt untersuchen lassen.

Außerdem sollte der Arzt vor und etwa sechs Wochen nach Beginn der Einnahme, dann nach drei Monaten und später halbjährlich die Leberwerte kontrollieren. Wenn sie über das Dreifache der Normwerte ansteigen, sollten Sie CSE-Hemmer nicht mehr anwenden.

CSE-Hemmer können eine Muskelerkrankung hervorrufen, die sich als Muskelschwäche und Muskelschmerz äußert und mit einer starken Erhöhung eines Muskelzellenzyms (Kreatinkinase, abgekürzt CK) einhergeht. Der Arzt muss diesen Enzymwert im Blut (CK-Wert) vor Behandlungsbeginn und unter der Therapie vor allem unter folgenden Bedingungen überwachen:

- Die Nierenfunktion ist eingeschränkt.
- Es liegt eine Unterfunktion der Schilddrüse vor.
- In der Familie bestehen erbliche Muskelerkrankungen.
- Während der Einnahme von CSE-Hemmern oder Fibraten sind bereits Muskelschäden aufgetreten.
- Sie hatten oder haben eine Lebererkrankung.
- Sie trinken viel Alkohol.
- Sie sind älter als 70 Jahre.

Diese Untersuchungen werden ebenfalls notwendig, wenn unter der Behandlung Muskelschmerzen und Muskelschwäche auftreten.

Achtung

Die Haut kann lichtempfindlich werden und es kann sich schneller ein Sonnenbrand entwickeln, wenn Sie sich in der Sonne aufhalten. Sie sollten deshalb auf ausgedehnte Sonnenbäder verzichten und die Haut mit Sonnenschutzmitteln mit hohem Lichtschutzfaktor schützen.

Gegenanzeigen

Unter folgenden Bedingungen dürfen Sie CSE-Hemmer nicht anwenden:

- Sie haben eine Muskelerkrankung.
- Ihre Leber arbeitet nicht richtig.
- Sie sind alkoholkrank. Dann drohen Leberschäden.

Simvastatin: Diese Mittel dürfen Sie unter folgenden Bedingungen nicht einnehmen:

- Sie haben eine Pilzerkrankung und nehmen Tabletten mit den Wirkstoffen Itraconazol oder Ketoconazol ein.
- Sie haben eine bakterielle Infektion und werden mit den Antibiotika Erythromyzin, Clarithromyzin oder Telithromyzin behandelt.
- Sie sind HIV-infiziert und werden mit Indinavir, Ritonavir oder Saquinavir behandelt.
- Sie sind depressiv und werden mit Nefazodon behandelt.

Lovastatin, Simvastatin: Wenn Ihre Nieren sehr stark geschädigt sind, sollte der Arzt Nutzen und Risiken einer Anwendung dieser Mittel sorgfältig abwägen und gegebenenfalls die Dosis verringern.

Wechselwirkungen mit Medikamenten

Wenn Sie noch andere Medikamente nehmen, ist zu beachten:

- Die Gefahr für Muskelschäden steigt, wenn Sie CSE-Hemmer gleichzeitig mit Ciclosporin (nach Transplantationen), den Makrolid-Antibiotika Erythromyzin und Clarithromyzin (bei bakteriellen Infektionen), Amiodaron (bei Herzrhythmusstörungen), Diltiazem und Verapamil (bei hohem Blutdruck) oder Nikotinsäure (bei erhöhten Blutfetten) einnehmen. Wenn die gleichzeitige Anwendung unumgänglich ist, muss die Dosis der CSE-Hemmer reduziert werden.
- Fibrate (bei erhöhten Blutfetten) dürfen Sie nur unter sorgfältiger ärztlicher Überwachung gleichzeitig mit CSE-Hemmern einnehmen, weil sich das Risiko für eine schwerwiegende Muskelerkrankung (Rhabdomyolyse) erhöht.

▶ **Unbedingt beachten**

CSE-Hemmer verstärken die Wirkung der gerinnungshemmenden Mittel Phenprocoumon und Warfarin, die bei erhöhter Thrombosegefahr als Tabletten eingenommen werden. Sie müssen deshalb die Blutgerinnung häufiger als sonst selbst kontrollieren oder vom Arzt kontrollieren lassen und gegebenenfalls nach Absprache mit dem Arzt die Dosis der Gerinnungshemmer verringern. Näheres hierzu lesen Sie unter „Mittel zur Blutverdünnung: verstärkte Wirkung" (→ Seite 11).

Atorvastatin: Dieses Mittel kann bei hoher Dosierung die Konzentration von Digoxin (bei Herzschwäche) im Blut ansteigen lassen. Damit steigt das Risiko für unerwünschte Wirkungen der Digitalis-Wirkstoffe. Der Arzt muss dann die Digoxinspiegel im Blut häufiger prüfen. Näheres hierzu lesen Sie unter „Mittel bei Herzschwäche: verstärkte Wirkung" (→ Seite 12).

Simvastatin: Wenn Sie die Wirkstoffe Itraconazol oder Ketoconazol (als Tabletten bei Pilzerkrankungen), Erythromyzin, Clarithromyzin oder Telithromyzin (Antibiotika, bei Infektionen), Indinavir, Ritonavir und Saquinavir (bei HIV-Infektion, Aids) oder Nefazodon (bei Depressionen) gleichzeitig mit Simvastatin einnehmen, erhöht sich die Konzentration von Simvastatin um ein Vielfaches, sodass auch das Risiko für unerwünschte Wirkungen, vor allem für Muskelschäden, steigt. Diese Mittel dürfen Sie deshalb nicht gleichzeitig einnehmen. Ist eine Behandlung mit ihnen unverzichtbar, müssen Sie Simvastatin währenddessen absetzen. Diese Wechselwirkungen können auch bei Lovastatin und Atorvastatin auftreten. Eine Kombination der genannten Wirkstoffe mit diesen CSE-Hemmern muss möglichst vermieden werden.

Wechselwirkungen mit Speisen und Getränken

Simvastatin: Während der Einnahme dieser Mittel sollten Sie keine Grapefruit essen oder Grapefruitsaft trinken. Schon wenn Sie einen Viertelliter Grapefruitsaft (= 1 Glas) morgens trinken und abends Simvastatin einnehmen, steigt der Wirkstoffspiegel auf das Doppelte an. Große Mengen (mehr als 1 Liter Grapefruitsaft täglich) erhöhen die Konzentration von Simvastatin im Blut um das Siebenfache. Auch die Blutspiegel von Atorvastatin oder Lovastatin können ansteigen, wenn Sie während der Einnahme Grapefruit essen oder Grapefruitsaft trinken.

Unerwünschte Wirkungen

Mittel aus dieser Wirkstoffgruppe können Haarausfall auslösen. Dieser lässt meist wieder nach, sobald das Mittel abgesetzt wird.

▶ **Keine Maßnahmen erforderlich**

Magen-Darm-Beschwerden wie Verstopfung, Blähungen, Übelkeit, auch Kopfschmerzen, Benommenheit und Schlafstörungen können auftreten (bei über 1 Prozent der Behandelten).

▶ **Muss beobachtet werden**

Muskelschmerzen (ähnlich einem Muskelkater, besonders in den Beinen) treten häufig auf (bei über 1 von 100 Behandelten), sind aber meist nicht schwerwiegend. Wenn auch Muskelkrämpfe beziehungsweise eine Muskelschwäche auftreten oder wenn die Muskelschmerzen länger als zwei Tage anhalten und nicht auf sportliche Betätigung zurückzuführen sind, sollten Sie einen Arzt aufsuchen. Dieser sollte dann einen speziellen Enzymwert im Blut (Kreatinkinase-Wert, CK-Wert) prüfen.

Wenn die Haut sich verstärkt rötet und juckt, reagieren Sie vermutlich allergisch auf das Mittel (bei über 1 von 100 Behandelten). Bei solchen Hauterscheinungen (→ Seite 14) sollten Sie einen Arzt aufsuchen.

Selten können CSE-Hemmer die Leber (→ Seite 15) schädigen. Treten Übelkeit, Erbrechen und/oder dunkel gefärbter Urin auf und ist der Stuhl auffällig hell, sollten Sie einen Arzt aufsuchen.

▶ **Sofort zum Arzt**

Die Mittel können die Leber (→ Seite 15) schwer schädigen und eine Gelbsucht auslösen. Wenn Sie zusätzlich einen starken Juckreiz am ganzen Körper spüren, sollten Sie sofort einen Arzt aufsuchen. Wenn die Tabletten abgesetzt werden, bilden sich die Symptome wieder zurück.

Selten kommt es vor, dass ein heftiger juckender Hautausschlag mit Herzrasen, Atemnot, Schwäche und Schwindel auftritt. Dann müssen Sie unverzüglich den Notarzt rufen (Telefon 112), weil es sich um eine lebensbedrohliche Allergie (→ Seite 14) handeln kann.

Sehr selten können CSE-Hemmer die Skelettmuskelzellen so schwer schädigen, dass sie zerfallen (Rhabdomyolyse). Dabei wird der Muskelfarbstoff Myoglobin freigesetzt, der den Urin bräunlich rot verfärbt. Beobachten Sie eine solche Verfärbung, müssen Sie das Medikament umgehend absetzen und den Arzt aufsuchen. Er sollte sofort die Werte für Leberenzyme, Kreatinin, Kreatinkinase (CK) sowie Myoglobin im Blut bestimmen.

Beim Zerfall der Muskelzellen können auch die Nierenkanälchen verstopfen und die Nieren schwer geschädigt werden. Wird nicht rasch, gegebenenfalls mit einer Dialyse (Blutwäsche), behandelt, kann eine Rhabdomyolyse tödlich verlaufen. Die Gefahr für diese schwere unerwünschte Wirkung steigt, wenn Sie zusätzlich zu den CSE-Hemmern Fibrate einnehmen.

HINWEISE

Für Kinder unter 14 Jahren

Atorvastatin: Es liegen klinische Erfahrungen bei einer kleinen Anzahl von Kindern zwischen 4 und 17 Jahren vor. Die Behandlung sollte bei ihnen aber nur durch einen Facharzt erfolgen.

Pravastatin: Die Mittel können bei Kindern über acht Jahre angewendet werden.

Lovastatin, Simvastatin, Fluvastatin (*Cranoc*): Mangels Erfahrungen sollten Kinder diese CSE-Hemmer nicht bekommen.

Locol: Das Mittel kann bei Kindern ab 9 Jahren eingesetzt werden.

Zur Empfängnisverhütung

Da nicht auszuschließen ist, dass CSE-Hemmer Schäden am Ungeborenen verursachen, sollten Frauen im gebärfähigen Alter während der Einnahme ein sicheres Verhütungsmittel benutzen.

Für Schwangerschaft und Stillzeit

Sie dürfen CSE-Hemmer nicht einnehmen. Bei Ungeborenen wurden Fehlbildungen beobachtet. In welchem Ausmaß CSE-Hemmer in die Muttermilch gelangen, ist unklar. Sie sollten die Mittel in der Stillzeit besser nicht anwenden.

Ezetimib

EZETROL

Ezetimib gehört zu einer neuartigen Klasse von Lipidsenkern, die gezielt die Aufnahme von Cholesterin und damit verwandten pflanzlichen Substanzen (Phytosterine) im Dünndarm hemmen. Triglyzeride und fettlösliche Vitamine werden nicht beeinflusst.

Der LDL-Plasmaspiegel kann mit Ezetimib um etwa 20 Prozent gesenkt, das HDL jedoch nur geringfügig angehoben werden. Somit ist Ezetimib etwas weniger wirksam als CSE-Hemmer. Es gilt zur Behandlung erhöhter Blutfettwerte als „mit Einschränkung geeignet", da zurzeit noch keine Studien vorliegen, mit denen geprüft worden ist, ob Ezetimib auch die durch Herzinfarkt und/oder Schlaganfall bedingte Krankheits- und Sterberate verringern kann. Auch fehlen noch Untersuchungen zur Verträglichkeit bei langfristiger Einnahme. Der Einsatz von Ezetimib scheint nur angezeigt, wenn CSE-Hemmer (Statine) nicht vertragen werden oder in der normalen Dosierung die Cholesterinwerte nicht ausreichend senken. In Kombination mit CSE-Hemmern addiert sich die Wirkung beider Substanzen. Vergleichbares kann auch erreicht werden, indem die Dosis der CSE-Hemmer erhöht wird. Wenn jedoch die Menge des Statins, die notwendig wäre, um das Cholesterin ausreichend zu senken, nicht mehr vertragen wird, ist die Kombination aus Ezetimib und einem Statin in niedriger Dosierung sinnvoll. Studien zeigten darüber hinaus, dass eine solche Kombinationstherapie die Cholesterinwerte auch bei denjenigen Patienten gut verringert, die bisher nur ungenügend mit CSE-Hemmer behandelt werden konnten.

ANWENDUNG

Das Mittel ist relativ lang wirksam: Es dauert 13 bis 21 Stunden, bis die Hälfte der aufgenommenen Menge wieder ausgeschieden ist. Normalerweise genügt deshalb die Einnahme von einmal 10 Milligramm täglich (= eine Tablette).

ACHTUNG

Wenn Sie Ezetimib zusammen mit einem CSE-Hemmer einnehmen, können sich die Leberenzyme verändern. Der Arzt sollte deshalb vor Beginn der Einnahme sowie etwa sechs Wochen danach, dann wieder nach drei Monaten und später halbjährlich die Leberwerte kontrollieren.

Gegenanzeigen

Wenn Sie eine akute Leberkrankheit haben, dürfen Sie Ezetimib nicht anwenden. Wenn die Leberfunktion mäßig bis stark eingeschränkt ist, sollte der Arzt Nutzen und Risiken der Anwendung von Ezetimib sorgfältig abwägen.

Wechselwirkungen mit Medikamenten

Wenn Sie noch andere Medikamente einnehmen, ist zu beachten:

- Ciclosporin (nach Organtransplantation) kann die Konzentration von Ezetimib im Blut erhöhen, wodurch das Risiko für unerwünschte Wirkungen steigt. Gegebenenfalls sollten Sie die Dosis halbieren. Außerdem sollte der Arzt die Wirkspiegel von Ciclosporin kontrollieren, weil Ezetimib diese möglicherweise anheben kann.
- Colestyramin (bei erhöhten Blutfetten) verringert die Wirkung von Ezetimib. Sie sollten Ezetimib deshalb zwei Stunden vor oder mindestens vier Stunden nach der Einnahme von Colestyramin anwenden.

- Wenn Sie Ezetimib gleichzeitig mit Fibraten einnehmen, können sich möglicherweise Gallensteine bilden. Beide Mittel sollten Sie deshalb nicht zusammen anwenden.

Unerwünschte Wirkungen

▶ **Keine Maßnahmen erforderlich**

Es können Kopfschmerzen und Durchfall auftreten (bei 4 von 100 Behandelten).

▶ **Muss beobachtet werden**

Muskelschmerzen (ähnlich einem Muskelkater, besonders in den Beinen) treten bei mehr als 1 von 100 Behandelten auf, sind aber meist nicht schwerwiegend. Wenn auch Muskelkrämpfe oder eine Muskelschwäche vorkommen oder wenn die Muskelschmerzen länger als zwei Tage andauern und nicht darauf zurückzuführen sind, dass Sie Sport gemacht haben, sollten Sie einen Arzt aufsuchen. Dieser sollte einen speziellen Enzymwert (Kreatinkinase, abgekürzt CK) prüfen.

In seltenen Fällen (bei 1 bis 10 von 10 000 Behandelten) kann das Mittel die Leber (→ Seite 15) schädigen. Treten Übelkeit, Erbrechen und/oder dunkel gefärbter Urin auf und ist der Stuhl auffällig hell, sollten Sie einen Arzt aufsuchen.

Wenn die Haut sich verstärkt rötet und juckt, reagieren Sie vermutlich allergisch auf das Mittel (bei 1 bis 10 von 10 000 Behandelten). Bei solchen Hauterscheinungen (→ Seite 14) sollten Sie einen Arzt aufsuchen.

▶ **Sofort zum Arzt**

Bei weniger als 1 von 10 000 Behandelten kann das Unterhautgewebe besonders im Gesicht, der Lippe und der Zunge anschwellen. Diese Schwellungen können so schwerwiegend sein, dass sie in Atemnot und Erstickungsanfällen münden. Dann muss umgehend der Notarzt gerufen werden (Telefon 112).

Das Mittel kann die Leber (→ Seite 15) schwer schädigen und eine Gelbsucht auslösen. Wenn Sie zusätzlich einen starken Juckreiz am ganzen Körper spüren, sollten Sie sofort einen Arzt aufsuchen.

Bei weniger als 1 von 10 000 Behandelten kann das Mittel die Skelettmuskulaturzellen so schwer schädigen, dass sie zerfallen (Rhabdomyolyse). Bei diesem Zerfall wird der Muskelfarbstoff Myoglobin freigesetzt, der den Urin bräunlich-rot verfärbt. Beobachten Sie eine solche Farbänderung, müssen Sie das Mittel absetzen und den Arzt aufsuchen. Er sollte sofort die Werte für Leberenzyme, Kreatinin, Kreatinkinase (CK) sowie Myoglobin im Blut bestimmen.

Beim Zerfall der Muskelzellen können auch die Nierenkanälchen verstopfen und die Nieren schwer geschädigt werden. Wird nicht rasch, gegebenenfalls mit einer Dialyse (Blutwäsche) behandelt, kann eine Rhabdomyolyse tödlich verlaufen. Die Gefahr für diese schwere unerwünschte Wirkung steigt, wenn Sie Ezetimib in Kombination mit einem CSE-Hemmer (→ Seite 637) anwenden.

Hinweise

Für Kinder unter 14 Jahren

Zur Anwendung des Mittels bei Kindern unter zehn Jahren liegen keine Erfahrungen vor. Sie sollten Ezetimib deshalb nicht bekommen.

Für Schwangerschaft und Stillzeit

In der Schwangerschaft sollten Sie das Mittel nur anwenden, wenn der Arzt dies für zwingend erforderlich hält. In der Stillzeit dürfen Sie es nicht anwenden, weil unklar ist, ob der Wirkstoff in die Muttermilch übergeht.

In Kombination mit einem CSE-Hemmer dürfen Sie das Mittel weder in der Schwangerschaft noch in der Stillzeit anwenden.

Fibrate

Bezafibrat

Befibrat, Bezafibrat AL, Bezafibrat Heumann, Bezafibrat HEXAL, Bezafibrat-ratiopharm, Bezafibrat STADA, Cedur, Lipox

Fenofibrat

CiL, durafenat, Fenofibrat-ratiopharm, Lipidil, Normalip pro

Gemfibrozil

Gevilon

Fibrate führen dazu, dass die Leber weniger Triglyzeride herstellt, aber vermehrt Cholesterin aufnimmt, das über Galle und Darm wieder ausgeschieden wird, darüber hinaus erhöhen sie das HDL-Cholesterin. Außerdem werden weniger fetttransportierende Eiweißstoffe produziert. Insgesamt senken Fibrate vor allem die Triglyzeride, weniger das Gesamtcholesterin.

Fibrate sind sinnvoll, wenn sehr hohe Triglyzeridwerte gesenkt werden müssen. Gemfibrozil gilt für diesen Zweck als „geeignet" und ist den anderen Wirkstoffen vorzuziehen, weil Untersuchungen vorliegen, die zeigen, dass bei Herz-Kreislauf-Erkrankungen die Sterbe- und Infarktrate gesenkt werden kann. Bezafibrat und Fenofibrat sind demgegenüber nur mit Einschränkung geeignet, weil für diese Wirkstoffe keine vergleichbaren Ergebnisse vorliegen.

Gemfibrozil kann auch bei erhöhten Cholesterinwerten eingesetzt werden, wenn CSE-Hemmer nicht angewendet werden können. Weil es aber schlechter wirkt als CSE-Hemmer, ist das Mittel für diesen Einsatzbereich nur mit Einschränkung geeignet.

Den Wirkstoff Gemfibrozil (*Gevilon*) gibt es auch in Form von preisgünstigen Generika.

Anwendung

Die Dosierung entnehmen Sie jeweils dem Beipackzettel.

Der Arzt sollte vor und sechs Wochen nach Beginn der Einnahme, dann nach drei Monaten und später halbjährlich die Leberwerte kontrollieren. Wenn sie über das Dreifache der Normwerte ansteigen, sollten Fibrate nicht mehr angewendet werden.

Achtung

Gegenanzeigen

Unter folgenden Bedingungen dürfen Sie keine Fibrate einnehmen:

- Sie haben eine Muskelerkrankung.
- Ihre Leber arbeitet nur noch eingeschränkt.
- Sie haben Gallensteine.
- Die Nierenfunktion ist stark eingeschränkt.

Wenn die Nierenfunktion leicht bis mittelschwer gestört ist, muss der Arzt die Dosis um die Hälfte oder auf ein Viertel der normalen Menge verringern.

Gemfibrozil: Sie haben Typ-2-Diabetes und werden mit Sulfonylharnstoffen oder Repaglinid behandelt. Dann kann sich die Wirkung der blutzuckersenkenden Wirkstoffe sehr verstärken und verlängern, sodass das Risiko für schwerwiegende Unterzuckerungen steigt.

Wechselwirkungen mit Medikamenten

Wenn Sie noch andere Medikamente nehmen, ist zu beachten:

- Nur nach sehr sorgfältiger Abwägung von Risiken und Nutzen sollten Fibrate gleichzeitig mit CSE-Hemmern (bei erhöhten Blutfetten), Makrolid-Antibiotika wie Erythromyzin (bei Infektionen) und nichtsteroidalen Antirheumatika (NSAR, bei Rheuma, Schmerzen) gegeben werden, weil bei kombinierter Anwendung das Risiko für schwere Muskelschäden steigt.
- Wenn Sie gleichzeitig Colestyramin einnehmen, um Cholesterin zu senken, müssen Sie die Fibrate eine Stunde vor oder vier Stunden nach der Anwendung von Colestyramin einnehmen, weil die Mittel sonst nicht richtig aufgenommen werden.

▶ **Unbedingt beachten**

Fibrate verstärken die Wirkung der gerinnungshemmenden Mittel Phenprocoumon und Warfarin, die bei erhöhter Thrombosegefahr als Tabletten eingenommen werden. Sie müssen deshalb die Blutgerinnung häufiger als sonst selbst kontrollieren oder vom Arzt kontrollieren lassen und gegebenenfalls nach Absprache mit dem Arzt die Dosis der Gerinnungshemmer verringern. Näheres hierzu lesen Sie unter „Mittel zur Blutverdünnung: verstärkte Wirkung“ (→ Seite 11).

Fibrate verstärken auch die Wirkung von Sulfonylharnstoffen und Repaglinid (bei Typ-2-Diabetes). Damit wächst die Gefahr für eine Unterzuckerung, vor allem nachts. Näheres hierzu lesen Sie unter „Mittel zur Blutzuckersenkung: verstärkte Wirkung“ (→ Seite 11).

Unerwünschte Wirkungen

Mittel aus dieser Wirkstoffgruppe können Haarausfall auslösen. Dieser lässt meist wieder nach, sobald das Mittel abgesetzt wird.

▶ **Keine Maßnahmen erforderlich**

Es können Magen-Darm-Beschwerden wie Völlegefühl, Übelkeit, Bauchschmerzen, Appetitlosigkeit, Erbrechen, Durchfall (bei über 1 von 100 Behandelten) auftreten.

▶ **Muss beobachtet werden**

Alle Fibrate können dazu führen, dass sich die Konzentration von Cholesterin in der Gallenflüssigkeit erhöht. Dadurch steigt das Risiko, dass sich Gallensteine bilden. Wenn Sie Bauchschmerzen haben, sollte der Arzt mit Ultraschall kontrollieren, ob Gallensteine vorhanden sind. Wenn ja, dürfen Sie die Fibrate nicht weiter einnehmen.

Selten können Fibrate die Leber schädigen. Treten Übelkeit, Erbrechen und/oder dunkel gefärbter Urin auf und ist der Stuhl auffällig hell, sollten Sie einen Arzt aufsuchen.

Wenn die Haut sich verstärkt rötet und juckt, reagieren Sie vermutlich allergisch auf das Mittel (über 1 von 100 Behandelten). Bei solchen Hauterscheinungen (→ Seite 14) sollten Sie einen Arzt aufsuchen.

▶ **Sofort zum Arzt**

Die Mittel können die Leber (→ Seite 15) schwer schädigen und eine Gelbsucht auslösen. Wenn Sie zusätzlich einen starken Juckreiz am ganzen Körper spüren, sollten Sie sofort einen Arzt aufsuchen. Wenn die Tabletten abgesetzt werden, bilden sich die Symptome wieder zurück.

Selten kommt es vor, dass ein heftiger juckender Hautausschlag mit Herzrasen, Atemnot, Schwä-

che und Schwindel auftritt. Dann müssen Sie unverzüglich den Notarzt (Telefon 112) rufen, weil es sich um eine lebensbedrohliche Allergie (→ Seite 14) handeln kann.
Sehr selten können Fibrate die Skelettmuskelzellen so schwer schädigen, dass sie zerfallen (Rhabdomyolyse). Bei diesem Zerfall wird der Muskelfarbstoff Myoglobin freigesetzt, der den Urin bräunlich-rot verfärbt. Beobachten Sie eine solche Verfärbung, müssen Sie das Medikament umgehend absetzen und den Arzt aufsuchen. Er sollte sofort die Werte für Leberenzyme, Kreatinin, Kreatinkinase (CK) sowie Myoglobin im Blut bestimmen. Beim Zerfall der Muskelzellen können auch die Nieren schwer geschädigt werden. Wird nicht rasch, gegebenenfalls auch mit einer Dialyse zur Blutwäsche behandelt, kann eine Rhabdomyolyse tödlich verlaufen. Die Gefahr für diese schwere unerwünschte Wirkung steigt, wenn Sie neben Fibraten gleichzeitig CSE-Hemmer einnehmen.

Hinweise

Für Kinder unter 14 Jahren

Wenn Kinder mit Fibraten behandelt werden sollen, muss der Arzt Nutzen und Risiken der Anwendung dieser Mittel sehr sorgfältig abwägen.

Für Schwangerschaft und Stillzeit

Sie dürfen keine Fibrate einnehmen.

Für ältere Menschen

Sie sollten mit der niedrigstmöglichen Dosis behandelt werden, weil die Nieren im Alter oft nur noch eingeschränkt arbeiten. Dann drohen eher unerwünschte Wirkungen.

Nikotinsäure

Niaspan

Nikotinsäure ist wasserlöslich und gehört zur Gruppe der B-Vitamine. Sie kommt auch natürlicherweise in Nahrungsmitteln vor (z. B. Geflügel, Wild, Fisch, Pilze, Milchprodukte, Eier, Vollkorn, Erdnüsse, Hülsenfrüchte, Aprikosen) und hemmt die Freisetzung von Fettsäuren aus dem Fettgewebe, was dazu führt, dass die Leber weniger LDL-Cholesterin und weniger Triglyzeride bildet.
Schon nach ein bis vier Tagen sinken die Triglyzeride um 20-80 Prozent, LDL-Cholesterin erst nach drei bis vier Wochen um 10-15 Prozent, HDL-Cholesterin steigt um 20-30 Prozent. Nikotinsäure ist daher bei niedrigen HDL- und hohen Triglyzeridwerten sinnvoll, vor allem bei Frauen, denn bei ihnen senkt das Mittel die Blutfette deutlicher als bei Männern. Bei hohen LDL-Cholesterinwerten wirken CSE-Hemmer besser (sie senken LDL um bis zu 50 Prozent). Bei erhöhten Blutfetten ist Nikotinsäure deshalb mit Einschränkung geeignet.
Niaspan enthält Nikotinsäure in retardierter Form, das heißt, mit verzögerter Wirkstofffreisetzung. Dadurch verringert sich im Vergleich zu Mitteln mit nicht retardierter Nikotinsäure das Risiko für unerwünschte Wirkungen. Allerdings ist unklar, ob sich auch *Niaspan* so positiv auf die Rate von Herzinfarkt, Schlaganfall und dadurch bedingte Todesfälle auswirkt, wie dies für die nicht retardierte Anwendungsform in einer einzelnen Studie schon gesehen wurde.

Anwendung

Sie nehmen das Mittel am besten kurz vor dem Schlafengehen ein, und zwar nach einem leichten fettarmen Imbiss (Obst, Jogurt, Brot).
Um unerwünschte Wirkungen zu vermeiden, sollten Sie mit der niedrigsten Dosis (357 mg) beginnen und dann wöchentlich steigern, bis 1 000 mg erreicht sind. Anschließend kann die Dosis alle vier Wochen um weitere 500 mg bis zur maximalen Tagesdosis von 2 000 mg gesteigert werden.
Wenn Sie von einem anderen Nikotinsäure-Präparat auf *Niaspan* wechseln, muss die Dosis ebenfalls in dieser Weise langsam schrittweise gesteigert werden.

Achtung

Während der Behandlung können sich die Leberwerte verändern. Um dies zu erkennen, sollte der Arzt alle drei Monate die Leberwerte kontrollieren. Steigen die Leberwerte (insbesondere die Transaminasen) anhaltend auf über das Dreifache des Normwertes an, sollten Sie das Mittel absetzen.
Nikotinsäure verschlechtert die Blutzuckereinstellung. Wenn Sie Diabetes haben, müssen Sie vor allem zu Beginn der Behandlung den Blutzucker überprüfen und gegebenenfalls die Dosierung der Medikamente oder des Insulins in Absprache mit dem Arzt anpassen. Wenn Sie ein hohes Risiko für Diabetes haben (Menschen mit Diabetes in der nahen Verwandtschaft, Übergewicht), sollte der Arzt den Blutzucker anfangs alle vier Wochen kontrollieren. Später genügt eine Überwachung im Abstand von drei Monaten.
Wenn eine Operation bevorsteht, muss der Arzt die Gerinnungswerte und die Anzahl der Blutplättchen (Thrombozyten) überprüfen.

Gegenanzeigen

Wenn Ihre Leberfunktion stark eingeschränkt ist oder wenn Sie ein akutes Magengeschwür haben, dürfen Sie das Mittel nicht anwenden.

Unter folgenden Bedingungen sollte der Arzt Nutzen und Risiken der Anwendung von *Niaspan* sorgfältig abwägen:

- Sie hatten in der Vergangenheit eine Lebererkrankung (z. B. Gelbsucht).
- Sie trinken sehr viel Alkohol (eine Flasche Wein, drei bis vier Flaschen Bier täglich oder mehr).
- Ihre Nieren arbeiten nur eingeschränkt.
- Sie haben eine Schilddrüsenunterfunktion.
- Sie sind älter als 70 Jahre.
- Sie haben Muskelerkrankungen oder haben unter einer Therapie mit Fibraten oder CSE-Hemmern (ebenfalls bei erhöhten Blutfetten) Muskelbeschwerden bekommen.
- Sie haben akute Durchblutungsstörungen am Herzen oder hatten gerade einen Herzinfarkt.

Wechselwirkungen mit Medikamenten

Wenn Sie noch andere Medikamente anwenden, ist zu beachten:

- Nikotinsäure verstärkt die Wirkung von Nikotinpflaster (zur Raucherentwöhnung). Es können Hitzewallungen und Schwindel auftreten.
- Wenn Sie Nikotinsäure zusammen mit einem CSE-Hemmer (z. B. Atorvastatin, Lovastatin, Simvastatin) einnehmen, erhöht sich das Risiko für Muskelschäden.

► **Unbedingt beachten**

Nikotinsäure kann die Blutgerinnung verzögern und die Anzahl der Blutplättchen, die für die Blutgerinnung eine große Rolle spielen, verringern. Nikotinsäure verstärkt die Wirkung von Heparin (als Spritzen) sowie der gerinnungshemmenden Mittel Phenprocoumon und Warfarin, die bei erhöhter Thrombosegefahr als Tabletten eingenommen werden. Sie müssen deshalb die Blutgerinnung häufiger als sonst selbst kontrollieren oder vom Arzt kontrollieren lassen und gegebenenfalls nach Absprache mit dem Arzt die Dosis der Gerinnungshemmer verringern. Näheres hierzu lesen Sie unter „Mittel zur Blutverdünnung: verstärkte Wirkung" (→ Seite 11).

Wechselwirkungen mit Speisen und Getränken

Alkohol und heiße Getränke können Hitzewallungen (Flush) und Juckreiz verstärken. Sie sollten Nikotinsäure deshalb nicht mit alkoholhaltigen oder heißen Getränken einnehmen.

Unerwünschte Wirkungen

► **Keine Maßnahmen erforderlich**

Bei mehr als 1 von 10 Behandelten kommen Hitzewallungen in Form eines starken, ins Gesicht aufsteigendenWärmegefühls vor (Flush). Diese von den meisten als unangenehm empfundene Nebenwirkung tritt vorwiegend bei Behandlungsbeginn oder bei Dosissteigerungen auf. Sie kann vermieden werden, wenn die Dosis entsprechend den Anwendungsempfehlungen langsam gesteigert wird. Nach einigen Wochen hat sich der Körper an das Mittel gewöhnt.

Bei mehr als 1 von 1 000 Behandelten treten Kopfschmerzen auf.

► **Muss beobachtet werden**

Wenn der Blutdruck durch die gefäßerweiternde Wirkung des Mittels absinkt, kann es sein, dass Sie sich müde und schwindelig fühlen. Auch Sehstörungen oder kurze Ohnmachten können vorkommen. Wenn die Beschwerden nicht nachlassen oder Sie sehr beeinträchtigen, sollten Sie mit dem Arzt sprechen.

Bei mehr als 1 von 100 Behandelten können Bauchschmerzen, Durchfall und Erbrechen auftreten. Wenn sich Bauchschmerzen plötzlich entwickeln oder sich der Stuhl dunkel färbt, kann dies ein Hinweis auf ein Magengeschwür sein. Je nachdem wie heftig die Beschwerden sind, sollten Sie sich dann umgehend an einen Arzt wenden oder ihn im Laufe des nächsten Tages aufsuchen.

Mehr als 1 von 1 000 Behandelten spüren Herzrasen oder Herzklopfen. Wenn der Puls anhaltend auf über 100 Schläge pro Minute ansteigt, sollten Sie mit dem Arzt sprechen.

Das Mittel kann die Leber (→ Seite 15) schädigen. Treten Übelkeit und Erbrechen und/oder dunkel gefärbter Urin auf und ist der Stuhl auffällig hell, sollten Sie den Arzt aufsuchen.

Wenn die Haut sich verstärkt rötet und juckt (bei mehr als 1 von 100 Behandelten), reagieren Sie vermutlich allergisch auf das Mittel. Bei solchen Hauterscheinungen (→ Seite 14) sollten Sie einen Arzt aufsuchen.

In Einzelfällen können Migräneanfälle mit starken halbseitigen Kopfschmerzen und Sehstörungen auftreten. Dann sollten Sie einen Arzt aufsuchen.

► **Sofort zum Arzt**

Das Mittel kann die Leber (→ Seite 15) schwer schädigen und eine Gelbsucht auslösen. Wenn sich die Haut gelb färbt und Sie zusätzlich einen starken Juckreiz am ganzen Körper verspüren, sollten Sie sofort einen Arzt aufsuchen.

Hinweise

Für Kinder unter 14 Jahren

Mangels Erfahrungen sollten Kinder nicht mit diesem Mittel behandelt werden.

Für Schwangerschaft und Stillzeit

Da Studien zur Anwendung in der Schwangerschaft fehlen, sollten Sie das Mittel sicherheitshalber nicht einnehmen.

Nikotinsäure geht in die Muttermilch über. Wenn Sie das Mittel in der Stillzeit einnehmen müssen, sollten Sie besser abstillen.

Kombination

Ezetimib + Simvastatin

INEGY

Dieses Mittel ist eine fixe Kombination aus dem CSE-Hemmer Simvastatin und Ezetimib, die beide auf unterschiedliche Weise die Cholesterinanteile im Blut herabsetzen. Es liegen vier verschiedene Dosierungen mit steigenden Anteilen von Simvastatin vor.

Ein solches Kombinationspräparat ist nur angezeigt, wenn ein CSE-Hemmer allein nicht genügt, um das Cholesterin ausreichend zu senken, oder wenn die Dosis, mit der das Cholesterin ausreichend gesenkt werden würde, nicht mehr vertragen wird.

Zurzeit liegen noch keine Studien vor, mit denen geprüft worden ist, ob *INEGY* die durch Herzinfarkt und/oder Schlaganfall bedingte Krankheits- und Sterberate verringert. Auch fehlen noch Untersuchungen zur Verträglichkeit bei langfristiger Einnahme. Das Mittel gilt deshalb als „mit Einschränkung geeignet".

Alle weiteren Angaben zum Wirkmechanismus, zu Gegenanzeigen, Wechselwirkungen, unerwünschten Wirkungen und Hinweisen finden Sie unter „CSE-Hemmer" (→ Seite 637) und „Ezetimib" (→ Seite 640).

Zusätzlich ist zu beachten:

Anwendung

Sie nehmen das Mittel einmal täglich ein.

Wenn die Nierenfunktion stark eingeschränkt ist, sollte der Arzt die niedrigste Dosierung verordnen (10 mg Ezetimib, 10 mg Simvastatin).

Hinweise

Für Kinder unter 14 Jahren

Mangels Erfahrungen sollten Kinder nicht mit dem Mittel behandelt werden.

Für Schwangerschaft und Stillzeit

In Schwangerschaft und Stillzeit dürfen Sie das Mittel nicht anwenden.

Erhöhte Blutfette

Handelsname Darreichungsform	Zusammensetzung pro 1 ml/1 g oder wie angegeben bzw. pro abgeteilte Einheit	Kleinste Packungsgröße	Festbetrag in Euro	Packungspreis in Euro	Bewertung
Befibrat 200 mg Rp Dragees	**Bezafibrat** 200 mg	50 Stück	15,85	13,93	**Mit Einschränkung geeignet** zur Senkung erhöhter Triglyzeride, wenn Gemfibrozil nicht anwendbar ist. **Wenig geeignet** zur Cholesterinsenkung, weil es wirksamere Mittel gibt (z. B. CSE-Hemmer). → Seite 641
Befibrat 400 mg retard Rp Filmtabletten	400 mg	30 Stück	18,08	15,49	
BeL Simvastatin 10 mg Filmtabletten Rp	**Simvastatin** 10 mg	30 Stück	18,25	10,59	**Geeignet** zur Senkung erhöhter Cholesterinwerte und/oder bei bestehenden Risikofaktoren für einen Herzinfarkt (z. B. Diabetes, hoher Blutdruck). → Seite 637
20 mg Filmtabletten Rp	20 mg	30 Stück	22,66	14,42	
40 mg Filmtabletten Rp Filmtabletten	40 mg	30 Stück	29,13	17,56	
Bezafibrat AL 200 Rp Filmtabletten	**Bezafibrat** 200 mg	50 Stück	15,85	13,91	**Mit Einschränkung geeignet** zur Senkung erhöhter Triglyzeride, wenn Gemfibrozil nicht anwendbar ist. **Wenig geeignet** zur Cholesterinsenkung, weil es wirksamere Mittel gibt (z. B. CSE-Hemmer). → Seite 641
Bezafibrat AL 400 retard Rp Retardtabletten	400 mg	30 Stück	18,08	15,48	

Hinweise zu den Tabellenspalten → Seite 28, zur Auswahl der Arzneimittel → Seite 23, zur Grundlage der Bewertung → Seiten 24, 27

Erhöhte Blutfette Fortsetzung

Hinweise zu den Tabellenspalten → Seite 28, zur Auswahl der Arzneimittel → Seite 23, zur Grundlage der Bewertung → Seiten 24, 27

Handelsname Darreichungsform	Zusammensetzung pro 1 ml/1 g oder wie angegeben bzw. pro abgeteilte Einheit	Kleinste Packungsgröße	Festbetrag in Euro	Packungspreis in Euro	Bewertung
Bezafibrat Heumann 200 Rp Filmtabletten *Bezafibrat Heumann 400 retard* Rp Retardtabletten	**Bezafibrat** 200 mg 400 mg	30 Stück 30 Stück	13,45 18,08	12,30 15,48	**Mit Einschränkung geeignet** zur Senkung erhöhter Triglyzeride, wenn Gemfibrozil nicht anwendbar ist. **Wenig geeignet** zur Cholesterinsenkung, weil es wirksamere Mittel gibt (z. B. CSE-Hemmer). → Seite 641
Bezafibrat HEXAL 400 mg retard Rp Retardtabletten	**Bezafibrat** 400 mg	30 Stück	18,08	15,54	**Mit Einschränkung geeignet** zur Senkung erhöhter Triglyzeride, wenn Gemfibrozil nicht anwendbar ist. **Wenig geeignet** zur Cholesterinsenkung, weil es wirksamere Mittel gibt (z. B. CSE-Hemmer). → Seite 641
Bezafibrat-ratiopharm 200 Rp Filmtabletten *Bezafibrat-ratiopharm retard* Rp Retardtabletten	**Bezafibrat** 200 mg 400 mg	50 Stück 30 Stück	15,85 18,08	13,99 15,54	**Mit Einschränkung geeignet** zur Senkung erhöhter Triglyzeride, wenn Gemfibrozil nicht anwendbar ist. **Wenig geeignet** zur Cholesterinsenkung, weil es wirksamere Mittel gibt (z. B. CSE-Hemmer). → Seite 641
Bezafibrat STADA 200 mg Rp Dragees *Bezafibrat STADA 400 retard* Rp Retarddragees *Bezafibrat STADA 400 mg retard* Rp Retardtabletten	**Bezafibrat** 200 mg 400 mg 400 mg	50 Stück 30 Stück 30 Stück	15,85 18,08 18,08	13,99 15,54 15,54	**Mit Einschränkung geeignet** zur Senkung erhöhter Triglyzeride, wenn Gemfibrozil nicht anwendbar ist. **Wenig geeignet** zur Cholesterinsenkung, weil es wirksamere Mittel gibt (z. B. CSE-Hemmer). → Seite 641
Cedur Rp Filmtabletten *Cedur retard* Rp Retardtabletten	**Bezafibrat** 200 mg 400 mg	100 Stück 100 Stück	21,73 36,39	21,25 36,39	**Mit Einschränkung geeignet** zur Senkung erhöhter Triglyzeride, wenn Gemfibrozil nicht anwendbar ist. **Wenig geeignet** zur Cholesterinsenkung, weil es wirksamere Mittel gibt (z. B. CSE-Hemmer). → Seite 641
CiL 160 mg Rp *200 mg* Rp Kapseln	**Fenofibrat** 160 mg 200 mg	30 Stück 30 Stück	 21,67	18,56 18,06	**Mit Einschränkung geeignet** zur Senkung erhöhter Triglyzeride, wenn Gemfibrozil nicht anwendbar ist. **Wenig geeignet** zur Cholesterinsenkung, weil es wirksamere Mittel gibt (z. B. CSE-Hemmer). → Seite 641
Cranoc Kapseln 20 mg Rp *40 mg* Rp Kapseln *Cranoc Retardtabletten 80 mg* Rp Retardtabletten	**Fluvastatin** 20 mg 40 mg 80 mg	30 Stück 30 Stück 30 Stück	18,15 22,49 28,94	18,15 22,49 28,94	**Geeignet** zur Senkung erhöhter Cholesterinwerte und/oder bei bestehenden Risikofaktoren für einen Herzinfarkt (z. B. Diabetes, hoher Blutdruck). → Seite 637
durafenat Rp *durafenat MF 200 mg* Rp Kapseln *durafenat retard* Rp Retardkapseln	**Fenofibrat** 100 mg 200 mg 250 mg	50 Stück 30 Stück 30 Stück	15,22 21,67 19,41	13,53 18,00 16,48	**Mit Einschränkung geeignet** zur Senkung erhöhter Triglyzeride, wenn Gemfibrozil nicht anwendbar ist. **Wenig geeignet** zur Cholesterinsenkung, weil es wirksamere Mittel gibt (z. B. CSE-Hemmer). → Seite 641

Erhöhte Blutfette Fortsetzung

Handelsname Darreichungsform	Zusammensetzung pro 1 ml/1 g oder wie angegeben bzw. pro abgeteilte Einheit	Kleinste Packungsgröße	Festbetrag in Euro	Packungspreis in Euro	Bewertung

Hinweise zu den Tabellenspalten → Seite 28, zur Auswahl der Arzneimittel → Seite 23, zur Grundlage der Bewertung → Seiten 24, 27

Handelsname Darreichungsform	Zusammensetzung	Kleinste Packungsgröße	Festbetrag in Euro	Packungspreis in Euro	Bewertung
EZETROL 10 mg Tabletten Rp Tabletten	**Ezetimib** 10 mg	30 Stück		56,41	**Mit Einschränkung geeignet** zur Cholesterinsenkung. Nur sinnvoll, wenn CSE-Hemmer nicht eingesetzt werden können oder nicht vertragen werden. **Mit Einschränkung geeignet** zur Cholesterinsenkung in Kombination mit einem CSE-Hemmer, wenn die regelmäßige Einnahme eines CSE-Hemmers in angemessener Dosierung nicht ausreichend wirksam war. Studien, die eine Reduktion der Sterblichkeit oder kardiovaskulärer Ereignisse wie Herzinfarkt, Schlaganfall nachweisen, fehlen derzeit noch. → Seite 640
Fenofibrat-ratiopharm Rp Kapseln	**Fenofibrat** 100 mg	50 Stück	15,22	13,55	**Mit Einschränkung geeignet** zur Senkung erhöhter Triglyzeride, wenn Gemfibrozil nicht anwendbar ist. **Wenig geeignet** zur Cholesterinsenkung, weil es wirksamere Mittel gibt (z. B. CSE-Hemmer). → Seite 641
Fenofibrat retard-ratiopharm Rp Retardkapseln	250 mg	30 Stück	19,41	16,48	
Gevilon 600 mg Rp	**Gemfibrozil** 600 mg	30 Stück	16,49	16,49	**Geeignet** zur Senkung erhöhter Triglyzeride. **Mit Einschränkung geeignet** zur Cholesterinsenkung, nur wenn CSE-Hemmer nicht anwendbar sind. → Seite 641
900 mg Rp Filmtabletten	900 mg	30 Stück	20,54	20,54	
INEGY 10 mg/10 mg Tabletten Rp	**Ezetimib** 10 mg + **Simvastin** 10 mg	30 Stück		63,17	**Mit Einschränkung geeignet** zur Cholesterinsenkung, nur wenn die regelmäßige Einnahme eines CSE-Hemmers in angemessener Dosierung nicht ausreichend wirksam war oder nicht vertragen wird. Studien, die eine Reduktion der Sterblichkeit oder kardiovaskulärer Ereignisse wie Herzinfarkt, Schlaganfall nachweisen, fehlen derzeit noch. → Seite 645
10 mg/20 mg Tabletten Rp	**Ezetimib** 10 mg + **Simvastin** 20 mg	30 Stück		72,14	
10 mg/40 mg Tabletten Rp	**Ezetimib** 10 mg + **Simvastin** 40 mg	30 Stück		81,88	
10 mg/80 mg Tabletten Rp Tabletten	**Ezetimib** 10 mg + **Simvastin** 80 mg	30 Stück		85,81	
Lipidil-Ter Filmtabletten 160 mg Rp Filmtabletten	**Fenofibrat** 160 mg	30 Stück		21,84	**Mit Einschränkung geeignet** zur Senkung erhöhter Triglyzeride, wenn Gemfibrozil nicht anwendbar ist. **Wenig geeignet** zur Cholesterinsenkung, weil es wirksamere Mittel gibt (z. B. CSE-Hemmer). → Seite 641
Lipidil 145 ONE Rp	145 mg	30 Stück		21,84	
Lipidil Rp Kapseln	200 mg	28 Stück	20,92	21,91	
Lipox Bezafibrat Retardtabletten Rp Retardtabletten	**Bezafibrat** 400 mg	30 Stück	18,08	15,54	**Mit Einschränkung geeignet** zur Senkung erhöhter Triglyzeride, wenn Gemfibrozil nicht anwendbar ist. **Wenig geeignet** zur Cholesterinsenkung, weil es wirksamere Mittel gibt (z. B. CSE-Hemmer). → Seite 641
LOCOL Kapseln 20 mg Rp	**Fluvastatin** 20 mg	30 Stück	18,15	18,15	**Geeignet** zur Senkung erhöhter Cholesterinwerte und/oder bei bestehenden Risikofaktoren für einen Herzinfarkt (z. B. Diabetes, hoher Blutdruck). → Seite 637
40 mg Rp Kapseln	40 mg	30 Stück	22,49	22,49	
LOCOL Retardtabletten 80 mg Rp Retardtabletten	80 mg	30 Stück	28,94	28,94	

Erhöhte Blutfette Fortsetzung

Handelsname Darreichungsform	Zusammensetzung pro 1 ml/1 g oder wie angegeben bzw. pro abgeteilte Einheit	Kleinste Packungsgröße	Festbetrag in Euro	Packungspreis in Euro	Bewertung
Hinweise zu den Tabellenspalten → Seite 28, zur Auswahl der Arzneimittel → Seite 23, zur Grundlage der Bewertung → Seiten 24, 27					
LovaHEXAL 10 mg Tabletten Rp *20 mg Tabletten* Rp *40 mg Tabletten* Rp Tabletten	**Lovastatin** 10 mg 20 mg 40 mg	30 Stück 30 Stück 30 Stück	17,72 21,77 27,86	15,29 18,12 22,38	**Geeignet** zur Senkung erhöhter Cholesterinwerte und/oder bei bestehenden Risikofaktoren für einen Herzinfarkt (z. B. Diabetes, hoher Blutdruck). → Seite 637
Lovastatin-ratiopharm 10 mg Tabletten Rp *20 mg Tabletten* Rp *40 mg Tabletten* Rp Tabletten	**Lovastatin** 10 mg 20 mg 40 mg	30 Stück 30 Stück 30 Stück	17,72 21,77 27,86	15,29 18,12 22,38	**Geeignet** zur Senkung erhöhter Cholesterinwerte und/oder bei bestehenden Risikofaktoren für einen Herzinfarkt (z. B. Diabetes, hoher Blutdruck). → Seite 637
Mevalotin protect 10 mg Rp *20 mg* Rp *40 mg* Rp Tabletten	**Pravastatin-Natrium** 10 mg 20 mg 40 mg	20 Stück 20 Stück 20 Stück	15,10 17,79 21,93	15,10 17,79 21,93	**Geeignet** zur Senkung erhöhter Cholesterinwerte und/oder bei bestehenden Risikofaktoren für einen Herzinfarkt (z. B. Diabetes, hoher Blutdruck). → Seite 637
MEVINACOR 10 Rp *MEVINACOR* Rp *MEVINACOR 40* Rp Tabletten	**Lovastatin** 10 mg 20 mg 40 mg	30 Stück 30 Stück 30 Stück	17,72 21,77 27,86	17,72 21,77 27,86	**Geeignet** zur Senkung erhöhter Cholesterinwerte und/oder bei bestehenden Risikofaktoren für einen Herzinfarkt (z. B. Diabetes, hoher Blutdruck). → Seite 637
Niaspan 375 mg Retardtabletten Rp *500 mg Retardtabletten* Rp *750 mg Retardtabletten* Rp *1 000 mg Retardtabletten* Rp Retardtabletten	**Nikotinsäure** 375 mg 500 mg 750 mg 1 000 mg	14 Stück 14 Stück 14 Stück 14 Stück		15,08 15,78 20,85 27,58	**Mit Einschränkung geeignet** zur Senkung erhöhter Blutfettwerte, wenn CSE-Hemmer nicht eingesetzt werden können, oder in Kombination mit diesen, wenn CSE-Hemmer allein nicht ausreichend wirksam waren. Bisher ist unbekannt, ob Folgeerkrankungen verhindert oder die Lebenserwartung verlängert werden können. → Seite 643
Normalip pro Rp Kapseln	**Fenofibrat** 200 mg	28 Stück	20,92	20,92	**Mit Einschränkung geeignet** zur Senkung erhöhter Triglyzeride, wenn Gemfibrozil nicht anwendbar ist. **Wenig geeignet** zur Cholesterinsenkung, weil es wirksamere Mittel gibt (z. B. CSE-Hemmer). → Seite 641
Pravasin protect 10 mg Rp *20 mg* Rp *40 mg* Rp Tabletten	**Pravastatin-Natrium** 10 mg 20 mg 40 mg	50 Stück 50 Stück 50 Stück	23,66 30,56 41,16	33,06 44,28 61,82	**Geeignet** zur Senkung erhöhter Cholesterinwerte und/oder bei bestehenden Risikofaktoren für einen Herzinfarkt (z. B. Diabetes, hoher Blutdruck). → Seite 637
Pravastatin-ratiopharm 10 mg Tabletten Rp *20 mg Tabletten* Rp *40 mg Tabletten* Rp Tabletten	**Pravastatin-Natrium** 10 mg 20 mg 40 mg	20 Stück 20 Stück 20 Stück	15,10 17,79 21,93	13,46 15,35 18,24	**Geeignet** zur Senkung erhöhter Cholesterinwerte und/oder bei bestehenden Risikofaktoren für einen Herzinfarkt (z. B. Diabetes, hoher Blutdruck). → Seite 637
SIMVA BASICS 5 mg Filmtabletten Rp *10 mg Filmtabletten* Rp *20 mg Filmtabletten* Rp *40 mg Filmtabletten* Rp Filmtabletten	**Simvastatin** 5 mg 10 mg 20 mg 40 mg	50 Stück 30 Stück 30 Stück 30 Stück	19,34 18,25 22,66 29,13	15,80 10,29 14,38 17,52	**Geeignet** zur Senkung erhöhter Cholesterinwerte und/oder bei bestehenden Risikofaktoren für einen Herzinfarkt (z. B. Diabetes, hoher Blutdruck). → Seite 637
Simvabeta 5 mg Filmtabletten Rp *10 mg Filmtabletten* Rp *20 mg Filmtabletten* Rp *30 mg Filmtabletten* Rp *40 mg Filmtabletten* Rp *80 mg Filmtabletten* Rp Filmtabletten	**Simvastatin** 5 mg 10 mg 20 mg 30 mg 40 mg 80 mg	30 Stück 30 Stück 30 Stück 30 Stück 30 Stück 30 Stück	15,39 18,25 22,66 26,11 29,13 38,91	13,66 11,90 16,20 17,90 18,50 30,13	**Geeignet** zur Senkung erhöhter Cholesterinwerte und/oder bei bestehenden Risikofaktoren für einen Herzinfarkt (z. B. Diabetes, hoher Blutdruck). → Seite 637

Erhöhte Blutfette Fortsetzung

Handelsname Darreichungsform	Zusammensetzung pro 1 ml/1 g oder wie angegeben bzw. pro abgeteilte Einheit	Kleinste Packungsgröße	Festbetrag in Euro	Packungspreis in Euro	Bewertung
Hinweise zu den Tabellenspalten → Seite 28, zur Auswahl der Arzneimittel → Seite 23, zur Grundlage der Bewertung → Seiten 24, 27					
Simvacard 10 mg Rp	**Simvastatin** 10 mg	30 Stück	18,25	10,36	**Geeignet** zur Senkung erhöhter Cholesterinwerte und/oder bei bestehenden Risikofaktoren für einen Herzinfarkt (z. B. Diabetes, hoher Blutdruck). → Seite 637
20 mg Rp	20 mg	30 Stück	22,66	14,45	
40 mg Rp	40 mg	30 Stück	29,13	17,59	
Filmtabletten					
simvadura 10 mg Filmtabletten Rp	**Simvastatin** 10 mg	30 Stück	18,25	11,09	**Geeignet** zur Senkung erhöhter Cholesterinwerte und/oder bei bestehenden Risikofaktoren für einen Herzinfarkt (z. B. Diabetes, hoher Blutdruck). → Seite 637
20 mg Filmtabletten Rp	20 mg	30 Stück	22,66	15,68	
40 mg Filmtabletten Rp	40 mg	30 Stück	29,13	17,66	
80 mg Filmtabletten Rp	80 mg	30 Stück	38,91	29,90	
Filmtabletten					
Simvagamma 5 mg Filmtabletten Rp	**Simvastatin** 5 mg	30 Stück	15,39	13,66	**Geeignet** zur Senkung erhöhter Cholesterinwerte und/oder bei bestehenden Risikofaktoren für einen Herzinfarkt (z. B. Diabetes, hoher Blutdruck). → Seite 637
10 mg Filmtabletten Rp	10 mg	30 Stück	18,25	11,55	
20 mg Filmtabletten Rp	20 mg	30 Stück	22,66	16,56	
40 mg Filmtabletten Rp	40 mg	30 Stück	29,13	18,72	
Filmtabletten					
Simva-Hennig 10 mg Filmtabletten Rp	**Simvastatin** 10 mg	30 Stück	18,25	13,20	**Geeignet** zur Senkung erhöhter Cholesterinwerte und/oder bei bestehenden Risikofaktoren für einen Herzinfarkt (z. B. Diabetes, hoher Blutdruck). → Seite 637
20 mg Filmtabletten Rp	20 mg	30 Stück	22,66	15,90	
40 mg Filmtabletten Rp	40 mg	30 Stück	29,13	19,78	
Filmtabletten					
SimvaHEXAL 5 mg Filmtabletten Rp	**Simvastatin** 5 mg	30 Stück	15,39	13,66	**Geeignet** zur Senkung erhöhter Cholesterinwerte und/oder bei bestehenden Risikofaktoren für einen Herzinfarkt (z. B. Diabetes, hoher Blutdruck). → Seite 637
10 mg Filmtabletten Rp	10 mg	30 Stück	18,25	11,90	
20 mg Filmtabletten Rp	20 mg	30 Stück	22,66	16,20	
30 mg Filmtabletten Rp	30 mg	30 Stück	26,11	17,90	
40 mg Filmtabletten Rp	40 mg	30 Stück	29,13	18,50	
60 mg Filmtabletten Rp	60 mg	30 Stück	34,39	26,95	
80 mg Filmtabletten Rp	80 mg	30 Stück	38,91	30,13	
Filmtabletten					
Simvastatin – 1 A Pharma 5 mg Filmtabletten Rp	**Simvastatin** 5 mg	50 Stück	19,34	15,82	**Geeignet** zur Senkung erhöhter Cholesterinwerte und/oder bei bestehenden Risikofaktoren für einen Herzinfarkt (z. B. Diabetes, hoher Blutdruck). → Seite 637
10 mg Filmtabletten Rp	10 mg	30 Stück	18,25	10,31	
20 mg Filmtabletten Rp	20 mg	30 Stück	22,66	14,39	
30 mg Filmtabletten Rp	30 mg	30 Stück	26,11	17,89	
40 mg Filmtabletten Rp	40 mg	30 Stück	29,13	17,53	
80 mg Filmtabletten Rp	80 mg	30 Stück	38,91	29,90	
Filmtabletten					
Simvastatin AbZ 5 mg Filmtabletten Rp	**Simvastatin** 5 mg	30 Stück	15,39	12,01	**Geeignet** zur Senkung erhöhter Cholesterinwerte und/oder bei bestehenden Risikofaktoren für einen Herzinfarkt (z. B. Diabetes, hoher Blutdruck). → Seite 637
10 mg Filmtabletten Rp	10 mg	30 Stück	18,25	10,31	
20 mg Filmtabletten Rp	20 mg	30 Stück	22,66	14,39	
40 mg Filmtabletten Rp	40 mg	30 Stück	29,13	17,53	
Filmtabletten					
Simvastatin AL 5 mg Filmtabletten Rp	**Simvastatin** 5 mg	50 Stück	19,34	15,82	**Geeignet** zur Senkung erhöhter Cholesterinwerte und/oder bei bestehenden Risikofaktoren für einen Herzinfarkt (z. B. Diabetes, hoher Blutdruck). → Seite 637
10 mg Filmtabletten Rp	10 mg	30 Stück	18,25	10,31	
20 mg Filmtabletten Rp	20 mg	30 Stück	22,66	14,39	
40 mg Filmtabletten Rp	40 mg	30 Stück	29,13	17,53	
Filmtabletten					

Erhöhte Blutfette Fortsetzung

Handelsname Darreichungsform	Zusammensetzung pro 1 ml/1 g oder wie angegeben bzw. pro abgeteilte Einheit	Kleinste Packungsgröße	Festbetrag in Euro	Packungspreis in Euro	Bewertung
Hinweise zu den Tabellenspalten → Seite 28, zur Auswahl der Arzneimittel → Seite 23, zur Grundlage der Bewertung → Seiten 24, 27					
Simvastatin AWD *20 mg Filmtabletten Rp*	**Simvastatin** 20 mg	30 Stück	22,66	14,45	**Geeignet** zur Senkung erhöhter Cholesterinwerte und/oder bei bestehenden Risikofaktoren für einen Herzinfarkt (z. B. Diabetes, hoher Blutdruck). → Seite 637
40 mg Filmtabletten Rp Filmtabletten	40 mg	30 Stück	29,13	17,59	
simvastatin-corax 10 mg Rp	**Simvastatin** 10 mg	30 Stück	18,25	10,31	**Geeignet** zur Senkung erhöhter Cholesterinwerte und/oder bei bestehenden Risikofaktoren für einen Herzinfarkt (z. B. Diabetes, hoher Blutdruck). → Seite 637
20 mg Rp	20 mg	30 Stück	22,66	14,38	
40 mg Rp Filmtabletten	40 mg	30 Stück	29,13	17,52	
Simvastatin-CT *5 mg Filmtabletten Rp*	**Simvastatin** 5 mg	30 Stück	15,39	13,65	**Geeignet** zur Senkung erhöhter Cholesterinwerte und/oder bei bestehenden Risikofaktoren für einen Herzinfarkt (z. B. Diabetes, hoher Blutdruck). → Seite 637
10 mg Filmtabletten Rp	10 mg	30 Stück	18,25	11,90	
20 mg Filmtabletten Rp	20 mg	30 Stück	22,66	16,20	
40 mg Filmtabletten Rp Filmtabletten	40 mg	30 Stück	29,13	18,50	
Simvastatin Heumann *5 mg Filmtabletten Rp*	**Simvastatin** 5 mg	30 Stück	15,39	12,01	**Geeignet** zur Senkung erhöhter Cholesterinwerte und/oder bei bestehenden Risikofaktoren für einen Herzinfarkt (z. B. Diabetes, hoher Blutdruck). → Seite 637
10 mg Filmtabletten Rp	10 mg	30 Stück	18,25	10,31	
20 mg Filmtabletten Rp	20 mg	30 Stück	22,66	14,38	
40 mg Filmtabletten Rp	40 mg	30 Stück	29,13	17,53	
80 mg Filmtabletten Rp Filmtabletten	80 mg	50 Stück	59,13	42,67	
SIMVASTATIN-ISIS *10 mg Filmtabletten Rp*	**Simvastatin** 10 mg	30 Stück	18,25	11,59	**Geeignet** zur Senkung erhöhter Cholesterinwerte und/oder bei bestehenden Risikofaktoren für einen Herzinfarkt (z. B. Diabetes, hoher Blutdruck). → Seite 637
20 mg Filmtabletten Rp	20 mg	30 Stück	22,66	16,20	
40 mg Filmtabletten Rp Filmtabletten	40 mg	30 Stück	29,13	17,98	
Simvastatin-ratiopharm *5 mg Filmtabletten Rp*	**Simvastatin** 5 mg	30 Stück	15,39	13,66	**Geeignet** zur Senkung erhöhter Cholesterinwerte und/oder bei bestehenden Risikofaktoren für einen Herzinfarkt (z. B. Diabetes, hoher Blutdruck). → Seite 637
10 mg Filmtabletten Rp	10 mg	30 Stück	18,25	11,90	
20 mg Filmtabletten Rp	20 mg	30 Stück	22,66	16,20	
40 mg Filmtabletten Rp Filmtabletten	40 mg	30 Stück	29,13	18,50	
Simvastatin Sandoz *5 mg Filmtabletten Rp*	**Simvastatin** 5 mg	30 Stück	15,39	13,66	**Geeignet** zur Senkung erhöhter Cholesterinwerte und/oder bei bestehenden Risikofaktoren für einen Herzinfarkt (z. B. Diabetes, hoher Blutdruck). → Seite 637
10 mg Filmtabletten Rp	10 mg	30 Stück	18,25	11,90	
20 mg Filmtabletten Rp	20 mg	30 Stück	22,66	16,20	
30 mg Filmtabletten Rp	30 mg	30 Stück	26,11	17,90	
40 mg Filmtabletten Rp	40 mg	30 Stück	29,13	18,50	
60 mg Filmtabletten Rp	60 mg	30 Stück	34,39	26,95	
80 mg Filmtabletten Rp Filmtabletten	80 mg	30 Stück	38,91	30,13	
Simvastatin STADA *5 mg Filmtabletten Rp*	**Simvastatin** 5 mg	30 Stück	15,39	13,66	**Geeignet** zur Senkung erhöhter Cholesterinwerte und/oder bei bestehenden Risikofaktoren für einen Herzinfarkt (z. B. Diabetes, hoher Blutdruck). → Seite 637
10 mg Filmtabletten Rp	10 mg	30 Stück	18,25	11,90	
20 mg Filmtabletten Rp	20 mg	30 Stück	22,66	16,20	
40 mg Filmtabletten Rp	40 mg	30 Stück	29,13	18,50	
80 mg Filmtabletten Rp Filmtabletten	80 mg	30 Stück	38,91	30,13	
Simvastatin Wolff 10 mg Rp	**Simvastatin** 10 mg	100 Stück	39,35	38,79	**Geeignet** zur Senkung erhöhter Cholesterinwerte und/oder bei bestehenden Risikofaktoren für einen Herzinfarkt (z. B. Diabetes, hoher Blutdruck). → Seite 637
20 mg Rp	20 mg	50 Stück	31,64	31,64	
40 mg Rp Filmtabletten	40 mg	50 Stück	42,59	42,59	

Erhöhte Blutfette Fortsetzung

Handelsname Darreichungsform	Zusammensetzung pro 1 ml/1 g oder wie angegeben bzw. pro abgeteilte Einheit	Kleinste Packungsgröße	Festbetrag in Euro	Packungspreis in Euro	Bewertung
Hinweise zu den Tabellenspalten → Seite 28, zur Auswahl der Arzneimittel → Seite 23, zur Grundlage der Bewertung → Seiten 24, 27					
Simva TAD 5 mg Rp	**Simvastatin** 5 mg	30 Stück	15,39	13,60	**Geeignet** zur Senkung erhöhter Cholesterinwerte und/oder bei bestehenden Risikofaktoren für einen Herzinfarkt (z. B. Diabetes, hoher Blutdruck). → Seite 637
10 mg Rp	10 mg	30 Stück	18,25	15,47	
20 mg Rp	20 mg	30 Stück	22,66	18,47	
40 mg Rp	40 mg	30 Stück	29,13	19,80	
80 mg Rp	80 mg	30 Stück	38,91	29,90	
Filmtabletten					
Sortis Filmtabletten 10 mg Rp	**Atorvastatin** 10 mg	30 Stück	19,46	38,60	**Geeignet** zur Senkung erhöhter Cholesterinwerte und/oder bei bestehenden Risikofaktoren für einen Herzinfarkt (z. B. Diabetes, hoher Blutdruck). → Seite 637
20 mg Rp	20 mg	30 Stück	24,38	55,09	
40 mg Rp	40 mg	30 Stück	31,78	63,97	
80 mg Rp	80 mg	30 Stück	42,90	63,49	
Filmtabletten					
ZOCOR 5 mg Rp	**Simvastatin** 5 mg	30 Stück	15,39	15,37	**Geeignet** zur Senkung erhöhter Cholesterinwerte und/oder bei bestehenden Risikofaktoren für einen Herzinfarkt (z. B. Diabetes, hoher Blutdruck). → Seite 637
10 mg Rp	10 mg	30 Stück	18,25	18,25	
20 mg Rp	20 mg	30 Stück	22,66	22,66	
FORTE 40 mg Rp	40 mg	30 Stück	29,13	29,13	
FORTE XL 80 mg Rp	80 mg	30 Stück	38,91	38,91	
ZOCOR MSD 10 mg Rp	10 mg	30 Stück	18,25	18,25	
20 mg Rp	20 mg	30 Stück	22,66	22,66	
40 mg Rp	40 mg	30 Stück	29,13	29,13	
Filmtabletten					

Koronare Herzkrankheit, Angina Pectoris

Eine koronare Herzkrankheit (KHK) ist dadurch gekennzeichnet, dass sich in den Herzkranzgefäßen Ablagerungen (Plaques) gebildet haben (Arteriosklerose), die den Blutfluss beeinträchtigen. Den von diesen Adern versorgten Herzmuskelbereichen steht dann nicht mehr genug Sauerstoff zur Verfügung. Das bleibt zunächst ohne spürbare Folgen, wenn keine besonderen Anforderungen an die Herzleistung gestellt werden. Erst wenn das Herz schneller schlagen muss, um vermehrt sauerstoffreiches Blut in den Körper zu pumpen, macht sich die Mangeldurchblutung mit Beschwerden bemerkbar.

Verstopfen Ablagerungen oder ein daran entstandenes Blutgerinnsel die Ader vollständig, gehen die dahinterliegenden Teile des Herzmuskels zugrunde (Herzinfarkt). Je nachdem an welcher Stelle die Durchblutung stockt, sind lebenswichtige Teile des Herzens betroffen oder nur kleinere Bereiche. Der Infarkt kann also sehr geringe, aber auch tödliche Folgen haben.

Angina Pectoris ist der medizinische Begriff für das wichtigste Anzeichen einer koronaren Herzkrankheit: das Engegefühl in der Brust. Treten die Beschwerden vorwiegend unter Belastung auf (z. B. beim Treppensteigen) und lassen in Ruhe sofort nach, handelt es sich um eine „stabile" Angina Pectoris. Sie zeigt an, dass die Herzkranzgefäße stellenweise um über 70 Prozent verengt sind. Stabile Angina Pectoris wird in vier Schweregrade eingeteilt:

- Schweregrad I: Die alltägliche Arbeit kann beschwerdefrei verrichtet werden. Eine Angina tritt nur bei extremen kurzfristigen Belastungen auf oder bei sehr plötzlicher beziehungsweise langer Belastung.
- Schweregrad II: Die Angina schränkt die Belastungsfähigkeit bei der alltäglichen Arbeit etwas ein. Sie setzt ein bei schnellem Gehen oder Steigen, beim Aufwärtsgehen, beim Gehen nach dem Essen oder bei kaltem und windigem Wetter, in seelisch belastenden Situationen oder in den ersten Stunden nach dem Aufwachen.
- Schweregrad III: Die Angina schränkt die Arbeitsfähigkeit im Alltag erheblich ein. Sie tritt bereits bei

leichter körperlicher Belastung wie Gehen oder Ankleiden auf.

- Schweregrad IV: Angina-Pectoris-Beschwerden sind bei der geringsten körperlichen Belastung oder sogar in Ruhe spürbar.

Die „instabile" Angina Pectoris wird heute gemeinsam mit dem Herzinfarkt als „akutes Koronarsyndrom" (ACS) bezeichnet. Beide haben teilweise unterschiedliche Symptome, aber einen gemeinsamen Auslöser: eine leicht verletzliche Ablagerung in einem Herzkranzgefäß, an der sich – wenn die dünne Haut an der Oberfläche eingerissen ist – sofort ein Blutgerinnsel bildet. Dieses engt die Ader so ein, dass die von dieser Arterie versorgten Gewebebereiche nicht mehr genügend Sauerstoff erhalten. Da das Gerinnsel das Blutgefäß jederzeit komplett verschließen und einen schweren Infarkt auslösen kann, ist das sofortige Eingreifen des Notarztes erforderlich (siehe „Nichtmedikamentöse Maßnahmen" → Seite 653).

Anzeichen und Beschwerden

Angina Pectoris macht sich bemerkbar, wenn Sie sich körperlich belasten oder wenn Sie sich aufregen. Beim schnellen Gehen oder Laufen, Treppensteigen oder Sport wird Ihnen eng in der Brust. Sie können nicht mehr richtig durchatmen, eine leichte Übelkeit setzt ein, es ist, als lege sich ein Panzer um Ihren Oberkörper. Dieses Gefühl kann sehr beklemmend und beängstigend sein. Häufig treten auch Schmerzen hinter dem Brustbein, im Oberbauch, Kopf-Hals-Bereich, Kiefer, in den Armen (nicht nur, aber häufig im linken) auf. Wenn Sie sich ausruhen, hinsetzen oder -legen, lassen die Schmerzen nach.

Scharfer Wind, Kälte und üppige Mahlzeiten können Angina Pectoris verstärken und fördern.

Hauptkennzeichen der instabilen Angina Pectoris beziehungsweise des akuten Koronarsyndroms sind ebenfalls Schmerzen im Brustkorb oder auch im Oberbauch, im Kiefer, sowie im Nacken- und Schulterbereich. Außerdem können Luftnot, Schweißausbrüche und Übelkeit hinzukommen. Der Unterschied zur stabilen Form besteht darin, dass die Beschwerden nicht über einen längeren Zeitraum gleich bleiben, sondern zu- oder abnehmen, länger andauern und auch in Ruhe, also ohne oder schon bei geringster Belastung auftreten können. Sie können sich infolge einer stabilen Angina Pectoris entwickeln oder aber auch ohne jegliches vorheriges Warnzeichen plötzlich einsetzen.

Auch eine Herzschwäche oder Herzrhythmusstörungen können Zeichen einer koronaren Herzkrankheit sein.

Bei älteren Personen, Frauen oder Menschen mit Diabetes macht sich eine koronare Herzkrankheit nicht immer mit den aufgeführten typischen Anzeichen bemerkbar. Bei Menschen mit Diabetes kann ein Herzinfarkt beispielsweise auch „stumm" verlaufen.

Ursachen

Hauptursache für eine koronare Herzkrankheit und Angina Pectoris sind Ablagerungen in den Blutgefäßen. Diese bilden sich vorwiegend aufgrund von Rissen in der dünnen Innenhaut der Arterien (Intima). Auslöser für solche kleinen Wunden kann ein anhaltend hoher Blutdruck oder auch eine direkte Schädigung durch das Rauchen sein. Beides greift die empfindliche Aderninnenhaut an.

Als Reaktion darauf entsteht an den verletzten Stellen eine entzündliche Reaktion, in deren Folge sich Cholesterin einlagert und die direkt unter der Intima liegenden Muskelzellen zu wuchern beginnen. Außerdem bleiben an den eingerissenen Stellen Blutplättchen (Thrombozyten) hängen und klumpen zusammen.

An der Oberfläche wird die Ablagerung von einem dünnen Häutchen bedeckt, das anfangs noch sehr verletzlich ist. Erst im Lauf von Jahren wird es derber und unempfindlicher. Diese Verletzlichkeit ist der Grund dafür, dass dünne Ablagerungen in den Herzkranzgefäßen wesentlich gefährlicher sein können als dicke. Das zarte Häutchen reißt leicht ein, dabei wird dann schlagartig der Inhalt der Ablagerung freigelegt, was Blutbestandteile anzieht, sodass sich innerhalb sehr kurzer Zeit ein Gerinnsel bildet. Vielfach ist ein solcher Blutpfropf der Grund für einen Herzinfarkt oder – wenn er ein wichtiges Blutgefäß komplett verschließt – für einen plötzlichen Herztod.

Rauchen, hoher Blutdruck, Übergewicht, erhöhte Blutfette und Diabetes fördern eine koronare Herzkrankheit.

Vorbeugung

Einer koronaren Herzkrankheit können Sie vorbeugen, indem Sie

- nicht rauchen
- sich ausreichend bewegen
- sich gesund ernähren („Mittelmeerkost": wenig tierische Fette, gesättigte Fettsäuren und Fleisch; viel Gemüse, Obst, Getreideprodukte, Fisch, pflanzliche Fette)
- Übergewicht abbauen
- einen erhöhten Blutdruck konsequent auf normale Werte senken

- bei Diabetes dafür sorgen, dass der Blutzucker gut reguliert ist, aber auch darauf achten, dass Blutdruck und Blutfette möglichst niedrig sind
- in einem stressreichen Alltag für ausreichend Entspannung sorgen
- Alkohol nur in Maßen genießen: Männer nicht mehr als 30 Gramm pro Tag, Frauen nicht mehr als 20 Gramm pro Tag. Das entspricht bei Männern drei Gläsern Bier à 0,2 Liter (bei einem durchschnittlichen Alkoholgehalt von 5 Prozent) oder drei Gläsern Wein beziehungsweise Sekt à 0,1 Liter (bei einem durchschnittlichen Alkoholgehalt von 10 Prozent). Frauen sollten nur ein bis zwei Gläser Bier oder Sekt trinken, weil sie meist leichter sind als Männer (mit der Folge, dass anteilsmäßig mehr Alkohol pro Kilogramm Körpergewicht einwirkt) und weil der Alkohol hormonell bedingt (durch die Östrogene) verlangsamt abgebaut wird.

Diese Maßnahmen bilden auch die Grundpfeiler der Behandlung einer koronaren Herzkrankheit.

Wenn Sie im Zusammenhang mit der koronaren Herzkrankheit Beschwerden haben (z. B. Angina Pectoris), sollten Sie sich in den Wintermonaten gegen Grippe (Influenza) impfen lassen. Das Risiko, an den Komplikationen einer schweren Virusgrippe (z. B. Lungenentzündung) zu sterben, lässt sich damit verringern.

Nichtmedikamentöse Maßnahmen

Ablagerungen in den Herzkranzgefäßen kann der Arzt mit einem Ballonkatheter an die Arterienwand drücken (Ballondilatation, Angioplastie) und die Ader auf diese Weise wieder durchlässig machen. Eingelegte feine Drahtgeflechte (Stents) stützen die geweitete Stelle ab und tragen dazu bei, dass sie sich nicht wieder verschließt. Ob hierbei beschichtete Stents besser sind als unbeschichtete, ist umstritten.

Die Engstellen lassen sich außerdem mit einer Arterie aus der Brustwand oder mit Venenstücken aus den Beinen überbrücken (Bypassoperation).

Bei einem akuten Koronarsyndrom muss sofort der Notarzt alarmiert werden (Telefon 112), weil die Beschwerden Folge eines akuten oder eines drohenden Herzinfarktes sein können. Im nächstgelegenen Herzkatheterlabor mit entsprechender Notfalleinrichtung wird dann entschieden, ob eine Aufdehnung der Herzkranzgefäße mit dem Ballonkatheter erfolgen muss.

Behandlung mit Medikamenten

Ziel der medikamentösen Behandlung ist es, nicht nur die Symptome der koronaren Herzkrankheit oder der dabei auftretenden Angina Pectoris (Engegefühl in der Brust) zu lindern, sondern auch zu verhindern, dass sich ein Herzinfarkt ereignet oder wiederholt und sich damit auch die Lebenszeit verkürzt. Grundsätzlich müssen deshalb alle Risikofaktoren, die eine koronare Herzkrankheit fördern oder verstärken, konsequent behandelt werden. Welche Medikamente dafür geeignet sind und weitere Angaben hierzu finden Sie unter „Erhöhte Blutfette“ (→ Seite 634), „Hoher Blutdruck“ (→ Seite 687) und „Diabetes“ (→ Seite 584).

Außerdem müssen bei koronarer Herzkrankheit vorbeugend Medikamente gegeben werden, die verhindern, dass sich Blutplättchen zusammenlagern. Geeignet dafür sind Azetylsalizylsäure und Clopidogrel. Alle Angaben zu diesen Wirkstoffen finden Sie im Abschnitt „Arterielle Durchblutungsstörungen“ unter „Thrombozytenfunktionshemmer“ (→ Seite 622).

Grundsätzlich sollten Patienten mit einer koronaren Herzkrankheit mit einem Betablocker, einem Statin und einem Thrombozytenfunktionshemmer behandelt werden, da diese Mittel nachweislich dazu beitragen können, Herzinfarkte zu vermeiden und die Sterblichkeit zu senken.

Die selektiven Betablocker (→ Seite 655) Atenolol, Bisoprolol, Carvedilol, Metoprolol und Talinolol sind geeignet, um die Symptome einer stabilen Angina Pectoris zu bessern und einem Herzinfarkt vorzubeugen. Hat sich bereits ein Herzinfarkt ereignet, können diese Wirkstoffe bei einem erneuten Infarkt die Sterblichkeit deutlich senken. Eine vergleichbare Wirkung haben andere Medikamente bisher nicht nachweisen können, mit Ausnahme des ACE-Hemmers Ramipril bei Patienten mit bestimmten Risikofaktoren. Bisoprolol, Carvedilol und Metoprolol sind vor allem geeignet, wenn die KHK mit einer Herzschwäche einhergeht.

Andere Betablocker wie Celiprolol und Pindolol sind bei koronarer Herzkrankheit und Angina Pectoris nur mit Einschränkung geeignet, weil ihre therapeutische Wirksamkeit weniger ausgeprägt ist als diejenige der selektiven Betablocker.

Der nichtselektive Betablocker Propranolol ist für die Behandlung wenig geeignet, weil er unerwünschte Wirkungen an den Atemwegen auslösen kann und weil er wegen seiner kurzen Wirkdauer mehrmals täglich eingenommen werden muss.

Ähnlich wie Betablocker senken auch ACE-Hemmer (→ Seite 654) den Blutdruck und entlasten das Herz. Wenn die koronare Herzkrankheit zu einer Herzschwäche geführt hat, verlängern sie das Leben. Im Gegensatz zu Betablockern bessern ACE-Hemmer

aber Angina-Pectoris-Beschwerden nicht. Speziell bei Patienten, bei denen ein hohes Risiko für Komplikationen durch die koronare Herzkrankheit besteht (z. B. durch Rauchen, Übergewicht, Diabetes), kann eine Behandlung mit ACE-Hemmern den Krankheitsverlauf positiv beeinflussen und das Risiko, einen Infarkt zu erleiden und daran zu sterben, senken. Bisher ist das aber nur für den Wirkstoff Ramipril in klinischen Studien bewiesen worden, der als Einziger eine Zulassung für die Behandlung der koronaren Herzkrankheit hat. Wahrscheinlich treffen diese Ergebnisse aber auch für andere ACE-Hemmer zu.
Nitrate (→ Seite 658) wie Glyzeroltrinitrat (= Nitroglyzerin) und Isosorbiddinitrat sind als Spray oder Zerbeißkapsel geeignet, um einen akuten Angina-Pectoris-Anfall zu behandeln. Isosorbidmononitrat und Pentaerythrityltetranitrat wirken langsamer und sind als Tabletten oder Pflaster ebenso wie Isosorbiddinitrat und Glyzeroltrinitrat als Retardpräparate mit verzögerter Wirkstofffreisetzung (Kapseln, Pflaster) geeignet, um die Symptome einer Angina Pectoris langfristig zu verbessern oder neue Anfälle zu vermeiden.
Wenn Nitrate nicht angewendet werden können oder nicht ausreichend wirksam sind, ist auch Molsidomin (→ Seite 657) geeignet, um Angina-Pectoris-Beschwerden zu mildern und den Anfällen vorzubeugen.
Dem gleichen Zweck dient Trapidil (→ Seite 662), das ähnlich wie Nitrate die Venen erweitert und die Kraft des Herzmuskels erhöht. Da es aber noch nicht so lange erprobt ist wie Nitrate und Molsidomin, erhält es die Bewertung „auch geeignet".
Die Kalziumantagonisten (→ Seite 656) Amlodipin, Nisoldipin, Diltiazem, Gallopamil und Verapamil sowie Nifedipin mit verzögerter Wirkstofffreisetzung (retardierte Präparate) sind mit Einschränkung geeignet, um die Symptome der Angina Pectoris abzumildern. Diese Mittel können eingesetzt werden, wenn Betablocker nicht angewendet werden können oder nicht vertragen werden. Bisher konnte nicht nachgewiesen werden, dass Kalziumantagonisten genauso gut wie Betablocker die Komplikationsrate und die Sterblichkeit bei KHK verringern. Bei Herzschwäche dürfen die Kalziumantagonisten Diltiazem, Gallopamil und Verapamil nur eingesetzt werden, nachdem die Herzschwäche durch andere Medikamente (z. B. ACE-Hemmer) erfolgreich behandelt wurde.
Unbedingt zu beachten ist, dass Diltiazem, Gallopamil und Verapamil bei einigen Formen von Herzrhythmusstörungen nicht gegeben und auch nicht mit Betablockern kombiniert werden dürfen, da sich sonst der Herzschlag zu sehr verlangsamen kann.
Nichtretardierte Zubereitungen von Nifedipin und Nicardipin sind für die Behandlung einer KHK oder von Angina Pectoris wenig geeignet, weil der Verdacht besteht, dass sie das Risiko für einen tödlichen Infarkt eher noch erhöhen.
Kalziumantagonisten vom Nifedipin-Typ dürfen bei einer gleichzeitig mit der KHK bestehenden Herzschwäche nur nach sorgfältiger Risiko-Nutzen-Abwägung und bei instabiler Angina Pectoris sowie bis zu vier Wochen nach einem Herzinfarkt gar nicht angewendet werden.

ACE-Hemmer

Ramipril

Delix, Ramipril HEXAL, Vesdil

ACE ist die Abkürzung für Angiotensin Converting Enzyme. Dieses Enzym wandelt das Hormon Angiotensin I in seine wirksame Form Angiotensin II um, das die Blutgefäße stark verengt. ACE-Hemmer blockieren diese Umwandlung, sodass die Adern erweitert werden und der Blutdruck sinkt.
Ramipril gehört zu den langwirkenden Substanzen unter den ACE-Hemmern. Bei koronarer Herzkrankheit (KHK) verringert dieser Wirkstoff den Widerstand, den das Herz beim Zusammenziehen der linken Herzkammer überwinden muss, um das Blut über die Hauptschlagader in den Kreislauf zu pumpen. Studien haben ergeben, dass Ramipril bei Patienten mit einem hohen Risiko für Herz-Kreislauf-Erkrankungen (als Risikofaktoren gelten z. B. Rauchen, hoher Blutdruck, Diabetes, erhöhte Blutfette, Übergewicht, Angina Pectoris) die Gefahr verringert, dass sich ein Herzinfarkt ereignet. Auch die Infarkt-Sterberate lässt sich damit senken. Dabei ist es unerheblich, ob bereits Zeichen einer Herzschwäche vorhanden sind oder nicht. Diese Wirkung ist vermutlich vor allem auf die blutdrucksenkenden Eigenschaften der ACE-Hemmer zurückzuführen.
Bisher liegen nur für Ramipril entsprechende Studienergebnisse vor. Es ist jedoch davon auszugehen, dass sie auch für andere Wirkstoffe aus der Gruppe der ACE-Hemmer gelten.
Im Gegensatz zu den Betablockern verbessern ACE-Hemmer Angina-Pectoris-Beschwerden jedoch nicht. Um den Blutdruck zu senken, kommen daher bei Patienten mit koronarer Herzkrankheit ohne Hinweis auf eine Herzschwäche ACE-Hemmer erst in zweiter Linie infrage. Bei Pa-

tienten mit KHK und zusätzlicher Herzschwäche sind ACE-Hemmer dagegen Mittel der Wahl.
Bei Patienten mit einem hohen Risiko für Herz-Kreislauf-Erkrankungen ist Ramipril zur Behandlung der koronaren Herzkrankheit und Angina Pectoris geeignet, um einem Herzinfarkt vorzubeugen.
Alle weiteren Informationen zu Wirkweise, Anwendung, Gegenanzeigen, Wechselwirkungen, unerwünschten Wirkungen sowie weitere Hinweise finden Sie im Abschnitt „Hoher Blutdruck" unter dem Stichwort „ACE-Hemmer" (→ Seite 691).

Betablocker

Atenolol

Atebeta, Atehexal, Atenolol 1A Pharma, Atenolol AL, Atenolol-CT, Atenolol Heumann, Atenolol-ratiopharm, Atenolol Sandoz, Atenolol STADA, Cuxanorm, JUVENTAL, Tenormin

Bisoprolol

Bisobeta, Bisogamma, Biso-Hennig, Bisohexal, Biso Lich, Bisomerck, Bisoprolol 1A Pharma, Bisoprolol AbZ, Bisoprolol AL, bisoprolol-corax, Bisoprolol-CT, Bisoprolol Heumann, Bisoprolol KSK, Bisoprolol-ratiopharm, Bisoprolol Sandoz, Bisoprolol STADA, Bisoprolol TAD, BISO-PUREN, Concor

Carvedilol

Carvedilol beta, Carvedilol HEXAL, Carvedilol-ratiopharm, Carvedilol STADA, Dilatrend, Querto

Celiprolol

Celipro Lich, Selectol

Metoprolol

Beloc-Zok, Jutabloc, Lopresor, Meprolol, Metobeta, metodura, Meto-Hennig, Metohexal, Meto-ISIS, Metoprogamma, Metoprolol 1A Pharma, Metoprolol AbZ, Metoprolol AL, metoprolol-corax, Metoprolol-CT, Metoprolol Heumann, Metoprolol KSK, Metoprolol-ratiopharm, Metoprolol/Meto-Succinat Sandoz, Metoprolol STADA, Metoprolol-Wolff, Meto-Tablinen

Pindolol

Visken

Propranolol

Dociton, Obsidan, Propranolol AL, Propranolol-CT, Propranolol-GRY, Propranolol STADA, Propra-ratiopharm

Talinolol

Cordanum

Betablocker beeinflussen das sympathische Nervensystem. Dieses reguliert zahlreiche Körperfunktionen, die nicht dem steuerbaren Willen unterliegen, zum Beispiel die Herzfrequenz, die Weite von Blutgefäßen und Bronchien sowie die Darmtätigkeit. Diese Organe haben bestimmte Empfangsstellen (Rezeptoren) für die Botenstoffe Adrenalin und Noradrenalin aus den Nervenendigungen. Ein Teil dieser Rezeptoren heißt Betarezeptoren, wobei noch zwischen Beta-1- und Beta-2-Rezeptoren unterschieden wird.
Die Signale des sympathischen Nervensystems aktivieren am Herzen Beta-1-Rezeptoren. Diese lassen das Herz schneller schlagen und steigern seine Schlagkraft. Gleichzeitig werden die Beta-2-Rezeptoren in der Lunge aktiviert, wodurch sich die Bronchien erweitern. Betablocker binden an beide Arten von Rezeptoren und setzen sie teilweise damit außer Funktion. Das Herz schlägt langsamer, die Bronchien bleiben eng gestellt. Der Mechanismus, über den sie den Blutdruck senken, ist noch nicht völlig geklärt. In den Nieren bremsen sie die Produktion des blutgefäßverengenden Hormons Renin. Außerdem aktivieren sie die „Druckfühler" in den Adern, die die Gefäßweite regulieren.
Es gibt verschiedene Arten von Betablockern: nichtselektive, selektive und ISA-Betablocker. Selektiv bedeutet, dass ein Wirkstoff weitgehend nur Beta-1-Rezeptoren blockiert. Er wirkt also überwiegend am Herzen. Zu den selektiven Betablockern gehören die Substanzen Atenolol, Bisoprolol, Metoprolol und Talinolol. Diese Wirkstoffe entlasten das Herz, indem sie einen zu hohen Blutdruck senken und den Herzschlag verlangsamen. Dadurch verringert sich der Sauerstoffbedarf des Herzens. Selektive Betablocker werden bei koronarer Herzkrankheit und Angina Pectoris vorgezogen. Ihre therapeutische Wirksamkeit ist erwiesen. Sie verbessern nicht nur die Symptome von Angina Pectoris, sondern beugen auch weiteren Anfällen vor. Darüber hinaus verringern sie das Risiko, einen Herzinfarkt zu erleiden oder daran zu sterben.
Carvedilol blockiert neben den Beta-1- auch Beta-2-Rezeptoren, gehört also streng genommen zu den nichtselektiven Betablockern. Carvedilol blockiert aber auch noch eine weitere Sorte von Andockstellen: die Alpha-1-Rezeptoren. Dadurch weiten sich die Blutgefäße. Für Carvedilol wurde in Studien nachgewiesen, dass es das Risiko ver-

mindern kann, einen Herzinfarkt zu erleiden oder daran zu sterben. Aus diesem Grund wird Carvedilol wie die selektiven Betablocker zur Behandlung der koronaren Herzkrankheit und Angina Pectoris als „geeignet" angesehen.
ISA ist die Abkürzung für „intrinsische sympathomimetische Aktivität". Das bedeutet, dass der Wirkstoff in gewissem Ausmaß die Funktion des sympathischen Nervensystems nachahmt. Die Folge kann sein, dass zum Beispiel der Herzschlag nicht so stark verlangsamt wird. Allerdings ist das individuell sehr verschieden. Darüber hinaus ist nicht geklärt, ob diese Eigenschaften bei der Behandlung einer koronaren Herzkrankheit vor- oder nachteilig sind. Zu den ISA-Betablockern zählt der Wirkstoff Pindolol. Dieser ist bei koronarer Herzkrankheit mit Einschränkung geeignet, weil die therapeutische Wirksamkeit weniger ausgeprägt ist als bei den als „geeignet" bewerteten Betablockern.
Celiprolol blockiert hauptsächlich Beta-1-Rezeptoren und hat eine stimulierende Wirkung auf die Beta-2-Rezeptoren, wodurch sich die Bronchien weiten. Es ist demnach nicht zu erwarten, dass dieser Wirkstoff die Atemfunktion beeinträchtigt – eine Nebenwirkung, die bei nichtselektiven Betablockern auftreten kann. Außerdem ist Celiprolol auch ein ISA-Betablocker. Der Wirkstoff ist bei koronarer Herzkrankheit und Angina Pectoris nur mit Einschränkung geeignet, weil die therapeutische Wirksamkeit weniger ausgeprägt ist als diejenige der als „geeignet" bewerteten Betablocker.
Der nichtselektive Betablocker Propranolol besetzt immer zusätzlich Beta-2-Rezeptoren, er wirkt also auch an der Lunge und verengt die Bronchien. Darüber hinaus wirkt das Mittel nur kurz und muss deshalb zwei- bis dreimal pro Tag eingenommen werden. Zur Behandlung von koronarer Herzkrankheit ist Propranolol wenig geeignet.
Alle weiteren Informationen zu Anwendung, Gegenanzeigen, Wechselwirkungen, unerwünschten Wirkungen und weitere Hinweise finden Sie im Abschnitt „Hoher Blutdruck" unter dem Stichwort „Betablocker" (→ Seite 700).
Den Wirkstoff Pindolol (*Visken*) gibt es inzwischen auch in Form von preisgünstigen Generika.

Kalziumantagonisten

Amlodipin

Amlobeta besilat, Amlodipin AbZ, Amlodipin AL, Amlodipin-CT, Amlodipin HEXAL, Amlodipin-ratiopharm, Amlodipin Sandoz, Amlodipin STADA, Amlo TAD, NORVASC

Diltiazem

Diltabeta, Diltahexal, Diltaretard, Diltiazem AL, Diltiazem Heumann, Diltiazem-ratiopharm, Diltiazem STADA, Diltiuc, Dilzem

Gallopamil

Procorum

Nicardipin

Antagonil

Nifedipin

Adalat, Aprical, Corinfar, duranifin, Nifeclair, Nife-CT, Nifedipin AbZ, Nifedipin AL, NIFEDIPIN BASICS, Nifedipin Heumann, Nifedipin-ratiopharm, Nifedipin Sandoz, Nifedipin STADA, Nifehexal, NIFICAL, PIDILAT

Nisoldipin

Baymycard

Verapamil

durasoptin, Falicard, Isoptin, Verabeta, Vera-CT, Verahexal, Vera Lich, Veramex, Verapamil 1A Pharma, Verapamil AbZ, Verapamil AL, VERAPAMIL BASICS, Verapamil Hennig, Verapamil-ratiopharm, Verapamil Sandoz, Verapamil Verla, Verasal, Veroptinstada

Kalziumantagonisten (auch Kalziumkanalblocker genannt) sind Gegenspieler zu Kalzium, das an den glatten Muskelzellen der inneren Organe wirkt. Diese Muskelzellen regulieren die Weite der Blutgefäße. Wenn Kalzium in die Muskelzellen einströmt, ziehen sie sich zusammen, sodass sich die Ader verengt. Kalziumantagonisten verhindern das, und die Blutgefäße werden weit gestellt. Dadurch sinkt der Blutdruck. Bei Angina Pectoris wirken sie, indem sie die Arbeitslast des Herzens und damit den akuten Sauerstoffbedarf verringern sowie Verkrampfungen der Herzkranzgefäße lösen.
Es gibt zwei Arten von Kalziumantagonisten. Die einen (Diltiazem, Gallopamil und Verapamil) ähneln sich in ihrer Wirkung. Deshalb werden alle drei Wirkstoffe als Kalziumantagonisten vom Verapamil-Typ bezeichnet. Alle anderen Wirkstoffe (Amlodipin, Nicardipin, Nisoldipin) haben ein etwas anderes Wirkmuster. Sie leiten sich von Nifedipin ab und gelten deshalb als Kalziumantagonisten vom Nifedipin-Typ.

Substanzen vom Verapamil-Typ senken nicht nur den Blutdruck, sondern verlangsamen auch den Herzschlag. Kalziumantagonisten vom Nifedipin-Typ senken ebenfalls den Blutdruck, wirken aber überwiegend auf die Blutgefäße und beschleunigen dabei den Herzschlag eher (mit Ausnahme von Amlodipin).
Bei koronarer Herzkrankheit (KHK) und stabiler Angina Pectoris werden Kalziumantagonisten vom Nifedipin-Typ mit Ausnahme von Amlodipin und Nisoldipin nur in retardierter Form mit verzögerter Wirkstofffreisetzung empfohlen, weil sich gezeigt hat, dass die kurzwirkenden Zubereitungen häufiger Komplikationen hervorrufen und schlimmstenfalls zum Tod führen können. Das hängt vermutlich damit zusammen, dass eine zu rasche Absenkung des Blutdrucks durch die schnellwirkenden Substanzen dazu führt, dass das Herz reflexartig schneller schlägt und dadurch erst recht belastet wird. Kalziumantagonisten vom Nifedipin-Typ in nichtretardierten Zubereitungen gelten daher als „wenig geeignet".
Die anderen Kalziumantagonisten vom Verapamil-Typ sowie Amlodipin und Nisoldipin wirken langsamer und müssen deshalb nicht unbedingt nur in retardierter Form angewendet werden. Sie lindern in erster Linie die Symptome einer Angina Pectoris und gelten als „mit Einschränkung geeignet", wenn Betablocker nicht eingesetzt werden können oder nicht vertragen werden. Bisher konnte – anders als bei den Betablockern – nämlich nicht nachgewiesen werden, dass sie die Komplikationsrate bei KHK oder die Sterblichkeit verringern.
Kalziumantagonisten vom Verapamil-Typ sollten bei einer gleichzeitig bestehenden Herzschwäche nur angewendet werden, wenn diese mit anderen Mitteln (z. B. ACE-Hemmern) erfolgreich behandelt wird. Außerdem sollen diese Mittel nicht mit Betablockern kombiniert werden, weil dann die Gefahr besteht, dass der Herzschlag sich zu stark verlangsamt.
Alle weiteren Informationen finden Sie im Abschnitt „Hoher Blutdruck" unter dem Stichwort „Kalziumantagonisten" (→ Seite 711).
Den Wirkstoff Gallopamil (*Procorum*) gibt es inzwischen auch in Form von preisgünstigen Generika.

Molsidomin

Corvaton, duracoron, Molsidomin 1A Pharma, Molsibeta, Molsidomin-CT, Molsidomin Heumann, Molsidomin-ratiopharm, Molsidomin Sandoz, Molsidomin STADA, Molsihexal, molsiket

Molsidomin wirkt ähnlich wie Nitrate, aber langsamer als diese. Es setzt Stickoxid frei, das bewirkt, dass sich die Venen erweitern. Die Wirkung tritt erst nach zirka 20 Minuten ein. Molsidomin kann nur in der Dauerbehandlung angewendet werden, um Angina-Pectoris-Beschwerden zu lindern oder um Anfällen vorzubeugen. Ein akuter Angina-Pectoris-Anfall lässt sich damit aufgrund des langsamen Wirkungseintritts nicht unterbrechen.
Ein Vorteil im Vergleich zu Nitraten ist, dass sich der Körper nicht an diesen Wirkstoff gewöhnt und das Mittel somit kontinuierlich anstelle von Nitraten oder mit diesen kombiniert eingenommen werden kann.
Molsidomin senkt den Blutdruck. Besonders bei hoher Dosierung können ähnliche Wirkungen auftreten wie bei blutdrucksenkenden Mitteln. Da in Tierversuchen bei der Ratte nach Gabe sehr hoher Dosen von Molsidomin Nasentumoren auftraten, wurden die Indikationen für Molsidomin eingeschränkt. Es soll nur bei älteren Patienten eingesetzt werden beziehungsweise erst dann, wenn Nitrate nicht vertragen werden oder nicht ausreichend wirksam waren.
Es ist gut belegt, dass das Mittel Angina-Pectoris-Anfällen vorbeugen und ihre Anzahl auf Dauer verringern kann. Molsidomin gilt als „geeignet", wenn Nitrate nicht angewendet werden können oder nicht ausreichend wirksam waren.

Anwendung

Je nach Ausmaß der Beschwerden nehmen Sie das Mittel mehrmals täglich ein, jeweils unzerkaut mit etwas Flüssigkeit.
Weil der Körper bei Molsidomin anders als bei Nitraten keine Toleranz entwickelt, ist eine Einnahmepause nicht erforderlich.
Die ersten Tabletten sollten Sie im Sitzen oder Liegen einnehmen, weil der Blutdruck sehr stark absinken kann.
Wenn Sie gleichzeitig andere blutdrucksenkende Mittel anwenden, sollte der Arzt die Behandlung mit einer sehr niedrigen Dosis beginnen. Ist es nötig, sie zu erhöhen, muss gleichzeitig der Blutdruck kontrolliert werden.

Achtung

Gegenanzeigen

Unter folgenden Bedingungen dürfen Sie Molsidomin nicht anwenden:

- Sie reagieren überempfindlich auf Nitroverbindungen.
- Sie haben einen ausgeprägt niedrigen Blutdruck, bei dem der erste (systolische) Wert bei 100 mm Hg oder tiefer liegt.
- Sie haben ein akutes Kreislaufversagen.
- Sie haben Erektionsstörungen und nehmen dagegen Potenzmittel mit den Wirkstoffen Sildenafil, Tadalafil oder Vardenafil ein.

Wechselwirkungen mit Medikamenten

Wenn Sie noch andere Medikamente nehmen, ist zu beachten, dass Betablocker und Kalziumantagonisten (bei hohem Blutdruck) sowie trizyklische Antidepressiva (bei Depressionen) die blutdrucksenkende Wirkung von Molsidomin verstärken können.

► **Unbedingt beachten**

Sie dürfen nicht gleichzeitig Mittel mit den Wirkstoffen Sildenafil (*Viagra*), Tadalafil (*Cialis*) und Vardenafil (*Levitra*, alle bei Impotenz) einnehmen, weil dann der Blutdruck so stark abfallen kann, dass der Kreislauf zusammenbricht, oder die Durchblutung in den Herzkranzgefäßen so stark nachlässt, dass sich ein – nicht selten tödlich verlaufender – Herzinfarkt ereignet.

Wechselwirkungen mit Speisen und Getränken

Alkohol verstärkt die blutdrucksenkende Wirkung von Molsidomin.

Unerwünschte Wirkungen

► **Keine Maßnahmen erforderlich**

Bei mehr als 1 von 100 Behandelten treten – insbesondere zu Beginn der Behandlung – Kopfschmerzen auf, sehr selten (bei weniger als 1 von 10 000) auch Übelkeit.

► **Muss beobachtet werden**

Gelegentlich sinkt der Blutdruck sehr drastisch ab. Dann schlägt das Herz schneller, Ihnen wird schwindelig oder Sie werden kurzzeitig ohnmächtig. Sind die Beschwerden sehr beeinträchtigend oder treten unangenehme Schwindelanfälle auf, sollten Sie innerhalb von ein bis drei Tagen mit dem Arzt sprechen. Manchmal genügt es, die Dosis zu verringern.

Wenn die Haut sich verstärkt rötet und juckt (bei weniger als 1 von 1 000), reagieren Sie vermutlich allergisch auf das Mittel. Bei solchen Hauterscheinungen (→ Seite 14) sollten Sie einen Arzt aufsuchen.

► **Sofort zum Arzt**

Verstärkt sich der juckende Hautausschlag und treten zusätzlich Herzrasen, Atemnot, Schwäche und Schwindel auf, müssen Sie unverzüglich den Notarzt (Telefon 112) rufen, weil es sich um eine lebensbedrohliche Allergie (→ Seite 14) handeln kann.

Hinweise

Für Schwangerschaft und Stillzeit

Wegen fehlender Erfahrungen sollten Sie Molsidomin nicht anwenden.

Da der Wirkstoff in die Muttermilch übertritt, sollten Sie abstillen oder Molsidomin nicht anwenden.

Für ältere Menschen

Ältere Menschen müssen häufiger blutdrucksenkende Mittel einnehmen. Der Arzt sollte die Behandlung mit einer sehr niedrigen Molsidomindosis beginnen. Ist es nötig, sie zu erhöhen, muss gleichzeitig der Blutdruck kontrolliert werden.

Zur Verkehrstüchtigkeit

Wenn Ihnen von dem Mittel leicht schwindelig wird, sollten Sie kein Fahrzeug lenken, keine Maschinen bedienen und keine Arbeiten ohne sicheren Halt verrichten.

Nitrate

Glyzeroltrinitrat

Corangin Nitrospray, Nitrangin Isis, Nitroderm TTS, Nitrolingual

Isosorbiddinitrat

ISDN AL, ISDN-CT, ISDN Heumann, ISDN HEXAL, ISDN-ratiopharm, ISDN Sandoz, ISDN STADA, isoket, Iso Mack, Jenacard, Nitrosorbon

Isosorbidmononitrat

Coleb-Duriles, Conpin, Corangin, Elantan, IS 5 mono-ratiopharm, ISMN AbZ, ISMN AL, ISMN-CT, ISMN Heumann, ISMN Sandoz, ISMN STADA, Ismo, Isomonit, Monobeta, Monoclair, Monolong, Mono Mack, Monopur

Pentaerythrityltetranitrat

Pentalong

Nitrate werden im Körper zu Stickoxid umgebaut, das auf die willentlich nicht steuerbare Muskulatur im Körper entspannend wirkt. Diese Art Muskulatur gibt es in Blutgefäßen und auch in Gallenwegen und Harnleitern, weshalb die schnellwirkenden Nitrate auch bei Gallen- und Nierensteinkoliken eingesetzt werden.

Nitrate wirken erweiternd auf die Herzkranzgefäße und versorgen so das Herz mit mehr Sauerstoff. Im Vordergrund steht jedoch die entspannende Wirkung auf die Muskelfasern der Venen, die das Blut zum Herzen zurückbefördern. Das Blut sammelt sich dadurch verstärkt in den Körpervenen, was bedeutet, dass es langsamer und in geringerer Menge zum Herzen zurückfließt. Dadurch muss das Herz weniger Blut in den Kreislauf pumpen, braucht weniger Sauerstoff und wird so entlastet (Vorlastsenkung). Der Angina-Pectoris-Anfall lässt nach, bei Dauerbehandlung nimmt die Anzahl der Anfälle ab. Die Vorlastsenkung lässt sich auch bei Herzschwäche nutzen.

Zu den Nitraten gehören vier verschiedene Substanzen, die sich in der Anzahl der Nitratanteile unterscheiden (Mono-, Di-, Tri- und Tetranitrate mit jeweils einem, zwei, drei und vier Nitratanteilen in der chemischen Struktur). Erwünschte und unerwünschte Wirkungen sind weitgehend gleich. Die einzelnen Substanzen wirken jedoch unterschiedlich schnell und lange, daraus ergibt sich ihr Einsatzgebiet. Glyzeroltrinitrat (= Nitroglyzerin) und Isosorbiddinitrat wirken sehr schnell. Sie sind Mittel der Wahl bei akuten Angina-Pectoris-Anfällen. Isosorbidmononitrat und Pentaerythrityltetranitrat wirken langsamer und werden in der langfristigen vorbeugenden Behandlung bei Angina Pectoris und koronarer Herzerkrankung eingesetzt, um die Krankheitssymptome abzumildern.

Die therapeutische Wirksamkeit aller Nitrate ist gut belegt, alle Mittel sind geeignet, um die mit Angina Pectoris verbundenen Beschwerden zu lindern und weiteren Anfällen vorzubeugen.

Anwendung

Alle Nitrate senken den Blutdruck, weil sie die Blutgefäße im ganzen Körper weiten. Manchmal sinkt der Blutdruck so sehr ab, dass Ihnen schwindelig wird oder Sie kurzzeitig ohnmächtig werden. Wenn Sie Nitropräparate das erste Mal anwenden, sollten Sie dies im Sitzen oder Liegen tun.

Wollen Sie die Behandlung beenden, dürfen Sie Nitrattabletten und -pflaster nicht abrupt weglassen, weil die Angina-Pectoris-Anfälle dann heftiger und zahlreicher auftreten (Reboundphänomen). Sie müssen die Dosis der Mittel über mehrere Tage langsam verringern.

Glyzeroltrinitrat: Der Wirkstoff wird rasch über die Mundschleimhaut direkt ins Blut aufgenommen. Sie müssen Kapselinhalt, Spray oder Flüssigkeit so lange wie möglich im Mund behalten.

Bei einem akuten Anfall zerbeißen Sie eine Kapsel und lassen den Wirkstoff unter der Zunge oder in der Wangentasche einwirken. Die Kapselhülle spucken Sie aus.

Hat der Arzt Ihnen einen Spray verordnet, sprühen Sie die Flüssigkeit ein- bis zweimal in die Mundhöhle und atmen dabei nicht ein, sonst gelangt der Wirkstoff in die Luftröhre statt auf die Mundschleimhaut. Das schadet zwar nicht, aber die Wirkung verpufft. Zwischen dem ersten und zweiten Sprühstoß müssen etwa 30 Sekunden Abstand liegen.

Von der Lösung lassen Sie vier bis acht Tropfen auf der Zunge zergehen. Mehr als 40 Tropfen täglich sollten Sie nicht einnehmen.

Die Schmerzen und das Engegefühl in der Brust lassen sofort nach, spätestens jedoch nach ein bis drei Minuten. Wenn nicht, können Sie die Mittel nach fünf Minuten erneut anwenden. Bessern sich die Beschwerden jedoch nach drei hintereinanderfolgenden Anwendungen nicht innerhalb von 15 Minuten, sollte unverzüglich der Notarzt gerufen werden (Telefon 112), weil es sein kann, dass ein Herzinfarkt eingetreten ist.

Wenn Sie wissen, dass eine belastende Situation unmittelbar bevorsteht, können Sie das Mittel auch fünf bis zehn Minuten vorher anwenden.

Wenn Sie bereits vorbeugend Nitrate einnehmen, müssen Sie die Dosis im akuten Anfall eventuell erhöhen, weil sich Ihr Körper an die Wirkstoffe gewöhnt hat. Näheres unter „Auf die Pause kommt es an“ (→ 660).

Für die kontinuierliche Vorbeugung sind Pflaster und Präparate mit verzögerter Wirkstofffreisetzung (Retardkapseln) sinnvoll. Von den Pflastern kleben Sie täglich eines auf eine saubere, trockene und unbehaarte Hautstelle auf der Brust, am besten morgens, und belassen es dort für 12, höchstens 16 Stunden. Über Nacht nehmen Sie das Pflaster ab und kleben erst am folgenden Morgen das nächste auf, allerdings nicht auf dieselbe Hautstelle wie am Tag vorher. Wenn Sie besonders nachts Angina-Pectoris-Anfälle bekommen, kleben Sie das Pflaster abends auf und lassen es dafür tagsüber weg.

Von Glyzeroltrinitrat in Retardzubereitung nehmen Sie insgesamt höchstens 26 Milligramm pro Tag.

Bei Pflastern und Tabletten setzt die Wirkung nach 5 bis 20 Minuten ein. Sie eignen sich deshalb nicht, um einen akuten Angina-Pectoris-Anfall zu unterbrechen.

Auf die Pause kommt es an

Gelangt ständig Nitrat ins Blut, lässt die Wirkung mit der Zeit nach. Eine solche „Nitrattoleranz" lässt sich vermeiden, wenn zwischen den Einnahmen Pausen von acht bis zwölf Stunden liegen. Je höher die Nitratdosis, desto wichtiger sind diese Pausen. Danach wirkt das Mittel wieder in voller Stärke.

Wenn Sie Nitrate langfristig anwenden, um Angina-Pectoris-Anfällen vorzubeugen, ist es ratsam, die letzte Tablette um 18 Uhr (nichtretardiertes Mittel) bzw. um 14 Uhr (retardiertes Mittel) einzunehmen; dann ist der Abstand bis zur Anwendung am folgenden Morgen lang genug. Pflaster kleben Sie vorzugsweise tagsüber auf und nehmen sie abends ab.

Wenn Angina-Pectoris-Anfälle vor allem nachts auftreten, können Sie die letzte Tablette vor dem Einschlafen nehmen. Dann müssen Sie jedoch die Einnahme der morgendlichen Tablette um einige Stunden verschieben, damit die Pause zwischen den Anwendungen lang genug ist.

Sie können sich aber auch zusätzlich ein Präparat mit dem Wirkstoff Molsidomin (→ Seite 657) verschreiben lassen und dieses abends anstelle von Nitrat einnehmen.

Gelingt es auch tagsüber nicht, die Pausen einzuhalten, weil häufiger Angina-Pectoris-Anfälle auftreten, die mit kurzwirkenden Nitraten in Form von Zerbeißkapsel, Spray oder Lösung behandelt werden müssen, sollten Sie mit dem Arzt beraten, ob Sie nicht vollständig auf eine Molsidomin-Behandlung umgestellt werden sollten.

Wenn Sie spüren, dass es Ihnen nicht mehr gelingt, einen Anfall mit Nitropräparaten zu unterbrechen, hat sich eventuell eine instabile Angina Pectoris entwickelt, die unverzüglich ärztlich behandelt werden muss.

Isosorbiddinitrat (ISDN): Den Spray sprühen Sie bei einem akuten Angina-Pectoris-Anfall mit ein bis zwei Sprühstößen in den Mund und atmen dabei nicht gleichzeitig ein, ansonsten gelangt der Wirkstoff in die Luftröhre statt auf die Mundschleimhaut. Sublingualtabletten lassen Sie unter der Zunge oder in der Wangentasche zergehen. Salbe tragen Sie alle vier bis acht Stunden auf die Brust auf und decken die Stelle mit einer Plastikfolie ab. Sie beginnen mit einem etwa ein Zentimeter langen Salbenstrang und steigern die Dosis nach ärztlicher Anweisung schrittweise auf etwa fünf Zentimeter. Mehr als 12,5 Zentimeter Salbe pro Tag sollten Sie nicht auftragen. Salbe, Spray und Sublingualtablette können Sie auch vorbeugend anwenden, wenn eine belastende Situation bevorsteht. Tabletten in Retardform und Salbe eignen sich zur Vorbeugung und Langzeitbehandlung, nicht jedoch zur Behandlung eines akuten Angina-Pectoris-Anfalls. Der Arzt sollte die Behandlung mit einer niedrigen Dosis beginnen und diese schrittweise über mehrere Tage erhöhen, bis eine Wirkung erkennbar ist.

Isosorbidmononitrat (ISMN): Sie nehmen das Mittel am besten morgens und abends nach dem Essen. Wenn nötig, kann der Arzt die Dosis schrittweise erhöhen. Von Retardpräparaten nehmen Sie höchstens zweimal 40 Milligramm täglich.

Pentaerythrityltetranitrat: Hiervon nehmen Sie maximal 240 Milligramm, verteilt auf zwei bis drei Einzelportionen.

Achtung

Einige Mittel enthalten Alkohol (siehe Tabelle). Personen mit Alkoholproblemen dürfen sie nicht einnehmen. Auch Leberkranke und Menschen mit Anfallleiden sollten den Alkoholgehalt berücksichtigen. Darüber hinaus kann Alkohol die Wirkung vieler Arzneimittel (z. B. Schlaf- und Beruhigungsmittel, Psychopharmaka, starke Schmerzmittel, einige Mittel bei hohem Blutdruck) verstärken.

Mono Mack Tropfen enthalten Parabene. Diese Konservierungsmittel können Allergien auslösen. Wenn Sie auf Parastoffe (→ Seite 1159) allergisch reagieren, dürfen Sie dieses Mittel nicht anwenden.

Gegenanzeigen

Unter folgenden Bedingungen dürfen Sie keine Nitrate anwenden:

- Sie reagieren überempfindlich auf Nitroverbindungen.
- Sie haben einen ausgeprägt niedrigen Blutdruck, bei dem der erste (systolische) Wert bei 100 mm Hg oder tiefer liegt.
- Sie haben ein akutes Kreislaufversagen.
- Sie haben Erektionsstörungen und nehmen dagegen Potenzmittel mit den Wirkstoffen Sildenafil, Tadalafil oder Vardenafil ein.

Unter folgenden Bedingungen muss der Arzt Nutzen und Risiken der Mittel besonders sorgfältig abwägen:

- Ihr Herzmuskel ist so stark vergrößert, dass er das Blut nicht mehr in ausreichender Menge in den Kreislauf pumpen kann (hypertrophe obstruktive Kardiomyopathie).

- Der Herzbeutel ist entzündet und hat Kalk eingelagert (konstriktive Perikarditis, „Panzerherz").
- Eine Ihrer Herzklappen ist nicht intakt und kann sich nicht richtig öffnen (Aorten- oder Mitralklappenstenose).
- Sie neigen zu Kreislaufstörungen mit starkem Blutdruckabfall und Ohnmacht.

Wechselwirkungen mit Medikamenten

Wenn Sie Nitrate nur bei Bedarf anwenden (als Zerbeißkapsel, Tropfen oder Spray), kommen die meisten Wechselwirkungen nicht zum Tragen (Ausnahme: die gefährliche Wechselwirkung mit Potenzmitteln). Sie machen sich vor allem dann bemerkbar, wenn Sie die Mittel langfristig und vorbeugend einnehmen.

Wenn Sie noch andere Medikamente nehmen, ist zu beachten:

- Wenn Sie Mittel einnehmen, die Mundtrockenheit verursachen (z. B. trizyklische Antidepressiva), werden Nitrate schlechter von der Mundschleimhaut aufgenommen und es dauert länger, bis der Angina-Pectoris-Anfall nachlässt. Bei einem Nitratspray haben Sie dieses Problem nicht.
- Mittel gegen zu hohen Blutdruck wie Betablocker und Kalziumantagonisten sowie trizyklische Antidepressiva können die blutdrucksenkende Wirkung von Nitraten verstärken. Soll die Dosis bei einem der Mittel erhöht werden, muss der Blutdruck überwacht werden.
- Nitrate können die blutdrucksteigernde Wirkung von Dihydroergotamin (bei niedrigem Blutdruck) verstärken.

▶ **Unbedingt beachten**

Sie dürfen nicht gleichzeitig Mittel mit dem Wirkstoff Sildenafil (*Viagra*), Tadalafil (*Cialis*) und Vardenafil (*Levitra*, alle bei Impotenz) einnehmen, weil dann der Blutdruck so stark abfallen kann, dass der Kreislauf zusammenbricht, oder die Durchblutung in den Herzkranzgefäßen so stark nachlässt, dass sich ein – oft tödlicher – Herzinfarkt ereignet.

Wechselwirkungen mit Speisen und Getränken

Alkohol verstärkt die blutdrucksenkende Wirkung der Nitrate.

Unerwünschte Wirkungen

Wenn Sie Nitrate nur bei Bedarf anwenden (als Zerbeißkapsel, Tropfen oder Spray), verlieren die meisten unerwünschten Wirkungen an Bedeutung. Sie machen sich vor allem bemerkbar, wenn Sie die Mittel langfristig und vorbeugend einnehmen.

▶ **Keine Maßnahmen erforderlich**

Vor allem zu Beginn einer Nitratbehandlung treten oft Kopfschmerzen auf (bei mehr als 10 von 100 Behandelten), gelegentlich (bei weniger als 1 von 100) auch Hitzewallungen mit Hautrötung (Flush). Das beruht darauf, dass die Mittel alle Blutgefäße im Körper weiten, auch die im Gehirn. Sie können diesen Effekt mildern, wenn Sie die Mittel anfangs besonders niedrig dosieren und dann langsam steigern, bis Sie die vom Arzt empfohlene Dosis erreicht haben. Bei weiterer Anwendung lassen die Symptome nach und verschwinden dann meist ganz.

Gelegentlich (bei weniger als 1 von 100) kommt es zu Übelkeit und Erbrechen.

▶ **Muss beobachtet werden**

Häufig (bei 1 bis 10 von 100) sinkt der Blutdruck stark ab, sodass Ihnen schwindelig oder schwarz vor Augen werden kann, insbesondere wenn Sie sich aus dem Liegen rasch aufrichten oder schnell aufstehen. Wenn solche Beschwerden sehr beeinträchtigend sind, sollten Sie mit dem Arzt darüber sprechen.

Fällt der Blutdruck zu schnell und zu stark ab, erhält der Herzmuskel zu wenig Sauerstoff und es kann erneut ein Angina-Pectoris-Anfall einsetzen. Wenn diese unerwünschte Wirkung wiederholt auftritt, müssen Sie den Arzt informieren, damit er die Dosis besser einstellen kann.

Wenn die Haut sich verstärkt rötet und juckt, reagieren Sie vermutlich allergisch auf das Mittel. Bei solchen Hauterscheinungen (→ Seite 14) sollten Sie einen Arzt aufsuchen.

▶ **Sofort zum Arzt**

Verstärkt sich der juckende Hautausschlag und treten zusätzlich Herzrasen, Atemnot, Schwäche und Schwindel auf, müssen Sie unverzüglich den Notarzt rufen (Telefon 112), weil es sich um eine lebensbedrohliche Allergie (→ Seite 14) handeln kann.

Wenn der Blutdruck so stark absinkt, dass Sie ohnmächtig geworden sind, müssen Sie sofort ärztlich behandelt werden.

Hinweise

Für Kinder unter 14 Jahren

Bedenken Sie, dass einige Mittel Alkohol enthalten (siehe Tabelle). Zur Behandlung von Kindern sollten Sie alkoholfreie Mittel vorziehen.

Für Schwangerschaft und Stillzeit

Nitrate können in Schwangerschaft und Stillzeit angewendet werden. Da mit Pentaerythrityl-

tetranitrat am wenigsten Erfahrungen vorliegen, sollten Sie andere Nitrate vorziehen.
Bedenken Sie, dass einige Mittel Alkohol enthalten (siehe Tabelle). Alkoholfreie Präparate sind vorzuziehen.

Zur Verkehrstüchtigkeit

Wenn Ihnen von dem Mittel schwindelig wird, sollten Sie kein Fahrzeug lenken, keine Maschinen bedienen und keine Arbeiten ohne sicheren Halt verrichten.

Trapidil

ROCORNAL

Trapidil erhöht die Kraft des Herzmuskels und erweitert die Venen ähnlich wie Nitrate. Außerdem vermindert es das Zusammenklumpen der Blutplättchen (Thrombozyten).
Die Wirksamkeit von Trapidil ist belegt, allerdings ist das Mittel weniger erprobt als Nitrate und Molsidomin. Es gilt deshalb als „auch geeignet".

ANWENDUNG

Sie nehmen das Mittel zwei- bis dreimal täglich jeweils nach dem Essen mit etwas Flüssigkeit ein.
Nach einigen Wochen sollten die Angina-Pectoris-Anfälle nachlassen.

ACHTUNG

Gegenanzeigen

Unter folgenden Bedingungen dürfen Sie Trapidil nicht einnehmen:

- Sie haben einen sehr niedrigen Blutdruck (100 mm Hg oder niedriger für den ersten Wert).
- Sie haben ein akutes Kreislaufversagen.

Bei Gerinnungsstörungen des Blutes oder stark eingeschränkter Leberfunktion sollte der Arzt Risiken und Vorteile der Behandlung mit Trapidil sorgfältig abwägen.

Wechselwirkungen mit Medikamenten

Wenn Sie noch andere Medikamente anwenden, ist zu beachten, dass Trapidil die Wirkung anderer blutdrucksenkender Mittel verstärkt.

▶ **Unbedingt beachten**

Trapidil verstärkt die Wirkung der gerinnungshemmenden Mittel Phenprocoumon und Warfarin, die bei erhöhter Thrombosegefahr als Tabletten eingenommen werden. Sie müssen deshalb die Blutgerinnung häufiger als sonst selbst kontrollieren oder vom Arzt kontrollieren lassen und gegebenenfalls nach Absprache mit dem Arzt die Dosis der Gerinnungshemmer verringern. Näheres hierzu lesen Sie unter „Mittel zur Blutverdünnung: verstärkte Wirkung" (→ Seite 11).

UNERWÜNSCHTE WIRKUNGEN

▶ **Keine Maßnahmen erforderlich**

Selten kommt es zu Magenverstimmung, Appetitlosigkeit, Übelkeit, Erbrechen oder Kopfschmerzen.

▶ **Muss beobachtet werden**

Wenn die Haut sich verstärkt rötet und juckt, reagieren Sie vermutlich allergisch auf das Mittel. Bei solchen Hauterscheinungen (→ Seite 14) sollten Sie einen Arzt aufsuchen.
Selten tritt starker Schwindel auf. Sie sollten sich dann sofort hinlegen und die Beine höher lagern. Wiederholen sich solche Anfälle, nehmen sie zu oder verstärken sie sich, sollten Sie innerhalb von ein bis drei Tagen den Arzt aufsuchen.
In Einzelfällen kann zu Beginn der Behandlung, beim Erhöhen der Dosis oder auch, wenn das Mittel gespritzt wird, der Blutdruck stark absinken. Dann fühlen Sie sich müde und schwindelig oder es kann Ihnen kurz schwarz vor Augen werden, insbesondere wenn Sie sich aus dem Liegen rasch aufrichten oder schnell aufstehen. Außerdem kann sich als Gegenreaktion auf den stark abgesunkenen Blutdruck die Herzfrequenz erhöhen. Wenn solche Beschwerden sehr beeinträchtigend sind, sollten Sie mit dem Arzt darüber sprechen.

▶ **Sofort zum Arzt**

Verstärkt sich der juckende Hautausschlag und treten zusätzlich Herzrasen, Atemnot, Schwäche und Schwindel auf, müssen Sie unverzüglich den Notarzt rufen (Telefon 112), weil es sich um eine lebensbedrohliche Allergie (→ Seite 14) handeln kann.

HINWEISE

Für Kinder unter 14 Jahren

Sie dürfen Trapidil nicht bekommen.

Für Schwangerschaft und Stillzeit

Wegen fehlender Erfahrungen sollten Sie Trapidil besser nicht anwenden.

Zur Verkehrstüchtigkeit

Wenn der Blutdruck stark absackt, wird Ihnen schwindelig. Dann sollten Sie kein Fahrzeug lenken, keine Maschinen bedienen und keine Arbeiten ohne sicheren Halt verrichten.

Koronare Herzkrankheit, Angina Pectoris

Handelsname Darreichungsform	Zusammensetzung pro 1 ml/1 g oder wie angegeben bzw. pro abgeteilte Einheit	Kleinste Packungsgröße	Festbetrag in Euro	Packungspreis in Euro	Bewertung

Hinweise zu den Tabellenspalten → Seite 28, zur Auswahl der Arzneimittel → Seite 23, zur Grundlage der Bewertung → Seiten 24, 27

Handelsname Darreichungsform	Zusammensetzung pro 1 ml/1 g oder wie angegeben bzw. pro abgeteilte Einheit	Kleinste Packungsgröße	Festbetrag in Euro	Packungspreis in Euro	Bewertung
Adalat SL Rp Rapid-Retardtabletten *Adalat retard Rp* Retardtabletten	**Nifedipin** 20 mg 20 mg	42 Stück 42 Stück	15,21 15,21	16,31 16,31	**Mit Einschränkung geeignet** bei stabiler Angina Pectoris als retardiertes Präparat, um die damit verbundenen Beschwerden zu verbessern, wenn Betablocker nicht eingesetzt werden können oder nicht vertragen werden. Bisher konnte nicht festgestellt werden, dass sich Komplikationsrate oder Sterblichkeit verringern lassen. → Seite 656
Adalat 5 Rp *10 Rp* Kapseln	5 mg 10 mg	42 Stück 42 Stück	12,52 14,03	12,98 14,99	**Wenig geeignet** bei stabiler Angina Pectoris, um die dabei auftretenden Beschwerden zu lindern. Es besteht der Verdacht, dass das Risiko für ein tödliches Ereignis unter der Einnahme steigt. Retardierte Präparate sind vorzuziehen. → Seite 656
Amlobeta besilat 5 mg Tabletten Rp *10 mg Tabletten Rp* Tabletten	**Amlodipin** 5 mg 10 mg	20 Stück 20 Stück	12,36 13,79	10,96 12,28	**Mit Einschränkung geeignet** bei stabiler Angina Pectoris, um die damit verbundenen Beschwerden zu verbessern, wenn Betablocker nicht eingesetzt werden können oder nicht vertragen werden. Bisher konnte nicht festgestellt werden, dass sich Komplikationsrate oder Sterblichkeit verringern lassen. → Seite 656
Amlodipin AbZ 5 mg Tabletten Rp *10 mg Tabletten Rp* Tabletten	**Amlodipin** 5 mg 10 mg	20 Stück 20 Stück	12,36 13,79	10,00 10,89	**Mit Einschränkung geeignet** bei stabiler Angina Pectoris, um die damit verbundenen Beschwerden zu verbessern, wenn Betablocker nicht eingesetzt werden können oder nicht vertragen werden. Bisher konnte nicht festgestellt werden, dass sich Komplikationsrate oder Sterblichkeit verringern lassen. → Seite 656
Amlodipin AL 5 mg Tabletten Rp *10 mg Tabletten Rp* Tabletten	**Amlodipin** 5 mg 10 mg	20 Stück 20 Stück	12,36 13,79	10,00 10,89	**Mit Einschränkung geeignet** bei stabiler Angina Pectoris, um die damit verbundenen Beschwerden zu verbessern, wenn Betablocker nicht eingesetzt werden können oder nicht vertragen werden. Bisher konnte nicht festgestellt werden, dass sich Komplikationsrate oder Sterblichkeit verringern lassen. → Seite 656
Amlodipin-CT 5 mg Tabletten Rp *10 mg Tabletten Rp* Tabletten	**Amlodipin** 5 mg 10 mg	20 Stück 20 Stück	12,36 13,79	10,96 12,28	**Mit Einschränkung geeignet** bei stabiler Angina Pectoris, um die damit verbundenen Beschwerden zu verbessern, wenn Betablocker nicht eingesetzt werden können oder nicht vertragen werden. Bisher konnte nicht festgestellt werden, dass sich Komplikationsrate oder Sterblichkeit verringern lassen. → Seite 656
Amlodipin HEXAL 5 mg Tabletten Rp *7,5 mg Tabletten Rp* *10 mg Tabletten Rp* Tabletten	**Amlodipin** 5 mg 7,5 mg 10 mg	20 Stück 20 Stück 20 Stück	12,36 13,10 13,79	10,96 11,65 12,28	**Mit Einschränkung geeignet** bei stabiler Angina Pectoris, um die damit verbundenen Beschwerden zu verbessern, wenn Betablocker nicht eingesetzt werden können oder nicht vertragen werden. Bisher konnte nicht festgestellt werden, dass sich Komplikationsrate oder Sterblichkeit verringern lassen. → Seite 656

Koronare Herzkrankheit, Angina Pectoris Fortsetzung

Handelsname Darreichungsform	Zusammensetzung pro 1 ml/1 g oder wie angegeben bzw. pro abgeteilte Einheit	Kleinste Packungsgröße	Festbetrag in Euro	Packungspreis in Euro	Bewertung

Hinweise zu den Tabellenspalten → Seite 28, zur Auswahl der Arzneimittel → Seite 23, zur Grundlage der Bewertung → Seiten 24, 27

Handelsname Darreichungsform	Zusammensetzung pro 1 ml/1 g oder wie angegeben bzw. pro abgeteilte Einheit	Kleinste Packungsgröße	Festbetrag in Euro	Packungspreis in Euro	Bewertung
Amlodipin-ratiopharm 5 mg Filmtabletten Rp	**Amlodipin** 5 mg	20 Stück	12,36	10,96	**Mit Einschränkung geeignet** bei stabiler Angina Pectoris, um die damit verbundenen Beschwerden zu verbessern, wenn Betablocker nicht eingesetzt werden können oder nicht vertragen werden. Bisher konnte nicht festgestellt werden, dass sich Komplikationsrate oder Sterblichkeit verringern lassen. → Seite 65
10 mg Tabletten Rp Tabletten	10 mg	20 Stück	13,79	12,28	
Amlodipin Sandoz 5 mg Tabletten Rp	**Amlodipin** 5 mg	20 Stück	12,36	10,96	**Mit Einschränkung geeignet** bei stabiler Angina Pectoris, um die damit verbundenen Beschwerden zu verbessern, wenn Betablocker nicht eingesetzt werden können oder nicht vertragen werden. Bisher konnte nicht festgestellt werden, dass sich Komplikationsrate oder Sterblichkeit verringern lassen. → Seite 65
10 mg Tabletten Rp Tabletten	10 mg	20 Stück	13,79	12,28	
Amlodipin STADA 5 mg Tabletten Rp	**Amlodipin** 5 mg	20 Stück	12,36	10,96	**Mit Einschränkung geeignet** bei stabiler Angina Pectoris, um die damit verbundenen Beschwerden zu verbessern, wenn Betablocker nicht eingesetzt werden können oder nicht vertragen werden. Bisher konnte nicht festgestellt werden, dass sich Komplikationsrate oder Sterblichkeit verringern lassen. → Seite 65
10 mg Tabletten Rp Tabletten	10 mg	20 Stück	13,79	12,28	
Amlo TAD Besilat 5 mg Tabletten Rp	**Amlodipin** 5 mg	30 Stück	11,39	11,39	**Mit Einschränkung geeignet** bei stabiler Angina Pectoris, um die damit verbundenen Beschwerden zu verbessern, wenn Betablocker nicht eingesetzt werden können oder nicht vertragen werden. Bisher konnte nicht festgestellt werden, dass sich Komplikationsrate oder Sterblichkeit verringern lassen. → Seite 65
10 mg Tabletten Rp	10 mg	30 Stück		12,90	
Amlo TAD 10 mg Tabletten Rp Tabletten	10 mg	20 Stück	13,79	12,90	
Antagonil 20 Rp	**Nicardipin-hydrochlorid** 20 mg	30 Stück	11,53	11,53	**Wenig geeignet** bei stabiler Angina Pectoris, um die dabei auftretenden Beschwerden zu lindern. Es besteht der Verdacht, dass das Risiko für ein tödliches Ereignis unter der Einnahme steigt. Retardierte Präparate sind vorzuziehen. → Seite 65
30 Rp Kapseln	30 mg	30 Stück	11,94	11,94	
Aprical retard Rp Retardkapseln	**Nifedipin** 20 mg	100 Stück	21,02	21,02	**Mit Einschränkung geeignet** bei stabiler Angina Pectoris als retardiertes Präparat, um die damit verbundenen Beschwerden zu verbessern, wenn Betablocker nicht eingesetzt werden können oder nicht vertragen werden. Bisher konnte nicht festgestellt werden, dass sich Komplikationsrate oder Sterblichkeit verringern lassen. → Seite 65
Aprical 10 Rp Kapseln	10 mg	100 Stück	17,28	17,01	**Wenig geeignet** bei stabiler Angina Pectoris, um die dabei auftretenden Beschwerden zu lindern. Es besteht der Verdacht, dass das Risiko für ein tödliches Ereignis unter der Einnahme steigt. Retardierte Präparate sind vorzuziehen. → Seite 65
Aprical Lösung Rp Lösung	20 mg	30 ml	15,47	15,47	
Atebeta 50 Rp	**Atenolol** 50 mg	50 Stück	15,04	14,03	**Geeignet** bei koronarer Herzkrankheit und stabiler Angina Pectoris, um die dabei auftretenden Beschwerden zu lindern und einem Herzinfarkt vorzubeugen. → Seite 6
100 Rp Filmtabletten	100 mg	50 Stück	18,34	16,55	

Koronare Herzkrankheit, Angina Pectoris Fortsetzung

Handelsname Darreichungsform	Zusammensetzung pro 1 ml/1 g oder wie angegeben bzw. pro abgeteilte Einheit	Kleinste Packungsgröße	Festbetrag in Euro	Packungspreis in Euro	Bewertung

Hinweise zu den Tabellenspalten → Seite 28, zur Auswahl der Arzneimittel → Seite 23, zur Grundlage der Bewertung → Seiten 24, 27

Handelsname Darreichungsform	Zusammensetzung	Kleinste Packungsgröße	Festbetrag in Euro	Packungspreis in Euro	Bewertung
Atehexal 50 Rp *100 Rp* Filmtabletten	**Atenolol** 50 mg 100 mg	30 Stück 30 Stück	13,13 15,26	12,58 13,78	**Geeignet** bei koronarer Herzkrankheit und stabiler Angina Pectoris, um die dabei auftretenden Beschwerden zu lindern und einem Herzinfarkt vorzubeugen. → Seite 655
Atenolol 100 – 1 A Pharma Rp Filmtabletten	**Atenolol** 100 mg	30 Stück	15,26	13,36	**Geeignet** bei koronarer Herzkrankheit und stabiler Angina Pectoris, um die dabei auftretenden Beschwerden zu lindern und einem Herzinfarkt vorzubeugen. → Seite 655
Atenolol AL 50 Rp *100 Rp* Tabletten	**Atenolol** 50 mg 100 mg	30 Stück 50 Stück	13,13 18,34	12,05 15,71	**Geeignet** bei koronarer Herzkrankheit und stabiler Angina Pectoris, um die dabei auftretenden Beschwerden zu lindern und einem Herzinfarkt vorzubeugen. → Seite 655
Atenolol-CT *50 mg Filmtabletten Rp* *100 mg Filmtabletten Rp* Filmtabletten	**Atenolol** 50 mg 100 mg	50 Stück 50 Stück	15,04 18,34	14,03 16,55	**Geeignet** bei koronarer Herzkrankheit und stabiler Angina Pectoris, um die dabei auftretenden Beschwerden zu lindern und einem Herzinfarkt vorzubeugen. → Seite 655
Atenolol 50 Heumann Rp *100 Heumann Rp* Filmtabletten	**Atenolol** 50 mg 100 mg	30 Stück 30 Stück	13,13 15,26	12,05 13,36	**Geeignet** bei koronarer Herzkrankheit und stabiler Angina Pectoris, um die dabei auftretenden Beschwerden zu lindern und einem Herzinfarkt vorzubeugen. → Seite 655
Atenolol-ratiopharm 50 Rp *100 Rp* Filmtabletten	**Atenolol** 50 mg 100 mg	30 Stück 30 Stück	13,13 15,26	12,58 13,78	**Geeignet** bei koronarer Herzkrankheit und stabiler Angina Pectoris, um die dabei auftretenden Beschwerden zu lindern und einem Herzinfarkt vorzubeugen. → Seite 655
Atenolol Sandoz *50 mg Tabletten Rp* *100 mg Tabletten Rp* Tabletten	**Atenolol** 50 mg 100 mg	30 Stück 30 Stück	13,13 15,26	12,58 13,78	**Geeignet** bei koronarer Herzkrankheit und stabiler Angina Pectoris, um die dabei auftretenden Beschwerden zu lindern und einem Herzinfarkt vorzubeugen. → Seite 655
Atenolol STADA 50 Rp *100 Rp* Tabletten	**Atenolol** 50 mg 100 mg	20 Stück 50 Stück	12,11 18,34	12,10 16,55	**Geeignet** bei koronarer Herzkrankheit und stabiler Angina Pectoris, um die dabei auftretenden Beschwerden zu lindern und einem Herzinfarkt vorzubeugen. → Seite 655
Baymycard Rp *10 Rp* Filmtabletten	**Nisoldipin** 5 mg 10 mg	30 Stück 30 Stück	11,94 13,27	12,65 14,42	**Mit Einschränkung geeignet** bei stabiler Angina Pectoris, um die damit verbundenen Beschwerden zu verbessern, wenn Betablocker nicht eingesetzt werden können oder nicht vertragen werden. Bisher konnte nicht festgestellt werden, dass sich Komplikationsrate oder Sterblichkeit verringern lassen. → Seite 656
Beloc-Zok mite 47,5 mg Rp *95 mg Rp* *forte 190 mg Rp* Retardtabletten	**Metoprololsuccinat** 47,5 mg 95 mg 190 mg	30 Stück 30 Stück 30 Stück	14,78 16,58 19,02	14,78 16,58 19,02	**Geeignet** bei koronarer Herzkrankheit und stabiler Angina Pectoris, um die dabei auftretenden Beschwerden zu lindern und einem Herzinfarkt vorzubeugen. → Seite 655

Koronare Herzkrankheit, Angina Pectoris Fortsetzung

Handelsname Darreichungsform	Zusammensetzung pro 1 ml/1 g oder wie angegeben bzw. pro abgeteilte Einheit	Kleinste Packungsgröße	Festbetrag in Euro	Packungspreis in Euro	Bewertung
Hinweise zu den Tabellenspalten → Seite 28, zur Auswahl der Arzneimittel → Seite 23, zur Grundlage der Bewertung → Seiten 24, 27					
Bisobeta 5 Rp *10 Rp* Filmtabletten	**Bisoprolol-hemifumarat** 5 mg 10 mg	30 Stück 30 Stück	14,36 16,68	11,51 13,63	**Geeignet** bei koronarer Herzkrankheit und stabiler Angina Pectoris, um die dabei auftretenden Beschwerden zu lindern und einem Herzinfarkt vorzubeugen. → Seite 65
Bisogamma 5 Rp *10 Rp* Filmtabletten	**Bisoprolol-hemifumarat** 5 mg 10 mg	30 Stück 30 Stück	14,36 16,68	11,90 14,05	**Geeignet** bei koronarer Herzkrankheit und stabiler Angina Pectoris, um die dabei auftretenden Beschwerden zu lindern und einem Herzinfarkt vorzubeugen. → Seite 65
Biso-Hennig 5 mg Rp *10 mg Rp* Filmtabletten	**Bisoprolol-hemifumarat** 5 mg 10 mg	30 Stück 30 Stück	14,36 16,68	10,51 12,36	**Geeignet** bei koronarer Herzkrankheit und stabiler Angina Pectoris, um die dabei auftretenden Beschwerden zu lindern und einem Herzinfarkt vorzubeugen. → Seite 65
Bisohexal 5 mg Rp *10 mg Rp* Filmtabletten	**Bisoprolol-hemifumarat** 5 mg 10 mg	30 Stück 30 Stück	14,36 16,68	11,51 13,63	**Geeignet** bei koronarer Herzkrankheit und stabiler Angina Pectoris, um die dabei auftretenden Beschwerden zu lindern und einem Herzinfarkt vorzubeugen. → Seite 65
Biso Lich 5 mg Rp *10 mg Rp* Filmtabletten	**Bisoprolol-hemifumarat** 5 mg 10 mg	30 Stück 30 Stück	14,36 16,68	11,51 12,26	**Geeignet** bei koronarer Herzkrankheit und stabiler Angina Pectoris, um die dabei auftretenden Beschwerden zu lindern und einem Herzinfarkt vorzubeugen. → Seite 65
Bisomerck 5 mg Rp *10 mg Rp* Filmtabletten	**Bisoprolol-hemifumarat** 5 mg 10 mg	30 Stück 30 Stück	14,36 16,68	11,51 13,63	**Geeignet** bei koronarer Herzkrankheit und stabiler Angina Pectoris, um die dabei auftretenden Beschwerden zu lindern und einem Herzinfarkt vorzubeugen. → Seite 65
Bisoprolol 5 – 1 A Pharma Rp *10 – 1 A Pharma Rp* Filmtabletten	**Bisoprolol-hemifumarat** 5 mg 10 mg	30 Stück 30 Stück	14,36 16,68	10,50 12,26	**Geeignet** bei koronarer Herzkrankheit und stabiler Angina Pectoris, um die dabei auftretenden Beschwerden zu lindern und einem Herzinfarkt vorzubeugen. → Seite 65
Bisoprolol AbZ *5 mg Tabletten Rp* *10 mg Tabletten Rp* Tabletten	**Bisoprolol-hemifumarat** 5 mg 10 mg	30 Stück 30 Stück	14,36 16,68	10,50 12,26	**Geeignet** bei koronarer Herzkrankheit und stabiler Angina Pectoris, um die dabei auftretenden Beschwerden zu lindern und einem Herzinfarkt vorzubeugen. → Seite 65
Bisoprolol AL *5 mg Filmtabletten Rp* *10 mg Filmtabletten Rp* Filmtabletten	**Bisoprolol-hemifumarat** 5 mg 10 mg	30 Stück 30 Stück	14,36 16,68	10,50 12,26	**Geeignet** bei koronarer Herzkrankheit und stabiler Angina Pectoris, um die dabei auftretenden Beschwerden zu lindern und einem Herzinfarkt vorzubeugen. → Seite 65
bisoprolol-corax 5 mg Rp *10 mg Rp* Filmtabletten	**Bisoprolol-hemifumarat** 5 mg 10 mg	50 Stück 30 Stück	16,66 16,68	12,26 12,26	**Geeignet** bei koronarer Herzkrankheit und stabiler Angina Pectoris, um die dabei auftretenden Beschwerden zu lindern und einem Herzinfarkt vorzubeugen. → Seite 65
Bisoprolol-CT *5 mg Tabletten Rp* *10 mg Tabletten Rp* Tabletten	**Bisoprolol-hemifumarat** 5 mg 10 mg	30 Stück 30 Stück	14,36 16,68	11,51 13,63	**Geeignet** bei koronarer Herzkrankheit und stabiler Angina Pectoris, um die dabei auftretenden Beschwerden zu lindern und einem Herzinfarkt vorzubeugen. → Seite 65

Koronare Herzkrankheit, Angina Pectoris Fortsetzung

Handelsname Darreichungsform	Zusammensetzung pro 1 ml/1 g oder wie angegeben bzw. pro abgeteilte Einheit	Kleinste Packungsgröße	Festbetrag in Euro	Packungspreis in Euro	Bewertung

Hinweise zu den Tabellenspalten → Seite 28, zur Auswahl der Arzneimittel → Seite 23, zur Grundlage der Bewertung → Seiten 24, 27

Handelsname Darreichungsform	Zusammensetzung	Kleinste Packungsgröße	Festbetrag in Euro	Packungspreis in Euro	Bewertung
Bisoprolol 5 Heumann Rp *10 Heumann Rp* Filmtabletten	**Bisoprolol-hemifumarat** 5 mg 10 mg	30 Stück 30 Stück	14,36 16,68	10,50 12,26	**Geeignet** bei koronarer Herzkrankheit und stabiler Angina Pectoris, um die dabei auftretenden Beschwerden zu lindern und einem Herzinfarkt vorzubeugen. → Seite 655
Bisoprolol KSK 5 mg Rp *10 mg Rp* Filmtabletten	**Bisoprolol-hemifumarat** 5 mg 10 mg	30 Stück 30 Stück	14,36 16,68	12,19 13,97	**Geeignet** bei koronarer Herzkrankheit und stabiler Angina Pectoris, um die dabei auftretenden Beschwerden zu lindern und einem Herzinfarkt vorzubeugen. → Seite 655
Bisoprolol-ratiopharm 5 mg Tabletten Rp *10 mg Tabletten Rp* Tabletten	**Bisoprolol-hemifumarat** 5 mg 10 mg	30 Stück 30 Stück	14,36 16,68	11,51 13,63	**Geeignet** bei koronarer Herzkrankheit und stabiler Angina Pectoris, um die dabei auftretenden Beschwerden zu lindern und einem Herzinfarkt vorzubeugen. → Seite 655
Bisoprolol Sandoz 5 mg Filmtabletten Rp *10 mg Filmtabletten Rp* Filmtabletten	**Bisoprolol-hemifumarat** 5 mg 10 mg	30 Stück 30 Stück	14,36 16,68	11,51 13,63	**Geeignet** bei koronarer Herzkrankheit und stabiler Angina Pectoris, um die dabei auftretenden Beschwerden zu lindern und einem Herzinfarkt vorzubeugen. → Seite 655
Bisoprolol STADA 5 mg Rp *10 mg Rp* Filmtabletten	**Bisoprolol-hemifumarat** 5 mg 10 mg	30 Stück 30 Stück	14,36 16,68	11,51 13,63	**Geeignet** bei koronarer Herzkrankheit und stabiler Angina Pectoris, um die dabei auftretenden Beschwerden zu lindern und einem Herzinfarkt vorzubeugen. → Seite 655
Bisoprolol TAD 5 mg Rp *10 mg Rp* Filmtabletten	**Bisoprolol-hemifumarat** 5 mg 10 mg	30 Stück 30 Stück	14,36 16,68	11,51 13,28	**Geeignet** bei koronarer Herzkrankheit und stabiler Angina Pectoris, um die dabei auftretenden Beschwerden zu lindern und einem Herzinfarkt vorzubeugen. → Seite 655
BISO-PUREN 5 mg Rp *10 mg Rp* Filmtabletten	**Bisoprolol-hemifumarat** 5 mg 10 mg	30 Stück 30 Stück	14,36 16,68	11,17 13,24	**Geeignet** bei koronarer Herzkrankheit und stabiler Angina Pectoris, um die dabei auftretenden Beschwerden zu lindern und einem Herzinfarkt vorzubeugen. → Seite 655
Carvedilol beta 3,125 mg Tabletten Rp *6,25 mg Tabletten Rp* *12,5 mg Tabletten Rp* *25 mg Tabletten Rp* Tabletten	**Carvedilol** 3,125 mg 6,25 mg 12,5 mg 25 mg	30 Stück 30 Stück 30 Stück 30 Stück	20,10 23,72 28,57 35,14	12,46 12,46 14,05 16,56	**Geeignet** bei koronarer Herzkrankheit und stabiler Angina Pectoris, um die dabei auftretenden Beschwerden zu lindern und einem Herzinfarkt vorzubeugen. → Seite 655
Carvedilol HEXAL 3,125 mg Tabletten Rp *6,25 mg Tabletten Rp* *12,5 mg Tabletten Rp* *25 mg Tabletten Rp* *50 mg Tabletten Rp* Tabletten	**Carvedilol** 3,125 mg 6,25 mg 12,5 mg 25 mg 50 mg	30 Stück 30 Stück 30 Stück 30 Stück 30 Stück	20,10 23,72 28,57 35,14 43,98	12,82 12,47 14,09 16,67 25,75	**Geeignet** bei koronarer Herzkrankheit und stabiler Angina Pectoris, um die dabei auftretenden Beschwerden zu lindern und einem Herzinfarkt vorzubeugen. → Seite 655
Carvedilol-ratiopharm 3,125 mg Tabletten Rp *6,25 mg Tabletten Rp* *12,5 mg Tabletten Rp* *25 mg Tabletten Rp* Tabletten	**Carvedilol** 3,125 mg 6,25 mg 12,5 mg 25 mg	30 Stück 30 Stück 30 Stück 30 Stück	20,10 23,72 28,57 35,14	12,82 12,47 14,09 16,67	**Geeignet** bei koronarer Herzkrankheit und stabiler Angina Pectoris, um die dabei auftretenden Beschwerden zu lindern und einem Herzinfarkt vorzubeugen. → Seite 655

Koronare Herzkrankheit, Angina Pectoris Fortsetzung

Handelsname Darreichungsform	Zusammensetzung pro 1 ml/1 g oder wie angegeben bzw. pro abgeteilte Einheit	Kleinste Packungsgröße	Festbetrag in Euro	Packungspreis in Euro	Bewertung
Hinweise zu den Tabellenspalten → Seite 28, zur Auswahl der Arzneimittel → Seite 23, zur Grundlage der Bewertung → Seiten 24, 27					
Carvedilol STADA 3,125 mg Tabletten Rp	**Carvedilol** 3,125 mg	28 Stück	19,52	12,82	**Geeignet** bei koronarer Herzkrankheit und stabiler Angina Pectoris, um die dabei auftretenden Beschwerden zu lindern und einem Herzinfarkt vorzubeugen. → Seite 65
6,25 mg Tabletten Rp	6,25 mg	14 Stück	17,02	11,48	
12,5 mg Tabletten Rp	12,5 mg	28 Stück	27,51	14,09	
25 mg Tabletten Rp Tabletten	25 mg	28 Stück	33,70	16,67	
Celipro Lich Rp Filmtabletten	**Celiprolol-hydrochlorid** 200 mg	30 Stück	15,66	15,66	**Mit Einschränkung geeignet** bei koronarer Herzkrankheit und stabiler Angina Pectoris, weil die therapeutische Wirksamkeit weniger ausgeprägt ist als bei geeigneten Betablockern. → Seite 65
Coleb-Duriles Rp Retardtabletten	**Isosorbidmononitrat** 60 mg	20 Stück	14,80	14,80	**Geeignet** bei Angina Pectoris, um die dabei auftretenden Beschwerden zu lindern und um weiteren Anfällen vorzubeugen. → Seite 65
Concor 5 mg Rp	**Bisoprolol-hemifumarat** 5 mg	30 Stück	14,36	14,36	**Geeignet** bei koronarer Herzkrankheit und stabiler Angina Pectoris, um die dabei auftretenden Beschwerden zu lindern und einem Herzinfarkt vorzubeugen. → Seite 65
10 mg Rp Filmtabletten	10 mg	30 Stück	16,68	16,68	
Conpin 40 mg Retard Rp	**Isosorbidmononitrat** 40 mg	60 Stück	21,46	21,41	**Geeignet** bei Angina Pectoris, um die dabei auftretenden Beschwerden zu lindern und um weiteren Anfällen vorzubeugen. → Seite 65
60 mg Retard Rp Retardkapseln	60 mg	60 Stück	23,84	23,40	
Conpin 100 mg Retardtabletten Rp Retardtabletten	100 mg	100 Stück	38,32	28,30	
Conpin 20 mg Rp	20 mg	50 Stück	14,89	14,84	
40 mg Rp Tabletten	40 mg	50 Stück	17,77	17,33	
Corangin 40 mg Retardtabletten Rp	**Isosorbidmononitrat** 40 mg	28 Stück	15,48	13,45	**Geeignet** bei Angina Pectoris, um die dabei auftretenden Beschwerden zu lindern und um weiteren Anfällen vorzubeugen. → Seite 65
60 mg Retardtabletten Rp Retardtabletten	60 mg	28 Stück	16,67	14,21	
Corangin 20 mg Tabletten Rp Tabletten	20 mg	28 Stück	12,80	11,22	
Corangin Nitrospray Rp Dosierspray	**Glyzeroltrinitrat** 0,41 mg pro Sprühstoß *Enthält 83% Alkohol*	1 Stück	21,79	21,79	**Geeignet** bei Angina Pectoris im akuten Anfall, um die dabei auftretenden Beschwerden zu lindern, sowie vor belastenden Situationen, um einem Anfall vorzubeugen. → Seite 6
Cordanum 50 Rp	**Talinolol** 50 mg	30 Stück	12,82	12,82	**Geeignet** bei koronarer Herzkrankheit und stabiler Angina Pectoris, um die dabei auftretenden Beschwerden zu lindern und einem Herzinfarkt vorzubeugen. → Seite 6
100 Rp Filmtabletten	100 mg	30 Stück	14,36	14,36	
Corinfar 10 retard Rp	**Nifedipin** 10 mg	30 Stück	12,38	12,38	**Mit Einschränkung geeignet** bei stabiler Angina Pectoris als retardiertes Präparat, um die damit verbundenen Beschwerden zu verbessern, wenn Betablocker nicht eingesetzt werden können oder nicht vertragen werden. Bisher konnte nicht festgestellt werden, dass sich Komplikationsrate oder Sterblichkeit verringern lassen. → Seite 6
retard Rp Retardtabletten	20 mg	30 Stück	13,85	13,85	

Koronare Herzkrankheit, Angina Pectoris Fortsetzung

Handelsname Darreichungsform	Zusammensetzung pro 1 ml/1 g oder wie angegeben bzw. pro abgeteilte Einheit	Kleinste Packungsgröße	Festbetrag in Euro	Packungspreis in Euro	Bewertung
Hinweise zu den Tabellenspalten → Seite 28, zur Auswahl der Arzneimittel → Seite 23, zur Grundlage der Bewertung → Seiten 24, 27					
Corinfar Tropflösung Rp Tropflösung	**Nifedipin** 20 mg	30 ml	15,47	15,92	**Wenig geeignet** bei stabiler Angina Pectoris, um die dabei auftretenden Beschwerden zu lindern. Es besteht der Verdacht, dass das Risiko für ein tödliches Ereignis unter der Einnahme steigt. Retardierte Präparate sind vorzuziehen. → Seite 656
Corvaton retard 8 mg Rp Retardtabletten *Corvaton 2 mg Tabletten Rp* *forte 4 mg Rp* Tabletten	**Molsidomin** 8 mg 2 mg 4 mg	30 Stück 30 Stück 30 Stück	13,74 13,59 14,53	13,74 13,59 14,53	**Geeignet** bei stabiler Angina Pectoris, um die dabei auftretenden Beschwerden zu lindern und weiteren Angina-Pectoris-Anfällen vorzubeugen, wenn Nitrate nicht angewendet werden können oder nicht ausreichend wirksam waren. → Seite 657
Cuxanorm 50 mg Rp *100 mg Rp* Tabletten	**Atenolol** 50 mg 100 mg	50 Stück 100 Stück	15,04 25,41	14,99 25,36	**Geeignet** bei koronarer Herzkrankheit und stabiler Angina Pectoris, um die dabei auftretenden Beschwerden zu lindern und einem Herzinfarkt vorzubeugen. → Seite 655
Delix protect Startset Rp Filmtabletten *Delix 2,5 mg Tabletten Rp* *5 mg Tabletten Rp* *Delix protect 10 mg Rp* Tabletten	**Ramipril** 2,5 mg und **Ramipril** 5 mg und **Ramipril** 10 mg **Ramipril** 2,5 mg 5 mg 10 mg	7 Stück und 21 Stück und 7 Stück 18 Stück 18 Stück 18 Stück	15,09 11,54 12,44 13,76	15,09 11,54 12,44 13,76	**Geeignet** bei koronarer Herzkrankheit und Angina Pectoris bei Patienten mit einem besonders hohen Risiko für Herz-Kreislauf-Erkrankungen, um einem Herzinfarkt vorzubeugen. → Seite 654
Dilatrend 25 mg Rp Tabletten	**Carvedilol** 25 mg	28 Stück	33,70	29,44	**Geeignet** bei koronarer Herzkrankheit und stabiler Angina Pectoris, um die dabei auftretenden Beschwerden zu lindern und einem Herzinfarkt vorzubeugen. → Seite 655
Diltabeta 60 Rp Filmtabletten	**Diltiazem-hydrochlorid** 60 mg	100 Stück	23,63	17,29	**Mit Einschränkung geeignet** bei koronarer Herzkrankheit und stabiler Angina Pectoris, um die damit verbundenen Beschwerden zu verbessern, wenn Betablocker nicht eingesetzt werden können oder nicht vertragen werden. Bisher konnte nicht festgestellt werden, dass sich Komplikationsrate oder Sterblichkeit verringern lassen. → Seite 656
Diltahexal 60 Rp Filmtabletten *Diltahexal 180 mg Rp* Kapseln *Diltahexal 90 mg Retardtabletten Rp* *120 mg Retardtabletten Rp* Retardtabletten	**Diltiazem-hydrochlorid** 60 mg 180 mg 90 mg 120 mg	30 Stück 30 Stück 30 Stück 30 Stück	14,26 21,96 15,14 17,33	12,42 17,03 12,94 14,24	**Mit Einschränkung geeignet** bei koronarer Herzkrankheit und stabiler Angina Pectoris, um die damit verbundenen Beschwerden zu verbessern, wenn Betablocker nicht eingesetzt werden können oder nicht vertragen werden. Bisher konnte nicht festgestellt werden, dass sich Komplikationsrate oder Sterblichkeit verringern lassen. → Seite 656
Diltaretard 90 Rp *120 Rp* *180 Rp* Retardkapseln *Diltaretard T 90 Rp* Retardtabletten	**Diltiazem-hydrochlorid** 90 mg 120 mg 180 mg 90 mg	50 Stück 50 Stück 100 Stück 100 Stück	17,83 21,06 41,02 23,65	14,11 16,49 28,45 17,30	**Mit Einschränkung geeignet** bei koronarer Herzkrankheit und stabiler Angina Pectoris, um die damit verbundenen Beschwerden zu verbessern, wenn Betablocker nicht eingesetzt werden können oder nicht vertragen werden. Bisher konnte nicht festgestellt werden, dass sich Komplikationsrate oder Sterblichkeit verringern lassen. → Seite 656

Koronare Herzkrankheit, Angina Pectoris Fortsetzung

Handelsname Darreichungsform	Zusammensetzung pro 1 ml/1 g oder wie angegeben bzw. pro abgeteilte Einheit	Kleinste Packungsgröße	Festbetrag in Euro	Packungspreis in Euro	Bewertung
Hinweise zu den Tabellenspalten → Seite 28, zur Auswahl der Arzneimittel → Seite 23, zur Grundlage der Bewertung → Seiten 24, 27					
Diltiazem AL 60 Rp Filmtabletten	**Diltiazem-hydrochlorid** 60 mg	50 Stück	17,02	13,97	**Mit Einschränkung geeignet** bei koronarer Herzkrankheit und stabiler Angina Pectoris, um die damit verbundenen Beschwerden zu verbessern, wenn Betablocker nicht eingesetzt werden können oder nicht vertragen werden. Bisher konnte nicht festgestellt werden, dass sich Komplikationsrate oder Sterblichkeit verringern lassen. → Seite 65
Diltiazem AL 90 retard Rp	90 mg	50 Stück	17,83	13,71	
120 retard Rp Retardkapseln	120 mg	50 Stück	21,06	16,49	
Diltiazem 60 Heumann Rp Filmtabletten	**Diltiazem-hydrochlorid** 60 mg	30 Stück	14,26	12,42	**Mit Einschränkung geeignet** bei koronarer Herzkrankheit und stabiler Angina Pectoris, um die damit verbundenen Beschwerden zu verbessern, wenn Betablocker nicht eingesetzt werden können oder nicht vertragen werden. Bisher konnte nicht festgestellt werden, dass sich Komplikationsrate oder Sterblichkeit verringern lassen. → Seite 65
Diltiazem 90 retard Heumann Rp Retardkapseln	90 mg	30 Stück	15,14	12,94	
Diltiazem retard-ratiopharm 90 Rp	**Diltiazem-hydrochlorid** 90 mg	30 Stück	15,14	12,94	**Mit Einschränkung geeignet** bei koronarer Herzkrankheit und stabiler Angina Pectoris, um die damit verbundenen Beschwerden zu verbessern, wenn Betablocker nicht eingesetzt werden können oder nicht vertragen werden. Bisher konnte nicht festgestellt werden, dass sich Komplikationsrate oder Sterblichkeit verringern lassen. → Seite 65
120 Rp	120 mg	30 Stück	17,33	14,24	
180 Rp Retardkapseln	180 mg	50 Stück	27,95	20,62	
Diltiazem-ratiopharm 60 Rp Tabletten	60 mg	30 Stück	14,26	12,42	
Diltiazem STADA 90 mg retard Rp	**Diltiazem-hydrochlorid** 90 mg	30 Stück	15,14	12,94	**Mit Einschränkung geeignet** bei koronarer Herzkrankheit und stabiler Angina Pectoris, um die damit verbundenen Beschwerden zu verbessern, wenn Betablocker nicht eingesetzt werden können oder nicht vertragen werden. Bisher konnte nicht festgestellt werden, dass sich Komplikationsrate oder Sterblichkeit verringern lassen. → Seite 65
120 mg retard Rp	120 mg	30 Stück	17,33	14,24	
180 mg retard Rp Retardkapseln	180 mg	30 Stück	21,96	17,03	
Diltiuc 90 mg retard Rp	**Diltiazem-hydrochlorid** 90 mg	100 Stück	23,65	18,05	**Mit Einschränkung geeignet** bei koronarer Herzkrankheit und stabiler Angina Pectoris, um die damit verbundenen Beschwerden zu verbessern, wenn Betablocker nicht eingesetzt werden können oder nicht vertragen werden. Bisher konnte nicht festgestellt werden, dass sich Komplikationsrate oder Sterblichkeit verringern lassen. → Seite 6
120 mg retard Rp	120 mg	100 Stück	29,23	21,40	
180 mg retard Rp Retardkapseln	180 mg	100 Stück	41,02	28,45	
Dilzem 180 uno Rp	**Diltiazem-hydrochlorid** 180 mg	100 Stück	41,02	41,02	**Mit Einschränkung geeignet** bei koronarer Herzkrankheit und stabiler Angina Pectoris, um die damit verbundenen Beschwerden zu verbessern, wenn Betablocker nicht eingesetzt werden können oder nicht vertragen werden. Bisher konnte nicht festgestellt werden, dass sich Komplikationsrate oder Sterblichkeit verringern lassen. → Seite 6
240 uno Rp Retardkapseln	240 mg	100 Stück	53,49	53,49	
Dilzem 90 mg retard Rp	90 mg	30 Stück	15,14	15,14	
120 mg retard Rp	120 mg	100 Stück	29,23	29,23	
180 mg retard Rp Retardtabletten	180 mg	100 Stück	41,02	41,02	
Dociton 40 Rp	**Propranolol-hydrochlorid** 40 mg	30 Stück	13,19	13,14	**Wenig geeignet** bei koronarer Herzkrankheit und stabiler Angina Pectoris, weil nichtselektive Betablocker unerwünschte Wirkungen u. a. auf die Atmung haben und die Wirkdauer kurz ist. → Seite 6
80 Rp Filmtabletten	80 mg	100 Stück	21,21	21,05	
Dociton 80 mg retard Rp	80 mg	100 Stück	29,00	23,19	
160 mg retard Rp Retardkapseln	160 mg	100 Stück	36,44	28,39	

Koronare Herzkrankheit, Angina Pectoris Fortsetzung

Handelsname Darreichungsform	Zusammensetzung pro 1 ml/1 g oder wie angegeben bzw. pro abgeteilte Einheit	Kleinste Packungsgröße	Festbetrag in Euro	Packungspreis in Euro	Bewertung
duracoron retard Rp Retardtabletten	**Molsidomin** 8 mg	50 Stück	16,53	16,52	**Geeignet** bei stabiler Angina Pectoris, um die dabei auftretenden Beschwerden zu lindern und weiteren Angina-Pectoris-Anfällen vorzubeugen, wenn Nitrate nicht angewendet werden können oder nicht ausreichend wirksam waren. → Seite 657
duranifin 10 mg retard Rp *20 mg retard* Rp *40 mg retard* Rp Retardtabletten	**Nifedipin** 10 mg 20 mg 40 mg	50 Stück 50 Stück 100 Stück	13,79 16,07 27,22	13,78 16,05 27,19	**Mit Einschränkung geeignet** bei stabiler Angina Pectoris als retardiertes Präparat, um die damit verbundenen Beschwerden zu verbessern, wenn Betablocker nicht eingesetzt werden können oder nicht vertragen werden. Bisher konnte nicht festgestellt werden, dass sich Komplikationsrate oder Sterblichkeit verringern lassen. → Seite 656
duranifin 5 Rp *10* Rp Kapseln	5 mg 10 mg	100 Stück 100 Stück	14,63 17,28	14,61 17,27	**Wenig geeignet** bei stabiler Angina Pectoris, um die dabei auftretenden Beschwerden zu lindern. Es besteht der Verdacht, dass das Risiko für ein tödliches Ereignis unter der Einnahme steigt. Retardierte Präparate sind vorzuziehen. → Seite 656
durasoptin FT 40 mg Rp *80 mg* Rp *120 mg* Rp Filmtabletten *durasoptin 120 retard* Rp *180 retard* Rp Retardkapseln	**Verapamil-hydrochlorid** 40 mg 80 mg 120 mg 120 mg 180 mg	100 Stück 100 Stück 100 Stück 100 Stück 100 Stück	13,39 16,58 19,54 23,68 29,58	12,23 15,10 18,69 19,30 23,60	**Mit Einschränkung geeignet** bei koronarer Herzkrankheit und Angina Pectoris, um die damit verbundenen Beschwerden zu verbessern, wenn Betablocker nicht eingesetzt werden können oder nicht vertragen werden. Bisher konnte nicht festgestellt werden, dass sich Komplikationsrate oder Sterblichkeit verringern lassen. → Seite 656
Elantan long Rp Retardkapseln *Elantan 20* Rp *40* Rp Tabletten	**Isosorbidmononitrat** 50 mg 20 mg 40 mg	30 Stück 60 Stück 60 Stück	16,54 15,79 19,16	16,54 15,79 19,16	**Geeignet** bei Angina Pectoris, um die dabei auftretenden Beschwerden zu lindern und um weiteren Anfällen vorzubeugen. → Seite 658
Falicard 40 Rp *80* Rp *120* Rp Filmtabletten *Falicard retard* Rp *Falicard RR* Rp Retardtabletten	**Verapamil-hydrochlorid** 40 mg 80 mg 120 mg 120 mg 240 mg	30 Stück 30 Stück 30 Stück 30 Stück 30 Stück	11,15 12,42 13,63 14,63 18,72	11,15 12,42 13,63 14,63 18,72	**Mit Einschränkung geeignet** bei koronarer Herzkrankheit und Angina Pectoris, um die damit verbundenen Beschwerden zu verbessern, wenn Betablocker nicht eingesetzt werden können oder nicht vertragen werden. Bisher konnte nicht festgestellt werden, dass sich Komplikationsrate oder Sterblichkeit verringern lassen. → Seite 656
IS 5 mono retard-ratiopharm 50 Rp Retardkapseln *IS 5 mono retard-ratiopharm 40* Rp *60* Rp *100 mg* Rp Retardtabletten *IS 5 mono-ratiopharm 20* Rp *40* Rp Tabletten	**Isosorbidmononitrat** 50 mg 40 mg 60 mg 100 mg 20 mg 40 mg	60 Stück 30 Stück 50 Stück 20 Stück 20 Stück 20 Stück	22,71 15,86 21,65 16,15 12,00 13,30	18,14 13,69 17,45 13,86 10,83 11,48	**Geeignet** bei Angina Pectoris, um die dabei auftretenden Beschwerden zu lindern und um weiteren Anfällen vorzubeugen. → Seite 658

Hinweise zu den Tabellenspalten → Seite 28, zur Auswahl der Arzneimittel → Seite 23, zur Grundlage der Bewertung → Seiten 24, 27

Koronare Herzkrankheit, Angina Pectoris Fortsetzung

Handelsname Darreichungsform	Zusammensetzung pro 1 ml/1 g oder wie angegeben bzw. pro abgeteilte Einheit	Kleinste Packungsgröße	Festbetrag in Euro	Packungspreis in Euro	Bewertung
Hinweise zu den Tabellenspalten → Seite 28, zur Auswahl der Arzneimittel → Seite 23, zur Grundlage der Bewertung → Seiten 24, 27					
ISDN AL 20 retard Rp *40 retard* Rp *60 retard* Rp *80 retard* Rp Retardkapseln	**Isosorbiddinitrat** 20 mg 40 mg 60 mg 80 mg	50 Stück 50 Stück 50 Stück 50 Stück	13,21 15,59 17,66 19,54	11,60 12,91 14,05 15,08	**Geeignet** bei Angina Pectoris, um die dabei auftretenden Beschwerden zu lindern und um weiteren Anfällen vorzubeugen. → Seite 65
ISDN-CT 20 mg Retardkapseln Rp *40 mg Retardkapseln* Rp *60 mg Retardkapseln* Rp *80 mg Retardkapseln* Rp Retardkapseln	**Isosorbiddinitrat** 20 mg 40 mg 60 mg 80 mg	60 Stück 60 Stück 60 Stück 60 Stück	13,76 16,51 18,89 21,05	11,91 13,41 14,72 15,91	**Geeignet** bei Angina Pectoris, um die dabei auftretenden Beschwerden zu lindern und um weiteren Anfällen vorzubeugen. → Seite 65
ISDN-CT 5 mg Tabletten Rp	5 mg	30 Stück	11,11	11,09	**Geeignet** bei Angina Pectoris im akuten Anfall, um die dabei auftretenden Beschwerden zu lindern, sowie vor belastenden Situationen, um einem Anfall vorzubeugen. → Seite 65
10 mg Tabletten Rp *20 mg Tabletten* Rp *40 mg Tabletten* Rp Tabletten	10 mg 20 mg 40 mg	60 Stück 60 Stück 60 Stück	12,92 13,98 15,39	12,90 13,95 15,36	**Geeignet** bei Angina Pectoris, um die dabei auftretenden Beschwerden zu lindern und um weiteren Anfällen vorzubeugen. → Seite 65
ISDN 20 retard Heumann Rp *40 retard Heumann* Rp Retardkapseln	**Isosorbiddinitrat** 20 mg 40 mg	30 Stück 30 Stück	12,04 13,65	12,01 13,61	**Geeignet** bei Angina Pectoris, um die dabei auftretenden Beschwerden zu lindern und um weiteren Anfällen vorzubeugen. → Seite 65
ISDN HEXAL 20 mg retard Rp *40 mg retard* Rp *60 mg retard* Rp *80 mg retard* Rp Retardkapseln	**Isosorbiddinitrat** 20 mg 40 mg 60 mg 80 mg	50 Stück 50 Stück 50 Stück 50 Stück	13,21 15,59 17,66 19,54	11,60 12,91 14,05 15,08	**Geeignet** bei Angina Pectoris, um die dabei auftretenden Beschwerden zu lindern und um weiteren Anfällen vorzubeugen. → Seite 65
ISDN-ratiopharm 20 Rp *40* Rp *60* Rp *80* Rp Retardkapseln	**Isosorbiddinitrat** 20 mg 40 mg 60 mg 80 mg	50 Stück 50 Stück 50 Stück 50 Stück	13,21 15,59 17,66 19,54	11,60 12,91 14,05 15,08	**Geeignet** bei Angina Pectoris, um die dabei auftretenden Beschwerden zu lindern und um weiteren Anfällen vorzubeugen. → Seite 6
ISDN-ratiopharm 5 Rp Tabletten	5 mg	50 Stück	11,80	11,78	**Geeignet** bei Angina Pectoris im akuten Anfall, um die dabei auftretenden Beschwerden zu lindern, sowie vor belastenden Situationen, um einem Anfall vorzubeugen. → Seite 6
ISDN Sandoz 20 mg Retardkapseln Rp *40 mg Retardkapseln* Rp *60 mg Retardkapseln* Rp *80 mg Retardkapseln* Rp Retardkapseln	**Isosorbiddinitrat** 20 mg 40 mg 60 mg 80 mg	50 Stück 50 Stück 100 Stück 100 Stück	13,21 15,59 23,35 26,57	11,60 12,91 17,17 18,96	**Geeignet** bei Angina Pectoris, um die dabei auftretenden Beschwerden zu lindern und um weiteren Anfällen vorzubeugen. → Seite 6
ISDN STADA 20 mg retrad Rp *40 mg retrad* Rp *80 mg retrad* Rp *120 mg retrad* Rp Retardkapseln	**Isosorbiddinitrat** 20 mg 40 mg 80 mg 120 mg	50 Stück 50 Stück 50 Stück 20 Stück	13,21 15,59 19,54 16,21	11,60 12,91 15,08 13,27	**Geeignet** bei Angina Pectoris, um die dabei auftretenden Beschwerden zu lindern und um weiteren Anfällen vorzubeugen. → Seite 6
ISDN STADA 5 mg Tabletten Rp	5 mg	50 Stück	11,80	11,79	**Geeignet** bei Angina Pectoris im akuten Anfall, um die dabei auftretenden Beschwerden zu lindern, sowie vor belastenden Situationen, um einem Anfall vorzubeugen. → Seite 6
20 mg Tabletten Rp *40 mg Tabletten* Rp Tabletten	20 mg 40 mg	50 Stück 50 Stück	13,41 14,64	13,41 14,64	**Geeignet** bei Angina Pectoris, um die dabei auftretenden Beschwerden zu lindern und um weiteren Anfällen vorzubeugen. → Seite 6

Koronare Herzkrankheit, Angina Pectoris Fortsetzung

Handelsname Darreichungsform	Zusammensetzung pro 1 ml/1 g oder wie angegeben bzw. pro abgeteilte Einheit	Kleinste Packungsgröße	Festbetrag in Euro	Packungspreis in Euro	Bewertung

Hinweise zu den Tabellenspalten → Seite 28, zur Auswahl der Arzneimittel → Seite 23, zur Grundlage der Bewertung → Seiten 24, 27

Handelsname Darreichungsform	Zusammensetzung	Kleinste Packungsgröße	Festbetrag in Euro	Packungspreis in Euro	Bewertung
ISMN 40 mg AbZ retard Rp	**Isosorbidmononitrat** 40 mg	50 Stück	19,61	16,09	**Geeignet** bei Angina Pectoris, um die dabei auftretenden Beschwerden zu lindern und um weiteren Anfällen vorzubeugen. → Seite 658
60 mg AbZ retard Rp	60 mg	50 Stück	21,65	17,42	
Retardtabletten					
ISMN 20 mg AbZ Rp	20 mg	50 Stück	14,89	12,21	
40 mg AbZ Rp	40 mg	50 Stück	17,77	13,63	
Tabletten					
ISMN AL 40 retard Rp	**Isosorbidmononitrat** 40 mg	20 Stück	19,61	16,09	**Geeignet** bei Angina Pectoris, um die dabei auftretenden Beschwerden zu lindern und um weiteren Anfällen vorzubeugen. → Seite 658
50 retard Rp	50 mg	50 Stück	20,68	16,83	
60 retard Rp	60 mg	20 Stück	21,65	17,42	
Retardkapseln					
ISMN AL 20 Rp	20 mg	60 Stück	15,79	12,67	
40 Rp	40 mg	60 Stück	19,16	14,39	
Tabletten					
ISMN-CT 40 mg Retardtabletten Rp	**Isosorbidmononitrat** 40 mg	30 Stück	15,86	13,69	**Geeignet** bei Angina Pectoris, um die dabei auftretenden Beschwerden zu lindern und um weiteren Anfällen vorzubeugen. → Seite 658
60 mg Retardtabletten Rp	60 mg	30 Stück	17,12	14,51	
100 mg Retardtabletten Rp	100 mg	50 Stück	24,78	19,48	
Retardtabletten					
ISMN-CT 20 mg Tabletten Rp	20 mg	30 Stück	13,01	11,33	
40 mg Tabletten Rp	40 mg	60 Stück	19,16	14,41	
Tabletten					
ISMN 40 retard Heumann Rp	**Isosorbidmononitrat** 40 mg	30 Stück	15,86	13,27	**Geeignet** bei Angina Pectoris, um die dabei auftretenden Beschwerden zu lindern und um weiteren Anfällen vorzubeugen. → Seite 658
60 retard Heumann Rp	60 mg	30 Stück	23,84	18,86	
Retardkapseln					
ISMN 20 Heumann Rp	20 mg	30 Stück	13,01	10,97	
40 Heumann Rp	40 mg	30 Stück	14,84	11,88	
Tabletten					
ISMN Sandoz 40 mg Retardkapseln Rp	**Isosorbidmononitrat** 40 mg	20 Stück	13,93	12,44	**Geeignet** bei Angina Pectoris, um die dabei auftretenden Beschwerden zu lindern und um weiteren Anfällen vorzubeugen. → Seite 658
50 mg Retardkapseln Rp	50 mg	20 Stück	14,38	12,73	
60 mg Retardkapseln Rp	60 mg	20 Stück	14,80	12,99	
Retardkapseln					
ISMN Sandoz 100 mg Retardtabletten Rp	100 mg	20 Stück	16,15	13,86	
Retardtabletten					
ISMN Sandoz 20 mg Tabletten Rp	20 mg	50 Stück	14,89	12,26	
40 mg Tabletten Rp	40 mg	50 Stück	17,77	13,70	
Tabletten					
ISMN STADA 40 mg retard Rp	**Isosorbidmononitrat** 40 mg	20 Stück	13,93	12,44	**Geeignet** bei Angina Pectoris, um die dabei auftretenden Beschwerden zu lindern und um weiteren Anfällen vorzubeugen. → Seite 658
50 mg retard Rp	50 mg	50 Stück	20,68	16,83	
60 mg retard Rp	60 mg	20 Stück	14,80	12,99	
Retardkapseln					
ISMN STADA 20 mg Rp	20 mg	50 Stück	14,89	12,26	
40 mg Rp	40 mg	50 Stück	17,77	13,71	
Tabletten					
Ismo retard Rp	**Isosorbidmononitrat** 40 mg	100 Stück	28,55	28,55	**Geeignet** bei Angina Pectoris, um die dabei auftretenden Beschwerden zu lindern und um weiteren Anfällen vorzubeugen. → Seite 658
Retarddragees					
Ismo 20 Rp	20 mg	100 Stück	19,27	19,25	
Tabletten					

Koronare Herzkrankheit, Angina Pectoris Fortsetzung

Handelsname Darreichungsform	Zusammensetzung pro 1 ml/1 g oder wie angegeben bzw. pro abgeteilte Einheit	Kleinste Packungsgröße	Festbetrag in Euro	Packungspreis in Euro	Bewertung
Hinweise zu den Tabellenspalten → Seite 28, zur Auswahl der Arzneimittel → Seite 23, zur Grundlage der Bewertung → Seiten 24, 27					
isoket retard 120 Rp Retardkapseln	**Isosorbiddinitrat** 120 mg	30 Stück	18,61	18,61	**Geeignet** bei Angina Pectoris, um die dabei auftretenden Beschwerden zu lindern und um weiteren Anfällen vorzubeugen. → Seite 65
isoket retard 20 Rp *retard 40* Rp *retard 60* Rp *retard 80* Rp Retardtabletten	20 mg 40 mg 60 mg 80 mg	30 Stück 30 Stück 60 Stück 30 Stück	12,04 13,65 18,89 16,30	12,04 13,65 18,87 16,30	
isoket salbe Rp Salbe	100 mg	50 g		25,63	
isoket spray Rp Spray	1,25 mg pro Sprühstoß *Enthält 85% Alkohol*	15 ml		25,63	**Geeignet** bei Angina Pectoris im akuten Anfall, um die dabei auftretenden Beschwerden zu lindern, sowie vor belastenden Situationen, um einem Anfall vorzubeugen. → Seite 65
isoket 5 Rp Sublingualtabletten	5 mg	60 Stück	12,11	12,10	
isoket 10 Rp *20* Rp *40* Rp Tabletten	10 mg 20 mg 40 mg	60 Stück 60 Stück 30 Stück	12,92 13,98 13,04	12,91 13,98 13,04	**Geeignet** bei Angina Pectoris, um die dabei auftretenden Beschwerden zu lindern und um weiteren Anfällen vorzubeugen. → Seite 65
Iso Mack Spray Rp Spray	**Isosorbiddinitrat** 1,25 mg pro Sprühstoß *Enthält 90% Alkohol*	20 ml		16,62	**Geeignet** bei Angina Pectoris im akuten Anfall, um die dabei auftretenden Beschwerden zu lindern, sowie vor belastenden Situationen, um einem Anfall vorzubeugen. → Seite 6
Isomonit 40 retard Rp *50 retard* Rp Retardkapseln	**Isosorbidmononitrat** 40 mg 50 mg	30 Stück 30 Stück	15,86 16,54	13,69 14,13	**Geeignet** bei Angina Pectoris, um die dabei auftretenden Beschwerden zu lindern und um weiteren Anfällen vorzubeugen. → Seite 6
Isomonit 60 retard Rp *100 mg retard* Rp Retardtabletten	60 mg 100 mg	30 Stück 20 Stück	17,12 16,15	14,51 13,86	
Isomonit 20 Rp *40* Rp Tabletten	20 mg 40 mg	30 Stück 30 Stück	13,01 14,84	11,32 12,23	
Isoptin mite Rp *80 mg* Rp *120 mg* Rp Filmtabletten	**Verapamil-hydrochlorid** 40 mg 80 mg 120 mg	20 Stück 20 Stück 20 Stück	10,76 11,69 12,57	10,76 11,69 12,57	**Mit Einschränkung geeignet** bei koronarer Herzkrankheit und Angina Pector um die damit verbundenen Beschwerd zu verbessern, wenn Betablocker nicht eingesetzt werden können oder nicht vertragen werden. Bisher konnte nicht festgestellt werden, dass sich Komplikationsrate oder Sterblichkeit verringern lassen. → Seite 6
Isoptin KHK retard Rp *Isoptin RR* Rp Retardtabletten	120 mg 240 mg	20 Stück 20 Stück	13,17 16,05	13,17 16,05	
Jenacard retard 20 mg Rp *retard 40 mg* Rp *retard 60 mg* Rp Retardkapseln	**Isosorbiddinitrat** 20 mg 40 mg 60 mg	20 Stück 50 Stück 100 Stück	11,39 15,59 23,35	10,60 12,91 17,17	**Geeignet** bei Angina Pectoris, um die dabei auftretenden Beschwerden zu lindern und um weiteren Anfällen vorzubeugen. → Seite 6
Jutabloc 200 mg Retard Rp Retardtabletten	**Metoprololtartrat** 200 mg	30 Stück	19,02	14,36	**Geeignet** bei koronarer Herzkrankheit und stabiler Angina Pectoris, um die dabei auftretenden Beschwerden zu lindern und einem Herzinfarkt vorzubeugen. → Seite 6
Jutabloc 50 mg Rp *100 mg* Rp Tabletten	50 mg 100 mg	30 Stück 30 Stück	13,65 15,66	11,04 11,60	
JUVENTAL 50 mg Hennig Rp *100 mg Hennig* Rp Filmtabletten	**Atenolol** 50 mg 100 mg	50 Stück 50 Stück	15,04 18,34	14,98 18,29	**Geeignet** bei koronarer Herzkrankheit und stabiler Angina Pectoris, um die dabei auftretenden Beschwerden zu lindern und einem Herzinfarkt vorzubeugen. → Seite 6

Koronare Herzkrankheit, Angina Pectoris Fortsetzung

Handelsname Darreichungsform	Zusammensetzung pro 1 ml/1 g oder wie angegeben bzw. pro abgeteilte Einheit	Kleinste Packungsgröße	Festbetrag in Euro	Packungspreis in Euro	Bewertung
Hinweise zu den Tabellenspalten → Seite 28, zur Auswahl der Arzneimittel → Seite 23, zur Grundlage der Bewertung → Seiten 24, 27					
Lopresor mite Rp	**Metoprololtartrat** 50 mg	100 Stück	20,17	23,17	**Geeignet** bei koronarer Herzkrankheit und stabiler Angina Pectoris, um die dabei auftretenden Beschwerden zu lindern und einem Herzinfarkt vorzubeugen. → Seite 655
Lopresor Rp	100 mg	100 Stück	25,91	28,91	
Filmtabletten					
Meprolol 200 mg Retard Rp	**Metoprololtartrat** 200 mg	20 Stück	16,35	13,67	**Geeignet** bei koronarer Herzkrankheit und stabiler Angina Pectoris, um die dabei auftretenden Beschwerden zu lindern und einem Herzinfarkt vorzubeugen. → Seite 655
Retardtabletten					
Meprolol 50 mg Rp	50 mg	25 Stück	13,13	12,07	
100 mg Rp	100 mg	50 Stück	18,54	16,70	
Tabletten					
Metobeta 100 retard Rp	**Metoprololtartrat** 100 mg	30 Stück	16,58	13,80	**Geeignet** bei koronarer Herzkrankheit und stabiler Angina Pectoris, um die dabei auftretenden Beschwerden zu lindern und einem Herzinfarkt vorzubeugen. → Seite 655
200 retard Rp	200 mg	30 Stück	19,02	14,79	
Retardtabletten					
Metobeta 50 Rp	50 mg	30 Stück	13,65	11,72	
100 Rp	100 mg	50 Stück	18,54	13,63	
Tabletten					
metodura ZNT 50 mg Retardtabletten Rp	**Metoprololtartrat** 50 mg	30 Stück	14,78	12,67	**Geeignet** bei koronarer Herzkrankheit und stabiler Angina Pectoris, um die dabei auftretenden Beschwerden zu lindern und einem Herzinfarkt vorzubeugen. → Seite 655
ZNT 100 mg Retardtabletten Rp	100 mg	30 Stück	16,58	13,77	
ZNT 200 mg Retardtabletten Rp	200 mg	30 Stück	19,02	15,24	
metodura retard Rp	200 mg	30 Stück	19,02	14,79	
Retardtabletten					
metodura 50 mg Rp	50 mg	100 Stück	20,17	12,45	
100 mg Rp	100 mg	20 Stück	13,98	12,44	
Tabletten					
Meto-Hennig 200 mg retard Rp	**Metoprololtartrat** 200 mg	30 Stück	19,02	14,61	**Geeignet** bei koronarer Herzkrankheit und stabiler Angina Pectoris, um die dabei auftretenden Beschwerden zu lindern und einem Herzinfarkt vorzubeugen. → Seite 655
Retardtabletten					
Meto-Hennig 50 mg Rp	50 mg	30 Stück	13,65	11,29	
100 mg Rp	100 mg	30 Stück	15,66	12,78	
Tabletten					
Metohexal 100 retard Rp	**Metoprololtartrat** 100 mg	30 Stück	16,58	13,80	**Geeignet** bei koronarer Herzkrankheit und stabiler Angina Pectoris, um die dabei auftretenden Beschwerden zu lindern und einem Herzinfarkt vorzubeugen. → Seite 655
200 retard Rp	200 mg	30 Stück	19,02	14,79	
MetoHEXAL Succ 47,5 mg Rp	**Metoprololsuccinat** 47,5 mg	30 Stück	14,78	14,72	
95 mg Rp	95 mg	30 Stück	16,58	16,52	
142,5 mg Rp	142,5 mg	30 Stück	17,91	17,85	
190 mg Rp	190 mg	30 Stück	19,02	18,96	
Retardtabletten					
Metohexal 50 Rp	**Metoprololtartrat** 50 mg	30 Stück	13,65	11,72	
100 Rp	100 mg	30 Stück	15,66	12,44	
Tabletten					
Meto-ISIS NT 50 mg retard Rp	**Metoprololtartrat** 50 mg	30 Stück	14,78	12,71	**Geeignet** bei koronarer Herzkrankheit und stabiler Angina Pectoris, um die dabei auftretenden Beschwerden zu lindern und einem Herzinfarkt vorzubeugen. → Seite 655
100 mg retard Rp	100 mg	30 Stück	16,58	13,77	
200 mg retard Rp	200 mg	30 Stück	19,02	14,99	
Meto-ISIS 200 mg retard Rp	200 mg	50 Stück	23,88	18,06	
Retardtabletten					
Meto-ISIS 50 Rp	50 mg	30 Stück	13,65	11,71	
100 Rp	100 mg	30 Stück	15,66	12,42	
Tabletten					
Metoprogamma 200 retard Rp	**Metoprololtartrat** 200 mg	30 Stück	19,02	15,27	**Geeignet** bei koronarer Herzkrankheit und stabiler Angina Pectoris, um die dabei auftretenden Beschwerden zu lindern und einem Herzinfarkt vorzubeugen. → Seite 655
Retardtabletten					
Metoprogamma 50 Rp	50 mg	30 Stück	13,65	12,45	
100 Rp	100 mg	30 Stück	15,66	13,85	
Tabletten					

►

Koronare Herzkrankheit, Angina Pectoris Fortsetzung

Handelsname Darreichungsform	Zusammensetzung pro 1 ml/1 g oder wie angegeben bzw. pro abgeteilte Einheit	Kleinste Packungsgröße	Festbetrag in Euro	Packungspreis in Euro	Bewertung
Metoprololsuccinat – 1 A Pharma 47,5 mg Retardtabletten Rp	**Metoprololsuccinat** 47,5 mg	30 Stück	14,78	14,72	**Geeignet** bei koronarer Herzkrankheit und stabiler Angina Pectoris, um die dabei auftretenden Beschwerden zu lindern und einem Herzinfarkt vorzubeugen. → Seite 655
95 mg Retardtabletten Rp	95 mg	30 Stück	16,58	16,52	
142,5 mg Retardtabletten Rp	142,5 mg	30 Stück	17,91	17,85	
190 mg Retardtabletten Rp	190 mg	30 Stück	19,02	18,96	
Metoprolol 200 retard – 1 A Pharma Rp Retardtabletten	**Metoprololtartrat** 200 mg	30 Stück	19,02	14,36	
Metoprolol 50 – 1 A Pharma Rp	50 mg	30 Stück	13,65	11,04	
100 – 1 A Pharma Rp Tabletten	100 mg	30 Stück	15,66	11,60	
Metoprolol AbZ 200 mg Retardtabletten Rp Retardtabletten	**Metoprololtartrat** 200 mg	50 Stück	23,88	17,49	**Geeignet** bei koronarer Herzkrankheit und stabiler Angina Pectoris, um die dabei auftretenden Beschwerden zu lindern und einem Herzinfarkt vorzubeugen. → Seite 65
Metoprolol AbZ 50 mg Tabletten Rp	50 mg	30 Stück	13,65	11,04	
100 mg Tabletten Rp Tabletten	100 mg	50 Stück	18,54	12,84	
Metoprolol AL 200 retard Rp Retardtabletten	**Metoprololtartrat** 200 mg	30 Stück	19,02	14,36	**Geeignet** bei koronarer Herzkrankheit und stabiler Angina Pectoris, um die dabei auftretenden Beschwerden zu lindern und einem Herzinfarkt vorzubeugen. → Seite 65
Metoprolol AL 50 Rp	50 mg	30 Stück	13,65	11,04	
100 Rp Tabletten	100 mg	30 Stück	15,66	11,60	
metoprolol-corax 200 mg retard Retardtabletten Rp Retardtabletten	**Metoprololtartrat** 200 mg	50 Stück	23,88	17,49	**Geeignet** bei koronarer Herzkrankheit und stabiler Angina Pectoris, um die dabei auftretenden Beschwerden zu lindern und einem Herzinfarkt vorzubeugen. → Seite 65
metoprolol-corax 50 mg Tabletten Rp	50 mg	30 Stück	13,65	11,04	
100 mg Tabletten Rp Tabletten	100 mg	30 Stück	15,66	11,60	
Metoprolol-CT ZERO 50 mg Retardtabletten Rp	**Metoprololtartrat** 50 mg	30 Stück	14,78	12,72	**Geeignet** bei koronarer Herzkrankheit und stabiler Angina Pectoris, um die dabei auftretenden Beschwerden zu lindern und einem Herzinfarkt vorzubeugen. → Seite 65
100 mg Retardtabletten Rp	100 mg	30 Stück	16,58	13,80	
200 mg Retardtabletten Rp	200 mg	30 Stück	19,02	15,27	
metoprolol 200 ret. von ct Rp Retardtabletten	200 mg	30 Stück	19,02	14,79	
Metoprolol-CT 50 mg Tabletten Rp	50 mg	30 Stück	13,65	11,72	
100 mg Tabletten Rp Tabletten	100 mg	30 Stück	15,66	12,44	
Metoprolol 200 retard Heumann Rp Retardtabletten	**Metoprololtartrat** 200 mg	30 Stück	19,02	15,27	**Geeignet** bei koronarer Herzkrankheit und stabiler Angina Pectoris, um die dabei auftretenden Beschwerden zu lindern und einem Herzinfarkt vorzubeugen. → Seite 6
Metoprolol 50 Heumann Rp	50 mg	30 Stück	13,65	12,45	
100 Heumann Rp Tabletten	100 mg	30 Stück	15,66	13,85	
Metoprolol KSK 200 mg retard Rp Retardtabletten	**Metoprololtartrat** 200 mg	30 Stück	19,02	15,26	**Geeignet** bei koronarer Herzkrankheit und stabiler Angina Pectoris, um die dabei auftretenden Beschwerden zu lindern und einem Herzinfarkt vorzubeugen. → Seite 6
Metoprolol KSK 50 mg Rp Tabletten	50 mg	30 Stück	13,65	12,20	

Hinweise zu den Tabellenspalten → Seite 28, zur Auswahl der Arzneimittel → Seite 23, zur Grundlage der Bewertung → Seiten 24, 27

Koronare Herzkrankheit, Angina Pectoris Fortsetzung

Handelsname Darreichungsform	Zusammensetzung pro 1 ml/1 g oder wie angegeben bzw. pro abgeteilte Einheit	Kleinste Packungsgröße	Festbetrag in Euro	Packungspreis in Euro	Bewertung
Metoprolol-ratiopharm NK 50 mg Retardtabletten Rp	**Metoprololtartrat** 50 mg	30 Stück	14,78	12,72	**Geeignet** bei koronarer Herzkrankheit und stabiler Angina Pectoris, um die dabei auftretenden Beschwerden zu lindern und einem Herzinfarkt vorzubeugen. → Seite 655
100 mg Retardtabletten Rp	100 mg	30 Stück	16,58	13,80	
200 mg Retardtabletten Rp	200 mg	30 Stück	19,02	15,27	
Metoprolol retard-ratiopharm 200 Rp Retardtabletten	200 mg	30 Stück	19,02	14,79	
Metoprolol-ratiopharm 50 Rp	50 mg	30 Stück	13,65	11,72	
100 Rp Tabletten	100 mg	30 Stück	15,66	12,44	
Metoprolol Sandoz 50 mg Tabletten Rp	**Metoprololtartrat** 50 mg	30 Stück	13,65	11,72	**Geeignet** bei koronarer Herzkrankheit und stabiler Angina Pectoris, um die dabei auftretenden Beschwerden zu lindern und einem Herzinfarkt vorzubeugen. → Seite 655
100 mg Tabletten Rp Tabletten	100 mg	30 Stück	15,66	12,44	
Metoprolol Sandoz 200 mg Retardtabletten Rp	200 mg	30 Stück	19,02	14,79	
Meto-Succinat Sandoz 47,5 mg Retardtabletten Rp	**Metoprololsuccinat** 47,5 mg	30 Stück	14,78	14,72	
95 mg Retardtabletten Rp	95 mg	30 Stück	16,58	16,52	
142,5 mg Retardtabletten Rp	142,5 mg	30 Stück	17,91	17,85	
190 mg Retardtabletten Rp Retardtabletten	190 mg	30 Stück	19,02	18,96	
Metoprolol STADA 200 mg retard Rp	**Metoprololtartrat** 200 mg	50 Stück	23,88	18,18	**Geeignet** bei koronarer Herzkrankheit und stabiler Angina Pectoris, um die dabei auftretenden Beschwerden zu lindern und einem Herzinfarkt vorzubeugen. → Seite 655
Metoprolol ZOT STADA 50 mg retard Rp	50 mg	30 Stück	14,78	12,72	
100 mg retard Rp	100 mg	30 Stück	16,58	13,80	
200 mg retard Rp Retardtabletten	200 mg	30 Stück	19,02	15,27	
Metoprolol STADA 50 mg Rp	50 mg	20 Stück	12,57	11,50	
100 mg Rp Tabletten	100 mg	20 Stück	13,98	12,33	
Metoprolol-Wolff retard Rp Tabletten	**Metoprololtartrat** 200 mg	50 Stück	23,88	23,88	**Geeignet** bei koronarer Herzkrankheit und stabiler Angina Pectoris, um die dabei auftretenden Beschwerden zu lindern und einem Herzinfarkt vorzubeugen. → Seite 655
Meto-Tablinen retard Rp Retardtabletten	**Metoprololtartrat** 200 mg	20 Stück	16,35	13,67	**Geeignet** bei koronarer Herzkrankheit und stabiler Angina Pectoris, um die dabei auftretenden Beschwerden zu lindern und einem Herzinfarkt vorzubeugen. → Seite 655
Meto-Tablinen 50 mg Rp	50 mg	20 Stück	12,57	11,72	
100 mg Rp Tabletten	100 mg	20 Stück	13,98	12,44	
Molsibeta 8 mg retard Rp Retardtabletten	**Molsidomin** 8 mg	60 Stück	17,93	15,03	**Geeignet** bei stabiler Angina Pectoris, um die dabei auftretenden Beschwerden zu lindern und weiteren Angina-Pectoris-Anfällen vorzubeugen, wenn Nitrate nicht angewendet werden können oder nicht ausreichend wirksam waren. → Seite 657
Molsibeta 2 mg Rp	2 mg	100 Stück	20,63	16,23	
4 mg Rp Tabletten	4 mg	100 Stück	23,28	17,80	
Molsidomin 8 ret – 1 A Pharma Rp Retardtabletten	**Molsidomin** 8 mg	30 Stück	13,74	12,26	**Geeignet** bei stabiler Angina Pectoris, um die dabei auftretenden Beschwerden zu lindern und weiteren Angina-Pectoris-Anfällen vorzubeugen, wenn Nitrate nicht angewendet werden können oder nicht ausreichend wirksam waren. → Seite 657
Molsidomin 4 – 1 A Pharma Rp Tabletten	4 mg	30 Stück	14,53	12,54	

Hinweise zu den Tabellenspalten → Seite 28, zur Auswahl der Arzneimittel → Seite 23, zur Grundlage der Bewertung → Seiten 24, 27

Koronare Herzkrankheit, Angina Pectoris Fortsetzung

Hinweise zu den Tabellenspalten → Seite 28, zur Auswahl der Arzneimittel → Seite 23, zur Grundlage der Bewertung → Seiten 24, 27

Handelsname Darreichungsform	Zusammensetzung pro 1 ml/1 g oder wie angegeben bzw. pro abgeteilte Einheit	Kleinste Packungsgröße	Festbetrag in Euro	Packungspreis in Euro	Bewertung
Molsidomin-CT 8 mg Retardtabletten Rp Retardtabletten	**Molsidomin** 8 mg	30 Stück	13,74	12,28	**Geeignet** bei stabiler Angina Pectoris, um die dabei auftretenden Beschwerden zu lindern und weiteren Angina-Pectoris-Anfällen vorzubeugen, wenn Nitrate nicht angewendet werden können oder nicht ausreichend wirksam waren. → Seite 65
Molsidomin-CT 2 mg Tabletten Rp	2 mg	30 Stück	13,59	12,01	
4 mg Tabletten Rp Tabletten	4 mg	30 Stück	14,53	12,57	
Molsidomin 8 retard Heumann Rp Retardtabletten	**Molsidomin** 8 mg	30 Stück	13,74	12,26	**Geeignet** bei stabiler Angina Pectoris, um die dabei auftretenden Beschwerden zu lindern und weiteren Angina-Pectoris-Anfällen vorzubeugen, wenn Nitrate nicht angewendet werden können oder nicht ausreichend wirksam waren. → Seite 65
Molsidomin 2 Heumann Rp	2 mg	30 Stück	13,59	12,00	
4 Heumann Rp Tabletten	4 mg	30 Stück	14,53	12,54	
Molsidomin retard-ratiopharm 8 Rp Retardtabletten	**Molsidomin** 8 mg	30 Stück	13,74	12,30	**Geeignet** bei stabiler Angina Pectoris, um die dabei auftretenden Beschwerden zu lindern und weiteren Angina-Pectoris-Anfällen vorzubeugen, wenn Nitrate nicht angewendet werden können oder nicht ausreichend wirksam waren. → Seite 65
Molsidomin-ratiopharm 2 mg Rp	2 mg	30 Stück	13,59	12,01	
4 mg Rp Tabletten	4 mg	60 Stück	18,47	14,93	
Molsidomin Sandoz 8 mg Retardtabletten Rp Retardtabletten	**Molsidomin** 8 mg	30 Stück	13,74	12,30	**Geeignet** bei stabiler Angina Pectoris, um die dabei auftretenden Beschwerden zu lindern und weiteren Angina-Pectoris-Anfällen vorzubeugen, wenn Nitrate nicht angewendet werden können oder nicht ausreichend wirksam waren. → Seite 65
Molsidomin STADA 8 mg retard Rp Retardtabletten	**Molsidomin** 8 mg	30 Stück	13,74	12,33	**Geeignet** bei stabiler Angina Pectoris, um die dabei auftretenden Beschwerden zu lindern und weiteren Angina-Pectoris-Anfällen vorzubeugen, wenn Nitrate nicht angewendet werden können oder nicht ausreichend wirksam waren. → Seite 6
Molsihexal retard Rp Retardtabletten	**Molsidomin** 8 mg	30 Stück	13,74	12,30	**Geeignet** bei stabiler Angina Pectoris, um die dabei auftretenden Beschwerden zu lindern und weiteren Angina-Pectoris-Anfällen vorzubeugen, wenn Nitrate nicht angewendet werden können oder nicht ausreichend wirksam waren. → Seite 6
Molsihexal 2 mg Rp	2 mg	30 Stück	13,59	12,01	
4 mg Rp Tabletten	4 mg	30 Stück	14,53	12,57	
molsiket retard 8 Rp Retardtabletten	**Molsidomin** 8 mg	28 Stück	13,45	13,45	**Geeignet** bei stabiler Angina Pectoris, um die dabei auftretenden Beschwerden zu lindern und weiteren Angina-Pectoris-Anfällen vorzubeugen, wenn Nitrate nicht angewendet werden können oder nicht ausreichend wirksam waren. → Seite 6
Monobeta 40 retard Rp	**Isosorbidmononitrat** 40 mg	60 Stück	21,46	17,33	**Geeignet** bei Angina Pectoris, um die dabei auftretenden Beschwerden zu lindern und um weiteren Anfällen vorzubeugen. → Seite 6
60 retard Rp Retardkapseln	60 mg	60 Stück	23,84	18,87	
Monobeta 100 mg retard Rp	100 mg	20 Stück	16,15	13,86	
Monobeta T 60 retard Rp Retardtabletten	60 mg	100 Stück	32,38	23,81	
Monobeta 20 Rp Tabletten	20 mg	60 Stück	15,79	12,72	

Koronare Herzkrankheit, Angina Pectoris Fortsetzung

Handelsname Darreichungsform	Zusammensetzung pro 1 ml/1 g oder wie angegeben bzw. pro abgeteilte Einheit	Kleinste Packungsgröße	Festbetrag in Euro	Packungspreis in Euro	Bewertung
Monoclair 40 mg retard Kapseln Rp	Isosorbidmononitrat 40 mg	30 Stück	15,86	13,69	**Geeignet** bei Angina Pectoris, um die dabei auftretenden Beschwerden zu lindern und um weiteren Anfällen vorzubeugen. → Seite 658
50 mg retard Kapseln Rp	50 mg	60 Stück	22,71	18,14	
60 mg retard Kapseln Rp Retardkapseln	60 mg	60 Stück	23,84	18,87	
Monoclair 100 mg retard Rp Retardtabletten	100 mg	20 Stück	16,15	13,86	
Monoclair 20 mg Tabletten Rp	20 mg	20 Stück	12,00	10,81	
40 mg Tabletten Rp	40 mg	50 Stück	17,77	13,69	
60 mg Tabletten Rp Tabletten	60 mg	50 Stück	20,13	14,83	
Monolong retard Rp Retardkapseln	Isosorbidmononitrat 50 mg	60 Stück	22,71	18,12	**Geeignet** bei Angina Pectoris, um die dabei auftretenden Beschwerden zu lindern und um weiteren Anfällen vorzubeugen. → Seite 658
Monolong 20 Rp	20 mg	60 Stück	15,79	12,71	
40 Rp Tabletten	40 mg	60 Stück	19,16	14,40	
Mono Mack Tropfen Rp Lösung	Isosorbidmononitrat 40 mg (Konservierungsmittel: Parabene)	50 g	17,77	34,05	**Geeignet** bei Angina Pectoris, um die dabei auftretenden Beschwerden zu lindern und um weiteren Anfällen vorzubeugen. → Seite 658
Mono Mack 50 D Rp	50 mg	50 Stück	20,68	20,68	
Depot Rp Retardtabletten	100 mg	50 Stück	24,78	24,78	
Mono Mack 20 mg Rp	20 mg	100 Stück	19,27	19,25	
40 mg Rp Tabletten	40 mg	100 Stück	24,50	24,50	
Monopur retard 40 mg Rp	Isosorbidmononitrat 40 mg	20 Stück	13,93	13,36	**Geeignet** bei Angina Pectoris, um die dabei auftretenden Beschwerden zu lindern und um weiteren Anfällen vorzubeugen. → Seite 658
retard 60 mg Rp Retardkapseln	60 mg	20 Stück	14,80	14,05	
Monopur 20 mg Rp	20 mg	60 Stück	15,79	15,79	
40 mg Rp Tabletten	40 mg	60 Stück	19,16	19,16	
Nifeclair 20 mg retard Rp Retardtabletten	Nifedipin 20 mg	50 Stück	16,07	16,05	**Mit Einschränkung geeignet** bei stabiler Angina Pectoris als retardiertes Präparat, um die damit verbundenen Beschwerden zu verbessern, wenn Betablocker nicht eingesetzt werden können oder nicht vertragen werden. Bisher konnte nicht festgestellt werden, dass sich Komplikationsrate oder Sterblichkeit verringern lassen. → Seite 656
Nifeclair 5 mg Rp	5 mg	50 Stück	12,85	12,84	**Wenig geeignet** bei stabiler Angina Pectoris, um die dabei auftretenden Beschwerden zu lindern. Es besteht der Verdacht, dass das Risiko für ein tödliches Ereignis unter der Einnahme steigt. Retardierte Präparate sind vorzuziehen. → Seite 656
10 mg Rp Kapseln	10 mg	50 Stück	14,55	14,49	
Nife-CT 20 mg Retardkapseln SL Rp Retardkapseln	Nifedipin 20 mg	50 Stück	16,07	13,36	**Mit Einschränkung geeignet** bei stabiler Angina Pectoris als retardiertes Präparat, um die damit verbundenen Beschwerden zu verbessern, wenn Betablocker nicht eingesetzt werden können oder nicht vertragen werden. Bisher konnte nicht festgestellt werden, dass sich Komplikationsrate oder Sterblichkeit verringern lassen. → Seite 656
Nife-CT 20 mg Retardtabletten Rp Retardtabletten	20 mg	50 Stück	16,07	13,36	

Hinweise zu den Tabellenspalten → Seite 28, zur Auswahl der Arzneimittel → Seite 23, zur Grundlage der Bewertung → Seiten 24, 27

►

Koronare Herzkrankheit, Angina Pectoris Fortsetzung

Handelsname Darreichungsform	Zusammensetzung pro 1 ml/1 g oder wie angegeben bzw. pro abgeteilte Einheit	Kleinste Packungs-größe	Festbetrag in Euro	Packungs-preis in Euro	Bewertung
Hinweise zu den Tabellenspalten → Seite 28, zur Auswahl der Arzneimittel → Seite 23, zur Grundlage der Bewertung → Seiten 24, 27					
Nife-CT 10 mg Kapseln Rp Kapseln	**Nifedipin** 10 mg	30 Stück	13,19	13,02	**Wenig geeignet** bei stabiler Angina Pectoris, um die dabei auftretenden Beschwerden zu lindern. Es besteht der Verdacht, dass das Risiko für ein tödliche Ereignis unter der Einnahme steigt. Retardierte Präparate sind vorzuziehen. → Seite 65
Nife-CT 20 mg/ml Tropfen Rp Lösung	20 mg	30 ml	15,47	15,43	
Nifedipin AbZ 20 mg Retardtabletten Rp Retardtabletten	**Nifedipin** 20 mg	100 Stück	21,02	13,49	**Mit Einschränkung geeignet** bei stabiler Angina Pectoris als retardiertes Präpara um die damit verbundenen Beschwerde zu verbessern, wenn Betablocker nicht eingesetzt werden können oder nicht vertragen werden. Bisher konnte nicht festgestellt werden, dass sich Komplika tionsrate oder Sterblichkeit verringern lassen. → Seite 65
Nifedipin AbZ 5 mg Kapseln Rp Kapseln	5 mg	100 Stück	14,63	13,47	**Wenig geeignet** bei stabiler Angina Pectoris, um die dabei auftretenden Beschwerden zu lindern. Es besteht der Verdacht, dass das Risiko für ein tödliche Ereignis unter der Einnahme steigt. Retardierte Präparate sind vorzuziehen. → Seite 65
Nifedipin AL 20 retard Rp Retardkapseln	**Nifedipin** 20 mg	50 Stück	16,07	12,94	**Mit Einschränkung geeignet** bei stabile Angina Pectoris als retardiertes Präpara um die damit verbundenen Beschwerde zu verbessern, wenn Betablocker nicht eingesetzt werden können oder nicht vertragen werden. Bisher konnte nicht festgestellt werden, dass sich Komplika tionsrate oder Sterblichkeit verringern lassen. → Seite 6
Nifedipin AL T 20 retard Rp Retardtabletten	20 mg	50 Stück	16,07	12,94	
Nifedipin AL 5 Rp *10* Rp Kapseln	5 mg 10 mg	20 Stück 20 Stück	11,44 12,38	11,23 11,97	**Wenig geeignet** bei stabiler Angina Pectoris, um die dabei auftretenden Beschwerden zu lindern. Es besteht de Verdacht, dass das Risiko für ein tödlich Ereignis unter der Einnahme steigt. Retardierte Präparate sind vorzuziehen. → Seite 6
NIFEDIPIN BASICS 10 mg retard Rp *20 mg retard* Rp Retardtabletten	**Nifedipin** 10 mg 20 mg	50 Stück 50 Stück	13,79 16,07	12,50 12,94	**Mit Einschränkung geeignet** bei stabile Angina Pectoris als retardiertes Präpar um die damit verbundenen Beschwerd zu verbessern, wenn Betablocker nicht eingesetzt werden können oder nicht vertragen werden. Bisher konnte nicht festgestellt werden, dass sich Komplik tionsrate oder Sterblichkeit verringern lassen. → Seite 6
Nifedipin 20 retard Heumann Rp Retardtabletten	**Nifedipin** 20 mg	30 Stück	13,85	12,45	**Mit Einschränkung geeignet** bei stabil Angina Pectoris als retardiertes Präpar um die damit verbundenen Beschwerd zu verbessern, wenn Betablocker nicht eingesetzt werden können oder nicht vertragen werden. Bisher konnte nicht festgestellt werden, dass sich Komplik tionsrate oder Sterblichkeit verringern lassen. → Seite 6

Koronare Herzkrankheit, Angina Pectoris Fortsetzung

Handelsname Darreichungsform	Zusammensetzung pro 1 ml/1 g oder wie angegeben bzw. pro abgeteilte Einheit	Kleinste Packungsgröße	Festbetrag in Euro	Packungspreis in Euro	Bewertung

Hinweise zu den Tabellenspalten → Seite 28, zur Auswahl der Arzneimittel → Seite 23, zur Grundlage der Bewertung → Seiten 24, 27

Handelsname Darreichungsform	Zusammensetzung	Kleinste Packungsgröße	Festbetrag in Euro	Packungspreis in Euro	Bewertung
Nifedipin 5 Heumann Rp *10 Heumann Rp* Kapseln	**Nifedipin** 5 mg 10 mg	30 Stück 30 Stück	11,96 13,19	11,88 13,01	**Wenig geeignet** bei stabiler Angina Pectoris, um die dabei auftretenden Beschwerden zu lindern. Es besteht der Verdacht, dass das Risiko für ein tödliches Ereignis unter der Einnahme steigt. Retardierte Präparate sind vorzuziehen. → Seite 656
Nifedipin retard-ratiopharm 20 Rp *Nifedipin-ratiopharm SL Rp* Retardkapseln	**Nifedipin** 20 mg 20 mg	30 Stück 30 Stück	13,85 13,85	12,83 12,83	**Mit Einschränkung geeignet** bei stabiler Angina Pectoris als retardiertes Präparat, um die damit verbundenen Beschwerden zu verbessern, wenn Betablocker nicht eingesetzt werden können oder nicht vertragen werden. Bisher konnte nicht festgestellt werden, dass sich Komplikationsrate oder Sterblichkeit verringern lassen. → Seite 656
Nifedipin-ratiopharm Tropfen Rp Lösung *Nifedipin-ratiopharm 5 Rp* *20 Rp* Weichkapseln	20 mg 5 mg 20 mg	30 ml 30 Stück 30 Stück	15,47 11,96 15,05	15,43 11,90 14,98	**Wenig geeignet** bei stabiler Angina Pectoris, um die dabei auftretenden Beschwerden zu lindern. Es besteht der Verdacht, dass das Risiko für ein tödliches Ereignis unter der Einnahme steigt. Retardierte Präparate sind vorzuziehen. → Seite 656
Nifedipin Sandoz 20 mg Retardkapseln Rp Retardkapseln	**Nifedipin** 20 mg	30 Stück	13,85	12,83	**Mit Einschränkung geeignet** bei stabiler Angina Pectoris als retardiertes Präparat, um die damit verbundenen Beschwerden zu verbessern, wenn Betablocker nicht eingesetzt werden können oder nicht vertragen werden. Bisher konnte nicht festgestellt werden, dass sich Komplikationsrate oder Sterblichkeit verringern lassen. → Seite 656
Nifedipin Sandoz 5 mg Weichkapseln Rp *10 mg Weichkapseln Rp* Kapseln	5 mg 10 mg	100 Stück 30 Stück	14,63 13,19	13,88 13,02	**Wenig geeignet** bei stabiler Angina Pectoris, um die dabei auftretenden Beschwerden zu lindern. Es besteht der Verdacht, dass das Risiko für ein tödliches Ereignis unter der Einnahme steigt. Retardierte Präparate sind vorzuziehen. → Seite 656
Nifedipin STADA 20 mg retard Rp Retardkapseln *Nifedipin STADA T 20 retard Rp* Retardtabletten	**Nifedipin** 20 mg 20 mg	20 Stück 50 Stück	12,65 16,07	12,65 13,38	**Mit Einschränkung geeignet** bei stabiler Angina Pectoris als retardiertes Präparat, um die damit verbundenen Beschwerden zu verbessern, wenn Betablocker nicht eingesetzt werden können oder nicht vertragen werden. Bisher konnte nicht festgestellt werden, dass sich Komplikationsrate oder Sterblichkeit verringern lassen. → Seite 656
Nifedipin STADA 10 mg Rp Dragees *Nifedipin STADA 5 Rp* *Nifedipin STADA K 10 mg Rp* Kapseln	10 mg 5 mg 10 mg	20 Stück 20 Stück 20 Stück	12,38 11,44 12,38	12,36 11,42 12,36	**Wenig geeignet** bei stabiler Angina Pectoris, um die dabei auftretenden Beschwerden zu lindern. Es besteht der Verdacht, dass das Risiko für ein tödliches Ereignis unter der Einnahme steigt. Retardierte Präparate sind vorzuziehen. → Seite 656

Koronare Herzkrankheit, Angina Pectoris Fortsetzung

Handelsname Darreichungsform	Zusammensetzung pro 1 ml/1 g oder wie angegeben bzw. pro abgeteilte Einheit	Kleinste Packungsgröße	Festbetrag in Euro	Packungspreis in Euro	Bewertung
Hinweise zu den Tabellenspalten → Seite 28, zur Auswahl der Arzneimittel → Seite 23, zur Grundlage der Bewertung → Seiten 24, 27					
Nifehexal 10 retard Rp *retard* Rp *40 retard* Rp Retardtabletten	**Nifedipin** 10 mg 20 mg 40 mg	30 Stück 30 Stück 30 Stück	12,38 13,85 16,15	12,27 12,83 15,96	**Mit Einschränkung geeignet** bei stabiler Angina Pectoris als retardiertes Präparat um die damit verbundenen Beschwerden zu verbessern, wenn Betablocker nicht eingesetzt werden können oder nicht vertragen werden. Bisher konnte nicht festgestellt werden, dass sich Komplikationsrate oder Sterblichkeit verringern lassen. → Seite 65
Nifehexal 5 Rp *10* Rp *20* Rp Kapseln	5 mg 10 mg 20 mg	30 Stück 30 Stück 30 Stück	11,96 13,19 15,05	11,90 13,02 14,98	**Wenig geeignet** bei stabiler Angina Pectoris, um die dabei auftretenden Beschwerden zu lindern. Es besteht der Verdacht, dass das Risiko für ein tödliche Ereignis unter der Einnahme steigt. Retardierte Präparate sind vorzuziehen. → Seite 65
Nifehexal Rp Lösung	20 mg	30 ml	15,47	15,43	
NIFICAL-10-TABLINEN RETARD Rp	**Nifedipin** 10 mg	20 Stück	11,59	11,59	**Mit Einschränkung geeignet** bei stabiler Angina Pectoris als retardiertes Präparat um die damit verbundenen Beschwerden zu verbessern, wenn Betablocker nicht eingesetzt werden können oder nicht vertragen werden. Bisher konnte nicht festgestellt werden, dass sich Komplikationsrate oder Sterblichkeit verringern lassen. → Seite 65
NIFICAL-TABLINEN RETARD 20 mg Rp Retardtabletten	20 mg	20 Stück	12,65	12,65	
NIFICAL-TROPFEN Rp Lösung	20 mg	30 ml	15,47	15,47	**Wenig geeignet** bei stabiler Angina Pectoris, um die dabei auftretenden Beschwerden zu lindern. Es besteht der Verdacht, dass das Risiko für ein tödliche Ereignis unter der Einnahme steigt. Retardierte Präparate sind vorzuziehen. → Seite 65
Nitrangin Isis 0,8 mg Rp Zerbeißkapseln	**Glyzeroltrinitrat** 0,8 mg	30 Stück	11,80	11,79	**Geeignet** bei Angina Pectoris im akuten Anfall, um die dabei auftretenden Beschwerden zu lindern, sowie vor belastenden Situationen, um einem Anfall vorzubeugen. → Seite 65
Nitroderm TTS 5 Rp *10* Rp Pflaster	**Glyzeroltrinitrat** 25 mg 50 mg	10 Stück 10 Stück	16,54 18,29	18,54 20,29	**Geeignet** bei Angina Pectoris, um die dabei auftretenden Beschwerden zu lindern und um weiteren Angina-Pectoris-Anfällen vorzubeugen. → Seite 65
Nitrolingual akut Spray Rp	**Glyzeroltrinitrat** 0,4 mg pro Sprühstoß *Enthält 23,2% Alkohol*	11,8 g	21,54	21,54	**Geeignet** bei Angina Pectoris im akuten Anfall, um die dabei auftretenden Beschwerden zu lindern, sowie vor belastenden Situationen, um einem Anfall vorzubeugen. → Seite 65
Nitrolingual Pumpspray Rp Spray	0,4 mg pro Sprühstoß *Enthält 82% Alkohol*	14,2 g	21,98	21,98	
Nitrolingual mite Rp *Nitrolingual* Rp *Nitrolingual forte* Rp Zerbeißkapseln	0,2 mg 0,8 mg 1,2 mg	100 Stück 30 Stück 100 Stück	15,33 11,80 15,90	16,35 11,79 16,92	
Nitrosorbon retard 20 mg Rp *retard 40 mg* Rp *retard 60 mg* Rp *retard 120 mg* Rp Retardkapseln	**Isosorbiddinitrat** 20 mg 40 mg 60 mg 120 mg	60 Stück 60 Stück 60 Stück 30 Stück	13,76 16,51 18,89 18,61	13,74 15,72 17,36 18,61	**Geeignet** bei Angina Pectoris, um die dabei auftretenden Beschwerden zu lindern und um weiteren Anfällen vorzubeugen. → Seite 6

Koronare Herzkrankheit, Angina Pectoris Fortsetzung

Handelsname Darreichungsform	Zusammensetzung pro 1 ml/1 g oder wie angegeben bzw. pro abgeteilte Einheit	Kleinste Packungsgröße	Festbetrag in Euro	Packungspreis in Euro	Bewertung
Hinweise zu den Tabellenspalten → Seite 28, zur Auswahl der Arzneimittel → Seite 23, zur Grundlage der Bewertung → Seiten 24, 27					
NORVASC 5 mg Rp Tabletten	**Amlodipin** 5 mg	20 Stück	12,36	19,30	**Mit Einschränkung geeignet** bei stabiler Angina Pectoris, um die damit verbundenen Beschwerden zu verbessern, wenn Betablocker nicht eingesetzt werden können oder nicht vertragen werden. Bisher konnte nicht festgestellt werden, dass sich Komplikationsrate oder Sterblichkeit verringern lassen. → Seite 656
Obsidan 25 mg Rp	**Propranolol-hydrochlorid** 25 mg	30 Stück	12,55	12,54	**Wenig geeignet** bei koronarer Herzkrankheit und stabiler Angina Pectoris, weil nichtselektive Betablocker unerwünschte Wirkungen u. a. auf die Atmung haben und die Wirkdauer kurz ist. → Seite 655
40 mg Rp	40 mg	30 Stück	13,19	13,19	
100 mg Rp Tabletten	100 mg	30 Stück	14,82	14,82	
Pentalong 50 Rp	**Pentaerythrityltetranitrat** 50 mg	30 Stück	14,97	14,93	**Geeignet** bei Angina Pectoris, um die dabei auftretenden Beschwerden zu lindern und um weiteren Anfällen vorzubeugen. → Seite 658
80 Rp Tabletten	80 mg	30 Stück	17,55	17,33	
PIDILAT 20 mg RETARD Rp Retardtabletten	**Nifedipin** 20 mg	20 Stück	12,65	12,65	**Mit Einschränkung geeignet** bei stabiler Angina Pectoris als retardiertes Präparat, um die damit verbundenen Beschwerden zu verbessern, wenn Betablocker nicht eingesetzt werden können oder nicht vertragen werden. Bisher konnte nicht festgestellt werden, dass sich Komplikationsrate oder Sterblichkeit verringern lassen. → Seite 656
Procorum Rp	**Gallopamil-hydrochlorid** 50 mg	20 Stück		19,15	**Mit Einschränkung geeignet** bei koronarer Herzkrankheit und stabiler Angina Pectoris, um die damit verbundenen Beschwerden zu verbessern, wenn Betablocker nicht eingesetzt werden können oder nicht vertragen werden. Bisher konnte nicht festgestellt werden, dass sich Komplikationsrate oder Sterblichkeit verringern lassen. → Seite 656
Procorum senior Rp Filmtabletten	25 mg	20 Stück		15,54	
Procorum retard Rp Retardtabletten	100 mg	20 Stück		26,67	
Propranolol AL 40 Rp	**Propranolol-hydrochlorid** 40 mg	30 Stück	13,19	13,14	**Wenig geeignet** bei koronarer Herzkrankheit und stabiler Angina Pectoris, weil nichtselektive Betablocker unerwünschte Wirkungen u. a. auf die Atmung haben und die Wirkdauer kurz ist. → Seite 655
80 Rp Tabletten	80 mg	50 Stück	16,56	16,07	
Propranolol-CT 40 mg Filmtabletten Rp	**Propranolol-hydrochlorid** 40 mg	50 Stück	14,82	14,35	**Wenig geeignet** bei koronarer Herzkrankheit und stabiler Angina Pectoris, weil nichtselektive Betablocker unerwünschte Wirkungen u. a. auf die Atmung haben und die Wirkdauer kurz ist. → Seite 655
80 mg Filmtabletten Rp Filmtabletten	80 mg	50 Stück	16,56	16,53	
Propranolol-GRY 10 mg Rp	**Propranolol-hydrochlorid** 10 mg	20 Stück	11,11	10,97	**Wenig geeignet** bei koronarer Herzkrankheit und stabiler Angina Pectoris, weil nichtselektive Betablocker unerwünschte Wirkungen u. a. auf die Atmung haben und die Wirkdauer kurz ist. → Seite 655
40 mg Rp	40 mg	20 Stück	12,25	12,21	
80 mg Rp Tabletten	80 mg	20 Stück	13,14	13,09	
Propranolol STADA 40 mg Rp	**Propranolol-hydrochlorid** 40 mg	50 Stück	14,82	14,66	**Wenig geeignet** bei koronarer Herzkrankheit und stabiler Angina Pectoris, weil nichtselektive Betablocker unerwünschte Wirkungen u. a. auf die Atmung haben und die Wirkdauer kurz ist. → Seite 655
80 mg Rp Tabletten	80 mg	50 Stück	16,56	16,55	

Koronare Herzkrankheit, Angina Pectoris Fortsetzung

Handelsname Darreichungsform	Zusammensetzung pro 1 ml/1 g oder wie angegeben bzw. pro abgeteilte Einheit	Kleinste Packungsgröße	Festbetrag in Euro	Packungspreis in Euro	Bewertung
Propra-ratiopharm 40 Rp	**Propranolol-hydrochlorid** 40 mg	50 Stück	14,82	14,35	**Wenig geeignet** bei koronarer Herzkrankheit und stabiler Angina Pectoris, weil nichtselektive Betablocker unerwünschte Wirkungen u. a. auf die Atmung haben und die Wirkdauer kurz ist. → Seite 655
80 Rp Filmtabletten	80 mg	50 Stück	16,56	16,54	
Propra retard-ratiopharm 80 Rp	80 mg	50 Stück	20,02	16,91	
160 Rp Retardkapseln	160 mg	50 Stück	24,01	19,69	
Querto 25 mg Rp Tabletten	**Carvedilol** 25 mg	28 Stück	33,70	33,70	**Geeignet** bei koronarer Herzkrankheit und stabiler Angina Pectoris, um die dabei auftretenden Beschwerden zu lindern und einem Herzinfarkt vorzubeugen. → Seite 655
Ramipril HEXAL 1,25 mg Rp	**Ramipril** 1,25 mg	20 Stück	11,31	10,47	**Geeignet** bei koronarer Herzkrankheit und Angina Pectoris bei Patienten mit einem besonders hohen Risiko für Herz-Kreislauf-Erkrankungen, um einem Herzinfarkt vorzubeugen. → Seite 654
2,5 mg Rp	2,5 mg	20 Stück	11,73	10,51	
5 mg Rp	5 mg	20 Stück	12,71	11,17	
7,5 mg Rp	7,5 mg	20 Stück	13,47	11,58	
10 mg Rp Tabletten	10 mg	20 Stück	14,14	11,90	
ROCORNAL 200 mg Rp Kapseln	**Trapidil** 200 mg	30 Stück		25,44	**Auch geeignet** bei koronarer Herzkrankheit, um den dabei auftretenden Beschwerden vorzubeugen, wenn geeignete Mittel nicht eingesetzt werden können oder nicht ausreichend wirksam waren. Weniger gut erprobtes Mittel. → Seite 66[illegible]
Selectol Rp Filmtabletten	**Celiprolol-hydrochlorid** 200 mg	28 Stück	15,34	15,26	**Mit Einschränkung geeignet** bei koronarer Herzkrankheit und stabiler Angina Pectoris, weil die therapeutische Wirksamkeit weniger ausgeprägt ist als bei geeigneten Betablockern. → Seite 65[illegible]
Tenormin 50 Rp	**Atenolol** 50 mg	30 Stück	13,13	13,13	**Geeignet** bei koronarer Herzkrankheit und stabiler Angina Pectoris, um die dabei auftretenden Beschwerden zu lindern und einem Herzinfarkt vorzubeugen. → Seite 65[illegible]
100 Rp Filmtabletten	100 mg	30 Stück	15,26	15,26	
Verabeta 40 Rp	**Verapamil-hydrochlorid** 40 mg	100 Stück	13,39	12,26	**Mit Einschränkung geeignet** bei koronarer Herzkrankheit und Angina Pectoris um die damit verbundenen Beschwerde[n] zu verbessern, wenn Betablocker nicht eingesetzt werden können oder nicht vertragen werden. Bisher konnte nicht festgestellt werden, dass sich Komplikationsrate oder Sterblichkeit verringern lassen. → Seite 65[illegible]
80 Rp	80 mg	100 Stück	16,58	15,70	
120 Rp Filmtabletten	120 mg	100 Stück	19,54	19,39	
Verabeta 120 retard Rp	120 mg	30 Stück	14,63	13,14	
Verabeta 240 RR Rp Retardtabletten	240 mg	30 Stück	18,72	16,01	
Vera-CT 120 mg Filmtabletten Rp Filmtabletten	**Verapamil-hydrochlorid** 120 mg	50 Stück	15,49	15,34	**Mit Einschränkung geeignet** bei koronarer Herzkrankheit und Angina Pectori[s] um die damit verbundenen Beschwerde[n] zu verbessern, wenn Betablocker nicht eingesetzt werden können oder nicht vertragen werden. Bisher konnte nicht festgestellt werden, dass sich Komplika[tions]rate oder Sterblichkeit verringern lassen. → Seite 65[illegible]
Vera-CT 240 mg Retardtabletten Rp Retardtabletten	240 mg	50 Stück	23,74	19,49	
Vera-CT 80 mg Tabletten Rp überzogene Tabletten	80 mg	30 Stück	12,42	12,40	

Hinweise zu den Tabellenspalten → Seite 28, zur Auswahl der Arzneimittel → Seite 23, zur Grundlage der Bewertung → Seiten 24, 27

Koronare Herzkrankheit, Angina Pectoris Fortsetzung

Handelsname Darreichungsform	Zusammensetzung pro 1 ml/1 g oder wie angegeben bzw. pro abgeteilte Einheit	Kleinste Packungsgröße	Festbetrag in Euro	Packungspreis in Euro	Bewertung
Verahexal 40 Rp	**Verapamil-hydrochlorid** 40 mg	30 Stück	11,15	10,70	**Mit Einschränkung geeignet** bei koronarer Herzkrankheit und Angina Pectoris, um die damit verbundenen Beschwerden zu verbessern, wenn Betablocker nicht eingesetzt werden können oder nicht vertragen werden. Bisher konnte nicht festgestellt werden, dass sich Komplikationsrate oder Sterblichkeit verringern lassen. → Seite 656
80 Rp	80 mg	30 Stück	12,42	11,59	
120 Rp	120 mg	30 Stück	13,63	13,49	
Filmtabletten					
Verahexal 120 retard Rp	120 mg	30 Stück	14,63	13,14	
180 retard Rp	180 mg	30 Stück	16,72	14,60	
240 retard Rp	240 mg	30 Stück	18,72	16,01	
Retardkapseln					
Verahexal KHK 120 retard Rp	120 mg	30 Stück	14,63	13,14	
Verahexal RR 240 retard Rp	240 mg	30 Stück	18,72	16,01	
Retardtabletten					
Vera Lich 80 mg Rp Filmtabletten	**Verapamil-hydrochlorid** 80 mg	50 Stück	13,74	13,57	**Mit Einschränkung geeignet** bei koronarer Herzkrankheit und Angina Pectoris, um die damit verbundenen Beschwerden zu verbessern, wenn Betablocker nicht eingesetzt werden können oder nicht vertragen werden. Bisher konnte nicht festgestellt werden, dass sich Komplikationsrate oder Sterblichkeit verringern lassen. → Seite 656
Vera Lich retard 120 mg Rp	120 mg	50 Stück	17,39	15,05	
retard 240 mg Rp	240 mg	50 Stück	23,74	19,49	
Retardtabletten					
Veramex 40 Rp	**Verapamil-hydrochlorid** 40 mg	50 Stück	11,85	11,85	**Mit Einschränkung geeignet** bei koronarer Herzkrankheit und Angina Pectoris, um die damit verbundenen Beschwerden zu verbessern, wenn Betablocker nicht eingesetzt werden können oder nicht vertragen werden. Bisher konnte nicht festgestellt werden, dass sich Komplikationsrate oder Sterblichkeit verringern lassen. → Seite 656
80 Rp	80 mg	20 Stück	11,69	11,69	
120 Rp	120 mg	20 Stück	12,57	12,57	
Filmtabletten					
Veramex retard 240 Rp	240 mg	20 Stück	16,05	14,13	
Retardtabletten					
Verapamil 40 – 1A-Pharma Rp	**Verapamil-hydrochlorid** 40 mg	50 Stück	11,85	11,15	**Mit Einschränkung geeignet** bei koronarer Herzkrankheit und Angina Pectoris, um die damit verbundenen Beschwerden zu verbessern, wenn Betablocker nicht eingesetzt werden können oder nicht vertragen werden. Bisher konnte nicht festgestellt werden, dass sich Komplikationsrate oder Sterblichkeit verringern lassen. → Seite 656
80 – 1A-Pharma Rp	80 mg	30 Stück	12,42	11,55	
120 – 1A-Pharma Rp	120 mg	30 Stück	13,63	13,48	
Filmtabletten					
Verapamil 120 ret – 1A-Pharma Rp	120 mg	30 Stück	14,63	13,13	
240 ret – 1A-Pharma Rp	240 mg	30 Stück	18,72	15,95	
Retardtabletten					
Verapamil AbZ 40 mg Filmtabletten Rp	**Verapamil-hydrochlorid** 40 mg	100 Stück	13,39	12,21	**Mit Einschränkung geeignet** bei koronarer Herzkrankheit und Angina Pectoris, um die damit verbundenen Beschwerden zu verbessern, wenn Betablocker nicht eingesetzt werden können oder nicht vertragen werden. Bisher konnte nicht festgestellt werden, dass sich Komplikationsrate oder Sterblichkeit verringern lassen. → Seite 656
80 mg Filmtabletten Rp	80 mg	50 Stück	13,74	13,15	
120 mg Filmtabletten Rp	120 mg	100 Stück	19,54	18,69	
Filmtabletten					
Verapamil 240 mg AbZ retard Rp	240 mg	50 Stück	23,74	19,43	
Retardtabletten					
Verapamil AL 40 Rp	**Verapamil-hydrochlorid** 40 mg	50 Stück	11,85	11,15	**Mit Einschränkung geeignet** bei koronarer Herzkrankheit und Angina Pectoris, um die damit verbundenen Beschwerden zu verbessern, wenn Betablocker nicht eingesetzt werden können oder nicht vertragen werden. Bisher konnte nicht festgestellt werden, dass sich Komplikationsrate oder Sterblichkeit verringern lassen. → Seite 656
80 Rp	80 mg	50 Stück	13,74	13,15	
120 Rp	120 mg	50 Stück	15,49	14,97	
Filmtabletten					
Verapamil AL 240 retard Rp	240 mg	50 Stück	23,74	19,43	
Retardtabletten					

Hinweise zu den Tabellenspalten → Seite 28, zur Auswahl der Arzneimittel → Seite 23, zur Grundlage der Bewertung → Seiten 24, 27

Koronare Herzkrankheit, Angina Pectoris Fortsetzung

Handelsname Darreichungsform	Zusammensetzung pro 1 ml/1 g oder wie angegeben bzw. pro abgeteilte Einheit	Kleinste Packungsgröße	Festbetrag in Euro	Packungspreis in Euro	Bewertung
VERAPAMIL BASICS 80 mg Rp	Verapamil-hydrochlorid 80 mg	100 Stück	16,58	15,10	**Mit Einschränkung geeignet** bei koronarer Herzkrankheit und Angina Pectoris, um die damit verbundenen Beschwerden zu verbessern, wenn Betablocker nicht eingesetzt werden können oder nicht vertragen werden. Bisher konnte nicht festgestellt werden, dass sich Komplikationsrate oder Sterblichkeit verringern lassen. → Seite 656
120 mg Rp Filmtabletten	120 mg	100 Stück	19,54	18,69	
VERAPAMIL BASICS 120 mg retard Rp	120 mg	100 Stück	23,68	18,69	
240 mg retard Rp Retardtabletten	240 mg	50 Stück	23,74	19,43	
Verapamil Hennig 40 mg Rp	Verapamil-hydrochlorid 40 mg	50 Stück	11,85	11,79	**Mit Einschränkung geeignet** bei koronarer Herzkrankheit und Angina Pectoris, um die damit verbundenen Beschwerden zu verbessern, wenn Betablocker nicht eingesetzt werden können oder nicht vertragen werden. Bisher konnte nicht festgestellt werden, dass sich Komplikationsrate oder Sterblichkeit verringern lassen. → Seite 65
80 mg Rp	80 mg	50 Stück	13,74	13,17	
120 mg Rp Filmtabletten	120 mg	50 Stück	15,49	15,43	
Verapamil Hennig 120 mg retard Rp	120 mg	50 Stück	17,39	14,98	
240 mg retard Rp Retardtabletten	240 mg	20 Stück	16,05	14,08	
Verapamil-ratiopharm N 40 Rp	Verapamil-hydrochlorid 40 mg	20 Stück	10,76	10,75	**Mit Einschränkung geeignet** bei koronarer Herzkrankheit und Angina Pectoris, um die damit verbundenen Beschwerden zu verbessern, wenn Betablocker nicht eingesetzt werden können oder nicht vertragen werden. Bisher konnte nicht festgestellt werden, dass sich Komplikationsrate oder Sterblichkeit verringern lassen. → Seite 65
80 Rp	80 mg	20 Stück	11,69	11,67	
Verapamil-ratiopharm 120 Rp Filmtabletten	120 mg	20 Stück	12,57	12,53	
Verapamil retard-ratiopharm 240 Rp Retardtabletten	240 mg	30 Stück	18,72	16,01	
Verapamil Sandoz 40 mg Filmtabletten Rp	Verapamil-hydrochlorid 40 mg	100 Stück	13,39	12,26	**Mit Einschränkung geeignet** bei koronarer Herzkrankheit und Angina Pectoris, um die damit verbundenen Beschwerden zu verbessern, wenn Betablocker nicht eingesetzt werden können oder nicht vertragen werden. Bisher konnte nicht festgestellt werden, dass sich Komplikationsrate oder Sterblichkeit verringern lassen. → Seite 65
80 mg Filmtabletten Rp	80 mg	100 Stück	16,58	15,95	
120 mg Filmtabletten Rp Filmtabletten	120 mg	100 Stück	19,54	19,39	
Verapamil Sandoz 240 mg Retardtabletten Rp Retardtabletten	240 mg	30 Stück	18,72	16,01	
Verapamil Verla 80 mg Rp Filmtabletten	Verapamil-hydrochlorid 80 mg	50 Stück	13,74	13,74	**Mit Einschränkung geeignet** bei koronarer Herzkrankheit und Angina Pectoris, um die damit verbundenen Beschwerden zu verbessern, wenn Betablocker nicht eingesetzt werden können oder nicht vertragen werden. Bisher konnte nicht festgestellt werden, dass sich Komplikationsrate oder Sterblichkeit verringern lassen. → Seite 65
Verapamil Verla retard 120 mg Rp	120 mg	30 Stück	14,63	13,14	
retard 240 mg Rp Retardtabletten	240 mg	50 Stück	23,74	19,49	
Verasal 80 mg Rp	Verapamil-hydrochlorid 80 mg	50 Stück	13,74	13,41	**Mit Einschränkung geeignet** bei koronarer Herzkrankheit und Angina Pectoris, um die damit verbundenen Beschwerden zu verbessern, wenn Betablocker nicht eingesetzt werden können oder nicht vertragen werden. Bisher konnte nicht festgestellt werden, dass sich Komplikationsrate oder Sterblichkeit verringern lassen. → Seite 65
120 mg Rp Filmtabletten	120 mg	100 Stück	19,54	19,49	
Verasal 240 mg retard Rp Retardtabletten	240 mg	20 Stück	16,05	14,13	

Hinweise zu den Tabellenspalten → Seite 28, zur Auswahl der Arzneimittel → Seite 23, zur Grundlage der Bewertung → Seiten 24, 27

Koronare Herzkrankheit, Angina Pectoris Fortsetzung

Handelsname Darreichungsform	Zusammensetzung pro 1 ml/1 g oder wie angegeben bzw. pro abgeteilte Einheit	Kleinste Packungsgröße	Festbetrag in Euro	Packungspreis in Euro	Bewertung
Veroptinstada 40 mg Rp	**Verapamil-hydrochlorid** 40 mg	50 Stück	11,85	11,85	**Mit Einschränkung geeignet** bei koronarer Herzkrankheit und Angina Pectoris, um die damit verbundenen Beschwerden zu verbessern, wenn Betablocker nicht eingesetzt werden können oder nicht vertragen werden. Bisher konnte nicht festgestellt werden, dass sich Komplikationsrate oder Sterblichkeit verringern lassen. → Seite 656
80 mg Rp	80 mg	50 Stück	13,74	13,57	
120 mg Rp Filmtabletten	120 mg	50 Stück	15,49	15,49	
Veroptinstada 240 mg retard Rp Retardtabletten	240 mg	50 Stück	23,74	19,49	
Vesdil 2,5 mg Tabletten Rp	**Ramipril** 2,5 mg	20 Stück	11,73	11,72	**Geeignet** bei koronarer Herzkrankheit und Angina Pectoris bei Patienten mit einem besonders hohen Risiko für Herz-Kreislauf-Erkrankungen, um einem Herzinfarkt vorzubeugen. → Seite 654
5 mg Tabletten Rp	5 mg	20 Stück	12,71	12,71	
Vesdil protect 10 mg Tabletten Rp Tabletten	10 mg	20 Stück	14,14	14,14	
Visken Tropflösung Rp Lösung	**Pindolol** 5 mg *Enthält 4,8% Alkohol* (Konservierungsmittel: Parabene)	30 ml	15,84	16,66	**Mit Einschränkung geeignet** bei koronarer Herzkrankheit und stabiler Angina Pectoris, weil die therapeutische Wirksamkeit weniger ausgeprägt ist als bei geeigneten Betablockern. → Seite 655
Visken mite Rp	2,5 mg	100 Stück	19,11	21,48	
5 mg Rp	5 mg	100 Stück	27,58	31,39	
15 mg Rp Tabletten	15 mg	100 Stück	58,98	67,91	

Hinweise zu den Tabellenspalten → Seite 28, zur Auswahl der Arzneimittel → Seite 23, zur Grundlage der Bewertung → Seiten 24, 27

Hoher Blutdruck

Das Blut fließt mit einem bestimmten Druck durch die Adern, der mit zwei Werten angegeben wird. Der erste Wert zeigt den Druck beim Zusammenziehen des Herzmuskels (Systole), der zweite den beim Erschlaffen des Herzens (Diastole). Gemessen wird in Millimeter Quecksilbersäule auf dem Messgerät (abgekürzt mm Hg). Der systolische Blutdruck gestattet Rückschlüsse auf die Pumpleistung des Herzens, der diastolische auf den Widerstand in den Blutgefäßen.
Hoher Blutdruck (Hypertonie) gilt erst dann als krankhaft, wenn er über mehrere Wochen auf hohem Niveau bleibt oder immer wieder stark erhöhte Werte auftreten. Er sollte in dieser Zeit immer wieder kontrolliert werden, und zwar zu verschiedenen Tageszeiten und zumindest einmal an beiden Armen. Gegebenenfalls kann der Arzt eine 24-Stunden-Messung veranlassen. Dabei wird einen Tag und eine Nacht lang ein transportables Blutdruckmessgerät am Körper getragen, das in bestimmten Abständen (tags alle 20 Minuten, nachts stündlich) über eine aufblasbare Armmanschette selbsttätig den Blutdruck misst.

Der optimale Blutdruck liegt unter 120/80 mm Hg, als normal gelten Werte unter 130/85. Noch normal sind 130–139 mm Hg für den oberen, und 85–89 mm Hg für den unteren Wert. Leicht erhöht (Grad 1) ist er bei Werten von 140 bis 159 und 90 bis 99 mm Hg. Ein mittelschwer erhöhter Blutdruck (Grad 2) liegt vor, wenn die Messung 160–179 (oberer Wert) und 100–109 (unterer Wert) ergibt. Alle Werte über 180/110 gelten als stark erhöhter Blutdruck (Grad 3).
Ständig erhöhter Blutdruck ist in jedem Lebensalter einer der wichtigsten Risikofaktoren für Schlaganfall und Herzinfarkt und muss deshalb immer konsequent behandelt werden.

Anzeichen und Beschwerden

Die meisten Menschen spüren nicht, dass ihr Blutdruck erhöht ist. Oft wird das zufällig entdeckt.
Ein plötzlicher und rascher Anstieg des Blutdrucks auf sehr hohe Werte über 200/115 mm Hg (Hochdruckkrise) macht sich mit Kopfschmerzen, Sehstörungen, Unwohlsein und Übelkeit bemerkbar.

Blutdruck selbst messen, aber richtig!
Es gibt verschiedene Geräte, mit denen Sie selbst den Blutdruck messen können. Damit Sie dabei korrekte Werte bekommen, sind jedoch einige Hinweise zu beachten.

Generell gilt:

- Messen Sie immer im Sitzen nachdem Sie etwa 3-5 Minuten zur Ruhe gekommen sind und immer an demselben Arm, damit Sie vergleichbare Werte erhalten.
- Pumpen Sie die Manschette um etwa 30 mm Hg über den erwarteten systolischen (erstgenannten) Blutdruckwert auf (bei einigen Geräten geschieht das automatisch mit dem Anschalten).
- Halten Sie den Arm während der Messung ruhig und atmen Sie normal weiter.
- Notieren Sie den gemessenen Wert (sofern das Gerät keinen elektronischen Speicher hat) und vermerken Sie die Bedingungen, unter denen Sie gemessen haben (z. B. „nach dem Spaziergang", „nach dem Abendessen", „nach dem Besuch von XY", „vor/nach der Entspannungsübung").
- Wenn Sie die Messung wiederholen wollen, müssen Sie eine halbe Minute warten und die Luft aus der Manschette vollständig ablassen.
- Ermitteln Sie die Messwerte immer mehrmals hintereinander. Ein Wert allein ist nicht aussagekräftig.

Zusätzlich ist zu beachten:

Bei Handgelenk-Messgeräten
Halten Sie beim Messvorgang das Handgelenk in Herzhöhe, nicht tiefer und auch nicht höher. Die Manschette muss dabei gut am Handgelenk anliegen. Lässt sich das nicht ermöglichen, ist eine Messung am Oberarm sinnvoller.

Bei Oberarm-Messgeräten
Legen Sie die Manschette ungefähr zwei Fingerbreit über der Ellenbogenbeuge an und verschließen Sie den Klettverschluss nicht zu locker, aber auch nicht zu fest. Die Manschette sollte nicht mehr verrutschen, aber den Arm auch nicht einengen. Die Messmembran bei Korotkoff-Geräten bzw. der aufblasbare Manschettenteil bei oszillometrischen Geräten gehört immer auf die Innenseite des Oberarms. Legen Sie den Unterarm für den Messvorgang im Sitzen auf einem Tisch ab. Dann befindet sich der untere Rand der Manschette von allein etwa in Herzhöhe. Die Armmanschette muss dem Umfang Ihres Oberarms angepasst sein. Für sehr kräftige Oberarme gibt es Sondergrößen.

Ursachen

Man unterscheidet primären (essenziellen) und sekundären hohen Blutdruck. Die primäre Hypertonie macht 90 bis 95 Prozent der Fälle aus und hat keine eindeutig fassbare Ursache. Teilweise ist sie erblich bedingt.

Die sekundäre Hypertonie ist Folge einer anderen Erkrankung. Nierenkrankheiten, fehlgebildete verengte oder verkalkte Nierenarterien, Funktionsstörungen der Nebennieren mit einer Überproduktion der körpereigenen Hormone Aldosteron oder Adrenalin beziehungsweise Noradrenalin und bestimmte Medikamente (z. B. die „Pille" und glukokortikoidhaltige Präparate) können eine Hypertonie bedingen.

Hoher Blutdruck begleitet oft auch andere Krankheiten, zum Beispiel Diabetes und Fettstoffwechselstörungen.

Übergewicht, reichlicher Alkoholkonsum, kochsalzreiche Kost, aber auch ein übermäßiger Verzehr von lakritzhaltigen Süßigkeiten treiben den Blutdruck in die Höhe. Rauchen und koffeinhaltige Getränke (Kaffee, Cola, starker schwarzer Tee) und Lärm lassen den Blutdruck ebenfalls, jedoch meist kurzfristig, ansteigen.

Wenn Menschen beruflich oder privat immer unter Hochdruck stehen, steigt auch der Blutdruck. Weil das vegetative Nervensystem bei Stress keine Ruhephase hat, bleiben die Muskelfasern in den Arterien ständig angespannt. Dadurch sind die Blutgefäße kontinuierlich enggestellt, was den Blutdruck erhöht und dem Herzen eine höhere Pumpleistung abverlangt.

Nichtmedikamentöse Maßnahmen

Die Basis jeder Hypertonie-Behandlung sind die nichtmedikamentösen Maßnahmen, denn oft sinkt allein dadurch der Blutdruck wieder auf normale Werte ab:

- Bauen Sie Übergewicht ab. Mit zehn Kilogramm weniger Gewicht lässt sich der systolische Wert um 5 bis 20 mm Hg reduzieren.
- Geben Sie das Rauchen auf. Dadurch sinkt zwar nicht immer der Blutdruck, aber es ist der wichtigste Beitrag, den Sie leisten können, um Ihre Blutgefäße zu schonen.
- Probieren Sie aus, ob der Blutdruck schon allein dadurch sinkt, dass Sie auf Salz weitgehend verzichten. Bei salzsensiblen Menschen kann das schon genügen. Die normale Ernährung führt dem Körper täglich 10 bis 20 Gramm Salz zu. Insgesamt sollten es jedoch nicht mehr als vier bis sechs Gramm Salz (= ein Teelöffel) pro Tag sein. Das ist relativ wenig, wenn Sie bedenken, dass Sie auch die versteckten Salze in Brot,

Wurst, Senf, Ketchup, Käse und Fertigprodukten berücksichtigen müssen. Eine Begrenzung der täglichen Salzzufuhr auf sechs Gramm bringt eine Abnahme des systolischen Blutdruckwertes um 2 bis 8 mm Hg.

- Bewegen Sie sich regelmäßig, denn Bewegung senkt den Blutdruck. Günstig sind vor allem leichte Ausdauersportarten wie Joggen, schnelles Gehen, Schwimmen, Radfahren, Skilanglauf. Schon 30 Minuten Joggen oder schnelles Gehen täglich senken den systolischen Blutdruckwert um etwa 4 bis 9 mm Hg.
- Sorgen Sie für regelmäßige Entspannung. Wie Sie das tun, ist Ihnen überlassen – ob mit Yoga, autogenem Training, einem Spaziergang oder einfach mit Nichtstun.
- Trinken Sie nicht mehr als 30 Gramm Alkohol pro Tag: höchstens ein bis zwei Gläser Wein oder einen halben Liter Bier, aber möglichst nicht täglich. Schnäpse und „harte" Drinks wie Whisky, Rum, Weinbrand und Gin nur ein- bis zweimal pro Woche und jeweils nicht mehr als insgesamt vier Zentiliter.
- Ein Tumor in der Nebenniere oder eine Verengung der Nierenarterie kann durch einen Eingriff beseitigt werden.

Die Folgen von anhaltend hohem Blutdruck

Ein dauerhaft erhöhter Blutdruck schädigt die Innenwand der Arterien und das Herz. Als Erstes zeigt sich das oft in den kleinen Blutgefäßen in der Augennetzhaut, die sich verengen, sodass die Netzhaut nicht mehr gleichmäßig gut durchblutet ist. Auch die kleinen Arterien in den Nieren werden eingeengt, wodurch die Nierenleistung nachlässt. Sind die Nieren bereits durch Diabetes oder Nierenkrankheiten geschädigt, trägt ein hoher Blutdruck entscheidend dazu bei, dass die Funktion der Nieren noch weiter nachlässt und schließlich eine Blutwäsche (Dialyse) unausweichlich wird.

Grundsätzlich reagieren alle Arterien im Körper empfindlich auf einen hohen Blutdruck, indem die empfindliche Aderninnenhaut leicht einreißt. An diesen kleinen Verletzungen verwirbelt das Blut und es bilden sich Ablagerungen. Diese verengen den Querschnitt des Blutgefäßes, sodass sich die Durchblutung weiter verschlechtert. Eine Hypertonie trägt daher entscheidend zu den wichtigsten Herz-Kreislauf-Erkrankungen wie zum Beispiel arterielle Durchblutungsstörungen (→ Seite 614) und koronare Herzkrankheit (→ Seite 651) bei. Blockiert die Engstelle den Blutfluss in Arterien, die das Gehirn versorgen (z. B. eine Halsschlagader), kommt es zu einem Schlaganfall. Sind die Herzkranzgefäße betroffen, ereignet sich ein Herzinfarkt.

Darüber hinaus muss das Herz das Blut ständig gegen einen großen Widerstand in den Kreislauf pumpen. Auf Dauer ist es damit überfordert, sodass eine Herzschwäche (→ Seite 819) entsteht.

Behandlung mit Medikamenten

Medikamentös behandlungsbedürftig ist ein hoher Blutdruck, wenn er trotz der allgemeinen Maßnahmen dauerhaft über 140/90 mm Hg liegt. Besteht gleichzeitig ein Diabetes oder eine chronische Nierenerkrankung, muss der Blutdruck schon ab Werten über 130/80 mm Hg medikamentös gesenkt werden. Dies vor allem, wenn die Nieren große Mengen Eiweiß ausscheiden. Welche Medikamente dafür geeignet sind, richtet sich nach der Höhe des Blutdrucks, dem Alter und den Begleiterkrankungen:

Liegt der Blutdruck bei 140–159 mm Hg systolisch und 90–99 mm Hg diastolisch und bestehen keine Begleiterkrankungen, sind Diuretika (→ Seite 704) geeignet, und zwar Thiazide (→ Seite 704) oder thiazidartige Diuretika (→ Seite 704) mit den Wirkstoffen Hydrochlorothiazid, Chlortalidon oder Indapamid. Diuretika, insbesondere Thiazide, sind die am besten untersuchten Mittel bei hohem Blutdruck. Sie sind als Mittel der ersten Wahl zu empfehlen, es sei denn, es bestehen Krankheiten, die ein anderes Vorgehen nahelegen (z. B. Gicht, Kaliummangel, Kalziumüberschuss, Diabetes). Ansonsten werden Diuretika auch empfohlen, wenn zusätzlich zum hohen Blutdruck eine Herzschwäche besteht. Auch bei Asthma sind sie gut geeignet, um einen hohen Blutdruck zu senken, wenn Betablocker nicht gegeben werden sollen. Bei stark eingeschränkter Nierenfunktion müssen statt der Thiazide oder thiazidartigen Diuretika Schleifendiuretika (→ Seite 704) oder auch Xipamid eingesetzt werden. Schleifendiuretika sind ansonsten wegen ihrer kurzen Wirkdauer und unerwünschten Wirkungen auf den Flüssigkeitshaushalt bei hohem Blutdruck wenig geeignet.

Soll der durch Thiazide und thiazidartige Diuretika verursachte Kaliumverlust begrenzt werden, sind auch Kombinationen aus zwei Diuretika (→ Seite 721) in Form von Thiazid + kaliumsparendes Diuretikum (→ Seite 721) oder thiazidartiges Diuretikum + kaliumsparendes Diuretikum (→ Seite 721) geeignet.

Alternativ zu Diuretika sind bei älteren Patienten über 55 Jahre die langwirkenden Kalziumantagonisten (→ Seite 711) Amlodipin und Nitrendipin geeignet, um den Blutdruck zu senken, bei Jüngeren eher

ACE-Hemmer (→ Seite 691). Die Kalziumantagonisten Amlodipin und Nitrendipin sowie ACE-Hemmer verringern das Risiko, eine Herz-Kreislauf-Erkrankung zu bekommen, und die Wahrscheinlichkeit, daran zu sterben. Alle anderen Wirkstoffe aus der Gruppe der Kalziumantagonisten sind nur geeignet, wenn sie zusammen mit einem anderen Wirkstoff (Diuretikum, ACE-Hemmer) eingesetzt werden. Als alleinige Medikamente sind sie bei hohem Blutdruck nur mit Einschränkung geeignet, weil sich damit Folgeerkrankungen wie koronare Herzkrankheit und Herzinfarkt weniger ausgeprägt verhindern lassen oder weil aussagekräftige Studien dazu noch fehlen. Die nichtretardierten Zubereitungen von Nicardipin und Nifedipin sind bei der Dauerbehandlung des hohen Blutdrucks generell wenig geeignet, weil sie zu kurz wirken und der Verdacht besteht, dass sie ein erhöhtes Risiko für Herzinfarkt und Schlaganfall bergen.

Ebenso wie für Amlodipin, Nitrendipin und ACE-Hemmer existieren auch für Betablocker (→ Seite 700) Studien, die eine Reduktion der Sterblichkeit zeigen. Offensichtlich können sie aber bei älteren Menschen mit erhöhtem Blutdruck ohne Begleiterkrankungen Komplikationen wie Schlaganfall weniger gut verhindern – mit Diuretika oder Amlodipin beziehungsweise Nitrendipin gelingt dies eher. Betablocker gelten deshalb als alleinige Mittel zur Behandlung des hohen Blutdrucks bei älteren Patienten nur noch als „mit Einschränkung geeignet".

Bei jüngeren Patienten dagegen, die nur einen hohen Blutdruck aufweisen und keine weiteren Krankheiten, sind die Betablocker Atenolol, Bisoprolol, Carvedilol, Metoprolol, Nebivolol und Propranolol geeignet, um den Blutdruck zu senken, vor allem, wenn das Herz in Ruhe sehr schnell schlägt (mehr als 100 Schläge pro Minute). Die Wirkstoffe Betaxolol, Celiprolol, Pindolol und Talinolol sind mit Einschränkung geeignet. Sie sollten nur angewendet werden, wenn geeignete Mittel – ACE-Hemmer, Sartane, Diuretika, Nitrendipin oder Amlodipin beziehungsweise die vorgenannten Betablocker – nicht eingesetzt werden können.

Betablocker sind ebenfalls geeignet, wenn die Herzkranzgefäße verengt sind (Näheres finden Sie unter „Koronare Herzkrankheit" → Seite 651), was sehr häufig bei Diabetikern der Fall ist, wenn sich ein Herzinfarkt ereignet hat oder wenn eine Herzschwäche (→ Seite 819) besteht.

ACE-Hemmer (→ Seite 691) sind geeignet, wenn zusätzlich zum hohen Blutdruck eine Herzschwäche, ein Diabetes oder eine chronische Nierenkrankheit vorliegt.

Wenn ACE-Hemmer angezeigt sind, aber nicht vertragen werden, können sie durch die ebenfalls geeigneten Sartane (→ Seite 716) ersetzt werden. Eine neue Auswertung der bisher vorliegenden Studienergebnisse hat allerdings ergeben, dass ACE-Hemmer eine koronare Herzkrankheit etwas besser verhindern können als Sartane. Ob diese Beobachtung tatsächlich für Patienten relevant ist, lässt sich derzeit noch nicht abschließend beantworten.

Um die notwendigen Zielwerte des Blutdrucks zu erreichen, ist in vielen Fällen eine Kombinationstherapie notwendig. Ist der Blutdruck höher als 160/100 mm Hg, ist es meist sinnvoll, bereits von Anfang an zwei Wirkstoffe einzusetzen. Üblicherweise werden dann ACE-Hemmer oder Betablocker mit einem Diuretikum kombiniert (in erster Linie mit Hydrochlorothiazid). Auch eine Kombination mit einem Sartan ist möglich, wenn ACE-Hemmer nicht vertragen werden. ACE-Hemmer können aber auch mit einem Kalziumantagonisten kombiniert werden oder ein Betablocker mit einem Kalziumantagonisten vom Nifedipin-Typ oder ein Kalziumantagonist mit einem Diuretikum. Dies kann mit den einzelnen Monopräparaten geschehen oder – vorausgesetzt, die Zusammensetzung und die Dosis des jeweiligen Präparats entsprechen den individuellen Anforderungen des Patienten – in Form von fixen Kombinationen aus Betablocker + Diuretikum (→ Seite 720) oder Betablocker + Kalziumantagonist (→ Seite 721) oder ACE-Hemmer + Diuretikum (→ Seite 719) oder Sartan + Diuretikum (→ Seite 720) oder ACE-Hemmer + Kalziumantagonist (→ Seite 720) oder Kalziumantagonist + Diuretikum (→ Seite 721).

ABER: Betablocker dürfen nicht oder nur unter sorgfältiger ärztlicher Überwachung mit den Wirkstoffen Diltiazem oder Verapamil aus der Gruppe der Kalziumantagonisten kombiniert werden. Diese beiden Wirkstoffe verlangsamen ebenso wie Betablocker den Herzschlag, gleichzeitig schwächen sie die Herzkraft. In Kombination mit Betablockern verstärkt sich ihre Wirkung auf das Herz so sehr, dass sich der Herzschlag lebensbedrohlich bis zum Herzstillstand verlangsamen kann. Wahrscheinlich gilt dies auch für den Kalziumantagonisten Gallopamil. Zu beachten ist weiterhin, dass ACE-Hemmer nur unter sorgfältiger ärztlicher Überwachung mit kaliumsparenden Diuretika kombiniert werden sollen, weil sich dann – insbesondere bei eingeschränkter Nierenfunktion – zu viel Kalium im Organismus anreichern und uner-

wünschte Wirkungen (z. B. Herzrhythmusstörungen) auslösen kann.
Reichen zwei Wirkstoffe nicht aus, um den Blutdruck angemessen zu senken, ist es ratsam, zusätzlich einen dritten Wirkstoff aus der Reihe der als geeignet bewerteten Substanzen einzusetzen. Sind diese Präparate nicht ausreichend wirksam, kann der Blutdruck auch mit Alpha-1-Rezeptoren-Blockern (→ Seite 694) als zusätzliches Medikament gesenkt werden. Bei Männern ohne Herzkrankheiten, aber mit vergrößerter Prostata und starken Beschwerden beim Wasserlassen können diese Mittel auch als einziges Medikament eingesetzt werden, weil sie sich auf diese Begleiterkrankung positiv auswirken. Ansonsten sind diese Mittel als alleinige blutdrucksenkende Therapie bei hohem Blutdruck wenig geeignet, weil unter der Behandlung häufiger Komplikationen am Herzen auftreten können (z. B. Herzschwäche).
Die fixe Kombination Betablocker + Diuretikum + gefäßerweiterndes Mittel (→ Seite 723) ist nur mit Einschränkung geeignet. Sie sollte nur eingesetzt werden, wenn Zusammensetzung und Dosierung den Erfordernissen des Patienten entsprechen und der hohe Blutdruck mit geeigneten Einzelsubstanzen oder Zweierkombinationen nicht ausreichend gesenkt werden kann.
Geht der hohe Blutdruck auf eine Überproduktion des Hormons Aldosteron zurück, kann er mit dem kaliumsparenden Diuretikum (→ Seite 704) Spironolacton gesenkt werden.
Das gefäßerweiternde Mittel (→ Seite 709) Dihydralazin ist bei hohem Blutdruck mit Einschränkung geeignet, weil es schlechter verträglich ist, und sollte nur eingesetzt werden, wenn Diuretika, Betablocker, ACE-Hemmer oder Sartane beziehungsweise Kalziumantagonisten allein oder in Kombination nicht eingesetzt werden können oder wenn der Blutdruck mit diesen Mitteln nicht ausreichend gesenkt werden konnte.
Das gilt auch für den Wirkstoff Minoxidil (→ Seite 714), der nur dann geeignet ist, wenn er zusammen mit einem Betablocker und einem stark wirkenden Diuretikum kombiniert eingesetzt wird, sonst kann sich rasch eine Herzschwäche mit Wassereinlagerungen ausbilden oder sogar ein Herzinfarkt eintreten.
Auch Alpha-2-Agonisten (→ Seite 696) sind aufgrund ihrer schlechten Verträglichkeit mit Einschränkung geeignet und sollten in der Regel nur in Kombination mit anderen Mitteln (in erster Linie Diuretika) eingesetzt werden. Im Gegensatz zu Clonidin und Methyldopa fehlen für den Wirkstoff Moxonidin zudem Studien, die einen Langzeitnutzen der Therapie belegen. Bei hohem Blutdruck und zusätzlicher Herzinsuffizienz kann er sogar schaden. Soll ein hoher Blutdruck in der Schwangerschaft therapiert werden, gilt der Wirkstoff Methyldopa als alleiniges Mittel als „geeignet“, weil damit die längsten Erfahrungen vorliegen.
Wegen der unerwünschten Wirkungen von Reserpin auf das zentrale Nervensystem (Depressionen) sind die Kombinationen Diuretikum + Reserpin (→ Seite 722) und Diuretikum + Reserpin + gefäßerweiterndes Mittel (→ Seite 723) nur mit Einschränkung geeignet, und nur wenn die Tagesdosis von Reserpin 0,20 Milligramm nicht überschreitet.

Bei allen Hochdruckmitteln zu beachten

Wenn Sie beginnen, einen zu hohen Blutdruck medikamentös zu senken, kann es sein, dass Sie sich in den ersten ein bis drei Wochen nicht so wohl fühlen wie zuvor. Das hängt damit zusammen, dass Ihr Körper sich inzwischen an den erhöhten Blutdruck gewöhnt hat. Sinkt er, reagiert der Organismus oft mit Schwindel, Müdigkeit und Leistungsschwäche. Meist gibt sich das innerhalb weniger Wochen. Wenn Sie sich jedoch sehr unwohl fühlen, sollten Sie mit dem Arzt besprechen, ob möglicherweise die Dosis des verordneten Mittels zu hoch gewählt ist. Achtung: Lassen Sie sich nicht dazu verleiten, ein blutdrucksenkendes Medikament auf eigene Faust abzusetzen, weil es Ihnen wieder gut geht und der Blutdruck normal ist. Es kann sein, dass er ohne das Mittel schlagartig in die Höhe schießt und Sie in eine lebensbedrohliche Hochdruckkrise geraten. Nur in Absprache mit dem Arzt können Sie versuchen, das Medikament langsam über mehrere Wochen hinweg abzusetzen. Währenddessen müssen Sie mehrfach täglich den Blutdruck kontrollieren, damit Sie rechtzeitig erkennen, wenn er wieder steigt.

ACE-Hemmer

Benazepril

Cibacen

Captopril

ACE-Hemmer-ratiopharm, Adocor, Captobeta, capto-corax, Capto-CT, Capto-dura M, CAPTOFLUX, CAPTOGAMMA, Captohexal, Capto-ISIS, Captopril 1A Pharma, Captopril AbZ, Captopril AL, Captopril Heumann, Captopril Pfleger, Captopril Sandoz, Captopril STADA, Captopril Verla, CAPTO-PUREN, Lopirin, Tensiomin, tensobon, Tensostad

Cilazapril
Dynorm
Enalapril
Benalapril, Corvo, Enabeta, enadura, Enalagamma, Ena-Hennig, Enahexal, Enalapril 1A Pharma, Enalapril AL, enalapril-corax, Enalapril-CT, Enalapril Heumann, Enalapril KSK, Enalapril-ratiopharm, Enalapril Sandoz, Enalapril STADA, ENA-PUREN, Jutaxan, XANEF
Fosinopril
dynacil, Fosinorm
Lisinopril
Acerbon, CORIC, Lisibeta, Lisigamma, Lisi-Hennig, LisiHEXAL, Lisi Lich, Lisinopril 1A Pharma, Lisinopril AL, Lisinopril Heumann, Lisinopril-CT, Lisinopril-ratiopharm, Lisinopril Sandoz, Lisinopril STADA, Lisinopril TAD, LISI-PUREN, Lisodura
Perindopril
Coversum
Quinapril
Accupro
Ramipril
Delix, Ramipril 1A Pharma, Ramipril AL, Ramipril beta, Ramipril HEXAL, Ramipril-ratiopharm, Ramipril Sandoz, Ramipril STADA, Ramipril TAD, Vesdil
Spirapril
Quadropril
Trandolapril
Udrik

ACE ist die Abkürzung für Angiotensin Converting Enzyme. Dieses Enzym wandelt das Hormon Angiotensin I in seine wirksame Form Angiotensin II um, das die Blutgefäße stark verengt. ACE-Hemmer blockieren diese Umwandlung, sodass sich die Adern erweitern. Dadurch verringert sich der Widerstand, gegen den das Herz das Blut durch den Kreislauf pumpt, und der Blutdruck sinkt.

Die verschiedenen Wirkstoffe der ACE-Hemmer unterscheiden sich in ihrer Wirkstärke und -dauer. Davon hängt es ab, wie viele Tabletten Sie einnehmen müssen. Captopril ist die einzige kurzwirkende Substanz, sie wird vom Körper rasch wieder ausgeschieden. Das Mittel wirkt bereits nach 20 bis 30 Minuten, wobei nach ein bis zwei Stunden das Maximum erreicht ist.

Die anderen Substanzen sind langwirkende Mittel, die frühestens eine Stunde nach der Einnahme wirken; das Maximum ist nach drei bis vier Stunden erreicht. Der Vorteil dieser Mittel besteht darin, dass Sie nur eine oder zwei Tabletten täglich einnehmen müssen, dafür sind sie schlechter zu „steuern": Treten unerwünschte Wirkungen auf, halten diese länger an.

ACE-Hemmer sind zur Behandlung von hohem Blutdruck geeignet, insbesondere, wenn zusätzlich eine Herzschwäche oder ein Diabetes besteht. Bei Menschen mit Diabetes tragen die Mittel dazu bei, Nierenschäden zu verhindern. Bei chronischen Nierenerkrankungen können ACE-Hemmer dazu beitragen, dass sich die Organfunktion nicht weiter verschlechtert.

Die Wirkstoffe Benazepril (*Cibacen*), Fosinopril (*dynacil, Fosinorm*) und Quinapril (*Accupro*) gibt es inzwischen auch in Form von preisgünstigen Generika.

Anwendung

Der Arzt sollte jeweils mit einer niedrigen Dosis beginnen. Der mögliche Dosisbereich pro Tag beträgt für

- Benazepril 10–20 Milligramm
- Fosinopril 10–40 Milligramm
- Captopril 25–150 Milligramm
- Cilazapril 0,5–5 Milligramm
- Enalapril 2,5–40 Milligramm
- Lisinopril 2,5–40 Milligramm
- Perindopril 2–8 Milligramm
- Quinapril 10–40 Milligramm
- Ramipril 1,25–10 Milligramm
- Spirapril 3–6 Milligramm
- Trandolapril 0,5–4 Milligramm.

Wenn der Blutdruck nach zwei Wochen nicht ausreichend gesunken ist, sollte der Arzt die Dosis erhöhen, die Substanzgruppe wechseln oder zusätzlich ein weiteres blutdrucksenkendes Mittel verordnen (z. B. ein Diuretikum).

Während der gesamten Behandlung sollte der Arzt ein- bis zweimal jährlich das Blutbild kontrollieren, um unerwünschte Wirkungen rechtzeitig zu erkennen.

Wenn Sie nierenkrank sind oder Ihre Nieren nur eingeschränkt funktionieren, muss der Arzt vor und während der Behandlung die Nierenwerte im Blut kontrollieren. Die Dosis einiger ACE-Hemmer muss dann im Minimalbereich bleiben, weil die Mittel über die Nieren ausgeschieden werden. Die Ausnahme bildet Fosinopril, das normal dosiert werden kann.

Wenn Sie während der Einnahme von ACE-Hemmern Durchfall oder Fieber haben oder stark schwitzen, müssen Sie darauf achten, dass Sie mindestens zwei Liter täglich trinken (es sei denn,

Sie haben eine Herzschwäche, dann folgen Sie dem Rat des Arztes). Sonst besteht die Gefahr, dass der Blutdruck zu stark absinkt und Sie ohnmächtig werden.

ACHTUNG

Wenn Sie zusätzlich zum hohen Blutdruck eine ausgeprägte Herzschwäche haben oder mit wasserausschwemmenden Mitteln (Diuretika) vorbehandelt wurden, sollte der Arzt die Mittel zu Beginn besonders niedrig dosieren. Die empfohlenen Dosierungen bei Herzschwäche liegen beispielsweise für Captopril bei dreimal täglich 6,25 Milligramm und für Lisinopril bei einmal täglich 2,5 Milligramm.
Die blutdrucksenkende Wirkung von ACE-Hemmern kann trotzdem so stark sein, dass Sie einen Kollaps erleiden. Deshalb sollten Sie während der ersten Einnahme ärztlich überwacht werden.

Gegenanzeigen

Unter folgenden Bedingungen dürfen Sie keine ACE-Hemmer einnehmen:

- Die Durchblutung beider Nieren ist durch eine Verengung der Nierenarterien beeinträchtigt.
- Sie haben oder hatten schon einmal ein angioneurotisches Ödem (anfallsweise auftretende Wassereinlagerungen, zum Beispiel an den Gliedmaßen, im Mund- und Rachenraum und im Magen-Darm-Trakt).
- Eine Ihrer Herzklappen ist verengt (Aorta- oder Mitralklappenstenose) oder der Herzmuskel ist anderweitig geschädigt, sodass das Herz keine volle Leistung erbringen kann (obstruktive hypertrophe Kardiomyopathie).

Unter folgenden Bedingungen sollte der Arzt Nutzen und Risiken der Anwendung dieser Mittel sorgfältig abwägen:

- Sie machen aufgrund einer Allergie gegen Insektengift eine Hyposensibilisierungsbehandlung. Weil dann die Gefahr für eine schwere allergische Reaktion besteht, dürfen Sie ACE-Hemmer erst nach Abschluss dieser Therapie einnehmen.
- Sie haben eine Lebererkrankung.
- Das Blut enthält zu viel Kalium.
- Der Salzhaushalt ist schwer gestört.

Wechselwirkungen mit Medikamenten

Wenn Sie noch andere Medikamente nehmen, ist zu beachten:

- In Kombination mit kaliumsparenden Diuretika verstärkt sich deren kaliumsparende Wirkung, sodass es leicht zu einem Kaliumüberschuss kommt, vor allem bei eingeschränkter Nierenfunktion. Der Kaliumüberschuss kann Herzrhythmusstörungen hervorrufen. Die Kombination dieser Wirkstoffe ist deshalb zu vermeiden.
- ACE-Hemmer verstärken die Wirkung von Lithium (bei Depressionen), sodass dieses stärker giftig wirkt. Beide Mittel sollten Sie nicht gleichzeitig anwenden. Ist dies doch erforderlich, sollte der Arzt während der Behandlung die Lithiumspiegel im Blut kontrollieren.
- Nichtsteroidale Antirheumatika (bei Schmerzen, Rheuma) schwächen die Wirkung von ACE-Hemmern.
- In Kombination mit Allopurinol (bei Gicht) oder mit Mitteln, die das Immunsystem unterdrücken (bei Rheuma, chronisch-entzündlichen Darmerkrankungen) kann die Anzahl der weißen Blutkörperchen absinken. Ist eine solche Kombination unerlässlich, muss der Arzt ein- bis zweimal jährlich das Blutbild überprüfen.

▶ **Unbedingt beachten**

Bei Menschen mit Diabetes verstärken ACE-Hemmer die blutzuckersenkende Wirkung von Insulin und Sulfonylharnstoffen, sodass leicht eine Unterzuckerung entsteht. Sie sollten die Blutzuckerwerte häufiger als sonst kontrollieren. Näheres hierzu lesen Sie unter „Mittel zur Blutzuckersenkung: verstärkte Wirkung" (→ Seite 11).

Wechselwirkungen mit Speisen und Getränken

ACE-Hemmer verstärken die Wirkung von Alkohol.

UNERWÜNSCHTE WIRKUNGEN

Mittel aus dieser Wirkstoffgruppe können Haarausfall auslösen. Dieser lässt meist wieder nach, sobald das Medikament abgesetzt wird.

▶ **Keine Maßnahmen erforderlich**

Bei mehr als 1 von 100 Behandelten treten Kopfschmerzen, Brechreiz, Durchfall auf.
Die Geschmacksempfindlichkeit der Zunge und die Sensibilität der Riechschleimhaut können nachlassen. Dieser Effekt verschwindet, wenn Sie die Mittel absetzen.

▶ **Muss beobachtet werden**

Sehr häufig (bei 20 bis 30 von 100) verursachen ACE-Hemmer einen unangenehmen Reizhusten. Wenn der Husten sehr störend wird, sollten Sie mit dem Arzt sprechen, damit er Ihnen gegebenenfalls ein anderes Mittel verschreibt.
Wenn Ihre Nieren nur eingeschränkt arbeiten oder wenn Sie gleichzeitig kaliumsparende Diuretika einnehmen, kann sich zu viel Kalium im Blut anreichern. Symptome dafür sind Muskel-

schwäche und Veränderungen im EKG. Da diese nur beim Arzt erkannt werden können, sollte der Arzt in diesen Fällen die Kaliumwerte zu Beginn der Behandlung und weiterhin einmal im Quartal kontrollieren.

Wenn die Haut sich verstärkt rötet und juckt (bei über 1 von 100), reagieren Sie vermutlich allergisch auf das Mittel. Bei solchen Hauterscheinungen (→ Seite 14) sollten Sie einen Arzt aufsuchen.

Die Nierenfunktion (→ Seite 16) kann sich verschlechtern, insbesondere wenn sie bereits eingeschränkt ist. Typische Anzeichen fehlen meist. Wasseransammlungen in den Beinen, geringe Harnausscheidung, Krankheitsgefühl, Blässe können auftreten.

Solche Nierenschäden sind abhängig von der Dosis des ACE-Hemmers sowie von bereits bestehenden Erkrankungen und den Begleitmedikamenten. Nach Absetzen des Mittels bilden sie sich nicht immer zurück. Der Arzt muss deshalb zu Behandlungsbeginn alle vier bis acht Wochen die Nierenfunktion anhand der Blutwerte überprüfen.

Selten (bei weniger als 1 von 100) kann sich das Blutbild (→ Seite 15) verändern. Die Anzahl der weißen Blutkörperchen kann so stark absinken, dass Ihre Abwehrkraft sehr geschwächt ist. Wenn Sie feststellen, dass Sie sehr infektanfällig sind, sollte der Arzt das Blutbild kontrollieren.

► **Sofort zum Arzt**

Nehmen Juckreiz und Hautausschlag zu und treten zusätzlich Herzrasen, Atemnot, Schwäche und Schwindel auf, müssen Sie unverzüglich den Notarzt rufen (Telefon 112), weil es sich um eine lebensbedrohliche Allergie (→ Seite 14) handeln kann.

Bei 3 bis 5 von 1 000 Behandelten schwillt das Unterhautgewebe an, meist im Gesicht an Lippen oder Zunge (Quincke-Ödem oder angioneurotisches Ödem), begleitet von Atemnot oder Erstickungsanfällen. Dann muss umgehend der Notarzt gerufen werden (Telefon 112).

Hinweise

Für Kinder unter 14 Jahren

Die Erfahrungen mit ACE-Hemmern bei Kindern sind noch sehr gering. Daten liegen nur für Captopril und Enalapril vor. Andere Wirkstoffe aus der Gruppe der ACE-Hemmer sollten mangels Erfahrung nicht angewendet werden.

Bei Captopril beträgt die Anfangsdosis bei Kindern ab etwa sechs Jahren beziehungsweise ab einem Körpergewicht von 20 Kilogramm 6,25 Milligramm. Die Erhaltungsdosis wird abhängig vom Ansprechen des Kindes angepasst und beträgt in der Regel zweimal 12,5 Milligramm.

Für Enalapril liegen nur begrenzte Erfahrungen vor. Die Anfangsdosis wird bei einem Körpergewicht von 20 Kilo bis unter 50 Kilo mit 2,5 Milligramm täglich angegeben. Bei Kindern über 50 Kilogramm können 5 Milligramm gegeben werden. Als maximale Erhaltungsdosis pro Tag sollten bei Kindern mit einem Gewicht von 20 bis 50 Kilogramm 20 Milligramm nicht überschritten werden, bei einem Gewicht von über 50 Kilogramm sollten nicht mehr als 40 Milligramm gegeben werden.

Für Frauen

Frauen sollten während der Einnahme von ACE-Hemmern ein sicheres Verhütungsmittel anwenden, weil die Wirkstoffe das Ungeborene vor allem im zweiten und im letzten Schwangerschaftsdrittel schwer schädigen können.

Für Schwangerschaft und Stillzeit

In Schwangerschaft und Stillzeit dürfen Sie keine ACE-Hemmer einnehmen.

Wenn Sie in den ersten Wochen einer Schwangerschaft noch ACE-Hemmer eingenommen haben, sollte der Arzt Ihnen schnellstmöglich ein anderes blutdrucksenkendes Medikament (z. B. Methyldopa → Seite 696) verordnen.

Für ältere Menschen

Weil die Nierenfunktion bei ihnen oft beeinträchtigt ist, sollte der Arzt ACE-Hemmer grundsätzlich niedrig dosieren und die Nierenwerte häufiger als sonst kontrollieren.

Zur Verkehrstüchtigkeit

Wenn Ihnen zu Beginn der Behandlung wegen des niedrigeren Blutdrucks häufiger schwindelig ist oder Sie sich müde fühlen, sollten Sie kein Fahrzeug lenken, keine Maschinen bedienen und keine Arbeiten ohne sicheren Halt verrichten.

Alpha-1-Rezeptoren-Blocker

Bunazosin

Andante

Doxazosin

Cardular PP, Diblocin PP, Doxacor, Doxazomerck, Doxazosin AL, Doxazosin-CT, Doxazosin-ratiopharm, Doxazosin Sandoz, Doxazosin STADA, Uriduct

Urapidil

EBRANTIL

Alpha-1-Rezeptoren-Blocker werden oft verkürzt als Alpha-1-Blocker bezeichnet. Die Wirkstoffe besetzen spezielle Bindungsstellen – Alpha-1-Rezeptoren – in den Wänden der Blutgefäße. An diesen Stellen koppeln normalerweise Hormone des sympathischen Nervensystems (Katecholamine) an, die bewirken, dass sich die Muskulatur der Blutgefäße zusammenzieht. Sind die Bindungsstellen besetzt, können die Hormone ihre Wirkung nicht entfalten, die Adern erweitern sich, der Blutdruck sinkt.

Die verschiedenen Alpha-1-Rezeptoren-Blocker wirken unterschiedlich. Bunazosin und Doxazosin wirken ausschließlich an den Katecholamin-Rezeptoren der Gefäße, Urapidil zusätzlich im zentralen Nervensystem. Dieses Mittel wird häufig bei schlagartig angestiegenem, sehr hohem Blutdruck (über 200/105 mm Hg, Hochdruckkrise) eingesetzt, dann jedoch gespritzt und meist im Krankenhaus.

Alpha-1-Rezeptoren-Blocker senken den Blutdruck zuverlässig, werden aber nicht mehr zur Monotherapie bei Bluthochdruck empfohlen. Eine große Studie zeigte, dass Personen, die mit Alpha-1-Rezeptoren-Blockern behandelt wurden, häufiger wegen Herzschwäche ins Krankenhaus mussten als andere, die mit einem Thiazid-Diuretikum behandelt wurden. Aufgrund dieser Ergebnisse kommen die Mittel allenfalls noch für die Kombinationstherapie infrage. Als alleinige Mittel sind sie zur Behandlung eines hohen Blutdrucks nur noch bei Männern mit vergrößerter Prostata, die keine Herzerkrankung haben, mit Einschränkung geeignet. Bei diesen Männern kann das Mittel die durch die Prostatavergrößerung bedingten Beschwerden beim Wasserlassen positiv beeinflussen.

Anwendung

Wie bei allen blutdrucksenkenden Mitteln sollte auch bei diesen Wirkstoffen mit einer niedrigen Dosis begonnen werden. Der Dosisbereich pro Tag liegt für Bunazosin zwischen 3 und 12 Milligramm, für Doxazosin zwischen 1 und 8 Milligramm und für Urapidil zwischen 60 und 180 Milligramm.

An den ersten Behandlungstagen und bei jeder Dosiserhöhung sollten Sie sich nach der Einnahme hinlegen, falls Ihnen schwindelig wird. Deshalb nehmen Sie die Tabletten am besten vor dem Schlafengehen ein. Das Risiko für solche Schwindelanfälle ist bei einem retardierten Mittel geringer. Der Wirkstoff wird dann nur langsam freigesetzt, sodass er schonender wirkt.

Wenn Sie die Einnahme einmal vergessen haben, steigt der Blutdruck etwas an, schießt aber nicht schlagartig in die Höhe. Sie können dann wie gewohnt die nächste Tablette schlucken.

Achtung

Gegenanzeigen

Unter folgenden Bedingungen dürfen Sie Alpha-1-Rezeptoren-Blocker nicht oder nur nach sorgfältigem Abwägen von Nutzen und Risiken einnehmen:

- Sie haben eine schwere Nierenfunktionsstörung.
- Sie haben einen den Blutstrom einengenden Herzklappenfehler.

Wechselwirkungen mit Medikamenten

Wenn Sie noch andere Medikamente nehmen, ist zu beachten, dass nichtsteroidale Antirheumatika (bei Schmerzen, Rheuma) die Wirkung von Alpha-1-Rezeptoren-Blockern schwächen.

Wenn Sie aufgrund von Prostatabeschwerden mit anderen Substanzen aus der Gruppe der Alpha-1-Rezeptoren-Blocker (z. B. Terazosin, Alfuzosin) behandelt werden, verstärken sich die blutdrucksenkenden Eigenschaften der Mittel. Dann sollte der Arzt gegebenenfalls die Dosis anpassen.

► **Unbedingt beachten**

Sie dürfen nicht gleichzeitig Mittel mit dem Wirkstoff Sildenafil (*Viagra*), Tadalafil (*Cialis*) und Vardenafil (*Levitra*, alle bei Erektionsstörungen) einnehmen, weil dann der Blutdruck so stark abfallen kann, dass der Kreislauf zusammenbricht oder sich Herzrhythmusstörungen einstellen. Der Arzt sollte deshalb besser ein anderes blutdrucksenkendes Mittel verschreiben. Wenn das nicht möglich ist, sollten Sie das Potenzmittel unbedingt mit einem Abstand von vier bis sechs Stunden zum blutdrucksenkenden Mittel einnehmen.

Unerwünschte Wirkungen

► **Keine Maßnahmen erforderlich**

Bei 1 bis mehr als 10 von 100 Behandelten treten Kopfschmerzen und Müdigkeit auf. Mit Magen-Darm-Beschwerden wie Durchfall, Erbrechen ist bei mehr als 1 von 100 zu rechnen, mit verstopfter Nase und Mundtrockenheit bei bis zu 1 von 100.

► **Muss beobachtet werden**

Besonders zu Beginn der Behandlung kommt es häufig vor, dass beim Aufstehen aus dem Sitzen oder Liegen der Blutdruck kurzfristig stark absinkt und Schwindelanfälle, Übelkeit oder eine kurze Ohnmacht auftreten. Sie sollten solche Lageveränderungen deshalb immer nur langsam und nicht abrupt vornehmen. Bei älteren Menschen, bei zusätzlicher Herzschwäche oder wenn Sie darüber hinaus andere blutdrucksenkende Mittel einnehmen, kommt es häufiger als sonst zu dieser Störung. Sind die Beschwerden im Alltag sehr beeinträchtigend, sollten Sie mit dem Arzt sprechen.

Bei mehr als 1 von 100 kann sich durch die gefäßerweiternde Wirkung Wasser im Gewebe einlagern (Ödeme), vor allem an den Beinen. Wenn die Schwellungen sehr ausgeprägt sind oder sich im Lauf der Behandlung verschlimmern, sollten Sie mit dem Arzt sprechen.

Unter dem Einfluss der Alpha-1-Rezeptoren-Blocker entspannt sich der Blasenboden, was vor allem bei Frauen dazu führen kann, dass der Schließmechanismus der Blase nicht mehr richtig funktioniert. Das lässt sich vermeiden, indem der Arzt die Dosis verringert. Genügt das nicht, sollte er ein anderes blutdrucksenkendes Mittel verordnen. Männern mit vergrößerter Prostata wird das Medikament aber genau wegen dieser Wirkung verordnet. Bei ihnen ist diese ansonsten unerwünschte Wirkung vorteilhaft, das Wasserlassen wird erleichtert.

▶ **Sofort zum Arzt**

Die Mittel können den Herzschlag beschleunigen, was Angina-Pectoris-Anfälle auslösen kann. Symptome dafür sind Schmerzen hinter dem Brustbein, die möglicherweise auch in Bauch, Rücken oder Kiefer ausstrahlen. Zusätzlich können Angst, Unruhe, Atemnot, Blässe und Schweißausbrüche auftreten. Wenn Sie solche Beschwerden erstmals spüren, sollten Sie sich unverzüglich in ärztliche Behandlung begeben. Traten bereits vor der Behandlung mit Alpha-1-Rezeptoren-Blockern Angina-Pectoris-Anfälle auf, sollten Sie mit dem Arzt sprechen, wenn die Anfälle sich häufen oder länger andauern.

Bei bis zu 1 von 1 000 Männern kommt es vor, dass die Mittel eine lang anhaltende, schmerzhafte Erektion (Priapismus) ohne vorhergehende sexuelle Erregung auslösen. Dann ist umgehend ein Arzt aufzusuchen.

Hinweise

Für Kinder unter 14 Jahren

Da keine Erfahrungen vorliegen, sollten Alpha-1-Rezeptoren-Blocker bei ihnen sicherheitshalber nicht angewendet werden.

Für Schwangerschaft und Stillzeit

Da mit dem Einsatz der Mittel in Schwangerschaft und Stillzeit keine Erfahrungen vorliegen, sollten Sie sie sicherheitshalber nicht anwenden. Als Mittel der Wahl zur Behandlung des hohen Blutdrucks in der Schwangerschaft gilt Methyldopa (→ nachfolgend), da es für diesen Wirkstoff Langzeituntersuchungen gibt, die seine Unbedenklichkeit für das Ungeborene und den Säugling belegen.

Für ältere Menschen

Bei ihnen kommt es besonders häufig zu den beschriebenen unerwünschten Wirkungen. Die Dosis des Mittels sollte deshalb besonders niedrig gewählt und noch langsamer als sonst üblich bis zur empfohlenen niedrigsten Tagesdosis gesteigert werden.

Zur Verkehrstüchtigkeit

In den ersten Behandlungswochen und in den ersten 12 bis 24 Stunden, nachdem Sie die Dosis des Medikaments gesteigert haben, dürfen Sie kein Fahrzeug lenken. Es besteht die Gefahr, dass Ihnen plötzlich schwindelig wird oder Sie sogar ohnmächtig werden. Bis Sie sicher sind, dass Sie das Mittel gut vertragen, sollten Sie auch keine Maschinen bedienen und keine Arbeiten ohne sicheren Halt verrichten.

Alpha-2-Agonisten

Clonidin

Catapresan, Clonidin-ratiopharm, Clonistada, Haemiton

Methyldopa

Dopegyt, Presinol

Moxonidin

Cynt, Moxobeta, Moxonidin HEXAL, MOXONIDIN-ISIS, Moxonidin-ratiopharm, Moxonidin Sandoz, Moxonidin STADA, Physiotens

Alpha-2-Agonisten wirken im zentralen Nervensystem. Sie stimulieren bestimmte Gehirnregionen, in denen Alpha-2-Rezeptoren vorhanden sind. Dadurch hemmen sie die Funktion des sympathischen Nervensystems, was dazu führt, dass weniger Hormone des Nebennierenmarks (z. B. Noradrenalin) im Blut zirkulieren. Diese Hormone bewirken normalerweise, dass das Herz schneller schlägt und sich die glatte Muskulatur in der Wand der Blutgefäße zusammenzieht. Kann sich diese Wirkung nicht voll entfalten, schlägt das Herz langsamer, die Adern erweitern sich. Dadurch verringert sich der Widerstand, gegen den das Herz das Blut durch den Kreislauf pumpt, und der Blutdruck sinkt.

Die einzelnen Substanzen, die zur Gruppe der Alpha-2-Agonisten gehören, sind unterschiedlich einzustufen:

Für Clonidin konnte in Langzeitstudien belegt werden, dass es bei Patienten mit hohem Blutdruck die Sterblichkeit senken kann. In diesen Studien wurde Clonidin zusätzlich zu anderen blutdrucksenkenden Mitteln verabreicht.
In Kombination mit anderen blutdrucksenkenden Wirkstoffen – und nur dann – gilt Clonidin deshalb als „geeignet". Als alleiniges Mittel ist Clonidin zur Behandlung von hohem Blutdruck wenig geeignet, weil es verträglichere Wirkstoffe gibt.
Der Wirkstoff Methyldopa bewirkt zusätzlich, dass an den Nervenenden anstelle des Noradrenalins das schwächer wirkende Alpha-Methylnoradrenalin ausgeschüttet wird. Dieses fungiert als „falscher Überträgerstoff" und führt ebenfalls dazu, dass das Noradrenalin nicht wirken kann und der Blutdruck sinkt. Außerdem kann das Mittel die Aktivität des von den Nieren abgegebenen Hormons Renin, das den Blutdruck steigert, senken.
Da Methyldopa keine unerwünschten Wirkungen auf das Ungeborene oder den Säugling hat, ist es bei Schwangeren mit hohem Blutdruck als Mittel der Wahl geeignet, um den Blutdruck zu senken. Bei bestehendem hohem Blutdruck treten unter Methyldopa rund um die Geburt seltener Blutdruckkrisen auf, auch die Rate der Fehlgeburten ist deutlich vermindert. Für andere blutdrucksenkende Mittel fehlen entsprechende Studien.
Bei Moxonidin ist unklar, ob diese Substanz die Folgeerkrankungen des hohen Blutdrucks (Herzinfarkt, Schlaganfall) verzögern oder verhindern kann. In einer Studie an Patienten mit zusätzlicher Herzschwäche war das Mittel sogar schädlich. Da Studien fehlen, die einen Langzeitnutzen bei Menschen nachweisen, die nur an hohem Blutdruck leiden, ist Moxonidin nur „mit Einschränkung geeignet".
Den Wirkstoff Methyldopa (*Dopegyt*, *Presinol*) gibt es inzwischen auch in Form von preisgünstigen Generika.

Anwendung

Die Behandlung sollte mit einer niedrigen Dosis beginnen. Diese beträgt pro Tag für Clonidin 0,075 Milligramm, für Methyldopa 125 bis 500 Milligramm, für Moxonidin 0,2 Milligramm.
Weil alle Wirkstoffe müde machen, sollten Sie die Anfangsdosis der Tabletten abends vor dem Schlafengehen einnehmen. Wenn höhere Dosierungen notwendig sind, müssen Sie die Tabletten mehrmals täglich einnehmen, um die erforderliche Tagesdosis zu erreichen, da die Mittel nur kurze Zeit wirken.
Es dauert etwa zwei Wochen, bis die Mittel ihre maximale Wirkung erreicht haben. Ist der Blutdruck danach noch nicht ausreichend abgesunken, sollte der Arzt erst dann die Dosis erhöhen oder die Substanzgruppe wechseln oder das Mittel mit einem weiteren blutdrucksenkenden Medikament kombinieren.
Bevor Sie mit der Einnahme beginnen, muss der Arzt anhand eines EKG Ihre Herztätigkeit überprüfen, um herauszufinden, ob die möglichen unerwünschten Wirkungen nicht ein zu großes Risiko darstellen.

Methyldopa: Wenn Ihre Nierenfunktion eingeschränkt ist, kann das Mittel stärker und länger wirken. In diesem Fall sollte der Arzt bei Therapiebeginn und bei jeder Dosiserhöhung den Blutdruck engmaschig überwachen. Wegen möglicher Leberschäden sollte der Arzt auch die Leberwerte 14 Tage nach Behandlungsbeginn, anschließend einmal im Vierteljahr kontrollieren.

Achtung

Wenn Sie vergessen, die Tabletten einzunehmen – vor allem bei Clonidin – schießt der Blutdruck innerhalb von ein bis zwei Tagen oft schlagartig in die Höhe (Rebound-Phänomen). Nicht selten entstehen Werte über 200/105 mm Hg. Dabei kommt es oft zu Herzrasen, Schwitzen und Unruhe. Bei solchen Beschwerden müssen Sie sofort zum Arzt, weil ein so hoher Blutdruck lebensbedrohlich sein kann, wenn er nicht sofort behandelt wird. Besonders gefährlich sind solche Hochdruckkrisen, wenn Sie bereits herzkrank sind, weil das Herz dann zusätzlich belastet wird.
Aus diesem Grund darf die Behandlung auch nicht von einem Tag auf den anderen abgebrochen werden. Soll das Mittel abgesetzt oder auf ein anderes Mittel umgestellt werden, muss die Dosis der Medikamente schrittweise verringert werden, sodass Sie sich über etwa zwei Wochen langsam aus der Therapie ausschleichen.

Gegenanzeigen

Unter folgenden Bedingungen dürfen Sie keine Alpha-2-Agonisten anwenden:

- Sie haben eine schwere Herzschwäche (Herzinsuffizienz).
- Sie haben einen stark verlangsamten Herzschlag (Bradykardie) oder Veränderungen in Ihrem EKG lassen darauf schließen, dass Sie zu solchen Herzrhythmusstörungen neigen.

- Ihre Leber oder Ihre Nieren sind schwer geschädigt.
- Sie leiden unter schweren Depressionen.

Methyldopa:

- Sie haben eine akute oder chronische Lebererkrankung (Hepatitis, Leberzirrhose).
- Sie haben oder hatten Depressionen.
- Die Nebennieren schütten vermehrt Hormone aus (Phäochromozytom).
- Sie leiden an einer bestimmten Art von Blutarmut, bei der die roten Blutkörperchen vermehrt abgebaut werden oder zerfallen.

Wenn Ihre Nierenfunktion beeinträchtigt ist, sollte der Arzt Nutzen und Risiken des Einsatzes von Methyldopa sorgfältig abwägen.

Wechselwirkungen mit Medikamenten

Wenn Sie noch andere Medikamente nehmen, ist zu beachten:

- Alpha-2-Agonisten und andere blutdrucksenkende Mittel verstärken sich gegenseitig in ihrer Wirkung.
- Beruhigungsmittel (bei Angststörungen, Nervosität) oder Antidepressiva verstärken die beruhigende und dämpfende Wirkung von Alpha-2-Agonisten.
- MAO-Hemmer (bei Depressionen) schwächen die Wirkung von Alpha-2-Agonisten so stark, dass der Blutdruck in die Höhe schießen und es zu einer Hochdruckkrise kommen kann.
- Wenn Sie Alpha-2-Agonisten gemeinsam mit Betablockern eingenommen haben und die Behandlung beenden sollen, müssen Sie zuerst – ausschleichend – den Betablocker absetzen und danach das andere Mittel (ebenfalls ausschleichend). Andernfalls kommt es leicht zu einem starken Anstieg des Blutdrucks (Hochdruckkrise).

Methyldopa:

- Trizyklische Antidepressiva (bei Depressionen), Barbiturate (bei Epilepsie), Alpha-Sympathomimetika (bei niedrigem Blutdruck) und nichtsteroidale Antirheumatika, insbesondere der Wirkstoff Indometazin (bei Schmerzen, Rheuma), schwächen die blutdrucksenkende Wirkung von Methyldopa.
- Methyldopa verstärkt die Giftigkeit von Lithium (bei Depressionen).
- Bei gleichzeitiger Einnahme von L-Dopa (bei Parkinsonkrankheit) kann das zentrale Nervensystem Schaden nehmen und es können parkinsonähnliche Beschwerden (Zittern, Bewegungsstörungen) auftreten.

► **Unbedingt beachten**

Alpha-2-Agonisten verstärken die Wirkung von Medikamenten, die den Herzschlag verlangsamen: zum Beispiel Betablocker (bei hohem Blutdruck, koronarer Herzkrankheit) oder Digitalis-Präparate (bei Herzschwäche), sodass die Herzfrequenz noch stärker abnimmt. Näheres hierzu lesen Sie unter „Mittel bei Herzschwäche: verstärkte Wirkung“ (→ Seite 12).

Wechselwirkungen mit Speisen und Getränken

Methyldopa: Alkohol verstärkt die dämpfende Wirkung dieses Mittels.

Unerwünschte Wirkungen

► **Keine Maßnahmen erforderlich**

Häufig können Mundtrockenheit (bei 20 von 100 Behandelten), Kopfschmerzen und Müdigkeit (bei mehr als 10 von 100) vorkommen. Besonders zu Beginn der Behandlung können gelegentlich (bei bis zu 1 von 100) Schlafstörungen auftreten.

Clonidin: Vor allem bei Beginn der Einnahme können Verstopfung (bei bis zu 10 von 100), Übelkeit und Erbrechen vorkommen. 1 bis 5 von 100 klagen über Potenzstörungen oder sexuelle Unlust. Selten (bei weniger als 1 von 1 000) wird die Nasenschleimhaut trocken oder lässt die Produktion von Tränenflüssigkeit nach.

Methyldopa: Mehr als 10 von 100 klagen über Müdigkeit. Diese legt sich meist im Lauf der Behandlung, ohne dass die Dosis verringert werden muss. Gelegentlich (bei 1 bis 10 von 100) werden Mund- und Nasenschleimhaut trocken, die Nase ist verstopft oder es treten Magen-Darm-Beschwerden auf. Selten (bei weniger als 1 von 100) färbt sich der Urin bei Luftkontakt dunkel.

Moxonidin: Selten kommt es zu Magen-Darm-Beschwerden.

► **Muss beobachtet werden**

Besonders zu Beginn der Behandlung kommt es häufig vor, dass beim Aufstehen aus dem Sitzen oder Liegen der Blutdruck kurzfristig stark absinkt und Schwindelanfälle, Übelkeit oder eine kurze Ohnmacht auftreten. Sie sollten solche Lageveränderungen deshalb immer nur langsam und nicht abrupt vornehmen. Sind die Beschwerden im Alltag sehr beeinträchtigend, sollten Sie mit Ihrem Arzt sprechen.

Clonidin: Bei über 1 von 100 Behandelten können depressive Verstimmungen (→ Seite 16) einsetzen. Je nachdem, wie ausgeprägt diese Störung ist, sollten Sie möglichst schnell oder nach einigen Tagen den Arzt aufsuchen.

Der Herzschlag kann langsamer werden (bei weniger als 1 von 1 000). Auch die Überleitung der elektrischen Impulse vom Herzvorhof über den Atrioventrikular-Knoten (AV-Knoten) auf die Herzkammer kann mehr oder weniger blockiert sein. Diese Art von Herzrhythmusstörung (AV-Block) ist nur im EKG zu erkennen. Wenn Sie sich häufig müde, schwach und nur bedingt leistungsfähig fühlen, sollten Sie einen Arzt aufsuchen und ein EKG schreiben lassen. Bei einem kompletten AV-Block können auch bedrohliche Ohnmachten (Synkopen) auftreten.

Methyldopa: Bei 1 bis 10 von 100 Behandelten verlangsamt sich der Herzschlag stark (weniger als 60 Schläge pro Minute, Bradykardie), bilden sich Wassereinlagerungen oder treten depressive Verstimmungen (→ Seite 16) auf. Halten die Beschwerden länger als drei bis fünf Tage an, sollten Sie einen Arzt aufsuchen.
Die Leberfunktion (→ Seite 15) kann beeinträchtigt sein (bei mehr als 1 von 100). Dies erkennt der Arzt rechtzeitig, wenn er regelmäßig die Leberwerte kontrolliert.

▶ Sofort zum Arzt

Clonidin: Das Mittel kann Wahrnehmungsstörungen und Sinnestäuschungen auslösen. Wenn Sie das Gefühl haben, wiederholt befremdliche Dinge zu sehen oder zu hören, die andere Personen nicht wahrnehmen, sollten Sie den Arzt aufsuchen.

Methyldopa: Bei 1 bis 3 von 100 Behandelten tritt in den ersten Behandlungswochen Fieber auf, manchmal auch begleitet von Schüttelfrost. Dies ist meist Zeichen einer Überempfindlichkeit auf den Wirkstoff. Setzen Sie sich dann umgehend mit einem Arzt in Verbindung und besprechen Sie, ob Sie das Mittel wirklich weiterhin einnehmen sollen. Weitere, seltene Anzeichen einer Überempfindlichkeitsreaktion sind immunologische Erkrankungen ähnlich einem Lupus erythematodes. Diese äußern sich mit Symptomen wie Rötungen im Gesicht, Haarausfall, Entzündung der Mundschleimhaut, Durchblutungsstörungen an den Fingern, Gelenkschmerzen. Wenn Sie solche Beschwerden bemerken, sollten Sie unverzüglich den Arzt aufsuchen.
Selten (bei weniger als 1 von 100) kommt es zu Störungen der Blutbildung (→ Seite 15). Anzeichen sind Müdigkeit, Abgeschlagenheit, Infektanfälligkeit, kleine Einblutungen in die Haut (Petechien) oder Schleimhautblutungen.
Bauchspeicheldrüse, Herzbeutel oder Herzmuskel können sich entzünden. Wenn Übelkeit, Erbrechen, starke Blähungen und Durchfall, begleitet von Fieber, auftreten, sollten Sie sofort den Arzt aufsuchen.
Depressionen (→ Seite 16), Wahrnehmungsstörungen und Sinnestäuschungen können vorkommen. Wenn Sie das Gefühl haben, dass Sie wiederholt befremdliche Dinge sehen oder hören, die andere Personen nicht wahrnehmen, sollten Sie umgehend einen Arzt aufsuchen. Auf diese unerwünschte Wirkung sollten auch Angehörige achten, weil die Betroffenen selbst diese Störung oft nicht bemerken oder zu antriebslos sind, um einen Arzt aufzusuchen.
Bildet sich ein juckender Hautausschlag aus und treten zusätzlich Herzrasen, Atemnot, Schwäche und Schwindel auf, müssen Sie unverzüglich den Notarzt rufen (Telefon 112), weil es sich um eine lebensbedrohliche Allergie (→ Seite 14) handeln kann.

Presinol: Dieses Mittel kann aufgrund des darin enthaltenen Hilfsstoffs Natriumdisulfit bei Personen mit empfindlichen Atemwegen, bei vorbestehenden Allergien oder Asthma heftige allergische Reaktionen (Hautausschlag, Anschwellen der Schleimhäute) mit schwerer Atemnot aufgrund von Krämpfen der Bronchialmuskulatur auslösen. In solchen Fällen müssen Sie ebenfalls sofort den Notarzt rufen (Telefon 112).

HINWEISE

Methyldopa: Dieser Wirkstoff kann eine Vielzahl von Labortests stören, deren Werte dann nicht mehr aussagefähig sind. Wenn Laboruntersuchungen anstehen und diese nicht von dem Arzt angeordnet worden sind, der auch Methyldopa verschreibt, müssen Sie diesen Arzt darauf hinweisen, dass Sie Methyldopa einnehmen.

Für Kinder unter 14 Jahren

Clonidin kann auch Kindern gegeben werden. Die Dosis richtet sich danach, wie ausgeprägt der hohe Blutdruck ist und wie gut das Kind auf das Mittel anspricht. Die Tagesdosis beträgt 5 bis 30 Mikrogramm pro kg Körpergewicht.

Moxonidin: Wegen fehlender Erfahrungen sollte es nicht bei Kindern angewendet werden.

Für Schwangerschaft und Stillzeit

Clonidin: Bei Frauen, die Clonidin eingenommen haben, ist vereinzelt beobachtet worden, dass der Embryo abgestorben ist. Die Studienergebnisse hierzu sind aber widersprüchlich. Vorsichtshalber sollten Sie Clonidin in der Schwangerschaft nicht anwenden, zumal es ungefährlichere Alternativen gibt (Methyldopa).

Methyldopa: Dieser Wirkstoff wird vorzugsweise bei hohem Blutdruck in der Schwangerschaft verordnet, weil er sich dabei besonders bewährt hat und gut untersucht ist. Trotzdem sollte wegen des Risikos für unerwünschte Wirkungen der Einsatz auch dieses Wirkstoffs immer sorgfältig abgewogen werden. Die Dosis liegt dann bei 250 bis 2 000 Milligramm Methyldopa täglich.
Wenn Methyldopa zwischen der 16. und 20. Schwangerschaftswoche eingenommen wird, kann es zwar dazu führen, dass der Kopf des Kindes etwas kleiner ist als normalerweise, die geistige Entwicklung wird dadurch jedoch nicht beeinträchtigt, wie Untersuchungen bei den Kindern gezeigt haben.
Methyldopa tritt in geringen Mengen in die Muttermilch über. Die Konzentration ist jedoch so gering, dass es unwahrscheinlich ist, dass das Kind dadurch beeinflusst wird. Dennoch sollte das Kind von einem Kinderarzt mitbetreut werden.

Moxonidin: Dieses Mittel sollte mangels Erfahrung nicht eingesetzt werden.

Beim Tragen von Kontaktlinsen

Clonidin: Wenn weniger Tränenflüssigkeit produziert wird, sollten Sie keine Kontaktlinsen tragen.

Zur Verkehrstüchtigkeit

Da alle Alpha-2-Agonisten müde machen, sollten Sie kein Fahrzeug lenken, keine Maschinen bedienen und keine Arbeiten ohne sicheren Halt verrichten.

Betablocker

Atenolol

Atebeta, Atehexal, Atenolol 1A Pharma, Atenolol AL, Atenolol Heumann, Atenolol-ratiopharm, Atenolol Sandoz, Atenolol STADA, Atenolol-CT, Cuxanorm, JUVENTAL, Tenormin

Betaxolol

Kerlone

Bisoprolol

Bisobeta, Bisogamma, Biso-Hennig, Bisohexal, Biso Lich, Bisomerck, Bisoprolol 1A Pharma, Bisoprolol AbZ, Bisoprolol AL, bisoprolol-corax, BISOPROLOL-CT, Bisoprolol Heumann, Bisoprolol KSK, Bisoprolol-ratiopharm, Bisoprolol Sandoz, Bisoprolol STADA, Bisoprolol TAD, BISO-PUREN, Concor

Carvedilol

Carvedilol beta, Carvedilol HEXAL, Carvedilol-ratiopharm, Carvedilol STADA, Dilatrend, Querto

Celiprolol

Celipro Lich, Selectol

Metoprolol

Beloc-Zok, Jutabloc, Lopresor, Meprolol, Metobeta, metodura, Meto-Hennig, Metohexal, Meto-ISIS, Metoprogamma, Metoprolol 1A Pharma, Metoprolol AbZ, Metoprolol AL, metoprolol-corax, Metoprolol-CT, Metoprolol Heumann, Metoprolol KSK, Metoprolol-ratiopharm, Metoprolol Sandoz, Metoprolol STADA, Metoprolol-Wolff, Meto-Tablinen

Nebivolol

Nebilet

Pindolol

Visken

Propranolol

Dociton, Obsidan, Propranolol AL, Propranolol-CT, Propranolol-GRY, Propranolol STADA, Propra-ratiopharm

Talinolol

Cordanum

Betablocker werden bei hohem Blutdruck, aber auch bei koronarer Herzkrankheit (→ Seite 651), bei Herzrhythmusstörungen (→ Seite 795), zur Vorbeugung bei Migräne (→ Seite 854) und in Kombination mit anderen Mitteln bei Herzschwäche (→ Seite 819) eingesetzt. Bei all diesen Krankheiten werden sie über lange Zeit, oft viele Jahre lang, eingenommen.
Korrekt heißen die Mittel Beta-Adrenorezeptorenblocker, die Abkürzung Betablocker ist inzwischen jedoch allgemein üblich.
Betablocker beeinflussen das sympathische Nervensystem. Dieses reguliert zahlreiche Körperfunktionen, die nicht der willentlichen Steuerung unterliegen, zum Beispiel die Herzfrequenz, die Weite von Blutgefäßen und Bronchien sowie die Darmtätigkeit. Diese Organe haben bestimmte Empfangsstellen (Rezeptoren) für die Botenstoffe Adrenalin und Noradrenalin aus den Nervenendigungen. Ein Teil dieser Rezeptoren heißt Betarezeptoren, wobei noch zwischen Beta-1- und Beta-2-Rezeptoren unterschieden wird.
Die Signale des sympathischen Nervensystems aktivieren am Herzen Beta-1-Rezeptoren. Diese lassen das Herz schneller schlagen und steigern seine Schlagkraft. Gleichzeitig werden die Beta-2-Rezeptoren in der Lunge aktiviert, wodurch sich die Bronchien erweitern. Betablocker binden an beide Arten von Rezeptoren und vermindern damit teilweise ihre Funktion. Das Herz schlägt langsamer, die Bronchien bleiben eng gestellt.

Der Mechanismus, über den sie den Blutdruck senken, ist unklar. In den Nieren bremsen sie die Produktion des blutgefäßverengenden Hormons Renin. Außerdem aktivieren sie die „Druckfühler" in den Adern, die die Gefäßweite regulieren.
Es gibt verschiedene Arten von Betablockern: nichtselektive, selektive und ISA-Betablocker. Selektiv bedeutet, dass ein Wirkstoff weitgehend nur Beta-1-Rezeptoren blockiert. Er wirkt also überwiegend am Herzen und in der Niere. Dazu gehören die Substanzen Atenolol, Betaxolol, Bisoprolol, Metoprolol, Nebivolol und Talinolol.
Nichtselektive Betablocker wie Propranolol besetzen immer zusätzlich auch Beta-2-Rezeptoren, sie wirken also auch an der Lunge.
Celiprolol blockiert weitgehend die Beta-1-Rezeptoren und stimuliert die Beta-2-Rezeptoren, wodurch die Bronchien erweitert werden. Es ist demnach zu erwarten, dass dieser Wirkstoff die Atemfunktion weniger beeinträchtigt, eine Nebenwirkung, die vor allem bei Betablockern auftreten kann, die sowohl Beta-1- als auch Beta-2-Rezeptoren blockieren.
ISA ist die Abkürzung für „intrinsische sympathomimetische Aktivität". Das bedeutet, dass der Wirkstoff in gewissem Ausmaß die Funktion des Adrenalins oder Noradrenalins nachahmt. Die Folge ist, dass zum Beispiel der Herzschlag nicht so stark verlangsamt wird. Allerdings ist das individuell sehr verschieden. Zu den ISA-Betablockern gehört der Wirkstoff Pindolol.
Carvedilol wirkt wie ein nichtselektiver Betablocker und zusätzlich wie ein Alpha-1-Rezeptorenblocker (→ Seite 694). Das heißt, es blockiert nicht nur Beta-1- und Beta-2-Rezeptoren, sondern auch noch eine weitere Sorte dieser Andockstellen, die Alpha-1-Rezeptoren. Das führt dazu, dass sich die Blutgefäße nicht verengen, sondern erweitern. Dadurch verringert sich der Widerstand, gegen den das Herz das Blut durch den Kreislauf pumpt. Dieser Effekt trägt zur blutdrucksenkenden Wirkung bei. Allerdings wirkt Carvedilol nicht wesentlich stärker als andere Betablocker. Da Langzeituntersuchungen bei Hochdruckpatienten noch fehlen, ist Carvedilol anderen Betablockern nicht unbedingt vorzuziehen.
Um das Risiko für unerwünschte Wirkungen zu verringern, sollten bei hohem Blutdruck bevorzugt Substanzen eingesetzt werden, die selektiv nur Beta-1-Rezeptoren blockieren und keine ISA-Aktivität haben. Dazu gehören die Wirkstoffe Atenolol, Bisoprolol und Metoprolol.

Dass Betablocker den Blutdruck sehr wirksam senken, ist in zahlreichen Studien nachgewiesen worden, allerdings nicht für alle Arten von Betablockern gleichermaßen. Auch spielt es eine Rolle, wie alt die Patienten sind und ob sie noch weitere Begleiterkrankungen haben.
Offensichtlich können Betablocker bei älteren Menschen über 60 Jahre mit erhöhtem Blutdruck ohne Begleiterkrankungen Komplikationen wie Schlaganfall weniger gut verhindern – mit Diuretika, ACE-Hemmern oder Amlodipin beziehungsweise Nitrendipin gelingt dies eher.
Bei jüngeren Patienten (unter 60 Jahre) dagegen, die nur einen hohen Blutdruck aufweisen und keine weiteren Krankheiten, sind die Betablocker Atenolol, Bisoprolol, Carvedilol, Metoprolol, Nebivolol und Propranolol geeignet, um den Blutdruck zu senken, vor allem, wenn das Herz sehr schnell schlägt (mehr als 100 Schläge pro Minute). Die Wirkstoffe Betaxolol, Celiprolol, Pindolol und Talinolol sind mit Einschränkung geeignet. Sie sollten nur angewendet werden, wenn geeignete Mittel – ACE-Hemmer, Diuretika, Sartane, Nitrendipin oder Amlodipin beziehungsweise die vorgenannten Betablocker – nicht eingesetzt werden können.
Betablocker sind ebenfalls geeignet, wenn die Herzkranzgefäße bereits verengt sind und somit eine koronare Herzkrankheit besteht, wenn sich ein Herzinfarkt ereignet hat oder wenn gleichzeitig ein Diabetes oder eine Herzschwäche besteht.
Den Wirkstoff Pindolol (*Visken*) gibt es inzwischen auch in Form von preisgünstigen Generika.

Anwendung

Betablocker sollten Sie anfangs in niedriger Dosis einnehmen. Der mögliche Dosisbereich pro Tag beträgt bei

- Atenolol 50–100 Milligramm
- Betaxolol 10–20 Milligramm
- Bisoprolol 2,5–10 Milligramm
- Carvedilol 25–50 Milligramm
- Celiprolol 200–400 Milligramm
- Metoprolol 50–200 Milligramm
- Propranolol 80–160 Milligramm, mit verzögerter Wirkstofffreisetzung bis 320 Milligramm
- Pindolol 15–30 Milligramm
- Nebivolol 5 Milligramm
- Talinolol 100–200 Milligramm.

Unerwünschte Wirkungen treten bei höheren Dosierungen häufiger auf.

Bei allen Substanzen dauert es ungefähr zwei Wochen, bis das Mittel maximal blutdrucksenkend wirkt.

Metoprolol und Propranolol wirken am besten, wenn Sie sie zu den Mahlzeiten einnehmen. Ob dies auch für andere Betablocker gilt, ist unklar. Damit die Wirkspiegel im Blut möglichst kontinuierlich aufrechterhalten bleiben, ist es sinnvoll, die Tablette immer etwa zur gleichen Tageszeit einzunehmen (z. B. zum Frühstück und Abendessen).

Wenn die Leber- und Nierenfunktion eingeschränkt ist, sollte bei einigen Mitteln die übliche Dosis reduziert werden. Der Arzt muss die Menge entsprechend Ihren Blutwerten für die Leber- und Nierenfunktion verringern.

Wenn Sie vergessen haben, das Mittel einzunehmen, und der Abstand beträgt nicht mehr als sechs bis acht Stunden, sollten Sie diese Tablette noch nachträglich einnehmen, ansonsten nehmen Sie die nächste Tablette wie gewohnt zum vorgesehenen Zeitpunkt ein.

Achtung

Betablocker dürfen Sie nie von einem auf den anderen Tag absetzen, weil dann Herzschlag und Blutdruck schlagartig in die Höhe schießen können (Rebound-Phänomen). Sie dürfen die Dosis nur in Absprache mit dem Arzt nach und nach reduzieren und sich so aus der Therapie ausschleichen.

Nach längerem Fasten oder schwerer körperlicher Belastung kann der Blutzucker stark absinken. Die damit verbundenen Symptome – Zittrigkeit, Herzrasen, Schweißausbruch, Angst, Unruhe – werden durch Betablocker verschleiert. Das kann zur Folge haben, dass eine solche Unterzuckerung nicht rechtzeitig erkannt wird. Besonders gefährlich ist das bei Menschen mit Diabetes. Sie sollten vor allem zu Behandlungsbeginn häufiger als gewohnt den Blutzucker bestimmen und besonders sorgfältig auf Unterzuckerungssymptome achten.

Visken Tropflösung: Dieses Mittel enthält Alkohol. Personen mit Alkoholproblemen dürfen es nicht einnehmen. Auch Leberkranke und Menschen mit Anfallleiden sollten den Alkoholgehalt berücksichtigen. Darüber hinaus kann Alkohol die Wirkung vieler Arzneimittel (z. B. Schlaf- und Beruhigungsmittel, Psychopharmaka, starke Schmerzmittel, einige Mittel bei hohem Blutdruck) verstärken.

Außerdem enthält dieses Präparat als Konservierungsmittel Parabene. Wenn Sie auf Parastoffe (→ Seite 1159) allergisch reagieren, dürfen Sie es nicht anwenden.

Gegenanzeigen

Unter folgenden Bedingungen dürfen Sie keine Betablocker anwenden oder nur bei strikter Indikation:

- Ihr Herz schlägt bereits sehr langsam (weniger als 50, bei Herzkranken weniger als 60 Schläge pro Minute) oder Ihr EKG zeigt Veränderungen, die die Gefahr eines zu langsamen Herzschlags (Bradykardie) anzeigen.
- Sie haben Asthma oder eine chronisch obstruktive Bronchitis. Soll dennoch ein Behandlungsversuch gemacht werden, muss der Arzt immer einen selektiven Betablocker wählen, damit die verengende Wirkung auf die Bronchien so gering wie möglich bleibt.

Soll bei einer bestehenden schweren Allergie (z. B. auf Blütenpollen oder Insektengift) eine Hyposensibilisierungsbehandlung durchgeführt werden, ist Vorsicht geboten. Betablocker können in diesem Fall eine besonders schwere allergische Reaktion begünstigen und die Empfindlichkeit gegenüber Adrenalin, welches als Notfallarzneimittel eingesetzt wird, herabsetzen.

Wenn Sie arterielle Durchblutungsstörungen haben, muss der Arzt Nutzen und Risiken einer Behandlung mit Betablockern sorgfältig abwägen. Da die Mittel die Blutgefäße verengen, kann sich die Durchblutung weiter verschlechtern, sodass sich die Strecke, die Sie noch schmerzfrei gehen können, noch mehr verkürzt. Dieses gilt vor allem, aber nicht nur, für nichtselektive Betablocker wie Propranolol.

Wenn Sie eine Schuppenflechte (Psoriasis) haben, sollte der Arzt Nutzen und Risiken des Einsatzes von Betablockern ebenfalls gut überdenken, weil Betablocker die Symptome der Schuppenflechte verschlimmern können.

Wechselwirkungen mit Medikamenten

Wenn Sie noch andere Medikamente nehmen, ist zu beachten:

- In Kombination mit anderen blutdrucksenkenden Mitteln wirken alle Medikamente stärker.
- MAO-Hemmer (bei Depressionen) dürfen Sie nicht gleichzeitig mit Betablockern einnehmen, weil der Blutdruck dann rasch stark ansteigen kann.

▶ **Unbedingt beachten**

Mittel, die die Herzschlagfrequenz senken, sollten nicht oder nur sehr vorsichtig mit Betablockern kombiniert werden, sonst wird der Herzschlag zu langsam. Zu diesen Mitteln gehören Digitalis-Wirkstoffe (bei Herzschwäche), Kalziumantagonisten vom Verapamil-Typ sowie die Wirkstoffe Reserpin, Clonidin, Methyldopa (alle bei hohem Blutdruck).

Auf keinen Fall darf Ihnen der Kalziumantagonist Verapamil gespritzt werden, wenn Sie Betablocker anwenden, weil es dann zum Herzstillstand kommen kann. Auch wenn Sie Mittel mit Verapamil einnehmen, können schwerwiegende Nebenwirkungen am Herzen auftreten: Der Herzschlag wird zu langsam, es kommt zu Herzrhythmusstörungen oder es entwickelt sich eine Herzschwäche.

Wenn Sie Diabetes haben und Insulin spritzen, müssen Sie besonders zu Beginn der Behandlung Ihre Blutzuckerwerte häufiger als sonst kontrollieren, weil Sie eine Unterzuckerung unter Umständen nicht mehr so gut wahrnehmen. Näheres hierzu lesen Sie unter „Mittel zur Blutzuckersenkung: verstärkte Wirkung" (→ Seite 11).

Unerwünschte Wirkungen

Mittel aus dieser Wirkstoffgruppe können Haarausfall auslösen. Dieser lässt meist wieder nach, sobald das Medikament abgesetzt wird.

▶ **Keine Maßnahmen erforderlich**

Gelegentlich, besonders zu Beginn der Behandlung, können Kopfschmerzen, Müdigkeit und Schwindel auftreten. Hände und Füße können kalt werden oder kribbeln.

Selten kommt es zu Mundtrockenheit, vermindertem Tränenfluss und Bindehautentzündung. In Einzelfällen können Potenzstörungen auftreten oder das sexuelle Verlangen nachlassen.

▶ **Muss beobachtet werden**

Es kann sein, dass Sie nachts mehr und intensiver träumen (auch Alpträume). Wenn Sie dies als sehr störend empfinden, sollten Sie mit dem Arzt sprechen. Er kann gegebenenfalls einen anderen Betablocker verschreiben, dessen Wirkstoff weniger fettlöslich (lipophil) ist und deshalb weniger unerwünschte Wirkungen am zentralen Nervensystem im Gehirn auslöst (z. B. Atenolol).

Gelegentlich kommt es vor, dass die Betablocker den Blutdruck zu stark absenken. Dann wird Ihnen leicht schwindelig oder kurzzeitig schwarz vor Augen. Wenn solche Beschwerden häufig auftreten, sollten Sie den Arzt informieren.

Die Wirkstoffe können den Herzschlag stark verlangsamen. Auch die Überleitung der elektrischen Impulse vom Herzvorhof über den Atrioventrikular-Knoten (AV-Knoten) auf die Herzkammer kann mehr oder weniger blockiert sein. Diese Art von Herzrhythmusstörung (→ Seite 16) (AV-Block) ist nur im EKG zu erkennen. Wenn Sie sich häufig müde, schwach und nur bedingt leistungsfähig fühlen, sollten Sie einen Arzt aufsuchen und ein EKG schreiben lassen. Bei einem kompletten AV-Block können auch bedrohliche Ohnmachten (Synkopen) auftreten.

Wenn Sie Durchblutungsstörungen an Händen oder Füßen haben, bei denen die Finger oder Zehen weiß und gefühllos werden (Raynaud-Syndrom), können sich diese Beschwerden verschlimmern. Diese unerwünschte Wirkung tritt bei selektiven Betablockern seltener auf als bei nicht-selektiven Betablockern. Sprechen Sie mit dem Arzt, ob die Dosis der Betablocker verringert oder von einem nichtselektiven Betablocker auf einen selektiven Betablocker gewechselt werden kann.

Da Betablocker den Widerstand in den Atemwegen erhöhen, kann Atemnot auftreten, vor allem bei Personen mit Atemwegserkrankungen (Asthma, chronisch obstruktive Bronchitis). Diese unerwünschte Wirkung wird unter selektiven Betablockern seltener beobachtet als unter nicht-selektiven Betablockern. Wenn Atemnot auftritt, sollten Sie den Arzt aufsuchen.

Carvedilol: Besonders zu Beginn der Behandlung kommt es häufig vor, dass beim Aufstehen aus dem Sitzen oder Liegen der Blutdruck kurzfristig stark absinkt und Schwindelanfälle, Übelkeit oder eine kurze Ohnmacht auftreten. Sie sollten solche Lageveränderungen deshalb immer nur langsam und nicht abrupt vornehmen. Sind die Beschwerden im Alltag sehr beeinträchtigend, sollten Sie mit dem Arzt sprechen.

▶ **Sofort zum Arzt**

Die Mittel können Wahrnehmungsstörungen und Sinnestäuschungen (Halluzinationen, Psychosen) auslösen. Wenn Sie das Gefühl haben, wiederholt befremdliche Dinge zu sehen oder zu hören, die andere Personen nicht wahrnehmen, sollten Sie den Arzt aufsuchen.

Hinweise

Für Kinder unter 14 Jahren

Erfahrungen für den Einsatz bei Kindern liegen für die Substanzen Atenolol, Metoprolol und Propranolol vor. Metoprolol und Propranolol sollten in einer Dosis von täglich 1 bis 5 Milligramm pro Kilogramm Körpergewicht eingenommen werden. Atenolol sollte mit 1 bis 2 Milligramm pro Kilogramm Körpergewicht dosiert werden.

Für Schwangerschaft und Stillzeit

Einige Betablocker können Sie auch in der Schwangerschaft anwenden, wenn Sie bereits vorher hohen Blutdruck hatten. Als Höchstdosis werden für Atenolol 100 Milligramm und für Metoprolol 200 Milligramm pro Tag empfohlen. Zwei bis drei Tage vor dem wahrscheinlichen Geburtstermin sollten die Mittel abgesetzt werden, weil sonst beim Neugeborenen der Blutdruck zu niedrig ist und das Herz zu langsam schlägt. Damit der Blutdruck nicht zu stark ansteigt, sollte Ihnen stattdessen ein anderes Medikament (z. B. Methyldopa → Seite 696) gegeben werden. Methyldopa gilt als das Mittel der Wahl zur Behandlung des hohen Blutdruck in der Schwangerschaft.

Falls Sie während der Einnahme eines bisher weniger erprobten Betablockers (das sind alle außer Atenolol und Metoprolol) schwanger werden, sollten Sie auf Atenolol oder Metoprolol umgestellt werden.

Für Carvedilol liegen keine Erfahrungen vor. Sie sollten es deshalb besser nicht anwenden.

Visken Tropflösung: Bedenken Sie, dass dieses Mittel Alkohol enthält. Alkoholfreie Mittel sind vorzuziehen.

Für ältere Menschen

Ältere Menschen haben häufig eine Herzschwäche, die sich noch nicht durch Beschwerden bemerkbar gemacht hat. Betablocker können diese erkennbar und spürbar werden lassen, wenn nicht gleichzeitig eine spezifische Basisbehandlung der Herzschwäche erfolgt (z. B. mit ACE-Hemmern und Diuretika). Dann können sich Betablocker sogar günstig auswirken. Darauf zu achten ist, dass die Dosis entsprechend angepasst wird. Außerdem sollte der Arzt ein EKG schreiben und damit die Herztätigkeit prüfen.

Prinzipiell sollte der Arzt die Dosis der Betablocker bei älteren Menschen nur sehr langsam steigern, um die Gefahr von unerwünschten Wirkungen zu verringern.

Zur Verkehrstüchtigkeit

Wenn Ihnen wegen des niedrigeren Blutdrucks häufiger schwindelig ist oder Sie sich oft müde fühlen, sollten Sie kein Fahrzeug lenken, keine Maschinen bedienen und keine Arbeiten ohne sicheren Halt verrichten.

Diuretika

Thiazide und thiazidartige Diuretika

Chlortalidon

Hygroton

Hydrochlorothiazid

Disalunil, Esidrix, HCT 1A Pharma, HCT-beta, HCT-CT, HCT Hexal, HCT-ISIS

Indapamid

Natrilix

Xipamid

Aquaphor, Xipamid beta, Xipamid HEXAL

Schleifendiuretika

Furosemid

Diurapid, Furanthril, Furosemid AbZ, Furobeta, Furo-CT, Furorese, Furosal, Furosemid 1A Pharma, Furosemid AL, Furosemid Heumann, Furosemid-ratiopharm, Furosemid Sandoz, Furosemid STADA, Fusid, Lasix

Piretanid

Arelix

Torasemid

Torasemid 1A Pharma, Torasemid beta, Torasemid HEXAL, Torem, Unat

Kaliumsparendes Diuretikum

Spironolacton

Aldactone, Osyrol, Spironolacton AL, Spironolacton Heumann, Spironolacton Hexal, Spironolacton-ratiopharm, Spironolacton STADA, Spiro-CT

Diuretika führen dazu, dass der Körper vermehrt Wasser ausscheidet. Dadurch verringert sich die Blutmenge und das Herz pumpt weniger Blut in den Kreislauf, wodurch der Blutdruck sinkt. Bei der Langzeitanwendung sind aber andere Mechanismen wichtiger: Die Spannung der Muskeln in den Blutgefäßen lässt nach, der Blutdruck sinkt wegen eines geringeren Widerstandes im Kreislauf.

Diuretika gehören zu den am besten untersuchten Mitteln gegen hohen Blutdruck. Je nach Wirkung werden sie in drei Gruppen unterteilt: Thiaziddiuretika (Thiazide), Schleifendiuretika und kaliumsparende Diuretika. Letztere gibt es fast ausschließlich in Kombination mit Thiaziddiuretika.

Für Thiazide ist belegt, dass sie die Folgeerkrankungen eines hohen Blutdrucks (Arteriosklerose, Herzinfarkt, Herzschwäche, Schlaganfall) verzögern oder verhindern können. Sie gelten deshalb als Mittel der Wahl.

Thiazide und thiazidartige Diuretika

Zu dieser Wirkstoffgruppe gehört neben Chlortalidon, Hydrochlorothiazid und Indapamid auch noch die Substanz Clopamid. Letztere gibt es jedoch nicht als einzelnes Präparat, sondern nur in Kombinationspräparaten. Bezüglich der erwünschten und unerwünschten Wirkungen sind alle Wirkstoffe vergleichbar. Sie bewirken, dass die Kochsalzkonzentration in den Nierenkanälchen steigt, sodass auch der Urin mehr Salz enthält. Die Nieren versuchen, dies auszugleichen, indem sie Wasser aus dem Blut herausfiltern und damit den Urin verdünnen. Auf diese Weise schwemmen Thiazide Wasser und Mineralsalze (z. B. Kalium) aus. Vor allem zu Beginn der Behandlung besteht deshalb ein erhöhter Harndrang.

Wenn die Nieren nur noch eingeschränkt arbeiten, können Thiazide nicht als alleinige Diuretika angewendet werden, weil sie die Filtrationsrate der Nieren noch weiter herabsetzen.

Der Wirkstoff Xipamid wird den thiazidartigen Diuretika zugerechnet, nimmt aber eine Zwischenstellung zwischen Thiazid- und Schleifendiuretika ein. Er verringert die Nierenleistung (glomeruläre Filtrationsrate) nicht und kann deshalb ebenso wie Schleifendiuretika bei eingeschränkter Nierenfunktion eingesetzt werden. Auch bei schon weit fortgeschrittener Niereninsuffizienz ist Xipamid noch wirksam.

Alle Thiazide und thiazidartigen Diuretika sind geeignet, hohen Blutdruck zu senken. Sie gehören zu den am besten untersuchten Mitteln bei dieser Krankheit. Speziell für Chlortalidon wurde in einer sehr großen Studie an über 30 000 Bluthochdruck-Patienten gezeigt, dass sich damit bei älteren Patienten, die zusätzliche Risikofaktoren aufweisen (z. B. Diabetes, koronare Herzkrankheit), Folgeerkrankungen des hohen Blutdrucks (Schlaganfall, Herzinsuffizienz, koronare Herzkrankheit mit Angina Pectoris) am besten verhindern lassen.

Schleifendiuretika

Schleifendiuretika wirken in den Nierenkanälchen, vorzugsweise an der sogenannten Henle-Schleife. Im Übrigen gleicht ihr Wirkmechanismus demjenigen der Thiazide. Alle Substanzen dieser Gruppe wirken im Vergleich zu Thiaziddiuretika jedoch sehr viel stärker wasserausschwemmend. Dieser Effekt ist vor allem bei Herzschwäche und Nierenkrankheiten erwünscht, wenn sich bereits Wasser im Körper oder in der Lunge (Lungenödem) angesammelt hat.

Den Blutdruck senken Schleifendiuretika nicht stärker ab als Thiazide, sie beeinflussen aber den Wasser- und Mineralienhaushalt des Körpers stärker (mit dem Risiko eines erhöhten Kaliumverlustes). Sie sind diesen nur dann vorzuziehen, wenn gleichzeitig viel Flüssigkeit ausgeschwemmt werden soll oder die Nierenfunktion eingeschränkt ist, denn sie wirken auch dann noch gut, wenn die Nieren nicht mehr richtig arbeiten.

Kaliumsparende Diuretika

Kaliumsparende Diuretika halten Kalium im Körper zurück. Der unerwünschte Kaliumverlust, der bei Thiaziden unvermeidlich ist, entfällt bei ihnen also. Die beiden gängigsten kaliumsparenden Diuretika sind Amilorid und Triamteren. Sie sind jedoch nicht als Einzelsubstanz erhältlich, sondern nur in Kombinationspräparaten mit Thiaziden.

Spironolacton hemmt an den Nieren die Wirkung des Hormons Aldosteron, das den Wasserhaushalt mit reguliert. Dadurch scheiden die Nieren verstärkt Kochsalz (Natriumchlorid) und Wasser aus, Kalium jedoch wird im Körper zurückgehalten. Das Mittel wird vor allem bei Herzschwäche (→ Seite 819) eingesetzt. Bei hohem Blutdruck wird Spironolacton nur gegeben, wenn die Nebennieren – manchmal bedingt durch einen Tumor – übermäßig viel Aldosteron produzieren (Hyperaldosteronismus). Wird der Tumor operativ entfernt, sinkt der Blutdruck wieder auf normale Werte.

Die Wirkstoffe Indapamid (*Natrilix*) und Piretanid (*Arelix*) gibt es inzwischen auch in Form von preisgünstigen Generika.

ANWENDUNG

Alle Diuretika nehmen Sie wegen ihrer harntreibenden Wirkung am besten morgens ein, sonst müssen Sie nachts oft zur Toilette und können nicht durchschlafen.

Wenn Sie Diuretika langfristig einnehmen müssen, sollte der Arzt regelmäßig den Kaliumspiegel im Blut kontrollieren, ebenso den Natriumspiegel, die Harnsäurewerte und die harnpflichtigen Substanzen, die normalerweise mit dem Urin ausgeschieden werden.

Thiazide und thiazidartige Diuretika

Thiazide werden oft zu hoch dosiert. Geringe Mengen genügen bereits, um den Blutdruck zu senken. Der Arzt sollte deshalb mit einer niedrigen Dosis beginnen. Diese beträgt in der Regel pro Tag für

- Chlortalidon und Hydrochlorothiazid 12,5 Milligramm
- Indapamid 2,5 Milligramm
- Xipamid 10 Milligramm.

Diese Mengen sind in vielen Mitteln in einer halben Tablette enthalten (Näheres lesen Sie unter „Tabletten teilen“ → Seite 9). Alternativ können Sie Chlortalidon auch alle zwei Tage einnehmen. Häufig genügt das, um den Blutdruck ausreichend zu senken. Höher dosiert wirken sie kaum besser, dafür verstärken sich ihre unerwünschten Begleiterscheinungen deutlich.

Größere Mengen als die oben angegebenen sind nur sinnvoll, wenn es darum geht, verstärkt Wasser auszuschwemmen, zum Beispiel bei einer Herzschwäche, bei Flüssigkeitsansammlungen in der Lunge (mit oder ohne Atemnot) oder im Gewebe (Ödem) oder wenn der Blutdruck trotz Kombinationsbehandlung nicht ausreichend sinkt, etwa wenn mit der Nahrung zu viel Salz aufgenommen wird.

Ein deutlicher blutdrucksenkender Effekt tritt meist zwei bis vier Wochen nach Behandlungsbeginn ein, oft ist er auch erst nach zwölf Wochen optimal. Vorher sollte der Arzt also nicht die Dosis erhöhen beziehungsweise auf ein anderes Medikament oder ein Kombinationspräparat umstellen.

Schleifendiuretika

Die niedrige Tagesdosis zu Beginn einer Behandlung beträgt für Furosemid 20 Milligramm, Piretanid 6 Milligramm und für Torasemid 2,5 Milligramm.

Größere Mengen als die angegebenen sind nur sinnvoll, wenn es darum geht, verstärkt Wasser auszuschwemmen, zum Beispiel bei Flüssigkeitsansammlungen im Gewebe (Ödem), oder bei stark eingeschränkter Nierenfunktion.

Die unerwünschten Wirkungen sind oft noch ausgeprägter als bei anderen Diuretika und treten schon bei geringer Überdosierung auf.

Kaliumsparende Diuretika

Der mögliche Dosisbereich pro Tag beträgt bei Spironolacton in der Dauerbehandlung 50–200 Milligramm. In der Anfangsphase können, wenn dies erforderlich ist, auch 400 Milligramm Spironolacton täglich eingesetzt werden.

Achtung

Diuretika machen die Haut empfindlicher für UV-Strahlen. Vermeiden Sie deshalb Sonnenbäder oder Solarien.

Lasix liquidum: Dieses Mittel enthält Alkohol. Personen mit Alkoholproblemen dürfen es nicht einnehmen. Auch Leberkranke und Menschen mit Anfallleiden sollten den Alkoholgehalt berücksichtigen. Darüber hinaus kann Alkohol die Wirkung vieler Arzneimittel (z. B. Schlaf- und Beruhigungsmittel, Psychopharmaka, starke Schmerzmittel, einige Mittel bei hohem Blutdruck) verstärken.

Außerdem enthält das Präparat als Konservierungsmittel Parabene. Wenn Sie auf Parastoffe (→ Seite 1159) allergisch reagieren, dürfen Sie dieses Mittel nicht anwenden.

Gegenanzeigen

Wenn Ihre Leber schwer geschädigt ist oder Ihre Nieren nicht richtig arbeiten, dürfen Sie nur bestimmte Diuretika (Schleifendiuretika oder Xipamid) einnehmen. Dann muss der Arzt Leber- und Nierenwerte regelmäßig kontrollieren.

Chlortalidon, Xipamid: Diese Mittel dürfen Sie darüber hinaus nicht einnehmen, wenn Sie auf Sulfonamide (z. B. Cotrimoxazol, bei Harnweginfekten) allergisch reagieren. Dann besteht ein höheres Risiko, dass Sie auch auf die genannten Diuretika überempfindlich reagieren.

Unter folgenden Bedingungen sollte der Arzt Nutzen und Risiken der Anwendung der Thiazide sorgfältig abwägen:

- Sie haben Gicht.
- Sie haben Diabetes oder eine Vorstufe dieser Stoffwechselerkrankung (gestörte Glukosetoleranz). Dann kann sich unter der Therapie ein Diabetes entwickeln. In jedem Fall sollten die Blutzuckerwerte regelmäßig kontrolliert werden.
- Sie werden mit Digitalis-Glykosiden (bei Herzschwäche), Glukokortikoiden (bei Entzündungen, Immunreaktionen), Beta-Sympathomimetika (bei Asthma, COPD) oder Abführmitteln (bei Verstopfung) behandelt.

Chlortalidon, Xipamid: Wenn Sie an allergischem Asthma leiden, sollte der Arzt Nutzen und Risiken einer Behandlung sorgfältig abwägen. Es besteht ein erhöhtes Risiko, dass Sie dann auch auf diese Diuretika allergisch reagieren.

Wechselwirkungen mit Medikamenten

Wenn Sie noch andere Medikamente nehmen, ist zu beachten:

- Glukokortikoide (bei Entzündungen, Immunreaktionen) und nichtsteroidale Antirheumatika (bei Schmerzen, Rheuma) schwächen die Wirkung von Thiaziden.

- Diuretika verstärken die Wirkung von Lithium (bei Depressionen).
- Diuretika verstärken die Wirkung anderer blutdrucksenkender Mittel. Insbesondere in Kombination mit ACE-Hemmern oder Sartanen kann der Blutdruck eventuell bedrohlich absinken. Soll von Diuretika auf einen ACE-Hemmer umgestellt werden, kann es notwendig sein, die Diuretika-Behandlung mehrere Tage vor Einnahme der ersten ACE-Hemmer-Tablette zu beenden.
- Wenn Diuretika sehr viel Flüssigkeit ausschwemmen, verstärken sich die unerwünschten Wirkungen von nichtsteroidalen Antirheumatika. Diese können dann die Nieren schwer schädigen (bis hin zum akuten Nierenversagen).

Spironolacton: In Kombination mit ACE-Hemmern kann der Kaliumgehalt des Blutes zu stark ansteigen. Dann drohen Herzrhythmusstörungen. Es darf auch nicht mit anderen kaliumsparenden Mitteln kombiniert werden, weil dann zu viel Kalium im Körper zurückgehalten wird.

▶ **Unbedingt beachten**

Wenn Diuretika zu viel Kalium ausschwemmen (was der Arzt an den Blutwerten erkennen kann), können Herzrhythmusstörungen auftreten, auch verstärken sich die unerwünschten Wirkungen von Digitalis-Präparaten (bei Herzschwäche). Näheres hierzu lesen Sie unter „Mittel bei Herzschwäche: verstärkte Wirkung“ (→ Seite 12).

Wenn Sie Diabetes haben und Insulin spritzen oder blutzuckersenkende Medikamente einnehmen, müssen Sie Ihre Blutzuckerwerte häufiger als sonst kontrollieren und die Dosis in Abstimmung mit dem Arzt anpassen. Näheres hierzu lesen Sie unter „Mittel zur Blutzuckersenkung: verstärkte Wirkung“ (→ Seite 11).

Wechselwirkungen mit Speisen und Getränken

Gesalzene Speisen können die Wirkung von Diuretika aufheben. Eine Gesamtmenge von 6 Gramm Kochsalz pro Tag sollte deshalb nicht überschritten werden.

Lakritze steigert die Kaliumverluste, die bei Diuretika sowieso verstärkt vorkommen, sodass leicht ein Kaliummangel entsteht.

Diuretika verstärken die Wirkung von Alkohol.

Unerwünschte Wirkungen

Schleifendiuretika: Die unerwünschten Wirkungen entsprechen im Großen und Ganzen denen der Thiazide. Wegen der stärker harntreibenden Wirkung der Schleifendiuretika besteht jedoch ein höheres Risiko für einen übermäßigen Salz- und Wasserverlust und die daraus folgenden unerwünschten Wirkungen.

▶ **Keine Maßnahmen erforderlich**

Bei über 1 von 100 Behandelten treten Magen-Darm-Beschwerden wie Übelkeit, Erbrechen, Bauchschmerzen auf.

▶ **Muss beobachtet werden**

Mundtrockenheit, Durst, Schwäche- und Schwindelgefühle, Muskelschmerzen und -krämpfe sowie Kopfschmerzen können Anzeichen von übermäßigem Salz- und Flüssigkeitsverlust sein, der vor allem bei hoher Dosierung der Diuretika auftreten kann. Dann sollten Sie einen Arzt aufsuchen und Elektrolyte und Nierenwerte im Blut kontrollieren lassen. Achten Sie darauf, dass Sie genügend trinken (mindestens zwei Liter täglich, es sei denn, Sie haben eine Herzschwäche, dann folgen Sie dem Rat Ihres Arztes).

Häufig (bei mehr als 1 von 100) steigt der Blutzucker an. Dadurch kann ein bislang nur unterschwellig vorhandener Typ-2-Diabetes in Erscheinung treten. Wenn Sie gefährdet sind, an Diabetes zu erkranken (z. B. weil die Krankheit häufig in der Familie vorkommt oder weil Sie Übergewicht haben), sollte der Arzt alle drei bis sechs Monate den Blutzucker kontrollieren.

Bei mehr als 1 von 100 Behandelten steigt der Harnsäurespiegel im Blut an. Sind die Harnsäurewerte schon erhöht, kann dadurch ein Gichtanfall ausgelöst werden. Anzeichen dafür sind Schmerzen im Großzehen- oder Daumengrundgelenk. Suchen Sie dann einen Arzt auf.

Wenn die Haut sich verstärkt rötet und juckt, reagieren Sie vermutlich allergisch auf das Mittel. Bei solchen Hauterscheinungen (→ Seite 14) sollten Sie einen Arzt aufsuchen.

Die Mittel können bewirken, dass sich weniger Tränenflüssigkeit bildet. Wenn sich das Auge unangenehm „trocken“ anfühlt, können Sie künstliche Tränenflüssigkeit eintropfen. Wenn Sie bereits kurzsichtig sind, kann sich diese Sehstörung durch die Anwendung von Diuretika weiter verschlechtern. Dann müssen Sie Ihre Brille anpassen lassen.

Thiazide und thiazidähnliche Diuretika, Schleifendiuretika: Bei langfristiger Einnahme scheidet der Körper häufig (bei über 1 von 100) zu viel Kalium aus. Ein zu hoher Kaliumverlust kann Störungen an den Nerven, am Herzen und im Stoffwechsel nach sich ziehen. Dadurch können Muskelschwäche, Herzrhythmusstörungen (→ Seite 16) oder Verstopfung auftreten. Wenn solche Beschwerden auftreten, sollten Sie den Arzt aufsuchen und die Kaliumwerte kontrollieren lassen. Eine kaliumreiche Ernährung mit Bananen, Aprikosen, Gemüse oder Trockenobst kann den Kaliumverlust etwas ausgleichen. Bleibt der Kaliumverlust dennoch unvermindert bestehen, sollte der Arzt eine Überfunktion der Nebennieren ausschließen. Er kann dann ein kaliumsparendes Diuretikum verordnen.

Spironolacton: Bei 1 von 100 Behandelten wird zu viel Kalium im Organismus zurückgehalten. Diese unerwünschte Wirkung ist noch häufiger, wenn Sie dieses Mittel gleichzeitig mit ACE-Hemmern einnehmen. Die Anzeichen dafür sind ohne ärztliche Untersuchung kaum zu erkennen, typisch sind Muskelschwäche und EKG-Veränderungen. Der Arzt sollte deshalb regelmäßig die Kaliumwerte kontrollieren.

Bei 1 bis 10 von 100 Behandelten schwillt die Brustdrüse an und schmerzt (bei Frauen und Männern). Bei Frauen können Menstruationsstörungen vorkommen. Informieren Sie in diesen Fällen den Arzt. Die Symptome verschwinden wieder, wenn Sie das Mittel absetzen.

Bei Frauen kann sich die Stimme vertiefen oder heiser werden. Am Körper können vermehrt Haare wachsen (Hirsutismus). Männer können impotent werden. Wenn diese Symptome auftreten, sollten Sie mit dem Arzt besprechen, ob Sie das Mittel weiterhin einnehmen sollen.

► Sofort zum Arzt

Nehmen Juckreiz und Hautausschlag zu und treten zusätzlich Herzrasen, Atemnot, Schwäche und Schwindel auf, müssen Sie unverzüglich den Notarzt rufen (Telefon 112), weil es sich um eine lebensbedrohliche Allergie (→ Seite 14) handeln kann.

Die Mittel können die Leber (→ Seite 15) schwer schädigen und eine Gelbsucht auslösen. Wenn sich die Haut gelb färbt und Sie zusätzlich einen starken Juckreiz am ganzen Körper verspüren, sollten Sie sofort einen Arzt aufsuchen.

Wenn der Körper sehr viel Flüssigkeit ausscheidet, kann das Blut „eindicken", sodass die Gefahr für Thrombosen und Embolien wächst. Das Risiko dafür ist besonders bei älteren Menschen, bei bestehender Venenschwäche (Krampfadern, Venenentzündung) und bei langandauerndem Sitzen (z. B. im Flugzeug) erhöht. Wenn Krämpfe oder Verwirrtheit mit zeitlicher und räumlicher Desorientierung auftreten oder wenn Sie nur noch sehr wenig Urin ausscheiden, sollten Sie umgehend einen Arzt aufsuchen.

Hinweise

Für Kinder unter 14 Jahren

Bei Kindern erfolgt die Dosierung nach dem Körpergewicht. Bei Hydrochlorothiazid und Furosemid beträgt die Dosis 1-2 Milligramm pro Kilogramm Körpergewicht.

Lasix liquidum: Bedenken Sie, dass dieses Mittel Alkohol enthält. Alkoholfreie Mittel sind vorzuziehen.

Für Schwangerschaft und Stillzeit

Alle Diuretika sind in der Schwangerschaft zu meiden. Einige Diuretika wirken sich ungünstig auf das Un- oder Neugeborene aus. Thiazide zum Beispiel vermindern die Anzahl der Blutplättchen, das Risiko für eine Neugeborenen-Gelbsucht steigt.

Wenn Sie bemerken, dass Sie schwanger sind und bislang Diuretika eingenommen haben, sollte der Arzt auf andere Mittel umstellen (z. B. Methyldopa → Seite 696).

Bei stillenden Frauen hemmen Diuretika die Milchbildung, weil sie die gesamte Flüssigkeitsmenge im Körper verringern. Deshalb sollten Sie während der Stillzeit keine Diuretika einnehmen.

Lasix liquidum: Bedenken Sie, dass dieses Mittel Alkohol enthält. Alkoholfreie Mittel sind vorzuziehen.

Für ältere Menschen

Bei älteren Menschen steigt das Risiko für unerwünschte Wirkungen. Sie trinken oft zu wenig, weil das Durstgefühl nachlässt, sodass der Körper leicht austrocknet. Außerdem ist häufig die Nierenfunktion eingeschränkt, ohne dass dies an den Blutwerten erkennbar ist. Diuretika müssen bei älteren Menschen deshalb unbedingt so niedrig wie möglich dosiert werden. Kontinuierliche Kontrollen der Blutwerte sind während der gesamten Einnahmezeit erforderlich, um zu hohe Salzverluste rechtzeitig zu erkennen.

Zur Verkehrstüchtigkeit

Wenn Ihnen zu Beginn der Behandlung wegen des niedrigeren Blutdrucks häufiger schwindelig ist, sollten Sie kein Fahrzeug, lenken, keine Maschinen bedienen und keine Arbeiten ohne sicheren Halt verrichten.

Gefäßerweiterndes Mittel

Dihydralazin

DEPRESSAN, Nepresol

Dihydralazin wirkt auf die Muskelzellen in der Arterienwand entspannend und erweitert die kleinen arteriellen Blutgefäße. Dadurch verringert sich der Widerstand, gegen den das Herz das Blut durch den Kreislauf pumpt, und der Blutdruck sinkt.

Gefäßerweiternde Mittel, medizinisch Vasodilatatoren genannt (vasus = Gefäß, dilatieren = weiten), werden wegen ihrer häufigen und teilweise starken unerwünschten Wirkungen jedoch nur bei schwerer Hypertonie angewendet, wenn alle anderen Wirkstoffe nicht ausreichend wirksam waren.

Dihydralazin wirkt allerdings nur schwach blutdrucksenkend, kann aber zahlreiche Nebenwirkungen auslösen. Um das Risiko dafür möglichst niedrig zu halten, wird Dihydralazin meist in Kombination mit anderen Mitteln gegeben (z. B. mit Alpha-2-Agonisten oder Betablockern) und ist dann mit Einschränkung geeignet. Es sollte nur eingesetzt werden, wenn der hohe Blutdruck mit besser verträglichen Mitteln – Diuretika, ACE-Hemmer, Sartane, Betablocker, Amlodipin, Nifedipin, allein oder in Kombination – nicht ausreichend gesenkt werden kann.

Zu den gefäßerweiternden Mitteln gehört auch der Wirkstoff Hydralazin (→ Seite 723). Er ist aber nur in Kombinationspräparaten enthalten.

Anwendung

Wegen der unerwünschten Wirkungen ist es empfehlenswert, die Dosis nur langsam bis zur angestrebten Menge zu erhöhen. Zu Beginn nehmen Sie zweimal täglich 12,5 Milligramm Dihydralazin, nach vier bis fünf Tagen zweimal täglich 25 Milligramm und nach weiteren vier bis fünf Tagen maximal zweimal täglich 50 Milligramm, am besten zum Essen.

Der Arzt sollte alle drei bis sechs Monate die Blutwerte und den Urin kontrollieren.

Wegen der Gefahr für eine mögliche schwere Autoimmunerkrankung (Lupus erythematodes disseminatus, LED) – Näheres unter „Unerwünschte Wirkungen" (→ nebenstehend) –, sollte der Arzt vor Beginn der Therapie das HLA-DR_4-Antigen bestimmen, bei einer längerfristig angelegten Behandlung auch die LED-Antikörper.

Achtung

Gegenanzeigen

Unter folgenden Bedingungen dürfen Sie das Mittel nicht anwenden:

- Sie haben eine Kollagenose (Lupus erythematodes).
- Ihre Herzklappen sind verengt (z. B. Aortenklappenstenose).
- Sie haben eine beutelförmige Erweiterung der Körperschlagader (Aortenaneurysma).
- Die Herzmuskelwände sind verdickt und die Auswurfleistung des Herzens ist eingeschränkt (hypertrophe Kardiomyopathie).
- Der rechte Herzmuskel ist geschwächt.

Unter folgenden Bedingungen muss der Arzt Nutzen und Risiken der Anwendung von Dihydralazin sorgfältig abwägen:

- Es bestehen Durchblutungsstörungen im Gehirn.
- Die Funktion von Leber und Nieren ist stark eingeschränkt. Dann sollte der Arzt auch die Dosis verringern, zumal sich dann auch die erwünschten und unerwünschten Wirkungen des Mittels verstärken.
- Sie gehören zu den sogenannten Langsam-Azetylierern. Dann haben Sie – wie die Hälfte der Bevölkerung – genetische Anlagen, die dazu führen, dass ein bestimmter Abbauschritt von Medikamenten in der Leber, die Azetylierung, nur langsam vonstatten geht. Die Arzneimittel wirken dann länger und ausgeprägter und können vermehrt zu Nebenwirkungen führen. Wenn Sie zu diesem Personenkreis gehören, sollte der Arzt die Arzneimittel zunächst in niedriger Dosierung einsetzen und nur langsam höher dosieren. Benötigen Sie höhere Dosen (über 100 Milligramm) – was selten vorkommt – muss der Arzt vorher prüfen, ob Sie den Wirkstoff normal abbauen.

Wechselwirkungen mit Medikamenten

Wenn gefäßerweiternde Mittel mit anderen blutdrucksenkenden Wirkstoffen kombiniert werden sollen, muss der Arzt die Dosis der gefäßerweiternden Mittel zunächst niedrig halten, um unerwünschte Wirkungen zu vermeiden, weil sich die Substanzen gegenseitig in ihrer Wirkung verstärken.

Unerwünschte Wirkungen

▶ **Keine Maßnahmen erforderlich**

Bei bis zu 10 von 100 Behandelten treten Magen-Darm-Beschwerden auf wie Appetitmangel, Übelkeit, Erbrechen, Durchfall sowie Kopfschmerzen und Hitzewallungen im Gesicht

(Flush). Letztere sind meist Folge der gefäßerweiternden Wirkung.

▶ **Muss beobachtet werden**

Besonders zu Beginn der Behandlung kommt es häufig (bei bis zu 10 von 100) vor, dass beim Aufstehen aus dem Sitzen oder Liegen der Blutdruck kurzfristig stark absinkt und Schwindelanfälle, Übelkeit oder eine kurze Ohnmacht auftreten. Sie sollten solche Lageveränderungen deshalb immer nur langsam und nicht abrupt vornehmen. Sind die Beschwerden im Alltag sehr beeinträchtigend, sollten Sie mit dem Arzt sprechen.

Ebenfalls zu Behandlungsbeginn und bei zu rascher Steigerung der Dosis kann starkes Herzklopfen oder Herzrasen einsetzen. Dabei handelt es sich um eine Reaktion des Herzens auf den abgesenkten Blutdruck. Wenn der Puls in Ruhe anhaltend über 100 Schläge pro Minute ansteigt, sollten Sie einen Arzt aufsuchen. Diese unerwünschte Wirkung tritt vor allem dann auf, wenn das Mittel nicht zusammen mit einem Betablocker oder einem Alpha-2-Agonisten eingenommen wird.

Bei 1 bis 10 von 100 lagert sich vermehrt Wasser im Gewebe ein, besonders an den Beinen, falls nicht gleichzeitig ein Diuretikum in ausreichender Dosis genommen wird. Wenn die Schwellungen sehr ausgeprägt sind oder sich im Lauf der Behandlung deutlich verschlimmern, sollten Sie mit dem Arzt sprechen.

Selten kommt es zu Kribbeln, Kälte- und Taubheitsgefühlen, in Einzelfällen auch zu Zittern und Muskelkrämpfen. Sprechen Sie dann mit dem Arzt. Mit Vitamin B_6 lassen sich solche Störungen meist beheben.

Bei hoher Dosierung (über 100 Milligramm pro Tag) und langfristiger Behandlung oder bei Personen, die bestimmte Arzneimittel besonders langsam abbauen („Langsam-Azetylierer", das sind Personen, bei denen die Azetylierung – ein Abbauschritt von Medikamenten in der Leber – nur langsam vonstatten geht), können die Mittel die Immunkrankheit Lupus erythematodes disseminatus (LED) auslösen. Bei Frauen kommt dies häufiger vor als bei Männern. Anzeichen sind Fieber, Gelenk- und Muskelschmerzen, Bindehaut- und Nierenentzündung. Wenn Sie solche Symptome bemerken, sollten Sie innerhalb von 24 Stunden einen Arzt aufsuchen. Er kann diese Störwirkung erkennen, indem er spezielle Antikörper im Blut bestimmt.

Selten (bei weniger als 1 von 100) kommt es zu Störungen der Blutbildung (→ Seite 15). Anzeichen sind Müdigkeit, Abgeschlagenheit, Infektanfälligkeit, kleine Einblutungen in die Haut (Petechien) oder Schleimhautblutungen.

▶ **Sofort zum Arzt**

Zu Behandlungsbeginn und bei zu rascher Steigerung der Dosis können Angina-Pectoris-Beschwerden einsetzen. Diese können auf eine Verengung der Herzkranzgefäße und auf einen gesteigerten Herzschlag zurückzuführen sein. Anzeichen dafür sind Schmerzen hinter dem Brustbein, die in Bauch, Rücken und Kiefer ausstrahlen können. Zusätzlich können Angst, Unruhe, Atemnot, Blässe und Schweißausbrüche einsetzen. Wenn Sie solche Beschwerden erstmals spüren, sollten Sie sich unverzüglich in ärztliche Behandlung begeben. Traten bereits vor der Behandlung mit Dihydralazin Angina-Pectoris-Anfälle auf, sollten Sie mit dem Arzt sprechen, wenn die Anfälle sich häufen oder länger andauern.

Hinweise

Für Kinder unter 14 Jahren

Dihydralazin sollte bei ihnen nicht angewendet werden, weil damit keine Erfahrungen vorliegen.

Für Schwangerschaft und Stillzeit

Als Mittel der Wahl zur Behandlung des hohen Blutdrucks in der Schwangerschaft gilt Methyldopa (→ Seite 696), da es für diesen Wirkstoff Langzeituntersuchungen über mögliche Spätfolgen bei den Kindern gibt.

Auch Dihydralazin kann in Schwangerschaft und Stillzeit angewendet werden. Der Wirkstoff gelangt nur in so geringer Menge in die Muttermilch, dass dies für den Säugling bedeutungslos ist.

Für ältere Menschen

Bei ihnen kommt es besonders häufig zu den beschriebenen unerwünschten Wirkungen. Die Dosis der Mittel sollte deshalb besonders niedrig gewählt und noch langsamer als sonst üblich gesteigert werden. Das gilt vor allem bei bereits bestehender koronarer Herzkrankheit mit Angina Pectoris oder nach überstandenem Herzinfarkt.

Zur Verkehrstüchtigkeit

Wenn Sie sich schwindelig oder benommen fühlen, sollten Sie kein Fahrzeug lenken, keine Maschinen bedienen und keine Arbeiten ohne sicheren Halt verrichten.

Kalziumantagonisten

Amlodipin

Amlobeta besilat, Amlodipin AbZ, Amlodipin AL, Amlodipin-CT, Amlodipin HEXAL, Amlodipin-ratiopharm, Amlodipin Sandoz, Amlodipin STADA, Amlo TAD, NORVASC

Diltiazem

Diltabeta, Diltahexal, Diltaretard, Diltiazem AL, Diltiazem Heumann, Diltiazem-ratiopharm, Diltiazem STADA, Diltiuc, Dilzem

Felodipin

Felocor, Felodipin-CT, Felodipin dura, Felodipin Heumann, Felodipin Sandoz, Felodipin STADA, Felodipin-ratiopharm, FELO-PUREN, Modip, Munobal

Gallopamil

Procorum

Isradipin

Vascal

Lercanidipin

Carmen, Corifeo

Manidipin

Manyper

Nicardipin

Antagonil

Nifedipin

Adalat, Aprical, Corinfar, duranifin, Nifeclair, Nife-CT, Nifedipin AbZ, Nifedipin AL, NIFEDIPIN BASICS, Nifedipin Heumann, Nifedipin-ratiopharm, Nifedipin Sandoz, Nifedipin STADA, Nifehexal, NIFICAL, PIDILAT

Nilvadipin

Escor, NIVADIL

Nisoldipin

Baymycard

Nitrendipin

Bayotensin, Jutapress, Nitrendipin AbZ, Nitregamma, Nitrendimerck, Nitrendipin 1A Pharma, Nitrendipin AL, Nitrendipin beta, Nitrendipin-CT, Nitrendipin Heumann, Nitrendipin-ratiopharm, Nitrendipin Sandoz, Nitrendipin STADA, Nitrensal, Nitrepress, NITRE-PUREN

Verapamil

durasoptin, Falicard, Isoptin, Verabeta, Vera-CT, Verahexal, Vera Lich, Veramex, Verapamil 1A Pharma, Verapamil AbZ, Verapamil AL, VERAPAMIL BASICS, Verapamil Hennig, Verapamil-ratiopharm, Verapamil Sandoz, Verapamil Verla, Verasal, Veroptinstada

Kalziumantagonisten (auch Kalziumkanalblocker genannt) sind Gegenspieler zu Kalzium, das an den glatten Muskelzellen der inneren Organe wirkt. Diese Muskelzellen regulieren die Weite der Blutgefäße. Wenn Kalzium in die Muskelzellen einströmt, ziehen sie sich zusammen, sodass sich die Ader verengt. Kalziumantagonisten verhindern das, und die Blutgefäße erweitern sich. Dadurch verringert sich der Widerstand, gegen den das Herz das Blut durch den Kreislauf pumpt, und der Blutdruck sinkt.

Es gibt zwei Arten von Kalziumantagonisten. Die einen (Diltiazem und Gallopamil) ähneln in ihrer Wirkung dem Verapamil. Deshalb werden alle drei Wirkstoffe als Kalziumantagonisten vom Verapamil-Typ bezeichnet. Alle anderen Wirkstoffe leiten sich von Nifedipin ab und gelten deshalb als Kalziumantagonisten vom Nifedipin-Typ. Substanzen vom Verapamil-Typ senken nicht nur den Blutdruck, sondern verlangsamen auch den Herzschlag. Kalziumantagonisten vom Nifedipin-Typ dagegen wirken überwiegend auf die Blutgefäße und beschleunigen den Herzschlag eher, nur bei den länger wirkenden Substanzen wie beispielsweise Amlodipin und Nitrendipin sowie bei Retardpräparaten ist das nicht der Fall. Retardpräparate setzen den Wirkstoff verzögert über mehrere Stunden hinweg frei und wirken auf diese Weise länger als die sonst üblichen Zubereitungen.

Bei hohem Blutdruck sollten in erster Linie Amlodipin oder Nitrendipin aus der Gruppe der Kalziumantagonisten vom Nifedipin-Typ eingesetzt werden. Beide Wirkstoffe verringern das Risiko, eine Herz-Kreislauf-Erkrankung zu bekommen, und die Wahrscheinlichkeit, daran zu sterben. Alle anderen Wirkstoffe aus der Gruppe der Kalziumantagonisten sind nur geeignet, wenn sie zusammen mit einem anderen Wirkstoff (Diuretikum, ACE-Hemmer) eingesetzt werden. Als alleiniges Medikament sind sie bei hohem Blutdruck nur mit Einschränkung geeignet, weil sich damit Folgeerkrankungen wie koronare Herzkrankheit und Herzinfarkt weniger ausgeprägt verhindern lassen oder weil aussagekräftige Studien dazu noch fehlen. Die nicht retardierten Zubereitungen von Nicardipin und Nifedipin sind bei hohem Blutdruck generell wenig geeignet, weil sie zu kurz wirken und weil der Verdacht besteht, dass sie ein erhöhtes Risiko für Herzinfarkt und Schlaganfall bergen.

Da alle Kalziumantagonisten die Herzkraft schwächen können, sollten sie bei einer gleichzeitig bestehenden Herzschwäche nicht angewendet werden. Ist der Blutdruck mit anderen

Mitteln beziehungsweise Kombinationen nicht ausreichend zu senken, kann ausnahmsweise Amlodipin eingesetzt werden, vorausgesetzt, die Herzschwäche wird medikamentös behandelt. Den Wirkstoff Gallopamil (*Procorum*) gibt es inzwischen auch in Form von preisgünstigen Generika.

ANWENDUNG

Wenn Sie das Mittel etwa eine Viertelstunde vor dem Essen einnehmen, wird es verzögert ins Blut aufgenommen, sodass es später und länger wirkt.

Wenn Sie eine Tablette vergessen haben, besteht nicht die Gefahr, dass der Blutdruck schlagartig ansteigt. Sie nehmen dann die nächste zum gewohnten Zeitpunkt ein.

Die maximale Wirkung von Kalziumantagonisten setzt nach zwei bis vier Wochen ein. Falls der Blutdruck dann nicht ausreichend gesunken ist, sollte der Arzt einen anderen Kalziumantagonisten verordnen oder zusätzlich ein weiteres als geeignet bewertetes Medikament.

Wenn Ihre Leberfunktion gestört ist, wirken Kalziumantagonisten länger. Sie müssen dann niedriger dosiert werden.

Bevor Sie Diltiazem, Gallopamil oder Verapamil einnehmen, muss der Arzt ein EKG ableiten und die Herzfunktion prüfen.

ACHTUNG

Bayotensin akut: Dieses Mittel enthält Alkohol. Personen mit Alkoholproblemen dürfen es nicht einnehmen. Auch Leberkranke und Menschen mit Anfallleiden sollten den Alkoholgehalt berücksichtigen. Darüber hinaus kann Alkohol die Wirkung vieler Arzneimittel (z. B. Schlaf- und Beruhigungsmittel, Psychopharmaka, starke Schmerzmittel, einige Mittel bei hohem Blutdruck) verstärken.

Gegenanzeigen

Kalziumantagonisten vom Nifedipin-Typ: Diese Mittel dürfen Sie nicht einnehmen, wenn Sie in den letzten zwei bis vier Wochen einen akuten Herzinfarkt hatten oder eine koronare Herzkrankheit mit instabiler Angina Pectoris haben. Ist die Angina Pectoris nicht auf verengte Herzkranzgefäße zurückzuführen, sondern darauf, dass sich die Blutgefäße verkrampfen (Prinzmetal-Angina), sind Kalziumantagonisten vom Nifedipin-Typ jedoch sinnvoll.

Auch wenn Ihre Leber- oder Nierenfunktion stark eingeschränkt ist, dürfen Sie diese Mittel nicht anwenden.

Wenn Sie an Herzschwäche leiden, sollte der Arzt Nutzen und Risiken des Einsatzes dieser Mittel sorgfältig abwägen.

Kalziumantagonisten vom Verapamil-Typ: Wenn Sie bereits einen Herzinfarkt mit Komplikationen hatten, Sie ein schwaches Herz haben, Ihr Herz krankhaft langsam schlägt (Bradykardie) oder das EKG Veränderungen aufweist, die auf eine drohende Bradykardie schließen lassen, dürfen Sie diese Mittel nicht nehmen.

Wenn Sie mit Kalziumantagonisten vom Verapamil-Typ behandelt werden, dürfen Sie keinen Betablocker gespritzt bekommen.

Wechselwirkungen mit Medikamenten

Wenn Sie noch andere Medikamente nehmen, ist zu beachten:

- In Kombination mit anderen blutdrucksenkenden Mitteln verstärken sich die Wirkungen der Medikamente gegenseitig, sodass der Blutdruck besonders stark absinkt.
- Kalziumantagonisten verstärken die Wirkung von Theophyllin (bei Asthma).

Zusätzlich gilt für Kalziumantagonisten vom Nifedipin-Typ:

- In Kombination mit Betablockern besteht die Gefahr, dass sich eine Herzschwäche ausbildet.
- Cimetidin (bei Sodbrennen) verstärkt die Wirkung dieser Kalziumantagonisten.
- Phenytoin, Phenobarbital und Carbamazepin (bei Epilepsien) sowie Rifampizin (bei Tuberkulose) können die Wirkung dieser Kalziumantagonisten abschwächen. Der Arzt sollte dann den Blutdruck engmaschig überwachen.
- Tabletten mit Itraconazol oder Ketoconazol (bei Pilzerkrankungen) sowie die Antibiotika Erythromyzin und Clarithromyzin (bei bakteriellen Infektionen) können die Wirkung dieser Kalziumantagonisten verstärken. Auch dann sollte der Arzt den Blutdruck häufig kontrollieren.

Manidipin: Dieses Mittel ist noch nicht lange im Handel. Es liegen erst wenige Daten zum Einsatz in Kombination mit anderen Medikamenten vor, sodass sich die Wechselwirkungen noch nicht gut einschätzen lassen.

Zusätzlich gilt für Kalziumantagonisten vom Verapamil-Typ, dass sie die Wirkung und damit auch die unerwünschten Wirkungen von Ciclosporin (nach Organtransplantationen) verstärken. Der Arzt sollte deshalb die Blutspiegel für dieses Mittel kontrollieren.

▶ **Unbedingt beachten**

Kalziumantagonisten verstärken die Wirkung von Digitalis-Glykosiden (bei Herzschwäche). Näheres hierzu lesen Sie unter „Mittel bei Herzschwäche: verstärkte Wirkung" (→ Seite 12).

In Kombination mit anderen Mitteln, die den Herzschlag verlangsamen (z. B. Betablockern), kann die Herzfrequenz bis hin zum Herzstillstand stark nachlassen. Wenn Sie Diltiazem, Gallopamil oder Verapamil einnehmen, dürfen Sie deshalb keinesfalls gleichzeitig einen Betablocker gespritzt bekommen. Auch bei gleichzeitiger Anwendung der Mittel zum Einnehmen kann es in einigen Fällen zu schwerwiegenden Nebenwirkungen am Herzen kommen: Der Herzschlag vermindert sich stark, es kommt zu Herzrhythmusstörungen oder es entwickelt sich eine Herzinsuffizienz.

Wechselwirkungen mit Speisen und Getränken

Kalziumantagonisten vom Nifedipin-Typ: Grapefruit und Grapefruitsaft erhöhen die Konzentration dieser Mittel im Blut. Sie sollten deshalb keine Grapefruit essen und keinen Grapefruitsaft trinken, solange Sie die Mittel anwenden.

Alkohol verstärkt die gefäßerweiternde Wirkung der Mittel und sollte während der Einnahme gemieden werden.

Unerwünschte Wirkungen

▶ **Keine Maßnahmen erforderlich**

Bei 1 bis 3 von 100 Behandelten treten Magen-Darm-Beschwerden wie Übelkeit und Bauchschmerzen auf.

Kalziumantagonisten vom Nifedipin-Typ: Bei bis zu 20 von 100 Behandelten kommt es zu Kopfschmerzen, bei 2 bis 10 von 100 zu einem starken, ins Gesicht aufsteigenden Wärmegefühl (Flush), meist zu Beginn der Behandlung.

Kalziumantagonisten vom Verapamil-Typ: 6 bis 8 von 100 bekommen Verstopfung, 1 bis 2 von 100 Kopfschmerzen.

Lercanidipin, Manidipin: Es können häufiges Wasserlassen, Müdigkeit, Muskelschmerzen sowie Verdauungsstörungen wie Übelkeit, Erbrechen und Oberbauchbeschwerden auftreten.

▶ **Muss beobachtet werden**

Durch die gefäßerweiternde Wirkung kann sich verstärkt Wasser im Gewebe einlagern, vor allem an den Füßen und Unterschenkeln sowie bei hoher Umgebungstemperatur. Bei manchen Wirkstoffen sind bis zu 22 von 100 der Behandelten davon betroffen. Wenn die Schwellungen sehr ausgeprägt sind oder sich deutlich verschlimmern, sollten Sie mit dem Arzt sprechen.

Wenn der Blutdruck zu stark absinkt, fühlen Sie sich müde und schwindelig (bei bis zu 27 von 100), oder es wird Ihnen kurz schwarz vor den Augen bis hin zu kurzen Ohnmachten. Wenn diese Beschwerden nicht nachlassen oder Sie sehr beeinträchtigen, sollten Sie mit dem Arzt sprechen.

Das Zahnfleisch kann sich verdicken, bluten oder sich entzünden, und zwar vor allem, wenn Sie gleichzeitig Medikamente einnehmen, die das Immunsystem unterdrücken (z. B. Ciclosporin, nach Organtransplantationen). Informieren Sie dann den behandelnden Arzt und suchen Sie einen Zahnarzt auf.

Kalziumantagonisten vom Nifedipin-Typ: Herzklopfen, Herzrasen treten vorwiegend bei den Wirkstoffen mit schnellem Wirkungseintritt und kurzer Wirkdauer auf (z. B. nichtretardierte Zubereitungen von Nifedipin). Steigt der Puls anhaltend über 100 Schläge pro Minute, sollten Sie mit dem Arzt besprechen, ob Sie nicht besser ein retardiertes Präparat einnehmen sollten.

Kalziumantagonisten vom Verapamil-Typ: Bei 2 von 100 tritt eine Herzschwäche auf. Symptomatisch dafür sind Wassereinlagerungen (Ödeme), Müdigkeit, Schwäche, verminderte Leistungsfähigkeit, Atemnot. Wenn diese Beschwerden erstmals auftreten oder sich im Lauf der Behandlung verschlimmern, sollten Sie innerhalb von ein bis drei Tagen einen Arzt aufsuchen.

Der Herzschlag kann sich zu stark verlangsamen. Auch die Überleitung der elektrischen Impulse vom Herzvorhof über den Atrioventrikular-Knoten (AV-Knoten) auf die Herzkammer kann mehr oder weniger blockiert sein. Diese Art von Herzrhythmusstörung (AV-Block) ist nur im EKG zu erkennen. Wenn Sie sich häufig müde, schwach und nur bedingt leistungsfähig fühlen, sollten Sie einen Arzt aufsuchen und ein EKG schreiben lassen. Bei einem kompletten AV-Block können auch kurze Ohnmachten (Synkopen) auftreten.

Wenn die Haut sich verstärkt rötet und juckt, reagieren Sie vermutlich allergisch auf einen der Wirkstoffe. Bei solchen Hauterscheinungen (→ Seite 14) sollten Sie einen Arzt aufsuchen.

Manidipin: Dieses Mittel kann eine Parkinsonkrankheit verschlimmern. Falls sich die damit verbundenen Symptome verstärken, sollten Sie einen Arzt aufsuchen.

▶ Sofort zum Arzt
Insbesondere zu Beginn der Behandlung können Angina-Pectoris-Anfälle auftreten oder eine bereits bestehende Angina Pectoris kann sich verstärken. Symptome dafür sind Schmerzen hinter dem Brustbein, die möglicherweise auch in Bauch, Rücken oder Kiefer ausstrahlen. Zusätzlich können Angst, Unruhe, Atemnot, Blässe und Schweißausbrüche auftreten. Wenn Sie solche Beschwerden erstmals spüren, sollten Sie sich unverzüglich in ärztliche Behandlung begeben.
Diese unerwünschte Wirkung tritt vor allem bei Kalziumantagonisten vom Nifedipin-Typ auf (bei bis zu 1 von 100 oder häufiger), seltener auch bei der Einnahme von Diltiazem (bei weniger als 1 von 100).

Hinweise

Für Kinder unter 14 Jahren
Bei ihnen sollte der Arzt nur Nifedipin oder Verapamil verordnen, weil diese beiden Substanzen hinsichtlich ihrer Wirkungen am besten untersucht sind. Als Tagesdosis gilt für Nifedipin: 0,5 bis 2 Milligramm pro Kilogramm Körpergewicht, insgesamt höchstens 20 Milligramm pro Tag. Für Verapamil: 80 bis 120 Milligramm pro Tag bei Kindern bis zu sieben Jahren, bei Schulkindern maximal 360 Milligramm pro Tag.

Für Frauen
Lercanidipin: Bei Frauen im gebärfähigen Alter darf das Mittel nur eingesetzt werden, wenn für einen sicheren Empfängnisschutz gesorgt ist.

Bei Kinderwunsch
Wenn Sie schwanger werden wollen, sollten Sie vorsichtshalber auf ein anderes Medikament umgestellt werden, da es Hinweise aus Tierversuchen – nicht jedoch von Menschen – gibt, dass Kalziumantagonisten Fehlbildungen am Ungeborenen hervorrufen können.

Für Schwangerschaft und Stillzeit
Als Mittel der Wahl zur Behandlung des hohen Blutdrucks in der Schwangerschaft gilt Methyldopa (→ Seite 696).

Kalziumantagonisten vom Nifedipin-Typ: Ab dem vierten Schwangerschaftsmonat ist die Einnahme von Kalziumantagonisten wohl ungefährlich. Die Hersteller weisen jedoch aus Sicherheitsgründen darauf hin, dass Schwangere grundsätzlich keine Kalziumantagonisten vom Nifedipin-Typ einnehmen sollten.
In der Stillzeit sollten Sie diese Mittel ebenfalls nicht anwenden.

Bayotensin akut: Bedenken Sie, dass dieses Mittel Alkohol enthält. Alkoholfreie Mittel sind vorzuziehen.

Diltiazem: Im Tierversuch, nicht jedoch beim Menschen, gab es Hinweise für Fehlbildungen beim Ungeborenen. Wenn Sie schwanger geworden sind, während Sie dieses Mittel eingenommen haben, sollte der Arzt Ihnen sicherheitshalber ein anderes blutdrucksenkendes Präparat verordnen. In der Stillzeit können Sie Diltiazem anwenden, weil nur sehr geringe Mengen in die Muttermilch übertreten.

Gallopamil: Es liegen keine Erfahrungen für die Anwendung in Schwangerschaft und Stillzeit vor. Deshalb sollten Sie diesen Wirkstoff sicherheitshalber nicht einnehmen.

Verapamil: Dieses Mittel sollte in den ersten sechs Monaten der Schwangerschaft nicht angewendet werden, da keine Erfahrungen damit vorliegen. Eine Anwendung im letzten Drittel der Schwangerschaft darf nur unter strenger Risiko-Nutzen-Abschätzung erfolgen.
Während der Stillzeit soll Verapamil nicht angewendet werden, da es in die Muttermilch übergeht.

Für ältere Menschen
Sie sollten immer die niedrigstmögliche Dosis bekommen, um die Gefahr für unerwünschte Wirkungen zu verringern.

Zur Verkehrstüchtigkeit
Wenn Ihnen zu Beginn der Behandlung wegen des niedrigeren Blutdrucks häufig schwindelig ist oder Sie sich oft müde fühlen, sollten Sie kein Fahrzeug lenken, keine Maschinen bedienen und keine Arbeiten ohne sicheren Halt verrichten.

■ Minoxidil

LONOLOX

Minoxidil wirkt stark erweiternd auf die Blutgefäße und senkt auf diese Weise den Blutdruck. Die Kehrseite dieser Wirkung ist, dass sich dabei die Herzfrequenz erhöht, sodass das Herz schneller schlägt. Außerdem lagert sich verstärkt Wasser im Gewebe ein. Deshalb ist Minoxidil als alleiniges Mittel zur Behandlung des hohen Blutdrucks nicht sinnvoll, sondern nur in Kombination mit einem hoch dosierten Diuretikum und einem Betablocker geeignet, wenn andere als „geeignet" erachtete Medikamente oder deren Kombinationen nicht angewendet werden können oder nicht vertragen werden. Das Diuretikum verstärkt die blutdrucksenkende Wirkung und verhindert Wassereinlagerungen im Gewebe. Der Betablocker senkt ebenfalls den Blutdruck und verlangsamt den Herzschlag. Alle drei Substanzen zusammen senken den Blutdruck effektiv. Nicht nachgewiesen ist jedoch, dass diese Kombination auch Folgeerkrankungen des hohen Blutdrucks wie Herzinfarkt und Schlaganfall verhindern oder die Sterberate senken kann.

In niedriger Dosierung und als äußerlich aufzutragende Flüssigkeit wird Minoxidil als Haarwuchsmittel verwendet. Bei innerlicher Anwendung verstärkt Minoxidil ebenfalls den Haarwuchs, meist aber so sehr, dass dies eher als störend empfunden wird.

Anwendung

Sie nehmen täglich 5 bis 50 Milligramm Minoxidil ein. Mehr als 100 Milligramm täglich sollten es nicht sein. Dabei ist die Dosis nur langsam zu steigern, um möglichst wenig Nebenwirkungen hervorzurufen. Begonnen wird mit 5 Milligramm, und im Abstand von mindestens drei Tagen wird die Dosis stufenweise um 5 bis 10 Milligramm erhöht.

Bei eingeschränkter Nierenfunktion sollte der Arzt die Dosis verringern.

Das zusätzlich erforderliche Diuretikum sollte so dosiert werden, dass keine Wassereinlagerung erfolgt. Geschieht dies, obwohl die höchste Dosis des eingesetzten Wirkstoffs erreicht ist, sollte zusätzlich ein Mittel mit dem Wirkstoff Spironolacton gegeben werden. Alternativ kann der Arzt das stark wirksame Schleifendiuretikum Furosemid verschreiben. Näheres zu diesen Wirkstoffen lesen Sie unter dem Stichwort „Diuretika" (→ Seite 704).

Sind Betablocker (→ Seite 700) nicht anwendbar, können die Wirkstoffe Methyldopa oder Clonidin eingesetzt werden. Näheres zu diesen Wirkstoffen lesen Sie unter dem Stichwort „Alpha-2-Agonisten" (→ Seite 696). Diese Mittel sollten Sie schon einen Tag vor der Einnahme von Minoxidil anwenden.

Achtung

Achten Sie unbedingt darauf, dass Sie immer eine ausreichende Menge der zusätzlich einzunehmenden Medikamente (Diuretikum und Betablocker) vorrätig haben (z. B. auf Reisen, im Urlaub). Wenn Sie Minoxidil allein einnehmen, besteht ein hohes Risiko für unerwünschte Wirkungen auf Herz und Kreislauf.

Gegenanzeigen

Unter folgenden Bedingungen dürfen Sie Minoxidil nicht einnehmen:

- Eine Ihrer Herzklappen ist verengt (Mitralklappenstenose), sodass sich das Blut bis in die Lunge zurückstaut.
- Sie haben einen Tumor im Nebennierenmark, der vermehrt die Hormone Adrenalin und Noradrenalin ausschüttet. Minoxidil kann dann die Abgabe dieser blutdrucksteigernden Hormone aus dem Tumorgewebe zusätzlich stimulieren.

Unter folgenden Bedingungen sollte der Arzt Nutzen und Risiken der Anwendung von Minoxidil sorgfältig abwägen:

- Sie haben Angina Pectoris. Dann kann Minoxidil durch seine beschleunigende Wirkung auf die Herzfrequenz die Angina-Pectoris-Beschwerden verstärken.
- Sie hatten vor kurzem einen Herzinfarkt. Minoxidil sollten Sie erst anwenden, wenn sich die Situation wieder stabilisiert hat.

Wechselwirkungen mit Medikamenten

Medikamente aus der Gruppe der Neuroleptika (bei Depressionen, Psychosen) verstärken die blutdrucksenkende Wirkung von Minoxidil. Wenn Sie bereits mit Minoxidil behandelt werden und das Neuroleptikum neu hinzukommen soll, muss der Blutdruck besonders sorgfältig kontrolliert werden.

Unerwünschte Wirkungen

▶ **Keine Maßnahmen erforderlich**

Es kann Übelkeit auftreten.

▶ **Muss beobachtet werden**

Während der Behandlung kann sich Flüssigkeit im Gewebe einlagern (bei 7 von 100 Behandelten). Um die Gefahr solcher Wassersammlungen (Ödeme) zu reduzieren, darf Minoxidil nur in Kombination mit einem wassertreibenden Mittel eingesetzt werden. Wenn Sie dennoch eine unerklärliche Gewichtszunahme oder Ödeme an Armen und Beinen feststellen oder das Gesicht aufgedunsen wirkt, sollte der Arzt die Dosierung von Minoxidil herabsetzen oder das Mittel für ein bis zwei Tage absetzen und lediglich mit dem Diuretikum und dem Betablocker (oder Alpha-2-Agonisten) weiter behandeln.

Herzklopfen und ein zu rascher Herzschlag lassen sich vermeiden, wenn Minoxidil mit einem Betablocker kombiniert wird. Schlägt das Herz trotzdem noch zu rasch, sollte der Arzt gegebenenfalls die Dosis des Betablockers erhöhen.

Wenn Sie das Mittel länger als drei bis sechs Wochen einnehmen, kann sich der Haarwuchs am ganzen Körper und im Gesicht verstärken. Auch kann sich vormals feiner Haarflaum dunkler färben. Störende Haare lassen sich durch Haarentfernungsmittel oder Rasieren beseitigen. Bei etwa 1 von 10 Behandelten ist der Haarwuchs aber so störend, dass die Therapie abgebrochen werden muss. Anschließend normalisiert sich der Zustand wieder.

Wenn die Brüste anschwellen und druckschmerzhaft reagieren, sollten Sie Ihren Arzt darüber informieren. Dies kann bei Männern und Frauen auftreten.

Wenn die Haut sich verstärkt rötet und juckt, reagieren Sie vermutlich allergisch auf das Mittel (bei etwa 1 von 100). Bei solchen Hauterscheinungen (→ Seite 14) sollten Sie einen Arzt aufsuchen.

▶ **Sofort zum Arzt**

Wenn sich der Hautausschlag verstärkt und die Bläschen sich immer weiter ausbreiten, die Bläschen zu großen Blasen zusammenwachsen und die Haut wie verbrannt wirkt, sollten Sie sofort einen Arzt aufsuchen, da es sich um eine sehr schwere allergische Hauterscheinung (→ Seite 14) handelt, die sofort ärztlich behandelt werden muss.

Wenn sich zu viel Flüssigkeit im Körper einlagert, kann dies auch den Herzbeutel betreffen (bei etwa 3 von 100 Behandelten). Die Gefahr dafür steigt, wenn die Nierenfunktion eingeschränkt ist. In Einzelfällen kann sich dann der Herzbeutel entzünden. Spüren Sie Schmerzen in der Brust, die sich im Liegen verschlimmern, wenn Sie Fieber bekommen und das Atmen schwerfällt, sollten Sie unverzüglich einen Arzt aufsuchen oder rufen.

Wenn Minoxidil nicht gemeinsam mit einem Betablocker eingenommen wird, steigt die Gefahr von Angina-Pectoris-Anfällen oder eines Herzinfarkts. Wenn Sie Schmerzen in Brust, Oberbauch, Schultern oder Armen spüren, die sich unter Belastung (z. B. Treppen steigen, schnell laufen) verstärken, sollten Sie unverzüglich einen Arzt aufsuchen.

HINWEISE

Für Kinder unter 14 Jahren

Zur Anwendung von Minoxidil bei Kindern gibt es bisher keine ausreichenden Erfahrungen. Es soll daher nur in gut begründeten Ausnahmefällen und von erfahrenen Ärzten eingesetzt werden.

Für Schwangerschaft und Stillzeit

Ob Minoxidil das Ungeborene schädigen kann, ist unklar. Der Arzt sollte Nutzen und Risiken einer Anwendung daher sorgfältig abwägen. In der Schwangerschaft sollte hoher Blutdruck in erster Linie mit Methyldopa aus der Gruppe der Alpha-2-Agonisten (→ Seite 696) gesenkt werden.

In der Stillzeit sollten Sie Minoxidil nicht anwenden, weil es in die Muttermilch übertritt.

Zur Verkehrstüchtigkeit

Wenn der Blutdruck vor allem zu Beginn der Behandlung stark absinkt, können Schwindelanfälle auftreten. Dann sollten Sie kein Fahrzeug lenken, keine Maschinen bedienen und keine Arbeiten ohne sicheren Halt verrichten.

Sartane

Candesartan
Atacand, Blopress

Eprosartan
Teveten

Irbesartan
Aprovel, Karvea

Losartan
LORZAAR

Olmesartan
Olmetec, Votum

Telmisartan
Kinzalmono, MICARDIS

Valsartan
Diovan, provas

Sartane wirken ähnlich wie ACE-Hemmer. Sie verhindern die Wirkung des die Blutgefäße verengenden Hormons Angiotensin II, indem sie bestimmte Rezeptoren für dieses Hormon besetzen, die sogenannten Angiotensin-1-Rezeptoren. Das Hormon Angiotensin II kann somit seine Wirkung an den Angiotensin-1-Rezeptoren nicht mehr entfalten, mit der Folge, dass sich die Blutgefäße nicht verengen, sondern sich erweitern. Dadurch verringert sich der Widerstand, gegen den das Herz das Blut durch den Kreislauf pumpt, und der Blutdruck sinkt. Im Prinzip ist die Wirkung also mit der von ACE-Hemmern vergleichbar, nur die Art und Weise, wie sie erreicht wird, unterscheidet sich.

Darauf beruhen auch einige Unterschiede bei den unerwünschten Wirkungen.

Sartane senken den Blutdruck gut und sind den schon länger bewährten ACE-Hemmern wahrscheinlich gleichwertig, ein Langzeitnutzen ist aber bislang nicht bei allen Sartanen gleich gut untersucht und belegt. So liegen für Candesartan, Eprosartan, Irbesartan, Losartan und Valsartan in dieser Hinsicht Daten vor, allerdings nur für ausgewählte Patientengruppen. Für Olmesartan und Telmisartan gibt es noch keine aussagekräftigen Daten zur Wirksamkeit bei langjähriger Einnahme.

Ähnlich wie ACE-Hemmer wirken sich Sartane günstig auf eine bereits bestehende Herzschwäche aus, sind aber im Vergleich zu diesen nicht so lange erprobt. Vor allem bei gleichzeitig bestehendem Diabetes werden auch die Folgeerkrankungen des hohen Blutdrucks wie Herzinfarkt, Schlaganfall und Nierenversagen verhindert.

Alle Sartane gelten zur Behandlung von hohem Blutdruck als „geeignet", vor allem, wenn unter der Einnahme von ACE-Hemmern Husten als Nebenwirkung aufgetreten ist.

Anwendung

Bei allen Sartanen genügt meist eine Tablette am Tag. Begonnen werden sollte mit einer niedrigen Dosis. Der mögliche Dosisbereich pro Tag beträgt bei

- Candesartan 4–32 Milligramm
- Eprosartan 600 Milligramm
- Irbesartan 150–300 Milligramm
- Losartan 50–100 Milligramm
- Olmesartan 10–40 Milligramm
- Telmisartan 20–80 Milligramm
- Valsartan 80–320 Milligramm.

Wenn der Blutdruck nach drei bis sechs Wochen nicht ausreichend gesunken ist – so lange dauert es, bis die Mittel die maximale Wirkkraft entfaltet haben –, sollte der Arzt die Dosis erhöhen, die Substanzgruppe wechseln oder zusätzlich ein weiteres blutdrucksenkendes Mittel verordnen (z. B. Diuretika).

Bei leichten Nieren- oder Lebererkrankungen braucht die Dosis nicht verringert zu werden. Der Arzt muss die Nierenwerte im Blut jedoch alle vier bis acht Wochen kontrollieren. Wenn die Nieren normal arbeiten, genügen solche Kontrollen zweimal jährlich.

Wenn Sie die Einnahme einmal vergessen haben, steigt der Blutdruck etwas an, schießt aber nicht schlagartig in die Höhe. Sie können dann wie gewohnt die nächste Tablette zum üblichen Zeitpunkt schlucken.

Bei Flüssigkeitsverlust durch starkes Schwitzen, Fieber oder Durchfall verstärkt sich die blutdrucksenkende Wirkung, sodass Ihnen schwindelig oder schwarz vor Augen werden kann. Sie müssen deshalb immer mindestens zwei Liter pro Tag trinken (es sei denn, Sie haben eine Herzschwäche, dann folgen Sie dem Rat Ihres Arztes).

Achtung

Gegenanzeigen

Unter folgenden Bedingungen dürfen Sie keine Sartane einnehmen:

- Ihre Nieren- oder Leberfunktion ist stark eingeschränkt.
- Die Durchblutung beider Nieren ist durch eine Verengung der Nierenarterien beeinträchtigt.
- Eine Ihrer Herzklappen ist verengt (Aorten- oder Mitralklappenstenose) oder der Herzmuskel ist anderweitig geschädigt, sodass das Herz keine volle Leistung erbringen kann (obstruktiv hypertrophe Kardiomyopathie).
- Das Hormon Aldosteron ist im Blut zu hoch konzentriert (primärer Aldosteronismus). Dann wirken Sartane nicht.

Unter folgenden Bedingungen sollte der Arzt Nutzen und Risiken der Anwendung von Sartanen sorgfältig abwägen:

- Sie haben eine ausgeprägte Herzschwäche.
- Sie haben Durchblutungsstörungen am Herzen (koronare Herzkrankheit) oder im Gehirn. Wird der Blutdruck durch die Sartane zu stark abgesenkt, steigt das Risiko für einen Herzinfarkt oder Schlaganfall.
- Das Blut enthält zu viel Kalium.
- Die Salz- und Flüssigkeitsregulation im Organismus ist beeinträchtigt.

Telmisartan: Dieses Mittel dürfen Sie nicht einnehmen, wenn die Gallengänge verengt sind und die Galle nicht gut abfließen kann (Cholestase). Dann ist auch die Leberfunktion eingeschränkt, und es besteht die Gefahr, dass sich das Sartan zu stark im Blut anreichert.

Wechselwirkungen mit Medikamenten

Wenn Sie noch andere Medikamente nehmen, ist zu beachten:

- Sartane und andere blutdrucksenkende Substanzen verstärken sich gegenseitig in ihrer Wirkung.
- Sartane sollten nur in Ausnahmefällen mit ACE-Hemmern und/oder Betablockern kombiniert werden, weil dann das Risiko für unerwünschte Wirkungen deutlich zunehmen und die Nierenfunktion nachlassen kann.

- Sartane verstärken die Wirkung von Lithium (bei Depressionen), sodass dieses stärker giftig wirkt. Beide Mittel sollten Sie nicht gleichzeitig anwenden. Ist dies doch erforderlich, sollte der Arzt während der Behandlung die Lithiumspiegel im Blut kontrollieren.
- Nichtsteroidale Antirheumatika (bei Rheuma) schwächen die Wirkung der Sartane. Außerdem erhöht sich die Gefahr eines akuten Nierenversagens, insbesondere bei älteren Personen, bei denen die Nierenfunktion häufig bereits etwas eingeschränkt ist.

▶ **Unbedingt beachten**

Sartane bewirken, dass der Kaliumgehalt im Blut ansteigt. Gemeinsam mit kaliumsparenden Diuretika (bei hohem Blutdruck) und Kaliumsalzen (bei Herzschwäche) kann es zu einem Kaliumüberschuss kommen, der bedrohliche Herzrhythmusstörungen nach sich ziehen kann. Ein ähnlicher Effekt kann auch vorkommen, wenn Sie kaliumhaltige Präparate (zum Ausgleich eines Kaliummangels) oder den Wirkstoff Drospirenon (Bestandteil von Pillen zur Empfängnisverhütung) einnehmen beziehungsweise Heparin spritzen (bei erhöhter Thrombosegefahr).

Unerwünschte Wirkungen

▶ **Keine Maßnahmen erforderlich**

Vor allem zu Beginn der Behandlung kann der Blutdruck deutlich absinken. Um Schwindelanfälle zu vermeiden, sollte die Dosis der Sartane nur langsam gesteigert werden.

Häufig können Kopfschmerzen (bei mehr als 10 von 100 Behandelten), Müdigkeit (bei mehr als 1 von 100), Magen-Darm-Beschwerden wie Bauchschmerzen, Übelkeit, Durchfall (bei 1 bis 3 von 100) auftreten.

Die Geschmacksempfindlichkeit der Zunge und die Sensibilität der Riechschleimhaut können nachlassen. Dieser Effekt verschwindet, wenn Sie die Mittel wieder absetzen.

▶ **Muss beobachtet werden**

Bei 1 bis 3 von 100 tritt trockener Husten oder Hüsteln auf. Wenn diese Symptome sehr störend sind, sollten Sie mit dem Arzt sprechen.

Bei 1 bis 4 von 100 kommt es zu Schwindel und Übelkeit. Wenn diese Beschwerden wiederholt auftreten, zunehmen oder anhalten, sollten Sie nach ein bis drei Tagen einen Arzt aufsuchen.

Wenn die Haut sich verstärkt rötet und juckt, reagieren Sie vermutlich allergisch auf das Mittel (weniger als 1 von 1 000). Bei solchen Hauterscheinungen (→ Seite 14) sollten Sie einen Arzt aufsuchen.

Wenn Ihre Nieren nur eingeschränkt arbeiten oder wenn Sie gleichzeitig kaliumsparende Diuretika einnehmen, kann sich zu viel Kalium im Blut anreichern. Symptome dafür sind Muskelschwäche und Veränderungen im EKG. Da diese nur beim Arzt erkannt werden können, sollte der Arzt in diesen Fällen die Kaliumwerte zu Beginn der Behandlung und weiterhin einmal im Quartal kontrollieren.

Die Nierenfunktion kann sich verschlechtern, insbesondere wenn die Nieren bereits nur noch eingeschränkt arbeiten. Typische Anzeichen fehlen meist. Wasseransammlungen in den Beinen, geringe Harnausscheidung, Krankheitsgefühl und Blässe können Hinweise für eine solche nachlassende Nierenleistung sein. Solche Nierenschäden sind abhängig von der Dosis des Sartans sowie von bereits bestehenden Erkrankungen und den dagegen eingesetzten Medikamenten. Nach Absetzen des Mittels bilden sie sich nicht immer zurück. Der Arzt muss deshalb zu Behandlungsbeginn alle vier bis acht Wochen die Nierenfunktion anhand der Blutwerte überprüfen.

Vereinzelt kann sich das Blutbild (→ Seite 15) verändern. Die Anzahl der weißen Blutkörperchen kann so stark absinken, dass Ihre Abwehrkraft sehr geschwächt ist. Der Arzt sollte dann das Blutbild kontrollieren.

▶ **Sofort zum Arzt**

Nehmen Juckreiz und Hautausschlag zu und treten zusätzlich Herzrasen, Atemnot, Schwäche und Schwindel auf, müssen Sie unverzüglich den Notarzt rufen (Telefon 112), weil es sich um eine lebensbedrohliche Allergie (→ Seite 14) handeln kann.

Sehr selten kommt es vor, dass das Unterhautgewebe anschwillt, meist im Gesicht an Lippen oder Zunge (Quincke-Ödem), begleitet von Atemnot oder Erstickungsanfällen. Dann müssen Sie umgehend den Notarzt rufen (Telefon 112).

Hinweise

Für Kinder unter 14 Jahren

Zur Behandlung von Kindern liegen keine ausreichenden Erfahrungen vor.

Für Schwangerschaft und Stillzeit

In der Schwangerschaft dürfen Sie die Mittel nicht einnehmen, weil sie das Ungeborene schwer schädigen können.

Wenn Sie in den ersten Wochen einer Schwangerschaft noch Sartane eingenommen haben, sollte der Arzt Ihnen schnellstmöglich ein anderes blutdrucksenkendes Medikament (z. B. Methyldopa → Seite 696) verordnen.
Auch in der Stillzeit dürfen Sie die Mittel nicht anwenden, weil unklar ist, ob die Wirkstoffe in die Muttermilch übertreten.

Für ältere Menschen

Olmesartan: Von diesem Mittel sollten Personen über 65 Jahre nicht mehr als 20 Milligramm täglich einnehmen.

Zur Verkehrstüchtigkeit

Wenn Ihnen zu Beginn der Behandlung wegen des niedrigeren Blutdrucks häufiger schwindelig ist oder Sie sich müde fühlen, sollten Sie kein Fahrzeug lenken, keine Maschinen bedienen und keine Arbeiten ohne sicheren Halt verrichten.

Einzelsubstanz oder Kombinationsmittel?

Grundsätzlich ist es sinnvoll, den zu hohen Blutdruck (Grad 1 + 2) erst einmal mit einem einzelnen Präparat zu behandeln, das den individuellen Gegebenheiten des Patienten entspricht, und dafür die geeignete Dosis zu finden. Lässt sich der Blutdruck damit nicht ausreichend senken und würde eine höhere Dosierung das Risiko für unerwünschte Wirkungen unverhältnismäßig ansteigen lassen oder liegt der Blutdruck bereits bei Diagnosestellung sehr hoch (Grad 3), sollte der Arzt zusätzlich einen zweiten Wirkstoff auswählen. Sinkt der Blutdruck damit immer noch nicht genügend, kann die Dosis der Wirkstoffe erhöht und gegebenenfalls zusätzlich noch ein dritter Wirkstoff verordnet werden. Findet sich für die so ermittelten Wirkstoffe ein Kombinationspräparat, das entsprechend zusammengesetzt und dosiert ist, können die Einzelkomponenten durch die fixe Kombination ersetzt werden.

Fixe Kombinationen haben immer den Nachteil, dass sich die Dosis der einzelnen Wirkstoffe nicht variieren lässt. Häufig ist es jedoch notwendig, nur die Dosis des einen Wirkstoffs zu steigern. Bei Kombipräparaten ist aber gerade das nicht möglich. Ein Beispiel: Sie nehmen ein Mittel, das ein Diuretikum und einen ACE-Hemmer enthält. Dieses senkt Ihren Blutdruck nicht ausreichend. Dann wäre es sinnvoll, die Dosis des ACE-Hemmers zu erhöhen, um den blutdrucksenkenden Effekt zu verstärken. Nehmen Sie jetzt jedoch mehr Tabletten des Kombipräparats täglich ein, steigern Sie automatisch auch die Menge des Diuretikums. Das ist nicht nur unnötig, sondern kann auch zur Folge haben, dass sich dessen unerwünschte Wirkungen stärker bemerkbar machen.

Kombinationen: ACE-Hemmer + Diuretikum

Benazepril + Hydrochlorothiazid
Cibadrex

Captopril + Hydrochlorothiazid
ACE-Hemmer-ratiopharm comp., Adocomp, Capozide, Capto AbZ comp., Captobeta comp, Capto comp 1A Pharma, Capto comp.-CT, CAPTOGAMMA HCT, Captohexal comp, Capto-ISIS plus, Captopril/ HCT AL, Captopril HCT Sandoz, Captopril-HCT STADA, tensobon comp

Cilazapril + Hydrochlorothiazid
Dynorm Plus

Enalapril + Hydrochlorothiazid
Enabeta comp, Enahexal comp, Enalapril HCT Sandoz, Enalapril plus 1A Pharma, Pres plus, RENACOR

Fosinopril + Hydrochlorothiazid
dynacil comp, Fosinorm comp

Lisinopril + Hydrochlorothiazid
Acercomp, CORIC plus, LisiHEXAL comp, Lisinopril-ratiopharm comp.

Perindopril + Indapamid
COVERSUM COMBI, Preterax

Quinapril + Hydrochlorothiazid
Accuzide

Ramipril + Hydrochlorothiazid
Delix plus, Ramiplus STADA, Ramipril beta comp, Ramipril HEXAL comp, Ramipril-ratiopharm comp., Vesdil plus

Ramipril + Piretanid
Arelix ACE

In diesen Präparaten ist ein ACE-Hemmer mit einem Diuretikum kombiniert. Bei den Diuretika handelt es sich überwiegend um Thiazide. Wenn Dosierung und Zusammensetzung den jeweiligen Bedürfnissen entsprechen und der Blutdruck mit einer einzelnen Substanz allein nicht ausreichend gesenkt werden kann, sind die Mittel geeignet.

Das Präparat *Arelix ACE* enthält mit Piretanid ein Schleifendiuretikum. Diese Kombination ist nur sinnvoll, wenn die Nierenfunktion bereits eingeschränkt ist. Dann ist das Mittel geeignet. Der Arzt muss die Dosis des ACE-Hemmers anhand der Blutwerte sehr vorsichtig und genau einstellen.

Zur Frage des Einsatzes von Kombinationspräparaten bei hohem Blutdruck beachten Sie bitte die Hinweise „Einzelsubstanz oder Kombinationsmittel?“ (→ Seite 719).
Alle weiteren Angaben finden Sie unter den Stichwörtern „ACE-Hemmer“ (→ Seite 691) und „Diuretika“ (→ Seite 704).
Die Wirkstoffkombinationen Benazepril + Hydrochlorothiazid (*Cibadrex*), Fosinopril + Hydrochlorothiazid (*dynacil comp, Fosinorm comp*), Quinapril + Hydrochlorothiazid (*Accuzide*) und Ramipril + Piretanid (*Arelix ACE*) gibt es inzwischen auch in Form von preisgünstigen Generika.

Kombinationen: ACE-Hemmer + Kalziumantagonist

Enalapril + Nitrendipin
ENEAS
Ramipril + Felodipin
Delmuno, Unimax
Trandolapril + Verapamil
Tarka

In diesen Präparaten ist ein ACE-Hemmer (Enalapril, Ramipril, Trandolapril) mit einem Kalziumantagonisten (Felodipin, Nitrendipin, Verapamil) kombiniert. Wenn Dosierung und Zusammensetzung den jeweiligen Bedürfnissen entsprechen und der Blutdruck mit einem ACE-Hemmer oder Nitrendipin allein nicht ausreichend gesenkt werden kann, sind die Mittel geeignet.
Zur Frage des Einsatzes von Kombinationspräparaten bei hohem Blutdruck beachten Sie bitte die Hinweise „Einzelsubstanz oder Kombinationsmittel?“ (→ Seite 719).
Alle weiteren Angaben finden Sie unter den Stichwörtern „ACE-Hemmer“ (→ Seite 691) und „Kalziumantagonisten“ (→ Seite 711).

Kombinationen: Sartan + Diuretikum

Candesartan + Hydrochlorothiazid
Atacand PLUS, Blopress Plus
Eprosartan + Hydrochlorothiazid
Emestar plus, Teveten plus
Irbesartan + Hydrochlorothiazid
CoAprovel, Karvezide
Losartan + Hydrochlorothiazid
LORZAAR PLUS
Telmisartan + Hydrochlorothiazid
Kinzalkomb, MicardisPlus
Valsartan + Hydrochlorothiazid
CoDiovan, provas comp

In diesen Mitteln ist ein Sartan (Candesartan, Eprosartan, Irbesartan, Losartan, Telmisartan oder Valsartan) mit dem Diuretikum Hydrochlorothiazid kombiniert. Wenn Dosierung und Zusammensetzung den jeweiligen Bedürfnissen entsprechen und der Blutdruck mit einer einzelnen Substanz allein nicht ausreichend gesenkt werden kann, sind die Mittel geeignet.
Zur Frage des Einsatzes von Kombinationspräparaten bei hohem Blutdruck beachten Sie bitte die Hinweise „Einzelsubstanz oder Kombinationsmittel?“ (→ Seite 719).
Alle weiteren Angaben finden Sie unter den Stichwörtern „Sartane“ (→ Seite 716) und „Diuretika“ (→ Seite 704).

Kombinationen: Betablocker + Diuretikum

Atenolol + Chlortalidon
AteHEXAL comp, Atenolol AL comp., Atenolol comp.-ratiopharm, Teneretic
Bisoprolol + Hydrochlorothiazid
Bisohexal plus, Bisomerck plus, Bisoplus STADA, Bisoprolol HCT Sandoz, Bisoprolol-ratiopharm comp., Concor plus
Metoprolol + Hydrochlorothiazid
Beloc-Zok comp, Metohexal comp, Metoprolol HCT Sandoz, Metoprolol-ratiopharm comp., Metostad comp.
Penbutolol + Furosemid
Betasemid

In diesen Mitteln ist ein Betablocker (Atenolol, Bisoprolol, Metoprolol oder Penbutolol) mit einem Diuretikum (Chlortalidon, Hydrochlorothiazid oder Furosemid) kombiniert. Chlortalidon und Hydrochlorothiazid gehören zu den Thiaziden oder thiazidartigen Diuretika, Furosemid ist ein Schleifendiuretikum.
Die fixe Kombination von Betablockern und Thiaziddiuretika bietet sich an, wenn eines der Mittel allein nicht genügt, um den Blutdruck ausreichend zu senken. Beide können erwiesenermaßen die Folgeerkrankungen von Bluthochdruck verzögern oder verhindern. Wenn Dosierung und Zusammensetzung den jeweiligen Bedürfnissen entsprechen und der Blutdruck mit einer einzelnen Substanz allein nicht ausreichend gesenkt werden kann, sind die Mittel geeignet. Die Kombination mit dem Schleifendiuretikum Furosemid ist nur sinnvoll, wenn die Nierenfunktion bereits eingeschränkt ist.
Zur Frage des Einsatzes von Kombinationspräparaten bei hohem Blutdruck beachten Sie bitte

auch die Hinweise „Einzelsubstanz oder Kombinationsmittel?“ (→ Seite 719).
Alle weiteren Angaben finden Sie unter den Stichwörtern „Betablocker“ (→ Seite 700) und „Diuretika“ (→ Seite 704).

Kombinationen: Betablocker + Kalziumantagonist

Atenolol + Nifedipin

Nif-Ten, Nifatenol

Metoprolol + Felodipin

Mobloc

Metoprolol + Nifedipin

Belnif

In diesen Mitteln sind die Betablocker Atenolol oder Metoprolol mit den Kalziumantagonisten Felodipin oder Nifedipin kombiniert. Felodipin und Nifedipin gehören beide zu den Kalziumantagonisten vom Nifedipin-Typ. Bei den Mitteln mit Nifedipin handelt es sich um retardierte Präparate mit verzögerter Wirkstofffreisetzung. Wenn der Blutdruck mit als „geeignet“ bewerteten Einzelsubstanzen nicht ausreichend gesenkt werden kann und die Zusammensetzung den individuellen Erfordernissen entspricht, sind die Mittel zur Behandlung von hohem Blutdruck geeignet.
Zur Frage des Einsatzes von Kombinationspräparaten bei hohem Blutdruck beachten Sie bitte die Hinweise „Einzelsubstanz oder Kombinationsmittel?“ (→ Seite 719).
Alle weiteren Angaben finden Sie unter den Stichwörtern „Betablocker“ (→ Seite 700) und „Kalziumantagonisten“ (→ Seite 711).
Zusätzlich ist zu beachten:

Unerwünschte Wirkungen

Betablocker bremsen den bei Kalziumantagonisten vom Nifedipin-Typ häufig vorkommenden Anstieg der Herzfrequenz. Herzrasen kommt bei diesen Kombinationspräparaten deshalb seltener vor als bei einer alleinigen Behandlung mit Kalziumantagonisten vom Nifedipin-Typ.

Kombination: Kalziumantagonist + Diuretikum

Verapamil + Hydrochlorothiazid

Isoptin RR plus

In diesem Präparat ist der Kalziumantagonist Verapamil mit dem Diuretikum Hydrochlorothiazid kombiniert. Wenn Dosierung und Zusammensetzung den jeweiligen Bedürfnissen entsprechen und der Blutdruck mit einem Diuretikum allein nicht ausreichend gesenkt werden kann, ist das Mittel zur Behandlung von hohem Blutdruck geeignet.
Zur Frage des Einsatzes von Kombinationspräparaten bei hohem Blutdruck beachten Sie bitte die Hinweise „Einzelsubstanz oder Kombinationsmittel?“ (→ Seite 719).
Alle weiteren Angaben finden Sie unter den Stichwörtern „Kalziumantagonisten“ (→ Seite 711) und „Diuretika“ (→ Seite 704).

Kombinationen: Zwei Diuretika

Thiazid + kaliumsparendes Diuretikum

Bemetizid + Triamteren

diucomb

Hydrochlorothiazid + Amilorid

Amiloretik, Amilorid comp.-ratiopharm, Amilorid/HCT AL, Amilorid HCT Sandoz, Diursan, Moduretik

Hydrochlorothiazid + Triamteren

Diuretikum Verla, Dytide H, Nephral, Triampur, Triamteren/HCT AL, Triamteren comp.-ratiopharm, Triamteren comp.-CT, Triamteren HCT Sandoz, Triarese, Tri.-Thiazid STADA, Turfa

Thiazidartiges Diuretikum + kaliumsparendes Diuretikum

Xipamid + Triamteren

Neotri

Der Sinn der Kombination eines Thiazids oder thiazidartigen Diuretikums mit einem kaliumsparenden Diuretikum besteht insbesondere darin, zu verhindern, dass zu viel Kalium aus dem Körper geschwemmt wird. Dies ist sinnvoll bei niedrigen Kaliumausgangswerten, die nicht durch andere Stoffe (z. B. Abführmittel, Lakritze) bedingt sind, ebenso wenn niedrige Kaliumwerte besonders gefährlich sind (z. B. bei einer gleichzeitigen Behandlung mit Digitalis-Wirkstoffen). Wenn der durch das Thiazid oder thiazidartige Diuretika bedingte Kaliumverlust verringert werden soll, sind diese Kombinationspräparate bei hohem Blutdruck geeignet.
Zur Frage des Einsatzes von Kombinationspräparaten bei hohem Blutdruck beachten Sie bitte auch die Hinweise „Einzelsubstanz oder Kombinationsmittel?“ (→ Seite 719).
Alle weiteren Angaben finden Sie unter dem Stichwort „Diuretika“ (→ Seite 704). Zusätzlich ist zu beachten:

Unerwünschte Wirkungen

▶ **Muss beobachtet werden**

In Abhängigkeit von der individuellen Ausgangssituation kann das Thiazid bzw. das thiazidartige Diuretikum dazu führen, dass der Kaliumgehalt im Blut zu stark absinkt, oder es können aufgrund des kaliumsparenden Diuretikums zu hohe Kaliumspiegel entstehen. Beides kann Herzrhythmusstörungen (→ Seite 16) auslösen. Wenn Sie Herzstolpern oder einen unregelmäßigen Herzschlag bemerken, sollten Sie den Arzt aufsuchen.

Kombination: Diuretikum + Reserpin

Clopamid + Reserpin

Briserin N

Clopamid gehört zu den Thiaziddiuretika. Der Wirkstoff Reserpin stammt aus der asiatischen Pflanze Rauwolfia serpentina und wird schon seit über 50 Jahren bei hohem Blutdruck angewendet. Der Wirkstoff verhindert, dass an den Enden des sympathischen Nervensystems der Botenstoff Noradrenalin ausgeschüttet wird. Dadurch weiten sich die Blutgefäße und der Herzschlag verlangsamt sich. Beides lässt den Blutdruck sinken. Reserpin gehört heute allerdings nicht mehr zu den Wirkstoffen der Wahl bei hohem Blutdruck, weil die unerwünschten Wirkungen im Vergleich zu anderen Mitteln stärker und zahlreicher sind. Zudem fehlen Untersuchungen zum Langzeitnutzen bei leichtem bis mittelschwerem Bluthochdruck.

Das Mittel ist mit Einschränkung geeignet, wenn die tägliche Reserpin-Dosis unter 0,20 Milligramm bleibt. In höherer Dosierung ist es wenig geeignet.

Zur Frage des Einsatzes von Kombinationspräparaten bei hohem Blutdruck beachten Sie bitte auch die Hinweise „Einzelsubstanz oder Kombinationsmittel?" (→ Seite 719).

Anwendung

Grundsätzlich sollte die Dosis von Reserpin unter 0,20 Milligramm pro Tag bleiben. Wird das Mittel in höherer Dosierung gegeben, besteht ein hohes Risiko für unerwünschte Wirkungen, insbesondere für Depressionen.

Wie bei allen Diuretika dauert es drei bis vier Wochen, bis der optimale Effekt erreicht ist. So lange sollte weder die Dosis gesteigert noch auf ein anderes Präparat umgestellt werden.

Alle weiteren Angaben finden Sie unter dem Stichwort „Diuretika" (→ Seite 704). Zusätzlich ist zu beachten:

Achtung

Gegenanzeigen

Unter folgenden Bedingungen dürfen Sie keine reserpinhaltigen Mittel einnehmen:

- Sie haben oder hatten Depressionen oder müssen wegen einer Depression Mittel aus der Gruppe der MAO-Hemmer (z. B. Tranylcypromin) einnehmen.
- Sie haben oder hatten Magengeschwüre oder Ihr Magen produziert zu viel Magensäure.
- Sie leiden an Colitis ulcerosa.
- Die Funktion von Leber und Nieren ist stark eingeschränkt.

Wechselwirkungen mit Medikamenten

Wenn Sie noch andere Medikamente nehmen, ist zu beachten:

- Reserpin kann die therapeutische Wirkung von Levodopa (bei Parkinsonkrankheit) verringern, was eine Dosisanpassung von Levodopa nach sich ziehen kann.
- Andere Mittel gegen hohen Blutdruck verstärken die Wirkung von Reserpin.

▶ **Unbedingt beachten**

In Kombination mit MAO-Hemmern (bei Depressionen) kann der Blutdruck schlagartig auf extrem hohe Werte ansteigen (Hochdruckkrise), oder es entstehen starke Erregungszustände, begleitet von hohem Fieber.

Wechselwirkungen mit Speisen und Getränken

Gleichzeitiger Genuss von Alkohol kann die blutdrucksenkende Wirkung des Mittels steigern.

Unerwünschte Wirkungen

▶ **Keine Maßnahmen erforderlich**

Sehr selten kommt es zu verstopfter Nase, Übelkeit, Erbrechen, Bauchschmerzen, Verstopfung oder Durchfall.

▶ **Muss beobachtet werden**

Besonders zu Beginn der Behandlung kommt es häufig vor, dass beim Aufstehen aus dem Sitzen oder Liegen der Blutdruck kurzfristig stark absinkt und Schwindelanfälle, Übelkeit oder eine kurze Ohnmacht auftreten. Sie sollten solche Lageveränderungen deshalb immer nur langsam und nicht abrupt vornehmen. Bei älteren Menschen, bei zusätzlicher Herzschwäche oder wenn Sie darüber hinaus andere blutdrucksenkende Mittel einnehmen, kommt es häufiger als sonst zu dieser Störung. Sind die Beschwerden im Alltag sehr beeinträchtigend, sollten Sie mit dem Arzt sprechen.

Sehr selten – meist in Abhängigkeit von der Dosis – können depressive Verstimmungen (→ Seite 16)

auftreten. Wenn Sie merken, dass Sie zunehmend teilnahmslos und traurig sind, sollten Sie innerhalb von ein bis drei Tagen mit dem Arzt sprechen und sich gegebenenfalls ein anderes blutdrucksenkendes Mittel verordnen lassen.
Falls Magenschmerzen nicht besser werden, hat sich eventuell ein Magengeschwür gebildet. Der Arzt sollte dann eine Magenspiegelung vornehmen.
Reserpin kann Potenzstörungen und sexuelle Unlust hervorrufen. Die Brüste können wachsen und etwas Milch absondern (auch bei Männern). Bei Frauen können Menstruationsstörungen auftreten. Diese unerwünschten Wirkungen sind harmlos, sie können aber sehr unangenehm sein. Wenn Sie sie bemerken, sollten Sie mit dem Arzt sprechen, ob er Ihnen ein anderes Medikament verschreiben kann.

Hinweise

Für Kinder unter 14 Jahren

Sie sollten kein Reserpin bekommen.

Für Schwangerschaft und Stillzeit

Wenn Sie während der Einnahme von Reserpin schwanger geworden sind, sollten Sie auf ein anderes blutdrucksenkendes Mittel umgestellt werden. Eine Gefahr für das Ungeborene besteht jedoch nicht.
Wenn Sie das Mittel im letzten Drittel der Schwangerschaft eingenommen haben, reagiert das Kind später oft mit Trink- und Atemstörungen. Generell sollten wegen der unerwünschten Wirkungen von Reserpin andere blutdrucksenkende Mittel angewendet werden (z. B. Methyldopa → Seite 696).
Stillende Frauen dürfen kein Reserpin einnehmen, weil keine ausreichenden Daten zur Verträglichkeit des Wirkstoffes beim Kind vorliegen.

Für ältere Menschen

Bei ihnen treten verstärkt unerwünschte Wirkungen auf. Deshalb sollte der Arzt besser auf andere Mittel umstellen.

Zur Verkehrstüchtigkeit

Weil Reserpin müde macht, sollten Sie während der Behandlung kein Fahrzeug lenken, keine Maschinen bedienen und keine Arbeiten ohne sicheren Halt verrichten.

Kombination: Betablocker + Diuretikum + gefäßerweiterndes Mittel

Atenolol + Chlortalidon + Hydralazin

TRI-Normin

Dieses Präparat kombiniert den Betablocker Atenolol mit dem thiazidähnlichen Diuretikum Chlortalidon und dem gefäßerweiternden Wirkstoff Hydralazin. Eine Kombination dieser Wirkstoffe ist selten erforderlich und nur bei sehr wenigen Menschen sinnvoll.
Die fixe Kombination dieser Wirkstoffe ist zur Behandlung von hohem Blutdruck mit Einschränkung geeignet und sollte nur dann gewählt werden, wenn sich anhand der Einzelpräparate herausgestellt hat, dass sie notwendig und sinnvoll ist und die Dosierung stimmt. Wegen der stärkeren unerwünschten Wirkungen von Hydralazin sollten solche Mittel aber nur verordnet werden, wenn andere, besser verträgliche blutdrucksenkende Substanzen (einschließlich Kombinationspräparate) nicht ausreichend gewirkt haben.
Zur Frage des Einsatzes von Kombinationspräparaten bei hohem Blutdruck beachten Sie bitte auch die Hinweise „Einzelsubstanz oder Kombinationsmittel?" (→ Seite 719).
Alle weiteren Angaben finden Sie unter den Stichwörtern „Betablocker" (→ Seite 700), „Diuretika" (→ Seite 704) und „Gefäßerweiterndes Mittel" (→ Seite 709).
Zusätzlich ist zu beachten:

Unerwünschte Wirkungen

Betablocker wirken dem sonst bei gefäßerweiternden Mitteln häufiger auftretenden Herzrasen entgegen. Die Diuretika verhindern, dass sich Ödeme bilden. Beide unerwünschten Wirkungen treten bei diesem Kombinationspräparat deshalb seltener auf als unter einer alleinigen Behandlung mit einem gefäßerweiternden Mittel.

Kombination: Diuretikum + Reserpin + gefäßerweiterndes Mittel

Hydrochlorothiazid + Reserpin + Dihydralazinsulfat

Triniton

In diesem Mittel sind zusätzlich zu einem Thiaziddiuretikum noch Reserpin und der gefäßerweiternde Wirkstoff Dihydralazin enthalten. Diese Kombination ist selten erforderlich. Das Mittel ist mit Einschränkung geeignet, wenn die tägliche Reserpin-Dosis unter 0,20 Milligramm bleibt. In höherer Dosierung ist es wenig geeignet.
Zur Frage des Einsatzes von Kombinationspräparaten bei hohem Blutdruck beachten Sie bitte auch die Hinweise „Einzelsubstanz oder Kombinationsmittel?" (→ Seite 719).

Alle weiteren Angaben finden Sie unter den Stichwörtern „Diuretika" (→ Seite 704), „Diuretikum + Reserpin" (→ Seite 722) und „Gefäßerweiterndes Mittel" (→ Seite 709).
Zusätzlich ist zu beachten:

UNERWÜNSCHTE WIRKUNGEN

Die sonst bei gefäßerweiternden Mitteln häufig auftretenden Ödeme werden durch die Kombination mit dem Diuretikum verhindert. Diese unerwünschte Wirkung tritt bei dem Kombinationspräparat deshalb seltener auf als bei dem Einzelwirkstoff.

Hoher Blutdruck

Handelsname Darreichungsform	Zusammensetzung pro 1 ml/1 g oder wie angegeben bzw. pro abgeteilte Einheit	Kleinste Packungsgröße	Festbetrag in Euro	Packungspreis in Euro	Bewertung
Hinweise zu den Tabellenspalten → Seite 28, zur Auswahl der Arzneimittel → Seite 23, zur Grundlage der Bewertung → Seiten 24, 27					
Accupro 5 Rp	Quinapril 5 mg	30 Stück	13,14	13,14	**Geeignet** bei hohem Blutdruck. → Seite 69:
10 Rp	10 mg	30 Stück	14,78	14,78	
20 Rp	20 mg	30 Stück	17,18	17,18	
Filmtabletten					
Accuzide 20/25 diuplus Rp	Hydrochlorothiazid 25 mg + Quinapril 20 mg	30 Stück	21,68	21,68	**Geeignet** bei hohem Blutdruck, wenn dieser mit einer der beiden Einzelsubstanzen allein nicht ausreichend gesenk werden kann. → Seite 71
Accuzide 10 Rp	Hydrochlorothiazid 12,5 mg + Quinapril 10 mg	30 Stück	20,36	20,36	
20 Rp Filmtabletten	Hydrochlorothiazid 12,5 mg + Quinapril 20 mg	30 Stück	21,16	21,16	
ACE-Hemmer-ratiopharm 12,5 Rp	Captopril 12,5 mg	20 Stück	11,31	10,47	**Geeignet** bei hohem Blutdruck. → Seite 69
25 Rp	25 mg	20 Stück	12,07	10,85	
50 Rp	50 mg	20 Stück	12,96	11,31	
100 Rp	100 mg	50 Stück	21,05	15,35	
ACE-Hemmer-ratiopharm comp. 25/12,5 Rp	Captopril 25 mg + Hydrochlorothiazid 12,5 mg	20 Stück	16,56	12,34	**Geeignet** bei hohem Blutdruck, wenn dieser mit einer der beiden Einzelsubstanzen allein nicht ausreichend gesenk werden kann. → Seite 71
25/25 Rp	Captopril 25 mg + Hydrochlorothiazid 25 mg	20 Stück	17,03	12,39	
50/25 Rp Tabletten	Captopril 50 mg + Hydrochlorothiazid 25 mg	20 Stück	17,33	12,21	
Acerbon 2,5 mg Rp	Lisinopril 2,5 mg	30 Stück	12,02	12,02	**Geeignet** bei hohem Blutdruck. → Seite 69
5 mg Rp	5 mg	30 Stück	13,14	13,14	
10 mg Rp	10 mg	30 Stück	14,78	14,78	
20 mg Rp	20 mg	30 Stück	17,18	17,18	
Tabletten					
Acercomp mite Rp	Hydrochlorothiazid 12,5 mg + Lisinopril 10 mg	30 Stück	20,79	20,79	**Geeignet** bei hohem Blutdruck, wenn dieser mit einer der beiden Einzelsubstanzen allein nicht ausreichend gesenk werden kann. → Seite 71
Acercomp Rp Tabletten	Hydrochlorothiazid 12,5 mg + Lisinopril 20 mg	30 Stück	21,74	21,74	
Adalat Eins 30 mg Rp	Nifedipin 30 mg	28 Stück	14,78	15,89	**Geeignet** bei hohem Blutdruck in Kombination mit anderen Wirkstoffen (z. B. Diuretika, ACE-Hemmer). **Mit Einschränkung geeignet** bei hohem Blutdruck als alleiniges Präparat, wenn geeignete Mittel nicht eingesetzt werden können. Folgeerkrankungen werden nur in geringerem Ausmaß vermieden. → Seite 7
60 mg Rp Manteltabletten	60 mg	28 Stück	17,56	19,49	
Adalat SL Rp Rapid-Retardtabletten	20 mg	42 Stück	15,21	16,31	
Adalat retard Rp Retardtabletten	20 mg	42 Stück	15,21	16,31	
Adalat 10 Rp Kapseln	10 mg	42 Stück	14,03	14,99	**Wenig geeignet** bei hohem Blutdruck, weil es sich um einen kurzwirkenden Kalziumantagonisten vom Nifedipin-Typ handelt und das Mittel nicht retardiert ist. Es besteht ein erhöhtes Risiko für Herz-Kreislauf-Ereignisse. → Seite 7

Hoher Blutdruck Fortsetzung

Handelsname Darreichungsform	Zusammensetzung pro 1 ml/1 g oder wie angegeben bzw. pro abgeteilte Einheit	Kleinste Packungsgröße	Festbetrag in Euro	Packungspreis in Euro	Bewertung
Hinweise zu den Tabellenspalten → Seite 28, zur Auswahl der Arzneimittel → Seite 23, zur Grundlage der Bewertung → Seiten 24, 27					
Adocomp 25/12,5 Rp	**Captopril** 25 mg + **Hydrochlorothiazid** 12,5 mg	50 Stück	27,07	15,73	**Geeignet** bei hohem Blutdruck, wenn dieser mit einer der beiden Einzelsubstanzen allein nicht ausreichend gesenkt werden kann. → Seite 719
25/25 Rp	**Captopril** 25 mg + **Hydrochlorothiazid** 25 mg	50 Stück	28,41	16,24	
50/25 Rp Tabletten	**Captopril** 50 mg + **Hydrochlorothiazid** 25 mg	25 Stück	19,55	13,17	
Adocor 12,5 mg Rp	**Captopril** 12,5 mg	25 Stück	13,38	12,63	**Geeignet** bei hohem Blutdruck. → Seite 691
25 mg Rp	25 mg	25 Stück	15,10	14,03	
50 mg Rp Tabletten	50 mg	50 Stück	17,10	16,66	
Aldactone 25 Rp	**Spironolacton** 25 mg	50 Stück	15,42	15,42	**Geeignet** bei hohem Blutdruck, wenn dieser auf eine Überproduktion des Hormons Aldosteron (Hyperaldosteronismus) zurückgeht (selten). → Seite 704
50 Rp Dragees	50 mg	50 Stück	20,62	20,62	
Aldactone 100 Rp Kapseln	100 mg	50 Stück	30,51	30,51	
Amiloretik mite Rp	**Amilorid-hydrochlorid** 2,5 mg + **Hydrochlorothiazid** 25 mg	30 Stück	11,39	11,23	**Geeignet** bei hohem Blutdruck, wenn der durch Thiazide verursachte Kaliumverlust begrenzt werden soll. → Seite 721
Amiloretik Rp Tabletten	**Amilorid-hydrochlorid** 5 mg + **Hydrochlorothiazid** 50 mg	30 Stück	11,65	11,50	
Amilorid/HCT AL Rp Tabletten	**Amilorid-hydrochlorid** 5 mg + **Hydrochlorothiazid** 50 mg	30 Stück	11,65	11,39	**Geeignet** bei hohem Blutdruck, wenn der durch Thiazide verursachte Kaliumverlust begrenzt werden soll. → Seite 721
Amilorid comp.-ratiopharm Rp Tabletten	**Amilorid-hydrochlorid** 5 mg + **Hydrochlorothiazid** 50 mg	20 Stück	11,11	11,09	**Geeignet** bei hohem Blutdruck, wenn der durch Thiazide verursachte Kaliumverlust begrenzt werden soll. → Seite 721
Amilorid HCT Sandoz 5/50 mg Tabletten Rp Tabletten	**Amilorid-hydrochlorid** 5 mg + **Hydrochlorothiazid** 50 mg	30 Stück	11,65	11,50	**Geeignet** bei hohem Blutdruck, wenn der durch Thiazide verursachte Kaliumverlust begrenzt werden soll. → Seite 721
Amlobeta besilat 5 mg Tabletten Rp	**Amlodipin** 5 mg	20 Stück	12,36	10,96	**Geeignet** bei hohem Blutdruck. → Seite 711
10 mg Tabletten Rp Tabletten	10 mg	20 Stück	13,79	12,28	
Amlodipin AbZ 5 mg Tabletten Rp	**Amlodipin** 5 mg	20 Stück	12,36	10,00	**Geeignet** bei hohem Blutdruck. → Seite 711
10 mg Tabletten Rp Tabletten	10 mg	20 Stück	13,79	10,89	
Amlodipin AL 5 mg Tabletten Rp	**Amlodipin** 5 mg	20 Stück	12,36	10,00	**Geeignet** bei hohem Blutdruck. → Seite 711
10 mg Tabletten Rp Tabletten	10 mg	20 Stück	13,79	10,89	
Amlodipin-CT 5 mg Tabletten Rp	**Amlodipin** 5 mg	20 Stück	12,36	10,96	**Geeignet** bei hohem Blutdruck. → Seite 711
10 mg Tabletten Rp Tabletten	10 mg	20 Stück	13,79	12,28	
Amlodipin HEXAL 5 mg Tabletten Rp	**Amlodipin** 5 mg	20 Stück	12,36	10,96	**Geeignet** bei hohem Blutdruck. → Seite 711
7,5 mg Tabletten Rp	7,5 mg	20 Stück	13,10	11,65	
10 mg Tabletten Rp Tabletten	10 mg	20 Stück	13,79	12,28	

Hoher Blutdruck Fortsetzung

Handelsname Darreichungsform	Zusammensetzung pro 1 ml/1 g oder wie angegeben bzw. pro abgeteilte Einheit	Kleinste Packungsgröße	Festbetrag in Euro	Packungspreis in Euro	Bewertung
Hinweise zu den Tabellenspalten → Seite 28, zur Auswahl der Arzneimittel → Seite 23, zur Grundlage der Bewertung → Seiten 24, 27					
Amlodipin-ratiopharm 5 mg Tabletten Rp	**Amlodipin** 5 mg	20 Stück	12,36	10,96	**Geeignet** bei hohem Blutdruck. → Seite 71
10 mg Tabletten Rp Tabletten	10 mg	20 Stück	13,79	12,28	
Amlodipin Sandoz 5 mg Tabletten Rp	**Amlodipin** 5 mg	20 Stück	12,36	10,96	**Geeignet** bei hohem Blutdruck. → Seite 71
10 mg Tabletten Rp Tabletten	10 mg	20 Stück	13,79	12,28	
Amlodipin STADA 5 mg Tabletten Rp	**Amlodipin** 5 mg	20 Stück	12,36	10,96	**Geeignet** bei hohem Blutdruck. → Seite 71
10 mg Tabletten Rp Tabletten	10 mg	20 Stück	13,79	12,28	
Amlo TAD Besilat 5 mg Tabletten	**Amlodipin** 5 mg	30 Stück	11,39	11,39	**Geeignet** bei hohem Blutdruck. → Seite 7
10 mg Tabletten	10 mg	30 Stück		12,90	
Amlo TAD 10 mg Tabletten Rp Tabletten	10 mg	20 Stück	13,79	12,90	
Andante 3 mg Rp	**Bunazosin-hydrochlorid** 3 mg	50 Stück	35,66	28,25	**Mit Einschränkung geeignet** bei hohem Blutdruck bei Männern mit einer Störun beim Wasserlassen wegen vergrößerter Prostata, wenn keine Herzkrankheiten vorliegen. **Wenig geeignet** bei hohem Blutdruck in allen anderen Fällen, weil unter der Therapie häufiger Komplikationen am Herzen (Herzschwäche) auftreten können. → Seite 69
6 mg Rp Retardtabletten	6 mg	20 Stück	46,37	33,84	
Antagonil 20 Rp	**Nicardipin-hydrochlorid** 20 mg	30 Stück	11,53	11,53	**Wenig geeignet** bei hohem Blutdruck, weil es sich um einen kurzwirkenden Ka ziumantagonisten vom Nifedipin-Typ handelt und das Mittel nicht retardiert ist. Es besteht der Verdacht für ein erhöhtes Risiko für Herz-Kreislauf-Ereig nisse. → Seite 7
30 Rp Kapseln	30 mg	30 Stück	11,94	11,94	
Aprical retard Rp Retardkapseln	**Nifedipin** 20 mg	100 Stück	21,02	21,02	**Geeignet** bei hohem Blutdruck in Kombination mit anderen Wirkstoffen (z. B. Diuretika, ACE-Hemmer). **Mit Einschrän kung geeignet** bei hohem Blutdruck als alleiniges Präparat, wenn geeignete Mittel nicht eingesetzt werden können Folgeerkrankungen werden nur in geri geren Ausmaß vermieden. → Seite 7
Aprical long Rp Retardtabletten	60 mg	50 Stück	22,44	22,43	
Aprical 10 Rp Kapseln	10 mg	100 Stück	17,28	17,01	**Wenig geeignet** bei hohem Blutdruck, weil es sich um einen kurzwirkenden Ka ziumantagonisten vom Nifedipin-Typ handelt und das Mittel nicht retardiert ist. Es besteht ein erhöhtes Risiko für Herz-Kreislauf-Ereignisse. → Seite 7
Aprical Lösung Rp Lösung	20 mg	30 ml	15,47	15,47	
Aprovel 75 mg Filmtabletten Rp	**Irbesartan** 75 mg	28 Stück	30,29	30,29	**Geeignet** bei hohem Blutdruck. → Seite 7
150 mg Filmtabletten Rp	150 mg	28 Stück	35,20	35,20	
300 mg Filmtabletten Rp Filmtabletten	300 mg	28 Stück	41,22	41,22	

Hoher Blutdruck Fortsetzung

Handelsname Darreichungsform	Zusammensetzung pro 1 ml/1 g oder wie angegeben bzw. pro abgeteilte Einheit	Kleinste Packungsgröße	Festbetrag in Euro	Packungspreis in Euro	Bewertung
Aquaphor 10 Rp *20* Rp *40* Rp Tabletten	**Xipamid** 10 mg 20 mg 40 mg	30 Stück 30 Stück 30 Stück	12,33 13,14 14,20	12,33 13,14 14,18	**Geeignet** bei hohem Blutdruck mit gleichzeitig eingeschränkter Nierenfunktion. → Seite 704
Arelix RR 6-Retardkapseln Rp Retardkapseln *Arelix mite 3-Tabletten* Rp *6-Tabletten* Rp	**Piretanid** 6 mg 3 mg 6 mg	20 Stück 20 Stück 20 Stück	16,17 12,84 16,17	16,17 12,84 16,17	**Geeignet** bei hohem Blutdruck, wenn die Nierenfunktion eingeschränkt ist. **Wenig geeignet** bei hohem Blutdruck ohne diese Begleiterkrankung wegen der unerwünschten Wirkungen auf den Flüssigkeitshaushalt. → Seite 704
Arelix ACE Rp Tabletten	**Piretanid** 6 mg **+ Ramipril** 5 mg	20 Stück		28,06	**Geeignet** bei hohem Blutdruck mit gleichzeitig eingeschränkter Nierenfunktion, wenn dieser mit einer der Einzelsubstanzen allein nicht ausreichend gesenkt werden kann. → Seite 719
Atacand 4 mg Rp *8 mg* Rp *16 mg* Rp *Atacand PROTECT 32 mg Tabletten* Rp	**Candesartancilexetil** 4 mg 8 mg 16 mg 32 mg	28 Stück 28 Stück 28 Stück 28 Stück	29,35 34,05 39,87 47,08	29,35 34,05 39,87 47,08	**Geeignet** bei hohem Blutdruck. → Seite 716
Atacand PLUS 8/12,5 mg Rp *16/12,5 mg* Rp Tabletten	**Candesartancilexetil** 8 mg **+ Hydrochlorothiazid** 12,5 mg **Candesartancilexetil** 16 mg **+ Hydrochlorothiazid** 12,5 mg	28 Stück 28 Stück		35,76 41,07	**Geeignet** bei hohem Blutdruck, wenn dieser mit einer der beiden Einzelsubstanzen allein nicht ausreichend gesenkt werden kann. → Seite 720
Atebeta 50 Rp *100* Rp Filmtabletten	**Atenolol** 50 mg 100 mg	50 Stück 50 Stück	15,04 18,34	14,03 16,55	**Mit Einschränkung geeignet** bei hohem Blutdruck ohne Begleiterkrankungen, wenn geeignete Mittel (ACE-Hemmer, Diuretika, Sartane, Nitrendipin, Amlodipin) nicht eingesetzt werden können. Folgeerkrankungen werden nur in geringerem Ausmaß vermieden. **Geeignet**, wenn als Zusatzerkrankung koronare Herzkrankheit vorliegt oder bei jüngeren Patienten, insbesondere bei schnellem Herzschlag. → Seite 700
Atehexal 50 Rp *100* Rp	**Atenolol** 50 mg 100 mg	30 Stück 30 Stück	13,13 15,26	12,58 13,78	**Mit Einschränkung geeignet** bei hohem Blutdruck ohne Begleiterkrankungen, wenn geeignete Mittel (ACE-Hemmer, Diuretika, Sartane, Nitrendipin, Amlodipin) nicht eingesetzt werden können. Folgeerkrankungen werden nur in geringerem Ausmaß vermieden. **Geeignet**, wenn als Zusatzerkrankung koronare Herzkrankheit vorliegt oder bei jüngeren Patienten, insbesondere bei schnellem Herzschlag. → Seite 700
Atehexal comp mite Rp *Atehexal comp* Rp Filmtabletten	**Atenolol** 50 mg **+ Chlortalidon** 12,5 mg **Atenolol** 100 mg **+ Chlortalidon** 25 mg	30 Stück 30 Stück	17,01 23,51	14,80 19,35	**Geeignet** bei hohem Blutdruck, wenn dieser mit einer der Einzelsubstanzen allein nicht ausreichend gesenkt werden kann. → Seite 720

Hinweise zu den Tabellenspalten → Seite 28, zur Auswahl der Arzneimittel → Seite 23, zur Grundlage der Bewertung → Seiten 24, 27

Hoher Blutdruck Fortsetzung

Handelsname Darreichungsform	Zusammensetzung pro 1 ml/1 g oder wie angegeben bzw. pro abgeteilte Einheit	Kleinste Packungsgröße	Festbetrag in Euro	Packungspreis in Euro	Bewertung

Hinweise zu den Tabellenspalten → Seite 28, zur Auswahl der Arzneimittel → Seite 23, zur Grundlage der Bewertung → Seiten 24, 27

Handelsname Darreichungsform	Zusammensetzung	Kleinste Packungsgröße	Festbetrag in Euro	Packungspreis in Euro	Bewertung
Atenolol 100 – 1 A Pharma Rp Filmtabletten	**Atenolol** 100 mg	30 Stück	15,26	13,36	**Mit Einschränkung geeignet** bei hohem Blutdruck ohne Begleiterkrankungen, wenn geeignete Mittel (ACE-Hemmer, Diuretika, Sartane, Nitrendipin, Amlodipin) nicht eingesetzt werden können. Folgeerkrankungen werden nur in geringerem Ausmaß vermieden. **Geeignet**, wenn als Zusatzerkrankung koronare Herzkrankheit vorliegt oder bei jüngeren Patienten, insbesondere bei schnellem Herzschlag. → Seite 70[…]
Atenolol AL 50 Rp *100* Rp Tabletten	**Atenolol** 50 mg 100 mg	30 Stück 50 Stück	13,13 18,34	12,05 15,71	**Mit Einschränkung geeignet** bei hohem Blutdruck ohne Begleiterkrankungen, wenn geeignete Mittel (ACE-Hemmer, Diuretika, Sartane, Nitrendipin, Amlodipin) nicht eingesetzt werden können. Folgeerkrankungen werden nur in geringerem Ausmaß vermieden. **Geeignet**, wenn als Zusatzerkrankung koronare Herzkrankheit vorliegt oder bei jüngeren Patienten, insbesondere bei schnellem Herzschlag. → Seite 70[…]
Atenolol AL comp. mite Rp	**Atenolol** 50 mg **+ Chlortalidon** 12,5 mg	30 Stück	17,01	14,78	**Geeignet** bei hohem Blutdruck, wenn dieser mit einer der Einzelsubstanzen allein nicht ausreichend gesenkt werden kann. → Seite 72[…]
Atenolol AL comp. Rp Filmtabletten	**Atenolol** 100 mg **+ Chlortalidon** 25 mg	30 Stück	23,51	19,34	
Atenolol-CT *50 mg Filmtabletten* Rp *100 mg Filmtabletten* Rp Filmtabletten	**Atenolol** 50 mg 100 mg	50 Stück 50 Stück	15,04 18,34	14,03 16,55	**Mit Einschränkung geeignet** bei hohem Blutdruck ohne Begleiterkrankungen, wenn geeignete Mittel (ACE-Hemmer, Diuretika, Sartane, Nitrendipin, Amlodipin) nicht eingesetzt werden können. Folgeerkrankungen werden nur in geringerem Ausmaß vermieden. **Geeignet**, wenn als Zusatzerkrankung koronare Herzkrankheit vorliegt oder bei jüngeren Patienten, insbesondere bei schnellem Herzschlag. → Seite 70[…]
Atenolol 50 Heumann Rp *100 Heumann* Rp Filmtabletten	**Atenolol** 50 mg 100 mg	30 Stück 30 Stück	13,13 15,26	12,05 13,36	**Mit Einschränkung geeignet** bei hohem Blutdruck ohne Begleiterkrankungen, wenn geeignete Mittel (ACE-Hemmer, Diuretika, Sartane, Nitrendipin, Amlodipin) nicht eingesetzt werden können. Folgeerkrankungen werden nur in geringerem Ausmaß vermieden. **Geeignet**, wenn als Zusatzerkrankung koronare Herzkrankheit vorliegt oder bei jüngeren Patienten, insbesondere bei schnellem Herzschlag. → Seite 70[…]
Atenolol-ratiopharm 50 Rp *100* Rp Filmtabletten	**Atenolol** 50 mg 100 mg	30 Stück 30 Stück	13,13 15,26	12,58 13,78	**Mit Einschränkung geeignet** bei hohem Blutdruck ohne Begleiterkrankungen, wenn geeignete Mittel (ACE-Hemmer, Diuretika, Sartane, Nitrendipin, Amlodipin) nicht eingesetzt werden können. Folgeerkrankungen werden nur in geringerem Ausmaß vermieden. **Geeignet**, wenn als Zusatzerkrankung koronare Herzkrankheit vorliegt oder bei jüngeren Patienten, insbesondere bei schnellem Herzschlag. → Seite 7[…]

Hoher Blutdruck Fortsetzung

Handelsname Darreichungsform	Zusammensetzung pro 1 ml/1 g oder wie angegeben bzw. pro abgeteilte Einheit	Kleinste Packungsgröße	Festbetrag in Euro	Packungspreis in Euro	Bewertung
Atenolol comp.-ratiopharm mite Rp	**Atenolol** 50 mg **+ Chlortalidon** 12,5 mg	30 Stück	17,01	14,80	**Geeignet** bei hohem Blutdruck, wenn dieser mit einer der Einzelsubstanzen allein nicht ausreichend gesenkt werden kann. → Seite 720
Atenolol comp.-ratiopharm Rp Filmtabletten	**Atenolol** 100 mg **+ Chlortalidon** 25 mg	30 Stück	23,51	19,35	
Atenolol Sandoz 25 mg Tabletten Rp *50 mg Tabletten Rp* *100 mg Tabletten Rp* Tabletten	**Atenolol** 25 mg 50 mg 100 mg	30 Stück 30 Stück 30 Stück	11,80 13,13 15,26	11,55 12,58 13,78	**Mit Einschränkung geeignet** bei hohem Blutdruck ohne Begleiterkrankungen, wenn geeignete Mittel (ACE-Hemmer, Diuretika, Sartane, Nitrendipin, Amlodipin) nicht eingesetzt werden können. Folgeerkrankungen werden nur in geringerem Ausmaß vermieden. **Geeignet**, wenn als Zusatzerkrankung koronare Herzkrankheit vorliegt oder bei jüngeren Patienten, insbesondere bei schnellem Herzschlag. → Seite 700
Atenolol STADA 50 Rp *100 Rp* Tabletten	**Atenolol** 50 mg 100 mg	20 Stück 50 Stück	12,11 18,34	12,10 16,55	**Mit Einschränkung geeignet** bei hohem Blutdruck ohne Begleiterkrankungen, wenn geeignete Mittel (ACE-Hemmer, Diuretika, Sartane, Nitrendipin, Amlodipin) nicht eingesetzt werden können. Folgeerkrankungen werden nur in geringerem Ausmaß vermieden. **Geeignet**, wenn als Zusatzerkrankung koronare Herzkrankheit vorliegt oder bei jüngeren Patienten, insbesondere bei schnellem Herzschlag. → Seite 700
Baymycard Rp *10 Rp* Filmtabletten	**Nisoldipin** 5 mg 10 mg	30 Stück 30 Stück	11,94 13,27	12,65 14,42	**Geeignet** bei hohem Blutdruck in Kombination mit anderen Wirkstoffen (z. B. Diuretikum, ACE-Hemmer). **Mit Einschränkung geeignet** bei hohem Blutdruck als alleiniges Präparat, wenn geeignete Mittel nicht eingesetzt werden können. Folgeerkrankungen werden nur in geringerem Ausmaß vermieden. → Seite 711
Baymycard RR 10 Rp *20 Rp* *30 Rp* Manteltabletten	10 mg 20 mg 30 mg	30 Stück 30 Stück 30 Stück	19,71 24,23 27,79	22,28 27,99 32,46	
Bayotensin akut Rp Lösung (Phiole)	**Nitrendipin** 5 mg *Enthält 29,7% Alkohol*	4 x 1 ml		23,75	**Geeignet** bei hohem Blutdruck. → Seite 711
Bayotensin mite Rp *Bayotensin Rp* Tabletten	10 mg 20 mg	28 Stück 28 Stück	12,46 14,13	22,44 24,81	
Belnif Rp Retardkapseln	**Metoprololtartrat** 50 mg **+ Nifedipin** 15 mg	30 Stück	25,36	25,36	**Geeignet** bei hohem Blutdruck, wenn dieser mit als „geeignet" bewerteten Einzelsubstanzen nicht ausreichend gesenkt werden kann. → Seite 721
Beloc-Zok mite 47,5 mg Rp *95 mg Rp* *forte 190 mg Rp* Retardtabletten	**Metoprololsuccinat** 47,5 mg 95 mg 190 mg	30 Stück 30 Stück 30 Stück	14,78 16,58 19,02	14,78 16,58 19,02	**Mit Einschränkung geeignet** bei hohem Blutdruck ohne Begleiterkrankungen, wenn geeignete Mittel (ACE-Hemmer, Diuretika, Sartane, Nitrendipin, Amlodipin) nicht eingesetzt werden können. Folgeerkrankungen werden nur in geringerem Ausmaß vermieden. **Geeignet**, wenn Zusatzerkrankungen wie koronare Herzkrankheit oder Herzschwäche vorliegen oder bei jüngeren Patienten, insbesondere bei schnellem Herzschlag. → Seite 700

Hinweise zu den Tabellenspalten → Seite 28, zur Auswahl der Arzneimittel → Seite 23, zur Grundlage der Bewertung → Seiten 24, 27

Hoher Blutdruck Fortsetzung

Handelsname Darreichungsform	Zusammensetzung pro 1 ml/1 g oder wie angegeben bzw. pro abgeteilte Einheit	Kleinste Packungs-größe	Festbetrag in Euro	Packungs-preis in Euro	Bewertung
Hinweise zu den Tabellenspalten → Seite 28, zur Auswahl der Arzneimittel → Seite 23, zur Grundlage der Bewertung → Seiten 24, 27					
Beloc-Zok comp Rp Retardtabletten	**Hydrochlorothiazid** 12,5 mg + **Metoprololsuccinat** 95 mg	30 Stück		28,80	**Geeignet** bei hohem Blutdruck, wenn dieser mit einer der Einzelsubstanzen allein nicht ausreichend gesenkt werde kann. → Seite 72
Benalapril 5 mg Rp *10 mg* Rp *20 mg* Rp Tabletten	**Enalaprilmaleat** 5 mg 10 mg 20 mg	30 Stück 30 Stück 30 Stück	13,14 15,11 17,71	13,14 15,11 17,71	**Geeignet** bei hohem Blutdruck. → Seite 69
Betasemid mild 20/10 mg Rp *40/20 mg* Rp Filmtabletten	**Furosemid** 10 mg + **Penbutololsulfat** 20 mg **Furosemid** 20 mg + **Penbutololsulfat** 40 mg	30 Stück 30 Stück		29,23 43,24	**Geeignet** bei hohem Blutdruck mit gleichzeitig eingeschränkter Nierenfunk tion, wenn dieser mit einer der Einzelsubstanzen allein nicht ausreichend gesenkt werden kann. → Seite 72
Bisobeta 5 Rp *10* Rp Filmtabletten	**Bisoprolol-hemifumarat** 5 mg 10 mg	30 Stück 30 Stück	14,36 16,68	11,51 13,63	**Mit Einschränkung geeignet** bei hohem Blutdruck ohne Begleiterkrankungen, wenn geeignete Mittel (ACE-Hemmer, Diuretika, Sartane, Nitrendipin, Amlodipin) nicht eingesetzt werden können. Folgeerkrankungen werden nur in geri gerem Ausmaß vermieden. **Geeignet**, wenn Zusatzerkrankungen wie koronar Herzkrankheit oder Herzschwäche vorliegen oder bei jüngeren Patienten, ins besondere bei schnellem Herzschlag. → Seite 70
Bisogamma 5 Rp *10* Rp Filmtabletten	**Bisoprolol-hemifumarat** 5 mg 10 mg	30 Stück 30 Stück	14,36 16,68	11,90 14,05	**Mit Einschränkung geeignet** bei hohem Blutdruck ohne Begleiterkrankungen, wenn geeignete Mittel (ACE-Hemmer, Diuretika, Sartane, Nitrendipin, Amlodipin) nicht eingesetzt werden können Folgeerkrankungen werden nur in geri gerem Ausmaß vermieden. **Geeignet**, wenn Zusatzerkrankungen wie korona Herzkrankheit oder Herzschwäche vorliegen oder bei jüngeren Patienten, ins besondere bei schnellem Herzschlag. → Seite 7(
Biso-Hennig 5 mg Rp *10 mg* Rp Filmtabletten	**Bisoprolol-hemifumarat** 5 mg 10 mg	30 Stück 30 Stück	14,36 16,68	10,51 12,36	**Mit Einschränkung geeignet** bei hoher Blutdruck ohne Begleiterkrankungen, wenn geeignete Mittel (ACE-Hemmer, Diuretika, Sartane, Nitrendipin, Amlodipin) nicht eingesetzt werden können Folgeerkrankungen werden nur in geri gerem Ausmaß vermieden. **Geeignet**, wenn Zusatzerkrankungen wie korona Herzkrankheit oder Herzschwäche vorliegen oder bei jüngeren Patienten, ins besondere bei schnellem Herzschlag. → Seite 7
Bisohexal 5 mg Rp *10 mg* Rp Filmtabletten	**Bisoprolol-hemifumarat** 5 mg 10 mg	30 Stück 30 Stück	14,36 16,68	11,51 13,63	**Mit Einschränkung geeignet** bei hoher Blutdruck ohne Begleiterkrankungen, wenn geeignete Mittel (ACE-Hemmer, Diuretika, Sartane, Nitrendipin, Amlodipin) nicht eingesetzt werden können Folgeerkrankungen werden nur in geri gerem Ausmaß vermieden. **Geeignet**, wenn Zusatzerkrankungen wie korona Herzkrankheit oder Herzschwäche vor liegen oder bei jüngeren Patienten, in besondere bei schnellem Herzschlag. → Seite 7

Hoher Blutdruck Fortsetzung

Handelsname Darreichungsform	Zusammensetzung pro 1 ml/1 g oder wie angegeben bzw. pro abgeteilte Einheit	Kleinste Packungsgröße	Festbetrag in Euro	Packungspreis in Euro	Bewertung
Hinweise zu den Tabellenspalten → Seite 28, zur Auswahl der Arzneimittel → Seite 23, zur Grundlage der Bewertung → Seiten 24, 27					
Bisohexal plus 5/12,5 Rp	**Bisoprolol-hemifumarat** 5 mg + **Hydrochlorothiazid** 12,5 mg	30 Stück	18,58	15,84	**Geeignet** bei hohem Blutdruck, wenn dieser mit einer der Einzelsubstanzen allein nicht ausreichend gesenkt werden kann. → Seite 720
10/25 Rp Filmtabletten	**Bisoprolol-hemifumarat** 10 mg + **Hydrochlorothiazid** 25 mg	30 Stück	24,56	20,04	
Biso Lich 5 mg Rp	**Bisoprolol-hemifumarat** 5 mg	30 Stück	14,36	11,51	**Mit Einschränkung geeignet** bei hohem Blutdruck ohne Begleiterkrankungen, wenn geeignete Mittel (ACE-Hemmer, Diuretika, Sartane, Nitrendipin, Amlodipin) nicht eingesetzt werden können. Folgeerkrankungen werden nur in geringerem Ausmaß vermieden. **Geeignet**, wenn Zusatzerkrankungen wie koronare Herzkrankheit oder Herzschwäche vorliegen oder bei jüngeren Patienten, insbesondere bei schnellem Herzschlag. → Seite 700
10 mg Rp Filmtabletten	10 mg	30 Stück	16,68	12,26	
Bisomerck 5 mg Rp	**Bisoprolol-hemifumarat** 5 mg	30 Stück	14,36	11,51	**Mit Einschränkung geeignet** bei hohem Blutdruck ohne Begleiterkrankungen, wenn geeignete Mittel (ACE-Hemmer, Diuretika, Sartane, Nitrendipin, Amlodipin) nicht eingesetzt werden können. Folgeerkrankungen werden nur in geringerem Ausmaß vermieden. **Geeignet**, wenn Zusatzerkrankungen wie koronare Herzkrankheit oder Herzschwäche vorliegen oder bei jüngeren Patienten, insbesondere bei schnellem Herzschlag. → Seite 700
10 mg Rp	10 mg	30 Stück	16,68	13,63	
Bisomerck plus 5/12,5 mg Filmtabletten Rp	**Bisoprolol-hemifumarat** 5 mg + **Hydrochlorothiazid** 12,5 mg	30 Stück	18,58	15,84	**Geeignet** bei hohem Blutdruck, wenn dieser mit einer der Einzelsubstanzen allein nicht ausreichend gesenkt werden kann. → Seite 720
10/25 mg Filmtabletten Rp Filmtabletten	**Bisoprolol-hemifumarat** 10 mg + **Hydrochlorothiazid** 25 mg	30 Stück	24,56	20,04	
Bisoplus STADA 5 mg/12,5 mg Filmtabletten Rp	**Bisoprolol-hemifumarat** 5 mg + **Hydrochlorothiazid** 12,5 mg	30 Stück	18,58	15,84	**Geeignet** bei hohem Blutdruck, wenn dieser mit einer der Einzelsubstanzen allein nicht ausreichend gesenkt werden kann. → Seite 720
10 mg/25 mg Filmtabletten Rp Filmtabletten	**Bisoprolol-hemifumarat** 10 mg + **Hydrochlorothiazid** 25 mg	30 Stück	24,56	20,04	
Bisoprolol 5 – 1 A Pharma Rp	**Bisoprolol-hemifumarat** 5 mg	30 Stück	14,36	10,50	**Mit Einschränkung geeignet** bei hohem Blutdruck ohne Begleiterkrankungen, wenn geeignete Mittel (ACE-Hemmer, Diuretika, Sartane, Nitrendipin, Amlodipin) nicht eingesetzt werden können. Folgeerkrankungen werden nur in geringerem Ausmaß vermieden. **Geeignet**, wenn Zusatzerkrankungen wie koronare Herzkrankheit oder Herzschwäche vorliegen oder bei jüngeren Patienten, insbesondere bei schnellem Herzschlag. → Seite 700
10 – 1 A Pharma Rp Filmtabletten	10 mg	30 Stück	16,68	12,26	

Hoher Blutdruck Fortsetzung

Handelsname Darreichungsform	Zusammensetzung pro 1 ml/1 g oder wie angegeben bzw. pro abgeteilte Einheit	Kleinste Packungsgröße	Festbetrag in Euro	Packungspreis in Euro	Bewertung
Bisoprolol AbZ *5 mg Tabletten* Rp *10 mg Tabletten* Rp Tabletten	Bisoprolol-hemifumarat 5 mg 10 mg	30 Stück 30 Stück	14,36 16,68	10,50 12,26	**Mit Einschränkung geeignet** bei hohem Blutdruck ohne Begleiterkrankungen, wenn geeignete Mittel (ACE-Hemmer, Diuretika, Sartane, Nitrendipin, Amlodipin) nicht eingesetzt werden können. Folgeerkrankungen werden nur in geringerem Ausmaß vermieden. **Geeignet**, wenn Zusatzerkrankungen wie koronare Herzkrankheit oder Herzschwäche vorliegen oder bei jüngeren Patienten, insbesondere bei schnellem Herzschlag. → Seite 70
Bisoprolol AL *5 mg Filmtabletten* Rp *10 mg Filmtabletten* Rp Filmtabletten	Bisoprolol-hemifumarat 5 mg 10 mg	30 Stück 30 Stück	14,36 16,68	10,50 12,26	**Mit Einschränkung geeignet** bei hohem Blutdruck ohne Begleiterkrankungen, wenn geeignete Mittel (ACE-Hemmer, Diuretika, Sartane, Nitrendipin, Amlodipin) nicht eingesetzt werden können. Folgeerkrankungen werden nur in geringerem Ausmaß vermieden. **Geeignet**, wenn Zusatzerkrankungen wie koronare Herzkrankheit oder Herzschwäche vorliegen oder bei jüngeren Patienten, insbesondere bei schnellem Herzschlag. → Seite 70
bisoprolol-corax 5 mg Rp *10 mg* Rp Filmtabletten	Bisoprolol-hemifumarat 5 mg 10 mg	50 Stück 30 Stück	16,66 16,68	12,26 12,26	**Mit Einschränkung geeignet** bei hohem Blutdruck ohne Begleiterkrankungen, wenn geeignete Mittel (ACE-Hemmer, Diuretika, Sartane, Nitrendipin, Amlodipin) nicht eingesetzt werden können. Folgeerkrankungen werden nur in geringerem Ausmaß vermieden. **Geeignet**, wenn Zusatzerkrankungen wie koronare Herzkrankheit oder Herzschwäche vorliegen oder bei jüngeren Patienten, insbesondere bei schnellem Herzschlag. → Seite 70
Bisoprolol-CT *5 mg Tabletten* Rp *10 mg Tabletten* Rp Tabletten	Bisoprolol-hemifumarat 5 mg 10 mg	30 Stück 30 Stück	14,36 16,68	11,51 13,63	**Mit Einschränkung geeignet** bei hohem Blutdruck ohne Begleiterkrankungen, wenn geeignete Mittel (ACE-Hemmer, Diuretika, Sartane, Nitrendipin, Amlodipin) nicht eingesetzt werden können. Folgeerkrankungen werden nur in geringerem Ausmaß vermieden. **Geeignet**, wenn Zusatzerkrankungen wie koronare Herzkrankheit oder Herzschwäche vorliegen oder bei jüngeren Patienten, insbesondere bei schnellem Herzschlag. → Seite 7
Bisoprolol 5 Heumann Rp *10 Heumann* Rp Filmtabletten	Bisoprolol-hemifumarat 5 mg 10 mg	30 Stück 30 Stück	14,36 16,68	10,50 12,26	**Mit Einschränkung geeignet** bei hohem Blutdruck ohne Begleiterkrankungen, wenn geeignete Mittel (ACE-Hemmer, Diuretika, Sartane, Nitrendipin, Amlodipin) nicht eingesetzt werden können Folgeerkrankungen werden nur in geringerem Ausmaß vermieden. **Geeignet**, wenn Zusatzerkrankungen wie koronare Herzkrankheit oder Herzschwäche vorliegen oder bei jüngeren Patienten, insbesondere bei schnellem Herzschlag. → Seite 7

Hinweise zu den Tabellenspalten → Seite 28, zur Auswahl der Arzneimittel → Seite 23, zur Grundlage der Bewertung → Seiten 24, 27

Hoher Blutdruck Fortsetzung

Handelsname Darreichungsform	Zusammensetzung pro 1 ml/1 g oder wie angegeben bzw. pro abgeteilte Einheit	Kleinste Packungsgröße	Festbetrag in Euro	Packungspreis in Euro	Bewertung

Hinweise zu den Tabellenspalten → Seite 28, zur Auswahl der Arzneimittel → Seite 23, zur Grundlage der Bewertung → Seiten 24, 27

Handelsname Darreichungsform	Zusammensetzung pro 1 ml/1 g oder wie angegeben bzw. pro abgeteilte Einheit	Kleinste Packungsgröße	Festbetrag in Euro	Packungspreis in Euro	Bewertung
Bisoprolol KSK 5 mg Rp	Bisoprolol-hemifumarat 5 mg	30 Stück	14,36	12,19	**Mit Einschränkung geeignet** bei hohem Blutdruck ohne Begleiterkrankungen, wenn geeignete Mittel (ACE-Hemmer, Diuretika, Sartane, Nitrendipin, Amlodipin) nicht eingesetzt werden können. Folgeerkrankungen werden nur in geringerem Ausmaß vermieden. **Geeignet**, wenn Zusatzerkrankungen wie koronare Herzkrankheit oder Herzschwäche vorliegen oder bei jüngeren Patienten, insbesondere bei schnellem Herzschlag. → Seite 700
10 mg Rp Filmtabletten	10 mg	30 Stück	16,68	13,97	
Bisoprolol-ratiopharm 5 mg Tabletten Rp	Bisoprolol-hemifumarat 5 mg	30 Stück	14,36	11,51	**Mit Einschränkung geeignet** bei hohem Blutdruck ohne Begleiterkrankungen, wenn geeignete Mittel (ACE-Hemmer, Diuretika, Sartane, Nitrendipin, Amlodipin) nicht eingesetzt werden können. Folgeerkrankungen werden nur in geringerem Ausmaß vermieden. **Geeignet**, wenn Zusatzerkrankungen wie koronare Herzkrankheit oder Herzschwäche vorliegen oder bei jüngeren Patienten, insbesondere bei schnellem Herzschlag. → Seite 700
10 mg Tabletten Rp Tabletten	10 mg	30 Stück	16,68	13,63	
Bisoprolol-ratiopharm comp. 5/12,5 Rp	Bisoprolol-hemifumarat 5 mg + Hydrochlorothiazid 12,5 mg	30 Stück	18,58	15,84	**Geeignet** bei hohem Blutdruck, wenn dieser mit einer der Einzelsubstanzen allein nicht ausreichend gesenkt werden kann. → Seite 720
10/25 mg Rp Filmtabletten	Bisoprolol-hemifumarat 10 mg + Hydrochlorothiazid 25 mg	30 Stück	24,56	20,04	
Bisoprolol Sandoz 5 mg Filmtabletten Rp	Bisoprolol-hemifumarat 5 mg	30 Stück	14,36	11,51	**Mit Einschränkung geeignet** bei hohem Blutdruck ohne Begleiterkrankungen, wenn geeignete Mittel (ACE-Hemmer, Diuretika, Sartane, Nitrendipin, Amlodipin) nicht eingesetzt werden können. Folgeerkrankungen werden nur in geringerem Ausmaß vermieden. **Geeignet**, wenn Zusatzerkrankungen wie koronare Herzkrankheit oder Herzschwäche vorliegen oder bei jüngeren Patienten, insbesondere bei schnellem Herzschlag. → Seite 700
10 mg Filmtabletten Rp	10 mg	30 Stück	16,68	13,63	
Bisoprolol HCT Sandoz 5/12,5 mg Filmtabletten Rp	Bisoprolol-hemifumarat 5 mg + Hydrochlorothiazid 12,5 mg	30 Stück	18,58	15,84	**Geeignet** bei hohem Blutdruck, wenn dieser mit einer der Einzelsubstanzen allein nicht ausreichend gesenkt werden kann. → Seite 720
10/25 mg Filmtabletten Rp Filmtabletten	Bisoprolol-hemifumarat 10 mg + Hydrochlorothiazid 25 mg	30 Stück	24,56	20,04	

Hoher Blutdruck Fortsetzung

Handelsname Darreichungsform	Zusammensetzung pro 1 ml/1 g oder wie angegeben bzw. pro abgeteilte Einheit	Kleinste Packungsgröße	Festbetrag in Euro	Packungspreis in Euro	Bewertung
Bisoprolol STADA 5 mg Rp *10 mg Rp* Filmtabletten	**Bisoprolol-hemifumarat** 5 mg 10 mg	30 Stück 30 Stück	14,36 16,68	11,51 13,63	**Mit Einschränkung geeignet** bei hohem Blutdruck ohne Begleiterkrankungen, wenn geeignete Mittel (ACE-Hemmer, Diuretika, Sartane, Nitrendipin, Amlodipin) nicht eingesetzt werden können. Folgeerkrankungen werden nur in geringerem Ausmaß vermieden. **Geeignet**, wenn Zusatzerkrankungen wie koronare Herzkrankheit oder Herzschwäche vorliegen oder bei jüngeren Patienten, insbesondere bei schnellem Herzschlag. → Seite 70
Bisoprolol TAD 5 mg Rp *10 mg Rp* Filmtabletten	**Bisoprolol-hemifumarat** 5 mg 10 mg	30 Stück 30 Stück	14,36 16,68	11,51 13,28	**Mit Einschränkung geeignet** bei hohem Blutdruck ohne Begleiterkrankungen, wenn geeignete Mittel (ACE-Hemmer, Diuretika, Sartane, Nitrendipin, Amlodipin) nicht eingesetzt werden können. Folgeerkrankungen werden nur in geringerem Ausmaß vermieden. **Geeignet**, wenn Zusatzerkrankungen wie koronare Herzkrankheit oder Herzschwäche vorliegen oder bei jüngeren Patienten, insbesondere bei schnellem Herzschlag. → Seite 70
BISO-PUREN 5 mg Rp *10 mg Rp* Filmtabletten	**Bisoprolol-hemifumarat** 5 mg 10 mg	30 Stück 30 Stück	14,36 16,68	11,17 13,24	**Mit Einschränkung geeignet** bei hohem Blutdruck ohne Begleiterkrankungen, wenn geeignete Mittel (ACE-Hemmer, Diuretika, Sartane, Nitrendipin, Amlodipin) nicht eingesetzt werden können. Folgeerkrankungen werden nur in geringerem Ausmaß vermieden. **Geeignet**, wenn Zusatzerkrankungen wie koronare Herzkrankheit oder Herzschwäche vorliegen oder bei jüngeren Patienten, insbesondere bei schnellem Herzschlag. → Seite 70
Blopress 4 mg Rp *8 mg Rp* *16 mg Rp* *32 mg Rp*	**Candesartancilexetil** 4 mg 8 mg 16 mg 32 mg	28 Stück 28 Stück 28 Stück 28 Stück	29,35 34,05 39,87 47,08	29,35 34,05 39,87 47,08	**Geeignet** bei hohem Blutdruck. → Seite 7
Blopress 8 mg Plus 12,5 mg Rp *16 mg Plus 12,5 mg Rp* Tabletten	**Candesartancilexetil** 8 mg **+ Hydrochlorothiazid** 12,5 mg **Candesartancilexetil** 16 mg **+ Hydrochlorothiazid** 12,5 mg	28 Stück 28 Stück		35,76 41,07	**Geeignet** bei hohem Blutdruck, wenn dieser mit einer der beiden Einzelsubstanzen allein nicht ausreichend gesenkt werden kann. → Seite 7
Briserin N mite Rp Dragees *Briserin N Rp* überzogene Tabletten	**Clopamid** 2,5 mg **+ Reserpin** 0,05 mg **Clopamid** 5 mg **+ Reserpin** 0,1 mg	30 Stück 30 Stück	16,07 19,09	18,06 21,09	**Mit Einschränkung geeignet** bei hohem Blutdruck, wenn die Reserpin-Dosis unter 0,20 Milligramm pro Tag bleibt. Es stehen bessere Alternativen zur Verfügung. **Wenig geeignet** bei hohem Blutdruck bei Reserpin-Dosen über 0,20 Milligramm wegen der unerwünschten Wirkungen auf das zentrale Nervensystem (Depressionen). → Seite 7

Hinweise zu den Tabellenspalten → Seite 28, zur Auswahl der Arzneimittel → Seite 23, zur Grundlage der Bewertung → Seiten 24, 27

Hoher Blutdruck Fortsetzung

Handelsname Darreichungsform	Zusammensetzung pro 1 ml/1 g oder wie angegeben bzw. pro abgeteilte Einheit	Kleinste Packungsgröße	Festbetrag in Euro	Packungspreis in Euro	Bewertung
Capozide mite Rp	Captopril 25 mg + Hydrochlorothiazid 12,5 mg	98 Stück	43,47	43,47	**Geeignet** bei hohem Blutdruck, wenn dieser mit einer der beiden Einzelsubstanzen allein nicht ausreichend gesenkt werden kann. → Seite 719
25 Rp	Captopril 25 mg + Hydrochlorothiazid 25 mg	20 Stück	25,61	25,61	
50 Rp Tabletten	Captopril 50 mg + Hydrochlorothiazid 25 mg	20 Stück	26,31	26,30	
Capto comp 25/12,5 – 1 A Pharma Rp	Captopril 25 mg + Hydrochlorothiazid 12,5 mg	50 Stück	27,07	14,63	**Geeignet** bei hohem Blutdruck, wenn dieser mit einer der beiden Einzelsubstanzen allein nicht ausreichend gesenkt werden kann. → Seite 719
25/25 – 1 A Pharma Rp	Captopril 25 mg + Hydrochlorothiazid 25 mg	20 Stück	17,03	12,08	
50/25 – 1 A Pharma Rp Tabletten	Captopril 50 mg + Hydrochlorothiazid 25 mg	20 Stück	17,33	11,83	
Captobeta 6,25 Rp	Captopril 6,25 mg	50 Stück	12,17	10,91	**Geeignet** bei hohem Blutdruck. → Seite 691
Captobeta Cor Rp	12,5 mg	50 Stück	13,38	11,40	
Captobeta 25 Rp	25 mg	50 Stück	15,10	11,40	
50 Rp	50 mg	50 Stück	17,10	12,17	
100 Rp	100 mg	50 Stück	21,05	15,35	
Captobeta 25/12,5 comp Rp	Captopril 25 mg + Hydrochlorothiazid 12,5 mg	50 Stück	27,07	15,47	**Geeignet** bei hohem Blutdruck, wenn dieser mit einer der beiden Einzelsubstanzen allein nicht ausreichend gesenkt werden kann. → Seite 719
25/25 comp Rp	Captopril 25 mg + Hydrochlorothiazid 25 mg	50 Stück	28,41	15,47	
50/25 comp Rp Tabletten	Captopril 50 mg + Hydrochlorothiazid 25 mg	50 Stück	29,23	16,08	
capto-corax 12,5 mg Rp	Captopril 12,5 mg	50 Stück	13,38	11,09	**Geeignet** bei hohem Blutdruck. → Seite 691
25 mg Rp	25 mg	50 Stück	15,10	10,71	
50 mg Rp	50 mg	50 Stück	17,10	11,48	
100 mg Rp Tabletten	100 mg	50 Stück	21,05	14,84	
Capto-CT 12,5 mg Tabletten Rp	Captopril 12,5 mg	30 Stück	12,02	10,83	**Geeignet** bei hohem Blutdruck. → Seite 691
25 mg Tabletten Rp	25 mg	30 Stück	13,14	11,29	
50 mg Tabletten Rp	50 mg	30 Stück	14,41	11,29	
Capto comp.-CT 25 mg/12,5 mg Tabletten Rp	Captopril 25 mg + Hydrochlorothiazid 12,5 mg	20 Stück	16,56	12,34	**Geeignet** bei hohem Blutdruck, wenn dieser mit einer der beiden Einzelsubstanzen allein nicht ausreichend gesenkt werden kann. → Seite 719
25 mg/25 mg Tabletten Rp	Captopril 25 mg + Hydrochlorothiazid 25 mg	50 Stück	28,41	15,47	
50 mg/25 mg Tabletten Rp Tabletten	Captopril 50 mg + Hydrochlorothiazid 25 mg	50 Stück	29,23	16,08	
Capto-dura M 12,5 mg Rp	Captopril 12,5 mg	100 Stück	16,49	13,08	**Geeignet** bei hohem Blutdruck. → Seite 691
25 mg Rp	25 mg	100 Stück	19,71	14,67	
50 mg Rp Tabletten	50 mg	100 Stück	23,38	16,52	
CAPTOFLUX 12,5 mg Rp	Captopril 12,5 mg	50 Stück	13,38	11,52	**Geeignet** bei hohem Blutdruck. → Seite 691
25 mg Rp	25 mg	50 Stück	15,10	12,38	
50 mg Rp	50 mg	20 Stück	12,96	11,31	
100 mg Rp Tabletten	100 mg	50 Stück	21,05	15,35	

Hinweise zu den Tabellenspalten → Seite 28, zur Auswahl der Arzneimittel → Seite 23, zur Grundlage der Bewertung → Seiten 24, 27

Hoher Blutdruck Fortsetzung

Handelsname Darreichungsform	Zusammensetzung pro 1 ml/1 g oder wie angegeben bzw. pro abgeteilte Einheit	Kleinste Packungsgröße	Festbetrag in Euro	Packungspreis in Euro	Bewertung
CAPTOGAMMA 6,25 Rp	Captopril 6,25 mg	30 Stück	11,25	10,45	**Geeignet** bei hohem Blutdruck. → Seite 69
12,5 Rp	12,5 mg	30 Stück	12,02	10,81	
25 Rp	25 mg	30 Stück	13,14	11,26	
50 Rp	50 mg	30 Stück	14,41	11,26	
100 Rp	100 mg	30 Stück	16,93	13,28	
CAPTOGAMMA HCT 25/12,5 Rp	Captopril 25 mg + Hydrochlorothiazid 12,5 mg	30 Stück	20,08	13,58	**Geeignet** bei hohem Blutdruck, wenn dieser mit einer der beiden Einzelsubstanzen allein nicht ausreichend gesenkt werden kann. → Seite 71
25/25 Rp	Captopril 25 mg + Hydrochlorothiazid 25 mg	30 Stück	20,90	13,85	
50/25 Rp Tabletten	Captopril 50 mg + Hydrochlorothiazid 25 mg	30 Stück	21,36	13,90	
Captohexal 6,25 Rp	Captopril 6,25 mg	20 Stück	10,77	10,20	**Geeignet** bei hohem Blutdruck. → Seite 69
12,5 Rp	12,5 mg	20 Stück	11,31	10,47	
25 Rp	25 mg	20 Stück	12,07	10,85	
50 Rp	50 mg	20 Stück	12,96	11,31	
100 Rp	100 mg	20 Stück	14,73	12,19	
Captohexal comp 25/12,5 Rp	Captopril 25 mg + Hydrochlorothiazid 12,5 mg	20 Stück	16,56	12,34	**Geeignet** bei hohem Blutdruck, wenn dieser mit einer der beiden Einzelsubstanzen allein nicht ausreichend gesenkt werden kann. → Seite 71
25/25 Rp	Captopril 25 mg + Hydrochlorothiazid 25 mg	20 Stück	17,03	12,39	
50/25 Rp Tabletten	Captopril 50 mg + Hydrochlorothiazid 25 mg	20 Stück	17,33	12,21	
Capto-ISIS 12,5 mg Rp	Captopril 12,5 mg	98 Stück	16,35	15,66	**Geeignet** bei hohem Blutdruck. → Seite 69
25 mg Rp	25 mg	98 Stück	19,53	18,50	
50 mg Rp	50 mg	98 Stück	23,13	21,82	
Capto-ISIS plus Rp	Captopril 50 mg + Hydrochlorothiazid 25 mg	50 Stück	29,23	16,08	**Geeignet** bei hohem Blutdruck, wenn dieser mit einer der beiden Einzelsubstanzen allein nicht ausreichend gesenkt werden kann. → Seite 7
12,5 Rp	Captopril 25 mg + Hydrochlorothiazid 12,5 mg	50 Stück	27,07	15,47	
25 Rp Tabletten	Captopril 25 mg + Hydrochlorothiazid 25 mg	50 Stück	28,41	15,47	
Captopril 12,5 – 1A-Pharma Rp	Captopril 12,5 mg	20 Stück	11,31	10,46	**Geeignet** bei hohem Blutdruck. → Seite 6
25 – 1A-Pharma Rp	25 mg	20 Stück	12,07	10,70	
50 – 1A-Pharma Rp	50 mg	20 Stück	12,96	11,04	
100 – 1A-Pharma Rp Tabletten	100 mg	50 Stück	21,05	13,98	
Captopril AbZ 12,5 mg Tabletten Rp	Captopril 12,5 mg	50 Stück	13,38	11,08	**Geeignet** bei hohem Blutdruck. → Seite 6
25 mg Tabletten Rp	25 mg	50 Stück	15,10	10,70	
50 mg Tabletten Rp	50 mg	50 Stück	17,10	11,45	
100 mg Tabletten Rp	100 mg	100 Stück	30,63	19,48	
Captopril comp. AbZ 25/12,5 mg Rp	Captopril 25 mg + Hydrochlorothiazid 12,5 mg	50 Stück	27,07	14,63	**Geeignet** bei hohem Blutdruck, wenn dieser mit einer der beiden Einzelsubstanzen allein nicht ausreichend gesenkt werden kann. → Seite 7
25/25 mg Rp	Captopril 25 mg + Hydrochlorothiazid 25 mg	50 Stück	28,41	14,61	
50/25 mg Rp Tabletten	Captopril 50 mg + Hydrochlorothiazid 25 mg	50 Stück	29,23	15,21	

Hinweise zu den Tabellenspalten → Seite 28, zur Auswahl der Arzneimittel → Seite 23, zur Grundlage der Bewertung → Seiten 24, 27

Hoher Blutdruck Fortsetzung

Handelsname Darreichungsform	Zusammensetzung pro 1 ml/1 g oder wie angegeben bzw. pro abgeteilte Einheit	Kleinste Packungsgröße	Festbetrag in Euro	Packungspreis in Euro	Bewertung

Hinweise zu den Tabellenspalten → Seite 28, zur Auswahl der Arzneimittel → Seite 23, zur Grundlage der Bewertung → Seiten 24, 27

Handelsname Darreichungsform	Zusammensetzung	Kleinste Packungsgröße	Festbetrag in Euro	Packungspreis in Euro	Bewertung
Captopril AL 12,5 Rp	**Captopril** 12,5 mg	30 Stück	12,02	10,81	**Geeignet** bei hohem Blutdruck. → Seite 691
25 Rp	25 mg	30 Stück	13,14	11,26	
50 Rp	50 mg	30 Stück	14,41	11,26	
100 Rp	100 mg	100 Stück	30,63	19,48	
Captopril/ HCT AL 25/12,5 Rp	**Captopril** 25 mg + **Hydrochlorothiazid** 12,5 mg	50 Stück	27,07	14,63	**Geeignet** bei hohem Blutdruck, wenn dieser mit einer der beiden Einzelsubstanzen allein nicht ausreichend gesenkt werden kann. → Seite 719
25/25 Rp	**Captopril** 25 mg + **Hydrochlorothiazid** 25 mg	50 Stück	28,41	14,61	
50/25 Rp Tabletten	**Captopril** 50 mg + **Hydrochlorothiazid** 25 mg	20 Stück	17,33	11,91	
Captopril 12,5 Heumann Rp	**Captopril** 12,5 mg	30 Stück	12,02	10,81	**Geeignet** bei hohem Blutdruck. → Seite 691
25 Heumann Rp	25 mg	30 Stück	13,14	11,26	
50 Heumann Rp	50 mg	30 Stück	14,41	11,26	
100 Heumann Rp Tabletten	100 mg	50 Stück	21,05	13,98	
Captopril Pfleger Cor 12,5 Rp	**Captopril** 12,5 mg	20 Stück	11,31	11,31	**Geeignet** bei hohem Blutdruck. → Seite 691
Captopril Pfleger 25 Rp	25 mg	20 Stück	12,07	12,07	
50 Rp Tabletten	50 mg	20 Stück	12,96	12,96	
Captopril Sandoz 12,5 mg Tabletten Rp	**Captopril** 12,5 mg	20 Stück	11,31	10,47	**Geeignet** bei hohem Blutdruck. → Seite 691
25 mg Tabletten Rp	25 mg	20 Stück	12,07	10,85	
50 mg Tabletten Rp	50 mg	20 Stück	12,96	11,31	
Captopril HCT Sandoz 25/12,5 mg Rp	**Captopril** 25 mg + **Hydrochlorothiazid** 12,5 mg	20 Stück	16,56	12,34	**Geeignet** bei hohem Blutdruck, wenn dieser mit einer der beiden Einzelsubstanzen allein nicht ausreichend gesenkt werden kann. → Seite 719
25/25 mg Rp	**Captopril** 25 mg + **Hydrochlorothiazid** 25 mg	20 Stück	17,03	12,39	
50/25 mg Rp Tabletten	**Captopril** 50 mg + **Hydrochlorothiazid** 25 mg	20 Stück	17,33	12,21	
Captopril STADA 12,5 Rp	**Captopril** 12,5 mg	30 Stück	12,02	10,83	**Geeignet** bei hohem Blutdruck. → Seite 691
25 Rp	25 mg	30 Stück	13,14	11,29	
50 Rp	50 mg	30 Stück	14,41	11,29	
Captopril-HCT STADA 25/12,5 Rp	**Captopril** 25 mg + **Hydrochlorothiazid** 12,5 mg	20 Stück	16,56	12,34	**Geeignet** bei hohem Blutdruck, wenn dieser mit einer der beiden Einzelsubstanzen allein nicht ausreichend gesenkt werden kann. → Seite 719
25/25 Rp	**Captopril** 25 mg + **Hydrochlorothiazid** 25 mg	20 Stück	17,03	12,39	
50/25 Rp Tabletten	**Captopril** 50 mg + **Hydrochlorothiazid** 25 mg	20 Stück	17,33	12,21	
Captopril Verla 12,5 Rp	**Captopril** 12,5 mg	30 Stück	12,02	12,02	**Geeignet** bei hohem Blutdruck. → Seite 691
25 Rp	25 mg	30 Stück	13,14	13,14	
50 Rp Tabletten	50 mg	30 Stück	14,41	14,41	
CAPTO-PUREN Cor Rp	**Captopril** 12,5 mg	100 Stück	16,49	12,71	**Geeignet** bei hohem Blutdruck. → Seite 691
CAPTO-PUREN 25 Rp	25 mg	50 Stück	15,10	11,40	
50 Rp Tabletten	50 mg	100 Stück	23,38	13,95	

Hoher Blutdruck Fortsetzung

Handelsname Darreichungsform	Zusammensetzung pro 1 ml/1 g oder wie angegeben bzw. pro abgeteilte Einheit	Kleinste Packungsgröße	Festbetrag in Euro	Packungspreis in Euro	Bewertung
Cardular PP 4 mg Rp Retardtabletten	**Doxazosin** 4 mg	28 Stück	21,00	21,00	**Mit Einschränkung geeignet** bei hohem Blutdruck bei Männern mit einer Störung beim Wasserlassen wegen vergrößerter Prostata, wenn keine Herzkrankheiten vorliegen. **Wenig geeignet** bei hohem Blutdruck in allen anderen Fällen, weil unter der Therapie häufiger Komplikationen am Herzen (Herzschwäche) auftreten können. → Seite 69
Carmen Rp Filmtabletten	**Lercanidipin-hydrochlorid** 10 mg	28 Stück	13,04	22,98	**Geeignet** bei hohem Blutdruck in Kombination mit anderen Wirkstoffen (z. B. Diuretika, ACE-Hemmer). **Mit Einschränkung geeignet** bei hohem Blutdruck als alleiniges Präparat, wenn geeignete Mittel nicht eingesetzt werden können. Folgeerkrankungen werden nur in geringerem Ausmaß vermieden. → Seite 71
Carvedilol beta *3,125 mg Tabletten Rp* *6,25 mg Tabletten Rp* *12,5 mg Tabletten Rp* *25 mg Tabletten Rp* Tabletten	**Carvedilol** 3,125 mg 6,25 mg 12,5 mg 25 mg	30 Stück 30 Stück 30 Stück 30 Stück	20,10 23,72 28,57 35,14	12,46 12,46 14,05 16,56	**Mit Einschränkung geeignet** bei hohem Blutdruck ohne Begleiterkrankungen, wenn geeignete Mittel (ACE-Hemmer, Diuretika, Sartane, Nitrendipin, Amlodipin) nicht eingesetzt werden können. Folgeerkrankungen werden nur in geringerem Ausmaß vermieden. **Geeignet**, wenn Zusatzerkrankungen wie koronare Herzkrankheit oder Herzschwäche vorliegen oder bei jüngeren Patienten, insbesondere bei schnellem Herzschlag. → Seite 70
Carvedilol HEXAL *3,125 mg Tabletten Rp* *6,25 mg Tabletten Rp* *12,5 mg Tabletten Rp* *25 mg Tabletten Rp* *50 mg Tabletten Rp* Tabletten	**Carvedilol** 3,125 mg 6,25 mg 12,5 mg 25 mg 50 mg	30 Stück 30 Stück 30 Stück 30 Stück 30 Stück	20,10 23,72 28,57 35,14 43,98	12,82 12,47 14,09 16,67 25,75	**Mit Einschränkung geeignet** bei hohem Blutdruck ohne Begleiterkrankungen, wenn geeignete Mittel (ACE-Hemmer, Diuretika, Sartane, Nitrendipin, Amlodipin) nicht eingesetzt werden können. Folgeerkrankungen werden nur in geringerem Ausmaß vermieden. **Geeignet**, wenn Zusatzerkrankungen wie koronare Herzkrankheit oder Herzschwäche vorliegen oder bei jüngeren Patienten, insbesondere bei schnellem Herzschlag. → Seite 70
Carvedilol-ratiopharm *3,125 mg Tabletten Rp* *6,25 mg Tabletten Rp* *12,5 mg Tabletten Rp* *25 mg Tabletten Rp* Tabletten	**Carvedilol** 3,125 mg 6,25 mg 12,5 mg 25 mg	30 Stück 30 Stück 30 Stück 30 Stück	20,10 23,72 28,57 35,14	12,82 12,47 14,09 16,67	**Mit Einschränkung geeignet** bei hohem Blutdruck ohne Begleiterkrankungen, wenn geeignete Mittel (ACE-Hemmer, Diuretika, Sartane, Nitrendipin, Amlodipin) nicht eingesetzt werden können. Folgeerkrankungen werden nur in geringerem Ausmaß vermieden. **Geeignet**, wenn Zusatzerkrankungen wie koronare Herzkrankheit oder Herzschwäche vorliegen oder bei jüngeren Patienten, insbesondere bei schnellem Herzschlag. → Seite 70

Hinweise zu den Tabellenspalten → Seite 28, zur Auswahl der Arzneimittel → Seite 23, zur Grundlage der Bewertung → Seiten 24, 27

Hoher Blutdruck Fortsetzung

Handelsname Darreichungsform	Zusammensetzung pro 1 ml/1 g oder wie angegeben bzw. pro abgeteilte Einheit	Kleinste Packungsgröße	Festbetrag in Euro	Packungspreis in Euro	Bewertung

Hinweise zu den Tabellenspalten → Seite 28, zur Auswahl der Arzneimittel → Seite 23, zur Grundlage der Bewertung → Seiten 24, 27

Handelsname Darreichungsform	Zusammensetzung pro 1 ml/1 g oder wie angegeben bzw. pro abgeteilte Einheit	Kleinste Packungsgröße	Festbetrag in Euro	Packungspreis in Euro	Bewertung
Carvedilol STADA 3,125 mg Tabletten Rp	**Carvedilol** 3,125 mg	28 Stück	19,52	12,82	**Mit Einschränkung geeignet** bei hohem Blutdruck ohne Begleiterkrankungen, wenn geeignete Mittel (ACE-Hemmer, Diuretika, Sartane, Nitrendipin, Amlodipin) nicht eingesetzt werden können. Folgeerkrankungen werden nur in geringerem Ausmaß vermieden. **Geeignet**, wenn Zusatzerkrankungen wie koronare Herzkrankheit oder Herzschwäche vorliegen oder bei jüngeren Patienten, insbesondere bei schnellem Herzschlag. → Seite 700
6,25 mg Tabletten Rp	6,25 mg	14 Stück	17,02	11,48	
12,5 mg Tabletten Rp	12,5 mg	28 Stück	27,51	14,09	
25 mg Tabletten Rp Tabletten	25 mg	28 Stück	33,70	16,67	
Catapresan 75 Rp	**Clonidin-hydrochlorid** 0,075 mg	100 Stück	19,56	19,56	**Mit Einschränkung geeignet** bei hohem Blutdruck nur in Kombination mit anderen Mitteln (vor allem Diuretika). Für eine Monotherapie stehen verträglichere Alternativen zur Verfügung. → Seite 696
150 Rp	0,15 mg	100 Stück	22,19	22,19	
300 Rp Tabletten	0,3 mg	100 Stück	25,51	25,51	
Celipro Lich Rp Filmtabletten	**Celiprolol-hydrochlorid** 200 mg	30 Stück	15,66	15,66	**Mit Einschränkung geeignet** bei hohem Blutdruck ohne Begleiterkrankungen, wenn geeignete Mittel (ACE-Hemmer, Diuretika, Sartane, Nitrendipin, Amlodipin) nicht eingesetzt werden können. Folgeerkrankungen werden nur in geringerem Ausmaß vermieden. Das Mittel ist trotz langer Marktzugehörigkeit insgesamt wenig erprobt. → Seite 700
Cibacen 5 Rp	**Benazepril-hydrochlorid** 5 mg	28 Stück	13,38	13,36	**Geeignet** bei hohem Blutdruck. → Seite 691
Cibacen Cor Rp	5 mg	28 Stück	13,38	13,36	
Cibacen 10 Rp	10 mg	28 Stück	15,10	15,10	
20 Rp Filmtabletten	20 mg	28 Stück	17,46	17,46	
Cibadrex 5 mg/6,25 mg Filmtabletten Rp	**Benazepril-hydrochlorid** 5 mg **+ Hydrochlorothiazid** 6,25 mg	28 Stück		19,71	**Geeignet** bei hohem Blutdruck, wenn dieser mit einer der beiden Einzelsubstanzen allein nicht ausreichend gesenkt werden kann. → Seite 719
10 mg/12,5 mg Filmtabletten Rp	**Benazepril-hydrochlorid** 10 mg **+ Hydrochlorothiazid** 12,5 mg	28 Stück	20,96	20,94	
20 mg/25 mg Filmtabletten Rp Filmtabletten	**Benazepril-hydrochlorid** 20 mg **+ Hydrochlorothiazid** 25 mg	28 Stück	22,36	22,36	
Clonidin-ratiopharm 75 Rp	**Clonidin-hydrochlorid** 0,075 mg	20 Stück	12,07	11,11	**Mit Einschränkung geeignet** bei hohem Blutdruck nur in Kombination mit anderen Mitteln (vor allem Diuretika). Für eine Monotherapie stehen verträglichere Alternativen zur Verfügung. → Seite 696
150 Rp	0,15 mg	20 Stück	12,72	11,50	
300 Rp Kapseln	0,3 mg	20 Stück	13,53	11,97	
Clonidin retard-ratiopharm 250 Rp Retardkapseln	0,25 mg	20 Stück	13,13	11,91	
Clonistada retard Rp Retardkapseln	**Clonidin-hydrochlorid** 0,25 mg	50 Stück	17,80	14,95	**Mit Einschränkung geeignet** bei hohem Blutdruck nur in Kombination mit anderen Mitteln (vor allem Diuretika). Für eine Monotherapie stehen verträglichere Alternativen zur Verfügung. → Seite 696
Clonistada 0,15 mg Rp	0,15 mg	20 Stück	12,72	11,50	
0,3 mg Rp Tabletten	0,3 mg	50 Stück	18,29	14,84	

Hoher Blutdruck Fortsetzung

Hinweise zu den Tabellenspalten → Seite 28, zur Auswahl der Arzneimittel → Seite 23, zur Grundlage der Bewertung → Seiten 24, 27

Handelsname Darreichungsform	Zusammensetzung pro 1 ml/1 g oder wie angegeben bzw. pro abgeteilte Einheit	Kleinste Packungsgröße	Festbetrag in Euro	Packungspreis in Euro	Bewertung
CoAprovel 150/12,5 mg Filmtabletten Rp	**Hydrochlorothiazid** 12,5 mg + **Irbesartan** 150 mg	28 Stück		36,20	**Geeignet** bei hohem Blutdruck, wenn dieser mit einer der beiden Einzelsubstanzen allein nicht ausreichend gesenkt werden kann. → Seite 720
300/12,5 mg Filmtabletten Rp	**Hydrochlorothiazid** 12,5 mg + **Irbesartan** 300 mg	28 Stück		45,05	
300/25 mg Filmtabletten Rp Filmtabletten	**Hydrochlorothiazid** 25 mg + **Irbesartan** 300 mg	28 Stück		45,05	
CoDiovan Rp	**Hydrochlorothiazid** 12,5 mg + **Valsartan** 80 mg	28 Stück		58,77	**Geeignet** bei hohem Blutdruck, wenn dieser mit einer der beiden Einzelsubstanzen allein nicht ausreichend gesenkt werden kann. → Seite 720
CoDiovan 160 mg/12,5 mg Filmtabletten Rp	**Hydrochlorothiazid** 12,5 mg + **Valsartan** 160 mg	28 Stück		41,07	
CoDiovan forte 160 mg/25 mg Rp Filmtabletten	**Hydrochlorothiazid** 25 mg + **Valsartan** 160 mg	28 Stück		41,32	
Concor 5 mg Rp *10 mg* Rp	**Bisoprolol-hemifumarat** 5 mg 10 mg	30 Stück 30 Stück	14,36 16,68	14,36 16,68	**Mit Einschränkung geeignet** bei hohem Blutdruck ohne Begleiterkrankungen, wenn geeignete Mittel (ACE-Hemmer, Diuretika, Sartane, Nitrendipin, Amlodipin) nicht eingesetzt werden können. Folgeerkrankungen werden nur in geringerem Ausmaß vermieden. **Geeignet**, wenn Zusatzerkrankungen wie koronare Herzkrankheit oder Herzschwäche vorliegen oder bei jüngeren Patienten, insbesondere bei schnellem Herzschlag. → Seite 70[illegible]
Concor 5 plus Rp	**Bisoprolol-hemifumarat** 5 mg + **Hydrochlorothiazid** 12,5 mg	30 Stück	18,58	15,89	**Geeignet** bei hohem Blutdruck, wenn dieser mit einer der Einzelsubstanzen allein nicht ausreichend gesenkt werden kann. → Seite 72[illegible]
10 plus Rp Filmtabletten	**Bisoprolol-hemifumarat** 10 mg + **Hydrochlorothiazid** 25 mg	30 Stück	24,56	20,09	
Cordanum 50 Rp *100* Rp Filmtabletten	**Talinolol** 50 mg 100 mg	30 Stück 30 Stück	12,82 14,36	12,82 14,36	**Mit Einschränkung geeignet** bei hohem Blutdruck ohne Begleiterkrankungen, wenn geeignete Mittel (ACE-Hemmer, Diuretika, Sartane, Nitrendipin, Amlodipin) nicht eingesetzt werden können. Folgeerkrankungen werden nur in geringerem Ausmaß vermieden. Das Mittel ist trotz langer Marktzugehörigkeit insgesamt wenig erprobt. → Seite 70[illegible]
CORIC 5 mg Rp *10 mg* Rp *20 mg* Rp	**Lisinopril** 5 mg 10 mg 20 mg	30 Stück 50 Stück 30 Stück	13,14 17,70 17,18	13,14 17,68 17,18	**Geeignet** bei hohem Blutdruck. → Seite 69[illegible]
CORIC plus MITE Rp	**Hydrochlorothiazid** 12,5 mg + **Lisinopril** 10 mg	50 Stück	28,27	28,27	**Geeignet** bei hohem Blutdruck, wenn dieser mit einer der beiden Einzelsubstanzen allein nicht ausreichend gesenkt werden kann. → Seite 71[illegible]
CORIC plus Rp Tabletten	**Hydrochlorothiazid** 12,5 mg + **Lisinopril** 20 mg	50 Stück	29,87	29,87	
Corifeo Rp Filmtabletten	**Lercanidipin-hydrochlorid** 10 mg	28 Stück	13,04	22,98	**Geeignet** bei hohem Blutdruck in Kombination mit anderen Wirkstoffen (z. B. Diuretika und ACE-Hemmer). **Mit Einschränkung geeignet** bei hohem Blutdruck als alleiniges Präparat, wenn geeignete Mittel nicht eingesetzt werden können. Folgeerkrankungen werden nur in geringerem Ausmaß vermieden. → Seite 7[illegible]

Hoher Blutdruck Fortsetzung

Handelsname Darreichungsform	Zusammensetzung pro 1 ml/1 g oder wie angegeben bzw. pro abgeteilte Einheit	Kleinste Packungsgröße	Festbetrag in Euro	Packungspreis in Euro	Bewertung
Corinfar 10 retard Rp *Corinfar retard* Rp *Corinfar uno 40* Rp Retardtabletten	**Nifedipin** 10 mg 20 mg 40 mg	30 Stück 30 Stück 20 Stück	12,38 13,85 14,29	12,38 13,85 14,29	**Geeignet** bei hohem Blutdruck in Kombination mit anderen Wirkstoffen (z. B. Diuretika, ACE-Hemmer). **Mit Einschränkung geeignet** bei hohem Blutdruck als alleiniges Präparat, wenn geeignete Mittel nicht eingesetzt werden können. Folgeerkrankungen werden nur in geringerem Ausmaß vermieden. → Seite 711
Corinfar Tropflösung Rp Tropflösung	20 mg	30 ml	15,47	15,92	**Wenig geeignet** bei hohem Blutdruck, weil es sich um einen kurzwirkenden Kalziumantagonisten vom Nifedipin-Typ handelt und das Mittel nicht retardiert ist. Es besteht ein erhöhtes Risiko für Herz-Kreislauf-Ereignisse. → Seite 711
Corvo 5 mg Rp *10 mg* Rp *20 mg* Rp Tabletten	**Enalapril-hydrogenmaleat** 5 mg 10 mg 20 mg	30 Stück 30 Stück 30 Stück	13,14 15,11 17,71	11,39 12,39 13,67	**Geeignet** bei hohem Blutdruck. → Seite 692
Coversum 4 mg Rp	**Perindoprilerbumin** 4 mg	30 Stück	15,45	28,45	**Geeignet** bei hohem Blutdruck. → Seite 692
COVERSUM COMBI Rp Tabletten	**Indapamid** 1,25 mg **+ Perindoprilerbumin** 4 mg	30 Stück		37,73	**Geeignet** bei hohem Blutdruck, wenn dieser mit einer der beiden Einzelsubstanzen allein nicht ausreichend gesenkt werden kann. → Seite 719
Cuxanorm 50 mg Rp *100 mg* Rp Tabletten	**Atenolol** 50 mg 100 mg	50 Stück 100 Stück	15,04 25,41	14,99 25,36	**Mit Einschränkung geeignet** bei hohem Blutdruck ohne Begleiterkrankungen, wenn geeignete Mittel (ACE-Hemmer, Diuretika, Sartane, Nitrendipin, Amlodipin) nicht eingesetzt werden können. Folgeerkrankungen werden nur in geringerem Ausmaß vermieden. **Geeignet**, wenn als Zusatzerkrankung koronare Herzkrankheit vorliegt oder bei jüngeren Patienten, insbesondere bei schnellem Herzschlag. → Seite 700
Cynt 0,2 Rp *0,3* Rp *0,4* Rp Filmtabletten	**Moxonidin** 0,2 mg 0,3 mg 0,4 mg	30 Stück 30 Stück 30 Stück	17,36 19,71 21,75	15,04 16,67 18,12	**Mit Einschränkung geeignet** bei hohem Blutdruck nur in Kombination mit anderen Mitteln (vor allem Diuretika). Es fehlen Studien, die einen Langzeitnutzen zeigen. → Seite 696
Delix 2,5 mg Tabletten Rp *5 mg Tabletten* Rp *Delix protect 10 mg* Rp	**Ramipril** 2,5 mg 5 mg 10 mg	18 Stück 18 Stück 18 Stück	11,54 12,44 13,76	11,54 12,44 13,76	**Geeignet** bei hohem Blutdruck. → Seite 692
Delix 2,5 plus Rp *5 plus* Rp Tabletten	**Hydrochlorothiazid** 12,5 mg **+ Ramipril** 2,5 mg **Hydrochlorothiazid** 25 mg **+ Ramipril** 5 mg	18 Stück 18 Stück	16,31 17,08	16,31 17,08	**Geeignet** bei hohem Blutdruck, wenn dieser mit einer der beiden Einzelsubstanzen allein nicht ausreichend gesenkt werden kann. → Seite 719
Delmuno 2,5/2,5 mg Rp *5/5 mg* Rp Filmtabletten	**Felodipin** 2,5 mg **+ Ramipril** 2,5 mg **Felodipin** 5 mg **+ Ramipril** 5 mg	30 Stück 30 Stück		34,05 40,84	**Geeignet** bei hohem Blutdruck, wenn dieser mit einem ACE-Hemmer allein nicht ausreichend gesenkt werden kann. → Seite 720

Hinweise zu den Tabellenspalten → Seite 28, zur Auswahl der Arzneimittel → Seite 23, zur Grundlage der Bewertung → Seiten 24, 27

Hoher Blutdruck Fortsetzung

Handelsname Darreichungsform	Zusammensetzung pro 1 ml/1 g oder wie angegeben bzw. pro abgeteilte Einheit	Kleinste Packungsgröße	Festbetrag in Euro	Packungspreis in Euro	Bewertung
DEPRESSAN Rp Tabletten	**Dihydralazinsulfat** 25 mg	100 Stück	28,79	28,79	**Mit Einschränkung geeignet** bei hohem Blutdruck nur in Kombination mit anderen Mitteln, wenn dieser mit besse verträglichen Mitteln (z. B. Amlodipin, Nitrendipin, ACE-Hemmer) nicht ausreichend gesenkt werden kann. → Seite 70
Diblocin PP 4 mg Rp Retardtabletten	**Doxazosin** 4 mg	28 Stück	21,00	21,00	**Mit Einschränkung geeignet** bei hohem Blutdruck bei Männern mit einer Störun beim Wasserlassen wegen vergrößerter Prostata, wenn keine Herzkrankheiten vorliegen. **Wenig geeignet** bei hohem Blutdruck in allen anderen Fällen, weil unter der Therapie häufiger Komplikationen am Herzen (Herzschwäche) auftreten können. → Seite 69
Dilatrend 25 mg Rp Tabletten	**Carvedilol** 25 mg	28 Stück	33,70	29,44	**Mit Einschränkung geeignet** bei hohem Blutdruck ohne Begleiterkrankungen, wenn geeignete Mittel (ACE-Hemmer, Diuretika, Sartane, Nitrendipin, Amlodipin) nicht eingesetzt werden können. Folgeerkrankungen werden nur in gerin gerem Ausmaß vermieden. **Geeignet**, wenn Zusatzerkrankungen wie koronare Herzkrankheit oder Herzschwäche vorliegen oder bei jüngeren Patienten, insbesondere bei schnellem Herzschlag. → Seite 70
Diltabeta 60 Rp Filmtabletten	**Diltiazem-hydrochlorid** 60 mg	100 Stück	23,63	17,29	**Geeignet** bei hohem Blutdruck in Kombination mit anderen Wirkstoffen (z. B. Diuretika, ACE-Hemmer). **Mit Einschränkung geeignet** bei hohem Blutdruck als alleiniges Präparat, wenn geeignete Mittel nicht eingesetzt werden können. Folgeerkrankungen werden nur in gerin gerem Ausmaß vermieden. → Seite 7
Diltahexal 60 Rp Filmtabletten	**Diltiazem-hydrochlorid** 60 mg	30 Stück	14,26	12,42	**Geeignet** bei hohem Blutdruck in Kombination mit anderen Wirkstoffen (z. B. Diuretika, ACE-Hemmer). **Mit Einschränkung geeignet** bei hohem Blutdruck als alleiniges Präparat, wenn geeignete Mittel nicht eingesetzt werden können. Folgeerkrankungen werden nur in gerin gerem Ausmaß vermieden. → Seite 7
Diltahexal 90 mg Retardtabletten Rp	90 mg	30 Stück	15,14	12,94	
120 mg Retardtabletten Rp Retardtabletten	120 mg	30 Stück	17,33	14,24	
Diltaretard 90 Rp	**Diltiazem-hydrochlorid** 90 mg	50 Stück	17,83	14,11	**Geeignet** bei hohem Blutdruck in Kombination mit anderen Wirkstoffen (z. B. Diuretika, ACE-Hemmer). **Mit Einschränkung geeignet** bei hohem Blutdruck als alleiniges Präparat, wenn geeignete Mittel nicht eingesetzt werden können. Folgeerkrankungen werden nur in gerin gerem Ausmaß vermieden. → Seite 7
120 Rp	120 mg	50 Stück	21,06	16,49	
180 Rp Retardkapseln	180 mg	100 Stück	41,02	28,45	
Diltaretard T 90 Rp Retardtabletten	90 mg	100 Stück	23,65	17,30	
Diltiazem AL 60 Rp Filmtabletten	**Diltiazem-hydrochlorid** 60 mg	50 Stück	17,02	13,97	**Geeignet** bei hohem Blutdruck in Kombination mit anderen Wirkstoffen (z. B. Diuretika, ACE-Hemmer). **Mit Einschränkung geeignet** bei hohem Blutdruck al alleiniges Präparat, wenn geeignete Mittel nicht eingesetzt werden können. Folgeerkrankungen werden nur in geri gerem Ausmaß vermieden. → Seite 7
Diltiazem AL 90 retard Rp	90 mg	50 Stück	17,83	13,71	
120 retard Rp Retardkapseln	120 mg	50 Stück	21,06	16,49	

Hinweise zu den Tabellenspalten → Seite 28, zur Auswahl der Arzneimittel → Seite 23, zur Grundlage der Bewertung → Seiten 24, 27

Hoher Blutdruck Fortsetzung

Handelsname Darreichungsform	Zusammensetzung pro 1 ml/1 g oder wie angegeben bzw. pro abgeteilte Einheit	Kleinste Packungsgröße	Festbetrag in Euro	Packungspreis in Euro	Bewertung
Hinweise zu den Tabellenspalten → Seite 28, zur Auswahl der Arzneimittel → Seite 23, zur Grundlage der Bewertung → Seiten 24, 27					
Diltiazem 60 Heumann Rp Filmtabletten *Diltiazem 90 retard Heumann Rp* Retardkapseln	**Diltiazem-hydrochlorid** 60 mg 90 mg	30 Stück 30 Stück	14,26 15,14	12,42 12,94	**Geeignet** bei hohem Blutdruck in Kombination mit anderen Wirkstoffen (z. B. Diuretika, ACE-Hemmer). **Mit Einschränkung geeignet** bei hohem Blutdruck als alleiniges Präparat, wenn geeignete Mittel nicht eingesetzt werden können. Folgeerkrankungen werden nur in geringerem Ausmaß vermieden. → Seite 711
Diltiazem retard-ratiopharm 90 Rp *120 Rp* *180 Rp* Retardkapseln *Diltiazem-ratiopharm 60 Rp* Tabletten	**Diltiazem-hydrochlorid** 90 mg 120 mg 180 mg 60 mg	30 Stück 30 Stück 50 Stück 30 Stück	15,14 17,33 27,95 14,26	12,94 14,24 20,62 12,42	**Geeignet** bei hohem Blutdruck in Kombination mit anderen Wirkstoffen (z. B. Diuretika, ACE-Hemmer). **Mit Einschränkung geeignet** bei hohem Blutdruck als alleiniges Präparat, wenn geeignete Mittel nicht eingesetzt werden können. Folgeerkrankungen werden nur in geringerem Ausmaß vermieden. → Seite 711
Diltiazem STADA 90 mg retard Rp *120 mg retard Rp* *180 mg retard Rp* Retardkapseln	**Diltiazem-hydrochlorid** 90 mg 120 mg 180 mg	30 Stück 30 Stück 30 Stück	15,14 17,33 21,96	12,94 14,24 17,03	**Geeignet** bei hohem Blutdruck in Kombination mit anderen Wirkstoffen (z. B. Diuretika, ACE-Hemmer). **Mit Einschränkung geeignet** bei hohem Blutdruck als alleiniges Präparat, wenn geeignete Mittel nicht eingesetzt werden können. Folgeerkrankungen werden nur in geringerem Ausmaß vermieden. → Seite 711
Diltiuc 90 mg retard Rp *120 mg retard Rp* *180 mg retard Rp* Retardkapseln	**Diltiazem-hydrochlorid** 90 mg 120 mg 180 mg	100 Stück 100 Stück 100 Stück	23,65 29,23 41,02	18,05 21,40 28,45	**Geeignet** bei hohem Blutdruck in Kombination mit anderen Wirkstoffen (z. B. Diuretika, ACE-Hemmer). **Mit Einschränkung geeignet** bei hohem Blutdruck als alleiniges Präparat, wenn geeignete Mittel nicht eingesetzt werden können. Folgeerkrankungen werden nur in geringerem Ausmaß vermieden. → Seite 711
Dilzem 180 uno Rp Retardkapseln *Dilzem 90 mg retard Rp* *120 mg retard Rp* *180 mg retard Rp* Retardtabletten	**Diltiazem-hydrochlorid** 180 mg 90 mg 120 mg 180 mg	100 Stück 30 Stück 100 Stück 100 Stück	41,02 15,14 29,23 41,02	41,02 15,14 29,23 41,02	**Geeignet** bei hohem Blutdruck in Kombination mit anderen Wirkstoffen (z. B. Diuretika, ACE-Hemmer). **Mit Einschränkung geeignet** bei hohem Blutdruck als alleiniges Präparat, wenn geeignete Mittel nicht eingesetzt werden können. Folgeerkrankungen werden nur in geringerem Ausmaß vermieden. → Seite 711
Diovan 80 mg Filmtabletten Rp *160 mg Filmtabletten Rp* *320 mg Filmtabletten Rp* Filmtabletten	**Valsartan** 80 mg 160 mg 320 mg	28 Stück 28 Stück 28 Stück	34,87 40,81	34,87 40,81 46,48	**Geeignet** bei hohem Blutdruck. → Seite 716
Disalunil Rp Tabletten	**Hydrochlorothiazid** 25 mg	30 Stück	12,33	13,57	**Geeignet** bei hohem Blutdruck. → Seite 704
diucomb Rp Dragees *diucomb mild Rp* Filmtabletten	**Bemetizid** 25 mg **+ Triamteren** 50 mg **Bemetizid** 10 mg **+ Triamteren** 20 mg	100 Stück 100 Stück	42,00 32,97	42,00 32,97	**Geeignet** bei hohem Blutdruck, wenn der durch Thiazide verursachte Kaliumverlust begrenzt werden soll. → Seite 721
Diurapid 40 mg Rp *500 mg Rp* Tabletten	**Furosemid** 40 mg 500 mg	20 Stück 20 Stück	10,83 26,51	10,46 21,46	**Geeignet** bei hohem Blutdruck, wenn die Nierenfunktion eingeschränkt ist. **Wenig geeignet** bei hohem Blutdruck ohne diese Begleiterkrankung wegen der unerwünschten Wirkungen auf den Flüssigkeitshaushalt. → Seite 704

Hoher Blutdruck Fortsetzung

Handelsname Darreichungsform	Zusammensetzung pro 1 ml/1 g oder wie angegeben bzw. pro abgeteilte Einheit	Kleinste Packungsgröße	Festbetrag in Euro	Packungspreis in Euro	Bewertung
Hinweise zu den Tabellenspalten → Seite 28, zur Auswahl der Arzneimittel → Seite 23, zur Grundlage der Bewertung → Seiten 24, 27					
Diuretikum Verla Rp Tabletten	**Hydrochlorothiazid** 25 mg **+ Triamteren** 50 mg	30 Stück	12,04	12,04	**Geeignet** bei hohem Blutdruck, wenn de durch Thiazide verursachte Kaliumverlus begrenzt werden soll. → Seite 72
Diursan Rp Tabletten	**Amilorid-hydrochlorid** 5 mg **+ Hydrochlorothiazid** 50 mg	25 Stück	11,39	11,34	**Geeignet** bei hohem Blutdruck, wenn de durch Thiazide verursachte Kaliumverlus begrenzt werden soll. → Seite 72
Dociton 40 Rp *80* Rp Filmtabletten *Dociton 80 mg retard* Rp *160 mg retard* Rp Retardkapseln	**Propranolol-hydrochlorid** 40 mg 80 mg 80 mg 160 mg	30 Stück 100 Stück 100 Stück 100 Stück	13,19 21,21 29,00 36,44	13,14 21,05 23,19 28,39	**Mit Einschränkung geeignet** bei hohem Blutdruck ohne Begleiterkrankungen, wenn geeignete Mittel (ACE-Hemmer, Diuretika, Sartane, Nitrendipin, Amlodipin) nicht eingesetzt werden können. Folgeerkrankungen werden nur in geringerem Ausmaß vermieden. **Geeignet**, wenn als Zusatzerkrankung koronare Herzkrankheit vorliegt oder bei jüngere Patienten, insbesondere bei schnellem Herzschlag. → Seite 70
Dopegyt Tabletten Rp Tabletten	**Methyldopa** 250 mg	100 Stück	30,00	30,00	**Geeignet** bei hohem Blutdruck in der Schwangerschaft. → Seite 69
Doxacor 1 mg Rp *2 mg* Rp *4 mg* Rp *8 mg* Rp Tabletten	**Doxazosin** 1 mg 2 mg 4 mg 8 mg	20 Stück 20 Stück 20 Stück 20 Stück	15,48 16,30 17,81 19,42	13,73 14,30 15,36 16,49	**Mit Einschränkung geeignet** bei hohem Blutdruck bei Männern mit einer Störun beim Wasserlassen wegen vergrößerter Prostata, wenn keine Herzkrankheiten vorliegen. **Wenig geeignet** bei hohem Blutdruck in allen anderen Fällen, weil unter der Therapie häufiger Komplikationen am Herzen (Herzschwäche) auftreten können. → Seite 69
Doxazomerck 1 mg Rp *2 mg* Rp *4 mg* Rp Tabletten	**Doxazosin** 1 mg 2 mg 4 mg	100 Stück 50 Stück 20 Stück	37,76 25,95 17,81	29,31 21,05 15,35	**Mit Einschränkung geeignet** bei hohem Blutdruck bei Männern mit einer Störun beim Wasserlassen wegen vergrößerter Prostata, wenn keine Herzkrankheiten vorliegen. **Wenig geeignet** bei hohem Blutdruck in allen anderen Fällen, weil unter der Therapie häufiger Komplikationen am Herzen (Herzschwäche) auftreten können. → Seite 69
Doxazosin AL 4 mg Retardtabletten Rp Retardtabletten *Doxazosin AL 1* Rp *2* Rp *4* Rp *8* Rp Tabletten	**Doxazosin** 4 mg 1 mg 2 mg 4 mg 8 mg	28 Stück 20 Stück 20 Stück 20 Stück 20 Stück	21,00 15,48 16,30 17,81 19,42	17,59 13,70 14,28 15,34 16,48	**Mit Einschränkung geeignet** bei hohem Blutdruck bei Männern mit einer Störun beim Wasserlassen wegen vergrößerter Prostata, wenn keine Herzkrankheiten vorliegen. **Wenig geeignet** bei hohem Blutdruck in allen anderen Fällen, weil unter der Therapie häufiger Komplikationen am Herzen (Herzschwäche) auftreten können. → Seite 69
Doxazosin-CT 4 mg Retardtabletten Rp Retardtabletten *Doxazosin-CT 2 mg Tabletten* Rp *4 mg Tabletten* Rp Tabletten	**Doxazosin** 4 mg 2 mg 4 mg	30 Stück 20 Stück 20 Stück	21,79 16,30 17,81	17,59 14,28 15,34	**Mit Einschränkung geeignet** bei hohem Blutdruck bei Männern mit einer Störun beim Wasserlassen wegen vergrößerter Prostata, wenn keine Herzkrankheiten vorliegen. **Wenig geeignet** bei hohem Blutdruck in allen anderen Fällen, weil unter der Therapie häufiger Komplikationen am Herzen (Herzschwäche) auftreten können. → Seite 69

Hoher Blutdruck Fortsetzung

Handelsname Darreichungsform	Zusammensetzung pro 1 ml/1 g oder wie angegeben bzw. pro abgeteilte Einheit	Kleinste Packungsgröße	Festbetrag in Euro	Packungspreis in Euro	Bewertung
Doxazosin-ratiopharm 4 mg Retardtabletten Rp Retardtabletten	**Doxazosin** 4 mg	30 Stück	21,79	18,15	**Mit Einschränkung geeignet** bei hohem Blutdruck bei Männern mit einer Störung beim Wasserlassen wegen vergrößerter Prostata, wenn keine Herzkrankheiten vorliegen. **Wenig geeignet** bei hohem Blutdruck in allen anderen Fällen, weil unter der Therapie häufiger Komplikationen am Herzen (Herzschwäche) auftreten können. → Seite 694
Doxazosin-ratiopharm 1 mg Rp	1 mg	20 Stück	15,48	13,73	
2 mg Rp	2 mg	20 Stück	16,30	14,30	
4 mg Rp Tabletten	4 mg	20 Stück	17,81	15,36	
Doxazosin Sandoz 4 mg Retardtabletten Rp Retardtabletten	**Doxazosin** 4 mg	28 Stück	21,00	17,59	**Mit Einschränkung geeignet** bei hohem Blutdruck bei Männern mit einer Störung beim Wasserlassen wegen vergrößerter Prostata, wenn keine Herzkrankheiten vorliegen. **Wenig geeignet** bei hohem Blutdruck in allen anderen Fällen, weil unter der Therapie häufiger Komplikationen am Herzen (Herzschwäche) auftreten können. → Seite 694
Doxazosin Sandoz 1 mg Tabletten Rp	1 mg	100 Stück	37,76	29,32	
2 mg Tabletten Rp	2 mg	20 Stück	16,30	14,30	
4 mg Tabletten Rp	4 mg	20 Stück	17,81	15,36	
8 mg Tabletten Rp Tabletten	8 mg	20 Stück	19,42	16,49	
Doxazosin STADA 4 mg Retardtabletten Rp Retardtabletten	**Doxazosin** 4 mg	28 Stück	21,00	17,59	**Mit Einschränkung geeignet** bei hohem Blutdruck bei Männern mit einer Störung beim Wasserlassen wegen vergrößerter Prostata, wenn keine Herzkrankheiten vorliegen. **Wenig geeignet** bei hohem Blutdruck in allen anderen Fällen, weil unter der Therapie häufiger Komplikationen am Herzen (Herzschwäche) auftreten können. → Seite 694
Doxazosin STADA 1 mg Rp	1 mg	20 Stück	15,48	13,73	
2 mg Rp	2 mg	20 Stück	16,30	14,30	
4 mg Rp	4 mg	20 Stück	17,81	15,36	
8 mg Rp Tabletten	8 mg	20 Stück	19,42	16,49	
duranifin 10 mg retard Rp	**Nifedipin** 10 mg	50 Stück	13,79	13,78	**Geeignet** bei hohem Blutdruck in Kombination mit anderen Wirkstoffen (z. B. Diuretika, ACE-Hemmer). **Mit Einschränkung geeignet** bei hohem Blutdruck als alleiniges Präparat, wenn geeignete Mittel nicht eingesetzt werden können. Folgeerkrankungen werden nur in geringerem Ausmaß vermieden. → Seite 711
20 mg retard Rp	20 mg	50 Stück	16,07	16,05	
40 mg retard Rp	40 mg	100 Stück	27,22	27,19	
duranifin uno Rp Retardtabletten	40 mg	50 Stück	19,55	19,54	
duranifin 10 Rp Kapseln	10 mg	100 Stück	17,28	17,27	**Wenig geeignet** bei hohem Blutdruck, weil es sich um einen kurzwirkenden Kalziumantagonisten vom Nifedipin-Typ handelt und das Mittel nicht retardiert ist. Es besteht ein erhöhtes Risiko für Herz-Kreislauf-Ereignisse. → Seite 711
durasoptin FT 40 mg Rp	**Verapamil-hydrochlorid** 40 mg	100 Stück	13,39	12,23	**Geeignet** bei hohem Blutdruck in Kombination mit anderen Wirkstoffen (z. B. Diuretika, ACE-Hemmer). **Mit Einschränkung geeignet** bei hohem Blutdruck als alleiniges Präparat, wenn geeignete Mittel nicht eingesetzt werden können. Folgeerkrankungen werden nur in geringerem Ausmaß vermieden. → Seite 711
80 mg Rp	80 mg	100 Stück	16,58	15,10	
120 mg Rp Filmtabletten	120 mg	100 Stück	19,54	18,69	
durasoptin 120 retard Rp	120 mg	100 Stück	23,68	19,30	
180 retard Rp Retardkapseln	180 mg	100 Stück	29,58	23,60	
dynacil 5 mg Rp	**Fosinopril-Natrium** 5 mg	30 Stück	13,14	13,14	**Geeignet** bei hohem Blutdruck. → Seite 692
10 mg Rp	10 mg	30 Stück	14,41	14,41	
20 mg Rp	20 mg	30 Stück	16,65	16,65	
dynacil comp Rp Tabletten	**Fosinopril-Natrium** 20 mg + **Hydrochlorothiazid** 12,5 mg	30 Stück		38,51	**Geeignet** bei hohem Blutdruck, wenn dieser mit einer der beiden Einzelsubstanzen allein nicht ausreichend gesenkt werden kann. → Seite 719

Hinweise zu den Tabellenspalten → Seite 28, zur Auswahl der Arzneimittel → Seite 23, zur Grundlage der Bewertung → Seiten 24, 27

Hoher Blutdruck Fortsetzung

Handelsname Darreichungsform	Zusammensetzung pro 1 ml/1 g oder wie angegeben bzw. pro abgeteilte Einheit	Kleinste Packungsgröße	Festbetrag in Euro	Packungspreis in Euro	Bewertung
Hinweise zu den Tabellenspalten → Seite 28, zur Auswahl der Arzneimittel → Seite 23, zur Grundlage der Bewertung → Seiten 24, 27					
Dynorm 0,5 Rp *1,0 Rp* *2,5 Rp* *5,0 Rp*	**Cilazapril** 0,5 mg 1 mg 2,5 mg 5 mg	30 Stück 100 Stück 50 Stück 50 Stück	12,02 18,22 17,70 21,05	13,36 23,05 22,65 28,98	**Geeignet** bei hohem Blutdruck. → Seite 69
Dynorm Plus Rp Filmtabletten	**Cilazapril** 5 mg **+ Hydrochlorothiazid** 12,5 mg	50 Stück	29,74	29,74	**Geeignet** bei hohem Blutdruck, wenn dieser mit einer der beiden Einzelsubstanzen allein nicht ausreichend gesenk werden kann. → Seite 71
Dytide H Rp Tabletten	**Hydrochlorothiazid** 25 mg **+ Triamteren** 50 mg	30 Stück	12,04	12,33	**Geeignet** bei hohem Blutdruck, wenn de durch Thiazide verursachte Kaliumverlus begrenzt werden soll. → Seite 72
EBRANTIL 30 Rp *60 Rp* *90 Rp* Retardkapseln	**Urapidil** 30 mg 60 mg 90 mg	50 Stück 50 Stück 50 Stück	28,06 33,40 39,65	28,06 33,40 39,65	**Mit Einschränkung geeignet** bei hohem Blutdruck bei Männern mit einer Störung beim Wasserlassen wegen vergrößerter Prostata, wenn keine Herzkrankheiten vorliegen. **Wenig geeignet** bei hohem Blutdruck in allen anderen Fällen, weil unter der Therapie häufiger Komplikationen am Herzen (Herzschwäche) auftreten können. → Seite 69
Emestar plus 600/12,5 mg Rp Filmtabletten	**Eprosartan** 600 mg **+ Hydrochlorothiazid** 12,5 mg	28 Stück		39,72	**Geeignet** bei hohem Blutdruck, wenn dieser mit einer der beiden Einzelsubstanzen allein nicht ausreichend gesenk werden kann. → Seite 72
Enabeta 2,5 Rp *5 Rp* *10 Rp* *20 Rp*	**Enalaprilmaleat** 2,5 mg 5 mg 10 mg 20 mg	50 Stück 30 Stück 30 Stück 30 Stück	13,38 13,14 15,11 17,71	11,51 11,39 12,39 13,67	**Geeignet** bei hohem Blutdruck. → Seite 69
Enabeta comp 10 mg/25 mg Rp Tabletten	**Enalaprilmaleat** 10 mg **+ Hydrochlorothiazid** 25 mg	30 Stück	21,56	16,20	**Geeignet** bei hohem Blutdruck, wenn dieser mit einer der beiden Einzelsubstanzen allein nicht ausreichend gesenk werden kann. → Seite 71
enadura 2,5 mg Rp *5 mg Rp* *10 mg Rp* *20 mg Rp* Tabletten	**Enalaprilmaleat** 2,5 mg 5 mg 10 mg 20 mg	100 Stück 30 Stück 50 Stück 50 Stück	16,49 13,14 18,23 22,28	15,16 12,38 13,33 15,27	**Geeignet** bei hohem Blutdruck. → Seite 69
Ena-Hennig 2,5 mg Rp *5 mg Rp* *10 mg Rp* *20 mg Rp* Tabletten	**Enalaprilmaleat** 2,5 mg 5 mg 10 mg 20 mg	50 Stück 30 Stück 30 Stück 50 Stück	13,38 13,14 15,11 22,28	11,45 11,34 12,34 15,34	**Geeignet** bei hohem Blutdruck. → Seite 69
Enahexal 2,5 mg Rp *5 mg Rp* *10 mg Rp* *20 mg Rp* *30 mg Rp* *40 mg Rp*	**Enalaprilmaleat** 2,5 mg 5 mg 10 mg 20 mg 30 mg 40 mg	30 Stück 30 Stück 30 Stück 30 Stück 30 Stück 30 Stück	12,02 13,14 15,11 17,71 19,53 21,32	10,83 11,39 12,39 13,67 14,59 15,47	**Geeignet** bei hohem Blutdruck. → Seite 69
EnaHexal comp 10/25 Rp	**Enalaprilmaleat** 10 mg **+ Hydrochlorothiazid** 25 mg	30 Stück	21,56	16,20	**Geeignet** bei hohem Blutdruck, wenn dieser mit einer der beiden Einzelsubstanzen allein nicht ausreichend gesen werden kann. → Seite 71
20 mg/6 mg Tabletten Rp	**Enalaprilmaleat** 20 mg **+ Hydrochlorothiazid** 6 mg	30 Stück		21,18	
20 mg/12,5 mg Tabletten Rp Tabletten	**Enalaprilmaleat** 20 mg **+ Hydrochlorothiazid** 12,5 mg	30 Stück	22,03	16,46	

Hoher Blutdruck Fortsetzung

Handelsname Darreichungsform	Zusammensetzung pro 1 ml/1 g oder wie angegeben bzw. pro abgeteilte Einheit	Kleinste Packungsgröße	Festbetrag in Euro	Packungspreis in Euro	Bewertung

Hinweise zu den Tabellenspalten → Seite 28, zur Auswahl der Arzneimittel → Seite 23, zur Grundlage der Bewertung → Seiten 24, 27

Handelsname Darreichungsform	Zusammensetzung pro 1 ml/1 g oder wie angegeben bzw. pro abgeteilte Einheit	Kleinste Packungsgröße	Festbetrag in Euro	Packungspreis in Euro	Bewertung
Enalagamma 2,5 mg Rp	**Enalaprilmaleat** 2,5 mg	30 Stück	12,02	10,77	**Geeignet** bei hohem Blutdruck. → Seite 692
5 mg Rp	5 mg	30 Stück	13,14	10,94	
10 mg Rp	10 mg	30 Stück	15,11	11,94	
20 mg Rp	20 mg	30 Stück	17,71	13,17	
Tabletten					
Enalapril 5 – 1 A Pharma Rp	**Enalaprilmaleat** 5 mg	30 Stück	13,14	10,94	**Geeignet** bei hohem Blutdruck. → Seite 692
10 – 1 A Pharma Rp	10 mg	30 Stück	15,11	11,94	
20 – 1 A Pharma Rp	20 mg	30 Stück	17,71	13,17	
Tabletten					
Enalapril plus 10/25 – 1A-Pharma Rp	**Enalaprilmaleat** 10 mg + **Hydrochlorothiazid** 25 mg	30 Stück	21,56	15,24	**Geeignet** bei hohem Blutdruck, wenn dieser mit einer der beiden Einzelsubstanzen allein nicht ausreichend gesenkt werden kann. → Seite 719
Enalapril plus – 1A-Pharma 20 mg/6 mg Rp	**Enalaprilmaleat** 20 mg + **Hydrochlorothiazid** 6 mg	30 Stück		21,17	
Tabletten					
Enalapril AL 2,5 Rp	**Enalaprilmaleat** 2,5 mg	30 Stück	12,02	10,77	**Geeignet** bei hohem Blutdruck. → Seite 692
5 Rp	5 mg	30 Stück	13,14	10,94	
10 Rp	10 mg	30 Stück	15,11	11,94	
20 Rp	20 mg	30 Stück	17,71	13,17	
Tabletten					
enalapril-corax 5 mg Rp	**Enalaprilmaleat** 5 mg	30 Stück	13,14	10,92	**Geeignet** bei hohem Blutdruck. → Seite 692
10 mg Rp	10 mg	30 Stück	15,11	11,92	
20 mg Rp	20 mg	30 Stück	17,71	13,15	
Tabletten					
Enalapril-CT 2,5 mg Tabletten Rp	**Enalaprilmaleat** 2,5 mg	30 Stück	12,02	10,83	**Geeignet** bei hohem Blutdruck. → Seite 692
5 mg Tabletten Rp	5 mg	30 Stück	13,14	11,39	
10 mg Tabletten Rp	10 mg	30 Stück	15,11	12,39	
20 mg Tabletten Rp	20 mg	30 Stück	17,71	13,67	
Tabletten					
Enalapril 2,5 mg Heumann Rp	**Enalaprilmaleat** 2,5 mg	30 Stück	12,02	10,77	**Geeignet** bei hohem Blutdruck. → Seite 692
5 mg Heumann Rp	5 mg	30 Stück	13,14	10,94	
10 mg Heumann Rp	10 mg	30 Stück	15,11	11,94	
20 mg Heumann Rp	20 mg	30 Stück	17,71	13,17	
Tabletten					
Enalapril KSK 5 mg Rp	**Enalaprilmaleat** 5 mg	30 Stück	13,14	13,14	**Geeignet** bei hohem Blutdruck. → Seite 692
10 mg Rp	10 mg	30 Stück	15,11	13,46	
20 mg Rp	20 mg	30 Stück	17,71	13,66	
Tabletten					
Enalapril-ratiopharm 2,5 mg Rp	**Enalaprilmaleat** 2,5 mg	30 Stück	12,02	10,83	**Geeignet** bei hohem Blutdruck. → Seite 692
5 mg Rp	5 mg	30 Stück	13,14	11,39	
10 mg Rp	10 mg	30 Stück	15,11	12,39	
20 mg Rp	20 mg	30 Stück	17,71	13,67	
Tabletten					
Enalapril Sandoz 2,5 mg Tabletten Rp	**Enalaprilmaleat** 2,5 mg	30 Stück	12,02	10,83	**Geeignet** bei hohem Blutdruck. → Seite 692
5 mg Tabletten Rp	5 mg	30 Stück	13,14	11,39	
10 mg Tabletten Rp	10 mg	30 Stück	15,11	12,39	
20 mg Tabletten Rp	20 mg	30 Stück	17,71	13,67	
Enalapril HCT Sandoz 10/25 mg Tabletten Rp	**Enalaprilmaleat** 10 mg + **Hydrochlorothiazid** 25 mg	30 Stück	21,56	16,20	**Geeignet** bei hohem Blutdruck, wenn dieser mit einer der beiden Einzelsubstanzen allein nicht ausreichend gesenkt werden kann. → Seite 719
Tabletten					

Hoher Blutdruck Fortsetzung

Handelsname Darreichungsform	Zusammensetzung pro 1 ml/1 g oder wie angegeben bzw. pro abgeteilte Einheit	Kleinste Packungsgröße	Festbetrag in Euro	Packungspreis in Euro	Bewertung
Enalapril STADA 2,5 mg Rp	**Enalaprilmaleat** 2,5 mg	30 Stück	12,02	10,83	**Geeignet** bei hohem Blutdruck. → Seite 69
5 mg Rp	5 mg	30 Stück	13,14	11,39	
10 mg Rp	10 mg	30 Stück	15,11	12,39	
20 mg Rp Tabletten	20 mg	30 Stück	17,71	13,67	
ENA-PUREN 5 mg Rp	**Enalaprilmaleat** 5 mg	30 Stück	13,14	11,34	**Geeignet** bei hohem Blutdruck. → Seite 69
10 mg Rp	10 mg	30 Stück	15,11	12,33	
20 mg Rp Tabletten	20 mg	30 Stück	17,71	13,59	
ENEAS 10/20 mg Tabletten Rp Tabletten	**Enalaprilmaleat** 10 mg + **Nitrendipin** 20 mg	30 Stück		31,98	**Geeignet** bei hohem Blutdruck, wenn dieser mit einer der beiden Einzelsubstanzen allein nicht ausreichend gesenk werden kann. → Seite 72
Escor 8 mg Rp	**Nilvadipin** 8 mg	30 Stück	22,15	22,15	**Geeignet** bei hohem Blutdruck in Kombination mit anderen Wirkstoffen (z. B. Diuretika, ACE-Hemmer). **Mit Einschränkung geeignet** bei hohem Blutdruck als alleiniges Präparat, wenn geeignete Mittel nicht eingesetzt werden können. Folgeerkrankungen werden nur in geringerem Ausmaß vermieden. → Seite 71
forte 16 mg Rp Retardkapseln	16 mg	30 Stück	27,79	27,79	
Esidrix Rp Tabletten	**Hydrochlorothiazid** 25 mg	20 Stück	11,54	12,54	**Geeignet** bei hohem Blutdruck. → Seite 70
Falicard 40 Rp	**Verapamil-hydrochlorid** 40 mg	30 Stück	11,15	11,15	**Geeignet** bei hohem Blutdruck in Kombination mit anderen Wirkstoffen (z. B. Diuretika, ACE-Hemmer). **Mit Einschränkung geeignet** bei hohem Blutdruck als alleiniges Präparat, wenn geeignete Mittel nicht eingesetzt werden können. Folgeerkrankungen werden nur in geringerem Ausmaß vermieden. → Seite 71
80 Rp	80 mg	30 Stück	12,42	12,42	
120 Rp Filmtabletten	120 mg	30 Stück	13,63	13,63	
Falicard retard Rp	120 mg	30 Stück	14,63	14,63	
Falicard RR Rp Retardtabletten	240 mg	30 Stück	18,72	18,72	
Felocor 2,5 mg Rp	**Felodipin** 2,5 mg	20 Stück	15,47	13,71	**Geeignet** bei hohem Blutdruck in Kombination mit anderen Wirkstoffen (z. B. Diuretika, ACE-Hemmer). **Mit Einschränkung geeignet** bei hohem Blutdruck als alleiniges Präparat, wenn geeignete Mittel nicht eingesetzt werden können. Folgeerkrankungen werden nur in geringerem Ausmaß vermieden. → Seite 71
5 mg Rp	5 mg	20 Stück	18,12	15,58	
10 mg Rp Retardtabletten	10 mg	20 Stück	21,93	18,24	
Felodipin-CT 2,5 mg Retardtabletten Rp	**Felodipin** 2,5 mg	20 Stück	15,47	13,71	**Geeignet** bei hohem Blutdruck in Kombination mit anderen Wirkstoffen (z. B. Diuretika, ACE-Hemmer). **Mit Einschränkung geeignet** bei hohem Blutdruck als alleiniges Präparat, wenn geeignete Mittel nicht eingesetzt werden können. Folgeerkrankungen werden nur in geringerem Ausmaß vermieden. → Seite 7
5 mg Retardtabletten Rp	5 mg	20 Stück	18,12	15,58	
10 mg Retardtabletten Rp Retardtabletten	10 mg	20 Stück	21,93	18,24	
Felodipin dura 2,5 mg Rp	**Felodipin** 2,5 mg	50 Stück	23,70	21,48	**Geeignet** bei hohem Blutdruck in Kombination mit anderen Wirkstoffen (z. B. Diuretika, ACE-Hemmer). **Mit Einschränkung geeignet** bei hohem Blutdruck als alleiniges Präparat, wenn geeignete Mittel nicht eingesetzt werden können. Folgeerkrankungen werden nur in geringerem Ausmaß vermieden. → Seite 7
5 mg Rp	5 mg	20 Stück	18,12	16,54	
10 mg Rp Retardtabletten	10 mg	50 Stück	39,28	29,92	

Hinweise zu den Tabellenspalten → Seite 28, zur Auswahl der Arzneimittel → Seite 23, zur Grundlage der Bewertung → Seiten 24, 27

Hoher Blutdruck Fortsetzung

Handelsname Darreichungsform	Zusammensetzung pro 1 ml/1 g oder wie angegeben bzw. pro abgeteilte Einheit	Kleinste Packungsgröße	Festbetrag in Euro	Packungspreis in Euro	Bewertung

Hinweise zu den Tabellenspalten → Seite 28, zur Auswahl der Arzneimittel → Seite 23, zur Grundlage der Bewertung → Seiten 24, 27

Handelsname Darreichungsform	Zusammensetzung pro 1 ml/1 g oder wie angegeben bzw. pro abgeteilte Einheit	Kleinste Packungsgröße	Festbetrag in Euro	Packungspreis in Euro	Bewertung
Felodipin 2,5 retard Heumann Rp	**Felodipin** 2,5 mg	20 Stück	15,47	13,70	**Geeignet** bei hohem Blutdruck in Kombination mit anderen Wirkstoffen (z. B. Diuretika, ACE-Hemmer). **Mit Einschränkung geeignet** bei hohem Blutdruck als alleiniges Präparat, wenn geeignete Mittel nicht eingesetzt werden können. Folgeerkrankungen werden nur in geringerem Ausmaß vermieden. → Seite 711
5 retard Heumann Rp	5 mg	20 Stück	18,12	15,54	
10 retard Heumann Rp Retardtabletten	10 mg	20 Stück	21,93	18,22	
Felodipin-ratiopharm 2,5 mg Rp	**Felodipin** 2,5 mg	20 Stück	15,47	13,71	**Geeignet** bei hohem Blutdruck in Kombination mit anderen Wirkstoffen (z. B. Diuretika, ACE-Hemmer). **Mit Einschränkung geeignet** bei hohem Blutdruck als alleiniges Präparat, wenn geeignete Mittel nicht eingesetzt werden können. Folgeerkrankungen werden nur in geringerem Ausmaß vermieden. → Seite 711
5 mg Rp	5 mg	20 Stück	18,12	15,58	
10 mg Rp Retardtabletten	10 mg	20 Stück	21,93	18,24	
Felodipin Sandoz 2,5 mg Retardtabletten Rp	**Felodipin** 2,5 mg	20 Stück	15,47	13,71	**Geeignet** bei hohem Blutdruck in Kombination mit anderen Wirkstoffen (z. B. Diuretika, ACE-Hemmer). **Mit Einschränkung geeignet** bei hohem Blutdruck als alleiniges Präparat, wenn geeignete Mittel nicht eingesetzt werden können. Folgeerkrankungen werden nur in geringerem Ausmaß vermieden. → Seite 711
5 mg Retardtabletten Rp	5 mg	20 Stück	18,12	15,58	
10 mg Retardtabletten Rp Retardtabletten	10 mg	20 Stück	21,93	18,24	
Felodipin STADA 2,5 mg retard Rp	**Felodipin** 2,5 mg	20 Stück	15,47	13,71	**Geeignet** bei hohem Blutdruck in Kombination mit anderen Wirkstoffen (z. B. Diuretika, ACE-Hemmer). **Mit Einschränkung geeignet** bei hohem Blutdruck als alleiniges Präparat, wenn geeignete Mittel nicht eingesetzt werden können. Folgeerkrankungen werden nur in geringerem Ausmaß vermieden. → Seite 711
5 mg retard Rp	5 mg	20 Stück	18,12	15,58	
10 mg retard Rp Retardtabletten	10 mg	20 Stück	21,93	18,24	
FELO-PUREN 5 mg Rp	**Felodipin** 5 mg	50 Stück	30,05	23,43	**Geeignet** bei hohem Blutdruck in Kombination mit anderen Wirkstoffen (z. B. Diuretika, ACE-Hemmer). **Mit Einschränkung geeignet** bei hohem Blutdruck als alleiniges Präparat, wenn geeignete Mittel nicht eingesetzt werden können. Folgeerkrankungen werden nur in geringerem Ausmaß vermieden. → Seite 711
10 mg Rp Retardtabletten	10 mg	50 Stück	39,28	30,04	
Fosinorm 10 mg Rp	**Fosinopril-Natrium** 10 mg	20 Stück	12,96	12,96	**Geeignet** bei hohem Blutdruck. → Seite 692
20 mg Rp	20 mg	20 Stück	14,55	14,54	
Fosinorm 20 mg comp Rp Tabletten	**Fosinopril-Natrium** 20 mg **+ Hydrochlorothiazid** 12,5 mg	20 Stück		28,88	**Geeignet** bei hohem Blutdruck, wenn dieser mit einer der beiden Einzelsubstanzen allein nicht ausreichend gesenkt werden kann. → Seite 719
Furanthril Tabletten 40 Rp	**Furosemid** 40 mg	30 Stück	11,33	11,33	**Geeignet** bei hohem Blutdruck, wenn die Nierenfunktion eingeschränkt ist. **Wenig geeignet** bei hohem Blutdruck ohne diese Begleiterkrankung wegen der unerwünschten Wirkungen auf den Flüssigkeitshaushalt. → Seite 704
500 Rp Tabletten	500 mg	30 Stück	35,49	27,74	
Furobeta 40 Rp	**Furosemid** 40 mg	20 Stück	10,83	10,77	**Geeignet** bei hohem Blutdruck, wenn die Nierenfunktion eingeschränkt ist. **Wenig geeignet** bei hohem Blutdruck ohne diese Begleiterkrankung wegen der unerwünschten Wirkungen auf den Flüssigkeitshaushalt. → Seite 704
250 mg Rp	250 mg	20 Stück	19,22	16,34	
500 Rp Tabletten	500 mg	20 Stück	26,51	21,40	

Hoher Blutdruck Fortsetzung

Handelsname Darreichungsform	Zusammensetzung pro 1 ml/1 g oder wie angegeben bzw. pro abgeteilte Einheit	Kleinste Packungsgröße	Festbetrag in Euro	Packungspreis in Euro	Bewertung
Furo-CT 30 mg Retardkapseln Rp Retardkapseln	**Furosemid** 30 mg	20 Stück	12,94	11,91	**Geeignet** bei hohem Blutdruck, wenn die Nierenfunktion eingeschränkt ist. **Wenig geeignet** bei hohem Blutdruck ohne diese Begleiterkrankung wegen der unerwünschten Wirkungen auf den Flüssigkeitshaushalt. → Seite 704
Furo-CT 40 mg Tabletten Rp Tabletten	40 mg	30 Stück	11,33	11,32	
Furorese 30 mg long Rp	**Furosemid** 30 mg	20 Stück	12,94	11,91	**Geeignet** bei hohem Blutdruck, wenn die Nierenfunktion eingeschränkt ist. **Wenig geeignet** bei hohem Blutdruck ohne diese Begleiterkrankung wegen der unerwünschten Wirkungen auf den Flüssigkeitshaushalt. → Seite 704
60 mg long Rp	60 mg	20 Stück	16,27	14,28	
120 mg long Rp Retardkapseln	120 mg	20 Stück	22,99	18,98	
Furorese 40 mg Rp	40 mg	20 Stück	10,83	10,77	
125 mg Rp	125 mg	30 Stück	17,97	15,39	
250 mg Rp	250 mg	20 Stück	19,22	16,34	
500 mg Rp Tabletten	500 mg	20 Stück	26,51	21,40	
Furosal 40 mg Rp Tabletten	**Furosemid** 40 mg	25 Stück	11,09	11,02	**Geeignet** bei hohem Blutdruck, wenn die Nierenfunktion eingeschränkt ist. **Wenig geeignet** bei hohem Blutdruck ohne diese Begleiterkrankung wegen der unerwünschten Wirkungen auf den Flüssigkeitshaushalt. → Seite 704
Furosemid 40 – 1 A Pharma Rp	**Furosemid** 40 mg	20 Stück	10,83	10,46	**Geeignet** bei hohem Blutdruck, wenn die Nierenfunktion eingeschränkt ist. **Wenig geeignet** bei hohem Blutdruck ohne diese Begleiterkrankung wegen der unerwünschten Wirkungen auf den Flüssigkeitshaushalt. → Seite 704
125 – 1 A Pharma Rp	125 mg	20 Stück	15,08	13,42	
250 – 1 A Pharma Rp Tabletten	250 mg	20 Stück	19,22	16,31	
Furosemid AbZ 30 mg Retardkapseln Rp Retardkapseln	**Furosemid** 30 mg	50 Stück	17,68	15,14	**Geeignet** bei hohem Blutdruck, wenn die Nierenfunktion eingeschränkt ist. **Wenig geeignet** bei hohem Blutdruck ohne diese Begleiterkrankung wegen der unerwünschten Wirkungen auf den Flüssigkeitshaushalt. → Seite 704
Furosemid AbZ 40 mg Tabletten Rp	40 mg	50 Stück	12,33	11,65	
500 mg Tabletten Rp Tabletten	500 mg	20 Stück	26,51	21,37	
Furosemid AL 40 Rp	**Furosemid** 40 mg	20 Stück	10,83	10,46	**Geeignet** bei hohem Blutdruck, wenn die Nierenfunktion eingeschränkt ist. **Wenig geeignet** bei hohem Blutdruck ohne diese Begleiterkrankung wegen der unerwünschten Wirkungen auf den Flüssigkeitshaushalt. → Seite 704
500 Rp Tabletten	500 mg	20 Stück	26,51	21,37	
Furosemid 40 Heumann Rp	**Furosemid** 40 mg	30 Stück	11,33	11,33	**Geeignet** bei hohem Blutdruck, wenn die Nierenfunktion eingeschränkt ist. **Wenig geeignet** bei hohem Blutdruck ohne diese Begleiterkrankung wegen der unerwünschten Wirkungen auf den Flüssigkeitshaushalt. → Seite 704
500 Heumann Rp Tabletten	500 mg	20 Stück	26,51	21,40	
Furosemid-ratiopharm long Kapseln Rp Retardkapseln	**Furosemid** 30 mg	20 Stück	12,94	11,91	**Geeignet** bei hohem Blutdruck, wenn die Nierenfunktion eingeschränkt ist. **Wenig geeignet** bei hohem Blutdruck ohne diese Begleiterkrankung wegen der unerwünschten Wirkungen auf den Flüssigkeitshaushalt. → Seite 704
Furosemid-ratiopharm 40 mg Rp	40 mg	20 Stück	10,83	10,77	
125 mg Rp	125 mg	50 Stück	23,90	19,61	
500 mg Rp Tabletten	500 mg	20 Stück	26,51	21,40	

Hinweise zu den Tabellenspalten → Seite 28, zur Auswahl der Arzneimittel → Seite 23, zur Grundlage der Bewertung → Seiten 24, 27

Hoher Blutdruck Fortsetzung

Handelsname Darreichungsform	Zusammensetzung pro 1 ml/1 g oder wie angegeben bzw. pro abgeteilte Einheit	Kleinste Packungs-größe	Festbetrag in Euro	Packungs-preis in Euro	Bewertung
Hinweise zu den Tabellenspalten → Seite 28, zur Auswahl der Arzneimittel → Seite 23, zur Grundlage der Bewertung → Seiten 24, 27					
Furosemid Sandoz 30 mg Retardkapseln Rp Retardkapseln	**Furosemid** 30 mg	20 Stück	12,94	11,91	**Geeignet** bei hohem Blutdruck, wenn die Nierenfunktion eingeschränkt ist. **Wenig geeignet** bei hohem Blutdruck ohne diese Begleiterkrankung wegen der unerwünschten Wirkungen auf den Flüssigkeitshaushalt. → Seite 704
Furosemid Sandoz 40 mg Tabletten Rp	40 mg	30 Stück	11,33	11,27	
500 mg Tabletten Rp Tabletten	500 mg	20 Stück	26,51	21,40	
Furosemid STADA 30 mg retard Rp Retardkapseln	**Furosemid** 30 mg	20 Stück	12,94	11,91	**Geeignet** bei hohem Blutdruck, wenn die Nierenfunktion eingeschränkt ist. **Wenig geeignet** bei hohem Blutdruck ohne diese Begleiterkrankung wegen der unerwünschten Wirkungen auf den Flüssigkeitshaushalt. → Seite 704
Furosemid STADA 500 mg Rp Tabletten	500 mg	20 Stück	26,51	21,40	
Fusid 40 mg Tabletten Rp *500 mg Tabletten* Rp Tabletten	**Furosemid** 40 mg 500 mg	20 Stück 20 Stück	10,83 26,51	10,46 21,37	**Geeignet** bei hohem Blutdruck, wenn die Nierenfunktion eingeschränkt ist. **Wenig geeignet** bei hohem Blutdruck ohne diese Begleiterkrankung wegen der unerwünschten Wirkungen auf den Flüssigkeitshaushalt. → Seite 704
Haemiton 0,075 Rp *0,15* Rp *0,3* Rp Tabletten	**Clonidin-hydrochlorid** 0,075 mg 0,15 mg 0,3 mg	30 Stück 100 Stück 100 Stück	13,10 22,19 25,51	13,10 22,19 25,51	**Mit Einschränkung geeignet** bei hohem Blutdruck nur in Kombination mit anderen Mitteln (vor allem Diuretika). Für eine Monotherapie stehen verträglichere Alternativen zur Verfügung. → Seite 696
HCT 12,5 – 1 A Pharma Rp *25 – 1 A Pharma* Rp Tabletten	**Hydrochlorothiazid** 12,5 mg 25 mg	30 Stück 30 Stück	11,71 12,33	11,08 11,77	**Geeignet** bei hohem Blutdruck. → Seite 704
HCT-beta 12,5 Rp *25* Rp Tabletten	**Hydrochlorothiazid** 12,5 mg 25 mg	50 Stück 20 Stück	12,84 11,54	12,21 11,34	**Geeignet** bei hohem Blutdruck. → Seite 704
HCT-CT 25 mg Tabletten Rp Tabletten	**Hydrochlorothiazid** 25 mg	30 Stück	12,33	11,78	**Geeignet** bei hohem Blutdruck. → Seite 704
HCT Hexal 12,5 mg Rp *25 mg* Rp Tabletten	**Hydrochlorothiazid** 12,5 mg 25 mg	30 Stück 30 Stück	11,71 12,33	11,09 11,80	**Geeignet** bei hohem Blutdruck. → Seite 704
HCT-ISIS 12,5 Rp *25* Rp Tabletten	**Hydrochlorothiazid** 12,5 mg 25 mg	50 Stück 30 Stück	12,84 12,33	12,47 11,78	**Geeignet** bei hohem Blutdruck. → Seite 704
Hygroton 25 Rp *50* Rp Tabletten	**Chlortalidon** 25 mg 50 mg	50 Stück 50 Stück	13,80 15,05	13,80 15,05	**Geeignet** bei hohem Blutdruck. → Seite 704
Isoptin mite Rp *80 mg* Rp *120 mg* Rp Filmtabletten	**Verapamil-hydrochlorid** 40 mg 80 mg 120 mg	20 Stück 20 Stück 20 Stück	10,76 11,69 12,57	10,76 11,69 12,57	**Geeignet** bei hohem Blutdruck in Kombination mit anderen Wirkstoffen (z. B. Diuretika, ACE-Hemmer). **Mit Einschränkung geeignet** bei hohem Blutdruck als alleiniges Präparat, wenn geeignete Mittel nicht eingesetzt werden können. Folgeerkrankungen werden nur in geringerem Ausmaß vermieden. → Seite 711
Isoptin KHK retard Rp	120 mg	20 Stück	13,17	13,17	
Isoptin RR Rp Retardtabletten	240 mg	20 Stück	16,05	16,05	
Isoptin RR plus Rp Retardkapseln	**Hydrochlorothiazid** 12,5 mg **+ Verapamil-hydrochlorid** 240 mg	20 Stück		21,99	**Geeignet** bei hohem Blutdruck, wenn dieser mit dem Diuretikum allein nicht ausreichend gesenkt werden kann. → Seite 721

Hoher Blutdruck Fortsetzung

Handelsname Darreichungsform	Zusammensetzung pro 1 ml/1 g oder wie angegeben bzw. pro abgeteilte Einheit	Kleinste Packungsgröße	Festbetrag in Euro	Packungspreis in Euro	Bewertung
Jutabloc 200 mg Retard Rp Retardtabletten	**Metoprololtartrat** 200 mg	30 Stück	19,02	14,36	**Mit Einschränkung geeignet** bei hohem Blutdruck ohne Begleiterkrankungen, wenn geeignete Mittel (ACE-Hemmer, Diuretika, Sartane, Nitrendipin, Amlodipin) nicht eingesetzt werden können. Folgeerkrankungen werden nur in geringerem Ausmaß vermieden. **Geeignet**, wenn Zusatzerkrankungen wie koronare Herzkrankheit oder Herzschwäche vorliegen oder bei jüngeren Patienten, insbesondere bei schnellem Herzschlag. → Seite 70[…]
Jutabloc 50 mg Rp *100 mg Rp* Tabletten	50 mg 100 mg	30 Stück 30 Stück	13,65 15,66	11,04 11,60	
Jutapress 10 mg Rp *20 mg Rp* Filmtabletten	**Nitrendipin** 10 mg 20 mg	20 Stück 20 Stück	11,71 12,94	10,83 10,89	**Geeignet** bei hohem Blutdruck. → Seite 71[…]
Jutaxan 2,5 mg Rp *5 mg Rp* *10 mg Rp* *20 mg Rp* Tabletten	**Enalaprilmaleat** 2,5 mg 5 mg 10 mg 20 mg	30 Stück 30 Stück 30 Stück 30 Stück	12,02 13,14 15,11 17,71	10,77 10,94 11,94 13,17	**Geeignet** bei hohem Blutdruck. → Seite 69[…]
JUVENTAL 50 mg Hennig Rp *100 mg Hennig Rp* Filmtabletten	**Atenolol** 50 mg 100 mg	50 Stück 50 Stück	15,04 18,34	14,98 18,29	**Mit Einschränkung geeignet** bei hohem Blutdruck ohne Begleiterkrankungen, wenn geeignete Mittel (ACE-Hemmer, Diuretika, Sartane, Nitrendipin, Amlodipin) nicht eingesetzt werden können. Folgeerkrankungen werden nur in geringerem Ausmaß vermieden. **Geeignet**, wenn als Zusatzerkrankung koronare Herzkrankheit vorliegt oder bei jüngeren Patienten, insbesondere bei schnellem Herzschlag. → Seite 70[…]
Karvea 75 mg Tabletten Rp *150 mg Tabletten Rp* *300 mg Tabletten Rp* Tabletten	**Irbesartan** 75 mg 150 mg 300 mg	28 Stück 28 Stück 28 Stück	30,29 35,20 41,22	30,29 35,20 41,22	**Geeignet** bei hohem Blutdruck. → Seite 71[…]
Karvezide 300/25 mg Filmtabletten Rp Filmtabletten	**Hydrochlorothiazid** 25 mg **+ Irbesartan** 300 mg	28 Stück		45,05	**Geeignet** bei hohem Blutdruck, wenn dieser mit einer der beiden Einzelsubstanzen allein nicht ausreichend gesenk[t] werden kann. → Seite 72[…]
Karvezide 150/12,5 mg Tabletten Rp	**Hydrochlorothiazid** 12,5 mg **+ Irbesartan** 150 mg	28 Stück		36,20	
300/12,5 mg Tabletten Rp Tabletten	**Hydrochlorothiazid** 12,5 mg **+ Irbesartan** 300 mg	28 Stück		45,05	
Kerlone mite Rp	**Betaxolol-hydrochlorid** 10 mg	30 Stück	14,36	14,36	**Mit Einschränkung geeignet** bei hohem Blutdruck ohne Begleiterkrankungen, wenn geeignete Mittel (ACE-Hemmer, Diuretika, Sartane, Nitrendipin, Amlodipin) nicht eingesetzt werden können. Folgeerkrankungen werden nur in geringerem Ausmaß vermieden. Das Mittel is[t] trotz langer Marktzugehörigkeit insgesamt wenig erprobt. → Seite 70[…]
Kerlone Rp Filmtabletten	20 mg	30 Stück	16,68	16,68	

Hinweise zu den Tabellenspalten → Seite 28, zur Auswahl der Arzneimittel → Seite 23, zur Grundlage der Bewertung → Seiten 24, 27

Hoher Blutdruck Fortsetzung

Handelsname Darreichungsform	Zusammensetzung pro 1 ml/1 g oder wie angegeben bzw. pro abgeteilte Einheit	Kleinste Packungsgröße	Festbetrag in Euro	Packungspreis in Euro	Bewertung
Hinweise zu den Tabellenspalten → Seite 28, zur Auswahl der Arzneimittel → Seite 23, zur Grundlage der Bewertung → Seiten 24, 27					
Kinzalkomb 40/12,5 mg Tabletten Rp	**Hydrochlorothiazid** 12,5 mg + **Telmisartan** 40 mg	28 Stück		36,34	**Geeignet** bei hohem Blutdruck, wenn dieser mit einer der beiden Einzelsubstanzen allein nicht ausreichend gesenkt werden kann. → Seite 720
80/12,5 mg Tabletten Rp Tabletten	**Hydrochlorothiazid** 12,5 mg + **Telmisartan** 80 mg	28 Stück		41,48	
Kinzalmono 20 mg Tabletten Rp	**Telmisartan** 20 mg	28 Stück	29,16	29,16	**Geeignet** bei hohem Blutdruck. → Seite 716
40 mg Tabletten Rp	40 mg	28 Stück	33,92	33,92	
80 mg Tabletten Rp Tabletten	80 mg	28 Stück	39,63	39,63	
Lasix liquidum Rp Lösung	**Furosemid** 10 mg *Enthält 11,9% Alkohol* (Konservierungsmittel: Parabene)	50 ml		16,95	**Geeignet** bei hohem Blutdruck, wenn die Nierenfunktion eingeschränkt ist. **Wenig geeignet** bei hohem Blutdruck ohne diese Begleiterkrankung wegen der unerwünschten Wirkungen auf den Flüssigkeitshaushalt. → Seite 704
Lasix long 30 mg Retardkapseln Rp Retardkapseln	30 mg	20 Stück	12,94	12,94	
Lasix 40 mg Tabletten Rp	40 mg	20 Stück	10,83	10,83	
500 mg Tabs Rp Tabletten	500 mg	20 Stück	26,51	26,51	
Lisibeta 5 Tabletten Rp	**Lisinopril** 5 mg	30 Stück	13,14	11,39	**Geeignet** bei hohem Blutdruck. → Seite 692
10 Tabletten Rp	10 mg	30 Stück	14,78	12,21	
20 Tabletten Rp Tabletten	20 mg	30 Stück	17,18	13,41	
Lisigamma 2,5 mg Rp	**Lisinopril** 2,5 mg	30 Stück	12,02	11,97	**Geeignet** bei hohem Blutdruck. → Seite 692
5 mg Rp	5 mg	30 Stück	13,14	11,80	
10 mg Rp	10 mg	30 Stück	14,78	13,10	
20 mg Rp Tabletten	20 mg	30 Stück	17,18	15,61	
Lisi-Hennig 5 mg Tabletten Rp	**Lisinopril** 5 mg	30 Stück	13,14	11,34	**Geeignet** bei hohem Blutdruck. → Seite 692
10 mg Tabletten Rp	10 mg	30 Stück	14,78	12,15	
20 mg Tabletten Rp Tabletten	20 mg	30 Stück	17,18	13,34	
LisiHEXAL 2,5 mg Rp	**Lisinopril** 2,5 mg	30 Stück	12,02	10,83	**Geeignet** bei hohem Blutdruck. → Seite 692
5 mg Rp	5 mg	30 Stück	13,14	11,39	
10 mg Rp	10 mg	30 Stück	14,78	12,21	
20 mg Rp Tabletten	20 mg	30 Stück	17,18	13,41	
LisiHEXAL comp 10 mg/12,5 mg Tabletten Rp	**Hydrochlorothiazid** 12,5 mg + **Lisinopril** 10 mg	30 Stück	20,79	15,78	**Geeignet** bei hohem Blutdruck, wenn dieser mit einer der beiden Einzelsubstanzen allein nicht ausreichend gesenkt werden kann. → Seite 719
20 mg/12,5 mg Tabletten Rp Tabletten	**Hydrochlorothiazid** 12,5 mg + **Lisinopril** 20 mg	30 Stück	21,74	16,05	
Lisi Lich 5 mg Rp	**Lisinopril** 5 mg	30 Stück	13,14	11,39	**Geeignet** bei hohem Blutdruck. → Seite 692
10 mg Rp	10 mg	30 Stück	14,78	12,21	
20 mg Rp Tabletten	20 mg	30 Stück	17,18	13,41	

Hoher Blutdruck Fortsetzung

Handelsname Darreichungsform	Zusammensetzung pro 1 ml/1 g oder wie angegeben bzw. pro abgeteilte Einheit	Kleinste Packungsgröße	Festbetrag in Euro	Packungspreis in Euro	Bewertung
Lisinopril 5 – 1 A Pharma Rp *10 – 1 A Pharma Rp* *20 – 1 A Pharma Rp* Tabletten	Lisinopril 5 mg 10 mg 20 mg	30 Stück 30 Stück 30 Stück	13,14 14,78 17,18	10,95 11,73 12,94	**Geeignet** bei hohem Blutdruck. → Seite 692
Lisinopril AL 2,5 mg Rp *5 mg Rp* *10 mg Rp* *20 mg Rp* Tabletten	Lisinopril 2,5 mg 5 mg 10 mg 20 mg	30 Stück 30 Stück 30 Stück 30 Stück	12,02 13,14 14,78 17,18	10,78 10,95 11,73 12,94	**Geeignet** bei hohem Blutdruck. → Seite 692
Lisinopril-CT 2,5 mg Tabletten Rp *5 mg Tabletten Rp* *10 mg Tabletten Rp* *20 mg Tabletten Rp* Tabletten	Lisinopril 2,5 mg 5 mg 10 mg 20 mg	30 Stück 30 Stück 30 Stück 30 Stück	12,02 13,14 14,78 17,18	10,83 11,39 12,21 13,41	**Geeignet** bei hohem Blutdruck. → Seite 692
Lisinopril 2,5 Heumann Rp *5 Heumann Rp* *10 Heumann Rp* *20 Heumann Rp* Tabletten	Lisinopril 2,5 mg 5 mg 10 mg 20 mg	30 Stück 30 Stück 30 Stück 30 Stück	12,02 13,14 14,78 17,18	10,78 10,95 11,73 12,94	**Geeignet** bei hohem Blutdruck. → Seite 692
Lisinopril-ratiopharm 2,5 mg Rp *5 mg Rp* *10 mg Rp* *20 mg Rp*	Lisinopril 2,5 mg 5 mg 10 mg 20 mg	30 Stück 30 Stück 30 Stück 30 Stück	12,02 13,14 14,78 17,18	10,83 11,39 12,21 13,41	**Geeignet** bei hohem Blutdruck. → Seite 692
Lisinopril-ratiopharm comp. 10 mg/12,5 mg Tabletten Rp *20 mg/12,5 mg Tabletten Rp* Tabletten	Hydrochlorothiazid 12,5 mg + Lisinopril 10 mg Hydrochlorothiazid 12,5 mg + Lisinopril 20 mg	30 Stück 30 Stück	20,79 21,74	15,78 16,05	**Geeignet** bei hohem Blutdruck, wenn dieser mit einer der beiden Einzelsubstanzen allein nicht ausreichend gesenkt werden kann. → Seite 719
Lisinopril Sandoz 2,5 mg Tabletten Rp *5 mg Tabletten Rp* *10 mg Tabletten Rp* *20 mg Tabletten Rp* Tabletten	Lisinopril 2,5 mg 5 mg 10 mg 20 mg	30 Stück 30 Stück 30 Stück 30 Stück	12,02 13,14 14,78 17,18	10,83 11,39 12,21 13,41	**Geeignet** bei hohem Blutdruck. → Seite 692
Lisinopril STADA 2,5 mg Rp *5 mg Rp* *10 mg Rp* *20 mg Rp* Tabletten	Lisinopril 2,5 mg 5 mg 10 mg 20 mg	30 Stück 30 Stück 30 Stück 30 Stück	12,02 13,14 14,78 17,18	10,83 11,39 12,21 13,41	**Geeignet** bei hohem Blutdruck. → Seite 692
Lisinopril TAD 5 mg Rp *10 mg Rp* *20 mg Rp* Tabletten	Lisinopril 5 mg 10 mg 20 mg	30 Stück 30 Stück 30 Stück	13,14 14,78 17,18	11,39 12,21 13,41	**Geeignet** bei hohem Blutdruck. → Seite 692
LISI-PUREN 2,5 mg Rp *5 mg Rp* *10 mg Rp* *20 mg Rp* Tabletten	Lisinopril 2,5 mg 5 mg 10 mg 20 mg	100 Stück 30 Stück 30 Stück 30 Stück	16,49 13,14 14,78 17,18	13,04 11,34 12,15 13,34	**Geeignet** bei hohem Blutdruck. → Seite 692
Lisodura 5 mg Rp *10 mg Rp* *20 mg Rp* Tabletten	Lisinopril 5 mg 10 mg 20 mg	50 Stück 50 Stück 50 Stück	15,10 17,70 21,47	11,91 13,09 14,86	**Geeignet** bei hohem Blutdruck. → Seite 692

Hinweise zu den Tabellenspalten → Seite 28, zur Auswahl der Arzneimittel → Seite 23, zur Grundlage der Bewertung → Seiten 24, 27

Hoher Blutdruck Fortsetzung

Handelsname Darreichungsform	Zusammensetzung pro 1 ml/1 g oder wie angegeben bzw. pro abgeteilte Einheit	Kleinste Packungsgröße	Festbetrag in Euro	Packungspreis in Euro	Bewertung

Hinweise zu den Tabellenspalten → Seite 28, zur Auswahl der Arzneimittel → Seite 23, zur Grundlage der Bewertung → Seiten 24, 27

Handelsname Darreichungsform	Zusammensetzung pro 1 ml/1 g oder wie angegeben bzw. pro abgeteilte Einheit	Kleinste Packungsgröße	Festbetrag in Euro	Packungspreis in Euro	Bewertung
LONOLOX 2,5 Rp *10 Rp* Tabletten	**Minoxidil** 2,5 mg 10 mg	30 Stück 30 Stück		36,87 76,35	**Geeignet** bei hohem Blutdruck nur in Kombination mit einem Betablocker und einem Diuretikum, wenn andere als „geeignet" erachtete Einzelmittel oder Kombinationen nicht angewendet werden können, nicht ausreichend wirken oder nicht vertragen werden. → Seite 714
Lopirin Cor Rp *Lopirin 25 Rp* *50 Rp* Tabletten	**Captopril** 12,5 mg 25 mg 50 mg	28 Stück 98 Stück 98 Stück	11,88 19,53 23,13	11,86 19,53 23,13	**Geeignet** bei hohem Blutdruck. → Seite 691
Lopresor mite Rp *Lopresor Rp* Filmtabletten	**Metoprololtartrat** 50 mg 100 mg	100 Stück 100 Stück	20,17 25,91	23,17 28,91	**Mit Einschränkung geeignet** bei hohem Blutdruck ohne Begleiterkrankungen, wenn geeignete Mittel (ACE-Hemmer, Diuretika, Sartane, Nitrendipin, Amlodipin) nicht eingesetzt werden können. Folgeerkrankungen werden nur in geringerem Ausmaß vermieden. **Geeignet**, wenn Zusatzerkrankungen wie koronare Herzkrankheit oder Herzschwäche vorliegen oder bei jüngeren Patienten, insbesondere bei schnellem Herzschlag. → Seite 700
LORZAAR 12,5 mg START Rp *LORZAAR PROTECT 50 mg Rp* *100 mg Rp*	**Losartan-Kalium** 12,5 mg 50 mg 100 mg	21 Stück 28 Stück 28 Stück	23,79 38,01 44,77	23,79 38,01 44,77	**Geeignet** bei hohem Blutdruck. → Seite 716
LORZAAR PLUS 50/12,5 mg Rp *forte 100/12,5 mg Rp* Filmtabletten	**Hydrochlorothiazid** 12,5 mg + **Losartan-Kalium** 50 mg **Hydrochlorothiazid** 12,5 mg + **Losartan-Kalium** 100 mg	28 Stück 28 Stück		38,26 44,77	**Geeignet** bei hohem Blutdruck, wenn dieser mit einer der beiden Einzelsubstanzen allein nicht ausreichend gesenkt werden kann. → Seite 720
Manyper 10 mg Tabletten Rp *20 mg Tabletten Rp* Tabletten	**Manidipin-dihydrochlorid** 10 mg 20 mg	56 Stück 56 Stück	17,08 21,47	39,22 49,03	**Geeignet** bei hohem Blutdruck in Kombination mit anderen Wirkstoffen (z. B. Diuretika und ACE-Hemmer). **Mit Einschränkung geeignet** bei hohem Blutdruck als alleiniges Präparat, wenn geeignete Mittel nicht eingesetzt werden können. Folgeerkrankungen werden nur in geringerem Ausmaß vermieden. → Seite 711
Meprolol 200 mg Retard Rp Retardtabletten *Meprolol 50 mg Rp* *100 mg Rp* Tabletten	**Metoprololtartrat** 200 mg 50 mg 100 mg	20 Stück 25 Stück 50 Stück	16,35 13,13 18,54	13,67 12,07 16,70	**Mit Einschränkung geeignet** bei hohem Blutdruck ohne Begleiterkrankungen, wenn geeignete Mittel (ACE-Hemmer, Diuretika, Sartane, Nitrendipin, Amlodipin) nicht eingesetzt werden können. Folgeerkrankungen werden nur in geringerem Ausmaß vermieden. **Geeignet**, wenn Zusatzerkrankungen wie koronare Herzkrankheit oder Herzschwäche vorliegen oder bei jüngeren Patienten, insbesondere bei schnellem Herzschlag. → Seite 700

Hoher Blutdruck Fortsetzung

Handelsname Darreichungsform	Zusammensetzung pro 1 ml/1 g oder wie angegeben bzw. pro abgeteilte Einheit	Kleinste Packungsgröße	Festbetrag in Euro	Packungspreis in Euro	Bewertung
Metobeta 100 retard Rp *200 retard* Rp Retardtabletten	**Metoprololtartrat** 100 mg 200 mg	30 Stück 30 Stück	16,58 19,02	13,80 14,79	**Mit Einschränkung geeignet** bei hohem Blutdruck ohne Begleiterkrankungen, wenn geeignete Mittel (ACE-Hemmer, Diuretika, Sartane, Nitrendipin, Amlodipin) nicht eingesetzt werden können. Folgeerkrankungen werden nur in geringerem Ausmaß vermieden. **Geeignet**, wenn Zusatzerkrankungen wie koronare Herzkrankheit oder Herzschwäche vorliegen oder bei jüngeren Patienten, insbesondere bei schnellem Herzschlag. → Seite 700
Metobeta 50 Rp *100* Rp Tabletten	50 mg 100 mg	30 Stück 50 Stück	13,65 18,54	11,72 13,63	
metodura Z 50 mg retard Rp *100 mg retard* Rp	**Metoprololtartrat** 50 mg 100 mg	50 Stück 100 Stück	17,46 28,26	17,36 28,25	**Mit Einschränkung geeignet** bei hohem Blutdruck ohne Begleiterkrankungen, wenn geeignete Mittel (ACE-Hemmer, Diuretika, Sartane, Nitrendipin, Amlodipin) nicht eingesetzt werden können. Folgeerkrankungen werden nur in geringerem Ausmaß vermieden. **Geeignet**, wenn Zusatzerkrankungen wie koronare Herzkrankheit oder Herzschwäche vorliegen oder bei jüngeren Patienten, insbesondere bei schnellem Herzschlag. → Seite 700
metodura retard Rp Retardtabletten	200 mg	30 Stück	19,02	14,79	
metodura 50 mg Rp *100 mg* Rp Tabletten	50 mg 100 mg	100 Stück 20 Stück	20,17 13,98	12,45 12,44	
Meto-Hennig 200 mg retard Rp Retardtabletten	**Metoprololtartrat** 200 mg	30 Stück	19,02	14,61	**Mit Einschränkung geeignet** bei hohem Blutdruck ohne Begleiterkrankungen, wenn geeignete Mittel (ACE-Hemmer, Diuretika, Sartane, Nitrendipin, Amlodipin) nicht eingesetzt werden können. Folgeerkrankungen werden nur in geringerem Ausmaß vermieden. **Geeignet**, wenn Zusatzerkrankungen wie koronare Herzkrankheit oder Herzschwäche vorliegen oder bei jüngeren Patienten, insbesondere bei schnellem Herzschlag. → Seite 700
Meto-Hennig 50 mg Rp *100 mg* Rp Tabletten	50 mg 100 mg	30 Stück 30 Stück	13,65 15,66	11,29 12,78	
Metohexal 100 retard Rp *200 retard* Rp	**Metoprololtartrat** 100 mg 200 mg	30 Stück 30 Stück	16,58 19,02	13,80 14,79	**Mit Einschränkung geeignet** bei hohem Blutdruck ohne Begleiterkrankungen, wenn geeignete Mittel (ACE-Hemmer, Diuretika, Sartane, Nitrendipin, Amlodipin) nicht eingesetzt werden können. Folgeerkrankungen werden nur in geringerem Ausmaß vermieden. **Geeignet**, wenn Zusatzerkrankungen wie koronare Herzkrankheit oder Herzschwäche vorliegen oder bei jüngeren Patienten, insbesondere bei schnellem Herzschlag. → Seite 700
MetoHEXAL Succ 47,5 mg Rp *95 mg* Rp *142,5 mg* Rp *190 mg* Rp Retardtabletten	**Metoprololsuccinat** 47,5 mg 95 mg 142,5 mg 190 mg	30 Stück 30 Stück 30 Stück 30 Stück	14,78 16,58 17,91 19,02	14,72 16,52 17,85 18,96	
Metohexal 50 Rp *100* Rp	**Metoprololtartrat** 50 mg 100 mg	30 Stück 30 Stück	13,65 15,66	11,72 12,44	
Metohexal comp Rp Tabletten	**Hydrochlorothiazid** 12,5 mg + **Metoprololtartrat** 100 mg	30 Stück	12,94	11,61	**Geeignet** bei hohem Blutdruck, wenn dieser mit einer der Einzelsubstanzen allein nicht ausreichend gesenkt werden kann. → Seite 720

Hinweise zu den Tabellenspalten → Seite 28, zur Auswahl der Arzneimittel → Seite 23, zur Grundlage der Bewertung → Seiten 24, 27

Hoher Blutdruck Fortsetzung

Handelsname Darreichungsform	Zusammensetzung pro 1 ml/1 g oder wie angegeben bzw. pro abgeteilte Einheit	Kleinste Packungsgröße	Festbetrag in Euro	Packungspreis in Euro	Bewertung
Meto-ISIS NT 50 mg retard Rp	**Metoprololtartrat** 50 mg	30 Stück	14,78	12,71	**Mit Einschränkung geeignet** bei hohem Blutdruck ohne Begleiterkrankungen, wenn geeignete Mittel (ACE-Hemmer, Diuretika, Sartane, Nitrendipin, Amlodipin) nicht eingesetzt werden können. Folgeerkrankungen werden nur in geringerem Ausmaß vermieden. **Geeignet**, wenn Zusatzerkrankungen wie koronare Herzkrankheit oder Herzschwäche vorliegen oder bei jüngeren Patienten, insbesondere bei schnellem Herzschlag. → Seite 700
100 mg retard Rp	100 mg	30 Stück	16,58	13,77	
200 mg retard Rp	200 mg	30 Stück	19,02	14,99	
Meto-ISIS 200 mg retard Rp Retardtabletten	200 mg	50 Stück	23,88	18,06	
Meto-ISIS 50 Rp	50 mg	30 Stück	13,65	11,71	
100 Rp Tabletten	100 mg	30 Stück	15,66	12,42	
Metoprogamma 200 retard Rp Retardtabletten	**Metoprololtartrat** 200 mg	30 Stück	19,02	15,27	**Mit Einschränkung geeignet** bei hohem Blutdruck ohne Begleiterkrankungen, wenn geeignete Mittel (ACE-Hemmer, Diuretika, Sartane, Nitrendipin, Amlodipin) nicht eingesetzt werden können. Folgeerkrankungen werden nur in geringerem Ausmaß vermieden. **Geeignet**, wenn Zusatzerkrankungen wie koronare Herzkrankheit oder Herzschwäche vorliegen oder bei jüngeren Patienten, insbesondere bei schnellem Herzschlag. → Seite 700
Metoprogamma 50 Rp	50 mg	30 Stück	13,65	12,45	
100 Rp Tabletten	100 mg	30 Stück	15,66	13,85	
Metoprololsuccinat – 1 A Pharma 47,5 mg Retardtabletten Rp	**Metoprololsuccinat** 47,5 mg	30 Stück	14,78	14,72	**Mit Einschränkung geeignet** bei hohem Blutdruck ohne Begleiterkrankungen, wenn geeignete Mittel (ACE-Hemmer, Diuretika, Sartane, Nitrendipin, Amlodipin) nicht eingesetzt werden können. Folgeerkrankungen werden nur in geringerem Ausmaß vermieden. **Geeignet**, wenn Zusatzerkrankungen wie koronare Herzkrankheit oder Herzschwäche vorliegen oder bei jüngeren Patienten, insbesondere bei schnellem Herzschlag. → Seite 700
95 mg Retardtabletten Rp	95 mg	30 Stück	16,58	16,52	
142,5 mg Retardtabletten Rp	142,5 mg	30 Stück	17,91	17,85	
190 mg Retardtabletten Rp	190 mg	30 Stück	19,02	18,96	
Metoprolol 200 retard – 1 A Pharma Rp Retardtabletten	**Metoprololtartrat** 200 mg	30 Stück	19,02	14,36	
Metoprolol 50 – 1 A Pharma Rp	50 mg	30 Stück	13,65	11,04	
100 – 1 A Pharma Rp Tabletten	100 mg	30 Stück	15,66	11,60	
Metoprolol AbZ 200 mg Retardtabletten Rp Retardtabletten	**Metoprololtartrat** 200 mg	50 Stück	23,88	17,49	**Mit Einschränkung geeignet** bei hohem Blutdruck ohne Begleiterkrankungen, wenn geeignete Mittel (ACE-Hemmer, Diuretika, Sartane, Nitrendipin, Amlodipin) nicht eingesetzt werden können. Folgeerkrankungen werden nur in geringerem Ausmaß vermieden. **Geeignet**, wenn Zusatzerkrankungen wie koronare Herzkrankheit oder Herzschwäche vorliegen oder bei jüngeren Patienten, insbesondere bei schnellem Herzschlag. → Seite 700
Metoprolol AbZ 50 mg Tabletten Rp	50 mg	30 Stück	13,65	11,04	
100 mg Tabletten Rp Tabletten	100 mg	50 Stück	18,54	12,84	
Metoprolol AL 200 retard Rp	**Metoprololtartrat** 200 mg	30 Stück	19,02	14,36	**Mit Einschränkung geeignet** bei hohem Blutdruck ohne Begleiterkrankungen, wenn geeignete Mittel (ACE-Hemmer, Diuretika, Sartane, Nitrendipin, Amlodipin) nicht eingesetzt werden können. Folgeerkrankungen werden nur in geringerem Ausmaß vermieden. **Geeignet**, wenn Zusatzerkrankungen wie koronare Herzkrankheit oder Herzschwäche vorliegen oder bei jüngeren Patienten, insbesondere bei schnellem Herzschlag. → Seite 700
Metoprolol-Z AL 50 retard Rp	50 mg	30 Stück	14,78	12,67	
100 retard Rp	100 mg	50 Stück	20,21	15,84	
200 retard Rp Retardtabletten	200 mg	50 Stück	23,88	18,05	
Metoprolol AL 50 Rp	50 mg	30 Stück	13,65	11,04	
100 Rp Tabletten	100 mg	30 Stück	15,66	11,60	

Hinweise zu den Tabellenspalten → Seite 28, zur Auswahl der Arzneimittel → Seite 23, zur Grundlage der Bewertung → Seiten 24, 27

Hoher Blutdruck Fortsetzung

Handelsname Darreichungsform	Zusammensetzung pro 1 ml/1 g oder wie angegeben bzw. pro abgeteilte Einheit	Kleinste Packungsgröße	Festbetrag in Euro	Packungspreis in Euro	Bewertung
metoprolol-corax 200 mg retard Retardtabletten Rp Retardtabletten	**Metoprololtartrat** 200 mg	50 Stück	23,88	17,49	**Mit Einschränkung geeignet** bei hohem Blutdruck ohne Begleiterkrankungen, wenn geeignete Mittel (ACE-Hemmer, Diuretika, Sartane, Nitrendipin, Amlodipin) nicht eingesetzt werden können. Folgeerkrankungen werden nur in geringerem Ausmaß vermieden. **Geeignet**, wenn Zusatzerkrankungen wie koronare Herzkrankheit oder Herzschwäche vorliegen oder bei jüngeren Patienten, insbesondere bei schnellem Herzschlag. → Seite 700
metoprolol-corax 50 mg Tabletten Rp	50 mg	30 Stück	13,65	11,04	
100 mg Tabletten Rp Tabletten	100 mg	30 Stück	15,66	11,60	
Metoprolol-CT ZERO 50 mg Retardtabletten Rp	**Metoprololtartrat** 50 mg	30 Stück	14,78	12,72	**Mit Einschränkung geeignet** bei hohem Blutdruck ohne Begleiterkrankungen, wenn geeignete Mittel (ACE-Hemmer, Diuretika, Sartane, Nitrendipin, Amlodipin) nicht eingesetzt werden können. Folgeerkrankungen werden nur in geringerem Ausmaß vermieden. **Geeignet**, wenn Zusatzerkrankungen wie koronare Herzkrankheit oder Herzschwäche vorliegen oder bei jüngeren Patienten, insbesondere bei schnellem Herzschlag. → Seite 700
100 mg Retardtabletten Rp	100 mg	30 Stück	16,58	13,80	
200 mg Retardtabletten Rp	200 mg	30 Stück	19,02	15,27	
metoprolol 200 ret. von ct Rp Retardtabletten	200 mg	30 Stück	19,02	14,79	
Metoprolol-CT 50 mg Tabletten Rp	50 mg	30 Stück	13,65	11,72	
100 mg Tabletten Rp Tabletten	100 mg	30 Stück	15,66	12,44	
Metoprolol 200 retard Heumann Rp Retardtabletten	**Metoprololtartrat** 200 mg	30 Stück	19,02	15,27	**Mit Einschränkung geeignet** bei hohem Blutdruck ohne Begleiterkrankungen, wenn geeignete Mittel (ACE-Hemmer, Diuretika, Sartane, Nitrendipin, Amlodipin) nicht eingesetzt werden können. Folgeerkrankungen werden nur in geringerem Ausmaß vermieden. **Geeignet**, wenn Zusatzerkrankungen wie koronare Herzkrankheit oder Herzschwäche vorliegen oder bei jüngeren Patienten, insbesondere bei schnellem Herzschlag. → Seite 700
Metoprolol 50 Heumann Rp	50 mg	30 Stück	13,65	12,45	
100 Heumann Rp Tabletten	100 mg	30 Stück	15,66	13,85	
Metoprolol KSK 200 mg retard Rp Retardtabletten	**Metoprololtartrat** 200 mg	30 Stück	19,02	15,26	**Mit Einschränkung geeignet** bei hohem Blutdruck ohne Begleiterkrankungen, wenn geeignete Mittel (ACE-Hemmer, Diuretika, Sartane, Nitrendipin, Amlodipin) nicht eingesetzt werden können. Folgeerkrankungen werden nur in geringerem Ausmaß vermieden. **Geeignet**, wenn Zusatzerkrankungen wie koronare Herzkrankheit oder Herzschwäche vorliegen oder bei jüngeren Patienten, insbesondere bei schnellem Herzschlag. → Seite 700
Metoprolol KSK 50 mg Rp Tabletten	50 mg	30 Stück	13,65	12,20	
Metoprolol-ratiopharm NK 50 mg Retardtabletten Rp	**Metoprololtartrat** 50 mg	30 Stück	14,78	12,72	**Mit Einschränkung geeignet** bei hohem Blutdruck ohne Begleiterkrankungen, wenn geeignete Mittel (ACE-Hemmer, Diuretika, Sartane, Nitrendipin, Amlodipin) nicht eingesetzt werden können. Folgeerkrankungen werden nur in geringerem Ausmaß vermieden. **Geeignet**, wenn Zusatzerkrankungen wie koronare Herzkrankheit oder Herzschwäche vorliegen oder bei jüngeren Patienten, insbesondere bei schnellem Herzschlag. → Seite 700
100 mg Retardtabletten Rp	100 mg	30 Stück	16,58	13,80	
200 mg Retardtabletten Rp	200 mg	30 Stück	19,02	15,27	
Metoprolol retard-ratiopharm 200 Rp Retardtabletten	200 mg	30 Stück	19,02	14,79	
Metoprolol-ratiopharm 50 Rp	50 mg	30 Stück	13,65	11,72	
100 Rp Tabletten	100 mg	30 Stück	15,66	12,44	

Hinweise zu den Tabellenspalten → Seite 28, zur Auswahl der Arzneimittel → Seite 23, zur Grundlage der Bewertung → Seiten 24, 27

Hoher Blutdruck Fortsetzung

Handelsname Darreichungsform	Zusammensetzung pro 1 ml/1 g oder wie angegeben bzw. pro abgeteilte Einheit	Kleinste Packungsgröße	Festbetrag in Euro	Packungspreis in Euro	Bewertung

Hinweise zu den Tabellenspalten → Seite 28, zur Auswahl der Arzneimittel → Seite 23, zur Grundlage der Bewertung → Seiten 24, 27

Handelsname Darreichungsform	Zusammensetzung pro 1 ml/1 g oder wie angegeben bzw. pro abgeteilte Einheit	Kleinste Packungsgröße	Festbetrag in Euro	Packungspreis in Euro	Bewertung
Metoprolol-ratiopharm comp. Rp Tabletten	Hydrochlorothiazid 12,5 mg + Metoprololtartrat 100 mg	20 Stück	11,53	10,28	**Geeignet** bei hohem Blutdruck, wenn dieser mit einer der Einzelsubstanzen allein nicht ausreichend gesenkt werden kann. → Seite 720
Metoprolol NOK Sandoz 95 mg Retardtabletten Rp	Metoprololfumarat 95 mg	20 Stück	14,61	12,63	**Mit Einschränkung geeignet** bei hohem Blutdruck ohne Begleiterkrankungen, wenn geeignete Mittel (ACE-Hemmer, Diuretika, Sartane, Nitrendipin, Amlodipin) nicht eingesetzt werden können. Folgeerkrankungen werden nur in geringerem Ausmaß vermieden. **Geeignet**, wenn Zusatzerkrankungen wie koronare Herzkrankheit oder Herzschwäche vorliegen oder bei jüngeren Patienten, insbesondere bei schnellem Herzschlag. → Seite 700
190 mg Retardtabletten Rp	190 mg	20 Stück	16,35	13,67	
Metoprolol Sandoz 200 mg Retardtabletten Rp	Metoprololtartrat 200 mg	30 Stück	19,02	14,79	
Meto-Succinat Sandoz 47,5 mg Retardtabletten Rp	Metoprololsuccinat 47,5 mg	30 Stück	14,78	14,72	
95 mg Retardtabletten Rp	95 mg	30 Stück	16,58	16,52	
142,5 mg Retardtabletten Rp	142,5 mg	30 Stück	17,91	17,85	
190 mg Retardtabletten Rp Retardtabletten	190 mg	30 Stück	19,02	18,96	
Metoprolol Sandoz 50 mg Tabletten Rp	Metoprololtartrat 50 mg	30 Stück	13,65	11,72	
100 mg Tabletten Rp	100 mg	30 Stück	15,66	12,44	
Metoprolol HCT Sandoz 100/12,5 mg Tabletten Rp Tabletten	Hydrochlorothiazid 12,5 mg + Metoprololtartrat 100 mg	30 Stück	12,94	11,61	**Geeignet** bei hohem Blutdruck, wenn dieser mit einer der Einzelsubstanzen allein nicht ausreichend gesenkt werden kann. → Seite 720
Metoprolol STADA 200 mg retard Rp	Metoprololtartrat 200 mg	50 Stück	23,88	18,18	**Mit Einschränkung geeignet** bei hohem Blutdruck ohne Begleiterkrankungen, wenn geeignete Mittel (ACE-Hemmer, Diuretika, Sartane, Nitrendipin, Amlodipin) nicht eingesetzt werden können. Folgeerkrankungen werden nur in geringerem Ausmaß vermieden. **Geeignet**, wenn Zusatzerkrankungen wie koronare Herzkrankheit oder Herzschwäche vorliegen oder bei jüngeren Patienten, insbesondere bei schnellem Herzschlag. → Seite 700
Metoprolol ZOT STADA 50 mg retard Rp	50 mg	30 Stück	14,78	12,72	
100 mg retard Rp	100 mg	30 Stück	16,58	13,80	
200 mg retard Rp Retardtabletten	200 mg	30 Stück	19,02	15,27	
Metoprolol STADA 50 mg Rp	50 mg	20 Stück	12,57	11,50	
100 mg Rp Tabletten	100 mg	20 Stück	13,98	12,33	
Metoprolol-Wolff retard Rp Tabletten	Metoprololtartrat 200 mg	50 Stück	23,88	23,88	**Mit Einschränkung geeignet** bei hohem Blutdruck ohne Begleiterkrankungen, wenn geeignete Mittel (ACE-Hemmer, Diuretika, Sartane, Nitrendipin, Amlodipin) nicht eingesetzt werden können. Folgeerkrankungen werden nur in geringerem Ausmaß vermieden. **Geeignet**, wenn Zusatzerkrankungen wie koronare Herzkrankheit oder Herzschwäche vorliegen oder bei jüngeren Patienten, insbesondere bei schnellem Herzschlag. → Seite 700
Metostad comp. Rp Tabletten	Hydrochlorothiazid 12,5 mg + Metoprololtartrat 100 mg	50 Stück	16,29	13,65	**Geeignet** bei hohem Blutdruck, wenn dieser mit einer der Einzelsubstanzen allein nicht ausreichend gesenkt werden kann. → Seite 720

Hoher Blutdruck Fortsetzung

Handelsname Darreichungsform	Zusammensetzung pro 1 ml/1 g oder wie angegeben bzw. pro abgeteilte Einheit	Kleinste Packungsgröße	Festbetrag in Euro	Packungspreis in Euro	Bewertung
Meto-Tablinen retard Rp Retardtabletten	**Metoprololtartrat** 200 mg	20 Stück	16,35	13,67	**Mit Einschränkung geeignet** bei hohem Blutdruck ohne Begleiterkrankungen, wenn geeignete Mittel (ACE-Hemmer, Diuretika, Sartane, Nitrendipin, Amlodipin) nicht eingesetzt werden können. Folgeerkrankungen werden nur in geringerem Ausmaß vermieden. **Geeignet**, wenn Zusatzerkrankungen wie koronare Herzkrankheit oder Herzschwäche vorliegen oder bei jüngeren Patienten, insbesondere bei schnellem Herzschlag. → Seite 700
Meto-Tablinen 50 mg Rp	50 mg	20 Stück	12,57	11,72	
100 mg Rp Tabletten	100 mg	20 Stück	13,98	12,44	
MICARDIS 20 mg Tabletten Rp	**Telmisartan** 20 mg	28 Stück	29,16	29,16	**Geeignet** bei hohem Blutdruck. → Seite 716
40 mg Tabletten Rp	40 mg	28 Stück	33,92	33,92	
80 mg Tabletten Rp	80 mg	28 Stück	39,63	39,63	
MicardisPlus 40/12,5 mg Tabletten Rp	**Hydrochlorothiazid** 12,5 mg + **Telmisartan** 40 mg	28 Stück		36,34	**Geeignet** bei hohem Blutdruck, wenn dieser mit einer der beiden Einzelsubstanzen allein nicht ausreichend gesenkt werden kann. → Seite 720
80/12,5 mg Tabletten Rp Tabletten	**Hydrochlorothiazid** 12,5 mg + **Telmisartan** 80 mg	28 Stück		41,48	
Mobloc Rp Retardtabletten	**Felodipin** 5 mg + **Metoprololsuccinat** 47,5 mg	28 Stück		35,30	**Geeignet** bei hohem Blutdruck, wenn dieser mit als „geeignet" bewerteten Einzelsubstanzen nicht ausreichend gesenkt werden kann. → Seite 721
Modip 2,5 mg Rp	**Felodipin** 2,5 mg	20 Stück	15,47	15,47	**Geeignet** bei hohem Blutdruck in Kombination mit anderen Wirkstoffen (z. B. Diuretika, ACE-Hemmer). **Mit Einschränkung geeignet** bei hohem Blutdruck als alleiniges Präparat, wenn geeignete Mittel nicht eingesetzt werden können. Folgeerkrankungen werden nur in geringerem Ausmaß vermieden. → Seite 711
5 mg Rp	5 mg	20 Stück	18,12	18,11	
10 mg Rp Retardtabletten	10 mg	20 Stück	21,93	21,93	
Moduretik mite Rp	**Amilorid-hydrochlorid** 2,5 mg + **Hydrochlorothiazid** 25 mg	30 Stück	11,39	11,39	**Geeignet** bei hohem Blutdruck, wenn der durch Thiazide verursachte Kaliumverlust begrenzt werden soll. → Seite 721
Moduretik Rp Tabletten	**Amilorid-hydrochlorid** 5 mg + **Hydrochlorothiazid** 50 mg	30 Stück	11,65	11,65	
Moxobeta 0,2 mg Filmtabletten Rp	**Moxonidin** 0,2 mg	30 Stück	17,36	15,03	**Mit Einschränkung geeignet** bei hohem Blutdruck nur in Kombination mit anderen Mitteln (vor allem Diuretika). Es fehlen Studien, die einen Langzeitnutzen zeigen. → Seite 696
0,3 mg Filmtabletten Rp	0,3 mg	30 Stück	19,71	16,66	
0,4 mg Filmtabletten Rp Filmtabletten	0,4 mg	30 Stück	21,75	18,11	
Moxonidin HEXAL 0,2 mg Filmtabletten Rp	**Moxonidin** 0,2 mg	30 Stück	17,36	15,04	**Mit Einschränkung geeignet** bei hohem Blutdruck nur in Kombination mit anderen Mitteln (vor allem Diuretika). Es fehlen Studien, die einen Langzeitnutzen zeigen. → Seite 696
0,3 mg Filmtabletten Rp	0,3 mg	30 Stück	19,71	16,67	
0,4 mg Filmtabletten Rp Filmtabletten	0,4 mg	30 Stück	21,75	18,12	
MOXONIDIN-ISIS 0,2 mg Filmtabletten Rp	**Moxonidin** 0,2 mg	30 Stück	17,36	14,98	**Mit Einschränkung geeignet** bei hohem Blutdruck nur in Kombination mit anderen Mitteln (vor allem Diuretika). Es fehlen Studien, die einen Langzeitnutzen zeigen. → Seite 696
0,3 mg Filmtabletten Rp	0,3 mg	30 Stück	19,71	16,66	
0,4 mg Filmtabletten Rp Filmtabletten	0,4 mg	30 Stück	21,75	18,11	

Hinweise zu den Tabellenspalten → Seite 28, zur Auswahl der Arzneimittel → Seite 23, zur Grundlage der Bewertung → Seiten 24, 27

Hoher Blutdruck Fortsetzung

Handelsname Darreichungsform	Zusammensetzung pro 1 ml/1 g oder wie angegeben bzw. pro abgeteilte Einheit	Kleinste Packungs-größe	Festbetrag in Euro	Packungs-preis in Euro	Bewertung

Hinweise zu den Tabellenspalten → Seite 28, zur Auswahl der Arzneimittel → Seite 23, zur Grundlage der Bewertung → Seiten 24, 27

Handelsname Darreichungsform	Zusammensetzung pro 1 ml/1 g oder wie angegeben bzw. pro abgeteilte Einheit	Kleinste Packungs-größe	Festbetrag in Euro	Packungs-preis in Euro	Bewertung
Moxonidin-ratiopharm 0,2 mg Filmtabletten Rp *0,3 mg Filmtabletten* Rp *0,4 mg Filmtabletten* Rp Filmtabletten	**Moxonidin** 0,2 mg 0,3 mg 0,4 mg	30 Stück 30 Stück 30 Stück	17,36 19,71 21,75	15,04 16,67 18,12	**Mit Einschränkung geeignet** bei hohem Blutdruck nur in Kombination mit anderen Mitteln (vor allem Diuretika). Es fehlen Studien, die einen Langzeitnutzen zeigen. → Seite 696
Moxonidin Sandoz 0,2 mg Filmtabletten Rp *0,3 mg Filmtabletten* Rp *0,4 mg Filmtabletten* Rp Filmtabletten	**Moxonidin** 0,2 mg 0,3 mg 0,4 mg	30 Stück 30 Stück 30 Stück	17,36 19,71 21,75	15,04 16,67 18,12	**Mit Einschränkung geeignet** bei hohem Blutdruck nur in Kombination mit anderen Mitteln (vor allem Diuretika). Es fehlen Studien, die einen Langzeitnutzen zeigen. → Seite 696
Moxonidin STADA 0,2 mg Filmtabletten Rp *0,3 mg Filmtabletten* Rp *0,4 mg Filmtabletten* Rp Filmtabletten	**Moxonidin** 0,2 mg 0,3 mg 0,4 mg	30 Stück 30 Stück 30 Stück	17,36 19,71 21,75	15,04 16,67 18,12	**Mit Einschränkung geeignet** bei hohem Blutdruck nur in Kombination mit anderen Mitteln (vor allem Diuretika). Es fehlen Studien, die einen Langzeitnutzen zeigen. → Seite 696
Munobal 2,5 mg Rp *5 mg* Rp *10 mg* Rp Retardtabletten	**Felodipin** 2,5 mg 5 mg 10 mg	20 Stück 20 Stück 20 Stück	15,47 18,12 21,93	15,47 18,12 21,93	**Geeignet** bei hohem Blutdruck in Kombination mit anderen Wirkstoffen (z. B. Diuretika, ACE-Hemmer). **Mit Einschränkung geeignet** bei hohem Blutdruck als alleiniges Präparat, wenn geeignete Mittel nicht eingesetzt werden können. Folgeerkrankungen werden nur in geringerem Ausmaß vermieden. → Seite 711
Natrilix Rp Filmtabletten *Natrilix SR 1,5 mg* Rp Retardtabletten	**Indapamid** 2,5 mg 1,5 mg	30 Stück 30 Stück	19,83	19,83 19,18	**Geeignet** bei hohem Blutdruck. → Seite 704
Nebilet Rp Tabletten	**Nebivolol-hydrochlorid** 5,45 mg	30 Stück		28,62	**Mit Einschränkung geeignet** bei hohem Blutdruck ohne Begleiterkrankungen, wenn geeignete Mittel (ACE-Hemmer, Diuretika, Sartane, Nitrendipin, Amlodipin) nicht eingesetzt werden können. Folgeerkrankungen werden nur in geringerem Ausmaß vermieden. **Geeignet**, wenn Zusatzerkrankungen wie koronare Herzkrankheit oder Herzschwäche vorliegen oder bei jüngeren Patienten, insbesondere bei schnellem Herzschlag. → Seite 700
Neotri Rp Filmtabletten	**Triamteren** 30 mg **+ Xipamid** 10 mg	30 Stück	22,22	22,22	**Geeignet** bei hohem Blutdruck, wenn der auch durch thiazidartige Diuretika mögliche Kaliumverlust begrenzt werden soll. → Seite 721
Nephral Rp Filmtabletten	**Hydrochlorothiazid** 25 mg **+ Triamteren** 50 mg	30 Stück	12,04	12,04	**Geeignet** bei hohem Blutdruck, wenn der durch Thiazide verursachte Kaliumverlust begrenzt werden soll. → Seite 721
Nepresol Rp *Nepresol forte* Rp Tabletten	**Dihydralazinsulfat** 25 mg 50 mg	30 Stück 30 Stück	16,30 44,47	16,30 44,47	**Mit Einschränkung geeignet** bei hohem Blutdruck nur in Kombination mit anderen Mitteln, wenn dieser mit besser verträglichen Mitteln (z. B. Amlodipin, Nitrendipin, ACE-Hemmer) nicht ausreichend gesenkt werden kann. → Seite 709

Hoher Blutdruck Fortsetzung

Handelsname Darreichungsform	Zusammensetzung pro 1 ml/1 g oder wie angegeben bzw. pro abgeteilte Einheit	Kleinste Packungsgröße	Festbetrag in Euro	Packungspreis in Euro	Bewertung
Hinweise zu den Tabellenspalten → Seite 28, zur Auswahl der Arzneimittel → Seite 23, zur Grundlage der Bewertung → Seiten 24, 27					
Nifatenol 50 Rp Retardkapseln	**Atenolol** 50 mg + **Nifedipin** 20 mg	30 Stück	31,36	22,75	**Geeignet** bei hohem Blutdruck, wenn dieser mit als „geeignet" bewerteten Einzelsubstanzen nicht ausreichend gesenkt werden kann. → Seite 721
Nifeclair 20 mg retard Rp Retardtabletten	**Nifedipin** 20 mg	50 Stück	16,07	16,05	**Geeignet** bei hohem Blutdruck in Kombination mit anderen Wirkstoffen (z. B. Diuretika, ACE-Hemmer). **Mit Einschränkung geeignet** bei hohem Blutdruck als alleiniges Präparat, wenn geeignete Mittel nicht eingesetzt werden können. Folgeerkrankungen werden nur in geringem Ausmaß vermieden. → Seite 711
Nifeclair 10 mg Rp Kapseln	10 mg	50 Stück	14,55	14,49	**Wenig geeignet** bei hohem Blutdruck, weil es sich um einen kurzwirkenden Kalziumantagonisten vom Nifedipin-Typ handelt und das Mittel nicht retardiert ist. Es besteht ein erhöhtes Risiko für Herz-Kreislauf-Ereignisse. → Seite 711
Nife-CT 20 mg Retardkapseln SL Rp Retardkapseln	**Nifedipin** 20 mg	50 Stück	16,07	13,36	**Geeignet** bei hohem Blutdruck in Kombination mit anderen Wirkstoffen (z. B. Diuretika, ACE-Hemmer). **Mit Einschränkung geeignet** bei hohem Blutdruck als alleiniges Präparat, wenn geeignete Mittel nicht eingesetzt werden können. Folgeerkrankungen werden nur in geringerem Ausmaß vermieden. → Seite 711
Nife-CT 20 mg Retardtabletten Rp Retardtabletten	20 mg	50 Stück	16,07	13,36	
Nife-CT 10 mg Kapseln Rp Kapseln	10 mg	30 Stück	13,19	13,02	**Wenig geeignet** bei hohem Blutdruck, weil es sich um einen kurzwirkenden Kalziumantagonisten vom Nifedipin-Typ handelt und das Mittel nicht retardiert ist. Es besteht ein erhöhtes Risiko für Herz-Kreislauf-Ereignisse. → Seite 711
Nife-CT 20 mg/ml Tropfen Rp Lösung	20 mg	30 ml	15,47	15,43	
Nifedipin AbZ 20 mg Retardtabletten Rp Retardtabletten	**Nifedipin** 20 mg	100 Stück	21,02	13,49	**Geeignet** bei hohem Blutdruck in Kombination mit anderen Wirkstoffen (z. B. Diuretika, ACE-Hemmer). **Mit Einschränkung geeignet** bei hohem Blutdruck als alleiniges Präparat, wenn geeignete Mittel nicht eingesetzt werden können. Folgeerkrankungen werden nur in geringerem Ausmaß vermieden. → Seite 711
Nifedipin AL 20 retard Rp	**Nifedipin** 20 mg	50 Stück	16,07	12,94	**Geeignet** bei hohem Blutdruck in Kombination mit anderen Wirkstoffen (z. B. Diuretika, ACE-Hemmer). **Mit Einschränkung geeignet** bei hohem Blutdruck als alleiniges Präparat, wenn geeignete Mittel nicht eingesetzt werden können. Folgeerkrankungen werden nur in geringerem Ausmaß vermieden. → Seite 711
Nifedipin AL T 20 retard Rp Retardtabletten	20 mg	50 Stück	16,07	12,94	
Nifedipin AL 10 Rp Kapseln	10 mg	20 Stück	12,38	11,97	**Wenig geeignet** bei hohem Blutdruck, weil es sich um einen kurzwirkenden Kalziumantagonisten vom Nifedipin-Typ handelt und das Mittel nicht retardiert ist. Es besteht ein erhöhtes Risiko für Herz-Kreislauf-Ereignisse. → Seite 711

Hoher Blutdruck Fortsetzung

Handelsname Darreichungsform	Zusammensetzung pro 1 ml/1 g oder wie angegeben bzw. pro abgeteilte Einheit	Kleinste Packungsgröße	Festbetrag in Euro	Packungspreis in Euro	Bewertung
NIFEDIPIN BASICS 30 mg uno Rp *60 mg uno* Rp Manteltabletten	**Nifedipin** 30 mg 60 mg	50 Stück 50 Stück	17,92 22,44	17,70 22,07	**Geeignet** bei hohem Blutdruck in Kombination mit anderen Wirkstoffen (z. B. Diuretika, ACE-Hemmer). **Mit Einschränkung geeignet** bei hohem Blutdruck als alleiniges Präparat, wenn geeignete Mittel nicht eingesetzt werden können. Folgeerkrankungen werden nur in geringerem Ausmaß vermieden. → Seite 711
NIFEDIPIN BASICS 10 mg retard Rp *20 mg retard* Rp Retardtabletten	10 mg 20 mg	50 Stück 50 Stück	13,79 16,07	12,50 12,94	
Nifedipin 20 retard Heumann Rp Retardtabletten	**Nifedipin** 20 mg	30 Stück	13,85	12,45	**Geeignet** bei hohem Blutdruck in Kombination mit anderen Wirkstoffen (z. B. Diuretika, ACE-Hemmer). **Mit Einschränkung geeignet** bei hohem Blutdruck als alleiniges Präparat, wenn geeignete Mittel nicht eingesetzt werden können. Folgeerkrankungen werden nur in geringerem Ausmaß vermieden. → Seite 711
Nifedipin 10 Heumann Rp Kapseln	10 mg	30 Stück	13,19	13,01	**Wenig geeignet** bei hohem Blutdruck, weil es sich um einen kurzwirkenden Kalziumantagonisten vom Nifedipin-Typ handelt und das Mittel nicht retardiert ist. Es besteht ein erhöhtes Risiko für Herz-Kreislauf-Ereignisse. → Seite 711
Nifedipin-ratiopharm SL Rp *Nifedipin retard-ratiopharm 20* Rp Retardkapseln	**Nifedipin** 20 mg 20 mg	30 Stück 30 Stück	13,85 13,85	12,83 12,83	**Geeignet** bei hohem Blutdruck in Kombination mit anderen Wirkstoffen (z. B. Diuretika, ACE-Hemmer). **Mit Einschränkung geeignet** bei hohem Blutdruck als alleiniges Präparat, wenn geeignete Mittel nicht eingesetzt werden können. Folgeerkrankungen werden nur in geringerem Ausmaß vermieden. → Seite 711
Nifedipin-ratiopharm Tropfen Rp Lösung	20 mg	30 ml	15,47	15,43	**Wenig geeignet** bei hohem Blutdruck, weil es sich um einen kurzwirkenden Kalziumantagonisten vom Nifedipin-Typ handelt und das Mittel nicht retardiert ist. Es besteht ein erhöhtes Risiko für Herz-Kreislauf-Ereignisse. → Seite 711
Nifedipin Sandoz 20 mg Retardkapseln Rp Retardkapseln	**Nifedipin** 20 mg	30 Stück	13,85	12,83	**Geeignet** bei hohem Blutdruck in Kombination mit anderen Wirkstoffen (z. B. Diuretika, ACE-Hemmer). **Mit Einschränkung geeignet** bei hohem Blutdruck als alleiniges Präparat, wenn geeignete Mittel nicht eingesetzt werden können. Folgeerkrankungen werden nur in geringem Ausmaß vermieden. → Seite 711
Nifedipin Sandoz 40 mg Retardtabletten Rp Retardtabletten	40 mg	20 Stück	14,29	14,16	
Nifedipin Sandoz 10 mg Weichkapseln Rp Kapseln	10 mg	30 Stück	13,19	13,02	**Wenig geeignet** bei hohem Blutdruck, weil es sich um einen kurzwirkenden Kalziumantagonisten vom Nifedipin-Typ handelt und das Mittel nicht retardiert ist. Es besteht ein erhöhtes Risiko für Herz-Kreislauf-Ereignisse. → Seite 711
Nifedipin STADA 20 mg retard Rp Retardkapseln	**Nifedipin** 20 mg	20 Stück	12,65	12,65	**Geeignet** bei hohem Blutdruck in Kombination mit anderen Wirkstoffen (z. B. Diuretika, ACE-Hemmer). **Mit Einschränkung geeignet** bei hohem Blutdruck als alleiniges Präparat, wenn geeignete Mittel nicht eingesetzt werden können. Folgeerkrankungen werden nur in geringerem Ausmaß vermieden. → Seite 711
Nifedipin STADA T 20 retard Rp	20 mg	50 Stück	16,07	13,38	
Nifedipin STADA uno Rp Retardtabletten	40 mg	20 Stück	14,29	14,29	

Hinweise zu den Tabellenspalten → Seite 28, zur Auswahl der Arzneimittel → Seite 23, zur Grundlage der Bewertung → Seiten 24, 27

►

Hoher Blutdruck Fortsetzung

Handelsname Darreichungsform	Zusammensetzung pro 1 ml/1 g oder wie angegeben bzw. pro abgeteilte Einheit	Kleinste Packungsgröße	Festbetrag in Euro	Packungspreis in Euro	Bewertung
Nifedipin STADA 10 mg Rp Dragees	**Nifedipin** 10 mg	20 Stück	12,38	12,36	**Wenig geeignet** bei hohem Blutdruck, weil es sich um einen kurzwirkenden Kalziumantagonisten vom Nifedipin-Typ handelt und das Mittel nicht retardiert ist. Es besteht ein erhöhtes Risiko für Herz-Kreislauf-Ereignisse. → Seite 711
Nifedipin STADA K 10 mg Rp Kapseln	10 mg	20 Stück	12,38	12,36	
Nifehexal 30 mg uno Rp / *60 mg uno Rp* Manteltabletten	**Nifedipin** 30 mg / 60 mg	30 Stück / 30 Stück	15,08 / 18,04	14,92 / 17,90	**Geeignet** bei hohem Blutdruck in Kombination mit anderen Wirkstoffen (z. B. Diuretika, ACE-Hemmer). **Mit Einschränkung geeignet** bei hohem Blutdruck als alleiniges Präparat, wenn geeignete Mittel nicht eingesetzt werden können. Folgeerkrankungen werden nur in geringerem Ausmaß vermieden. → Seite 711
Nifehexal 10 retard Rp / *retard Rp* / *40 retard Rp* Retardtabletten	10 mg / 20 mg / 40 mg	30 Stück / 30 Stück / 30 Stück	12,38 / 13,85 / 16,15	12,27 / 12,83 / 15,96	
Nifehexal 10 Rp / *20 Rp* Kapseln	10 mg / 20 mg	30 Stück / 30 Stück	13,19 / 15,05	13,02 / 14,98	**Wenig geeignet** bei hohem Blutdruck, weil es sich um einen kurzwirkenden Kalziumantagonisten vom Nifedipin-Typ handelt und das Mittel nicht retardiert ist. Es besteht ein erhöhtes Risiko für Herz-Kreislauf-Ereignisse. → Seite 711
Nifehexal Rp Lösung	20 mg	30 ml	15,47	15,43	
NIFICAL-10-TABLINEN RETARD Rp	**Nifedipin** 10 mg	20 Stück	11,59	11,59	**Geeignet** bei hohem Blutdruck in Kombination mit anderen Wirkstoffen (z. B. Diuretika, ACE-Hemmer). **Mit Einschränkung geeignet** bei hohem Blutdruck als alleiniges Präparat, wenn geeignete Mittel nicht eingesetzt werden können. Folgeerkrankungen werden nur in geringerem Ausmaß vermieden. → Seite 711
NIFICAL-TABLINEN RETARD 20 mg Rp Retardtabletten	20 mg	20 Stück	12,65	12,65	
NIFICAL-TROPFEN Rp Lösung	20 mg	30 ml	15,47	15,47	**Wenig geeignet** bei hohem Blutdruck, weil es sich um einen kurzwirkenden Kalziumantagonisten vom Nifedipin-Typ handelt und das Mittel nicht retardiert ist. Es besteht ein erhöhtes Risiko für Herz-Kreislauf-Ereignisse. → Seite 711
Nif-Ten 25 Rp	**Atenolol** 25 mg + **Nifedipin** 10 mg	30 Stück	21,73	21,73	**Geeignet** bei hohem Blutdruck, wenn dieser mit als „geeignet" bewerteten Einzelsubstanzen nicht ausreichend gesenkt werden kann. → Seite 721
50 Rp Retardkapseln	**Atenolol** 50 mg + **Nifedipin** 20 mg	30 Stück	31,36	31,36	
Nitregamma 10 Rp / *20 Rp* Filmtabletten	**Nitrendipin** 10 mg / 20 mg	20 Stück / 20 Stück	11,71 / 12,94	10,81 / 10,88	**Geeignet** bei hohem Blutdruck. → Seite 711
Nitrendimerck 10 mg Rp / *20 mg Rp* Tabletten	**Nitrendipin** 10 mg / 20 mg	50 Stück / 50 Stück	14,42 / 17,23	12,09 / 12,23	**Geeignet** bei hohem Blutdruck. → Seite 711
Nitrendipin 10 – 1 A Pharma Rp / *20 – 1 A Pharma Rp* Tabletten	**Nitrendipin** 10 mg / 20 mg	20 Stück / 20 Stück	11,71 / 12,94	10,81 / 10,88	**Geeignet** bei hohem Blutdruck. → Seite 711
Nitrendipin AbZ 10 mg Tabletten Rp / *20 mg Tabletten Rp* Tabletten	**Nitrendipin** 10 mg / 20 mg	50 Stück	14,42 / 17,23	12,07 / 12,11	**Geeignet** bei hohem Blutdruck. → Seite 711

Hinweise zu den Tabellenspalten → Seite 28, zur Auswahl der Arzneimittel → Seite 23, zur Grundlage der Bewertung → Seiten 24, 27

Hoher Blutdruck Fortsetzung

Handelsname Darreichungsform	Zusammensetzung pro 1 ml/1 g oder wie angegeben bzw. pro abgeteilte Einheit	Kleinste Packungsgröße	Festbetrag in Euro	Packungspreis in Euro	Bewertung
Nitrendipin AL 10 Rp *20 Rp* Filmtabletten	**Nitrendipin** 10 mg 20 mg	20 Stück 20 Stück	11,71 12,94	10,81 10,88	**Geeignet** bei hohem Blutdruck. → Seite 711
Nitrendipin beta 10 Rp *20 Rp* Tabletten	**Nitrendipin** 10 mg 20 mg	20 Stück 20 Stück	11,71 12,94	11,08 11,21	**Geeignet** bei hohem Blutdruck. → Seite 711
Nitrendipin-CT 10 mg Tabletten Rp *20 mg Tabletten Rp* Tabletten	**Nitrendipin** 10 mg 20 mg	20 Stück 20 Stück	11,71 12,94	11,15 11,21	**Geeignet** bei hohem Blutdruck. → Seite 711
Nitrendipin 10 Heumann Rp *20 Heumann Rp* Tabletten	**Nitrendipin** 10 mg 20 mg	20 Stück 20 Stück	11,71 12,94	10,81 10,88	**Geeignet** bei hohem Blutdruck. → Seite 711
Nitrendipin-ratiopharm 10 mg Rp *20 mg Rp* Tabletten	**Nitrendipin** 10 mg 20 mg	30 Stück 30 Stück	12,64 14,41	11,88 12,04	**Geeignet** bei hohem Blutdruck. → Seite 711
Nitrendipin Sandoz 10 mg Tabletten Rp *20 mg Tabletten Rp* Tabletten	**Nitrendipin** 10 mg 20 mg	20 Stück 20 Stück	11,71 12,94	11,16 11,21	**Geeignet** bei hohem Blutdruck. → Seite 711
Nitrendipin STADA 10 Rp *20 Rp* Tabletten	**Nitrendipin** 10 mg 20 mg	20 Stück 20 Stück	11,71 12,94	11,16 11,21	**Geeignet** bei hohem Blutdruck. → Seite 711
Nitrensal 10 mg Rp *20 mg Rp* Filmtabletten	**Nitrendipin** 10 mg 20 mg	50 Stück 50 Stück	14,42 17,23	14,32 16,92	**Geeignet** bei hohem Blutdruck. → Seite 711
Nitrepress 10 Rp *20 Rp* Tabletten	**Nitrendipin** 10 mg 20 mg	20 Stück 20 Stück	11,71 12,94	11,16 11,21	**Geeignet** bei hohem Blutdruck. → Seite 711
NITRE-PUREN 10 Rp *20 Rp* Tabletten	**Nitrendipin** 10 mg 20 mg	50 Stück 50 Stück	14,42 17,23	12,74 12,83	**Geeignet** bei hohem Blutdruck. → Seite 711
NIVADIL Rp *NIVADIL forte Rp* Retardkapseln	**Nilvadipin** 8 mg 16 mg	30 Stück 30 Stück	22,15 27,79	22,15 27,79	**Geeignet** bei hohem Blutdruck in Kombination mit anderen Wirkstoffen (z. B. Diuretika, ACE-Hemmer). **Mit Einschränkung geeignet** bei hohem Blutdruck als alleiniges Präparat, wenn geeignete Mittel nicht eingesetzt werden können. Folgeerkrankungen werden nur in geringerem Ausmaß vermieden. → Seite 711
NORVASC 5 mg Rp Tabletten	**Amlodipin** 5 mg	20 Stück	12,36	19,30	**Geeignet** bei hohem Blutdruck. → Seite 711
Obsidan 25 mg Rp *40 mg Rp* *100 mg Rp* Tabletten	**Propranolol-hydrochlorid** 25 mg 40 mg 100 mg	30 Stück 30 Stück 30 Stück	12,55 13,19 14,82	12,54 13,19 14,82	**Mit Einschränkung geeignet** bei hohem Blutdruck ohne Begleiterkrankungen, wenn geeignete Mittel (ACE-Hemmer, Diuretika, Sartane, Nitrendipin, Amlodipin) nicht eingesetzt werden können. Folgeerkrankungen werden nur in geringerem Ausmaß vermieden. **Geeignet**, wenn als Zusatzerkrankung koronare Herzkrankheit vorliegt oder bei jüngeren Patienten, insbesondere bei schnellem Herzschlag. → Seite 700

Hinweise zu den Tabellenspalten → Seite 28, zur Auswahl der Arzneimittel → Seite 23, zur Grundlage der Bewertung → Seiten 24, 27

Hoher Blutdruck Fortsetzung

Handelsname Darreichungsform	Zusammensetzung pro 1 ml/1 g oder wie angegeben bzw. pro abgeteilte Einheit	Kleinste Packungsgröße	Festbetrag in Euro	Packungspreis in Euro	Bewertung
Olmetec 10 mg Rp *20 mg Rp* *40 mg Rp* Filmtabletten	**Olmesartanmedoxomil** 10 mg 20 mg 40 mg	28 Stück 28 Stück 28 Stück	32,05 37,47 44,05	29,20 33,02 38,48	**Geeignet** bei hohem Blutdruck. → Seite 716
Osyrol 50-Filmtabletten Rp *100-Filmtabletten Rp* Filmtabletten	**Spironolacton** 50 mg 100 mg	20 Stück 20 Stück	14,29 18,52	14,29 18,52	**Geeignet** bei hohem Blutdruck, wenn dieser auf eine Überproduktion des Hormons Aldosteron (Hyperaldosteronismus) zurückgeht (selten). → Seite 704
Physiotens 0,2 Rp *0,3 Rp* *0,4 Rp* Filmtabletten	**Moxonidin** 0,2 mg 0,3 mg 0,4 mg	28 Stück 28 Stück 28 Stück	16,85 19,02 20,96	16,85 19,02 20,94	**Mit Einschränkung geeignet** bei hohem Blutdruck nur in Kombination mit anderen Mitteln (vor allem Diuretika). Es fehlen Studien, die einen Langzeitnutzen zeigen. → Seite 696
PIDILAT 20 mg RETARD Rp Retardtabletten	**Nifedipin** 20 mg	20 Stück	12,65	12,65	**Geeignet** bei hohem Blutdruck in Kombination mit anderen Wirkstoffen (z. B. Diuretika, ACE-Hemmer). **Mit Einschränkung geeignet** bei hohem Blutdruck als alleiniges Präparat, wenn geeignete Mittel nicht eingesetzt werden können. Folgeerkrankungen werden nur in geringerem Ausmaß vermieden. → Seite 711
Pres plus Rp Tabletten	**Enalapril-hydrogenmaleat** 10 mg + **Hydrochlorothiazid** 25 mg	50 Stück	29,58	29,57	**Geeignet** bei hohem Blutdruck, wenn dieser mit einer der beiden Einzelsubstanzen allein nicht ausreichend gesenkt werden kann. → Seite 719
Presinol mite Rp *Presinol Rp* *Presinol 500 Rp* Filmtabletten	**Methyldopa** 125 mg 250 mg 500 mg	100 Stück 100 Stück 100 Stück	23,04 30,00 40,58	23,04 30,00 40,58	**Geeignet** bei hohem Blutdruck in der Schwangerschaft. → Seite 696
Preterax 2 mg/0,625 mg Tabletten Rp Tabletten	**Indapamid** 0,625 mg + **Perindoprilerbumin** 2 mg	30 Stück		35,62	**Geeignet** bei hohem Blutdruck, wenn dieser mit einer der beiden Einzelsubstanzen allein nicht ausreichend gesenkt werden kann. → Seite 719
Procorum Rp *Procorum senior Rp* Filmtabletten *Procorum retard Rp* Retardtabletten	**Gallopamil-hydrochlorid** 50 mg 25 mg 100 mg	20 Stück 20 Stück 20 Stück		19,15 15,54 26,67	**Geeignet** bei hohem Blutdruck in Kombination mit anderen Wirkstoffen (z. B. Diuretika, ACE-Hemmer). **Mit Einschränkung geeignet** bei hohem Blutdruck als alleiniges Präparat, wenn geeignete Mittel nicht eingesetzt werden können. Folgeerkrankungen werden nur in geringerem Ausmaß vermieden. → Seite 711
Propranolol AL 80 Rp Tabletten	**Propranolol-hydrochlorid** 80 mg	50 Stück	16,56	16,07	**Mit Einschränkung geeignet** bei hohem Blutdruck ohne Begleiterkrankungen, wenn geeignete Mittel (ACE-Hemmer, Diuretika, Sartane, Nitrendipin, Amlodipin) nicht eingesetzt werden können. Folgeerkrankungen werden nur in geringerem Ausmaß vermieden. **Geeignet**, wenn als Zusatzerkrankung koronare Herzkrankheit vorliegt oder bei jüngeren Patienten, insbesondere bei schnellem Herzschlag. → Seite 70[illegible]

Hinweise zu den Tabellenspalten → Seite 28, zur Auswahl der Arzneimittel → Seite 23, zur Grundlage der Bewertung → Seiten 24, 27

Hoher Blutdruck Fortsetzung

Handelsname Darreichungsform	Zusammensetzung pro 1 ml/1 g oder wie angegeben bzw. pro abgeteilte Einheit	Kleinste Packungsgröße	Festbetrag in Euro	Packungspreis in Euro	Bewertung

Hinweise zu den Tabellenspalten → Seite 28, zur Auswahl der Arzneimittel → Seite 23, zur Grundlage der Bewertung → Seiten 24, 27

Handelsname Darreichungsform	Zusammensetzung	Kleinste Packungsgröße	Festbetrag in Euro	Packungspreis in Euro	Bewertung
Propranolol-CT *40 mg Filmtabletten Rp*	**Propranolol-hydrochlorid** 40 mg	50 Stück	14,82	14,35	**Mit Einschränkung geeignet** bei hohem Blutdruck ohne Begleiterkrankungen, wenn geeignete Mittel (ACE-Hemmer, Diuretika, Sartane, Nitrendipin, Amlodipin) nicht eingesetzt werden können. Folgeerkrankungen werden nur in geringerem Ausmaß vermieden. **Geeignet**, wenn als Zusatzerkrankung koronare Herzkrankheit vorliegt oder bei jüngeren Patienten, insbesondere bei schnellem Herzschlag. → Seite 700
80 mg Filmtabletten Rp Filmtabletten	80 mg	50 Stück	16,56	16,53	
Propranolol-GRY 10 mg Rp	**Propranolol-hydrochlorid** 10 mg	20 Stück	11,11	10,97	**Mit Einschränkung geeignet** bei hohem Blutdruck ohne Begleiterkrankungen, wenn geeignete Mittel (ACE-Hemmer, Diuretika, Sartane, Nitrendipin, Amlodipin) nicht eingesetzt werden können. Folgeerkrankungen werden nur in geringerem Ausmaß vermieden. **Geeignet**, wenn als Zusatzerkrankung koronare Herzkrankheit vorliegt oder bei jüngeren Patienten, insbesondere bei schnellem Herzschlag. → Seite 700
40 mg Rp	40 mg	20 Stück	12,25	12,21	
80 mg Rp Tabletten	80 mg	20 Stück	13,14	13,09	
Propranolol STADA 40 mg Rp	**Propranolol-hydrochlorid** 40 mg	50 Stück	14,82	14,66	**Mit Einschränkung geeignet** bei hohem Blutdruck ohne Begleiterkrankungen, wenn geeignete Mittel (ACE-Hemmer, Diuretika, Sartane, Nitrendipin, Amlodipin) nicht eingesetzt werden können. Folgeerkrankungen werden nur in geringerem Ausmaß vermieden. **Geeignet**, wenn als Zusatzerkrankung koronare Herzkrankheit vorliegt oder bei jüngeren Patienten, insbesondere bei schnellem Herzschlag. → Seite 700
80 mg Rp Tabletten	80 mg	50 Stück	16,56	16,55	
Propra-ratiopharm 40 Rp	**Propranolol-hydrochlorid** 40 mg	50 Stück	14,82	14,35	**Mit Einschränkung geeignet** bei hohem Blutdruck ohne Begleiterkrankungen, wenn geeignete Mittel (ACE-Hemmer, Diuretika, Sartane, Nitrendipin, Amlodipin) nicht eingesetzt werden können. Folgeerkrankungen werden nur in geringerem Ausmaß vermieden. **Geeignet**, wenn als Zusatzerkrankung koronare Herzkrankheit vorliegt oder bei jüngeren Patienten, insbesondere bei schnellem Herzschlag. → Seite 700
80 Rp Filmtabletten	80 mg	50 Stück	16,56	16,54	
Propra retard-ratiopharm 80 Rp	80 mg	50 Stück	20,02	16,91	
160 Rp Retardkapseln	160 mg	50 Stück	24,01	19,69	
provas 80 mg Rp	**Valsartan** 80 mg	28 Stück	34,87	34,87	**Geeignet** bei hohem Blutdruck. → Seite 716
160 mg Rp	160 mg	28 Stück	40,81	40,81	
320 mg Filmtabletten Rp	320 mg	28 Stück	46,48	46,48	
provas comp Rp	**Hydrochlorothiazid** 12,5 mg + **Valsartan** 80 mg	28 Stück		35,76	**Geeignet** bei hohem Blutdruck, wenn dieser mit einer der beiden Einzelsubstanzen allein nicht ausreichend gesenkt werden kann. → Seite 720
provas 160 comp Rp	**Hydrochlorothiazid** 12,5 mg + **Valsartan** 160 mg	28 Stück		41,07	
provas 160 maxx Rp Filmtabletten	**Hydrochlorothiazid** 25 mg + **Valsartan** 160 mg	28 Stück		41,32	
Quadropril Rp Tabletten	**Spirapril-hydrochlorid** 6 mg	20 Stück	13,71	14,11	**Geeignet** bei hohem Blutdruck. → Seite 692

Hoher Blutdruck Fortsetzung

Handelsname Darreichungsform	Zusammensetzung pro 1 ml/1 g oder wie angegeben bzw. pro abgeteilte Einheit	Kleinste Packungsgröße	Festbetrag in Euro	Packungspreis in Euro	Bewertung
Querto 25 mg Rp Tabletten	**Carvedilol** 25 mg	28 Stück	33,70	33,70	**Mit Einschränkung geeignet** bei hohem Blutdruck ohne Begleiterkrankungen, wenn geeignete Mittel (ACE-Hemmer, Diuretika, Sartane, Nitrendipin, Amlodipin) nicht eingesetzt werden können. Folgeerkrankungen werden nur in geringerem Ausmaß vermieden. **Geeignet**, wenn Zusatzerkrankungen wie koronare Herzkrankheit oder Herzschwäche vorliegen oder bei jüngeren Patienten, insbesondere bei schnellem Herzschlag. → Seite 700
Ramipril – 1A-Pharma 2,5 mg Tabletten Rp	**Ramipril** 2,5 mg	20 Stück	11,73	9,95	**Geeignet** bei hohem Blutdruck. → Seite 692
5 mg Tabletten Rp	5 mg	20 Stück	12,71	10,73	
7,5 mg Tabletten Rp	7,5 mg	20 Stück	13,47	11,77	
10 mg Tabletten Rp Tabletten	10 mg	20 Stück	14,14	11,41	
Ramipril AL 2,5 mg Hartkapseln Rp	**Ramipril** 2,5 mg	20 Stück	11,73	9,70	**Geeignet** bei hohem Blutdruck. → Seite 692
5 mg Hartkapseln Rp	5 mg	20 Stück	12,71	10,73	
10 mg Hartkapseln Rp Kapseln	10 mg	20 Stück	14,14	11,41	
Ramipril AL 2,5 mg Tabletten Rp	2,5 mg	20 Stück	11,73	9,70	
5 mg Tabletten Rp	5 mg	20 Stück	12,71	10,73	
10 mg Tabletten Rp Tabletten	10 mg	20 Stück	14,14	11,41	
Ramipril beta 2,5 mg Rp	**Ramipril** 2,5 mg	20 Stück	11,73	10,51	**Geeignet** bei hohem Blutdruck. → Seite 692
5 mg Rp	5 mg	20 Stück	12,71	11,17	
10 mg Rp	10 mg	20 Stück	14,14	11,90	
Ramipril beta comp 2,5 mg/12,5 mg Tabletten Rp	**Hydrochlorothiazid** 12,5 mg **+ Ramipril** 2,5 mg	20 Stück	16,96	11,54	**Geeignet** bei hohem Blutdruck, wenn dieser mit einer der beiden Einzelsubstanzen allein nicht ausreichend gesenkt werden kann. → Seite 719
5 mg/25 mg Tabletten Rp Tabletten	**Hydrochlorothiazid** 25 mg **+ Ramipril** 5 mg	20 Stück	17,77	12,90	
Ramipril HEXAL 1,25 mg Rp	**Ramipril** 1,25 mg	20 Stück	11,31	10,47	**Geeignet** bei hohem Blutdruck. → Seite 692
2,5 mg Rp	2,5 mg	20 Stück	11,73	10,51	
5 mg Rp	5 mg	20 Stück	12,71	11,17	
7,5 mg Rp	7,5 mg	20 Stück	13,47	11,58	
10 mg Rp	10 mg	20 Stück	14,14	11,90	
Ramipril HEXAL comp 2,5 mg/12,5 mg Tabletten Rp	**Hydrochlorothiazid** 12,5 mg **+ Ramipril** 2,5 mg	20 Stück	16,96	11,54	
5 mg/25 mg Tabletten Rp Tabletten	**Hydrochlorothiazid** 25 mg **+ Ramipril** 5 mg	20 Stück	17,77	12,90	**Geeignet** bei hohem Blutdruck, wenn dieser mit einer der beiden Einzelsubstanzen allein nicht ausreichend gesenkt werden kann. → Seite 719
Ramipril-ratiopharm 2,5 mg Tabletten Rp	**Ramipril** 2,5 mg	20 Stück	11,73	10,51	**Geeignet** bei hohem Blutdruck. → Seite 692
5 mg Tabletten Rp	5 mg	20 Stück	12,71	11,17	
10 mg Tabletten Rp	10 mg	20 Stück	14,14	11,90	
Ramipril-ratiopharm comp. 2,5 mg/12,5 mg Tabletten Rp	**Hydrochlorothiazid** 12,5 mg **+ Ramipril** 2,5 mg	20 Stück	16,96	11,54	**Geeignet** bei hohem Blutdruck, wenn dieser mit einer der beiden Einzelsubstanzen allein nicht ausreichend gesenkt werden kann. → Seite 719
5 mg/25 mg Tabletten Rp Tabletten	**Hydrochlorothiazid** 25 mg **+ Ramipril** 5 mg	20 Stück	17,77	12,90	

Hinweise zu den Tabellenspalten → Seite 28, zur Auswahl der Arzneimittel → Seite 23, zur Grundlage der Bewertung → Seiten 24, 27

Hoher Blutdruck Fortsetzung

Handelsname Darreichungsform	Zusammensetzung pro 1 ml/1 g oder wie angegeben bzw. pro abgeteilte Einheit	Kleinste Packungsgröße	Festbetrag in Euro	Packungspreis in Euro	Bewertung
Hinweise zu den Tabellenspalten → Seite 28, zur Auswahl der Arzneimittel → Seite 23, zur Grundlage der Bewertung → Seiten 24, 27					
Ramipril Sandoz 1,25 mg Tabletten Rp	**Ramipril** 1,25 mg	20 Stück	11,31	10,47	**Geeignet** bei hohem Blutdruck. → Seite 692
2,5 mg Tabletten Rp	2,5 mg	20 Stück	11,73	10,51	
5 mg Tabletten Rp	5 mg	20 Stück	12,71	11,17	
7,5 mg Tabletten Rp	7,5 mg	20 Stück	13,47	11,58	
10 mg Tabletten Rp Tabletten	10 mg	20 Stück	14,14	11,90	
Ramipril STADA 2,5 mg Tabletten Rp	**Ramipril** 2,5 mg	20 Stück	11,73	10,51	**Geeignet** bei hohem Blutdruck. → Seite 692
5 mg Tabletten Rp	5 mg	20 Stück	12,71	11,17	
10 mg Tabletten Rp	10 mg	20 Stück	14,14	11,90	
Ramiplus STADA 2,5 mg/12,5 mg Tabletten Rp	**Hydrochlorothiazid** 12,5 mg + **Ramipril** 2,5 mg	20 Stück	16,96	11,54	**Geeignet** bei hohem Blutdruck, wenn dieser mit einer der beiden Einzelsubstanzen allein nicht ausreichend gesenkt werden kann. → Seite 719
5 mg/25 mg Tabletten Rp Tabletten	**Hydrochlorothiazid** 25 mg + **Ramipril** 5 mg	20 Stück	17,77	12,90	
Ramipril TAD 2,5 mg Hartkapseln Rp	**Ramipril** 2,5 mg	30 Stück	12,63	10,95	**Geeignet** bei hohem Blutdruck. → Seite 692
5 mg Hartkapseln Rp	5 mg	30 Stück	14,01	11,79	
10 mg Hartkapseln Rp Kapseln	10 mg	30 Stück	16,08	12,65	
Ramipril TAD 2,5 mg Tabletten Rp	2,5 mg	30 Stück	12,63	10,95	
5 mg Tabletten Rp	5 mg	30 Stück	14,01	11,79	
10 mg Tabletten Rp Tabletten	10 mg	30 Stück	16,08	12,65	
RENACOR Rp Tabletten	**Enalaprilmaleat** 10 mg + **Hydrochlorothiazid** 25 mg	30 Stück	21,56	21,56	**Geeignet** bei hohem Blutdruck, wenn dieser mit einer der beiden Einzelsubstanzen allein nicht ausreichend gesenkt werden kann. → Seite 719
Selectol Rp Filmtabletten	**Celiprolol-hydrochlorid** 200 mg	28 Stück	15,34	15,26	**Mit Einschränkung geeignet** bei hohem Blutdruck ohne Begleiterkrankungen, wenn geeignete Mittel (ACE-Hemmer, Diuretika, Sartane, Nitrendipin, Amlodipin) nicht eingesetzt werden können. Folgeerkrankungen werden nur in geringerem Ausmaß vermieden. Das Mittel ist trotz langer Marktzugehörigkeit insgesamt wenig erprobt. → Seite 700
Spiro-CT 50 mg Tabletten Rp	**Spironolacton** 50 mg	20 Stück	14,29	12,83	**Geeignet** bei hohem Blutdruck, wenn dieser auf eine Überproduktion des Hormons Aldosteron (Hyperaldosteronismus) zurückgeht (selten). → Seite 704
100 mg Tabletten Rp Tabletten	100 mg	20 Stück	18,52	15,78	
Spironolacton AL 50 Rp	**Spironolacton** 50 mg	20 Stück	14,29	12,77	**Geeignet** bei hohem Blutdruck, wenn dieser auf eine Überproduktion des Hormons Aldosteron (Hyperaldosteronismus) zurückgeht (selten). → Seite 704
100 Rp Tabletten	100 mg	20 Stück	18,52	15,74	
Spironolacton 50 Heumann Rp	**Spironolacton** 50 mg	20 Stück	14,29	12,84	**Geeignet** bei hohem Blutdruck, wenn dieser auf eine Überproduktion des Hormons Aldosteron (Hyperaldosteronismus) zurückgeht (selten). → Seite 704
100 Heumann Rp Tabletten	100 mg	20 Stück	18,52	15,79	

Hoher Blutdruck Fortsetzung

Handelsname Darreichungsform	Zusammensetzung pro 1 ml/1 g oder wie angegeben bzw. pro abgeteilte Einheit	Kleinste Packungsgröße	Festbetrag in Euro	Packungspreis in Euro	Bewertung
Spironolacton Hexal 50 mg Rp *100 mg* Rp Tabletten	**Spironolacton** 50 mg 100 mg	20 Stück 20 Stück	14,29 18,52	12,84 15,79	**Geeignet** bei hohem Blutdruck, wenn dieser auf eine Überproduktion des Hormons Aldosteron (Hyperaldosteronismus) zurückgeht (selten). → Seite 704
Spironolacton-ratiopharm 50 Rp *100* Rp Tabletten	**Spironolacton** 50 mg 100 mg	20 Stück 20 Stück	14,29 18,52	12,84 15,79	**Geeignet** bei hohem Blutdruck, wenn dieser auf eine Überproduktion des Hormons Aldosteron (Hyperaldosteronismus) zurückgeht (selten). → Seite 704
Spironolacton STADA 50 mg Rp *100 mg* Rp Tabletten	**Spironolacton** 50 mg 100 mg	50 Stück 50 Stück	20,62 30,51	17,33 24,25	**Geeignet** bei hohem Blutdruck, wenn dieser auf eine Überproduktion des Hormons Aldosteron (Hyperaldosteronismus) zurückgeht (selten). → Seite 704
Tarka 180 mg/ 2 mg Rp Tabletten	**Trandolapril** 2 mg **+ Verapamil-hydrochlorid** 180 mg	28 Stück		31,11	**Geeignet** bei hohem Blutdruck, wenn dieser mit einem ACE-Hemmer allein nicht ausreichend gesenkt werden kann. → Seite 720
Teneretic mite Rp *Teneretic* Rp Filmtabletten	**Atenolol** 50 mg **+ Chlortalidon** 12,5 mg **Atenolol** 100 mg **+ Chlortalidon** 25 mg	30 Stück 30 Stück	17,01 23,51	17,01 23,51	**Geeignet** bei hohem Blutdruck, wenn dieser mit einer der Einzelsubstanzen allein nicht ausreichend gesenkt werden kann. → Seite 720
Tenormin 50 Rp *100* Rp Filmtabletten	**Atenolol** 50 mg 100 mg	30 Stück 30 Stück	13,13 15,26	13,13 15,26	**Mit Einschränkung geeignet** bei hohem Blutdruck ohne Begleiterkrankungen, wenn geeignete Mittel (ACE-Hemmer, Diuretika, Sartane, Nitrendipin, Amlodipin) nicht eingesetzt werden können. Folgeerkrankungen werden nur in geringerem Ausmaß vermieden. **Geeignet**, wenn als Zusatzerkrankung koronare Herzkrankheit vorliegt oder bei jüngeren Patienten, insbesondere bei schnellem Herzschlag. → Seite 700
Tensiomin-Cor Rp *Tensiomin 25* Rp *50* Rp Tabletten	**Captopril** 12,5 mg 25 mg 50 mg	50 Stück 100 Stück 100 Stück	13,38 19,71 23,38	14,64 23,18 28,13	**Geeignet** bei hohem Blutdruck. → Seite 69
tensobon 25 Rp *50* Rp	**Captopril** 25 mg 50 mg	30 Stück 50 Stück	13,14 17,10	13,14 17,10	**Geeignet** bei hohem Blutdruck. → Seite 69
tensobon mini comp Rp *tensobon comp mite* Rp *tensobon comp* Rp Tabletten	**Captopril** 25 mg **+ Hydrochlorothiazid** 12,5 mg **Captopril** 25 mg **+ Hydrochlorothiazid** 25 mg **Captopril** 50 mg **+ Hydrochlorothiazid** 25 mg	50 Stück 50 Stück 30 Stück	27,07 28,41 21,36	27,07 28,41 21,36	**Geeignet** bei hohem Blutdruck, wenn dieser mit einer der beiden Einzelsubstanzen allein nicht ausreichend gesenkt werden kann. → Seite 719
Tensostad 12,5 mg Rp *25 mg* Rp *50 mg* Rp Tabletten	**Captopril** 12,5 mg 25 mg 50 mg	30 Stück 30 Stück 30 Stück	12,02 13,14 14,41	11,29 11,29 11,29	**Geeignet** bei hohem Blutdruck. → Seite 69
Teveten mono 600 mg Filmtabletten Rp	**Eprosartan** 600 mg	28 Stück	37,93	37,93	**Geeignet** bei hohem Blutdruck. → Seite 71
Teveten Plus 600/12,5 mg Rp Filmtabletten	**Eprosartan** 600 mg **+ Hydrochlorothiazid** 12,5 mg	28 Stück		39,72	**Geeignet** bei hohem Blutdruck, wenn dieser mit einer der beiden Einzelsubstanzen allein nicht ausreichend gesenkt werden kann. → Seite 72

Hinweise zu den Tabellenspalten → Seite 28, zur Auswahl der Arzneimittel → Seite 23, zur Grundlage der Bewertung → Seiten 24, 27

Hoher Blutdruck Fortsetzung

Handelsname Darreichungsform	Zusammensetzung pro 1 ml/1 g oder wie angegeben bzw. pro abgeteilte Einheit	Kleinste Packungsgröße	Festbetrag in Euro	Packungspreis in Euro	Bewertung

Hinweise zu den Tabellenspalten → Seite 28, zur Auswahl der Arzneimittel → Seite 23, zur Grundlage der Bewertung → Seiten 24, 27

Handelsname Darreichungsform	Zusammensetzung pro 1 ml/1 g oder wie angegeben bzw. pro abgeteilte Einheit	Kleinste Packungsgröße	Festbetrag in Euro	Packungspreis in Euro	Bewertung
Torasemid – 1 A Pharma 2,5 mg Tabletten Rp Tabletten	**Torasemid** 2,5 mg	20 Stück	11,63	10,91	**Geeignet** bei hohem Blutdruck, wenn die Nierenfunktion eingeschränkt ist. **Wenig geeignet** bei hohem Blutdruck ohne diese Begleiterkrankung wegen der unerwünschten Wirkungen auf den Flüssigkeitshaushalt. → Seite 704
Torasemid beta 2,5 mg Tabletten Rp Tabletten	**Torasemid** 2,5 mg	20 Stück	11,63	10,92	**Geeignet** bei hohem Blutdruck, wenn die Nierenfunktion eingeschränkt ist. **Wenig geeignet** bei hohem Blutdruck ohne diese Begleiterkrankung wegen der unerwünschten Wirkungen auf den Flüssigkeitshaushalt. → Seite 704
Torasemid HEXAL 2,5 mg Tabletten Rp Tabletten	**Torasemid** 2,5 mg	20 Stück	11,63	10,92	**Geeignet** bei hohem Blutdruck, wenn die Nierenfunktion eingeschränkt ist. **Wenig geeignet** bei hohem Blutdruck ohne diese Begleiterkrankung wegen der unerwünschten Wirkungen auf den Flüssigkeitshaushalt. → Seite 704
Torem RR Rp *Torem 200* Rp Tabletten	**Torasemid** 2,5 mg 200 mg	20 Stück 30 Stück	11,63 40,77	11,63 40,77	**Geeignet** bei hohem Blutdruck, wenn die Nierenfunktion eingeschränkt ist. **Wenig geeignet** bei hohem Blutdruck ohne diese Begleiterkrankung wegen der unerwünschten Wirkungen auf den Flüssigkeitshaushalt. → Seite 704
Tri.-Thiazid STADA Rp Tabletten	**Hydrochlorothiazid** 25 mg **+ Triamteren** 50 mg	20 Stück	11,33	11,33	**Geeignet** bei hohem Blutdruck, wenn der durch Thiazide verursachte Kaliumverlust begrenzt werden soll. → Seite 721
Triampur compositum Rp Tabletten	**Hydrochlorothiazid** 12,5 mg **+ Triamteren** 25 mg	50 Stück	13,05	14,95	**Geeignet** bei hohem Blutdruck, wenn der durch Thiazide verursachte Kaliumverlust begrenzt werden soll. → Seite 721
Triamteren/HCT AL Rp Filmtabletten	**Hydrochlorothiazid** 25 mg **+ Triamteren** 50 mg	20 Stück	11,33	11,26	**Geeignet** bei hohem Blutdruck, wenn der durch Thiazide verursachte Kaliumverlust begrenzt werden soll. → Seite 721
Triamteren comp.-CT 50 mg/25 mg Rp Filmtabletten	**Hydrochlorothiazid** 25 mg **+ Triamteren** 50 mg	30 Stück	12,04	11,72	**Geeignet** bei hohem Blutdruck, wenn der durch Thiazide verursachte Kaliumverlust begrenzt werden soll. → Seite 721
Triamteren comp.-ratiopharm Rp Filmtabletten	**Hydrochlorothiazid** 25 mg **+ Triamteren** 50 mg	20 Stück	11,33	11,27	**Geeignet** bei hohem Blutdruck, wenn der durch Thiazide verursachte Kaliumverlust begrenzt werden soll. → Seite 721
Triamteren HCT Sandoz 50/25 mg Filmtabletten Rp Filmtabletten	**Hydrochlorothiazid** 25 mg **+ Triamteren** 50 mg	30 Stück	12,04	11,72	**Geeignet** bei hohem Blutdruck, wenn der durch Thiazide verursachte Kaliumverlust begrenzt werden soll. → Seite 721
Triarese Rp Tabletten	**Hydrochlorothiazid** 25 mg **+ Triamteren** 50 mg	30 Stück	12,04	12,01	**Geeignet** bei hohem Blutdruck, wenn der durch Thiazide verursachte Kaliumverlust begrenzt werden soll. → Seite 721
Triniton Rp Tabletten	**Dihydralazinsulfat** 10 mg **+ Hydrochlorothiazid** 10 mg **+ Reserpin** 0,1 mg	50 Stück		21,48	**Mit Einschränkung geeignet** bei hohem Blutdruck, wenn die Reserpin-Dosis unter 0,20 Milligramm pro Tag bleibt. Es stehen bessere Alternativen zur Verfügung. **Wenig geeignet** bei hohem Blutdruck bei Reserpin-Dosen über 0,20 Milligramm wegen der unerwünschten Wirkungen auf das zentrale Nervensystem (Depressionen). → Seite 723

Hoher Blutdruck Fortsetzung

Handelsname Darreichungsform	Zusammensetzung pro 1 ml/1 g oder wie angegeben bzw. pro abgeteilte Einheit	Kleinste Packungsgröße	Festbetrag in Euro	Packungspreis in Euro	Bewertung
TRI-Normin 25 Rp	**Atenolol** 25 mg **+ Chlortalidon** 12,5 mg **+ Hydralazin-hydrochlorid** 25 mg	30 Stück	27,70	27,70	**Mit Einschränkung geeignet** bei hohem Blutdruck, wenn dieser mit verträglicheren Einzelsubstanzen oder Zweierkombinationen (z. B. Betablocker + Diuretikum) nicht ausreichend gesenkt werden kann. → Seite 723
50 Rp Filmtabletten	**Atenolol** 50 mg **+ Chlortalidon** 25 mg **+ Hydralazin-hydrochlorid** 50 mg	30 Stück	32,08	32,08	
Turfa Rp Tabletten	**Hydrochlorothiazid** 25 mg **+ Triamteren** 50 mg	20 Stück	11,33	11,26	**Geeignet** bei hohem Blutdruck, wenn der durch Thiazide verursachte Kaliumverlust begrenzt werden soll. → Seite 721
Udrik 0,5 mg Rp	**Trandolapril** 0,5 mg	20 Stück	11,73	11,72	**Geeignet** bei hohem Blutdruck. → Seite 692
1 mg Rp	1 mg	20 Stück	12,71	12,71	
2 mg Rp Kapseln	2 mg	20 Stück	14,14	18,46	
Unat RR Rp	**Torasemid** 2,5 mg	20 Stück	11,63	11,63	**Geeignet** bei hohem Blutdruck, wenn die Nierenfunktion eingeschränkt ist. **Wenig geeignet** bei hohem Blutdruck ohne diese Begleiterkrankung wegen der unerwünschten Wirkungen auf den Flüssigkeitshaushalt. → Seite 704
Unat 200 Rp Tabletten	200 mg	30 Stück	40,77	40,77	
Unimax 2,5/2,5 mg Rp	**Felodipin** 2,5 mg **+ Ramipril** 2,5 mg	30 Stück		33,33	**Geeignet** bei hohem Blutdruck, wenn dieser mit einem ACE-Hemmer allein nicht ausreichend gesenkt werden kann. → Seite 720
5/5 mg Rp Filmtabletten	**Felodipin** 5 mg **+ Ramipril** 5 mg	30 Stück		40,00	
Uriduct 4 mg Retard Rp Retardtabletten	**Doxazosin** 4 mg	30 Stück	21,79	18,15	**Mit Einschränkung geeignet** bei hohem Blutdruck bei Männern mit einer Störung beim Wasserlassen wegen vergrößerter Prostata, wenn keine Herzkrankheiten vorliegen. **Wenig geeignet** bei hohem Blutdruck in allen anderen Fällen, weil unter der Therapie häufiger Komplikationen am Herzen (Herzschwäche) auftreten können. → Seite 694
Vascal uno mite Rp	**Isradipin** 2,5 mg	50 Stück	23,70	23,69	**Geeignet** bei hohem Blutdruck in Kombination mit anderen Wirkstoffen (z. B. Diuretika, ACE-Hemmer). **Mit Einschränkung geeignet** bei hohem Blutdruck als alleiniges Präparat, wenn geeignete Mittel nicht eingesetzt werden können. Folgeerkrankungen werden nur in geringerem Ausmaß vermieden. → Seite 71
Vascal uno Rp Retardkapseln	5 mg	30 Stück	22,15	22,15	
Vascal Rp Tabletten	2,5 mg	50 Stück	13,86	13,86	
Verabeta 40 Rp	**Verapamil-hydrochlorid** 40 mg	100 Stück	13,39	12,26	**Geeignet** bei hohem Blutdruck in Kombination mit anderen Wirkstoffen (z. B. Diuretika, ACE-Hemmer). **Mit Einschränkung geeignet** bei hohem Blutdruck als alleiniges Präparat, wenn geeignete Mittel nicht eingesetzt werden können. Folgeerkrankungen werden nur in geringerem Ausmaß vermieden. → Seite 71
80 Rp	80 mg	100 Stück	16,58	15,70	
120 Rp Filmtabletten	120 mg	100 Stück	19,54	19,39	
Verabeta 120 retard Rp	120 mg	30 Stück	14,63	13,14	
Verabeta 240 RR Rp Retardtabletten	240 mg	30 Stück	18,72	16,01	
Vera-CT 120 mg Filmtabletten Rp Filmtabletten	**Verapamil-hydrochlorid** 120 mg	50 Stück	15,49	15,34	**Geeignet** bei hohem Blutdruck in Kombination mit anderen Wirkstoffen (z. B. Diuretika, ACE-Hemmer). **Mit Einschränkung geeignet** bei hohem Blutdruck als alleiniges Präparat, wenn geeignete Mittel nicht eingesetzt werden können. Folgeerkrankungen werden nur in geringerem Ausmaß vermieden. → Seite 71
Vera-CT 240 mg Retardtabletten Rp Retardtabletten	240 mg	50 Stück	23,74	19,49	
Vera-CT 80 mg Tabletten Rp überzogene Tabletten	80 mg	30 Stück	12,42	12,40	

Hinweise zu den Tabellenspalten → Seite 28, zur Auswahl der Arzneimittel → Seite 23, zur Grundlage der Bewertung → Seiten 24, 27

Hoher Blutdruck Fortsetzung

Hinweise zu den Tabellenspalten → Seite 28, zur Auswahl der Arzneimittel → Seite 23, zur Grundlage der Bewertung → Seiten 24, 27

Handelsname Darreichungsform	Zusammensetzung pro 1 ml/1 g oder wie angegeben bzw. pro abgeteilte Einheit	Kleinste Packungsgröße	Festbetrag in Euro	Packungspreis in Euro	Bewertung
Verahexal 40 Rp	**Verapamil-hydrochlorid** 40 mg	30 Stück	11,15	10,70	**Geeignet** bei hohem Blutdruck in Kombination mit anderen Wirkstoffen (z. B. Diuretika, ACE-Hemmer). **Mit Einschränkung geeignet** bei hohem Blutdruck als alleiniges Präparat, wenn geeignete Mittel nicht eingesetzt werden können. Folgeerkrankungen werden nur in geringerem Ausmaß vermieden. → Seite 711
80 Rp	80 mg	30 Stück	12,42	11,59	
120 Rp Filmtabletten	120 mg	30 Stück	13,63	13,49	
Verahexal 120 retard Rp	120 mg	30 Stück	14,63	13,14	
180 retard Rp	180 mg	30 Stück	16,72	14,60	
240 retard Rp Retardkapseln	240 mg	30 Stück	18,72	16,01	
Verahexal KHK 120 retard Rp	120 mg	30 Stück	14,63	13,14	
Verahexal RR 240 retard Rp Retardtabletten	240 mg	30 Stück	18,72	16,01	
Vera Lich 80 mg Rp Filmtabletten	**Verapamil-hydrochlorid** 80 mg	50 Stück	13,74	13,57	**Geeignet** bei hohem Blutdruck in Kombination mit anderen Wirkstoffen (z. B. Diuretika, ACE-Hemmer). **Mit Einschränkung geeignet** bei hohem Blutdruck als alleiniges Präparat, wenn geeignete Mittel nicht eingesetzt werden können. Folgeerkrankungen werden nur in geringerem Ausmaß vermieden. → Seite 711
Vera Lich retard 120 mg Rp	120 mg	50 Stück	17,39	15,05	
retard 240 mg Rp Retardtabletten	240 mg	50 Stück	23,74	19,49	
Veramex 40 Rp	**Verapamil-hydrochlorid** 40 mg	50 Stück	11,85	11,85	**Geeignet** bei hohem Blutdruck in Kombination mit anderen Wirkstoffen (z. B. Diuretika, ACE-Hemmer). **Mit Einschränkung geeignet** bei hohem Blutdruck als alleiniges Präparat, wenn geeignete Mittel nicht eingesetzt werden können. Folgeerkrankungen werden nur in geringerem Ausmaß vermieden. → Seite 711
80 Rp	80 mg	20 Stück	11,69	11,69	
120 Rp Filmtabletten	120 mg	20 Stück	12,57	12,57	
Veramex retard 240 Rp Retardtabletten	240 mg	20 Stück	16,05	14,13	
Verapamil 40 – 1A-Pharma Rp	**Verapamil-hydrochlorid** 40 mg	50 Stück	11,85	11,15	**Geeignet** bei hohem Blutdruck in Kombination mit anderen Wirkstoffen (z. B. Diuretika, ACE-Hemmer). **Mit Einschränkung geeignet** bei hohem Blutdruck als alleiniges Präparat, wenn geeignete Mittel nicht eingesetzt werden können. Folgeerkrankungen werden nur in geringerem Ausmaß vermieden. → Seite 711
80 – 1A-Pharma Rp	80 mg	30 Stück	12,42	11,55	
120 – 1A-Pharma Rp Filmtabletten	120 mg	30 Stück	13,63	13,48	
Verapamil 120 ret – 1A-Pharma Rp	120 mg	30 Stück	14,63	13,13	
240 ret – 1A-Pharma Rp Retardtabletten	240 mg	30 Stück	18,72	15,95	
Verapamil AbZ 40 mg Filmtabletten Rp	**Verapamil-hydrochlorid** 40 mg	100 Stück	13,39	12,21	**Geeignet** bei hohem Blutdruck in Kombination mit anderen Wirkstoffen (z. B. Diuretika, ACE-Hemmer). **Mit Einschränkung geeignet** bei hohem Blutdruck als alleiniges Präparat, wenn geeignete Mittel nicht eingesetzt werden können. Folgeerkrankungen werden nur in geringerem Ausmaß vermieden. → Seite 711
80 mg Filmtabletten Rp	80 mg	50 Stück	13,74	13,15	
120 mg Filmtabletten Rp Filmtabletten	120 mg	100 Stück	19,54	18,69	
Verapamil 240 mg AbZ retard Rp Retardtabletten	240 mg	50 Stück	23,74	19,43	
Verapamil AL 40 Rp	**Verapamil-hydrochlorid** 40 mg	50 Stück	11,85	11,15	**Geeignet** bei hohem Blutdruck in Kombination mit anderen Wirkstoffen (z. B. Diuretika, ACE-Hemmer). **Mit Einschränkung geeignet** bei hohem Blutdruck als alleiniges Präparat, wenn geeignete Mittel nicht eingesetzt werden können. Folgeerkrankungen werden nur in geringerem Ausmaß vermieden. → Seite 711
80 Rp	80 mg	50 Stück	13,74	13,15	
120 Rp Filmtabletten	120 mg	50 Stück	15,49	14,97	
Verapamil AL 240 retard Rp Retardtabletten	240 mg	50 Stück	23,74	19,43	

Hoher Blutdruck Fortsetzung

Handelsname Darreichungsform	Zusammensetzung pro 1 ml/1 g oder wie angegeben bzw. pro abgeteilte Einheit	Kleinste Packungsgröße	Festbetrag in Euro	Packungspreis in Euro	Bewertung
VERAPAMIL BASICS 80 mg Rp Filmtabletten	**Verapamil-hydrochlorid** 80 mg	100 Stück	16,58	15,10	**Geeignet** bei hohem Blutdruck in Kombination mit anderen Wirkstoffen (z. B. Diuretika, ACE-Hemmer). **Mit Einschränkung geeignet** bei hohem Blutdruck als alleiniges Präparat, wenn geeignete Mittel nicht eingesetzt werden können. Folgeerkrankungen werden nur in geringerem Ausmaß vermieden. → Seite 711
VERAPAMIL BASICS 120 mg retard Rp	120 mg	100 Stück	23,68	18,69	
240 mg retard Rp Retardtabletten	240 mg	50 Stück	23,74	19,43	
Verapamil Hennig 40 mg Rp	**Verapamil-hydrochlorid** 40 mg	50 Stück	11,85	11,79	**Geeignet** bei hohem Blutdruck in Kombination mit anderen Wirkstoffen (z. B. Diuretika, ACE-Hemmer). **Mit Einschränkung geeignet** bei hohem Blutdruck als alleiniges Präparat, wenn geeignete Mittel nicht eingesetzt werden können. Folgeerkrankungen werden nur in geringerem Ausmaß vermieden. → Seite 711
80 mg Rp	80 mg	50 Stück	13,74	13,17	
120 mg Rp Filmtabletten	120 mg	50 Stück	15,49	15,43	
Verapamil Hennig 120 mg retard Rp	120 mg	50 Stück	17,39	14,98	
240 mg retard Rp Retardtabletten	240 mg	20 Stück	16,05	14,08	
Verapamil-ratiopharm N 40 Rp	**Verapamil-hydrochlorid** 40 mg	20 Stück	10,76	10,75	**Geeignet** bei hohem Blutdruck in Kombination mit anderen Wirkstoffen (z. B. Diuretika, ACE-Hemmer). **Mit Einschränkung geeignet** bei hohem Blutdruck als alleiniges Präparat, wenn geeignete Mittel nicht eingesetzt werden können. Folgeerkrankungen werden nur in geringerem Ausmaß vermieden. → Seite 711
80 Rp	80 mg	20 Stück	11,69	11,67	
Verapamil-ratiopharm 120 Rp Filmtabletten	120 mg	20 Stück	12,57	12,53	
Verapamil retard-ratiopharm 240 Rp Retardtabletten	240 mg	30 Stück	18,72	16,01	
Verapamil Sandoz 40 mg Filmtabletten Rp	**Verapamil-hydrochlorid** 40 mg	100 Stück	13,39	12,26	**Geeignet** bei hohem Blutdruck in Kombination mit anderen Wirkstoffen (z. B. Diuretika, ACE-Hemmer). **Mit Einschränkung geeignet** bei hohem Blutdruck als alleiniges Präparat, wenn geeignete Mittel nicht eingesetzt werden können. Folgeerkrankungen werden nur in geringerem Ausmaß vermieden. → Seite 711
80 mg Filmtabletten Rp	80 mg	100 Stück	16,58	15,95	
120 mg Filmtabletten Rp Filmtabletten	120 mg	100 Stück	19,54	19,39	
Verapamil Sandoz 240 mg Retardtabletten Rp Retardtabletten	240 mg	30 Stück	18,72	16,01	
Verapamil Verla 80 mg Rp Filmtabletten	**Verapamil-hydrochlorid** 80 mg	50 Stück	13,74	13,74	**Geeignet** bei hohem Blutdruck in Kombination mit anderen Wirkstoffen (z. B. Diuretika, ACE-Hemmer). **Mit Einschränkung geeignet** bei hohem Blutdruck als alleiniges Präparat, wenn geeignete Mittel nicht eingesetzt werden können. Folgeerkrankungen werden nur in geringerem Ausmaß vermieden. → Seite 711
Verapamil Verla retard 120 mg Rp	120 mg	30 Stück	14,63	13,14	
retard 240 mg Rp Retardtabletten	240 mg	50 Stück	23,74	19,49	
Verasal 80 mg Rp	**Verapamil-hydrochlorid** 80 mg	50 Stück	13,74	13,41	**Geeignet** bei hohem Blutdruck in Kombination mit anderen Wirkstoffen (z. B. Diuretika, ACE-Hemmer). **Mit Einschränkung geeignet** bei hohem Blutdruck als alleiniges Präparat, wenn geeignete Mittel nicht eingesetzt werden können. Folgeerkrankungen werden nur in geringerem Ausmaß vermieden. → Seite 711
120 mg Rp Filmtabletten	120 mg	100 Stück	19,54	19,49	
Verasal 240 mg retard Rp Retardtabletten	240 mg	20 Stück	16,05	14,13	
Veroptinstada 40 mg Rp	**Verapamil-hydrochlorid** 40 mg	50 Stück	11,85	11,85	**Geeignet** bei hohem Blutdruck in Kombination mit anderen Wirkstoffen (z. B. Diuretika, ACE-Hemmer). **Mit Einschränkung geeignet** bei hohem Blutdruck als alleiniges Präparat, wenn geeignete Mittel nicht eingesetzt werden können. Folgeerkrankungen werden nur in geringerem Ausmaß vermieden. → Seite 711
80 mg Rp	80 mg	50 Stück	13,74	13,57	
120 mg Rp Filmtabletten	120 mg	50 Stück	15,49	15,49	
Veroptinstada 240 mg retard Rp Retardtabletten	240 mg	50 Stück	23,74	19,49	

Hinweise zu den Tabellenspalten → Seite 28, zur Auswahl der Arzneimittel → Seite 23, zur Grundlage der Bewertung → Seiten 24, 27

Hoher Blutdruck Fortsetzung

Handelsname Darreichungsform	Zusammensetzung pro 1 ml/1 g oder wie angegeben bzw. pro abgeteilte Einheit	Kleinste Packungsgröße	Festbetrag in Euro	Packungspreis in Euro	Bewertung

Hinweise zu den Tabellenspalten → Seite 28, zur Auswahl der Arzneimittel → Seite 23, zur Grundlage der Bewertung → Seiten 24, 27

Vesdil 2,5 mg Tabletten Rp	**Ramipril** 2,5 mg	20 Stück	11,73	11,72	**Geeignet** bei hohem Blutdruck. → Seite 692
5 mg Tabletten Rp	5 mg	20 Stück	12,71	12,71	
Vesdil protect 10 mg Tabletten Rp	10 mg	20 Stück	14,14	14,14	
Vesdil 2,5 plus Rp	**Hydrochlorothiazid** 12,5 mg + **Ramipril** 2,5 mg	20 Stück	16,96	16,96	**Geeignet** bei hohem Blutdruck, wenn dieser mit einer der beiden Einzelsubstanzen allein nicht ausreichend gesenkt werden kann. → Seite 719
5 plus Rp Tabletten	**Hydrochlorothiazid** 25 mg + **Ramipril** 5 mg	20 Stück	17,77	17,77	
Visken Tropflösung Rp Lösung	**Pindolol** 5 mg *Enthält 4,8% Alkohol* (Konservierungsmittel: Parabene)	30 ml	15,84	16,66	**Mit Einschränkung geeignet** bei hohem Blutdruck ohne Begleiterkrankungen, wenn geeignete Mittel (ACE-Hemmer, Diuretika, Sartane, Nitrendipin, Amlodipin) nicht eingesetzt werden können. Folgeerkrankungen werden nur in geringerem Ausmaß vermieden. → Seite 700
Visken mite Rp	2,5 mg	100 Stück	19,11	21,48	
5 mg Rp	5 mg	100 Stück	27,58	31,39	
15 mg Rp Tabletten	15 mg	100 Stück	58,98	67,91	
Votum 10 mg Rp	**Olmesartanmedoxomil** 10 mg	28 Stück	32,05	29,20	**Geeignet** bei hohem Blutdruck. → Seite 716
20 mg Rp	20 mg	28 Stück	37,47	33,02	
40 mg Rp Filmtabletten	40 mg	28 Stück	44,05	38,48	
XANEF Cor 2,5 mg Rp	**Enalaprilmaleat** 2,5 mg	30 Stück	12,02	12,02	**Geeignet** bei hohem Blutdruck. → Seite 692
XANEF 5 mg Rp	5 mg	30 Stück	13,14	13,14	
10 mg Rp	10 mg	30 Stück	15,11	15,11	
20 mg Rp Tabletten	20 mg	30 Stück	17,71	17,71	
Xipamid beta 10 mg Rp	**Xipamid** 10 mg	30 Stück	12,33	11,79	**Geeignet** bei hohem Blutdruck mit gleichzeitig eingeschränkter Nierenfunktion. → Seite 704
20 mg Rp	20 mg	30 Stück	13,14	12,46	
40 mg Rp Tabletten	40 mg	30 Stück	14,20	12,82	
Xipamid HEXAL 10 mg Tabletten Rp	**Xipamid** 10 mg	30 Stück	12,33	11,79	**Geeignet** bei hohem Blutdruck mit gleichzeitig eingeschränkter Nierenfunktion. → Seite 704
20 mg Tabletten Rp	20 mg	30 Stück	13,14	12,46	
40 mg Tabletten Rp Tabletten	40 mg	30 Stück	14,20	13,14	

Niedriger Blutdruck

Als niedriger Blutdruck (Hypotonie) gelten Werte unter 100 mm Hg für die Systole (oberer Wert bei den Blutdruckwerten). Solange niedriger Blutdruck keine deutlichen Beschwerden macht, ist er nicht behandlungsbedürftig.

Bei Kindern

Bei Kindern liegt der Blutdruck ohnehin niedriger als bei Erwachsenen. Bei ihnen sind systolische Blutdruckwerte (oberer Blutdruckwert) um 90 in den ersten Lebensjahren normal.

Anzeichen und Beschwerden

Meist spüren Sie von niedrigem Blutdruck nichts und werden allenfalls darauf aufmerksam, wenn der Arzt zufällig bei einer Messung feststellt, dass die Werte sehr niedrig sind.

Wenn die Werte jedoch bei einem Lagewechsel – zum Beispiel beim Aufstehen – stärker absinken, können Schwindel, Schweißausbrüche, Kältegefühl und Herzrasen oder -klopfen auftreten. Typisch für solche Blutdruck-Regulierungsstörungen ist auch, dass Ihnen für Sekundenbruchteile schwarz vor Augen wird, vor allem beim Aufstehen aus dem Sitzen oder Liegen, oder dass sogar eine Ohnmacht eintritt. Niedriger Blutdruck kann auch Schlafstörungen, Antriebsschwäche und Konzentrationsstörungen verursachen.

Ursachen

Niedriger Blutdruck ist angeboren (konstitutionelle Hypotonie) oder Folge anderer Krankheiten (Herzschwäche, Herzklappenfehler, Herzrhythmusstörungen, Parkinsonkrankheit). Flüssigkeitsmangel durch hohes Fieber, Durchfall oder Erbrechen und als Folge von Medikamenten (vor allem Mittel gegen hohen Blutdruck, Antidepressiva, Beruhigungsmittel, Opiate gegen starke Schmerzen, Neuroleptika bei Schizophrenie) kann den Blutdruck absenken.

Wenn die Schilddrüse oder die Nebennieren nicht richtig arbeiten, ist der Blutdruck ebenfalls niedriger als sonst.

Beim Aufstehen nach langer Bettlägerigkeit ist es normal, dass der Blutdruck stark absinkt. Auch bei Jugendlichen in Wachstumsphasen kommt das vor. Diese Störung reguliert sich fast immer von selbst und ist nicht behandlungsbedürftig. In der Schwangerschaft sackt der Blutdruck oft recht deutlich ab. Das hängt damit zusammen, dass sich die Venen in dieser Zeit stark weiten. Behandlungsbedürftig ist das nur, wenn sich damit heftige Beschwerden verbinden. Das ist aber selten der Fall.

Bei Älteren kann der Blutdruck ein bis zwei Stunden nach den Mahlzeiten unangenehm absinken (postprandiale Hypotonie), selbst dann, wenn der Blutdruck sonst in Ruhe eher erhöht ist und sogar eine blutdrucksenkende Behandlung notwendig macht. Dies lässt sich vermeiden, wenn die blutdrucksenkenden Mittel nicht zusammen mit dem Essen eingenommen werden oder am Abend vor dem Schlafengehen.

Nichtmedikamentöse Maßnahmen

Alle kreislaufstabilisierenden Maßnahmen tragen dazu bei, dass der Körper mit belastenden Situationen gleich welcher Art – auch Blutdruckschwankungen – besser fertig wird. Solche Maßnahmen sind:

- Regelmäßiges körperliches Training in Form von Sport, Spazierengehen oder anderer Bewegung. Wichtig ist, dass Sie sich kontinuierlich, am besten täglich, bewegen.
- Heißkalte Wechselduschen (warm beginnen, kalt aufhören) und Trockenbürstenmassagen bringen den Kreislauf in Schwung, vor allem am Morgen.
- Wenn Sie sich so oft wie möglich auf die Zehen stellen, kräftigen Sie die Unterschenkelmuskulatur und fördern damit auch den Rückfluss des Blutes zum Herzen, wodurch sich der Kreislauf stabilisiert.
- Ähnliches bewirkt ein Hochlegen der Beine.
- Der Salzgehalt einer Fleisch- oder Gemüsebrühe lässt einen niedrigen Blutdruck ansteigen.
- Trinken Sie ausreichend (etwa zwei Liter täglich), vor allem in der warmen Jahreszeit.

Behandlung mit Medikamenten

Ein niedriger Blutdruck muss – selbst wenn er unter Werten von 100/60 mm Hg liegt – nicht zwangsläufig medikamentös behandelt werden. Meist lässt sich der Kreislauf mit allgemeinen Maßnahmen wesentlich besser und dauerhafter stabilisieren. Nur wenn dies nicht ausreicht oder wenn bei zusätzlichen Belastungen der Blutdruck kurzfristig angehoben werden soll, können auch Medikamente sinnvoll sein. Alpha-Sympathomimetika (→ Seite 777) und Dihydroergotamin (→ Seite 778) sind mit Einschränkung geeignet, um den Blutdruck kurzfristig anzuheben. Für eine dauerhafte Behandlung sind diese Mittel wenig geeignet, weil dafür die therapeutische Wirksamkeit nicht ausreichend nachgewiesen ist. Die Kombination Dihydroergotamin + Etilefrin (→ Seite 781) ist wenig geeignet, weil die Kombination von zwei Wirkstoffen mit unterschiedlicher

Wirkdauer nicht sinnvoll ist. Zudem ist die therapeutische Wirksamkeit der fixen Kombination nicht ausreichend nachgewiesen.
Fludrokortison (→ Seite 779) ist zur Behandlung von niedrigem Blutdruck wenig geeignet, weil es zu sehr in den Mineralstoffhaushalt eingreift und schwere unerwünschte Wirkungen nach sich ziehen kann. Es ist allenfalls sinnvoll bei einer Funktionsstörung der Nebennierenrinde und dadurch bedingtem niedrigem Blutdruck (z. B. bei Morbus Addison) oder bei sehr ausgeprägtem niedrigem Blutdruck im Zusammenhang mit einer Erkrankung des sympathischen Nervensystems, das für die Regulierung des Blutdrucks maßgeblich verantwortlich ist.

Alpha-Sympathomimetika

Etilefrin

Effortil

Midodrin

Gutron

Oxilofrin

Carnigen

Alle Wirkstoffe gehören zur Gruppe der Alpha-Sympathomimetika. Das sind Substanzen, die bestimmte Wirkungen des nicht dem Willen unterworfenen Nervensystems (sympathisches Nervensystem) imitieren. Das sympathische Nervensystem reguliert unter anderem auch den Blutdruck, weil die von ihm ausgesendeten Signale dazu führen, dass sich die Blutgefäße weit- oder engstellen.
Alle drei Wirkstoffe regen bestimmte Bindestellen (Alpha-Rezeptoren) des sympathischen Nervensystems im Blutgefäßsystem und am Herzen an. Dadurch verengen sich die Blutgefäße, die Schlagkraft des Herzens verbessert sich und der Blutdruck steigt etwas an, allerdings nur kurzfristig. Bei anlagebedingt niedrigem Blutdruck reicht das nicht aus, um die Beschwerden dauerhaft zu beheben. Dann sind nichtmedikamentöse Maßnahmen sinnvoller und effektiver, zumal sich in Studien gezeigt hat, dass Alpha-Sympathomimetika nicht zuverlässig wirken. Hinzu kommt, dass sich die Blutgefäße an die Substanzen gewöhnen, sodass die Mittel nach kurzer Zeit nicht mehr ausreichend wirken und der erwünschte Effekt ausbleibt.
Um den Blutdruck kurzfristig anzuheben, sind diese Mittel mit Einschränkung geeignet, für eine langfristige Behandlung jedoch nur wenig geeignet.

ANWENDUNG

Gemäß Beipackzettel nehmen Sie die Mittel mehrmals täglich ein.

ACHTUNG

Einige Mittel (siehe Tabelle) enthalten Alkohol. Personen mit Alkoholproblemen dürfen sie nicht einnehmen. Auch Leberkranke und Menschen mit Anfallleiden sollten den Alkoholgehalt berücksichtigen. Darüber hinaus kann Alkohol die Wirkung vieler Arzneimittel (z. B. Schlaf- und Beruhigungsmittel, Psychopharmaka, starke Schmerzmittel) verstärken.
Einige Präparate (siehe Tabelle) enthalten als Konservierungsmittel Parabene. Wenn Sie auf Parastoffe (→ Seite 1159) allergisch reagieren, dürfen Sie die Mittel nicht anwenden.

Gegenanzeigen

Unter folgenden Bedingungen dürfen Sie die Mittel nicht einnehmen:

- Ihre Herzklappen sind verengt.
- Sie haben eine vergrößerte Prostata und Probleme beim Wasserlassen. Beide Mittel können diese Beschwerden verstärken.
- Sie haben Herzrhythmusstörungen. Diese können sich verschlimmern, wenn Sie die Mittel einnehmen.
- Sie haben einen erhöhten Augeninnendruck (Engwinkelglaukom). Der Druck im Inneren des Auges kann dann in die Höhe schnellen und einen akuten Glaukomanfall auslösen (Anzeichen sind z. B. starke Schmerzen im Auge, Sehstörungen). Wird dieser nicht umgehend behandelt, können Sie erblinden.

Wechselwirkungen mit Medikamenten

Wenn Sie noch andere Medikamente anwenden, ist zu beachten:

- Wenn Sie die Mittel gemeinsam mit Schilddrüsenhormonen, Antihistaminika (bei Allergien) oder Mitteln gegen Depressionen anwenden, kann der Blutdruck zu stark ansteigen.
- In Kombination mit Atropin und ähnlich wirkenden krampflösenden Mitteln (Spasmolytika, als Tabletten z. B. bei Blasenbeschwerden, als Tropfen bei Augenuntersuchungen) kann es sein, dass der Herzschlag zu schnell wird.

► **Unbedingt beachten**

In Kombination mit Digitalis-Wirkstoffen (bei Herzschwäche) können Herzrhythmusstörungen auftreten. Näheres hierzu lesen Sie unter „Mittel bei Herzschwäche: verstärkte Wirkung" (→ Seite 12).

Unerwünschte Wirkungen

Wie häufig unerwünschte Wirkungen auftreten und wie ausgeprägt sie sind, hängt davon ab, in welcher Dosierung der Wirkstoff eingenommen wird und wie empfindlich der Körper darauf reagiert.

▶ **Keine Maßnahmen erforderlich**

Es können Herzklopfen, Schwitzen, Unruhe, Schlaflosigkeit, Erregungszustände und Muskelzittern auftreten. Wenn Sie wegen dieser Beschwerden nicht schlafen können, sollten Sie die letzte Tagesration am frühen Nachmittag und nicht erst abends einnehmen.

Auch Magen-Darm-Beschwerden und Schwindelgefühl können auftreten.

Midodrin: Häufig kommt es zu Kältegefühl (Frösteln, Gänsehaut) und Juckreiz.

▶ **Muss beobachtet werden**

Wenn Herzrasen mit einem Ruhepuls von über 100 Schlägen pro Minute auftritt, sollten Sie einen Arzt aufsuchen.

Midodrin: Durch Gegenregulation des Organismus kann der Puls deutlich absinken. Wenn wiederholt Werte unter 60 Schlägen pro Minute zu messen sind, sollten Sie sich an den Arzt wenden und besprechen, ob Sie das Mittel weiterhin einnehmen sollen.

▶ **Sofort zum Arzt**

Wenn Schmerzen hinter dem Brustbein auftreten und von Angstgefühlen, Unruhe, Atemnot, Blässe und Schweißausbruch begleitet sind, sollten Sie möglichst umgehend einen Arzt aufsuchen, insbesondere, wenn diese Symptome erstmalig auftreten.

Herzrhythmusstörungen bleiben oft unbemerkt und können oft nur vom Arzt im EKG festgestellt werden. Wenn sich Herzrhythmusstörungen (→ Seite 16) wie Herzstolpern (Extrasystolen) bemerkbar machen oder der Herzschlag unregelmäßig wird, sollten Sie sich innerhalb von 24 Stunden an einen Arzt wenden, bei bereits bestehenden Herzkrankheiten sogar umgehend. Die Rhythmusstörungen können auch Schwindel, Ohnmacht und Krampfanfälle zur Folge haben. Dann müssen Sie sich sofort ärztlich behandeln lassen.

Hinweise

Für Kinder unter 14 Jahren

Für die Anwendung bei Kindern stehen niedrigdosierte Tropfenlösungen zur Verfügung.

Bedenken Sie, dass einige Mittel (siehe Tabelle) Alkohol enthalten. Alkoholfreie Präparate sind vorzuziehen.

Gutron Tropfen 1%: Kinder unter zwölf Jahren sollten dieses Mittel nicht einnehmen, da für die Anwendung in diesem Alter keine ausreichenden Erfahrungen vorliegen.

Für Schwangerschaft und Stillzeit

Wenn in dieser Zeit ein niedriger Blutdruck überhaupt medikamentös behandelt werden soll, dann am ehesten mit Etilefrin, weil damit die meisten Erfahrungen vorliegen. Dies kann nach sorgfältiger Abwägung von Nutzen und Risiken ab dem vierten Schwangerschaftsmonat geschehen.

In der Stillzeit sollten Sie die Mittel nicht einnehmen.

Bedenken Sie, dass einige Mittel (siehe Tabelle) Alkohol enthalten. Alkoholfreie Präparate sind vorzuziehen.

■

Dihydroergotamin

DET MS, DHE-ratiopharm

Dihydroergotamin ist ein Bestandteil von Mutterkorn, einer Pilzerkrankung an Getreide, bei der sich die Körner in den Ähren violettschwarz verfärben. Mutterkornalkaloide bewirken, dass sich die Blutgefäße engstellen, dadurch steigt der Blutdruck.

Um den Blutdruck kurzfristig anzuheben, sind diese Mittel mit Einschränkung geeignet. Sie werden rasch und zu großen Teilen in der Leber abgebaut und gelangen deshalb nur in geringem Umfang (2 Prozent) in den Blutkreislauf. Außerdem können sie schwere unerwünschte Wirkungen verursachen.

Über die langfristige Anwendung bei niedrigem Blutdruck gibt es nur wenige Untersuchungen und die therapeutische Wirksamkeit ist nicht ausreichend nachgewiesen. Hierfür werden die Mittel daher als „wenig geeignet" bewertet.

Anwendung

Eine empfehlenswerte Dosis lässt sich bei Dihydroergotamin kaum angeben, weil die aus den Tabletten aufgenommene Menge individuell sehr schwankt. Eine zu hohe Dosis kann giftig wirken. Das geschieht relativ leicht, weil der Abstand zwischen therapeutisch notwendiger und schon giftig wirkender Menge sehr gering ist.

Vor allem zu Behandlungsbeginn können Übelkeit, Erbrechen und Durchfall oder auch Kopfschmerzen und Schwindel auftreten. Dies lässt sich oft vermeiden, wenn Sie die Mittel nach den Mahlzeiten einnehmen.

Achtung

Gegenanzeigen

Unter folgenden Bedingungen dürfen Sie die Mittel nicht einnehmen:

- Sie haben Durchblutungsstörungen in den Beinen (PAVK) oder in den Händen (Raynaud-Syndrom).
- Ihre Herzkranzgefäße sind verkalkt oder schlecht durchblutet (koronare Herzkrankheit, Angina Pectoris).
- Sie leiden an vorübergehenden Durchblutungsstörungen im Gehirn (TIA).
- Die Funktion von Leber und Nieren ist stark beeinträchtigt.
- Sie haben Migräne und nehmen dagegen Triptane ein, oder Sie haben eine bakterielle Infektion und nehmen dagegen Makrolid-Antibiotika (z. B. Erythromyzin) oder Tetrazykline (z. B. Doxyzyklin) ein, oder Sie sind mit HIV infiziert und nehmen dagegen virusabtötende Medikamente ein.

Wechselwirkungen mit Medikamenten

Wenn Sie noch andere Medikamente anwenden, ist zu beachten:

- Wenn Sie die Mittel gemeinsam mit Betablockern (bei hohem Blutdruck, koronarer Herzkrankheit) anwenden, können sich die Blutgefäße verengen und der Herzschlag sich deutlich verlangsamen.

▶ **Unbedingt beachten**

Sie dürfen die Mittel nicht gemeinsam mit Triptanen (bei Migräne) einnehmen, weil sich die Blutgefäße dann zu stark verengen können. Zwischen der Einnahme dieser Medikamente müssen mindestens 24 Stunden liegen.
Wenn Sie gleichzeitig Makrolid-Antibiotika (z. B. Erythromyzin) oder Tetrazykline (z. B. Doxyzyklin, alle bei bakteriellen Infektionen) sowie Virusstatika (z. B. Ritonavir, Nelfinavir, Indinavir, bei HIV-Infektionen) einnehmen, kann Dihydroergotamin nicht mehr so schnell abgebaut werden. Dadurch wirkt es stärker und giftiger.

Unerwünschte Wirkungen

▶ **Muss beobachtet werden**

Wenn die Haut sich verstärkt rötet und juckt, reagieren Sie vermutlich allergisch auf das Mittel. Bei solchen Hauterscheinungen (→ Seite 14) sollten Sie einen Arzt aufsuchen.

Fangen Hände und Füße an zu kribbeln, fühlen sich die Gliedmaßen kalt an oder schmerzen die Muskeln, kann das bedeuten, dass das Mittel zu hoch dosiert ist oder zu lange angewendet wurde. Wenden Sie sich dann an den Arzt, um zu besprechen, ob Sie die Dosis verringern oder das Mittel absetzen sollen.

▶ **Sofort zum Arzt**

Die Herzkranzgefäße können sich durch den Wirkstoff so stark verengen, dass sich ein Gefäß ganz verschließt, mit der Folge, dass sich ein Herzinfarkt ereignet. Das Risiko dafür ist besonders groß, wenn sich bereits Engstellen in der Ader befinden. Wenn ein Engegefühl oder Schmerzen in der Brust auftreten, müssen Sie sofort den Arzt aufsuchen.

Hinweise

Für Kinder unter 14 Jahren

Kinder sollten zudem mindestens acht Jahre alt sein, bevor sie diese Mittel bekommen. Bei Kindern zwischen acht und zwölf Jahren muss die Dosierung entsprechend angepasst werden.

Für Schwangerschaft und Stillzeit

Es sollte besonders sorgfältig geprüft werden, ob ein niedriger Blutdruck in dieser Zeit überhaupt medikamentös behandelt werden muss. In den ersten drei Schwangerschaftsmonaten dürfen Sie die Mittel nicht einnehmen. Im zweiten Schwangerschaftsdrittel können sie angewendet werden, wenn der niedrige Blutdruck erhebliche Beschwerden verursacht und eine Behandlung dringend erforderlich scheint. Bei Anwendung in den letzten drei Schwangerschaftsmonaten kann das Risiko für vorzeitige Wehen erhöht sein. In diesen Zeiten sollten Sie auf die Mittel verzichten. In der Stillzeit sollten Sie die Mittel ebenfalls nicht anwenden, weil sie in die Muttermilch übergehen und beim Säugling zu Erbrechen, Durchfall und Krampfanfällen führen können. Außerdem kann Dihydroergotamin die Milchbildung hemmen.

Fludrokortison

Astonin H

Fludrokortison beeinflusst den Mineralstoffwechsel: es hält Natrium und Flüssigkeit zurück und fördert die Ausscheidung von Kalium. Auf diese Weise bleibt mehr Wasser im Körper, wodurch der Blutdruck steigt. Anders als Glukokortikoide wirkt Fludrokortison nur wenig entzündungshemmend.

Eine solche Substanz kann sinnvoll sein, wenn die Nebennieren nicht richtig arbeiten und es deshalb zu einem Mangel an den Hormonen Aldosteron und Kortisol kommt. Aldosteron reguliert den Salz- und Wasserhaushalt. Kortisol beeinflusst den Fett-, Kohlenhydrat- und Eiweißstoffwechsel, hemmt Entzündungen und unterdrückt das Immunsystem. Fehlen beide Hormone, sinkt der Blutdruck stark ab und es kommt zu schweren Stoffwechselstörungen, die tödlich enden können (Morbus Addison). In diesen Fällen kann Fludrokortison zusätzlich zu anderen Medikamenten eingesetzt werden. Es wirkt etwa 125-mal stärker als das körpereigene Kortisol auf den Mineralstoffwechsel. Da ein Morbus Addison jedoch nur sehr selten vorkommt, ist es auch nur selten nötig, das Mittel anzuwenden.

Manchmal kommt es vor, dass der Blutdruck infolge einer Erkrankung des sympathischen Nervensystems, das an der Regulation des Blutdrucks maßgeblich beteiligt ist, sehr stark absinkt. Dann wird das Gehirn zu schlecht durchblutet und es treten hin und wieder kurze Ohnmachtsanfälle auf. In diesen sehr seltenen Fällen kann die Anwendung von Fludrokortison sinnvoll sein. Der Arzt sollte dann den Mineralstoffhaushalt sorgfältig überwachen.

Für die Behandlung eines niedrigen Blutdrucks aus anderen Ursachen ist Fludrokortison wenig geeignet, weil es den Mineralstoffhaushalt nachhaltig beeinträchtigt und schwere unerwünschte Wirkungen nach sich ziehen kann.

Anwendung

Gemäß Beipackzettel nehmen Sie das Mittel nach den Mahlzeiten unzerkaut mit etwas Flüssigkeit ein.

Damit das Mittel gut wirken kann, müssen Sie ausreichend trinken. Wenn der Blutdruck zu niedrig ist, weil der Organismus zu wenig Flüssigkeit zur Verfügung hat, kann ein Becher salzhaltige Brühe oder ein salziges Getränk die Wirkung von Fludrokortison unterstützen.

Der Arzt sollte während der Anwendung Gewicht, Blutdruck und Mineralstoffe sorgfältig überwachen. Außer bei einem Morbus Addison sollten Sie das Mittel nicht länger als zwei Monate einnehmen.

Achtung

Gegenanzeigen

Unter folgenden Bedingungen sollten Sie das Mittel nicht anwenden:

- Sie haben einen Kaliummangel.
- Ihr Säure-Basen-Haushalt ist aus dem Gleichgewicht geraten und in den alkalischen Bereich verschoben (metabolische Alkalose).
- Die vermehrte Wassereinlagerung im Gewebe kann problematisch werden, zum Beispiel bei koronarer Herzerkrankung, Durchblutungsstörungen im Gehirn, Erweiterung der Hauptschlagader (Aortenaneurysma), Herzschwäche, Herzklappenfehlern, Leberzirrhose, eingeschränkter Nierenfunktion, Wassereinlagerungen in der Lunge.

Wechselwirkungen mit Medikamenten

Wenn Sie noch andere Medikamente anwenden, ist zu beachten:

- Fludrokortison verstärkt die Wirkung von Ciclosporin (nach Organtransplantation).
- Wasserausschwemmende Mittel senken den Blutdruck noch weiter ab und können ebenso wie Abführmittel (bei Verstopfung) die Kaliumausscheidung verstärken und somit einen Kaliummangel begünstigen.
- Östrogenhaltige Mittel (z. B. die „Pille“ oder Präparate gegen Wechseljahrsbeschwerden) verstärken die Wirkung von Fludrokortison.

► **Unbedingt beachten**

Wenn ein Kaliummangel auftritt, kann dies die unerwünschten Wirkungen von Digitalis-Glykosiden (bei Herzschwäche) verstärken. Näheres hierzu lesen Sie unter „Mittel bei Herzschwäche: verstärkte Wirkung“ (→ Seite 12).

Unerwünschte Wirkungen

► **Keine Maßnahmen erforderlich**

Es können Kopfschmerzen auftreten.

► **Muss beobachtet werden**

Da das Mittel Flüssigkeit im Körper zurückhält, kann sich diese im Gewebe einlagern, wodurch der Blutdruck zu sehr ansteigen oder sich der Herzmuskel vergrößern kann. Wenn Sie merken, dass das Gewebe zu viel Flüssigkeit speichert (z. B. geschwollene Fußknöchel und Gewichtszunahme aufgrund von Wassereinlagerungen), sollten Sie einen Arzt aufsuchen.

Fludrokortison kann einen Kaliummangel verursachen. Infolgedessen können Muskelschwäche, Herzrhythmusstörungen oder Verstopfung auftreten. Wenn Sie solche Symptome bemerken, sollten Sie einen Arzt aufsuchen und die Kaliumspiegel im Blut kontrollieren lassen. Mit kaliumhaltigen Nahrungsmitteln (Gemüse, Bananen, Aprikosen, Trockenobst) können Sie den Mangel ausgleichen.

Wenn Sie bereits eine Muskelerkrankung haben (z. B. Myasthenia gravis), kann Fludrokortison die Krankheit verschlimmern.

Hinweise

Für Kinder unter 14 Jahren

Kinder erhalten anfangs eine bis drei Tabletten täglich. Sobald sich die Beschwerden bessern, wird die Dosis auf eine bis eine halbe Tablette pro Tag oder eine Tablette alle zwei Tage reduziert.

Für Schwangerschaft und Stillzeit

Mit der Behandlung von Schwangeren gibt es noch nicht genügend Erfahrungen. Deshalb darf das Mittel während der Schwangerschaft nur bei einer Funktionsstörung der Nebennierenrinde angewendet werden.
In der Stillzeit darf das Mittel nur angewandt werden, wenn der Arzt Nutzen und Risiken sorgfältig abgewogen hat.

Für ältere Menschen

Der Hersteller rät zwar ab, das Mittel in dieser Altersgruppe einzusetzen. Bei durch Nervenerkrankungen bedingtem (sehr selten auftretendem) niedrigen Blutdruck mit zeitweisen Ohnmachtsanfällen kann es aber sinnvoll sein, Fludrokortison anzuwenden. Damit kann es gelingen, den Blutdruck so weit zu stabilisieren, dass die Hirndurchblutung aufrechterhalten wird und sich die Ohnmachtsanfälle vermeiden lassen. Der Arzt sollte dann aber über die möglichen Beeinträchtigungen des Mineralstoffhaushalts aufklären und alle notwendigen Kontrollen, insbesondere die des Mineralstoffwechsels, regelmäßig ausführen.

Kombination

Dihydroergotamin + Etilefrin

Dihydergot plus, Effortil plus

Die Kombination der beiden gefäßverengenden Wirkstoffe soll die Wirkung der Einzelsubstanzen verbessern. Dies ist aber in klinischen Untersuchungen nicht ausreichend nachgewiesen, die Mittel gelten deshalb als „wenig geeignet". Hinzu kommt, dass Dihydroergotamin für eine fixe Kombination ungeeignet ist, weil es individuell dosiert werden muss und die Wirkdauer von Etilefrin und Dihydroergotamin nicht übereinstimmt. Die Kombination dieser beiden Wirkstoffe ist deshalb therapeutisch nicht sinnvoll.
Dihydroergotamin und Etilefrin sind bei den verschiedenen Zubereitungen (Kapseln, Lösung, Tabletten) in unterschiedlichen Verhältnissen gemischt. Das hängt damit zusammen, dass Etilefrin zum Beispiel aus den Kapseln in geringerer Menge in den Organismus aufgenommen wird als aus der Lösung.
Weitere Angaben zur Wirkweise Dihydroergotamin (→ Seite 778) und Etilefrin (→ Seite 777).

Anwendung

Gemäß Beipackzettel nehmen Sie die Mittel mehrmals täglich ein.

Achtung

Effortil plus Tropflösung: Dieses Mittel enthält Alkohol. Personen mit Alkoholproblemen dürfen sie nicht einnehmen. Auch Leberkranke und Menschen mit Anfallleiden sollten den Alkoholgehalt berücksichtigen. Darüber hinaus kann Alkohol die Wirkung vieler Arzneimittel (z. B. Schlaf- und Beruhigungsmittel, Psychopharmaka, starke Schmerzmittel) verstärken.

Gegenanzeigen

Unter folgenden Bedingungen dürfen Sie die Mittel nicht einnehmen:

- Sie haben Durchblutungsstörungen in den Beinen (PAVK) oder in den Händen (Raynaud-Syndrom).
- Ihre Herzkranzgefäße sind verkalkt oder schlecht durchblutet (koronare Herzkrankheit, Angina Pectoris).
- Die Funktion von Leber und Nieren ist stark beeinträchtigt.
- Ihre Herzklappen sind verengt.
- Sie haben eine vergrößerte Prostata und Probleme beim Wasserlassen. Beide Mittel können diese Beschwerden verstärken.
- Sie haben Herzrhythmusstörungen. Diese können sich verschlimmern, wenn Sie die Mittel einnehmen.
- Sie haben einen erhöhten Augeninnendruck (Engwinkelglaukom). Der Druck im Inneren des Auges kann dann in die Höhe schnellen und einen akuten Glaukomanfall auslösen (Anzeichen sind z. B. starke Schmerzen im Auge, Sehstörungen). Wird dieser nicht umgehend behandelt, können Sie erblinden.
- Sie haben Migräne und nehmen dagegen Triptane ein, oder Sie haben eine bakterielle Infektion und nehmen dagegen Makrolid-Antibiotika (z. B. Erythromyzin) oder Tetrazykline (z. B. Doxyzyklin) ein, oder Sie sind mit HIV infiziert und nehmen dagegen virusabtötende Medikamente ein.

Wechselwirkungen mit Medikamenten

Wenn Sie noch andere Medikamente anwenden, ist zu beachten:

- Wenn Sie die Mittel gemeinsam mit Schilddrüsenhormonen (bei Schilddrüsenunterfunktion), Antihistaminika (bei Allergien) oder Mitteln gegen Depressionen anwenden, kann der Blutdruck zu stark ansteigen.
- In Kombination mit Atropin und ähnlich wirkenden krampflösenden Mitteln (Spasmolytika, als Tabletten zum Beispiel bei Blasenbeschwerden, als Tropfen bei Augenuntersuchungen) kann es sein, dass der Herzschlag zu schnell wird.

▶ **Unbedingt beachten**

Sie dürfen die Mittel nicht gemeinsam mit Triptanen (bei Migräne) einnehmen, weil sich die Blutgefäße dann zu stark verengen können. Zwischen der Einnahme dieser Medikamente müssen daher mindestens 24 Stunden liegen.

Wenn Sie gleichzeitig Makrolid-Antibiotika (z. B. Erythromyzin) oder Tetrazykline (z. B. Doxyzyklin, alle bei bakteriellen Infektionen) sowie Virusstatika (z. B. Ritonavir, Nelfinavir, Indinavir bei HIV-Infektionen) einnehmen, kann Dihydroergotamin nicht mehr so schnell abgebaut werden. Dadurch wirkt es stärker und giftiger.

In Kombination mit Digitalis-Wirkstoffen (bei Herzschwäche) können Herzrhythmusstörungen auftreten. Näheres hierzu lesen Sie unter „Mittel bei Herzschwäche: verstärkte Wirkung" (→ Seite 12).

Unerwünschte Wirkungen

Wie häufig unerwünschte Wirkungen auftreten und wie ausgeprägt sie sind, hängt davon ab, in welcher Dosierung der Wirkstoff eingenommen wird und wie empfindlich der Körper darauf reagiert.

▶ **Keine Maßnahmen erforderlich**

Vor allem zu Behandlungsbeginn können Übelkeit, Erbrechen und Durchfall oder auch Kopfschmerzen und Schwindel auftreten. Dies lässt sich oft vermeiden, wenn Sie die Mittel nach den Mahlzeiten einnehmen.

Herzklopfen, Schwitzen, Unruhe, Schlaflosigkeit, Erregungszustände, Muskelzittern: Wenn Sie wegen dieser Beschwerden nicht schlafen können, sollten Sie die letzte Tagesration am frühen Nachmittag und nicht erst abends einnehmen.

▶ **Muss beobachtet werden**

Wenn Herzrasen mit einem Ruhepuls von über 100 Schlägen pro Minute auftritt, sollten Sie einen Arzt aufsuchen.

Wenn die Haut sich verstärkt rötet und juckt, reagieren Sie vermutlich allergisch auf das Mittel. Bei solchen Hauterscheinungen (→ Seite 14) sollten Sie einen Arzt aufsuchen.

Fangen Hände und Füße an zu kribbeln, fühlen sich die Gliedmaßen kalt an oder schmerzen die Muskeln, kann das bedeuten, dass das Mittel zu hoch dosiert ist oder zu lange angewendet wurde. Wenden Sie sich dann an den Arzt, um zu besprechen, ob Sie die Dosis verringern oder das Mittel absetzen sollen.

▶ **Sofort zum Arzt**

Wenn Schmerzen hinter dem Brustbein auftreten und von Angstgefühlen, Unruhe, Atemnot, Blässe und Schweißausbruch begleitet sind, sollten Sie möglichst umgehend einen Arzt aufsuchen, insbesondere, wenn diese Symptome erstmalig auftreten.

Herzrhythmusstörungen (→ Seite 16) bleiben oft unbemerkt und können oft nur vom Arzt im EKG festgestellt werden. Wenn Herzrhythmusstörungen wie Herzstolpern (Extrasystolen) auftreten oder der Herzschlag unregelmäßig wird, sollten Sie sich innerhalb von 24 Stunden an einen Arzt wenden, bei bereits bestehenden Herzkrankheiten sogar umgehend. Die Rhythmusstörungen können auch Schwindel, Ohnmacht und Krampfanfälle zur Folge haben. Dann müssen Sie sich sofort ärztlich behandeln lassen.

Hinweise

Für Kinder unter 14 Jahren

Kinder sollten mindestens zwölf Jahre alt sein, bevor sie diese Mittel bekommen.

Effortil plus Tropflösung: Bedenken Sie, dass dieses Mittel Alkohol enthält. Alkoholfreie Präparate sind vorzuziehen.

Für Schwangerschaft und Stillzeit

Es sollte besonders sorgfältig geprüft werden, ob ein niedriger Blutdruck in dieser Zeit überhaupt medikamentös behandelt werden muss. In den ersten drei Schwangerschaftsmonaten dürfen Sie die Mittel nicht einnehmen. Im zweiten Schwangerschaftsdrittel kann es angewendet werden, wenn der niedrige Blutdruck erhebliche Beschwerden verursacht und eine Behandlung dringend erforderlich scheint. Bei Anwendung in den letzten drei Schwangerschaftsmonaten kann das Risiko für vorzeitige Wehen erhöht sein. In diesen Zeiten sollten Sie auf die Mittel verzichten.

In der Stillzeit sollten Sie das Mittel ebenfalls nicht anwenden, weil es in die Muttermilch übergeht und beim Säugling zu Erbrechen, Durchfall und Krampfanfällen führen kann. Außerdem kann Dihydroergotamin die Milchbildung hemmen.

Effortil plus Tropflösung: Bedenken Sie, dass dieses Mittel Alkohol enthält. Alkoholfreie Präparate sind vorzuziehen.

Niedriger Blutdruck

Handelsname Darreichungsform	Zusammensetzung pro 1 ml/1 g oder wie angegeben bzw. pro abgeteilte Einheit	Kleinste Packungsgröße	Festbetrag in Euro	Packungspreis in Euro	Bewertung
Astonin H Rp Tabletten	**Fludrokortison** 0,1 mg	50 Stück		38,87	**Wenig geeignet** bei niedrigem Blutdruck. Das Mittel greift nachhaltig in den Mineralstoffwechsel ein und kann zu schweren unerwünschten Wirkungen führen. Nur sinnvoll bei einer Funktionsstörung der Nebennierenrinde (Morbus Addison) oder durch Nervenerkrankungen bedingtem, extrem niedrigem Blutdruck. → Seite 779
Carnigen Dragees	**Oxilofrin-hydrochlorid** 16 mg	20 Stück		6,15	**Mit Einschränkung geeignet** zur kurzfristigen Anwendung bei Kreislaufbeschwerden durch niedrigen Blutdruck, wenn nichtmedikamentöse Maßnahmen nicht ausreichend wirken. **Wenig geeignet** zur dauerhaften Behandlung von niedrigem Blutdruck, weil die therapeutische Wirksamkeit hierfür nicht ausreichend nachgewiesen ist. → Seite 777
Carnigen forte Dragees Dragees	32 mg	20 Stück		9,90	
Carnigen Tropfen	20 mg *Enthält 6,9% Alkohol* (Konservierungsmittel: Parabene)	20 ml		7,44	
Carnigen forte Tropfen Tropfen	40 mg *Enthält 6,9% Alkohol* (Konservierungsmittel: Parabene)	20 ml		11,23	
DET MS Tropflösung Rp Lösung	**Dihydroergotaminmesilat** 2 mg	30 ml	14,33	14,33	**Mit Einschränkung geeignet** zur kurzfristigen Anwendung bei Kreislaufbeschwerden durch niedrigen Blutdruck, wenn nichtmedikamentöse Maßnahmen nicht ausreichend wirken. **Wenig geeignet** zur dauerhaften Behandlung von niedrigem Blutdruck, weil die therapeutische Wirksamkeit hierfür nicht ausreichend nachgewiesen ist. → Seite 778
DET MS retard Rp Retardkapseln	2,5 mg	50 Stück	18,17	18,17	
DHE-ratiopharm *2,5 Retardkapseln* Rp	**Dihydroergotaminmesilat** 2,5 mg	20 Stück	13,53	11,77	**Mit Einschränkung geeignet** zur kurzfristigen Anwendung bei Kreislaufbeschwerden durch niedrigen Blutdruck, wenn nichtmedikamentöse Maßnahmen nicht ausreichend wirken. **Wenig geeignet** zur dauerhaften Behandlung von niedrigem Blutdruck, weil die therapeutische Wirksamkeit hierfür nicht ausreichend nachgewiesen ist. → Seite 778
5,0 Retardkapseln Rp Retardkapseln	5 mg	20 Stück	16,01	13,14	
Dihydergot plus Tropflösung Rp Lösung	**Dihydroergotaminmesilat** 2 mg **+ Etilefrin-hydrochlorid** 10 mg	25 ml		19,54	**Wenig geeignet** bei niedrigem Blutdruck, weil die Kombination von zwei Wirkstoffen mit unterschiedlicher Wirkdauer nicht sinnvoll ist und die therapeutische Wirksamkeit der fixen Kombination nicht ausreichend nachgewiesen ist. → Seite 781

Hinweise zu den Tabellenspalten → Seite 28, zur Auswahl der Arzneimittel → Seite 23, zur Grundlage der Bewertung → Seiten 24, 27

Niedriger Blutdruck Fortsetzung

Handelsname Darreichungsform	Zusammensetzung pro 1 ml/1 g oder wie angegeben bzw. pro abgeteilte Einheit	Kleinste Packungsgröße	Festbetrag in Euro	Packungspreis in Euro	Bewertung
Effortil Tropfen Lösung	**Etilefrin-hydrochlorid** 7,5 mg (Konservierungsmittel: Parabene)	15 ml	4,24	5,90	**Mit Einschränkung geeignet** zur kurzfristigen Anwendung bei Kreislaufbeschwerden durch niedrigen Blutdruck, wenn nichtmedikamentöse Maßnahmen nicht ausreichend wirken. **Wenig geeignet** zur dauerhaften Behandlung von niedrigem Blutdruck, weil die therapeutische Wirksamkeit hierfür nicht ausreichend nachgewiesen ist. → Seite 77
Effortil Tabletten	5 mg	20 Stück	1,65	5,69	
Effortil plus Tropflösung Rp Lösung	**Dihydroergotaminmesilat** 2 mg **+ Etilefrin-hydrochlorid** 10 mg *Enthält 63% Alkohol*	25 ml		20,29	**Wenig geeignet** bei niedrigem Blutdruck weil die Kombination von zwei Wirkstoffen mit unterschiedlicher Wirkdauer nicht sinnvoll ist und die therapeutische Wirksamkeit der fixen Kombination nicht ausreichend nachgewiesen ist. → Seite 78
Effortil plus Perlongetten Rp Retardkapseln	**Dihydroergotaminmesilat** 2,5 mg **+ Etilefrin-hydrochlorid** 25 mg	20 Stück		17,79	
Gutron Tabletten Rp Tabletten	**Midodrin-hydrochlorid** 2,5 mg	20 Stück	14,57	11,96	**Mit Einschränkung geeignet** zur kurzfristigen Anwendung bei Kreislaufbeschwerden durch niedrigen Blutdruck, wenn nichtmedikamentöse Maßnahmen nicht ausreichend wirken. **Wenig geeignet** zur dauerhaften Behandlung von niedrigem Blutdruck, weil die therapeutische Wirksamkeit hierfür nicht ausreichend nachgewiesen ist. → Seite 77
Gutron Tropfen 1 % Rp Tropfen	10 mg *Enthält 14,6% Alkohol*	30 ml	30,44	36,56	

Hinweise zu den Tabellenspalten → Seite 28, zur Auswahl der Arzneimittel → Seite 23, zur Grundlage der Bewertung → Seiten 24, 27

Venenerkrankungen, Thrombose

Als Venen werden diejenigen Adern im Blutgefäßsystem bezeichnet, die das Blut zum Herzen hin leiten. Es gibt oberflächliche und tiefe Venen und Verbindungsvenen. Die oberflächlichen Venen verlaufen dicht unter der Hautoberfläche und sammeln das aus den feinen Blutgefäßen (Kapillaren) kommende Blut. Über Verbindungsvenen (Perforansvenen) sind die oberflächlichen mit den tiefliegenden Venen verbunden.
Ein Klappenmechanismus innerhalb der Venen verhindert, dass das Blut nach unten in die Beine zurückfließt. So kann es nur in eine Richtung strömen – zum Herzen hin. Wenn sich die Venen zu sehr weiten, schließen die Venenklappen jedoch nicht mehr richtig. Dann staut sich das Blut in den Venen, wodurch sich diese noch mehr weiten.
Häufig erweitern sich die kleinen Venen, die unmittelbar unter der Haut verlaufen (Besenreiser). Sie scheinen dann stern-, strahlen- oder fächerförmig blaurot durch die Haut hindurch. Erschlaffen größere oberflächliche Venen, treten sie als geschlängelte Krampfadern (Varizen) hervor (primäre Varikose).
Unter dem Oberbegriff Venenerkrankungen sind sowohl die tiefe Venenthrombose (Phlebothrombose) zu verstehen als auch akute Entzündungen der oberflächlichen Venen (Thrombophlebitis), Krampfadern und die chronisch-venöse Insuffizienz (abgekürzt CVI).
Eine Venenthrombose bedeutet, dass eine Vene durch ein Blutgerinnsel (Thrombus) teilweise oder ganz verschlossen wird. Am häufigsten sind die Becken- und Beinvenen betroffen, insbesondere die tiefen Beinvenen in Ober- und Unterschenkel. Löst sich das Gerinnsel von der Wand, wird es mit dem Blut in die große Hohlvene und in die rechte Herzkammer ge-

schwemmt. Von dort gelangt es mit dem Blut in die Lunge und bleibt dort in einem Blutgefäß hängen. Eine solche Lungenembolie (→ nebenstehend) kann schlimmstenfalls tödlich enden.
Auch bei einer akuten Entzündung der oberflächlichen Venen besteht die Gefahr, dass sich an der entzündeten Venenwand ein Blutgerinnsel (Thrombus) ablagert und den Blutfluss behindert, sodass sich eine Venenthrombose ausbildet.
Infolge einer Venenthrombose oder ausgeprägter Krampfadern entstehen mit der Zeit chronische Durchblutungsstörungen in den Venen. Eine solche chronisch-venöse Insuffizienz wird in drei Stadien eingeteilt:

- Stadium I: Nur die kleinen Venen unterhalb des Knöchels sind erweitert und bilden ein kranzartiges, bläuliches Geflecht. Tagsüber entstehende Wassereinlagerungen (Ödeme) am Knöchel verschwinden über Nacht wieder.
- Stadium II: Die Wassereinlagerungen bleiben bestehen, die Haut verfärbt sich, bildet weißliche oder bräunliche Flecken oder wird stellenweise lederartig hart.
- Stadium III: Die Haut ist dünn wie Pergament und platzt bei geringen Stößen und Verletzungen auf. Die Wunden heilen nur schwer oder gar nicht mehr zu und entstehen leicht wieder neu („offenes Bein", Ulcus cruris).

Anzeichen und Beschwerden

Wenn die Venen ihre Funktion nicht mehr richtig ausüben, macht sich das vor allem mit geschwollenen Beine bemerkbar. Gleichzeitig fühlen sich die Beine müde und schwer an. Vor allem abends sind die Fußknöchel dicker als sonst. In den Beinen können ziehende oder stechende Schmerzen auftreten. Auch nächtliche Wadenkrämpfe kommen vor.
Hält der Blutstau in den Beinen an, kann Flüssigkeit aus dem Gewebe nicht mehr in ausreichender Menge abtransportiert werden, weil der Sog fehlt, der normalerweise dafür sorgt, dass das Wasser aus dem Gewebe in die Blutgefäße übertritt. Diese Wasseransammlungen im Gewebe (Ödeme) führen dazu, dass das Bein anschwillt, anfangs vor allem am Knöchel und Fuß (Schuhe, die morgens gut passen, sind abends zu eng), dann auch am Unterschenkel.
Eine Venenthrombose kann sich völlig ohne Beschwerden ereignen, meist zeigen sich aber plötzlich Schwellungen und Schmerzen in der Wade, verbunden mit einem unangenehmen Schweregefühl im Bein oder diffusen Schmerzen im ganzen Bein oder entlang den Venen. Häufig wird der Fußknöchel rechts und links der Achillessehne dick. Je nach Ausdehnung der Thrombose schwillt der gesamte Unterschenkel oder das ganze Bein an. Die Haut am Unterschenkel verfärbt sich bläulich. Zudem besteht die Gefahr einer Lungenembolie. Wenn solche Beschwerden auftreten, müssen Sie sich sofort in ärztliche Behandlung begeben.

Lungenembolie – oft verkannt, aber lebensgefährlich

Anfänglich ist das Gerinnsel bei einer Thrombose nur sehr locker mit der Venenwand verbunden. Es kann leicht geschehen, dass sich der ganze Thrombus oder Teile davon ablösen und mit dem Blutstrom wegschwimmen. Aus den Beinen gelangt der Blutpfropf in die große Hohlvene des Bauches, von dort in die rechte Herzkammer und danach über die Lungenschlagader in die Lunge, wo er in einer der kleineren oder auch größeren Adern stecken bleibt und diese verstopft (Lungenembolie). Blockiert eine Embolie eines der wichtigen großen Blutgefäße, kann sie sofort tödlich sein. Verstopft sie eine kleine Ader, macht sie sich gar nicht oder mit folgenden Beschwerden bemerkbar:

- **akuter Schmerz in der Brust, der beim Atmen bestehen bleibt**
- **Husten, der sich zwar immer wieder bessert, aber dann erneut auftritt**
- **plötzliche Atemnot**
- **Kreislaufschwäche**
- **Herzrasen**
- **Angstgefühl.**

Wann immer Sie solche Beschwerden spüren, sollten Sie sich sofort durch einen Notarzt behandeln lassen. Eine Lungenembolie entsteht am häufigsten aus Thrombosen in den Becken- und Oberschenkelvenen.

Ursachen

Schwache Venen, die Venenerkrankungen begünstigen, sind überwiegend erblich bedingt. Bestimmte Faktoren können sie jedoch begünstigen:

- Bewegungsmangel
- Übergewicht
- Schwangerschaft und Geburt
- fortgeschrittenes Alter
- langes Stehen und Sitzen.

Eine Venenthrombose entsteht durch Blutgerinnsel, die sich an schadhaften Stellen der Blutgefäßinnenwand bilden, besonders häufig an einer Venenklappe, weil dort das Blut verwirbelt wird. Dort sammeln sich

oft Blutplättchen und verkleben leicht miteinander. Mit der Zeit bilden sie ein größeres Klümpchen, das anfangs locker, später fester mit der Venenwand verbunden ist. Solche Blutgerinnsel entstehen häufig nach Operationen, Verletzungen, in Schwangerschaft und Wochenbett, bei einem Herzinfarkt, anhaltender Bettlägerigkeit oder bei Einnahme der „Pille" sowie bei einer Hormonersatztherapie in den Wechseljahren. Auch ein angeborener Mangel an gerinnungshemmenden Stoffen, bösartige Tumore und Übergewicht begünstigen die Bildung eines Thrombus.
Sowohl aufgrund einer Venenschwäche als auch durch Thrombosen kann es dazu kommen, dass die Klappen in den tiefen Venen nicht mehr richtig schließen. Dann steigt der Druck innerhalb der Venen, und das Blut sucht sich andere Wege, um zum Herzen zurückzugelangen, vorzugsweise die neben den tiefen Venen verlaufenden anderen Venen sowie die oberflächlich gelegenen. Diese sind aber nicht darauf ausgelegt, so große Mengen Blut zu transportieren und weiten sich immer mehr. Infolgedessen schließen auch dort die Venenklappen nicht mehr richtig, und es entstehen Krampfadern (sekundäre Varikose).
Langfristig führt das zu einer anhaltenden Mangeldurchblutung und massiven Umbauprozessen im Gewebe, in deren Folge sich häufig ein offenes Geschwür bildet („offenes Bein", Ulcus cruris).

Bei Kindern

Wenn sich schon bei Kindern und Jugendlichen Venenerkrankungen ausbilden, beruhen diese meist auf angeborenen Fehlbildungen der Blutgefäße oder der Venenklappen.

Vorbeugung

Sie können selbst viel tun, damit sich das Blut nicht in den Beinen staut:

- Jede Form von Bewegung fördert über die Muskelpumpe den Rückfluss des Blutes in den Beinvenen.
- Wenn Sie viel stehen oder sitzen müssen, sollten Sie abends die Füße hochlegen, um den Abfluss des Blutes aus den Beinen zu fördern. Am günstigsten ist es, wenn Sie sich dabei auf den Boden legen und die Beine senkrecht nach oben an eine Wand lehnen. Es genügt nicht, sie auf einen Hocker oder Stuhl in Kniehöhe zu legen.
- Meiden Sie übermäßige Wärme in Form von heißen Bädern, Sauna, Sonne. Dabei stellen sich die Venen weit, um die Hitze aus dem Körper abzuleiten. Lässt es sich nicht vermeiden, die Beine der Wärme auszusetzen, sollten Sie möglichst häufig einen kalten Beinguss machen, um die Venen wieder zu verengen.
- Bei Langstreckenflügen sollten Sie möglichst oft auf dem Gang auf und ab laufen oder stündlich am Platz mit den Füßen wippen (20-mal hintereinander von der Spitze auf die Fersen und umgekehrt). Dabei wird die Wadenmuskulatur bewegt, was auch den Rückfluss des Blutes in den Venen fördert. Bei Flügen mit einer Dauer von mehr als vier Stunden können auch Stützstrümpfe die Venenfunktion verbessern.
- Geben Sie das Rauchen auf, denn es schädigt die Innenwand der Blutgefäße und erhöht dadurch das Risiko, dass sich in den Venen Blutgerinnsel bilden, vor allem bei schwachen Venen.

Nichtmedikamentöse Maßnahmen

Alle im Abschnitt „Vorbeugung" genannten Maßnahmen werden auch empfohlen, wenn bereits eine Venenschwäche besteht oder Krampfadern vorhanden sind.
Haben Sie ausgeprägte Krampfadern oder schwellen nach längerem Stehen Unterschenkel und Fußknöchel an, sollten Sie medizinische Kompressionsstrümpfe tragen (nicht zu verwechseln mit den in Kaufhäusern erhältlichen Stützstrümpfen). Sie üben von außen Druck auf die Venen aus und pressen diese zusammen, sodass die Venenklappen wieder besser schließen und das Blut somit besser abfließen kann. Nach einer Venenthrombose sind Kompressionsverbände notwendig, die einen noch stärkeren Effekt haben als Strümpfe. Anschließend müssen – meist über Jahre hinweg – weiterhin Kompressionsstrümpfe getragen werden, um eine chronisch-venöse Insuffizienz zu verhindern.

Behandlung mit Medikamenten

Bei schwachen Venen oder Krampfadern genügen im Allgemeinen die vorbeugenden und nichtmedikamentösen Maßnahmen, um eine ausreichende Venenfunktion zu gewährleisten.
Bei Venenthrombosen jedoch ist immer eine medikamentöse Behandlung erforderlich. Um zu verhindern, dass sich erneut ein Gerinnsel bildet, muss nach einer Thrombose für eine gewisse Zeit oder lebenslang die Gerinnungsneigung des Blutes herabgesetzt werden. Solche gerinnungshemmenden Wirkstoffe (Antikoagulanzien, „Koagel" ist der medizinische Begriff für Gerinnsel) sind niedermolekulare Heparine zum Spritzen (→ Seite 790) und die Cumarine (innerlich) (→ Seite 787) Phenprocoumon und Warfarin.
Beide Substanzgruppen sind zur Vorbeugung und Behandlung von Venenthrombosen und Lungenembolien geeignet. Ist es notwendig, die Blutgerinnung dauerhaft zu hemmen, kommen in erster Linie Cum-

arine infrage. Heparine werden eingesetzt, wenn die Blutgerinnung nur für kurze Zeit gehemmt werden muss, beispielsweise vor und nach Operationen, oder wenn Cumarine nicht gegeben werden können. Um nach einem überstandenen Herzinfarkt einem zweiten Infarkt vorzubeugen, sind Cumarine nur mit Einschränkung geeignet. Dieses Ziel lässt sich mit Thrombozytenfunktionshemmern (→ Seite 622) wie Azetylsalizylsäure oder Clopidogrel ebenso gut, aber mit deutlich geringeren Risiken erreichen.

Gele oder Salben mit Heparin (äußerlich) (→ Seite 792) sind wenig geeignet, weil die Wirkstoffe nicht tief genug in die Haut eindringen, auch führen die Mittel häufiger zu Allergien.

Cumarine (innerlich)

Phenprocoumon

Falithrom, Marcumar, Marcuphen-CT, Phenpro.-ratiopharm

Warfarin

COUMADIN

Phenprocoumon und Warfarin behindern die Bildung von Vitamin K, das für den Aufbau aktiver Gerinnungsfaktoren im Blut benötigt wird. Ohne diese Faktoren gerinnt das Blut nicht so leicht und bleibt dünnflüssiger. Dies macht man sich zunutze, um Venenthrombosen und Lungenembolien vorzubeugen oder zu behandeln. Für beide Ziele sind die Wirkstoffe geeignet.

Wie stark die Substanzen wirken, hängt von individuellen Faktoren ab (Stoffwechsel, Essgewohnheiten) und von anderen Medikamenten, die gleichzeitig eingenommen werden. Damit das Blut nicht zu dünnflüssig wird (wodurch sich die Gefahr für innere Blutungen erhöht), aber auch nicht zu dickflüssig bleibt, muss die Gerinnungsfähigkeit regelmäßig überprüft werden. Das können Sie selbst machen (Näheres lesen Sie unter „Quickwert oder INR selbst bestimmen" → Seite 788), oder Sie gehen dafür in die Arztpraxis.

Cumarine werden auch gegeben, wenn es darum geht, nach einem überstandenen Herzinfarkt einem zweiten vorzubeugen. Für diesen Zweck sind diese Wirkstoffe jedoch in der Regel nur mit Einschränkung geeignet. Das gleiche Ziel lässt sich für die meisten Patienten nämlich weniger risikoreich mit Thrombozytenfunktionshemmern (→ Seite 622) wie Azetylsalizylsäure oder Clopidogrel erreichen, vorausgesetzt, die Herzklappen sind in Ordnung und schließen richtig.

Anders verhält es sich jedoch, wenn chronisches Vorhofflimmern vorliegt, wenn Herzklappenfehler bestehen oder eine künstliche mechanische Herzklappe (aus Kunststoff oder Metall) eingesetzt worden ist (bzw. drei Monate nach Einsatz einer biologischen Herzklappe) oder wenn sich das Herz stark vergrößert hat und eine ausgeprägte Herzschwäche besteht. In all den genannten Fällen besteht ein besonders hohes Risiko, dass sich Blutgerinnsel bilden. Dann wirken Cumarine besser und zuverlässiger als Azetylsalizylsäure oder Clopidogrel, sodass der Nutzen der Cumarine größer ist als das Risiko für innere Blutungen. Für diese Einsatzbereiche gelten die Mittel als „geeignet".

Anwendung

Cumarine müssen bei jedem Menschen individuell dosiert werden. Der Arzt stellt die Dosis anhand des Quickwertes oder des internationalen Standardwertes INR (International Normalized Ratio) im Blut ein. Damit wird die Gerinnungsfähigkeit des Blutes erfasst.

Da die Cumarine ihre volle Wirkung erst zwei bis vier Tage nach Behandlungsbeginn entfalten, wird am Anfang oft noch zusätzlich Heparin gespritzt.

Wann Sie die Mittel im Laufe des Tages einnehmen, ist unwichtig. Einmal täglich sollte es aber sein, damit die Gerinnung gleichbleibend gehemmt wird. Sie dürfen die Dosis keinesfalls eigenmächtig erhöhen oder verringern. Eine Überdosis kann zu lebensgefährlichen Blutungen führen; eine zu geringe Menge kann die Gerinnungsfähigkeit des Blutes wieder so erhöhen, dass sich ein Blutpfropf bildet.

Wenn Sie die Einnahme einmal vergessen haben und der ursprüngliche Zeitpunkt dafür länger als 16 Stunden zurückliegt, dürfen Sie die vergessene Tablette nicht zusätzlich einnehmen, weil dann die Gefahr für innere Blutungen zunimmt. Wichtig ist, dass Sie oder der Arzt den Quick- beziehungsweise INR-Wert möglichst noch am selben Tag kontrollieren und dann die Dosis entsprechend anpassen.

Wie lange Sie das Mittel einnehmen müssen, hängt von der konkreten Erkrankung ab, für die Sie es anwenden. Bei einer Thrombose sind es zwischen sechs Wochen und drei bis sechs Monaten, bei einer wiederholten Thrombose oder Lungenembolie sechs Monate oder länger, bei biologischen Herzklappen drei Monate. Bei einer wiederholten Lungenembolie, bei Herzklappen aus Kunststoff oder Metall und bei Vorhofflimmern müssen Sie die Mittel meist lebenslang einnehmen.

Achtung

Wenn Sie gerinnungshemmende Mittel bekommen, dürfen Sie auf keinen Fall Spritzen in die Muskulatur oder Gelenke erhalten, weil dies zu großen, schmerzhaften und möglicherweise gefährlichen Blutergüssen im Muskel führen kann. Wenn ein Zahn gezogen werden muss oder eine Operation bevorsteht, muss die gerinnungshemmende Wirkung verringert werden. Sie müssen dann in Absprache mit dem Arzt die Medikamente absetzen oder die Dosis verringern. Muss die Blutgerinnung innerhalb kürzester Zeit aktiviert werden, zum Beispiel nach einem Unfall, spritzt der Arzt sofort ein Gegenmittel, das die Wirkung von Phenprocoumon ausschaltet. Sie müssen den Ausweis, dass Sie mit gerinnungshemmenden Mitteln behandelt werden, deshalb unbedingt auf Schritt und Tritt bei sich tragen. Die Gerinnungsfähigkeit des Blutes muss regelmäßig überwacht werden. Dafür müssen Sie alle ein bis drei Wochen zum Arzt, um den Quickwert oder den INR bestimmen zu lassen. Sie können diese Werte nach einer Schulung durch den Arzt auch selbst kontrollieren (Näheres unter „Quickwert oder INR selbst bestimmen" → nebenstehend). Zahlreiche Faktoren können die Wirkung der Cumarine beeinflussen, zum Beispiel einschneidende Ernährungsumstellungen zu Hause oder auf Reisen. Sprechen Sie deshalb mit Ihrem Arzt, ob die Dosis der Medikamente in solchen Situationen verändert werden muss. Auch sollte die Gerinnungsfähigkeit dann häufiger als sonst kontrolliert werden.

Warfarin: Wenn Ihre Leber nur eingeschränkt arbeitet, wirkt Warfarin stärker. Der Arzt sollte dann gegebenenfalls die Dosis anpassen.

Gegenanzeigen

Unter folgenden Bedingungen dürfen Sie Cumarine nicht anwenden:

- Sie haben einen sehr stark erhöhten Blutdruck (zuerst gemessener Wert über 200 mm Hg), der mit Medikamenten nicht ausreichend behandelt werden kann.
- Sie wurden vor kurzem an Blase, Harnleitern, Nieren oder Augen operiert.
- Es sollen Gewebe- oder Flüssigkeitsproben genommen werden, zum Beispiel Rückenmarksflüssigkeit (Liquor).
- Es besteht der Verdacht von Blutungen, zum Beispiel, wenn Sie Geschwüre im Magen-Darm-Bereich haben, zu Blutungen neigen, wenn die Nieren nicht richtig arbeiten (Niereninsuffizienz) oder große Wunden bestehen.

Unter folgenden Bedingungen dürfen Sie die Mittel nur unter sorgfältiger Abwägung von Nutzen und Risiken anwenden:

- Sie leiden an Epilepsie.
- Sie haben Nierensteine.
- Sie sind alkoholabhängig. Erhöhter Alkoholgenuss kann die gerinnungshemmende Wirkung der Cumarine herabsetzen. Ist die Leber durch den Alkohol bereits geschädigt, kann sich die gerinnungshemmende Wirkung aber auch verstärken, da Cumarine nur langsam ausgeschieden werden.

Quickwert oder INR selbst bestimmen

Wenn Sie den Quickwert oder den INR selbst bestimmen wollen, zum Beispiel, weil Sie nicht regelmäßig eine Arztpraxis aufsuchen können, müssen Sie dafür eine spezielle Schulung beim Arzt oder in einer Klinik durchlaufen. Die Werte werden gemessen, indem Sie einen Tropfen Blut aus der Fingerbeere entnehmen. In einem Spezial-Mess-Set wird dann der Wert automatisch bestimmt. Sie tragen ihn in einen Ausweis ein. Weicht der Wert von den vom Arzt vorgegebenen Grenzen ab, sollten Sie in Absprache mit ihm die Tablettendosis verringern beziehungsweise erhöhen. Die Kosten für das Gerät können die Krankenkassen auf Antrag übernehmen.

Wechselwirkungen mit Medikamenten

Viele Medikamente können die Wirksamkeit der Cumarine beeinflussen. Sagen Sie dem Arzt deshalb unbedingt, welche Mittel Sie zusätzlich einnehmen – auch die von Ihnen selbst besorgten, vom Heilpraktiker verordneten sowie Nahrungsergänzungsmittel. Generell sollte die Blutgerinnung besonders sorgfältig kontrolliert werden, wenn Sie zusätzlich zu Cumarinen noch weitere Arzneimittel einnehmen.

Zu beachten ist vor allem, dass Glukokortikoide zum Einnehmen (bei Entzündungen, Immunreaktionen), Carbamazepin, Phenobarbital und Phenytoin (alle bei Epilepsien) sowie Diuretika (bei hohem Blutdruck) die Wirkung der Cumarine abschwächen. Dann besteht die Gefahr, dass sich Blutgerinnsel bilden.

▶ **Unbedingt beachten**
Einige Arzneimittel können die Wirkung der Cumarine verstärken, sodass ein erhöhtes Risiko für innere Blutungen besteht. Näheres hierzu lesen Sie unter „Mittel zur Blutverdünnung: verstärkte Wirkung" (→ Seite 11). Dazu gehören:

- Azetylsalizylsäure (bei arteriellen Durchblutungsstörungen, Schmerzen)
- Clopidogrel und Tiklopidin (bei arteriellen Durchblutungsstörungen)
- nichtsteroidale Antirheumatika (bei Schmerzen, Rheuma)
- Parazetamol (bei Schmerzen)
- Fibrate (bei erhöhten Blutfetten)
- Allopurinol (bei Gicht)
- Chinidin, Amiodaron, Propafenon (bei Herzrhythmusstörungen)
- Antibiotika (bei bakteriellen Infektionen) wie Makrolide (z. B. Azithromyzin, Clarithromyzin, Erythromyzin), Chinolone (z. B. Ciprofloxazin), Cephalosporine (z. B. Cefazolin, Ceftriaxon)
- Trimethoprim und Cotrimoxazol (bei Harnweginfektionen)
- Antipilzmittel zum Einnehmen (Fluconazol, Itraconazol, Miconazol)
- Schilddrüsenhormone (bei Schilddrüsenunterfunktion)
- Protonenpumpenhemmer (z. B. Omeprazol, bei Magen- und Zwölffingerdarmgeschwüren, Speiseröhrenentzündung) und H_2-Antagonisten (bei Sodbrennen).

Wechselwirkungen mit Speisen und Getränken

Der Gehalt an Vitamin K in Lebensmitteln kann die Therapie mit Cumarinen beeinflussen. Sie sollten es deshalb vermeiden, große Mengen (mehr als zwei Teller) von grünem Blattgemüse (Spinat, Grünkohl) zu essen.

Unerwünschte Wirkungen

Die erwünschte Wirkung der Mittel – das Hemmen der Blutgerinnung – ist auch Ursache für unerwünschte Wirkungen in Form von inneren Blutungen. Abhängig davon, wo diese Blutungen auftreten, wie heftig sie sind und wie lange sie dauern, können sie mehr oder weniger schwerwiegend oder gar lebensbedrohlich sein. Die wichtigste Maßnahme, solche unerwünschten Wirkungen zu vermeiden, ist die Kontrolle der Blutgerinnung – beim Arzt oder in Eigenregie. Näheres lesen Sie unter „Quickwert oder INR selbst bestimmen" (→ Seite 788). Zu Beginn der Behandlung muss diese Kontrolle alle ein bis zwei Tage erfolgen, später alle drei bis vier Wochen, bei Bedarf auch häufiger (z. B., wenn zusätzlich andere Medikamente eingenommen werden, bei Ernährungsumstellungen, Krankheiten). Tätigkeiten oder Sportarten, bei denen ein erhöhtes Unfall- oder Verletzungsrisiko besteht, sollten vermieden werden.
Außerdem sollten Sie die Gegenanzeigen (→ Seite 788) sorgfältig beachten.

▶ **Keine Maßnahmen erforderlich**
Mitunter treten kleine Blutungen auf wie Zahnfleischbluten oder Spuren von Blut im Urin (bei mehr als 1 von 100 Behandelten).
Selten kommt es zu vorübergehendem Haarausfall, Hautausschlag, Durchfall oder Übelkeit.

▶ **Muss beobachtet werden**
Wenn die Haut sich verstärkt rötet und juckt, reagieren Sie vermutlich allergisch auf das Mittel. Bei solchen Hauterscheinungen (→ Seite 14) sollten Sie einen Arzt aufsuchen.
In Einzelfällen können Cumarine die Leber (→ Seite 15) schädigen. Treten Übelkeit, Erbrechen und/oder dunkel gefärbter Urin auf und ist der Stuhl auffällig hell, sollten Sie einen Arzt aufsuchen.

▶ **Sofort zum Arzt**
Bei jeder ausgeprägteren Blutung (große blaue Flecke, häufiges und langanhaltendes Zahnfleisch- und Nasenbluten, nicht stillbare Blutungen aus Wunden) müssen Sie den Arzt benachrichtigen. Solche Blutungen weisen darauf hin, dass Phenprocoumon zu hoch dosiert ist. Dann müssen Sie den Quickwert oder den INR überprüfen und in Absprache mit dem Arzt die Dosis verringern oder sich ein Gegenmittel spritzen lassen.
Blutungen können auch auf der Netzhaut des Auges auftreten. Bemerken Sie während der Behandlung mit Cumarinen Sehstörungen, sollten Sie umgehend einen Augenarzt aufsuchen.
Lebensbedrohliche innere Blutungen äußern sich oft nicht mit spezifischen Beschwerden. Schmerzen im Rücken, Gesäß und in den Oberschenkeln können auf Blutungen hinweisen, die äußerlich meist (noch) nicht zu sehen sind. Schwarz gefärbter Stuhl deutet auf Blutungen im Verdauungstrakt hin, Bewusstseinsstörungen auf Hirnblutungen. Bei allen genannten Beschwerden müssen Sie oder Begleitpersonen sofort den Arzt rufen.
Wenn ein starker Hautausschlag mit Juckreiz sowie Herzrasen, Atemnot, Schwäche und Schwindel auftreten, müssen Sie unverzüglich

den Notarzt rufen (Telefon 112), weil es sich um eine lebensbedrohliche Allergie (→ Seite 14) handeln kann.

Wenn kleine Gerinnsel die oberflächlichen Blutgefäße in der Haut verstopfen, stirbt das Gewebe ab (bei etwa 1 von 10 000 Behandelten). Solche Nekrosen können vor allem einige Tage nach Therapiebeginn auftreten. Suchen Sie dann möglichst umgehend den Arzt auf.

Cumarine können in sehr seltenen Fällen und bei hoher Dosierung die Leber (→ Seite 15) schwer schädigen und eine Gelbsucht auslösen. Wenn Sie zusätzlich einen starken Juckreiz am ganzen Körper spüren, sollten Sie sofort einen Arzt aufsuchen.

Hinweise

Für Kinder unter 14 Jahren

Zur Dosierung bei Kindern unter 14 Jahren liegen keine Daten vor.

Bei Kinderwunsch

Wenn Sie schwanger werden wollen, dürfen Sie die Mittel nicht anwenden.

Zur Empfängnisverhütung

Sie müssen während der Einnahme und bis drei Monate nach der Einnahme von Cumarinen ein sicheres Verhütungsmittel benutzen.

Für Schwangerschaft und Stillzeit

In der Schwangerschaft dürfen Sie Cumarine auf keinen Fall anwenden. Das Ungeborene kann davon schwer geschädigt werden (Blindheit, Krampfanfälle, Taubheit, Herzfehler, Entwicklungsverzögerung, Untergewicht, Atembeschwerden nach der Geburt). Totgeburten kommen häufiger vor. Wenn Sie während der Einnahme schwanger geworden sind, sollten Sie mit dem behandelnden Frauenarzt die weiteren Maßnahmen besprechen. Die Wahrscheinlichkeit, dass das Kind geschädigt worden ist, liegt bei 30 Prozent.

Phenprocoumon: Dieser Wirkstoff geht in wirksamer Form in die Muttermilch über, was auch die Blutgerinnungsfäigkeit beim Säugling herabsetzen kann. Deshalb sollten Sie dieses Mittel in der Stillzeit möglichst nicht anwenden. Wird das Mittel dennoch eingesetzt, muss dem Baby Vitamin K verabreicht werden, um die Gerinnungsfähigkeit des Blutes bei dem Säugling zu erhalten.

Warfarin: Dieser Wirkstoff tritt in einer nicht wirksamen Form in die Muttermilch über. Es ist deshalb nicht zu erwarten, dass ein Säugling davon Schaden nimmt. Sicherheitshalber sollte dem Baby aber in den ersten vier Wochen Vitamin K verabreicht werden, um die Gerinnungsfähigkeit des Blutes auf jeden Fall zu erhalten.

Niedermolekulare Heparine zum Spritzen

Certoparin
Mono Embolex
Dalteparin
FRAGMIN
Enoxaparin
Clexane
Nadroparin
FRAXODI, Fraxiparin
Reviparin
Clivarin
Tinzaparin
innohep

Heparin blockiert zwei wichtige Eiweißstoffe im Blut, die dafür verantwortlich sind, dass Blutbestandteile miteinander verkleben. Damit verhindert es direkt die Bildung von Gerinnseln. Heparin wird häufig vor und nach Operationen gegeben, ebenso bei längerer Bettlägerigkeit oder eingeschränkter Bewegungsmöglichkeit (z. B. aufgrund eines Gipsbeins), um die Gefahr einer Thrombose zu verringern. Bei bereits vorhandenen Thrombosen soll es verhindern, dass ein Blutpfropf größer wird.

Heute werden – insbesondere außerhalb des Krankenhauses – überwiegend die sogenannten niedermolekularen Heparine eingesetzt. Sie sind zur Vorbeugung und Behandlung von Thrombosen geeignet.

Anwendung

Heparine müssen immer unter die Haut oder in eine Vene gespritzt werden. Eine Spritze pro Tag reicht bei niedermolekularen Heparinen meist aus, manchmal sind auch zwei Injektionen notwendig.

Achtung

Während der Behandlung muss der Arzt prüfen, ob das Blut Antikörper gegen Heparin enthält. Wenn ja, dürfen die Mittel nicht gegeben werden und die Blutgerinnung muss mit anderen Mitteln (z. B. Lepirudin, das sich von Hirudin, einem Wirkstoff aus dem Speichel von Blutegeln, ableitet) gehemmt werden.

Um rechtzeitig zu erkennen, ob sich Antikörper gegen Heparin bilden, muss der Arzt vor Beginn der Behandlung, am ersten Tag und anschließend in den ersten drei Wochen alle drei bis vier Tage die Thrombozytenwerte im Blut kontrollieren. Wenn eine durch Heparin verursachte Thrombo-

zytopenie Typ II einmal aufgetreten ist, darf nie wieder Heparin oder ein heparinhaltiges Arzneimittel gespritzt werden!
Wenn Sie sich einen Zahn ziehen lassen müssen oder eine Operation bevorsteht, darf die Blutgerinnung nicht mehr so stark gehemmt werden. Dann setzen Sie in Absprache mit dem Arzt die Heparinspritzen ab. Während der Behandlung sollten Sie ständig einen Ausweis bei sich tragen, aus dem hervorgeht, dass Sie mit gerinnungshemmenden Mitteln behandelt werden.

Gegenanzeigen

Unter folgenden Bedingungen dürfen Sie kein Heparin gespritzt bekommen:

- Sie haben ein Magen- oder Zwölffingerdarmgeschwür.
- Sie leiden an einer schweren Funktionsstörung von Leber, Pankreas und Nieren.
- Ihr Blutdruck ist sehr hoch und noch nicht medikamentös gesenkt worden.
- Ihr Blut enthält Antikörper gegen Heparin.
- Es besteht ein Verdacht auf Blutungen im Auge.
- Sie hatten einen Schlaganfall oder Blutungen im Gehirn, die weniger als sechs Monate zurückliegen.

Unter folgenden Bedingungen sollte der Arzt Nutzen und Risiken der Anwendung von Heparinen sorgfältig abwägen:

- Sie haben Nieren- und/oder Harnleitersteine.
- Es besteht der Verdacht auf einen blutenden bösartigen Tumor.

Wechselwirkungen mit Medikamenten

▶ **Unbedingt beachten**

Wenn Sie noch andere Medikamente nehmen, ist zu beachten:
Azetylsalizylsäure, Clopidogrel und Tiklopidin (bei arteriellen Durchblutungsstörungen, koronarer Herzkrankheit), Cumarine (bei erhöhter Thrombosegefahr), kaliumsparende Diuretika (bei hohem Blutdruck) oder nichtsteroidale Antirheumatika (bei Schmerzen, Rheuma) verstärken die Wirkung der niedermolekularen Heparine, sodass das Risiko für Blutungen ansteigt. Näheres hierzu lesen Sie unter „Mittel zur Blutverdünnung: verstärkte Wirkung" (→ Seite 11).

Unerwünschte Wirkungen

Die erwünschte Wirkung der Mittel – das Hemmen der Blutgerinnung – ist auch Ursache für unerwünschte Wirkungen in Form von Blutungen (bei über 1 von 100 Behandelten). Diese treten besonders häufig an Haut und Schleimhäuten, Wunden sowie im Magen-Darm-Trakt oder in den Harnwegen auf.
Wenn die Mittel viele Monate lang angewendet werden, kann die Knochendichte abnehmen, sodass eine Osteoporose entsteht.

▶ **Keine Maßnahmen erforderlich**

Häufig (bei über 1 von 100 Behandelten) treten Blutergüsse an der Einstichstelle auf oder auch kleinere Blutungen, die nach kurzer Zeit zum Stillstand kommen.
Selten kommt es zu Haarausfall (bei weniger als 1 von 1 000), der sich wieder legt, wenn die Mittel abgesetzt werden.

▶ **Sofort zum Arzt**

Selten (bei weniger als 1 von 1 000) nimmt 6 bis 14 Tage nach Behandlungsbeginn die Anzahl der Blutplättchen (Thrombozyten) ab, weil der Körper gegen Heparin Antikörper bildet (heparininduzierte Thrombozytopenie Typ II). Wenn aufgrund einer früheren Heparinbehandlung schon eine Bereitschaft dafür besteht, kann diese schwere Gerinnungsstörung auch schon innerhalb weniger Stunden einsetzen. Symptome dafür sind Hautschäden an der Einstichstelle, Blutungen unter die Haut sowie Blutbeimengungen im Stuhl. Wenn Sie solche Symptome bemerken, müssen Sie sofort einen Arzt alarmieren.
Wenn sich die Einstichstelle rötet, verhärtet und schmerzt oder wenn sich dort ein offenes Geschwür bildet, müssen Sie sofort den Arzt aufsuchen. Das Heparin muss dann abgesetzt werden.
Wenn ein starker Hautausschlag mit Juckreiz sowie Herzrasen, Atemnot, Schwäche und Schwindel auftreten, müssen Sie unverzüglich den Notarzt rufen (Telefon 112), weil es sich um eine lebensbedrohliche Allergie (→ Seite 14) handeln kann.

Hinweise

Für Kinder unter 14 Jahren

Aus Mangel an Erfahrung sollten Kinder nur in Notfällen Heparin bekommen.

Für Schwangerschaft und Stillzeit

Heparin gelangt weder durch den Mutterkuchen zum Kind noch in die Muttermilch. Sie können es also in Schwangerschaft und Stillzeit anwenden. Schwangere sollten nur Fertigspritzen ohne den Zusatz von Benzylalkohol (wird auf der Packung oder im Beipackzettel angegeben) verwenden, weil dieser Konservierungsstoff beim Neugeborenen zu Komplikationen führen kann.

Heparin (äußerlich)

Heparin-ratiopharm

Heparin blockiert zwei wichtige Eiweißstoffe, die dafür verantwortlich sind, dass Blutbestandteile miteinander verkleben. Auf diese Weise hemmt es die Blutgerinnung und verhindert, dass sich Gerinnsel bilden. Diese Wirkung tritt jedoch nur ein, wenn das Heparin in ausreichender Menge in den Blutkreislauf gelangt. Bei äußerlich anzuwendenden Mitteln ist dies jedoch nur bedingt der Fall. Die therapeutische Wirksamkeit von Gel und Salbe zur unterstützenden Behandlung von Venenerkrankungen ist nicht ausreichend nachgewiesen, das Mittel gilt deshalb als „wenig geeignet". Auch zur Nachbehandlung von Thrombosen sind Heparin-Gel oder -Salbe nicht sinnvoll.

Anwendung

Gemäß Beipackzettel reiben Sie die Beine mehrmals täglich, vor allem abends, mit Gel oder Salbe ein.

Achtung

Wenn Sie medizinische Kompressionsstrümpfe tragen, dürfen Sie diese erst ein bis zwei Stunden nach der Anwendung des Mittels wieder anziehen. Salbe und Gel beeinträchtigen die Elastizität des Strumpfgewebes, sodass die Strümpfe rasch verschleißen. Da Sie die Strümpfe abends sowieso ablegen, ist es ratsam, die Beine erst dann einzucremen.

Gegenanzeigen

Auf verletzte Haut und offene Wunden (z. B. ein Unterschenkelgeschwür) dürfen Sie das Mittel nicht auftragen.

Unerwünschte Wirkungen

► **Muss beobachtet werden**

Wenn die Haut sich verstärkt rötet und juckt, reagieren Sie vermutlich allergisch auf das Mittel. Bei solchen Hauterscheinungen (→ Seite 14) sollten Sie einen Arzt aufsuchen.

Hinweise

Für Schwangerschaft und Stillzeit

Bisherige Erfahrungen mit der Anwendung bei Schwangeren und Stillenden ergaben keine Anhaltspunkte für schädliche Wirkungen.

Venenerkrankungen, Thrombose

Handelsname Darreichungsform	Zusammensetzung pro 1 ml/1 g oder wie angegeben bzw. pro abgeteilte Einheit	Kleinste Packungsgröße	Festbetrag in Euro	Packungspreis in Euro	Bewertung
Clexane 20 mg Rp	**Enoxaparin-Natrium** 20 mg pro 0,2 ml	10 Stück	39,48	39,48	**Geeignet** zur Vorbeugung gegen Thrombosen. → Seite 79
40 mg Rp	40 mg pro 0,4 ml	10 Stück	67,41	67,41	
40 mg Duo Rp	40 mg pro 0,4 ml	2 Stück	21,16	26,69	
60 mg Therapie Rp	60 mg pro 0,6 ml	10 Stück	94,69	94,69	**Geeignet** zur Behandlung von Thrombosen. → Seite 79
80 mg Therapie Rp	80 mg pro 0,8 ml	10 Stück	116,19	116,19	
100 mg Therapie Rp Fertigspritzen	100 mg pro 1,0 ml	10 Stück	142,78	142,78	
Clexane multidose 100 mg/ml Rp Injektionslösung	100 mg	10 ml		103,11	**Geeignet** zur Vorbeugung gegen und Behandlung von Thrombosen. → Seite 79
Clivarin 1.750 Rp Fertigspritzen	**Reviparin-Natrium** 13,8 mg pro 0,25 ml	5 Stück	38,50	34,64	**Geeignet** zur Vorbeugung gegen Thrombosen. → Seite 79
Clivarin multi Rp Injektionslösung	331,2 mg pro 6 ml	5 x 6 ml		356,02	
COUMADIN 5 mg Rp Tabletten	**Warfarin-Natrium** 5 mg	20 Stück	12,52	12,52	**Geeignet** zur Vorbeugung gegen und Behandlung von Thrombosen. **Mit Einschränkung geeignet**, um einem erneuten Herzinfarkt vorzubeugen. Wegen des höheren Risikos für innere Blutungen nur sinnvoll, wenn das Risik für einen erneuten Herzinfarkt besonde groß ist oder wenn Mittel wie Azetylsa lizylsäure oder Clopidogrel nicht vertragen werden oder nicht eingesetzt werden können. → Seite 7

Hinweise zu den Tabellenspalten → Seite 28, zur Auswahl der Arzneimittel → Seite 23, zur Grundlage der Bewertung → Seiten 24, 27

Venenerkrankungen, Thrombose Fortsetzung

Handelsname Darreichungsform	Zusammensetzung pro 1 ml/1 g oder wie angegeben bzw. pro abgeteilte Einheit	Kleinste Packungsgröße	Festbetrag in Euro	Packungspreis in Euro	Bewertung

Hinweise zu den Tabellenspalten → Seite 28, zur Auswahl der Arzneimittel → Seite 23, zur Grundlage der Bewertung → Seiten 24, 27

Handelsname Darreichungsform	Zusammensetzung pro 1 ml/1 g oder wie angegeben bzw. pro abgeteilte Einheit	Kleinste Packungsgröße	Festbetrag in Euro	Packungspreis in Euro	Bewertung
Falithrom 1,5 mite Rp	**Phenprocoumon** 1,5 mg	20 Stück	11,08	10,50	**Geeignet** zur Vorbeugung gegen und Behandlung von Thrombosen. **Mit Einschränkung geeignet**, um einem erneuten Herzinfarkt vorzubeugen. Wegen des höheren Risikos für innere Blutungen nur sinnvoll, wenn Mittel wie Azetylsalizylsäure oder Clopidogrel nicht vertragen werden oder nicht eingesetzt werden können. → Seite 787
Falithrom Rp Filmtabletten	3 mg	20 Stück	12,52	11,36	
FRAGMIN 10.000 I.E./ml Rp Ampullen	**Dalteparin-Natrium** 10 000 I.E.	10 Stück	163,84	163,84	**Geeignet** zur Vorbeugung gegen Thrombosen. → Seite 790
FRAGMIN P Rp	2 500 I.E. pro 0,2 ml	5 Stück	30,17	24,01	
forte Rp Fertigspritzen	5 000 I.E. pro 0,2 ml	5 Stück	49,40	37,47	
FRAGMIN D Rp	10 000 I.E. pro 4 ml	10 x 4 ml	163,84	163,84	
FRAGMIN 4 ml MULTIDOSE Rp	100 000 I.E. pro 4 ml	4 ml		86,52	
10 ml MULTIDOSE Rp Injektionslösung	100 000 I.E. pro 10 ml	10 ml		86,52	
Fraxiparin multi Rp Durchstechflaschen	**Nadroparin-Kalzium** 47 500 I.E. pro 5 ml	10 x 5 ml		549,21	**Geeignet** zur Vorbeugung gegen und Behandlung von Thrombosen. → Seite 790
Fraxiparin 0,3 duo Rp	2 850 I.E. pro 0,3 ml	2 x 0,3 ml	17,84	17,64	
Fraxiparin 0,2 Rp	1 900 I.E. pro 0,2 ml	10 x 0,2 ml	39,48	39,47	
0,3 Rp	2 850 I.E. pro 0,3 ml	10 x 0,3 ml	50,77	50,77	
0,4 Rp	3 800 I.E. pro 0,4 ml	10 x 0,4 ml	67,41	67,41	
0,6 Rp	5 700 I.E. pro 0,6 ml	10 x 0,6 ml	89,27	89,27	
0,8 Rp	7 600 I.E. pro 0,8 ml	10 x 0,8 ml	116,19	116,19	
1,0 Rp Fertigspritzen	9 500 I.E.	10 x 1 ml	142,78	142,76	
FRAXODI 0,6 Rp	**Nadroparin-Kalzium** 11 400 I.E. pro 0,6 ml	6 x 0,6 ml	105,21	105,21	**Geeignet** zur Behandlung von Thrombosen. → Seite 790
0,8 Rp	15 200 I.E. pro 0,8 ml	6 x 0,8 ml	133,30	133,30	
1,0 Rp Fertigspritzen	19 000 I.E. pro 1,0 ml	6 x 1 ml	164,15	164,15	
Heparin-ratiopharm 180 000 Gel	**Heparin-Natrium** 1 800 I.E.	100 g	13,88	13,60	**Wenig geeignet** zur unterstützenden Behandlung von Venenerkrankungen, weil die therapeutische Wirksamkeit nicht ausreichend nachgewiesen ist. → Seite 792
Heparin-ratiopharm Sport-Gel Gel	600 I.E.	50 g	4,64	4,70	
Heparin-ratiopharm 60 000 Salbe Salbe	600 I.E.	100 g	7,83	7,85	
innohep 3 500 Rp	**Tinzaparin-Natrium** 3 500 I.E. pro 0,35 ml	2 x 0,35 ml	18,96	17,64	**Geeignet** zur Vorbeugung gegen Thrombosen. → Seite 790
innohep 20 000 Anti-Xa I.E./ml Rp Fertigspritzen	10 000 I.E. pro 0,5 ml	6 x 0,5 ml	86,26	86,26	**Geeignet** zur Behandlung von Thrombosen. → Seite 790
innohep 20 000 Anti-Xa I.E./ml Rp	40 000 I.E. pro 2 ml	1 x 2 ml		65,08	
innohep multi Rp Injektionslösung	20 000 I.E. pro 2 ml	10 x 2 ml		209,00	**Geeignet** zur Vorbeugung gegen Thrombosen. → Seite 790

Venenerkrankungen, Thrombose Fortsetzung

Handelsname Darreichungsform	Zusammensetzung pro 1 ml/1 g oder wie angegeben bzw. pro abgeteilte Einheit	Kleinste Packungsgröße	Festbetrag in Euro	Packungspreis in Euro	Bewertung
Hinweise zu den Tabellenspalten → Seite 28, zur Auswahl der Arzneimittel → Seite 23, zur Grundlage der Bewertung → Seiten 24, 27					
***Marcumar** Rp* Tabletten	**Phenprocoumon** 3 mg	20 Stück	12,52	12,52	**Geeignet** zur Vorbeugung gegen und Behandlung von Thrombosen. **Mit Einschränkung geeignet**, um einem erneuten Herzinfarkt vorzubeugen. Wegen des höheren Risikos für innere Blutungen nur sinnvoll, wenn Mittel wie Azetylsalizylsäure oder Clopidogrel nicht vertragen werden oder nicht eingesetzt werden können. → Seite 78
***Marcuphen-CT 3 mg Tabletten** Rp* Tabletten	**Phenprocoumon** 3 mg	20 Stück	12,52	11,36	**Geeignet** zur Vorbeugung gegen und Behandlung von Thrombosen. **Mit Einschränkung geeignet**, um einem erneuten Herzinfarkt vorzubeugen. Wegen des höheren Risikos für innere Blutungen nur sinnvoll, wenn Mittel wie Azetylsalizylsäure oder Clopidogrel nicht vertragen werden oder nicht eingesetzt werden können. → Seite 78
***Mono-Embolex 8 000 I.E. Therapie** Rp*	**Certoparin-Natrium** 8 000 I.E. pro 0,8 ml	10 Stück	153,30	100,27	**Geeignet** zur Behandlung von Thrombosen. → Seite 790
***Mono-Embolex NM Fertigspritze** Rp* Fertigspritzen	3 000 I.E. pro 0,3 ml	2 Stück	21,16	20,06	**Geeignet** zur Vorbeugung gegen Thrombosen. → Seite 790
***Mono-Embolex multi** Rp*	3 000 I.E. pro 0,5 ml	1 Stück		92,40	
***Mono-Embolex PEN** Rp* Injektionslösung	3 000 I.E. pro 0,3 ml	1 Stück		59,79	
***Phenpro.-ratiopharm** Rp* Tabletten	**Phenprocoumon** 3 mg	20 Stück	12,52	11,36	**Geeignet** zur Vorbeugung gegen und Behandlung von Thrombosen. **Mit Einschränkung geeignet**, um einem erneuten Herzinfarkt vorzubeugen. Wegen des höheren Risikos für innere Blutungen nur sinnvoll, wenn das Risiko für einen erneuten Herzinfarkt besonders groß ist oder wenn Mittel wie Azetylsalizylsäure oder Clopidogrel nicht vertragen werden oder nicht eingesetzt werden können. → Seite 78

Herzrhythmusstörungen

Der Herzmuskel steuert den Herzschlag mit einem eigenen Reizleitungssystem, das mehrere Knoten hat, die als Impulsgeber wirken. Die Steuerzentrale, von der alle Impulse ausgehen, ist der Sinusknoten.
Normalerweise schlägt das Herz mit 60 bis 90 Schlägen pro Minute, bei Aufregung, Angst oder körperlicher Anstrengung auch wesentlich schneller. Darüber hinaus gibt es eine Reihe von weiteren Abweichungen, die nicht krankhaft sind.
Menschen, die viel Sport treiben, beziehungsweise Leistungssportler haben aufgrund des regelmäßigen Trainings einen deutlich langsameren Herzrhythmus (40 bis 60 Schläge pro Minute). Bei denjenigen, die wenig oder gar keinen Sport treiben, schlägt das Herz schon in Ruhe 80-mal pro Minute oder mehr.
Herzrhythmusstörungen (Arrhythmien) sind keine eigenständige Krankheit, sondern immer Ausdruck anderer Störungen, die dann den unregelmäßigen Herzschlag verursachen.
Gelegentliches Herzstolpern in Form von zusätzlichen Schlägen (Extrasystolen) oder Aussetzern sind – auch bei jungen Menschen – üblich und weder Grund zur Sorge noch behandlungsbedürftig. Gefährlich werden Herzrhythmusstörungen, wenn sie stark ausgeprägt sind. Das heißt, das Herz schlägt extrem langsam (Bradykardie, unter 50 Schläge pro Minute), extrem schnell (Tachykardie, zirka 180 Schläge pro Minute) oder extrem unregelmäßig. Bei Kammerflimmern mit über 200 Schlägen pro Minute ist kein Puls mehr messbar, das Herz pumpt kein Blut, der Kreislauf steht still.
Manchmal geht der schnellere Herzschlag vom Vorhof aus, der sich übermäßig oft zusammenzieht (Vorhoftachykardie) oder die Fähigkeit, regelmäßig zu schlagen, völlig verliert (Vorhofflimmern). Nicht selten bilden sich dann im Vorhof Blutgerinnsel, die in den Kreislauf gelangen und – wenn sie über die Schlagadern das Gehirn erreichen – einen Schlaganfall auslösen können.
Herzrhythmusstörungen lassen sich am ehesten anhand eines Elektrokardiogramms (EKG), eventuell mit Langzeitregistrierung feststellen. Allerdings lässt sich nur bei der Hälfte derjenigen, die meinen, das Herz schlage nicht richtig im Takt, im EKG dafür ein Anhaltspunkt finden. Umgekehrt spürt die Hälfte derer, bei denen das EKG Hinweise auf meist harmlose Herzrhythmusstörungen gibt, nichts davon.
Herzrhythmusstörungen sollten vorzugsweise von Herzspezialisten (Kardiologen) diagnostiziert und behandelt werden.

Anzeichen und Beschwerden

Bei ungewöhnlich langsamem Herzschlag fühlen Sie sich benommen und schwindelig, haben Atemnot und werden müde, schlimmstenfalls – wenn der Herzschlag unter 30 Schläge pro Minute absinkt – kurzzeitig bewusstlos.
Ähnliche Beschwerden verursacht auch Herzrasen, oft treten gleichzeitig Atemnot, Angst- oder Engegefühle oder Herzstiche auf. Das extrem starke Herzklopfen hält oft nur Minuten an, seltener auch Stunden. Lässt es nach, fühlen Sie sich müde und erschöpft und sind schläfrig.
Herzstolpern verursacht meist ein unangenehmes, aber nicht eindeutig zu lokalisierendes Unwohlsein. Sie merken, dass das Herz nicht regelmäßig schlägt, können dies aber oft nicht genauer beschreiben.

Bei Kindern

Bei Kindern treten gelegentlich Anfälle von Herzrasen mit mehr als 180 Schlägen pro Minute auf, die behandelt werden müssen (paroxysmale Tachykardie).

Ursachen

Wenn das Herz zu langsam schlägt, bedeutet das meist, dass die Reizleitung an einer Stelle unterbrochen ist, sodass der Impuls, der vom Sinusknoten ausgeht, nicht überall ankommt. Häufig lösen Herzinfarkt, Arteriosklerose und rheumatisches Fieber solche Störungen aus.
Zusätzliche Herzschläge können aufgrund zu starken Kaffee- oder Alkoholkonsums entstehen, ebenso bei einer Überfunktion der Schilddrüse, bei großer und anhaltender Nervosität oder aufgrund von Herzentzündung oder Herzschwäche.
Krankhaftes Herzrasen und Kammerflimmern sind häufig Folge eines Herzinfarkts. Beim Infarkt sterben die nicht mehr durchbluteten Muskelbereiche ab. Die Impulsübertragung ist dann dort unterbrochen, sodass sich der Herzmuskel nicht mehr einheitlich und regelmäßig zusammenzieht. Tödlich verlaufende Herzinfarkte haben oft darin ihre Ursache. Außerdem können fehlgebildete Herzklappen, Herzmuskelveränderungen und Herzbeutelentzündungen schwere Rhythmusstörungen verursachen.
Nicht selten entstehen Arrhythmien (→ Seite 16) als unerwünschte Wirkung von Medikamenten. Dazu gehören Antidepressiva wie Amitriptylin, Desipramin und Maprotilin sowie Mittel aus der Gruppe der selektiven Serotonin-Wiederaufnahme-Hemmer (SSRI) wie Fluoxetin oder Sertralin. Des Weiteren Antihistaminika (z. B. Terfenadin), Neuroleptika (z. B. Haloperidol, Pimozid, Sulpirid), Antibiotika aus der

Gruppe der Makrolide (z. B. Clarithromyzin) und Chinolone (z. B. Moxifloxazin), die Malariamittel Chloroquin und Halofantrin, Tamoxifen (bei hormonempfindlichen Krebsarten wie z. B. Brustkrebs) und Tacrolimus (nach Organtransplantationen), aber auch Mittel gegen Herzrhythmusstörungen selbst. Näheres hierzu lesen Sie unter „Herzrhythmusstörungen durch Medikamente gegen Herzrhythmusstörungen“ (→ Seite 797). Betablocker (z. B. bei hohem Blutdruck) und Mittel gegen Herzschwäche können den Herzschlag stark verlangsamen.
Herzrhythmusstörungen werden außerdem begünstigt durch Veränderungen der Elektrolytkonzentrationen im Blut, vor allem von Kalium, Kalzium und Magnesium.
Darüber hinaus gibt es angeborene Herzrhythmusstörungen, bei denen die Impulse durch überflüssige Leitungsbahnen fehlgeleitet werden.

Nichtmedikamentöse Maßnahmen

Wenn Stress und Anspannung abgebaut werden können, kann sich der Herzschlag mitunter von allein wieder normalisieren. Ein zu hoher Kaffee- oder Alkoholkonsum lässt sich einschränken.
Bei einem zu langsamen Herzschlag kann der Arzt einen Schrittmacher einsetzen.
Wenn die Reizleitung durch Narben gestört ist und immer wieder lebensbedrohliches Kammerflimmern droht, kann ein etwa scheckkartengroßer Apparat (Defibrillator) unter die Haut gepflanzt werden. Er ist über einen Fühler mit dem Herzen verbunden und erkennt das Herzrasen schon im Beginn. Dieser „Defi“ gibt dann rechtzeitig einen Stromstoß an das Herz ab, der die gestörte Reizübertragung in den meisten Fällen wieder normalisiert.
Zunehmend stehen Defibrillatoren auch in öffentlichen Einrichtungen für die Notfallbehandlung zur Verfügung, zum Beispiel auf Flughäfen oder in manchen öffentlichen Verkehrsmitteln.
Auch Vorhofflimmern lässt sich oft durch eine Stromstoßbehandlung von außen wieder normalisieren.
Überflüssige Leitungsbahnen können mit einem speziellen Herzkatheter durchtrennt oder abgetragen werden (Katheterablation). Häufig sind solche Herzrhythmusstörungen damit dauerhaft geheilt; bleiben jedoch Narben zurück, können diese erneut Rhythmusstörungen auslösen.

Bei Kindern

Tritt bei Kindern anfallsartiges Herzrasen auf, kann es helfen, ihnen kaltes Mineralwasser zu trinken zu geben. Bei Säuglingen sollte der Gesichtsbereich mit einem Eisbeutel gekühlt werden.

Behandlung mit Medikamenten

Harmlose, nur gelegentlich auftretende oder auf Überlastung beruhende Herzrhythmusstörungen bedürfen keiner Behandlung.
Wenn Herzrhythmusstörungen als Begleiterscheinung anderer Krankheiten auftreten, muss erst einmal – soweit möglich – die Grundkrankheit behandelt werden. Dann schlägt auch das Herz wieder im richtigen Takt.
Medikamente, die einen zu schnellen oder zu langsamen oder unregelmäßigen Herzschlag normalisieren können (Antiarrhythmika), kommen nur dann infrage, wenn die Rhythmusstörungen zu bedrohlichen Folgen (Kreislaufstörungen) führen und sich durch keine andere Maßnahme beseitigen lassen. Aber selbst dann ist ihr Einsatz oft von zweifelhaftem therapeutischem Wert. Vor allem, wenn die Mittel über lange Zeit eingenommen werden, kann der Schaden größer sein als der Nutzen.
Zu den Antiarrhythmika gehören sehr verschiedene Wirkstoffe, die den Herzrhythmus unterschiedlich beeinflussen. Sie werden entsprechend ihrer Auswirkung auf die elektrischen Abläufe an den Herzmuskelzellen in vier Klassen eingeteilt. Diese Einteilung ist jedoch relativ grob und für die praktische Anwendung der Mittel nur von begrenzter Bedeutung.

- Antiarrhythmika der Klasse I: Sie gelten als die „klassischen“ Wirkstoffe bei Herzrhythmusstörungen, sind aber potenziell gefährlich, weil sie selbst schwere Herzrhythmusstörungen auslösen können. Dazu gehören die Wirkstoffe Detajmium, Flecainid und Propafenon.
- Antiarrhythmika der Klasse II: Dazu gehören Betablocker, die sonst bei hohem Blutdruck und koronarer Herzkrankheit eingesetzt werden. Sie verlangsamen elektrische Abläufe in der Erregungsleitung in den Herzmuskelzellen und den Herzschlag. Deshalb eignen sie sich vor allem zur Behandlung von Tachykardien und zur Vorbeugung gegen Kammerflimmern.
- Antiarrhythmika der Klasse III: Diese Klasse umfasst zurzeit die beiden sehr unterschiedlichen Substanzen Amiodaron und Sotalol. Sotalol gehört zu den Betablockern, wirkt aber auch in der Herzmuskelzelle auf die elektrischen Abläufe ein, mit der Folge, dass es selbst schwere Arrhythmien verursachen kann. Das Mittel wird daher zeitlich begrenzt in speziellen Krankheitssituationen eingesetzt. Amiodaron wirkt auch in den Fällen von Rhythmusstörungen, bei denen andere Antiarrhythmika versagt haben, schwächt nicht die Herzleistung und löst selbst kaum

Rhythmusstörungen aus. Allerdings hat es vielfältige andere unerwünschte Wirkungen auf verschiedene Organe und bleibt für Wochen und Monate im Körper.

- Antiarrhythmika der Klasse IV: Dazu gehören Kalziumantagonisten vom Verapamil-Typ, die sich unter anderem auf das Reizleitungssystem des Herzens auswirken. Diese Substanzen werden ebenso wie Betablocker auch gegen hohen Blutdruck eingesetzt. Sie verlangsamen den Herzschlag und vermindern die Kontraktionskraft des Herzens, beeinflussen jedoch nicht gezielt die Entstehung von Rhythmusstörungen.

Alle Antiarrhythmika dürfen keinesfalls ohne Rücksprache mit dem behandelnden Arzt abgesetzt werden. Treten unerwünschte Wirkungen am Herzen auf, ist sofort der Arzt aufzusuchen.

Bei zu schnellem Herzschlag sind Antiarrhythmika der Klasse II (→ Seite 800) geeignet, um einem Kammerflimmern vorzubeugen und die Gefahr eines plötzlichen Herztods zu verringern. Für einige Vertreter dieser Wirkstoffgruppe ist nachgewiesen, dass sie nach überstandenem Herzinfarkt lebensverlängernd wirken. Diese werden als „geeignet" bewertet.

Wenn schwerwiegende Herzrhythmusstörungen auftreten, die mit anderen Maßnahmen nicht ausreichend behandelt werden konnten, sind Antiarrhythmika der Klasse III (→ Seite 801) geeignet. Dabei wird Amiodaron eingesetzt, um Rhythmusstörungen der Vorhöfe (supraventrikuläre Rhythmusstörungen) und der Herzkammer (ventrikuläre Herzrhythmusstörungen) zu behandeln, während Sotalol vorwiegend zur Vorbeugung gegen Vorhofflimmern nach einem speziellen Eingriff zur Wiederherstellung des natürlichen Herzrhythmus (Kardioversion) zur Anwendung kommt. Zur längerfristigen Behandlung sind diese Mittel wegen der möglichen schwerwiegenden Störwirkungen aber nur mit Einschränkung geeignet. Beide Substanzen sollten deshalb auch ausschließlich von Herzspezialisten (Kardiologen) und erst nach einer eingehenden Untersuchung verordnet werden. Keinesfalls sollten sie vorschnell verschrieben werden, nur weil das EKG einige Auffälligkeiten zeigt, zum Beispiel zusätzliche Herzschläge. Diese sind oft völlig harmlos und keine behandlungsbedürftigen Herzrhythmusstörungen.

Die Wirkstoffe Gallopamil und Verapamil aus der Gruppe der Kalziumantagonisten gehören zu den Antiarrhythmika der Klasse IV (→ Seite 805). Sie sind geeignet, wenn die Vorhöfe zu schnell schlagen (Vorhof-Tachykardie oder -flimmern) sowie bei dem anfallsweise auftretenden Herzrasen im Kindesalter (paroxysmale Tachykardie).

Herzrhythmusstörungen durch Medikamente gegen Herzrhythmusstörungen

Einige Medikamente, die zur Behandlung von Herzrhythmusstörungen eingesetzt werden, können im Einzelfall selbst Herzrhythmusstörungen (→ Seite 16) auslösen. Dabei kann sich zum Beispiel – nur im EKG erkennbar – die Erregungsleitung im Herzmuskel so verändern, dass bestimmte Rhythmusstörungen auftreten, die möglicherweise lebensbedrohlich werden können (Torsade de pointes). Eine solche „pro-arrhythmogene" Wirkung ist für die Substanzen Ajmalin, Amiodaron, Chinidin, Disopyramid, Propafenon und Sotalol beschrieben. Diese unerwünschte Wirkung führt dazu, dass diese Mittel für eine Langzeittherapie auf „mit Einschränkung geeignet" abgewertet werden.

Wenn der Herzrhythmus kurzfristig medikamentös wieder reguliert werden soll, sind Antiarrhythmika der Klasse I (→ nachfolgend) mit den Wirkstoffen Detajmium, Flecainid und Propafenon mit Einschränkung geeignet. Es kann mit ihnen zwar gelingen, vor allem bei Vorhofflimmern oder -flattern, den normalen Herzrhythmus wiederherzustellen, dabei können aber auch schwerwiegende Störwirkungen auftreten. Aus diesem Grund sind diese Mittel zur langfristigen Behandlung wenig geeignet.

Die Kombination aus Chinidin + Verapamil (→ Seite 806) ist wenig geeignet, weil Chinidin die Wirkung von Verapamil nicht verbessert, aber das Risiko für schwerwiegende und unter Umständen lebensbedrohliche Rhythmusstörungen deutlich erhöht.

Ipratropiumbromid (→ Seite 805) ist das einzige Medikament, das bei krankhaft verlangsamtem Herzschlag geeignet ist, um den Herzrhythmus zu stabilisieren, bis ein Schrittmacher eingelegt werden kann. Zur langfristigen Behandlung ist dieses Mittel jedoch wegen seiner unerwünschten Wirkungen wenig geeignet.

Antiarrhythmika der Klasse I

Detajmium
Tachmalcor
Flecainid
Tambocor
Propafenon
Propafenon-ratiopharm, Rytmonorm

Antiarrhythmika der Klasse I wirken auf die elektrischen Vorgänge am Herzen ein. Die Impulse des Sinusknotens breiten sich aus, indem in die Herzmuskelzellen nacheinander Natrium und Kalzium einströmt und Kalium austritt. Alle Klasse-I-Antiarrhythmika vermindern den Einstrom von Natrium über den Natriumkanal an der Herzmuskelzelle. Die Impulse werden dann nur verzögert weitergeleitet, die Mittel verlangsamen also die Erregungsleitung am Herzen. Ob diese Verzögerung der Reizleitung nachteilig ist, hängt davon ab, wodurch und wie die Erregungsabläufe im Herzmuskel gestört sind. Im EKG lassen sich Nutzen oder Risiken aber zumeist nicht erkennen.
Antiarrhythmika werden in drei verschiedene Klassen eingeteilt:

- Zur Klasse Ia gehört Detajmium. Es beeinträchtigt auch den Ausstrom von Kalium, was die Reizleitung zusätzlich behindert. Außerdem mindert es deutlich die Herzleistung.
- Klasse Ib-Antiarrhythmika wirken vor allem auf die Herzkammern und werden in Notfallsituationen bei anhaltenden Arrhythmien der Herzkammern eingesetzt. Arzneimittel aus dieser Wirkstoffgruppe finden sich nicht unter den 2 500 meist verordneten Mitteln in Deutschland und werden daher hier nicht besprochen.
- Zur Klasse Ic gehören Flecainid und Propafenon. Sie hemmen vorwiegend den Natriumeinstrom in die Herzmuskelzelle. Propafenon besitzt zudem Ähnlichkeit zu den Betablockern und hat geringe Kalziumkanal-blockierende Eigenschaften.

Studien haben gezeigt, dass alle Antiarrhythmika der Klasse I Herzrhythmusstörungen durch Vorhofflimmern oder -flattern wirksam unterdrücken können. Da die Wirkstoffe aber auch selbst Herzrhythmusstörungen verursachen können („Herzrhythmusstörungen durch Medikamente gegen Herzrhythmusstörungen" → Seite 797), sind sie nur mit Einschränkung geeignet zur zeitlich begrenzten Anwendung. Für eine langfristige Behandlung sind sie aus dem gleichen Grund wenig geeignet.
Gefährliche, lebensbedrohliche Herzrhythmusstörungen, wie sie nach einem Herzinfarkt häufig auftreten, lassen sich mit diesen Substanzen nicht verhindern. Im Gegenteil: Studien mussten abgebrochen werden, weil sich die Herzrhythmusstörungen sogar noch verschlimmerten. Damit sind die Mittel genau für das Anwendungsgebiet nicht sinnvoll, für das sie am häufigsten verordnet werden: Herzrasen (Tachykardie) nach Infarkt. Keine Studie konnte bisher beweisen, dass Antiarrhythmika der Klasse I lebensverlängernd wirken. Einige Studien haben sogar zu einem gegenteiligen Ergebnis geführt.
Den Wirkstoff Flecainid (*Tambocor*) gibt es inzwischen auch in Form von preisgünstigen Generika.

Anwendung

Um die unerwünschten Wirkungen der Klasse-I-Antiarrhythmika rechtzeitig zu erkennen, muss der Arzt einmal vor Beginn der Behandlung, dann in kurzen Abständen, später alle vier bis zwölf Wochen ein EKG schreiben und die Blutsalze (vor allem Kalium) überprüfen. Ein Kaliummangel muss vor Therapiebeginn ausgeglichen werden, weil er selbst Rhythmusstörungen auslösen kann. Die Kaliumwerte müssen vor allem bei Patienten überprüft werden, die kaliumausschwemmende Diuretika (bei hohem Blutdruck), Glukokortikoide (bei Entzündungen), Beta-Sympathomimetika (bei Asthma, COPD) oder Abführmittel (bei Verstopfung) einnehmen.
Alle Mittel sollten Sie in regelmäßigen Abständen (also alle sechs, acht oder zwölf Stunden) einnehmen, damit die Konzentration im Blut möglichst gleich bleibt.
Wenn Ihre Leber oder Ihre Nieren nicht mehr richtig arbeiten, muss der Arzt die Dosis verringern, um zu verhindern, dass sich die Wirkstoffe im Blut zu stark anreichern. Andernfalls können schwere unerwünschte Wirkungen auftreten. In diesen Fällen kann es notwendig sein, die Konzentration der Medikamente im Blut zu bestimmen.
Wie lange Sie die Mittel einnehmen müssen, hängt davon ab, wie stark Ihre Rhythmusstörungen sind und worauf sie beruhen. Meist sind die Beschwerden chronisch, dann muss der Arzt entscheiden, wann das Risiko der Behandlung größer ist als der Nutzen.
Werden die Mittel abgesetzt, können die Rhythmusstörungen erneut einsetzen.

Achtung

Gegenanzeigen

Unter folgenden Bedingungen dürfen Sie Klasse-I-Antiarrhythmika nicht anwenden:

- Sie haben eine deutliche Herzschwäche, verbunden mit sehr niedrigem Blutdruck.
- Sie haben Rhythmusstörungen, bei denen der Herzschlag zu langsam geworden ist.

- Propafenon dürfen Sie nicht anwenden, wenn Sie schweres Asthma oder eine schwere COPD haben.

Wenn Sie gerade einen Herzinfarkt erlitten haben, muss der Arzt Nutzen und Risiken der Mittel besonders sorgfältig abwägen.

Wechselwirkungen mit Medikamenten

Wenn Sie noch andere Medikamente nehmen, ist zu beachten:

- Antiarrhythmika verstärken die Gefahr unerwünschter Wirkungen von Theophyllin (bei Asthma).
- Phenobarbital und Phenytoin (bei Epilepsien) sowie Rifampizin (bei Tuberkulose) schwächen die Wirkung der Antiarrhythmika.

▶ **Unbedingt beachten**

Antiarrhythmika dürfen Sie nicht gleichzeitig mit Medikamenten anwenden, die selbst Herzrhythmusstörungen (→ Seite 16) verursachen können oder die Wirkung der Antiarrhythmika verstärken und somit das Risiko für unerwünschte Wirkungen erhöhen. Dazu gehören:

- Metoprolol und Propanolol aus der Gruppe der Betablocker (bei hohem Blutdruck, koronarer Herzkrankheit)
- Diltiazem, Gallopamil und Verapamil aus der Gruppe der Kalziumantagonisten (z. B. bei hohem Blutdruck)
- Ritonavir (bei HIV-Infektionen, Aids)
- Clarithromyzin, Erythromyzin und Roxithromyzin aus der Gruppe der Makrolid-Antibiotika (bei bakteriellen Infektionen)
- Cotrimoxazol (bei Harnweginfektionen)
- trizyklische Antidepressiva (z. B. Amitryptilin, Trimipramin) und selektive Serotonin-Wiederaufnahmehemmer (z. B. Fluoxetin, Paroxetin, Sertralin, Venlafaxin, alle bei Depressionen)
- Neuroleptika (z. B. Chlorpromazin, Haloperidol, bei Psychosen)
- Lithium (bei Depressionen)
- Diphenhydramin, Mizolastin, Terfenadin aus der Gruppe der Antihistaminika zum Einnehmen (bei Allergien)
- Abführmittel (bei Verstopfung) und Diuretika (bei hohem Blutdruck) stören den Kaliumhaushalt, was zusätzliche Rhythmusstörungen nach sich ziehen kann.

Flecainid: Wenn Sie dieses Mittel zusammen mit Cimetidin aus der Gruppe der H_2-Blocker (bei Sodbrennen) einnehmen, kann die Konzentration von Flecainid im Blut deutlich ansteigen. Ist eine kombinierte Anwendung unumgänglich, muss die Dosis von Flecainid angepasst werden.

Unerwünschte Wirkungen

Detajmium ist von allen drei Substanzen am schlechtesten untersucht. Deshalb lassen sich für diesen Wirkstoff keine Häufigkeitsangaben machen.

▶ **Keine Maßnahmen erforderlich**

Alle Wirkstoffe können bei 1 bis 3 von 100 Behandelten Magen-Darm-Beschwerden wie Appetitlosigkeit, Völlegefühl, Verstopfung, selten auch Durchfall auslösen. Bei 1 bis 10 von 100 treten Kopfschmerzen auf, Übelkeit bei bis zu 10 von 100. Der Durchfall kann problematisch werden, wenn Sie gleichzeitig bei hohem Blutdruck Diuretika einnehmen, die Wasser und Salze aus dem Körper ausschwemmen. Herzrhythmusstörungen können sich dadurch verstärken.

Flecainid, Propafenon: Diese Mittel können Geschmacksstörungen hervorrufen (Propafenon häufiger als Flecainid). Bei Propafenon können auch Taubheitsgefühle im Mund auftreten. Auch an anderen Körperbereichen können Missempfindungen wie Taubheitsgefühle, Kribbeln, Lähmungen vorkommen. Beide Mittel können außerdem Müdigkeit (bei 6 bis 8 von 100) und Potenzstörungen hervorrufen.

Flecainid: Bei 1 bis 3 von 100 Behandelten kann das Gesicht heiß werden und sich röten (Flush).

▶ **Muss beobachtet werden**

Wenn häufig Schwindelanfälle (→ Seite 15) auftreten und diese Beschwerden nicht nachlassen, sondern eher noch zunehmen, sollten Sie innerhalb von ein bis drei Tagen den Arzt aufsuchen. Diese unerwünschte Wirkung tritt bei Flecainid bei jedem fünften Behandelten auf, bei Propafenon bei etwa jedem zehnten.

Wenn Sehstörungen wie Doppelbilder oder verschwommenes Sehen auftreten (bei mehr als 1 von 100), sollten Sie den Arzt benachrichtigen.

Alle Wirkstoffe können bei etwa 1 von 100 Behandelten das seelische Befinden verändern und Angst, Nervosität, Schlafstörungen und Alpträume auslösen. Je nachdem, wie ausgeprägt diese Beschwerden sind, sollten Sie möglichst rasch mit dem Arzt das weitere Vorgehen besprechen.

Wenn die Haut sich verstärkt rötet und juckt, reagieren Sie vermutlich allergisch auf das Mittel. Bei solchen Hauterscheinungen (→ Seite 14) sollten Sie einen Arzt aufsuchen. Diese Störwirkung kann bei 1 bis 3 von 100 vorkommen.

Detajmium, Propafenon: Der Blutdruck kann absinken. Bei Propafenon kann diese Reaktion so heftig sein, dass beim Aufstehen aus dem Sitzen oder Liegen Schwindelanfälle (→ Seite 15), Übelkeit oder eine kurze Ohnmacht auftreten. Sie sollten solche Lageveränderungen deshalb immer nur langsam und nicht abrupt vornehmen. Treten die Beschwerden erstmalig auf oder verschlimmern sie sich, sollten Sie innerhalb von ein bis drei Tagen mit dem Arzt sprechen.

Flecainid, Propafenon: Bei 5 bis 10 von 100 kann Kurzatmigkeit auftreten.

Eine bisher noch nicht spürbare Herzschwäche kann sich unter der Behandlung mit diesen Mitteln zu erkennen geben. Besteht bereits eine Herzinsuffizienz, kann sich diese noch weiter verschlechtern. Wenn sich verstärkt Wasser in den Beinen einlagert und/oder Müdigkeit, Schwäche, verminderte Leistungsfähigkeit oder Atemnot auftreten, sollten Sie innerhalb von ein bis drei Tagen einen Arzt aufsuchen.

Die Mittel können die Leber (→ Seite 15) schädigen. Treten Übelkeit, Erbrechen und/oder dunkel gefärbter Urin auf und ist der Stuhl auffällig hell, sollten Sie einen Arzt aufsuchen.

▶ **Sofort zum Arzt**

Nehmen Juckreiz und Hautausschlag zu und treten zusätzlich Herzrasen, Atemnot, Schwäche und Schwindel auf, müssen Sie unverzüglich den Notarzt rufen (Telefon 112), weil es sich um eine lebensbedrohliche Allergie (→ Seite 14) handeln kann.

Alle Mittel können genau das auslösen, was sie bekämpfen sollen: Herzrhythmusstörungen (→ Seite 16). Das beruht unter anderem darauf, dass die Wirkstoffe nicht gezielt nur auf diejenigen Herzmuskelzellen einwirken, von denen die Rhythmusstörungen ausgehen, sondern auf alle. Die unerwünschte Wirkung tritt besonders häufig auf, wenn zusätzlich die Blutsalze – vor allem Kalium – nicht ausreichend oder im Überschuss vorhanden sind, ebenso bei Durchblutungsstörungen am Herzen durch verengte Herzkranzgefäße. Bei plötzlich einsetzendem zu schnellem Herzschlag (Puls über 100 Schläge pro Minute), der nicht auf körperliche Belastung oder Aufregung zurückzuführen ist, sollten Sie sich umgehend in ärztliche Behandlung begeben.

Die Mittel können die Leber (→ Seite 15) schwer schädigen und eine Gelbsucht auslösen. Wenn Sie zusätzlich einen starken Juckreiz am ganzen Körper verspüren, sollten Sie sofort einen Arzt aufsuchen. Wenn die Tabletten abgesetzt werden, bilden sich die Symptome wieder zurück.

HINWEISE

Für Schwangerschaft und Stillzeit

Es liegen keine ausreichenden Erfahrungen mit der Anwendung dieser Mittel in der Schwangerschaft und Stillzeit vor. Wenn Antiarrhythmika der Klasse I in der Schwangerschaft angewendet werden sollen, muss der Arzt Nutzen und Risiken sehr sorgfältig abwägen.

Da die Stoffe in geringen Mengen in die Muttermilch übergehen, sollten sie während der Stillzeit nicht angewendet werden.

Für ältere Menschen

Bei eingeschränkter Leber- oder Nierenfunktion (kommt im Alter häufiger vor) muss die Dosis der Mittel verändert werden.

Zur Verkehrstüchtigkeit

Die Mittel senken den Blutdruck, machen müde, leicht schwindelig und stören die Konzentrationsfähigkeit. Sie sollten deshalb kein Fahrzeug lenken, keine Maschinen bedienen und keine Arbeiten ohne festen Halt verrichten.

Antiarrhythmika der Klasse II: Betablocker

Atenolol

Atebeta, Atehexal, Atenolol 1A Pharma, Atenolol AL, Atenolol-CT, Atenolol Heumann, Atenolol-ratiopharm, Atenolol Sandoz, Atenolol STADA, Cuxanorm, JUVENTAL, Tenormin

Metoprolol

Beloc-Zok, Jutabloc, Lopresor, Meprolol, Metobeta, metodura, Meto-Hennig, Metohexal, Meto-ISIS, Metoprogamma, Metoprolol 1A Pharma, Metoprolol AbZ, Metoprolol AL, metoprolol-corax, Metoprolol-CT, Metoprolol Heumann, Metoprolol KSK, Metoprolol-ratiopharm, Metoprolol Sandoz, Metoprolol STADA, Metoprolol-Wolff, Meto-Tablinen

Pindolol

Visken

Propranolol

Dociton, Obsidan, Propranolol AL, Propranolol-CT, Propranolol-GRY, Propranolol STADA, Propra-ratiopharm

Talinolol

Cordanum

Wenn das Herz zu schnell schlägt, können Betablocker den Puls verlangsamen. Damit lässt sich zwar nicht unbedingt ein gestörter Herzrhythmus wieder normalisieren, die Mittel verhindern

jedoch, dass die Herzfrequenz zum Beispiel anfallsweise zunimmt, was bei bestimmten Rhythmusstörungen vorkommt. Im Notfall kann der Arzt bei einer Tachykardie Betablocker auch in die Vene spritzen, weil sie dann besonders rasch wirken.
Für einige Betablocker (ohne intrinsische Aktivität) ist darüber hinaus nachgewiesen, dass sie nach überstandenem Herzinfarkt lebensverlängernd wirken, wahrscheinlich weil sie die danach oft auftretenden lebensgefährlichen Rhythmusstörungen (Kammerflimmern) und Extraschläge (Extrasystolen) verhindern. Das gilt besonders für die vielverordneten Mittel Atenolol, Metoprolol und Propranolol.
Allerdings ist nur ein Teil der Betablocker zur Behandlung von Rhythmusstörungen überhaupt offiziell zugelassen. Dazu gehören die hier besprochenen Substanzen Atenolol, Metropolol, Pindolol, Propranolol und Talinolol.
Atenolol, Metoprolol und Propranolol sind zur Behandlung des schnellen Herzschlags geeignet, da die therapeutische Wirksamkeit dieser Mittel besonders gut belegt ist. Talinolol ist ein weniger gut erprobter Betablocker und gilt daher zur Behandlung des schnellen Herzschlags als „auch geeignet". Pindolol gehört zur Gruppe der Betablocker mit intrinsischer Aktivität. Das bedeutet, dass der Wirkstoff in gewissem Ausmaß die Funktion des sympathischen Nervensystems nachahmt. Die Folge kann sein, dass zum Beispiel der Herzschlag nicht so stark verlangsamt wird oder andere Herzfunktionen sich verschlechtern. Mittel mit diesem Wirkstoff sind deshalb nur mit Einschränkung geeignet.
Den Wirkstoff Pindolol (*Visken*) gibt es inzwischen auch in Form von preisgünstigen Generika. Alle weiteren Angaben finden Sie im Abschnitt „Hoher Blutdruck" unter dem Stichwort „Betablocker" (→ Seite 700).

Antiarrhythmika der Klasse III

Amiodaron

Amiodaron-ratiopharm, Amiohexal, Cordarex

Sotalol

CorSotalol, Rentibloc, Sotabeta, Sotahexal, SOTALEX, Sotalol AL, Sotalol-CT, Sotalol Heumann, Sotalol-ratiopharm

Zu dieser Substanzklasse gehören die Wirkstoffe Amiodaron und Sotalol. Sie hemmen den Ausstrom von Kalium aus der Herzmuskelzelle. Diese ist dann nicht so schnell wieder bereit, erneut Signale zu empfangen und weiterzugeben. Damit sollen Extraschläge und falsche „kreisende" Ströme bei der Reizleitung in die richtigen Bahnen gelenkt werden.
Die Behandlung mit Amiodaron birgt viele Besonderheiten und Gefahren und sollte vorzugsweise von Fachärzten (Kardiologen) eingesetzt werden, die über ausreichende Erfahrungen mit dem Wirkstoff verfügen. In der Klinik wird Amiodaron trotz seiner vielfältigen Störwirkungen bei der Behandlung bedrohlicher Herzrhythmusstörungen häufig angewendet, wenn sich diese mit anderen Maßnahmen nicht ausreichend bessern lassen. Ob Amiodaron lebensverlängernd wirkt, indem es die gefährlichen Rhythmusstörungen nach einem Infarkt verhindert, ist noch nicht endgültig geklärt.
Sotalol gehört zu den Betablockern, wirkt aber nicht nur blutdrucksenkend, sondern auch auf das Reizleitungssystem des Herzens. Das Mittel ist wegen der unerwünschten Wirkungen nicht zur Behandlung von hohem Blutdruck zugelassen, wohl aber zur Behandlung von Herzrhythmusstörungen, vorwiegend bei zu schnellem Herzschlag. Dass Sotalol Extrasystolen verhindern kann, ist erwiesen. Ob es jedoch auch lebensbedrohliches Herzrasen (Kammerflimmern) verhütet und dadurch nach einem Herzinfarkt lebensverlängernd wirkt, ist noch unklar.
Eine großangelegte Studie musste abgebrochen werden, weil die mit Sotalol behandelten Personen früher starben als diejenigen, die ein Scheinmedikament (Plazebo) erhielten. Sotalol scheint bei Rhythmusstörungen nach einem Herzinfarkt also weniger nützlich zu sein als andere Betablocker aus der Gruppe der Klasse-II-Antiarrhythmika.
Amiodaron und Sotalol sind geeignet zur zeitlich begrenzten Behandlung schwerwiegender Herzrhythmusstörungen der Herzvorhöfe und -kammern, wenn diese mit anderen Maßnahmen nicht ausreichend gebessert werden konnten. Wegen der Möglichkeit schwerwiegender Störwirkungen ist Amiodaron zur längerfristigen Behandlung nur mit Einschränkung geeignet.

ANWENDUNG

Amiodaron: Zunächst muss in den ersten Tagen bis Wochen eine hohe Konzentration von Amiodaron im Blut erreicht werden. Das geschieht mit einer Dosis von täglich zirka 1 000 Milligramm in Form von Tabletten oder Injektionen in die Vene (dann stationär im Krankenhaus wegen der Gefahr unerwünschter Wirkungen). Erst wenn eine Gesamtdosis von etwa zwölf Gramm erreicht ist, entfaltet die Substanz ihre volle Wirkung. Symptome der Herzrhythmusstörungen wie Schwindel, Übelkeit, Luftnot, Herzklopfen sollten dann nachlassen.

Amiodaron wird vom Körper extrem langsam abgebaut. Das führt dazu, dass es auch noch Wochen oder Monate wirkt, nachdem es abgesetzt wurde. Sowohl die erwünschten als auch die unerwünschten Wirkungen können so lange anhalten. Positiv daran ist, dass es nichts ausmacht, wenn Sie einmal eine Tablette vergessen. Sie nehmen dann die nächste zum vorgesehenen Zeitpunkt ein.

Der Arzt muss die Herzfunktion mit EKG regelmäßig kontrollieren, und zwar anfangs zur Dosiseinstellung im Abstand von zwei bis drei Tagen oder erforderlichenfalls noch häufiger, nach Dosiseinstellung genügt monatlich ein EKG und alle drei Monate ein Langzeit-EKG.

Wegen der möglichen unerwünschten Wirkungen sollte der Arzt während der gesamten Einnahmezeit die Augen sowie die Funktion von Leber, Schilddrüse und Lunge sorgfältig überwachen. Das heißt konkret: Sie sollten regelmäßig alle sechs Monate vom Augenarzt den Augenhintergrund sowie die vorderen Augenabschnitte untersuchen lassen. Außerdem sollte der Arzt alle sechs Monate die Leber- und Schilddrüsenwerte im Blut kontrollieren, alle drei bis sechs Monate die Lunge röntgen und die Lungenfunktion prüfen. Die Schilddrüsenwerte sollten auch noch nach Absetzen des Mittels sechs Monate lang kontrolliert werden, bis der Wirkstoff komplett abgebaut ist.

Sofern keine unerwünschten Wirkungen auftreten, die ein Absetzen erfordern, können Sie Amiodaron so lange wie nötig einnehmen.

Sotalol: Wenn Sie Sotalol einnehmen, sollte der Arzt einmal monatlich ein EKG schreiben, um bei Veränderungen das Mittel rechtzeitig absetzen oder die Dosis verringern zu können.

Wenn Ihre Nieren nicht mehr richtig arbeiten, muss häufig die Dosierung reduziert werden.

Achtung

Amiodaron: Ihre Haut wird empfindlicher für UV-Strahlen. Wenn Sie sich in der Sonne aufhalten oder ein Sonnenbad nehmen, bekommen Sie rascher einen Sonnenbrand oder es bilden sich auf der Haut Pickel und Pusteln. Sie sollten sich deshalb vorzugsweise im Schatten aufhalten und im Freien Ihre Haut immer mit einer Creme mit hohem Lichtschutzfaktor (Sunblocker) schützen. Diese erhöhte Lichtempfindlichkeit besteht auch noch einige Zeit nach Absetzen des Mittels fort.

Insbesondere bei operativen Eingriffen mit Vollnarkose wurden bei Patienten, die Amiodaron erhielten, schwerwiegende unerwünschte Wirkungen am Herzen beobachtet. Bei geplanten Operationen sollte daher überlegt werden, ob eine Vollnarkose tatsächlich unverzichtbar ist oder ob gegebenenfalls eine rückenmarknahe Anästhesie oder ein anderes lokales Verfahren angewendet werden kann.

Gegenanzeigen

Amiodaron: Wenn Sie auf Jod allergisch reagieren, dürfen Sie Amiodaron nicht anwenden, weil es Jod enthält.

Auch wenn Ihr Herz sehr langsam schlägt, dürfen Sie das Mittel nicht einnehmen.

Sotalol: Wenn Ihr Herz sehr langsam schlägt oder geschwächt ist (Herzinsuffizienz), dürfen Sie Sotalol nicht einnehmen. Sie dürfen das Mittel auch nicht anwenden, wenn Sie eine chronische Bronchitis mit Atemnot haben, weil Sotalol zu den nichtselektiven Betablockern gehört, die die Atemwege verengen und somit Asthmaanfälle fördern können.

Wechselwirkungen mit Medikamenten

Wenn Sie noch andere Medikamente nehmen, ist zu beachten:

Amiodaron:

- Amiodaron kann die Blutkonzentrationen von Ciclosporin (bei Organtransplantationen) erhöhen. Müssen beide Wirkstoffe verabreicht werden, muss die Dosierung von Ciclosporin angepasst werden.
- Wenn Sie Amiodaron gleichzeitig mit Simvastatin (bei erhöhten Blutfetten) anwenden, kann es vermehrt zu schwerwiegenden Schäden an den Skelettmuskelzellen kommen, sodass diese sich langsam auflösen und zerfallen (Rhabdomyolyse). Simvastatin sollte daher sehr niedrig dosiert werden. Diese Wechselwirkung wird auch für andere CSE-Hemmer vermutet.

► **Unbedingt beachten**

Amiodaron und Sotalol dürfen Sie nicht gleichzeitig mit Medikamenten anwenden, die selbst Herzrhythmusstörungen (→ Seite 16) verursachen können oder die Wirkung der Antiarrhythmika verstärken und somit das Risiko für unerwünschte Wirkungen erhöhen. Dazu gehören:

- Arrhythmika der Klasse I
- Digitalis-Glykoside (bei Herzschwäche). Näheres hierzu lesen Sie unter „Mittel bei Herzschwäche: verstärkte Wirkung“ (→ Seite 12)
- Betablocker (bei hohem Blutdruck, koronarer Herzkrankheit)
- Diltiazem, Gallopamil und Verapamil aus der Gruppe der Kalziumantagonisten (alle auch bei hohem Blutdruck)
- Virustatika wie zum Beispiel Ritonavir (bei HIV-Infektionen, Aids)
- Clarithromyzin, Erythromyzin und Roxithromyzin aus der Gruppe der Makrolid-Antibiotika (bei bakteriellen Infektionen)
- Cotrimoxazol (bei Harnweginfektionen)
- trizyklische Antidepressiva (z. B. Amitryptilin, Trimipramin) und selektive Serotonin-Wiederaufnahmehemmer (z. B. Fluoxetin, Paroxetin, Sertralin, Venlafaxin, alle bei Depressionen)
- Neuroleptika (z. B. Chlorpromazin, Haloperidol, Lithium, alle bei Psychosen)
- Diphenhydramin, Mizolastin, Terfenadin aus der Gruppe der Antihistaminika zum Einnehmen (bei Allergien).

Da sich Amiodaron und Sotalol gegenseitig in ihrer Wirkung verstärken, dürfen sie nicht gleichzeitig eingenommen werden.

Amiodaron und Sotalol dürfen Sie nur unter ärztlicher Kontrolle mit Diuretika (bei hohem Blutdruck), Glukokortikoiden (bei Entzündungen, Immunreaktionen) oder Abführmitteln einnehmen. Es besteht die Gefahr für einen zu hohen Kaliumverlust und dadurch bedingte zusätzliche Herzrhythmusstörungen.

Amiodaron: Der Wirkstoff verstärkt die Wirkung der gerinnungshemmenden Mittel Phenprocoumon und Warfarin, die bei erhöhter Thrombosegefahr als Tabletten eingenommen werden. Sie müssen deshalb die Blutgerinnung häufiger als sonst selbst kontrollieren oder vom Arzt kontrollieren lassen und gegebenenfalls nach Absprache mit dem Arzt die Dosis der Gerinnungshemmer verringern. Näheres hierzu lesen Sie unter „Mittel zur Blutverdünnung: verstärkte Wirkung“ (→ Seite 11).

Unerwünschte Wirkungen

Die meisten unerwünschten Wirkungen sind dosisabhängig. Bei niedriger Dosierung treten sie seltener auf. Daher sollte zur Dauertherapie die niedrigste noch wirksame Dosierung gewählt werden.

Amiodaron: Da der Wirkstoff nur sehr langsam abgebaut wird, bilden sich unerwünschte Wirkungen auch nur sehr langsam zurück.

Sotalol: Hierfür gelten alle im Abschnitt „Hoher Blutdruck“ für Betablocker (→ Seite 700) aufgeführten unerwünschten Wirkungen. Zusätzlich ist zu beachten:

▶ **Keine Maßnahmen erforderlich**

Übelkeit und Erbrechen sowie Verstopfung mit Völlegefühl können besonders zu Beginn der Behandlung auftreten. Darüber hinaus verursachen die Mittel Müdigkeit, Kopfschmerzen und Schwindel.

Amiodaron: In der Hornhaut des Auges können sich Mikroablagerungen bilden, die Sehstörungen auslösen können. Dazu gehört zum Beispiel, dass Sie nur noch verschleiert sehen oder dass sich um das Gesehene herum farbige Höfe bilden. Wenn Sie das Mittel absetzen, bildet sich diese Störung innerhalb von sechs bis zwölf Monaten wieder zurück.

Die Haut kann sich bei etwa 1 von 100 Behandelten schiefergrau bis schwarzviolett verfärben, insbesondere an Stellen, die der Sonne ausgesetzt sind. Diese Verfärbung bildet sich nach Absetzen des Mittels innerhalb von ein bis vier Jahren wieder zurück.

Bei weniger als 1 von 100 können Nervenschäden mit Kribbeln, Missempfindungen, Taubheitsgefühl und Koordinationsstörungen auftreten. Diese unerwünschten Wirkungen bilden sich nach Absetzen des Mittels zurück.

▶ **Muss beobachtet werden**

Amiodaron: Der Wirkstoff kann die Schilddrüsenfunktion beeinträchtigen (bei 1 bis 3 von 100), wobei sowohl Über- als auch Unterfunktion vorkommen können. Eine Schilddrüsenüberfunktion macht sich mit Hitzewallungen, Haarausfall, Herzrasen, Schwitzen und Schlaflosigkeit bemerkbar. Eine Unterfunktion äußert sich mit Müdigkeit, rauer Stimme, Antriebslosigkeit, Wassereinlagerung im Gewebe und starker Kälteempfindlichkeit.

Die Leberwerte (→ Seite 15) können ansteigen. Bei etwa jedem Fünften ist dieser Anstieg nur leicht und sollte lediglich weiter beobachtet werden. Bei 4 bis 9 von 100 ist der Anstieg deutlicher. Dann kommt es darauf an, dass auch Sie selbst auf Anzeichen achten, die auf eine Leberfunktionsstörung oder -entzündung hinweisen können. Treten Übelkeit, Erbrechen und/oder dunkel gefärbter Urin auf und ist der Stuhl auffällig hell, sollten Sie einen Arzt aufsuchen.

► **Sofort zum Arzt**

Beide Wirkstoffe können selbst Herzrhythmusstörungen (→ Seite 16) hervorrufen. Einerseits können sie die Herzfrequenz und die Reizüberleitung von den Vorhöfen zu den Kammern verlangsamen, andererseits können sich daraus Rhythmusstörungen mit zu rascher Herzschlagfrequenz entwickeln. Das Risiko für solche medikamentös bedingten Herzrhythmusstörungen wird durch bestimmte Begleitumstände (zu niedriger Kaliumspiegel, Vorschädigung des Herzens, Einfluss weiterer Medikamente) erhöht. Die Störungen selbst können durch regelmäßige EKG-Kontrollen erkannt werden. Wenn sich der Herzschlag auf über 100 Schläge pro Minute beschleunigt und dies nicht auf körperliche Belastung oder Aufregung zurückzuführen ist, sollten Sie sich umgehend in ärztliche Behandlung begeben.

Amiodaron: Der Sehnerv kann sich entzünden. Dann lässt die Sehkraft innerhalb von wenigen Stunden oder auch Tagen nach, und die Augenbewegungen sind schmerzhaft. Wenn solche Beschwerden einsetzen, müssen Sie rasch einen Augenarzt aufsuchen.

Trockener Husten ohne Auswurf und zunehmende Luftnot sowie Gewichtsverlust, Fieber und Schwächegefühl zeigen an, dass Amiodaron die Lunge schädigt (bei 10 bis 15 von 100). Das kann sich unterschiedlich bemerkbar machen, zum Beispiel in Form einer Rippenfellentzündung, Entzündung der kleinen Bronchien (Bronchiolitis) oder eines bindegewebigen Umbaus der Lunge (Lungenfibrose). Diese Veränderungen fallen auf, wenn der Arzt regelmäßig die Lunge überprüft. Wenn Sie Atembeschwerden haben, sollten Sie möglichst bald einen Arzt aufsuchen. Lungenveränderungen können auch Zeichen einer Überempfindlichkeitsreaktion sein. Dann sollte das Medikament abgesetzt werden.

Die Mittel können die Leber (→ Seite 15) auch schwer schädigen und eine Gelbsucht auslösen. Wenn Sie zusätzlich einen starken Juckreiz am ganzen Körper spüren, sollten Sie sofort einen Arzt aufsuchen. Wenn die Tabletten abgesetzt werden, bilden sich die Symptome wieder zurück.

Hinweise

Für Kinder unter 14 Jahren

Kinder sollten die Mittel besser nicht bekommen.

Bei Kinderwunsch

Amiodaron: Da Amiodaron nur sehr langsam aus dem Körper ausgeschieden wird, sollen Frauen mit Kinderwunsch eine Schwangerschaft frühestens sechs Monate nach Beendigung der Amiodaron-Behandlung planen.

Für Schwangerschaft und Stillzeit

Amiodaron: Der Wirkstoff kann beim Ungeborenen die Schilddrüsenfunktion stören. Wenn Sie schwanger geworden sind, während Sie Amiodaron eingenommen haben, müssen Sie das Mittel absetzen und das weitere Vorgehen mit dem Kardiologen und dem Frauenarzt besprechen. Es gibt in Tierversuchen Hinweise für Wachstumsverzögerungen beim Ungeborenen. Nach der Geburt sollte der Arzt die Schilddrüsenfunktion des Babys überprüfen.

In der Stillzeit sollten Sie Amiodaron nicht anwenden, weil der Säugling zu große Mengen Jod aufnehmen würde.

Sotalol: Wenn dieses Mittel in der Schwangerschaft eingesetzt werden soll, muss der Arzt Nutzen und Risiken der Anwendung sorgfältig abwägen. Da das Mittel über die Plazenta in den kindlichen Kreislauf gelangen und beim Ungeborenen den Herzschlag verlangsamen und den Blutdruck absenken kann, muss das Mittel zwei bis drei Tage vor dem errechneten Geburtstermin abgesetzt werden.

Während der Stillzeit sollte das Mittel möglichst nicht angewendet werden.

Für ältere Menschen

Sotalol: Der Wirkstoff kann sich bei eingeschränkter Nierenleistung, die im Alter häufiger ist, im Blut anreichern, sodass unerwünschte Wirkungen häufiger auftreten. Der Arzt sollte deshalb die Tagesdosis anpassen und alle vier Wochen ein EKG schreiben.

Zur Verkehrstüchtigkeit

Die Mittel können schwindelig machen und die Konzentrationsfähigkeit beeinträchtigen. Sie sollten deshalb kein Fahrzeug lenken, keine Maschinen bedienen und keine Arbeiten ohne sicheren Halt verrichten

Antiarrhythmika der Klasse IV: Kalziumantagonisten

Gallopamil

Procorum

Verapamil

durasoptin, Falicard, Isoptin, Verabeta, Vera-CT, Verahexal, Vera Lich, Veramex, Verapamil 1A Pharma, Verapamil AbZ, Verapamil AL, VERAPAMIL BASICS, Verapamil Hennig, Verapamil-ratiopharm, Verapamil Sandoz, Verapamil Verla, Verasal, Veroptinstada

Zu dieser Stoffklasse gehören die Kalziumantagonisten Gallopamil und Verapamil. Sie senken den Blutdruck und behindern den Einstrom von Kalzium in die Herzmuskelzellen. Dadurch verlangsamt sich der Herzschlag. Auf die gefährlichen Arrhythmien der Herzkammern (Kammerflimmern) haben Kalziumantagonisten keinen Einfluss. Sie verhindern jedoch, dass sich die Herzvorhöfe zu schnell zusammenziehen (Vorhof-Tachykardie, Vorhofflimmern) und sind zur Behandlung dieser Form der Herzrhythmusstörungen geeignet. Sie können auch bei anfallsweise auftretendem Herzrasen im Kindesalter eingesetzt werden.

Den Wirkstoff Gallopamil (*Procorum*) gibt es inzwischen auch in Form von preisgünstigen Generika.

Alle weiteren Angaben finden Sie im Abschnitt „Hoher Blutdruck“ unter dem Stichwort „Kalziumantagonisten“ (→ Seite 711).

Anticholinergikum

Ipratropiumbromid

Itrop

Ipratropiumbromid gehört zu den Anticholinergika. Es blockiert bestimmte Nervenleitungen, die den Herzschlag verlangsamen, infolgedessen beschleunigt er sich wieder.

Ipratropiumbromid ist nur zur kurzfristigen Behandlung geeignet, zum Beispiel als Überbrückungsmaßnahme in Notfällen bei sehr niedriger Herzfrequenz, bis ein Herzschrittmacher eingelegt werden kann. Dann ist es auch sinnvoll, das Mittel zu spritzen, weil es so schneller wirkt.

Zur Dauerbehandlung ist Ipratropiumbromid wenig geeignet, weil Schrittmacher wesentlich zuverlässiger wirken und Ipratropiumbromid zudem zahlreiche unerwünschte Wirkungen hat.

Anwendung

Sie nehmen die Tabletten zwei- bis dreimal täglich kurz vor dem Essen ein. Wenn Sie das Mittel wieder absetzen, sollten Sie ärztlich überwacht werden, weil die Rhythmusstörungen dann erneut auftreten können.

Das Mittel kann Herzrhythmusstörungen auslösen, die nur im EKG erkannt werden. Auch wenn das Mittel vor Einlage eines Schrittmachers nur kurzfristig eingesetzt wird, sollte der Arzt die Herztätigkeit immer wieder im EKG kontrollieren.

Achtung

Gegenanzeigen

Unter folgenden Bedingungen dürfen Sie das Mittel nicht einnehmen:

- Sie haben ein Glaukom (grünen Star) oder es besteht der Verdacht darauf.
- Ihre Prostata ist vergrößert.
- Es bestehen Engstellen im Magen-Darm-Kanal.
- Sie haben Verstopfung aufgrund von Darmträgheit.
- Ihr Herz schlägt zu schnell (Tachykardie).

Wenn Sie Fieber haben, aber auch bei sehr hohen Außen- oder Raumtemperaturen sollte der Arzt Nutzen und Risiken der Anwendung sorgfältig abwägen (siehe „Unerwünschte Wirkungen“).

Wechselwirkungen mit Medikamenten

Wenn Sie noch andere Medikamente anwenden, ist zu beachten:

- Mittel gegen Parkinsonkrankheit, Chinidin (bei Herzrhythmusstörungen), tri- und tetrazyklische Antidepressiva (bei Depressionen), Neuroleptika (bei Psychosen), andere Anticholinergika wie zum Beispiel Pirenzipin (bei Magen- und Zwölffingerdarmgeschwüren) verstärken die Wirkung von Ipratropiumbromid auf die Nerven, sodass häufiger Mundtrockenheit, Verstopfung und Schwierigkeiten beim Wasserlassen auftreten können.
- Ipratropium verringert die Wirkung von Metoclopramid (bei Übelkeit, Erbrechen).

Unerwünschte Wirkungen

▶ **Keine Maßnahmen erforderlich**

Bei 2 bis 3 von 100 Behandelten kommt es zu Mundtrockenheit, Appetitlosigkeit, Völlegefühl, Verstopfung.

Bei etwa 1 von 100 beeinträchtigt das Mittel die Akkomodationsfähigkeit des Auges. Dann fehlt die gewohnte Sehschärfe, und es ist schwierig, Gegenstände oder Personen genau zu fokussieren.

► **Muss beobachtet werden**

Es kann sein, dass Sie die Blase nicht vollständig entleeren können. Wenn die Schwierigkeiten beim Wasserlassen sehr ausgeprägt sind, sollten Sie einen Arzt aufsuchen.

Bei 2 von 100 verstärkt sich der Herzschlag unangenehm (Palpationen). Halten die Beschwerden an oder verstärken sie sich, sollten Sie dem Arzt Bescheid sagen.

Das Mittel kann die Schweißabsonderung verringern. Dadurch kann es zu einem Hitzestau im Körper kommen, insbesondere bei hohen Außen- oder Raumtemperaturen oder wenn Sie Fieber haben. Wenn Sie sich fiebrig fühlen, sollten Sie mit dem Arzt sprechen und den Hitzestau gegebenenfalls mit lauwarmen Waschungen oder Wadenwickeln abbauen.

► **Sofort zum Arzt**

Wenn das Mittel den Herzschlag sehr stark beschleunigt (Puls über 100 in der Minute) oder wenn Extraschläge auftreten, sollten Sie möglichst bald den Arzt benachrichtigen. Derartige Rhythmusstörungen können auch von Krampf- oder Schwindelanfällen oder kurzer Ohnmacht begleitet sein. Dann sollten Sie unverzüglich einen Arzt kontaktieren.

Wenn sich das Auge rötet und schmerzt, wenn sich die Pupille weitet und bei Lichteinfall nicht mehr verengt oder wenn der Augapfel hart wird und Sehstörungen auftreten, müssen Sie unverzüglich einen Augenarzt aufsuchen. Das sind Anzeichen für einen akuten Glaukomanfall, bei dem sich der Augeninnendruck gefährlich erhöht hat. Wird dies nicht sofort behandelt, können Sie erblinden.

Hinweise

Für Schwangerschaft und Stillzeit

Es liegen keine ausreichenden Erkenntnisse zur Anwendung in Schwangerschaft und Stillzeit vor. Sie sollten das Mittel deshalb sicherheitshalber nicht einnehmen.

Zur Verkehrstüchtigkeit

Wenn Sehstörungen auftreten, dürfen Sie kein Fahrzeug lenken, keine Maschinen bedienen und keine Arbeiten ohne sicheren Halt verrichten.

Kombination

Chinidin + Verapamil

Cordichin

Dieses Kombinationspräparat soll verhindern, dass die Herzvorhöfe zu schnell schlagen (Vorhofflimmern). Chinidin gehört zur Gruppe der Antiarrhythmika der Klasse Ia und verhindert vor allem den Einstrom von Natrium in die Herzmuskelzelle. Damit wird die Reizleitungsgeschwindigkeit in den Vorhöfen reduziert. Das Mittel wird daher meist eingesetzt, um Vorhofflimmern vorzubeugen.

Chinidin kann selbst Herzrhythmusstörungen hervorrufen. Dem soll Verapamil entgegenwirken. Darüber hinaus kann es zusätzlich den Herzrhythmus stabilisieren.

Zu bedenken ist jedoch, dass beide Substanzen bestimmte unerwünschte Wirkungen auslösen können, die sich addieren, zum Beispiel kann der Blutdruck stark sinken. Hinzu kommt, dass Verapamil die Konzentration des Chinidins im Blut erhöhen kann, wodurch sich die unerwünschten Wirkungen des Chinidins verstärken. Daher ist die fixe Kombination dieser beiden Substanzen trotz der eingangs erwähnten möglichen positiven Effekte therapeutisch wenig sinnvoll. Zur Behandlung von Herzrhythmusstörungen wird die fixe Kombination *Cordichin* daher als „wenig geeignet" angesehen.

Denkbar ist dagegen eine freie Kombination der beiden Wirkstoffe, weil dann eventuell auftretende unerwünschte Wirkungen und Wechselwirkungen besser identifiziert und kontrolliert werden können.

Wegen der genannten negativen Fakten hatte das Bundesinstitut für Arzneimittel und Medizinprodukte mehrfach, zuletzt 1995, versucht, die Zulassung des Mittels zu widerrufen. Dies verhinderte der Hersteller mit juristischen Mitteln. Letztendlich wurden nur die Anwendungsbereiche eingeschränkt. Formal darf *Cordichin* nur bei Vorhofflimmern angewendet werden, nicht mehr bei anderen Herzrhythmusstörungen. Aber auch dann ist immer eine Behandlung mit den Einzelwirkstoffen vorzuziehen, weil sie weniger Risiken birgt.

Anwendung

Die Dosierung entnehmen Sie dem Beipackzettel. Alle weiteren Angaben zu Verapamil finden Sie im Abschnitt „Hoher Blutdruck" unter dem Stichwort „Kalziumantagonisten" (→ Seite 711).

Für Chinidin ist zu beachten:

Achtung

Gegenanzeigen

Chinidin dürfen Sie nicht anwenden, wenn die Anzahl der Blutplättchen verringert ist (Thrombozytopenie).

Wechselwirkungen mit Medikamenten

▶ **Unbedingt beachten**

Chinidin verstärkt die Wirkung der gerinnungshemmenden Mittel Phenprocoumon und Warfarin, die bei erhöhter Thrombosegefahr als Tabletten eingenommen werden. Sie müssen deshalb die Blutgerinnung häufiger als sonst selbst kontrollieren oder vom Arzt kontrollieren lassen und gegebenenfalls nach Absprache mit dem Arzt die Dosis der Gerinnungshemmer verringern. Näheres hierzu lesen Sie unter „Mittel zur Blutverdünnung: verstärkte Wirkung" (→ Seite 11).

Chinidin verringert die Ausscheidung von Digitalis-Wirkstoffen wie Digoxin oder Digitoxin (bei Herzschwäche), wodurch sich die Gefahr für Herzrhythmusstörungen erhöht. Näheres hierzu lesen Sie unter „Mittel bei Herzschwäche: verstärkte Wirkung" (→ Seite 12).

Wenn Sie gleichzeitig andere Medikamenten anwenden, die selbst Herzrhythmusstörungen (→ Seite 16) verursachen können oder die Wirkung von Chinidin verstärken, ist das Risiko für gefährliche Herzrhythmusstörungen erhöht. Zu diesen Medikamenten gehören:

- Klasse-III-Antiarrhythmika wie Amiodaron oder Sotalol
- Diltiazem, Gallopamil und Verapamil aus der Gruppe der Kalziumantagonisten (bei hohem Blutdruck)
- Ritonavir (bei HIV-Infektionen, Aids)
- Clarithromyzin, Erythromyzin und Roxithromyzin aus der Gruppe der Makrolid-Antibiotika (bei bakteriellen Infektionen)
- Cotrimoxazol (bei Harnweginfektionen)
- trizyklische Antidepressiva (z. B. Amitryptilin, Trimipramin) und selektive Serotonin-Wiederaufnahmehemmer (z. B. Fluoxetin, Paroxetin, Sertralin, Venlafaxin, alle bei Depressionen)
- Neuroleptika (z. B. Chlorpromazin, Haloperidol, bei Psychosen)
- Lithium (bei Depressionen)
- Diphenhydramin, Mizolastin, Terfenadin aus der Gruppe der Antihistaminika zum Einnehmen (bei Allergien).

Unerwünschte Wirkungen

Die nachfolgend angegebenen unerwünschten Wirkungen für Chinidin treten meist dosisabhängig auf.

Chinidin kann – ebenso wie Verapamil – selbst Herzrhythmusstörungen (→ Seite 16) hervorrufen. Einerseits kann es die Herzfrequenz und die Reizüberleitung von den Vorhöfen zu den Kammern verlangsamen, andererseits können sich daraus Rhythmusstörungen mit zu rascher Herzschlagfrequenz entwickeln. Das Risiko für solche medikamentös bedingten Herzrhythmusstörungen wird durch bestimmte Begleitumstände (zu niedriger Kaliumspiegel, Vorschädigung des Herzens, Einfluss weiterer Medikamente) erhöht. Die Störungen selbst können durch regelmäßige EKG-Kontrollen erkannt werden.

▶ **Keine Maßnahmen erforderlich**

Bei mehr als 1 von 100 Behandelten treten Kopfschmerzen und Magenbeschwerden auf.

▶ **Muss beobachtet werden**

Es können Sehstörungen wie Doppelbilder oder hohe Lichtempfindlichkeit auftreten. Das Hörvermögen kann sich verschlechtern, Ohrensausen oder Muskelzittern einsetzen und Schwindel auftreten. Bei diesen Symptomen sollten Sie innerhalb von 24 Stunden einen Arzt aufsuchen.

▶ **Sofort zum Arzt**

Wenn Verwirrtheit und Desorientiertheit auftreten, sollte umgehend ein Arzt aufgesucht werden, weil es sich um Anzeichen einer Chinidinvergiftung handeln kann.

Wenn sich der Herzschlag auf über 100 Schläge pro Minute beschleunigt und dies nicht auf körperliche Belastung oder Aufregung zurückzuführen ist, sollten Sie sich umgehend in ärztliche Behandlung begeben.

Hinweise

Für Schwangerschaft und Stillzeit

Chinidin kann wehenfördernd wirken und die Anzahl der Blutplättchen bei Neugeborenen vermindern. In der Schwangerschaft sollten Sie das Mittel deshalb nicht oder nur mit Vorsicht einnehmen.

Herzrhythmusstörungen

Handelsname Darreichungsform	Zusammensetzung pro 1 ml/1 g oder wie angegeben bzw. pro abgeteilte Einheit	Kleinste Packungsgröße	Festbetrag in Euro	Packungspreis in Euro	Bewertung

Hinweise zu den Tabellenspalten → Seite 28, zur Auswahl der Arzneimittel → Seite 23, zur Grundlage der Bewertung → Seiten 24, 27

Handelsname Darreichungsform	Zusammensetzung	Kleinste Packungsgröße	Festbetrag in Euro	Packungspreis in Euro	Bewertung
Amiodaron-ratiopharm Injektionslösung Rp Injektionslösung	**Amiodaron-hydrochlorid** 150 mg pro 3 ml	5 Stück		40,56	**Geeignet** zur zeitlich begrenzten Behandlung schwerwiegender Herzrhythmusstörungen der Herzvorhöfe und -kammern, wenn diese mit anderen Maßnahmen nicht ausreichend gebessert werden konnten. Die Notwendigkeit einer Behandlung sollte daher regelmäßig überprüft werden. **Mit Einschränkung geeignet** zur längerfristigen Behandlung bei Herzrhythmusstörungen. Es können schwerwiegende Störwirkungen auftreten. → Seite 801
Amiodaron-ratiopharm 100 Rp	100 mg	20 Stück	20,61	17,33	
200 Rp Tabletten	200 mg	20 Stück	26,81	21,61	
Amiohexal 200 Rp Tabletten	**Amiodaron-hydrochlorid** 200 mg	20 Stück	26,81	21,61	**Geeignet** zur zeitlich begrenzten Behandlung schwerwiegender Herzrhythmusstörungen der Herzvorhöfe und -kammern, wenn diese mit anderen Maßnahmen nicht ausreichend gebessert werden konnten. Die Notwendigkeit einer Behandlung sollte daher regelmäßig überprüft werden. **Mit Einschränkung geeignet** zur längerfristigen Behandlung bei Herzrhythmusstörungen. Es können schwerwiegende Störwirkungen auftreten. → Seite 801
Atebeta 25 Rp	**Atenolol** 25 mg	30 Stück	11,80	11,55	**Geeignet** bei zu schnellem Herzschlag (Tachykardie). → Seite 800
50 Rp	50 mg	50 Stück	15,04	14,03	
100 Rp Filmtabletten	100 mg	50 Stück	18,34	16,55	
Atehexal 25 Rp	**Atenolol** 25 mg	30 Stück	11,80	11,55	**Geeignet** bei zu schnellem Herzschlag (Tachykardie). → Seite 800
50 Rp	50 mg	30 Stück	13,13	12,58	
100 Rp Filmtabletten	100 mg	30 Stück	15,26	13,78	
Atenolol 100 – 1 A Pharma Rp Filmtabletten	**Atenolol** 100 mg	30 Stück	15,26	13,36	**Geeignet** bei zu schnellem Herzschlag (Tachykardie). → Seite 800
Atenolol AL 25 Rp	**Atenolol** 25 mg	30 Stück	11,80	11,14	**Geeignet** bei zu schnellem Herzschlag (Tachykardie). → Seite 800
50 Rp	50 mg	30 Stück	13,13	12,05	
100 Rp Tabletten	100 mg	50 Stück	18,34	15,71	
Atenolol-CT 25 mg Filmtabletten Rp	**Atenolol** 25 mg	30 Stück	11,80	11,55	**Geeignet** bei zu schnellem Herzschlag (Tachykardie). → Seite 800
50 mg Filmtabletten Rp	50 mg	50 Stück	15,04	14,03	
100 mg Filmtabletten Rp Filmtabletten	100 mg	50 Stück	18,34	16,55	
Atenolol 25 Heumann Rp	**Atenolol** 25 mg	30 Stück	11,80	11,14	**Geeignet** bei zu schnellem Herzschlag (Tachykardie). → Seite 800
50 Heumann Rp	50 mg	30 Stück	13,13	12,05	
100 Heumann Rp Filmtabletten	100 mg	30 Stück	15,26	13,36	
Atenolol-ratiopharm 25 Rp	**Atenolol** 25 mg	30 Stück	11,80	11,55	**Geeignet** bei zu schnellem Herzschlag (Tachykardie). → Seite 800
50 Rp	50 mg	30 Stück	13,13	12,58	
100 Rp Filmtabletten	100 mg	30 Stück	15,26	13,78	
Atenolol Sandoz 25 mg Tabletten Rp	**Atenolol** 25 mg	30 Stück	11,80	11,55	**Geeignet** bei zu schnellem Herzschlag (Tachykardie). → Seite 800
50 mg Tabletten Rp	50 mg	30 Stück	13,13	12,58	
100 mg Tabletten Rp Tabletten	100 mg	30 Stück	15,26	13,78	

Herzrhythmusstörungen Fortsetzung

Handelsname Darreichungsform	Zusammensetzung pro 1 ml/1 g oder wie angegeben bzw. pro abgeteilte Einheit	Kleinste Packungsgröße	Festbetrag in Euro	Packungspreis in Euro	Bewertung
Atenolol STADA 25 Rp *50* Rp *100* Rp Tabletten	**Atenolol** 25 mg 50 mg 100 mg	20 Stück 20 Stück 50 Stück	11,17 12,11 18,34	11,17 12,10 16,55	**Geeignet** bei zu schnellem Herzschlag (Tachykardie). → Seite 800
Beloc-Zok mite 47,5 mg Rp *95 mg* Rp *forte 190 mg* Rp Retardtabletten	**Metoprololsuccinat** 47,5 mg 95 mg 190 mg	30 Stück 30 Stück 30 Stück	14,78 16,58 19,02	14,78 16,58 19,02	**Geeignet** bei zu schnellem Herzschlag (Tachykardie). → Seite 800
Cordanum 50 Rp *100* Rp Filmtabletten	**Talinolol** 50 mg 100 mg	30 Stück 30 Stück	12,82 14,36	12,82 14,36	**Auch geeignet** bei zu schnellem Herzschlag (Tachykardie). Das Mittel hat einen geringeren Erprobungsgrad als die als „geeignet" bewerteten Betablocker. → Seite 800
Cordarex Rp Tabletten	**Amiodaron-hydrochlorid** 200 mg	20 Stück	26,81	26,81	**Geeignet** zur zeitlich begrenzten Behandlung schwerwiegender Herzrhythmusstörungen der Herzvorhöfe und -kammern, wenn diese mit anderen Maßnahmen nicht ausreichend gebessert werden konnten. Die Notwendigkeit einer Behandlung sollte daher regelmäßig überprüft werden. **Mit Einschränkung geeignet** zur längerfristigen Behandlung bei Herzrhythmusstörungen. Es können schwerwiegende Störwirkungen auftreten. → Seite 801
Cordichin Rp Filmtabletten	**Chinidin** 160 mg **+ Verapamil-hydrochlorid** 80 mg	20 Stück		25,51	**Wenig geeignet** bei Herzrhythmusstörungen. Nicht sinnvolle Kombination, da Chinidin zur Wirkung von Verapamil nichts beiträgt, aber das Risiko schwerwiegender und u. U. lebensbedrohlicher Rhythmusstörungen deutlich erhöht. → Seite 806
CorSotalol mite Rp *CorSotalol* Rp Tabletten	**Sotalol-hydrochlorid** 80 mg 160 mg	100 Stück 100 Stück	23,70 30,10	17,53 21,24	**Geeignet** zur zeitlich begrenzten Behandlung schwerwiegender Herzrhythmusstörungen der Herzvorhöfe und -kammern, wenn diese mit anderen Maßnahmen nicht ausreichend gebessert werden konnten. Die Notwendigkeit einer Behandlung sollte daher regelmäßig überprüft werden. **Mit Einschränkung geeignet** zur längerfristigen Behandlung bei Herzrhythmusstörungen. Es können schwerwiegende Störwirkungen auftreten. → Seite 801
Cuxanorm 25 mg Rp *50 mg* Rp *100 mg* Rp Tabletten	**Atenolol** 25 mg 50 mg 100 mg	50 Stück 50 Stück 100 Stück	12,99 15,04 25,41	12,94 14,99 25,36	**Geeignet** bei zu schnellem Herzschlag (Tachykardie). → Seite 800
Dociton 10 Rp *40* Rp *80* Rp Filmtabletten *Dociton 80 mg retard* Rp *160 mg retard* Rp Retardkapseln	**Propranolol-hydrochlorid** 10 mg 40 mg 80 mg 80 mg 160 mg	30 Stück 30 Stück 100 Stück 100 Stück 100 Stück	11,61 13,19 21,21 29,00 36,44	11,61 13,14 21,05 23,19 28,39	**Geeignet** bei zu schnellem Herzschlag (Tachykardie). → Seite 800

Hinweise zu den Tabellenspalten → Seite 28, zur Auswahl der Arzneimittel → Seite 23, zur Grundlage der Bewertung → Seiten 24, 27

Herzrhythmusstörungen Fortsetzung

Hinweise zu den Tabellenspalten → Seite 28, zur Auswahl der Arzneimittel → Seite 23, zur Grundlage der Bewertung → Seiten 24, 27

Handelsname Darreichungsform	Zusammensetzung pro 1 ml/1 g oder wie angegeben bzw. pro abgeteilte Einheit	Kleinste Packungsgröße	Festbetrag in Euro	Packungspreis in Euro	Bewertung
durasoptin FT 40 mg Rp	**Verapamil-hydrochlorid** 40 mg	100 Stück	13,39	12,23	**Geeignet** bei bestimmten Formen des Herzrasens (Vorhofflimmern, Vorhoftachykardie). → Seite 805
80 mg Rp	80 mg	100 Stück	16,58	15,10	
120 mg Rp Filmtabletten	120 mg	100 Stück	19,54	18,69	
durasoptin 120 retard Rp	120 mg	100 Stück	23,68	19,30	
180 retard Rp Retardkapseln	180 mg	100 Stück	29,58	23,60	
Falicard 40 Rp	**Verapamil-hydrochlorid** 40 mg	30 Stück	11,15	11,15	**Geeignet** bei bestimmten Formen des Herzrasens (Vorhofflimmern, Vorhoftachykardie). → Seite 805
80 Rp	80 mg	30 Stück	12,42	12,42	
120 Rp Filmtabletten	120 mg	30 Stück	13,63	13,63	
Falicard retard Rp	120 mg	30 Stück	14,63	14,63	
Falicard RR Rp Retardtabletten	240 mg	30 Stück	18,72	18,72	
Isoptin mite Rp	**Verapamil-hydrochlorid** 40 mg	20 Stück	10,76	10,76	**Geeignet** bei bestimmten Formen des Herzrasens (Vorhofflimmern, Vorhoftachykardie). → Seite 805
80 mg Rp	80 mg	20 Stück	11,69	11,69	
120 mg Rp Filmtabletten	120 mg	20 Stück	12,57	12,57	
Isoptin KHK retard Rp	120 mg	20 Stück	13,17	13,17	
Isoptin RR Rp Retardtabletten	240 mg	20 Stück	16,05	16,05	
Itrop Rp Filmtabletten	**Ipratropiumbromid** 10 mg	50 Stück		69,51	**Geeignet** bei akuter Verlangsamung des Herzschlags bis zur Einlage eines Schrittmachers. **Wenig geeignet** zur längerfristigen Behandlung von Herzrhythmusstörungen. → Seite 805
Jutabloc 200 mg Retard Rp Retardtabletten	**Metoprololtartrat** 200 mg	30 Stück	19,02	14,36	**Geeignet** bei zu schnellem Herzschlag (Tachykardie). → Seite 80[illegible]
Jutabloc 50 mg Rp	50 mg	30 Stück	13,65	11,04	
100 mg Rp Tabletten	100 mg	30 Stück	15,66	11,60	
JUVENTAL 25 mg Hennig Rp	**Atenolol** 25 mg	20 Stück	11,17	11,16	**Geeignet** bei zu schnellem Herzschlag (Tachykardie). → Seite 80[illegible]
50 mg Hennig Rp	50 mg	50 Stück	15,04	14,98	
100 mg Hennig Rp Filmtabletten	100 mg	50 Stück	18,34	18,29	
Lopresor mite Rp	**Metoprololtartrat** 50 mg	100 Stück	20,17	23,17	**Geeignet** bei zu schnellem Herzschlag (Tachykardie). → Seite 80[illegible]
Lopresor Rp Filmtabletten	100 mg	100 Stück	25,91	28,91	
Meprolol 200 mg Retard Rp Retardtabletten	**Metoprololtartrat** 200 mg	20 Stück	16,35	13,67	**Geeignet** bei zu schnellem Herzschlag (Tachykardie). → Seite 80[illegible]
Meprolol 50 mg Rp	50 mg	25 Stück	13,13	12,07	
100 mg Rp Tabletten	100 mg	50 Stück	18,54	16,70	
Metobeta 100 retard Rp	**Metoprololtartrat** 100 mg	30 Stück	16,58	13,80	**Geeignet** bei zu schnellem Herzschlag (Tachykardie). → Seite 80[illegible]
200 retard Rp Retardtabletten	200 mg	30 Stück	19,02	14,79	
Metobeta 50 Rp	50 mg	30 Stück	13,65	11,72	
100 Rp Tabletten	100 mg	50 Stück	18,54	13,63	

Herzrhythmusstörungen Fortsetzung

Handelsname Darreichungsform	Zusammensetzung pro 1 ml/1 g oder wie angegeben bzw. pro abgeteilte Einheit	Kleinste Packungsgröße	Festbetrag in Euro	Packungspreis in Euro	Bewertung
metodura retard Rp	**Metoprololtartrat** 200 mg	30 Stück	19,02	14,79	**Geeignet** bei zu schnellem Herzschlag (Tachykardie). → Seite 800
metodura ZNT 50 mg Retardtabletten Rp	50 mg	30 Stück	14,78	12,67	
100 mg Retardtabletten Rp	100 mg	30 Stück	16,58	13,77	
200 mg Retardtabletten Rp Retardtabletten	200 mg	30 Stück	19,02	15,24	
metodura 50 mg Rp	50 mg	100 Stück	20,17	12,45	
100 mg Rp Tabletten	100 mg	20 Stück	13,98	12,44	
Meto-Hennig 200 mg retard Rp Retardtabletten	**Metoprololtartrat** 200 mg	30 Stück	19,02	14,61	**Geeignet** bei zu schnellem Herzschlag (Tachykardie). → Seite 800
Meto-Hennig 50 mg Rp	50 mg	30 Stück	13,65	11,29	
100 mg Rp Tabletten	100 mg	30 Stück	15,66	12,78	
Metohexal 100 retard Rp	**Metoprololtartrat** 100 mg	30 Stück	16,58	13,80	**Geeignet** bei zu schnellem Herzschlag (Tachykardie). → Seite 800
200 retard Rp	200 mg	30 Stück	19,02	14,79	
MetoHEXAL Succ 47,5 mg Rp	**Metoprololsuccinat** 47,5 mg	30 Stück	14,78	14,72	
95 mg Rp	95 mg	30 Stück	16,58	16,52	
142,5 mg Rp	142,5 mg	30 Stück	17,91	17,85	
190 mg Rp Retardtabletten	190 mg	30 Stück	19,02	18,96	
Metohexal 50 Rp	**Metoprololtartrat** 50 mg	30 Stück	13,65	11,72	
100 Rp Tabletten	100 mg	30 Stück	15,66	12,44	
Meto-ISIS NT 50 mg retard Rp	**Metoprololtartrat** 50 mg	30 Stück	14,78	12,71	**Geeignet** bei zu schnellem Herzschlag (Tachykardie). → Seite 800
100 mg retard Rp	100 mg	30 Stück	16,58	13,77	
200 mg Retard Rp	200 mg	30 Stück	19,02	14,99	
Meto-ISIS 200 mg retard Rp Retardtabletten	200 mg	50 Stück	23,88	18,06	
Meto-ISIS 50 Rp	50 mg	30 Stück	13,65	11,71	
100 Rp Tabletten	100 mg	30 Stück	15,66	12,42	
Metoprogamma 200 retard Rp Retardtabletten	**Metoprololtartrat** 200 mg	30 Stück	19,02	15,27	**Geeignet** bei zu schnellem Herzschlag (Tachykardie). → Seite 800
Metoprogamma 50 Rp	50 mg	30 Stück	13,65	12,45	
100 Rp Tabletten	100 mg	30 Stück	15,66	13,85	
Metoprolol 200 retard – 1 A Pharma Rp	**Metoprololtartrat** 200 mg	30 Stück	19,02	14,36	
Metoprololsuccinat – 1 A Pharma 47,5 mg Retardtabletten Rp	**Metoprololsuccinat** 47,5 mg	30 Stück	14,78	14,72	**Geeignet** bei zu schnellem Herzschlag (Tachykardie). → Seite 800
95 mg Retardtabletten Rp	95 mg	30 Stück	16,58	16,52	
142,5 mg Retardtabletten Rp	142,5 mg	30 Stück	17,91	17,85	
190 mg Retardtabletten Rp Retardtabletten	190 mg	30 Stück	19,02	18,96	
Metoprolol 50 – 1 A Pharma Rp	50 mg	30 Stück	13,65	11,04	
100 – 1 A Pharma Rp Tabletten	100 mg	30 Stück	15,66	11,60	

Hinweise zu den Tabellenspalten → Seite 28, zur Auswahl der Arzneimittel → Seite 23, zur Grundlage der Bewertung → Seiten 24, 27

Herzrhythmusstörungen Fortsetzung

Handelsname Darreichungsform	Zusammensetzung pro 1 ml/1 g oder wie angegeben bzw. pro abgeteilte Einheit	Kleinste Packungsgröße	Festbetrag in Euro	Packungspreis in Euro	Bewertung

Hinweise zu den Tabellenspalten → Seite 28, zur Auswahl der Arzneimittel → Seite 23, zur Grundlage der Bewertung → Seiten 24, 27

Handelsname Darreichungsform	Zusammensetzung	Kleinste Packungsgröße	Festbetrag in Euro	Packungspreis in Euro	Bewertung
Metoprolol AbZ 200 mg Retardtabletten Rp Retardtabletten	**Metoprololtartrat** 200 mg	50 Stück	23,88	17,49	**Geeignet** bei zu schnellem Herzschlag (Tachykardie). → Seite 800
Metoprolol AbZ 50 mg Tabletten Rp	50 mg	30 Stück	13,65	11,04	
100 mg Tabletten Rp Tabletten	100 mg	50 Stück	18,54	12,84	
Metoprolol AL 200 retard Rp Retardtabletten	**Metoprololtartrat** 200 mg	30 Stück	19,02	14,36	**Geeignet** bei zu schnellem Herzschlag (Tachykardie). → Seite 800
Metoprolol AL 50 Rp	50 mg	30 Stück	13,65	11,04	
100 Rp Tabletten	100 mg	30 Stück	15,66	11,60	
metoprolol-corax 200 mg retard Retardtabletten Rp Retardtabletten	**Metoprololtartrat** 200 mg	50 Stück	23,88	17,49	**Geeignet** bei zu schnellem Herzschlag (Tachykardie). → Seite 800
metoprolol-corax 50 mg Tabletten Rp	50 mg	30 Stück	13,65	11,04	
100 mg Tabletten Rp Tabletten	100 mg	30 Stück	15,66	11,60	
Metoprolol-CT ZERO 50 mg Retardtabletten Rp	**Metoprololtartrat** 50 mg	30 Stück	14,78	12,72	**Geeignet** bei zu schnellem Herzschlag (Tachykardie). → Seite 800
100 mg Retardtabletten Rp	100 mg	30 Stück	16,58	13,80	
200 mg Retardtabletten Rp	200 mg	30 Stück	19,02	15,27	
metoprolol 200 ret. von ct Rp Retardtabletten	200 mg	30 Stück	19,02	14,79	
Metoprolol-CT 50 mg Tabletten Rp	50 mg	30 Stück	13,65	11,72	
100 mg Tabletten Rp Tabletten	100 mg	30 Stück	15,66	12,44	
Metoprolol 200 retard Heumann Rp Retardtabletten	**Metoprololtartrat** 200 mg	30 Stück	19,02	15,27	**Geeignet** bei zu schnellem Herzschlag (Tachykardie). → Seite 800
Metoprolol 50 Heumann Rp	50 mg	30 Stück	13,65	12,45	
100 Heumann Rp Tabletten	100 mg	30 Stück	15,66	13,85	
Metoprolol KSK 200 mg retard Rp Retardtabletten	**Metoprololtartrat** 200 mg	30 Stück	19,02	15,26	**Geeignet** bei zu schnellem Herzschlag (Tachykardie). → Seite 800
Metoprolol KSK 50 mg Rp Tabletten	50 mg	30 Stück	13,65	12,20	
Metoprolol-ratiopharm NK 50 mg Retardtabletten Rp	**Metoprololtartrat** 50 mg	30 Stück	14,78	12,72	**Geeignet** bei zu schnellem Herzschlag (Tachykardie). → Seite 800
100 mg Retardtabletten Rp	100 mg	30 Stück	16,58	13,80	
200 mg Retardtabletten Rp	200 mg	30 Stück	19,02	15,27	
Metoprolol retard-ratiopharm 200 Rp Retardtabletten	200 mg	30 Stück	19,02	14,79	
Metoprolol-ratiopharm 50 Rp	50 mg	30 Stück	13,65	11,72	
100 Rp Tabletten	100 mg	30 Stück	15,66	12,44	

Herzrhythmusstörungen Fortsetzung

Handelsname Darreichungsform	Zusammensetzung pro 1 ml/1 g oder wie angegeben bzw. pro abgeteilte Einheit	Kleinste Packungsgröße	Festbetrag in Euro	Packungspreis in Euro	Bewertung
Meto-Succinat Sandoz 47,5 mg Retardtabletten Rp	**Metoprololsuccinat** 47,5 mg	30 Stück	14,78	14,72	**Geeignet** bei zu schnellem Herzschlag (Tachykardie). → Seite 800
95 mg Retardtabletten Rp	95 mg	30 Stück	16,58	16,52	
142,5 mg Retardtabletten Rp	142,5 mg	30 Stück	17,91	17,85	
190 mg Retardtabletten Rp	190 mg	30 Stück	19,02	18,96	
Metoprolol Sandoz 200 mg Retardtabletten Rp Retardtabletten	**Metoprololtartrat** 200 mg	30 Stück	19,02	14,79	
Metoprolol Sandoz 50 mg Tabletten Rp	50 mg	30 Stück	13,65	11,72	
100 mg Tabletten Rp Tabletten	100 mg	30 Stück	15,66	12,44	
Metoprolol STADA 200 mg retard Rp	**Metoprololtartrat** 200 mg	50 Stück	23,88	18,18	**Geeignet** bei zu schnellem Herzschlag (Tachykardie). → Seite 800
Metoprolol ZOT STADA 50 mg retard Rp	50 mg	30 Stück	14,78	12,72	
100 mg retard Rp	100 mg	30 Stück	16,58	13,80	
200 mg retard Rp Retardtabletten	200 mg	30 Stück	19,02	15,27	
Metoprolol STADA 50 mg Rp	50 mg	20 Stück	12,57	11,50	
100 mg Rp Tabletten	100 mg	20 Stück	13,98	12,33	
Metoprolol-Wolff retard Rp Tabletten	**Metoprololtartrat** 200 mg	50 Stück	23,88	23,88	**Geeignet** bei zu schnellem Herzschlag (Tachykardie). → Seite 800
Meto-Tablinen retard Rp Retardtabletten	**Metoprololtartrat** 200 mg	20 Stück	16,35	13,67	**Geeignet** bei zu schnellem Herzschlag (Tachykardie). → Seite 800
Meto-Tablinen 50 mg Rp	50 mg	20 Stück	12,57	11,72	
100 mg Rp Tabletten	100 mg	20 Stück	13,98	12,44	
Obsidan 25 mg Rp	**Propranolol-hydrochlorid** 25 mg	30 Stück	12,55	12,54	**Geeignet** bei zu schnellem Herzschlag (Tachykardie). → Seite 800
40 mg Rp	40 mg	30 Stück	13,19	13,19	
100 mg Rp Tabletten	100 mg	30 Stück	14,82	14,82	
Procorum Rp	**Gallopamil-hydrochlorid** 50 mg	20 Stück		19,15	**Geeignet** bei bestimmten Formen des Herzrasens (Vorhofflimmern, Vorhoftachykardie). → Seite 805
Procorum senior Rp Filmtabletten	25 mg	20 Stück		15,54	
Propafenon-ratiopharm 150 Rp	**Propafenon-hydrochlorid** 150 mg	20 Stück	12,58	11,40	**Mit Einschränkung geeignet** zur zeitlich begrenzten Anwendung beim Versuch, den normalen Herzrhythmus wiederherzustellen. Es besteht die Gefahr schwerwiegender Störwirkungen. Die Notwendigkeit einer Behandlung sollte daher regelmäßig überprüft werden. **Wenig geeignet** bei Herzrhythmusstörungen zur langfristigen Behandlung wegen der Gefahr arzneimittelbedingter lebensbedrohlicher Herzrhythmusstörungen. → Seite 797
300 Rp Filmtabletten	300 mg	20 Stück	15,34	13,05	
Propranolol AL 40 Rp	**Propranolol-hydrochlorid** 40 mg	30 Stück	13,19	13,14	**Geeignet** bei zu schnellem Herzschlag (Tachykardie). → Seite 800
80 Rp Tabletten	80 mg	50 Stück	16,56	16,07	
Propranolol-CT 40 mg Filmtabletten Rp	**Propranolol-hydrochlorid** 40 mg	50 Stück	14,82	14,35	**Geeignet** bei zu schnellem Herzschlag (Tachykardie). → Seite 800
80 mg Filmtabletten Rp Filmtabletten	80 mg	50 Stück	16,56	16,53	

Hinweise zu den Tabellenspalten → Seite 28, zur Auswahl der Arzneimittel → Seite 23, zur Grundlage der Bewertung → Seiten 24, 27

Herzrhythmusstörungen Fortsetzung

Handelsname Darreichungsform	Zusammensetzung pro 1 ml/1 g oder wie angegeben bzw. pro abgeteilte Einheit	Kleinste Packungsgröße	Festbetrag in Euro	Packungspreis in Euro	Bewertung
Hinweise zu den Tabellenspalten → Seite 28, zur Auswahl der Arzneimittel → Seite 23, zur Grundlage der Bewertung → Seiten 24, 27					
Propranolol-GRY 10 mg Rp	**Propranolol-hydrochlorid** 10 mg	20 Stück	11,11	10,97	**Geeignet** bei zu schnellem Herzschlag (Tachykardie). → Seite 800
40 mg Rp	40 mg	20 Stück	12,25	12,21	
80 mg Rp Tabletten	80 mg	20 Stück	13,14	13,09	
Propranolol STADA 40 mg Rp	**Propranolol-hydrochlorid** 40 mg	50 Stück	14,82	14,66	
80 mg Rp Tabletten	80 mg	50 Stück	16,56	16,55	
Propra-ratiopharm 10 Rp	**Propranolol-hydrochlorid** 10 mg	20 Stück	11,11	11,02	**Geeignet** bei zu schnellem Herzschlag (Tachykardie). → Seite 800
40 Rp	40 mg	50 Stück	14,82	14,35	
80 Rp Filmtabletten	80 mg	50 Stück	16,56	16,54	
Rentibloc 40 Rp	**Sotalol-hydrochlorid** 40 mg	100 Stück	19,31	19,30	**Geeignet** zur zeitlich begrenzten Behandlung schwerwiegender Herzrhythmusstörungen der Herzvorhöfe und -kammern, wenn diese mit anderen Maßnahmen nicht ausreichend gebessert werden konnten. Die Notwendigkeit einer Behandlung sollte daher regelmäßig überprüft werden. **Mit Einschränkung geeignet** zur längerfristigen Behandlung bei Herzrhythmusstörungen. Es können schwerwiegende Störwirkungen auftreten. → Seite 801
160 Rp Tabletten	160 mg	100 Stück	30,10	30,10	
Rytmonorm 10 mg Rp Dragees	**Propafenon-hydrochlorid** 10 mg	500 Stück	13,65	13,65	**Mit Einschränkung geeignet** zur zeitlich begrenzten Anwendung beim Versuch, den normalen Herzrhythmus wiederherzustellen. Es besteht die Gefahr schwerwiegender Störwirkungen. Die Notwendigkeit einer Behandlung sollte daher regelmäßig überprüft werden. **Wenig geeignet** bei Herzrhythmusstörungen zur langfristigen Behandlung wegen der Gefahr arzneimittelbedingter lebensbedrohlicher Herzrhythmusstörungen. → Seite 797
Rytmonorm 150 mg Rp	150 mg	20 Stück	12,58	12,58	
300 mg Rp Filmtabletten	300 mg	20 Stück	15,34	15,34	
Sotabeta 40 Rp	**Sotalol-hydrochlorid** 40 mg	100 Stück	19,31	15,43	**Geeignet** zur zeitlich begrenzten Behandlung schwerwiegender Herzrhythmusstörungen der Herzvorhöfe und -kammern, wenn diese mit anderen Maßnahmen nicht ausreichend gebessert werden konnten. Die Notwendigkeit einer Behandlung sollte daher regelmäßig überprüft werden. **Mit Einschränkung geeignet** zur längerfristigen Behandlung bei Herzrhythmusstörungen. Es können schwerwiegende Störwirkungen auftreten. → Seite 801
80 Rp	80 mg	20 Stück	12,42	11,31	
160 Rp Tabletten	160 mg	20 Stück	13,70	12,08	

Herzrhythmusstörungen Fortsetzung

Handelsname Darreichungsform	Zusammensetzung pro 1 ml/1 g oder wie angegeben bzw. pro abgeteilte Einheit	Kleinste Packungsgröße	Festbetrag in Euro	Packungspreis in Euro	Bewertung
Sotahexal 40 Rp *80 Rp* *120 Rp* *160 Rp* *240 Rp* Tabletten	**Sotalol-hydrochlorid** 40 mg 80 mg 120 mg 160 mg 240 mg	20 Stück 20 Stück 20 Stück 20 Stück 20 Stück	11,55 12,42 13,10 13,70 14,68	10,79 11,31 11,72 12,08 12,66	**Geeignet** zur zeitlich begrenzten Behandlung schwerwiegender Herzrhythmusstörungen der Herzvorhöfe und -kammern, wenn diese mit anderen Maßnahmen nicht ausreichend gebessert werden konnten. Die Notwendigkeit einer Behandlung sollte daher regelmäßig überprüft werden. **Mit Einschränkung geeignet** zur längerfristigen Behandlung bei Herzrhythmusstörungen. Es können schwerwiegende Störwirkungen auftreten. → Seite 801
SOTALEX mite 80 mg Rp *160 mg Rp* Tabletten	**Sotalol-hydrochlorid** 80 mg 160 mg	50 Stück 20 Stück	16,64 13,70	16,91 14,02	**Geeignet** zur zeitlich begrenzten Behandlung schwerwiegender Herzrhythmusstörungen der Herzvorhöfe und -kammern, wenn diese mit anderen Maßnahmen nicht ausreichend gebessert werden konnten. Die Notwendigkeit einer Behandlung sollte daher regelmäßig überprüft werden. **Mit Einschränkung geeignet** zur längerfristigen Behandlung bei Herzrhythmusstörungen. Es können schwerwiegende Störwirkungen auftreten. → Seite 801
Sotalol AL 80 Rp *160 Rp* Tabletten	**Sotalol-hydrochlorid** 80 mg 160 mg	20 Stück 20 Stück	12,42 13,70	11,27 12,05	**Geeignet** zur zeitlich begrenzten Behandlung schwerwiegender Herzrhythmusstörungen der Herzvorhöfe und -kammern, wenn diese mit anderen Maßnahmen nicht ausreichend gebessert werden konnten. Die Notwendigkeit einer Behandlung sollte daher regelmäßig überprüft werden. **Mit Einschränkung geeignet** zur längerfristigen Behandlung bei Herzrhythmusstörungen. Es können schwerwiegende Störwirkungen auftreten. → Seite 801
Sotalol-CT *40 mg Tabletten Rp* *80 mg Tabletten Rp* *160 mg Tabletten Rp* Tabletten	**Sotalol-hydrochlorid** 40 mg 80 mg 160 mg	50 Stück 20 Stück 20 Stück	14,45 12,42 13,70	12,52 11,31 12,08	**Geeignet** zur zeitlich begrenzten Behandlung schwerwiegender Herzrhythmusstörungen der Herzvorhöfe und -kammern, wenn diese mit anderen Maßnahmen nicht ausreichend gebessert werden konnten. Die Notwendigkeit einer Behandlung sollte daher regelmäßig überprüft werden. **Mit Einschränkung geeignet** zur längerfristigen Behandlung bei Herzrhythmusstörungen. Es können schwerwiegende Störwirkungen auftreten. → Seite 801
Sotalol 80 Heumann Rp *160 Heumann Rp* Tabletten	**Sotalol-hydrochlorid** 80 mg 160 mg	20 Stück 20 Stück	12,42 13,70	11,27 12,05	**Geeignet** zur zeitlich begrenzten Behandlung schwerwiegender Herzrhythmusstörungen der Herzvorhöfe und -kammern, wenn diese mit anderen Maßnahmen nicht ausreichend gebessert werden konnten. Die Notwendigkeit einer Behandlung sollte daher regelmäßig überprüft werden. **Mit Einschränkung geeignet** zur längerfristigen Behandlung bei Herzrhythmusstörungen. Es können schwerwiegende Störwirkungen auftreten. → Seite 801

Hinweise zu den Tabellenspalten → Seite 28, zur Auswahl der Arzneimittel → Seite 23, zur Grundlage der Bewertung → Seiten 24, 27

Herzrhythmusstörungen Fortsetzung

Handelsname Darreichungsform	Zusammensetzung pro 1 ml/1 g oder wie angegeben bzw. pro abgeteilte Einheit	Kleinste Packungsgröße	Festbetrag in Euro	Packungspreis in Euro	Bewertung
Sotalol-ratiopharm 40 Rp *80 Rp* *160 Rp* Tabletten	**Sotalol-hydrochlorid** 40 mg 80 mg 160 mg	20 Stück 20 Stück 20 Stück	11,55 12,42 13,70	10,79 11,31 12,08	**Geeignet** zur zeitlich begrenzten Behandlung schwerwiegender Herzrhythmusstörungen der Herzvorhöfe und -kammern, wenn diese mit anderen Maßnahmen nicht ausreichend gebessert werden konnten. Die Notwendigkeit einer Behandlung sollte daher regelmäßig überprüft werden. **Mit Einschränkung geeignet** zur längerfristigen Behandlung bei Herzrhythmusstörungen. Es können schwerwiegende Störwirkungen auftreten. → Seite 801
Tachmalcor Rp Dragees	**Detajmium-bitartrat** 25 mg	50 Stück		43,59	**Mit Einschränkung geeignet** zur zeitlich begrenzten Anwendung beim Versuch, den normalen Herzrhythmus wiederherzustellen. Es besteht die Gefahr schwerwiegender Störwirkungen. Die Notwendigkeit einer Behandlung sollte daher regelmäßig überprüft werden. **Wenig geeignet** bei Herzrhythmusstörungen zur langfristigen Behandlung wegen der Gefahr arzneimittelbedingter lebensbedrohlicher Herzrhythmusstörungen. → Seite 797
Tambocor mite Rp *Tambocor Rp* Tabletten	**Flecainidazetat** 50 mg 100 mg	20 Stück 20 Stück	20,54 27,95	20,54 27,95	**Mit Einschränkung geeignet** zur zeitlich begrenzten Anwendung beim Versuch, den normalen Herzrhythmus wiederherzustellen. Es besteht die Gefahr schwerwiegender Störwirkungen. Die Notwendigkeit einer Behandlung sollte daher regelmäßig überprüft werden. **Wenig geeignet** bei Herzrhythmusstörungen zur langfristigen Behandlung wegen der Gefahr arzneimittelbedingter lebensbedrohlicher Herzrhythmusstörungen. → Seite 797
Tenormin 25 Rp *50 Rp* *100 Rp* Filmtabletten	**Atenolol** 25 mg 50 mg 100 mg	30 Stück 30 Stück 30 Stück	11,80 13,13 15,26	11,79 13,13 15,26	**Geeignet** bei zu schnellem Herzschlag (Tachykardie). → Seite 800
Verabeta 40 Rp *80 Rp* *120 Rp* Filmtabletten *Verabeta 120 retard Rp* *Verabeta 240 RR Rp* Retardtabletten	**Verapamil-hydrochlorid** 40 mg 80 mg 120 mg 120 mg 240 mg	100 Stück 100 Stück 100 Stück 30 Stück 30 Stück	13,39 16,58 19,54 14,63 18,72	12,26 15,70 19,39 13,14 16,01	**Geeignet** bei bestimmten Formen des Herzrasens (Vorhofflimmern, Vorhoftachykardie). → Seite 805
Vera-CT 120 mg Filmtabletten Rp Filmtabletten *Vera-CT 240 mg Retardtabletten Rp* Retardtabletten *Vera-CT 80 mg Tabletten Rp* überzogene Tabletten	**Verapamil-hydrochlorid** 120 mg 240 mg 80 mg	50 Stück 50 Stück 30 Stück	15,49 23,74 12,42	15,34 19,49 12,40	**Geeignet** bei bestimmten Formen des Herzrasens (Vorhofflimmern, Vorhoftachykardie). → Seite 805

Hinweise zu den Tabellenspalten → Seite 28, zur Auswahl der Arzneimittel → Seite 23, zur Grundlage der Bewertung → Seiten 24, 27

Herzrhythmusstörungen Fortsetzung

Handelsname Darreichungsform	Zusammensetzung pro 1 ml/1 g oder wie angegeben bzw. pro abgeteilte Einheit	Kleinste Packungsgröße	Festbetrag in Euro	Packungspreis in Euro	Bewertung

Hinweise zu den Tabellenspalten → Seite 28, zur Auswahl der Arzneimittel → Seite 23, zur Grundlage der Bewertung → Seiten 24, 27

Handelsname Darreichungsform	Zusammensetzung pro 1 ml/1 g oder wie angegeben bzw. pro abgeteilte Einheit	Kleinste Packungsgröße	Festbetrag in Euro	Packungspreis in Euro	Bewertung
Verahexal 40 Rp	**Verapamil-hydrochlorid** 40 mg	30 Stück	11,15	10,70	**Geeignet** bei bestimmten Formen des Herzrasens (Vorhofflimmern, Vorhoftachykardie). → Seite 805
80 Rp	80 mg	30 Stück	12,42	11,59	
120 Rp Filmtabletten	120 mg	30 Stück	13,63	13,49	
Verahexal 120 retard Rp	120 mg	30 Stück	14,63	13,14	
180 retard Rp	180 mg	30 Stück	16,72	14,60	
240 retard Rp Retardkapseln	240 mg	30 Stück	18,72	16,01	
Verahexal KHK 120 retard Rp	120 mg	30 Stück	14,63	13,14	
Verahexal RR 240 retard Rp Retardtabletten	240 mg	30 Stück	18,72	16,01	
Vera Lich 80 mg Rp Filmtabletten	**Verapamil-hydrochlorid** 80 mg	50 Stück	13,74	13,57	**Geeignet** bei bestimmten Formen des Herzrasens (Vorhofflimmern, Vorhoftachykardie). → Seite 805
Vera Lich retard 120 mg Rp	120 mg	50 Stück	17,39	15,05	
retard 240 mg Rp Retardtabletten	240 mg	50 Stück	23,74	19,49	
Veramex 40 Rp	**Verapamil-hydrochlorid** 40 mg	50 Stück	11,85	11,85	**Geeignet** bei bestimmten Formen des Herzrasens (Vorhofflimmern, Vorhoftachykardie). → Seite 805
80 Rp	80 mg	20 Stück	11,69	11,69	
120 Rp Filmtabletten	120 mg	20 Stück	12,57	12,57	
Veramex retard 240 Rp Retardtabletten	240 mg	20 Stück	16,05	14,13	
Verapamil 40 – 1A-Pharma Rp	**Verapamil-hydrochlorid** 40 mg	50 Stück	11,85	11,15	**Geeignet** bei bestimmten Formen des Herzrasens (Vorhofflimmern, Vorhoftachykardie). → Seite 805
80 – 1A-Pharma Rp	80 mg	30 Stück	12,42	11,55	
120 – 1A-Pharma Rp Filmtabletten	120 mg	30 Stück	13,63	13,48	
Verapamil 120 ret – 1A-Pharma Rp	120 mg	30 Stück	14,63	13,13	
240 ret – 1A-Pharma Rp Retardtabletten	240 mg	30 Stück	18,72	15,95	
Vera 120 mg AbZ Rp	**Verapamil-hydrochlorid** 120 mg	50 Stück	15,49	14,97	**Geeignet** bei bestimmten Formen des Herzrasens (Vorhofflimmern, Vorhoftachykardie). → Seite 805
Verapamil AbZ 40 mg Filmtabletten Rp	40 mg	100 Stück	13,39	12,21	
80 mg Filmtabletten Rp Filmtabletten	80 mg	50 Stück	13,74	13,15	
Verapamil 240 mg AbZ retard Rp Retardtabletten	240 mg	50 Stück	23,74	19,43	
Verapamil AL 40 Rp	**Verapamil-hydrochlorid** 40 mg	50 Stück	11,85	11,15	**Geeignet** bei bestimmten Formen des Herzrasens (Vorhofflimmern, Vorhoftachykardie). → Seite 805
80 Rp	80 mg	50 Stück	13,74	13,15	
120 Rp Filmtabletten	120 mg	50 Stück	15,49	14,97	
Verapamil AL 240 retard Rp Retardtabletten	240 mg	50 Stück	23,74	19,43	
VERAPAMIL BASICS 80 mg Rp Filmtabletten	**Verapamil-hydrochlorid** 80 mg	100 Stück	16,58	15,10	**Geeignet** bei bestimmten Formen des Herzrasens (Vorhofflimmern, Vorhoftachykardie). → Seite 805
VERAPAMIL BASICS 120 mg retard Rp	120 mg	100 Stück	23,68	18,69	
240 mg retard Rp Retardtabletten	240 mg	50 Stück	23,74	19,43	

Herzrhythmusstörungen Fortsetzung

Handelsname Darreichungsform	Zusammensetzung pro 1 ml/1 g oder wie angegeben bzw. pro abgeteilte Einheit	Kleinste Packungsgröße	Festbetrag in Euro	Packungspreis in Euro	Bewertung
Hinweise zu den Tabellenspalten → Seite 28, zur Auswahl der Arzneimittel → Seite 23, zur Grundlage der Bewertung → Seiten 24, 27					
Verapamil Hennig 40 mg Rp	**Verapamil-hydrochlorid** 40 mg	50 Stück	11,85	11,79	**Geeignet** bei bestimmten Formen des Herzrasens (Vorhofflimmern, Vorhoftachykardie). → Seite 805
80 mg Rp	80 mg	50 Stück	13,74	13,17	
120 mg Rp Filmtabletten	120 mg	50 Stück	15,49	15,43	
Verapamil Hennig 120 mg retard Rp	120 mg	50 Stück	17,39	14,98	
240 mg retard Rp Retardtabletten	240 mg	20 Stück	16,05	14,08	
Verapamil-ratiopharm N 40 Rp	**Verapamil-hydrochlorid** 40 mg	20 Stück	10,76	10,75	**Geeignet** bei bestimmten Formen des Herzrasens (Vorhofflimmern, Vorhoftachykardie). → Seite 805
80 Rp	80 mg	20 Stück	11,69	11,67	
120 Rp Filmtabletten	120 mg	20 Stück	12,57	12,53	
Verapamil retard-ratiopharm 240 Rp Retardtabletten	240 mg	30 Stück	18,72	16,01	
Verapamil Sandoz 40 mg Filmtabletten Rp	**Verapamil-hydrochlorid** 40 mg	100 Stück	13,39	12,26	**Geeignet** bei bestimmten Formen des Herzrasens (Vorhofflimmern, Vorhoftachykardie). → Seite 805
80 mg Filmtabletten Rp	80 mg	100 Stück	16,58	15,95	
120 mg Filmtabletten Rp Filmtabletten	120 mg	100 Stück	19,54	19,39	
Verapamil Sandoz 240 mg Retardtabletten Rp Retardtabletten	240 mg	30 Stück	18,72	16,01	
Verapamil Verla 80 mg Rp Filmtabletten	**Verapamil-hydrochlorid** 80 mg	50 Stück	13,74	13,74	**Geeignet** bei bestimmten Formen des Herzrasens (Vorhofflimmern, Vorhoftachykardie). → Seite 805
Verapamil Verla retard 120 mg Rp	120 mg	30 Stück	14,63	13,14	
retard 240 mg Rp Retardtabletten	240 mg	50 Stück	23,74	19,49	
Verasal 80 mg Rp	**Verapamil-hydrochlorid** 80 mg	50 Stück	13,74	13,41	**Geeignet** bei bestimmten Formen des Herzrasens (Vorhofflimmern, Vorhoftachykardie). → Seite 805
120 mg Rp Filmtabletten	120 mg	100 Stück	19,54	19,49	
Verasal 240 mg retard Rp Retardtabletten	240 mg	20 Stück	16,05	14,13	
Veroptinstada 40 mg Rp	**Verapamil-hydrochlorid** 40 mg	50 Stück	11,85	11,85	**Geeignet** bei bestimmten Formen des Herzrasens (Vorhofflimmern, Vorhoftachykardie). → Seite 805
80 mg Rp	80 mg	50 Stück	13,74	13,57	
120 mg Rp Filmtabletten	120 mg	50 Stück	15,49	15,49	
Veroptinstada 240 mg retard Rp Retardtabletten	240 mg	50 Stück	23,74	19,49	
Visken Tropflösung Rp Lösung	**Pindolol** 5 mg *Enthält 4,8% Alkohol* (Konservierungsmittel: Parabene)	30 ml	15,84	16,66	**Mit Einschränkung geeignet** bei zu schnellem Herzschlag (Tachykardie). Eine Verschlechterung der Herzfunktionen ist möglich. → Seite 800
Visken mite Rp	2,5 mg	100 Stück	19,11	21,48	
5 mg Rp Tabletten	5 mg	100 Stück	27,58	31,39	

Herzschwäche

Bei einer Herzschwäche (Herzinsuffizienz) hat das Herz nicht genügend Kraft, um das Blut von der rechten Herzkammer zur Lunge und von der linken Herzkammer in den Körper zu pumpen. Es staut sich vor dem linken Vorhof bis zur Lunge zurück, und vor dem rechten Vorhof in der großen Hohlvene, die das Blut aus Beinen und Bauchraum heranführt.
Je länger die Herzschwäche besteht, desto stärker verändert sich die Struktur des Herzmuskels. Die Herzkammern – insbesondere die linke – weiten sich zunehmend, schaffen es aber immer weniger, das Blut in den Kreislauf zu pumpen. So wird das Herz mit der Zeit immer größer, gleichzeitig aber auch kraftloser: Die Wände werden dünner, die Muskeln schlaffer. Diese Veränderungen bilden sich zumindest teilweise zurück, wenn das Herz entlastet wird (Remodeling). Andernfalls verschlimmert sich die Krankheit, oft langsam über Jahre hinweg, manchmal aber auch sehr schnell innerhalb weniger Monate.
Eine Herzinsuffizienz entsteht überwiegend im Zusammenhang mit einer koronaren Herzkrankheit, bei hohem Blutdruck oder einer Herzmuskelerkrankung. Zu unterscheiden sind Funktionsstörungen der Herzkammer beim Zusammenziehen (systolische Ventrikelfunktionsstörung) und solche beim Erschlaffen des Herzmuskels (diastolische Ventrikelfunktionsstörung).
Eine chronische Herzschwäche lässt sich in vier Schweregrade einteilen:

- Schweregrad I: Es besteht bereits eine Herzerkrankung, die körperliche Leistungsfähigkeit ist aber noch nicht beeinträchtigt.
- Schweregrad II: In Ruhe treten keine Beschwerden auf. Luftnot, Herzrhythmusstörungen, Erschöpfung oder Angina Pectoris setzen nur unter Belastung ein.
- Schweregrad III: Schon geringfügige Anstrengungen machen große Mühe und verursachen Atemnot.
- Schweregrad IV: Die Beschwerden treten auch in Ruhe auf oder beim kleinsten Anlass körperlicher oder seelischer Belastung. Meist ist Bettruhe erforderlich.

Anzeichen und Beschwerden

Häufigstes und deutlichstes Zeichen einer Herzschwäche ist Atemnot. Sie entsteht, weil sich das Blut in die Lunge zurückstaut und die Atmung behindert. Manchmal wird das Atmen schon bei geringen Belastungen mühsam, manchmal auch erst bei größeren Anstrengungen.
Flaches Liegen ist meist unmöglich, weil dann sofort Atemnot einsetzt.
Die verminderte Durchblutung führt meist rasch zu Müdigkeit und Schwäche.
Durch den Rückstau des Blutes in die Hohlvene können ein Druckgefühl und Schmerzen im Oberbauch oder Übelkeit entstehen.
Der verringerte Abfluss des Blutes aus den Beinvenen führt dazu, dass sich Flüssigkeit in den Beinen staut (Ödeme), sodass die Beine dick werden und sich schwer anfühlen. Nachts, wenn Sie liegen, schwemmt der Körper das Wasser aus, sodass Sie meist mehrmals zur Toilette gehen müssen.
Bei langer Bettlägerigkeit bilden sich Ödeme oft am Rücken. Auch zwischen Brust- und Rippenfell sammelt sich häufig Flüssigkeit, die die Atmung behindern kann (Pleuraerguss).
Bei einer fortgeschrittenen Herzschwäche können Gedächtnisstörungen und Verwirrtheit auftreten, weil das Gehirn nicht mehr ausreichend mit sauerstoffreichem Blut versorgt wird.

Ursachen

Eine Herzinsuffizienz entwickelt sich meist schleichend, oft als Folge anderer Krankheiten. Dazu gehören:

- hoher Blutdruck
- Durchblutungsstörungen an den Herzkranzgefäßen (koronare Herzkrankheit) ohne oder mit Beschwerden (Angina Pectoris)
- Herzinfarkt
- fehlgebildete oder defekte Herzklappen
- Herzmuskelentzündung (Myokarditis), meist aufgrund einer Virusinfektion
- angeborene Herzmuskelschwäche (idiopathische Kardiomyopathie)
- alkoholbedingte Herzmuskelschwäche.

Darüber hinaus können andere Krankheiten Herz und Kreislauf belasten und dadurch eine Herzschwäche fördern oder verschlimmern:

- Infektionen (vor allem der Atemwege) mit Fieber
- Schilddrüsenüberfunktion
- Blutarmut
- Herzrhythmusstörungen.

Auch Medikamente können den Herzmuskel zusätzlich schwächen. Dazu gehören Antiarrhythmika (bei Herzrhythmusstörungen), Kalziumantagonisten (bei hohem Blutdruck, koronarer Herzkrankheit) und Antidepressiva (bei Depressionen).
Auch eine Schwangerschaft fördert eine Herzschwäche, weil das Herz dann etwa 1,5 Liter mehr Blut durch den Körper pumpen muss.

Nichtmedikamentöse Maßnahmen

In erster Linie muss die Grundkrankheit behandelt werden, die die Herzschwäche verursacht hat. Defekte Herzklappen können zum Beispiel repariert oder durch künstliche Klappen ersetzt werden, ein hoher Blutdruck lässt sich durch Bewegung und andere Maßnahmen senken.

Beachten Sie deshalb an dieser Stelle auch die Hinweise zur Vorbeugung und nichtmedikamentösen Behandlung von hohem Blutdruck (→ Seite 687), koronarer Herzkrankheit (→ Seite 651) und erhöhten Blutfetten (→ Seite 634) sowie arteriellen Durchblutungsstörungen (→ Seite 614).

Darüber hinaus können Sie bei einer Herzschwäche das Herz entlasten, indem Sie tagsüber fünf kleine Mahlzeiten statt drei großer essen. Aufregung, Unruhe und Stress sollten Sie möglichst vermeiden. Oft ist dabei schon eine kurze Mittagsruhe hilfreich. Ein wohldosiertes körperliches Training, das Sie in Absprache mit dem Arzt selbst gestalten können, trägt dazu bei, das Herz zu stabilisieren. Sie können sich auch einer Koronar-Sportgruppe anschließen, die es mittlerweile in vielen Städten gibt. Ein solches Training beeinflusst den Krankheitsverlauf sogar oft noch positiver als eine medikamentöse Behandlung (z. B. um den Blutdruck oder den Blutzucker zu senken).

Übergewicht belastet das Herz – versuchen Sie es abzubauen.

Sie sollten täglich nicht mehr als 2 Liter, bei schwerer Herzinsuffizienz nicht mehr als 1-1,5 Liter, trinken (wenn Sie Fieber oder Durchfall haben, brauchen Sie jedoch mehr Flüssigkeit, um nicht zu stark auszutrocknen).

Wenn Sie auf Salz in Ihrer Ernährung weitgehend verzichten, entlasten Sie Ihr Herz, weil Salz die Flüssigkeitsmenge im Kreislauf erhöht. Vier bis sechs Gramm Kochsalz pro Tag reichen aus, um den Bedarf zu decken. Der durchschnittliche tägliche Konsum, vor allem durch vorgefertigte Lebensmittel (z. B. Wurst, Käse, Senf, Ketchup, Brot, Fertiggerichte), liegt jedoch bei 15 bis 20 Gramm Salz.

Männer sollten nicht mehr als 30 Gramm, Frauen nicht mehr als 20 Gramm Alkohol täglich zu sich nehmen. Rauchen sollte völlig aufgegeben werden. Vor Reisen in große Höhen sowie in Länder mit heißem und feuchtem Klima, fragen Sie Ihren Arzt.

Behandlung mit Medikamenten

Ziel der medikamentösen Behandlung einer Herzschwäche ist es, die Lebensqualität zu verbessern, indem die Symptome der Herzschwäche abgemildert werden. Außerdem soll erreicht werden, dass die Krankheit weniger schwer verläuft und die körperliche Belastbarkeit so weit erhalten bleibt, dass Krankenhausaufenthalte vermieden werden können. Und nicht zuletzt soll die Sterblichkeit verringert werden. Dazu gehört, dass die Grunderkrankung, die die Herzschwäche verursacht hat, mit den geeigneten Mitteln behandelt wird. Beachten Sie deshalb an dieser Stelle auch die Hinweise zur medikamentösen Behandlung von hohem Blutdruck (→ Seite 687), koronarer Herzkrankheit (→ Seite 651) und erhöhten Blutfetten (→ Seite 634) sowie arteriellen Durchblutungsstörungen (→ Seite 614).

Die typischen Symptome einer Herzschwäche mit Wassereinlagerung bessern sich durch Diuretika (→ Seite 826). Diese Wirkstoffe mildern nachweislich die Atemnot unter Belastung und bauen Wassereinlagerungen ab. Dadurch wird das Herz entlastet. Welches Diuretikum sinnvoll ist, richtet sich nach den Begleitumständen. Bei leichteren Formen genügen Thiazide, um das überflüssige Wasser aus dem Körper auszuscheiden. Die stärker wirksamen Schleifendiuretika sind angebracht, wenn die Herzschwäche bereits fortgeschritten ist, sich Wasser in der Lunge angesammelt hat (Lungenödem), die Nieren nicht mehr richtig arbeiten oder Thiaziddiuretika nicht ausreichend wirken.

Neben Diuretika sind bei Herzschwäche Mittel aus der Gruppe der ACE-Hemmer (→ Seite 821) sinnvoll. Geeignet sind hierfür die Wirkstoffe Captopril, Enalapril, Lisinopril und Ramipril. Auch geeignet, aber bei diesem Krankheitsbild weniger erprobt sind die Substanzen Benazepril, Fosinopril, Perindopril und Quinapril. ACE-Hemmer können sowohl die Beschwerden verringern als auch die Lebenserwartung verlängern.

Ebenfalls geeignet sind die Wirkstoffe Candesartan, Losartan und Valsartan aus der Gruppe der Sartane (→ Seite 823).

Manchmal kann es sinnvoll sein, zwei Diuretika (→ Seite 827) miteinander zu kombinieren, als Einzelmittel oder als fixe Kombination. Dies gilt etwa dann, wenn ausgeprägte Ödeme mit einem Diuretikum allein nicht ausreichend behandelt werden konnten oder wenn eine schwere Form der Herzinsuffizienz besteht. Die Kombination eines Thiaziddiuretikums mit einem kaliumsparenden Diuretikum (Amilorid oder Triamteren) ist dabei aber nur sinnvoll, wenn ein deutlicher Kaliummangel besteht. Wenn ACE-Hemmer zusammen mit einem Thiaziddiuretikum eingesetzt werden, kommt es seltener zu einem Kaliummangel, denn ACE-Hemmer heben den

Kaliumgehalt im Blut an. Werden ACE-Hemmer dagegen in Kombination mit kaliumsparenden Diuretika verabreicht, entsteht leicht ein Kaliumüberschuss, der Herzrhythmusstörungen (verlangsamter Herzschlag) auslösen kann. Die Gefahr dafür ist bei älteren Menschen besonders groß. Bei ihnen sowie bei Patienten mit eingeschränkter Nierenfunktion sind Kombinationspräparate mit kaliumsparenden Diuretika daher generell nur mit Einschränkung geeignet.
Eine Sonderstellung hat das kaliumsparende Diuretikum Spironolacton. Studien haben gezeigt, dass es nicht nur wasserausschwemmend wirkt, sondern bei schwerer Herzschwäche die Sterblichkeit deutlich herabsetzen kann. Der Wirkstoff besserte in klinischen Studien bei Patienten mit schwerer Herzinsuffizienz zusätzlich zu einer Basisbehandlung mit Diuretika, ACE-Hemmern und teilweise auch Digoxin die Symptome der Herzschwäche. Spironolacton ist damit geeignet zur Behandlung einer schweren Herzinsuffizienz zusätzlich zur normalen Basistherapie. Aber auch hier besteht die Gefahr hoher Kaliumspiegel. Diese können insbesondere bei älteren Menschen und bei Patienten mit eingeschränkter Nierenfunktion auftreten. Der Wirkstoff ist bei diesen Patienten daher nur mit Einschränkung geeignet, weil bei ihnen die Gefahr für einen Kaliumüberschuss und damit für Herzrhythmusstörungen größer ist.
Sind ACE-Hemmer und Diuretika nicht ausreichend wirksam, sind zusätzlich die Betablocker (→ Seite 823) Bisoprolol, Carvedilol und Metoprolol für die Behandlung geeignet. Auch bei ihnen hat sich gezeigt, dass sie lebensverlängernd wirken. Nebivolol ist nur mit Einschränkung geeignet, weil es nach einer Untersuchung an über 70-Jährigen das Sterblichkeitsrisiko nicht so ausgeprägt senkt wie die vorgenannten Betablocker. Andere Betablocker sind für die Behandlung der Herzschwäche bisher nicht zugelassen.
Digitalis-Wirkstoffe (→ Seite 824) sind bei Herzschwäche mit Einschränkung geeignet. Allerdings beeinflussen diese Mittel die Sterblichkeit wahrscheinlich nicht und sollten deshalb immer nur bei schweren Krankheitsformen zusätzlich zu den als „geeignet" bewerteten Mitteln eingesetzt werden, wenn diese die Symptome einer Herzschwäche nicht ausreichend bessern konnten. Vor allem bei Frauen scheint Vorsicht geboten – bei ihnen können sich diese Mittel negativ auswirken. Geeignet sind Digitalis-Wirkstoffe jedoch, wenn eine spezielle Form des schnellen Herzschlags (absolute Arrhythmie) vorliegt, die im Zusammenhang mit einer Herzschwäche auftreten kann.

Neue Medikamente

Noch relativ neu auf dem Markt ist der Wirkstoff Eplerenon (Handelsname *Inspra*). Er blockiert spezifischer als das Diuretikum Spironolacton die Rezeptoren für das Hormon Aldosteron, das Kochsalz im Körper zurückhält, den Blutdruck steigert und weniger in den Hormonhaushalt des Organismus eingreift als dieses. Unerwünschte Wirkungen wie eine tiefere Stimme oder verstärkter Haarwuchs am Körper treten bei Eplerenon deshalb seltener auf als bei Spironolacton. Gefährliche Kaliummangel-Situationen mit der Folge von bedrohlichen Herzrhythmusstörungen können aber ebenfalls vorkommen.
Eplerenon darf zusätzlich zu ACE-Hemmern oder Sartanen und Betablockern eingesetzt werden, wenn die Herzschwäche Folge eines kurz vorher aufgetretenen Herzinfarkts ist. In einer klinischen Studie konnte Eplerenon in dieser Situation das Sterblichkeitsrisiko leicht senken. Direkte Vergleichsstudien zu Spironolacton fehlen. Das zehnmal teurere Eplerenon gilt derzeit als Reservemittel für Patienten, bei denen unter Spironolacton unerwünschte Wirkungen auftreten.

ACE-Hemmer

Benazepril

Cibacen

Captopril

ACE-Hemmer-ratiopharm, Adocor, Captobeta, capto-corax, Capto-CT, Capto-dura M, CAPTOFLUX, CAPTOGAMMA, Captohexal, Capto-ISIS, Captopril 1A Pharma, Captopril AbZ, Captopril AL, Captopril Heumann, Captopril Pfleger, Captopril Sandoz, Captopril STADA, CAPTO-PUREN, Captopril Verla, Lopirin, Tensiomin, tensobon, Tensostad

Enalapril

Benalapril, Corvo, Enabeta, enadura, Enalagamma, Ena-Hennig, Enahexal, Enalapril 1A Pharma, Enalapril AL, enalapril-corax, Enalapril-CT, Enalapril Heumann, Enalapril KSK, ENA-PUREN, Enalapril-ratiopharm, Enalapril Sandoz, Enalapril STADA, Jutaxan, XANEF

Fosinopril

dynacil, Fosinorm

Lisinopril

Acerbon, CORIC, Lisibeta, Lisigamma, Lisi-Hennig, LisiHEXAL, Lisi Lich, Lisinopril 1A Pharma, Lisinopril AL, Lisinopril-CT, Lisinopril Heumann, Lisinopril-ratiopharm, LISI-PUREN, Lisinopril Sandoz, Lisinopril STADA, Lisinopril TAD, Lisodura

Perindopril

Coversum

Quinapril

Accupro

Ramipril

Delix, Ramipril 1A Pharma, Ramipril beta, Ramipril HEXAL, Ramipril Sandoz, Vesdil

ACE ist die Abkürzung für Angiotensin Converting Enzyme. Dieses Enzym wandelt das Hormon Angiotensin I in seine wirksame Form Angiotensin II um, das die Blutgefäße stark verengt. ACE-Hemmer blockieren diese Umwandlung, sodass die Adern erweitert werden und der Blutdruck sinkt. Deshalb werden diese Mittel vor allem bei hohem Blutdruck eingesetzt.

Darüber hinaus können sie verhindern, dass eine Herzschwäche fortschreitet, und somit die Lebenserwartung verlängern. Das gilt auch, wenn Sie noch keine Beschwerden haben, Untersuchungsergebnisse (z. B. Ultraschall, Röntgen) aber bereits zeigen, dass sich die Herzleistung langsam verschlechtert. ACE-Hemmer können dann dazu beitragen, dass das Herz weiterhin leistungsfähig bleibt. Dies gilt vor allem für Patienten mit einer Herzschwäche beim Zusammenziehen der Herzkammern (systolische Ventrikelfunktionsstörung), möglicherweise aber auch für Patienten mit einer Herzschwäche beim Erschlaffen der Herzkammern (diastolische Ventrikelfunktionsstörung). ACE-Hemmer werden vorzugsweise in Kombination mit Diuretika eingesetzt. Geeignet sind dafür die Wirkstoffe Captopril, Enalapril, Lisinopril und Ramipril. Wegen ihres geringeren Erprobungsgrades auch geeignet sind die Wirkstoffe Benazepril, Fosinopril, Perindopril und Quinapril.

Die Wirkstoffe Benazepril (*Cibacen*), Fosinopril (*dynacil, Fosinorm*) und Quinapril (*Accupro*) gibt es inzwischen auch in Form von preisgünstigen Generika.

Anwendung

Da bei Herzschwäche der Blutdruck sehr stark absinken kann, sollte der Arzt die Behandlung mit einer sehr niedrigen Dosis beginnen und diese anschließend steigern. Es ist ratsam, dass Sie die erste Tablette unter ärztlicher Aufsicht einnehmen und danach zwei bis vier Stunden liegen oder sitzen. Sackt der Blutdruck sehr stark ab, kann Ihnen schwindelig oder schwarz vor Augen werden. Diese Gefahr besteht vor allem dann, wenn Sie bereits mit einem wasserausschwemmenden Medikament (Diuretikum) behandelt werden oder wenn Sie einen starken Flüssigkeitsverlust (Erbrechen, Durchfall, Schwitzen) erlitten haben.

Bevor Sie nachhause gehen, muss der Arzt Ihren Blutdruck noch einmal messen. Die Dosis der ACE-Hemmer wird dann im Laufe der nächsten Tage langsam gesteigert. Der Arzt muss dabei jedoch immer den Blutdruck kontrollieren.

Um das Herz dauerhaft zu stabilisieren, müssen Sie ACE-Hemmer meist ziemlich hoch dosiert einnehmen.

Wenn Ihr Blutdruck schon vor der Behandlung sehr niedrig ist (unter 90–100 mm Hg beim ersten Wert) oder Ihre Nieren nur eingeschränkt arbeiten, sollten Sie im Krankenhaus auf die Behandlung eingestellt werden.

Der Arzt sollte anfangs alle zwei Wochen, später alle drei bis sechs Monate die Kaliumwerte im Blut und die Nierenfunktion kontrollieren.

Es dauert einige Wochen oder Monate, bis die ACE-Hemmer ihre volle Wirksamkeit entfaltet haben. Sie müssen also Geduld haben und dürfen die Mittel nicht eigenmächtig absetzen, wenn sich Ihre Beschwerden nicht gleich bessern.

Der positive Effekt der Mittel lässt nach, wenn Sie sie absetzen. Sie müssen sie also wahrscheinlich lebenslang einnehmen.

Alle weiteren Informationen finden Sie im Abschnitt „Hoher Blutdruck“ unter dem Stichwort „ACE-Hemmer“ (→ Seite 691). Zusätzlich ist zu beachten:

Achtung

Wenn Sie bereits wasserausschwemmende Mittel (Diuretika) einnehmen, empfiehlt der Hersteller, diese zunächst abzusetzen und die erste Tablette der ACE-Hemmer frühestens 24 Stunden später einzunehmen, weil sonst der Blutdruck zu stark sinken kann. Das ist jedoch nicht nötig, wenn der Arzt die Serum-Natriumwerte und den Blutdruck kontrolliert.

Flüssigkeitsverluste (z. B. aufgrund von Durchfall) müssen Sie ausgleichen, bevor Sie den ACE-Hemmer erstmals einnehmen, weil sonst der Blutdruck ebenfalls zu stark abfällt.

Sartane

Candesartan

Atacand, Blopress

Losartan

LORZAAR

Valsartan

Diovan, provas

Sartane – auch Angiotensinrezeptorantagonisten genannt – wirken ähnlich wie ACE-Hemmer. Sie verhindern die Wirkung des die Blutgefäße verengenden Hormons Angiotensin II, indem sie bestimmte Rezeptoren für dieses Hormon besetzen, die sogenannten Angiotensin-1-Rezeptoren. Das Hormon Angiotensin II kann somit seine Wirkung an den Angiotensin-1-Rezeptoren nicht mehr entfalten, mit der Folge, dass sich die Blutgefäße nicht verengen, sondern sich erweitern. Dadurch verringert sich der Widerstand, gegen den das Herz das Blut durch den Kreislauf pumpt, und der Blutdruck sinkt. Im Prinzip ist die Wirkung also mit der von ACE-Hemmern vergleichbar, nur die Art und Weise, wie sie erreicht wird, unterscheidet sich. Darauf beruhen auch einige Unterschiede bei den unerwünschten Wirkungen.

Sartane senken den Blutdruck und sind dabei den schon länger bewährten ACE-Hemmern wahrscheinlich gleichwertig. Ähnlich wie ACE-Hemmer wirken sie sich günstig auf eine bereits bestehende Herzschwäche aus. Zur Behandlung zugelassen sind hier die Wirkstoffe Candesartan, Losartan und Valsartan. Sie werden zur Behandlung einer Herzschwäche insbesondere dann empfohlen, wenn ACE-Hemmer nicht vertragen oder eingesetzt werden können.

Alle weiteren Informationen finden Sie im Abschnitt „Hoher Blutdruck" unter dem Stichwort „Sartane" (→ Seite 716).

Betablocker

Bisoprolol

Bisoprolol-CT, Bisoprolol-ratiopharm, Concor

Carvedilol

Carvedilol beta, Carvedilol HEXAL, Carvedilol-ratiopharm, Carvedilol STADA, Dilatrend, Querto

Metoprolol

Beloc-Zok, Metohexal, Metoprolol 1A Pharma, Metoprolol Sandoz

Nebivolol

Nebilet

Betablocker interagieren mit dem sympathischen Nervensystem. Dieses reguliert zahlreiche Körperfunktionen, die nicht dem steuerbaren Willen unterliegen, zum Beispiel die Herzfrequenz, die Weite von Blutgefäßen und Bronchien sowie die Darmtätigkeit. Diese Organe haben bestimmte Empfangsstellen (Rezeptoren) für die Botenstoffe Adrenalin und Noradrenalin aus den Nervenendigungen. Ein Teil dieser Rezeptoren heißt Betarezeptoren, wobei noch zwischen Beta-1- und Beta-2-Rezeptoren unterschieden wird.

Die Signale des sympathischen Nervensystems aktivieren am Herzen Beta-1-Rezeptoren. Diese lassen das Herz schneller schlagen und steigern seine Schlagkraft. Gleichzeitig werden die Beta-2-Rezeptoren in der Lunge aktiviert, wodurch sich die Bronchien erweitern. Betablocker binden an beide Arten von Rezeptoren und vermindern damit ihre Funktion. Das Herz schlägt langsamer, die Bronchien bleiben enggestellt.

Der Mechanismus, über den sie den Blutdruck senken, ist unklar. In den Nieren bremsen sie die Produktion des blutgefäßverengenden Hormons Renin. Außerdem aktivieren sie die „Druckfühler" in den Adern, die die Gefäßweite regulieren.

Es gibt verschiedene Arten von Betablockern: nichtselektive, selektive und ISA-Betablocker. Selektiv bedeutet, dass ein Wirkstoff weitgehend nur Beta-1-Rezeptoren blockiert. Er wirkt also überwiegend am Herzen. Nichtselektive Betablocker besetzen immer zusätzlich auch Beta-2-Rezeptoren, sie wirken also auch an der Lunge. ISA ist die Abkürzung für „intrinsische sympathomimetische Aktivität". Das bedeutet, dass der Wirkstoff in gewissem Ausmaß die Funktion des Adrenalins oder Noradrenalins nachahmt. Die Folge ist, dass zum Beispiel der Herzschlag nicht so stark verlangsamt wird.

Bei Herzschwäche werden in der Regel selektive Betablocker empfohlen. Dazu gehören Bisoprolol, Metoprolol und Nebivolol. Bisoprolol und Metoprolol können die Sterblichkeit deutlich verringern, was in Studien ausreichend belegt ist. Für Nebivolol liegt erst eine Studie vor, nach der dieser Wirkstoff bei älteren Patienten (über 70 Jahre) die Sterblichkeit an Herzerkrankungen (z. B. Infarkt) sowie die Häufigkeit von Krankenhauseinweisungen aufgrund einer Herzinsuffizienz senken kann. Die Gesamtsterblichkeit konnte aber nicht deutlich gesenkt werden.

Carvedilol blockiert die Beta- und Alpha-Rezeptoren an Herzmuskelzellen und in den Gefäßen.

Damit vermindert sich die Herzarbeit und die Blutgefäße weiten sich. Beides entlastet das Herz. Carvedilol bessert die mit einer Herzschwäche einhergehenden Beschwerden, sodass weniger Krankenhausaufenthalte erforderlich sind. Außerdem reduziert der Wirkstoff auch die Sterblichkeit.

Bisoprolol, Metoprolol und Carvedilol sind zur Behandlung einer Herzschwäche geeignet und werden zusätzlich zu den sonst üblichen Medikamenten – ACE-Hemmer und Diuretika – gegeben.

Nebivolol wird als „mit Einschränkung geeignet" bewertet, da der Stellenwert dieses Betablockers bei Behandlung der Herzinsuffizienz noch nicht abschließend zu beurteilen ist.

Anwendung

Bisoprolol und Nebivolol müssen zu Beginn der Behandlung einer Herzschwäche sehr viel niedriger dosiert werden als bei hohem Blutdruck. Beginnen sollten Sie mit einer Tablette zu 1,25 Milligramm täglich. Der Arzt sollte die Dosis nur sehr langsam und schrittweise (einschleichend) erhöhen.

Carvedilol darf bei Herzschwäche anfangs nicht so hoch dosiert werden wie bei hohem Blutdruck. Sie sollten mit zweimal täglich 3,125 Milligramm beginnen.

Metoprolol muss ebenfalls niedriger dosiert werden als bei hohem Blutdruck: Normalerweise beginnen Sie mit einer Dosis von einmal täglich 12,5 bis 25 Milligramm. Metoprolol gibt es vor allem in höherer Dosierung. Sie sollten die Tabletten dann gegebenenfalls teilen.

Weil der Blutdruck absinken kann, sollte die Behandlung ambulant unter Aufsicht durch einen Facharzt (Kardiologen) oder stationär eingeleitet werden.

Frühestens nach zwei Wochen kann der Arzt die Dosis erhöhen, sofern der Blutdruck stabil ist. Wie die Therapie weitergeführt wird, muss im Einzelfall entschieden werden.

Wenn Ihre Nieren nicht mehr richtig arbeiten, braucht die Dosis nicht verringert zu werden.

Soll die Behandlung beendet werden, dürfen Sie die Mittel nur schrittweise absetzen, indem Sie die Dosis über mehrere Tage hinweg immer weiter verringern.

Alle weiteren Informationen finden Sie im Abschnitt „Hoher Blutdruck" unter dem Stichwort „Betablocker" (→ Seite 700).

Digitalis-Wirkstoffe

Beta-Azetyldigoxin

ß-Acetyldigoxin-ratiopharm, Digostada, Digotab, Digox-CT, Novodigal

Digitoxin

Digimed, Digimerck, Digitoxin AWD

Digoxin

Lanicor

Metildigoxin

Lanitop

Digitalis-Wirkstoffe sind die Inhaltsstoffe des Fingerhuts. Sie erhöhen die Konzentration von Kalzium in der Herzmuskelzelle und verbessern so die Schlagkraft des Herzens. Es vergrößert sich nicht mehr weiter, ist stärker belastbar und der Körper scheidet Flüssigkeit besser aus. Außerdem können sie einen zu schnellen Herzschlag regulieren.

Wie nützlich Digitalis-Wirkstoffe bei der Behandlung einer Herzschwäche sind, war lange umstritten. Studienergebnisse zeigen, dass sie die mit einem schwachen Herzen verbundenen Beschwerden lindern, das Risiko für einen Krankenhausaufenthalt reduzieren, nicht aber die Lebenserwartung verlängern können. Sie sind zur Behandlung einer Herzschwäche deshalb mit Einschränkung geeignet und sollen nur bei schweren Krankheitsformen zusätzlich zu anderen Mitteln eingesetzt werden, wenn sich die Symptome trotz der Gabe von Diuretika und ACE-Hemmern nur unzureichend bessern lassen.

Geeignet sind Digitalis-Wirkstoffe, wenn zusätzlich zur Herzschwäche eine bestimmte Form des Herzrasens (absolute Arrhythmie) auftritt.

Bei Frauen

Die nachträgliche Auswertung einer Studie zum Einsatz von Digitalis bei Frauen mit Herzschwäche hat ergeben, dass sich die Sterblichkeit bei ihnen eher erhöht, als dass sie sinkt. Das heißt allerdings nicht, dass Frauen nicht mehr mit Digitalis behandelt werden sollten – für eine solche weitgehende Aussage sind die Daten nicht tragfähig genug. Aber die Analyse kann als Hinweis dafür dienen, Digitalis-Präparate bei Frauen nur in gut begründeten Fällen einzusetzen und deren Anwendung dann sorgfältig zu überwachen.

Anwendung

Digitalis-Wirkstoffe entfalten ihre volle Wirkung erst, wenn eine bestimmte Konzentration im Blut erreicht ist. Wie schnell das geht, hängt von Ihrem Alter ab, den Begleiterkrankungen (bei einer Überfunktion der Schilddrüse zum Beispiel

brauchen Sie eine höhere Dosis, bei einer Unterfunktion eine geringere), außerdem von Ihrer Leber- und Nierenfunktion und Ihrem Körpergewicht. Normalerweise dauert es ein bis drei Wochen, bis die passende Dosis gefunden wurde.
Bei allen Digitalis-Wirkstoffen ist die Grenze zwischen der therapeutisch notwendigen und der giftig wirkenden, weil zu hoch dosierten Menge sehr gering. Nehmen Sie nur geringfügig zu viel ein, treten verstärkt unerwünschte Wirkungen auf. Der Arzt muss deshalb die für Sie sinnvolle Dosis genau austarieren. Das geht am besten, indem er regelmäßig die herzstärkende Wirkung und den Herzrhythmus überprüft. Bei Verdacht auf Überdosierung kann er den Wirkspiegel im Blut bestimmen.
Wenn Ihre Nieren nicht mehr richtig arbeiten, muss der Arzt die Dosis von Beta-Azetyldigoxin, Digoxin und Metildigoxin um ein Viertel bis die Hälfte verringern. Digitoxin wird weitgehend unabhängig von der Nierenfunktion verstoffwechselt. Es ist Mittel der Wahl bei drohender oder bereits bestehender Niereninsuffizienz. Liegt eine schwere Niereninsuffizienz vor, wird auch Digitoxin in verringerter Dosierung eingesetzt.
Wenn Sie eine Tablette vergessen haben, nehmen Sie die nächste wie vorgesehen ein. Keinesfalls dürfen Sie die doppelte Menge schlucken.
Digitalis-Wirkstoffe werden üblicherweise als Dauertherapie angewendet.

ACHTUNG

Lanitop liquidum: Dieses Mittel enthält Alkohol. Personen mit Alkoholproblemen dürfen es nicht einnehmen. Auch Leberkranke und Menschen mit Anfallleiden sollten den Alkoholgehalt berücksichtigen. Darüber hinaus kann Alkohol die Wirkung vieler Arzneimittel (z. B. Schlaf- und Beruhigungsmittel, Psychopharmaka, starke Schmerzmittel, einige Mittel bei hohem Blutdruck) verstärken.

Gegenanzeigen

Wenn Ihr Herz sehr langsam schlägt, dürfen Sie keine Digitalis-Wirkstoffe anwenden.

Wechselwirkungen mit Medikamenten

Wenn Sie noch andere Medikamente nehmen, ist zu beachten, dass zahlreiche Arzneistoffe die Wirkung von Digitalis-Präparaten beeinflussen, viele davon in erheblichem Maße und mit riskanten Folgen. Sie sollten dem Arzt deshalb alle Medikamente nennen, die Sie zusätzlich einnehmen, auch die rezeptfrei gekauften, damit die Dosis der Digitalis-Wirkstoffe darauf abgestimmt oder riskante Substanzen abgesetzt werden können.

▶ **Unbedingt beachten**

Folgende Wirkstoffe schwächen die Wirkung von Digitalis-Mitteln, sodass der Arzt die Dosis anpassen sollte:

- Phenytoin und Phenobarbital (bei Epilepsien)
- säurebindende Mittel (Antazida, bei Sodbrennen)
- medizinische Kohle und Pektin (bei Durchfall)
- Metoclopramid (bei Übelkeit)
- kaliumsparende Diuretika (zum Ausschwemmen von Flüssigkeit, bei hohem Blutdruck) wie Spironolacton, Amilorid, Triamteren und kaliumreiche Vitaminpräparate oder kaliumreiche Nahrungsmittel wie Trockenobst, Bananen, Spinat, Brokkoli; diese können die Wirkung der Digitalis-Wirkstoffe jedoch auch verstärken.
- Johanniskraut (bei Depressionen)
- die blutfettsenkenden Mittel Colestyramin und Colestipol
- das Antibiotikum Rifampizin (bei Tuberkulose).

Näheres hierzu lesen Sie unter „Mittel bei Herzschwäche: verringerte Wirkung“ (→ Seite 13).

Folgende Wirkstoffe verstärken die Wirkung von Digitalis-Wirkstoffen, sodass der Arzt die Dosis eher verringern und die Blutspiegel häufig kontrollieren sollte:

- Kalzium verstärkt die erwünschten und unerwünschten Wirkungen von Digitalis-Wirkstoffen. Auf keinen Fall darf Kalzium in die Vene gespritzt werden, solange Sie mit Digitalis-Wirkstoffen behandelt werden.
- Auch Mittel, die den Kaliumgehalt des Blutes senken, können Digitalis-Wirkstoffe giftiger wirken lassen, sodass verstärkt unerwünschte Wirkungen auftreten. Zu diesen Mitteln gehören Diuretika (bei hohem Blutdruck oder zum Ausschwemmen von Flüssigkeit), Beta-Sympathomimetika (bei Asthma, COPD) sowie Abführmittel (bei Verstopfung), wenn diese über längere Zeit eingenommen werden.
- Tabletten mit Hydrokortison, Prednison und Prednisolon aus der Gruppe der Glukokortikoide (bei Entzündungen, Immunreaktionen) verstärken ebenfalls die Wirkung der Digitalis-Wirkstoffe. Der Arzt sollte dann die Dosis entsprechend angleichen und Glukokortikoide wie Betamethason, Triamcinolon und Dexamethason vorziehen. Kortison-Präparate zum Inhalieren oder zum Einsprühen in die Nase beeinflussen die

Wirkung von Digitalis-Wirkstoffen in deutlich geringerem Maß.

- Die Wirkstoffe Verapamil und Diltiazem aus der Gruppe der Kalziumantagonisten sowie einige Antiarrhythmika (insbesondere Amiodaron, Chinidin, Propafenon) erhöhen die Konzentration von Digitalis-Wirkstoffen im Blut. Wenn Sie diese Mittel gleichzeitig mit Digitalis-Wirkstoffen einnehmen müssen, sollte der Arzt unbedingt die Dosis der Digitalis-Wirkstoffe anpassen, damit keine unerwünschten Wirkungen auftreten.
- Das gilt auch für Makrolid-Antibiotika wie beispielsweise Erythromyzin (bei bakteriellen Infektionen) sowie Antipilzmittel zum Einnehmen wie Amphoterizin B oder Itraconazol (beide bei schweren Pilzinfektionen).
- In Kombination mit den Wirkstoffen Amitryptilin, Doxepin und Trimipramin aus der Gruppe der trizyklischen Antidepressiva (bei Depressionen), Theophyllin (bei Asthma) und Sympathomimetika (bei niedrigem Blutdruck) können Herzrhythmusstörungen mit Extraschlägen (Extrasystolen) auftreten. Derartige Wechselwirkungen sind auch in Kombination mit Paroxetin (bei Depressionen) beobachtet worden. Insbesondere in der Anfangszeit sollte der Arzt dann die Blutspiegel der Digitalis-Wirkstoffe überprüfen. Näheres hierzu lesen Sie unter „Mittel bei Herzschwäche: verstärkte Wirkung" (→ Seite 12).

Unerwünschte Wirkungen

Wie oft und wie ausgeprägt eine unerwünschte Wirkung vorkommt, hängt mit davon ab, welche Krankheiten Sie sonst noch haben und welche anderen Medikamente Sie zusätzlich einnehmen. Auch die Konzentration von Kalium, Kalzium und Magnesium im Blut ist mit ausschlaggebend. Da der Spielraum zwischen erwünschter therapeutischer Wirkung und unerwünschter giftiger Wirkung von Digitalis sehr klein ist, müssen Sie grundsätzlich bei jeder Befindlichkeitsstörung in Betracht ziehen, dass es sich um eine unerwünschte Wirkung des Digitalis-Wirkstoffs handelt. Dann müssen Sie immer den Arzt aufsuchen, damit die Dosis von Digitalis korrigiert werden kann.

▶ **Keine Maßnahmen erforderlich**

Häufig (bei über 1 von 100 Behandelten) kommt es zu Magen-Darm-Beschwerden wie Appetitlosigkeit, Übelkeit, Erbrechen. Auch Kopfschmerzen, Müdigkeit und Schlafstörungen können auftreten.

▶ **Sofort zum Arzt**

Depressionen (→ Seite 16), Unruhe, Ängstlichkeit, Verwirrtheit, Halluzinationen und Sehstörungen wie Doppelbilder, Farbensehen (z. B. eine Gelbtönung aller optischen Eindrücke) sowie Übelkeit und Erbrechen können Anzeichen einer Überdosierung sein. Wenn Sie diese Symptome bemerken, sollten Sie vom Arzt die Dosierung von Digitalis kontrollieren lassen.

Digitalis-Glykoside können alle Arten von Herzrhythmusstörungen (→ Seite 16) verursachen, die meistens nur mithilfe eines EKG genau diagnostiziert werden können. Symptome, die Sie selbst bemerken können, sind: zu langsamer Herzschlag (deutlich unter 60 Schlägen pro Minute), zu schneller Herzschlag (mehr als 100 pro Minute), Herzstolpern. Die Herzrhythmusstörungen können auch Schwindel, kurze Ohnmachts- oder Krampfanfälle auslösen. Bei diesen Beschwerden sollten Sie möglichst rasch einen Arzt aufsuchen.

Hinweise

Für Kinder unter 14 Jahren

Hat ein Kind einen angeborenen Herzfehler, kann es mit Digitalis-Wirkstoffen behandelt werden. Die Dosis muss dann altersentsprechend angepasst werden.

Lanitop liquidum: Bedenken Sie, dass dieses Mittel Alkohol enthält. Mittel ohne Alkohol sind vorzuziehen.

Für Schwangerschaft und Stillzeit

Digitalis-Wirkstoffe können Sie in Schwangerschaft und Stillzeit anwenden, am besten einen Wirkstoff aus der Gruppe der Digoxine, weil sich diese am wenigsten auf das Ungeborene auswirken und kaum in die Muttermilch übertreten.

Lanitop liquidum: Bedenken Sie, dass dieses Mittel Alkohol enthält. Mittel ohne Alkohol sind vorzuziehen.

Für ältere Menschen

Bei ihnen steigt das Risiko für unerwünschte Wirkungen von Digitalis-Wirkstoffen. Da die Nierenleistung meist altersbedingt abnimmt, werden bei älteren Menschen Mittel mit Digitoxin bevorzugt.

Diuretika

Thiazide und thiazidartige

Chlortalidon

Hygroton

Hydrochlorothiazid

Disalunil, Esidrix, HCT 1A Pharma, HCT Hexal, HCT-beta, HCT-CT, HCT-ISIS, HCT-ratiopharm

Xipamid
Aquaphor, Xipamid beta, Xipamid HEXAL
Schleifendiuretika
Furosemid
Diurapid, Furanthril, Furosemid AbZ, Furobeta, Furorese, Furosal, Furosemid AL, Furosemid Heumann, Furosemid-ratiopharm, Furosemid Sandoz, Furosemid STADA, furo von ct, Fusid, Lasix
Piretanid
Arelix
Torasemid
Toracard, Torasemid 1A Pharma, Torasemid AbZ, Torasemid AL, Torasemid beta, Torasemid-CT, Torasemid HEXAL, Torasemid-ratiopharm, Torasemid STADA, Torem, Unat
Kaliumsparendes Diuretikum
Spironolacton
Osyrol Filmtabletten, Spironolacton AL, Spironolacton Heumann, Spironolacton Hexal, Spironolacton STADA

Wenn das Herz nicht voll leistungsfähig ist, sammelt sich Flüssigkeit im Gewebe. Diese lässt sich medikamentös mit Diuretika ausschwemmen. Da sich gleichzeitig das umlaufende Blutvolumen verringert, wird auch das Herz entlastet. Diuretika sind Basismedikamente bei einer Herzschwäche. Sie bessern nachweislich die Atemnot unter Belastung und bauen Wassereinlagerungen (Ödeme) ab. Diuretika werden häufig in Kombination mit ACE-Hemmern eingesetzt. Unklar ist jedoch, ob alle Diuretika auch dazu beitragen, den Krankheitsverlauf aufzuhalten oder die Lebenserwartung zu verlängern. Darüber gibt es keine Studien.

Eine Ausnahme hiervon bildet der Wirkstoff Spironolacton. Eine große Studie konnte zeigen, dass das Medikament bei schwerer Herzschwäche besonders nützlich ist. In sehr niedriger Dosierung kann dieser Wirkstoff die Sterblichkeit deutlich verringern. Da diese Dosis jedoch kaum ausreicht, um den erwünschten entwässernden Effekt zu erzielen, ist anzunehmen, dass die Mittel auf andere Weise günstige direkte Wirkungen auf den Herzmuskel haben. Bei älteren Menschen und bei Patienten mit nicht voll funktionsfähigen Nieren ist Spironolacton jedoch nur mit Einschränkung geeignet, weil bei diesen Patienten insbesondere in Kombination mit ACE-Hemmern die Gefahr für einen Kaliumüberschuss und damit für Herzrhythmusstörungen größer ist.

Wenn Ihre Nierenfunktion eingeschränkt und das Herz schon stark geschwächt ist, sind Schleifendiuretika mit den Wirkstoffen Furosemid, Piretanid oder Torasemid sinnvoll.

Den Wirkstoff Piretanid (*Arelix*) gibt es inzwischen auch in Form von preisgünstigen Generika.

ANWENDUNG

Bei Herzschwäche sollen Diuretika höher dosiert werden als bei hohem Blutdruck, damit der Körper genügend Flüssigkeit ausscheidet.

Von Spironolacton nehmen Sie täglich 25 bis 50 Milligramm ein.

Alle weiteren Informationen finden Sie im Abschnitt „Hoher Blutdruck" unter dem Stichwort „Diuretika" (→ Seite 704).

Kombinationen: Zwei Diuretika

Schleifendiuretikum + kaliumsparendes Diuretikum
Furosemid + Spironolacton
Furorese comp, Osyrol-Lasix, Spiro comp.-ratiopharm, Spiro-D-Tablinen
Thiaziddiuretikum + kaliumsparendes Diuretikum
Bemetizid + Triamteren
dehydro sanol tri, diucomb
Hydrochlorothiazid + Amilorid
Amiloretik, Amilorid comp.-ratiopharm, Amilorid/ HCT AL, Amilorid HCT Sandoz, Diursan, Moduretik
Hydrochlorothiazid + Triamteren
Diuretikum Verla, Dytide H, Nephral, Triampur, Triamteren/HCT AL, Triamteren comp.-ratiopharm, Triamteren comp.-CT, Triamteren HCT Sandoz, Triarese, Tri.-Thiazid STADA, Turfa
Thiazidartiges Diuretikum + kaliumsparendes Diuretikum
Xipamid + Triamteren
Neotri

Die Kombination des Schleifendiuretikums Furosemid mit dem kaliumsparenden Diuretikum Spironolacton ist angebracht, wenn zusätzlich zur Behandlung der Herzschwäche mit niedrigdosiertem Spironolacton viel Flüssigkeit ausgeschwemmt werden soll.

Bemetizid und Hydrochlorothiazid zählen zu den Thiaziddiuretika, Xipamid ist ein den Thiaziden verwandtes Diuretikum, Amilorid und Triamteren sind kaliumsparende Diuretika. Die fixe Kombination aus einem Thiazid beziehungsweise einem thiazidartigen Diuretikum mit einem kaliumsparenden Diuretikum ist nur nötig, wenn verhindert werden muss, dass zu viel Kalium ausgeschwemmt wird. Da bei einer Herzschwäche jedoch meist auch ACE-Hemmer eingesetzt werden, ist dies selten der Fall. Im Gegenteil: Dann besteht eher die Gefahr, dass zu viel Kalium im Körper zurückgehalten wird, was Herzrhythmusstörungen nach sich ziehen kann. Diese fixen Kombinationspräparate sollten deshalb nur angewendet werden, wenn nachweislich zu viel Kalium ausgeschwemmt wird.

Alle weiteren Angaben finden Sie unter dem Stichwort „Diuretika" (→ Seite 704) im Abschnitt „Hoher Blutdruck". Zusätzlich ist zu beachten:

Unerwünschte Wirkungen

Furorese comp, Osyrol-Lasix, Spiro comp.-ratiopharm, Spiro-D-Tablinen: Bei diesen Mitteln kommt es vor allem zu Beginn der Behandlung – bedingt durch das Schleifendiuretikum Furosemid – zu einem höheren Kaliumverlust. Erst im weiteren Therapieverlauf gewinnt die kaliumsparende Wirkung von Spironolacton an Gewicht und Kalium reichert sich im Blut eher an. Insbesondere bei älteren Patienten und bei Patienten mit eingeschränkter Nierenfunktion muss dies beachtet werden, da mit ansteigenden Kaliumspiegeln auch das Risiko für Herzrhythmusstörungen zunimmt.

Herzschwäche

Handelsname Darreichungsform	Zusammensetzung pro 1 ml/1 g oder wie angegeben bzw. pro abgeteilte Einheit	Kleinste Packungsgröße	Festbetrag in Euro	Packungspreis in Euro	Bewertung
Hinweise zu den Tabellenspalten → Seite 28, zur Auswahl der Arzneimittel → Seite 23, zur Grundlage der Bewertung → Seiten 24, 27					
Accupro 5 Rp *10 Rp* *20 Rp* Filmtabletten	**Quinapril** 5 mg 10 mg 20 mg	30 Stück 30 Stück 30 Stück	13,14 14,78 17,18	13,14 14,78 17,18	**Auch geeignet** bei Herzschwäche, vorzugsweise in Kombination mit einem Diuretikum. Das Mittel hat einen geringeren Erprobungsgrad als die als „geeignet" bewerteten ACE-Hemmer. → Seite 822
ACE-Hemmer-ratiopharm 12,5 Rp *25 Rp* *50 Rp* *100 Rp* Tabletten	**Captopril** 12,5 mg 25 mg 50 mg 100 mg	20 Stück 20 Stück 20 Stück 50 Stück	11,31 12,07 12,96 21,05	10,47 10,85 11,31 15,35	**Geeignet** bei Herzschwäche, vorzugsweise in Kombination mit einem Diuretikum. → Seite 821
Acerbon 2,5 mg Rp *5 mg Rp* *10 mg Rp* *20 mg Rp* Tabletten	**Lisinopril** 2,5 mg 5 mg 10 mg 20 mg	30 Stück 30 Stück 30 Stück 30 Stück	12,02 13,14 14,78 17,18	12,02 13,14 14,78 17,18	**Geeignet** bei Herzschwäche, vorzugsweise in Kombination mit einem Diuretikum. → Seite 821
Adocor 12,5 mg Rp *25 mg Rp* *50 mg Rp* Tabletten	**Captopril** 12,5 mg 25 mg 50 mg	25 Stück 25 Stück 50 Stück	13,38 15,10 17,10	12,63 14,03 16,66	**Geeignet** bei Herzschwäche, vorzugsweise in Kombination mit einem Diuretikum. → Seite 821
Amiloretik mite Rp *Amiloretik Rp* Tabletten	**Amilorid-hydrochlorid** 2,5 mg **+ Hydrochlorothiazid** 25 mg **Amilorid-hydrochlorid** 5 mg **+ Hydrochlorothiazid** 50 mg	30 Stück 30 Stück	11,39 11,65	11,23 11,50	**Geeignet** bei Herzschwäche zur Beseitigung von Flüssigkeitseinlagerungen, wenn ein Kaliummangel besteht. **Mit Einschränkung geeignet** bei älteren Menschen und bei Nierenschwäche wegen der Gefahr eines Kaliumüberschusses mit der Folge gefährlicher Herzrhythmusstörungen. → Seite 82
Amilorid/HCT AL Rp Tabletten	**Amilorid-hydrochlorid** 5 mg **+ Hydrochlorothiazid** 50 mg	30 Stück	11,65	11,39	**Geeignet** bei Herzschwäche zur Beseitigung von Flüssigkeitseinlagerungen, wenn ein Kaliummangel besteht. **Mit Einschränkung geeignet** bei älteren Menschen und bei Nierenschwäche wegen der Gefahr eines Kaliumüberschusses mit der Folge gefährlicher Herzrhythmusstörungen. → Seite 82

Herzschwäche Fortsetzung

Handelsname Darreichungsform	Zusammensetzung pro 1 ml/1 g oder wie angegeben bzw. pro abgeteilte Einheit	Kleinste Packungsgröße	Festbetrag in Euro	Packungspreis in Euro	Bewertung
Amilorid comp.-ratiopharm Rp Tabletten	**Amilorid-hydrochlorid** 5 mg + **Hydrochlorothiazid** 50 mg	20 Stück	11,11	11,09	**Geeignet** bei Herzschwäche zur Beseitigung von Flüssigkeitseinlagerungen, wenn ein Kaliummangel besteht. **Mit Einschränkung geeignet** bei älteren Menschen und bei Nierenschwäche wegen der Gefahr eines Kaliumüberschusses mit der Folge gefährlicher Herzrhythmusstörungen. → Seite 827
Amilorid HCT Sandoz 5/50 mg Tabletten Rp Tabletten	**Amilorid-hydrochlorid** 5 mg + **Hydrochlorothiazid** 50 mg	30 Stück	11,65	11,50	**Geeignet** bei Herzschwäche zur Beseitigung von Flüssigkeitseinlagerungen, wenn ein Kaliummangel besteht. **Mit Einschränkung geeignet** bei älteren Menschen und bei Nierenschwäche wegen der Gefahr eines Kaliumüberschusses mit der Folge gefährlicher Herzrhythmusstörungen. → Seite 827
Aquaphor 10 Rp *20 Rp* *40 Rp* Tabletten	**Xipamid** 10 mg 20 mg 40 mg	30 Stück 30 Stück 30 Stück	12,33 13,14 14,20	12,33 13,14 14,18	**Geeignet** bei Herzschwäche zur Beseitigung von Flüssigkeitseinlagerungen, vor allem bei gleichzeitig bestehender Nierenschwäche. → Seite 827
Arelix RR 6-Retardkapseln Rp Retardkapseln *Arelix mite 3-Tabletten Rp* *6-Tabletten Rp* Tabletten	**Piretanid** 6 mg 3 mg 6 mg	20 Stück 20 Stück 20 Stück	16,17 12,84 16,17	16,17 12,84 16,17	**Geeignet** bei Herzschwäche zur Beseitigung von Flüssigkeitseinlagerungen, vor allem bei gleichzeitig bestehender Nierenschwäche. → Seite 827
Atacand 4 mg Rp *8 mg Rp* *16 mg Rp* *Atacand PROTECT 32 mg Tabletten Rp* Tabletten	**Candesartancilexetil** 4 mg 8 mg 16 mg 32 mg	28 Stück 28 Stück 28 Stück 28 Stück	29,35 34,05 39,87 47,08	29,35 34,05 39,87 47,08	**Geeignet** bei Herzschwäche, vorzugsweise in Kombination mit einem Diuretikum. → Seite 823
Beloc-Zok Herz 23,75 mg Rp *Beloc-Zok mite 47,5 mg Rp* *95 mg Rp* *forte 190 mg Rp* Retardtabletten	**Metoprololsuccinat** 23,75 mg 47,5 mg 95 mg 190 mg	28 Stück 30 Stück 30 Stück 30 Stück	13,24 14,78 16,58 19,02	13,24 14,78 16,58 19,02	**Geeignet** bei Herzschwäche in Kombination mit ACE-Hemmern und einem Diuretikum. → Seite 823
Benalapril 5 mg Rp *10 mg Rp* *20 mg Rp* Tabletten	**Enalaprilmaleat** 5 mg 10 mg 20 mg	30 Stück 30 Stück 30 Stück	13,14 15,11 17,71	13,14 15,11 17,71	**Geeignet** bei Herzschwäche, vorzugsweise in Kombination mit einem Diuretikum. → Seite 821
β-Acetyldigoxin-ratiopharm 0,1 Rp *0,2 Rp* Tabletten	**Beta-Azetyldigoxin** 0,1 mg 0,2 mg	50 Stück 50 Stück	11,20 11,78	10,83 11,32	**Mit Einschränkung geeignet** bei Herzschwäche. Nur bei schweren Krankheitsformen zusätzlich zu ACE-Hemmern und Diuretika. **Geeignet** bei Herzschwäche, wenn eine spezielle Form des schnellen Herzschlags vorliegt (absolute Arrhythmie). → Seite 824
Bisoprolol-CT 1,25 mg Filmtabletten Rp *2,5 mg Filmtabletten Rp* *3,75 mg Filmtabletten Rp* Filmtabletten *Bisoprolol-CT 5 mg Tabletten Rp* *10 mg Tabletten Rp* Tabletten	**Bisoprolol-hemifumarat** 1,25 mg 2,5 mg 3,75 mg 5 mg 10 mg	20 Stück 30 Stück 30 Stück 30 Stück 30 Stück	11,21 12,82 13,65 14,36 16,68	10,76 12,36 13,03 11,51 13,63	**Geeignet** bei Herzschwäche in Kombination mit ACE-Hemmern und einem Diuretikum. → Seite 823

Hinweise zu den Tabellenspalten → Seite 28, zur Auswahl der Arzneimittel → Seite 23, zur Grundlage der Bewertung → Seiten 24, 27

Herzschwäche Fortsetzung

Handelsname Darreichungsform	Zusammensetzung pro 1 ml/1 g oder wie angegeben bzw. pro abgeteilte Einheit	Kleinste Packungsgröße	Festbetrag in Euro	Packungspreis in Euro	Bewertung

Hinweise zu den Tabellenspalten → Seite 28, zur Auswahl der Arzneimittel → Seite 23, zur Grundlage der Bewertung → Seiten 24, 27

Handelsname Darreichungsform	Zusammensetzung	Kleinste Packungsgröße	Festbetrag in Euro	Packungspreis in Euro	Bewertung
Bisoprolol-ratiopharm	**Bisoprolol-hemifumarat**	20 Stück	11,21	10,76	**Geeignet** bei Herzschwäche in Kombination mit ACE-Hemmern und einem Diuretikum. → Seite 823
1,25 mg Filmtabletten Rp	1,25 mg				
2,5 mg Filmtabletten Rp	2,5 mg	30 Stück	12,82	12,36	
3,75 mg Filmtabletten Rp	3,75 mg	30 Stück	13,65	13,03	
Filmtabletten					
Bisoprolol-ratiopharm 5 mg Tabletten Rp	5 mg	30 Stück	14,36	11,51	
10 mg Tabletten Rp	10 mg	30 Stück	16,68	13,63	
Tabletten					
Blopress 4 mg Rp	**Candesartancilexetil** 4 mg	28 Stück	29,35	29,35	**Geeignet** bei Herzschwäche, vorzugsweise in Kombination mit einem Diuretikum. → Seite 823
8 mg Rp	8 mg	28 Stück	34,05	34,05	
16 mg Rp	16 mg	28 Stück	39,87	39,87	
32 mg Rp	32 mg	28 Stück	47,08	47,08	
Tabletten					
Captobeta 6,25 Rp	**Captopril** 6,25 mg	50 Stück	12,17	10,91	**Geeignet** bei Herzschwäche, vorzugsweise in Kombination mit einem Diuretikum. → Seite 821
Captobeta Cor Rp	12,5 mg	50 Stück	13,38	11,40	
Captobeta 25 Rp	25 mg	50 Stück	15,10	11,40	
50 Rp	50 mg	50 Stück	17,10	12,17	
100 Rp	100 mg	50 Stück	21,05	15,35	
Tabletten					
capto-corax 12,5 mg Rp	**Captopril** 12,5 mg	50 Stück	13,38	11,09	**Geeignet** bei Herzschwäche, vorzugsweise in Kombination mit einem Diuretikum. → Seite 821
25 mg Rp	25 mg	50 Stück	15,10	10,71	
50 mg Rp	50 mg	50 Stück	17,10	11,48	
100 mg Rp	100 mg	50 Stück	21,05	14,84	
Tabletten					
Capto-CT	**Captopril** 12,5 mg	30 Stück	12,02	10,83	**Geeignet** bei Herzschwäche, vorzugsweise in Kombination mit einem Diuretikum. → Seite 821
12,5 mg Tabletten Rp					
25 mg Tabletten Rp	25 mg	30 Stück	13,14	11,29	
50 mg Tabletten Rp	50 mg	30 Stück	14,41	11,29	
Tabletten					
Capto-dura M 12,5 mg Rp	**Captopril** 12,5 mg	100 Stück	16,49	13,08	**Geeignet** bei Herzschwäche, vorzugsweise in Kombination mit einem Diuretikum. → Seite 821
25 mg Rp	25 mg	100 Stück	19,71	14,67	
50 mg Rp	50 mg	100 Stück	23,38	16,52	
Tabletten					
CAPTOFLUX 12,5 mg Rp	**Captopril** 12,5 mg	50 Stück	13,38	11,52	**Geeignet** bei Herzschwäche, vorzugsweise in Kombination mit einem Diuretikum. → Seite 821
25 mg Rp	25 mg	50 Stück	15,10	12,38	
50 mg Rp	50 mg	20 Stück	12,96	11,31	
100 mg Rp	100 mg	50 Stück	21,05	15,35	
Tabletten					
CAPTOGAMMA 6,25 Rp	**Captopril** 6,25 mg	30 Stück	11,25	10,45	**Geeignet** bei Herzschwäche, vorzugsweise in Kombination mit einem Diuretikum. → Seite 821
12,5 Rp	12,5 mg	30 Stück	12,02	10,81	
25 Rp	25 mg	30 Stück	13,14	11,26	
50 Rp	50 mg	30 Stück	14,41	11,26	
100 Rp	100 mg	30 Stück	16,93	13,28	
Tabletten					
Captohexal 6,25 Rp	**Captopril** 6,25 mg	20 Stück	10,77	10,20	**Geeignet** bei Herzschwäche, vorzugsweise in Kombination mit einem Diuretikum. → Seite 821
12,5 Rp	12,5 mg	20 Stück	11,31	10,47	
25 Rp	25 mg	20 Stück	12,07	10,85	
50 Rp	50 mg	20 Stück	12,96	11,31	
100 Rp	100 mg	20 Stück	14,73	12,19	
Tabletten					
Capto-ISIS 12,5 mg Rp	**Captopril** 12,5 mg	98 Stück	16,35	15,66	**Geeignet** bei Herzschwäche, vorzugsweise in Kombination mit einem Diuretikum. → Seite 821
25 mg Rp	25 mg	98 Stück	19,53	18,50	
50 mg Rp	50 mg	98 Stück	23,13	21,82	
Tabletten					

Herzschwäche Fortsetzung

Handelsname Darreichungsform	Zusammensetzung pro 1 ml/1 g oder wie angegeben bzw. pro abgeteilte Einheit	Kleinste Packungsgröße	Festbetrag in Euro	Packungspreis in Euro	Bewertung
Captopril 12,5 – 1A-Pharma Rp	**Captopril** 12,5 mg	20 Stück	11,31	10,46	**Geeignet** bei Herzschwäche, vorzugsweise in Kombination mit einem Diuretikum. → Seite 821
25 – 1A-Pharma Rp	25 mg	20 Stück	12,07	10,70	
50 – 1A-Pharma Rp	50 mg	20 Stück	12,96	11,04	
100 – 1A-Pharma Rp	100 mg	50 Stück	21,05	13,98	
Tabletten					
Captopril AbZ 12,5 mg Tabletten Rp	**Captopril** 12,5 mg	50 Stück	13,38	11,08	**Geeignet** bei Herzschwäche, vorzugsweise in Kombination mit einem Diuretikum. → Seite 821
25 mg Tabletten Rp	25 mg	50 Stück	15,10	10,70	
50 mg Tabletten Rp	50 mg	50 Stück	17,10	11,45	
100 mg Tabletten Rp	100 mg	100 Stück	30,63	19,48	
Tabletten					
Captopril AL 12,5 Rp	**Captopril** 12,5 mg	30 Stück	12,02	10,81	**Geeignet** bei Herzschwäche, vorzugsweise in Kombination mit einem Diuretikum. → Seite 821
25 Rp	25 mg	30 Stück	13,14	11,26	
50 Rp	50 mg	30 Stück	14,41	11,26	
100 Rp	100 mg	100 Stück	30,63	19,48	
Tabletten					
Captopril 12,5 Heumann Rp	**Captopril** 12,5 mg	30 Stück	12,02	10,81	**Geeignet** bei Herzschwäche, vorzugsweise in Kombination mit einem Diuretikum. → Seite 821
25 Heumann Rp	25 mg	30 Stück	13,14	11,26	
50 Heumann Rp	50 mg	30 Stück	14,41	11,26	
100 Heumann Rp	100 mg	50 Stück	21,05	13,98	
Tabletten					
Captopril Pfleger Cor 12,5 Rp	**Captopril** 12,5 mg	20 Stück	11,31	11,31	**Geeignet** bei Herzschwäche, vorzugsweise in Kombination mit einem Diuretikum. → Seite 821
Captopril Pfleger 25 Rp	25 mg	20 Stück	12,07	12,07	
50 Rp	50 mg	20 Stück	12,96	12,96	
Tabletten					
Captopril Sandoz 12,5 mg Tabletten Rp	**Captopril** 12,5 mg	20 Stück	11,31	10,47	**Geeignet** bei Herzschwäche, vorzugsweise in Kombination mit einem Diuretikum. → Seite 821
25 mg Tabletten Rp	25 mg	20 Stück	12,07	10,85	
50 mg Tabletten Rp	50 mg	20 Stück	12,96	11,31	
Tabletten					
Captopril STADA 12,5 Rp	**Captopril** 12,5 mg	30 Stück	12,02	10,83	**Geeignet** bei Herzschwäche, vorzugsweise in Kombination mit einem Diuretikum. → Seite 821
25 Rp	25 mg	30 Stück	13,14	11,29	
50 Rp	50 mg	30 Stück	14,41	11,29	
Tabletten					
Captopril Verla 12,5 Rp	**Captopril** 12,5 mg	30 Stück	12,02	12,02	**Geeignet** bei Herzschwäche, vorzugsweise in Kombination mit einem Diuretikum. → Seite 821
25 Rp	25 mg	30 Stück	13,14	13,14	
50 Rp	50 mg	30 Stück	14,41	14,41	
Tabletten					
CAPTO-PUREN Cor Rp	**Captopril** 12,5 mg	100 Stück	16,49	12,71	**Geeignet** bei Herzschwäche, vorzugsweise in Kombination mit einem Diuretikum. → Seite 821
CAPTO-PUREN 25 Rp	25 mg	50 Stück	15,10	11,40	
50 Rp	50 mg	100 Stück	23,38	13,95	
Tabletten					
Carvedilol beta 3,125 mg Tabletten Rp	**Carvedilol** 3,125 mg	30 Stück	20,10	12,46	**Geeignet** bei Herzschwäche in Kombination mit ACE-Hemmern und einem Diuretikum. → Seite 823
6,25 mg Tabletten Rp	6,25 mg	30 Stück	23,72	12,46	
12,5 mg Tabletten Rp	12,5 mg	30 Stück	28,57	14,05	
25 mg Tabletten Rp	25 mg	30 Stück	35,14	16,56	
Tabletten					
Carvedilol HEXAL 3,125 mg Tabletten Rp	**Carvedilol** 3,125 mg	30 Stück	20,10	12,82	**Geeignet** bei Herzschwäche in Kombination mit ACE-Hemmern und einem Diuretikum. → Seite 823
6,25 mg Tabletten Rp	6,25 mg	30 Stück	23,72	12,47	
12,5 mg Tabletten Rp	12,5 mg	30 Stück	28,57	14,09	
25 mg Tabletten Rp	25 mg	30 Stück	35,14	16,67	
50 mg Tabletten Rp	50 mg	30 Stück	43,98	25,75	
Tabletten					

Hinweise zu den Tabellenspalten → Seite 28, zur Auswahl der Arzneimittel → Seite 23, zur Grundlage der Bewertung → Seiten 24, 27

Herzschwäche Fortsetzung

Handelsname Darreichungsform	Zusammensetzung pro 1 ml/1 g oder wie angegeben bzw. pro abgeteilte Einheit	Kleinste Packungsgröße	Festbetrag in Euro	Packungspreis in Euro	Bewertung

Hinweise zu den Tabellenspalten → Seite 28, zur Auswahl der Arzneimittel → Seite 23, zur Grundlage der Bewertung → Seiten 24, 27

Handelsname Darreichungsform	Zusammensetzung pro 1 ml/1 g oder wie angegeben bzw. pro abgeteilte Einheit	Kleinste Packungsgröße	Festbetrag in Euro	Packungspreis in Euro	Bewertung
Carvedilol-ratiopharm 3,125 mg Tabletten Rp	**Carvedilol** 3,125 mg	30 Stück	20,10	12,82	**Geeignet** bei Herzschwäche in Kombination mit ACE-Hemmern und einem Diuretikum. → Seite 823
6,25 mg Tabletten Rp	6,25 mg	30 Stück	23,72	12,47	
12,5 mg Tabletten Rp	12,5 mg	30 Stück	28,57	14,09	
25 mg Tabletten Rp	25 mg	30 Stück	35,14	16,67	
Tabletten					
Carvedilol STADA 3,125 mg Tabletten Rp	**Carvedilol** 3,125 mg	28 Stück	19,52	12,82	**Geeignet** bei Herzschwäche in Kombination mit ACE-Hemmern und einem Diuretikum. → Seite 823
6,25 mg Tabletten Rp	6,25 mg	14 Stück	17,02	11,48	
12,5 mg Tabletten Rp	12,5 mg	28 Stück	27,51	14,09	
25 mg Tabletten Rp	25 mg	28 Stück	33,70	16,67	
Tabletten					
Cibacen 5 Rp	**Benazepril-hydrochlorid** 5 mg	28 Stück	13,38	13,36	**Auch geeignet** bei Herzschwäche, vorzugsweise in Kombination mit einem Diuretikum. Das Mittel hat einen geringeren Erprobungsgrad als die als „geeignet" bewerteten ACE-Hemmer. → Seite 82
Cibacen Cor Rp	5 mg	28 Stück	13,38	13,36	
Cibacen 10 Rp	10 mg	28 Stück	15,10	15,10	
20 Rp	20 mg	28 Stück	17,46	17,46	
Filmtabletten					
Concor COR 1,25 mg Rp	**Bisoprolol-hemifumarat** 1,25 mg	20 Stück	11,21	11,21	**Geeignet** bei Herzschwäche in Kombination mit ACE-Hemmern und einem Diuretikum. → Seite 823
2,5 mg Rp	2,5 mg	30 Stück	12,82	12,82	
3,75 mg Rp	3,75 mg	30 Stück	13,65	13,65	
5 mg Rp	5 mg	30 Stück	14,36	14,36	
7,5 mg Rp	7,5 mg	30 Stück	15,66	15,66	
10 mg Rp	10 mg	30 Stück	16,68	16,68	
Filmtabletten					
CORIC 5 mg Rp	**Lisinopril** 5 mg	30 Stück	13,14	13,14	**Geeignet** bei Herzschwäche, vorzugsweise in Kombination mit einem Diuretikum. → Seite 82
10 mg Rp	10 mg	50 Stück	17,70	17,68	
20 mg Rp	20 mg	30 Stück	17,18	17,18	
Tabletten					
Corvo 5 mg Rp	**Enalapril-hydrogenmaleat** 5 mg	30 Stück	13,14	11,39	**Geeignet** bei Herzschwäche, vorzugsweise in Kombination mit einem Diuretikum. → Seite 82
10 mg Rp	10 mg	30 Stück	15,11	12,39	
20 mg Rp	20 mg	30 Stück	17,71	13,67	
Tabletten					
Coversum 4 mg Rp Tabletten	**Perindoprilerbumin** 4 mg	30 Stück	15,45	28,45	**Auch geeignet** bei Herzschwäche, vorzugsweise in Kombination mit einem Diuretikum. Das Mittel hat einen geringeren Erprobungsgrad als die als „geeignet" bewerteten ACE-Hemmer. → Seite 82
dehydro sanol tri Rp Dragees	**Bemetizid** 10 mg **+ Triamteren** 20 mg	30 Stück	17,79	17,79	**Geeignet** bei Herzschwäche zur Beseitigung von Flüssigkeitseinlagerungen, wenn ein Kaliummangel besteht. **Mit Einschränkung geeignet** bei älteren Menschen und bei Nierenschwäche wegen der Gefahr eines Kaliumüberschusses mit der Folge gefährlicher Herzrhythmusstörungen. → Seite 82
Delix 2,5 mg Tabletten Rp	**Ramipril** 2,5 mg	18 Stück	11,54	11,54	**Geeignet** bei Herzschwäche, vorzugsweise in Kombination mit einem Diuretikum. → Seite 82
5 mg Tabletten Rp	5 mg	18 Stück	12,44	12,44	
Delix protect 10 mg Rp	10 mg	18 Stück	13,76	13,76	
Tabletten					

Herzschwäche Fortsetzung

Handelsname Darreichungsform	Zusammensetzung pro 1 ml/1 g oder wie angegeben bzw. pro abgeteilte Einheit	Kleinste Packungsgröße	Festbetrag in Euro	Packungspreis in Euro	Bewertung
Digimed 0,07 mg Rp *0,1 Rp* Tabletten	**Digitoxin** 0,07 mg 0,1 mg	50 Stück 50 Stück	12,50 13,59	11,33 12,09	**Mit Einschränkung geeignet** bei Herzschwäche. Nur bei schweren Krankheitsformen zusätzlich zu ACE-Hemmern und Diuretika. **Geeignet** bei Herzschwäche, wenn eine spezielle Form des schnellen Herzschlags vorliegt (absolute Arrhythmie). → Seite 824
Digimerck pico 0,05 mg Rp *minor 0,07 mg Rp* *0,1 mg Rp* Tabletten	**Digitoxin** 0,05 mg 0,07 mg 0,1 mg	30 Stück 30 Stück 30 Stück	11,09 11,61 12,36	11,09 11,61 12,36	**Mit Einschränkung geeignet** bei Herzschwäche. Nur bei schweren Krankheitsformen zusätzlich zu ACE-Hemmern und Diuretika. **Geeignet** bei Herzschwäche, wenn eine spezielle Form des schnellen Herzschlags vorliegt (absolute Arrhythmie). → Seite 824
Digitoxin AWD 0,07 Rp Tabletten	**Digitoxin** 0,07 mg	50 Stück	12,50	12,50	**Mit Einschränkung geeignet** bei Herzschwäche. Nur bei schweren Krankheitsformen zusätzlich zu ACE-Hemmern und Diuretika. **Geeignet** bei Herzschwäche, wenn eine spezielle Form des schnellen Herzschlags vorliegt (absolute Arrhythmie). → Seite 824
Digostada mite Rp *0,2 mg Rp* Tabletten	**Beta-Azetyldigoxin** 0,1 mg 0,2 mg	50 Stück 50 Stück	11,20 11,78	10,83 11,39	**Mit Einschränkung geeignet** bei Herzschwäche. Nur bei schweren Krankheitsformen zusätzlich zu ACE-Hemmern und Diuretika. **Geeignet** bei Herzschwäche, wenn eine spezielle Form des schnellen Herzschlags vorliegt (absolute Arrhythmie). → Seite 824
Digotab 0,1 Rp *0,2 Rp* Tabletten	**Beta-Azetyldigoxin** 0,1 mg 0,2 mg	50 Stück 50 Stück	11,20 11,78	11,20 11,78	**Mit Einschränkung geeignet** bei Herzschwäche. Nur bei schweren Krankheitsformen zusätzlich zu ACE-Hemmern und Diuretika. **Geeignet** bei Herzschwäche, wenn eine spezielle Form des schnellen Herzschlags vorliegt (absolute Arrhythmie). → Seite 824
Digox-CT 0,2 mg Tabletten Rp Tabletten	**Beta-Azetyldigoxin** 0,2 mg	50 Stück	11,78	11,25	**Mit Einschränkung geeignet** bei Herzschwäche. Nur bei schweren Krankheitsformen zusätzlich zu ACE-Hemmern und Diuretika. **Geeignet** bei Herzschwäche, wenn eine spezielle Form des schnellen Herzschlags vorliegt (absolute Arrhythmie). → Seite 824
Dilatrend 3,125 mg Rp *6,25 mg Rp* *12,5 mg Rp* *25 mg Rp* Tabletten	**Carvedilol** 3,125 mg 6,25 mg 12,5 mg 25 mg	28 Stück 28 Stück 28 Stück 28 Stück	19,52 22,91 27,51 33,70	19,52 22,51 26,87 29,44	**Geeignet** bei Herzschwäche in Kombination mit ACE-Hemmern und einem Diuretikum. → Seite 823
Diovan *40 mg Filmtabletten Rp* *80 mg Filmtabletten Rp* *160 mg Filmtabletten Rp* Filmtabletten	**Valsartan** 40 mg 80 mg 160 mg	14 Stück 28 Stück 28 Stück	20,33 34,87 40,81	20,33 34,87 40,81	**Geeignet** bei Herzschwäche, vorzugsweise in Kombination mit einem Diuretikum. → Seite 823
Disalunil Rp Tabletten	**Hydrochlorothiazid** 25 mg	30 Stück	12,33	13,57	**Geeignet** bei Herzschwäche zur Beseitigung von Flüssigkeitseinlagerungen. → Seite 826

Hinweise zu den Tabellenspalten → Seite 28, zur Auswahl der Arzneimittel → Seite 23, zur Grundlage der Bewertung → Seiten 24, 27

Herzschwäche Fortsetzung

Hinweise zu den Tabellenspalten → Seite 28, zur Auswahl der Arzneimittel → Seite 23, zur Grundlage der Bewertung → Seiten 24, 27

Handelsname Darreichungsform	Zusammensetzung pro 1 ml/1 g oder wie angegeben bzw. pro abgeteilte Einheit	Kleinste Packungsgröße	Festbetrag in Euro	Packungspreis in Euro	Bewertung
diucomb Rp Dragees *diucomb mild* Rp Filmtabletten	**Bemetizid** 25 mg **+ Triamteren** 50 mg **Bemetizid** 10 mg **+ Triamteren** 20 mg	100 Stück 100 Stück	42,00 32,97	42,00 32,97	**Geeignet** bei Herzschwäche zur Beseitigung von Flüssigkeitseinlagerungen, wenn ein Kaliummangel besteht. **Mit Einschränkung geeignet** bei älteren Menschen und bei Nierenschwäche wegen der Gefahr eines Kaliumüberschusses mit der Folge gefährlicher Herzrhythmusstörungen. → Seite 827
Diurapid 40 mg Rp Tabletten	**Furosemid** 40 mg	20 Stück	10,83	10,46	**Geeignet** bei Herzschwäche zur Beseitigung von Flüssigkeitseinlagerungen, vor allem bei gleichzeitig bestehender Nierenschwäche. → Seite 827
Diuretikum Verla Rp Tabletten	**Hydrochlorothiazid** 25 mg **+ Triamteren** 50 mg	30 Stück	12,04	12,04	**Geeignet** bei Herzschwäche zur Beseitigung von Flüssigkeitseinlagerungen, wenn ein Kaliummangel besteht. **Mit Einschränkung geeignet** bei älteren Menschen und bei Nierenschwäche wegen der Gefahr eines Kaliumüberschusses mit der Folge gefährlicher Herzrhythmusstörungen. → Seite 82
Diursan Rp Tabletten	**Hydrochlorothiazid** 50 mg **+ Amilorid-hydrochlorid** 5 mg	25 Stück	11,39	11,34	**Geeignet** bei Herzschwäche zur Beseitigung von Flüssigkeitseinlagerungen, wenn ein Kaliummangel besteht. **Mit Einschränkung geeignet** bei älteren Menschen und bei Nierenschwäche wegen der Gefahr eines Kaliumüberschusses mit der Folge gefährlicher Herzrhythmusstörungen. → Seite 82
dynacil 5 mg Rp *10 mg* Rp *20 mg* Rp Tabletten	**Fosinopril-Natrium** 5 mg 10 mg 20 mg	30 Stück 30 Stück 30 Stück	13,14 14,41 16,65	13,14 14,41 16,65	**Auch geeignet** bei Herzschwäche, vorzugsweise in Kombination mit einem Diuretikum. Das Mittel hat einen geringeren Erprobungsgrad als die als „geeignet" bewerteten ACE-Hemmer. → Seite 82
Dytide H Rp Tabletten	**Hydrochlorothiazid** 25 mg **+ Triamteren** 50 mg	30 Stück	12,04	12,33	**Geeignet** bei Herzschwäche zur Beseitigung von Flüssigkeitseinlagerungen, wenn ein Kaliummangel besteht. **Mit Einschränkung geeignet** bei älteren Menschen und bei Nierenschwäche wegen der Gefahr eines Kaliumüberschusses mit der Folge gefährlicher Herzrhythmusstörungen. → Seite 82
Enabeta 2,5 Rp *5* Rp *10* Rp *20* Rp Tabletten	**Enalaprilmaleat** 2,5 mg 5 mg 10 mg 20 mg	50 Stück 30 Stück 30 Stück 30 Stück	13,38 13,14 15,11 17,71	11,51 11,39 12,39 13,67	**Geeignet** bei Herzschwäche, vorzugsweise in Kombination mit einem Diuretikum. → Seite 82
enadura 2,5 mg Rp *5 mg* Rp *10 mg* Rp *20 mg* Rp Tabletten	**Enalaprilmaleat** 2,5 mg 5 mg 10 mg 20 mg	100 Stück 30 Stück 50 Stück 50 Stück	16,49 13,14 18,23 22,28	15,16 12,38 13,33 15,27	**Geeignet** bei Herzschwäche, vorzugsweise in Kombination mit einem Diuretikum. → Seite 82
Ena-Hennig 2,5 mg Rp *5 mg* Rp *10 mg* Rp *20 mg* Rp Tabletten	**Enalaprilmaleat** 2,5 mg 5 mg 10 mg 20 mg	50 Stück 30 Stück 30 Stück 50 Stück	13,38 13,14 15,11 22,28	11,45 11,34 12,34 15,34	**Geeignet** bei Herzschwäche, vorzugsweise in Kombination mit einem Diuretikum. → Seite 82

Herzschwäche Fortsetzung

Handelsname Darreichungsform	Zusammensetzung pro 1 ml/1 g oder wie angegeben bzw. pro abgeteilte Einheit	Kleinste Packungsgröße	Festbetrag in Euro	Packungspreis in Euro	Bewertung
Enahexal 2,5 mg Rp	**Enalaprilmaleat** 2,5 mg	30 Stück	12,02	10,83	**Geeignet** bei Herzschwäche, vorzugsweise in Kombination mit einem Diuretikum. → Seite 821
5 mg Rp	5 mg	30 Stück	13,14	11,39	
10 mg Rp	10 mg	30 Stück	15,11	12,39	
20 mg Rp	20 mg	30 Stück	17,71	13,67	
30 mg Rp	30 mg	30 Stück	19,53	14,59	
40 mg Rp	40 mg	30 Stück	21,32	15,47	
Tabletten					
Enalagamma 2,5 mg Rp	**Enalaprilmaleat** 2,5 mg	30 Stück	12,02	10,77	**Geeignet** bei Herzschwäche, vorzugsweise in Kombination mit einem Diuretikum. → Seite 821
5 mg Rp	5 mg	30 Stück	13,14	10,94	
10 mg Rp	10 mg	30 Stück	15,11	11,94	
20 mg Rp	20 mg	30 Stück	17,71	13,17	
Tabletten					
Enalapril 5 – 1 A Pharma Rp	**Enalaprilmaleat** 5 mg	30 Stück	13,14	10,94	**Geeignet** bei Herzschwäche, vorzugsweise in Kombination mit einem Diuretikum. → Seite 821
10 – 1 A Pharma Rp	10 mg	30 Stück	15,11	11,94	
20 – 1 A Pharma Rp	20 mg	30 Stück	17,71	13,17	
Tabletten					
Enalapril AL 2,5 Rp	**Enalaprilmaleat** 2,5 mg	30 Stück	12,02	10,77	**Geeignet** bei Herzschwäche, vorzugsweise in Kombination mit einem Diuretikum. → Seite 821
5 Rp	5 mg	30 Stück	13,14	10,94	
10 Rp	10 mg	30 Stück	15,11	11,94	
20 Rp	20 mg	30 Stück	17,71	13,17	
Tabletten					
enalapril-corax 5 mg Rp	**Enalaprilmaleat** 5 mg	30 Stück	13,14	10,92	**Geeignet** bei Herzschwäche, vorzugsweise in Kombination mit einem Diuretikum. → Seite 821
10 mg Rp	10 mg	30 Stück	15,11	11,92	
20 mg Rp	20 mg	30 Stück	17,71	13,15	
Tabletten					
Enalapril-CT 2,5 mg Tabletten Rp	**Enalaprilmaleat** 2,5 mg	30 Stück	12,02	10,83	**Geeignet** bei Herzschwäche, vorzugsweise in Kombination mit einem Diuretikum. → Seite 821
5 mg Tabletten Rp	5 mg	30 Stück	13,14	11,39	
10 mg Tabletten Rp	10 mg	30 Stück	15,11	12,39	
20 mg Tabletten Rp	20 mg	30 Stück	17,71	13,67	
Tabletten					
Enalapril 2,5 mg Heumann Rp	**Enalaprilmaleat** 2,5 mg	30 Stück	12,02	10,77	**Geeignet** bei Herzschwäche, vorzugsweise in Kombination mit einem Diuretikum. → Seite 821
5 mg Heumann Rp	5 mg	30 Stück	13,14	10,94	
10 mg Heumann Rp	10 mg	30 Stück	15,11	11,94	
20 mg Heumann Rp	20 mg	30 Stück	17,71	13,17	
Tabletten					
Enalapril KSK 5 mg Rp	**Enalaprilmaleat** 5 mg	30 Stück	13,14	13,14	**Geeignet** bei Herzschwäche, vorzugsweise in Kombination mit einem Diuretikum. → Seite 821
10 mg Rp	10 mg	30 Stück	15,11	13,46	
20 mg Rp	20 mg	30 Stück	17,71	13,66	
Tabletten					
Enalapril-ratiopharm 2,5 mg Rp	**Enalaprilmaleat** 2,5 mg	30 Stück	12,02	10,83	**Geeignet** bei Herzschwäche, vorzugsweise in Kombination mit einem Diuretikum. → Seite 821
5 mg Rp	5 mg	30 Stück	13,14	11,39	
10 mg Rp	10 mg	30 Stück	15,11	12,39	
20 mg Rp	20 mg	30 Stück	17,71	13,67	
Tabletten					
Enalapril Sandoz 2,5 mg Tabletten Rp	**Enalaprilmaleat** 2,5 mg	30 Stück	12,02	10,83	**Geeignet** bei Herzschwäche, vorzugsweise in Kombination mit einem Diuretikum. → Seite 821
5 mg Tabletten Rp	5 mg	30 Stück	13,14	11,39	
10 mg Tabletten Rp	10 mg	30 Stück	15,11	12,39	
20 mg Tabletten Rp	20 mg	30 Stück	17,71	13,67	
Tabletten					
Enalapril STADA 2,5 mg Rp	**Enalaprilmaleat** 2,5 mg	30 Stück	12,02	10,83	**Geeignet** bei Herzschwäche, vorzugsweise in Kombination mit einem Diuretikum. → Seite 821
5 mg Rp	5 mg	30 Stück	13,14	11,39	
10 mg Rp	10 mg	30 Stück	15,11	12,39	
20 mg Rp	20 mg	30 Stück	17,71	13,67	
Tabletten					

Hinweise zu den Tabellenspalten → Seite 28, zur Auswahl der Arzneimittel → Seite 23, zur Grundlage der Bewertung → Seiten 24, 27

Herzschwäche Fortsetzung

Handelsname Darreichungsform	Zusammensetzung pro 1 ml/1 g oder wie angegeben bzw. pro abgeteilte Einheit	Kleinste Packungsgröße	Festbetrag in Euro	Packungspreis in Euro	Bewertung
ENA-PUREN 5 mg Rp *10 mg* Rp *20 mg* Rp Tabletten	**Enalaprilmaleat** 5 mg 10 mg 20 mg	30 Stück 30 Stück 30 Stück	13,14 15,11 17,71	11,34 12,33 13,59	**Geeignet** bei Herzschwäche, vorzugsweise in Kombination mit einem Diuretikum. → Seite 821
Esidrix Rp Tabletten	**Hydrochlorothiazid** 25 mg	20 Stück	11,54	12,54	**Geeignet** bei Herzschwäche zur Beseitigung von Flüssigkeitseinlagerungen. → Seite 826
Fosinorm 10 mg Rp *20 mg* Rp Tabletten	**Fosinopril-Natrium** 10 mg 20 mg	20 Stück 20 Stück	12,96 14,55	12,96 14,54	**Auch geeignet** bei Herzschwäche, vorzugsweise in Kombination mit einem Diuretikum. Das Mittel hat einen geringeren Erprobungsgrad als die als „geeignet" bewerteten ACE-Hemmer. → Seite 82
Furanthril Tabletten 40 Rp Tabletten	**Furosemid** 40 mg	30 Stück	11,33	11,33	**Geeignet** bei Herzschwäche zur Beseitigung von Flüssigkeitseinlagerungen, vor allem bei gleichzeitig bestehender Nierenschwäche. → Seite 82
Furobeta 40 Rp Tabletten	**Furosemid** 40 mg	20 Stück	10,83	10,77	**Geeignet** bei Herzschwäche zur Beseitigung von Flüssigkeitseinlagerungen, vor allem bei gleichzeitig bestehender Nierenschwäche. → Seite 82
Furo-CT 30 mg Retardkapseln Rp Retardkapseln	**Furosemid** 30 mg	20 Stück	12,94	11,91	**Geeignet** bei Herzschwäche zur Beseitigung von Flüssigkeitseinlagerungen, vor allem bei gleichzeitig bestehender Nierenschwäche. → Seite 82
Furo-CT 40 mg Tabletten Rp Tabletten	40 mg	30 Stück	11,33	11,32	
Furorese 30 mg long Rp *60 mg long* Rp *120 mg long* Rp Retardkapseln	**Furosemid** 30 mg 60 mg 120 mg	20 Stück 20 Stück 20 Stück	12,94 16,27 22,99	11,91 14,28 18,98	**Geeignet** bei Herzschwäche zur Beseitigung von Flüssigkeitseinlagerungen, vor allem bei gleichzeitig bestehender Nierenschwäche. → Seite 82
Furorese 40 mg Rp *80 mg* Rp *125 mg* Rp Tabletten	40 mg 80 mg 125 mg	20 Stück 20 Stück 30 Stück	10,83 11,90 17,97	10,77 11,85 15,39	
Furorese comp 20 mg/50 mg Rp	**Furosemid** 20 mg **+ Spironolacton** 50 mg	20 Stück	16,54	14,42	**Geeignet** bei Herzschwäche. Spironolacton sollte niedrig dosiert werden (25–50 Milligramm pro Tag). Die fixe Kombination mit dem Schleifendiuretikum Furosemid ist nur sinnvoll, wenn gleichzeitig bei eingeschränkter Nierenfunktion Flüssigkeit ausgeschwemmt werden soll und die Dosierung den individuellen Gegebenheiten entspricht. **Mit Einschränkung geeignet** bei älteren Menschen und bei Nierenschwäche wegen der Gefahr eines Kaliumüberschusses mit der Folge gefährlicher Herzrhythmusstörungen. → Seite 82
20 mg/100 mg Rp Filmtabletten	**Furosemid** 20 mg **+ Spironolacton** 100 mg	20 Stück	21,21	17,70	
Furosal 40 mg Rp Tabletten	**Furosemid** 40 mg	25 Stück	11,09	11,02	**Geeignet** bei Herzschwäche zur Beseitigung von Flüssigkeitseinlagerungen, vor allem bei gleichzeitig bestehender Nierenschwäche. → Seite 82
Furosemid AbZ 30 mg Retardkapseln Rp Retardkapseln	**Furosemid** 30 mg	50 Stück	17,68	15,14	**Geeignet** bei Herzschwäche zur Beseitigung von Flüssigkeitseinlagerungen, vor allem bei gleichzeitig bestehender Nierenschwäche. → Seite 82
Furosemid AbZ 40 mg Tabletten Rp Tabletten	40 mg	50 Stück	12,33	11,65	

Hinweise zu den Tabellenspalten → Seite 28, zur Auswahl der Arzneimittel → Seite 23, zur Grundlage der Bewertung → Seiten 24, 27

Herzschwäche Fortsetzung

Handelsname Darreichungsform	Zusammensetzung pro 1 ml/1 g oder wie angegeben bzw. pro abgeteilte Einheit	Kleinste Packungsgröße	Festbetrag in Euro	Packungspreis in Euro	Bewertung

Hinweise zu den Tabellenspalten → Seite 28, zur Auswahl der Arzneimittel → Seite 23, zur Grundlage der Bewertung → Seiten 24, 27

Furosemid AL 40 Rp Tabletten	**Furosemid** 40 mg	20 Stück	10,83	10,46	**Geeignet** bei Herzschwäche zur Beseitigung von Flüssigkeitseinlagerungen, vor allem bei gleichzeitig bestehender Nierenschwäche. → Seite 827
Furosemid 40 Heumann Rp Tabletten	**Furosemid** 40 mg	30 Stück	11,33	11,33	**Geeignet** bei Herzschwäche zur Beseitigung von Flüssigkeitseinlagerungen, vor allem bei gleichzeitig bestehender Nierenschwäche. → Seite 827
Furosemid-ratiopharm long Kapseln Rp Retardkapseln	**Furosemid** 30 mg	20 Stück	12,94	11,91	**Geeignet** bei Herzschwäche zur Beseitigung von Flüssigkeitseinlagerungen, vor allem bei gleichzeitig bestehender Nierenschwäche. → Seite 827
Furosemid-ratiopharm 40 mg Rp Tabletten	40 mg	20 Stück	10,83	10,77	
Furosemid Sandoz 30 mg Retardkapseln Rp Retardkapseln	**Furosemid** 30 mg	20 Stück	12,94	11,91	**Geeignet** bei Herzschwäche zur Beseitigung von Flüssigkeitseinlagerungen, vor allem bei gleichzeitig bestehender Nierenschwäche. → Seite 827
Furosemid Sandoz 40 mg Tabletten Rp Tabletten	40 mg	30 Stück	11,33	11,27	
Furosemid STADA 30 mg retard Rp Retardkapseln	**Furosemid** 30 mg	20 Stück	12,94	11,91	**Geeignet** bei Herzschwäche zur Beseitigung von Flüssigkeitseinlagerungen, vor allem bei gleichzeitig bestehender Nierenschwäche. → Seite 827
Furosemid STADA 40 mg Rp Tabletten	40 mg	20 Stück	10,83	10,77	
Fusid 40 mg Tabletten Rp Tabletten	**Furosemid** 40 mg	20 Stück	10,83	10,46	**Geeignet** bei Herzschwäche zur Beseitigung von Flüssigkeitseinlagerungen, vor allem bei gleichzeitig bestehender Nierenschwäche. → Seite 827
HCT 12,5 – 1 A Pharma Rp *25 – 1 A Pharma* Rp Tabletten	**Hydrochlorothiazid** 12,5 mg 25 mg	30 Stück 30 Stück	11,71 12,33	11,08 11,77	**Geeignet** bei Herzschwäche zur Beseitigung von Flüssigkeitseinlagerungen. → Seite 826
HCT-beta 12,5 Rp *25* Rp Tabletten	**Hydrochlorothiazid** 12,5 mg 25 mg	50 Stück 20 Stück	12,84 11,54	12,21 11,34	**Geeignet** bei Herzschwäche zur Beseitigung von Flüssigkeitseinlagerungen. → Seite 826
HCT-CT 25 mg Tabletten Rp Tabletten	**Hydrochlorothiazid** 25 mg	30 Stück	12,33	11,78	**Geeignet** bei Herzschwäche zur Beseitigung von Flüssigkeitseinlagerungen. → Seite 826
HCT Hexal 12,5 mg Rp *25 mg* Rp Tabletten	**Hydrochlorothiazid** 12,5 mg 25 mg	30 Stück 30 Stück	11,71 12,33	11,09 11,80	**Geeignet** bei Herzschwäche zur Beseitigung von Flüssigkeitseinlagerungen. → Seite 826
HCT-ISIS 12,5 Rp *25* Rp Tabletten	**Hydrochlorothiazid** 12,5 mg 25 mg	50 Stück 30 Stück	12,84 12,33	12,47 11,78	**Geeignet** bei Herzschwäche zur Beseitigung von Flüssigkeitseinlagerungen. → Seite 826
HCT-ratiopharm 25 mg Tabletten Rp Tabletten	**Hydrochlorothiazid** 25 mg	30 Stück	12,33	11,80	**Geeignet** bei Herzschwäche zur Beseitigung von Flüssigkeitseinlagerungen. → Seite 826
Hygroton 25 Rp *50* Rp Tabletten	**Chlortalidon** 25 mg 50 mg	50 Stück 50 Stück	13,80 15,05	13,80 15,05	**Geeignet** bei Herzschwäche zur Beseitigung von Flüssigkeitseinlagerungen. → Seite 826
Jutaxan 2,5 mg Rp *5 mg* Rp *10 mg* Rp *20 mg* Rp Tabletten	**Enalaprilmaleat** 2,5 mg 5 mg 10 mg 20 mg	30 Stück 30 Stück 30 Stück 30 Stück	12,02 13,14 15,11 17,71	10,77 10,94 11,94 13,17	**Geeignet** bei Herzschwäche, vorzugsweise in Kombination mit einem Diuretikum. → Seite 821

Herzschwäche Fortsetzung

Handelsname Darreichungsform	Zusammensetzung pro 1 ml/1 g oder wie angegeben bzw. pro abgeteilte Einheit	Kleinste Packungsgröße	Festbetrag in Euro	Packungspreis in Euro	Bewertung
Lanicor Rp Tabletten	**Digoxin** 0,25 mg	50 Stück	13,04	13,04	**Mit Einschränkung geeignet** bei Herzschwäche. Nur bei schweren Krankheitsformen zusätzlich zu ACE-Hemmern und Diuretika. **Geeignet** bei Herzschwäche, wenn eine spezielle Form des schnellen Herzschlags vorliegt (absolute Arrhythmie). → Seite 82
Lanitop liquidum Rp Lösung	**Metildigoxin** 0,6 mg *Enthält 14% Alkohol*	10 ml	13,76	13,76	**Mit Einschränkung geeignet** bei Herzschwäche. Nur bei schweren Krankheitsformen zusätzlich zu ACE-Hemmern und Diuretika. **Geeignet** bei Herzschwäche, wenn eine spezielle Form des schnellen Herzschlags vorliegt (absolute Arrhythmie). → Seite 82
Lanitop mite Rp	0,05 mg	100 Stück	13,21	13,21	
Lanitop Rp	0,1 mg	50 Stück	13,24	13,23	
Lanitop E Rp Tabletten	0,15 mg	84 Stück	17,12	17,03	
Lasix liquidum Rp Lösung	**Furosemid** 10 mg *Enthält 11,9% Alkohol* (Konservierungsmittel: Parabene)	50 ml		16,95	**Geeignet** bei Herzschwäche zur Beseitigung von Flüssigkeitseinlagerungen, vor allem bei gleichzeitig bestehender Nierenschwäche. → Seite 82
Lasix long 30 mg Retardkapseln Rp Retardkapseln	30 mg	20 Stück	12,94	12,94	
Lasix 40 mg Tabletten Rp Tabletten	40 mg	20 Stück	10,83	10,83	
Lisibeta 5 Tabletten Rp	**Lisinopril** 5 mg	30 Stück	13,14	11,39	**Geeignet** bei Herzschwäche, vorzugsweise in Kombination mit einem Diuretikum. → Seite 82
10 Tabletten Rp	10 mg	30 Stück	14,78	12,21	
20 Tabletten Rp Tabletten	20 mg	30 Stück	17,18	13,41	
Lisigamma 2,5 mg Rp	**Lisinopril** 2,5 mg	30 Stück	12,02	11,97	**Geeignet** bei Herzschwäche, vorzugsweise in Kombination mit einem Diuretikum. → Seite 82
5 mg Rp	5 mg	30 Stück	13,14	11,80	
10 mg Rp	10 mg	30 Stück	14,78	13,10	
20 mg Rp Tabletten	20 mg	30 Stück	17,18	15,61	
Lisi-Hennig 5 mg Tabletten Rp	**Lisinopril** 5 mg	30 Stück	13,14	11,34	**Geeignet** bei Herzschwäche, vorzugsweise in Kombination mit einem Diuretikum. → Seite 82
10 mg Tabletten Rp	10 mg	30 Stück	14,78	12,15	
20 mg Tabletten Rp Tabletten	20 mg	30 Stück	17,18	13,34	
LisiHEXAL 2,5 mg Rp	**Lisinopril** 2,5 mg	30 Stück	12,02	10,83	**Geeignet** bei Herzschwäche, vorzugsweise in Kombination mit einem Diuretikum. → Seite 82
5 mg Rp	5 mg	30 Stück	13,14	11,39	
10 mg Rp	10 mg	30 Stück	14,78	12,21	
20 mg Rp Tabletten	20 mg	30 Stück	17,18	13,41	
Lisi Lich 5 mg Rp	**Lisinopril** 5 mg	30 Stück	13,14	11,39	**Geeignet** bei Herzschwäche, vorzugsweise in Kombination mit einem Diuretikum. → Seite 82
10 mg Rp	10 mg	30 Stück	14,78	12,21	
20 mg Rp Tabletten	20 mg	30 Stück	17,18	13,41	
Lisinopril 5 – 1 A Pharma Rp	**Lisinopril** 5 mg	30 Stück	13,14	10,95	**Geeignet** bei Herzschwäche, vorzugsweise in Kombination mit einem Diuretikum. → Seite 8
10 – 1 A Pharma Rp	10 mg	30 Stück	14,78	11,73	
20 – 1 A Pharma Rp Tabletten	20 mg	30 Stück	17,18	12,94	
Lisinopril AL 2,5 mg Rp	**Lisinopril** 2,5 mg	30 Stück	12,02	10,78	**Geeignet** bei Herzschwäche, vorzugsweise in Kombination mit einem Diuretikum. → Seite 8
5 mg Rp	5 mg	30 Stück	13,14	10,95	
10 mg Rp	10 mg	30 Stück	14,78	11,73	
20 mg Rp Tabletten	20 mg	30 Stück	17,18	12,94	

Hinweise zu den Tabellenspalten → Seite 28, zur Auswahl der Arzneimittel → Seite 23, zur Grundlage der Bewertung → Seiten 24, 27

Herzschwäche Fortsetzung

Handelsname Darreichungsform	Zusammensetzung pro 1 ml/1 g oder wie angegeben bzw. pro abgeteilte Einheit	Kleinste Packungsgröße	Festbetrag in Euro	Packungspreis in Euro	Bewertung

Hinweise zu den Tabellenspalten → Seite 28, zur Auswahl der Arzneimittel → Seite 23, zur Grundlage der Bewertung → Seiten 24, 27

Handelsname Darreichungsform	Zusammensetzung pro 1 ml/1 g oder wie angegeben bzw. pro abgeteilte Einheit	Kleinste Packungsgröße	Festbetrag in Euro	Packungspreis in Euro	Bewertung
Lisinopril-CT *2,5 mg Tabletten* Rp *5 mg Tabletten* Rp *10 mg Tabletten* Rp *20 mg Tabletten* Rp Tabletten	**Lisinopril** 2,5 mg 5 mg 10 mg 20 mg	30 Stück 30 Stück 30 Stück 30 Stück	12,02 13,14 14,78 17,18	10,83 11,39 12,21 13,41	**Geeignet** bei Herzschwäche, vorzugsweise in Kombination mit einem Diuretikum. → Seite 821
Lisinopril 2,5 Heumann Rp *5 Heumann* Rp *10 Heumann* Rp *20 Heumann* Rp Tabletten	**Lisinopril** 2,5 mg 5 mg 10 mg 20 mg	30 Stück 30 Stück 30 Stück 30 Stück	12,02 13,14 14,78 17,18	10,78 10,95 11,73 12,94	**Geeignet** bei Herzschwäche, vorzugsweise in Kombination mit einem Diuretikum. → Seite 821
Lisinopril-ratiopharm *2,5 mg* Rp *5 mg* Rp *10 mg* Rp *20 mg* Rp Tabletten	**Lisinopril** 2,5 mg 5 mg 10 mg 20 mg	30 Stück 30 Stück 30 Stück 30 Stück	12,02 13,14 14,78 17,18	10,83 11,39 12,21 13,41	**Geeignet** bei Herzschwäche, vorzugsweise in Kombination mit einem Diuretikum. → Seite 821
Lisinopril Sandoz *2,5 mg Tabletten* Rp *5 mg Tabletten* Rp *10 mg Tabletten* Rp *20 mg Tabletten* Rp Tabletten	**Lisinopril** 2,5 mg 5 mg 10 mg 20 mg	30 Stück 30 Stück 30 Stück 30 Stück	12,02 13,14 14,78 17,18	10,83 11,39 12,21 13,41	**Geeignet** bei Herzschwäche, vorzugsweise in Kombination mit einem Diuretikum. → Seite 821
Lisinopril STADA 2,5 mg Rp *5 mg* Rp *10 mg* Rp *20 mg* Rp Tabletten	**Lisinopril** 2,5 mg 5 mg 10 mg 20 mg	30 Stück 30 Stück 30 Stück 30 Stück	12,02 13,14 14,78 17,18	10,83 11,39 12,21 13,41	**Geeignet** bei Herzschwäche, vorzugsweise in Kombination mit einem Diuretikum. → Seite 821
Lisinopril TAD 5 mg Rp *10 mg* Rp *20 mg* Rp Tabletten	**Lisinopril** 5 mg 10 mg 20 mg	30 Stück 30 Stück 30 Stück	13,14 14,78 17,18	11,39 12,21 13,41	**Geeignet** bei Herzschwäche, vorzugsweise in Kombination mit einem Diuretikum. → Seite 821
LISI-PUREN 2,5 mg Rp *5 mg* Rp *10 mg* Rp *20 mg* Rp Tabletten	**Lisinopril** 2,5 mg 5 mg 10 mg 20 mg	100 Stück 30 Stück 30 Stück 30 Stück	16,49 13,14 14,78 17,18	13,04 11,34 12,15 13,34	**Geeignet** bei Herzschwäche, vorzugsweise in Kombination mit einem Diuretikum. → Seite 821
Lisodura 5 mg Rp *10 mg* Rp *20 mg* Rp Tabletten	**Lisinopril** 5 mg 10 mg 20 mg	50 Stück 50 Stück 50 Stück	15,10 17,70 21,47	11,91 13,09 14,86	**Geeignet** bei Herzschwäche, vorzugsweise in Kombination mit einem Diuretikum. → Seite 821
Lopirin Cor Rp *Lopirin 25* Rp *50* Rp Tabletten	**Captopril** 12,5 mg 25 mg 50 mg	28 Stück 98 Stück 98 Stück	11,88 19,53 23,13	11,86 19,53 23,13	**Geeignet** bei Herzschwäche, vorzugsweise in Kombination mit einem Diuretikum. → Seite 821
LORZAAR 12,5 mg START Rp *LORZAAR PROTECT 50 mg* Rp *100 mg* Rp Filmtabletten	**Losartan-Kalium** 12,5 mg 50 mg 100 mg	21 Stück 28 Stück 28 Stück	23,79 38,01 44,77	23,79 38,01 44,77	**Geeignet** bei Herzschwäche, vorzugsweise in Kombination mit einem Diuretikum. → Seite 823
MetoHEXAL Succ 23,75 mg Rp *47,5 mg* Rp *95 mg* Rp *142,5 mg* Rp *190 mg* Rp Retardtabletten	**Metoprololsuccinat** 23,75 mg 47,5 mg 95 mg 142,5 mg 190 mg	30 Stück 30 Stück 30 Stück 30 Stück 30 Stück	13,45 14,78 16,58 17,91 19,02	12,83 14,72 16,52 17,85 18,96	**Geeignet** bei Herzschwäche in Kombination mit ACE-Hemmern und einem Diuretikum. → Seite 823

Herzschwäche Fortsetzung

Handelsname Darreichungsform	Zusammensetzung pro 1 ml/1 g oder wie angegeben bzw. pro abgeteilte Einheit	Kleinste Packungsgröße	Festbetrag in Euro	Packungspreis in Euro	Bewertung

Hinweise zu den Tabellenspalten → Seite 28, zur Auswahl der Arzneimittel → Seite 23, zur Grundlage der Bewertung → Seiten 24, 27

Handelsname Darreichungsform	Zusammensetzung	Kleinste Packungsgröße	Festbetrag in Euro	Packungspreis in Euro	Bewertung
Metoprololsuccinat – 1 A Pharma 23,75 mg Retardtabletten Rp	**Metoprololsuccinat** 23,75 mg	30 Stück	13,45	12,83	**Geeignet** bei Herzschwäche in Kombination mit ACE-Hemmern und einem Diuretikum. → Seite 82[...]
47,5 mg Retardtabletten Rp	47,5 mg	30 Stück	14,78	14,72	
95 mg Retardtabletten Rp	95 mg	30 Stück	16,58	16,52	
142,5 mg Retardtabletten Rp	142,5 mg	30 Stück	17,91	17,85	
190 mg Retardtabletten Rp Retardtabletten	190 mg	30 Stück	19,02	18,96	
Meto-Succinat Sandoz 23,75 mg Retardtabletten Rp	**Metoprololsuccinat** 23,75 mg	30 Stück	13,45	12,83	**Geeignet** bei Herzschwäche in Kombination mit ACE-Hemmern und einem Diuretikum. → Seite 82[...]
47,5 mg Retardtabletten Rp	47,5 mg	30 Stück	14,78	14,72	
95 mg Retardtabletten Rp	95 mg	30 Stück	16,58	16,52	
142,5 mg Retardtabletten Rp	142,5 mg	30 Stück	17,91	17,85	
190 mg Retardtabletten Rp Retardtabletten	190 mg	30 Stück	19,02	18,96	
Moduretik mite Rp	**Hydrochlorothiazid** 25 mg + **Amilorid-hydrochlorid** 2,5 mg	30 Stück	11,39	11,39	**Geeignet** bei Herzschwäche zur Beseitigung von Flüssigkeitseinlagerungen, wenn ein Kaliummangel besteht. **Mit Einschränkung geeignet** bei älteren Men[...]schen und bei Nierenschwäche wegen der Gefahr eines Kaliumüberschusses mit der Folge gefährlicher Herzrhythmusstörungen. → Seite 82[...]
Moduretik Rp Tabletten	**Hydrochlorothiazid** 50 mg + **Amilorid-hydrochlorid** 5 mg	30 Stück	11,65	11,65	
Nebilet Rp Tabletten	**Nebivolol-hydrochlorid** 5,45 mg	30 Stück		28,62	**Mit Einschränkung geeignet** bei Herzschwäche in Kombination mit ACE-Hemmern und Diuretika. Der therapeutische Stellenwert des Mittels ist derzei[t] noch nicht abschließend zu beurteilen, weil Nebivolol nach den bisher vorliegenden Studien das Sterblichkeitsrisiko weniger ausgeprägt senkt als die als „geeignet" bewerteten Betablocker. → Seite 82[...]
Neotri Rp Filmtabletten	**Triamteren** 30 mg + **Xipamid** 10 mg	30 Stück	22,22	22,22	**Geeignet** bei Herzschwäche zur Beseitigung von Flüssigkeitseinlagerungen, wenn ein Kaliummangel besteht. **Mit Einschränkung geeignet** bei älteren Me[n]schen und bei Nierenschwäche wegen der Gefahr eines Kaliumüberschusses mit der Folge gefährlicher Herzrhythmusstörungen. → Seite 82[...]
Nephral Rp Filmtabletten	**Hydrochlorothiazid** 25 mg + **Triamteren** 50 mg	30 Stück	12,04	12,04	**Geeignet** bei Herzschwäche zur Beseitigung von Flüssigkeitseinlagerungen, wenn ein Kaliummangel besteht. **Mit Einschränkung geeignet** bei älteren Me[n]schen und bei Nierenschwäche wegen der Gefahr eines Kaliumüberschusses mit der Folge gefährlicher Herzrhythmusstörungen. → Seite 8[...]
Novodigal Rp Tabletten	**Beta-Azetyldigoxin** 0,2 mg	50 Stück	11,78	12,27	**Mit Einschränkung geeignet** bei Herzschwäche. Nur bei schweren Krankheits[...]formen zusätzlich zu ACE-Hemmern u[nd] Diuretika. **Geeignet** bei Herzschwäche, wenn eine spezielle Form des schnelle[n] Herzschlags vorliegt (absolute Arrhythmie). → Seite 8[...]

Herzschwäche Fortsetzung

Hinweise zu den Tabellenspalten → Seite 28, zur Auswahl der Arzneimittel → Seite 23, zur Grundlage der Bewertung → Seiten 24, 27

Handelsname Darreichungsform	Zusammensetzung pro 1 ml/1 g oder wie angegeben bzw. pro abgeteilte Einheit	Kleinste Packungsgröße	Festbetrag in Euro	Packungspreis in Euro	Bewertung
Osyrol 50-Filmtabletten Rp *100-Filmtabletten* Rp Filmtabletten	**Spironolacton** 50 mg 100 mg	20 Stück 20 Stück	14,29 18,52	14,29 18,52	**Geeignet** bei Herzschwäche in niedriger Dosierung (max. 25–50 Milligramm pro Tag). **Mit Einschränkung geeignet** bei älteren Menschen und bei Nierenschwäche wegen der Gefahr eines Kaliumüberschusses mit der Folge gefährlicher Herzrhythmusstörungen. → Seite 827
Osyrol 50-Lasix Rp *100-Lasix* Rp Kapseln	**Furosemid** 20 mg + **Spironolacton** 50 mg **Furosemid** 20 mg + **Spironolacton** 100 mg	20 Stück 20 Stück	16,54 21,21	16,54 21,21	**Geeignet** bei Herzschwäche. Spironolacton sollte niedrig dosiert werden (25–50 Milligramm pro Tag). Die fixe Kombination mit dem Schleifendiuretikum Furosemid ist nur sinnvoll, wenn gleichzeitig bei eingeschränkter Nierenfunktion Flüssigkeit ausgeschwemmt werden soll und die Dosierung den individuellen Gegebenheiten entspricht. **Mit Einschränkung geeignet** bei älteren Menschen und bei Nierenschwäche wegen der Gefahr eines Kaliumüberschusses mit der Folge gefährlicher Herzrhythmusstörungen. → Seite 827
provas 40 mg Rp *80 mg* Rp *160 mg* Rp Filmtabletten	**Valsartan** 40 mg 80 mg 160 mg	14 Stück 28 Stück 28 Stück	20,33 34,87 40,81	20,33 34,87 40,81	**Geeignet** bei Herzschwäche, vorzugsweise in Kombination mit einem Diuretikum. → Seite 823
Querto 6,25 mg Rp *12,5 mg* Rp *25 mg* Rp Tabletten	**Carvedilol** 6,25 mg 12,5 mg 25 mg	14 Stück 28 Stück 28 Stück	17,02 27,51 33,70	17,02 27,51 33,70	**Geeignet** bei Herzschwäche in Kombination mit ACE-Hemmern und einem Diuretikum. → Seite 823
Ramipril – 1A-Pharma 2,5 mg Tabletten Rp *5 mg Tabletten* Rp *10 mg Tabletten* Rp Tabletten	**Ramipril** 2,5 mg 5 mg 10 mg	20 Stück 20 Stück 20 Stück	11,73 12,71 14,14	9,95 10,73 11,41	**Geeignet** bei Herzschwäche, vorzugsweise in Kombination mit einem Diuretikum. → Seite 822
Ramipril beta 2,5 mg Rp *5 mg* Rp *10 mg* Rp Tabletten	**Ramipril** 2,5 mg 5 mg 10 mg	20 Stück 20 Stück 20 Stück	11,73 12,71 14,14	10,51 11,17 11,90	**Geeignet** bei Herzschwäche, vorzugsweise in Kombination mit einem Diuretikum. → Seite 822
Ramipril HEXAL 1,25 mg Rp *2,5 mg* Rp *5 mg* Rp *7,5 mg* Rp *10 mg* Rp Tabletten	**Ramipril** 1,25 mg 2,5 mg 5 mg 7,5 mg 10 mg	20 Stück 20 Stück 20 Stück 20 Stück 20 Stück	11,31 11,73 12,71 13,47 14,14	10,47 10,51 11,17 11,58 11,90	**Geeignet** bei Herzschwäche, vorzugsweise in Kombination mit einem Diuretikum. → Seite 822
Ramipril Sandoz 1,25 mg Tabletten Rp *2,5 mg Tabletten* Rp *5 mg Tabletten* Rp *10 mg Tabletten* Rp Tabletten	**Ramipril** 1,25 mg 2,5 mg 5 mg 10 mg	20 Stück 20 Stück 20 Stück 20 Stück	11,31 11,73 12,71 14,14	10,47 10,51 11,17 11,90	**Geeignet** bei Herzschwäche, vorzugsweise in Kombination mit einem Diuretikum. → Seite 822

Herzschwäche Fortsetzung

Handelsname Darreichungsform	Zusammensetzung pro 1 ml/1 g oder wie angegeben bzw. pro abgeteilte Einheit	Kleinste Packungsgröße	Festbetrag in Euro	Packungspreis in Euro	Bewertung
Hinweise zu den Tabellenspalten → Seite 28, zur Auswahl der Arzneimittel → Seite 23, zur Grundlage der Bewertung → Seiten 24, 27					
Spiro comp.-ratiopharm Rp Filmtabletten	**Furosemid** 20 mg **+ Spironolacton** 50 mg	20 Stück	16,54	14,42	**Geeignet** bei Herzschwäche. Spironolacton sollte niedrig dosiert werden (25–50 Milligramm pro Tag). Die fixe Kombination mit dem Schleifendiuretikum Furosemid ist nur sinnvoll, wenn gleichzeitig bei eingeschränkter Nierenfunktion Flüssigkeit ausgeschwemmt werden soll und die Dosierung den individuellen Gegebenheiten entspricht. **Mit Einschränkung geeignet** bei älteren Menschen und bei Nierenschwäche wegen der Gefahr eines Kaliumüberschusses mit der Folge gefährlicher Herzrhythmusstörungen. → Seite 82
Spiro-D-Tablinen 50 mg Rp *100 mg* Rp Tabletten	**Furosemid** 20 mg **+ Spironolacton** 50 mg **Furosemid** 20 mg **+ Spironolacton** 100 mg	20 Stück 20 Stück	16,54 21,21	14,42 17,70	**Geeignet** bei Herzschwäche. Spironolacton sollte niedrig dosiert werden (25–50 Milligramm pro Tag). Die fixe Kombination mit dem Schleifendiuretikum Furosemid ist nur sinnvoll, wenn gleichzeitig bei eingeschränkter Nierenfunktion Flüssigkeit ausgeschwemmt werden soll und die Dosierung den individuellen Gegebenheiten entspricht. **Mit Einschränkung geeignet** bei älteren Menschen und bei Nierenschwäche wegen der Gefahr eines Kaliumüberschusses mit der Folge gefährlicher Herzrhythmusstörungen. → Seite 82
Spironolacton AL 50 Rp *100* Rp Tabletten	**Spironolacton** 50 mg 100 mg	20 Stück 20 Stück	14,29 18,52	12,77 15,74	**Geeignet** bei Herzschwäche in niedriger Dosierung (max. 25–50 Milligramm pro Tag). **Mit Einschränkung geeignet** bei älteren Menschen und bei Nierenschwäche wegen der Gefahr eines Kaliumüberschusses mit der Folge gefährlicher Herzrhythmusstörungen. → Seite 82
Spironolacton 50 Heumann Rp *100 Heumann* Rp Tabletten	**Spironolacton** 50 mg 100 mg	20 Stück 20 Stück	14,29 18,52	12,84 15,79	**Geeignet** bei Herzschwäche in niedriger Dosierung (max. 25–50 Milligramm pro Tag). **Mit Einschränkung geeignet** bei älteren Menschen und bei Nierenschwäche wegen der Gefahr eines Kaliumüberschusses mit der Folge gefährlicher Herzrhythmusstörungen. → Seite 82
Spironolacton Hexal 50 mg Rp *100 mg* Rp Tabletten	**Spironolacton** 50 mg 100 mg	20 Stück 20 Stück	14,29 18,52	12,84 15,79	**Geeignet** bei Herzschwäche in niedriger Dosierung (max. 25–50 Milligramm pro Tag). **Mit Einschränkung geeignet** bei älteren Menschen und bei Nierenschwäche wegen der Gefahr eines Kaliumüberschusses mit der Folge gefährlicher Herzrhythmusstörungen. → Seite 82
Spironolacton STADA 50 mg Rp *100 mg* Rp Tabletten	**Spironolacton** 50 mg 100 mg	50 Stück 50 Stück	20,62 30,51	17,33 24,25	**Geeignet** bei Herzschwäche in niedriger Dosierung (max. 25–50 Milligramm pro Tag). **Mit Einschränkung geeignet** bei älteren Menschen und bei Nierenschwäche wegen der Gefahr eines Kaliumüberschusses mit der Folge gefährlicher Herzrhythmusstörungen. → Seite 8

Herzschwäche Fortsetzung

Handelsname Darreichungsform	Zusammensetzung pro 1 ml/1 g oder wie angegeben bzw. pro abgeteilte Einheit	Kleinste Packungsgröße	Festbetrag in Euro	Packungspreis in Euro	Bewertung

Hinweise zu den Tabellenspalten → Seite 28, zur Auswahl der Arzneimittel → Seite 23, zur Grundlage der Bewertung → Seiten 24, 27

Handelsname Darreichungsform	Zusammensetzung pro 1 ml/1 g oder wie angegeben bzw. pro abgeteilte Einheit	Kleinste Packungsgröße	Festbetrag in Euro	Packungspreis in Euro	Bewertung
Tensiomin-Cor Rp	**Captopril** 12,5 mg	50 Stück	13,38	14,64	**Geeignet** bei Herzschwäche, vorzugsweise in Kombination mit einem Diuretikum. → Seite 821
Tensiomin 25 Rp	25 mg	100 Stück	19,71	23,18	
50 Rp	50 mg	100 Stück	23,38	28,13	
Tabletten					
tensobon 25 Rp	**Captopril** 25 mg	30 Stück	13,14	13,14	**Geeignet** bei Herzschwäche, vorzugsweise in Kombination mit einem Diuretikum. → Seite 821
50 Rp	50 mg	50 Stück	17,10	17,10	
Tabletten					
Tensostad 12,5 mg Rp	**Captopril** 12,5 mg	30 Stück	12,02	11,29	**Geeignet** bei Herzschwäche, vorzugsweise in Kombination mit einem Diuretikum. → Seite 821
25 mg Rp	25 mg	30 Stück	13,14	11,29	
50 mg Rp	50 mg	30 Stück	14,41	11,29	
Tabletten					
Toracard 5 mg Tabletten Rp	**Torasemid** 5 mg	30 Stück	13,77	11,69	**Geeignet** bei Herzschwäche zur Beseitigung von Flüssigkeitseinlagerungen, vor allem bei gleichzeitig bestehender Nierenschwäche. → Seite 827
10 mg Tabletten Rp	10 mg	30 Stück	15,68	12,99	
Tabletten					
Torasemid – 1 A Pharma 5 mg Tabletten Rp	**Torasemid** 5 mg	30 Stück	13,77	11,55	**Geeignet** bei Herzschwäche zur Beseitigung von Flüssigkeitseinlagerungen, vor allem bei gleichzeitig bestehender Nierenschwäche. → Seite 827
10 mg Tabletten Rp	10 mg	30 Stück	15,68	12,74	
Tabletten					
Torasemid AbZ 5 mg Tabletten Rp	**Torasemid** 5 mg	30 Stück	13,77	11,55	**Geeignet** bei Herzschwäche zur Beseitigung von Flüssigkeitseinlagerungen, vor allem bei gleichzeitig bestehender Nierenschwäche. → Seite 827
10 mg Tabletten Rp	10 mg	30 Stück	15,68	12,74	
Tabletten					
Torasemid AL 5 mg Tabletten Rp	**Torasemid** 5 mg	30 Stück	13,77	11,55	**Geeignet** bei Herzschwäche zur Beseitigung von Flüssigkeitseinlagerungen, vor allem bei gleichzeitig bestehender Nierenschwäche. → Seite 827
10 mg Tabletten Rp	10 mg	30 Stück	15,68	12,74	
Tabletten					
Torasemid beta 5 mg Tabletten Rp	**Torasemid** 5 mg	30 Stück	13,77	12,33	**Geeignet** bei Herzschwäche zur Beseitigung von Flüssigkeitseinlagerungen, vor allem bei gleichzeitig bestehender Nierenschwäche. → Seite 827
10 mg Tabletten Rp	10 mg	30 Stück	15,68	13,57	
Tabletten					
Torasemid-CT 5 mg Tabletten Rp	**Torasemid** 5 mg	30 Stück	13,77	12,33	**Geeignet** bei Herzschwäche zur Beseitigung von Flüssigkeitseinlagerungen, vor allem bei gleichzeitig bestehender Nierenschwäche. → Seite 827
10 mg Tabletten Rp	10 mg	30 Stück	15,68	13,57	
Tabletten					
Torasemid HEXAL 5 mg Tabletten Rp	**Torasemid** 5 mg	30 Stück	13,77	12,33	**Geeignet** bei Herzschwäche zur Beseitigung von Flüssigkeitseinlagerungen, vor allem bei gleichzeitig bestehender Nierenschwäche. → Seite 827
10 mg Tabletten Rp	10 mg	30 Stück	15,68	13,57	
20 mg Tabletten Rp	20 mg	30 Stück	18,47	15,37	
Tabletten					
Torasemid-ratiopharm 5 mg Tabletten Rp	**Torasemid** 5 mg	30 Stück	13,77	12,33	**Geeignet** bei Herzschwäche zur Beseitigung von Flüssigkeitseinlagerungen, vor allem bei gleichzeitig bestehender Nierenschwäche. → Seite 827
10 mg Tabletten Rp	10 mg	30 Stück	15,68	13,57	
Tabletten					
Torasemid STADA 5 mg Tabletten Rp	**Torasemid** 5 mg	30 Stück	13,77	12,33	**Geeignet** bei Herzschwäche zur Beseitigung von Flüssigkeitseinlagerungen, vor allem bei gleichzeitig bestehender Nierenschwäche. → Seite 827
10 mg Tabletten Rp	10 mg	30 Stück	15,68	13,57	
Tabletten					
Torem Cor Rp	**Torasemid** 5 mg	30 Stück	13,77	13,77	**Geeignet** bei Herzschwäche zur Beseitigung von Flüssigkeitseinlagerungen, vor allem bei gleichzeitig bestehender Nierenschwäche. → Seite 827
Torem 10 Rp	10 mg	30 Stück	15,68	15,67	
Tabletten					

Herzschwäche Fortsetzung

Handelsname Darreichungsform	Zusammensetzung pro 1 ml/1 g oder wie angegeben bzw. pro abgeteilte Einheit	Kleinste Packungsgröße	Festbetrag in Euro	Packungspreis in Euro	Bewertung
Tri.-Thiazid STADA Rp Tabletten	Hydrochlorothiazid 25 mg + Triamteren 50 mg	20 Stück	11,33	11,33	**Geeignet** bei Herzschwäche zur Beseitigung von Flüssigkeitseinlagerungen, wenn ein Kaliummangel besteht. **Mit Einschränkung geeignet** bei älteren Menschen und bei Nierenschwäche wegen der Gefahr eines Kaliumüberschusses mit der Folge gefährlicher Herzrhythmusstörungen. → Seite 827
Triampur compositum Rp Tabletten	Hydrochlorothiazid 12,5 mg + Triamteren 25 mg	50 Stück	13,05	14,95	**Geeignet** bei Herzschwäche zur Beseitigung von Flüssigkeitseinlagerungen, wenn ein Kaliummangel besteht. **Mit Einschränkung geeignet** bei älteren Menschen und bei Nierenschwäche wegen der Gefahr eines Kaliumüberschusses mit der Folge gefährlicher Herzrhythmusstörungen. → Seite 827
Triamteren/HCT AL Rp Filmtabletten	Hydrochlorothiazid 25 mg + Triamteren 50 mg	20 Stück	11,33	11,26	**Geeignet** bei Herzschwäche zur Beseitigung von Flüssigkeitseinlagerungen, wenn ein Kaliummangel besteht. **Mit Einschränkung geeignet** bei älteren Menschen und bei Nierenschwäche wegen der Gefahr eines Kaliumüberschusses mit der Folge gefährlicher Herzrhythmusstörungen. → Seite 827
Triamteren comp.-CT 50 mg/25 mg Rp Filmtabletten	Hydrochlorothiazid 25 mg + Triamteren 50 mg	30 Stück	12,04	11,72	**Geeignet** bei Herzschwäche zur Beseitigung von Flüssigkeitseinlagerungen, wenn ein Kaliummangel besteht. **Mit Einschränkung geeignet** bei älteren Menschen und bei Nierenschwäche wegen der Gefahr eines Kaliumüberschusses mit der Folge gefährlicher Herzrhythmusstörungen. → Seite 827
Triamteren comp.-ratiopharm Rp Filmtabletten	Hydrochlorothiazid 25 mg + Triamteren 50 mg	20 Stück	11,33	11,27	**Geeignet** bei Herzschwäche zur Beseitigung von Flüssigkeitseinlagerungen, wenn ein Kaliummangel besteht. **Mit Einschränkung geeignet** bei älteren Menschen und bei Nierenschwäche wegen der Gefahr eines Kaliumüberschusses mit der Folge gefährlicher Herzrhythmusstörungen. → Seite 827
Triamteren HCT Sandoz 50/25 mg Filmtabletten Rp Filmtabletten	Hydrochlorothiazid 25 mg + Triamteren 50 mg	30 Stück	12,04	11,72	**Geeignet** bei Herzschwäche zur Beseitigung von Flüssigkeitseinlagerungen, wenn ein Kaliummangel besteht. **Mit Einschränkung geeignet** bei älteren Menschen und bei Nierenschwäche wegen der Gefahr eines Kaliumüberschusses mit der Folge gefährlicher Herzrhythmusstörungen. → Seite 82
Triarese Rp Tabletten	Hydrochlorothiazid 25 mg + Triamteren 50 mg	30 Stück	12,04	12,01	**Geeignet** bei Herzschwäche zur Beseitigung von Flüssigkeitseinlagerungen, wenn ein Kaliummangel besteht. **Mit Einschränkung geeignet** bei älteren Menschen und bei Nierenschwäche wegen der Gefahr eines Kaliumüberschusses mit der Folge gefährlicher Herzrhythmusstörungen. → Seite 82

Hinweise zu den Tabellenspalten → Seite 28, zur Auswahl der Arzneimittel → Seite 23, zur Grundlage der Bewertung → Seiten 24, 27

Herzschwäche Fortsetzung

Handelsname Darreichungsform	Zusammensetzung pro 1 ml/1 g oder wie angegeben bzw. pro abgeteilte Einheit	Kleinste Packungsgröße	Festbetrag in Euro	Packungspreis in Euro	Bewertung

Hinweise zu den Tabellenspalten → Seite 28, zur Auswahl der Arzneimittel → Seite 23, zur Grundlage der Bewertung → Seiten 24, 27

Handelsname Darreichungsform	Zusammensetzung pro 1 ml/1 g oder wie angegeben bzw. pro abgeteilte Einheit	Kleinste Packungsgröße	Festbetrag in Euro	Packungspreis in Euro	Bewertung
Turfa Rp Tabletten	**Hydrochlorothiazid** 25 mg **+ Triamteren** 50 mg	20 Stück	11,33	11,26	**Geeignet** bei Herzschwäche zur Beseitigung von Flüssigkeitseinlagerungen, wenn ein Kaliummangel besteht. **Mit Einschränkung geeignet** bei älteren Menschen und bei Nierenschwäche wegen der Gefahr eines Kaliumüberschusses mit der Folge gefährlicher Herzrhythmusstörungen. → Seite 827
Unat Cor Rp *Unat 10 Rp* Tabletten	**Torasemid** 5 mg 10 mg	30 Stück 30 Stück	13,77 15,68	13,77 15,67	**Geeignet** bei Herzschwäche zur Beseitigung von Flüssigkeitseinlagerungen, vor allem bei gleichzeitig bestehender Nierenschwäche. → Seite 827
Vesdil 2,5 mg Tabletten Rp *5 mg Tabletten Rp* *Vesdil protect 10 mg Tabletten Rp* Tabletten	**Ramipril** 2,5 mg 5 mg 10 mg	20 Stück 20 Stück 20 Stück	11,73 12,71 14,14	11,72 12,71 14,14	**Geeignet** bei Herzschwäche, vorzugsweise in Kombination mit einem Diuretikum. → Seite 822
XANEF Cor 2,5 mg Rp *XANEF 5 mg Rp* *10 mg Rp* *20 mg Rp* Tabletten	**Enalaprilmaleat** 2,5 mg 5 mg 10 mg 20 mg	30 Stück 30 Stück 30 Stück 30 Stück	12,02 13,14 15,11 17,71	12,02 13,14 15,11 17,71	**Geeignet** bei Herzschwäche, vorzugsweise in Kombination mit einem Diuretikum. → Seite 821
Xipamid beta 10 mg Rp *20 mg Rp* *40 mg Rp* Tabletten	**Xipamid** 10 mg 20 mg 40 mg	30 Stück 30 Stück 30 Stück	12,33 13,14 14,20	11,79 12,46 12,82	**Geeignet** bei Herzschwäche zur Beseitigung von Flüssigkeitseinlagerungen, vor allem bei gleichzeitig bestehender Nierenschwäche. → Seite 827
Xipamid HEXAL 10 mg Tabletten Rp *20 mg Tabletten Rp* *40 mg Tabletten Rp* Tabletten	**Xipamid** 10 mg 20 mg 40 mg	30 Stück 30 Stück 30 Stück	12,33 13,14 14,20	11,79 12,46 13,14	**Geeignet** bei Herzschwäche zur Beseitigung von Flüssigkeitseinlagerungen, vor allem bei gleichzeitig bestehender Nierenschwäche. → Seite 827

Blutarmut

Blutarmut (Anämie) bedeutet, dass der Körper zu wenig rote Blutkörperchen (Erythrozyten) hat und es ihm damit an rotem Blutfarbstoff (Hämoglobin) mangelt. Hämoglobin ist ein Eiweiß, das den Blutkörperchen ihre rote Farbe gibt und zuständig ist für den Sauerstofftransport. An das Hämoglobin bindet sich der in der Lunge eingeatmete Sauerstoff, der über die Blutbahn zu den Organen transportiert und dort an das Gewebe abgegeben wird.

Bei einem geringen Gehalt an Hämoglobin verschlechtert sich die Sauerstoffversorgung des Körpers.

Ob ein Eisenmangel besteht, lässt sich anhand einer Blutuntersuchung feststellen, bei der die Serum-Ferritin-Konzentration gemessen wird. Ferritin gilt als Speichereisen, auf das der Körper bei hohem Eisenbedarf zurückgreift. Werte von 100 bis 250 Mikrogramm pro Milliliter liegen im Normbereich. Werte unter 12 Mikrogramm pro Milliliter sind ein klarer Hinweis für einen Eisenmangel. Diese Form der Blutarmut kommt bei Säuglingen und Kleinkindern häufig vor.

Wenn im Magen zu wenig von einem speziellen Transportstoff (Intrinsic Factor) produziert wird, kommt es zu einem Mangel an Vitamin B_{12}, oft begleitet von einem Mangel an Folsäure. Beides fördert eine bestimmte Form der Blutarmut, die perniziöse Anämie.

Auch ein Mangel an Vitamin B_{12} oder Folsäure kann durch eine Blutuntersuchung festgestellt werden.

Anzeichen und Beschwerden

Wie stark die Beschwerden sind, hängt davon ab, wie schnell sich das Blutbild verschlechtert. Verringert sich die Zahl der roten Blutkörperchen langsam über Monate hinweg, spüren Sie lange Zeit erst einmal gar nichts. Später fühlen Sie sich oft nur müde und schwach oder bekommen leicht Atemnot, wenn Sie sich anstrengen. Die Nägel werden rissig und brüchig oder die Zunge brennt.

Dramatisch kann es hingegen bei einer schweren Blutung werden. Bei raschem, hohen Blutverlust werden Sie ohnmächtig, weil der Kreislauf zusammenbricht. Bei Magen-Darm-Blutungen färbt sich der Stuhl auffällig schwarz.

Ursachen

Jede Art von Blutverlust kann zu einer Blutarmut und damit zu Eisenmangel führen.

Auch fleischlose Ernährung kann einen Eisenmangel nach sich ziehen.

Bei Frauen beruht er häufig auf starken und langanhaltenden Regelblutungen. Eine Anämie entwickelt sich zwar dann nur langsam, wird aber leicht chronisch.

In der Schwangerschaft brauchen Frauen generell mehr Eisen, sodass in dieser Zeit eine Blutarmut häufiger auftreten kann.

Kinder und Jugendliche in Wachstumsphasen haben ebenfalls einen erhöhten Eisenbedarf.

Kleinkinder mit sehr häufig wiederkehrenden Infekten (mehr als acht bis zehn im Jahr) können eine durch Eisenmangel bedingte Blutarmut entwickeln.

Unfallverletzungen, Magen- und andere innere Blutungen verursachen einen raschen und hohen Blutverlust.

Bei chronischen Nierenleiden nimmt der Hämoglobingehalt ab, weil die Niere kein Erythropoietin mehr bildet. Dieses Hormon regt die Produktion der roten Blutkörperchen an. Auch bei schwerem Rheuma bildet das Knochenmark weniger rote Blutkörperchen. Bei anderen chronischen Krankheiten (z. B. Krebs, Entzündungen) kann der Körper das über die Nahrung aufgenommene Eisen schlecht verwerten. Darmentzündungen (z. B. Morbus Crohn) können gerade jene Abschnitte betreffen, über die Eisen aufgenommen wird. Auch dadurch kann ein Eisenmangel entstehen.

Ferner können einige Medikamente rote Blutkörperchen zerstören und somit eine Blutarmut hervorrufen.

Ein Mangel an Intrinsic Factor, der die Aufnahme von Vitamin B_{12} aus dem Darm ermöglicht, kann zu einem Mangel an diesem Vitamin führen. Außerdem gefährden eine rein pflanzliche (vegane) Kostform, eine gestörte Bildung der Verdauungssäfte im Magen, die teilweise Entfernung von Magen oder Dünndarm bei schweren Erkrankungen oder bei einer Besiedelung des Darmes mit einem Fischbandwurm die Vitamin-B_{12}-Versorgung. Die Folge davon ist eine perniziöse Anämie.

Nichtmedikamentöse Maßnahmen

Einer Blutarmut können Sie vorbeugen, indem Sie sich mit einer ausgewogenen Mischkost gesund ernähren. Wenn Sie Diät halten, sich strikt vegetarisch oder vegan ernähren, müssen Sie darauf achten, dass Sie trotzdem genügend Eisen und Vitamin B aufnehmen, gegebenenfalls über Vitaminprodukte.

Bei hohem Blutverlust sind Bluttransfusionen lebensrettend.

Behandlung mit Medikamenten

Bevor der Arzt Ihnen Medikamente verschreibt, muss er die Ursachen für die Blutarmut herausfinden. Eisen zuzuführen ist nur dann erforderlich, wenn es tatsächlich auch fehlt. Eisen kann chemisch in zwei Formen vorliegen, als zwei- oder als dreiwertiges Eisen. Die Tabletten enthalten fast immer zweiwertiges Eisen, Injektionslösungen dreiwertiges.

Ein unkomplizierter Eisenmangel lässt sich durch die Zufuhr von Eisen zum Einnehmen (→ Seite 847) innerhalb von zwei Monaten beheben. Um die Speicher aufzufüllen und Rückfälle zu vermeiden, ist es sinnvoll, die Behandlung danach noch zwei bis vier Monate lang weiter fortzusetzen. Dreiwertiges Eisen zum Einnehmen ist jedoch nur mit Einschränkung geeignet, weil Eisen-III-Salze schlechter in den Körper aufgenommen werden. Ob dies bei Eisen-III-Komplexen in Form von Saft anders ist, ist noch nicht ausreichend belegt.

Eisen zum Spritzen (→ Seite 848) ist mit Einschränkung geeignet, weil ein höheres Risiko für unerwünschte Wirkungen besteht (z. B. allergischer Schock) als bei Tabletten. Es sollte nur eingesetzt werden, wenn Eisentabletten nicht anwendbar sind

Die Kombination Eisen + Folsäure (→ Seite 851) ist geeignet, wenn gleichzeitig ein Eisen- und Folsäuremangel besteht oder wenn der Körper beides in größerer Menge als sonst benötigt (z. B. in der Schwangerschaft). Dabei sollten Sie auf die richtige Dosierung der beiden Bestandteile in der Kombination achten. International werden in der Schwangerschaft für Eisen Tagesmengen von 60 bis 120 Milligramm empfohlen, für Folsäure 0,35 bis 1 Milli-

gramm. Höhere Mengen an Eisen sind schlechter verträglich.
Vitamin B_{12} (→ Seite 851) ist zum Spritzen geeignet, wenn eine perniziöse Anämie vorliegt. Zum Einnehmen ist der Wirkstoff nur geeignet, wenn die Resorption des Vitamins im Magen und Darm nicht gestört ist, beispielsweise bei einer Mangelernährung.
Um einen Folsäuremangel zu beheben oder den erhöhten Bedarf an Folsäure während der Schwangerschaft, in der ein Folsäuremangel mit speziellen Gefahren für das Kind verbunden ist (Neuralrohrdefekte wie offenen Rücken, Lippen-Kiefer-Gaumen-Spalte), zu decken, sind Präparate mit Folsäure (→ Seite 850) geeignet.
Die Injektion von blutbildenden Wachstumsfaktoren (→ Seite 848) ist sinnvoll, wenn die Nieren aufgrund einer chronischen Nierenerkrankung zu wenig davon produzieren oder wenn eine Eigenblutspende geplant ist, zum Beispiel bei größeren Operationen. Bei Tumorerkrankungen sollte das Mittel nur im Rahmen von kontrollierten Studien gegeben werden, weil damit zwar der Bedarf an Bluttransfusionen verringert werden kann, derzeit aber noch nicht ausreichend geklärt ist, ob die Behandlung das Leben des Krebskranken verbessern oder verlängern kann.

Eisen zum Einnehmen

Dreisafer, Eisendragees-ratiopharm, Eryfer, ferro sanol, Ferrum Hausmann, Ferrum Verla, Haemoprotect, Lösferron, TARDYFERON, Vitaferro

Eisen liegt in diesen Präparaten als Eisen-II-Glyzinsulfat, Eisen-II-Sulfat oder Eisen-II-Glukonat vor. Alle drei Varianten wirken gleich und sind zur Behandlung einer Blutarmut mit Eisenmangel geeignet.

Ferrum Hausmann: Dieses Mittel enthält dreiwertiges Eisen in Form eines Komplexes. Es ist trotz einiger klinischer Studien nicht ausreichend nachgewiesen, dass der Eisen-III-Polymaltose-Komplex in vergleichbarer Weise in den Körper aufgenommen wird wie die zweiwertigen Eisensalze. Daher gilt das Mittel als „mit Einschränkung geeignet".

Anwendung

Zur Behandlung einer Eisenmangelanämie werden 100 bis 200 Milligramm Eisen pro Tag empfohlen. Zur Vorbeugung beispielsweise vor und während einer Schwangerschaft genügt es, wenn Sie 60 bis 120 Milligramm Eisen pro Tag einnehmen. Wenn Sie größere Mengen schlucken, füllen sich die Eisenspeicher nicht rascher auf, aber das Risiko für unerwünschte Wirkungen ist höher.
Der Körper kann Eisen-II-Salze am besten verwerten, wenn Sie sie eine Stunde vor den Mahlzeiten mit einem Glas Wasser einnehmen. Wenn Sie Magen-Darm-Beschwerden bekommen, schlucken Sie die Tabletten besser zum Essen oder danach. Eisen-III-Polymaltose-Komplex soll dagegen zur besseren Aufnahme mit den Mahlzeiten eingenommen werden. Der Hämoglobinspiegel kann täglich maximal um 0,1 Gramm pro Deziliter Blutserum steigen. Innerhalb von fünf bis sieben Tagen macht sich das im Blutbild bemerkbar, dann bessern sich auch die Beschwerden.
Wenn sich die Blutwerte wieder normalisiert haben, müssen Sie die Eisentabletten noch vier weitere Wochen einnehmen, damit auch die Speicher wieder aufgefüllt werden.
Erschrecken Sie nicht, wenn der Stuhl schwarz aussieht – das liegt am Eisen und ist unbedenklich, wenn die Stuhlfarbe vor der Eiseneinnahme normal war.

Achtung

Achten Sie strikt darauf, die Tabletten für Kinderhände unerreichbar aufzubewahren. Bei Kindern unter zwei Jahren können bereits ein bis zwei Gramm Eisen, also etwa 10 bis 20 Tabletten, auf einmal geschluckt, tödlich sein.

Ferrum Hausmann Lösung/Sirup: Diese Mittel enthalten als Konservierungsmittel Parabene. Wenn Sie auf Parastoffe (→ Seite 1159) allergisch reagieren, dürfen Sie sie nicht anwenden.

Wechselwirkungen mit Medikamenten

Säurebindende Mittel (Antazida, bei Sodbrennen) und Colestyramin (bei Arteriosklerose) verringern die Aufnahme des Eisens im Darm. Sie sollten die Mittel deshalb im Abstand von etwa zwei Stunden einnehmen.

Wechselwirkungen mit Speisen und Getränken

Eisentabletten sollten Sie vorzugsweise mit Fruchtsäften einnehmen, weil die Fruchtsäuren die Aufnahme von Eisen begünstigen. Alternativ können Sie die Mittel auch mit Wasser schlucken. Andere Getränke, vor allem schwarzer Tee, Kaffee und Milch, behindern die Aufnahme des Eisens und sind deshalb für die Einnahme ungeeignet.

Unerwünschte Wirkungen

▶ **Keine Maßnahmen erforderlich**

Es können Magen-Darm-Beschwerden wie Bauchschmerzen, Übelkeit auftreten. Wenn die Beschwerden anhalten, obwohl Sie die Tabletten nicht auf nüchternen Magen, sondern zum Essen einnehmen, sollten Sie mit dem Arzt besprechen, ob Sie die Dosis verringern können.

▶ **Muss beobachtet werden**
Wenn eine anhaltende Verstopfung auftritt, sollten Sie mit dem Arzt darüber sprechen, wie Sie dieser entgegenwirken können (z. B. durch ballaststoffreiche Kost, Bewegung) oder ob Abführmittel erforderlich sind.
Bei Verwendung der Brausetabletten kann es zu Zahnverfärbungen kommen, die vermieden werden können, wenn Sie einen Trinkhalm benutzen oder die Zähne intensiv putzen.
Wenn die Haut sich verstärkt rötet und juckt, reagieren Sie vermutlich allergisch auf das Mittel. Bei solchen Hauterscheinungen (→ Seite 14) sollten Sie einen Arzt aufsuchen.

▶ **Sofort zum Arzt**
Nehmen Juckreiz und Hautausschlag zu und treten zusätzlich Herzrasen, Atemnot, Schwäche und Schwindel auf, müssen Sie unverzüglich den Notarzt rufen (Telefon 112), weil es sich um eine lebensbedrohliche Allergie (→ Seite 14) handeln kann.

Hinweise

Für Kinder unter 14 Jahren
Bei Kindern werden Eisenpräparate in Abhängigkeit vom Körpergewicht und vom Alter dosiert. In der Regel beträgt die Tagesdosis 4 Milligramm pro Kilogramm Körpergewicht und wird auf zwei bis drei Einzeldosen verteilt.

Eisen zum Spritzen

Ferrlecit

Eisen zu spritzen oder zu infundieren, ist nur sehr selten nötig, weil Eisentabletten gut wirken. Wenn Eisen wirklich einmal sehr schnell ersetzt werden muss (z. B. nach Operationen, Unfällen), sind Bluttransfusionen meist sowieso unumgänglich und liefern genügend Eisen.
In die Vene gespritztes Eisen ist schlecht verträglich. Es ist deshalb zur Behandlung von Blutarmut mit Eisenmangel nur mit Einschränkung geeignet und sollte nur eingesetzt werden, wenn der Darm so entzündet ist, dass er kein Eisen aufnimmt (z. B. bei Morbus Crohn), oder wenn Eisentabletten überhaupt nicht vertragen werden.

Anwendung

Am sinnvollsten ist es, das gesamte fehlende Eisen mit einer Infusion zu verabreichen. Vorher muss der Arzt jedoch mit einer Testmenge prüfen, ob Sie auf das Präparat möglicherweise allergisch reagieren. Nach dieser Testspritze sollten Sie eine Stunde lang ärztlich überwacht werden.

Unerwünschte Wirkungen

▶ **Keine Maßnahmen erforderlich**
Während einer Injektion können Gesichtsrötung, Herzklopfen, Schwindel, Übelkeit, Geschmacksstörungen, Schmerzen im Bauch, Brust und Rücken, Kribbeln der Haut sowie Muskel- und Gelenkschmerzen auftreten. Der Blutdruck kann ansteigen. Diese Symptome kann der Arzt weitgehend vermeiden, wenn Sie bei der Injektion liegen und die Flüssigkeit sehr langsam gespritzt wird.

▶ **Sofort zum Arzt**
Sollte sich später ein Hautausschlag mit Juckreiz ausbilden und zusätzlich Herzrasen, Atemnot, Schwäche und Schwindel auftreten, müssen Sie unverzüglich den Notarzt rufen (Telefon 112), weil es sich um eine lebensbedrohliche Allergie (→ Seite 14) handeln kann.

Blutbildende Wachstumsfaktoren

Darbepoetin

Aranesp

Erythropoietin

ERYPO, NeoRecormon

Erythropoietin und Darbepoetin sind blutbildende Wachstumsfaktoren. Erythropoietin wird in den Nieren gebildet – und zwar immer dann, wenn das Blut zu wenig rote Blutkörperchen enthält. Es regt die blutbildenden Zellen im Knochenmark dazu an, rasch neue Erythrozyten zu bilden. Darbepoetin unterscheidet sich lediglich in seiner chemischen Struktur von Erythropoietin. Es wirkt länger als dieses und muss deshalb nur einmal wöchentlich verabreicht werden.
Chronisch Nierenkranke, vor allem wenn sie auf die Blutwäsche (Dialyse) angewiesen sind, sind häufig blutarm, weil bei ihnen die Nieren kein Erythropoietin mehr bilden, sodass auch die blutbildenden Zellen nicht genügend rote Blutkörperchen herstellen. Bei ihnen sind Erythropoietin und Darbepoetin geeignet, um die Blutarmut zu behandeln. Meist sind dann wesentlich weniger Bluttransfusionen erforderlich.
Zu beachten ist jedoch, dass die Mittel nicht zu häufig und nicht im Übermaß eingesetzt werden. Denn eine Studie, die alle bisher veröffentlichten Publikationen zur Anwendung von Erythropoietin bei Nierenkranken berücksichtigt, gibt Hinweise darauf, dass eine Erhöhung der Hämoglobinkonzentration auf Werte über 12,2 g/dl das

Sterblichkeitsrisiko eher erhöht. Auch kann bei diesen Patienten der Blutdruck ansteigen, und es besteht eine erhöhte Thrombosegefahr.
Erythropoietin wird mitunter auch empfohlen, wenn eine planbare große Operation (z. B. Hüftgelenkersatz) bevorsteht und Eigenblutspenden sinnvoll sind. Bis zur Operation ist dann der Verlust an roten Blutkörperchen wieder ausgeglichen. Allerdings kann auch hier das Risiko für tiefe Beinvenenthrombosen ansteigen. Der Arzt sollte während dieser Zeit deshalb sorgfältig den Hämoglobinwert im Blut kontrollieren.
Ob Erythropoietin und Darbepoetin auch bei schweren Krankheiten wie Krebs oder Rheuma nützlich sind, bleibt fraglich. Zwar verringert die Gabe von solchen blutbildenden Wachstumsfaktoren bei bestimmten Chemotherapien deren negative Auswirkungen auf das rote Blutbild, aber es ist unklar, ob das den Betroffenen tatsächlich etwas nützt. Einige Studien legen nämlich nahe, dass sich bei bestimmten Tumorarten der Krankheitszustand dann eher verschlechtert (z. B. bei fortgeschrittenen Kopf-und Halstumoren) oder sich sogar die Sterblichkeit erhöht (z. B. bei metastasiertem Brustkrebs).

Anwendung

Die Mittel werden immer unter die Haut oder in die Vene injiziert. Unter die Haut gespritzt wirken sie oft besser. Die Dosis für Erythropoietin beträgt dreimal wöchentlich 50 bis 100 Einheiten pro Kilogramm Körpergewicht, bei Eigenblutspenden einmal wöchentlich 600 Einheiten pro Kilogramm Körpergewicht an drei Wochen hintereinander.
Von Darbepoetin werden zu Beginn der Behandlung einmal wöchentlich zwischen 10 und 20 Mikrogramm verabreicht. Anschließend richtet sich die Dosierung nach den erreichten Hämoglobinwerten im Blut. Angestrebt werden Werte zwischen 11 und 12 g/dl. Weil der Körper sehr viele rote Blutkörperchen herstellt und dafür viel Eisen benötigt, kann es sinnvoll sein, gleichzeitig Eisenpräparate einzunehmen. Der Arzt sollte dafür den Ferritingehalt im Blut und den Eisengehalt des Ferritin bestimmen. Beides zeigt an, ob die Eisenspeicher noch gefüllt sind.
Während der Anwendung sollte der Blutdruck kontrolliert werden. In den ersten acht Wochen der Behandlung sollte der Arzt auch das Blutbild und dabei insbesondere die Zahl der Blutplättchen kontrollieren, anschließend reichen Kontrollen in größeren Abständen aus.

Achtung

Während einer monatelangen Behandlung können sich Antikörper gegen Erythropoietin oder Darbepoetin entwickeln. Wenn sich die Blutarmut trotz der Behandlung mit dem Hormonpräparat verschlechtert, muss der Arzt mithilfe spezieller Untersuchungen klären, ob eine Antikörperbildung dafür verantwortlich ist.

Gegenanzeigen

Unter folgenden Bedingungen sollten Sie die Mittel nicht anwenden:

- Sie haben hohen Blutdruck, der nicht gut eingestellt ist (also deutlich über 140/90 mm Hg liegt).
- Sie sind an Leukämie oder anderen Blutkrebsarten erkrankt. Dann können die Mittel möglicherweise das Wachstum der bösartigen Zellen anregen.

Wenn Sie an einer Epilepsie leiden oder Ihre Leberfunktion eingeschränkt ist, sollte der Arzt Nutzen und Risiken einer Behandlung mit blutbildenden Wachstumsfaktoren sorgfältig abwägen.

Unerwünschte Wirkungen

Welche unerwünschten Wirkungen auftreten, wie ausgeprägt und wie häufig sie sind, hängt von der Grunderkrankung ab. Ingesamt treten bei knapp jedem zehnten mit Erythropoietin Behandelten unerwünschte Wirkungen auf.

▶ **Keine Maßnahmen erforderlich**

Kopfschmerzen treten bei 1 bis 10 von 100 Behandelten auf, wenn sie die Mittel wegen einer chronischen Nierenerkrankung oder aufgrund einer Eigenblutspende bekommen. Tumorpatienten klagen seltener darüber.

▶ **Muss beobachtet werden**

Der Blutdruck kann bei 1 bis 10 von 100 Patienten mit chronischer Nierenerkrankung oder von Tumorpatienten stark ansteigen. Der Blutdruck sollte deshalb regelmäßig kontrolliert und gegebenenfalls medikamentös gesenkt werden.
Bei Dialysepatienten kommt es hin und wieder vor, dass der Shunt verstopft, insbesondere bei niedrigem Blutdruck oder wenn eine Neigung für Komplikationen mit dem Shunt besteht. Gegebenenfalls kann das Blut mit Azetylsalizylsäure „verdünnt" werden.
Bei Patienten mit chronischen Nierenerkrankungen können sich – allerdings selten (bei weniger als 1 von 10 000) – die Blutplättchen (Thrombozyten) stark vermehren und über den Normbereich ansteigen. Dies erkennt der Arzt, wenn er das Blutbild (→ Seite 15) überwacht. Wenn die

Thrombozytenzahl über dem Normbereich liegt oder stark ansteigt, sollten die Mittel abgesetzt werden.

▶ **Sofort zum Arzt**

Bei 1 bis 10 von 1 000 Behandelten mit chronischer Nierenerkrankung kann der Blutdruck extrem ansteigen (Blutdruckkrise). Anzeichen dafür sind plötzlich auftretende stechende Kopfschmerzen, Sehstörungen, Schwindel, Sprach- oder Gangstörungen, Krampfanfälle. Wenn Sie solche Symptome bemerken, müssen Sie umgehend einen Arzt aufsuchen, damit der Blutdruck medikamentös gesenkt werden kann.

Bei 1 bis 10 von 1 000 Tumorpatienten, die blutbildende Wachstumsfaktoren erhielten, wurden Thrombosen beobachtet. Wenn Sie zu dieser Patientengruppe gehören und Schmerzen im Bein spüren oder wenn das Bein plötzlich anschwillt, sollten Sie sofort einen Arzt aufsuchen.

HINWEISE

Für Schwangerschaft und Stillzeit

Es gibt nur wenige Daten über die Anwendung von blutbildenden Wachstumsfaktoren in dieser Zeit. Deshalb sollte die Mittel nur in dringenden Notfällen angewendet werden.

Folsäure

Folsan, Folsäure-ratiopharm

Folsäure ist ein Vitamin, das zur B-Gruppe gehört. Es wird für die Zellteilung, den Eiweiß- und Nervenstoffwechsel benötigt. Ein Folsäuremangel ist oft mit einer Blutarmut verbunden. Folsäure ist vor allem in Hefe, Leber, Nieren, Getreide, grünem Blattgemüse (z. B. Spinat) und Nüssen enthalten, wird aber mit der Nahrung nicht immer in der nötigen Menge (150 Mikrogramm täglich) aufgenommen.

Zu einem Mangel kann es auch bei allen Formen der Mangelernährung kommen, ebenfalls bei Alkoholmissbrauch und wenn der Darm entzündet ist oder auf das Getreideklebereiweiß Gluten allergisch reagiert (Zöliakie, Sprue). Medikamente wie Methotrexat (bei Rheuma, Krebs), Cotrimoxazol (bei Harnweginfektionen), Barbiturate und Phenytoin (bei Epilepsien) können Symptome eines Folsäuremangels hervorrufen.

In Schwangerschaft, Stillzeit und Wachstumsphasen braucht der Körper mehr Folsäure als sonst, sodass auch in diesen Zeiten leicht eine Unterversorgung auftreten kann. Dann muss Folsäure zusätzlich zur Nahrung als Tablette eingenommen werden (zwischen 0,35 und 1 Milligramm täglich).

Die zusätzliche Gabe von Folsäure in den ersten drei Schwangerschaftsmonaten kann einem Neuralrohrdefekt beim Ungeborenen vorbeugen. Solche Defekte sind ein „offener“ Rücken (Spina bifida) sowie eine Lippen-Kiefer-Gaumen-Spalte. Da sich das Neuralrohr schon in den ersten zwölf Wochen einer Schwangerschaft ausbildet, sollten sich Frauen mit Kinderwunsch folsäurereich (z. B. Spinat, grünes Blattgemüse) ernähren und – sofern dies planbar ist – schon einige Wochen vor der Schwangerschaft mit der Einnahme von Folsäure beginnen.

In all diesen Situationen sind Folsäurepräparate zur Behandlung geeignet.

ANWENDUNG

Normalerweise genügen 0,1 bis 0,2 Milligramm Folsäure pro Tag. Da Folsäure aber nur in sehr hoher Dosierung unerwünschte Wirkungen hat, können Sie auch Tabletten, die 0,4 oder 5 Milligramm Folsäure enthalten, unbedenklich einnehmen.

Die Tabletten sind deshalb so hoch dosiert, weil sie auch für Frauen vor und in der Schwangerschaft geeignet sein sollen. Frauen, die bereits ein Kind mit Lippen-Kiefer-Gaumen-Spalte oder offenem Rücken geboren haben oder in deren Familie solche Fehlbildungen vorkommen, wird empfohlen, täglich 5 Milligramm Folsäure einzunehmen, um Fehlbildungen vorzubeugen. Für alle anderen Frauen genügt eine tägliche Dosis von 0,4 Milligramm Folsäure.

ACHTUNG

Wechselwirkungen mit Medikamenten

Wenn Sie Phenytoin (bei Epilepsien) einnehmen, kann sich nach mehrjähriger Einnahme ein Folsäuremangel entwickeln. Wird dann Folsäure in höheren Dosen zugeführt, kann es die Wirkung von Phenytoin abschwächen, sodass sich die Gefahr für Krampfanfälle erhöht.

Auch Folsäureantagonisten wie Trimethoprim (bei Harnweginfektionen) können die Wirkung von Folsäure verringern.

UNERWÜNSCHTE WIRKUNGEN

▶ **Keine Maßnahmen erforderlich**

Nur bei sehr hoher Dosierung (über 15 Milligramm pro Tag) können Schlafstörungen, Erregung oder Depressionen sowie Magen-Darm-Beschwerden auftreten.

Vitamin B_{12}

Vitamin B_{12}-JENAPHARM, Vitamin B_{12} Lichtenstein, Vitamin B_{12}-ratiopharm

Der chemische Ausdruck für Vitamin B_{12} lautet Cyanocobalamin.

Die blutbildenden Zellen im Knochenmark brauchen Vitamin B_{12}, um Blutkörperchen herzustellen. Mit der üblichen Mischkost, die auch Fleisch beinhaltet, erhält der Körper etwa die zehnfache Menge an Vitamin B_{12}, die er benötigt (der Tagesbedarf liegt bei 2 bis 5 Mikrogramm). Da Vitamin B_{12} jedoch in Pflanzen nicht vorkommt, kann bei Vegetariern und Veganern, die auch auf Eier und Milchprodukte verzichten, ein Mangel entstehen. Er lässt sich durch Hefe oder Hefeextrakt sowie milchsauer vergorene Lebensmittel (Sauerkraut) ausgleichen. Auch die hier besprochenen Tabletten mit Vitamin B_{12} sind dafür geeignet.

Bei perniziöser Anämie sind Tabletten mit Vitamin B_{12} wirkungslos, weil die Wirkstoffe im Darm nicht aufgenommen werden können, da der Transportstoff „Intrinsic Factor" (→ Seite 846) nicht vorhanden ist. Das Vitamin muss dann lebenslang alle ein bis drei Monate gespritzt werden. Die hier besprochenen Ampullen mit Vitamin B_{12} sind dafür geeignet.

Anwendung

Bei perniziöser Anämie muss Vitamin B_{12} zur Behandlung und auch später zur Prophylaxe regelmäßig gespritzt werden. Ist der Mangel an Vitamin B_{12} sehr ausgeprägt, sollte der Arzt etwa eine Woche lang täglich 100 Mikrogramm Vitamin B_{12} in die Muskulatur spritzen. Bei perniziöser Anämie genügt anschließend eine Injektion von 500 Mikrogramm alle sechs Monate.

Beruht der Vitamin B_{12}-Mangel dagegen auf einer Mangelernährung, genügen 10 Mikrogramm täglich als Tabletten, wenn die Aufnahme nicht durch eine Magen- oder Darmstörung beeinträchtigt ist.

Schon nach zwei bis fünf Tagen bessert sich die Blutarmut. Die Wirkung ist gut belegt.

Unerwünschte Wirkungen

Unerwünschte Wirkungen wie Akne oder allergische Reaktionen (→ Seite 14) sind nur in wenigen Einzelfällen zu erwarten.

Kombination

Eisen + Folsäure

Plastulen

Wenn es an Eisen und Folsäure gleichzeitig mangelt, ist es sinnvoll, beide Stoffe zusammen zu ersetzen. *Plastulen* ist dafür geeignet.

Anwendung

Für den täglichen Bedarf reichen eine, höchstens zwei Kapseln. Bei größeren Mengen bekommen Sie leicht Magenschmerzen.

Alle weiteren Angaben finden Sie unter „Eisen zum Einnehmen" (→ Seite 847), und „Folsäure" (→ Seite 850).

Blutarmut

Handelsname Darreichungsform	Zusammensetzung pro 1 ml/1 g oder wie angegeben bzw. pro abgeteilte Einheit	Kleinste Packungsgröße	Festbetrag in Euro	Packungspreis in Euro	Bewertung
Aranesp 20 Mikrogramm Injektionslösung Rp	**Darbepoetin alfa** 20 µg pro 0,5 ml	1 Stück	74,68	74,68	**Geeignet** bei Blutarmut bei chronisch Nierenkranken. → Seite 848
40 Mikrogramm Injektionslösung Rp	40 µg pro 0,4 ml	1 Stück	141,63	141,63	
60 Mikrogramm Injektionslösung Rp	60 µg pro 0,3 ml	1 Stück	209,32	206,62	
80 Mikrogramm Injektionslösung Rp	80 µg pro 0,4 ml	1 Stück	277,47	273,25	
100 Mikrogramm Injektionslösung Rp	100 µg pro 0,5 ml	1 Stück	345,98	338,13	
130 Mikrogramm Injektionslösung Rp	130 µg pro 0,65 ml	1 Stück	453,12	441,87	
300 Mikrogramm Injektionslösung Rp	300 µg pro 0,6 ml	1 Stück	1042,02	995,76	
500 Mikrogramm Injektionslösung Rp Injektor	500 µg pro 1 ml	1 Stück	1748,66	1493,96	

Hinweise zu den Tabellenspalten → Seite 28, zur Auswahl der Arzneimittel → Seite 23, zur Grundlage der Bewertung → Seiten 24, 27

Blutarmut Fortsetzung

Handelsname Darreichungsform	Zusammensetzung pro 1 ml/1 g oder wie angegeben bzw. pro abgeteilte Einheit	Kleinste Packungsgröße	Festbetrag in Euro	Packungspreis in Euro	Bewertung

Hinweise zu den Tabellenspalten → Seite 28, zur Auswahl der Arzneimittel → Seite 23, zur Grundlage der Bewertung → Seiten 24, 27

Handelsname Darreichungsform	Zusammensetzung pro 1 ml/1 g oder wie angegeben bzw. pro abgeteilte Einheit	Kleinste Packungsgröße	Festbetrag in Euro	Packungspreis in Euro	Bewertung
Dreisafer Filmtabletten	**Eisen(II)-sulfat** (entspricht 100 mg Eisen)	20 Stück	6,69	6,25	**Geeignet** bei Blutarmut mit Eisenmangel. → Seite 847
Eisendragees-ratiopharm 50 mg Dragees	**Eisen(II)-sulfat** (entspricht 50 mg Eisen)	20 Stück	4,24	2,99	**Geeignet** bei Blutarmut mit Eisenmangel. → Seite 847
Eryfer 100 Kapseln	**Eisen(II)-sulfat** (entspricht Eisen 100 mg)	20 Stück	6,69	6,69	**Geeignet** bei Blutarmut mit Eisenmangel. → Seite 847
ERYPO FS 1 000 I.E./0,5 ml Rp	**Epoetin alfa** 1 000 I.E. pro 0,5 ml	6 Stück	96,90	96,90	**Geeignet** bei Blutarmut bei chronisch Nierenkranken und mitunter bei Eigenblutspenden. → Seite 848
2 000 I.E./0,5 ml Rp	2 000 I.E. pro 0,5 ml	6 Stück	186,69	186,69	
3 000 I.E./0,3 ml Rp	3 000 I.E. pro 0,3 ml	6 Stück	269,88	269,88	
4 000 I.E./0,4 ml Rp	4 000 I.E. pro 0,4 ml	6 Stück	361,26	361,26	
5 000 I.E./0,5 ml Rp	5 000 I.E. pro 0,5 ml	6 Stück	453,12	453,12	
6 000 I.E./0,6 ml Rp	6 000 I.E. pro 0,6 ml	6 Stück	545,38	545,38	
8 000 I.E./0,8 ml Rp	8 000 I.E. pro 0,8 ml	6 Stück	723,08	723,08	
10 000 I.E./ml Rp Fertigspritzen	10 000 I.E.	6 Stück	909,48	909,48	
ERYPO 2 000 Rp	2 000 I.E.	6 x 1 ml	186,69	186,69	
4 000 Rp Injektionslösung	4 000 I.E.	6 x 1 ml	361,26	361,26	
Ferrlecit 40 mg Rp	**Eisen(III)-Natriumglukonat-Komplex** (entspricht 40 mg Eisen) pro 3,2 ml	6 x 3,2 ml		32,38	**Mit Einschränkung geeignet** bei Blutarmut mit Eisenmangel. Reservetherapeutikum, wenn Eisentabletten nicht anwendbar sind. → Seite 848
62,5 mg Rp Ampullen	(entspricht 62,5 mg Eisen) pro 5 ml	6 x 5 ml		37,70	
ferro sanol Dragees Dragees	**Eisen(II)-glyzinsulfat-Komplex** (entspricht 40 mg Eisen)	20 Stück	3,63	3,63	**Geeignet** bei Blutarmut mit Eisenmangel. → Seite 847
ferro sanol duodenal Kapseln	(entspricht 100 mg Eisen)	20 Stück	6,69	6,69	
ferro sanol Tropfen Tropfen	(entspricht 30 mg Eisen)	30 ml	4,26	4,26	
Ferrum Hausmann Sirup Sirup	**Eisen(III)-hydroxid-Polymaltose-Komplex** (entspricht 50 mg Eisen) (Konservierungsmittel: Parabene)	200 ml		15,74	**Mit Einschränkung geeignet** bei Blutarmut mit Eisenmangel, weil der Körper dreiwertiges Eisen schlechter aufnehmen kann als zweiwertiges. → Seite 847
Ferrum Hausmann Lösung Tropfen	(entspricht 50 mg Eisen) (Konservierungsmittel: Parabene)	30 ml		10,85	
Ferrum Verla 80,5 mg Brausetabletten	**Eisen(II)-glukonat** (entspricht 80,5 mg Eisen)	20 Stück	5,78	5,40	**Geeignet** bei Blutarmut mit Eisenmangel. → Seite 847
Folsäure-ratiopharm 5 mg Tabletten	**Folsäure** 5 mg	20 Stück	5,19	3,99	**Geeignet** bei Folsäuremangel und zur Deckung des Folsäurebedarfs vor und während der Schwangerschaft. → Seite 850
Folsan 0,4 mg	**Folsäure** 0,4 mg	20 Stück		3,58	**Geeignet** bei Folsäuremangel und zur Deckung des Folsäurebedarfs vor und während der Schwangerschaft. → Seite 850
5 mg Tabletten	5 mg	20 Stück	5,19	5,19	
Haemoprotect 50	**Eisen(II)-sulfat** (entspricht 50 mg Eisen)	20 Stück	4,24	2,56	**Geeignet** bei Blutarmut mit Eisenmangel. → Seite 847
100 Kapseln	(entspricht 100 mg Eisen)	20 Stück	6,69	5,53	

Blutarmut Fortsetzung

Handelsname Darreichungsform	Zusammensetzung pro 1 ml/1 g oder wie angegeben bzw. pro abgeteilte Einheit	Kleinste Packungsgröße	Festbetrag in Euro	Packungspreis in Euro	Bewertung
Lösferron Brausetabletten	**Eisen(II)-glukonat** (entspricht 80,5 mg Eisen)	20 Stück	5,78	5,78	**Geeignet** bei Blutarmut mit Eisenmangel. → Seite 847
NeoRecormon 500 I.E. Rp	**Epoetin beta** 500 I.E.	6 Stück	52,65	52,65	**Geeignet** bei Blutarmut bei chronisch Nierenkranken und mitunter bei Eigenblutspenden. → Seite 848
1 000 I.E. Rp	1 000 I.E.	6 Stück	96,90	96,90	
2 000 I.E. Rp	2 000 I.E.	6 Stück	186,69	186,69	
3 000 I.E. Rp	3 000 I.E.	6 Stück	269,88	269,88	
4 000 I.E Rp	4 000 I.E.	6 Stück	361,26	361,26	
5 000 I.E. Rp	5 000 I.E.	6 Stück	453,12	453,12	
6 000 I.E. Rp	6 000 I.E.	6 Stück	545,38	545,38	
10 000 I.E. Rp	10 000 I.E.	6 Stück	909,48	909,48	
20 000 I.E. Rp	20 000 I.E.	6 Stück	1835,49	1835,49	
30 000 I.E. Rp Fertigspritzen	30 000 I.E.	4 Stück	1835,49	1835,49	
Plastulen N Kapseln	**Eisen(II)-sulfat** (entspricht 102 mg Eisen) **+ Folsäure** 0,5 mg	20 Stück	6,77	6,77	**Geeignet** bei Blutarmut mit gleichzeitig bestehendem Eisen- und Folsäuremangel sowie zur Deckung des Eisen- und Folsäurebedarfs vor und während einer Schwangerschaft. → Seite 851
Plastulen Duo Weichkapseln	**Eisen(II)-sulfat** (entspricht 102 mg Eisen) **+ Folsäure** 0,5 mg	20 Stück	6,77	6,77	
TARDYFERON Dragees	**Eisen(II)-sulfat** (entspricht 80 mg Eisen)	20 Stück	5,76	5,76	**Geeignet** bei Blutarmut mit Eisenmangel. → Seite 847
Vitaferro Brause Brausetabletten	**Eisen(II)-glukonat** (entspricht 80,5 mg Eisen)	20 Stück	5,78	5,32	**Geeignet** bei Blutarmut mit Eisenmangel. → Seite 847
Vitamin B_{12} 1 000 µg inject JENAPHARM Ampullen	**Cyanocobalamin** 1 000 µg	5 Stück	4,64	4,61	**Geeignet** zur Behandlung einer perniziösen Anämie. → Seite 851
Vitamin B_{12}Lichtenstein 1 000 µg Ampullen	**Cyanocobalamin** 1 000 µg	5 x 1 ml	4,64	5,11	**Geeignet** zur Behandlung einer perniziösen Anämie. → Seite 851
Vitamin B_{12}-ratiopharm N Ampullen	**Cyanocobalamin** 100 µg	5 Stück	2,44	2,18	**Geeignet** zur Behandlung einer perniziösen Anämie. → Seite 851
Vitamin B_{12}-ratiopharm 10 µg Tabletten Filmtabletten	10 µg	100 Stück		10,75	**Geeignet** zur Behandlung einer durch Vitamin B12-Mangel bedingten Anämie, die nicht auf einer Resorptionsstörung im Darm beruht (z. B. bei Vegetariern und Veganern). → Seite 851

Hinweise zu den Tabellenspalten → Seite 28, zur Auswahl der Arzneimittel → Seite 23, zur Grundlage der Bewertung → Seiten 24, 27

Nervensystem

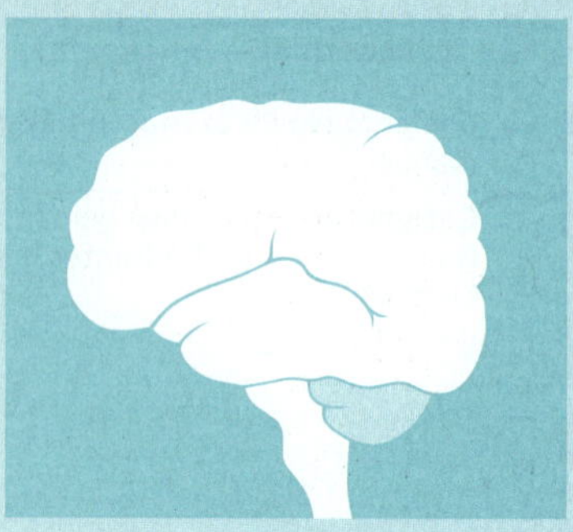

Zwei große Bereiche werden im Nervensystem unterschieden: das zentrale und das periphere Nervensystem.

Zum zentralen Nervensystem (ZNS) gehören Gehirn und Rückenmark. Jeder der vielen verschiedenen Bereiche des Gehirns ist für bestimmte Aufgaben zuständig, zum Beispiel für Atmung und Kreislauf, Bewegung oder das Sehen. Einer dieser Bereiche, das limbische System, gilt als der Ort, an dem psychische Empfindungen in körperliche Reaktionen umgewandelt werden und umgekehrt. Hier wird das, was man erlebt, gefühlsmäßig bewertet, und es werden Emotionen wie Lust und Wut ausgelöst.

Die Zellen des zentralen Nervensystems kommunizieren durch Botenstoffe miteinander. Zu diesen gehören zum Beispiel Serotonin, Dopamin, Noradrenalin, Gammaaminobuttersäure (GABA) und Azetylcholin. Ihr ausgewogenes Verhältnis zueinander garantiert, dass Lebensvorgänge so ablaufen, wie man sie als „normal" ansieht. Bei einer Reihe von Krankheiten ist die Balance dieser Botenstoffe gestört.

Das periphere Nervensystem umfasst die Nerven, die aus dem Rückenmark austreten, sich verzweigen und den gesamten Körper durchziehen. Jeder „Nerv" ist ein Bündel von Nervenfasern, in dem Impulse durch den Körper geleitet werden. Nervenfasern wiederum bestehen aus Nervenzellen und deren Umhüllung. Die Art der Hüllschicht bestimmt unter anderem die Geschwindigkeit, mit der die Nerven Impulse weiterleiten.

Im peripheren Nervensystem gibt es zwei gegenläufige Bahnen: von Gehirn und Rückenmark weg und zu ihnen hin. An ihrem „Umschaltpunkt" ist das periphere mit dem zentralen Nervensystem verbunden. Reize aus den Randbereichen des Körpers werden zum Gehirn geleitet, Steuerungsimpulse des Gehirns werden an die Peripherie weitergegeben.

Migräne

Die Internationale Kopfschmerzgesellschaft hat 251 verschiedene Typen von Kopfschmerzen klassifiziert (www.ihs-classification.org) – das zeigt, wie unterschiedlich diese Beschwerden sein können. Nach ihren Ursachen werden Kopfschmerzen in zwei große Gruppen unterteilt. Die eine Gruppe umfasst Kopfschmerzen als eigenständige Krankheiten. Zu diesen sogenannten primären Kopfschmerzerkrankungen gehört unter anderem die Migräne. Zu der anderen Gruppe gehören Kopfschmerzen, die zum Beispiel durch hohen Blutdruck oder Schmerzmittel ausgelöst sind.

Bei Kindern

Sogar Kleinkinder können schon Migräneattacken haben. Bis zum 15. Lebensjahr sind etwa 10 bis 20 von 100 Kindern von wiederkehrenden Kopfschmerzen betroffen. Bei etwa 15 von 100 Kindern beruhen die Kopfschmerzen auf einer echten Migräne. Etwa der Hälfte dieser Kinder gehört auch im Erwachsenenalter zu den Migränebetroffenen.

Anzeichen und Beschwerden

Von einer Migräne geht man aus, wenn anfallweise auftretende Kopfschmerzen, die zwischen 4 und 72 Stunden andauern, mindestens zwei der folgenden Merkmale aufweisen:

- Sie betreffen nur eine Seite des Kopfes.
- Sie fühlen sich klopfend oder pulsierend an.
- Sie sind mäßig bis stark und steigern sich.
- Sie verstärken sich bei Bewegung.

Zusätzlich muss eines der folgenden Symptome hinzukommen:

- Übelkeit oder Erbrechen
- Lichtempfindlichkeit
- Geräuschempfindlichkeit.

Den eigentlichen Schmerzen geht bei etwa 10 von 100 Betroffenen eine sogenannte Aura voraus: Viele sehen zunächst flimmernde, sternförmige Figuren, später einen schwarzen Fleck. Weiterhin können während dieser Phase Schwindel und Sprachstörungen sowie Missempfindungen, Lähmungen und auch Bewusstlosigkeit auftreten.

Migräneanfälle treten meist ein- bis sechsmal pro Monat auf.

Bei Kindern

Bei Kindern können Kribbeln in Armen und Beinen, Sprachstörungen und halbseitige Lähmungen, die zunächst nicht von Kopfschmerzen begleitet sind, als Vorläuferformen der Migräne auftreten. Auch Herzrasen, Hautrötungen, Harndrang und Bauchschmerzen kommen vor.

Ursachen

Die Bereitschaft, eine Migräne zu entwickeln, hängt von verschiedenen Faktoren ab. Menschen, die dafür anfällig sind, können plötzliche Veränderungen nicht wie andere abfangen. Sie können zum Beispiel schon überfordert sein, wenn sie einmal später als gewohnt ins Bett gehen und dann länger schlafen. Der typische Migräneanfall am Wochenende beruht auf der Entspannung, die gegenüber dem Stress der Woche eine nicht zu bewältigende Veränderung darstellt. Frauen kann der schwankende Hormonspiegel im Zyklusgeschehen belasten oder die Hormone der „Pille" lösen einen Migräneanfall aus. Nach den Wechseljahren werden solche Anfälle üblicherweise seltener und schwächer. Werden Wechseljahrsbeschwerden allerdings mit Hormonpräparaten behandelt, können weiterhin Migräneanfälle auftreten.
Weitere Reize, die einen Migräneanfall auslösen können, sind zum Beispiel Hunger, Stress, unregelmäßige Lebensführung und plötzliche Veränderungen. Daneben werden als Auslöser auch Nahrungsmittel diskutiert wie Alkohol, besonders Rotwein, bestimmte Käsesorten und Südfrüchte. Bei Kindern können häufiges Fernsehen und Bewegungsmangel einen Migräneanfall auslösen.
Im Migräneanfall selbst ist der Energieumsatz im Gehirn stark erhöht – so erklären sich die veränderten Sinneseindrücke und Empfindungen. Dadurch werden an den Arterien der Hirnhäute übermäßig viel Entzündungsstoffe freigesetzt. Am Ende dieses Prozesses ist um die Blutgefäße im Gehirn herum eine Entzündungsreaktion entstanden, die den typischen Kopfschmerz bedingt.

Nichtmedikamentöse Maßnahmen

Beim akuten Migräneanfall tut es gut, im abgedunkelten Raum zu liegen. Auch kalte Kompressen lindern den Druck im Kopf.
Regelmäßige Entspannungsübungen wie progressive Muskelentspannung nach Jacobson, autogenes Training oder ein gezieltes Bewegungstraining tragen dazu bei, Stress im Alltag abzubauen, sodass Migräneanfälle seltener auftreten. Auch psychotherapeutische Maßnahmen haben sich bewährt. Geeignet sind vor allem Hypnose und ein Stressimmunisierungstraining.
Eine Akupunkturbehandlung können zum Beispiel Personen erwägen, die einer Therapie mit Medikamenten skeptisch gegenüberstehen. In zwei großen, gut aufgebauten Studien, die in Deutschland durchgeführt wurden, hat sich gezeigt, dass eine regelgerecht durchgeführte Akupunktur Migräneattacken verringert. Dies tut sie ebenso wirksam wie eine Scheinakupunktur. Scheinakupunktur bedeutete, dass andere Punkte gestochen wurden als solche, die die traditionelle chinesische Medizin für Migräne vorsieht, dass weniger tief eingestochen wurde und dass die Nadeln nicht stimuliert wurden.
Wenn Sie von Migräne betroffen sind, sollten Sie unbedingt ein Schmerztagebuch oder einen Migränekalender führen. Nur so kommen Sie Art, Dauer und Auslöser der Anfälle auf die Spur. Der Arzt kann anhand der Aufzeichnungen feststellen, welche Medikamente und wie viel Sie davon eingenommen haben.

Behandlung mit Medikamenten

Bei der Therapie wird unterschieden, ob ein akuter Anfall gestoppt oder weiteren Migräneanfällen vorgebeugt werden soll.

Akuter Migräneanfall

Die Behandlung richtet sich danach, ob ein Anfall leicht oder schwer ist. Die Einstufung nimmt der Migränebetroffene entsprechend seiner Erfahrung selbst vor.
Bei einer leichten Migräneattacke wird zunächst ein Mittel gegen Übelkeit eingenommen, zum Beispiel Domperidon (→ Seite 296) oder Metoclopramid (→ Seite 296). Es lindert die Übelkeit und sorgt dafür, dass das eigentliche Schmerzmittel besser aufgenommen wird. Eine Viertelstunde später folgt als Schmerzmittel Azetylsalizylsäure (→ Seite 1196) oder Parazetamol (→ Seite 1212) oder eines der NSAR (→ Seite 858) Diclofenac oder Ibuprofen. Der schmerzlindernde Effekt dieser Mittel reicht für vier bis sechs Stunden.
Auch Kinder sprechen auf eine solche Behandlung meist gut an.
Kehren die Kopfschmerzen wieder, nachdem sie sich schon gebessert hatten, kann die Schmerzmittelgabe wiederholt werden. Die Dosis über die jeweils angegebene Menge hinaus zu steigern, ist wenig sinnvoll. Die Mittel wirken dadurch weder besser noch länger.
Erweist sich eine solche Behandlung von Migräneanfällen wiederholt als unzureichend, sollte eines der sogenannten Triptane (→ Seite 863) eingesetzt werden. Diese speziellen Migränemedikamente wirken bei einem mittelschweren oder schweren Migräneanfall am besten. Sie werden als „geeignet" bewertet, wenn die Behandlung mit Schmerzmitteln nicht ausreicht.

Präparate, die als einzigen Wirkstoff Mutterkornalkaloide (Ergot-Alkaloide) enthalten, gehören nicht mehr zu den meistverordneten Mitteln. Sie wirken schlechter als Triptane und sind weniger gut verträglich. Sie werden heute nur noch bei sehr lange anhaltenden Migräneattacken empfohlen.
Die fixe Kombination: Parazetamol + Metoclopramid (→ Seite 866) wird als „wenig geeignet" bewertet. Das Produkt enthält neben dem Schmerzmittel zwar ein geeignetes Magenmittel, doch bei der Migränebehandlung ist es besser, die beiden Arzneimittel zeitversetzt einzunehmen. Das ist mit einer fixen Kombination nicht möglich.

Anfallvorbeugung

Bei mehr als sieben Migränetagen im Monat sollte eine medikamentöse Vorbeugung eingeleitet werden. Damit verringern sich die Zahl der Attacken und ihre Intensität. Darüber hinaus werden Kopfschmerzen vermieden, die infolge der häufigen Einnahme von Schmerzmitteln entstehen können.
Im Allgemeinen sprechen etwa sechs von zehn Migränebetroffenen auf die medikamentöse Vorbeugung an. Völlig anfallfrei werden sie in der Regel jedoch nicht; vielmehr halbiert sich im Durchschnitt etwa die Zahl ihrer Attacken gegenüber vorher. Ob und wie sich die Migräne durch die vorbeugende Arzneimittelanwendung beeinflussen lässt, ist erst nach einer sechs- bis zwölfwöchigen Einnahme zu erkennen. Um die Wirkung gut beurteilen zu können, sollte bereits einen Monat vor Beginn und während der gesamten Behandlung ein Migränetagebuch geführt werden. Spricht der Betroffene auf das Arzneimittel an, kann nach sechs bis neun Monaten versucht werden, das Mittel wegzulassen.
Als Vorbeugemittel werden die Betablocker (→ nachfolgend) Metoprolol und Propranolol als „geeignet" bewertet.
Seit kurzem wird auch der Wirkstoff Topiramat (→ Seite 861) zur vorbeugenden Behandlung von Migräneattacken eingesetzt. Als Arzneimittel bei Epilepsien ist Topiramat schon länger im Gebrauch, die Erfahrungen bei Migräne sind hingegen noch gering. Daher wird Topiramat als „mit Einschränkung geeignet" bewertet. Es sollte erst verwendet werden, wenn die geeigneten Betablocker nicht ausreichend wirken, nicht vertragen oder gar nicht eingesetzt werden können.

Betablocker

Metoprolol

Beloc-Zok, Jutabloc, Lopresor, Meprolol, Metobeta, metodura, Meto-Hennig, Metohexal, Meto-ISIS, Metoprogamma, Metoprolol 1A Pharma, Metoprolol AbZ, Metoprolol AL, metoprolol-corax, Metoprolol-CT, Metoprolol Heumann, Metoprolol KSK, Metoprolol-ratiopharm, Metoprolol Sandoz, Metoprolol STADA, Metoprolol-Wolff, Meto-Tablinen

Propranolol

Dociton, Obsidan, Propranolol AL, Propranolol-GRY, Propranolol STADA

Betablocker ist die Kurzbezeichnung für Betarezeptorenblocker. Substanzen dieser Arzneimittelgruppe wirken im Herz-Kreislauf-System und werden im Abschnitt „Hoher Blutdruck" (→ Seite 687) besprochen.
Ihre Wirkung als Mittel zur Migränevorbeugung erklärt man sich damit, dass Betablocker im zentralen Nervensystem die Konzentration des Botenstoffs Serotonin beeinflussen und das System stabilisieren, das für die Schmerzempfindung zuständig ist.
Die Wirkung von Metoprolol und Propranolol zur Vorbeugung gegen Migräneanfälle ist ausreichend nachgewiesen. Die Substanzen werden als „geeignet" bewertet.

ANWENDUNG

Zur Migränevorbeugung werden zunächst 50 Milligramm Metoprolol oder 40 Milligramm Propranolol zur Nacht eingenommen; dann wird die Dosis innerhalb von vier Wochen auf 120 Milligramm gesteigert. Diese kann zur Hälfte jeweils morgens und abends eingenommen werden. Wenn diese Dosierung nicht ausreicht, kann sie in Absprache mit dem Arzt weiter gesteigert werden.
Ob die Vorbeugung wirkt, lässt sich frühestens nach sechs bis zwölf Wochen beurteilen.
Im Allgemeinen dauert eine Migräneprophylaxe sechs bis neun Monate. Dann wird die Dosierung der Mittel innerhalb von vier Wochen reduziert. Treten anschließend wieder Migräneanfälle auf, kann die Therapie erneut begonnen und kontinuierlich fortgeführt werden.
Wenn Betablocker länger als zwei bis drei Wochen eingenommen wurden, dürfen sie nicht abrupt abgesetzt werden; sonst kann es zu Blutdruckanstieg, Angina Pectoris oder sogar einem Herzinfarkt kommen.

ACHTUNG

Wenn Sie längere Zeit nichts essen oder sich körperlich schwer belasten, sinkt Ihr Blutzuckerspiegel, wenn Sie nicht bald Kohlenhydrate aufnehmen. Dieses wird durch Betablocker verstärkt. Erschwerend kommt hinzu, dass Betablocker die Symptome einer solchen Unterzuckerung – Schwitzen, Zittern, Unruhe, Angst, Herzrasen – verschleiern. Besonders problematisch ist das für Menschen mit Diabetes. Sie müssen bei unklaren Symptomen öfter ihren Blutzucker messen.

Gegenanzeigen

Unter folgenden Bedingungen dürfen Sie keine Betablocker anwenden oder nur wenn der Arzt es unbedingt für erforderlich hält:

- Ihr Herz schlägt sehr langsam (weniger als 50, bei Herzkranken weniger als 60 Schläge pro Minute) oder Ihr EKG zeigt Veränderungen, die nahelegen, dass Ihr Herz unter bestimmten Bedingungen zu langsam schlagen könnte (Bradykardie).
- Sie haben Asthma oder eine chronisch obstruktive Bronchitis.

Bei arteriellen Durchblutungsstörungen muss der Arzt Nutzen und Risiken einer Behandlung mit Betablockern sorgfältig abwägen. Die Durchblutung kann sich dann weiter verschlechtern, sodass sich die Strecke, die Sie noch schmerzfrei gehen können, weiter verkürzt. Dieses gilt vor allem, aber nicht nur für nichtselektive Betablocker wie Propranolol.

Wenn Sie eine Schuppenflechte (Psoriasis) haben, sollte der Arzt Nutzen und Risiken des Einsatzes von Betablockern ebenfalls gut überdenken, weil Betablocker die Symptome der Schuppenflechte verschlimmern können.

Wechselwirkungen mit Medikamenten

Wenn Sie noch andere Medikamente nehmen, ist zu beachten:

- In Kombination mit anderen blutdrucksenkenden Mitteln wirken Betablocker stärker.
- MAO-Hemmer (bei Depressionen) dürfen nicht gleichzeitig mit Betablockern eingenommen werden, weil der Blutdruck dann rasch stark ansteigen kann.

▶ **Unbedingt beachten**

Mittel, die die Herzschlagfrequenz senken, sollten nicht oder nur sehr vorsichtig mit Betablockern kombiniert werden, sonst wird der Herzschlag zu langsam. Zu diesen gehören Digitalis (bei Herzschwäche), Kalziumantagonisten vom Verapamil-Typ, Reserpin, Clonidin, Methyldopa (alle bei hohem Blutdruck).

Auf keinen Fall darf der Kalziumantagonist Verapamil gespritzt werden, wenn Sie Betablocker anwenden, weil es dann zum Herzstillstand kommen kann.

Unerwünschte Wirkungen

Mittel dieser Wirkstoffgruppe können Haarausfall auslösen. Dieser lässt meist wieder nach, sobald das Medikament abgesetzt wird.

▶ **Keine Maßnahmen erforderlich**

Besonders zu Beginn der Behandlung können gelegentlich Kopfschmerzen, Müdigkeit und Schwindel auftreten. Auch kalte Füße und/oder Hände und Missempfindungen (z. B. Kribbeln) kann es gelegentlich geben.

Der Mund kann sich trocken anfühlen, der Tränenfluss kann vermindert und die Bindehaut entzündet sein.

Vereinzelt sind das sexuellen Verlangen und die Potenz gestört.

▶ **Muss beobachtet werden**

Besonders zu Beginn der Behandlung treten gelegentlich Albträume und verstärkte Traumaktivität auf. Hält das an, sollten Sie mit dem Arzt das weitere Vorgehen besprechen.

Gelegentlich kann der Blutdruck stark absinken. Je nach Ausprägung merken Sie das daran, dass Sie müde sind, „Anlaufschwierigkeiten" haben, Sie Schwindel (→ Seite 15) empfinden und Ihnen schwarz vor Augen wird. Wenn Sie sich dadurch ernsthaft beeinträchtigt fühlen, müssen Sie mit dem Arzt darüber sprechen. In jedem Fall sollten Sie den Arzt informieren, wenn Sie ohnmächtig geworden sind.

Vereinzelt bis gelegentlich können Müdigkeit, Schwächegefühl und verminderte Leistungsfähigkeit auch auf einem verlangsamten Herzschlag beruhen. Manchmal ist sogar der Rhythmusgeber des Herzens gänzlich blockiert (AV-Block). Auch darüber sollten Sie mit dem Arzt sprechen, ganz besonders dann, wenn Sie ohnmächtig geworden sind.

Die Beschwerden peripherer Durchblutungsstörungen und eines Raynaud-Syndroms können sich verschlimmern. Je nachdem wie ausgeprägt diese Verschlechterung ist, muss der Arzt die Dosierung des Migränemittels verringern, oder er kann – wenn Sie mit einem nichtselektiven Betablocker wie Propranolol behandelt werden – zu einem selektiven wie Metoprolol wechseln.

Menschen mit Atemwegerkrankungen wie Asthma oder chronisch obstruktiver Bronchitis können noch schlechter Luft bekommen.

▶ **Sofort zum Arzt**
Die Mittel können Wahrnehmungsstörungen und Sinnestäuschungen (Halluzinationen, Psychosen) auslösen. Wenn Sie wiederholt befremdliche Dinge sehen und hören, die andere Menschen nicht bemerken, sollten Sie sofort einen Arzt aufsuchen.

HINWEISE

Für Kinder unter 14 Jahren

Über die Risiken einer Anwendung bei Kindern gibt es keine Erkenntnisse. Sicherheitshalber sollten sie bei Migräne nicht mit Betablockern behandelt werden.

Für Schwangerschaft und Stillzeit

Metoprolol kann auch in der Schwangerschaft angewendet werden.

Zwei bis drei Tage vor dem wahrscheinlichen Geburtstermin sollte das Mittel abgesetzt werden, weil sonst beim Neugeborenen der Blutdruck zu niedrig ist und das Herz zu langsam schlägt.

Propranolol: Wenn Sie schwanger werden und Migräneanfällen weiterhin mit Medikamenten vorbeugen wollen, sollten Sie zu Metoprolol wechseln.

Für ältere Menschen

Ältere Menschen haben häufig eine Herzschwäche, die sich noch nicht durch Beschwerden bemerkbar macht. Betablocker können diese dann spürbar werden lassen.

Prinzipiell sollte der Arzt die Dosis bei älteren Menschen nur sehr langsam steigern, um die Gefahr von unerwünschten Wirkungen zu verringern.

Zur Verkehrstüchtigkeit

Wenn Ihnen wegen des niedrigeren Blutdrucks häufiger schwindlig ist oder Sie sich oft müde fühlen, sollten Sie kein Fahrzeug lenken, keine Maschinen bedienen und keine Arbeiten ohne sicheren Halt verrichten.

NSAR

Diclofenac

Diclofenac-ratiopharm Lösung bei Migräne, Voltaren K Migräne

Ibuprofen

Dolormin Migräne

Diclofenac und Ibuprofen gehören zu den nichtsteroidalen Antirheumatika, abgekürzt NSAR, die in höherer Dosierung vor allem bei rheumatischen Erkrankungen eingesetzt werden. Mit der Bezeichnung „nichtsteroidal" werden sie von den Glukokortikoiden abgegrenzt, die unter anderem bei entzündlichem Rheuma hoch wirksam sind und in ihrem Molekül – anders als die NSAR – einen „Steroid"-Ring haben.

NSAR lindern Schmerzen und dämmen Entzündungen ein, weil sie die Synthese von Prostaglandinen hemmen. Als Prostaglandine wird eine Gruppe hormonähnlicher Substanzen bezeichnet, die in vielen Organen vorkommen. Gemeinsam mit anderen Stoffen sind sie für jene Prozesse verantwortlich, die eine Entzündung ausmachen. Außerdem sensibilisieren einige Prostaglandine die Nervenendigungen für die Wirkung von schmerzübertragenden Substanzen. Dann entsteht ein sogenanntes Schmerzgedächtnis, das dafür sorgt, dass schon einmal aufgetretene Schmerzen sehr viel früher und stärker empfunden werden als zu Zeiten, bevor dieses Schmerzgedächtnis entstanden ist. Wird die Produktion der entsprechenden Prostaglandine gebremst, kann das die Bildung eines „Schmerzgedächtnisses" in den Nervenzellen teilweise verhindern.

Im Magen-Darm-Trakt schützen Prostaglandine die Schleimhaut. Durch die Wirkung der NSAR verringert sich dieser Schutzeffekt. So erklären sich die häufigen und bei einigen Personen gravierenden unerwünschten Wirkungen der NSAR auf Magen und Darm.

Diclofenac und Ibuprofen sind kurz wirksame Wirkstoffe, von denen nach vier Stunden mehr als die Hälfte abgebaut oder ausgeschieden ist. Sie werden als „geeignet" bewertet, um Migränekopfschmerzen zu behandeln. Damit sind aber alle Präparate mit Diclofenac oder Ibuprofen geeignet, mit denen man die unten angegebene Menge Wirkstoff einnehmen kann, nicht nur die, die das Wort „Migräne" im Namen tragen.

Am schnellsten wirken NSAR in flüssiger Form: aufgelöst aus Brausetabletten oder Granulat oder als Saft.

ANWENDUNG

Sobald ein Migräneanfall naht, sollen die Tabletten oder Tropfen zusammen mit einem großen Glas Wasser eingenommen werden. Die Zäpfchen werden in den After eingeführt.

Diclofenac: Die Anfangsdosis beträgt 50 Milligramm. Sind die Beschwerden nach zwei Stunden nicht ausreichend gebessert, kann eine weitere Dosis eingenommen werden. Das kann im Abstand von vier bis sechs Stunden bis zur Höchstmenge von 200 Milligramm Diclofenac innerhalb von 24 Stunden wiederholt werden.

Ibuprofen: Die übliche Einzeldosis bei Erwachsenen und Kindern über 13 Jahren sind 400 Milligramm. Bis zur Tageshöchstdosis von 1 200 Milligramm Ibuprofen kann die Anwendung alle vier bis sechs Stunden wiederholt werden.

Ibuprofen gibt es auch in Zäpfchenform. Das kann denjenigen nützen, die aufgrund ihrer Übelkeit nichts Geschlucktes bei sich behalten können. Allerdings dauert es bei Zäpfchen länger, bis die Wirkung eintritt.

Achtung

Diclofenac-ratiopharm Lösung bei Migräne: Das Präparat enthält Alkohol. Personen mit Alkoholproblemen dürfen es nicht einnehmen. Auch Leberkranke und Menschen mit Anfallleiden sollten den Alkoholgehalt berücksichtigen. Darüber hinaus kann Alkohol die Wirkung vieler Arzneimittel (z. B. Schlaf- und Beruhigungsmittel, Psychopharmaka, starke Schmerzmittel, einige Mittel bei hohem Blutdruck) verstärken.

Gegenanzeigen

Unter folgenden Bedingungen dürfen Sie die Mittel nicht anwenden:

- Sie haben ein aktives Magen-Darm-Geschwür oder Blutungen im Magen-Darm-Trakt.
- Wenn Sie nach der Einnahme von Azetylsalizylsäure (bei Schmerzen, rheumatischen Erkrankungen) oder anderen Schmerz- und Rheumamitteln mit vergleichbarer Wirkung aus der Gruppe der NSAR bereits einmal einen Asthmaanfall, allergische Hautreaktionen oder einen allergischen Schnupfen gehabt haben, dürfen Sie diese NSAR nicht einnehmen. Es ist zu befürchten, dass dieselben Probleme auftreten werden.

Unter folgenden Bedingungen muss der Arzt Nutzen und Risiken der Behandlung besonders sorgfältig abwägen und den Wirkstoff niedrig dosieren.

- Ihr Risiko für ein Magen-Darm-Geschwür ist erhöht, zum Beispiel weil Sie schon einmal ein solches Geschwür hatten oder Sie älter sind als 65 Jahre.
- Sie hatten schon einmal eine entzündliche Darmerkrankung (Morbus Crohn, Colitis ulcerosa).
- Sie haben eine Lebererkrankung.
- Ihr Blutdruck ist erhöht.
- Ihre Blutbildung ist gestört (Porphyrie).
- Ihr Herz arbeitet unzureichend (Herzinsuffizienz) oder Sie haben Flüssigkeitsansammlungen im Gewebe. Da sich durch NSAR die Nierenfunktion verschlechtern kann und dann mehr Flüssigkeit im Körper zurückbleibt, können sich die genannten Störungen verschlimmern.
- Wenn Sie nierenkrank sind, muss Ihre Nierenfunktion bei der Behandlung mit NSAR besonders überwacht werden.
- Sie haben gerade eine größere Operation hinter sich gebracht.

Wechselwirkungen mit Medikamenten

Wenn Sie noch andere Medikamente nehmen, ist zu beachten:

- NSAR schwächen die Wirkung aller blutdrucksenkenden Arzneimittel (Betablocker, ACE-Hemmer, Diuretika). Deshalb muss bei gleichzeitiger Verordnung die Dosierung der Blutdruckmittel erhöht werden. Zusammen mit ACE-Hemmern steigt außerdem das Risiko, dass sich eine Nierenfunktionsstörung entwickelt. Die Wirkung von harntreibenden Mitteln (Diuretika), und unter ihnen besonders den starkwirkenden, wird von NSAR stark vermindert; zusätzlich wird die Ausscheidung von Kalium gehemmt. Dadurch kann der Kaliumgehalt des Blutes viel zu hoch steigen. Das macht sich durch Müdigkeit bis zur Apathie, durch Muskelschwäche und Herzrhythmusstörungen bemerkbar.
- Bei der Kombination von NSAR und Glukokortikoiden vergrößert sich das Risiko von Magen-Darm-Geschwüren und -Blutungen erheblich.
- Werden Diclofenac oder Ibuprofen zusammen mit Azetylsalizylsäure oder anderen NSAR angewendet, wie sie bei rheumatischen Beschwerden vielfach verordnet werden, steigt das Risiko für Schäden am Magen ebenfalls.
- Wenn Sie Lithium einnehmen (bei Depressionen) und zusätzlich noch NSAR, kann der Lithiumblutspiegel so steigen, dass erhebliche unerwünschte Wirkungen eintreten.
- Wenn innerhalb von 24 Stunden nach der Einnahme von nichtsteroidalen Antirheumatika Mittel wie Ciclosporin, Tacrolimus (nach Transplantationen) oder Methotrexat (bei Arthritis, Krebserkrankungen) angewendet werden müssen, kann sich die Giftigkeit der letztgenannten Medikamente verstärken.

► Unbedingt beachten

Diclofenac und Ibuprofen können die Wirkung der gerinnungshemmenden Mittel Phenprocoumon und Warfarin, die bei erhöhter Thrombosegefahr als Tabletten eingenommen werden, verstärken. Dadurch erhöht sich das Risiko für innere Blutungen. Näheres hierzu finden Sie unter

„Mittel zur Blutverdünnung: verstärkte Wirkung“ (→ Seite 11).

Wechselwirkungen mit Speisen und Getränken

Größere Mengen oder regelmäßiger Konsum von Alkohol können die schädliche Wirkung dieser Arzneistoffe auf den Magen verstärken. Dann steigt das Risiko für Magen- und Zwölffingerdarmgeschwüre und Blutungen.

Unerwünschte Wirkungen

Am häufigsten rufen NSAR unerwünschte Wirkungen im Magen-Darm-Trakt hervor. Bei etwa jedem Zehnten gibt es in der Folge unbemerkt geringfügige Blutungen aus der Schleimhaut von Magen und Darm. In Ausnahmefällen kann sich dadurch eine Blutarmut entwickeln. Sie äußert sich durch Konzentrationsschwäche, Neigung zu Kopfschmerzen, rasche Ermüdbarkeit, eventuell raue und rissige Haut sowie brüchige Nägel. Ob eine Blutarmut vorliegt, kann durch eine Blutuntersuchung festgestellt werden.

Manche unerwünschten Wirkungen treten bei Menschen häufiger auf, die Asthma haben oder bei denen die Schleimhaut der Atemwege aufgrund einer Überempfindlichkeit leicht anschwillt. Darum sollten Menschen mit Asthma, Heuschnupfen oder Allergien die erste Dosis eines NSAR, wenn sie ein solches Medikament noch nicht verwendet haben, unter ärztlicher Aufsicht einnehmen.

Bei Personen mit einer Nierenfunktionsstörung oder Herz-Kreislauf-Erkrankung und bei solchen, die entwässernde Mittel (Diuretika) einnehmen, ist das Risiko erhöht, dass sich vor allem in den Beinen Gewebewasser ansammelt (Ödeme).

▶ **Keine Maßnahmen erforderlich**

Mehr als 10 von 100 Anwendern klagen über Magenbeschwerden mit Bauchschmerzen. Blähungen, Völlegefühl und Durchfall kommen ebenso häufig vor.

▶ **Muss beobachtet werden**

Bei 1 bis 10 von 100 Personen können Magengeschwüre auftreten. Oft bleiben sie unbemerkt; sie können sich aber auch äußern, indem erstmals Magenschmerzen auftreten oder durch eine Schwarzfärbung des Stuhls. Je nachdem, wie heftig die Beschwerden sind, sollten Sie sich dann umgehend an den Arzt wenden oder ihn im Laufe des nächsten Tages aufsuchen.

Weniger als 1 von 100 Behandelten entwickelt einen Nierenschaden (→ Seite 16). Wenn Sie bemerken, dass Ihre Beine anschwellen, sollten Sie sich an einen Arzt wenden.

Es können Ohrgeräusche und Schwindel auftreten. Wiederholen sich diese Symptome oder werden sie schlimmer, sollten Sie dies mit einem Arzt besprechen.

Die Mittel können das Blutbild beeinflussen. Müdigkeit und verminderte Leistungsfähigkeit, die länger als ein bis zwei Wochen anhalten, können auf eine Blutarmut hindeuten. Tritt Derartiges ohne ersichtlichen Grund auf oder verschlimmert es sich, sollten Sie einen Arzt kontaktieren.

Wenn die Haut sich verstärkt rötet und juckt, reagieren Sie vermutlich allergisch auf das Mittel. Bei 1 bis 2 von 100 Anwendern treten solche Reaktionen auf. Dann sollten Sie das Mittel absetzen. Sind die Hauterscheinungen (→ Seite 14) einige Tage später nicht deutlich abgeklungen, sollten Sie einen Arzt aufsuchen.

Die Mittel können Leberschäden (→ Seite 15) hervorrufen. Treten Übelkeit, Erbrechen und/oder dunkel gefärbter Urin auf und ist der Stuhl auffällig hell, sollten Sie einen Arzt aufsuchen.

▶ **Sofort zum Arzt**

Die Mittel können schwere Leberschäden (→ Seite 15) hervorrufen und eine Gelbsucht auslösen. Wenn sich Ihre Haut gelb färbt und Sie zusätzlich starken Juckreiz am ganzen Körper verspüren, sollten Sie sofort einen Arzt aufsuchen.

Vereinzelt setzt Minuten bis Stunden nach dem Beginn der Behandlung eine schwere allergische Reaktion (→ Seite 14) ein. Ihre Symptome sind starker Hautausschlag, Anschwellen der Schleimhaut des Kehlkopfs, Atemnot, Blutdruckabfall (Schwindel, Schwarzwerden vor den Augen), Herzjagen, Schock. In diesem Fall dürfen Sie das Arzneimittel keinesfalls mehr einnehmen. Vielmehr sollte sofort der Notarzt (Telefon 112) gerufen werden.

Vereinzelt kann es aus einem Magengeschwür bluten oder dieses kann sogar die Magenwand durchbrechen. Das kann plötzlich einsetzende Dauerschmerzen verursachen, die in den Rücken ausstrahlen, außerdem kann Blut erbrochen werden. Bei solchen Anzeichen sollte sofort der Notarzt (Telefon 112) gerufen werden.

Hinweise

Für Kinder unter 14 Jahren

Diclofenac-ratiopharm Lösung bei Migräne, Voltaren K Migräne: Kinder unter 15 Jahren sollten diese Mittel nicht einnehmen, da keine ausreichenden Erfahrungen über die Anwendung vorliegen.

Dolormin Migräne: Das Brausegranulat lässt sich so dosieren, dass Kinder zwischen sechs und neun

Jahren höchstens 200 Milligramm Ibuprofen als Einzeldosis erhalten. Die Tageshöchstdosis liegt bei 600 Milligramm. Aufgrund ihres Wirkstoffgehalts können die Filmtabletten erst von Jugendlichen ab 13 Jahren angewendet werden – es sei denn, die Tabletten würden geteilt. Die Zäpfchen sind für über 15-Jährige gedacht.

Für Schwangerschaft und Stillzeit

Ob und wie NSAR in den ersten beiden Schwangerschaftsdritteln die Entwicklung des Kindes beeinflussen, ist nicht bekannt. Wenn möglich, sollten Sie die Einnahme aus Sicherheitsgründen unterlassen.

Im letzten Schwangerschaftsdrittel dürfen diese Arzneimittel nicht eingenommen werden. Durch sie kann sich zum Beispiel beim Kind die Verbindung zwischen Haupt- und Lungenschlagader vorzeitig schließen, was den Kreislauf des Kindes überlastet. Außerdem kann sich bei der Frau Wasser im Gewebe einlagern (Ödeme). Auch die Wehen können gehemmt und die Geburt dadurch verzögert werden.

Diclofenac-ratiopharm Lösung bei Migräne: Bedenken Sie, dass das Mittel Alkohol enthält. Mittel ohne Alkohol sind vorzuziehen.

In der Stillzeit können Sie diese Arzneimittel kurzzeitig anwenden, wenn Sie die empfohlene Dosierung nicht überschreiten.

Für ältere Menschen

Menschen im höheren Alter scheiden NSAR verzögert aus. Für sie genügt eine geringere Dosis; andernfalls müssen sie mit vermehrten und schwereren unerwünschten Wirkungen rechnen. Wenn Schwindel auftritt, kann dieser bei älteren Menschen leicht dazu führen, dass sie stürzen und sich etwas brechen.

Zur Verkehrstüchtigkeit

Schwindel und Müdigkeit können Ihre Fähigkeit beeinträchtigen, ein Fahrzeug zu lenken, Maschinen zu bedienen und Arbeiten ohne sicheren Halt zu verrichten.

Topiramat

Topamax

Topiramat kann zur Vorbeugung gegen Migräneattacken eingesetzt werden. Als Mittel bei Epilepsien ist es schon seit längerem in Gebrauch. Wie Topiramat den Migränekopfschmerz beeinflusst, ist bisher nicht bekannt.

Studien haben bestätigt, dass Topiramat in der gebräuchlichen Dosierung von 100 Milligramm wirksamer ist als ein Scheinmedikament. Allerdings ist noch unklar, ob es mindestens ebenso gut wirkt wie Betablocker, welche schon seit langem eingesetzt werden. Ebenfalls ist noch ungeklärt, ob Topiramat hinsichtlich seiner unerwünschten Wirkungen Vorteile gegenüber den Betablockern aufweist. Topiramat wird als „mit Einschränkung geeignet“ bewertet und sollte erst eingesetzt werden, wenn Betablocker nicht infrage kommen.

Anwendung

Zu Beginn der Behandlung muss Topiramat langsam ansteigend, bei Behandlungsende langsam absteigend dosiert werden. In der ersten Woche werden jeden Abend 25 Milligramm Topiramat eingenommen. In der zweiten Woche jeweils 50, in der dritten jeweils 75 und in der vierten Woche jeweils 100 Milligramm. Dosierungen unter 100 Milligramm waren in klinischen Studien nicht besser wirksam als ein Scheinmedikament.

Zum Behandlungsende wird die Dosierung ebenfalls schrittweise um 25 bis 50 Milligramm pro Woche verringert.

Bei einer Langzeitbehandlung muss der Arzt regelmäßig das Blut auf Zeichen einer Übersäuerung untersuchen.

Achtung

Bei Personen, die zur Nierensteinbildung neigen, können während der Behandlung mit Topiramat tatsächlich Steine entstehen. Um dieses Risiko gering zu halten, sollten Sie möglichst viel trinken. Das gilt besonders, wenn Sie Sport treiben oder sich der Wärme aussetzen (Sauna, Sonnenbäder).

Gegenanzeigen

Unter folgenden Bedingungen sollte der Arzt Nutzen und Risiken der Anwendung sorgfältig abwägen:

- Sie haben eine Leberfunktionsstörung.
- Bei einer eingeschränkten Nierenfunktion sollte die Dosierung zu Beginn der Behandlung besonders langsam gesteigert werden.

Wechselwirkungen mit Medikamenten

Wenn Sie noch andere Medikamente nehmen, ist zu beachten:

- Durch Hydrochlorothiazid (bei hohem Blutdruck, Nierenerkrankungen) kann Topiramat stärker wirken. Dann werden Nebenwirkungen wahrscheinlicher und können stärker ausfallen. Bei einer solchen Kombination kann Topiramat eventuell geringer dosiert werden.

- Durch Carbamazepin und Phenytoin (bei Epilepsien) wirkt Topiramat schwächer. Wird eine Behandlung mit diesen Medikamenten begonnen oder beendet, muss die Dosierung von Topiramat möglicherweise geändert werden.
- Bei gleichzeitiger Anwendung von Phenytoin (bei Epilepsien) kann dieses stärker wirken.
- Bei gleichzeitiger Behandlung mit Lithium (bei manisch-depressiver Erkrankung) kann dieses schwächer wirken.
- Bei gleichzeitiger Behandlung mit Glibenclamid (bei Typ-2-Diabetes) wird der Blutzuckerspiegel nicht in dem Maße gesenkt wie vor der Einnahme von Topiramat. Daher muss der Blutzucker häufiger kontrolliert und gegebenenfalls die Dosierung des Diabetesmittels angepasst werden.
- Mit Azetazolamid (bei Glaukom, grünem Star), Triamteren (bei hohem Blutdruck, Nierenerkrankungen), Zonisamid (bei Epilepsien) oder mehr als 2 Gramm Vitamin C am Tag sollte Topiramat nicht kombiniert werden, weil sich sonst das Risiko für Nierensteine erhöht.

Wechselwirkungen mit Speisen und Getränken

Alkohol kann die unerwünschten Wirkungen von Topiramat verstärken.

Unerwünschte Wirkungen

Eine Reihe von unangenehmen Erscheinungen tritt in der Anfangsphase der Behandlung häufiger auf. Diese lassen sich verringern und oftmals sogar vermeiden, wenn die Dosis, wie angegeben, langsam gesteigert wird. Die nachfolgend genannten unerwünschten Wirkungen sind bisher bei der Anwendung von Topiramat als Vorbeugemittel bei Migräne aufgetreten. Das Mittel wird seit längerer Zeit auch zur Behandlung von Epilepsien eingesetzt, hier aber in höherer Dosierung und in der Regel als Dauertherapie. Die für diese Anwendung beobachteten unerwünschten Wirkungen können auch bei der Migränevorbeugung nicht gänzlich ausgeschlossen werden. Näheres hierzu finden Sie unter „Topiramat“ (→ Seite 905) im Abschnitt „Epilepsien“.

▶ **Keine Maßnahmen erforderlich**

Topiramat führt bei 10 von 100 Personen zu Geschmacksstörungen, Appetitlosigkeit, Durchfall und Übelkeit. Auch eine unangenehme Mundtrockenheit kann auftreten.

Bis zu 10 von 100 Personen verlieren bei der Behandlung mit Topiramat geringfügig an Gewicht.

▶ **Muss beobachtet werden**

Das Mittel macht 1 von 10 Anwendern schwindelig oder müde. Außerdem können Konzentrationsschwierigkeiten auftreten. Dann sollten Sie nichts tun, was Ihre volle Aufmerksamkeit beansprucht.

Bei bis zu 10 von 100 Behandelten treten Gedächtnisstörungen, Sprach- und Sehstörungen auf. Dann sollten Sie einen Arzt aufsuchen.

Wenn Sie während der Behandlung mit Topiramat starke Stimmungsschwankungen bis hin zu ungewohnten Aggressionen bemerken, wenn Sie sich niedergeschlagen oder traurig fühlen, ängstlich sind und schlecht schlafen, sollten Sie einen Arzt kontaktieren. Dieses können Symptome einer Depression (→ Seite 16) sein, die bei einigen wenigen Menschen zu Selbsttötungsgedanken geführt haben.

Hinweise

Für Kinder unter 14 Jahren

Zur Vorbeugung gegen eine Migräne bei Kindern liegen mit Topiramat keine ausreichenden Erfahrungen vor. Es sollte daher nicht angewendet werden.

Bei Kinderwunsch

Frauen, die schwanger werden können, müssen eine zuverlässige Verhütungsmethode wählen, wenn sie Topiramat einnehmen. Es kann nicht ausgeschlossen werden, dass der Wirkstoff das Risiko für Fehlbildungen beim Kind erhöht.

Zur Empfängnisverhütung

Durch Topiramat kann das Östrogen in der „Pille“ schwächer wirken. In einer Dosierung von weniger als 200 Milligramm Topiramat, wie sie zur Migränevorbeugung eingesetzt wird, wurde bisher allerdings keine Beeinträchtigung der Verhütungssicherheit der „Pille“ registriert. Dennoch ist nicht auszuschließen, dass die Pillensorten mit einer geringen Östrogendosierung nicht mehr so sicher sind wie sonst. Dann kann eine Pillensorte angebracht sein, die eine größere Menge Östrogen enthält. Möglicherweise ist dies aber mit einem erhöhten Risiko für Nebenwirkungen verbunden, die auf dem Östrogen beruhen.

Für Schwangerschaft und Stillzeit

Schwangere Frauen dürfen kein Topiramat einnehmen. Es ist nicht auszuschließen, dass die Substanz das Risiko für Fehlbildungen beim Kind erhöht.

Auch in der Stillzeit darf Topiramat nicht angewendet werden. Es geht in die Muttermilch über und kann beim Säugling unerwünschte Wirkungen verursachen.

Für ältere Menschen

Da ältere Personen häufiger eine beeinträchtigte Nierenfunktion haben, ist für sie die langsame Dosissteigerung zu Beginn der Behandlung besonders wichtig.

Zur Verkehrstüchtigkeit

Topiramat kann die Reaktionsfähigkeit beeinträchtigen. Sie sollten deshalb kein Fahrzeug lenken, keine Maschinen bedienen und keine Arbeiten ohne sicheren Halt verrichten.

Triptane

Almotriptan

Almogran

Eletriptan

RELPAX

Frovatriptan

Allegro

Naratriptan

Naramig

Rizatriptan

MAXALT

Sumatriptan

Imigran

Zolmitriptan

AscoTop

Triptane beeinflussen das Migränegeschehen auf drei Wegen. Sie verengen die großen Blutgefäße im Gehirn, hemmen bestimmte Fasern im Trigeminusnerv, sodass weniger entzündungsfördernde Substanzen freigesetzt werden, und blockieren die Übertragung der Schmerzempfindung im Gehirn.

Sie gelten als die Arzneimittel, die bei Migräne derzeit am besten wirksam sind. Sie werden als „geeignet" bewertet, um mittelschwere und schwere Attacken zu behandeln, wenn Schmerzmittel nicht ausreichend wirksam sind oder nicht angewendet werden können. Diese Medikamente können in jeder Phase des Migräneanfalls verwendet werden. Zusätzliche Magen- und Schmerzmittel sind nicht notwendig. Damit verringert sich die Gefahr, durch häufigen Gebrauch von Schmerzmitteln einen Dauerkopfschmerz hervorzurufen.

Mittlerweile gibt es eine breite Palette von Triptanen. Die Neuentwicklungen unterscheiden sich in ihren Wirkeigenschaften teilweise etwas von Sumatriptan – dem ersten Wirkstoff dieser Gruppe, mit dem alle anderen verglichen werden. Damit kann das Triptan ausgewählt werden, das am besten zur individuellen Migränesymptomatik passt. Wenn ein Triptan nicht zufriedenstellend gewirkt hat, kann es sinnvoll sein, ein anderes zu versuchen.

Wer mit Sumatriptan die Schmerzen nicht ausreichend lindert, kann zu Eletriptan wechseln. Es wirkt etwas schneller und stärker. Allerdings muss bei ihm eher mit unerwünschten Wirkungen gerechnet werden.

Menschen, deren Migräneattacken langsam einsetzen und lange anhalten, hilft Frovatriptan vielleicht besser als Sumatriptan, denn es wirkt langsamer, aber deutlich länger als dieses. Nach der Einnahme von Frovatriptan kehren die Kopfschmerzen seltener noch einmal zurück.

Für Personen mit einem solchen Migräneverlauf kann sich auch Naratriptan eignen. Es wirkt in den ersten Stunden eines Anfalls schwächer als Sumatriptan, ruft dafür aber weniger Nebenwirkungen hervor als Sumatriptan.

In einer Dosierung von 10 Milligramm wirkt Rizatriptan etwas stärker und rascher als Sumatriptan zum Einnehmen, ruft dann aber mehr unerwünschte Wirkungen hervor.

Almotriptan und Zolmitriptan bieten gegenüber Sumatriptan keine nennenswerten Vorteile.

Den Wirkstoff Sumatriptan (*Imigran*) gibt es inzwischen auch in Form von preisgünstigen Generika.

Anwendung

Sie wenden das Mittel so an, wie der Arzt es Ihnen verordnet hat, und zwar so früh wie möglich, wenn Sie eine Migräneattacke herannahen fühlen. Haben Sie keine Wirkung verspürt, ist es sinnlos, das Mittel bei derselben Attacke noch einmal einzusetzen. Es kann aber sein, dass eines der anderen Triptane besser wirkt. Lassen die Schmerzen jedoch nach, setzen aber nach mehreren Stunden erneut ein, hat das Arzneimittel für die Dauer des Anfalls nicht ausgereicht. Dann können Sie in den angegebenen Zeitabständen eine zweite Dosis anwenden.

Weil nach zu häufiger Anwendung Dauerkopfschmerzen auftreten können, sollten Triptane höchstens an zehn Tagen pro Monat eingesetzt werden.

Almotriptan: Innerhalb von 24 Stunden dürfen maximal 25 Milligramm eingenommen werden. Die zweite Dosis darf frühestens nach zwei Stunden eingenommen werden.

Eletriptan: Wer mit der ersten Dosis von 40 Milligramm nicht schmerzfrei geworden ist, darf frühestens nach zwei Stunden eine zweite Dosis einnehmen. 80 Milligramm ist die Höchstmenge für 24 Stunden.

Frovatriptan: Innerhalb von 24 Stunden dürfen maximal 5 Milligramm eingenommen werden. Auch bei diesem Mittel müssen zwischen erster und zweiter Dosis mindestens zwei Stunden liegen.

Naratriptan: Die zweite Dosis darf frühestens nach vier Stunden eingenommen werden. Die Höchstdosis innerhalb von 24 Stunden ist 5 Milligramm.

Rizatriptan: Die zweite Dosis darf frühestens nach zwei Stunden eingenommen werden. Die Höchstdosis innerhalb von 24 Stunden ist 20 Milligramm.

Sumatriptan: Von den Tabletten darf die zweite Dosis frühestens nach vier Stunden eingenommen werden; eine Injektion darf frühestens nach zwei Stunden wiederholt werden. Höchstdosis innerhalb von 24 Stunden ist 300 Milligramm Sumatriptan in Tablettenform oder 12 Milligramm als Injektionslösung.

Sumatriptan gibt es auch als Zäpfchen und Nasenspray. Sie sind für diejenigen gedacht, die wegen der Übelkeit nichts Geschlucktes bei sich behalten können.

Zolmitriptan: Die zweite Dosis darf frühestens nach zwei Stunden eingenommen werden. Die Höchstdosis innerhalb von 24 Stunden ist 10 Milligramm.

Rizatriptan, Zolmitriptan: Beide Wirkstoffe gibt es als Schmelztabletten, die sich auf der Zunge auflösen. Der so gelöste Wirkstoff wird geschluckt und im Dünndarm in den Körper aufgenommen. Schmelztabletten wirken nicht schneller als andere Tabletten zum Einnehmen, können aber vorteilhaft sein, wenn kein Wasser zur Hand ist, um sie einzunehmen, und wenn jemand Tabletten nur schlecht schlucken kann.

ACHTUNG

Gegenanzeigen

Unter folgenden Bedingungen dürfen Sie keine Triptane anwenden:

- Ihre Herzkranzgefäße werden nicht ausreichend mit Sauerstoff versorgt, zum Beispiel bei Angina Pectoris, Herzinfarkt oder erhöhtem Blutdruck.
- Sie leiden an Durchblutungsstörungen in den Händen (Raynaud-Krankheit) oder den Beinen (arterielle Verschlusskrankheit).
- Sie haben bereits einmal Symptome einer vorübergehenden Durchblutungsstörung der Hirngefäße (TIA) gehabt oder einen Schlaganfall erlitten.

Triptane dürfen nicht zugleich mit Mutterkornalkaloid-Präparaten angewendet werden. Mit diesen wird sowohl Migräne als auch niedriger Blutdruck behandelt.

Rizatriptan, Sumatriptan: Beide Triptane dürfen nicht gemeinsam mit MAO-Hemmern angewendet werden, wie das zum Beispiel bei einer Depression mit Tranylcypromin oder der Parkinsonkrankheit mit Selegilin geschehen kann. Dann kann sich ein Serotonin-Syndrom entwickeln. Nach dem Ende einer Behandlung mit MAO-Hemmern müssen zwei Wochen verstreichen, bevor eines dieser Triptane eingesetzt werden darf.

Eletriptan: Dieses Triptan darf nicht gleichzeitig angewendet werden, wenn eine Pilzinfektion innerlich mit Ketoconazol oder Itraconazol behandelt wird, wenn eine Infektion mit den Antibiotika Clarithromyzin, Erythromyzin oder Josamyzin bekämpft wird oder wenn die Vermehrung von HI-Viren mit Indinavir, Nelfinavir oder Ritonavir gebremst werden soll.

Unter folgenden Bedingungen muss der Arzt Nutzen und Risiken besonders sorgfältig abwägen:

- Es liegen Risikofaktoren für die genannten Herz-Kreislauf-Erkrankungen vor. Dazu gehören Diabetes, erhöhte Blutfettwerte, Rauchen und Übergewicht. Dann muss der Arzt den Zustand des Herzens sehr sorgfältig abklären, bevor er eines der Triptane verordnet. Die gleiche Vorsichtsmaßnahme gilt für Männer, die älter sind als 40 Jahre, und für Frauen nach den Wechseljahren.
- Bei eingeschränkter Leber- oder Nierenfunktion muss die Dosierung angepasst werden.

Rizatriptan: Werden Sie zusätzlich mit Propranolol behandelt – entweder zur Migränevorbeugung oder aufgrund von Herzproblemen –, dürfen Sie am Tag nicht mehr als 10 Milligramm Rizatriptan einnehmen.

Wechselwirkungen mit Medikamenten

▶ **Unbedingt beachten**

Triptane können in Kombination mit Sibutramin (zur Gewichtsreduktion) und SSRI (bei Depressionen) ein sogenanntes Serotonin-Syndrom auslösen. Dieses äußert sich durch Fieber, Desorientiertheit, Erregungszustände, steife, zuckende und verkrampfte Muskeln, kann sich bis zu Bewusstseinstrübung und Blutdruckabfall steigern und lebensbedrohlich werden. Bei entsprechenden Symptomen sollte der Arzt aufgesucht werden. Wird kein Triptan mehr angewendet, bilden sich die Beschwerden innerhalb von 24 Stunden zurück.

Rizatriptan, Sumatriptan: In Kombination mit MAO-Hemmern (z. B. Tranylcypromin bei Depressionen, Selegilin bei Parkinsonkrankheit) kann es zu einem Serotonin-Syndrom kommen.

Zolmitriptan: Bei einer Dosierung von mehr als 5 Milligramm ist in Kombination mit MAO-Hemmern ein Serotonin-Syndrom zu befürchten.

Triptane dürfen nicht gemeinsam mit Produkten angewendet werden, die Mutterkornalkaloide und davon abgeleitete Substanzen enthalten. Diese werden bei Migräne und zum Beispiel bei niedrigem Blutdruck eingesetzt. Bei einer solchen Kombination können sich die Blutgefäße derart verengen, dass das Risiko vor allem für Schäden am Herzen ansteigt. Als Zeichen dafür können vermehrt Angina-Pectoris-Anfälle auftreten. Zwischen der Anwendung der beiden Substanzgruppen sollten mindestens 24 Stunden Abstand liegen.

Eletriptan: In Kombination mit Ketoconazol und Itraconazol (innerlich bei Pilzinfektionen), Clarithromyzin, Erythromyzin und Josamyzin (Antibiotika bei Infektionen) und Indinavir, Nelfinavir und Ritonavir (Mittel bei HIV-Infektion) wirkt dieses Triptan stärker. Dadurch können der Blutdruck ansteigen und Herz-Kreislauf-Störungen auftreten.

Unerwünschte Wirkungen

Triptane können, wenn sie mehrere Monate lang an mehr als zehn Tagen im Monat eingenommen wurden, einen Dauerkopfschmerz auslösen. Häufen sich die Migräneattacken, besprechen Sie das mit dem Arzt. Wenn Sie die Mittel länger einnehmen, kann es sein, dass sich eine Abhängigkeit entwickelt.

Almotriptan, Naratriptan, Sumatriptan: Wenn Sie auf Sulfonamide allergisch reagieren, kann es sein, dass Sie diese Triptane nicht vertragen.

▶ Keine Maßnahmen erforderlich

In verschiedenen Körperteilen kann sich ein Wärmegefühl entwickeln, Sie können verstärkt schwitzen. Die Gliedmaßen können sich unangenehm und schwer anfühlen.

Der Mund kann trocken sein. Es können sich Geschmacksstörungen einstellen.

▶ Muss beobachtet werden

Der Blutdruck kann ansteigen. Wenn Sie ohnehin hohen Blutdruck haben, sollten Sie ihn öfter messen und Veränderungen mit einem Arzt besprechen.

Bei mehr als 1 von 100 Behandelten stellen sich Übelkeit, Erbrechen und Durchfall ein. Bei Zolmitriptan sind 15 von 100 Personen betroffen. Ebenso viel Personen sind müde und benommen, empfinden Schwindel (→ Seite 15) und klagen über ein gestörtes Empfinden in den Gliedmaßen. Dieses sollten Sie mit einem Arzt besprechen.

Bei mehr als 1 von 100 Personen treten Muskel- oder Gelenkschmerzen auf. Aufgrund von Durchblutungsstörungen kann sich die Haut an Beinen und Armen bläulich oder weißlich färben. Dann sollten Sie einen Arzt aufsuchen.

Wenn die Haut sich rötet und juckt, reagieren Sie vermutlich allergisch auf das Triptan. Bei solchen Hauterscheinungen (→ Seite 14) sollten Sie einen Arzt aufsuchen.

Angst, Nervosität, Schlafstörungen und Depressionen (→ Seite 16) können in unterschiedlicher Intensität auftreten. Besprechen Sie dieses frühzeitig mit einem Arzt.

Auch Hörstörungen, wie Pfeifen und schlechtes Hören, sollten Sie ihm mitteilen.

▶ Sofort zum Arzt

Wenn starker Hautausschlag, Juckreiz, Herzrasen, Atemnot, Schwäche und Schwindel auftreten, müssen Sie die Anwendung sofort beenden und unverzüglich den Notarzt (Telefon 112) rufen, weil es sich um eine lebensbedrohliche Allergie (→ Seite 14) handeln kann.

Bei Herzschmerzen (Angina Pectoris), Engegefühl in der Brust, Herzrasen und Schwindel (→ Seite 15) rufen Sie am besten sofort einen Arzt. Es kann sich um einen Herzinfarkt handeln. Da Triptane die Blutgefäße verengen, sind Menschen mit koronarer Herzkrankheit besonders gefährdet.

Bei Sprachstörungen, Sehstörungen unterschiedlicher Art, Taubheit und Lähmungen sollten Sie sofort einen Arzt rufen. Es kann sich um einen Schlaganfall handeln, bei dem ein Blutgefäß im Kopf verschlossen ist.

Triptane können Krampfanfälle auslösen. Rufen Sie in diesem Fall sofort einen Arzt.

Hinweise

Für Kinder unter 14 Jahren

Über die Risiken einer Anwendung bei Kindern und Jugendlichen unter 18 Jahren gibt es keine

Erkenntnisse – ausgenommen ist davon das Präparat *Imigran nasal*. Kinder und Jugendliche sollten daher nicht mit Triptanen behandelt werden.

Imigran nasal: Dieses Mittel kann bei Kindern und Jugendlichen ab zwölf Jahren eingesetzt werden. Für jüngere Kinder liegen allerdings keine ausreichenden Erkenntnisse über Sicherheit und Wirksamkeit vor.

Für Schwangerschaft und Stillzeit

Über die Risiken einer Anwendung in der Schwangerschaft gibt es keine ausreichenden Erkenntnisse. Sicherheitshalber sollten Sie Triptane daher nicht anwenden. Haben Sie in den ersten beiden Schwangerschaftsmonaten ein Triptan eingenommen, sollten Sie das weitere Vorgehen mit Ihrem Gynäkologen besprechen.

Triptane gehen in die Muttermilch über. Haben Sie ein Triptan angewendet, müssen Sie 24 Stunden mit dem Stillen aussetzen.

Für ältere Menschen

Wie sich Triptane bei Menschen über 65 Jahren auswirken, ist nicht ausreichend dokumentiert. Vorsichtshalber sollten sie keine Triptane anwenden.

Zur Verkehrstüchtigkeit

Wenn Sie sich benommen, müde oder schwindlig fühlen oder schlecht sehen, sollten Sie kein Fahrzeug lenken, keine Maschinen bedienen und keine Arbeiten ohne sicheren Halt verrichten.

Kombination: Schmerzmittel + Mittel gegen Übelkeit

Parazetamol + Metoclopramid

Migränerton

In diesem Mittel sind Metoclopramid gegen Übelkeit und der Wirkstoff Parazetamol gegen Schmerzen enthalten. Beide Substanzen sind für sich genommen bei Migräne sinnvoll. Weil für einen optimalen therapeutischen Effekt das Magenmittel aber 15 Minuten vor dem Schmerzmittel eingenommen werden muss und dieses bei einer fixen Kombination nicht möglich ist, ist das Präparat therapeutisch wenig sinnvoll. Es wird als „wenig geeignet" eingestuft.

ANWENDUNG

Hinweise zur Anwendung und Dosierung entnehmen Sie dem Beipackzettel.

ACHTUNG

Aufgrund des Anteils an Parazetamol gilt:

Die Einnahme von Parazetamol über sehr lange Zeit und in einer Menge, die die Höchstdosis überschreitet, birgt das Risiko, dass Entzugskopfschmerzen entstehen; auch das Risiko für Schäden an den Nieren und der Leber steigt.

Bei einer gestörten Leberfunktion, wie sie zum Beispiel bei Alkoholmissbrauch oder Leberentzündungen vorkommt, kann Parazetamol stärker wirken. Dann kann eine sonst ungefährliche Dosis bereits zu Vergiftungserscheinungen führen.

Eine Überfunktion der Schilddrüse kann die Parazetamolwirkung abschwächen.

Metoclopramid darf bei einer Funktionsstörung der Leber oder Nieren nur in verringerter Dosierung angewendet werden.

Gegenanzeigen

Unter folgenden Bedingungen dürfen Sie das Mittel aufgrund des Anteils an Metoclopramid nicht anwenden:

- Sie haben zusätzlich zur Übelkeit kolikartige Bauchschmerzen und ein ungewöhnliches Völlegefühl. Das deutet auf einen Darmverschluss hin.
- Sie erbrechen Blut (Hinweis für ein blutendes Magengeschwür).
- Sie haben sehr heftige Bauchschmerzen und sind am Bauch sehr berührungsempfindlich. Das kann bedeuten, dass ein Magen- oder Zwölffingerdarmgeschwür in die Bauchhöhle durchbricht.

Des Weiteren dürfen Sie das Präparat unter folgenden Bedingungen nicht anwenden:

- Sie haben einen Tumor, dessen Wachstum durch das Hormon Prolaktin gefördert wird (z. B. Brustkrebs).
- Sie leiden an einer Epilepsie.
- Sie haben eine Überfunktion des Nebennierenmarks (Phäochromozytom).

Wechselwirkungen mit Medikamenten

Wenn Sie noch andere Medikamente nehmen, ist zu beachten:

Aufgrund des Anteils an Parazetamol: Phenobarbital, Phenytoin und Carbamazepin (bei Epilepsien) und Isoniazid und Rifampizin (beide bei Tuberkulose) können die Leber für die Giftwirkung von Parazetamol empfindlicher machen.

Aufgrund des Anteils an Metoclopramid:

- Anticholinergika (bei Parkinsonkrankheit) beeinträchtigen die Aufnahme von Metoclopramid und verringern dadurch seine Wirkung.
- Metoclopramid verstärkt die Wirkung von Levodopa (bei Parkinsonkrankheit), Parazetamol (bei Schmerzen), Lithium (bei Depressionen) und Tetrazyklinen (bei Infektionen und Akne).

- Wenn Sie metoclopramidhaltige Mittel zusammen mit Neuroleptika (bei Psychosen, Schizophrenien) und/oder Serotonin-Wiederaufnahme-Hemmstoffen (SSRI, bei Depressionen) einnehmen, können sich die durch Neuroleptika ausgelösten Bewegungsstörungen verstärken.

Wechselwirkungen mit Speisen und Getränken

Bei Menschen, die öfter mehr als drei Gläser Alkohol am Tag trinken, kann die Leber bereits empfindlicher für die Giftwirkung von Parazetamol sein. Sie sollten dann besser ein anderes Schmerzmittel wählen.

Unerwünschte Wirkungen

▶ **Keine Maßnahmen erforderlich**

Bei 15 von 100 Personen treten Magenschmerzen, Aufstoßen, Übelkeit und Durchfall auf. Sie sind harmlos und vergehen, wenn das Mittel nicht mehr eingenommen wird.

▶ **Muss beobachtet werden**

Wenn die Haut sich verstärkt rötet und juckt, reagieren Sie vermutlich allergisch auf das Mittel. Bei solchen Hauterscheinungen (→ Seite 14) sollten Sie einen Arzt aufsuchen.

Das Mittel kann Leberschäden (→ Seite 15) hervorrufen. Treten Übelkeit, Erbrechen und/oder dunkel gefärbter Urin auf und ist der Stuhl auffällig hell, sollten Sie einen Arzt rufen.

▶ **Sofort zum Arzt**

Das Mittel kann schwere Leberschäden (→ Seite 15) hervorrufen und eine Gelbsucht auslösen. Wenn sich Ihre Haut gelb färbt und Sie zusätzlich einen starken Juckreiz am ganzen Körper verspüren, sollten Sie sofort einen Arzt aufsuchen.

Anhaltende Nierenschmerzen, eine plötzlich verringerte Urinmenge oder Blut im Urin sollten Sie sofort zum Arzt führen. Es besteht der Verdacht, dass die regelmäßige Einnahme von Parazetamol eine sogenannte Schmerzmittel-Niere ausgelöst hat, die zum Nierenversagen (→ Seite 16) führen kann. Ab welcher Menge Parazetamol einen solchen Nierenschaden auslöst, ist noch nicht sicher; er wird aber wahrscheinlich, wenn die Nierendurchblutung verringert ist. Das ist vor allem dann der Fall, wenn Parazetamol mit anderen Schmerzmitteln kombiniert oder in einer Menge, die die Höchstdosis überschreitet, eingenommen wird.

Wenn starker Hautausschlag, Juckreiz, Herzrasen, Atemnot, Schwäche und Schwindel auftreten, müssen Sie die Anwendung sofort stoppen und unverzüglich den Notarzt rufen (Telefon 112), weil es sich um eine lebensbedrohliche Allergie (→ Seite 14) handeln kann.

Bei Fieber mit Halsschmerzen und Schüttelfrost sollten Sie sofort einen Arzt informieren. Es können die ersten Symptome einer Blutbildungsstörung (→ Seite 15) sein. Besonders die weißen Blutkörperchen, die bei der Infektionsabwehr eine wichtige Rolle spielen, können durch Parazetamol verringert werden (Agranulozytose).

Hinweise

Für Kinder unter 14 Jahren

Das Mittel darf bei Kindern unter 14 Jahren nicht angewendet werden.

Für Schwangerschaft und Stillzeit

Über die Anwendung des Mittels während der ersten drei Schwangerschaftsmonate liegen keine Erkenntnisse vor. Sicherheitshalber sollte es nicht angewendet werden. Später ist sein Einsatz nur zu vertreten, wenn es unbedingt notwendig ist.

Während der Stillzeit sollte das Mittel nicht angewendet werden.

Migräne

Handelsname Darreichungsform	Zusammensetzung pro 1 ml/1 g oder wie angegeben bzw. pro abgeteilte Einheit	Kleinste Packungsgröße	Festbetrag in Euro	Packungspreis in Euro	Bewertung
Hinweise zu den Tabellenspalten → Seite 28, zur Auswahl der Arzneimittel → Seite 23, zur Grundlage der Bewertung → Seiten 24, 27					
Allegro 2,5 mg Filmtabletten *Rp* Filmtabletten	**Frovatriptan** 2,5 mg	3 Stück	32,81	24,24	**Geeignet** bei einem mittelschweren bis schweren Migräneanfall, wenn Schmerzmittel nicht ausreichen oder nicht angewendet werden können. → Seite 863
Almogran 12,5 mg Filmtabletten *Rp* Filmtabletten	**Almotriptan** 12,5 mg	3 Stück	32,81	32,81	**Geeignet** bei einem mittelschweren bis schweren Migräneanfall, wenn Schmerzmittel nicht ausreichen oder nicht angewendet werden können. → Seite 863

Migräne Fortsetzung

Handelsname Darreichungsform	Zusammensetzung pro 1 ml/1 g oder wie angegeben bzw. pro abgeteilte Einheit	Kleinste Packungsgröße	Festbetrag in Euro	Packungspreis in Euro	Bewertung
AscoTop 2,5 mg Rp *5 mg Rp* Filmtabletten	**Zolmitriptan** 2,5 mg 5 mg	3 Stück 3 Stück	32,65 33,59	33,27 34,16	**Geeignet** bei einem mittelschweren bis schweren Migräneanfall, wenn Schmerzmittel nicht ausreichen oder nicht angewendet werden können. → Seite 863
AscoTop 2,5 mg Schmelztabletten Rp *5 mg Schmelztabletten Rp* Schmelztabletten	2,5 mg 5 mg	2 Stück 2 Stück	55,61 25,61	55,89 26,06	
Beloc-Zok mite 47,5 mg Rp *95 mg Rp* *forte 190 mg Rp* Retardtabletten	**Metoprololsuccinat** 47,5 mg 95 mg 190 mg	30 Stück 30 Stück 30 Stück	14,78 16,58 19,02	14,78 16,58 19,02	**Geeignet** bei Migräne zur Vorbeugung. → Seite 856
Diclofenac-ratiopharm Lösung bei Migräne Rp Lösung	**Diclofenac-Kalium** 50 mg pro 20 Tropfen *Enthält 36% Alkohol*	10 ml		24,82	**Geeignet** bei einem Migräneanfall. → Seite 858
Dociton 40 Rp *80 Rp* Filmtabletten	**Propranolol-hydrochlorid** 40 mg 80 mg	30 Stück 100 Stück	13,19 21,21	13,14 21,05	**Geeignet** bei Migräne zur Vorbeugung. → Seite 856
Dolormin Migräne Brausegranulatbeutel	**Ibuprofen, DL-Lysinsalz** 342 mg (entspricht 200 mg Ibuprofen)	10 Stück	2,26	5,47	**Geeignet** bei einem Migräneanfall. → Seite 858
Dolormin Migräne Filmtabletten	684 mg (entspricht 400 mg Ibuprofen)	10 Stück	3,26	5,90	
Dolormin Migräne Zäpfchen	**Ibuprofen** 542,5 mg	10 Stück		6,40	
Imigran Filmtabletten 50 mg Rp *100 mg Rp*	**Sumatriptan** 50 mg 100 mg	6 Stück 3 Stück	54,56 33,02	54,56 33,02	**Geeignet** bei einem mittelschweren bis schweren Migräneanfall, wenn Schmerzmittel nicht ausreichen oder nicht angewendet werden können. → Seite 863
Imigran T 50 mg Filmtabletten Rp *100 mg Filmtabletten Rp* Filmtabletten	50 mg 100 mg	2 Stück 2 Stück	24,66 25,24	24,66 25,24	
Imigran-Inject Rp Injektionslösung	6 mg pro 0,5 ml	2 x 0,5 ml		80,67	
Imigran Nasal 10 mg mite Rp *20 mg Rp* Nasenspray	10 mg pro 0,1 ml 20 mg pro 0,1 ml	2 x 0,1 ml 2 x 0,1 ml		26,45 32,00	
Imigran Zäpfchen Rp Zäpfchen	25 mg	6 Stück		52,05	
Jutabloc 200 mg Retard Rp Retardtabletten	**Metoprololtartrat** 200 mg	30 Stück	19,02	14,36	**Geeignet** bei Migräne zur Vorbeugung. → Seite 856
Jutabloc 50 mg Rp *100 mg Rp* Tabletten	50 mg 100 mg	30 Stück 30 Stück	13,65 15,66	11,04 11,60	
Lopresor mite Rp *Lopresor Rp* Filmtabletten	**Metoprololtartrat** 50 mg 100 mg	100 Stück 100 Stück	20,17 25,91	23,17 28,91	**Geeignet** bei Migräne zur Vorbeugung. → Seite 856
MAXALT lingua 5 mg Rp *10 mg Rp* Schmelztabletten	**Rizatriptan** 5 mg 10 mg	3 Stück 3 Stück	32,01 32,88	32,01 32,88	**Geeignet** bei einem mittelschweren bis schweren Migräneanfall, wenn Schmerzmittel nicht ausreichen oder nicht angewendet werden können. → Seite 863
MAXALT 5 mg Rp *10 mg Rp* Tabletten	5 mg 10 mg	3 Stück 3 Stück	32,01 32,88	32,01 32,88	

Hinweise zu den Tabellenspalten → Seite 28, zur Auswahl der Arzneimittel → Seite 23, zur Grundlage der Bewertung → Seiten 24, 27

Migräne Fortsetzung

Handelsname Darreichungsform	Zusammensetzung pro 1 ml/1 g oder wie angegeben bzw. pro abgeteilte Einheit	Kleinste Packungsgröße	Festbetrag in Euro	Packungspreis in Euro	Bewertung
Meprolol 200 mg Retard Rp Retardtabletten	**Metoprololtartrat** 200 mg	20 Stück	16,35	13,67	**Geeignet** bei Migräne zur Vorbeugung. → Seite 856
Meprolol 50 mg Rp *100 mg* Rp Tabletten	50 mg 100 mg	25 Stück 50 Stück	13,13 18,54	12,07 16,70	
Metobeta 100 retard Rp *200 retard* Rp Retardtabletten	**Metoprololtartrat** 100 mg 200 mg	30 Stück 30 Stück	16,58 19,02	13,80 14,79	**Geeignet** bei Migräne zur Vorbeugung. → Seite 856
Metobeta 50 Rp *100* Rp Tabletten	50 mg 100 mg	30 Stück 50 Stück	13,65 18,54	11,72 13,63	
metodura ZNT 50 mg Retardtabletten Rp *100 mg Retardtabletten* Rp *200 mg Retardtabletten* Rp	**Metoprololtartrat** 50 mg 100 mg 200 mg	30 Stück 30 Stück 30 Stück	14,78 16,58 19,02	12,67 13,77 15,24	**Geeignet** bei Migräne zur Vorbeugung. → Seite 856
metodura retard Rp Retardtabletten	200 mg	30 Stück	19,02	14,79	
metodura 50 mg Rp *100 mg* Rp Tabletten	50 mg 100 mg	100 Stück 20 Stück	20,17 13,98	12,45 12,44	
Meto-Hennig 200 mg retard Rp Retardtabletten	**Metoprololtartrat** 200 mg	30 Stück	19,02	14,61	**Geeignet** bei Migräne zur Vorbeugung. → Seite 856
Meto-Hennig 50 mg Rp *100 mg* Rp Tabletten	50 mg 100 mg	30 Stück 30 Stück	13,65 15,66	11,29 12,78	
Metohexal 100 retard Rp *200 retard* Rp	**Metoprololtartrat** 100 mg 200 mg	30 Stück 30 Stück	16,58 19,02	13,80 14,79	**Geeignet** bei Migräne zur Vorbeugung. → Seite 856
MetoHEXAL Succ 47,5 mg Rp *95 mg* Rp *142,5 mg* Rp *190 mg* Rp Retardtabletten	**Metoprololsuccinat** 47,5 mg 95 mg 142,5 mg 190 mg	30 Stück 30 Stück 30 Stück 30 Stück	14,78 16,58 17,91 19,02	14,72 16,52 17,85 18,96	
Metohexal 50 Rp *100* Rp Tabletten	**Metoprololtartrat** 50 mg 100 mg	30 Stück 30 Stück	13,65 15,66	11,72 12,44	
Meto-ISIS NT 50 mg retard Rp *100 mg retard* Rp *200 mg Retard* Rp	**Metoprololtartrat** 50 mg 100 mg 200 mg	30 Stück 30 Stück 30 Stück	14,78 16,58 19,02	12,71 13,77 14,99	**Geeignet** bei Migräne zur Vorbeugung. → Seite 856
Meto-ISIS 200 mg retard Rp Retardtabletten	200 mg	50 Stück	23,88	18,06	
Meto-ISIS 50 Rp *100* Rp Tabletten	50 mg 100 mg	30 Stück 30 Stück	13,65 15,66	11,71 12,42	
Metoprogamma 200 retard Rp Retardtabletten	**Metoprololtartrat** 200 mg	30 Stück	19,02	15,27	**Geeignet** bei Migräne zur Vorbeugung. → Seite 856
Metoprogamma 50 Rp *100* Rp Tabletten	50 mg 100 mg	30 Stück 30 Stück	13,65 15,66	12,45 13,85	

Hinweise zu den Tabellenspalten → Seite 28, zur Auswahl der Arzneimittel → Seite 23, zur Grundlage der Bewertung → Seiten 24, 27

Migräne Fortsetzung

Handelsname Darreichungsform	Zusammensetzung pro 1 ml/1 g oder wie angegeben bzw. pro abgeteilte Einheit	Kleinste Packungsgröße	Festbetrag in Euro	Packungspreis in Euro	Bewertung

Hinweise zu den Tabellenspalten → Seite 28, zur Auswahl der Arzneimittel → Seite 23, zur Grundlage der Bewertung → Seiten 24, 27

Handelsname Darreichungsform	Zusammensetzung pro 1 ml/1 g oder wie angegeben bzw. pro abgeteilte Einheit	Kleinste Packungsgröße	Festbetrag in Euro	Packungspreis in Euro	Bewertung
Metoprololsuccinat – 1A Pharma 47,5 mg Retardtabletten Rp	**Metoprololsuccinat** 47,5 mg	30 Stück	14,78	14,72	**Geeignet** bei Migräne zur Vorbeugung. → Seite 856
95 mg Retardtabletten Rp	95 mg	30 Stück	16,58	16,52	
142,5 mg Retardtabletten Rp	142,5 mg	30 Stück	17,91	17,85	
190 mg Retardtabletten Rp	190 mg	30 Stück	19,02	18,96	
Metoprolol 100 retard – 1A Pharma Rp	**Metoprololtartrat** 100 mg	30 Stück	16,58	13,77	
200 retard – 1A Pharma Rp Retardtabletten	200 mg	30 Stück	19,02	14,36	
Metoprolol 50 – 1A Pharma Rp	50 mg	30 Stück	13,65	11,04	
100 – 1A Pharma Rp Tabletten	100 mg	30 Stück	15,66	11,60	
Metoprolol AbZ 200 mg Retardtabletten Rp Retardtabletten	**Metoprololtartrat** 200 mg	50 Stück	23,88	17,49	**Geeignet** bei Migräne zur Vorbeugung. → Seite 856
Metoprolol AbZ 50 mg Tabletten Rp	50 mg	30 Stück	13,65	11,04	
100 mg Tabletten Rp Tabletten	100 mg	50 Stück	18,54	12,84	
Metoprolol AL 200 retard Rp Retardtabletten	**Metoprololtartrat** 200 mg	30 Stück	19,02	14,36	**Geeignet** bei Migräne zur Vorbeugung. → Seite 856
Metoprolol AL 50 Rp	50 mg	30 Stück	13,65	11,04	
100 Rp Tabletten	100 mg	30 Stück	15,66	11,60	
metoprolol-corax 200 mg retard Retardtabletten Rp Retardtabletten	**Metoprololtartrat** 200 mg	50 Stück	23,88	17,49	**Geeignet** bei Migräne zur Vorbeugung. → Seite 856
metoprolol-corax 50 mg Tabletten Rp	50 mg	30 Stück	13,65	11,04	
100 mg Tabletten Rp Tabletten	100 mg	30 Stück	15,66	11,60	
Metoprolol-CT ZERO 50 mg Retardtabletten Rp	**Metoprololtartrat** 50 mg	30 Stück	14,78	12,72	**Geeignet** bei Migräne zur Vorbeugung. → Seite 856
100 mg Retardtabletten Rp	100 mg	30 Stück	16,58	13,80	
200 mg Retardtabletten Rp Retardtabletten	200 mg	30 Stück	19,02	15,27	
Metoprolol-CT 50 mg Tabletten Rp	50 mg	30 Stück	13,65	11,72	
100 mg Tabletten Rp Tabletten	100 mg	30 Stück	15,66	12,44	
Metoprolol 200 retard Heumann Rp Retardtabletten	**Metoprololtartrat** 200 mg	30 Stück	19,02	15,27	**Geeignet** bei Migräne zur Vorbeugung. → Seite 856
Metoprolol 50 Heumann Rp	50 mg	30 Stück	13,65	12,45	
100 Heumann Rp Tabletten	100 mg	30 Stück	15,66	13,85	
Metoprolol KSK 200 mg retard Rp Retardtabletten	**Metoprololtartrat** 200 mg	30 Stück	19,02	15,26	**Geeignet** bei Migräne zur Vorbeugung. → Seite 856
Metoprolol KSK 50 mg Rp Tabletten	50 mg	30 Stück	13,65	12,20	

Migräne Fortsetzung

Handelsname Darreichungsform	Zusammensetzung pro 1 ml/1 g oder wie angegeben bzw. pro abgeteilte Einheit	Kleinste Packungsgröße	Festbetrag in Euro	Packungspreis in Euro	Bewertung
Metoprolol-ratiopharm NK 50 mg Retardtabletten Rp	**Metoprololtartrat** 50 mg	30 Stück	14,78	12,72	**Geeignet** bei Migräne zur Vorbeugung. → Seite 856
100 mg Retardtabletten Rp	100 mg	30 Stück	16,58	13,80	
200 mg Retardtabletten Rp	200 mg	30 Stück	19,02	15,27	
Metoprolol retard-ratiopharm 200 Rp Retardtabletten	200 mg	30 Stück	19,02	14,79	
Metoprolol-ratiopharm 50 Rp	50 mg	30 Stück	13,65	11,72	
100 Rp Tabletten	100 mg	30 Stück	15,66	12,44	
Meto-Succinat Sandoz 47,5 mg Retardtabletten Rp	**Metoprololsuccinat** 47,5 mg	30 Stück	14,78	14,72	**Geeignet** bei Migräne zur Vorbeugung. → Seite 856
95 mg Retardtabletten Rp	95 mg	30 Stück	16,58	16,52	
142,5 mg Retardtabletten Rp	142,5 mg	30 Stück	17,91	17,85	
190 mg Retardtabletten Rp	190 mg	30 Stück	19,02	18,96	
Metoprolol Sandoz 200 mg Retardtabletten Rp Retardtabletten	**Metoprololtartrat** 200 mg	30 Stück	19,02	14,79	
Metoprolol Sandoz 50 mg Tabletten Rp	50 mg	30 Stück	13,65	11,72	
100 mg Tabletten Rp Tabletten	100 mg	30 Stück	15,66	12,44	
Metoprolol ZOT STADA 50 mg retard Rp	**Metoprololtartrat** 50 mg	30 Stück	14,78	12,72	**Geeignet** bei Migräne zur Vorbeugung. → Seite 856
100 mg retard Rp	100 mg	30 Stück	16,58	13,80	
200 mg retard Rp	200 mg	30 Stück	19,02	15,27	
Metoprolol STADA 200 mg retard Rp Retardtabletten	200 mg	50 Stück	23,88	18,18	
Metoprolol STADA 50 mg Rp	50 mg	20 Stück	12,57	11,50	
100 mg Rp Tabletten	100 mg	20 Stück	13,98	12,33	
Metoprolol-Wolff retard Rp Tabletten	**Metoprololtartrat** 200 mg	50 Stück	23,88	23,88	**Geeignet** bei Migräne zur Vorbeugung. → Seite 856
Meto-Tablinen retard Rp Retardtabletten	**Metoprololtartrat** 200 mg	20 Stück	16,35	13,67	**Geeignet** bei Migräne zur Vorbeugung. → Seite 856
Meto-Tablinen 50 mg Rp	50 mg	20 Stück	12,57	11,72	
100 mg Rp Tabletten	100 mg	20 Stück	13,98	12,44	
Migränerton Rp Kapseln	**Parazetamol** 500 mg + **Metoclopramid-hydrochlorid** 5 mg	20 Stück		22,26	**Wenig geeignet** bei Migräne. Therapeutisch wenig sinnvolle Kombination aus einem Schmerzmittel und einem Mittel bei Übelkeit. Die zeitlich versetzte Anwendung der beiden Wirkstoffe ist sinnvoller. → Seite 866
Naramig Filmtabletten Rp Filmtabletten	**Naratriptan** 2,5 mg	3 Stück	32,81	32,81	**Geeignet** bei einem mittelschweren bis schweren Migräneanfall, wenn Schmerzmittel nicht ausreichen oder nicht angewendet werden können. → Seite 863
Obsidan 25 mg Rp	**Propranolol-hydrochlorid** 25 mg	30 Stück	12,55	12,54	**Geeignet** bei Migräne zur Vorbeugung. → Seite 856
40 mg Rp	40 mg	30 Stück	13,19	13,19	
100 mg Rp Tabletten	100 mg	30 Stück	14,82	14,82	

Hinweise zu den Tabellenspalten → Seite 28, zur Auswahl der Arzneimittel → Seite 23, zur Grundlage der Bewertung → Seiten 24, 27

Migräne Fortsetzung

Handelsname Darreichungsform	Zusammensetzung pro 1 ml/1 g oder wie angegeben bzw. pro abgeteilte Einheit	Kleinste Packungsgröße	Festbetrag in Euro	Packungspreis in Euro	Bewertung
Propranolol AL 40 Rp Tabletten	**Propranolol-hydrochlorid** 40 mg	30 Stück	13,19	13,14	**Geeignet** bei Migräne zur Vorbeugung → Seite 856
Propranolol-GRY 40 mg Rp Tabletten	**Propranolol-hydrochlorid** 40 mg	20 Stück	12,25	12,21	**Geeignet** bei Migräne zur Vorbeugung. → Seite 856
Propranolol STADA 40 mg Rp Tabletten	**Propranolol-hydrochlorid** 40 mg	50 Stück	14,82	14,66	**Geeignet** bei Migräne zur Vorbeugung. → Seite 856
RELPAX 20 mg Filmtabletten Rp	**Eletriptan** 20 mg	3 Stück	32,05	31,78	**Geeignet** bei einem mittelschweren bis schweren Migräneanfall, wenn Schmerzmittel nicht ausreichen oder nicht angewendet werden können. → Seite 863
40 mg Filmtabletten Rp Filmtabletten	40 mg	3 Stück	32,92	32,92	
Topamax MIGRÄNE 25 mg Filmtabletten Rp	**Topiramat** 25 mg	28 Stück		34,30	**Mit Einschränkung geeignet** bei Migräne zur Vorbeugung, wenn Betablocker nicht ausreichend wirken oder nicht eingesetzt werden können. Das Mittel führt häufig zu unerwünschten Wirkungen wie Missempfindungen, Geschmacks- und Gedächtnisstörungen sowie Stimmungsschwankungen. → Seite 861
50 mg Filmtabletten Rp	50 mg	50 Stück		90,82	
100 mg Filmtabletten Rp Filmtabletten	100 mg	100 Stück		293,81	
Voltaren K Migräne 50 mg Rp Tabletten	**Diclofenac-Kalium** 50 mg	6 Stück		23,60	**Geeignet** bei einem Migräneanfall. → Seite 858

Hinweise zu den Tabellenspalten → Seite 28, zur Auswahl der Arzneimittel → Seite 23, zur Grundlage der Bewertung → Seiten 24, 27

Schlafstörungen

Jeder Mensch braucht Schlaf, um sich psychisch und körperlich zu erholen. Wie viel Schlaf ein Mensch braucht ist individuell sehr verschieden. Vier bis fünf Stunden sollten es auf Dauer gesehen mindestens sein, aber auch acht oder neun Stunden täglich sind nicht ungewöhnlich. Für alle Menschen gilt, dass das Schlafbedürfnis in der Kindheit sehr groß ist und im Alter allmählich abnimmt.

Der Schlaf besteht aus verschiedenen Abschnitten, die etwa 90 Minuten dauern und sich wiederholen. Nach dem Übergang vom Wachen zum Schlafen ist der Schlaf noch ganz leicht. Dann folgen Tiefschlafphasen, in denen die eigentliche Erholung stattfindet. Zwischen zwei Schlafabschnitten gibt es jeweils eine Traumphase und danach häufig eine kurze Wachphase. Dann beginnt der nächste Schlafzyklus.

Bei Kindern

Säuglinge schlafen etwa 14 Stunden am Tag, Kleinkinder zwischen 11 bis 13 Stunden, Schulkinder 9 bis 10 Stunden. Bei manchen können es durchaus ein bis zwei Stunden mehr oder weniger sein. Wenn sich das Schlafverhalten plötzlich ändert, kann das auf den Beginn einer Erkrankung hinweisen.

Anzeichen und Beschwerden

Viele Menschen meinen, sie hätten Schlafstörungen, weil sie unrealistische Erwartungen an ihren Schlaf stellen. Dass man einmal länger braucht, um einzuschlafen, ist ebenso normal, wie es die Wachzeiten sind, die sich zwischen den Schlafphasen einstellen können. Bei der Berechnung der Schlafzeit berücksichtigen viele weder den Mittagsschlaf noch das Einnicken vor dem Fernsehgerät.

In der Medizin ist man dazu übergegangen, statt von einer Schlafstörung von „nicht erholsamem Schlaf" zu sprechen, denn wie lange und wie gut jemand schläft, ist nicht so bedeutsam wie das Empfinden des Betroffenen, ob er in der Lage ist, seine sozialen und beruflichen Anforderungen hinreichend zu erfüllen. Müdigkeit tagsüber, Erschöpfung, Unruhe, Reizbarkeit und Angst können die Folge von nicht erholsamem Schlaf sein.

Ursachen

Schlaf ist ein sensibler Zustand und sehr störanfällig. Viele Faktoren können zu Schlafstörungen führen:

- Überlastung und Stress, Sorgen, Ärger und Anspannung rauben den Schlaf.
- Äußere Bedingungen können das Einschlafen beeinträchtigen, beispielsweise Geräusche, helles Licht, ein unbequemes Bett, unpassende Zudecken.
- Eine üppige Mahlzeit während der letzten vier Stunden vor dem Zubettgehen belastet den Körper mit Verdauungsarbeit und führt zu einem unruhigen Schlaf.
- Das Koffein aus Kaffee, Tee und Cola-Getränken kann so munter machen, dass es das Einschlafen verhindert.
- Ein alkoholhaltiger Schlaftrunk fördert zwar das Einschlafen, unterbricht den Schlaf aber, wenn die Alkoholwirkung nachlässt. Darüber hinaus verliert sich die schlafanstoßende Wirkung von Alkohol mit der Zeit. Regelmäßiger Konsum von Alkohol kann zudem abhängig machen. Außerdem hat Alkohol so viele Kalorien, dass er erheblich zu Übergewicht beiträgt.
- Der biologische Tag-Nacht-Rhythmus fordert sein Recht. Wer dagegen anlebt, zum Beispiel durch wechselnde Arbeitszeiten oder das Überfliegen von Zeitzonen, muss mit Schlafstörungen rechnen.
- Eine Reihe von Menschen wird durch Beschwerden und Krankheiten am erholsamen Schlafen gehindert; dazu gehören Schmerzen, Fieber, Erkältungen und Asthma mit nächtlichem Husten, Übergewicht, Schilddrüsenerkrankungen, Diabetes, Ohrgeräusche, Juckreiz, das Krankheitsbild der „unruhigen Beine" (→ Seite 917), saures Aufstoßen, Herzkrankheit und Blasenerkrankungen. Menschen mit einer depressiven Störung wachen typischerweise morgens gegen vier Uhr auf.
- Eine während des Schlafes gestörte Atmung (Schlafapnoe-Syndrom) kann die Erholung ganz erheblich beeinträchtigen. Bei stark schnarchenden Menschen, die meist auch übergewichtig sind, treten solche kurzzeitigen Atemstillstände relativ oft auf.
- Schlafstörungen gehören zu den üblichen Entzugserscheinungen nach dem Absetzen von Beruhigungs- und Schlafmitteln, Alkohol, Zigaretten und Drogen.
- Viele Medikamente weisen Schlafstörungen als unerwünschte Wirkung auf, so zum Beispiel Mittel bei Depressionen, blutdrucksenkende Mittel, einige Mittel bei Parkinson, bei Asthma und zur Entwässerung.

Bei Kindern

Plötzlich auftretenden Schlafstörungen liegen meist akute Krankheiten zugrunde wie Infektionen, Mittelohrentzündung, Wundsein im Windelbereich. Besonders bei Säuglingen kann eine zu weiche Unterlage zur Unruhe beim Schlafen beitragen. Sensible Kinder wachen dann leichter auf.

Nichtmedikamentöse Maßnahmen

- Schalten Sie Geräuschquellen aus. Ist der neben Ihnen liegende schnarchende Partner der Störenfried, sichern womöglich nur getrennte Schlafzimmer die Nachtruhe.
- Sorgen Sie dafür, dass Sie das Zimmer abdunkeln können.
- Schaffen Sie sich ein bequemes Bett mit wohligen Zudecken an.
- Essen Sie so, dass zwischen der letzten größeren Mahlzeit und dem Zubettgehen einige Stunden liegen.
- Wenn Ihre Nachtruhe dadurch gestört wird, dass Sie zur Toilette müssen, sollten Sie Ihre abendliche Flüssigkeitszufuhr beschränken und abends kein Medikament zur Entwässerung einnehmen.
- Trinken Sie abends weder etwas Koffeinhaltiges noch Alkohol.
- Gewöhnen Sie sich an, einen Abendspaziergang zu machen.
- Nutzen Sie alles, was Sie entspannt: eine Kopfmassage, ein lauwarmes Bad, ein Fußbad mit von lauwarm nach heiß ansteigender Temperatur.
- Gehen Sie immer zur gleichen Zeit schlafen, stehen Sie morgens immer zur gleichen Zeit auf – auch am Wochenende.
- Wenn Sie nachts aufwachen und länger als 20 Minuten wachliegen, sollten Sie aufstehen und sich beschäftigen. Gehen Sie erst wieder ins Bett, wenn Sie Müdigkeit spüren.
- Verbannen Sie die Uhr aus Ihrem Blickfeld.
- Führen Sie ein Schlaftagebuch, in das Sie eintragen, wann Sie ins Bett gegangen und wann Sie aufgestanden sind, was Sie tagsüber getan, welche Medikamente Sie eingenommen und womit Sie sich vor dem Zubettgehen beschäftigt haben. Die Auswertung dieser Aufzeichnungen kann Hinweise geben, welche Tagesereignisse sich negativ auf Ihren Schlaf auswirken.

Ältere Menschen klagen häufig über Schlafstörungen. Gerade für sie ließ sich zeigen, dass ihnen ein kompetent geleitetes „Training" ebenso gut helfen kann wie die übliche medikamentöse Behandlung. Wichtig ist, dass die Betroffenen die Hintergründe eines beeinträchtigten Schlafes verstehen, erfahren, wie sie ihre Schlafsituation verbessern und durch welches Verhalten sie zu einer besseren Nachtruhe beitragen können.

Bei Kindern

- Betten Sie das Kind in der Lage, in der es gewohnt ist, einzuschlafen.
- Einschlafrituale helfen Kindern, zur Ruhe zu kommen. Das bedeutet, dass das Zubettgehen immer nach dem gleichen Schema und mit Elementen abläuft, die das Kind beruhigen und ihm Sicherheit und Vertrauen vermitteln. Sie können dem Kind zum Beispiel etwas erzählen, eine Geschichte vorlesen, mit ihm ein Gebet sprechen.
- Vertraute Gegenstände wie Schmusedecke oder -tier, ein spezielles Kissen oder Spielzeug überbrücken das Gefühl des Kindes, von den Eltern getrennt zu sein.
- Auch Daumen oder Schnuller können als Einschlafhilfe dienen. Auf eine Nuckelflasche mit süßer Flüssigkeit sollten Sie hingegen verzichten, damit die Zähne nicht durch Karies gefährdet werden.
- Manchen Kindern erleichtert gedämpftes Licht das Einschlafen.

Bei folgenden Bedingungen empfiehlt sich eine spezielle Schlafberatung für Kinder:

- Das Kind signalisiert für längere Zeit, dass es sich morgens nicht erfrischt fühlt.
- Einem Schulkind fällt es schwer, beim Unterricht wach zu bleiben.
- Es schläft bereits bei Fahrten in Bus, Bahn oder Auto ein, die weniger als eine halbe Stunde dauern.
- Das Kind schnarcht während des Schlafens oft und laut.

Behandlung mit Medikamenten

Schlafstörungen sollen nur begrenzte Zeit mit Medikamenten behandelt werden. Je länger sie eingenommen werden, desto größer ist bei vielen Mitteln das Risiko, von diesen Medikamenten abhängig zu werden; darüber hinaus büßen sie im Laufe der Zeit häufig an Wirkung ein.

Zwei Wochen lang ist es vertretbar, Schlafstörungen mit einem geeigneten Mittel zu behandeln. Nach dieser Zeit sollte das Mittel abgesetzt und versucht werden, wieder ohne medikamentöse Hilfe in den Schlaf zu finden. Eventuell können allgemeine Maßnahmen, die ohne Arzneimittel auskommen, hierbei hilfreich sein. Gelingt es nicht, ohne Medikament auszukommen, kann es weitere zwei Wochen eingenommen werden. Hat sich auch dann nichts geändert, sollte ein Arzt mit schlafmedizinischer Erfahrung eingeschaltet werden. Bei der weiteren Behandlung stehen dann die nichtmedikamentösen Maßnahmen im Vordergrund.

Ist die Schlaflosigkeit damit nicht zu beheben, können geeignete Medikamente weitere sechs Monate eingenommen werden – vorausgesetzt, es besteht keine Abhängigkeit, die Schlaflosigkeit ist nicht die Folge des Absetzens des Medikaments und sie beruht nicht auf einer Erkrankung, wie einer Depression, die als solche behandelt werden kann. In dieser Zeit wird das Mittel jeweils zwei Wochen genommen, anschließend abgesetzt, um zu versuchen, ohne auszukommen; wenn notwendig, kann es erneut verwendet werden.

Nach drei Monaten Schlafmitteleinnahme sollte das Schlafgeschehen in einem Schlaflabor analysiert werden. Nach längstens einem halben Jahr muss die medikamentöse Behandlung beendet werden.

Als „geeignet" werden das kurz wirkende Benzodiazepin (→ Seite 875) Brotizolam und die mittelang wirkenden Lormetazepam und Temazepam beurteilt. Während die erste Substanz vor allem angebracht ist, wenn das Einschlafen schwerfällt, eignen sich die beiden anderen auch bei Durchschlafstörungen.

Gleichfalls geeignet sind die benzodiazepinähnlichen Substanzen (→ Seite 877) Zolpidem und Zopiclon. Zaleplon gilt als „auch geeignet", da es – als vergleichsweise neuer Wirkstoff – weniger erprobt ist als Zolpidem und Zopiclon. Diese drei benzodiazepinähnlichen Substanzen wirken sehr kurz; darum kommen sie vor allem bei Einschlafstörungen infrage.

Das Benzodiazepin Triazolam wird als „mit Einschränkung geeignet" bewertet. Seiner positiven Eigenschaft, nur zwei bis vier Stunden zu wirken, steht eine Reihe unerwünschter Wirkungen gegenüber.

Chloralhydrat (→ Seite 878) wird bei leichten Schlafstörungen als „mit Einschränkung geeignet" angesehen. Die Wirkung dieses sehr alten Medikaments setzt zwar schnell ein und es beeinflusst nicht die Traumphasen. Dafür verliert es aber bereits nach mehrmaligem Gebrauch an Wirkung. Außerdem ist der Abstand zwischen wirksamer und schädlicher Dosis sehr gering.

Als „wenig geeignet" gelten die lang wirkenden Benzodiazepine Flunitrazepam, Flurazepam und Nitrazepam. Ihre Wirkdauer liegt zwischen 10 und 100 Stunden und reicht damit weit in den nächsten Tag beziehungsweise in die nächsten Tage hinein. Infolge der verringerten Aufmerksamkeit und Koordinationsfähigkeit besteht ein erhöhtes Risiko, zu stürzen oder einen anderen Unfall zu erleiden.

Benzodiazepine

Brotizolam

Lendormin

Flunitrazepam

Fluninoc, Flunitrazepam-neuraxpharm, Flunitrazepam-ratiopharm, Rohypnol

Flurazepam

Dalmadorm, Staurodorm Neu

Lormetazepam

Ergocalm, Lormetazepam AL, Lormetazepam-ratiopharm, Noctamid

Nitrazepam

Eatan N, imeson, Nitrazepam AL, Nitrazepam-neuraxpharm, Novanox, Radedorm

Temazepam

PLANUM, Remestan, Temazep-CT

Triazolam

HALCION

Für Benzodiazepine gibt es an den Zellen im zentralen Nervensystem spezifische Bindungsstellen. Wenn Benzodiazepine dort andocken, verstärkt das die Wirkung des Botenstoffs Gammaaminobuttersäure (GABA). Dieser hemmt die Aktivität der Nervenzellen. Je nach Intensität wirken Benzodiazepine beruhigend bis einschläfernd. Gleichzeitig wirken sie angstlösend, muskelentspannend und krampflösend – allerdings jeweils in etwas unterschiedlichem Maße.

Welche Wirkung betont ist, hängt unter anderem davon ab, wie sich die Substanzen in den verschiedenen Körpergeweben verteilen und wie sie um- und abgebaut werden. Bei manchen Benzodiazepinen entstehen Abbauprodukte, die sehr lange im Körper bleiben und dämpfend wirken. Von Flurazepam zum Beispiel kann eines der Abbauprodukte mehr als 100 Stunden lang wirken.

Die Eignung der Benzodiazepine als Schlafmittel wird unter anderem danach beurteilt, wie lange sie wirken. Kurz- und mittellang wirkende Benzodiazepine fördern das Einschlafen und können das Durchschlafen unterstützen. Damit sind Brotizolam (Wirkdauer 3 bis 6 Stunden), Lormetazepam (Wirkdauer 10 bis 14 Stunden) und Temazepam (Wirkdauer 10 bis 13 Stunden) geeignet.

Triazolam wird als „mit Einschränkung geeignet" eingestuft, denn es wirkt nur etwa zwei bis vier Stunden lang. Dadurch kann der Anwender in der zweiten Nachthälfte aufwachen und erneut zu einem Schlafmittel greifen. Mit Triazolam verbinden sich darüber hinaus schwerwiegende unerwünschte Wirkungen, wenn das Mittel missbräuchlich in überhöhter Dosierung angewendet wird. Triazolam darf daher keinesfalls höher dosiert werden, als die Dosierungsempfehlungen angeben.

Flunitrazepam (Wirkdauer 16 bis 35 Stunden), Flurazepam (aufgrund eines ebenfalls wirksamen Abbauprodukts Wirkdauer 19 bis 133 Stunden) und Nitrazepam (Wirkdauer 25 bis 30 Stunden) gelten hingegen als „wenig geeignet". Ihre Wirkung reicht meist bis in den nächsten Tag („Hangover") hinein und kann die Koordinations- und Konzentrationsfähigkeit beeinträchtigen. Besonders ältere Menschen sind dann gefährdet zu stürzen und durch die Sturzfolgen dauerhafte Schäden davonzutragen.

Den Wirkstoff Flurazepam (*Dalmadorm*) gibt es inzwischen auch in Form von preisgünstigen Generika.

Anwendung

Eine Schlaftablette wird im Allgemeinen etwa eine halbe Stunde vor dem Zubettgehen eingenommen, Flunitrazepam und Triazolam jedoch unmittelbar vorher. Diese Substanzen können schon nach zehn Minuten wirken.

Nach längstens zwei Wochen sollten Sie versuchen, ohne Schlafmittel auszukommen. Um dann keine Schlaflosigkeit zu provozieren, die auf dem Entzug des bisher eingenommenen Mittels beruht, ist es notwendig, sich aus der Behandlung „auszuschleichen". Dafür empfiehlt sich eines der folgenden Verfahren: Die Dosis wird jeden dritten Tag halbiert, bis Sie bei einem Viertel der Anfangsmenge angekommen sind; dann lassen Sie das Mittel ganz weg. Eine andere Möglichkeit ist, das Schlafmittel in Intervallen einzunehmen: Drei Nächte mit Schlafmittel, eine ohne; zwei Nächte mit, eine ohne; dann jede zweite Nacht, dann weglassen.

Die Entwöhnung von einem Dauergebrauch zieht sich lange hin, teilweise über Monate. Die Schlafmittel dürfen nicht plötzlich abgesetzt werden. Je länger die Mittel angewendet wurden, umso länger dauert die Entwöhnung.

Triazolam: Von dem Mittel dürfen keinesfalls mehr als 0,25 Milligramm pro Tag eingenommen werden. Bei älteren Menschen darf die Dosierung 0,125 Milligramm nicht überschreiten. Andernfalls steigt das Risiko für schwerwiegende unerwünschte Wirkungen.

Achtung

Es kann sein, dass man sich nicht mehr erinnert, was in den ersten Stunden nach der Einnahme geschehen ist. Treten solche Erinnerungslücken (anterograde Amnesie) mehrfach auf, sollten Sie mit dem Arzt darüber sprechen.

Gegenanzeigen

Unter folgenden Bedingungen dürfen Sie Benzodiazepine nicht oder nur nach sorgfältiger Abwägung von Nutzen und Risiken einnehmen:

- Sie leiden an Myasthenia gravis, einer Autoimmunerkrankung, bei der die Nervenimpulse nicht richtig auf die Muskeln übertragen werden.
- Sie haben eine schwere Leberfunktionsstörung.
- Bei Ihnen oder in Ihrer Familie gibt es Abhängigkeitskrankheiten (Alkohol, Medikamente, Drogen). Dann sind Sie besonders gefährdet, von benzodiazepinhaltigen Schlafmitteln abhängig zu werden.
- Sie haben ein unbehandeltes Engwinkelglaukom (gilt nicht für Temazepam und Triazolam).
- Sie haben chronisch verengte Atemwege und dadurch Sauerstoffmangel (COPD, Asthma).
- Sie schnarchen sehr stark und halten im Schlaf von Zeit zu Zeit ungewöhnlich lange die Luft an (Schlafapnoe-Syndrom).
- Sie können sich aufgrund einer Nerven- oder Gehirnerkrankung nicht koordiniert bewegen (zerebellare oder spinale Ataxie).

Wechselwirkungen mit Medikamenten

Wenn Sie noch andere Medikamente nehmen, ist zu beachten:

- Ketoconazol, Itraconazol und Fluconazol (innerlich bei Pilzinfektionen) können die Verarbeitung der Benzodiazepine im Körper verzögern. Dann wirken die Mittel länger und stärker.
- Benzodiazepine und andere Arzneimittel, die das zentrale Nervensystem dämpfen, verstärken gegenseitig ihre Wirkung. Zu diesen gehören dämpfend wirkende Neuroleptika (bei Psychosen, Schizophrenien), Beruhigungsmittel bei Angststörungen, dämpfend wirkende Mittel bei Depressionen und Epilepsien, Opioide (bei starken Schmerzen), betäubende Mittel und Antihistaminika mit müde machender Wirkung (bei Allergien).

Wechselwirkungen mit Speisen und Getränken

Benzodiazepine dürfen Sie nicht zusammen mit Alkohol einnehmen. Alkoholische Getränke verändern und verstärken die Wirkung von Benzodiazepinen unvorhersehbar. Es können Dämmerzustände ausgelöst werden, in denen das Bewusstsein und die Erinnerung gestört sein können.

Wenn Sie diese Mittel (Ausnahme: Temazepan) einnehmen, sollten Sie keine Grapefruits essen und auf Grapefruitsaft verzichten. Durch dieses Obst wirken die Schlafmittel stärker als sonst. Dann nimmt die Schläfrigkeit zu und kann noch am folgenden Tag anhalten.

UNERWÜNSCHTE WIRKUNGEN

Wie häufig unerwünschte Wirkungen auftreten, hängt von der Dosierung des Mittels ab und von der individuellen Empfindlichkeit für den jeweiligen Wirkstoff. Wird es länger als zwei bis vier Wochen eingenommen, kann sich eine Toleranz entwickeln; das bedeutet, dass sowohl die erwünschten als auch die unerwünschten Wirkungen nachlassen.

▶ **Keine Maßnahmen erforderlich**

Es können Gelenkbeschwerden, Muskelschwäche, gesteigerter Appetit, verringerte Lust auf Sex und Regelstörungen auftreten. Das normalisiert sich wieder, wenn das Mittel abgesetzt wird.

▶ **Muss beobachtet werden**

Bei allen Substanzen – besonders ausgeprägt bei den kurz wirksamen – können bereits nach kurzzeitiger Einnahme sogenannte Rebound-Phänomene auftreten. Das heißt, wenn das Mittel nicht mehr eingenommen wird, treten die Beschwerden (Schlaflosigkeit, Angst, Unruhe) vorübergehend verstärkt auf, um derentwillen es eingenommen wurde. Das sollten Sie mit dem Arzt besprechen.

Benzodiazepine können den Gleichgewichtssinn und die Muskelsteuerung stören. In der Folge kann es zu Stürzen und Unfällen kommen. Besonders gefährdet sind Menschen, die nachts – wenige Stunden nach der Medikamenteneinnahme – aufstehen müssen.

Benzodiazepine können für die Zeit nach der Einnahme eine Gedächtnislücke entstehen lassen. Die Betroffenen handeln anscheinend ganz normal, können sich jedoch hinterher an nichts mehr erinnern (anterograde Amnesie). Dies sollten Sie umgehend dem Arzt mitteilen.

Darüber hinaus besteht bei allen Wirkstoffen die Gefahr, von ihnen abhängig zu werden. Die Dosis braucht dabei zwar nicht gesteigert zu werden, doch wenn das Mittel plötzlich abgesetzt wird, kommt es unter anderem zu Kopf- und Muskelschmerzen, Angst, Desorientiertheit und Unruhe; manchmal können sogar psychotische Reaktionen, Halluzinationen und Krampfanfälle auftreten. Das kann sehr bedrohlich werden und muss ärztlich betreut werden.

Vor allem bei Kindern und älteren Menschen können die Mittel erregend statt dämpfend wirken (paradoxe Reaktionen). Dann können Ruhelosigkeit, Reizbarkeit, Wut, Aggressivität, Wahnvorstellungen, Halluzinationen und Ähnliches eintreten. Je nachdem wie stark diese unerwünschten Wirkungen sind, sollte der Arzt umgehend oder am nächsten Tag informiert werden. Gegebenenfalls muss das Mittel abgesetzt werden.

▶ **Sofort zum Arzt**

Bei einem Krampfanfall, der auftritt, weil das Medikament nach längerer Einnahme abgesetzt wurde, muss unverzüglich ärztliche Hilfe gerufen werden.

Wenn starker Hautausschlag, Juckreiz, Herzrasen, Atemnot, Schwäche und Schwindel auftreten, muss die Anwendung sofort beendet und unverzüglich der Notarzt gerufen werden (Telefon 112), weil es sich um eine lebensbedrohliche Allergie (→ Seite 14) handeln kann.

Triazolam: Bei der missbräuchlichen Einnahme einer Dosierung von 1 Milligramm Triazolam, dem Vierfachen der Tageshöchstdosis, können akute Psychosen mit Selbsttötungsgefahr auftreten.

Hinweise

Für Kinder unter 14 Jahren

Außer Nitrazepam und Flurazepam ist keines der Benzodiazepine als Schlafmittel für Kinder zugelassen. Die Dosierung von Nitrazepam liegt bei 2,5 bis 5 Milligramm, die von Flurazepam bei maximal 15 Milligramm.

Für Schwangerschaft und Stillzeit

Die meisten Benzodiazepine schaden dem ungeborenen Kind offenbar nicht. Dennoch sollten Sie die Mittel nicht anwenden, wenn Sie schwanger sind. Kinder von Frauen, die während der Schwangerschaft längere Zeit Benzodiazepine eingenommen haben, zeigen nach der Geburt Entzugssymptome.

Bekommen Sie während der Geburt Benzodiazepine, kann das die Wehentätigkeit schwächen, und es kann sich auf das Kind auswirken: Es ist schlaff, trinkt und atmet schlecht, hat Untertemperatur und niedrigen Blutdruck.

Für ältere Menschen

Ältere Menschen sollten Benzodiazepine nur in der geringsten Dosierung verwenden. Weil ihr Stoffwechsel langsamer arbeitet, wirken die Mittel länger. Außerdem sind ältere Menschen durch die unerwünschten Wirkungen stärker gefährdet: Treten Muskelschwäche, unkoordinierte Bewegungen oder Blutdruckabfall auf, können sie leicht stürzen, Knochenbrüche erleiden und durch die Sturzfolgen lebenslang beeinträchtigt sein.

Zur Verkehrstüchtigkeit

Die dämpfende Wirkung von mittellang- bis lang wirkenden Schlafmitteln kann bis in den nächsten Tag anhalten. Dann können Sie sich schlechter konzentrieren, sind weniger aufmerksam und Ihre Bewegungen sind unkoordinierter. Auch Sehstörungen treten auf. Dann sollten Sie kein Fahrzeug lenken, keine Maschinen bedienen und keine Arbeiten ohne sicheren Halt verrichten.

Benzodiazepinähnliche Substanzen

Zaleplon

Sonata

Zolpidem

Bikalm, Stilnox, Zoldem, Zolpidem 1A Pharma, Zolpidem AL, Zolpidem beta, Zolpidem-neuraxpharm, Zolpidem-ratiopharm, Zolpidem Sandoz, Zolpidem STADA, Zolpi-Lich

Zopiclon

Optidorm, Somnosan, Ximovan, Zop, zopiclodura, Zopiclon AbZ, Zopiclon AL, Zopiclon-CT, Zopiclon-neuraxpharm, Zopiclon-ratiopharm, Zopiclon Sandoz, Zopiclon STADA, ZOPI-PUREN

Diese drei relativ neuen Schlafmittel sind chemisch gesehen keine Benzodiazepine (→ Seite 875). Sie greifen aber an denselben Bindungsstellen an wie diese und haben ähnliche Wirkungen. Wie die Benzodiazepine können diese Substanzen abhängig machen, allerdings scheint das Risiko bei ihnen etwas geringer zu sein.

Alle drei Substanzen wirken kurze Zeit: Zaleplon eine Stunde, Zolpidem zwei bis vier Stunden und Zopiclon fünf Stunden. Um Einschlafstörungen zu begegnen, gelten Zolpidem und Zopiclon als „geeignet". Für Zaleplon lautet die Bewertung „auch geeignet", da das Mittel im Vergleich zu Zolpidem und Zopiclon weniger gut erprobt ist. Die sehr kurze Wirkdauer lässt zudem befürchten, dass die Schlafsuchenden im Laufe der Nacht aufwachen und erneut zur Tablette greifen, um nicht schlaflos dazuliegen. In derselben Nacht sollte jedoch keine zweite Tablette eingenommen werden, da sonst das Risiko unerwünschter Wirkungen steigt.

Anwendung

Die Mittel werden unmittelbar vor dem Schlafengehen eingenommen beziehungsweise im Bett, wenn es nicht gelingt einzuschlafen.

ACHTUNG

Menschen mit einer Alkohol-, Drogen- oder Arzneimittelsucht können von diesen Mitteln sehr schnell abhängig werden.

Gegenanzeigen

Unter folgenden Bedingungen dürfen Sie die Mittel nicht anwenden:

- Sie haben eine schwere Leberfunktionsstörung.
- Ihre Atemfunktion ist erheblich gestört.
- Sie schnarchen sehr stark und halten im Schlaf von Zeit zu Zeit ungewöhnlich lange die Luft an (Schlafapnoe-Syndrom).
- Sie leiden an Myasthenia gravis, einer Autoimmunerkrankung, bei der Nervenimpulse nicht richtig auf die Muskeln übertragen werden.

Wechselwirkungen mit Medikamenten

Wenn Sie noch andere Medikamente nehmen, ist zu beachten:

Diese Schlafmittel und andere Arzneimittel, die das zentrale Nervensystem dämpfen, verstärken gegenseitig ihre Wirkung. Zu diesen gehören dämpfend wirkende Neuroleptika (bei Psychosen, Schizophrenien), Beruhigungsmittel bei Angststörungen, dämpfend wirkende Mittel bei Depressionen und Epilepsien, Opioide (bei starken Schmerzen), betäubende Mittel und Antihistaminika mit müde machender Wirkung (bei Allergien).

Zaleplon: Carbamazepin und Phenobarbital (bei Epilepsien) und Rifampizin (bei Tuberkulose) veranlassen die Leber, vermehrt abbauende Enzyme zu produzieren. Dadurch kann es sein, dass Zaleplon weniger stark wirkt.

Wechselwirkungen mit Speisen und Getränken

Diese Substanzen dürfen Sie nicht zusammen mit Alkohol einnehmen. Alkoholische Getränke verändern und verstärken die Wirkung unvorhersehbar. Es werden Dämmerzustände ausgelöst, während derer das Bewusstsein und die Erinnerung gestört sein können.

Zolpidem: Wenn Sie dieses Mittel einnehmen, sollten Sie keine Grapefruit essen und auf Grapefruitsaft verzichten. Durch dieses Obst wirkt das Schlafmittel stärker als sonst.

UNERWÜNSCHTE WIRKUNGEN

Es gelten die gleichen unerwünschten Wirkungen wie für die Benzodiazepine (→ Seite 876). Allerdings scheint das Abhängigkeitsrisiko bei Zaleplon, Zolpiden und Zopiclon geringer zu sein als bei den Benzodiazepinen.

HINWEISE

Für Kinder unter 14 Jahren

Über die Risiken einer Anwendung bei Kindern und Jugendlichen unter 18 Jahren gibt es keine gesicherten Erkenntnisse. Sicherheitshalber sollten sie mit diesen Mitteln nicht behandelt werden.

Für Schwangerschaft und Stillzeit

Über die Risiken einer Anwendung in Schwangerschaft und Stillzeit gibt es keine ausreichenden Erkenntnisse. Sicherheitshalber sollten diese Wirkstoffe in dieser Zeit nicht angewendet werden.

Für ältere Menschen

Sie sollten zunächst versuchen, ob sie mit einer niedrigen Dosierung auskommen, da sie auf Schlafmittel empfindlicher reagieren als jüngere Personen.

Zur Verkehrstüchtigkeit

Aufgrund der dämpfenden Wirkung sollten Sie nach der Einnahme bis zum nächsten Tag kein Fahrzeug lenken, keine Maschinen bedienen und keine Arbeiten ohne sicheren Halt verrichten.

Chloralhydrat

Chloraldurat

Chloralhydrat ist ein sehr altes Schlafmittel. Bereits nach einer halben Stunde wirkt es reizabschirmend – wahrscheinlich weil ein Überträgerstoff im Gehirn vermindert freigesetzt wird. Dadurch leitet das Nervensystem nicht mehr alle Informationen weiter. Die schlafanstoßende Wirkung ist gering ausgeprägt.

Chloralhydrat beeinträchtigt kaum die Schlafstruktur. Doch die Dosis, ab der es wirkt, und die, ab der es zu hoch dosiert ist, können sehr nahe beieinander liegen. Wie groß dieser Abstand ist, kann von Person zu Person verschieden sein.

Wenn zu viel Chloralhydrat im Körper wirkt, kann das an Leber und Herz zu schwerwiegenden unerwünschten Wirkungen führen. Darüber hinaus verliert Chloralhydrat bei wiederholter Einnahme relativ schnell an Wirkung.

Aus diesem Grund wird die Substanz als „mit Einschränkung geeignet" bei leichten Schlafstörungen eingestuft.

Anwendung

Die Kapseln sollen etwa eine halbe Stunde vor dem Schlafengehen eingenommen werden. 250 Milligramm Chloralhydrat können ausreichen, um Ruhe zu finden. Die Höchstgrenze der Dosierung liegt bei 1 500 Milligramm.
Länger als zwei Wochen sollte Chloralhydrat nicht verwendet werden. Dann hat sich der Körper bereits an die Chemikalie gewöhnt. Um noch einschläfernd zu wirken, müsste die Dosis gesteigert werden.
Die Anwendung darf nicht plötzlich beendet werden. Die Dosis soll vielmehr jede Woche um die Hälfte verringert werden.

Achtung

Gegenanzeigen

Unter folgenden Bedingungen dürfen Sie kein Chloralhydrat anwenden:

- Sie sind oder waren schon einmal abhängig (Alkohol, Medikamente, Drogen).
- Die Funktion Ihrer Leber oder Ihrer Nieren ist erheblich gestört.
- Sie haben eine Herzrhythmusstörung oder eine ungenügende Herzleistung (Herzinsuffizienz).
- Sie nehmen Arzneimittel ein, die die Blutgerinnung hemmen (bei erhöhter Thrombosegefahr).

Wechselwirkungen mit Medikamenten

Chloralhydrat und andere Arzneimittel, die das zentrale Nervensystem dämpfen, verstärken gegenseitig ihre Wirkung. Zu diesen gehören Neuroleptika (bei Psychosen, Schizophrenien), Beruhigungsmittel bei Angststörungen, Mittel bei Depressionen, Opioide (bei starken Schmerzen), Mittel bei Epilepsien, betäubende Mittel und Antihistaminika mit müde machender Wirkung (bei Allergien).

▶ **Unbedingt beachten**

Chloralhydrat kann die blutgerinnungshemmende Wirkung von Phenprocoumon oder Warfarin als Tabletten (bei erhöhter Thrombosegefahr) insbesondere zu Beginn der Behandlung verstärken. Dadurch steigt das Risiko unerwünschter Wirkungen. Bei längerer Anwendung kann es die Wirkung dieser Mittel abschwächen. Näheres hierzu finden Sie unter „Mittel zur Blutverdünnung: verstärkte Wirkung" (→ Seite 11).

Wechselwirkungen mit Speisen und Getränken

Alkohol verstärkt die sedierenden Effekte von Chloralhydrat. Darüber hinaus können Herzrasen, Gesichtsröte (Flush) und Kopfschmerzen auftreten.

Unerwünschte Wirkungen

Nach längerer regelmäßiger Anwendung kann die Wirkung von Chloralhydrat nachlassen und sich eine Abhängigkeit entwickeln. Wird das Mittel abrupt abgesetzt, können Krampfanfälle und Zustände wie im Delirium auftreten. Das lässt sich vermeiden, indem das Mittel nach und nach geringer dosiert wird.
Wird Chloralhydrat zu hoch dosiert, können Delirium, Herzrhythmusstörungen und akute Gelbsucht als Zeichen einer Leberschädigung (→ Seite 15) auftreten. Schwindel, Ohnmacht und Krampfanfälle können Anzeichen für Herzrhythmusstörungen (→ Seite 16) sein. In diesem Fall ist sofort ärztliche Behandlung notwendig.

▶ **Keine Maßnahmen erforderlich**

Selten treten Benommenheit, Schwindelgefühl, Schlafstörungen und Müdigkeit am Morgen auf.

▶ **Muss beobachtet werden**

Selten kommt es vor, dass jemand nach der Anwendung von Chloralhydrat verwirrt, ängstlich und unruhig ist. Das sollten Sie mit dem Arzt besprechen.
Wenn die Haut sich verstärkt rötet und juckt, reagieren Sie vermutlich allergisch auf das Mittel. Bei solchen Hauterscheinungen (→ Seite 14) sollten Sie einen Arzt aufsuchen.

Hinweise

Für Kinder unter 14 Jahren

Kinder unter sechs Jahren sollten Chloralhydrat, das als sogenannte Rectiole im Handel ist und wie ein Zäpfchen angewendet wird, nicht als Schlafmittel bekommen.

Für Schwangerschaft und Stillzeit

Über die Risiken einer Anwendung in Schwangerschaft und Stillzeit gibt es keine Erkenntnisse. Sicherheitshalber sollten Sie Chloralhydrat nicht anwenden.

Für ältere Menschen

Wenn keine Gegenanzeigen bestehen, eignet sich Chloralhydrat für ältere Menschen relativ gut, weil es recht schnell abgebaut wird und nur selten paradoxe Wirkungen hat. Von „paradoxer Wirkung" spricht man, wenn das Mittel das Gegenteil dessen bewirkt, was man erwartet.

Zur Verkehrstüchtigkeit

Am Tag nach der Einnahme können Sie sich noch eine Zeit lang benommen und schwindlig fühlen. Dann sollten Sie kein Fahrzeug lenken, keine Maschinen bedienen und keine Arbeiten ohne sicheren Halt verrichten.

Schlafstörungen

Handelsname Darreichungsform	Zusammensetzung pro 1 ml/1 g oder wie angegeben bzw. pro abgeteilte Einheit	Kleinste Packungsgröße	Festbetrag in Euro	Packungspreis in Euro	Bewertung
Hinweise zu den Tabellenspalten → Seite 28, zur Auswahl der Arzneimittel → Seite 23, zur Grundlage der Bewertung → Seiten 24, 27					
Bikalm Rp Filmtabletten	**Zolpidemtartrat** 10 mg	10 Stück		16,64	**Geeignet** bei Schlafstörungen, vor allem beim Einschlafen, zur zeitlich begrenzten Anwendung. → Seite 877
Chloraldurat 250 mg Rp *500 mg* Rp Kapseln *Chloraldurat blau 250 mg* Rp magensaftresistente Kapseln	**Chloralhydrat** 250 mg 500 mg 250 mg	30 Stück 15 Stück 30 Stück		13,33 13,33 13,33	**Mit Einschränkung geeignet** bei Schlafstörungen, zur zeitlich begrenzten Anwendung. Das Mittel verliert schnell an Wirkung und der Abstand zwischen wirksamer und schädlicher Dosis ist gering. → Seite 878
Dalmadorm Rp Filmtabletten	**Flurazepam-hydrochlorid** 30 mg	20 Stück	13,21	14,77	**Wenig geeignet** bei Schlafstörungen. Die lange Wirkdauer erhöht die Unfallgefahr am nächsten Tag. → Seite 875
Eatan N Rp Tabletten	**Nitrazepam** 10 mg	10 Stück	11,88	12,78	**Wenig geeignet** bei Schlafstörungen. Die lange Wirkdauer erhöht die Unfallgefahr am nächsten Tag. → Seite 875
Ergocalm 1,0 mg Rp *2,0 mg Tabs* Rp Tabletten	**Lormetazepam** 1 mg 2 mg	20 Stück 10 Stück	13,21 12,44	13,63 12,77	**Geeignet** bei Schlafstörungen, zum Ein- und Durchschlafen, zur zeitlich begrenzten Anwendung. → Seite 875
Fluninoc 1 Rp Tabletten	**Flunitrazepam** 1 mg	10 Stück	11,67	11,35	**Wenig geeignet** bei Schlafstörungen. Die lange Wirkdauer erhöht die Unfallgefahr am nächsten Tag. → Seite 875
Flunitrazepam-neuraxpharm 1 mg Rp Tabletten	**Flunitrazepam** 1 mg	10 Stück	11,67	11,33	**Wenig geeignet** bei Schlafstörungen. Die lange Wirkdauer erhöht die Unfallgefahr am nächsten Tag. → Seite 875
Flunitrazepam-ratiopharm 1 Rp Tabletten	**Flunitrazepam** 1 mg	10 Stück	11,67	11,35	**Wenig geeignet** bei Schlafstörungen. Die lange Wirkdauer erhöht die Unfallgefahr am nächsten Tag. → Seite 875
HALCION Rp Tabletten	**Triazolam** 0,25 mg	10 Stück	11,67	11,67	**Mit Einschränkung geeignet** bei Einschlafstörungen, zur zeitlich begrenzten Anwendung. Das Mittel wirkt nur etwa zwei bis vier Stunden und kann belastende unerwünschte Wirkungen haben. → Seite 875
imeson Rp Tabletten	**Nitrazepam** 5 mg	20 Stück	11,55	13,17	**Wenig geeignet** bei Schlafstörungen. Die lange Wirkdauer erhöht die Unfallgefahr am nächsten Tag. → Seite 875
Lendormin 0,25 mg Rp Tabletten	**Brotizolam** 0,25 mg	10 Stück	11,67	12,11	**Geeignet** bei Schlafstörungen zum Ein- und Durchschlafen, zur zeitlich begrenzten Anwendung. → Seite 875
Lormetazepam AL 1 Rp *2* Rp Tabletten	**Lormetazepam** 1 mg 2 mg	10 Stück 10 Stück	11,67 12,44	11,36 12,40	**Geeignet** bei Schlafstörungen zum Ein- und Durchschlafen, zur zeitlich begrenzten Anwendung. → Seite 875
Lormetazepam-ratiopharm 0,5 Rp *1* Rp *2* Rp Tabletten	**Lormetazepam** 0,5 mg 1 mg 2 mg	10 Stück 10 Stück 10 Stück	11,09 11,67 12,44	11,08 11,51 12,42	**Geeignet** bei Schlafstörungen zum Ein- und Durchschlafen, zur zeitlich begrenzten Anwendung. → Seite 875
Nitrazepam AL 5 Rp *10* Rp Tabletten	**Nitrazepam** 5 mg 10 mg	10 Stück 20 Stück	11,01 12,76	10,65 12,28	**Wenig geeignet** bei Schlafstörungen. Die lange Wirkdauer erhöht die Unfallgefahr am nächsten Tag. → Seite 875
Nitrazepam-neuraxpharm 5 Rp *10* Rp Tabletten	**Nitrazepam** 5 mg 10 mg	20 Stück 20 Stück	11,55 12,76	11,22 12,27	**Wenig geeignet** bei Schlafstörungen. Die lange Wirkdauer erhöht die Unfallgefahr am nächsten Tag. → Seite 875

Schlafstörungen Fortsetzung

Handelsname Darreichungsform	Zusammensetzung pro 1 ml/1 g oder wie angegeben bzw. pro abgeteilte Einheit	Kleinste Packungsgröße	Festbetrag in Euro	Packungspreis in Euro	Bewertung
Hinweise zu den Tabellenspalten → Seite 28, zur Auswahl der Arzneimittel → Seite 23, zur Grundlage der Bewertung → Seiten 24, 27					
Noctamid – 1 Rp *2 Rp* Tabletten	**Lormetazepam** 1 mg 2 mg	10 Stück 10 Stück	11,67 12,44	11,67 12,44	**Geeignet** bei Schlafstörungen zum Ein- und Durchschlafen, zur zeitlich begrenzten Anwendung. → Seite 875
Novanox Rp *forte Rp* Tabletten	**Nitrazepam** 5 mg 10 mg	20 Stück 20 Stück	11,55 12,76	11,55 12,76	**Wenig geeignet** bei Schlafstörungen. Die lange Wirkdauer erhöht die Unfallgefahr am nächsten Tag. → Seite 875
Optidorm 3,75 mg Rp *7,5 mg Rp* Filmtabletten	**Zopiclon** 3,75 mg 7,5 mg	10 Stück 10 Stück		11,58 12,74	**Geeignet** bei Schlafstörungen, vor allem beim Einschlafen, zur zeitlich begrenzten Anwendung. → Seite 877
PLANUM mite Rp *PLANUM Rp* Kapseln	**Temazepam** 10 mg 20 mg	10 Stück 10 Stück	11,09 11,67	11,44 11,67	**Geeignet** bei Schlafstörungen, zum Ein- und Durchschlafen, zur zeitlich begrenzten Anwendung. → Seite 875
Radedorm 5 Rp Tabletten	**Nitrazepam** 5 mg	10 Stück	11,01	11,51	**Wenig geeignet** bei Schlafstörungen. Die lange Wirkdauer erhöht die Unfallgefahr am nächsten Tag. → Seite 875
Remestan mite 10 mg Rp *20 mg Rp* Kapseln	**Temazepam** 10 mg 20 mg	10 Stück 10 Stück	11,09 11,67	12,74 13,17	**Geeignet** bei Schlafstörungen zum Ein- und Durchschlafen, zur zeitlich begrenzten Anwendung. → Seite 875
Rohypnol 1 mg Rp Filmtabletten	**Flunitrazepam** 1 mg	10 Stück	11,67	11,67	**Wenig geeignet** bei Schlafstörungen. Die lange Wirkdauer erhöht die Unfallgefahr am nächsten Tag. → Seite 875
Somnosan 7,5 mg Rp Filmtabletten	**Zopiclon** 7,5 mg	10 Stück		14,15	**Geeignet** bei Schlafstörungen, vor allem beim Einschlafen, zur zeitlich begrenzten Anwendung. → Seite 877
Sonata 5 mg Rp *10 mg Rp* Kapseln	**Zaleplon** 5 mg 10 mg	14 Stück 14 Stück		16,14 17,48	**Auch geeignet** bei Schlafstörungen, vor allem beim Einschlafen, zur zeitlich begrenzten Anwendung. Noch wenig erprobtes Mittel. Sehr kurze Wirkdauer. → Seite 877
Staurodorm Neu Rp Tabletten	**Flurazepam** 27,42 mg	20 Stück	13,21	16,99	**Wenig geeignet** bei Schlafstörungen. Die lange Wirkdauer erhöht die Unfallgefahr am nächsten Tag. → Seite 875
Stilnox Rp Filmtabletten	**Zolpidemtartrat** 10 mg	10 Stück		14,76	**Geeignet** bei Schlafstörungen, vor allem beim Einschlafen, zur zeitlich begrenzten Anwendung. → Seite 877
Temazep-CT 10 mg Kapseln Rp Weichkapseln	**Temazepam** 10 mg	10 Stück	11,09	11,08	**Geeignet** bei Schlafstörungen zum Ein- und Durchschlafen, zur zeitlich begrenzten Anwendung. → Seite 875
Ximovan Rp Filmtabletten	**Zopiclon** 7,5 mg	10 Stück		14,76	**Geeignet** bei Schlafstörungen, vor allem beim Einschlafen, zur zeitlich begrenzten Anwendung. → Seite 877
Zoldem 10 Rp Filmtabletten	**Zolpidemtartrat** 10 mg	10 Stück		12,40	**Geeignet** bei Schlafstörungen, vor allem beim Einschlafen, zur zeitlich begrenzten Anwendung. → Seite 877
Zolpidem 10 – 1A-Pharma Rp Filmtabletten	**Zolpidemtartrat** 10 mg	10 Stück		12,16	**Geeignet** bei Schlafstörungen, vor allem beim Einschlafen, zur zeitlich begrenzten Anwendung. → Seite 877
Zolpidem AL 5 mg Filmtabletten Rp *10 mg Filmtabletten Rp* Filmtabletten	**Zolpidemtartrat** 5 mg 10 mg	10 Stück 10 Stück		11,78 12,16	**Geeignet** bei Schlafstörungen, vor allem beim Einschlafen, zur zeitlich begrenzten Anwendung. → Seite 877

Schlafstörungen Fortsetzung

Handelsname Darreichungsform	Zusammensetzung pro 1 ml/1 g oder wie angegeben bzw. pro abgeteilte Einheit	Kleinste Packungsgröße	Festbetrag in Euro	Packungspreis in Euro	Bewertung
Zolpidem beta 10 mg Filmtabletten Rp Filmtabletten	**Zolpidemtartrat** 10 mg	10 Stück		12,23	**Geeignet** bei Schlafstörungen, vor allem beim Einschlafen, zur zeitlich begrenzten Anwendung. → Seite 877
Zolpidem-neuraxpharm 5 mg Filmtabletten Rp	**Zolpidemtartrat** 5 mg	10 Stück		11,78	**Geeignet** bei Schlafstörungen, vor allem beim Einschlafen, zur zeitlich begrenzten Anwendung. → Seite 877
10 mg Filmtabletten Rp Filmtabletten	10 mg	10 Stück		12,23	
Zolpidem-ratiopharm 5 mg Filmtabletten Rp	**Zolpidemtartrat** 5 mg	10 Stück		11,79	**Geeignet** bei Schlafstörungen, vor allem beim Einschlafen, zur zeitlich begrenzten Anwendung. → Seite 877
10 mg Filmtabletten Rp Filmtabletten	10 mg	10 Stück		12,40	
Zolpidem Sandoz 5 mg Filmtabletten Rp	**Zolpidemtartrat** 5 mg	20 Stück		13,33	**Geeignet** bei Schlafstörungen, vor allem beim Einschlafen, zur zeitlich begrenzten Anwendung. → Seite 877
10 mg Filmtabletten Rp Filmtabletten	10 mg	10 Stück		12,40	
Zolpidem STADA 5 mg Filmtabletten Rp	**Zolpidemtartrat** 5 mg	10 Stück		11,79	**Geeignet** bei Schlafstörungen, vor allem beim Einschlafen, zur zeitlich begrenzten Anwendung. → Seite 877
10 mg Filmtabletten Rp Filmtabletten	10 mg	10 Stück		12,40	
Zolpi-Lich 10 mg Filmtabletten Rp Filmtabletten	**Zolpidemtartrat** 10 mg	10 Stück		12,44	**Geeignet** bei Schlafstörungen, vor allem beim Einschlafen, zur zeitlich begrenzten Anwendung. → Seite 877
Zop 7,5 mg Rp Filmtabletten	**Zopiclon** 7,5 mg	10 Stück		13,10	**Geeignet** bei Schlafstörungen, vor allem beim Einschlafen, zur zeitlich begrenzten Anwendung. → Seite 877
zopiclodura 7,5 mg Rp Filmtabletten	**Zopiclon** 7,5 mg	10 Stück		12,74	**Geeignet** bei Schlafstörungen, vor allem beim Einschlafen, zur zeitlich begrenzten Anwendung. → Seite 877
Zopiclon AbZ 7,5 mg Filmtabletten Rp Filmtabletten	**Zopiclon** 7,5 mg	10 Stück		12,74	**Geeignet** bei Schlafstörungen, vor allem beim Einschlafen, zur zeitlich begrenzten Anwendung. → Seite 877
Zopiclon AL 7,5 mg Rp Filmtabletten	**Zopiclon** 7,5 mg	10 Stück		12,74	**Geeignet** bei Schlafstörungen, vor allem beim Einschlafen, zur zeitlich begrenzten Anwendung. → Seite 877
Zopiclon-CT 3,75 mg Filmtabletten Rp	**Zopiclon** 3,75 mg	10 Stück		11,59	**Geeignet** bei Schlafstörungen, vor allem beim Einschlafen, zur zeitlich begrenzten Anwendung. → Seite 877
7,5 mg Filmtabletten Rp Filmtabletten	7,5 mg	10 Stück		13,10	
Zopiclon-neuraxpharm 3,75 Rp	**Zopiclon** 3,75 mg	10 Stück		11,58	**Geeignet** bei Schlafstörungen, vor allem beim Einschlafen, zur zeitlich begrenzten Anwendung. → Seite 877
7,5 Rp Filmtabletten	7,5 mg	10 Stück		12,74	
Zopiclon-ratiopharm 3,75 mg Rp	**Zopiclon** 3,75 mg	10 Stück		11,59	**Geeignet** bei Schlafstörungen, vor allem beim Einschlafen, zur zeitlich begrenzten Anwendung. → Seite 877
7,5 mg Rp Filmtabletten	7,5 mg	10 Stück		13,10	
Zopiclon Sandoz 3,75 mg Filmtabletten Rp	**Zopiclon** 3,75 mg	20 Stück		14,10	**Geeignet** bei Schlafstörungen, vor allem beim Einschlafen, zur zeitlich begrenzten Anwendung. → Seite 877
7,5 mg Filmtabletten Rp Filmtabletten	7,5 mg	10 Stück		13,10	
Zopiclon STADA 7,5 mg Rp Filmtabletten	**Zopiclon** 7,5 mg	10 Stück		13,39	**Geeignet** bei Schlafstörungen, vor allem beim Einschlafen, zur zeitlich begrenzten Anwendung. → Seite 877
ZOPI-PUREN Rp Filmtabletten	**Zopiclon** 7,5 mg	10 Stück		13,08	**Geeignet** bei Schlafstörungen, vor allem beim Einschlafen, zur zeitlich begrenzten Anwendung. → Seite 877

Hinweise zu den Tabellenspalten → Seite 28, zur Auswahl der Arzneimittel → Seite 23, zur Grundlage der Bewertung → Seiten 24, 27

Epilepsien

Epilepsien sind eine Gruppe von Anfallkrankheiten. Sie werden zum einen danach unterteilt, ob an den Krampfanfällen von Anfang an beide Gehirnhälften beteiligt sind (generalisierte Anfallformen) oder ob sie von einem Herd ausgehen (fokale Anfallformen). Die Diagnosemethoden der Neurologie machen es möglich, die Art der Krampfanfälle noch weiter zu differenzieren. Das ist hilfreich, um das am besten geeignete Medikament auszuwählen und um zum Beispiel herauszufinden, ob es sich um eine bestimmte erbliche Epilepsieform handelt.
Neben Epilepsien gibt es noch viele andere Arten von zerebralen, also vom Gehirn ausgehenden Krämpfen. Der Fieberkrampf kleiner Kinder gehört ebenso dazu wie die Krampfanfälle, die beim Entzug von Alkohol und Drogen, bei zu niedrigem Blutzuckerspiegel (Hypoglykämie) oder als unerwünschte Wirkung von Arzneimitteln auftreten können.
Im Folgenden wird nur die Gruppe der Epilepsien besprochen.

Anzeichen und Beschwerden

Generalisierte Anfallformen

Am bekanntesten ist der „große Anfall" (Grand Mal; generalisierter tonisch-klonischer Anfall). Die Betroffenen werden plötzlich bewusstlos und stürzen zu Boden, ihre Muskulatur versteift sich. Nach etwa einer halben Minute beginnen sie krampfartig zu zucken. Während der ein bis zwei Minuten, die der Anfall dauert, setzt die Atmung aus. Während eines solchen Anfalls können Urin und Kot abgehen.
Ein „kleiner generalisierter Anfall" (Petit Mal) macht sich dadurch bemerkbar, dass das Bewusstsein wenige Sekunden lang aussetzt (Absencen). Manche dieser „kleinen Anfälle" treten typischerweise in einem bestimmten Alter oder zu bestimmten Tageszeiten auf. Manchmal sind sie mit anderen Anfallformen kombiniert.

Fokale Anfallformen

Muskelzuckungen oder Gefühlsstörungen weisen darauf hin, dass die Anfälle von der Hirnrinde ausgehen. Das Bewusstsein ist dabei nicht eingeschränkt. Beim Schläfenlappenanfall schildern die Betroffenen merkwürdige Empfindungen und ein eingeschränktes Bewusstsein; darüber hinaus machen sie seltsame Bewegungen und Geräusche. Fokale Anfälle können in einen generalisierten übergehen (sekundär generalisierter Anfall).

Status epilepticus

Von einem „Status epilepticus" spricht man, wenn Krampfanfälle über Minuten bis Stunden wiederholt auftreten, ohne dass die Betroffenen dazwischen das Bewusstsein wiedererlangen. Ein solcher Status epilepticus kann zum Beispiel eintreten, wenn eine Therapie mit Antiepileptika abrupt abgebrochen wird. Dieser Zustand ist lebensbedrohlich und muss als Notfall behandelt werden.

Bei Kindern

Krampfanfälle können sich im Säuglings- und Kleinkindalter so zeigen, dass das Kind blitzartig zusammenzuckt, Arme und Beine nach vorne streckt, die Arme vor der Brust kreuzt und mit dem Kopf nickt. Nach diesen Bewegungen tragen die Anfälle den Namen BNS (Blitz-Nick-Salaam-Krämpfe).

Ursachen

Wenn Nervenzellen untereinander Reize weiterleiten, fließt ein ganz geringer elektrischer Strom, weil in den Zellen – je nach ihrem Aktivitätszustand – die Konzentration von elektrisch geladenen Teilchen wechselt. Jeder Reiz löst eine Reaktion aus und viele solche aufeinanderfolgenden Einzelaktionen führen dazu, dass man sich beispielsweise bewegt.
Bei Epilepsien ist jedoch eine Gruppe von Nervenzellen im Gehirn übersteigert erregbar. Unter bestimmten Bedingungen entladen sich alle Zellen dieser Gruppe gleichzeitig. Dann gibt es keine koordinierten Aktionen mehr, vielmehr finden sie sozusagen alle gleichzeitig in Form eines Krampfes statt.
Vieles kann solche übererregbaren Nervenzellen veranlassen, sich gleichzeitig zu entladen: Der Fluss der elektrisch geladenen Teilchen in den Zellen kann beeinträchtigt werden, weil das Gehirn zum Beispiel zu wenig Zucker oder zu wenig Sauerstoff bekommt. Oder es sind die Botenstoffe überreichlich vorhanden, die die Nervenzellen aktivieren, oder es mangelt an jenen Botenstoffen, die die Aktivitäten bremsen.
Für die Behandlung ist es wichtig zu wissen, an welcher Stelle im Gehirn die übererregbaren Nervenzellen sitzen oder in welche Hirnregionen sich die Erregung ausbreitet. Dieses lässt sich rückschließen, wenn man beobachtet, wie sich der Krampfanfall entwickelt und welche Körperteile er erfasst. Auch die aufgezeichnete Hirnstromkurve (Elektroenzephalogramm, EEG) ist dabei hilfreich.
Die Neigung zu Epilepsien kann angeboren sein. Doch nicht alle Menschen mit einer solchen genetischen Anlage werden epilepsiekrank. Oft lösen Erkrankungen wie Schlaganfall, Tumor oder Gehirnverletzun-

gen die Epilepsie aus. Außerdem kann eine Reihe von Erkrankungen die Funktion des Gehirns verändern. Stoffwechselstörungen, Erkrankungen der hormonproduzierenden Drüsen und vieles andere mehr können Anfallkrankheiten entstehen lassen. Oftmals lässt sich die Ursache aber nicht feststellen.
Bei einer Reihe von Epilepsiekranken lassen sich konkrete Auslöser für einen Krampfanfall ermitteln, so zum Beispiel immer wieder aufblitzendes grelles Licht, Fernseh- und Computerbilder, bestimmte Töne, zu wenig Schlaf oder das plötzliche Absetzen einer gewohnten Menge Alkohol.

Bei Kindern

Bei kleinen Kindern können Epilepsien zum Beispiel auf einer Krankheit beruhen, die die Mutter während der Schwangerschaft durchgemacht hat, oder darauf, dass das Gehirn des Kindes während der Geburt einen Sauerstoffmangel erlitten hat.
Kinder im Alter zwischen sechs Monaten und sechs Jahren erleiden relativ rasch einen Fieberkrampf. Etwa 5 von 200 Kindern sind betroffen. Ein Fieberkrampf ist nicht mit epileptischen Krampfanfällen gleichzusetzen. Allerdings kann ein Fieberkrampf das erste Anzeichen einer Epilepsie sein. Um das herauszufinden, wird ein EEG gemacht, spätestens wenn ein Kind bei ansteigendem Fieber wiederholt Krampfanfälle gehabt hat.

Nichtmedikamentöse Maßnahmen

Wer die Auslöser seiner Krampfanfälle kennt, muss sie unbedingt beachten. Ein regelmäßiger Lebensrhythmus mit gleichbleibenden Schlaf-wach-Zeiten und Alkoholabstinenz können helfen, die Zahl der Krampfanfälle zu reduzieren.
Manche Anfallkranke können in einem verhaltenstherapeutischen Training lernen, gewohnte Verhaltensmuster zu verlassen und auf bestimmte Auslöser zukünftig nicht mehr mit einem Anfall zu reagieren. Eine ähnliche „Umprogrammierung" lässt sich auch mit dem Biofeedback-Verfahren erzielen.
Bei Schläfenlappenanfällen kann, wenn die Behandlung mit zwei Epilepsiemedikamenten erfolglos geblieben ist, ein operativer Eingriff am Gehirn erwogen werden. Er kann die Krankheit bessern oder sogar dauerhaft heilen.

Behandlung mit Medikamenten

Vorrangiges Ziel einer Epilepsiebehandlung ist es, Krampfanfälle zu unterbinden, denn dabei können durch den Sauerstoffmangel im Gehirn Zellen zugrunde gehen. Dieses Ziel wird bei etwa 80 von 100 Menschen mit generalisierten Anfällen erreicht und bei etwa 60 von 100 mit Herdanfällen. Lässt sich keine Anfallfreiheit erreichen, soll zumindest die Zahl der Anfälle reduziert werden.
Wenn die Krampfanfälle seltener als ein- bis zweimal im Jahr auftreten oder wenn sie kaum belastend sind, zum Beispiel weil sie nachts stattfinden oder es sich um einfache Herdanfälle ohne Bewusstseinsstörung handelt, ist eine Behandlung mit Medikamenten nicht unbedingt notwendig.
Eine dauerhafte medikamentöse Therapie wird in der Regel erst empfohlen, wenn zwei Grand-Mal-Anfälle aufgetreten sind, die nicht auf Außeneinwirkung beruhen, und nach einer eingehenden Diagnostik. Dann ist bei etwa der Hälfte der Betroffenen anzunehmen, dass sich die Anfälle im darauffolgenden Jahr wiederholen. Kann bei bildgebenden Untersuchungen ein Krankheitsherd wie beispielsweise eine Narbe nachgewiesen werden oder hat der Betroffene selbst den dringenden Wunsch nach einer Therapie, kann schon nach dem ersten Anfall mit der Behandlung begonnen werden. Bei Anfallformen mit erhöhtem Risiko für wiederholte Anfälle, zum Beispiel bei Absencen, und einem entsprechenden EEG-Befund wird die Behandlung sofort eingeleitet.
Das Medikament wird gemäß der festgestellten Epilepsieform und den individuellen Bedingungen des Betroffenen ausgewählt. Dabei wird auch auf die unerwünschten Wirkungen Rücksicht genommen, die unterschiedlich belastend sein können. Üblicherweise wird versucht, mit einem Medikament auszukommen; gelingt das nicht, kann eine Kombinationstherapie durchgeführt werden.
Zur Behandlung von Epilepsien werden folgende Arzneimittel als „geeignet" bewertet: Carbamazepin (→ Seite 888), Lamotrigin (→ Seite 895), Oxcarbazepin (→ Seite 898) und Valproinsäure (→ Seite 906). Sultiam (→ Seite 903) eignet sich zur Behandlung der Rolando-Epilepsie, einer speziellen Epilepsieform bei Kindern. Gabapentin (→ Seite 894) wirkt relativ schwach und gilt als „geeignet" bei fokalen Epilepsieformen, die nur mäßig aktiv sind.
Als „auch geeignet", wenn geeignete Mittel nicht eingesetzt werden können oder nicht ausreichend wirken, werden Clonazepam (→ Seite 891), Phenobarbital (→ Seite 886), Phenytoin (→ Seite 900) und Primidon (→ Seite 886) eingestuft. Diese Wirkstoffe gehörten lange Zeit zu den Standardmedikamenten der Epilepsiebehandlung. Sie werden zunehmend durch verträglichere, mittlerweile ebenfalls gut erprobte Mittel ersetzt. Levetirazetam (→ Seite 897), Pregabalin (→ Seite 902) und Topiramat (→ Seite 904)

werden als „auch geeignet" bewertet. Die Einschränkung erfolgt, da es sich um relativ neue Wirkstoffe handelt, über die noch keine ausreichenden Langzeiterfahrungen vorliegen. Levetirazetam und Pregabalin dürfen allerdings nur als Zusatzmittel bei einer Behandlung mit anderen Antiepileptika gegeben werden.
Ethosuximid (→ Seite 893) wird eingesetzt, um eine vor allem bei Kindern auftretende Epilepsieform mit zeitweiligem Aussetzen des Bewusstseins (Absencen) zu behandeln. Das Mittel wird als „mit Einschränkung geeignet" beurteilt, weil seine Wirksamkeit noch nicht ausreichend nachgewiesen ist.

Status epilepticus

Der Notarzt, der zu einem Menschen mit einem Status epilepticus gerufen wird, wird ein antiepileptisches Medikament infundieren. Hierfür sind die Benzodiazepine (→ Seite 891) Clonazepam und Lorazepam „geeignet". Auch Diazepam kann in Form von Injektionen eingesetzt werden. Phenytoin (→ Seite 900) wird als „auch geeignet" bewertet, wenn geeignete Mittel nicht eingesetzt werden können oder nicht ausreichend wirksam sind.
Für die weitere Behandlung müssen die Betroffenen in die Klinik.

Neue Medikamente

Als neuer Wirkstoff steht seit 2005 Zonisamid (*Zonegran*) zur Verfügung. Es ist zugelassen als Zusatzmedikament bei Erwachsenen mit fokalen Epilepsien. Zonisamid erweitert zwar die Auswahl an Medikamenten zur Behandlung von Epilepsien, hat aber gegenüber den anderen Epilepsiemitteln keine besonderen Vorteile. Im Gegenteil: Aufgrund seiner chemischen Struktur verbindet sich mit ihm ein erhöhtes Risiko für allergische Reaktionen. Langzeituntersuchungen zur Verträglichkeit von Zonisamid fehlen derzeit noch. Daher wird empfohlen, den Wirkstoff nur bei Personen anzuwenden, die auf besser zu beurteilende Mittel nicht ausreichend angesprochen haben.

Antiepileptika

Die folgenden Angaben zur Anwendung, Medikamenteneinnahme in der Schwangerschaft und Verkehrstüchtigkeit gelten für alle Epilepsiemittel gleichermaßen. Gibt es bei einzelnen Substanzen Besonderheiten, werden diese jeweils dort gesondert beschrieben.

Anwendung

In der ambulanten Behandlung werden Mittel bei Epilepsien „einschleichend" dosiert, das heißt, zunächst wird eine relativ geringe Dosis eingenommen und in festgelegten Abständen gesteigert. In der Klinik kann das anders sein. Die richtige Dosierung ist gefunden, wenn keine Anfälle mehr auftreten und die unerwünschten Wirkungen nicht übermäßig belasten.
Bei der Epilepsiebehandlung muss die Konzentration des Arzneimittels im Körper immer in etwa gleich bleiben. Darum sollte die vom Arzt verordnete Dosis auf mehrere Einzelportionen verteilt eingenommen werden. Manche Tabletten werden so hergestellt, dass der Wirkstoff langsam über den Tag verteilt freigesetzt wird und die Tabletten nur ein- oder zweimal am Tag eingenommen werden müssen (Retardtabletten oder magensaftresistente Filmtabletten).
Ein Gleichgewicht zwischen neu zugeführtem und abgebautem oder ausgeschiedenem Wirkstoff stellt sich allerdings erst nach einiger Zeit ein. Wie lange das dauert, ist bei den einzelnen Antiepileptika verschieden. Oft lässt sich erst nach sechs bis acht Wochen beurteilen, ob das Medikament ausreichend wirkt.
Wenn die Anfälle mehr als zwei Jahre lang ausgeblieben sind, kann man versuchen, die Medikamentengabe zu beenden. Bei Kindern muss der Behandlungszeitraum gelegentlich länger angesetzt werden. Beim Absetzen wird die Arzneimitteldosis langsam und in kleinen Schritten verringert. Das ist immer notwendig – unabhängig von dem Medikament, der Dosierung und der Einnahmedauer. Andernfalls ist die Gefahr sehr groß, dass erneut Krampfanfälle auftreten.
Meist wird das Medikament in einem Zeitraum von einem halben bis ganzen Jahr langsam reduziert. Allerdings hat sich gezeigt, dass die Rückfallrate nicht höher ist, wenn das Medikament innerhalb von sechs Wochen verringert wird.
Treten aber nach einem Absetzversuch wieder Anfälle auf – was bei etwa 20 von 100 Kindern und 40 von 100 Erwachsenen der Fall ist –, ist eine Langzeitbehandlung unvermeidlich.

Plasmaspiegelbestimmung

In der Epilepsiebehandlung ist es üblich, den Wirkstoffspiegel im Blut zu bestimmen. Sinnvoll ist das im Allgemeinen dann, wenn trotz Therapie immer wieder Anfälle auftreten. Dann kann die Plasmaspiegelbestimmung aufdecken, ob das Mittel nicht wirkt, ob es zu gering dosiert oder vielleicht unregelmäßig eingenommen wurde.
Eine solche Bestimmung kann auch hilfreich sein, einen Weg zu finden, um allzu belastende unerwünschte Wirkungen zu verringern, wenn der

Verdacht besteht, dass das Mittel zu hoch dosiert wurde, und bei einer Kombinationsbehandlung, um herauszufinden, welcher Wirkstoff der wirksamere ist. Nützlich ist sie auch, wenn die Anfälle so selten auftreten, dass sie keinen Anhaltspunkt dafür liefern, ob das Mittel hoch genug dosiert wurde. Bei der Behandlung eines Status epilepticus dient die Plasmaspiegelbestimmung dazu zu erkennen, ob das Mittel schon bis zur Obergrenze dosiert wurde.

Allerdings hängt der Erfolg einer Epilepsiebehandlung weniger von der Konzentration des Wirkstoffs ab als vielmehr davon, dass der richtige Wirkstoff gewählt wurde und der Betroffene ihn auch verträgt.

Kein Wechsel ohne Not

Die Epilepsiebehandlung beruht auf einer sehr sorgfältig ausbalancierten Medikamentengabe. Ist die individuell richtige Einstellung einmal gefunden, sollten Sie unbedingt bei diesem Arzneimittel bleiben. Auch wenn es gleichwertige preiswertere Mittel gibt (Generika), sollten Sie das Präparat nicht wechseln. Geringfügige Unterschiede zwischen den Präparaten, die beispielsweise bei einem Kopfschmerz- oder Blutdruckmittel nichts ausmachen, können bei Epilepsien die Therapie gefährden.

Achtung

Wechselwirkungen mit Speisen und Getränken

Alkohol verstärkt die Benommenheit, die Antiepileptika ohnehin hervorrufen.

Hinweise

Für Schwangerschaft und Stillzeit

Bei den früher gebräuchlichen Arzneimitteln musste man davon ausgehen, dass sie das Risiko für Fehlbildungen beim Kind vergrößern. Für die neueren Antiepileptika ist diese Annahme nicht ganz so zwingend – ausgenommen Lamotrigin. Bei diesem Wirkstoff sind vermehrt Fehlbildungen von Mund und Gaumen bekanntgeworden. Darüber hinaus ist anzunehmen, dass das Fehlbildungsrisiko dann besonders steigt, wenn mehrere Epilepsiemittel kombiniert angewendet werden.

Allerdings gefährdet eine schwangere Epileptikerin, die keine Medikamente einnimmt, ihr Kind durch jeden Krampfanfall. Zudem treten während der Schwangerschaft bei manchen Frauen häufiger Krampfanfälle auf als sonst, weil sich die Medikamentendosierung nur schlecht stabilisieren lässt.

Die Empfehlung, das gewohnte Medikament in der geringstmöglichen Dosierung weiter einzunehmen, gilt nicht für alle Epilepsiemittel. Bei Carbamazepin muss die Dosis in der Regel um etwa ein Drittel erhöht werden, weil es durch den Einfluss der Schwangerschaftshormone in der Leber rascher abgebaut wird.

Ob beim Embryo Fehlbildungen vorliegen, lässt sich durch intensive vorgeburtliche Untersuchungen näher bestimmen. Dazu kann das Blut der Frau in der 16. Schwangerschaftswoche auf den Gehalt an Alphafetoprotein untersucht werden. Dieses Eiweiß wird vom Embryo gebildet; seine Konzentration im Blut der Mutter verändert sich bei bestimmten Fehlbildungen des Kindes. Zudem kann der Embryo in der 20. Schwangerschaftswoche mittels Ultraschall auf Entwicklungsstörungen hin untersucht werden.

Da davon auszugehen ist, dass die Mittel in die Muttermilch übergehen, sollte während einer Behandlung mit Antiepileptika nicht gestillt werden.

Zur Verkehrstüchtigkeit

Fast alle Epilepsiemittel machen müde und beeinträchtigen die Aufmerksamkeit, einige verursachen zusätzlich Sehstörungen. Dann dürfen Sie kein Fahrzeug lenken, keine Maschinen bedienen und keine Arbeiten ohne sicheren Halt verrichten. Allerdings können manche guteingestellte Epilepsiekranke, die länger als ein Jahr keine Anfälle mehr gehabt haben, durchaus auch wieder fahrtüchtig sein.

Barbiturate

Phenobarbital

Luminal, Luminaletten

Primidon

Liskantin, Mylepsinum

Barbiturate, die früher auch als Schlafmittel eingesetzt wurden, verringern die krankhafte Übererregbarkeit der Nervenzellen, die den Anfällen zugrunde liegt. Diese Mittel machen deutlich müde und schränken die geistige Leistungsfähigkeit ein. Aufgrund dieser nachteiligen Wirkungen werden Barbiturate mittlerweile vermehrt durch andere Mittel ersetzt. Sie kommen infrage, wenn besser verträgliche nicht ausreichend wirksam sind.

Die Substanz, die bei diesen Barbituraten als Epilepsiemittel wirkt, ist Phenobarbital. Primidon ist eine zusammengesetzte Verbindung, die im Körper so zerlegt wird, dass als eigentliche Wirksubstanz Phenobarbital entsteht.
Phenobarbital und Primidon gelten als „auch geeignet“ zur Behandlung von generalisierten und fokalen Epilepsieformen. Bei Absencen – Bewusstseinstrübungen, die nur Sekunden anhalten – sind sie nicht wirksam.
Den Wirkstoff Primidon (*Liskantin*, *Mylepsinum*) gibt es inzwischen auch in Form von preisgünstigen Generika.

Anwendung

Allgemeine Angaben zur Anwendung finden Sie unter „Antiepileptika“ (→ Seite 885).
Nach zwei bis vier Wochen hat sich im Körper ein gleichbleibender Wirkstoffpegel eingestellt. Erst dann lässt sich die Wirksamkeit beurteilen.
Regelmäßige Kontrolluntersuchungen sollen rechtzeitig aufdecken, ob die Behandlung den Kalziumstoffwechsel, die Bildung der roten Blutkörperchen und die Leberfunktion stört.

Achtung

Liskantin Saft: Das Produkt enthält als Konservierungsmittel Parabene. Wenn Sie auf Parastoffe (→ Seite 1159) allergisch reagieren, dürfen Sie es nicht anwenden.

Gegenanzeigen

Bei einer schweren Leber- oder Nierenfunktionsstörung oder einer Herzmuskelerkrankung muss der Arzt das Mittel niedrig dosieren und den Gesundheitszustand in kurzen Intervallen kontrollieren.

Wechselwirkungen mit Medikamenten

Wenn Sie noch andere Medikamente nehmen, ist zu beachten:

- Starke Schmerzmittel (Opioide), Schlaf- und Beruhigungsmittel verstärken die dämpfende Wirkung der Barbiturate. Daraus kann eine lebensbedrohliche Atemlähmung resultieren, bei der Ersticken droht.
- Barbiturate verstärken die Wirkung der abbauenden Enzyme in der Leber. Dadurch können Glukokortikoide (bei Entzündungen, Immunreaktionen) und Phenprocoumon und Warfarin (bei erhöhter Thrombosegefahr) schwächer wirken.
- Barbiturate erhöhen den Wirkspiegel und damit die Giftigkeit von Methotrexat (bei rheumatoider Arthritis).
- Barbiturate vermindern die Wirksamkeit von Vitamin D_3 (bei Osteoporose) und Schilddrüsenhormonen.

▶ **Unbedingt beachten**

Bei einer Behandlung mit Barbituraten können Mittel mit Digitalis (bei Herzschwäche) schwächer wirken. Näheres hierzu finden Sie unter „Mittel bei Herzschwäche: verringerte Wirkung“ (→ Seite 13).
Werden Barbiturate zugleich mit Diltiazem, Flecainid, Propafenon oder Verapamil (bei Herzrhythmusstörungen) eingesetzt, wirken die Herzmittel weniger gut. Damit steigt das Risiko für Herzrhythmusstörungen. Näheres hierzu finden Sie unter „Mittel bei Herzrhythmusstörungen: verringerte Wirkung“ (→ Seite 12).
Durch Barbiturate verringert sich die Wirksamkeit von Tetrazyklinen (bei bakteriellen Infektionen) und Virusmitteln. Näheres hierzu finden Sie unter „Antibiotika/Virustatika: verringerte Wirkung“ (→ Seite 13).
Carbamazepin, Phenytoin und Valproinsäure (alle bei Epilepsien) sowie Rifampizin (bei Tuberkulose) und Barbiturate beeinträchtigen sich gegenseitig in ihrer Wirksamkeit. Wenn zur Behandlung mit einem dieser Wirkstoffe einer der anderen hinzukommt, muss die Dosierung jeweils angepasst werden. Näheres finden Sie unter „Mittel bei Epilepsien: verringerte Wirkung“ (→ Seite 12).

Wechselwirkungen mit Speisen und Getränken

Alkohol verstärkt die dämpfende Wirkung der Barbiturate. Das kann gefährlich werden, weil es den Antrieb zum Luftholen verringert.

Unerwünschte Wirkungen

Bei der Langzeiteinnahme von Barbituraten kann sich eine Abhängigkeit entwickeln. Die Medikamente dürfen keinesfalls abrupt abgesetzt werden, andernfalls können Entzugserscheinungen auftreten, zu denen auch vermehrte Krampfanfälle gehören.
Üblicherweise dämpfen Barbiturate relativ stark. Bei Kindern und älteren Menschen kann es aber gelegentlich sein, dass das Mittel sie stattdessen erregt.

▶ **Keine Maßnahmen erforderlich**

Häufig stellen sich Müdigkeit, Schwindel, Konzentrationsstörungen und ein beeinträchtigtes Reaktionsvermögen ein. Auch die Koordination von Bewegungsabläufen ist bei mehr als 1 von

100 Personen gestört. Diese Nebenwirkungen sind stärker, je höher das Mittel dosiert wird, und bessern sich in der Regel nach einiger Zeit. Sie lassen sich abmildern, indem die Dosis des Mittels langsam gesteigert wird.

Primidon: Zu Beginn der Behandlung können Sehstörungen eintreten, bei denen das Nahsehen erschwert ist.

► **Muss beobachtet werden**

Selten bis gelegentlich kann auf der Haut ein masernförmiger Ausschlag erscheinen und die Lichtempfindlichkeit kann erhöht sein. Je nachdem, wie stark diese Hauterscheinungen sind, sollten Sie den Arzt davon umgehend oder im Laufe des nächsten Tages informieren.

Barbiturate können den Kalziumstoffwechsel so stören, dass die Knochen bei einer Langzeitbehandlung entkalken. Stellt der Arzt das bei den regelmäßigen Kontrolluntersuchungen fest, müssen Sie eventuell Vitamin D einnehmen.

Barbiturate können eine Blutbildungsstörung (→ Seite 15) verursachen. Dann kommt es zur Blutarmut (Anämie), auf die der Arzt bei den regelmäßigen Kontrolluntersuchungen aufmerksam wird. Behandelt wird diese Erkrankung gegebenenfalls mit Folsäure und Vitamin B_{12}.

Es sind Leberschäden (→ Seite 15) möglich. Treten Übelkeit, Erbrechen und/oder dunkel gefärbter Urin auf und ist der Stuhl auffällig hell, sollten Sie einen Arzt aufsuchen.

Durch eine Vermehrung des Bindegewebes, die sich meist durch Ablagerungen in der Hand als Knoten oder Stränge zeigt, lassen sich die Finger nur noch schlecht strecken. Sie bleiben dann verkrümmt (Dupuytren-Kontraktur). Derartiges sollten Sie mit dem Arzt besprechen.

► **Sofort zum Arzt**

Auf Haut und Schleimhaut bilden sich kleine rote Flecken, die zunehmend größer werden und zusammenfließen. Später entstehen Blasen und die Haut löst sich in Fetzen ab. Hinzu kommen Fieber und Abgeschlagenheit. Dieses sind Zeichen einer schwerwiegenden Hautreaktion (→ Seite 14) (Lyell-Syndrom, Dermatitis exfoliativa), die umgehend ärztliche Behandlung erfordert.

Hinweise

Für Kinder unter 14 Jahren

Die Mittel sind bei Kindern ebenso wirksam wie bei Erwachsenen und können, wenn nötig, schon beim Säugling angewendet werden.

Zur Empfängnisverhütung

Barbiturate veranlassen die Leber, mehr von den Enzymen zu produzieren, die unter anderem die Hormone abbauen, die in der „Pille" enthalten sind. Dann wirkt diese nicht mehr sicher, und Sie sollten mit dem Arzt besprechen, ob Sie zu einer nichthormonellen Verhütungsmethode wechseln müssen oder ob Sie ein Pillenpräparat einnehmen können, das mehr Östrogen enthält.

Beenden Sie die Behandlung mit den Epilepsiemitteln, sollten Sie wieder zu einer „Pille" mit geringerem Östrogengehalt wechseln, um das Risiko für Nebenwirkungen zu reduzieren.

Für Schwangerschaft und Stillzeit

Allgemeine Hinweise für die Anwendung in der Schwangerschaft finden Sie unter „Antiepileptika" (→ Seite 886).

Durch die Einnahme von Primidon in der Schwangerschaft erhöht sich das Risiko für Fehlbildungen beim Neugeborenen.

Müssen Sie während der Schwangerschaft Barbiturate einnehmen, kann es sein, dass das Kind nach der Geburt einen Vitamin-K-Mangel hat. Dieses Vitamin ist – neben anderem – für die Blutgerinnung notwendig. Ein Vitamin-K-Mangel kann bei Säuglingen zu Gehirnblutungen führen. Darum bekommen Sie während der Schwangerschaft und Ihr Kind nach der Geburt Vitamin K als Medikament.

Barbiturate gehen in die Muttermilch über und entfalten ihre Wirkung auch beim Kind. Müssen Sie diese Mittel einnehmen, sollten Sie nicht stillen.

Zur Verkehrstüchtigkeit

Hinweise zur Verkehrstüchtigkeit finden Sie unter „Antiepileptika" (→ Seite 886).

Wenn Sie bei der Behandlung mit Barbituraten Alkohol trinken, kann es sein, dass Sie selbst als Fußgänger nicht mehr verkehrstüchtig sind.

Carbamazepin

Carbabeta, Carba-CT, CARBAFLUX, Carbamazepin AL, Carbamazepin HEXAL, Carbamazepin-neuraxpharm, Carbamazepin-ratiopharm, espa-lepsin, Finlepsin, Tegretal, Timonil

Carbamazepin verhindert, dass sich im Gehirn die Impulse, die zu Krämpfen führen, weiter ausbreiten. Wie es das genau tut, ist nicht bekannt. Carbamazepin ist das bevorzugte Mittel bei fokalen Epilepsieformen, auch bei solchen, bei denen sich die ursprünglichen Herdanfälle auf das gesamte Gehirn ausdehnen und einen Grand-Mal-Anfall hervorrufen.

ANWENDUNG

Allgemeine Angaben zur Anwendung finden Sie unter „Antiepileptika" (→ Seite 885).

Nach zwei bis vier Tagen hat sich im Körper ein Wirkstoffgleichgewicht eingestellt. Es kann allerdings sein, dass die Dosis trotzdem nach einiger Zeit erhöht werden muss, weil der Wirkstoff die Leber veranlasst, mehr abbauende Enzyme bereitzustellen. Irgendwann hat sich das aber eingependelt – wenn es bei einigen Betroffenen auch drei bis vier Wochen dauern kann. Eine Toleranz entwickelt sich gegenüber Carbamazepin nicht, sodass das Medikament jahrelang eingenommen werden kann.

Arzneiformen mit verlängerter Wirkung werden im Allgemeinen besser vertragen als kurz wirkende.

Die Tabletten müssen unbedingt trocken aufbewahrt werden. Schon die Feuchtigkeit im Badezimmer kann die Substanz unwirksam machen.

ACHTUNG

Einige Produkte (siehe Tabelle) enthalten als Konservierungsmittel Parabene. Wenn Sie auf Parastoffe (→ Seite 1159) allergisch reagieren, dürfen Sie sie nicht anwenden.

Gegenanzeigen

Unter folgenden Bedingungen sollte nicht mit Carbamazepin behandelt werden:

- Das Knochenmark ist geschädigt.
- Es liegt eine Blutbildungsstörung (Porphyrie) vor.
- Es bestehen Herzrhythmusstörungen, weil das System gestört ist, das im Herzen die Erregung weiterleitet und so für einen regelmäßigen Herzschlag sorgt (atrioventrikulärer Block).
- Es treten kleine Anfälle mit kurzen Bewusstseinsausfällen (Absencen) auf. Carbamazepin würde diese verstärken.
- Carbamazepin darf nicht gleichzeitig mit MAO-Hemmern (z. B. Moclobemid oder Tranylcypromin bei Depressionen, Seligilin bei Parkinsonkrankheit) eingenommen werden.

Wechselwirkungen mit Medikamenten

Wenn Sie noch andere Medikamente nehmen, ist zu beachten:

- Carbamazepin veranlasst die Leber, mehr von den Enzymen zu produzieren, die auch eine Reihe weiterer Arzneimittel abbauen. Wenn es unumgänglich ist, eines dieser Medikamente gleichzeitig mit Carbamazepin anzuwenden, kann die Wirksamkeit dieser Medikamente abgeschwächt oder sogar ganz aufgehoben sein. Dann muss der Arzt die Dosierung anpassen. Zu diesen Arzneimitteln gehören: Glukokortikoide (bei Entzündungen, Immunreaktionen), Ciclosporin (nach Organtransplantationen), Neuroleptika (bei Psychosen) und Phenprocoumon und Warfarin (bei erhöhter Thrombosegefahr).
- Durch Carbamazepin können Schilddrüsenhormone schwächer wirken.
- Die gemeinsame Anwendung von Carbamazepin und Diuretika (Hydrochlorothiazid und Furosemid, bei hohem Blutdruck, Nierenerkrankungen) kann den Natriumgehalt des Blutes vermindern.
- Durch gemeinsame Anwendung von Carbamazepin und SSRI (bei Depressionen) kann sich im Gehirn ein Überschuss an Serotonin ansammeln. Dann treten Unruhe, Verwirrtheit, Zittern, Schwitzen und Schüttelfrost auf.

▶ **Unbedingt beachten**

Bei der Behandlung mit Carbamazepin dürfen keine MAO-Hemmer (z. B. Moclobemid oder Tranylcypromin bei Depressionen, Selegilin bei Parkinsonkrankheit) angewendet werden. Mindestens zwei Wochen vor der Einnahme von Carbamazepin müssen die MAO-Hemmer abgesetzt werden.

In Kombination mit Theophyllin (bei Asthma und COPD) wirkt Carbamazepin schwächer. Näheres hierzu finden Sie unter „Mittel bei Epilepsien: verringerte Wirkung" (→ Seite 12).

In Kombination mit Carbamazepin wirkt Digoxin (bei Herzschwäche) schwächer. Näheres hierzu finden Sie unter „Mittel bei Herzschwäche: verringerte Wirkung" (→ Seite 13).

Rifampizin (bei Tuberkulose) und Tetrazykline (bei Infektionen) wirken in Kombination mit Carbamazepin schwächer. Näheres hierzu finden Sie unter „Antibiotika: verringerte Wirkung" (→ Seite 13).

Carbamazepin und andere Epilepsiemittel wie Ethosuximid, Lamotrigin, Phenobarbital, Phenytoin, Primidon sowie Valproinsäure beeinträchtigen sich gegenseitig in ihrer Wirksamkeit. Wenn zur Behandlung mit einem dieser Wirkstoffe einer der anderen hinzukommt, muss die Dosierung jeweils angepasst werden. Näheres hierzu finden Sie unter „Mittel bei Epilepsien: verringerte Wirkung" (→ Seite 12).

UNERWÜNSCHTE WIRKUNGEN

▶ **Keine Maßnahmen erforderlich**

Mehr als 1 von 100 Anwendern klagt über Schläfrigkeit, Müdigkeit, Kopfschmerzen und eine gestörte Koordination von Bewegungsabläufen.
Appetitlosigkeit, trockener Mund, Übelkeit und Erbrechen gibt es bei weniger als 1 von 100 Behandelten.
Selten treten unwillkürliche Bewegungen auf, besonders im Bereich von Gesicht, Mund und Hals.
Diese Nebenwirkungen bessern sich oft, wenn das Mittel eine oder zwei Wochen regelmäßig eingenommen wird.

▶ **Muss beobachtet werden**

Bei fast 60 von 100 Personen treten Sehstörungen auf mit Doppelbildern und schlechter Nahsicht. Dieses sollten Sie dem Arzt mitteilen, denn es kann eine zu hohe Dosierung anzeigen.
Wenn die Haut sich verstärkt rötet und juckt und sich zusätzlich Bläschen bilden, reagieren Sie vermutlich allergisch auf das Mittel. Bei solchen Hauterscheinungen (→ Seite 14) sollten Sie einen Arzt aufsuchen.
Tritt zusätzlich Fieber auf, sind innerhalb einer Woche Kontrolluntersuchungen notwendig. Werden die Hautreaktionen sehr heftig oder verschlimmern sie sich, sollten Sie umgehend zum Arzt gehen.
Die Mittel können Leberschäden (→ Seite 15) hervorrufen. Treten Übelkeit, Erbrechen und/oder dunkel gefärbter Urin auf und ist der Stuhl auffällig hell, sollten Sie einen Arzt aufsuchen.

▶ **Sofort zum Arzt**

Carbamazepin kann sich auf die Psyche auswirken. Dann entwickeln sich depressive Stimmung (→ Seite 16), aggressives Verhalten und Halluzinationen; auch eine bisher nicht in Erscheinung getretene Psychose kann aktiviert werden. Von diesen psychischen Veränderungen sollten Sie oder die Angehörigen den Arzt umgehend informieren.
Wenn Sie grippeartige Beschwerden haben, sich längere Zeit abgeschlagen und müde fühlen und Halsschmerzen und Fieber auftreten, kann es sich um eine Blutbildungsstörung (→ Seite 15) handeln. Sie tritt bei 2 von 100 Personen auf. Diese ist zwar meist gutartig, kann aber vereinzelt auch bedrohlich werden. Sie müssen dann umgehend den Arzt aufsuchen und das Blutbild kontrollieren lassen.
Die Mittel können schwere Leberschäden (→ Seite 15) hervorrufen und eine Gelbsucht auslösen. Wenn sich Ihre Haut gelb färbt und Sie zusätzlich einen starken Juckreiz am ganzen Körper verspüren, sollten Sie sofort einen Arzt aufsuchen.
Das Mittel kann zu bedrohlichen allergischen Hauterscheinungen (→ Seite 14) (Stevens-Johnson-Syndrom) führen. Sie äußern sich durch ausgedehnte Rötungen, Juckreiz und Bläschen. Stellen Sie großflächige Veränderungen der Haut fest, sollten Sie sofort den Notarzt rufen (Telefon 112).

HINWEISE

Für Kinder unter 14 Jahren

Carbamazepin kann bereits Säuglingen gegeben werden. Kinder und Jugendliche vertragen das Mittel besonders gut.

Bei Kinderwunsch

Durch Carbamazepin kann sich ein Folsäuremangel entwickeln. Dieses Vitamin sollten Sie möglichst schon vor Eintritt der Schwangerschaft und auch während derer als Medikament einnehmen, da ansonsten das Risiko für Fehlbildungen beim Neugeborenen erhöht ist.

Zur Empfängnisverhütung

Carbamazepin veranlasst die Leber, mehr von den Enzymen zu produzieren, die unter anderem die Hormone abbauen, die in der „Pille" enthalten sind. Dann wirkt diese nicht mehr sicher, und Sie sollten mit dem Arzt besprechen, ob Sie zu einer nichthormonellen Verhütungsmethode wechseln müssen oder ob Sie ein Pillenpräparat einnehmen können, das mehr Östrogen enthält.
Beenden Sie die Behandlung mit den Epilepsiemitteln, sollten Sie wieder zu einer „Pille" mit geringerem Östrogengehalt wechseln, um das Risiko für Nebenwirkungen zu reduzieren.

Für Schwangerschaft und Stillzeit

Allgemeine Hinweise für die Anwendung in der Schwangerschaft finden Sie unter „Antiepileptika" (→ Seite 886).
Wenn Sie Carbamazepin unbedingt einnehmen müssen, sollte die Dosis vor allem zwischen dem 20. und 40. Schwangerschaftstag so gering wie möglich sein, da sonst Fehlbildungen auftreten können. In der Folgezeit muss die Dosierung aber in der Regel gesteigert werden, da Carbamazepin durch den Einfluss der Schwangerschaftshormone in der Leber schneller abgebaut wird.

Carbamazepin geht zwar in die Muttermilch über; wenn der Säugling aber nicht übermäßig müde wirkt und normal zunimmt, können Sie trotzdem stillen.

Für ältere Menschen

Ältere Menschen reagieren empfindlicher auf den Wirkstoff, sodass die Dosierung verringert werden muss. Desorientiertheit und Unruhe als unerwünschte Wirkungen treten besonders häufig auf.

Zur Verkehrstüchtigkeit

Hinweise zur Verkehrstüchtigkeit finden Sie unter „Antiepileptika" (→ Seite 886).

Benzodiazepine

Clonazepam

Antelepsin, Rivotril

Lorazepam

Tavor pro injectione

Clonazepam und Lorazepam sind Benzodiazepine und hemmen die Ausbreitung krankhafter Erregungen in den Nervenzellen. Die Wirksamkeit der beiden Substanzen ist belegt, sie eignen sich aber nicht für eine Dauertherapie, weil sich der Körper nach sechs bis acht Monaten so an die Medikamente gewöhnt hat, dass sie nicht mehr ausreichend wirken.

Clonazepam gilt – insbesondere als Zusatzbehandlung – als „auch geeignet", wenn andere Mittel nicht eingesetzt werden können oder nicht ausreichend wirken. Zur Akutbehandlung als Infusion beim Status epilepticus werden sowohl Clonazepam als auch Lorazepam als „geeignet" bewertet.

Anwendung

Allgemeine Angaben zur Anwendung finden Sie unter „Antiepileptika" (→ Seite 885).

Clonazepam zum Einnehmen: Ein gleichmäßiger Wirkstoffspiegel ist nach etwa einer Woche erreicht. Bei Langzeitbehandlung kann Clonazepam zur Abhängigkeit führen. Das Medikament darf auf keinen Fall abrupt abgesetzt werden; andernfalls können vermehrt Krampfanfälle auftreten.

Achtung

Rivotril Injektionslösungskonzentrat enthält Alkohol. Personen mit Alkoholproblemen dürfen das Mittel nicht verwenden. Auch Leberkranke und Menschen mit Anfallleiden sollten den Alkoholgehalt berücksichtigen. Darüber hinaus kann Alkohol die Wirkung vieler Arzneimittel (z. B. Schlaf- und Beruhigungsmittel, Psychopharmaka, starke Schmerzmittel, einige Mittel bei hohem Blutdruck) verstärken.

Gegenanzeigen

Unter folgenden Bedingungen dürfen diese Benzodiazepine nicht oder nur nach sorgfältiger Abwägung von Nutzen und Risiken angewendet werden:

- Sie leiden an Myasthenia gravis, einer Autoimmunerkrankung, bei der die Nervenimpulse nicht richtig auf die Muskeln übertragen werden.
- Sie haben eine schwere Leberfunktionsstörung.
- Bei Ihnen oder in Ihrer Familie gibt es Abhängigkeitskrankheiten (Alkohol, Medikamente, Drogen). Dann sind auch Sie gefährdet, von Benzodiazepinen abhängig zu werden.
- Sie haben eine Atemwegerkrankung, die das Ausatmen erschwert und zu chronischem Sauerstoffmangel führt (chronisch-obstruktive Bronchitis, Asthma).
- Sie schnarchen sehr stark und haben dabei von Zeit zu Zeit Atemaussetzer (Schlafapnoe-Syndrom).
- Sie können sich aufgrund einer Erkrankung des zentralen Nervensystems nicht koordiniert bewegen (zerebellare oder spinale Ataxie).

Wechselwirkungen mit Medikamenten

Wenn Sie noch andere Medikamente nehmen, ist zu beachten:

- Benzodiazepine und Arzneimittel, die das zentrale Nervensystem dämpfen, verstärken gegenseitig ihre Wirkung. Zu diesen gehören dämpfend wirkende Neuroleptika (bei Psychosen, Schizophrenien), Beruhigungsmittel bei Angststörungen, dämpfend wirkende Mittel bei Depressionen und Epilepsien, betäubende Mittel und Antihistaminika mit müde machender Wirkung (bei Allergien).
- Starke Schmerzmittel (Opioide), Schlaf- und Beruhigungsmittel verstärken die dämpfende Wirkung von Benzodiazepinen auf die Atemwege. Daraus kann eine lebensbedrohliche Atemlähmung resultieren, bei der Ersticken droht.

▶ **Unbedingt beachten**

Barbiturate, Carbamazepin und Phenytoin (alle bei Epilepsien) steigern in der Leber die Produktion der Enzyme, die Benzodiazepine abbauen. Dann lässt deren Wirkung schneller nach. Näheres hierzu finden Sie unter „Mittel bei Epilepsien: verringerte Wirkung" (→ Seite 12).

Wechselwirkungen mit Speisen und Getränken

Alkohol verstärkt die dämpfende Wirkung der Benzodiazepine. Das kann gefährlich werden, weil es den Antrieb zum Luftholen verringert; dann droht Ersticken.

UNERWÜNSCHTE WIRKUNGEN

Die meisten der nachfolgend genannten unerwünschten Wirkungen kommen erst zum Tragen, wenn das Epilepsiemittel längere Zeit eingenommen wird, weniger bei der Injektionsbehandlung des Status epilepticus.

► **Keine Maßnahmen erforderlich**

Abhängig von der eingesetzten Dosis treten häufig Müdigkeit, Schläfrigkeit, Mattigkeit, Muskelschwäche, Schwindel, gestörte Bewegungskoordination und verlängerte Reaktionszeit auf. Auch Konzentrationsstörungen sind möglich. Diese Nebenwirkungen gehen meist vorüber oder verschwinden, wenn die Dosis verringert wird. Zu Beginn der Behandlung lassen sie sich vermeiden, wenn die Dosierung der Benzodiazepine langsam gesteigert wird.

► **Muss beobachtet werden**

Es kann sein, dass man sich nicht mehr erinnert, was in den ersten Stunden nach der Einnahme geschehen ist. Treten solche Erinnerungslücken (anterograde Amnesien) mehrfach auf, sollten Sie mit dem Arzt darüber sprechen.

Benzodiazepine können erregend statt dämpfend wirken (paradoxe Reaktionen). Dann können Ruhelosigkeit, Reizbarkeit, Wut, Aggressivität, Wahnvorstellungen, Halluzinationen und Ähnliches vorherrschen. Je nachdem wie stark diese unerwünschten Wirkungen sind, sollte der Arzt umgehend oder am nächsten Tag informiert werden.

Benzodiazepine können eine Depression (→ Seite 16), die bisher noch nicht in Erscheinung getreten ist, zum Ausbruch bringen. Wenn Sie typische Symptome wie Schlafstörungen, Lustlosigkeit, Antriebsmangel, das Empfinden einer inneren Leere, Interesselosigkeit, Schuldgefühle und Selbsttötungsgedanken bemerken oder wenn Angehörige solche Gemütsveränderungen registrieren, sollten Sie das umgehend einem Arzt mitteilen, damit er über das weitere Vorgehen entscheiden kann.

Bei Langzeitbehandlung und hoher Dosierung kann sich das Sprechen verlangsamen und undeutlich werden, Bewegungen lassen sich schlecht koordinieren. Es treten Sehstörungen auf mit Doppelbildern und Augenzucken. Hier muss der Arzt entscheiden, ob die Therapie verändert werden kann.

HINWEISE

Für Kinder unter 14 Jahren

Clonazepam: Der Wirkstoff kann bereits bei Säuglingen angewendet werden.

Lorazepam: Zur Behandlung des Status epilepticus kann dieser Wirkstoff bei Kindern und Jugendlichen angewendet werden.

Rivotril Injektionslösungskonzentrat: Bedenken Sie, dass dieses Mittel Alkohol enthält. Bei Kindern sind Mittel ohne Alkohol vorzuziehen.

Für Schwangerschaft und Stillzeit

Allgemeine Hinweise für die Anwendung in der Schwangerschaft finden Sie unter „Antiepileptika" (→ Seite 886).

Clonazepam zum Einnehmen: Wenn Sie während der Schwangerschaft dieses Benzodiazepin längere Zeit einnehmen mussten, ist es wahrscheinlich, dass das Kind nach der Geburt Entzugserscheinungen hat. Das kann sich in Schlafstörungen und vermehrter Unruhe äußern. Unmittelbar nach der Geburt wird das Kind durch Clonazepam schwach wirken, schlecht trinken, eine niedrige Körpertemperatur und niedrigen Blutdruck haben.

Während der Therapie mit Clonazepam sollten Sie nicht stillen.

Benzodiazepine zur Injektion sind während Schwangerschaft und Stillzeit nur nach sorgfältiger Abwägung von Nutzen und Risiken anzuwenden.

Rivotril Injektionslösungskonzentrat: Bedenken Sie, dass dieses Mittel Alkohol enthält.

Für ältere Menschen

Ältere Menschen reagieren möglicherweise empfindlicher auf Benzodiazepine, sodass die Medikamentendosierung verringert werden muss.

Zur Verkehrstüchtigkeit

Hinweise zur Verkehrstüchtigkeit finden Sie unter „Antiepileptika" (→ Seite 886).

Wenn Sie bei der Behandlung mit Benzodiazepinen Alkohol trinken, kann es sein, dass Sie selbst als Fußgänger nicht mehr verkehrstüchtig sind!

Ethosuximid

Petnidan

Mit Ethosuximid werden Absencen behandelt – eine Epilepsieform, die vornehmlich im Kindesalter auftritt und bei der das Bewusstsein sekundenlang aussetzt oder Zuckungen auftreten. Die Wirkweise von Ethosuximid ist ungeklärt.

Seine Wirksamkeit ist noch nicht ausreichend nachgewiesen. In den vorliegenden Studien wurde die Substanz nicht im Vergleich zu einem Scheinmedikament untersucht. Auch fehlen vergleichende Untersuchungen mit Lamotrigin und Valproinsäure, die auch bei Absencen eingesetzt werden. Die Bewertung für Ethosuximid lautet daher „mit Einschränkung geeignet".

Anwendung

Allgemeine Angaben zur Anwendung finden Sie unter „Antiepileptika" (→ Seite 885).

Ethosuximid kann das Knochenmark schädigen. Um auf eine solche Schädigung aufmerksam zu werden, sollte der Arzt zu Beginn der Behandlung jeden Monat ein Blutbild machen. Nach dem ersten Behandlungsjahr genügen Kontrollen in halbjährlichem Abstand.

Um das Nebenwirkungsrisiko zu verringern, sollte Ethosuximid während oder nach den Mahlzeiten eingenommen und die Dosierung langsam gesteigert werden.

Achtung

Gegenanzeigen

Bei Personen mit psychiatrischen Erkrankungen sollte der Arzt Nutzen und Risiken einer Behandlung mit Ethosuximid sorgfältig abwägen. Bei diesen können psychische Nebenwirkungen wie Wahnzustände, Halluzinationen, Angstzustände und Übererregtheit häufiger als sonst auftreten.

Wechselwirkungen mit Speisen und Getränken

Alkohol verstärkt die dämpfende Wirkung von Ethosuximid. Dann kann vor allem die Reaktionsfähigkeit beeinträchtigt sein.

Unerwünschte Wirkungen

▶ Keine Maßnahmen erforderlich

Ethosuximid kann zu Magen-Darm-Beschwerden mit Übelkeit und Erbrechen sowie Durchfall und Appetitmangel führen. Das könnte der Grund sein, weshalb einige Personen bei der Behandlung mit Ethosuximid an Gewicht verloren haben.

▶ **Muss beobachtet werden**

Ethosuximid kann zu starken Kopfschmerzen führen.

Die Behandelten können sich kraftlos und abgespannt fühlen. Wenn diese Nebenwirkungen Sie sehr belasten, sollten Sie mit dem Arzt darüber sprechen.

Besonders in den ersten Stunden der Behandlung kann es zu Bewegungsstörungen kommen. Davon sollte der Arzt informiert werden. Wenn der Wirkstoff abgesetzt wird, verschwinden die Beschwerden wieder.

Ethosuximid kann die Psyche beeinflussen und Verhaltensauffälligkeiten auslösen. Wenn sich ein Behandelter ungewöhnlich ängstlich fühlt oder Halluzinationen hat, sollte ein Arzt aufgesucht und mit ihm das weitere Vorgehen besprochen werden.

Bei bis zu 10 von 100 Personen rötet sich die Haut verstärkt und juckt. Sie reagieren vermutlich allergisch auf Ethosuximid. Bei solchen Hauterscheinungen (→ Seite 14) sollten Sie einen Arzt aufsuchen.

Wenn jemand, der mit Ethosuximid behandelt wird, auffallend blass, müde, kraftlos und kurzatmig ist, kann das auf einer Blutarmut beruhen, weil Ethosuximid die Produktion von Blutfarbstoff beeinträchtigen kann. Bei diesen Symptomen sollte ein Arzt das Blut untersuchen.

▶ **Sofort zum Arzt**

Ethosuximid kann zu verschiedenen Hauterscheinungen (→ Seite 14) führen; in der Regel handelt es sich dabei um allergische Reaktionen. Wenn sie von Fieber begleitet sind, kann es sich um die Erkrankung Lupus erythematodes handeln. Löst sich die Haut in Blasen ab, ist ein Stevens-Johnson-Syndrom entstanden. Diese beiden schwerwiegenden Erkrankungen treten bei 1 bis 10 von 10 000 Behandelten auf und müssen sofort ärztlich behandelt werden.

Bei Abgeschlagenheit, Müdigkeit, grippeartigen Beschwerden mit Halsschmerzen und Fieber kann es sich um eine Blutbildungsstörung (→ Seite 15) handeln. Besonders die Zahl der weißen Blutkörperchen, die an der Erregerabwehr beteiligt sind, kann deutlich verringert sein. Gegebenenfalls muss der Arzt Ethosuximid dann geringer dosieren oder zu einem anderen Medikament wechseln.

Hinweise

Für Kinder unter 14 Jahren

Mit Ethosuximid können bereits Säuglinge behandelt werden.

Bei Kinderwunsch

Bei einer Behandlung mit Ethosuximid sollte möglichst schon vor Eintritt einer Schwangerschaft und auch während derer Folsäure als Medikament eingenommen werden.

Für Schwangerschaft und Stillzeit

Allgemeine Hinweise für die Anwendung in der Schwangerschaft finden Sie unter „Antiepileptika" (→ Seite 886).

Ethosuximid geht in die Muttermilch über. Bei einer solchen Therapie dürfen Sie nicht stillen.

Zur Verkehrstüchtigkeit

Hinweise zur Verkehrstüchtigkeit finden Sie unter „Antiepileptika" (→ Seite 886).

Gabapentin

Gabapentin AL, Gabapentin HEXAL, Gabapentin-ratiopharm, Gabapentin STADA, Neurontin

Gabapentin wirkt nur bei fokalen Epilepsieformen, die zudem nicht sehr aktiv sind. Hierfür wird es als „geeignet" eingestuft. Es wirkt rasch und beeinflusst die Wirkung anderer Epilepsiemittel nicht. Der Wirkstoff wird insgesamt gut vertragen, er macht aber müde und muss mehrmals täglich eingenommen werden.

Anwendung

Allgemeine Angaben zur Anwendung finden Sie unter „Antiepileptika" (→ Seite 885).

Zur Dauerbehandlung muss Gabapentin dreimal täglich eingenommen werden.

Ein gleichmäßiger Wirkstoffspiegel ist nach ein bis zwei Tagen erreicht. Ab wann man jedoch sagen kann, dass das Mittel optimal wirkt, ist individuell sehr verschieden.

Achtung

Gegenanzeigen

Gabapentin darf nicht angewendet werden, wenn die Bauchspeicheldrüse entzündet ist oder es schon einmal war.

Bei eingeschränkter Nierenfunktion muss die Dosierung verringert werden.

Wechselwirkungen mit Medikamenten

Wenn Sie noch andere Medikamente nehmen, ist zu beachten:

- Magnesium- oder aluminiumhaltige Mittel (bei Sodbrennen) können die Aufnahme von Gabapentin aus dem Magen-Darm-Trakt beeinträchtigen. Gabapentin sollte frühestens zwei Stunden nach dem Magenmittel eingenommen werden.
- Durch Morphintabletten mit verlängerter Wirkdauer (bei stärksten Schmerzen) kann Gabapentin verstärkt wirken. Das lässt sich möglicherweise vermeiden, indem das Schmerzmittel zwei Stunden vor Gabapentin eingenommen wird. Eventuell muss aber auch die Dosierung des Epilepsiemittels angepasst werden.

Wechselwirkungen mit Speisen und Getränken

Alkohol kann die unerwünschten Wirkungen im Zentralnervensystem, wie beispielsweise Schläfrigkeit und Bewegungsstörungen, verstärken.

Unerwünschte Wirkungen

Wird Gabapentin entgegen der Anweisung abrupt abgesetzt, können Ängstlichkeit, Schlaflosigkeit, Übelkeit, Schmerzen und Schwitzen auftreten. Diese Nebenwirkungen treffen weniger als 1 von 1 000 Personen.

Vor allem zu Beginn der Behandlung kann Gabapentin die Konzentrationsfähigkeit beeinflussen. In der Regel gibt sich das innerhalb von zwei Wochen. Müdigkeit und Schläfrigkeit treten häufig auf.

▶ **Keine Maßnahmen erforderlich**

1 bis 10 von 100 Behandelten bemerken ein Schwächegefühl, Seh-, Sprech- und Bewegungsstörungen, Händezittern. Mit der gleichen Häufigkeit kann Gabapentin den Appetit beeinflussen und zu Magen-Darm-Beschwerden führen wie Übelkeit und Erbrechen, Durchfall, Verstopfung und Bauchschmerzen. Der Mund kann sich trocken anfühlen.

Bei 1 von 100 Behandelten kann das Mittel die Sexualität beeinträchtigen.

▶ **Muss beobachtet werden**

Mit der gleichen Häufigkeit kommen folgende Nebenwirkungen vor:

Gelenk- und Muskelschmerzen sowie Hautblutungen können eine Reaktion des Immunsystems anzeigen. Bei anhaltenden Beschwerden, die sich nicht auf andere Ursachen, wie zum Beispiel einen Muskelkater, zurückführen lassen, oder wenn sich die Beschwerden zusätzlicher Erkrankungen, wie Gelenkentzündungen, verschlimmern, sollten Sie einen Arzt aufsuchen.

Wenn sich Denk- und Gedächtnisstörungen, bei denen Erinnerungslücken entstehen, depressive Stimmung (→ Seite 16), Verwirrung und Stimmungsschwankungen wiederholen, sollten Sie mit einem Arzt das weitere Vorgehen absprechen.

Schwellungen im Gesicht und am ganzen Körper (Ödeme), vor allem solche an den Unterschenkeln, können ein Zeichen dafür sein, dass die Herz-

oder Nierenfunktion beeinträchtigt ist. Tritt Derartiges erstmals auf oder verschlimmern sich bestehende Ödeme, sollten Sie einen Arzt aufsuchen.

Wenn die Haut sich verstärkt rötet und juckt, reagieren Sie vermutlich allergisch auf Gabapentin. Bei solchen Hauterscheinungen (→ Seite 14) sollten Sie einen Arzt aufsuchen.

Bei etwa 1 von 1 000 Personen kann das Mittel die Leber (→ Seite 15) schädigen. Treten Übelkeit und Erbrechen zusammen mit dunkel gefärbtem Urin oder auffällig hell gefärbtem Stuhl auf, sollten Sie einen Arzt aufsuchen.

▶ **Sofort zum Arzt**

Gabapentin kann die Leber (→ Seite 15) schwer schädigen und eine Gelbsucht auslösen. Wenn Sie einen starken Juckreiz am ganzen Körper spüren, sollten Sie sofort zum Arzt gehen. Wenn die Mittel abgesetzt werden, bilden sich die Symptome wieder zurück.

Bei weniger als 1 von 1 000 Behandelten treten Halluzinationen auf. Wenn Sie wiederholt befremdliche Dinge sehen und hören, die andere Menschen nicht bemerken, sollten Sie einen Arzt darüber informieren.

Starke Schmerzen im Oberbauch, die meist plötzlich einsetzen, gürtelförmig ausstrahlen und oft mit Übelkeit, Erbrechen und Blähungen verbunden sind, können Zeichen einer Entzündung der Bauchspeicheldrüse (Pankreatitis) sein. Auch Fieber ist möglich. Dann sollten Sie sich umgehend in ärztliche Behandlung begeben.

Das Mittel kann zu bedrohlichen allergischen Hauterscheinungen (→ Seite 14) (Stevens-Johnson-Syndrom) führen. Sie äußern sich durch ausgedehnte Rötungen, Juckreiz und Bläschen. Stellen Sie großflächige Veränderungen der Haut fest, sollten Sie sofort den Notarzt rufen (Telefon 112).

Hinweise

Für Kinder unter 14 Jahren

Wird Gabapentin als einziges Epilepsiemedikament eingesetzt, eignet es sich für Kinder ab zwölf Jahren. Als zusätzliche unerwünschte Wirkungen können bei ihnen aggressives Verhalten und Überaktivität auftreten.

Als Zusatztherapie mit anderen Antiepileptika kann es bereits bei Kindern ab drei Jahren eingesetzt werden. Dann muss als unerwünschte Wirkung damit gerechnet werden, dass sie sich auffallend aggressiv verhalten und sich übermäßig, teilweise unkontrolliert bewegen.

Zur Empfängnisverhütung

Wird die Epilepsie nur mit Gabapentin behandelt, bleibt die Wirksamkeit hormoneller Empfängnisverhütungsmittel unbeeinflusst. Bei einer kombinierten Behandlung mit anderen Antiepileptika kann das anders sein. Dann sollten Sie mit einem Arzt besprechen, ob Sie zu einer nichthormonellen Verhütungsmethode wechseln oder ein anderes Pillenpräparat nehmen sollten.

Für Schwangerschaft und Stillzeit

Allgemeine Hinweise für die Anwendung in der Schwangerschaft finden Sie unter „Antiepileptika" (→ Seite 886).

Das Risiko für Gabapentin lässt sich aufgrund mangelnder Erfahrung nicht einschätzen. Besonders bei einer Kombinationstherapie ist ein erhöhtes Fehlbildungsrisiko zu befürchten.

Für ältere Menschen

Gabapentin wird von älteren Personen besonders gut vertragen; sie können es in der gleichen Dosierung einnehmen wie jüngere.

Zur Verkehrstüchtigkeit

Hinweise zur Verkehrstüchtigkeit finden Sie unter „Antiepileptika" (→ Seite 886).

Lamotrigin

Lamictal

Lamotrigin hemmt die Nervenzellen, sodass bestimmte Botenstoffe nicht ausgeschüttet werden können. Dadurch wird verhindert, dass sich viele Nervenzellen gleichzeitig entladen.

Lamotrigin zählt neben Carbamazepin und Valproinsäure mittlerweile zu den Standardmitteln in der Epilepsiebehandlung. Es wird als „geeignet" bewertet, um sowohl generalisierte als auch fokale Epilepsieformen zu behandeln. Lamotrigin kann allein angewendet werden oder gezielt zusammen mit anderen Antiepileptika, die so in die Produktion der Leberenzyme eingreifen, dass Lamotrigin stärker wirkt.

Den Wirkstoff Lamotrigin (*Lamictal*) gibt es inzwischen auch in Form von preisgünstigen Generika.

Anwendung

Allgemeine Angaben zur Anwendung finden Sie unter „Antiepileptika" (→ Seite 885).

Die Dosierung von Lamotrigin darf nur sehr langsam gesteigert werden, damit keine schweren Nebenwirkungen, vor allem Hautreaktionen, ausgelöst werden. Nach 5 bis 15 Tagen hat sich ein gleichmäßiger Wirkstoffspiegel eingestellt.

Bei einer Kombinationstherapie muss der Blutspiegel eine Zeit lang sehr sorgfältig kontrolliert werden, bis die individuell richtige Dosierung der Antiepileptika gefunden ist.

ACHTUNG

Gegenanzeigen

Unter folgenden Bedingungen muss der Arzt Nutzen und Risiken der Anwendung von Lamotrigin besonders sorgfältig abwägen:

- Sie haben auf die Einnahme von Epilepsiemitteln schon einmal mit einer Allergie oder einem Hautausschlag reagiert.
- Sie leiden an der Parkinsonkrankheit. Diese kann sich bei der Einnahme von Lamotrigin verschlimmern.
- Wenn die Funktion Ihrer Leber oder Nieren eingeschränkt ist, muss Lamotrigin möglicherweise geringer dosiert werden.

Wechselwirkungen mit Medikamenten

Wenn Sie noch andere Medikamente nehmen, ist zu beachten, dass die Kombination mit anderen Antiepileptika manche Mittel stärker, andere schwächer wirken lässt. Diese Effekte werden zum Teil gezielt zur Behandlung genutzt.

UNERWÜNSCHTE WIRKUNGEN

▶ Keine Maßnahmen erforderlich

Mehr als 10 von 100 Behandelten klagen über Kopfschmerzen, Doppelbilder und verschwommenes Sehen, bis zu 10 von 100 über Reizbarkeit, Schlaflosigkeit, Schläfrigkeit, Zittern, Magen-Darm-Beschwerden und Augenzittern (Nystagmus).

Bei weniger als 1 von 1 000 Personen ist die Bewegungskoordination gestört.

Bei 1 von 10 Anwendern können Gelenk- und Rückenschmerzen auftreten.

▶ Muss beobachtet werden

Mehr als 10 von 100 Behandelten empfinden ein unangenehmes Drehen, Schwanken oder Kippen des Körpers und eventuell Übelkeit. Halten diese Beschwerden an, sollten Sie innerhalb der nächsten drei Tage einen Arzt aufsuchen.

Bei unerklärlichen Blutungen aus Nase, Mund oder Scheide sollte die Gerinnungsfähigkeit des Blutes untersucht werden.

Bei weniger als 1 von 100 Behandelten fällt ungewohnte Aggressivität, bei weniger als 1 von 10 000 Erregtheit auf.

Eine Parkinsonkrankheit (→ Seite 914) kann sich verschlimmern.

Lamotrigin kann bei weniger als 1 von 10 000 Personen Leberschäden (→ Seite 15) hervorrufen. Treten Übelkeit, Erbrechen und/oder dunkel gefärbter Urin auf und ist der Stuhl auffällig hell, sollten Sie einen Arzt aufsuchen.

▶ Sofort zum Arzt

Mehr als 10 von 100 Behandelten bekommen ausgedehnte Hautveränderungen mit umschriebenen Rötungen und einer Blasenbildung ohne erkennbare Ursache. Kinder sind davon häufiger betroffen als Erwachsene. Außerdem ist das Risiko dafür möglicherweise erhöht, wenn die Behandlung mit einer hohen Dosis begonnen wird oder wenn gleichzeitig Valproinsäure eingenommen wird. Solche Hautreaktionen (→ Seite 14) sollten Sie umgehend zum Arzt führen, denn sie können in seltenen Fällen schwerwiegend sein. Geschwollene Lymphdrüsen, Fieber und Schwellungen im Gesicht weisen ebenfalls auf eine Überempfindlichkeit hin. Sie tritt bei weniger als 1 von 10 000 Personen auf. Dann sollte rasch ein Arzt zurate gezogen werden.

Die Mittel können schwere Leberschäden (→ Seite 15) hervorrufen und eine Gelbsucht auslösen. Wenn sich Ihre Haut gelb färbt und Sie zusätzlich einen starken Juckreiz am ganzen Körper verspüren, sollten Sie sofort einen Arzt aufsuchen.

Wenn Sie grippeartige Beschwerden haben, sich längere Zeit abgeschlagen und müde fühlen und Halsschmerzen und Fieber auftreten, kann es sich um eine Blutbildungsstörung (→ Seite 15) handeln. Sie tritt bei weniger als 1 von 10 000 Personen auf, kann aber bedrohlich werden. Sie müssen dann umgehend einen Arzt aufsuchen und das Blutbild kontrollieren lassen.

HINWEISE

Für Kinder unter 14 Jahren

Kinder ab zwei Jahren können bei bestimmten Epilepsieformen (fokale Anfälle, Lennox-Gastaut-Syndrom), die auf andere Behandlungen nicht ansprechen, und Kinder ab zwölf Jahren bei Grand-Mal-Anfällen mit Lamotrigin behandelt werden.

Zur Empfängnisverhütung

Ob Lamotrigin die Wirksamkeit der „Pille" beeinflusst, ist nicht sicher. Derzeit deuten die Untersuchungen darauf hin, dass sich der Hormonspiegel bei der Einnahme von Lamotrigin zwar geringfügig verändert, aber dennoch kein Eisprung auftritt. Wenn bei der Behandlung mit Lamotrigin Zwischenblutungen auftreten, sollten Sie mit einem Arzt besprechen, ob Sie zu einer nichthormonellen Verhütungsmethode wechseln sollen oder eine Pillensorte wählen können, die mehr Östrogen enthält. Beenden Sie die Behandlung mit Lamotrigin, sollten Sie wieder zu einer „Pille" mit geringerem Östrogengehalt zurückkehren, um das Risiko für Nebenwirkungen zu reduzieren.

Für Schwangerschaft und Stillzeit

Allgemeine Hinweise für die Anwendung in der Schwangerschaft finden Sie unter „Antiepileptika" (→ Seite 886).

Bei den Kindern von Frauen, die in der Schwangerschaft Lamotrigin eingenommen haben, sind vermehrt Fehlbildungen von Mund und Gaumen aufgetreten. Dieses Risiko muss der Arzt bei einer schwangeren Frau mit Epilepsie gegen die Notwendigkeit einer Behandlung mit Lamotrigin sorgfältig abwägen.

Für ältere Menschen

Die durch Lamotrigin manchmal gestörte Bewegungskoordination erhöht besonders bei älteren Personen die Gefahr zu stürzen.

Zur Verkehrstüchtigkeit

Hinweise zur Verkehrstüchtigkeit finden Sie unter „Antiepileptika" (→ Seite 886).

Levetirazetam

KEPPRA

Levetirazetam wirkt auf bisher nicht geklärte Weise bei generalisierten und fokalen Epilepsieformen. Allerdings darf es bisher nur in Kombination mit anderen Epilepsiemitteln eingesetzt werden. Unter dieser Voraussetzung gilt es als „auch geeignet". Da der Wirkstoff relativ neu ist, sind seine unerwünschten Wirkungen und seine Auswirkungen bei einer Langzeiteinnahme noch nicht abschließend zu beurteilen.

Anwendung

Allgemeine Angaben zur Anwendung finden Sie unter „Antiepileptika" (→ Seite 885).

Die Dosierung von Levetirazetam kann innerhalb einer Woche bis zur wirksamen Dosis gesteigert werden. Damit kann bereits nach relativ kurzer Zeit beurteilt werden, wie es die Anfallhäufigkeit beeinflusst.

Achtung

Gegenanzeigen

Wenn Sie eine Nierenfunktionsstörung haben, sollte der Arzt prüfen, ob die Dosierung von Levetirazetam verringert werden muss.

Unerwünschte Wirkungen

Bei manchen Personen kann sich der Körper nach einigen Wochen oder Monaten an die Behandlung mit Levetirazetam gewöhnen. Dann wirkt es schwächer.

▶ **Keine Maßnahmen erforderlich**

Über Schwäche und Müdigkeit klagen mehr als 10 von 100 Anwendern. 1 bis 10 von 100 sind benommen und berichten von Kopfschmerzen, Durchfall, Magen-Darm-Beschwerden, Übelkeit und Nervosität.

▶ **Muss beobachtet werden**

Wenn die Haut sich verstärkt rötet und juckt, reagieren Sie vermutlich allergisch auf Levetirazetam. Solche Hauterscheinungen (→ Seite 14) treten bei 1 bis 10 von 100 Behandelten auf. Sie sollten dann einen Arzt aufsuchen.

Levetirazetam löst bei 1 bis 10 von 100 Anwendern psychische Störungen aus. Sie äußern sich in Form von Nervosität, Reizbarkeit, Aggressionen, Wut, Angst, Depression (→ Seite 16), Schlaflosigkeit, Verwirrtheit, Erinnerungsstörungen und Halluzinationen; auch psychotische Störungen sind vorgekommen. Mit der gleichen Häufigkeit können Gewichtsabnahme und Unsicherheit beim Gehen, Zittern, Schwindel (→ Seite 15) und Doppeltsehen auftreten. Wenn diese Störungen länger als fünf bis sieben Tage anhalten, sollten Sie einen Arzt aufsuchen.

Wenn Sie sich längere Zeit abgeschlagen fühlen und häufig Infektionen oder Fieber haben, sollte der Arzt Ihr Blut untersuchen. Es könnte eine Blutbildungsstörung (→ Seite 15) vorliegen.

Hinweise

Für Kinder unter 14 Jahren

Über die Risiken einer Anwendung bei Kindern unter 16 Jahren gibt es keine Erkenntnisse. Für sie ist die Behandlung mit Levetirazetam nicht vorgesehen.

Für Schwangerschaft und Stillzeit

Allgemeine Hinweise für die Anwendung in der Schwangerschaft finden Sie unter „Antiepileptika" (→ Seite 886).

Für ältere Menschen

Da die Nierenfunktion bei älteren Menschen nachlässt, kann Levetirazetam bei ihnen bis zu 40 Prozent länger wirken.

Zur Verkehrstüchtigkeit

Hinweise zur Verkehrstüchtigkeit finden Sie unter „Antiepileptika" (→ Seite 886).

Oxcarbazepin

Timox, Trileptal

Oxcarbazepin ist in seinen Eigenschaften dem altbewährten Carbamazepin vergleichbar. Da es aber anders abgebaut wird, unterscheidet es sich in seinen unerwünschten Wirkungen. Es wird bei allen Epilepsieformen als „geeignet" bewertet. Den Wirkstoff Oxcarbazepin (*Timox*, *Trileptal*) gibt es inzwischen auch in Form von preisgünstigen Generika.

ANWENDUNG

Allgemeine Angaben zur Anwendung finden Sie unter „Antiepileptika" (→ Seite 885).

Anders als die meisten Antiepileptika kann Oxcarbazepin bereits von Anfang an in der notwendigen Dosierung eingenommen werden.

Da durch Oxcarbazepin der Natriumgehalt des Blutes absinken kann, müssen diejenigen besonders überwacht werden, deren Natriumgehalt im Blut ohnehin gering ist. Dazu gehören Menschen mit Nierenerkrankungen und solche, die entwässernde Medikamente (Diuretika bei hohem Blutdruck, Nierenstörungen) oder nichtsteroidale Antirheumaika (NSAR; bei Rheuma, Schmerzen) einnehmen. Bei ihnen soll vor der Behandlung, zwei Wochen nach dem Beginn und dann dreimal monatlich der Natriumgehalt des Blutes bestimmt werden.

Gewichtskontrollen sind bei Menschen mit unzureichender Herzleistung (Herzinsuffizienz) regelmäßig notwendig. Sie decken auf, wenn im Körpergewebe Flüssigkeit eingelagert wird.

ACHTUNG

Einige Präparate (siehe Tabelle) enthalten als Konservierungsmittel Parabene. Wenn Sie auf Parastoffe (→ Seite 1159) allergisch reagieren, dürfen Sie diese Mittel nicht anwenden.

Gegenanzeigen

Unter folgenden Bedingungen muss der Arzt Nutzen und Risiken besonders sorgfältig abwägen:

- Sie haben eine Nierenfunktionsstörung. Dann sollte die Behandlung mit der Hälfte der üblichen Dosis begonnen und erst im Abstand von mindestens einer Woche gesteigert werden.
- Sie leiden unter Herzrhythmusstörungen, weil das System gestört ist, das im Herzen die Erregung weiterleitet und so für einen regelmäßigen Herzschlag sorgt (atrioventrikulärer Block).

Wechselwirkungen mit Medikamenten

Wenn Sie noch andere Medikamente nehmen, ist zu beachten:

- Oxcarbazepin sollte nicht zusammen mit MAO-Hemmern (Moclobemid oder Tranylcypromin bei Depressionen, Selegilin bei Parkinsonkrankheit) eingenommen werden.
- Durch Oxcarbazepin wirkt Phenobarbital (bei Epilepsien) etwas stärker, Phenytoin (bei Epilepsien) kann erheblich stärker wirken.
- In Kombination mit Lithium (bei manischer Depression) kann sich die nervenschädigende Wirkung verstärken.
- Durch Oxcarbazepin können Felodipin und auch andere Kalziumantagonisten vom Nifedipin-Typ (bei Herzerkrankungen) schwächer wirken.

Wechselwirkungen mit Speisen und Getränken

Alkohol kann die müde machende Wirkung von Oxcarbazepin möglicherweise verstärken.

UNERWÜNSCHTE WIRKUNGEN

Die Behandlung mit Oxcarbazepin scheint relativ häufig den Salz-Wasser-Haushalt zu stören, sodass das Blut nur wenig Natriumsalze enthält (Hyponatriämie). Diese unerwünschte Wirkung kann gering ausgeprägt sein und keinerlei Beschwerden machen, sie kann aber auch schwer verlaufen.

Wenn Sie verschwommen sehen, Ihnen übel ist und Sie sich erbrechen müssen, sollten Sie den Arzt aufsuchen. Er wird entscheiden, ob Oxcarbazepin geringer dosiert werden soll oder das Mittel abgesetzt werden muss.

Treten aufgrund eines gestörten Wasser-Salz-Haushalts Verwirrtheit, vermehrte Krampfanfälle und Bewusstseinstrübung auf, ist sofort ein Arzt zu rufen.

▶ **Keine Maßnahmen erforderlich**

Mehr als 10 von 100 Behandelten klagen über Übelkeit, Erbrechen, Schwindel (→ Seite 15), Kopfschmerzen, Schläfrigkeit und Müdigkeit. Bei 1 bis 10 von 100 bringt die Behandlung Verstopfung, Durchfall, Bauchschmerzen, Haarausfall und Akne mit sich.

▶ **Muss beobachtet werden**

Eine Reihe unangenehmer Erscheinungen tritt besonders in der Anfangsphase der Behandlung auf. Wenn sie länger als eine Woche anhalten oder Sie stark beeinträchtigen, sollten Sie mit dem Arzt das weitere Vorgehen besprechen. Hierzu gehören:

Unruhe, Verwirrtheit, Konzentrationsschwäche, Gedächtnisstörungen mit Erinnerungslücken, Teilnahmslosigkeit, depressive Stimmung (→ Seite 16), Schwächegefühl, gestörter Bewegungsablauf, der als Unsicherheit beim Gehen auffällt, und Zittern. 1 bis 10 von 100 Behandelten bekommen Hautausschlag, 1 bis 10 von 1 000 einen juckenden Ausschlag am ganzen Körper (Nesselsucht). Je nachdem, wie schwer die Hauterscheinungen (→ Seite 14) sind, sollten Sie sich bald oder sofort mit dem Arzt in Verbindung setzen. 1 bis 10 von 100 Personen sehen verschwommen, mehr als 10 von 100 klagen über Doppelbilder. Wiederholen sich diese Sehstörungen, nehmen sie zu oder halten sie an, sollten Sie den Arzt informieren. Möglicherweise muss die Medikamentendosis verringert werden.

Wenn Sie sich längere Zeit abgeschlagen fühlen und häufig Infektionen oder Fieber haben, sollte der Arzt Ihr Blut untersuchen. Es könnte eine Blutbildungsstörung (→ Seite 15) vorliegen, bei der zu wenig weiße Blutkörperchen gebildet werden. Damit muss bei 1 bis 10 von 1 000 Personen gerechnet werden.

Herzrhythmusstörungen (→ Seite 16) gibt es bei weniger als 1 von 10 000 Personen. Manche Menschen bemerken sie als störende oder unangenehm empfundene Herzschläge oder als unregelmäßigen Herzschlag. Die meisten merken jedoch nichts von dieser Nebenwirkung. Registrieren Sie wiederholt auffällige Herztätigkeiten, sollten Sie sich im Laufe des nächsten Tages an den Arzt wenden.

Bei weniger als 1 von 10 000 Anwendern entwickelt sich eine Störung, bei der sich das Immunsystem gegen eigene Körpergewebe wendet; diese spezielle Autoimmunerkrankung heißt Lupus erythematodes. Zu ihren Symptomen gehören Rötungen im Gesicht, Haarausfall, Entzündung der Mundschleimhaut, Durchblutungsstörungen der Finger und Gelenkschmerzen. Treten diese auf, sollten Sie den Arzt aufsuchen.

Die Mittel können Leberschäden (→ Seite 15) hervorrufen. Treten Übelkeit, Erbrechen und/oder dunkel gefärbter Urin auf und ist der Stuhl auffällig hell, sollten Sie einen Arzt aufsuchen.

▶ Sofort zum Arzt

Die Mittel können schwere Leberschäden (→ Seite 15) hervorrufen und eine Gelbsucht auslösen. Wenn sich Ihre Haut gelb färbt und Sie zusätzlich einen starken Juckreiz am ganzen Körper verspüren, sollten Sie sofort einen Arzt aufsuchen.

Eine schmerzhafte, mehrere Tage anhaltende Schwellung von Haut und Schleimhaut (Angioödem) tritt bei weniger als 1 von 10 000 Anwendern auf.

Ebenso häufig weisen Ausschlag, Fieber, Lymphknotenschwellung und Gelenkschmerzen auf eine Überempfindlichkeitsreaktion hin. Benachrichtigen Sie dann umgehend den Arzt. Eventuell muss das Mittel abgesetzt werden.

Bei weniger als 1 von 10 000 Anwendern sind diese Hauterscheinungen (→ Seite 14) die Vorboten einer schweren Erkrankung (Stevens-Johnson-Syndrom). Hierbei können sich plötzlich ausgedehnte Hautveränderungen mit deutlich abgegrenzten Rötungen und Blasenbildung ohne erkennbare Ursache ergeben. Dann müssen Sie dringend einen Arzt aufsuchen.

Ist Ihr Herz bereits geschädigt, und es treten Herzrhythmusstörungen mit Schwindel, Ohnmacht oder Krampfanfällen auf, ist sofort ärztliche Behandlung notwendig.

Hinweise

Für Kinder unter 14 Jahren

Oxcarbazepin kann bei Kindern ab sechs Jahren angewendet werden.

Bei Kinderwunsch

Durch Oxcarbazepin kann sich ein Folsäuremangel entwickeln. Dieses Vitamin sollten Sie möglichst schon vor Eintritt der Schwangerschaft und auch während derer als Medikament einnehmen.

Zur Empfängnisverhütung

Oxcarbazepin veranlasst die Leber, mehr von den Enzymen zu produzieren, die unter anderem die Hormone abbauen, die in der „Pille" enthalten sind. Dann wirkt diese nicht mehr sicher und Sie sollten mit dem Arzt besprechen, ob Sie zu einer nichthormonellen Verhütungsmethode wechseln müssen oder ob Sie ein Pillenpräparat einnehmen können, das mehr Östrogen enthält. Beenden Sie die Behandlung mit Oxcarbazepin, sollten Sie wieder zu einer „Pille" mit geringerem Östrogengehalt wechseln, um das Risiko für Nebenwirkungen zu reduzieren.

Für Schwangerschaft und Stillzeit

Allgemeine Hinweise für die Anwendung in der Schwangerschaft finden Sie unter „Antiepileptika" (→ Seite 886).

In der Schwangerschaft sollten Sie Oxcarbazepin nur als einziges Epilepsiemittel anwenden, nicht mit anderen kombiniert und nur in der geringsten wirksamen Dosierung. Infolge Ihrer Behandlung mit Oxcarbazepin während der Schwangerschaft kann es sein, dass das Kind nach der Geburt einen Vitamin-K-Mangel hat. Dieses Vitamin ist – neben anderem – für die Blutgerinnung notwendig. Ein Vitamin-K-Mangel kann bei Säuglingen leicht zu Gehirnblutungen führen. Darum bekommen Sie während der Schwangerschaft und das Kind nach der Geburt Vitamin K als Medikament.

Oxcarbazepin tritt in die Muttermilch über. Da nicht bekannt ist, wie sich das Medikament auf das Kind auswirkt, sollten Sie nicht stillen.

Zur Verkehrstüchtigkeit

Hinweise zur Verkehrstüchtigkeit finden Sie unter „Antiepileptika" (→ Seite 886).

Phenytoin

Phenhydan, Phenytoin AWD, Zentropil

Phenytoin stabilisiert die äußere Wand der Nervenzellen, sodass sie Impulse nicht mehr so schnell weiterleiten können. Es gilt als „auch geeignet" bei allen Epilepsieformen und beim Status epilepticus, wenn andere Mittel nicht eingesetzt werden können oder nicht ausreichend wirksam sind. Phenytoin gehörte lange Zeit zu den Standardmedikamenten der Epilepsiebehandlung. Jetzt wird es zunehmend durch andere Wirkstoffe ersetzt. Gegenüber den geeigneten Mitteln ist Phenytoin weniger gut verträglich und darf mit vielen anderen Arzneimitteln nicht gleichzeitig eingenommen werden.

Anwendung

Allgemeine Angaben zur Anwendung finden Sie unter „Antiepileptika" (→ Seite 885).

Bei Phenytoin ist schwer abzuschätzen, ab wann der Wirkstoffspiegel gleichmäßig ist, weil die Substanz unterschiedlich schnell abgebaut wird, je nachdem, wie viel von ihr im Körper ist. Deshalb kann es unerwartet stark wirken, obwohl die Dosis nur geringfügig erhöht wurde.

Bis der Wirkstoffspiegel einigermaßen gleich bleibt, dauert es zwischen 5 und 15 Tage. Frühestens dann lässt sich die Wirksamkeit beurteilen.

Um eine Leberschädigung rechtzeitig zu bemerken, sollten regelmäßig die Leberwerte im Blut bestimmt werden.

Bei Kindern

Die Schilddrüsenfunktion sollte regelmäßig überwacht werden.

Achtung

Gegenanzeigen

Unter folgenden Bedingungen dürfen Sie nicht mit Phenytoin behandelt werden:

- Ihr Herzrhythmus ist gestört, sodass die Überleitung der elektrischen Impulse von den Vorhöfen zu den Herzkammern nicht mehr problemlos funktioniert (AV-Block Grad II oder III, Sinus-Sick-Syndrom).
- Sie hatten in den vergangenen drei Monaten einen Herzinfarkt oder Ihr Herz arbeitet aus anderen Gründen vermindert.
- Die Blutbildung ist gestört.

Wechselwirkungen mit Medikamenten

Wenn Sie noch andere Medikamente nehmen, ist zu beachten:

- Cimetidin, Ranitidin und Omeprazol (bei Magen- und Zwölffingerdarmgeschwüren) hemmen die Enzyme in der Leber, die Phenytoin abbauen. Dadurch kann es länger wirken.
- Phenytoin verstärkt die Wirkung von Methotrexat (bei rheumatoider Arthritis).
- Phenytoin schwächt die Wirksamkeit von Vitamin D_3 (bei Osteoporose) und von Schilddrüsenhormonen.
- Eine Reihe weiterer Arzneimittel wird von denselben Leberenzymen abgebaut, die auch Phenytoin unwirksam machen. Diese „Konkurrenz" wirkt sich bei jedem Menschen anders aus. Wenn es unumgänglich ist, solche Medikamente gemeinsam anzuwenden, muss der Arzt häufiger kontrollieren, ob der Blutspiegel von Phenytoin noch hoch genug ist.

► **Unbedingt beachten**

Carbamazepin, Oxcarbazepin, Phenobarbital, Primidon und Vigabatrin (alle bei Epilepsien), Rifampizin (bei Tuberkulose) sowie Ciprofloxacin (bei bakteriellen Infektionen) können Enzyme aktivieren, die Phenytoin abbauen. Auf diese Weise wirkt Phenytoin schwächer. Näheres hierzu finden Sie unter „Mittel bei Epilepsien: verringerte Wirkung" (→ Seite 12).

Phenytoin senkt den Folsäurespiegel. Im Extremfall kann sich ein Folsäuremangel einstellen. Wird bei der Phenytoinbehandlung zusätzlich Folsäure eingenommen, wirkt das Epilepsiemittel schwächer. Näheres hierzu finden Sie unter „Mittel bei Epilepsien: verringerte Wirkung" (→ Seite 12).

Bei einer Behandlung mit Phenytoin können Mittel mit Digitalis (bei Herzschwäche) schwächer wirken. Näheres hierzu finden Sie unter „Mittel bei Herzschwäche: verringerte Wirkung" (→ Seite 13).

Wird Phenytoin zugleich mit Diltiazem, Flecainid, Propafenon oder Verapamil (bei Herzrhythmusstörungen) eingesetzt, wirken die Herzmittel weniger gut. Damit steigt das Risiko für Herzrhythmusstörungen. Näheres hierzu finden Sie unter „Mittel bei Herzrhythmusstörungen: verringerte Wirkung" (→ Seite 12).

Durch Phenytoin verringert sich die Wirksamkeit von Tetrazyklinen (bei bakteriellen Infektionen) und Virusmitteln. Näheres hierzu finden Sie unter „Antibiotika/Virustatika: verringerte Wirkung" (→ Seite 13).

Wechselwirkungen mit Speisen und Getränken

Alkohol verstärkt die unerwünschten Wirkungen von Phenytoin auf das Gehirn. Dann kann die Reaktionsfähigkeit erheblich beeinträchtigt sein.

Bei regelmäßigem Alkoholkonsum wird Phenytoin schneller abgebaut, sodass es schwächer wirkt.

Unerwünschte Wirkungen

Bei höherer Dosierung bemerkt etwa ein Drittel der Behandelten das Sehen von Doppelbildern, Augenzucken, eine gestörte Bewegungskoordination, Zittern, Abgeschlagenheit, Merk- und Sprachstörungen. Wird lange in sehr hoher Dosierung behandelt, wird der Blick starr und es treten Appetitlosigkeit, Erbrechen, Teilnahmslosigkeit, Müdigkeit und Störungen der Wahrnehmung und des Bewusstseins auf. Diese Symptome sind für den Arzt ein Appell, die Behandlung wenn irgend möglich zu verändern.

Durch eine jahrelange Behandlung kann das Kleinhirn irreversibel geschädigt werden.

▶ **Keine Maßnahmen erforderlich**

Über eine Zahnfleischverdickung berichten 30 bis 70 von 100 Behandelten. Bei Kindern ist diese Nebenwirkung besonders häufig. Eine gute Mundhygiene hilft, Schäden am Zahnfleisch zu vermeiden.

Bei bis zu 10 von 100 Frauen kann sich die Körperbehaarung verstärken (Hirsutismus). Üblicherweise bildet sich das nach dem Ende der Behandlung wieder zurück.

▶ **Muss beobachtet werden**

Bei mehr als 1 von 100 Behandelten erscheint auf der Haut ein masernförmiger Ausschlag. Je nachdem wie stark diese Hauterscheinungen (→ Seite 14) sind, sollten Sie den Arzt davon umgehend oder im Laufe des nächsten Tages informieren.

Die Mittel können Leberschäden (→ Seite 15) hervorrufen. Treten Übelkeit, Erbrechen und/oder dunkel gefärbter Urin auf und ist der Stuhl auffällig hell, sollten Sie einen Arzt aufsuchen.

Die Schilddrüsenfunktion kann vor allem bei Kindern gestört werden und dann ihr Wachstum beeinträchtigen. Auf diese Veränderung sollte der Arzt bei den regelmäßigen Untersuchungen aufmerksam werden.

▶ **Sofort zum Arzt**

Herzrhythmusstörungen können sich als störend oder unangenehm empfundene einzelne Herzschläge oder unregelmäßiger und verlangsamter Herzschlag bemerkbar machen. Dann liegt der Puls deutlich unter 60 pro Minute. Tritt Derartiges wiederholt auf, sollten Sie im Laufe des nächsten Tages den Arzt informieren. Ist Ihr Herz bereits geschädigt, sollten Sie sich umgehend an einen Arzt wenden. Infolge der Herzrhythmusstörungen (→ Seite 16) können Schwindel, Ohnmacht und Krampfanfälle auftreten. Dann ist sofort ärztliche Behandlung notwendig.

Wenn Sie grippeartige Beschwerden haben, sich längere Zeit abgeschlagen und müde fühlen und Halsschmerzen und Fieber auftreten, wenn Sie Blutergüsse und blaue Flecke bemerken, kann es sich um eine Blutbildungsstörung (→ Seite 15) handeln, die bedrohlich werden kann. Sie müssen dann umgehend den Arzt aufsuchen und das Blutbild kontrollieren lassen.

Die Mittel können schwere Leberschäden (→ Seite 15) hervorrufen und eine Gelbsucht auslösen. Wenn sich Ihre Haut gelb färbt und Sie zusätzlich einen starken Juckreiz am ganzen Körper verspüren, sollten Sie sofort einen Arzt aufsuchen.

Hinweise

Für Kinder unter 14 Jahren

Phenytoin kann bereits bei Säuglingen angewendet werden. Allerdings treten schwerwiegende unerwünschte Wirkungen, aufgrund derer die Behandlung abgebrochen werden muss, mehr als doppelt so häufig auf wie bei Carbamazepin oder Valproinsäure.

Zur Empfängnisverhütung

Phenytoin veranlasst die Leber, mehr von den Enzymen zu produzieren, die unter anderem die Hormone abbauen, die in der „Pille" enthalten sind. Dann wirkt diese nicht mehr sicher, und Sie sollten mit dem Arzt besprechen, ob Sie zu einer nichthormonellen Verhütungsmethode wechseln müssen oder ob Sie ein Pillenpräparat einnehmen können, das mehr Östrogen enthält. Beenden Sie die Behandlung mit Phenytoin, sollten Sie wieder zu einer „Pille" mit geringerem Östrogengehalt wechseln, um das Risiko für Nebenwirkungen gering zu halten.

Für Schwangerschaft und Stillzeit

Allgemeine Hinweise für die Anwendung in der Schwangerschaft finden Sie unter „Antiepileptika" (→ Seite 886).

Müssen Sie während der Schwangerschaft Phenytoin einnehmen, kann es sein, dass das Kind nach der Geburt einen Vitamin-K-Mangel hat. Dieses Vitamin ist – neben anderem – für die Blutgerinnung notwendig. Ein Vitamin-K-Mangel kann bei Säuglingen leicht zu Gehirnblutungen führen. Darum bekommen Sie in den letzten Wochen der Schwangerschaft und das Kind nach der Geburt Vitamin K als Medikament.

Zur Verkehrstüchtigkeit

Hinweise zur Verkehrstüchtigkeit finden Sie unter „Antiepileptika" (→ Seite 886).

Pregabalin

LYRICA

Pregabalin ist ein relativ neuer Wirkstoff, der in seinen Eigenschaften Gabapentin ähnelt. Seine Wirksamkeit als Zusatztherapeutikum bei Epilepsien wurde in einigen Studien nachgewiesen, die zwölf Wochen dauerten. Nach den bisherigen Studienergebnissen ist Pregabalin nicht wirksamer als Carbamazepin. Ein Vorteil von Pregabalin gegenüber anderen Epilepsiemitteln kann sein, dass es kaum Wechselwirkungen zwischen ihm und anderen Medikamenten gibt. Demgegenüber sind seine unerwünschten Wirkungen noch nicht gut bekannt und über die Auswirkungen seiner Anwendung über lange Zeit weiß man erst wenig. Daher wird der Wirkstoff derzeit als „auch geeignet" als Zusatzbehandlung mit anderen Epilepsiemitteln bewertet.

Anwendung

Allgemeine Angaben zur Anwendung finden Sie unter „Antiepileptika" (→ Seite 885).

Bei eingeschränkter Nierenfunktion muss die Dosierung angepasst werden.

Achtung

Wechselwirkungen mit Medikamenten

Durch Pregabalin können sich die Wirkungen von Oxykodon (bei stärksten Schmerzen) und Lorazepam (bei Angststörungen) auf das Gehirn verstärken. Das kann sich durch Denk- und Bewegungsstörungen äußern.

Wechselwirkungen mit Speisen und Getränken

Alkohol verstärkt die dämpfende Wirkung von Pregabalin. Dann kann vor allem die Reaktionsfähigkeit beeinträchtigt sein.

Unerwünschte Wirkungen

► **Keine Maßnahmen erforderlich**

Bei 1 von 100 Personen verändert sich das Geschmacksempfinden. Es können Magen-Darm-Beschwerden mit Erbrechen oder Verstopfung auftreten. Mit der gleichen Häufigkeit wird über Störungen von Aufmerksamkeit, Beweglichkeit, Sehen und Sprechen berichtet. Wenn diese Beschwerden einmalig auftreten, brauchen Sie zwar nichts zu unternehmen, sollten aber dem Arzt beim nächsten Besuch davon berichten.

Pregabalin kann die Sexualfunktion einschränken und bei Männern zu Erektionsstörungen führen. Über diese Symptome sollten Sie den Arzt informieren.

► **Muss beobachtet werden**

Pregabalin kann den Appetit anregen. Jeder zehnte Behandelte nimmt an Gewicht zu. Bei Menschen mit Diabetes muss dann gegebenfalls die Dosierung der Diabetesmedikamente angepasst werden.

10 von 100 Personen werden durch die Behandlung mit Pregabalin schläfrig und benommen.

Pregabalin kann Stimmung und Wahrnehmung verändern. Das trifft etwa 1 von 100 Behandelten. Die Betroffenen werden entweder euphorisch oder im Gegenteil reizbar, depressiv, traurig oder sind von Panikreaktionen geplagt. Auch Verwirrtheit, Ruhelosigkeit sowie Denk- und Gedächtnisstörungen können sich einstellen. Wenn Derartiges anhält oder sich wiederholt, sollten Sie das weitere Vorgehen mit einem Arzt besprechen.

Es können sich Sehstörungen einstellen, bei denen das Sehen unscharf wird oder wie durch einen Tunnel erscheint sowie Doppelbilder gesehen werden. Bleiben diese Störungen bestehen, sollten Sie einen Arzt aufsuchen.

Gelenk- und Muskelschmerzen können eine Reaktion des Immunsystems anzeigen. Bei anhaltenden Beschwerden, die sich nicht auf andere Ursachen, wie zum Beispiel einen Muskelkater, zurückführen lassen oder wenn sich die Beschwerden zusätzlicher Erkrankungen wie Gelenkentzündungen verschlimmern, sollten Sie einen Arzt aufsuchen.

Schwellungen im Gesicht oder am Körper (Ödeme), vor allem solche an den Unterschenkeln, können ein Zeichen dafür sein, dass die Herz- oder Nierenfunktion beeinträchtigt ist. Bemerken Sie solche Ödeme erstmals oder verschlimmern sich bestehende, sollten Sie einen Arzt aufsuchen.

Wenn die Haut sich verstärkt rötet und juckt, reagieren Sie vermutlich allergisch auf das Mittel. Bei solchen Hauterscheinungen (→ Seite 14) sollten Sie einen Arzt aufsuchen.

▶ **Sofort zum Arzt**

Wenn Sie wiederholt befremdliche Dinge sehen und hören, die andere Menschen nicht bemerken, sollte der Arzt informiert werden. Solche Halluzinationen erlebt höchstens 1 von 100 Behandelten.

Hinweise

Für Kinder unter 14 Jahren

Kinder und Jugendliche sollten nicht mit Pregabalin behandelt werden, weil über seine Auswirkungen in dieser Altersgruppe erst wenig bekannt ist.

Zur Empfängnisverhütung

Frauen, die schwanger werden können, sollten für eine sichere Empfängnisverhütung sorgen, wenn sie Pregabalin einnehmen. Nach den bisherigen Erfahrungen beeinträchtigt Pregabalin die Wirkung der „Pille" nicht.

Für Schwangerschaft und Stillzeit

Allgemeine Hinweise für die Anwendung in der Schwangerschaft finden Sie unter „Antiepileptika" (→ Seite 886).

In der Schwangerschaft darf Pregabalin nicht eingenommen werden. Sein mögliches Risiko beim Menschen ist nicht sicher bekannt; im Tierversuch sind allerdings Fehlbildungen der Blutgefäße aufgefallen.

Es ist nicht bekannt, ob das Mittel in die Muttermilch übergeht. Sicherheitshalber sollten Sie während einer Pregabalin-Behandlung nicht stillen.

Für ältere Menschen

Bei Menschen dieses Alters ist die Nierenfunktion oft eingeschränkt. Dann muss der Arzt die Dosierung von Pregabalin dem anpassen. Dass Pregabalin benommen und müde macht, kann bei älteren Menschen die Gefahr zu stürzen vergrößern.

Zur Verkehrstüchtigkeit

Hinweise zur Verkehrstüchtigkeit finden Sie unter „Antiepileptika" (→ Seite 886).

Sultiam

Ospolot

Sultiam ist zur Behandlung der Rolando-Epilepsie, einer speziellen Epilepsieform, zugelassen. Diese kommt bei Kindern und Jugendlichen vor und hört in der Regel auf, wenn sie älter werden. Für diese Anwendung wird Sultiam als „geeignet" angesehen.

Anwendung

Allgemeine Angaben zur Anwendung finden Sie unter „Antiepileptika" (→ Seite 885).

Ein gleichmäßiger Wirkstoffspiegel ist nach etwa einer Woche erreicht.

Achtung

Gegenanzeigen

Unter folgenden Bedingungen darf Sultiam nicht angewendet werden:

- Das Kind reagiert überempfindlich auf Sulfonamide (bei Infektionen).
- Es leidet an einer Blutkrankheit (akute Porphyrie).
- Es hat eine Überfunktion der Schilddrüse.
- Sein Blutdruck ist erhöht.

Wenn das Kind eine psychische Erkrankung hat oder seine Nierenfunktion gestört ist, müssen Nutzen und Risiken sorgfältig abgewogen werden.

Wechselwirkungen mit Medikamenten

Wenn die Epilepsie mit mehreren Medikamenten behandelt wird, ist zu beachten:

- Phenytoin und Lamotrigin können durch Sultiam stärker wirken.
- Primidon kann die unerwünschten Wirkungen von Sultiam verstärken.

Unerwünschte Wirkungen

▶ **Keine Maßnahmen erforderlich**

Etwa 10 von 100 behandelten Kindern klagen über Magenbeschwerden. Gelegentlich treten Missempfindungen, wie Taubheit und Kribbeln auf; auch Kopfschmerzen, Schluckauf, Appetitlosigkeit und Gewichtsverlust kommen vor.

▶ **Muss beobachtet werden**

Gelegentlich gibt es Atembeschwerden, Schwindel (→ Seite 15), Gelenkschmerzen, Doppelbilder, Muskelschwäche und Antriebsarmut. Je nachdem, wie stark sich das Kind dadurch beeinträchtigt fühlt, sollten Sie das mit dem Arzt besprechen.

▶ **Sofort zum Arzt**

Wenn starker Hautausschlag, Juckreiz, Herzrasen, Atemnot, Schwäche und Schwindel auftreten, muss die Einnahme sofort gestoppt und unverzüglich der Notarzt gerufen werden (Telefon 112), weil es sich um eine lebensbedrohliche Allergie (→ Seite 14) handeln kann.

Wenn das Kind grippeartige Beschwerden hat, sich längere Zeit abgeschlagen und müde fühlt, Halsschmerzen und Fieber, Blutergüsse und blaue Flecke auftreten, kann es sich um eine Blutbildungsstörung (→ Seite 15) handeln, die bedrohlich werden kann. Sie müssen dann umgehend mit dem Kind den Arzt aufsuchen und das Blutbild kontrollieren lassen.

Wenn Sie den Eindruck haben, dass Ihr Kind wiederholt befremdliche Dinge sieht und hört, die andere Menschen nicht bemerken (Halluzinationen), sollten Sie den Arzt informieren. Derartiges ist aber selten.

Hinweise

Zur Verkehrstüchtigkeit

Sultiam dämpft die Reaktionsfähigkeit. Das schränkt die Fähigkeit des Kindes ein, am Straßenverkehr teilzunehmen, Maschinen zu bedienen und bestimmte Sportarten zu betreiben.

Topiramat

Topamax

Topiramat ist ein neuerer Wirkstoff, der die Krampfbereitschaft des Gehirns senkt. Es wird als „auch geeignet" bei allen Epilepsieformen bewertet und kann allein oder in Kombination eingesetzt werden. Da es noch nicht so lange eingesetzt wird, sind seine Auswirkungen bei Langzeitgebrauch noch nicht abschließend zu beurteilen.

Anwendung

Allgemeine Angaben zur Anwendung finden Sie unter „Antiepileptika" (→ Seite 885).

Die Dosierung von Topiramat muss sehr langsam bis zur notwendigen Menge gesteigert werden. Dementsprechend lange dauert es, bis seine Wirksamkeit beurteilt werden kann.

Bei einer Langzeitbehandlung muss der Arzt regelmäßig das Blut auf Zeichen einer Übersäuerung untersuchen.

Achtung

Bei Personen, die zu Nierensteinen neigen, können während der Behandlung mit Topiramat Steine entstehen. Um dieses Risiko gering zu halten, sollten Sie möglichst viel trinken. Das gilt besonders, wenn Sie Sport treiben oder sich der Wärme aussetzen (Sauna, Sonnenbäder).

Gegenanzeigen

Unter folgenden Bedingungen sollte der Arzt Nutzen und Risiken der Anwendung sorgfältig abwägen:

- Sie haben eine Leberfunktionsstörung.
- Bei einer eingeschränkten Nierenfunktion sollte die Dosierung zu Beginn der Behandlung noch langsamer gesteigert werden als sonst und sich über längere Zeit erstrecken.

Wechselwirkungen mit Medikamenten

Wenn Sie noch andere Medikamente nehmen, ist zu beachten:

- Durch Hydrochlorothizid (bei hohem Blutdruck, Nierenerkrankungen) kann Topiramat erheblich stärker wirken. Dann werden Nebenwirkungen wahrscheinlicher und können stärker ausfallen. Bei einer solchen Kombination kann Topiramat eventuell geringer dosiert werden.
- Durch Carbamazepin und Phenytoin (bei Epilepsien) wirkt Topiramat schwächer. Wird eine Behandlung mit diesen Medikamenten begonnen oder beendet, muss die Dosierung von Topiramat möglicherweise geändert werden.
- Bei gleichzeitiger Anwendung mit Phenytoin (bei Epilepsien) kann dieses stärker wirken.
- Bei gleichzeitiger Behandlung mit Lithium (bei manisch-depressiver Erkrankung) kann dieses schwächer wirken.
- Bei gleichzeitiger Behandlung mit Glibenclamid (bei Typ-2-Diabetes) wird der Blutzuckerspiegel nicht in dem Maße gesenkt wie vor der Einnahme von Topiramat. Daher muss der Blutzucker häufiger kontrolliert und die Dosierung des Diabetesmittels gegebenenfalls angepasst werden.
- Mit Azetazolamid (bei Glaukom, grünem Star), Triamteren (bei hohem Blutdruck, Nierenerkrankungen), Zonisamid (bei Epilepsien) oder mehr als 2 Gramm Vitamin C am Tag sollte Topiramat nicht kombiniert werden, weil sich sonst das Risiko für Nierensteine erhöht.

Wechselwirkungen mit Speisen und Getränken

Alkohol kann die unerwünschten Wirkungen von Topiramat verstärken.

Unerwünschte Wirkungen

- **Keine Maßnahmen erforderlich**

Bei mehr als 10 von 100 Anwendern treten Übelkeit, Müdigkeit, Schwindel (→ Seite 15), verlangsamtes Denken und Handeln, Appetitlosigkeit und Kopfschmerzen auf. Zwischen 1 und 10 von 100 Behandelten berichten über Geschmacksveränderungen und Bauchschmerzen. Bei Kindern ab zwei Jahren kann sich darüber hinaus der Speichelfluss verstärken.

Mehr als 10 von 100 Personen verlieren bei der Behandlung mit Topiramat geringfügig an Gewicht.

- **Muss beobachtet werden**

Eine Reihe von unangenehmen Erscheinungen treten in der Anfangsphase der Behandlung häufiger auf. Sie lassen sich verringern und oftmals sogar vermeiden, wenn die Dosis langsam gesteigert wird. Wenn die unerwünschten Wirkungen länger als eine Woche anhalten oder Sie sehr stark beeinträchtigen, sollten Sie mit dem Arzt das weitere Vorgehen besprechen. Hierzu gehören: Unruhe, Verwirrtheit, Störungen des Denkens und Wahrnehmens, Teilnahmslosigkeit, gestörter Bewegungsablauf, der als Unsicherheit beim Gehen auffällt, und Zittern.

Es können Sprach- und Sprechstörungen, ein kribbelndes, taubes oder schmerzhaft brennendes Gefühl im ganzen Körper, Augenzittern, das Sehen von Doppelbildern und andere Sehstörungen auftreten.

Mehr als jeder Zehnte klagt über Nervosität, Störungen von Konzentration, Aufmerksamkeit und Gedächtnis, Benommenheit, Verwirrtheit und Ängstlichkeit. Stimmungsschwankungen treten bei 1 bis 10 von 100 Personen auf. Dieses können Symptome einer Depression (→ Seite 16) sein, die bei einigen wenigen Menschen zu Selbsttötungsgedanken geführt haben.

Wenn Sie sich längere Zeit abgeschlagen fühlen und häufig Infektionen oder Fieber haben, sollte der Arzt Ihr Blut untersuchen. Es könnte eine Blutbildungsstörung (→ Seite 15) vorliegen, bei der zu wenig weiße Blutkörperchen gebildet werden.

Schmerzen beim Wasserlassen, in der Seite und der Nierengegend deuten darauf hin, dass sich Nierensteine gebildet haben (3 von 200). Darüber sollten Sie den Arzt informieren.

Bei 1 bis 10 von 100 Behandelten treten aggressives Verhalten und die Anzeichen einer Psychose auf. Dann sollten Sie mit dem Arzt die Behandlung besprechen.

- **Sofort zum Arzt**

Vereinzelt sind – üblicherweise im ersten Behandlungsmonat – akute Kurzsichtigkeit und akute Glaukomanfälle aufgetreten. Wenn sich die Sehschärfe plötzlich verringert und/oder Augenschmerzen auftreten, sollten Sie sich sofort an einen Augenarzt wenden. Darüber hinaus sollten Sie mit dem behandelnden Neurologen besprechen, wie das Medikament rasch abgesetzt werden kann.

Topiramat kann zu einer Übersäuerung des Blutes führen. Einige Umstände erhöhen das Risiko für eine solche Störung: Durchfall, Nieren- und schwere Atemwegerkrankungen, chirurgische Eingriffe, Fasten oder eine Ernährung ohne Kohlenhydrate (sogenannte Atkins-Diät) und bestimmte Medikamente. Eine ausgeprägte Übersäuerung des Blutes äußert sich durch Schwäche, Lethargie und verstärkte Atmung. Dann muss sofort ein Arzt gerufen werden. Besteht die Störung unbemerkt über längere Zeit, kann sich die Knochendichte verringern und es können sich Nierensteine bilden. Um darauf aufmerksam zu werden, sollte der Arzt, wenn Topiramat über lange Zeit eingenommen werden muss, regelmäßig das Blut untersuchen.

Hinweise

Für Kinder unter 14 Jahren

Kinder ab zwei Jahren können mit Topiramat behandelt werden.

Zusätzlich zu den genannten unerwünschten Wirkungen wurden bei Kindern ab zwei Jahren in klinischen Studien folgende Nebenwirkungen beobachtet: auffälliges Verhalten, übermäßige, unkontrollierte Bewegungen und Halluzinationen. Halten diese Erscheinungen länger als fünf bis sieben Tage an, sollte mit dem Arzt über die Dosierung und Auswahl des Medikaments gesprochen werden.

Außerdem kann es sein, dass Kinder bei der Behandlung mit Topiramat nicht genügend schwitzen, um ihre Körpertemperatur zu regulieren. Bei ihnen muss darauf geachtet werden, dass sie nicht zu warm angezogen sind, wenn sie körperlich aktiv sind, und dass sie genügend trinken, wenn es heiß ist.

Zur Empfängnisverhütung

In einer Dosierung über 200 Milligramm veranlasst Topiramat die Leber, mehr von den Enzymen zu produzieren, die unter anderem die Hormone abbauen, die in der „Pille" enthalten sind. Dann wirkt diese nicht mehr sicher und Sie sollten mit dem Arzt besprechen, ob Sie zu einer nichthormonellen Verhütungsmethode wechseln müssen oder ob Sie ein Pillenpräparat einnehmen können, das mehr Östrogen enthält. Beenden Sie die Behandlung mit Topiramat, sollten Sie wieder zu einer „Pille" mit geringerem Östrogengehalt wechseln, um das Risiko für Nebenwirkungen zu verringern.

Für Schwangerschaft und Stillzeit

Allgemeine Hinweise für die Anwendung in der Schwangerschaft finden Sie unter „Antiepileptika" (→ Seite 886).

Schwangere Frauen dürfen kein Topiramat einnehmen. Es ist nicht auszuschließen, dass die Substanz das Risiko für Fehlbildungen beim Kind erhöht.

Auch in der Stillzeit darf Topiramat nicht angewendet werden. Es geht in die Muttermilch über und kann beim Säugling unerwünschte Wirkungen verursachen.

Für ältere Menschen

Da ältere Personen häufiger eine beeinträchtigte Nierenfunktion haben, ist für sie die langsame Dosissteigerung zu Beginn der Behandlung besonders wichtig.

Zur Verkehrstüchtigkeit

Hinweise zur Verkehrstüchtigkeit finden Sie unter „Antiepileptika" (→ Seite 886).

Valproinsäure

Convulex, Ergenyl, Leptilan, Orfiril, Valproat-neuraxpharm, Valproinsäure-ratiopharm

Valproinsäure sorgt dafür, dass die Impulse nicht so schnell weitergeleitet werden, aufgrund derer sich viele Nervenzellen gleichzeitig entladen. Valproinsäure wird bei generalisierten und fokalen Epilepsieformen als geeignet angesehen. Es ist eines der bestuntersuchten Mittel bei Epilepsien.

Anwendung

Allgemeine Angaben zur Anwendung finden Sie unter „Antiepileptika" (→ Seite 885).

Nach drei bis fünf Tagen hat sich ein gleichmäßiger Wirkstoffspiegel eingestellt. Erst dann lässt sich die Wirksamkeit beurteilen.

Da Valproinsäure die Leber schädigen kann, müssen vor allem im ersten halben Jahr der Behandlung regelmäßig die Leberwerte im Blut bestimmt werden.

Achtung

Einige Präparate (siehe Tabelle) enthalten als Konservierungsmittel Parabene. Wenn Sie auf Parastoffe (→ Seite 1159) allergisch reagieren, dürfen Sie diese Mittel nicht anwenden.

Gegenanzeigen

Unter folgenden Bedingungen dürfen Sie nicht mit Valproinsäure behandelt werden:

- Sie oder ein naher Verwandter haben oder hatten schon einmal eine Funktionsstörung der Leber oder der Bauchspeicheldrüse.
- Wenn Ihre Blutbildung oder Blutgerinnung gestört ist oder Ihre Nieren nicht ausreichend arbeiten, muss Valproinsäure geringer dosiert und darf nicht mit anderen Antiepileptika kombiniert werden.

Unter folgenden Bedingungen muss der Arzt Nutzen und Risiken besonders sorgfältig abwägen:

- Sie leiden an Lupus erythematodes. Da Valproinsäure selbst zu Reaktionen des Immunsystems führen kann, kann sie einen bestehenden Lupus erythematodes verschlimmern.
- Sie leiden an einem angeborenen Enzymmangel. Besteht der Verdacht auf eine solche Störung, sollte diese vor der Behandlung durch ärztliche Untersuchungen abgeklärt werden.
- Sie haben eine Knochenmarkschädigung.
- Die Nierenfunktion ist eingeschränkt.

Wechselwirkungen mit Medikamenten

Wenn Sie mehrere Antiepileptika nehmen müssen, ist zu beachten:

- Wenn Sie Phenobarbital oder Primidon einnehmen und dann Valproinsäure hinzufügen müssen, macht das erste Medikament erheblich stärker müde.
- Müssen Sie eine Phenytoinbehandlung mit Valproinsäure ergänzen, verstärken sich die vom Gehirn ausgehenden oder das Gehirn betreffenden unerwünschten Wirkungen von Phenytoin.
- Durch Valproinsäure wirken die Epilepsiemittel Felbamat und Lamotrigin stärker.
- Die dämpfende Wirkung von Valproinsäure und opioiden Schmerzmitteln, Schlaf- und Beruhigungsmitteln verstärken sich gegenseitig. Daraus kann eine lebensbedrohliche Atemlähmung resultieren, bei der Ersticken droht.

- ▶ **Unbedingt beachten**

  Durch Carbamazepin, Phenobarbital und Phenytoin wirkt Valproinsäure schwächer. Näheres hierzu finden Sie unter „Mittel bei Epilepsien: verringerte Wirkung" (→ Seite 12).

  Valproinsäure verstärkt die Wirkung von Azetylsalizylsäure und der gerinnungshemmenden Mittel Phenprocoumon und Warfarin, die bei erhöhter Thrombosegefahr als Tabletten eingenommen werden. Näheres hierzu finden Sie unter „Mittel zur Blutverdünnung: verstärkte Wirkung" (→ Seite 11).

Wechselwirkungen mit Speisen und Getränken

Alkohol verstärkt die dämpfende Wirkung von Valproinsäure. Das kann gefährlich werden, weil es den Antrieb zum Luftholen verringert.

Unerwünschte Wirkungen

- ▶ **Keine Maßnahmen erforderlich**

  Mehr als 1 von 100 Behandelten bekommt Durchfall, Übelkeit und Magenschmerzen. In der Regel bildet sich das nach wenigen Tagen zurück.

  Bei mehr als 1 von 1 000 tritt Schläfrigkeit auf. Diese ist dosisabhängig und bessert sich üblicherweise während der Behandlung.

  Über Haarausfall, der dosisabhängig auftritt und nach dem Ende der Behandlung wieder aufhört, Zittern und Missempfindungen wie Taubheit und Kribbeln wird ebenfalls berichtet.

  Auch Kopfschmerzen und eine gestörte Bewegungskoordination kommen vor.

  Bei Frauen treten Regelstörungen auf.

- ▶ **Muss beobachtet werden**

  Viele Kranke nehmen durch die Therapie mit Valproinsäure an Gewicht zu. Sie sollten deshalb von Beginn der Behandlung an auf eine Ernährung achten, mit der Sie nicht zu viel Kalorien aufnehmen, und sich körperlich viel betätigen.

  Teilnahmslosigkeit, Schläfrigkeit, Erbrechen und häufigere Krampfanfälle deuten auf eine Stoffwechselstörung hin, bei der der Ammoniakgehalt im Blut ansteigt. Mit dieser Störung ist bei mehr als 1 von 100 Behandelten zu rechnen. Halten diese Symptome an, sollten Sie den Arzt informieren, damit er entsprechende Untersuchungen veranlassen kann.

  Valproinsäure kann Leberschäden (→ Seite 15) hervorrufen. Besonders gefährdet sind Menschen, deren Leber bereits angegriffen ist, und Kinder unter drei Jahren mit Stoffwechselstörungen und/oder Hirnschäden. Treten Übelkeit, Erbrechen und/oder dunkel gefärbter Urin auf und ist der Stuhl auffällig hell, sollten Sie einen Arzt aufsuchen.

  Valproinsäure kann Zahl und Funktion der Blutplättchen beeinträchtigen, die für die Blutgerinnung wichtig sind. Dann kann es sogar nach geringfügigen Verletzungen auffällig lange bluten.

  Valproinsäure kann zu verschiedenen Hauterscheinungen (→ Seite 14) führen; in der Regel handelt es sich dabei um allergische Reaktionen. Wenn sie von Fieber begleitet sind, was nur selten vorkommt, kann es sich um die Erkrankung Lupus erythematodes handeln. Ganz selten kann sich die Haut in Blasen ablösen; dieses kann auf einem Stevens-Johnson-Syndrom beruhen.

- ▶ **Sofort zum Arzt**

  Wenn Sie grippeartige Beschwerden haben, sich längere Zeit abgeschlagen und müde fühlen und Halsschmerzen und Fieber auftreten, Blutergüsse und blaue Flecke bemerken, kann es sich um eine Blutbildungsstörung (→ Seite 15) handeln, die bedrohlich werden kann. Sie müssen dann umgehend den Arzt aufsuchen und das Blutbild kontrollieren lassen.

  Akute starke Schmerzen im oberen Bauchbereich, Übelkeit und Erbrechen können Warnsymptome für eine Bauchspeicheldrüsenentzündung (Pankreatitis) sein. Suchen Sie bei solchen Beschwerden sofort einen Arzt auf.

  Die Mittel können schwere Leberschäden (→ Seite 15) hervorrufen und eine Gelbsucht auslösen. Wenn sich Ihre Haut gelb färbt und Sie zusätzlich einen starken Juckreiz am ganzen Körper verspüren, sollten Sie sofort einen Arzt aufsuchen.

Hinweise

Für Kinder unter 14 Jahren

Valproinsäure eignet sich für Kinder ab einem halben Jahr, gilt aber bei Kleinkindern nicht als Mittel der Wahl. Ist eine Behandlung mit Valproinsäure dennoch erforderlich, sollte sie nach Möglichkeit nicht mit anderen Epilepsiemedikamenten kombiniert werden.

Bei Kindern unter zehn Jahren muss der Arzt besonders häufig das Blut untersuchen, um einen Leber- oder Bauchspeicheldrüsenschaden rechtzeitig zu bemerken. Ein solches manchmal sogar tödliches Ereignis tritt bei ihnen öfter auf als bei älteren Kranken. Das Risiko ist im ersten Behandlungshalbjahr besonders groß sowie bei Kindern, die in ihrer geistigen Entwicklung zurückgeblieben sind, einen Hirnschaden oder eine Stoffwechselerkrankung haben.

Bei Kinderwunsch

Durch Valproinsäure kann sich ein Folsäuremangel entwickeln. Dieses Vitamin sollten Sie möglichst schon vor Eintritt der Schwangerschaft und auch während derer als Medikament einnehmen.

Für Schwangerschaft und Stillzeit

Allgemeine Hinweise für die Anwendung in der Schwangerschaft finden Sie unter „Antiepileptika" (→ Seite 886).

Zur Verkehrstüchtigkeit

Hinweise zur Verkehrstüchtigkeit finden Sie unter „Antiepileptika" (→ Seite 886).

Epilepsien

Handelsname Darreichungsform	Zusammensetzung pro 1 ml/1 g oder wie angegeben bzw. pro abgeteilte Einheit	Kleinste Packungsgröße	Festbetrag in Euro	Packungspreis in Euro	Bewertung
Antelepsin 0,5 mg Rp *2 mg Rp* Tabletten	**Clonazepam** 0,5 mg 2 mg	50 Stück 50 Stück		15,60 22,19	**Auch geeignet** bei Epilepsien, wenn geeignete Mittel nicht eingesetzt werden können oder nicht ausreichend wirksam sind. → Seite 891
Carbabeta 300 retard Rp *400 retard Rp* *600 retard Rp* Retardtabletten	**Carbamazepin** 300 mg 400 mg 600 mg	50 Stück 20 Stück 50 Stück	19,98 15,22 27,77	16,78 13,53 20,52	**Geeignet** bei Epilepsien. → Seite 888
Carbabeta 200 Rp Tabletten	200 mg	50 Stück	15,10	13,14	
Carba-CT 400 mg Retardtabletten Rp Retardtabletten	**Carbamazepin** 400 mg	50 Stück	22,71	18,78	**Geeignet** bei Epilepsien. → Seite 888
Carba-CT 200 mg Tabletten Rp Tabletten	200 mg	50 Stück	15,10	13,19	
CARBAFLUX 300 mg retard Retardtabletten Rp *400 mg retard Retardtabletten Rp* *600 mg retard Retardtabletten Rp* Retardtabletten	**Carbamazepin** 300 mg 400 mg 600 mg	50 Stück 50 Stück 50 Stück	19,98 22,71 27,77	16,78 18,72 22,28	**Geeignet** bei Epilepsien. → Seite 888
CARBAFLUX 200 mg Tabletten Rp Tabletten	200 mg	50 Stück	15,10	13,14	
Carbamazepin AL 200 retard Rp *400 retard Rp* Retardtabletten	**Carbamazepin** 200 mg 400 mg	30 Stück 30 Stück	14,27 17,77	12,86 15,33	**Geeignet** bei Epilepsien. → Seite 888
Carbamazepin HEXAL 150 mg retard Rp *300 mg retard Rp* *400 mg retard Rp* *600 mg retard Rp* Retardtabletten	**Carbamazepin** 150 mg 300 mg 400 mg 600 mg	50 Stück 50 Stück 50 Stück 50 Stück	15,54 19,98 22,71 27,77	13,77 16,89 18,78 20,93	**Geeignet** bei Epilepsien. → Seite 888
Carbamazepin HEXAL 200 mg Rp *400 mg Rp* Tabletten	200 mg 400 mg	50 Stück 50 Stück	15,10 21,78	13,19 17,53	

Hinweise zu den Tabellenspalten → Seite 28, zur Auswahl der Arzneimittel → Seite 23, zur Grundlage der Bewertung → Seiten 24, 27

Epilepsien Fortsetzung

Handelsname Darreichungsform	Zusammensetzung pro 1 ml/1 g oder wie angegeben bzw. pro abgeteilte Einheit	Kleinste Packungsgröße	Festbetrag in Euro	Packungspreis in Euro	Bewertung
Carbamazepin-neuraxpharm 200 mg retard Rp	**Carbamazepin** 200 mg	50 Stück	17,09	14,86	**Geeignet** bei Epilepsien. → Seite 888
300 mg retard Rp	300 mg	50 Stück	19,98	16,72	
400 mg retard Rp	400 mg	50 Stück	22,71	18,78	
600 mg retard Rp	600 mg	50 Stück	27,77	20,23	
Retardtabletten					
Carbamazepin-neuraxpharm 200 Rp Tabletten	200 mg	50 Stück	15,10	13,13	
Carbamazepin-ratiopharm 200 mg retard Rp	**Carbamazepin** 200 mg	50 Stück	17,09	14,86	**Geeignet** bei Epilepsien. → Seite 888
400 mg retard Rp	400 mg	50 Stück	22,71	18,78	
Retardtabletten					
Carbamazepin-ratiopharm 200 Rp Tabletten	200 mg	50 Stück	15,10	13,19	
Convulex 150 Rp	**Valproinsäure** 150 mg	50 Stück	16,15	15,34	**Geeignet** bei Epilepsien. → Seite 906
300 Rp	300 mg	50 Stück	20,53	19,18	
500 Rp	500 mg	50 Stück	25,53	23,75	
Kapseln					
Convulex Tropflösung Rp Lösung	**Valproat-Natrium** 300 mg	100 ml		22,90	
Convulex 300 mg Retardtabletten Rp	300 mg	50 Stück	19,43	18,30	
500 mg Retardtabletten Rp	500 mg	50 Stück	23,94	22,65	
Retardtabletten					
Ergenyl 150 Rp	**Valproat-Natrium** 150 mg	50 Stück	15,49	13,74	**Geeignet** bei Epilepsien. → Seite 906
300 Rp	300 mg	50 Stück	19,43	16,49	
500 Rp	500 mg	50 Stück	23,94	19,67	
Filmtabletten					
Ergenyl Lösung Rp Lösung	300 mg	60 ml		28,61	
Ergenyl chrono 300 Rp	300 mg	50 Stück	19,43	16,49	
500 Rp	500 mg	50 Stück	23,94	19,67	
Retardtabletten					
Ergenyl Chronosphere 100 mg Retardgranulat Rp	100 mg	50 Stück		12,67	
250 mg Retardgranulat Rp	250 mg	50 Stück		15,64	
500 mg Retardgranulat Rp	500 mg	50 Stück	23,94	19,67	
750 mg Retardgranulat Rp	750 mg	50 Stück		23,16	
1 000 mg Retardgranulat Rp	1 000 mg	50 Stück		26,38	
Retardgranulat					
espa-lepsin 200 mg retard Rp	**Carbamazepin** 200 mg	50 Stück	17,09	14,84	**Geeignet** bei Epilepsien. → Seite 888
300 mg retard Rp	300 mg	50 Stück	19,98	16,72	
400 mg retard Rp	400 mg	50 Stück	22,71	17,46	
600 mg retard Rp	600 mg	50 Stück	27,77	20,21	
Retardtabletten					
espa-lepsin 200 mg Rp Tabletten	200 mg	50 Stück	15,10	13,13	
Finlepsin Retardtabletten 200 Rp	**Carbamazepin** 200 mg	50 Stück	17,09	17,09	**Geeignet** bei Epilepsien. → Seite 888
400 Rp	400 mg	50 Stück	22,71	22,71	
600 Rp	600 mg	50 Stück	27,77	27,77	
Retardtabletten					
Finlepsin Rp Tabletten	200 mg	50 Stück	15,10	15,10	

Hinweise zu den Tabellenspalten → Seite 28, zur Auswahl der Arzneimittel → Seite 23, zur Grundlage der Bewertung → Seiten 24, 27

Epilepsien Fortsetzung

Handelsname Darreichungsform	Zusammensetzung pro 1 ml/1 g oder wie angegeben bzw. pro abgeteilte Einheit	Kleinste Packungsgröße	Festbetrag in Euro	Packungspreis in Euro	Bewertung

Hinweise zu den Tabellenspalten → Seite 28, zur Auswahl der Arzneimittel → Seite 23, zur Grundlage der Bewertung → Seiten 24, 27

Handelsname Darreichungsform	Zusammensetzung pro 1 ml/1 g oder wie angegeben bzw. pro abgeteilte Einheit	Kleinste Packungsgröße	Festbetrag in Euro	Packungspreis in Euro	Bewertung
Gabapentin AL 600 mg Filmtabletten Rp	**Gabapentin** 600 mg	50 Stück	70,23	44,17	**Geeignet** bei mäßig aktiven fokalen Epilepsieformen. → Seite 894
800 mg Filmtabletten Rp Filmtabletten	800 mg	100 Stück	159,56	98,84	
Gabapentin AL 100 mg Hartkapseln Rp	100 mg	20 Stück	15,02	11,09	
300 mg Hartkapseln Rp	300 mg	50 Stück	42,86	29,31	
400 mg Hartkapseln Rp Hartkapseln	400 mg	50 Stück	52,28	33,94	
Gabapentin HEXAL 600 mg Filmtabletten Rp	**Gabapentin** 600 mg	50 Stück	70,23	51,86	**Geeignet** bei mäßig aktiven fokalen Epilepsieformen. → Seite 894
800 mg Filmtabletten Rp Filmtabletten	800 mg	50 Stück	87,38	63,89	
Gabapentin HEXAL 100 mg Hartkapseln Rp	100 mg	20 Stück	15,02	11,79	
300 mg Hartkapseln Rp	300 mg	50 Stück	42,86	31,18	
400 mg Hartkapseln Rp Hartkapseln	400 mg	50 Stück	52,28	35,80	
Gabapentin-ratiopharm 600 mg Filmtabletten Rp	**Gabapentin** 600 mg	50 Stück	70,23	51,86	**Geeignet** bei mäßig aktiven fokalen Epilepsieformen. → Seite 894
800 mg Filmtabletten Rp Filmtabletten	800 mg	50 Stück	87,38	63,89	
Gabapentin-ratiopharm 100 mg Hartkapseln Rp	100 mg	20 Stück	15,02	11,79	
300 mg Hartkapseln Rp	300 mg	50 Stück	42,86	31,18	
400 mg Hartkapseln Rp Hartkapseln	400 mg	50 Stück	52,28	35,80	
Gabapentin STADA 600 mg Filmtabletten Rp	**Gabapentin** 600 mg	50 Stück	70,23	51,86	**Geeignet** bei mäßig aktiven fokalen Epilepsieformen. → Seite 894
800 mg Filmtabletten Rp Filmtabletten	800 mg	50 Stück	87,38	63,89	
Gabapentin STADA 100 mg Hartkapseln Rp	100 mg	20 Stück	15,02	11,79	
300 mg Hartkapseln Rp	300 mg	50 Stück	42,86	31,18	
400 mg Hartkapseln Rp Hartkapseln	400 mg	50 Stück	52,28	35,80	
KEPPRA Filmtabletten 250 mg Rp	**Levetirazetam** 250 mg	50 Stück		54,32	**Auch geeignet** bei Epilepsien als Zusatzbehandlung. Noch wenig erprobtes Mittel. → Seite 89[illegible]
500 mg Rp	500 mg	50 Stück		97,47	
750 mg Rp	750 mg	50 Stück		140,07	
1 000 mg Rp Filmtabletten	1 000 mg	50 Stück		181,78	
KEPPRA 100 mg/ml Rp Lösung	100 mg	300 ml		138,27	
Lamictal 2 mg Rp	**Lamotrigin** 2 mg	30 Stück		25,87	**Geeignet** bei Epilepsien. → Seite 89[illegible]
5 mg Rp	5 mg	50 Stück		21,81	
25 mg Rp	25 mg	50 Stück		40,38	
50 mg Rp	50 mg	50 Stück		69,40	
100 mg Rp	100 mg	50 Stück		124,41	
200 mg Rp Tabletten	200 mg	50 Stück		433,27	
Leptilan 150 Rp	**Valproat-Natrium** 150 mg	50 Stück	15,49	15,49	**Geeignet** bei Epilepsien. → Seite 90[illegible]
300 Rp	300 mg	50 Stück	19,43	19,43	
600 Rp Tabletten	600 mg	50 Stück	26,01	26,01	

Epilepsien Fortsetzung

Handelsname Darreichungsform	Zusammensetzung pro 1 ml/1 g oder wie angegeben bzw. pro abgeteilte Einheit	Kleinste Packungsgröße	Festbetrag in Euro	Packungspreis in Euro	Bewertung
Liskantin Saft Rp Suspension	**Primidon** 125 mg pro 5 ml (Konservierungsmittel: Parabene)	250 ml	19,53	19,53	**Auch geeignet** bei Epilepsien, wenn geeignete Mittel nicht eingesetzt werden können oder nicht ausreichend wirksam sind. → Seite 886
Liskantin Rp Tabletten	250 mg	50 Stück	16,09	14,15	
Luminal Rp *Luminaletten* Rp Tabletten	**Phenobarbital** 100 mg 15 mg	50 Stück 50 Stück		23,94 21,77	**Auch geeignet** bei Epilepsien, wenn geeignete Mittel nicht eingesetzt werden können oder nicht ausreichend wirksam sind. → Seite 886
LYRICA 25 mg Hartkapseln Rp *50 mg Hartkapseln* Rp *75 mg Hartkapseln* Rp *100 mg Hartkapseln* Rp *150 mg Hartkapseln* Rp *200 mg Hartkapseln* Rp *225 mg Hartkapseln* Rp *300 mg Hartkapseln* Rp Hartkapseln	**Pregabalin** 25 mg 50 mg 75 mg 100 mg 150 mg 200 mg 225 mg 300 mg	14 Stück 21 Stück 14 Stück 21 Stück 56 Stück 21 Stück 56 Stück 56 Stück		15,79 42,49 24,34 58,75 97,19 83,30 124,95 140,60	**Auch geeignet** bei Epilepsien als Zusatzbehandlung. Noch wenig erprobtes Mittel. → Seite 902
Mylepsinum Rp Tabletten	**Primidon** 250 mg	50 Stück	16,09	16,09	**Auch geeignet** bei Epilepsien, wenn geeignete Mittel nicht eingesetzt werden können oder nicht ausreichend wirksam sind. → Seite 886
Neurontin Filmtabletten 600 mg Rp	**Gabapentin** 600 mg	50 Stück	70,23	70,23	**Geeignet** bei mäßig aktiven fokalen Epilepsieformen. → Seite 894
800 mg Rp Filmtabletten	800 mg	100 Stück	159,56	159,56	
Neurontin Kapseln 100 mg Rp	100 mg	20 Stück	15,02	15,02	
300 mg Rp *400 mg* Rp Hartkapseln	300 mg 400 mg	50 Stück 100 Stück	42,86 91,86	42,86 91,86	
Orfiril 150 Rp *300* Rp *600* Rp Dragees	**Valproat-Natrium** 150 mg 300 mg 600 mg	50 Stück 50 Stück 50 Stück	15,49 19,43 26,01	13,74 16,49 21,10	**Geeignet** bei Epilepsien. → Seite 906
Orfiril Saft Rp Lösung	300 mg pro 5 ml (Konservierungsmittel: Parabene)	250 ml		38,65	
Orfiril long 150 mg Rp *300 mg* Rp Retardkapseln	150 mg 300 mg	50 Stück 50 Stück	15,49 19,43	13,74 16,49	
Orfiril long 500 mg Rp *1 000 mg* Rp Retardminitabletten	500 mg 1 000 mg	50 Stück 50 Stück	23,94 33,56	19,67 26,38	
Ospolot 50 mg Rp *200 mg* Rp Filmtabletten	**Sultiam** 50 mg 200 mg	50 Stück 50 Stück		28,13 63,65	**Geeignet** bei speziellen Epilepsien im Kindesalter. → Seite 903
Petnidan Rp Kapseln	**Ethosuximid** 250 mg	50 Stück		33,75	**Mit Einschränkung geeignet** bei bestimmten Epilepsien, die vornehmlich im Kindesalter auftreten. Die therapeutische Wirksamkeit ist noch nicht ausreichend nachgewiesen. Es fehlen aber besser dokumentierte Alternativen. → Seite 893
Petnidan Saft Rp Saft	250 mg pro 5 ml	250 ml		36,31	

Hinweise zu den Tabellenspalten → Seite 28, zur Auswahl der Arzneimittel → Seite 23, zur Grundlage der Bewertung → Seiten 24, 27

Epilepsien Fortsetzung

Handelsname Darreichungsform	Zusammensetzung pro 1 ml/1 g oder wie angegeben bzw. pro abgeteilte Einheit	Kleinste Packungsgröße	Festbetrag in Euro	Packungspreis in Euro	Bewertung

Hinweise zu den Tabellenspalten → Seite 28, zur Auswahl der Arzneimittel → Seite 23, zur Grundlage der Bewertung → Seiten 24, 27

Handelsname Darreichungsform	Zusammensetzung pro 1 ml/1 g oder wie angegeben bzw. pro abgeteilte Einheit	Kleinste Packungsgröße	Festbetrag in Euro	Packungspreis in Euro	Bewertung
Phenhydan Injektionslösung Rp Injektionslösung	**Phenytoin** 250 mg pro 5 ml	5 x 5 ml		30,14	**Auch geeignet** beim Status epilepticus, wenn geeignete Mittel nicht eingesetzt werden können oder nicht ausreichend wirksam sind. → Seite 900
Phenhydan Rp Tabletten	100 mg	50 Stück	12,26	12,26	**Auch geeignet** bei Epilepsien, wenn geeignete Mittel nicht eingesetzt werden können oder nicht ausreichend wirksam sind. → Seite 900
Phenytoin AWD Rp Tabletten	**Phenytoin** 100 mg	50 Stück	12,26	12,26	**Auch geeignet** bei Epilepsien, wenn geeignete Mittel nicht eingesetzt werden können oder nicht ausreichend wirksam sind. → Seite 900
Rivotril Injektionslösungskonzentrat und Verdünnungsmittel Rp Injektionslösung	**Clonazepam** 1 mg pro 1 ml *Enthält 10% Alkohol*	5 x 1 ml		17,65	**Geeignet** beim Status epilepticus. → Seite 891
Rivotril Tropfen Rp Lösung	2,5 mg	10 ml		16,81	**Auch geeignet** bei Epilepsien, wenn geeignete Mittel nicht eingesetzt werden können oder nicht ausreichend wirksam sind. → Seite 891
Rivotril 0,5 Rp *2 Rp* Tabletten	0,5 mg 2 mg	50 Stück 50 Stück		15,60 22,19	
Tavor pro injectione 2 mg Rp Ampullen	**Lorazepam** 2 mg	10 Stück		25,89	**Geeignet** beim Status epilepticus. → Seite 891
Tegretal 200 retard Rp *400 retard Rp* *600 retard Rp* Retardtabletten	**Carbamazepin** 200 mg 400 mg 600 mg	50 Stück 50 Stück 50 Stück	17,09 22,71 27,77	17,09 22,71 27,77	**Geeignet** bei Epilepsien. → Seite 888
Tegretal Suspension Rp Suspension	100 mg pro 5 ml (Konservierungsmittel: Parabene)	250 ml		18,09	
Tegretal 200 Rp Tabletten	200 mg	50 Stück	15,10	15,10	
Timonil 150 retard Rp *200 retard Rp* *300 retard Rp* *400 retard Rp* *600 retard Rp* Retardtabletten	**Carbamazepin** 150 mg 200 mg 300 mg 400 mg 600 mg	50 Stück 50 Stück 50 Stück 50 Stück 50 Stück	15,54 17,09 19,98 22,71 27,77	15,54 17,09 19,98 22,71 27,77	**Geeignet** bei Epilepsien. → Seite 888
Timonil Saft Rp Suspension	100 mg pro 5 ml (Konservierungsmittel: Parabene)	250 ml		18,09	
Timonil 200 Rp *400 Rp* Tabletten	200 mg 400 mg	50 Stück 50 Stück	15,10 21,78	15,10 21,78	
Timox 150 mg Filmtabletten Rp *300 mg Filmtabletten Rp* *600 mg Filmtabletten Rp* Filmtabletten	**Oxcarbazepin** 150 mg 300 mg 600 mg	50 Stück 50 Stück 50 Stück		25,39 38,88 65,60	**Geeignet** bei Epilepsien. → Seite 89
Timox 60 mg/ml Suspension zum Einnehmen Rp Suspension	60 mg (Konservierungsmittel: Parabene)	250 ml		57,76	

Epilepsien Fortsetzung

Handelsname Darreichungsform	Zusammensetzung pro 1 ml/1 g oder wie angegeben bzw. pro abgeteilte Einheit	Kleinste Packungsgröße	Festbetrag in Euro	Packungspreis in Euro	Bewertung
Topamax Filmtabletten 25 mg Rp	**Topiramat** 25 mg	28 Stück		34,30	**Auch geeignet** bei Epilepsien. Noch wenig erprobtes Mittel. → Seite 904
50 mg Rp	50 mg	50 Stück		90,82	
100 mg Rp	100 mg	50 Stück		154,56	
200 mg Rp Filmtabletten	200 mg	100 Stück		517,22	
Topamax Kapseln 50 mg Rp Kapseln	50 mg	100 Stück		181,62	
Trileptal Filmtabletten 150 mg Rp	**Oxcarbazepin** 150 mg	50 Stück		25,39	**Geeignet** bei Epilepsien. → Seite 898
300 mg Rp	300 mg	50 Stück		38,88	
600 mg Rp Filmtabletten	600 mg	50 Stück		65,60	
Trileptal 60 mg/ml Suspension zum Einnehmen Rp Suspension	60 mg (Konservierungsmittel: Parabene)	250 ml		57,76	
Valproat-neuraxpharm 150 Rp	**Valproat-Natrium** 150 mg	50 Stück	15,49	13,65	**Geeignet** bei Epilepsien. → Seite 906
300 Rp	300 mg	50 Stück	19,43	16,21	
600 Rp Filmtabletten	600 mg	50 Stück	26,01	21,05	
Valproat-neuraxpharm Rp Lösung	300 mg (Konservierungsmittel: Parabene)	100 ml		22,78	
Valproat-neuraxpharm chrono 300 mg Rp	300 mg	50 Stück	19,43	15,64	
500 mg Rp Retardtabletten	500 mg	50 Stück	23,94	19,15	
Valproinsäure-ratiopharm 150 Rp	**Valproat-Natrium** 150 mg	50 Stück	15,49	13,65	**Geeignet** bei Epilepsien. → Seite 906
300 Rp	300 mg	50 Stück	19,43	16,21	
600 Rp Filmtabletten	600 mg	50 Stück	26,01	21,10	
Valproinsäure-ratiopharm Lösung Rp Lösung	300 mg	100 ml		22,78	
Valproinsäure-ratiopharm chrono 300 Retardtabletten Rp	300 mg	50 Stück	19,43	15,64	
500 Retardtabletten Rp Retardtabletten	500 mg	50 Stück	23,94	19,15	
Zentropil Rp Tabletten	**Phenytoin** 100 mg	50 Stück	12,26	12,26	**Auch geeignet** bei Epilepsien, wenn geeignete Mittel nicht eingesetzt werden können oder nicht ausreichend wirksam sind. → Seite 900

Hinweise zu den Tabellenspalten → Seite 28, zur Auswahl der Arzneimittel → Seite 23, zur Grundlage der Bewertung → Seiten 24, 27

Parkinsonkrankheit

Die Parkinsonkrankheit gehört zu den häufigsten Erkrankungen des Nervensystems. Meist beginnt sie zwischen dem 50. und 60. Lebensjahr und schreitet langsam fort. Die Statistik weist aus, dass in der gesamten Bevölkerung Deutschlands 1 bis 2 von 1 000 Personen an der Parkisonkrankheit leiden. Betrachtet man nur die über 65-Jährigen, sind 18 von 1 000 betroffen.
Parkinsonartige Beschwerden können eine unerwünschte Begleiterscheinung einer Behandlung mit Neuroleptika (→ Seite 1021) sein.

> **Krankhaftes Zittern**
> **Bei vielen Menschen zittern Hände, Arme und/oder der Kopf bei leichten Bewegungen, ohne dass eine Parkinsonkrankheit oder andere ernste Krankheiten dahinterstehen. Dieser sogenannte essenzielle Tremor braucht erst behandelt zu werden, wenn er die Betroffenen ernsthaft beeinträchtigt. Als Medikament kommen Betablocker wie Propranolol (→ Seite 700) infrage, mit denen unter anderem hoher Blutdruck behandelt wird. Darf diese Substanz nicht eingesetzt werden oder wirkt sie nicht ausreichend, empfiehlt sich Primidon (→ Seite 886) – ein Mittel, das bei Epilepsien angewendet wird.**

Anzeichen und Beschwerden

Entscheidendes Symptom für die Diagnose ist die Akinese. So wird in der Medizin eine zunehmende, sich in unterschiedlichen Körperbereichen zeigende Bewegungsarmut genannt. Die Schritte werden klein, die Arme bewegen sich beim Gehen nicht mehr mit, die Haltung ist gebeugt, die Mimik wird starr. Die Betroffenen sprechen leise und undeutlich und haben Schwierigkeiten beim Schlucken. Des Weiteren muss mindestens eines der folgenden Symptome hinzukommen: Ein leichtes Zittern der Hände – vor allem in Ruhe (Tremor). Eine starke Anspannung der Muskulatur (Rigor), aufgrund derer viele Betroffene über Muskel- und Gelenkschmerzen klagen. Außerdem verlangsamte Bewegungen, Probleme beim Aufstehen, Gehen und Umdrehen und Schwierigkeiten, das Gleichgewicht zu halten.
Im Verlauf der Erkrankung funktionieren bei vielen Parkinsonkranken Blase und Darm nicht mehr wie gewohnt. Speichel und Tränen fließen vermehrt, der Blutdruck kann absinken. Psychische Veränderungen und verlangsamtes Denken können hinzukommen. Davon unabhängig leiden viele Betroffene an den krankheitsbedingten Veränderungen und sind depressiv. Sie fühlen sich isoliert und antriebslos.

Akinetische Krise

Eine lebensbedrohliche Komplikation im fortgeschrittenen Stadium der Parkinsonkrankheit ist die akinetische Krise. Ursache ist ein akuter Mangel an Dopamin, einem Nervenbotenstoff, der durch die Behandlung dem Gehirn in größerer Menge zur Verfügung stehen soll. Wurden jedoch die Medikamente nicht eingenommen oder konnten sie aufgrund von Durchfall oder eines schweren fieberhaften Infekts nicht richtig wirken, mangelt es dem Gehirn an diesem Botenstoff. Auch eine Operation kann in eine akinetische Krise führen.
Dabei wird der Kranke in kürzester Zeit nahezu vollständig bewegungsunfähig, kann sich nicht mehr verständigen und weder sprechen noch schlucken. Da er nicht mehr genügend Flüssigkeit aufnehmen kann, steigt die Körpertemperatur. Weil er auch seine Medikamente nicht mehr einnehmen kann, ist die Krise ohne ärztliche Hilfe nicht zu bewältigen.

Ursachen

Bei der Parkinsonkrankheit sterben in einer bestimmten Gehirnregion die Nervenzellen ab, die den Botenstoff Dopamin produzieren. In der Folge verringert sich die Dopaminkonzentration im Gehirn. Das stört die Balance zwischen diesem und einem anderen Botenstoff, dem Azetylcholin. Der Überschuss an Azetylcholin bedingt das Zittern und die Muskelspannung (Plus-Symptome), der Mangel an Dopamin lässt die Bewegungen unkontrolliert und langsam werden (Minus-Symptome). Die Symptome treten erst auf, wenn etwa 70 Prozent der Zellen, die Dopamin produzieren, nicht mehr funktionstüchtig sind.
Warum die Nervenzellen erkranken, ist nicht bekannt. Manchmal tritt die Krankheit als Folge anderer Erkrankungen auf, wie der Verkalkung von Hirngefäßen, Hirnentzündungen, -verletzungen, Vergiftungen mit Kohlenmonoxid und Metallen oder als Folge von Tumoren.

Nichtmedikamentöse Maßnahmen

Die Begleitbehandlungen sind darauf ausgerichtet, den Kranken so lange wie möglich ein selbstständiges Leben zu erhalten. Dazu dienen Krankengymnastik, therapeutisches Schwimmen, Massagen, Sprach- und Ergotherapie.
Damit der Arzt beurteilen kann, wie gut die Behandlung anschlägt, sollten die Betroffenen ein Tagebuch führen, in dem sie festhalten, wie gut ihre Beweglichkeit zu welcher Tageszeit war.

Wenn medikamentöse Therapien nicht mehr weiterhelfen, bleibt als wirksame Behandlungsmöglichkeit die sogenannte tiefe Hirnstimulation (tHS). Dabei werden in das Gehirn Elektroden eingepflanzt, die mithilfe eines Impulsgebers, der unter das Schlüsselbein implantiert wird, aktiviert werden. Die dauerhaft abgegebenen elektrischen Impulse können den Bedürfnissen des Kranken angepasst werden und zerstören das Gehirn nicht. Bei Bedarf können die Elektroden wieder entfernt werden.

Behandlung mit Medikamenten

Parkinsonkranke müssen lebenslang täglich Medikamente einnehmen, die den Dopaminmangel im Gehirn ausgleichen sollen. Meist ist es notwendig, im Laufe der Zeit die Dosis zu steigern, eventuell sind auch mehrere Arzneimittel erforderlich. Auf diese Weise wird versucht, die belastenden Symptome abzuschwächen; die Krankheit selbst schreitet aber fort.

Zwei Faktoren begrenzen die Auswahl des Medikaments: die unerwünschten Folgen einer Langzeitbehandlung und die individuellen Bedingungen des Kranken, wann ein Mittel nicht eingesetzt werden darf. So sind die Dopaminagonisten zwar geeignete Mittel, weil sie auch nach jahrelanger Anwendung nur relativ wenig Komplikationen verursachen; ihr Nachteil ist, dass es eine Reihe von Krankheiten gibt, bei denen sie nicht genommen werden dürfen. Diese sind aber gerade bei älteren Menschen ziemlich häufig anzutreffen.

So weitreichende Einschränkungen gibt es für das zweite geeignete Medikament, Levodopa, nicht. Dafür lässt dessen Wirksamkeit nach mehreren Jahren unwiderruflich nach. Dann schwankt die Beweglichkeit der Betroffenen unvorhersehbar (Fluktuationen): Symptomfreie oder mit unwillkürlichen Bewegungen einhergehende Phasen wechseln plötzlich mit Zuständen schmerzhafter Starre ab (On-off-Symptomatik). Das schränkt die Beweglichkeit der Betroffenen stark ein und belastet seelisch sehr.

Um von der Levodopawirkung vor allem im fortgeschrittenen Krankheitsstadium zu profitieren, wird es im Therapieablauf erst möglichst spät eingesetzt. Von dieser Regel weicht man nur dann ab, wenn die individuelle Situtation es notwendig erscheinen lässt. Wenn jemand beispielsweise wegen der Symptome um seinen Arbeitsplatz bangt, wird man sich früher zur Therapie mit dem hoch wirksamen Levodopa entschließen. Die Dosierung wird aber in jedem Fall so gering wie möglich gehalten – unter Umständen indem gleichzeitig ein zweites Parkinsonmedikament gegeben wird.

Üblicherweise beginnt die Behandlung bei Menschen, die jünger sind als 70 Jahre, mit einem Dopaminagonisten (→ Seite 923) – vorausgesetzt, es liegen keine Krankheiten vor, aufgrund derer diese Substanzen nicht eingenommen werden dürfen. Als „geeignet“ werden Bromocriptin, Lisurid, Pramipexol und Ropinirol bewertet. Pramipexol wird vor allem bevorzugt, wenn das Zittern sehr ausgeprägt ist; Ropinirol eignet sich vor allem, solange die Symptomatik noch milde ist. Dihydroergocryptin gilt als „auch geeignet“, da es sich um eine relativ neue Verbindung handelt, für die noch keine Langzeiterfahrungen vorliegen. Es kommt beispielsweise infrage, wenn geeignete Mittel nicht eingesetzt werden können oder nicht ausreichend wirksam sind.

Seit bekannt ist, dass Parkinsonkranke bei einer Behandlung mit Pergolid häufiger Herzklappenveränderungen entwickeln, als man bisher annahm, wird dieses Mittel als „mit Einschränkung geeignet“ bewertet. Nach einer neuen Untersuchung birgt auch Cabergolin dieses Risiko. Darum wird dieser Wirkstoff seit 2007 als „mit Einschränkung geeignet“ beurteilt. Diese beiden Wirkstoffe einzusetzen, ist nur zu vertreten, wenn andere Dopaminagonisten nicht infrage kommen. Möglicherweise besteht diese Nebenwirkung bei allen Dopaminagonisten aus der Gruppe der Mutterkornalkaloide (Ergotalkaloide). Um diesem Risiko zu begegnen, kann es bei einer Langzeittherapie mit den zu den Ergotalkaloiden gehörenden Wirkstoffen Bromocriptin, Dihydroergocryptin und Lisurid ebenso wie bei der mit Cabergolin oder Pergolid sinnvoll sein, die Herzfunktion regelmäßig zu kontrollieren.

Wenn die Behandlung mit einem Dopaminagonisten nicht oder nicht mehr ausreicht, um die Beschwerden zurückzudrängen, wird zusätzlich Levodopa in der geringstmöglichen Dosierung gegeben.

Zeigt sich die Krankheit erst mit über 70 Jahren oder kommen die obengenannten Medikamente aufgrund von Gegenanzeigen nicht infrage, wird von den Kombinationen: Levodopa + andere Substanzen (→ Seite 926) die mit einem Decarboxylasehemmer eingesetzt. Dieses ist eine Fixkombination mit gesicherter therapeutischer Wirksamkeit, die als „geeignet“ bewertet wird. Bei alten Menschen sollte dieses Mittel so lange als einziges Parkinsonmedikament eingesetzt werden, bis es an Wirksamkeit verliert.

Amantadin (→ Seite 917) wird – unabhängig vom Alter – ebenfalls als „geeignet“ bewertet, wenn die Krankheitssymptome noch nicht sehr ausgeprägt sind. Verstärken sie sich, wird eine Kombination mit Levodopa notwendig.

Anticholinergika (→ Seite 919) sind ältere Medikamente, deren Wirksamkeit durch Studien, die dem heutigen Standard entsprechen, nicht so gut belegt ist wie die der neueren Mittel. Dennoch gelten sie als „geeignet", vor allem um das Händezittern zu behandeln. Da Anticholinergika aber viele belastende unerwünschte Wirkungen haben, sollen sie erst dann zum Zuge kommen, wenn die anderen Arzneimittel das Problem nicht beheben. Diese Arzneimittel werden auch bei parkinsonähnlichen Beschwerden eingesetzt, die durch Medikamente wie Neuroleptika (→ Seite 1021) eintreten können.

Entacapon (→ Seite 922) wird nur zusammen mit Levodopa eingesetzt. In dieser Kombination verlängert es die Wirkdauer von Levodopa und hilft, dessen Dosierung gering zu halten. Es wird sowohl dann als „geeignet" bewertet, wenn Entacapon und Levodopa aus getrennten Produkten miteinander kombiniert werden, als auch dann, wenn sie in fixer Kombination: Levodopa + andere Substanzen (→ Seite 926) vorliegt.

Budipin (→ Seite 920) gilt als „wenig geeignetes" Parkinsonmedikament, weil es das Herz erheblich schädigen und zu lebensbedrohlichen Herzrhythmusstörungen führen kann. Es darf nur mit anderen Parkinsonmedikamenten zusammen eingenommen werden.

Akinetische Krise

Bei der intensivmedizinischen Behandlung wird schnelllösliches L-Dopa über eine Magensonde oder Amantadin als Infusion gegeben.

Behandlung bei nachlassender Levodopa-Wirkung

Nach mehreren Jahren der Behandlung mit Levodopa beginnt dieses kürzer zu wirken, wobei die Intensität der Wirkung stark schwankt. Dann gibt es Phasen mit guter Beweglichkeit („On"-Phasen) und Phasen mit schlechter Beweglichkeit („Off"-Phasen). Es ist sogar möglich, dass eine Bewegung wie das Gehen plötzlich blockiert wird und nicht mehr zu Ende geführt werden kann (Freezing). Oft lässt die Wirkung von Levodopa stärker nach, wenn das Medikament zum Essen eingenommen wird.

Diejenigen, die bisher nur mit Levodopa behandelt wurden, können bei nachlassender Wirkung zusätzlich einen Dopaminagonisten oder Entacapon einnehmen, während gleichzeitig die Levodopa-Dosis herabgesetzt wird.

Im weiteren Verlauf der Krankheit verstärkt sich die Unbeweglichkeit immer mehr. Darüber hinaus setzen Störungen ein, bei denen die Bewegungen vom Willen nicht mehr steuerbar sind. Jetzt wirkt Levodopa nahezu nach dem Alles-oder-nichts-Prinzip: Wirkt es, ist die Beweglichkeit insgesamt gut, allerdings treten vor allem im Gesichtsbereich und bei Armen und Beinen Bewegungsstörungen (Hyperkinesen, „On"-Phänomene) auf, die mit dem Willen nicht zu beeinflussen sind. In den Zeiten, in denen es nicht wirkt, ist der Betroffene in schmerzhafter Starre gefangen („Off"-Phänomene). Dieses trifft ihn vor allem in den Morgenstunden.

Sollen vor allem die Hyperkinesen behoben werden, wird die Levodopa-Dosis so weit wie möglich verringert und zusätzlich eines der anderen geeigneten Parkinsonmedikamente (Amantadin, Dopaminagonisten) gegeben. Um der schmerzhaften Bewegungsstarre zu begegnen, bemüht man sich vor allem, die Dopaminwirkung in der Nacht sicherzustellen. Dazu wird Levodopa als retardiertes Medikament, das seinen Wirkstoff nach und nach freisetzt, oder ein Dopaminagonist mit längerer Wirkungsdauer (Cabergolin) gegeben oder Levodopa wird mit Entacapon kombiniert.

Behandlung einer Psychose infolge der Parkinsonbehandlung

Zu den Komplikationen einer Langzeitbehandlung der Parkinsonkrankheit gehören psychische Erkrankungen. 10 bis 30 von 100 Betroffenen entwickeln durch die Medikamente Wahnvorstellungen (paranoide Störungen) und Halluzinationen, wie sie bei einer Psychose (→ Seite 1019) auftreten können. Bei solchen Symptomen sollte die Dosierung der Parkinsonmedikamente verringert werden. Möglicherweise kann das Medikament auch ganz abgesetzt werden. In dieser Reihenfolge sind sie am ehesten entbehrlich: Anticholinergika, Amantadin, Dopaminagonisten, Entacapon, Levodopa. Wenn die Medikation verringert wird, muss das in jedem Fall langsam „ausschleichend" geschehen.

Mit den klassischen Neuroleptika, wie sie bei Psychosen gebraucht werden, können Parkinsonkranke mit psychischen Symptomen nicht behandelt werden, da diese Mittel die Wirkung der Parkinsonmedikamente aufheben. Für Parkinsonkranke eignen sich nur die sogenannten atypischen Neuroleptika, allen voran Clozapin (→ Seite 1028).

Neue Medikamente

Ein neuer Wirkstoff bei Parkinsonkrankheit ist Rasagilin (*Azilect*). Rasagilin gehört zu den MAO-B-Hemmern. Es hemmt die Wirkung des Enzyms Monoaminoxidase B, das im Gehirn den Botenstoff Dopamin abbaut. Eine Behandlung mit Rasagilin bessert die Symptome einer Parkinsonkrankheit. In Kom-

bination mit Levodopa verringern sich die Zeiten schmerzhafter Bewegungslosigkeit („Off"-Phänomene) um eine halbe bis ganze Stunde am Tag. Damit ist es ähnlich wirksam wie die Kombination von Levodopa und Entacapon. Im Vergleich mit Selegilin, dem anderen in Deutschland verfügbaren MAO-B-Hemmer, besitzt Rasagilin keine relevanten Vorteile. Zudem kann Rasagilin noch keine ausreichenden Erfahrungen bei einer Behandlung über lange Zeit aufweisen.
Völlig neu ist die Anwendung eines Parkinsonmedikaments in Form eines Pflasters. *Neupro* enthält als Wirkstoff den Dopaminagonisten Rotigotin. Bisher sind nur wenige Studien veröffentlicht, die die Wirksamkeit dieser Zubereitungsform belegen. Vorteile der Pflaster- gegenüber der Tablettenanwendung sind bisher nicht ausreichend belegt. Im Gegenteil: In einer Studie, in der die beiden Anwendungsformen verglichen wurden, schwächten die Tabletten die Parkinsonsymptome besser ab als die Pflaster. Bei beiden Anwendungsformen sind die gleichen Nebenwirkungen zu erwarten, nur treten bei 10 von 100 Pflasteranwendern darüber hinaus Hautreaktionen auf.

Unruhige Beine

Das Krankheitsbild der „unruhigen Beine" (engl.: restless legs, daher auch der Begriff RLS = restless-legs-syndrom) gehört in die Gruppe von Erkrankungen des Nervensystems.

Anzeichen und Beschwerden

Die Betroffenen haben einen erheblichen Bewegungsdrang, der gewöhnlich von sehr unangenehmen Missempfindungen in den Beinen verursacht oder davon begleitet wird. Meist tritt in beiden Waden ein ziehendes, reißendes, spannendes Gefühl auf. Die Arme sind seltener betroffen. Die Missempfindungen bessern sich, indem die Beine bewegt und sie anders gelagert werden.
Die Beschwerden treten ausschließlich in Ruhe auf. Sie verstärken sich in dem Maße, in dem die Körpertemperatur sinkt. Daher nehmen die Beschwerden bis kurz nach Mitternacht zu und werden dann schwächer. Die Missempfindungen und der Bewegungsdrang verhindern das Ein- und/oder Durchschlafen, sodass die Betroffenen am Tage müde sind.

Ursachen

Unruhige Beine können ohne erkennbare Ursache auftreten. Es scheint eine familiäre Anlage dafür zu geben, denn oft sind mehrere Familienmitglieder betroffen.
Die Symptome können sich während einer Schwangerschaft entwickeln und bei Erkrankungen, die mit hormonellen Störungen einhergehen. Unruhige Beine können durch eine Behandlung mit Neuroleptika (bei Psychosen, Schizophrenien) ausgelöst werden. Bereits bestehende Beschwerden können durch eine solche Therapie verstärkt werden.

Nichtmedikamentöse Maßnahmen

Wenn eine Behandlung mit Neuroleptika unverzichtbar ist, in deren Folge unruhige Beine als unerwünschte Wirkung auftreten, sollte geprüft werden, ob zu einem Medikament gewechselt werden kann, bei dem diese Bewegungsstörung seltener vorkommt.

Behandlung mit Medikamenten

Spezielle Medikamente für die Behandlung unruhiger Beine gibt es nicht. Vielmehr werden jene Arzneimittel eingesetzt, mit denen auch die Parkinsonkrankheit behandelt wird.
Sowohl die Dopaminagonisten (→ Seite 923) Pramipexol und Ropinirol als auch die Kombination Levodopa + Benserazid (→ Seite 926) werden als „geeignet" angesehen, um die Beinbewegungen zu verringern und dadurch den Schlaf zu verbessern.
Die Mittel werden danach ausgewählt, welche Beschwerden im Vordergrund stehen. Beeinträchtigen die Beschwerden in erster Linie das Einschlafen, bietet sich die Kombination aus Levodopa und Benserazid an. In der retardierten Form, aus der der Wirkstoff nach und nach freigesetzt wird, empfiehlt sie sich bei Durchschlafstörungen. Dopaminagonisten werden bei Beschwerden am Tag bevorzugt. Sonst kommen sie erst dann infrage, wenn die Wirkung der Kombination aus Levodopa und Benserazid nachlässt und die Dosis immer mehr gesteigert werden muss.

■

Amantadin

Amantadin-neuraxpharm, Amantadin-ratiopharm, PK-Merz

Amantadin ist ein Hemmstoff des Botenstoffs Glutamat. Glutamat ist zusammen mit Dopamin entscheidend an der Steuerung von Bewegungsmustern beteiligt. Wenn aufgrund der Parkinsonkrankheit nicht genügend Dopamin im Gehirn

vorhanden ist, überwiegt das erregende Glutamat. Dies kann durch Amantadin in jeder Phase der Erkrankung gebremst werden.
Amantadin wird bei Menschen jeden Alters als „geeignet" angesehen, um ein noch mild ausgeprägtes Beschwerdebild der Parkinsonkrankheit im Anfangsstadium zu behandeln. Verstärkt es sich, muss zusätzlich Levodopa gegeben werden. Umgekehrt kann Amantadin auch eine Levodopa-Therapie begleiten, um die Dosierung dieses Arzneimittels möglichst gering zu halten und um Bewegungsstörungen zu verringern, wie sie bei der Behandlung mit Levodopa auftreten.
Die Injektionslösung von Amantadin wird bei der akinetischen Krise eingesetzt.

Anwendung

Zu Anfang werden als tägliche Dosis meist 100 Milligramm Amantadin verordnet. Wenn notwendig, kann sie wöchentlich um 100 Milligramm bis maximal 600 Milligramm am Tag gesteigert werden.
Sie können die Einnahmezeiten so legen, dass das Medikament dann am stärksten wirkt, wenn die Beschwerden am heftigsten sind. Dann nehmen Sie es etwa zwei Stunden vorher ein.

Achtung

Gegenanzeigen

Unter folgenden Bedingungen darf Amantadin nicht angewendet werden:

- Sie leiden an einer schweren, nicht ausreichend behandelten Herzschwäche.
- Ihr Herz schlägt sehr langsam oder der Herzrhythmus ist anderweitig gestört.
- Sie nehmen Arzneimittel ein, die den Herzrhythmus beeinträchtigen können.

Unter folgenden Bedingungen muss der Arzt Nutzen und Risiken besonders sorgfältig abwägen:

- Ihre Nierenfunktion ist gestört.
- Ihre Prostata ist vergrößert.
- Sie haben ein Engwinkelglaukom (grüner Star).
- Sie hatten schon einmal Zustände wie bei einer Psychose, zum Beispiel Halluzinationen.

Wechselwirkungen mit Medikamenten

Wenn Sie noch andere Medikamente einnehmen, sollten Sie beachten, dass entwässernde Mittel mit einer Kombination von Triamteren und Hydrochlorothiazid (bei hohem Blutdruck) die Wirkung von Amantadin verstärken können.

▶ **Unbedingt beachten**

Mit folgenden Wirkstoffen darf Amantadin nicht zusammen eingenommen werden: Amiodaron, Chinidin, Diisopyramid, Prokainamid und Sotalol (alle bei Herzrhythmusstörungen), Haloperidol und Pimozid (beide bei Psychosen), trizyklische Antidepressiva wie Amitriptylin (bei Depressionen) und Clarithromyzin, Cotrimoxazol, Erythromyzin und Moxifloxazin (alle bei bakteriellen Infektionen), Terfenadin (bei Allergien). Alle diese Mittel können in Kombination mit Amantadin zu schweren Herzrhythmusstörungen führen (Torsade de pointes). Näheres hierzu finden Sie unter „Mittel bei Herzrhythmusstörungen: verstärkte Wirkung" (→ Seite 12).

Unerwünschte Wirkungen

▶ **Keine Maßnahmen erforderlich**

Schlafstörungen, Unruhe und eine marmorierte Haut treten bei bis zu 10 von 100 Anwendern auf. Mit der gleichen Häufigkeit wird von Übelkeit und einem trockenen Mund berichtet.
Sehstörungen, bei denen man verschwommen sieht, lichtempfindlich ist und sich die Sehschärfe vorübergehend verschlechtert, treffen weniger als 1 von 10 000 Personen.

▶ **Muss beobachtet werden**

Wenn Sie beim raschen Aufstehen Schwindel (→ Seite 15) verspüren und Ihnen schwarz vor Augen wird, ist anzunehmen, dass der Blutdruck abgesunken ist. Damit ist bei bis zu 10 von 100 Personen zu rechnen. Wenn Sie sich dadurch stark beeinträchtigt fühlen, sollten Sie das mit dem Arzt besprechen.
Unter 1 000 vornehmlich älteren Menschen sind bis zu 10, die eine sogenannte paranoide Psychose entwickeln. Sie sehen dann wiederholt befremdliche Dinge, die andere Menschen nicht bemerken (Halluzinationen), erleben und erklären sich die Wirklichkeit gänzlich anders, als andere es tun, und ziehen daraus Schlussfolgerungen, die andere befremden. Derartiges sollten die Betroffenen oder ihre Angehörigen mit einem Arzt besprechen. Diese unerwünschten Wirkungen treten häufiger auf, wenn Amantadin mit anderen Parkinsonmitteln kombiniert angewendet wird.
Bei bis zu 10 von 100 Personen kann es Schwierigkeiten beim Wasserlassen geben, vor allem bei Männern mit vergrößerter Prostata. Dieses Problem sollten Sie in den nächsten Tagen mit dem Arzt besprechen.

▶ **Sofort zum Arzt**

Wenn Sie gar kein Wasser mehr lassen können und der Bereich der Blase schmerzt, müssen Sie sich umgehend in ärztliche Behandlung begeben.

Sehr selten treten Herzrhythmusstörungen (→ Seite 16) auf. Manche Menschen registrieren sie als störende oder unangenehm empfundene Herzschläge oder als unregelmäßigen Herzschlag. Die meisten merken jedoch nichts von dieser Nebenwirkung. Wiederholen sich bei Ihnen auffällige Herztätigkeiten, sollten Sie sich im Laufe des nächsten Tages an einen Arzt wenden. Ist Ihr Herz bereits geschädigt oder treten Schwindel, Ohnmacht oder Krampfanfälle auf, ist sofort ärztliche Behandlung notwendig.

Hinweise

Für Schwangerschaft und Stillzeit

In der Schwangerschaft kann Amantadin zu Fehlbildungen beim Neugeborenen führen. Der Wirkstoff darf daher nach sorgfältiger Risiko-Nutzen-Abwägung nur angewendet werden, wenn die Einnahme zwingend erforderlich ist.

Für ältere Menschen

Da die Nierenfunktion altersbedingt nachlässt und ältere Menschen auf Amantadin empfindlicher reagieren, sollte die Medikation mit einer deutlich geringeren Menge beginnen und die Tagesdosis niedriger sein als bei jüngeren Menschen.

Zur Verkehrstüchtigkeit

Die Sicherheit beim Lenken eines Fahrzeugs, Bedienen einer Maschine und beim Arbeiten ohne sicheren Halt kann beeinträchtigt sein, wenn Sie die Medikamentendosierung verändern müssen. Meist dauert es etwa eine Woche, bis sich der Körper an die neue Dosierung gewöhnt hat. Die Verkehrssicherheit kann auch beeinträchtigt sein, wenn Sie zusätzlich andere Arzneimittel einnehmen.

Da die Parkinsonkrankheit das Reaktionsvermögen verlangsamt, sind viele Betroffene nicht fahrtüchtig. Wer mit Medikamenten stabil eingestellt ist, kann jedoch unter Umständen wieder am Straßenverkehr teilnehmen. Im Zweifelsfall kann in einer fachärztlichen Untersuchung die Reaktionszeit ermittelt werden.

Anticholinergika

Biperiden

Akineton, Biperiden-neuraxpharm

Bornaprin

Sormodren

Metixen

Tremarit

Trihexyphenidyl

Parkopan

Durch Anticholinergika verringert sich die Azetylcholinkonzentration im Gehirn. Damit verschiebt sich das Verhältnis der beiden Überträgerstoffe Azetylcholin und Dopamin zugunsten des Dopamins. Dieses Wirkprinzip verbessert vor allem die Plus-Symptome: Das Zittern lässt nach, die Muskelstarre lockert sich.

Anticholinergika sind relativ alte Medikamente, mit denen keine Studien durchgeführt wurden, wie man sie heute fordert. Dennoch werden sie als „geeignet" angesehen, vor allem, um das Zittern einzudämmen. Da diese Arzneimittel aber recht viele belastende unerwünschte Wirkungen haben, kommen sie erst zum Einsatz, wenn andere Arzneimittel den Tremor nicht ausreichend gebessert haben. Bei betagten Menschen und solchen, deren geistige Leistungsfähigkeit eingeschränkt ist, ist allerdings Vorsicht geboten: Anticholinergika können die Symptome einer Demenz fördern.

Anticholinergika sind hilfreich, um parkinsonähnliche Beschwerden zu behandeln, die durch die Behandlung mit Neuroleptika (→ Seite 1021) ausgelöst wurden.

Anwendung

Der Körper muss sich langsam an Anticholinergika gewöhnen. Darum sollte die Therapie mit einer relativ geringen Dosis beginnen, die auf zwei oder drei Tagesportionen verteilt eingenommen wird. Sie wird dann je nach Medikament täglich, alle zwei Tage oder wöchentlich gesteigert, bis die individuell notwendige Menge erreicht ist.

Die Tabletten sollten Sie in möglichst gleichen Abständen über den Tag verteilt einnehmen, damit der Wirkstoffspiegel konstant bleibt.

Regelmäßige Messungen des Augeninnendrucks sollen rechtzeitig auf einen sich entwickelnden grünen Star aufmerksam machen.

Achtung

Gegenanzeigen

Unter folgenden Bedingungen dürfen Sie nicht mit Anticholinergika behandelt werden:

- Sie haben ein unbehandeltes Engwinkelglaukom (grüner Star).
- In Ihrem Magen-Darm-Kanal gibt es Verengungen oder der Dickdarm ist krankhaft erweitert (Megakolon).

Unter folgenden Bedingungen sollte der Arzt Nutzen und Risiken der Anwendung sorgfältig abwägen:

• Sie haben eine vergrößerte Prostata oder es gibt bereits Schwierigkeiten beim Wasserlassen.
• Sie haben einen zu schnellen Herzrhythmus.

Wechselwirkungen mit Medikamenten

Wenn Sie noch andere Medikamente nehmen, ist zu beachten:

• Trizyklische Antidepressiva (bei Depressionen), Antihistaminika (bei Allergien), andere Parkinsonmedikamente und Spasmolytika (bei Muskelkrämpfen) verstärken die erwünschten und unerwünschten Wirkungen von Anticholinergika.
• Chinidin (bei Herzrhythmusstörungen) verstärkt die unerwünschte Wirkung der Anticholinergika auf Herz und Kreislauf. Herzrhythmusstörungen können sich dann verstärken.

Wechselwirkungen mit Speisen und Getränken

Anticholinergika können die Wirkung von Alkohol verstärken.

Unerwünschte Wirkungen

Weil die Wirkstoffe stimmungsaufhellend und euphorisierend wirken können, ist nicht auszuschließen, dass sie zu einer Arzneimittelabhängigkeit führen.

▶ **Keine Maßnahmen erforderlich**

1 von 100 Behandelten empfindet seinen Mund als trocken. Dieses Gefühl lässt sich durch Trinken oder Kaugummikauen lindern.
Müdigkeit, Schwindel, Benommenheit, Nervosität, Kopfschmerzen und Schlaflosigkeit können auftreten. Desgleichen Magenbeschwerden, Übelkeit, Verstopfung und Sehstörungen, bei denen sich die Augen nur schwer auf unterschiedliche Sehabstände einstellen können, und eine erhöhte Lichtempfindlichkeit aufgrund erweiterter Pupillen.

▶ **Muss beobachtet werden**

Wenn eine der folgenden unerwünschten Wirkungen auftritt, sollten Sie mit dem Arzt das weitere Vorgehen besprechen:

• Die Schweißabgabe ist verringert. Dann kann der Körper seine Temperatur nicht ausreichend regulieren.
• Das Herz schlägt sehr schnell, sehr selten auch einmal zu langsam. Wenn Ihr Puls in Ruhe dauerhaft über 100 Schläge pro Minute liegt, sollten Sie sich an einen Arzt wenden.
• Es entwickelt sich ein grüner Star, bei dem der Augeninnendruck ansteigt. Um darauf rechtzeitig aufmerksam zu werden, sollten Sie etwa alle drei Monate beim Augenarzt den Augeninnendruck messen lassen.
• Schwierigkeiten beim Wasserlassen berichten vor allem Männer mit vergrößerter Prostata. Dieses Problem sollten Sie in den nächsten Tagen mit einem Arzt besprechen.

▶ **Sofort zum Arzt**

Wenn Sie gar kein Wasser mehr lassen können und der Bereich der Blase schmerzt, müssen Sie sich umgehend in ärztliche Behandlung begeben.
Treten Unruhe, Angst, Erregung, Verwirrtheit, Halluzinationen und Zustände wie im Delirium (Bewusstseinsstörungen, keine zeitliche und räumliche Orientierung, das Sehen von Trugbildern, Schwitzen und Zittern) auf, ist das sofortige Eingreifen eines Arztes notwendig.

Hinweise

Für Schwangerschaft und Stillzeit

Anticholinergika dürfen in der Schwangerschaft nur nach sorgfältiger Nutzen-Risiko-Abwägung angewendet werden, wenn die Behandlung zwingend erforderlich ist.
Die Mittel hemmen den Milchfluss. Müssen Sie sie während der Stillzeit einnehmen, sollten Sie abstillen.

Für ältere Menschen

Ältere Menschen reagieren auf Anticholinergika oft mit den Zeichen einer Hirnleistungsstörung (Demenz). Darum müssen Anticholinergika bei ihnen schwächer dosiert und die Dosierung zu Beginn der Therapie besonders langsam gesteigert werden.

Zur Verkehrstüchtigkeit

Müdigkeit, Schwindel, Benommenheit, Sehstörungen können die Sicherheit beim Lenken eines Fahrzeugs, beim Bedienen einer Maschine und beim Arbeiten ohne sicheren Halt beeinträchtigen.
Da die Parkinsonkrankheit das Reaktionsvermögen verlangsamt, sind viele Betroffene nicht fahrtüchtig. Wer mit Medikamenten stabil eingestellt ist, kann jedoch unter Umständen wieder am Straßenverkehr teilnehmen. Im Zweifelsfall kann in einer fachärztlichen Untersuchung die Reaktionszeit ermittelt werden.

Budipin

Parkinsan

Budipin greift in das System der Überträgersubstanzen im Gehirn ein. Auf welche Weise es die Parkinsonkrankheit beeinflusst, ist nicht endgültig geklärt.

Der Wirkstoff beeinflusst das Zittern günstig. Allerdings kann er die Herzfunktion lebensbedrohlich stören. Aus diesem Grund dürfen Präparate mit Budipin von Apotheken nur ausgegeben werden, wenn der Arzt schriftlich bestätigt hat, dass die Verordnung notwendig ist und er die vorgeschriebenen Vorsichtsmaßnahmen einhält. Es darf nur als Kombinationstherapie angewendet werden.

Aufgrund dieser gravierenden unerwünschten Wirkung auf das Herz wird Budipin als „wenig geeignet" bewertet.

Anwendung

Die Behandlung beginnt „einschleichend" mit dreimal täglich 10 Milligramm Budipin. Nach einer Woche kann die Dosis – wenn nötig – verdoppelt werden. Haben 60 Milligramm Budipin täglich nicht den erhofften Behandlungserfolg erbracht, sollte das Mittel abgesetzt werden. Dazu wird die Dosis in den gleichen Schritten wie zu Beginn reduziert. Nur bei schwerwiegenden Nebenwirkungen darf die Behandlung abrupt beendet werden.

Vor Beginn der Behandlung muss ein EKG gemacht werden, erneute EKG-Kontrollen sind nach einer und drei Wochen erforderlich. Das Gleiche muss bei jeder Erhöhung der Medikamentendosis geschehen.

Achtung

Gegenanzeigen

Unter folgenden Bedingungen darf Budipin nicht angewendet werden:

- Sie leiden an Myasthenia gravis, einer Störung, bei der die Nervenimpulse nicht richtig auf die Muskeln übertragen werden.
- Sie erleben Verwirrtheitszustände und Sinnestäuschungen, die nicht durch die Parkinsonkrankheit bedingt sind.
- Sie haben eine Herzkrankheit, zum Beispiel eine schwere Herzinsuffizienz, Herzrhythmusstörungen oder einen zu langsamen Herzschlag.
- Sie nehmen Arzneimittel ein, die den Herzrhythmus beeinträchtigen können.

Wechselwirkungen mit Medikamenten

▶ **Unbedingt beachten**

Mit folgenden Wirkstoffen darf Budipin nicht gleichzeitig eingenommen werden: Amiodaron, Chinidin, Diisopyramid, Prokainamid und Sotalol (alle bei Herzrhythmusstörungen), Chlorpromazin, Haloperidol, Pimozid und Thioridazin (alle bei Psychosen, Schizophrenien), Amitriptylin (bei Depressionen), Clarithromyzin, Cotrimoxazol, Erythromyzin und Sparfloxazin (alle bei bakteriellen Infektionen) und die sogenannten Azole (innerlich bei Pilzinfektionen). Bei dieser Kombination kann sich die Herztätigkeit so verändern, dass das Risiko für lebensbedrohliche Herzrhythmusstörungen steigt (Torsade de pointes). Näheres hierzu finden Sie unter „Mittel bei Herzrhythmusstörungen: verstärkte Wirkung" (→ Seite 12).

Unerwünschte Wirkungen

▶ **Keine Maßnahmen erforderlich**

Trockener Mund und Übelkeit treten bei bis zu 20 von 100 Personen auf, Erbrechen, Verstopfung, Appetitlosigkeit und Bauchschmerzen bei bis zu 1 von 100, Gewichtsabnahme, weicher Stuhl oder Durchfall und Blähungen bei 1 bis 10 von 10 000 Behandelten.

Benommenheit macht bis zu 10 von 100 mit Budipin Behandelten zu schaffen, Müdigkeit, Schläfrigkeit, Schlafstörungen, Alpträume, Kopfschmerzen, Zittern und Sehstörungen treten bei bis zu 1 von 100 auf, Ohrgeräusche, Augenbrennen, Kribbeln und Taubheitsgefühl und Geschmacksstörungen bei 1 bis 10 von 10 000.

Vermehrtes Schwitzen gibt es bei bis zu 1 von 100 Anwendern, trockene, blasse Haut bei 1 bis 10 von 10 000.

▶ **Muss beobachtet werden**

Schmerzen beim Wasserlassen und in der Nierengegend gibt es bei 1 bis 10 von 10 000 Anwendern. Halten sie länger als ein bis zwei Tage an, sollten Sie einen Arzt aufsuchen.

Bei 1 bis 10 von 10 000 Personen sinkt der Blutdruck ab. Das äußert sich durch Müdigkeit, Schwindel (→ Seite 15), „Anlaufschwierigkeiten" und Schwarzwerden vor den Augen. Fühlen Sie sich dadurch ernstlich beeinträchtigt, sollten Sie das mit einem Arzt besprechen. Werden Sie sogar bewusstlos, sollte sofort ein Arzt informiert werden.

Es kann sich eine sogenannte paranoide Psychose entwickeln. Bis zu 1 von 100 Betroffenen sieht dann wiederholt befremdliche Dinge, die andere Menschen nicht bemerken (Halluzinationen), erlebt und erklärt sich die Wirklichkeit gänzlich anders, als andere es tun, und zieht daraus Schlussfolgerungen, die andere befremden. Bis zu 1 von 1 000 Personen gerät in Zustände wie im Delirium. Derartiges sollten die Betroffenen oder ihre Angehörigen mit einem Arzt besprechen.

Bei bis zu 1 von 1 000 Behandelten sind die Konzentration gestört und das Denkvermögen beeinträchtigt. Diese Personen sind teilnahmslos

und unsicher beim Gehen. Das sollten die Betroffenen oder ihre Angehörigen mit einem Arzt besprechen.
Bei bis zu 1 von 100 Personen kann es Schwierigkeiten beim Wasserlassen geben. Das betrifft vor allem Männer mit vergrößerter Prostata. Dieses Problem sollte in den nächsten Tagen mit dem Arzt besprochen werden.

▶ **Sofort zum Arzt**

Wenn Sie gar kein Wasser mehr lassen können und der Bereich der Blase schmerzt, müssen Sie sich umgehend in ärztliche Behandlung begeben.
Herzrhythmusstörungen (→ Seite 16) treten bei 1 bis 10 von 10 000 Behandelten auf. Manche Betroffene registrieren das als störende oder unangenehm empfundene Herzschläge oder als unregelmäßigen Herzschlag. Die meisten merken jedoch nichts von dieser Nebenwirkung. Wiederholen sich bei Ihnen auffällige Herztätigkeiten, sollten Sie sich im Laufe des nächsten Tages an den Arzt wenden. Ist Ihr Herz bereits geschädigt oder treten Schwindel, Ohnmacht oder Krampfanfälle auf, ist sofort ärztliche Behandlung notwendig.

HINWEISE

Für Schwangerschaft und Stillzeit

Über die Risiken einer Anwendung in der Schwangerschaft und Stillzeit gibt es keine Erkenntnisse. Da das Mittel ohnehin als „wenig geeignet" bewertet wird, sollten Sie darauf verzichten.

Zur Verkehrstüchtigkeit

Während der Behandlung sollten Sie kein Fahrzeug lenken, keine Maschinen bedienen und keine Arbeiten ohne sicheren Halt verrichten.
Da die Parkinsonkrankheit das Reaktionsvermögen verlangsamt, sind viele Betroffene nicht fahrtüchtig. Wer mit Medikamenten stabil eingestellt ist, kann jedoch unter Umständen wieder am Straßenverkehr teilnehmen. Im Zweifelsfall kann in einer fachärztlichen Untersuchung die Reaktionszeit ermittelt werden.

COMT-Hemmer

Entacapon

Comtess

Entacapon ist ein sogenannter COMT-Hemmer. COMT ist die Abkürzung für Catechol-O-Methyl-Transferase. Dieses ist ein Enzym, das unter anderem den Wirkstoff Levodopa abbaut. Wird die Abbauarbeit des Enzyms gehemmt, steht dem Gehirn mehr von dem eingenommenen Wirkstoff Levodopa zur Verfügung. Damit verlängert Entacapon die Wirksamkeit von Levodopa.
Entacapon wird nur gleichzeitig mit Levodopa eingesetzt. Damit handelt es sich immer um eine Kombinationstherapie von Entacapon mit Levodopa und Benserazid oder Levodopa und Carbidopa. Näheres hierzu lesen Sie unter „Kombination: Levodopa + andere Substanzen" (→ Seite 926). Eine solche Kombinationstherapie ist dann besonders angebracht, wenn sich die Möglichkeiten der Levodopabehandlung ihrem Ende zuneigen und sich die Schwankungen in der Beweglichkeit mit anderen Medikamenten nicht mehr ausgleichen lassen. Für diese Anwendung gilt Entacapon als „geeignet".

ANWENDUNG

Jedes Mal, wenn Sie Ihr Levodopa-Präparat einnehmen, schlucken Sie auch eine Entacapon-Tablette. Am Tag sollten das allerdings nicht mehr als zehn Tabletten, also 2 000 Milligramm Entacapon sein.

ACHTUNG

Gegenanzeigen

Sie dürfen Entacapon nicht einnehmen, wenn ein besonderes Risiko besteht, dass Ihr Blutdruck stark ansteigt. Das ist zum Beispiel bei einem Nebennierenrindentumor (Phäochromozytom) der Fall oder wenn Sie MAO-Hemmer (Tranylcypromin bei Depressionen) oder täglich mehr als 10 Milligramm Selegilin (bei Parkinsonkrankheit) einnehmen.

Wechselwirkungen mit Medikamenten

Wenn Sie noch andere Medikamente nehmen, ist zu beachten, dass die folgenden Wirkstoffe in Kombination mit Entacapon stärker oder länger wirken: Adrenalin und Noradrenalin (z. B. in Mitteln zur örtlichen Betäubung), Dopamin (in der Schockbehandlung), Alpha-Methyldopa (bei hohem Blutdruck) und Dobutamin (in der klinischen Behandlung von Herzproblemen).

▶ **Unbedingt beachten**

Durch die gleichzeitige Einnahme von Tranylcypromin (bei Depressionen) oder täglich mehr als 10 Milligramm Selegilin (bei Parkinsonkrankheit) kann der Blutdruck stark ansteigen.

UNERWÜNSCHTE WIRKUNGEN

Bei der Behandlung mit Entacapon ist es vorgekommen, dass die Betroffenen während Alltagstätigkeiten ohne vorherige Warnzeichen eingeschlafen sind. Davon muss umgehend ein Arzt informiert werden.
Darüber hinaus ist es zu Stürzen gekommen.

- **Keine Maßnahmen erforderlich**
  Bei mehr als 10 von 100 Behandelten färbt sich ohne weitere Symptome der Urin dunkel; auch Übelkeit tritt auf.
  Zwischen 1 und 10 von 100 Personen klagen über Schlaflosigkeit, Bauchschmerzen, Verstopfung oder Durchfall, Erbrechen, Mundtrockenheit, Müdigkeit, verstärktes Schwitzen, Benommenheit und unangenehme Träume.
- **Muss beobachtet werden**
  Bei bis zu 10 von 100 Behandelten können verschiedene Arten von Bewegungsstörungen auftreten und die Parkinsonbeschwerden verstärken. Dann muss mit dem Arzt über die weitere Behandlung gesprochen werden.
  1 bis 10 von 10 000 Behandelten bekommen einen Hautausschlag, weniger als 1 von 10 000 einen juckenden Ausschlag am ganzen Körper (Nesselsucht). Je nachdem, wie schwer die Hauterscheinungen (→ Seite 14) sind, sollten Sie sich bald oder sofort mit einem Arzt in Verbindung setzen.
  Es kann sich eine sogenannte paranoide Psychose entwickeln. 1 bis 10 von 100 Betroffenen sehen dann wiederholt befremdliche Dinge, die andere Menschen nicht bemerken (Halluzinationen), erleben und erklären sich die Wirklichkeit gänzlich anders, als andere es tun, und ziehen daraus Schlussfolgerungen, die andere befremden. Derartiges sollten die Betroffenen oder ihre Angehörigen mit einem Arzt besprechen.
  Unter 10 000 mit Entacapon Behandelten entwickeln 1 bis 10 einen Leberschaden (→ Seite 15). Treten Übelkeit, Erbrechen und/oder dunkel gefärbter Urin auf und ist der Stuhl auffällig hell, sollten Sie einen Arzt aufsuchen.

Hinweise

Für Schwangerschaft und Stillzeit

Über die Risiken einer Anwendung in der Schwangerschaft gibt es keine Erkenntnisse. Sicherheitshalber sollten Sie Entacapon darum nicht anwenden.

Zur Verkehrstüchtigkeit

Wenn bei Ihnen überraschende Einschlafattacken auftreten, für die es keine Warnzeichen gibt, dürfen Sie kein Auto fahren und nichts tun, was Sie und andere gefährden könnte. Darüber hinaus kann Entacapon unerwünschte Wirkungen haben, die die Sicherheit im Straßenverkehr ebenfalls beeinträchtigen.
Da die Parkinsonkrankheit das Reaktionsvermögen verlangsamt, sind viele Betroffene nicht fahrtüchtig. Wer mit Medikamenten stabil eingestellt ist, kann jedoch unter Umständen wieder am Straßenverkehr teilnehmen. Im Zweifelsfall kann in einer fachärztlichen Untersuchung die Reaktionszeit ermittelt werden.

Dopaminagonisten

Bromocriptin
Bromocriptin-CT, Bromocriptin-ratiopharm
Cabergolin
CABASERIL
Dihydroergocryptin
Almirid
Lisurid
Dopergin
Pergolid
Parkotil
Pramipexol
SIFROL
Ropinirol
REQUIP, ADARTREL

Mittel aus dieser Substanzgruppe verstärken die Dopaminwirkung, indem sie an den Bindungsstellen für Dopamin wie dieser Botenstoff wirken. Damit werden Nervenimpulse besser weitergeleitet, die Bewegungen werden wieder kontrollierbarer.
Bei Menschen, die jünger sind als 70 Jahre, sollte eine Parkinsonbehandlung mit einem als geeignet bewerteten Dopaminagonisten beginnen – vorausgesetzt, es liegen keine Gegenanzeigen vor, die das verbieten. Die Therapie kann so lange mit dieser einen Substanz fortgesetzt werden, bis sie nicht mehr ausreicht oder die Dosierung aufgrund der unerwünschten Wirkungen nicht mehr gesteigert werden kann. Dann wird zusätzlich Levodopa in der geringstmöglichen Dosierung gegeben.
Welche Substanz aus der Reihe der Dopaminagonisten gewählt wird, kann sich zum Beispiel nach der Wirkdauer richten. Für einen berufstätigen Menschen kann es vorteilhaft sein, das Medikament nur einmal am Tag einnehmen zu müssen; andererseits lassen sich die Beschwerden besser ausgleichen, wenn das Medikament mehrmals täglich in geringer Dosierung eingenommen wird.
Pramipexol ist vorteilhaft, wenn bei den Beschwerden das Zittern im Vordergrund steht.
Die meisten Dopaminagonisten werden bei Parkinsonkrankheit als „geeignet" bewertet. Dihydroergocryptin gilt als „auch geeignet", weil bei dem Wirkstoff die Auswirkungen einer Langzeit-

behandlung noch nicht zu überschauen sind. Es kommt infrage, wenn geeignete Mittel nicht eingesetzt werden können oder nicht ausreichend wirksam sind.

Cabergolin und Pergolid werden als „mit Einschränkung geeignet" angesehen. Diese Abwertung gegenüber früheren Urteilen wurde notwendig, nachdem sich gezeigt hat, dass die Anwendung dieser Substanzen das Risiko birgt, dass sich die Herzklappen verändern. Cabergolin und Pergolid sollen nur noch dann zur Parkinsonbehandlung eingesetzt werden, wenn andere Dopaminagonisten nicht vertragen werden oder nicht angewendet werden können. Bei Kranken, die bereits eine Herzklappenveränderung aufweisen, sollten Pramipexol oder Ropinirol bevorzugt werden.

Lisurid wird nur in Kombination mit Levodopa eingesetzt.

Pramipexol und Ropinirol werden darüber hinaus als „geeignet" bewertet, um das Krankheitsbild der „unruhigen Beine" zu behandeln. Sie werden vor allem eingesetzt, wenn die Beschwerden tagsüber sehr belasten.

Die Wirkstoffe Cabergolin (*CABASERIL*) und Pergolid (*Parkotil*) gibt es inzwischen auch in Form von preisgünstigen Generika.

Anwendung

Zu Beginn der Behandlung verursachen Dopaminagonisten oft Übelkeit, Erbrechen und Blutdruckabfall. Das lässt sich auffangen, indem der Körper langsam an das Medikament gewöhnt wird. Dafür wird die Therapie mit einer geringen Dosis des Wirkstoffs begonnen, die abends eingenommen und nur ganz allmählich gesteigert wird. Damit den Betroffenen diese unterschiedlichen Dosierungen leichter fallen, gibt es die meisten Mittel in mehreren Dosisabstufungen. Ist das nicht der Fall, müssen die Tabletten eventuell geteilt werden.

Sie sollten die Tabletten in möglichst gleichen Abständen über den Tag verteilt einnehmen, damit der Wirkstoffspiegel konstant bleibt.

Um die Magenbeschwerden erträglicher zu machen, kann zusätzlich Domperidon verordnet werden.

Dihydroergocryptin: Wenn Sie dieses Mittel länger als ein halbes Jahr in einer Menge einnehmen, die 60 Milligramm pro Tag überschreitet, sollte der Arzt regelmäßig die Leberfunktion kontrollieren. Sollte sich diese verschlechtern, wirkt Dihydroergocryptin stärker.

Achtung

Cabergolin, Pergolid: Wenn sich der Arzt entscheidet, dieses Mittel einzusetzen, muss er vor der Behandlung das Herz mittels Ultraschall untersuchen (Echokardiografie). Nur so kann er sicher sein, dass keine Herzklappenerkrankung vorliegt. Während der Behandlung muss diese Untersuchung alle sechs bis zwölf Monate wiederholt werden.

Bromocriptin, Dihydroergocryptin, Lisurid: Da solche Gewebeveränderungen an den Herzklappen auch bei der Anwendung dieser Mittel nicht auszuschließen sind, kann eine regelmäßige Ultraschalluntersuchung des Herzens sinnvoll sein.

Gegenanzeigen

Unter folgenden Bedingungen dürfen Dopaminagonisten nicht oder nur mit Vorsicht angewendet werden:

- Sie haben hohen Blutdruck, der sich nicht senken lässt.
- Sie leiden an einer koronaren Herzkrankheit oder anderen schweren Störungen des Herz-Kreislauf-Systems.
- Sie haben Durchblutungsstörungen in den Beinen.
- Ihr Blutdruck ist sehr niedrig und Ihnen wird beim Aufstehen leicht schwarz vor den Augen (orthostatische Hypotonie).
- Sie haben oder hatten eine psychische Erkrankung.
- Die Funktion Ihrer Leber oder der Nieren ist erheblich gestört.

Bromocriptin: Sie leiden an Gedächtnisstörungen, Verwirrtheit oder Altersdemenz.

Cabergolin, Pergolid: Diese Wirkstoffe dürfen nicht angewendet werden, wenn die Herzklappen Gewebeveränderungen aufweisen.

Dihydroergocryptin: Dieser Wirkstoff darf nicht gleichzeitig mit anderen Mutterkornalkaloiden wie Ergotamin (bei Migräne) angewendet werden.

Wechselwirkungen mit Medikamenten

Wenn Sie noch andere Medikamente nehmen, ist zu beachten:

- Neuroleptika (bei Psychosen, Schizophrenien) und Metoclopramid (bei Übelkeit) und Dopaminagonisten schwächen einander in ihrer Wirkung.
- Antibiotika aus der Gruppe der Makrolide (z. B. Erythromyzin) verstärken die erwünschten und unerwünschten Wirkungen der Dopaminagonisten.

- Durch Dopaminagonisten können blutdrucksenkende Arzneimittel stärker wirken.

Bromocriptin, Cabergolin, Lisurid, Pergolid: Durch Ergotamin (bei Migräne) können sich die unerwünschten Wirkungen gefährlich verstärken.

Pramipexol kann stärker wirken und sollte dementsprechend niedriger dosiert werden, wenn es gleichzeitig mit Arzneimitteln eingenommen wird, die ebenfalls über die Nieren ausgeschieden werden. Zu diesen Medikamenten gehören Amantadin (bei Parkinsonkrankheit), Digoxin (bei Herzschwäche), Chinidin (bei Herzrhythmusstörungen), Metformin (bei Typ-2-Diabetes), Triamteren (bei hohem Blutdruck, Nierenerkrankungen), Trimethoprim (bei bakteriellen Infektionen) und Verapamil (bei Herzkrankheiten).

Ropinirol: Durch Ciprofloxazin, Enoxazin und Fluvoxamin (bei bakteriellen Infektionen) verstärken sich die erwünschten und unerwünschten Wirkungen von Ropinirol.

Wechselwirkungen mit Speisen und Getränken

Bromocriptin, Dihydroergocryptin: Bei gleichzeitigem Alkoholkonsum werden diese Mittel möglicherweise schlechter vertragen.

Unerwünschte Wirkungen

Cabergolin, Pergolid, Pramipexol, Ropinirol: Bei der Behandlung mit diesen Substanzen ist es vorgekommen, dass die Betroffenen während Alltagstätigkeiten ohne vorherige Warnzeichen eingeschlafen sind. Davon muss umgehend der Arzt informiert werden.

▶ **Keine Maßnahmen erforderlich**

Bromocriptin, Cabergolin, Dihydroergocryptin, Lisurid, Pergolid, Pramipexol, Ropinirol: Übelkeit, Erbrechen, Sodbrennen, Magenbeschwerden, Verstopfung und Durchfall gibt es bei 1 bis 10 von 100 Anwendern. Lisurid führt allerdings nur selten zu Übelkeit und Erbrechen. Diese Beschwerden lassen sich eventuell mildern, wenn das Medikament zum Essen eingenommen wird.

Bromocriptin, Dihydroergocryptin, Lisurid: Es können zusätzlich Mundtrockenheit und Schwitzen auftreten.

Bromocriptin: Das Mittel kann bei bis zu 10 von 100 Behandelten Haarausfall auslösen. Dieser vergeht in der Regel wieder, wenn die Einnahme beendet wird.

▶ **Muss beobachtet werden**

Unter 100 Anwendern von Dopaminagonisten klagen bis zu 10 über Müdigkeit. Wenn Sie das tagsüber anhaltend beeinträchtigt, sollten Sie das mit einem Arzt besprechen.

Besonders zu Behandlungsbeginn kann der Blutdruck absinken. Das äußert sich durch Müdigkeit, Schwindel (→ Seite 15), „Anlaufschwierigkeiten" und Schwarzwerden vor den Augen. Fühlen Sie sich dadurch ernstlich beeinträchtigt, sollten Sie das mit dem Arzt besprechen. Werden Sie jedoch bewusstlos, sollte der Arzt sofort informiert werden.

Es können Durchblutungsstörungen auftreten, die sich in Form kalter Hände und Füße und bläulicher Verfärbung der Haut äußern. Davon sollten Sie den Arzt informieren.

Wenn eine mit einem Dopaminagonisten behandelte Person wiederholt befremdliche Dinge sieht und hört, die andere Menschen nicht bemerken (Halluzinationen), sollte davon der Arzt informiert werden. Das Gleiche gilt bei paranoidem Erleben; das bedeutet, der Behandelte erlebt und erklärt die Wirklichkeit gänzlich anders, als andere es tun, und zieht daraus Schlussfolgerungen, die andere befremden. Über solche Episoden sollten die Betroffenen oder ihre Angehörigen mit einem Arzt sprechen.

Durch Dopaminagonisten können sich das sexuelle Begehren und der Drang nach sexueller Betätigung suchtartig steigern.

Bromocriptin, Cabergolin, Dihydroergocryptin, Pramipexol, Ropinirol: Bei bis zu 10 von 100 Personen kann sich besonders in den Unterschenkeln Gewebeflüssigkeit sammeln (Ödeme). Wenn sich das im Laufe der Behandlung deutlich verschlimmert, sollten Sie das dem Arzt mitteilen.

Bromocriptin, Cabergolin, Dihydroergocryptin, Lisurid, Pergolid: Anhaltender Hustenreiz und Atemnot nach einer Langzeittherapie mit einem dieser Wirkstoffe lassen vermuten, dass sich eine Lungenfibrose entwickelt hat. Bei weniger als 1 von 100 Personen trifft das zu. Dann muss der Arzt entsprechende Untersuchungen veranlassen. Wird Bromocriptin so hoch dosiert, wie es bei Parkinsonkrankheit nötig ist, scheint das Risiko für eine Lungenfibrose größer zu sein als bei den anderen Substanzen dieser Wirkstoffgruppe.

Bromocriptin, Dihydroergocryptin: Der Herzschlag kann sich sehr beschleunigen. Liegt der Puls in Ruhe anhaltend über 100 Schläge pro Minute, sollten Sie sich an einen Arzt wenden.

Bromocriptin: Vereinzelt kann Bromocriptin zu Blutungen im Magen-Darm-Trakt führen. Bei Ma-

genschmerzen oder fast schwarz gefärbtem Stuhl sollten Sie einen Arzt aufsuchen.
Es kann Schwierigkeiten beim Wasserlassen geben. Das betrifft vor allem Männer mit vergrößerter Prostata. Dieses Problem sollte in den nächsten Tagen mit dem Arzt besprochen werden.

Cabergolin, Pergolid: Bei der Behandlung mit diesen beiden Wirkstoffen kann es in Einzelfällen zu Gewebeveränderungen der Herzklappen kommen. Treten Kurzatmigkeit und Schmerzen in der Brust auf und lagern die Gewebe Wasser ein (Ödeme), muss ein Arzt das Herz untersuchen.

▶ **Sofort zum Arzt**

Bromocriptin, Cabergolin, Pergolid: Schmerzen hinter dem Brustbein, die eventuell ausstrahlen, und mit Angst, Unruhe, Atemnot, Blässe und Schweißausbrüchen verbunden sein können, beruhen auf einer Angina Pectoris. Diese tritt gelegentlich als unerwünschte Wirkung auf. Bemerken Sie solche Beschwerden zum ersten Mal, sollten Sie sich möglichst umgehend an den Arzt wenden. Wenn bei Ihnen bereits eine Angina Pectoris besteht, sollten Sie sich an den Arzt wenden, wenn sich die Anfälle häufen oder länger dauern.

HINWEISE

Für Frauen

Pramipexol: Gleichzeitig mit Levodopa eingenommen, können sich – vermutlich überwiegend bei Frauen – die unerwünschten Wirkungen von Levodopa verstärken, sodass es vermehrt zu Bewegungsstörungen kommt.

Ropinirol: Wenn eine Frau, die mit Ropinirol behandelt wird, wegen Wechseljahrsbeschwerden Hormone anzuwenden beginnt, kann das Parkinsonmittel erheblich stärker wirken. Hat sie die Hormone bereits verwendet, bevor die Therapie mit Ropinirol begonnen wird, wird die verstärkte Wirkung des Parkinsonmittels von vornherein bei der Dosierung berücksichtigt.

Für Schwangerschaft und Stillzeit

Bei der Einnahme von Dopaminagonisten während der Schwangerschaft ist bisher kein erhöhtes Fehlbildungsrisiko aufgefallen. Weil die Daten hierzu aber noch nicht ausreichend zu beurteilen sind, sollten Dopaminagonisten während Schwangerschaft und Stillzeit möglichst nicht eingesetzt werden.
Die Wirkstoffe hemmen die Milchbildung. Während der Stillzeit dürfen sie nicht angewendet werden.

Für ältere Menschen

Ältere Menschen reagieren empfindlich auf Dopaminagonisten. Das gilt besonders, wenn ihre Hirnleistung gestört ist. Es muss mit einem verstärkten Auftreten von Nebenwirkungen gerechnet werden, vor allem von Erregungszuständen, Desorientiertheit und Psychosen. Dann muss das Medikament schwächer dosiert und die Dosierung zu Beginn der Therapie besonders langsam gesteigert werden. Um Herz- und Lungenveränderungen frühzeitig zu entdecken, sind Kontrolluntersuchungen notwendig.

Zur Verkehrstüchtigkeit

Aufgrund der unerwünschten Wirkungen dürfen Sie bei der Behandlung mit diesen Mitteln kein Fahrzeug lenken, keine Maschinen bedienen und keine Arbeiten ohne sicheren Halt verrichten.

Cabergolin, Pergolid, Pramipexol, Ropinirol: Wenn bei Ihnen überraschende Einschlafattacken auftreten, für die es keine Warnzeichen gibt, dürfen Sie kein Auto fahren und nichts tun, was Sie und andere einem Risiko aussetzen könnte. Darüber hinaus kann das Mittel unerwünschte Wirkungen haben, die ebenfalls die Sicherheit im Straßenverkehr beeinträchtigen.
Da die Parkinsonkrankheit das Reaktionsvermögen verlangsamt, sind viele Betroffene nicht fahrtüchtig. Wer mit Medikamenten stabil eingestellt ist, kann jedoch unter Umständen wieder am Straßenverkehr teilnehmen. Im Zweifelsfall kann in einer fachärztlichen Untersuchung die Reaktionszeit ermittelt werden.

Kombinationen: Levodopa + andere Substanzen

Levodopa + Benserazid

Levodopa comp. B Stada, Levopar, Madopar, PK-Levo, Restex

Levodopa + Carbidopa

dopadura C, isicom, Levobeta C, Levocarb-Gry, Levocomp, Levodopa/Carbidopa STADA, Levodopa comp.-CT, Levodopa-ratiopharm comp., Levodop-neuraxpharm, NACOM

Levodopa + Carbidopa + Entacapon

Stalevo

Das Medikament Levodopa (L-Dopa) führt dem Gehirn den Botenstoff Dopamin zu, an dem es bei der Parkinsonkrankheit mangelt. Dopamin selbst kann nicht als Arzneimittel eingesetzt werden, weil es nicht vom Blut in die Gehirnzellen übertreten kann. Für Levodopa gibt es jedoch einen „Transporter", der die Substanz ins Gehirn befördert. Dort setzt ein Enzym an den entsprechenden Nervenendigungen aus Levodopa Dopamin frei. Die hier besprochenen Medikamente enthalten Levodopa in Kombination mit einer weiteren Substanz. Benserazid und Carbidopa verhindern, dass Levodopa sofort nach der Aufnahme ins Blut von der Leber fast vollständig umgewandelt und abgebaut wird. Durch die Zusätze verläuft der Vorgang langsamer. Damit steht dem Gehirn mehr Levodopa zur Verfügung und die Nebenwirkungen in den anderen Körperbereichen sind geringer. Die Kombination von Levodopa und Benserazid oder Levodopa und Carbidopa wird bei Parkinsonkrankheit als „geeignet" bewertet. Ebenfalls geeignet ist die Kombination von Levodopa, Carbidopa und Entacapon (→ Seite 922), einer Substanz, die die Wirksamkeit von Levodopa weiter verlängert.

Von allen Parkinsonmitteln verbessert Levodopa die gestörte Beweglichkeit am besten. Besonders bei jüngeren Kranken führt es allerdings schon nach relativ kurzer Anwendungszeit dazu, dass die Beweglichkeit stark zwischen Plus- und Minus-Symptomen schwankt und sich unwillkürliche Bewegungen einstellen. Nach mehreren Jahren lässt die Wirkung von Levodopa unweigerlich nach. Der Gebrauch von Präparaten, aus denen der Wirksoff nach und nach freigesetzt wird, zögert möglicherweise den Zeitpunkt hinaus, ab dem Wirkungsschwankungen eintreten.

Restex: Unter diesem Namen ist die Kombination aus Levodopa und Benserazid zur Behandlung des Krankheitsbildes der „unruhigen Beine" zugelassen. Hierfür wird es als „geeignet" bewertet. Es wird bevorzugt eingesetzt, wenn die Beinbewegungen den Schlaf beeinträchtigen.

Anwendung

Damit sich der Körper langsam an das Medikament gewöhnt, beginnt die Therapie mit 100 bis 200 Milligramm Levodopa. Die Dosis wird alle drei bis sieben Tage um 50 bis 100 Milligramm gesteigert, bis die individuell notwendige Menge erreicht ist. 800 Milligramm gelten als Obergrenze.

Den Zeitpunkt, zu dem Sie die Tabletten einnehmen, können Sie danach ausrichten, wann die Beschwerden am heftigsten sind. Dabei müssen Sie beachten, wie schnell Ihr spezielles Medikament zu wirken beginnt.

Levodopa-Kombinationen gibt es in verschiedenen Zubereitungsformen, die unterschiedlich rasch wirken. Nach Einnahme eines Standardprodukts vergehen bei fortgeschrittener Parkinsonkrankheit durchschnittlich 40 Minuten, bis es wirkt, und die Wirkung hält etwa zweieinhalb Stunden an. *Madopar LT* wirkt schneller und kürzer. Produkte mit dem Zusatz „Depot" oder „retard" geben den Wirkstoff dagegen über längere Zeit gleichmäßig verteilt ab.

Restex: Zur Behandlung unruhiger Beine und damit einhergehender Einschlafstörungen werden zunächst 100 Milligramm, bei Fortbestehen der Symptome 200 Milligramm Levodopa mit unverzögerter Freigabe eingenommen. Leiden Sie an Einschlafstörungen und an zusätzlichen Schlafstörungen während der Nacht, werden 100 Milligramm Levodopa unverzögert und 100 beziehungsweise 200 Milligramm Levodopa mit verzögerter Freisetzung eingenommen.

Achtung

Gegenanzeigen

Unter folgenden Bedingungen dürfen Sie die Mittel nicht anwenden:

- Sie sind jünger als 25 Jahre.
- Sie haben eine Überfunktion der Schilddrüse oder des Nebennierenmarks (Phäochromozytom).
- Es treten Herzrhythmusstörungen auf.
- Sie leiden an einem Engwinkelglaukom (grüner Star).
- Es müssen MAO-Hemmer (Moclobemid oder Tranylcypromin bei Depressionen) eingenommen werden.

Unter folgenden Bedingungen dürfen die Mittel nur nach sorgfältigem Abwägen von Risiko und Nutzen eingenommen werden:

- Es bestehen schwere Erkrankungen der Leber, Nieren, des Knochenmarks oder der Atemwege.
- Es liegt eine Psychose vor.

Stalevo: Diese Kombination darf darüber hinaus nicht angewendet werden, wenn täglich mehr als 10 Milligramm Selegilin (bei Parkinsonkrankheit) eingenommen wird.

Wechselwirkungen mit Medikamenten

Wenn Sie noch andere Medikamente nehmen, ist zu beachten:

- In Kombination mit blutdrucksenkenden Mitteln kann es bei gleichzeitiger Anwendung der Parkinsonmittel zu einem spürbaren Blutdruckabfall kommen. Eventuell muss die Dosierung der Blutdrucksenker dann angepasst werden.
- Phenytoin (bei Epilepsien) und Neuroleptika (bei Psychosen, Schizophrenien) verringern die Wirkung von Levodopa.

Stalevo: Für diese Kombination gilt darüber hinaus, dass die nachfolgend genannten Wirkstoffe bei gleichzeitiger Anwendung stärker oder länger wirken: Adrenalin und Noradrenalin (z. B. in Mitteln zur örtlichen Betäubung), Dopamin (in der Schockbehandlung), Alpha-Methyldopa (bei hohem Blutdruck) und Dobutamin (in der klinischen Behandlung von Herzproblemen).

▶ **Unbedingt beachten**

Bei gleichzeitiger Einnahme dieser Parkinsonmedikamente und Tranylcypromin (bei Depressionen) kann der Blutdruck stark ansteigen.

Wechselwirkungen mit Speisen und Getränken

Levodopa wirkt oft ungenügend, wenn es während oder unmittelbar nach einer Mahlzeit eingenommen wird oder wenn die Ernährung sehr eiweißreich ist. Am besten wird das Medikament eine halbe Stunde vor oder eineinhalb Stunden nach den Mahlzeiten eingenommen – es sei denn, der Arzt hat eine andere Einnahmeweise empfohlen, um damit bestimmten Problemen bei der Levodopa-Behandlung zu begegnen.

Unerwünschte Wirkungen

Bei der Behandlung mit diesen Kombinationsmitteln ist es vorgekommen, dass die Betroffenen während Alltagstätigkeiten ohne vorherige Warnzeichen eingeschlafen sind. Davon muss umgehend der Arzt informiert werden.

▶ **Keine Maßnahmen erforderlich**

Besonders zu Beginn der Behandlung treten bei mehr als 1 von 100 Behandelten Übelkeit, Erbrechen und Appetitlosigkeit auf. Auch Benommenheit, Müdigkeit, ein metallischer Geschmack im Mund und verschwommenes Sehen kommen vor.

Innere Unruhe, Schlafstörungen und Ängstlichkeit betreffen vornehmlich ältere Menschen.

Der Urin kann sich leicht rötlich oder dunkel färben.

▶ **Muss beobachtet werden**

Bei mehr als 1 von 100 Kranken sinkt der Blutdruck ab. Das äußert sich durch Müdigkeit, Schwindel (→ Seite 15), „Anlaufschwierigkeiten" und Schwarzwerden vor den Augen. Um Stürze zu vermeiden, sollten Sie sich langsam aufrichten. Fühlen Sie sich durch diese Nebenwirkungen ernstlich beeinträchtigt, sollten Sie das mit dem Arzt besprechen. Werden Sie sogar bewusstlos, sollte der Arzt sofort informiert werden.

Wenn die Wirksamkeit von Levodopa nachlässt, kann die Beweglichkeit unkontrolliert schwanken. Näheres dazu unter „Behandlung bei nachlassender Levodopa-Wirkung" (→ Seite 915).

Wenn Sie wiederholt befremdliche Dinge sehen und hören, die andere Menschen nicht bemerken (Halluzinationen), sollten Sie den Arzt darüber informieren. Das Gleiche gilt bei paranoidem Erleben; das bedeutet, Sie erleben und erklären die Wirklichkeit gänzlich anders, als andere es tun, und ziehen daraus Schlussfolgerungen, die andere befremden. Solche Episoden sollten Sie mit dem Arzt besprechen. Näheres dazu unter „Behandlung einer Psychose infolge der Parkinsonbehandlung" (→ Seite 916).

Schlafstörungen, grundlose Lustlosigkeit, Antriebsmangel, das Empfinden einer inneren Leere, Interesselosigkeit, Schuldgefühle und Selbsttötungsgedanken können auf einer Depression (→ Seite 16) beruhen. Derartiges sollten die Betroffenen oder ihre Angehörigen umgehend dem Arzt mitteilen, damit er über das weitere Vorgehen entscheiden kann.

Wenn Sie sich längere Zeit abgeschlagen fühlen und häufig Infektionen oder Fieber haben, sollte der Arzt Ihr Blut untersuchen. Es könnte eine Blutbildungsstörung (→ Seite 15) vorliegen. Das ist bei weniger als 1 von 1 000 Anwendern der Fall.

Bei bis zu 10 von 100 Behandelten können verschiedene Arten von Bewegungsstörungen auftreten und sich die Parkinsonbeschwerden verstärken. Dann muss mit dem Arzt über die weitere Behandlung gesprochen werden.

Des Weiteren bekommen 1 bis 10 von 10 000 Behandelten einen Hautausschlag, weniger als 1 von 10 000 einen juckenden Ausschlag am ganzen Körper (Nesselsucht). Je nachdem, wie schwer die Hauterscheinungen (→ Seite 14) sind, sollten Sie sich bald oder sofort mit einem Arzt in Verbindung setzen.

Stalevo: Unter 10 000 mit der Kombination Behandelten entwickeln 1 bis 10 einen Leberschaden (→ Seite 15). Treten Übelkeit, Erbrechen und/oder dunkel gefärbter Urin auf und ist der Stuhl auffällig hell, sollten Sie einen Arzt aufsuchen.

▶ **Sofort zum Arzt**

Es können Herzrhythmusstörungen (→ Seite 16) auftreten. Manche Menschen registrieren dieses als störende oder unangenehm empfundene Herzschläge oder als unregelmäßigen Herzschlag. Die meisten merken jedoch nichts von dieser Nebenwirkung. Wiederholen sich bei

Ihnen auffällige Herztätigkeiten, sollten Sie sich im Laufe des nächsten Tages an den Arzt wenden. Ist Ihr Herz bereits geschädigt oder treten Schwindel, Ohnmacht oder Krampfanfälle auf, ist sofort ärztliche Behandlung notwendig.

Es können Magen-Darm-Blutungen auftreten. Diese bleiben häufig unbemerkt, können sich aber auch in Magenschmerzen und einer Schwarzfärbung des Stuhls äußern. Je nachdem, wie heftig diese Beschwerden sind, sollten Sie sich umgehend oder innerhalb des nächsten Tages an den Arzt wenden.

Hinweise

Für Schwangerschaft und Stillzeit

Über die Anwendung in der Schwangerschaft gibt es keine ausreichenden Erkenntnisse. Die Mittel dürfen nur eingesetzt werden, wenn der Nutzen der Behandlung deren Risiken übersteigt. Ist das Arzneimittel während der Stillzeit erforderlich, muss abgestillt werden.

Zur Verkehrstüchtigkeit

Wenn bei Ihnen überraschende Einschlafattacken auftreten, für die es keine Warnzeichen gibt, dürfen Sie kein Auto fahren und nichts tun, was Sie und andere gefährden könnte. Darüber hinaus können die Mittel unerwünschte Wirkungen haben, die ebenfalls die Sicherheit im Straßenverkehr beeinträchtigen.

Da die Parkinsonkrankheit das Reaktionsvermögen verlangsamt, sind viele Betroffene nicht fahrtüchtig. Wer mit Medikamenten stabil eingestellt ist, kann jedoch unter Umständen wieder am Straßenverkehr teilnehmen. Im Zweifelsfall kann in einer fachärztlichen Untersuchung die Reaktionszeit ermittelt werden.

Parkinsonkrankheit, unruhige Beine

Handelsname Darreichungsform	Zusammensetzung pro 1 ml/1 g oder wie angegeben bzw. pro abgeteilte Einheit	Kleinste Packungsgröße	Festbetrag in Euro	Packungspreis in Euro	Bewertung
ADARTREL 0,25 mg Filmtabletten Rp *0,5 mg Filmtabletten Rp* *2 mg Filmtabletten Rp* Filmtabletten	**Ropinirol-hydrochlorid** 0,25 mg 0,5 mg 2 mg	12 Stück 28 Stück 84 Stück		14,32 29,64 217,22	**Geeignet** bei unruhigen Beinen (Restless-legs-Syndrom). → Seite 923
Akineton retard Rp Retardtabletten *Akineton Tabletten Rp* Tabletten	**Biperiden-hydrochlorid** 4 mg 2 mg	30 Stück 30 Stück	16,89 12,20	16,89 12,20	**Geeignet** bei Parkinsonkrankheit, um das Zittern zu behandeln, und bei parkinsonähnlichen Beschwerden durch Arzneimittel. → Seite 919
Almirid 5 Rp Kapseln *Almirid 20 Rp* *40 mg Tabletten Rp* Tabletten	**Dihydroergocryptinmethansulfonat** 5 mg 20 mg 40 mg	30 Stück 30 Stück 100 Stück	22,80 69,67 420,17	22,80 69,66 389,83	**Auch geeignet** bei Parkinsonkrankheit. Noch wenig erprobtes Mittel. → Seite 923
Amantadin-neuraxpharm 100 mg Rp *200 mg Rp* Filmtabletten	**Amantadinsulfat** 100 mg 200 mg	20 Stück 20 Stück	13,41 16,46	12,25 14,41	**Geeignet** bei Parkinsonkrankheit, besonders im Anfangsstadium; später auch in Kombination z. B. mit Levodopa. → Seite 917
Amantadin-ratiopharm 100 Rp Filmtabletten	**Amantadin-hydrochlorid** 100 mg	20 Stück	13,41	12,28	**Geeignet** bei Parkinsonkrankheit, besonders im Anfangsstadium; später auch in Kombination z. B. mit Levodopa. → Seite 917
Amantadin-ratiopharm 200 mg Rp Infusionslösung	200 mg	1 Stück		27,22	**Geeignet** bei Parkinsonkrankheit als Notfallbehandlung einer akinetischen Krise. → Seite 917
Biperiden-neuraxpharm 2 Rp *4 Rp* Tabletten	**Biperiden-hydrochlorid** 2 mg 4 mg	30 Stück 30 Stück	12,20 14,66	12,15 14,49	**Geeignet** bei Parkinsonkrankheit, um das Zittern zu behandeln, und bei parkinsonähnlichen Beschwerden durch Arzneimittel. → Seite 919

Hinweise zu den Tabellenspalten → Seite 28, zur Auswahl der Arzneimittel → Seite 23, zur Grundlage der Bewertung → Seiten 24, 27

Parkinsonkrankheit, unruhige Beine Fortsetzung

Handelsname Darreichungsform	Zusammensetzung pro 1 ml/1 g oder wie angegeben bzw. pro abgeteilte Einheit	Kleinste Packungsgröße	Festbetrag in Euro	Packungspreis in Euro	Bewertung

Hinweise zu den Tabellenspalten → Seite 28, zur Auswahl der Arzneimittel → Seite 23, zur Grundlage der Bewertung → Seiten 24, 27

Handelsname Darreichungsform	Zusammensetzung	Kleinste Packungsgröße	Festbetrag in Euro	Packungspreis in Euro	Bewertung
Bromocriptin-CT 5 mg Hartkapseln Rp	**Bromocriptin** 5 mg	30 Stück	45,53	34,56	**Geeignet** bei Parkinsonkrankheit. → Seite 923
10 mg Hartkapseln Rp Kapseln	10 mg	30 Stück	86,28	59,40	
Bromocriptin-CT 2,5 mg Tabletten Rp Tabletten	2,5 mg	10 Stück	15,45	13,71	
Bromocriptin-ratiopharm 5 mg Hartkapseln Rp	**Bromocriptin** 5 mg	30 Stück	45,53	34,59	**Geeignet** bei Parkinsonkrankheit. → Seite 923
10 mg Hartkapseln Rp Kapseln	10 mg	100 Stück	255,06	162,24	
Bromocriptin-ratiopharm 2,5 mg Tabletten Rp Tabletten	2,5 mg	10 Stück	15,45	13,71	
CABASERIL 1 mg Rp	**Cabergolin** 1 mg	40 Stück		107,60	**Mit Einschränkung geeignet** bei Parkinsonkrankheit. Es besteht ein erhöhtes Risiko für Veränderungen der Herzklappen. Eine Behandlung mit Cabergolin sollte nur erwogen werden, wenn andere Dopaminagonisten nicht vertragen werden oder nicht angewendet werden können. → Seite 923
2 mg Rp	2 mg	20 Stück		107,60	
4 mg Rp Tabletten	4 mg	16 Stück		135,86	
Comtess Filmtabletten 200 mg Rp Filmtabletten	**Entacapon** 200 mg	30 Stück		51,37	**Geeignet** bei Parkinsonkrankheit, wenn Levodopa nicht mehr ausreicht. Nur gleichzeitig mit Levodopa anzuwenden. → Seite 922
dopadura C 100/25 mg retard Rp	**Levodopa** 100 mg + **Carbidopa** 25 mg	30 Stück	22,49	18,61	**Geeignet** bei Parkinsonkrankheit. → Seite 926
200/50 mg retard Rp Retardtabletten	**Levodopa** 200 mg + **Carbidopa** 50 mg	30 Stück	33,50	26,32	
dopadura C 100/25 mg Rp	**Levodopa** 100 mg + **Carbidopa** 25 mg	30 Stück	15,59	13,76	
200/50 mg Rp Tabletten	**Levodopa** 200 mg + **Carbidopa** 50 mg	30 Stück	19,86	16,73	
Dopergin – 0,2 Rp	**Lisuridmaleat** 0,2 mg	10 Stück	15,85	15,85	**Geeignet** bei Parkinsonkrankheit. Nur gleichzeitig mit Levodopa anzuwenden. → Seite 923
0,5 Rp Tabletten	0,5 mg	20 Stück	42,82	42,82	
isicom 100 mg Rp	**Levodopa** 100 mg + **Carbidopa** 25 mg	30 Stück	15,59	15,59	**Geeignet** bei Parkinsonkrankheit. → Seite 926
250 mg Rp Tabletten	**Levodopa** 250 mg + **Carbidopa** 25 mg	30 Stück	19,88	19,88	
Levobeta C 100 mg/25 mg retard Retardtabletten Rp	**Levodopa** 100 mg + **Carbidopa** 25 mg	100 Stück	50,85	38,48	**Geeignet** bei Parkinsonkrankheit. → Seite 926
200 mg/50 mg retard Retardtabletten Rp Retardtabletten	**Levodopa** 200 mg + **Carbidopa** 50 mg	100 Stück	86,10	63,17	
Levobeta C 100/25 Rp	**Levodopa** 100 mg + **Carbidopa** 25 mg	100 Stück	29,01	23,16	
200/50 Rp Tabletten	**Levodopa** 200 mg + **Carbidopa** 50 mg	100 Stück	42,97	32,93	
Levocarb-Gry 100 mg/25 mg Rp	**Levodopa** 100 mg + **Carbidopa** 25 mg	30 Stück	15,59	13,33	**Geeignet** bei Parkinsonkrankheit. → Seite 926
250 mg/25 mg Rp Tabletten	**Levodopa** 250 mg + **Carbidopa** 25 mg	30 Stück	19,88	16,78	

Parkinsonkrankheit, unruhige Beine Fortsetzung

Handelsname Darreichungsform	Zusammensetzung pro 1 ml/1 g oder wie angegeben bzw. pro abgeteilte Einheit	Kleinste Packungsgröße	Festbetrag in Euro	Packungspreis in Euro	Bewertung
Hinweise zu den Tabellenspalten → Seite 28, zur Auswahl der Arzneimittel → Seite 23, zur Grundlage der Bewertung → Seiten 24, 27					
Levocomp retard 100 mg/25 mg Retardtabletten Rp	Levodopa 100 mg + Carbidopa 25 mg	30 Stück	22,49	18,64	**Geeignet** bei Parkinsonkrankheit. → Seite 926
200 mg/50 mg Retardtabletten Rp Retardtabletten	Levodopa 200 mg + Carbidopa 50 mg	30 Stück	33,50	26,35	
Levocomp 100/25 mg Rp	Levodopa 100 mg + Carbidopa 25 mg	30 Stück	15,59	13,80	
200/50 mg Rp	Levodopa 200 mg + Carbidopa 50 mg	30 Stück	19,86	16,80	
250/25 mg Rp Tabletten	Levodopa 250 mg + Carbidopa 25 mg	30 Stück	19,88	16,81	
Levodopa/Carbidopa STADA 100 mg/25 mg Retardtabletten Rp	Levodopa 100 mg + Carbidopa 25 mg	30 Stück	22,49	18,64	**Geeignet** bei Parkinsonkrankheit. → Seite 926
200 mg/50 mg Retardtabletten Rp Retardtabletten	Levodopa 200 mg + Carbidopa 50 mg	30 Stück	33,50	26,35	
Levodopa comp. B Stada 50 mg/12,5 mg Rp	Levodopa 50 mg + Benserazid 12,5 mg	20 Stück	12,64	11,76	**Geeignet** bei Parkinsonkrankheit. → Seite 926
100 mg/25 mg Rp	Levodopa 100 mg + Benserazid 25 mg	20 Stück	15,34	13,65	
200 mg/50 mg Rp Kapseln	Levodopa 200 mg + Benserazid 50 mg	20 Stück	20,42	17,18	
Levodopa comp.-CT 100 mg/25 mg Retardtabletten Rp	Levodopa 100 mg + Carbidopa 25 mg	30 Stück	22,49	18,64	**Geeignet** bei Parkinsonkrankheit. → Seite 926
200 mg/50 mg Retardtabletten Rp Retardtabletten	Levodopa 200 mg + Carbidopa 50 mg	30 Stück	33,50	26,35	
Levodopa comp.-CT 100 mg/25 mg Tabletten Rp	Levodopa 100 mg + Carbidopa 25 mg	30 Stück	15,59	13,80	
200 mg/50 mg Tabletten Rp Tabletten	Levodopa 200 mg + Carbidopa 50 mg	30 Stück	19,86	16,80	
Levodopa-ratiopharm comp. 100/25 mg Retardtabletten Rp	Levodopa 100 mg + Carbidopa 25 mg	30 Stück	22,49	18,64	**Geeignet** bei Parkinsonkrankheit. → Seite 926
200/50 mg Retardtabletten Rp Retardtabletten	Levodopa 200 mg + Carbidopa 50 mg	30 Stück	33,50	26,35	
Levodopa-ratiopharm comp. 100/25 Rp	Levodopa 100 mg + Carbidopa 25 mg	30 Stück	15,59	13,80	
200/50 Rp Tabletten	Levodopa 200 mg + Carbidopa 50 mg	30 Stück	19,86	16,80	

Parkinsonkrankheit, unruhige Beine Fortsetzung

Handelsname Darreichungsform	Zusammensetzung pro 1 ml/1 g oder wie angegeben bzw. pro abgeteilte Einheit	Kleinste Packungsgröße	Festbetrag in Euro	Packungspreis in Euro	Bewertung
Levodop-neuraxpharm 100/25 mg retard Rp	Levodopa 100 mg + Carbidopa 25 mg	30 Stück	22,49	18,64	**Geeignet** bei Parkinsonkrankheit. → Seite 926
200/50 retard Rp Retardtabletten	Levodopa 200 mg + Carbidopa 50 mg	30 Stück	33,50	26,35	
Levodop-neuraxpharm 100/25 Rp	Levodopa 100 mg + Carbidopa 25 mg	30 Stück	15,59	13,80	
200/50 Rp Tabletten	Levodopa 200 mg + Carbidopa 50 mg	30 Stück	19,86	16,80	
Levopar 62,5 mg Rp	Levodopa 50 mg + Benserazid 12,5 mg	20 Stück	12,64	11,76	**Geeignet** bei Parkinsonkrankheit. → Seite 926
125 mg Rp	Levodopa 100 mg + Benserazid 25 mg	20 Stück	15,34	13,63	
250 mg Rp Kapseln	Levodopa 200 mg + Benserazid 50 mg	20 Stück	20,42	17,18	
Madopar Kapseln 62,5 Rp	Levodopa 50 mg + Benserazid 12,5 mg	50 Stück	16,74	16,74	**Geeignet** bei Parkinsonkrankheit. → Seite 926
125 Rp Kapseln	Levodopa 100 mg + Benserazid 25 mg	50 Stück	23,10	23,10	
Madopar Depot Rp Retardkapseln	Levodopa 100 mg + Benserazid 25 mg	20 Stück	18,34	18,34	
Madopar T Tabletten 125 Rp	Levodopa 100 mg + Benserazid 25 mg	20 Stück	15,34	15,34	
Madopar LT Tabletten Rp	Levodopa 100 mg + Benserazid 25 mg	20 Stück	15,34	15,34	
Madopar Tabletten 250 Rp Tabletten	Levodopa 200 mg + Benserazid 50 mg	50 Stück	35,13	35,13	
NACOM 100 mg RETARD Rp	Levodopa 100 mg + Carbidopa 25 mg	30 Stück	22,49	22,49	**Geeignet** bei Parkinsonkrankheit. → Seite 926
200 mg RETARD Rp Retardtabletten	Levodopa 200 mg + Carbidopa 50 mg	30 Stück	33,50	33,50	
NACOM 100 Rp	Levodopa 100 mg + Carbidopa 25 mg	30 Stück	15,59	15,59	
250 Rp Tabletten	Levodopa 250 mg + Carbidopa 25 mg	30 Stück	19,88	19,88	
Parkinsan 10 mg Rp *20 mg* Rp *30 mg* Rp Tabletten	Budipin-hydrochlorid 10 mg 20 mg 30 mg	100 Stück 100 Stück 100 Stück		95,35 160,53 201,44	**Wenig geeignet** bei Parkinsonkrankheit wegen schwerwiegender unerwünschter Wirkungen auf das Herz. Nur gleichzeitig mit anderen Parkinsonmedikamenten anzuwenden. → Seite 920
Parkopan 2 mg Rp	Trihexyphenidyl-hydrochlorid 2 mg	50 Stück	18,69	14,61	**Geeignet** bei Parkinsonkrankheit, um das Zittern zu behandeln, und bei parkinsonähnlichen Beschwerden durch Arzneimittel. → Seite 919
5 mg Rp Tabletten	5 mg	50 Stück	25,75	17,33	
Parkotil 0,05 Rp *0,25* Rp *1* Rp Tabletten	Pergolid 0,05 mg 0,25 mg 1,0 mg	50 Stück 100 Stück 20 Stück	16,05 83,53 80,62	14,13 61,37 59,32	**Mit Einschränkung geeignet** bei Parkinsonkrankheit. Es besteht ein erhöhtes Risiko für Veränderungen der Herzklappen. Eine Behandlung mit Pergolid sollte nur erwogen werden, wenn andere Dopaminagonisten nicht vertragen werden oder nicht angewendet werden können. → Seite 923

Parkinsonkrankheit, unruhige Beine Fortsetzung

Handelsname Darreichungsform	Zusammensetzung pro 1 ml/1 g oder wie angegeben bzw. pro abgeteilte Einheit	Kleinste Packungsgröße	Festbetrag in Euro	Packungspreis in Euro	Bewertung
Hinweise zu den Tabellenspalten → Seite 28, zur Auswahl der Arzneimittel → Seite 23, zur Grundlage der Bewertung → Seiten 24, 27					
PK-Levo Tabletten 100/25 mg Rp Tabletten	**Levodopa** 100 mg + **Benserazid** 25 mg	30 Stück	17,97	17,97	**Geeignet** bei Parkinsonkrankheit. → Seite 926
PK-Merz Filmtabletten 100 mg Rp	**Amantadinsulfat** 100 mg	100 Stück	24,80	24,80	**Geeignet** bei Parkinsonkrankheit, besonders im Anfangsstadium; später auch in Kombination z. B. mit Levodopa. → Seite 917
150 mg Rp Filmtabletten	150 mg	100 Stück	31,04	31,04	
PK-Merz Infusion Rp Infusionslösung	200 mg pro 500 ml	2 x 500 ml		207,10	**Geeignet** bei Parkinsonkrankheit zur Notfallbehandlung einer akinetischen Krise. → Seite 917
REQUIP 0,25 mg Rp	**Ropinirol-hydrochlorid** 0,25 mg	21 Stück		18,16	**Geeignet** bei Parkinsonkrankheit, besonders im Anfangsstadium; später auch in Kombination z. B. mit Levodopa. → Seite 923
0,5 mg Rp	0,5 mg	21 Stück		25,23	
1,0 mg Rp	1 mg	21 Stück		38,62	
2,0 mg Rp	2 mg	84 Stück		217,22	
5,0 mg Rp Filmtabletten	5 mg	84 Stück		414,76	
Restex Retardkapseln Rp Retardkapseln	**Levodopa** 100 mg + **Benserazid** 25 mg	20 Stück	18,34	18,34	**Geeignet** bei unruhigen Beinen (Restless-legs-Syndrom). → Seite 926
Restex Tabletten Rp Tabletten	**Levodopa** 100 mg + **Benserazid** 25 mg	20 Stück	15,34	15,34	
SIFROL Tabletten 0,7 mg Rp	**Pramipexol** 0,7 mg	100 Stück		406,52	**Geeignet** bei Parkinsonkrankheit. → Seite 923
0,088 mg Rp	0,088 mg	30 Stück		25,50	**Geeignet** bei Parkinsonkrankheit. **Geeignet** bei unruhigen Beinen (Restless-legs-Syndrom). → Seite 923
0,18 mg Rp	0,18 mg	30 Stück		43,13	
0,35 mg Rp Tabletten	0,35 mg	30 Stück		76,76	
Sormodren Rp Tabletten	**Bornaprin** 3,6 mg	30 Stück	18,00	18,00	**Geeignet** bei Parkinsonkrankheit, um das Zittern zu behandeln, und bei parkinsonähnlichen Beschwerden durch Arzneimittel. → Seite 919
Stalevo 50 mg/12,5 mg/200 mg Filmtabletten Rp	**Carbidopa** 12,5 mg + **Entacapon** 200 mg + **Levodopa** 50 mg	30 Stück		55,31	**Geeignet** bei Parkinsonkrankheit, wenn Levodopa allein nicht mehr ausreicht. → Seite 926
100 mg/25 mg/200 mg Filmtabletten Rp	**Carbidopa** 25 mg + **Entacapon** 200 mg + **Levodopa** 100 mg	30 Stück		55,31	
150 mg/37,5 mg/200 mg Filmtabletten Rp Filmtabletten	**Carbidopa** 37,5 mg + **Entacapon** 200 mg + **Levodopa** 150 mg	30 Stück		55,31	
Tremarit 5 mg	**Metixen-hydrochlorid** 5 mg	30 Stück	8,85	8,85	**Geeignet** bei Parkinsonkrankheit, um das Zittern zu behandeln, und bei parkinsonähnlichen Beschwerden durch Arzneimittel. → Seite 919
15 mg Tabletten	15 mg	15 Stück	27,57	24,81	

Multiple Sklerose

Die multiple Sklerose (MS) ist eine chronisch entzündliche Erkrankung von Gehirn und Rückenmark. Von allen Erkrankungen des Nervensystems führt sie am häufigsten schon bei jungen Erwachsenen zu bleibender Behinderung; gelegentlich beginnt sie sogar schon im Kindesalter.
Es werden vornehmlich drei Formen der multiplen Sklerose unterschieden, welche auch ineinander übergehen können. Bei der schubförmig-remittierenden Form treten die Beschwerden zu Beginn meist in Schüben auf, zwischen denen die Beschwerden wieder vollständig zurückgehen. Nach mehreren Jahren verschlechtert sich häufig der Gesundheitszustand zwischen den Schüben langsam immer mehr (sekundär chronisch-progrediente Form). Bei etwa 10 bis 15 von 100 Betroffenen verschlimmert sich die Krankheit von Anfang an langsam immer mehr, ohne dass es zwischendurch Schübe gibt (primär chronisch-progrediente Form).

Anzeichen und Beschwerden

Welche Funktionen gestört sind, hängt davon ab, welche Stellen im zentralen Nervensystem von der Krankheit befallen sind. Erstes Zeichen sind oft Seh- und Gefühlsstörungen. Später kann es zu Sprach- und Blasenstörungen kommen, der Bewegungsablauf kann gestört sein, es können Unsicherheit beim Gehen sowie Lähmungen und Versteifungen der Skelettmuskulatur auftreten. Die Beschwerden können vergehen, erneut auftreten und neue können hinzukommen.

Ursachen

Multiple Sklerose gehört zu den Autoimmunkrankheiten. Bei diesen Erkrankungen richtet sich das Abwehrsystem gegen körpereigene Gewebe.
Gesichertes Wissen, was die Erkrankung auslöst, gibt es nicht. Man vermutet, dass es eine genetische Anlage gibt. Von außen kommende Faktoren, zum Beispiel Virusinfekte, lassen die Krankheit dann ausbrechen: Das Immunsystem bildet Antikörper gegen jene Substanz, welche die Nervenfasern umhüllt. Die eigentliche Krankheit beginnt, wenn Immunzellen in das Gewebe des Zentralnervensystems eindringen. Dort zerstören sie das Myelin, den Hauptbestandteil der Markscheide, die jede Nervenfaser umhüllt. An dessen Stelle tritt narbiges Gewebe, das die Steuerungsimpulse der Nerven nicht mehr weiterleiten kann.

Nichtmedikamentöse Maßnahmen

Um die Beweglichkeit und Selbstständigkeit der MS-Kranken so lange wie möglich zu erhalten, sind Physiotherapie und andere Formen der aktivierenden Therapie wie zum Beispiel die Bewegung mit und auf dem Pferd (Hippotherapie), Ergotherapie, Feldenkraisarbeit, autogenes Training und Yoga hilfreich.
Die Krankheit ist oft von Blasenstörungen und Verstopfung begleitet. Um diesen Problemen zu begegnen, sollte viel getrunken werden; die Kost sollte reich an Ballaststoffen und arm an gesättigten Fettsäuren sein. Letztere finden sich vor allem in tierischen Fetten.
Die Beschwerden verschlechtern sich meist durch Wärme (Sonne, Sauna) und bessern sich in kühlerer Umgebung.

Behandlung mit Medikamenten

Ziel der MS-Behandlung ist es, die Zahl der Schübe und ihre Stärke zu verringern und den Krankheitsverlauf so weit zu verlangsamen, dass Behinderungen möglichst spät auftreten. Dazu werden Medikamente eingesetzt, die die Aktivität des Immunsystems beeinflussen. Welches Arzneimittel gewählt wird, richtet sich nach der Krankheitsform. Für die primär chronisch-progrediente Form gibt es keine gesicherte Behandlung.
Bei den anderen Formen wird empfohlen, im akuten Krankheitsschub möglichst rasch für drei bis höchstens fünf Tage das Glukokortikoid (→ Seite 1290) Methylprednisolon hoch dosiert zu verabreichen. Damit lässt sich der Krankheitsschub abkürzen. Den Verlauf der Krankheit beeinflusst diese Therapie jedoch nicht.
Um den Krankheitsverlauf einer schubförmig-remittierend verlaufenden MS zu beeinflussen, wird Interferon beta-1a (→ Seite 936) eingesetzt. Der Wirkstoff kann die Zahl der Krankheitsschübe verringern, den einzelnen Schub weniger schwer ausfallen lassen und das Eintreten von Behinderungen hinauszögern. Interferon beta-1a wird unter der Bedingung als „geeignet“ bewertet, dass die sehr detailliert beschriebenen, engen Voraussetzungen erfüllt sind, unter denen die Behandlung aussichtsreich ist. Die Angaben beziehen sich auf die Zahl der Schübe pro Jahr, die Stärke der Beschwerden, die Vorbehandlung mit anderen Medikamenten und die Ergebnisse von Untersuchungen mittels Magnetresonanztomografie (MRT). Sind diese Voraussetzungen nicht gegeben, wird die Behandlung als wenig sinnvoll angesehen. Für eine MS ohne Krankheitsschübe ist die Wirksamkeit nicht nachgewiesen.

Interferon beta-1b (→ Seite 936) wird sowohl bei schubförmig-remittierendem als auch bei sekundär chronisch-progredientem Verlauf als „geeignet" angesehen. Die bisher vorliegenden Studien zeigen für ein Jahr, möglicherweise zwei Jahre, einen moderaten Nutzen.

Am aussichtsreichsten ist die Behandlung mit einem Interferon, wenn die Untersuchungsergebnisse zeigen, dass die Krankheit sich gerade in einer aktiv entzündlichen Phase befindet, durch die die Behinderung sehr rasch fortschreitet, oder dass die Schübe ineinander übergehen. Hat die Behinderung in den vergangenen zwei Jahren kaum zugenommen, sind keine Schübe aufgetreten und zeigt auch die MRT keine Krankheitsaktivität, wird die Behandlung mit Interferonen als wenig sinnvoll angesehen.

Nach derzeitigem Wissensstand bildet der Körper nach und nach gegen alle Interferone Antikörper. Damit verlieren sie ihre Wirkung. Bleibt ein Interferon wirkungslos, sollte daher eine Blutuntersuchung klären, ob sich Antikörper gegen das Medikament gebildet haben. Ist das der Fall, kann ein anderer sogenannter Immunmodulator wie Glatiramer (→ Seite 935) versucht werden. Es gilt als „auch geeignet", um die Zahl der Schübe einer MS zu verringern. Dass es die Dauer oder den Schweregrad eines Schubes beeinflusst sowie Behinderungen hinauszögern kann, ist jedoch nicht ausreichend nachgewiesen. Auch für die Behandlung chronisch-progredienter MS-Formen ist seine therapeutische Wirksamkeit nicht ausreichend nachgewiesen.

Gelingt es mit diesen Arzneimitteln nicht, den Krankheitsverlauf hinreichend zu bremsen, kann Azathioprin (→ Seite 1064) zum Einsatz kommen. Dieses Medikament unterdrückt die Aktivität des Immunsystems. Die krampfhafte Versteifung der Muskulatur lässt sich mit Baclofen (→ Seite 1116) und Tizanidin (→ Seite 1125) erträglicher machen.

Im Verlauf einer multiplen Sklerose treten vielfach Begleiterkrankungen auf, die dann gesondert behandelt werden müssen. Zu diesen gehören Harnweginfektionen (→ Seite 401), Harninkontinenz (→ Seite 434), Erektionsstörungen (→ Seite 459), Depressionen (→ Seite 981) und Schmerzen (→ Seite 1191).

Neue Medikamente

Mit Natalizumab (*Tysabri*) hat eine neue Wirkstoffklasse, die sogenannten monoklonalen Antikörper, in die MS-Therapie Eingang gefunden.

Die Entzündungszellen, welche die für MS typischen Zerstörungen verursachen, können nur mithilfe einer körpereigenen Substanz in das Zentralnervensystem gelangen. Natalizumab verbindet sich mit dieser Substanz und verhindert so, dass die Entzündungszellen ins Gehirn übertreten.

Nach den bisherigen Studienergebnissen verringert Natalizumab bei schubförmig remittierender multipler Sklerose die Anzahl der Schübe. In Kombination mit Interferon sind schwere entzündliche Gehirnerkrankungen aufgetreten, die zwar nur selten vorkamen, aber auch tödlich verliefen. Wegen dieses noch nicht sicher bestimmbaren Risikos darf Natalizumab allein nur bei schubförmig remittierender MS eingesetzt werden und nur, wenn es trotz Behandlung mit Interferon im Jahr zuvor einen Krankheitsschub gegeben hat oder wenn es mehr als zwei Schübe im Jahr gibt und die Behinderung fortschreitet. Der Stellenwert dieser Behandlung ist noch nicht abschließend zu bewerten.

Glatiramer

COPAXONE

Glatiramer gehört zu den sogenannten Immunmodulatoren, die die Aktivität des Immunsystems verändern. Wie der Wirkstoff eine multiple Sklerose beeinflusst, ist nicht genau bekannt.

Studien zeigen, dass Glatiramer bei einer schubförmig verlaufenden MS die Zahl der Schübe in gleichem Maß verringern kann wie Interferon beta, wahrscheinlich aber besser verträglich ist. Unklar ist allerdings bisher, ob es das Eintreten von Behinderungen verlangsamen kann.

Bis sich sicher sagen lässt, ob das Mittel bei dem jeweiligen Betroffenen wirkt, kann es einige Monate dauern.

Es ist nicht bekannt, ob es sinnvoll ist, Glatiramer einzusetzen, nachdem Interferon beta seine Wirkung verloren hat.

Als immer noch relativ neuer und im Vergleich zu den Interferonen weniger gut erprobter Wirkstoff wird Glatiramer zur Behandlung von multipler Sklerose mit schubförmig-remittierendem Verlauf als „auch geeignet" bewertet.

Anwendung

Von Glatiramer werden jeden Tag 20 Milligramm unter die Haut gespritzt. Als Einstichort, der jeden Tag gewechselt werden soll, kommen Bauch, Arme, Hüften und Oberschenkel infrage.

Nach Anleitung können Sie diese Injektionen selbst vornehmen. Nach der ersten Selbstinjektion sollten Sie allerdings noch für eine halbe Stunde unter medizinischer Aufsicht bleiben.

Wenn Ihre Nierenfunktion eingeschränkt ist, sollte der Arzt regelmäßig die entsprechenden Werte kontrollieren. Es kann sein, dass sich die Nierentätigkeit durch Glatiramer verschlechtert. Auch Menschen mit Herzerkrankungen bedürfen regelmäßiger Kontrolluntersuchungen.

ACHTUNG

Wechselwirkungen mit Medikamenten

Wenn Sie noch andere Medikamente nehmen, ist zu beachten, dass es bei der gleichzeitigen Anwendung von Glukokortikoiden wie zum Beispiel Methylprednisolon häufiger zu Reaktionen an der Injektionsstelle kommen kann.

UNERWÜNSCHTE WIRKUNGEN

▶ **Keine Maßnahmen erforderlich**

Bei mehr als 10 von 100 Personen rötet sich die Haut an der Injektionsstelle, juckt und schmerzt; es können sich Quaddeln und Schwellungen bilden.

Unmittelbar nach dem Spritzen kann sich die Haut am ganzen Körper röten, es können Brustschmerzen, Atembeschwerden, Herzklopfen und ein erhöhter Puls auftreten. Wenn diese Beschwerden rasch vorübergehen, bedürfen sie keiner Maßnahmen.

1 bis 10 von 100 Behandelten nimmt an Gewicht zu.

Übelkeit tritt bei mehr als 10 von 100 Personen auf.

▶ **Muss beobachtet werden**

1 bis 10 von 100 Behandelten werden im Laufe der Therapie ohnmächtig. Gleich häufig können ein schneller Herzschlag und Flüssigkeitsansammlungen im Gewebe (Ödeme) auftreten. Besonders Ödeme und Ohnmachten können bei Menschen mit Herzerkrankungen darauf hindeuten, dass sich die Herzfunktion verschlechtert. Von einer Ohnmacht sollten Sie in jedem Fall den Arzt informieren.

Bei manchen Kranken entwickeln sich Nervosität, Angst und Zittern der Hände. Fühlen Sie sich dadurch erheblich beeinträchtigt, sollten Sie das mit dem Arzt besprechen.

An der Stelle, in die Glatiramer injiziert wird, kann sich die Haut verändern und es kann sich ein Geschwür entwickeln. Das Risiko dafür lässt sich verringern, indem jeden Tag in eine andere Stelle gespritzt wird. Ist eine solche Hautveränderung bereits aufgetreten, sollten Sie sie einem Arzt zeigen.

▶ **Sofort zum Arzt**

Wenn starker Hautausschlag, Juckreiz, Herzrasen, Atemnot, Schwäche und Schwindel auftreten, müssen Sie die Anwendung sofort stoppen und unverzüglich den Notarzt rufen (Telefon 112), weil es sich um eine lebensbedrohliche Allergie (→ Seite 14) handeln kann.

Sehr selten können Krampfanfälle auftreten. Davon muss der Arzt unbedingt wissen; eventuell muss die Behandlung mit Glatiramer abgebrochen werden.

HINWEISE

Für Kinder unter 14 Jahren

Über die Risiken einer Anwendung bei Kindern und Jugendlichen unter 18 Jahren gibt es keine Erkenntnisse. Sie dürfen nicht mit Glatiramer behandelt werden.

Zur Empfängnisverhütung

Während der Behandlung sollten Sie für einen sicheren Empfängnisschutz sorgen.

Für Schwangerschaft und Stillzeit

Glatiramer sollte weder in der Schwangerschaft noch in der Stillzeit angewendet werden.

Interferone

Interferon beta-1a

AVONEX, Rebif

Interferon beta-1b

Betaferon

Interferone sind körpereigene Eiweißstoffe, die die Tätigkeit des Immunsystems regulieren. Sie beeinflussen beispielsweise Immunreaktionen auf Virusinfektionen, aber auch Autoimmunerkrankungen. Interferon beta dämpft die Abwehrvorgänge. Wie es in das Geschehen bei der multiplen Sklerose konkret eingreift, ist noch nicht geklärt.

Im Magnetresonanztomogramm ist zu sehen, dass Interferon beta die Krankheitsaktivität deutlich verringert. Dennoch treten nur bei einem Teil der Behandelten seltener Krankheitsschübe auf und diese verlaufen weniger schwer; insgesamt wird das Fortschreiten der Krankheit bei diesen Personen mäßig verzögert. Untersuchungen lassen vermuten, dass sich die Krankheitsschübe stärker beeinflussen lassen, wenn Interferon beta öfter angewendet beziehungsweise höher dosiert wird.

Interferon beta-1a wird bei schubförmig-remittierend verlaufender multipler Sklerose als „geeignet" bewertet, Interferon beta-1b zusätzlich auch, wenn sich die Krankheit zwischen den Schüben fortlaufend verschlechtert. Allerdings machen die Hersteller sehr detaillierte Angaben, welche Voraussetzungen erfüllt sein müssen, damit Interferone eingesetzt werden dürfen.

ANWENDUNG

AVONEX wird einmal wöchentlich in den Muskel gespritzt, *Betaferon* und *Rebif* werden meist jeden zweiten Tag unter die Haut injiziert (subkutan). Ist die Behandlung erfolgreich, kann sie länger fortgesetzt werden.

Während der Behandlung muss regelmäßig das Blut untersucht werden, um rechtzeitig auf Blutbildungs- und Leberstörungen aufmerksam zu werden.

ACHTUNG

Rebif: Bei etwa einem Viertel der Behandelten bilden sich Antikörper, die die Wirkung des Interferons abschwächen. Wenn *Rebif* nur gering wirkt und im Blut neutralisierende Antikörper nachgewiesen werden, sollte der Arzt die Therapie überdenken.

Gegenanzeigen

Unter folgenden Bedingungen dürfen Sie nicht mit Interferonen behandelt werden:

- Sie haben eine schwere Depression und/oder sind selbsttötungsgefährdet.
- Sie leiden an einer Epilepsie, deren Anfälle mit Medikamenten nicht zu verhindern sind.

Unter folgenden Bedingungen muss der Arzt Nutzen und Risiken besonders sorgfältig abwägen:

- Sie haben einen schweren Leber- oder Nierenschaden.
- Sie haben eine Herzerkrankung.
- Sie waren früher einmal epilepsiekrank.
- Sie haben eine Depression, die nicht als „schwer" eingestuft wird.

Wechselwirkungen mit Medikamenten

Wenn Sie noch andere Medikamente nehmen, ist zu beachten, dass Interferone die Aktivität jener Leberenzyme verringern kann, die notwendig sind, um zum Beispiel Phenytoin und Primidon (bei Epilepsien) und trizyklische Antidepressiva (bei Depressionen) abzubauen. Dann können diese Mittel stärker wirken.

UNERWÜNSCHTE WIRKUNGEN

▶ **Keine Maßnahmen erforderlich**

Häufig treten zu Beginn der Interferonbehandlung grippeähnliche Symptome wie Muskel-, Kopf- und Gelenkschmerzen auf. In der Regel sind diese Beschwerden leicht und nehmen ab, wenn die Behandlung fortgesetzt wird.

▶ **Muss beobachtet werden**

Bei bis zu 80 von 100 Behandelten rötet sich die Einstichstelle, schmerzt, schwillt an und entzündet sich. Dem lässt sich vorbeugen, indem beim Spritzen sehr sorgfältig vorgegangen und möglichst sterile Bedingungen eingehalten werden. Ferner sollte die Injektionsstelle regelmäßig gewechselt werden.

Bei bis zu 5 von 100 Personen entwickelt sich die Hautreaktion zu einem Geschwür. Dann muss ein Arzt aufgesucht werden.

Grippeartige Beschwerden, die längere Zeit anhalten, Abgeschlagenheit, Müdigkeit und Fieber können auf einer Blutbildungsstörung (→ Seite 15) beruhen. Sie tritt bei bis zu 82 von 100 Personen auf und kann bedrohlich werden. Bei solchen Symptomen muss umgehend ein Arzt das Blutbild kontrollieren.

Bei bis zu 20 von 100 Behandelten kann ein Hautausschlag auftreten, der nicht auf einer Allergie beruht. Je nachdem, wie heftig diese Hauterscheinung (→ Seite 14) ist, sollten Sie sich umgehend oder innerhalb des folgenden Tages an einen Arzt wenden.

Bei bis zu 20 von 100 Personen können Leberfunktionsstörungen (→ Seite 15) auftreten.

Mindestens jede zehnte Frau bekommt Menstruationsstörungen oder eine verlängerte und verstärkte Regelblutung. Das sollte sie mit einem Arzt besprechen.

▶ **Sofort zum Arzt**

Schlafstörungen, grundlose Lustlosigkeit, Antriebsmangel, das Empfinden einer inneren Leere, Interesselosigkeit, Schuldgefühle und Selbsttötungsgedanken sind typische Symptome einer Depression (→ Seite 16). Darüber klagen bis zu 44 von 100 Behandelten. Halten diese Symptome länger als zwei Tage an, sollten sie darüber mit dem Arzt sprechen. Erkennen betreuende Personen die Gefahr einer Selbsttötung, muss sofort ärztliche Hilfe gesucht werden.

Wenn starker Hautausschlag, Juckreiz, Herzrasen, Atemnot, Schwäche und Schwindel auftreten, müssen Sie die Anwendung sofort stoppen und unverzüglich den Notarzt rufen (Telefon 112), weil es sich um eine lebensbedrohliche Allergie (→ Seite 14) handeln kann. Sie tritt bei weniger als 1 von 1 000 Personen auf, aber bei mehr als 1 von 10 000.

Hinweise

Für Kinder unter 14 Jahren
Über die Risiken einer Anwendung bei Kindern unter 16 Jahren gibt es keine Erkenntnisse. Sie dürfen nicht mit Interferonen behandelt werden.

Bei Kinderwunsch
Während der Behandlung sollten Sie für einen sicheren Empfängnisschutz sorgen. Interferone können möglicherweise eine Fehlgeburt auslösen.

Für Schwangerschaft und Stillzeit
Interferone sollen weder in der Schwangerschaft noch in der Stillzeit angewendet werden.

Zur Verkehrstüchtigkeit
Wenn Sie sich durch die Behandlung müde und abgeschlagen fühlen, sollten Sie kein Fahrzeug lenken, keine Maschinen bedienen und keine Arbeiten ohne sicheren Halt verrichten.

Multiple Sklerose

Handelsname Darreichungsform	Zusammensetzung pro 1 ml/1 g oder wie angegeben bzw. pro abgeteilte Einheit	Kleinste Packungsgröße	Festbetrag in Euro	Packungspreis in Euro	Bewertung
AVONEX Rp Injektionslösung	**Interferon beta-1a** 6 Mio I.E. pro 0,5 ml	4 Stück		1379,70	**Geeignet** bei multipler Sklerose mit schubförmig-remittierendem Verlauf. → Seite 936
Betaferon Rp Injektionslösung	**Interferon beta-1b** 8 Mio I.E. pro 1 ml	15 x 3 ml		1399,54	**Geeignet** bei multipler Sklerose mit schubförmig-remittierendem und sekundär chronisch-progredientem Verlauf. → Seite 936
COPAXONE 20 mg Rp Injektionslösung	**Glatirameracetat** 20 mg	28 x 2 ml		1217,72	**Auch geeignet** bei multipler Sklerose mit schubförmig-remittierendem Verlauf, um die Anzahl der Krankheitsschübe zu verringern. Ob Behinderungen hinausgezögert werden, ist nicht zweifelsfrei nachgewiesen. → Seite 935
Rebif 22 Mikrogramm Rp *44 Mikrogramm Rp* Injektionslösung	**Interferon beta-1a** 6 Mio I.E. pro 0,5 ml 12 Mio I.E. pro 0,5 ml	12 x 0,5 ml 12 x 0,5 ml		1320,78 1626,87	**Geeignet** bei multipler Sklerose mit schubförmig-remittierendem Verlauf. → Seite 936

Hinweise zu den Tabellenspalten → Seite 28, zur Auswahl der Arzneimittel → Seite 23, zur Grundlage der Bewertung → Seiten 24, 27

Demenzerkrankungen, Hirnleistungsstörungen

Demenzerkrankungen treten meist im höheren Lebensalter auf. Dabei sind die geistigen Fähigkeiten zunächst gestört, nehmen dann meist schrittweise ab, bis sie im Endstadium der Erkrankung gänzlich verlorengehen.
Es werden mehrere Arten von Demenzerkrankungen unterschieden. Den größten Anteil stellen die Alzheimer-Demenz, die vaskuläre Demenz und die Demenz mit Lewy-Körperchen. Die Alzheimer-Demenz ist nach dem Arzt Alois Alzheimer benannt, der sie als Erster beschrieben hat. Der Zusatz „vaskulär" bei der zweiten Form weist darauf hin, dass sie auf einer gestörten Blutversorgung beruht. Die dritte Art ist durch bestimmte Veränderungen im Hirngewebe, die sich anfärben lassen – die sogenannten Lewy-Körperchen –, charakterisiert.
Oft geht der Demenzerkrankung eine leichte Störung der Denkleistung voraus.
Mit dem Begriff „Hirnleistungsstörungen" werden die Symptome zusammengefasst, wie sie unter „Anzeichen und Beschwerden" beschrieben sind, ohne auf eine Ursache Bezug zu nehmen.

Anzeichen und Beschwerden

Bei allen Arten von Hirnleistungsstörungen, also auch den verschiedenen Demenzformen, weist eine Reihe von Veränderungen auf die gestörte geistige

Leistungsfähigkeit hin: Bei den Betroffenen lassen Gedächtnis und Denkvermögen nach; sie können ihre Aufmerksamkeit nicht mehr längere Zeit einem Thema oder einer Aufgabe zuwenden, nehmen die Realität verzerrt wahr, haben Schwierigkeiten, sich zu orientieren, und erscheinen verwirrt. Viele Betroffene zeigen veränderte Gefühlsäußerungen. Der Schlaf-wach-Rhythmus kann gestört sein.
Während die Alzheimer-Demenz schleichend einsetzt und unaufhaltsam fortschreitet, beginnt die vaskuläre Demenz manchmal plötzlich und bessert sich in der Folge wieder; allerdings erreicht die geistige Leistungsfähigkeit nicht wieder das frühere Niveau. Bevor sich eine vaskuläre Demenz entwickelt, sind oft schon Krankheiten aufgetreten, die auf einer gestörten Hirndurchblutung beruhen, wie zum Beispiel ein Schlaganfall.
Charakteristikum der Demenz mit Lewy-Körperchen ist, dass die geistigen Fähigkeiten, vor allem die Aufmerksamkeit, schwanken und einmal besser, dann wieder schlechter sein können. Oft sehen die Betroffenen Trugbilder (Halluzinationen). Auch Bewegungsstörungen wie bei der Parkinsonkrankheit können auftreten. Hinzu kommt, dass die Kranken häufig stürzen, ohnmächtig werden oder vorübergehend das Bewusstsein verlieren.
Im Endstadium zerstören alle Demenzformen die gesamte Persönlichkeit. Die Betroffenen sind vollkommen auf Hilfe und Pflege angewiesen.

Ursachen

Bei allen Menschen nimmt mit dem Alter die Zahl der Gehirnzellen ab. Die Demenzerkrankungen beruhen jedoch auf krankhaften Veränderungen und der Zerstörung von Nervenzellen.
Für einen Teil der Demenzerkrankungen gibt es vermutlich eine genetische Anlage. Bei den meisten ist die Ursache aber unbekannt. Dazu zählt auch die Demenz mit Lewy-Körperchen.
Menschen mit einer Alzheimer-Demenz bilden viel „Beta-Amyloid“, einen Eiweißstoff, der sich außerhalb der Nervenzellen zu Klumpen zusammenlagert. Im Innern der Nervenzellen sammeln sich veränderte Bausteine des Zellgerüsts an (sogenannte Tau-Proteine). Sie stören die Funktion der Zellen derart, dass diese letztlich absterben.
Die Ursache der vaskulären Demenz liegt in den schlechten Durchblutungsverhältnissen.
Hirnleistungsstörungen, die nicht auf Demenzerkrankungen beruhen, können zum Beispiel aufgrund einer Verletzung, eines Unfalls oder einer Entzündung im Gehirn entstanden sein.
Darüber hinaus kann die dauerhafte Einnahme bestimmter Arzneimittel Gedächtnisstörungen hervorrufen. Es handelt sich dabei um Mittel, die die Wirkung des Botenstoffs Azetylcholin im Gehirn beeinträchtigen. Zu diesen gehören unter anderem Benzodiazepine (bei Angststörungen, Schlafstörungen), Diphenhydramin (bei Schlafstörungen), Trihexyphenidyl (bei Parkinsonkrankheit), Theophyllin (bei Asthma), Levomepromazin (bei Psychosen, Schizophrenie) und trizyklische Antidepressiva (bei Depressionen). Werden die Mittel abgesetzt, normalisiert sich die Gedächtnisleistung wieder. Die Medikamente erhöhen nicht das Risiko, eine Demenzerkrankung zu bekommen. Wenn aber eine solche vorliegt, können sie deren Symptome verschlimmern. Bei einer Beurteilung von Gedächtnisstörungen sollte der Arzt unbedingt von allen Arzneimitteln wissen, die eingenommen werden. Andernfalls könnte er fälschlicherweise eine Hirnleistungsstörung diagnostizieren, die in Wahrheit auf einer unerwünschten Arzneimittelwirkung beruht.

Vorbeugung

Für vier Gruppen von Arzneimitteln wurde bisher diskutiert, ob sie möglicherweise einer Demenzerkrankung vorbeugen können: Östrogene, nichtsteroidale Antirheumatika (NSAR), Statine und Vitamine. Doch für keine dieser Medikamentengruppen gibt es einen aussagekräftigen Beleg, der die in sie gesetzten Hoffnungen bestätigt.

Nichtmedikamentöse Maßnahmen

Übungen für Körper und Geist helfen, die funktionstüchtigen Nervenzellen so gut wie möglich zu nutzen. Dazu dienen regelmäßige körperliche Aktivität, Bewegungstherapie, Ergotherapie, Herausforderungen der geistigen Beweglichkeit, Mal- und Tanztherapie und psychotherapeutische Verfahren.
Erinnerungshilfen wie Merkzettel, Tagebuch, Hinweistafeln und Schilder helfen im alltäglichen Leben, Defizite zu überbrücken.

Behandlung mit Medikamenten

Demenzerkrankungen sind bislang nicht heilbar. Das Ziel aller Maßnahmen ist, die bestehenden Möglichkeiten des Kranken auszuschöpfen. Doch je weiter die Erkrankung fortschreitet, desto weniger können die Bemühungen ausrichten. Irgendwann ist der Zeitpunkt gekommen, an dem sie nichts mehr bewirken. Dieses einzugestehen, fällt vielen Angehörigen und Ärzten schwer, weil es bedeutet, dass der Kranke nun seine Fähigkeiten unwiderruflich verliert.

Es wird vermutet, dass zu Beginn der Alzheimer-Demenz ein Mangel an dem Nervenbotenstoff Azetylcholin an der nachlassenden Gehirnleistung beteiligt ist. Dieses hat man auf alle Arten von Demenz übertragen und man hat Therapien entworfen, durch die dem Gehirn mehr Azetylcholin zur Verfügung stehen soll. Eine Gruppe von derartigen Medikamenten sind die sogenannten Azetylcholinesterasehemmer (→ Seite 940). Die Medikamente können nur etwas bewirken, solange es noch Nervenzellen gibt, die auf diesen Botenstoff reagieren. Darum muss, bevor diese Medikamente verordnet werden, ein Spezialist die geistige Leistungsfähigkeit des Kranken analysiert haben. Die Mittel sollten abgesetzt werden, sobald die Fähigkeiten unter einen bestimmten Wert gesunken sind. Unter diesen Voraussetzungen werden die drei Substanzen Donepezil, Galantamin und Rivastigmin als „mit Einschränkung geeignet" bewertet.

Memantin (→ Seite 944) ist zwar ebenfalls zur Behandlung einer Alzheimer-Demenz zugelassen, doch seine therapeutische Wirksamkeit ist bisher nicht ausreichend nachgewiesen – vor allem nicht im Hinblick auf Verbesserungen im Alltag, wie sie sich die Betroffenen und ihre Angehörigen von einer solchen Behandlung erhoffen. Memantin wird als „wenig geeignet" angesehen und kann allenfalls bei schwerer Alzheimer-Demenz als Behandlungsversuch eingesetzt werden.

Nimodipin (→ Seite 946) ist ein Kalziumantagonist. Er wird bei Demenzerkrankungen als „wenig geeignet" beurteilt, da seine therapeutische Wirksamkeit nicht ausreichend nachgewiesen ist.

Dihydroergotoxin (→ Seite 943) gehört zur Gruppe der Ergot-Alkaloide. Dabei handelt es sich um Inhaltsstoffe aus dem Mutterkorn, jenen violettschwarzen Körnern, die entstehen, wenn Roggenähren von einem bestimmten Pilz befallen sind. Die Substanz wird als „wenig geeignet" eingestuft, da ihre therapeutische Wirksamkeit nicht ausreichend nachgewiesen ist.

Als Nootropikum (→ Seite 946) werden Wirkstoffe bezeichnet, die die Hirnleistung bei Demenzerkrankungen verbessern sollen. In diese Substanzgruppe gehört Pirazetam. Es wird als „wenig geeignet" bewertet, weil die therapeutische Wirksamkeit nicht ausreichend nachgewiesen ist. Zusätzlich können die unerwünschten Wirkungen recht belastend sein.

Das pflanzliche Mittel (→ Seite 947) mit dem Extrakt aus Blättern des Ginkgobaumes hat in einigen Studien die geistige Leistungsfähigkeit der Teilnehmer positiv beeinflusst. Allerdings ließ sich nicht nachweisen, dass die Betroffenen dadurch im Alltag besser zurechtkamen oder ihre sonstigen Symptome zurückgingen. Zusammenfassend lautet die Bewertung zwar „wenig geeignet", doch wird ein Behandlungsversuch für vertretbar gehalten, wenn die als „mit Einschränkung geeignet" bewerteten Mittel nicht eingesetzt werden können.

Bei einer vaskulären Demenz liegt die Ursache im schlechten Zustand der Blutgefäße. Darum sind Menschen mit dieser Demenzform auch besonders schlaganfallgefährdet. Bei ihnen muss die Behandlung vor allem dafür sorgen, dieses Risiko zu verringern. Dazu werden vornehmlich Azetylsalizylsäure und Clopidogrel eingesetzt, wie im Abschnitt „Arterielle Durchblutungsstörungen" (→ Seite 614) beschrieben.

Demenzkranke weisen neben dem Verlust der geistigen Fähigkeiten oft weitere Symptome auf, so zum Beispiel Schlafstörungen, depressives Verhalten, Unruhe und Aggressionen. Bei der Behandlung dieser Beschwerden müssen Besonderheiten beachtet werden, die sich durch die Demenz ergeben. So sollten Demenzkranke mit einer Depression (→ Seite 981) beispielsweise in erster Linie mit selektiven Serotonin-Wiederaufnahmehemmern (SSRI) behandelt werden; bei tri- oder tetrazyklischen Antidepressiva besteht die Gefahr, dass sich die Demenzsymptomatik verschlechtert.

Demenzkranke sind häufig übererregt oder sogar aggressiv. Zur Behandung solcher Zustände, wie sie auch bei Psychosen auftreten können, kommen eigentlich alle Neuroleptika infrage. Zugelassen ist für Menschen mit Demenz aber nur das sogenannte atypische Neuroleptikum (→ Seite 1028) Risperidon. Problematisch sind vor allem die unerwünschten Wirkungen, die alle Neuroleptika mit sich bringen und besonders ältere Menschen erheblich beeinträchtigen können. Darüber hinaus verstärkt sich der Verdacht, dass diese Medikamente akute Ereignisse wie zum Beispiel Schlaganfälle auslösen. Auch scheinen bei einer Langzeitbehandlung mehr Menschen zu sterben als ohne diese Medikamente. Diese Faktoren zusammengenommen führen zu der Empfehlung, eine Behandlung mit Neuroleptika bei Demenzpatienten jede Woche erneut kritisch zu überprüfen.

Azetylcholinesterasehemmer

Donepezil
Aricept

Galantamin
Reminyl

Rivastigmin
Exelon

Bei Alzheimer-Demenz nehmen vor allem solche Nervenzellen Schaden, deren Reizübertragung durch den Botenstoff Azetylcholin vermittelt wird. Das bestimmt die nachlassende Gehirnleistung maßgeblich mit. Dieses Wissen hat zu der Idee geführt, Azetylcholinesterasehemmer zur Behandlung der Erkrankung einzusetzen. Wirkstoffe aus dieser Gruppe hemmen das Enzym, das Azetylcholin abbaut, und sorgen so dafür, dass dem Gehirn mehr von diesem Botenstoff zur Verfügung steht.

Azetylcholinesterasehemmer können allenfalls die Symptome der Demenzerkrankung günstig beeinflussen. Den Untergang der Nervenzellen im Gehirn können sie nicht stoppen. Dementsprechend ließ sich für einige von ihnen bisher nur nachweisen, dass sie das Fortschreiten der Erkrankung für etwa fünf bis zehn Monate verzögern können. Danach schwindet die geistige Leistungsfähigkeit ähnlich wie bei den Kranken, die nicht behandelt wurden.

Donepezil: Diese Substanz hat in klinischen Studien gezeigt, dass sie eine Verschlechterung der geistigen Fähigkeiten für sechs bis zwölf Monate ein wenig aufhalten kann.

Galantamin: Der Wirkstoff ist ähnlich wirksam wie die anderen Substanzen aus dieser Gruppe. Allerdings wurde er in den Studien nur ein halbes Jahr lang angewendet. Bei Menschen, deren Hirnleistungsstörungen erst leicht ausgeprägt sind, sollte die Substanz nicht angewendet werden. Offenbar ist bei ihnen die Sterblichkeitsrate erhöht.

Rivastigmin: Das Mittel verlangsamt das Fortschreiten der Demenz. Darüber hinaus kann es die Fähigkeit der Betroffenen verbessern, mit ihrem Alltag zurechtzukommen. Die Studien, in denen diese positiven Wirkungen ermittelt wurden, dauerten allerdings längstens ein halbes Jahr und wurden von relativ vielen Teilnehmenden nicht zu Ende geführt. Vermutlich haben die unerwünschten Wirkungen sie zum Abbruch veranlasst.

Bei allen drei Substanzen finden sich zwar Hinweise auf eine hilfreiche Wirkung, doch um den langfristigen Nutzen beurteilen zu können, reichen die Daten zur therapeutischen Wirksamkeit noch nicht aus.

Weiterhin ist offen, ob die Anwendung von Azetylcholinesterasehemmern tatsächlich dazu führt, dass die Betroffenen später in eine Pflegeeinrichtung überwechseln müssen – für Betroffene und Angehörige ein wichtiges Kriterium.

Da aber angesichts der sonst unaufhaltsam fortschreitenden Verschlechterung und der zunehmenden Hilfsbedürftigkeit der Betroffenen selbst ein bescheidener Nutzen bereits als Vorteil gilt, werden die Mittel als „mit Einschränkung geeignet“ beurteilt.

Anwendung

Die Behandlung sollte nur erfolgen, wenn eine Bezugsperson des Kranken die regelmäßige Einnahme sicherstellt.

Donepezil: Die Behandlung beginnt mit 5 Milligramm Donepezil pro Tag. Nach vier Wochen sollten die geistigen Fähigkeiten überprüft werden. Das Ergebnis bestimmt, ob die Behandlung fortgesetzt oder abgebrochen wird. Soll die Dosierung gesteigert werden, sind 10 Milligramm pro Tag die Höchstdosis.

Galantamin: Während der ersten vier Behandlungswochen sollten zweimal täglich 4 Milligramm Galantamin zum Essen eingenommen werden, in den nächsten vier Wochen zweimal täglich 8 Milligramm. Danach kann die Dosis auf 12 Milligramm zweimal täglich erhöht werden.

Bei Menschen mit einer mittelgradigen Leberschädigung sollte die Behandlung eine Woche lang mit 4 Milligramm morgens beginnen; danach kann die Dosis bis auf zweimal täglich 8 Milligramm erhöht werden.

Rivastigmin: In den ersten beiden Wochen werden zweimal täglich 1,5 Milligramm Rivastigmin zum Essen eingenommen. Wenn nötig, kann dann im Abstand von jeweils zwei Wochen die Dosis auf zweimal täglich 3, dann 4,5 und 6 Milligramm gesteigert werden.

Wird die Behandlung für mehrere Tage unterbrochen, muss sie wieder wie zu Beginn aufgebaut werden.

Bei folgenden Bedingungen sollte die Behandlung beendet werden:

- Die unerwünschten Wirkungen sind sehr belastend.
- Nach drei bis sechs Monaten Behandlung nimmt die geistige Leistungsfähigkeit ebenso oder sogar noch schneller ab als vor der Behandlung oder das Befinden des Kranken verschlechtert sich deutlich.
- In einer medikamentenfreien Zeit nehmen die Beschwerden nicht erkennbar zu.

- Die Betroffenen werden bettlägerig und sind zu einem Gespräch nicht mehr in der Lage.
- Sie erreichen das Stadium einer schweren Demenz.

ACHTUNG

Reminyl Lösung: Das Präparat enthält Parabene. Diese Konservierungsmittel können Allergien auslösen. Wenn Sie auf Parastoffe (→ Seite 1159) allergisch reagieren, dürfen Sie diese Lösung nicht anwenden.

Gegenanzeigen

Galantamin und Rivastigmin dürfen bei einer schweren Leberfunktionsstörung nicht angewendet werden. Für Donepezil fehlen Angaben, ob es sich für solche Personen eignet. Auf Galantamin muss darüber hinaus bei schweren Nierenfunktionsstörungen verzichtet werden.

Unter folgenden Bedingungen muss der Arzt Nutzen und Risiken besonders sorgfältig abwägen:

- Die Reizleitung des Herzens ist gestört (Sick-Sinus-Syndrom). Dann kann sich der Herzschlag gefährlich verlangsamen (Bradykardie).
- Der Kranke hat oder hatte ein Magen- oder Zwölffingerdarmgeschwür, eine Verengung im Magen-Darm-Trakt oder eine Operation in diesem Bereich.
- Es liegt Asthma oder eine andere obstruktive Atemwegerkrankung vor.
- Die ableitenden Harnwege (Nierenbecken, Harnblase und Harnröhre) sind verengt oder der Betroffene hat sich einer Blasenoperation unterzogen.

Wechselwirkungen mit Medikamenten

Wenn noch andere Medikamente angewendet werden, ist zu beachten:

Donepezil: Diese Substanz kann durch Itraconazol und Ketoconazol (innerlich bei Pilzinfektionen), Erythromyzin (bei bakteriellen Infektionen) und Fluoxetin (bei Depressionen) stärker wirken.

Galantamin: Zusammen mit Betablockern eingenommen, können Herzrhythmusstörungen eintreten und der Herzschlag kann sich verlangsamen.

Galantamin, Rivastigmin:

- Galantamin oder Rivastigmin und Arzneistoffe, die auf die gleiche Weise wirken wie diese beiden Substanzen, können sich gegenseitig in ihrer Wirkung verstärken. Weitere Arzneistoffe, die die Wirkung der Azetylcholinesterasehemmer verstärken, sind Carbachol und Physostigmin, die bei grünem Star angewendet werden, und Neostigmin, das bei Myasthenia gravis eingesetzt wird, einer Erkrankung, bei der die Nervenimpulse nicht richtig auf die Muskeln übertragen werden.
- Wenn ein mit Galantamin oder Rivastigmin behandelter Mensch in Narkose versetzt wird, kann das dabei eingesetzte muskelentspannende Medikament Suxamethonium deutlich länger wirken.
- Durch Galantamin und Rivastigmin können Skopolamin (bei Reisekrankheit), Butylskopolamin (bei krampfartigen Schmerzen), Oxitropium und Ipratropiumbromid (bei Asthma) und Trospium und Tolterodin (bei Inkontinenz) sowie Anticholinergika (bei Parkinsonkrankheit) schwächer wirken.

UNERWÜNSCHTE WIRKUNGEN

Bei diesen Wirkstoffen fällt es nicht leicht zu beurteilen, was eine unerwünschte Wirkung und was Symptom der Erkrankung ist, da sich beides sehr ähneln kann.

▶ **Keine Maßnahmen erforderlich**

Donepezil, Galantamin: Appetitlosigkeit, Durchfall, Erbrechen, Übelkeit, Magen-Darm-Beschwerden, Kopfschmerzen, Müdigkeit und Schmerzen können bei 1 bis 10 von 100 Behandelten auftreten.

Donepezil: Harninkontinenz trifft mehr als 1 von 100 Kranken.

Rivastigmin: Vermehrtes Schwitzen kommt hinzu.

▶ **Muss beobachtet werden**

Donepezil, Galantamin, Rivastigmin: Wenn die Haut sich verstärkt rötet und juckt, handelt es sich wahrscheinlich um eine allergische Reaktion. Sie tritt bei bis zu 10 von 100 Personen auf, die mit Donepezil behandelt werden, bei Galantamin und Rivastigmin sind es bis zu 1 von 1 000. Je nachdem, wie heftig die Reaktion ist, sollte bei solchen Hauterscheinungen (→ Seite 14) der Arzt umgehend oder innerhalb des nächsten Tages informiert werden.

Schwindel (→ Seite 15) kann einsetzen, bei dem das unangenehme Gefühl besteht, dass sich alles dreht, schwankt oder kippt; dieses kann mit Übelkeit verbunden sein. Von 100 derjenigen, die Donepezil oder Galantamin einnehmen, trifft das 1 bis 10, bei Rivastigmin sind es mehr als 10 von 100. Wiederholen sich die Beschwerden, nehmen sie zu oder halten sie an, sollte das innerhalb von ein bis drei Tagen ein Arzt kontrollieren.

Es kann psychische Störungen geben, bei denen der Behandelte zeitlich und örtlich desorientiert ist (Galantamin und Rivastigmin 1 bis 10 von 100), befremdliche Dinge, die andere Menschen nicht bemerken, hört oder sieht (Halluzinationen) und das Gefühl entwickelt, beobachtet und kontrolliert zu werden (Donepezil und Rivastigmin 1 bis 10 von 100, Galantamin 1 bis 10 von 10 000). Berichtet der Kranke Derartiges, sollte die Betreuungsperson im Laufe des nächsten Tages mit dem Arzt Kontakt aufnehmen. Allerdings kann es schwierig sein, diese unerwünschten Wirkungen von den Symptomen der Erkrankung zu unterscheiden, denn auch eine Demenz kann mit derartigen psychischen Veränderungen einhergehen.

Der Herzschlag kann sich sehr verlangsamen (Bradykardie; Donepezil 1 bis 10 von 1 000, Galantamin 1 bis 10 von 10 000, Rivastigmin 1 von 10 000); auch die Erregungsleitung im Herzen kann gestört sein (AV-Block; 1 bis 10 von 10 000). Hinweiszeichen dafür sind Müdigkeit, Schwächegefühl und verminderte Leistungsfähigkeit. Beim Verdacht auf Herzprobleme beim Kranken sollte rasch ein Arzt gerufen werden.

Zusätzlich kommt bei folgenden Substanzen hinzu:

Donepezil: Bei 1 bis 10 von 100 Personen können Muskelkrämpfe auftreten. Sind sie besonders heftig oder wiederholen sie sich, sollte das mit dem Arzt besprochen werden.

Das Mittel ruft bei bis zu 1 von 1 000 Behandelten Leberschäden (→ Seite 15) hervor. Treten Übelkeit, Erbrechen und/oder dunkel gefärbter Urin auf und ist der Stuhl auffällig hell, sollte ein Arzt gerufen werden.

Galantamin, Rivastigmin: 1 bis 10 von 100 Kranken verlieren an Gewicht. Wenn das zum Problem wird, sollte der Arzt zurate gezogen werden. Bei bis zu 10 von 100 Anwendern tritt Zittern auf. Bei jedem Zehntausendsten verschlechtert sich eine eventuell bestehende Parkinsonkrankheit. Häufiger Harndrang, Brennen der Harnröhre und Schmerzen beim Wasserlassen deuten auf einen Harnweginfekt hin (Galantamin mehr als 1 von 100, Rivastigmin weniger als 1 von 10 000). Das muss vom Arzt behandelt werden. Wiederholen sich solche Entzündungen, sollte die Betreuungsperson mit dem Arzt besprechen, ob zu einem anderen Medikament gewechselt werden kann.

▶ Sofort zum Arzt

Die Behandelten können bewusstlos werden und umfallen, weil Sie Herzrhythmusstörungen (→ Seite 16) bekommen (Donepezil 1 bis 10 von 100, Galantamin und Rivastigmin 1 bis 10 von 10 000). Bei der Behandlung mit Donepezil beruht das bei 1 bis 10 von 1 000 auf einem Krampfanfall. In beiden Situationen sollte umgehend der Arzt benachrichtigt werden.

Neu auftretende oder verstärkte Magenbeschwerden oder eine Schwarzfärbung des Stuhls deuten auf Blutungen und Geschwüre im Magen-Darm-Trakt hin (Donepezil 1 bis 10 von 1 000, Galantamin und Rivastigmin 1 von 10 000). Je nachdem, wie stark die Symptome sind, sollte der Arzt davon umgehend bis innerhalb von 24 Stunden informiert werden.

Zusätzlich kommt bei folgenden Substanzen hinzu:

Donepezil: Das Mittel kann schwere Leberschäden (→ Seite 15) hervorrufen und eine Gelbsucht auslösen. Wenn sich die Haut gelb färbt und Sie zusätzlich einen starken Juckreiz am ganzen Körper verspüren, sollte sofort ein Arzt benachrichtigt werden.

Rivastigmin: Schmerzen hinter dem Brustbein, die ausstrahlen können, Angst, Unruhe, Atemnot, Blässe und Schweißausbrüche deuten auf einen Angina-Pectoris-Anfall hin (1 bis 10 von 10 000). Treten die Beschwerden erstmals auf, sollte umgehend der behandelnde Arzt informiert werden. Besteht bereits eine Angina Pectoris, sollte der Arzt benachrichtigt werden, wenn sich die Anfälle häufen oder länger andauern.

Hinweise

Für Frauen

Galantamin, Rivastigmin: Bei Frauen treten Übelkeit, Erbrechen und Appetitminderung häufiger auf als bei Männern.

Zur Verkehrstüchtigkeit

Aufgrund der unerwünschten Wirkungen beeinträchtigen die Mittel die Teilnahme am Straßenverkehr.

Dihydroergotoxin

DCCK, Hydergin, Orphol

Die klinischen Studien zur Behandlung mit Dihydroergotoxin wurden schon vor vielen Jahren durchgeführt und entsprechen nicht dem Standard, den man von solchen Studien heute fordert. In ihnen ließ sich zwar ein gewisser Einfluss auf die Lern- und Gedächtnisleistung feststellen, ob das die Betroffenen jedoch befähigt, den Alltag besser zu bewältigen, ist ungeklärt. Damit ist die therapeutische Wirksamkeit nicht ausreichend nachgewiesen. Untersuchungen, die die Anwendung von Dihydroergotoxin mit der von Azetyl-

cholinesterasehemmern vergleichen, von denen eine gewisse Wirksamkeit nachgewiesen ist, fehlen gänzlich.
Aus diesen Gründen wird Dihydroergotoxin als „wenig geeignet" bewertet.

Anwendung

Die Behandlung sollte nur erfolgen, wenn eine Bezugsperson des Kranken die regelmäßige Einnahme sicherstellt.
Laut Beipackzettel sollen in der Regel täglich zwischen 4 und 8 Milligramm Dihydroergotoxin auf einmal oder verteilt auf drei Einzeldosen vor dem Essen eingenommen werden.
Alle sechs Monate sollte das Medikament abgesetzt und geprüft werden, ob sich der Zustand des Betroffenen verschlechtert. Ist das nicht der Fall, ist ein Ende der Therapie zu erwägen.

Achtung

Einige Präparate enthalten Alkohol (siehe Tabelle). Personen mit Alkoholproblemen dürfen sie nicht einnehmen. Auch Leberkranke und Menschen mit Anfallleiden sollten den Alkoholgehalt berücksichtigen. Darüber hinaus kann Alkohol die Wirkung vieler Arzneimittel (z. B. Schlaf- und Beruhigungsmittel, Psychopharmaka, starke Schmerzmittel, einige Mittel bei hohem Blutdruck) verstärken.

Gegenanzeigen

Unter folgenden Bedingungen darf Dihydroergotoxin nur mit Vorsicht angewendet werden:

- Der Kranke hatte einen Herzinfarkt. Dihydroergotoxin kann die Herzkranzgefäße gefährlich verengen.
- Es besteht eine Herzerkrankung, bei der sich der Herzschlag sehr verlangsamt (Bradykardie).
- Der Blutdruck ist so niedrig, dass dem Kranken zum Beispiel beim Aufstehen schwarz vor Augen wird.
- Der Patient leidet an Psychosen, die nicht körperlich erklärt werden können.

Wechselwirkungen mit Medikamenten

Wenn der Kranke noch andere Medikamente nimmt, ist zu beachten, dass Dihydroergotoxin die erwünschten und unerwünschten Wirkungen von blutdrucksenkenden Medikamenten verstärken kann. Möglicherweise sinkt dann der Blutdruck gefährlich ab.
Dihydroergotoxin soll nicht zusammen mit anderen Mutterkornalkaloiden (bei Migräne, Parkinsonkrankheit) verabreicht werden, da sonst das Risiko für unerwünschte Wirkungen steigt.

Unerwünschte Wirkungen

► **Keine Maßnahmen erforderlich**

Gelegentlich können Magen-Darm-Beschwerden, Schlafstörungen, Kopfdruck oder Kopfschmerzen auftreten.
Selten wird die Nase als verstopft empfunden und in Beinen und Armen treten unangenehme Gefühle, wie Kribbeln und Taubheit, auf.

► **Muss beobachtet werden**

Müdigkeit, Schwindel (→ Seite 15) und morgendliche „Anlaufschwierigkeiten" deuten darauf hin, dass der Blutdruck abgesunken ist. Das trifft besonders Menschen, deren Blutdruck ohnehin niedrig ist. Wenn er sehr weit absinkt, kann ihnen schwarz vor Augen werden und es droht eine Ohnmacht. Davon sollte der Arzt informiert werden. Bei starker Beeinträchtigung durch die Beschwerden sollte mit dem Arzt besprochen werden, ob die Behandlung fortgesetzt werden soll.

► **Sofort zum Arzt**

Selten kommt es vor, dass nach längerer Behandlung Herzbeschwerden auftreten oder sich verstärken. Sie äußern sich als Schmerzen hinter dem Brustbein, die eventuell ausstrahlen, und beruhen auf einem Angina-Pectoris-Anfall. Zusätzlich sind Unruhe, Atemnot, Blässe und Schweißausbrüche möglich.
Treten solche Beschwerden zum ersten Mal auf, sollte umgehend ein Arzt eingeschaltet werden. Ist bereits eine Angina Pectoris diagnostiziert worden, sollte der Arzt gerufen werden, wenn sich die Anfälle häufen oder länger dauern.

Hinweise

Zur Verkehrstüchtigkeit

Aufgrund der unerwünschten Wirkungen können die Mittel die Teilnahme am Straßenverkehr beeinträchtigen.

Memantin

Axura, Ebixa

Ergebnisse der Grundlagenforschung legen nahe, dass bei Alzheimer-Demenz unter anderem die Bindungsstellen von Glutamat, einem Botenstoff im Gehirn, übermäßig aktiviert werden. Dadurch werden Nervenzellen in Gehirnregionen, die für Sinneswahrnehmungen, Bewegungen, Lernen und Gedächtnis zuständig sind, verstärkt abgebaut. Im Tierversuch konnte Memantin diese Überaktivität bremsen und die Nervenzellen vor Zerstörung schützen. Inwieweit sich die Ergeb-

nisse solcher Tierexperimente auf die Behandlung von Menschen übertragen lassen, muss genau überprüft werden. Das geschieht in den klinischen Studien an erkrankten Menschen.
Die wenigen bisher vorliegenden Studien zeigen, dass Memantin Lernen und Erinnern sowie die Fähigkeit zu Alltagsaktivitäten leicht verbessern kann. Es ist aber unklar, ob sich dieses im alltäglichen Leben der Betroffenen und ihrer Angehörigen positiv bemerkbar macht. Um diesen eigentlichen Nutzen bestimmen zu können, müssen weitere Studien durchgeführt werden. Da solche Studien bisher fehlen und die Datenlage für Memantin insgesamt schlechter ist als für die Acetylcholinesterasehemmer wird das Mittel als „wenig geeignet" bewertet. Mit Memantin kann allenfalls bei Personen mit schwerer Demenz ein Behandlungsversuch unternommen werden, wenn der Arzt das im Einzelfall für sinnvoll hält.

Anwendung

Die Behandlung sollte nur erfolgen, wenn eine Bezugsperson des Kranken die regelmäßige Einnahme sicherstellt.
Die Dosierung entnehmen Sie jeweils dem Beipackzettel. Darin ist auch angegeben, dass Memantin „einschleichend" dosiert werden soll, das heißt, dass zu Beginn der Behandlung eine geringe Dosis eingenommen und diese langsam gesteigert wird, bis die notwendige Dosis erreicht ist.
Alle sechs Monate sollte das Medikament abgesetzt und geprüft werden, ob sich der Zustand des Betroffenen dadurch verschlechtert. Ist das nicht der Fall, ist ein Ende der Therapie zu erwägen.
Bei eingeschränkter Nierenfunktion sollen pro Tag nicht mehr als 10 Milligramm (1 Tablette oder 10 Tropfen) Memantin eingenommen werden.

Achtung

Gegenanzeigen

Personen mit einer schweren Nierenfunktionsstörung dürfen nicht mit Memantin behandelt werden.
Unter folgenden Bedingungen sollte der Arzt Nutzen und Risiken einer Behandlung mit Memantin sorgfältig abwägen:

- Sie hatten schon einmal einen epileptischen Anfall.
- Sie hatten erst kürzlich einen Herzinfarkt.
- Sie haben eine nicht ausreichend behandelte Herzinsuffizienz.
- Sie haben einen nicht ausreichend eingestellten Bluthochdruck.

Wechselwirkungen mit Medikamenten

▶ **Unbedingt beachten**
Memantin kann die Wirkung der gerinnungshemmenden Mittel Phenprocoumon und Warfarin, die bei erhöhter Thrombosegefahr als Tabletten eingenommen werden, verstärken. Näheres hierzu finden Sie unter „Mittel zur Blutverdünnung: verstärkte Wirkung" (→ Seite 11).

Unerwünschte Wirkungen

▶ **Keine Maßnahmen erforderlich**
Memantin kann bei mehr als 1 von 100 Behandelten Verstopfung hervorrufen und bei mehr als 1 von 1 000 zu Magen-Darm-Beschwerden mit Erbrechen führen.
Bei mehr als 1 von 100 mit Memantin Behandelten treten Kopfschmerzen auf.

▶ **Muss beobachtet werden**
Mehr als 1 von 100 Behandelten reagiert mit Müdigkeit oder Schläfrigkeit.
Memantin kann Schwindel (→ Seite 15) hervorrufen und zu Gangunsicherheit führen. Davon sollte der Arzt informiert werden.
Es kann psychische Störungen geben. Dann kann der Behandelte zeitlich und örtlich desorientiert sein und befremdliche Dinge hören oder sehen, die andere Menschen nicht bemerken (Halluzinationen). Er kann das Gefühl entwickeln, beobachtet oder kontrolliert zu werden (Psychose). Bei derartigen Symptomen sollte die Betreuungsperson im Laufe des nächsten Tages mit einem Arzt Kontakt aufnehmen. Allerdings kann es schwierig sein, diese unerwünschten Wirkungen von den Symptomen der Erkrankung zu unterscheiden, denn auch eine Demenz kann mit derartigen psychischen Veränderungen einhergehen.

▶ **Sofort zum Arzt**
Vereinzelt hat das Mittel Krampfanfälle hervorgerufen. In diesem Fall sollte sofort ein Arzt kontaktiert werden. Möglicherweise war das Mittel zu hoch dosiert.
Akute und starke Schmerzen im oberen Bauchbereich, Übelkeit und Erbrechen können Symptome einer Bauchspeicheldrüsenentzündung sein. Bei solchen Beschwerden sollte sofort ein Arzt gerufen werden.

Hinweise

Zur Verkehrstüchtigkeit

Memantin kann die Reaktionsfähigkeit und damit die sichere Teilnahme am Straßenverkehr beeinträchtigen.

Nimodipin

Nimotop

Nimodipin gehört zu den Kalziumantagonisten (→ Seite 711). Es soll die Durchblutung der kleinen Hirngefäße verbessern. Ob sich dieses auf die geistige Leistungsfähigkeit von Demenzkranken positiv auswirkt, ist nicht ausreichend nachgewiesen. Der Wirkstoff wird als „wenig geeignet" bewertet.

Den Wirkstoff Nimodipin (*Nimotop*) gibt es inzwischen auch in Form von preisgünstigen Generika.

Anwendung

Die Behandlung sollte nur erfolgen, wenn eine Bezugsperson des Kranken die regelmäßige Einnahme sicherstellt.

Nimodipin soll „einschleichend" dosiert werden, das heißt, dass zu Beginn der Behandlung eine geringe Dosis eingenommen und diese langsam gesteigert wird, bis die notwendige Dosis erreicht ist.

Alle sechs Monate sollte das Medikament abgesetzt und geprüft werden, ob sich der Zustand des Betroffenen danach verschlechtert. Ist das nicht der Fall, ist ein Ende der Therapie zu erwägen.

Achtung

Gegenanzeigen

Wenn Ihr Blutdruck sehr niedrig ist und die Funktion von Leber oder Nieren schwer gestört ist, dürfen Sie nur mit Vorsicht mit Nimodipin behandelt werden. Wird in diesen Fällen das Mittel dennoch angewendet, muss der Arzt die Leber- und Nierenfunktion sowie den Blutdruck regelmäßig prüfen.

Wechselwirkungen mit Medikamenten

Wenn Sie noch andere Medikamente nehmen, ist zu beachten:

- Valproinsäure (bei Epilepsien), Cimetidin (bei Sodbrennen) und Fluoxetin (bei Depressionen) hemmen die Enzyme, die Nimodipin abbauen. Damit wirkt es stärker.
- Carbamazepin, Phenobarbital und Phenytoin (bei Epilepsien) beschleunigen die Abbauarbeit der Leber. Dann wird auch Nimodipin schneller abgebaut und wirkt weniger stark.
- Durch Nimodipin kann sich die Wirkung blutdrucksenkender Medikamente verstärken.

Wechselwirkungen mit Speisen und Getränken

Wenn Sie Nimodipin einnehmen, dürfen Sie keine Grapefruit essen oder Grapefruitsaft trinken, da die Substanz dann stärker wirken kann.

Unerwünschte Wirkungen

► **Keine Maßnahmen erforderlich**

Es kann zu Wärmegefühl am ganzen Körper (1 bis 2 von 100), Kopfschmerzen (1 bis 4 von 100) und Magen-Darm-Beschwerden (1 bis 4 von 100) kommen. Außerdem können Schlaflosigkeit, Unruhe, Erregung und Schwitzen auftreten.

► **Muss beobachtet werden**

Bei 1 von 100 Behandelten tritt Herzrasen (→ Seite 16) auf (Tachykardie). Stellen Sie in Ruhe anhaltend einen Pulswert über 100 pro Minute fest, sollten Sie sich an den Arzt wenden. Müdigkeit, Schwindel (→ Seite 15) und morgendliche „Anlaufschwierigkeiten" deuten darauf hin, dass der Blutdruck abgesunken ist. Das trifft besonders Menschen, deren Blutdruck ohnehin niedrig ist. Wenn er sehr weit absinkt, kann Ihnen schwarz vor Augen werden und es droht eine Ohnmacht. Davon sollten Sie den Arzt informieren. Fühlen Sie sich durch die Beschwerden stark beeinträchtigt, sollten Sie mit dem Arzt besprechen, wie die Behandlung weitergehen soll. Besonders in den Beinen kann sich Gewebewasser einlagern (Ödeme; 1 von 100). Sind diese Schwellungen sehr ausgeprägt oder verschlimmern sie sich im Laufe der Behandlung deutlich, sollten Sie mit dem Arzt das weitere Vorgehen besprechen.

Hinweise

Zur Verkehrstüchtigkeit

Aufgrund der unerwünschten Wirkungen beeinträchtigt das Mittel die Teilnahme am Straßenverkehr.

Nootropikum

Pirazetam

NOOTROP, Normabrain, Piracebral, Piracetam Abz, Piracetam AL, Piracetam-CT, Piracetam-neuraxpharm, Piracetam-ratiopharm, Piracetam STADA

Pirazetam soll den Stoffwechsel verbessern, der das Gehirn mit energiereichen Verbindungen versorgt. Wahrscheinlich beruht dieses auf einer unspezifischen Erregung von Nervenzellen. Dass Pirazetam die geistige Leistungsfähigkeit von Demenzkranken verbessert, ist nicht ausreichend nachgewiesen. Das Mittel wird als „wenig geeignet" eingestuft.

Anwendung

Die Behandlung sollte nur erfolgen, wenn eine Bezugsperson des Kranken die regelmäßige Einnahme sicherstellt.

Laut Beipackzettel soll die Behandlung mit einer täglichen Dosis von 2,4 Gramm Pirazetam begonnen werden. Wird diese gut vertragen, kann die Dosis auf 4,8 Gramm täglich gesteigert werden. Wegen der anregenden Wirkung sollte die letzte Dosis des Tages am frühen Nachmittag eingenommen werden, sonst kann es zu Schlafstörungen kommen.

Alle sechs Monate sollte das Medikament abgesetzt und geprüft werden, ob sich der Zustand des Betroffenen danach verschlechtert. Ist das nicht der Fall, ist ein Ende der Therapie zu erwägen.

ACHTUNG

Einige Präparate enthalten Parabene (siehe Tabelle). Diese Konservierungsmittel können Allergien auslösen. Wenn Sie auf Parastoffe (→ Seite 1159) allergisch reagieren, dürfen Sie diese Mittel nicht anwenden.

Gegenanzeigen

Unter folgenden Bedingungen dürfen Sie Pirazetam nicht oder nur mit Vorsicht anwenden:

- Sie sind innerlich unruhig, erregt und haben Bewegungsdrang.
- Sie nehmen gleichzeitig anregende Medikamente wie Appetitzügler, Neuroleptika (bei Psychosen) oder Schilddrüsenhormone ein.
- Ihre Nierenfunktion ist schwer gestört.

UNERWÜNSCHTE WIRKUNGEN

Pirazetam kann die Krampfschwelle herabsetzen. Es ist daher nicht auszuschließen, dass bei Menschen, die dafür vorbelastet sind, Krampfanfälle auftreten können.

▶ **Keine Maßnahmen erforderlich**

Gelegentlich treten Magen-Darm-Beschwerden, Erregtheit, Schlafstörungen, Schlaflosigkeit, Nervosität und Gewichtszunahme auf. Selten wird die sexuelle Lust gesteigert.

▶ **Muss beobachtet werden**

Gelegentlich kann es zu Angst, Aggressivität und depressiver Verstimmung kommen. Der Blutdruck kann absinken oder ansteigen. Es kann Schwindel (→ Seite 15) einsetzen, bei dem das unangenehme Gefühl besteht, dass alles sich dreht, schwankt oder kippt; dieses kann mit Übelkeit verbunden sein.

Fühlen Sie sich durch die Beschwerden ernsthaft beeinträchtigt, sollten Sie das weitere Vorgehen mit dem Arzt besprechen.

▶ **Sofort zum Arzt**

Es kann psychische Störungen geben, bei denen der Behandelte zeitlich und örtlich desorientiert ist, befremdliche Dinge, die andere Menschen nicht bemerken, hört oder sieht (Halluzinationen) und das Gefühl entwickelt, beobachtet und kontrolliert zu werden. Bei diesen Erscheinungen sollte umgehend mit dem Arzt Kontakt aufgenommen werden.

HINWEISE

Zur Verkehrstüchtigkeit

Die unerwünschten Wirkungen der Mittel beeinträchtigen die Teilnahme am Straßenverkehr.

Pflanzliches Mittel

Ginkgo

Gingium, GINKOBIL ratiopharm, Tebonin

Der Extrakt der Blätter des Ginkgobaums (Ginkgo biloba) soll die Durchblutung des Gehirns verbessern. Man nimmt an, dass das auf seinen Inhaltsstoffen beruht, die dem „plättchenaktivierenden" Faktor entgegenwirken, der bei der Blutgerinnung eine Rolle spielt. Wenn das Blut leichter fließt und die Gefahr einer Gerinnselbildung nicht mehr so groß ist, könnte sich das auf die geistige Leistungsfähigkeit positiv auswirken.

Einige Studien berichten, dass sich durch die Behandlung mit Ginkgoextrakt die Denkfähigkeit bei Demenzkranken verbessert. Es wird allerdings kritisiert, dass an diesen Untersuchungen nur relativ wenig Kranke teilgenommen haben, die Art der Hirnleistungsstörung nicht genau definiert wurde und nur recht kurze Zeit behandelt wurde. Andere Studien konnten dieses positive Ergebnis zudem nicht bestätigen. Auch eine Verbesserung der Alltagsfunktionen ließ sich nicht nachweisen. Darüber hinaus fehlen Untersuchungen, in denen die Therapie mit Ginkgoextrakt mit der mit Azetylcholinesterasehemmern verglichen wird, für die eine gewisse Wirksamkeit nachgewiesen ist.

Diese Kritik hat zu dem Gesamturteil „wenig geeignet" geführt – allerdings mit dem Zusatz, dass die Anwendung von Ginkgoextrakt einen Versuch wert sein kann, wenn Azetylcholinesterasehemmer nicht eingesetzt werden können.

ANWENDUNG

Die Behandlung sollte nur erfolgen, wenn eine Bezugsperson des Kranken die regelmäßige Einnahme sicherstellt.

Die Dosierung entnehmen Sie jeweils dem Beipackzettel.

Alle sechs Monate sollte das Medikament abgesetzt und geprüft werden, ob sich der Zustand des Betroffenen verschlechtert. Ist das nicht der Fall, ist ein Ende der Therapie zu erwägen.

Achtung

Gingko-biloba-Extrakt kann die Blutgerinnung beeinflussen. Daher sollten Sie die Mittel fünf bis acht Tage vor einer geplanten Operation oder einer Zahnbehandlung absetzen.

Wechselwirkungen mit Medikamenten

► **Unbedingt beachten**
Bei der gleichzeitigen Anwendung von Ginkgoextrakt und Arzneimitteln, die die Gerinnungsfähigkeit des Blutes herabsetzen (mit Wirkstoffen wie z. B. Azetylsalizylsäure, Clopidogrel, Heparin, Phenprocoumon, Tiklopidin), erhöht sich das Risiko für Blutungen. Näheres hierzu finden Sie unter „Mittel zur Blutverdünnung: verstärkte Wirkung" (→ Seite 11).

Unerwünschte Wirkungen

► **Keine Maßnahmen erforderlich**
Sehr selten kommt es zu leichter Übelkeit, Kopf- oder Bauchschmerzen.

► **Muss beobachtet werden**
Wenn die Haut sich verstärkt rötet und juckt, reagieren Sie vermutlich allergisch auf das Mittel. Bei solchen Hauterscheinungen (→ Seite 14) sollten Sie einen Arzt aufsuchen.

Demenzerkrankungen, Hirnleistungsstörungen

Handelsname Darreichungsform	Zusammensetzung pro 1 ml/1 g oder wie angegeben bzw. pro abgeteilte Einheit	Kleinste Packungsgröße	Festbetrag in Euro	Packungspreis in Euro	Bewertung
Hinweise zu den Tabellenspalten → Seite 28, zur Auswahl der Arzneimittel → Seite 23, zur Grundlage der Bewertung → Seiten 24, 27					
Aricept 5 mg Rp	Donepezil-hydrochlorid 5 mg	28 Stück		106,01	**Mit Einschränkung geeignet** bei leichter bis mittelschwerer Alzheimer-Demenz. Einige klinische Studien zeigen einen positiven Einfluss auf die Hirnleistung. Dass sich bei Langzeitanwendung die Demenz hinauszögern und die Alltagsaktivitäten verbessern lassen, muss noch durch weitere Studien nachgewiesen werden. → Seite 94
10 mg Rp Filmtabletten	10 mg	28 Stück		126,70	
Aricept Evess 5 mg Schmelztabletten Rp	5 mg	28 Stück		110,82	
10 mg Schmelztabletten Rp Schmelztabletten	10 mg	28 Stück		132,54	
Axura 10 mg Filmtabletten Rp Filmtabletten	Memantin-hydrochlorid 10 mg	50 Stück		100,59	**Wenig geeignet** bei Alzheimer-Demenz, da die therapeutische Wirksamkeit nich ausreichend nachgewiesen ist. Allenfalls als individueller Therapieversuch bei schwerer Alzheimer-Demenz, wenn besser bewertete Mittel nicht eingesetz werden können. → Seite 94
Axura 10 mg/g Tropfen zum Einnehmen Rp Lösung	10 mg	50 g		100,59	
DCCK retard 2,5 Rp Retardkapseln	Dihydroergotoxinmesilat 2,5 mg	60 Stück	27,23	27,23	**Wenig geeignet** bei Demenzerkrankungen und Hirnleistungsstörungen. Di therapeutische Wirksamkeit ist nicht ausreichend nachgewiesen. → Seite 94
DCCK Tropflösung Rp Tropfen	1 mg	100 ml	23,12	23,12	
Ebixa 10 mg Filmtabletten Rp Filmtabletten	Memantin-hydrochlorid 10 mg	50 Stück		100,59	**Wenig geeignet** bei Alzheimer-Demenz, da die therapeutische Wirksamkeit nich ausreichend nachgewiesen ist. Allenfall als individueller Therapieversuch bei schwerer Alzheimer-Demenz, wenn besser bewertete Mittel nicht eingesetz werden können. → Seite 94
Ebixa 10 mg/g Tropfen zum Einnehmen Rp Lösung	10 mg	50 g		100,59	
Exelon Kapseln 1,5 mg Rp	Rivastigmin 1,5 mg	56 Stück		102,97	**Mit Einschränkung geeignet** bei leichte bis mittelschwerer Alzheimer-Demenz. Einige klinische Studien zeigen einen positiven Einfluss auf die Hirnleistung. Dass sich bei Langzeitanwendung die Demenz hinauszögern und die Alltagsa tivitäten verbessern lassen, muss noch durch weitere Studien nachgewiesen werden. → Seite 94
3 mg Rp	3 mg	56 Stück		107,36	
4,5 mg Rp	4,5 mg	56 Stück		107,36	
6 mg Rp Hartkapseln	6 mg	56 Stück		107,36	
Exelon Lösung Rp Lösung	2 mg	120 ml		139,11	

Demenzerkrankungen, Hirnleistungsstörungen Fortsetzung

Handelsname Darreichungsform	Zusammensetzung pro 1 ml/1 g oder wie angegeben bzw. pro abgeteilte Einheit	Kleinste Packungsgröße	Festbetrag in Euro	Packungspreis in Euro	Bewertung

Hinweise zu den Tabellenspalten → Seite 28, zur Auswahl der Arzneimittel → Seite 23, zur Grundlage der Bewertung → Seiten 24, 27

Handelsname Darreichungsform	Zusammensetzung pro 1 ml/1 g oder wie angegeben bzw. pro abgeteilte Einheit	Kleinste Packungsgröße	Festbetrag in Euro	Packungspreis in Euro	Bewertung
Gingium	**Auszug aus Ginkgo-biloba-Blättern** 40 mg	30 Stück	8,82	8,75	**Wenig geeignet** bei Demenzerkrankungen und Hirnleistungsstörungen. Die therapeutische Wirksamkeit ist nicht ausreichend nachgewiesen. Aufgrund einiger positiver Studienergebnisse scheint ein Behandlungsversuch allerdings gerechtfertigt, wenn besser beurteilte Mittel nicht eingesetzt werden können. → Seite 947
Gingium spezial 80	80 mg	30 Stück	16,85	17,10	
Gingium intens 120 Filmtabletten	120 mg	30 Stück	24,62	25,45	
Gingium Tropfen	40 mg	100 ml	25,29	25,30	
GINKOBIL-N ratiopharm	**Auszug aus Ginkgo-biloba-Blättern** 40 mg	30 Stück	8,82	8,75	**Wenig geeignet** bei Demenzerkrankungen und Hirnleistungsstörungen. Die therapeutische Wirksamkeit ist nicht ausreichend nachgewiesen. Aufgrund einiger positiver Studienergebnisse scheint ein Behandlungsversuch allerdings gerechtfertigt, wenn besser beurteilte Mittel nicht eingesetzt werden können. → Seite 947
GINKOBIL ratiopharm 80 mg	80 mg	30 Stück	16,85	16,95	
120 mg Filmtabletten	120 mg	30 Stück	24,62	25,20	
GINKOBIL ratiopharm Tropfen Tropfen	40 mg	100 ml	25,29	25,30	
Hydergin spezial Rp Filmtabletten	**Dihydroergotoxinmesilat** 4 mg	100 Stück	49,53	54,53	**Wenig geeignet** bei Demenzerkrankungen und Hirnleistungsstörungen. Die therapeutische Wirksamkeit ist nicht ausreichend nachgewiesen. → Seite 943
Hydergin 1 mg/ml Tropflösung Rp	1 mg *Enthält 29,6% Alkohol*	50 ml	16,95	19,44	
forte 2 mg/ml Tropflösung Rp Lösung	2 mg *Enthält 29,6% Alkohol*	30 ml	17,64	19,64	
Hydergin forte 2 mg Tabletten Rp Tabletten	2 mg	100 Stück	32,83	37,82	
Nimotop Rp Filmtabletten	**Nimodipin** 30 mg	30 Stück	22,38	25,16	**Wenig geeignet** bei Hirnleistungsstörungen. Die therapeutische Wirksamkeit ist nicht ausreichend nachgewiesen. → Seite 946
NOOTROP 800 Rp	**Pirazetam** 800 mg	30 Stück	13,57	13,57	**Wenig geeignet** bei Demenzerkrankungen und Hirnleistungsstörungen. Die therapeutische Wirksamkeit ist nicht ausreichend nachgewiesen. Das Mittel kann psychische Erregungszustände und Schlafstörungen auslösen. → Seite 946
1 200 mg Filmtabletten Rp Filmtabletten	1 200 mg	30 Stück	14,86	14,86	
NOOTROP 2,4 g Granulat Rp Granulat	2 400 mg pro Beutel	60 Stück	25,79	26,87	
NOOTROP Trinklösung Rp Lösung	333 mg (Konservierungsmittel: Parabene)	300 ml	27,61	28,82	
NOOTROP Trinkampullen Rp Trinkampullen	1 200 mg pro Trinkampulle	30 x 3,6 ml	14,86	14,86	
Normabrain 800 mg Filmtabletten Rp	**Pirazetam** 800 mg	90 Stück	20,52	20,52	**Wenig geeignet** bei Demenzerkrankungen und Hirnleistungsstörungen. Die therapeutische Wirksamkeit ist nicht ausreichend nachgewiesen. Das Mittel kann psychische Erregungszustände und Schlafstörungen auslösen. → Seite 946
1 200 mg Filmtabletten Rp Filmtabletten	1 200 mg	30 Stück	14,86	14,86	
Normabrain 1 200-liquidum Rp Trinkampullen	1 200 mg pro Trinkampulle	90 Stück	24,10	25,07	
Orphol Brausetabletten Rp Brausetabletten	**Dihydroergotoxinmesilat** 4,5 mg	30 Stück	24,74	25,87	**Wenig geeignet** bei Demenzerkrankungen und Hirnleistungsstörungen. Die therapeutische Wirksamkeit ist nicht ausreichend nachgewiesen. → Seite 943
Orphol Tropflösung Rp Lösung	1,0 mg *Enthält 20% Alkohol*	50 ml	16,95	17,40	
Orphol Tabletten Rp	1,5 mg	30 Stück	16,04	16,59	
Orphol spezial Rp Tabletten	4,5 mg	30 Stück	24,74	24,74	

Demenzerkrankungen, Hirnleistungsstörungen Fortsetzung

Handelsname Darreichungsform	Zusammensetzung pro 1 ml/1 g oder wie angegeben bzw. pro abgeteilte Einheit	Kleinste Packungsgröße	Festbetrag in Euro	Packungspreis in Euro	Bewertung
Piracebral 800 Rp *1 200* Rp Filmtabletten	Pirazetam 800 mg 1 200 mg	30 Stück 30 Stück	13,57 14,86	12,00 12,78	**Wenig geeignet** bei Demenzerkrankungen und Hirnleistungsstörungen. Die therapeutische Wirksamkeit ist nicht ausreichend nachgewiesen. Das Mittel kann psychische Erregungszustände und Schlafstörungen auslösen. → Seite 946
Piracetam 1200 mg AbZ Rp Filmtabletten	Pirazetam 1 200 mg	50 Stück	18,03	14,65	**Wenig geeignet** bei Demenzerkrankungen und Hirnleistungsstörungen. Die therapeutische Wirksamkeit ist nicht ausreichend nachgewiesen. Das Mittel kann psychische Erregungszustände und Schlafstörungen auslösen. → Seite 946
Piracetam AL 800 Rp *1200* Rp Filmtabletten	Pirazetam 800 mg 1 200 mg	30 Stück 30 Stück	13,57 14,86	12,00 12,78	**Wenig geeignet** bei Demenzerkrankungen und Hirnleistungsstörungen. Die therapeutische Wirksamkeit ist nicht ausreichend nachgewiesen. Das Mittel kann psychische Erregungszustände und Schlafstörungen auslösen. → Seite 94
Piracetam-CT 800 mg Filmtabletten Rp *1 200 mg Filmtabletten* Rp Filmtabletten	Pirazetam 800 mg 1 200 mg	30 Stück 30 Stück	13,57 14,86	12,00 12,78	**Wenig geeignet** bei Demenzerkrankungen und Hirnleistungsstörungen. Die therapeutische Wirksamkeit ist nicht ausreichend nachgewiesen. Das Mittel kann psychische Erregungszustände und Schlafstörungen auslösen. → Seite 94
Piracetam-neuraxpharm 800 Rp *1 200* Rp Filmtabletten	Pirazetam 800 mg 1 200 mg	30 Stück 30 Stück	13,57 14,86	12,00 12,78	**Wenig geeignet** bei Demenzerkrankungen und Hirnleistungsstörungen. Die therapeutische Wirksamkeit ist nicht ausreichend nachgewiesen. Das Mittel kann psychische Erregungszustände und Schlafstörungen auslösen. → Seite 94
Piracetam-neuraxpharm Granulat 2,4 g Rp Granulat	2 400 mg pro Beutel	60 Stück	25,79	25,63	
Piracetam-neuraxpharm Rp Lösung	800 mg pro 2,4 ml (Konservierungsmittel: Parabene)	100 ml	19,08	15,29	
Piracetam-ratiopharm 800 Rp *1 200* Rp Filmtabletten	Pirazetam 800 mg 1 200 mg	30 Stück 30 Stück	13,57 14,86	12,00 12,78	**Wenig geeignet** bei Demenzerkrankungen und Hirnleistungsstörungen. Die therapeutische Wirksamkeit ist nicht ausreichend nachgewiesen. Das Mittel kann psychische Erregungszustände und Schlafstörungen auslösen. → Seite 94
Piracetam-ratiopharm 400 Rp Kapseln	400 mg	30 Stück	12,05	11,09	
Piracetam-ratiopharm Liquidum Rp Lösung	832 mg pro 2,5 ml (Konservierungsmittel: Parabene)	75 ml	14,60	12,61	
Piracetam STADA 800 mg Rp *1200 mg* Rp Filmtabletten	Pirazetam 800 mg 1 200 mg	30 Stück 30 Stück	13,57 14,86	12,00 12,78	**Wenig geeignet** bei Demenzerkrankungen und Hirnleistungsstörungen. Die therapeutische Wirksamkeit ist nicht ausreichend nachgewiesen. Das Mittel kann psychische Erregungszustände und Schlafstörungen auslösen. → Seite 94

Hinweise zu den Tabellenspalten → Seite 28, zur Auswahl der Arzneimittel → Seite 23, zur Grundlage der Bewertung → Seiten 24, 27

Demenzerkrankungen, Hirnleistungsstörungen Fortsetzung

Handelsname Darreichungsform	Zusammensetzung pro 1 ml/1 g oder wie angegeben bzw. pro abgeteilte Einheit	Kleinste Packungsgröße	Festbetrag in Euro	Packungspreis in Euro	Bewertung
Reminyl 1 x täglich 8 mg Rp	**Galantamin-hydrobromid** 8 mg	28 Stück		106,15	**Mit Einschränkung geeignet** bei leichter bis mittelschwerer Alzheimer-Demenz. Einige klinische Studien zeigen einen positiven Einfluss auf die Hirnleistung. Dass sich bei Langzeitanwendung die Demenz hinauszögern und die Alltagsaktivitäten verbessern lassen, muss noch durch weitere Studien nachgewiesen werden. → Seite 940
16 mg Rp	16 mg	28 Stück		123,55	
24 mg Rp Kapseln	24 mg	28 Stück		135,67	
Reminyl Lösung Rp Lösung	4 mg (Konservierungsmittel: Parabene)	100 ml		92,80	
Reminyl 1 x täglich 8 mg + 16 mg Rp Retardkapseln	8 mg und 16 mg	2 x 28 Stück		215,53	
Tebonin forte 40 mg	**Auszug aus Ginkgo-biloba-Blättern** 40 mg	30 Stück	8,82	9,10	**Wenig geeignet** bei Demenzerkrankungen und Hirnleistungsstörungen. Die therapeutische Wirksamkeit ist nicht ausreichend nachgewiesen. Aufgrund einiger positiver Studienergebnisse scheint ein Behandlungsversuch allerdings gerechtfertigt, wenn besser beurteilte Mittel nicht eingesetzt werden können. → Seite 947
spezial 80 mg	80 mg	30 Stück	16,85	17,90	
intens 120 mg Filmtabletten	120 mg	30 Stück	24,62	26,60	
Tebonin forte 40 mg Tropfen	40 mg	100 ml	25,29	26,70	

Hinweise zu den Tabellenspalten → Seite 28, zur Auswahl der Arzneimittel → Seite 23, zur Grundlage der Bewertung → Seiten 24, 27

Neuropathien

Als Neuropathie werden Veränderungen an den Nerven bezeichnet, die unterschiedliche Ursachen haben, aber fast immer Schmerzen oder Empfindungsstörungen hervorrufen. Von Polyneuropathie spricht man, wenn mehrere Nerven betroffen sind, und zwar symmetrisch vor allem die Nerven beider Beine. Zu den Neuropathien gehören auch sogenannte „Nervenentzündungen", die in der Fachsprache als Polyneuritiden bezeichnet werden. Sie sind durch ein entzündliches, die Nerven veränderndes Geschehen gekennzeichnet.
Bei einer Neuralgie tritt der Schmerz immer in dem Gebiet auf, das von dem betroffenen Nerv versorgt wird. So ruft eine Trigeminusneuralgie, bei der üblicherweise zunächst der zweite oder dritte Ast des Trigeminusnervs von der Veränderung betroffen ist, beispielsweise Schmerzen auf nur einer Seite des Gesichts hervor.

Anzeichen und Beschwerden

Die bei Neuropathien veränderten Nervenfunktionen äußern sich durch eine gestörte Empfindungsfähigkeit und Schmerzen. Infolge der gestörten Empfindungsfähigkeit kann es vor allem in Füßen und Händen, Beinen und Armen kribbeln. Sie können sich ungewöhnlich kalt oder warm anfühlen. Die Schmerzen erscheinen manchen Menschen brennend und anhaltend, bei anderen schießt der Schmerz blitzartig ein und vergeht bald wieder. Die Schmerzen, die von den Nerven in den Randbereichen des Körpers wie Händen und Füßen ausgehen, bezeichnen Mediziner als periphere neuropathische Schmerzen. Eine typische Erkrankung, die diese Art von Symptomen hervorruft, ist die diabetische Polyneuropathie, eine Spätfolge des Diabetes, bei der viele Nerven geschädigt sind.
Wenn Gefühlsnerven (sensible Nerven) betroffen sind, werden trotz der Schmerzen weder Berührung, noch Schmerz oder Temperaturänderungen ausreichend wahrgenommen.
Sind von der Neuropathie Nerven betroffen, die Bewegungsabläufe steuern (motorische Nerven),

können Lähmungserscheinungen und Muskelschwund auftreten.
Betrifft die Neuropathie Teile des Nervensystems, die nicht vom Willen gesteuert werden (autonome oder vegetative Nerven), kann die Hautdurchblutung gestört sein, im Gewebe kann sich Flüssigkeit ansammeln (Ödeme) und es können Blasen-, Darm- und Sexualstörungen auftreten.

Ursachen

Als Ursache von Neuropathien einzelner Nerven kommen Druckschäden oder Unfallfolgen (z. B. Zerrungen, Prellungen) infrage, die sich auf die Nervenfunktion auswirken.
Zu den Ursachen von Polyneuropathien zählen Stoffwechselkrankheiten wie Diabetes und Nierenversagen, Schädigungen durch Alkohol und Medikamente. Beispielsweise können Nitrofurantoin (bei Harnweginfektionen), manche Antibiotika sowie Mittel gegen Virusinfektionen, Mittel bei Krebs und Vitamin B_6 in hoher Dosierung Neuropathien auslösen.
Auch in der Folge von Infektionen kann es Neuropathien geben. Ein Beispiel sind die langanhaltenden Schmerzen nach einer Gürtelrose, die wiederum auf einer Infektion mit Herpesviren beruht. Die durch Zeckenbiss übertragenen Borrelien verursachen die Lyme-Borreliose (→ Seite 1240), die in der Folge zu Nervenschäden führen kann. Zu den Immunerkrankungen wird das Guillain-Barré-Syndrom gerechnet, bei dem die Nervenschädigungen so weit fortschreiten können, dass sogar Lähmungen der Atemmuskulatur möglich sind.
Nur selten sind mangelnde Durchblutung, unzureichende Ernährung, Gifte wie Blei und Thallium oder eine Strahlenbehandlung die Ursache der Nervenstörung.
Die Schmerzen gehen von den Nervenzellen selbst oder ihren Fortsätzen aus, die verändert, geschädigt oder abgestorben sind. Derartige nervenbedingte Schmerzen können zu komplizierten Langzeitfolgen führen: Die Nerven selbst ändern ihre Funktion, die Reizleitung zwischen einzelnen Nervenfasern verändert sich und die Schmerzen werden in Rückenmark und Gehirn anders verarbeitet als vorher.

Nichtmedikamentöse Maßnahmen

Bei alkoholbedingten Schäden ist Abstinenz die Grundvoraussetzung für eine Besserung.
Medikamente, die zu Polyneuropathien führen können, müssen abgesetzt und durch andere Wirkstoffe ersetzt werden, die keine derartigen Nebenwirkungen aufweisen.

Behandlung mit Medikamenten

Je nach Ursache wird bei neuropathischen Beschwerden unterschiedlich vorgegangen. Bei einer diabetischen Polyneuropathie zum Beispiel ist eine intensivierte Insulintherapie (→ Seite 602) die wichtigste Behandlungsmethode.
Ein nachgewiesener Vitamin-B-Mangel zum Beispiel bei Alkoholmissbrauch macht Medikamente erforderlich, die den Vitamin-B-Mangel beheben.
Andere neuropathische Beschwerden können sich innerhalb von Wochen bis Monaten ohne jede Therapie bessern. Ist das nicht der Fall, lassen sich meist nur die Symptome lindern. In den Studien dazu wurde vor allem die schmerzlindernde Wirkung bestimmter Arzneimittel untersucht.
Nervenbedingte Schmerzen lassen sich mit „gewöhnlichen" Schmerzmitteln, wie Ibuprofen, Metamizol oder Parazetamol, in aller Regel nicht ausreichend lindern. Bei neuropathischen Schmerzen werden vielmehr Mittel erfolgreich eingesetzt, deren Hauptanwendungsgebiet eigentlich andere Krankheiten sind.
Sehr gut belegt ist die therapeutische Wirksamkeit von Amitriptylin (→ Seite 953) bei nervenbedingten Schmerzen. Für diese Anwendung wird der Wirkstoff als „geeignet" bewertet.
Mit Carbamazepin (→ Seite 953) werden vor allem Trigeminusneuralgien effektiv behandelt. Hierfür wird der Wirkstoff als „geeignet" bewertet.
Gabapentin (→ Seite 953) ist eine relativ neue Substanz, die ihre therapeutische Wirksamkeit bei neuropathischen Schmerzen bewiesen hat. Ob es ähnlich gut wie oder sogar besser wirkt als zum Beispiel Amitriptylin oder Carbamazepin, ist noch nicht ausreichend untersucht. Da Gabapentin zur Behandlung neuropathischer Beschwerden bisher noch wenig erprobt ist, wird es als „auch geeignet" beurteilt.
Pregabalin (→ Seite 954) ist ebenfalls ein neues Medikament bei neuropathischen Schmerzen. Für diese Substanz gibt es noch keine Studien, die seine Auswirkungen bei Langzeiteinnahme zeigen. Auch den Vergleich zu anderen Neuropathiemitteln hat Pregabalin noch nicht angetreten. Es wird daher als „mit Einschränkung geeignet" bewertet, wenn besser geeignete Mittel nicht eingesetzt werden können.
Wie diese Medikamente vertragen werden, ist von Person zu Person verschieden. Darum muss der Arzt die Dosis, bei der noch keine Nebenwirkungen auftreten, bei jedem Einzelnen individuell herausfinden. Ob die eingesetzte Substanz ausreichend wirkt oder nicht, lässt sich erst dann sagen, wenn der Betref-

fende zwei bis vier Wochen mit seiner individuellen Wirkdosis behandelt worden ist.
Die therapeutische Wirksamkeit der Kombination aus Cytidin + Uridin (→ Seite 954) und der aus Cytidin + Uridin + Lidokain (→ Seite 954) ist nicht ausreichend nachgewiesen. Diese Mittel werden daher als „wenig geeignet" bewertet.

Amitriptylin

Amineurin, Amitriptylin-neuraxpharm, Saroten

Schon lange werden chronische Schmerzen mit Amitriptylin behandelt, ohne dass der Wirkmechanismus bisher geklärt werden konnte. Da es wahrscheinlich nicht nur selbst schmerzlindernd wirkt, sondern auch die Wirkung von Schmerzmitteln verstärkt, ist Amitriptylin ein bewährtes Zusatzmedikament in der Langzeit-Schmerzbehandlung. Ein weiteres Anwendungsgebiet der Substanz sind Depressionen.
Die therapeutische Wirksamkeit von Amitriptylin bei Schmerzen, wie sie bei einer diabetischen Neuropathie oder nach einer Gürtelrose häufig auftreten, ist sehr gut belegt. Es wird als Mittel der ersten Wahl empfohlen, an dem sich andere Medikamente für neuropathische Schmerzen messen lassen müssen. Voraussetzung für die Behandlung mit Amitriptylin ist, dass es in ein therapeutisches Gesamtkonzept eingebunden ist. Bei Diabetes zum Beispiel bedeutet das, dass unter anderem die Blutzuckereinstellung optimiert werden muss.

Anwendung

Die Dosierung richtet sich nach den Angaben des Arztes. Unter Umständen müssen die Tabletten geteilt werden.

Achtung

Amitriptylin-neuraxpharm Lösung enthält als Konservierungsmittel Parabene. Wenn Sie auf Parastoffe (→ Seite 1159) allergisch reagieren, dürfen Sie das Mittel nicht anwenden.
Für alles Weitere gelten die Angaben zu Amitriptylin im Abschnitt „Trizyklische Antidepressiva" (→ Seite 1003) bei Depressionen.

Carbamazepin

Carbabeta, Carba-CT, CARBAFLUX, Carbamazepin AL, Carbamazepin HEXAL, Carbamazepin-neuraxpharm, Carbamazepin-ratiopharm, espa-lepsin, Finlepsin, Tegretal, Timonil

Carbamazepin wird erfolgreich bei chronischen Schmerzen eingesetzt. Wie es diese Wirkung erreicht, ist nicht sicher bekannt. Für die Schmerzen, die bei einer Trigeminusneuralgie auftreten können – der Störung eines Nervs, der durch das Gesicht zieht –, ist die Wirksamkeit von Carbamazepin so gut belegt, dass es als Mittel der ersten Wahl gilt. Für die Anwendung bei schmerzhaften Neuropathien, wie sie als Komplikation eines Diabetes häufig auftreten, liegen jedoch nur ältere Studien vor, an denen zudem nur relativ wenig Menschen teilgenommen haben.
Ein weiteres Anwendungsgebiet von Carbamazepin sind Epilepsien, wo der Wirkstoff seit vielen Jahren erfolgreich eingesetzt wird.

Anwendung

Die Dosierung richtet sich nach den Angaben des Arztes. Der Beipackzettel gibt Hinweise, auf welche Weise Carbamazepin „einschleichend" dosiert wird. Das heißt, zu Beginn der Behandlung wird eine geringe Dosis eingenommen und diese langsam gesteigert, bis die notwendige Dosis erreicht ist. Die Tageshöchstdosis von 1 600 Milligramm Carbamazepin ist bei der Schmerzbehandlung wohl kaum nötig. Eher kann der Wirkstoff bei manchen Menschen nach einiger Zeit geringer dosiert werden.
Die weiteren Angaben sind mit denen der Anwendung von Carbamazepin (→ Seite 888) bei Epilepsien identisch. Allerdings gelten die allgemeinen Hinweise für Epilepsien für die Anwendung bei nervenbedingten Schmerzen nicht.

Achtung

Einige Präparate (siehe Tabelle) enthalten als Konservierungsmittel Parabene. Wenn Sie auf Parastoffe (→ Seite 1159) allergisch reagieren, dürfen Sie die Mittel nicht anwenden.

Hinweise

Zur Verkehrstüchtigkeit

Carbamazepin kann die Reaktionsfähigkeit beeinträchtigen. Sie sollten deshalb kein Fahrzeug lenken, keine Maschinen bedienen und keine Arbeiten ohne sicheren Halt verrichten.

Gabapentin

Gabapentin AL, Gabapentin HEXAL, Gabapentin-ratiopharm, Gabapentin STADA, Neurontin

Zur Behandlung von nervenbedingten Schmerzen ist Gabapentin ein noch relativ neues Medikament. Seine Wirksamkeit steht außer Frage,

wenn auch noch nicht bekannt ist, worauf sie beruht. Gabapentin lindert vor allem Schmerzen aufgrund einer diabetischen Polyneuropathie oder solche nach einer Gürtelrose. Ob es allerdings so effektiv wirkt wie Amitriptylin oder Carbamazepin, ist bisher ungeklärt. Daher lautet die Bewertung von Mitteln mit Gabapentin zur Anwendung bei Neuropathien „auch geeignet".
Da sich Gabapentin und andere Medikamente kaum gegenseitig beeinflussen, kann der Wirkstoff für Menschen vorteilhaft sein, die mehrere Medikamente zugleich einnehmen müssen.

ANWENDUNG

Die Dosierung richtet sich nach den Angaben des Arztes. Der Beipackzettel gibt Hinweise, auf welche Weise Gabapentin „einschleichend" dosiert wird. Das heißt, zu Beginn der Behandlung wird eine geringe Dosis eingenommen und diese langsam gesteigert, bis die notwendige Dosis erreicht ist. In der Regel liegt die tägliche Dosis Gabapentin zwischen 1 800 und 2 400 Milligramm, höchstens bei 3 600 Milligramm pro Tag.
Bei eingeschränkter Nierenfunktion müssen die jeweiligen Dosierungen angepasst werden.
Die weiteren Angaben sind mit denen der Anwendung von Gabapentin (→ Seite 894) bei Epilepsien identisch. Allerdings gelten die allgemeinen Hinweise für Epilepsien für die Anwendung bei nervenbedingten Schmerzen nicht.

HINWEISE

Für Kinder unter 14 Jahren

Über die Anwendung von Gabapentin für neuropathische Schmerzen bei Kindern unter 14 Jahren gibt es keine ausreichenden Untersuchungen. Sie sollten mit dem Medikament nicht behandelt werden.

Zur Verkehrstüchtigkeit

Gabapentin kann die Reaktionsfähigkeit beeinträchtigen. Sie sollten deshalb kein Fahrzeug lenken, keine Maschinen bedienen und keine Arbeiten ohne sicheren Halt verrichten.

Pregabalin

LYRICA

Wie Pregabalin genau wirkt, ist noch nicht völlig klar. Bisher ist bekannt, dass durch den Einfluss von Pregabalin weniger der Nervenbotenstoffe freigesetzt werden, die an der Wahrnehmung und Beurteilung von Schmerzempfindungen beteiligt sind. In Studien zeigte sich, dass Menschen, die mit Pregabalin behandelt wurden, weniger Schmerzen empfanden und besser schlafen konnten. Zugleich war der Wirkstoff gut verträglich. Da er aber erst seit kurzem in Gebrauch ist, weiß man über die Auswirkungen seiner Anwendung über lange Zeit erst relativ wenig. Auch ist noch unklar, wie der Wirkstoff im Vergleich zu den bisher gebräuchlichen Wirkstoffen Amitriptylin, Carbamazepin und Gabapentin abschneidet.
Aus diesen Gründen wird das Präparat mit Pregabalin bei Neuropathien vorerst als „mit Einschränkung geeignet" bewertet.

ANWENDUNG

Die Behandlung mit Pregabalin beginnt mit 150 Milligramm. Nach drei bis sieben Tagen kann die Dosis auf 300 Milligramm täglich gesteigert werden. Bei Bedarf kann nach einer weiteren Woche stufenweise bis zur Höchstdosis von 600 Milligramm täglich weiter erhöht werden.
Bei eingeschränkter Nierenfunktion müssen die jeweiligen Dosierungen angepasst werden.
Die weiteren Angaben sind mit denen der Anwendung von Pregabalin (→ Seite 902) bei Epilepsien identisch. Allerdings gelten die allgemeinen Hinweise für Epilepsien für die Anwendung bei nervenbedingten Schmerzen nicht.

HINWEISE

Zur Verkehrstüchtigkeit

Pregabalin kann die Reaktionsfähigkeit beeinträchtigen. Sie sollten deshalb kein Fahrzeug lenken, keine Maschinen bedienen und keine Arbeiten ohne sicheren Halt verrichten.

Kombinationen

Cytidin + Uridin

Keltican N Kapseln

Cytidin + Uridin + Lidokain

Keltican N Injektionslösung

Cytidin und Uridin sind Bausteine der Nukleinsäuren, aus denen das genetische Material im Zellkern besteht. Die Medikamente basieren auf der Idee, dass sich geschädigte Nervenzellen besser regenerieren können, wenn ihnen viel Baumaterial zur Verfügung steht. Da jedoch keine klinischen Studien vorliegen, die die therapeutische Wirksamkeit ausreichend belegen, werden die Mittel als „wenig geeignet" bewertet.
Von Lidokain, einem Mittel zur örtlichen Betäubung, ist ebenfalls nicht nachgewiesen, dass es Neuropathien bessert.

Anwendung

Gemäß Beipackzettel soll bei starken Schmerzen täglich eine Ampulle gespritzt werden; später soll ein- bis zweimal täglich eine Kapsel eingenommen werden.

Achtung

Mittel zum Spritzen, die Lidokain enthalten, sollten bei schweren Überleitungsstörungen am Herzen oder einer akuten nicht ausreichend behandelten Herzschwäche nicht angewendet werden.

Wechselwirkungen mit Medikamenten

▶ **Unbedingt beachten**

Wenn Sie noch andere Medikamente nehmen, ist zu beachten, dass die Wirkung einiger Krebsmittel (Rubrouracil, Cytarabin) und die der HIV-Medikamente Zidovudin und Zalcitabin abgeschwächt werden kann. Näheres hierzu lesen Sie unter „Virustatika: verringerte Wirkung" (→ Seite 13).

Hinweise

Für Schwangerschaft und Stillzeit

Über die Risiken einer Anwendung in der Schwangerschaft gibt es keine Erkenntnisse. Da die Mittel ohnehin als „wenig geeignet" bewertet werden, sollten Sie darauf verzichten.

Neuropathien

Handelsname Darreichungsform	Zusammensetzung pro 1 ml/1 g oder wie angegeben bzw. pro abgeteilte Einheit	Kleinste Packungsgröße	Festbetrag in Euro	Packungspreis in Euro	Bewertung
Amineurin 100 retard Rp Retardtabletten	**Amitriptylin-hydrochlorid** 100 mg	20 Stück	15,71	15,71	**Geeignet** zur Behandlung neuropathischer Schmerzen. → Seite 953
Amitriptylin-neuraxpharm 75 mg Rp Filmtabletten	**Amitriptylin-hydrochlorid** 75 mg	20 Stück	14,29	14,17	**Geeignet** zur Behandlung neuropathischer Schmerzen. → Seite 953
Amitriptylin-neuraxpharm Rp Lösung	**Amitriptylin** 40 mg (Konservierungsmittel: Parabene)	30 ml	13,83	13,83	
Amitriptylin-neuraxpharm 25 mg retard Rp	**Amitriptylin-hydrochlorid** 25 mg	20 Stück	11,33	11,22	
50 mg retard Rp	50 mg	20 Stück	12,85	12,76	
75 mg retard Rp Retardkapseln	75 mg	20 Stück	14,29	14,17	
Carbabeta 300 retard Rp	**Carbamazepin** 300 mg	50 Stück	19,98	16,78	**Geeignet** zur Behandlung der Schmerzen bei Trigeminusneuralgie. → Seite 953
400 retard Rp	400 mg	20 Stück	15,22	13,53	
600 retard Rp Retardtabletten	600 mg	50 Stück	27,77	20,52	
Carbabeta 200 Rp Tabletten	200 mg	50 Stück	15,10	13,14	
Carba-CT 400 mg Retardtabletten Rp Retardtabletten	**Carbamazepin** 400 mg	50 Stück	22,71	18,78	**Geeignet** zur Behandlung der Schmerzen bei Trigeminusneuralgie. → Seite 953
Carba-CT 200 mg Tabletten Rp Tabletten	200 mg	50 Stück	15,10	13,19	
CARBAFLUX 300 mg retard Retardtabletten Rp	**Carbamazepin** 300 mg	50 Stück	19,98	16,78	**Geeignet** zur Behandlung der Schmerzen bei Trigeminusneuralgie. → Seite 953
400 mg retard Retardtabletten Rp	400 mg	50 Stück	22,71	18,72	
600 mg retard Retardtabletten Rp Retardtabletten	600 mg	50 Stück	27,77	22,28	
CARBAFLUX 200 mg Tabletten Rp Tabletten	200 mg	50 Stück	15,10	13,14	

Hinweise zu den Tabellenspalten → Seite 28, zur Auswahl der Arzneimittel → Seite 23, zur Grundlage der Bewertung → Seiten 24, 27

▶

Neuropathien Fortsetzung

Hinweise zu den Tabellenspalten → Seite 28, zur Auswahl der Arzneimittel → Seite 23, zur Grundlage der Bewertung → Seiten 24, 27

Handelsname Darreichungsform	Zusammensetzung pro 1 ml/1 g oder wie angegeben bzw. pro abgeteilte Einheit	Kleinste Packungsgröße	Festbetrag in Euro	Packungspreis in Euro	Bewertung
Carbamazepin AL 200 retard Rp	**Carbamazepin** 200 mg	30 Stück	14,27	12,86	**Geeignet** zur Behandlung der Schmerzen bei Trigeminusneuralgie. → Seite 953
400 retard Rp	400 mg	30 Stück	17,77	15,33	
Retardtabletten					
Carbamazepin HEXAL 150 mg retard Rp	**Carbamazepin** 150 mg	50 Stück	15,54	13,77	**Geeignet** zur Behandlung der Schmerzen bei Trigeminusneuralgie. → Seite 953
300 mg retard Rp	300 mg	50 Stück	19,98	16,89	
400 mg retard Rp	400 mg	50 Stück	22,71	18,78	
600 mg retard Rp	600 mg	50 Stück	27,77	20,93	
Retardtabletten					
Carbamazepin HEXAL 200 mg Rp	200 mg	50 Stück	15,10	13,19	
400 mg Rp	400 mg	50 Stück	21,78	17,53	
Tabletten					
Carbamazepin-neuraxpharm 200 mg retard Rp	**Carbamazepin** 200 mg	50 Stück	17,09	14,86	**Geeignet** zur Behandlung der Schmerzen bei Trigeminusneuralgie. → Seite 953
300 mg retard Rp	300 mg	50 Stück	19,98	16,72	
400 mg retard Rp	400 mg	50 Stück	22,71	18,78	
600 mg retard Rp	600 mg	50 Stück	27,77	20,23	
Retardtabletten					
Carbamazepin-neuraxpharm 200 Rp	200 mg	50 Stück	15,10	13,13	
Tabletten					
Carbamazepin-ratiopharm 200 mg retard Rp	**Carbamazepin** 200 mg	50 Stück	17,09	14,86	**Geeignet** zur Behandlung der Schmerzen bei Trigeminusneuralgie. → Seite 953
400 mg retard Rp	400 mg	50 Stück	22,71	18,78	
Retardtabletten					
Carbamazepin-ratiopharm 200 Rp	200 mg	50 Stück	15,10	13,19	
Tabletten					
espa-lepsin 200 mg retard Rp	**Carbamazepin** 200 mg	50 Stück	17,09	14,84	**Geeignet** zur Behandlung der Schmerzen bei Trigeminusneuralgie. → Seite 953
300 mg retard Rp	300 mg	50 Stück	19,98	16,72	
400 mg retard Rp	400 mg	50 Stück	22,71	17,46	
600 mg retard Rp	600 mg	50 Stück	27,77	20,21	
Retardtabletten					
espa-lepsin 200 mg Rp	200 mg	50 Stück	15,10	13,13	
Tabletten					
Finlepsin Retardtabletten 200 Rp	**Carbamazepin** 200 mg	50 Stück	17,09	17,09	**Geeignet** zur Behandlung der Schmerzen bei Trigeminusneuralgie. → Seite 953
400 Rp	400 mg	50 Stück	22,71	22,71	
600 Rp	600 mg	50 Stück	27,77	27,77	
Retardtabletten					
Finlepsin Rp	200 mg	50 Stück	15,10	15,10	
Tabletten					
Gabapentin AL 600 mg Filmtabletten Rp	**Gabapentin** 600 mg	50 Stück	70,23	44,17	**Auch geeignet** bei neuropathischen Schmerzen als Alternative zu Amitriptylin oder Carbamazepin. → Seite 953
800 mg Filmtabletten Rp	800 mg	100 Stück	159,56	98,84	
Filmtabletten					
Gabapentin AL 100 mg Hartkapseln Rp	100 mg	20 Stück	15,02	11,09	
300 mg Hartkapseln Rp	300 mg	50 Stück	42,86	29,31	
400 mg Hartkapseln Rp	400 mg	50 Stück	52,28	33,94	
Hartkapseln					

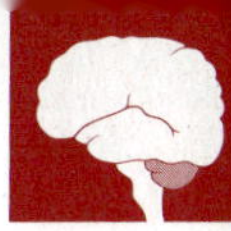

Neuropathien Fortsetzung

Handelsname Darreichungsform	Zusammensetzung pro 1 ml/1 g oder wie angegeben bzw. pro abgeteilte Einheit	Kleinste Packungsgröße	Festbetrag in Euro	Packungspreis in Euro	Bewertung
Gabapentin HEXAL 600 mg Filmtabletten Rp	**Gabapentin** 600 mg	50 Stück	70,23	51,86	**Auch geeignet** bei neuropathischen Schmerzen als Alternative zu Amitriptylin oder Carbamazepin. → Seite 953
800 mg Filmtabletten Rp Filmtabletten	800 mg	50 Stück	87,38	63,89	
Gabapentin HEXAL 100 mg Hartkapseln Rp	100 mg	20 Stück	15,02	11,79	
300 mg Hartkapseln Rp	300 mg	50 Stück	42,86	31,18	
400 mg Hartkapseln Rp Hartkapseln	400 mg	50 Stück	52,28	35,80	
Gabapentin-ratiopharm 600 mg Filmtabletten Rp	**Gabapentin** 600 mg	50 Stück	70,23	51,86	**Auch geeignet** bei neuropathischen Schmerzen als Alternative zu Amitriptylin oder Carbamazepin. → Seite 953
800 mg Filmtabletten Rp Filmtabletten	800 mg	50 Stück	87,38	63,89	
Gabapentin-ratiopharm 100 mg Hartkapseln Rp	100 mg	20 Stück	15,02	11,79	
300 mg Hartkapseln Rp	300 mg	50 Stück	42,86	31,18	
400 mg Hartkapseln Rp Hartkapseln	400 mg	50 Stück	52,28	35,80	
Gabapentin STADA 600 mg Filmtabletten Rp	**Gabapentin** 600 mg	50 Stück	70,23	51,86	**Auch geeignet** bei neuropathischen Schmerzen als Alternative zu Amitriptylin oder Carbamazepin. → Seite 953
800 mg Filmtabletten Rp Filmtabletten	800 mg	50 Stück	87,38	63,89	
Gabapentin STADA 100 mg Hartkapseln Rp	100 mg	20 Stück	15,02	11,79	
300 mg Hartkapseln Rp	300 mg	50 Stück	42,86	31,18	
400 mg Hartkapseln Rp Hartkapseln	400 mg	50 Stück	52,28	35,80	
Keltican N Rp Injektionslösung	**Cytidin-5'-monophosphat-Dinatriumsalz** 5 mg + **Uridin** 1,25 mg + **Lidokain-hydrochlorid** 20 mg	5 Stück		26,82	**Wenig geeignet** bei Neuropathien. Die therapeutische Wirksamkeit ist nicht ausreichend nachgewiesen. → Seite 954
Keltican N Kapseln	**Cytidin-5'-monophosphat-Dinatriumsalz** 2,5 mg + **Uridin** 0,63 mg	20 Stück		13,47	
LYRICA 25 mg Hartkapseln Rp	**Pregabalin** 25 mg	14 Stück		15,79	**Mit Einschränkung geeignet** bei neuropathischen Schmerzen, wenn geeignete Mittel nicht ausreichend wirken oder nicht angewendet werden können. Für die abschließende Bewertung fehlen Langzeituntersuchungen. → Seite 954
50 mg Hartkapseln Rp	50 mg	21 Stück		42,49	
75 mg Hartkapseln Rp	75 mg	14 Stück		24,34	
100 mg Hartkapseln Rp	100 mg	21 Stück		58,75	
150 mg Hartkapseln Rp	150 mg	56 Stück		97,19	
200 mg Hartkapseln Rp	200 mg	21 Stück		83,30	
225 mg Hartkapseln Rp	225 mg	56 Stück		124,95	
300 mg Hartkapseln Rp Hartkapseln	300 mg	56 Stück		140,60	
Neurontin Filmtabletten 600 mg Rp	**Gabapentin** 600 mg	50 Stück	70,23	70,23	**Auch geeignet** bei neuropathischen Schmerzen als Alternative zu Amitriptylin oder Carbamazepin. → Seite 953
800 mg Rp Filmtabletten	800 mg	100 Stück	159,56	159,56	
Neurontin Kapseln 100 mg Rp	100 mg	20 Stück	15,02	15,02	
300 mg Rp	300 mg	50 Stück	42,86	42,86	
400 mg Rp Hartkapseln	400 mg	100 Stück	91,86	91,86	
Saroten Tabs 50 mg Rp Filmtabletten	**Amitriptylin-hydrochlorid** 50 mg	20 Stück	13,23	13,39	**Geeignet** zur Behandlung neuropathischer Schmerzen. → Seite 953
Saroten Tabs retard 75 mg Rp Retardtabletten	75 mg	20 Stück	14,29	14,48	

Hinweise zu den Tabellenspalten → Seite 28, zur Auswahl der Arzneimittel → Seite 23, zur Grundlage der Bewertung → Seiten 24, 27

Neuropathien Fortsetzung

Handelsname Darreichungsform	Zusammensetzung pro 1 ml/1 g oder wie angegeben bzw. pro abgeteilte Einheit	Kleinste Packungsgröße	Festbetrag in Euro	Packungspreis in Euro	Bewertung
Tegretal 200 retard Rp *400 retard* Rp *600 retard* Rp Retardtabletten	**Carbamazepin** 200 mg 400 mg 600 mg	50 Stück 50 Stück 50 Stück	17,09 22,71 27,77	17,09 22,71 27,77	**Geeignet** zur Behandlung der Schmerzen bei Trigeminusneuralgie. → Seite 953
Tegretal Suspension Rp Suspension	100 mg pro 5 ml (Konservierungsmittel: Parabene)	250 ml		18,09	
Tegretal 200 Rp Tabletten	200 mg	50 Stück	15,10	15,10	
Timonil 150 retard Rp *200 retard* Rp *300 retard* Rp *400 retard* Rp *600 retard* Rp Retardtabletten	**Carbamazepin** 150 mg 200 mg 300 mg 400 mg 600 mg	50 Stück 50 Stück 50 Stück 50 Stück 50 Stück	15,54 17,09 19,98 22,71 27,77	15,54 17,09 19,98 22,71 27,77	**Geeignet** zur Behandlung der Schmerzen bei Trigeminusneuralgie. → Seite 953
Timonil Saft Rp Suspension	100 mg pro 5 ml (Konservierungsmittel: Parabene)	250 ml		18,09	
Timonil 200 Rp *400* Rp Tabletten	200 mg 400 mg	50 Stück 50 Stück	15,10 21,78	15,10 21,78	

Hinweise zu den Tabellenspalten → Seite 28, zur Auswahl der Arzneimittel → Seite 23, zur Grundlage der Bewertung → Seiten 24, 27

Angststörungen

Angst ist ein sinnvolles Gefühl. Es ist die Voraussetzung dafür, eine Gefahr erkennen und vielleicht sein Leben retten zu können. Die Angst vergeht, wenn die Gefahr vorbei ist. Der Anlass, der die Angst ausgelöst hat, ist objektiv nachvollziehbar.

Anders ist das, wenn an sich begreifliche Ängste, zum Beispiel die vor Prüfungen oder öffentlichen Auftritten, so stark werden, dass der Betroffene sich der angstauslösenden Situation nicht mehr aussetzt. Es ist sogar möglich, dass Angstgefühle ohne begründeten Anlass, „aus sich heraus" entstehen. Solche Ängste können die Betroffenen so beherrschen, dass ihr soziales Leben beeinträchtigt ist. Dann ist die Angst als Krankheit anzusehen (Angstkrankheit oder Angststörung).

In der Medizin werden drei Arten von Angststörungen unterschieden, die oft gemeinsam vorkommen. Um welche Art es sich handelt und wie sie behandelt wird, richtet sich danach, welche Störungsart vorherrscht.

Phobien

Hierbei handelt es sich um extrem intensivierte Ängste vor etwas Bekanntem, zum Beispiel die Angst, die schützende Wohnung zu verlassen und sich auf öffentlichen Plätzen und Straßen aufzuhalten (Platzangst, Agoraphobie), die Angst, in einem Raum eingeschlossen zu sein (Klaustrophobie), die Angst vor Spinnen (Arachnophobie), Flugreisen und so weiter. Bei einer Sozialphobie fürchten sich die Betroffenen, mit anderen Menschen in Kontakt zu treten. Die Folgen einer solchen Sozialphobie reichen von der Unmöglichkeit, öffentlich zu sprechen, bis zum Aufgeben fast aller zwischenmenschlichen Aktivitäten.

Panikstörungen

Menschen mit dieser Angsterkrankung werden urplötzlich von Angst überschwemmt und geraten in ein Gefühl des „Vernichtetwerdens" hinein. Sie können jederzeit eine akute Attacke erleiden. Diese hängt weder von einer Situation noch von einem Auslöser ab (abgesehen von Koffein als häufigem Auslöser). Weil die Anfälle nicht absehbar sind, bestimmt häufig die Angst vor der Angst das Leben dieser Menschen. Panikstörungen können auch Ausdruck einer depressiven Störung sein, denn bei weit mehr als der Hälfte der Kranken wechseln zeitweilig Paniksymptome mit Depressionen ab.

Generalisierte Angsterkrankung

Von ihr spricht man, wenn mindestens ein halbes Jahr lang die meisten Tage von großen Sorgen, Befürchtungen und Ängsten beherrscht sind, die übertrieben und der Situation nicht angemessen sind.

Anzeichen und Beschwerden

Angststörungen können zu verschiedenen Symptomen führen. Manche Menschen quälen innere Unruhe und Spannung, sie fühlen sich Situationen hilflos ausgeliefert. Bei anderen dominiert eine hektische Umtriebigkeit, die keine greifbaren Ergebnisse bringt. Andere vermeiden alles, was sie mit dem Angstauslöser in Kontakt bringen könnte: Sie gehen nicht mehr aus dem Haus, nicht mehr ans Telefon. Wieder andere entwickeln seltsame Grimassen oder Gesten. Bei vielen drückt sich die unerklärliche Angst in körperlichen Beschwerden aus. Sie bekommen Kopfschmerzen, Herzrasen, Atemnot, Harndrang, Händezittern und Ähnliches.

Viele Angsterkrankungen sind von Schlafstörungen begleitet. Vor allem das Einschlafen fällt schwer.

Ursachen

Ob jemand eine Angststörung erleidet, hängt zum einen von dem Weg ab, den die Entwicklung seiner Psyche gegangen ist. Zum anderen gehen diese Erkrankungen mit Veränderungen im zentralen Nervensystem einher. Mit dem Zusammenspiel von Botenstoffen und ihren Auswirkungen auf Nervenzellen versucht man heute zu beschreiben, wie Angst entsteht und wie Medikamente gegen Angst wirken können. Diese Erklärungen sind aber noch kein gesichertes Wissen.

Oft lösen erschütternde Lebensereignisse (Traumata) eine Angststörung aus, zum Beispiel die Beteiligung an einem schweren Unfall oder das Erlebnis, einem Verbrechen zum Opfer gefallen zu sein. Eine Hirnkrankheit oder eine Hormonstörung ist nur selten die Ursache.

Nichtmedikamentöse Maßnahmen

Bei anhaltenden Angststörungen kann eine Psychotherapie, zum Beispiel bestimmte Formen von Verhaltenstherapie, die Symptome bessern. Vor allem bei Phobien steht die Psychotherapie als Behandlungsmaßnahme im Vordergrund. Bei Panikstörungen bevorzugt man eher eine medikamentöse Behandlung.

Behandlung mit Medikamenten

Spannungs-, Erregungs- und Angstzustände müssen nicht immer medikamentös behandelt werden. Oft sind sie Ausdruck körperlicher oder seelischer Erkrankungen; dann können sie durch andere Maßnahmen beeinflusst werden und/oder es muss die Grundkrankheit behandelt werden.

Gebräuchlich bei Angststörungen sind Medikamente aus der Gruppe der Benzodiazepine (→ Seite 960). Spätestens eine Stunde nach der Einnahme lockern sie ängstliche Anspannungen, sorgen tagsüber für eine ausgeglichene Stimmung und helfen abends einzuschlafen. Allerdings besteht das Risiko, sich an die Mittel zu gewöhnen und von ihnen abhängig zu werden. Darum sollen sie generell höchstens zwei Wochen lang eingenommen werden. Bei Dauergebrauch können sie zudem ihre Wirkung verlieren. Benzodiazepine werden je nach Wirkdauer differenziert bewertet. Als „geeignet" gelten die mittellang wirkenden Alprazolam, Bromazepam, Lorazepam und Oxazepam. Ihre Wirkung ist erwiesen, sie wirken rasch und sind gut verträglich.

Für eine länger dauernde Behandlung empfehlen sich eher Wirkstoffe aus der Reihe der Antidepressiva, weil sie nicht zur Abhängigkeit führen. Für die Behandlung von Angststörungen sind aus der Gruppe der trizyklischen Antidepressiva (→ Seite 968) Clomipramin und Doxepin, aus der Gruppe der selektiven Serotonin-Wiederaufnahmehemmer (→ Seite 966) Citalopram, Escitalopram und Paroxetin zugelassen, darüber hinaus auch Venlafaxin (→ Seite 971). Clomipramin, Citalopram, Escitalopram, Paroxetin und Venlafaxin gelten als „geeignet". Doxepin wird als „mit Einschränkung geeignet" bewertet, weil es deutlich dämpfend wirkt und als unerwünschte Wirkungen Mundtrockenheit, Verstopfung und niedrigen Blutdruck mit sich bringen kann. Doxepin ist nur angebracht, wenn die Angststörung mit verstärkter Unruhe und Schlaflosigkeit einhergeht.

Bei diesen Medikamenten dauert es ein bis drei Wochen, bis ihre Wirkung spürbar wird. Darum werden in der Anfangsphase der Behandlung Benzodiazepine, die rasch und mittellang wirken, mit Antidepressiva kombiniert, deren Wirkung verzögert einsetzt. Nach ein bis drei Wochen wird die Behandlung dann mit Antidepressiva allein fortgesetzt.

Als „mit Einschränkung geeignet" bei Angststörungen werden die lang wirkenden Benzodiazepine Chlordiazepoxid, Clobazam, Diazepam, Dikaliumclorazepat, Medazepam und Prazepam bewertet. Da sie 50 bis 100 Stunden lang wirken, ist über Tage hinweg

mit einer anhaltenden Beeinträchtigung zu rechnen, durch die sich besonders bei älteren Menschen die Unfallgefahr stark erhöht. Auch bei diesen Benzodiazepinen sind Abhängigkeit und Wirkungsverlust möglich.
Im Vergleich zu den Benzodiazepinen setzt die Wirkung von Buspiron (→ Seite 963) erheblich verzögert ein. Aus diesem Grund und weil es bisher keine Studien gibt, die die Wirkung von Buspiron bei einer Anwendungszeit von mehr als neun Wochen dokumentieren, wird die Substanz als „mit Einschränkung geeignet" bewertet.
Opipramol (→ Seite 965) gilt ebenfalls als „mit Einschränkung geeignet". Es gibt zwar erste Hinweise auf eine therapeutische Wirksamkeit, doch müssen sie noch durch weitere Studien bestätigt werden.

Benzodiazepine

Alprazolam
Alprazolam-ratiopharm, Cassadan, Tafil
Bromazepam
Bromazanil, Bromazepam AL, Bromazepam-ratiopharm, Bromazep-CT, durazanil, Gityl, Lexostad, Lexotanil, NORMOC
Chlordiazepoxid
Radepur
Clobazam
Frisium
Diazepam
Diazepam AbZ, Diazepam Desitin rectal, Diazepam-ratiopharm, Diazepam Sandoz, Diazepam STADA, Diazep-CT, Faustan, Valocordin-Diazepam
Dikaliumclorazepat
Tranxilium
Lorazepam
Laubeel, Lorazepam-neuraxpharm, Lorazepam-ratiopharm, Tavor
Medazepam
Rudotel, Rusedal
Oxazepam
Adumbran, Oxa-CT, Oxazepam AL, Oxazepam HEXAL, Oxazepam-neuraxpharm, Oxazepam-ratiopharm, Oxazepam STADA, PRAXITEN, Sigacalm
Prazepam
Demetrin, Mono Demetrin

Benzodiazepine mindern die bewusste Wahrnehmung und die Intensität von Gefühlen. So dämpfen sie Spannung, Erregung und Angst; zusätzlich haben sie einen beruhigenden und schlafanstoßenden Einfluss, sie entspannen die Muskeln und lösen Krämpfe.
Benzodiazepine wirken an speziellen Bindungsstellen im zentralen Nervensystem. Wenn dort ein Benzodiazepin andockt, verstärkt sich die Wirkung des körpereigenen Botenstoffs Gammaaminobuttersäure (GABA). Da diese die Aktivität von Nervenzellen hemmt und dämpfend wirkt, verringert sich die Aktivität.
Vor allem bei höherer Dosierung schirmen Benzodiazepine die Behandelten stark vom Alltagsgeschehen ab. Was um den Betroffenen herum geschieht, scheint ihn nichts mehr anzugehen. Bei großer Belastung kann das für einen begrenzten Zeitraum hilfreich sein; bei einer Langzeitanwendung kann dann allerdings das Gefühlsleben verarmen.
Benzodiazepine wirken unterschiedlich lang, weil sie verschieden schnell in den Körper aufgenommen werden, sich unterschiedlich stark an den Bindungsstellen festhängen und verschieden schnell umgebaut und ausgeschieden werden.
Die mittellang wirkenden Substanzen Alprazolam, Bromazepam, Lorazepam und Oxazepam gelten bei Angststörungen als „geeignet". Ihre Wirkung setzt relativ rasch ein und vergeht nach einigen Stunden wieder. Hoch dosierte Produkte sind in der Regel nicht erforderlich, es sei denn, es handelt sich um schwere Angststörungen. Mittel mit mehr als 1 Milligramm Lorazepam pro Tablette können eher zur Abhängigkeit führen als solche mit geringerer Dosierung.
Chlordiazepoxid, Clobazam, Dikaliumclorazepat, Medazepam und Prazepam wirken zwischen 50 und 80 Stunden, Diazepam sogar bis zu 100 Stunden lang. Dass die Verweildauer von Mensch zu Mensch so sehr schwankt, beruht auf den individuell unterschiedlichen Vorgängen im Körper. Besonders bei älteren Menschen ist damit zu rechnen, dass Leber und Nieren, die Arzneimittel abbauen und ausscheiden, langsam arbeiten. Dann können sich Substanzen, die ohnehin lange im Körper verweilen, anreichern und zunehmend stärker wirken. Damit intensivieren sich auch die unerwünschten Wirkungen. Es wächst das Risiko für Abhängigkeit, aber auch die Unfallgefahr. Gerade Menschen, die nicht mehr ganz sicher auf den Beinen sind, laufen Gefahr zu stürzen und infolge eines solchen Unfalls eine dauerhafte Behinderung zu erleiden.
Lang wirkende Benzodiazepine werden als „mit Einschränkung geeignet" bewertet.

ANWENDUNG

Für die Behandlung mit Benzodiazepinen gelten einige Grundsätze, die das Risiko, von den Mitteln abhängig zu werden, begrenzen sollen.

- Die Therapie wird mit der geringsten wirksamen Dosis begonnen; gegebenenfalls wird sie innerhalb von drei bis vier Tagen gesteigert.
- Menschen, die älter sind als 60 Jahre, nehmen nicht mehr als ein Viertel bis die Hälfte der üblichen Dosis ein.
- Die Behandlung dauert so kurz wie möglich – keinesfalls länger als zwei Wochen. Bevor Benzodiazepine länger verordnet werden, sollte unbedingt ein Psychiater oder Nervenarzt zurate gezogen werden.
- Sind die Angstzustände nach etwa zwei Wochen nicht deutlich zurückgegangen, wirkt das Medikament nicht ausreichend und kann abgesetzt werden. Bessert sich der Zustand, sollte die Medikamentendosis innerhalb von zwei Wochen langsam reduziert werden.

Bei zusätzlichen Schlafstörungen sollte die gesamte Dosis des Mittels oder der größte Teil davon eine halbe Stunde vor dem Schlafengehen eingenommen werden, um die schlaffördernde Wirkung zu nutzen.

Um eine mehrwöchige Benzodiazepinbehandlung zu beenden, kann die Dosis jede Woche halbiert werden. Bleibt von der ursprünglichen Dosierung nur noch eine halbe Tablette der schwächsten Dosierung zur Nacht übrig, wird ganz abgesetzt.

ACHTUNG

Valocordin-Diazepam enthält 39 Prozent Alkohol. Personen mit Alkoholproblemen dürfen das Mittel nicht einnehmen. Auch Leberkranke und Menschen mit Anfallleiden sollten den Alkoholgehalt berücksichtigen. Darüber hinaus kann Alkohol die Wirkung vieler Arzneimittel (z. B. Schlaf- und Beruhigungsmittel, Psychopharmaka einschließlich der Benzodiazepine selbst, starke Schmerzmittel, einige Mittel bei hohem Blutdruck) verstärken.

Gegenanzeigen

Unter folgenden Bedingungen dürfen Sie Benzodiazepine nicht oder nur nach sorgfältiger Abwägung von Nutzen und Risiken anwenden:

- Sie leiden an Myasthenia gravis, einer Autoimmunerkrankung, bei der die Nervenimpulse nicht richtig auf die Muskeln übertragen werden.
- Sie haben eine schwere Leberfunktionsstörung (gilt nicht für Lorazepam und Oxazepam).
- Bei Ihnen oder in Ihrer Familie gibt es Abhängigkeitskrankheiten (Alkohol, Medikamente, Drogen). Dann sind Sie eher gefährdet, benzodiazepinabhängig zu werden.
- Sie haben ein unbehandeltes Engwinkelglaukom (gilt nicht für Alprazolam).
- Sie haben chronisch verengte Atemwege und dadurch Sauerstoffmangel (COPD, Asthma).
- Sie schnarchen sehr stark und halten im Schlaf von Zeit zu Zeit ungewöhnlich lange die Luft an (Schlafapnoe-Syndrom).
- Sie können sich aufgrund einer Nerven- oder Gehirnerkrankung nicht koordiniert bewegen (zerebellare oder spinale Ataxie).

Wechselwirkungen mit Medikamenten

Wenn Sie noch andere Medikamente nehmen, ist zu beachten:

- Ketoconazol, Itraconazol und Fluconazol (innerlich bei Pilzinfektionen) können die Verarbeitung der Benzodiazepine im Körper verzögern. Dann wirken die Mittel länger und stärker.
- Benzodiazepine und andere Arzneimittel, die das zentrale Nervensystem dämpfen, verstärken gegenseitig ihre Wirkung. Zu diesen Medikamenten gehören dämpfend wirkende Neuroleptika (bei Psychosen, Schizophrenien), dämpfend wirkende Mittel bei Depressionen und Epilepsien, Opiode (bei starken Schmerzen), betäubende Mittel und Antihistaminika mit müde machender Wirkung (bei Allergien).
- Dikaliumclorazepat sollten Sie nicht zusammen mit Antazida (bei Sodbrennen) einnehmen, weil Säure notwendig ist, um Dikaliumclorazepat in die wirksame Substanz umzuwandeln.

Wechselwirkungen mit Speisen und Getränken

Alkohol und Benzodiazepine vertragen sich nicht. Alkoholische Getränke verändern und verstärken die Benzodiazepinwirkung.

UNERWÜNSCHTE WIRKUNGEN

Fast alle Menschen, die Benzodiazepine einnehmen, fühlen sich müde; ihre Aufmerksamkeit und Konzentration sind verringert. Bei manchen Menschen ist die geistige und intellektuelle Leistungsfähigkeit so eingeschränkt, dass es ihnen schwerfällt, Alltagsaufgaben zu bewältigen. Diese unerwünschten Wirkungen fallen besonders auf, wenn mit der Einnahme begonnen oder die Dosis gesteigert wird.

▶ **Keine Maßnahmen erforderlich**

Es können Gelenkbeschwerden, Muskelschwäche, gesteigerter Appetit, verringerte Lust auf Sex und bei Frauen Regelstörungen auftreten. Das normalisiert sich wieder, wenn das Mittel abgesetzt wird.

▶ **Muss beobachtet werden**

Bei allen Substanzen können bereits nach kurzzeitiger Einnahme sogenannte Rebound-Phänomene auftreten. Das heißt, wenn das Mittel nicht mehr eingenommen wird, treten die Beschwerden (Schlaflosigkeit, Angst, Unruhe) vorübergehend verstärkt auf, um derentwillen es eingenommen wurde. Das sollten Sie mit dem Arzt besprechen.

Bei mehr als 1 von 100 Menschen können durch Benzodiazepine der Gleichgewichtssinn und die Muskelsteuerung gestört sein. In der Folge kann es zu Stürzen und Unfällen kommen. Besonders gefährdet sind Menschen, die nachts – wenige Stunden nach der Medikamenteneinnahme – aufstehen müssen.

Bei weniger als 1 von 100 Anwendern von Benzodiazepinen kann für die Zeit nach der Einnahme eine Gedächtnislücke entstehen. Die Betroffenen handeln anscheinend ganz normal, können sich jedoch hinterher an nichts mehr erinnern (anterograde Amnesie). Dies sollten Sie umgehend dem Arzt mitteilen.

Vor allem Kinder und ältere Menschen können auf Benzodiazepine anders als erwartet (paradox) reagieren. Sie werden überaktiv, reizbar und aggressiv. Diese Reaktionen zeigen, dass der Wirkstoff bei ihnen ungeeignet war oder zu hoch dosiert wurde. Besprechen Sie mit dem Arzt, ob die Behandlung fortgesetzt und wie weit die Dosis reduziert werden soll.

Angststörungen sollten Sie möglichst nicht länger als zwei Wochen mit Benzodiazepinen behandeln. Bei längerer Einnahme kann sich eine Abhängigkeit entwickeln; bei höherer Dosierung kann sich diese bereits nach einigen Wochen einstellen. Dabei braucht zwar meist die Dosis nicht gesteigert zu werden, doch das Bedürfnis nach der nächsten Tablette ist auch ohne Angstzustände drängend (Niedrig-Dosis-Abhängigkeit). Bei vielen Menschen treten nach dem Absetzen alle Symptome, gegen die das Mittel eingenommen wurde, wieder auf, oft sogar verstärkt: Angst, Unruhe, Reizbarkeit, Schlafstörungen. Jeder Versuch, das Mittel wegzulassen, scheitert. Wer das Medikament relativ hoch dosiert eingenommen hat und es plötzlich absetzt, kann sogar Krampfanfälle bekommen. Ein Ausstieg aus einer Benzodiazepin-Abhängigkeit gelingt nur mit ärztlicher Hilfe und einer ganz langsamen Dosisreduktion.

▶ **Sofort zum Arzt**

Bei einem Krampfanfall, der auftritt, weil das Medikament nach längerer Einnahme abgesetzt wurde, müssen Sie unverzüglich ärztliche Hilfe rufen.

Wenn starker Hautausschlag, Juckreiz, Herzrasen, Atemnot, Schwäche und Schwindel auftreten, muss die Anwendung sofort abgebrochen und unverzüglich den Notarzt gerufen werden (Telefon 112), weil es sich um eine lebensbedrohliche Allergie (→ Seite 14) handeln kann.

HINWEISE

Für Kinder unter 14 Jahren

Angststörungen sollten bei Kindern vorrangig pädagogisch, psychotherapeutisch und nichtmedikamentös behandelt werden.

Akut entstandene Ängste, zum Beispiel vor und nach Operationen, können durch Benzodiazepine hingegen gut unterdrückt werden.

Diazepam, rektal angewendet, dient in der Kinderheilkunde als geeignetes Notfallmedikament. Es wird gegeben, um Kinder vor einer Operation oder vor anderen akut ängstigenden Eingriffen ruhigzustellen.

Für Schwangerschaft und Stillzeit

Wenn Sie schwanger werden, während Sie Benzodiazepine einnehmen, sollten Sie sich ärztlich beraten lassen. Ob ein Risiko besteht, dass das Kind fehlgebildet ist, ist unklar. Wenn Sie das Medikament bereits länger als sechs Wochen eingenommen haben, dürfen Sie es nicht abrupt absetzen. Die Gefahr ist zu groß, dass Sie aufgrund des Entzugs Krampfanfälle erleiden, die das Kind durch Sauerstoffmangel gefährden können.

Benzodiazepine werden manchmal gegen Ende der Schwangerschaft eingesetzt, wenn die Wehen vorzeitig eingesetzt haben, um die Frau ruhigzustellen und die Schwangerschaft noch möglichst lange zu erhalten. Diese Therapie kann nach der Geburt beim Kind die Muskelspannung, die Atemtätigkeit und die Bereitschaft zu saugen beeinträchtigen.

Wenn Sie stillen, sollten Sie Benzodiazepine meiden. Die Mittel gehen in die Milch über und können den Säugling ungewöhnlich ruhig machen.

Valcordin-Diazepam: Bedenken Sie, dass das Mittel Alkohol enthält.

Für ältere Menschen

Für ältere Menschen eignen sich vornehmlich Lorazepam und Oxazepam, weil sie nur relativ kurze Zeit im Körper verweilen und nicht noch um- und abgebaut werden, bevor der Körper sie ausscheidet. Doch auch von diesen Substanzen dürfen sie nur ein Viertel bis die Hälfte der bei jüngeren Menschen üblichen Dosis einnehmen. Richtig dosiert haben Benzodiazepine bei älteren Menschen zwar nicht mehr oder gravierendere unerwünschte Wirkungen, aber die Folgen sind schwerer. Wenn ältere Menschen durch Benzodiazepine müde sind, langsamer begreifen und handeln und in ihrer Muskelkraft geschwächt sind, sind sie stärker unfallgefährdet als jüngere. Dasselbe Risiko besteht bei denjenigen, deren Blutdruck durch Benzodiazepine zu stark absinkt. Ältere Menschen stehen nachts häufiger auf als junge, zum Beispiel um zur Toilette zu gehen. Wenn ihnen dann schwindlig wird, können sie stürzen.

Zur Verkehrstüchtigkeit

Benzodiazepine beeinträchtigen die Konzentrationsfähigkeit und Aufmerksamkeit. Vor allem, wenn Sie sie zum ersten Mal nehmen oder die Dosis erhöhen, können Sie sich müde und schläfrig fühlen und Sehen und Handeln nicht mehr wie gewohnt koordinieren. Dann dürfen Sie kein Fahrzeug lenken, keine Maschinen bedienen und keine Arbeiten ohne sicheren Halt verrichten.

Buspiron

BESPAR

Mit Buspiron hat eine neue Gruppe von Wirkstoffen in die Behandlung von Angststörungen Eingang gefunden. Buspiron greift an spezifischen Bindungsstellen des Serotonins an – einer Substanz, die im zentralen Nervensystem Informationen überträgt. Bis sich das Nervensystem an diese Veränderungen gewöhnt hat, dauert es etwa zwei bis vier Wochen. Erst danach lässt sich beurteilen, ob die Behandlung ausreichend wirksam ist. Buspiron wirkt angstlösend und antidepressiv.

Im Vergleich zu den bei Angststörungen sonst vornehmlich eingesetzten Benzodiazepinen macht Buspiron nach bisherigen Erkenntnissen nicht schläfrig. Einstweilen gibt es auch keine Hinweise, dass Buspiron abhängig macht oder nach seinem Absetzen mit Entzugserscheinungen zu rechnen ist. Allerdings setzt seine Wirkung erst verspätet ein und es ist noch nicht geklärt, wie sich seine Langzeitanwendung auswirkt, die bei Angststörungen ja oft notwendig ist. Außerdem verringert sich die angstlösende Wirkung von Buspiron offenbar, wenn der Betroffene vorher längere Zeit mit Benzodiazepinen behandelt wurde.

Zusammengefasst führen diese Faktoren zu der Bewertung „mit Einschränkung geeignet".

ANWENDUNG

Zu Beginn der Behandlung werden zwei- bis dreimal täglich 5 Milligramm Buspiron eingenommen. Muss die Wirkstoffmenge erhöht werden, kann das stufenweise in Schritten von 5 Milligramm im Abstand von zwei bis drei Tagen geschehen.

Die Höchstdosis liegt bei 60 Milligramm Buspiron am Tag.

Bei eingeschränkter Leber- oder Nierenfunktion sollte Buspiron in geringerer Dosierung gegeben werden.

ACHTUNG

Wenn eine Behandlung mit Benzodiazepinen durch eine mit Buspiron abgelöst werden soll, muss die Dosierung der Benzodiazepine zunächst langsam verringert werden. Die Entzugssymptome, die bei abruptem Absetzen auftreten können, werden durch Buspiron nicht aufgefangen.

Gegenanzeigen

Unter folgenden Bedingungen dürfen Sie Buspiron nicht anwenden:

- Sie leiden an Myasthenia gravis, einer Autoimmunerkrankung, bei der Nervenimpulse nicht richtig auf die Muskeln übertragen werden.
- Die Funktion Ihrer Leber oder Ihrer Nieren ist erheblich beeinträchtigt.

Der Arzt sollte Nutzen und Risiken einer Anwendung sehr sorgfältig abwägen, wenn Sie an Epilepsie leiden oder schon einmal einen Krampfanfall gehabt haben.

Wechselwirkungen mit Medikamenten

Wenn Sie noch andere Medikamente nehmen, ist zu beachten:

- Erythromyzin (bei Infektionen), Itraconazol und Ketoconazol (innerlich bei Pilzinfektionen), Diltiazem und Verapamil (bei Herzerkrankungen), Cimetidin (bei Magen- und Zwölffingerdarmgeschwüren) und Ritonavir (bei HIV-Infektion) können Buspiron stärker wirken lassen. Bei gleichzeitiger Einnahme sollte Buspiron geringer dosiert werden.

- Rifampizin (bei Tuberkulose), Carbamazepin, Phenobarbital und Phenytoin (bei Epilepsien) und Dexamethason (bei Entzündungen, Immunreaktionen) können die Wirksamkeit von Buspiron verringern. Bei gleichzeitiger Anwendung muss Buspiron eventuell höher dosiert werden.
- Personen, deren Angststörungen bereits mit Diazepam behandelt werden und die nun zusätzlich Buspiron einnehmen, müssen vermehrt mit Schwindel, Kopfschmerzen und Brechreiz rechnen.

▶ **Unbedingt beachten**

Bei der kombinierten Anwendung von Buspiron und MAO-Hemmern wie Tranylcypromin (bei Depressionen) besteht die Gefahr, dass sich ein lebensbedrohliches Serotonin-Syndrom mit Erregungszuständen, Bewusstseinstrübung, Muskelzittern und -zucken und Blutdruckabfall entwickelt. Diese Wirkstoffe sollten nicht gleichzeitig angewendet werden.

Wechselwirkungen mit Speisen und Getränken

Wenn Sie Buspiron einnehmen, sollten Sie keine Grapefruit essen und auf Grapefruitsaft verzichten. Dieses Obst verstärkt die Wirkung von Buspiron.

Bei gleichzeitigem Alkoholkonsum können sich die unerwünschten Wirkungen von Buspiron verstärken.

Unerwünschte Wirkungen

▶ **Keine Maßnahmen erforderlich**

Bei 12 von 100 Anwendern führt Buspiron zu Schläfrigkeit.

Übelkeit tritt bei 8 von 100 Anwendern auf, Kopfschmerzen bei 6 von 100.

Über vermehrtes Schwitzen berichtet 1 von 100 Behandelten.

Etwas häufiger wird über einen trockenen Mund und eine verstopfte Nase geklagt. Dadurch können sich das Geschmacks- und das Geruchsempfinden verändern.

Die Sexualfunktionen können beeinträchtigt werden. Das Interesse an Sex kann sich verringern. Bei Männern kann die Erektionsfähigkeit nachlassen. Vorübergehend kann Impotenz auftreten.

Frauen können Menstruationsstörungen bekommen. Bei weniger als 1 von 1 000 Frauen schwillt die Brustdrüse an und sondert Milch ab.

▶ **Muss beobachtet werden**

Buspiron kann den Herzrhythmus beeinflussen, den Herzschlag verlangsamen oder zu einer Herzmuskelschwäche führen. 1 bis 10 von 1 000 Personen bemerken einen unregelmäßigen Herzschlag oder Schwindel (→ Seite 15). Dann sollten Sie einen Arzt aufsuchen.

Besonders zu Beginn der Behandlung können Bewegungsstörungen auftreten, die nicht mit dem Willen zu beeinflussen sind. Es erscheinen unwillkürliche Grimassen, die Zunge wird krampfartig herausgestreckt, der Kopf in den Nacken geworfen. Von derartigen Störungen sollten Sie den Arzt informieren. Sie bilden sich zurück, wenn die Dosierung von Buspiron verringert oder das Mittel ganz abgesetzt wird.

Manchmal treten derartige Bewegungsstörungen auch erst nach längerer Zeit auf. Die Muskeln von Mund, Zunge und Gesicht bewegen sich ununterbrochen, ohne dass sich dies gezielt steuern lässt. Das ständige Schmatzen, Schnalzen und Kauen belastet vor allem die Menschen in der Umgebung. Wird Buspiron langsam abgesetzt, bilden sich die Störungen meist zurück; manchmal bleiben sie allerdings auch bestehen.

Wenn die Haut sich verstärkt rötet und juckt, reagieren Sie vermutlich allergisch auf Buspiron. Bei solchen Hauterscheinungen (→ Seite 14) sollten Sie einen Arzt aufsuchen.

Es können Stimmungsschwankungen auftreten, die von Hochstimmung über Ängstlichkeit bis hin zu Selbsttötungsgedanken reichen. Wenn Sie bei sich oder bei einem Angehörigen, der Buspiron einnimmt, solche Symptome einer Depression (→ Seite 16) feststellen, sollten Sie einen Arzt darüber informieren.

Darüber hinaus kann die Wahrnehmung beeinträchtigt sein: Geräusche erscheinen übermäßig stark, Zusammenhänge werden nicht mehr richtig interpretiert und es können Halluzinationen auftreten. Bei diesen Erscheinungen sollte der Arzt zurate gezogen werden.

▶ **Sofort zum Arzt**

Wenn Sie in den ersten Behandlungswochen grippeartige Beschwerden bekommen, sich längere Zeit abgeschlagen und müde fühlen und Halsschmerzen und Fieber auftreten, kann es sich um eine Blutbildveränderung handeln, die bedrohlich werden kann. Sie müssen dann umgehend einen Arzt aufsuchen und das Blutbild kontrollieren lassen.

Hinweise

Für Kinder unter 14 Jahren

Es gibt keine Erfahrung mit der Anwendung von Buspiron bei Kindern und Jugendlichen. Sie sollten daher mit dem Wirkstoff nicht behandelt werden.

Für Schwangerschaft und Stillzeit

Über die Anwendung von Buspiron in Schwangerschaft und Stillzeit liegen keine Erfahrungen vor. Sie sollten den Wirkstoff daher in dieser Zeit nicht einnehmen.

Opipramol

Insidon, Opipramol-neuraxpharm

Opipramol ähnelt chemisch den trizyklischen Antidepressiva (→ Seite 968). Es wirkt beruhigend, aber nur mäßig angstlösend und antidepressiv. Die Ergebnisse neuerer Studien zeigen eine therapeutische Wirksamkeit bei bestimmten Angststörungen; um die Befunde zu bestätigen, sind aber weitere Untersuchungen erforderlich. Bis diese vorliegen, wird Opipramol als „mit Einschränkung geeignet" bewertet.

Anwendung

Die Tagesdosis liegt zwischen 50 und 300 Milligramm Opipramol. Nach ein bis zwei Wochen sollten die Symptome deutlich schwächer geworden sein. Länger als ein bis zwei Monate sollte die Behandlung nicht dauern. Ob die Wirkung bei einer darüber hinausgehenden Therapie erhalten bleibt, ist nicht ausreichend nachgewiesen.

Achtung

Insidon Tropfen enthalten Parabene. Diese Konservierungsmittel können Allergien auslösen. Wenn Sie auf Parastoffe (→ Seite 1159) allergisch reagieren, dürfen Sie das Mittel nicht anwenden.

Gegenanzeigen

Bei einer akuten Vergiftung mit Alkohol, Schmerz- oder Schlafmitteln oder Psychopharmaka darf kein Opipramol gegeben werden.

Sie dürfen kein Opipramol einnehmen, während Sie mit MAO-Hemmern (z. B. Tranylcypromin bei Depressionen) behandelt werden.

Unter folgenden Bedingungen muss der Arzt Nutzen und Risiken besonders sorgfältig abwägen:

- Sie haben ein Engwinkelglaukom (grüner Star).
- Ihre Prostata ist erheblich vergrößert und Sie haben Probleme, die Blase richtig zu entleeren.
- Sie haben ein erhöhtes Risiko für einen Darmverschluss.
- Ihre Nieren- oder Leberfunktion ist gestört.
- Bei Ihnen sind bereits einmal Krampfanfälle aufgetreten.

Wechselwirkungen mit Medikamenten

Wenn Sie noch andere Medikamente nehmen, ist zu beachten:

- Opipramol und andere dämpfende Medikamente (vor allem Beruhigungs- und Schlafmittel, starke Schmerzmittel) können sich in ihrer Wirkung gegenseitig verstärken.
- Trizyklische Antidepressiva, MAO-Hemmer (beide bei Depressionen) und Biperiden (bei Parkinsonkrankheit) können die unerwünschten Wirkungen von Opipramol verstärken.

▶ **Unbedingt beachten**

Die gleichzeitige Anwendung von Opipramol und MAO-Hemmern (z. B. Tranylcypromin bei Depressionen) birgt das Risiko eines lebensbedrohlichen Serotonin-Syndroms mit Erregungszuständen, Bewusstseinstrübung, Muskelzittern und -zucken und Blutdruckabfall. Soll nach einer Behandlung mit MAO-Hemmern auf Opipramol umgestellt werden, müssen die MAO-Hemmer in der Regel abgesetzt und ein Sicherheitsabstand von mindestens 14 Tagen eingehalten werden. Opipramol soll nicht gemeinsam mit Amiodaron und Chinidin (bei Herzrhythmusstörungen) eingenommen werden. Opipramol kann die Wirkung der Herzmedikamente verstärken und dadurch bedrohliche Herzrhythmusstörungen auslösen. Näheres hierzu finden Sie unter „Mittel bei Herzrhythmusstörungen: verstärkte Wirkung" (→ Seite 12).

Wechselwirkungen mit Speisen und Getränken

Alkohol kann die dämpfende Wirkung von Opipramol verstärken. Es kann Benommenheit auftreten.

Unerwünschte Wirkungen

▶ **Keine Maßnahmen erforderlich**

Mehr als 1 von 100 Behandelten empfindet seinen Mund als trocken und die Nase als verstopft. Es kann sich eine Verstopfung einstellen.

Ebenso häufig treten Benommenheit, Schwindel (→ Seite 15) und Müdigkeit auf, aber auch Überaktivität, Schlaflosigkeit, Desorientiertheit, Zittern, Herzrasen, Übelkeit und Erbrechen kommen vor.

▶ **Muss beobachtet werden**

1 bis 10 von 100 Anwendern bekommen Probleme beim Wasserlassen.

Der Augeninnendruck kann steigen. Den Augen fällt es schwer, sich veränderten Sehabständen anzupassen (Akkommodationsstörung). Halten solche Augenbeschwerden an, sollten Sie einen Arzt aufsuchen.

▶ **Sofort zum Arzt**
1 von 100 Behandelten klagt über Herzstolpern (→ Seite 16). Mit diesen Beschwerden sollten Sie sich bald an einen Arzt wenden.
Es können Krampfanfälle auftreten. Sie sind aber selten und betreffen vornehmlich diejenigen, die schon früher welche hatten.
Wenn jemand bei der Einnahme von Opipramol grippeartige Beschwerden bekommt, sich längere Zeit abgeschlagen und müde fühlt und Halsschmerzen und Fieber auftreten, kann es sich sehr selten um eine Blutbildveränderung (→ Seite 15) handeln, die bedrohlich werden kann. Dann muss umgehend ein Arzt das Blutbild kontrollieren.

Hinweise

Für Kinder unter 14 Jahren
Der Hersteller hält die Anwendung bei Kindern über sechs Jahre für möglich. Allerdings liegen über die Risiken einer Anwendung bei Kindern keine Erkenntnisse vor. Sicherheitshalber sollten sie mit diesem Mittel nicht behandelt werden.

Für Schwangerschaft und Stillzeit
Über die Risiken einer Anwendung in der Schwangerschaft gibt es keine Erkenntnisse. Sicherheitshalber sollten Sie Opipramol daher nicht anwenden.

Für ältere Menschen
Für sie ist es besonders wichtig, nur die geringste wirksame Dosis einzunehmen, damit die unerwünschten Wirkungen sie nicht zu sehr belasten.

Zur Verkehrstüchtigkeit
Opipramol setzt die Fähigkeit deutlich herab, ein Fahrzeug zu lenken, Maschinen zu bedienen und Arbeiten ohne sicheren Halt zu verrichten.

Selektive Serotonin-Wiederaufnahmehemmer (SSRI)

Citalopram
Cipramil, Citalopram 1A Pharma, Citalopram HEXAL, Citalopram-ratiopharm, Citalopram STADA

Escitalopram
CIPRALEX

Paroxetin
Paroxat, Paroxetin beta, Paroxetin-ratiopharm, Seroxat, Tagonis

Die Bezeichnung dieser Gruppe von Wirkstoffen bezieht sich auf ihren Wirkmechanismus. Die SSRI (engl.: selective serotonin re-uptake inhibitor) verhindern, dass der Nervenüberträgerstoff Serotonin in die Nervenzelle aufgenommen und dadurch unwirksam gemacht wird. So steht dem Gehirn mehr von diesem Botenstoff zur Verfügung. Das spielt insofern eine Rolle, als man davon ausgeht, dass psychische Störungen mit einer veränderten Konzentration der Botenstoffe im zentralen Nervensystem einhergehen.
Durch Studien ist hinreichend nachgewiesen, dass SSRI die Symptome von Angststörungen und Panikattacken bessern. Es ist auch erforscht, wie sich ihre Einnahme für mehr als ein Jahr auswirkt. Citalopram, Escitalopram und Paroxetin werden bei Angststörungen als „geeignet" beurteilt.

Anwendung

Die Dosierung des jeweiligen Medikaments und die Dauer der Behandlung richten sich nach Art und Ausprägung der Angststörung und werden vom Arzt angegeben.
Die Behandlung mit SSRI beginnt mit einer niedrigen Dosis, die im Abstand von Tagen oder Wochen langsam gesteigert wird. Auf diese Weise gewöhnt sich der Körper an das Medikament und die anfangs oft störenden unerwünschten Wirkungen sind weniger belastend. Auch das Ende der Behandlung muss langsam eingeleitet werden. Wird die Medikamentendosis nicht langsam genug verringert, können Schwindel, Übelkeit und Kopfschmerzen auftreten. Besonders häufig sind solche Beschwerden bei einer Behandlung mit Paroxetin.
Ob die Therapie ausreichend wirkt, lässt sich erst nach etwa ein bis drei Wochen beurteilen.
Bei einer schweren Leber- oder Nierenfunktionsstörung muss die Dosierung der SSRI herabgesetzt werden.

Achtung

Es ist möglich, dass sich die Angstsymptome zu Beginn der Behandlung mit SSRI zunächst verstärken, bevor sie zurückgehen. Damit das nicht zur Belastung wird, werden diese Substanzen in den ersten ein bis zwei Wochen meist mit einem Benzodiazepin (→ Seite 875) kombiniert. Dieses Medikament unterdrückt die Angstsymptome, darf aber nicht über längere Zeit eingenommen werden, weil es zur Abhängigkeit führt. Daher wird es spätestens nach zwei Wochen abgesetzt. Zu dieser Zeit reicht dann die Wirkung der SSRI aus, um die Angstsymptome zurückzudrängen.

Seroxat Suspension enthält als Konservierungsmittel Parabene. Wenn Sie auf Parastoffe (→ Seite 1159) allergisch reagieren, dürfen Sie das Mittel nicht anwenden.

Gegenanzeigen

Sie dürfen keine SSRI anwenden, wenn Sie mit einem MAO-Hemmer (Moclobemid oder Tranylcypromin bei Depressionen oder Selegilin bei Parkinsonkrankheit) behandelt werden.

Unter folgenden Bedingungen sollte der Arzt Nutzen und Risiken der Anwendung sorgfältig abwägen:

Sie leiden an einer Epilepsie oder haben Krampfanfälle gehabt. Dann ist die Behandlung nur vertretbar, wenn die Krankheit gut unter Kontrolle ist.

Wechselwirkungen mit Medikamenten

Wenn Sie noch andere Medikamente nehmen, ist zu beachten:

- Durch SSRI, allen voran Paroxetin, werden einige Arzneimittel langsamer abgebaut. Sie wirken dann länger und stärker. Hierzu gehören trizyklische Antidepressiva, Benzodiazepine (bei Angststörungen), Neuroleptika (bei Psychosen, Schizophrenien) sowie Carbamazepin und Phenytoin (bei Epilepsien).
- Wenn Sie gleichzeitig lithiumhaltige Medikamente (bei Depressionen) einnehmen, muss die Lithiummenge im Blut oft kontrolliert werden. SSRI können die Lithiumkonzentration gefährlich erhöhen.

▶ **Unbedingt beachten**

Nach einer Behandlung mit MAO-Hemmern müssen mindestens zwei Wochen verstreichen, bevor Sie ein SSRI einnehmen dürfen. Umgekehrt müssen nach der Einnahme von Paroxetin zwei Wochen, nach der Therapie mit Citalopram oder Escitalopram muss mindestens eine Woche vergehen, bevor MAO-Hemmer angewendet werden dürfen. Die unterschiedlichen Zeitabstände ergeben sich aus der unterschiedlichen Geschwindigkeit, mit der der Körper die verschiedenen SSRI abbaut. Wird dieser Zeitabstand nicht eingehalten, kann sich ein sogenanntes Serotonin-Syndrom mit Erregungszuständen, Bewusstseinstrübung, Muskelzittern und -zucken und Blutdruckabfall entwickeln. Dieses ist lebensbedrohlich.

Auch durch Tryptophan (als Schlafmittel), Triptane (bei Migräne), Tramadol (bei Schmerzen) und die Einnahme von Präparaten mit hoch dosiertem Johanniskrautextrakt kann ein solches Serotonin-Syndrom ausgelöst werden. Die gleichzeitige Anwendung dieser Mittel sollten Sie vermeiden.

Wechselwirkungen mit Speisen und Getränken

Alkohol und SSRI verstärken gegenseitig ihre dämpfende Wirkung. Allerdings wirken SSRI selbst nur wenig dämpfend.

Unerwünschte Wirkungen

▶ **Keine Maßnahmen erforderlich**

Bis zu 10 von 100 Personen berichten über Schwäche und starkes Schwitzen. 3 von 100 sehen verschwommen. Die Sehstörung und Juckreiz treten vor allem zu Beginn der Therapie auf und verschwinden nach einiger Zeit wieder.

▶ **Muss beobachtet werden**

Übelkeit, Erbrechen, Bauchschmerzen, Blähungen, Durchfall, Verstopfung, Kopfschmerzen (21 von 100 bei Fluoxetin) und Schwindel (bis 10 von 100) können anhaltend und sehr unangenehm sein. Unruhe, Nervosität und Schlafstörungen treten bei bis zu 20 von 100 Behandelten auf; bei Escitalopram ist es weniger als 1 von 100. Angst und Zittern empfinden bis zu 10 von 100 Behandelten. Auch über Albträume, Müdigkeit und Kribbeln in Armen und Beinen (Parästhesien) wird geklagt.

Die Medikamente können die Sexualität beeinträchtigen. Die Erregbarkeit lässt nach, Dauer und Intensität des Orgasmus verringern sich. Wenn diese Störungen Sie stark belasten, sollten Sie mit einem Arzt darüber sprechen und beratschlagen, ob es für Sie eine geeignete Behandlungsalternative gibt.

Es können Hautausschlag, Juckreiz und andere Hauterscheinungen (→ Seite 14) auftreten. Bei 1 bis 5 von 100 Personen kommen Gelenkbeschwerden und eventuell Fieber hinzu. Bei diesen Beschwerden sollte ein Arzt aufgesucht werden.

Wenn Sie oder Angehörige bemerken, dass sich Ihr Verhalten ändert und Sie zunehmend aggressiv und erregt wirken, sollte ebenfalls ärztliche Hilfe gesucht werden.

Es können weitflächige Hautblutungen auftreten. Dieses trifft insbesondere Menschen, die Arzneimittel einnehmen, die die Blutgerinnung hemmen (z. B. ASS, Dipyridamol, NSAR, Tiklopidin). Bemerken Sie kleine rote Flecken in der Haut, sollten Sie einen Arzt aufsuchen.

▶ **Sofort zum Arzt**

SSRI können Krampfanfälle verursachen. In einem solchen Fall sollten Sie das Arzneimittel absetzen und sofort einen Arzt rufen.

Fieber, Desorientiertheit, Erregungszustände, steife, zuckende und verkrampfte Muskeln können Anzeichen für das sogenannte Serotonin-

Syndrom sein. Es kann sich bis zur Bewusstseinstrübung und zu Blutdruckabfall steigern und ist lebensbedrohlich. Bei diesen Beschwerden sollte sofort der Notarzt gerufen werden (Telefon 112).

HINWEISE

Für Kinder unter 14 Jahren

Über die Risiken einer Anwendung bei Kindern und Jugendlichen gibt es keine ausreichenden Erkenntnisse. Sicherheitshalber sollten Kinder und Jugendliche mit diesen Mitteln nicht behandelt werden.

Paroxetin: Eine Studie an Kindern und Jugendlichen unter 18 Jahren konnte die therapeutische Wirksamkeit in dieser Altersgruppe nicht nachweisen. Zudem traten vermehrt unerwünschte Wirkungen auf. Paroxetin darf daher bei Kindern und Jugendlichen unter 18 Jahren nicht angewendet werden.

Für Schwangerschaft und Stillzeit

Über die Risiken einer Anwendung in der Schwangerschaft gibt es keine ausreichenden Erkenntnisse. Während der Schwangerschaft sollten Sie die Mittel nur einnehmen, wenn es für Ihre Gesundheit unbedingt erforderlich ist. Allerdings gibt es Hinweise, dass SSRI unerwünschte Wirkungen beim Neugeborenen hervorrufen können, insbesondere wenn sie in der Spätschwangerschaft eingenommen werden. Das Kind reagiert dann mit Zittern, anhaltendem Schreien und Schwierigkeiten beim Saugen und Schlafen.

Paroxetin: In Studien deutete sich ein geringfügig erhöhtes Risiko für Fehlbildungen am Herzen beim Kind an, wenn die Frau im ersten Schwangerschaftsdrittel dieses Medikament eingenommen hat. Obwohl der Zusammenhang noch nicht gesichert ist, wird schwangeren Frauen empfohlen, Paroxetin nur einzunehmen, wenn es unabdingbar ist.

Für ältere Menschen

Die Behandlung mit SSRI muss mit einer relativ geringen Dosis beginnen.

Zur Verkehrstüchtigkeit

Im Allgemeinen beeinträchtigen die Mittel die Fahrtauglichkeit nicht. Wenn dies doch der Fall sein sollte, sollten Sie kein Fahrzeug lenken, keine Maschinen bedienen und keine Arbeiten ohne sicheren Halt verrichten.

Trizyklische Antidepressiva

Clomipramin

Anafranil, Clomipramin-neuraxpharm, Clomipramin-ratiopharm

Doxepin

Aponal, Doneurin, Doxepin AL, Doxepin beta, doxepin-biomo, Doxepin dura, Doxepin Holsten, Doxepin-neuraxpharm, Doxepin-ratiopharm, Doxepin Sandoz, Doxepin STADA, Mareen

Trizyklische Antidepressiva (TZA) hellen die Stimmung auf und mildern Angst und Unruhe. Ihre Wirkung auf die Stimmung begründet ihren Einsatz bei Depressionen. Ihren Namen haben trizyklische Antidepressiva nach ihrem chemischen Aufbau bekommen: Das Molekül besteht aus drei charakteristisch angeordneten Ringen. An diesem Grundgerüst hängen mehrere Seitenketten. So entstehen Substanzen, die etwas unterschiedlich wirken.

Die Wirksamkeit von Clomipramin bei Angststörungen ist durch Studien gut belegt. Es wird als „geeignet“ angesehen, um derartige Störungen zu behandeln.

Doxepin gilt demgegenüber als „mit Einschränkung geeignet“. Zum einen liegen im Vergleich zu Clomipramin deutlich weniger Belege vor, um den Stellenwert von Doxepin bei der Behandlung von Angststörungen zu beurteilen, zum anderen dämpft der Wirkstoff manche Personen sehr stark in ihrer Aktivität und macht müde. Bei den Betroffenen jedoch, bei denen die Angststörung mit einer verstärkten Unruhe einhergeht und diese gebremst werden soll, kann Doxepin vorteilhaft sein.

ANWENDUNG

Die Dosierung des jeweiligen Medikaments und die Dauer der Behandlung richten sich nach Art und Ausprägung der Angststörung und werden vom Arzt angegeben.

Die Behandlung beginnt mit einer niedrigen Dosis, die im Abstand von Tagen oder Wochen langsam gesteigert wird. Auf diese Weise gewöhnt sich der Körper an das Medikament und die anfangs oft störenden unerwünschten Wirkungen sind weniger belastend. Ob die Therapie ausreichend wirkt, lässt sich erst nach etwa ein bis drei Wochen beurteilen.

Auch das Ende der Behandlung muss langsam eingeleitet werden. Werden die Wirkstoffe hingegen abrupt abgesetzt, können sich typische Absetzsymptome entwickeln: Übelkeit, Erbrechen,

Schmerzen, Schlaflosigkeit, Nervosität und Kopfschmerzen.
Wenn Sie Schlafstörungen haben und ein müde machendes Mittel wie Doxepin zur Behandlung der Angststörungen verordnet bekommen haben, ist es sinnvoll, die gesamte Medikamentendosis am Abend einzunehmen.
Bei einer länger dauernden Therapie können die Wirkstoffe die Leberfunktion beeinträchtigen. Daher sollte der Arzt regelmäßig die Leberfunktion kontrollieren – insbesondere bei älteren Menschen.

ACHTUNG

Aponal Tropfen enthalten Alkohol. Personen mit Alkoholproblemen dürfen sie nicht einnehmen. Auch Leberkranke und Menschen mit Anfallleiden sollten den Alkoholgehalt berücksichtigen. Darüber hinaus kann Alkohol die Wirkung vieler Arzneimittel (z. B. Schlaf- und Beruhigungsmittel, Psychopharmaka, starke Schmerzmittel, einige Mittel bei hohem Blutdruck) verstärken.
Einige Präparate enthalten Parabene (siehe Tabelle). Diese Konservierungsmittel können Allergien auslösen. Wenn Sie auf Parastoffe (→ Seite 1159) allergisch reagieren, dürfen Sie diese Mittel nicht anwenden.

Gegenanzeigen

Unter folgenden Bedingungen dürfen Sie Clomipramin und Doxepin nicht oder nur mit Vorsicht anwenden:

- Die Entleerung Ihrer Blase ist gestört.
- Ihre Prostata ist erheblich vergrößert.
- Sie haben ein unbehandeltes Engwinkelglaukom (grüner Star).
- Der Übergang vom Magen zum Darm ist verengt (Pylorusstenose).
- Die Erregungsleitung Ihres Herzens ist erheblich gestört.
- Ihre Herzleistung ist vermindert (Herzinsuffizienz).
- Sie haben eine schwere Leberfunktionsstörung.
- Bei Ihnen besteht eine erhöhte Krampfbereitschaft, beispielsweise bei Epilepsie.
- Die Blutbildung ist gestört.
- Clomipramin dürfen Sie gar nicht, Doxepin nur mit Vorsicht gleichzeitig mit MAO-Hemmern (z. B. Tranylcypromin bei Depressionen) einnehmen.

Wechselwirkungen mit Medikamenten

Wenn Sie noch andere Medikamente nehmen, ist zu beachten:

- Beruhigungsmittel (z. B. Benzodiazepine) und trizyklische Antidepressiva verstärken gegenseitig ihre dämpfende Wirkung.
- Trizyklische Antidepressiva verstärken die Wirkung von blutdrucksenkenden Medikamenten erheblich. Die Wirkung der Blutdrucksenker Clonidin und Guanethidin schwächen sie hingegen ab.
- Wenn Sie noch andere Medikamente einnehmen, die die Botenstoffe im Nervensystem beeinflussen (Anticholinergika, z. B. bei Parkinsonkrankheit), verstärken sich die unerwünschten Wirkungen beider Substanzgruppen.

▶ **Unbedingt beachten**

Die gleichzeitige Anwendung von trizyklischen Antidepressiva und MAO-Hemmern birgt das Risiko eines lebensbedrohlichen Serotonin-Syndroms mit Erregungszuständen, Bewusstseinstrübung, Muskelzittern und -zucken und Blutdruckabfall. Soll nach einer Behandlung mit einem MAO-Hemmer auf trizyklische Antidepressiva umgestellt werden, muss der MAO-Hemmer in der Regel abgesetzt und ein Sicherheitsabstand von mindestens 14 Tagen eingehalten werden. Bei Depressionen, die sich anders nicht beeinflussen lassen, können MAO-Hemmer gegebenenfalls zusätzlich zu trizyklischen Antidepressiva eingenommen werden. Dann darf die Dosierung der Arzneimittel nur langsam gesteigert werden und der Arzt muss die Behandlung häufig kontrollieren.
Trizyklische Antidepressiva sollten nicht gemeinsam mit Amiodaron und Chinidin (bei Herzrhythmusstörungen) eingenommen werden. Die Wirkstoffe können die Wirkung der Herzmedikamente verstärken und dadurch bedrohliche Herzrhythmusstörungen auslösen. Näheres hierzu finden Sie unter „Mittel bei Herzrhythmusstörungen: verstärkte Wirkung" (→ Seite 12).
Trizyklische Antidepressiva können die Wirkung der gerinnungshemmenden Mittel Phenprocoumon und Warfarin verstärken, die bei erhöhter Thrombosegefahr als Tabletten eingenommen werden. Näheres hierzu finden Sie unter „Mittel zur Blutverdünnung: verstärkte Wirkung" (→ Seite 11).

Wechselwirkungen mit Speisen und Getränken

Alkohol und trizyklische Antidepressiva verstärken gegenseitig ihre dämpfende Wirkung.

Unerwünschte Wirkungen

Die beiden Wirkstoffe können Haarausfall auslösen. Dieser lässt meist wieder nach, sobald das Mittel abgesetzt wird.

► **Keine Maßnahmen erforderlich**

Die folgenden Beschwerden verschwinden meist bald wieder, wenn sich der Körper an die Medikamente gewöhnt hat.

1 bis 10 von 100 Behandelten empfinden sich als „ausgedörrt": Ein trockener Mund macht vor allem denjenigen zu schaffen, die eine Zahnprothese tragen. Die Nase fühlt sich verstopft an, sie sind ständig durstig.

Es können Geschmacksstörungen auftreten.

Manche Behandelte sehen in der Nähe schlechter, weil sich die Augen nicht mehr so gut den unterschiedlichen Sehabständen anpassen (Akkommodationsstörung), und sie reagieren empfindlich auf Blendung.

Verstopfung kann sich einstellen.

Steigender Appetit und Gewichtszunahme können problematisch werden. Bei einer Behandlung mit Clomipramin nimmt anfangs bei 1 von 10 Personen der Appetit zu. Im Verlauf der Behandlung ist es nur noch etwa 1 von 100.

Das Wasserlassen bereitet Schwierigkeiten. Für Männer ist das besonders unangenehm, wenn ihre Prostata vergrößert ist.

Es kann Hautausschlag auftreten.

Clomipramin: Vor allem zu Beginn der Behandlung kann innere Unruhe mehr als 1 von 10 Betroffene beeinträchtigen. Später ist es nur noch 1 von 100.

► **Muss beobachtet werden**

Der Blutdruck kann absinken. Allerdings geschieht das nur selten. Dann treten Schwindel (→ Seite 15), Benommenheit und Müdigkeit auf. Wenn Sie zu schnell aufstehen, kann Ihnen schwarz vor Augen werden.

Händezittern, Herzrasen (→ Seite 16) und Schwitzen kommen ebenfalls selten vor. Derartige Nebenwirkungen betreffen vornehmlich ältere Personen. Von diesen Beschwerden sollten Sie dem Arzt beim nächsten Besuch berichten; eventuell macht er dann ein EKG.

Wenn Sie grippeartige Beschwerden haben, sich längere Zeit abgeschlagen und müde fühlen und Halsschmerzen und Fieber auftreten, kann es sich um eine Blutbildungsstörung (→ Seite 15) handeln, die bedrohlich werden kann. Sie müssen dann umgehend den Arzt aufsuchen und das Blutbild kontrollieren lassen.

Der Blutdruck kann sich gefährlich verändern.

Die Leberfunktion (→ Seite 15) kann so gestört sein, dass sich die Gallenflüssigkeit staut (cholestatische Hepatose). Treten Übelkeit, Erbrechen und/oder dunkel gefärbter Urin auf und ist der Stuhl auffallend hell, sollten Sie einen Arzt aufsuchen.

► **Sofort zum Arzt**

Bei weniger als 1 von 1 000 Personen können sich einige der genannten unerwünschten Wirkungen bedrohlich verschlimmern. Es sollte rasch ein Arzt verständigt werden, wenn ein Krampfanfall auftritt, der Behandelte ohnmächtig geworden ist, weil der Blutdruck zu sehr abgesunken ist, und er oder sie kein Wasser mehr lassen kann.

Sofortiges ärztliches Eingreifen ist auch bei einem akuten Glaukomanfall erforderlich. Dabei kann das Kammerwasser des Auges nicht mehr abfließen, sodass der Augeninnendruck stark ansteigt. Symptome dafür sind heftige Schmerzen im Auge oder um das Auge herum und eine sich plötzlich verschlechternde Sehfähigkeit.

Auch bei einem Darmverschluss (paralytischer Ileus) infolge einer Darmlähmung ist sofort ärztliche Hilfe notwendig.

Selten kommt es zu schweren allergischen Reaktionen. Wenn sich ein stark juckender Hautschlag mit Bläschen bildet und zusätzlich Herzrasen, Atemnot und Schwäche sowie Schwindel auftreten, müssen Sie unverzüglich den Notarzt rufen (Telefon 112), weil es sich um eine lebensgefährliche Allergie (→ Seite 14) handeln kann.

Hinweise

Für Kinder unter 14 Jahren

Über die Risiken einer Anwendung dieser Wirkstoffe bei Kindern gibt es keine ausreichenden Erkenntnisse. Sicherheitshalber sollten sie mit ihnen nicht behandelt werden.

Für Schwangerschaft und Stillzeit

Es gibt zwar keine ausreichenden Hinweise, dass trizyklische Antidepressiva das ungeborene Kind schädigen. Dennoch sollten schwangere Frauen die Medikamente nur einnehmen, wenn zu erwarten ist, dass der Nutzen der Behandlung der Angststörung mit diesen Medikamenten größer ist als das Risiko für das ungeborene Kind.

Da trizyklische Antidepressiva in die Muttermilch übergehen, sollten sie während der Stillzeit nicht eingenommen werden.

Für ältere Menschen

Ältere Menschen bauen trizyklische Antidepressiva langsamer ab. Darum müssen die Mittel bei ihnen niedriger dosiert werden, zwischen den Einnahmen müssen größere Abstände liegen und zu Beginn der Behandlung darf die Dosierung nur in kleinen Schritten gesteigert werden. Trotz dieser Vorsichtsmaßnahmen ist das Risiko unerwünschter Wirkungen relativ groß. Auch die Zeichen einer Hirnleistungsstörung können verstärkt werden.

Bei bettlägerigen Personen sollte die Verdauung im Auge behalten werden. Hatte der Kranke trotz ausreichender Zufuhr von Ballaststoffen und Flüssigkeit länger als vier Tage keinen Stuhlgang, sollte der Arzt informiert werden, damit sich nicht unbemerkt ein Darmverschluss entwickelt.

Viele unerwünschte Wirkungen betreffen das Herz. Darum sollte der Arzt vor der Therapie ein EKG machen und es nach etwa sechs Wochen kontrollieren. Wenn bei der Behandlung mit trizyklischen Antidepressiva Zeichen einer Herzleistungsschwäche auftreten, muss die Behandlung überdacht werden.

Beim Tragen von Kontaktlinsen

Diese Wirkstoffe können die Produktion von Tränenflüssigkeit in den Augen verringern. Dann werden Kontaktlinsen schlechter vertragen. Wird der Mangel an Tränenflüssigkeit nicht ausgeglichen und die Linsen werden trotzdem getragen, kann die Hornhaut Schaden nehmen.

Zur Verkehrstüchtigkeit

Trizyklische Antidepressiva können die Reaktionsfähigkeit beeinträchtigen. Sie sollten deshalb zu Beginn der Behandlung, bei Dosiserhöhungen und Kombinationen mit anderen dämpfenden Substanzen kein Fahrzeuge lenken, keine Maschinen bedienen und keine Arbeiten ohne sicheren Halt verrichten.

Venlafaxin

Trevilor

Venlafaxin gehört zur Gruppe der sogenannten Serotonin-Noradrenalin-Wiederaufnahmehemmer (SNRI, von engl.: serotonin noradrenalin re-uptake inhibitor). Durch diese Wirkstoffe erhöht sich im zentralen Nervensystem die Konzentration der Botenstoffe Serotonin und Noradrenalin. Veränderungen in der Konzentration dieser Überträgerstoffe scheint mit psychischen Störungen in Zusammenhang zu stehen.

Die therapeutische Wirksamkeit von Venlafaxin bei Angststörungen ist nachgewiesen. Ein Vorteil des Wirkstoffs ist, dass er – anders als manche andere Medikamente – kaum dämpft und müde macht.

Venlafaxin wird zur Behandlung von Angststörungen als „geeignet" angesehen. Es ist eines der Mittel der ersten Wahl.

Anwendung

Die Dosierung des Medikaments und die Dauer der Behandlung richten sich nach Art und Ausprägung der Angststörung und ihrem Verlauf und werden vom Arzt angegeben.

Die Behandlung beginnt mit einer niedrigen Dosis, die im Abstand von Tagen oder Wochen langsam gesteigert wird. Auf diese Weise gewöhnt sich der Körper an das Medikament. Insbesondere zu Beginn der Behandlung kann es zu Unruhe und Schlaflosigkeit kommen. Um besser schlafen zu können, sollten Sie das Medikament nicht am Abend einnehmen.

Das Ende der Behandlung muss im Verlauf von mindestens zwei Wochen langsam eingeleitet werden, indem das Medikament immer geringer dosiert wird. Geschieht das nicht, treten häufig Schwindel, Übelkeit, Erbrechen, Schlafstörungen, Kopfschmerzen und psychische Veränderungen auf. Solche Absetzerscheinungen gibt es bei Venlafaxin besonders häufig.

Achtung

Gegenanzeigen

Unter folgenden Bedingungen dürfen Sie Venlafaxin nicht einnehmen:

Sie werden zusätzlich mit einem MAO-Hemmer (z. B. Tranylcypromin bei Depressionen) behandelt.

Unter folgenden Bedingungen sollte der Arzt Nutzen und Risiken der Anwendung besonders sorgfältig abwägen:

- Die Funktion Ihrer Leber oder der Nieren ist gestört.
- Sie haben eine Epilepsie mit Krampfanfällen.
- Sie leiden an einer bipolaren Störung (manisch-depressive Erkrankung).
- Ihr Augeninnendruck ist erhöht (Glaukom, grüner Star) oder es besteht das Risiko für ein akutes Engwinkelglaukom. Venlafaxin kann die Pupille so verengen, dass das Kammerwasser des Auges schlechter abfließt.
- Sie haben hohen Blutdruck oder eine Herzerkrankung.

- Sie haben Probleme beim Wasserlassen. Das trifft besonders für Männer mit vergrößerter Prostata zu.

Wechselwirkungen mit Medikamenten

Wenn Sie noch andere Medikamente nehmen, ist zu beachten:

- Bei gleichzeitiger Anwendung mit Clozapin können sich die Wirkungen und Nebenwirkungen der Mittel verstärken.
- Bei der gleichzeitigen Behandlung mit wasserausschwemmenden Mitteln (Diuretika, bei hohem Blutdruck und Nierenerkrankungen) können vor allem ältere Menschen zu viel Natrium verlieren.

▶ **Unbedingt beachten**

Die Kombination von Venlafaxin mit einem MAO-Hemmer (bei Depressionen) kann das lebensbedrohliche Serotonin-Syndrom mit Erregungszuständen, Bewusstseinstrübung, Muskelzittern und -zucken und Blutdruckabfall auslösen. Nach einer Behandlung mit MAO-Hemmern müssen mindestens zwei Wochen verstreichen, bevor Sie Venlafaxin einnehmen dürfen. Die gleiche Zeit muss vergehen, bevor Sie nach einer Behandlung mit Venlafaxin einen MAO-Hemmer einnehmen dürfen.

Ein Serotonin-Syndrom kann sich auch bei der gleichzeitigen Anwendung von Venlafaxin und SSRI oder trizyklischen Antidepressiva (beide bei Depressionen), Triptanen (bei Migräne), Tramadol (bei Schmerzen), Tryptophan (bei Schlafstörungen) sowie bei Einnahme von Präparaten mit hoch dosiertem Johanniskrautextrakt einstellen.

Wechselwirkungen mit Speisen und Getränken

Alkohol kann die Wirkung von Venlafaxin verstärken.

Unerwünschte Wirkungen

▶ **Keine Maßnahmen erforderlich**

Etwa jeder Fünfte, der Venlafaxin einnimmt, empfindet seinen Mund als trocken, weniger als jeder Zehnte klagt über Schwindel oder Müdigkeit. Übelkeit tritt bei mehr als 10 von 100 Behandelten auf. Verringerten Appetit und Gewichtsabnahme bemerken 1 bis 3 von 100 Personen. 1 bis 10 von 100 Behandelten schwitzen stark.

10 bis 100 von 1 000 behandelten Männern berichten, dass sie keinen Orgasmus mehr erleben. Bei den Frauen sind es 1 bis 10 von 1 000. Leichtere Sexualstörungen sind wahrscheinlich häufiger.

▶ **Muss beobachtet werden**

Nur selten sinkt der Blutdruck ab, sodass Sie sich schwindlig, benommen und müde fühlen. Wenn Sie zu schnell aufstehen, kann Ihnen schwarz vor Augen werden.

Händezittern und Herzrasen (→ Seite 16) kommen vor. Von diesen Beschwerden sollten Sie dem Arzt beim nächsten Besuch berichten; eventuell macht er dann ein EKG.

Wenn Sie grippeartige Beschwerden haben, sich längere Zeit abgeschlagen und müde fühlen und Halsschmerzen und Fieber auftreten, kann es sich um eine Blutbildungsstörung (→ Seite 15) handeln, die bedrohlich werden kann. Sie müssen dann umgehend einen Arzt aufsuchen und das Blutbild kontrollieren lassen.

Der Blutdruck kann gefährlich ansteigen, und die Leberfunktion (→ Seite 15) kann so gestört sein, dass sich die Gallenflüssigkeit staut (cholestatische Hepatose). Treten Übelkeit, Erbrechen und/oder dunkel gefärbter Urin auf und ist der Stuhl auffallend hell, sollten Sie einen Arzt aufsuchen.

Wenn die Haut sich verstärkt rötet und juckt, reagieren Sie vermutlich allergisch auf das Mittel. Bei solchen Hauterscheinungen (→ Seite 14) sollten Sie einen Arzt aufsuchen.

Merken Sie, dass sich Ihr emotionales Verhalten ändert, Sie aggressiv werden oder von tiefer Traurigkeit erfasst oder wenn in Ihnen sogar Selbsttötungsgedanken keimen, sollten Sie ärztliche Hilfe suchen.

▶ **Sofort zum Arzt**

Fieber, Desorientiertheit, Erregungszustände, steife, zuckende und verkrampfte Muskeln können Anzeichen für das sogenannte Serotonin-Syndrom sein. Es kann sich bis zur Bewusstseinstrübung und zum Blutdruckabfall steigern und ist lebensgefährlich. Bei diesen Beschwerden sollten Sie sofort einen Arzt oder eine Notaufnahme aufsuchen.

Hinweise

Für Kinder unter 14 Jahren

Die therapeutische Wirksamkeit bei Kindern und Jugendlichen unter 18 Jahren ist bisher nicht belegt. Daher sollten sie mit diesen Mitteln nicht behandelt werden.

Für Schwangerschaft und Stillzeit

Während der Schwangerschaft sollten Sie Venlafaxin nicht einnehmen. Zum einen haben Untersuchungen an Tieren bedenkliche Wirkungen gezeigt, zum anderen sind bei Neugeborenen, deren

Mutter kurz vor der Geburt ein solches Medikament eingenommen hatte, gesundheitliche Probleme aufgetreten.
Venlafaxin geht in die Muttermilch über. Daher sollten stillende Frauen es nicht einnehmen.

Für ältere Menschen
Besonders wenn die Dosis erhöht wird, sollte sehr sorgfältig geprüft werden, ob vermehrt unerwünschte Wirkungen auftreten oder sich verstärken.

Zur Verkehrstüchtigkeit
Vor allem zu Beginn der Behandlung können Schwindel oder Müdigkeit auftreten. Dann kann die Fähigkeit beeinträchtigt sein, ein Fahrzeug zu lenken, Maschinen zu bedienen und Arbeiten ohne sicheren Halt zu verrichten.

Angststörungen

Handelsname Darreichungsform	Zusammensetzung pro 1 ml/1 g oder wie angegeben bzw. pro abgeteilte Einheit	Kleinste Packungsgröße	Festbetrag in Euro	Packungspreis in Euro	Bewertung
Adumbran 10 mg Rp Tabletten	**Oxazepam** 10 mg	10 Stück	10,40	10,40	**Geeignet** zur zeitlich begrenzten Anwendung bei Angststörungen. → Seite 960
Alprazolam-ratiopharm 0,25 mg Rp	**Alprazolam** 0,25 mg	10 Stück	10,95	10,31	**Geeignet** zur zeitlich begrenzten Anwendung bei Angststörungen. → Seite 960
0,5 mg Rp	0,5 mg	10 Stück	11,73	10,70	
1,0 mg Rp Tabletten	1 mg	10 Stück	12,99	11,32	
Anafranil 10 mg Rp	**Clomipramin-hydrochlorid** 10 mg	20 Stück	11,39	11,22	**Geeignet** bei Angststörungen. → Seite 968
25 mg Rp Dragees	25 mg	20 Stück	13,21	12,85	
Anafranil 75 mg retard Rp Retardtabletten	75 mg	20 Stück	20,24	17,77	
Aponal 5 Rp	**Doxepin** 5 mg	100 Stück	13,97	13,93	**Mit Einschränkung geeignet** bei Angststörungen. Das Mittel kann stark dämpfen. Nur wenn besser zu beurteilende Mittel nicht eingesetzt werden können oder nicht ausreichend wirken. → Seite 968
10 Rp	10 mg	50 Stück	13,63	12,95	
25 Rp Dragees	25 mg	50 Stück	17,83	15,54	
Aponal 50 Rp	50 mg	50 Stück	23,74	21,02	
100 Rp Filmtabletten	100 mg	50 Stück	33,93	30,18	
Aponal Tropfen Rp Lösung	10 mg *Enthält 0,4% Alkohol* (Konservierungsmittel: Parabene)	30 ml	20,97	20,97	
BESPAR 5 mg Rp	**Buspiron-hydrochlorid** 5 mg	20 Stück	14,38	14,77	**Mit Einschränkung geeignet** bei Angststörungen. Die angstlösende Wirkung setzt verzögert ein. Es fehlen Langzeitstudien, um die therapeutische Wirksamkeit und Verträglichkeit abschließend zu beurteilen. → Seite 963
10 mg Rp Tabletten	10 mg	20 Stück	19,39	19,98	
Bromazanil 3 Rp	**Bromazepam** 3 mg	10 Stück	10,47	10,21	**Geeignet** zur zeitlich begrenzten Anwendung bei Angststörungen. → Seite 960
6 Rp Tabletten	6 mg	10 Stück	10,60	10,56	
Bromazepam AL 6 Rp Tabletten	**Bromazepam** 6 mg	10 Stück	10,60	10,42	**Geeignet** zur zeitlich begrenzten Anwendung bei Angststörungen. → Seite 960
Bromazepam-ratiopharm 6 mg Rp Tabletten	**Bromazepam** 6 mg	10 Stück	10,60	10,56	**Geeignet** zur zeitlich begrenzten Anwendung bei Angststörungen. → Seite 960
Bromazep-CT 6 mg Tabletten Rp Tabletten	**Bromazepam** 6 mg	10 Stück	10,60	10,56	**Geeignet** zur zeitlich begrenzten Anwendung bei Angststörungen. → Seite 960

Hinweise zu den Tabellenspalten → Seite 28, zur Auswahl der Arzneimittel → Seite 23, zur Grundlage der Bewertung → Seiten 24, 27

Angststörungen Fortsetzung

Handelsname Darreichungsform	Zusammensetzung pro 1 ml/1 g oder wie angegeben bzw. pro abgeteilte Einheit	Kleinste Packungsgröße	Festbetrag in Euro	Packungspreis in Euro	Bewertung

Hinweise zu den Tabellenspalten → Seite 28, zur Auswahl der Arzneimittel → Seite 23, zur Grundlage der Bewertung → Seiten 24, 27

Handelsname Darreichungsform	Zusammensetzung	Kleinste Packungsgröße	Festbetrag in Euro	Packungspreis in Euro	Bewertung
Cassadan 0,25 Rp	**Alprazolam** 0,25 mg	20 Stück	12,05	10,85	**Geeignet** zur zeitlich begrenzten Anwendung bei Angststörungen. → Seite 960
0,5 Rp	0,5 mg	20 Stück	13,49	11,58	
1 Rp Tabletten	1 mg	20 Stück	15,80	12,73	
CIPRALEX 10 mg Filmtabletten Rp	**Escitalopram** 10 mg	20 Stück		37,43	**Geeignet** bei Angststörungen. → Seite 966
20 mg Filmtabletten Rp Filmtabletten	20 mg	20 Stück		56,29	
CIPRALEX 10 mg/ml Tropfen zum Einnehmen Rp Lösung	10 mg	28 ml		41,79	
Cipramil 20 mg Rp	**Citalopram** 20 mg	20 Stück		38,75	**Geeignet** bei Angststörungen. → Seite 966
40 mg Rp Filmtabletten	40 mg	20 Stück		58,52	
Citalopram – 1 A Pharma 10 mg Filmtabletten Rp	**Citalopram** 10 mg	20 Stück		12,14	**Geeignet** bei Angststörungen. → Seite 966
20 mg Filmtabletten Rp	20 mg	20 Stück		14,97	
30 mg Filmtabletten Rp	30 mg	20 Stück		19,78	
40 mg Filmtabletten Rp	40 mg	20 Stück		19,67	
60 mg Filmtabletten Rp Filmtabletten	60 mg	20 Stück		32,42	
Citalopram HEXAL 10 mg Filmtabletten Rp	**Citalopram** 10 mg	20 Stück		12,71	**Geeignet** bei Angststörungen. → Seite 966
20 mg Filmtabletten Rp	20 mg	20 Stück		15,55	
30 mg Filmtabletten Rp	30 mg	20 Stück		19,94	
40 mg Filmtabletten Rp	40 mg	20 Stück		20,65	
60 mg Filmtabletten Rp Filmtabletten	60 mg	20 Stück		33,51	
Citalopram-ratiopharm 30 mg Filmtabletten Rp Filmtabletten	**Citalopram** 30 mg	20 Stück		19,94	**Geeignet** bei Angststörungen. → Seite 966
Citalopram STADA 10 mg Filmtabletten Rp	**Citalopram** 10 mg	20 Stück		12,71	**Geeignet** bei Angststörungen. → Seite 966
20 mg Filmtabletten Rp	20 mg	20 Stück		15,55	
40 mg Filmtabletten Rp Filmtabletten	40 mg	20 Stück		20,65	
Clomipramin-neuraxpharm 10 Rp	**Clomipramin-hydrochlorid** 10 mg	20 Stück	11,39	10,52	**Geeignet** bei Angststörungen. → Seite 968
25 Rp Filmtabletten	25 mg	20 Stück	13,21	11,42	
Clomipramin-neuraxpharm 75 mg retard Rp Retardtabletten	75 mg	20 Stück	20,24	16,53	
Clomipramin-ratiopharm 10 Rp	**Clomipramin-hydrochlorid** 10 mg	50 Stück	13,63	11,64	**Geeignet** bei Angststörungen. → Seite 968
25 Rp Filmtabletten	25 mg	50 Stück	17,83	13,73	
Clomipramin-ratiopharm 75 mg Retardtabletten Rp Retardtabletten	75 mg	20 Stück	20,24	16,53	
Demetrin Rp Tabletten	**Prazepam** 10 mg	10 Stück	11,73	11,73	**Mit Einschränkung geeignet** zur zeitlich begrenzten Anwendung bei Angststörungen. Sehr lange Wirkdauer. Dadurch tagelang anhaltende Beeinträchtigung mit erhöhtem Unfallrisiko; besonders gefährdet sind ältere Menschen. Kürzer wirkende Mittel sind vorzuziehen. → Seite 960

Angststörungen Fortsetzung

Handelsname Darreichungsform	Zusammensetzung pro 1 ml/1 g oder wie angegeben bzw. pro abgeteilte Einheit	Kleinste Packungsgröße	Festbetrag in Euro	Packungspreis in Euro	Bewertung
Hinweise zu den Tabellenspalten → Seite 28, zur Auswahl der Arzneimittel → Seite 23, zur Grundlage der Bewertung → Seiten 24, 27					
Diazepam AbZ Tropfen Rp Lösung	**Diazepam** 10 mg	25 ml	10,77	10,65	**Mit Einschränkung geeignet** zur zeitlich begrenzten Anwendung bei Angststörungen. Sehr lange Wirkdauer. Dadurch tagelang anhaltende Beeinträchtigung mit erhöhtem Unfallrisiko; besonders gefährdet sind ältere Menschen. Kürzer wirkende Mittel sind vorzuziehen. → Seite 960
Diazepam AbZ 5 mg Tabletten Rp *10 mg Tabletten* Rp Tabletten	5 mg 10 mg	10 Stück 10 Stück	9,98 10,14	9,94 10,09	
Diazepam Desitin rectal tube 5 mg Rp *10 mg* Rp Rektallösung	**Diazepam** 5 mg 10 mg	5 Stück 5 Stück		23,72 25,97	**Mit Einschränkung geeignet** zur zeitlich begrenzten Anwendung bei Angststörungen. Sehr lange Wirkdauer. Dadurch tagelang anhaltende Beeinträchtigung mit erhöhtem Unfallrisiko; besonders gefährdet sind ältere Menschen. Kürzer wirkende Mittel sind vorzuziehen. → Seite 960
Diazepam-ratiopharm Tropfen Rp Lösung	**Diazepam** 10 mg	25 ml	10,77	10,69	**Mit Einschränkung geeignet** zur zeitlich begrenzten Anwendung bei Angststörungen. Sehr lange Wirkdauer. Dadurch tagelang anhaltende Beeinträchtigung mit erhöhtem Unfallrisiko; besonders gefährdet sind ältere Menschen. Kürzer wirkende Mittel sind vorzuziehen. → Seite 960
Diazepam-ratiopharm 2 Rp *5* Rp *10* Rp Tabletten	2 mg 5 mg 10 mg	10 Stück 10 Stück 10 Stück	9,85 9,98 10,14	9,78 9,95 10,12	
Diazepam-ratiopharm 10 Zäpfchen Rp Zäpfchen	10 mg	5 Stück	11,44	11,41	
Diazepam Sandoz 5 mg Tabletten Rp *10 mg Tabletten* Rp Tabletten	**Diazepam** 5 mg 10 mg	20 Stück 20 Stück	10,28 10,57	10,01 10,38	**Mit Einschränkung geeignet** zur zeitlich begrenzten Anwendung bei Angststörungen. Sehr lange Wirkdauer. Dadurch tagelang anhaltende Beeinträchtigung mit erhöhtem Unfallrisiko; besonders gefährdet sind ältere Menschen. Kürzer wirkende Mittel sind vorzuziehen. → Seite 960
Diazepam STADA 5 mg Rp *10 mg* Rp Tabletten	**Diazepam** 5 mg 10 mg	10 Stück 10 Stück	9,98 10,14	9,95 10,12	**Mit Einschränkung geeignet** zur zeitlich begrenzten Anwendung bei Angststörungen. Sehr lange Wirkdauer. Dadurch tagelang anhaltende Beeinträchtigung mit erhöhtem Unfallrisiko; besonders gefährdet sind ältere Menschen. Kürzer wirkende Mittel sind vorzuziehen. → Seite 960
Diazep-CT 5 mg Tabletten Rp *10 mg Tabletten* Rp Tabletten	**Diazepam** 5 mg 10 mg	20 Stück 20 Stück	10,28 10,57	10,01 10,38	**Mit Einschränkung geeignet** zur zeitlich begrenzten Anwendung bei Angststörungen. Sehr lange Wirkdauer. Dadurch tagelang anhaltende Beeinträchtigung mit erhöhtem Unfallrisiko; besonders gefährdet sind ältere Menschen. Kürzer wirkende Mittel sind vorzuziehen. → Seite 960
Doneurin Filmtabletten 10 Rp *25* Rp *50* Rp *75* Rp *100* Rp Filmtabletten	**Doxepin** 10 mg 25 mg 50 mg 75 mg 100 mg	20 Stück 20 Stück 20 Stück 20 Stück 20 Stück	11,39 13,21 15,78 18,09 20,23	10,52 11,42 12,72 13,86 14,93	**Mit Einschränkung geeignet** bei Angststörungen. Das Mittel kann stark dämpfen. Nur wenn besser zu beurteilende Mittel nicht eingesetzt werden können oder nicht ausreichend wirken. → Seite 968

▶

Angststörungen Fortsetzung

Handelsname Darreichungsform	Zusammensetzung pro 1 ml/1 g oder wie angegeben bzw. pro abgeteilte Einheit	Kleinste Packungsgröße	Festbetrag in Euro	Packungspreis in Euro	Bewertung

Hinweise zu den Tabellenspalten → Seite 28, zur Auswahl der Arzneimittel → Seite 23, zur Grundlage der Bewertung → Seiten 24, 27

Handelsname Darreichungsform	Zusammensetzung	Kleinste Packungsgröße	Festbetrag in Euro	Packungspreis in Euro	Bewertung
Doneurin 10 Rp	**Doxepin** 10 mg	20 Stück	11,39	10,52	**Mit Einschränkung geeignet** bei Angststörungen. Das Mittel kann stark dämpfen. Nur wenn besser zu beurteilende Mittel nicht eingesetzt werden können oder nicht ausreichend wirken. → Seite 968
25 Rp	25 mg	20 Stück	13,21	11,42	
50 Rp	50 mg	20 Stück	15,78	12,72	
75 Rp	75 mg	50 Stück	29,01	19,34	
100 Rp	100 mg	50 Stück	33,93	21,79	
Kapseln					
Doxepin AL 50 Rp	**Doxepin** 50 mg	20 Stück	15,78	12,14	**Mit Einschränkung geeignet** bei Angststörungen. Das Mittel kann stark dämpfen. Nur wenn besser zu beurteilende Mittel nicht eingesetzt werden können oder nicht ausreichend wirken. → Seite 968
100 Rp	100 mg	20 Stück	20,23	13,27	
Filmtabletten					
Doxepin beta T 50 Rp	**Doxepin** 50 mg	20 Stück	15,78	12,19	**Mit Einschränkung geeignet** bei Angststörungen. Das Mittel kann stark dämpfen. Nur wenn besser zu beurteilende Mittel nicht eingesetzt werden können oder nicht ausreichend wirken. → Seite 968
100 Rp	100 mg	20 Stück	20,23	13,91	
Filmtabletten					
Doxepin beta 10 Rp	10 mg	20 Stück	11,39	10,52	
25 Rp	25 mg	20 Stück	13,21	11,42	
50 Rp	50 mg	20 Stück	15,78	12,19	
Kapseln					
doxepin-biomo 50 mg Rp	**Doxepin** 50 mg	20 Stück	15,78	12,14	**Mit Einschränkung geeignet** bei Angststörungen. Das Mittel kann stark dämpfen. Nur wenn besser zu beurteilende Mittel nicht eingesetzt werden können oder nicht ausreichend wirken. → Seite 968
100 mg Rp	100 mg	20 Stück	20,23	13,27	
Filmtabletten					
Doxepin dura T 50 mg Rp	**Doxepin** 50 mg	20 Stück	15,78	12,14	**Mit Einschränkung geeignet** bei Angststörungen. Das Mittel kann stark dämpfen. Nur wenn besser zu beurteilende Mittel nicht eingesetzt werden können oder nicht ausreichend wirken. → Seite 968
100 mg Rp	100 mg	20 Stück	20,23	13,27	
Filmtabletten					
Doxepin dura 10 mg Rp	10 mg	20 Stück	11,39	10,51	
25 mg Rp	25 mg	20 Stück	13,21	11,41	
50 mg Rp	50 mg	20 Stück	15,78	12,71	
Kapseln					
Doxepin Holsten 25 Rp	**Doxepin** 25 mg	20 Stück	13,21	11,41	**Mit Einschränkung geeignet** bei Angststörungen. Das Mittel kann stark dämpfen. Nur wenn besser zu beurteilende Mittel nicht eingesetzt werden können oder nicht ausreichend wirken. → Seite 968
50 Rp	50 mg	20 Stück	15,78	12,72	
75 Rp	75 mg	20 Stück	18,09	13,86	
100 Rp	100 mg	20 Stück	20,23	14,93	
Filmtabletten					
Doxepin-neuraxpharm 10 mg Rp	**Doxepin** 10 mg	20 Stück	11,39	10,52	**Mit Einschränkung geeignet** bei Angststörungen. Das Mittel kann stark dämpfen. Nur wenn besser zu beurteilende Mittel nicht eingesetzt werden können oder nicht ausreichend wirken. → Seite 968
25 mg Rp	25 mg	20 Stück	13,21	11,41	
50 Rp	50 mg	20 Stück	15,78	12,16	
75 mg Rp	75 mg	20 Stück	18,09	13,86	
100 mg Rp	100 mg	20 Stück	20,23	13,91	
Filmtabletten					
Doxepin-neuraxpharm Rp Lösung	40 mg (Konservierungsmittel: Parabene)	30 ml	20,97	18,79	
Doxepin-ratiopharm 10 mg Rp	**Doxepin** 10 mg	20 Stück	11,39	10,52	**Mit Einschränkung geeignet** bei Angststörungen. Das Mittel kann stark dämpfen. Nur wenn besser zu beurteilende Mittel nicht eingesetzt werden können oder nicht ausreichend wirken. → Seite 968
25 mg Rp	25 mg	20 Stück	13,21	11,42	
50 mg Rp	50 mg	20 Stück	15,78	12,72	
100 mg Rp	100 mg	20 Stück	20,23	14,93	
Filmtabletten					

Angststörungen Fortsetzung

Handelsname Darreichungsform	Zusammensetzung pro 1 ml/1 g oder wie angegeben bzw. pro abgeteilte Einheit	Kleinste Packungsgröße	Festbetrag in Euro	Packungspreis in Euro	Bewertung

Hinweise zu den Tabellenspalten → Seite 28, zur Auswahl der Arzneimittel → Seite 23, zur Grundlage der Bewertung → Seiten 24, 27

Handelsname Darreichungsform	Zusammensetzung pro 1 ml/1 g oder wie angegeben bzw. pro abgeteilte Einheit	Kleinste Packungsgröße	Festbetrag in Euro	Packungspreis in Euro	Bewertung
Doxepin Sandoz 10 mg Hartkapseln Rp	**Doxepin** 10 mg	20 Stück	11,39	10,52	**Mit Einschränkung geeignet** bei Angststörungen. Das Mittel kann stark dämpfen. Nur wenn besser zu beurteilende Mittel nicht eingesetzt werden können oder nicht ausreichend wirken. → Seite 968
25 mg Hartkapseln Rp	25 mg	20 Stück	13,21	11,42	
50 mg Hartkapseln Rp	50 mg	20 Stück	15,78	12,72	
75 mg Hartkapseln Rp	75 mg	20 Stück	18,09	13,86	
100 mg Hartkapseln Rp Kapseln	100 mg	50 Stück	33,93	21,79	
Doxepin STADA 50 mg Rp	**Doxepin** 50 mg	20 Stück	15,78	12,72	**Mit Einschränkung geeignet** bei Angststörungen. Das Mittel kann stark dämpfen. Nur wenn besser zu beurteilende Mittel nicht eingesetzt werden können oder nicht ausreichend wirken. → Seite 968
100 mg Rp Filmtabletten	100 mg	20 Stück	20,23	14,93	
durazanil 6 mg Rp Tabletten	**Bromazepam** 6 mg	10 Stück	10,60	10,59	**Geeignet** zur zeitlich begrenzten Anwendung bei Angststörungen. → Seite 960
Faustan 5 Rp Tabletten	**Diazepam** 5 mg	20 Stück	10,28	10,28	**Mit Einschränkung geeignet** zur zeitlich begrenzten Anwendung bei Angststörungen. Sehr lange Wirkdauer. Dadurch tagelang anhaltende Beeinträchtigung mit erhöhtem Unfallrisiko; besonders gefährdet sind ältere Menschen. Kürzer wirkende Mittel sind vorzuziehen. → Seite 960
Faustan Zäpfchen 10 mg Rp Zäpfchen	10 mg	10 Stück	13,22	13,22	
Frisium 10 mg Rp	**Clobazam** 10 mg	10 Stück	11,73	12,76	**Mit Einschränkung geeignet** zur zeitlich begrenzten Anwendung bei Angststörungen. Sehr lange Wirkdauer. Dadurch tagelang anhaltende Beeinträchtigung mit erhöhtem Unfallrisiko; besonders gefährdet sind ältere Menschen. Kürzer wirkende Mittel sind vorzuziehen. → Seite 960
20 mg Tabs Rp Tabletten	20 mg	10 Stück	12,99	14,02	
Gityl 6 mg Rp Tabletten	**Bromazepam** 6 mg	10 Stück	10,60	10,45	**Geeignet** zur zeitlich begrenzten Anwendung bei Angststörungen. → Seite 960
Insidon Dragees Rp Dragees	**Opipramol-dihydrochlorid** 50 mg	20 Stück	13,21	13,21	**Mit Einschränkung geeignet** zur zeitlich begrenzten Anwendung bei Angststörungen. Positive Hinweise zur therapeutischen Wirksamkeit müssen durch weitere Studien bestätigt werden. → Seite 965
Insidon 100 mg Filmtabletten Rp Filmtabletten	100 mg	20 Stück	15,78	15,78	
Insidon Tropfen Rp Lösung	100 mg (Konservierungsmittel: Parabene)	25 ml		21,03	
Laubeel 1,0 Rp	**Lorazepam** 1 mg	10 Stück	11,15	11,15	**Geeignet** zur zeitlich begrenzten Anwendung bei Angststörungen. → Seite 960
2,5 Rp Tabletten	2,5 mg	10 Stück	14,14	14,14	**Geeignet** zur zeitlich begrenzten Anwendung bei schweren Angststörungen. → Seite 960
Lexostad 6 mg Rp Tabletten	**Bromazepam** 6 mg	10 Stück	10,60	10,56	**Geeignet** zur zeitlich begrenzten Anwendung bei Angststörungen. → Seite 960
Lexotanil 6 Rp Tabletten	**Bromazepam** 6 mg	10 Stück	10,60	12,50	**Geeignet** zur zeitlich begrenzten Anwendung bei Angststörungen. → Seite 960

Angststörungen Fortsetzung

Handelsname Darreichungsform	Zusammensetzung pro 1 ml/1 g oder wie angegeben bzw. pro abgeteilte Einheit	Kleinste Packungsgröße	Festbetrag in Euro	Packungspreis in Euro	Bewertung
Hinweise zu den Tabellenspalten → Seite 28, zur Auswahl der Arzneimittel → Seite 23, zur Grundlage der Bewertung → Seiten 24, 27					
Lorazepam-neuraxpharm 1 Rp	**Lorazepam** 1 mg	20 Stück	12,26	11,41	**Geeignet** zur zeitlich begrenzten Anwendung bei Angststörungen. → Seite 960
2.5 Rp Tabletten	2,5 mg	20 Stück	14,14	13,38	**Geeignet** zur zeitlich begrenzten Anwendung bei schweren Angststörungen. → Seite 960
Lorazepam-ratiopharm 1 mg Rp	**Lorazepam** 1 mg	10 Stück	12,26	11,85	**Geeignet** zur zeitlich begrenzten Anwendung bei Angststörungen. → Seite 960
2,5 mg Rp Tabletten	2,5 mg	10 Stück	14,14	13,45	**Geeignet** zur zeitlich begrenzten Anwendung bei schweren Angststörungen. → Seite 960
Mareen 100 mg Rp Filmtabletten	**Doxepin** 100 mg	20 Stück	20,23	13,27	**Mit Einschränkung geeignet** bei Angststörungen. Das Mittel kann stark dämpfen. Nur wenn besser zu beurteilende Mittel nicht eingesetzt werden können oder nicht ausreichend wirken. → Seite 968
Mareen 50 mg Rp Tabletten	50 mg	20 Stück	15,78	12,14	
Mono Demetrin Rp Tabletten	**Prazepam** 20 mg	10 Stück	12,99	12,99	**Mit Einschränkung geeignet** zur zeitlich begrenzten Anwendung bei Angststörungen. Sehr lange Wirkdauer. Dadurch tagelang anhaltende Beeinträchtigung mit erhöhtem Unfallrisiko; besonders gefährdet sind ältere Menschen. Kürzer wirkende Mittel sind vorzuziehen. → Seite 960
NORMOC Rp Tabletten	**Bromazepam** 6 mg	10 Stück	10,60	10,60	**Geeignet** zur zeitlich begrenzten Anwendung bei Angststörungen. → Seite 960
Opipramol-neuraxpharm 50 mg Rp	**Opipramol-dihydrochlorid** 50 mg	20 Stück	13,21	10,77	**Mit Einschränkung geeignet** zur zeitlich begrenzten Anwendung bei Angststörungen. Positive Hinweise zur therapeutischen Wirksamkeit müssen durch weitere Studien bestätigt werden. → Seite 965
100 mg Rp	100 mg	20 Stück	15,78	12,05	
150 mg Rp Filmtabletten	150 mg	20 Stück	18,09	18,09	
Oxa-CT 10 mg Tabletten Rp	**Oxazepam** 10 mg	10 Stück	10,40	10,16	**Geeignet** zur zeitlich begrenzten Anwendung bei Angststörungen. → Seite 960
50 mg Tabletten Rp Tabletten	50 mg	20 Stück	13,10	12,82	**Geeignet** zur zeitlich begrenzten Anwendung bei schweren Angststörungen bei Menschen, die im Krankenhaus behandelt werden. → Seite 960
Oxazepam AL 10 Rp Tabletten	**Oxazepam** 10 mg	20 Stück	10,85	10,40	**Geeignet** zur zeitlich begrenzten Anwendung bei Angststörungen. → Seite 960
Oxazepam Hexal 10 mg Rp Tabletten	**Oxazepam** 10 mg	10 Stück	10,40	10,16	**Geeignet** zur zeitlich begrenzten Anwendung bei Angststörungen. → Seite 960
Oxazepam-neuraxpharm 10 Rp	**Oxazepam** 10 mg	20 Stück	10,85	10,40	**Geeignet** zur zeitlich begrenzten Anwendung bei Angststörungen. → Seite 960
50 Rp Tabletten	50 mg	20 Stück	13,10	12,82	**Geeignet** zur zeitlich begrenzten Anwendung bei schweren Angststörungen bei Menschen, die im Krankenhaus behandelt werden. → Seite 960
Oxazepam-ratiopharm 10 Rp	**Oxazepam** 10 mg	10 Stück	10,40	10,16	**Geeignet** zur zeitlich begrenzten Anwendung bei Angststörungen. → Seite 960
50 Rp Tabletten	50 mg	20 Stück	13,10	12,84	**Geeignet** zur zeitlich begrenzten Anwendung bei schweren Angststörungen bei Menschen, die im Krankenhaus behandelt werden. → Seite 960

Angststörungen Fortsetzung

Handelsname Darreichungsform	Zusammensetzung pro 1 ml/1 g oder wie angegeben bzw. pro abgeteilte Einheit	Kleinste Packungsgröße	Festbetrag in Euro	Packungspreis in Euro	Bewertung
Oxazepam STADA 10 mg Rp Tabletten	**Oxazepam** 10 mg	10 Stück	10,40	10,40	**Geeignet** zur zeitlich begrenzten Anwendung bei Angststörungen. → Seite 960
Paroxat 10 mg Filmtabletten Rp	**Paroxetin** 10 mg	20 Stück	21,49	12,78	**Geeignet** bei Angststörungen. → Seite 966
20 mg Filmtabletten Rp	20 mg	20 Stück	27,58	17,39	
30 mg Filmtabletten Rp	30 mg	20 Stück	32,46	23,34	
40 mg Filmtabletten Rp Filmtabletten	40 mg	20 Stück	36,74	25,89	
Paroxetin beta 20 mg Rp	**Paroxetin** 20 mg	20 Stück	27,58	15,12	**Geeignet** bei Angststörungen. → Seite 966
40 mg Rp Filmtabletten	40 mg	20 Stück	36,74	24,99	
Paroxetin-ratiopharm 20 mg Filmtabletten Rp	**Paroxetin** 20 mg	20 Stück	27,58	17,39	**Geeignet** bei Angststörungen. → Seite 966
30 mg Filmtabletten Rp Filmtabletten	30 mg	20 Stück	32,46	23,34	
Paroxetin-ratiopharm 40 mg Tabletten Rp Tabletten	40 mg	20 Stück	36,74	25,89	
Praxiten 10 Rp	**Oxazepam** 10 mg	20 Stück	10,85	10,94	**Geeignet** zur zeitlich begrenzten Anwendung bei Angststörungen. → Seite 960
PRAXITEN Rp	15 mg	10 Stück	10,63	10,63	
PRAXITEN FORTE Rp Tabletten	50 mg	20 Stück	13,10	13,33	**Geeignet** zur zeitlich begrenzten Anwendung bei schweren Angststörungen bei Menschen, die im Krankenhaus behandelt werden. → Seite 960
Radepur 10 Rp Dragees	**Chlordiazepoxid** 10 mg	20 Stück	13,49	13,49	**Mit Einschränkung geeignet** zur zeitlich begrenzten Anwendung bei Angststörungen. Sehr lange Wirkdauer. Dadurch tagelang anhaltende Beeinträchtigung mit erhöhtem Unfallrisiko; besonders gefährdet sind ältere Menschen. Kürzer wirkende Mittel sind vorzuziehen. → Seite 960
Rudotel Rp Tabletten	**Medazepam** 10 mg	50 Stück	18,30	18,30	**Mit Einschränkung geeignet** zur zeitlich begrenzten Anwendung bei Angststörungen. Sehr lange Wirkdauer. Dadurch tagelang anhaltende Beeinträchtigung mit erhöhtem Unfallrisiko; besonders gefährdet sind ältere Menschen. Kürzer wirkende Mittel sind vorzuziehen. → Seite 960
Rusedal Rp Tabletten	**Medazepam** 10 mg	20 Stück	18,30	18,30	**Mit Einschränkung geeignet** zur zeitlich begrenzten Anwendung bei Angststörungen. Sehr lange Wirkdauer. Dadurch tagelang anhaltende Beeinträchtigung mit erhöhtem Unfallrisiko; besonders gefährdet sind ältere Menschen. Kürzer wirkende Mittel sind vorzuziehen. → Seite 960
Seroxat Filmtabletten Rp Filmtabletten	**Paroxetin** 20 mg	20 Stück	27,58	27,57	**Geeignet** bei Angststörungen. → Seite 966
Seroxat Suspension Rp Suspension	2 mg (Konservierungsmittel: Parabene)	150 ml		44,04	

Hinweise zu den Tabellenspalten → Seite 28, zur Auswahl der Arzneimittel → Seite 23, zur Grundlage der Bewertung → Seiten 24, 27

Angststörungen Fortsetzung

Handelsname Darreichungsform	Zusammensetzung pro 1 ml/1 g oder wie angegeben bzw. pro abgeteilte Einheit	Kleinste Packungsgröße	Festbetrag in Euro	Packungspreis in Euro	Bewertung

Hinweise zu den Tabellenspalten → Seite 28, zur Auswahl der Arzneimittel → Seite 23, zur Grundlage der Bewertung → Seiten 24, 27

Handelsname Darreichungsform	Zusammensetzung pro 1 ml/1 g oder wie angegeben bzw. pro abgeteilte Einheit	Kleinste Packungsgröße	Festbetrag in Euro	Packungspreis in Euro	Bewertung
Sigacalm Rp	**Oxazepam** 10 mg	20 Stück	10,85	10,85	**Geeignet** zur zeitlich begrenzten Anwendung bei Angststörungen. → Seite 960
forte Rp Tabletten	50 mg	20 Stück	13,10	13,10	**Geeignet** zur zeitlich begrenzten Anwendung bei schweren Angststörungen bei Menschen, die im Krankenhaus behandelt werden. → Seite 960
Tafil 0,5 mg Tabletten Rp *1,0 mg Tabletten Rp* Tabletten	**Alprazolam** 0,5 mg 1 mg	10 Stück 10 Stück	11,73 12,99	11,73 12,99	**Geeignet** zur zeitlich begrenzten Anwendung bei Angststörungen. → Seite 960
Tagonis Filmtabletten Rp Filmtabletten	**Paroxetin** 20 mg	20 Stück	27,58	27,57	**Geeignet** bei Angststörungen. → Seite 966
Tavor 1,0 Expidet Rp	**Lorazepam** 1 mg	50 Stück	15,04	15,04	**Geeignet** zur zeitlich begrenzten Anwendung bei Angststörungen. → Seite 960
2,5 Expidet Rp Plättchen	2,5 mg	50 Stück	18,94	18,93	**Geeignet** zur zeitlich begrenzten Anwendung bei schweren Angststörungen. → Seite 960
Tavor 0,5 Rp *1 Rp*	0,5 mg 1 mg	20 Stück 20 Stück	11,39 12,26	11,39 12,26	**Geeignet** zur zeitlich begrenzten Anwendung bei Angststörungen. → Seite 960
Tavor Tabs 2 Rp *Tavor 2,5 Rp* Tabletten	2 mg 2,5 mg	20 Stück 20 Stück	13,59 14,14	13,59 14,14	**Geeignet** zur zeitlich begrenzten Anwendung bei schweren Angststörungen. → Seite 960
Tranxilium Tabs Rp	**Dikaliumclorazepat** 20 mg	10 Stück	13,70	13,70	**Mit Einschränkung geeignet** zur zeitlich begrenzten Anwendung bei Angststörungen. Sehr lange Wirkdauer. Dadurch tagelang anhaltende Beeinträchtigung mit erhöhtem Unfallrisiko; besonders gefährdet sind ältere Menschen. Kürzer wirkende Mittel sind vorzuziehen. → Seite 960
Tranxilium 50 Rp Filmtabletten	50 mg	10 Stück	17,17	17,17	**Mit Einschränkung geeignet** zur zeitlich begrenzten Anwendung bei schweren Angststörungen. Sehr lange Wirkdauer. Dadurch tagelang anhaltende Beeinträchtigung mit erhöhtem Unfallrisiko; besonders gefährdet sind ältere Menschen. Kürzer wirkende Mittel sind vorzuziehen. → Seite 960
Tranxilium 5 Rp *10 Rp* *20 Rp* Kapseln	5 mg 10 mg 20 mg	10 Stück 10 Stück 10 Stück	11,23 12,19 13,70	11,23 12,19 13,70	**Mit Einschränkung geeignet** zur zeitlich begrenzten Anwendung bei Angststörungen. Sehr lange Wirkdauer. Dadurch tagelang anhaltende Beeinträchtigung mit erhöhtem Unfallrisiko; besonders gefährdet sind ältere Menschen. Kürzer wirkende Mittel sind vorzuziehen. → Seite 960
Trevilor retard 37,5 mg Rp *retard 75 mg Rp* *retard 150 mg Rp* Retardkapseln	**Venlafaxin** 37,5 mg 75 mg 150 mg	7 Stück 14 Stück 14 Stück		17,14 31,55 46,30	**Geeignet** bei Angststörungen. → Seite 971
Valocordin-Diazepam Rp Lösung	**Diazepam** 10 mg *Enthält 39% Alkohol*	25 ml	10,77	10,67	**Mit Einschränkung geeignet** zur zeitlich begrenzten Anwendung bei Angststörungen. Sehr lange Wirkdauer. Dadurch tagelang anhaltende Beeinträchtigung mit erhöhtem Unfallrisiko; besonders gefährdet sind ältere Menschen. Kürzer wirkende Mittel sind vorzuziehen. → Seite 960

Depressionen

Depressionen sind psychische Erkrankungen, bei denen Erleben und Verhalten gestört sind.
Lange Zeit wurden Depressionen nach ihren vermeintlichen Ursachen unterteilt. Als „neurotische Depression" galt die Schwermut, für die man eine frühkindliche Prägung und ein konkretes Lebensereignis, zum Beispiel eine Krise, verantwortlich machen konnte. Was früher „Melancholie" hieß, gilt heute als „schwere Depression". Von einer „larvierten (= verdeckten) Depression" sprach man, wenn hinter körperlichen Symptomen eine depressiv gestörte Seele vermutet wurde. Bei „endogenen Depressionen" ließ sich keine Ursache fassen, sie schienen „von innen heraus", endogen, entstanden zu sein. Zwei Arten von endogenen Depressionen wurden unterschieden: Bei der unipolaren Form sind die Erkrankten entweder gesund oder depressiv, bei der bipolaren Form wechseln Phasen von Überdrehtheit, die als Manie bezeichnet werden, mit Phasen von Depression oder Gesundheit.
Die heutige Einteilung orientiert sich am Schweregrad der Depression – sie kann leicht, mittelschwer oder schwer ausgeprägt sein – und daran, ob sie dazu neigt, wiederholt aufzutreten. Zu den leichten Depressionen werden auch vorübergehende, episodenartig auftretende depressive Stimmungen oder Verstimmungszustände gezählt, die sich als Reaktion auf unbefriedigende, traurige oder sinnentleerte Lebensumstände einstellen können. Außerdem wird die Art der Symptome berücksichtigt. So unterscheidet man zwischen „agitiert-ängstlich-depressiven" und „gehemmt-depressiven" Erscheinungsformen. Eine „wahnhafte Depression" geht mit irrationalen, unkorrigierbaren Überzeugungen einher, beispielsweise der, verarmt, schuldig oder unheilbar krank zu sein.

Anzeichen und Beschwerden

Menschen mit Depressionen interessieren sich für nichts mehr, können sich nicht mehr motivieren. Sie sind bedrückt, schwermütig, können sich kaum oder gar nicht mehr freuen. Sie kapseln sich ab, quälen sich mit Selbstzweifeln und Selbstanklagen. Bewegungstempo und Denkgeschwindigkeit lassen nach. Oft essen die Betroffenen so wenig, dass sie erheblich an Gewicht verlieren. Der Schlaf ist fast immer schwer gestört. Meist wachen die Kranken sehr früh morgens auf oder ihr Schlaf ist zerhackt.
Obwohl das äußere Erscheinungsbild depressiv Kranker von Passivität bestimmt scheint, sind manche von ihnen innerlich sehr erregt, reizbar oder voller Wut. Viel häufiger haben sie aber das Gefühl, als Mensch nichts wert zu sein, und wünschen sich, alles hinter sich zu lassen. Solche Gedanken können sich bis zur Selbsttötungsabsicht steigern, die manchmal auch umgesetzt wird.
Bei vielen Menschen mit Depressionen schwankt das Befinden im Tagesverlauf deutlich, wobei die Stimmung morgens üblicherweise ihren Tiefpunkt hat. Darüber hinaus bestehen jahreszeitliche Schwankungen; die saisonal abhängige Depression (SAD) tritt im Winter auf.

Ursachen

Bei den meisten Depressionen ist die Ursache nur teilweise bekannt. Manche Konstellationen begünstigen die Erkrankung. Diese stammen überwiegend aus vier Bereichen:

- Familiär: Vor allem die bipolare (manisch-depressive) Krankheit, bei der sich Phasen von Überdrehtheit (Manie) mit Phasen des Niedergeschlagenseins (Depression) und gesunde Phasen abwechseln, treten in manchen Familien gehäuft auf.
- Körperlich: Viele hirnorganische Krankheiten können Depressionen verursachen. Andererseits begleiten Depressionen häufig körperliche oder andere seelische Erkrankungen, zum Beispiel Demenzerkrankungen, multiple Sklerose und Schizophrenien. Depressionen können auch unerwünschte Wirkungen von Medikamenten sein, beispielsweise von Glukokortikoiden (bei Entzündungen, Immunkrankheiten) und Neuroleptika (bei Schizophrenie).
- Seelisch: Menschen, die zu Depressionen neigen, glauben, perfekt sein zu müssen, und sind unablässig bestrebt, ihren Wert durch Leistung zu beweisen – Verhaltensweisen, mit denen das Gefühl des eigenen Ungenügens ausgeglichen werden soll.
- Sozial: Der Verlust nahestehender Personen, berufliche Misserfolge und Vereinsamung verschärfen die Situation.

Man nimmt an, dass sich als Folge solcher Störungen oder Erfahrungen die Konzentration einiger Botenstoffe im Gehirn verändert und dieses die biochemischen Ausprägungen der psychischen Störung sind.

Nichtmedikamentöse Maßnahmen

Bei jeder Art von melancholischer oder depressiver Stimmung tun einfühlsame Gespräche mit Nahestehenden und Vertrauten gut. Wenn diese dem Bedrückten das Gefühl vermitteln können, ihn zu verstehen und ihn durch seine Düsternis zu begleiten, kann ihm das helfen, die Auslöser zu erkennen, zu

bewältigen und zu positiven Empfindungen zurückzufinden.
Zur Begleitung der medikamentösen Behandlung sind Psychotherapien, wie die kognitive Verhaltenstherapie, psychodynamische und interpersonale Psychotherapie, sinnvoll. Eine sehr sorgfältig durchgeführte Studie konnte zeigen, dass mäßige bis schwere depressive Episoden mit einer kognitiven Therapie ebenso erfolgreich behandelt werden können wie mit einer kontinuierlichen medikamentösen Therapie. Die Psychotherapie besserte die akute Episode in gleichem Maß wie die medikamentöse Therapie. Nach zwei Jahren waren allerdings entschieden mehr Personen, die eine kognitive Therapie erhalten hatten, rückfallfrei gegenüber denen, die nur mit Medikamenten behandelt wurden.

Schlafentzug (Wachtherapie)

Schlafentzug bedeutet, entweder die ganze Nacht über wach zu bleiben oder nach drei Stunden Schlaf geweckt und dann wach gehalten zu werden. Diese Maßnahme bessert bei manchen Menschen die Depression deutlich. Allerdings hält der Effekt nur zwei bis drei Tage an. Ein Schlafentzug wird höchstens zweimal pro Woche durchgeführt.

Lichttherapie

Eine Lichttherapie kann nur Depressionen beeinflussen, die in den lichtarmen Wintermonaten auftreten oder sich verschlimmern. Spricht der Behandelte darauf an, lässt die Depression innerhalb einer Woche nach. Dann sollte die Behandlung durchgängig während der ganzen lichtarmen Zeit fortgesetzt werden. Zwei Arten von Lichttherapie müssen unterschieden werden: die Bestrahlung mit Sonnenlicht und die Anwendung von einzelnen Strahlungsanteilen des Sonnenlichts. Die Lichttherapie zur Behandlung von depressiven Störungen arbeitet mit sogenanntem Weißlicht. Bei einer solchen Lichttherapie sitzt man morgens zwischen sechs und acht Uhr ein bis zwei Stunden lang vor einer Lampe, die mit mindestens 2 500 Lux strahlt. Bei einer Lampe mit höherer Lichtintensität verkürzt sich die Behandlungszeit. Im Handel sind spezielle Lampen für diesen Zweck erhältlich; die Lichtintensität gewöhnlicher Leuchten oder Lampen reicht für eine antidepressive Wirkung nicht. Scheint die Sonne jedoch vom wolkenlosen Himmel, genügt ihr Licht auch im Winter, wenn man sich ihm entsprechend lange aussetzt.

Elektrokrampftherapie

Als Maßnahme der letzten Wahl bei schwersten Depressionen, die auf keine andere Therapie ansprechen, kann die Elektrokrampftherapie (EKT) durchgeführt werden. Dabei wird beim narkotisierten Patienten mit einem Gerät gezielt ein Krampfanfall hervorgerufen. Die Behandlung ist nicht schmerzhaft, ihre unerwünschten Wirkungen sind gering. Da sowohl Ärzte als auch Betroffene einer solchen Behandlung eher ablehnend gegenüberstehen und sie zudem einen erheblichen Aufwand erfordert, bleibt sie ganz verzweifelten Fällen vorbehalten. Für diese Menschen gilt sie allerdings als sehr wirksame Behandlungsmethode.

Behandlung mit Medikamenten

Das Ziel einer Depressionsbehandlung mit Arzneimitteln besteht darin, im akuten Zustand Angst, das Gefühl des eigenen Unwerts, Unruhe und Schlafstörungen zu lindern. Darüber hinaus soll eine Selbsttötung verhindert werden. Im weiteren Verlauf der Behandlung sollen Stimmung und Antrieb verbessert werden. Die Symptome der Erkrankung können Antidepressiva bessern, im günstigsten Fall sogar vollständig unterdrücken. Während Unruhe und Angst rasch nachlassen können, dauert es ein bis drei Wochen, bis die antidepressive Wirkung spürbar wird. Hat sich der Betroffene stabilisiert, soll die Therapie einem Rückfall entgegenwirken und damit verhindern, dass die Krankheit chronisch wird. Darum sollte die Therapie mindestens 6 bis 18 Monate dauern. Unter Umständen muss sie auch lebenslang fortgesetzt werden.
Antidepressiva beeinflussen den bei Depressionen veränderten Gehirnstoffwechsel und seine Botenstoffe. Allerdings wirken sie in den ersten Tagen der Behandlung anders als bei Anwendung über lange Zeit. Zu Beginn greifen sie im Gehirn in die Transportsysteme der Botenstoffe Noradrenalin, Serotonin und Dopamin ein und sorgen dafür, dass mehr von ihnen verfügbar ist. Nach einiger Zeit verändern sich jedoch die Empfindlichkeiten der Rezeptoren an der Nervenzelle und die Mechanismen, mit denen Signale von einer Nervenzelle zur anderen übertragen werden. Aus der Art, wie ein Antidepressivum auf die Botenstoffe wirkt, lässt sich nicht ableiten, welches sich zur Behandlung besonders eignet. Welches Mittel gewählt wird, hängt zunächst davon ab, welche Symptome im Vordergrund stehen. Die Behandlung soll so bald wie möglich Angst und Unruhe mildern und einen ungestörten Schlaf ermöglichen. Bei suizidgefährdeten Menschen muss vor allem diese Gefahr möglichst sofort gebannt werden.
Allerdings wirken Antidepressiva kaum spezifisch, sodass im Prinzip alle Substanzen alle Symptome mehr oder minder stark beeinflussen. Als Auswahlkriterien kommen hinzu, wie schwer die Depression

ist, welche anderen Erkrankungen zusätzlich vorliegen und welche unerwünschten Wirkungen vermieden werden sollen.
Bei von großer Unruhe begleiteten Depressionen gelten die trizyklischen Antidepressiva (→ Seite 1003) Amitriptylinoxid, Amitriptylin, Doxepin und Trimipramin als „geeignet".
Steht keine solche Unruhe im Vordergrund, ist der Betroffene vielmehr von Angstzuständen gequält, sind Clomipramin und Imipramin die bessere Wahl.
Fehlt dem Depressionskranken der Antrieb zu Aktivitäten, sind Wirkstoffe zu bevorzugen, die kaum dämpfend wirken. Nortriptylin und die selektiven Serotonin-Noradrenalin-Wiederaufnahmehemmer (→ Seite 996) Duloxetin und Venlafaxin werden als „geeignet" beurteilt. Sie unterschieden sich vor allem hinsichtlich ihrer Nebenwirkungen. Der selektive Noradrenalin-Wiederaufnahmehemmer (→ Seite 991) Reboxetin hat den gleichen Einsatzbereich, wird aber als „auch geeignet" bewertet, weil er im Vergleich zu den Vorgenannten bisher noch wenig erprobt ist.
Monoaminoxidase-Hemmer (→ Seite 989) (MAO-Hemmer) werden bei Depressionen mit Antriebshemmung eingesetzt, vor allem wenn sie chronisch verlaufen und mit ungewöhnlichen Symptomen wie vermehrtem Schlafbedürfnis, gesteigertem Appetit, Stimmungsschwankungen und Empfindlichkeit einhergehen. Moclobemid gilt dabei als „auch geeignet", Tranylcypromin als „mit Einschränkung geeignet". Die negativere Bewertung beruht vor allem auf seinen ausgeprägten Wechselwirkungen mit vielen Lebensmitteln. Aus diesem Grund muss bei einer Behandlung mit Tranylcypromin auf viele Nahrungsmittel verzichtet werden. Das erschwert seinen Einsatz im Alltagsleben sehr. MAO-Hemmer kommen infrage, wenn geeignete Mittel nicht wirksam sind oder aufgrund ihrer unerwünschten Wirkungen nicht eingesetzt werden können.
Eine Reihe von Menschen wird durch die unerwünschten Wirkungen vieler der bisher genannten Antidepressiva sehr stark belastet. Zu ihnen gehören ältere Personen und solche mit Herzproblemen. Vor allem für sie sind die selektiven Serotonin-Wiederaufnahmehemmer (→ Seite 993) (SSRI) Citalopram, Escitalopram, Paroxetin und Sertralin geeignet.
Bei manisch-depressiven Erkrankungen (bipolare Störung), die entweder phasenweise auftreten oder sich mehrfach wiederholen, sind Mittel mit Lithium (→ Seite 985) geeignet.
Lamotrigin (→ Seite 984) beeinflusst vor allem die depressiven Phasen einer bipolaren Erkrankung günstig. Seine therapeutische Wirksamkeit zur Vorbeugung gegen manische Phasen ist hingegen nicht ausreichend belegt. Deshalb gilt Lamotrigin bei bipolaren Störungen als „mit Einschränkung geeignet", wenn die Behandlung mit Lithium nicht möglich ist.
Fluoxetin gehört zu den sogenannten SSRI und weist relativ wenig belastende unerwünschte Wirkungen auf. Da die Substanz aber viele Tage lang wirkt und zudem ausgeprägte Wechselwirkungen mit anderen Arzneimitteln zeigt, werden Mittel mit Fluoxetin als „mit Einschränkung geeignet" bewertet.
Die tetrazyklischen Antidepressiva (→ Seite 1000) Mianserin und Mirtazapin sind Antidepressiva mit deutlich beruhigender Komponente. Vor allem zu Beginn der Behandlung machen sie sehr müde. Die Substanzen weisen zwar viele unerwünschte Wirkungen nicht auf, die die anderen Mittel belasten, aber sie sind im Vergleich zu anderen Antidepressiva mit einem erhöhten Risiko für schwere Blutbildungsstörungen belastet. Bei Mianserin ist das relativ ausgeprägt, bei Mirtazapin stehen andere unerwünschte Wirkungen wie beispielsweise die Appetitsteigerung im Vordergrund. Beide Medikamente werden als „mit Einschränkung geeignet" bewertet.
Die gleiche Bewertung gilt für Trazodon (→ Seite 1001), das ebenfalls stark dämpft, aber im Vergleich zu den anderen Medikamenten schwächer antidepressiv wirksam ist.
Auch Maprotilin (→ Seite 987) ist mit Einschränkung geeignet. Es verursacht zwar relativ wenig unerwünschte Wirkungen, wirkt aber durchschnittlich 60 Stunden lang. Mit kürzer wirkenden Mitteln lässt sich die Behandlung besser steuern. Darüber hinaus gibt es Hinweise darauf, dass das Risiko für Krämpfe bei der Einnahme von Maprotilin im Vergleich zu anderen Antidepressiva erhöht ist.
Sulpirid (→ Seite 998) wird als „wenig geeignet" angesehen. Für diesen Wirkstoff, der bei verschiedenen Erkrankungen eingesetzt wird, ist die therapeutische Wirksamkeit bei Depressionen nicht ausreichend nachgewiesen. Er hat darüber hinaus beträchtliche unerwünschte Wirkungen auf das Hormonsystem.
Als pflanzliches Mittel (→ Seite 1006) ist Johanniskraut im Gebrauch. Es wird als „mit Einschränkung geeignet" bewertet, weil noch nicht ausreichend geklärt ist, welchen Stellenwert es – auch im Vergleich zu den anderen Antidepressiva – bei der üblicherweise notwendigen Langzeittherapie hat. Aufgrund der vorliegenden Studien ist es aber vertretbar, bei vorübergehenden depressiven Verstimmungszuständen eine Behandlung mit Johanniskraut zu versuchen – vorausgesetzt, das Mittel lässt sich ausrei-

chend hoch dosieren. Bei mittelschweren Depressionen ist die Datenlage nicht einheitlich, bei schweren Depressionen genügt die Wirksamkeit von Johanniskraut nicht.
Wenn sich nach einiger Zeit herausstellt, dass eine Substanz allein die Depression nicht ausreichend beeinflusst, können zwei Wirkstoffe aus verschiedenen Gruppen miteinander kombiniert werden. In der Regel bedeutet das, dass Lithium und ein trizyklisches Antidepressivum zusammen angewendet werden. Die verschiedenen Antidepressiva wirken in unterschiedlichem Maß beruhigend und schlafanregend. Bei den Mitteln, bei denen diese Wirkung nur gering ausgeprägt ist, kann es besonders in den ersten Behandlungswochen notwendig sein, die antidepressive Behandlung mit einem Benzodiazepin zu ergänzen, um einen erträglichen Schlaf zu gewährleisten und die Ängstlichkeit tagsüber zu mildern. Die geeigneten Substanzen finden Sie im Abschnitt „Angststörungen" (→ Seite 958) und im Abschnitt „Schlafstörungen" (→ Seite 872). Eine derartige vorübergehende ergänzende Behandlung kann besonders bei den sogenannten SSRI erforderlich werden.

Lamotrigin

elmendos

Lamotrigin wird seit einiger Zeit bei manisch-depressiven (bipolaren) Störungen eingesetzt. Der Wirkmechanismus ist bisher nicht bekannt. Schon deutlich länger ist der Wirkstoff zur Behandlung von Epilepsien im Gebrauch.
Bisher liegen nur zwei Studien vor, die die therapeutische Wirksamkeit von Lamotrigin bei bipolaren Störungen belegen. Dabei beeinflusst es vornehmlich die depressiven Phasen, während Lithium, das bei bipolaren Störungen bisher gebräuchliche Arzneimittel, manische Phasen rasch stoppt. Dass Lamotrigin insgesamt besser wirkt als Lithium, ließ sich nicht zeigen. Die Bewertung für Lamotrigin lautet daher „mit Einschränkung geeignet".

Anwendung

Die Dosierung des Medikaments und die Dauer der Behandlung richten sich nach der Art der Depression und ihrem Verlauf und werden vom Arzt angegeben. Werden außer Lamotrigin noch andere Arzneimittel angewendet oder wird eine kombinierte Behandlung beendet, müssen besondere Dosierungsvorschriften beachtet werden.
Die Behandlung beginnt mit einer niedrigen Dosis, die im Verlauf von sechs Wochen sehr langsam gesteigert wird. Auf diese Weise gewöhnt sich der Körper an das Medikament, sodass Hautreaktionen, die vereinzelt schwer verlaufen können, seltener auftreten. Frühestens nach etwa sechs Wochen, wenn die Zieldosis erreicht ist, lässt sich beurteilen, ob die Therapie ausreichend wirkt.

Achtung

Gegenanzeigen

Unter folgenden Bedingungen muss der Arzt Nutzen und Risiken der Anwendung sorgfältig abwägen:

- Sie haben auf die Einnahme von Epilepsiemitteln schon einmal mit einer Allergie oder einem Hautausschlag reagiert.
- Sie leiden an der Parkinsonkrankheit. Diese kann sich bei der Einnahme von Lamotrigin verschlimmern.
- Wenn die Funktion Ihrer Leber oder Nieren eingeschränkt ist, muss Lamotrigin möglicherweise geringer dosiert werden.

Wechselwirkungen mit Medikamenten

Wenn Sie noch andere Medikamente nehmen, ist zu beachten:

- In Kombination mit Valproinsäure (bei Epilepsien) wirkt Lamotrigin stärker.
- Gemeinsam mit Carbamazepin, Phenobarbital, Phenytoin oder Primidon (alle bei Epilepsien) oder mit Rifampizin (bei Tuberkulose) eingenommen, wirkt Lamotrigin schwächer.

Unerwünschte Wirkungen

► **Keine Maßnahmen erforderlich**

Mehr als 10 von 100 Behandelten klagen über Kopfschmerzen, Doppelbilder und verschwommenes Sehen, bis zu 10 von 100 über Reizbarkeit, Schlaflosigkeit, Schläfrigkeit. Zittern, Magen-Darm-Beschwerden und Augenzittern (Nystagmus).
Bei weniger als 1 von 1 000 Personen ist die Bewegungskoordination gestört.
Bei 1 von 10 Anwendern können Gelenk- und Rückenschmerzen auftreten.

► **Muss beobachtet werden**

Mehr als 10 von 100 Behandelte empfinden ein unangenehmes Drehen, Schwanken oder Kippen des Körpers und eventuell Übelkeit. Halten diese Beschwerden an, sollten Sie innerhalb der nächsten drei Tage einen Arzt aufsuchen.
Bei unerklärlichen Blutungen aus Nase, Mund

oder Scheide sollte die Gerinnungsfähigkeit des Blutes untersucht werden.
Bei weniger als 1 von 100 Behandelten fällt ungewohnte Aggressivität, bei weniger als 1 von 10 000 Erregtheit auf. Allerdings können diese Symptome auch durch eine Manie verursacht werden.
Eine Parkinsonkrankheit (→ Seite 914) kann sich verschlimmern.
Lamotrigin kann bei weniger als 1 von 10 000 Personen Leberschäden (→ Seite 15) hervorrufen. Treten Übelkeit, Erbrechen und/oder dunkel gefärbter Urin auf und ist der Stuhl auffällig hell, sollten Sie einen Arzt aufsuchen.

▶ **Sofort zum Arzt**

Mehr als 10 von 100 Behandelten bekommen ausgedehnte Hautveränderungen mit umschriebenen Rötungen und einer Blasenbildung ohne erkennbare Ursache. Das Risiko dafür ist möglicherweise erhöht, wenn die Behandlung mit einer hohen Dosis begonnen wird oder wenn gleichzeitig Valproinsäure eingenommen wird. Solche Hautreaktionen (→ Seite 14) sollten Sie umgehend zum Arzt führen, denn sie können in seltenen Fällen schwerwiegend sein (Stevens-Johnson-Syndrom, Lyell-Syndrom).
Geschwollene Lymphdrüsen, Schwellungen im Gesicht, Fieber und grippeartige Symptome weisen ebenfalls auf eine Überempfindlichkeit hin. Sie tritt bei weniger als 1 von 10 000 Personen auf. Dann sollte rasch ein Arzt zurate gezogen werden.
Die Mittel können schwere Leberschäden (→ Seite 15) hervorrufen und eine Gelbsucht auslösen. Wenn sich Ihre Haut gelb färbt und Sie zusätzlich einen starken Juckreiz am ganzen Körper verspüren, sollten Sie sofort einen Arzt aufsuchen.
Wenn Sie grippeartige Beschwerden haben, sich längere Zeit abgeschlagen und müde fühlen und Halsschmerzen und Fieber auftreten, kann es sich um eine Blutbildungsstörung (→ Seite 15) handeln. Sie tritt bei weniger als 1 von 10 000 Personen auf, kann aber bedrohlich werden. Sie müssen dann umgehend einen Arzt aufsuchen und das Blutbild kontrollieren lassen.

Hinweise

Für Kinder unter 14 Jahren

Über die Anwendung von Lamotrigin bei Kindern und Jugendlichen liegen keine ausreichenden Untersuchungen vor. Sie sollten mit dem Wirkstoff nicht behandelt werden.

Bei Kinderwunsch

Vor einer geplanten Schwangerschaft sollte die Frau mit dem Arzt ihre Depressionsbehandlung besprechen. Bei Frauen, die während der Schwangerschaft Arzneimittel wie Lamotrigin eingenommen haben, war die Rate an Kindern mit Fehlbildungen höher, als zu erwarten gewesen wäre.

Zur Empfängnisverhütung

Ob Lamotrigin die Wirksamkeit der „Pille" beeinflusst, ist nicht sicher. Derzeit deuten die Untersuchungen darauf hin, dass sich der Hormonspiegel bei der Einnahme von Lamotrigin zwar geringfügig verändert, aber dennoch kein Eisprung auftritt. Wenn bei der Behandlung mit Lamotrigin Zwischenblutungen auftreten, sollten Sie mit einem Arzt besprechen, ob Sie zu einer nichthormonellen Verhütungsmethode wechseln sollen oder eine Pillensorte wählen können, die mehr Östrogen enthält. Beenden Sie die Behandlung mit Lamotrigin, sollten Sie wieder zu einer „Pille" mit geringerem Östrogengehalt zurückkehren, um das Risiko für Nebenwirkungen zu reduzieren.

Für Schwangerschaft und Stillzeit

Bei den Kindern von Frauen, die in der Schwangerschaft Lamotrigin eingenommen haben, sind vermehrt Fehlbildungen von Mund und Gaumen aufgetreten. Dieses Risiko muss der Arzt bei einer schwangeren Frau mit einer bipolaren Störung gegen die Notwendigkeit einer Behandlung mit Lamotrigin sorgfältig abwägen.
Lamotrigin geht in die Muttermilch über und wirkt auch beim Säugling. Wenn die Behandlung mit Lamotrigin unabdingbar ist, sollten Sie nicht stillen.

Für ältere Menschen

Die durch Lamotrigin manchmal gestörte Bewegungskoordination kann besonders bei älteren Personen die Sturzgefahr erhöhen.

Zur Verkehrstüchtigkeit

Zu Beginn der Behandlung sollten Sie abwarten, ob und in welchem Maße Sie durch unerwünschte Wirkungen beeinträchtigt sind. Erst danach können Sie beurteilen, ob Sie am Straßenverkehr teilnehmen können.

■ Lithium

Lithiumazetat

Quilonum

Lithiumkarbonat

Hypnorex, Lithium Apogepha, Quilonum retard

Von der Wirkung der Lithiumsalze sind bisher erst Einzelaspekte bekannt. Lithium beeinflusst unter anderem die Konzentration von Kalzium und sogenannten „second messengers“ (engl. für „sekundäre Botenstoffe“) in den Nervenzellen und damit ihre Leitfähigkeit.

Lithium wird vorwiegend bei schwerverlaufenden bipolaren Erkrankungen mit wiederholten manischen und depressiven Phasen angewendet. Auch eine einphasige Störung mit nur manischen Episoden kann mit Lithium behandelt werden, wenn die Episoden wiederkehren. Jede manische Phase erhöht das Risiko, dass ihr eine nächste folgt. Mit Lithium lässt sich manischen Phasen auch vorbeugen. Für diese Anwendungen gilt Lithium als „geeignet“.

Weniger gut geeignet ist Lithium, wenn gleichzeitig manische und depressive Symptome bestehen oder die Episoden innerhalb weniger Tage oder Wochen schnell wechseln.

Wenn Lithium wegen unerträglicher Nebenwirkungen nicht infrage kommt, kann man auf Substanzen wie zum Beispiel Valproinsäure ausweichen. Die Auswirkungen einer solchen Behandlung – insbesondere, wenn sie über lange Zeit beibehalten wird – sind aber nicht gut erforscht.

ANWENDUNG

Die antidepressive Behandlung mit Lithium beginnt mit einer niedrigen Dosis. Sie wird nach zwei bis fünf Tagen gesteigert. Frühestens wenn Sie zwei Wochen lang die vom Arzt angestrebte Arzneimittelmenge eingenommen haben, manchmal auch erst nach vier bis sechs Wochen, ist eine Besserung des depressiven Zustands zu erwarten. Die gegen die Manie gerichtete Wirkung kann hingegen schon in der ersten Woche spürbar werden. Selbst wenn Sie sich wohl fühlen, sollten Sie das Medikament mindestens ein halbes Jahr lang einnehmen, damit das Risiko eines Rückfalls geringer wird.

Für die Vorbeugung gegen manische Phasen muss die richtige Lithiumdosierung individuell ermittelt werden. Dazu ist es notwendig, die Konzentration des Stoffes im Blut zu messen, zu Anfang wöchentlich. Auf Dauer genügt eine Messung pro Quartal und seltener. Ob Lithium im konkreten Fall den manischen Phasen vorbeugt, lässt sich frühestens nach einem halben Jahr sagen. Ein abschließendes Urteil über die antidepressive und antimanische Wirkung ist erst nach zwei Jahren möglich. Sind weitere manische Phasen tatsächlich ausgeblieben, muss die Behandlung mindestens drei Jahre lang fortgeführt werden, wenn nötig, auch ein Leben lang.

Eine Lithiumtherapie soll möglichst sehr langsam, über viele Wochen oder Monate hinweg, beendet werden. In dieser Zeit wird die Dosis stufenweise verringert. Geschieht das zu schnell, ist das Risiko für eine erneute Episode sehr groß. Diese kann dann mit einer Lithiumtherapie oft nicht mehr aufgefangen werden.

ACHTUNG

Bei Lithium ist die Spanne zwischen wirksamer Dosierung und Überdosierung relativ schmal. Deshalb sollte der Arzt Ihnen den Unterschied zwischen unerwünschten Wirkungen, die bei einer wirksamen Therapie vorkommen und ertragen werden müssen, und denjenigen, die auf einer Überdosierung beruhen, genau erklären.

Gegenanzeigen

Unter folgenden Bedingungen darf Lithium nur mit Vorsicht angewendet werden:

- Ihre Nieren arbeiten nicht vorschriftsmäßig.
- Sie leiden an Herzinsuffizienz oder an Herzrhythmusstörungen.
- Sie leiden an einer Unterfunktion der Schilddrüse.
- Sie leiden an Myasthenia gravis, einer Autoimmunerkrankung, bei der die Nervenimpulse nicht richtig auf die Muskeln übertragen werden.
- Sie haben ein Krampfleiden.
- Sie haben Schuppenflechte oder schwere Akne.

Wird Lithium bei diesen Erkrankungen dennoch eingesetzt, sind regelmäßige Kontrollen durch den Arzt erforderlich, da das Risiko unerwünschter Wirkungen erhöht ist.

Wechselwirkungen mit Medikamenten

Wenn Sie noch andere Medikamente nehmen, ist zu beachten:

- Bestimmte Entwässerungsmittel (Diuretika, bei hohem Blutdruck, Nierenerkrankungen) und Methyldopa (bei hohem Blutdruck), NSAR (bei Rheuma, Schmerzen) und Ammoniumchlorid (in Hustenmitteln) können die schädliche Wirkung von Lithium am Herzen und an den Nerven verstärken.
- Lithium kann die unerwünschten Wirkungen von Neuroleptika (bei Psychosen, Schizophrenie) verstärken.

Wechselwirkungen mit Speisen und Getränken

Koffeinhaltige Lebensmittel wie Kaffee, Tee und Colagetränke können die Ausscheidung von Lithium erhöhen. Während einer Behandlung mit

Lithium sollte der Konsum dieser Genussmittel möglichst nicht verändert werden. Trinken Sie während einer Lithiumtherapie – im Gegensatz zur Zeit ihres Beginns – keine koffeinhaltigen Getränke mehr, kann sich der Blutspiegel von Lithium erhöhen und die Gefahr unerwünschter Wirkungen steigt. Dann muss der Lithiumblutspiegel sorgfältig kontrolliert werden.

Unerwünschte Wirkungen

▶ **Keine Maßnahmen erforderlich**

Lithium kann Haarausfall auslösen. Dieser lässt meist wieder nach, sobald das Mittel abgesetzt wird.

Zu Beginn der Behandlung bemerkt bis zu einem Viertel der Kranken, dass die Hände zittern. Außerdem können Müdigkeit, Schwindel (→ Seite 15), Durst und vermehrte Urinausscheidung auftreten. Diese Erscheinungen geben sich meist von selbst. Ein Durchfall aufgrund des Mittels ist meist so leicht, dass er nicht stört.

▶ **Muss beobachtet werden**

Bei einer Anwendung über lange Zeit kann sich die Müdigkeit verstärken. Dieses kann ein Zeichen dafür sein, dass sich eine Schilddrüsenunterfunktion entwickelt hat. Als weiteres Symptom gilt ein dicker Hals durch einen Kropf. Wenden Sie sich dann an einen Arzt. Bestätigen entsprechende Untersuchungen die Unterfunktion, müssen Sie zusätzlich zur Lithiumtherapie das Schilddrüsenhormon Levothyroxin (→ Seite 577) einnehmen.

▶ **Sofort zum Arzt**

Tritt ein Krampfanfall auf, muss sofort ein Arzt gerufen werden.

Der Arzt muss auch sofort benachrichtigt werden, wenn es Anzeichen für eine Überdosis von Lithium gibt. Hierzu gehören zunächst heftiges Händezittern, Erbrechen, Durchfall, langsame Bewegungen, verwaschene Sprache und Schläfrigkeit. Später kommen Bewusstseinsstörungen, Herzrhythmusstörungen, Krampfanfälle und schwere Nierenfunktionsstörungen hinzu.

Hinweise

Für Kinder unter 14 Jahren

Über die Risiken einer Anwendung bei Kindern unter zwölf Jahren gibt es keine Erkenntnisse. Sicherheitshalber sollten sie mit diesem Mittel nicht behandelt werden.

Für Schwangerschaft und Stillzeit

Während der ersten drei Schwangerschaftsmonate sollten Sie kein Lithium einnehmen, da es das Risiko des Kindes für angeborene Herzfehler erhöht. In den folgenden sechs Monaten muss der Lithiumspiegel im Blut so niedrig wie möglich gehalten werden. Trotzdem soll es häufiger zu einer Frühgeburt und Störungen beim Kind kommen. Wenn Sie Lithium einnehmen mussten, sollten Sie sich von Ihrem Gynäkologen über die Möglichkeit informieren lassen, das heranwachsende Kind mittels Ultraschall auf Fehlbildungen zu untersuchen.

Für ältere Menschen

Sie müssen mit einer geringeren Dosis behandelt werden, weil sie empfindlicher auf Lithium reagieren. Ältere Menschen brauchen ohnehin weniger Lithium als jüngere Menschen, um die angestrebte Wirkung zu erzielen.

Zur Verkehrstüchtigkeit

Wenn Schläfrigkeit, Schwindel oder Koordinationsstörungen auftreten, sollten Sie kein Fahrzeug lenken, keine Maschinen bedienen und keine Arbeiten ohne sicheren Halt verrichten.

■

Maprotilin

Ludiomil, Maprolu, Maprotilin-neuraxpharm, Maprotilin-ratiopharm

Maprotilin gehört zu den nichttrizyklischen Antidepressiva, ist aber nach Struktur und Wirkung mit den trizyklischen Antidepressiva eng verwandt. Es wirkt sicher antidepressiv, aber kaum dämpfend. Darum lässt es sich bei den Menschen einsetzen, deren Antrieb für Aktivitäten gehemmt ist und bei denen eine weitere Dämpfung nicht angebracht ist. Der Nachteil dieser Substanz liegt in seiner langen Wirkdauer von etwa 60 Stunden. Sie kann dazu führen, dass unerwünschte Wirkungen verstärkt auftreten. Diese Gefahr besteht besonders bei älteren Menschen. Zudem scheint das Mittel die Krampfneigung deutlicher zu erhöhen als trizyklische Antidepressiva.

Maprotilin wird als „mit Einschränkung geeignet" bewertet.

Anwendung

Es gelten die gleichen Angaben wie bei den trizyklischen Antidepressiva (→ Seite 1003).

Achtung

Gegenanzeigen

Unter folgenden Bedingungen dürfen Sie Maprotilin nicht anwenden:

- Die Entleerung Ihrer Blase ist gestört.
- Ihre Prostata ist vergrößert.
- Sie haben ein Engwinkelglaukom (grüner Star).

- Der Übergang vom Magen zum Darm ist verengt (Pylorusstenose).
- Die Funktion Ihrer Leber oder Ihrer Nieren ist schwer gestört.
- Sie haben eine Anfallkrankheit, zum Beispiel Epilepsie.
- Sie haben Herzrhythmusstörungen.
- Sie werden mit sogenannten MAO-Hemmern (z. B. Tranylcypromin bei Depressionen) behandelt oder eine Behandlung mit diesen Mitteln liegt weniger als zwei Wochen zurück.

Wechselwirkungen mit Medikamenten

Wenn Sie noch andere Medikamente einnehmen, ist zu beachten:

- Trizyklische Antidepressiva verstärken die Wirkungen von Maprotilin.
- Durch Phenobarbital (bei Epilepsien) und die „Pille" werden Leberenzyme aktiviert, die für einen schnelleren Abbau von Maprotilin sorgen; die Wirkung kann dann abgeschwächt sein.
- Die Wirkung von blutdrucksenkenden Arzneimitteln, außer solchen mit Clonidin, Guanethidin und Methyldopa, kann abgeschwächt werden.
- Maprotilin kann die Wirkung von gefäßverengenden Mitteln wie beispielsweise Phenylephrin (in Erkältungsmitteln und Nasentropfen) erheblich verstärken. Dadurch wird die Gefahr größer, dass der Blutdruck deutlich ansteigt und der Herzrhythmus beeinträchtigt wird.

▶ **Unbedingt beachten**

Bei gleichzeitiger Anwendung von MAO-Hemmern (z. B. Tranylcypromin, bei Depressionen) muss mit schweren unerwünschten Wirkungen wie Erregung, Zittern, Krämpfen und Koma sowie Blutdruckabfall gerechnet werden. Eine gleichzeitige Anwendung von Maprotilin mit diesen Mitteln muss daher vermieden werden. Dies gilt auch, wenn die Einnahme von MAO-Hemmern weniger als zwei Wochen zurückliegt.

Wechselwirkungen mit Speisen und Getränken

Alkohol und Maprotilin verstärken gegenseitig ihre dämpfende Wirkung.

Unerwünschte Wirkungen

▶ **Keine Maßnahmen erforderlich**

Mindestens jeder Fünfte, der Maprotilin einnimmt, klagt über einen trockenen Mund und Müdigkeit, weniger als jeder Zehnte auch über Schwindel (→ Seite 15).

▶ **Muss beobachtet werden**

Nur selten sinkt der Blutdruck ab, sodass Sie sich schwindlig, benommen und müde fühlen. Wenn Sie zu schnell aufstehen, kann Ihnen schwarz vor Augen werden.

Händezittern, Herzrasen (→ Seite 16) und Schwitzen können selten vorkommen. Von diesen Beschwerden sollten Sie dem Arzt beim nächsten Besuch berichten; eventuell macht er dann ein EKG.

Wenn Sie grippeartige Beschwerden haben, sich längere Zeit abgeschlagen und müde fühlen und Halsschmerzen und Fieber auftreten, kann es sich um eine Blutbildungsstörung (→ Seite 15) handeln, die bedrohlich werden kann. Sie müssen dann umgehend einen Arzt aufsuchen und das Blutbild kontrollieren lassen.

Der Blutdruck kann gefährlich ansteigen und die Leberfunktion (→ Seite 15) so gestört sein, dass sich die Gallenflüssigkeit staut (cholestatische Hepatose). Treten Übelkeit, Erbrechen und/oder dunkel gefärbter Urin auf und ist der Stuhl auffallend hell, sollten Sie einen Arzt aufsuchen.

▶ **Sofort zum Arzt**

Treten bei Ihnen Krampfanfälle auf, muss sofort ein Arzt gerufen werden.

Hinweise

Für Kinder unter 14 Jahren

Über die Risiken einer Anwendung bei Kindern gibt es keine Erkenntnisse. Sie dürfen nicht mit Maprotilin behandelt werden.

Für Schwangerschaft und Stillzeit

Während der Schwangerschaft darf Maprotilin nur nach sorgfältiger Abwägung von Risiken und Nutzen angewendet werden.

In der Stillzeit sollten Sie auf Maprotilin verzichten. Ist die Behandlung unvermeidbar, müssen Sie abstillen.

Für ältere Menschen

Es kann sein, dass ältere Menschen Maprotilin verlangsamt ausscheiden; dann steigt das Risiko für unerwünschte Wirkungen.

Zur Verkehrstüchtigkeit

Aufgrund der beschriebenen unerwünschten Wirkungen können die Mittel die Reaktionsfähigkeit beeinträchtigen. Sie sollten deshalb kein Fahrzeug lenken, keine Maschinen bedienen und keine Arbeiten ohne sicheren Halt verrichten.

Monoaminoxidase-Hemmer

Moclobemid

Aurorix

Tranylcypromin

Jatrosom N

Moclobemid und Tranylcypromin gehören in die Gruppe der sogenannten MAO-Hemmer. Diese Substanzen bremsen die Aktivität der Monoaminoxidasen (MAO). Diese Enzyme bauen die wichtigsten Botenstoffe im zentralen Nervensystem ab. Wird der Abbau gehemmt, wirken diese Überträgerstoffe länger und stärker. Da man davon ausgeht, dass psychische Störungen mit einer veränderten Konzentration der Botenstoffe im zentralen Nervensystem einhergehen, kann sich so die Wirkung dieser Medikamente auf Depressionen erklären.

Von den Enzymen gibt es zwei Versionen: Monoaminoxidase A und B (MAO-A und MAO-B). Moclobemid hemmt vornehmlich die Monoaminoxidase A; diese Hemmung kann wieder aufgehoben werden. Tranylcypromin hingegen hemmt beide Enzymarten und diese Hemmung lässt sich nicht wieder aufheben. Diese Eigenschaften wirken sich darauf aus, wie häufig die jeweilige Substanz bedenkliche unerwünschte Wirkungen verursacht, wenn bestimmte Ernährungsregeln nicht eingehalten werden.

Moclobemid wirkt vor allem bei schweren Depressionen etwas schwächer als trizyklische Antidepressiva. Dafür scheint es sehr gut wirksam zu sein, wenn eine Depression chronisch verläuft und mit vermehrtem Schlafbedürfnis, gesteigertem Appetit, Stimmungsschwankungen und Empfindlichkeit einhergeht. Moclobemid wirkt nicht dämpfend und macht nicht müde.

Moclobemid wird als „auch geeignet" bewertet und kann eingesetzt werden, wenn bei einer Depression mit Antriebshemmung als „geeignet" beurteilte Wirkstoffe aus der Gruppe der trizyklischen Antidepressiva, wie Nortriptylin oder Desipramin, nicht eingesetzt werden können oder nicht ausreichend wirksam waren. Allerdings muss sichergestellt sein, dass die notwendigen Ernährungseinschränkungen beachtet werden.

Tranylcypromin eignet sich für den gleichen Depressionstyp. Da der Wirkstoff aber beide Enzymarten irreversibel blockiert, gibt es ausgeprägte Wechselwirkungen mit Lebensmitteln. Diese Enzymblockade hält noch drei bis fünf Tage nach dem Absetzen des Medikaments an. Werden diese Wechselwirkungen nicht beachtet, können schwere Nebenwirkungen die Folge sein. Diese Einschränkungen strikt zu befolgen, kann die Lebensqualität des Betroffenen deutlich beeinträchtigen. Aus diesem Grund wird Tranylcypromin als „mit Einschränkung geeignet" bewertet. Den Wirkstoff Moclobemid (*Aurorix*) gibt es inzwischen auch in Form von preisgünstigen Generika.

ANWENDUNG

Es gelten die gleichen Angaben wie bei den trizyklischen Antidepressiva (→ Seite 1003).

ACHTUNG

Tranylcypromin: Nach dem Ende einer Behandlung mit diesem Wirkstoff können Angst, Unruhe, Schlaflosigkeit, Benommenheit, Halluzinationen und Delirien auftreten. Hierbei kann es sich um Symptome handeln, die ihre Ursache in dem abgesetzten Wirkstoff haben, es können aber auch Zeichen einer wiederkehrenden Depression sein. Mindestens zwei Wochen vor einer Allgemeinanästhesie darf kein Tranylcypromin mehr eingenommen worden sein. Bei einem notfallmäßigen Eingriff sollte der Arzt darauf hingewiesen werden, dass der Betroffene Tranylcypromin eingenomen hat.

Gegenanzeigen

Unter folgenden Bedingungen dürfen Sie keine MAO-Hemmer anwenden:

- Sie haben ein Phäochromozytom, eine Erkrankung des Nebennierenmarks.
- Sie haben eine schwer verlaufende Hochdruckerkrankung, bei der der Blutdruck sehr hoch ansteigt (maligne Hypertonie).
- Die Blutgefäße des Gehirns oder des Herzens sind geschädigt (z. B. Gefäßerkrankungen im Gehirn, Angina Pectoris).
- Sie haben einen schweren Leber- oder Nierenschaden.
- Sie leiden an Diabetes insipidus, einer Erkrankung einer Drüse im Gehirn, die mit großem Durst und der Ausscheidung von sehr großen Mengen Wasser verbunden ist.
- Sie haben eine Porphyrie, eine Stoffwechselerkrankung, die die Blutbildung betrifft.
- Sie werden mit einem SSRI wie Citalopram, Escitalopram, Fluoxetin, Fluvoxamin oder Paroxetin, mit einem trizyklischen Antidepressivum oder mit Duloxetin oder Venlafaxin (alle bei Angststörungen, Depressionen) behandelt. Bei einer solchen Kombination droht ein sogenanntes Serotonin-Syndrom.

Unter folgenden Bedingungen sollte der Arzt Nutzen und Risiken der Anwendung von MAO-Hemmern sorgfältig abwägen:

- Ihr Blutdruck ist erhöht oder zu niedrig.
- Sie leiden an Epilepsie oder haben eine erhöhte Krampfneigung.
- Sie haben eine Überfunktion der Schilddrüse.

Wechselwirkungen mit Medikamenten

Tranylcypromin: Zwischen diesem Wirkstoff und anderen Medikamenten gibt es zahlreiche und schwerwiegende Wechselwirkungen. Sie sollten jeden Arzt, Zahnarzt und Apotheker darauf hinweisen, dass Sie Tranylcypromin einnehmen, bevor Sie ein weiteres Medikament anwenden. Im Einzelnen ist bei der Kombination von MAO-Hemmern mit anderen Medikamenten zu beachten:

- Durch Moclobemid und Tranylcypromin können folgende Arzneimittel stärker wirken: Neuroleptika (bei Psychosen, Schizophrenien), Antidepressiva (bei Depressionen), Schmerzmittel, Benzodiazepine (z. B. Diazepam bei Angststörungen).
- Die Kombination mit Dextromethorphan (bei Husten) kann zu Psychosen und bizarrem Verhalten führen.

Tranylcypromin: Das Depressionsmittel darf keinesfalls mit Disulfiram (zur Alkoholentwöhnung) angewendet werden.

▶ **Unbedingt beachten**

Die Kombination von Moclobemid oder Tranylcypromin mit SSRI wie Citalopram, Escitalopram, Fluoxetin, Fluvoxamin oder Paroxetin, mit trizyklischen Antidepressiva oder mit Duloxetin oder Venlafaxin (alle bei Angststörungen, Depressionen) kann das lebensbedrohliche Serotonin-Syndrom mit Erregungszuständen, Bewusstseinstrübung, Muskelzittern und -zucken und Blutdruckabfall auslösen. Zwischen der Einnahme von MAO-Hemmern und SSRI müssen daher bestimmte Zeitabstände eingehalten werden. Eine Behandlung mit Tranylcypromin muss bespielsweise zwei Wochen beendet sein, bevor eine Therapie mit Fluoxetin begonnen werden darf. Umgekehrt darf eine Therapie mit Tranylcypromin erst fünf Wochen nach dem Ende einer Behandlung mit Fluoxetin begonnen werden.

Ein solches Serotonin-Syndrom kann auch durch Tryptophan (bei Schlafstörungen), Triptane (bei Migräne), Tramadol und Pethidin (beide bei Schmerzen), Buspiron (bei Angststörungen) und die Einnahme von Präparaten mit hoch dosiertem Johanniskrautextrakt ausgelöst werden. Bevor diese Mittel eingenommen werden, sollten MAO-Hemmer mindestens zehn Tage abgesetzt worden sein.

Moclobemid: Dieser Wirkstoff darf nicht gleichzeitig mit Selegilin (bei Parkinsonkrankheit) eingenommen werden.

Tranylcypromin: Bei der gleichzeitigen Anwendung mit Sympathomimetika, zum Beispiel in Mitteln bei zu niedrigem Blutdruck, Nasentropfen, Husten- und Grippemitteln kann der Blutdruck gefährlich ansteigen.

Bei der kombinierten Anwendung von Tranylcypromin und Atomoxetin (bei ADHS) kann der Blutdruck stark ansteigen und es sind Herzrhythmusstörungen zu befürchten.

Wechselwirkungen mit Speisen und Getränken

Lebensmittel enthalten sogenannte Amine. Eines davon trägt den Namen Tyramin. Im menschlichen Körper wird Tyramin, wie viele andere Amine auch, durch das Enzym MAO abgebaut. Arzneimittel, die das Enzym MAO hemmen, blockieren den Abbau von Tyramin. Dann reichert es sich im Körper an und kann unangenehme Wirkungen haben. Je nach Tyraminkonzentration reichen die Auswirkungen von ansteigendem Blutdruck bis zur akuten Hochdruckkrise und Hirnblutungen.

Moclobemid: Das Risiko unerwünschter Wirkungen durch tyraminreiche Lebensmittel ist bei einer Behandlung mit Moclobemid normalerweise gering. Dennoch sollte vorsorglich auf den Konsum von Rotwein, Hefeprodukte und altem, sehr reifem Käse verzichtet werden.

Tranylcypromin: Bei einer Behandlung mit diesem Arzneistoff ist das Risiko von Wechselwirkungen mit Lebensmitteln ungleich größer als bei Moclobemid. Tyraminreiche Nahrungsmittel sollten einen Tag vor der Behandlung, währenddessen und bis zwei Wochen nach ihrem Ende unbedingt gemieden werden. Das bedeutet den weitgehenden Verzicht auf viele Käsesorten, Innereien, Salami, salzkonservierten und geräucherten Fisch, vergorene Produkte, solche, die mithilfe von Hefen hergestellt werden, sehr reife Früchte und die meisten Fertigprodukte (insbesondere Tütensuppen).

Unerwünschte Wirkungen

▶ **Keine Maßnahmen erforderlich**

10 von 100 Behandelten klagen über einen trockenen Mund, Übelkeit, Kopfschmerzen, Schwin-

del und Schlafstörungen. Außerdem schwitzen sie vermehrt.

- **Muss beobachtet werden**
  Wenn Sie Verwirrtheitszustände, innere Unruhe und Erregung bemerken, sollten Sie sich mit dem Arzt in Verbindung setzen.
  Wenn sich die Haut verstärkt rötet und juckt, reagieren Sie vermutlich allergisch auf den Wirkstoff. Bei solchen Hauterscheinungen (→ Seite 14) sollten Sie einen Arzt aufsuchen.

Tranylcypromin: Der Wirkstoff kann die Leber (→ Seite 15) schädigen. Treten Übelkeit, Erbrechen und/oder dunkel gefärbter Urin auf und ist der Stuhl auffällig hell, sollten Sie einen Arzt aufsuchen.
Wenn Sie grippeartige Beschwerden haben, sich längere Zeit abgeschlagen und müde fühlen, kann es sich um eine Blutbildungsstörung (→ Seite 15) handeln, die bedrohlich werden kann. Dann sollten Sie einen Arzt aufsuchen und das Blutbild kontrollieren lassen.

- **Sofort zum Arzt**
  Wenn eine Schizophrenie mit depressiven Episoden mit einem MAO-Hemmer behandelt wird, kann die medikamentös kontrollierte Schizophrenie wieder ausbrechen. Darüber muss der Arzt informiert werden. Die Behandlung mit dem Schizophrenie-Mittel sollte unbedingt fortgeführt werden.

Tranylcypromin: Anhaltendes Herzrasen, ein gerötetes Gesicht, heftige Kopfschmerzen, ein steifer Nacken, Übelkeit, Erbrechen und Lichtscheu können eine bedrohliche Blutdrucksteigerung anzeigen. Bei derartigen Symptomen sollten Sie sich sofort mit einem Arzt in Verbindung setzen.
Wenn sich Ihre Stimmung auffallend verändert, Sie unnatürlich ausgelassen, erregt oder umtriebig sind, vielleicht sogar Wahnvorstellungen bemerken, sollten Sie sofort einen Arzt aufsuchen.

Hinweise

Für Kinder unter 14 Jahren
Über die Anwendung von Moclobemid oder Tranylcypromin bei Kindern und Jugendlichen gibt es keine Erkenntnisse. Sicherheitshalber sollten sie mit diesem Wirkstoff nicht behandelt werden.

Für Schwangerschaft und Stillzeit
Über die Risiken einer Anwendung in der Schwangerschaft gibt es keine Erkenntnisse. Sicherheitshalber sollten Sie die Wirkstoffe daher nicht anwenden. Auch in der Stillzeit ist eine Behandlung mit diesen MAO-Hemmern zu vermeiden, weil sie in geringer Menge in die Muttermilch übergehen.

Für ältere Menschen
Die Wirkstoffe sollten so gering wie möglich dosiert werden und die Dosissteigerung zu Beginn der Behandlung besonders langsam erfolgen.
Moclobemid: Der Wirkstoff ist für diese Altersgruppe besonders gut geeignet, vor allem, wenn eine gehemmte oder apathische Form der Depression vorliegt. Blasenstörungen werden durch Moclobemid viel seltener verursacht als durch andere antidepressive Wirkstoffe.

Zur Verkehrstüchtigkeit
Moclobemid: Der Wirkstoff beeinträchtigt die Verkehrstauglichkeit in der Regel nicht. Zu Behandlungsbeginn sind aber individuelle Reaktionen auf das Mittel möglich und zu beachten.
Tranylcypromin: Der Wirkstoff kann die Reaktionsfähigkeit beeinträchtigen. Sie sollten deshalb zumindest während der ersten Tage der Behandlung kein Fahrzeug lenken, keine Maschinen bedienen und keine Arbeiten ohne sicheren Halt verrichten.

Selektiver Noradrenalin-Wiederaufnahmehemmer (SNRI)

Reboxetin

EDRONAX, Solvex

Reboxetin gehört in die Gruppe der sogenannten selektiven Noradrenalin-Wiederaufnahmehemmer (engl.: selective noradrenalin re-uptake inhibitor, abgekürzt SNRI). Diese Substanzen sorgen dafür, dass der Nervenbotenstoff Noradrenalin nicht wieder in die Nervenzellen aufgenommen werden kann. Dadurch steht von ihm mehr zur Signalübertragung zur Verfügung. Da man davon ausgeht, dass psychische Störungen mit einer veränderten Konzentration der Botenstoffe im zentralen Nervensystem einhergehen, erhofft man sich durch die Anwendung dieser Wirkstoffe einen Einfluss auf die Depression.
Reboxetin wirkt nachweislich antidepressiv, dämpft kaum und macht nicht müde. Damit empfiehlt es sich, wenn Depressionskranke aktiviert werden sollen. Reboxetin scheint keine Gewichtszunahme zu verursachen.
Da das Mittel vergleichsweise neu ist, liegen noch keine ausreichenden Erfahrungen über eine Anwendung über lange Zeit vor. Reboxetin wird daher als „auch geeignet" eingestuft.

ANWENDUNG

Die übliche Dosierung liegt bei 8 Milligramm Reboxetin am Tag, die auf zwei Portionen verteilt eingenommen werden. Im Abstand von drei bis vier Wochen kann die Dosierung auf bis zu 12 Milligramm täglich gesteigert werden.

Personen mit gestörter Leber- und Nierenfunktion sollten die Behandlung mit 4 Milligramm am Tag beginnen.

ACHTUNG

Es gibt Hinweise, dass antriebsteigernde Depressionsmittel die Bereitschaft zur Selbsttötung steigern können. Diese Möglichkeit kann auch bei der Behandlung mit SNRI nicht ausgeschlossen werden. Eine erhöhte Suizidrate scheint es besonders bei Kindern und Jugendlichen zu geben, die mit antriebsteigernden Antidepressiva behandelt wurden.

Gegenanzeigen

Reboxetin sollten Sie möglichst nicht gleichzeitig mit MAO-Hemmern (z. B. Tranylcypromin bei Depressionen) einnehmen. Eine solche Kombination kann durch die Erhöhung der Noradrenalinkonzentration im zentralen Nervensystem den potenziell lebensbedrohlichen sogenannten Tyramin-Effekt auslösen mit Kopfschmerzen, Herzklopfen, Nackensteife, Schwitzen, Schüttelfrost und Blutdruckanstieg.

Unter folgenden Bedingungen muss der Arzt Nutzen und Risiken besonders sorgfältig abwägen:

- Ihre Depression tritt phasenweise auf (bipolare Störung). Dann kann es sein, dass sie in eine Manie umschlägt.
- Sie leiden unter Kampfanfällen.
- Sie sind suizidgefährdet.
- Sie haben schwerwiegende andere Krankheiten.
- Sie hatten bereits einmal eine Herzerkrankung.
- Sie haben Probleme mit dem Wasserlassen. Das trifft besonders für Männer mit vergrößerter Prostata zu.
- Bei Ihnen liegt ein grüner Star (Engwinkelglaukom) vor.

Wechselwirkungen mit Medikamenten

Wenn Sie noch andere Medikamente nehmen, ist zu beachten:

- Durch Itraconazol und Ketoconazol (innerlich bei Pilzinfektionen), trizyklische Antidepressiva und SSRI (beide bei Depressionen) und das Antibiotikum Erythromyzin (bei Infektionen) kann Reboxetin stärker wirken.
- Bei der gleichzeitigen Anwendung von Ergot-Medikamenten (bei Migräne, Parkinsonkrankheit) kann sich der Blutdruck erhöhen.
- Bei gleichzeitiger Anwendung von blutdrucksenkenden Medikamenten – vor allem in höherer Dosierung – kann der Blutdruck besonders stark absinken.

► **Unbedingt beachten**

Bei gleichzeitiger Anwendung von MAO-Hemmern (z. B. Tranylcypromin bei Depressionen, Selegilin bei Parkinsonkrankheit) kann es zu einem potenziell lebensgefährlichen Tyramin-Effekt mit Kopfschmerzen, Herzklopfen, Nackensteife, Schwitzen, Schüttelfrost und Blutdruckanstieg kommen.

UNERWÜNSCHTE WIRKUNGEN

Bei Depressionen besteht ein erhöhtes Risiko, dass sich der oder die Betroffene selbst tötet. Ob Reboxetin dieses Risiko erhöht oder absenkt, ist für den einzelnen Anwender nicht vorhersagbar. Deshalb ist es wichtig, dass die Angehörigen auf entsprechende Signale des Kranken achten und ihre Beobachtungen gegebenenfalls mit dem Arzt besprechen.

► **Keine Maßnahmen erforderlich**

Bei mehr als 1 von 10 Behandelten kommt es zu einem trockenen Mund und/oder Verstopfung, ebenso häufig tritt vermehrtes Schwitzen auf. Etwas seltener verschlechtert sich der Appetit, und es kommt zu einem allgemeinen Kältegefühl. Bei weniger als 1 von 10 Behandelten verschlechtert sich die Sehfähigkeit. Dann bereitet der Wechsel zwischen Nah- und Fernsicht Probleme (Akkommodationsstörung).

Vor allem zu Beginn der Behandlung leidet mehr als 1 von 10 Anwendern unter schlechtem Schlaf. Im Laufe der Behandlung gewöhnt sich der Körper meist an das Medikament und diese unerwünschte Wirkung wird schwächer oder verschwindet ganz.

► **Muss beobachtet werden**

Als Zeichen eines niedrigen Blutdrucks kommt es bei mehr als 1 von 10 Behandelten zu Schwindel (→ Seite 15), vor allem bei raschem Aufstehen. Sollte der Blutdruck häufig schwanken, müssen Sie das mit dem Arzt besprechen.

Deutlich seltener treten Herzklopfen (→ Seite 16) und schneller Puls auf. Auch das sollten Sie mit dem Arzt besprechen.

Bei mehr als 1 von 10 Behandelten kommt es zu Beschwerden beim Wasserlassen. Das trifft vornehmlich Männer. Halten diese Probleme an und

verschlimmern sie sich sogar, sollten Sie das unbedingt dem Arzt berichten. Manchmal tritt auch ein Harnweginfekt auf, der mit Antibiotika behandelt werden muss.
Bei etwas weniger als 10 von 100 Männern treten Erektionsstörungen, Ejakulationsschmerz, Ejakulationsverzögerung und Hodenschmerzen auf. Wenn sich diese Symptome nicht innerhalb weniger Wochen nach Behandlungsbeginn bessern, sollten Sie mit dem Arzt besprechen, ob das Medikament gewechselt werden kann.

▶ **Sofort zum Arzt**

In wenigen Einzelfällen sind bei der Behandlung mit Reboxetin Krampfanfälle aufgetreten. In einem solchen Fall muss sofort der Arzt gerufen und das Arzneimittel abgesetzt werden.
Wenn Herzrasen (→ Seite 16) plötzlich einsetzt und nicht nach wenigen Minuten aufhört, muss sofort der Arzt aufgesucht werden, vor allen Dingen dann, wenn eine Herzschwäche besteht oder es bereits einen Herzinfarkt gegeben hat. Die Beschwerden beim Wasserlassen können in Einzelfällen zum Harnverhalt führen, sodass gar kein Wasser mehr gelassen werden kann. In dieser Situation müssen Sie sofort zum Arzt!

Hinweise

Für Kinder unter 14 Jahren

Über die Risiken einer Anwendung bei Kindern gibt es keine Erkenntnisse. Sicherheitshalber sollten sie nicht mit Reboxetin behandelt werden.

Für Schwangerschaft und Stillzeit

Reboxetin darf in der Schwangerschaft und Stillzeit nicht angewendet werden.

Für ältere Menschen

Über die Anwendung von Reboxetin bei älteren Menschen liegen kaum Erfahrungen vor. Sie sollten darum mit diesem Wirkstoff nicht behandelt werden.

Zur Verkehrstüchtigkeit

Reboxetin beeinträchtigt die Verkehrstauglichkeit anscheinend nicht. Zu Behandlungsbeginn sind aber individuelle Reaktionen auf das Mittel möglich und zu beachten.

Selektive Serotonin-Wiederaufnahmehemmer (SSRI)

Citalopram

Cipramil, citadura, Citalopram 1A Pharma, Citalopram AL, citalopram-biomo, Citalopram HEXAL, Citalopram-Hormosan, Citalopram-neuraxpharm, Citalopram-ratiopharm, Citalopram Sandoz, Citalopram STADA

Escitalopram

CIPRALEX

Fluoxetin

FLUCTIN, Fluoxetin 1A Pharma, Fluoxetin beta, Fluoxetin HEXAL, Fluoxetin-neuraxpharm, Fluoxetin-ratiopharm, Fluoxetin STADA

Paroxetin

Paroxat, Paroxetin beta, Paroxetin-ratiopharm, Seroxat, Tagonis

Sertralin

Gladem, Zoloft

Die Bezeichnung dieser Gruppe von Medikamenten bezieht sich auf ihren Wirkmechanismus. SSRI (engl.: selective serotonin re-uptake inhibitor) verhindern, dass der Nervenbotenstoff Serotonin wieder in die Nervenzelle aufgenommen und dadurch unwirksam gemacht wird. So steht dem Gehirn von diesem Botenstoff mehr und für längere Zeit zur Signalübertragung zur Verfügung. Dieses trägt zur Besserung der Krankheit bei, da man davon ausgeht, dass psychische Störungen mit einer veränderten Konzentration der Botenstoffe im zentralen Nervensystem einhergehen.
Die Einnahme von SSRI verbessert bei 40 bis 60 von 100 Behandelten die depressive Stimmung, wohingegen von den Personen, die ein Scheinmedikament erhielten, zwischen 20 und 30 von 100 eine Besserung vermeldeten.
Damit sind die SSRI in etwa so wirksam wie trizyklische Antidepressiva. Anders als diese dämpfen SSRI allerdings kaum und machen nicht müde. Menschen, die besonders zu Beginn der Depressionsbehandlung eine Dämpfung benötigen, müssen unter Umständen vorübergehend zusätzlich ein Benzodiazepin (→ Seite 960) einnehmen.
Vorteilhaft ist bei den SSRI im Vergleich zu den trizyklischen Antidepressiva, dass sie auch bei Menschen mit grünem Star, vergrößerter Prostata und anderen Gesundheitsproblemen, die bei älteren Menschen oft auftreten, eingesetzt werden können. Sie verursachen auch seltener eine Gewichtszunahme. Nachteilig ist demgegenüber, dass sie eher Unruhe und Sexualstörungen hervorrufen.
Mit Ausnahme von Fluoxetin gelten alle SSRI als „geeignet" bei Depressionen. Sie sind vor allem dann empfehlenswert, wenn die Betroffenen mit den unerwünschten Wirkungen dieser Arzneimittel besser zurechtkommen als mit denen der trizyklischen Antidepressiva.

Fluoxetin wird als „mit Einschränkung geeignet" beurteilt, weil es viele Tage lang wirkt und Wechselwirkungen mit vielen anderen Arzneimitteln aufweist.

Den Wirkstoff Sertralin (*Gladem*, *Zoloft*) gibt es inzwischen auch in Form von preisgünstigen Generika.

Anwendung

Es gelten die gleichen Angaben wie bei den trizyklischen Antidepressiva (→ Seite 1003).

Wird die Dosis zum Ende der Behandlung – insbesondere nach längerer Einnahmezeit – nicht langsam genug reduziert, können Absetzsymptome wie Schwindel, Übelkeit und Kopfschmerzen auftreten. Solche Beschwerden gibt es bei den SSRI besonders oft; am häufigsten sind sie bei Paroxetin.

Bei einer schweren Leber- oder Nierenfunktionsstörung müssen SSRI niedriger dosiert werden.

Achtung

Es gibt Hinweise, dass SSRI ebenso wie andere antriebsteigernde Depressionsmittel die Bereitschaft zur Selbsttötung steigern können. Eine erhöhte Suizidrate scheint es besonders bei Kindern und Jugendlichen zu geben, die mit antriebssteigernden Antidepressiva behandelt wurden.

Zoloft Lösungskonzentrat: Das Präparat enthält Alkohol. Personen mit Alkoholproblemen dürfen das Mittel nicht einnehmen. Auch Leberkranke und Menschen mit Anfallleiden sollten den Alkoholgehalt berücksichtigen. Darüber hinaus kann Alkohol die Wirkung vieler Arzneimittel (z. B. Schlaf- und Beruhigungsmittel, Psychopharmaka, starke Schmerzmittel, einige Mittel bei hohem Blutdruck) verstärken.

Seroxat Suspension enthält Parabene. Diese Konservierungsmittel können Allergien auslösen. Wenn Sie auf Parastoffe (→ Seite 1159) allergisch reagieren, dürfen Sie dieses Produkt nicht anwenden.

Gegenanzeigen

Sie dürfen keine SSRI anwenden, wenn Sie mit einem MAO-Hemmer (Moclobemid oder Tranylcypromin bei Depressionen, Selegilin bei Parkinsonkrankheit) behandelt werden. Diese Kombination kann das lebensbedrohliche sogenannte Serotonin-Syndrom auslösen mit Erregungszuständen, Bewusstseinstrübung, Muskelzittern und -zucken und Blutdruckabfall.

Unter folgenden Bedingungen sollte der Arzt Nutzen und Risiken der Anwendung sorgfältig abwägen:

Sie leiden an Epilepsie oder haben Krampfanfälle gehabt. Dann ist die Behandlung nur vertretbar, wenn die Krankheit gut unter Kontrolle ist.

Sie haben eine manisch-depressive (bipolare) Erkrankung oder hegen Selbsttötungsgedanken. Wenn manische Phasen auftreten oder Selbsttötungsgedanken zunehmen, sollten die SSRI abgesetzt werden.

Wechselwirkungen mit Medikamenten

Wenn Sie noch andere Medikamente nehmen, ist zu beachten:

- Durch SSRI, allen voran Paroxetin, werden einige Arzneimittel langsamer abgebaut. Sie wirken dann länger und stärker. Hierzu gehören trizyklische Antidepressiva, Benzodiazepine (bei Angststörungen), Neuroleptika (bei Psychosen, Schizophrenien) sowie Carbamazepin und Phenytoin (bei Epilepsien).
- Wenn Sie gleichzeitig lithiumhaltige Medikamente (bei Depressionen) einnehmen, muss die Lithiummenge im Blut oft kontrolliert werden. SSRI können die Lithiumkonzentration gefährlich erhöhen.

▶ Unbedingt beachten

Nach einer Behandlung mit MAO-Hemmern müssen mindestens zwei Wochen verstreichen, bevor Sie ein SSRI einnehmen dürfen. Umgekehrt müssen nach der Einnahme von Fluoxetin mindestens fünf Wochen, nach der von Paroxetin oder Sertralin zwei Wochen und nach der Therapie mit Citalopram oder Escitalopram mindestens eine Woche vergehen, bevor MAO-Hemmer angewendet werden dürfen. Die unterschiedlichen Zeitabstände ergeben sich aus der unterschiedlichen Geschwindigkeit, mit der der Körper die verschiedenen SSRI abbaut. Wird dieser Zeitabstand nicht eingehalten, kann sich ein sogenanntes Serotonin-Syndrom mit Erregungszuständen, Bewusstseinstrübung, Muskelzittern und -zucken und Blutdruckabfall entwickeln. Dieses ist lebensbedrohlich.

Ein solches Serotonin-Syndrom kann auch durch Tryptophan (bei Schlafstörungen), Triptane (bei Migräne), Tramadol (bei Schmerzen) und Präparate mit hoch dosiertem Johanniskrautextrakt (bei Depressionen) ausgelöst werden. Die gleichzeitige Anwendung dieser Mittel sollten Sie daher vermeiden.

Fluoxetin kann bei Menschen mit Diabetes häufiger Unterzuckerungen auslösen. Näheres hierzu finden Sie unter „Mittel zur Blutzuckersenkung: verstärkte Wirkung" (→ Seite 11).

Fluoxetin verstärkt die Wirkung der gerinnungshemmenden Mittel Phenprocoumon und Warfarin, die bei erhöhter Thrombosegefahr als Tabletten eingenommen werden. Näheres hierzu finden Sie unter „Mittel zur Blutverdünnung: verstärkte Wirkung" (→ Seite 11).

Wechselwirkungen mit Speisen und Getränken

Alkohol und SSRI verstärken gegenseitig ihre dämpfende Wirkung. Allerdings wirken SSRI selbst nur wenig dämpfend.

Unerwünschte Wirkungen

Bei Depressionen besteht ein erhöhtes Risiko, dass sich der oder die Betroffene selbst tötet. Ob SSRI dieses Risiko erhöhen oder absenken, ist für den einzelnen Anwender nicht vorhersagbar. Deshalb ist es wichtig, dass die Angehörigen auf entsprechende Signale des Kranken achten und ihre Beobachtungen gegebenenfalls mit dem Arzt besprechen.

Mittel aus dieser Wirkstoffgruppe können Haarausfall auslösen. Dieser lässt meist wieder nach, sobald das Mittel abgesetzt wird.

▶ **Keine Maßnahmen erforderlich**

Bis zu 10 von 100 Personen berichten über Schwäche und starkes Schwitzen. 3 von 100 sehen verschwommen. Sehstörungen und Juckreiz treten vor allem zu Beginn der Therapie auf und verschwinden nach einiger Zeit wieder.

▶ **Muss beobachtet werden**

Übelkeit, Erbrechen, Bauchschmerzen, Blähungen, Durchfall, Verstopfung, Kopfschmerzen (21 von 100 bei Fluoxetin) und Schwindel (bis 10 von 100) können anhaltend und sehr unangenehm sein. Unruhe, Nervosität und Schlafstörungen treten bei bis zu 20 von 100 Behandelten auf; bei Escitalopram sind es weniger als 1 von 100. Angst und Zittern empfinden bis zu 10 von 100 Behandelten. Auch über Albträume, Müdigkeit und Kribbeln in Armen und Beinen (Parästhesien) wird geklagt.

Die Medikamente können die bei depressiven Menschen oft beeinträchtigte Sexualität noch stärker stören. Die Erregbarkeit lässt nach, Dauer und Intensität des Orgasmus verringern sich. Wenn diese Störungen Sie stark belasten, sollten Sie mit einem Arzt darüber sprechen und beratschlagen, ob es für Sie eine geeignete Behandlungsalternative gibt.

Es können Hautausschlag, Juckreiz und andere Hauterscheinungen (→ Seite 14) auftreten. Bei 1 bis 5 von 100 Personen kommen Gelenkbeschwerden und eventuell Fieber hinzu. Bei diesen Beschwerden sollte ein Arzt aufgesucht werden.

Wenn sich das Verhalten des Behandelten ändert und er zunehmend aggressiv und erregt wirkt, sollte ebenfalls ärztliche Hilfe gesucht werden.

Es können weitflächige Hautblutungen auftreten. Dieses trifft insbesondere Menschen, die Arzneimittel einnehmen, die die Blutgerinnung hemmen (z. B. ASS, Dipyridamol, NSAR, Ticlopidin). Bemerken Sie kleine rote Flecken in der Haut, sollten Sie einen Arzt aufsuchen.

▶ **Sofort zum Arzt**

SSRI können Krampfanfälle verursachen. In einem solchen Fall sollten Sie das Arzneimittel absetzen und sofort einen Arzt rufen.

Fieber, Desorientiertheit, Erregungszustände, steife, zuckende und verkrampfte Muskeln können Anzeichen für das sogenannte Serotonin-Syndrom sein. Es kann sich bis zur Bewusstseinstrübung und zum Blutdruckabfall steigern und ist lebensbedrohlich. Bei diesen Beschwerden sollten Sie sofort den Arzt oder die Notaufnahme aufsuchen.

Hinweise

Für Kinder unter 14 Jahren

Über die Risiken einer Anwendung bei Kindern und Jugendlichen gibt es keine ausreichenden Erkenntnisse. Möglicherweise besteht ein erhöhtes Risiko für Selbsttötungstendenzen. Sicherheitshalber sollten Kinder und Jugendliche nicht mit SSRI behandelt werden.

Paroxetin: Eine Studie an Kindern und Jugendlichen unter 18 Jahren konnte die therapeutische Wirksamkeit in dieser Altersgruppe nicht nachweisen. Zudem traten vermehrt unerwünschte Wirkungen auf. Paroxetin darf daher bei Kindern und Jugendlichen unter 18 Jahren nicht angewendet werden.

Für Schwangerschaft und Stillzeit

Über die Risiken einer Anwendung in der Schwangerschaft gibt es keine ausreichenden Erkenntnisse. Während der Schwangerschaft sollten Sie die Mittel nur einnehmen, wenn es für Ihre Gesundheit unbedingt erforderlich ist.

Allerdings gibt es Hinweise, dass SSRI unerwünschte Wirkungen beim Neugeborenen hervorrufen können, insbesondere wenn sie in der Spätschwangerschaft eingenommen werden. Das Kind reagiert dann mit Zittern, anhaltendem

Schreien und Schwierigkeiten beim Saugen und Schlafen.

Paroxetin: In Studien deutete sich ein geringfügig erhöhtes Risiko für Fehlbildungen am Herzen beim Neugeborenen an, wenn die Frau im ersten Schwangerschaftsdrittel dieses Medikament eingenommen hat. Obwohl der Zusammenhang noch nicht gesichert ist, wird empfohlen, schwangere Frauen nur dann mit Paroxetin zu behandeln, wenn es unabdingbar ist.

Für ältere Menschen

Die Behandlung mit SSRI muss mit einer relativ geringen Dosis beginnen.

Zur Verkehrstüchtigkeit

Im Allgemeinen beeinflussen die Mittel die Fahrtauglichkeit nicht negativ. Wenn dies doch der Fall sein sollte, sollten Sie kein Fahrzeug lenken, keine Maschinen bedienen und keine Arbeiten ohne sicheren Halt verrichten.

Serotonin-Noradrenalin-Wiederaufnahmehemmer (SNRI)

Duloxetin

CYMBALTA

Venlafaxin

Trevilor

Durch Wirkstoffe aus der Gruppe der Serotonin-Noradrenalin-Wiederaufnahmehemmer (SNRI, von engl.: serotonin noradrenalin re-uptake inhibitor) erhöht sich im zentralen Nervensystem die Konzentration der Botenstoffe Serotonin und Noradrenalin. Eine veränderte Konzentration dieser Überträgerstoffe scheint mit psychischen Störungen im Zusammenhang zu stehen.

Die therapeutische Wirksamkeit der beiden Wirkstoffe Duloxetin und Venlafaxin bei Depressionen ist nachgewiesen. An den Wirkstoffen schätzt man vor allem, dass sie – anders als manche andere Depressionsmedikamente – kaum dämpfen und müde machen. Darüber hinaus beleben sie den bei depressiven Personen fehlenden Antrieb zu Aktivitäten. Als Kehrseite dieser Aktivierung gibt es Hinweise darauf, dass die Zahl der depressiven Personen, die sich bei einer Therapie mit diesen Medikamenten das Leben nimmt, ansteigt.

Duloxetin und Venlafaxin werden zur Behandlung von Depressionen, die mit einer Antriebshemmung einhergehen, als „geeignet" angesehen.

ANWENDUNG

Die Dosierung des Medikaments und die Dauer der Behandlung richten sich nach der Art der Depression und ihrem Verlauf und werden vom Arzt angegeben. Ob die Therapie ausreichend wirkt, lässt sich nach etwa zwei bis vier Wochen beurteilen.

Die Behandlung beginnt mit einer niedrigen Dosis, die im Abstand von Tagen oder Wochen langsam gesteigert wird. Auf diese Weise gewöhnt sich der Körper an das Medikament. Insbesondere zu Beginn der Behandlung kann es zu Unruhe und Schlaflosigkeit kommen. Um besser zu schlafen, sollten Sie das Medikament nicht am Abend einnehmen.

Das Ende der Behandlung muss im Verlauf von mindestens zwei Wochen langsam eingeleitet werden, indem das Medikament immer geringer dosiert wird. Geschieht das nicht, treten häufig Schwindel, Übelkeit, Erbrechen, Schlafstörungen, Kopfschmerzen und psychische Veränderungen auf. Solche Absetzerscheinungen gibt es bei Duloxetin und Venlafaxin besonders häufig.

ACHTUNG

Es gibt Hinweise, dass SNRI ebenso wie andere antriebsteigernde Depressionsmittel die Bereitschaft zur Selbsttötung steigern können. Eine erhöhte Suizidrate scheint es besonders bei Kindern und Jugendlichen zu geben, die mit antriebssteigernden Antidepressiva behandelt wurden.

Gegenanzeigen

Duloxetin und Venlafaxin dürfen Sie nicht einnehmen, wenn Sie zusätzlich mit einem MAO-Hemmer (z. B. Tranylcypromin bei Depressionen) behandelt werden oder wenn Ihre Leber- oder Nierenfunktion stark beeinträchtigt ist.

Duloxetin: Den Wirkstoff dürfen Sie nicht anwenden, wenn Sie gleichzeitig Enoxazin, Ciprofloxazin (beide bei bakteriellen Infektionen) oder Fluvoxamin (bei Depressionen) einnehmen.

Unter folgenden Bedingungen sollte der Arzt Nutzen und Risiken der Anwendung besonders sorgfältig abwägen:

- Sie haben eine Epilepsie mit Krampfanfällen.
- Sie leiden an einer bipolaren Störung (manisch-depressive Erkrankung).
- Ihr Augeninnendruck ist erhöht (Glaukom, grüner Star) oder es besteht das Risiko für ein akutes Engwinkelglaukom. Die Mittel können die Pupille so verengen, dass das Kammerwasser des Auges schlechter abfließt.

- Sie haben hohen Blutdruck oder eine Herzerkrankung.
- Sie haben Probleme beim Wasserlassen. Das trifft besonders für Männer mit vergrößerter Prostata zu.

Wechselwirkungen mit Medikamenten

Wenn Sie noch andere Medikamente nehmen, ist zu beachten:

- Bei gleichzeitiger Anwendung mit Clozapin können sich die Wirkungen und Nebenwirkungen beider Mittel verstärken.
- Bei der gleichzeitigen Behandlung mit wasserausschwemmenden Mitteln (Diuretika, bei hohem Blutdruck und Nierenerkrankungen) können vor allem ältere Menschen zu viel Natrium verlieren.

Duloxetin: Der Wirkstoff wird bei Frauen auch eingesetzt, um Inkontinenz zu behandeln. Sie sollten vermeiden, Duloxetin in einem Mittel bei Depressionen und zur selben Zeit in einem Mittel bei Inkontinenz einzunehmen. Bei einer solchen Kombination können vermehrt Nebenwirkungen auftreten und sie können stärker ausfallen.

▶ **Unbedingt beachten**

Die Kombination dieser Medikamente mit einem MAO-Hemmer (z. B. Tranylcypromin bei Depressionen) kann das lebensbedrohliche Serotonin-Syndrom auslösen mit Erregungszuständen, Bewusstseinstrübung, Muskelzittern und -zucken und Blutdruckabfall. Nach einer Behandlung mit MAO-Hemmern müssen mindestens zwei Wochen verstreichen, bevor Sie diese Mittel einnehmen dürfen. Umgekehrt müssen nach einer Behandlung mit Duloxetin mindestens fünf Tage, nach einer mit Venlafaxin mindestens zwei Wochen vergehen, bevor Sie nach dem Absetzen dieser Mittel einen MAO-Hemmer einnehmen dürfen.

Ein Serotonin-Syndrom kann sich auch bei der gleichzeitigen Anwendung von Duloxetin beziehungsweise Venlafaxin und SSRI oder trizyklischen Antidepressiva (beide bei Depressionen), Triptanen (bei Migräne), Tramadol (bei Schmerzen), Tryptophan (bei Schlafstörungen) sowie bei Einnahme von Präparaten mit hoch dosiertem Johanniskrautextrakt einstellen.

In Kombination mit Fluvoxamin (bei Depressionen) wirken Duloxetin und Venlafaxin erheblich stärker. Diese Mittel dürfen nicht kombiniert angewendet werden.

Wechselwirkungen mit Speisen und Getränken

Alkohol kann die Wirkung von Duloxetin und Venlafaxin verstärken.

Unerwünschte Wirkungen

Bei Depressionen besteht ein erhöhtes Risiko, dass sich der oder die Betroffene selbst tötet. Ob die Mittel dieses Risiko erhöhen oder absenken, ist für den einzelnen Anwender nicht vorhersagbar. Deshalb ist es wichtig, dass die Angehörigen auf entsprechende Signale des Kranken achten und ihre Beobachtungen gegebenenfalls mit dem Arzt besprechen.

▶ **Keine Maßnahmen erforderlich**

Der Mund kann sich trocken anfühlen. Bei Duloxetin trifft das 10 von 100 Behandelten, bei Venlafaxin 20 von 100.

Übelkeit tritt bei mehr als 20 von 100 Personen auf, die Duloxetin einnehmen. Bei Venlafaxin sind es 10 von 100 Personen.

Über Müdigkeit klagen 1 bis 10 von 100 Anwendern.

Schwindel bemerkt jeder Zehnte, der Duloxetin oder Venlafaxin einnimmt.

Verringerten Appetit und Gewichtsabnahme bemerken 1 bis 3 von 100 Personen, die Venlafaxin einnehmen. 1 bis 10 von 100 schwitzen stark.

Bei der Behandlung mit Duloxetin treten auch Kopfschmerzen, Schlaflosigkeit und Verstopfung auf.

10 bis 100 von 1 000 Männern, die mit Venlafaxin behandelt werden, berichten, dass sie keinen Orgasmus mehr erleben. Bei den Frauen sind es 1 bis 10 von 1 000. Leichtere Sexualstörungen sind wahrscheinlich häufiger. Bei der Behandlung mit Duloxetin treten bei mehr als 1 von 100 Personen Sexualstörungen auf.

▶ **Muss beobachtet werden**

Nur selten sinkt der Blutdruck ab, sodass Sie sich schwindlig, benommen und müde fühlen. Wenn Sie zu schnell aufstehen, kann Ihnen schwarz vor Augen werden.

Händezittern und Herzrasen (→ Seite 16) kommen vor. Von diesen Beschwerden sollten Sie dem Arzt beim nächsten Besuch berichten; eventuell macht er dann ein EKG.

Wenn Sie grippeartige Beschwerden haben, sich längere Zeit abgeschlagen und müde fühlen und Halsschmerzen und Fieber auftreten, kann es sich um eine Blutbildungsstörung (→ Seite 15) handeln, die bedrohlich werden kann. Sie müssen dann umgehend einen Arzt aufsuchen und das Blutbild kontrollieren lassen.

Der Blutdruck kann gefährlich ansteigen, und die Leberfunktion (→ Seite 15) kann so gestört sein, dass sich die Gallenflüssigkeit staut (cholestatische Hepatose). Treten Übelkeit, Erbrechen und/oder dunkel gefärbter Urin auf und ist der Stuhl auffallend hell, sollten Sie einen Arzt aufsuchen.

Wenn die Haut sich verstärkt rötet und juckt, reagieren Sie vermutlich allergisch auf das Mittel. Bei solchen Hauterscheinungen (→ Seite 14) sollten Sie einen Arzt aufsuchen.

Merken Sie, dass sich Ihr emotionales Verhalten ändert, Sie aggressiv oder von tiefer Traurigkeit erfasst werden oder wenn in Ihnen sogar Selbsttötungsgedanken keimen, sollten Sie ärztliche Hilfe suchen. Dieser Hinweis gilt auch für Angehörige, die möglicherweise ein derart verändertes Verhalten bemerken.

► **Sofort zum Arzt**

Fieber, Desorientiertheit, Erregungszustände, steife, zuckende und verkrampfte Muskeln können Anzeichen für das sogenannte Serotonin-Syndrom sein. Es kann sich bis zur Bewusstseinstrübung und Blutdruckabfall steigern und ist lebensgefährlich. Bei diesen Beschwerden sollten Sie sofort einen Arzt oder eine Notaufnahme aufsuchen.

HINWEISE

Für Kinder unter 14 Jahren

Bisher wurde weder die Wirksamkeit noch die Langzeitverträglichkeit der Mittel bei Kindern und Jugendlichen unter 18 Jahren untersucht. Daher sollten sie mit diesen Mitteln nicht behandelt werden.

Für Schwangerschaft und Stillzeit

Während der Schwangerschaft sollten Sie Duloxetin oder Venlafaxin nicht einnehmen. Zum einen haben Untersuchungen an Tieren bedenkliche Wirkungen gezeigt, zum anderen sind bei Neugeborenen, deren Mutter kurz vor der Geburt ein solches Medikament eingenommen hatte, gesundheitliche Probleme aufgetreten.

Die Mittel gehen in die Muttermilch über. Daher sollten stillende Frauen sie nicht einnehmen.

Für ältere Menschen

Besonders wenn die Dosis erhöht wird, sollte sehr sorgfältig geprüft werden, ob häufiger unerwünschte Wirkungen auftreten oder sich verstärken.

Zur Verkehrstüchtigkeit

Vor allem zu Beginn der Behandlung können Schwindel oder Müdigkeit auftreten. Dann kann die Fähigkeit beeinträchtigt sein, ein Fahrzeug zu lenken, Maschinen zu bedienen und Arbeiten ohne sicheren Halt zu verrichten.

Sulpirid

Dogmatil, Meresa, Neogama, Sulpirid AL, Sulpirid-CT, Sulpirid HEXAL, Sulpirid-neuraxpharm, Sulpirid-ratiopharm, Sulpirid STADA, Sulpivert

Die Substanz Sulpirid nimmt eine Mittelstellung zwischen Antidepressivum und Neuroleptikum ein. Wo und wie Sulpirid an der Nervenzelle wirkt, hängt offenbar von der Dosierung ab. In niedriger Dosierung sorgt es dafür, dass im Gehirn mehr von dem Botenstoff Dopamin freigesetzt wird. Damit wird seine antidepressive Wirkung erklärt. In höherer Dosierung entspricht seine Wirkung der der Neuroleptika (→ Seite 1021). Dann wirkt es mäßig stark antipsychotisch. Sulpirid wirkt nicht dämpfend und unterstützt nicht den Schlaf.

Die therapeutische Wirksamkeit von Sulpirid bei Depressionen ist nicht ausreichend nachgewiesen. Da das Mittel zudem ausgeprägte hormonelle Störwirkungen hat, wird es als „wenig geeignet" beurteilt.

ANWENDUNG

Zur Behandlung von Depressionen werden in der Regel 150 bis 300 Milligramm Sulpirid eingesetzt. Ansonsten gelten die gleichen Angaben wie bei den trizyklischen Antidepressiva (→ Seite 1003).

ACHTUNG

Dogmatil Saft enthält als Konservierungsmittel Parabene. Wenn Sie auf Parastoffe (→ Seite 1159) allergisch reagieren, dürfen Sie das Präparat nicht anwenden.

Gegenanzeigen

Unter folgenden Bedingungen dürfen Sie kein Sulpirid anwenden:

- Sie haben einen erhöhten Prolaktin-Blutspiegel.
- Sie haben Brustkrebs oder leiden an einem prolaktinabhängigen Tumor.
- Sie leiden an einer Erkrankung des Gehirns, die mit Erregungszuständen einhergeht.
- Sie haben Epilepsie oder hatten schon einmal einen Krampfanfall.

- Sie werden mit Levodopa (bei Parkinsonkrankheit) behandelt. Die Kombination beider Mittel kann ihre Wirkung gegenseitig vermindern.

Unter folgenden Bedingungen muss der Arzt Nutzen und Risiken besonders sorgfältig abwägen:

- Sie haben einen schweren Leber- oder Nierenschaden.
- Sie können die Blase nicht vollständig entleeren.
- Ihre Prostata ist vergrößert.
- Der Übergang vom Magen zum Darm ist verengt (Pylorusstenose).
- Sie haben Herzrhythmusstörungen, weil die Impulse, die das Herz zu seiner Tätigkeit anregen, nicht richtig weitergeleitet werden.
- Sie haben einen viel zu niedrigen Blutdruck.
- Sie haben ein Engwinkelglaukom (grüner Star).
- Sie leiden unter der Parkinsonkrankheit.
- Sie hatten schon einmal ein malignes neuroleptisches Syndrom (→ Seite 1026), bei dem sehr hohes Fieber auftritt.

Wechselwirkungen mit Medikamenten

Wenn Sie noch andere Medikamente nehmen, ist zu beachten:

- Schmerz-, Schlaf- und Beruhigungsmittel können die dämpfende Wirkung so verstärken, dass Bewegungen, Atmung und Bewusstsein ernsthaft beeinträchtigt sind.
- Die blutdrucksenkende Wirkung von Arzneimitteln und die von Sulpirid können sich gegenseitig verstärken. Das gilt auch, wenn die Blutdrucksenkung eine unerwünschte Wirkung des Arzneimittels ist.
- Mittel mit ähnlichem Wirkort (Anticholinergika bei Parkinsonkrankheit und trizyklische Antidepressiva bei Depressionen) können die dämpfenden und erregenden Wirkungen verstärken. Die Symptome sind denen des Alkoholdeliriums vergleichbar:Halluzinationen, Herzrasen, Schwitzen, Zittern, Desorientiertheit, Gleichgewichtsstörungen, Krampfanfälle.
- Wenn Sie Adrenalin anwenden (z. B. als Notfallmedikament bei einer Insektenstichallergie), kann sich dessen Wirkung umkehren: Der Blutdruck fällt, anstatt zu steigen.

▶ **Unbedingt beachten**

Die Kombination mit bestimmten Mitteln, die am Herzen wirken, kann zu lebensbedrohlichen Herzrhythmusstörungen (Torsade de pointes) führen. Zu diesen gehören beispielsweise Amiodaron, Chinidin, Disopyramid und Sotalol, mit denen bestimmte Arten von Herzrhythmusstörungen behandelt werden, und Thioridazin (bei Psychosen, Schizophrenien), intravenös gegebenes Erythromyzin und Sparfloxazin (bei bakteriellen Infektionen), Vincamin (bei Durchblutungsstörungen im Gehirn) und Pentamidin (bei Infektionen). Näheres hierzu finden Sie unter „Mittel bei Herzrhythmusstörungen: verstärkte Wirkung" (→ Seite 12).

Mit Levodopa (bei Parkinsonkrankheit) darf Sulpirid nicht kombiniert werden, da sich die beiden Mittel gegenseitig in ihrer Wirkung vermindern.

Wechselwirkungen mit Speisen und Getränken

Alkohol dämpft die Gehirnfunktionen. In Kombination mit Sulpirid können Bewusstseinstrübungen, Bewegungsstörungen, Erregungszustände und Atemstörungen auftreten.

Unerwünschte Wirkungen

▶ **Keine Maßnahmen erforderlich**

Bei etwa 3 von 100 Menschen, die Sulpirid einnehmen, führt der Wirkstoff zu Schwindel (→ Seite 15).

Mehr als 1 von 100 Behandelten bekommt Durchfall oder Verdauungsstörungen.

Auch Mundtrockenheit und vermehrter Speichelfluss können auftreten.

▶ **Muss beobachtet werden**

Bis zu 9 von 100 Menschen, die Sulpirid einnehmen, klagen über Koordinationsstörungen. Möglich ist auch ein vielfältiges Spektrum von psychischen Veränderungen: von Müdigkeit über Depressionen bis zum Erregungszustand.

Bei weniger als 1 von 1 000 Anwendern kann Sulpirid den Herzschlag verlangsamen und zu Herzstolpern (→ Seite 16) führen; eventuell kann es den Blutdruck ansteigen lassen.

Wenn die genannten Symptome länger als einen Tag anhalten, sollten Sie sich an einen Arzt wenden. Benachrichtigen Sie hingegen sofort den Arzt, wenn noch Schwindel (→ Seite 15) oder Kreislaufschwäche hinzukommen.

Sulpirid kann dosisabhängig ausgeprägte Wirkungen auf das Hormonsystem haben. Bei Frauen kann es zu Zyklusstörungen, schmerzhaften Verdickungen in der Brust und Milchfluss kommen. Männer leiden an Potenz- und Libidostörungen und die Brust kann sich vergrößern. Bei ihnen ist Milchfluss selten. Wenn diese unerwünschten Wirkungen auftreten und Sie stark beeinträchtigen, sollten Sie einen Arzt aufsuchen. Nach dem Absetzen der Mittel bilden sich diese Störungen meist wieder zurück.

▶ **Sofort zum Arzt**

Bei Tagesdosen über 300 Milligramm Sulpirid können besonders im Kopf-, Hals- und Schulterbereich Muskelkrämpfe auftreten. Betroffen sind davon vor allem Kinder und junge Erwachsene. Damit sollten Sie sich sofort zum Arzt begeben. Wenn Bewegungs- und Bewusstseinsstörungen gleichzeitig mit sehr hohem Fieber auftreten und eventuell noch Herzrasen, schnelles Atmen und Atemnot, Speichelfluss und Schwitzen hinzukommen, kann es sich um das maligne neuroleptische Syndrom (→ Seite 1026) handeln. Fiebermittel wirken nicht! Das Mittel muss abgesetzt und sofort der Notarzt gerufen werden (Telefon 112). Der Kranke muss intensivmedizinisch behandelt werden.

HINWEISE

Für Kinder unter 14 Jahren

Kinder sollten kein Sulpirid einnehmen.

Für Schwangerschaft und Stillzeit

Über die Behandlung in der Schwangerschaft liegen keine ausreichen Erkenntnisse vor. Sulpirid darf daher nicht angewendet werden.

Auch in der Stillzeit ist Sulpirid zu meiden, da die Substanz in die Muttermilch übergeht. Außerdem verstärkt Sulpirid aufgrund seiner hormonähnlichen Wirkung den Milchfluss und erschwert das Abstillen.

Zur Verkehrstüchtigkeit

Aufgrund der beschriebenen unerwünschten Wirkungen kann Sulpirid die Reaktionsfähigkeit beeinträchtigen. Sie sollten deshalb zu Behandlungsbeginn und bei Dosiserhöhungen kein Fahrzeug lenken, keine Maschinen bedienen und keine Arbeiten ohne sicheren Halt verrichten.

Tetrazyklische Antidepressiva

Mianserin

Mianserin-CT, Mianserin-neuraxpharm, Tolvin

Mirtazapin

Mirtazapin STADA, Remergil

Der Name der Wirkstoffgruppe, zu der Mianserin und Mirtazapin gehören, kennzeichnet ihren chemischen Aufbau: Das Molekül besteht aus vier (gr.: tetra) Ringen (gr.: zyklus). Mit dieser Bezeichnung werden die Substanzen zugleich in Beziehung gesetzt zu den „klassischen", den trizyklischen Antidepressiva, deren Molekül aus drei Ringen besteht. Aus dem unterschiedlichen Aufbau der Substanzen resultieren Unterschiede bei den erwünschten und unerwünschten Wirkungen.

Mianserin und Mirtazapin wirken antidepressiv und zusätzlich ausgeprägt dämpfend. Sie lassen sich bei einer Depression einsetzen, bei der Unruhe und Schlafstörungen im Vordergrund stehen.

Beide Substanzen werden als „mit Einschränkung geeignet" bewertet, da sie im Vergleich zu anderen Antidepressiva mit einem erhöhten Risiko für schwere Blutbildungsstörungen belastet sind. Bei Mianserin ist das relativ ausgeprägt, bei Mirtazapin sind bisher nur Einzelfälle beschrieben.

Beide Mittel können so stark müde machen, dass Alltagstätigkeiten kaum mehr möglich sind.

Zudem führt Mirtazapin aufgrund einer Appetitsteigerung häufig zu einer unerwünschten Gewichtszunahme.

ANWENDUNG

Es gelten die gleichen Angaben wie bei den trizyklischen Antidepressiva (→ Seite 1003).

Um auf Blutbildungsstörungen rechtzeitig aufmerksam zu werden, sollte der Arzt regelmäßig ein Blutbild machen. Sinken die weißen Blutkörperchen auf einen Wert unter 3 000/Milliliter ab, muss das Mittel abgesetzt werden.

Mianserin: Bereits vor einer geplanten Behandlung sollte das Blutbild untersucht werden. Außerdem sollte ein EKG gemacht werden, um den Zustand des Herzens zu dokumentieren und herauszufinden, ob sich eine Behandlung mit diesem Wirkstoff aufgrund seiner unerwünschten Wirkungen nicht gänzlich verbietet.

Vor allem bei älteren Menschen sollte das EKG in vierteljährlichen Abständen wiederholt werden.

ACHTUNG

Gegenanzeigen

Sie dürfen diese Antidepressiva nicht anwenden, wenn Sie einen MAO-Hemmer (z. B. Tranylcypromin bei Depressionen) einnehmen oder das in den vergangenen 14 Tagen getan haben.

Mianserin: Dieses Mittel dürfen Sie bei schweren Lebererkrankungen nicht anwenden.

Mianserin und Mirtazapin: Unter folgenden Bedingungen muss der Arzt Nutzen und Risiken besonders sorgfältig abwägen:

- Ihre Leber- oder Nierenfunktion ist gestört.
- Bei Ihnen kommen Krampfanfälle vor.
- Sie haben Herzerkrankungen oder zu niedrigen Blutdruck.
- Ihre Prostata ist vergrößert.
- Sie haben einen grünen Star (Engwinkelglaukom).
- Sie leiden an Diabetes.

Wechselwirkungen mit Medikamenten

Mirtazapin kann die dämpfende Wirkung von Benzodiazepinen verstärken.

▶ **Unbedingt beachten**

Bei der Kombination dieser Antidepressiva mit MAO-Hemmern (z. B. Tranylcypromin bei Depressionen) kann es zu dem potenziell lebensbedrohlichen sogenannten Serotonin-Syndrom kommen mit Erregungszuständen, Bewusstseinstrübung, Muskelzittern und -zucken und Blutdruckabfall.

Wechselwirkungen mit Speisen und Getränken

Alkohol und diese Antidepressiva verstärken gegenseitig ihre dämpfende Wirkung.

Unerwünschte Wirkungen

▶ **Keine Maßnahmen erforderlich**

Etwa jeder Fünfte, der diese Mittel einnimmt, klagt über einen trockenen Mund und Müdigkeit, weniger als jeder Zehnte auch über Schwindel.

Mirtazapin: Bis zu 10 von 100 Behandelten können einen gesteigerten Appetit entwickeln, in dessen Folge sie deutlich an Gewicht zunehmen. Menschen, die dafür eine Veranlagung haben, können infolge des Übergewichts dann einen Typ-2-Diabetes entwickeln.

▶ **Muss beobachtet werden**

Nur selten sinkt der Blutdruck ab, sodass Sie sich schwindlig, benommen und müde fühlen. Wenn Sie zu schnell aufstehen, kann Ihnen schwarz vor Augen werden.

Händezittern, Herzrasen (→ Seite 16) und Schwitzen können selten vorkommen. Von diesen Beschwerden sollten Sie dem Arzt beim nächsten Besuch berichten; eventuell macht er dann ein EKG.

Der Blutdruck kann gefährlich ansteigen und die Leberfunktion (→ Seite 15) so gestört sein, dass sich die Gallenflüssigkeit staut (cholestatische Hepatose). Treten Übelkeit, Erbrechen und/oder dunkel gefärbter Urin auf und ist der Stuhl auffallend hell, sollten Sie einen Arzt aufsuchen.

▶ **Sofort zum Arzt**

Wenn Sie grippeartige Beschwerden haben, sich längere Zeit abgeschlagen und müde fühlen und Halsschmerzen und Fieber auftreten, kann es sich um eine Blutbildungsstörung (→ Seite 15) handeln. Davon ist etwa jeder 4 000. Behandelte betroffen. Diese Störung kann bedrohlich werden; darum müssen Sie umgehend einen Arzt aufsuchen und das Blutbild kontrollieren lassen.

Menschen, die zu Krampfanfällen neigen, können bei der Behandlung mit Mirtazapin oder Mianserin einen epileptischen Anfall bekommen. Dann sollte sofort ein Arzt gerufen werden.

Hinweise

Für Kinder unter 14 Jahren

Über die Risiken einer Anwendung bei Kindern gibt es keine Erkenntnisse. Sie sollten mit diesen Mitteln nicht behandelt werden.

Für Schwangerschaft und Stillzeit

Während der Schwangerschaft dürfen beide Substanzen nur nach sorgfältiger Abwägung von Risiken und Nutzen angewendet werden.

In der Stillzeit sollten Sie auf die beiden Wirkstoffe verzichten. Ist die Behandlung unvermeidbar, müssen Sie abstillen.

Für ältere Menschen

Mianserin: Von Herzproblemen als unerwünschte Wirkung der Behandlung sind ältere Menschen häufiger betroffen als junge.

Mirtazapin: Besonders wenn die Dosis erhöht wird, sollte sehr sorgfältig geprüft werden, ob vermehrt unerwünschte Wirkungen auftreten oder sie sich verstärken.

Zur Verkehrstüchtigkeit

Aufgrund der beschriebenen unerwünschten Wirkungen können die Mittel die Reaktionsfähigkeit deutlich beeinträchtigen. Sie sollten deshalb kein Fahrzeug lenken, keine Maschinen bedienen und keine Arbeiten ohne sicheren Halt verrichten.

Trazodon

Thombran

Trazodon gehört zu den nichttrizyklischen Antidepressiva. Es wirkt nur schwach antidepressiv, aber stark dämpfend und müde machend. Es gilt als „mit Einschränkung geeignet“ und wird vornehmlich dann gebraucht, wenn hartnäckige Schlafstörungen gelindert werden sollen.

Den Wirkstoff Trazodon (*Thombran*) gibt es inzwischen auch in Form von preisgünstigen Generika.

Anwendung

Zur Behandlung von Depressionen werden in der Regel 200 bis 400 Milligramm Trazodon eingesetzt. Ansonsten gelten ähnliche Angaben wie bei den trizyklischen Antidepressiva (→ Seite 1003).

Achtung

Gegenanzeigen

Unter folgenden Bedingungen dürfen Sie Trazodon nicht oder nur mit Vorsicht anwenden:

- Sie haben ein sogenanntes Karzinoid-Syndrom, bei dem sehr viel Serotonin produziert wird.
- Sie haben Herzrhythmusstörungen oder eine unzureichende Herzleistung (Herzinsuffizienz).
- Ihre Leberfunktion ist eingeschränkt.

Wechselwirkungen mit Medikamenten

Wenn Sie noch andere Medikamente nehmen, ist zu beachten:

- Phenothiazine (bei Psychosen, Schizophrenien) und Trazodon verstärken gegenseitig ihre unerwünschte blutdrucksenkende Wirkung.
- Trazodon kann die dämpfende Wirkung anderer Arzneimittel verstärken.
- Trazodon schwächt die blutdrucksenkende Wirkung von Clonidin und Methyldopa.
- Durch Trazodon kann Phenytoin (bei Epilepsien) stärker wirken.

► **Unbedingt beachten**

Durch Trazodon kann Digoxin (bei Herzschwäche) stärker wirken. Näheres hierzu finden Sie unter „Mittel bei Herzschwäche: verstärkte Wirkung" (→ Seite 12).

Die Kombination mit bestimmten Mitteln, die am Herzen wirken, kann zu lebensbedrohlichen Herzrhythmusstörungen (Torsade de pointes) führen. Zu diesen gehören beispielsweise Amiodaron und Chinidin, mit denen bestimmte Arten von Herzrhythmusstörungen behandelt werden, Erythromyzin (bei bakteriellen Infektionen) und Terfenadin (bei Allergien). Näheres hierzu finden Sie unter „Mittel bei Herzrhythmusstörungen: verstärkte Wirkung" (→ Seite 12).

Bei gleichzeitiger Anwendung von Serotonin-Wiederaufnahmehemmern (SSRI), trizyklischen Antidepressiva (alle bei Depressionen) oder Neuroleptika (bei Psychosen, Schizophrenien) kann es zu einem potenziell lebensgefährlichen Serotonin-Syndrom mit Erregungszuständen, Bewusstseinstrübung, Muskelzittern und -zucken und Blutdruckabfall kommen.

Wechselwirkungen mit Speisen und Getränken

Alkohol und Trazodon verstärken gegenseitig ihre dämpfende Wirkung.

Unerwünschte Wirkungen

► **Keine Maßnahmen erforderlich**

Etwa jeder Fünfte, der Trazodon einnimmt, empfindet seinen Mund als trocken und bemerkt Gleichgewichtsstörungen, weniger als jeder Zehnte auch Schwindel (→ Seite 15). Ein Viertel klagt über große Müdigkeit. Reagieren Sie mit auffallender Müdigkeit, hilft es, die Hauptdosis zur Nacht zu nehmen.

► **Muss beobachtet werden**

Nur selten sinkt der Blutdruck ab, sodass Sie sich schwindlig, benommen und müde fühlen. Wenn Sie zu schnell aufstehen, kann Ihnen schwarz vor Augen werden.

Händezittern, Herzrasen (→ Seite 16) und Schwitzen kommen selten vor. Von diesen Beschwerden sollten Sie dem Arzt beim nächsten Besuch berichten; eventuell macht er dann ein EKG.

Wenn Sie grippeartige Beschwerden haben, sich längere Zeit abgeschlagen und müde fühlen und Halsschmerzen und Fieber auftreten, kann es sich um eine Blutbildungsstörung (→ Seite 15) handeln, die bedrohlich werden kann. Sie müssen dann umgehend einen Arzt aufsuchen und das Blutbild kontrollieren lassen.

Der Blutdruck kann gefährlich ansteigen und die Leberfunktion (→ Seite 15) so gestört sein, dass sich die Gallenflüssigkeit staut (cholestatische Hepatose). Treten Übelkeit, Erbrechen und/oder dunkel gefärbter Urin auf und ist der Stuhl auffällig hell, sollten Sie einen Arzt aufsuchen.

► **Sofort zum Arzt**

Menschen, die zu Krampfanfällen neigen, können bei der Behandlung mit Trazodon einen epileptischen Anfall bekommen (weniger als 1 von 1 000). Dann sollten Sie sofort einen Arzt rufen.

Bei Männern kann es zu schmerzhaften Dauererektionen (Priapismus) kommen. Das trifft weniger als 1 von 1 000 Männern. In dieser Situation müssen Sie rasch einen Arzt rufen. Wird die Dauererektion nicht behoben, kann das innere Penisgewebe absterben.

Hinweise

Für Kinder unter 14 Jahren

Über die Risiken einer Anwendung bei Kindern gibt es keine Erkenntnisse. Sie dürfen nicht mit Trazodon behandelt werden.

Für Schwangerschaft und Stillzeit

Während der Schwangerschaft darf Trazodon nur nach sorgfältiger Abwägung von Risiken und Nutzen angewendet werden.

In der Stillzeit sollten Sie auf Trazodon verzichten. Ist die Behandlung unvermeidbar, müssen Sie abstillen.

Für ältere Menschen

Ältere Menschen können in der Regel mit einer niedrigeren Dosis behandelt werden.

Zur Verkehrstüchtigkeit

Aufgrund der beschriebenen unerwünschten Wirkungen können die Mittel die Reaktionsfähigkeit dämpfen. Sie sollten deshalb kein Fahrzeug lenken, keine Maschinen bedienen und keine Arbeiten ohne sicheren Halt verrichten.

Trizyklische Antidepressiva

Amitriptylin

Amineurin, Amitriptylin beta, Amitriptylin Desitin, Amitriptylin-dura, Amitriptylin-neuraxpharm, Amitriptylin-CT, Saroten, Syneudon

Amitriptylinoxid

Amioxid-neuraxpharm, Equilibrin

Clomipramin

Anafranil, Clomipramin-neuraxpharm, Clomipramin-ratiopharm

Doxepin

Aponal, Doneurin, Doxepin AL, Doxepin beta, doxepin-biomo, Doxepin dura, Doxepin Holsten, Doxepin-neuraxpharm, Doxepin-ratiopharm, Doxepin Sandoz, Doxepin STADA, Mareen

Imipramin

Imipramin-neuraxpharm, Tofranil

Nortriptylin

Nortrilen

Trimipramin

Herphonal, Stangyl, Trimineurin, Trimipramin beta, Trimipramin-neuraxpharm

Trizyklische Antidepressiva (TZA) gelten als die „klassischen" Mittel bei Depressionen. Ihren Namen verdanken sie ihrem chemischen Aufbau: Das Molekül besteht aus drei charakteristisch angeordneten Ringen. An diesem Grundgerüst hängen mehrere Seitenketten. So entstehen Substanzen, die etwas unterschiedlich wirken.

Alle TZA hellen die Stimmung auf und mildern Angst und Unruhe. Amitriptylin(oxid), Doxepin und Trimipramin dämpfen außerdem die Aktivität und machen müde. Diese Dämpfung tritt recht schnell ein und bremst so die Bereitschaft, aktiv zu werden. Das ist bei den Menschen wichtig, die suizidgefährdet sind. Denn die Dämpfung verhindert, dass die Kranken, deren Stimmung immer noch depressiv ist, die Entschlusskraft entwickeln, sich das Leben zu nehmen. Die dämpfende Wirkung bessert zudem mit der Depression verbundene Schlafstörungen.

Nortriptylin wirkt kaum dämpfend und wird deshalb bei Menschen bevorzugt, die bereits eine Antriebshemmung aufweisen und bei denen keine weitere Dämpfung gewünscht wird.

Bei Clomipramin und Imipramin steht neben der antidepressiven eine angstlösende Wirkung im Vordergrund. Sie wirken weniger dämpfend als Amitriptylin und Doxepin.

Alle trizyklischen Antidepressiva sind geeignet, um Depressionen zu behandeln.

Anwendung

Die Behandlung mit Antidepressiva beginnt mit einer niedrigen Dosis, die im Abstand von Tagen oder Wochen langsam gesteigert wird. Auf diese Weise gewöhnt sich der Körper an das Medikament, und die anfangs oft störenden unerwünschten Wirkungen sind weniger belastend.

Wenn Sie Schlafstörungen haben und ein müde machendes Mittel verordnet bekommen haben, ist es sinnvoll, die gesamte Medikamentendosis am Abend einzunehmen. Nortriptylin können Sie auch zu anderen Tageszeiten nehmen.

Bereits nach einer Woche können Aktivität und Antriebskraft wiederkehren. Die antidepressive Wirkung wird nach ein bis drei Wochen spürbar, nach vier bis sechs Wochen sollten die depressiven Symptome deutlich gemildert sein. Die Behandlung dauert in der Regel ein halbes Jahr. Um sie zu beenden, wird die Medikamentendosis langsam reduziert. Um wie viel und über welchen Zeitraum hinweg, richtet sich danach, ob der depressionsfreie Zustand stabil bleibt. Werden die Wirkstoffe entgegen dieser Empfehlung abrupt abgesetzt, können sich typische Absetzsymptome entwickeln: Übelkeit, Erbrechen, Schmerzen, Schlaflosigkeit, Nervosität und Kopfschmerzen.

Bei einer länger dauernden Therapie können die Wirkstoffe die Leberfunktion beeinträchtigen. Daher sollte der Arzt regelmäßig die Leberfunktion kontrollieren – insbesondere bei älteren Menschen.

Achtung

Eine Depression erhöht das Risiko, dass sich der oder die Betroffene selbst tötet. Es gibt überzeugende Hinweise, dass dieses Risiko durch dämpfende Antidepressiva vermindert wird. Dagegen kann nicht ausgeschlossen werden, dass antriebsteigernde trizyklische Antidepressiva die Bereitschaft zur Selbsttötung steigern können.

Einige flüssige Präparate enthalten Alkohol (siehe Tabelle). Personen mit Alkoholproblemen dürfen sie nicht einnehmen. Auch Leberkranke und Menschen mit Anfallleiden sollten den Alkoholgehalt berücksichtigen. Darüber hinaus kann Alkohol die Wirkung vieler Arzneimittel (z. B. Schlaf- und Beruhigungsmittel, Psychopharmaka, starke Schmerzmittel, einige Mittel bei hohem Blutdruck) verstärken.

Einige Präparate enthalten Parabene (siehe Tabelle). Diese Konservierungsmittel können Allergien auslösen. Wenn Sie auf Parastoffe (→ Seite 1159) allergisch reagieren, dürfen Sie diese Mittel nicht anwenden.

Gegenanzeigen

Unter folgenden Bedingungen dürfen Sie trizyklische Antidepressiva nicht oder nur mit Vorsicht anwenden:

- Die Entleerung Ihrer Blase ist gestört.
- Ihre Prostata ist erheblich vergrößert.
- Sie haben ein unbehandeltes Engwinkelglaukom (grüner Star).
- Der Übergang vom Magen zum Darm ist verengt (Pylorusstenose).
- Die Erregungsleitung Ihres Herzens ist erheblich gestört.
- Ihre Herzleistung ist vermindert (Herzinsuffizienz).
- Sie haben eine schwere Leberfunktionsstörung.
- Bei Ihnen besteht eine erhöhte Krampfbereitschaft, beispielsweise bei Epilepsie.
- Die Blutbildung ist gestört.
- Clomipramin, Imipramin und Nortriptylin dürfen Sie gar nicht, die anderen trizyklischen Antidepressiva nur mit Vorsicht gleichzeitig mit MAO-Hemmern (z. B. Tranylcypromin bei Depressionen) einnehmen. Eine solche Kombination kann das lebensbedrohliche sogenannte Serotonin-Syndrom auslösen mit Erregungszuständen, Bewusstseinstrübung, Muskelzittern und -zucken und Blutdruckabfall.

Wechselwirkungen mit Medikamenten

Wenn Sie noch andere Medikamente nehmen, ist zu beachten:

- Beruhigungsmittel (z. B. Benzodiazepine) und trizyklische Antidepressiva verstärken gegenseitig ihre dämpfende Wirkung.
- Trizyklische Antidepressiva verstärken die Wirkung von blutdrucksenkenden Medikamenten erheblich. Die Wirkung der Blutdrucksenker Clonidin und Guanethidin schwächen sie hingegen ab.
- Wenn Sie noch andere Medikamente einnehmen, die die Botenstoffe im Nervensystem beeinflussen (Anticholinergika, zum Beispiel bei Parkinsonkrankheit), verstärken sich die unerwünschten Wirkungen beider Substanzgruppen.

► **Unbedingt beachten**

Die gleichzeitige Anwendung von trizyklischen Antidepressiva mit MAO-Hemmern birgt das Risiko eines lebensbedrohlichen Serotonin-Syndroms mit Erregungszuständen, Bewusstseinstrübung, Muskelzittern und -zucken und Blutdruckabfall. Soll nach einer Behandlung mit einem MAO-Hemmer auf ein trizyklisches Antidepressivum umgestellt werden, muss der MAO-Hemmer in der Regel abgesetzt und ein Abstand von mindestens 14 Tagen eingehalten werden. Bei Depressionen, die sich anders nicht beeinflussen lassen, können MAO-Hemmer gegebenenfalls zusätzlich zu trizyklischen Antidepressiva eingenommen werden. Dann darf die Dosierung der Arzneimittel nur langsam gesteigert werden und der Arzt muss die Behandlung häufig kontrollieren.

Trizyklische Antidepressiva (TZA) sollten nicht gemeinsam mit sogenannten Antiarrhythmika Klasse I und III (z. B. Chinidin und Amiodaron, bei Herzrhythmusstörungen) eingenommen werden. Die Wirkstoffe können die Wirkung der Herzmedikamente verstärken und dadurch bedrohliche Herzrhythmusstörungen auslösen. Näheres hierzu finden Sie unter „Mittel bei Herzrhythmusstörungen: verstärkte Wirkung" (→ Seite 12). TZA können die Wirkung der gerinnungshemmenden Mittel Phenprocoumon und Warfarin verstärken, die bei erhöhter Thrombosegefahr als Tabletten eingenommen werden. Näheres hierzu finden Sie unter „Mittel zur Blutverdünnung: verstärkte Wirkung" (→ Seite 11).

Wechselwirkungen mit Speisen und Getränken

Alkohol und trizyklische Antidepressiva verstärken gegenseitig ihre dämpfende Wirkung.

Unerwünschte Wirkungen

Bei einer Depression besteht ein erhöhtes Risiko, dass sich der oder die Betroffene selbst tötet. Deshalb ist es wichtig, dass die Angehörigen auf entsprechende Signale des Kranken achten und ihre Beobachtungen gegebenenfalls mit dem Arzt besprechen.

Die anfangs oft als störend empfundenen Nebenwirkungen lassen sich vermeiden oder zumindest abmildern, indem die Behandlung mit einer niedrigen Dosis begonnen und diese langsam gesteigert wird.

Mittel dieser Wirkstoffgruppe können Haarausfall auslösen. Dieser lässt meist wieder nach, sobald das Medikament abgesetzt wird.

▶ **Keine Maßnahmen erforderlich**

Die folgenden Beschwerden verschwinden meist bald wieder, wenn sich der Körper an die Medikamente gewöhnt hat.

1 bis 10 von 100 Behandelten empfinden sich als „ausgedörrt": Ein trockener Mund macht vor allem denjenigen zu schaffen, die eine Zahnprothese tragen. Die Nase fühlt sich verstopft an, sie sind ständig durstig.

Es können Geschmacksstörungen auftreten.

Manche Behandelte sehen in der Nähe schlechter, weil sich die Augen nicht mehr so gut den unterschiedlichen Sehabständen anpassen, und sie reagieren empfindlich auf Blendung.

Verstopfung kann sich einstellen.

Steigender Appetit und Gewichtszunahme können problematisch werden. Bei Clomipramin trifft das zu Beginn der Behandlung für mehr als 1 von 10 Personen zu. Im Verlauf der Behandlung ist es nur noch etwa 1 von 100.

Das Wasserlassen bereitet Schwierigkeiten. Für Männer ist das besonders unangenehm, wenn ihre Prostata vergrößert ist.

Es kann Hautausschlag auftreten.

Clomipramin: Vor allem zu Beginn der Behandlung kann innere Unruhe mehr als 1 von 10 Betroffenen beeinträchtigen. Später ist es nur noch 1 von 100.

▶ **Muss beobachtet werden**

Der Blutdruck kann absinken. Allerdings geschieht das nur selten. Dann treten Schwindel (→ Seite 15), Benommenheit und Müdigkeit auf. Wenn Sie zu schnell aufstehen, kann Ihnen schwarz vor Augen werden.

Händezittern, Herzrasen (→ Seite 16) und Schwitzen kommen ebenfalls selten vor. Derartige Nebenwirkungen betreffen vornehmlich ältere Personen. Von diesen Beschwerden sollten Sie dem Arzt beim nächsten Besuch berichten; eventuell macht er dann ein EKG.

Wenn Sie grippeartige Beschwerden haben, sich längere Zeit abgeschlagen und müde fühlen und Halsschmerzen und Fieber auftreten, kann es sich um eine Blutbildungsstörung (→ Seite 15) handeln, die bedrohlich werden kann. Sie müssen dann umgehend den Arzt aufsuchen und das Blutbild kontrollieren lassen.

Der Blutdruck kann sich verändern.

Die Leberfunktion (→ Seite 15) kann so gestört sein, dass sich die Gallenflüssigkeit staut (cholestatische Hepatose). Treten Übelkeit, Erbrechen und/oder dunkel gefärbter Urin auf und ist der Stuhl auffallend hell, sollten Sie einen Arzt aufsuchen.

▶ **Sofort zum Arzt**

Bei weniger als 1 von 1 000 Personen können sich einige der genannten unerwünschten Wirkungen bedrohlich verschlimmern. Es sollte rasch ein Arzt verständigt werden, wenn ein Krampfanfall auftritt, der Behandelte ohnmächtig geworden ist, weil der Blutdruck zu sehr abgesunken ist, und er oder sie kein Wasser mehr lassen kann.

Sofortiges ärztliches Eingreifen ist auch bei einem akuten Glaukomanfall erforderlich. Dabei kann das Kammerwasser des Auges nicht mehr abfließen, sodass der Augeninnendruck stark ansteigt. Symptome dafür sind heftige Schmerzen im Auge oder um das Auge herum und eine sich plötzlich verschlechternde Sehfähigkeit.

Auch bei einem Darmverschluss (paralytischer Ileus) infolge einer Darmlähmung ist sofort ärztliche Hilfe notwendig.

Selten kommt es zu schweren allergischen Reaktionen. Wenn sich ein stark juckender Hautschlag mit Bläschen bildet und zusätzlich Herzrasen, Atemnot und Schwäche sowie Schwindel auftreten, müssen Sie unverzüglich den Notarzt rufen (Telefon 112), weil es sich um eine lebensgefährliche Allergie (→ Seite 14) handeln kann.

Hinweise

Für Kinder unter 14 Jahren

Clomipramin und Imipramin werden bei Kindern eingesetzt, um nächtliches Bettnässen (→ Seite 1053) zu behandeln.

Über die Risiken einer Anwendung der anderen trizyklischen Antidepressiva bei Kindern gibt es keine Erkenntnisse. Sicherheitshalber sollten sie mit diesen Mitteln nicht behandelt werden.

Für Schwangerschaft und Stillzeit

Es gibt keine Hinweise, dass trizyklische Antidepressiva das ungeborene Kind schädigen. Dennoch sollten schwangere Frauen die Medikamente nur einnehmen, wenn zu erwarten ist, dass der Nutzen der Depressionsbehandlung mit diesen Medikamenten größer ist als das Risiko für das ungeborene Kind.

Da trizyklische Antidepressiva in die Muttermilch übergehen, sollten sie während der Stillzeit nicht eingenommen werden. Ist die Behandlung unumgänglich, sollten Sie abstillen.

Für ältere Menschen

Ältere Menschen bauen trizyklische Antidepressiva langsamer ab. Darum müssen die Mittel bei ihnen niedriger dosiert werden, zwischen den Einnahmen müssen größere Abstände liegen und zu Beginn der Behandlung darf die Dosierung nur in kleinen Schritten gesteigert werden. Trotz dieser Vorsichtsmaßnahmen ist das Risiko unerwünschter Wirkungen relativ groß. Auch die Zeichen einer Hirnleistungsstörung können verstärkt werden. Deshalb sollte in diesen Fällen vornehmlich mit Imipramin oder Nortriptylin behandelt werden, weil diese Störwirkungen bei ihnen seltener vorkommen.

Bei bettlägerigen Personen sollte die Verdauung im Auge behalten werden. Hatte der Kranke trotz ausreichender Zufuhr von Ballaststoffen und Flüssigkeit länger als vier Tage keinen Stuhlgang, sollte der Arzt informiert werden, damit sich nicht unbemerkt ein Darmverschluss entwickelt.

Viele unerwünschte Wirkungen betreffen das Herz. Darum sollte der Arzt vor der Therapie ein EKG machen und es nach etwa sechs Wochen kontrollieren. Wenn bei der Behandlung mit trizyklischen Antidepressiva Zeichen einer Herzleistungsschwäche auftreten, muss die Behandlung überdacht werden.

Beim Tragen von Kontaktlinsen

Diese Wirkstoffe können die Produktion von Tränenflüssigkeit in den Augen verringern. Dann werden Kontaktlinsen schlechter vertragen. Wird der Mangel an Tränenflüssigkeit nicht ausgeglichen und die Linsen werden trotzdem getragen, kann die Hornhaut Schaden nehmen.

Zur Verkehrstüchtigkeit

Trizyklische Antidepressiva, vor allem solche mit dämpfenden Eigenschaften (z. B. Amitriptylin, Doxepin), können die Reaktionsfähigkeit beeinträchtigen. Sie sollten deshalb zu Beginn der Behandlung, bei Dosiserhöhungen und Kombinationen mit anderen dämpfenden Substanzen kein Fahrzeug lenken, keine Maschinen bedienen und keine Arbeiten ohne sicheren Halt verrichten.

Pflanzliches Mittel

Johanniskraut

Felis, Jarsin, Laif, Neuroplant

Diese Präparate enthalten den Extrakt von Johanniskraut (Hypericum perforatum). Studien, in denen die Teilnehmer im Tagesverlauf etwa 900 Milligramm eines speziellen Johanniskrautextrakts (*Jarsin 300*) einnahmen, haben gezeigt, dass diese Zubereitung bei depressiven Störungen eines bestimmten Schweregrads ähnlich effektiv wirkt wie ein chemisches Antidepressivum. Das Produkt mit diesem Johanniskrautextrakt darf ebenso wie die Präparate *Laif 900, Neuroplant 300* und *Neuroplant aktiv* als Anwendungsgebiet „leichte bis mittelschwere vorübergehende depressive Störungen (depressive Episoden)“ angeben. Bei ähnlichen Produkten, die aber andere Arten von Johanniskrautextrakt enthalten, lautet das Anwendungsgebiet „leichte vorübergehende depressive Störungen“.

Eine weitere Studie, die im Jahr 2005 veröffentlicht worden ist, zeigte, dass Johanniskrautextrakt sogar bei einer schweren Depression nicht schlechter wirkte als das zum Vergleich eingesetzte chemische Antidepressivum. Allerdings muss dieses Ergebnis noch durch weitere Prüfungen bestätigt werden, bevor ein Johanniskrautmittel auch für schwere Depressionen eingesetzt werden kann.

Zur Behandlung von Depressionen im Allgemeinen wird Johanniskraut als „mit Einschränkung geeignet“ bewertet, weil noch nicht klar ist, welchen Stellenwert dieses Pflanzenmittel bei einer Dauertherapie einnimmt, die in der Regel notwendig ist. Darüber hinaus müssen seine Vor- und Nachteile auch im Vergleich mit anderen Antidepressiva gesehen werden. Da die vorliegenden Studien eine antidepressive Wirkung von Johanniskrautextrakt aber zumindest wahrscheinlich machen, ist es vertretbar, ihn bei depressiven Verstimmungszuständen beziehungsweise bei vorübergehender depressiver Störung einzusetzen – vorausgesetzt, es besteht keine Gefahr einer Selbsttötung und es lässt sich mit einer vertretbaren Zahl an Tabletten eine Tagesdosis von 300 bis 900 Milligramm Johanniskrautextrakt erreichen. Dies ist bei allen genannten Mitteln der Fall.

Bis heute ist nicht sicher geklärt, auf welchen Inhaltsstoffen die Wirkung von Johanniskraut beruht. Es spricht aber einiges dafür, dass es sich unter anderem um Hyperforin handeln kann. Die isolierte Substanz Hyperforin hindert ebenso wie Johanniskrautextrakt als Ganzes verschiedene Botenstoffe daran, in die Verbindungsstellen der Nervenzellen aufgenommen zu werden. Ein Mangel dieser Botenstoffe an jenen Stellen wird mit depressiven Symptomen in Zusammenhang gebracht. Auch die Wirkung der chemischen Antidepressiva setzt dort an. Allerdings zeigten auch hyperforinfreie Johanniskrautextrakte antidepressive Wirkungen. Es müssen also auch weitere Verbindungen an der Wirkung von Johanniskrautextrakt beteiligt sein.

ANWENDUNG

Um mit dem Extrakt von Johanniskraut einer depressiven Störung zu begegnen, sollten täglich etwa 900 Milligramm eingenommen werden – verteilt auf zwei Portionen immer zur selben Tageszeit. Nur bei einer sehr leichten Verstimmung oder um die mit einer höheren Dosis erreichte Verbesserung zu erhalten, kann eine Dosierung von 300 bis 600 Milligramm Extrakt genügen. Bei der Auswahl des Präparats sollte eines bevorzugt werden, das angibt, wie viel Gesamtextrakt mit einer Tablette eingenommen wird. Manche Produkte beziehen sich noch auf den Gehalt an Hypericin, weil man dieses eine Zeit lang für die wirksame Substanz hielt. Da das mittlerweile jedoch recht unwahrscheinlich ist, ist der Gehalt an Gesamtextrakt die verlässlichere Basis, um die Dosierung zu berechnen.

Ob Johanniskrautextrakt die Depression bessert, lässt sich frühestens nach zwei Wochen beurteilen. Ist es jedoch nach vier bis sechs Wochen noch unverändert oder hat es sich gar verschlechtert, ist eine andere Behandlung zu erwägen.

ACHTUNG

Solange Sie Johanniskraut einnehmen, sollten Sie sich keiner intensiven UV-Bestrahlung aussetzen – weder der des natürlichen Lichts noch der eines Solariums.

Gegenanzeigen

Unter folgenden Bedingungen dürfen Sie Johanniskraut nicht anwenden:

- Sie leiden an einer schweren depressiven Störung.
- Sie sind besonders empfindlich gegenüber UV-Licht.
- Sie leben mit einem transplantierten Organ und müssen bestimmte Medikamente einnehmen, um eine Abstoßungsreaktion zu unterdrücken.
- Sie sind mit HIV infiziert oder haben Aids und behandeln das mit Anti-HIV-Mitteln.
- Sie leiden an einer Krebserkrankung und werden mit speziellen Krebsmedikamenten behandelt.
- Sie müssen blutverdünnende Mittel einnehmen.
- Sie nehmen als Empfängnisverhütungsmittel die „Pille“ ein.

Wechselwirkungen mit Medikamenten

Wenn Sie noch andere Medikamente nehmen, ist zu beachten, dass eine Reihe von Arzneimitteln durch Johanniskrautextrakt schwächer wirkt. Dazu gehören unter anderem Theophyllin (bei Asthma) und trizyklische Depressionsmittel wie Amitriptylin und Nortriptylin.

▶ **Unbedingt beachten**

Auch die Wirksamkeit der nachfolgend aufgeführten Medikamente kann sich durch Johanniskrautextrakt verringern. Wird diese Wechselwirkung nicht hinreichend berücksichtigt, kann das die Behandlung der zumeist schweren Erkrankungen beeinträchtigen. Andererseits kann es auch zu Problemen kommen, wenn das Johanniskraut abgesetzt wird und die Mittel dann unerwartet stark wirken. Derartiges gilt vor allem für folgende Wirkstoffe:

- Digoxin (bei Herzschwäche, Näheres hierzu finden Sie unter „Mittel bei Herzschwäche: verringerte Wirkung“ → Seite 13).
- Phenprocoumon und Warfarin (bei erhöhter Thrombosegefahr, Näheres hierzu finden Sie unter „Mittel zur Blutverdünnung: verstärkte Wirkung“ → Seite 11).
- Imatinib und Irinotecan (spezielle Arzneimittel bei Krebserkrankungen).
- Indinavir und Nevirapin (spezielle Arzneimittel bei HIV-Infektionen und Aids). Näheres hierzu finden Sie unter „Antibiotika/Virustatika: verringerte Wirkung“ (→ Seite 13).
- Ciclosporin, Sirolimus und Tacrolimus. Sie unterdrücken nach Organtransplantationen das Immunsystem. Wird diese Wirkung abgeschwächt, sind akute Abstoßungsreaktionen möglich.
- Johanniskrautextrakt kann die Konzentration eines Botenstoffs im zentralen Nervensystem erhöhen. Die gleiche Wirkung haben einige andere Depressionsmittel, so zum Beispiel Paroxetin, Sertralin (sogenannte SSRI), Trazodon und einige ähnliche Substanzen. Wird Johanniskrautextrakt mit einem dieser Medikamente gemeinsam angewendet, kann sich ein sogenanntes Serotonin-Syndrom entwickeln. Dieses äußert sich durch Erregungszustände, Bewusstseinstrübung, Muskelzittern und -zucken und Blutdruckabfall.

UNERWÜNSCHTE WIRKUNGEN

▶ **Keine Maßnahmen erforderlich**

Etwa 2 von 100 Anwendern bekommen Kopfschmerzen, weniger als einer von 100 bemerkt Appetitlosigkeit, Übelkeit, Bauchschmerzen, Durchfall, Müdigkeit und Unruhe.

► **Muss beobachtet werden**
Es kann ein Hautausschlag (→ Seite 14) auftreten (bei weniger als 1 von 100 Anwendern), den der Arzt begutachten sollte.
Es können Menstruationsstörungen, wie zum Beispiel Zwischenblutungen, auftreten. Allerdings betrifft das weniger als 1 von 1 000 Frauen.

HINWEISE

Für Kinder unter 14 Jahren
Über die Risiken einer Anwendung bei Kindern unter zwölf Jahren gibt es keine Erkenntnisse. Sicherheitshalber sollten sie keinen Johanniskrautextrakt bekommen.

Zur Empfängnisverhütung
Durch die Einnahme von Johanniskrautextrakt kann sich die Wirkung der Hormone in der „Pille" vermindern. Dann kann eine Empfängnis nicht mehr sicher verhütet werden und es ist eine ungewollte Schwangerschaft möglich. Wenn Sie auf eine sichere Verhütung Wert legen, sollten Sie bei der Einnahme eines Johanniskrautextraktpräparats Barrieremethoden wie Kondom oder Diaphragma einsetzen.

Für Schwangerschaft und Stillzeit
Über die Risiken einer Anwendung in Schwangerschaft und Stillzeit gibt es keine Erkenntnisse. Sicherheitshalber sollten Sie die Mittel nicht anwenden.

Für ältere Menschen
Aufgrund seiner guten Verträglichkeit kann sich Johanniskrautextrakt für ältere Menschen besonders gut eignen, vorausgesetzt, sie werden nicht mit Medikamenten behandelt, mit denen die genannten Wechselwirkungen zu befürchten sind.

Depressionen

Handelsname Darreichungsform	Zusammensetzung pro 1 ml/1 g oder wie angegeben bzw. pro abgeteilte Einheit	Kleinste Packungsgröße	Festbetrag in Euro	Packungspreis in Euro	Bewertung
Hinweise zu den Tabellenspalten → Seite 28, zur Auswahl der Arzneimittel → Seite 23, zur Grundlage der Bewertung → Seiten 24, 27					
Amineurin 10 Rp	**Amitriptylin** 10 mg	20 Stück	10,46	10,36	**Geeignet** bei Depressionen, wenn Unruhe oder Schlafstörungen im Vordergrund stehen. → Seite 100
25 Rp	25 mg	20 Stück	11,54	11,27	
50 Rp	50 mg	20 Stück	13,23	12,99	
Filmtabletten					
Amineurin 100 retard Rp Retardtabletten	**Amitriptylin-hydrochlorid** 100 mg	20 Stück	15,71	15,71	
Amioxid-neuraxpharm 30 Rp	**Amitriptylinoxid** 30 mg	20 Stück	12,04	12,01	**Geeignet** bei Depressionen, wenn Unruhe oder Schlafstörungen im Vordergrund stehen. → Seite 100
60 Rp	60 mg	20 Stück	13,76	13,42	
90 Rp	90 mg	20 Stück	15,29	14,80	
120 Rp	120 mg	20 Stück	16,72	15,83	
Tabletten					
Amitriptylin beta 10 Rp	**Amitriptylin** 10 mg	20 Stück	10,46	10,36	**Geeignet** bei Depressionen, wenn Unruhe oder Schlafstörungen im Vordergrund stehen. → Seite 100
25 Rp	25 mg	20 Stück	11,54	11,27	
Filmtabletten					
Amitriptylin beta 25 retard Rp	**Amitriptylin-hydrochlorid** 25 mg	20 Stück	11,33	11,22	
50 retard Rp	50 mg	20 Stück	12,85	12,76	
75 retard Rp	75 mg	20 Stück	14,29	14,17	
Kapseln					
Amitriptylin-CT 25 mg Tabletten Rp	**Amitriptylin** 25 mg	20 Stück	11,54	11,27	**Geeignet** bei Depressionen, wenn Unruhe oder Schlafstörungen im Vordergrund stehen. → Seite 100
75 mg Tabletten Rp	75 mg	20 Stück	14,86	14,17	
Tabletten					
Amitriptylin Desitin 25 mg retard Rp	**Amitriptylin** 25 mg	20 Stück	11,33	11,33	**Geeignet** bei Depressionen, wenn Unruhe oder Schlafstörungen im Vordergrund stehen. → Seite 100
50 mg retard Rp	50 mg	20 Stück	16,80	16,80	
75 mg retard Rp	75 mg	20 Stück	20,02	20,03	
Retardkapseln					
Amitriptylin-dura 10 mg Rp	**Amitriptylin** 10 mg	50 Stück	11,45	11,25	**Geeignet** bei Depressionen, wenn Unruhe oder Schlafstörungen im Vordergrund stehen. → Seite 100
25 mg Rp	25 mg	50 Stück	13,88	13,30	
Filmtabletten					

Depressionen Fortsetzung

Handelsname Darreichungsform	Zusammensetzung pro 1 ml/1 g oder wie angegeben bzw. pro abgeteilte Einheit	Kleinste Packungsgröße	Festbetrag in Euro	Packungspreis in Euro	Bewertung

Hinweise zu den Tabellenspalten → Seite 28, zur Auswahl der Arzneimittel → Seite 23, zur Grundlage der Bewertung → Seiten 24, 27

Handelsname Darreichungsform	Zusammensetzung pro 1 ml/1 g oder wie angegeben bzw. pro abgeteilte Einheit	Kleinste Packungsgröße	Festbetrag in Euro	Packungspreis in Euro	Bewertung
Amitriptylin-dura 25 mg retard Rp	**Amitriptylin-hydrochlorid** 25 mg	50 Stück	13,42	13,29	**Geeignet** bei Depressionen, wenn Unruhe oder Schlafstörungen im Vordergrund stehen. → Seite 1003
75 mg retard Rp Retardkapseln	75 mg	50 Stück	20,02	19,90	
Amitriptylin-neuraxpharm 10 mg Rp	**Amitriptylin-hydrochlorid** 10 mg	20 Stück	10,36	10,36	**Geeignet** bei Depressionen, wenn Unruhe oder Schlafstörungen im Vordergrund stehen. → Seite 1003
25 Rp	25 mg	20 Stück	11,33	11,27	
50 Rp Dragees	50 mg	20 Stück	12,85	12,85	
Amitriptylin-neuraxpharm 75 mg Rp	75 mg	20 Stück	14,29	14,17	
100 mg Rp Filmtabletten	100 mg	20 Stück	15,71	15,71	
Amitriptylin-neuraxpharm Rp Lösung	**Amitriptylin** 40 mg (Konservierungsmittel: Parabene)	30 ml	13,83	13,83	
Amitriptylin-neuraxpharm 25 mg retard Rp	**Amitriptylin-hydrochlorid** 25 mg	20 Stück	11,33	11,22	
50 mg retard Rp	50 mg	20 Stück	12,85	12,76	
75 mg retard Rp Retardkapseln	75 mg	20 Stück	14,29	14,17	
Anafranil 10 mg Rp	**Clomipramin-hydrochlorid** 10 mg	20 Stück	11,39	11,22	**Geeignet** bei von Angstzuständen geprägten Depressionen. → Seite 1003
25 mg Rp Dragees	25 mg	20 Stück	13,21	12,85	
Anafranil 75 mg retard Rp Retardtabletten	75 mg	20 Stück	20,24	17,77	
Aponal 5 Rp	**Doxepin** 5 mg	100 Stück	13,97	13,93	**Geeignet** bei Depressionen, wenn Unruhe oder Schlafstörungen im Vordergrund stehen. → Seite 1003
10 Rp	10 mg	50 Stück	13,63	12,95	
25 Rp Dragees	25 mg	50 Stück	17,83	15,54	
Aponal 50 Rp	50 mg	50 Stück	23,74	21,02	
100 Rp Filmtabletten	100 mg	50 Stück	33,93	30,18	
Aponal Tropfen Rp Lösung	10 mg *Enthält 0,4% Alkohol* (Konservierungsmittel: Parabene)	30 ml	20,97	20,97	
Aurorix 150 Rp	**Moclobemid** 150 mg	50 Stück	34,24	34,24	**Auch geeignet** bei Depressionen mit gleichzeitiger Antriebshemmung, insbesondere bei chronisch verlaufenden Depressionen. Es müssen einige Einschränkungen bei der Ernährung beachtet werden. → Seite 989
300 Rp Filmtabletten	300 mg	50 Stück	52,94	52,94	
CIPRALEX 10 mg Filmtabletten Rp	**Escitalopram** 10 mg	20 Stück		37,43	**Geeignet** bei Depressionen, wenn die unerwünschten Wirkungen anderer geeigneter Mittel zu belastend sind. → Seite 993
20 mg Filmtabletten Rp Filmtabletten	20 mg	20 Stück		56,29	
CIPRALEX 10 mg/ml Tropfen zum Einnehmen Rp Lösung	10 mg	28 ml		41,79	

Depressionen Fortsetzung

Handelsname Darreichungsform	Zusammensetzung pro 1 ml/1 g oder wie angegeben bzw. pro abgeteilte Einheit	Kleinste Packungsgröße	Festbetrag in Euro	Packungspreis in Euro	Bewertung
Hinweise zu den Tabellenspalten → Seite 28, zur Auswahl der Arzneimittel → Seite 23, zur Grundlage der Bewertung → Seiten 24, 27					
Cipramil 20 mg Rp *40 mg Rp* Filmtabletten	**Citalopram** 20 mg 40 mg	20 Stück 20 Stück		38,75 58,52	**Geeignet** bei Depressionen, wenn die unerwünschten Wirkungen anderer geeigneter Mittel zu belastend sind. → Seite 993
citadura 10 mg Filmtabletten Rp *20 mg Filmtabletten Rp* *40 mg Filmtabletten Rp* Filmtabletten	**Citalopram** 10 mg 20 mg 40 mg	20 Stück 20 Stück 20 Stück		12,45 16,17 19,78	**Geeignet** bei Depressionen, wenn die unerwünschten Wirkungen anderer geeigneter Mittel zu belastend sind. → Seite 993
Citalopram – 1 A Pharma 10 mg Filmtabletten Rp *20 mg Filmtabletten Rp* *30 mg Filmtabletten Rp* *40 mg Filmtabletten Rp* *60 mg Filmtabletten Rp* Filmtabletten	**Citalopram** 10 mg 20 mg 30 mg 40 mg 60 mg	20 Stück 20 Stück 20 Stück 20 Stück 20 Stück		12,14 14,97 19,78 19,67 32,42	**Geeignet** bei Depressionen, wenn die unerwünschten Wirkungen anderer geeigneter Mittel zu belastend sind. → Seite 993
Citalopram AL 10 mg Filmtabletten Rp *20 mg Filmtabletten Rp* *40 mg Filmtabletten Rp* Filmtabletten	**Citalopram** 10 mg 20 mg 40 mg	20 Stück 20 Stück 20 Stück		12,14 14,97 19,67	**Geeignet** bei Depressionen, wenn die unerwünschten Wirkungen anderer geeigneter Mittel zu belastend sind. → Seite 993
citalopram-biomo 10 mg Rp *20 mg Rp* *40 mg Filmtabletten Rp* Filmtabletten	**Citalopram** 10 mg 20 mg 40 mg	20 Stück 20 Stück 20 Stück		12,14 14,97 19,67	**Geeignet** bei Depressionen, wenn die unerwünschten Wirkungen anderer geeigneter Mittel zu belastend sind. → Seite 99
Citalopram HEXAL 10 mg Filmtabletten Rp *20 mg Filmtabletten Rp* *30 mg Filmtabletten Rp* *40 mg Filmtabletten Rp* *60 mg Filmtabletten Rp* Filmtabletten	**Citalopram** 10 mg 20 mg 30 mg 40 mg 60 mg	20 Stück 20 Stück 20 Stück 20 Stück 20 Stück		12,71 15,55 19,94 20,65 33,51	**Geeignet** bei Depressionen, wenn die unerwünschten Wirkungen anderer geeigneter Mittel zu belastend sind. → Seite 99
Citalopram-Hormosan 10 mg Rp *20 mg Rp* *40 mg Rp* Filmtabletten	**Citalopram** 10 mg 20 mg 40 mg	20 Stück 20 Stück 20 Stück		12,67 15,54 20,63	**Geeignet** bei Depressionen, wenn die unerwünschten Wirkungen anderer geeigneter Mittel zu belastend sind. → Seite 99
Citalopram-neuraxpharm 10 mg Filmtabletten Rp *20 mg Filmtabletten Rp* *30 mg Filmtabletten Rp* *40 mg Filmtabletten Rp* *60 mg Filmtabletten Rp* Filmtabletten	**Citalopram** 10 mg 20 mg 30 mg 40 mg 60 mg	20 Stück 20 Stück 20 Stück 20 Stück 20 Stück		12,66 16,05 20,90 22,36 32,39	**Geeignet** bei Depressionen, wenn die unerwünschten Wirkungen anderer geeigneter Mittel zu belastend sind. → Seite 99
Citalopram-ratiopharm 10 mg Filmtabletten Rp *20 mg Filmtabletten Rp* *30 mg Filmtabletten Rp* *40 mg Filmtabletten Rp* Filmtabletten	**Citalopram** 10 mg 20 mg 30 mg 40 mg	20 Stück 20 Stück 20 Stück 20 Stück		12,71 15,55 19,94 20,65	**Geeignet** bei Depressionen, wenn die unerwünschten Wirkungen anderer geeigneter Mittel zu belastend sind. → Seite 99
Citalopram Sandoz 10 mg Filmtabletten Rp *20 mg Filmtabletten Rp* *30 mg Filmtabletten Rp* *40 mg Filmtabletten Rp* *60 mg Filmtabletten Rp* Filmtabletten	**Citalopram** 10 mg 20 mg 30 mg 40 mg 60 mg	20 Stück 20 Stück 20 Stück 20 Stück 20 Stück		12,71 15,55 19,94 20,65 33,51	**Geeignet** bei Depressionen, wenn die unerwünschten Wirkungen anderer geeigneter Mittel zu belastend sind. → Seite 99

Depressionen Fortsetzung

Handelsname Darreichungsform	Zusammensetzung pro 1 ml/1 g oder wie angegeben bzw. pro abgeteilte Einheit	Kleinste Packungsgröße	Festbetrag in Euro	Packungspreis in Euro	Bewertung

Hinweise zu den Tabellenspalten → Seite 28, zur Auswahl der Arzneimittel → Seite 23, zur Grundlage der Bewertung → Seiten 24, 27

Handelsname Darreichungsform	Zusammensetzung pro 1 ml/1 g oder wie angegeben bzw. pro abgeteilte Einheit	Kleinste Packungsgröße	Festbetrag in Euro	Packungspreis in Euro	Bewertung
Citalopram STADA 10 mg Filmtabletten Rp	**Citalopram** 10 mg	20 Stück		12,71	**Geeignet** bei Depressionen, wenn die unerwünschten Wirkungen anderer geeigneter Mittel zu belastend sind. → Seite 993
20 mg Filmtabletten Rp	20 mg	20 Stück		15,55	
40 mg Filmtabletten Rp Filmtabletten	40 mg	20 Stück		20,65	
Clomipramin-neuraxpharm 10 Rp	**Clomipramin-hydrochlorid** 10 mg	20 Stück	11,39	10,52	**Geeignet** bei von Angstzuständen geprägten Depressionen. → Seite 1003
25 Rp Filmtabletten	25 mg	20 Stück	13,21	11,42	
Clomipramin-neuraxpharm 75 mg retard Rp Retardtabletten	75 mg	20 Stück	20,24	16,53	
Clomipramin-ratiopharm 10 Rp	**Clomipramin-hydrochlorid** 10 mg	50 Stück	13,63	11,64	**Geeignet** bei von Angstzuständen geprägten Depressionen. → Seite 1003
25 Rp Filmtabletten	25 mg	50 Stück	17,83	13,73	
Clomipramin-ratiopharm 75 mg Retardtabletten Rp Retardtabletten	75 mg	20 Stück	20,24	16,53	
CYMBALTA 30 mg magensaftresistente Hartkapseln Rp	**Duloxetin-hydrochlorid** 30 mg	28 Stück		67,46	**Geeignet** bei Depressionen mit gleichzeitiger Antriebshemmung. → Seite 996
60 mg magensaftresistente Hartkapseln Rp magensaftresistente Kapseln	60 mg	28 Stück		67,46	
Dogmatil Injektionslösung Rp Injektionslösung	**Sulpirid** 100 mg pro 2 ml	5 x 2 ml	12,53	12,53	**Wenig geeignet** bei Depressionen. Die therapeutische Wirksamkeit ist nicht ausreichend nachgewiesen. Das Mittel ruft häufig unerwünschte Hormonwirkungen hervor. → Seite 998
Dogmatil Kapseln Rp Kapseln	50 mg	20 Stück	12,76	12,76	
Dogmatil Saft Rp Saft	25 mg pro 5 ml (Konservierungsmittel: Parabene)	200 ml	13,08	13,08	
Dogmatil forte Rp Tabletten	200 mg	20 Stück	19,77	19,77	
Doneurin Filmtabletten 10 Rp	**Doxepin** 10 mg	20 Stück	11,39	10,52	**Geeignet** bei Depressionen, wenn Unruhe oder Schlafstörungen im Vordergrund stehen. → Seite 1003
25 Rp	25 mg	20 Stück	13,21	11,42	
50 Rp	50 mg	20 Stück	15,78	12,72	
75 Rp	75 mg	20 Stück	18,09	13,86	
100 Rp Filmtabletten	100 mg	20 Stück	20,23	14,93	
Doneurin 10 Rp	10 mg	20 Stück	11,39	10,52	
25 Rp	25 mg	20 Stück	13,21	11,42	
50 Rp	50 mg	20 Stück	15,78	12,72	
75 Rp	75 mg	50 Stück	29,01	19,34	
100 Rp Kapseln	100 mg	50 Stück	33,93	21,79	
Doxepin AL 50 Rp	**Doxepin** 50 mg	20 Stück	15,78	12,14	**Geeignet** bei Depressionen, wenn Unruhe oder Schlafstörungen im Vordergrund stehen. → Seite 1003
100 Rp Filmtabletten	100 mg	20 Stück	20,23	13,27	

Depressionen Fortsetzung

Handelsname Darreichungsform	Zusammensetzung pro 1 ml/1 g oder wie angegeben bzw. pro abgeteilte Einheit	Kleinste Packungsgröße	Festbetrag in Euro	Packungspreis in Euro	Bewertung

Hinweise zu den Tabellenspalten → Seite 28, zur Auswahl der Arzneimittel → Seite 23, zur Grundlage der Bewertung → Seiten 24, 27

Handelsname Darreichungsform	Zusammensetzung	Kleinste Packungsgröße	Festbetrag in Euro	Packungspreis in Euro	Bewertung
Doxepin beta T 50 Rp	**Doxepin** 50 mg	20 Stück	15,78	12,19	**Geeignet** bei Depressionen, wenn Unruhe oder Schlafstörungen im Vordergrund stehen. → Seite 1003
100 Rp Filmtabletten	100 mg	20 Stück	20,23	13,91	
Doxepin beta 10 Rp	10 mg	20 Stück	11,39	10,52	
25 Rp	25 mg	20 Stück	13,21	11,42	
50 Rp Kapseln	50 mg	20 Stück	15,78	12,19	
doxepin-biomo 50 mg Rp	**Doxepin** 50 mg	20 Stück	15,78	12,14	**Geeignet** bei Depressionen, wenn Unruhe oder Schlafstörungen im Vordergrund stehen. → Seite 1003
100 mg Rp Filmtabletten	100 mg	20 Stück	20,23	13,27	
Doxepin dura T 50 mg Rp	**Doxepin** 50 mg	20 Stück	15,78	12,14	**Geeignet** bei Depressionen, wenn Unruhe oder Schlafstörungen im Vordergrund stehen. → Seite 1003
100 mg Rp Filmtabletten	100 mg	20 Stück	20,23	13,27	
Doxepin dura 10 mg Rp	10 mg	20 Stück	11,39	10,51	
25 mg Rp	25 mg	20 Stück	13,21	11,41	
50 mg Rp Kapseln	50 mg	20 Stück	15,78	12,71	
Doxepin Holsten 25 Rp	**Doxepin** 25 mg	20 Stück	13,21	11,41	**Geeignet** bei Depressionen, wenn Unruhe oder Schlafstörungen im Vordergrund stehen. → Seite 1003
50 Rp	50 mg	20 Stück	15,78	12,72	
75 Rp	75 mg	20 Stück	18,09	13,86	
100 Rp Filmtabletten	100 mg	20 Stück	20,23	14,93	
Doxepin-neuraxpharm 10 mg Rp	**Doxepin** 10 mg	20 Stück	11,39	10,52	**Geeignet** bei Depressionen, wenn Unruhe oder Schlafstörungen im Vordergrund stehen. → Seite 1003
25 mg Rp	25 mg	20 Stück	13,21	11,41	
50 Rp	50 mg	20 Stück	15,78	12,16	
75 mg Rp	75 mg	20 Stück	18,09	13,86	
100 mg Rp Filmtabletten	100 mg	20 Stück	20,23	13,91	
Doxepin-neuraxpharm Rp Lösung	40 mg (Konservierungsmittel: Parabene)	30 ml	20,97	18,79	
Doxepin-ratiopharm 10 mg Rp	**Doxepin** 10 mg	20 Stück	11,39	10,52	**Geeignet** bei Depressionen, wenn Unruhe oder Schlafstörungen im Vordergrund stehen. → Seite 1003
25 mg Rp	25 mg	20 Stück	13,21	11,42	
50 mg Rp	50 mg	20 Stück	15,78	12,72	
100 mg Rp Filmtabletten	100 mg	20 Stück	20,23	14,93	
Doxepin Sandoz 10 mg Hartkapseln Rp	**Doxepin** 10 mg	20 Stück	11,39	10,52	**Geeignet** bei Depressionen, wenn Unruhe oder Schlafstörungen im Vordergrund stehen. → Seite 1003
25 mg Hartkapseln Rp	25 mg	20 Stück	13,21	11,42	
50 mg Hartkapseln Rp	50 mg	20 Stück	15,78	12,72	
75 mg Hartkapseln Rp	75 mg	20 Stück	18,09	13,86	
100 mg Hartkapseln Rp Kapseln	100 mg	50 Stück	33,93	21,79	
Doxepin STADA 50 mg Rp	**Doxepin** 50 mg	20 Stück	15,78	12,72	**Geeignet** bei Depressionen, wenn Unruhe oder Schlafstörungen im Vordergrund stehen. → Seite 1003
100 mg Rp Filmtabletten	100 mg	20 Stück	20,23	14,93	
EDRONAX Tabletten 4 mg Rp Tabletten	**Reboxetin** 4 mg	20 Stück		32,01	**Auch geeignet** bei Depressionen mit gleichzeitiger Antriebshemmung. Bisher wenig erprobtes Mittel. → Seite 991
elmendos 25 mg Tabletten Rp	**Lamotrigin** 25 mg	50 Stück		40,38	**Mit Einschränkung geeignet** bei manisch-depressiven Störungen, um depressiven Episoden vorzubeugen, wenn die Behandlung mit Lithium nicht infrage kommt. Die therapeutische Wirksamkeit zur Vorbeugung gegen manische Phasen ist nicht ausreichend belegt. → Seite 984
50 mg Tabletten Rp	50 mg	50 Stück		69,40	
100 mg Tabletten Rp	100 mg	50 Stück		124,41	
200 mg Tabletten Rp Tabletten	200 mg	100 Stück		433,27	

Depressionen Fortsetzung

Handelsname Darreichungsform	Zusammensetzung pro 1 ml/1 g oder wie angegeben bzw. pro abgeteilte Einheit	Kleinste Packungs-größe	Festbetrag in Euro	Packungs-preis in Euro	Bewertung
Hinweise zu den Tabellenspalten → Seite 28, zur Auswahl der Arzneimittel → Seite 23, zur Grundlage der Bewertung → Seiten 24, 27					
Equilibrin 30 mg Rp	**Amitriptylinoxid** 30 mg	20 Stück	12,04	12,04	**Geeignet** bei Depressionen, wenn Unruhe oder Schlafstörungen im Vordergrund stehen. → Seite 1003
60 mg Rp	60 mg	20 Stück	13,76	13,76	
Equilibrin Tabs 90 mg Rp	90 mg	20 Stück	15,29	15,29	
120 mg Rp Tabletten	120 mg	20 Stück	16,72	16,72	
Felis 650 Filmtabletten	**Auszug aus Johanniskraut** 650 mg	30 Stück		15,40	**Mit Einschränkung geeignet** bei längerfristig behandlungsbedürftigen Depressionen. Der therapeutische Stellenwert ist noch nicht endgültig zu beurteilen. Allenfalls geeignet bei leichten vorübergehenden depressiven Störungen. → Seite 1006
Felis 425 Kapseln	425 mg	30 Stück		8,00	
FLUCTIN Kapseln Rp Kapseln	**Fluoxetin** 20 mg	20 Stück	27,58	20,41	**Mit Einschränkung geeignet** bei Depressionen. Das Mittel wirkt viele Tage lang. Kürzer wirkende Mittel sind vorzuziehen. Zudem gibt es ausgeprägte Wechselwirkungen mit anderen Arzneimitteln. → Seite 993
FLUCTIN Tabletten Rp Tabletten	20 mg	20 Stück	27,58	20,41	
Fluoxetin 10 – 1 A Pharma Rp	**Fluoxetin** 10 mg	20 Stück	21,49	12,96	**Mit Einschränkung geeignet** bei Depressionen. Das Mittel wirkt viele Tage lang. Kürzer wirkende Mittel sind vorzuziehen. Zudem gibt es ausgeprägte Wechselwirkungen mit anderen Arzneimitteln. → Seite 993
20 – 1 A Pharma Rp	20 mg	20 Stück	27,58	12,28	
40 – 1 A Pharma Rp Tabletten	40 mg	20 Stück	36,74	22,73	
Fluoxetin beta 20 Rp Kapseln	**Fluoxetin** 20 mg	20 Stück	27,58	12,82	**Mit Einschränkung geeignet** bei Depressionen. Das Mittel wirkt viele Tage lang. Kürzer wirkende Mittel sind vorzuziehen. Zudem gibt es ausgeprägte Wechselwirkungen mit anderen Arzneimitteln. → Seite 993
Fluoxetin beta 20 Rp	20 mg	20 Stück	27,58	12,82	
40 Rp Tabletten	40 mg	20 Stück	36,74	22,75	
Fluoxetin HEXAL 10 mg Kapseln Rp	**Fluoxetin** 10 mg	20 Stück	21,49	12,98	**Mit Einschränkung geeignet** bei Depressionen. Das Mittel wirkt viele Tage lang. Kürzer wirkende Mittel sind vorzuziehen. Zudem gibt es ausgeprägte Wechselwirkungen mit anderen Arzneimitteln. → Seite 993
20 mg Kapseln Rp Kapseln	20 mg	20 Stück	27,58	12,82	
Fluoxetin HEXAL Lösung Rp Lösung	20 mg pro 5 ml	70 ml		30,30	
Fluoxetin HEXAL 10 mg Tabletten Rp	10 mg	20 Stück	21,49	12,98	
20 mg Tabletten Rp	20 mg	20 Stück	27,58	12,82	
40 mg Tabletten Rp Tabletten	40 mg	20 Stück	36,74	22,86	
Fluoxetin-neuraxpharm 40 Rp Filmtabletten	**Fluoxetin** 40 mg	20 Stück	36,74	22,73	**Mit Einschränkung geeignet** bei Depressionen. Das Mittel wirkt viele Tage lang. Kürzer wirkende Mittel sind vorzuziehen. Zudem gibt es ausgeprägte Wechselwirkungen mit anderen Arzneimitteln. → Seite 993
Fluoxetin-neuraxpharm 20 mg Rp Kapseln	20 mg	20 Stück	27,58	12,82	
Fluoxetin-neuraxpharm 10 mg Rp	10 mg	20 Stück	21,49	12,98	
20 mg T Rp Tabletten	20 mg	20 Stück	27,58	12,82	
Fluoxetin-ratiopharm Kapseln Rp Kapseln	**Fluoxetin** 20 mg	20 Stück	27,58	12,82	**Mit Einschränkung geeignet** bei Depressionen. Das Mittel wirkt viele Tage lang. Kürzer wirkende Mittel sind vorzuziehen. Zudem gibt es ausgeprägte Wechselwirkungen mit anderen Arzneimitteln. → Seite 993

▶

Depressionen Fortsetzung

Handelsname Darreichungsform	Zusammensetzung pro 1 ml/1 g oder wie angegeben bzw. pro abgeteilte Einheit	Kleinste Packungsgröße	Festbetrag in Euro	Packungspreis in Euro	Bewertung
Hinweise zu den Tabellenspalten → Seite 28, zur Auswahl der Arzneimittel → Seite 23, zur Grundlage der Bewertung → Seiten 24, 27					
Fluoxetin-ratiopharm Lösung Rp Lösung	**Fluoxetin** 20 mg pro 5 ml	70 ml		30,30	**Mit Einschränkung geeignet** bei Depressionen. Das Mittel wirkt viele Tage lang. Kürzer wirkende Mittel sind vorzuziehen. Zudem gibt es ausgeprägte Wechselwirkungen mit anderen Arzneimitteln. → Seite 993
Fluoxetin-ratiopharm Tabletten 20 mg Rp Tabletten	20 mg	20 Stück	27,58	12,82	
Fluoxetin STADA 20 mg Rp Kapseln	**Fluoxetin** 20 mg	20 Stück	27,58	13,58	**Mit Einschränkung geeignet** bei Depressionen. Das Mittel wirkt viele Tage lang. Kürzer wirkende Mittel sind vorzuziehen. Zudem gibt es ausgeprägte Wechselwirkungen mit anderen Arzneimitteln. → Seite 993
Fluoxetin STADA 20 mg Tabletten Rp Tabletten	20 mg	20 Stück	27,58	13,58	
Gladem 50 mg Rp *100 mg* Rp Filmtabletten	**Sertralin** 50 mg 100 mg	20 Stück 20 Stück		36,10 53,31	**Geeignet** bei Depressionen, wenn die unerwünschten Wirkungen anderer geeigneter Mittel zu belastend sind. → Seite 993
Herphonal 25 mg Rp *100 mg* Rp Filmtabletten	**Trimipramin** 25 mg 100 mg	20 Stück 20 Stück	13,21 20,23	11,42 14,93	**Geeignet** bei Depressionen, wenn Unruhe oder Schlafstörungen im Vordergrund stehen. → Seite 1003
Herphonal Tropfen 40 mg/ml Rp Lösung	40 mg *Enthält 11,9% Alkohol*	30 ml	20,97	17,01	
Hypnorex retard Rp Retardtabletten	**Lithiumkarbonat** 400 mg	50 Stück	17,53	17,53	**Geeignet** bei Manien zur Behandlung und bei manisch-depressiven Erkrankungen zur Vorbeugung. → Seite 985
Imipramin-neuraxpharm 10 mg Rp *25 mg* Rp *100 mg* Rp Filmtabletten	**Imipramin-hydrochlorid** 10 mg 25 mg 100 mg	20 Stück 20 Stück 20 Stück	11,39 13,21 20,23	11,39 13,02 19,94	**Geeignet** bei von Angstzuständen geprägten Depressionen. → Seite 1003
Jarsin 300	**Auszug aus Johanniskraut** 300 mg	60 Stück		16,01	**Mit Einschränkung geeignet** bei längerfristig behandlungsbedürftigen Depressionen. Der therapeutische Stellenwert ist noch nicht endgültig zu beurteilen. Allenfalls geeignet bei leichten bis mittelschweren vorübergehenden depressiven Störungen. → Seite 1006
450 *750* Dragees	450 mg 750 mg	25 Stück 30 Stück		9,23 18,00	**Mit Einschränkung geeignet** bei längerfristig behandlungsbedürftigen Depressionen. Der therapeutische Stellenwert ist noch nicht endgültig zu beurteilen. Allenfalls geeignet bei leichten vorübergehenden depressiven Störungen. → Seite 1006
Jatrosom N Rp Filmtabletten	**Tranylcypromin** 10 mg	20 Stück		28,33	**Mit Einschränkung geeignet** bei Depressionen mit gleichzeitiger Antriebshemmung, wenn besser bewertete Mittel nicht eingesetzt werden können oder nicht ausreichend wirksam sind. Bestimmte Einschränkungen bei der Ernährung müssen strikt eingehalten werden. → Seite 98
Laif 600 Tabletten	**Auszug aus Johanniskraut** 612 mg	20 Stück		12,85	**Mit Einschränkung geeignet** bei längerfristig behandlungsbedürftigen Depressionen. Der therapeutische Stellenwert ist noch nicht endgültig zu beurteilen. Allenfalls geeignet bei leichten vorübergehenden depressiven Verstimmungszuständen. → Seite 100

Depressionen Fortsetzung

Handelsname Darreichungsform	Zusammensetzung pro 1 ml/1 g oder wie angegeben bzw. pro abgeteilte Einheit	Kleinste Packungsgröße	Festbetrag in Euro	Packungspreis in Euro	Bewertung

Hinweise zu den Tabellenspalten → Seite 28, zur Auswahl der Arzneimittel → Seite 23, zur Grundlage der Bewertung → Seiten 24, 27

Handelsname Darreichungsform	Zusammensetzung	Kleinste Packungsgröße	Festbetrag in Euro	Packungspreis in Euro	Bewertung
Laif 900 Tabletten	**Auszug aus Johanniskraut** 900 mg	20 Stück		14,10	**Mit Einschränkung geeignet** bei längerfristig behandlungsbedürftigen Depressionen. Der therapeutische Stellenwert ist noch nicht endgültig zu beurteilen. Allenfalls geeignet bei leichten bis mittelschweren vorübergehenden depressiven Verstimmungszuständen. → Seite 1006
Lithium Apogepha Rp Tabletten	**Lithiumkarbonat** 295 mg	50 Stück		16,04	**Geeignet** bei Manien zur Behandlung und bei manisch-depressiven Erkrankungen zur Vorbeugung. → Seite 985
Ludiomil 25 Rp	**Maprotilin-hydrochlorid** 25 mg	20 Stück	11,27	11,27	**Mit Einschränkung geeignet** bei Depressionen mit gleichzeitiger Antriebshemmung. Das Mittel wirkt bis zu 60 Stunden lang. Kürzer wirkende Mittel sind vorzuziehen. → Seite 987
50 Rp	50 mg	20 Stück	12,96	12,96	
75 Rp Filmtabletten	75 mg	20 Stück	14,70	14,70	
Maprolu 25 Rp	**Maprotilin-hydrochlorid** 25 mg	50 Stück	13,33	11,67	**Mit Einschränkung geeignet** bei Depressionen mit gleichzeitiger Antriebshemmung. Das Mittel wirkt bis zu 60 Stunden lang. Kürzer wirkende Mittel sind vorzuziehen. → Seite 987
50 Rp	50 mg	20 Stück	12,96	11,45	
75 Rp Filmtabletten	75 mg	20 Stück	14,70	12,42	
Maprotilin-neuraxpharm 25 Rp	**Maprotilin-hydrochlorid** 25 mg	20 Stück	11,27	10,54	**Mit Einschränkung geeignet** bei Depressionen mit gleichzeitiger Antriebshemmung. Das Mittel wirkt bis zu 60 Stunden lang. Kürzer wirkende Mittel sind vorzuziehen. → Seite 987
50 Rp	50 mg	20 Stück	12,96	11,45	
75 Rp Filmtabletten	75 mg	20 Stück	14,70	12,42	
Maprotilin-neuraxpharm Rp Injektionslösung	**Maprotilinmesilat** 25 mg pro 2 ml	5 x 2 ml	13,71	13,71	
Maprotilin-ratiopharm 25 Rp	**Maprotilin-hydrochlorid** 25 mg	20 Stück	11,27	10,54	**Mit Einschränkung geeignet** bei Depressionen mit gleichzeitiger Antriebshemmung. Das Mittel wirkt bis zu 60 Stunden lang. Kürzer wirkende Mittel sind vorzuziehen. → Seite 987
50 Rp	50 mg	20 Stück	12,96	11,45	
75 Rp Filmtabletten	75 mg	50 Stück	21,07	15,92	
Mareen 100 mg Rp Filmtabletten	**Doxepin** 100 mg	20 Stück	20,23	13,27	**Geeignet** bei Depressionen, wenn Unruhe oder Schlafstörungen im Vordergrund stehen. → Seite 1003
Mareen 50 mg Rp Tabletten	50 mg	20 Stück	15,78	12,14	
Meresa Rp Kapseln	**Sulpirid** 50 mg	20 Stück	12,76	12,76	**Wenig geeignet** bei Depressionen. Die therapeutische Wirksamkeit ist nicht ausreichend nachgewiesen. Das Mittel ruft häufig unerwünschte Hormonwirkungen hervor. → Seite 998
Meresa forte Rp Tabletten	200 mg	20 Stück	19,77	19,75	
Mianserin-CT 10 mg Filmtabletten Rp	**Mianserin-hydrochlorid** 10 mg	20 Stück	12,96	11,97	**Mit Einschränkung geeignet** bei von Unruhe oder Schlafstörungen geprägter Depression. Das Mittel kann schwerwiegende Blutbildungsstörungen verursachen. → Seite 1000
30 mg Filmtabletten Rp Filmtabletten	30 mg	20 Stück	19,40	16,47	
Mianserin-neuraxpharm 10 mg Rp	**Mianserin-hydrochlorid** 10 mg	20 Stück	12,96	11,97	**Mit Einschränkung geeignet** bei von Unruhe oder Schlafstörungen geprägter Depression. Das Mittel kann schwerwiegende Blutbildungsstörungen verursachen. → Seite 1000
30 mg Rp	30 mg	20 Stück	19,40	16,47	
60 mg Rp Filmtabletten	60 mg	20 Stück	28,88	27,22	

Depressionen Fortsetzung

Handelsname Darreichungsform	Zusammensetzung pro 1 ml/1 g oder wie angegeben bzw. pro abgeteilte Einheit	Kleinste Packungsgröße	Festbetrag in Euro	Packungspreis in Euro	Bewertung
Hinweise zu den Tabellenspalten → Seite 28, zur Auswahl der Arzneimittel → Seite 23, zur Grundlage der Bewertung → Seiten 24, 27					
Mirtazapin STADA 15 mg Filmtabletten Rp	**Mirtazapin** 15 mg	10 Stück		10,76	**Mit Einschränkung geeignet** bei von Unruhe oder Schlafstörungen geprägter Depression. Das Mittel kann zu Appetitsteigerung und deutlicher Gewichtszunahme führen. Einzelfälle von Blutbildungsstörungen sind beschrieben. → Seite 100[…]
30 mg Filmtabletten Rp	30 mg	20 Stück		15,28	
45 mg Filmtabletten Rp Filmtabletten	45 mg	20 Stück		21,43	
Mirtazapin STADA 15 mg Schmelztabletten Rp	15 mg	6 Stück		10,76	
30 mg Schmelztabletten Rp	30 mg	18 Stück		17,85	
45 mg Schmelztabletten Rp Schmelztabletten	45 mg	18 Stück		25,75	
neogama 50 Rp Kapseln	**Sulpirid** 50 mg	50 Stück	16,70	16,70	**Wenig geeignet** bei Depressionen. Die therapeutische Wirksamkeit ist nicht ausreichend nachgewiesen. Das Mittel ruft häufig unerwünschte Hormonwirkungen hervor. → Seite 99[…]
neogama forte 200 Rp Tabletten	200 mg	20 Stück	19,77	19,75	
Neuroplant aktiv	**Auszug aus Johanniskraut** 600 mg	20 Stück		12,10	**Mit Einschränkung geeignet** bei längerfristig behandlungsbedürftigen Depressionen. Der therapeutische Stellenwert ist noch nicht endgültig zu beurteilen. Allenfalls geeignet bei leichten bis mittelschweren vorübergehenden depressiven Störungen. → Seite 100[…]
Neuroplant 300 mg N Filmtabletten	300 mg	60 Stück		16,95	
Nortrilen Dragees 10 mg Rp	**Nortriptylin-hydrochlorid** 10 mg	20 Stück	11,39	11,11	**Geeignet** bei Depressionen mit gleichzeitiger Antriebshemmung. → Seite 100[…]
25 mg Rp Dragees	25 mg	20 Stück	13,21	12,66	
Paroxat 10 mg Filmtabletten Rp	**Paroxetin** 10 mg	20 Stück	21,49	12,78	**Geeignet** bei Depressionen, wenn die unerwünschten Wirkungen anderer geeigneter Mittel zu belastend sind. → Seite 99[…]
20 mg Filmtabletten Rp	20 mg	20 Stück	27,58	17,39	
30 mg Filmtabletten Rp	30 mg	20 Stück	32,46	23,34	
40 mg Filmtabletten Rp Filmtabletten	40 mg	20 Stück	36,74	25,89	
Paroxetin beta 20 mg Rp	**Paroxetin** 20 mg	20 Stück	27,58	15,12	**Geeignet** bei Depressionen, wenn die unerwünschten Wirkungen anderer geeigneter Mittel zu belastend sind. → Seite 99[…]
40 mg Rp Filmtabletten	40 mg	20 Stück	36,74	24,99	
Paroxetin-ratiopharm 20 mg Filmtabletten Rp	**Paroxetin** 20 mg	20 Stück	27,58	17,39	**Geeignet** bei Depressionen, wenn die unerwünschten Wirkungen anderer geeigneter Mittel zu belastend sind. → Seite 99[…]
30 mg Filmtabletten Rp Filmtabletten	30 mg	20 Stück	32,46	23,34	
Paroxetin-ratiopharm 40 mg Tabletten Rp Tabletten	40 mg	20 Stück	36,74	25,89	
Quilonum Rp Tabletten	**Lithiumazetat** 536 mg	50 Stück		19,47	**Geeignet** bei Manien zur Behandlung und bei manisch-depressiven Erkrankungen zur Vorbeugung. → Seite 98[…]
Quilonum retard Rp Retardtabletten	**Lithiumkarbonat** 450 mg	50 Stück	17,56	17,56	
Remergil 15 mg/ml Rp Lösung	**Mirtazapin** 15 mg	66 ml		75,77	**Mit Einschränkung geeignet** bei von Unruhe oder Schlafstörungen geprägter Depression. Das Mittel kann zu Appetitsteigerung und deutlicher Gewichtszunahme führen. Einzelfälle von Blutbildungsstörungen sind beschrieben. → Seite 100[…]
Remergil SolTab 15 mg Schmelztabletten Rp	15 mg	6 Stück		17,04	
30 mg Schmelztabletten Rp	30 mg	18 Stück		41,19	
45 mg Schmelztabletten Rp Schmelztabletten	45 mg	18 Stück		58,19	

Depressionen Fortsetzung

Handelsname Darreichungsform	Zusammensetzung pro 1 ml/1 g oder wie angegeben bzw. pro abgeteilte Einheit	Kleinste Packungsgröße	Festbetrag in Euro	Packungspreis in Euro	Bewertung
Hinweise zu den Tabellenspalten → Seite 28, zur Auswahl der Arzneimittel → Seite 23, zur Grundlage der Bewertung → Seiten 24, 27					
Saroten Tabs 50 mg Rp Filmtabletten	**Amitriptylin-hydrochlorid** 50 mg	20 Stück	13,23	13,39	**Geeignet** bei Depressionen, wenn Unruhe oder Schlafstörungen im Vordergrund stehen. → Seite 1003
Saroten Tabs retard 75 mg Rp Retardtabletten	75 mg	20 Stück	14,29	14,48	
Seroxat Filmtabletten Rp Filmtabletten	**Paroxetin** 20 mg	20 Stück	27,58	27,57	**Geeignet** bei Depressionen, wenn die unerwünschten Wirkungen anderer geeigneter Mittel zu belastend sind. → Seite 993
Seroxat Suspension Rp Suspension	2 mg (Konservierungsmittel: Parabene)	150 ml		44,04	
Solvex 4 mg Tabletten Rp Tabletten	**Reboxetin** 4 mg	20 Stück		32,01	**Auch geeignet** bei Depressionen mit gleichzeitiger Antriebshemmung. Bisher wenig erprobtes Mittel. → Seite 991
Stangyl Tropfen Rp Lösung	**Trimipramin** 40 mg *Enthält 11,4% Alkohol*	30 ml	20,97	20,97	**Geeignet** bei Depressionen, wenn Unruhe oder Schlafstörungen im Vordergrund stehen. → Seite 1003
Stangyl Tabletten 25 mg Rp	25 mg	20 Stück	13,21	13,21	
Stangyl Tabs 100 mg Rp Tabletten	100 mg	20 Stück	20,23	20,23	
Sulpirid AL 50 Rp Tabletten	**Sulpirid** 50 mg	20 Stück	12,76	11,61	**Wenig geeignet** bei Depressionen. Die therapeutische Wirksamkeit ist nicht ausreichend nachgewiesen. Das Mittel ruft häufig unerwünschte Hormonwirkungen hervor. → Seite 998
Sulpirid-CT 50 mg Tabletten Rp Tabletten	**Sulpirid** 50 mg	20 Stück	12,76	11,67	**Wenig geeignet** bei Depressionen. Die therapeutische Wirksamkeit ist nicht ausreichend nachgewiesen. Das Mittel ruft häufig unerwünschte Hormonwirkungen hervor. → Seite 998
Sulpirid HEXAL 100 mg Rp Filmtabletten	**Sulpirid** 100 mg	20 Stück	15,26	13,29	**Wenig geeignet** bei Depressionen. Die therapeutische Wirksamkeit ist nicht ausreichend nachgewiesen. Das Mittel ruft häufig unerwünschte Hormonwirkungen hervor. → Seite 998
Sulpirid HEXAL 50 mg Rp Kapseln	50 mg	20 Stück	12,76	11,67	
Sulpirid-neuraxpharm 50 mg Tabletten Rp	**Sulpirid** 50 mg	20 Stück	12,76	11,61	**Wenig geeignet** bei Depressionen. Die therapeutische Wirksamkeit ist nicht ausreichend nachgewiesen. Das Mittel ruft häufig unerwünschte Hormonwirkungen hervor. → Seite 998
100 Rp	100 mg	20 Stück	15,26	13,28	
200 mg Tabletten Rp Tabletten	200 mg	20 Stück	19,77	16,15	
Sulpirid-ratiopharm Rp Tabletten	**Sulpirid** 50 mg	20 Stück	12,76	11,67	**Wenig geeignet** bei Depressionen. Die therapeutische Wirksamkeit ist nicht ausreichend nachgewiesen. Das Mittel ruft häufig unerwünschte Hormonwirkungen hervor. → Seite 998
Sulpirid STADA 50 mg Rp Filmtabletten	**Sulpirid** 50 mg	20 Stück	12,76	11,67	**Wenig geeignet** bei Depressionen. Die therapeutische Wirksamkeit ist nicht ausreichend nachgewiesen. Das Mittel ruft häufig unerwünschte Hormonwirkungen hervor. → Seite 998
Sulpivert injekt Rp Injektionslösung	**Sulpirid** 100 mg pro 2 ml	5 x 2 ml	12,53	12,53	**Wenig geeignet** bei Depressionen. Die therapeutische Wirksamkeit ist nicht ausreichend nachgewiesen. Das Mittel ruft häufig unerwünschte Hormonwirkungen hervor. → Seite 998
Sulpivert 50 mg Kapseln Rp Kapseln	50 mg	20 Stück	12,76	11,63	
Sulpivert 100 mg Tabletten Rp Tabletten	100 mg	20 Stück	15,26	13,28	

Depressionen Fortsetzung

Handelsname Darreichungsform	Zusammensetzung pro 1 ml/1 g oder wie angegeben bzw. pro abgeteilte Einheit	Kleinste Packungsgröße	Festbetrag in Euro	Packungspreis in Euro	Bewertung

Hinweise zu den Tabellenspalten → Seite 28, zur Auswahl der Arzneimittel → Seite 23, zur Grundlage der Bewertung → Seiten 24, 27

Handelsname Darreichungsform	Zusammensetzung	Kleinste Packungsgröße	Festbetrag in Euro	Packungspreis in Euro	Bewertung
Syneudon 50 Rp Tabletten	**Amitriptylin-hydrochlorid** 50 mg	20 Stück	12,85	12,53	**Geeignet** bei Depressionen, wenn Unruhe oder Schlafstörungen im Vordergrund stehen. → Seite 1003
Tagonis Filmtabletten Rp Filmtabletten	**Paroxetin** 20 mg	20 Stück	27,58	27,57	**Geeignet** bei Depressionen, wenn die unerwünschten Wirkungen anderer geeigneter Mittel zu belastend sind. → Seite 993
Thombran Tabs 100 mg Rp Filmtabletten	**Trazodon-hydrochlorid** 100 mg	20 Stück	19,40	20,42	**Mit Einschränkung geeignet** bei Depressionen, wenn Unruhe oder Schlafstörungen im Vordergrund stehen. Das Mittel wirkt schwächer als trizyklische Antidepressiva. → Seite 1001
Thombran mite 25 mg Rp	25 mg	50 Stück	15,49	16,12	
50 mg Rp Kapseln	50 mg	50 Stück	21,19	22,42	
Tofranil mite Rp	**Imipramin-hydrochlorid** 10 mg	20 Stück	11,39	11,39	**Geeignet** bei von Angstzuständen geprägten Depressionen. → Seite 1003
25 Rp Dragees	25 mg	20 Stück	13,21	13,21	
Tolvin 10 mg Rp	**Mianserin-hydrochlorid** 10 mg	20 Stück	12,96	12,96	**Mit Einschränkung geeignet** bei von Unruhe oder Schlafstörungen geprägter Depression. Das Mittel kann schwerwiegende Blutbildungsstörungen verursachen. → Seite 1000
30 mg Rp	30 mg	20 Stück	19,40	19,40	
60 mg Rp Filmtabletten	60 mg	20 Stück	28,88	28,88	
Trevilor retard 37,5 mg Rp	**Venlafaxin** 37,5 mg	7 Stück		17,14	**Geeignet** bei Depressionen mit gleichzeitiger Antriebshemmung. → Seite 996
retard 75 mg Rp	75 mg	14 Stück		31,55	
retard 150 mg Rp Retardkapseln	150 mg	14 Stück		46,30	
Trevilor Tabletten 37,5 mg Rp Tabletten	37,5 mg	20 Stück		30,33	
Trimineurin 100 mg Filmtabletten Rp Filmtabletten	**Trimipramin** 100 mg	20 Stück	20,23	14,63	**Geeignet** bei Depressionen, wenn Unruhe oder Schlafstörungen im Vordergrund stehen. → Seite 1003
Trimineurin Lösung zum Einnehmen Rp Lösung	40 mg *Enthält 11,9% Alkohol*	30 ml	20,97	17,01	
Trimineurin 25 mg Tabletten Rp	25 mg	20 Stück	13,21	11,27	
50 mg Tabletten Rp Tabletten	50 mg	20 Stück	15,78	12,72	
Trimipramin beta 100 mg Filmtabletten Rp Filmtabletten	**Trimipramin** 100 mg	20 Stück	20,23	13,78	**Geeignet** bei Depressionen, wenn Unruhe oder Schlafstörungen im Vordergrund stehen. → Seite 1003
Trimipramin beta 25 mg Tabletten Rp Tabletten	25 mg	20 Stück	13,21	10,78	
Trimipramin-neuraxpharm Rp Lösung	**Trimipramin** 40 mg *Enthält 11,1% Alkohol* (Konservierungsmittel: Parabene)	30 ml	20,97	17,01	**Geeignet** bei Depressionen, wenn Unruhe oder Schlafstörungen im Vordergrund stehen. → Seite 1003
Trimipramin-neuraxpharm 25 Rp	25 mg	20 Stück	13,21	10,78	
50 mg Rp	50 mg	20 Stück	15,78	12,71	
75 mg Rp	75 mg	20 Stück	18,09	13,86	
100 Rp Tabletten	100 mg	20 Stück	20,23	13,78	

Depressionen Fortsetzung

Handelsname Darreichungsform	Zusammensetzung pro 1 ml/1 g oder wie angegeben bzw. pro abgeteilte Einheit	Kleinste Packungsgröße	Festbetrag in Euro	Packungspreis in Euro	Bewertung
Hinweise zu den Tabellenspalten → Seite 28, zur Auswahl der Arzneimittel → Seite 23, zur Grundlage der Bewertung → Seiten 24, 27					
Zoloft 50 mg Rp *100 mg Rp* Filmtabletten	**Sertralin** 50 mg 100 mg	20 Stück 20 Stück		37,43 55,49	**Geeignet** bei Depressionen, wenn die unerwünschten Wirkungen anderer geeigneter Mittel zu belastend sind. → Seite 993
Zoloft Lösungskonzentrat Rp Lösung	20 mg *Enthält 18% Alkohol*	60 ml		65,33	

Psychosen, Schizophrenien

Bei den Psychosen werden manische Psychosen, organisch bedingte Psychosen, wie sie zum Beispiel im Rahmen von Demenzerkrankungen auftreten, und Schizophrenien unterschieden. Im Folgenden werden vornehmlich Schizophrenien besprochen.
Bei einer Psychose und Schizophrenie verändern sich das Denken, die Wahrnehmung der eigenen Person und der Umwelt sowie der Antrieb für Handlungen grundlegend. Die eigene Vorstellungswelt wird unbestrittene Realität; sie wird nicht mehr durch Einflüsse aus der Umwelt oder Erlebnisse mit anderen Menschen infrage gestellt. Dabei wird diese Innenwelt oft als „von außen gemacht" erlebt.
Die meisten schizophrenen Menschen meinen zwar, genau zu wissen, was hinter Ereignissen und dem Verhalten anderer steckt, doch wie sie das Wahrgenommene deuten, passt nicht zur Realität. „Außen" und „innen" verschwimmen. Die Innenwelt eines schizophrenen Menschen ist für Außenstehende oft nicht nachvollziehbar, sie erscheint als Wahnvorstellung und Halluzination.

Anzeichen und Beschwerden

Eine Schizophrenie kann die Betroffenen aktivieren (Positivsymptomatik) oder passiv werden lassen (Negativsymptomatik). Es gibt verschiedene Verlaufsformen. Am häufigsten ist die paranoide Schizophrenie. Die Kranken hören Stimmen oder fühlen Tastreize, die andere nicht wahrnehmen. Sie haben Wahnideen, oft Verfolgungswahn, an denen gegen alle Vernunft festgehalten wird. Vielfach wirken sie übererregt, reagieren bizarr, unangepasst und unvorhersehbar. Diese Verlaufsform ist vor allem für junge Menschen typisch.
Die Wahrnehmungsstörungen können von den Betroffenen derart Besitz ergreifen, dass ihr Handeln sie selbst und andere gefährdet. In einem solchen akuten psychotischen Schub müssen die Kranken oftmals gegen ihren Willen in eine psychiatrische Klinik eingewiesen werden.
Bei der passiven Form der Schizophrenie ziehen sich die Kranken von allem zurück. Ihr Denken erlahmt, ihre Sprache verarmt, ihre Gefühle wirken flach (hebephrene Schizophrenie). Bei der katatonen Schizophrenie stehen Bewegungsstörungen, wie Wechsel zwischen extremer Erstarrung und Bewegungssturm, im Vordergrund.
Wenn bei einer psychotischen Erkrankung Symptome einer Depression oder Manie und einer Schizophrenie gemeinsam auftreten, spricht man von einer schizoaffektiven Psychose.
Schizophrenien können schubförmig verlaufen, sodass Phasen mit Krankheitszeichen mit unauffälligen Phasen abwechseln. Sie können aber auch kontinuierlich fortschreiten und chronisch werden.

Ursachen

Die Ursachen einer Schizophrenie sind nicht bekannt. Es scheint, dass eine genetische Anlage vorhanden ist; äußere Faktoren lassen dann die Krankheit entstehen.
Zu diesen Risikofaktoren gehören möglicherweise Schwierigkeiten bei der Geburt, Entwicklungsstörungen, Infektionen des zentralen Nervensystems während der Kindheit, der Gebrauch von Haschisch (Cannabis), stimulierenden Drogen und Kokain und lebensverändernde Ereignisse.

Nichtmedikamentöse Maßnahmen

Eine Schizophreniebehandlung kann durch sozialpsychiatrische Verfahren, die das Umfeld, vor allem die Familienangehörigen, einbeziehen, unterstützt werden. Viele Patienten können ein eigenständiges Leben führen, wenn sie kontinuierlich therapeutisch begleitet werden und soziale Hilfsdienste den Alltag mit organisieren. Nur wenigen gelingt es, im freien Arbeitsmarkt berufstätig zu bleiben. Erfolgversprechender ist ein Arbeitsplatz im geschützten Arbeitsmarkt.

Behandlung mit Medikamenten

Schizophrenien werden mit Neuroleptika behandelt. Diese Medikamente dämpfen Angst, Erregung, Spannung und Aggressivität. Sie können Wahnvorstellungen sowie Halluzinationen zurückdrängen und befreien den Kranken aus den Fesseln seiner Innenwelt, sodass er mit seinem sozialen Umfeld wieder Kontakt aufnehmen kann. Neuroleptika heilen aber die Krankheit nicht, sondern bessern die Symptome, solange sie eingenommen werden.
Allerdings nehmen viele Betroffene ihre Medikamente nicht verlässlich ein. Da schizophrene Menschen oft nicht unter ihrer geistigen Verfassung leiden, sind sie nur schwer zu bewegen, Medikamente einzunehmen, deren unerwünschte Wirkungen sie ganz erheblich belasten können. Darum ist es wichtig, dass der Arzt die Medikamente so auswählt und dosiert, dass die negativen Auswirkungen erträglich bleiben.
Nach dem ersten akuten psychotischen Schub sollte die medikamentöse Behandlung ein bis zwei Jahre dauern, nach einem zweiten Schub mindestens fünf Jahre. Wird die Therapie vorher abgebrochen, liegt das Risiko für einen erneuten Krankheitsschub bei 90 Prozent innerhalb von ein bis zwei Jahren. Haben sich die Schübe mehrfach wiederholt, muss die Behandlung möglicherweise lebenslang fortgesetzt werden.
Neuroleptika werden zwei Klassen zugeordnet: die „klassischen", die es schon lange gibt, und die neueren „atypischen". Welches Mittel eingesetzt wird, richtet sich danach, ob die Positiv- oder Negativsymptomatik überwiegt und mit welchen unerwünschten Wirkungen der Betroffene am ehesten zurechtkommen kann.
Die klassischen Neuroleptika (→ Seite 1021) beeinflussen die Positivsymptome rasch und gut. Ihre Wirkung auf die Negativsymptomatik ist hingegen gering. Die Wirksamkeit von Neuroleptika wird mit der des klassischen Neuroleptikums Haloperidol verglichen, das als Standardmittel gilt. Ihr größter Nachteil ist, dass sie bei Langzeitgebrauch schwerwiegende Bewegungsstörungen hervorrufen. Alle klassischen Neuroleptika werden bei Psychosen und Schizophrenien als „geeignet" angesehen mit Ausnahme von Pimozid, Thioridazin und Promethazin.
Die therapeutische Wirksamkeit von Pimozid gleicht der von Haloperidol. Da Pimozid aber besonders bei höherer Dosierung und in Kombination mit anderen Arzneimitteln gefährliche Herzrhythmusstörungen auslösen kann, gilt es als „mit Einschränkung geeignet".
Thioridazin wird im Körper zu vielen verschiedenen Verbindungen abgebaut. Dadurch gibt es eine Reihe unerwünschter Wirkungen und Wechselwirkungen, die im Voraus kaum abzusehen ist. Da sich die Behandlung mit anderen Mittel besser steuern lässt, wird Thioridazin als „mit Einschränkung geeignet" bewertet.
Promethazin gilt als „wenig geeignet", da seine Wirkung auf Psychosen sehr gering ist. Es kann allenfalls eingesetzt werden, um Unruhe und Erregungszustände im Rahmen einer Psychose zu mildern. Das krankhafte Erleben selbst wird kaum gebessert.
Atypische Neuroleptika (→ Seite 1028) brauchen etwas länger als klassische, bis eine Besserung deutlich wird, dafür beeinflussen sie die Negativsymptomatik stärker. Eine Therapie mit diesen Medikamenten wird seltener abgebrochen als die mit konventionellen Neuroleptika, weil sie kaum oder nur geringe Bewegungsstörungen verursachen. Ihr wesentlicher Nachteil ist aber, dass sie eine teilweise erhebliche Gewichtszunahme verursachen. Das zieht ein zusätzliches Risiko für Fettstoffwechselstörungen und Typ-2-Diabetes nach sich. Der Vorteil der atypischen Neuroleptika liegt vor allem im Bereich der Bewegungsstörungen: Clozapin verursacht gar keine, bei Olanzapin ist das Risiko gering. Beide Substanzen werden als „geeignet" eingestuft. Quetiapin erhält die Bewertung „auch geeignet", weil es noch relativ neu und damit wenig erprobt ist. Es soll erst eingesetzt werden, wenn andere Mittel nicht infrage kommen. Bewegungsstörungen sind für diese Substanz bisher noch nicht beschrieben worden.
Von dieser Gruppe der Clozapin-ähnlichen Wirkstoffe kann eine zweite Gruppe atypischer Neuroleptika (→ Seite 1032) abgegrenzt werden, die wenig dämpfen oder müde machen. Zwei ihrer Vertreter, Aripiprazol und Risperidon, gelten als „auch geeignet". Im Vergleich zu den geeigneten atypischen Neuroleptika Clozapin und Olanzapin verbindet sich mit diesen Wirkstoffen bei höherer Dosierung ein größeres Risiko für Bewegungsstörungen. Für Aripiprazol kommt hinzu, dass es als neuer Wirkstoff noch wenig erprobt ist.
Der dritte Vertreter dieser Gruppe, Ziprasidon, wird als „mit Einschränkung geeignet" bewertet. Er kann

schwerwiegende Herzrhythmusstörungen hervorrufen.
„Auch geeignet" ist Zotepin (→ Seite 1037). Diese Substanz verursacht ähnlich häufig Bewegungsstörungen wie mäßig starke klassische Neuroleptika. Darüber hinaus ist dieser Wirkstoff noch zu wenig erprobt, um seine Vor- und Nachteile abschließend bewerten zu können.
Amisulprid (→ Seite 1026) wird als „mit Einschränkung geeignet" beurteilt. Der Wirkstoff dieses atypischen Neuroleptikums ähnelt im Aufbau dem als „wenig geeignet" bewerteten Sulpirid und verursacht wie dieses Störungen im Hormonsystem. Es wird erwartet, dass auch die anderen unerwünschten Wirkungen denen von Sulpirid ähneln, doch ist das noch nicht abschließend zu beurteilen. Amisulprid führt allerdings weniger häufig als andere Neuroleptika zu einer Gewichtszunahme.
Aufgrund der ausgeprägten Störwirkungen im Hormonsystem gilt das atypische Mittel Sulpirid (→ Seite 1036) als „wenig geeignet".

Klassische Neuroleptika

Benperidol
Benperidol-neuraxpharm, Glianimon
Chlorprothixen
Chlorprothixen-neuraxpharm, Truxal
Flupentixol
Fluanxol
Fluphenazin
DAPOTUM, Lyogen
Fluspirilen
Fluspi, Imap
Haloperidol
Haldol-Janssen, Haloper-CT, Haloperidol HEXAL, Haloperidol-neuraxpharm, Haloperidol-ratiopharm, Haloperidol STADA
Levomepromazin
Levomepromazin-neuraxpharm, Neurocil
Melperon
Eunerpan, Harmosin, Melneurin, Melperon AL, Melperon beta, Melperon-CT, Melperon-neuraxpharm, Melperon-ratiopharm, Melperon Sandoz, Melperon STADA, MEL-PUREN
Perazin
Perazin-neuraxpharm, Taxilan
Perphenazin
Decentan
Pimozid
Orap
Pipamperon
Dipiperon, Pipamperon-neuraxpharm
Promethazin
Atosil, Promethazin-neuraxpharm, Proneurin, Prothazin
Prothipendyl
Dominal
Thioridazin
Melleril, Thioridazin-neuraxpharm
Zuclopenthixol
Ciatyl-Z

Alle Wirkstoffe aus der Gruppe der klassischen Neuroleptika wirken gegen Psychosen. Untereinander unterscheiden sie sich dadurch, dass bei einigen bestimmte Aspekte besonders betont sind. So wirken die einen vor allem stark antipsychotisch, andere dämpfen mehr. Dasselbe gilt für die unerwünschten Wirkungen. Diese Unterschiede erklären sich dadurch, dass es im Nervensystem verschiedene Rezeptortypen für eine Reihe von Überträgerstoffen gibt, die von den jeweiligen Arzneistoffen unterschiedlich angesprochen werden.
Klassische Neuroleptika blockieren Rezeptoren an jenen Nervenzellen, an denen normalerweise der Botenstoff Dopamin andockt. Damit reduziert sich dessen Wirkung. Wahnhafte Vorstellungen verringern sich, die Halluzinationen vergehen, die Kranken werden ruhiger und gleichgültiger. Allerdings gibt es solche Nervenzellen nicht nur in jenen Gehirnteilen, die für Denken und Fühlen zuständig sind, sondern auch dort, wo Bewegungen gesteuert werden. Weil sie auch die Rezeptoren an diesen Nervenzellen blockieren, gehören Bewegungsstörungen zum Wirkbild vieler Neuroleptika. Der positive Einfluss der klassischen Neuroleptika ist meistens mit den unerwünschten Folgen, den sogenannten extrapyramidalmotorischen (EPS) Störungen, gekoppelt. Bei den sogenannten atypischen Mitteln sind diese unerwünschten Wirkungen schwächer oder fehlen ganz. Dafür stehen andere Nebenwirkungen (→ Seite 1031) im Vordergrund.
Zu den Wirkstoffen im Einzelnen:
Benperidol wirkt stark antipsychotisch und macht müde. Es ruft relativ häufig Bewegungsstörungen hervor.
Chlorprothixen wirkt schwach antipsychotisch und dämpft stark. Die Wirkung bei Wahn und Halluzinationen setzt im Lauf der ersten Behandlungswoche ein. Chlorprothixen eignet sich vor allem, wenn hochgradige Angst, Unruhe, Erregung und Getriebenheit dominieren und Schlafstörungen behandelt werden müssen. Bewe-

gungsstörungen treten bei niedriger Dosierung eher selten auf.

Flupentixol und Fluphenazin wirken stark antipsychotisch und dämpfen wenig. Sie eignen sich bei akuten Psychosen und um neuen Schüben vorzubeugen. Bewegungsstörungen treten bei Langzeitbehandlung häufig auf.

Fluspirilen gibt es nur als Mittel zum Spritzen eingesetzt. Schon nach der ersten Injektion wirkt es stark antipsychotisch; in den ersten Behandlungstagen dämpft es auch deutlich. Fluspirilen eignet sich bei akuten Psychosen und um erneuten Schüben vorzubeugen. Bewegungsstörungen treten bei Langzeitbehandlung häufig auf.

Haloperidol ist das Standardmittel, mit dem alle anderen Neuroleptika verglichen werden. Es wirkt sofort beruhigend und stark antipsychotisch. Mit Haloperidol können akute Psychosen aufgefangen und es kann erneuten Schüben vorgebeugt werden. Es eignet sich besonders für Menschen mit Herz-Kreislauf-Erkrankungen. Bewegungsstörungen aller Art treten bei Langzeitbehandlung häufig auf.

Levomepromazin wirkt schwach antipsychotisch und dämpft stark. Dieser Wirkstoff eignet sich vor allem, wenn hochgradige Angst, Unruhe, Erregung und Getriebenheit dominieren und Schlafstörungen behandelt werden müssen. Ein akuter psychotischer Schub lässt sich mit Levomepromazin kaum abfangen, es sei denn, der Wirkstoff wird mit Haloperidol kombiniert eingesetzt. Bewegungsstörungen treten selten auf.

Melperon wirkt schwach antipsychotisch, stark dämpfend und macht schon in geringer Dosierung müde. Die Substanz eignet sich vornehmlich bei hochgradiger Angst und Unruhe und wenn Schlafstörungen behandelt werden müssen. Bewegungsstörungen treten selten auf.

Perazin wirkt schwach antipsychotisch und mittelstark dämpfend. Es eignet sich bei akuten Psychosen und um erneuten Schüben vorzubeugen. Bewegungsstörungen treten bei Langzeitbehandlung häufiger auf, zu Beginn einer Akutbehandlung allerdings seltener.

Perphenazin wirkt mäßig antipsychotisch und dämpfend. Es eignet sich bei akuten Psychosen und um erneuten Schüben vorzubeugen. Bewegungsstörungen treten bei Langzeitbehandlung häufig auf.

Pimozid wirkt stark antipsychotisch, aktiviert zugleich und macht nicht müde. Halluzinationen und Wahnideen drängt es gut zurück. Wegen seiner ausgeprägten unerwünschten Wirkungen auf die Herztätigkeit wird es allerdings als „mit Einschränkung geeignet" beurteilt.

Pipamperon wirkt schwach antipsychotisch, stark dämpfend und macht schon in geringer Dosierung müde. Bewegungsstörungen treten seltener auf.

Promethazin hat nur eine sehr geringe antipsychotische Wirkung, dämpft aber stark. Zur Behandlung von Psychosen wird es als „wenig geeignet" angesehen. Es kann allenfalls eingesetzt werden, wenn Unruhe und Erregungszustände gemildert werden müssen. Es treten kaum Bewegungsstörungen auf.

Prothipendyl wirkt schwach antipsychotisch und dämpft relativ stark. Damit eignet es sich in erster Linie zur Behandlung von Angst, Unruhe und Erregungszuständen und bei Schlafstörungen im Zusammenhang mit einer Psychose. Bewegungsstörungen treten relativ selten auf.

Thioridazin wirkt schwach antipsychotisch und beruhigend. Thioridazin eignet sich für die Langzeitbehandlung und vornehmlich, wenn nicht Wahn und Halluzinationen die vorherrschenden Symptome sind. Bewegungsstörungen treten relativ selten auf. Aufgrund der Vielzahl schlecht abzuschätzender unerwünschter Wirkungen und Wechselwirkungen wird Thioridazin als „mit Einschränkung geeignet" bewertet.

Zuclopenthixol wirkt mäßig antipsychotisch und deutlich dämpfend. Die beruhigende Wirkung setzt erst innerhalb der ersten Behandlungswoche ein. Bewegungsstörungen kommen bei Langzeitbehandlung vor.

Die Wirkstoffe Flupentixol (*Fluanxol*) und Perphenazin (*Decentan*) gibt es inzwischen auch in Form von preisgünstigen Generika.

Anwendung

Viele Neuroleptika liegen als Injektionslösung vor. Sie sind hoch dosiert und kommen bei einer akuten Psychose zum Einsatz. Üblicherweise wird anschließend mit Mitteln zum Einnehmen weiterbehandelt. Wenn die regelmäßige Medikamenteneinnahme allerdings nicht gewährleistet ist, können einige Neuroleptika auch als lang wirkende Depotmittel gespritzt werden.

Wird von Anfang an mit geschluckten Mitteln behandelt, wird mit einer niedrigen Dosis begonnen und entsprechend den Krankheitszeichen langsam oder schneller gesteigert. Alle Neuroleptika wirken beruhigend. Solche mit schwacher antipsychotischer Wirkung dämpfen stark und machen sehr müde, bei denen mit starker antipsychotischer Wirkung ist das schwächer ausgeprägt. Die beruhigende Wirkung setzt sofort ein, doch bis sich die Psychose abschwächt, kann einige Zeit vergehen: bei Haloperidol mehrere Tage, bei den anderen zwischen vier und sechs Wochen.

Spätestens nach sechs Wochen sollte das Mittel ausreichend wirken. Wenn nicht, wird entweder die Dosis erhöht oder zu einem Neuroleptikum aus einer anderen chemischen Gruppe gewechselt. Insgesamt sprechen etwa 70 von 100 Kranken auf die Behandlung an. Wer nicht dazugehört, lässt sich nicht vorhersagen.

Für eine Langzeitbehandlung eignen sich jene Zubereitungen besonders gut, die nur einmal am Tag eingenommen werden müssen (Retardtabletten). Der Vorteil von Tropfen ist, dass sie sich sehr individuell dosieren lassen.

Bei einigen Substanzen muss der Arzt während der gesamten Behandlungszeit regelmäßig das Blut untersuchen, besonders häufig zu Beginn. So lassen sich unerwünschte Wirkungen auf Leber und blutbildende Zellen frühzeitig erkennen. Bei einigen Wirkstoffen ist zudem die regelmäßige Kontrolle der Herztätigkeit mittels EKG erforderlich.

ACHTUNG

Neuroleptika mit starker antipsychotischer Wirkung sollen in hoher Dosierung nicht eingesetzt werden, wenn gleichzeitig eine depressive Störung besteht.

Bei älteren Menschen mit Demenz, die gleichzeitig eine Psychose haben, scheint die Behandlung mit Neuroleptika das Risiko für einen Schlaganfall und vorzeitigen Tod zu erhöhen. Sie sollten daher mit diesen Medikamenten nur behandelt werden, wenn es sich um eine schwere Psychose handelt, die die Betroffenen erheblich beeinträchigt, und wenn eine regelmäßige ärztliche Begleitung gewährleistet ist. Werden die Mittel eingesetzt, um starke Unruhe oder aggressives Verhalten bei dementen Personen abzumildern, ist dies – wenn überhaupt – nur für kurze Zeit zu vertreten. Für diesen Einsatz ist der Nutzen einer Daueranwendung nicht nachgewiesen.

Die Haut reagiert nach Einnahme dieser Neuroleptika überempfindlich auf UV-Licht. Selbst eine geringe Sonnenbestrahlung führt dann schnell zu einem starken Sonnenbrand und die Haut juckt sehr. Um das zu vermeiden, sollten Sie sich keiner starken Sonnenbestrahlung aussetzen.

Einige flüssige Präparate enthalten Alkohol (siehe Tabelle). Personen mit Alkoholproblemen dürfen die Mittel nicht einnehmen. Sie sollten Tabletten oder andere alkoholfreie Zubereitungsformen erhalten. Auch Leberkranke und Menschen mit Anfallleiden sollten den Alkoholgehalt berücksichtigen. Darüber hinaus kann Alkohol die Wirkung vieler Arzneimittel (z. B. Schlaf- und Beruhigungsmittel, andere Psychopharmaka, starke Schmerzmittel, einige Mittel bei hohem Blutdruck) verstärken.

Viele flüssige Präparate enthalten Parabene (siehe Tabelle). Diese Konservierungsmittel können Allergien auslösen. Wenn Sie auf Parastoffe (→ Seite 1159) allergisch reagieren, dürfen Sie diese Mittel nicht anwenden.

Gegenanzeigen

Bei gestörter Blutbildung sollten bestimmte Neuroleptika, wie Promethazin, Chlorpromazin und Levomepromazin, wenn irgend möglich vermieden werden.

Wenn Neuroleptika bei Ihnen bereits einmal parkinsonähnliche Bewegungsstörungen oder ein malignes neuroleptisches Syndrom (→ Seite 1026) ausgelöst haben, dürfen Sie nicht mehr mit klassischen Neuroleptika behandelt werden. Dann kommen nur noch atypische Neuroleptika infrage, die als „geeignet" beurteilt werden, zum Beispiel Clozapin.

Pimozid: Dieser Wirkstoff darf nicht gleichzeitig mit folgenden Arzneimitteln eingenommen werden: Itraconazol und Ketoconazol (innerlich bei Pilzinfektionen), Indinavir, Nelfinavir und Ritonavir (bei HIV-Infektion und Aids), Erythromyzin und andere Wirkstoffe aus der Gruppe der Makrolid-Antibiotika (bei Infektionen), Chinidin (bei Herzrhythmusstörungen) und Citalopram, Escitalopram und Sertralin (bei Depressionen, Angststörungen).

Unter folgenden Bedingungen muss der Arzt Nutzen und Risiken einer Behandlung mit Neuroleptika besonders sorgfältig abwägen:

- Sie haben Brustkrebs.
- Ihre Leber- oder Nierenfunktion ist gestört.
- Sie können Ihre Blase nicht vollständig entleeren.
- Ihre Prostata ist vergrößert.
- Der Übergang vom Magen zum Darm ist verengt (Pylorusstenose).
- Sie haben Herzrhythmusstörungen, weil die Impulse, die das Herz zu seiner Tätigkeit anregen, nicht richtig weitergeleitet werden. Vor der Be-

handlung muss sichergestellt sein, dass die Zusammensetzung an Mineralien in Ihrem Blut nicht gestört ist.

- Sie neigen zu Depressionen. Bei solchen Personen können Neuroleptika eine neue Episode auslösen oder den bestehenden Zustand verschlechtern.
- Sie haben viel zu niedrigen Blutdruck.
- Sie haben ein Engwinkelglaukom (grüner Star).
- Sie leiden unter der Parkinsonkrankheit. Dann können sich die Symptome der Erkrankung verschlimmern.
- Sie haben Epilepsie. Durch Neuroleptika können Krampfanfälle ausgelöst werden.

Wechselwirkungen mit Medikamenten

Wenn Sie noch andere Medikamente nehmen, ist zu beachten:

- Anticholinergika (bei Parkinsonkrankheit) und trizyklische Antidepressiva (bei Depressionen) können zusammen mit Neuroleptika ein Delirium auslösen. Die Symptome ähneln denen beim Alkoholdelir: Halluzinationen, Herzrasen, Schwitzen, Zittern, Desorientiertheit, Gleichgewichtsstörungen, Krampfanfälle.
- Schmerz-, Schlaf- und Beruhigungsmittel können die dämpfende Wirkung von Neuroleptika so verstärken, dass Bewusstsein, Bewegungen und Atmung ernsthaft beeinträchtigt werden.
- Die blutdrucksenkende Wirkung von Arzneimitteln und die der Neuroleptika können sich gegenseitig verstärken. Das gilt auch, wenn die Blutdrucksenkung eine unerwünschte Wirkung eines Arzneimittels ist.
- Durch Neuroleptika kann sich die Wirkung von Lithium (bei Depressionen) gefährlich verstärken.
- Metoclopramid kann die durch Neuroleptika verursachten Bewegungsstörungen verstärken; unter Umständen können dann Zungen- und Schlundkrämpfe auftreten.
- Wenn Sie Adrenalin anwenden (als Notfallmedikament bei einer Insektenstichallergie), kann sich dessen Wirkung umkehren: Der Blutdruck fällt, anstatt zu steigen.

► **Unbedingt beachten**

Benperidol Injektionslösung: Bei einer schweren Blutgerinnungsstörung oder einer Behandlung mit gerinnungshemmenden Medikamenten darf das Arzneimittel nicht gespritzt werden.

Pimozid: Eine Reihe von Arzneimitteln führt im Körper zu Veränderungen, durch die gleichzeitig eingenommenes Pimozid stärker wirkt. Zu diesen Wirkstoffen gehören Itraconazol und Ketoconazol (innerlich bei Pilzinfektionen), Indinavir, Nelfinavir und Ritonavir (bei HIV-Infektion und Aids), Clarithromyzin, Erythromyzin und andere Wirkstoffe aus der Gruppe der Makrolid-Antibiotika (bei Infektionen), Chinidin (bei Herzrhythmusstörungen) und Citalopram, Escitalopram und Sertralin (bei Depressionen, Angststörungen). Bei einer solchen Kombination besteht ein großes Risiko für bedrohliche Herzrhythmusstörungen. Näheres hierzu finden Sie unter „Mittel bei Herzrhythmusstörungen: verstärkte Wirkung" (→ Seite 12).

Wechselwirkungen mit Speisen und Getränken

Meiden Sie Kaffee und Tee. Sie enthalten Gerbstoffe, die die Wirkung von Neuroleptika verringern können.

Auch mit Alkohol dürfen Sie Neuroleptika nicht einnehmen. Neuroleptika verstärken die dämpfende Wirkung von Alkohol auf das zentrale Nervensystem. Bei der Kombination beider können Bewusstsein, Bewegungen und Atmung ernsthaft beeinträchtigt sein.

Pimozid: Wenn Sie diesen Wirkstoff einnehmen, sollten Sie keine Grapefruit essen und auf Grapefruitsaft verzichten. Andernfalls verstärkt sich die Wirkung von Pimozid.

Unerwünschte Wirkungen

► **Keine Maßnahmen erforderlich**

Müdigkeit tritt bei bis zu 80 von 100 Behandelten auf, vor allem zu Beginn der Therapie.

Bei etwa 10 von 100 Personen fühlt sich der Mund trocken an und die Nase ist verstopft. Übelkeit, Erbrechen und Verstopfung können auftreten.

Die Kranken fühlen sich benommen, ihr Denken ist verlangsamt und ihr Gedächtnis beeinträchtigt.

Die Sexualität ist beeinträchtigt: Das Interesse an Sex verringert sich, es tritt kein Orgasmus mehr ein. Bei Männern lässt die Erektionsfähigkeit nach, bei Frauen die Produktion von Scheidenflüssigkeit.

► **Muss beobachtet werden**

Bei Frauen können Menstruationsstörungen auftreten und die Brustdrüse kann Milch absondern (Galaktorrhö).

Viele Behandelte nehmen an Gewicht zu. Diese beiden Veränderungen sollten Sie dem Arzt mitteilen.

Sie können Schwierigkeiten beim Wasserlassen bekommen.

Wenn Ihnen beim Aufstehen aus dem Liegen schwindlig wird, kann das daran liegen, dass der Blutdruck abgesunken ist. Das sollten Sie dem Arzt mitteilen. Wenn der Schwindel (→ Seite 15) auch in anderen Situationen auftritt, sollte der Arzt eventuell ein EKG machen. Bei älteren Menschen und solchen, deren Herz bereits geschädigt ist, können diese Symptome darauf hinweisen, dass die Erregungsleitung des Herzens gestört ist. Näheres hierzu finden Sie unter „Herzrhythmusstörungen“ (→ Seite 16).
Es können Leberschäden (→ Seite 15) auftreten (bei bestimmten Substanzen bei mehr als 1 von 100 Behandelten). Daher sollte der Arzt regelmäßig die Leberwerte kontrollieren. Selten kommt es vor, dass die Galle nicht mehr abfließt und sich eine Gelbsucht entwickelt. Meist vergeht das folgenlos, wenn das Medikament abgesetzt wird.
Die gravierendste unerwünschte Wirkung der Behandlung mit Neuroleptika sind Bewegungsstörungen. Sie treten je nach Substanz bei 10 von 100 Personen auf oder sogar noch häufiger. Sie können in verschiedenen Phasen der Behandlung beginnen und unterscheiden sich darin, welche Bewegungen auf welche Weise gestört sind.
Zu Beginn der Therapie und wenn die Dosierung plötzlich gesteigert werden muss, treten Bewegungen auf, die nicht willentlich zu beeinflussen sind (Frühdyskinesie): Die Zunge wird krampfartig herausgestreckt, der Kopf in den Nacken geworfen, Blick und Kaumuskulatur verkrampfen sich. Darauf sollte der Arzt unbedingt aufmerksam gemacht werden. Er kann dann zusätzlich den Wirkstoff Biperiden (→ Seite 919) verordnen, durch den diese Erscheinungen verschwinden. Wird die Dosierung der Neuroleptika später langsam gesteigert, treten solche Symptome meist nicht mehr auf.
Schon nach ein bis zwei Wochen, teilweise aber auch erst nach mehreren Monaten, können sich parkinsonähnliche Beschwerden einstellen (Parkinsonoid, pharmakogenes Parkinsonsyndrom): Tätigkeiten, für die ein fein abgestimmtes Muskelspiel notwendig ist, lassen sich nicht mehr ausführen. Die Bewegungen werden zittrig, die Schritte klein, die Mimik starr. Auch das Denken verlangsamt sich quälend. Diese Wirkung lässt sich ebenfalls mit Biperiden behandeln. Gleichzeitig muss aber die Dosierung des Neuroleptikums überprüft werden, denn eine Dauerbehandlung mit Biperiden kann die antipsychotische Wirkung der Neuroleptika verringern und beschleunigt die Entstehung der irreversiblen Bewegungsstörungen noch. Deshalb sollte der Arzt immer wieder versuchen, Biperiden abzusetzen oder die Dosierung des Neuroleptikums zu verringern.
Zu den parkinsonähnlichen Störungen kann eine sehr quälende Unruhe hinzukommen: Die Betroffenen können nicht still sitzen bleiben, sie müssen sich fortgesetzt bewegen (Akathisie). Hier kann versucht werden, ob sich das durch eine geringere Dosierung legt. Manchmal hilft es auch, auf ein anderes Neuroleptikum zu wechseln oder zusätzlich den Betablocker Propranolol (→ Seite 700) zu verordnen.
Nach mehrjähriger Neuroleptikabehandlung, manchmal sogar erst nach ihrem Ende, können weitere Bewegungsstörungen auftreten. Bei diesen Spätdyskinesien bewegen sich die Muskeln von Mund, Zunge und Gesicht ununterbrochen, ohne dass sich das gezielt steuern lässt. Das ständige Schmatzen, Schnalzen und Kauen belastet vor allem die Menschen in der Umgebung, selten die Erkrankten selbst.
Unter welchen Voraussetzungen solche Spätdyskinesien auftreten, ist noch nicht hinreichend erforscht. Sie sind unabhängig davon, ob es sich um ein starkes oder schwaches klassisches Neuroleptikum handelt. Es scheint, als sei das Risiko für ältere Personen, insbesondere ältere Frauen, deutlich erhöht. Vermutlich treten diese Störungen häufiger auf, je länger die Behandlung dauert und je höher das Neuroleptikum dosiert ist. Ob die Bewegungsstörungen wieder vergehen oder bestehen bleiben, scheint ebenfalls von diesen Faktoren abhängig zu sein. Allerdings können sich diese Bewegungstörungen bei besonders empfindlichen Personen auch schon nach kurzer Behandlungszeit und bei geringer Dosierung entwickeln.
Die Behandlung mit Neuroleptika kann die Symptome einer beginnenden Bewegungsstörung zunächst verbergen. Die Störung tritt erst dann in Erscheinung, wenn das Neuroleptikum abgesetzt wird.
Im Laufe der Behandlung kann sich eine durch das Medikament bedingte Depression (→ Seite 16) einstellen. Das gilt vor allem für stark antipsychotisch wirkende Substanzen. Manche Menschen sind dadurch sogar gefährdet, sich selbst zu töten. Auf eine solche zusätzliche Gemütskrankheit sollten am ehesten die Angehörigen aufmerksam werden. Dann muss die Behandlung

geändert und eventuell zusätzlich ein Antidepressivum eingenommen werden.
Manche Wirkstoffe lagern sich in der Linse des Auges ab. Dann wird die Linse trübe und muss operativ gegen eine Kunstlinse ausgetauscht werden (Staroperation). Um diese Entwicklung rechtzeitig zu erkennen, sollten die Augen einmal jährlich vom Augenarzt untersucht werden.

▶ **Sofort zum Arzt**

Wenn starker Hautausschlag, Juckreiz, Herzrasen, Atemnot, Schwäche und Schwindel auftreten, müssen Sie die Anwendung sofort stoppen und unverzüglich den Notarzt rufen (Telefon 112). Mit einer solchen lebensbedrohlichen Allergie (→ Seite 14) ist bei etwa 1 von 1 000 Personen zu rechnen.
Wenn Sie innerhalb der ersten acht Behandlungswochen grippeartige Beschwerden bekommen, sich längere Zeit abgeschlagen und müde fühlen und Halsschmerzen und Fieber auftreten, kann es sich um eine Blutbildveränderung (→ Seite 15) handeln, die bedrohlich werden kann. Derartiges tritt bei weniger als 1 von 1 000 Behandelten auf. Sie müssen dann umgehend den Arzt aufsuchen und das Blutbild kontrollieren lassen.
Dasselbe gilt, wenn Bewegungs- und Bewusstseinsstörungen gleichzeitig mit sehr hohem Fieber auftreten und eventuell noch Herzrasen, schnelles Atmen und Atemnot, Speichelfluss und Schwitzen hinzukommen. Dabei kann es sich um das maligne neuroleptische Syndrom handeln, das bei einem Fünftel derjenigen, die nicht intensivmedizinisch behandelt werden, tödlich endet.

Haloperidol, Thioridazin: Schwindel, Herzstolpern und plötzliche Bewusstlosigkeit können Zeichen einer schweren, lebensbedrohlichen Herzrhythmusstörung (→ Seite 16) (Torsade de pointes mit QT-Verlängerung) sein, die Herzversagen nach sich ziehen kann. Bei Haloperidol ist das sehr selten, bei Thioridazin kommt das etwas häufiger vor. Bei solchen Beschwerden sollten Sie unverzüglich einen Arzt rufen.

HINWEISE

Für Kinder unter 14 Jahren

Kinder und Jugendliche können entsprechend den Angaben der Hersteller mit Neuroleptika behandelt werden, haben aber ein erhöhtes Risiko für Bewegungsstörungen.
Bedenken Sie, dass einige Mittel Alkohol enthalten (siehe Tabelle). Mittel ohne Alkohol sind vorzuziehen.

Für Schwangerschaft und Stillzeit

Im Tierversuch haben Neuroleptika zu Entwicklungsverzögerungen oder Schäden bei den Nachkommen geführt. Untersuchungen, die ein derartiges Risiko am Menschen bestätigen, liegen nicht vor. Während der Schwangerschaft sollten Sie Neuroleptika nur dann einnehmen, wenn es unbedingt notwendig ist.
Da die Mittel in die Muttermilch übergehen, sollten Sie während der Therapie nicht stillen. Neuroleptika können den Milchfluss erhöhen, das Abstillen ist dann schwierig.
Bedenken Sie darüber hinaus, dass eine Reihe von Präparaten Alkohol enthält (siehe Tabelle).

Für ältere Menschen

Ältere Menschen dürfen nur mit einer deutlich verringerten Dosis behandelt werden, weil sie auf Neuroleptika recht empfindlich reagieren. Das gilt ganz besonders, wenn sie gleichzeitig noch mit anderen Arzneimitteln behandelt werden. Das Risiko für unerwünschte Wirkungen am Herzen steigt. Bewegungsstörungen als Spätfolge der Behandlung treten besonders häufig auf.

Zur Verkehrstüchtigkeit

Weil die meisten Medikamente müde machen, kann die Fähigkeit deutlich eingeschränkt sein, ein Fahrzeug zu lenken, Maschinen zu bedienen und Arbeiten ohne sicheren Halt zu verrichten. Dasselbe gilt, wenn der Blutdruck durch die Medikamente erheblich sinkt.
Allerdings dürfen akut Psychosekranke ohnehin nicht Auto fahren. Das ist allenfalls denkbar, nachdem sie bei einer Dauerbehandlung mit gering dosierten Substanzen, die nicht dämpfend wirken, lange Zeit psychosefrei waren und zudem keine Bewegungsstörungen aufweisen.

Amisulprid

Solian

Amisulprid ist ein atypisches Neuroleptikum, das antipsychotisch wirkt und sowohl die Positiv- als auch die Negativsymptomatik beeinflusst. Die Substanz kann müde machen und ist wahrscheinlich hilfreich, wenn gleichzeitig depressive Symptome vorliegen. Im Vergleich zu den anderen atypischen Neuroleptika treten bei Amisulprid häufiger Unruhe und Bewegungsstörungen auf. Dafür verursacht es weniger häufig Gewichtszunahme. Aufgrund seiner Ähnlichkeit mit Sulpirid ist zudem damit zu rechnen, dass Amisulprid das Hormonsystem stört. Daher wird der Wirkstoff insgesamt als „mit Einschränkung geeignet“ bewertet.

Den Wirkstoff Amisulprid (*Solian*) gibt es inzwischen auch in Form von preisgünstigen Generika.

Anwendung

Von Amisulprid nehmen Menschen, bei denen die Negativsymptomatik überwiegt, täglich zwischen 50 und 300 Milligramm ein, die anderen zwischen 400 und 800 Milligramm, verteilt auf mehrere Portionen am Tag. Die Tagesdosis sollte 1 200 Milligramm Amisulprid nicht überschreiten.

Bei Personen mit Nierenschaden sollte die übliche Dosis auf die Hälfte bis ein Drittel verringert werden.

Achtung

Solian Lösung: Das Produkt enthält Parabene. Diese Konservierungsmittel können Allergien auslösen. Wer auf Parastoffe (→ Seite 1159) allergisch reagiert, darf das Mittel nicht anwenden.

Gegenanzeigen

Unter folgenden Bedingungen dürfen Sie kein Amisulprid anwenden:

- Sie leiden an einer ausgeprägten Nierenfunktionsstörung.
- Sie haben Brustkrebs oder einen Tumor der Hirnanhangdrüse, der Prolaktin produziert.
- Sie leiden an einem Tumor der Nebennierenrinden (Phäochromozytom).
- Sie leiden an der Parkinsonkrankheit und werden mit Levodopa behandelt.
- Sie nehmen Medikamente ein, die lebensbedrohliche Herzrhythmusstörungen (Torsade de pointes) auslösen können. Zu diesen gehören Amiodaron, Chinidin, Disopyramid, Flecainid, Mexiletin, Propafenon und Sotalol, mit denen bestimmte Arten von Herzrhythmusstörungen behandelt werden, und Thioridazin (bei Psychosen, Schizophrenien), intravenös gegebenes Erythromyzin und Sparfloxazin (bei Infektionen), Vincamin (bei Durchblutungsstörungen im Gehirn), Pentamidin (bei Infektionen) und Itraconazol und Ketoconazol (innerlich bei Pilzinfektionen).

Unter folgenden Bedingungen muss der Arzt Nutzen und Risiken besonders sorgfältig abwägen:

- Sie leiden an Epilepsie. Amisulprid kann die Krampfbereitschaft erhöhen.
- Sie leiden an der Parkinsonkrankheit. Es ist nicht ausgeschlossen, dass sich diese Krankheit durch Amisulprid verschlimmert.

Wechselwirkungen mit Medikamenten

Wenn Sie noch andere Medikamente nehmen, ist zu beachten:

- Die Wirkung von müde machenden Antihistaminika (bei Allergien) wird verstärkt.
- Mit Betablockern (bei hohem Blutdruck), Diltiazem und Verapamil (bei koronarer Herzkrankheit) und Digitalis (bei Herzschwäche) kann sich der Herzschlag sehr verlangsamen (Bradykardie).
- Mit Diuretika (bei hohem Blutdruck, Nierenerkrankungen), Abführmitteln (bei Verstopfung) und Glukokortikoiden (bei Entzündungen, Immunreaktionen) kann zu viel Kalium ausgeschieden werden.
- Auch mit trizyklischen Antidepressiva und Lithium (bei Depressionen) kann es Wechselwirkungen geben.

▶ **Unbedingt beachten**

Die Kombination von Amisulprid und den unter Gegenanzeigen (→ nebenstehend) aufgeführten Arzneimitteln kann zu lebensbedrohlichen Herzrhythmusstörungen (Torsade de pointes) führen. Näheres hierzu finden Sie unter „Mittel bei Herzrhythmusstörungen: verstärkte Wirkung“ (→ Seite 12).

Amisulprid darf nicht gemeinsam mit Levodopa (bei Parkinsonkrankheit) eingenommen werden, da sich die beiden Mittel gegenseitig in ihrer Wirkung vermindern.

Wechselwirkungen mit Speisen und Getränken

Aminsulprid sollten Sie nicht gleichzeitig mit Alkohol anwenden, da sich die atmungsdämpfende Wirkung beider Substanzen gegenseitig verstärken kann.

Unerwünschte Wirkungen

▶ **Keine Maßnahmen erforderlich**

Bei 10 von 100 Anwendern macht Amisulprid müde und beeinträchtigt die Konzentrationsfähigkeit.

3 von 100 Behandelten nehmen an Gewicht zu.

10 von 100 klagen über Unruhe, 14 von 100 über Schlafstörungen. Davon sollten Sie dem Arzt berichten.

▶ **Muss beobachtet werden**

Bei Frauen können die Brüste schmerzen und Milch absondern. Beobachtet wurde das bei 4 von 100 Frauen. Es kann zu Menstruationsstörungen kommen und die Regel kann ganz ausbleiben. Von diesen Beschwerden sollten Sie den Arzt informieren.

Bei weniger als 1 von 100 Männern kann die Brust anschwellen (Gynäkomastie). Mit der gleichen

Häufigkeit können Impotenz und Orgasmusstörungen auftreten. Wenn Sie diese Störungen nicht hinnehmen wollen, können Sie mit dem Arzt besprechen, ob Sie auf ein anderes Medikament ausweichen können.
Wenn Ihnen beim raschen Aufstehen schwindlig (→ Seite 15) wird, kann das daran liegen, dass der Blutdruck abgesunken ist. Dieses Problem trifft weniger als 1 von 100 Anwendern. Davon sollten Sie dem Arzt berichten.
Bewegungsstörungen (→ Seite 1024) treten bei 10 bis 20 von 100 der mit Amisulprid Behandelten auf. Manchmal lässt sich das begrenzen, indem die Dosis verringert wird.
Übelkeit, Erbrechen und vermehrter Speichelfluss belasten 1 bis 10 von 100 Personen. Bessert sich das nach ein bis zwei Wochen nicht, kann die Dosis verringert werden oder es muss zu einem anderen Wirkstoff gewechselt werden.

► **Sofort zum Arzt**

Schwindel, Herzstolpern und plötzliche Bewusstlosigkeit können Zeichen einer schweren, lebensgefährlichen Herzrhythmusstörung (→ Seite 16) (Torsade de pointes mit QT-Verlängerung) sein, die ein Herzversagen nach sich ziehen kann. Sie tritt etwa bei 1 von 1 000 Behandelten auf. Bei solchen Beschwerden sollten Sie sich unverzüglich an einen Arzt wenden.
Treten Zungen-, Schlund- und Blickkrämpfe und ein Schiefhals auf, sollten Sie sich sofort zum Arzt begeben.
Wenn Bewegungs- und Bewusstseinsstörungen gleichzeitig mit sehr hohem Fieber auftreten und eventuell noch Herzrasen, schnelles Atmen und Atemnot, Speichelfluss und Schwitzen hinzukommen, kann es sich um das lebensbedrohliche maligne neuroleptische Syndrom handeln. Fiebermittel wirken nicht! Das Mittel muss abgesetzt und sofort der Notarzt gerufen werden (Telefon 112). Der Kranke muss intensivmedizinisch behandelt werden.

Hinweise

Für Kinder unter 14 Jahren

Über die Risiken einer Anwendung bei Kindern gibt es keine Erkenntnisse. Sicherheitshalber sollten sie mit Amisulprid nicht behandelt werden.

Für Schwangerschaft und Stillzeit

Über die Risiken einer Anwendung in Schwangerschaft und Stillzeit gibt es keine Erkenntnisse. Sicherheitshalber sollten Sie Amisulprid in dieser Zeit nicht anwenden.
Amisulprid verstärkt den Milchfluss und erschwert dadurch das Abstillen.

Für ältere Menschen

Über die Risiken einer Anwendung bei Menschen über 65 Jahre gibt es keine Erkenntnisse. Sicherheitshalber sollten sie mit diesen Mitteln nicht behandelt werden.

Zur Verkehrstüchtigkeit

Amisulprid kann anfänglich die Reaktionsfähigkeit beeinträchtigen. Sie sollten deshalb kein Fahrzeug lenken, keine Maschinen bedienen und keine Arbeiten ohne sicheren Halt verrichten. Dasselbe gilt, wenn der Blutdruck durch das Mittel erheblich sinkt.
Akut Psychosekranke dürfen nicht Auto fahren. Das ist allenfalls denkbar, nachdem sie bei einer Dauerbehandlung lange Zeit psychosefrei waren und zudem keine Bewegungsstörungen aufweisen.

Atypische Neuroleptika (Clozapin-ähnlich)

Clozapin

Clozapin HEXAL, Clozapin-neuraxpharm, Elcrit, Leponex

Olanzapin

Zyprexa

Quetiapin

Seroquel

Das „atypisch" im Gruppennamen dieser Neuroleptika bezieht sich vor allem auf ihr Nebenwirkungsprofil im Vergleich zu den klassischen Neuroleptika. Die Clozapin-ähnlichen atypischen Neuroleptika verursachen keine oder nur sehr wenig Bewegungsstörungen. Spät auftretende Bewegungsstörungen scheint es bei Clozapin gar nicht zu geben. Allerdings verbinden sich mit dieser Substanzgruppe andere Nachteile.
In ihrer antipsychotischen Wirkung sind diese Substanzen mit Haloperidol (→ Seite 1021) vergleichbar. Doch anders als die klassischen Neuroleptika beeinflussen die atypischen auch die negativen Symptome von Schizophrenien. Vor allem Clozapin erweist sich oft bei den Menschen als wirksam, die auf kein anderes Neuroleptikum angesprochen haben. Viele dieser sogenannten Atypika dämpfen stark und machen müde, Olanzapin etwas weniger als Clozapin und Quetiapin. Zudem ist eine Behandlung mit diesen Medikamenten häufig mit einer teilweise sehr starken Gewichtszunahme verbunden. Diese begünstigt die Entstehung eines Typ-2-Diabetes.

Olanzapin kann hilfreich sein, wenn die Psychose mit einer depressiven Störung einhergeht. Clozapin ist eine der letzten Behandlungsmöglichkeiten, wenn andere Neuroleptika die Symptomatik nicht ausreichend gebessert haben. Da es auch die Suizidneigung herabsetzt, können mit ihm Todesfälle vermieden werden. Diese Hoffnung lässt die schwerwiegenden unerwünschten Wirkungen akzeptabel erscheinen.

Clozapin und Olanzapin werden zur Behandlung von Psychosen und Schizophrenien als „geeignet" beurteilt. Sie eignen sich auch, wenn bei Parkinsonkranken eine Psychose behandelt werden muss. Die anderen Neuroleptika machen die Wirkung der Medikamente, auf die Parkinsonkranke angewiesen sind, zunichte.

Quetiapin gilt als „auch geeignet", wenn andere Mittel nicht infrage kommen, denn es ist noch relativ neu und damit wenig erprobt. Bei diesem Mittel liegen die Probleme weniger bei Blutbildungs- und Bewegungsstörungen, sondern eher bei Müdigkeit und Blutdruckabfall.

Anwendung

Zu Beginn der Therapie werden die Mittel – ausgenommen bei stark erregten Patienten – gering dosiert, damit die unerwünschten Wirkungen erträglich bleiben. Dann wird die Dosierung langsam bis zur notwendigen Menge gesteigert.

Clozapin: Zu Beginn nicht mehr als 12,5 Milligramm ein- bis zweimal am Tag. Wird das Mittel gut vertragen, kann es innerhalb einer Woche bis zur notwendigen Dosis gesteigert werden. Die geringste übliche Tagesdosis beträgt 100 Milligramm, die höchste 300 Milligramm, nur ausnahmsweise höher. In der Klinik kann diese Tagesdosis auf bis zu 1 000 Milligramm gesteigert werden.

Wegen des Risikos von lebensgefährlichen Blutbildungsstörungen muss regelmäßig ein Blutbild gemacht werden. Jeder Arzt, der Clozapin verschreibt, muss sich schriftlich verpflichten, in den ersten 18 Wochen wöchentlich, dann alle vier Wochen einmal solche Untersuchungen vorzunehmen.

Olanzapin: Es wird zu Beginn mit 5 bis 10 Milligramm dosiert. Diese Menge kann pro Woche um 5 Milligramm erhöht werden; allerdings sollten bei einer länger dauernden Behandlung nicht mehr als 10, höchstens 20 Milligramm eingenommen werden.

Quetiapin: Am ersten Tag nehmen Sie zweimal 25 Milligramm ein, am zweiten zweimal 50 Milligramm, am dritten zweimal 100 Milligramm und am vierten zweimal 150 Milligramm. Zur Dauerbehandlung können zweimal täglich 300 bis 450 Milligramm eingenommen werden. Die Höchstdosis darf aber 750 Milligramm Quetiapin nicht überschreiten.

Bei allen drei Substanzen müssen im Verlauf der Therapie Leber- und Herztätigkeit regelmäßig kontrolliert werden.

Achtung

Bei älteren Menschen mit Demenz, die gleichzeitig eine Psychose haben, scheint die Behandlung mit Neuroleptika das Risiko für einen Schlaganfall und vorzeitigen Tod zu erhöhen. Sie sollten daher mit diesen Medikamenten nur behandelt werden, wenn es sich um eine schwere Psychose handelt, die die Betroffenen erheblich beeinträchtigt, und wenn eine regelmäßige ärztliche Begleitung gewährleistet ist. Werden die Mittel eingesetzt, um starke Unruhe oder aggressives Verhalten bei dementen Personen abzumildern, ist dies – wenn überhaupt – nur für kurze Zeit zu vertreten. Für diesen Einsatz ist der Nutzen einer Daueranwendung nicht nachgewiesen.

Zyprexa Velotab: Diese Präparate enthalten Parabene. Diese Konservierungsmittel können Allergien auslösen. Wenn Sie auf Parastoffe (→ Seite 1159) allergisch reagieren, dürfen Sie die Mittel nicht anwenden.

Gegenanzeigen

Clozapin: Unter folgenden Bedingungen dürfen Sie den Wirkstoff nicht anwenden:

- Sie hatten schon einmal eine schwere Störung der Blutbildung (Agranulozytose) oder nehmen Arzneimittel ein, die eine Agranulozytose verursachen können. Dazu gehören zum Beispiel Metamizol (bei Schmerzen und Fieber), Sulfonamide (bei bakteriellen Infektionen) und Thiamazol (bei Schilddrüsenüberfunktion).
- Ihre Leber- oder Nierenfunktion ist gestört.
- Sie leiden an einer Darmlähmung.
- Sie haben Herzrhythmusstörungen, weil die Impulse, die das Herz zu seiner Tätigkeit anregen, nicht richtig weitergeleitet werden.
- Sie haben Epilepsie, die medikamentös nicht ausreichend stabilisiert ist.

Unter folgenden Bedingungen muss der Arzt Nutzen und Risiken besonders sorgfältig abwägen:

- Sie können Ihre Blase nicht vollständig entleeren.
- Ihre Prostata ist vergrößert.

- Der Übergang vom Magen zum Darm ist verengt (Pylorusstenose).
- Sie haben einen viel zu niedrigen Blutdruck.
- Sie haben ein Engwinkelglaukom (grüner Star).
- Sie sind bettlägerig. Clozapin kann das Risiko für eine Thromboembolie erhöhen.

Olanzapin: Sie dürfen diesen Wirkstoff nicht anwenden, wenn bei Ihnen das Risiko für ein Engwinkelglaukom besteht.

Vorsicht ist geboten bei Menschen, die ihre Blase nicht vollständig entleeren können. Das gilt vornehmlich für Männer mit vergrößerter Prostata. Darüber hinaus ist Vorsicht geboten bei Personen, bei denen der Übergang vom Magen zum Darm verengt ist. Leiden Sie an Leberfunktionsstörungen oder Epilepsie oder hatten Sie schon einmal einen Krampfanfall, muss der Arzt Nutzen und Risiken besonders sorgfältig abwägen.

Quetiapin: Sie dürfen das Mittel nicht anwenden, wenn Sie gleichzeitig Indinavir oder Ritonavir (bei HIV-Infektion und Aids), Itraconazol oder Ketoconazol (innerlich bei Pilzinfektionen) oder eines der Antibiotika Erythromyzin oder Clarithromyzin (bei Infektionen) einnehmen.

Unter folgenden Bedingungen muss der Arzt Nutzen und Risiken besonders sorgfältig abwägen:

- Sie haben eine Erkrankung der Herzkranz- oder Gehirngefäße oder andere Störungen, die Sie anfällig dafür machen, dass der Blutdruck stark absinkt.
- Sie hatten schon einmal einen Krampfanfall.
- Sie nehmen Carbamazepin oder Phenytoin (bei Epilepsien) ein. Durch diese Medikamente kann Quetiapin erheblich schwächer wirken.

Wechselwirkungen mit Medikamenten

Wenn Sie noch andere Medikamente nehmen, ist zu beachten:

Clozapin, Olanzapin:

- Anticholinergika (bei Parkinsonkrankheit) und trizyklische Antidepressiva (z. B. bei Depressionen) können zusammen mit diesen Neuroleptika ein Delirium auslösen. Die Symptome ähneln denen des Alkoholdelirs: Halluzinationen, Herzrasen, Schwitzen, Zittern, Desorientiertheit, Gleichgewichtsstörungen, Krampfanfälle.
- Schmerz-, Schlaf- und Beruhigungsmittel können die dämpfende Wirkung der Neuroleptika so verstärken, dass Bewusstsein, Bewegungen und Atmung ernsthaft beeinträchtigt werden.
- Die blutdrucksenkende Wirkung von Arzneimitteln und die der Neuroleptika können sich gegenseitig verstärken. Das gilt auch, wenn die Blutdrucksenkung eine unerwünschte Wirkung eines Arzneimittels ist.
- Wenn Sie Adrenalin anwenden (als Notfallmedikament bei einer Insektenstichallergie), kann sich dessen Wirkung umkehren: Der Blutdruck fällt, anstatt zu steigen.
- Durch Phenobarbital und Phenytoin (bei Epilepsien) produziert die Leber mehr von den Enzymen, die auch diese Neuroleptika abbauen. Dann wirken sie nicht ausreichend und die Psychose kann wieder auftreten.
- Die Neuroleptika wirken auch stärker, wenn die Leberenzyme durch Cimetidin (bei Sodbrennen), Omeprazol (bei Magengeschwüren) und Erythromyzin (bei Infektionen) blockiert werden.
- Durch Antidepressiva (vor allem einige SSRI), einige andere Neuroleptika, Carbamazepin (bei Epilepsien) und Mittel bei Herzrhythmusstörungen können diese Neuroleptika länger wirken oder stärkere unerwünschte Wirkungen hervorrufen. Da alle diese Substanzen von den selben Leberenzymen abgebaut werden, kann die Leber bei gleichzeitiger Einnahme unerwartet reagieren.

Quetiapin:

- Carbamazepin und Phenytoin (bei Epilepsien) erhöhen die Ausscheidung von Quetiapin. Durch diese Medikamente kann Quetiapin erheblich schwächer wirken. Ist eine gemeinsame Anwendung dennoch erforderlich, muss die Dosierung von Quetiapin kontrolliert werden.
- Durch Thioridazin (bei Psychosen) kann die Ausscheidung von Quetiapin erhöht sein. Das kann die Wirkdauer des Mittels verkürzen.

▶ Unbedingt beachten

Clozapin: Arzneimittel, die das Risiko für eine schwerwiegende Blutbildungsstörung erhöhen wie z. B. Metamizol (bei Schmerzen und Fieber), Sulfonamide (bei bakteriellen Infektionen) und Thiamazol (bei Schilddrüsenüberfunktion), dürfen nicht gemeinsam mit Clozapin angewendet werden.

Quetiapin: Mittel wie Itraconazol und Ketoconazol (innerlich bei Pilzinfektionen) oder die Antibiotika Erythromyzin oder Clarithromyzin (bei bakteriellen Infektionen) können die Wirkung und das Nebenwirkungsrisiko von Quetiapin erheblich steigern. Diese Mittel dürfen daher nicht gleichzeitig mit Quetiapin angewendet werden.

Wechselwirkungen mit Speisen und Getränken

Neuroleptika verstärken die dämpfende Wirkung von Alkohol auf das zentrale Nervensystem. Bei der Kombination beider können Bewusstsein, Bewegungen und Atmung ernsthaft beeinträchtigt sein.

Quetiapin: Während der Behandlung mit diesem Psychosemittel sollten Sie keine Grapefruit essen und keinen Grapefruitsaft trinken. Andernfalls kann Quetiapin stärker wirken.

Unerwünschte Wirkungen

▶ Keine Maßnahmen erforderlich

Clozapin: Ein großes Problem stellt die erhebliche Gewichtszunahme dar, von der zwei Drittel der Behandelten betroffen sind.

Über starkes Schwitzen klagen 6 von 100 Anwendern, 40 von 100 über Müdigkeit. Sehr häufig ist nächtlicher Speichelfluss.

Olanzapin: Eine Gewichtszunahme verzeichnen mehr als 10 von 100 Personen. Über Müdigkeit klagt die gleiche Zahl, über Schwindel 17 von 100 Behandelten.

Quetiapin: Gewichtszunahme tritt bei 2 von 100 Personen auf, Müdigkeit bei 18 von 100, Schwindel bei 10 von 100, ein trockener Mund bei 8 von 100. 5 bis 10 von 100 Anwendern klagen über Magen-Darm-Probleme, insbesondere Verstopfung.

▶ Muss beobachtet werden

Sehr selten können auch bei diesen Medikamenten Bewegungsstörungen (→ Seite 1024) auftreten. Manchmal lässt sich das begrenzen, indem die Dosis verringert wird.

Clozapin: Wenn Sie sich längere Zeit abgeschlagen und müde fühlen, grippeartige Beschwerden bekommen und plötzlich Halsschmerzen und Fieber auftreten, ist davon auszugehen, dass es sich um eine Blutbildungsstörung (→ Seite 15) handelt, bei der die Zahl der weißen Blutkörperchen plötzlich abgesunken ist. Eine solche Agranulozytose tritt bei 1 bis 10 von 1 000 Behandelten auf und ist sehr gefährlich. 90 Prozent dieser Blutbildungsstörungen treten im ersten Behandlungsjahr auf, am häufigsten in der sechsten bis zehnten Behandlungswoche.

Bei diesen Anzeichen muss Clozapin sofort abgesetzt werden. Der Arzt muss dann in kurzen Abständen untersuchen, ob sich die blutbildenden Zellen wieder erholt haben.

Bei 2 von 100 Anwendern tritt ein Hautausschlag (→ Seite 14) auf.

Bei einem Viertel der Behandelten deuten Müdigkeit und starke Neigung zu Schwindel (→ Seite 15) auf einen abgesunkenen Blutdruck hin.

Olanzapin: Grundsätzlich können die gleichen Blutbildungsstörungen auftreten wie bei Clozapin. Sie sind jedoch ungleich seltener. Bei bis zu 10 von 100 Behandelten kann sich eine Gruppe der weißen Blutkörperchen vermehren (Eosinophilie). Darauf sollte der Arzt bei den regelmäßigen Blutbildkontrollen aufmerksam werden.

1 bis 10 von 1 000 Behandelten entwickeln einen Typ-2-Diabetes.

Ein Hautausschlag (→ Seite 14) zeigt sich bei 2 von 100 Anwendern.

Etwa 5 von 100 Personen klagen über Sehstörungen.

Bei 1 bis 10 von 100 Behandelten zeigt die Leber Schäden, die meist, aber nicht immer harmlos sind. Darauf sollte der Arzt bei den regelmäßigen Kontrollen aufmerksam werden.

Quetiapin: Wenn Ihnen beim raschen Aufstehen schwindlig (→ Seite 15) wird, kann der Blutdruck zu stark abgesunken sein. Damit müssen 10 von 100 Personen rechnen. Auch das Herz kann häufiger schlagen. Wenn das zu Beginn der Therapie auftritt, kann der Arzt die Dosis langsamer steigern als vorgesehen.

Bei 10 von 100 der mit Clozapin oder Olanzapin Behandelten ist der Zuckerstoffwechsel gestört. Auch bei Quetiapin kann das möglicherweise auftreten. Darauf wird der Arzt nur bei regelmäßigen Kontrollen aufmerksam. Derartige Veränderungen müssen mit geeigneten Maßnahmen behandelt werden.

▶ Sofort zum Arzt

Bei Halsschmerzen oder Fieber muss das Medikament sofort abgesetzt werden, wenn die Zahl der weißen Blutkörperchen plötzlich abgesunken ist.

Wenn Bewegungs- und Bewusstseinsstörungen gleichzeitig mit hohem Fieber – vor allem nach der Einnahme von Olanzapin und Quetiapin – auftreten und eventuell noch Herzrasen, schnelles Atmen und Atemnot, Speichelfluss und Schwitzen hinzukommen, kann es sich um das lebensbedrohliche maligne neuroleptische Syndrom handeln. Fiebermittel wirken nicht! Das Mittel muss abgesetzt und sofort der Notarzt gerufen werden (Telefon 112). Der Kranke muss intensivmedizinisch behandelt werden.

Diese unerwünschte Wirkung wurde für Olanzapin und Quetiapin in Einzelfällen beobachtet, bei Clozapin kommt sie wahrscheinlich nur in Kombination mit anderen zentral wirkenden Mitteln (z. B. mit Lithium bei manisch-depressiven Störungen) vor.

Clozapin: Bei Atemproblemen, plötzlichem Leistungsabfall, Fieber und Herzstolpern sollten Sie umgehend einen Arzt aufsuchen. Es kann sich um eine Schädigung des Herzmuskels handeln. Derartiges tritt etwa bei 1 von 5 000 Personen auf. Ist eine solche Schädigung des Herzens durch Clozapin einmal nachgewiesen worden, dürfen Sie diesen Wirkstoff nie wieder einnehmen.

Olanzapin: Bei der Behandlung mit Olanzapin erhöht sich möglicherweise das Risiko für eine akute Rhabdomyolyse. Bei dieser lebensgefährlichen Erkrankung lösen sich Muskelzellen auf. Auf diese Nebenwirkung wird der Arzt aufmerksam, wenn er das Blut häufig auf Produkte kontrolliert, die bei dieser Erkrankung frei werden.

Quetiapin: Wenn starker Hautausschlag, Juckreiz, Herzrasen, geschwollenes Gesicht, Atemnot, Schwäche und Schwindel auftreten, müssen Sie die Anwendung sofort stoppen und unverzüglich den Notarzt rufen (Telefon 112), weil es sich um eine lebensbedrohliche Allergie (→ Seite 14) handeln kann.

Bei sehr wenigen Männern kann es zu schmerzhaften Dauererektionen (Priapismus) kommen, die nicht von selbst vergehen. Dann muss sofort ein Arzt aufgesucht werden.

HINWEISE

Für Kinder unter 14 Jahren

Über die Risiken einer Anwendung bei Kindern gibt es keine Erkenntnisse. Sicherheitshalber sollten sie mit diesen Mitteln nicht behandelt werden.

Für Schwangerschaft und Stillzeit

Die Mittel scheinen sich in der Schwangerschaft nicht negativ auszuwirken. Dennoch sollten Sie sie nur anwenden, wenn die Behandlung gar nicht zu umgehen ist.

Da die Mittel in die Muttermilch übergehen, sollten Sie während der Behandlung nicht stillen. Olanzapin kann möglicherweise den Milchfluss verstärken und das Abstillen erschweren.

Zur Verkehrstüchtigkeit

Weil die Medikamente müde machen, ist die Fähigkeit deutlich eingeschränkt, ein Fahrzeug zu lenken, Maschinen zu bedienen und Arbeiten ohne sicheren Halt zu verrichten. Dasselbe gilt, wenn der Blutdruck durch die Medikamente erheblich sinkt.

Akut Psychosekranke dürfen nicht Auto fahren. Das ist allenfalls denkbar, nachdem sie bei einer Dauerbehandlung mit gering dosierten Substanzen, die nicht dämpfend wirken, lange Zeit psychosefrei waren und zudem keine Bewegungsstörungen aufweisen.

Atypische Neuroleptika (wenig sedierend)

Aripiprazol

ABILIFY

Risperidon

Risperdal

Ziprasidon

Zeldox

Diese Gruppe von atypischen Neuroleptika wird von den anderen Atypika abgegrenzt, weil diese Substanzen kaum müde machen und dämpfen und allenfalls eine geringe Gewichtszunahme verursachen.

Aripiprazol wirkt in etwa so wie andere klassische oder atypische Neuroleptika. Angst bekämpft es jedoch nicht. Verglichen mit Haloperidol ruft Aripiprazol weniger häufig Bewegungsstörungen hervor. Ob das allerdings auch für die gefürchteten Bewegungsstörungen gilt, die erst spät auftreten, ist noch unklar. Die Substanz ist erst seit relativ kurzer Zeit in Gebrauch. Mittel mit Aripiprazol werden als „auch geeignet" bewertet.

Risperidon wirkt stark antipsychotisch und schwach beruhigend. Mit ihm lässt sich sowohl ein akuter Schub auffangen als auch Rückfällen vorbeugen. Im Vergleich zu einigen anderen atypischen Neuroleptika, wie Clozapin und Olanzapin, kommen bei Risperidon mit ansteigender Dosierung Bewegungsstörungen häufiger vor. Risperidon wird als „auch geeignet" eingestuft.

Ziprasidon wirkt antipsychotisch und leicht antidepressiv. Es gibt keine klinischen Belege, dass der Wirkstoff die Eigenschaften aufweist, die die atypischen von den klassischen Neuroleptika unterscheiden. Damit ist unklar, ob die Kranken, die eine konventionelle Therapie nicht vertragen, von Ziprasidon profitieren. Bewegungsstörungen treten seltener auf, doch ob das auch für die spät auftretenden Störungen zutrifft, ist nicht bekannt.

Die negativen Aspekte von Ziprasidon sind hingegen gut bekannt. Es greift in die Steuerung des Herzschlags ein und kann schwere Herzrhythmusstörungen auslösen. Vor allem das hat zu der Bewertung „mit Einschränkung geeignet" geführt.

Anwendung

Aripiprazol: Einmal täglich werden 10 oder 15 Milligramm eingenommen. 30 Milligramm sind die Tageshöchstdosis.

Risperidon: Die niedrigste Tagesdosis beträgt 4, die höchste 16 Milligramm. Für Personen über 60 Jahre sollten es nicht mehr als 4 Milligramm sein. Nach Möglichkeit sollte die Behandlung mit einer geringen Dosis beginnen und langsam gesteigert werden.

Ziprasidon: Die Behandlung beginnt mit zweimal täglich 20 Milligramm und kann langsam auf höchstens zweimal täglich 80 Milligramm gesteigert werden.

Achtung

Bei älteren Menschen mit Demenz, die gleichzeitig eine Psychose haben, scheint die Behandlung mit Neuroleptika das Risiko für einen Schlaganfall und vorzeitigen Tod zu erhöhen. Sie sollten daher mit diesen Medikamenten nur behandelt werden, wenn es sich um eine schwere Psychose handelt, die die Betroffenen erheblich beeinträchtigt, und wenn eine regelmäßige ärztliche Begleitung gewährleistet ist. Werden die Mittel eingesetzt, um starke Unruhe oder aggressives Verhalten bei dementen Personen abzumildern, ist dies – wenn überhaupt – nur für kurze Zeit zu vertreten. Für diesen Einsatz ist der Nutzen einer Daueranwendung nicht nachgewiesen.

Zeldox Suspension: Das Präparat enthält Parabene. Diese Konservierungsmittel können Allergien auslösen. Wenn Sie auf Parastoffe (→ Seite 1159) allergisch reagieren, dürfen Sie dieses Mittel nicht anwenden.

Gegenanzeigen

Risperidon: Sie dürfen diesen Wirkstoff nicht anwenden, wenn Sie einen zu hohen Prolaktinblutspiegel aufweisen, der nicht durch die Gabe von Arzneimitteln bedingt ist.

Ziprasidon: Sie dürfen dieses Medikament nicht anwenden bei Herzrhythmusstörungen, wenn Sie vor kurzem einen Herzinfarkt erlitten haben oder an einer Herzschwäche leiden, die nicht ausreichend behandelt ist. Außerdem dürfen Sie Ziprasidon nicht einnehmen, wenn Sie gleichzeitig mit Arzneimitteln behandelt werden, die selbst Herzrhythmusstörungen hervorrufen können.

Unter folgenden Bedingungen muss der Arzt Nutzen und Risiken besonders sorgfältig abwägen:

Aripiprazol: Ihr Risiko für einen Schlaganfall ist erhöht oder Sie hatten schon einmal Krampfanfälle.

Risperidon:

- Sie haben eine Funktionsstörung der Leber oder der Nieren.
- Sie leiden an der Parkinsonkrankheit.
- Sie haben Epilepsie.
- Sie haben Brustkrebs oder einen anderen Tumor, der auf Prolaktin reagiert.
- Sie leiden unter schweren Herz-Kreislauf-Erkrankungen.
- Ihre Blutbildung ist gestört.

Ziprasidon:

- Sie leiden an einer schweren Leberfunktionsstörung.
- Ihr Risiko für einen Schlaganfall ist erhöht oder Sie hatten schon einmal Krampfanfälle.
- Ihr Herz schlägt zu langsam.

Wechselwirkungen mit Medikamenten

Wenn Sie zusätzlich zu Aripiprazol oder Risperidon noch andere Medikamente nehmen, ist zu beachten:

- Durch Fluoxetin und Paroxetin (bei Depressionen) kann sich die Wirkung dieser Neuroleptika verstärken.
- Durch Carbamazepin (bei Epilepsien) können diese atypischen Neuroleptika schwächer wirken.
- Die blutdrucksenkende Wirkung anderer Arzneimittel kann durch diese Neuroleptika verstärkt werden. Das gilt auch, wenn es sich dabei um eine unerwünschte Wirkung handelt.

Risperidon: Wenn Sie zusätzlich Levodopa (bei Parkinsonkrankheit) einnehmen, kann sich dessen Wirkung verringern.

Wenn Sie gemeinsam mit Ziprasidon noch andere Medikamente nehmen, ist zu beachten:

- Durch die Kombination mit Lithium (bei manisch-depressiven Störungen) können sich die negativen Wirkungen von Ziprasidon auf das Herz verstärken.
- Zusammen mit SSRI (bei Depressionen) kann es vorübergehend zu einem Serotonin-Syndrom kommen. Wenn der Behandelte verwirrt oder übererregt erscheint, Fieber hat und schwitzt, Durchfall einsetzt, seine Bewegungen gestört sind und unwillkürliche Muskelzuckungen und

Krampfanfälle auftreten, sollten Sie sich an einen Arzt wenden.

▶ **Unbedingt beachten**

Ziprasidon: Das Medikament darf nicht gemeinsam mit Arzneimitteln angewendet werden, die Herzrhythmusstörungen hervorrufen, wie bestimmte Mittel bei Herzrhythmusstörungen, Mefloquin (zur Malariavorbeugung), Pimozid (ein klassisches Neuroleptikum), Sparfloxazin, Gatifloxazin, Moxifloxazin (alle bei Infektionen), Dolasetron (bei Übelkeit, Erbrechen) oder Sertindol (bei Schizophrenien). Näheres hierzu finden Sie unter „Mittel bei Herzrhythmusstörungen: verstärkte Wirkung" (→ Seite 12).

Wechselwirkungen mit Speisen und Getränken

Bei gleichzeitigem Konsum von Alkohol können sich die unerwünschten Wirkungen dieser Medikamente verstärken.

UNERWÜNSCHTE WIRKUNGEN

▶ **Keine Maßnahmen erforderlich**

Es können Übelkeit, Erbrechen und Verstopfung auftreten.

Die Medikamente können zu Unruhe, Nervosität und Schlaflosigkeit führen. Bei einigen Menschen tritt aber auch das Gegenteil ein: Sie werden müde und schläfrig.

Die Behandelten fühlen sich benommen, ihr Denken ist verlangsamt und ihr Gedächtnis beeinträchtigt. Die Sexualität ist beeinträchtigt: Das Interesse an Sex verringert sich, es tritt kein Orgasmus mehr ein. Bei Männern lässt die Erektionsfähigkeit nach, bei Frauen die Produktion von Scheidenflüssigkeit.

▶ **Muss beobachtet werden**

Wenn Ihnen beim Aufstehen aus dem Liegen schwindlig wird, kann das daran liegen, dass der Blutdruck abgesunken ist. Das sollten Sie dem Arzt mitteilen. Wenn der Schwindel (→ Seite 15) auch in anderen Situationen auftritt, sollte der Arzt eventuell ein EKG machen. Bei älteren Menschen und solchen, deren Herz bereits geschädigt ist, können diese Symptome darauf hinweisen, dass die Erregungsleitung des Herzens gestört ist. Näheres hierzu finden Sie unter „Herzrhythmusstörungen" (→ Seite 16).

Die gravierendste unerwünschte Wirkung der Behandlung mit Neuroleptika sind Bewegungsstörungen. Sie können in unterschiedlicher Form während verschiedener Phasen der Behandlung und je nach Verbindung unterschiedlich häufig auftreten. Insgesamt kommt es bei der Behandlung mit atypischen Neuroleptika seltener zu Bewegungsstörungen als bei der mit konventionellen Neuroleptika. Am seltensten treten Bewegungsstörungen bei Clozapin-ähnlichen Mitteln auf.

Zu Beginn der Therapie und wenn die Dosierung plötzlich gesteigert werden muss, treten Bewegungen auf, die nicht willentlich zu beeinflussen sind (Frühdyskinesie): Die Zunge wird krampfartig herausgestreckt, der Kopf in den Nacken geworfen, Blick und Kaumuskulatur verkrampfen sich. Darauf sollte der Arzt unbedingt aufmerksam gemacht werden. Er kann dann zusätzlich das Medikament Biperiden (→ Seite 919) verordnen, durch das diese Erscheinungen verschwinden. Wird die Dosierung der Neuroleptika später langsam gesteigert, treten solche Symptome meist nicht mehr auf.

Schon nach ein bis zwei Wochen, teilweise aber auch erst nach mehreren Monaten, können sich parkinsonähnliche Beschwerden einstellen (Parkinsonoid, pharmakogenes Parkinsonsyndrom). Tätigkeiten, für die ein fein abgestimmtes Muskelspiel notwendig ist, lassen sich nicht mehr ausführen. Die Bewegungen werden zittrig, die Schritte klein, die Mimik starr. Auch das Denken verlangsamt sich quälend. Diese Wirkung lässt sich ebenfalls mit Biperiden behandeln. Gleichzeitig muss aber die Dosierung des Neuroleptikums überprüft werden, denn eine Dauerbehandlung mit Biperiden kann die antipsychotische Wirkung der Neuroleptika verringern. Ob durch Biperiden die Entstehung von irreversiblen Bewegungsstörungen beschleunigt wird, ist umstritten. Deshalb sollte der Arzt immer wieder versuchen, Biperiden abzusetzen oder die Dosierung des Neuroleptikums zu verringern.

Zu den parkinsonähnlichen Störungen kann eine sehr quälende Unruhe hinzukommen. Die Betroffenen können nicht still sitzen bleiben, sie müssen sich fortgesetzt bewegen (Akathisie). Hier kann versucht werden, ob sich das durch eine geringere Dosierung legt. Manchmal hilft es auch, auf ein anderes Neuroleptikum zu wechseln oder zusätzlich den Betablocker Propranolol (→ Seite 700) zu verordnen.

Nach mehrjähriger Neuroleptikabehandlung, manchmal sogar erst nach ihrem Ende, können weitere Bewegungsstörungen auftreten. Bei diesen Spätdyskinesien bewegen sich die Muskeln von Mund, Zunge und Gesicht ununterbrochen, ohne dass sich das gezielt steuern lässt. Das ständige Schmatzen, Schnalzen und Kauen belastet vor allem die Menschen in der Umgebung, selten die Erkrankten selbst.

Unter welchen Voraussetzungen solche Spätdyskinesien auftreten, ist noch nicht hinreichend erforscht. Sie sind unabhängig davon, ob es sich um ein starkes oder schwaches klassiches Neuroleptikum handelt. Es scheint, als sei das Risiko für ältere Personen, insbesondere ältere Frauen, deutlich erhöht. Vermutlich treten diese Störungen häufiger auf, je länger die Behandlung dauert und je höher das Neuroleptikum dosiert ist. Ob die Bewegungsstörungen wieder vergehen oder bestehen bleiben, scheint ebenfalls von diesen Faktoren abhängig zu sein. Wenn das Neuroleptikum, das zu Spätdyskinesien geführt hat, schnell abgesetzt oder durch Clozapin ersetzt wird, sind die Chancen größer, dass die Störungen wieder vergehen. Allerdings können sich diese Bewegungsstörungen bei besonders empfindlichen Personen auch schon nach kurzer Behandlungszeit und bei geringer Dosierung entwickeln.

Die Behandlung mit Neuroleptika kann die Symptome einer beginnenden Bewegungsstörung zunächst verbergen. Die Störung tritt erst dann in Erscheinung, wenn das Neuroleptikum abgesetzt wird.

Im Laufe der Behandlung kann sich eine durch das Medikament bedingte Depression (→ Seite 16) einstellen. Manche Menschen sind dadurch gefährdet, sich das Leben zu nehmen. Auf eine solche zusätzliche Gemütskrankheit sollten am ehesten die Angehörigen aufmerksam werden. Dann muss die Behandlung geändert und eventuell zusätzlich ein Antidepressivum verordnet werden.

Sie können an Gewicht zunehmen. Die Blutzuckerwerte können ansteigen. Nach langjähriger Therapie kann sich dann ein Typ-2-Diabetes einstellen. Um auf diese Entwicklung frühzeitig aufmerksam zu werden, wird der Arzt gelegentlich den Blutzucker kontrollieren.

Risperidon: Bei Frauen können Menstruationsstörungen auftreten. Bei 1 bis 10 von 1 000 geht das so weit, dass die Monatsblutung ausbleibt. Bei 1 bis 10 von 10 000 Frauen sondert die Brustdrüse Milch ab (Galaktorrhö). Das sollten Sie mit dem Arzt besprechen.

▶ Sofort zum Arzt

Wenn starker Hautausschlag, Juckreiz, Herzrasen, Atemnot, Schwäche und Schwindel auftreten, müssen Sie die Anwendung sofort stoppen und unverzüglich den Notarzt rufen (Telefon 112).

Mit einer solchen lebensbedrohlichen Allergie (→ Seite 14) ist bei etwa 1 von 10 000 Personen zu rechnen.

Wenn Bewegungs- und Bewusstseinsstörungen gleichzeitig mit hohem Fieber auftreten und eventuell noch Herzrasen, schnelles Atmen und Atemnot, Speichelfluss und Schwitzen hinzukommen, kann es sich um das lebensbedrohliche maligne neuroleptische Syndrom handeln. Fiebermittel wirken nicht! Das Mittel muss abgesetzt und sofort der Notarzt gerufen werden (Telefon 112). Der Kranke muss intensivmedizinisch behandelt werden.

Ziprasidon: Schwindel, Herzstolpern und plötzliche Bewusstlosigkeit können Zeichen einer schweren, lebensgefährlichen Herzrhythmusstörung (→ Seite 16) (Torsade de pointes mit QT-Verlängerung) sein, die ein Herzversagen nach sich ziehen kann. Bei solchen Beschwerden sollten Sie unverzüglich den Arzt rufen.

Hinweise

Für Kinder unter 14 Jahren

Aripiprazol, Ziprasidon: Es gibt keine Erfahrung mit der Anwendung dieser Arzneistoffe bei Kindern und Jugendlichen. Sie sollten daher mit diesen Medikamenten nicht behandelt werden.

Risperidon: Es darf bei Kindern ab sechs Jahren eingesetzt werden.

Für Schwangerschaft und Stillzeit

Aripiprazol, Ziprasidon: Für keinen der Wirkstoffe liegen ausreichende Studienergebnisse zur Anwendung bei schwangeren Frauen vor. Sie sollten während der Schwangerschaft möglichst nicht eingesetzt werden. Da beide Substanzen in die Muttermilch übergehen, sollten Sie nicht stillen.

Risperidon: Dieses Medikament scheint sich in der Schwangerschaft nicht negativ auszuwirken. Dennoch sollten Sie es nur anwenden, wenn die Behandlung gar nicht zu umgehen ist.

Da Risperidon in die Muttermilch übergeht, sollten Sie während der Behandlung nicht stillen. Risperidon kann den Milchfluss verstärken und das Abstillen erschweren.

Für ältere Menschen

Menschen dieses Alters kommen in aller Regel mit einer geringeren Dosis aus.

Zur Verkehrstüchtigkeit

Alle drei Arzneistoffe können die Reaktionsfähigkeit beeinträchtigen, besonders zu Beginn der Behandlung. Sie sollten deshalb kein Fahrzeug lenken, keine Maschinen bedienen und keine Arbeiten ohne sicheren Halt verrichten. Dasselbe

gilt, wenn der Blutdruck durch das Mittel erheblich sinkt.
Akut Psychosekranke dürfen nicht Auto fahren. Das ist allenfalls denkbar, nachdem sie bei einer Dauerbehandlung mit nicht dämpfenden Medikamenten lange Zeit psychosefrei waren und zudem keine Bewegungsstörungen aufweisen.

Sulpirid

Dogmatil, Meresa, neogama, Sulpirid AL, Sulpirid-CT, Sulpirid HEXAL, Sulpirid-neuraxpharm, Sulpirid-ratiopharm, Sulpirid STADA, Sulpivert

Sulpirid gehört zu den atypischen Neuroleptika. Es wirkt mäßig stark antipsychotisch und kaum dämpfend, mitunter sogar euphorisierend. Es unterstützt nicht den Schlaf. Bewegungsstörungen kommen ähnlich oft vor wie bei mäßig stark wirkenden klassischen Neuroleptika. Aufgrund seiner ausgeprägten unerwünschten Wirkungen auf das Hormonsystem wird Sulpirid als „wenig geeignet" eingestuft.

ANWENDUNG

Sulpirid wird üblicherweise in Dosierungen zwischen 300 und 1 000 Milligramm gegeben. Nur bei schweren Krankheitszuständen wird die Dosierung bis 1 600 Milligramm am Tag gesteigert.

ACHTUNG

Gegenanzeigen

Unter folgenden Bedingungen darf Sulpirid nicht angewendet werden:

- Sie haben einen erhöhten Prolaktinblutspiegel.
- Sie haben Brustkrebs oder leiden an einem prolaktinabhängigen Tumor.
- Sie leiden an einer Erkrankung des Gehirns, die mit Erregungszuständen einhergeht.
- Sie haben Epilepsie oder hatten schon einmal einen Krampfanfall.
- Sie leiden an der Parkinsonkrankheit und werden mit Levodopa behandelt.

Unter folgenden Bedingungen muss der Arzt Nutzen und Risiken besonders sorgfältig abwägen:

- Sie haben einen schweren Leber- oder Nierenschaden.
- Sie können die Blase nicht vollständig entleeren.
- Ihre Prostata ist vergrößert.
- Der Übergang vom Magen zum Darm ist verengt (Pylorusstenose).
- Sie haben Herzrhythmusstörungen, weil die Impulse, die das Herz zu seiner Tätigkeit anregen, nicht richtig weitergeleitet werden.
- Sie haben viel zu niedrigen Blutdruck.
- Sie haben ein Engwinkelglaukom (grüner Star).
- Sie leiden unter der Parkinsonkrankheit.
- Sie hatten schon einmal ein malignes neuroleptisches Syndrom (→ Seite 1026).

Wechselwirkungen mit Medikamenten

Wenn Sie noch andere Medikamente nehmen, ist zu beachten:

- Schmerz-, Schlaf- und Beruhigungsmittel können die dämpfende Wirkung so verstärken, dass Bewusstsein, Bewegungen und Atmung ernsthaft beeinträchtigt werden.
- Die blutdrucksenkende Wirkung von Arzneimitteln und die von Sulpirid können sich gegenseitig verstärken. Das gilt auch, wenn die Blutdrucksenkung eine unerwünschte Wirkung des Arzneimittels ist.
- Mittel mit ähnlichem Wirkort (Anticholinergika bei Parkinsonkrankheit und trizyklische Antidepressiva bei Depressionen) können die dämpfenden und erregenden Wirkungen verstärken. Die Symptome ähneln dann denen des Alkoholdelirs: Halluzinationen, Herzrasen, Schwitzen, Zittern, Desorientiertheit, Gleichgewichtsstörungen, Krampfanfälle.
- Wenn Sie Adrenalin anwenden (z. B. als Notfallmedikament bei einer Insektenstichallergie), kann sich dessen Wirkung umkehren: Der Blutdruck fällt, anstatt zu steigen.

► **Unbedingt beachten**

Die Kombination mit bestimmten Mitteln, die am Herzen wirken, kann zu lebensbedrohlichen Herzrhythmusstörungen (Torsade de pointes) führen. Zu diesen gehören beispielsweise Amiodaron, Chinidin, Disopyramid und Sotalol, mit denen bestimmte Arten von Herzrhythmusstörungen behandelt werden, und Thioridazin (bei Psychosen, Schizophrenien), intravenös gegebenes Erythromyzin und Sparfloxazin (bei bakteriellen Infektionen), Vincamin (bei Durchblutungsstörungen im Gehirn) und Pentamidin (bei Infektionen). Näheres hierzu finden Sie unter „Mittel bei Herzrhythmusstörungen: verstärkte Wirkung" (→ Seite 12).
Eine Kombination mit Levodopa (bei Parkinsonkrankheit) ist nicht erlaubt, da sich die beiden Mittel gegenseitig in ihrer Wirkung vermindern.

Wechselwirkungen mit Speisen und Getränken

Alkohol dämpft die Gehirnfunktionen. In Kombination mit Sulpirid können Bewusstseinstrübungen, Bewegungsstörungen, Erregungszustände und Atemstörungen auftreten.

Unerwünschte Wirkungen

▶ **Keine Maßnahmen erforderlich**

Bei etwa 3 von 100 Menschen, die Sulpirid einnehmen, führt das Medikament zu Schwindel (→ Seite 15).

Mehr als 1 von 100 Behandelten bekommt Durchfall oder Verdauungsstörungen.

Auch Mundtrockenheit und vermehrter Speichelfluss können auftreten.

▶ **Muss beobachtet werden**

Bis zu 9 von 100 Menschen, die Sulpirid einnehmen, klagen über Koordinationsstörungen.

Möglich sind auch psychische Veränderungen, die das ganze Spektrum von Müdigkeit über Depressionen bis zum Erregungszustand umfassen können.

Bei weniger als 1 von 1 000 Anwendern kann Sulpirid den Herzschlag verlangsamen und zu Herzstolpern (→ Seite 16) führen. Eventuell kann es den Blutdruck ansteigen lassen.

Wenn die genannten Symptome länger als einen Tag anhalten, sollten Sie sich an den Arzt wenden. Benachrichtigen Sie hingegen sofort den Arzt, wenn Schwindel oder Kreislaufschwäche hinzukommen.

Sulpirid kann dosisabhängig ausgeprägte Wirkungen auf das Hormonsystem haben. Bei Frauen kann es zu Zyklusstörungen, schmerzhaften Verdickungen in der Brust und Milchfluss kommen. Männer leiden an Potenz- und Libidostörungen und die Brust kann sich vergrößern. Bei ihnen ist Milchfluss selten. Wenn diese unerwünschten Wirkungen auftreten und Sie stark beeinträchtigen, sollten Sie einen Arzt aufsuchen. Nach dem Absetzen der Mittel bilden sich diese Störungen meist wieder zurück.

▶ **Sofort zum Arzt**

Bei Tagesdosen über 300 Milligramm Sulpirid können besonders im Kopf-, Hals- und Schulterbereich Muskelkrämpfe auftreten. Betroffen sind davon vor allem Kinder und junge Erwachsene. Damit sollten Sie sich sofort zum Arzt begeben.

Wenn Bewegungs- und Bewusstseinsstörungen gleichzeitig mit sehr hohem Fieber auftreten und eventuell noch Herzrasen, schnelles Atmen und Atemnot, Speichelfluss und Schwitzen hinzukommen, kann es sich um das lebensbedrohliche maligne neuroleptische Syndrom handeln. Fiebermittel wirken nicht! Das Mittel muss abgesetzt und sofort der Notarzt gerufen werden (Telefon 112). Der Kranke muss sofort intensivmedizinisch behandelt werden.

Hinweise

Für Kinder unter 14 Jahren

Kinder unter sechs Jahren dürfen nicht mit Sulpirid behandelt werden. Bei älteren Kindern müssen Nutzen und Risiken sehr sorgfältig vom Facharzt abgewogen werden.

Für Schwangerschaft und Stillzeit

Über die Behandlung in der Schwangerschaft liegen keine ausreichenden Erkenntnisse vor. Sulpirid darf daher nicht angewendet werden.

Auch in der Stillzeit ist Sulpirid zu meiden, da die Substanz in die Muttermilch übergeht.

Sulpirid verstärkt aufgrund seiner hormonähnlichen Wirkung den Milchfluss und erschwert das Abstillen.

Zur Verkehrstüchtigkeit

Aufgrund der beschriebenen unerwünschten Wirkungen kann das Mittel die Reaktionsfähigkeit beeinträchtigen. Sie sollten deshalb zu Behandlungsbeginn und bei Dosiserhöhungen kein Fahrzeug lenken, keine Maschinen bedienen und keine Arbeiten ohne sicheren Halt verrichten.

Akut Psychosekranke dürfen nicht Auto fahren. Das ist allenfalls denkbar, nachdem sie bei einer Dauerbehandlung mit gering dosierten Substanzen, die nicht dämpfend wirken, lange Zeit psychosefrei waren und zudem keine Bewegungsstörungen aufweisen.

Zotepin

Nipolept

Zotepin wirkt mäßig stark antipsychotisch, in höherer Dosierung auch deutlich dämpfend. Es eignet sich für akute Schizophrenien und um erneuten Schüben vorzubeugen. Das Mittel gehört zwar zu den atypischen Neuroleptika, verursacht aber ähnlich häufig Bewegungsstörungen wie mäßig stark wirkende klassische Neuroleptika. Welche Auswirkungen das Mittel bei einer Anwendung über lange Zeit hat, ist noch nicht geklärt. Zotepin wird als „auch geeignet" bewertet.

Anwendung

Die niedrigste Tagesdosis beträgt 75 Milligramm, die höchste 300 Milligramm. In der Klinik kann die Dosis auf bis zu 450 Milligramm gesteigert werden.

Für alles Weitere gelten die Aussagen unter „Klassische Neuroleptika" (→ Seite 1021).

Psychosen, Schizophrenien

Handelsname Darreichungsform	Zusammensetzung pro 1 ml/1 g oder wie angegeben bzw. pro abgeteilte Einheit	Kleinste Packungsgröße	Festbetrag in Euro	Packungspreis in Euro	Bewertung

Hinweise zu den Tabellenspalten → Seite 28, zur Auswahl der Arzneimittel → Seite 23, zur Grundlage der Bewertung → Seiten 24, 27

Handelsname Darreichungsform	Zusammensetzung	Kleinste Packungsgröße	Festbetrag in Euro	Packungspreis in Euro	Bewertung
ABILIFY 10 mg Schmelztabletten Rp	**Aripiprazol** 10 mg	49 Stück		419,55	**Auch geeignet** bei Psychosen und Schizophrenien. Bisher wenig erprobtes atypisches Neuroleptikum. → Seite 1032
15 mg Schmelztabletten Rp Schmelztabletten	15 mg	49 Stück		419,55	
ABILIFY 5 mg Tabletten Rp	5 mg	49 Stück		403,79	
10 mg Tabletten Rp	10 mg	14 Stück		122,26	
15 mg Tabletten Rp	15 mg	14 Stück		122,26	
30 mg Tabletten Rp Tabletten	30 mg	49 Stück		680,03	
Atosil Filmtabletten 25 mg Rp Filmtabletten	**Promethazin** 22,1 mg	20 Stück	11,67	11,67	**Wenig geeignet** bei Psychosen und Schizophrenien. Geringe antipsychotische Wirkung. Allenfalls zur zusätzlichen Beruhigung bei Unruhe und Erregungszuständen im Rahmen einer Psychose. → Seite 1021
Atosil Injektionslösung N Rp Injektionslösung	50 mg pro 2 ml	5 x 2 ml	12,65	12,65	
Atosil Tropfen Rp Lösung	20 mg	30 ml	12,42	12,42	
Benperidol-neuraxpharm Rp Injektionslösung	**Benperidol** 2 mg pro 2 ml	5 x 2 ml	12,95	12,92	**Geeignet** bei Psychosen und Schizophrenien. Starkwirkendes klassisches Neuroleptikum. → Seite 1021
Benperidol-neuraxpharm Rp Lösung	2 mg *Enthält 1,5% Alkohol* (Konservierungsmittel: Parabene)	30 ml	27,76	22,32	
Benperidol-neuraxpharm 2 mg Rp	2 mg	20 Stück	17,11	15,84	
4 mg Rp	4 mg	20 Stück	21,36	19,83	
10 mg Rp Tabletten	10 mg	20 Stück	30,84	30,20	
Chlorprothixen-neuraxpharm 15 mg Rp	**Chlorprothixen-hydrochlorid** 15 mg	20 Stück	11,23	10,81	**Geeignet** bei Psychosen und Schizophrenien. Schwachwirkendes klassisches Neuroleptikum. → Seite 1021
50 mg Rp	50 mg	20 Stück	13,76	12,50	
100 Rp Filmtabletten	100 mg	20 Stück	16,60	14,89	
Ciatyl-Z 10 mg Rp	**Zuclopenthixol** 10 mg	50 Stück	21,05	21,05	**Geeignet** bei Psychosen und Schizophrenien. Mäßig stark wirkendes klassisches Neuroleptikum. → Seite 1021
25 mg Rp Filmtabletten	25 mg	50 Stück	32,59	32,59	
Ciatyl-Z Depot Rp	**Zuclopenthixoldecanoat** 200 mg	1 x 1 ml	26,05	26,05	
Ciatyl-Z Acuphase Rp Injektionslösung	**Zuclopenthixolazetat** 50 mg	1 x 1 ml		24,36	
Ciatyl-Z Tropfen 20 mg/ml Rp Lösung	**Zuclopenthixol** 20 mg *Enthält 14,2% Alkohol*	30 ml	25,09	25,09	
Clozapin HEXAL 25 mg Rp	**Clozapin** 25 mg	20 Stück		13,84	**Geeignet** bei Schizophrenien. Atypisches Neuroleptikum. Verursacht praktisch keine Bewegungsstörungen. → Seite 1028
50 mg Rp	50 mg	20 Stück		18,96	
100 mg Rp	100 mg	20 Stück		21,96	
200 mg Rp Tabletten	200 mg	20 Stück		37,44	
Clozapin-neuraxpharm 25 mg Rp	**Clozapin** 25 mg	20 Stück		13,39	**Geeignet** bei Schizophrenien. Atypisches Neuroleptikum. Verursacht praktisch keine Bewegungsstörungen. → Seite 1028
50 mg Rp	50 mg	20 Stück		18,94	
100 mg Rp	100 mg	20 Stück		21,94	
200 mg Rp Tabletten	200 mg	20 Stück		37,41	

Psychosen, Schizophrenien Fortsetzung

Handelsname Darreichungsform	Zusammensetzung pro 1 ml/1 g oder wie angegeben bzw. pro abgeteilte Einheit	Kleinste Packungsgröße	Festbetrag in Euro	Packungspreis in Euro	Bewertung
Hinweise zu den Tabellenspalten → Seite 28, zur Auswahl der Arzneimittel → Seite 23, zur Grundlage der Bewertung → Seiten 24, 27					
DAPOTUM D 2,5 mg Injektionslösung Rp	**Fluphenazindecanoat** 2,5 mg	1 x 1 ml	11,29	11,29	**Geeignet** bei Psychosen und Schizophrenien. Starkwirkendes klassisches Neuroleptikum. → Seite 1021
DAPOTUM D 12,5 mg Rp	12,5 mg pro 0,5 ml	1 x 0,5 ml	16,74	16,74	
25 mg Rp	25 mg	1 x 1 ml	22,99	22,99	
50 mg Rp	50 mg pro 0,5 ml	0,5 ml	34,72	34,72	
100 mg Rp Injektionslösung	100 mg	1 ml	56,74	56,74	
Decentan Depot Ampullen Rp Injektionslösung	**Perphenazinenantat** 100 mg	1 x 1 ml	20,98	20,98	**Geeignet** bei Psychosen und Schizophrenien. Mäßig stark wirkendes klassisches Neuroleptikum. → Seite 1021
Decentan Tropfen Rp Lösung	**Perphenazin** 4 mg *Enthält 3,5% Alkohol* (Konservierungsmittel: Parabene)	100 ml	39,39	39,39	
Decentan 4 Rp	4 mg	20 Stück	14,38	14,38	
8 Rp Tabletten	8 mg	20 Stück	17,04	17,04	
Dipiperon Saft Rp Saft	**Pipamperon** 20 mg pro 5 ml (Konservierungsmittel: Parabene)	200 ml		18,80	**Geeignet** bei Psychosen und Schizophrenien, wenn gleichzeitig eine Dämpfung erwünscht ist. Schwachwirkendes klassisches Neuroleptikum. → Seite 1021
Dipiperon Tabletten Rp Tabletten	40 mg	50 Stück		24,75	
Dogmatil Injektionslösung Rp Injektionslösung	**Sulpirid** 100 mg pro 2 ml	5 x 2 ml	12,53	12,53	**Wenig geeignet** bei Psychosen und Schizophrenien. Das Mittel hat ausgeprägte unerwünschte Wirkungen auf das Hormonsystem. Andere Neuroleptika sind vorzuziehen. → Seite 1036
Dogmatil forte Rp Tabletten	200 mg	20 Stück	19,77	19,77	
Dominal forte 40 mg Rp Dragees	**Prothipendyl-hydrochlorid** 40 mg	20 Stück	13,15	13,15	**Geeignet** bei Psychosen und Schizophrenien, wenn gleichzeitig eine Dämpfung erwünscht ist. Schwachwirkendes klassisches Neuroleptikum. → Seite 1021
Dominal forte 80 mg Rp Filmtabletten	80 mg	20 Stück	15,60	15,60	
Dominal Tropfen Rp Lösung	50 mg	15 ml	12,35	12,35	
Elcrit 25 mg Rp	**Clozapin** 25 mg	50 Stück		22,72	**Geeignet** bei Schizophrenien. Atypisches Neuroleptikum. Verursacht praktisch keine Bewegungsstörungen. → Seite 1028
50 mg Rp	50 mg	100 Stück		62,52	
100 mg Rp Tabletten	100 mg	100 Stück		86,43	
Eunerpan 10 Rp	**Melperon-hydrochlorid** 10 mg	20 Stück	11,17	11,17	**Geeignet** bei Psychosen und Schizophrenien, wenn gleichzeitig eine Dämpfung erwünscht ist. Schwachwirkendes klassisches Neuroleptikum. → Seite 1021
25 Rp	25 mg	20 Stück	12,74	12,74	
50 Rp	50 mg	20 Stück	14,91	14,91	
100 Rp Dragees	100 mg	20 Stück	18,58	18,58	
Eunerpan Liquidum Rp Lösung	25 mg pro 5 ml (Konservierungsmittel: Parabene)	200 ml	16,51	16,51	
Fluanxol Dragees 2 mg Rp	**Flupentixol-dihydrochlorid** 2 mg	50 Stück	24,61	24,61	**Geeignet** bei Psychosen und Schizophrenien. Starkwirkendes klassisches Neuroleptikum. → Seite 1021
5 mg Rp Dragees	5 mg	50 Stück	36,74	36,72	
Fluanxol Depot 2 % Rp	**Flupentixoldecanoat** 20 mg	1 x 1 ml	18,36	18,36	
10 % Rp Injektionslösung	100 mg	1 x 1 ml	47,35	47,35	
Fluanxol Tropfen 50 mg/ml Rp Lösung	**Flupentixol-dihydrochlorid** 50 mg *Enthält 36% Alkohol*	10 ml		45,47	

Psychosen, Schizophrenien Fortsetzung

Handelsname Darreichungsform	Zusammensetzung pro 1 ml/1 g oder wie angegeben bzw. pro abgeteilte Einheit	Kleinste Packungsgröße	Festbetrag in Euro	Packungspreis in Euro	Bewertung
Hinweise zu den Tabellenspalten → Seite 28, zur Auswahl der Arzneimittel → Seite 23, zur Grundlage der Bewertung → Seiten 24, 27					
Fluspi 1,5 Rp	**Fluspirilen** 1,5 mg pro 0,75 ml	3 x 0,75 ml	16,87	14,68	**Geeignet** bei Psychosen und Schizophrenien. Starkwirkendes klassisches Neuroleptikum. → Seite 1021
Fluspi Stechampulle Rp Injektionssuspension	12 mg pro 6 ml	6 ml	25,99	21,09	
Glianimon 2 ml Rp Injektionslösung	**Benperidol** 2 mg pro 2 ml	5 x 2 ml	12,95	12,95	**Geeignet** bei Psychosen und Schizophrenien. Starkwirkendes klassisches Neuroleptikum. → Seite 1021
Glianimon Tropfen Rp Lösung	2 mg *Enthält 1,5% Alkohol* (Konservierungsmittel: Parabene)	30 ml	27,76	27,76	
Glianimon 2 mg Rp	2 mg	20 Stück	17,11	17,11	
5 mg Rp	5 mg	50 Stück	39,56	39,56	
10 mg Rp Tabletten	10 mg	50 Stück	56,50	56,50	
Haldol-Janssen Injektionslösung 5 mg/ml Rp	**Haloperidol** 5 mg	5 x 1 ml	12,77	12,77	**Geeignet** bei Psychosen und Schizophrenien. Starkwirkendes klassisches Neuroleptikum. → Seite 1021
Haldol-Janssen Decanoat Injektionslösung Rp Injektionslösung	50 mg	1 x 1 ml	18,81	18,81	
Haldol-Janssen Lösung Rp	2 mg (Konservierungsmittel: Parabene)	30 ml	12,27	12,27	
forte Rp Lösung	10 mg (Konservierungsmittel: Parabene)	100 ml	45,41	45,41	
Haldol-Janssen Tabletten 1 mg Rp	1 mg	50 Stück	11,78	11,78	
2 mg Rp	2 mg	100 Stück	17,39	17,39	
5 mg Rp	5 mg	50 Stück	19,58	19,58	
10 mg Rp	10 mg	20 Stück	18,14	18,14	
20 mg Rp Tabletten	20 mg	20 Stück	26,05	26,05	
Haloper-CT 2 mg/ml Lösung Rp Lösung	**Haloperidol** 2 mg (Konservierungsmittel: Parabene)	30 ml	12,27	10,96	**Geeignet** bei Psychosen und Schizophrenien. Starkwirkendes klassisches Neuroleptikum. → Seite 1021
Haloper-CT 1 mg Tabletten Rp	1 mg	50 Stück	11,78	10,58	
2 mg Tabletten Rp	2 mg	50 Stück	13,79	11,72	
5 mg Tabletten Rp	5 mg	50 Stück	19,58	14,61	
10 mg Tabletten Rp Tabletten	10 mg	100 Stück	45,41	27,52	
Haloperidol HEXAL 2 mg/ml Lösung Rp	**Haloperidol** 2 mg (Konservierungsmittel: Parabene)	30 ml	12,27	10,96	**Geeignet** bei Psychosen und Schizophrenien. Starkwirkendes klassisches Neuroleptikum. → Seite 1021
10 mg/ml Lösung Rp Lösung	10 mg (Konservierungsmittel: Parabene)	30 ml	21,84	15,74	
Haloperidol HEXAL 2 mg Tabletten Rp	2 mg	20 Stück	11,48	10,56	
5 mg Tabletten Rp	5 mg	20 Stück	14,03	11,83	
10 mg Tabletten Rp Tabletten	10 mg	20 Stück	18,14	13,88	

Psychosen, Schizophrenien Fortsetzung

Handelsname Darreichungsform	Zusammensetzung pro 1 ml/1 g oder wie angegeben bzw. pro abgeteilte Einheit	Kleinste Packungsgröße	Festbetrag in Euro	Packungspreis in Euro	Bewertung

Hinweise zu den Tabellenspalten → Seite 28, zur Auswahl der Arzneimittel → Seite 23, zur Grundlage der Bewertung → Seiten 24, 27

Handelsname Darreichungsform	Zusammensetzung pro 1 ml/1 g oder wie angegeben bzw. pro abgeteilte Einheit	Kleinste Packungsgröße	Festbetrag in Euro	Packungspreis in Euro	Bewertung
Haloperidol-neuraxpharm Rp Injektionslösung	**Haloperidol** 5 mg	5 x 1 ml	12,77	12,77	**Geeignet** bei Psychosen und Schizophrenien. Starkwirkendes klassisches Neuroleptikum. → Seite 1021
Haloperidol-neuraxpharm Lösung Rp	2 mg (Konservierungsmittel: Parabene)	30 ml	12,27	10,96	
Haloperidol-neuraxpharm forte Rp Lösung	10 mg (Konservierungsmittel: Parabene)	30 ml	21,84	15,74	
Haloperidol-neuraxpharm 1 mg Rp	1 mg	20 Stück	10,58	10,12	
4 mg Rp	4 mg	20 Stück	13,19	11,41	
5 mg Rp	5 mg	20 Stück	14,03	11,83	
12 mg Rp	12 mg	20 Stück	19,73	19,02	
20 mg Rp Tabletten	20 mg	20 Stück	26,05	24,72	
Haloperidol-ratiopharm Injektionslösung 5 Rp Injektionslösung	**Haloperidol** 5 mg	5 x 1 ml	12,77	12,73	**Geeignet** bei Psychosen und Schizophrenien. Starkwirkendes klassisches Neuroleptikum. → Seite 1021
Haloperidol-ratiopharm Rp Lösung	2 mg (Konservierungsmittel: Parabene)	30 ml	12,27	10,96	
Haloperidol-ratiopharm Tabletten 1 Rp	1 mg	20 Stück	10,58	10,12	
2 Rp	2 mg	50 Stück	13,79	11,72	
5 Rp	5 mg	20 Stück	14,03	11,83	
10 Rp Tabletten	10 mg	20 Stück	18,14	13,88	
Haloperidol STADA Rp Lösung	**Haloperidol** 2 mg *Enthält 0,3% Alkohol* (Konservierungsmittel: Parabene)	30 ml	12,27	10,96	**Geeignet** bei Psychosen und Schizophrenien. Starkwirkendes klassisches Neuroleptikum. → Seite 1021
Harmosin 25 Rp	**Melperon-hydrochlorid** 25 mg	20 Stück	12,74	11,51	**Geeignet** bei Psychosen und Schizophrenien, wenn gleichzeitig eine Dämpfung erwünscht ist. Schwachwirkendes klassisches Neuroleptikum. → Seite 1021
100 Rp Filmtabletten	100 mg	20 Stück	18,58	14,99	
Harmosin Liquidum Rp Lösung	25 mg pro 5 ml (Konservierungsmittel: Parabene)	300 ml	20,56	16,58	
Imap Rp Injektionssuspension	**Fluspirilen** 2 mg	6 ml	25,99	25,99	**Geeignet** bei Psychosen und Schizophrenien. Starkwirkendes klassisches Neuroleptikum. → Seite 1021
Leponex Tabletten 25 mg Rp	**Clozapin** 25 mg	20 Stück		16,52	**Geeignet** bei Schizophrenien. Atypisches Neuroleptikum. Verursacht praktisch keine Bewegungsstörungen. → Seite 1028
50 mg Rp	50 mg	20 Stück		23,25	
100 mg Rp Tabletten	100 mg	20 Stück		29,11	
Levomepromazin-neuraxpharm Rp Injektionslösung	**Levomepromazin** 25 mg	5 x 1 ml	13,78	13,40	**Geeignet** bei Psychosen und Schizophrenien. Schwachwirkendes klassisches Neuroleptikum. → Seite 1021
Levomepromazin-neuraxpharm Lösung Rp Lösung	40 mg (Konservierungsmittel: Parabene)	30 ml	13,96	13,96	
Levomepromazin-neuraxpharm 10 Rp	10 mg	20 Stück	10,77	10,77	
25 Rp	25 mg	20 Stück	11,92	11,01	
50 Rp	50 mg	20 Stück	13,51	13,28	
100 Rp Tabletten	100 mg	20 Stück	16,20	13,58	

Psychosen, Schizophrenien Fortsetzung

Handelsname Darreichungsform	Zusammensetzung pro 1 ml/1 g oder wie angegeben bzw. pro abgeteilte Einheit	Kleinste Packungsgröße	Festbetrag in Euro	Packungspreis in Euro	Bewertung

Hinweise zu den Tabellenspalten → Seite 28, zur Auswahl der Arzneimittel → Seite 23, zur Grundlage der Bewertung → Seiten 24, 27

Handelsname Darreichungsform	Zusammensetzung	Kleinste Packungsgröße	Festbetrag in Euro	Packungspreis in Euro	Bewertung
Lyogen retard 3 Rp	**Fluphenazin-dihydrochlorid** 3 mg	50 Stück		28,71	**Geeignet** bei Psychosen und Schizophrenien. Starkwirkendes klassisches Neuroleptikum. → Seite 1021
retard 6 Rp Dragees	6 mg	20 Stück		25,20	
Lyogen Depot 50 Rp	**Fluphenazindecanoat** 50 mg	1 x 0,5 ml	34,72	36,16	
100 Rp Injektionslösung	100 mg	1 x 1 ml	56,74	59,21	
Lyogen 2,5 mg/ml Rp Lösung	**Fluphenazin-dihydrochlorid** 2,5 mg	100 ml	74,36	26,00	
Lyogen 1 Rp	1 mg	50 Stück	19,18	16,08	
4 Rp Tabletten	4 mg	20 Stück	20,24	15,89	
Melleril 25 Rp	**Thioridazin-hydrochlorid** 25 mg	20 Stück	11,92	11,92	**Mit Einschränkung geeignet** bei Psychosen und Schizophrenien. Schwachwirkendes klassisches Neuroleptikum, das viele unerwünschte Wirkungen und Wechselwirkungen haben kann. In hoher Dosierung veraltet. → Seite 1021
100 Rp Dragees	100 mg	20 Stück	16,20	16,20	
Melleril Rp Lösung	30 mg *Enthält 3,6% Alkohol* (Konservierungsmittel: Parabene)	50 ml	16,01	14,92	
Melleril retard 30 Rp	30 mg	20 Stück	13,85	13,85	
retard 200 Rp Retardtabletten	200 mg	20 Stück	27,56	27,56	
Melneurin 10 Rp	**Melperon-hydrochlorid** 10 mg	20 Stück	11,17	10,56	**Geeignet** bei Psychosen und Schizophrenien, wenn gleichzeitig eine Dämpfung erwünscht ist. Schwachwirkendes klassisches Neuroleptikum. → Seite 1021
25 Rp	25 mg	20 Stück	12,74	11,51	
50 Rp	50 mg	20 Stück	14,91	12,80	
100 Rp Filmtabletten	100 mg	20 Stück	18,58	14,99	
Melneurin Lösung Rp Lösung	25 mg pro 5 ml (Konservierungsmittel: Parabene)	200 ml	16,51	15,09	
Melperon AL 25 Rp	**Melperon-hydrochlorid** 25 mg	20 Stück	12,74	11,51	**Geeignet** bei Psychosen und Schizophrenien, wenn gleichzeitig eine Dämpfung erwünscht ist. Schwachwirkendes klassisches Neuroleptikum. → Seite 1021
100 Rp Filmtabletten	100 mg	20 Stück	18,58	14,99	
Melperon AL Lösung Rp Lösung	25 mg pro 5 ml (Konservierungsmittel: Parabene)	200 ml	16,51	14,45	
Melperon beta 25 Rp	**Melperon-hydrochlorid** 25 mg	20 Stück	12,74	11,51	**Geeignet** bei Psychosen und Schizophrenien, wenn gleichzeitig eine Dämpfung erwünscht ist. Schwachwirkendes klassisches Neuroleptikum. → Seite 1021
100 Rp Filmtabletten	100 mg	20 Stück	18,58	14,99	
Melperon beta Rp Lösung	25 mg pro 5 ml (Konservierungsmittel: Parabene)	200 ml	16,51	14,57	
Melperon-CT 25 mg Filmtabletten Rp	**Melperon-hydrochlorid** 25 mg	20 Stück	12,74	11,51	**Geeignet** bei Psychosen und Schizophrenien, wenn gleichzeitig eine Dämpfung erwünscht ist. Schwachwirkendes klassisches Neuroleptikum. → Seite 1021
50 mg Filmtabletten Rp	50 mg	20 Stück	14,91	12,80	
100 mg Filmtabletten Rp Filmtabletten	100 mg	20 Stück	18,58	14,99	
Melperon-CT 25 mg/5 ml Lösung Rp Lösung	25 mg pro 5 ml (Konservierungsmittel: Parabene)	200 ml	16,51	15,09	

Psychosen, Schizophrenien Fortsetzung

Handelsname Darreichungsform	Zusammensetzung pro 1 ml/1 g oder wie angegeben bzw. pro abgeteilte Einheit	Kleinste Packungsgröße	Festbetrag in Euro	Packungspreis in Euro	Bewertung
Hinweise zu den Tabellenspalten → Seite 28, zur Auswahl der Arzneimittel → Seite 23, zur Grundlage der Bewertung → Seiten 24, 27					
Melperon-neuraxpharm 10 mg Rp	**Melperon-hydrochlorid** 10 mg	20 Stück	11,17	10,56	**Geeignet** bei Psychosen und Schizophrenien, wenn gleichzeitig eine Dämpfung erwünscht ist. Schwachwirkendes klassisches Neuroleptikum. → Seite 1021
25 Rp	25 mg	20 Stück	12,74	11,51	
50 Rp	50 mg	20 Stück	14,91	12,80	
100 Rp Filmtabletten	100 mg	20 Stück	18,58	14,99	
Melperon-neuraxpharm Liquidum Rp	25 mg pro 5 ml (Konservierungsmittel: Parabene)	200 ml	16,51	14,45	
Melperon-neuraxpharm forte Rp Lösung	25 mg (Konservierungsmittel: Parabene)	30 ml	13,69	11,48	
Melperon-ratiopharm 25 mg Rp	**Melperon-hydrochlorid** 25 mg	20 Stück	12,74	11,51	**Geeignet** bei Psychosen und Schizophrenien, wenn gleichzeitig eine Dämpfung erwünscht ist. Schwachwirkendes klassisches Neuroleptikum. → Seite 1021
50 mg Rp	50 mg	20 Stück	14,91	12,80	
100 mg Rp Filmtabletten	100 mg	20 Stück	18,58	14,99	
Melperon-ratiopharm Lösung Rp Lösung	25 mg pro 5 ml (Konservierungsmittel: Parabene)	200 ml	16,51	15,09	
Melperon Sandoz 10 mg Filmtabletten Rp	**Melperon-hydrochlorid** 10 mg	50 Stück	13,17	11,76	**Geeignet** bei Psychosen und Schizophrenien, wenn gleichzeitig eine Dämpfung erwünscht ist. Schwachwirkendes klassisches Neuroleptikum. → Seite 1021
25 mg Filmtabletten Rp	25 mg	50 Stück	16,72	13,89	
50 mg Filmtabletten Rp	50 mg	50 Stück	21,66	16,86	
100 mg Filmtabletten Rp Filmtabletten	100 mg	50 Stück	30,04	21,87	
Melperon Sandoz 25 mg/5 ml Lösung zum Einnehmen Rp Lösung	25 mg pro 5 ml (Konservierungmittel: Parabene)	200 ml	16,51	15,09	
Melperon STADA 10 mg Rp	**Melperon-hydrochlorid** 10 mg	50 Stück	13,17	11,76	**Geeignet** bei Psychosen und Schizophrenien, wenn gleichzeitig eine Dämpfung erwünscht ist. Schwachwirkendes klassisches Neuroleptikum. → Seite 1021
25 mg Rp	25 mg	20 Stück	12,74	11,51	
100 mg Rp Filmtabletten	100 mg	20 Stück	18,58	14,99	
Melperon STADA Lösung Rp Lösung	25 mg pro 5 ml (Konservierungsmittel: Parabene)	200 ml	16,51	15,10	
MEL-PUREN 100 mg Rp Filmtabletten	**Melperon-hydrochlorid** 100 mg	50 Stück	30,04	21,86	**Geeignet** bei Psychosen und Schizophrenien, wenn gleichzeitig eine Dämpfung erwünscht ist. Schwachwirkendes klassisches Neuroleptikum. → Seite 1021
MEL-PUREN Lösung Rp Lösung	25 mg pro 5 ml (Konservierungsmittel: Parabene)	100 ml	12,76	12,76	
Meresa forte Rp Tabletten	**Sulpirid** 200 mg	20 Stück	19,77	19,75	**Wenig geeignet** bei Psychosen und Schizophrenien. Das Mittel hat ausgeprägte unerwünschte Wirkungen auf das Hormonsystem. Andere Neuroleptika sind vorzuziehen. → Seite 1036
neogama 50 Rp Kapseln	**Sulpirid** 50 mg	50 Stück	16,70	16,70	**Wenig geeignet** bei Psychosen und Schizophrenien. Das Mittel hat ausgeprägte unerwünschte Wirkungen auf das Hormonsystem. Andere Neuroleptika sind vorzuziehen. → Seite 1036
neogama forte 200 Rp Tabletten	200 mg	20 Stück	19,77	19,75	

Psychosen, Schizophrenien Fortsetzung

Handelsname Darreichungsform	Zusammensetzung pro 1 ml/1 g oder wie angegeben bzw. pro abgeteilte Einheit	Kleinste Packungsgröße	Festbetrag in Euro	Packungspreis in Euro	Bewertung
Neurocil Filmtabletten 25 mg Rp	**Levomepromazin** 25 mg	20 Stück	11,92	12,05	**Geeignet** bei Psychosen und Schizophrenien. Schwachwirkendes klassisches Neuroleptikum. → Seite 1021
100 mg Rp Filmtabletten	100 mg	50 Stück	24,62	25,16	
Neurocil Ampullen Rp Injektionslösung	25 mg	5 x 1 ml	13,78	13,88	
Neurocil Tropfen Rp Lösung	40 mg *Enthält 21,5% Alkohol*	30 ml	13,96	15,14	
Nipolept 25 mg Rp	**Zotepin** 25 mg	20 Stück	13,51	13,51	**Auch geeignet** bei Psychosen und Schizophrenien. Gilt als atypisches Neuroleptikum, verursacht aber ähnlich häufig Bewegungsstörungen wie mäßig starke klassische Neuroleptika. Vor- und Nachteile sind noch nicht abschließend zu beurteilen. → Seite 1037
50 mg Rp	50 mg	20 Stück	16,20	16,20	
100 mg Rp Dragees	100 mg	20 Stück	20,77	20,77	
Orap 1 mg Rp	**Pimozid** 1 mg	75 Stück	25,99	25,99	**Mit Einschränkung geeignet** bei Psychosen und Schizophrenien. Das Mittel kann zu bedrohlichen Herzrhythmusstörungen führen. → Seite 1021
forte 4 mg Rp Tabletten	4 mg	50 Stück	37,87	37,87	
Perazin-neuraxpharm 25 Rp	**Perazin** 25 mg	20 Stück	12,74	11,80	**Geeignet** bei Psychosen und Schizophrenien. Schwachwirkendes klassisches Neuroleptikum. → Seite 1021
100 Rp	100 mg	20 Stück	18,58	16,46	
200 Rp Filmtabletten	200 mg	20 Stück	24,78	23,48	
Pipamperon-neuraxpharm Saft Rp Lösung	**Pipamperon** 20 mg pro 5 ml (Konservierungsmittel: Parabene)	200 ml		17,16	**Geeignet** bei Psychosen und Schizophrenien, wenn gleichzeitig eine Dämpfung erwünscht ist. Schwachwirkendes klassisches Neuroleptikum. → Seite 1021
Pipamperon-neuraxpharm 40 mg Rp	40 mg	20 Stück		14,88	
120 mg Rp Tabletten	120 mg	20 Stück		42,42	
Promethazin-neuraxpharm 10 Rp	**Promethazin-hydrochlorid** 10 mg	20 Stück	10,98	10,97	**Wenig geeignet** bei Psychosen und Schizophrenien. Geringe antipsychotische Wirkung. Allenfalls zur zusätzlichen Beruhigung bei Unruhe und Erregungszuständen im Rahmen einer Psychose. → Seite 1021
25 mg Rp	25 mg	20 Stück	11,67	11,25	
50 mg Rp	50 mg	20 Stück	12,42	12,39	
75 mg Rp	75 mg	20 Stück	12,99	12,90	
100 mg Rp Filmtabletten	100 mg	20 Stück	13,45	13,33	
Promethazin-neuraxpharm Rp Lösung	20 mg (Konservierungsmittel: Parabene)	30 ml	12,65	12,11	
Proneurin 25 Rp Dragees	**Promethazin-hydrochlorid** 25 mg	50 Stück	14,16	13,03	**Wenig geeignet** bei Psychosen und Schizophrenien. Geringe antipsychotische Wirkung. Allenfalls zur zusätzlichen Beruhigung bei Unruhe und Erregungszuständen im Rahmen einer Psychose. → Seite 1021
Prothazin Filmtabletten Rp Filmtabletten	**Promethazin-hydrochlorid** 25 mg	20 Stück	11,67	11,67	**Wenig geeignet** bei Psychosen und Schizophrenien. Geringe antipsychotische Wirkung. Allenfalls zur zusätzlichen Beruhigung bei Unruhe und Erregungszuständen im Rahmen einer Psychose. → Seite 1021
Prothazin Injektionslösung Rp Injektionslösung	50 mg pro 2 ml *Enthält 18% Alkohol*	5 x 2 ml	14,97	14,97	
Prothazin liquidum Rp Lösung	20 mg	30 ml	12,26	12,26	

Hinweise zu den Tabellenspalten → Seite 28, zur Auswahl der Arzneimittel → Seite 23, zur Grundlage der Bewertung → Seiten 24, 27

Psychosen, Schizophrenien Fortsetzung

Handelsname Darreichungsform	Zusammensetzung pro 1 ml/1 g oder wie angegeben bzw. pro abgeteilte Einheit	Kleinste Packungsgröße	Festbetrag in Euro	Packungspreis in Euro	Bewertung
Risperdal Filmtabletten 1 mg Rp *2 mg* Rp *3 mg* Rp *4 mg* Rp Filmtabletten	**Risperidon** 1 mg 2 mg 3 mg 4 mg	20 Stück 20 Stück 20 Stück 20 Stück		42,36 70,90 101,71 130,25	**Auch geeignet** bei Psychosen und Schizophrenien. Atypisches Neuroleptikum mit vergleichsweise höherem Risiko für Bewegungsstörungen bei höherer Dosierung. → Seite 1032
Risperdal Lösung 1 mg/ml Rp Lösung	1 mg	30 ml		65,50	
RISPERDAL QUICKLET 1 mg Schmelztabletten Rp *2 mg Schmelztabletten* Rp Schmelztabletten	1 mg 2 mg	28 Stück 28 Stück		55,16 96,27	
Seroquel Filmtabletten 25 mg Rp *100 mg* Rp *200 mg* Rp *300 mg* Rp Filmtabletten	**Quetiapin** 25 mg 100 mg 200 mg 300 mg	20 Stück 20 Stück 20 Stück 20 Stück		28,32 46,39 76,08 108,79	**Auch geeignet** bei Psychosen und Schizophrenien. Bisher wenig erprobtes atypisches Neuroleptikum. Bewegungsstörungen treten sehr selten auf. → Seite 1028
Solian Filmtabletten 400 mg Rp Filmtabletten	**Amisulprid** 400 mg	20 Stück	77,37	57,05	**Mit Einschränkung geeignet** bei Psychosen und Schizophrenien. Das Mittel kann unerwünschte Wirkungen auf das Hormonsystem hervorrufen. Die Verträglichkeit im Vergleich zu anderen atypischen Neuroleptika ist noch nicht abschließend zu beurteilen. → Seite 1026
Solian Lösung Rp Lösung	100 mg (Konservierungsmittel: Parabene)			81,00	
Solian Tabletten 100 mg Rp *200 mg* Rp Tabletten	100 mg 200 mg	20 Stück 20 Stück	33,97 107,11	26,67 77,86	
Sulpirid AL 50 Rp *200* Rp Tabletten	**Sulpirid** 50 mg 200 mg	20 Stück 20 Stück	12,76 19,77	11,61 16,15	**Wenig geeignet** bei Psychosen und Schizophrenien. Das Mittel hat ausgeprägte unerwünschte Wirkungen auf das Hormonsystem. Andere Neuroleptika sind vorzuziehen. → Seite 1036
Sulpirid-CT 50 mg Tabletten Rp *200 mg Tabletten* Rp Tabletten	**Sulpirid** 50 mg 200 mg	20 Stück 20 Stück	12,76 19,77	11,67 16,21	**Wenig geeignet** bei Psychosen und Schizophrenien. Das Mittel hat ausgeprägte unerwünschte Wirkungen auf das Hormonsystem. Andere Neuroleptika sind vorzuziehen. → Seite 1036
Sulpirid HEXAL 100 mg Rp Filmtabletten	**Sulpirid** 100 mg	20 Stück	15,26	13,29	**Wenig geeignet** bei Psychosen und Schizophrenien. Das Mittel hat ausgeprägte unerwünschte Wirkungen auf das Hormonsystem. Andere Neuroleptika sind vorzuziehen. → Seite 1036
Sulpirid HEXAL 50 mg Rp Kapseln	50 mg	20 Stück	12,76	11,67	
Sulpirid HEXAL 200 mg Rp Tabletten	200 mg	20 Stück	19,77	16,21	
Sulpirid-neuraxpharm 200 mg Tabletten Rp Tabletten	**Sulpirid** 200 mg	20 Stück	19,77	16,15	**Wenig geeignet** bei Psychosen und Schizophrenien. Das Mittel hat ausgeprägte unerwünschte Wirkungen auf das Hormonsystem. Andere Neuroleptika sind vorzuziehen. → Seite 1036
Sulpirid-ratiopharm Rp *forte* Rp Tabletten	**Sulpirid** 50 mg 200 mg	20 Stück 20 Stück	12,76 19,77	11,67 16,21	**Wenig geeignet** bei Psychosen und Schizophrenien. Das Mittel hat ausgeprägte unerwünschte Wirkungen auf das Hormonsystem. Andere Neuroleptika sind vorzuziehen. → Seite 1036

Hinweise zu den Tabellenspalten → Seite 28, zur Auswahl der Arzneimittel → Seite 23, zur Grundlage der Bewertung → Seiten 24, 27

Psychosen, Schizophrenien Fortsetzung

Handelsname Darreichungsform	Zusammensetzung pro 1 ml/1 g oder wie angegeben bzw. pro abgeteilte Einheit	Kleinste Packungsgröße	Festbetrag in Euro	Packungspreis in Euro	Bewertung
Hinweise zu den Tabellenspalten → Seite 28, zur Auswahl der Arzneimittel → Seite 23, zur Grundlage der Bewertung → Seiten 24, 27					
Sulpirid STADA 50 mg Rp *200 mg Rp* Filmtabletten	**Sulpirid** 50 mg 200 mg	20 Stück 20 Stück	12,76 19,77	11,67 16,23	**Wenig geeignet** bei Psychosen und Schizophrenien. Das Mittel hat ausgeprägte unerwünschte Wirkungen auf das Hormonsystem. Andere Neuroleptika sind vorzuziehen. → Seite 1036
Sulpivert injekt Rp Injektionslösung	**Sulpirid** 100 mg pro 2 ml	5 x 2 ml	12,53	12,53	**Wenig geeignet** bei Psychosen und Schizophrenien. Das Mittel hat ausgeprägte unerwünschte Wirkungen auf das Hormonsystem. Andere Neuroleptika sind vorzuziehen. → Seite 1036
Sulpivert 50 mg Kapseln Rp Kapseln	50 mg	20 Stück	12,76	11,63	
Sulpivert 100 mg Tabletten Rp *forte 200 mg Tabletten Rp* Tabletten	100 mg 200 mg	20 Stück 20 Stück	15,26 19,77	13,28 16,16	
Taxilan Dragees 25 Rp *100 Rp* Dragees	**Perazin** 25 mg 100 mg	50 Stück 50 Stück	16,72 30,04	16,01 27,97	**Geeignet** bei Psychosen und Schizophrenien. Schwachwirkendes klassisches Neuroleptikum. → Seite 1021
Taxilan Tabletten 100 Rp Tabletten	100 mg	50 Stück	30,04	27,97	
Thioridazin-neuraxpharm 25 Rp *50 mg Rp* *100 Rp* *200 mg Rp* Filmtabletten	**Thioridazin-hydrochlorid** 25 mg 50 mg 100 mg 200 mg	20 Stück 20 Stück 20 Stück 20 Stück	11,92 13,51 16,20 20,77	11,23 13,34 14,22 20,36	**Mit Einschränkung geeignet** bei Psychosen und Schizophrenien. Schwachwirkendes klassisches Neuroleptikum, das viele unerwünschte Wirkungen und Wechselwirkungen haben kann. In hoher Dosierung veraltet. → Seite 1021
Truxal Dragees 15 mg Rp *50 mg Rp* Dragees	**Chlorprothixen-hydrochlorid** 15 mg 50 mg	100 Stück 50 Stück	16,43 19,02	15,74 17,65	**Geeignet** bei Psychosen und Schizophrenien. Schwachwirkendes klassisches Neuroleptikum. → Seite 1021
Truxal Saft 20 mg/ml Rp Lösung	20 mg *Enthält 5% Alkohol* (Konservierungsmittel: Parabene)	100 ml	19,80	17,10	
ZELDOX 20 mg/ml Pulver und Lösungsmittel zur Herstellung einer Injektionslösung Rp Injektionslösung	**Ziprasidon** 20 mg	1 Stück		39,10	**Mit Einschränkung geeignet** bei Psychosen und Schizophrenien. Atypisches Neuroleptikum mit erhöhtem Risiko für schwere Herzrhythmusstörungen. Studien zur Langzeitverträglichkeit fehlen noch. → Seite 1032
ZELDOX 20 mg Hartkapseln Rp *40 mg Hartkapseln Rp* *60 mg Hartkapseln Rp* *80 mg Hartkapseln Rp* Kapseln	20 mg 40 mg 60 mg 80 mg	30 Stück 30 Stück 30 Stück 30 Stück		108,58 113,79 113,79 155,43	
ZELDOX 10 mg/ml Suspension zum Einnehmen Rp Suspension	10 mg (Konservierungsmittel: Parabene)	60 ml		61,70	
ZYPREXA VELOTAB 5 mg Schmelztabletten Rp *10 mg Schmelztabletten Rp* *15 mg Schmelztabletten Rp* *20 mg Schmelztabletten Rp* Schmelztabletten	**Olanzapin** 5 mg (Konservierungsmittel: Parabene) 10 mg (Konservierungsmittel: Parabene) 15 mg (Konservierungsmittel: Parabene) 20 mg (Konservierungsmittel: Parabene)	35 Stück 35 Stück 35 Stück 35 Stück		138,79 265,52 392,30 455,73	**Geeignet** bei Psychosen und Schizophrenien. Atypisches Neuroleptikum. Geringes Risiko für Bewegungsstörungen. → Seite 1028

Psychosen, Schizophrenien Fortsetzung

Hinweise zu den Tabellenspalten → Seite 28, zur Auswahl der Arzneimittel → Seite 23, zur Grundlage der Bewertung → Seiten 24, 27

Handelsname Darreichungsform	Zusammensetzung pro 1 ml/1 g oder wie angegeben bzw. pro abgeteilte Einheit	Kleinste Packungsgröße	Festbetrag in Euro	Packungspreis in Euro	Bewertung
Zyprexa 2,5 mg überzogene Tabletten Rp	**Olanzapin** 2,5 mg	35 Stück		109,81	**Geeignet** bei Psychosen und Schizophrenien. Atypisches Neuroleptikum. Geringes Risiko für Bewegungsstörungen. → Seite 1028
5 mg überzogene Tabletten Rp	5 mg	35 Stück		158,46	
7,5 mg überzogene Tabletten Rp	7,5 mg	70 Stück		451,08	
10 mg überzogene Tabletten Rp	10 mg	35 Stück		304,78	
15 mg überzogene Tabletten Rp	15 mg	35 Stück		451,08	
20 mg überzogene Tabletten Rp überzogene Tabletten	20 mg	35 Stück		524,39	

Aufmerksamkeitsdefizit-Hyperaktivitäts-Störung (ADHS)

Als Aufmerksamkeitsdefizit-Hyperaktivitäts-Störung (ADHS) bezeichnen Ärzte Verhaltensauffälligkeiten bei Kindern, die sich in extremer Konzentrationsschwäche, starkem Bewegungsdrang oder Impulsivität und Aggressivität ausdrücken. Nach der englischen Bezeichnung wird dieses Krankheitsbild auch als „attention deficit hyperactivity disorder" (ADHD) bezeichnet, früher sprach man vom hyperkinetischen Syndrom (HKS). ADHS ist eine der häufigsten Beeinträchtigungen der Entwicklung bei Kindern und Jugendlichen („Zappelphilipp"). Jungen sind drei- bis viermal so oft betroffen wie Mädchen.

Anzeichen und Beschwerden

Bei manchen Kindern zeigt sich ADHS schon in den ersten Lebensjahren. Sie fangen früher als gewöhnlich an zu laufen, meist schon vor dem ersten Geburtstag, lernen jedoch eher schwer und spät sprechen. Im Kindergarten- und später im Schulalter können sie kaum stillsitzen, sich im Unterricht oder beim Spiel nicht konzentrieren, sie lassen sich leicht ablenken, sind sehr vergesslich, unaufmerksam, zappelig, teilweise auch aggressiv. Meist wird ADHS erst in der Schule zum Problem, weil die Unruhe und der ungestüme Bewegungsdrang den Unterricht massiv stören. Mangelnde Aufmerksamkeit und Konzentrationsschwäche ziehen oft Lernschwierigkeiten und Sprechstörungen nach sich. Manche Kinder bleiben in ihrer körperlichen und geistigen Entwicklung zurück, obwohl sie normal begabt sind, oft sogar hoch begabt. Das auffällige Verhalten ist aber so dominant, dass es die gesamte Entwicklung des Kindes beeinflussen kann.

Als krankhaft sind diese Störungen einzustufen, wenn sie vor dem siebten Lebensjahr und nicht nur in bestimmten Umgebungen (z. B. beim Besuch bei den Großeltern) oder Situationen (Unterricht bei einem bestimmten Lehrer) auftreten, länger als sechs Monate bestehen und nicht durch spezielle Umstände (z. B. Benachteiligung gegenüber Geschwistern, Trennung der Eltern, körperliche oder seelische Gewalt) zu erklären sind.

Mit zunehmendem Alter lässt die Zappeligkeit nach, die Betroffenen bleiben oft jedoch zeitlebens sehr impulsiv und unaufmerksam. Manche sind seelisch sehr labil oder werden leicht depressiv.

Die betroffenen Kinder sind im Vergleich zu anderen im Haushalt, beim Sport und auf der Straße stärker unfallgefährdet.

Ursachen

Die Ursachen für ADHS sind weitgehend unbekannt. Möglicherweise spielen Störungen im Nervenstoffwechsel des Botenstoffs Dopamin eine Rolle. Diskutiert wird auch eine genetische Anlage.

Oft liegt die Verhaltensauffälligkeit in familiären Schwierigkeiten oder seelischer Überforderung begründet. Ähnliche Verhaltensmuster können entstehen, wenn das Kind sehr ängstlich, seelisch krank (z. B. schizophren), minderbegabt oder in seiner körperlichen und seelischen Entwicklung gestört ist oder wenn Mutter oder Vater alkoholabhängig sind und die Mutter in der Schwangerschaft viel Alkohol getrunken hat. Eine genaue Nachforschung über die möglichen Gründe ist deshalb vor Therapiebeginn unbedingt erforderlich.
Manche Ärzte betrachten ADHS als Ausdruck einer Nahrungsmittelunverträglichkeit (z. B. von Weißmehl, Zucker). Allerdings ist diese Hypothese äußerst umstritten.

Nichtmedikamentöse Maßnahmen

Als Verhaltensauffälligkeit sollte ADHS in erster Linie verhaltenstherapeutisch und pädagogisch, weniger medikamentös behandelt werden, am besten von Fachleuten der Kinderpsychiatrie oder Kinderpsychologie. Das therapeutische Konzept sollte alle Beteiligten mit einbeziehen: Kind, Eltern, Geschwister, Betreuer, Lehrer.
Vielen Kindern helfen Sport- und Bewegungstherapien, die die Eigenwahrnehmung unterstützen. Manchmal ist auch ein Hör- und Sehtraining hilfreich.
Besteht der Verdacht auf eine Nahrungsmittelunverträglichkeit, können Sie ausprobieren, ob sich der Bewegungsdrang bessert, wenn Sie dem Kind zum Beispiel Vollkorn- statt Weißmehlprodukte zu essen geben oder auf weißen Zucker ganz verzichten (also auch auf Süßigkeiten, zuckerhaltige Limonade, Kuchen, Schokolade, Instantkakao und Ähnliches) und stattdessen die Gerichte mit Honig oder Vollrohrzucker (Ursüße) süßen. Wenn sich das Verhalten nach vier Wochen nicht deutlich gebessert hat, sollten Sie die Diät abbrechen. Wenn eine echte Nahrungsmittelallergie nachgewiesen werden kann, muss das Nahrungsmittel dauerhaft vermieden werden.

Behandlung mit Medikamenten

Vor der Behandlung mit Medikamenten muss eine sorgfältige Diagnose erfolgen, da die Krankheitszeichen auch andere Ursachen haben können, wie familiäre Schwierigkeiten oder seelische Überforderung, die nicht medikamentös behandelt werden können.
Im Gespräch zwischen Eltern und Arzt muss deutlich werden, dass die Behandlung vor allem für das Kind selbst von Nutzen sein muss. Dafür ist vor allem zu fragen, wem das Verhalten des Kindes Probleme bereitet und welcher Art die Schwierigkeiten sind: Belastet das Kind seine motorische Unruhe und Unaufmerksamkeit? Leiden die Mitschüler unter seiner Aggressivität und Impulsivität? Oder beschweren sich vornehmlich die Erwachsenen über ein störendes, unangepasstes Kind? Die Entscheidung für eine medikamentöse Behandlung setzt ein sorgfältiges Abwägen der Nebenwirkungen auf der einen und der erwarteten positiven Effekte auf die Lern- und Verhaltensentwicklung des Kindes auf der anderen Seite voraus.
Medikamente einzusetzen sollte bei ADHS zudem erst dann erwogen werden, wenn pädagogische Maßnahmen sowie eine mindestens sechsmonatige Verhaltens- oder Psychotherapie allein die Beschwerden nicht ausreichend bessern konnten und zu befürchten ist, dass die Verhaltensstörung den Lebensweg des Kindes nachhaltig beeinträchtigen wird. Nur unter diesen Voraussetzungen wird der Wirkstoff Methylphenidat (→ Seite 1050) als „geeignet" bewertet. Wenig geeignet ist er jedoch, wenn das Medikament die einzige Behandlungsmaßnahme ist.
Die Therapie einer ADHS bei Kindern unter sechs Jahren sowie eine Therapie über das 18. Lebensjahr hinaus ist noch kein medizinischer Standard, ebenso wenig die Behandlung einer ADHS, die erstmalig im Erwachsenenalter diagnostiziert wurde. Es mehren sich aber die Studienergebnisse, die auf einen Nutzen von Methylphenidat bei diesen Personen hinweisen.
Atomoxetin (→ nachfolgend) ist als neuer Wirkstoff bei ADHS im Gebrauch. Es bessert zwar das Verhalten der betroffenen Kinder, doch es fehlen Studien, die ausreichend belegen, wie sich die Anwendung der Substanz über längere Zeit auswirkt. Es gibt Hinweise, dass die behandelten Kinder verstärkt Selbsttötungsgedanken entwickeln. Atomoxetin gilt daher als „mit Einschränkung geeignet".

Atomoxetin

STRATTERA

Atomoxetin verändert die Konzentration eines Nervenbotenstoffs im Gehirn. Man geht davon aus, dass sein Einfluss auf ADHS darauf beruht. Anders als Methylphendiat gehört Atomoxetin nicht zu den anregenden und euphorisierenden Substanzen.
Die therapeutische Wirksamkeit von Atomoxetin wurde im Vergleich zu einer Scheinbehandlung zwar in klinischen Studien nachgewiesen, ob es jedoch Vorteile gegenüber Methylphenidat hat,

ist bisher zweifelhaft. Es kann also allenfalls eine Behandlungsoption sein, wenn Methylphenidat nicht angewendet werden kann. Dies ist beispielsweise dann der Fall, wenn das Kind unter Tics oder Angststörungen leidet oder die Gefahr besteht, dass Methylphenidat missbräuchlich angewendet wird. Da zudem unklar ist, wie sich die Anwendung von Atomoxetin über lange Zeit auswirkt, lautet die Bewertung – unter den für dieses Anwendungsgebiet gegebenen Voraussetzungen – „mit Einschränkung geeignet".

Anwendung

Die Dosierung von Atomoxetin orientiert sich an dem Gewicht des Kindes. Die Behandlung beginnt mit einer geringen Dosis. Nach jeweils einer Woche kann die Wirkstoffmenge gesteigert werden, wenn das erforderlich ist. Die Tageshöchstdosis liegt bei 100 Milligramm Atomoxetin, die auf einmal, allenfalls in zwei Portionen eingenommen wird. Die volle Wirkung von Atomoxetin entfaltet sich erst nach zwei bis drei Wochen.

ADHS-Betroffene mit einer Leberfunktionsstörung kommen mit einer geringeren Dosierung aus.

Bei einer Behandlung über längere Zeit sollte in regelmäßigen Abständen überprüft werden, ob sich noch ein Nutzen der Therapie feststellen lässt. Außerdem müssen das Längenwachstum und die sonstige Entwicklung des Behandelten im Auge behalten werden. Bisher sind die Auswirkungen einer Langzeittherapie mit Atomoxetin auf die Kindesentwicklung noch nicht abschließend untersucht.

Die Präparate sind nur zur Behandlung von Kindern und Jugendlichen zugelassen. Bei Personen über 18 Jahren ist ihr Einsatz demnach nicht vorgesehen. Allerdings liegen bereits Studienergebnisse vor, die auch auf einen Nutzen von Atomoxetin im Erwachsenenalter hindeuten. Allgemeingültige Empfehlungen lassen sich aus diesen Ergebnissen aber noch nicht ableiten.

Achtung

Gegenanzeigen

Unter folgenden Bedingungen dürfen Kinder und Jugendliche nicht mit Atomoxetin behandelt werden:

- Es wird gleichzeitig eine Therapie mit einem MAO-Hemmer wie Tranylcypromin (bei Depressionen) durchgeführt.
- Das Kind hat ein Engwinkelglaukom (grüner Star).

Unter folgenden Bedingungen sind Nutzen und Risiken der Behandlung sorgfältig abzuwägen:

- Das Kind hat Bluthochdruck, eine Herzrhythmusstörung mit schnellem Herzschlag oder eine Erkrankung der Herzkranz- oder Hirngefäße.
- Das Kind hat zu niedrigen Blutdruck.
- Es handelt sich um ein Kind mit Epilepsie oder Krampfanfällen aus anderem Grund.

Wechselwirkungen mit Medikamenten

Wenn das Kind noch andere Medikamente einnimmt, ist zu beachten:

- Durch Medikamente wie Fluoxetin, Levomepromazin oder Paroxetin (bei Depressionen) kann Atomoxetin stärker wirken. Möglicherweise muss die Dosierung von Atomoxetin angepasst werden oder die Dosierung langsamer als sonst gesteigert werden.
- Bei der Kombination von Atomoxetin mit Medikamenten bei Depressionen, mit Neuroleptika (bei Psychosen, Schizophrenien), Mefloquin (zur Malariavorbeugung) und Tramadol (bei mäßigen Schmerzen) kann es zu Krampfanfällen kommen.
- Wenn das Kind Medikamente einnimmt, die den Blutdruck anheben sollen, und zugleich Atomoxetin sollte der Blutdruck oft kontrolliert werden.
- Imipramin, Mirtazapin und Venlafaxin (bei Depressionen) sowie schleimhautabschwellende Nasen- oder Erkältungsmittel können zusammen mit Atomoxetin ihre Wirkungen und Nebenwirkungen gegenseitig verstärken.

▶ Unbedingt beachten

MAO-Hemmer wie Tranylcypromin (bei Depressionen) lassen in Kombination mit Atomoxetin den Blutdruck gefährlich stark ansteigen und erhöhen das Risiko für innere Blutungen und Organschäden. Deshalb müssen MAO-Hemmer seit zwei Wochen abgesetzt sein, bevor Atomoxetin angewendet werden darf. Umgekehrt darf auch mindestens zwei Wochen lang kein Atomoxetin eingenommen worden sein, bevor die Behandlung mit einem MAO-Hemmer beginnen kann.

Zusammen mit bronchienerweiternden Asthmamitteln kann das Risiko für unerwünschte Wirkungen am Herzen ansteigen. Regelmäßige EKG-Kontrollen können das aufdecken.

Atomoxetin kann in Kombination mit bestimmten Mitteln bei Herzrhythmusstörungen, Mefloquin (zur Malariavorbeugung), Pimozid und Sertindol (beide bei Psychosen, Schizophrenien), Sparfloxazin, Gatifloxazin, Moxifloxazin (alle bei Infektionen) oder Dolasetron (bei Übelkeit, Erbrechen) zu Herzrhythmusstörungen vom Typ Torsades de pointes führen. Näheres hierzu finden Sie unter „Mittel bei Herzrhythmusstörungen: verstärkte Wirkung" (→ Seite 12).

UNERWÜNSCHTE WIRKUNGEN

▶ **Keine Maßnahmen erforderlich**

Vor allem zu Beginn der Behandlung treten bei etwa 10 von 100 Behandelten Übelkeit und Erbrechen sowie verminderter Appetit auf. Manchmal nahmen die Kinder dadurch ab. In aller Regel lassen diese Symptome im Laufe der Behandlung nach.

Mehr als 1 von 100 Kindern wird müde.

▶ **Muss beobachtet werden**

Der Blutdruck kann absinken, sodass sich das Kind benommen und schwindelig (→ Seite 15) fühlt. Wenn es sich schnell erhebt, kam ihm schwarz vor Augen werden.

Herzrasen und ein veränderter Herzrhythmus (→ Seite 16), die mit vermehrtem Schwitzen einhergehen, kommen selten vor. Von diesen Veränderungen sollten Sie einen Arzt in Kenntnis setzen. Möglicherweise macht er dann ein EKG.

Wenn die Haut sich verstärkt rötet und juckt, reagiert das Kind vermutlich allergisch auf Atomoxetin. Bei solchen Hauterscheinungen (→ Seite 14) sollten Sie einen Arzt aufsuchen.

Das Mittel kann die Leber (→ Seite 15) schädigen. Treten Übelkeit und Erbrechen und dunkel gefärbter Urin auf und ist der Stuhl auffallend hell, sollten Sie sich an einen Arzt wenden.

Manche Kinder reagieren bei der Behandlung mit Atomoxetin aggressiv und feindselig, manche depressiv. Bei deutlichen Gefühlsschwankungen, zunehmender Aggressivität und Erregung sollten Sie ärztliche Hilfe suchen.

1 von 200 behandelten Kindern berichtete, dass sich bei ihm Gedanken an eine Selbsttötung verstärkten. Wenn Sie den Verdacht hegen, dass das auch bei Ihrem Kind der Fall sein könnte, sollten Sie dringend einen Arzt zurate ziehen.

▶ **Sofort zum Arzt**

Das Mittel kann die Leber (→ Seite 15) schwer schädigen und eine Gelbsucht hervorrufen. Wenn sich die Haut gelb färbt und zusätzlich starker Juckreiz am ganzen Körper auftritt, sollten Sie sofort einen Arzt aufsuchen.

Es können Krampfanfälle auftreten. Sie sind allerdings selten und treffen vornehmlich diejenigen, die schon früher welche hatten.

Das Unterhautfettgewebe vor allem im Bereich des Gesichts, der Lippen oder der Zunge kann anschwellen, begleitet von Atemnot und Erstickungsanfällen (Quincke-Ödem oder angioneurotisches Ödem). Dann müssen Sie die Anwendung sofort abbrechen und unverzüglich den Notarzt (Telefon 112) rufen. Es kann sich um eine lebensbedrohliche Allergie (→ Seite 14) handeln.

HINWEISE

Für Kinder unter 14 Jahren

Für Kinder unter sechs Jahren ist Atomoxetin nicht gedacht.

Für Schwangerschaft und Stillzeit

Während der Schwangerschaft und Stillzeit sollte Atomoxetin nicht eingenommen werden.

Methylphenidat

CONCERTA, Equasym, Medikinet, Ritalin

Methylphenidat ist eine stimulierende Substanz, die auch aufputschend wirken kann. Bei Kindern und Jugendlichen schwächt es jedoch den Bewegungsdrang ab. Die Substanz bewirkt im Gehirn einen Anstieg der Nervenbotenstoffe Dopamin, Noradrenalin und Serotonin. Damit bessern sich die Aufnahme- und Konzentrationsfähigkeit, die Bewegungen werden ausgeglichener.

Eine sorgfältige Diagnose vorausgesetzt, profitieren viele Kinder mit sehr ausgeprägter ADHS von einer Behandlung mit Methylphenidat, wenn diese in Kombination mit pädagogischen Maßnahmen, Verhaltenstherapie oder Psychotherapie durchgeführt wird. In kontrollierten Studien hat sich gezeigt, dass der Arzneistoff unter diesen Bedingungen wirksamer ist als eine Scheinbehandlung (Plazebo). Die Kinder können sich eher konzentrieren, lernen leichter und können besser mit Gleichaltrigen umgehen.

Methylphenidat unterliegt dem Betäubungsmittelgesetz. Während es bei Erwachsenen relativ rasch zur Abhängigkeit führt, ist dies bei Kindern bislang nicht beobachtet worden. Es besteht aber die Gefahr, dass das Kind selbst, seine Geschwister oder Mitschüler mit dem Mittel dealen. Die Eltern sollten die Tabletten deshalb sorgfältig unter Verschluss halten und ausschließlich selbst dem Kind einzeln verabreichen.

Den Wirkstoff Methylphenidat (*Medikinet*) gibt es inzwischen auch in Form von preisgünstigen Generika.

Anwendung

Von Methylphenidat gibt es Zubereitungen, die den Wirkstoff sofort nach der Einnahme freisetzen, und solche, die den Wirkstoff verzögert (retardiert) abgeben. Wenn es als ausreichend angesehen wird, dass das Kind die medikamentöse Unterstützung nur für drei bis vier Stunden am Tag benötigt, genügt eine kurz wirkende Zubereitung. Soll das Mittel den ganzen Tag wirken, sind eher retardierte Präparate angebracht.

Begonnen wird mit einer niedrigen Dosis (z. B. 5 Milligramm täglich), die dann in wöchentlichen Schritten auf die Menge gesteigert wird, bei der sich die Beschwerden merklich bessern. Eine Steigerung über 20 bis 30 Milligramm pro Tag hinaus verbessert den Therapieerfolg nur selten. Mehr als 60 Milligramm Methylphenidat pro Tag sollten Kinder oder Jugendliche auf keinen Fall einnehmen.

Tabletten, die den Wirkstoff nicht verzögert freisetzen, werden gleichmäßig über den Tag verteilt geschluckt, allerdings nicht später als 16 Uhr, um Einschlafstörungen zu vermeiden. Eventuell ist es sinnvoll, vormittags die Menge zu erhöhen und gegen Abend zu verringern.

Retardpräparate, wie zum Beispiel *CONCERTA*, *Medikinet retard* und *Equasym retard* ermöglichen eine einmalige Einnahme am Morgen, sodass das Kind oder der Jugendliche in der Schule nichts einnehmen muss. Wenn zunächst gewöhnliche Tabletten eingenommen wurden und dann auf ein Retardpräparat umgestellt werden soll, muss die Dosierung angepasst werden.

Die Behandlungsdauer hängt davon ab, wie das Kind auf das Medikament anspricht. Dosierung und Einnahmenotwendigkeit sollten vom Kinder- und Jugendpsychiater in etwa halbjährlichem Abstand überprüft werden. Um Wachstumsverzögerungen zu vermeiden, sollte das Medikament immer wieder mehrere Monate lang ausgesetzt werden. Dabei lässt sich auch kontrollieren, ob es überhaupt noch notwendig ist.

Achtung

Das Mittel sollte nicht von heute auf morgen abgesetzt werden, weil der Körper darauf überschießend reagieren kann (Rebound-Phänomen): Es entstehen Heißhungerattacken, Depressionen bis hin zur Gefahr der Selbsttötung sowie psychotische Reaktionen (z. B. Wahnvorstellungen).

Gegenanzeigen

Unter folgenden Bedingungen dürfen Kinder und Jugendliche nicht mit Methylphenidat behandelt werden:

- Es ist unter sechs Jahre alt.
- Es hat schwere Angstzustände.
- Es ist schwer depressiv.
- Das Kind wird mit einem Wirkstoff aus der Gruppe der MAO-Hemmer wie Tranylcypromin (bei Depressionen) behandelt.
- Es ist magersüchtig oder war bereits einmal von Alkohol oder Medikamenten abhängig.
- Es hat Schizophrenie.
- Es hat zu hohen Blutdruck oder eine schwere Herzerkrankung wie Angina Pectoris oder Herzrhythmusstörungen.
- Es hat eine Schilddrüsenüberfunktion.
- Das Kind hat ein Engwinkelglaukom (grüner Star).

Wechselwirkungen mit Medikamenten

Wenn das Kind noch andere Medikamente einnimmt, ist zu beachten, dass Methylphenidat die Wirkung von vielen Psychopharmaka (bei Angststörungen) sowie von Medikamenten gegen Epilepsien und hohen Blutdruck abschwächt.

▶ **Unbedingt beachten**

MAO-Hemmer wie Tranylcypromin (bei Depressionen) und Methylphenidat dürfen nicht gemeinsam angewendet werden, weil sonst der Blutdruck gefährlich stark ansteigt und sich das Risiko für innere Blutungen und Organschäden erhöht. MAO-Hemmer müssen zwei Wochen lang abgesetzt sein, bevor eine Therapie mit Methylphenidat beginnen kann.

Unerwünschte Wirkungen

Die folgenden Wirkungen sind zwar unbedenklich, können aber sehr belastend sein: Einschlafstörungen – vor allem bei Retardzubereitungen –, Appetitlosigkeit, Übelkeit, Gewichtsabnahme, Weinerlichkeit.

▶ **Keine Maßnahmen erforderlich**

Mehr als 10 von 100 Kindern werden – vorwiegend zu Beginn der Therapie – schlaflos, reizbar und appetitlos. Sie bekommen Magenbeschwerden, Schwindel und Kopfschmerzen. Gegebenenfalls sollte dann die Dosis verringert oder das Mittel nicht am Abend gegeben werden.

▶ **Muss beobachtet werden**

Bei 1 bis 10 von 100 steigen Puls und Blutdruck. Bewegungsstörungen („Tics", z. B. Haarezupfen, Zungenschnalzen) kommen selten vor, sollten aber ein Grund sein, den Arzt aufzusuchen. Das gilt auch für Fieber, das bei 1 bis 10 von 100 Kindern vorkommt.

Wenn das Kind nicht altersentsprechend wächst, sollten Sie ebenfalls mit dem Arzt sprechen. Wachstumsverzögerungen kommen bei 1 von 1 000 Kindern vor. Eventuell muss die Behandlung unterbrochen werden.

Wenn an Wochenenden oder während der Ferien mit der Arzneimitteleinnahme pausiert wird, können bei Jungen, die vorher eine hoch dosierte Retardzubereitung eingenommen haben, gelegentlich langanhaltende, schmerzhafte Erektionen (Priapismus) auftreten. Bei einem solchen Ereignis muss unbedingt ein Arzt aufgesucht werden.

Hinweise

Zur Verkehrstüchtigkeit

Methylphenidat kann die Aufmerksamkeit und Reaktionsfähigkeit verändern und die Selbsteinschätzung trüben. Deshalb sollten die Eltern zusammen mit einem Sportpädagogen die „Sport-, Fahrrad- und Verkehrstauglichkeit" des Kindes beurteilen.

ADHS

Handelsname Darreichungsform	Zusammensetzung pro 1 ml/1 g oder wie angegeben bzw. pro abgeteilte Einheit	Kleinste Packungsgröße	Festbetrag in Euro	Packungspreis in Euro	Bewertung
CONCERTA 18 mg Retardtabletten BTM	**Methylphenidat-hydrochlorid** 18 mg	30 Stück		74,16	**Geeignet** zur Behandlung der sicher diagnostizierten ADHS in Kombination mit pädagogischen sowie psycho- und sozialtherapeutischen Maßnahmen, die die Bezugspersonen einschließen. **Wenig geeignet** bei ADHS als alleinige Maßnahme. → Seite 1050
36 mg Retardtabletten BTM	36 mg	30 Stück		90,37	
54 mg Retardtabletten BTM Retardtabletten	54 mg	30 Stück		126,06	
Equasym Retard 10 mg BTM	**Methylphenidat-hydrochlorid** 10 mg	30 Stück		34,82	**Geeignet** zur Behandlung der sicher diagnostizierten ADHS in Kombination mit pädagogischen sowie psycho- und sozialtherapeutischen Maßnahmen, die die Bezugspersonen einschließen. **Wenig geeignet** bei ADHS als alleinige Maßnahme. → Seite 1050
Retard 20 mg BTM	20 mg	30 Stück		56,41	
Retard 30 mg BTM Kapseln	30 mg	30 Stück		80,97	
Equasym 5 mg Tabletten BTM	5 mg	20 Stück		13,85	
10 mg Tabletten BTM	10 mg	20 Stück		15,71	
20 mg Tabletten BTM Tabletten	20 mg	20 Stück		20,65	
Medikinet retard 10 mg BTM	**Methylphenidat-hydrochlorid** 10 mg	50 Stück		48,42	**Geeignet** zur Behandlung der sicher diagnostizierten ADHS in Kombination mit pädagogischen sowie psycho- und sozialtherapeutischen Maßnahmen, die die Bezugspersonen einschließen. **Wenig geeignet** bei ADHS als alleinige Maßnahme. → Seite 1050
retard 20 mg BTM	20 mg	50 Stück		87,23	
retard 30 mg BTM	30 mg	50 Stück		126,01	
retard 40 mg BTM Retardkapseln	40 mg	50 Stück		164,82	
Medikinet 5 mg BTM	5 mg	20 Stück		13,85	
10 mg BTM	10 mg	20 Stück		15,71	
20 mg BTM Tabletten	20 mg	50 Stück		36,51	
Ritalin BTM Tabletten	**Methylphenidat-hydrochlorid** 10 mg	20 Stück		16,54	**Geeignet** zur Behandlung der sicher diagnostizierten ADHS in Kombination mit pädagogischen sowie psycho- und sozialtherapeutischen Maßnahmen, die die Bezugspersonen einschließen. **Wenig geeignet** bei ADHS als alleinige Maßnahme. → Seite 1050

Hinweise zu den Tabellenspalten → Seite 28, zur Auswahl der Arzneimittel → Seite 23, zur Grundlage der Bewertung → Seiten 24, 27

ADHS Fortsetzung

Handelsname Darreichungsform	Zusammensetzung pro 1 ml/1 g oder wie angegeben bzw. pro abgeteilte Einheit	Kleinste Packungsgröße	Festbetrag in Euro	Packungspreis in Euro	Bewertung
STRATTERA 10 mg Hartkapseln Rp	**Atomoxetin** 10 mg	7 Stück		35,34	**Mit Einschränkung geeignet** zur Behandlung der sicher diagnostizierten ADHS in Kombination mit pädagogischen sowie psycho- und sozialtherapeutischen Maßnahmen, die die Bezugspersonen einschließen. Die Auswirkungen der Behandlung über lange Zeit sind noch nicht ausreichend untersucht. **Wenig geeignet** bei ADHS als alleinige Maßnahme. → Seite 1048
18 mg Hartkapseln Rp	18 mg	7 Stück		35,34	
25 mg Hartkapseln Rp	25 mg	7 Stück		35,34	
40 mg Hartkapseln Rp	40 mg	7 Stück		35,34	
60 mg Hartkapseln Rp	60 mg	28 Stück		111,49	
Kapseln					

Hinweise zu den Tabellenspalten → Seite 28, zur Auswahl der Arzneimittel → Seite 23, zur Grundlage der Bewertung → Seiten 24, 27

Bettnässen

In der Medizin spricht man von Einnässen (Enuresis), wenn ein Kind, das älter ist als fünf Jahre, öfter als zweimal im Monat tagsüber oder nachts unabsichtlich Urin verliert, ohne dass es dafür organische Ursachen gibt. Der Mehrzahl der Kinder passiert dieses Malheur im Schlaf. Daher spricht man auch von Bettnässen oder medizinisch Enuresis nocturna.

Ein Kind, das unabsichtlich ins Bett macht, ist zweifelsohne eine Belastung für die gesamte Familie: Für die Eltern, die ihr eigentlich schon „großes" Kind in der Nacht umziehen und in ein trockenes Bett schaffen müssen, für die Geschwister, deren Schlaf ebenfalls gestört wird, und natürlich für das betroffene Kind selbst. Viele Familien müssen mit dieser schwierigen Situation fertigwerden, denn jedem fünften Kind im Alter von fünf Jahren passiert gelegentlich ein solches Missgeschick. Je älter das Kind aber wird, desto mehr reifen seine Körperfunktionen heran und desto seltener wird nachts das Bett noch nass. Im Alter von elf Jahren nässen etwa 5 von 100 Kindern zeitweise noch einmal ein.

Anzeichen und Beschwerden

Bis zum Schulalter haben die meisten Kinder gelernt, ihre Blasenfunktion sowohl tagsüber als auch nachts so zu kontrollieren, dass Unterwäsche und Bett trocken bleiben. Bei denjenigen, denen das noch nicht immer gelingt, hapert es vornehmlich nachts mit der Blasenkontrolle.

Ursachen

Bei einem größeren Kind, das ungewollt Urin verliert, sind die Nervenfunktionen, die für die Blasenkontrolle notwendig sind, noch nicht ausgereift. Es braucht Zeit, um diese Entwicklung abzuschließen. Auch familiäre Gemeinsamkeiten scheint es beim Bettnässen zu geben: Kinder, deren Eltern oder Großeltern bereits mit Bettnässen zu kämpfen hatten, entwickeln diese Problematik häufiger.

Bei manchen Kindern erklärt sich das Einnässen damit, dass die Blase nur ein geringes Volumen fasst, bei anderen produzieren die Nieren vermehrt Urin. Manchmal ist auch der Tag-Nacht-Rhythmus noch undeutlich ausgeprägt, in dem das Hormon produziert wird, das an der Regulierung der Flüssigkeitsausscheidung beteiligt ist.

Kaffee und Tee wirken harntreibend und können zum Bettnässen beitragen. Wie viel das Kind im Verlauf des Tages trinkt oder wie tief es schläft, spielen hingegen keine Rolle.

Medizinisch muss abgeklärt werden, ob das einnässende Kind Diabetes hat, Fehlbildungen im Harntrakt oder eine Harnweginfektion. Diese Erkrankungen können Bettnässen begünstigen.

Bei 15 von 100 Kindern mit Bettnässen lassen sich Anzeichen für eine psychische Erkrankung feststellen.

Nichtmedikamentöse Maßnahmen

Eltern sollten sich bewusst sein, dass ihr Kind sie nicht ärgern will oder ungezogen ist, sondern selbst unter dem Bettnässen leidet. Möglicherweise schämt

es sich sogar so, dass es selbst auf Übernachtungen bei Freunden oder Klassenfahrten verzichtet. Verständnis, Motivation und das sichere Vertrauen, dass sich das alles geben wird, helfen dem Kind am ehesten. Es braucht Lob für seine Fortschritte, die es beispielsweise anhand eines Tagebuchs oder Kalenders nachvollziehen kann. Auch sollte ihm beispielsweise das Wechseln der Bettwäsche übertragen werden, sobald es dafür groß genug ist – nicht als Strafe, sondern als Eigenverantwortung für seine Belange.
Die tägliche Trinkmenge zu begrenzen und das Kind nachts zu wecken, damit es auf die Toilette geht, ist eher kontraproduktiv als hilfreich.
Bei Kindern, die den festen Willen haben, trocken zu werden, und die darin von ihren Eltern unterstützt werden, sind Alarmsysteme wie Klingelhosen oder -matratzen sehr erfolgreich. Diese Geräte lassen einen Klingelton hören, sobald eindringender Urin einen schwachen Stromkreis schließt. Der Ton weckt das Kind, sodass es zur Toilette gehen kann. Im Laufe der Zeit lernt das Kind aufzuwachen, bevor der erste Tropfen Urin das Gerät erreicht. Wenn das Kind 14 Nächte im Bett verbracht hat, ohne dass sich das Gerät gemeldet hat, kann das Alarmsystem entfernt werden. Bei manchen Kindern dauert das zwar mehrere Monate, doch die Ausdauer lohnt sich: Etwa die Hälfte der Kinder bleibt dauerhaft trocken. Nach einer Behandlung mit Medikamenten sind es demgegenüber nur etwa ein Fünftel, und selbst bei denen verliert sich der Effekt oft wieder, wenn das Arzneimittel abgesetzt wird.

Behandlung mit Medikamenten

Desmopressin (→ nebenstehend) wirkt wie das Hormon, das im Körper an der Regulierung der Flüssigkeitsausscheidung beteiligt ist. Der Wirkstoff kann die Episoden nächtlichen Einnässens verringern, ist aber weniger effektiv als Alarmsysteme. Er gilt daher als „mit Einschränkung geeignet". Trizyklische Antidepressiva (→ Seite 1055) erreichen dasselbe, wirken aber nicht besser als Desmopressin. Sie können hingegen bedeutende unerwünschte Wirkungen hervorrufen. Auch für sie gilt das Urteil „mit Einschränkung geeignet". Sie kommen aber erst infrage, wenn Desmopressin nicht eingesetzt werden kann oder nicht ausreichend gewirkt hat.
Mit Medikamenten soll Bettnässen allenfalls drei Monate lang behandelt werden. Dann ist zu prüfen, ob das Kind nicht auch ohne sie trocken bleibt. Ferner ist denkbar, das Arzneimittel nur in besonderen Situationen einzusetzen, wenn das Kind ein versehentlich nasses Bett unbedingt vermeiden will.

■

Desmopressin

Minirin, Nocutil

Das von einer Drüse im Gehirn gebildete Hormon Vasopressin wird auch als antidiuretisches Hormon (ADH) bezeichnet, weil es dafür sorgt, dass der Körper den Urin stärker konzentriert und damit insgesamt weniger Urin ausscheidet. Der Arzneistoff Desmopressin wirkt wie dieses Hormon.
Die therapeutische Wirksamkeit von Desmopressin bei Bettnässen ist nachgewiesen. Solange die Substanz eingenommen wird, gibt es weniger dieser unangenehmen Ereignisse. 2 von 10 behandelten Kindern bleiben 14 Tage lang trocken. Wird das Mittel abgesetzt, verliert sich bei vielen Kindern der Therapieerfolg aber wieder. Da das Medikament Nebenwirkungen aufweist und die Alarmsysteme eindeutig erfolgreicher sind, lautet die Bewertung „mit Einschränkung geeignet".
Eine Zeit lang wurde Desmopressin zur Behandlung von Bettnässen vornehmlich als Nasentropfen oder -spray eingesetzt. Neuere Untersuchungen zeigen jedoch, dass bei dieser Anwendungsform Nebenwirkungen, die insgesamt zwar selten, dafür aber bedrohlich sind, dreimal häufiger auftreten als bei der Behandlung mit Tabletten. Daher sollen die Nasentropfen und -sprays bei Bettnässen nicht mehr verwendet werden. Für andere Anwendungsgebiete bleiben sie aber verwendbar.

ANWENDUNG

Die Behandlung beginnt mit einer geringen Dosierung, die im Verlauf von bis zu vier Wochen gesteigert werden kann. Das Medikament wird vor dem Zubettgehen angewendet.
Um Störungen im Salz- und Wasserhaushalt vorzubeugen, muss die Flüssigkeitsaufnahme ab einer Stunde vor der Anwendung von Desmopressin bis acht Stunden danach so gering wie möglich gehalten werden. Die Betroffenen sollten nur trinken, wenn sie Durst verspüren.
Nach drei Monaten sollte das Medikament für eine Woche abgesetzt werden, um festzustellen, ob seine Anwendung noch notwendig ist.

ACHTUNG

Das Kind darf nicht übermäßig viel Flüssigkeit aufnehmen – auch nicht versehentlich zum Beispiel bei Schwimmversuchen –, weil der Körper durch die Medikamentenwirkung überschüssige Flüssigkeit nicht ausscheiden kann. Schlimmstenfalls droht ein Hirnödem mit Krampfanfällen. In der umgekehrten Situation, wenn das Kind bei Durchfall oder Erbrechen viel Flüssigkeit verliert, muss mit der Behandlung ausgesetzt werden, bis sich der Flüssigkeitshaushalt wieder normalisiert hat.

Gegenanzeigen

Unter folgenden Bedingungen darf das Kind nicht mit Desmopressin behandelt werden:

- Sein Durstempfinden ist übersteigert.
- Es hat eine Erkrankung, bei der die Blutgerinnung gestört ist (Willebrand-Jürgens-Syndrom).
- Der Körper des Kindes gibt eine unangemessene Menge Vasopressin ab. Dabei enthält das Blut zu wenig Natrium und der Körper hält Wasser zurück.
- Es liegt eine Herzschwäche vor oder andere Erkrankungen, die mit entwässernden Medikamenten (Diuretika) behandelt werden.

Bei Kindern mit koronarer Herzkrankheit, Bluthochdruck oder einem gestörten Flüssigkeits- und Salzhaushalt muss der Arzt Nutzen und Risiken einer Anwendung von Desmopressin besonders sorgfältig abwägen.

Wechselwirkungen mit Medikamenten

Wenn das Kind noch mit anderen Medikamenten behandelt wird, ist zu beachten, dass nichtsteroidale Antirheumatika (NSAR, bei Schmerzen, rheumatischen Erkrankungen), Carbamazepin und Oxcarbazepin (bei Epilepsien) und verschiedene Medikamente bei Depressionen die Ausschüttung des körpereigenen Hormons Vasopressin anregen. Dann können vermehrt Nebenwirkungen auftreten und sie können heftiger ausfallen.

Unerwünschte Wirkungen

▶ **Keine Maßnahmen erforderlich**

Bei bis zu 10 von 100 Kindern können sich Übelkeit, Erbrechen und Kopfschmerzen einstellen.

▶ **Muss beobachtet werden**

Desmopressin kann den Salz- und Wasserhaushalt des Körpers stören. Dann kann sich in den Geweben Wasser ansammeln (Ödeme). Dadurch nimmt das Kind deutlich an Gewicht zu, der Blutdruck kann ansteigen und es können stärkere Kopfschmerzen und Übelkeit auftreten. Dann sollten Sie mit dem Kind zum Arzt gehen. Möglicherweise ist die Desmopressin-Dosierung zu hoch.

Wenn die Haut sich rötet und juckt, reagiert das Kind vermutlich allergisch auf das Mittel. Das ist bei weniger als 1 von 10 000 Kindern zu erwarten. Bei solchen Hauterscheinungen (→ Seite 14) sollten Sie einen Arzt aufsuchen.

▶ **Sofort zum Arzt**

Wasseransammlungen im Gehirn können Krampfanfälle verursachen. Wenn das Kind einen epileptischen Anfall erleidet, müssen Sie sofort einen Arzt aufsuchen.

■ Trizyklische Antidepressiva

Clomipramin

Anafranil

Imipramin

Imipramin-neuraxpharm, Tofranil

Die beiden Wirkstoffe Clomipramin und Imipramin werden bei Bettnässen schon länger eingesetzt. Ihr Wirkmechanismus ist aber noch ungeklärt. Beide Wirkstoffe gehören zur Gruppe der trizyklischen Antidepressiva und sind „klassische" Medikamente bei Depressionen.

Die therapeutische Wirksamkeit beider Substanzen ist nachgewiesen, für Imipramin noch besser als für Clomipramin. Bei der Behandlung mit einem der beiden Medikamente gelingt es etwa einem Fünftel der Kinder, trocken zu werden. Doch verliert sich der Effekt nach dem Ende der Therapie meist wieder.

Da Alarmsysteme erheblich bessere und dauerhaftere Resultate erzielen und die Antidepressiva zudem mit einer Reihe unerwünschter Wirkungen belastet sind, werden sie als „mit Einschränkung geeignet" beurteilt. Wird dennoch eine Behandlung mit Medikamenten bevorzugt, sollten Clomipramin und Imipramin nur eingesetzt werden, wenn Desmopressin nicht angewendet werden kann.

Anwendung

Die Wirkstoffe werden nach Maßgabe des Arztes dosiert. Ist das Kind mehrere Nächte trocken geblieben, wird die Dosierung so weit abgesenkt, wie es eben möglich ist.

Die Tabletten sollen in der Regel am Abend eingenommen werden. Nässt das Kind früh in der Nacht ein, werden die Mittel am Nachmittag verabreicht.

Spätestens nach drei Monaten sollte das Medikament für eine Woche abgesetzt werden, um festzustellen, ob seine Anwendung noch notwendig ist. Dabei sollte die Wirkstoffmenge von Tag zu Tag verringert werden. Bei abruptem Absetzen muss mit Unruhe, Schweißausbrüchen, Übelkeit, Erbrechen und Schlafstörungen gerechnet werden.

Achtung

Gegenanzeigen

Unter folgenden Bedingungen darf das Kind mit diesen Medikamenten nicht behandelt werden oder nur, wenn der Arzt Nutzen und Risiken sorgfältig abgewogen hat:

- Die Erregungsleitung des Herzens ist erheblich gestört oder die Herzleistung ist vermindert (Herzinsuffizienz).
- Das Kind hat eine schwere Leber- oder Nierenfunktionsstörung.
- Beim Kind besteht eine erhöhte Krampfbereitschaft, beispielsweise bei Epilepsie.

Folgende Bedingungen gelten für Kinder zwar auch, werden aber bei ihnen aber nur selten vorliegen: Blasenentleerungsstörungen, unbehandeltes Engwinkelglaukom (grüner Star), verengter Übergang vom Magen zum Darm (Pylorusstenose), Blutbildungsstörung und die gleichzeitige Behandlung mit MAO-Hemmern wie Tranylcypromin (bei Depressionen).

Wechselwirkungen mit Medikamenten

Wenn das Kind noch andere Medikamente bekommt, ist zu beachten:

- Beruhigungsmittel (z. B. Benzodiazepine) und diese Medikamente bei Bettnässen verstärken gegenseitig ihre dämpfende Wirkung.
- Clomipramin und Imipramin verstärken die Wirkung der meisten blutdrucksenkenden Medikamente erheblich, ausgenommen die von Clonidin und Guanethidin. Bei ihnen wird die Wirkung abgeschwächt.
- Die Wirkstoffe können die Wirkung von Arzneistoffen wie Adrenalin (als Notfallmedikament bei Allergien), Isoprenalin (bei Asthma) und Phenylephrin (bei Augenreizungen, Schnupfen, in Erkältungsmitteln) auf das Herz verstärken.
- Durch Methylphenidat (bei ADHS) können die Medikamente bei Bettnässen stärker wirken. Eventuell müssen sie dann geringer dosiert werden.

▶ **Unbedingt beachten**

Die gleichzeitige Anwendung dieser Medikamente mit MAO-Hemmern (bei Depressionen) birgt das Risiko eines lebensbedrohlichen Serotonin-Syndroms mit Erregungszuständen, Bewusstseinstrübung, Muskelzittern und -zucken und Blutdruckabfall.

Diese Medikamente können die Wirkung bestimmer Arzneimittel bei Herzryhthmusstörungen, wie Chinidin und Amiodaron, verstärken und bedrohliche Herzrhythmusstörungen auslösen. Näheres hierzu finden Sie unter „Mittel bei Herzrhythmusstörungen: verstärkte Wirkung" (→ Seite 12).

Clomipramin und Imipramin können die Wirkung der gerinnungshemmenden Mittel Phenprocoumon und Warfarin verstärken, die bei erhöhter Thrombosegefahr als Tabletten eingenommen werden. Näheres hierzu finden Sie unter „Mittel zur Blutverdünnung: verstärkte Wirkung" (→ Seite 11).

Unerwünschte Wirkungen

Die Häufigkeit für die im Folgenden genannten unerwünschten Wirtungen sind bei der Anwendung bei Erwachsenen beobachtet worden. Bei Kindern treten sie möglicherweise seltener auf.

▶ **Keine Maßnahmen erforderlich**

1 bis 10 von 100 Kindern empfinden sich als „ausgedörrt". Sie haben einen trockenen Mund. Die Nase fühlt sich verstopft an, sie sind ständig durstig. Außerdem können Geschmacksstörungen auftreten.

Manche Kinder sehen in der Nähe schlechter, weil sich die Augen nicht mehr so gut den unterschiedlichen Sehabständen anpassen, und sie reagieren empfindlich auf Blendung.

Verstopfung kann sich einstellen.

Steigender Appetit und Gewichtszunahme können problematisch werden. Bei Clomipramin trifft das zu Beginn der Behandlung für mehr als 1 von 10 Kindern zu. Im Verlauf der Behandlung ist es nur noch etwa 1 von 100.

Es kann Hautausschlag auftreten.

Clomipramin: Vor allem zu Beginn der Behandlung kann innere Unruhe mehr als 1 von 10 Betroffenen beeinträchtigen. Später ist es nur noch 1 von 100.

▶ **Muss beobachtet werden**

Der Blutdruck kann absinken. Allerdings geschieht das nur selten. Dann treten Schwindel (→ Seite 15), Benommenheit und Müdigkeit auf. Wenn das Kind zu schnell aufsteht, kann ihm schwarz vor Augen werden.

Wenn das Kind grippeartige Beschwerden hat, sich längere Zeit abgeschlagen und müde fühlt und Halsschmerzen und Fieber auftreten, kann das auf einer Blutbildungsstörung (→ Seite 15) beruhen, die bedrohlich werden kann. Sie müssen dann umgehend beim Arzt das Blutbild des Kindes kontrollieren lassen.

Der Blutdruck kann sich gefährlich verändern.

Die Leberfunktion (→ Seite 15) kann so gestört sein, dass sich die Gallenflüssigkeit staut (cholestatische Hepatose). Treten Übelkeit, Erbrechen und/oder dunkel gefärbter Urin auf und ist der Stuhl auffallend hell, sollten Sie mit dem Kind zum Arzt gehen.

► **Sofort zum Arzt**

Bei weniger als 1 von 1 000 Personen können sich einige der genannten unerwünschten Wirkungen bedrohlich verschlimmern. Es sollte rasch ein Arzt verständigt werden, wenn ein Krampfanfall auftritt, der Behandelte ohnmächtig geworden ist, weil der Blutdruck zu sehr abgesunken ist, und das Kind kein Wasser mehr lassen kann. Sofortiges ärztliches Eingreifen ist auch bei einem akuten Glaukomanfall erforderlich. Dabei kann das Kammerwasser des Auges nicht mehr abfließen, sodass der Augeninnendruck stark ansteigt. Auch bei einem Darmverschluss (paralytischer Ileus) infolge einer Darmlähmung ist sofort ärztliche Hilfe notwendig.

Selten kommt es zu schweren allergischen Reaktionen. Wenn sich ein stark juckender Hautausschlag mit Bläschen bildet und zusätzlich Herzrasen, Atemnot und Schwäche sowie Schwindel auftreten, müssen Sie unverzüglich den Notarzt rufen (Telefon 112), weil es sich um eine lebensgefährliche Allergie (→ Seite 14) handeln kann.

HINWEISE

Für Kinder unter 14 Jahren

Es gibt keine Erfahrungen mit der Anwendung bei Kindern unter fünf Jahren. Sie sollten mit diesen Medikamenten nicht behandelt werden.

Zur Verkehrstüchtigkeit

Aufgrund der unerwünschten Wirkungen können die Mittel die Reaktionsfähigkeit dämpfen, vor allem zu Beginn der Behandlung. Unter Umständen ist dann die Fähigkeit des Kindes eingeschränkt, am Straßenverkehr teilzunehmen, Maschinen zu bedienen und bestimmte Sportarten zu betreiben.

Bettnässen

Handelsname Darreichungsform	Zusammensetzung pro 1 ml/1 g oder wie angegeben bzw. pro abgeteilte Einheit	Kleinste Packungsgröße	Festbetrag in Euro	Packungspreis in Euro	Bewertung
Anafranil 10 mg Rp *25 mg Rp* Dragees	Clomipramin-hydrochlorid 10 mg 25 mg	20 Stück 20 Stück	11,39 13,21	11,22 12,85	**Mit Einschränkung geeignet** bei Bettnässen zur kurzzeitigen Anwendung, wenn Desmopressin nicht infrage kommt. In der Regel verliert sich ein Therapieerfolg nach Absetzen des Mittels wieder. Nichtmedikamentöse Maßnahmen sind vorzuziehen. → Seite 1055
Imipramin-neuraxpharm 10 mg Rp *25 mg Rp* Filmtabletten	Imipramin-hydrochlorid 10 mg 25 mg	20 Stück 20 Stück	11,39 13,21	11,39 13,02	**Mit Einschränkung geeignet** bei Bettnässen zur kurzzeitigen Anwendung, wenn Desmopressin nicht infrage kommt. In der Regel verliert sich ein Therapieerfolg nach Absetzen des Mittels wieder. Nichtmedikamentöse Maßnahmen sind vorzuziehen. → Seite 1055
Minirin 0,1 mg Tabletten Rp *0,2 mg Tabletten Rp* Tabletten	Desmopressinazetat 0,1 mg 0,2 mg	30 Stück 30 Stück		71,63 76,24	**Mit Einschränkung geeignet** bei Bettnässen zur kurzzeitigen Anwendung. In der Regel verliert sich ein Therapieerfolg nach Absetzen des Mittels wieder. Nichtmedikamentöse Maßnahmen sind vorzuziehen. → Seite 1054
nocutil 0,1 mg Tabletten Rp *0,2 mg Tabletten Rp* Tabletten	Desmopressinazetat 0,1 mg 0,2 mg	30 Stück 30 Stück		57,57 66,25	**Mit Einschränkung geeignet** bei Bettnässen zur kurzzeitigen Anwendung. In der Regel verliert sich ein Therapieerfolg nach Absetzen des Mittels wieder. Nichtmedikamentöse Maßnahmen sind vorzuziehen. → Seite 1054

Hinweise zu den Tabellenspalten → Seite 28, zur Auswahl der Arzneimittel → Seite 23, zur Grundlage der Bewertung → Seiten 24, 27

Bettnässen Fortsetzung

Handelsname Darreichungsform	Zusammensetzung pro 1 ml/1 g oder wie angegeben bzw. pro abgeteilte Einheit	Kleinste Packungsgröße	Festbetrag in Euro	Packungspreis in Euro	Bewertung
Hinweise zu den Tabellenspalten → Seite 28, zur Auswahl der Arzneimittel → Seite 23, zur Grundlage der Bewertung → Seiten 24, 27					
Tofranil mite *Rp*	**Imipramin-hydrochlorid** 10 mg	20 Stück	11,39	11,39	**Mit Einschränkung geeignet** bei Bettnässen zur kurzzeitigen Anwendung, wenn Desmopressin nicht infrage kommt. In der Regel verliert sich ein Therapieerfolg nach Absetzen des Mittels wieder. Nichtmedikamentöse Maßnahmen sind vorzuziehen. → Seite 1055
25 *Rp* Dragees	25 mg	20 Stück	13,21	13,21	

Bewegungsapparat

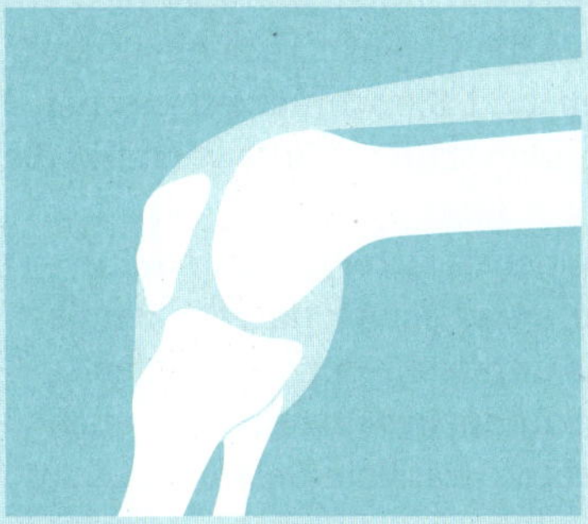

Zum Bewegungsapparat gehören Knochen, Muskeln, Sehnen, Bänder und Gelenke.
Das Knochengerüst trägt den Körper. Wie stabil die Knochen sind, hängt wesentlich von ihrem Gehalt an Kalzium und Phosphat ab. Alle Gewebe des Bewegungsapparats sind darauf angewiesen, dass sie gut durchblutet werden. Bewegung sorgt für kräftige Durchblutung. Die Zellen aller Gewebe, auch die der Knochen, werden ständig auf- und abgebaut. An diesem Vorgang sind mehrere Hormone beteiligt.
Die einzelnen Knochen sind durch Gelenke miteinander verbunden. Jedes Gelenk ist außen von einer Bindegewebekapsel umgeben und zusätzlich noch durch Bänder verstärkt. Im Innern des Gelenks treffen die Enden der Knochen aufeinander. Damit sie sich reibungslos gegeneinander bewegen können, sind sie mit einer Knorpelschicht überzogen. Für die Ernährung des Knorpelgewebes und den Abtransport von Stoffwechselprodukten sorgt die Gelenkflüssigkeit, die das Innere des Gelenks füllt.
Um die Gelenke herum setzen die Sehnen an, die die Bewegungen der Muskeln auf die Knochen übertragen.
Jeder Muskel besteht aus einem Bündel von Muskelfasern. Diese Muskelfasern werden vom Nervensystem angeregt, sich anzuspannen oder zu entspannen. Auf diese Weise wird eine gezielte Bewegung möglich, zu der das Gehirn den Auftrag gibt. Auf dem gleichen Weg entsteht aber auch die nicht bewusste Anspannung, die zum Beispiel durch Stress verursacht wird.

Arthrose, Gelenkbeschwerden

Arthrose ist eine Abnutzungserscheinung (degenerative Erkrankung), die zwar in jedem Alter auftreten kann, wenn Gelenke über lange Zeit sehr stark beansprucht worden sind, mit zunehmendem Alter aber naturgemäß häufiger ist. Eine Arthrose muss nicht notwendigerweise Beschwerden verursachen.
Der elastische Knorpel im Gelenk hat die Aufgabe, wie ein Stoßdämpfer Druck und Stoß abzufangen und die Knochenflächen zu schützen. Versorgt wird der Knorpel von der Gelenkflüssigkeit, welche die Gelenkinnenhaut produziert. Deren Ernährungs- und Entsorgungsfunktion lässt mit dem Alter nach. Der Knorpel verliert Wasser, er schrumpft, wird dünner, trockener und brüchiger. Durch starke Belastungen kann die Oberfläche des Knorpels winzige Einrisse bekommen und rau werden. Hält die Überlastung an, vergrößern und vertiefen sich die Risse, und vom Knorpel beginnen sich feine Partikel abzureiben. Diese können die Gelenkinnenhaut so reizen, dass sich eine Entzündung entwickelt. Dann ist eine „aktivierte Arthrose“ entstanden, welche den Knorpel weiter schädigt und deren Beschwerden denen eines entzündlichen Rheumas sehr ähnlich sind. Allerdings ruft eine Arthrose niemals solche Gelenkzerstörungen hervor, wie es bei einem entzündlichen Rheuma typisch ist.
Mit dem Fortschreiten der Arthrose verändern sich in der Umgebung des Gelenks alle Gewebestrukturen, die an seiner Funktion beteiligt sind. Im Endstadium der Arthrose haben die Knochen ihre schützende Knorpelkappe weitgehend verloren, da zerstörtes Knorpelgewebe nicht nachgebildet wird. Anstelle des Knorpels hat sich über die Knochen nun eine Art Narbengewebe gelegt, durch das das Gelenk wenn auch nur eingeschränkt, so doch wieder einigermaßen schmerzfrei funktionieren kann.
Eine Arthrose muss nicht zwingend fortschreiten; sie kann auf jeder Stufe zum Stillstand kommen.

Was ist „Rheuma“?

Viele Menschen sprechen von „Rheuma“, wenn sie schlecht „in Gang kommen“, die Gelenke schmerzen und es ihnen Mühe macht, sich zu bewegen. Meist handelt es sich dabei um abnutzungsbedingte Beschwerden. Rheuma kann jedoch weit mehr sein: eine Erkrankung des ganzen Körpers, die sich vornehmlich, aber nicht nur in Gelenkbeschwerden äußert. In der Medizin unterscheidet man Hunderte von Erkrankungen des rheumati-

schen Formenkreises und ordnet sie vier großen Gruppen zu: entzündliche rheumatische Erkrankungen, degeneratives Rheuma, Weichteilrheumatismus und Gicht.
Die Krankheiten der ersten Gruppe betreffen den ganzen Körper und äußern sich hauptsächlich in entzündeten Gelenken. Zu ihnen gehören unter anderem die rheumatoide Arthritis (→ Seite 1062) (früher chronische Polyarthritis, cP, genannt), bei der mehrere Gelenke entzündet sind, die juvenile rheumatoide Arthritis, die die rheumatischen Erkrankungen von Kindern und Jugendlichen umfasst, die Bechterew-Krankheit (Spondylitis ankylosans), die Gelenke der Wirbelsäule betrifft, und die Psoriasis-Arthritis, bei der Schuppenflechte und Gelenkentzündungen gemeinsam auftreten.
Degeneratives Rheuma (Arthrose) entsteht, wenn der Gelenkknorpel verschleißt und abgebaut wird. Dabei sind die Gelenke zunächst nicht entzündet, doch können sich im Laufe der Krankheit immer wieder Entzündungen einstellen, die aber wieder vergehen können.
Dem Weichteilrheumatismus werden jene schmerzhaften Erscheinungen zugerechnet, die Muskeln, Sehnen, Bänder, Nerven, Gefäße und das Bindegewebe, nicht aber Knochen, Gelenke und das Fettgewebe betreffen. Hierzu gehören unter anderem die „schmerzhafte Schultersteife“ (Periarthritis humeroscapularis), die Fibromyalgie („Muskelrheumatismus“, generalisierte Tendomyopathie), bei der den Betroffenen oft „einfach alles“ weh tut, und der “Tennisellenbogen“ (lokalisierte Tendomyopathie), bei dem der Schmerz an einer bestimmten Stelle sitzt, zum Beispiel am Sehnenansatz des Ellenbogens.
Die Gicht (→ Seite 1105) ist eine Stoffwechselstörung, die mit Gelenkentzündungen einhergehen kann und aufgrund ihrer Symptome zu den rheumatischen Erkrankungen gezählt wird.

Bei Kindern
Auch Kinder können an entzündlichem Rheuma erkranken. Außerdem kann im Alter zwischen vier und acht Jahren nach einem Infekt der oberen Atemwege für ein bis zwei Wochen eine Entzündung im Hüftgelenk (Coxitis fugax, Gelenkschnupfen) auftreten. Die Kinder können sich in dieser Zeit nur eingeschränkt und unter Schmerzen bewegen.

Anzeichen und Beschwerden

Eine Arthrose kündigt sich früh durch Beschwerden an, die zunächst flüchtig, später sehr belastend sein können und schubweise auftreten: Man „kommt schlecht in Gang“, weil die Gelenke nach einer längeren Ruhepause steif sind. Sie schmerzen, erscheinen kraftlos und ermüden schnell. Kälte verstärkt die Beschwerden.
Arthroseschmerzen machen sich typischerweise dann bemerkbar, wenn das Gelenk längere Zeit belastet worden ist. Das unterscheidet sie von den Schmerzen durch entzündliches Rheuma, die auch ohne Belastung auftreten. Dass die Gelenke auch in Ruhe und dauerhaft schmerzen, kommt bei Arthrose erst im späteren Stadium vor.
Von einer aktivierten Arthrose spricht man, wenn sich ein abnutzungsbedingt verändertes Gelenk entzündet. Es ist dann rot, warm, geschwollen und schmerzt.

Ursachen

Die folgenden Bedingungen können den normalen altersbedingten Gelenkverschleiß beschleunigen und lassen eine Arthrose wahrscheinlicher werden:

- Übergewicht. Meist sind dann die Knie (Gonarthrose) und Hüftgelenke (Coxarthrose) besonders betroffen, weil sie den größten Teil des Körpergewichts zu tragen haben.
- Fehlstellungen von Gliedmaßen oder Gelenken aufgrund von Fehlbildungen oder Verletzungen.
- Übermäßige und falsche Belastungen bei beruflichen oder sportlichen Tätigkeiten. Beispielsweise belasten Fliesenleger besonders die Kniegelenke, Tennisspieler die Ellenbogengelenke und Golfspieler die Schultergelenke.

Darüber hinaus können körperliche Erkrankungen wie Diabetes, entzündliches Rheuma und Gicht eine bestehende Arthrose verstärken.

Vorbeugung

Bewegung regt die Gelenkinnenhaut zu den Funktionen an, mit denen sie den Knorpel ernährt. Deshalb ist jede angemessene Belastung geeignet, einer Arthrose vorzubeugen. Überlastungen hingegen sind zu meiden.
Das Normalgewicht zu halten, bedeutet auch, einer übermäßigen Belastung der Hüft- und Kniegelenke vorzubeugen.

Nichtmedikamentöse Maßnahmen

- Bemühen Sie sich, Übergewicht abzubauen.
- Sorgen Sie für einen ausgewogenen Wechsel von Be- und Entlastung der Gelenke.
- Treiben Sie regelmäßig Sport, bei dem die Gelenke nicht speziell belastet werden, zum Beispiel Gymnastik, Wandern, Schwimmen, Radfahren.
- Meiden Sie beim Gehen unebene Wege; sie erschüttern die Gelenke durch Stöße.
- Tragen Sie Schuhe mit weicher Sohle, am besten gel- oder luftgedämpfte Sportschuhe.
- Bleiben Sie nicht längere Zeit in Kälte und Nässe; halten Sie Ihre Gelenke gezielt warm.
- Benutzen Sie, wenn Sie bereits ernsthafte Gelenkprobleme haben, eine Gehhilfe.

Arthrotisch veränderte Gelenke, die so stark schmerzen, dass Sie am liebsten jede Bewegung vermeiden würden, können gegen Kunstgelenke ausgetauscht werden. Mit künstlichen Hüftgelenken liegen langjährige gute Erfahrungen vor. Auch Kniegelenke werden mit zunehmendem Erfolg ausgetauscht.

Behandlung mit Medikamenten

Vordringliches Ziel der Arthrosebehandlung ist, die Gelenkfunktion und damit die Beweglichkeit zu erhalten. Am effektivsten ist dafür Bewegung. Doch die gelingt nur, wenn die Schmerzen erträglich sind. Darum steht bei den Behandlungszielen die Schmerzlinderung obenan.
Bei leichten bis mittelschweren Schmerzen kann Parazetamol (→ Seite 1212) eingesetzt werden – allerdings nur bei Menschen ohne Leberschädigung. Sie können täglich bis zu 4 Gramm Parazetamol einnehmen.
Bringt dieser Wirkstoff nicht genügend Erleichterung, kommen Substanzen aus der Gruppe der nichtsteroidalen Antirheumatika (NSAR) (→ Seite 1077) zum Einsatz. Sie werden je nach Wirkdauer in kurz-, mittel- und langwirkende Substanzen unterschieden. Die kurz- oder mittellangwirkenden Substanzen Acemetazin, Diclofenac, Ibuprofen, Indometazin, Ketoprofen, Meloxicam und Naproxen werden als „geeignet" bewertet, wenn sie als Mittel zum Einnehmen vorliegen. Diese Wirkstoffe zu spritzen oder als Zäpfchen anzuwenden, ist nur sinnvoll, wenn sie nicht geschluckt werden können.
Die Wirkstoffe Aceclofenac und Lornoxicam sind mit Diclofenac vergleichbar, Dexibuprofen wirkt wie Ibuprofen. Sie werden als „auch geeignet" bewertet, weil sie im Vergleich zu den Standard-NSAR weniger gut erprobt sind.

Glukokortikoide bei Arthrose?

Glukokortikoide wirken entzündungshemmend. Ihre Anwendung erübrigt sich bei Arthrose – abgesehen von einer Ausnahme, die allerdings nur selten vorkommt: Wenn sich im Kniegelenk ein entzündlicher Erguss gebildet hat, muss die Gelenkflüssigkeit, die sich dort angesammelt hat, abgezogen werden. Das muss wie bei einer Operation unter sterilen Bedingungen geschehen. Im Anschluss daran spritzen manche Ärzte Glukokortikoide in das Gelenk, um die Entzündung zu bekämpfen. Einen wissenschaftlich gesicherten Nachweis für den Nutzen dieses Vorgehens gibt es allerdings nicht. Keinesfalls darf es aber öfter als dreimal, höchstens viermal im Jahr geschehen.
Näheres zur Injektion von Glukokortikoiden ins Gelenk lesen Sie unter „Glukokortikoide" (→ Seite 1292).

Die therapeutische Wirksamkeit der beiden COX-2-Hemmer (→ Seite 1066) Celecoxib und Etoricoxib ist zweifelsfrei nachgewiesen. Sie lindern bei Arthrose und rheumatoider Arthritis Schmerzen und hemmen Entzündungen. Aufgrund einer neuen Einschätzung ihrer Nutzen-Risiko-Bilanz werden sie jedoch nur unter der Voraussetzung als „geeignet" bewertet, dass die Menschen, bei denen sie eingesetzt werden, keine Herz-Kreislauf-Erkrankungen haben und auch noch keine solche Erkrankung hatten.
Menschen, die Probleme mit der Magenverträglichkeit der Mittel bei Gelenkbeschwerden haben, können zusätzlich Medikamente verordnet bekommen, die die Magenschleimhaut schützen. In der Regel dienen diesem Zweck Protonenpumpenhemmer wie zum Beispiel Omeprazol (→ Seite 313). Auch Misoprostol kann dafür eingesetzt werden. Es ist ein Verwandter eines Prostaglandins, das zwar den Magen schützt, aber zu schmerzhaften Darmkrämpfen und Durchfällen führen kann. Deshalb wird die fixe Kombination von Diclofenac + Misoprostol (→ Seite 1084) als „mit Einschränkung geeignet" bewertet.
Alle anderen für diesen Anwendungsbereich besprochenen Mittel gelten als „wenig geeignet". Dazu gehört Oxaceprol (→ Seite 1082), dessen therapeutische Wirksamkeit bislang nicht gesichert ist.
Das NSAR Piroxicam wirkt sehr lange. Dadurch steigt das Risiko unerwünschter Wirkungen. Dem steht aber kein zusätzlicher Nutzen gegenüber. Ein kurz- oder mittellangwirkendes NSAR ist die bessere Wahl.

Tiaprofensäure kann schwerwiegende unerwünschte Wirkungen hervorrufen und sollte deshalb zugunsten anderer NSAR, die besser beurteilt werden, gemieden werden.
Proglumetazin (→ Seite 1077) ist eine Mischverbindung aus dem mittellangwirkenden NSAR Indometazin und Proglumid, einem Mittel bei Magengeschwüren, dessen therapeutische Wirksamkeit nicht ausreichend nachgewiesen ist.

Äußerliche Behandlung

Schmerzende und in ihrer Funktionsfähigkeit eingeschränkte Gelenke äußerlich zu behandeln, ist sehr gebräuchlich. Diese Mittel werden bei länger andauernden Beschwerden als „wenig geeignet" beurteilt, da nicht ausreichend nachgewiesen ist, ob und wie stark sie therapeutisch wirksam sind. Sie können allenfalls unterstützend angewendet werden. Diese Einschätzung gilt für alle NSAR (äußerlich) (→ Seite 1082), ausgenommen das Präparat *Voltaren*. Für dieses Mittel liegen erste positive Berichte zur Anwendung bei Arthrosen in den Fingern vor. Bei dieser Arthroseform kann es also gerechtfertigt sein, eine lokale Behandlung zu versuchen.
Die Kombination (→ Seite 1085) aus äußerlich angewendeten Rheumamitteln wird als „wenig geeignet" beurteilt. Zum einen ist ihre therapeutische Wirksamkeit nicht ausreichend nachgewiesen, zum anderen ist die Zusammensetzung nicht sinnvoll.

Anthroposophische, homöopathische und traditionell angewendete Mittel

Zu den meistgekauften Mitteln gehört auch Traumeel S. Dabei handelt es sich um ein homöopathisches Präparat, das sich nach den Grundsätzen dieses Buches nicht bewerten lässt und deshalb nicht näher besprochen wird. Allgemeine Informationen zu der genannten Therapierichtung finden Sie im Abschnitt „Homöopathische Arzneimittel" (→ Seite 21).

Neue Medikamente

Anfang 2007 wurde auch in Deutschland Lumiracoxib als weiterer COX-2-Hemmer zur Behandlung von Beschwerden bei Knie- und Hüftgelenkarthrose zugelassen. Mit dem Mittel verband sich vornehmlich die Hoffnung auf eine im Vergleich zu anderen schmerz- und entzündungshemmenden Mitteln bessere Magenverträglichkeit. Während der Anwendung in der Praxis fielen jedoch vermehrt schwere Leberschädigungen durch das Mittel auf. Mitte 2007 wurde es deswegen in Australien vom Markt genommen. Ende 2007 hat nun auch die deutsche Behörde für das Mittel ein Ruhen der Zulassung angeordnet. Die Ärzte sind damit aufgefordert, das Mittel nicht mehr zu verordnen.

Hyaluronsäure ins Kniegelenk

Unter dem Namen *Hyalart* ist ein Arzneimittel im Handel, das die Schmerzen arthrotisch veränderter Kniegelenke lindern und ihre Funktionsfähigkeit verbessern soll. Der Inhaltsstoff dieses Mittels – Hyaluronsäure – ist ein natürlicher Baustein des Knorpels und der Gelenkflüssigkeit. Er wird direkt in das Gelenk hineingespritzt. Es wird vermutet, dass Hyaluronsäure die Eigenschaften der Gelenkflüssigkeit verbessert und auf der Oberfläche des Gelenkknorpels eine Schutzschicht bildet.
Die Ergebnisse der Untersuchungen zur therapeutischen Wirksamkeit sind widersprüchlich. Sie legen allenfalls nahe, dass Hyaluronsäure die Schmerzen für kurze Zeit verringern kann, und das auch nur geringfügig. Diesem eher geringen Vorteil steht eine Reihe unerwünschter Wirkungen gegenüber. So gibt es zum einen Beschwerden an der Injektionsstelle. Generell besteht die Gefahr von Überempfindlichkeitsreaktionen an der Haut, die auf dem Inhaltsstoff beruhen. Darüber hinaus verbindet sich mit der Injektion in ein Gelenk grundsätzlich ein relativ großes Risiko für Infektionen. Sie können zu einer akuten Gelenkentzündung führen und eine Pseudogicht auslösen.
Hyaluronsäure ist aufgrund fehlender Daten wenig geeignet, um Abnutzungserscheinungen am Kniegelenk dauerhaft zu behandeln.
Neben diesem Präparat sind mit dem gleichen Inhaltsstoff noch eine Reihe weiterer Produkte im Handel (u. a. *Go-on*, *Hya-Ject*, *Ostenil*, *Suplasyn*, *Synvisc*), die aber nicht als Arzneimittel zugelassen sind, sondern als Medizinprodukte gelten und hinsichtlich ihrer Wirksamkeit und Unbedenklichkeit nicht in klinischen Studien untersucht wurden. Sie werden zum gleichen Zweck eingesetzt wie *Hyalart*.

Rheumatoide Arthritis

Bei der rheumatoiden Arthritis, die früher als chronische Polyarthritis (cP) bezeichnet wurde, sind aufgrund einer Fehlfunktion im Immunsystem mehrere Gelenke entzündet. Diese Art von „Rheuma" kann bereits bei Kindern auftreten und die Gelenke schwer zerstören. An einer solchen „juvenilen rheumatoiden Arthritis" erkranken in Deutschland jedes Jahr etwa 1 000 Kinder unter 16 Jahren.

Anzeichen und Beschwerden

In der Rheumatologie spricht man von rheumatoider Arthritis, wenn mindestens vier der folgenden Faktoren vorliegen:

- Morgens sind die betroffenen Gelenke besonders steif und unbeweglich, und zwar für mehr als eine Stunde.
- In mindestens drei Körperregionen sind Gelenke geschwollen und schmerzen: an den Fingern, Handgelenken, Ellenbogen-, Knie-, Sprung- oder Mittelfußgelenken.
- An beiden Körperseiten sind die gleichen Gelenke betroffen.
- Um die Gelenke herum haben sich Verdickungen gebildet („Rheumaknoten").
- Bei der Blutuntersuchung lassen sich Rheumafaktoren nachweisen.
- Das Röntgenbild zeigt die für entzündliches Rheuma typischen Gelenkveränderungen.

Ursachen

Entzündliches Rheuma gehört zu den Autoimmunkrankheiten. Unbekannte Auslöser führen zu einer Entzündung der Schleimhaut, mit der das Innere der Gelenke ausgekleidet ist (Gelenkinnenhaut). Das setzt eine Kaskade von Reaktionen im Immunsystem in Gang. Diese verlaufen überschießend und lassen sich nicht mehr stoppen. Infolge der Entzündung beginnt die Gelenkinnenhaut zu wuchern. Sie sondert viel Flüssigkeit ab, die aber ihre „Schmierfunktion" nicht mehr ausreichend erfüllen kann. Enzyme, die bei der Entzündung frei werden, zerstören den Knorpel im Gelenk. Ohne diese schützende Schicht verwachsen die Knochen miteinander. Das Gelenk versteift.

Nichtmedikamentöse Maßnahmen

Eine gezielte tägliche Bewegungstherapie ist bei jeder Art von Rheuma die einzige Behandlung, die verhindern kann, dass die Gelenke versteifen. Mit Mitteln der Physiotherapie, und dazu können auch regelmäßige Rehamaßnahmen in einem Rheumazentrum gehören, muss die Beweglichkeit der Gelenke so lange wie möglich erhalten werden.

Fasten entlastet die Gelenke und bessert die Krankheit oft überraschend, vor allem wenn anschließend auf eine vorwiegend vegetarische Lebensweise umgestellt wird.

Eine Kältebehandlung lindert die Schmerzen der akuten Entzündung. Danach tut Wärme gut.

Behandlung mit Medikamenten

Oberstes Ziel der Behandlung ist, die Gelenke möglichst lange funktionsfähig und die Schmerzen erträglich zu halten. Vor allem aber muss die Entzündung in den Gelenken zurückgehen, damit die Schäden nicht fortschreiten. Andernfalls kann die rheumatoide Arthritis die Gelenke schon im ersten Krankheitsjahr irreparabel schädigen.

Zu Beginn wird in der Regel versucht, die Erkrankung mit innerlich anzuwendenden NSAR (→ Seite 1077) zu beherrschen. Das gilt insbesondere, solange die Diagnose noch nicht sicher ist. Die dafür geeigneten Mittel sind im Abschnitt „Arthrose, Gelenkbeschwerden" (→ Seite 1059) angegeben. COX-2-Hemmer (→ Seite 1066) sind – mit den unter „Arthrose, Gelenkbeschwerden" (→ Seite 1059) genannten Einschränkungen – dafür ebenfalls geeignet.

Bis die Diagnose „rheumatoide Arthritis" feststeht, können Wochen bis Monate vergehen, denn entzündliche rheumatische Erkrankungen wie die rheumatoide Arthritis lassen sich nicht so einfach von den degenerativen wie der Arthrose unterscheiden. Handelt es sich sicher um eine rheumatoide Arthritis, sollten möglichst rasch, spätestens aber sechs Monate nachdem die Beschwerden zum ersten Mal aufgetreten sind, sogenannte Basismedikamente eingesetzt werden. Diese langwirkenden Medikamente bremsen die Entzündung langsam, aber nachhaltig. Welcher Betroffene von den Mitteln profitiert, lässt sich allerdings nicht vorhersagen.

Basismedikament der ersten Wahl ist Methotrexat (→ Seite 1075). Dieses ist der am häufigsten eingesetzte Wirkstoff. Sulfasalazin (→ Seite 1083) eignet sich bei leichteren Formen von rheumatoider Arthritis als Alternative zu Methotrexat. Es wirkt zuverlässig und ist besser verträglich als andere ähnlich stark wirksame Basismedikamente.

Hydroxychloroquin (→ Seite 1069) ist ebenfalls ein geeignetes Basismedikament. Es wird aber nur eingesetzt, wenn die rheumatoide Arthritis sehr langsam fortschreitet. Seine Wirkung setzt langsam ein und ist nicht so ausgeprägt wie die von Methotrexat.

Das Basismedikament Azathioprin (→ Seite 1064) wird als „mit Einschränkung geeignet" bewertet, weil es ausgeprägte unerwünschte Wirkungen hat.

Als relativ neue Basismedikamente haben die sogenannten Immunmodulatoren (→ Seite 1070) Etanercept, Leflunomid und Infliximab in die Rheumabehandlung Eingang gefunden. Ihre therapeutische Wirksamkeit ist nachgewiesen. Sie werden aber als „mit Einschränkung geeignet" bewertet, da sie schwerwiegende, zum Teil lebensbedrohliche unerwünschte Wirkungen haben können. Darüber hinaus fehlen noch aussagekräftige Untersuchungen über die Verträglichkeit bei Langzeitanwendung, wie sie bei entzündlichem Rheuma notwendig ist. Etanercept und Leflunomid bleiben jenen Rheumakranken vorbehalten, bei denen Methotrexat und andere Basismedikamente nicht ausreichend wirksam waren. Infliximab wird nur gemeinsam mit Methotrexat eingesetzt, wenn keine andere Behandlung mehr greift. Eine Reihe weiterer Basismedikamente dient noch als Mittel der Reserve. Sie werden seltener verordnet, sodass sie nicht zu den meistverkauften gehören, und werden daher im Folgenden nicht gesondert besprochen. Zu diesen Mitteln gehören Goldpräparate, die gespritzt oder eingenommen werden; ferner Penizillamin und – in Kombination mit Methotrexat – auch Ciclosporin. Letzteres unterdrückt das Immunsystem und wird deswegen zum Beispiel auch nach Organtransplantationen eingenommen. Cyclophosphamid, ein Mittel zur Behandlung von Krebs, kommt für die Arthritisbehandlung in Betracht, wenn zusätzlich zu den Gelenken noch kleine Blutgefäße massiv entzündet sind.

Je nach verwendetem Basismedikament kann es mehrere Monate dauern, bis die Wirkung spürbar wird. Ausgenommen sind davon die Immunmodulatoren. Deren Wirkung setzt schneller ein. Bis die Basismedikamente greifen, müssen üblicherweise NSAR eingenommen werden, um die Schmerzen zu lindern. Oft sind sie auch später noch erforderlich. Allerdings genügt dann meist eine geringere Dosis. Die Behandlung mit einem Basismedikament ist in der Regel auf einige Monate bis Jahre begrenzt, weil die unerwünschten Wirkungen dann nicht mehr toleriert werden. Dann wechseln die Betroffenen entweder zu einem anderen Basismittel oder sie versuchen, ohne diese Medikamente auszukommen. Etwas mehr als 60 von 100 Personen, die fünf Jahre lang gut auf die Behandlung angesprochen haben, bleiben nach dem Absetzen des Medikaments mindestens noch ein Jahr lang beschwerdefrei. Wird die Therapie jedoch mit Basismedikamenten fortgesetzt, bleiben etwa 80 von 100 ohne Symptome der Erkrankung.

Zeigen die ärztlichen Kontrollen, dass das gewählte Medikament die Entzündungsprozesse nicht ausreichend stoppt, sollte so schnell wie möglich zu einem anderen Basismedikament oder einer Kombination aus zwei Basismedikamenten gewechselt werden.

Glukokortikoide (→ Seite 1290) werden in der Behandlung der rheumatoiden Arthritis möglichst nur für kurze Zeit eingesetzt. Beim akuten Schub können sie die Entzündung zurückdrängen. Ihre Anwendung ist auch in der Zeit sinnvoll, in der die Basismedikamente ihre volle Wirkung noch nicht entfaltet haben und NSAR nicht genügen, um die Schmerzen zu lindern. Eine Langzeittherapie mit Glukokortikoiden kommt nur in Betracht, wenn die Basismedikamente nicht oder nicht mehr eingenommen werden dürfen. In der Rheumatherapie sollen ausschließlich die relativ kurzwirkenden, nichtfluorierten Glukokortikoide als Tabletten ohne Langzeitwirkung eingesetzt werden. Mittel mit dem Zusatz „retard", die über den ganzen Tag verteilt wirken, oder Injektionen in den Muskel sind nicht vertretbar. Sie haben deutlich mehr unerwünschte Wirkungen als kurzwirkende Mittel. Wenn nur einzelne Gelenke entzündet oder einige besonders stark betroffen sind, kann der Arzt Glukokortikoide in diese Gelenke hineinspritzen (intraartikuläre Injektion). Das lindert die Beschwerden für mehrere Wochen. Unabhängig davon ist aber meist weiterhin eine Therapie mit den üblichen NSAR oder Basismedikamenten notwendig.

Näheres zur Injektion in ein Gelenk lesen Sie im Abschnitt „Glukokortikoide" (→ Seite 1292).

Azathioprin

Azafalk, Azathioprin-ratiopharm, Imurek, Zytrim

Azathioprin gehört zu den sogenannten Immunsuppressiva. Der Wirkstoff wird im Körper rasch in Substanzen umgewandelt, die verhindern, dass die genetische Information im Zellkern menschlicher Zellen korrekt abgelesen werden kann. Zudem werden diese Substanzen in das Erbmaterial eingebaut, sodass es seine Aufgaben nicht mehr richtig erfüllen kann. Dadurch werden Zellen, die sich teilen, funktionsunfähig oder sogar abgetötet. Die Wirkung ist besonders ausgeprägt bei Zellen, die sich schnell teilen. Auch die Zellen des Immunsystems werden durch Azathioprin geschädigt. Auf diese Weise schwächt es das bei rheumatoider Arthritis fehlerhaft aktivierte Immunsystem und verringert seine Abwehrkraft, die sich gegen den eigenen Körper richtet.

Da Azathioprin nicht nur die Zellen des Immunsystems angreift, sondern alle sich schnell teilenden Zellen schädigt, ruft es ausgeprägte und schwerwiegende unerwünschte Wirkungen hervor. Sie sind der Grund, dass Azathioprin als Basismedikament bei rheumatoider Arthritis als „mit Einschränkung geeignet" bewertet wird.

Anwendung

Die Behandlung beginnt mit 1 bis 3 Milligramm Azathioprin pro Kilogramm Körpergewicht, je nachdem, wie gut es vertragen wird. Spätestens nach drei Monaten sollten sich die Beschwerden gebessert haben. Wenn nicht, sprechen Sie auf die Therapie nicht an und sie sollte abgebrochen werden.

Sind die Gelenkentzündungen zurückgegangen, kann das Mittel auf die geringste wirksame Dosis reduziert werden. Sie kann unter 1 Milligramm pro Kilogramm Körpergewicht, darf aber nicht über 3 Milligramm pro Kilogramm Körpergewicht liegen.

In den ersten acht Wochen der Behandlung muss mindestens einmal pro Woche ein „großes Blutbild" gemacht werden, später einmal monatlich, mindestens jedoch alle drei Monate. Damit wird geprüft, wie stark Azathioprin die Blutbildung gestört hat.

Wenn die Funktion von Leber oder Nieren eingeschränkt ist, muss der Arzt die Behandlung mit einer sehr geringen Menge Azathioprin beginnen und die Körperfunktionen noch öfter als sonst kontrollieren.

Achtung

Abhängig von der Dosierung und der Dauer der Behandlung steigt durch Azathioprin das Risiko, dass sich in der Haut Tumoren entwickeln, die zwar überwiegend gutartig sind, aber auch bösartig sein können. Gefährdet sind vor allem Bereiche, die der Sonne ausgesetzt sind (Hände, Nacken). Während der Behandlung sollten Sie deshalb für einen möglichst umfassenden Sonnenschutz sorgen und Sonnenbäder und Solariumbestrahlung vermeiden.

Gegenanzeigen

Sie dürfen nicht mit Azathioprin behandelt werden, wenn Ihre Leberfunktion stark eingeschränkt oder Ihre Bauchspeicheldrüse entzündet ist oder Sie eine Knochenmarkerkrankung oder schwere Infektion haben.

Ist eine Impfung mit einem Lebendimpfstoff geplant, muss der Arzt Nutzen und Risiken besonders sorgfältig gegeneinander abwägen. Ein solcher Impfstoff kann aufgrund des durch Azathioprin geschwächten Abwehrsystems zu einer „richtigen" Infektion führen. Zudem wird der Impfschutz ungewiss.

Wechselwirkungen mit Medikamenten

Wenn Sie noch andere Medikamente nehmen, ist zu beachten, dass Phenprocoumon und Warfarin, die bei erhöhter Thrombosegefahr als Tabletten eingenommen werden, durch Azathioprin schwächer wirken können. Bei einer Behandlung mit Azathioprin und einem dieser Medikamente muss die Blutgerinnung häufiger kontrolliert werden.

▶ **Unbedingt beachten**

Allopurinol (bei Gicht) bremst den Abbau von Azathioprin, sodass dieses länger wirkt. Wenn Sie beide Medikamente einnehmen, muss der Arzt die Dosierung von Azathioprin ganz erheblich verringern. Andernfalls kann die Schädigung der Zellen des Knochenmarks, die Azathioprin auslöst, tödlich verlaufen.

Auch in Kombination mit anderen knochenmarkschädigenden Medikamenten, zum Beispiel mit Krebsmitteln, und in Kombination mit Cimetidin (bei Sodbrennen) und Captopril (bei hohem Blutdruck) muss Azathioprin geringer dosiert werden.

Unerwünschte Wirkungen

▶ **Keine Maßnahmen erforderlich**

Übelkeit tritt bei 12 von 100 Behandelten auf, Haarausfall bei höchstens 1 von 100.

▶ **Muss beobachtet werden**

Bei 28 von 100 Personen stört Azathioprin die Blutbildung (→ Seite 15). Besonders die weißen Blutkörperchen, die bei der Infektionsabwehr eine wichtige Rolle spielen, verringern sich. Bei etwa 5 von 100 Behandelten steigt dadurch die Infektionsgefahr. Auch die Zahl der Blutplättchen, die für die Blutgerinnung wichtig sind, und die der roten Blutkörperchen verringert sich. Bei weniger als 1 von 10 000 Behandelten verringert sich auch die Zahl anderer Blutzellen (Granulozytopenie, Panzytopenie, aplastische Anämie). Auf diese Blutbildungsstörungen wird der Arzt bei den regelmäßigen Kontrolluntersuchungen aufmerksam.

Bei 2 von 100 Behandelten treten Übelkeit und Erbrechen zusammen mit Hautausschlag sowie Gelenk- und Muskelschmerzen auf. Hierbei kann es sich um eine Allergie (→ Seite 14) handeln. Üblicherweise zeigen sich die Symptome innerhalb der ersten sechs Behandlungswochen. Bessern sie sich nach zwei bis drei Tagen nicht, sollten Sie einen Arzt aufsuchen. Verschlimmern sich die Symptome nach jeder Tabletteneinnahme und/oder werden sie von Schwindel und Kreislaufproblemen begleitet, sollten Sie sofort einen Arzt aufsuchen.

Azathioprin kann die Leber (→ Seite 15) schädigen. Treten Übelkeit, Erbrechen und/oder dunkel gefärbter Urin auf und ist der Stuhl auffällig hell, sollten Sie einen Arzt aufsuchen.

► **Sofort zum Arzt**

Wenn Fieber und Schüttelfrost, starker Hautausschlag, Herzrasen, Atemnot, Schwäche und Schwindel auftreten, müssen Sie die Anwendung sofort abbrechen und unverzüglich den Notarzt rufen (Telefon 112), weil es sich um eine lebensbedrohliche Allergie (→ Seite 14) handeln kann.

Bei 1 bis 10 von 10 000 Personen schädigt Azathioprin die Leber (→ Seite 15) schwer und löst eine Gelbsucht aus. Wenn sich die Haut gelb färbt und Sie zusätzlich starken Juckreiz am ganzen Körper verspüren, sollten Sie sofort einen Arzt aufsuchen. Wenn die Mittel abgesetzt werden, bilden sich die Symptome wieder zurück.

Hinweise

Bei Kinderwunsch

Frauen sollten während der gesamten Behandlungszeit mit einer sicheren Methode dafür sorgen, dass sie nicht schwanger werden.

Bei Männern schädigt die Substanz das Erbmaterial in den Samenfäden. Frühestens sechs Monate nach dem Ende der Behandlung können sie davon ausgehen, dass ihre Spermien wieder in Ordnung sind. Bis dahin sollten sie verhindern, ein Kind zu zeugen.

Zur Empfängnisverhütung

Die „Pille" ist bei der Behandlung mit Azathioprin eine sichere Empfängnisverhütungsmethode. Intrauterinpessare hingegen wirken möglicherweise nicht sicher.

Für Schwangerschaft und Stillzeit

Die Gebrauchsinformationen der Hersteller warnen vor einer Schwangerschaft während der Behandlung mit Azathioprin. Die bisher dokumentierten Schwangerschaften haben zwar keinen Hinweis auf eine erhöhte Fehlbildungsrate ergeben, doch einzelne Neugeborene wiesen vorübergehend Blutbildveränderungen und Beeinträchtigungen im Immunsystem auf. Nur wenn der zu erwartende Nutzen die möglichen Risiken übersteigt, kann Azathioprin eingesetzt werden.

Azathioprin geht in die Muttermilch über und gefährdet den Säugling.

Für ältere Menschen

Bei ihnen ist es besonders wichtig, dass sie mit der geringstmöglichen Dosis behandelt werden.

COX-2-Hemmer

Celecoxib

Celebrex

Etoricoxib

ARCOXIA

COX-2-Hemmer (Coxibe) greifen wie die NSAR in das Entzündungsgeschehen ein. Ihre Bezeichnung beruht auf folgendem Zusammenhang: An entzündlichen Reaktionen haben Prostaglandine einen wesentlichen Anteil. Prostaglandine sind Gewebehormone, an deren Bildung mehrere Enzyme beteiligt sind. Zwei von ihnen tragen abgekürzt den Namen COX-1 und COX-2. COX-2-Hemmer verhindern vor allem die Wirkung des COX-2-Enzyms. Das andere Enzym, COX-1, das für die Produktion schleimhautschützender Prostaglandine zuständig ist, bleibt nahezu unbeeinflusst. Von diesem Wirkprinzip erhoffte man sich eine geringere magen- und darmschädigende Wirkung im Vergleich zu den bisher gebräuchlichen Entzündungshemmern. Diese Hoffnung ließ sich jedoch nicht eindeutig bestätigen. Hinsichtlich der Magen-Darm-Verträglichkeit weisen Celecoxib und Etoricoxib im Vergleich zu den konventionellen NSAR keinen relevanten Vorteil auf. So treten bei der Behandlung mit COX-2-Hemmern zwar seltener geschwürige Veränderungen im Magen auf als bei der Behandlung mit konventionellen NSAR. Doch vermeiden diese Arzneimittel vor allem solche Veränderungen in der Magenschleimhaut, die den Betroffenen ohnehin überwiegend unbemerkt bleiben. Schwerwiegende Magenschäden, wie komplizierte Magengeschwüre oder bedrohliche Magenblutungen, gibt es bei der Behandlung mit den genannten COX-2-Hemmern ähnlich häufig wie bei einer Therapie mit Diclofenac (→ Seite 1077).

Personen, die ein erhöhtes Risiko für Magen-Darm-Geschwüre haben – das sind vor allem ältere Menschen sowie solche, die mit Azetylsalizylsäure behandelt werden oder bereits ein Geschwür oder Magenblutungen hatten –, brauchen bei der Behandlung mit COX-2-Hemmern zusätzlich ein Magenmittel wie beispielsweise Omeprazol (→ Seite 313), um sich vor der Entstehung eines Geschwürs zu schützen.

Einen Vorteil kann man bei den COX-2-Hemmern darin sehen, dass sie die Blutgerinnung deutlich weniger beeinträchtigen als die konventionellen NSAR und asthmatische Beschwerden nicht verschlimmern.

Als problematisch haben sich im Laufe der Jahre, in denen COX-2-Hemmer eingesetzt werden, jedoch ihre Auswirkungen auf das Herz-Kreislauf-System herausgestellt. Im Jahr 2004 wurde der COX-2-Hemmer Rofecoxib aus diesem Grund weltweit aus dem Handel genommen. Für Celecoxib gibt es Hinweise auf ein erhöhtes Herz-Kreislauf-Risiko, für Etoricoxib lässt sich die entsprechende Vermutung nicht sicher ausräumen. Bei der Nutzen-Risiko-Abwägung kommt zum Tragen, dass sich hinsichtlich der Magen-Darm-Verträglichkeit für keinen der beiden Wirkstoffe ein relevanter Vorteil gegenüber den konventionellen NSAR erkennen lässt, aber Zweifel an ihrer Unbedenklichkeit für Herz und Kreislauf gerechtfertigt sind. Aus diesem Grund werden sie ausschließlich für solche Personen als geeignet angesehen, die kein erhöhtes Risiko für Herz-Kreislauf-Erkrankungen wie Herzinsuffizienz oder Herzinfarkt haben.

Anwendung

Die Dosierung entnehmen Sie dem Beipackzettel. COX-2-Hemmer sollten so gering wie möglich dosiert und ihre Anwendung möglichst bald wieder beendet werden. Diese Maßnahme soll dem Schutz von Herz und Kreislauf dienen.

Bei einer nachgewiesenen Leberfunktionsstörung sollte die Behandlung mit der Hälfte der sonst empfohlenen Dosierung begonnen werden.

Achtung

Gegenanzeigen

Unter folgenden Bedingungen dürfen Sie diese COX-2-Hemmer nicht anwenden:

- Sie reagieren allergisch auf Azetylsalizylsäure oder nichtsteroidale Antirheumatika. Dann ist zu befürchten, dass Ihnen auch COX-2-Hemmer Probleme bereiten werden.
- Sie haben ein aktives Magen-Darm-Geschwür oder Blutungen im Magen-Darm-Trakt.
- Bei Ihnen liegt eine entzündliche Darmerkrankung (Morbus Crohn, Colitis ulcerosa) vor.
- Sie leiden an einer Herzinsuffizienz, die mit Beschwerden verbunden ist.
- Bei Ihnen wurde eine koronare Herzkrankheit festgestellt.
- Sie leiden an Durchblutungsstörungen im Gehirn oder hatten bereits einen Schlaganfall.
- Es besteht eine schwere Lebererkrankung.
- Ihre Nierenfunktion ist schwer gestört.

Celecoxib: Sie reagieren allergisch auf Sulfonamide (z. B. Cotrimoxazol, bei bakteriellen Infektionen) oder Glibenclamid (bei Diabetes).

Unter folgenden Bedingungen muss der Arzt Nutzen und Risiken besonders sorgfältig abwägen:

- Ihr Risiko für eine koronare Herzkrankheit ist erhöht, zum Beispiel weil Sie rauchen, hohen Blutdruck haben, Ihre Blutfettwerte erhöht sind oder Sie an Diabetes oder Durchblutungsstörungen in den Beinen leiden.
- Ihr Risiko für ein Magen-Darm-Geschwür ist erhöht, zum Beispiel weil Sie schon einmal eine solche Erkrankung hatten oder Sie bereits älter sind oder Sie gleichzeitig mit Arzneistoffen wie NSAR oder Azetylsalizylsäure behandelt werden, die den Magen belasten.
- Ihr Herz arbeitet unzureichend oder Sie haben Flüssigkeitsansammlungen im Gewebe (Ödeme). Da sich die Nierenfunktion durch COX-2-Hemmer verschlechtern kann und dadurch mehr Flüssigkeit im Körper zurückbleibt, können sich die genannten Störungen verschlimmern.
- Ihre Nierenfunktion ist eingeschränkt. Dann kann eine Therapie mit COX-2-Hemmern die Funktionsstörung verschlimmern. Werden die Medikamente trotzdem eingesetzt, muss die Nierenfunktion besonders überwacht werden.

Wechselwirkungen mit Medikamenten

Wenn Sie noch andere Medikamente nehmen, ist zu beachten:

- Rifampizin (bei Tuberkulose) kann die Wirkung dieser beiden COX-2-Hemmer halbieren.
- Celecoxib und Etoricoxib sollen wenn möglich nicht gleichzeitig mit NSAR oder Azetylsalizylsäure in hoher Dosierung eingenommen werden. Durch die gemeinsame Anwendung erhöht sich das Risiko für Magen- und Zwölffingerdarmgeschwüre. Ist eine solche Kombination nicht zu umgehen, kann der Magen durch Einnahme eines dritten Arzneimittels, eines sogenannten Protonenpumpenhemmers (→ Seite 313), zum Beispiel Omeprazol, geschützt werden.
- Celecoxib und Etoricoxib können die Wirkung von Methotrexat (bei rheumatoider Arthritis, Krebserkrankungen) verstärken.
- Celecoxib und Etoricoxib können die blutdrucksenkende Wirkung von ACE-Hemmern (bei hohem Blutdruck) etwas abschwächen.
- Bei der gleichzeitigen Anwendung mit Ciclosporin und Tacrolimus (nach Organtransplantationen) sollte die Nierenfunktion häufiger kon-

trolliert werden, um zu überprüfen, ob der COX-2-Hemmer die nierenschädigende Wirkung der beiden anderen Substanzen verstärkt.

- Die Nierenfunktion muss ebenfalls häufiger kontrolliert werden, wenn ein COX-2-Hemmer zusammen mit entwässernden Mitteln (Diuretika, bei hohem Blutdruck, Nierenstörungen) eingenommen wird.

Celecoxib: Die Substanz hemmt die Wirkung eines Enzyms, das am Abbau einer Reihe von anderen Wirkstoffen beteiligt ist. Dann können beispielsweise bei der Kombination mit Amitriptylin und Fluoxetin (bei Depressionen) häufiger Nebenwirkungen auftreten. Wird das Celecoxib gemeinsam mit Metoprolol (bei hohem Blutdruck, zur Migränevorbeugung) eingenommen, kann Letzteres stärker wirken. Werden beide Medikamente gemeinsam angewendet, sollte der Blutdruck besonders zu Beginn der Behandlung mehrfach kontrolliert werden.

Etoricoxib: Wenn Frauen diesen Wirkstoff einnehmen und gleichzeitig ein hormonelles Empfängnisverhütungsmittel oder ein hormonhaltiges Wechseljahrspräparat verwenden, kann der Östrogenspiegel im Blut ansteigen. Dann können vermehrt unerwünschte Wirkungen wie zum Beispiel Thrombosen auftreten.

▶ Unbedingt beachten

COX-2-Hemmer können die Wirkung der gerinnungshemmenden Mittel Phenprocoumon und Warfarin, die bei erhöhter Thrombosegefahr als Tabletten eingenommen werden, verstärken. Näheres hierzu finden Sie unter „Mittel zur Blutverdünnung: verstärkte Wirkung" (→ Seite 11). Diese Wechselwirkung tritt bei COX-2-Hemmern deutlich seltener auf als bei nichtsteroidalen Antirheumatika.

Unerwünschte Wirkungen

▶ Keine Maßnahmen erforderlich

Bei mehr als 1 von 100 Behandelten treten Bauchschmerzen, Durchfall, Völlegefühl und Blähungen auf. 1 bis 10 von 1 000 sind von saurem Aufstoßen, Magenschleimhautentzündung, Erbrechen und Verstopfung betroffen.

▶ Muss beobachtet werden

Wenn Ihre Beine, besonders die Unterschenkel, anschwellen oder sich solche Schwellungen verschlimmern, sollten Sie sich an einen Arzt wenden. Bei mehr als 1 von 100 Personen, die COX-2-Hemmer einnehmen, staut sich Gewebewasser (Ödeme). Das kann auf eine eingeschränkte Nierentätigkeit (→ Seite 16) hinweisen. In Einzelfällen kann es auch auf einer Herzschwäche beruhen.

Bei bis zu 1 von 100 Personen stellen sich Ohrgeräusche und Schwindel als Zeichen eines erhöhten Blutdrucks ein. Wiederholen sich die Beschwerden, halten sie an oder werden sie stärker, sollten Sie das mit einem Arzt besprechen.

Wenn die Haut sich verstärkt rötet und juckt, reagieren Sie vermutlich allergisch auf das Mittel. Solche Hauterscheinungen (→ Seite 14) treten bei mehr als 1 von 100 Behandelten auf. Die Betroffenen sollten einen Arzt aufsuchen.

Bei weniger als 1 von 1 000 Personen schädigen diese COX-2-Hemmer die Leber (→ Seite 15). Treten Übelkeit, Erbrechen und/oder dunkel gefärbter Urin auf und ist der Stuhl auffällig hell, sollten Sie einen Arzt aufsuchen.

Müdigkeit und verminderte Leistungsfähigkeit, die länger als ein bis zwei Wochen anhalten, können bei bis zu 10 von 1 000 Personen auf einer Blutarmut (→ Seite 15) beruhen. Das sollte der Arzt durch eine Blutuntersuchung abklären.

Bemerken Sie öfter oder anhaltend ein als unangenehm empfundenes Herzklopfen, sollten Sie mit dem Arzt darüber sprechen. Zu derartigen Herzrhythmusstörungen (→ Seite 16) kommt es bei bis zu 1 von 100 Behandelten.

Bei weniger als 1 von 1 000 Anwendern rufen COX-2-Hemmer Blutungen, Entzündungen und Geschwüre in der Speiseröhre, in Magen und Zwölffingerdarm hervor. Kleinere Schäden bleiben oft unbemerkt; bekommen Sie jedoch ungewohnte Magenschmerzen, verstärken sich Magenbeschwerden oder färbt sich der Stuhl schwarz, sollten Sie – je nachdem, wie heftig die Beschwerden sind – umgehend oder innerhalb des nächsten Tages einen Arzt aufsuchen.

▶ Sofort zum Arzt

Ein Geschwür im Magen kann die Magenwand durchbrechen und zu Blutungen führen. Eine solche Komplikation kann sich durch Bluterbrechen, plötzlich einsetzende Dauerschmerzen, die in den Rücken ausstrahlen, heftigste und anhaltende Bauchschmerzen äußern. In diesem Fall sollten Sie sofort den Notarzt rufen (Telefon 112).

Wenn starker Hautausschlag, Juckreiz, Herzrasen, Atemnot, Schwäche und Schwindel auftreten, müssen Sie die Einnahme sofort stoppen und unverzüglich den Notarzt rufen (Telefon 112). Eine solche lebensbedrohliche Allergie (→ Seite 14) wurde bei weniger als 1 von 10 000 Behandelten beobachtet.

Bei 1 von 10 000 Anwendern schädigen diese COX-2-Hemmer die Leber (→ Seite 15) schwer und lösen eine Gelbsucht aus. Wenn sich die Haut gelb färbt und Sie zusätzlich einen starken Juckreiz am ganzen Körper verspüren, sollten Sie sofort einen Arzt aufsuchen. Setzen Sie die Mittel ab, bilden sich die Symptome wieder zurück.

HINWEISE

Für Kinder unter 14 Jahren

Über die Behandlung von Kindern mit COX-2-Hemmern gibt es keine Erfahrungen. Sicherheitshalber sollten sie mit diesen Wirkstoffen nicht behandelt werden.

Zur Empfängnisverhütung

Frauen sollten dafür sorgen, dass sie während der Behandlung sicher vor einer Schwangerschaft geschützt sind.

Für Schwangerschaft und Stillzeit

Während der Schwangerschaft und Stillzeit sollen COX-2-Hemmer nicht angewendet werden. Das gilt vor allem für das letzte Schwangerschaftsdrittel, weil sich durch sie beim Kind die Verbindung zwischen Haupt- und Lungenschlagader vorzeitig schließen kann, was den Kreislauf des Kindes überlastet. Außerdem kann sich bei der Frau Wasser im Gewebe einlagern (Ödeme). Auch die Wehen können gehemmt und die Geburt dadurch verzögert werden.

Für ältere Menschen

Personen über 65 Jahre sollten nur dann mit COX-2-Hemmern behandelt werden, wenn der zu erwartende Nutzen die möglichen Risiken für das Herz-Kreislauf-System übersteigt. Das ist zum Beispiel dann der Fall, wenn bei einer Person, deren Gelenkbeschwerden eine Behandlung erfordern, nicht gleichzeitig die Gerinnungsfähigkeit des Blutes vermindert werden darf. Die COX-2-Hemmer gewährleisten das. Demgegenüber setzen die anderen Medikamente bei Gelenkproblemen die Gerinnungsfähigkeit des Blutes mehr oder minder herab.

Wird die Behandlung von Personen über 65 Jahre für unbedingt erforderlich gehalten, soll diese mit der niedrigsten Dosis beginnen; gegebenenfalls kann sie später gesteigert werden.

Zur Verkehrstüchtigkeit

Aufgrund der beschriebenen unerwünschten Wirkungen können die Mittel die Reaktionsfähigkeit beeinträchtigen. Dann sollten Sie kein Fahrzeug lenken, keine Maschinen bedienen und keine Arbeiten ohne sicheren Halt verrichten.

Hydroxychloroquin

Quensyl

Hydroxychloroquin wird bei rheumatoider Arthritis als sehr schwaches Basismittel eingesetzt. Warum es hier wirkt, ist noch nicht abschließend geklärt. Hydroxychloroquin ist geeignet, wenn die Krankheit sehr langsam fortschreitet. Außerdem wird es in Kombination mit Methotrexat, einem weiteren Basismedikament, eingesetzt. Ein weiteres Einsatzgebiet von Hydroxychloroquin ist die Malariaprophylaxe.

ANWENDUNG

Anfangs nehmen Sie 400 bis 600 Milligramm am Tag ein. Die Dosis bei Langzeiteinnahme beträgt etwa 5 bis 6,5 Milligramm pro Kilogramm Körpergewicht. Meist werden zwischen 200 und 400 Milligramm am Tag eingenommen. Damit der Magen das Medikament gut verträgt, sollten Sie es immer zusammen mit einem großen Glas Wasser schlucken.

Wenn Sie nur diesen Wirkstoff anwenden, dauert es meist drei bis fünf Monate, bis die Beschwerden nachlassen. So lange müssen Sie in jedem Fall noch entzündungshemmende Medikamente, zum Beispiel NSAR, einnehmen.

Länger als ungefähr zwei Jahre sollten Sie nicht mit Hydroxychloroquin behandelt werden. Dann haben Sie insgesamt etwa 200 Gramm Wirkstoff eingenommen. Diese Menge gilt als Grenzwert, ab dem das Risiko einer Sehstörung infolge eines Netzhautschadens (→ Seite 1070) unvertretbar groß wird. In diesen Grenzwert müssen Sie auch die Wirkstoffmenge einrechnen, die Sie in dieser Zeit eventuell zur Malariavorbeugung eingenommen haben. Liegt eine solche Einnahme jedoch schon jahrelang zurück, brauchen Sie sie nicht zu berücksichtigen.

Zu Beginn können sich die Netzhautveränderungen wieder zurückbilden. Darum sollten die Augen regelmäßig alle drei Monate kontrolliert werden, um mit der Behandlung gegebenenfalls rechtzeitig aufhören zu können.

Ebenfalls regelmäßig sind Blutbildkontrollen notwendig, damit der Arzt rechtzeitig darauf aufmerksam wird, wenn die Blutbildung durch das Medikament gestört worden ist.

Um eine eventuelle Muskelschwäche zu erkennen, sollen die Funktion der Skelettmuskulatur und die Sehnenreflexe regelmäßig kontrolliert werden.

Achtung

Gegenanzeigen

Unter folgenden Bedingungen dürfen Sie nicht mit Hydroxychloroquin behandelt werden:

- Sie leiden unter Sehstörungen.
- Sie haben eine Knochenmarkerkrankung, durch die Ihre Blutbildung gestört ist.
- Sie leiden an Myasthenia gravis, einer Autoimmunerkrankung, bei der die Nervenimpulse nicht richtig auf die Muskeln übertragen werden. Dadurch ermüden die Muskeln sehr schnell, und zwar vor allem die Gesichtsmuskeln und die, die am Seh- und Schluckvorgang beteiligt sind. Dieses wird durch Hydroxychloroquin verstärkt.

Nutzen und Risiken der Behandlung muss der Arzt besonders sorgfältig gegeneinander abwägen, wenn Sie Epilepsie, Schuppenflechte (Psoriasis) oder eine gestörte Leber- oder Nierenfunktion haben.

Wechselwirkungen mit Medikamenten

- Glukokortikoide (bei Entzündungen, Immunreaktionen) können die muskelschwächende Wirkung von Hydroxychloroquin verstärken.
- Durch Arzneimittel, die die Leber schädigen können, steigt die Gefahr eines Leberschadens durch Hydroxychloroquin.
- In Kombination mit Phenylbutazon (bei akutem Gichtanfall) steigt das Risiko, dass sich die Haut entzündlich verändert und abschält.

Unerwünschte Wirkungen

► **Keine Maßnahmen erforderlich**

Übelkeit, Erbrechen und Durchfall können auftreten.

Die Hornhaut kann sich bräunlich verfärben. Das vergeht wieder, wenn Sie die Behandlung beenden.

► **Muss beobachtet werden**

Hydroxychloroquin kann sich in die Netzhaut der Augen einlagern. Als erstes Anzeichen dafür verändert sich das Farbensehen so, dass alles wie in Rot getaucht erscheint. Wenn Sie das bemerken, sollten Sie den Arzt informieren und das Medikament möglichst bald absetzen. Weitere Symptome eines solchen Netzhautschadens sind flimmernde Flecken, „Lücken" im Bild und ein Verlust der Sehkraft.

Es kann zu Schlafstörungen, Unruhe, Benommenheit, Schwindel (→ Seite 15) und Kribbeln in den Gliedmaßen kommen. Je nachdem, wie ausgeprägt die Beschwerden sind, brauchen Sie keine ärztliche Hilfe oder Sie wenden sich im Laufe des nächsten Tages an den Arzt.

Ein Arztbesuch ist immer notwendig, wenn bei dem Behandelten Verwirrtheitszustände auftreten.

Wenn Sie sich längere Zeit abgeschlagen fühlen und häufig Infektionen oder Fieber haben, sollte der Arzt Ihr Blut untersuchen. Es könnte eine Blutbildveränderung (→ Seite 15) vorliegen. Diese unerwünschte Wirkung tritt aber nur in Einzelfällen auf.

Selten tritt Muskelschwäche auf oder es stellt sich vereinzelt ein Hörschaden mit Ohrgeräuschen (Tinnitus) ein. Davon sollten Sie im Laufe des nächsten Tages den Arzt informieren.

► **Sofort zum Arzt**

In Einzelfällen können sich Krampfanfälle ereignen und es kann sich eine Psychose entwickeln. Dann sollten Sie sich umgehend in ärztliche Behandlung begeben.

Hinweise

Für Kinder unter 14 Jahren

Das Mittel darf bei Kindern unter 6 Jahren nicht angewendet werden. Für Kinder ab 6 Jahren wird eine Dosierung von 5 bis 6,5 Milligramm Hydroxychloroquin pro Kilogramm Körpergewicht angegeben. Das Mittel sollte bei ihnen nach sorgfältiger Risiko-Nutzen-Abwägung nicht länger als sechs Monate eingesetzt werden.

Für Schwangerschaft und Stillzeit

Es wird befürchtet, dass Hydroxychloroquin Schäden an der Netzhaut und am Innenohr des Kindes sowie Fehlgeburten hervorrufen kann. Deshalb ist sein Einsatz als Basismittel während der Schwangerschaft nicht zu vertreten.

Hydroxychloroquin geht in die Muttermilch über. Vorsichtshalber sollten Sie abstillen, wenn Sie diesen Wirkstoff einnehmen müssen.

Zur Verkehrstüchtigkeit

Wenn Müdigkeit oder Sehstörungen auftreten, kann das Ihre Fähigkeit beeinträchtigen, ein Fahrzeug zu lenken, Maschinen zu bedienen und Arbeiten ohne sicheren Halt zu verrichten.

Immunmodulatoren

Etanercept

Enbrel

Infliximab

Remicade

Leflunomid

Arava

Diese drei Wirkstoffe werden zu den sogenannten Immunmodulatoren gezählt, weil sie in die Funktionen des Immunsystems eingreifen. Auf welche Art und Weise das geschieht, ist bei den jeweiligen Substanzen verschieden. Der Effekt ist jedoch bei allen dreien gleich: Die rheumatischen Entzündungen lassen nach. Dennoch werden die drei Wirkstoffe als „mit Einschränkung geeignet" bewertet. Der Grund ist, dass die Eingriffe in das Immunsystem erhebliche unerwünschte Wirkungen verursachen. Darüber hinaus werden die Substanzen noch nicht lange genug eingesetzt, um sicher beurteilen zu können, wie sich ihr Gebrauch über lange Zeit auswirken wird.

Von diesen drei Immunmodulatoren darf nur Leflunomid uneingeschränkt zur alleinigen Behandlung von rheumatoider Arthritis eingesetzt werden. Allerdings ist – verglichen mit einer Therapie mit den Basismedikamenten Methotrextat oder Sulfasalazin – vermehrt mit Nebenwirkungen zu rechnen. Etanercept kommt als alleiniges Medikament infrage, wenn Methotrexat nicht oder nicht mehr gegeben werden kann. Es kann auch mit Methotrexat kombiniert eingesetzt werden, wenn die alleinige Behandlung mit anderen Basismedikamenten die Entzündungen nicht hinreichend gebremst hat. Infliximab ist nur für die kombinierte Behandlung mit Methotrexat zugelassen. Das kommt zum Tragen, wenn andere Basismedikamente nicht ausreichend wirken oder die Krankheit so schwer ausgeprägt ist, dass eine Kombinationstherapie erforderlich ist.

Der für die Therapie bedeutsamste Unterschied zwischen den drei Wirkstoffen liegt in ihren unerwünschten Wirkungen. Leflunomid kann vor allem schwere Leberschäden verursachen. Demgegenüber ist aber bei Leflunomid – anders als bei Etanercept und Infliximab – noch keine aktivierte Tuberkulose aufgetreten.

Tuberkulose, andere schwere Infektionskrankheiten, Autoimmunerkrankungen sowie weitere lebensbedrohliche Erkrankungen können deshalb auftreten, weil die Immunmodulatoren die Abwehrkraft des Immunsystems unterdrücken. Auch das Krebsrisiko kann bei einer solchen Behandlung ansteigen. All die genannten Erkrankungen werden vor allem bei der Behandlung mit Etanercept und Infliximab befürchtet.

Anwendung

Etanercept: Das Mittel wird zweimal wöchentlich gespritzt.

Infliximab: Das Mittel wird langsam in eine Vene infundiert. Die zweite Infusion erfolgt zwei Wochen nach der ersten. Zwischen der zweiten und dritten Infusion liegen sechs Wochen Abstand, der nächste Abstand beträgt acht Wochen. Ab dann werden die Infusionen alle acht Wochen verabreicht. Mehr als 14 Wochen Abstand sollten zwischen zwei Infusionen nicht liegen, da Überempfindlichkeitsreaktionen beobachtet worden sind, als das Mittel nach zwei bis vier Jahren erneut gegeben wurde.

Nach der Infusion sollten Sie noch ein bis zwei Stunden unter ärztlicher Aufsicht bleiben.

Da es bis zu sechs Monate dauern kann, bis Infliximab vollständig aus dem Körper entfernt ist, sollten alle Kontrolluntersuchungen, mit denen unerwünschte Wirkungen aufgedeckt werden sollen, so lange fortgesetzt werden.

Die Wirkung von Etanercept und Infliximab setzt rascher ein als die anderer Basismedikamente wie Methotrexat. Hat die Behandlung nach drei Monaten noch nicht den erhofften Effekt erzielt, sollte sie beendet werden.

Leflunomid: Vor der Behandlung muss sichergestellt sein, dass keine Leberschädigung vorliegt. Dazu werden die Leberwerte im Blut bestimmt. Um die Leberfunktion während der Behandlung zu überprüfen, werden die Leberwerte ein halbes Jahr lang einmal im Monat, später alle zwei Monate kontrolliert.

Desgleichen muss die Fähigkeit des Körpers zur Blutbildung überprüft werden. Dazu wird vor der Behandlung ein vollständiges Blutbild erstellt. Dieses wird im ersten Halbjahr alle zwei Wochen wiederholt, anschließend alle acht Wochen.

Auch der Blutdruck muss regelmäßig kontrolliert werden.

Zu Beginn der Behandlung nehmen Sie drei Tage lang 100 Milligramm Leflunomid am Tag ein, danach genügen 10 bis 20 Milligramm einmal täglich. Wenn das Mittel wirkt, ist das nach vier bis sechs Wochen spürbar. In den darauffolgenden vier bis sechs Monaten kann sich die Wirkung noch steigern.

Achtung

Infliximab: Bevor eine Behandlung mit diesem Wirkstoff beginnt, muss sicher geklärt sein, dass der Betreffende keine Tuberkulose hat. Diese kann „aktiv" sein oder „latent", also unbemerkt vorliegen, weil die Erreger abgekapselt worden sind. Ältere Menschen, die sich während des Krieges oder kurz danach angesteckt haben, haben häufiger eine inaktive Tuberkulose.

Für die Diagnose wird die medizinische Vorgeschichte erfragt und es werden ein Tuberkulin-Hauttest und eine Röntgenaufnahme des Brust-

korbs gemacht. Wird eine inaktive Tuberkulose festgestellt, muss diese entsprechend behandelt werden. Erst danach kann eine Therapie mit Infliximab erwogen werden.
Während der Behandlung können sich Antikörper gegen Infliximab entwickeln, die schwerwiegende allergische Reaktionen auslösen können. Das Risiko dafür ist bei Menschen erhöht, die vor oder während der Behandlung mit Infliximab Medikamente absetzen, die die Wirkung des Immunsystems unterdrücken. Bei solchen Reaktionen muss eine entsprechende Behandlung eingeleitet werden. Die Behandlung mit Infliximab darf nicht fortgesetzt werden.

Etanercept: Dieser Wirkstoff schwächt das Immunsystem auf ähnliche Weise wie Infliximab. Darum sollten die genannten Vorsichtsmaßnahmen auch bei der Behandlung mit Etanercept beachtet werden.

Gegenanzeigen

Etanercept: Unter folgenden Bedingungen dürfen Sie das Mittel nicht anwenden:

- Es besteht eine Blutvergiftung oder es gibt das Risiko, dass sich eine solche entwickelt.
- Sie haben eine akute Infektion.

Unter folgenden Bedingungen muss der Arzt Nutzen und Risiken besonders sorgfältig abwägen:

- Sie haben oder hatten wiederkehrende oder chronische Infektionen oder bei Ihnen liegen Bedingungen vor, die Infektionen begünstigen können; dazu gehört beispielsweise ein schlecht eingestellter Diabetes.
- Die Zusammensetzung Ihres Blutes ist fehlerhaft.
- Sie leiden an multipler Sklerose.
- Sie leiden an einer nicht ausreichend behandelten Herzinsuffizienz.

Infliximab: Unter folgenden Bedingungen dürfen Sie das Mittel nicht anwenden:

- Es besteht eine Blutvergiftung.
- Sie haben Tuberkulose oder eine andere schwere Infektion.
- Sie leiden an einer mäßig ausgeprägten oder schweren Herzschwäche.

Unter folgenden Bedingungen muss der Arzt Nutzen und Risiken besonders sorgfältig abwägen:

- Sie leiden an multipler Sklerose.
- Sie leiden an einer leichten Herzschwäche.

Leflunomid: Unter folgenden Bedingungen dürfen Sie das Mittel nicht anwenden:

- Sie haben ein gestörtes Blutbild oder die Fähigkeit Ihres Knochenmarks, Blutzellen zu bilden, ist eingeschränkt oder es besteht ein Risiko dafür.
- Ihre Leberfunktion ist eingeschränkt.
- Sie leiden an einer schweren Immunkrankheit, zum Beispiel an Aids.
- Sie haben eine schwere Infektionskrankheit.
- Bei Ihnen liegt eine mittel bis schwer ausgeprägte Nierenschwäche vor.
- Ihr Blut enthält aufgrund einer Nierenerkrankung zu wenig Eiweiß.

Etanercept, Leflunomid: Wenn Sie mit einer dieser Substanzen behandelt werden, sollten Sie keinen Lebendimpfstoff gespritzt bekommen. Der Arzt muss in diesen Fällen Nutzen und Risiken besonders sorgfältig gegeneinander abwägen. Der Impfstoff kann aufgrund des geschwächten Abwehrsystems zu einer „richtigen" Infektion führen; zudem wird der Impfschutz ungewiss. Bei Leflunomid gilt diese Vorsichtsmaßnahme noch bis zu vier Wochen nach dem Ende der Behandlung.

Wechselwirkungen mit Medikamenten

Leflunomid: Wenn Sie noch andere Medikamente nehmen, ist zu beachten:

- Sie dürfen kein Colestyramin (bei Fettstoffwechselstörungen) und keine Aktivkohle (bei Durchfall) einnehmen. Sie binden den Wirkstoff, sodass er nicht mehr wirken kann.
- Leflunomid darf nicht gemeinsam mit oder kurze Zeit nach dem Ende einer Behandlung mit Methotrexat angewendet werden, da sich die leberschädigenden Wirkungen beider Substanzen gegenseitig verstärken können.
- Leflunomid bleibt lange im Körper. Wenn eine Behandlung mit Leflunomid beendet und stattdessen ein anderes Basismedikament eingesetzt werden soll, muss Leflunomid vorher aus dem Körper entfernt sein, um unerwünschte Wirkungen an Leber, Knochenmark und Haut zu vermeiden. Das versucht man zu beschleunigen, indem elf Tage lang Aktivkohle oder Colestyramin eingenommen wird. Diese Arzneimittel binden noch vorhandenes Leflunomid, sodass sie gemeinsam ausgeschieden werden können.

Wechselwirkungen mit Speisen und Getränken

Leflunomid: Alkohol kann die leberschädigende Wirkung verstärken. Verzichten Sie deshalb am besten darauf.

Unerwünschte Wirkungen

Diese Immunmodulatoren sind relativ neue Wirkstoffe. Dadurch ist es noch recht unsicher, ob schon alle unerwünschten Wirkungen bekannt sind, wie bedeutsam sie sind und welche Folgen sie haben können.

Infliximab: Dieser Wirkstoff kann möglicherweise Fieber, das üblicherweise auf eine Infektion aufmerksam macht, maskieren.

▶ **Keine Maßnahmen erforderlich**

Etanercept: Geringfügige Reaktionen an der Injektionsstelle können auftreten. Kopfschmerzen, Schwindel, Übelkeit und Magen-Darm-Störungen machen weniger als 1 von 100 Anwendern zu schaffen. Die Magen-Darm-Beschwerden können auf eine Entzündung der Speiseröhre oder des Magens hindeuten. Auch Hautgeschwüre sind möglich.

Infliximab: Bei mehr als 1 von 100 Behandelten treten Kopfschmerzen, Schwindel und Benommenheit, vermehrte Schweißsekretion, trockene Haut, Brustschmerzen, Übelkeit, Durchfall, Bauchschmerzen und Völlegefühl auf.

Haarausfall, Hitzewallungen, Apathie, Nervosität, Verstopfung, saures Aufstoßen, Müdigkeit und Schlaflosigkeit beklagen zwischen 1 und 10 von 1 000 Anwendern.

Taubheitsgefühl und Kribbeln gibt es bei weniger als 1 von 1 000.

Leflunomid: Kopfschmerzen, Schwindel, Schwäche, Kribbeln in den Gliedmaßen, Hautausschlag, Juckreiz, Haarausfall und trockene Haut können bei 1 bis 10 von 100 Behandelten auftreten. Auch der Blutdruck kann leicht ansteigen.

Bei bis zu 1 von 100 Personen können Übelkeit, Erbrechen, Appetitlosigkeit und Durchfall auftreten. Ebenso viele klagen über Geschmacksveränderungen.

▶ **Muss beobachtet werden**

Alle drei Wirkstoffe vermindern die Abwehrkraft. Besonders die Zahl der weißen Blutkörperchen, die bei der Infektionsabwehr eine wichtige Rolle spielen, nimmt ab. Dadurch werden Sie anfälliger für Infektionen. Mehr als 10 von 100 Behandelten sind von Infektionen betroffen, zum Beispiel solchen der Harn- und Atemwege, Grippe, Herpesinfektionen, Infektionen der Haut mit Bakterien oder Pilzen, Blutvergiftung. Manche dieser Infektionen können sehr schwerwiegend sein; dann muss die Behandlung abgebrochen werden.

Die Symptome richten sich nach der Art der Krankheit. Bei einem entsprechenden Verdacht sollten Sie umgehend, spätestens am nächsten Tag den Arzt aufsuchen. Ansteigendes Fieber ist ein Grund, sich rasch in ärztliche Behandlung zu begeben.

Unter den schweren Infektionskrankheiten ist bei Infliximab die Tuberkulose aufgefallen. Anzeichen dafür können anhaltender Husten, leichtes Fieber, Gewichtsverlust und Kräfteverfall sein.

Bei der Behandlung mit Etanercept und Infliximab sollte vor allem jede Art von Atemstörung Ihre besondere Aufmerksamkeit erregen, dieses umso mehr, wenn Sie bereits einmal eine Lungenerkrankung gehabt haben. Atemprobleme können nicht nur auf einer Lungeninfektion beruhen, sondern auch Ausdruck von Nebenwirkungen der beiden Wirkstoffe auf Herz, Immunsystem und verschiedene Körperfunktionen sein.

Wenn die Haut sich verstärkt rötet und juckt, reagieren Sie vermutlich allergisch auf das Medikament. Solche Hauterscheinungen (→ Seite 14) treten bei mehr als 1 von 100 Personen auf, die Etanercept oder Infliximab anwenden, und bei bis zu 10 von 100 Anwendern von Leflunomid. Die Betroffenen sollten dann einen Arzt aufsuchen.

Außerdem kommt hinzu:

Etanercept: Bei 2 bis 8 von 100 Anwendern schwellen die Beine und besonders die Unterschenkel an (Ödem). Tritt das erstmalig auf oder verschlimmern sich bereits bestehende Ödeme, sollten Sie einen Arzt aufsuchen.

Infliximab: Wunden, die nach fünf bis sieben Tagen noch nicht deutlich zu heilen beginnen, sollten Sie dem Arzt zeigen. Solche Wundheilungsstörungen treten bei mehr als 1 von 100 Behandelten auf.

Mit der gleichen Häufigkeit kommen Immunerkrankungen vor, die sich durch Fieber, Gelenkschmerzen, kleine Hautblutungen und Hautausschlag bemerkbar machen können. Wenden Sie sich dann an den Arzt.

Gerötete, juckende, schmerzende Augen können auf einer Entzündung der Bindehaut oder der Augen allgemein beruhen (zwischen 1 bis 10 von 1 000 Behandelte). Halten die Beschwerden an oder kehren sie wieder, sollten Sie den Augenarzt aufsuchen. In Einzelfällen kann es auch zu Verschwommensehen oder Gesichtsfeldeinschränkungen kommen. Dann sollten Sie möglichst schnell zu einem Augenarzt gehen.

Ebenso häufig kommt es zu Herz-Kreislauf-Problemen: Bewusstlosigkeit, Herzrhythmusstörungen (→ Seite 16), die nur im EKG sicher zu diagnostizieren sind, Herzschwäche, die sich durch geschwollene Beine, Atemnot und abnehmende Belastbarkeit äußert, und Durchblutungsstörungen, in deren Folge Hände und Füße auffallend kalt sind. Bei diesen Beschwerden sollten Sie sich an den Arzt wenden.

Niedergeschlagenheit, Depressionen (→ Seite 16), Verwirrtheit, Erregungszustände, Angstgefühle und Erinnerungslücken gibt es bei bis zu 1 von 100 Behandelten. Diese Zustände sind zwar nicht gefährlich, können den Alltag aber sehr beeinträchtigen. Darum sollten Sie mit dem Arzt darüber sprechen.

Leflunomid: Bei bis zu 10 von 100 Anwendern deuten Schmerzen um ein Gelenk herum auf eine Sehnenscheidenentzündung hin. Hat sich das nach einer Woche nicht gebessert, sollten Sie den Arzt informieren.

Ebenso sollten Sie sich bei einer Mundschleimhautentzündung verhalten.

Durch Leflunomid kann der Kaliumgehalt des Blutes absinken. Die daraus resultierenden Störungen können die Nerven, das Herz und den Stoffwechsel betreffen. Allerdings können Sie selbst die Ursache nicht ausmachen, dazu ist eine Blutuntersuchung durch den Arzt notwendig.

Bei 1 bis 10 von 10 000 Behandelten steigt der Blutdruck erheblich an. Um das zu bemerken, werden regelmäßige ärztliche Kontrollen angeraten.

Wenn Sie grippeartige Beschwerden haben, sich längere Zeit abgeschlagen und müde fühlen, blass sind, Halsschmerzen, anhaltendes Fieber, Blutergüsse und Blutungen auftreten, kann es sich um eine Blutbildveränderung (→ Seite 15) handeln, die bedrohlich werden kann. Sie müssen dann umgehend den Arzt aufsuchen und das Blutbild kontrollieren lassen. Je nach Art der Blutbildungsstörung ist bei einer Behandlung mit Etanercept bei 1 bis 100 von 10 000 damit zu rechnen, bei Infliximab und Leflunomid bei 1 bis 10 von 1 000 Behandelten.

Infliximab, Leflunomid: Die Mittel können die Leber (→ Seite 15) schädigen. Treten Übelkeit, Erbrechen und/oder dunkel gefärbter Urin auf und ist der Stuhl auffällig hell, sollten Sie einen Arzt aufsuchen.

▶ **Sofort zum Arzt**

Wenn starker Hautausschlag, Juckreiz, Herzrasen, Atemnot, Schwäche und Schwindel auftreten, müssen Sie die Anwendung sofort stoppen und unverzüglich den Notarzt rufen (Telefon 112), weil es sich um eine lebensbedrohliche Allergie (→ Seite 14) handeln kann. Bei Etanercept und Leflunomid muss weniger als 1 von 10 000 Personen damit rechnen, bei Infliximab zwischen 1 und 10 von 1 000.

Etanercept: Bei 1 bis 10 von 10 000 Behandelten treten Krampfanfälle auf. Bei den ersten Anzeichen dafür müssen Sie ärztliche Behandlung suchen.

Infliximab, Leflunomid: Bei 1 bis 10 von 10 000 Personen schädigen die Wirkstoffe die Leber (→ Seite 15) schwer und lösen eine Gelbsucht aus. Wenn sich die Haut färbt und Sie zusätzlich starken Juckreiz am ganzen Körper verspüren, sollten Sie sofort einen Arzt aufsuchen.

Leflunomid: Die oben beschriebenen Hauterscheinungen (→ Seite 14) können statt einer allergischen auch eine andere, schwerwiegende Ursache haben (Stevens-Johnson-Syndrom). Diese voneinander zu unterscheiden, fällt zunächst schwer. Wenden Sie sich darum unbedingt an den Arzt, wenn Sie plötzlich ausgedehnte Hautveränderungen und Hautrötungen bemerken oder wenn sich ohne erkennbare Ursache auf der Haut Blasen zeigen.

Plötzliche Schmerzen in einem Gelenk und das Gefühl, dass es instabil ist, deuten darauf hin, dass eine Sehne gerissen sein kann. Derartiges ist bei 1 bis 10 von 1 000 Personen aufgetreten. Dann sollten Sie umgehend einen Arzt aufsuchen.

HINWEISE

Für Kinder unter 14 Jahren

Etanercept: Über die Risiken einer Anwendung bei Kindern unter vier Jahren gibt es keine Erkenntnisse. Sicherheitshalber sollten sie mit diesem Mittel nicht behandelt werden.

Infliximab, Leflunomid: Kinder unter 18 Jahren sollten mit diesen Mitteln nicht behandelt werden.

Bei Kinderwunsch

Etanercept, Infliximab: Frauen, die schwanger werden können, dürfen mit diesen Mitteln nur behandelt werden, wenn sie für einen sicheren Empfängnisschutz sorgen.

Bei Infliximab muss eine Empfängnis noch sechs Monate nach dem Ende der Behandlung sicher verhütet werden.

Leflunomid: Während der Behandlung und noch zwei Jahre nach ihrem Ende müssen Frauen für einen

sicheren Empfängnisschutz sorgen. So lange dauert es, bis alle Abbauprodukte von Leflunomid sicher den Körper verlassen haben.
Männer, die Vater werden möchten, sollten die Behandlung mit Leflunomid drei Monate vorher beenden. Es ist nicht auszuschließen, dass Leflunomid die Spermien schädigt.
Wenn die Ausscheidung von Leflunomid beschleunigt werden soll, können sowohl Frauen als auch Männer Colestyramin einnehmen, ein Arzneimittel, das sonst bei erhöhten Blutfetten eingesetzt wird. Es bindet Leflunomid, das dann schneller ausgeschieden wird.

Für Schwangerschaft und Stillzeit

Etanercept: Über die Risiken einer Anwendung in der Schwangerschaft gibt es keine Erkenntnisse. Sicherheitshalber sollten Sie den Wirkstoff daher nicht anwenden. Das Gleiche gilt für die Stillzeit.

Infliximab: Das Mittel darf während der Schwangerschaft nicht angewendet werden. Während und ein halbes Jahr nach der Behandlung mit Infliximab dürfen Sie nicht stillen.

Leflunomid: Das Mittel darf weder in der Schwangerschaft noch in der Stillzeit eingenommen werden. Haben Sie während der Behandlung mit Leflunomid aufgrund einer Zyklusunregelmäßigkeit den Verdacht, Sie könnten schwanger sein, sollten Sie sich sofort mit Ihrem Arzt in Verbindung setzen. In den ersten Tagen der Schwangerschaft kann die schädliche Wirkung von Leflunomid auf das Kind unter Umständen noch mit speziellen medikamentösen Maßnahmen begrenzt werden.

Zur Verkehrstüchtigkeit

Wenn Sie nach der Einnahme der Mittel müde werden oder sich schwindlig fühlen, sollten Sie kein Fahrzeug lenken, keine Maschinen bedienen und keine Arbeiten ohne sicheren Halt verrichten.

Methotrexat

Lantarel, Metex, MTX Hexal

Methotrexat beeinträchtigt die Vermehrung von Zellen. In der Dosierung, wie es als Basismittel bei der rheumatoiden Arthritis eingesetzt wird, hemmt es vor allem die Vermehrung von Entzündungszellen. Bis zu zwei Drittel der Rheumakranken profitieren von der Behandlung mit Methotrexat – teilweise über viele Jahre.
Methotrexat ist geeignet, um als Basismedikament eine rheumatoide Arthritis zu behandeln.

ANWENDUNG

Methotrexat nehmen Sie einmal pro Woche ein. Und zwar zu Beginn der Behandlung 7,5 Milligramm, die von Woche zu Woche um 2,5 Milligramm auf maximal 20 Milligramm gesteigert werden können. Nach vier bis sechs Wochen sollten die Gelenkbeschwerden deutlich nachgelassen haben. Dann kann die Dosierung wieder so weit abgesenkt werden, bis die geringste noch wirksame Menge gefunden ist.
Haben sich die Beschwerden nach zwei Monaten nicht erheblich verringert, ist die Therapie erfolglos und sollte beendet werden.
Übelkeit ist eine sehr häufige und unangenehme unerwünschte Wirkung der Behandlung. Weil sie vor allem am Einnahmetag und dem darauffolgenden Tag auftritt, sollten Sie sich einen Wochentag auswählen, an dem Sie sich am ehesten darauf einstellen können.
Sowohl Übelkeit als auch Mundschleimhautentzündung und Durchfall zeigen an, dass das Mittel die sich schnell teilenden gesunden Zellen des Körpers beeinträchtigt hat. Um den Schaden zu begrenzen, können Sie einmal pro Woche 5 Milligramm Folsäure einnehmen.

ACHTUNG

Während der ersten sechs Monate sind monatliche Kontrollen der Leber-, Lungen- und Nierenfunktion sowie das Anfertigen eines Blutbilds erforderlich. Danach sollten diese Kontrolluntersuchungen in vierteljährlichem Abstand wiederholt werden.

Gegenanzeigen

Wenn Ihre Nieren nicht richtig arbeiten oder die blutbildenden Zellen durch andere Therapien vorgeschädigt sind, dürfen Sie nicht mit Methotrexat behandelt werden.

Wechselwirkungen mit Medikamenten

Wenn Sie noch andere Medikamente nehmen, ist zu beachten:

- Azetylsalizylsäure und Parazetamol (bei Schmerzen), Diclofenac (bei Rheuma, Schmerzen), Phenobarbital (bei Epilepsien), Benzodiazepine (bei Angststörungen, Schlafstörungen), Tetrazykline (bei Infektionen) und Sulfonamide (bei Harnweginfektionen) verstärken die Wirkung von Methotrexat.
- Allopurinol (bei Gicht) schwächt die Wirkung von Methotrexat.
- Makrolid-Antibiotika wie Erythromyzin (bei Infektionen) verzögern die Ausscheidung von

Methotrexat und verstärken sowohl seine Wirkung als auch seine Nebenwirkungen.

- Durch die gleichzeitige Anwendung von Etoposid oder Bleomyzin (bei Krebs) steigt das Risiko für Lungenschäden.
- Bei der gleichzeitigen Behandlung mit cisplatinhaltigen Mitteln (bei Krebs) kann Methotrexat die Nieren stärker schädigen als sonst.
- Wenn Ihnen wegen Blasenkrebs die Harnblase entfernt und durch eine Dünndarmblase ersetzt wurde, wird Methotrexat aus diesem Gewebe vermehrt wieder ins Blut aufgenommen. Dann wirkt es stärker und sollte niedriger dosiert werden.

▶ **Unbedingt beachten**

Methotrexat verstärkt die Wirkung der gerinnungshemmenden Mittel Phenprocoumon und Warfarin, die bei erhöhter Thrombosegefahr als Tabletten eingenommen werden. Näheres hierzu finden Sie unter „Mittel zur Blutverdünnung: verstärkte Wirkung“ (→ Seite 11).

Wechselwirkungen mit Speisen und Getränken

Alkohol kann die leberschädigende Wirkung verstärken. Verzichten Sie deshalb am besten darauf.

Unerwünschte Wirkungen

▶ **Keine Maßnahmen erforderlich**

Übelkeit und Durchfall treten häufig auf, Entzündungen und Geschwüre der Mundschleimhaut gelegentlich. Dem begegnet man mit den Maßnahmen, die im Abschnitt „Anwendung“ (→ Seite 1075) beschrieben sind.

▶ **Muss beobachtet werden**

Wenn die Haut sich verstärkt rötet und juckt, reagieren Sie vermutlich allergisch auf das Medikament. Bei solchen Hauterscheinungen (→ Seite 14) sollten Sie einen Arzt aufsuchen.
Wenn sich im Mund und Rachenraum Geschwüre bilden und anhaltender Durchfall auftritt, sollte die Behandlung unterbrochen und der Arzt aufgesucht werden. Solche Symptome deuten darauf hin, dass die Schleimhaut schwer geschädigt ist; dann kann es sein, dass ein Geschwür in den Bauchraum durchbricht.
Methotrexat kann die Nierenfunktion (→ Seite 16) beeinträchtigen; diese Schädigung kann bis zum Nierenversagen fortschreiten.
Da Methotrexat das Immunsystem unterdrückt, können vermehrt Infektionen und Wundheilungsstörungen auftreten. Bei Infektionen jeglicher Art sollten Sie den Arzt kontaktieren.
Die Mittel können die Leber (→ Seite 15) schädigen. Treten Übelkeit, Erbrechen und/oder dunkel gefärbter Urin auf und ist der Stuhl auffällig hell, sollten Sie einen Arzt aufsuchen.

▶ **Sofort zum Arzt**

Trockener Reizhusten, Kurzatmigkeit auch in Ruhe und Fieber sind Hinweise auf eine Entzündung der Lunge. Treten diese Symptome gemeinsam auf, sollten Sie umgehend zum Arzt gehen. Die Behandlung muss abgebrochen werden.
Die Hauterscheinungen (→ Seite 14), wie sie oben beschrieben sind, können bei einer Methotrexat-Behandlung auch der Beginn einer sehr schwerwiegenden Hautreaktion (Stevens-Johnson-Syndrom) sein. Wenden Sie sich darum unbedingt an den Arzt, wenn Sie plötzlich ausgedehnte Hautveränderungen und Hautrötungen bemerken oder wenn sich ohne erkennbare Ursache auf der Haut Blasen zeigen.
Methotrexat kann schon in niedriger Dosierung die Blutbildung (→ Seite 15) stören. Besonders die Zahl der roten Blutkörperchen, die den Sauerstoff transportieren, und die der Blutplättchen, die für die Blutgerinnung wichtig sind, verringern sich gelegentlich (Anämie, Thrombopenie). Sehr selten nimmt die Zahl der weißen Blutkörperchen, die bei der Infektionsabwehr eine wichtige Rolle spielen, so sehr ab (Agranulozytose), dass eine erhöhte Infektionsgefahr besteht.
Methotrexat kann die Leber (→ Seite 15) schwer schädigen und eine Gelbsucht auslösen. Wenn sich die Haut gelb färbt und Sie zusätzlich starken Juckreiz am ganzen Körper verspüren, sollten Sie sofort einen Arzt aufsuchen.
Wenn starker Hautausschlag, Juckreiz, Herzrasen, Atemnot, Schwäche und Schwindel auftreten, müssen Sie die Anwendung sofort stoppen und unverzüglich den Notarzt rufen (Telefon 112), weil es sich um eine lebensbedrohliche Allergie (→ Seite 14) handeln kann.

Hinweise

Für Kinder unter 14 Jahren

Methotrexat wird bei Kindern mit schwerer rheumatoider Arthritis eingesetzt. Die übliche Dosierung liegt bei durchschnittlich 5 bis 10 Milligramm pro Quadratmeter Körperoberfläche. Damit können Kinder eine höhere Dosierung erhalten, als sie für Erwachsene üblich ist. Der Grund ist, dass der kindliche Organismus Methotrexat anders um- und abbaut als der von Erwachsenen. Mehr als 25 Milligramm pro Quadratmeter Körperoberfläche sollten es aber auch bei ihnen nicht sein.

Zur Empfängnisverhütung

Sowohl Frauen als auch Männer müssen während der Behandlung mit Methotrexat und noch mindestens drei Monate danach zuverlässig verhindern, dass sie schwanger werden beziehungsweise ein Kind zeugen.

Für Schwangerschaft und Stillzeit

Methotrexat darf während der Schwangerschaft nicht eingenommen werden, da es schwere Fehlbildungen verursachen kann.

Auch während der Stillzeit verbietet sich eine Behandlung mit Methotrexat.

NSAR (innerlich)

Aceclofenac

Beofenac

Acemetazin

Acemetacin-CT, Acemetacin STADA, Rantudil

Dexibuprofen

Deltaran

Diclofenac

Allvoran, Diclac, Diclo 1A Pharma, Diclo-CT, Diclo dispers, Diclo-Divido, Diclofenac AbZ, Diclofenac AL, Diclofenac dura, Diclofenac Heumann, Diclofenac-ratiopharm, Diclofenac Sandoz, Diclofenac STADA, Diclofenbeta, Diclo KD, Diclo KSK, DICLO-PUREN, Dolgit-Diclo, Effekton, Jutafenac, Monoflam, Rewodina, Voltaren

Ibuprofen

Anco, Dolgit, DOLO-PUREN, Esprenit, Ibu 1A Pharma, Ibubeta, Ibuflam Lichtenstein, Ibuhexal, Ibu KD, Ibuprofen AbZ, Ibuprofen AL, Ibuprofen-CT, Ibuprofen Heumann, Ibuprofen Klinge, Ibu-ratiopharm, Ibuprofen STADA, ibuTAD, Imbun, Schmerz-Dolgit

Indometazin

Indo-CT, Indometacin AL, Indometacin BC, Indomet-ratiopharm

Ketoprofen

Gabrilen

Lornoxicam

Telos

Meloxicam

Mobec

Naproxen

Naproxen AL, Naproxen-CT, Naproxen Hexal, Naproxen STADA

Piroxicam

Flexase, Piroxicam AL, Pirox-CT, Piroxicam HEXAL, Piroxicam-ratiopharm, Piroxicam STADA

Proglumetazin

Protaxon

Tiaprofensäure

Surgam

NSAR ist die Abkürzung für nichtsteroidale Antirheumatika. Mit der Bezeichnung „nichtsteroidal" grenzt man diese Arzneimittel aufgrund ihrer chemischen Struktur von den Glukokortikoiden ab, die in ihrem Molekül – anders als die NSAR – einen Steroid-Ring haben.

NSAR lindern Schmerzen und dämmen eine Entzündung ein, weil sie die Synthese von Prostaglandinen hemmen. Prostaglandine sind Gewebehormone, von denen es mehrere Arten mit unterschiedlichen Aufgaben gibt. Die einen treiben, neben anderen Stoffen, das Entzündungsgeschehen an. Andere schützen zum Beispiel die Schleimhaut in Magen und Darm. Die klassischen NSAR bremsen die Produktion aller Prostaglandine gleichermaßen. Daher schädigen sie auch Magen und Darm schwer. Dabei besteht das Risiko, dass sich im Magen-Darm-Trakt ein Geschwür entwickelt, aus dem es bluten und das in den Bauchraum durchbrechen kann.

Das Risiko für Schäden durch NSAR hängt zunächst einmal von der Dosierung ab. Eine hohe Dosis bedeutet eine starke Wirkung, aber auch ein hohes Risiko für Nebenwirkungen. Bei gleicher Wirkstärke wird das Nebenwirkungsrisiko dann davon bestimmt, wie schnell die Substanz aus dem Körper ausgeschieden wird. Für Magen und Darm ist es besonders schädlich, wenn der Arzneistoff lange wirkt. Denn dann wird die Produktion der schleimhautschützenden Prostaglandine nahezu dauerhaft gehemmt, die Schleimhaut kann sich nicht erholen.

Als kurz wirksam bezeichnet man NSAR, von denen nach spätestens vier Stunden mehr als die Hälfte des Wirkstoffs abgebaut oder ausgeschieden ist. Ihre Wirkung lässt sich gut steuern; auf unerwünschte Wirkungen kann man schnell reagieren. Zu diesen Substanzen gehören Diclofenac, Ibuprofen und Ketoprofen, die bei Arthrose, gelegentlichen Gelenkbeschwerden und rheumatoider Arthritis als „geeignet" bewertet werden. Präparate mit dem Zusatz „retard" setzen den enthaltenen Wirkstoff nach und nach frei. Dadurch wirkt er länger. Diese Mittel werden einmal, höchstens zweimal täglich eingenommen. In dem Präparat *Voltaren Resinat* liegt Diclofenac in einer speziellen Salzform vor (Diclofenac-Colestyramin). Dadurch wird der Arzneistoff nach und nach freigesetzt und es genügen ein bis höchstens zwei Kapseln am Tag. Die therapeuti-

sche Wirksamkeit ist der von Diclofenac vergleichbar.
Die ebenfalls kurz wirksamen Aceclofenac, Dexibuprofen und Lornoxicam werden als „auch geeignet" eingestuft, weil sie weniger erprobt sind als das Standardmittel Diclofenac.
Geeignet sind bei den genannten Anwendungsgebieten auch die mittellangwirkenden Substanzen Acemetazin, Indometazin, Meloxicam und Naproxen. Ihre Wirkung hält zwischen 4 und 20 Stunden an, wobei Acemetazin und Indometazin eher kürzer wirken als die beiden anderen Substanzen. Mittellang wirksame NSAR können vor allem Menschen helfen, denen morgens steife Gelenke Probleme bereiten. Abends angewendet, erleichtern sie die morgendlichen Anlaufschwierigkeiten. Von Acemetazin und Indometazin gibt es Präparate mit dem Zusatz „retard". Aus ihnen wird der Wirkstoff nach und nach freigesetzt. Die Mittel wirken dann zwischen 12 und 16 Stunden.
Obwohl viele Menschen mit chronischen Gelenkbeschwerden diese Medikamente als Dauerbehandlung benötigen, wird empfohlen, sie nur bei Bedarf und in der geringstmöglichen Dosierung anzuwenden. Der Grund liegt in einer Unsicherheit, ob die Substanzen aus dieser Gruppe, ähnlich den COX-2-Hemmern, das Risiko für Herz-Kreislauf-Erkrankungen erhöhen können.
Drei NSAR-Substanzen gelten als „wenig geeignet": Piroxicam, Tiaprofensäure und Proglumetazin. Bei Piroxicam dauert es mehr als 20 Stunden, bis das Mittel zur Hälfte abgebaut ist. Bis es ganz aus dem Körper ausgeschieden ist, dauert es sogar bis zu 100 Stunden. Dadurch gibt es ein erhebliches Risiko für schwerwiegende Hautreaktionen und ein im Vergleich zu den anderen konventionellen NSAR hohes Risiko für Schäden an Magen und Darm. Aus diesem Grund empfiehlt die Europäische Zulassungsbehörde seit 2007, Piroxicam bei chronischen Gelenkbeschwerden nur noch einzusetzen, wenn andere NSAR nicht ausreichend gewirkt haben. Die Tagesdosis darf 20 Milligramm nicht überschreiten. Nach 14 Tagen soll überprüft werden, ob das Mittel noch notwendig ist. Bei Daueranwendung und bei Personen mit erhöhtem Risiko für Magengeschwüre wird die gleichzeitige Einnahme eines Protonenpumpenhemmers (→ Seite 313) wie zum Beispiel Omeprazol für erforderlich gehalten, um den Magen zu schützen.
Tiaprofensäure kann schwerwiegende unerwünschte Wirkungen hervorrufen.
Proglumetazin ist eine Mischverbindung aus dem mittellangwirkenden NSAR Indometazin und Proglumid, einem säurehemmenden Mittel bei Magengeschwüren, dessen therapeutische Wirksamkeit nicht ausreichend nachgewiesen ist.
Den Wirkstoff Meloxicam (*Mobec*) gibt es inzwischen auch in Form von preisgünstigen Generika.

Anwendung

NSAR gibt es zur äußerlichen Anwendung, zum Einnehmen, als Zäpfchen und als Injektion. Äußerlich anzuwendende Mittel werden unter „NSAR (äußerlich)" (→ Seite 1082) besprochen.
Bei der Dosierung halten Sie sich an die Menge, die der Arzt Ihnen genannt hat. Da unerwünschte Wirkungen öfter und heftiger auftreten, je mehr von der Substanz wirkt, sollten Sie im Verlauf des Tages nicht mehr als folgende Menge des jeweiligen Wirkstoffs einnehmen:
Aceclofenac 200 Milligramm
Acemetazin 180 Milligramm
Dexibuprofen 1 200 Milligramm
Diclofenac 150 Milligramm (als Retardtablette 75–150 Milligramm)
Ibuprofen 2 400 Milligramm
Indometazin 150 Milligramm (als Retardtablette 200 Milligramm)
Ketoprofen 200 Milligramm
Lornoxicam 18 Milligramm
Meloxicam 15 Milligramm
Naproxen 1 000 Milligramm
Piroxicam 20 Milligramm
Proglumetazin 600 Milligramm
Tiaprofensäure 600 Milligramm.
Um den Magen zu schonen, sollten Sie die Tabletten während einer Mahlzeit einnehmen, in jedem Fall aber ein großes Glas Wasser dazu trinken. Bei löslichen Tabletten und Granulat ist diese Forderung von vornherein erfüllt, weil sie aufgelöst und getrunken werden müssen.
Bei einer Dauerbehandlung mit NSAR sollte regelmäßig die Nierenfunktion überprüft werden.

Zäpfchen

Zäpfchen anzuwenden kann sinnvoll sein, wenn eine Erkrankung verhindert, dass der Wirkstoff aus dem Magen-Darm-Trakt aufgenommen wird. Da er aus Zäpfchen aber nur langsam ins Blut übertritt, dauert es deutlich länger als bei Tabletten, bis die schmerzstillende Wirkung einsetzt.
NSAR-Zäpfchen können Magen und Darm ebenso schaden wie Tabletten, denn die unerwünschte Wirkung kommt durch den Wirkstoff im Blut zu-

stande, sie beruht nicht auf der lokalen Wirkung der Tablette.

Zäpfchen sollten immer so kurz wie möglich angewendet werden, weil sonst das Risiko einer lokalen Darmschädigung besteht. Wenn Sie Hämorrhoiden haben, sollten Sie auf NSAR-Zäpfchen verzichten. Der Wirkstoff kann die im Bereich der Hämorriden oft verletzte Haut reizen und sogar Entzündungen verursachen.

Injektionen

In seltenen Notfällen kann es einmal notwendig sein, ein NSAR zu spritzen. Fortgesetzt wird die Behandlung dann mit Tabletten. Eine intramuskuläre Injektion (i. m.) birgt gegenüber anderen Anwendungen ein erheblich größeres Risiko für Schockreaktionen. Bei Diclofenac beispielsweise ist es nach einer Injektion zehnmal so groß wie nach Tabletten. Auch Nervenschäden, Abszesse und Blutvergiftung können vorkommen. Das Gewebe am Einstichort kann absterben. Diesen Risiken steht kein nennenswerter Nutzen gegenüber, denn beispielsweise Diclofenac-Tabletten wirken ebenso schnell wie die Injektion dieses Wirkstoffs. Nach der Injektion eines NSAR müssen Sie mindestens eine Stunde in der Praxis bleiben, damit bei einem Zwischenfall schnell fachkundig eingegriffen werden kann.

ACHTUNG

Es wird vermutet, dass größere Mengen oder regelmäßiger Konsum von Alkohol die schädliche Wirkung dieser Arzneistoffe auf den Magen verstärken können. Dann steigt das Risiko für Magen- und Zwölffingerdarmgeschwüre und Blutungen.

Ibuflam 4 % Sirup enthält als Konservierungsmittel Parabene. Wenn Sie auf Parastoffe (→ Seite 1159) allergisch reagieren, dürfen Sie das Mittel nicht anwenden.

Gegenanzeigen

Unter folgenden Bedingungen dürfen Sie kein NSAR anwenden:

- Sie haben ein aktives Magen-Darm-Geschwür oder Blutungen im Magen-Darm-Trakt.
- Nach der Anwendung von Azetylsalizylsäure oder Mitteln mit vergleichbarer Wirkung haben Sie bereits einmal einen Asthmaanfall erlitten, allergische Hautreaktionen oder einen allergischen Schnupfen gehabt. Dann sind nach der Anwendung von NSAR die gleichen Reaktionen zu befürchten.

Unter folgenden Bedingungen muss der Arzt Nutzen und Risiken der Behandlung besonders sorgfältig abwägen, den Wirkstoff niedrig dosieren und Ihren Gesundheitszustand häufig kontrollieren:

- Ihr Risiko für ein Magen-Darm-Geschwür ist erhöht, zum Beispiel weil Sie schon einmal eine solche Erkrankung hatten oder Sie bereits älter sind.
- Sie hatten schon einmal eine entzündliche Darmerkrankung (Colitis ulcerosa, Morbus Crohn).
- Sie haben eine Lebererkrankung.
- Ihr Blutdruck ist erhöht.
- Ihre Blutbildung ist gestört (Porphyrie).
- Ihr Herz arbeitet unzureichend (Herzinsuffizienz) oder Sie haben Flüssigkeitsansammlungen im Gewebe (Ödeme). Da sich durch NSAR die Nierenfunktion verschlechtern kann und dann mehr Flüssigkeit im Körper zurückbleibt, können sich die genannten Störungen verschlimmern.
- Sie haben gerade eine größere Operation hinter sich gebracht.
- Werden NSAR hoch dosiert und lange Zeit angewendet, kann es zu Nierenschäden kommen. Besteht bereits eine Funktionseinschränkung der Nieren oder der Leber, sollte mit einer verringerten Dosis behandelt werden.

Piroxicam: Das Mittel dürfen Sie nicht anwenden, wenn Sie gleichzeitig andere NSAR, Coxibe oder Azetylsalizylsäure in höherer Dosierung (> 500 mg pro Tag; alle bei Schmerzen oder Arthrose) einnehmen müssen. Sie dürfen Piroxicam auch dann nicht einnehmen, wenn Sie mit Antikoagulanzien (bei erhöhter Thrombosegefahr) behandelt werden.

Wechselwirkungen mit Medikamenten

Wenn Sie noch andere Medikamente nehmen, ist zu beachten:

- NSAR schwächen die Wirkung aller blutdrucksenkenden Arzneimittel (Betablocker, ACE-Hemmer, Diuretika). Deshalb sollte bei gleichzeitiger Verordnung der Blutdruck kontrolliert werden. Zusammen mit ACE-Hemmern steigt außerdem das Risiko, dass sich eine Nierenfunktionsstörung entwickelt.
- Die Wirkung von harntreibenden Mitteln (Diuretika) und unter ihnen besonders die der starkwirkenden wird von NSAR stark vermindert; zusätzlich wird die Ausscheidung von Kalium gehemmt. Dadurch kann der Kaliumgehalt des Blutes viel zu hoch ansteigen. Das macht sich durch Müdigkeit bis zur Apathie, durch Muskelschwäche und Herzrhythmusstörungen bemerkbar. Bei der gleichzeitigen Einnahme von NSAR

und Diuretika muss die Nierenfunktion häufiger kontrolliert werden.

- Bei der Kombination von NSAR und Glukokortikoiden vergrößert sich das Risiko von Magen-Darm-Geschwüren und -blutungen erheblich.
- Bei der Kombination von NSAR mit Azetylsalizylsäure in einer Dosierung von mehr als 100 Milligramm pro Tag oder in Kombination mit anderen NSAR-haltigen Mitteln (bei Schmerzen, Fieber) steigt das Risiko für Magen-Darm-Geschwüre und in der Folge das für Blutungen.
- Wenn Sie Lithium einnehmen (bei Depressionen) und zusätzlich noch NSAR, kann der Lithiumblutspiegel so steigen, dass erhebliche unerwünschte Wirkungen eintreten.
- Wenn nichtsteroidale Antirheumatika gemeinsam mit Ciclosporin, Tacrolimus (nach Transplantationen) oder Methotrexat (bei Arthritis, Krebserkrankungen) angewendet werden müssen, kann sich die Giftigkeit der letztgenannten Medikamente verstärken. Ist die gemeinsame Anwendung unumgänglich, muss die Nierenfunktion sorgfältig beobachtet werden.

Dexibuprofen, Ibuprofen: Diese Wirkstoffe können die blutgerinnungshemmende Wirkung von niedrigdosierter Azetylsalizylsäure beeinträchtigen und so die Schutzwirkung auf Herz und Kreislauf verringern. Wird diese Kombination längere Zeit beibehalten, sollten die NSAR frühestens eine halbe Stunde nach der Einnahme von Azetylsalizylsäure angewendet werden oder mindestens acht Stunden vorher.

▶ **Unbedingt beachten**

NSAR können die Wirkung der gerinnungshemmenden Mittel Phenprocoumon und Warfarin sowie von Clopidogrel und Tiklopidin, die bei erhöhter Thrombosegefahr als Tabletten eingenommen werden, verstärken. Dadurch erhöht sich das Risiko für innere Blutungen. Näheres hierzu finden Sie unter „Mittel zur Blutverdünnung: verstärkte Wirkung“ (→ Seite 11).

NSAR können die Wirkung von Metformin, das bei Typ-2-Diabetes eingenommen wird, verstärken. Dann steigt das Risiko für die lebensbedrohliche Nebenwirkung von Metformin, eine Übersäuerung des Blutes (Laktazidose). Besonders gefährdet sind Menschen mit eingeschränkter Nierenfunktion.

Ibuprofen: Diese Substanz sollte nicht eingesetzt werden, wenn gleichzeitig Azetylsalizylsäure dauerhaft eingenommen wird, um einem Herzinfarkt oder Schlaganfall vorzubeugen. Es deutet vieles darauf hin, dass bei einer solchen Kombination die vorbeugende Wirkung von ASS deutlich herabgesetzt ist. In diesem Fall ist zur Behandlung von Gelenkentzündungen Diclofenac vorzuziehen.

Unerwünschte Wirkungen

Am häufigsten rufen NSAR unerwünschte Wirkungen im Magen-Darm-Trakt hervor. Etwa jeder Zehnte blutet in der Folge unbemerkt aus der Schleimhaut von Magen und Darm. In Ausnahmefällen kann sich dadurch eine Blutarmut entwickeln. Sie äußert sich durch Konzentrationsschwäche, Neigung zu Kopfschmerzen, rasche Ermüdbarkeit, eventuell raue und rissige Haut sowie brüchige Nägel. Ob eine Blutarmut vorliegt, lässt sich durch eine Blutuntersuchung feststellen.

Manche unerwünschten Wirkungen treten bei Menschen häufiger auf, die Asthma haben oder bei denen die Schleimhaut der Atemwege aufgrund einer Überempfindlichkeit leicht anschwillt. Darum sollten Menschen mit Asthma, Heuschnupfen oder Allergien die erste Dosis eines NSAR, das sie noch nicht verwendet haben, unter ärztlicher Aufsicht einnehmen.

Bei Personen mit einer Nierenfunktionsstörung oder Herz-Kreislauf-Erkrankung und bei solchen, die entwässernde Mittel (Diuretika) einnehmen, ist das Risiko erhöht, dass sich vor allem in den Beinen Gewebewasser ansammelt (Ödeme).

▶ **Keine Maßnahmen erforderlich**

Mehr als 10 von 100 NSAR-Anwendern klagen über Magenbeschwerden, Bauchschmerzen, Blähungen, Völlegefühl und Durchfall.

▶ **Muss beobachtet werden**

Bei bis zu 10 von 100 Personen treten Magengeschwüre auf, die oft unbemerkt bleiben. Sie können sich aber auch äußern, indem Magenschmerzen erstmals auftreten, und durch eine Schwarzfärbung des Stuhls. Je nachdem, wie heftig die Beschwerden sind, sollten Sie sich dann umgehend an den Arzt wenden oder ihn im Laufe des nächsten Tages aufsuchen.

Weniger als 1 von 100 Behandelten entwickelt einen Nierenschaden (→ Seite 16). Wenn Sie bemerken, dass Ihre Beine anschwellen, sollten Sie sich an einen Arzt wenden.

Es können Ohrgeräusche und Schwindel auftreten. Wiederholen sich diese Symptome oder werden sie schlimmer, sollten Sie das mit einem Arzt besprechen.

NSAR können die Blutbildung (→ Seite 15) beeinträchtigen. Das macht sich durch Müdigkeit und verminderte Leistungsfähigkeit bemerkbar. Sind derartige Beschwerden unerklärlich, halten sie länger als ein bis zwei Wochen an oder verschlimmern sie sich, sollten Sie einen Arzt kontaktieren. Wenn die Haut sich verstärkt rötet und juckt, reagieren Sie vermutlich allergisch auf das Mittel (bei 1 bis 2 von 100 Behandelten). Dann sollten Sie es absetzen. Sind die Hauterscheinungen (→ Seite 14) einige Tage später nicht deutlich abgeklungen, sollten Sie einen Arzt aufsuchen. Bei weniger als 1 von 1 000 Anwendern schädigen NSAR die Leber (→ Seite 15). Treten Übelkeit, Erbrechen und/oder dunkel gefärbter Urin auf und ist der Stuhl auffällig hell, sollten Sie einen Arzt aufsuchen.

▶ **Sofort zum Arzt**

Die Mittel können die Leber (→ Seite 15) schwer schädigen und eine Gelbsucht auslösen. Wenn sich die Haut stark gelb färbt und Sie zusätzlich einen starken Juckreiz am ganzen Körper verspüren, sollten Sie sofort einen Arzt aufsuchen. Setzen Sie die Mittel ab, bilden sich die Symptome wieder zurück.

Vereinzelt setzt Minuten bis Stunden nach dem Beginn der Behandlung eine schwere allergische Reaktion (→ Seite 14) ein. Ihre Symptome sind starker Hautausschlag, Anschwellen der Schleimhaut des Kehlkopfs, Atemnot, Blutdruckabfall (Schwindel, Schwarzwerden vor den Augen), Herzjagen, Schock. In diesem Fall dürfen Sie das Arzneimittel keinesfalls mehr einnehmen. Vielmehr sollte sofort der Notarzt gerufen werden (Telefon 112).

Aus einem Magengeschwür kann es bluten oder es kann sogar die Magenwand durchbrechen. Das kann plötzlich einsetzende Dauerschmerzen verursachen, die in den Rücken ausstrahlen, außerdem kann Blut erbrochen werden. Bei solchen Anzeichen sollte sofort der Notarzt gerufen werden (Telefon 112).

Hinweise

Für Kinder unter 14 Jahren

Über die Behandlung von Kindern mit Gelenkbeschwerden und rheumatoider Arthritis gibt es für die meisten NSAR keine ausreichenden Erfahrungen, sodass sie mit diesen Wirkstoffen nur nach sorgfältiger Abwägung von Nutzen und Risiken durch den Arzt behandelt werden sollten.

Konkrete Dosisangaben gibt es für folgende Substanzen, wobei Saftzubereitungen die exakte Dosierung bei Säuglingen und Kleinkindern erleichtern:

Diclofenac: Kinder ab sechs Jahren können bis zu 2 Milligramm Diclofenac pro Kilogramm Körpergewicht bekommen.

Ibuprofen: Kinder ab dem sechsten Lebensmonat können bis zu dreimal täglich 7,5 bis 10 Milligramm Ibuprofen pro Kilogramm Körpergewicht erhalten. Bei Kindern zwischen sechs und neun Jahren sollte die Einzeldosis nicht mehr als 200 Milligramm ausmachen, die Tageshöchstdosis liegt bei 600 Milligramm.

Naproxen: Kinder ab einem Jahr können bis zu 15 Milligramm Naproxen pro Kilogramm Körpergewicht anwenden.

Für Schwangerschaft und Stillzeit

Ob und wie NSAR in den ersten beiden Schwangerschaftsdritteln die Entwicklung des Kindes beeinflussen, ist nicht bekannt. Wenn möglich, sollten Sie aus Sicherheitsgründen die Einnahme unterlassen.

Im letzten Schwangerschaftsdrittel dürfen diese Arzneimittel nicht eingenommen werden. Durch sie kann sich zum Beispiel beim Kind die Verbindung zwischen Haupt- und Lungenschlagader vorzeitig schließen, was den Kreislauf des Kindes überlastet. Außerdem kann sich bei der Frau Wasser im Gewebe einlagern (Ödeme). Auch die Wehen können gehemmt und die Geburt dadurch verzögert werden.

In der Stillzeit können Sie diese Arzneimittel kurzzeitig anwenden, wenn Sie die empfohlene Dosierung nicht überschreiten.

Für ältere Menschen

Menschen im höheren Alter scheiden NSAR verzögert aus. Für sie genügt eine geringere Dosis; andernfalls müssen sie mit vermehrten und schwereren unerwünschten Wirkungen rechnen. Langwirkende NSAR sollten nicht verordnet werden.

Zur Verkehrstüchtigkeit

Wenn Sie Kopfschmerzen bekommen, Ihnen schwindlig wird oder Sie müde werden – besonders häufig ist das nach der Einnahme von Indometazin der Fall –, kann das Ihre Fähigkeit beeinträchtigen, ein Fahrzeug zu lenken, Maschinen zu bedienen und Arbeiten ohne sicheren Halt zu verrichten.

NSAR (äußerlich)

Diclofenac

Diclofenac Heumann Gel, Voltaren

Näheres zur Wirkung von Diclofenac lesen Sie unter „NSAR (innerlich)" (→ Seite 1077).

Von äußerlich angewendetem Diclofenac durchdringt nur wenig die Haut und kaum etwas erreicht die tieferen Gewebeschichten oder das Gelenk. Wie viel es ist und wie weit der Wirkstoff nach innen vordringt, hängt unter anderem von der Beschaffenheit der Haut ab.

Eine Übersichtsarbeit, in der mehrere Studien zusammenfassend ausgewertet wurden, zeigte zwar, dass eine Akutbehandlung von Gelenkschmerzen mit äußerlich angewendetem Diclofenac in den ersten beiden Wochen erfolgreicher war als eine Scheinbehandlung. Die Wirksamkeit von eingenommenen NSAR erreichte die lokale Anwendung jedoch nicht. Für chronische Gelenkbeschwerden, die nicht mit Entzündungen einhergehen, ist die therapeutische Wirksamkeit nicht ausreichend belegt. Für die Langzeitbehandlung chronischer Gelenkbeschwerden wird äußerlich angewendetes Diclofenac daher als „wenig geeignet" beurteilt.

Für das Präparat *Voltaren* liegt allerdings eine Studie vor, die es gerechtfertigt erscheinen lässt, es bei einer aktivierten Arthrose der Fingergelenke versuchsweise einzusetzen. Hier war das äußerlich aufgetragene Mittel ebenso wirksam wie ein niedrig dosiertes geschlucktes nichtsteroidales Antirheumatikum.

Anwendung

Es wird empfohlen, das Mittel mehrfach täglich über dem betroffenen Gelenk aufzutragen und leicht einzumassieren.

In der vom Hersteller angegebenen Dosierung beschränkt sich die Wirkung auf den Gelenkbereich, auf den das Mittel aufgetragen wird. Wird das Mittel allerdings auf einer großen Hautfläche angewendet oder auf durch Krankheit oder Verletzungen offener Haut, kann ähnlich viel Wirkstoff ins Blut übergehen wie bei einem geschluckten Mittel. Dann können dieselben unerwünschten Wirkungen auftreten wie bei einer innerlichen Anwendung. Diese Angaben finden Sie unter „NSAR (innerlich)" (→ Seite 1077).

Unerwünschte Wirkungen

Werden die Mittel großflächig aufgetragen und/oder über einen längeren Zeitraum angewendet, können die gleichen unerwünschten Wirkungen auftreten wie nach der Einnahme von Tabletten. Allerdings scheint dies selten der Fall zu sein. Näheres zu diesen Nebenwirkungen lesen Sie unter „NSAR (innerlich)" (→ Seite 1077).

▶ **Muss beobachtet werden**

Wenn sich die Haut dort, wo das Mittel aufgetragen wird, verstärkt rötet und juckt, reagieren Sie vermutlich allergisch auf das Mittel. Bei solchen Hauterscheinungen (→ Seite 14) sollten Sie einen Arzt aufsuchen.

Oxaceprol

AHP 200

Oxaceprol wird bei degenerativ veränderten Gelenken eingesetzt, auch wenn sich diese entzündet haben und schmerzen. Die Substanz soll gemäß tierexperimenteller Untersuchungen entzündungshemmend und schmerzstillend wirken. Diese Wirkung könnte darauf beruhen, dass Oxaceprol die weißen Blutkörperchen, die bei einer Entzündung vermehrt auftreten, daran hindert, aus dem Blut ins Gewebe überzutreten. Dadurch könnte eine Entzündung weniger schwer verlaufen.

Zur Wirksamkeit am Menschen liegen nur einige wenige Studien vor. Sie prüfen eine dreiwöchige Behandlung mit Oxaceprol. Da diese Untersuchungen aber deutliche methodische Mängel aufweisen, sind sie kaum aussagekräftig. Anhand dieser Unterlagen ist zur therapeutischen Wirksamkeit von Oxaceprol bei Arthrosebeschwerden keine gesicherte Aussage möglich. Das Mittel wird daher noch als „wenig geeignet" bewertet.

Anwendung

Üblicherweise sollen dreimal täglich 200 Milligramm Oxaceprol eingenommen werden. Besonders zu Beginn der Behandlung, aber auch später, wenn die Beschwerden sehr stark sind, kann die Dosierung verdoppelt werden.

Achtung

Wechselwirkungen mit Medikamenten

▶ **Unbedingt beachten**

Oxaceprol kann die Wirkung der gerinnungshemmenden Mittel Phenprocoumon und Warfarin, die bei erhöhter Thrombosegefahr als Tabletten eingenommen werden, verstärken. Näheres hierzu finden Sie unter „Mittel zur Blutverdünnung: verstärkte Wirkung" (→ Seite 11).

Unerwünschte Wirkungen

▶ **Keine Maßnahmen erforderlich**

Übelkeit, Erbrechen, Magenschmerzen und Durchfall können gelegentlich auftreten. Dass sich Hitzegefühle und Schweißausbrüche einstellen, ist selten.

▶ **Muss beobachtet werden**

Wenn die Haut sich verstärkt rötet und juckt, reagieren Sie vermutlich allergisch auf das Mittel. Bei solchen Hauterscheinungen (→ Seite 14) sollten Sie das Mittel absetzen und den Arzt aufsuchen.

Hinweise

Für Schwangerschaft und Stillzeit

Es liegen keine Erfahrungen zur Anwendung von Oxaceprol während der Schwangerschaft und Stillzeit vor. Aus Sicherheitsgründen sollten Sie das Mittel während dieser Zeit nicht anwenden.

Sulfasalazin

Azulfidine RA, Pleon, Sulfasalazin-Heyl

Sulfasalazin ist ein geeignetes Basismittel, um eine nicht so schwer verlaufende rheumatoide Arthritis zu behandeln. Es wirkt zuverlässig, ohne dass jedoch bisher bekannt ist, worauf diese Wirkung beruht.

Anwendung

In der ersten Behandlungswoche nehmen Sie täglich 500 Milligramm Sulfasalazin ein. Diese Dosis wird jede Woche um 500 Milligramm gesteigert, bis maximal 2 Gramm pro Tag erreicht sind. Nach drei bis sechs Monaten lässt sich beurteilen, ob das Mittel ausreichend hilft. Wenn Sie es dann für lange Zeit einnehmen, sollte der Arzt die Dosierung so weit wie möglich reduzieren. Meist müssen aber doch täglich 1 bis 2 Gramm Sulfasalazin eingenommen werden.

Um auf unerwünschte Wirkungen rechtzeitig aufmerksam zu werden, muss der Arzt zunächst monatlich, später einmal im Quartal das Blutbild und die Leber- und Nierenfunktion kontrollieren.

Achtung

Sulfasalazin kann die Haut empfindlicher für Sonnenlicht machen. Während Sie es anwenden, sollten Sie Sonnenbäder und Solarien meiden, und wenn Sie sich im Freien aufhalten, auf die unbedeckte Haut ein Sonnenschutzmittel mit hohem Lichtschutzfaktor auftragen.

Gegenanzeigen

Unter folgenden Bedingungen dürfen Sie Sulfasalazin nicht anwenden:

- Sie reagieren allergisch auf Salizylsäure.
- Die Funktion von Leber und/oder Nieren ist stark eingeschränkt.
- Sie haben einen Darmverschluss oder eine Darmlähmung.
- Sie haben eine angeborene Störung der Bildung des roten Blutfarbstoffs (Porphyrie).
- Sie haben eine entzündliche Hauterkrankung (Erythema exsudativum multiforme). Diese wird meist durch Medikamente hervorgerufen.
- Sie haben einen Mangel an dem Enzym Glukose-6-Phosphat-Dehydrogenase. Dann besteht die Gefahr, dass Sulfasalazin die roten Blutkörperchen schädigt.

Unter folgenden Bedingungen muss der Arzt Nutzen und Risiken besonders sorgfältig abwägen:

- Sie reagieren schnell allergisch und/oder haben Asthma.
- Sie vertragen keine Sulfonylharnstoffe (bei Typ-2-Diabetes).

Wechselwirkungen mit Medikamenten

Wenn Sie noch andere Medikamente einnehmen, ist zu beachten, dass Antibiotika (bei Infektionen) die Freisetzung von zwei Spaltprodukten behindern, welche die eigentlichen Träger der Wirkung sind. In der Folge kann die antientzündliche Wirksamkeit von Sulfasalazin verringert sein.

▶ **Unbedingt beachten**

Sulfasalazin behindert die Aufnahme von Digoxin (bei Herzschwäche), sodass dieses Mittel nicht mehr ausreichend wirkt. Näheres hierzu lesen Sie unter „Mittel bei Herzschwäche: verringerte Wirkung“ (→ Seite 13).

Unerwünschte Wirkungen

Das Mittel ist gelb und kann den Urin, selten auch die Haut, intensiv gelb färben.

▶ **Keine Maßnahmen erforderlich**

Häufig kommt es zu Kopfschmerzen, Appetitlosigkeit, Übelkeit, Erbrechen.

Gelegentlich treten Schwindel, Schlaflosigkeit, Missempfindungen (Kribbeln) sowie Gelenk- und Muskelschmerzen auf.

▶ **Muss beobachtet werden**

Wenn die Haut sich verstärkt rötet und juckt, reagieren Sie vermutlich allergisch auf Sulfasalazin. Bei solchen Hauterscheinungen (→ Seite 14) sollten Sie einen Arzt aufsuchen.

Wenn Sie gleichzeitig an einer Entzündung des Dickdarms leiden (Colitis ulcerosa), kann sich als Zeichen einer Unverträglichkeitsreaktion der komplette Dickdarm entzünden (Pancolitis). Wenn sich Durchfall und Bauchschmerzen verschlimmern, sollten Sie umgehend, spätestens aber innerhalb von ein bis zwei Tagen einen Arzt aufsuchen.

Die Nierenfunktion (→ Seite 16) kann sich vermindern, die Nieren können sich entzünden. Wenn Sie mehr oder weniger Urin ausscheiden als gewohnt, wenn der Urin stark riecht oder Schmerzen in der Nierengegend auftreten, sollten Sie innerhalb der nächsten Tage einen Arzt aufsuchen und gezielt die Nieren untersuchen lassen.

Der Wirkstoff kann zu Blutbildveränderungen (→ Seite 15) führen. Wenn Fieber auftritt, das über zwei bis drei Tage anhält, sollten Sie den Arzt aufsuchen.

Als Zeichen einer Unverträglichkeitsreaktion kann sich die Bindehaut der Augen entzünden, sodass sich die Augen röten, jucken, brennen und die Lider anschwellen. Suchen Sie dann einen Augenarzt auf.

Es kann ein Folsäuremangel auftreten, der sich vorwiegend durch Müdigkeit zeigt. Wenn der Arzt das Blutbild regelmäßig kontrolliert, erkennt er dieses Problem. Steigt die Zahl der roten Blutkörperchen nicht an, obwohl Sie zusätzlich Folsäure einnehmen, sollte der Arzt auf einen anderen Wirkstoff ausweichen.

Gelegentlich kommt es zu Benommenheit, Konzentrationsstörungen, Depressionen (→ Seite 16) und Psychosen. Wenn Sie merken, dass sich Ihr seelisches Befinden verändert, oder wenn Angehörigen derartige Veränderungen auffallen, sollte der Arzt davon informiert werden.

▶ **Sofort zum Arzt**

Wenn starker Hautausschlag, Juckreiz, Herzrasen, Atemnot, Schwäche und Schwindel auftreten, müssen Sie sofort den Notarzt rufen (Telefon 112), weil es sich um eine lebensbedrohliche Allergie (→ Seite 14) handeln kann.

Außerdem kann eine allergisch bedingte Entzündung der Lungenbläschen auftreten, die ebenfalls sofort ärztliches Eingreifen erforderlich macht.

Bei Fieber, Atemnot, Übelkeit, Erbrechen und starken Schmerzen im Oberbauch, die bis in den Rücken ausstrahlen können, sollten Sie sich umgehend in ärztliche Behandlung begeben. Es könnte sich um eine akute Entzündung der Bauchspeicheldrüse handeln. Bei starken Beschwerden sollte der Notarzt gerufen werden (Telefon 112).

Hinweise

Für Kinder unter 14 Jahren

Kinder sollen nicht mit Sulfasalazin behandelt werden.

Bei Kinderwunsch

Ein Mangel an Folsäure kann in den ersten Monaten einer Schwangerschaft das Ungeborene schädigen. Frauen, die schwanger werden wollen und Sulfasalazin anwenden, sollen deshalb regelmäßig zusätzlich Folsäure als Medikament einnehmen.

Sulfasalazin beeinträchtigt die Spermienbildung, sodass bei Männern die Zeugungsfähigkeit sinkt. Nach dem Absetzen des Mittels normalisiert sich die Spermienzahl innerhalb von zwei bis drei Monaten wieder.

Für Schwangerschaft und Stillzeit

Sulfasalazin gelangt durch den Mutterkuchen in den kindlichen Kreislauf. Nachteilige Folgen für das Ungeborene sind bisher nicht bekannt geworden. Dennoch sollten Sie das Mittel vor und während einer Schwangerschaft absetzen oder mit dem Arzt besprechen, auf welche Dosis Sie es reduzieren können.

Der Wirkstoff gelangt in die Muttermilch, beeinträchtigt die Gesundheit des Babys jedoch nicht.

Beim Tragen von Kontaktlinsen

Die gelbe Farbe des Medikaments kann weiche Kontaktlinsen – vermutlich dauerhaft – gelb färben.

Zur Verkehrstüchtigkeit

Aufgrund der beschriebenen unerwünschten Wirkungen kann das Mittel die Reaktionsfähigkeit beeinträchtigen. Sie sollten deshalb kein Fahrzeug lenken, keine Maschinen bedienen und keine Arbeiten ohne sicheren Halt verrichten.

Kombination

Diclofenac + Misoprostol

Arthotec

Dieses Kombinationsmittel enthält das NSAR Diclofenac, das bei Gelenkbeschwerden und Entzündungen geeignet ist, und Misoprostol. Dieses hemmt die Abgabe von Magensäure und fördert gleichzeitig die Ausscheidung von schützendem Schleim. Dadurch wird das Risiko, dass sich durch Diclofenac Magen- oder Darmgeschwüre entwickeln, verringert.

Die fixe Kombination wird allerdings als „mit Einschränkung geeignet" bewertet, da das Mittel heftige Durchfälle verursachen kann.

Wenn die Substanz Diclofenac, allein und für längere Zeit eingenommen, zu Magenproblemen führt, sollte als Schutz vor einem Magengeschwür ein Protonenpumpenhemmer (→ Seite 313) wie zum Beispiel Omeprazol eingenommen werden.

Nähere Angaben zur Wirkweise von Diclofenac finden Sie im Abschnitt „NSAR (innerlich)" (→ Seite 1077).

Anwendung

Normalerweise nehmen Sie zwei bis drei Tabletten am Tag jeweils nach den Mahlzeiten ein. Die Dosis sollte so gering wie möglich sein.

Bei akuten Entzündungen können Sie die Behandlung meistens nach zwei Wochen beenden, bei chronischen dauert sie länger. Ob die magenschleimhautschützende Wirkung von Misoprostol über ein Jahr hinaus reicht, ist nicht dokumentiert.

Alle weiteren Angaben lesen Sie unter „Diclofenac" im Abschnitt „NSAR (innerlich)" (→ Seite 1077).

Unerwünschte Wirkungen

Das Kombinationsmittel hat die gleichen unerwünschten Wirkungen wie Diclofenac, nur sind die Häufigkeiten verändert. Die von Diclofenac hervorgerufenen Magen-Darm-Geschwüre und Blutungen sind seltener, wohingegen durch Misoprostol häufiger Bauchschmerzen und Durchfall auftreten.

Ist dieser Durchfall leicht bis mäßig und geht er bald vorüber, sind keine Maßnahmen erforderlich. Bei schweren Durchfällen oder wenn der Durchfall länger als zwei Wochen anhält, sollten Sie den behandelnden Arzt informieren.

Alle weiteren Angaben lesen Sie unter „NSAR (innerlich)" (→ Seite 1080).

Hinweise

Für Kinder unter 14 Jahren

Über die Risiken einer Anwendung bei Kindern liegen keine ausreichenden Erfahrungen vor. Das Mittel darf daher bei Kindern nicht angewendet werden.

Für Schwangerschaft und Stillzeit

Es gelten die Angaben zu Diclofenac im Abschnitt „NSAR (innerlich)" (→ Seite 1081). Aufgrund des Zusatzes von Misoprostol kommt ein erhöhtes Fehlgeburtsrisiko hinzu, weil dieser Wirkstoff die Spannung der Gebärmuttermuskulatur erhöht. Das Kombinationsmittel darf daher während der Schwangerschaft und Stillzeit nicht angewendet werden.

Kombinationen: Rheumamittel (äußerlich)

Dimethylsulfoxid + Dexpanthenol + Heparin

Dolobene

Dieses Rheumamittel hat drei Inhaltsstoffe. Dimethylsulfoxid (DMSO) wird Einreibemitteln zugesetzt, damit Arzneistoffe die Haut leichter durchdringen und besser ins Blut aufgenommen werden können. Ob es spezifische Wirkungen auf den Bewegungsapparat hat, ist ungeklärt. Heparin wirkt gerinnungshemmend. Ob von Heparin, wenn es auf die Haut aufgetragen wird, eine wirksame Menge ins Gewebe übertritt, ist nicht bekannt. Dexpanthenol ist eine dem B-Vitamin Pantothensäure verwandte Substanz, die Wunden rascher heilen lassen soll. Da das Präparat *Dolobene* aber auf verletzter Haut nicht angewendet werden soll, ist der Beitrag des Inhaltsstoffs Dexpanthenol in diesem Produkt nicht nachvollziehbar. Insgesamt handelt es sich hierbei um eine nicht sinnvolle Kombination, deren therapeutische Wirksamkeit zudem nicht ausreichend nachgewiesen ist. *Dolobene* wird als „wenig geeignet" bewertet.

Anwendung

Wie Sie das Gel anwenden sollen, entnehmen Sie dem Beipackzettel.

Achtung

Gegenanzeigen

Sie dürfen das Gel nicht auf Schleimhäuten, offenen Wunden, bei Hauterkrankungen, wie Ekzemen oder Schuppenflechte, und auf strahlenbehandelter Haut anwenden.

Dolobene enthält als Geruchsstoff unter anderem Latschenkiefernöl und darf deshalb von Menschen mit Asthma nicht angewendet werden.

Vorsicht ist bei Menschen mit Leber- und Nierenfunktionsstörungen geboten sowie bei solchen mit Kreislaufschwäche.

Wechselwirkungen mit Medikamenten

Wenn Sie noch andere Hautmittel verwenden, ist zu beachten, dass DMSO die Aufnahme anderer Wirkstoffe durch die Haut fördern kann. Eine solche kombinierte Anwendung sollten Sie vermeiden.

Unerwünschte Wirkungen

- **Keine Maßnahmen erforderlich**
  Nach dem Auftragen des Gels kann ein Abbauprodukt von DMSO vorübergehend zu knoblauchartigem Mundgeruch führen. Zudem kann die Geschmackswahrnehmung kurzzeitig verändert sein.
- **Muss beobachtet werden**
  Wenn die Haut sich verstärkt rötet und juckt, reagieren Sie vermutlich allergisch auf das Mittel. Bei solchen Hauterscheinungen (→ Seite 14) sollten Sie einen Arzt aufsuchen.

Hinweise

Für Kinder unter 14 Jahren

Dolobene sollte bei Kindern unter fünf Jahren gar nicht und bei über Fünfjährigen nicht über lange Zeit und auf großen Flächen aufgetragen werden.

Für Schwangerschaft und Stillzeit

Da für die Behandlung von Schwangeren mit DMSO keine ausreichenden Erfahrungen vorliegen und DMSO in die Muttermilch übergeht, sollte das Mittel vorsichtshalber weder während der Schwangerschaft noch während der Stillzeit angewendet werden.

Arthrose, Gelenkbeschwerden, rheumatoide Arthritis

Hinweise zu den Tabellenspalten → Seite 28, zur Auswahl der Arzneimittel → Seite 23, zur Grundlage der Bewertung → Seiten 24, 27

Handelsname Darreichungsform	Zusammensetzung pro 1 ml/1 g oder wie angegeben bzw. pro abgeteilte Einheit	Kleinste Packungsgröße	Festbetrag in Euro	Packungspreis in Euro	Bewertung
Acemetacin-CT 30 mg Hartkapseln Rp *60 mg Hartkapseln* Rp Kapseln	**Acemetazin** 30 mg 60 mg	20 Stück 20 Stück	12,90 15,79	11,42 13,02	**Geeignet** bei Arthrose, Gelenkbeschwerden und rheumatoider Arthritis. Arzneistoff mit mittellanger Wirkdauer. → Seite 1077
Acemetacin STADA 30 mg Rp *60 mg* Rp Kapseln	**Acemetazin** 30 mg 60 mg	20 Stück 20 Stück	12,90 15,79	11,42 13,02	**Geeignet** bei Arthrose, Gelenkbeschwerden und rheumatoider Arthritis. Arzneistoff mit mittellanger Wirkdauer. → Seite 1077
AHP 200 Rp Filmtabletten	**Oxaceprol** 200 mg	100 Stück		41,25	**Wenig geeignet** bei Arthrose und Gelenkbeschwerden. Die therapeutische Wirksamkeit ist bislang nicht ausreichend nachgewiesen. → Seite 1082
Allvoran SF Rp Injektionslösung	**Diclofenac-Natrium** 75 mg pro 3 ml	30 x 3 ml		16,95	**Geeignet** bei Arthrose, Gelenkbeschwerden und rheumatoider Arthritis. Arzneistoff mit kurzer Wirkdauer. Injektionslösungen sind nur sinnvoll, wenn das Mittel nicht geschluckt werden kann. → Seite 1077
Allvoran 100 mg Retard Rp Retardtabletten	100 mg	20 Stück	11,88	11,01	**Geeignet** bei Arthrose, Gelenkbeschwerden und rheumatoider Arthritis. Kurz wirksamer Arzneistoff. In diesem Präparat wird er verzögert freigesetzt, sodass er bis zu zwölf Stunden wirkt. → Seite 1077
Allvoran 50 mg Rp Tabletten	50 mg	20 Stück	10,64	10,58	**Geeignet** bei Arthrose, Gelenkbeschwerden und rheumatoider Arthritis. Arzneistoff mit kurzer Wirkdauer. → Seite 1077
Allvoran S 50 mg Rp *Allvoran S* Rp Zäpfchen	50 mg 100 mg	50 Stück 10 Stück	16,01 11,73	15,95 11,70	**Geeignet** bei Arthrose, Gelenkbeschwerden und rheumatoider Arthritis. Arzneistoff mit kurzer Wirkdauer. Zäpfchen sind nur sinnvoll, wenn das Mittel nicht geschluckt werden kann. → Seite 1077
Anco 600 mg Filmtabletten Rp Filmtabletten	**Ibuprofen** 600 mg	20 Stück	12,35	12,35	**Geeignet** bei Arthrose, Gelenkbeschwerden und rheumatoider Arthritis. Arzneistoff mit kurzer Wirkdauer. → Seite 1077

Arthrose, Gelenkbeschwerden, rheumatoide Arthritis Fortsetzung

Handelsname Darreichungsform	Zusammensetzung pro 1 ml/1 g oder wie angegeben bzw. pro abgeteilte Einheit	Kleinste Packungsgröße	Festbetrag in Euro	Packungspreis in Euro	Bewertung
Hinweise zu den Tabellenspalten → Seite 28, zur Auswahl der Arzneimittel → Seite 23, zur Grundlage der Bewertung → Seiten 24, 27					
Arava Filmtabletten 10 mg Rp *20 mg* Rp *100 mg* Rp Filmtabletten	**Leflunomid** 10 mg 20 mg 100 mg	30 Stück 30 Stück 3 Stück		93,81 128,94 84,66	**Mit Einschränkung geeignet** bei rheumatoider Arthritis als Basismedikament, wenn andere Basismedikamente nicht ausreichend wirksam sind oder nicht eingesetzt werden können. Das Mittel kann die Leberfunktion erheblich beeinträchtigen. → Seite 1070
ARCOXIA 30 mg Filmtabletten Rp *60 mg Filmtabletten* Rp *90 mg Filmtabletten* Rp *120 mg Filmtabletten* Rp Filmtabletten	**Etoricoxib** 30 mg 60 mg 90 mg 120 mg	28 Stück 7 Stück 7 Stück 7 Stück		48,20 19,55 19,55 19,55	**Geeignet** bei Arthrose, Gelenkbeschwerden und rheumatoider Arthritis ausschließlich für Personen ohne erhöhtes Risiko für schwerwiegende Herz-Kreislauf-Erkrankungen (hoher Blutdruck, Herzinsuffizienz, koronare Herzkrankheit, Schlaganfall in der Vorgeschichte). → Seite 1066
Arthotec Rp *forte* Rp Tabletten	**Diclofenac-Natrium** 50 mg + **Misoprostol** 0,2 mg **Diclofenac-Natrium** 75 mg + **Misoprostol** 0,2 mg	20 Stück 20 Stück		17,30 20,79	**Mit Einschränkung geeignet** bei Arthrose, Gelenkbeschwerden und rheumatoider Arthritis, wenn Diclofenac eingenommen werden soll und die Verträglichkeit durch Misoprostol verbessert werden kann. Durch Misoprostol können vermehrt Durchfälle auftreten. → Seite 1084
Azafalk 25 mg Rp *50 mg* Rp Filmtabletten	**Azathioprin** 25 mg 50 mg	50 Stück 50 Stück	29,31 44,95	29,31 34,37	**Mit Einschränkung geeignet** bei rheumatoider Arthritis als Basismedikament. Das Mittel kann ausgeprägte unerwünschte Wirkungen haben. → Seite 1064
Azathioprin-ratiopharm 25 mg Rp *50 mg* Rp Filmtabletten	**Azathioprin** 25 mg 50 mg	100 Stück 50 Stück	50,43 44,95	38,18 31,78	**Mit Einschränkung geeignet** bei rheumatoider Arthritis als Basismedikament. Das Mittel kann ausgeprägte unerwünschte Wirkungen haben. → Seite 1064
AZULFIDINE RA Rp Filmtabletten	**Sulfasalazin** 500 mg	300 Stück	78,40	78,40	**Geeignet** bei rheumatoider Arthritis als Basismedikament. → Seite 1083
Beofenac Rp Filmtabletten	**Aceclofenac** 100 mg	20 Stück	12,90	12,90	**Auch geeignet** bei Arthrose, Gelenkbeschwerden und rheumatoider Arthritis. Weniger gut erprobter Arzneistoff mit kurzer Wirkdauer. → Seite 1077
CELEBREX Hartkapseln 100 mg Rp *200 mg* Rp Kapseln	**Celecoxib** 100 mg 200 mg	20 Stück 20 Stück		22,36 17,04	**Geeignet** bei Arthrose, Gelenkbeschwerden und rheumatoider Arthritis ausschließlich für Personen ohne erhöhtes Risiko für schwerwiegende Herz-Kreislauf-Erkrankungen (hoher Blutdruck, Herzinsuffizienz, koronare Herzkrankheit, Schlaganfall in der Vorgeschichte). → Seite 1066
Deltaran 200 mg Filmtabletten Rp *300 mg Filmtabletten* Rp *400 mg Filmtabletten* Rp Filmtabletten	**Dexibuprofen** 200 mg 300 mg 400 mg	20 Stück 20 Stück 20 Stück		17,18 18,21 19,60	**Auch geeignet** bei Arthrose, Gelenkbeschwerden und rheumatoider Arthritis. Noch wenig erprobter Wirkstoff mit kurzer Wirkdauer. → Seite 1077
Diclac Injektionslösung Rp Injektionslösung	**Diclofenac-Natrium** 75 mg pro 3 ml	1 x 3 ml	10,12	10,10	**Geeignet** bei Arthrose, Gelenkbeschwerden und rheumatoider Arthritis. Arzneistoff mit kurzer Wirkdauer. Injektionslösungen sind nur sinnvoll, wenn das Mittel nicht geschluckt werden kann. → Seite 1077

▶

Arthrose, Gelenkbeschwerden, rheumatoide Arthritis Fortsetzung

Hinweise zu den Tabellenspalten → Seite 28, zur Auswahl der Arzneimittel → Seite 23, zur Grundlage der Bewertung → Seiten 24, 27

Handelsname Darreichungsform	Zusammensetzung pro 1 ml/1 g oder wie angegeben bzw. pro abgeteilte Einheit	Kleinste Packungsgröße	Festbetrag in Euro	Packungspreis in Euro	Bewertung
Diclac retard Rp *Diclac ID 75* Rp *150* Rp Retardtabletten	**Diclofenac-Natrium** 100 mg 12,5 mg und 62,5 mg 25 mg und 125 mg	20 Stück 10 Stück 10 Stück	11,88 10,36 11,85	11,51 9,98 11,61	**Geeignet** bei Arthrose, Gelenkbeschwerden und rheumatoider Arthritis. Kurz wirksamer Arzneistoff. In diesem Präparat wird er verzögert freigesetzt, sodass er bis zu zwölf Stunden wirkt. → Seite 1077
Diclac magensaftresistente Tabletten 25 Rp *50* Rp *Diclac Dispers 50* Rp Tabletten	25 mg 50 mg 50 mg	20 Stück 20 Stück 20 Stück	10,36 10,64 10,64	10,14 10,16 10,16	**Geeignet** bei Arthrose, Gelenkbeschwerden und rheumatoider Arthritis. Arzneistoff mit kurzer Wirkdauer. → Seite 1077
Diclac Zäpfchen 50 Rp *100* Rp Zäpfchen	50 mg 100 mg	10 Stück 10 Stück	10,85 11,73	10,63 11,08	**Geeignet** bei Arthrose, Gelenkbeschwerden und rheumatoider Arthritis. Arzneistoff mit kurzer Wirkdauer. Zäpfchen sind nur sinnvoll, wenn das Mittel nicht geschluckt werden kann. → Seite 1077
Diclo 75 SL – 1 A Pharma Rp *Diclo – 1 A Pharma 100 retard* Rp *Diclo 150 uno – 1 A Pharma* Rp Retardtabletten	**Diclofenac-Natrium** 12,5 mg und 62,5 mg 100 mg 25 mg und 125 mg	20 Stück 20 Stück 20 Stück	11,03 11,88 13,96	10,48 10,85 13,79	**Geeignet** bei Arthrose, Gelenkbeschwerden und rheumatoider Arthritis. Kurz wirksamer Arzneistoff. In diesem Präparat wird er verzögert freigesetzt, sodass er bis zu zwölf Stunden wirkt. → Seite 1077
Diclo – 1 A Pharma 25 Rp *50* Rp Tabletten	25 mg 50 mg	20 Stück 20 Stück	10,36 10,64	10,13 9,83	**Geeignet** bei Arthrose, Gelenkbeschwerden und rheumatoider Arthritis. Arzneistoff mit kurzer Wirkdauer. → Seite 1077
Diclo-CT 75 mg/2 ml Ampullen Rp Injektionslösung	**Diclofenac-Natrium** 75 mg pro 2 ml	1 x 2 ml	10,12	10,10	**Geeignet** bei Arthrose, Gelenkbeschwerden und rheumatoider Arthritis. Arzneistoff mit kurzer Wirkdauer. Injektionslösungen sind nur sinnvoll, wenn das Mittel nicht geschluckt werden kann. → Seite 1077
diclo von ct retard Rp Retardtabletten	100 mg	20 Stück	11,88	11,50	**Geeignet** bei Arthrose, Gelenkbeschwerden und rheumatoider Arthritis. Kurz wirksamer Arzneistoff. In diesem Präparat wird er verzögert freigesetzt, sodass er bis zu zwölf Stunden wirkt. → Seite 1077
Diclo-CT 25 mg Tabletten Rp *50 mg Tabletten* Rp Tabletten	25 mg 50 mg	20 Stück 20 Stück	10,36 10,64	10,14 10,16	**Geeignet** bei Arthrose, Gelenkbeschwerden und rheumatoider Arthritis. Arzneistoff mit kurzer Wirkdauer. → Seite 1077
Diclo-CT 50 mg Supp. Rp *100 mg Supp.* Rp Zäpfchen	50 mg 100 mg	10 Stück 10 Stück	10,85 11,73	10,63 11,08	**Geeignet** bei Arthrose, Gelenkbeschwerden und rheumatoider Arthritis. Arzneistoff mit kurzer Wirkdauer. Zäpfchen sind nur sinnvoll, wenn das Mittel nicht geschluckt werden kann. → Seite 1077
Diclofenac-CT 50 mg Trinktabletten Rp Trinktabletten	50 mg	20 Stück	10,64	10,16	**Geeignet** bei Arthrose, Gelenkbeschwerden und rheumatoider Arthritis. Arzneistoff mit kurzer Wirkdauer. → Seite 1077

Arthrose, Gelenkbeschwerden, rheumatoide Arthritis Fortsetzung

Handelsname Darreichungsform	Zusammensetzung pro 1 ml/1 g oder wie angegeben bzw. pro abgeteilte Einheit	Kleinste Packungsgröße	Festbetrag in Euro	Packungspreis in Euro	Bewertung
Diclo dispers Rp Tabletten	**Diclofenac-Natrium** 50 mg	20 Stück	10,64	10,16	**Geeignet** bei Arthrose, Gelenkbeschwerden und rheumatoider Arthritis. Arzneistoff mit kurzer Wirkdauer. → Seite 1077
Diclo-Divido Rp	**Diclofenac-Natrium** 25 mg und 50 mg	10 Stück	10,22	9,96	**Geeignet** bei Arthrose, Gelenkbeschwerden und rheumatoider Arthritis. Kurz wirksamer Arzneistoff. In diesem Präparat wird er verzögert freigesetzt, sodass er bis zu zwölf Stunden wirkt. → Seite 1077
long Rp Retardkapseln	25 mg und 75 mg	20 Stück	11,04	10,91	
Diclofenac AbZ 75 mg Ampullen Rp Injektionslösung	**Diclofenac-Natrium** 75 mg	1 Stück	10,12	10,08	**Geeignet** bei Arthrose, Gelenkbeschwerden und rheumatoider Arthritis. Arzneistoff mit kurzer Wirkdauer. Injektionslösungen sind nur sinnvoll, wenn das Mittel nicht geschluckt werden kann. → Seite 1077
Diclofenac AbZ 25 mg Tabletten Rp	25 mg	20 Stück	10,36	10,13	**Geeignet** bei Arthrose, Gelenkbeschwerden und rheumatoider Arthritis. Arzneistoff mit kurzer Wirkdauer. → Seite 1077
50 mg Tabletten Rp Tabletten	50 mg	20 Stück	10,64	9,83	
Diclofenac AL i.m. Rp Injektionslösung	**Diclofenac-Natrium** 75 mg pro 3 ml	1 x 3 ml	10,12	10,09	**Geeignet** bei Arthrose, Gelenkbeschwerden und rheumatoider Arthritis. Arzneistoff mit kurzer Wirkdauer. Injektionslösungen sind nur sinnvoll, wenn das Mittel nicht geschluckt werden kann. → Seite 1077
Diclofenac AL retard Rp Retardtabletten	100 mg	20 Stück	11,88	10,85	**Geeignet** bei Arthrose, Gelenkbeschwerden und rheumatoider Arthritis. Kurz wirksamer Arzneistoff. In diesem Präparat wird er verzögert freigesetzt, sodass er bis zu zwölf Stunden wirkt. → Seite 1077
Diclofenac AL 25 Rp	25 mg	20 Stück	10,36	10,13	**Geeignet** bei Arthrose, Gelenkbeschwerden und rheumatoider Arthritis. Arzneistoff mit kurzer Wirkdauer. → Seite 1077
50 Rp Tabletten	50 mg	20 Stück	10,64	9,83	
Diclofenac AL Supp. 50 Rp	50 mg	10 Stück	10,85	10,63	**Geeignet** bei Arthrose, Gelenkbeschwerden und rheumatoider Arthritis. Arzneistoff mit kurzer Wirkdauer. Zäpfchen sind nur sinnvoll, wenn das Mittel nicht geschluckt werden kann. → Seite 1077
100 Rp Zäpfchen	100 mg	10 Stück	11,73	10,65	
Diclofenac dura 50 mg Tabletten Rp magensaftresistente Tabletten	**Diclofenac-Natrium** 50 mg	20 Stück	10,64	9,83	**Geeignet** bei Arthrose, Gelenkbeschwerden und rheumatoider Arthritis. Arzneistoff mit kurzer Wirkdauer. → Seite 1077
Diclofenac dura 100 mg Retardtabletten Rp Retardtabletten	100 mg	20 Stück	11,88	10,85	**Geeignet** bei Arthrose, Gelenkbeschwerden und rheumatoider Arthritis. Kurz wirksamer Arzneistoff. In diesem Präparat wird er verzögert freigesetzt, sodass er bis zu zwölf Stunden wirkt. → Seite 1077
Diclofenac dura 100 mg Zäpfchen Rp Zäpfchen	100 mg	20 Stück	11,73	10,65	**Geeignet** bei Arthrose, Gelenkbeschwerden und rheumatoider Arthritis. Arzneistoff mit kurzer Wirkdauer. Zäpfchen sind nur sinnvoll, wenn das Mittel nicht geschluckt werden kann. → Seite 1077

Hinweise zu den Tabellenspalten → Seite 28, zur Auswahl der Arzneimittel → Seite 23, zur Grundlage der Bewertung → Seiten 24, 27

Arthrose, Gelenkbeschwerden, rheumatoide Arthritis Fortsetzung

Handelsname Darreichungsform	Zusammensetzung pro 1 ml/1 g oder wie angegeben bzw. pro abgeteilte Einheit	Kleinste Packungsgröße	Festbetrag in Euro	Packungspreis in Euro	Bewertung
Hinweise zu den Tabellenspalten → Seite 28, zur Auswahl der Arzneimittel → Seite 23, zur Grundlage der Bewertung → Seiten 24, 27					
Diclofenac Heumann 100 retard Rp Retardtabletten	Diclofenac-Natrium 100 mg	20 Stück	11,88	11,79	**Geeignet** bei Arthrose, Gelenkbeschwerden und rheumatoider Arthritis. Kurz wirksamer Arzneistoff. In diesem Präparat wird er verzögert freigesetzt, sodass er bis zu zwölf Stunden wirkt. → Seite 1077
Diclofenac Heumann 50 Rp Tabletten	50 mg	20 Stück	10,64	10,64	**Geeignet** bei Arthrose, Gelenkbeschwerden und rheumatoider Arthritis. Arzneistoff mit kurzer Wirkdauer. → Seite 1077
Diclofenac Heumann Supp. 50 Rp	50 mg	10 Stück	10,85	10,70	**Geeignet** bei Arthrose, Gelenkbeschwerden und rheumatoider Arthritis. Arzneistoff mit kurzer Wirkdauer. Zäpfchen sind nur sinnvoll, wenn das Mittel nicht geschluckt werden kann. → Seite 1077
100 Rp Zäpfchen	100 mg	10 Stück	11,73	11,73	
Diclofenac Heumann Gel Gel	10 mg	50 g	3,82	5,11	**Wenig geeignet** bei Arthrose und Gelenkbeschwerden. Die therapeutische Wirksamkeit der lokalen Anwendung bei chronischen Beschwerden ist nicht ausreichend nachgewiesen. Das Mittel kann allenfalls als unterstützende Maßnahme angewendet werden. → Seite 1082
Diclofenac-ratiopharm 50 mg Disperstabletten Rp Disperstabletten	Diclofenac-Natrium 50 mg	20 Stück	10,64	10,16	**Geeignet** bei Arthrose, Gelenkbeschwerden und rheumatoider Arthritis. Arzneistoff mit kurzer Wirkdauer. → Seite 1077
Diclofenac-ratiopharm SF Rp Injektionslösung	75 mg pro 2 ml	1 x 2 ml	10,12	10,10	**Geeignet** bei Arthrose, Gelenkbeschwerden und rheumatoider Arthritis. Arzneistoff mit kurzer Wirkdauer. Injektionslösungen sind nur sinnvoll, wenn das Mittel nicht geschluckt werden kann. → Seite 1077
Diclofenac retard-ratiopharm 100 Rp	100 mg	20 Stück	11,88	11,51	**Geeignet** bei Arthrose, Gelenkbeschwerden und rheumatoider Arthritis. Kurz wirksamer Arzneistoff. In diesem Präparat wird er verzögert freigesetzt, sodass er bis zu zwölf Stunden wirkt. → Seite 1077
Diclofenac-ratiopharm SL 75 Rp Retardkapseln	25 mg und 50 mg	10 Stück	10,22	9,98	
Diclofenac-ratiopharm uno Rp Retardtabletten	25 mg und 125 mg	10 Stück	11,85	11,61	
Diclofenac-ratiopharm Tabletten 25 Rp	25 mg	20 Stück	10,36	10,14	**Geeignet** bei Arthrose, Gelenkbeschwerden und rheumatoider Arthritis. Arzneistoff mit kurzer Wirkdauer. → Seite 1077
50 Rp Tabletten	50 mg	20 Stück	10,64	10,16	
Diclofenac-ratiopharm Zäpfchen 25 Rp	25 mg	10 Stück	10,35	10,33	**Geeignet** bei Arthrose, Gelenkbeschwerden und rheumatoider Arthritis. Arzneistoff mit kurzer Wirkdauer. Zäpfchen sind nur sinnvoll, wenn das Mittel nicht geschluckt werden kann. → Seite 1077
50 Rp	50 mg	10 Stück	10,85	10,63	
100 Rp Zäpfchen	100 mg	10 Stück	11,73	11,08	
Diclofenac Sandoz parenteral 75 mg Injektionslösung Rp Injektionslösung	Diclofenac-Natrium 75 mg pro 3 ml	1 Stück	10,12	10,10	**Geeignet** bei Arthrose, Gelenkbeschwerden und rheumatoider Arthritis. Arzneistoff mit kurzer Wirkdauer. Injektionslösungen sind nur sinnvoll, wenn das Mittel nicht geschluckt werden kann. → Seite 1077

Arthrose, Gelenkbeschwerden, rheumatoide Arthritis Fortsetzung

Handelsname Darreichungsform	Zusammensetzung pro 1 ml/1 g oder wie angegeben bzw. pro abgeteilte Einheit	Kleinste Packungsgröße	Festbetrag in Euro	Packungspreis in Euro	Bewertung
Hinweise zu den Tabellenspalten → Seite 28, zur Auswahl der Arzneimittel → Seite 23, zur Grundlage der Bewertung → Seiten 24, 27					
Diclofenac Sandoz 100 mg Retardtabletten Rp Retardtabletten	**Diclofenac-Natrium** 100 mg	20 Stück	11,88	11,51	**Geeignet** bei Arthrose, Gelenkbeschwerden und rheumatoider Arthritis. Kurz wirksamer Arzneistoff. In diesem Präparat wird er verzögert freigesetzt, sodass er bis zu zwölf Stunden wirkt. → Seite 1077
Diclofenac Sandoz 25 mg magensaftresistente Tabletten Rp *50 mg magensaftresistente Tabletten Rp* Tabletten	25 mg 50 mg	20 Stück 20 Stück	10,36 10,64	10,14 10,16	**Geeignet** bei Arthrose, Gelenkbeschwerden und rheumatoider Arthritis. Arzneistoff mit kurzer Wirkdauer. → Seite 1077
Diclofenac Sandoz 50 mg Zäpfchen Rp *100 mg Zäpfchen Rp* Zäpfchen	50 mg 100 mg	10 Stück 10 Stück	10,85 11,73	10,63 11,08	**Geeignet** bei Arthrose, Gelenkbeschwerden und rheumatoider Arthritis. Arzneistoff mit kurzer Wirkdauer. Zäpfchen sind nur sinnvoll, wenn das Mittel nicht geschluckt werden kann. → Seite 1077
Diclofenac Sandoz SL 75 mg Retardkapseln Rp *100 mg Retardkapseln Rp* Retardkapseln	75 mg 100 mg	10 Stück 10 Stück	10,22 10,32	9,98 10,22	**Geeignet** bei Arthrose, Gelenkbeschwerden und rheumatoider Arthritis. Kurz wirksamer Arzneistoff. In diesem Präparat wird er verzögert freigesetzt, sodass er bis zu zwölf Stunden wirkt. → Seite 1077
Diclofenac STADA N Rp Injektionslösung	**Diclofenac-Natrium** 75 mg pro 3 ml	1 x 3 ml	10,12	10,10	**Geeignet** bei Arthrose, Gelenkbeschwerden und rheumatoider Arthritis. Arzneistoff mit kurzer Wirkdauer. Injektionslösungen sind nur sinnvoll, wenn das Mittel nicht geschluckt werden kann. → Seite 1077
Diclofenac STADA 100 mg Retard Rp Retardtabletten	100 mg	20 Stück	11,88	11,51	**Geeignet** bei Arthrose, Gelenkbeschwerden und rheumatoider Arthritis. Kurz wirksamer Arzneistoff. In diesem Präparat wird er verzögert freigesetzt, sodass er bis zu zwölf Stunden wirkt. → Seite 1077
Diclofenac STADA 25 mg Rp *50 mg Rp* Tabletten	25 mg 50 mg	20 Stück 20 Stück	10,36 10,64	10,20 10,23	**Geeignet** bei Arthrose, Gelenkbeschwerden und rheumatoider Arthritis. Arzneistoff mit kurzer Wirkdauer. → Seite 1077
Diclofenac STADA Zäpfchen 50 mg Rp *100 mg Rp* Zäpfchen	50 mg 100 mg	10 Stück 10 Stück	10,85 11,73	10,63 11,09	**Geeignet** bei Arthrose, Gelenkbeschwerden und rheumatoider Arthritis. Arzneistoff mit kurzer Wirkdauer. Zäpfchen sind nur sinnvoll, wenn das Mittel nicht geschluckt werden kann. → Seite 1077
Diclofenbeta 75 uno Rp *100 retard Rp* *150 uno Rp* Retardtabletten	**Diclofenac-Natrium** 12,5 mg und 62,5 mg 100 mg 25 mg und 125 mg	10 Stück 20 Stück 10 Stück	10,36 11,88 11,85	9,98 11,50 11,61	**Geeignet** bei Arthrose, Gelenkbeschwerden und rheumatoider Arthritis. Kurz wirksamer Arzneistoff. In diesem Präparat wird er verzögert freigesetzt, sodass er bis zu zwölf Stunden wirkt. → Seite 1077
Diclofenbeta 25 Rp *50 Rp* Tabletten	25 mg 50 mg	20 Stück 20 Stück	10,36 10,64	10,14 10,16	**Geeignet** bei Arthrose, Gelenkbeschwerden und rheumatoider Arthritis. Arzneistoff mit kurzer Wirkdauer. → Seite 1077

►

Arthrose, Gelenkbeschwerden, rheumatoide Arthritis Fortsetzung

Handelsname Darreichungsform	Zusammensetzung pro 1 ml/1 g oder wie angegeben bzw. pro abgeteilte Einheit	Kleinste Packungsgröße	Festbetrag in Euro	Packungspreis in Euro	Bewertung
Diclofenbeta 100 Rp Zäpfchen	Diclofenac-Natrium 100 mg	10 Stück	11,73	11,08	**Geeignet** bei Arthrose, Gelenkbeschwerden und rheumatoider Arthritis. Arzneistoff mit kurzer Wirkdauer. Zäpfchen sind nur sinnvoll, wenn das Mittel nicht geschluckt werden kann. → Seite 1077
Diclo KD akut 75 Rp Kapseln	Diclofenac-Natrium 75 mg	20 Stück	10,86	11,86	**Geeignet** bei Arthrose, Gelenkbeschwerden und rheumatoider Arthritis. Arzneistoff mit kurzer Wirkdauer. → Seite 1077
Diclo KD retard Rp Retardtabletten	100 mg	20 Stück	11,88	11,86	**Geeignet** bei Arthrose, Gelenkbeschwerden und rheumatoider Arthritis. Kurz wirksamer Arzneistoff. In diesem Präparat wird er verzögert freigesetzt, sodass er bis zu zwölf Stunden wirkt. → Seite 1077
Diclo KD Rp Tabletten	50 mg	20 Stück	10,64	10,64	**Geeignet** bei Arthrose, Gelenkbeschwerden und rheumatoider Arthritis. Arzneistoff mit kurzer Wirkdauer. → Seite 1077
Diclo KD Zäpfchen 50 Rp *100 Rp* Zäpfchen	50 mg 100 mg	10 Stück 10 Stück	10,85 11,73	10,85 11,73	**Geeignet** bei Arthrose, Gelenkbeschwerden und rheumatoider Arthritis. Arzneistoff mit kurzer Wirkdauer. Zäpfchen sind nur sinnvoll, wenn das Mittel nicht geschluckt werden kann. → Seite 1077
Diclo KSK 50 mg Rp magensaftresistente Tabletten	Diclofenac-Natrium 50 mg	100 Stück	15,24	13,53	**Geeignet** bei Arthrose, Gelenkbeschwerden und rheumatoider Arthritis. Arzneistoff mit kurzer Wirkdauer. → Seite 1077
DICLO-PUREN 25 Rp *50 Rp* Kapseln	Diclofenac-Natrium 25 mg 50 mg	20 Stück 50 Stück	10,36 12,33	10,36 11,51	**Geeignet** bei Arthrose, Gelenkbeschwerden und rheumatoider Arthritis. Arzneistoff mit kurzer Wirkdauer. → Seite 1077
DICLO-PUREN retard Rp Retardkapseln	100 mg	20 Stück	11,88	11,50	**Geeignet** bei Arthrose, Gelenkbeschwerden und rheumatoider Arthritis. Kurz wirksamer Arzneistoff. In diesem Präparat wird er verzögert freigesetzt, sodass er bis zu zwölf Stunden wirkt. → Seite 1077
Dolgit 200 Rp *400 Rp* *600 Rp* Dragees	Ibuprofen 200 mg 400 mg 600 mg	50 Stück 20 Stück 10 Stück	12,67 11,71 11,08	12,67 11,71 11,08	**Geeignet** bei Arthrose, Gelenkbeschwerden und rheumatoider Arthritis. Arzneistoff mit kurzer Wirkdauer. → Seite 1077
Dolgit 800 Rp Filmtabletten	800 mg	10 Stück	11,36	11,36	
Dolgit-Diclo 100 Rp Retardtabletten	Diclofenac-Natrium 100 mg	20 Stück	11,88	11,64	**Geeignet** bei Arthrose, Gelenkbeschwerden und rheumatoider Arthritis. Kurz wirksamer Arzneistoff. In diesem Präparat wird er verzögert freigesetzt, sodass er bis zu zwölf Stunden wirkt. → Seite 1077
Dolgit-Diclo 50 Rp Tabletten	50 mg	20 Stück	10,64	10,54	**Geeignet** bei Arthrose, Gelenkbeschwerden und rheumatoider Arthritis. Arzneistoff mit kurzer Wirkdauer. → Seite 1077

Hinweise zu den Tabellenspalten → Seite 28, zur Auswahl der Arzneimittel → Seite 23, zur Grundlage der Bewertung → Seiten 24, 27

Arthrose, Gelenkbeschwerden, rheumatoide Arthritis Fortsetzung

Handelsname Darreichungsform	Zusammensetzung pro 1 ml/1 g oder wie angegeben bzw. pro abgeteilte Einheit	Kleinste Packungsgröße	Festbetrag in Euro	Packungspreis in Euro	Bewertung
Dolobene	**Dimethylsulfoxid** 150 mg + **Dexpanthenol** 25 mg + **Heparin-Natrium** 500 I.E.	50 g		7,15	**Wenig geeignet** bei Arthrose und Gelenkbeschwerden. Die therapeutische Wirksamkeit ist nicht ausreichend nachgewiesen. Nicht sinnvolle Kombination. → Seite 1085
Dolobene Gel-on Gel	**Dimethylsulfoxid** 150 mg + **Dexpanthenol** 25 mg + **Heparin-Natrium** 500 I.E.	50 g		10,50	
DOLO-PUREN 600 Rp *forte* Rp Filmtabletten	**Ibuprofen** 600 mg 800 mg	20 Stück 20 Stück	12,35 12,92	12,00 11,72	**Geeignet** bei Arthrose, Gelenkbeschwerden und rheumatoider Arthritis. Arzneistoff mit kurzer Wirkdauer. → Seite 1077
DOLO-PUREN Granulat 600 Rp Granulat	600 mg pro 3,277 g	20 x 3,277 g	12,35	14,26	
Effekton Rp Injektionslösung	**Diclofenac-Natrium** 75 mg pro 3 ml	1 x 3 ml	10,12	10,12	**Geeignet** bei Arthrose, Gelenkbeschwerden und rheumatoider Arthritis. Arzneistoff mit kurzer Wirkdauer. Injektionslösungen sind nur sinnvoll, wenn das Mittel nicht geschluckt werden kann. → Seite 1077
Effekton 25 mg Rp *50 mg* Rp magensaftresistente Tabletten	25 mg 50 mg	100 Stück 20 Stück	13,65 10,64	13,65 10,64	**Geeignet** bei Arthrose, Gelenkbeschwerden und rheumatoider Arthritis. Arzneistoff mit kurzer Wirkdauer. → Seite 1077
Effekton retard Rp Retardtabletten	100 mg	20 Stück	11,88	11,86	**Geeignet** bei Arthrose, Gelenkbeschwerden und rheumatoider Arthritis. Kurz wirksamer Arzneistoff. In diesem Präparat wird er verzögert freigesetzt, sodass er bis zu zwölf Stunden wirkt. → Seite 1077
Effekton 50 Rp *100* Rp Zäpfchen	50 mg 100 mg	10 Stück 10 Stück	 11,73	28,05 11,73	**Geeignet** bei Arthrose, Gelenkbeschwerden und rheumatoider Arthritis. Arzneistoff mit kurzer Wirkdauer. Zäpfchen sind nur sinnvoll, wenn das Mittel nicht geschluckt werden kann. → Seite 1077
Enbrel 25 mg Rp *50 mg* Rp Injektionslösung	**Etanercept** 25 mg 50 mg	4 x 1 ml 12 Stück		923,71 5271,94	**Mit Einschränkung geeignet** bei rheumatoider Arthritis als Basismedikament, wenn andere Basismedikamente nicht ausreichend wirksam sind oder nicht eingesetzt werden können. Das Mittel kann ausgeprägte unerwünschte Wirkungen haben. Seine Verträglichkeit bei Langzeiteinnahme ist noch nicht ausreichend bekannt. → Seite 1070
ESPRENIT 400 mg Filmtabletten Rp *600 mg Filmtabletten* Rp Filmtabletten	**Ibuprofen** 400 mg 600 mg	20 Stück 20 Stück	11,71 12,35	11,70 11,42	**Geeignet** bei Arthrose, Gelenkbeschwerden und rheumatoider Arthritis. Arzneistoff mit kurzer Wirkdauer. → Seite 1077
ESPRENIT 800 mg retard Retardtabletten Rp Retardtabletten	800 mg	20 Stück	14,32	11,94	**Geeignet** bei Arthrose, Gelenkbeschwerden und rheumatoider Arthritis. Kurz wirksamer Arzneistoff. In diesem Präparat wird er verzögert freigesetzt, sodass er bis zu zwölf Stunden wirkt. → Seite 1077
ESPRENIT-Suppos Rp Zäpfchen	542,2 mg	10 Stück	12,94	12,86	**Geeignet** bei Arthrose, Gelenkbeschwerden und rheumatoider Arthritis. Arzneistoff mit kurzer Wirkdauer. Zäpfchen sind nur sinnvoll, wenn das Mittel nicht geschluckt werden kann. → Seite 1077

Hinweise zu den Tabellenspalten → Seite 28, zur Auswahl der Arzneimittel → Seite 23, zur Grundlage der Bewertung → Seiten 24, 27

Arthrose, Gelenkbeschwerden, rheumatoide Arthritis Fortsetzung

Hinweise zu den Tabellenspalten → Seite 28, zur Auswahl der Arzneimittel → Seite 23, zur Grundlage der Bewertung → Seiten 24, 27

Handelsname Darreichungsform	Zusammensetzung pro 1 ml/1 g oder wie angegeben bzw. pro abgeteilte Einheit	Kleinste Packungsgröße	Festbetrag in Euro	Packungspreis in Euro	Bewertung
Flexase Tabs 20 mg Rp Tabletten	**Piroxicam** 20 mg	20 Stück	14,82	14,78	**Wenig geeignet** bei Arthrose, Gelenkbeschwerden und rheumatoider Arthritis. Arzneistoff mit sehr langer Wirkdauer ohne zusätzlichen therapeutischen Nutzen. NSAR mit kurzer oder mittellanger Wirkdauer sind vorzuziehen. → Seite 1077
Gabrilen i.m. Rp Injektionslösung	**Ketoprofen** 100 mg pro 2 ml	1 x 2 ml		10,77	**Geeignet** bei Arthrose, Gelenkbeschwerden und rheumatoider Arthritis. Arzneistoff mit kurzer Wirkdauer. Injektionslösungen sind nur sinnvoll, wenn das Mittel nicht geschluckt werden kann. → Seite 1077
Gabrilen 50 Rp *100* Rp Kapseln	50 mg 100 mg	20 Stück 20 Stück	12,73 15,54	11,50 13,19	**Geeignet** bei Arthrose, Gelenkbeschwerden und rheumatoider Arthritis. Arzneistoff mit kurzer Wirkdauer. → Seite 1077
Gabrilen retard 200 Rp Retardkapseln	200 mg	20 Stück	20,65	16,24	**Geeignet** bei Arthrose, Gelenkbeschwerden und rheumatoider Arthritis. Kurz wirksamer Arzneistoff. In diesem Präparat wird er verzögert freigesetzt, sodass er bis zu zwölf Stunden wirkt. → Seite 1077
Ibu 400 – 1 A Pharma Rp *600 – 1 A Pharma* Rp *800 – 1 A Pharma* Rp Filmtabletten	**Ibuprofen** 400 mg 600 mg 800 mg	20 Stück 20 Stück 20 Stück	11,71 12,35 12,92	11,02 11,36 11,27	**Geeignet** bei Arthrose, Gelenkbeschwerden und rheumatoider Arthritis. Arzneistoff mit kurzer Wirkdauer. → Seite 1077
Ibubeta 400 Rp *600* Rp *800* Rp Filmtabletten	**Ibuprofen** 400 mg 600 mg 800 mg	20 Stück 20 Stück 20 Stück	11,71 12,35 12,92	11,35 12,01 11,54	**Geeignet** bei Arthrose, Gelenkbeschwerden und rheumatoider Arthritis. Arzneistoff mit kurzer Wirkdauer. → Seite 1077
Ibubeta retard Rp Retardtabletten	800 mg	20 Stück	14,32	11,98	**Geeignet** bei Arthrose, Gelenkbeschwerden und rheumatoider Arthritis. Kurz wirksamer Arzneistoff. In diesem Präparat wird er verzögert freigesetzt, sodass er bis zu zwölf Stunden wirkt. → Seite 1077
Ibuflam 400 mg Lichtenstein Rp *600 mg Lichtenstein* Rp *800 mg Lichtenstein* Rp Oblong-Filmtabletten	**Ibuprofen** 400 mg 600 mg 800 mg	20 Stück 20 Stück 20 Stück	11,71 12,35 12,92	11,35 12,01 11,73	**Geeignet** bei Arthrose, Gelenkbeschwerden und rheumatoider Arthritis. Arzneistoff mit kurzer Wirkdauer. → Seite 1077
Ibuflam 4 % Rp Sirup	200 mg pro 5 ml (Konservierungsmittel: Parabene)	100 ml	11,63	11,63	
Ibuhexal 400 Rp *600* Rp *800* Rp Filmtabletten	**Ibuprofen** 400 mg 600 mg 800 mg	10 Stück 10 Stück 10 Stück	10,73 11,08 11,36	10,40 10,64 10,84	**Geeignet** bei Arthrose, Gelenkbeschwerden und rheumatoider Arthritis. Arzneistoff mit kurzer Wirkdauer. → Seite 1077
Ibuhexal retard Rp Retardtabletten	800 mg	20 Stück	14,32	11,98	**Geeignet** bei Arthrose, Gelenkbeschwerden und rheumatoider Arthritis. Kurz wirksamer Arzneistoff. In diesem Präparat wird er verzögert freigesetzt, sodass er bis zu zwölf Stunden wirkt. → Seite 1077

Arthrose, Gelenkbeschwerden, rheumatoide Arthritis Fortsetzung

Handelsname Darreichungsform	Zusammensetzung pro 1 ml/1 g oder wie angegeben bzw. pro abgeteilte Einheit	Kleinste Packungsgröße	Festbetrag in Euro	Packungspreis in Euro	Bewertung
Ibuhexal 600 Rp Zäpfchen	**Ibuprofen** 542,2 mg	10 Stück	12,94	12,92	**Geeignet** bei Arthrose, Gelenkbeschwerden und rheumatoider Arthritis. Arzneistoff mit kurzer Wirkdauer. Zäpfchen sind nur sinnvoll, wenn das Mittel nicht geschluckt werden kann. → Seite 1077
Ibu KD 400 Rp *600 Rp* *800 Rp* Filmtabletten	**Ibuprofen** 400 mg 600 mg 800 mg	20 Stück 20 Stück 20 Stück	11,71 12,35 12,92	11,71 12,35 12,91	**Geeignet** bei Arthrose, Gelenkbeschwerden und rheumatoider Arthritis. Arzneistoff mit kurzer Wirkdauer. → Seite 1077
Ibu KD retard Rp Retardtabletten	800 mg	20 Stück	14,32	14,32	**Geeignet** bei Arthrose, Gelenkbeschwerden und rheumatoider Arthritis. Kurz wirksamer Arzneistoff. In diesem Präparat wird er verzögert freigesetzt, sodass er bis zu zwölf Stunden wirkt. → Seite 1077
Ibuprofen AbZ 400 mg Filmtabletten Rp *600 mg Filmtabletten Rp* *800 mg Filmtabletten Rp* Filmtabletten	**Ibuprofen** 400 mg 600 mg 800 mg	20 Stück 20 Stück 20 Stück	11,71 12,35 12,92	11,02 11,36 11,27	**Geeignet** bei Arthrose, Gelenkbeschwerden und rheumatoider Arthritis. Arzneistoff mit kurzer Wirkdauer. → Seite 1077
Ibuprofen AL 400 Rp *600 Rp* *800 Rp* Filmtabletten	**Ibuprofen** 400 mg 600 mg 800 mg	20 Stück 20 Stück 20 Stück	11,71 12,35 12,92	11,02 11,36 11,27	**Geeignet** bei Arthrose, Gelenkbeschwerden und rheumatoider Arthritis. Arzneistoff mit kurzer Wirkdauer. → Seite 1077
Ibuprofen AL 800 retard Rp Retardtabletten	800 mg	20 Stück	14,32	11,98	**Geeignet** bei Arthrose, Gelenkbeschwerden und rheumatoider Arthritis. Kurz wirksamer Arzneistoff. In diesem Präparat wird er verzögert freigesetzt, sodass er bis zu zwölf Stunden wirkt. → Seite 1077
Ibuprofen AL 600 Zäpfchen Rp Zäpfchen	542,2 mg	10 Stück	12,94	12,86	**Geeignet** bei Arthrose, Gelenkbeschwerden und rheumatoider Arthritis. Arzneistoff mit kurzer Wirkdauer. Zäpfchen sind nur sinnvoll, wenn das Mittel nicht geschluckt werden kann. → Seite 1077
Ibuprofen-CT 200 mg Filmtabletten Rp *400 mg Filmtabletten Rp* *600 mg Filmtabletten Rp* Filmtabletten	**Ibuprofen** 200 mg 400 mg 600 mg	20 Stück 20 Stück 20 Stück	10,95 11,71 12,35	10,94 11,35 12,01	**Geeignet** bei Arthrose, Gelenkbeschwerden und rheumatoider Arthritis. Arzneistoff mit kurzer Wirkdauer. → Seite 1077
Ibuprofen-CT 800 mg Rp Retardtabletten	800 mg	20 Stück	14,32	11,98	**Geeignet** bei Arthrose, Gelenkbeschwerden und rheumatoider Arthritis. Kurz wirksamer Arzneistoff. In diesem Präparat wird er verzögert freigesetzt, sodass er bis zu zwölf Stunden wirkt. → Seite 1077
Ibuprofen-CT 500 mg Zäpfchen Rp Zäpfchen	500 mg	10 Stück	12,66	12,65	**Geeignet** bei Arthrose, Gelenkbeschwerden und rheumatoider Arthritis. Arzneistoff mit kurzer Wirkdauer. Zäpfchen sind nur sinnvoll, wenn das Mittel nicht geschluckt werden kann. → Seite 1077

Hinweise zu den Tabellenspalten → Seite 28, zur Auswahl der Arzneimittel → Seite 23, zur Grundlage der Bewertung → Seiten 24, 27

Arthrose, Gelenkbeschwerden, rheumatoide Arthritis Fortsetzung

Handelsname Darreichungsform	Zusammensetzung pro 1 ml/1 g oder wie angegeben bzw. pro abgeteilte Einheit	Kleinste Packungsgröße	Festbetrag in Euro	Packungspreis in Euro	Bewertung
Ibuprofen 400 Heumann Rp *600 Heumann Rp* *800 Heumann Rp* Filmtabletten	**Ibuprofen** 400 mg 600 mg 800 mg	20 Stück 20 Stück 20 Stück	11,71 12,35 12,92	11,02 11,36 11,27	**Geeignet** bei Arthrose, Gelenkbeschwerden und rheumatoider Arthritis. Arzneistoff mit kurzer Wirkdauer. → Seite 1077
IBUPROFEN KLINGE 400 Rp *600 Rp* Filmtabletten	**Ibuprofen** 400 mg 600 mg	20 Stück 20 Stück	11,71 12,35	11,71 12,35	**Geeignet** bei Arthrose, Gelenkbeschwerden und rheumatoider Arthritis. Arzneistoff mit kurzer Wirkdauer. → Seite 1077
IBUPROFEN KLINGE 800 Rp Retardtabletten	800 mg	20 Stück	14,32	14,32	**Geeignet** bei Arthrose, Gelenkbeschwerden und rheumatoider Arthritis. Kurz wirksamer Arzneistoff. In diesem Präparat wird er verzögert freigesetzt, sodass er bis zu zwölf Stunden wirkt. → Seite 1077
Ibuprofen STADA 400 mg Rp *600 mg Rp* Filmtabletten	**Ibuprofen** 400 mg 600 mg	20 Stück 20 Stück	11,71 12,35	11,35 12,01	**Geeignet** bei Arthrose, Gelenkbeschwerden und rheumatoider Arthritis. Arzneistoff mit kurzer Wirkdauer. → Seite 1077
Ibuprofen STADA 800 mg Retard Rp Retardtabletten	800 mg	20 Stück	14,32	11,98	**Geeignet** bei Arthrose, Gelenkbeschwerden und rheumatoider Arthritis. Kurz wirksamer Arzneistoff. In diesem Präparat wird er verzögert freigesetzt, sodass er bis zu zwölf Stunden wirkt. → Seite 1077
Ibuprofen STADA 600 Rp Zäpfchen	542,2 mg	10 Stück	12,94	12,92	**Geeignet** bei Arthrose, Gelenkbeschwerden und rheumatoider Arthritis. Arzneistoff mit kurzer Wirkdauer. Zäpfchen sind nur sinnvoll, wenn das Mittel nicht geschluckt werden kann. → Seite 1077
IBU-ratiopharm 400 Rp *600 Rp* *800 Rp* Filmtabletten	**Ibuprofen** 400 mg 600 mg 800 mg	10 Stück 10 Stück 10 Stück	10,73 11,08 11,36	10,40 10,64 10,84	**Geeignet** bei Arthrose, Gelenkbeschwerden und rheumatoider Arthritis. Arzneistoff mit kurzer Wirkdauer. → Seite 1077
Ibu-ratiopharm 800 mg Retardtabletten Rp Retardtabletten	800 mg	20 Stück	14,32	11,98	**Geeignet** bei Arthrose, Gelenkbeschwerden und rheumatoider Arthritis. Kurz wirksamer Arzneistoff. In diesem Präparat wird er verzögert freigesetzt, sodass er bis zu zwölf Stunden wirkt. → Seite 1077
ibuTAD 400 Rp *600 Rp* *800 Rp* Filmtabletten	**Ibuprofen** 400 mg 600 mg 800 mg	20 Stück 20 Stück 20 Stück	11,71 12,35 12,92	11,67 12,30 12,86	**Geeignet** bei Arthrose, Gelenkbeschwerden und rheumatoider Arthritis. Arzneistoff mit kurzer Wirkdauer. → Seite 1077
ibuTAD 800 Retard Rp Retardtabletten	800 mg	20 Stück	14,32	11,98	**Geeignet** bei Arthrose, Gelenkbeschwerden und rheumatoider Arthritis. Kurz wirksamer Arzneistoff. In diesem Präparat wird er verzögert freigesetzt, sodass er bis zu zwölf Stunden wirkt. → Seite 1077
Imbun 500 mg Filmtabletten Rp *1 000 mg Filmtabletten Rp* Filmtabletten	**Ibuprofen-Lysinsalz** 500 mg 1 000 mg	20 Stück 20 Stück	11,33 12,30	12,26 12,30	**Geeignet** bei Arthrose, Gelenkbeschwerden und rheumatoider Arthritis. Arzneistoff mit kurzer Wirkdauer. → Seite 1077
Imbun retard Rp Retardtabletten	**Ibuprofen** 800 mg	20 Stück	14,32	14,32	**Geeignet** bei Arthrose, Gelenkbeschwerden und rheumatoider Arthritis. Kurz wirksamer Arzneistoff. In diesem Präparat wird er verzögert freigesetzt, sodass er bis zu zwölf Stunden wirkt. → Seite 1077

Hinweise zu den Tabellenspalten → Seite 28, zur Auswahl der Arzneimittel → Seite 23, zur Grundlage der Bewertung → Seiten 24, 27

Arthrose, Gelenkbeschwerden, rheumatoide Arthritis Fortsetzung

Handelsname Darreichungsform	Zusammensetzung pro 1 ml/1 g oder wie angegeben bzw. pro abgeteilte Einheit	Kleinste Packungsgröße	Festbetrag in Euro	Packungspreis in Euro	Bewertung

Hinweise zu den Tabellenspalten → Seite 28, zur Auswahl der Arzneimittel → Seite 23, zur Grundlage der Bewertung → Seiten 24, 27

Handelsname Darreichungsform	Zusammensetzung	Kleinste Packungsgröße	Festbetrag in Euro	Packungspreis in Euro	Bewertung
Imbun Zäpfchen Rp Zäpfchen	**Ibuprofen-Lysinsalz** 500 mg	10 Stück	11,41	13,48	**Geeignet** bei Arthrose, Gelenkbeschwerden und rheumatoider Arthritis. Arzneistoff mit kurzer Wirkdauer. Zäpfchen sind nur sinnvoll, wenn das Mittel nicht geschluckt werden kann. → Seite 1077
Imurek 25 mg Filmtabletten Rp *50 mg Filmtabletten* Rp Filmtabletten	**Azathioprin** 25 mg 50 mg	100 Stück 100 Stück	50,43 82,88	50,43 82,88	**Mit Einschränkung geeignet** bei rheumatoider Arthritis als Basismedikament. Das Mittel kann ausgeprägte unerwünschte Wirkungen haben. → Seite 1064
Imurek i.v. Trockensubstanz Rp Injektionslösung	50 mg	1 Stück		31,48	
Indo-CT 25 mg Hartkapseln Rp *50 mg Hartkapseln* Rp Kapseln	**Indometazin** 25 mg 50 mg	20 Stück 20 Stück	11,11 11,23	10,92 11,06	**Geeignet** bei Arthrose, Gelenkbeschwerden und rheumatoider Arthritis. Arzneistoff mit mittellanger Wirkdauer. → Seite 1077
Indo-CT 75 mg Retardkapseln Rp Retardkapseln	75 mg	20 Stück	15,59	13,49	**Geeignet** bei Arthrose, Gelenkbeschwerden und rheumatoider Arthritis. Mittellang wirksamer Arzneistoff. In diesem Präparat wird er verzögert freigesetzt, sodass er 12 bis 16 Stunden wirkt. → Seite 1077
Indo-CT 50 mg Supp. Rp *100 mg Supp.* Rp Zäpfchen	50 mg 100 mg	10 Stück 10 Stück	11,04 12,52	10,35 11,09	**Geeignet** bei Arthrose, Gelenkbeschwerden und rheumatoider Arthritis. Arzneistoff mit mittellanger Wirkdauer. Zäpfchen sind nur sinnvoll, wenn das Mittel nicht geschluckt werden kann. → Seite 1077
Indometacin AL 25 Brausetabletten Rp Brausetabletten	**Indometazin** 25 mg	20 Stück	11,11	11,01	**Geeignet** bei Arthrose, Gelenkbeschwerden und rheumatoider Arthritis. Arzneistoff mit mittellanger Wirkdauer. → Seite 1077
Indometacin AL 50 Rp Tabletten	50 mg	20 Stück	11,23	10,96	
Indometacin BC 100 mg Zäpfchen Rp Zäpfchen	**Indometazin** 100 mg	10 Stück	12,52	12,60	**Geeignet** bei Arthrose, Gelenkbeschwerden und rheumatoider Arthritis. Arzneistoff mit mittellanger Wirkdauer. Zäpfchen sind nur sinnvoll, wenn das Mittel nicht geschluckt werden kann. → Seite 1077
Indomet-ratiopharm 25 Rp *50* Rp Kapseln	**Indometazin** 25 mg 50 mg	20 Stück 20 Stück	11,11 11,23	11,01 11,20	**Geeignet** bei Arthrose, Gelenkbeschwerden und rheumatoider Arthritis. Arzneistoff mit mittellanger Wirkdauer. → Seite 1077
Indomet retard-ratiopharm 75 Rp Retardkapseln	75 mg	20 Stück	15,59	13,49	**Geeignet** bei Arthrose, Gelenkbeschwerden und rheumatoider Arthritis. Mittellang wirksamer Arzneistoff. In diesem Präparat wird er verzögert freigesetzt, sodass er 12 bis 16 Stunden wirkt. → Seite 1077
Indomet-ratiopharm Zäpfchen 50 Rp *100* Rp Zäpfchen	50 mg 100 mg	10 Stück 10 Stück	11,04 12,52	10,35 11,09	**Geeignet** bei Arthrose, Gelenkbeschwerden und rheumatoider Arthritis. Arzneistoff mit mittellanger Wirkdauer. Zäpfchen sind nur sinnvoll, wenn das Mittel nicht geschluckt werden kann. → Seite 1077

Arthrose, Gelenkbeschwerden, rheumatoide Arthritis Fortsetzung

Handelsname Darreichungsform	Zusammensetzung pro 1 ml/1 g oder wie angegeben bzw. pro abgeteilte Einheit	Kleinste Packungsgröße	Festbetrag in Euro	Packungspreis in Euro	Bewertung

Hinweise zu den Tabellenspalten → Seite 28, zur Auswahl der Arzneimittel → Seite 23, zur Grundlage der Bewertung → Seiten 24, 27

Handelsname Darreichungsform	Zusammensetzung pro 1 ml/1 g oder wie angegeben bzw. pro abgeteilte Einheit	Kleinste Packungsgröße	Festbetrag in Euro	Packungspreis in Euro	Bewertung
Jutafenac 100 mg Retard Rp Retardtabletten	**Diclofenac-Natrium** 100 mg	20 Stück	11,88	10,85	**Geeignet** bei Arthrose, Gelenkbeschwerden und rheumatoider Arthritis. Kurz wirksamer Arzneistoff. In diesem Präparat wird er verzögert freigesetzt, sodass er bis zu zwölf Stunden wirkt. → Seite 1077
Jutafenac 50 mg magensaftresistente Tabletten Rp Tabletten	50 mg	20 Stück	10,64	9,83	**Geeignet** bei Arthrose, Gelenkbeschwerden und rheumatoider Arthritis. Arzneistoff mit kurzer Wirkdauer. → Seite 1077
Lantarel FS 7,5 mg Rp *10 mg* Rp *15 mg* Rp *20 mg* Rp *25 mg* Rp Injektionslösung	**Methotrexat** 7,5 mg 10 mg pro 1,34 ml 15 mg pro 2 ml 20 mg pro 2,67 ml 25 mg	1 x 1 ml 1 x 1,34 ml 1 x 2 ml 1 x 2,67 ml 1 x 1 ml		26,42 29,30 32,38 37,06 46,84	**Geeignet** bei rheumatoider Arthritis als Basismedikament. → Seite 1075
Lantarel 2,5 Rp *7,5* Rp *10* Rp Tabletten	2,5 mg 7,5 mg 10 mg	10 Stück 10 Stück 10 Stück	13,17 21,00 25,09	12,11 17,59 20,44	
Metex 10 mg/ml Injektionslösung 7,5 mg Rp *10 mg/ml Injektionslösung 10 mg* Rp *10 mg/ml Injektionslösung 15 mg* Rp *10 mg/ml Injektionslösung 20 mg* Rp *10 mg/ml Injektionslösung 25 mg* Rp	**Methotrexat** 7,5 mg pro 0,75 ml 10 mg pro 1 ml 15 mg pro 1,5 ml 20 mg pro 2 ml 25 mg pro 2,5 ml	1 Stück 1 Stück 1 Stück 1 Stück 1 Stück		26,42 29,30 32,38 37,06 46,84	**Geeignet** bei rheumatoider Arthritis als Basismedikament. → Seite 1075
Metex Injektionslösung 7,5 mg Rp *10 mg* Rp *15 mg* Rp *20 mg* Rp *25 mg* Rp Injektionslösung	7,5 mg pro 1 ml 10 mg pro 1,34 ml 15 mg pro 2 ml 20 mg pro 2,67 ml 25 mg pro 3,34 ml	1 x 1 ml 1 Stück 1 Stück 1 Stück 1 Stück		26,55 32,71 39,92 47,31 52,38	
Metex 2,5 mg Rp *7,5 mg* Rp *10 mg* Rp Tabletten	2,5 mg 7,5 mg 10 mg	10 Stück 10 Stück 10 Stück	13,17 21,00 25,09	12,11 17,59 20,44	
Mobec Tabletten 7,5 mg Rp *15 mg* Rp Tabletten	**Meloxicam** 7,5 mg 15 mg	10 Stück 20 Stück	11,23 15,55	16,91 29,00	**Geeignet** bei Arthrose, Gelenkbeschwerden und rheumatoider Arthritis. Arzneistoff mit mittellanger Wirkdauer. → Seite 1077
Mobec Zäpfchen 7,5 mg Rp *15 mg* Rp Zäpfchen	7,5 mg 15 mg	10 Stück 10 Stück	14,49 16,12	17,67 22,30	**Geeignet** bei Arthrose, Gelenkbeschwerden und rheumatoider Arthritis. Arzneistoff mit mittellanger Wirkdauer. Zäpfchen sind nur sinnvoll, wenn das Mittel nicht geschluckt werden kann. → Seite 1077
Monoflam retard N Rp Retardkapseln	**Diclofenac-Natrium** 100 mg	20 Stück	11,88	11,51	**Geeignet** bei Arthrose, Gelenkbeschwerden und rheumatoider Arthritis. Kurz wirksamer Arzneistoff. In diesem Präparat wird er verzögert freigesetzt, sodass er bis zu zwölf Stunden wirkt. → Seite 1077

Arthrose, Gelenkbeschwerden, rheumatoide Arthritis Fortsetzung

Handelsname Darreichungsform	Zusammensetzung pro 1 ml/1 g oder wie angegeben bzw. pro abgeteilte Einheit	Kleinste Packungsgröße	Festbetrag in Euro	Packungspreis in Euro	Bewertung
Hinweise zu den Tabellenspalten → Seite 28, zur Auswahl der Arzneimittel → Seite 23, zur Grundlage der Bewertung → Seiten 24, 27					
Monoflam 25 mg Rp *50 mg Rp* Tabletten	**Diclofenac-Natrium** 25 mg 50 mg	20 Stück 20 Stück	10,36 10,64	10,20 10,23	**Geeignet** bei Arthrose, Gelenkbeschwerden und rheumatoider Arthritis. Arzneistoff mit kurzer Wirkdauer. → Seite 1077
Monoflam 50 mg Rp *100 mg Rp* Zäpfchen	50 mg 100 mg	10 Stück 10 Stück	10,85 11,73	10,63 11,08	**Geeignet** bei Arthrose, Gelenkbeschwerden und rheumatoider Arthritis. Arzneistoff mit kurzer Wirkdauer. Zäpfchen sind nur sinnvoll, wenn das Mittel nicht geschluckt werden kann. → Seite 1077
MTX Hexal 5 mg Tabletten Rp *7,5 Rp* *10 Rp* *15 mg Tabletten Rp* Tabletten	**Methotrexat** 5 mg 7,5 mg 10 mg 15 mg	10 Stück 10 Stück 10 Stück 10 Stück	17,02 21,00 25,09 33,42	14,80 17,59 20,44 26,29	**Geeignet** bei rheumatoider Arthritis als Basismedikament. → Seite 1075
Naproxen AL 250 Rp *500 Rp* Tabletten	**Naproxen** 250 mg 500 mg	20 Stück 20 Stück	14,15 18,25	12,35 14,82	**Geeignet** bei Arthrose, Gelenkbeschwerden und rheumatoider Arthritis. Arzneistoff mit mittellanger Wirkdauer. → Seite 1077
Naproxen-CT 250 mg Filmtabletten Rp *500 mg Filmtabletten Rp* Filmtabletten	**Naproxen** 250 mg 500 mg	10 Stück 10 Stück	11,90 13,95	10,98 12,23	**Geeignet** bei Arthrose, Gelenkbeschwerden und rheumatoider Arthritis. Arzneistoff mit mittellanger Wirkdauer. → Seite 1077
Naproxen 250 Hexal Rp *500 Hexal Rp* Tabletten	**Naproxen** 250 mg 500 mg	20 Stück 20 Stück	14,15 18,25	12,35 14,82	**Geeignet** bei Arthrose, Gelenkbeschwerden und rheumatoider Arthritis. Arzneistoff mit mittellanger Wirkdauer. → Seite 1077
Naproxen STADA 250 mg Rp *500 mg Rp* *750 mg Rp* Tabletten	**Naproxen** 250 mg 500 mg 750 mg	20 Stück 20 Stück 10 Stück	14,15 18,25 15,92	12,35 14,82 13,41	**Geeignet** bei Arthrose, Gelenkbeschwerden und rheumatoider Arthritis. Arzneistoff mit mittellanger Wirkdauer. → Seite 1077
Pirox-CT 20 mg/1 ml Ampullen Rp Injektionslösung *Pirox-CT 20 mg Rp* Tabletten	**Piroxicam** 20 mg 20 mg	1 x 1 ml 20 Stück	 14,82	10,51 12,23	**Wenig geeignet** bei Arthrose, Gelenkbeschwerden und rheumatoider Arthritis. Arzneistoff mit sehr langer Wirkdauer ohne zusätzlichen therapeutischen Nutzen. NSAR mit kurzer oder mittellanger Wirkdauer sind vorzuziehen. → Seite 1077
Piroxicam AL Brausetabletten 20 Rp Brausetabletten *Piroxicam AL 10 Rp* *20 Rp* Tabletten *Piroxicam AL Zäpfchen 20 Rp* Zäpfchen	**Piroxicam** 20 mg 10 mg 20 mg 20 mg	20 Stück 20 Stück 20 Stück 10 Stück	14,82 12,80 14,82 15,64	12,23 11,17 12,19 12,94	**Wenig geeignet** bei Arthrose, Gelenkbeschwerden und rheumatoider Arthritis. Arzneistoff mit sehr langer Wirkdauer ohne zusätzlichen therapeutischen Nutzen. NSAR mit kurzer oder mittellanger Wirkdauer sind vorzuziehen. → Seite 1077
Piroxicam HEXAL 20 mg Brausetabletten Rp Brausetabletten *Piroxicam HEXAL 20 mg/ml Rp* Injektionslösung	**Piroxicam** 20 mg 20 mg	10 Stück 1 Stück	12,23 	10,94 10,51	**Wenig geeignet** bei Arthrose, Gelenkbeschwerden und rheumatoider Arthritis. Arzneistoff mit sehr langer Wirkdauer ohne zusätzlichen therapeutischen Nutzen. NSAR mit kurzer oder mittellanger Wirkdauer sind vorzuziehen. → Seite 1077

►

Arthrose, Gelenkbeschwerden, rheumatoide Arthritis Fortsetzung

Handelsname Darreichungsform	Zusammensetzung pro 1 ml/1 g oder wie angegeben bzw. pro abgeteilte Einheit	Kleinste Packungsgröße	Festbetrag in Euro	Packungspreis in Euro	Bewertung
Piroxicam HEXAL 10 mg tabs Rp *20 mg tabs* Rp Tabletten	**Piroxicam** 10 mg 20 mg	20 Stück 20 Stück	12,80 14,82	11,22 12,23	**Wenig geeignet** bei Arthrose, Gelenkbeschwerden und rheumatoider Arthritis. Arzneistoff mit sehr langer Wirkdauer ohne zusätzlichen therapeutischen Nutzen. NSAR mit kurzer oder mittellanger Wirkdauer sind vorzuziehen. → Seite 1077
Piroxicam HEXAL 20 mg Zäpfchen Rp Zäpfchen	20 mg	10 Stück	15,64	12,94	
Piroxicam-ratiopharm Injektionslösung 20 mg Rp Injektionslösung	**Piroxicam** 20 mg	1 x 1 ml		10,51	**Wenig geeignet** bei Arthrose, Gelenkbeschwerden und rheumatoider Arthritis. Arzneistoff mit sehr langer Wirkdauer ohne zusätzlichen therapeutischen Nutzen. NSAR mit kurzer oder mittellanger Wirkdauer sind vorzuziehen. → Seite 1077
Piroxicam-ratiopharm Tabs 10 Rp *20* Rp Tabletten	10 mg 20 mg	20 Stück 20 Stück	12,80 14,82	11,22 12,23	
Piroxicam-ratiopharm Zäpfchen 20 mg Rp Zäpfchen	20 mg	10 Stück	15,64	12,94	
Piroxicam STADA Brausetabletten 20 mg Rp Brausetabletten	**Piroxicam** 20 mg	20 Stück	14,82	12,23	**Wenig geeignet** bei Arthrose, Gelenkbeschwerden und rheumatoider Arthritis. Arzneistoff mit sehr langer Wirkdauer ohne zusätzlichen therapeutischen Nutzen. NSAR mit kurzer oder mittellanger Wirkdauer sind vorzuziehen. → Seite 1077
Piroxicam STADA Rp Injektionslösung	20 mg	1 x 1 ml		10,56	
Piroxicam STADA Kapseln 10 mg Rp *20 mg* Rp Kapseln	10 mg 20 mg	20 Stück 20 Stück	12,80 14,82	11,22 12,23	
Piroxicam STADA Tabs 10 mg Rp *20 mg* Rp Tabletten	10 mg 20 mg	20 Stück 20 Stück	12,80 14,82	11,22 12,23	
Pleon RA Rp Filmtabletten	**Sulfasalazin** 500 mg	100 Stück	34,28	26,89	**Geeignet** bei rheumatoider Arthritis als Basismedikament. → Seite 1083
Protaxon forte Rp Filmtabletten	**Proglumetazin-dimaleat** 300 mg	20 Stück	15,79	17,62	**Wenig geeignet** bei Arthrose, Gelenkbeschwerden und rheumatoider Arthritis. Der Wirkstoff besteht aus dem mittellang wirkenden Indometazin und Proglumid. Die therapeutische Wirksamkeit von Proglumid ist nicht ausreichend nachgewiesen. → Seite 1077
Protaxon Rp Kapseln	150 mg	20 Stück	12,90	13,88	
Quensyl Rp Dragees	**Hydroxychloroquinsulfat** 200 mg	30 Stück	16,16	16,16	**Geeignet** bei rheumatoider Arthritis als Basismedikament, wenn die Erkrankung langsam fortschreitet. → Seite 1069
Rantudil Rp *Rantudil forte* Rp Kapseln	**Acemetazin** 30 mg 60 mg	50 Stück 20 Stück	17,12 15,79	17,12 15,79	**Geeignet** bei Arthrose, Gelenkbeschwerden und rheumatoider Arthritis. Arzneistoff mit mittellanger Wirkdauer. → Seite 1077
Rantudil retard Rp Retardkapseln	90 mg	20 Stück	22,47	22,47	**Geeignet** bei Arthrose, Gelenkbeschwerden und rheumatoider Arthritis. Mittellang wirksamer Arzneistoff. In diesem Präparat wird er verzögert freigesetzt, sodass er 12 bis 16 Stunden wirkt. → Seite 1077

Hinweise zu den Tabellenspalten → Seite 28, zur Auswahl der Arzneimittel → Seite 23, zur Grundlage der Bewertung → Seiten 24, 27

Arthrose, Gelenkbeschwerden, rheumatoide Arthritis Fortsetzung

Handelsname Darreichungsform	Zusammensetzung pro 1 ml/1 g oder wie angegeben bzw. pro abgeteilte Einheit	Kleinste Packungsgröße	Festbetrag in Euro	Packungspreis in Euro	Bewertung

Hinweise zu den Tabellenspalten → Seite 28, zur Auswahl der Arzneimittel → Seite 23, zur Grundlage der Bewertung → Seiten 24, 27

Handelsname Darreichungsform	Zusammensetzung	Kleinste Packungsgröße	Festbetrag in Euro	Packungspreis in Euro	Bewertung
Remicade 100 mg Rp Infusionslösung	**Infliximab** 100 mg	2 Stück		1704,39	**Mit Einschränkung geeignet** bei rheumatoider Arthritis als Basismedikament gemeinsam mit Methotrexat, wenn andere Basismedikamente nicht ausreichend wirksam sind oder nicht eingesetzt werden können. Das Mittel kann ausgeprägte unerwünschte Wirkungen haben. Seine Verträglichkeit bei Langzeiteinnahme ist noch nicht ausreichend bekannt. → Seite 1070
Rewodina dual Kaps 75 Rp	**Diclofenac-Natrium** 25 mg und 50 mg	20 Stück	10,86	10,86	**Geeignet** bei Arthrose, Gelenkbeschwerden und rheumatoider Arthritis. Kurz wirksamer Arzneistoff. In diesem Präparat wird er verzögert freigesetzt, sodass er bis zu zwölf Stunden wirkt. → Seite 1077
Rewodina uno 100 Rp Retardkapseln	25 mg und 75 mg	20 Stück	11,04	11,04	
Rewodina 25 Rp	25 mg	20 Stück	10,36	10,36	**Geeignet** bei Arthrose, Gelenkbeschwerden und rheumatoider Arthritis. Arzneistoff mit kurzer Wirkdauer. → Seite 1077
50 Rp Tabletten	50 mg	20 Stück	10,64	10,64	
Rewodina Supp 50 Rp	50 mg	10 Stück	10,85	10,85	**Geeignet** bei Arthrose, Gelenkbeschwerden und rheumatoider Arthritis. Arzneistoff mit kurzer Wirkdauer. Zäpfchen sind nur sinnvoll, wenn das Mittel nicht geschluckt werden kann. → Seite 1077
100 Rp Zäpfchen	100 mg	10 Stück	11,73	11,73	
Schmerz-Dolgit Rp Kapseln	**Ibuprofen** 400 mg	10 Stück	10,73	10,73	**Geeignet** bei Arthrose, Gelenkbeschwerden und rheumatoider Arthritis. Arzneistoff mit kurzer Wirkdauer. → Seite 1077
Sulfasalazin-Heyl Rp Filmtabletten	**Sulfasalazin** 500 mg	100 Stück	34,28	26,89	**Geeignet** bei rheumatoider Arthritis als Basismedikament. → Seite 1083
Surgam 300 Rp Tabletten	**Tiaprofensäure** 300 mg	20 Stück	14,15	14,15	**Wenig geeignet** bei Arthrose, Gelenkbeschwerden und rheumatoider Arthritis. Das Mittel kann schwerwiegende unerwünschte Wirkungen hervorrufen. Andere NSAR sind vorzuziehen. → Seite 1077
TELOS 4 mg Rp	**Lornoxicam** 4 mg	20 Stück	11,44	11,44	**Auch geeignet** bei Arthrose, Gelenkbeschwerden und rheumatoider Arthritis. Weniger gut erprobter Arzneistoff mit kurzer Wirkdauer. → Seite 1077
8 mg Rp Filmtabletten	8 mg	20 Stück	12,38	12,38	
Voltaren 25 Rp	**Diclofenac-Natrium** 25 mg	20 Stück	10,36	12,86	**Geeignet** bei Arthrose, Gelenkbeschwerden und rheumatoider Arthritis. Arzneistoff mit kurzer Wirkdauer. → Seite 1077
50 Rp Dragees	50 mg	20 Stück	10,64	14,14	
Voltaren Injekt Rp Injektionslösung	75 mg pro 3 ml	1 x 3 ml	10,12	11,11	**Geeignet** bei Arthrose, Gelenkbeschwerden und rheumatoider Arthritis. Arzneistoff mit kurzer Wirkdauer. Injektionslösungen sind nur sinnvoll, wenn das Mittel nicht geschluckt werden kann. → Seite 1077
Voltaren Resinat Rp Kapseln	**Diclofenac-Colestyramin** 75 mg	20 Stück	10,86	10,86	**Geeignet** bei Arthrose, Gelenkbeschwerden und rheumatoider Arthritis. Kurz wirksamer Arzneistoff. Durch die spezielle Salzform wirkt er bis zu zwölf Stunden. → Seite 1077

▶

Arthrose, Gelenkbeschwerden, rheumatoide Arthritis Fortsetzung

Hinweise zu den Tabellenspalten → Seite 28, zur Auswahl der Arzneimittel → Seite 23, zur Grundlage der Bewertung → Seiten 24, 27

Handelsname Darreichungsform	Zusammensetzung pro 1 ml/1 g oder wie angegeben bzw. pro abgeteilte Einheit	Kleinste Packungsgröße	Festbetrag in Euro	Packungspreis in Euro	Bewertung
Voltaren retard Rp Retarddragees	**Diclofenac-Natrium** 100 mg	20 Stück	11,88	18,37	**Geeignet** bei Arthrose, Gelenkbeschwerden und rheumatoider Arthritis. Kurz wirksamer Arzneistoff. In diesem Präparat wird er verzögert freigesetzt, sodass er bis zu zwölf Stunden wirkt. → Seite 1077
Voltaren Dispers Rp Tabletten	50 mg	20 Stück	10,64	10,64	**Geeignet** bei Arthrose, Gelenkbeschwerden und rheumatoider Arthritis. Arzneistoff mit kurzer Wirkdauer. → Seite 1077
Voltaren Zäpfchen 25 mg Rp *Voltaren Zäpfchen* Rp *Voltaren Zäpfchen 100* Rp Zäpfchen	25 mg 50 mg 100 mg	10 Stück 10 Stück 10 Stück	10,35 10,85 11,73	11,85 12,85 15,23	**Geeignet** bei Arthrose, Gelenkbeschwerden und rheumatoider Arthritis. Arzneistoff mit kurzer Wirkdauer. Zäpfchen sind nur sinnvoll, wenn das Mittel nicht geschluckt werden kann. → Seite 1077
Voltaren Emulgel Rp *Voltaren Schmerzgel* Gel	**Diclofenac-Diethylaminsalz** 11,6 mg 11,6 mg	50 g 10 g	11,96 1,24	11,96 1,30	**Wenig geeignet** bei Arthrose und Gelenkbeschwerden. Die therapeutische Wirksamkeit der lokalen Anwendung bei chronischen Beschwerden ist nicht ausreichend nachgewiesen. Das Mittel kann allenfalls als unterstützende Maßnahme angewendet werden. Für die Anwendung bei Arthrose in den Fingergelenken liegen positive Befunde vor, die einen Therapieversuch rechtfertigen. → Seite 1082
Zytrim 25 mg Rp *50 mg* Rp Filmtabletten	**Azathioprin** 25 mg 50 mg	100 Stück 50 Stück	50,43 44,95	38,20 34,37	**Mit Einschränkung geeignet** bei rheumatoider Arthritis als Basismedikament. Das Mittel kann ausgeprägte unerwünschte Wirkungen haben. → Seite 1064

Verstauchungen, Schwellungen, Entzündungen

Verstauchungen, Zerrungen und Prellungen sind typische Folgen einer Verletzung. Wenn zum Beispiel durch einen heftigen Schlag, Aufprall oder Sturz Gewebe gequetscht wird, entsteht eine Prellung (Kontusion). Eine Zerrung oder Verstauchung (Distorsion) betrifft immer ein Gelenk. Dabei ist durch eine übermäßige Bewegung der das Gelenk umgebende Bandapparat überdehnt worden. Die Bänder wurden gezerrt und haben vielleicht sogar kleine Einrisse bekommen.

Hierbei, wie bei jeder Art von Verletzung, zum Beispiel Stürzen, Schnitten, Operationen, werden Zellen und Blutgefäße zerstört. Darauf reagiert das Körpergewebe mit einer Entzündung: Aus den Gewebezellen treten Substanzen aus, die die feinsten Blutgefäße durchlässiger machen, sodass Blutflüssigkeit (Plasma) in das Gewebe übertreten kann. Das verursacht eine Schwellung. Zusätzlich verstärken diese Substanzen die Durchblutung in diesem Gebiet. Manchmal genügen die verstärkte Durchblutung und die damit einhergehenden Reaktionen bereits, um die Entzündung abklingen zu lassen. Ist das nicht der Fall, werden Blutzellen aus den Gefäßen in das Gewebe geschleust, um die schädlichen Einflüsse zu beseitigen.

Anzeichen und Beschwerden

Die verletzte Stelle rötet sich, wird warm und schwillt an.

Je nach dem Grad der Verletzung schmerzt die Stelle; eventuell kommt es zu Funktionseinschränkungen. Bei einer Verstauchung des Fußes können Sie zum Beispiel diesen eine Zeit lang nicht mehr belasten.

Ursachen

Zu einer Verstauchung kommt es leicht, zum Beispiel wenn man mit dem Fuß umknickt, sich das Kniegelenk verdreht oder auf die Hand fällt. Beim Sport passieren solche Unfälle häufig, aber auch anlagebedingt schwache oder durch häufige Verletzungen „ausgeleierte" Bänder können ein Grund für die mangelnde Stabilität eines Gelenks sein.

Bei Kindern

In der Zeit des Wachstums knicken Kinder relativ häufig um, weil ihre Knochen rasch in die Höhe geschossen sind, der Halteapparat ihres Körpers aus Sehnen und Bändern sich diesen Bedingungen aber noch nicht angepasst hat. Mädchen sind davon etwa doppelt so oft betroffen wie Jungen, weil ihre Gelenke anlagebedingt häufig überbeweglich sind.

Vorbeugung

Wer von seiner Bänderschwäche weiß, kann die Stabilität der Gelenke mit gezielten krankengymnastischen Übungen trainieren.

Frauen, die häufig umknicken, sollten auf das Tragen von Schuhen mit hohen Absätzen verzichten.

Bei sportlicher Betätigung:

- Bereiten Sie Ihren Bewegungsapparat durch ein systematisches Aufwärmtraining mit Dehnübungen, das mindestens zehn Minuten dauert, langsam auf die steigende Belastung vor.
- Tragen Sie Schuhe, die für die jeweilige Sportart und Ihre individuellen Bedingungen geeignet sind. Bei einer Bänderschwäche wählen Sie am besten Schuhe mit hochgezogenem Seitenrand, die das Fußgelenk stützen.
- Stabilisieren Sie die gefährdeten Gelenke durch eine Bandage, wenn Sie schon öfter Zerrungen oder Verstauchungen hatten.

Nichtmedikamentöse Maßnahmen

Ein verstauchter Fuß sollte so gelagert werden, dass er höher liegt als das Herz.

Eine akute Verletzung muss sachgerecht versorgt werden. Ein Verband fängt Blut auf und schützt vor dem Eindringen von Keimen.

Wenn eine frische Verletzung mit kaltem Wasser oder Eispackungen gekühlt wird, lässt sich die Entzündungsreaktion begrenzen: Die Blutgefäße verengen sich und können nicht so viel Blut an die geschädigte Stelle transportieren. Das Gewebe schwillt nicht so stark an, weil nicht so viel Flüssigkeit austreten kann.

Behandlung mit Medikamenten

Nach Verletzungen wird mit verschiedenen Arzneistoffen versucht, die Gewebereaktionen, vor allem die Schwellungen, zu begrenzen. Allerdings hat keines dieser Mittel bisher seine therapeutische Wirksamkeit zweifelsfrei nachgewiesen.

Das NSAR (äußerlich) (→ Seite 1104) Diclofenac, das auf die Haut aufgetragen wird, erhält die Bewertung „mit Einschränkung geeignet" für die Behandlung akuter Schmerzen infolge einer Sportverletzung. Derzeit vorliegende Studien zeigen, dass es nur in der ersten Woche nach einer akuten Verletzung die Schmerzen besser lindern kann als ein wirkstofffreies Gel. Außerdem fehlen noch Studien, die diese Be-

handlung mit der Einnahme eines NSAR wie Diclofenac oder Ibuprofen vergleichen.
Für das innerlich angewendete Enzym (→ Seite 1104) Serrapeptase ist nicht ausreichend nachgewiesen, dass es Schwellungen und Gewebeentzündungen therapeutisch bedeutsam verbessern kann. Präparate mit diesem Wirkstoff werden daher als „wenig geeignet" bewertet.

Enzym

Serrapeptase

Aniflazym

Enzyme sind chemische Substanzen, die andere Verbindungen in ihre Bestandteile aufspalten. Das Enzym Serrapeptase stammt aus einer Bakterienart und spaltet Eiweiße.
Serrapeptase soll Substanzen inaktivieren, die am Entzündungsgeschehen beteiligt sind. Ob diese Beobachtungen aber bei der Behandlung von Entzündungen und Schwellungen therapeutisch bedeutsam sind, ist nicht ausreichend nachgewiesen.
Zudem ist offen, ob Serrapeptase nach der Einnahme überhaupt aus dem Magen in nennenswerter Menge ins Blut aufgenommen wird und dorthin gelangt, wo es wirken soll.
Präparate mit Serrapeptase werden als „wenig geeignet" bewertet.

Anwendung

Die Dosierung entnehmen Sie dem Beipackzettel.

Achtung

Gegenanzeigen

Bei Magengeschwüren dürfen Sie Serrapeptase nicht einnehmen.

Unerwünschte Wirkungen

- **Keine Maßnahmen erforderlich**
  Gelegentlich können Übelkeit, Erbrechen und Durchfall auftreten.
- **Muss beobachtet werden**
  Wenn die Haut sich verstärkt rötet und juckt, reagieren Sie vermutlich allergisch auf das Mittel. Bei derartigen Hauterscheinungen (→ Seite 14) sollten Sie das Mittel absetzen und einen Arzt aufsuchen.
- **Sofort zum Arzt**
  Wenn starker Hautausschlag, Juckreiz, Herzrasen, Atemnot, Schwäche und Schwindel auftreten, müssen Sie die Anwendung sofort stoppen und unverzüglich den Notarzt rufen (Telefon 112), weil es sich um eine lebensbedrohliche Allergie (→ Seite 14) handeln kann.

NSAR (äußerlich)

Diclofenac

Diclofenac Heumann Gel, Diclofenac-ratiopharm Gel, Voltaren

Näheres zur Wirkung von Diclofenac, das in die Gruppe der NSAR gehört, lesen Sie im Abschnitt „Arthrose, Gelenkbeschwerden, rheumatoide Arthritis" unter „NSAR (innerlich)" (→ Seite 1077).
Von äußerlich angewendetem Diclofenac durchdringt nur wenig die Haut und kaum etwas erreicht die tieferen Gewebeschichten oder das Gelenk. Wie viel es ist und wie weit der Wirkstoff nach innen vordringt, hängt unter anderem von der Beschaffenheit der Haut ab. Es ist nicht anzunehmen, dass es ähnlich stark wirkt wie eingenommene NSAR. Aussagekräftige Studien, die äußerlich angewendetes Diclofenac mit eingenommenem vergleichen, fehlen jedoch.
Die bisher vorliegenden Untersuchungen zeigen aber, dass auf die Haut aufgetragenes Diclofenac die akuten Schmerzen, die nach einer Verletzung meist auftreten, besser lindern kann als ein wirkstofffreies Gel. Allerdings ist dies nur für die ersten sieben Tage nach dem Ereignis nachgewiesen. Darum wird äußerlich angewendetes Diclofenac für diese eingeschränkte Anwendung als „mit Einschränkung geeignet" beurteilt.

Anwendung

Es wird empfohlen, das Gel mehrfach täglich über der schmerzenden Stelle aufzutragen und leicht einzumassieren.
Wird die vom Hersteller angegebene Dosierung eingehalten, beschränkt sich die Wirkung auf den Bereich, auf den das Mittel aufgetragen wird. Wird es allerdings auf einer großen Hautfläche angewendet oder auf durch Krankheit oder Verletzungen geschädigter Haut, kann Wirkstoff ins Blut übergehen. Dann können dieselben unerwünschten Wirkungen auftreten wie bei einer innerlichen Anwendung. Diese Angaben finden Sie im Abschnitt „Arthrose, Gelenkbeschwerden, rheumatoide Arthritis" unter „NSAR (innerlich)" (→ Seite 1077).

Unerwünschte Wirkungen

Näheres zu diesen Angaben lesen Sie im Abschnitt „Arthrose, Gelenkbeschwerden, rheumatoide Arthritis" unter „NSAR (äußerlich)" (→ Seite 1082).

Verstauchungen, Schwellungen, Entzündungen

Handelsname Darreichungsform	Zusammensetzung pro 1 ml/1 g oder wie angegeben bzw. pro abgeteilte Einheit	Kleinste Packungsgröße	Festbetrag in Euro	Packungspreis in Euro	Bewertung
Aniflazym Rp Tabletten	**Serrapeptase** 5 mg	20 Stück		21,48	**Wenig geeignet** bei Schwellungen und Entzündungen. Die therapeutische Wirksamkeit ist nicht ausreichend nachgewiesen. → Seite 1104
Diclofenac Heumann Gel Gel	**Diclofenac-Natrium** 10 mg	50 g	3,82	5,11	**Mit Einschränkung geeignet** bei akuten Schmerzen bei Verzerrungen, Schwellungen und Entzündungen nach Sportverletzungen. Nur für die erste Behandlungswoche ist nachgewiesen, dass das Mittel besser wirkt als ein wirkstofffreies Gel. Aussagekräftige Vergleichsstudien mit schmerzstillenden Mitteln zum Einnehmen fehlen. → Seite 1104
Diclofenac-ratiopharm Gel Gel	**Diclofenac-Natrium** 10 mg	50 g	3,82	3,80	**Mit Einschränkung geeignet** bei akuten Schmerzen bei Verzerrungen, Schwellungen und Entzündungen nach Sportverletzungen. Nur für die erste Behandlungswoche ist nachgewiesen, dass das Mittel besser wirkt als ein wirkstofffreies Gel. Aussagekräftige Vergleichsstudien mit schmerzstillenden Mitteln zum Einnehmen fehlen. → Seite 1104
Voltaren Emulgel Rp *Voltaren Schmerzgel* Gel	**Diclofenac-Diethylaminsalz** 11,6 mg 11,6 mg	50 g 10 g	11,96 1,24	11,96 1,30	**Mit Einschränkung geeignet** bei akuten Schmerzen bei Verzerrungen, Schwellungen und Entzündungen nach Sportverletzungen. Nur für die erste Behandlungswoche ist nachgewiesen, dass das Mittel besser wirkt als ein wirkstofffreies Gel. Aussagekräftige Vergleichsstudien mit schmerzstillenden Mitteln zum Einnehmen fehlen. → Seite 1104

Hinweise zu den Tabellenspalten → Seite 28, zur Auswahl der Arzneimittel → Seite 23, zur Grundlage der Bewertung → Seiten 24, 27

Gicht

Gicht ist eine Stoffwechselstörung, bei der der Harnsäuregehalt im Blut über das Normalmaß ansteigt. In der Folge können sich in bestimmten Körpergeweben Harnsäurekristalle ablagern. Vor allem in den Gelenken können diese äußerst schmerzhafte Entzündungen verursachen.
Häufig tritt Gicht zusammen mit Arteriosklerose, Diabetes (→ Seite 584) und hohem Blutdruck (→ Seite 687) auf.

Anzeichen und Beschwerden

Die Harnsäurewerte liegen bei Frauen normalerweise zwischen 2,5 und 5,7 mg/dl, bei Männern zwischen 3,5 und 7 mg/dl. Wenn sie ansteigen, bereitet das nicht unbedingt Beschwerden. Manchmal ist Gicht ein Zufallsbefund, wenn bei einer ärztlichen Untersuchung ein erhöhter Harnsäurespiegel im Blut festgestellt wird (Hyperurikämie).
Ab einer bestimmten Harnsäurekonzentration wird es immer wahrscheinlicher, dass sich die Gicht als Krankheit zeigt und sich ein akuter Gichtanfall ereignet. Die erste Attacke tritt typischerweise nachts oder frühmorgens auf. Innerhalb weniger Stunden schwillt das Grundgelenk eines großen Zehs, des Daumens oder – seltener – ein Sprunggelenk an; die Haut darüber wird rot und heiß. Das Gelenk schmerzt unerträglich. Fieber kann hinzukommen. Ohne Behandlung dauert es einige Tage bis Wochen, bis sich das wieder normalisiert.
Bis etwa 9 Milligramm Harnsäure pro Deziliter Blut ist keine Behandlung notwendig, solange keine Be-

schwerden bestehen. Das ist anders, wenn Gelenkbeschwerden auftreten.
Ab einer Harnsäurekonzentration von 9 mg/dl Blut sollte behandelt werden, weil die Gicht sonst chronisch wird. Die Schmerzattacken können dann in kürzeren Abständen auftreten, die Gelenke unbeweglich werden und sich verformen. Darüber hinaus können Nierenfunktionsstörungen und Nierensteine auftreten.

Ursachen

Harnsäure entsteht, wenn der Körper Purine abbaut. Purine sind Bausteine des genetischen Materials im Zellkern. Sie gelangen mit der Nahrung, vor allem durch eiweißreiche Produkte wie Fleisch und Fisch, in den Körper. Auch wenn krankheitsbedingt in kurzer Zeit sehr viele Zellen zerfallen (z. B. bei Leukämie oder einer Krebs-Chemotherapie), werden im Körper übermäßig viel Purine frei. Ähnliches findet bei anstrengendem körperlichem Training statt. Wird einen Tag danach der Harnsäurespiegel gemessen, kann er erhöht sein, ohne dass das behandlungsbedürftig wäre.
Normalerweise baut der Körper nur so viel Purine ab, dass er die anfallende Harnsäure über die Nieren und den Darm ausscheiden kann. Im Blut löst sich nur relativ wenig Harnsäure; ist mehr vorhanden, kristallisiert sie aus. Die Kristalle lagern sich vornehmlich in den Geweben ab, deren Stoffwechsel sehr langsam abläuft und die leicht sauer reagieren. Das sind vor allem die Gelenke und bestimmte Hautareale wie die Ohrmuscheln, aber auch Nieren und Lunge. In diesen Geweben aktivieren die Kristalle dann Fresszellen und lösen so Entzündungen und Fremdkörperreaktionen aus.
Manche Menschen haben eine erbliche Anlage dafür, viel Harnsäure zu produzieren oder zu wenig auszuscheiden und dadurch Harnsäure im Organismus anzusammeln. Gicht entsteht, wenn die Ernährungsgewohnheiten diesen ohnehin beeinträchtigten Stoffwechsel überfordern, der Körper aufgrund von Krankheiten mehr Purine abbauen muss oder wenn eine Nierenfunktionsstörung vorliegt. Auch eine nur geringe Flüssigkeitszufuhr begünstigt die Entstehung einer Gicht.

Nichtmedikamentöse Maßnahmen

Die Basisbehandlung der Gicht besteht aus Maßnahmen, die Sie selbst ergreifen müssen. Mit einer purinarmen Ernährung lässt sich der Harnsäurespiegel oft in akzeptablen Grenzen halten. Das bedeutet vor allem, Innereien, Ölsardinen, Sardellen und Hering vom Speisezettel zu streichen und den täglichen Fleisch- und Fischkonsum auf 150 Gramm zu beschränken. Eine Ernährung, in deren Mittelpunkt pflanzliche Produkte stehen und die mit Eiern und Milchprodukten angereichert ist, ist ideal für Gichtkranke. Auf Alkohol sollten diese Menschen ganz verzichten. Da er entwässernd wirkt, konzentrieren sich Blut und Urin stärker, und es fällt Harnsäure aus. Übergewicht soll abgebaut werden, allerdings nicht mit einer Fastenkur. Durch die beim Fasten veränderten Stoffwechselprozesse scheiden die Nieren weniger Harnsäure aus, und sie kristallisiert noch leichter aus dem Blut aus.
Wichtig ist, so viel zu trinken, dass im Laufe des Tages mindestens zwei Liter Urin ausgeschieden werden!

Behandlung mit Medikamenten

Die Gichtbehandlung ist auf zwei Ziele ausgerichtet. Bei einem akuten Gichtanfall müssen vornehmlich die Schmerzen gelindert und die Entzündung gestoppt werden. Die Langzeitbehandlung der Gicht zielt darauf, den Harnsäurespiegel möglichst auf Normalwerte von unter 7 mg/dl zu halten.

Akuter Gichtanfall

Um die starken Schmerzen beim Gichtanfall und die akute Gelenkentzündung zu bekämpfen, eignen sich nichtsteroidale Antirheumatika (→ Seite 1077), allen voran Diclofenac, Ibuprofen, Indometazin und Naproxen. Acemetazin, Ketoprofen, Lonazolac und Meloxicam gelten ebenfalls als „geeignet". Auch Etoricoxib ist für dieses Anwendungsgebiet zugelassen. Diese Arzneistoffe werden besonders häufig bei Arthrose und Gelenkbeschwerden (→ Seite 1059) eingesetzt und in diesem Abschnitt näher besprochen.
Lassen sich bei einem sehr schweren Gichtanfall die Schmerzen mit diesen Medikamenten nicht stillen oder dürfen sie aus irgendeinem Grund nicht eingenommen werden, kann für kurze Zeit Prednisolon eingesetzt werden. Näheres zu diesem Glukokortikoid (→ Seite 1290) lesen Sie im Abschnitt „Entzündungen, Immunreaktionen" (→ Seite 1288).
Das Medikament mit der längsten Tradition zur Behandlung eines akuten Gichtanfalls ist Kolchizin (→ Seite 1109), ein Inhaltsstoff aus den Samen oder Blüten der Herbstzeitlose. Es unterbricht den Anfall zuverlässig. Da Kolchizin schwere Durchfälle hervorrufen kann, es sich überdies im Körper anreichert und rasch zu einer lebensbedrohlichen Vergiftung führen kann, wird es als „mit Einschränkung geeignet" bewertet. Es soll nur noch angewendet werden, wenn geeignete Mittel nicht infrage kommen oder nicht ausreichend wirken.

Ein weiteres Mittel mit der Bewertung „mit Einschränkung geeignet" beim akuten Gichtanfall ist Phenylbutazon (→ Seite 1110). Mit ihm verbindet sich ein erhebliches Risiko für unerwünschte Wirkungen, das umso stärker ins Gewicht fällt, als es aus der Gruppe der NSAR Substanzen gibt, die zuverlässig wirken und weniger risikobehaftet sind.

Langzeitbehandlung (Anfallvorbeugung)

Gelingt es mit einer entsprechenden Ernährung, dem Verzicht auf Alkohol und einer Gewichtsabnahme nicht, die Harnsäurewerte dauerhaft unter 7 mg/dl zu halten, ist es ratsam, sie mit Medikamenten zu senken. Dazu eignet sich in erster Linie Allopurinol (→ nachfolgend). Es hemmt zuverlässig die Bildung von Harnsäure.

Benzbromaron (→ Seite 1108) kommt infrage, wenn nichtmedikamentöse Maßnahmen oder Allopurinol nicht den erwünschten Effekt erzielt haben und selbst dann nur unter der Bedingung, dass mit dem Urin nur wenig Harnsäure ausgeschieden wird. Unter diesen Voraussetzungen wird Benzbromaron als „geeignet" bewertet.

Ebenfalls geeignet ist Kolchizin in niedriger Dosierung als Begleitbehandlung zu Allopurinol, wenn in den ersten vier bis sechs Monaten einer Langzeitbehandlung noch Gichtanfälle auftreten. Da Kolchizin bei dieser Anwendung sehr niedrig dosiert wird, treffen die oben angeführten Bedenken weniger stark zu.

Eine fixe Kombination (→ Seite 1112) aus Allopurinol und Benzbromaron wird als „wenig geeignet" eingestuft. Beide Substanzen gemeinsam anzuwenden, ist nur selten notwendig. Wenn es doch einmal erforderlich ist, sollten die Arzneistoffe besser einzeln – angepasst an die individuellen Erfordernisse – eingesetzt werden.

Die medikamentöse Behandlung der Gicht ist meist eine lebenslange Therapie.

Allopurinol

Allobeta, Allo-CT, Allopurinol 1A Pharma, Allopurinol AbZ, Allopurinol AL, Allopurinol Heumann, Allopurinol Hexal, Allopurinol-ratiopharm, Allopurinol Sandoz, Allopurinol STADA, CELLIDRIN, Remid, Zyloric

Beim Abbau der Purine zu Harnsäure entstehen mehrere Zwischenprodukte, unter anderem auch eines mit dem Namen Xanthin. Allopurinol hemmt das Enzym, das notwendig ist, damit aus Xanthin Harnsäure wird. Der Abbau wird also auf der Stufe des Xanthins gestoppt. Damit entsteht weniger Harnsäure. Xanthin ist dreimal besser wasserlöslich als Harnsäure. Dadurch lagert sich erheblich weniger Harnsäure in den Geweben ab und von Xanthin kann viel mehr mit dem Urin ausgeschieden werden. Zusätzlich hemmt Allopurinol die Neubildung von Purinen.

Allopurinol ist ein geeignetes Medikament zur Langzeitbehandlung der Gicht. Allerdings gehört es zu den Arzneimitteln, die am häufigsten schwere allergische Hautreaktionen hervorrufen. Um dieses Risiko möglichst nicht eingehen zu müssen, sollten zunächst alle nichtmedikamentösen Maßnahmen (→ Seite 1106) ausgeschöpft werden, um den Harnsäurespiegel zu senken.

Anwendung

Die Tagesdosis liegt zwischen 100 und 300 Milligramm Allopurinol. Es genügt, einmal am Tag eine Tablette zu schlucken, denn der wichtigste Abbaustoff von Allopurinol wirkt mehr als 24 Stunden.

Nach 24 bis 48 Stunden beginnen die Harnsäurewerte zu sinken. Nach 4 bis 14 Tagen sind sie auf dem Normalniveau. Trotzdem können noch drei bis sechs Monate lang Gichtanfälle auftreten, weil der Körper die in den Geweben abgelagerte Harnsäure wieder mobilisiert und ins Blut schickt. Um das Risiko von Gichtanfällen zu reduzieren, sollten Sie möglichst viel trinken.

Im ersten Monat muss der Arzt den Harnsäurespiegel einmal wöchentlich kontrollieren. Später genügt das einmal im Jahr.

Achtung

Gegenanzeigen

Sie dürfen nicht oder nur nach sorgfältiger Nutzen-Risiko-Abwägung mit Allopurinol behandelt werden, wenn Ihre Nierenfunktion oder die Blutbildung gestört ist.

Wechselwirkungen mit Medikamenten

Wenn Sie noch andere Medikamente nehmen, ist zu beachten:

- Allopurinol kann den Abbau von Theophyllin (bei Asthma) hemmen; dann muss der Arzt es niedriger dosieren.
- Azathioprin (bei rheumatoider Arthritis),Cyclophosphamid und Mercaptopurin (beide bei Krebserkrankungen) und Ciclosporin (nach Transplantationen) werden auf demselben Weg abgebaut und ausgeschieden wie Harnsäure. Da Allopurinol in diesen Abbauweg bremsend eingreift, werden auch diese Medikamente langsamer abgebaut. Sie müssen darum deutlich geringer dosiert werden.

- In Kombination mit Amoxizillin und Ampizillin (bei bakteriellen Infektionen) treten häufiger Hautausschläge auf.

Unerwünschte Wirkungen

▶ **Keine Maßnahmen erforderlich**

Bei 1 von 100 Menschen, die Allopurinol einnehmen, tritt Übelkeit und Durchfall auf.
Selten kann es zu Schwindel oder Benommenheit kommen.

▶ **Muss beobachtet werden**

Bei etwa jedem Hundertsten beginnt zwei bis sechs Wochen nach der Medikamenteneinnahme die Haut zu jucken und es zeigen sich Rötungen und Quaddeln. Hierbei handelt es sich meist um eine harmlose Reaktion, die nicht allergisch bedingt ist. Sie sollte aber beobachtet werden, da es sich auch um eine schwerwiegende allergische Reaktion handeln kann.

▶ **Sofort zum Arzt**

Die oben beschriebenen Hauterscheinungen (→ Seite 14) können bei einer Allopurinol-Behandlung auch der Beginn einer sehr schwerwiegenden Hautreaktion (Lyell-Syndrom, Erythema exsudativum multiforme) sein. Derartiges tritt bei weniger als 1 von 10 000 mit Allopurinol Behandelten auf. Wenden Sie sich darum unbedingt an den Arzt, wenn Sie plötzlich ausgedehnte Hautveränderungen und Hautrötungen bemerken oder wenn sich ohne erkennbare Ursache auf der Haut Blasen zeigen.
Wenn Sie grippeartige Beschwerden haben, sich bereits seit längerem abgeschlagen und müde fühlen und zusätzlich Halsschmerzen und Fieber auftreten, sollte der Arzt Ihr Blut untersuchen. Bei weniger als 1 von 10 000 Personen kann das auf einer Blutbildungsstörung (→ Seite 15) beruhen, die bedrohlich werden kann. Dann muss umgehend ein Arzt das Blutbild kontrollieren.

Hinweise

Für Kinder unter 14 Jahren

Auch bei Kindern können erhöhte Harnsäurespiegel mit Allopurinol gesenkt werden. Die Dosierung beträgt 10 bis 20 Milligramm pro Kilogramm Körpergewicht, verteilt auf drei Portionen am Tag.

Für Schwangerschaft und Stillzeit

Es ist nicht belegt, dass die Anwendung von Allopurinol sicher ist. Vorsichtshalber sollte die Behandlung auf den erwiesenermaßen sicheren Wirkstoff Probenecid umgestellt werden, der hier aber nicht beschrieben wird, weil er nicht zur Marktauswahl der Stiftung Warentest gehörte.

Für ältere Menschen

Da die Nierenfunktion bei älteren Menschen nachlässt, kann es notwendig sein, die Dosierung anzupassen.

Zur Verkehrstüchtigkeit

Selten treten bei der Behandlung Benommenheit und Schwindel auf. Dann sollten Sie kein Fahrzeug lenken, keine Maschinen bedienen und keine Arbeiten ohne sicheren Halt verrichten.

■

Benzbromaron

Benzbromaron AL

Benzbromaron beschleunigt die Ausscheidung von Harnsäure, indem es in den Prozess der Harnproduktion in den Nieren eingreift.
In den Nieren entsteht zuerst eine Harnvorstufe, die noch viele Bestandteile enthält, auf die der Körper nicht ohne Weiteres verzichten kann. Diese Stoffe, zu denen auch die Harnsäure gehört, werden aus den Nieren wieder in den Blutkreislauf eingeschleust. Benzbromaron hemmt diese Wiederaufnahme von Harnsäure.
Wenn das Blut viel Harnsäure zu den Nieren trägt – zum Beispiel aufgrund ungünstiger Ernährung – und Benzbromaron verhindert, dass diese Harnsäure wieder ins Blut aufgenommen wird, ist die Folge, dass der Urin, der durch die Nieren fließt, viel Harnsäure enthält. Diese kann dann auskristallisieren und die Nierenwege schädigen. Um das zu verhindern, muss – bevor Benzbromaron eingesetzt werden darf –, der Harnsäurespiegel erst mit einer entsprechenden Ernährung oder Allopurinol gesenkt werden. Ferner sollen weitere begleitende Maßnahmen das Risiko für Nierensteine verringern: Mit Medikamenten wird dafür gesorgt, dass der Urin alkalisch reagiert; in diesem Milieu bleibt mehr Harnsäure im Urin gelöst. Viel zu trinken, verbessert darüber hinaus die Durchspülung der Nieren.
Unter der Voraussetzung, dass diese Bedingungen erfüllt sind, wird Benzbromaron als „geeignet" angesehen, um bei Gicht Harnsäure schneller auszuscheiden.

Anwendung

Die Tagesdosis bei der Dauerbehandlung liegt zwischen 50 und 100 Milligramm Benzbromaron. Um die Nieren gut durchzuspülen, müssen Sie täglich mindestens 2 Liter mehr trinken als sonst.

Wenn der Arzt es für erforderlich hält, nehmen Sie zusätzlich noch eine Salzmischung, zum Beispiel Kalium-Natrium-Hydrogenzitrat (→ Seite 449), ein.

Achtung

Mit Benzbromaron dürfen Sie nicht behandelt werden, wenn Ihre Nierenfunktion gestört ist oder Sie schon einmal Nierensteine hatten. Auch bei einem akuten Gichtanfall darf Benzbromaron nicht angewendet werden.

Wechselwirkungen mit Medikamenten

Wenn Sie noch andere Medikamente einnehmen, ist zu beachten, dass hohe Dosen von Azetylsalizylsäure (bei Schmerzen) die harnsäureausscheidende Wirkung von Benzbromaron vermindern können. Dann kann sich die Gicht verschlimmern.

Unerwünschte Wirkungen

▶ **Keine Maßnahmen erforderlich**

Bei 3 bis 4 von 100 Behandelten treten Übelkeit, Brechreiz und Völlegefühl auf.

▶ **Muss beobachtet werden**

Besonders zu Beginn der Behandlung können Gichtanfälle auftreten.

Im Laufe der Behandlung können sich Nierensteine bilden, die aus Harnsäure bestehen. Die Beschwerden hängen davon ab, wie groß die Steine sind und in welchem Bereich der Nieren sie sitzen und wie viel Harnsäure mit dem Urin ausgeschieden wird.

Hinweise

Für Kinder unter 14 Jahren

Über die Risiken einer Anwendung bei Kindern unter 14 Jahren gibt es keine Erkenntnisse. Sicherheitshalber sollten sie nicht mit Benzbromaron behandelt werden.

Für Schwangerschaft und Stillzeit

Es ist nicht belegt, dass die Anwendung von Benzbromaron sicher ist. Vorsichtshalber sollte die Behandlung auf den erwiesenermaßen sicheren Wirkstoff Probenecid umgestellt werden, der hier aber nicht beschrieben wird, weil er nicht zur Marktauswahl der Stiftung Warentest gehörte.

Kolchizin

Herbstzeitlosenblütenextrakt

Colchysat Bürger

Herbstzeitlosensamenextrakt

Colchicum-Dispert

Kolchizin ist ein Inhaltsstoff der Herbstzeitlose (Colchicum autumnale). Die hier besprochenen Fertigpräparate enthalten den Extrakt aus den Samen beziehungsweise den Blüten der Pflanze und sind auf eine genau definierte Menge Kolchizin eingestellt (standardisiert).

Kolchizin lindert keine Schmerzen, hemmt nicht die Entzündung und senkt nicht den Harnsäurespiegel. Dennoch unterbricht es einen Gichtanfall zuverlässig. Das gelingt, weil es weiße Blutkörperchen daran hindert, Harnsäurekristalle in sich aufzunehmen. Wenn nämlich Blutzellen die Kristalle „fressen", werden sie zerstört, zerfallen und entlassen Stoffe ins Gewebe, die die Entzündung unterhalten. Kolchizin unterbindet dieses.

Um einen akuten Gichtanfall zu unterbrechen, gilt Kolchizin als eingeschränkt geeignet. Es soll nur noch angewendet werden, wenn geeignete Mittel zur Schmerz- und Entzündungshemmung nicht angewendet werden können oder nicht ausreichend wirken. Diese klare Einschränkung beruht darauf, dass Kolchizin fast immer heftigen Durchfall auslöst, schwerer aber wiegt, dass es giftig ist und nur in eng begrenzter Dosierung angewendet werden darf. Wird das nicht eingehalten, kann es zu lebensgefährlichen Vergiftungen kommen.

In niedriger Dosierung hingegen ist Kolchizin geeignet, um die Behandlung mit Allopurinol in der Anfangszeit zu begleiten. Da der Harnsäurespiegel nach der Einnahme von Allopurinol nicht abrupt sinkt, können in den ersten Monaten noch Gichtanfälle auftreten. Das kann durch Kolchizin verhindert werden.

Anwendung

Beim akuten Gichtanfall nehmen Sie alle ein bis zwei Stunden 0,5 bis 1,5 Milligramm Kolchizin ein, das entspricht ein bis drei Dragees oder 25 bis 75 Tropfen. Spätestens nach zwei Stunden sollten die Schmerzen nachlassen. Sie führen die Therapie fort, bis die Schmerzen erträglich sind.

Am Tag dürfen Sie nicht mehr als 8 Milligramm Kolchizin einnehmen oder pro Gichtanfall nicht mehr als 12 Milligramm. Diese Mengenangaben dürfen keinesfalls überschritten werden!

In den ersten Monaten einer Behandlung mit Allopurinol kann Kolchizin begleitend eingesetzt werden. Die Dosierung liegt dann bei 1 bis 1,5 Milligramm pro Tag.

Bei einer Behandlung über längere Zeit muss regelmäßig das Blutbild kontrolliert werden.

Achtung

Colchysat Bürger: Dieses Mittel enthält Alkohol. Personen mit Alkoholproblemen dürfen es nicht einnehmen. Auch Leberkranke und Menschen mit Anfallleiden sollten den Alkoholgehalt berücksichtigen. Darüber hinaus kann Alkohol die Wirkung vieler Arzneimittel (z. B. Schlaf- und Beruhigungsmittel, Psychopharmaka, starke Schmerzmittel, einige Mittel bei hohem Blutdruck) verstärken.

Gegenanzeigen

Sie dürfen kein Kolchizin einnehmen, wenn Ihre Nierenfunktion oder die Blutbildung gestört sind, wenn Sie Magen-Darm- oder Leber-Erkrankungen haben oder Herz und Kreislauf nur eingeschränkt arbeiten.

Unerwünschte Wirkungen

▶ **Keine Maßnahmen erforderlich**

Mit steigender Dosierung treten immer häufiger Übelkeit, Erbrechen und Durchfall auf.
Bei einer Anwendung über längere Zeit wird häufig über Benommenheit geklagt.

▶ **Sofort zum Arzt**

Wenn Sie grippeartige Beschwerden haben, sich bereits seit längerer Zeit abgeschlagen und müde fühlen und zusätzlich Halsschmerzen und Fieber auftreten, kann es sich um eine Blutbildungsstörung (→ Seite 15) handeln, die bedrohlich werden kann. Sie müssen dann umgehend den Arzt aufsuchen, damit er das Blutbild kontrollieren kann.

Hinweise

Für Kinder unter 14 Jahren

Sie dürfen kein Kolchizin bekommen.

Bei Kinderwunsch

Kolchizin kann die Samenzellen schädigen. Darum sollten Männer während der Behandlung und noch sechs Monate danach dafür sorgen, dass sie kein Kind zeugen.

Zur Empfängnisverhütung

Frauen, die schwanger werden können, müssen während der Behandlung mit Kolchizin und noch drei Monate danach für eine sichere Verhütung sorgen.

Für Schwangerschaft und Stillzeit

Sie dürfen Kolchizin keinesfalls einnehmen, weil es ein Zellgift ist, das das Kind schwer schädigen kann.

Für ältere Menschen

Da bei älteren und geschwächten Menschen die Gefahr besteht, dass Kolchizin zu stark wirkt, muss der Arzt Nutzen und Risiken einer solchen Behandlung sehr sorgfältig gegeneinander abwägen.
Sie selbst müssen sich unbedingt an die vorgegebene Dosierung halten und sich aufmerksam hinsichtlich der Zeichen einer Überdosierung beobachten. Dies sind Übelkeit und Erbrechen sowie vor allem vermehrt auftretende Durchfälle. Die lebensgefährlichen Überdosierungen, die bei der Behandlung mit Kolchizin aufgetreten sind, betrafen vornehmlich ältere Menschen.

Zur Verkehrstüchtigkeit

Wenn Kolchizin Benommenheit oder Schwindel hervorruft, sollten Sie kein Fahrzeug lenken, keine Maschinen bedienen und keine Arbeiten ohne sicheren Halt verrichten.

NSAR

Phenylbutazon

Ambene

Mit Phenylbutazon kam 1956 das erste nichtsteroidale Antirheumatikum (NSAR) auf den Markt. Seine Wirkung hält bis zu fünf Tage lang an und seine Anwendung ist oft mit schweren unerwünschten Wirkungen verbunden. Später entwickelte NSAR haben Phenylbutazon in der Behandlung rheumatischer Beschwerden abgelöst. Es einzusetzen, ist nur für ganz kurze Zeit vertretbar und nur für eng begrenzte Anwendungsgebiete. Dazu gehört ein anders nicht zu beeinflussender akuter Gichtanfall. Hierfür wird Phenylbutazon als „mit Einschränkung geeignet" bewertet. Ansonsten sind andere NSAR vorzuziehen, allen voran die als „geeignet" bewerteten Wirkstoffe Diclofenac, Ibuprofen, Indometazin und Naproxen sowie auch Acemetazin, Ketoprofen, Lonazolac und Meloxicam.
Phenylbutazon sollte nicht injiziert werden, weil es das Gewebe schädigt und Gewebeeinschmelzungen, Vereiterungen und lebensbedrohliche Infektionen auslösen kann.
Phenylbutazon wirkt auf die gleiche Weise wie die anderen NSAR. Näheres hierzu lesen Sie im Abschnitt „Arthrose, Gelenkbeschwerden, rheumatoide Arthritis" unter „NSAR (innerlich)" (→ Seite 1077).

Anwendung

Die Dosierung entnehmen Sie dem Beipackzettel.

Achtung

Gegenanzeigen

Es gelten die Angaben im Abschnitt „Arthrose, Gelenkbeschwerden, rheumatoide Arthritis" unter „NSAR (innerlich)" (→ Seite 1079).

Wechselwirkungen mit Medikamenten

Es gelten die Angaben im Abschnitt „Arthrose, Gelenkbeschwerden, rheumatoide Arthritis“ unter „NSAR (innerlich)“ (→ Seite 1079).

Unerwünschte Wirkungen

Am häufigsten rufen NSAR unerwünschte Wirkungen im Magen-Darm-Trakt hervor. Bei etwa jedem Zehnten gibt es in der Folge unbemerkt geringfügige Blutungen aus der Schleimhaut von Magen und Darm. In Ausnahmefällen kann sich dadurch eine Blutarmut entwickeln. Sie äußert sich durch Konzentrationsschwäche, Neigung zu Kopfschmerzen, rasche Ermüdbarkeit, eventuell raue und rissige Haut sowie brüchige Nägel. Ob eine Blutarmut vorliegt, kann durch Blutuntersuchung festgestellt werden.

Manche unerwünschten Wirkungen treten bei Menschen häufiger auf, die Asthma haben oder bei denen die Schleimhaut der Atemwege aufgrund einer Überempfindlichkeit leicht anschwillt. Darum sollten Menschen mit Asthma, Heuschnupfen oder Allergien die erste Dosis eines NSAR, das sie noch nicht verwendet haben, unter ärztlicher Aufsicht einnehmen.

Bei Personen mit einer Nierenfunktionsstörung oder Herz-Kreislauf-Erkrankung und bei solchen, die entwässernde Mittel (Diuretika) einnehmen, ist das Risiko für einen Nierenschaden erhöht. Dieser zeigt sich vor allem daran, dass sich in den Beinen Gewebewasser ansammelt (Ödeme).

▶ **Keine Maßnahmen erforderlich**

Mehr als 10 von 100 Anwendern klagen über Magenbeschwerden und Durchfall.

▶ **Muss beobachtet werden**

Bei bis zu 10 von 100 Personen treten Magengeschwüre auf, die oft unbemerkt bleiben. Sie können sich aber auch äußern, indem Magenschmerzen erstmals auftreten, und durch eine Schwarzfärbung des Stuhls. Je nachdem, wie heftig die Beschwerden sind, sollten Sie sich dann umgehend an den Arzt wenden oder ihn im Laufe des nächsten Tages aufsuchen.

Weniger als 1 von 100 Behandelten entwickelt einen Nierenschaden (→ Seite 16) wie beschrieben. Merken Sie, dass Ihre Beine anschwellen, sollten Sie sich an einen Arzt wenden.

Wenn die Haut sich verstärkt rötet und juckt, reagieren Sie vermutlich allergisch auf das Mittel. Solche Hauterscheinungen (→ Seite 14) gibt es bei bis zu 2 von 100 Behandelten. Sie sollten dann im Laufe des nächsten Tages einen Arzt aufsuchen.

Die Mittel können die Leber (→ Seite 15) schädigen. Treten Übelkeit, Erbrechen und/oder dunkel gefärbter Urin auf und ist der Stuhl auffällig hell, sollten Sie einen Arzt aufsuchen.

▶ **Sofort zum Arzt**

Vereinzelt setzt Minuten bis Stunden nach dem Beginn der Behandlung eine schwere allergische Reaktion (→ Seite 14) ein. Ihre Symptome sind starker Hautausschlag, Anschwellen der Schleimhaut des Kehlkopfs, Atemnot, Blutdruckabfall (Schwindel, Schwarzwerden vor den Augen), Herzjagen, Schock. In diesem Fall dürfen Sie das Arzneimittel keinesfalls mehr einnehmen. Vielmehr sollte sofort der Notarzt gerufen werden (Telefon 112).

Vereinzelt kann es aus einem Magengeschwür bluten oder es kann sogar die Magenwand durchbrechen. Das kann plötzlich einsetzende Dauerschmerzen, die in den Rücken ausstrahlen, Bluterbrechen und heftigste, anhaltende Bauchschmerzen verursachen. Bei solchen Anzeichen muss sofort der Notarzt gerufen werden (Telefon 112).

1 von 100 mit Phenylbutazon Behandelten erleidet eine schwere Schädigung der Leber (→ Seite 15) mit Gelbsucht. Wenn sich die Haut gelb färbt und Sie zusätzlich starken Juckreiz am ganzen Körper verspüren, sollten Sie sofort einen Arzt aufsuchen.

Die oben beschriebenen Hauterscheinungen (→ Seite 14) können bei einer Phenylbutazon-Behandlung auch der Beginn einer zwar seltenen, aber sehr schwerwiegenden Hautreaktion (Lyell-Syndrom, Erythema exsudativum multiforme, Stevens-Johnson-Syndrom) sein. Wenden Sie sich darum unbedingt an den Arzt, wenn Sie plötzlich ausgedehnte Hautveränderungen und Hautrötungen bemerken oder wenn sich ohne erkennbare Ursache auf der Haut Blasen zeigen.

Wenn Sie grippeartige Beschwerden haben, sich bereits seit längerer Zeit abgeschlagen und müde fühlen und zusätzlich Halsschmerzen und Fieber auftreten, kann es sich um eine Blutbildungsstörung (→ Seite 15) handeln, die bedrohlich werden kann. Sie müssen dann umgehend den Arzt aufsuchen, damit er das Blutbild kontrollieren kann. An einer solchen Knochenmarkschädigung, die zur Blutbildstörung führt, sterben 2 bis 7 von 100 000 Menschen, die Phenylbutazon angewendet haben.

Hinweise

Für Kinder unter 14 Jahren

Kinder unter 14 Jahren dürfen Phenylbutazon nicht bekommen.

Für Frauen

Das Risiko für die im Abschnitt „Unerwünschte Wirkungen" (→ Seite 1111) angegebene bedrohliche Knochenmarkschädigung ist für Frauen über 65 Jahre erhöht.

Für Schwangerschaft und Stillzeit

Über die Risiken einer Anwendung in der Schwangerschaft und Stillzeit gibt es keine ausreichenden Erkenntnisse. Das Mittel sollte daher während dieser Zeit nicht angewendet werden.

Kombination

Allopurinol + Benzbromaron

Allo. comp.-ratiopharm

Mit diesem Kombinationsmittel soll auf zwei Wegen gegen die Gicht vorgegangen werden: Allopurinol hemmt die Produktion von Harnsäure, Benzbromaron beschleunigt ihre Ausscheidung.

Dieses Kombinationsmittel wird als „wenig geeignet" bewertet, denn die Wirkung von Allopurinol wird durch den Kombinationspartner abgeschwächt. Zudem ist es selten erforderlich, beide Substanzen gemeinsam anzuwenden. Sollte dieses dennoch einmal der Fall sein, ist es besser, die Arzneistoffe getrennt anzuwenden.

Anwendung

Die Dosierung entnehmen Sie dem Beipackzettel.

Achtung

Gegenanzeigen

Mit diesem Kombinationsmittel dürfen Sie nicht behandelt werden, wenn Ihre Blutbildung oder die Nierenfunktion gestört ist oder Sie schon einmal Nierensteine hatten. Auch bei einem akuten Gichtanfall darf das Mittel nicht angewendet werden.

Wechselwirkungen mit Medikamenten

Wenn Sie noch andere Medikamente nehmen, ist zu beachten:

- Hohe Dosen von Azetylsalizylsäure (bei Schmerzen) können die harnsäureausscheidende Wirkung von Benzbromaron vermindern. Dann kann sich die Gicht verschlimmern.
- Allopurinol kann den Abbau von Theophyllin (bei Asthma) hemmen; dann muss der Arzt es niedriger dosieren.
- Azathioprin (bei rheumatoider Arthritis) und Mercaptopurin (bei Krebs) werden auf demselben Weg abgebaut und ausgeschieden wie Harnsäure. Da Allopurinol in diesen Abbauweg bremsend eingreift, werden auch diese beiden Medikamente langsamer abgebaut. Sie müssen darum deutlich geringer dosiert werden.

Unerwünschte Wirkungen

▶ **Keine Maßnahmen erforderlich**

Gelegentlich treten Übelkeit und Durchfall auf. Selten kann es zu Schwindel oder Benommenheit kommen.

▶ **Muss beobachtet werden**

Besonders zu Beginn der Behandlung können Gichtanfälle auftreten.

Im Laufe der Behandlung können sich Nierensteine bilden, die aus Harnsäure bestehen. Die Beschwerden hängen davon ab, wie stark die Nieren betroffen sind und wie viel Harnsäure mit dem Urin ausgeschieden wird.

Bei etwa jedem Hundertsten beginnt zwei bis sechs Wochen nach der Medikamenteneinnahme die Haut zu jucken und es zeigen sich Rötungen und Quaddeln. Diese Hauterscheinung (→ Seite 14) ist meist harmlos und nicht allergisch bedingt. Sie sollte aber beobachtet werden, da es sich auch um eine schwerwiegende allergische Reaktion handeln kann.

▶ **Sofort zum Arzt**

Die oben beschriebenen Hauterscheinungen (→ Seite 14) können bei einer Behandlung mit diesem Mittel auch der Beginn einer sehr schwerwiegenden Hautreaktion (Lyell-Syndrom, Erythema exsudativum multiforme) sein. Derartiges tritt bei weniger als 1 von 10 000 Behandelten auf. Wenden Sie sich darum unbedingt an den Arzt, wenn Sie plötzlich ausgedehnte Hautveränderungen und Hautrötungen bemerken oder wenn sich ohne erkennbare Ursache auf der Haut Blasen zeigen.

Wenn Sie grippeartige Beschwerden haben, sich bereits seit längerer Zeit abgeschlagen und müde fühlen und zusätzlich Halsschmerzen und Fieber auftreten, kann es sich um eine Blutbildungsstörung (→ Seite 15) handeln. Sie tritt bei weniger als 1 von 10 000 Personen auf und kann bedrohlich werden. Die Betroffenen müssen umgehend vom Arzt das Blutbild kontrollieren lassen.

Hinweise

Für Kinder unter 14 Jahren

Über die Risiken einer Anwendung bei Kindern gibt es keine Erkenntnisse. Das Mittel darf bei Kindern unter 14 Jahren nicht angewendet werden.

Für Schwangerschaft und Stillzeit

Es ist nicht belegt, dass die Anwendung dieses Kombinationsmittels sicher ist. Vorsichtshalber sollte die Behandlung auf den erwiesenermaßen sicheren Wirkstoff Probenecid umgestellt werden, der hier aber nicht beschrieben wird, weil er nicht zur Marktauswahl der STIFTUNG WARENTEST gehörte.

Zur Verkehrstüchtigkeit

Selten treten bei der Behandlung Benommenheit und Schwindel auf. Dann sollten Sie keine Fahrzeuge lenken, Maschinen bedienen und keine Arbeiten ohne sicheren Halt verrichten.

Gicht

Handelsname Darreichungsform	Zusammensetzung pro 1 ml/1 g oder wie angegeben bzw. pro abgeteilte Einheit	Kleinste Packungsgröße	Festbetrag in Euro	Packungspreis in Euro	Bewertung
Hinweise zu den Tabellenspalten → Seite 28, zur Auswahl der Arzneimittel → Seite 23, zur Grundlage der Bewertung → Seiten 24, 27					
Allobeta 100 Rp *300 Rp* Tabletten	**Allopurinol** 100 mg 300 mg	100 Stück 30 Stück	11,96 11,69	11,90 11,67	**Geeignet** bei Gicht, um die Bildung von Harnsäure zu hemmen. → Seite 1107
Allo-CT 100 mg Tabletten Rp *300 mg Tabletten Rp* Tabletten	**Allopurinol** 100 mg 300 mg	50 Stück 30 Stück	10,86 11,69	10,63 11,67	**Geeignet** bei Gicht, um die Bildung von Harnsäure zu hemmen. → Seite 1107
Allopurinol 100 – 1 A Pharma Rp *300 – 1 A Pharma Rp* Tabletten	**Allopurinol** 100 mg 300 mg	50 Stück 20 Stück	10,86 11,06	10,57 10,81	**Geeignet** bei Gicht, um die Bildung von Harnsäure zu hemmen. → Seite 1107
Allopurinol AbZ 100 mg Rp *300 mg Rp* Tabletten	**Allopurinol** 100 mg 300 mg	50 Stück 30 Stück	10,86 11,69	10,57 11,63	**Geeignet** bei Gicht, um die Bildung von Harnsäure zu hemmen. → Seite 1107
Allopurinol AL 100 Rp *300 Rp* Tabletten	**Allopurinol** 100 mg 300 mg	50 Stück 20 Stück	10,86 11,06	10,57 10,81	**Geeignet** bei Gicht, um die Bildung von Harnsäure zu hemmen. → Seite 1107
Allopurinol Heumann 100 Rp *300 Rp* Tabletten	**Allopurinol** 100 mg 300 mg	30 Stück 30 Stück	10,41 11,69	10,41 11,67	**Geeignet** bei Gicht, um die Bildung von Harnsäure zu hemmen. → Seite 1107
Allopurinol Hexal 100 Rp *300 Rp* Tabletten	**Allopurinol** 100 mg 300 mg	50 Stück 20 Stück	10,86 11,06	10,63 10,83	**Geeignet** bei Gicht, um die Bildung von Harnsäure zu hemmen. → Seite 1107
Allopurinol-ratiopharm 100 Rp *300 Rp*	**Allopurinol** 100 mg 300 mg	50 Stück 20 Stück	10,86 11,06	10,63 10,83	**Geeignet** bei Gicht, um die Bildung von Harnsäure zu hemmen. → Seite 1107
Allo. comp.-ratiopharm Rp Tabletten	**Allopurinol** 100 mg **+ Benzbromaron** 20 mg	30 Stück	16,09	14,15	**Wenig geeignet** bei Gicht. Beide Wirkstoffe gemeinsam anzuwenden, ist selten notwendig. Die Einzelsubstanzen sind vorzuziehen. → Seite 1112
Allopurinol Sandoz 100 mg Tabletten Rp *300 mg Tabletten Rp* Tabletten	**Allopurinol** 100 mg 300 mg	50 Stück 20 Stück	10,86 11,06	10,63 10,83	**Geeignet** bei Gicht, um die Bildung von Harnsäure zu hemmen. → Seite 1107
Allopurinol Stada 300 mg Rp Tabletten	**Allopurinol** 300 mg	30 Stück	11,69	11,67	**Geeignet** bei Gicht, um die Bildung von Harnsäure zu hemmen. → Seite 1107
Ambene parenteral Ampullen Rp Injektionslösung	**Phenylbutazon-Natrium** 400 mg pro 2 ml	1 Stück		12,73	**Mit Einschränkung geeignet** beim akuten Gichtanfall. Das Mittel wirkt sehr lange und hat ein hohes Risiko für unerwünschte Wirkungen. Andere nichtsteroidale Antirheumatika sind vorzuziehen. → Seite 1110
Ambene Tabletten Rp Tabletten	**Phenylbutazon** 200 mg	20 Stück	13,85	13,85	

Gicht Fortsetzung

Handelsname Darreichungsform	Zusammensetzung pro 1 ml/1 g oder wie angegeben bzw. pro abgeteilte Einheit	Kleinste Packungsgröße	Festbetrag in Euro	Packungspreis in Euro	Bewertung
Benzbromaron AL 100 Rp Dragees	**Benzbromaron** 100 mg	30 Stück	12,42	12,40	**Geeignet** bei Gicht, um Harnsäure schneller auszuscheiden. Nur, wenn die Harnsäurewerte im Urin niedrig sind. → Seite 1108
CELLIDRIN 100 Rp *300* Rp Tabletten	**Allopurinol** 100 mg 300 mg	100 Stück 30 Stück	11,96 11,69	11,80 11,63	**Geeignet** bei Gicht, um die Bildung von Harnsäure zu hemmen. → Seite 1107
Colchicum-Dispert Rp Tabletten	**Kolchizin** 0,5 mg	20 Stück		17,23	**Geeignet** bei Gicht in niedriger Dosierung als Begleitbehandlung zu Allopurinol, um in den ersten Monaten einer Langzeitbehandlung Gichtanfälle zu verhindern. **Mit Einschränkung geeignet**, um einen akuten Gichtanfall zu unterbrechen, nur wenn geeignete Medikamente nicht infrage kommen. Kolchizin kann sich im Körper anreichern; bei Überdosierung besteht Lebensgefahr. → Seite 1109
Colchysat Bürger Rp Lösung	**Kolchizin** 0,5 mg *Enthält 24% Alkohol*	30 ml		14,61	**Geeignet** bei Gicht in niedriger Dosierung als Begleitbehandlung zu Allopurinol, um in den ersten Monaten einer Langzeitbehandlung Gichtanfälle zu verhindern. **Mit Einschränkung geeignet**, um einen akuten Gichtanfall zu unterbrechen, nur wenn geeignete Medikamente nicht infrage kommen. Kolchizin kann sich im Körper anreichern; bei Überdosierung besteht Lebensgefahr. → Seite 110[illegible]
Remid 100 mg Rp *300 mg* Rp Dragees	**Allopurinol** 100 mg 300 mg	50 Stück 50 Stück	10,86 12,92	10,81 12,86	**Geeignet** bei Gicht, um die Bildung von Harnsäure zu hemmen. → Seite 110[illegible]
Zyloric 100 Rp *300* Rp Tabletten	**Allopurinol** 100 mg 300 mg	100 Stück 28 Stück	11,96 11,58	11,82 11,58	**Geeignet** bei Gicht, um die Bildung von Harnsäure zu hemmen. → Seite 110[illegible]

Hinweise zu den Tabellenspalten → Seite 28, zur Auswahl der Arzneimittel → Seite 23, zur Grundlage der Bewertung → Seiten 24, 27

Schmerzen und Verspannungen

Schmerzen und Verspannungen im Bewegungsapparat stehen in einer Wechselbeziehung zueinander. Das eine kann das andere nach sich ziehen. Wenn die Muskeln verspannt oder verkrampft sind, können Schmerzen auftreten. Andererseits können Schmerzen irgendwo im Körper Muskelverspannungen nach sich ziehen. Dabei müssen einfache Muskelverspannungen, die beispielsweise durch Fehlhaltungen oder körperliche Belastungen bedingt sind, von spastisch bedingten Muskelverspannungen unterschieden werden. Bei Letzteren sind die Muskeln aufgrund schwerer Erkrankungen des Nervensystems dauerhaft angespannt.

Anzeichen und Beschwerden

Es schmerzt an einer Stelle oder in einem größeren Bereich; oftmals scheint der ganze Körper wehzutun. Die Beweglichkeit kann eingeschränkt sein, die Muskelkraft nachlassen. Manchmal kribbelt es in den Gliedmaßen oder sie fühlen sich taub an. Bei einigen Menschen kommen Kopf- und Bauchschmerzen hinzu. Viele haben vor allem nachts Wadenkrämpfe.

Ursachen

Die Halte- und Stützarbeit der Wirbelsäule wird durch das Zusammenspiel verschiedener Strukturen gewährleistet. Funktioniert ein Teil nicht reibungslos, können auch andere Elemente, vor allem die Muskulatur, in Mitleidenschaft gezogen werden. Da darüber hinaus das psychische Befinden die Muskelaktivität erheblich beeinflusst, können beispielsweise Stress, Angst und psychische Belastungen den Spannungszustand der Muskulatur erhöhen.

Am Beginn von Kreuz- und Rückenschmerzen stehen in aller Regel Verschleißerscheinungen, vor allem solche der Bandscheiben. Können sie sich nicht ausreichend oft und lange erholen, verlieren sie an Elastizität und flachen ab. Die veränderten Größenverhältnisse beeinträchtigen das Gefüge der Wirbelsäule. Die Rückenmuskulatur bemüht sich, das auszugleichen und die Wirbelsäule wieder zu stabilisieren. Das überlastet die Muskeln, sie verspannen sich und tun weh. Langanhaltende Muskelschmerzen führen ihrerseits wieder zu Muskelverspannungen. Bei einer Anspannung, die lange anhält oder besonders stark ist, ist die Durchblutung der Muskeln vermindert. Durch den Sauerstoffmangel entstehen Stoffwechselprodukte, die den Schmerz verstärken können.

Fehlhaltungen, wie sie durch falsches Sitzen am Schreibtisch oder psychischen Druck entstehen können, steigern die Reizbarkeit der Nerven, die die Muskeln zur Aktivität anregen. Das führt zur verstärkten Muskelanspannung. Diese wiederum macht die Schmerzsensoren in dem betroffenen Muskel, den Sehnenansätzen und den dazugehörigen Gelenken empfindlicher. Irgendwann schließt sich dann der Kreis aus schlechter Durchblutung, erhöhter Nervenanspannung und Muskelschmerzen, und der Schmerz wird zu einer eigenständigen Krankheit.

Wadenkrämpfe kann es bei gesunden Menschen immer wieder einmal geben, vor allem nachts. Sie können auf einer mangelnden Durchblutung beruhen, manchmal sind Störungen im Mineralstoffhaushalt die Ursache.

Spastisch bedingte Muskelverspannungen beruhen meist auf einer schweren Erkrankung wie multipler Sklerose, Gehirn- oder Rückenmarkerkrankungen oder Schlaganfall, bei der die Steuerung zwischen Nerven und Muskeln gestört ist.

Bei Kindern

Rückenschmerzen bei Kindern im Alter zwischen 10 und 13 Jahren können auf der Scheuermann-Krankheit beruhen. Hierbei gibt es Veränderungen im Bereich der Wirbelkörper, deren Ursache noch nicht sicher geklärt ist.

Vorbeugung

- Trainieren Sie Ihre Muskulatur zum Beispiel mit einem qualifizierten Aufbautraining. Nicht nur die Muskulatur des Rückens, sondern vor allem die des Bauches wird bei vorwiegend sitzender Tätigkeit zu wenig gefordert. Eine kräftige Bauchmuskulatur ist aber wichtig für eine schmerzfreie Haltung.
- Tragen Sie – von Ausnahmen abgesehen – Schuhe mit flachem Absatz. Das Gehen auf hohen Absätzen stört die Statik der Wirbelsäule: Auf dem Vorfuß lastet zu viel Gewicht, das Hohlkreuz verstärkt sich, die Bandscheiben werden überlastet.
- Wählen Sie Sessel und Bürostühle mit Nackenstütze, damit sich der Nacken beim Anlehnen entspannen kann.
- Verwenden Sie große Sorgfalt auf die Auswahl von Bett, Matratze und Zudecken. Schließlich verbringen Sie viele Stunden im Bett und in dieser Zeit entspannt sich die Rückenmuskulatur.
- Vermeiden Sie Unterkühlungen. Sie führen leicht zu Muskelverkrampfungen.
- Besonders Jugendliche, in deren Familie es bereits jemanden mit der Scheuermann-Krankheit gibt, sollten nicht stundenlang ununterbrochen am Computer sitzen. Diese körperliche Belastung kann Rückenprobleme verschlimmern.

Nichtmedikamentöse Maßnahmen

Bei Rückenschmerzen sind – entgegen der immer noch viel zu oft ausgesprochenen Empfehlung, sich zu schonen oder gar ins Bett zu legen – Aktivität und Bewegung angebracht. Geeignet sind Spaziergänge, Wandern, Fahrradfahren, Rückenschwimmen in warmem Wasser und Skilanglauf.

Den meisten Schmerzgeplagten tut Wärme in Form eines Heizkissens, einer Wärmflasche oder eines Vollbads gut. Auch Saunagänge eignen sich.

Stressbewältigungstraining und progressive Muskelentspannung nach Jacobson scheinen geeignet, um die psychischen Faktoren am Schmerzgeschehen zu beeinflussen.

Muskelkrämpfe lösen sich, wenn man den Muskel gegen die Krampfrichtung beansprucht, bei Wadenkrämpfen also zum Beispiel den Fuß zum Körper, in Richtung Knie zieht.

Behandlung mit Medikamenten

Muskelentspannende Mittel (Muskelrelaxanzien) können bei dauerhafter Verspannung, die darauf beruht, dass die Steuerung zwischen Nerven und Muskeln gestört ist, eine begrenzte Hilfe sein. Wenn die Grundkrankheit nicht zu beeinflussen ist, bleibt den Betroffenen als Einziges, die Starre und Schmerzen der Muskeln mit diesen Arzneimitteln zu mildern. Geeignet sind bei solchen spastisch bedingten Muskelverspannungen Baclofen (→ nebenstehend) und Tizanidin (→ Seite 1125). Bleiben die Muskelkrämpfe auf eine umschriebene Region begrenzt, wie zum Beispiel das Augenlid oder den Hals, oder handelt es sich um Verkrampfungen infolge eines Schlaganfalls, wird auch Clostridium-botulinum-Toxin (→ Seite 1119) als „geeignet“ bewertet.

Benzodiazepine (→ Seite 1117) gelten als „geeignet“, um akute Muskelverspannungen, wie sie zum Beispiel bei einem Hexenschuss auftreten können, zu lockern. Bei Diazepam ist diese Wirkung am besten untersucht; Tetrazepam wirkt gleichartig.

Benzodiazepine dürfen nur sehr kurze Zeit eingenommen werden, weil sich sonst eine Abhängigkeit entwickeln kann.

Wer häufig von Wadenkrämpfen beim Schlafen gestört wird und bei dem Maßnahmen, die ohne Medikamente auskommen, erfolglos bleiben, kann versuchen, ob die Krämpfe nach der Einnahme von Chinin (→ Seite 1118) seltener auftreten. Für einen solchen Behandlungsversuch wird Chinin als „geeignet“ betrachtet.

Dantrolen (→ Seite 1121) gilt bei spastisch bedingten Muskelverspannungen als „mit Einschränkung geeignet“. Zum einen ist die therapeutische Wirksamkeit des Wirkstoffs noch nicht ausreichend nachgewiesen, zum anderen kann er schwerwiegende unerwünschte Wikrungen haben. Dantrolen sollte nur eingesetzt werden, wenn geeignete Mittel nicht ausreichend wirksam waren.

Für alle anderen hier besprochenen Arzneimittel ist die therapeutische Wirksamkeit bei Schmerzen und Verspannungen im Bewegungsapparat nicht ausreichend nachgewiesen. Das Urteil „wenig geeignet“ gilt mithin für Pridinol (→ Seite 1124), Mephenesin (→ Seite 1123), Methocarbamol (→ Seite 1124) und Tolperison (→ Seite 1126).

Die Kombination: Methocarbamol + Azetylsalizylsäure (→ Seite 1127) wird als nicht sinnvoll angesehen. Anstelle dieser wenig geeigneten Medikamente sind Diazepam oder Tetrazepam die bessere Alternative.

Als Schmerzmittel mit gleichzeitig muskelentspannender Wirkung kann auch Flupirtin (→ Seite 1199) eingesetzt werden.

Baclofen

Baclofen-ratiopharm, Lioresal

Der wichtigste Botenstoff, der im zentralen Nervensystem die Erregung von Nervenzellen hemmt, ist GABA (Gammaaminobuttersäure). Baclofen wirkt wie GABA und verhindert, dass Gehirn und Rückenmark den Muskeln den Auftrag geben, sich stark und anhaltend zusammenzuziehen. Baclofen ist bei Erkrankungen geeignet, die aufgrund einer gestörten Nervenfunktion eine verstärkte krampfartige Muskelspannung hervorrufen.

Anwendung

Von Baclofen nehmen Sie 30 bis 75 Milligramm, höchstens 120 Milligramm ein und verteilen die Dosis auf mindestens drei Einzelportionen. Sie sollten die Tabletten zu den Mahlzeiten oder mit Milch einnehmen, weil sie dann am verträglichsten sind.

Sie beginnen die Behandlung mit einer geringen Dosierung und steigern sie frühestens nach drei Tagen um jeweils 5 Milligramm. Optimal ist die Dosis, wenn die Verkrampfung so weit wie möglich gelockert ist, gleichzeitig aber die Muskelspannung noch ausreicht, um sich aktiv zu bewegen, und wenn sich die unerwünschten Wirkungen in Grenzen halten. Bis sich dieses Verhältnis von Nutzen und Medikamentennebenwirkungen beurteilen lässt, können drei und mehr Wochen vergehen.

Wenn Sie eine längerdauernde Therapie beenden, sollten Sie die Dosierung über mehrere Tage bis Wochen hinweg langsam reduzieren.

Achtung

Gegenanzeigen

Unter folgenden Bedingungen dürfen Sie Baclofen nicht anwenden:

- Sie leiden an einer Epilepsie.
- Sie haben eine Nierenschwäche.

Unter folgenden Bedingungen muss der Arzt Nutzen und Risiken besonders sorgfältig abwägen:

- Ihre Leber oder die Nieren arbeiten nur eingeschränkt.
- Sie haben Magen-Darm-Geschwüre.
- Sie leiden unter Verwirrtheit und psychotischen Zuständen.

- Sie sind von der Parkinsonkrankheit betroffen oder von einer Nervenerkrankung, die mit Muskellähmungen verbunden ist.

Unerwünschte Wirkungen

Wenn Baclofen nach zwei bis drei Monaten Anwendung abrupt abgesetzt wird, können Symptome wie bei einem Medikamentenentzug auftreten: Konzentrationsstörungen, Verwirrtheit, Erregung, Krampfanfälle, Fieber über 40 °C, Muskelstarre, Herzjagen und hoher Blutdruck. Das lässt sich vermeiden, indem die Dosierung des Mittels im Verlauf von drei Wochen langsam verringert wird.
Gelegentlich kann die Atemfunktion vermindert sein. Allerdings bemerken die Betroffenen das in der Regel nicht.

▶ **Keine Maßnahmen erforderlich**

Bei bis zu 60 von 100 Behandelten tritt Müdigkeit auf. Bis zu 12 von 100 klagen über Übelkeit und Erbrechen. Auch die Muskelkraft kann verringert sein.
Der Mund kann sich trocken anfühlen, die Augen können sich nicht mehr auf verschiedene Sehabstände einstellen (Akkommodationsstörung) und die Lider zittern. Kribbeln in den Gliedmaßen und Durchfall kommen vor. Bei bis zu 6 von 100 Anwendern stellt sich eine Verstopfung ein.
Selten treten Muskelschmerzen und sehr selten Muskelzittern auf.

▶ **Muss beobachtet werden**

Gelegentlich kann der Bewegungsablauf gestört sein und es kann Auswirkungen auf die Psyche geben: Alpträume, der Situation nicht angemessene Hochstimmung (Euphorie) und Depressionen (→ Seite 16). Je nachdem, wie stark die Beschwerden sind und wie sehr sie Sie beeinträchtigen, sollten Sie im Laufe des nächsten Tages oder der kommenden Tage einen Arzt aufsuchen.

▶ **Sofort zum Arzt**

Selten kann die Blasenentleerung gestört sein. Dann können Sie entweder kein Wasser mehr lassen (Harnverhalt) oder Sie können es nicht mehr halten (Inkontinenz). Wenn Sie trotz Harndrang kein Wasser lassen können, müssen Sie sich umgehend in ärztliche Behandlung begeben.
Wenn Sie wiederholt befremdliche Dinge sehen und hören, die andere Menschen nicht bemerken (Halluzinationen), sollten Sie den Arzt davon informieren.

Hinweise

Für Kinder unter 14 Jahren

Kinder bis zum zehnten Lebensjahr bekommen täglich 0,75 bis 2 Milligramm Baclofen pro Kilogramm Körpergewicht, verteilt auf vier Portionen; ältere Kinder erhalten 2,5 Milligramm pro Kilogramm Körpergewicht. Auch bei ihnen muss die Behandlung mit einer geringen Dosierung begonnen und im Abstand von jeweils drei Tagen gesteigert werden, bis die erforderliche Dosis erreicht ist.

Für Schwangerschaft und Stillzeit

Baclofen darf während der Schwangerschaft nur angewendet werden, wenn der Vorteil einer solchen Behandlung für die Frau größer ist, als eventuelle Risiken für das Kind sein können.
Da Baclofen in die Muttermilch übergeht, sollten Sie während der Behandlung nicht stillen.

Zur Verkehrstüchtigkeit

Baclofen macht müde. Darum sollten Sie kein Fahrzeug lenken, keine Maschinen bedienen und keine Arbeiten ohne sicheren Halt verrichten.

Benzodiazepine

Diazepam

Diazepam AbZ, Diazepam Desitin rectal, Diazepam-ratiopharm, Diazepam STADA, Diazep-CT, Faustan

Tetrazepam

Musaril, Myospasmal, Rilex, Tetramdura, Tetra-saar, Tetrazepam 1A Pharma, Tetrazepam AbZ, Tetrazepam AL, Tetrazepam beta, Tetrazepam HEXAL, Tetrazepam-ratiopharm, Tetrazepam Sandoz, Tetrazepam Stada, Tetrazep-CT

Diazepam und Tetrazepam gehören zu den Benzodiazepinen. Diese Wirkstoffe mindern die bewusste Wahrnehmung und die Intensität von Gefühlen. Sie dämpfen Spannung, Erregung und Angst; zusätzlich wirken sie beruhigend und schlafanstoßend, entspannen die Muskeln und lösen Krämpfe.
Diazepam wird vornehmlich bei Angststörungen (→ Seite 958) eingesetzt. Dass Tetrazepam ausschließlich als muskelentspannendes Mittel zugelassen ist und nicht auch für Angststörungen, ist eine Entscheidung der Herstellerfirmen. Der Arzneistoff hat keine spezielle Wirkung auf die Muskulatur, die ihn von Diazepam abgrenzt.
Beide Substanzen wirken sehr lange; Tetrazepam bis zu 44 Stunden, Diazepam sogar bis zu 100 Stunden lang. Allerdings schwankt die Wirk-

dauer von Person zu Person stark; beide Arzneistoffe wirken bei älteren Menschen deutlich länger als bei jüngeren.

Diazepam und Tetrazepam werden als „geeignet" angesehen, wenn sie nur kurze Zeit eingesetzt werden, um Muskelverspannungen zu mildern.

Anwendung

Diazepam: Zu Beginn der Behandlung nehmen Sie 10 bis 20 Milligramm Diazepam ein. Anschließend sollte die Dosierung auf 5 bis 10 Milligramm pro Tag verringert werden.

Tetrazepam: Sie beginnen die Behandlung mit täglich einer Tablette à 50 Milligramm Tetrazepam. Entsprechend der ärztlichen Anweisung können Sie bei Bedarf die Menge bis zu 200 Milligramm täglich steigern, die Sie im Tagesverlauf verteilt einnehmen, wie es Ihren Beschwerden entspricht. Eine Tagesdosis von 400 Milligramm ist nur bei schweren nervenbedingten Muskelverkrampfungen angezeigt.

Spätestens nach einer Woche sollte die Behandlung beendet werden, indem die Dosis langsam verringert wird. Bei längerer Einnahme (länger als zwei bis vier Wochen) besteht die Gefahr, dass sich eine Abhängigkeit entwickelt.

Eine Einnahme über längere Zeit ist nur vertretbar, wenn es unumgänglich ist, zum Beispiel bei nervenbedingten Muskelverkrampfungen.

Achtung

Einige Präparate enthalten Alkohol (siehe Tabelle). Personen mit Alkoholproblemen dürfen sie nicht einnehmen. Auch Leberkranke und Menschen mit Anfallleiden sollten den Alkoholgehalt berücksichtigen. Darüber hinaus kann Alkohol die Wirkung vieler Arzneimittel (z. B. Schlaf- und Beruhigungsmittel, Psychopharmaka, starke Schmerzmittel, einige Mittel bei hohem Blutdruck) verstärken.

Gegenanzeigen

Die Angaben zu den Gegenanzeigen finden Sie unter „Benzodiazepine" (→ Seite 961) im Abschnitt „Angststörungen".

Wechselwirkungen mit Medikamenten

Die Angaben zu den Wechselwirkungen finden Sie unter „Benzodiazepine" (→ Seite 961) im Abschnitt „Angststörungen".

Wechselwirkungen mit Speisen und Getränken

Alkohol und Benzodiazepine vertragen sich nicht. Alkoholische Getränke verändern und verstärken die Benzodiazepinwirkung.

Unerwünschte Wirkungen

Wer Benzodiazepine eingenommen hat, kann sich müde fühlen. Aufmerksamkeit und Konzentration können verringert sein. Bei Tetrazepam trifft das für bis zu 1 von 100 Anwendern zu. Bei manchen Menschen ist die geistige und intellektuelle Leistungsfähigkeit so eingeschränkt, dass es ihnen schwerfällt, Alltagsprobleme zu lösen. Bis zu 10 von 100 Tetrazepam-Anwendern berichten davon. Diese unerwünschten Wirkungen fallen besonders auf, wenn mit der Einnahme begonnen oder die Dosis gesteigert wird.

Die Angaben zu weiteren unerwünschten Wirkungen finden Sie unter „Benzodiazepine" (→ Seite 961) im Abschnitt „Angststörungen".

Hinweise

Für Kinder unter 14 Jahren

Diazepam: Kinder zwischen 1 und 14 Jahren bekommen bei Muskelverspannungen zwischen 1 und 5 Milligramm Diazepam am Tag.

Tetrazepam: Bei Kindern unter einem Jahr darf Tetrazepam nicht angewendet werden. Kinder über einem Jahr und Jugendliche sollten das Mittel nur erhalten, wenn es der Arzt unbedingt für erforderlich hält. Als Tagesdosis werden für Kinder ab einem Jahr 4 Milligramm pro Kilogramm Körpergewicht, verteilt über 24 Stunden, angegeben.

Für Schwangerschaft und Stillzeit

Die Angaben hierzu finden Sie unter „Benzodiazepine" (→ Seite 962) im Abschnitt „Angststörungen".

Für ältere Menschen

Die Angaben hierzu finden Sie unter „Benzodiazepine" (→ Seite 963) im Abschnitt „Angststörungen".

Zur Verkehrstüchtigkeit

Die Angaben hierzu finden Sie unter „Benzodiazepine" (→ Seite 963) im Abschnitt „Angststörungen".

Chinin

Limptar N

Chinin ist ein aus der Chinarinde gewonnener Stoff, dessen Wirkung auf die Muskeln genutzt wird. Es verringert die Erregbarkeit der Stelle, an der der Impuls der Nerven auf einen Muskel übertragen wird: Der Muskel zieht sich nicht mehr so stark zusammen. Zusätzlich hemmt Chinin Vorgänge in der Erholungsphase des Muskels.

Die Studienergebnisse zu Chinin sind noch nicht eindeutig. Sie deuten aber an, dass nächtliche

Wadenkrämpfe nach Einnahme von Chinin seltener auftreten. Wenn der Betroffene sich in seiner Nachtruhe zu sehr gestört fühlt, kann er eine solche Behandlung versuchen. Für diesen Therapieversuch gilt Chinin als „geeignet".
Seit vielen Jahrzehnten bekannt ist Chinin als Mittel zur Behandlung von Malaria.

Anwendung

Sie nehmen vor dem Schlafengehen 200 bis 400 Milligramm Chinin ein. Frühestens nach vier Wochen lässt sich beurteilen, ob das Mittel wirkt. Wenn der Arzt es für notwendig hält, können Sie das Mittel längere Zeit einnehmen.

Achtung

Gegenanzeigen

Unter folgenden Bedingungen dürfen Sie das Mittel nicht anwenden:

- Sie leiden an Myasthenia gravis, einer Autoimmunerkrankung, bei der die Nervenimpulse nicht richtig auf die Muskeln übertragen werden.
- Sie haben einen Tinnitus oder andere Hörstörungen.
- Ihr Sehnerv ist geschädigt.
- Sie leiden an bestimmten Formen von Blutarmut (hämolytische Anämie).

Bei Personen mit Herzrhythmusstörungen oder zu langsamem Herzschlag müssen Nutzen und Risiken der Einnahme von Chinin besonders sorgfältig abgewogen werden.

Wechselwirkungen mit Medikamenten

► **Unbedingt beachten**

Wenn Sie noch andere Medikamente nehmen, ist zu beachten:

- Durch Chinin kann Digitalis (bei Herzschwäche) stärker wirken. Näheres hierzu finden Sie unter „Mittel bei Herzschwäche: verstärkte Wirkung" (→ Seite 12).
- Chinin kann die Wirkung der gerinnungshemmenden Mittel Phenprocoumon und Warfarin verstärken, die bei erhöhter Thrombosegefahr als Tabletten eingenommen werden. Näheres hierzu finden Sie unter „Mittel zur Blutverdünnung: verstärkte Wirkung" (→ Seite 11).

Unerwünschte Wirkungen

Die unerwünschten Wirkungen von Chinin treten dosisabhängig auf. Sie betreffen vor allem Menschen, die auf Chinin besonders empfindlich reagieren. Wie häufig die unerwünschten Wirkungen sind, lässt sich daher nicht angeben.

► **Keine Maßnahmen erforderlich**

Es kann zu Magen-Darm-Störungen wie Übelkeit, Erbrechen und Durchfall kommen.

► **Muss beobachtet werden**

Kopfschmerzen können auftreten. Halten sie länger als zwei bis drei Tage an, sollten Sie den Arzt informieren.
Wenn die Haut sich verstärkt rötet und juckt und sich zudem Bläschen bilden, kann es sich um eine allergische Reaktion handeln. Bei solchen Hauterscheinungen (→ Seite 14) sollten Sie sich umgehend oder im Laufe des nächsten Tages mit einem Arzt in Verbindung setzen.

► **Sofort zum Arzt**

Es kann zu Sehstörungen kommen, die sich durch Lichtempfindlichkeit, Nachtblindheit, das Sehen von Doppelbildern und Gesichtsfeldausfälle äußern. Hörstörungen machen sich zunächst dadurch bemerkbar, dass man hohe Töne schlechter wahrnimmt. Auch Ohrgeräusche (Tinnitus) kann es geben. Es kann ein Hautausschlag auftreten. Bei diesen Beschwerden sollten Sie das Medikament absetzen und sich umgehend mit einem Arzt in Verbindung setzen.
Wenn Sie oder Ihre Angehörigen bemerken, dass Ihre Wahrnehmung gestört ist, Sie verwirrt sind und vielleicht sogar Krampfanfälle bekommen, sollten Sie das Medikament absetzen und umgehend einen Arzt informieren.

Hinweise

Für Schwangerschaft und Stillzeit

Chinin kann beim sich entwickelnden Kind Augenschäden und Hörstörungen hervorrufen und bei der Mutter schwere Unterzuckerungen und frühzeitige Wehen auslösen. Diese Wirkungen sind zwar nur bei hohen Dosierungen beobachtet worden, wie sie zur Malariabehandlung notwendig sind, und nicht bei der niedrigen Dosierung der Mittel gegen Wadenkrämpfe; dennoch sollten Sie Chinin in der Schwangerschaft und Stillzeit meiden.

Zur Verkehrstüchtigkeit

Aufgrund der beschriebenen unerwünschten Wirkungen kann das Mittel Ihre Reaktions- und Sehfähigkeit beeinträchtigen. Sie sollten deshalb kein Fahrzeug lenken, keine Maschinen bedienen und keine Arbeiten ohne sicheren Halt verrichten.

Clostridium-botulinum-Toxin

BOTOX

Bei dieser Substanz handelt es sich um ein Gift (Toxin), das von verschiedenen Typen der Bakterienart Clostridium botulinum gebildet wird. Botulinumtoxin ist der Auslöser des Botulismus, einer oft tödlichen Lebensmittelvergiftung. Einzige Behandlungsmöglichkeit ist die Injektion eines Gegenmittels.

Medizinisch wird Botulinumtoxin eingesetzt, um lokal begrenzte Muskelverkrampfungen zu behandeln. Hierzu zählen Lidkrampf, Schiefhals, auf Gehirnschäden beruhende Lähmungen bei Kindern und Verkrampfungen in den Gliedmaßen nach einem Schlaganfall. Durch die Wirkung von Botulinumtoxin wird der Botenstoff, der für die Funktionsfähigkeit von Nerven erforderlich ist, nicht mehr freigesetzt. In der Folge erhalten die Muskeln, die von diesen Nerven versorgt werden, keinen Impuls mehr, sich zusammenzuziehen; die Verkrampfungen unterbleiben. Die Wirkung des Toxins ist nicht mehr aufzuheben oder rückgängig zu machen. Erst etwa drei Monate nach der Behandlung haben sich so viele neue Nervenendigungen gebildet, dass wieder Impulse auf die Muskeln übertragen werden können.

Für den Einsatz bei den genannten Erkrankungen ist die therapeutische Wirksamkeit von Botulinumtoxin ausreichend nachgewiesen. Es wird daher als „geeignet“ bewertet.

Weitere, hier nicht näher besprochene Einsatzgebiete von Botulinumtoxin sind eine übermäßige Schweißabsonderung und die Glättung von Falten. Für Letzteres wird die Substanz in die Muskeln gespritzt, die an der Entstehung von Mimikfalten beteiligt sind. Wenn sich diese Muskeln nicht mehr kontrahieren können, entspannt sich der von ihnen angesprochene Bereich. Mit dieser Anwendung ist der Präparatename *Botox* eng verbunden. Allerdings ist das Präparat zur kosmetischen Behandlung von Gesichtsfalten nicht zugelassen.

Anwendung

Botulinumtoxin wird in sehr geringen Einzelportionen in den jeweiligen Muskel hineingespritzt, der die Verkrampfung verursacht. Die Wirkung setzt nach zwei bis drei Tagen ein und hält ungefähr drei Monate an. Bei Bedarf kann die Behandlung im Abstand von jeweils drei Monaten mehrfach wiederholt werden.

Botulinumtoxin soll nur von Ärzten eingesetzt werden, die sich dafür besonders qualifiziert haben. Das betrifft sowohl die Handhabung des Arzneimittels als auch seine Anwendung. Insbesondere müssen sie darauf eingerichtet sein, bei einer lebensbedrohlichen allergischen Reaktion sofort eingreifen zu können.

Achtung

Das Ziel der Behandlung ist, den Betroffenen wieder besser beweglich zu machen. Wenn das gelingt, sollte er seinen Körper aber nur langsam ansteigend belasten. Andersfalls muss mit Verspannungen und Muskelkrämpfen gerechnet werden.

Wird Botulinumtoxin sehr häufig und hoch dosiert eingesetzt, kann der Körper Antikörper gegen die Substanz bilden. Dann verliert das Mittel seine Wirksamkeit.

Gegenanzeigen

Unter folgenden Bedingungen darf Botulinumtoxin nicht angewendet werden:

- Sie sind an Myasthenia gravis oder dem Lambert-Eaton-Rooke-Syndrom erkrankt – beides Autoimmunkrankheiten, die sich auf die Muskelbeweglichkeit auswirken.
- Die vorgesehenen Injektionsstellen sind akut entzündet.

Unter folgenden Bedingungen sollte der Arzt Nutzen und Risiken der Anwendung sorgfältig abwägen:

- Der Muskel, in den Botulinumtoxin hineingespritzt werden soll, weist bereits eine Schwäche oder Rückbildungstendenz auf.
- Sie hatten schon einmal eine Schluckstörung oder haben diese aktuell.
- Sie haben ein Engwinkelglaukom (grüner Star) und Botulinumtoxin soll am Auge angewendet werden.

Unerwünschte Wirkungen

▶ **Keine Maßnahmen erforderlich**

Der behandelte Muskel ist schwach und kraftlos. Wurde Botulinumtoxin im Gesicht angewendet, führt das bei mehr als 10 von 100 Personen dazu, dass die Augenlider herabhängen.

Eine Anwendung am Auge macht mehr als 1 von 100 Personen lichtempfindlich und ruft das Gefühl von trockenen Augen hervor.

Bei einer Injektion im Kopf-Hals-Bereich klagen bis zu 1 von 100 Behandelten über Veränderungen der Stimme und trockenen Mund.

An der Injektionsstelle können sich Hautreizungen zeigen.

▶ **Muss beobachtet werden**

Verschwommenes oder anderweitig verschlechtertes Sehen kann auf einen erhöhten Augeninnendruck hinweisen. Damit ist bei bis zu 1 von 100 Personen zu rechnen. Die Betroffenen sollten einen Augenarzt aufsuchen.

Es kann sich eine Harninkontinenz entwickeln. Davon sollten Sie den Arzt informieren.
Mehr als 1 von 100 Personen wird durch die Behandlung müde.
Wenn die Haut sich verstärkt rötet und juckt, reagieren Sie vermutlich allergisch auf das Mittel. Bei solchen Hauterscheinungen (→ Seite 14) sollten Sie einen Arzt aufsuchen.

▶ **Sofort zum Arzt**

Wenn starker Hautausschlag, Juckreiz, Herzrasen, Atemnot, Schwäche und Schwindel auftreten, muss die Anwendung sofort abgebrochen und unverzüglich den Notarzt gerufen werden (Telefon 112). Es kann sich um eine lebensbedrohliche Allergie (→ Seite 14) handeln. Solche anaphylaktische Reaktionen treten bei weniger als 1 von 1 000 Behandelten auf.
Bei einer Anwendung im Kopf-Hals-Bereich können milde bis schwere Schluckbeschwerden auftreten. Sie können bis zu drei Wochen nach der Injektion anhalten, haben aber auch schon fünf Monate lang gedauert. In dieser Zeit besteht die Gefahr, dass beim Essen Partikel eingeatmet statt geschluckt werden. Das kann in seltenen Fällen sogar zum Tod führen. Rufen Sie daher bei Schluck-, Sprech- oder Atemstörungen sofort einen Arzt.
Wenn das Auge plötzlich schmerzt und sich das Sehvermögen verschlechtert, müssen Sie unverzüglich einen Augenarzt aufsuchen. Es kann sich um einen akuten Glaukomanfall handeln.

Hinweise

Für Kinder unter 14 Jahren

Das Mittel wird bei Kindern eingesetzt, die aufgrund von Gehirnschäden Lähmungserscheinungen aufweisen.

Für Schwangerschaft und Stillzeit

Da es keine ausreichenden Angaben zur Anwendung von Botulinumtoxin während der Schwangerschaft gibt, sollte es allenfalls nach sorgfältiger Abwägung von Nutzen und Risiken eingesetzt werden.
Während der Stillzeit kann die Anwendung nicht empfohlen werden. Ist sie zwingend erforderlich, sollte abgestillt werden.

Zur Verkehrstüchtigkeit

Wenn das Mittel im Gesichtsbereich angewendet wird, kann es sich auf die Verkehrstüchtigkeit auswirken. Auch die als unerwünschte Wirkung auftretende Müdigkeit kann Ihre Reaktionsfähigkeit beeinträchtigen. Dann sollten Sie kein Fahrzeug lenken, keine Maschinen bedienen und keine Arbeiten ohne sicheren Halt verrichten.

■

Dantrolen

Dantamacrin

Durch die Wirkung von Dantrolen erreicht der Nervenreiz, der einen Muskel zur Kontraktion anregt, den Muskel nicht mehr. In der Folge mildern sich die Verkrampfungen, die nach Hirn- und Rückenmarkschädigungen auftreten können. Allerdings ist die therapeutische Wirksamkeit von Dantrolen bei solchen Verkrampfungszuständen nicht sonderlich gut belegt. Da das Medikament andererseits schwerwiegende Leberschäden verursachen und Lähmungserscheinungen sogar verschlimmern kann, sollte es nur eingesetzt werden, wenn besser geeignete Mittel nicht infrage kommen. Die zusammenfassende Bewertung lautet daher „mit Einschränkung geeignet".

Anwendung

Die optimale Dosierung muss langsam herausgefunden werden. Die Therapie beginnt mit zweimal 25 Milligramm Dantrolen täglich. In der zweiten Woche wird diese Dosis viermal täglich eingenommen. In der dritten Woche folgen dreimal täglich 50 Milligramm, in der vierten Woche viermal täglich 50 Milligramm. Für eine Dauerbehandlung ist das die Höchstdosis.
Die Tagesmenge Dantrolen, bei der die Verkrampfungen optimal gelindert sind und die dauerhaft eingenommen wird, sollte auf vier Portionen im Tagesverlauf aufgeteilt werden, damit das Blut möglichst immer eine gleichmäßige Menge Wirkstoff enthält. So lassen sich die Nebenwirkungen im Rahmen halten.
Ist nach sechs bis acht Wochen kein Behandlungserfolg zu verzeichnen, sollte die Therapie beendet werden.
Weil Dantrolen die Leber schädigen kann, müssen vor Beginn der Therapie die Leberwerte bestimmt und im Laufe der Behandlung regelmäßig kontrolliert werden. Das Risiko für solche Leberstörungen ist zwischen dem dritten und zwölften Behandlungsmonat am größten.

Achtung

Dantrolen macht die Haut empfindlicher für den UV-Anteil des Sonnenlichts. Während der Behandlung sollten Sie keine Sonnenbäder nehmen und nicht ins Solarium gehen. Bei starker UV-Strahlung sollten Sie die Haut tagsüber mit Sunblockern schützen. Entsteht dennoch ein Sonnenbrand mit stark geröteter, entzündeter Haut, sollten Sie einen Arzt aufsuchen.

Gegenanzeigen

Unter folgenden Bedingungen darf Dantrolen nicht angewendet werden:

- Sie haben eine Lebererkrankung.
- Ihre Lungenfunktion ist eingeschränkt.
- Sie haben einen schweren Herzmuskelschaden.
- Bei Ihnen ist eine verstärkte Muskelanspannung notwendig, damit Sie sich aufrecht oder bei Bewegungen die Balance besser halten können.

Unter folgenden Bedingungen sollte der Arzt Nutzen und Risiken der Anwendung besonders sorgfältig abwägen:

- Es liegt eine amyotrophische Lateralsklerose (AML) vor oder es gibt Symptome von Nervenkrankheiten, die auf einer Schädigung bestimmter Gehirnteile beruhen (Bulbärparalyse). Dantrolen kann die Lähmungen verstärken.
- Sie haben eine Herzerkrankung, insbesondere eine Schädigung des Herzmuskels oder Herzrhythmusstörungen.

Wechselwirkungen mit Medikamenten

Wenn Sie noch andere Medikamente nehmen, ist zu beachten:

- Durch Östrogene (als Empfängnisverhütungsmittel, bei Wechseljahrsbeschwerden) kann sich das Risiko für eine Leberschädigung erhöhen.
- Durch Metoclopramid (bei Übelkeit und Erbrechen) kann Dantrolen rascher ins Blut aufgenommen werden. Dann können sich Wirkungen und Nebenwirkungen von Dantrolen intensivieren.
- Die gleichzeitige Einnahme von dämpfenden Medikamenten wie Benzodiazepinen (bei Angst- und Schlafstörungen, muskulären Verspannungen), Schlafmitteln und Antihistaminika (bei Allergien) kann die Nebenwirkungen von Dantrolen verstärken. Vor allem die Dämpfung und die Muskelschwäche können dann stärker ausfallen.

Wechselwirkungen mit Speisen und Getränken

In Kombination mit Alkohol können sich die Nebenwirkungen von Dantrolen verstärken.

UNERWÜNSCHTE WIRKUNGEN

▶ **Keine Maßnahmen erforderlich**

Bei der Behandlung mit Dantrolen kann es zu vermehrter Schweißbildung kommen. Auch der Tränenfluss kann sich verstärken.

▶ **Muss beobachtet werden**

Bis zu 10 von 100 Anwendern werden durch Dantrolen müde und fühlen sich kraftlos.

Es können Bauchschmerzen, Übelkeit und Erbrechen sowie Durchfall oder Verstopfung auftreten. Meist gehen diese Symptome rasch vorüber. Halten sie jedoch an oder verstärken sie sich, sollten Sie einen Arzt kontaktieren. Wahrscheinlich wird er das Medikament absetzen.

Bis zu 10 von 1 000 Personen verspüren häufigen Harndrang – manchmal sogar so plötzlich, dass ungewollt Urin abgeht. Von dieser Art Inkontinenz sollten Sie den Arzt in Kenntnis setzen.

Bei einer Dauerbehandlung kann sich die Stimmung bis hin zu Depressionen (→ Seite 16) verschlechtern. Auch Halluzinationen und Irrbilder können auftreten. Von diesen Veränderungen sollte ein Arzt informiert werden.

Dantrolen kann eine Entzündung des Herzbeutels oder des Rippenfells hervorrufen. Starke Schmerzen in der Herzgegend oder über den Lungenflügeln weisen darauf hin. Bei einer Rippenfellentzündung verstärkt sich der Schmerz oft beim Atmen und das Luftholen fällt schwer. Durch die Entzündung kann sich außerdem im Herzbeutel und in den Lungengeweben Flüssigkeit einlagern. Das erschwert dem Herzen die Arbeit. In der Folge fühlen Sie sich müde und Ihre körperliche Belastbarkeit nimmt deutlich ab. Solche Symptome müssen Sie rasch einem Arzt mitteilen. Bei derartigen Wassereinlagerungen muss das Medikament abgesetzt werden.

Auffallende Blässe und Müdigkeit können auf eine Blutarmut (→ Seite 15) hindeuten. Diese unerwünschte Wirkung ist bei etwa 1 von 1 000 Anwendern beobachtet worden.

Dantrolen kann den Herzmuskel schwächen und den Herzschlag beschleunigen.

Bei etwa 9 von 100 000 Behandelten schädigt Dantrolen die Leber (→ Seite 15). Treten Übelkeit, Erbrechen und dunkel gefärbter Urin auf oder ist der Stuhl auffallend hell, sollten Sie einen Arzt aufsuchen.

Wenn die Haut sich verstärkt rötet und juckt, reagieren Sie vermutlich allergisch auf den Wirkstoff. Bei solchen Hauterscheinungen (→ Seite 14) sollten Sie einen Arzt aufsuchen.

▶ **Sofort zum Arzt**

Dantrolen kann schwere Leberschädigungen (→ Seite 15) hervorrufen und eine Gelbsucht auslösen. Wenn sich die Haut gelb färbt und Sie zusätzlich starken Juckreiz am ganzen Körper verspüren, sollten Sie sofort einen Arzt aufsuchen. Das Risiko für eine Leberschädigung ist besonders groß bei Personen mit einer vorgeschädigten Leber und bei denen, die gleichzeitig andere Arzneimittel einnehmen, die die Leber schädigen können. Das Risiko steigt ferner mit der Höhe der Dosierung, der Dauer der Behandlung, bei Personen über 30 Jahren und ist bei Frauen größer als bei Männern. Dass der Leberschaden schwerwiegend ist, scheint bei Menschen mit multipler Sklerose häufiger vorzukommen. Ältere Menschen mit multipler Sklerose sind besonders gefährdet. 10 bis 20 von 100 betroffenen Personen versterben an dem Leberschaden.

Wenn starker Hautausschlag, Juckreiz, Herzrasen, Atemnot und Schwäche sowie Schwindel auftreten, müssen Sie die Einnahme sofort stoppen und unverzüglich den Notarzt rufen (Telefon 112), weil es sich um eine lebensbedrohliche Allergie (→ Seite 14) handeln kann.

Hinweise

Für Kinder unter 14 Jahren

Dantrolen darf nicht bei Kindern unter fünf Jahren angewendet werden. Mit einer Anwendung in dieser Altersgruppe gibt es keine ausreichenden Erfahrungen.

Für Schwangerschaft und Stillzeit

Dantrolen darf in der Schwangerschaft nicht angewendet werden. Bei experimentellen Studien an Tieren hat die Substanz die Nachkommen geschädigt.

Auch während der Stillzeit darf Dantrolen nicht eingesetzt werden, da der Wirkstoff in die Muttermilch übergeht und unerwünschte Wirkungen auf das Kind nicht auszuschließen sind.

Zur Verkehrstüchtigkeit

Dantrolen kann die Reaktionsfähigkeit beeinträchtigen. Daher sollten Sie während der Behandlung kein Fahrzeug lenken, keine Maschinen bedienen und keine Arbeiten ohne sicheren Halt verrichten.

Mephenesin

DoloVisano M

Mephenesin hemmt die Reizübertragung im zentralen Nervensystem. Wie es die Nervenzellen beeinflusst, ist aber nicht hinreichend geklärt. Das Mittel wirkt angstlösend, beruhigend und macht müde. Dadurch lockern sich angespannte Muskeln.

Ob Mephenesin allerdings bei Verspannungen therapeutisch wirksam ist, ist durch Studien nicht ausreichend belegt. Darum wird das Mittel als „wenig geeignet" beurteilt.

Anwendung

Die Dosierung liegt in der Regel bei 500 Milligramm dreimal täglich. Als maximale Tagesdosis sollten 2 000 Milligramm nicht überschritten werden. Nach ein bis zwei Wochen sollten sich die Muskelschmerzen so weit gebessert haben, dass Sie die Behandlung beenden können.

Achtung

Gegenanzeigen

Sie dürfen Mephenesin nur mit besonderer Vorsicht einnehmen, wenn die Funktion Ihrer Leber gestört ist oder Sie unter Myasthenia gravis leiden, einer Autoimmunerkrankung, bei der die Nervenimpulse nicht richtig auf die Muskeln übertragen werden.

Wechselwirkungen mit Medikamenten

Mephenesin verstärkt die dämpfende Wirkung anderer Arzneimittel, die ebenfalls das Zentralnervensystem beeinflussen. Dazu gehören Mittel bei Angststörungen, Depressionen und Epilepsien sowie Schlafmittel.

Wechselwirkungen mit Speisen und Getränken

Alkohol kann die dämpfende Wirkung von Mephenesin verstärken.

Unerwünschte Wirkungen

► **Keine Maßnahmen erforderlich**

Selten kommen Benommenheit, Müdigkeit, Schläfrigkeit, Schwäche und Schwindel vor. Das gilt auch für Appetitlosigkeit, Übelkeit und Erbrechen.

Wird das Medikament sehr hoch dosiert, kann sich die Haarfarbe verändern.

► **Muss beobachtet werden**

Wenn Ihnen schwindlig wird, Sie sich schwach und müde fühlen und es Ihnen schwarz vor den Augen wird, ist wahrscheinlich Ihr Blutdruck infolge der Behandlung abgesunken. Auch Kopfschmerzen und Sehstörungen können hinzukommen. In diesem Fall sollten Sie das Mittel absetzen. Je nachdem, wie stark die Beschwerden sind und wie sehr sie Sie beeinträchtigen, sollten Sie sich umgehend oder im Laufe des nächsten Tages mit einem Arzt in Verbindung setzen.

Hinweise

Für Kinder unter 14 Jahren

Kinder unter sechs Jahren sollten das Mittel aufgrund fehlender Erkenntnisse nicht erhalten.

Für Schwangerschaft und Stillzeit

Über die Risiken einer Anwendung in der Schwangerschaft gibt es keine Erkenntnisse. Da das Mittel ohnehin als „wenig geeignet" bewertet wird, sollten Sie darauf verzichten.

Zur Verkehrstüchtigkeit

Aufgrund der müde machenden Wirkung sollten Sie kein Fahrzeug lenken, keine Maschinen bedienen und keine Arbeiten ohne sicheren Halt verrichten.

Methocarbamol

Ortoton

Methocarbamol führt dazu, dass die Zellen des zentralen Nervensystems nicht mehr so leicht zu erregen sind; dadurch sind auch ihre Impulse an die Muskeln, sich zusammenzuziehen, gehemmt. Die Studien, die die Wirksamkeit von Methocarbamol bei den im Beipackzettel angegebenen Krankheiten belegen sollen, sind überholt. Neue Arbeiten, die die therapeutische Wirksamkeit ausreichend nachweisen, liegen nicht vor. Darum wird die Substanz als „wenig geeignet" bewertet.

Anwendung

Die angegebene Dosierung liegt in den ersten zwei, drei Behandlungstagen bei 6 000 Milligramm (viermal täglich zwei Tabletten). Bei sehr starken Beschwerden kann die Dosis anfangs bis 7 500 Milligramm (täglich zehn Tabletten) betragen. Spätestens nach dem dritten Tag soll die Dosierung auf 4 500 Milligramm (dreimal täglich zwei Tabletten) abgesenkt werden. Nach ein bis zwei Wochen sollten die Beschwerden so deutlich nachgelassen haben, dass Sie das Mittel absetzen können.

Achtung

Gegenanzeigen

Sie dürfen kein Methocarbamol einnehmen, wenn Sie eine Erkrankung des Zentralnervensystems oder Myasthenia gravis haben, eine Autoimmunerkrankung, bei der die Nervenimpulse nicht richtig auf die Muskeln übertragen werden.

Wechselwirkungen mit Medikamenten

Methocarbamol kann die dämpfende Wirkung von Arzneimitteln, die ebenfalls im zentralen Nervensystems wirken, verstärken. Dazu gehören Mittel gegen Angststörungen, Depressionen und Epilepsien sowie Schlafmittel.

Wechselwirkungen mit Speisen und Getränken

Alkohol verstärkt die dämpfende Wirkung von Methocarbamol.

Unerwünschte Wirkungen

▶ **Keine Maßnahmen erforderlich**

5 von 100 Anwendern fühlen sich schwindlig und schwach. Bei bis zu 5 von 100 Personen treten Kopfschmerzen, Appetitlosigkeit und Übelkeit auf. Derartige Beschwerden lassen sich vermindern, indem die Dosierung verringert wird.

▶ **Muss beobachtet werden**

Sie können sich benommen fühlen und das Sehen kann gestört sein. Kopfschmerz und Hauterscheinungen mit Juckreiz können Ausdruck einer allergischen Reaktion (→ Seite 14) sein. Je nachdem, wie stark die Beschwerden sind und wie sehr sie Sie beeinträchtigen, sollten Sie sich umgehend oder im Laufe des nächsten Tages mit einem Arzt in Verbindung setzen.

Hinweise

Für Schwangerschaft und Stillzeit

Über die Risiken einer Anwendung in der Schwangerschaft gibt es keine Erkenntnisse. Da das Mittel ohnehin als „wenig geeignet" bewertet wird, sollten Sie darauf verzichten.

Wenn Sie das Mittel in der Stillzeit länger und in hoher Dosierung einnehmen müssen, sollten Sie besser abstillen.

Zur Verkehrstüchtigkeit

Zu Beginn der Behandlung kann Ihre Fahrtüchtigkeit eingeschränkt sein. Dann sollten Sie kein Fahrzeug lenken, keine Maschinen bedienen und keine Arbeiten ohne sicheren Halt verrichten.

Pridinol

Myoson

Pridinol wirkt im Nervensystem so, dass sich die Muskeln entspannen. Es wurde früher eingesetzt, um Parkinsonkranke zu behandeln. Bei Schmerzen und Verspannungen im Bewegungsapparat ist seine therapeutische Wirksamkeit jedoch nicht ausreichend nachgewiesen. Darum gilt es als „wenig geeignet".

Anwendung

Laut Beipackzettel werden zu Anfang dreimal täglich 2 bis 8 Milligramm Pridinol eingenommen; das entspricht eineinhalb bis sechs Tabletten. Um die unerwünschten Wirkungen in Grenzen zu halten, soll eine länger dauernde Behandlung mit einer niedrigeren Dosis von ein bis zwei Tabletten weitergeführt werden.

Achtung

Gegenanzeigen

Unter folgenden Bedingungen muss der Arzt Nutzen und Risiken besonders sorgfältig abwägen:

- Sie haben Engstellen und Blockaden im Magen-Darm-Trakt.
- Der Dickdarm ist aufgrund chronischer Verstopfung stark erweitert (Megakolon).
- Sie können aufgrund einer Prostatavergrößerung nur eingeschränkt Wasser lassen.
- Ihr Augeninnendruck ist erhöht (Engwinkelglaukom).
- Es besteht eine Herzrhythmusstörung mit zu schnellem Herzschlag (Tachyarrhythmie).

Wechselwirkungen mit Medikamenten

In Kombination mit Alkohol kann Pridinol verstärkt zu Benommenheit, Schläfrigkeit und verminderter Aufmerksamkeit führen.

Unerwünschte Wirkungen

▶ Keine Maßnahmen erforderlich

Selten machen den Behandelten ein trockener Mund, Sprech- und Schluckstörungen und Müdigkeit sowie Kreislaufbeschwerden zu schaffen.

▶ **Muss beobachtet werden**

Störungen beim Wasserlassen treten zwar selten auf. Wenn die Beschwerden jedoch stark sind und Sie sehr beeinträchtigen, sollten Sie sich im Laufe des nächsten Tages oder der folgenden Tage mit einem Arzt in Verbindung setzen.

Hinweise

Für Kinder unter 14 Jahren

Das Mittel darf bei Kindern unter zwölf Jahren nicht angewendet werden. Bei Kindern über zwölf Jahre gibt der Hersteller eine Dosierung von täglich 6 Milligramm Pridinol an.

Für Schwangerschaft und Stillzeit

Über eine Anwendung von Pridinol in der Schwangerschaft und Stillzeit gibt es keine ausreichenden Erfahrungen. Das Mittel sollte daher nicht angewendet werden.

Für ältere Menschen

Bei älteren Menschen können die unerwünschten Wirkungen verstärkt auftreten. Sie sind dann beispielsweise durch Müdigkeit und Kreislaufstörungen stärker gefährdet zu stürzen.

Zur Verkehrstüchtigkeit

Das Mittel kann müde machen. Dann ist Ihre Fähigkeit beeinträchtigt, ein Fahrzeug zu lenken, Maschinen zu bedienen und Arbeiten ohne sicheren Halt zu verrichten.

■

Tizanidin

Sirdalud

Tizanidin greift an den Schaltstellen im zentralen Nervensystem an und verhindert damit, dass die Nervenimpulse, die die Muskeln zur Aktivität anregen, umgesetzt werden. Auf diese Weise verringert sich die Muskelspannung.

Da Studien eine therapeutische Wirksamkeit von Tizanidin bei spastisch bedingten Muskelverspannungen belegen, wird die Substanz als „geeignet" angesehen, um solche Begleiterscheinungen schwerer Krankheiten zu behandeln.

Anwendung

Die Tagesdosierung liegt üblicherweise zwischen 12 und 24 Milligramm Tizanidin, die auf drei bis vier Portionen verteilt eingenommen werden. Die Höchstdosis von 36 Milligramm ist der Behandlung von Muskelverspannungen vorbehalten, die auf Nervenstörungen wie multipler Sklerose, Gehirn- oder Rückenmarkerkrankungen beruhen.

Nach drei bis sieben Tagen kann der Arzt entscheiden, ob die anfängliche Dosierung ausreicht oder gesteigert werden muss. Nur sehr selten scheint eine Behandlung über längere Zeit vertretbar.

Haben Sie eine Herz-Kreislauf-Schwäche oder eine Erkrankung der Herzkranzgefäße, muss der Arzt die Funktionen von Herz und Kreislauf in kurzen Abständen kontrollieren.

Ist die Tätigkeit Ihrer Leber oder der Nieren eingeschränkt, muss der Arzt deren Funktion regelmäßig kontrollieren.

Achtung

Gegenanzeigen

Unter folgenden Bedingungen dürfen Sie kein Tizanidin anwenden:

- Die Funktion Ihrer Leber ist deutlich gestört.
- Sie nehmen Fluvoxamin (bei Depressionen) oder Ciprofloxazin (bei bakteriellen Infektionen) ein.

Unter folgenden Bedingungen muss der Arzt Nutzen und Risiken besonders sorgfältig abwägen:

- Sie leiden an Myasthenia gravis, einer Autoimmunerkrankung, bei der die Nervenimpulse nicht richtig auf die Muskeln übertragen werden.
- Ihr Herz wird nicht ausreichend mit Sauerstoff versorgt (Koronarinsuffizienz) oder Sie haben niedrigen Blutdruck.
- Sie leiden an einer Epilepsie.

Wechselwirkungen mit Medikamenten

Wenn Sie noch andere Medikamente nehmen, ist zu beachten:

- Tizanidin kann die dämpfende Wirkung von Arzneimitteln, die auf das zentrale Nervensystem wirken, verstärken. Zu diesen gehören zum Beispiel Mittel bei Angststörungen und Depressionen sowie Schlafmittel.
- Tizanidin kann die Wirkung von blutdrucksenkenden Mitteln verstärken.

► **Unbedingt beachten**

Tizanidin darf nicht gemeinsam mit Fluvoxamin (bei Depressionen) oder Ciprofloxazin (bei bakteriellen Infektionen) angewendet werden, weil sich Tizanidin durch diese Wirkstoffe im Körper stark anreichern kann. Dann können verstärkt unerwünschte Wirkungen auftreten, beispielsweise niedriger Blutdruck, verlangsamter Herzschlag, trockener Mund, Müdigkeit, Schläfrigkeit und Schwindel.

Ähnliche Symptome können bei der gemeinsamen Anwendung von Tizanidin und Amiodaron, Mexiletin oder Propafenon (alle bei Herzrhythmusstörungen), Cimetidin (bei Sodbrennen), Enoxazin, Norfloxazin oder Perfloxazin (alle bei bakteriellen Infektionen), der „Pille“ zur Empfängnisverhütung oder Tiklopidin (bei erhöhter Thrombosegefahr) auftreten. Auf eine gemeinsame Anwendung sollte daher verzichtet werden.

Wechselwirkungen mit Speisen und Getränken

Alkohol verstärkt die dämpfende Wirkung von Tizanidin.

Unerwünschte Wirkungen

► **Keine Maßnahmen erforderlich**

Bis zu 10 von 100 Anwendern fühlen sich müde, haben einen trockenen Mund, empfinden Schwindel (→ Seite 15) und bemerken einen abgesunkenen Blutdruck.

Bei bis zu 1 von 1 000 Personen treten Appetitlosigkeit, Übelkeit und Erbrechen auf.

Mit der gleichen Häufigkeit können Akkommodationsstörungen eintreten. Dann können sich die Augen schlecht auf verschiedene Sehabstände einstellen. Das kommt besonders häufig vor, wenn Tizanidin hoch dosiert wird.

► **Muss beobachtet werden**

Bis zu 1 von 1 000 Personen bemerken besonders bei höherer Dosierung Verwirrtheit, Angst und Koordinationsstörungen. Je nachdem, wie stark die Beschwerden sind und wie sehr sie Sie beeinträchtigen, sollten Sie im Laufe des nächsten Tages oder der kommenden Tage einen Arzt aufsuchen.

Wenn die Haut sich verstärkt rötet und juckt, reagieren Sie vermutlich allergisch auf das Mittel. Bei solchen Hauterscheinungen (→ Seite 14) sollten Sie einen Arzt aufsuchen.

Bei 1 bis 10 von 100 000 Behandelten schädigt Tizanidin die Leber (→ Seite 15). Treten Übelkeit, Erbrechen und dunkel gefärbter Urin auf oder ist der Stuhl auffallend hell, sollten Sie einen Arzt aufsuchen.

► **Sofort zum Arzt**

Tizanidin kann schwere Leberschäden (→ Seite 15) hervorrufen und eine Gelbsucht auslösen. Wenn sich die Haut gelb färbt und Sie zusätzlich starken Juckreiz am ganzen Körper verspüren, sollten Sie sofort einen Arzt aufsuchen.

Wenn Sie wiederholt befremdliche Dinge sehen und hören, die andere Menschen nicht bemerken (Halluzinationen), sollten Sie den Arzt informieren.

Hinweise

Für Kinder unter 14 Jahren

Kinder sollen das Mittel nicht bekommen.

Für Schwangerschaft und Stillzeit

Über die Risiken einer Anwendung in dieser Zeit gibt es keine Erkenntnisse. Sicherheitshalber sollten Sie das Mittel nicht anwenden.

Zur Verkehrstüchtigkeit

Tizanidin beeinträchtigt die Aufmerksamkeit und kann müde machen. Darum sollten Sie kein Fahrzeug lenken, keine Maschinen bedienen und keine Arbeiten ohne sicheren Halt verrichten.

Tolperison

Mydocalm

Tolperison soll ähnlich muskelentspannende Eigenschaften haben wie Tizanidin (→ Seite 1125). Tolperison gibt es schon mehrere Jahrzehnte, wird aber erst häufiger verordnet, seit die Benzodiazepine wegen ihres Abhängigkeitsrisikos in die Kritik geraten sind. Da jedoch keine Studien über die therapeutische Wirksamkeit vorliegen, die heutigen Standards entsprechen, wird es als „wenig geeignet“ beurteilt.

Anwendung

Gemäß Beipackzettel sollen üblicherweise zwischen 150 und 450 Milligramm Tolperison eingenommen werden. Die Behandlung kann so lange fortgeführt werden, wie der Arzt es für notwendig hält.

ACHTUNG

Gegenanzeigen

Sie dürfen kein Tolperison einnehmen, wenn Sie an Myasthenia gravis leiden, einer Autoimmunerkrankung, bei der die Nervenimpulse nicht richtig auf die Muskeln übertragen werden.

UNERWÜNSCHTE WIRKUNGEN

▶ **Keine Maßnahmen erforderlich**

Bei bis zu 1 von 100 Behandelten fühlt sich der Mund trocken an und es treten Magenbeschwerden auf.

▶ **Muss beobachtet werden**

Bei bis zu 1 von 100 Personen sinkt der Blutdruck infolge der Behandung ab. Sie merken das daran, dass ihnen schwindlig wird, sie sich schwach und müde fühlen, es ihnen schwarz vor Augen wird und sie womöglich sogar in Ohnmacht fallen.

Wenn die Haut sich verstärkt rötet und juckt, reagieren Sie vermutlich allergisch auf das Mittel. Bei solchen Hauterscheinungen (→ Seite 14) sollten Sie einen Arzt aufsuchen.

▶ **Sofort zum Arzt**

Wenn starker Hautausschlag, Juckreiz, Herzrasen, Atemnot, Schwäche und Schwindel auftreten, müssen Sie die Einnahme sofort abbrechen und unverzüglich den Notarzt rufen (Telefon 112), weil es sich um eine lebensbedrohliche Allergie (→ Seite 14) handeln kann. Derartiges trifft weniger als 1 von 10 000 Personen.

HINWEISE

Für Kinder unter 14 Jahren

Kinder sollen Tolperison generell nur in Ausnahmefällen nach sorgfältiger Abwägung von Risiken und Nutzen erhalten. Studien, die eigens die für Kinder geeigneten Dosierungen untersuchen, fehlen bisher.

Für Schwangerschaft und Stillzeit

Über die Risiken einer Anwendung in dieser Zeit gibt es keine Erkenntnisse. Sicherheitshalber sollten Sie das Mittel nicht anwenden.

Zur Verkehrstüchtigkeit

Aufgrund der beschriebenen unerwünschten Wirkungen kann das Mittel Ihre Reaktionsfähigkeit beeinträchtigen. Sie sollten deshalb kein Fahrzeug lenken, keine Maschinen bedienen und keine Arbeiten ohne sicheren Halt verrichten.

Kombination

Methocarbamol + Azetylsalizylsäure

Ortoton Plus

Azetylsalizylsäure (→ Seite 1196) wirkt schmerzlindernd und in höherer Dosierung entzündungshemmend. Methocarbamol (→ Seite 1124) verringert die Muskelspannung. Diese Effekte können bei Verspannungen im Bewegungsapparat wünschenswert sein.

Bei der vom Hersteller genannten Dosierung wird die zur Entzündungshemmung notwendige Dosierung von 5 Gramm Azetylsalizylsäure allerdings nicht erreicht. Auch Methocarbamol wird nicht hoch genug dosiert. Dass sich die beiden Arzneistoffe in ihrer Wirkung verstärken, sodass sie in der Kombination geringer dosiert werden können als die Einzelsubstanzen, ist bisher nicht belegt. Die therapeutische Wirksamkeit der Kombination ist nicht ausreichend nachgewiesen. Darum wird das Mittel als „wenig geeignet" bewertet.

ANWENDUNG

Im Beipackzettel wird eine Anfangsdosierung von viermal täglich zwei bis drei Tabletten genannt, die bei andauernder Behandlung auf dreimal täglich ein bis zwei Tabletten reduziert werden kann.

Wegen der Blutungsgefahr, die sich durch den Inhaltsstoff Azetylsalizylsäure ergibt, sollte das Präparat nicht über längere Zeit eingenommen werden.

ACHTUNG

Aufgrund des Anteils an Azetylsalizylsäure sollten Sie dieses Mittel während der letzten drei Tage vor einer Zahnbehandlung oder einer geplanten Operation nicht einnehmen. Schon eine geringe Dosis ASS kann die Zeit, bis das Blut gerinnt, erheblich verlängern.

Gegenanzeigen

Unter folgenden Bedingungen dürfen Sie das Mittel nicht anwenden:

- Sie haben oder hatten ein Magen- oder Zwölffingerdarmgeschwür.
- Sie neigen aufgrund einer Veranlagung oder Krankheit zu Blutungen oder Sie nehmen blutverdünnende Medikamente (bei erhöhter Thrombosegefahr) ein.

Unter folgenden Bedingungen muss der Arzt Nutzen und Risiken besonders sorgfältig abwägen:

- Sie haben einen Nierenschaden.
- Die Funktion Ihrer Leber ist erheblich gestört.
- Ihr Herz arbeitet unzureichend (Herzinsuffizienz).
- Sie haben Bronchialasthma, Nasenpolypen oder neigen zu Allergien.

Wechselwirkungen mit Medikamenten

Wenn Sie noch andere Medikamente nehmen, ist aufgrund des Anteils an Azetylsalizylsäure zu beachten:

- Wird das Mittel zusammen mit „Rheumamedikamenten“ (NSAR) angewendet, wie sie bei Gelenkbeschwerden vielfach eingesetzt werden, steigt das Risiko für Schäden am Magen.
- Glukokortikoide können bei innerlicher Anwendung die schädliche Wirkung des Mittels auf den Magen verstärken. Dadurch steigt das Risiko für Blutungen.
- Durch das Mittel kann Methotrexat, das bei entzündlichem Rheuma und Krebs eingesetzt wird, erheblich stärker wirken.
- Das Gleiche gilt für die gleichzeitige Einnahme von Lithium (bei Depressionen).
- ASS kann die Wirkung von Phenytoin und Valproinsäure (bei Epilepsien) verstärken. Nehmen Sie ASS nur ab und zu ein, ist das Problem gering; dauert die Behandlung länger als ein paar Wochen, steigt das Risiko für unerwünschte Wirkungen der Epilepsiemittel. Eventuell muss der Arzt dann die Konzentration des Epilepsiemittels im Blut bestimmen und die Dosis entsprechend verringern.
- ASS kann die Wirkung von blutdrucksenkenden Mitteln vermindern.

Aufgrund des Anteils an Methocarbamol ist zu beachten, dass Methocarbamol die dämpfende Wirkung anderer Arzneimittel, die ebenfalls im zentralen Nervensystem wirken, verstärkt. Dazu gehören Mittel bei Angststörungen, Depressionen und Epilepsien sowie Schlafmittel.

▶ **Unbedingt beachten**

ASS verstärkt die Wirkung der gerinnungshemmenden Mittel Phenprocoumon und Warfarin, die bei erhöhter Thrombosegefahr als Tabletten eingenommen werden. Diese Wechselwirkung ist von der ASS-Dosierung abhängig und kommt bei der ASS-Menge, die der Beipackzettel als tägliche Einnahmemenge angibt, zum Tragen. Näheres hierzu lesen Sie unter „Mittel zur Blutverdünnung: verstärkte Wirkung“ (→ Seite 11).

ASS kann in einer Dosierung von mehr als 1 Gramm pro Tag die Wirkung von Sulfonylharnstoff-Tabletten (bei Typ-2-Diabetes) verstärken. Dann werden Unterzuckerungen wahrscheinlicher. Näheres hierzu lesen Sie unter „Mittel zur Blutzuckersenkung: verstärkte Wirkung“ (→ Seite 11).

Wechselwirkungen mit Speisen und Getränken

Aufgrund seines Anteils an Azetylsalizylsäure können größere Mengen oder regelmäßiger Konsum von Alkohol die schädliche Wirkung des Mittels auf den Magen verstärken. Dann steigt das Risiko für Magen- und Zwölffingerdarmgeschwüre und Blutungen. Zudem verstärkt Alkohol die dämpfende Wirkung von Methocarbamol.

Unerwünschte Wirkungen

▶ **Keine Maßnahmen erforderlich**

Bis zu 5 von 100 Anwendern empfinden Schwindel (→ Seite 15) und Schwäche. Mit der gleichen Häufigkeit treten Kopfschmerzen, Appetitlosigkeit und Übelkeit auf. Diese Nebenwirkungen nehmen ab, wenn die Dosierung verringert wird.

▶ **Muss beobachtet werden**

Fast 20 von 100 Anwendern klagen über Magenschmerzen, Aufstoßen, Übelkeit oder Durchfall. Diese Beschwerden sind harmlos und vergehen, wenn Sie das Schmerzmittel absetzen.

Halten die Magenbeschwerden jedoch an, sollte eine Magenspiegelung gemacht werden, um festzustellen, ob sich ein Magengeschwür gebildet hat.

Blässe und Müdigkeit deuten auf eine Blutarmut hin. Diese kann sich bei regelmäßigem Gebrauch von ASS entwickeln, weil es dabei aus winzigen Verletzungen der Magenschleimhaut bluten kann. Dieses Blut scheiden Sie unbemerkt mit dem Stuhl aus. Diese unerwünschte Wirkung kann der Arzt mit einer Blutuntersuchung feststellen.

Durch ASS verlängert sich die Zeit, bis das Blut gerinnt. Dann blutet es zum Beispiel nach einem Schnitt in den Finger länger als sonst. Bemerken Sie kleine rote Punkte in der Haut, kann es sich um Einblutungen handeln, die der Arzt beurteilen sollte.

Wenn die Haut sich verstärkt rötet und juckt, reagieren Sie vermutlich allergisch auf das Mittel. Dann sollten Sie es absetzen. Sind die Hauterscheinungen (→ Seite 14) einige Tage später nicht deutlich abgeklungen, sollten Sie einen Arzt aufsuchen.

▶ **Sofort zum Arzt**

Wenn starker Hautausschlag, Juckreiz, Herzrasen, Atemnot, Schwäche und Schwindel auftreten, müssen Sie die Einnahme sofort beenden und unverzüglich den Notarzt rufen (Telefon 112), weil es sich um eine lebensbedrohliche Allergie (→ Seite 14) handeln kann. Eine solche Überempfindlichkeit tritt bei Menschen häufiger auf, die unter Nasenpolypen, Nesselsucht oder Asthma leiden und die auf Alkohol, Farbstoffe oder Lebensmittelzusätze allergisch reagieren. Sie sollten Arzneimittel mit Azetylsalizylsäure meiden.

Wenn Sie Blut erbrechen oder Ihr Stuhl schwarz gefärbt ist, muss sofort der Notarzt gerufen werden (Telefon 112). Es kann sich um eine akute Magenblutung handeln. Dieses Risiko besteht bereits, wenn Sie täglich 100 Milligramm ASS einnehmen.

Wenn Sie grippeartige Beschwerden haben, sich längere Zeit abgeschlagen und müde fühlen und Halsschmerzen und Fieber auftreten, kann es sich um eine Blutbildungsstörung (→ Seite 15) handeln, die bedrohlich werden kann. Sie müssen dann umgehend das Blutbild kontrollieren lassen.

Hörstörungen, Ohrgeräusche, Schwindel und Zustände wie im Delirium (das sind Bewusstseinsstörungen, zeitliche und räumliche Orientierungslosigkeit, das Sehen von Trugbildern, Schwitzen, Zittern und Unruhe) lassen vermuten, dass der Anteil an ASS zu hoch ist. In diesem Fall sollten Sie sich sofort an einen Arzt wenden.

Anhaltende Nierenschmerzen, eine plötzlich verringerte Urinmenge oder Blut im Urin sollten Sie sofort zum Arzt führen. Es besteht der Verdacht, dass die regelmäßige Einnahme von ASS eine sogenannte Schmerzmittel-Niere ausgelöst hat, die zum Nierenversagen (→ Seite 16) führen kann. Ab welcher Menge ASS einen solchen auslöst, ist noch nicht sicher; er wird aber wahrscheinlich, wenn die Nierendurchblutung verringert ist. Das ist vor allem dann der Fall, wenn ASS mit anderen Schmerzmitteln kombiniert eingenommen wird.

Hinweise

Für Kinder unter 14 Jahren

Kinder unter zwölf Jahren dürfen dieses Mittel aufgrund seines Anteils an Azetylsalizylsäure nicht bekommen. Vor allem wenn sie einen Virusinfekt wie Grippe oder Windpocken haben, besteht das Risiko, dass ASS ein Reye-Syndrom auslöst, bei dem schwere Leber- und Hirnschäden möglich sind.

Für Frauen

Frauen scheiden Azetylsalizylsäure dosisabhängig langsamer aus als Männer. Sie sollten darum eine zweite Dosis des Medikaments frühestens nach sechs bis zehn Stunden einnehmen. Ausgenommen sind von diesem Hinweis Frauen, die mit der „Pille" verhüten. Sie können die zweite Dosis im Abstand von vier bis acht Stunden einnehmen.

Für Schwangerschaft und Stillzeit

Während der gesamten Zeit der Schwangerschaft sollten Sie das Mittel aufgrund seines Anteils an Azetylsalizylsäure nicht einnehmen. Es besteht die Gefahr von Blutungen. Im letzten Schwangerschaftsdrittel eingenommen, kann ASS aufgrund einer Wehenhemmung die Geburt verzögern. Darüber hinaus kann sich beim Kind die Verbindung zwischen Haupt- und Lungenschlagader vorzeitig schließen, was den Kreislauf des Kindes überlastet.

Auch während der Stillzeit sollten Sie das Mittel meiden.

Für ältere Menschen

Aufgrund des Anteils von ASS in dem Mittel ist zu bedenken, dass bei Menschen über 60 Jahre das Risiko für Magen-Darm-Blutungen besonders groß ist. Jeder zweite über 70-Jährige scheidet Azetylsalizylsäure verzögert aus. Für diese Personen genügt eine geringere Dosis; andernfalls müssen sie mit vermehrten und schwereren unerwünschten Wirkungen rechnen. Da aber kaum jemand weiß, ob er zu diesem Personenkreis gehört, empfiehlt es sich für ältere Menschen, von Azetylsalizylsäure generell eine geringere Dosis einzunehmen.

Zur Verkehrstüchtigkeit

Zu Beginn der Behandlung kann Ihre Fahrtüchtigkeit eingeschränkt sein. Dann sollten Sie kein Fahrzeug lenken, keine Maschinen bedienen und keine Arbeiten ohne sicheren Halt verrichten.

Schmerzen und Verspannungen

Handelsname Darreichungsform	Zusammensetzung pro 1 ml/1 g oder wie angegeben bzw. pro abgeteilte Einheit	Kleinste Packungs-größe	Festbetrag in Euro	Packungs-preis in Euro	Bewertung
Hinweise zu den Tabellenspalten → Seite 28, zur Auswahl der Arzneimittel → Seite 23, zur Grundlage der Bewertung → Seiten 24, 27					
Baclofen-ratiopharm 10 Rp *25 Rp* Tabletten	**Baclofen** 10 mg 25 mg	20 Stück 20 Stück	12,71 16,36	11,17 13,01	**Geeignet** bei spastisch bedingten Muskelverspannungen. → Seite 1116
BOTOX 100 Einheiten Pulver zur Herstellung einer Injektionslösung Rp Injektionslösung	**Clostridium botulinum Toxin** 100 Allergan-Einheiten	1 Stück		358,71	**Geeignet** bei lokal begrenzten Muskelkrämpfen wie Lidkrampf, Schiefhals und Spastik nach Schlaganfall. → Seite 1119
Dantamacrin 25 Rp *50 Rp* Kapseln	**Dantrolen-Natrium** 25 mg 50 mg	50 Stück 50 Stück		30,69 42,44	**Mit Einschränkung geeignet** bei spastisch bedingten Muskelverspannungen. Das Mittel kann die Leber schwer schädigen und Lähmungserscheinungen verschlimmern. Die therapeutische Wirksamkeit ist noch nicht ausreichend nachgewiesen. Nur wenn geeignete Mittel nicht ausreichend wirksam sind. → Seite 1121
Diazepam AbZ Tropfen Rp Lösung	**Diazepam** 10 mg	25 ml	10,77	10,65	**Geeignet** zur zeitlich begrenzten Behandlung von akuten Schmerzen und Verspannungen im Bewegungsapparat. Es besteht ein erhöhtes Unfallrisiko; besonders gefährdet sind ältere Menschen. → Seite 1117
Diazepam AbZ 5 mg Tabletten Rp *10 mg Tabletten Rp* Tabletten	5 mg 10 mg	10 Stück 10 Stück	9,98 10,14	9,94 10,09	
Diazepam Desitin rectal tube 5 mg Rp *10 mg Rp* Rektallösung	**Diazepam** 5 mg 10 mg	5 Stück 5 Stück		23,72 25,97	**Geeignet** zur zeitlich begrenzten Behandlung von akuten Schmerzen und Verspannungen im Bewegungsapparat. Es besteht ein erhöhtes Unfallrisiko; besonders gefährdet sind ältere Menschen. → Seite 1117
Diazepam-ratiopharm 10 Injektionslösung Rp Injektionslösung	**Diazepam** 10 mg pro 2 ml *Enthält 13,12% Alkohol*	5 Stück	11,39	11,36	**Geeignet** zur zeitlich begrenzten Behandlung von akuten Schmerzen und Verspannungen im Bewegungsapparat. Es besteht ein erhöhtes Unfallrisiko; besonders gefährdet sind ältere Menschen. → Seite 111
Diazepam-ratiopharm Tropfen Rp Lösung	10 mg	25 ml	10,77	10,69	
Diazepam-ratiopharm 2 Rp *5 Rp* *10 Rp* Tabletten	2 mg 5 mg 10 mg	10 Stück 10 Stück 10 Stück	9,85 9,98 10,14	9,78 9,95 10,12	
Diazepam-ratiopharm 10 Zäpfchen Rp Zäpfchen	10 mg	5 Stück	11,44	11,41	
Diazepam STADA 5 mg Rp *10 mg Rp* Tabletten	**Diazepam** 5 mg 10 mg	10 Stück 10 Stück	9,98 10,14	9,95 10,12	**Geeignet** zur zeitlich begrenzten Behandlung von akuten Schmerzen und Verspannungen im Bewegungsapparat. Es besteht ein erhöhtes Unfallrisiko; besonders gefährdet sind ältere Menschen. → Seite 111
Diazep-CT 10 mg/2 ml Ampullen Rp Injektionslösung	**Diazepam** 10 mg pro 2 ml *Enthält 13,12% Alkohol*	5 Stück	11,39	11,35	**Geeignet** zur zeitlich begrenzten Behandlung von akuten Schmerzen und Verspannungen im Bewegungsapparat. Es besteht ein erhöhtes Unfallrisiko; besonders gefährdet sind ältere Menschen. → Seite 111
DoloVisano M Rp Dragees	**Mephenesin** 250 mg	50 Stück		32,30	**Wenig geeignet** bei Schmerzen und Verspannungen im Bewegungsapparat. Die therapeutische Wirksamkeit ist nicht ausreichend nachgewiesen. → Seite 112

Schmerzen und Verspannungen Fortsetzung

Handelsname Darreichungsform	Zusammensetzung pro 1 ml/1 g oder wie angegeben bzw. pro abgeteilte Einheit	Kleinste Packungsgröße	Festbetrag in Euro	Packungspreis in Euro	Bewertung
Faustan 5 Rp Tabletten	**Diazepam** 5 mg	20 Stück	10,28	10,28	**Geeignet** zur zeitlich begrenzten Behandlung von akuten Schmerzen und Verspannungen im Bewegungsapparat. Es besteht ein erhöhtes Unfallrisiko; besonders gefährdet sind ältere Menschen. → Seite 1117
Faustan Zäpfchen 10 mg Rp Zäpfchen	10 mg	10 Stück	13,22	13,22	
Limptar N Filmtabletten	**Chininsulfat** 200 mg	30 Stück		17,80	**Geeignet** als Therapieversuch bei nächtlichen Wadenkrämpfen, wenn nichtmedikamentöse Maßnahmen nicht ausreichend wirken. → Seite 1118
Limptar N Tabletten	200 mg	30 Stück		17,80	
Lioresal 5 Rp	**Baclofen** 5 mg	20 Stück	11,32	13,32	**Geeignet** bei spastisch bedingten Muskelverspannungen. → Seite 1116
10 Rp	10 mg	20 Stück	12,71	14,71	
25 Rp Tabletten	25 mg	20 Stück	16,36	18,36	
Musaril primo Rp	**Tetrazepam** 25 mg	20 Stück	12,28	12,28	**Geeignet** zur zeitlich begrenzten Behandlung von akuten Schmerzen und Verspannungen im Bewegungsapparat. Es besteht ein erhöhtes Unfallrisiko; besonders gefährdet sind ältere Menschen. → Seite 1117
Musaril Rp Filmtabletten	50 mg	20 Stück	14,33	14,33	
Mydocalm Rp Filmtabletten	**Tolperison-hydrochlorid** 50 mg	50 Stück		30,10	**Wenig geeignet** bei Schmerzen und Verspannungen im Bewegungsapparat. Die therapeutische Wirksamkeit ist nicht ausreichend nachgewiesen. → Seite 1126
Myoson Injektionslösung Rp Injektionslösung	**Pridinolmesilat** 2 mg	5 Stück		30,24	**Wenig geeignet** bei Schmerzen und Verspannungen im Bewegungsapparat. Die therapeutische Wirksamkeit des Mittels ist nicht ausreichend nachgewiesen. → Seite 1124
Myoson direct Rp Tabletten	4 mg	20 Stück		27,01	
Myospasmal Rp Tabletten	**Tetrazepam** 50 mg	10 Stück	12,05	10,85	**Geeignet** zur zeitlich begrenzten Behandlung von akuten Schmerzen und Verspannungen im Bewegungsapparat. Es besteht ein erhöhtes Unfallrisiko; besonders gefährdet sind ältere Menschen. → Seite 1117
Ortoton Rp	**Methocarbamol** 750 mg	50 Stück		31,01	**Wenig geeignet** bei Schmerzen und Verspannungen im Bewegungsapparat. Die therapeutische Wirksamkeit ist nicht ausreichend nachgewiesen. → Seite 1124
Ortoton Plus Rp Tabletten	**Azetylsalizylsäure** 325 mg + **Methocarbamol** 400 mg	50 Stück		35,07	**Wenig geeignet** bei Schmerzen und Verspannungen im Bewegungsapparat. Nicht sinnvolle Kombination. → Seite 1127
Rilex Rp Tabletten	**Tetrazepam** 50 mg	10 Stück	12,05	12,05	**Geeignet** zur zeitlich begrenzten Behandlung von akuten Schmerzen und Verspannungen im Bewegungsapparat. Es besteht ein erhöhtes Unfallrisiko; besonders gefährdet sind ältere Menschen. → Seite 1117
Sirdalud 2 mg Rp	**Tizanidin** 2 mg	20 Stück	12,28	12,28	**Geeignet** bei spastisch bedingten Muskelverspannungen. → Seite 1125
4 mg Rp Tabletten	4 mg	20 Stück	14,33	14,33	

Hinweise zu den Tabellenspalten → Seite 28, zur Auswahl der Arzneimittel → Seite 23, zur Grundlage der Bewertung → Seiten 24, 27

Schmerzen und Verspannungen Fortsetzung

Handelsname Darreichungsform	Zusammensetzung pro 1 ml/1 g oder wie angegeben bzw. pro abgeteilte Einheit	Kleinste Packungsgröße	Festbetrag in Euro	Packungspreis in Euro	Bewertung
Tetramdura 50 mg Rp Filmtabletten	**Tetrazepam** 50 mg	10 Stück	12,05	10,79	**Geeignet** zur zeitlich begrenzten Behandlung von akuten Schmerzen und Verspannungen im Bewegungsapparat. Es besteht ein erhöhtes Unfallrisiko; besonders gefährdet sind ältere Menschen. → Seite 1117
Tetra-saar 25 mg Rp *Tetra-saar* Rp *Tetra-saar 100 mg* Rp Tabletten	**Tetrazepam** 25 mg 50 mg 100 mg	10 Stück 10 Stück 20 Stück	11,01 12,05 18,30	11,01 12,05 18,30	**Geeignet** zur zeitlich begrenzten Behandlung von akuten Schmerzen und Verspannungen im Bewegungsapparat. Es besteht ein erhöhtes Unfallrisiko; besonders gefährdet sind ältere Menschen. → Seite 1117
Tetrazepam – 1 A Pharma Rp Tabletten	**Tetrazepam** 50 mg	10 Stück	12,05	10,73	**Geeignet** zur zeitlich begrenzten Behandlung von akuten Schmerzen und Verspannungen im Bewegungsapparat. Es besteht ein erhöhtes Unfallrisiko; besonders gefährdet sind ältere Menschen. → Seite 1117
Tetrazepam 50 mg AbZ Rp Filmtabletten	**Tetrazepam** 50 mg	10 Stück	12,05	10,73	**Geeignet** zur zeitlich begrenzten Behandlung von akuten Schmerzen und Verspannungen im Bewegungsapparat. Es besteht ein erhöhtes Unfallrisiko; besonders gefährdet sind ältere Menschen. → Seite 1117
Tetrazepam AL 50 Rp Tabletten	**Tetrazepam** 50 mg	10 Stück	12,05	10,73	**Geeignet** zur zeitlich begrenzten Behandlung von akuten Schmerzen und Verspannungen im Bewegungsapparat. Es besteht ein erhöhtes Unfallrisiko; besonders gefährdet sind ältere Menschen. → Seite 1117
Tetrazepam beta Rp Tabletten	**Tetrazepam** 50 mg	10 Stück	12,05	10,81	**Geeignet** zur zeitlich begrenzten Behandlung von akuten Schmerzen und Verspannungen im Bewegungsapparat. Es besteht ein erhöhtes Unfallrisiko; besonders gefährdet sind ältere Menschen. → Seite 1117
Tetrazepam HEXAL Rp Tabletten	**Tetrazepam** 50 mg	10 Stück	12,05	10,85	**Geeignet** zur zeitlich begrenzten Behandlung von akuten Schmerzen und Verspannungen im Bewegungsapparat. Es besteht ein erhöhtes Unfallrisiko; besonders gefährdet sind ältere Menschen. → Seite 1117
Tetrazepam-ratiopharm Rp Filmtabletten	**Tetrazepam** 50 mg	10 Stück	12,05	10,85	**Geeignet** zur zeitlich begrenzten Behandlung von akuten Schmerzen und Verspannungen im Bewegungsapparat. Es besteht ein erhöhtes Unfallrisiko; besonders gefährdet sind ältere Menschen. → Seite 1117
Tetrazepam Sandoz 50 mg Tabletten Rp Tabletten	**Tetrazepam** 50 mg	10 Stück	12,05	10,85	**Geeignet** zur zeitlich begrenzten Behandlung von akuten Schmerzen und Verspannungen im Bewegungsapparat. Es besteht ein erhöhtes Unfallrisiko; besonders gefährdet sind ältere Menschen. → Seite 1117

Hinweise zu den Tabellenspalten → Seite 28, zur Auswahl der Arzneimittel → Seite 23, zur Grundlage der Bewertung → Seiten 24, 27

Schmerzen und Verspannungen Fortsetzung

Handelsname Darreichungsform	Zusammensetzung pro 1 ml/1 g oder wie angegeben bzw. pro abgeteilte Einheit	Kleinste Packungsgröße	Festbetrag in Euro	Packungspreis in Euro	Bewertung
Tetrazepam Stada Rp Filmtabletten	Tetrazepam 50 mg	10 Stück	12,05	10,85	**Geeignet** zur zeitlich begrenzten Behandlung von akuten Schmerzen und Verspannungen im Bewegungsapparat. Es besteht ein erhöhtes Unfallrisiko; besonders gefährdet sind ältere Menschen. → Seite 1117
Tetrazep-CT 50 mg Filmtabletten Rp Filmtabletten	Tetrazepam 50 mg	10 Stück	12,05	10,85	**Geeignet** zur zeitlich begrenzten Behandlung von akuten Schmerzen und Verspannungen im Bewegungsapparat. Es besteht ein erhöhtes Unfallrisiko; besonders gefährdet sind ältere Menschen. → Seite 1117

Hinweise zu den Tabellenspalten → Seite 28, zur Auswahl der Arzneimittel → Seite 23, zur Grundlage der Bewertung → Seiten 24, 27

Osteoporose

Osteoporose ist eine Erkrankung des Skeletts, bei der die Knochenmasse verringert ist und sich der innere Aufbau des Knochens so verändert hat, dass schon bei geringfügigen Verletzungen Knochen brechen.
Es gibt zwei Typen von Osteoporose, die aber praktisch gleich behandelt werden. Typ I betrifft vornehmlich Frauen nach den Wechseljahren und hängt mit der verringerten Hormonproduktion zusammen. Hier verliert zunächst der schwammartige Teil der Knochen (Spongiosa) an Masse. Das zeigt sich vor allem an der Wirbelsäule, bei der Rückenwirbel zusammensinken oder brechen.
Typ II beginnt meist nach dem 70. Lebensjahr. Dabei steht eine Unterversorgung mit Kalzium und Vitamin D_3 im Vordergrund, durch die der kompakte Teil des Knochens (Kompakta) ausdünnt. Die Folge dieser Osteoporoseart sind vor allem Oberschenkelhalsbrüche, die vielfach lange Bettlägerigkeit und schlimmstenfalls den Verlust der Selbstständigkeit nach sich ziehen. Außerdem kann ein Oberschenkelhalsbruch bei älteren Menschen die Lebenszeit verkürzen. Osteoporose Typ II findet sich zunehmend auch bei Männern.

Anzeichen und Beschwerden

Vor allem die Wirbelsäule schmerzt anhaltend. Wenn bei fortgeschrittener Osteoporose Rückenwirbel brechen, kann sich das durch kurzzeitig heftige Schmerzen zeigen. Allerdings machen sich nur 3 bis 5 von 10 Wirbelkörperbrüchen durch Beschwerden bemerkbar. Durch mehrere solcher Wirbelbrüche wird die Wirbelsäule krumm und kürzer. Die Knochen an Handgelenk, Unterarm oder Oberschenkelhals brechen ebenfalls leicht, oft schon bei an sich harmlosen Stürzen.

Ursachen

Zum Ende des zweiten Lebensjahrzehnts ist die Knochenmasse am größten, und die Knochen sind am stabilsten. Damit sich die maximale Knochenmasse bilden kann, müssen bei Frauen die Eierstöcke, bei Männern die Hoden ausreichend Geschlechtshormone produzieren. Bei Frauen wie Männern müssen genügend Kalzium, Phosphat, Eiweiß und Vitamin D in einem ausgewogenen Verhältnis zur Verfügung stehen, und die Knochen müssen optimal belastet werden.
Etwa ab dem 40. Lebensjahr beginnt bei Männern wie bei Frauen, der altersbedingte Knochenabbau den -aufbau zu überwiegen. In der Folge nimmt die Knochendichte langsam und kontinuierlich ab. Allerdings kann bei Frauen in den ersten zehn Jahren, nachdem die Monatsblutungen aufgehört haben, der Knochendichteverlust relativ rasch vonstatten gehen. Danach ist die Verlustrate ähnlich wie die der Männer. Fehlt es dem Körper jedoch an Kalzium und Vitamin D, kann sich der beschleunigte Knochendichteverlust fortsetzen. Das ist besonders häufig bei betagten Menschen der Fall, die sich kaum noch im Freien bewegen, und bei solchen, die in Heimen betreut werden.

Ob eine Osteoporose entsteht, ist zunächst einmal genetisch bedingt. Ernährung und Bewegung tragen dann vor allem in den Jahren, in denen die Knochenmasse aufgebaut wird, viel zu einem stabilen Knochengerüst bei. Die Knochenmasse, die im Kindes- und Jugendalter aufgebaut wird, ist also der Vorrat für die Knochen im Alter. Darüber hinaus entscheiden gesundheitliche Risikofaktoren über die Knochendichte.

Folgendes sind Osteoporose-Risikofaktoren für Frauen zwischen 50 und 75 Jahren; einige davon gelten auch für Männer:

- Osteoporose in der Familie.
- Knochenbruch ohne schwere Verletzung vor dem 45. Lebensjahr.
- Kalziumarme Ernährung (auch für Männer).
- Reichlicher Alkoholkonsum (auch für Männer).
- Erheblicher Bewegungsmangel, auch durch lange Bettlägerigkeit oder infolge von Behinderungen (auch für Männer).
- Seltene Bestrahlung mit Sonnenlicht.
- Rauchen.
- Behandlung mit Glukokortikoiden (mehr als 7,5 Milligramm Prednisolon, bei Entzündungen, Immunreaktionen) für länger als ein halbes Jahr (auch bei Männern).
- Langzeitbehandlung mit Arzneimitteln bei Epilepsien (auch bei Männern).
- Behandlung mit Schilddrüsenhormonen nach den Wechseljahren.
- Lange Zeit unbehandelte Schilddrüsenüberfunktion, rheumatoide Arthritis, die entzündliche Darmerkrankung Morbus Crohn und andere schwere Erkrankungen (auch bei Männern).
- Überfunktion der Nebenschilddrüsen (auch für Männer).
- Erhöhter Prolaktingehalt des Blutes (bei einem Tumor der Hirnanhangdrüse; auch für Männer).
- Unterfunktion der Geschlechtsdrüsen (auch für Männer).
- Ausbleiben der Regel für länger als ein Jahr.
- Eintritt in die Wechseljahre vor dem 45. Lebensjahr.
- Untergewicht (BMI unter 18) oder mehr als 10 Prozent Gewichtsverlust in den vergangenen Jahren.
- Körpergröße über 170 Zentimeter.
- Verringerte Knochendichte. Ab welchem Grenzwert man die Knochendichte als verringert ansieht, hängt vom Alter und dem individuellen Risiko für Brüche ab. Die Grenzwerte gelten für Männer und Frauen gleichermaßen.

Knochendichtemessung

Bei der Knochendichtemessung wird der Gehalt des Knochens an Mineralsalzen bestimmt. Dazu werden der Unterarm, die Wirbelsäule und/oder der Oberschenkel mit Röntgenstrahlen dargestellt, entweder im Durchstrahlverfahren (DXA), einer quantitativen Ultraschallmessung (QUS) oder mit einer speziellen Art von Computertomografie (CT). Nach den derzeit gültigenTherapieempfehlungen bei Osteoporose wird aufgrund der Genauigkeit seiner Ergebnisse und der Aussagekraft lediglich das Durchstrahlverfahren (DXA) empfohlen. Ist das Ergebnis nicht eindeutig, können zusätzlich noch die Lenden- und Brustwirbelsäule geröntgt werden. Fragen Sie Ihren Arzt, welches Verfahren er anwenden möchte.

Durch den Vergleich der so gewonnenen Daten mit Durchschnittswerten junger Erwachsener kann eine Osteoporose mit einer gewissen Sicherheit erkannt und in Stadien eingeteilt werden. Eine einzige Aufnahme erlaubt es allerdings nicht, eine Osteoporose zu diagnostizieren. Das ist erst möglich, wenn das erste Bild mit einem zweiten verglichen werden kann, das etwa ein Jahr später angefertigt wird. Wichtig ist darüber hinaus, dass jeweils derselbe Knochen gemessen wird und das verwendete Gerät ebenfalls dasselbe bleibt.

Es ist zwar immer noch nicht geklärt, ob die Knochendichtemessung geeignet ist, als Diagnosemittel dazu beizutragen, osteoporosebedingte Knochenbrüche zu verringern. Trotzdem wird Frauen nach den Wechseljahren aus Gründen, die von der Erfahrung gestützt sind, zu einer solchen Untersuchung geraten, wenn folgende Bedingungen erfüllt sind:

- Sie haben ein sehr geringes Körpergewicht.
- Sie sind sehr gefährdet zu stürzen.
- Sie haben Rückenschmerzen und sind mehr als 4 Zentimeter kleiner geworden.
- Sie haben einen Arm- oder Beinbruch erlitten, und es besteht der Verdacht, dass das mit einer Osteoporose zusammenhängt.
- Sie leiden an Krankheiten, die eine Osteoporose begünstigen, oder nehmen dauerhaft entsprechende Medikamente ein.

Bei Frauen ohne diese Voraussetzungen ist die Knochendichtemessung allein kein geeignetes Mittel, um zu entscheiden, ob sie einer Osteoporose mit Medikamenten vorbeugen sollen. Sie sollten ihr Gewicht und ihre Körpergröße im Auge behalten und sich dann zur weiteren Abklärung an den Arzt wenden, wenn der Verdacht besteht, dass sich eine Osteoporose entwickelt.

Vorbeugung

Verlorengegangene Knochenmasse aufzubauen, ist nur schwer möglich. Es ist daher wichtig, einem solchen Verlust vorzubeugen. Dieses gilt vor allem für Personen mit erhöhtem Osteoporoserisiko.
Ein gesunder Lebensstil mit ausgewogener knochengesunder Ernährung (→ nachfolgend), reichlich regelmäßiger körperlicher Aktivität und Betätigung im Freien ist für alle Menschen empfehlenswert. Neben den positiven Effekten auf das Herz-Kreislauf-System und den Stoffwechsel kann eine solche Lebensweise auch einer Osteoporose vorbeugen.

Knochengesunde Ernährung

Ihren Tagesbedarf von 1 000 bis 1 500 Milligramm Kalzium decken Sie z. B. mit etwa einem halben Liter Milch plus zwei Scheiben Käse (50 Gramm) plus einer Portion Grünkohl. Ein kleiner Becher Jogurt enthält etwa 180 Milligramm Kalzium, eine Portion Brokkoli etwa 250 Milligramm, 100 Gramm Hartkäse etwa 1 000 Milligramm. Außerdem können Sie Ihr Mineralwasser nach dem Kalziumgehalt aussuchen; dieser ist auf dem Etikett aufgedruckt. Da Sie ohnehin täglich etwa 1,5 Liter trinken sollten, können Sie damit schon die Hälfte zum Tagesbedarf an Kalzium beisteuern, wenn der Kalziumgehalt bei etwa 500 Milligramm pro Liter liegt.

Nichtmedikamentöse Maßnahmen

- Körperliche Aktivität. Am effektivsten sind Laufen und Springen (z. B. auf einem Trampolin), aber prinzipiell eignet sich alles, was regelmäßig ausgeübt wird und die Knochen be-, aber nicht überlastet: Gehen, Radfahren, Skilanglauf, Tanzen, Gymnastik und ein speziell zusammengestelltes Fitnesstraining.
- Ausreichende Versorgung mit Kalzium. Beachten Sie, dass bei dauerhaftem Gebrauch von Abführmitteln vermehrt Mineralstoffe ausgeschieden werden. Dadurch kann der Kalziumgehalt im Blut sinken.
- Tätigkeiten an der frischen Luft. Durch den UVB-Anteil im Tageslicht bildet sich in der Haut Vitamin D_3.
- Nicht rauchen und nicht mehr als 30 Gramm Alkohol am Tag. Bei mehr als vier Tassen Kaffee am Tag werden Mineralien und damit auch Kalzium verstärkt aus dem Körper ausgeschwemmt.
- Meiden Sie oxalatreiche (Spinat, Mangold, Rote Bete, Rhabarber) und phosphatreiche (Cola-Getränke, Wurstwaren, gepökeltes Fleisch) Nahrungsmittel. Oxalate und Phosphate verringern die Aufnahme von Kalzium in den Körper.
- Gleichgewichtsübungen, wie man sie zum Beispiel in der Physiotherapie oder beim Yoga lernt. Wer die Balance gut halten kann, stürzt nicht so leicht. Damit verringert sich das Risiko eines Knochenbruchs.
- Sturztraining. Physiotherapeuten oder Judosportler vermitteln, wie man einen Sturz geschickt abfängt.
- Entfernen Sie Stolperfallen wie freiliegende Teppiche und Kabel in Ihrer Wohnung, um Stürze zu vermeiden.

Behandlung mit Medikamenten

Ziel der Medikamenteneinnahme bei einer verringerten Knochenmasse ist es, Knochenbrüche zu verhindern, insbesondere die in fortgeschrittenem Alter besonders folgenreichen Brüche des Oberschenkelhalses. Beginnt die Medikation bereits, bevor es zum ersten Bruch gekommen ist, handelt es sich um eine Osteoporosevorbeugung. Von „Behandlung" spricht man, wenn es bereits einen Bruch gegeben hat, aber weitere Brüche, vor allem solche des Oberschenkelhalses, verhindert werden sollen.

Osteoporosevorbeugung

Körperlich aktive Menschen, die sich ausgewogen ernähren, tun, was möglich ist, um einem gesteigerten Knochenabbau im Alter entgegenzuwirken.
Um einer Osteoporose vorzubeugen, wird Frauen nach den Wechseljahren, die sich nicht ausreichend bewegen und mit ihrer Ernährung keine ausreichende Kalziumversorgung gewährleisten können, geraten, mit Kalziumverbindungen (→ Seite 1141) täglich bis zu 1 000 Milligramm Kalzium zuzuführen.
Bettlägerigen oder wenig aktiven Frauen über 65 Jahren wird empfohlen, neben Kalzium auch Vitamin D und verwandte Substanzen (→ Seite 1145) zuzuführen, wenn sie nicht sicherstellen können, dass sie täglich 1 200 Milligramm Kalzium mit der Nahrung aufnehmen und 400 internationale Einheiten (I. E.) Vitamin D_3 bekommen, indem sie sich oft bei Tageslicht draußen aufhalten. Diese Arzneimittel sind geeignet, um bei Mangel die jeweilige Substanz zuzuführen.
Der Wirkstoff Risedronsäure aus der Gruppe der Bisphosphonate (→ Seite 1137) hilft, das Entstehen einer Osteoporose mit Knochenbrüchen zu verhindern. Nachgewiesen ist das für Frauen, die Risikofaktoren für Osteoporose aufweisen und deren Knochendichte schon vor Beginn der Behandlung deutlich verringert ist.
Die Substanz Raloxifen (→ Seite 1143) spricht im Körper die Stellen unterschiedlich an, an die sich das Hormon Östrogen bindet, um seine Wirkung zu entfalten. An den Knochen vermittelt Raloxifen eine

ähnliche Wirkung wie Östrogen. So erhöht sich durch die Einnahme von Raloxifen die Knochendichte und die Zahl der osteoporosetypischen Wirbelbrüche verringert sich. Weil aber noch unklar ist, ob Raloxifen auch die Häufigkeit von Oberschenkelhalsbrüchen senken kann und es zudem bedeutsame unerwünschte Wirkungen aufweist, wird es als „mit Einschränkung geeignet" eingestuft.

Da der Knochenstoffwechsel von den Geschlechtshormonen mit gesteuert wird und die Knochendichte bei Frauen nach den Wechseljahren besonders rasch abnimmt, liegt der Gedanke nahe, bei ihnen Östrogene einzusetzen, um einer Osteoporose vorzubeugen. Hierfür muss das Hormon jedoch – anders als bei Wechseljahrsbeschwerden – viele Jahre lang eingenommen werden. Seit 2002 liegen Untersuchungen vor, die zeigen, dass die Nutzen-Risiko-Bilanz einer derartig langdauernden Anwendung negativ ausfällt. Eine Osteoporosevorbeugung mit Hormonen – egal, ob es sich um Östrogene (→ Seite 1142) oder Kombinationen: Östrogen + Gestagen (→ Seite 1151) handelt – gilt daher als „wenig geeignet". Sie ist allenfalls noch bei Frauen zu vertreten, die ein hohes Risiko für eine Osteoporose haben und geeignete Mittel nicht vertragen oder bei denen sie aus anderen Gründen nicht eingesetzt werden können. Bei der Anwendung von Hormonen ist zu beachten, dass Frauen mit Gebärmutter Östrogen immer mit einem Gestagen kombiniert anwenden müssen. Hingegen dürfen Frauen, deren Gebärmutter entfernt wurde, Östrogen allein einsetzen. Warum das notwendig ist und was dabei zu beachten ist, steht im Abschnitt „Beschwerden während der Wechseljahre" (→ Seite 529). Dort werden auch die Studien ausführlich erörtert, die gezeigt haben, dass das Verhältnis von Nutzen und Risiko einer langjährigen Hormonbehandlung ungünstig ausfällt: Mit der Anwendung von Östrogen allein steigt das Risiko für Schlaganfälle. Mit der kombinierten Anwendung von Östrogen und Gestagen steigt das Risiko für Herz-Kreislauf-Erkrankungen und das für Brustkrebs.

Osteoporosebehandlung

Die Osteoporosebehandlung zielt darauf ab, die einschneidenden Folgen der Osteoporose zu verhindern. In diesem Krankheitsstadium hat es zwar schon Knochenbrüche gegeben, es sollen aber weitere Brüche, vor allem Schenkelhalsbrüche, vermieden werden. Die therapeutische Wirksamkeit eines Medikaments zur Behandlung der Osteoporose gilt dann als nachgewiesen, wenn Studien gezeigt haben, dass bei seiner Einnahme insbesondere auch solche problematischen Brüche seltener auftreten.

Bei einer Osteoporose, die bereits zu einem Knochenbruch geführt hat, stellen gemäß den Behandlungsempfehlungen der Fachgesellschaften Kalziumverbindungen und Vitamin D die Basis der Behandlung dar. Obwohl sie allein die Knochendichte nur mäßig oder gar nicht verbessern, haben Studien zeigen können, dass sich durch die kombinierte Gabe dieser beiden Substanzen die Rate an Knochenbrüchen etwas verringern lässt. Eine neue Studie legt nun allerdings nahe, dass sich diese Studienergebnisse nicht auf alle Osteoporosebetroffenen übertragen lassen. Bei Kranken, die mobil waren, bevor sich der erste Bruch ereignete, und die bis dahin keine Arzneimittel mit Kalzium und Vitamin D eingenommen hatten, ließ sich die Zahl der Brüche im Krankheitsverlauf nicht dadurch senken, dass sie Kalzium und Vitamin D einnahmen. Medikamente mit Kalziumverbindungen (→ Seite 1141), Vitamin D (→ Seite 1145) sowie Kombinationen: Kalzium + Vitamin D_3 (→ Seite 1150) sind vor allem für Menschen mit kalziumarmer Ernährung geeignet, um die Wirkung von Arzneimitteln, die spezifischer auf Osteoporose wirken, zu unterstützen. Diese Bewertung trifft nicht auf Mittel zu, die nicht ausreichend hoch dosiert sind.

Von den Bisphosphonaten (→ Seite 1137) gelten Alendronsäure und Risedronsäure als „geeignet" zur Osteoporosebehandlung. Substanzen aus dieser Gruppe erhöhten die Knochendichte und können Knochenbrüche verhindern.

Die Kombination: Bisphosphonat + Kalziumkarbonat (→ Seite 1147) wird bei Osteoporose als „mit Einschränkung geeignet" angesehen. Für das in dieser Kombination enthaltene Bisphosphonat Etidronsäure fehlen immer noch ausreichende Belege, dass es das Risiko für Oberschenkelhalsbrüche verringert.

Neu in der Osteoporosebehandlung ist eine Verbindung mit Strontium (→ Seite 1144). Sie kann das Risiko für schmerzhafte Brüche der Wirbelkörper bei älteren Menschen verringern. Ob auch Oberschenkelhalsbrüche vermieden werden können, ist noch nicht sicher belegt. Außerdem fehlen noch ausreichende Untersuchungen über die Anwendung für lange Zeit, sodass noch keine abschließende Bewertung möglich ist. Strontiumpräparate werden daher zur Behandlung der Osteoporose als „mit Einschränkung geeignet" bewertet.

Auch für Raloxifen (→ Seite 1143) liegen bisher keine aussagekräftigen Studien vor, die zeigen, dass es die Rate an Oberschenkelhalsbrüchen verringern kann. Da diese jedoch besonders im höheren Alter bedeutsam sind und sich mit der Substanz zudem schwere unerwünschte Wirkungen verbinden, gilt sie für die

Behandlung einer Osteoporose als „mit Einschränkung geeignet".
Die Knochenschmerzen nach Brüchen lindert Kalzitonin (→ Seite 1140), ein Hormon der Nebenschilddrüse, das im Körper den Kalziumhaushalt steuert. Wenn Kalzitonin in den Muskel oder unter die Haut gespritzt wird, kann es für kurze Zeit den Verlust an Knochenmasse stoppen. Ob dieser Effekt anhält, wenn die Behandlung mehr als sechs Monate lang fortgesetzt wird, ist jedoch fraglich. Da injiziertes Kalzitonin zudem einige unangenehme Nebenwirkungen aufweist, sollte es erst eingesetzt werden, wenn bessere Alternativen nicht infrage kommen. Mit dem in Form eines Nasensprays eingesetzten Kalzitonin sollen weitere Wirbelbrüche vermieden werden. Die Belege für diese Wirksamkeit sind aber widersprüchlich. Zudem fehlt eine Antwort auf die Frage, ob es auch Oberschenkelhalsbrüche vermeiden hilft. Insgesamt werden beide Zubereitungsformen von Kalzitonin als „mit Einschränkung geeignet" bewertet.
Fluorid (→ Seite 1139) in niedriger Dosierung wird bei Osteoporose als „mit Einschränkung geeignet" eingestuft. Für kurze Zeit angewendet, führt es zu einer Zunahme der Knochendichte. Mit steigender Dosierung können sich in der Knochenstruktur aber Unregelmäßigkeiten entwickeln. Ob sich bei einer Langzeitanwendung von Fluoriden die Knochendichte nachhaltig verbessert und weniger Knochenbrüche auftreten, ist noch nicht ausreichend nachgewiesen.
Dies gilt auch für fast alle Kombinationen: Fluoride + andere Substanzen (→ Seite 1148).
Die Kombination Natriumfluorid + Askorbinsäure (→ Seite 1148) kann nicht als sinnvoll angesehen werden, da Vitamin C bei Osteoporose therapeutisch nicht wirksam ist. Das Mittel gilt als „wenig geeignet".
Die Behandlung der Osteoporose mit Östrogenen (→ Seite 1142) beziehungsweise mit Östrogenen + Gestagenen (→ Seite 1151) wird ebenso als „wenig geeignet" bewertet wie die Vorbeugung, da es sich stets um eine Langzeitbehandlung handelt, die mit schwerwiegenden unerwünschten Wirkungen einhergehen kann. Dieses erhöhte Risiko ist nur im Einzelfall akzeptabel.

Neue Medikamente

Als neues Mittel zur Behandlung von Osteoporose in den Wechseljahren ist seit Ende 2006 das Bisphosphonat Ibandronsäure (*Bondronat*, *Bonviva*) zugelassen. Eine Behandlung mit diesem Wirkstoff senkt das Risiko von Brüchen der Wirbelkörper. Ob auch weniger Oberschenkelhalsbrüche auftreten, ist noch nicht nachgewiesen, aber mit einiger Berechtigung anzunehmen. Die Wirkung von Ibandronsäure hält so lange an, dass es ausreicht, einmal monatlich eine Tablette mit 150 Milligramm einzunehmen. Eine andere Möglichkeit ist, dass der Arzt den Wirkstoff alle drei Monate spritzt. Ob Ibandronsäure vor allem bei Daueranwendung aufgrund seiner langanhaltenden Wirkung unerwünschte Wirkungen hat, die bei Bisphosphonaten bisher nicht bekannt sind, ist noch nicht ausreichend untersucht.
Der Wirkstoff Parathyroidhormon ist ein Hormon, wie es die Nebenschilddrüsen im menschlichen Körper bilden. Er regt die Tätigkeit der knochenbildenden Zellen an und erhöht den Kalziumgehalt im Blut. In dem Präparat *Preotact* dient das Parathyroidhormon zur Behandlung von Frauen nach den Wechseljahren, die ein großes Risiko für osteoporosebedingte Knochenbrüche haben. Nur für sie ließ sich nachweisen, dass durch die Behandlung weniger Brüche der Wirbelkörper auftreten. Dass sich auch die Rate an Hüft- und Oberschenkelhalsbrüchen verringert, ist bisher noch nicht erwiesen. Das Hormon darf höchstens zwei Jahre lang eingesetzt werden, weil es im Tierversuch bei Langzeitanwendung Knochentumoren ausgelöst hat. Während der Behandlung steigt das Risiko für Nierensteine.
Zur selben Wirkstoffgruppe gehört Teriparatid (*Forsteo*), das ebenfalls zur Osteoporosebehandlung von Frauen nach den Wechseljahren dient. Weil in Tierversuchen bei der Anwendung von Teriparatid vermehrt Knochenkrebs auftrat und die Daten zu Wirksamkeit und Verträglichkeit dieses Wirkstoffs beim Menschen recht unsicher sind, wurden die Einsatzmöglichkeiten begrenzt. Unter folgenden sehr einschränkenden Voraussetzungen kann eine Behandlung mit Teriparatid erwogen werden: Die Frau hat in den vergangenen 18 Monaten mindestens zwei osteoporosebedingte Knochenbrüche erlitten; sie hat mindestens ein Jahr lang ein Bisphosphonat oder Raloxifen eingenommen und diese Behandlung war nicht ausreichend wirksam oder es gab Gründe, die gegen eine solche Therapie sprachen.

Bisphosphonate

Alendronsäure

FOSAMAX

Risedronsäure

Actonel

Bisphosphonate sind synthetische Phosphorverbindungen, die in die Knochen eingelagert werden und sie für mehrere Monate sozusagen imprägnieren. Bisphosphonate hemmen die Tätigkeit der knochenabbauenden Zellen sehr stark. Die therapeutische Wirksamkeit von Alendron- und Risedronsäure ist derzeit unter allen Osteoporosemitteln am besten belegt. Beide Substanzen stoppen bei regelmäßiger Einnahme nicht nur den Abbau der Knochenmasse, sondern sorgen darüber hinaus dafür, dass neue aufgebaut wird. Der knochenstabilisierende Effekt hält noch einige Zeit an, nachdem das Mittel abgesetzt wurde. Beide Wirkstoffe sind geeignet, um eine Osteoporose zu behandeln.

Risedronsäure gilt zudem als geeignet für Frauen, die besondere Risikofaktoren aufweisen und deren Knochendichte bereits deutlich verringert ist. Sie können es noch vor dem ersten Knochenbruch vorbeugend einnehmen.

Den Wirkstoff Alendronsäure (*Fosamax*) gibt es inzwischen auch in Form von preisgünstigen Generika.

Anwendung

Für beide Wirkstoffe gelten genaue Einnahmeregeln. Werden sie nicht beachtet, können die Substanzen die Schleimhaut der Speiseröhre schädigen. Außerdem kann gleichzeitig aufgenommene Nahrung die Wirkung der Osteoporosemittel vermindern.

Sie nehmen die Tabletten morgens nach dem Aufstehen stehend mit einem großen Glas Leitungswasser ein, nicht mit Mineralwasser. Sie dürfen sie weder kauen noch lutschen und dürfen sich anschließend mindestens eine halbe Stunde lang nicht hinlegen, damit vom Mageninhalt nichts in die Speiseröhre zurückläuft. Mindestens eine halbe Stunde nach der Einnahme dürfen Sie nichts essen, außer Leitungswasser nichts trinken und keine anderen Medikamente einnehmen. Optimal ist es, wenn Sie erst zwei Stunden später frühstücken.

Während *Actonel 5* und *FOSAMAX 10 mg* täglich eingenommen werden, genügen bei *Actonel 35* und *FOSAMAX 70 mg* je eine Tablette pro Woche. Wenn der Arzt es für notwendig hält, dass Sie zusätzlich Kalzium und eventuell auch Vitamin D_3 einnehmen, sollten Sie das am Abend tun.

Aus den bisherigen Untersuchungsergebnissen schließen manche Fachleute, dass die Einnahme beendet werden kann, wenn die Dichte der Hüftknochen um 3 bis 5 Prozent und die der Wirbelknochen um 8 bis 10 Prozent zugenommen hat. Sollte im Jahr darauf allerdings wieder mehr als 8 Prozent der Knochendichte verlorengehen, muss die Bisphosphonat-Therapie doch fortgesetzt oder zu einer anderen Osteoporosebehandlung gewechselt werden.

Achtung

Die Einnahme von Bisphosphonaten über lange Zeit kann möglicherweise Veränderungen des Kieferknochens nach sich ziehen. Daher sollte ein Zahnarzt vor Beginn der Behandlung das Gebiss überprüfen. Zahnmedizinische Behandlungen sollten abgeschlossen sein.

Gegenanzeigen

Unter folgenden Bedingungen dürfen Sie keine Bisphosphonate einnehmen:

- Sie haben zu wenig Kalzium im Blut.
- Sie leiden unter einer schweren Nierenfunktionsstörung.

Unter folgenden Bedingungen muss der Arzt Nutzen und Risiken besonders sorgfältig abwägen:

- Sie haben eine Magenschleimhautentzündung oder ein Magengeschwür.
- Bei Ihnen gab es einmal eine Erkrankung der Speiseröhre, durch die sich der Transport der Nahrung durch die Speiseröhre verlangsamt oder bei der sich ihre Entleerung in den Magen verzögert.
- Sie sind nicht in der Lage, nach dem Einnehmen der Tablette mindestens eine halbe Stunde lang aufrecht zu sitzen oder zu stehen.

Wechselwirkungen mit Medikamenten

Wenn Sie noch andere Medikamente nehmen, ist zu beachten, dass magensäurebindende Mittel, die Kalzium oder Magnesium enthalten (bei Sodbrennen), und eisenhaltige Mittel (bei Blutarmut) die Wirksamkeit aufheben.

Alendronsäure: In Kombination mit Azetylsalizylsäure (bei Schmerzen) reizt der Wirkstoff die Magenschleimhaut noch stärker.

Wechselwirkungen mit Speisen und Getränken

Nahrungsmittel, besonders solche mit Kalzium wie Milch und Milchprodukte, sowie kalzium- und magnesiumreiche Mineralwasser vermindern die Wirksamkeit der Bisphosphonate. Zwischen der Einnahme des Medikaments und der Aufnahme solcher Nahrungsmittel sollten mindestens zwei Stunden verstreichen.

Unerwünschte Wirkungen

▶ **Keine Maßnahmen erforderlich**

Bei bis zu 10 von 100 Anwendern können Durchfall und Blähungen auftreten. Auch Kopf- und Muskelschmerzen sind möglich.

▶ **Muss beobachtet werden**

Bis zu 10 von 100 Anwendern berichten von Übelkeit, Verstopfung, Völlegefühl und Bauchschmerzen. In der Regel ist das harmlos. Weil diese Beschwerden aber auch erste Zeichen der unter „Sofort zum Arzt" beschriebenen Nebenwirkungen sein können, sollten Sie sich an einen Arzt wenden, wenn die Beschwerden länger als eine Woche anhalten.

Bei der Behandung mit hoch dosierter Alendronsäure, die einmal wöchentlich eingenommen wird, sind psychische Störungen wie Verwirrtheit und Halluzinationen aufgetreten. Bei derartigen Irritationen sollten Sie sich an einen Arzt wenden.

▶ **Sofort zum Arzt**

Schluckbeschwerden, Schmerzen beim Schlucken und hinter dem Brustbein und neu auftretendes oder stärker werdendes Sodbrennen können Symptome einer Entzündung (bei 9 von 1 000 mit Risedronsäure Behandelten), eines Geschwürs (bei 2 von 1 000 mit Risedronsäure Behandelten) oder einer Verengung (bei weniger als 1 von 1 000 mit Risedronsäure Behandelten) der Speiseröhre sein. Bei Alendronsäure kommt es bei mehr als 1 von 100 Behandelten zu einem Geschwür. Speiseröhrenentzündungen werden bei 1 bis 10 von 1 000 Behandelten berichtet. Bei weniger als 1 von 1 000 Behandelten verengt sich die Speiseröhre. Das Risiko für solche Schäden wird größer, wenn die Einnahmehinweise nicht befolgt werden. Mit solchen Beschwerden sollten Sie sich umgehend an einen Arzt wenden.

Verschlimmern sich die Symptome und kommen vielleicht noch Schwindel, Ohnmacht und Schockreaktionen hinzu, müssen Sie sofort einen Arzt rufen. Es kann sein, dass ein Geschwür die Wand der Speiseröhre durchbrochen hat.

Wenn starker Hautausschlag, Juckreiz, Herzrasen, Atemnot, Schwäche und Schwindel auftreten, müssen Sie die Einnahme sofort stoppen und unverzüglich den Notarzt rufen (Telefon 112), weil es sich um eine lebensbedrohliche Allergie (→ Seite 14) handeln kann.

Fluorid

Natriumfluorid

Natriumfluorid 25 Baer, Ossin

Fluoride stimulieren die knochenbildenden Zellen. Damit neue Knochenmasse entstehen kann, muss außerdem ausreichend Kalzium verfügbar sein.

Studien weisen zwar darauf hin, dass sich durch die Einnahme von Fluorid die Knochendichte erhöht und weniger Wirbelbrüche auftreten, eindeutig gesichert ist diese therapeutische Wirkung aber noch nicht. Dass durch die Behandlung mit Fluoriden die im Alter besonders problematischen Hüft- und Oberschenkelhalsbrüche seltener auftreten, ist bisher nicht nachgewiesen. Darüber hinaus gilt dieses Ergebnis nur für eine niedrige Dosierung. Bei mehr als 50 Milligramm Fluorid am Tag ist das Knochengewebe, das sich durch die Fluoride bildet, nicht fest und tragfähig. Dann werden die Knochen zwar dichter, brechen aber genauso schnell wie früher oder sogar noch häufiger, weil sie spröde sind. Die Rate an Hüft- und Oberschenkelhalsbrüchen können Fluoride offenbar nicht verringern.

Fluoride werden zur Osteoporosebehandlung als „mit Einschränkung geeignet" bewertet. Sie sollen erst eingesetzt werden, wenn Bisphosphonate, Strontiumverbindung oder Raloxifen nicht infrage kommen.

ANWENDUNG

Es kann sein, dass in den Beipackzetteln der Produkte Dosierungen über 50 Milligramm pro Tag angegeben sind. Diese Menge hat sich in Studien aber bereits als Grenzdosierung erwiesen. Wird mehr Fluorid zugeführt, können vermehrt Knochenbrüche auftreten.

Wenn der Arzt Ihnen zu einer ähnlich hohen Dosierung rät, sollte er das nachvollziehbar begründen. Akzeptable Gründe können sein, dass Ihre Knochen auf geringe Mengen Fluorid nicht angesprochen haben, oder – bei Männern – dass 50 Milligramm für Ihre Körpermasse nicht ausreicht.

Wenn Sie durch die Einnahme Magenschmerzen bekommen, können Sie die Tabletten vor dem Schlafengehen nehmen. Dann verschlafen Sie die Magenprobleme.

Bekommen Sie Gelenkbeschwerden, können Sie das Mittel phasenweise einnehmen: drei Monate Einnahme, drei Monate Pause.

Haben Sie ein Präparat gefunden, das Sie gut vertragen und das Ihre Knochen stabilisiert, sollten Sie dabei bleiben. Die einzelnen Präparate unterscheiden sich sehr darin, wie gut sie das Fluorid im Darm abgeben.

Nach einem Jahr prüft der Arzt den Zustand Ihrer Knochen. Entsprechend dem Ergebnis wird die Therapie dann beendet oder für ein bis höchstens drei Jahre fortgesetzt.

ACHTUNG

Sie müssen dafür sorgen, dass dem Körper genügend Kalzium zum Knochenaufbau zur Verfügung steht. Die zusätzliche Gabe von Vitamin D_3 ist nur notwendig, wenn ein Mangel festgestellt wurde.

Gegenanzeigen

Unter folgenden Bedingungen dürfen Sie keine Fluoride anwenden:

- Sie haben eine schwere Nieren- oder Leberfunktionsstörung. Ist die Nierenleistung nicht so stark eingeschränkt, kann der Arzt mehrfach die Konzentration von Kalzium und Fluorid im Blut bestimmen und so die Fluoriddosierung finden, die dann gefahrlos beibehalten werden kann.
- Ihre Knochenveränderungen beruhen vornehmlich darauf, dass den Knochen aufgrund einer Krankheit das Kalzium entzogen wird.

Wechselwirkungen mit Medikamenten

Wenn Sie zusätzlich zu Natriumfluorid ein Magenmittel mit Aluminiumsalzen (bei Sodbrennen) einnehmen, müssen zwischen der Einnahme der beiden Mittel zwei Stunden verstreichen. Sonst gelangt das Fluorid nicht ins Blut.

UNERWÜNSCHTE WIRKUNGEN

► **Muss beobachtet werden**

Mehr als 10 von 100 Behandelten klagen nach etwa zwei bis drei Monaten über Gelenkbeschwerden, vor allem in den Beinen. Davon sollten Sie den Arzt informieren. Möglicherweise ist die Fluoriddosierung zu hoch gewählt und die Behandlung muss darauf abgestimmt werden, zum Beispiel indem das Medikament phasenweise eingenommen wird.

Wenn die Behandlung zu lange gedauert hat und ungewöhnlich viel Fluorid in den Körper gelangt ist, kann sich in Einzelfällen außerhalb der Knochen Kalk ablagern und/oder es können sich Verkalkungen im Ohr bilden. Letztere erkennen Sie an einem zunehmend stärker werdenden Hörverlust. Dann muss die Behandlung abgebrochen werden.

HINWEISE

Für Schwangerschaft und Stillzeit

Diese Produkte sind nicht zur Anwendung in der Schwangerschaft und Stillzeit gedacht.

Für ältere Menschen

Mit zunehmendem Alter lässt die Nierenleistung nach. Dann sollten Sie möglichst nicht mit Fluoriden behandelt werden.

Hormon der Schilddrüse

Kalzitonin

Karil

Kalzitonin wird in bestimmten Zellen der Schilddrüse gebildet. Derartige Zellen kommen unter anderem in der Nebenschilddrüse vor. Das Hormon wird ausgeschüttet, wenn das Blut zu viel Kalzium enthält. Es sorgt dann unter anderem dafür, dass aus den Knochen kein Kalzium und kein Phosphat mehr freigesetzt, sondern stattdessen mehr eingebaut wird.

Bei Osteoporose kann Kalzitonin, das unter die Haut gespritzt wird, Knochenschmerzen lindern, die auf Wirbelbrüchen beruhen. Darüber hinaus bremst es für einige Wochen oder Monate den weiteren Verlust an Knochenmasse. Die Untersuchungsergebnisse, inwieweit Kalzitonin als Injektion oder Nasenspray die Rate an Knochenbrüchen senkt, sind uneinheitlich oder nicht aussagekräftig. Daher lässt sich der Wert einer Langzeittherapie nicht beurteilen. Darüber hinaus ist die Behandlung mit Kalzitonin mit unerwünschten Wirkungen belastet. Im Ergebnis lautet die Bewertung daher „mit Einschränkung geeignet".

Neue Knochenmasse lässt sich durch Kalzitonin nur aufbauen, wenn genügend Kalzium vorhanden ist. Darum sollten gleichzeitig Kalzium und, wenn nötig, Vitamin D_3 eingenommen werden. Den Wirkstoff Kalzitonin (*Karil*) gibt es inzwischen auch in Form von preisgünstigen Generika.

ANWENDUNG

Kalzitonin verliert seine Wirkung, wenn es Magen und Darm passiert. Darum wird es in den Muskel (i. m.) oder unter die Haut (s. c.) gespritzt oder als Nasenspray verabreicht und dann durch die Nasenschleimhaut aufgenommen.

Gespritzt werden täglich 50 bis 100 Einheiten; nach einiger Zeit kann die Dosis verringert werden. Eine Kalzitoninbehandlung mit Injektionen dauert sechs bis acht Wochen. Danach folgt eine Pause von acht bis zehn Wochen, dann kann sich der nächste Zyklus anschließen. Diese Intervalltherapie wird gewählt, weil das Mittel nach dieser Zeit an Wirkung verliert; außerdem lässt sich die Knochendichte durch Kalzitonin nur für begrenzte Zeit anheben.

Wenn der Arzt eine Langzeitanwendung dennoch für notwendig hält, sollte er das begründen und regelmäßig den Kalziumgehalt des Blutes untersuchen. Bei bettlägerigen Personen muss auch der Urin auf seinen Kalziumgehalt geprüft werden. Wenn das Kalzium aufgrund der fehlenden Bewegung nicht in die Knochen eingebaut und vermehrt über die Nieren ausgeschieden wird, können sich nämlich leicht Nierensteine bilden. Der Nasenspray wird einmal täglich angewendet. Mit ihm ist eine Dauertherapie möglich.

ACHTUNG

Ist der Kalziumspiegel im Blut zu niedrig, sollte er erst mit Kalziumtabletten angehoben werden, bevor Kalzitonin eingesetzt wird.

Gegenanzeigen

Sie dürfen Kalzitonin nicht anwenden, wenn der Kalziumspiegel im Blut zu niedrig ist.

Wechselwirkungen mit Medikamenten

Wenn Sie gleichzeitig Bisphosphonate einnehmen, ist zu beachten, dass der Blutspiegel von Kalzium sehr stark absinken kann. Dann müssen Sie besonders auf eine ausreichende Kalziumversorgung achten.

UNERWÜNSCHTE WIRKUNGEN

▶ **Keine Maßnahmen erforderlich**

Kalzitonin kann Magen-Darm-Beschwerden verursachen. Mehr als 1 von 100 Anwendern verspüren Übelkeit oder bekommen Durchfall, weniger als 1 von 100 muss sich übergeben.

Bei weniger als 1 von 100 Anwendern kann sich das Geschmacksempfinden verändern.

Abhängig von der eingesetzten Menge Kalzitonin können bei bis zu 10 von 100 Behandelten vorübergehend Hitzegefühl, Kopfschmerzen und Schwindel auftreten.

▶ **Muss beobachtet werden**

Bis zu 10 von 100 Behandelten bekommen Muskel- und/oder Gelenkschmerzen. Davon sollten Sie dem Arzt berichten. Dieser entscheidet dann, ob Kalzitonin weiterhin angewendet werden kann.

Bei der Anwendung als Nasenspray können sich an der Nase, bei der als Injektionsmittel an der Einstichstelle Rötung und Juckreiz einstellen. Diese Hauterscheinungen (→ Seite 14) können auch auf den gesamten Körper übergehen. Dann reagieren Sie vermutlich allergisch auf Kalzitonin und sollten einen Arzt aufsuchen.

Nasenspray: Bei mehr als 1 von 100 Anwendern fühlt sich die Nasenschleimhaut trocken an oder schwillt an. Das kann auf dem Konservierungsmittel Benzalkoniumchlorid beruhen, das der Spray enthält. Dieses kann bei Anwendung über lange Zeit die Nasenschleimhaut schädigen. Bei verstopfter Nase sollten Sie mit dem Arzt das weitere Vorgehen besprechen.

▶ **Sofort zum Arzt**

Wenn starker Hautausschlag, Juckreiz, Herzrasen, Atemnot, Schwäche und Schwindel auftreten, müssen Sie die Anwendung sofort stoppen und unverzüglich den Notarzt rufen (Telefon 112), weil es sich um eine lebensbedrohliche Allergie (→ Seite 14) handeln kann.

HINWEISE

Für Schwangerschaft und Stillzeit

Zur Anwendung von Kalzitonin während der Schwangerschaft liegen keine Erkenntnisse vor. In diesen Fällen ist eine sorgfältige Abwägung von Risiken und Nutzen notwendig.

Eine Anwendung während der Stillzeit wird nicht empfohlen.

Kalziumverbindungen

Kalziumkarbonat

Calcium-dura, Calcium Hexal

Kalziumkarbonat + Kalziumlaktoglukonat

Calcium-Sandoz

Das Mineral Kalzium ist notwendig für den Aufbau von Knochenmasse. Frauen nach den Wechseljahren wird empfohlen, täglich 1 000 Milligramm Kalzium aufzunehmen. Sind sie älter als 65 Jahre und in ihrer Mobilität eingeschränkt, sollten es 1 200 Milligramm sein. Wer nicht sicherstellen kann, diese Menge mit Nahrung und Getränken zu erreichen, kann das durch die Einnahme eines Medikaments ergänzen. Kalziumpräparate sind also geeignet, um Kalzium zuzuführen, sodass eine Osteoporoseneigung zumindest nicht dadurch gefördert wird, dass es an diesem Mineral fehlt. Es kann aber nicht generell allen Frauen nach den Wechseljahren empfohlen werden, Kalzium einzunehmen, denn bisher ist nicht nachgewiesen, dass sich einer Osteoporose auf diese Weise vorbeugen lässt. Zudem gibt eine neue Studie Hinweise darauf, dass eine Dauereinnahme von Kalzium bei gesunden älteren Frauen unerwünschte Wirkungen auf das Herz-Kreislauf-System haben kann.

Die Behandlung einer bestehenden Osteoporose erfordert Kalzium, um die Knochenbildung zu unterstützen. Dass es therapeutisch wirksam ist, ist in erster Linie nachgewiesen, wenn es mit Vitamin D kombiniert eingenommen wird.

Die Medikamente enthalten Kalzium in Form seiner Salze: als Karbonat und Laktoglukonat. Das Laktat wird aus dem Darm gut aufgenommen, das Karbonat weniger gut. Dafür bietet Kalziumkarbonat Menschen mit Magenbeschwerden, die auf einem Überschuss an Magensäure beruhen, den Vorteil, dass es die vorhandene Säure neutralisiert.

Anwendung

Kalziumprodukte, die aufgelöst und getrunken oder gekaut werden, sollten Sie auf leeren Magen einnehmen. Dragees oder Tabletten können Sie – je nach Dosierung verteilt auf mehrere Einzelportionen – zu jeder Tageszeit schlucken.

Müssen Sie längere Zeit Kalzium einnehmen und ist Ihre Nierenfunktion eingeschränkt, muss der Arzt den Kalziumgehalt von Blut und Urin regelmäßig in kurzen Abständen kontrollieren.

Achtung

Gegenanzeigen

Unter folgenden Bedingungen dürfen Sie kein Kalziumpräparat einnehmen:

- Sie haben zu viel Kalzium im Blut und/oder scheiden mit dem Urin zu viel aus. Das ist dann der Fall, wenn die Nebenschilddrüsen zu viel Parathormon produzieren, oder bei Tumoren in den Knochen oder im Knochenmark (Plasmozytom).
- Ihre Nierenfunktion ist eingeschränkt, oder Sie haben Nierensteine.
- Ihre Osteoporose ist entstanden, weil Sie sich kaum bewegen können.

Wechselwirkungen mit Medikamenten

Wenn Sie noch andere Medikamente nehmen, ist zu beachten:

- Entwässernde Mittel (Diuretika) wie Hydrochlorothiazid oder Chlorthalidon (nicht jedoch Furosemid und Torasemid) lassen den Kalziumspiegel des Blutes ansteigen. Wenn Sie hohen Blutdruck oder Nierenfunktionsstörungen mit Diuretika behandeln, wirkt das einem Kalziummangel im Alter entgegen. Der Kalziumgehalt des Blutes erhöht sich auch, wenn Sie ein kalziumhaltiges Mittel einnehmen, um Magensäure zu binden.
- Ein zu hoher Kalziumspiegel kann sich negativ auswirken, wenn Sie Digoxin (bei Herzschwäche) einnehmen müssen. Eine so hohe Kalziumkonzentration im Blut erreichen Sie aber nur, wenn Kalziumtabletten ungewöhnlich hoch dosiert werden oder wenn Kalzium gespritzt wird.
- Durch Kalzium wird eine Reihe anderer Medikamente schlechter aus dem Darm aufgenommen. Dazu gehören Chinolone und Tetrazykline (beides Antibiotika bei Infektionen) und Eisen (bei Blutarmut). Nach der Einnahme von Kalzium sollten Sie mindestens zwei Stunden warten, bevor Sie ein anderes Arzneimittel schlucken. Müssen Sie außer Kalzium noch Bisphosphonate (Alendronsäure, Risedronsäure) einnehmen, sollten Sie das Kalzium am Abend, das Bisphosphonat am Morgen schlucken.

Wechselwirkungen mit Speisen und Getränken

Alkoholische Getränke und ballaststoffreiche Kost behindern die Aufnahme von Kalzium aus dem Darm.

Unerwünschte Wirkungen

▶ **Keine Maßnahmen erforderlich**

Kalziumkarbonat: Aus der Substanz entsteht Kohlendioxid, das zu einem Völlegefühl führen kann.

Östrogene

Konjugierte Östrogene

Climopax mono, Presomen

Estradiol

ESTRADERM TTS, Estradot, Estramon, Estramon uno, Fem7

Östrogene gehören zu den weiblichen Geschlechtshormonen. Neben vielen anderen Wirkungen hemmen sie die Tätigkeit der knochenabbauenden Zellen. Wenn in den Wechseljahren die Östrogenproduktion des Körpers zurückgeht, verringert sich diese Östrogenwirkung und es wird vermehrt Knochenmasse abgebaut. Hormone können diesen natürlichen Vorgang abschwächen. Werden die Hormone jahrelang angewendet, verringert sich das Risiko für Knochenbrüche. In der Vergangenheit wurde Frauen in den Wechseljahren unter anderem mit der Begründung zur Einnahme von Hormonen geraten, dass sie dadurch einer Osteoporose vorbeugen können. Neue Studienergebnisse haben jedoch zu einer kritischeren und differenzierteren Bewertung der Hormonbehandlung geführt.

In einer Studie haben Frauen eine Kombination aus Östrogen und Gestagen angewendet, wie sie für Frauen mit Gebärmutter notwendig ist. Näheres hierzu lesen Sie im Abschnitt „Beschwerden während der Wechseljahre" (→ Seite 529). Dabei stellte sich heraus, dass die Risiken in Form von Herz-Kreislauf-Erkrankungen und Brustkrebs den Nutzen der Anwendung überwogen. Eine solche Hormonbehandlung kann also nicht empfohlen werden.

In derselben Studie wurde ein Teil der Frauen, nämlich die, deren Gebärmutter entfernt war, nur mit Östrogen behandelt. Bei diesen Frauen erhöhte sich das Risiko für Schlaganfälle. Das Brustkrebsrisiko blieb nach dem Studienzeitraum von sieben Jahren im Vergleich zur Einnahme eines Scheinmedikaments unverändert. Auch die Gefahr von Herzerkrankungen scheint sich in diesem Zeitraum nicht zu erhöhen.
Auch der Einsatz von Östrogenmonopräparaten bei Frauen ohne Gebärmutter zur Vorbeugung gegen eine Osteoporose wird daher aufgrund des negativen Verhältnisses von Nutzen und Risiko nicht empfohlen. Sie können bei diesen Frauen allenfalls nach sorgfältiger individueller Prüfung eingesetzt werden, wenn diese ein erhöhtes Risiko für Osteoporose aufweisen und geeignete Mittel nicht eingesetzt werden können oder nicht vertragen werden. Darüber hinaus ist nicht geklärt, wie lange nach der letzten Blutung es noch sinnvoll ist, Östrogene einzusetzen; schließlich normalisiert sich der Knochenmasseverlust etwa zehn Jahre nach der letzten Blutung.

ANWENDUNG

Bei Osteoporose kommen nur bestimmte Östrogene infrage und sie müssen pro Tag in einer Mindestdosierung verabreicht werden: konjugierte Östrogene ab 0,625 Milligramm, Estradiol- und Estradiolvalerat-Tabletten ab zwei Milligramm und Estradiol im Pflaster ab 0,05 Milligramm. Estriol ist bei Osteoporose nicht wirksam genug.
Produkte, die nur Östrogen enthalten, kommen nur für Frauen infrage, deren Gebärmutter entfernt wurde. Alle anderen müssen in den letzten 10, besser noch 12 oder 14 Tagen des Einnahmezyklus zusätzlich zu dem Östrogen ein zweites Hormon, ein Gestagen, einnehmen. Warum das notwendig ist und wie diese Kombination erfolgen sollte, lesen Sie im Abschnitt „Beschwerden während der Wechseljahre" (→ Seite 529).
Die Dosierung entnehmen Sie dem Beipackzettel, ebenso – bei den Pflastern – die Hinweise zur Anwendung.
Alle weiteren Angaben lesen Sie unter „Östrogene" (→ Seite 496) im Abschnitt „Beschwerden während der Wechseljahre".

Raloxifen

EVISTA

Raloxifen gehört in die Gruppe der sogenannten selektiven Östrogenrezeptor-Modulatoren (SERM). Diese Substanzen wirken an den Bindungsstellen für Östrogen. Diese gibt es an verschiedenen Orten im Körper, so auch an den Knochen. Dort haben diese Medikamente die gleiche Wirkung wie das körpereigene Östrogen. An anderen Bindungsstellen, beispielsweise an der Brust, behindert Raloxifen demgegenüber die Wirkung von Östrogen.
Klinische Studien zeigen, dass sich bei einer Behandlung mit Raloxifen die Knochendichte erhöht und weniger Wirbelbrüche auftreten. Diesem Teilaspekt einer Osteoporose kann Raloxifen also gegensteuern.
Nicht nachgewiesen ist dagegen, dass eine Raloxifen-Behandlung die im höheren Lebensalter so problematischen Hüft- und Oberschenkelhalsbrüche verhindern kann. Raloxifen ist nur zur Anwendung bei Frauen bestimmt, die keine Regelblutung mehr haben. Die für die Zeit der Wechseljahre typischen Beschwerden, wie Hitzewallungen, treten bei seiner Einnahme häufiger und stärker auf.
Bei der Anwendung über lange Zeit hat sich gezeigt, dass Raloxifen, verglichen mit einer Scheinbehandlung, das Risiko, an Brustkrebs zu erkranken, geringfügig senken kann. Andererseits steigt aber das Risiko für tödliche Schlaganfälle und Beinvenenthrombosen. Demgegenüber bleibt die Herzinfarktrate nach den bisherigen Studienergebnissen unverändert.
Insgesamt ergibt sich aus diesen Faktoren die Bewertung „mit Einschränkung geeignet".

ANWENDUNG

Das Mittel ist nicht für Frauen gedacht, die noch Regelblutungen haben. Gemäß Beipackzettel nehmen Sie jeden Tag 60 Milligramm Raloxifen ein. Die Behandlung kann über lange Zeit fortgesetzt werden.
Wenn Sie während der Behandlung eine Blutung bemerken, sollten Sie die Ursache gynäkologisch abklären lassen.
Fallen bei einer ärztlichen Untersuchung erhöhte Leberwerte auf, sollten diese im Laufe der Behandlung regelmäßig kontrolliert werden.
Bei Frauen, deren Blutfettwerte ansteigen, wenn sie Östrogene einnehmen, kann diese unerwünschte Wirkung auch durch Raloxifen eintreten. Dann sollten die entsprechenden Blutwerte regelmäßig kontrolliert werden.

ACHTUNG

Drei Tage vor einem geplanten Krankenhausaufenthalt oder sofort bei einer Krankheit, die Sie für längere Zeit ans Bett fesselt, sollte Raloxifen abgesetzt werden. Die Behandlung soll erst dann fortgesetzt werden, wenn Sie wieder ständig auf den Beinen sein können. Der Grund ist, dass durch Bewegungsmangel und längeres Liegen das Thromboserisiko steigt.

Gegenanzeigen

Unter folgenden Bedingungen dürfen Sie das Mittel nicht anwenden:

- Sie haben Blutungen aus der Gebärmutter, deren Ursache nicht geklärt ist.
- Sie haben oder hatten bereits einmal eine Thrombose.
- Ihre Leberfunktion ist eingeschränkt oder der Gallenabfluss behindert.
- Sie haben einen schweren Nierenschaden.
- Sie haben Gebärmutterschleimhautkrebs.

Wenn Sie an Brustkrebs erkrankt sind, muss der Arzt Nutzen und Risiken besonders sorgfältig abwägen.

Wechselwirkungen mit Medikamenten

Wenn Sie noch andere Medikamente nehmen, ist zu beachten, dass Colestyramin (bei Fettstoffwechselstörungen) die Aufnahme von Raloxifen aus dem Magen-Darm-Trakt erheblich verringern kann.

Unerwünschte Wirkungen

Raloxifen ist ein relativ neuer Wirkstoff. Dadurch ist es noch recht unsicher, ob schon alle unerwünschten Wirkungen bekannt sind, wie bedeutsam sie sind und welche Folgen sie haben können.

▶ **Keine Maßnahmen erforderlich**

Vor allem im ersten Behandlungshalbjahr treten bei jeder zehnten Frau Hitzewallungen auf. Wadenkrämpfe machen bis zu 10 von 100 Frauen zu schaffen.

▶ **Muss beobachtet werden**

Bei 1 bis 10 von 100 Frauen schwellen die Fußknöchel an, weil sich im Gewebe Wasser einlagert. Diese sogenannten Ödeme können ein Zeichen dafür sein, dass sich die Herz- oder Nierenfunktion verschlechtert. Über derartige Schwellungen sollten Sie mit dem Arzt sprechen.

1 bis 10 von 100 Frauen entwickeln grippeähnliche Symptome. Halten diese länger als eine Woche an oder treten sie im Wochenabstand wiederholt auf, sollte der Arzt zurate gezogen werden.

▶ **Sofort zum Arzt**

Wenn Ihre Beine schmerzen und Sie gerötete Venen bemerken, sollten Sie umgehend den Arzt informieren. Diese Symptome deuten auf eine Thrombose hin. Sie tritt bei bis zu 1 von 100 mit Raloxifen behandelten Frauen auf.

Kommen migräneartige Kopfschmerzen hinzu, die zum ersten Mal auftreten oder ungewöhnlich stark sind, Sehstörungen oder Flimmern vor den Augen und Hörschwäche, Schmerzen in der Leistenbeuge oder Kniekehle, zusammen mit einem Schwere- oder Stauungsgefühl in den Beinen, müssen Sie sich sofort in ärztliche Behandlung begeben.

Das Gleiche gilt bei plötzlicher Unruhe, Atemnot, Schweißausbrüchen, schnellem Puls, vertiefter Atmung und eventuell einer Blaufärbung der Haut. Dann kann es sich um eine Lungenembolie handeln.

Hinweise

Für Schwangerschaft und Stillzeit

Raloxifen ist nicht zur Anwendung in der Schwangerschaft und Stillzeit gedacht.

Strontium

PROTELOS

Der Wirkstoff Strontiumranelat ist eine Verbindung aus Ranelicsäure und Strontium. Das Element Strontium ähnelt in seinen chemischen Eigenschaften Kalzium. Wie Strontiumranelat genau auf die Knochen wirkt, ist noch nicht völlig bekannt. Es wird angenommen, dass die Substanz die Tätigkeit der knochenabbauenden Zellen hemmt und gleichzeitig die der knochenaufbauenden anregt. Die beobachtete Zunahme der Knochendichte beruht zumindest teilweise darauf, dass das Medikament ins Knochengewebe eingelagert wird.

Klinische Studien zeigen, dass die Strontiumverbindung bei Frauen nach den Wechseljahren mit Osteoporose die Rate an neuen Wirbelbrüchen verringern kann. Der Effekt zeigte sich bereits nach dem ersten Einnahmejahr.

In einer Studie verringerte die Strontiumverbindung die Rate an Oberschenkelhalsbrüchen nur bei Frauen mit besonders hohem Risiko für einen Knochenbruch. Da dieses Ergebnis aber nicht so zustande kam, wie es allgemein wissenschaftlich gefordert wird, gilt die therapeutische Wirksamkeit von Strontiumranelat auf Oberschenkelhalsbrüche als noch nicht hinreichend nachgewiesen. Auch über die Verträglichkeit bei langdauernder Anwendung ist noch nichts Abschließendes zu sagen. Daher wird das Präparat als „mit Einschränkung geeignet" beurteilt.

ANWENDUNG

Von dem Medikament wird einmal täglich ein Beutel mit 2 Gramm Strontiumranelat in Wasser aufgelöst und möglichst vor dem Schlafengehen eingenommen. Zwischen der letzten Mahlzeit und der Einnahme müssen mindestens zwei Stunden vergangen sein.

Bei Frauen mit Nierenschwäche muss der Arzt regelmäßig die entsprechenden Blutwerte überprüfen, um zu erkennen, ob sich eine schwere Nierenfunktionsstörung entwickelt.

ACHTUNG

Sie müssen dafür sorgen, dass dem Körper genügend Kalzium zum Knochenaufbau zur Verfügung steht. Die zusätzliche Gabe von Vitamin D_3 ist nur notwendig, wenn ein Mangel festgestellt wurde.

Gegenanzeigen

Bei einer schweren Nierenfunktionsstörung dürfen Sie kein Strontiumranelat anwenden.

Der Arzt sollte Nutzen und Risiken einer Behandlung mit Strontiumrenalat bei den Frauen besonders sorgfältig abwägen, die ein erhöhtes Risiko für Thromboembolien und Lungenembolien haben. Möglicherweise vergrößert sich dieses Risiko durch die Behandlung.

Wechselwirkungen mit Medikamenten

Wenn Sie noch andere Medikamente nehmen, ist zu beachten, dass Aluminium- und Magnesiumhydroxid (bei Sodbrennen) die Aufnahme von Strontiumranelat aus dem Verdauungstrakt beeinträchtigen kann. Daher sollten Sie das Osteoporosemittel zwei Stunden vor dem Magenmittel einnehmen.

▶ **Unbedingt beachten**

Das Osteoporosemittel kann verhindern, dass gleichzeitig eingenommene Chinolone und Tetrazykline (Antibiotika, bei bakteriellen Infektionen) in den Körper aufgenommen werden. Müssen Sie eine solche Antibiotikabehandlung durchführen, sollten Sie die Osteoporosebehandlung unterbrechen.

Wechselwirkungen mit Speisen und Getränken

Nahrungsmitttel, besonders Milch und Milchprodukte, können die Wirksamkeit von Strontiumranelat um bis zu zwei Dritteln verringern. Darum sollte das Osteoporosemittel frühestens zwei Stunden nach der letzten Mahlzeit eingenommen werden.

UNERWÜNSCHTE WIRKUNGEN

▶ **Keine Maßnahmen erforderlich**

Bei 3 von 100 Behandelten können Kopfschmerzen auftreten.

▶ **Muss beobachtet werden**

Vor allem zu Beginn der Behandlung können Magen-Darm-Beschwerden auftreten. Durchfall und Übelkeit betrifft 7 von 100 Anwendern, auch Erbrechen kommt vor.

Wenn die Haut sich verstärkt rötet und juckt, reagieren Sie vermutlich allergisch auf das Mittel. Bei solchen Hauterscheinungen (→ Seite 14) sollten Sie einen Arzt aufsuchen.

Es sind psychische Veränderungen aufgetreten. Bei 20 von 1 000 Anwendern war das Erinnerungsvermögen beeinträchtigt, bei 25 von 1 000 die Wahrnehmung der Außenwelt.

Bei 3 von 1 000 Anwendern erhöht das Osteoporosemittel die Bereitschaft für Krampfanfälle. Wenn erstmals ein epileptischer Anfall auftritt, sollten Sie so bald wie möglich einen Arzt aufsuchen.

▶ **Sofort zum Arzt**

Migräneartige Kopfschmerzen, die zum ersten Mal auftreten oder ungewöhnlich stark sind, Sehstörungen oder Flimmern vor den Augen und Hörschwäche, Schmerzen in der Leistenbeuge oder Kniekehle, zusammen mit einem Schweregefühl oder Stauungsgefühl in den Beinen deuten auf eine Thrombose hin. Bei diesen Beschwerden sollten Sie sofort zum Arzt gehen.

Vor allem in den ersten drei bis sechs Wochen können die oben beschriebenen Hauterscheinungen (→ Seite 14) auch der Beginn einer sehr schwerwiegenden allergischen Immunreaktion (Stevens-Johnson-Syndrom) sein und einer Erkrankung, an der auch die inneren Organe beteiligt sein können. Wenden Sie sich darum unbedingt an den Arzt, wenn Sie Fieber bekommen, die Lymphknoten anschwellen und Sie plötzlich ausgedehnte Hautveränderungen und Hautrötungen bemerken oder wenn sich ohne erkennbare Ursache auf der Haut Blasen zeigen.

Vitamin D_3 und verwandte Substanzen

Alfacalcidol

Bondiol, DOSS, EinsAlpha

Colecalciferol

DEDREI, Dekristol, Ospur D 3, Vigantol, Vigantoletten

Als „Vitamin D“ wird eine Gruppe fettlöslicher Verbindungen bezeichnet, die im Körper vergleichbar wirken. Sie sind unter anderem dafür erforderlich, dass der Körper das Kalzium, das sich im Blut befindet, nutzen und in die Knochen einbauen kann.

Eine dieser Verbindungen ist Vitamin D_3 (Colecalciferol). Es entsteht aus einer vom Körper selbst gebildeten Vorstufe, die in der Haut durch UVB-Strahlung in Vitamin D_3 verwandelt wird. Vitamin D_3 wird vom Blut zur Leber transportiert und umgebaut. Die neue Verbindung wird in die Nieren weitergeleitet und dort in eine biologisch aktive Substanz überführt. Erst diese wirkt im Knochenstoffwechsel. Jedes Vitamin D_3 – ob mit der Nahrung oder als Medikament aufgenommen – muss auf diese Weise aktiviert werden. Ohne diese Aktivierung würde Kalzium weitgehend ungenutzt ausgeschieden.

Bei Alfacalcidol ist der Schritt, der in den Nieren abläuft, nicht mehr nötig. Es wird direkt von der Leber in die wirksame Form überführt. Das ist günstig, wenn die Nieren geschädigt sind.

Bei jüngeren Menschen, die sich immer wieder im Freien aufhalten, produziert der Körper üblicherweise ausreichend Vitamin D. Bei Menschen über 60 Jahre ist das nicht mehr gesichert. Halten sie sich dazu noch vornehmlich in geschlossenen Räumen auf, fehlt das für die körpereigene Produktion notwendige UVB-Licht. Unter diesen Bedingungen kann es sinnvoll sein, Vitamin D als Medikament zuzuführen. Für diesen Zweck werden die Mittel als „geeignet" eingestuft.

Dieses Vorgehen legen auch die Ergebnisse einer Studie nahe, in welcher Männer und Frauen über 65 Jahre fünf Jahre lang alle vier Monate 100 000 I. E. Vitamin D eingenommen hatten. Diese Behandlung senkte das Risiko für einen ersten Bruch an Hüfte, Wirbeln und Unterarm.

Um eine Osteoporosebehandlung zu unterstützen, ist in der Regel die gemeinsame Anwendung mit Kalzium erforderlich. Studien haben belegt, dass die kombinierte Gabe von täglich 1 200 Milligramm Kalzium und 800 I. E. Vitamin D_3 bei Frauen über 65 Jahre, die in ihrer Mobilität eingeschränkt sind, die Zahl der Knochenbrüche verringert.

Anwendung

Je nach individueller Situation und Grund der Einnahme werden von Vitamin D_3 täglich zwischen 400 und 800 I. E. eingenommen. Bei Alfacalcidol liegt die tägliche Dosis bei 0,5 bis 1 Mikrogramm (µg). Beides wird immer mit mindestens 1 000 Milligramm Kalzium ergänzt.

Bei einer langdauernden Vitamin-D_3-Behandlung sollten alle drei bis sechs Monate Blut und Urin untersucht werden, um zu prüfen, ob die Dosierung angemessen ist. Das gilt besonders dann, wenn Sie nach langer Bettlägerigkeit wieder nach draußen gehen können oder Ihre Ernährung grundlegend umstellen. Dann kann so viel eigenes Vitamin D_3 vorhanden sein, dass sich das Medikament erübrigt.

Da Alfacalcidol stärker wirkt, sind die Kontrolluntersuchungen in zwei- bis vierwöchigen Abständen erforderlich.

Achtung

EinsAlpha Tropfen: Dieses Mittel enthält Alkohol. Personen mit Alkoholproblemen dürfen dieses Mittel nicht einnehmen. Auch Leberkranke und Menschen mit Anfallleiden sollten den Alkoholgehalt berücksichtigen. Darüber hinaus kann Alkohol die Wirkung vieler Arzneimittel (z. B. Schlaf- und Beruhigungsmittel, Psychopharmaka, starke Schmerzmittel, einige Mittel bei hohem Blutdruck) verstärken.

Außerdem enthalten die Tropfen als Konservierungsmittel Parabene. Wenn Sie auf Parastoffe (→ Seite 1159) allergisch reagieren, dürfen Sie das Mittel nicht anwenden.

Gegenanzeigen

Sie dürfen kein Vitamin D_3 einnehmen, wenn Ihr Blut zu viel Kalzium oder – bei Alfacalcidol – zu viel Phosphat oder zu wenig Säure enthält.

Unter folgenden Bedingungen müssen Nutzen und Risiken sehr sorgfältig abgewogen werden:

- Sie haben eine Nierenfunktionsstörung, neigen zu Nierensteinen oder sind herzkrank. Dann kann sich der steigende Kalziumspiegel negativ auswirken.
- Bei einer schweren Erkrankung des Lymphsystems (Sarkoidose), einem Mangel an Parathormon und bei Menschen, die regelmäßig eine Dialyse brauchen, kann Vitamin D_3 übermäßig wirken.

Wechselwirkungen mit Medikamenten

Wenn Sie noch andere Medikamente nehmen, ist zu beachten:

- Entwässernde Mittel (Diuretika) wie Hydrochlorothiazid oder Chlorthalidon (nicht jedoch Furosemid und Torasemid) lassen den Kalziumspiegel des Blutes ansteigen. Wenn Sie hohen Blutdruck oder Nierenfunktionsstörungen mit Diuretika behandeln, wirkt das einem Kalziummangel im Alter entgegen. Der Kalziumgehalt des Blutes erhöht sich auch, wenn Sie ein kalziumhaltiges Mittel einnehmen, um Magensäure zu binden.

- Folgende Arzneimittel können die Wirksamkeit von Vitamin D_3 verringern: Rifampizin (bei Tuberkulose), Phenobarbital und Phenytoin (bei Epilepsien), Colestyramin und Colestipol (bei Fettstoffwechselstörungen), Sucralfat und aluminiumhaltige Mittel (bei Sodbrennen). Meist bleibt die gemeinsame Anwendung aber ohne Folgen.

Unerwünschte Wirkungen

Vitamin D_3 kann unerwünschte Wirkungen haben, wenn es zu hoch dosiert wird. Die dann auftretenden Symptome beruhen darauf, dass das Blut zu viel Kalzium enthält.

▶ **Muss beobachtet werden**

Es können Übelkeit und Erbrechen, Durchfall oder Verstopfung, Durst und vermehrter Harndrang, Appetitlosigkeit, Gewichtsverlust, Mattigkeit, Kopf-, Muskel- und Gelenkschmerzen auftreten. Im Röntgenbild kann der Arzt Kalziumablagerungen außerhalb der Knochen sehen.

Kombination: Bisphosphonat + Kalziumkarbonat

Etidronsäure + Kalziumkarbonat

Didronel-Kit

Etidronsäure gehört zu den Bisphosphonaten (→ Seite 1137) und wirkt ähnlich wie andere Vertreter der Gruppe. Charakteristisch ist bei Etidronsäure, dass sie nicht mehr wirkt, wenn sie sich mit Kalzium verbunden hat. Andererseits ist Kalzium bei der Osteoporosebehandlung aber unerlässlich. Damit der Körper während der Etidronsäuretherapie nun genügend Kalzium bekommt, wird eine Phasenbehandlung durchgeführt: Zwei Wochen lang wird jeden Tag Etidronsäure eingenommen; dann folgt eine zehnwöchige Pause, in der täglich 500 Milligramm Kalzium geschluckt werden. Anschließend beginnt der Zyklus wieder mit zwei Wochen Etidronsäure. Dieses Produkt ist für eine solche Phasenbehandlung ausgelegt.

Für die beiden anderen Substanzen aus der Gruppe der Bisphosphonate, Alendron- und Risedronsäure, wird immer deutlicher, dass sie die Knochen stabilisieren und auch bei längerer Therapie gut verträglich sind. Studienergebnisse zeigen, dass beide Substanzen die Rate von Brüchen der Wirbelkörper und des Oberschenkelhalses verringern. Für Etidronsäure hingegen fehlen immer noch entsprechende Belege. Vor allem die Frage, ob der Wirkstoff die Häufigkeit von Oberschenkelhalsbrüchen verringern kann, ist noch nicht ausreichend beantwortet. Daher wird das Produkt mit Etidronsäure als „mit Einschränkung geeignet" bewertet.

Anwendung

Von Etidronsäure nehmen Sie üblicherweise zwei Tabletten mit 200 Milligramm oder eine Tablette mit 400 Milligramm ein, und zwar am Morgen nach dem Aufstehen mit einem großen Glas Leitungswasser. In den folgenden zwei Stunden dürfen Sie nichts essen, nichts trinken und keine anderen Medikamente einnehmen. Vor allem Milch und Milchprodukte müssen Sie in dieser Zeit meiden.

Wenn Sie Etidronsäure zu einer anderen Tageszeit einnehmen, dürfen Sie zwei Stunden vorher nichts Kalziumhaltiges essen oder trinken.

In der Packung befinden sich Tabletten, die nur Kalzium enthalten. Diese nehmen Sie nach den 14 Tagen ein, in denen Sie die Tabletten mit Etidronsäure geschluckt haben.

Achtung

Gegenanzeigen

Unter folgenden Bedingungen dürfen Sie *Didronel-Kit* nicht anwenden:

- Ihr Blut enthält zu viel Kalzium.
- Sie leiden an einer generellen Knochenerweichung.

Wechselwirkungen mit Medikamenten

Wenn Sie noch andere Medikamente nehmen, ist in der Zeit, in der Sie die etidronsäurehaltigen Tabletten einnehmen, zu beachten:

Magensäurebindende Mittel, die Kalzium oder Magnesium enthalten (bei Sodbrennen), und eisenhaltige Mittel (bei Blutarmut) können die Wirksamkeit aufheben.

Wenn Sie noch andere Medikamente nehmen, ist in der Zeit, in der Sie die kalziumhaltigen Medikamente einnehmen, zu beachten:

- Entwässernde Mittel (Diuretika) wie Hydrochlorothiazid oder Chlorthalidon (nicht jedoch Furosemid und Torasemid) lassen den Kalziumspiegel des Blutes ansteigen. Wenn Sie hohen Blutdruck oder Nierenfunktionsstörungen mit Diuretika behandeln, wirkt das einem Kalziummangel im Alter entgegen. Der Kalziumgehalt des Blutes erhöht sich auch, wenn Sie ein kalziumhaltiges Mittel einnehmen, um Magensäure zu binden.
- Ein zu hoher Kalziumspiegel kann sich negativ auswirken, wenn Sie Digoxin (bei Herzschwäche) einnehmen müssen. Eine so hohe Kalziumkonzentration im Blut erreichen Sie allerdings nur,

wenn die Kalziumtabletten ungewöhnlich hoch dosiert werden oder wenn Kalzium gespritzt wird.

- Durch Kalzium wird eine Reihe anderer Medikamente schlechter aus dem Darm aufgenommen. Dazu gehören Chinolone und Tetrazykline (beides Antibiotika bei Infektionen) und Eisen (bei Blutarmut). Nach der Einnahme von Kalzium sollten Sie mindestens zwei Stunden warten, bevor Sie ein anderes Arzneimittel schlucken.

Wechselwirkungen mit Speisen und Getränken

Nahrungsmittel, besonders solche mit Kalzium, wie Milch, Milchprodukte und Mineralwasser, vermindern die Wirksamkeit von Etidronsäure. In der Zeit, in der Sie die Tabletten einnehmen, die nur Kalzium enthalten, sollten Sie daran denken, dass alkoholische Getränke und ballaststoffreiche Kost die Aufnahme von Kalzium aus dem Darm behindern.

UNERWÜNSCHTE WIRKUNGEN

► **Keine Maßnahmen erforderlich**

Übelkeit, Erbrechen und Durchfall treten häufig auf, Kopfschmerzen bei 1 bis 10 von 100 Anwendern. Gelenkschmerzen sind eher selten.

► **Muss beobachtet werden**

Wenn Sie ein Magengeschwür haben, können Sie bei der Behandlung mit dem Mittel anhaltende Bauchschmerzen bekommen. Gegebenenfalls färbt sich auch Ihr Stuhl dunkel. Das ist ein Zeichen, dass es aus dem Magengeschwür blutet. Dann sollten Sie einen Arzt aufsuchen.

Wenn die Haut sich verstärkt rötet und juckt, reagieren Sie vermutlich allergisch auf das Mittel. Bei solchen Hauterscheinungen (→ Seite 14) sollten Sie einen Arzt aufsuchen.

► **Sofort zum Arzt**

Wenn Sie grippeartige Beschwerden haben, sich längere Zeit abgeschlagen und müde fühlen und Halsschmerzen und Fieber auftreten, kann es sich um eine Blutbildungsstörung (→ Seite 15) handeln, die bedrohlich werden kann. Sie müssen dann umgehend den Arzt aufsuchen, damit er das Blutbild kontrollieren kann.

Wenn Sie plötzlich ausgedehnte Hautveränderungen und Hautrötungen bemerken oder wenn sich ohne erkennbare Ursache auf der Haut Blasen zeigen, kann es sich um schwerwiegende Hautreaktionen (→ Seite 14) handeln (Lyell-Syndrom, Erythema exsudativum multiforme, Stevens-Johnson-Syndrom). Damit sollten Sie sich unbedingt sofort an einen Arzt wenden.

Kombinationen: Fluoride + andere Substanzen

Natriumfluorid + Askorbinsäure

OSSIPLEX retard

Natriumfluorophosphat + Kalziumkarbonat

TRIDIN forte

Natriumfluorophosphat + Kalziumglukonat + Kalziumzitrat

TRIDIN

Natriumfluorid + Colecalciferol + Kalziumkarbonat

Ossofortin plus

In einem Teil dieser Mittel sind Fluoride mit Kalziumverbindungen oder mit Vitamin C kombiniert. In *Ossofortin plus* enthalten die Brausetabletten eine Kombination von Kalziumkarbonat und Colecalciferol (Vitamin D), die anderen Tabletten Natriumfluorid. Näheres zur Wirkung von Fluoriden lesen Sie unter „Fluoride" (→ Seite 1139), zu der von Kalzium unter „Kalziumverbindungen" (→ Seite 1141) und zu der von Vitamin D unter „Vitamin D" (→ Seite 1145).

TRIDIN: Das Produkt enthält Natriumfluorophosphat. Dieses wirkt wie Natriumfluorid, muss aber etwa achtmal so hoch dosiert werden. Gemäß Beipackzettel sollen drei bis vier Tabletten täglich eingenommen werden. Das entspricht 15 bis 20 Milligramm Fluorid und 450 bis 600 Milligramm Kalzium pro Tag.

TRIDIN forte: Auch dieses Mittel enthält Natriumfluorophosphat. Gemäß Beipackzettel sollen zwei Kautabletten täglich eingenommen werden. Das entspricht 20 Milligramm Fluorid und 1 000 Milligramm Kalzium pro Tag.

Beide Mittel stellen sinnvolle Kombinationen dar, gelten aber aus den gleichen Gründen wie bei „Fluoride" angegeben als „mit Einschränkung geeignet".

Die gleiche Bewertung gilt für *Ossofortin plus*. *Ossiplex retard* wird als „wenig geeignet" angesehen, denn dass Askorbinsäure (Vitamin C) zur Behandlung von Osteoporose etwas beiträgt, ist nicht ausreichend belegt. Das Mittel stellt keine sinnvolle Kombination dar.

ANWENDUNG

Die Angaben zur Anwendung entnehmen Sie dem jeweiligen Beipackzettel.

Ossofortin plus (Brausetablette): Bei einer langdauernden Vitamin-D_3-Behandlung sollten alle drei bis sechs Monate Blut und Urin untersucht werden, um zu prüfen, ob die Dosierung angemessen ist. Das gilt besonders dann, wenn Sie nach langer Bettlägerigkeit wieder nach draußen gehen können oder Ihre Ernährung grundlegend umstellen. Dann kann so viel eigenes Vitamin D_3 vorhanden sein, dass sich das Medikament erübrigt.

ACHTUNG

Gegenanzeigen

Unter folgenden Bedingungen dürfen Sie die Mittel nicht anwenden:

- Sie haben eine schwere Nieren- oder Leberfunktionsstörung. Ist die Nierenleistung nicht so stark eingeschränkt, kann der Arzt mehrfach die Konzentration von Kalzium und Fluorid im Blut bestimmen und so die Fluoriddosierung finden, die dann gefahrlos beibehalten werden kann.
- Ihre Knochenveränderungen beruhen vornehmlich darauf, dass den Knochen aufgrund einer Krankheit das Kalzium entzogen wird.

Ossofortin plus (Brausetabletten), *TRIDIN, TRIDIN forte* (aufgrund des Kalziumanteils):

- Sie haben zu viel Kalzium im Blut und/oder scheiden mit dem Urin zu viel aus. Das ist dann der Fall, wenn die Nebenschilddrüsen zu viel Parathormon produzieren, oder bei Tumoren in den Knochen oder im Knochenmark (Plasmozytom).
- Ihre Nierenfunktion ist eingeschränkt, oder Sie haben Nierensteine.
- Ihre Osteoporose ist entstanden, weil Sie sich kaum bewegen können.

Ossofortin plus (Brausetabletten, aufgrund des Vitamin-D-Anteils):

- Sie dürfen kein Vitamin D_3 einnehmen, wenn Ihr Blut zu viel Kalzium enthält.

Unter folgenden Bedingungen müssen Nutzen und Risiken sehr sorgfältig abgewogen werden:

- Sie haben eine Nierenfunktionsstörung, neigen zu Nierensteinen oder sind herzkrank. Dann kann sich der steigende Kalziumspiegel negativ auswirken.
- Bei einer schweren Erkrankung des Lymphsystems (Sarkoidose), einem Mangel an Parathormon und bei Menschen, die regelmäßig eine Dialyse brauchen, kann Vitamin D_3 übermäßig wirken.

Wechselwirkungen mit Medikamenten

Wenn Sie noch andere Medikamente nehmen, ist bei allen fluoridhaltigen Mitteln zu beachten, dass zwischen der Einnahme eines Magenmittels mit Aluminiumsalzen (bei Sodbrennen) und dem Osteoporosemittel zwei Stunden verstreichen müssen. Sonst gelangt das Fluorid nicht ins Blut.

Ossofortin plus (Brausetabletten), *TRIDIN, TRIDIN forte* (aufgrund des Kalziumanteils):

- Entwässernde Mittel (Diuretika) wie Hydrochlorothiazid oder Chlorthalidon (nicht jedoch Furosemid und Torasemid) lassen den Kalziumspiegel des Blutes ansteigen. Wenn Sie hohen Blutdruck oder Nierenfunktionsstörungen mit Diuretika behandeln, wirkt das einem Kalziummangel im Alter entgegen. Der Kalziumgehalt des Blutes erhöht sich auch, wenn Sie ein kalziumhaltiges Mittel einnehmen, um Magensäure zu binden.
- Ein zu hoher Kalziumspiegel kann sich negativ auswirken, wenn Sie Digoxin (bei Herzschwäche) einnehmen müssen.
- Durch Kalzium wird eine Reihe anderer Medikamente schlechter aus dem Darm aufgenommen. Dazu gehören Chinolone und Tetrazykline (beides Antibiotika bei Infektionen) und Eisen (bei Blutarmut). Nach der Einnahme von Kalzium sollten Sie mindestens zwei Stunden warten, bevor Sie ein anderes Arzneimittel schlucken. Müssen Sie außer Kalzium noch Bisphosphonate (Alendronsäure, Risedronsäure) einnehmen, sollten Sie das eine Mittel am Abend, das andere am Morgen schlucken. Für Etidronsäure (→ Seite 1147) gelten besondere Vorschriften.

Ossofortin plus (Brausetabletten). Aufgrund des Vitamin-D-Anteils gilt noch zusätzlich, dass folgende Arzneimittel die Wirksamkeit von Vitamin D_3 verringern können: Rifampizin (bei Tuberkulose), Phenobarbital und Phenytoin (bei Epilepsien), Colestyramin und Colestipol (bei Fettstoffwechselstörungen) und Sucralfat (bei Sodbrennen). Meist bleibt die gemeinsame Anwendung aber ohne Folgen.

Wechselwirkungen mit Speisen und Getränken

Ossofortin plus (Brausetabletten), *TRIDIN, TRIDIN forte*: Alkoholische Getränke und ballaststoffreiche Kost behindern die Aufnahme von Kalzium aus dem Darm.

UNERWÜNSCHTE WIRKUNGEN

Ossofortin plus (Brausetabletten): Vitamin D_3 kann unerwünschte Wirkungen haben, wenn es zu hoch dosiert wird. Die dann auftretenden Symptome beruhen darauf, dass das Blut zu viel Kalzium enthält.

▶ **Keine Maßnahmen erforderlich**

Leichte bis mittelschwere Magen-Darm-Beschwerden wie Sodbrennen, Erbrechen und Durchfall können zu Beginn der Behandlung vorübergehend auftreten.

▶ **Muss beobachtet werden**
Ein Teil der Behandelten klagt nach frühestens zwei bis drei Monaten über Gelenkbeschwerden, vor allem in den Beinen. Davon sollten Sie Ihren Arzt informieren. Möglicherweise ist die Fluoriddosierung zu hoch gewählt und die Behandlung muss darauf abgestimmt werden, zum Beispiel indem das Medikament phasenweise eingenommen wird.
Wenn die Behandlung zu lange gedauert hat und ungewöhnlich viel Fluorid in den Körper gelangt ist, kann sich in Einzelfällen außerhalb der Knochen Kalk ablagern und/oder es können sich Verkalkungen im Ohr bilden. Letztere erkennen Sie an einem zunehmend stärker werdenden Hörverlust. Dann muss die Behandlung abgebrochen werden.

Ossofortin plus (Brausetabletten, aufgrund des Vitamin-D-Anteils): Es können Übelkeit und Erbrechen, Durchfall oder Verstopfung, Durst und vermehrter Harndrang, Appetitlosigkeit, Gewichtsverlust, Mattigkeit, Kopf-, Muskel- und Gelenkschmerzen auftreten. Im Röntgenbild kann der Arzt Kalziumablagerungen außerhalb der Knochen sehen.

Kombinationen: Kalzium + Vitamin D_3

Kalziumkarbonat + Colecalciferol

CALCIGEN D, Calcilac KT, Calcimagon-D_3, Calcium D_3-ratiopharm, Calcium D_3 STADA, Calcivit D, Calcium-Sandoz D, Ideos, Ossofortin forte, Osteoplus Brausetabletten, Sandocal-D

Kalzium und Vitamin D_3 sind notwendig für die Stabilität der Knochen. Näheres zu ihrer Wirkung lesen Sie unter „Kalziumverbindungen" (→ Seite 1141) und „Vitamin D und verwandte Substanzen" (→ Seite 1145).
Die Produkte werden bei Osteoporose als „geeignet" eingestuft, wenn mit der Ernährung keine ausreichende Versorgung mit Kalzium und Vitamin D gewährleistet ist.

ACHTUNG

Gegenanzeigen

Unter folgenden Bedingungen dürfen Sie die Mittel nicht einnehmen:

- Sie haben zu viel Kalzium im Blut und/oder scheiden mit dem Urin zu viel aus. Das ist der Fall, wenn die Nebenschilddrüsen zu viel Parathormon produzieren, oder bei Tumoren in den Knochen oder im Knochenmark (Plasmozytom).
- Ihre Nierenfunktion ist eingeschränkt, oder Sie haben Nierensteine.
- Ihre Osteoporose ist entstanden, weil Sie sich kaum bewegen können.

Unter folgenden Bedingungen müssen Nutzen und Risiken sehr sorgfältig abgewogen werden:

- Sie sind herzkrank. Dann kann sich der steigende Kalziumspiegel negativ auswirken.
- Bei einer schweren Erkrankung des Lymphsystems (Sarkoidose), einem Mangel an Parathormon und bei Menschen, die regelmäßig eine Dialyse brauchen, kann Vitamin D_3 übermäßig wirken.

Wechselwirkungen mit Medikamenten

Wenn Sie noch andere Medikamente nehmen, ist zu beachten:

- Entwässernde Mittel (Diuretika) wie Hydrochlorothiazid oder Chlorthalidon (nicht jedoch Furosemid und Torasemid) lassen den Kalziumspiegel des Blutes ansteigen. Wenn Sie hohen Blutdruck oder Nierenfunktionsstörungen mit Diuretika behandeln, wirkt das einem Kalziummangel im Alter entgegen. Der Kalziumgehalt des Blutes erhöht sich auch, wenn Sie ein kalziumhaltiges Mittel einnehmen, um Magensäure zu binden.
- Ein zu hoher Kalziumspiegel kann sich negativ auswirken, wenn Sie Digoxin (bei Herzschwäche) einnehmen müssen. Eine so hohe Kalziumkonzentration im Blut erreichen Sie aber nur, wenn Kalziumtabletten ungewöhnlich hoch dosiert werden oder wenn Kalzium gespritzt wird.
- Durch Kalzium wird eine Reihe anderer Medikamente schlechter aus dem Darm aufgenommen. Dazu gehören Chinolone und Tetrazykline (beides Antibiotika bei Infektionen) und Eisen (bei Blutarmut). Nach der Einnahme von Kalzium sollten Sie mindestens zwei Stunden warten, bevor Sie ein anderes Arzneimittel schlucken. Müssen Sie außer Kalzium noch Bisphosphonate (Alendronsäure, Risedronsäure) einnehmen, sollten Sie das eine Mittel am Abend, das andere am Morgen schlucken. Für Etidronsäure (→ Seite 1147) gelten besondere Vorschriften.
- Folgende Arzneimittel können die Wirksamkeit von Vitamin D_3 verringern: Rifampizin (bei Tuberkulose), Phenobarbital und Phenytoin (bei Epilepsien), Colestyramin und Colestipol (bei Fettstoffwechselstörungen), Sucralfat und aluminiumhaltige Mittel (bei Sodbrennen). Meist bleibt die gemeinsame Anwendung aber ohne Folgen.

Wechselwirkungen mit Speisen und Getränken

Alkoholische Getränke und ballaststoffreiche Kost behindern die Aufnahme von Kalzium aus dem Darm.

Kombinationen: Östrogen + Gestagen

Estradiol + Dydrogesteron

Femoston, Femoston Conti

Estradiol + Levonorgestrel

Östronara

Estradiol + Medroxyprogesteronazetat

Indivina, OSMIL

Estradiol + Norethisteronazetat

Activelle, Clionara, Gynamon, Kliogest N, Merigest, Novofem, Trisequens

Konjugierte Östrogene + Medrogeston

Presomen compositum

Konjugierte Östrogene + Medroxyprogesteronazetat

Climopax, Climopax cyclo

Diese Produkte enthalten eine Kombination der weiblichen Geschlechtshormone Östrogen und Gestagen. Näheres zu dem Erstgenannten finden Sie unter „Östrogen" (→ Seite 1142).

Frauen mit Gebärmutter müssen zusätzlich zu dem Östrogen immer ein Gestagen einnehmen. Warum das notwendig ist, lesen Sie im Abschnitt „Beschwerden während der Wechseljahre" (→ Seite 529).

Die Produkte, die zwölf oder mehr Tabletten mit Gestagen enthalten, gelten als besonders günstig, weil sich herausgestellt hat, dass das Risiko für Gebärmutterschleimhautkrebs bei einer Östrogenbehandlung in den Wechseljahren umso geringer ist, je länger die Phase ist, in der Gestagen eingenommen wird.

Mit einer Kombination aus Östrogen und Gestagen wurde eine große Studie durchgeführt, bei der sich zeigte, dass bei Langzeiteinnahme – und eine solche ist zur Vorbeugung osteoporosebedingter Knochenbrüche notwendig – die Zahl der Frauen, bei denen Herz-Kreislauf-Erkrankungen (z. B. Herzinfarkt und Schlaganfall) und Brustkrebs auftreten, größer ist als die Zahl derer, die mit einer Osteoporosevorbeugung Knochenbrüche vermeiden. Näheres zu dieser Nutzen-Risiko-Abwägung lesen Sie im Abschnitt „Beschwerden während der Wechseljahre" (→ Seite 529).

Aus diesem Grund wird die Kombination von Östrogen und Gestagen als „wenig geeignet" bewertet, um einer Osteoporose vorzubeugen oder sie zu behandeln. Die Anwendung kann allenfalls nach sorgfältiger individueller Prüfung für Frauen erwogen werden, die ein hohes Risiko für Osteoporose haben und geeignete Mittel nicht anwenden dürfen oder nicht vertragen.

ANWENDUNG

Die Dosierung entnehmen Sie dem Beipackzettel, ebenso – bei den Pflastern – die Hinweise zur Anwendung.

Alle weiteren Angaben lesen Sie unter „Östrogene" (→ Seite 531) und „Gestagene" (→ Seite 539) im Abschnitt „Beschwerden während der Wechseljahre".

Osteoporose

Handelsname Darreichungsform	Zusammensetzung pro 1 ml/1 g oder wie angegeben bzw. pro abgeteilte Einheit	Kleinste Packungsgröße	Festbetrag in Euro	Packungspreis in Euro	Bewertung
Activelle Rp Filmtabletten	**Estradiol** 1 mg + **Norethisteronazetat** 0,5 mg	28 Stück		19,62	**Wenig geeignet** bei Osteoporose zur Vorbeugung. Bei Langzeitanwendung überwiegen die Risiken den Nutzen. Allenfalls als individuelle Entscheidung bei Frauen mit erhöhtem Risiko, wenn geeignete Mittel nicht infrage kommen. → Seite 1151
Actonel 5 mg Filmtabletten Rp	**Natriumrisedronat** 5 mg	28 Stück	51,28	51,28	**Geeignet** bei Osteoporose zur Vorbeugung bei Frauen nach den Wechseljahren mit erhöhtem Risiko und zur Behandlung. → Seite 1137
Actonel einmal wöchentlich 35 mg Filmtabletten Rp Filmtabletten	35 mg	4 Stück	51,28	51,28	**Geeignet** bei Osteoporose zur Behandlung. → Seite 1137
Bondiol 0,25 µg Rp *0,5 µg Rp* *1 µg Rp* Weichkapseln	**Alfacalcidol** 0,25 µg 0,5 µg 1 µg	20 Stück 20 Stück 20 Stück		17,02 22,51 30,45	**Geeignet** bei Osteoporose zur Vorbeugung und zur Behandlung bei Personen mit Vitamin-D- und Bewegungsmangel, um Vitamin D zuzuführen. Um die Behandlung zu unterstützen, kann zusätzlich Kalzium notwendig sein. → Seite 1145
CALCIGEN D Brausetabletten Brausetabletten	**Colecalciferol** 400 I.E. + **Kalziumkarbonat** 1 500 mg	20 Stück		7,62	**Geeignet** bei Osteoporose zur Vorbeugung und zur Behandlung bei Personen mit Kalzium- und Vitamin-D-armer Ernährung sowie Bewegungsmangel, um Kalzium und Vitamin D zuzuführen. → Seite 1150
CALCIGEN D Kautabletten Kautabletten	**Colecalciferol** 400 I.E. + **Kalziumkarbonat** 1 500 mg	20 Stück		6,15	
Calcilac KT Kautabletten	**Colecalciferol** 400 I.E. + **Kalziumkarbonat** 1 250 mg	20 Stück		6,88	**Geeignet** bei Osteoporose zur Vorbeugung und zur Behandlung bei Personen mit Kalzium- und Vitamin-D-armer Ernährung sowie Bewegungsmangel, um Kalzium und Vitamin D zuzuführen. → Seite 1150
Calcimagon-D₃ Kautabletten	**Colecalciferol** 400 I.E. + **Kalziumkarbonat** 1 250 mg	20 Stück		7,50	**Geeignet** bei Osteoporose zur Vorbeugung und zur Behandlung bei Personen mit Kalzium- und Vitamin-D-armer Ernährung sowie Bewegungsmangel, um Kalzium und Vitamin D zuzuführen. → Seite 1150
Calcium D3-ratiopharm Brausetabletten Brausetabletten	**Colecalciferol** 400 I.E. + **Kalziumkarbonat** 1 500 mg	20 Stück		6,50	**Geeignet** bei Osteoporose zur Vorbeugung und zur Behandlung bei Personen mit Kalzium- und Vitamin-D-armer Ernährung sowie Bewegungsmangel, um Kalzium und Vitamin D zuzuführen. → Seite 1150
Calcium-dura Filmtabletten	**Kalziumkarbonat** 1 500 mg (entspricht 600 mg Kalzium)	20 Stück	6,70	4,70	**Geeignet** bei Osteoporose zur Vorbeugung und zur Behandlung bei Personen mit Kalzium- und Bewegungsmangel, um Kalzium zuzuführen. Um die Behandlung zu unterstützen, kann zusätzlich Vitamin D notwendig sein. → Seite 1141
Calcium 500 Hexal *1 000 Hexal* Brausetabletten	**Kalziumkarbonat** 1 250 mg 2 500 mg	20 Stück 20 Stück	6,12 9,63	4,72 8,97	**Geeignet** bei Osteoporose zur Vorbeugung und zur Behandlung bei Personen mit Kalzium- und Bewegungsmangel, um Kalzium zuzuführen. Um die Behandlung zu unterstützen, kann zusätzlich Vitamin D notwendig sein. → Seite 1141

Hinweise zu den Tabellenspalten → Seite 28, zur Auswahl der Arzneimittel → Seite 23, zur Grundlage der Bewertung → Seiten 24, 27

Osteoporose Fortsetzung

Handelsname Darreichungsform	Zusammensetzung pro 1 ml/1 g oder wie angegeben bzw. pro abgeteilte Einheit	Kleinste Packungsgröße	Festbetrag in Euro	Packungspreis in Euro	Bewertung
Calcium-Sandoz forte	**Kalziumkarbonat** 300 mg + **Kalziumlaktoglukonat** 2 940 mg (entspricht 500 mg Kalzium)	20 Stück	6,12	6,77	**Geeignet** bei Osteoporose zur Vorbeugung und zur Behandlung bei Personen mit Kalzium- und Bewegungsmangel, um Kalzium zuzuführen. Um die Behandlung zu unterstützen, kann zusätzlich Vitamin D notwendig sein. → Seite 1141
fortissimum	**Kalziumkarbonat** 900 mg + **Kalziumlaktoglukonat** 4 954 mg (entspricht 1 000 mg Kalzium)	20 Stück	9,63	9,17	
Calcium-Sandoz D Osteo	**Kalziumkarbonat** 1 500 mg + **Vitamin D_3** 400 I.E. (entspricht 600 mg Kalzium)	20 Stück		8,72	**Geeignet** bei Osteoporose zur Vorbeugung und zur Behandlung bei Personen mit Kalzium- und Vitamin-D-armer Ernährung sowie Bewegungsmangel, um Kalzium und Vitamin D zuzuführen. → Seite 1150
Calcium-Sandoz D Osteo intens 1 200 mg/800 I.E. Brausetabletten	**Kalziumkarbonat** 3 000 mg + **Vitamin D_3** 800 I.E. (entspricht 1 200 mg Kalzium)	20 Stück		11,77	
Calcium-Sandoz D Osteo Kautabletten	**Kalziumkarbonat** 1 500 mg + **Vitamin D_3** 400 I.E. (entspricht 600 mg Kalzium)	20 Stück		6,65	
Calcium D_3 STADA 1 000 mg/880 I.E. Brausetabletten Brausetabletten	**Colecalciferol** 880 I.E. + **Kalziumkarbonat** 2 500 mg	20 Stück		11,70	**Geeignet** bei Osteoporose zur Vorbeugung und zur Behandlung bei Personen mit Kalzium- und Vitamin-D-armer Ernährung sowie Bewegungsmangel, um Kalzium und Vitamin D zuzuführen. → Seite 1150
Calcium D_3 STADA Kautabletten	**Colecalciferol** 400 I.E. + **Kalziumkarbonat** 1 500,3 mg	20 Stück		6,62	
Calcivit D Brausetabletten	**Colecalciferol** 400 I.E. + **Kalziumkarbonat** 1 500 mg	20 Stück		6,50	**Geeignet** bei Osteoporose zur Vorbeugung und zur Behandlung bei Personen mit Kalzium- und Vitamin-D-armer Ernährung sowie Bewegungsmangel, um Kalzium und Vitamin D zuzuführen. → Seite 1150
Calcivit D forte Brausetabletten Brausetabletten	**Colecalciferol** 880 I.E. + **Kalziumkarbonat** 2 500 mg	20 Stück		11,70	
Calcivit D Kautabletten Kautabletten	**Colecalciferol** 400 I.E. + **Kalziumkarbonat** 1 500 mg	20 Stück		6,15	
Climopax mono 0,625 mg Rp	**Konjugierte Estrogene** 0,625 mg	60 Stück		18,96	**Wenig geeignet** bei Osteoporose zur Vorbeugung. Bei Langzeitanwendung überwiegen die Risiken den Nutzen. Allenfalls als individuelle Entscheidung bei Frauen mit erhöhtem Risiko, wenn geeignete Mittel nicht infrage kommen. → Seite 1142
1,25 mg Rp Tabletten	1,25 mg	60 Stück		29,38	
Climopax 0,625/2,5 mg Rp	**Konjugierte Estrogene** 0,625 mg + **Medroxyprogesteronazetat** 2,5 mg	28 Stück		17,01	**Wenig geeignet** bei Osteoporose zur Vorbeugung. Bei Langzeitanwendung überwiegen die Risiken den Nutzen. Allenfalls als individuelle Entscheidung bei Frauen mit erhöhtem Risiko, wenn geeignete Mittel nicht infrage kommen. → Seite 1151
0,625/5 mg Rp	**Konjugierte Estrogene** 0,625 mg + **Medroxyprogesteronazetat** 5 mg	28 Stück		18,28	
Climopax cyclo 0,625/5 mg Rp Dragees	**Konjugierte Estrogene** 0,625 mg und **Konjugierte Estrogene** 0,625 mg + **Medroxyprogesteronazetat** 5 mg	28 Stück		16,56	

Osteoporose Fortsetzung

Handelsname Darreichungsform	Zusammensetzung pro 1 ml/1 g oder wie angegeben bzw. pro abgeteilte Einheit	Kleinste Packungsgröße	Festbetrag in Euro	Packungspreis in Euro	Bewertung
Clionara 2 mg/1 mg Filmtabletten Rp Filmtabletten	**Estradiol** 2 mg **+ Norethisteronazetat** 1 mg	28 Stück		16,87	**Wenig geeignet** bei Osteoporose zur Vorbeugung. Bei Langzeitanwendung überwiegen die Risiken den Nutzen. Allenfalls als individuelle Entscheidung bei Frauen mit erhöhtem Risiko, wenn geeignete Mittel nicht infrage kommen. → Seite 1151
DEDREI Rp Dragees	**Colecalciferol** 1 000 I.E.	50 Stück	12,17	12,16	**Geeignet** bei Osteoporose zur Vorbeugung und zur Behandlung bei Personen mit Vitamin-D- und Bewegungsmangel, um Vitamin D zuzuführen. Um die Behandlung zu unterstützen, kann zusätzlich Kalzium notwendig sein. → Seite 1145
Dekristol 400 I.E. Tabletten	**Colecalciferol** 400 I.E.	100 Stück	7,37	7,12	**Geeignet** bei Osteoporose zur Vorbeugung und zur Behandlung bei Personen mit Vitamin-D- und Bewegungsmangel, um Vitamin D zuzuführen. Um die Behandlung zu unterstützen, kann zusätzlich Kalzium notwendig sein. → Seite 1145
Didronel-Kit Rp Tabletten (weiß) und Tabletten (blau)	**Etidronsäure-Dinatriumsalz** 400 mg (Tabletten weiß) und **Kalziumkarbonat** 1 250 mg (Tabletten blau)	14 Stück und 76 Stück	117,08	117,08	**Mit Einschränkung geeignet** bei Osteoporose zur Behandlung. Enthält das für den zweiten Einnahmezyklus notwendige Kalzium. Die therapeutische Wirksamkeit ist bisher nur für Brüche der Wirbelkörper nachgewiesen. → Seite 1147
DOSS 0,25 µg Rp *1 µg Rp* Kapseln	**Alfacalcidol** 0,25 µg 1 µg	20 Stück 20 Stück		17,02 30,45	**Geeignet** bei Osteoporose zur Vorbeugung und zur Behandlung bei Personen mit Vitamin-D- und Bewegungsmangel, um Vitamin D zuzuführen. Um die Behandlung zu unterstützen, kann zusätzlich Kalzium notwendig sein. → Seite 1145
EinsAlpha 0,25 µg Kapseln Rp *0,5 µg Kapseln Rp* *1 µg Kapseln Rp* Kapseln *EinsAlpha 2 µg/ml Tropfen Rp* Lösung	**Alfacalcidol** 0,25 µg 0,5 µg 1 µg 2 µg *Enthält 14,3% Alkohol* (Konservierungsmittel: Parabene)	30 Stück 30 Stück 30 Stück 20 ml		25,54 35,75 45,67 67,76	**Geeignet** bei Osteoporose zur Vorbeugung und zur Behandlung bei Personen mit Vitamin-D- und Bewegungsmangel, um Vitamin D zuzuführen. Um die Behandlung zu unterstützen, kann zusätzlich Kalzium notwendig sein. → Seite 1145
ESTRADERM TTS 25 Rp *50 Rp* *100 Rp* Pflaster	**Estradiol** 0,025 mg pro Tag 0,05 mg pro Tag 0,1 mg pro Tag	18 Stück 6 Stück 6 Stück	19,69 15,54 17,86	19,68 15,54 17,86	**Wenig geeignet** bei Osteoporose zur Vorbeugung. Bei Langzeitanwendung überwiegen die Risiken den Nutzen. Allenfalls als individuelle Entscheidung bei Frauen mit erhöhtem Risiko, wenn geeignete Mittel nicht infrage kommen. → Seite 1142
Estradot 50 Mikrogramm/24 Stunden Transdermales Pflaster Rp *75 Mikrogramm/24 Stunden Transdermales Pflaster Rp* *100 Mikrogramm/24 Stunden Transdermales Pflaster Rp* Pflaster	**Estradiol** 0,05 mg pro Tag 0,075 mg pro Tag 0,1 mg pro Tag	8 Stück 8 Stück 8 Stück	17,03 18,61 19,94	17,03 18,61 19,94	**Wenig geeignet** bei Osteoporose zur Vorbeugung. Bei Langzeitanwendung überwiegen die Risiken den Nutzen. Allenfalls als individuelle Entscheidung bei Frauen mit erhöhtem Risiko, wenn geeignete Mittel nicht infrage kommen. → Seite 1142

Hinweise zu den Tabellenspalten → Seite 28, zur Auswahl der Arzneimittel → Seite 23, zur Grundlage der Bewertung → Seiten 24, 27

Osteoporose Fortsetzung

Handelsname Darreichungsform	Zusammensetzung pro 1 ml/1 g oder wie angegeben bzw. pro abgeteilte Einheit	Kleinste Packungsgröße	Festbetrag in Euro	Packungspreis in Euro	Bewertung

Hinweise zu den Tabellenspalten → Seite 28, zur Auswahl der Arzneimittel → Seite 23, zur Grundlage der Bewertung → Seiten 24, 27

Handelsname Darreichungsform	Zusammensetzung pro 1 ml/1 g oder wie angegeben bzw. pro abgeteilte Einheit	Kleinste Packungsgröße	Festbetrag in Euro	Packungspreis in Euro	Bewertung
Estramon 50 Rp *75 Rp* *100 Rp* *Estramon Uno 50 Rp* *75 Rp* *100 Rp* Pflaster	**Estradiol** 0,05 mg pro Tag 0,075 mg pro Tag 0,1 mg pro Tag 0,05 mg pro Tag 0,075 mg pro Tag 0,1 mg pro Tag	6 Stück 6 Stück 6 Stück 4 Stück 4 Stück 4 Stück	15,54 16,80 17,86 17,03 18,61 19,94	13,19 13,93 14,58 14,08 15,02 15,83	**Wenig geeignet** bei Osteoporose zur Vorbeugung. Bei Langzeitanwendung überwiegen die Risiken den Nutzen. Allenfalls als individuelle Entscheidung bei Frauen mit erhöhtem Risiko, wenn geeignete Mittel nicht infrage kommen. → Seite 1142
EVISTA Rp Filmtabletten	**Raloxifen-hydrochlorid** 60 mg	28 Stück		48,90	**Mit Einschränkung geeignet** bei Osteoporose zur Vorbeugung bei Frauen nach den Wechseljahren mit erhöhtem Risiko und zur Behandlung. Die therapeutische Wirksamkeit bei Oberschenkelfrakturen ist noch nicht ausreichend nachgewiesen. Der Wirkstoff erhöht das Risiko für Beinvenenthrombosen und tödliche Schlaganfälle. → Seite 1143
Fem7 –50 µg Rp Pflaster	**Estradiol** 0,05 mg pro Tag	4 Stück	17,03	17,03	**Wenig geeignet** bei Osteoporose zur Vorbeugung. Bei Langzeitanwendung überwiegen die Risiken den Nutzen. Allenfalls als individuelle Entscheidung bei Frauen mit erhöhtem Risiko, wenn geeignete Mittel nicht infrage kommen. → Seite 1142
Femoston 1/10 mg Rp	**Estradiol** 1 mg und **Estradiol** 1 mg **+ Dydrogesteron** 10 mg	28 Stück		19,12	**Wenig geeignet** bei Osteoporose zur Vorbeugung. Bei Langzeitanwendung überwiegen die Risiken den Nutzen. Allenfalls als individuelle Entscheidung bei Frauen mit erhöhtem Risiko, wenn geeignete Mittel nicht infrage kommen. → Seite 1151
2/10 mg Rp	**Estradiol** 2 mg und **Estradiol** 2 mg **+ Dydrogesteron** 10 mg	28 Stück		19,67	
Femoston Conti Filmtabletten 1 mg/5 mg Rp Filmtabletten	**Estradiol** 1 mg **+ Dydrogesteron** 5 mg	28 Stück		19,54	
FOSAMAX 10 mg Rp *FOSAMAX einmal wöchentlich 70 mg Tabletten Rp* Tabletten	**Alendronsäure** 10 mg 70 mg	14 Stück 4 Stück	37,78 51,28	30,75 51,28	**Geeignet** bei Osteoporose zur Behandlung. → Seite 1137
Gynamon Rp Filmtabletten	**Estradiol** 2 mg und **Estradiol** 2 mg **+ Norethisteronazetat** 1 mg	28 Stück		15,90	**Wenig geeignet** bei Osteoporose zur Vorbeugung. Bei Langzeitanwendung überwiegen die Risiken den Nutzen. Allenfalls als individuelle Entscheidung bei Frauen mit erhöhtem Risiko, wenn geeignete Mittel nicht infrage kommen. → Seite 1151
Ideos Kautabletten	**Colecalciferol** 400 I.E. **+ Kalziumkarbonat** 1 250 mg	30 Stück		10,22	**Geeignet** bei Osteoporose zur Vorbeugung und zur Behandlung bei Personen mit Kalzium- und Vitamin-D-armer Ernährung sowie Bewegungsmangel, um Kalzium und Vitamin D zuzuführen. → Seite 1150

Osteoporose Fortsetzung

Handelsname Darreichungsform	Zusammensetzung pro 1 ml/1 g oder wie angegeben bzw. pro abgeteilte Einheit	Kleinste Packungsgröße	Festbetrag in Euro	Packungspreis in Euro	Bewertung
Indivina 1 mg/2,5 mg Tabletten Rp	**Estradiolvalerat** 1 mg + **Medroxyprogesteronazetat** 2,5 mg	1 x 28 Stück		19,62	**Wenig geeignet** bei Osteoporose zur Vorbeugung. Bei Langzeitanwendung überwiegen die Risiken den Nutzen. Allenfalls als individuelle Entscheidung bei Frauen mit erhöhtem Risiko, wenn geeignete Mittel nicht infrage kommen. → Seite 1151
1 mg/5 mg Tabletten Rp	**Estradiolvalerat** 1 mg + **Medroxyprogesteronazetat** 5 mg	1 x 28 Stück		19,62	
2 mg/5 mg Tabletten Rp Tabletten	**Estradiolvalerat** 2 mg + **Medroxyprogesteronazetat** 5 mg	1 x 28 Stück		19,62	
Karil 100 I.E. Injektionslösung Rp Injektionslösung	**Kalzitoninazetat** 100 I.E.	5 x 1 ml	22,54	25,54	**Mit Einschränkung geeignet** bei Osteoporose, um Knochenschmerzen zu behandeln und den Verlust von Knochenmasse für kurze Zeit zu bremsen, wenn geeignete Mittel nicht infrage kommen. Eine Anwendung für mehr als sechs Monate ist nicht sinnvoll. → Seite 1140
Karil 200 I.E. Nasenspray Rp Nasenspray	200 I.E. (Konservierungsmittel: Benzalkoniumchlorid)	1 Stück		197,21	**Mit Einschränkung geeignet** bei Osteoporose zur Behandlung. Die therapeutische Wirksamkeit zur Verhinderung von sowohl Wirbelkörper- wie auch Oberschenkelhalsbrüchen ist noch nicht ausreichend nachgewiesen. → Seite 1140
Kliogest N Rp Filmtabletten	**Estradiol** 2 mg + **Norethisteronazetat** 1 mg	28 Stück		19,90	**Wenig geeignet** bei Osteoporose zur Vorbeugung. Bei Langzeitanwendung überwiegen die Risiken den Nutzen. Allenfalls als individuelle Entscheidung bei Frauen mit erhöhtem Risiko, wenn geeignete Mittel nicht infrage kommen. → Seite 1151
Merigest Rp Filmtabletten	**Estradiolvalerat** 2 mg + **Norethisteron** 0,7 mg	28 Stück		18,56	**Wenig geeignet** bei Osteoporose zur Vorbeugung. Bei Langzeitanwendung überwiegen die Risiken den Nutzen. Allenfalls als individuelle Entscheidung bei Frauen mit erhöhtem Risiko, wenn geeignete Mittel nicht infrage kommen. → Seite 1151
Natriumfluorid 25 Baer Rp Filmtabletten	**Natriumfluorid** 25 mg	50 Stück	12,14	12,15	**Mit Einschränkung geeignet** bei Osteoporose zur Behandlung. Die therapeutische Wirksamkeit zur Verhinderung von sowohl Wirbelkörper- wie auch Oberschenkelhalsbrüchen ist noch nicht ausreichend nachgewiesen. → Seite 1139
Novofem Filmtabletten Rp Filmtabletten	**Estradiol** 1 mg und **Estradiol** 1 mg + **Norethisteronazetat** 1 mg	1 x 28 Stück		19,12	**Wenig geeignet** bei Osteoporose zur Vorbeugung. Bei Langzeitanwendung überwiegen die Risiken den Nutzen. Allenfalls als individuelle Entscheidung bei Frauen mit erhöhtem Risiko, wenn geeignete Mittel nicht infrage kommen. → Seite 1151
Östronara Dragees Rp Dragees	**Estradiolvalerat** 2 mg und **Estradiolvalerat** 2 mg + **Levonorgestrel** 0,075 mg	28 Stück		17,96	**Wenig geeignet** bei Osteoporose zur Vorbeugung. Bei Langzeitanwendung überwiegen die Risiken den Nutzen. Allenfalls als individuelle Entscheidung bei Frauen mit erhöhtem Risiko, wenn geeignete Mittel nicht infrage kommen. → Seite 1151

Hinweise zu den Tabellenspalten → Seite 28, zur Auswahl der Arzneimittel → Seite 23, zur Grundlage der Bewertung → Seiten 24, 27

Osteoporose Fortsetzung

Handelsname Darreichungsform	Zusammensetzung pro 1 ml/1 g oder wie angegeben bzw. pro abgeteilte Einheit	Kleinste Packungsgröße	Festbetrag in Euro	Packungspreis in Euro	Bewertung
Hinweise zu den Tabellenspalten → Seite 28, zur Auswahl der Arzneimittel → Seite 23, zur Grundlage der Bewertung → Seiten 24, 27					
OSMIL Rp Filmtabletten	**Estradiol** 2 mg und **Estradiol** 2 mg + **Medroxyprogesteronazetat** 5 mg	28 Stück		16,66	**Wenig geeignet** bei Osteoporose zur Vorbeugung. Bei Langzeitanwendung überwiegen die Risiken den Nutzen. Allenfalls als individuelle Entscheidung bei Frauen mit erhöhtem Risiko, wenn geeignete Mittel nicht infrage kommen. → Seite 1151
Ospur D 3 Rp Tabletten	**Colecalciferol** 1 000 I.E.	50 Stück	12,17	12,17	**Geeignet** bei Osteoporose zur Vorbeugung und zur Behandlung bei Personen mit Vitamin-D- und Bewegungsmangel, um Vitamin D zuzuführen. Um die Behandlung zu unterstützen, kann zusätzlich Kalzium notwendig sein. → Seite 1145
Ossin Rp Retardtabletten	**Natriumfluorid** 40 mg	50 Stück	13,63	13,63	**Mit Einschränkung geeignet** bei Osteoporose zur Behandlung. Die therapeutische Wirksamkeit zur Verhinderung von sowohl Wirbelkörper- wie auch Oberschenkelhalsbrüchen ist noch nicht ausreichend nachgewiesen. → Seite 1139
OSSIPLEX retard Rp Tabletten	**Askorbinsäure** 200 mg + **Natriumfluorid** 25 mg	50 Stück		16,24	**Wenig geeignet** bei Osteoporose. Der therapeutische Nutzen von Vitamin C ist nicht ausreichend nachgewiesen. Nicht sinnvolle Kombination. → Seite 1148
Ossofortin plus Rp Brausetabletten und Retardtabletten	**Colecalciferol** 1 000 I.E. + **Kalziumkarbonat** 1 250 mg und **Natriumfluorid** 44,2 mg	30 Stück und 30 Stück		57,01	**Mit Einschränkung geeignet** bei Osteoporose zur Behandlung. Die therapeutische Wirksamkeit ist noch nicht ausreichend nachgewiesen. → Seite 1148
Ossofortin forte Brausetabletten Brausetabletten	**Colecalciferol** 400 I.E. + **Kalziumkarbonat** 1 500 mg	40 Stück		17,18	**Geeignet** bei Osteoporose zur Vorbeugung und zur Behandlung bei Personen mit Kalzium- und Vitamin-D-armer Ernährung sowie Bewegungsmangel, um Kalzium und Vitamin D zuzuführen. → Seite 1150
Ossofortin forte Kautabletten	**Colecalciferol** 400 I.E. + **Kalziumkarbonat** 1 500,3 mg	20 Stück		9,54	
Osteoplus Brausetabletten	**Colecalciferol** 1 000 I.E. + **Kalziumkarbonat** 2 500 mg	10 Stück		4,51	**Geeignet** bei Osteoporose zur Vorbeugung und zur Behandlung bei Personen mit Kalzium- und Vitamin-D-armer Ernährung sowie Bewegungsmangel, um Kalzium und Vitamin D zuzuführen. → Seite 1150
Presomen 28/0,3 mg Rp	**konjugierte Estrogene** 0,3 mg	28 Stück		15,36	**Wenig geeignet** bei Osteoporose zur Vorbeugung. Bei Langzeitanwendung überwiegen die Risiken den Nutzen. Allenfalls als individuelle Entscheidung bei Frauen mit erhöhtem Risiko, wenn geeignete Mittel nicht infrage kommen. → Seite 1142
28/0,6 mg Rp	0,6 mg	28 Stück		17,15	
28/1,25 mg Rp	1,25 mg	28 Stück		21,18	
0,3 mg Rp	0,3 mg	20 Stück		14,47	
0,6 mg Rp	0,6 mg	20 Stück		15,89	
1,25 mg Rp	1,25 mg	20 Stück		19,34	
Presomen 28 compositum 0,3 mg/5 mg Rp	**konjugierte Estrogene** 0,3 mg und **konjugierte Estrogene** 0,3 mg + **Medrogeston** 5 mg	28 Stück		17,21	**Wenig geeignet** bei Osteoporose zur Vorbeugung. Bei Langzeitanwendung überwiegen die Risiken den Nutzen. Allenfalls als individuelle Entscheidung bei Frauen mit erhöhtem Risiko, wenn geeignete Mittel nicht infrage kommen. → Seite 1151
0,6 mg/5 mg Rp Dragees	**konjugierte Estrogene** 0,6 mg und **konjugierte Estrogene** 0,6 mg + **Medrogeston** 5 mg	28 Stück		17,90	

▶

Osteoporose Fortsetzung

Hinweise zu den Tabellenspalten → Seite 28, zur Auswahl der Arzneimittel → Seite 23, zur Grundlage der Bewertung → Seiten 24, 27

Handelsname Darreichungsform	Zusammensetzung pro 1 ml/1 g oder wie angegeben bzw. pro abgeteilte Einheit	Kleinste Packungsgröße	Festbetrag in Euro	Packungspreis in Euro	Bewertung
Presomen compositum 0,6 mg/5 mg Rp	**konjugierte Estrogene** 0,6 mg und **konjugierte Estrogene** 0,6 mg + **Medrogeston** 5 mg	21 Stück		17,67	**Wenig geeignet** bei Osteoporose zur Vorbeugung. Bei Langzeitanwendung überwiegen die Risiken den Nutzen. Allenfalls als individuelle Entscheidung bei Frauen mit erhöhtem Risiko, wenn geeignete Mittel nicht infrage kommen. → Seite 1151
1,25 mg/5 mg Rp Dragees	**konjugierte Estrogene** 1,25 mg und **konjugierte Estrogene** 1,25 mg + **Medrogeston** 5 mg	21 Stück		21,82	
PROTELOS 2 g Rp Granulatbeutel	**Strontiumranelat** 2 g	14 Stück		32,42	**Mit Einschränkung geeignet** bei Osteoporose zur Behandlung. Dass das Mittel das Risiko für Oberschenkelhalsbrüche verringert, ist noch nicht ausreichend nachgewiesen. Die Langzeitverträglichkeit lässt sich noch nicht abschließend beurteilen. → Seite 1144
Sandocal-D 500/440 Brausegranulat	**Colecalciferol** 440 I.E. + **Kalziumkarbonat** 1 250 mg (entspricht 500 mg Kalzium)	20 Stück		7,79	**Geeignet** bei Osteoporose zur Vorbeugung und zur Behandlung bei Personen mit Kalzium- und Vitamin-D-armer Ernährung sowie Bewegungsmangel, um Kalzium und Vitamin D zuzuführen. → Seite 1150
1 000/880 Brausegranulat Granulatbeutel	**Colecalciferol** 880 I.E. + **Kalziumkarbonat** 2 500 mg (entspricht 1 000 mg Kalzium)	20 Stück		13,08	
TRIDIN Rp	**Kalziumglukonat** 500 mg + **Kalziumzitrat** 500 mg + **Natrium-fluorophosphat** 38 mg	90 Stück		40,83	**Mit Einschränkung geeignet** bei Osteoporose zur Behandlung. Die therapeutische Wirksamkeit ist noch nicht ausreichend nachgewiesen. → Seite 1148
TRIDIN forte 500/10 mg Kautabletten Rp Kautabletten	**Kalziumkarbonat** 1 250 mg + **Natrium-fluorophosphat** 76 mg	100 Stück		53,19	
Trisequens Rp Filmtabletten	**Estradiol** 2 mg und **Estradiol** 2 mg + **Norethisteronazetat** 1 mg und **Estradiol** 1 mg	28 Stück		19,67	**Wenig geeignet** bei Osteoporose zur Vorbeugung. Bei Langzeitanwendung überwiegen die Risiken den Nutzen. Allenfalls als individuelle Entscheidung bei Frauen mit erhöhtem Risiko, wenn geeignete Mittel nicht infrage kommen. → Seite 1151
Vigantol Oel Rp Oel	**Colecalciferol** 20 000 I.E.	10 ml		13,13	**Geeignet** bei Osteoporose zur Vorbeugung und zur Behandlung bei Personen mit Vitamin-D- und Bewegungsmangel, um Vitamin D zuzuführen. Um die Behandlung zu unterstützen, kann zusätzlich Kalzium notwendig sein. → Seite 1145
Vigantoletten 500	500 I.E.	30 Stück	2,77	2,77	
1 000 Tabletten	1 000 I.E.	30 Stück	2,92	2,92	

Allergische Erkrankungen

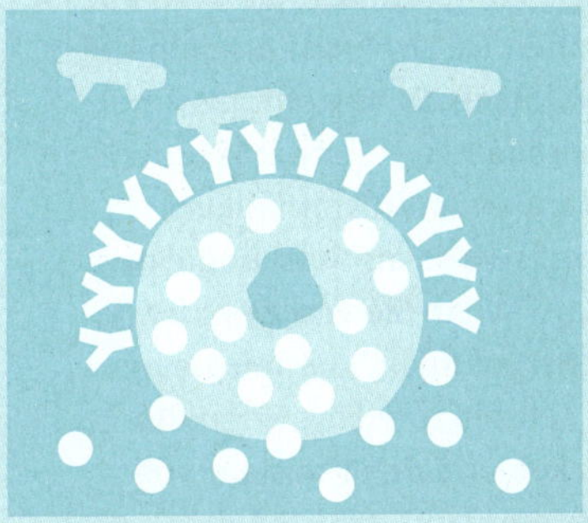

Eine Allergie bedeutet, dass der Körper auf bestimmte Stoffe aus der Umwelt (Allergene) überempfindlich reagiert, beispielsweise mit Juckreiz, tränenden Augen, Schnupfen. Viele Allergene stammen aus der Natur (z. B. Pollen, Tierhaare, Schimmelpilze). Darüber hinaus gibt es zahlreiche künstlich geschaffene (synthetische) Substanzen, die von einigen Menschen nicht gut vertragen werden.
Allergien können saisonal auftreten wie zum Beispiel Heuschnupfen und Pollenasthma, sie können aber auch aufgrund eines Dauerreizes (z. B. Hausstaubmilben, Tierhaare) das ganze Jahr über bestehen.

Allergie allgemein

Bei einer Allergie lassen sich vor allem zwei Arten von Reaktionen unterscheiden: Spätreaktionen, die in der Regel erst 24 bis 48 Stunden nach Kontakt mit dem Allergen auftreten, und Reaktionen vom Soforttyp, die etwa 90 Prozent aller Allergien ausmachen. Zu den Sofortreaktionen gehören beispielsweise die allergische Bindehautentzündung, der allergische Schnupfen und das allergische Asthma. Zu den Spättyp-Allergien zählen das allergische Kontaktekzem sowie Allergien auf Arznei- und Konservierungsmittel. Beide Reaktionen können auch gleichzeitig vorkommen.
Bei einer allergischen Reaktion kommt eine ganze Kaskade von Entzündungsreaktionen in Gang, die verschiedene Körperbereiche und Organe erfassen kann. Haut und Schleimhäute (vor allem der Nase und Augen) sind am häufigsten betroffen.
Auslöser für die Sofortreaktion ist unter anderem das Gewebehormon Histamin. Es wird von speziellen, aus dem Knochenmark stammenden weißen Blutkörperchen, den Mastzellen, freigesetzt, wenn der Körper mit einem Allergen in Kontakt kommt. Als Folge dieser „Überdosis" an Histamin beginnen die Schleimhäute anzuschwellen, zu jucken und vermehrt Flüssigkeit oder Schleim abzusondern. Auf der Haut können sich Bläschen oder Quaddeln bilden. Die Blutgefäße erweitern sich, dadurch rötet sich die Haut und/oder auch die Bindehaut in den Augen. Histamin bewirkt darüber hinaus, dass Flüssigkeit aus den kleinsten Blutgefäßen (Kapillaren) ins Gewebe übertritt. Darauf beruhen Schwellungen am Auge sowie in Nase und Bronchien. In den Bronchien zieht sich unter dem Einfluss von Histamin und anderen Botenstoffen (Mediatoren) die Muskulatur zusammen, was einen Asthmaanfall oder Atemnot verursachen kann.

Allergie auf Parastoffe

Bei vielen Menschen produziert das Immunsystem spezielle Eiweißstoffe (Antikörper) gegen Konservierungsstoffe. Dabei handelt es sich häufig um sogenannte Parastoffe (z. B. Parabene). Bei ihnen ist – chemisch gesehen – eine bestimmte Gruppe (die Aminogruppe in p-Aminobenzoesäure oder die Hydroxygruppe in p-Hydroxybenzoesäure) in Parastellung am Molekül angeordnet (abgekürzt als „p"). Es gibt eine Vielzahl von Arzneimitteln und Konservierungsstoffen, die chemisch ähnlich aufgebaut sind. Wenn Sie nun auf einen bestimmten Parastoff allergisch reagieren, vertragen Sie auch kein anderes Mittel – gleich welcher Art und Herkunft –, das ebenfalls eine Paragruppe enthält. Diese Kreuzreaktionen zwischen parastoffhaltigen Arzneimitteln (z. B. Benzokain in Mitteln gegen Halsschmerzen, oder Prokain in Stärkungsmitteln) und Konservierungsstoffen (z. B. p-Hydroxybenzoesäure in Lebensmitteln) sind zu beachten. Viele allergische Reaktionen auf Arzneimittel sind auf eine solche Allergie gegen Parastoffe zurückzuführen.

Anzeichen und Beschwerden

Die meisten Allergien machen sich an Haut und/oder Schleimhäuten bemerkbar und werden entsprechend ihrem Auftreten in verschiedene Krankheitsbilder unterschieden:

- Wenn sich die Haut rötet und stark juckt, handelt es sich meist um ein allergisches Kontaktekzem. Näheres dazu lesen Sie im Abschnitt „Ekzem, Neurodermitis" (→ Seite 54) im Kapitel „Haut". Bei einer Unverträglichkeit von beispielsweise Konservierungsmitteln bilden sich meist Quaddeln (Nesselsucht, Urtikaria). Hautausschläge dieser Art werden unter der Überschrift „Allergische Hauterkrankungen" (→ Seite 1162) besprochen.

- Wenn sich die Augen röten, jucken und zu tränen beginnen, kann es sich um eine allergische Bindehautentzündung (→ Seite 1164) handeln.
- Schwillt die Nasenschleimhaut an und sondert sie wie bei einem Schnupfen vermehrt Flüssigkeit ab, begleitet von ständigem Niesreiz, ist es ein allergischer Schnupfen (→ Seite 1165).
- Wenn die Atemwege durch Allergene belastet werden, entzündet sich die Schleimhaut. Darauf können die Bronchien überempfindlich reagieren und sich krampfartig zusammenziehen. Dieses allergische Asthma (→ Seite 1166) tritt anfallsweise auf, begleitet von unterschiedlich starker Atemnot.

Bei Kindern
Juckende Quaddeln am ganzen Körper, verbunden mit Juckreiz im Rachen und beeinträchtigtem Geschmacksempfinden, kommen bei Kindern doppelt so häufig vor wie bei Erwachsenen und sind meist auf Nahrungsmittel- oder Insektengiftallergien zurückzuführen. Bei Kindern unter sechs Jahren können zusätzlich Erbrechen und starke Bauchschmerzen auftreten.

Lebensbedrohlich: Der anaphylaktische Schock

Bei sehr starken allergischen Reaktionen weiten sich die Blutgefäße im gesamten Organismus. Dann strömt zu wenig Blut aus den Armen und Beinen zum Herzen zurück, der Blutdruck sinkt drastisch ab, und der Kreislauf bricht zusammen. Gleichzeitig schwellen die Schleimhäute stark an, vor allem in den Atemwegen, begleitet von Schweißausbrüchen, Schwindel, Benommenheit und Übelkeit. Frühsymptome sind ein zunehmender Juckreiz auf der ganzen Haut, sich verstärkt bildende Quaddeln sowie ein Juckreiz im Rachen.

Wenn derartige Beschwerden auftreten, müssen Sie sofort den Notarzt (Telefon 112) rufen. Der Schock muss unverzüglich ärztlich behandelt werden: mit Kortisonspritzen, kreislaufstabilisierenden Mitteln sowie mit einer Infusion, um Flüssigkeit in den Körper zu leiten. Im äußersten Notfall kann auch eine künstliche Beatmung erforderlich sein. Schwellen nämlich die Schleimhäute in den Atemwegen zu sehr an, droht Ersticken. Bricht der Kreislauf komplett zusammen, pumpt das Herz zu wenig Blut in den Kreislauf. Die Organe und vor allem das Gehirn erhalten zu wenig Sauerstoff, was schon nach wenigen Minuten zu irreparablen Schäden führen kann.

Solche anaphylaktische Schockreaktionen können auch schon bei Kindern vorkommen. Wenn Sie wissen, dass Sie auf einen bestimmten Stoff hoch allergisch reagieren, zum Beispiel auf Insektenstiche, können Sie sich vom Arzt ein Notfallset verschreiben lassen. Es besteht aus einer Fertigspritze mit Adrenalin (→ Seite 1168) sowie einem schnell wirkenden Antihistaminikum (→ Seite 1174) (vorzugsweise als Saft) und einem kortisonhaltigen Saft. Wenn Sie von einer Biene oder Wespe gestochen wurden, können Sie mit diesen Mitteln die Zeit bis zum Eintreffen des Notarztes überbrücken und den Kreislauf vorübergehend stabilisieren.

Ursachen

Häufig entwickeln sich Allergien, wenn der Körper schon in den ersten Lebensmonaten artfremdes Eiweiß verarbeiten muss (z. B. wenn Babys nicht gestillt werden) oder das Immunsystem sich zu selten mit Krankheitserregern auseinandersetzen konnte, beispielsweise wenn Kinder in den ersten Lebensjahren zu wenig im Freien spielen (und dabei auch mit Sand, Erde und Matsch in Berührung kommen) und zu wenig Kontakt zu anderen Kindern haben. Dann reagiert der Organismus auf Stoffe aus Natur und Umwelt oft überempfindlich.
Zu den häufigsten Auslösern einer Allergie gehören Blütenpollen, Insektengift (von Bienen, Wespen, Hornissen), Tierhaare, Federn, Ausscheidungen von Hausstaubmilben, Schimmelpilze, Kosmetika und Metalle (insbesondere Nickel), Konservierungs- und Farbstoffe sowie Zusatzstoffe in Lebensmitteln. Auch auf Nahrungsmittel wie Hühnereier, Nüsse, Fisch, Äpfel, Erdbeeren und tropische Früchte (beispielsweise Kiwis) kann der Organismus allergisch reagieren. Arzneimittel können ebenfalls eine Allergie hervorrufen.

Vorbeugung

Manchmal wird der Grundstein für eine Allergie schon in den ersten Lebensjahren gelegt. Dem können Sie selbst – zumindest teilweise – entgegenwirken:

- Es wird empfohlen, Neugeborene mindestens sechs Monate lang zu stillen. Der Darm des Säuglings ist vor allem in den ersten Lebensmonaten noch sehr durchlässig. Werden ihm in dieser Zeit beispielsweise über Fertigmilchnahrung Eiweißstoffe zugeführt, die für den kindlichen Organismus artfremd sind, kann dies oft der erste Anstoß für eine allergische Reaktion sein.

Muttermilch dagegen enthält keine solchen Eiweißstoffe, sondern ist auf den kindlichen Organismus abgestimmt. Kinder, die nicht gestillt werden können und allergiegefährdet sind (z. B. weil beide Elternteile an einer Neurodermitis leiden), sollten ausschließlich mit hypoallergener Fertignahrung gefüttert werden, die von solchen Eiweißstoffen weitgehend frei ist und mit der sich das Allergierisiko verringern lässt.

- Lassen Sie Kinder ruhig auf dem Boden und in Sand und Matsch spielen. Selbst wenn sie gelegentlich etwas davon in den Mund bekommen, schadet ihnen das meist nicht. Im Kontakt mit solchen Stoffen übt das Immunsystem, Krankheitskeime abzuwehren. Dann wird es auch mit Fremdstoffen und natürlichen Reizstoffen, die von außen auf den Körper einwirken, besser fertig. Auch auf den Boden gefallene Schnuller brauchen Sie nicht zu desinfizieren, sondern nur mit Wasser abzuspülen oder abzuwischen.

Wollen Sie eine Ausbildung beginnen, in der Sie mit Allergenen in Berührung kommen können (z. B. als Bäcker, im Friseurhandwerk oder in der Chemiebranche), sollten Sie vorher abklären, ob Sie auf bestimmte Stoffe allergisch reagieren.

Ernähren Sie sich möglichst mit naturbelassenen Lebensmitteln ohne Zusatz-, Farb- und Konservierungsstoffe.

Nichtmedikamentöse Maßnahmen

Wenn es Ihnen gelingt, das Allergen zu meiden, tritt die allergische Reaktion gar nicht erst auf.

Wenn Sie auf Pollen allergisch reagieren, sollten Sie sich in der Apotheke einen Pollenflugkalender besorgen. Eine aktuelle Pollenflugvorhersage der Wetterdienste ist auch in den meisten Tageszeitungen abgedruckt oder im Internet abzurufen. Außerdem gibt es telefonische Ansagedienste. Wenn Sie diese Hinweise berücksichtigen, wissen Sie in etwa, wann Sie mit der Anwendung vorbeugend wirkender Medikamente beginnen sollten und wie lange diese erforderlich sind. Versuchen Sie, Ihren Urlaub in die Pollenflugzeit zu legen und dann ans Meer oder ins Hochgebirge zu fahren. Dort ist die Luft weitgehend frei von Pollen.

Reagieren Sie auf Pollen, Hausstaubmilben, Tierhaare oder Schimmelpilze allergisch, sollten Sie Ihre häusliche Umgebung so gestalten, dass diese so wenig wie möglich mit Allergenen belastet ist:

- An „Staubfängern" wie Teppichen, Teppichböden und Gardinen haften Staub, Blütenpollen, Tierhaare und Pilzsporen besonders gut. Zugluft und Bewegung im Raum wirbeln den Staub immer wieder auf, wodurch die Allergenbelastung im Raum steigt. Sie sollten deshalb möglichst glatte Fußbodenbeläge und an den Fenstern Jalousien bevorzugen. Eine neue Studie zeigt bei Glattböden im Vergleich zu Teppichböden allerdings eine höhere Feinstaubbelastung in Innenräumen. Auswirkungen auf die Allergenbelastung wurden dabei jedoch nicht untersucht. Eine allgemeine Empfehlung für Allergiker lässt sich aus dieser Studie daher noch nicht ableiten.
- Achten Sie auf die Farben, mit denen Sie die Wände streichen. Bei einer Hausstaubmilben-Allergie sind glänzende Dispersionsfarben ratsam, bei Schimmelpilzallergie dagegen eher Kalk-, Kreide- und Leimfarben, weil sie Feuchtigkeit durchlassen und damit der Schimmelbildung entgegenwirken.
- Verzichten Sie auf Zimmerpflanzen oder ersetzen Sie sie durch Hydrokulturen. Pilze halten sich in Blumenerde besonders gut, ihre Sporen werden bei jedem Luftzug aufgewirbelt und verteilen sich in der Raumluft. Das können Sie verhindern, wenn Sie die Oberfläche der Blumentöpfe mit Sand bedecken. Im Schlafzimmer sollten Sie auf Pflanzen jedoch besser verzichten.
- Lüften Sie die Räume so oft wie möglich.
- Ihr Staubsauger sollte mit einem Filter für Schwebstoffe (HEPA-Filter) ausgestattet sein und ein möglichst großes Staubrückhaltevermögen aufweisen.
- Milben siedeln in Matratzen und Kissen und ernähren sich von Hautschuppen, die an der Bettwäsche haften bleiben. Um ihnen den Lebensraum und Nährboden zu entziehen, können Matratzen und Kissen mit Hüllen (Encasings) aus synthetischem Spezialmaterial versehen werden, die abziehbar und waschbar sind. Die Encasings sollten Sie einmal monatlich waschen. Bettwäsche wechseln Sie am besten wöchentlich und waschen sie bei mindestens 60 °C. Kuscheltiere sollten Sie alle zwei Wochen für etwa 48 Stunden in die Tiefkühltruhe legen. Bei Temperaturen unter minus 18 °C sterben Milben meist nach einigen Stunden ab. Nach zwei Tagen sind dann bestimmt keine mehr am Leben.
- Wenn Sie oder Ihr Kind bereits allergisch reagieren (z. B. auf Pollen), sollten Sie sich besser keine Haustiere anschaffen. Denn dann besteht ein erhöhtes Risiko, dass sich zusätzlich auch eine Tierhaarallergie ausbildet.
- Wenn Sie Ihre Haare jeden Abend waschen (und ebenso Bürste und Kamm), sind sie zumindest in der Nacht pollenfrei.
- Beim Umgang mit Reinigungsmitteln und Chemikalien sollten Sie Gummihandschuhe tragen, damit die Haut nicht mit diesen Substanzen in Berührung kommt.

- Wenn Sie auf Nickel allergisch reagieren, ersetzen Sie nickelhaltige Knöpfe (z. B. an Jeans) durch andere (z. B. aus Horn, Kunststoff). Meiden Sie außerdem Modeschmuck aus unedlen Metallen, die häufig Nickellegierungen enthalten.
- Achten Sie bei Kosmetika auf die Liste der Inhaltsstoffe (sind auf dem Etikett aufgedruckt). Konservierungsmittel sowie Farb- und Duftstoffe müssen dort aufgeführt sein. Wenn Sie bei Sonnenschutzmitteln die chemischen Lichtfilter nicht vertragen, können Sie Produkte mit Mikropigmenten (Titandioxid, Zinkoxid) wählen.

Behandlung mit Medikamenten

Eine Allergie kann vorbeugend und akut behandelt werden. Manche Wirkstoffe gibt es als Tropfen oder Spray für die äußerliche Anwendung und ebenso in Tablettenform zum Einnehmen. Welches Mittel in welcher Darreichungsform am besten geeignet ist, hängt davon ab, wo die Allergie auftritt (an Auge, Nase, Haut oder in den Bronchien), wie lange sie dauert und wie ausgeprägt die Beschwerden sind. Bei Kindern ist auch das Alter ausschlaggebend. Welche Wirkstoffe geeignet sind, steht bei den folgenden einzelnen Unterkapiteln.

Antihistaminika zum Einnehmen (→ Seite 1174) sind bei allen Allergieformen geeignet oder mit gewissen Einschränkungen geeignet, weil sie über den Blutkreislauf wirken und auf diese Weise alle Körpergewebe erreichen.

Allergiker, die auf ein Allergen besonders heftig reagieren, können lebensbedrohliche Schocksituationen (→ Seite 1160) vermeiden, wenn sie sofort ein Notfallmedikament zur Hand haben. Geeignet dafür ist eine Adrenalin-Fertigspritze (→ Seite 1168). Gleichzeitig sollte der Notarzt (Telefon 112) alarmiert werden.

Für eine Hyposensibilisierung, bei der der Organismus nach und nach unempfindlich gegen das Allergen werden soll, sind Allergenextrakte (→ Seite 1169) mit Einschränkung geeignet. Die Behandlung ist mit relativ großen Risiken verbunden. Eine Hyposensibilisierung sollte daher nur erfolgen, wenn die Allergie mit anderen Mitteln nicht ausreichend behandelt werden kann.

Allergische Hauterkrankungen

Ein Hautausschlag (Ekzem) als Ausdruck einer allergischen Reaktion kann von einem Tag zum anderen entstehen und in jedem Lebensalter auftreten. Es kann auch sein, dass zum Beispiel eine bestimmte Substanz jahrelang völlig unproblematisch ist, dann aber plötzlich nicht mehr vertragen wird und einen Hautausschlag verursacht. Wie lange es dauert, bis eine solche Sensibilisierungsphase in Gang kommt, hängt unter anderem davon ab, ob es sich bei dem auslösenden Stoff um ein schwaches oder starkes Allergen beziehungsweise einen Reizstoff (Noxe) handelt.

Mehr oder minder stark reizende Substanzen lösen ein sogenanntes toxisches Kontaktekzem aus; ist eine allergisierende Substanz die Ursache, wird der Ausschlag als allergisches Kontaktekzem bezeichnet. Beide lassen sich auch unter dem medizinischen Oberbegriff Kontaktdermatitis (Dermatitis = Hautentzündung) zusammenfassen.

Wenn verdickte, aufgequollene Hautstellen (Quaddeln) den ganzen Körper überziehen, handelt es sich um eine generalisierte Urtikaria (Nesselsucht).

Anzeichen und Beschwerden

Die Haut entzündet sich. Dieser Vorgang ist durch eine Abfolge mehrerer Reaktionen gekennzeichnet:

- Es werden viele weiße Blutkörperchen und entzündungsfördernde Stoffe (Zytokine) produziert.
- Es tritt Juckreiz auf.
- Das Gewebe lagert Wasser ein und schwillt somit an.
- Die kleinen Blutgefäße (Kapillaren) weiten sich. Dadurch rötet sich die Haut.
- In den oberen Hautschichten wird die Zellteilung angekurbelt, wodurch sich die oberste Hautschicht abschilfert.
- An der Hautoberfläche bilden sich kleine flüssigkeitsgefüllte Bläschen, die leicht aufplatzen und offene, nässende Stellen hinterlassen. Diese überziehen sich innerhalb weniger Tage mit einer brüchigen, dünnen Kruste.
- Es bilden sich einzelne Quaddeln, die sich über den ganzen Körper ausbreiten können.

Lässt sich der Kontakt mit dem auslösenden Stoff meiden, heilen die oberflächlichen Hautschäden innerhalb von ein bis zwei Wochen ab. Die Haut schuppt sich dabei meist etwas.

Ist der Kontakt mit dem Allergen unvermeidlich oder wird die Ursache für das Ekzem nicht gefunden, kann sich der Ausschlag verschlimmern und chronisch werden. Die Haut verdickt sich, juckt und schuppt. Auf diese Weise passt sie sich dem chronisch gewordenen Reiz an. Häufig reißt sie auch etwas ein, sodass immer wieder kleine Wunden entstehen. Über diese offenen Stellen können Bakterien eindringen und eine Infektion auslösen, sodass sich die Haut noch stärker entzündet (superinfiziertes Ekzem).

Ursachen

Auslöser für eine solche entzündliche Reaktion in den oberflächlichen Hautschichten können allergieauslösende Substanzen sein: zum Beispiel Nickel, Chemikalien, Kosmetika, chemische UV-Filter in Sonnenschutzmitteln, Stoffe, Wolle, Farbstoffe, Parfum, Weichmacher in Kunststoffen, Latex, Farb- und Konservierungsstoffe, Lebensmittel wie Nüsse, Erdbeeren, Hühnereiweiß, Milch und vieles andere mehr. Arzneimittel können ebenfalls eine allergische Hauterkrankung verursachen. Dazu gehören sogar Präparate, die Symptome einer allergischen Reaktion lindern sollen, zum Beispiel der Wirkstoff Bufexamac (→ Seite 57) sowie äußerlich anzuwendende Antihistaminika (Gele) (→ Seite 1174) und örtlich betäubende Mittel wie Benzokain (→ Seite 63).

Nichtmedikamentöse Maßnahmen

- Nässende Stellen können Sie mit Umschlägen mit schwarzem Tee oder Kamillentee behandeln.
- Feuchtkalte Umschläge können die gereizte Haut beruhigen.
- Trockene Haut pflegen Sie mit einer Creme, vorzugsweise mit einer Wasser-in-Öl-Zubereitung (Näheres hierzu unter „Äußerlich anzuwendende Arzneimittel" → Seite 29).
- Baden oder duschen Sie alle zwei bis drei Tage (bei schweren Ekzemen noch seltener, um die Haut nicht auszutrocknen) mit rückfettenden Badezusätzen und cremen Sie die Haut regelmäßig mit einer milden Fettcreme oder einer fetthaltigen Lotion ein.
- Um die gerötete Haut zu beruhigen und trockene, rissige Hautstellen zu pflegen, sind keine Arzneistoffe nötig. Hier genügen die in Apotheken erhältlichen wirkstofffreien Produkte (z. B. Pasta zinci mollis oder Unguentum emulsificans aquosum).
- Vermeiden Sie alles, was die Haut austrocknet: ausgedehnte Sonnenbäder (im Freien oder im Solarium), Schaumbäder, Seife, Duschgel.
- Pflegen Sie die Haut mit seifenfreien Produkten, die weder Duftstoffe noch Konservierungsmittel enthalten. Beide können Allergien auslösen.
- Hochflorige Stoffe und Fasern (Wolle, Angora, Mohär) reizen empfindliche Haut. Ratsamer sind glattgebügelte Baumwolle und Seide.

Behandlung mit Medikamenten

Für die Behandlung allergischer Hauterkrankungen und einer Urtikaria eignen sich Antihistaminika (zum Einnehmen) (→ Seite 1174). Vorzuziehen sind dabei die nicht oder nur wenig müde machenden Wirkstoffe Azelastin, Cetirizin, Desloratadin, Levocetirizin und Loratadin. Präparate mit Ebastin oder Fexofenadin werden mit „auch geeignet" bewertet, weil sie weniger gut erprobt sind als die genannten Wirkstoffe.
Das nicht oder nur wenig müde machende Antihistaminikum Mizolastin ist ebenfalls nicht so gut erprobt wie die anderen Mittel. Zudem ist die Verträglichkeit dieses Mittels, insbesondere im Hinblick auf mögliche Störwirkungen am Herzen, aufgrund der kurzen Erprobungszeit noch nicht ausreichend zu beurteilen. Deshalb wird der Wirkstoff als „mit Einschränkung geeignet" bewertet.
Die müde machenden Antihistaminika Clemastin, Dimetinden und Hydroxyzin sind ebenfalls nur mit Einschränkung geeignet, weil die müde machende Wirkung tagsüber sehr stört, die Konzentrationsfähigkeit beeinträchtigt und benommen macht. Unter bestimmten Umständen kann die schlafanstoßende Wirkung dieser Mittel allerdings auch erwünscht sein, zum Beispiel bei Kindern am Abend oder bei Schichtarbeit, wenn die Nachtruhe auf den Tag verlegt werden muss.
Bei schweren allergischen Hautreaktionen wie einer generalisierten Urtikaria müssen Antihistaminika-Tabletten unter Umständen mit Glukokortikoiden zum Einnehmen kombiniert werden. Näheres über diese Mittel erfahren Sie im Abschnitt „Entzündungen, Immunreaktionen" unter dem Stichwort „Glukokortikoide zum Einnehmen" (→ Seite 1290). Diese Mittel wirken entzündungshemmend und unterdrücken das Immunsystem. Dadurch verhindern sie das Austreten von Flüssigkeit und Zellen aus Blut und Lymphbahnen ins Gewebe.
Äußerlich anzuwendende Antihistaminika (Gele) (→ Seite 1174) sind bei allergischen Hauterkrankungen wenig geeignet, weil sie nicht schnell und tief genug in die Haut eindringen, um eine ähnliche Wirkung wie Antihistaminika zum Einnehmen zu erzielen. Darüber hinaus können sie häufig selbst Allergien auslösen. Wenn sich der Juckreiz eines Kontaktekzems bessert, liegt das meist weniger an den in den Mitteln enthaltenen Wirkstoffen als an dem Kühleffekt vor allem der Gele.

Allergische Bindehautentzündung

Allergische Reaktionen betreffen häufig die Schleimhaut der Augen. Dann entsteht eine allergische Bindehautentzündung. Meist sind dabei auch Nase und Rachen in Mitleidenschaft gezogen. Näheres dazu lesen Sie im Abschnitt „Allergischer Schnupfen" (→ Seite 1165).

Anzeichen und Beschwerden

Beide Augen tränen und jucken stark, bei einer Pollenallergie vor allem in den inneren Augenwinkeln, weil der Lidschlag den Blütenstaub dorthin schwemmt. Außerdem sind die Augen gerötet, meist auch etwas geschwollen.

Bei Kindern

Kinder geben oft an, nicht richtig sehen zu können. Bei ihnen verkleben die Augen häufig.

Ursachen

Die häufigsten Auslöser einer allergischen Bindehautentzündung sind die Pollen blühender Sträucher und Bäume, im Frühling zum Beispiel von Haselnuss, Erle und Birke, im Sommer von Gräsern, Getreide und Wegerich, im Herbst kann es auch Beifuß sein. Ist die Blütezeit dieser Pflanzen zu Ende, verschwinden auch die allergischen Beschwerden.

Halten die allergischen Augenbeschwerden hingegen das ganze Jahr über mehr oder minder stark an, kommen als Auslöser eher Tierhaare, Schimmelpilze und Hausstaubmilben infrage.

Eine Pollenallergie kann auch zu einer ganzjährigen Allergie, die andere Auslöser hat, hinzukommen.

Bestandteile von Kosmetika oder Kontaktlinsenpflegemitteln können ebenso allergische Reaktionen hervorrufen. Besonders problematisch sind die eventuell darin enthaltenen Konservierungs- und Farbstoffe.

Auch Wirkstoffe in Augenmedikamenten können Allergien verursachen, beispielsweise Mittel zum Engstellen der Pupille, örtlich betäubende Substanzen oder am Auge anzuwendende Antibiotika.

Vorbeugung

Siehe die unter „Allergie allgemein" (→ Seite 1160) aufgeführten Maßnahmen.

Nichtmedikamentöse Maßnahmen

Siehe die im Abschnitt „Allergie allgemein" (→ Seite 1161) aufgeführten Angaben. Außerdem können kalte Kompressen den Juckreiz lindern.

Behandlung mit Medikamenten

Um zu verhindern, dass sich die allergischen Erscheinungen stark ausprägen, können Sie bei einer Pollenallergie in der gefährdeten Zeit bereits vorbeugend Augentropfen mit Cromoglizinsäure aus der Gruppe der Mastzellstabilisatoren (→ Seite 1180) anwenden. Das Mittel ist geeignet, um allergischen Reaktionen am Auge vorzubeugen. Es muss jedoch angewendet werden, bevor die Augen zu tränen beginnen oder sich röten, weil es etwa ein bis zwei Wochen dauert, bis es seine volle Wirkung entfaltet.

Bis Cromoglizinsäure wirkt, können Augentropfen mit den Antihistaminika (→ Seite 1172) Azelastin oder Levocabastin die Beschwerden lindern. Da beide Mittel Konservierungsstoffe enthalten, werden sie als „auch geeignet" angesehen. Der Wirkstoff Olopatadin wurde erst im Jahr 2004 in den Markt eingeführt. Da das Mittel noch wenig erprobt ist und zudem Konservierungsmittel enthält, wird es ebenfalls als „auch geeignet" bewertet.

Der Wirkstoff Ketotifen wirkt ebenfalls als Antihistaminikum, hat aber auch mastzellstabilisierende Eigenschaften. Lokal am Auge als Tropfen angewendet, ist das Mittel zur Behandlung einer allergischen Bindehautentzündung geeignet.

Wenn Cromoglizinsäure nicht ausreichend wirkt oder wenn eine langfristige Behandlung erforderlich ist – zum Beispiel bei Allergenen, die längere Zeit in der Luft bleiben (Birke, Gräser, Getreide), oder bei einer Tierhaarallergie –, sind Antihistaminika (zum Einnehmen) (→ Seite 1174) angebracht. Diese können Sie auch überbrückend einnehmen, bis Cromoglizinsäure-haltige Augenmittel ihre volle Wirkung entfalten.

Als besonders empfehlenswert gelten die Wirkstoffe Azelastin, Cetirizin, Desloratadin, Levocetirizin und Loratadin, da sie nicht oder nur wenig müde machen. Ebastin gehört ebenfalls zu den nicht bis wenig müde machenden Antihistaminika. Es wirkt nach den bisherigen Erfahrungen ähnlich wie die anderen Antihistaminika, ist aber weniger gut erprobt und wird deshalb als „auch geeignet" angesehen.

Augentropfen mit dem Alpha-Sympathomimetikum (→ Seite 1171) Tetryzolin werden bei allergischer Bindehautentzündung als „mit Einschränkung geeignet" eingestuft, weil die Gefahr besteht, dass das Mittel zu lange angewendet wird und das Auge dann zu stark austrocknet.

Augentropfen werden mit und ohne Konservierungsmittel (→ Seite 145) angeboten. Da die Schleimhaut durch die Allergie ohnehin schon stark gereizt ist und Konservierungsmittel die Schleimhäute schädigen können, sollten Sie nichtkonservierte Produkte verwenden. Das gilt umso mehr, als Sie die Tropfen bei einer Allergie häufig über lange Zeit anwenden müssen und die meisten Konservierungsstoffe selbst Allergien auslösen können.

Bei Kindern

Kinder unter sechs Jahren können von Anfang an mit Antihistaminika (zum Einnehmen) (→ Seite 1174) behandelt werden, wenn sie sich ungern etwas ins Auge träufeln lassen oder wenn es schwierig ist, die Mittel korrekt zu dosieren.

Allergischer Schnupfen

Allergischer Schnupfen tritt häufig saisonal auf, insbesondere als allergische Reaktion auf Blütenpollen (Heuschnupfen). Bei einer allergischen Reaktion auf andere Allergene bleibt der Schnupfen so lange bestehen, wie der Organismus mit dem Allergen in Kontakt ist.

Anzeichen und Beschwerden

Die Nasenschleimhaut schwillt an und sondert vermehrt Flüssigkeit ab, begleitet von anhaltendem Nies- und Juckreiz im Rachen.

Bei Kindern

Wenn die Nasenatmung blockiert ist, atmen Kinder durch den Mund ein und aus. Im Schlaf schnarchen sie dann oft hörbar und sind nach dem Aufwachen sehr durstig. Außerdem husten sie oft.

Ursachen

Heuschnupfen wird durch die Pollen blühender Sträucher und Bäume hervorgerufen, im Frühling zum Beispiel von Haselnuss, Erle und Birke, im Sommer von blühenden Gräsern, Getreide und Wegerich, im Herbst eher durch Beifuß. Ist die Blütezeit der Pflanzen zu Ende, verschwinden auch die Beschwerden. Allergischer Dauerschnupfen beruht meist auf einem Reiz durch Tierhaare, Federn, Hausstaubmilben oder Schimmelpilze.

Vorbeugung

Siehe die im Abschnitt „Allergie allgemein" (→ Seite 1160) aufgeführten Maßnahmen.

Nichtmedikamentöse Maßnahmen

Siehe hierzu die im Abschnitt „Allergie allgemein" (→ Seite 1161) aufgeführten Maßnahmen.
Zusätzlich kann es sinnvoll sein, die Nasenschleimhaut mithilfe eines Nasenspülkännchens mit Salzlösung oder lauwarmem Leitungswasser zu spülen und zu befeuchten. Dabei können Pollen und andere Allergene für kurze Zeit aus der Nase gespült werden.

Behandlung mit Medikamenten

Handelt es sich bei der Allergie um einen Heuschnupfen und ist bekannt, welche Blütenpollen ihn auslösen, kann anhand der Pollenflugvorhersage schon vor Beginn der Blütezeit damit begonnen werden, Nasentropfen oder -sprays mit Cromoglizinsäure aus der Gruppe der Mastzellstabilisatoren (→ Seite 1180) anzuwenden. Diese Substanz ist geeignet, um einem Heuschnupfen oder einer anderen Allergie vorzubeugen, wenn sich zum Beispiel ein Kontakt mit dem Allergen nicht vermeiden lässt. Zu beachten ist, dass Sie mit der Anwendung dieser Mittel rechtzeitig vor Beginn des Pollenflugs oder dem Kontakt mit dem Allergen beginnen müssen, weil es ein bis zwei Wochen dauert, bis das Mittel seine volle Wirkung entfaltet.
Ist der Niesreiz bereits sehr ausgeprägt und die Nasenschleimhaut angeschwollen, kommen Antihistaminika-Nasensprays (→ Seite 1172) infrage. Diese können Sie auch verwenden, bis die Wirkung von Cromoglizinsäure einsetzt.
Wenn Cromoglizinsäure nicht ausreichend wirkt oder wenn neben der Nasenschleimhaut auch die Augen betroffen sind oder zu erwarten ist, dass die Blühperiode lange dauert (z. B. bei einer Allergie auf Birken-, Gräser- oder Getreidepollen), empfiehlt es sich, gleich Antihistaminika (zum Einnehmen) (→ Seite 1174) anzuwenden. Diese Mittel beeinflussen das Allergiegeschehen über den Blutkreislauf und können so neben dem allergischen Schnupfen auch andere allergische Erscheinungen bessern, zum Beispiel an den Augen. Als geeignet gelten die nicht oder nur wenig müde machenden Wirkstoffe Azelastin, Cetirizin, Desloratadin, Levocetirizin und Loratadin. Präparate mit Ebastin oder Fexofenadin sind „auch geeignet", weil sie weniger gut erprobt sind als die vorgenannten Wirkstoffe. Das nicht oder nur wenig müde machende Antihistaminikum Mizolastin ist ebenfalls nicht so gut erprobt wie die anderen Mittel. Zudem ist aufgrund der kurzen Erprobungszeit noch nicht ausreichend zu beurteilen, wie gut das Mittel vertragen wird und wie schwer die möglichen Störwirkungen am Herzen wiegen. Deshalb wird dieser Wirkstoff als „mit Einschränkung geeignet" bewertet.
Die müde machenden Antihistaminika Clemastin, Dimetinden und Hydroxyzin sind ebenfalls nur mit Einschränkung geeignet, weil die müde machende Wirkung tagsüber sehr stört, die Konzentrationsfähigkeit beeinträchtigt und benommen macht. Unter

bestimmten Umständen kann die schlafanstoßende Wirkung dieser Mittel allerdings auch erwünscht sein, zum Beispiel bei Kindern am Abend oder bei Schichtarbeit, wenn die Nachtruhe auf den Tag verlegt werden muss.
Alle Mittel müssen Sie so lange anwenden, wie die Blütezeit der Bäume, Sträucher oder Gräser oder der Kontakt mit den allergieauslösenden Stoffen anhält.
Glukokortikoide (Nasenspray) (→ Seite 1179) sind bei schwerem allergischen Schnupfen mit Einschränkung geeignet, wenn Mastzellstabilisatoren oder Antihistaminika nicht ausreichend wirken. Bei Dauergebrauch können diese Mittel die Nasenschleimhaut reizen und schädigen sowie Defekte an der Nasenscheidewand auslösen.
Für eine Hyposensibilisierung bei Heuschnupfen sind Präparate mit Allergenextrakten (→ Seite 1169) aus Gräserpollen oder Pollen frühblühender Sträucher und Bäume (Birke, Erle, Hasel) mit Einschränkung geeignet. Da die Therapie schwerwiegende unerwünschte Wirkungen haben kann, sollte sie erst erfolgen, wenn der Heuschnupfen mit als geeignet erachteten anderen Mitteln nicht mehr ausreichend behandelt werden kann. Dass eine frühzeitige Hyposensibilisierung einen „Etagenwechsel" des allergischen Schnupfens von der Nase auf die Bronchien und somit das Entstehen von allergischem Asthma verhindern kann, ist denkbar, aber noch nicht abschließend geklärt.
Schleimhautabschwellende Mittel mit den Wirkstoffen Naphazolin, Oxymetazolin, Tramazolin und Xylometazolin sind bei allergischem Schnupfen zur Verbesserung der Nasenatmung mit Einschränkung geeignet. Die Wirkstoffe verengen die Blutgefäße in der Nasenschleimhaut und verhindern so, dass diese anschwillt und vermehrt Sekret produziert. Diese Mittel dürfen aber höchstens fünf bis sieben Tage lang angewendet werden, um akute Beschwerden zu lindern. Nähere Informationen über die abschwellenden Mittel finden Sie im Abschnitt „Schnupfen, Nebenhöhlenentzündung" unter dem Stichwort „Schleimhautabschwellende Mittel" (→ Seite 219).
Für eine länger andauernde Behandlung, wie sie bei allergischem Schnupfen in der Regel notwendig ist, sind Mastzellstabilisatoren, Antihistaminika-Nasensprays oder Antihistaminika zum Einnehmen vorzuziehen.
Bei allen Nasensprays und -tropfen sollten Sie Präparate ohne Konservierungsmittel vorziehen, weil Stoffe wie zum Beispiel Benzalkoniumchlorid die Bewegung der Flimmerhärchen in der Nasenschleimhaut behindern. Bei langfristiger Anwendung können sie die Nasenschleimhaut direkt schädigen. Dadurch verringert sich die Selbstreinigungskraft der Nase, was bei allergischem Schnupfen nachteilig ist. Aus diesem Grund erhalten alle geeigneten Präparate, die Konservierungsmittel enthalten, die Bewertung „auch geeignet".

Bei Kindern

Allergischer Schnupfen bei Kindern unter sechs Jahren kann von Anfang an mit Antihistaminika (zum Einnehmen) (→ Seite 1174) behandelt werden, wenn sie sich ungern etwas in die Nase sprühen lassen und daher eine korrekte Dosierung der Mittel schwierig ist.

Allergisches Asthma

Reagiert der Organismus schon jahrelang mit einem heftigen Heuschnupfen auf Blütenpollen oder lässt sich der Kontakt zu einem Allergen, das allergischen Dauerschnupfen auslöst, nicht vermeiden, kann es sein, dass die entzündliche Reaktion auch die Bronchien erfasst und allergische Asthmaanfälle auslöst („Etagenwechsel").

Anzeichen und Beschwerden

Typisches Kennzeichen für allergisches Asthma ist eine anfallsweise einsetzende Atemnot. Durch den Reiz des Allergens entzündet sich die Bronchialschleimhaut und schwillt an. Dadurch verengen sich die Bronchien, außerdem verkrampft sich die Bronchialmuskulatur, und die Schleimhaut sondert vermehrt klaren, zähen Schleim ab, was das Atmen noch mehr erschwert. Die Asthmaanfälle treten vor allem nachts und in den frühen Morgenstunden auf und gehen mit einem pfeifenden Atemgeräusch einher. Insbesondere das Ausatmen ist erschwert.

Ursachen

Dass die Bronchialschleimhaut auf bestimmte Stoffe aus der Umwelt überempfindlich reagiert, ist meist erblich bedingt. Auslöser können Tierhaare sein oder Blütenpollen, Hausstaubmilben oder Schimmelpilze, aber auch Nahrungsmittel wie Hühnereier, Nüsse, Äpfel, Fisch, Kiwis und Erdbeeren. Medikamente (vor allem Azetylsalizylsäure, Betablocker), Farben, Klebstoffe und Haushaltreiniger können ebenfalls Asthmaanfälle verursachen.
Reizstoffe wie Auto- und Industrieabgase, Ozon und Tabakrauch können die Empfindlichkeit der Schleimhäute in den Atemwegen verstärken und somit zum Ausbruch eines allergischen Asthmas beitragen.

Bei Kindern
Bei Kindern werden allergische Asthmaanfälle auch häufig durch Rennen, Spielen und Toben ausgelöst (Anstrengungsasthma). Gelegentlich geht dem Asthma auch ein Heuschnupfen voraus.

Vorbeugung

Siehe die im Abschnitt „Allergie allgemein" (→ Seite 1160) aufgeführten Maßnahmen.

Nichtmedikamentöse Maßnahmen

Siehe hierzu die im Abschnitt „Allergie allgemein" (→ Seite 1161) aufgeführten Maßnahmen.

Behandlung mit Medikamenten

Allergisches Asthma muss mit den gleichen Mitteln behandelt werden, die auch bei nichtallergischem Asthma eingesetzt werden. Das bedeutet: Ein akuter allergischer Asthmaanfall wird bedarfsweise mit kurzwirkenden Beta-2-Sympathomimetika zum Inhalieren behoben. Diese Mittel lösen die verkrampfte Bronchialmuskulatur und erweitern auf diese Weise die Bronchien. Dauert das allergische Asthma längere Zeit an (z. B. eine ganze Pollenflugsaison), sind Glukokortikoide zum Inhalieren als Dauermedikamente erforderlich, um die entzündliche Reaktion in den Bronchien abzumildern. In dieser Situatiuon werden kurzwirkende Beta-2-Sympathomimetika ebenfalls nach Bedarf eingesetzt. Reichen diese beiden Wirkstoffe nicht aus, um die allergischen Asthmaanfälle ausreichend zu unterbinden, können zusätzlich zu Glukokortikoiden (als Dauermedikation) vorzugsweise lang wirkende Beta-2-Sympathomimetika, alternativ auch Montelukast oder Xanthine mit verzögerter Wirkstofffreisetzung eingenommen werden. Alle Informationen über diese Mittel finden Sie im Abschnitt „Asthma, COPD" unter den Stichwörtern „Beta-2-Sympathomimetika zum Inhalieren" (→ Seite 262), „Glukokortikoide zum Inhalieren" (→ Seite 265) und „Xanthine" (→ Seite 269). Im Übrigen gelten zur Behandlung der verschiedenen Asthma-Stadien die Angaben im Abschnitt „Asthma" (→ Seite 251).
Allergenextrakte (→ Seite 1169) aus Gräserpollen oder Pollen frühblühender Sträucher und Bäume (Birke, Erle, Hasel) sind mit Einschränkung geeignet. Eine solche „Hyposensibilisierung" kann zwar die Symptome eines bereits vorhandenen allergischen Asthmas bessern und den Medikamentenverbrauch reduzieren. Unklar ist jedoch, ob sie auch langfristig dazu beiträgt, dass sich die Lungenfunktion nicht weiter verschlechtert. Deshalb lässt sich der Stellenwert dieser Therapie bei allergischem Asthma heute noch nicht eindeutig definieren. Da die Hyposensibilisierung auch schwerwiegende unerwünschte Wirkungen haben kann, sollte sie erst erfolgen, wenn die Beschwerden mit als geeignet erachteten anderen Mitteln nicht mehr ausreichend behandelt werden können.
Mastzellstabilisatoren zum Inhalieren (→ Seite 1182) wie Cromoglizinsäure werden bei Erwachsenen zur Behandlung von oder Vorbeugung gegen allergisches Asthma inzwischen nicht mehr empfohlen. Bei einem akuten Asthmaanfall kommen diese Mittel ohnehin nicht infrage, weil es zu lange dauert, bis sie ihre volle Wirkung entfalten.
Ein Sirup mit dem Mastzellstabilisator (→ Seite 1183) Ketotifen, der gleichzeitig auch als Antihistaminikum wirkt, ist wenig geeignet, weil die therapeutische Wirksamkeit nicht ausreichend nachgewiesen ist.
Bei Kindern
Bei Kindern richtet sich die Behandlung nach dem Schweregrad und der Häufigkeit der Asthmaanfälle:

- Wenn das allergische Asthma nur zeitweise (intermittierend) auftritt (z. B. während der Blütezeit eines bestimmten Baumes), ist eine Dauerbehandlung mit Medikamenten nicht erforderlich. Vielmehr sollten nur die akut auftretenden Asthmaanfälle behandelt werden, und dann mit einem Beta-2-Sympathomimetikum zum Inhalieren (→ Seite 262). Wenn diese Mittel nicht vertragen oder nicht angewendet werden dürfen, können auch Theophyllin-Lösungen (→ Seite 269) eingesetzt werden (aber nicht die Tabletten!).
- Bei geringgradigem, aber kontinuierlich immer wieder auftretendem (persistierendem) allergischen Asthma sollten Kinder und Jugendliche mit Glukokortikoiden zum Inhalieren (→ Seite 265) behandelt werden. Diese Mittel sind am wirksamsten, um Asthmaanfälle, auch allergische, zu verhindern.
- Wird dies abgelehnt, kann auch versucht werden, ob Mastzellstabilisatoren zum Inhalieren (→ Seite 1182) wie Cromoglizinsäure das Asthma hinreichend bessern. Bei Kindern zwischen 2 und 14 Jahren, die nicht in der Lage sind, Glukokortikoide zum Inhalieren anzuwenden und bei denen in der letzten Zeit zudem keine schweren Asthmaanfälle aufgetreten sind, kann auch Montelukast (→ Seite 268) eingesetzt werden. Der Arzt sollte dann aber genau beobachten, ob die Mittel tatsächlich ausreichend wirksam sind. Bessert sich das Asthma innerhalb von vier bis acht Wochen nicht deutlich, sollten Glukokortikoide zum Inhalieren eingesetzt werden und bei Bedarf – bei einem akuten

Anfall – kurzwirkende Beta-2-Sympathomimetika zum Inhalieren (→ Seite 262).

- Bei mittelgradigem anhaltenden allergischen Asthma sind Glukokortikoide zum Inhalieren (→ Seite 265) in mittlerer Dosierung als Basismedikation geeignet. Wenn trotzdem noch Asthmaanfälle auftreten, sollten sie mit kurzwirkenden Beta-2-Sympathomimetika zum Inhalieren (→ Seite 262) behandelt werden.
- Bei schwerem allergischen Asthma sind hoch dosierte Glukokortikoide zum Inhalieren (→ Seite 265) als Dauermedikament notwendig, zusätzlich kann es erforderlich sein, Glukokortikoide zum Einnehmen (→ Seite 1290) dazuzugeben.

Adrenalin-Fertigspritze

Epinephrin

FASTJEKT

Bei sehr starken allergischen Reaktionen – wie sie beispielsweise häufig bei Allergien auf Insektenstiche, aber auch bei Lebensmittelunverträglichkeiten vorkommen – weiten sich innerhalb von Sekunden oder wenigen Minuten die Blutgefäße im gesamten Organismus. Dann strömt zu wenig Blut zum Herzen zurück, der Blutdruck sinkt drastisch ab, und der Kreislauf bricht zusammen. Gleichzeitig schwellen die Schleimhäute stark an, vor allem an Lippen, Augenlidern und Atemwegen, begleitet von Schweißausbrüchen, Schwindel, Benommenheit und Übelkeit. Frühsymptome sind ein zunehmender Juckreiz auf der ganzen Haut, sich verstärkt bildende Quaddeln sowie ein Juckreiz im Rachen. Auch ein Kribbeln oder Hitzegefühl auf und unter der Zunge, im Rachen und besonders an Handflächen und Fußsohlen sind weitere Alarmzeichen. Zusätzlich können Bauchschmerzen, Übelkeit und Erbrechen auftreten. Wenn derartige Beschwerden auftreten, müssen Sie sofort den Notarzt (Telefon 112) rufen. Der Schock muss unverzüglich mit Kortisonspritzen und kreislaufstabilisierenden Mitteln behandelt werden. Der Arzt muss eine Infusion anlegen, um Flüssigkeit in den Körper zu leiten, im äußersten Notfall kann eine künstliche Beatmung erforderlich sein. Schwellen nämlich die Schleimhäute in den Atemwegen zu sehr an, droht Ersticken. Bricht der Kreislauf komplett zusammen, pumpt das Herz zu wenig Blut in den Kreislauf. Die Organe und vor allem das Gehirn erhalten zu wenig Sauerstoff, was schon nach wenigen Minuten zu irreparablen Schäden führen kann.

Als Notmaßnahme bis zum Eintreffen des Notarztes kann Epinephrin (= Adrenalin) selbst oder von einer Hilfsperson gespritzt werden. Es ist geeignet, um im Notfall bei einem allergischen Schock den Kreislauf zu stabilisieren. Adrenalin wird normalerweise als Stresshormon von den Nebennieren ausgeschüttet und verengt die Blutgefäße in der Haut, den Schleimhäuten und im Bauch, die Blutgefäße am Herzen und in der Skelettmuskulatur erweitert es hingegen. Dadurch lässt sich verhindern, dass der Kreislauf zusammenbricht, außerdem stärkt Adrenalin die Pumpkraft des Herzens und beschleunigt den Herzschlag.

ANWENDUNG

Sie spritzen das Mittel sofort bei den ersten sicheren Anzeichen für einen allergischen Schock beherzt in die Außenseite des Oberschenkels. Im Notfall können Sie die Nadel auch durch die Kleidung hindurch stechen. Halten Sie dabei die Injektionsvorrichtung im rechten Winkel zum Oberschenkel. Zusätzlich alarmieren Sie den Notarzt (Telefon 112).

Spritzen Sie nicht in einen anderen Körperteil – am Oberschenkel ist die Gefahr, dass Sie das Mittel aus Versehen in ein Blutgefäß spritzen, besonders gering.

Damit Sie im Notfall wissen, wie Sie mit der Spritze umgehen müssen, sollten Sie die Anwendung vorher in Ruhe mit einer leeren Spritze an einem Apfel oder einer Orange üben.

Wenn Sie auf Bienengift allergisch reagieren und von einer Biene gestochen worden sind, sollten Sie den Stachel umgehend mit einer Pinzette oder mit den Fingernägeln vorsichtig seitwärts aus der Stichstelle herausziehen, damit so wenig Bienengift wie möglich in die Wunde gelangt (Wespen, Hornissen und Hummeln ziehen ihren Stachel nach dem Stich wieder aus der Haut heraus). Nicht drücken oder quetschen, sonst massieren Sie das Gift regelrecht ins Gewebe!

ACHTUNG

Im Anschluss an die notfallmäßige Behandlung mit Adrenalin und weiter durch den Notarzt sollte sich eine Nachbeobachtung im Krankenhaus über 24 bis 48 Stunden anschließen. Manchmal kommt es auch nach Abklingen der ersten Schockreaktion noch zu einer weiteren, die im Krankenhaus am besten zu beherrschen ist.

Gegenanzeigen

Für Adrenalin gelten zahlreiche Gegenanzeigen, die aber bei einer lebensbedrohlichen Schockreaktion keine Rolle spielen. Wenn Sie jedoch dauerhaft Medikamente einnehmen – vor allem Digitalisglykoside (bei Herzschwäche) oder Alpha-Rezeptorenblocker (bei hohem Blutdruck oder vergrößerter Prostata) –, sollten Sie mit dem Arzt schon bei der Verordnung des Mittels besprechen, ob es im Notfall bei der Anwendung der Adrenalin-Fertigspritze Probleme geben könnte.

Unerwünschte Wirkungen

▶ **Keine Maßnahmen erforderlich**

Es können Unruhe, Anspannung und Angstgefühle sowie Zittern, Schwindel und Schwächeanfälle mit Kältegefühl an Händen und Füßen sowie auffallend blasser Haut auftreten. Meist sind dies aber eher Folgen der Schockreaktion und keine unerwünschten Wirkungen des Medikaments. Beschleunigter Herzschlag und Atemnot verschwinden im Allgemeinen, ohne dass eine spezielle Behandlung notwendig ist.

▶ **Muss beobachtet werden**

Adrenalin stimuliert die Zuckerfreisetzung aus den körpereigenen Depots, wodurch der Blutzuckerspiegel ansteigen kann. Wenn Sie Diabetes haben und der Blutzuckerspiegel häufig schwankt, sollte der Notarzt den Blutzuckerspiegel bestimmen.

▶ **Sofort zum Arzt**

Bessern sich trotz des Adrenalins Herzrasen, Atemnot, Schwäche und Schwindel nicht, besteht der Verdacht, dass das Mittel fälschlicherweise nicht in die Muskulatur, sondern in die Blutbahn gespritzt wurde. Der Notarzt sollte dann die entsprechenden Gegenmaßnahmen einleiten.

Hinweise

Nach Ablauf des Verfalldatums dürfen Sie das Mittel nicht mehr anwenden. Schreiben Sie sich dieses Datum deshalb mit wasserfestem Filzstift auf die Packung und denken Sie rechtzeitig daran, sich ein neues Rezept ausstellen zu lassen.

Für Kinder unter 14 Jahren

Für Kinder mit einem Körpergewicht von 15 bis 30 Kilogramm gibt es eine spezielle Fertigspritze (*Fastjekt Junior*) mit einer niedrigeren Wirkstoffkonzentration. Kinder mit mehr als 30 Kilogramm Körpergewicht erhalten die Erwachsenendosis.

Für Schwangerschaft und Stillzeit

Das Mittel können Sie auch in Schwangerschaft und Stillzeit anwenden.

■

Allergenextrakte

ALK-depot, ALLERGOVIT

Bei diesen Präparaten handelt es sich um gereinigte, entsprechend ihrer Herkunft definierte Pollenextrakte (z. B. aus Gräsern, frühblühenden Sträuchern und Bäumen wie Birke, Erle und Hasel). Sie werden in langsam ansteigender Dosierung unter die Haut gespritzt, um den Körper nach und nach unempfindlicher gegenüber dem Allergen zu machen (Hyposensibilisierung).

Eine Hyposensibilisierung kann allergische Beschwerden abmildern und den Medikamentenverbrauch reduzieren. Möglicherweise lässt sich bei allergischem Schnupfen auch ein „Etagenwechsel" von der Nase auf die Bronchien und somit allergisches Asthma verhindern. Um dies zu klären, sind aber noch weitere Studien nötig. Außerdem gibt es Hinweise darauf, dass eine Hyposensibilisierung bei Kindern verhindern kann, dass sie gegen weitere Stoffe eine Allergie entwickeln. Für eine abschließende Bewertung sind noch weitere Studien notwendig.

Für allergisches Asthma, schwere allergische Bindehautentzündung und Heuschnupfen ist der Nutzen einer Hyposensibilisierung vor allem dann nachgewiesen, wenn die Allergie auf nur eine oder wenige Sorten von Blütenpollen zurückgeht. Besteht eine Allergie auf viele verschiedene Blütenpollen, sind die Erfolgsaussichten der Behandlung geringer.

Problematisch sind bei dieser Therapie die möglichen unerwünschten Wirkungen (→ Seite 1170): allergische Reaktionen an der Einstichstelle, Übelkeit und Juckreiz am ganzen Körper, aber auch lebensbedrohliche Reaktionen mit Atemnot, Blutdruckabfall, Kreislaufzusammenbruch und Bewusstlosigkeit, die tödlich enden können. Die Wirkstoffe gelten deshalb als „mit Einschränkung geeignet", wenn der Heuschnupfen oder das allergische Asthma mit anderen, als geeignet erachteten Arzneimitteln nicht ausreichend bekämpft werden kann.

Anwendung

Der Arzt spritzt das individuell passende Präparat in langsam ansteigener Dosierung unter die Haut. Im Anschluss an die Spritze müssen Sie noch mindestens 30 Minuten in der Praxis bleiben und vom Arzt noch einmal untersucht werden, bevor Sie die Praxis verlassen.

Anfangs wird ein Abstand von ein bis zwei Wochen eingehalten. Wird die Behandlung länger als zwei Wochen unterbrochen, kann die Dosis zunächst nicht weiter gesteigert werden, sondern muss entsprechend dem Beipackzettel neu angepasst werden. Ist die vorgesehene Erhaltungsdosis erreicht, wird der Spritzabstand schrittweise um zwei Wochen verlängert, bis nur noch alle vier bis acht Wochen eine Spritze gegeben wird.

Um bei schweren anaphylaktischen Reaktionen sofort fachgerecht eingreifen zu können, müssen Sie noch mindestens 30 Minuten in der Praxis bleiben, nachdem der Arzt das Mittel gespritzt hat. Wegen der damit verbundenen Risiken darf eine Hyposensibilisierung niemals von Hilfspersonal, sondern nur von einem Arzt mit ausreichender Erfahrung in der Behandlung allergischer Erkrankungen durchgeführt werden.

Die Therapie beginnt schon in Herbst oder Winter, also lange bevor die Pollen fliegen, und sollte abgeschlossen sein, wenn die Pollenflugsaison beginnt. Sobald die Pollen fliegen, kann die Behandlung in verringerter Dosierung weiterlaufen. Ist dies wegen starker allergischer Reaktionen auf die Pollen nicht möglich, muss sie unterbrochen werden. Nach der Pollenflugsaison kann dann – beginnend mit der niedrigsten Dosierung – erneut ein Versuch zur Hyposensibilisierung gestartet werden.

Die Behandlung erfolgt insgesamt über mindestens drei Jahre, wobei sich die Beschwerden nach spätestens zwei Jahren deutlich gebessert haben sollten.

Achtung

Wegen der möglichen, teils schwerwiegenden unerwünschten Wirkungen gehört die Behandlung ausschließlich in die Hände erfahrener Fachleute (Ärzte mit der Zusatzbezeichnung „Allergologie“).

Gegenanzeigen

Unter folgenden Bedingungen dürfen Sie keine Hyposensibilisierung machen lassen:

- Ihre Nieren arbeiten nur eingeschränkt.
- Die Atemwege sind entzündet.
- Sie haben nicht allergisch bedingtes Asthma.
- Atemwege und/oder Lunge sind unwiederbringlich geschädigt (z. B. Lungenblähung).
- Sie haben einen entzündlich-fieberhaften Infekt.
- Sie haben eine Tumorerkrankung.
- Es besteht eine deutliche Herz-Kreislauf-Schwäche (dann besteht ein erhöhtes Risiko für unerwünschte Wirkungen, falls notfallmäßig Adrenalin gespritzt werden muss).
- Sie leiden an multipler Sklerose.
- Sie haben eine Erkrankung des Immunsystems oder leiden an schweren psychischen Störungen.
- Sie werden mit Betablockern behandelt (als Tabletten bei hohem Blutdruck, koronarer Herzkrankheit, als Augentropfen bei erhöhtem Augeninnendruck).

Wechselwirkungen mit Medikamenten

Wenn Sie noch andere Medikamente anwenden, ist zu beachten:

- Die gleichzeitige Gabe von Antihistaminika, Glukokortikoiden oder Mastzellstabilisatoren führt dazu, dass Sie eine höhere Dosis des Allergens vertragen. Sobald Sie die Arzneimittel nicht mehr anwenden, muss der Arzt die Dosis des Allergens verringern.
- Wenn Sie geimpft werden müssen, sollten Sie eine Woche davor und eine Woche danach keine Allergenspritze bekommen, um die Wirkung des Impfstoffs auf das Immunsystem nicht zu beeinträchtigen.

▶ Unbedingt beachten

Wenn Sie Betablocker einnehmen (als Tabletten bei hohem Blutdruck, koronarer Herzkrankheit oder als Augentropfen bei erhöhtem Augeninnendruck), dürfen Sie keine Hyposensibilisierung machen lassen, weil Betablocker die allergischen Reaktionen auf die Injektionslösung verstärken können. Außerdem gibt es Hinweise darauf, dass Betablocker das Risiko erhöhen, an einem anaphylaktischen Schock zu sterben.

Unerwünschte Wirkungen

▶ Keine Maßnahmen erforderlich

Manchmal verdickt sich die Haut an der Injektionsstelle, was aber mit der Zeit wieder verschwindet.

▶ Muss beobachtet werden

Gelegentlich kann Müdigkeit auftreten.

Wenn Sie sehr empfindliche Haut haben, kann sich eine Neurodermitis entwickeln oder eine bereits bestehene Neurodermitis sich verschlimmern. Dann sollten Sie mit dem Arzt beraten, ob es sinnvoll ist, die Behandlung fortzusetzen.

Wenn die Haut sich verstärkt rötet und juckt, reagieren Sie vermutlich allergisch auf das Mittel. Bei solchen Hauterscheinungen (→ Seite 14) sollten Sie den behandelnden Arzt aufsuchen.

▶ **Sofort zum Arzt**

Verstärken sich Hautausschlag und Juckreiz und treten zusätzlich Herzrasen, Atemnot, Schwäche und Schwindel auf, müssen Sie unverzüglich den Notarzt rufen (Telefon 112), weil eine solche Allergie (→ Seite 14) rasch lebensbedrohlich werden kann.

Direkt nach Verabreichung der Spritze mit dem Wirkstoff kann sich innerhalb von Sekunden oder auch Minuten ein anaphylaktischer Schock entwickeln. Wenn es nach der Injektion in den Handinnenflächen, unter den Fußsohlen und unter der Zunge oder im Rachen juckt und sich Hitzegefühle einstellen, müssen Sie sofort in der Praxis Alarm schlagen und unverzüglich mit Notfallmedikamenten behandelt werden. Bleiben Sie daher in jedem Fall nach der Injektion noch mindestens eine halbe Stunde in der ärztlichen Praxis.

HINWEISE

Für Kinder unter 14 Jahren

Auch Kinder sollten mit diesen Mitteln erst behandelt werden, wenn andere als geeignet erachtete Mittel nicht ausreichend wirken und eines der Mittel genau diejenigen Allergene enthält, die die Allergie auslösen. Bei Kindern unter fünf Jahren sollte möglichst noch keine Hyposensibilisierung erfolgen.

Für Schwangerschaft und Stillzeit

In der Schwangerschaft sollten Sie keine Hyposensibilisierung machen lassen. Tritt während der Behandlung eine Schwangerschaft ein, sollten Sie die Therapie unterbrechen. Für die Stillzeit machen die Hersteller unterschiedliche Angaben – bei manchen Mitteln wird die Therapie als möglich erachtet, bei anderen nicht. Verzichten Sie sicherheitshalber darauf.

Alpha-Sympathomimetikum (Augentropfen)

Tetryzolin

Visine Yxin

Der Wirkstoff Tetryzolin aus der Gruppe der Alpha-Sympathomimetika verengt die Blutgefäße der Augenbindehaut. Der Effekt wird schnell sichtbar: Die Augen sind nicht mehr gerötet. Das hat diesen Wirkstoffen den Namen „Weißmacher" eingetragen. Da aus verengten Blutgefäßen nur wenig Flüssigkeit austreten kann, tränen die Augen nicht mehr und sondern kaum noch Sekret ab. Auf diese Weise gehen die Symptome der allergischen Bindehautentzündung zurück. In das Allergiegeschehen selbst greifen diese Mittel nicht ein.

Die Mittel dürfen nicht länger als fünf bis sieben Tage angewendet werden, denn solange das Medikament wirkt, ist die Bindehaut schlecht durchblutet. Lässt die Wirkung nach, reagiert die Bindehaut mit verstärkter Durchblutung und das Auge rötet sich wieder. Werden die Mittel daraufhin erneut angewendet, besteht die Gefahr, dass dies zu lange geschieht. Bei langfristiger Anwendung trocknet Tetryzolin die Schleimhaut der Augen aus, und die Bindehaut kann sich entzünden. Dieser Teufelskreis lässt sich nur durchbrechen, indem die Mittel dann konsequent weggelassen werden.

Da eine allergische Bindehautentzündung in aller Regel länger dauert als fünf bis sieben Tage, ist Tetryzolin nur mit Einschränkung geeignet.

Visine Yxin Augentropfen: Dieses Präparat enthält Konservierungsmittel (siehe auch „Konservierungsmittel" → Seite 145). Konservierungsmittelfreie Produkte sind vorzuziehen.

ANWENDUNG

Sie träufeln zwei- bis dreimal täglich einen Tropfen in das erkrankte Auge.

Hinweise zur Anwendung finden Sie unter „Augenmittel anwenden" (→ Seite 132).

ACHTUNG

Gegenanzeigen

Wenn Ihr Augeninnendruck erhöht ist (Engwinkelglaukom), dürfen Sie das Mittel nicht anwenden.

Unter folgenden Bedingungen muss der Arzt Nutzen und Risiken besonders sorgfältig abwägen:

- Sie leiden an einer schweren Herzkrankheit.
- Sie haben ein „trockenes" Auge.
- Ihr Blutdruck ist erhöht, oder Sie nehmen Arzneimittel, die den Blutdruck ansteigen lassen sollen.
- Sie leiden unter einer Überfunktion des Nebennierenmarks (Phäochromozytom) oder der Schilddrüse (Hyperthyreose).

Wechselwirkungen mit Medikamenten

Wenn Sie noch andere Medikamente nehmen, ist zu beachten:

- In Kombination mit MAO-Hemmern wie Tranylcypromin und Moclobemid (bei Depressionen) kann der Blutdruck stark ansteigen. Sie sollten die Augentropfen deshalb nicht gleichzeitig mit diesen Mitteln anwenden.
- Wenn Sie Tetryzolin zusammen mit anderen Mitteln gegen Depressionen wie Amitriptylin,

Clomipramin, Imipramin, Lofepramin, Nortriptylin, Opipramol und Trimipramin anwenden, kann der Blutdruck ebenfalls ansteigen.

Unerwünschte Wirkungen

Da die Wirkstoffe teilweise ins Blut und in den Körperkreislauf gelangen, können die Augenmittel die gleichen unerwünschten Wirkungen auf das Herz-Kreislauf-System haben wie Tabletten aus dieser Wirkstoffgruppe: Herzklopfen, Blutdruckanstieg, Herzrasen, Herzrhythmusstörungen. Allerdings ist dieses Risiko im Allgemeinen sehr gering.

▶ **Keine Maßnahmen erforderlich**

Die Augen können brennen. Für kurze Zeit können sich die Pupillen weiten, wodurch die Augen lichtempfindlicher werden.

Hinweise

Für Kinder unter 14 Jahren

Säuglinge und Kleinkinder unter zwei Jahren dürfen diese Augentropfen nicht bekommen. Der Wirkstoff wird in den Körperkreislauf aufgenommen und kann bei Kindern dieser Altersgruppe dazu führen, dass der Blutdruck gefährlich ansteigt. Außerdem können bei ihnen Benommenheit, Verwirrtheit und heftige Träume auftreten. Bei älteren Kindern scheint dies nicht der Fall zu sein.

Für Schwangerschaft und Stillzeit

Es ist nicht auszuschließen, dass der Wirkstoff in den Körperkreislauf gelangt und unerwünschte Wirkungen hervorruft. Sie sollten die Augentropfen deshalb nicht anwenden.

Beim Tragen von Kontaktlinsen

Solange Ihre Augen entzündet sind, sollten Sie keine Kontaktlinsen tragen, um die Augen zu schonen.

Wenn Sie auf die Linsen dennoch nicht verzichten wollen, sollten Sie stabile Linsen herausnehmen, bevor Sie die Augentropfen einträufeln, und frühestens nach einer Viertelstunde wieder einsetzen. Weiche Kontaktlinsen sollten Sie nicht tragen. Das Medikament kann sich in den relativ großen Poren des Materials einlagern und so erheblich länger am Auge bleiben. Damit steigt das Risiko von unerwünschten Wirkungen.

Zur Verkehrstüchtigkeit

Nach dem Eintropfen können Sie fünf bis zehn Minuten lang schlechter sehen. In dieser Zeit dürfen Sie kein Fahrzeug lenken, keine Maschinen bedienen und keine Arbeiten ohne sicheren Halt verrichten. Das gilt auch, wenn Sie durch die Augentropfen lichtempfindlicher werden.

Antihistaminika (Tropfen, Spray für Augen und Nase)

Azelastin
Allergodil
Levocabastin
Livocab
Olopatadin
OPATANOL

Antihistaminika besetzen die Bindestellen (Rezeptoren) für das Gewebehormon Histamin, sodass das körpereigene Histamin dort nicht mehr andocken kann. Damit verhindern sie auch die allergischen Reaktionen – allerdings oft nicht vollständig, weil diese auch noch von anderen Substanzen ausgelöst und unterhalten werden. Wie lange die Allergie unterdrückt wird, hängt auch davon ab, wie stark und wie lange ein Antihistaminikum wirkt.

Augentropfen und Nasensprays wirken direkt auf der Bindehaut beziehungsweise in der Nasenschleimhaut, also dort, wo sich auch die allergischen Beschwerden zeigen, und nicht anderswo im Körper. Allerdings gelangen die Mittel in geringem Umfang über die Nasenschleimhaut oder die Bindehaut des Auges auch in den Blutkreislauf.

Alle drei Wirkstoffe gehören zu den nicht oder nur wenig müde machenden Antihistaminika. Olopatadin wurde erst 2004 in den Markt eingeführt. Nach den bisher vorliegenden Studienergebnissen wirkt das Mittel ähnlich gut wie Levocabastin. Ob es jedoch noch besser wirkt als die anderen Antihistaminika, ist derzeit nicht zu beantworten. Da Olopatadin noch wenig erprobt ist und zudem Konservierungsmittel enthält, wird es als „auch geeignet" erachtet.

Alle Präparate außer *Allergodil Nasenspray* enthalten Konservierungsstoffe, die die Schleimhaut schädigen können (siehe hierzu auch „Konservierungsmittel" → Seite 145). Bei den Nasensprays ist *Allergodil* deshalb vorzuziehen.

Anwendung

Augentropfen: Sie tropfen ein- bis zweimal täglich einen Tropfen des Mittels in den Bindehautsack des Auges. Auf mehr als vier Tropfen täglich sollten Sie die Dosis nicht steigern.

Livocab-Augentropfen: Dieses Mittel müssen Sie vor der Anwendung kräftig schütteln, damit sich der Arzneistoff in der Lösung gut verteilt, sonst ist die Wirksamkeit des Mittels beeinträchtigt.

Allergodil Augentropfen, Livocab-Augentropfen: Länger als sechs Wochen sollten Sie diese Mittel nicht anwenden.

Nasenspray: Sie sprühen zweimal täglich einen Sprühstoß in jedes Nasenloch. Schon nach wenigen Minuten, spätestens nach einer halben Stunde sollten der Niesreiz abklingen und die Nase wieder frei werden.

Da die Mittel die Nasenschleimhaut leicht reizen, bei längerfristiger Anwendung selbst allergische Reaktionen auslösen können und teilweise Konservierungsmittel enthalten, sollte man sie nicht länger als fünf bis sieben Tage anwenden.

Livocab Nasenspray: Dieses Mittel müssen Sie vor der Anwendung kräftig schütteln, damit sich der Arzneistoff in der Lösung gut verteilt, sonst ist die Wirksamkeit des Mittels beeinträchtigt.

Unerwünschte Wirkungen

▶ Keine Maßnahmen erforderlich

Augentropfen: Die Tropfen können die Augen reizen (bei etwa 1 von 100 Behandelten bei Olapatadin, bei mehr als 1 von 100 bei Azelastin und Levocabastin). Das macht sich nach dem Eintropfen durch vorübergehendes Brennen und Stechen bemerkbar. Zusätzlich können sich die Augen trocken und klebrig anfühlen, sie können tränen, die Augenlider können anschwellen und das Sehen kann verschwommen sein.

Azelastin-Augentropfen: Sie können einen unangenehmen Geschmack verursachen.

Olapatadin: Außer den Augen können sich auch Nase und Mund trocken anfühlen.

Nasenspray: Die Mittel können die Nasenschleimhaut reizen (Azelastin: bei 6 bis 7 Prozent der Behandelten). Das macht sich in Form von Brennen, Jucken und Niesreiz bemerkbar, vergeht aber wieder.

Azelastin-Nasenspray: Etwa 18 Prozent der Behandelten empfinden den Geschmack des Mittels als unangenehm (bitter), wenn es über die Nase in den Rachen und somit in den Mundraum gelangt.

▶ Muss beobachtet werden

Olapatadin: Bei etwa 1 von 1 000 Behandelten können Kopfschmerzen und Schwindelanfälle auftreten. Wenn diese nicht nachlassen oder Sie stark beeinträchtigen, sollten Sie einen Arzt aufsuchen.

Nasenspray: Abgeschlagenheit, Müdigkeit (bei 2 von 100), Erschöpfung, Schwächegefühl. Wenn diese Symptome immer wieder auftreten, sollten Sie mit dem Arzt besprechen, ob Sie die Mittel weiterhin anwenden sollen.

Hinweise

Für Kinder unter 14 Jahren

Azelastin-Augentropfen: Dieses Mittel können Sie bei Kindern ab vier Jahren bei saisonalen Allergien (z. B. Pollenallergie) anwenden, bei Kindern ab zwölf Jahren auch ganzjährig.

Azelastin-Nasenspray: Dieses Mittel können Kinder ab sechs Jahren bekommen.

Olapatadin: Diese Augentropfen können bei Kindern ab drei Jahren angewendet werden.

Für Schwangerschaft und Stillzeit

Azelastin-Augentropfen: Da noch keine ausreichenden Erfahrungen zur Anwendung in der Schwangerschaft vorhanden sind, sollte der Arzt Nutzen und Risiken sorgfältig abwägen, insbesondere in den ersten drei Schwangerschaftsmonaten.

Levocabastin-Augentropfen: Da entsprechende Erfahrungen fehlen, sollte Levocabastin während der ersten drei Monate der Schwangerschaft möglichst nicht angewendet werden und im weiteren Verlauf einer Schwangerschaft nur dann, wenn es wirklich unvermeidlich ist.

Olapatadin: Da keine ausreichenden Daten vorliegen, sollten Schwangere das Mittel nicht anwenden. Der Wirkstoff tritt in die Muttermilch über und kann möglicherweise das Wachstum des Säuglings beeinträchtigen. Deshalb sollten Sie dieses Mittel auch in der Stillzeit nicht anwenden.

Nasenspray: Diese Mittel sollten Sie in der Schwangerschaft vorsichtshalber nicht anwenden, weil die Wirkstoffe durch die Nasenschleimhaut ins Blut gelangen. In der Stillzeit kann Levocabastin angewendet werden. Bei Azelastin ist Vorsicht geboten.

Beim Tragen von Kontaktlinsen

Solange Ihre Augen entzündet sind, sollten Sie ihnen eine zusätzliche Belastung durch das Tragen von Kontaktlinsen ersparen.

Wenn Sie auf die Linsen dennoch nicht verzichten wollen, sollten Sie stabile Linsen vor der Anwendung dieser Augentropfen entfernen und frühestens nach einer Viertelstunde wieder einsetzen.

Weiche Kontaktlinsen sollten Sie nicht tragen. Das Medikament kann sich in den relativ großen Poren des Materials einlagern und so erheblich länger am Auge bleiben. Damit steigt das Risiko von unerwünschten Wirkungen.

Zur Verkehrstüchtigkeit

Augentropfen: Nach dem Eintropfen können Sie fünf bis zehn Minuten lang schlechter sehen. In dieser Zeit dürfen Sie kein Fahrzeug lenken, keine Maschinen bedienen und keine Arbeiten ohne sicheren Halt verrichten. Das Gleiche gilt, wenn Sie durch die Augentropfen lichtempfindlicher werden.

Nasenspray: Wenn Sie die Mittel entgegen den Empfehlungen häufiger als zweimal täglich und mehrere Monate lang anwenden, können sie müde machen und die Konzentrationsfähigkeit beeinträchtigen. Dann sollten Sie kein Fahrzeug lenken, keine Maschinen bedienen und keine Arbeiten ohne sicheren Halt verrichten.

Antihistaminikum (Gel)

Dimetinden

Fenistil

Antihistaminika sind chemisch ähnlich aufgebaut wie das körpereigene Histamin. Histamin ist ein Gewebehormon, das aus bestimmten weißen Blutkörperchen, den Mastzellen, freigesetzt wird, wenn der Körper mit einer Substanz in Berührung kommt, die er nicht verträgt. Ein Überschuss an Histamin führt zu Entzündung, Juckreiz und Ekzem. Antihistaminika besetzen die Bindestellen für das körpereigene Histamin im Gewebe und blockieren damit die Unverträglichkeitsreaktion.

Wenn es sich um allergische Hauterkrankungen handelt, gelingt das allerdings nur, wenn die Mittel als Tabletten eingenommen werden. Äußerlich aufgetragen dringt der Wirkstoff nicht schnell und tief genug in die Haut ein. Wenn das Gel dennoch Juckreiz lindert, so beruht das eher auf dem Kühleffekt des Gels. Da Antihistaminika aber in dieser Zubereitungsform selbst Allergien auslösen können, sollten sie nicht angewendet werden. *Fenistil* gilt deshalb zur Behandlung von Quaddeln, Nesselsucht und anderen allergischen Hautreaktionen als „wenig geeignet".

Anwendung

Gemäß Beipackzettel tragen Sie das Gel nach Bedarf auf die betroffenen Hautstellen auf. Die Wirkung soll innerhalb einer halben Stunde einsetzen.

Achtung

Auf großen Hautflächen (ganzer Rücken, Arme, Beine) dürfen Sie das Mittel nicht auftragen. Am Auge, in Augennähe oder in der Umgebung von Schleimhäuten (Nase, Mund) sowie auf entzündeten, nässenden und offenen Hautstellen sollten Sie das Gel ebenfalls nicht anwenden.

Fenistil enthält als Konservierungsmittel Parabene. Wenn Sie auf Parastoffe (→ Seite 1159) allergisch reagieren, dürfen Sie das Gel nicht anwenden.

Unerwünschte Wirkungen

► **Muss beobachtet werden**

Wenn die Haut sich verstärkt rötet und juckt, reagieren Sie vermutlich allergisch auf das Mittel. Bei solchen Hauterscheinungen (→ Seite 14) sollten Sie einen Arzt aufsuchen.

Hinweise

Für Kinder unter 14 Jahren

Bei Kindern unter zwei Jahren sollten Sie das Gel nicht anwenden, wenn die damit zu behandelnde Fläche größer als eine Handfläche ist, weil sich sonst das Risiko für unerwünschte Wirkungen erhöht. Da das Mittel ohnehin als „wenig geeignet" bewertet wird, sollten Sie generell darauf verzichten.

Antihistaminika (zum Einnehmen)

Azelastin

Allergodil Tabletten

Cetirizin

Cetirizin HEXAL, Cetirizin-ratiopharm, Cetirizin STADA, Zyrtec

Clemastin

Tavegil

Desloratadin

AERIUS

Dimetinden

Fenistil

Ebastin

Ebastel

Fexofenadin

Telfast

Hydroxyzin

AH3 N, ATARAX

Levocetirizin

XUSAL

Loratadin

Lorano, Loratadin-ratiopharm

Mizolastin

Mizollen, zolim

Diese Wirkstoffe entsprechen in ihrem chemischen Aufbau in etwa dem Gewebehormon Histamin. Sie besetzen die Bindestellen für Histamin im Gewebe, sodass das körpereigene Histamin dort nicht mehr andocken kann. Damit verhindern sie auch die allergischen Reaktionen – allerdings nicht vollständig, weil diese auch noch von anderen Botenstoffen (Mediatoren) ausgelöst und unterhalten werden. Wie lange die Allergie unterdrückt wird, hängt auch davon ab, wie stark und wie lange das jeweilige Antihistaminikum wirkt.

Antihistaminika sind langerprobte und bewährte Mittel. Die älteren Substanzen – Clemastin, Dimetinden, Hydroxyzin – gehören zu den Antihistaminika der ersten Generation, die schläfrig, unaufmerksam, träge und benommen machen und noch eine relevante atropinähnliche Restwirkung im Körper haben (Atropin ist ein Nervenbotenstoff, der zahlreiche Reaktionen an Muskeln und Blutgefäßen beeinflusst). Darauf beruhen die meisten unerwünschten Wirkungen dieser Mittel und ebenso die Gegenanzeigen. Die Mittel gelten als „mit Einschränkung geeignet", da die müde machende Wirkung tagsüber sehr störend ist. Werden die Mittel zur Nacht eingenommen, kann die schlafanstoßende Wirkung nützlich sein.

Azelastin, Cetirizin, Desloratadin, Ebastin, Fexofenadin, Levocetirizin, Loratadin und Mizolastin zählen zur zweiten Generation dieser Wirkstoffgruppe. Bei ihnen ist diese atropinähnliche Restwirkung deutlich verringert, sie machen nur noch wenig müde. Tagsüber sind solche Antihistaminika deshalb vorzuziehen. Aus dieser Gruppe gelten die Wirkstoffe Azelastin, Cetirizin, Desloratadin, Levocetirizin und Loratadin als „geeignet", um allergische Beschwerden zu lindern. Ebastin und Fexofenadin sind weniger erprobte Mittel und gelten daher als „auch geeignet". Mizolastin ist bezüglich seiner Verträglichkeit am Herzen noch nicht abschließend zu beurteilen und daher nur mit Einschränkung geeignet.

Warum können Antihistaminika müde machen?

Eine häufige und vor allem am Tage oft unangenehme unerwünschte Wirkung von Antihistaminika ist, dass sie müde machen. Dieser Effekt beruht darauf, dass die Wirkstoffe nicht nur die Histamin-Andockstellen beispielsweise in Augen- und Nasenschleimhaut besetzen, sondern auch überall sonst im Organismus – denn die Wirkstoffe werden ja über den Darm ins Blut aufgenommen und gelangen somit in alle durchbluteten Gewebe.

Müde machen insbesondere diejenigen Antihistaminika, die in nennenswertem Umfang die sogenannte Blut-Hirn-Schranke passieren. Dann wirken sie auch an den Nervenzellen im Gehirn. Für diese ist das normalerweise vom Körper in sehr geringen Mengen gebildete Histamin eine Art „Weckmittel". Es aktiviert die Funktion der Nervenzellen. Wird dies durch Antihistaminika verhindert, bleiben die Nervenzellen – und damit auch Sie – eher träge oder schläfrig.

Wie ausgeprägt der müde machende Effekt ist, hängt von der chemischen Struktur des Wirkstoffs ab. Sie bestimmt, in welchem Ausmaß der Wirkstoff ins Gehirn aufgenommen wird und damit an den Nervenzellen dort wirken kann. Die nicht oder wenig müde machenden Antihistaminika gelangen nur in geringem Umfang ins Gehirn und bremsen deshalb auch die Aktivität der Nervenzellen deutlich weniger.

Anwendung

Die einzelnen Antihistaminika wirken unterschiedlich schnell, und ihre Wirkung hält unterschiedlich lange vor. Dementsprechend genügt bei manchen Präparaten eine Tablette täglich, andere müssen Sie zwei- oder dreimal täglich einnehmen. Die Dosis hängt auch davon ab, wie gut der Organismus den Wirkstoff aufnimmt und verarbeitet. Sie müssen deshalb selbst ausprobieren, wie viele Tabletten Sie brauchen, um die Allergiesymptome zu unterdrücken.

Azelastin nehmen Sie einmal täglich ein. Die Wirkung setzt nach ca. 30 Minuten ein und hält bis zu 24 Stunden an.

Cetirizin und Levocetirizin nehmen Sie einmal täglich, am besten abends. Die Wirkung setzt nach 20 bis 30 Minuten ein und hält bis zu 24 Stunden an.

Clemastin nehmen Sie zweimal täglich (morgens und abends). Die Wirkung setzt ebenfalls nach 20 bis 30 Minuten ein und hält bis zu zwölf Stunden an.

Desloratadin und Loratadin nehmen Sie einmal täglich ein. Die Wirkung setzt nach 30 bis 60 Minuten ein und hält bis zu 24 Stunden an.

Dimetinden nehmen Sie dreimal täglich ein, von den Retardkapseln genügt eine pro Tag. Die Wirkung setzt nach 30 bis 60 Minuten ein und hält vier bis sechs, bei Retardkapseln 24 Stunden an.

Ebastin nehmen Sie einmal täglich ein. Die Wirkung setzt nach 60 Minuten ein und hält 24 Stunden an. Falls die Dosis von 10 Milligramm pro Tablette nicht ausreicht, um die Beschwerden zu lindern, gibt es Tabletten mit der doppelten Dosis, die ebenfalls nur einmal täglich eingenommen werden.

Fexofenadin nehmen Sie einmal täglich. Die Wirkung tritt nach ca. 60 Minuten ein und hält bis zu 24 Stunden an.

Hydroxyzin nehmen Sie zwei- bis dreimal täglich. Die Wirkung tritt nach ca. 30 Minuten ein. Die Wirkdauer schwankt zwischen 6 und 20 Stunden.

Mizolastin nehmen Sie einmal täglich ein. Die Wirkung setzt nach 20 bis 30 Minuten ein und hält bis zu 24 Stunden an.

ACHTUNG

Einige Präparate (siehe Tabelle) enthalten als Konservierungsmittel Parabene. Wenn Sie auf Parastoffe (→ Seite 1159) allergisch reagieren, dürfen Sie diese Mittel nicht anwenden.

Wenn Sie Antihistaminika einnehmen und einen Hauttest machen lassen wollen, mit dem der Arzt herausfinden kann, gegen welche Stoffe Sie allergisch sind, müssen Sie die Mittel 10 bis 14 Tage vorher absetzen. Sie können das Testergebnis verfälschen.

Fenistil Tropfen/Sirup: Diese Mittel enthalten Alkohol. Personen mit Alkoholproblemen dürfen diese Mittel nicht einnehmen. Auch Leberkranke und Menschen mit Anfallleiden sollten den Alkoholgehalt berücksichtigen. Darüber hinaus kann Alkohol die Wirkung vieler Arzneimittel (z. B. Schlaf- und Beruhigungsmittel, Psychopharmaka, starke Schmerzmittel, einige Mittel bei hohem Blutdruck) verstärken.

Gegenanzeigen

Clemastin, Dimetinden, Hydroxyzin dürfen Sie nicht einnehmen, wenn Sie einen erhöhten Augeninnendruck (Engwinkelglaukom) haben oder Ihre Blase nicht mehr vollständig entleeren können (bei Männern mit vergrößerter Prostata).

Ebastin: Dieses Mittel dürfen Sie nicht anwenden, wenn Ihre Leberfunktion stark eingeschränkt ist.

Levocetirizin und Desloratadin dürfen Sie nicht einnehmen, wenn die Funktion Ihrer Nieren stark eingeschränkt ist oder wenn Sie wegen eines Nierenversagens dialysepflichtig sind.

Mizolastin dürfen Sie unter folgenden Bedingungen nicht einnehmen:

- Sie neigen zu Herzrhythmusstörungen oder es bestehen bereits welche.
- Sie sind herzkrank.
- Ihr Blut enthält zu wenig Kalium.
- Sie haben eine Leberentzündung oder Ihre Leberfunktion ist eingeschränkt.
- Wenn Sie gleichzeitig wasserausschwemmende Mittel (Diuretika, bei hohem Blutdruck) einnehmen, muss der Arzt den Kaliumgehalt im Blut überwachen.

Unter folgenden Bedingungen muss der Arzt Nutzen und Risiken der Anwendung bei allen Antihistaminika genau abwägen:

- Die Funktion Ihrer Leber ist erheblich gestört.
- Sie hatten schon einmal ein Geschwür im Magen oder Zwölffingerdarm.
- Ihr Blutdruck ist zu hoch.

Bei eingeschränkter Leber- und Nierenfunktion muss der Arzt gegebenenfalls die Dosis der Mittel reduzieren.

Wechselwirkungen mit Medikamenten

Wenn Sie zusätzlich zu den anderen Antihistaminika zum Einnehmen noch weitere Medikamente anwenden, ist zu beachten:

Azelastin: Cimetidin (bei Sodbrennen) erhöht die Konzentration von Azelastin im Blut. Beide Mittel sollten Sie nicht gleichzeitig einnehmen. Mit anderen Wirkstoffen aus der Gruppe der H_2-Blocker gibt es keine solche Wechselwirkungen, diese sind deshalb vorzuziehen (z. B. Ranitidin). Außerdem können Beruhigungs- und Schlafmittel die müde machende Wirkung von Azelastin verstärken.

Clemastin, Dimetinden, Hydroxyzin:

- Diese Wirkstoffe verstärken die Wirkung von Anticholinergika (bei Parkinsonkrankheit), Barbituraten (bei Epilepsien), Schlaf- und Beruhigungsmitteln aus der Gruppe der Benzodiazepine, Chloralhydrat (bei Angst- und Schlafstörungen), Clozapin (bei Schizophrenien), Dopamin, Etilefrin, Gepefrin, Mephentermin, Midondrin, Norfenefrin, Oxedrin und Oxilofrin (alle bei niedrigem Blutdruck), Kodein (bei Husten, Schmerzen), Phenothiazinen (bei Schizophrenien), Reserpin (bei hohem Blutdruck), Scopolamin (bei Reisekrankheit).
- Wenn Sie diese Substanzen in Kombination mit glukokortikoidhaltigen Mitteln (bei Entzündungen) oder mit Mitteln aus der Gruppe der trizyklischen Antidepressiva (bei Depressionen) anwenden, kann sich der Augeninnendruck erhöhen, sodass ein Glaukomanfall droht. Außerdem kann es sein, dass Sie kein Wasser lassen können (Harnverhalt).
- In Kombination mit Wirkstoffen aus der Gruppe der MAO-Hemmer (bei Depressionen) kann sich der Blutdruck irreversibel erhöhen.

Fexofenadin wirkt schlechter, wenn Sie bis zu zwei Stunden vorher ein aluminiumhaltiges Mittel gegen Sodbrennen eingenommen haben.

► Unbedingt beachten

Mizolastin: Wenn Sie diese Wirkstoffe zusammen mit Arzneimitteln einnehmen, die die Ausscheidung der Antihistaminika verringern, steigt das Risiko für unerwünschte Wirkungen am Herzen. Zu diesen Arzneimitteln gehören Tabletten mit Fluconazol, Itraconazol oder Ketoconazol (bei Pilzinfektionen), Makrolid-Antibiotika (Azithromyzin, Clarithromyzin, Erythromyzin, Roxithromyzin, bei bakteriellen Infektionen). Das Risiko für unerwünschte Wirkungen am Herzen erhöht sich auch durch Betablocker und Kalziumantagonisten (beide bei hohem Blutdruck) sowie die Wirkstoffe Amiodaron, Chinidin, Detajmium, Flecainid, Propafenon und Sotalol (bei Herzrhythmusstörungen).

Azelastin, Ebastin: Auch bei diesen Wirkstoffen kann das Risiko für unerwünschte Wirkungen am Herzen ansteigen, wenn sie zusammen mit Arzneimitteln kombiniert werden, die die Ausscheidung der Antihistaminika verringern, wie zum Beispiel Makrolidantibiotika wie Erythromyzin (bei bakteriellen Infektionen) oder Azolantibiotika wie Ketoconazol (bei Pilzinfektionen) sowie die Wirkstoffe Paroxetin und Fluoxetin (bei Depressionen). Derartige Kombinationen sollten möglichst vermieden werden.

Wechselwirkungen mit Speisen und Getränken

Wenn Sie Antihistaminika einnehmen und Alkohol trinken, machen diese rascher und stärker müde. Das gilt – mit Ausnahme von Desloratadin – auch für Mittel, die normalerweise kaum müde machen.

Unerwünschte Wirkungen

Ebastin: Wenn Ihre Leber nur eingeschränkt arbeitet, kann es sein, dass sich der Wirkstoff zu stark im Blut anreichert, was das Risiko für unerwünschte Wirkungen erhöht.

Loratadin: Die Wirkdauer dieser Substanz kann zwischen 3 und 92 Stunden schwanken. Der Wirkstoff kann sich dann im Blut anreichern, auch wenn Sie das Mittel bestimmungsgemäß eingenommen haben. Dann wirkt das Mittel stärker, und auch das Risiko für unerwünschte Wirkungen nimmt zu.

▶ **Keine Maßnahmen erforderlich**

Alle Antihistaminika können Mundtrockenheit (bei bis zu 5 von 100 Behandelten), Kopfschmerzen (bei bis zu 12 von 100) und Übelkeit (bei mehr als 1 von 100) auslösen.

Levocetirizin: Dieser Wirkstoff kann Schnupfen (bei 2 von 100), Rachenentzündung (bei etwa 2 von 100), Abgeschlagenheit (bei 1 von 100), Bauchschmerzen (bei 1 von 100) und Migräne (bei 1 von 100) hervorrufen.

▶ **Muss beobachtet werden**

Antihistaminika machen müde, besonders Clemastin, Dimetinden und Hydroxyzin. Aber auch bei Azelastin, Cetirizin, Desloratidin und Loratadin tritt bei mehr als 1 von 100 Behandelten Müdigkeit auf, bei Ebastin und Levocetirizin sogar bei mehr als 2 von 100.

Wenn die Haut sich verstärkt rötet und juckt, reagieren Sie vermutlich allergisch auf das Mittel. Bei solchen Hauterscheinungen (→ Seite 14) sollten Sie einen Arzt aufsuchen.

Wenn Schwindel (→ Seite 15) auftritt und Sie das Gefühl haben, dass sich alles um Sie herum dreht, der Boden schwankt oder kippt, und diese Beschwerden sich nicht innerhalb von 24 Stunden wieder legen, sich verstärken oder wiederholen, sollten Sie ebenfalls einen Arzt aufsuchen.

Clemastin, Dimetinden, Hydroxyzin: Treten Beschwerden beim Wasserlassen mit Harnverhalt auf oder setzen Sehstörungen ein (verschwommenes Sehen, „Scharfstellen" nicht möglich), sollten Sie einen Arzt aufsuchen.

Desloratadin: Etwa bei 4 von 100 Behandelten reichert sich der Wirkstoff im Blut an. Die Hälfte der eingenommenen Menge ist bei ihnen nicht – wie sonst üblich – bereits nach durchschnittlich 29 Stunden wieder ausgeschieden, sondern erst nach 89 Stunden. Auch bei bestimmungsgemäßer Anwendung entstehen dann schon nach wenigen Tagen extrem hohe Wirkstoffspiegel, wodurch die Leber (→ Seite 15) geschädigt werden kann. Treten Übelkeit, Erbrechen und/oder dunkel gefärbter Urin auf und ist der Stuhl auffällig hell, sollten Sie einen Arzt aufsuchen.

Loratadin: Auch diese Mittel können die Leber (→ Seite 15) schädigen. Treten Übelkeit, Erbrechen und/oder dunkel gefärbter Urin auf und ist der Stuhl auffällig hell, sollten Sie einen Arzt aufsuchen.

▶ **Sofort zum Arzt**

Verstärken sich Hautausschlag und Juckreiz und treten zusätzlich Herzrasen, Atemnot, Schwäche und Schwindel auf, müssen Sie die Anwendung sofort abbrechen und unverzüglich den Notarzt (Telefon 112) rufen, weil eine solche allergische Reaktion (→ Seite 14) rasch lebensbedrohlich werden kann.

Clemastin, Dimetinden, Hydroxyzin: Der Augeninnendruck kann sich erhöhen (bis hin zum akuten Glaukomanfall). Wenn die Augen schmerzen, Sie nur noch unscharf sehen können, die Außenwelt plötzlich in unwirkliche Farben getaucht ist, die

Augen sich röten und der Augapfel sich hart anfühlt, sollten Sie unverzüglich einen Augenarzt aufsuchen.

Azelastin, Ebastin, Mizolastin: Diese Wirkstoffe können den Herzrhythmus verändern. Das gilt vor allem, wenn die Nieren nur eingeschränkt funktionieren oder wenn die Antihistaminika zu hoch dosiert oder in Kombination mit Arzneimitteln eingesetzt werden, die die Ausscheidung der Antihistaminika verringern. Näheres unter Wechselwirkungen (→ Seite 1176). Wenn Sie Herzrhythmusstörungen (→ Seite 16) wie Herzstolpern spüren, wenn Schwindel (→ Seite 15) oder kurze Ohnmachten auftreten, sollten Sie unverzüglich einen Arzt aufsuchen.

HINWEISE

Für Kinder unter 14 Jahren

Mittel mit den Wirkstoffen Cetirizin und Loratadin können Sie bei Kindern über zwei Jahre anwenden. Die Wirkstoffe Clemastin und Dimetinden können auch schon Kindern ab einem Jahr gegeben werden.

Azelastin: Kinder über sechs Jahre erhalten die gleiche Dosierung wie Erwachsene.

Cetirizin: Kinder von zwei bis zwölf Jahren mit einem Körpergewicht unter 30 Kilogramm erhalten ein halbe Tablette oder 10 Tropfen. Kinder, die mehr wiegen als 30 Kilogramm, erhalten eine Tablette oder 20 Tropfen.

Clemastin: Kinder von ein bis drei Jahren erhalten zweimal täglich 5 bis 10 Milliliter Saft, Kinder von drei bis sechs Jahren zweimal täglich 10 Milliliter Saft oder eine halbe Tablette, Kinder von sieben bis zwölf Jahren zweimal täglich 20 Milliliter Saft oder eine halbe bis eine Tablette. Jugendliche über zwölf Jahre nehmen die Erwachsenendosis. Da das Mittel müde macht, sollten es Kinder vorwiegend abends bekommen.

Desloratadin: Kinder unter einem Jahr dürfen dieses Mittel nicht bekommen. Kinder zwischen ein und fünf Jahren erhalten einmal täglich 2,5 Milliliter Sirup, Kinder zwischen sechs und elf Jahren einmal täglich 5 Milliliter Sirup. Kinder über zwölf Jahren erhalten die Erwachsenendosis. Kinder unter zwölf Jahren sollten nicht mit Tabletten behandelt werden, weil es dazu keine klinischen Erfahrung gibt.

Dimetinden: Kinder ab drei Jahren erhalten dreimal täglich ein Dragee mit einem Milligramm. Von den Tropfen erhalten Kinder von ein bis acht Jahren dreimal täglich 10 bis 15 Tropfen und ab neun Jahren dreimal täglich 20 Tropfen. Die Retardkapseln dürfen Sie bei Kindern nicht anwenden.

Ebastin: Dieses Mittel können Kinder unter zwölf Jahren bei allergischem Schnupfen oder allergischer Bindehautentzündung bekommen. Die Dosierung entspricht der bei Erwachsenen. Eine Nesselsucht dagegen sollte damit bei Kindern und Jugendlichen unter 18 Jahren nicht behandelt werden, weil zum Einsatz des Wirkstoffs bei dieser Form einer Allergie noch zu wenig Erfahrungen vorliegen.

Fexofenadin: Dieses Mittel dürfen Kinder unter zwölf Jahren nicht bekommen.

Hydroxyzin: Für Kinder zwischen sechs und zehn Jahren steht eine Lösung zur Verfügung. Kleinere Kinder dürfen Sie nicht damit behandeln.

Levocetirizin: Kinder ab sechs Jahren erhalten die Erwachsenendosis (5 Milligramm einmal täglich). Bei Kindern unter sechs Jahren sollte das Mittel nicht angewendet werden, weil die Dosis altersgemäß zu verringern ist, die Filmtabletten sich aber nicht teilen lassen.

Loratadin: Kindern über zwei Jahre mit einem Körpergewicht unter 30 Kilogramm geben Sie einmal täglich 5 Milligramm, das entspricht einer halben Brausetablette. Wiegt das Kind mehr als 30 Kilogramm, geben Sie ihm einmal täglich eine Brausetablette oder eine Tablette mit 10 Milligramm.

Mizolastin: Das Mittel darf nicht an Kinder unter zwölf Jahren verabreicht werden.

Fenistil Tropfen/Sirup: Diese Mittel enthalten Alkohol. Für Kinder sollten Sie alkoholfreie Präparate vorziehen.

Für Frauen

Levocetirizin: Bei Frauen mit eingeschränkter Nierenfunktion muss die Dosis anders als sonst üblich berechnet werden. Bei gestörter Nierenfunktion muss die Dosis sogar deutlich verringert werden.

Für Schwangerschaft und Stillzeit

Sie sollten in den ersten drei Monaten der Schwangerschaft keine Antihistaminika einnehmen. Für die restliche Schwangerschaftszeit liegen keine ausreichenden Erkenntnisse über die Sicherheit der Mittel vor. Der Arzt sollte dann sorgfältig abwägen, ob der Nutzen die Risiken überwiegt. Ist die Einnahme erforderlich, sollten Sie ältere Mittel, die schon lange erprobt sind (z. B. Clemastin, Dimetinden), vorziehen. Soll ein nicht oder wenig müde machendes Antihistaminikum eingesetzt werden, ist der Wirkstoff Cetirizin akzeptabel.

Für den Einsatz in der Stillzeit liegen keine Erkenntnisse vor. Sicherheitshalber sollten Sie dann besser keine Antihistaminika anwenden.

Loratadin: Dieses Mittel sollten Sie in der Schwangerschaft sicherheitshalber nicht anwenden, weil ein erhöhtes Risiko für Fehlbildungen der Harnröhre beim Neugeborenen nicht ausgeschlossen werden kann.

Fenistil Tropfen/Sirup: Diese Mittel enthalten Alkohol. Präparate ohne Alkohol sind vorzuziehen.

Für ältere Menschen

Levocetirizin: Wenn Ihre Nierenfunktion eingeschränkt ist, sollte der Arzt die Dosis dieses Mittels in Abhängigkeit von der Kreatinin-Clearance (Messwert in Blut und Urin) reduzieren. Liegt die Clearance über 50 Milliliter pro Minute (ml/min), erhalten Sie die normale Dosis (eine Filmtablette täglich). Bei Werten zwischen 30 und 50 ml/min nehmen Sie nur alle zwei Tage eine Filmtablette, bei Werten unter 30 ml/min nur alle drei Tage.

Zur Verkehrstüchtigkeit

Azelastin, Cetirizin, Desloratadin, Fexofenadin, Levocetirizin, Loratadin, Mizolastin: Diese nicht oder nur wenig müde machenden Antihistaminika beeinträchtigen die Verkehrstüchtigkeit nur wenig. Trotzdem sollten Sie vorsichtig sein, da auch bei diesen Antihistaminika das Reaktionsvermögen individuell vermindert sein kann.

Clemastin, Dimetinden, Hydroxyzin: Diese Mittel gehören zu den müde machenden Antihistaminika. Wenn Sie diese Mittel einnehmen, sollten Sie kein Fahrzeug lenken, keine Maschinen bedienen und keine Arbeiten ohne sicheren Halt verrichten.

Glukokortikoide (Nasenspray)

Beclometason

Beclomet Nasal, Beclometason-ratiopharm, Beclorhinol

Budesonid

Budes Nasenspray, Pulmicort Topinasal

Dexamethason

Dexa-Rhinospray Mono, Dexa Siozwo, Solupen N

Flunisolid

Syntaris

Fluticason

Flutide Nasal

Mometason

NASONEX

Triamcinolon

NASACORT, Rhinisan

Glukokortikoide hemmen die Entzündung in der Nasenschleimhaut oder schwächen sie ab. Die hier besprochenen Wirkstoffe sind spezielle Glukokortikoide, die über die Nasenschleimhaut nur in geringer Menge in den Kreislauf übertreten. Ihre therapeutische Wirksamkeit bei allergischem Schnupfen ist belegt. Trotzdem werden sie als „mit Einschränkung geeignet“ bewertet. Weil die Mittel bei langfristiger Anwendung die Nasenschleimhaut schädigen können, sollten sie nur angewendet werden, wenn Antihistaminika oder Cromoglizinsäure nicht ausreichend wirksam waren, beispielsweise bei mittelschwer oder schwer ausgeprägtem allergischen Schnupfen. Einige Mittel (siehe Tabelle) enthalten Konservierungsmittel (→ Seite 145), die die Nasenschleimhaut schädigen können. Präparate ohne Konservierungsstoffe sind vorzuziehen.

Anwendung

Sie sprühen – je nachdem, wie stark die Beschwerden sind – bis zu viermal täglich (in der Regel zweimal täglich) ein bis zwei Sprühstöße des Mittels in jedes Nasenloch. Vorher sollten Sie sich die Nase putzen. Vor der ersten Anwendung müssen Sie den Sprühkopf mehrmals betätigen, bis ein gleichmäßiger Sprühnebel austritt. Wenn Sie das Mittel über längere Zeit nicht benutzen, sollten Sie dies bei erneuter Anwendung wiederholen.

Die volle Wirkung der Mittel tritt verzögert ein – erst nach etwa einem Tag ist die maximale Wirkung erreicht. Deshalb ist es bei schwerem Heuschnupfen sinnvoll, das Mittel schon kurz vor Beginn des Pollenkontakts anzuwenden, wenn Sie wissen, auf welche Blütenpollen Sie allergisch reagieren.

Achtung

Bei langfristiger Daueranwendung kann das Mittel die Nasenschleimhaut schädigen. Der Arzt sollte in diesem Fall Risiken und Nutzen der Anwendung immer wieder sorgfältig abwägen. Achten Sie darauf, dass die Mittel bei der Anwendung nicht ins Auge gelangen, weil dies eine Augenreizung hervorrufen kann.

Die Mittel können die körpereigene Abwehr lokal in der Nase schwächen und somit gelegentlich Infektionen fördern. Wenn Sie einen Virusschnupfen oder eine Infektion der Nasenschleimhaut bekommen, sollten Sie mit der Behandlung aussetzen, bis der Infekt auskuriert ist. Die allergische Reaktion sollte währenddessen mit anderen Mitteln unterdrückt werden.

Gegenanzeigen

Unter folgenden Bedingungen dürfen Sie die Mittel nicht anwenden:

- Sie haben eine durch Bakterien, Pilze oder Viren ausgelöste Naseninfektion (z. B. Schnupfen, Nebenhöhlenentzündung).
- Sie haben Nasenbluten.
- Ihre Nasenschleimhaut ist verletzt oder Sie mussten an der Nase operiert werden (z. B. auf Grund von Polypen).

Dexamethason: Bei diesem Wirkstoff ist zusätzlich zu beachten:

- Bei erhöhtem Augeninnendruck (Engwinkelglaukom) dürfen Sie diese Mittel nicht anwenden.
- Wenn Sie Diabetes haben, sollte der Arzt Risiken und Nutzen der Behandlung genau abwägen.

Unerwünschte Wirkungen

▶ Muss beobachtet werden

Wenn Sie die Mittel über lange Zeit anwenden und die Nasenschleimhaut trocken wird, kann es sein, dass die Mittel sie bereits geschädigt haben. Setzen Sie sie dann ab und suchen Sie den behandelnden Arzt auf.

▶ Sofort zum Arzt

Wenn Sie die Mittel über lange Zeit und in hoher Dosierung anwenden, können die gleichen unerwünschten Wirkungen auftreten wie bei glukokortikoidhaltigen Tabletten. Hinweise dafür sind Wasseransammlungen, häufige Infektionen, schlecht heilende Wunden, erhöhter Blutzucker (erkennbar an häufigem Wasserlassen, Gewichtsabnahme). Stellen Sie derartige Symptome fest, sollten Sie unverzüglich einen Arzt aufsuchen.

In Einzelfällen kann es vorkommen, dass die Mittel die Nasenscheidewand schädigen (Nasenseptum-Perforation). Wenn das Naseninnere schmerzt, sollten Sie sofort einen Arzt aufsuchen.

Ebenfalls in Einzelfällen können die Mittel den Augeninnendruck bis hin zum Glaukom erhöhen. Spüren Sie Schmerzen oder ein Druckgefühl im Auge oder treten Sehstörungen auf, sollten Sie unverzüglich einen Augenarzt aufsuchen.

Hinweise

Für Kinder unter 14 Jahren

Bei langfristiger und hoch dosierter Anwendung können die Mittel das Längenwachstum der Kinder vorübergehend beeinträchtigen. Darum sollten bei langjähriger Anwendung die Dosisbegrenzung genau eingehalten und das Wachstum des Kindes in regelmäßigen Abständen kontrolliert werden.

Beclomethason, Budesonid, Dexamethason, Mometason, Triamcinolon: Kinder unter sechs Jahren dürfen diesen Wirkstoff nicht erhalten.

Flunisolid: Kinder unter fünf Jahren dürfen diesen Wirkstoff nicht erhalten.

Fluticason: Kindern unter zwölf Jahren darf dieser Wirkstoff nicht für die Dauerbehandlung eines allergischen Schnupfens verabreicht werden. Kinder unter vier Jahren dürfen diesen Wirkstoff gar nicht erhalten.

Für Schwangerschaft und Stillzeit

Glukokortikoide sollen in der Schwangerschaft grundsätzlich nur eingesetzt werden, wenn der Arzt Risiken und Nutzen sorgfältig abgewogen hat. Ist eine Behandlung zwingend erforderlich, sind erprobte Mittel wie Budesonid vorzuziehen. Allgemein gilt: In den ersten drei Schwangerschaftsmonaten sollten Sie die Mittel möglichst nicht einsetzen. Bei einer langfristigen Anwendung sind Wachstumsstörungen beim Ungeborenen nicht auszuschließen. Bei einer Behandlung am Ende der Schwangerschaft besteht die Gefahr, dass die Nebennierenrinde des Ungeborenen nicht richtig ausgebildet wird.

Glukokortikoide gehen in die Muttermilch über. Wenn Sie die Mittel in höherer Dosierung und über lange Zeit hinweg anwenden müssen, sollten Sie vorher abstillen.

Mastzellstabilisatoren (Tropfen, Spray für Augen und Nase)

Cromoglizinsäure

Cromohexal, Cromo-ratiopharm

Ketotifen

ZADITEN ophta

Cromoglizinsäure und Ketotifen reichern sich in den Mastzellen im Gewebe an und behindern die Freisetzung von Histamin und anderen Entzündungsstoffen (Zytokine), die bei Allergien eine maßgebliche Rolle spielen. Lesen Sie hierzu die allgemeinen Ausführungen zu Allergien (→ Seite 1159).

Cromoglizinsäure ist in Wasser leicht, in Fett aber nur schlecht löslich und gelangt nur relativ langsam ins Gewebe. Akute Beschwerden lassen sich deshalb damit nicht beeinflussen. Steht der Wirkstoff in den Zellen jedoch nach etwa zwei Wochen konsequenter Anwendung in ausreichender Menge zur Verfügung, setzen diese kaum noch Histamin und andere Botenstoffe, die Entzündungen anregen, frei. Auf diese Weise lässt sich die Entzündungsreaktion vermeiden – damit bleiben auch weitere allergische Reaktionen aus. Einen sehr starken Nies- und Juckreiz können die Wirkstoffe allerdings meist nicht vollständig unterdrücken.

Zur Vorbeugung gegen allergischen Schnupfen beziehungsweise allergische Bindehautentzündung gilt Cromoglizinsäure als geeignet, sofern die Präparate keine Konservierungsstoffe enthalten. Ist dies der Fall, werden die Mittel mit „auch geeignet" bewertet, weil das Konservierungsmittel die Schleimhaut am Auge schädigen und in der Nase die Bewegungen der Flimmerhärchen und somit die Selbstreinigung der Nasenschleimhaut beeinträchtigen kann. Lesen Sie hierzu auch „Konservierungsmittel" (→ Seite 145).

Ketotifen ist eine Substanz, die sowohl als Mastzellstabilisator als auch als Antihistaminikum wirkt. Daher kann das Mittel auch akut bei schon bestehender allergischer Bindehautentzündung eingesetzt werden. Die therapeutische Wirksamkeit ist belegt. Die Augentropfen in Einzeldosispipetten ohne Konservierungsstoffe gelten als „geeignet", die Augentropfen mit Konservierungsmittel als „auch geeignet".

Anwendung

Cromoglizinsäure wenden Sie etwa zwei Wochen vor Beginn der Pollenflugsaison an beziehungsweise vor dem Kontakt mit dem allergieauslösenden Stoff, mindestens aber ein bis zwei Tage vorher. Sie träufeln etwa alle sechs Stunden, also viermal täglich (morgens, mittags, abends und vor dem Schlafengehen), einen Tropfen des Mittels in den Bindehautsack des Auges oder sprühen einen Sprühstoß in jedes Nasenloch. Die Behandlung müssen Sie so lange fortsetzen, wie Sie dem Allergen ausgesetzt sind.

Ketotifen träufeln Sie zweimal täglich ins Auge. Wenn das Auge zusätzlich mit anderen Arzneimitteln behandelt wird, sollte ein Abstand von mindestens fünf Minuten eingehalten werden.

Achtung

Wechselwirkungen mit Medikamenten

Ketotifen kann in Tablettenform die Wirkung von Beruhigungsmitteln und Antihistaminika (bei Allergien) verstärken. Obwohl dies bei den Augentropfen noch nicht beobachtet worden ist, sollten Sie damit rechnen, dass auch hier solche Effekte eintreten können.

Unerwünschte Wirkungen

▶ **Keine Maßnahmen erforderlich**

Cromoglizinsäure: Der Eigengeschmack des Wirkstoffs, der bei der Anwendung über die Nase in den Rachen gelangen und verschluckt werden kann, wird häufig als unangenehm (bitter) empfunden. Unmittelbar nach der Anwendung können Reizerscheinungen in der Nase oder am Auge wie Brennen, Stechen, Juckreiz oder auch Kopfschmerzen auftreten.

Ketotifen: Direkt nach dem Eintropfen des Mittels können die Augen etwas schmerzen, was aber rasch wieder vergeht. Bei 1 von 1 000 Behandelten können Augen und Mund trockener werden, was aber keiner weiteren Behandlung bedarf.

▶ **Muss beobachtet werden**

Cromoglizinsäure: In Einzelfällen können Nasenbluten oder Schleimhautgeschwüre in der Nase vorkommen. Wenn das Taschentuch nach dem Naseputzen blutig ist, sollten Sie den Arzt informieren und das weitere Vorgehen mit ihm besprechen.

Ketotifen: Bei etwa 1 von 1 000 Behandelten kann das Mittel Müdigkeit hervorrufen oder die Augen lichtempfindlicher machen. Wenn das Auge gerötet bleibt und sich auf der umgebenden Haut Juckreiz und Bläschen entwickeln oder wenn sich am Körper ein roter Ausschlag zeigt, reagieren Sie vermutlich allergisch auf das Mittel. Bei solchen Hauterscheinungen (→ Seite 14) sollten Sie einen Arzt aufsuchen.

Hinweise

Für Kinder unter 14 Jahren

Ketotifen: Für Kinder ab drei Jahren gelten die gleichen Empfehlungen wie für Erwachsene.

Für Schwangerschaft und Stillzeit

Cromoglizinsäure: Bisher gibt es keine Anhaltspunkte für schädliche Wirkungen auf das Ungeborene. Da der Wirkstoff nur in äußerst geringen Mengen in die Muttermilch gelangt, besteht auch für gestillte Säuglinge wahrscheinlich kein Risiko.

Ketotifen: Da zur Anwendung während der Schwangerschaft noch keine ausreichenden Erfahrungen vorliegen, sollten Sie dieses Mittel nur anwenden, wenn der Arzt dies ausdrücklich befürwortet. Es ist jedoch nicht anzunehmen, dass es bei dieser äußeren Form der Anwendung den Organismus des Ungeborenen beeinflusst. In der Stillzeit können Sie das Mittel anwenden.

Beim Tragen von Kontaktlinsen

Augentropfen: Solange Ihre Augen entzündet sind, sollten Sie ihnen eine zusätzliche Belastung durch das Tragen von Kontaktlinsen ersparen. Wenn Sie auf die Linsen dennoch nicht verzichten wollen, sollten Sie stabile Linsen vor der Anwendung der Augentropfen entfernen und frühestens nach einer Viertelstunde wieder einsetzen. Weiche Kontaktlinsen sollten Sie nicht tragen. Das Medikament kann sich in den relativ großen Poren des Materials einlagern und so erheblich länger am Auge bleiben. Damit steigt das Risiko von unerwünschten Wirkungen.

Zur Verkehrstüchtigkeit

Augentropfen: Nach dem Eintropfen können Sie fünf bis zehn Minuten lang schlechter sehen. In dieser Zeit dürfen Sie kein Fahrzeug lenken, keine Maschinen bedienen und keine Arbeiten ohne sicheren Halt verrichten. Das Gleiche gilt, wenn Sie durch die Augentropfen müde oder die Augen lichtempfindlicher werden.

Mastzellstabilisator (zum Inhalieren)

Cromoglizinsäure

DNCG Stada

Cromoglizinsäure verhindert, dass das entzündungsfördernde Gewebehormon Histamin aus Mastzellen freigesetzt wird. Cromoglizinsäure bremst außerdem die überempfindliche Reaktion der Bronchien.

Da der Wirkstoff nur langsam ins Gewebe gelangt, dauert es etwa zwei Wochen, bis die Wirkung spürbar ist. Mastzellstabilisatoren müssen kontinuierlich angewendet werden. Sie helfen nicht beim akuten Asthmaanfall.

Bei allergischem Asthma sollten Inhalationslösungen mit Cromoglizinsäure – wenn überhaupt – nur noch zur Behandlung von leichtem allergischen Asthma bei Kindern eingesetzt werden. Der behandelnde Arzt muss dann beobachten, ob Cromoglizinsäure ausreichend wirkt. Treten vier bis sechs Wochen nach Behandlungsbeginn immer noch Asthmaanfälle auf, sind Beta-2-Sympathomimetika zur Behandlung eines akuten Asthmaanfalls sowie gegebenenfalls glukokortikoidhaltige Mittel zum Inhalieren als Dauermedikament vorzuziehen. Näheres zu diesen Wirkstoffen erfahren Sie im Abschnitt „Asthma, COPD" unter den Stichwörtern „Beta-2-Sympathomimetika zum Inhalieren" (→ Seite 262) und „Glukokortikoide zum Inhalieren" (→ Seite 265).

Anwendung

Der Wirkstoff wird eingeatmet. Bei Dosieraerosolen geschieht dies zwei- bis viermal täglich direkt aus der Sprühdose. Inhalationslösungen werden mithilfe von speziellen Inhaliergeräten angewendet.

Bei Kindern

Die Inhalationslösung wird meist mit einem Kompressorvernebler verabreicht, der ein spezielles Mundstück für Kinder hat. Der Arzt sollte die richtige Anwendung dieses Geräts genau erklären. Wichtig ist, dass das Kind bereits behandelt wird, bevor ein Asthmaanfall aufgetreten ist, weil es einige Tage dauert, bis das Mittel seine volle Wirkung entfaltet. Damit die Wirkung erhalten bleibt, sollte das Kind jeden Tag alle vier bis sechs Stunden inhalieren, bis die Pollenflugsaison vorbei ist oder der Kontakt mit dem allergieauslösenden Stoff vermieden werden kann.

Wenn die Anwendung ein- oder mehrmals täglich vergessen wird, müssen Sie damit rechnen, dass allergische Symptome auftreten. Sie sollten das Kind das Mittel aber dann wie gewohnt weiter inhalieren lassen.

Unerwünschte Wirkungen

Alle Mittel zum Inhalieren können in Einzelfällen dazu führen, dass sich die Bronchien krampfartig verengen (Bronchospasmus). Dann müssen bronchienerweiternde Mittel wie Beta-2-Sympathomimetika verabreicht werden, in schweren Fällen sind auch kortisonhaltige Tabletten notwendig.

▶ **Keine Maßnahmen erforderlich**

Es können Schleimhautreizungen, Husten und Kopfschmerzen vorkommen. Leichte Entzündungen im Magen-Darm-Trakt (Gastroenteritis) mit Übelkeit, Erbrechen, Appetitlosigkeit, Magenschmerzen oder Magendrücken treten bei etwa 2 von 100 Behandelten auf. In Einzelfällen können die Gelenke anschwellen und schmerzen. Das Mittel kann im Mund einen schlechten oder bitteren Geschmack verursachen.

▶ **Muss beobachtet werden**

Wenn die Haut sich entzündet, rötet und juckt (bei 2 von 100 Behandelten), reagieren Sie vermutlich allergisch auf das Mittel. Bei solchen Hauterscheinungen (→ Seite 14) sollten Sie einen Arzt aufsuchen.

Alle Mittel zum Inhalieren können in Einzelfällen zu krampfartigen Verengungen in den Bronchien führen (Bronchospasmen). In diesen Fällen müssen bronchienerweiternde Substanzen wie Beta-2-Sympathomimetika zum Inhalieren (→ Seite 262) verabreicht werden, in schweren Fällen sind auch Glukokortikoide als Tabletten notwendig.

Die Muskulatur kann sich entzünden (bei 2 von 100 Behandelten). Ein typisches Anzeichen dafür sind muskelkaterähnliche Beschwerden, die unabhängig von einer sportlichen Betätigung auftreten. Wenn der Muskelkater länger als ein bis zwei Tage anhält oder sich verstärkt, sollten Sie einen Arzt aufsuchen.

▶ **Sofort zum Arzt**

Verstärken sich Hautausschlag und Juckreiz und treten zusätzlich Herzrasen, Atemnot, Schwäche und Schwindel auf, müssen Sie die Anwendung sofort abbrechen und unverzüglich den Notarzt rufen, weil eine solche allergische Reaktion (→ Seite 14) rasch lebensbedrohlich werden kann.

In Einzelfällen kann der Kehlkopf anschwellen (Larynxödem), was mit Atemnot, Schwindel und Ohnmacht einhergehen kann. Dabei handelt es sich um eine allergische Reaktion auf den Wirkstoff. Setzen Sie das Mittel dann ab und suchen Sie umgehend einen Arzt auf.

Hinweise

Für Kinder unter 14 Jahren

Bei Kindern ab zwei Jahren kann das Mittel angewendet werden, bei Kleinkindern vorzugsweise mit einem Kompressionsinhaliergerät.

Für Schwangerschaft und Stillzeit

Bisher gibt es für Cromoglizinsäure keine Anhaltspunkte für schädliche Wirkungen auf das Ungeborene. Da der Wirkstoff nur in äußerst geringen Mengen in die Muttermilch gelangt, besteht auch für gestillte Säuglinge wahrscheinlich kein Risiko.

Mastzellstabilisator (zum Einnehmen)

Ketotifen

Zaditen

Ketotifen ist ein müde machendes Antihistaminikum, das zusätzlich als Mastzellstabilisator wirkt. Es verhindert, dass das entzündungsfördernde Gewebehormon Histamin aus Mastzellen freigesetzt wird. Das Mittel wird vorwiegend bei allergischem Asthma eingesetzt, wirkt aber nur ungenügend und sollte nicht mehr eingesetzt werden. Es gilt deshalb als „wenig geeignet“.

Anwendung

Gemäß Beipackzettel nehmen Erwachsene und Kinder ab drei Jahren an den ersten drei bis vier Behandlungstagen abends 5 Milliliter Sirup, danach die gleiche Menge jeweils morgens und abends. Falls notwendig, kann die Dosis bei Erwachsenen und Kindern über zehn Jahre verdoppelt werden.

Achtung

Der Sirup enthält Alkohol. Personen mit Alkoholproblemen dürfen es nicht einnehmen. Auch Leberkranke und Menschen mit Anfallleiden sollten den Alkoholgehalt berücksichtigen. Darüber hinaus kann Alkohol die Wirkung vieler Arzneimittel (z. B. Schlaf- und Beruhigungsmittel, Psychopharmaka, starke Schmerzmittel, einige Mittel bei hohem Blutdruck) verstärken.

Außerdem enthält der Sirup als Konservierungsmittel Parabene. Wenn Sie auf Parastoffe (→ Seite 1159) allergisch reagieren, dürfen Sie das Mittel nicht anwenden.

Unerwünschte Wirkungen

▶ **Keine Maßnahmen erforderlich**

Bei 15 bis 20 von 100 Behandelten tritt Müdigkeit auf.

▶ **Muss beobachtet werden**

Wenn die Haut sich verstärkt rötet und juckt, reagieren Sie vermutlich allergisch auf das Mittel. Bei solchen Hauterscheinungen (→ Seite 14) sollten Sie einen Arzt aufsuchen.

Alle Mittel zum Inhalieren können in Einzelfällen krampfartige Verengungen in den Bronchien (Bronchospasmen) auslösen. Dann sollte der Arzt bronchienerweiternde Substanzen wie Beta-2-Sympathomimetika zum Inhalieren (→ Seite 262) verabreichen, in schweren Fällen können auch Glukokortikoide als Tabletten notwendig sein.

▶ **Sofort zum Arzt**

Verstärken sich Hautausschlag und Juckreiz und treten zusätzlich Herzrasen, Atemnot, Schwäche und Schwindel auf, müssen Sie die Anwendung sofort abbrechen und unverzüglich den Notarzt (Telefon 112) rufen, weil eine solche allergische Reaktion (→ Seite 14) rasch lebensbedrohlich werden kann.

Hinweise

Zur Verkehrstüchtigkeit

Wegen der müde machenden Wirkung des Mittels dürfen Sie kein Fahrzeug lenken, keine Maschinen bedienen und keine Arbeiten ohne sicheren Halt verrichten.

Allergien allgemein sowie an Haut, Augen und Atemwegen

Hinweise zu den Tabellenspalten → Seite 28, zur Auswahl der Arzneimittel → Seite 23, zur Grundlage der Bewertung → Seiten 24, 27

Handelsname Darreichungsform	Zusammensetzung pro 1 ml/1 g oder wie angegeben bzw. pro abgeteilte Einheit	Kleinste Packungsgröße	Festbetrag in Euro	Packungspreis in Euro	Bewertung
AERIUS 5 mg Rp Filmtabletten	**Desloratadin** 5 mg	20 Stück		21,96	**Geeignet** bei allergischen Erkrankungen. Wenig bis nicht müde machendes Antihistaminikum. → Seite 1174
AERIUS 2,5 mg Schmelztabletten Rp	2,5 mg	18 Stück		19,02	
5 mg Schmelztabletten Rp Schmelztabletten	5 mg	18 Stück		19,77	
AERIUS 0,5 mg/ml Rp Sirup	0,5 mg	50 ml		15,98	
AH 3 N Tabletten Rp Filmtabletten	**Hydroxyzin-dihydrochlorid** 25 mg	20 Stück		14,40	**Mit Einschränkung geeignet** bei allergischen Erkrankungen. Stark müde machendes Antihistaminikum. Sinnvoll, wenn die schlafanstoßende Wirkung erwünscht ist (z. B. am Abend). → Seite 1174
ALK[7] Frühblühermischung Rp	Allergenextrakt aus **Birkenpollen + Erlenpollen + Haselpollen** (2 verschiedene Konzentrationen)	2 x 3,5 ml		298,64	**Mit Einschränkung geeignet** bei allergischen Erkrankungen, wenn die Behandlung mit Standardmedikamenten nicht ausreicht. Die Hyposensibilisierung birgt das Risiko schwerwiegender allergischer Nebenwirkungen (z. B. allergischer Schock). → Seite 1169
ALK[7] Gräsermischung und Roggen Rp	Allergenextrakt aus **Knäuelgraspollen + Raygraspollen + Roggenpollen + Wiesenhaferpollen + Wiesenlieschgraspollen + Wiesenrispengraspollen + Wiesenschwingelpollen** (2 verschiedene Konzentrationen)	2 x 3,5 ml		298,64	
ALK-depot SQ 197 Frühblühermischung AF Rp	Allergenextrakt aus **Birkenpollen + Erlenpollen + Haselpollen** (4 verschiedene Konzentrationen)	4 x 5 ml		334,57	
ALK-depot SQ 200 Gräsermischung und Roggen AF Rp	Allergenextrakt aus **Knäuelgraspollen + Raygraspollen + Roggenpollen + Wiesenhaferpollen + Wiesenlieschgraspollen + Wiesenrispengraspollen + Wiesenschwingelpollen** (4 verschiedene Konzentrationen)	4 x 5 ml		334,57	
ALK-depot SQ 197 Frühblühermischung F1 Rp	Allergenextrakt aus **Birkenpollen + Erlenpollen + Haselpollen** 500 000 SQ-E	1 x 5 ml		265,76	
ALK-depot SQ 200 Gräsermischung und Roggen F1 Rp Injektionssuspension	Allergenextrakt aus **Knäuelgraspollen + Raygraspollen + Roggenpollen + Wiesenhaferpollen + Wiesenlieschgraspollen + Wiesenrispengraspollen + Wiesenschwingelpollen** 500 000 SQ-E	1 x 5 ml		265,76	

Allergien allgemein sowie an Haut, Augen und Atemwegen Fortsetzung

Handelsname Darreichungsform	Zusammensetzung pro 1 ml/1 g oder wie angegeben bzw. pro abgeteilte Einheit	Kleinste Packungsgröße	Festbetrag in Euro	Packungspreis in Euro	Bewertung
Allergodil Tabletten Rp Filmtabletten	**Azelastin** 2 mg	20 Stück	12,53	12,53	**Geeignet** bei allergischen Erkrankungen. Wenig bis nicht müde machendes Antihistaminikum. → Seite 1174
Allergodil Nasenspray Rp Nasenspray	**Azelastin-hydrochlorid** 1 mg (ohne Konservierungsmittel)	10 ml		20,49	**Geeignet** bei allergischem Schnupfen. → Seite 1172
Allergodil Augentropfen Augentropfen	0,5 mg (Konservierungsmittel: Benzalkoniumchlorid)	6 ml		11,15	**Auch geeignet** bei allergischer Bindehautentzündung. Konservierungsmittelfreie Produkte sind vorzuziehen. → Seite 1172
Allergodil Kombipackung Rp Augentropfen und Nasenspray	0,5 mg (Konservierungsmittel: Benzalkoniumchlorid) und 1 mg (ohne Konservierungsmittel)	6 ml und 17 ml		31,69	**Auch geeignet** bei allergischer Bindehautentzündung. Konservierungsmittelfreie Produkte sind vorzuziehen. **Geeignet** bei allergischem Schnupfen. → Seite 1172
Allergodil akut duo Augentropfen und Nasenspray	0,5 mg (Konservierungsmittel: Benzalkoniumchlorid) und 0,14 mg (ohne Konservierungsmittel) pro Sprühstoß	4 ml und 10 ml		15,70	
ALLERGOVIT Birke/Erle/Hasel Rp Injektionssuspension	Allergenextrakt aus **Birkenpollen** 35 % **+ Erlenpollen** 30 % **+ Haselpollen** 35 %	1 x 3,0 ml		290,32	**Mit Einschränkung geeignet** bei allergischen Erkrankungen, wenn die Behandlung mit Standardmedikamenten nicht ausreicht. Die Hyposensibilisierung birgt das Risiko schwerwiegender allergischer Nebenwirkungen (z. B. allergischer Schock). → Seite 1169
ATARAX Tabletten Rp Filmtabletten	**Hydroxyzin-dihydrochlorid** 25 mg	20 Stück		14,88	**Mit Einschränkung geeignet** bei allergischen Erkrankungen. Stark müde machendes Antihistaminikum. Sinnvoll, wenn die schlafanstoßende Wirkung erwünscht ist (z. B. am Abend). → Seite 1174
ATARAX liquidum Rp Lösung	2 mg	200 ml		15,08	
Beclometason-ratiopharm Nasal 50 µg Rp	**Beclometason-dipropionat** 50 µg pro Sprühstoß (Konservierungsmittel: Benzalkoniumchlorid)	23 ml	19,85	15,77	**Mit Einschränkung geeignet** bei allergischem Schnupfen, wenn wenig bis nicht müde machende Antihistaminika oder Cromoglizinsäure nicht ausreichend wirksam sind. Das Präparat enthält Konservierungsmittel. → Seite 1179
100 µg Rp Nasenspray	100 µg pro Sprühstoß (Konservierungsmittel: Benzalkoniumchlorid)	10 ml	19,73	15,70	
Beclomet Nasal Aqua Orion Rp Dosierspray	**Beclometason-dipropionat** 50 µg pro Sprühstoß (Konservierungsmittel: Benzalkoniumchlorid)	1 Stück	19,85	19,85	**Mit Einschränkung geeignet** bei allergischem Schnupfen, wenn wenig bis nicht müde machende Antihistaminika oder Cromoglizinsäure nicht ausreichend wirksam sind. Das Präparat enthält Konservierungsmittel. → Seite 1179
Beclomet 100 µg Nasal Rp Nasenspray	100 µg pro Sprühstoß (Konservierungsmittel: Benzalkoniumchlorid)	10 ml	19,73	19,73	
Beclorhinol aquosum Rp Dosierspray	**Beclometason-dipropionat** 50 µg pro Sprühstoß (Konservierungsmittel: Benzalkoniumchlorid)	30 ml	19,85	19,85	**Mit Einschränkung geeignet** bei allergischem Schnupfen, wenn wenig bis nicht müde machende Antihistaminika oder Cromoglizinsäure nicht ausreichend wirksam sind. Das Präparat enthält Konservierungsmittel. → Seite 1179
Budes Nasenspray 50 µg/Sprühstoß Rp Nasenspray	**Budesonid** 50 µg pro Sprühstoß (ohne Konservierungsmittel)	200 Einzeldosen	26,75	19,91	**Mit Einschränkung geeignet** bei allergischem Schnupfen, wenn wenig bis nicht müde machende Antihistaminika oder Cromoglizinsäure nicht ausreichend wirksam sind. → Seite 1179

Hinweise zu den Tabellenspalten → Seite 28, zur Auswahl der Arzneimittel → Seite 23, zur Grundlage der Bewertung → Seiten 24, 27

Allergien allgemein sowie an Haut, Augen und Atemwegen Fortsetzung

Handelsname Darreichungsform	Zusammensetzung pro 1 ml/1 g oder wie angegeben bzw. pro abgeteilte Einheit	Kleinste Packungsgröße	Festbetrag in Euro	Packungspreis in Euro	Bewertung
Hinweise zu den Tabellenspalten → Seite 28, zur Auswahl der Arzneimittel → Seite 23, zur Grundlage der Bewertung → Seiten 24, 27					
Cetirizin HEXAL Filmtabletten	**Cetirizin-dihydrochlorid** 10 mg	7 Stück	2,62	2,99	**Geeignet** bei allergischen Erkrankungen. Wenig bis nicht müde machendes Antihistaminikum. → Seite 1174
Cetirizin HEXAL Tropfen bei Allergien	10 mg	10 ml	9,37	9,32	
Saft bei Allergien Lösung	1 mg (Konservierungsmittel: Parabene)	75 ml	6,50	6,41	
Cetirizin-ratiopharm bei Allergien Filmtabletten	**Cetirizin-dihydrochlorid** 10 mg	7 Stück	2,62	2,99	**Geeignet** bei allergischen Erkrankungen. Wenig bis nicht müde machendes Antihistaminikum. → Seite 1174
Cetirizin-ratiopharm Saft Lösung	1 mg (Konservierungsmittel: Parabene)	75 ml	6,50	6,41	
Cetirizin STADA 10 mg Filmtabletten Filmtabletten	**Cetirizin-dihydrochlorid** 10 mg	7 Stück	2,62	3,02	**Geeignet** bei allergischen Erkrankungen. Wenig bis nicht müde machendes Antihistaminikum. → Seite 1174
Cetirizin STADA Saft Lösung	1 mg (Konservierungsmittel: Parabene)	75 ml	6,50	6,41	
Cromohexal Augentropfen UD Einzeldosispipetten	**Cromoglizinsäure-Dinatriumsalz** 20 mg pro 1 ml (ohne Konservierungsmittel)	20 x 0,5 ml	4,63	4,57	**Geeignet** bei allergischer Bindehautentzündung zur Vorbeugung → Seite 1180
Cromohexal sanft Nasenspray Nasenspray	20 mg (ohne Konservierungsmittel)	15 ml	6,37	6,32	**Geeignet** bei allergischem Schnupfen zur Vorbeugung. → Seite 1180
Cromohexal Augentropfen	20 mg (Konservierungsmittel: Benzalkoniumchlorid)	10 ml	4,63	4,39	**Auch geeignet** bei allergischer Bindehautentzündung zur Vorbeugung. Konservierungsmittelfreie Produkte sind vorzuziehen. → Seite 118[illegible]
Cromohexal Kombi Augentropfen und Nasenspray	20 mg (Konservierungsmittel: Benzalkoniumchlorid) und 20 mg (ohne Konservierungsmittel)	10 ml und 15 ml	10,19	10,15	**Auch geeignet** bei allergischer Bindehautentzündung zur Vorbeugung. Konservierungsmittelfreie Produkte sind vorzuziehen. **Geeignet** bei allergischem Schnupfen zur Vorbeugung. → Seite 118[illegible]
Cromo-ratiopharm Augentropfen Einzeldosis Einzeldosispipetten	**Cromoglizinsäure-Dinatriumsalz** 20 mg pro 1 ml (ohne Konservierungsmittel)	20 x 0,5 ml	4,63	5,05	**Geeignet** bei allergischer Bindehautentzündung zur Vorbeugung. → Seite 118[illegible]
Cromo-ratiopharm Nasenspray Nasenspray	20 mg (ohne Konservierungsmittel)	15 ml	6,37	6,40	**Geeignet** bei allergischem Schnupfen zur Vorbeugung. → Seite 118[illegible]
Cromo-ratiopharm Kombipackung Augentropfen und Nasenspray	20 mg(Konservierungsmittel: Benzalkoniumchlorid) und 20 mg (ohne Konservierungsmittel)	10 ml und 15 ml	10,19	10,20	**Auch geeignet** bei allergischer Bindehautentzündung zur Vorbeugung. Konservierungsmittelfreie Produkte sind vorzuziehen. **Geeignet** bei allergischem Schnupfen zur Vorbeugung. → Seite 118[illegible]
Cromo-ratiopharm Augentropfen	20 mg (Konservierungsmittel: Benzalkoniumchlorid)	10 ml	4,63	4,45	**Auch geeignet** bei allergischer Bindehautentzündung zur Vorbeugung. Konservierungsmittelfreie Produkte sind vorzuziehen. → Seite 118[illegible]

Allergien allgemein sowie an Haut, Augen und Atemwegen Fortsetzung

Handelsname Darreichungsform	Zusammensetzung pro 1 ml/1 g oder wie angegeben bzw. pro abgeteilte Einheit	Kleinste Packungsgröße	Festbetrag in Euro	Packungspreis in Euro	Bewertung
Hinweise zu den Tabellenspalten → Seite 28, zur Auswahl der Arzneimittel → Seite 23, zur Grundlage der Bewertung → Seiten 24, 27					
Dexa-Rhinospray Mono Rp Nasenspray	**Dexamethason-isonikotinat** 0,02 mg pro Sprühstoß (Konservierungsmittel: Benzalkoniumchlorid)	14 ml	17,18	18,16	**Mit Einschränkung geeignet** bei allergischem Schnupfen, wenn wenig bis nicht müde machende Antihistaminika oder Cromoglizinsäure nicht ausreichend wirksam sind. Das Präparat enthält Konservierungsmittel. → Seite 1179
Dexa Siozwo Rp Nasensalbe	**Dexamethasonazetat** 0,2 mg (ohne Konservierungsmittel)	10 g		14,66	**Mit Einschränkung geeignet** bei allergischem Schnupfen, wenn wenig bis nicht müde machende Antihistaminika oder Cromoglizinsäure nicht ausreichend wirksam sind. → Seite 1179
DNCG Stada Inhalat Inhalationslösung	**Cromoglizinsäure-Dinatriumsalz** 20 mg	50 Stück	21,96	22,50	**Geeignet** allenfalls als Therapieversuch zur Vorbeugung gegen leichtes allergisches Asthma bei Kindern. Zur Vorbeugung gegen allergisches Asthma bei Erwachsenen nur unzureichend wirksam. Bei ihnen sind andere Mittel vorzuziehen. → Seite 1182
Ebastel 10 mg Filmtabletten Rp	**Ebastin** 10 mg	20 Stück		21,40	**Auch geeignet** bei allergischen Erkrankungen. Bisher wenig erprobtes wenig bis nicht müde machendes Antihistaminikum. → Seite 1174
20 mg Filmtabletten Rp Filmtabletten	20 mg	20 Stück		30,77	
FASTJEKT Junior Rp	**Epinephrin** 0,15 mg	1 Stück		85,64	**Geeignet** als Notfallmedikament bei einem allergischen Schock, um den Kreislauf zu stabilisieren. → Seite 1168
FASTJEKT Rp Injektionslösung	0,3 mg	1 Stück		85,64	
Fenistil Dragees Dragees	**Dimetindenmaleat** 1 mg	20 Stück	4,08	6,50	**Mit Einschränkung geeignet** bei allergischen Erkrankungen. Müde machendes Antihistaminikum. Sinnvoll, wenn die schlafanstoßende Wirkung erwünscht ist (z. B. am Abend). → Seite 1174
Fenistil Tropfen	1 mg *Enthält 6,3% Alkohol* (Konservierungsmittel: Parabene)	20 ml	6,62	6,62	
Fenistil-Sirup Lösung	0,122 mg *Enthält 7,2% Alkohol* (Konservierungsmittel: Parabene)	150 ml	8,76	8,76	
Fenistil-24-Stunden Retardkapseln	4 mg	10 Stück		7,25	
Fenistil Gel Gel	1 mg (Konservierungsmittel: Parabene)	20 g	4,08	4,45	**Wenig geeignet** bei allergischen Hauterkrankungen. Die therapeutische Wirksamkeit ist nicht ausreichend nachgewiesen; der Wirkstoff kann selbst Allergien auslösen. → Seite 1174
Flutide Nasal Rp Nasenspray	**Fluticasonpropionat** 0,05 mg pro Sprühstoß (Konservierungsmittel: Benzalkoniumchlorid)	15 g	25,41	25,41	**Mit Einschränkung geeignet** bei allergischem Schnupfen, wenn wenig bis nicht müde machende Antihistaminika oder Cromoglizinsäure nicht ausreichend wirksam sind. Das Präparat enthält Konservierungsmittel. → Seite 1179

Allergien allgemein sowie an Haut, Augen und Atemwegen Fortsetzung

Handelsname Darreichungsform	Zusammensetzung pro 1 ml/1 g oder wie angegeben bzw. pro abgeteilte Einheit	Kleinste Packungsgröße	Festbetrag in Euro	Packungspreis in Euro	Bewertung
Livocab-Augentropfen Augentropfen	**Levocabastin** 0,5 mg (Konservierungsmittel: Benzalkoniumchlorid)	4 ml		14,71	**Auch geeignet** bei allergischer Bindehautentzündung. Konservierungsmittelfreie Produkte sind vorzuziehen. → Seite 1172
Livocab-Kombi Augentropfen und Nasenspray	0,5 mg (Konservierungsmittel: Benzalkoniumchlorid) und 0,5 mg (Konservierungsmittel: Benzalkoniumchlorid)	4 ml und 10 ml		27,30	**Auch geeignet** bei allergischem Schnupfen und allergischer Bindehautentzündung. Konservierungsmittelfreie Produkte sind vorzuziehen. → Seite 1172
Livocab Nasenspray	0,5 mg (Konservierungsmittel: Benzalkoniumchlorid)	10 ml		16,47	**Auch geeignet** bei allergischem Schnupfen. Konservierungsmittelfreie Produkte sind vorzuziehen. → Seite 1172
Lorano akut Tabletten	**Loratadin** 10 mg	7 Stück	2,62	2,99	**Geeignet** bei allergischen Erkrankungen. Wenig bis nicht müde machendes Antihistaminikum. → Seite 1174
Loratadin-ratiopharm bei Allergien Tabletten	**Loratadin** 10 mg	7 Stück	2,62	2,99	**Geeignet** bei allergischen Erkrankungen. Wenig bis nicht müde machendes Antihistaminikum. → Seite 1174
Mizollen Rp Filmtabletten	**Mizolastin** 10 mg	20 Stück		22,29	**Mit Einschränkung geeignet** bei allergischen Erkrankungen. Wenig bis nicht müde machendes Antihistaminikum mit geringem Erprobungsgrad. Die Häufigkeit und Schwere unerwünschter Wirkungen am Herzen sind noch nicht abschließend zu beurteilen. → Seite 1174
NASACORT 55 Mikrogramm/Dosis Rp Nasenspray	**Triamcinolonazetonid** 55 µg pro Sprühstoß (Konservierungsmittel: Benzalkoniumchlorid)	16,5 g	23,85	23,85	**Mit Einschränkung geeignet** bei allergischem Schnupfen, wenn wenig bis nicht müde machende Antihistaminika oder Cromoglizinsäure nicht ausreichend wirksam sind. Das Präparat enthält Konservierungsmittel. → Seite 1179
NASONEX Rp Nasenspray	**Mometasonfuroat** 50 µg pro Sprühstoß (Konservierungsmittel: Benzalkoniumchlorid)	10 g	17,54	17,54	**Mit Einschränkung geeignet** bei allergischem Schnupfen, wenn wenig bis nicht müde machende Antihistaminika oder Cromoglizinsäure nicht ausreichend wirksam sind. Das Präparat enthält Konservierungsmittel. → Seite 1179
OPATANOL 1 mg/ml Augentropfen Rp Augentropfen	**Olopatadin** 1 mg (Konservierungsmittel: Benzalkoniumchlorid)	1 x 5 ml		17,96	**Auch geeignet** bei allergischer Bindehautentzündung. Noch wenig erprobtes Mittel. Konservierungsmittelfreie Produkte sind vorzuziehen. → Seite 1172
Pulmicort Topinasal 64 µg Rp Pumpspray	**Budesonid** 64 µg pro Sprühstoß (ohne Konservierungsmittel)	1 Stück	25,41	25,41	**Mit Einschränkung geeignet** bei allergischem Schnupfen, wenn wenig bis nicht müde machende Antihistaminika oder Cromoglizinsäure nicht ausreichend wirksam sind. → Seite 1179
Rhinisan 55 Mikrogramm/Dosis Rp Nasenspray	**Triamcinolonazetonid** 55 µg pro Spühstoß (Konservierungsmittel: Benzalkoniumchlorid)	6.5 g	14,04	15,05	**Mit Einschränkung geeignet** bei allergischem Schnupfen, wenn wenig bis nicht müde machende Antihistaminika oder Cromoglizinsäure nicht ausreichend wirksam sind. Das Präparat enthält Konservierungsmittel. → Seite 1179

Hinweise zu den Tabellenspalten → Seite 28, zur Auswahl der Arzneimittel → Seite 23, zur Grundlage der Bewertung → Seiten 24, 27

Allergien allgemein sowie an Haut, Augen und Atemwegen Fortsetzung

Handelsname Darreichungsform	Zusammensetzung pro 1 ml/1 g oder wie angegeben bzw. pro abgeteilte Einheit	Kleinste Packungsgröße	Festbetrag in Euro	Packungspreis in Euro	Bewertung
Hinweise zu den Tabellenspalten → Seite 28, zur Auswahl der Arzneimittel → Seite 23, zur Grundlage der Bewertung → Seiten 24, 27					
Solupen N Rp Dosierspray	**Dexamethason-dihydrogen-phosphat-Dinatrium** 13,5 µg pro Spühstoß (Konservierungsmittel: Cetrimid)	10 ml	14,09	15,47	**Mit Einschränkung geeignet** bei allergischem Schnupfen, wenn wenig bis nicht müde machende Antihistaminika oder Cromoglizinsäure nicht ausreichend wirksam sind. Das Präparat enthält Konservierungsmittel. → Seite 1179
Syntaris Rp Nasenspray	**Flunisolid** 25 µg pro Sprühstoß (Konservierungsmittel: Benzalkoniumchlorid)	20 ml	17,64	17,64	**Mit Einschränkung geeignet** bei allergischem Schnupfen, wenn wenig bis nicht müde machende Antihistaminika oder Cromoglizinsäure nicht ausreichend wirksam sind. Das Präparat enthält Konservierungsmittel. → Seite 1179
Tavegil Sirup Sirup	**Clemastin** 0,05 mg (Konservierungsmittel: Parabene)	125 ml	6,12	6,12	**Mit Einschränkung geeignet** bei allergischen Erkrankungen. Müde machendes Antihistaminikum. Sinnvoll, wenn die schlafanstoßende Wirkung erwünscht ist (z. B. am Abend). → Seite 1174
Tavegil Tabletten	1 mg	20 Stück	8,16	8,16	
Telfast 30 mg Rp	**Fexofenadin-hydrochlorid** 30 mg	30 Stück		23,56	**Auch geeignet** bei allergischen Erkrankungen. Bisher wenig erprobtes wenig bis nicht müde machendes Antihistaminikum. → Seite 1174
120 mg Rp	120 mg	7 Stück		14,05	
180 mg Rp Filmtabletten	180 mg	20 Stück		26,29	
Visine Yxin Augentropfen	**Tetryzolin-hydrochlorid** 0,5 mg (Konservierungsmittel: Benzalkoniumchlorid)	10 ml	4,38	4,49	**Mit Einschränkung geeignet** bei allergischer Bindehautentzündung. Bei Anwendung über längere Zeit kann sich die Bindehaut erneut röten. Das Präparat enthält Konservierungsmittel. → Seite 1171
Visine Yxin ES Einzeldosispipetten	0,5 mg pro 1 ml (ohne Konservierungsmittel)	10 x 0,5 ml	3,27	5,97	**Mit Einschränkung geeignet** bei allergischer Bindehautentzündung zur kurzzeitigen Anwendung. Bei Anwendung über längere Zeit kann sich die Bindehaut erneut röten. → Seite 1171
XUSAL Rp Filmtabletten	**Levocetirizin-dihydrochlorid** 5 mg	20 Stück		21,62	**Geeignet** bei allergischen Erkrankungen. Wenig bis nicht müde machendes Antihistaminikum. → Seite 1174
XUSAL Tropfen Rp	5 mg	20 ml		33,02	
XUSAL akut Tropfen Rp	5 mg	10 ml		16,77	
XUSAL Saft Rp Lösung	5 mg pro 10 ml (Konservierungsmittel: Parabene)	75 ml		18,46	
Zaditen Rp Sirup	**Ketotifen** 1 mg pro 5 ml *Enthält 2,4% Alkohol* (Konservierungsmittel: Parabene)	100 ml	14,38	15,89	**Wenig geeignet** bei Asthma, weil die therapeutische Wirksamkeit nicht ausreichend nachgewiesen ist. → Seite 1183
ZADITEN ophtha sine Rp Einzeldosispipetten	0,25 mg (ohne Konservierungsmittel)	20 Stück		22,12	**Geeignet** bei allergischer Bindehautentzündung. → Seite 1180
ZADITEN ophtha Augentropfen Rp Augentropfen	0,25 mg (Konservierungsmittel: Benzalkoniumchlorid)	1 x 5 ml		19,75	**Auch geeignet** bei allergischer Bindehautentzündung. Konservierungsmittelfreie Produkte sind vorzuziehen. → Seite 1180
zolim Rp Filmtabletten	**Mizolastin** 10 mg	20 Stück		22,29	**Mit Einschränkung geeignet** bei allergischen Erkrankungen. Wenig bis nicht müde machendes Antihistaminikum mit geringem Erprobungsgrad. Die Häufigkeit und Schwere unerwünschter Wirkungen am Herzen sind noch nicht abschließend zu beurteilen. → Seite 1174

Allergien allgemein sowie an Haut, Augen und Atemwegen Fortsetzung

Handelsname Darreichungsform	Zusammensetzung pro 1 ml/1 g oder wie angegeben bzw. pro abgeteilte Einheit	Kleinste Packungsgröße	Festbetrag in Euro	Packungspreis in Euro	Bewertung
Zyrtec	**Cetirizin-dihydrochlorid** 10 mg	20 Stück	6,62	17,29	**Geeignet** bei allergischen Erkrankungen. Wenig bis nicht müde machendes Antihistaminikum. → Seite 1174
Zyrtec P Filmtabletten	10 mg	7 Stück	2,62	5,11	
Zyrtec Saft Saft	1 mg (Konservierungsmittel: Parabene)	75 ml	6,50	11,14	
Zyrtec P Tropfen Tropfen	10 mg (Konservierungsmittel: Parabene)	10 ml	9,37	15,96	

Hinweise zu den Tabellenspalten → Seite 28, zur Auswahl der Arzneimittel → Seite 23, zur Grundlage der Bewertung → Seiten 24, 27

Schmerzen, Fieber

Akute Schmerzen haben für den Körper eine wichtige Schutzfunktion. Sie warnen vor Gefahren – zum Beispiel zieht man die Hand von der heißen Herdplatte zurück, bevor eine schwere Verbrennung entsteht –, sie signalisieren Verletzungen und sie erzwingen Schonung.

Schmerzen können aber auch der Hinweis auf eine Krankheit sein, wie zum Beispiel Kopfschmerzen bei zu hohem Blutdruck oder bei einer Hirnhautentzündung oder die Schmerzen, die ein Herzinfarkt auslöst. Bei dieser Art von Schmerzen muss vornehmlich die zugrunde liegende Erkrankung behandelt werden.

Manche langanhaltende oder immer wiederkehrende Schmerzen können als Aufforderung des Körpers verstanden werden, das Verhalten zu verändern. Zu ihnen gehören zum Beispiel Kreuz- und Rückenschmerzen.

Andere chronische Schmerzen haben ihre Warnfunktionen weitgehend verloren. Sie sind eine eigenständige Krankheit, wie zum Beispiel der Spannungskopfschmerz und die Migräne, oder sie begleiten schwere Erkrankungen, wie zum Beispiel Krebs. Diese Art von Schmerz muss im Rahmen einer speziellen Schmerztherapie angegangen werden.

Fieber entsteht, wenn das Immunsystem des Körpers verstärkt arbeitet, um den Körper vor Schädigungen zu bewahren, zum Beispiel durch eingedrungene Krankheitserreger; es ist also ebenfalls eine positive und wünschenswerte Reaktion des Körpers, die der Selbstheilung dient.

Schmerzen

Eine Schmerzempfindung beginnt damit, dass Rezeptoren, die sich in der Haut, aber auch im Inneren des Körpers befinden, erregt werden. In der Haut können als Reiz beispielsweise Wärme, Kälte, Druck und Zug wirken. Im Körperinneren lösen chemische Substanzen den Schmerzreiz aus. Diese werden freigesetzt, wenn Gewebe verletzt, entzündet oder nicht mehr ausreichend durchblutet ist.

Der Schmerzreiz wird von den Rezeptoren über Nervenfasern zum Rückenmark und von dort über andere Nervenfasern zur Hirnrinde geleitet. Dort wird der Schmerz als solcher erkannt und in seiner Stärke bewertet, sein Entstehungsort identifiziert und – wenn möglich – ein entsprechendes Verhalten eingeleitet.

Anhaltende Schmerzen führen dazu, dass der Körper schmerzverstärkende Substanzen bildet, die die Empfindlichkeit der Schmerzrezeptoren steigern. Dann kann bereits ein minimaler Reiz als sehr schmerzhaft empfunden werden.

Anzeichen und Beschwerden

Auf welche Weise Schmerzen empfunden werden, lässt sich anderen Menschen nur schlecht vermitteln. Man versucht es, indem man beschreibt, wie sich der Schmerz anfühlt: pochend, klopfend, drückend, brennend, stechend, bohrend. Die Art der Schmerzqualität kann dem Fachmann bereits etwas über die Ursachen sagen.

Nach ihrer Stärke werden Schmerzen in leicht, mäßig stark und stark unterteilt. Gelegentlich können Schmerzen auch anhaltend sein.

Bei Kindern

Kleine Kinder zeigen Schmerzen oft dadurch, dass sie unruhig sind, weinen und nicht zu beruhigen sind oder nichts mehr essen mögen. Schmerzen sind für sie schlecht zu lokalisieren, und weil für sie der Bauch im Mittelpunkt des Empfindens steht, nennen sie vieles einfach „Bauchweh".

Ursachen

Praktisch alle Krankheiten, Verletzungen und Entzündungen können mit Schmerzen verbunden sein.

Nichtmedikamentöse Maßnahmen

Bei Kopfschmerzen:

- Legen Sie sich in einem abgedunkelten, vor Geräuschen abgeschirmten Raum hin.
- Kühlen Sie Kopf und/oder Stirn mit Kaltwasserumschlägen oder einer Eispackung .
- Reiben Sie die Schläfen mit Franzbranntwein oder Pfefferminzöl ein. Bei manchen Menschen kann das die Tabletteneinnahme ersetzen.
- Bei chronischen Kopfschmerzen ist es ratsam, ein Kopfschmerztagebuch zu führen. Sie tragen darin ein, wann Sie Schmerzen hatten, wie lange und wie

schwer sie waren. Sie notieren, welche und wie viele Medikamente Sie eingenommen und wie sie gewirkt haben. Außerdem halten Sie fest, welche Begleitumstände als Auslöser der Kopfschmerzen infrage kommen. Mithilfe dieses Tagebuchs können der Arzt und Sie beurteilen, ob Sie mit der gewählten Behandlung das Schmerzgeschehen positiv beeinflussen.
Bei Regelschmerzen: Feuchte Wärme kann Regelschmerzen lindern: ein Bad, eine Wärmflasche, ein warmer Wickel. Das Gleiche gilt für alle Maßnahmen, die der Entspannung dienen: Atemübungen, autogenes Training, Yoga.
Bei Schmerzen und Verspannungen im Bewegungsapparat helfen besonders gut Massagen und gezieltes Bewegungstraining.
Als Verfahren, die sowohl die innere Spannung als auch die Muskelanspannung verringern, haben sich autogenes Training und progressive Muskelrelaxation bewährt. Mit einem Biofeedback-Training kann man lernen, der Schmerzempfindung gegenzusteuern.
Schwere und anhaltende Schmerzen führen oft rasch zu Schlaflosigkeit, Angst und depressiver Stimmung und können Probleme in Familie, Partnerschaft und im Beruf nach sich ziehen. Psychologische Therapieverfahren und eine spezielle Behandlung dieser zusätzlichen Störungen können dann sehr hilfreich sein.

Behandlung mit Medikamenten

Schmerzdämpfende Arzneistoffe (Analgetika) werden in zwei Gruppen unterteilt. Vorwiegend peripher wirkende („einfache") Schmerzmittel beeinflussen die Schmerzempfindung der Nerven, die zwischen Haut und Rückenmark verlaufen. Sie werden als nichtopioide Schmerzmittel bezeichnet. Zu ihnen gehören unter anderem die meisten rezeptfrei erhältlichen Wirkstoffe. Sie wirken bei leichten bis mäßig starken Schmerzen und senken Fieber.
Vorwiegend zentral wirkende Schmerzmittel greifen im Rückenmark und Gehirn an, wo die Schmerzen übertragen und wahrgenommen werden. Zu ihnen gehören die Opiate – Wirkstoffe, die früher aus Opium gewonnen wurden. Ihr wichtigster Vertreter ist Morphin. Auch Kodein gehört zu den Opiaten. Weitere zentral wirkende Schmerzmittel sind die den Opiaten synthetisch nachgebildeten sogenannten Opioide (opioide Schmerzmittel). Von den starkwirkenden Opioiden wird Fentanyl in der Praxis am häufigsten eingesetzt. Opiate und Opioide bekämpfen auch schwerste Schmerzen und müssen vom Arzt verordnet werden.

Schmerzen werden unterschiedlich behandelt, je nachdem ob sie akut oder chronisch sind. Akute Schmerzen sind relativ einfach zu bekämpfen, weil die Behandlungsdauer begrenzt ist: Man nimmt ein geeignetes Medikament ein und wiederholt die Einnahme, wenn der Schmerz erneut auftritt. Die Dosierung richtet sich nach der Intensität der Schmerzen und kann bis zur Höchstdosis des jeweiligen Arzneimittels gesteigert werden. Ist diese Grenze erreicht, ohne dass Schmerzfreiheit erzielt wurde, wird zu einer stärker wirkenden Substanz gewechselt. Selbst starke Schmerzen, zum Beispiel nach einer Operation, klingen nach Tagen oder Wochen ab und die Behandlung kann beendet werden.
Das ist bei chronischen Schmerzen und solchen, die auf einer unheilbaren Krankheit beruhen, anders. Hier muss der Arzt eine Therapie finden, die die Schmerzen dauerhaft so weit zurückdrängt, dass das Leben erträglich bleibt, die Betroffenen durch die Medikation aber nicht nachhaltig Schaden nehmen.
Die Weltgesundheitsorganisation (WHO) hat für die Behandlung von Schmerzen ein dreistufiges Schema entwickelt. Es orientiert sich daran, wie stark die einzelnen Substanzen bestimmte Schmerzen dämpfen.

Die Suche nach Spezialisten

Viel zu wenig niedergelassene Ärzte in Deutschland behandeln Schmerzpatienten kompetent und ausreichend. Besonders Krebskranken, deren Behandlung oft nicht ohne Morphin auskommt, wird häufig ein schmerzfreies Leben verwehrt. Nicht einmal die Hälfte der Mediziner in der Praxis verschreibt dieses Schmerzmittel. Auch Kinder und alte Menschen werden oft so behandelt, als seien sie wenig schmerzempfindlich.
Für eine gezielte Schmerztherapie können Sie sich an Ärzte wenden, die eine Zusatzausbildung in „spezieller Schmerztherapie" gemacht haben. Darüber hinaus finden sich Fachleute in Kliniken mit einem Zentrum oder einer Ambulanz für Schmerzen oder Neurologie. Dort nehmen sich dann meist Neurologen, Anästhesisten und Psychologen der Schmerzen an.

Stufe 1

Bei Schmerzen, wie sie gelegentlich auftreten können, eignen sich Azetylsalizylsäure (→ Seite 1196), die zu den nichtsteroidalen Antirheumatika (→ Seite 1202) gehörenden Wirkstoffe Diclofenac, Ibuprofen und Naproxen und Parazetamol (→ Seite 1212). Je nach Art der Schmerzen und den persönlichen Umständen kann es Gründe geben, die eine oder andere Substanz zu bevorzugen. So eignen sich die vier erstgenannten Substanzen vor allem bei Kopf-, Zahn-, Regel- und Gliederschmerzen. Da sie außerdem entzündungshemmend wirken, werden sie bevorzugt bei Schmerzen eingesetzt, die mit Entzündungen zusammenhängen. Ibuprofen ist dabei das Mittel der Wahl, weil es Magen und Darm nur wenig belastet und die Blutgerinnung kaum beeinflusst. Das ist bei Azetylsalizylsäure anders und spielt vor allem dann eine Rolle, wenn das Mittel über längere Zeit eingenommen werden muss. Azetylsalizylsäure kann zudem Blutungen oft für Tage verstärken und verlängern.

Diclofenac und Naproxen stammen aus der Rheumabehandlung. Diclofenac wirkt von den genannten Wirkstoffen am stärksten schmerzdämpfend. Dabei hat es, verglichen mit Azetylsalizylsäure, ein geringeres Risiko für Blutungen im Magen-Darm-Trakt. Naproxen wird in geringer Dosierung bei Regelschmerzen, aber auch bei Schmerzen nach einer Operation eingesetzt.

Parazetamol gilt als Mittel der Wahl, um zum Beispiel die Begleiterscheinungen eines grippalen Infekts zu lindern. Da es keine entzündungshemmende Wirkung hat, eignet es sich für Schmerzen, die mit einer Entzündung zusammenhängen, nicht so gut. Menschen, deren Leber geschädigt ist oder die reichlich Alkohol trinken, sollten bei Parazetamol zurückhaltend sein, da der Wirkstoff die Leber angreifen kann.

Dexketoprofen (→ Seite 1202) wird als „auch geeignet" zur Behandlung schwacher bis mittelstarker Schmerzen, vor allem bei Regel- und Zahnschmerzen, angesehen. Es gleicht dem Wirkstoff Ketoprofen, der in der Rheumabehandlung eingesetzt wird, muss aber nur halb so hoch dosiert werden. Im Vergleich zu anderen geeigneten Schmerzmitteln ist Dexketoprofen weniger erprobt.

Als „mit Einschränkung geeignet" bei leichten bis mittelstarken Schmerzen wird die Substanz Flupirtin (→ Seite 1199) bewertet. Sie wirkt nicht entzündungshemmend, sondern eher bei Schmerzen durch Muskelverspannungen. Im Gegensatz zu den geeigneten Schmerzmitteln liegen für Flupirtin noch keine ausreichenden Daten zu seiner Verträglichkeit vor, sodass sich der therapeutische Stellenwert in der Schmerztherapie noch nicht abschließend beurteilen lässt.

Stufe 2

Bei mittelstarken bis starken Schmerzen eignen sich die schwachen opioiden Schmerzmittel (→ Seite 1203) Dihydrokodein, Kodein und Tramadol. Die Wirkung dieser Substanzen beruht darauf, dass sie oder ihre Umwandlungsprodukte an die Rezeptoren von Morphin binden und diese erregen oder dass sie im Körper sogar zu Morphin umgewandelt werden. Bei Kodein geschieht das aber nicht bei allen Menschen in gleichem Maße; Kodein wirkt also bei manchen Kranken deutlich schwächer als bei anderen. Dihydrokodein wirkt etwa dreimal so stark wie Kodein. Bei Tramadol wirkt nur eine Retardzubereitung, aus der der Wirkstoff über längere Zeit freigesetzt wird, ausreichend lange, um mittelstarke Schmerzen zu unterdrücken.

Kodein und Tramadol verstärken die Wirkung der für die Behandlungsstufe 1 geeigneten Schmerzmittel. Sie gemeinsam mit einem dieser Stoffe anzuwenden, kann bei stärkeren Schmerzen sinnvoll sein. Eine Kombination aus Schmerzwirkstoffen und Kodein (→ Seite 1215), wobei als Schmerzwirkstoffe Azetylsalizylsäure, Diclofenac oder Parazetamol enthalten sind, wird dann als „geeignet" beurteilt, wenn die einzelnen Bestandteile den individuellen Erfordernissen entsprechend dosiert sind.

Die Kombination zweier Schmerzmittel (→ Seite 1218), nämlich Parazetamol und Tramadol, wird lediglich bei akuten mäßig starken bis starken Schmerzen (z. B. den Schmerzen nach einer Zahnoperation) als geeignet bewertet. Für die Behandlung von länger andauernden Schmerzen ist nicht ausreichend nachgewiesen, dass die Kombination dem getrennten Einsatz der einzelnen Bestandteile überlegen ist.

Eine weitere Kombination (→ Seite 1214) enthält das schwache Opioid Tilidin, das bei mittelstarken bis starken Schmerzen wirkt, und den Wirkstoff Naloxon. Naloxon wird den Tropfen zugesetzt, um zu verhindern, dass die Flüssigkeit missbräuchlich gespritzt wird. Der Zusatz von Naloxon begrenzt aber die Dosierung von Tilidin und beschränkt damit seinen Einsatz bei starken Schmerzen. Die Kombination ist bei mittelstarken bis starken Schmerzen mit Einschränkung geeignet.

Ebenfalls mit Einschränkung geeignet ist Metamizol (→ Seite 1200). Es wirkt zwar stark schmerzstillend, weil es aber im Verdacht steht, lebensbedrohliche unerwünschte Wirkungen hervorzurufen, soll es nur angewendet werden, wenn andere Mittel nicht infrage kommen.

Stufe 3

Starken akuten Schmerzen, wie sie zum Beispiel nach großen Operationen auftreten, oder den anhaltenden Tumorschmerzen einer Krebserkrankung ist meist nur mit opioiden Substanzen beizukommen. Sie wirken vor allem bei Schmerzen in Muskeln und Bin-

degewebe, weniger gut bei Knochenschmerzen. Bei diesen ist die zusätzliche Gabe von Schmerzmitteln aus der Stufe 1 des Behandlungsschemas sinnvoll.
Um starke und stärkste Schmerzen zu behandeln, eignen sich die opioiden Schmerzmittel (→ Seite 1203) Buprenorphin, Fentanyl, Hydromorphon, Levomethadon, Morphin, Oxykodon und Piritramid. Letzteres kann nur injiziert werden und ist vor allem zur Therapie akuter Schmerzen geeignet.
Auch Pethidin gehört zu den opioiden Schmerzmitteln, wird aber zur kurzzeitigen Behandlung akuter Schmerzen als „mit Einschränkung geeignet" bewertet, da bei ihm unerwünschte Wirkungen häufiger auftreten als bei anderen Opioiden. Zur Dauerbehandlung chronischer Schmerzen ist es wenig geeignet.
Die genannten Opioide wirken im Prinzip alle wie Morphin, das als Standardsubstanz gilt. Da sie aber unterschiedliche Vor- und Nachteile haben, kann man durch die Wahl des Mittels auf individuelle Situationen reagieren. Auch wenn eines nicht (mehr) ausreichend wirkt, kann versucht werden, ob ein anderes erfolgreicher ist.
Zwei Opioide, nämlich Buprenorphin und Fentanyl, gibt es in Form von Pflastern, die den Wirkstoff über die Haut in den Körper schleusen. Fentanyl-Pflaster werden als „geeignet" bewertet, Buprenorphin-Pflaster hingegen als „mit Einschränkung geeignet". Bei Letzterem lässt sich der schmerzstillende Effekt nur schwer steuern, wenn die Pflasterbehandlung längere Zeit andauert.
Anhaltende Schmerzzustände erfordern oft eine Begleitbehandlung mit Medikamenten, die nicht eigentlich schmerzstillend wirken, aber die Schmerzwahrnehmung verringern (sogenannte Co-Analgetika). Dazu gehören beispielsweise Arzneimittel, wie sie bei Depressionen eingesetzt werden.
Alle anderen hier besprochenen Medikamente werden als „wenig geeignet" bewertet. Das gilt für Kombination: Schmerzwirkstoffe + Koffein (→ Seite 1217), da die Kombination keinen zusätzlichen Nutzen bringt, und Koffein den Missbrauch fördern kann. Diese Einschätzung gilt auch für die Kombination: Schmerzwirkstoff + Kodein + Koffein (→ Seite 1220).

Bei Kindern

Kinder unter zwölf Jahren sollten keine Mittel mit Azetylsalizylsäure bekommen, wenn sie einen Virusinfekt wie Grippe oder Windpocken haben. In diesem Fall besteht das Risiko, dass ASS ein Reye-Syndrom auslöst, bei dem schwere Leber- und Hirnschäden möglich sind.
Die Schwere bestimmter Erkrankungen (z. B. das Kawasaki-Syndrom, eine schwere entzündliche Erkrankung des Lymphsystems im frühen Kindesalter) kann es aber in Einzelfällen notwendig machen, Azetylsalizylsäure auch bei jüngeren Kindern anzuwenden.

Haschisch-Wirkstoff

Von Tetrahydrocannabinol (THC), dem Hauptwirkstoff der Cannabispflanze („Haschisch"), der auch als Dronabinol bezeichnet wird, erwartet man sich vor allem bei schwer krebs- oder aidskranken Menschen eine schmerzstillende, appetitanregende und die Übelkeit dämpfende Wirkung. Erste Studienergebnisse weisen darauf hin, dass die schmerzdämpfende Wirkung in etwa der von Kodein entspricht, andere Schmerzmittel soll Dronabinol in ihrer Wirkung steigern. Die appetitanregende Wirkung hat sich in Studien zwar bereits bestätigt, doch eine Gewichtszunahme resultierte daraus nicht.
Derzeit gibt es allerdings nur wenige aussagekräftige klinische Studien zur therapeutischen Wirksamkeit von Dronabinol. Es ist also noch zu früh, um seine Anwendung abschließend zu beurteilen.
Ein Fertigarzneimittel mit diesem Wirkstoff gibt es in Deutschland nicht. Ärzte, die Dronabinol bei einem einzelnen Patienten versuchsweise anwenden wollen, tun das in eigener Verantwortung. Sie können Dronabinol dann als Rezeptursubstanz verordnen, aus der in der Apotheke ein Arzneimittel hergestellt wird. Der Wirkstoff muss als sogenanntes Betäubungsmittel mit einem speziellen Rezeptformular verschrieben werden.
Eine andere Möglichkeit ist, Dronabinol über eine Apotheke aus dem Ausland importieren zu lassen. In den USA ist es unter dem Namen *Marinol* im Handel; es kann bei Erbrechen während einer Chemotherapie eingesetzt werden und um den Appetit zu steigern. In Kanada gibt es ein Produkt, das zur Behandlung von Schmerzen bei multipler Sklerose und Neuropathien gedacht ist. Ein ähnliches Produkt mit dem Cannabisinhaltsstoff Nabilon gibt es in Großbritannien unter dem Namen *Cesamet*.
Für Kranke, für deren schwere Krankheit kein in Deutschland zugelassenes Arzneimittel zur Verfügung steht und denen auch Dronabinol nicht hilft, kann die Bundesopiumstelle eine Ausnahmegenehmigung erteilen für den Bezug von standardisiertem Cannabisextrakt.

Fieber

Durch die Arbeit des Stoffwechsels und der Muskeln erzeugt der Körper ununterbrochen Wärme. Die normale Körpertemperatur beträgt etwa 37 °C, unterliegt aber tagesrhythmischen Schwankungen. Am frühen Morgen ist sie etwa ein Grad niedriger als am späten Nachmittag.

Fieber ist eine positive und wünschenswerte Reaktion des Körpers, mit der er zum Beispiel eine Infektion bekämpft. Eine erhöhte Temperatur bis ca. 38,5 °C steigert die Abwehrtätigkeit des Immunsystems und bremst die Vermehrung der Erreger. Allerdings sind dem Körper bei der Erhöhung seiner Betriebstemperatur relativ enge Grenzen gesetzt. Ab etwa 41 °C zeigen Apathie und Verwirrung, dass das Gehirn Schaden nimmt; ab 42 °C kommt es zu Bewusstlosigkeit und Krämpfen.

Das Regulationszentrum für die Körpertemperatur liegt im Hypothalamus, einem Teil des Gehirns. Fiebererzeugende Substanzen, die von außen in den Körper gelangt sind, sich aber auch in seinem Inneren gebildet haben können, regen es an, dem Körper eine Temperaturerhöhung vorzugeben. Dazu werden die Blutgefäße an der Körperoberfläche enggestellt. Das Blut konzentriert sich im Körperinnern. Dort steigt die Temperatur und zugleich verringert sich der Wärmeverlust an der Körperoberfläche. Der Kranke hat das Gefühl, zu frieren. Um zusätzliche Wärme zu produzieren, ziehen sich die Muskeln in der Haut rhythmisch zusammen – der Kranke hat Schüttelfrost. Die Bemühungen des Körpers, Wärme zu erzeugen und zu speichern, dauern an, bis das Blut die vom Hypothalamus vorgegebene Temperatur hat. Wenn der Hypothalamus später wieder die Normaltemperatur vorgibt, fließt das Blut in die Haut zurück, und der Kranke schwitzt. Auf diese Weise bemüht sich der Körper, überschüssige Wärme abzugeben.

Anzeichen und Beschwerden

Von Fieber spricht man, wenn die Körpertemperatur auf mehr als 38 °C (im After gemessen) ansteigt. Viele Krankheiten verlaufen mit sehr charakteristischen Temperaturschwankungen, die dem Arzt bei der Diagnose helfen und ihm auch etwas über die Entwicklung der Krankheit sagen können.

Vor allem bei Kinderkrankheiten steigt und fällt das Fieber im Verlauf des Tages auf eine für die jeweilige Erkrankung typische Weise. Bei Malaria hingegen wechseln die Fieberschübe im Tages-, Wochen- oder Jahresrhythmus. Bei manchen anderen Störungen bleibt die Körpertemperatur über längere Zeit mäßig erhöht.

Gemessen wird Fieber mit einem Thermometer im Mund (oral), im Ohr (aurikulär), unter der Achsel (axillär) oder im After (rektal). Bei der Messung in Mund, Ohr oder After genügen zwei bis drei Minuten, unter der Achsel sollte das Thermometer mindestens fünf Minuten bleiben. Die Temperatur im Inneren des Körpers lässt sich mit diesen Methoden nur näherungsweise bestimmen: Die Unter-Arm-Temperatur und die im Ohr gemessene liegen etwa ein Grad unter der Temperatur des Blutes, die im Mund etwa ein halbes Grad darunter, die im After kommt der des Blutes am nächsten.

Messungen unter der Achsel werden nicht mehr empfohlen, da ihre Ergebnisse ungenau sind. Seit die Geräte zur Messung der Ohrtemperatur zuverlässiger geworden sind, wird diese Methode vor allem bei Kindern vermehrt eingesetzt.

Ursachen

Meistens ist eine Infektion mit Bakterien oder Viren, nur selten eine mit Würmern, die Ursache des Fiebers. Aber auch jede Entzündung, Krebserkrankung und allergische Reaktionen können Fieber hervorrufen. Bei Kindern beruhen Temperaturen zwischen 37,5 °C und 38,5 °C meist auf intensiver körperlicher Aktivität.

Bei extremer Belastung können im Körper selbst Substanzen entstehen, die Fieber erzeugen. Solche Situationen können unter anderem sein: lange, intensive Sonnenbestrahlung, hoher Flüssigkeitsverlust, totale körperliche Erschöpfung, psychische Überforderung. Sehr hohes Fieber kann eine seltene, aber gefährliche Nebenwirkung einiger Arzneimittel sein, wie zum Beispiel von Neuroleptika (bei Psychosen) und Antibiotika (bei bakteriellen Infektionen).

Nichtmedikamentöse Maßnahmen

Alles, was kühlt und Wärme abführt, kann das Fieber senken. Sinnvoll ist das aber erst, wenn die Aufheizphase vorüber ist und der Fiebernde nicht mehr friert. Solange Hände und Füße noch nicht wieder warm sind und die Haut noch nicht glüht, würde eine Abkühlbehandlung den Körper überanstrengen: Er müsste sich bemühen, die verlorengegangene Wärme so schnell wie möglich neu zu produzieren. Je größer die gekühlte Hautoberfläche und je kälter das Mittel ist, mit dem man kühlt, desto ausgeprägter ist die fiebersenkende Wirkung. Infrage kommen kalte Umschläge am Unterschenkel (Wadenwickel) oder ein Bad in lauwarmem Wasser. Zu Beginn sollte die Badetemperatur etwa zwei Grad unter der des Körpers liegen, dann kann die Temperatur durch zulaufendes kaltes Wasser weiter abgesenkt werden. Ein solches Abkühlungsbad sollte höchstens 20 Minuten dauern.

Bei Kindern

Vor allem Kleinkinder verlieren bei hohem Fieber oft mehr Flüssigkeit, als sie durch Trinken ersetzen können. Aus diesem Grund ist es bei ihnen wichtig, hohes Fieber zu senken. Als schonende Maßnahme sind bei ihnen zunächst Wadenwickel geeignet.

Behandlung mit Medikamenten

Azetylsalizylsäure (→ nebenstehend), die nichtsteroidalen Antirheumatika (→ Seite 1202) Diclofenac und Ibuprofen und Parazetamol (→ Seite 1212) sind nicht nur Schmerzwirkstoffe, sondern können auch Fieber senken. Hierfür werden sie als „geeignet" bewertet.

Mit Einschränkung geeignet ist Metamizol (→ Seite 1200). Es senkt hohes Fieber zwar sehr gut, weil es aber im Verdacht steht, lebensbedrohliche unerwünschte Wirkungen hervorzurufen, soll es nur angewendet werden, wenn andere Maßnahmen nicht ausreichend wirksam waren.

Bei Kindern

Für Kinder ist Parazetamol das Mittel der Wahl; darüber hinaus kann auch Ibuprofen infrage kommen. Azetylsalizylsäure scheidet für Kinder unter zwölf Jahren in der Regel aus. Bei ihnen besteht dann, wenn sie einen Virusinfekt, wie Grippe oder Windpocken, haben, das Risiko, dass ASS ein Reye-Syndrom auslöst, bei dem schwere Leber- und Hirnschäden möglich sind. Die Schwere bestimmter Erkrankungen (z. B. das Kawasaki-Syndrom, eine schwere entzündliche Erkrankung des Lymphsystems im frühen Kindesalter) kann es aber in Einzelfällen notwendig machen, Azetylsalizylsäure auch bei jüngeren Kindern anzuwenden.

Bei Kindern, die bereits einmal einen Fieberkrampf hatten, sollte Fieber über 38,5 °C immer konsequent gesenkt werden. Dazu eignen sich zunächst vor allem Wadenwickel und als Medikament Parazetamol. Hat der Arzt nach dem letzten Fieberkrampf vorsorglich krampflösende Zäpfchen verordnet, sollten Sie dem Kind diese nach Anweisung des Arztes geben.

Anthroposophische, homöopathische und traditionell angewendete Mittel

Zu den meistverordneten Mitteln gehört auch *Viburcol*. Dabei handelt es sich um ein homöopathisches Präparat, das sich nach den Grundsätzen dieses Buches nicht bewerten lässt und deshalb nicht näher besprochen wird. Allgemeine Informationen zu der genannten Therapierichtung finden Sie im Abschnitt „Homöopathische Arzneimittel" (→ Seite 21).

■

Azetylsalizylsäure

ASS 1A Pharma, ASS Hexal, ASS-ratiopharm, ASS Sandoz, ASS STADA

Azetylsalizylsäure (ASS) wirkt schmerzdämpfend, fiebersenkend und in höherer Dosierung entzündungshemmend. Für diese Anwendungen wird sie als „geeignet" eingestuft.

ASS hemmt die Synthese von Prostaglandinen. Dieses ist eine Gruppe hormonähnlicher Substanzen, die in vielen Organen vorkommen. Gemeinsam mit anderen Stoffen unterhalten Prostaglandine jene Prozesse, die eine Entzündung ausmachen. Außerdem sensibilisieren einige Prostaglandine die Nervenendigungen für die Wirkung von schmerzübertragenden Substanzen. Wird ihre Produktion gebremst, kann das die Bildung eines „Schmerzgedächtnisses" in den Nervenzellen teilweise verhindern.

Die fiebersenkende Wirkung beruht darauf, dass ASS die Produktion eines bestimmten Prostaglandins im Hypothalamus hemmt. Das ist die Region im Gehirn, in der die Körpertemperatur reguliert wird.

Im Magen-Darm-Trakt schützen Prostaglandine die Schleimhaut. Durch die ASS-Wirkung verringert sich dieser Schutzeffekt. So erklären sich die häufigen und zum Teil gravierenden unerwünschten Wirkungen von ASS auf Magen und Darm.

Eine Besonderheit von Azetylsalizylsäure ist ihre tagelang anhaltende gerinnungshemmende Wirkung. Diese Eigenschaft nutzt man bei Erkrankungen, bei denen die Gerinnungsfähigkeit des Blutes herabgesetzt werden soll, zum Beispiel nach einem Herzinfarkt und Schlaganfall. Bei der Schmerzbehandlung ist sie hingegen von Nachteil. Darum wird heute meist Ibuprofen vorgezogen, um Schmerzen und Fieber zu bekämpfen.

ANWENDUNG

Erwachsene brauchen 500 bis 1 000 Milligramm Azetylsalizylsäure, um Schmerzen ausreichend zu dämpfen und Fieber zu senken. Männer sollten eine zweite Dosis frühestens nach vier bis sechs Stunden einnehmen. Die meisten Frauen sollten damit länger warten. Näheres lesen Sie im Abschnitt „Hinweise" (→ Seite 1199).

Die Tabletten sollen im Verlauf einer Mahlzeit geschluckt und dazu mindestens ein Glas Wasser getrunken werden. Sie können sie auch in Wasser zerfallen lassen oder gleich Brausetabletten verwenden, die in Wasser aufgelöst werden. So ist Azetylsalizylsäure für den Magen am besten verträglich.

Mit 4 Gramm ASS ist die Tageshöchstdosis erreicht. Die möglicherweise tödliche Einzeldosis liegt bei 8 bis 10 Gramm ASS. Die ersten Anzeichen einer Vergiftung sind meist Schwindel und Ohrensausen.

Achtung

Während der letzten drei Tage vor einer Zahnbehandlung oder einer geplanten Operation sollten Sie kein ASS einnehmen. Schon eine einzige ASS-Tablette kann die Zeit, bis das Blut gerinnt, erheblich verlängern.

Die Einnahme von Azetylsalizylsäure – insbesondere in Kombination mit Koffein – über sehr lange Zeit und in einer Menge, die die Höchstdosis überschreitet, birgt das Risiko, dass Entzugskopfschmerzen entstehen; auch das Risiko für Schäden an den Nieren und der Leber steigt.

Gegenanzeigen

Unter folgenden Bedingungen dürfen Sie ASS nicht anwenden:

- Sie haben oder hatten ein Magen- oder Zwölffingerdarmgeschwür.
- Sie neigen aufgrund einer Veranlagung oder Krankheit zu Blutungen oder Sie nehmen gerinnungshemmende Medikamente (bei erhöhter Thrombosegefahr) ein.
- Sie leiden an einer nicht ausreichend behandelten schweren Herzschwäche.

Unter folgenden Bedingungen sollte der Arzt Nutzen und Risiken der Anwendung von ASS sorgfältig abwägen:

- Sie haben einen Nierenschaden.
- Die Funktion Ihrer Leber ist erheblich gestört.
- Sie haben Bronchialasthma oder Nasenpolypen oder neigen zu Allergien.
- Sie nehmen Methotrexat (bei entzündlichem Rheuma, Krebserkrankungen) in einer Dosierung von mehr als 15 Milligramm pro Woche ein.

Wechselwirkungen mit Medikamenten

Wenn Sie noch andere Medikamente nehmen, ist zu beachten:

- Wird ASS zusammen mit nichtsteroidalen Antirheumatika (NSAR, bei Gelenkerkrankungen und Schmerzen) angewendet, steigt das Risiko für Schäden am Magen.
- Glukokortikoide können bei innerlicher Anwendung die schädliche Wirkung von ASS auf den Magen verstärken. Dadurch steigt das Risiko für Blutungen.
- Durch ASS können Methotrexat (bei entzündlichem Rheuma, Krebserkrankungen) und Lithium (bei Depressionen) erheblich stärker wirken.
- ASS kann die Wirkung von Phenytoin und Valproinsäure (bei Epilepsien) verstärken. Nehmen Sie ASS nur ab und zu ein, ist das Problem gering; dauert die Behandlung länger als ein paar Wochen, steigt das Risiko für unerwünschte Wirkungen der Epilepsiemittel. Eventuell muss der Arzt dann die Konzentration des Epilepsiemittels im Blut bestimmen und die Dosierung entsprechend verringern.
- ASS kann die Wirkung von blutdrucksenkenden Mitteln vermindern.

▶ Unbedingt beachten

ASS verstärkt die Wirkung der gerinnungshemmenden Mittel Phenprocoumon und Warfarin, die bei erhöhter Thrombosegefahr als Tabletten eingenommen werden. Diese Wechselwirkung hängt von der ASS-Dosierung ab. Bei der ASS-Menge, die für eine Schmerzbehandlung notwendig ist, ist sie besonders ausgeprägt. Wenn Sie die genannten Wirkstoffe einnehmen, dürfen Sie daher ASS nicht gleichzeitig als Schmerzmittel anwenden. Näheres hierzu finden Sie unter „Mittel zur Blutverdünnung: verstärkte Wirkung" (→ Seite 11).

ASS kann in einer Dosierung von mehr als 1 Gramm pro Tag die Wirkung von Sulfonylharnstoff-Tabletten (bei Typ-2-Diabetes) verstärken. Dann werden Unterzuckerungen wahrscheinlicher. Näheres hierzu finden Sie unter „Mittel zur Blutzuckersenkung: verstärkte Wirkung" (→ Seite 11).

Wechselwirkungen mit Speisen und Getränken

Größere Mengen oder regelmäßiger Konsum von Alkohol können die schädliche Wirkung von Azetylsalizylsäure auf den Magen verstärken. Dann steigt das Risiko für Magen- und Zwölffingerdarmgeschwüre und Blutungen.

Unerwünschte Wirkungen

▶ Keine Maßnahmen erforderlich

Magenschmerzen, Aufstoßen, Übelkeit oder Durchfall treten bei mehr als 10 von 100 Anwendern auf. Sie sind harmlos und vergehen, wenn Sie das Schmerzmittel absetzen.

Muss beobachtet werden

Halten die Magenbeschwerden an, sollte eine Magenspiegelung gemacht werden, um festzustellen, ob sich ein Magengeschwür gebildet hat. Blässe und Müdigkeit deuten auf eine Blutarmut hin. Diese kann sich bei regelmäßigem Gebrauch von ASS entwickeln, weil es dabei aus winzigen Verletzungen der Magenschleimhaut bluten kann. Das Blut scheiden Sie unbemerkt mit dem Stuhl aus. Diese unerwünschte Wirkung kann der Arzt mit einer Blutuntersuchung feststellen.
Durch ASS verlängert sich die Zeit, bis das Blut gerinnt. Dann blutet es zum Beispiel nach einem Schnitt in den Finger länger als sonst. Bemerken Sie kleine rote Punkte in der Haut, kann es sich um Einblutungen handeln, die der Arzt beurteilen sollte.
Wenn die Haut sich verstärkt rötet und juckt, reagieren Sie vermutlich allergisch auf das Mittel. Dann sollten Sie es absetzen. Sind die Hauterscheinungen (→ Seite 14) einige Tage später nicht deutlich abgeklungen, sollten Sie einen Arzt aufsuchen.

Sofort zum Arzt

Wenn starker Hautausschlag, Juckreiz, Herzrasen, Atemnot, Schwäche und Schwindel auftreten, müssen Sie die Einnahme sofort stoppen und unverzüglich den Notarzt rufen (Telefon 112), weil es sich um eine lebensbedrohliche Allergie (→ Seite 14) handeln kann. Eine solche Überempfindlichkeit tritt bei Menschen häufiger auf, die unter Nasenpolypen, Nesselsucht oder Asthma leiden und die auf Alkohol, Farbstoffe oder Lebensmittelzusätze allergisch reagieren. Sie sollten vorsichtshalber ein anderes Schmerzmittel, zum Beispiel Parazetamol, wählen.
Wenn Sie Blut erbrechen oder Ihr Stuhl schwarz gefärbt ist, müssen Sie sofort den Notarzt rufen (Telefon 112). Es kann sich um eine akute Magenblutung handeln. Das Risiko dafür gibt es bereits, wenn Sie täglich 100 Milligramm ASS einnehmen.
Wenn Sie grippeartige Beschwerden haben, sich längere Zeit abgeschlagen und müde fühlen und Halsschmerzen und Fieber auftreten, kann es sich um eine Blutbildungsstörung (→ Seite 15) handeln, die bedrohlich werden kann. Sie müssen dann umgehend den Arzt aufsuchen, damit er ein Blutbild machen kann.
Hörstörungen, Ohrgeräusche, Schwindel und Zustände wie im Delirium (Bewusstseinsstörungen, keine zeitliche und räumliche Orientierung, das Sehen von Trugbildern, Schwitzen, Zittern und Unruhe) lassen vermuten, dass ASS zu hoch dosiert wurde. In diesem Fall sollten Sie sich sofort an einen Arzt wenden.
Anhaltende Nierenschmerzen, eine plötzlich verringerte Urinmenge oder Blut im Urin sollten Sie sofort zum Arzt führen. Es besteht der Verdacht, dass die regelmäßige Einnahme von ASS eine sogenannte Schmerzmittel-Niere ausgelöst hat, die zum Nierenversagen (→ Seite 16) führen kann. Ab welcher Menge ASS einen solchen Nierenschaden auslöst, ist noch nicht sicher; er wird aber wahrscheinlich, wenn die Nierendurchblutung verringert ist. Das ist vor allem dann der Fall, wenn ASS mit anderen Schmerzmitteln kombiniert eingenommen wird.

Kopfschmerzen durch Schmerzmittel

Viele Erkrankungen und Störungen, die mit Schmerzen einhergehen, dauern länger an oder treten in Abständen immer wieder auf. Dann ist die Versuchung groß, Schmerzmittel über längere Zeit oder immer wieder einzunehmen. Das birgt jedoch das Risiko, durch diese Mittel einen Dauerkopfschmerz zu erzeugen. Möglicherweise senkt die regelmäßige Einnahme von Schmerzmitteln die Schwelle, ab der das Gehirn auf Schmerzen reagiert, und macht das Schmerzsystem so überempfindlich.
Medikamentenbedingte Dauerkopfschmerzen können bereits auftreten, wenn Schmerzmittel öfter als zehn Tage im Monat eingenommen werden. Das Risiko nimmt noch zu, wenn es sich um Mittel handelt, in denen ASS oder Parazetamol mit Koffein kombiniert sind. Solche Mittel werden oft häufiger und in höherer Dosierung eingenommen, als es angeraten ist.
Bei Präparaten, in denen Azetylsalizylsäure und Parazetamol miteinander kombiniert sind, besteht bei Dauergebrauch darüber hinaus die Gefahr schwerer Nierenschäden.

HINWEISE

Für Kinder unter 14 Jahren

Kinder unter zwölf Jahren sollten bei Schmerzen und Fieber keine Mittel mit Azetylsalizylsäure bekommen. Vor allem wenn sie einen Virusinfekt wie Grippe oder Windpocken haben, besteht das Risiko, dass ASS ein Reye-Syndrom auslöst, bei dem schwere Leber- und Hirnschäden möglich sind. Erstes Symptom ist langanhaltendes Erbrechen; später ist das Kind nur noch schlecht ansprechbar und hat Zustände wie im Delirium (Bewusstseinsstörungen, keine zeitliche und räumliche Orientierung, das Sehen von Trugbildern, Schwitzen, Zittern und Unruhe). Rufen Sie bei solchen Anzeichen sofort einen Arzt. Diese Nebenwirkung kann zum Tod führen. Lediglich die Schwere bestimmter Erkrankungen (z. B. das Kawasaki-Syndrom, eine schwere entzündliche Erkrankung des Lymphsystems im frühen Kindesalter) kann es in Einzelfällen notwendig machen, Azetylsalizylsäure auch bei jüngeren Kindern anzuwenden.

Für Frauen

Frauen scheiden Azetylsalizylsäure dosisabhängig langsamer aus als Männer. Sie sollten darum eine zweite Dosis des Medikaments frühestens nach sechs bis zehn Stunden einnehmen. Ausgenommen sind von diesem Hinweis Frauen, die mit der „Pille" verhüten. Sie können die zweite Dosis im Abstand von vier bis acht Stunden einnehmen.

Für Schwangerschaft und Stillzeit

Während der gesamten Zeit der Schwangerschaft sollten Sie wegen der Gefahr von Blutungen keine Azetylsalizylsäure einnehmen. Im letzten Schwangerschaftsdrittel eingenommen, kann ASS aufgrund einer Wehenhemmung die Geburt verzögern. Darüber hinaus kann sich beim Kind die Verbindung zwischen Haupt- und Lungenschlagader vorzeitig schließen, was den Kreislauf des Kindes überlastet.

Auch während der Stillzeit sollten Sie ASS meiden, da ASS über die Muttermilch an den Säugling weitergegeben wird.

Für ältere Menschen

Bei Menschen über 60 Jahre ist das Risiko für Magen-Darm-Blutungen besonders groß. Jeder zweite über 70-Jährige scheidet Azetylsalizylsäure verzögert aus. Für diese Personen genügt eine geringere Dosis; andernfalls müssen sie mit vermehrten und schwereren unerwünschten Wirkungen rechnen. Da aber kaum jemand weiß, ob er zu diesem Personenkreis gehört, empfiehlt es sich für ältere Menschen, von Azetylsalizylsäure generell eine geringere Dosis einzunehmen.

Flupirtin

Katadolon, Trancopal Dolo

Flupirtin soll im Rückenmark die Weiterleitung von Schmerzreizen bremsen und die Spannung der Muskeln verringern. Der genaue Wirkmechanismus ist aber ungeklärt. Flupirtin kommt bei leichten bis mäßig starken Schmerzen im Zusammenhang mit Muskelverspannungen, Kopfschmerzen und der Regelblutung zum Einsatz. Flupirtin wird bei Schmerzen als „mit Einschränkung geeignet" beurteilt, da seine Wirksamkeit zwar belegt ist, aber keine ausreichenden Daten vorliegen, um seine Verträglichkeit abschließend zu bewerten. Sich dieser Unsicherheit auszusetzen, ist unnötig, denn es gibt genügend Schmerzmittel, die sowohl in ihrer Wirksamkeit als auch Verträglichkeit gut beschrieben sind.

Anwendung

Üblicherweise werden 100 Milligramm Flupirtin eingenommen. Diese Dosis kann bei Bedarf dreibis viermal täglich wiederholt werden.

Da Flupirtin eine Leberentzündung verursachen kann, sollten bei Daueranwendung insbesondere bei älteren Menschen und solchen mit eingeschränkter Leber- oder Nierenfunktion die entsprechenden Blut- und Urinwerte regelmäßig geprüft werden.

Achtung

Gegenanzeigen

Unter folgenden Bedingungen dürfen Sie Flupirtin nicht anwenden:

- Sie haben eine schwere Leberfunktionsstörung oder sind alkoholkrank.
- Sie leiden an einer Muskelkrankheit, wie zum Beispiel Myasthenia gravis.

Unter folgenden Bedingungen muss der Arzt Nutzen und Risiken besonders sorgfältig abwägen: Ihre Nieren arbeiten nur eingeschränkt oder Ihr Blut enthält infolge einer Krankheit zu wenig Eiweiß (Hypalbuminämie). Dann kann Flupirtin unverhältnismäßig stark wirken. Verwirrtheit und unkoordinierte Bewegungen sind Zeichen einer Überdosierung.

Wechselwirkungen mit Medikamenten

Wenn Sie noch andere Medikamente nehmen, ist zu beachten, dass Flupirtin die schädliche Wirkung von Parazetamol auf die Leber verstärken kann.

▶ **Unbedingt beachten**

Flupirtin kann die Wirkung der gerinnungshemmenden Mittel Phenprocoumon und Warfarin verstärken, die bei erhöhter Thrombosegefahr als Tabletten eingenommen werden. Näheres hierzu finden Sie unter „Mittel zur Blutverdünnung: verstärkte Wirkung" (→ Seite 11).

Unerwünschte Wirkungen

▶ **Keine Maßnahmen erforderlich**

Vor allem zu Beginn der Behandlung tritt bei

15 von 100 Anwendern Müdigkeit auf. Magen-Darm-Störungen wie Völlegefühl, Blähungen, Verstopfung und Durchfall, Mundtrockenheit und vermehrtes Schwitzen gibt es bei 10 von 100 Anwendern. Diese Beschwerden bessern sich bald.
Die Unterwäsche kann sich grün färben, weil die Substanz den Urin grünlich färbt.
Beim Gebrauch von Zäpfchen kann es am After brennen und schmerzen.

► **Muss beobachtet werden**
Bei 1 von 10 000 Anwendern ruft Flupirtin Leberschäden (→ Seite 15) hervor. Treten Übelkeit, Erbrechen und/oder dunkel gefärbter Urin auf und ist der Stuhl auffällig hell, sollten Sie einen Arzt aufsuchen.
Nervosität und Schlafstörungen beklagen fast 2 von 10 Anwendern. Kommen Antriebslosigkeit und Traurigkeit als Zeichen einer Depression (→ Seite 16) hinzu, sollten Sie sich an einen Arzt wenden.
Wenn die Haut sich verstärkt rötet und juckt, reagieren Sie vermutlich allergisch auf das Mittel. Bei solchen Hauterscheinungen (→ Seite 14) sollten Sie einen Arzt aufsuchen.

► **Sofort zum Arzt**
Flupirtin kann schwere Leberschäden (→ Seite 15) hervorrufen und eine Gelbsucht auslösen. Wenn sich Ihre Haut gelb färbt und Sie zusätzlich starken Juckreiz am ganzen Körper verspüren, sollten Sie sofort einen Arzt aufsuchen.
Verwirrtheit oder unkoordinierte Bewegungen deuten auf eine Überdosierung hin. Wenn der Behandelte selbst oder die Angehörigen Derartiges bemerken, sollte sofort der Arzt gerufen werden.

Hinweise

Für Kinder unter 14 Jahren
Über die Risiken einer Anwendung bei Kindern gibt es keine Erkenntnisse. Für sie gibt es andere Schmerzmittel, deren Wirksamkeit und Unbedenklichkeit gut belegt sind (z. B. Ibuprofen, Parazetamol).

Für Schwangerschaft und Stillzeit
Über die Risiken einer Anwendung in der Schwangerschaft gibt es keine Erkenntnisse. Flupirtin sollte in der Schwangerschaft und möglichst auch in der Stillzeit nicht angewendet werden.

Für ältere Menschen
Sie sollten die Behandlung mit ein- bis zweimal 100 Milligramm Flupirtin täglich beginnen und langsam steigern, wenn es notwendig ist.

Zur Verkehrstüchtigkeit
Aufgrund der beschriebenen unerwünschten Wirkungen kann das Mittel Ihre Reaktionsfähigkeit beeinträchtigen. Sie sollten deshalb kein Fahrzeug lenken, keine Maschinen bedienen und keine Arbeiten ohne sicheren Halt verrichten.

Metamizol

Analgin, Berlosin, Metamizol HEXAL, Novalgin, Novaminsulfon Lichtenstein, Novaminsulfon-ratiopharm

Metamizol (= Novaminsulfon) wirkt von den Mitteln der Stufe 1 der Schmerztherapie am stärksten. Wie diese Wirkung zustande kommt, ist nicht genau bekannt. Da Metamizol auch kolikartige Schmerzen schnell und sicher unterbricht, nahm man an, es hätte krampflösende Eigenschaften. Das ist jedoch inzwischen umstritten.
Metamizol senkt zuverlässig hohes Fieber, indem es in das Wärmeregulationszentrum im Gehirn eingreift und gleichzeitig dafür sorgt, dass über die Haut vermehrt Wärme abgegeben wird.
Die stark schmerzstillende und fiebersenkende Wirkung von Metamizol ist ausreichend nachgewiesen. Dass die Substanz dennoch nur als „mit Einschränkung geeignet" bewertet wird, liegt daran, dass bei seiner Anwendung Blutbildstörungen (Agranulozytose) auftreten können, die oft unbemerkt verlaufen, aber lebensbedrohlich sein können. Wie groß dieses Risiko ist, wird unterschiedlich beurteilt. Während Metamizol in einigen Ländern als sehr sicheres Schmerzmittel gilt, wurde es in Schweden aufgrund der unerwünschten Wirkungen schon zweimal aus dem Handel genommen. In Deutschland ist Metamizol nur für eine recht beschränkte Anwendung zugelassen. Es darf verordnet werden, um starke Schmerzen bei Menschen zu behandeln, für die andere Medikamente nicht infrage kommen, und um hohes Fieber zu senken, das auf andere Maßnahmen nicht anspricht.
Metamizol bei einfachen Schmerzen und fieberhaften Erkrankungen einzusetzen, ist nicht angemessen. Hier überwiegt das mögliche Risiko den Nutzen, der mit anderen Arzneimitteln unproblematischer zu erzielen ist.

Anwendung

Metamizol gibt es als Tabletten, Brausetabletten, Tropfen, Zäpfchen und zur Injektion. In gelöster Form wirkt es sehr schnell, bei Zäpfchen lässt die Wirkung länger auf sich warten als bei Tabletten.

Die übliche Dosis liegt bei 500 bis 1 000 Milligramm (= ein bis zwei Tabletten). Bei Bedarf kann die Einnahme nach sechs bis acht Stunden wiederholt werden. Mehr als 5 Gramm Metamizol am Tag sollten Sie nicht anwenden.
Wenn Sie länger als eine Woche mit Metamizol behandelt werden, muss der Arzt regelmäßig das Blutbild überprüfen und dabei die einzelnen Zellbestandteile bestimmen lassen (Differenzialblutbild). Diese Kontrollen sind besonders wichtig, wenn Infektionen im Mund- und Rachenraum und im Analbereich auftreten. Sie deuten darauf hin, dass die Bildung von Blutzellen, die der Immunabwehr dienen, gestört sein kann.

Achtung

Gegenanzeigen

Metamizol darf nicht angewendet werden, wenn die Blutbildung gestört ist. Das ist zum Beispiel nach einer Chemotherapie bei Krebs der Fall.
Auch Personen, die bereits einmal auf ein Schmerzmittel wie ASS, Diclofenac oder Ibuprofen mit Asthma oder allergischen Hautreaktionen reagiert haben, sollten kein Metamizol anwenden.
Unter folgenden Bedingungen muss der Arzt Nutzen und Risiken besonders sorgfältig abwägen:

- Sie neigen zu Bronchialasthma oder Allergien.
- Sie haben eine Erkrankung, bei der die Zahl der weißen Blutkörperchen verringert ist.
- Sie leiden an einer Nierenfunktionsstörung.
- Sie sind sehr geschwächt.

Wechselwirkungen mit Medikamenten

Wenn Sie noch andere Medikamente nehmen, ist zu beachten, dass durch Metamizol die Konzentration von Ciclosporin (nach Organtransplantationen) im Blut sinken kann. Menschen, die auf dieses Medikament angewiesen sind, müssen bei einer Behandlung mit Metamizol speziell überwacht werden.

Unerwünschte Wirkungen

▶ Keine Maßnahmen erforderlich

Der Urin kann sich rot färben. Dies beruht auf einem Abbauprodukt der Substanz und ist harmlos.

▶ Muss beobachtet werden

Wenn die Haut sich verstärkt rötet und juckt, reagieren Sie vermutlich allergisch auf Metamizol. Bei solchen Hauterscheinungen (→ Seite 14) sollten Sie einen Arzt aufsuchen.
Wenn Sie die Behandlung mit etwa 1 Gramm Metamizol beginnen, kann es zu Blutdruckabfall mit Schwächegefühl kommen. Das vermeiden Sie, indem Sie mit einer geringeren Dosis beginnen.
Die Mittel können Leberschäden (→ Seite 15) hervorrufen. Treten Übelkeit, Erbrechen und/oder dunkel gefärbter Urin auf und ist der Stuhl auffällig hell, sollten Sie einen Arzt aufsuchen.
Der Mund-Nasen-Rachen-Raum und der Anal- und Genitalbereich können sich entzünden und Gewebe dort kann geschwürig zerfallen. Das sollten Sie mit einem Arzt besprechen.
Bei 8 von 100 mit Metamizol behandelten Personen treten unerwünschte Wirkungen auf die Psyche auf. Sie reichen von Müdigkeit und Verwirrung bis hin zu Depressionen (→ Seite 16) und Halluzinationen. Von derartigen Veränderungen sollten Sie dem Arzt berichten.

▶ Sofort zum Arzt

Wenn starker Hautausschlag, Juckreiz, Herzrasen, Atemnot, Schwäche und Schwindel auftreten, müssen Sie die Anwendung sofort stoppen und unverzüglich den Notarzt rufen (Telefon 112), weil es sich um eine lebensbedrohliche Allergie (→ Seite 14) handeln kann. Eine solche Überempfindlichkeit ist häufiger, wenn Sie unter Nasenpolypen, Nesselsucht oder Asthma leiden.
Nierenschmerzen und eine verringerte Harnproduktion deuten auf eine Nierenschädigung (→ Seite 16) hin. Solche Symptome sollten Sie sofort zum Arzt führen.
Die Mittel können schwere Leberschäden (→ Seite 15) hervorrufen und eine Gelbsucht auslösen. Wenn sich Ihre Haut gelb färbt und Sie zusätzlich starken Juckreiz am ganzen Körper verspüren, sollten Sie sofort einen Arzt aufsuchen.
Von Fieber mit Halsschmerzen und Schüttelfrost sollten Sie sofort den Arzt informieren. Es können die ersten Symptome einer Blutbildungsstörung (→ Seite 15) sein. Besonders die Zahl der weißen Blutkörperchen, die bei der Infektionsabwehr eine wichtige Rolle spielen, nimmt durch Metamizol ab (Agranulozytose). Das Risiko wird unterschiedlich beziffert und liegt, abhängig davon, in welchem Land die Untersuchung durchgeführt wurde, zwischen 1 : 20 000 und 1 : 1 000 000.

Hinweise

Für Kinder unter 14 Jahren

Säuglinge in den ersten drei Lebensmonaten dürfen nicht mit Metamizol behandelt werden. Kinder, die weniger als 5 Kilogramm wiegen, dürfen keine Metamizol-Tropfen erhalten. Nur Kinder, die mehr als 16 Kilogramm wiegen, dürfen mit Zäpfchen oder Tabletten behandelt werden.

Für Schwangerschaft und Stillzeit

Auf Metamizol sollten Sie aus Sicherheitsgründen in der gesamten Schwangerschaft verzichten. Im letzten Schwangerschaftsdrittel sind Komplikationen bei Mutter und Kind nicht auszuschließen. So kann sich zum Beispiel beim Kind die Verbindung zwischen Haupt- und Lungenschlagader vorzeitig schließen, was den Kreislauf des Kindes überlastet.

Metamizol tritt in die Muttermilch über. Da nicht bekannt ist, wie sich das auf das Kind auswirkt, sollten Sie Metamizol in der Stillzeit nicht anwenden.

Für ältere Menschen

Im Alter kann es nahezu doppelt so lange dauern, bis die Abbauprodukte von Metamizol ausgeschieden sind. Darum sollten ältere Menschen von Metamizol eine geringere Dosis einnehmen.

Zur Verkehrstüchtigkeit

Wenn Sie Metamizol in höherer Dosierung einnehmen, sollten Sie kein Fahrzeug lenken, keine Maschinen bedienen und keine Arbeiten ohne sicheren Halt verrichten.

Nichtsteroidale Antirheumatika (NSAR)

Dexketoprofen

Sympal

Diclofenac

Voltaren Dolo

Ibuprofen

Dolormin, DOLO-PUREN, ESPRENIT, Ibu 1A Pharma, Ibu Benuron, Ibubeta, ibudolor, Ibuflam Lichtenstein, Ibuhexal, Ibu KD, Ibu KSK, Ibuprofen AbZ, Ibuprofen AL, Ibuprofen-CT, Ibuprofen Heumann, IBUPROFEN KLINGE, IBU-ratiopharm, Ibuprofen Sandoz, ibuTAD, Imbun, Nurofen, Schmerz-Dolgit

Naproxen

Dysmenalgit

Dexketoprofen, Diclofenac, Ibuprofen und Naproxen gehören zu den nichtsteroidalen Antirheumatika, abgekürzt NSAR. In geringer Dosierung werden diese Substanzen bei leichten bis mäßig starken Schmerzen eingesetzt, in höherer Dosierung vor allem bei Rheuma. Mit der Bezeichnung „nichtsteroidal" grenzt man sie aufgrund ihrer chemischen Sturktur von den glukokortikoidhaltigen Mitteln ab, die unter anderem bei entzündlichem Rheuma hoch wirksam sind. Näheres zu dieser Arzneimittelgruppe und ihrer Anwendung bei rheumatischen Beschwerden lesen Sie im Abschnitt „Arthrose, Gelenkbeschwerden" (→ Seite 1059).

Diclofenac und Ibuprofen werden zusätzlich bei Fieber eingesetzt.

Für diese Anwendungen sind Diclofenac, Ibuprofen und Naproxen geeignet, Dexketoprofen wird als „auch geeignet" eingestuft, weil es im Vergleich zu den anderen Schmerzmitteln weniger gut erprobt ist.

Die Wirkung dieser Arzneimittel beruht auf dem gleichen Mechanismus wie bei Azetylsalizylsäure (→ Seite 1196).

Den Wirkstoff Naproxen (*Dysmenalgit*) gibt es inzwischen auch in Form von preisgünstigen Generika.

ANWENDUNG

Dexketoprofen: Alle vier bis sechs Stunden nehmen Sie eine halbe Tablette (= 12,5 Milligramm) ein oder alle acht Stunden eine, höchstens jedoch drei Tabletten am Tag.

Diclofenac: Die Tabletten können Sie im Abstand von vier bis sechs Stunden einnehmen. Die Tageshöchstmenge sollte 75 Milligramm Diclofenac-Kalium (in Form dieses Salzes ist Diclofenac in den Tabletten enthalten) nicht überschreiten.

Ibuprofen: Die übliche Dosis sind 200 bis 400 Milligramm; mehr dämpft Schmerzen nicht wesentlich stärker und senkt Fieber nicht nennenswert schneller. Bis zur Tageshöchstdosis von 1 200 Milligramm Ibuprofen können Sie die Anwendung alle vier bis sechs Stunden wiederholen. Ibuprofen gibt es auch als Granulat und Brausetabletten, die aufgelöst und getrunken werden. So wirkt das Mittel schneller.

Naproxen: Bei Bedarf nehmen Sie drei-, höchstens viermal täglich 250 Milligramm ein.

Die Tabletten belasten den Magen weniger, wenn sie im Verlauf einer Mahlzeit geschluckt werden. Allerdings wirken sie dann etwas langsamer als auf nüchternen Magen eingenommen. In jedem Fall sollten Sie ein Glas Wasser dazu trinken.

ACHTUNG

Einige Präparate enthalten Parabene (siehe Tabelle). Diese Konservierungsmittel können Allergien auslösen. Wenn Sie auf Parastoffe (→ Seite 1159) allergisch reagieren, dürfen Sie die Mittel nicht anwenden.

Gegenanzeigen

Die Angaben zu den Gegenanzeigen finden Sie unter „NSAR (innerlich)" (→ Seite 1079) im Abschnitt „Arthrose, Gelenkbeschwerden".

Wechselwirkungen mit Medikamenten

Die Angaben zu den Wechselwirkungen finden Sie unter „NSAR (innerlich)" (→ Seite 1079) im Abschnitt „Arthrose, Gelenkbeschwerden".

Wechselwirkungen mit Speisen und Getränken

Größere Mengen oder regelmäßiger Konsum von Alkohol können die schädliche Wirkung dieser Arzneistoffe auf den Magen verstärken. Dann steigt das Risiko für Magen- und Zwölffingerdarmgeschwüre und Blutungen.

Unerwünschte Wirkungen

Die Angaben zu den unerwünschten Wirkungen finden Sie unter „NSAR (innerlich)" (→ Seite 1080) im Abschnitt „Arthrose, Gelenkbeschwerden". Die dort genannten Nebenwirkungen können auch eintreten, wenn mit den Mitteln akute Schmerzen behandelt werden. Da die Medikamente in der Schmerztherapie aber niedriger dosiert werden als bei der Behandlung von Rheuma oder chronischen Arthroseschmerzen, treten die Nebenwirkungen insgesamt seltener auf.

Hinweise

Für Kinder unter 14 Jahren

Dexketoprofen: Über die Risiken einer Anwendung bei Kindern gibt es keine Erkenntnisse. Sicherheitshalber sollten sie mit diesem Mittel nicht behandelt werden.

Ibuprofen: Für Kinder gibt es Zäpfchen und spezielle Saftzubereitungen. In Form von Saft können Kinder ab dem sechsten Lebensmonat bis zu dreimal täglich 7,5 bis 10 Milligramm Ibuprofen pro Kilogramm Körpergewicht erhalten. Bei Kindern zwischen sechs und neun Jahren sollte die Einzeldosis nicht mehr als 200 Milligramm ausmachen, die Tageshöchstdosis liegt bei 600 Milligramm.

Die Dosierung der Zäpfchen entspricht der des Saftes, nur dürfen die Zäpfchen bereits bei Kindern ab drei Monaten eingesetzt werden. Der Wirkstoff kann allerdings im Enddarm ein brennendes Gefühl auslösen.

Naproxen: Das hier besprochene Mittel ist nicht zur Anwendung bei Kindern unter elf Jahren gedacht.

Für Schwangerschaft und Stillzeit

Ob und wie NSAR in den ersten beiden Schwangerschaftsdritteln die Entwicklung des Kindes beeinflussen, ist nicht bekannt. Wenn möglich, sollten Sie aus Sicherheitsgründen die Einnahme unterlassen.

Im letzten Schwangerschaftsdrittel dürfen Sie diese Arzneimittel nicht einnehmen. Durch sie kann sich zum Beispiel beim Kind die Verbindung zwischen Haupt- und Lungenschlagader vorzeitig schließen, was den Kreislauf des Kindes überlastet. Außerdem kann sich bei der Frau Wasser im Gewebe einlagern (Ödeme). Auch die Wehen können gehemmt und die Geburt dadurch verzögert werden.

In der Stillzeit können Sie diese Arzneimittel kurzzeitig anwenden, wenn Sie die empfohlene Dosierung nicht überschreiten.

Für ältere Menschen

Menschen im höheren Alter scheiden diese Arzneistoffe verzögert aus. Für sie genügt eine geringere Dosis; andernfalls müssen sie mit vermehrten und schwereren unerwünschten Wirkungen rechnen.

Zur Verkehrstüchtigkeit

Schwindel kann die Reaktionsfähigkeit beeinträchtigen. Dann sollten Sie kein Fahrzeug lenken, keine Maschinen bedienen und keine Arbeiten ohne sicheren Halt verrichten.

Opioide Schmerzmittel

Buprenorphin
Temgesic, TRANSTEC

Dihydrokodein
DHC Mundipharma

Fentanyl
Durogesic

Hydromorphon
Palladon

Kodein
Codeinum phosphoricum Berlin-Chemie

Levomethadon
L-Polamidon

Morphin
M-beta, M-long, Morphin Merck, Morphin-ratiopharm, MSI Mundipharma, M-STADA, MST Mundipharma, Sevredol

Oxykodon
OXYGESIC

Pethidin
Dolantin

Piritramid
Dipidolor

Tramadol
Amadol, T-long, Tramabeta, Tramadol 1A Pharma, Tramadol AbZ, Tramadol AL, Tramadol-CT, Tramadol Heumann, Tramadol Lichtenstein, Tramadolor, Tramadol-ratiopharm, Tramadol Sandoz, Tramadol STADA, Tramadura, Tramagit, Trama KD, Tramal, Tramundin

In dieser Gruppe „opioide Schmerzmittel" werden Wirkstoffe zusammengefasst, die korrekt in Opiate und Opioide unterschieden werden müssten. Opiate sind jene Substanzen, die schon seit langem aus Opium, dem getrockneten Milchsaft des Schlafmohns (Papaver somniferum, nicht zu verwechseln mit Papaver rhoeas, dem Klatschmohn), gewonnen wurden und auch heute noch in großem Maßstab daraus hergestellt werden. Wichtigster Bestandteil von Opium ist Morphin (Morphium). Auch Kodein gehört zu den Opiaten. Als Opioide werden synthetisch hergestellte Wirkstoffe bezeichnet, deren chemischer Aufbau den Opiaten ähnelt und die morphinartig wirken. Die jeweiligen Opioide wirken im Vergleich zu Morphin unterschiedlich stark und haben verschiedene Vor- und Nachteile.

Im Folgenden werden Opiate und Opioide gemeinsam vereinfachend als Opioide bezeichnet. Die Wirkung von Morphin wie aller opioiden Schmerzmittel wird über sogenannte Opioidrezeptoren vermittelt, die an Zellen des zentralen Nervensystems sitzen.

Wie Schmerzreize wahrgenommen und verarbeitet werden, kann der Körper mit sogenannten Endorphinen beeinflussen. Opioide lindern Schmerzen, weil sie die Wirkung der körpereigenen Endorphine nachahmen. Dabei greifen sie auf unterschiedliche Weise an: Sie verhindern, dass die Schmerzen ins Gehirn weitergeleitet werden, sie dämpfen dort die Schmerzempfindung und beeinflussen, wie das Gehirn die Schmerzen bewertet. Im Ergebnis weiß der Kranke zwar, dass er Schmerzen hat, empfindet sie aber nicht als belastend oder quälend.

Die therapeutische Wirksamkeit von Opioiden ist ausreichend nachgewiesen. Im Prinzip sind sie geeignet, um starke bis stärkste Schmerzen zu behandeln. Allerdings können Besonderheiten der jeweiligen Substanzen zu einer Differenzierung der Bewertungen führen.

Buprenorphin ist eine synthetische Weiterentwicklung eines Opiuminhaltsstoffs. Bis zu einer gewissen Dosierung wirkt es stärker als Morphin, danach nimmt seine Wirkstärke jedoch ab, obwohl die Dosis erhöht wird. Buprenorphin steht als Tabletten zur Verfügung, die im Mund zergehen müssen, und als Pflaster. Aus dem Pflaster tritt das Medikament durch die Haut direkt ins Blut über und wird von dort in das Schmerzzentrum des Zentralnervensystems geleitet. Erst danach erreicht es die Leber, die es abbaut. Dadurch kann das Schmerzmittel intensiver wirken. Dennoch sind bei schwersten Schmerzen zusätzlich zur Behandlung mit Pflastern oft noch schnell- und kurzwirkende Tabletten mit Buprenorphin notwendig. Außerdem ist es mit der Pflasterzubereitung dieses Wirkstoffs nicht möglich, rasch auf einen sich ändernden Bedarf an Schmerzmitteln zu reagieren. Aus diesen Gründen erhalten Buprenorphin-Pflaster die Bewertung „mit Einschränkung geeignet". Zur Dauerbehandlung ist Morphin mit verlängerter Wirkung zum Einnehmen besser geeignet oder – wenn eine Pflasteranwendung notwendig ist – der Wirkstoff Fentanyl.

Dihydrokodein wirkt dreimal so stark wie Kodein, aber schwächer als Morphin.

Fentanyl ist ein starkwirkendes Opioid, das schon seit langem in der Anästhesie eingesetzt wird. Zur Schmerzbehandlung steht es jetzt, wie Buprenorphin, als Pflaster zur Verfügung. Bei schwersten Schmerzen kann zusätzlich zu Fentanyl ein schnellwirkendes Opioid genommen werden.

Hydromorphon wirkt etwa siebenmal stärker als Morphin, darüber hinaus schneller, aber kürzer.

Kodein ist ein schwachwirkendes Opiat. Es wirkt gegen Schmerzen und stillt zugleich Husten. Zur Schmerzbehandlung wird es oft mit Schmerzwirkstoffen wie Azetylsalizylsäure, Ibuprofen oder Parazetamol kombiniert.

Levomethadon (= Methadon) wirkt etwa viermal so stark wie Morphin und länger. Es reichert sich im Körper an und wird in Abhängigkeit vom Säuregrad des Urins unterschiedlich schnell (zwischen 15 und 75 Stunden) aus dem Körper ausgeschwemmt, sodass Dosis und Einnahmeabstände während der Behandlung ständig angepasst werden müssen. Das macht die Anwendung kompliziert und unsicher. Zur Schmerzbehandlung wird Levomethadon vornehmlich injiziert. Methadontropfen dienen auch als Ersatzdroge in Therapieprogrammen, mit denen Drogensüchtige stabilisiert werden sollen.

Oxykodon wirkt etwa doppelt so stark wie Morphin.

Pethidin wirkt fünf- bis zehnmal schwächer als Morphin und die Schmerzstillung hält nur zwei bis drei Stunden an. Es wird bei Geburten eingesetzt und aufgrund seiner krampflösenden Eigenschaften auch bei Kolikschmerzen. Weil Pethidin bei der Behandlung akuter Schmerzen häufiger zu Nebenwirkungen führt als andere Opiode oder

nichtsteroidale Antirheumatika, wird es als „mit Einschränkung geeignet" bewertet.
Beim Abbau von Pethidin im Körper entsteht eine problematische Verbindung. Diese kann Krampfzustände und Halluzinationen hervorrufen und bleibt 15 bis 20 Stunden lang wirksam. Bei wiederholter Anwendung oder Dauertherapie kann sich dieses Abbauprodukt im Körper anreichern. Dadurch steigt das Risiko schwerer Nebenwirkungen. Für die Daueranwendung wird Pethidin als „wenig geeignet" angesehen.
Piritramid wirkt etwa ebenso stark wie Morphin und etwas länger. Es soll den Kreislauf weniger belasten als Morphin, ist aber insgesamt schlecht untersucht.
Tramadol ist etwa ein Zehntel so stark wirksam wie Morphin und entspricht in der Wirkstärke damit Kodein.
Die Wirkstoffe Fentanyl *(Durogesic)* und Oxykodon *(OXYGESIC)* gibt es inzwischen auch in Form von preisgünstigen Generika.

Keine Sucht durch Schmerzbehandlung

Viele Opiate und Opioide werden als illegale Drogen missbraucht, weil sie euphorisierend wirken. Da sie süchtig machen, sind Bezug, Verordnung und Abgabe durch die Bestimmungen des Betäubungsmittelgesetzes geregelt. Vor allem die Angst vor psychischer Abhängigkeit, aber auch die umständlichen Verordnungsregeln haben dazu geführt, dass viele Ärzte ihren Schmerzkranken diese starken Schmerzmittel nicht verordnen oder nicht in der Menge, die notwendig ist, um sie schmerzfrei zu machen. Eine Sucht entwickelt sich aber nur, wenn zwei Voraussetzungen vorliegen: Zum einen muss die individuelle psychische und soziale Bereitschaft bestehen, in Drogen eine Möglichkeit zu sehen, Probleme und Krisen zu bewältigen (psychische Abhängigkeit). Zum anderen muss die Substanz das Bedürfnis schüren, immer wieder in ihren Genuss zu kommen, und sie muss die körperlichen Reaktionen so verändern, dass Entzugserscheinungen auftreten, wenn sie nicht mehr zugeführt wird (körperliche Abhängigkeit).
Solche psychischen Bedingungen liegen bei Schmerzkranken nicht vor. Im Gegenteil: Die Bereitschaft, eine Sucht zu entwickeln, ist äußerst gering, wenn anhaltende Schmerzen konstant gestillt werden, sodass wieder ein normales Leben möglich wird. Zudem werden Menschen von Substanzen nur dann psychisch abhängig, wenn die Wirkstoffspiegel im Gehirn und damit „High-" und „Down-Gefühle" ständig wechseln. Bei einer angemessenen Schmerztherapie werden die Medikamente jedoch in so hoher Dosierung und so regelmäßig gegeben, dass der Wirkstoffspiegel gleich bleibt und der Betroffene schmerzfrei bleibt. Es entsteht keine Sucht, und es kommt auch nicht zu einer Wirkungseinbuße (Toleranz). Wenn es notwendig ist, die Dosis zu erhöhen, dann deshalb, weil die Schmerzen stärker geworden sind, nicht weil sich der Kranke an das Medikament gewöhnt hat.
Eine körperliche Abhängigkeit ist hingegen unvermeidlich. Diese muss der Arzt gegen Ende der Behandlung auffangen, indem er die Dosis langsam reduziert.

Anwendung

Nach einer Verletzung, Operation oder einem Herzinfarkt wird das Schmerzmittel in die Vene gespritzt (i. v.) und wirkt sofort. Zur Dauerbehandlung kann es in Tablettenform eingenommen werden.
Bei anhaltenden Schmerzen empfiehlt sich ein schmerzunterdrückendes Behandlungsschema. Dabei wartet man nicht, bis die Schmerzen auftreten, sondern nimmt das Medikament nach der Uhr ein, sodass kontinuierlich ein gleichbleibender Arzneistoffpegel im Körper wirkt und die Schmerzen nicht mehr spürbar sind. Auf diese Weise bildet sich kein Schmerzgedächtnis aus, das die weitere Schmerzbehandlung sehr erschweren würde.
Die Opioiddosierung muss dem individuellen Schmerzempfinden und dem Krankheitsverlauf angepasst werden. Es wird mit einer geringen Dosis begonnen und langsam so weit gesteigert, bis der Betroffene schmerzfrei ist. Wird die Dosis abrupt erhöht, kann das die Atemfunktion dämpfen und einen lebensgefährlichen Sauerstoffmangel hervorrufen.
Die Opioidbehandlung kann so lange fortgesetzt werden, wie die Schmerzen andauern – bei Bedarf bis zum Lebensende. Ansonsten sollte von Zeit zu Zeit geprüft werden, ob die Schmerzen schwächer geworden sind und das Mittel abgesetzt werden kann. Dazu wird die Dosierung des Medikaments nach ärztlicher Anweisung langsam reduziert. Dieses „Ausschleichen" aus der Behandlung ist notwendig, weil sich der Körper auf das Medikament eingestellt hat. Wird es abrupt abgesetzt, treten Entzugserscheinungen auf: Der Betroffene

empfindet zunächst große Angst, atmet schnell, schwitzt und die Augen tränen. Dann weiten sich die Pupillen, heiße und kalte Schauer laufen über den Körper, eine Gänsehaut entsteht. Im weiteren Verlauf treten Durchfall, Erbrechen, Muskelkrämpfe und Schmerzen auf. Dieses sind die typischen Entzugserscheinungen nach einer langen Morphinbehandlung; bei den anderen Opioiden können sie etwas anders und weniger heftig ausfallen.

Retardtabletten, aus denen der Wirkstoff nach und nach freigesetzt wird, müssen immer als Ganzes geschluckt werden. Sie dürfen keinesfalls zerteilt, zerschnitten oder zerkaut werden, denn dann könnte zu viel Wirkstoff freigesetzt werden. Das kann zu einer Überdosierung führen mit der Gefahr, dass die Atmung beeinträchtigt wird.

Buprenorphin Sublingualtabletten: Die übliche Dosis sind 0,2 bis 0,4 Milligramm alle sechs bis acht Stunden. Die Wirkung beginnt nach gut einer halben Stunde und hält sechs bis acht Stunden an.

Die sogenannten Sublingualtabletten werden unter die Zunge gelegt und lösen sich dort in wenigen Minuten auf. Ist der Mund sehr trocken, kann man einige Tropfen Wasser hineinträufeln. Die Tabletten dürfen jedoch nicht gelutscht, gekaut oder hinuntergeschluckt werden. Die besondere Anwendungsform garantiert, dass der Wirkstoff durch die Mundschleimhaut direkt ins Blut übertritt und besser wirkt.

Besonders in den ersten Tagen der Therapie mit Buprenorphin sollten Sie das Mittel im Liegen einnehmen und danach noch ein bis zwei Stunden liegen bleiben. So vermeiden Sie einen Sturz, wenn Ihr Blutdruck stark absinkt und Schwindel auftritt.

Buprenorphin-Pflaster: Die Therapie beginnt in der Regel mit dem niedrigstdosierten Pflaster. Wurden Sie bereits mit anderen Opioiden behandelt, richtet sich die Pflasterstärke nach der bisherigen Dosierung der Schmerzmittel. Die Wirkung lässt sich frühestens nach 24 Stunden beurteilen. Die Pflaster sind so ausgelegt, dass ihr Wirkstoff für vier Tage ausreicht. Dann muss ein neues Pflaster aufgeklebt werden. Näheres zur Pflasteranwendung lesen Sie unter „Arzneipflaster richtig anwenden" (→ nebenstehend).

Arzneipflaster richtig anwenden

Eine Reihe von Medikamenten gibt es mittlerweile als Pflasterzubereitungen, aus denen der Wirkstoff durch die Haut direkt ins Blut gelangt. Nicht nur starke Schmerzmittel werden so angewendet, sondern auch Hormone zur Behandlung von Wechseljahrsbeschwerden und zur Empfängnisverhütung, das männliche Sexualhormon Testosteron, ein Mittel bei Reisekrankheit und solche bei Parkinsonkrankheit und Demenz. Damit diese Arzneimittel zuverlässig wirken, sind beim Gebrauch der Pflaster einige Bedingungen zu berücksichtigen.

Die Pflaster sollen auf flache, trockene und unbehaarte Hautpartien geklebt werden. Typische Klebestellen sind die obere Rückenpartie, die Haut unterhalb des Schlüsselbeins, die Hüftpartie und die Oberschenkel.

Einige Anweisungen sollen sicherstellen, dass aus den Pflastern in etwa die Menge Wirkstoff ins Blut gelangt, die vorgesehen ist. So dürfen Hautstellen beispielsweise nicht durch Rasieren von Haaren befreit werden, da dabei immer winzige Wunden entstehen, durch die zu viel Wirkstoff in den Körper gelangen kann. Wird die Stelle, auf der das Pflaster klebt, starker Hitze ausgesetzt oder der Körper überwärmt, besteht die gleiche Gefahr. Die mit einem Arzneipflaster beklebte Stelle sollte also weder der Wärme einer Wärmflasche noch der von Sonnenbädern, Infrarotbestrahlung, Föhnen, Saunabesuchen und heißen Duschen ausgesetzt werden.

Auch Seife, andere Reinigungsmittel und Cremes können die aufgenommene Wirkstoffmenge verändern. Durch vernarbte Hautstellen dringt wenig Wirkstoff hindurch.

Zu beachten ist ferner, dass es verschiedene Arten von Pflastern gibt, aus denen der Wirkstoff auf unterschiedliche Weise freigesetzt wird. Das ist wichtig für die Frage, ob man ein Pflaster zerschneiden darf, um sich mit einer geringeren Wirkstoffmenge zu behandeln. Grundsätzlich gilt, dass sogenannte transdermale therapeutische Systeme (TTS) nicht angeschnitten werden dürfen, weil der Wirkstoff dann schlagartig austreten kann. Bei Matrixpflastern kann das anders sein. Pflaster mit Opioiden zur Schmerzbehandlung dürfen dennoch nicht zerteilt werden, weil nicht bekannt ist, welche Wirkstoffmenge dann in den Körper gelangt.

Wenn das verbrauchte Pflaster durch ein neues ersetzt werden soll, so ist dieses auf eine andere Hautstelle aufzukleben, damit sich die Haut wieder erholen kann. Dieselbe Stelle sollte nach frühestens einer Woche wieder beklebt werden.

Gebrauchte Pflaster enthalten meist noch Reste des Wirkstoffs. Damit diese nicht in unbefugte Hände gelangen, sollten die Pflaster möglichst wieder in ihre ursprüngliche Verpackung zurückgetan und so entsorgt werden.
Eine Schmerzbehandlung mit Arzneipflastern darf nicht abrupt beendet werden. Vielmehr muss der Wirkstoff nach Maßgabe des Arztes nach und nach geringer dosiert werden.

Dihydrokodein: Dieses Opioid wird vornehmlich als Retardtabletten verordnet, die ihren Inhaltsstoff nach und nach freisetzen. Von diesen nehmen Sie alle zwölf Stunden 60 bis 120 Milligramm. Die Wirkung setzt nach einer halben bis ganzen Stunde ein. Dosierungen über 240 Milligramm täglich sind nicht ausreichend untersucht; bei einer Dosissteigerung über diesen Wert können sich die unerwünschten Wirkungen verstärken.

Fentanyl: Dieses Opioid wird als Pflaster angewendet, das je nach Größe 25 bis 100 Mikrogramm Fentanyl pro Stunde freisetzt. Wenden Sie zum ersten Mal ein Opioid an, beginnt die Behandlung mit dem kleinsten Pflaster. Wie gut es wirkt, lässt sich nach 24 Stunden beurteilen. Haben Sie bisher ein anderes Opioid eingenommen, errechnet der Arzt die notwendige Pflastergröße aus der bisherigen Dosis. Eine solche Umstellung der Schmerzbehandlung muss immer in der Klinik erfolgen, da die Schmerzmittel leicht überdosiert werden können.
In den ersten zwei Wochen muss bei vielen Kranken die Fentanyldosis erhöht werden. Allerdings darf das Pflaster frühestens nach 48 Stunden gewechselt werden, da sonst die wirksame Dosis zu hoch werden kann. Wenn Sie die Dosis verringern wollen, müssen Sie kleinere Pflaster wählen. Keinesfalls dürfen Sie das Pflaster zerschneiden, denn es ist nicht bekannt, wie viel Wirkstoff aus einem zerschnittenen Pflaster in den Körper gelangt. Die Pflaster bleiben drei Tage auf der Haut. Dann wird ein neues Pflaster auf eine andere Hautstelle aufgeklebt. Näheres zur Pflasteranwendung lesen Sie unter „Arzneipflaster richtig anwenden" (→ Seite 1206).

Hydromorphon: Dieses Opioid wird in Retardkapseln verwendet, aus denen der Wirkstoff nach und nach freigesetzt wird. Sie werden zweimal täglich im Abstand von zwölf Stunden geschluckt.

Kodein: Von diesem schwachwirkenden Opiat sind zur Schmerzbehandlung 30 bis 60 Milligramm notwendig, falls erforderlich alle vier Stunden bis maximal 240 Milligramm am Tag.

Levomethadon: Dieses Opioid wird injiziert; die Dosierung richtet sich nach Stärke der Schmerzen. Nach längerer Einnahmezeit verlängert sich die Wirkdauer.

Morphin: Bei akuten Schmerzen werden 5 Milligramm Morphin gespritzt. Die Injektion kann im Abstand von 15 bis 30 Minuten wiederholt werden. Genügt eine weniger rasche Wirkung, werden 10 Milligramm unter die Haut (s. c.) gespritzt oder 30 Milligramm als Tablette eingenommen. Die Injektion unter die Haut wirkt nach etwa 10, die Tablette nach etwa 30 Minuten und hält etwa drei Stunden vor. Retardtabletten wirken für acht bis zwölf Stunden.
Für gewöhnlich gelten bei Tabletten 400 Milligramm Morphin als Tageshöchstdosis. Bei Schwerkranken kann die Menge aber so weit gesteigert werden, wie notwendig und verträglich.

Oxykodon-Retardtabletten: Im Allgemeinen wird morgens und abends je eine Tablette eingenommen. Die Dosis liegt in der Regel bei 80 bis 120 Milligramm täglich und kann in bestimmten Fällen auf 400 Milligramm täglich gesteigert werden.

Oxykodon-Kapseln: Als Anfangsdosis werden 5 mg Oxykodon alle 6 Stunden verabreicht.

Piritramid: Dieses Opioid kann nur injiziert werden. Die Dosis liegt zwischen 15 und 30 Milligramm und kann alle sechs bis acht Stunden wiederholt werden.

Tramadol: Die übliche Dosis liegt bei 100 Milligramm alle sechs Stunden. Wenn notwendig, kann sie auf insgesamt 800 Milligramm pro Tag erhöht werden. Eine weitere Steigerung verbessert die schmerzstillende Wirkung nicht, aber es treten häufiger unerwünschte Wirkungen auf. Tramadol, das eingenommen wird, wirkt nach 30 bis 45 Minuten, jedoch nur für ein bis zwei Stunden. Brausetabletten, die aufgelöst und getrunken werden, und Tropfen wirken besonders rasch. Retardpräparate, die ihren Wirkstoff nach und nach freisetzen, wirken mehrere Stunden lang. Wird Tramadol gespritzt, setzt die Wirkung bereits nach zehn Minuten ein.

Die Wirkstoffe Fentanyl (*Durogesic*) und Oxykodon (*Oxygesic*) gibt es inzwischen auch in Form von preisgünstigen Generika.

Achtung

Einige Präparate enthalten Alkohol (siehe Tabelle). Personen mit Alkoholproblemen dürfen

die Mittel nicht einnehmen. Auch Leberkranke und Personen mit Anfallleiden sollten den Alkoholgehalt berücksichtigen. Darüber hinaus kann Alkohol die Wirkung vieler Arzneimittel (z. B. Schlaf- und Beruhigungsmittel, Psychopharmaka, starke Schmerzmittel, einige Mittel bei hohem Blutdruck) verstärken.
Einige Präparate enthalten Parabene (siehe Tabelle). Diese Konservierungsmittel können Allergien auslösen. Wenn Sie auf Parastoffe (→ Seite 1159) allergisch reagieren, dürfen Sie diese Produkte nicht anwenden.

Gegenanzeigen

Opioide dürfen Sie nicht anwenden, wenn Sie in den vergangenen zwei Wochen MAO-Hemmer eingenommen haben, z. B. Tranylcypromin oder Moclobemid (bei Depressionen) und Selegilin (bei Parkinsonkrankheit). Für Fentanyl gilt diese Beschränkung nicht.
Wenn der Hirndruck erhöht ist, dürfen manche Wirkstoffe nicht angewendet werden oder der Arzt muss zumindest Nutzen und Risiken besonders sorgfältig abwägen.
Das Gleiche gilt, wenn die Atemfunktion beeinträchtigt ist (z. B. bei Bronchialasthma, Lungenemphysem, Lungenhochdruck). Wird dann eine dieser Substanzen angewendet, kann es zu einer gefährlichen Unterversorgung mit Sauerstoff kommen.
Darüber hinaus dürfen Sie unter folgenden Bedingungen die nachfolgenden Substanzen nicht anwenden:

Dihydrokodein:
- Die Bauchspeicheldrüse ist entzündet.

Fentanyl:
- Es handelt sich um vorübergehende Schmerzen nach einem operativen Eingriff.
- Das zentrale Nervensystem ist schwer beeinträchtigt.
- Es besteht eine Herzrhythmusstörung mit verlangsamtem Herzschlag.

Hydromorphon:
- Es besteht ein Darmverschluss.

Kodein:
- Es liegt Bewusstlosigkeit vor.

Morphin und Oxykodon:
- Es besteht ein Darmverschluss.

Pethidin:
- Es liegt ein akuter Herzinfarkt vor.
- Es bestehen Bewusstseinsstörungen.
- Der Blutdruck ist stark abgesunken, weil viel Blut oder andere Körperflüssigkeit verloren wurde.
- Der Betroffene hatte bereits einmal einen Krampfanfall oder leidet an Epilepsie.

Darüber hinaus muss der Arzt unter folgenden Bedingungen Nutzen und Risiken besonders sorgfältig abwägen:

Dihydrokodein:
- Es besteht eine Unterfunktion der Schilddrüse.
- Es liegt eine Gallenwegerkrankung vor.
- Die Funktion der Nieren oder der Leber ist beeinträchtigt.
- Die Prostata ist so vergrößert, dass die Blase nicht komplett entleert werden kann.

Fentanyl:
- Es liegen eine Kopfverletzung oder Bewusstseinsstörungen vor.
- Wenn die Funktion der Nieren oder der Leber beeinträchtigt ist, muss die Dosierung entsprechend angepasst werden.

Hydromorphon:
- Es liegen eine Kopfverletzung oder Bewusstseinsstörungen vor.
- Sie neigen zu Krämpfen, die vom Gehirn ausgehen (z. B. bei Epilepsien), oder nehmen Medikamente ein, die eine Krampfbereitschaft fördern.
- Der Blutdruck ist stark abgesunken, weil viel Blut oder andere Körperflüssigkeit verloren wurde.
- Es besteht eine Unterfunktion der Schilddrüse.
- Es liegt eine Gallenwegerkrankung vor.
- Es liegt eine entzündliche Darmerkrankung vor.
- Die Prostata ist so vergrößert, dass die Blase nicht komplett entleert werden kann.
- Es besteht eine Tumorerkrankung im Nebennierenmark (Phäochromozytom).

Kodein:
- Es liegt eine Bewusstseinsstörung vor.
- Der Blutdruck ist stark abgesunken, weil viel Blut oder andere Körperflüssigkeit verloren wurde.

Levomethadon:
- Es liegt eine Bewusstseinsstörung vor.
- Der Blutdruck ist stark abgesunken, weil viel Blut oder andere Körperflüssigkeit verloren wurde.
- Es besteht eine Herzrhythmusstörung mit verlangsamtem Herzschlag.

- Die Zusammensetzung der Salze des Blutes ist gestört, speziell der Kaliumgehalt ist zu gering.
- Es besteht eine Unterfunktion der Schilddrüse.
- Die Bauchspeicheldrüse ist entzündet.
- Es liegt eine Gallenwegerkrankung vor.
- Wenn die Funktion der Nieren oder der Leber beeinträchtigt ist, muss die Dosierung entsprechend angepasst werden.
- Es liegt eine entzündliche Darmerkrankung vor oder ein Darmverschluss.
- Die Prostata ist so vergrößert, dass die Blase nicht komplett entleert werden kann.
- Es besteht eine Tumorerkrankung im Nebennierenmark (Phäochromozytom).

Morphin:
- Es liegt eine Bewusstseinsstörung vor.
- Der Blutdruck ist stark abgesunken, weil viel Blut oder andere Körperflüssigkeit verloren wurde.
- Es besteht eine Unterfunktion der Schilddrüse.
- Die Bauchspeicheldrüse ist entzündet.
- Es liegt eine Gallenwegerkrankung vor.
- Es liegt eine entzündliche Darmerkrankung vor.
- Die Harnwege sind verengt oder es gibt Koliken.
- Die Prostata ist so vergrößert, dass die Blase nicht komplett entleert werden kann.
- Es besteht eine Tumorerkrankung im Nebennierenmark (Phäochromozytom).

Oxykodon:
- Sie neigen zu Krämpfen, die vom Gehirn ausgehen (z. B. bei Epilepsien), oder nehmen Medikamente ein, die eine solche Krampfbereitschaft fördern.
- Es gibt Kreislaufstörungen.
- Es besteht eine Unterfunktion der Schilddrüse.
- Die Bauchspeicheldrüse ist entzündet.
- Die Funktion der Nieren oder der Leber ist erheblich beeinträchtigt.
- Die Prostata ist so vergrößert, dass die Blase nicht komplett entleert werden kann.

Pethidin:
- Die Funktion der Schilddrüse ist gestört (Unter- oder Überfunktion).
- Die Funktion der Nieren oder der Leber ist erheblich beeinträchtigt.
- Die Funktion der Nebennierenrinden ist beeinträchtigt (Morbus Addison).
- Die Prostata ist so vergrößert oder die Harnröhre so verengt, dass die Blase nicht komplett entleert werden kann.

Piritramid:
- Es besteht eine Bewusstseinsstörung.
- Der Blutdruck ist stark abgesunken, weil viel Blut oder andere Körperflüssigkeit verloren wurde.
- Es besteht eine Unterfunktion der Schilddrüse.
- Die Bauchspeicheldrüse ist entzündet.
- Es liegt eine Gallenwegerkrankung vor.
- Es liegen eine entzündliche Darmerkrankung oder ein Darmverschluss vor.
- Die Prostata ist so vergrößert, dass die Blase nicht komplett entleert werden kann.
- Es besteht eine Tumorerkrankung im Nebennierenmark (Phäochromozytom).

Tramadol:
- Es liegen eine Kopfverletzung oder Bewusstseinsstörungen vor.
- Sie neigen zu Krämpfen, die vom Gehirn ausgehen (z. B. bei Epilepsien), oder nehmen Medikamente ein, die eine Krampfbereitschaft fördern.
- Der Blutdruck ist stark abgesunken, weil viel Blut oder andere Körperflüssigkeit verloren wurde.

Wechselwirkungen mit Medikamenten

Wenn Sie noch andere Medikamente nehmen, ist zu beachten:
- Alle Mittel, die die Gehirnfunktion dämpfen, wie Benzodiazepine bei Angststörungen, Schlafmittel, Mittel bei Depressionen, Psychosen und Allergien, können die atemlähmende Wirkung der Opioide verstärken.
- Die starken Schmerzmittel Buprenorphin und Pentazocin können die Wirkung von Opioiden, die wie Morphin wirken, verringern oder sogar aufheben.

Dihydrokodein, Hydromorphon, Kodein, Levomethadon, Morphin, Oxykodon:
Für diese Substanzen gilt darüber hinaus, dass sie durch Cimetidin (bei Sodbrennen) und Ketoconazol (innerlich bei Pilzinfektionen) stärker und länger wirken können.

Für folgende Substanzen gilt dann noch:

Dihydrokodein:
- Durch Dihydrokodein können hustenblockende Mittel stärker wirken.
- Durch Dihydrokodein kann sich Sekret in der Lunge stauen, wenn bei Husten gleichzeitig sekretlösende Arzneimittel angewendet werden.

Fentanyl: Ritonavir (bei HIV-Infektion) kann die Wirkung von Fentanyl-Pflastern verstärken und verlängern; dann kann die Atmung erheblich beeinträchtigt werden.

Levomethadon:

- Reserpin, Clonidin, Urapidil und Prazosin (bei hohem Blutdruck) können die Wirkung von Levomethadon verstärken und verlängern.
- Das Gleiche kann durch innerlich anzuwendende Pilzmittel, Mittel bei Herzrhythmusstörungen und hormonelle Empfängnisverhütungsmittel geschehen.
- Carbamazepin, Phenobarbital und Phenytoin (bei Epilepsien), Rifampizin (bei Tuberkulose) und Flunitrazepam (Schlafmittel) können die Wirkung von Levomethadon abschwächen und verkürzen.

Morphin: Der Wirkstoff kann die Wirkung von muskelentspannenden Arzneimitteln verstärken.

Oxykodon: Mittel bei Angststörungen, Schlafstörungen, Depressionen, Psychosen, Allergien und Parkinsonkrankheit können die unerwünschten Wirkungen von Oxykodon verstärken.

Tramadol:

- Carbamazepin (bei Epilepsien) kann die Wirkung von Tramadol abschwächen und verkürzen.
- Tramadol verstärkt die Gefahr, dass Medikamente wie Fluoxetin, Amitriptylin (bei Depressionen) und Haloperidol (bei Schizophrenien) Krampfanfälle auslösen.

▶ **Unbedingt beachten**

Zwischen der Einnahme eines MAO-Hemmers (Tranylcypromin oder Moclobemid bei Depressionen, Selegilin bei Parkinsonkrankheit) und der Anwendung von Opioiden müssen mindestens zwei Wochen vergangenen sein. Andernfalls droht das lebensbedrohliche Serotonin-Syndrom mit Erregungszuständen, Bewusstseinstrübung, Muskelzittern und -zucken und Blutdruckabfall. Für Fentanyl gilt diese Beschränkung nicht.

Wechselwirkungen mit Speisen und Getränken

Alkohol kann die atemlähmende Wirkung von Opioiden verstärken. Für verlängert wirkende (retardierte) Präparate mit Oxykodon gilt darüber hinaus, dass Alkohol ab einer Konzentration von 20 Prozent die verzögerte Freisetzung des Wirkstoffs verhindert. Dann wird zu viel Wirkstoff freigesetzt und das Risiko unerwünschter Arzneimittelwirkungen steigt.

Unerwünschte Wirkungen

▶ **Keine Maßnahmen erforderlich**

Buprenorphin: Bis zu 10 von 100 Anwendern klagen über Hitzegefühl und Schweißausbrüche.

Fentanyl, Hydromorphon, Levomethadon, Morphin, Oxykodon, Pethidin, Piritramid: Bei fast allen Menschen verengen sich die Pupillen. Das kann beim Sehen störend sein.

Dihydrokodein, Kodein: Leichte Übelkeit und Schwindel können vorkommen. Sehstörungen aufgrund der Pupillenverengung treten bei mehr als 10 von 100 Behandelten auf, vergehen aber teilweise während der Behandlung wieder.

Tramadol: Über vermehrtes Schwitzen berichtet nahezu die Hälfte der Anwender. Juckreiz tritt vor allem zu Beginn der Behandlung bei etwa 10 von 100 Personen auf. Er klingt in aller Regel bald wieder ab. Bei 1 von 10 Behandelten kommt es zu Übelkeit und Erbrechen.

▶ **Muss beobachtet werden**

Für alle Opioide gilt: Wenn die Haut sich verstärkt rötet und juckt, reagieren Sie vermutlich allergisch auf das Mittel. Bei solchen Hauterscheinungen (→ Seite 14) sollten Sie einen Arzt aufsuchen.

Buprenorphin: Übelkeit und Erbrechen, Verstopfung und Durchfall werden bei 5 von 100 Anwendern beobachtet.

Benommenheit und Schläfrigkeit gibt es bei bis zu 10 von 100 Personen, auch Angstzustände und Halluzinationen können auftreten. Von diesen Symptomen sollten Sie den Arzt informieren.

Vor allem, wenn Sie die Tabletten verwenden, die im Mund zerfallen müssen, kann der Blutdruck absinken, das Herz langsamer schlagen und Schwindel auftreten. Bessert sich dieses nach einigen Tagen nicht, sprechen Sie mit dem Arzt darüber.

Bei der Anwendung von Pflastern berichten mehr als 10 von 100 Personen über Hautrötungen und Juckreiz an der Klebestelle.

Wenn Ihnen schwindlig ist und schwarz vor den Augen wird, sollte der Arzt die Dosierung verringern.

Die gleiche Maßnahme ist notwendig, wenn sich die Zahl der Atemzüge deutlich verringert.

Fentanyl, Hydromorphon, Levomethadon, Morphin, Oxykodon, Pethidin, Piritramid, Tramadol: Übelkeit und Erbrechen treten zu Beginn der Behandlung meistens auf, besonders bei bettlägerigen Personen nach der ersten Gabe. Wenn sie sich innerhalb der ersten Stunde übergeben, spucken sie das Medikament meist mit aus und es wirkt nicht. Sprechen Sie dann den Arzt auf ein Medikament gegen Übelkeit an.

Verstopfung ist eine ganz häufige unerwünschte Wirkung, die bei Morphin am stärksten ausgeprägt ist. Mit ballaststoffreicher Kost ist dem

kaum entgegenzuwirken, sie muss vielmehr gezielt mit Abführmitteln behandelt werden. Gelingt damit keine Besserung, muss die Behandlung abgebrochen werden.
Möglicherweise sehen Sie verschwommen, doppelt und die Augen zittern. Hält dieses länger als drei Tage an, wenden Sie sich an den Arzt.
Benommenheit, Müdigkeit und Verwirrtheit verstärken sich bei höherer Dosierung.
Es können Kopfschmerzen und Schwitzen auftreten.
Der Blutdruck kann abfallen, Schwindel und Herzklopfen können auftreten. Besprechen Sie dieses mit dem Arzt. Derartige Kreislaufreaktionen kommen bei Pethidin häufiger vor als bei den anderen Opioiden.
Die Bronchialmuskulatur kann sich verkrampfen, sodass es zu einem asthmaähnlichen Anfall kommt. Besonders betroffen sind Menschen mit einer Lungenerkrankung.
Vor allem Männer mit vergrößerter Prostata können Probleme bekommen, die Blase zu entleeren.
Oberbauchschmerzen können auf einer Gallenkolik durch eine verkrampfte Gallenblase beruhen.
Zusätzlich zu den oben angegebenen unerwünschten Wirkungen:

Oxykodon: Schüttelfrost tritt bei bis zu 10 von 100 Anwendern auf. Wenn Sie das sehr beeinträchtigt, sollten Sie mit dem Arzt darüber sprechen.
Bei Lymphknotenschwellungen, die sich innerhalb einer Woche nicht zurückbilden, kann es sich um eine ernsthafte Lymphknotenerkrankung handeln. Suchen Sie dann ärztliche Hilfe.

▶ Sofort zum Arzt

Buprenorphin, Fentanyl, Hydromorphon, Levomethadon, Morphin, Oxykodon, Pethidin, Piritramid: Die Substanzen verringern die Zahl der Atemzüge und die Atemtiefe (Atemdepression). Wer einen Schwerkranken betreut, sollte auf dessen Atmung achten. Sind nur noch vier statt der üblichen zwölf Atemzüge pro Minute feststellbar, müssen Sie sofort den Arzt rufen.
Eine solche Atemdepression ist bei Buprenorphin selten.
Wenn starker Hautausschlag, Juckreiz, Herzrasen, Atemnot, Schwäche und Schwindel auftreten, müssen Sie die Anwendung sofort stoppen und unverzüglich den Notarzt rufen (Telefon 112), weil es sich um eine lebensbedrohliche Allergie (→ Seite 14) handeln kann.

Dihydrokodein, Kodein: Selten verschlechtert sich der Zustand einer Person mit Atemwegerkrankung wie Asthma bis hin zum Lungenödem. Dann sammelt sich Wasser in der Lunge und die Atmung ist sehr erschwert. Es kann auch zu einem Asthmaanfall kommen. Dann müssen Sie umgehend einen Arzt rufen.

Pethidin: Es können Erregungszustände, Wahnvorstellungen, Halluzinationen und Krampfanfälle auftreten. Dann sollte sofort ein Arzt gerufen werden.

Tramadol: Bei einer ausgeprägten Veränderung der Persönlichkeit mit Traurigkeit und depressiver Stimmung (→ Seite 16) wenden Sie sich an den Arzt. Diese Aufforderung richtet sich auch an die Angehörigen, die solche Gemütsverstimmungen beim Patienten bemerken.

Hinweise

Für Kinder unter 14 Jahren

Buprenorphin: Kinder dürfen die Sublingualtabletten erst erhalten, wenn sie älter sind als sechs Jahre und schwerer als 35 Kilogramm. Die „forte"-Tabletten dürfen sie erst bekommen, wenn sie mehr als 45 Kilogramm wiegen. Mit der Anwendung der Pflaster liegen keine Erfahrungen bei Kindern und Jugendlichen vor. Sie sollten damit nicht behandelt werden.

Dihydrokodein: Sie dürfen bei Kindern und Jugendlichen unter 16 Jahren nicht angewendet werden.

Fentanyl: Über die Risiken einer Anwendung bei Kindern unter zwölf Jahren gibt es keine ausreichenden Erkenntnisse. Bei ihnen sollte der Arzt Nutzen und Risiken besonders sorgfältig abwägen.

Hydromorphon: Über die Risiken einer Anwendung bei Kindern unter zwölf Jahren gibt es keine Erkenntnisse. Bei ihnen sollte der Arzt Nutzen und Risiken besonders sorgfältig abwägen.

Kodein: Über die Risiken einer Anwendung bei Kindern unter sechs Jahren gibt es keine Erkenntnisse. Sicherheitshalber sollten sie nicht mit Kodein behandelt werden.

Levomethadon: Kinder und Jugendliche unter 16 Jahren dürfen nicht mit Levomethadon behandelt werden.

Morphin: Bei Säuglingen unter sechs Monaten gefährdet Morphin die Atmungsfunktion. Sie dürfen es nicht erhalten. Kinder ab zwei Jahren können mit kurzwirkendem Morphin behandelt werden. Die Dosierung richtet sich nach ihrem Körpergewicht. Morphin, das in hoher Dosierung in der Tablette über längere Zeit abgegeben wird

(200 Milligramm in Retardpräparaten), dürfen Kinder unter zwölf Jahren nicht erhalten. Bei einer höheren Morphindosierung können Kinder Krampfanfälle bekommen.

Oxykodon: Über die Risiken einer Anwendung bei Kindern unter zwölf Jahren gibt es keine Erkenntnisse. Sie sollten das Mittel darum nicht bekommen.

Pethidin: Mit den Tropfen können Kinder ab einem Jahr behandelt werden. Die Zäpfchen enthalten jedoch eine so große Menge Wirkstoff, dass sie erst für Jugendliche ab 16 Jahren geeignet sind.

Piritramid: Bei Kindern unter einem Jahr sollte Piritramid nicht angewendet werden.

Tramadol: Kinder unter einem Jahr dürfen nicht mit Tramadol behandelt werden.

Bedenken Sie darüber hinaus, dass einige Präparate Alkohol enthalten (siehe Tabelle). Mittel ohne Alkohol sind vorzuziehen.

Zur Empfängnisverhütung

Morphin kann das Erbgut schädigen. Darum sollten sowohl Frauen als auch Männer eine Schwangerschaft verhüten, wenn sie Morphin anwenden.

Für Schwangerschaft und Stillzeit

Während der Schwangerschaft sollten keine Opioide angewendet werden. Bei einigen Substanzen besteht der Verdacht auf eine schädliche Wirkung, bei anderen gibt es dazu keine Erkenntnisse.

Auch in der Stillzeit sollte auf sie verzichtet werden. Die Substanzen gehen größtenteils in die Muttermilch über und können beim Kind Atemprobleme verursachen.

Pethidin: Der Wirkstoff kann nach sorgfältiger Abwägung von Nutzen und Risiken zur Behandlung von Geburtsschmerzen eingesetzt werden. In der Stillzeit darf Pethidin nicht angewendet werden. Sowohl der Wirkstoff selbst als auch sein Abbauprodukt gehen in die Muttermilch über und können die Atmung des Säuglings tage- bis wochenlang beeinträchtigen.

Darüber hinaus sollten Sie bedenken, dass einige Präparate Alkohol enthalten (siehe Tabelle). Mittel ohne Alkohol sind vorzuziehen.

Für ältere Menschen

Im Alter braucht der Körper länger, um Opioide abzubauen. Darum muss meist eine schwächere Dosis gewählt und der Abstand zwischen den einzelnen Gaben vergrößert werden.

Zur Verkehrstüchtigkeit

Vor allem wegen der Benommenheit und Müdigkeit, aber auch aufgrund von Sehstörungen sollten Sie während einer Behandlung mit Opioiden keinesfalls ein Fahrzeug lenken, keine Maschinen bedienen und keine Arbeiten ohne sicheren Halt verrichten.

Parazetamol

ben-u-ron, Captin, Paracetamol 1A Pharma, Paracetamol AL, Paracetamol BC, Paracetamol-CT, Paracetamol Heumann, Paracetamol HEXAL, Paracetamol-ratiopharm, Paracetamol Sandoz, Paracetamol STADA, ParaCetaMol Lichtenstein

Parazetamol ist geeignet, um Schmerzen zu dämpfen und Fieber zu senken; Entzündungen hemmt es jedoch nicht. Der Wirkmechanismus ist noch nicht bekannt, die Wirksamkeit hingegen ausreichend nachgewiesen.

Anwendung

Von Parazetamol nehmen Erwachsene bei Bedarf alle vier bis sechs Stunden 500 bis 1 000 Milligramm ein, jedoch keinesfalls mehr als 4 Gramm am Tag. Trinken Sie ein ganzes Glas Wasser dazu, wenn Sie die Tabletten einnehmen, oder verwenden Sie Brausetabletten, die aufgelöst und getrunken werden.

Bei Parazetamol liegen die Menge, die zur vollen Wirkung notwendig ist, und die, ab der es giftig wirkt, sehr nahe beieinander. Bei einer schmerzunterdrückenden Behandlung kann alle sechs Stunden 1 Gramm Parazetamol eingenommen werden, also 4 Gramm am Tag. Auf einmal geschluckt, kann diese Menge die Leber schädigen, die doppelte Menge kann bereits lebensgefährlich sein. Leber- und Nierenschäden drohen auch, wenn Sie eine hohe Dosierung länger beibehalten.

Achtung

Die Einnahme von Parazetamol – insbesondere in Kombination mit Koffein – über sehr lange Zeit und in einer Menge, die die Höchstdosis überschreitet, birgt das Risiko, dass Entzugskopfschmerzen entstehen; auch das Risiko von unerwünschten Wirkungen, insbesondere das für schwere Schäden an den Nieren und der Leber, steigt. Sie müssen daher die Dosierungsangaben der Hersteller unbedingt beachten und eine Kombination mit anderen parazetamolhaltigen Mitteln, wie beispielsweise Grippemitteln, Magenmitteln oder Migränemitteln, vermeiden.

Bei einer gestörten Leberfunktion, wie sie zum Beispiel bei Alkoholmissbrauch oder Leberent-

zündungen vorkommt, kann Parazetamol stärker wirken. Dann kann eine sonst ungefährliche Dosis bereits zu Vergiftungserscheinungen führen.
Eine Überfunktion der Schilddrüse kann die Parazetamolwirkung abschwächen.
Einige Präparate enthalten Parabene (siehe Tabelle). Diese Konservierungsmittel können Allergien auslösen. Wenn Sie auf Parastoffe (→ Seite 1159) allergisch reagieren, dürfen Sie die Mittel nicht anwenden.

Parazetamol-Vergiftung

Bei Parazetamol ist die Grenze zwischen der Dosis, die nutzt, und der, die schadet, sehr schmal. Daher kann es leicht zu Überdosierungen kommen, die dann einen Leberschaden hervorrufen. Überdosierungen können dadurch begünstigt werden, dass Parazetamol auch in Produkten enthalten sein kann, die nicht speziell zur Schmerzbehandlung eingesetzt werden, zum Beispiel in Grippe-, Magen- und Migränemitteln.
In Großbritannien schätzt man die Zahl der durch Parazetamol hervorgerufenen Leberschäden auf über 30 000 pro Jahr, und 100 Menschen sterben jährlich daran. Menschen, die am Tag mehr als drei Gläser Alkohol trinken, sollten mit der Einnahme von Parazetamol sehr vorsichtig sein, denn eine durch Alkohol belastete Leber reagiert auf Parazetamol noch empfindlicher.
Da Kinder für Parazetamol besonders empfindlich sind, ist es wichtig, dass die ihrem Alter entsprechende Tageshöchstdosis beachtet wird!

Gegenanzeigen

Parazetamol darf nicht eingesetzt werden, wenn die Leberfunktion erheblich eingeschränkt ist.

Wechselwirkungen mit Medikamenten

Folgende Medikamente können die Leber für die Giftwirkung von Parazetamol empfindlicher machen: Phenobarbital, Phenytoin und Carbamazepin (bei Epilepsien), Isoniazid und Rifampizin (bei Tuberkulose).

Wechselwirkungen mit Speisen und Getränken

Bei Menschen, die öfter mehr als drei Gläser Alkohol am Tag trinken, kann die Leber bereits empfindlicher für die Giftwirkung von Parazetamol sein. Sie sollten dann besser ein anderes Schmerz- oder Fiebermittel wählen.

Unerwünschte Wirkungen

▶ **Keine Maßnahmen erforderlich**

Bei Fieber verstärkt Parazetamol das Schwitzen. Magenschmerzen, Aufstoßen, Übelkeit und Durchfall (bei mehr als 10 von 100 Anwendern) sind harmlos und vergehen, wenn das Mittel nicht mehr eingenommen wird.

▶ **Muss beobachtet werden**

Wenn die Haut sich verstärkt rötet und juckt, reagieren Sie vermutlich allergisch auf das Mittel. Dann sollten Sie es absetzen. Sind die Hauterscheinungen (→ Seite 14) einige Tage später nicht deutlich abgeklungen, sollten Sie einen Arzt aufsuchen.
Die Mittel können besonders bei Überdosierung und Daueranwendung Leberschäden (→ Seite 15) hervorrufen. Treten Übelkeit, Erbrechen und/oder dunkel gefärbter Urin auf und ist der Stuhl auffällig hell, sollten Sie einen Arzt rufen.

▶ **Sofort zum Arzt**

Die Mittel können schwere Leberschäden (→ Seite 15) hervorrufen und eine Gelbsucht auslösen. Wenn sich Ihre Haut gelb färbt und Sie zusätzlich starken Juckreiz am ganzen Körper verspüren, sollten Sie sofort einen Arzt aufsuchen.
Anhaltende Nierenschmerzen, eine plötzlich verringerte Urinmenge oder Blut im Urin sollten Sie sofort zum Arzt führen. Es besteht der Verdacht, dass die regelmäßige Einnahme von Parazetamol eine sogenannte Schmerzmittel-Niere ausgelöst hat, die zum Nierenversagen (→ Seite 16) führen kann. Ab welcher Menge Parazetamol einen solchen Nierenschaden auslöst, ist noch nicht sicher; er wird aber wahrscheinlicher, wenn die Nierendurchblutung verringert ist. Das ist vor allem dann der Fall, wenn Parazetamol mit anderen Schmerzmitteln kombiniert oder in einer Menge, die die Höchstdosis überschreitet, eingenommen wird.
Wenn starker Hautausschlag, Juckreiz, Herzrasen, Atemnot, Schwäche und Schwindel auftreten, müssen Sie die Anwendung sofort stoppen und unverzüglich den Notarzt rufen (Telefon 112). Es kann sich um eine lebensbedrohliche Allergie (→ Seite 14) handeln.
Bei Fieber mit Halsschmerzen und Schüttelfrost sollten Sie sofort den Arzt informieren. Es können die ersten Symptome einer Blutbildungsstörung (→ Seite 15) sein. Besonders die Zahl der weißen Blutkörperchen, die bei der Infektionsabwehr eine wichtige Rolle spielen, kann durch Parazetamol abnehmen (Agranulozytose).

Hinweise

Für Kinder unter 14 Jahren

Kindern lassen sich Saft, Tropfen oder Zäpfchen (Suppositorien) meist besser verabreichen als Tabletten. Allerdings kann die Wirkung von Zäpfchen unsicher sein, weil der Arzneistoff nicht komplett ins Blut übertritt und das Einführen eines Zäpfchens Stuhlgang auslösen kann.

Um von dem Saft die richtige Menge abmessen zu können, liegt der Packung ein Messlöffel bei. Diesen sollten Sie unbedingt benutzen. Die Löffel der verschiedenen Haushaltsbestecke haben ein unterschiedliches Fassungsvermögen; mit ihnen ist keine genaue Dosierung möglich.

- Säuglinge, die zwischen 3 und 5 Kilogramm wiegen, bekommen 75 bis 150 Milligramm Parazetamol, jedoch nicht mehr als 225 Milligramm am Tag, bei Säuglingen bis 7 Kilogramm sollen es nicht mehr als 350 Milligramm am Tag sein. Säuglinge bis 10 Kilogramm bekommen 100 Milligramm Parazetamol, jedoch nicht mehr als 500 Milligramm am Tag.
- Kleinkinder bis 15 Kilogramm bekommen 100 bis 150 Milligramm Parazetamol, jedoch nicht mehr als 750 Milligramm am Tag. Kleinkinder bis 22 Kilogramm bekommen 250 Milligramm Parazetamol, jedoch nicht mehr als 1 000 Milligramm am Tag.
- Schulkinder bis 30 Kilogramm bekommen 300 bis 500 Milligramm Parazetamol, jedoch nicht mehr als 1 000 Milligramm am Tag. Schulkinder bis 40 Kilogramm bekommen 400 bis 600 Milligramm Parazetamol, jedoch nicht mehr als 2 000 Milligramm am Tag.

Kinder fiebern rasch, wenn sie krank sind, und das Fieber steigt bei ihnen oft schnell und recht hoch. Viele Eltern meinen, sie müssten dem sofort entgegenwirken und warten in ihrer Sorge nicht ab, bis das einmal verabreichte Parazetamol gewirkt hat, sondern geben viel zu früh eine weitere Dosis. Dabei dauert es gut eine Stunde, bis die fiebersenkende Wirkung von Parazetamol einsetzt. Das Medikament sollte frühestens nach vier bis sechs Stunden erneut gegeben werden.

Bei einigen Schmerzarten wirkt Parazetamol bei Kindern nicht sonderlich gut, so zum Beispiel bei Verletzungen. Dann kann Ibuprofen die bessere Wahl sein.

Für Schwangerschaft und Stillzeit

Parazetamol kann während der Schwangerschaft und Stillzeit angewendet werden, wenn eine Schmerzbehandlung unbedingt notwendig ist oder Fieber dringend gesenkt werden muss. Allerdings kann es während der Schwangerschaft etwas schwächer wirken.

Kombination

Tilidin + Naloxon

Andolor, Tili comp 1A Pharma, Tilicomp beta, Tilidin AL comp., Tilidin comp. STADA, Tilidin HEXAL comp, Tilidin N Lichtenstein, Tilidin-ratiopharm plus, Valoron N

Der Wirkmechanismus von Tilidin entspricht dem von Morphin. Es hilft bei mäßigen bis mittelstarken Schmerzen. Als dieses Medikament in den Handel kam, wurde es bald von der Drogenszene entdeckt. Die Tropfen, die zum Einnehmen gedacht waren, wurden gespritzt und wirkten euphorisierend. Um diesem Missbrauch entgegenzutreten, wurde das Präparat mit Naloxon versetzt.

Naloxon ist ein Gegenmittel zu Morphin. Mit einer Injektion von Naloxon lässt sich eine Überdosis Morphin neutralisieren, denn es besetzt die Opiatrezeptoren, an die sich sonst Morphin oder auch Tilidin binden würde. Wird Naloxon jedoch wie vorgesehen geschluckt und nicht gespritzt, wird es in der Leber abgebaut und kann die Opiatrezeptoren im zentralen Nervensystem nicht erreichen. Das mitgeschluckte Tilidin wird zum eigentlichen Wirkstoff (Nortilidin) umgebaut und kann so seine schmerzstillende Wirkung entfalten.

Die Kombination von Tilidin und Naloxon begrenzt die Möglichkeit, die Dosis des Schmerzmittels zu steigern. Wird die Höchstdosis überschritten, kann die Leber Naloxon nicht mehr schnell genug abbauen. Es gelangt dann doch ins zentrale Nervensystem und behindert die Bindung von Tilidin an die Opiatrezeptoren, sodass es nicht mehr als Schmerzmittel wirken kann. Aus diesem Grund wird die Kombination aus Tilidin und Naloxon als „mit Einschränkung geeignet" bewertet.

Allerdings kann es von Vorteil sein, dass Naloxon die stopfende Wirkung von Tilidin vermindert.

Anwendung

Die übliche Dosierung sind 50 bis 100 Milligramm. Normalerweise genügen insgesamt 200 Milligramm am Tag, Höchstmenge sind

sechsmal 100 Milligramm pro Tag. Nach 25 bis 50 Minuten lassen die Schmerzen nach.
Soll das Schmerzmittel nach längerer Behandlungszeit abgesetzt werden, muss die Dosierung gemäß der ärztlichen Anweisung langsam verringert werden.

Achtung

Einige Präparate enthalten Alkohol (siehe Tabelle). Personen mit Alkoholproblemen dürfen die Mittel nicht einnehmen. Auch Leberkranke und Personen mit Anfallleiden sollten den Alkoholgehalt berücksichtigen. Darüber hinaus kann Alkohol die Wirkung vieler Arzneimittel (z. B. Schlaf- und Beruhigungsmittel, Psychopharmaka, starke Schmerzmittel, einige Mittel bei hohem Blutdruck) verstärken.

Gegenanzeigen

Bei Menschen, deren Leberfunktion schwer gestört ist, kann das Mittel nicht wirken. Bei Morphinabhängigen löst es schwere Entzugserscheinungen aus.

Wechselwirkungen mit Medikamenten

Wenn Sie noch andere Medikamente nehmen, ist zu beachten:

- Alle die Gehirnfunktion dämpfenden Mittel (z. B. Benzodiazepine bei Angststörungen, Schlafmittel) können die atemlähmende Wirkung der Opioide verstärken. Damit steigt das Risiko, dass der Körper nicht mehr ausreichend mit Sauerstoff versorgt wird.
- Mit anderen Opioiden soll dieses Mittel nicht gleichzeitig angewendet werden, da nicht abzuschätzen ist, wie sie sich gegenseitig beeinflussen.

Wechselwirkungen mit Speisen und Getränken

Alkohol kann die Wirkungen des Mittels auf das Zentralnervensystem verstärken und seine Wirkdauer verlängern.

Unerwünschte Wirkungen

▶ **Muss beobachtet werden**

Schwindel, Übelkeit und Erbrechen zeigen sich meist am Anfang der Behandlung und verstärken sich bei körperlicher Belastung. Halten diese Beschwerden an, sollten Sie mit dem Arzt darüber sprechen.

▶ **Sofort zum Arzt**

Schnelle Atmung, Übererregbarkeit, Muskelkrämpfe, Unruhe und Verwirrtheit deuten auf eine Überdosierung hin. Rufen Sie dann sofort einen Arzt.

Hinweise

Für Kinder unter 14 Jahren

Über die Risiken einer Anwendung bei Kindern unter zwei Jahren gibt es keine Erkenntnisse. Sicherheitshalber sollten sie mit diesem Mittel nicht behandelt werden.
Kinder zwischen 2 und 14 Jahren erhalten bis zu viermal täglich einen Tropfen pro Lebensjahr, jedoch nicht weniger als drei Tropfen.
Bedenken Sie darüber hinaus, dass einige Präparate Alkohol enthalten (siehe Tabelle). Mittel ohne Alkohol sind vorzuziehen.

Für Schwangerschaft und Stillzeit

Über die Risiken einer Anwendung in der Schwangerschaft gibt es keine Erkenntnisse. Sicherheitshalber sollten Sie das Mittel daher nicht anwenden.
Während der Stillzeit sollten Sie dieses Kombinationsmittel nicht einnehmen.
Bedenken Sie darüber hinaus, dass einige Präparate Alkohol enthalten (siehe Tabelle). Mittel ohne Alkohol sind vorzuziehen.

Zur Verkehrstüchtigkeit

Aufgrund von Benommenheit, Müdigkeit und Schwindel dürfen Sie während der Behandlung kein Fahrzeug lenken, keine Maschinen bedienen und keine Arbeiten ohne sicheren Halt verrichten.

Kombinationen: Schmerzwirkstoffe + Kodein

Azetylsalizylsäure + Kodein

Dolviran N

Diclofenac + Kodein

Combaren, Voltaren Plus

Parazetamol + Kodein

Gelonida Schmerztabletten, Nedolon P, Paracetamol AL comp., Paracetamol comp. STADA, talvosilen, Titretta

Azetylsalizylsäure + Parazetamol + Kodein

dolomo TN (Tabletten für die Nacht)

Diese Arzneimittel enthalten Schmerzwirkstoffe und Kodein. Letzteres ist ein Inhaltsstoff des Opiums und gehört zu den schwachen Opioiden (→ Seite 1203). Es wirkt bei Schmerzen und stillt Husten. Die schmerzhemmenden Wirkungen von Kodein und der meisten der in diesen Kombinationen eingesetzten Schmerzmittel ergänzen sich so gut, dass es sinnvoll ist, sie in einer fixen Kombination anzuwenden. Präparate aus Azetylsalizylsäure, Diclofenac oder Parazetamol und Kodein werden bei mittelstarken Schmerzen als „geeignet" bewertet, wenn die Dosierung der jeweiligen Einzelbestandteile den individuellen Erfordernissen entsprechen.

Das Produkt, das neben Kodein sowohl Azetylsalizylsäure als auch Parazetamol enthält, gilt als „wenig geeignet", da nicht ausreichend nachgewiesen ist, dass eine Kombination aus zwei Schmerzmitteln und Kodein der Standardkombination aus einem geeigneten Schmerzwirkstoff und Kodein überlegen ist.

Die Erläuterungen zu den Substanzen Azetylsalizylsäure (→ Seite 1196) und Parazetamol (→ Seite 1212) finden Sie in den jeweiligen Abschnitten, die Angaben zu Diclofenac unter nichtsteroidale Antirheumatika (→ Seite 1202), die zu Kodein unter opioide Schmerzmittel (→ Seite 1203).

Anwendung

Hinweise zur Anwendung und Dosierung entnehmen Sie jeweils dem Beipackzettel.

Achtung

Mittel mit Azetylsalizylsäure: Diese Mittel sollten Sie während der letzten drei Tage vor einer Zahnbehandlung oder einer geplanten Operation nicht einnehmen, da sie die Zeit, bis das Blut gerinnt, erheblich verlängern können.

Mittel mit Parazetamol: Bei einer gestörten Leberfunktion, wie sie zum Beispiel bei Alkoholmissbrauch oder Leberentzündungen vorkommt, kann Parazetamol stärker wirken. Dann kann eine sonst ungefährliche Dosis bereits zu Vergiftungserscheinungen führen.

Bei einer Überfunktion der Schilddrüse können die Mittel schwächer wirken.

Die Einnahme dieser Mittel über sehr lange Zeit und in einer Menge, die die Höchstdosis überschreitet, birgt das Risiko, dass Entzugskopfschmerzen entstehen; auch das Risiko für Schäden an den Nieren und der Leber steigt. Daher sollten Sie die Dosierungsangaben der Hersteller unbedingt beachten und eine Kombination mit anderen parazetamolhaltigen Mitteln, wie Grippemitteln, Magenmitteln oder Migränemitteln, vermeiden.

Gegenanzeigen

Die Angaben, wann Sie diese Mittel nicht einnehmen dürfen, finden Sie bei den einzelnen Wirkstoffen. Da es sich um Kombinationsmittel handelt, gelten die Aussagen aller Kombinationspartner zugleich.

Zu Azetylsalizylsäure (→ Seite 1197).
Zu Diclofenac (→ Seite 1202).
Zu Parazetamol (→ Seite 1213).
Zu Kodein (→ Seite 1208).

Wechselwirkungen mit Medikamenten

Die Angaben zur gleichzeitigen Anwendung anderer Medikamente finden Sie bei den einzelnen Wirkstoffen. Da es sich um Kombinationsmittel handelt, gelten die Aussagen aller Kombinationspartner zugleich.

Zu Azetylsalizylsäure (→ Seite 1197).
Zu Diclofenac (→ Seite 1203).
Zu Parazetamol (→ Seite 1213).
Zu Kodein (→ Seite 1209).

Unerwünschte Wirkungen

Die unerwünschten Wirkungen finden Sie bei den einzelnen Wirkstoffen. Da es sich um Kombinationsmittel handelt, gelten die Aussagen aller Kombinationspartner zugleich.

Zu Azetylsalizylsäure (→ Seite 1197).
Zu Diclofenac (→ Seite 1203).
Zu Parazetamol (→ Seite 1213).
Zu Kodein (→ Seite 1210). Für Kodein gilt im Prinzip das Gleiche wie für Morphin. Weil Kodein aber viel schwächer wirkt, treten die unerwünschten Wirkungen seltener und schwächer auf. Eine Atemlähmung verursacht Kodein nur, wenn Sie extrem viel davon einnehmen. Die Zahl der Atemzüge verringert sich allerdings bereits nach 30 Milligramm Kodein. Das müssen Sie beachten, wenn Sie einem Säugling ein kodeinhaltiges Schmerzmittel eingeben oder wenn Sie – trotz der Warnungen – Alkohol trinken.

Hinweise

Für Kinder unter 14 Jahren

Da es über die Risiken einer Anwendung bei Kindern unter sechs Jahren keine Erkenntnisse gibt, sollten sie nicht mit kodeinhaltigen Mitteln behandelt werden.

Bei Mitteln mit Azetylsalizylsäure (→ Seite 1198) gelten zudem spezielle Hinweise.

Für Frauen

Bei Mitteln mit Azetylsalizylsäure (→ Seite 1199) gelten spezielle Hinweise.

Für Schwangerschaft und Stillzeit

Diese Mittel sollten während der Schwangerschaft und Stillzeit nicht angewendet werden. Kodein kann die Plazenta durchdringen und beim Säugling zur Atemlähmung führen.

Für ältere Menschen

Bei Mitteln mit Azetylsalizylsäure (→ Seite 1199) gelten spezielle Hinweise.

Bei Mitteln mit Diclofenac (→ Seite 1203) gelten spezielle Hinweise.

Kombination: Schmerzwirkstoffe + Koffein

Azetylsalizylsäure + Parazetamol + Koffein

dolomo TN (Tabletten für den Tag)

Als schmerzlindernde Wirkstoffe enthält dieses Präparat Azetylsalizylsäure (→ Seite 1196) und Parazetamol (→ Seite 1212). Die Erläuterungen zu den einzelnen Substanzen lesen Sie in den jeweiligen Abschnitten.

Darüber hinaus enthält dieses Präparat Koffein. Koffein wird aus dem Magen schnell ins Blut aufgenommen und gelangt ins zentrale Nervensystem. Es belebt, steigert die Aufmerksamkeit und regt die Atmung an. Kombiniert mit Schmerzwirkstoffen, soll es die schmerzstillende Wirkung verstärken. Die belebende Wirkung des Koffeins kann aber dazu verleiten, solche Mittel öfter und länger einzunehmen, als es angeraten ist. Bei Dauergebrauch lässt die erwünschte Wirkung nach, sodass die Dosis möglicherweise weiter erhöht wird. Damit steigt das Risiko für Nierenschäden. Darüber hinaus nimmt das Risiko für unerwünschte Wirkungen mit jedem Kombinationspartner zu. Daher werden solche Kombinationen als „wenig geeignet" bewertet, auch wenn die Wirksamkeit nicht infrage steht. Mittel mit einem Schmerzwirkstoff oder bei stärkeren Schmerzen Kombinationen mit Kodein sind vorzuziehen.

Anwendung

Hinweise zur Anwendung und Dosierung entnehmen Sie dem Beipackzettel.

Achtung

Die Einnahme dieses Mittels über sehr lange Zeit und in einer Menge, die die Höchstdosis überschreitet, birgt das Risiko, dass Entzugskopfschmerzen entstehen; auch das Risiko für Schäden an den Nieren und der Leber steigt.

Während der letzten drei Tage vor einer Zahnbehandlung oder einer geplanten Operation sollten Sie dieses Mittel nicht einnehmen, da sich die Zeit, bis das Blut gerinnt, erheblich verlängern kann.

Bei einer gestörten Leberfunktion, wie sie zum Beispiel bei Alkoholmissbrauch oder Leberentzündungen vorkommt, kann Parazetamol stärker wirken. Dann kann eine sonst ungefährliche Dosis bereits zu Vergiftungserscheinungen führen.

Bei einer Überfunktion der Schilddrüse kann das Mittel schwächer wirken.

Gegenanzeigen

Wegen des Anteils an Koffein sollte dieses Produkt unter folgenden Bedingungen nur mit Vorsicht angewendet werden:

- Sie haben eine Überfunktion der Schilddrüse.
- Sie leiden an innerer Unruhe und Schlaflosigkeit.

Darüber hinausgehende Angaben zu den Schmerzwirkstoffen finden Sie unter den jeweiligen Substanzen: Azetylsalizylsäure (→ Seite 1197) und Parazetamol (→ Seite 1213).

Wechselwirkungen mit Medikamenten

Wegen des Anteils an Koffein gilt:

- Wenn Sie mit der „Pille" verhüten, Cimetidin (bei Sodbrennen) oder Chinolone (bei Infektionen) einnehmen, kann Koffein länger wirken.
- Durch Koffein kann Theophyllin (bei Asthma) länger wirken.
- Die Wirkung von Schilddrüsenhormonen und Substanzen, die anregend wirken (z. B. Ephedrin in Erkältungsmitteln), auf das Herz wird durch Koffein verstärkt. Das Herz kann dann noch schneller schlagen.

Die darüber hinausgehenden Angaben zu den Schmerzwirkstoffen finden Sie unter den jeweiligen Substanzen: Azetylsalizylsäure (→ Seite 1197) und Parazetamol (→ Seite 1213).

Unerwünschte Wirkungen

Es können sowohl die unerwünschten Wirkungen von Azetylsalizylsäure als auch die von Parazetamol auftreten. Diese finden Sie unter dem Stichwort „Azetylsalizylsäure" (→ Seite 1197) und „Parazetamol" (→ Seite 1213).

▶ **Keine Maßnahmen erforderlich**

Schlaflosigkeit, Unruhe, Herzrasen und Zittern sind durch den Koffeingehalt bedingt. Werden koffeinhaltige Präparate nach längerem Gebrauch abgesetzt, können Kopfschmerzen, Müdigkeit und Nervosität auftreten.

Hinweise

Für Kinder unter 14 Jahren

Dieses Kombinationsschmerzmittel sollten Kinder nicht bekommen.

Wegen des Anteils an Azetylsalizylsäure (→ Seite 1198) gelten zudem spezielle Hinweise.

Für Frauen

Wegen des Anteils an Azetylsalizylsäure (→ Seite 1199) gelten spezielle Hinweise.

Für Schwangerschaft und Stillzeit

Kombinationsschmerzmittel sollten Sie weder in der Schwangerschaft noch in der Stillzeit einnehmen.

Für ältere Menschen

Wegen des Anteils an Azetylsalizylsäure (→ Seite 1199) gelten spezielle Hinweise.

Kombination: Zwei Schmerzwirkstoffe

Tramadol + Parazetamol

ZALDIAR

Dieses Kombinationsmittel enthält die Schmerzwirkstoffe Parazetamol und Tramadol. Näheres zu den Einzelsubstanzen finden Sie unter „Parazetamol" (→ Seite 1212) und für Tramadol unter „opioide Schmerzmittel" (→ Seite 1203).

Die Wirksamkeit des Mittels bei akuten Schmerzen steht außer Frage. Die Kombination wirkt dabei stärker als Parazetamol allein, sie wirkt länger als die jeweiligen Einzelbestandteile. Im Vergleich zur Anwendung von Ibuprofen ließen sich allerdings für die Fixkombination bisher keine Vorteile bei akuten Schmerzen feststellen. Die Kombination wird als „geeignet" bewertet, wenn ihre einzelnen Komponenten genau so dosiert werden müssen, wie es in der Kombination vorgegeben ist.

Anwendung

Zu Beginn der Behandlung werden von dem Präparat zwei Tabletten eingenommen. Die Menge kann im Verlauf des Tages auf maximal acht Tabletten erhöht werden.

Achtung

Aufgrund des Anteils an Parazetamol gilt: Bei einer gestörten Leberfunktion, wie sie zum Beispiel bei Alkoholmissbrauch oder Leberentzündungen vorkommt, kann das Mittel stärker wirken. Dann kann eine sonst ungefährliche Dosis bereits zu Vergiftungserscheinungen führen.

Bei einer Überfunktion der Schilddrüse kann es schwächer wirken.

Die Einnahme dieses Mittels über sehr lange Zeit und in einer Menge, die die Höchstdosis überschreitet, birgt das Risiko, dass Entzugskopfschmerzen entstehen; auch das Risiko für Schäden an den Nieren und der Leber steigt. Daher sollten Sie die Dosierungsangaben der Hersteller unbedingt beachten und eine Kombination mit anderen parazetamolhaltigen Mitteln, wie Grippemitteln, Magenmitteln oder Migränemitteln, vermeiden.

Gegenanzeigen

Unter folgenden Bedingungen dürfen Sie dieses Kombinationsmittel nicht anwenden:

- Sie haben eine schwere Leberfunktionsstörung.
- Es liegen eine Kopfverletzung oder Bewusstseinsstörungen vor.
- Sie neigen zu Krämpfen, die vom Gehirn ausgehen (z. B. bei Epilepsien), oder nehmen Medikamente ein, die eine Krampfbereitschaft fördern.
- Der Blutdruck ist stark abgesunken, weil viel Blut oder andere Körperflüssigkeit verloren wurde.

Wechselwirkungen mit Medikamenten

Wenn Sie noch andere Medikamente nehmen, ist zu beachten:

- Alle Mittel, die die Gehirnfunktion dämpfen, wie Benzodiazepine bei Angststörungen, Schlafmittel, Mittel bei Depressionen, Psychosen und Allergien, können die atemlähmende Wirkung des Opioids Tramadol verstärken.
- Carbamazepin (bei Epilepsien) kann die Wirkung von Tramadol abschwächen und verkürzen.
- Tramadol verstärkt die Gefahr, dass Medikamente wie Fluoxetin, Amitriptylin (bei Depressionen) und Haloperidol (bei Schizophrenien) Krampfanfälle auslösen.
- Folgende Medikamente können die Leber für die Giftwirkung von Parazetamol empfindlicher machen: Phenobarbital, Phenytoin und Carbamazepin (bei Epilepsien) und Isoniazid und Rifampizin (bei Tuberkulose).

▶ **Unbedingt beachten**

Zwischen der Einnahme eines MAO-Hemmers (Tranylcypromin oder Moclobemid bei Depressionen, Selegilin bei Parkinsonkrankheit) und der Anwendung vom Tramadol müssen mindestens zwei Wochen vergangen sein. Andernfalls droht das lebensbedrohliche Serotonin-Syndrom mit Erregungszuständen, Bewusstseinstrübung, Muskelzittern und -zucken und Blutdruckabfall.

Wechselwirkungen mit Speisen und Getränken

Alkohol kann die atemlähmende Wirkung von Tramadol verstärken. Bei Menschen, die öfter mehr als drei Gläser Alkohol am Tag trinken, kann die Leber bereits empfindlicher für die Giftwirkung von Parazetamol sein.

Unerwünschte Wirkungen

▶ **Keine Maßnahmen erforderlich**

Über vermehrtes Schwitzen berichtet nahezu die Hälfte der Anwender, Juckreiz empfinden mehr als 10 von 100 Personen. Magenschmerzen, Aufstoßen und Übelkeit sind harmlos und vergehen, wenn das Mittel nicht mehr eingenommen wird. Bei Fieber verstärkt Parazetamol das Schwitzen.

▶ **Muss beobachtet werden**

Übelkeit und Erbrechen treten zu Beginn der Behandlung meistens auf, besonders bei bettläge-

rigen Personen nach der ersten Gabe. Wenn sie sich innerhalb der ersten Stunde übergeben, spucken sie das Medikament meist mit aus und es wirkt nicht. Sprechen Sie dann den Arzt auf ein Medikament gegen Übelkeit an.
Verstopfung ist eine häufige unerwünschte Wirkung. Mit ballaststoffreicher Kost ist dem kaum entgegenzuwirken, sie muss vielmehr gezielt mit Abführmitteln behandelt werden. Gelingt damit keine Besserung, muss die Behandlung abgebrochen werden.
Möglicherweise sehen Sie verschwommen, doppelt und die Augen zittern. Hält dieses länger als drei Tage an, wenden Sie sich an den Arzt.
Benommenheit, Müdigkeit und Verwirrtheit verstärken sich bei höherer Dosierung.
Es können Kopfschmerzen und Schwitzen auftreten.
Der Blutdruck kann abfallen, Schwindel und Herzklopfen können auftreten. Besprechen Sie dieses mit dem Arzt.
Die Bronchialmuskulatur kann sich verkrampfen, sodass es zu einem asthmaähnlichen Anfall kommt. Besonders betroffen sind Menschen mit einer Lungenerkrankung.
Vor allem Männer mit vergrößerter Prostata können Probleme bekommen, die Blase zu entleeren.
Oberbauchschmerzen können auf einer Gallenkolik durch eine verkrampfte Gallenblase beruhen.
Wenn die Haut sich verstärkt rötet und juckt, reagieren Sie vermutlich allergisch auf das Mittel. Bei solchen Hauterscheinungen (→ Seite 14) sollten Sie einen Arzt aufsuchen.
Die Mittel können insbesondere bei Daueranwendung und Überdosierung Leberschäden (→ Seite 15) hervorrufen. Treten Übelkeit, Erbrechen und/oder dunkel gefärbter Urin auf und ist der Stuhl auffällig hell, sollten Sie einen Arzt rufen.

▶ **Sofort zum Arzt**

Bei einer ausgeprägten Veränderung der Persönlichkeit mit Traurigkeit und depressiver Stimmung (→ Seite 16) wenden Sie sich an den Arzt. Diese Aufforderung richtet sich auch an die Angehörigen, die solche Gemütsverstimmungen beim Patienten bemerken.
Das Mittel kann schwere Leberschäden (→ Seite 15) hervorrufen und eine Gelbsucht auslösen. Wenn sich Ihre Haut gelb färbt und Sie zusätzlich einen starken Juckreiz am ganzen Körper verspüren, sollten Sie sofort einen Arzt aufsuchen.
Anhaltende Nierenschmerzen, eine plötzlich verringerte Urinmenge oder Blut im Urin sollten Sie sofort zum Arzt führen. Es besteht der Verdacht, dass die regelmäßige Einnahme von Parazetamol eine sogenannte Schmerzmittel-Niere ausgelöst hat, die zum Nierenversagen (→ Seite 16) führen kann. Ab welcher Menge Parazetamol einen solchen Nierenschaden auslöst, ist noch nicht sicher; er wird aber wahrscheinlicher, wenn die Nierendurchblutung verringert ist. Das ist vor allem dann der Fall, wenn Parazetamol mit anderen Schmerzmitteln kombiniert oder in einer Menge, die die Höchstdosis überschreitet, eingenommen wird.
Wenn starker Hautausschlag, Juckreiz, Herzrasen, Atemnot, Schwäche und Schwindel auftreten, müssen Sie die Anwendung sofort stoppen und unverzüglich den Notarzt rufen (Telefon 112), weil es sich um eine lebensbedrohliche Allergie (→ Seite 14) handeln kann.
Von Fieber mit Halsschmerzen und Schüttelfrost sollten Sie sofort den Arzt informieren. Es können die ersten Symptome einer Blutbildungsstörung (→ Seite 15) sein. Besonders die Zahl der weißen Blutkörperchen, die bei der Infektionsabwehr eine wichtige Rolle spielen, kann durch Parazetamol abnehmen (Agranulozytose).

Hinweise

Für Kinder unter 14 Jahren

Die Wirksamkeit und Sicherheit der Kombination ist für Kinder unter zwölf Jahren nicht belegt. Sie sollten daher damit nicht behandelt werden.

Für Schwangerschaft und Stillzeit

Das Präparat sollte während der Schwangerschaft nicht angewendet werden, da eine schädliche Wirkung nicht ausgeschlossen werden kann. Auch während der Stillzeit sollte die Einnahme unterbleiben, da Tramadol in die Muttermilch übergeht und beim Kind Atemprobleme verursachen kann.

Für ältere Menschen

Personen, die älter sind als 75 Jahre, sollten zwischen den jeweiligen Tabletteneinnahmen mindestens sechs Stunden verstreichen lassen.

Zur Verkehrstüchtigkeit

Vor allem wegen der Benommenheit und Müdigkeit sollten Sie während der Behandlung kein Fahrzeug lenken, keine Maschinen bedienen und keine Arbeiten ohne sicheren Halt verrichten.

Kombination: Schmerzwirkstoff + Kodein + Koffein

Parazetamol + Kodein + Koffein

Azur compositum

Dieses Kombinationsmittel enthält die Schmerzwirkstoffe Parazetamol und Kodein und zusätzlich Koffein. Es wird als „wenig geeignet" bewertet, weil die therapeutische Wirksamkeit dieser Dreierkombination nicht ausreichend nachgewiesen ist. Stattdessen können die Probleme aller drei Einzelsubstanzen auftreten.

Näheres zu den einzelnen Substanzen finden Sie unter „Parazetamol" (→ Seite 1212), „Kodein" (→ Seite 1203) und „Koffein" (→ Seite 1217).

ANWENDUNG

Hinweise zur Anwendung und Dosierung entnehmen Sie dem Beipackzettel.

ACHTUNG

Bei einer gestörten Leberfunktion, wie sie zum Beispiel bei Alkoholmissbrauch oder Leberentzündungen vorkommt, kann Parazetamol stärker wirken. Dann kann eine sonst ungefährliche Dosis bereits zu Vergiftungserscheinungen führen.

Bei einer Überfunktion der Schilddrüse kann das Mittel schwächer wirken.

Die Einnahme dieses Mittels über sehr lange Zeit und in einer Menge, die die Höchstdosis überschreitet, birgt das Risiko, dass Entzugskopfschmerzen entstehen; auch das Risiko für Schäden an den Nieren und der Leber steigt. Daher sollten Sie die Dosierungsangaben der Hersteller unbedingt beachten und eine Kombination mit anderen parazetamolhaltigen Mitteln, wie Grippemitteln, Magenmitteln oder Migränemitteln, vermeiden.

Alle weiteren Angaben finden Sie unter den jeweiligen Substanzen: „Parazetamol" (→ Seite 1212), „Kodein" (→ Seite 1203) und „Koffein" (→ Seite 1217).

Schmerzen, Fieber

Handelsname Darreichungsform	Zusammensetzung pro 1 ml/1 g oder wie angegeben bzw. pro abgeteilte Einheit	Kleinste Packungsgröße	Festbetrag in Euro	Packungspreis in Euro	Bewertung
Hinweise zu den Tabellenspalten → Seite 28, zur Auswahl der Arzneimittel → Seite 23, zur Grundlage der Bewertung → Seiten 24, 27					
Amadol Kapseln Rp Kapseln	**Tramadol-hydrochlorid** 50 mg	10 Stück	10,71	10,51	**Geeignet** bei mäßig starken bis starken Schmerzen. → Seite 1203
Amadol Tropfen Rp Lösung	100 mg	10 ml	11,85	11,09	
Amadol 50 mg Retard Rp *100 mg Retard* Rp *150 mg Retard* Rp *200 mg Retard* Rp Retardkapseln	50 mg 100 mg 150 mg 200 mg	10 Stück 10 Stück 20 Stück 50 Stück	11,98 14,71 24,84 58,69	11,29 13,20 20,28 43,97	
Analgin Ampullen Rp Injektionslösung	**Metamizol-Natrium** 1 g pro 2 ml	10 x 2 ml	13,55	13,01	**Mit Einschränkung geeignet** bei starken Schmerzen, wenn andere Maßnahmen nicht infrage kommen, und bei hohem Fieber, wenn andere Maßnahmen nicht ausreichend wirksam waren. Metamizol steht im Verdacht, lebensbedrohliche unerwünschte Wirkungen hervorzurufen. → Seite 1200
Analgin Tabletten Rp Tabletten	500 mg	10 Stück	10,73	10,71	
Andolor DP Rp	**Naloxon-hydrochlorid** 5,6 mg **+ Tilidin-hydrochlorid** 69,4 mg *Enthält 12% Alkohol*	50 ml	26,62	21,35	**Mit Einschränkung geeignet** bei mäßig starken bis starken Schmerzen. Der Zusatz von Naloxon behindert eine evtl. notwendige hohe Dosierung von Tilidin. → Seite 1214
Andolor Tropfen Rp Lösung	**Naloxon-hydrochlorid** 5,6 mg **+ Tilidin-hydrochlorid** 69,4 mg *Enthält 12% Alkohol*	20 ml	16,07	14,07	
ASS 500 – 1 A Pharma Tabletten	**Azetylsalizylsäure** 500 mg	30 Stück	3,45	1,59	**Geeignet** bei leichten bis mäßig starken Schmerzen und Fieber. Nicht anwenden bei Kindern unter zwölf Jahren mit Virusinfektionen, wie Grippe oder Windpocken, wegen lebensbedrohlicher Risiken. → Seite 1196

Schmerzen, Fieber Fortsetzung

Handelsname Darreichungsform	Zusammensetzung pro 1 ml/1 g oder wie angegeben bzw. pro abgeteilte Einheit	Kleinste Packungsgröße	Festbetrag in Euro	Packungspreis in Euro	Bewertung
ASS 500 Hexal bei Fieber und Schmerzen Tabletten	**Azetylsalizylsäure** 500 mg	30 Stück	3,45	2,36	**Geeignet** bei leichten bis mäßig starken Schmerzen und Fieber. Nicht anwenden bei Kindern unter zwölf Jahren mit Virusinfektionen, wie Grippe oder Windpocken, wegen lebensbedrohlicher Risiken. → Seite 1196
ASS-ratiopharm 300 *500* Tabletten	**Azetylsalizylsäure** 300 mg 500 mg	50 Stück 30 Stück	4,03 3,45	2,67 2,55	**Geeignet** bei leichten bis mäßig starken Schmerzen und Fieber. Nicht anwenden bei Kindern unter zwölf Jahren mit Virusinfektionen, wie Grippe oder Windpocken, wegen lebensbedrohlicher Risiken. → Seite 1196
ASS Sandoz 500 mg Tabletten Tabletten	**Azetylsalizysäure** 500 mg	30 Stück	3,45	2,36	**Geeignet** bei leichten bis mäßig starken Schmerzen und Fieber. Nicht anwenden bei Kindern unter zwölf Jahren mit Virusinfektionen, wie Grippe oder Windpocken, wegen lebensbedrohlicher Risiken. → Seite 1196
ASS STADA 500 mg Tabletten	**Azetylsalizylsäure** 500 mg	10 Stück	1,62	1,34	**Geeignet** bei leichten bis mäßig starken Schmerzen und Fieber. Nicht anwenden bei Kindern unter zwölf Jahren mit Virusinfektionen, wie Grippe oder Windpocken, wegen lebensbedrohlicher Risiken. → Seite 1196
Azur compositum Rp Tabletten	**Kodeinphosphat** 30 mg **+ Koffein** 50 mg **+ Parazetamol** 350 mg	20 Stück		12,40	**Wenig geeignet** bei mäßig starken bis starken Schmerzen. Dass die Dreifachkombination der Kombination von Parazetamol und Kodein therapeutisch überlegen ist, ist nicht ausreichend nachgewiesen. Koffein kann den Missbrauch fördern. → Seite 1220
Azur compositum Rp Zäpfchen	**Kodeinphosphat** 40 mg **+ Koffein** 50 mg **+ Parazetamol** 600 mg	10 Stück		13,70	
ben-u-ron 500 mg Hartkapseln Kapseln	**Parazetamol** 500 mg	10 Stück	1,06	3,02	**Geeignet** bei leichten bis mäßig starken Schmerzen und Fieber. → Seite 1212
ben-u-ron Saft Lösung	200 mg pro 5 ml (Konservierungsmittel: Parabene)	100 ml	3,14	3,14	
ben-u-ron 500 mg Tabletten *1 000 mg* Tabletten	500 mg 1 000 mg	10 Stück 9 Stück	1,06	2,77 3,49	
ben-u-ron 75 mg *125 mg* *250 mg* *500 mg* *1 000 mg* Zäpfchen	75 mg 125 mg 250 mg 500 mg 1 000 mg	10 Stück 10 Stück 10 Stück 10 Stück 10 Stück	1,12 1,29 1,52 1,82 2,15	1,12 1,29 1,52 1,82 5,07	
Berlosin injekt Rp Injektionslösung	**Metamizol-Natrium** 1 000 mg pro 2 ml	5 x 2 ml	11,82	11,82	**Mit Einschränkung geeignet** bei starken Schmerzen, wenn andere Maßnahmen nicht infrage kommen, und bei hohem Fieber, wenn andere Maßnahmen nicht ausreichend wirksam waren. Metamizol steht im Verdacht, lebensbedrohliche unerwünschte Wirkungen hervorzurufen. → Seite 1200
Berlosin Rp Tabletten	500 mg	10 Stück	10,73	10,71	
Berlosin 1 000 mg Zäpfchen Rp Zäpfchen	1 000 mg	10 Stück	13,01	12,99	

Hinweise zu den Tabellenspalten → Seite 28, zur Auswahl der Arzneimittel → Seite 23, zur Grundlage der Bewertung → Seiten 24, 27

Schmerzen, Fieber Fortsetzung

Handelsname Darreichungsform	Zusammensetzung pro 1 ml/1 g oder wie angegeben bzw. pro abgeteilte Einheit	Kleinste Packungsgröße	Festbetrag in Euro	Packungspreis in Euro	Bewertung
Hinweise zu den Tabellenspalten → Seite 28, zur Auswahl der Arzneimittel → Seite 23, zur Grundlage der Bewertung → Seiten 24, 27					
Captin Zäpfchen 125 *250* *500* Zäpfchen	**Parazetamol** 125 mg 250 mg 500 mg	10 Stück 10 Stück 10 Stück	1,29 1,52 1,82	1,29 1,52 1,80	**Geeignet** bei leichten bis mäßig starken Schmerzen und Fieber. → Seite 1212
Codeinum phosphoricum Berlin-Chemie Rp Tabletten	**Kodeinphosphat-hemihydrat** 30 mg	10 Stück	12,02	12,02	**Geeignet** bei mäßig starken Schmerzen. → Seite 1203
Combaren Rp Filmtabletten	**Diclofenac-Natrium** 50 mg + **Kodeinphosphat** 50 mg	10 Stück		17,04	**Geeignet** bei mäßig starken bis starken Schmerzen, wenn die Dosierung der Einzelbestandteile den individuellen Erfordernissen entspricht. → Seite 1215
DHC *60 mg Mundipharma* Rp *90 mg Mundipharma* Rp *120 mg Mundipharma* Rp Retardtabletten	**Dihydrokodein-hydrogentartrat** 60 mg 90 mg 120 mg	20 Stück 20 Stück 20 Stück		35,68 46,53 58,16	**Geeignet** bei mäßig starken Schmerzen. → Seite 1203
Dipidolor BTM Injektionslösung	**Piritramid** 15 mg 2 ml	5 x 2 ml		16,49	**Geeignet** bei starken und stärksten Schmerzen. → Seite 1203
Dolantin Tropfen BTM Lösung *Dolantin Zäpfchen* BTM Zäpfchen	**Pethidin-hydrochlorid** 50 mg (Konservierungsmittel: Parabene) 100 mg	1 x 20 ml 5 Stück		18,89 15,84	**Mit Einschränkung geeignet** zur kurzzeitigen Anwendung bei starken Schmerzen, wenn geeignete Mittel nicht eingesetzt werden können. Pethidin führt häufig zu unerwünschten Wirkungen. **Wenig geeignet** zur Langzeittherapie starker Schmerzen. Das Mittel wirkt nur relativ kurz und es können sich schädliche Abbauprodukte im Körper anreichern. → Seite 1203
dolomo TN Rp Tag-Tabletten (weiß) und Nacht-Tabletten (blau)	**Azetylsalizylsäure** 250 mg + **Koffein** 50 mg + **Parazetamol** 250 mg (Tabletten weiß für den Tag) und **Azetylsalizylsäure** 250 mg + **Kodeinphosphat** 30 mg + **Parazetamol** 250 mg (Tabletten blau für die Nacht)	6 Stück und 4 Stück		14,97	Tabletten weiß für den Tag: **Wenig geeignet** bei mäßig starken Schmerzen. Nicht sinnvolle Kombination. Die Kombination von ASS und Parazetamol bietet keinen zusätzlichen therapeutischen Vorteil. Koffein kann den Missbrauch fördern. → Seite 1217 Tabletten blau für die Nacht: **Wenig geeignet** bei mäßig starken Schmerzen. Nicht sinnvolle Kombination. Die therapeutische Wirksamkeit der Dreifachkombination ist nicht ausreichend nachgewiesen. → Seite 121
DOLO-PUREN 400 T Filmtabletten *DOLO-PUREN Granulat 400* Granulat	**Ibuprofen** 400 mg 400 mg pro 3,067 g	10 Stück 10 x 3,067 g	3,26 3,26	3,05 3,58	**Geeignet** bei leichten bis mäßig starken Schmerzen und Fieber. → Seite 120
Dolormin *Dolormin extra* Filmtabletten	**Ibuprofen, DL-Lysinsalz** 342 mg (entspricht 200 mg Ibuprofen) 684 mg (entspricht 400 mg Ibuprofen)	10 Stück 10 Stück	2,26 3,26	3,45 5,90	**Geeignet** bei leichten bis mäßig starken Schmerzen und Fieber. → Seite 120
Dolviran N Rp Tabletten	**Azetylsalizylsäure** 500 mg + **Kodeinphosphat** 30 mg	10 Stück		12,60	**Geeignet** bei mäßig starken bis starken Schmerzen, wenn die Dosierung der Einzelbestandteile den individuellen Erfordernissen entspricht. → Seite 121

Schmerzen, Fieber Fortsetzung

Handelsname Darreichungsform	Zusammensetzung pro 1 ml/1 g oder wie angegeben bzw. pro abgeteilte Einheit	Kleinste Packungsgröße	Festbetrag in Euro	Packungspreis in Euro	Bewertung
Hinweise zu den Tabellenspalten → Seite 28, zur Auswahl der Arzneimittel → Seite 23, zur Grundlage der Bewertung → Seiten 24, 27					
Durogesic SMAT 12 µg/h BTM	**Fentanyl** 2,1 mg pro 5,25 cm²	5 Stück	38,01	38,01	**Geeignet** bei starken und stärksten Schmerzen. → Seite 1203
25 µg/h BTM	4,2 mg pro 10,5 cm²	5 Stück	62,72	62,72	
50 µg/h BTM	8,4 mg pro 21 cm²	5 Stück	108,93	108,93	
75 µg/h BTM	12,6 mg pro 31,5 cm²	5 Stück	152,89	152,89	
100 µg/h BTM Matrixpflaster	16,8 mg pro 42 cm²	5 Stück	195,40	195,40	
Dysmenalgit Rp Tabletten	**Naproxen** 250 mg	20 Stück	14,15	12,35	**Geeignet** bei leichten bis mäßig starken Schmerzen. → Seite 1202
ESPRENIT 400 mg Filmtabletten Rp Filmtabletten	**Ibuprofen** 400 mg	20 Stück	11,71	11,70	**Geeignet** bei leichten bis mäßig starken Schmerzen und Fieber. → Seite 1202
Gelonida Schmerztabletten Rp Tabletten	**Kodeinphosphat** 30 mg + **Parazetamol** 500 mg	10 Stück	10,76	10,76	**Geeignet** bei mäßig starken bis starken Schmerzen, wenn die Dosierung der Einzelbestandteile den individuellen Erfordernissen entspricht. → Seite 1215
Ibu 400 – 1 A Pharma Rp	**Ibuprofen** 400 mg	20 Stück	11,71	11,02	**Geeignet** bei leichten bis mäßig starken Schmerzen und Fieber. → Seite 1202
400 Business – 1 A Pharma Filmtabletten	400 mg	6 Stück	2,20	2,00	
Ibu Benuron Ibuprofen Saft für Kinder Suspension	**Ibuprofen** 100 mg pro 5 ml (Konservierungsmittel: Parabene)	100 ml	3,72	3,72	**Geeignet** bei leichten bis mäßig starken Schmerzen und Fieber. → Seite 1202
Ibubeta 200 akut	**Ibuprofen** 200 mg	10 Stück	2,26	1,98	**Geeignet** bei leichten bis mäßig starken Schmerzen und Fieber. → Seite 1202
400 akut	400 mg	10 Stück	3,26	2,70	
400 Rp Filmtabletten	400 mg	20 Stück	11,71	11,35	
ibudolor 200	**Ibuprofen** 200 mg	20 Stück	3,80	3,80	**Geeignet** bei leichten bis mäßig starken Schmerzen und Fieber. → Seite 1202
400 Filmtabletten	400 mg	10 Stück	3,26	2,93	
Ibuflam akut 400 mg Filmtabletten Filmtabletten	**Ibuprofen** 400 mg	10 Stück	3,26	2,86	**Geeignet** bei leichten bis mäßig starken Schmerzen und Fieber. → Seite 1202
Ibuflam 400 mg Lichtenstein Rp Oblong-Filmtabletten	400 mg	20 Stück	11,71	11,35	
Ibuflam Kindersaft 2% gegen Fieber und Schmerzen Saft	100 mg pro 5 ml (Konservierungsmittel: Parabene)	100 ml	3,72	3,61	
Ibuhexal akut 200	**Ibuprofen** 200 mg	10 Stück	2,26	1,98	**Geeignet** bei leichten bis mäßig starken Schmerzen und Fieber. → Seite 1202
400	400 mg	10 Stück	3,26	2,70	
Ibuhexal 200	200 mg	50 Stück	7,59	7,65	
400 Rp Filmtabletten	400 mg	10 Stück	10,73	10,40	
Ibuhexal Junior Fiebersaft Suspension	100 mg pro 5 ml (Konservierungsmittel: Parabene)	100 ml	3,72	3,33	
Ibu KD 400 Rp	**Ibuprofen** 400 mg	20 Stück	11,71	11,71	**Geeignet** bei leichten bis mäßig starken Schmerzen und Fieber. → Seite 1202
400 mg akut	400 mg	20 Stück	5,51	4,53	
600 Rp Filmtabletten	600 mg	20 Stück	12,35	12,35	
Ibu 200 KSK Filmtabletten	**Ibuprofen** 200 mg	30 Stück	5,16	2,99	**Geeignet** bei leichten bis mäßig starken Schmerzen und Fieber. → Seite 1202

Schmerzen, Fieber Fortsetzung

Handelsname Darreichungsform	Zusammensetzung pro 1 ml/1 g oder wie angegeben bzw. pro abgeteilte Einheit	Kleinste Packungsgröße	Festbetrag in Euro	Packungspreis in Euro	Bewertung
Hinweise zu den Tabellenspalten → Seite 28, zur Auswahl der Arzneimittel → Seite 23, zur Grundlage der Bewertung → Seiten 24, 27					
Ibuprofen AbZ 200 mg Filmtabletten Filmtabletten	**Ibuprofen** 200 mg	10 Stück	2,26	1,54	**Geeignet** bei leichten bis mäßig starken Schmerzen und Fieber. → Seite 1202
Ibuprofen AbZ 2% Saft	100 mg pro 5 ml	100 ml	3,72	3,32	
4% Saft Sirup	200 mg pro 5 ml	100 ml	5,41	4,59	
Ibuprofen AL 400 Rp	**Ibuprofen** 400 mg	20 Stück	11,71	11,02	**Geeignet** bei leichten bis mäßig starken Schmerzen und Fieber. → Seite 1202
akut 400 mg Filmtabletten Filmtabletten	400 mg	10 Stück	3,26	2,50	
Ibuprofen-CT akut 200 mg Filmtabletten	**Ibuprofen** 200 mg	10 Stück	2,26	2,00	**Geeignet** bei leichten bis mäßig starken Schmerzen und Fieber. → Seite 1202
akut 400 mg Filmtabletten Filmtabletten	400 mg	10 Stück	3,26	2,70	
Ibuprofen-CT 2% Kindersaft	100 mg pro 5 ml	100 ml	3,72	3,33	
4% Kindersaft Sirup	200 mg pro 5 ml	100 ml	5,41	4,61	
Ibuprofen 200 Heumann	**Ibuprofen** 200 mg	20 Stück	3,80	3,49	**Geeignet** bei leichten bis mäßig starken Schmerzen und Fieber. → Seite 120
400 Heumann Rp	400 mg	20 Stück	11,71	11,02	
400 Heumann Schmerztabletten Filmtabletten	400 mg	10 Stück	3,26	2,70	
IBUPROFEN KLINGE 400 Rp Filmtabletten	**Ibuprofen** 400 mg	20 Stück	11,71	11,71	**Geeignet** bei leichten bis mäßig starken Schmerzen und Fieber. → Seite 120
Ibuprofen Sandoz akut 200 mg	**Ibuprofen** 200 mg	10 Stück	2,26	1,84	**Geeignet** bei leichten bis mäßig starken Schmerzen und Fieber. → Seite 120
400 mg Filmtabletten	400 mg	10 Stück	3,26	2,67	
IBU-ratiopharm 200 akut Schmerztabletten	**Ibuprofen** 200 mg	10 Stück	2,26	2,00	**Geeignet** bei leichten bis mäßig starken Schmerzen und Fieber. → Seite 120
400 akut Schmerztabletten	400 mg	10 Stück	3,26	2,99	
IBU-ratiopharm 400 Rp	400 mg	10 Stück	10,73	10,40	
IBU-ratiopharm 500 Lysinat Schmerztabletten Filmtabletten	**Ibuprofen-Lysinsalz** 500 mg (entspricht 292,6 mg Ibuprofen)	10 Stück	2,76	3,80	
Ibu-ratiopharm 2% Fiebersaft für Kinder	**Ibuprofen** 100 mg pro 5 ml	100 ml	3,72	3,49	
4% Fiebersaft für Kinder Saft	200 mg pro 5 ml	100 ml	5,41	5,00	
ibuTAD 400 mg gegen Schmerzen Filmtabletten	**Ibuprofen** 400 mg	10 Stück	3,26	2,67	**Geeignet** bei leichten bis mäßig starken Schmerzen und Fieber. → Seite 120
Imbun 500 mg Filmtabletten Rp Filmtabletten	**Ibuprofen-Lysinsalz** 500 mg	20 Stück	11,33	12,26	**Geeignet** bei leichten bis mäßig starken Schmerzen und Fieber. → Seite 120
Imbun Zäpfchen Rp Zäpfchen	500 mg	10 Stück	11,41	13,48	
Katadolon Rp Kapseln	**Flupirtinmaleat** 100 mg	30 Stück		35,74	**Mit Einschränkung geeignet** bei leichten bis mäßig starken Schmerzen. Die Verträglichkeit von Flupirtin kann derzeit noch nicht abschließend bewertet werden. → Seite 119
Katadolon S long Rp Retardtabletten	400 mg	14 Stück		44,63	
Katadolon Kinderzäpfchen Rp	75 mg	10 Stück		17,31	
Katadolon Zäpfchen Rp Zäpfchen	150 mg	10 Stück		24,34	

Schmerzen, Fieber Fortsetzung

Hinweise zu den Tabellenspalten → Seite 28, zur Auswahl der Arzneimittel → Seite 23, zur Grundlage der Bewertung → Seiten 24, 27

Handelsname Darreichungsform	Zusammensetzung pro 1 ml/1 g oder wie angegeben bzw. pro abgeteilte Einheit	Kleinste Packungsgröße	Festbetrag in Euro	Packungspreis in Euro	Bewertung
L-Polamidon Injektionslösung 2,5 mg BTM	**Levomethadon-hydrochlorid** 2,5 mg pro 1 ml	10 x 1 ml		18,73	**Geeignet** bei starken Schmerzen. → Seite 1203
5 mg BTM Injektionslösung	5 mg pro 2 ml	5 x 2 ml		16,49	
L-Polamidon Tropfen BTM Lösung	5 mg (Konservierungsmittel: Parabene)	20 ml		16,39	
M-beta 10 BTM	**Morphinsulfat** 10 mg	20 Stück	18,16	15,61	**Geeignet** bei starken und stärksten Schmerzen. → Seite 1203
30 BTM	30 mg	20 Stück	29,94	23,85	
60 BTM	60 mg	20 Stück	44,70	34,18	
100 BTM Retardtabletten	100 mg	20 Stück	62,03	46,33	
Metamizol HEXAL Filmtabletten Rp Filmtabletten	**Metamizol-Natrium** 500 mg	10 Stück	10,73	10,67	**Mit Einschränkung geeignet** bei starken Schmerzen, wenn andere Maßnahmen nicht infrage kommen, und bei hohem Fieber, wenn andere Maßnahmen nicht ausreichend wirksam waren. Metamizol steht im Verdacht, lebensbedrohliche unerwünschte Wirkungen hervorzurufen. → Seite 1200
Metamizol HEXAL Tropfen Rp Tropfen	500 mg	20 ml	11,58	11,51	
Metamizol HEXAL Zäpfchen für Kinder Rp	300 mg	5 Stück	10,98	10,97	
für Erwachsene Rp Zäpfchen	1 000 mg	10 Stück	13,01	12,99	
M-long 10 mg BTM	**Morphinsulfat** 10 mg	20 Stück	18,16	18,16	**Geeignet** bei starken und stärksten Schmerzen. → Seite 1203
30 mg BTM	30 mg	20 Stück	29,94	29,94	
60 mg BTM	60 mg	20 Stück	44,70	44,70	
100 mg BTM Retardkapseln	100 mg	20 Stück	62,03	62,03	
Morphin Merck Tropfen 0,5 % BTM	**Morphin-hydrochlorid** 5 mg	50 ml		25,36	**Geeignet** bei starken und stärksten Schmerzen. → Seite 1203
2% BTM Lösung	20 mg	50 ml		68,60	
Morphin-ratiopharm 10 retard BTM	**Morphinsulfat** 10 mg	20 Stück	18,16	15,61	**Geeignet** bei starken und stärksten Schmerzen. → Seite 1203
30 retard BTM	30 mg	20 Stück	29,94	23,85	
60 retard BTM	60 mg	20 Stück	44,70	34,18	
100 retard BTM Retardtabletten	100 mg	20 Stück	62,03	46,33	
MSI 10 mg Mundipharma BTM	**Morphinsulfat** 10 mg pro 1 ml	10 x 1 ml		21,41	**Geeignet** bei starken und stärksten Schmerzen. → Seite 1203
20 mg Mundipharma BTM	20 mg pro 1 ml	10 x 1 ml		33,69	
100 mg Mundipharma BTM	100 mg pro 5 ml	5 x 5 ml		67,83	
200 mg Mundipharma BTM Injektionslösung	200 mg pro 10 ml	5 x 10 ml		118,68	
M-STADA 10 mg retard BTM	**Morphin-hydrochlorid** 10 mg	20 Stück	18,24	15,66	**Geeignet** bei starken und stärksten Schmerzen. → Seite 1203
30 mg retard BTM	30 mg	20 Stück	30,08	23,95	
60 mg retard BTM	60 mg	20 Stück	44,92	34,33	
100 mg retard BTM	100 mg	20 Stück	62,42	46,58	
200 mg retard BTM Retardtabletten	200 mg	20 Stück	100,71	73,39	

Schmerzen, Fieber Fortsetzung

Handelsname Darreichungsform	Zusammensetzung pro 1 ml/1 g oder wie angegeben bzw. pro abgeteilte Einheit	Kleinste Packungsgröße	Festbetrag in Euro	Packungspreis in Euro	Bewertung
MST 20 Retard-Granulat BTM	**Morphinsulfat** 20 mg pro 0,583 g	20 x 0,583 g	24,34	24,34	**Geeignet** bei starken und stärksten Schmerzen. → Seite 1203
30 Retard-Granulat BTM	30 mg pro 0,583 g	20 x 0,583 g	29,94	29,94	
60 Retard-Granulat BTM	60 mg pro 1,166 g	20 x 1,166 g	44,70	44,70	
100 Retard-Granulat BTM	100 mg pro 1,943 g	20 x 1,943 g	62,03	62,03	
200 Retard-Granulat BTM Retardgranulat	200 mg pro 3,887 g	20 x 3,887 g	99,81	99,81	
MST 10 mg Mundipharma BTM	10 mg	20 Stück	18,16	18,16	
30 mg Mundipharma BTM	30 mg	20 Stück	29,94	29,94	
60 mg Mundipharma BTM	60 mg	20 Stück	44,70	44,70	
100 mg Mundipharma BTM	100 mg	20 Stück	62,03	62,03	
200 mg Mundipharma BTM Retardtabletten	200 mg	20 Stück	99,81	99,81	
Nedolon P Rp Tabletten	**Kodeinphosphat** 30 mg + **Parazetamol** 500 mg	10 Stück	10,76	10,76	**Geeignet** bei mäßig starken bis starken Schmerzen, wenn die Dosierung der Einzelbestandteile den individuellen Erfordernissen entspricht. → Seite 121[illegible]
Novalgin akut Brausetabletten Rp Brausetabletten	**Metamizol-Natrium** 500 mg	10 Stück	10,73	13,59	**Mit Einschränkung geeignet** bei starken Schmerzen, wenn andere Maßnahmen nicht infrage kommen, und bei hohem Fieber, wenn andere Maßnahmen nicht ausreichend wirksam waren. Metamizol steht im Verdacht, lebensbedrohliche unerwünschte Wirkungen hervorzurufen. → Seite 120[illegible]
Novalgin Filmtabletten Rp Filmtabletten	500 mg	10 Stück	10,73	11,23	
Novalgin Tropfen Rp Lösung	500 mg	20 ml	11,58	12,08	
Novalgin Zäpfchen für Kinder Rp	300 mg	5 Stück	10,98	10,98	
für Erwachsene Rp Zäpfchen	1000 mg	10 Stück	13,01	13,01	
Novaminsulfon Lichtenstein Rp Lösung	**Metamizol-Natrium** 500 mg	20 ml	11,58	11,51	**Mit Einschränkung geeignet** bei starken Schmerzen, wenn andere Maßnahmen nicht infrage kommen, und bei hohem Fieber, wenn andere Maßnahmen nicht ausreichend wirksam waren. Metamizol steht im Verdacht, lebensbedrohliche unerwünschte Wirkungen hervorzurufen. → Seite 120[illegible]
Novaminsulfon Lichtenstein 500 mg Tabletten Rp Tabletten	500 mg	10 Stück	10,73	10,67	
Novaminsulfon 1 000 Lichtenstein Rp Zäpfchen	1 000 mg	10 Stück	13,01	12,99	
Novaminsulfon-ratiopharm Tropfen Rp Lösung	**Metamizol-Natrium** 500 mg	20 ml	11,58	11,51	**Mit Einschränkung geeignet** bei starken Schmerzen, wenn andere Maßnahmen nicht infrage kommen, und bei hohem Fieber, wenn andere Maßnahmen nicht ausreichend wirksam waren. Metamizol steht im Verdacht, lebensbedrohliche unerwünschte Wirkungen hervorzurufen. → Seite 120[illegible]
Novaminsulfon-ratiopharm Tabletten Rp Tabletten	500 mg	10 Stück	10,73	10,67	
Nurofen 200 mg Brausegranulat Brausegranulat	**Ibuprofen** 200 mg pro Beutel	12 Stück	2,57	4,95	**Geeignet** bei leichten bis mäßig starken Schmerzen und Fieber. → Seite 12[illegible]
Nurofen 200 mg Schmelztabletten Lemon Schmelztabletten	200 mg	12 Stück		4,95	

Hinweise zu den Tabellenspalten → Seite 28, zur Auswahl der Arzneimittel → Seite 23, zur Grundlage der Bewertung → Seiten 24, 27

Schmerzen, Fieber Fortsetzung

Handelsname Darreichungsform	Zusammensetzung pro 1 ml/1 g oder wie angegeben bzw. pro abgeteilte Einheit	Kleinste Packungsgröße	Festbetrag in Euro	Packungspreis in Euro	Bewertung
Nurofen Junior Fiebersaft 4% Sirup	**Ibuprofen** 200 mg pro 5 ml	100 ml	5,41	5,00	**Geeignet** bei leichten bis mäßig starken Schmerzen und Fieber. → Seite 1202
Nurofen Junior Fiebersaft Suspension	100 mg pro 5 ml	100 ml	3,72	3,49	
Nurofen junior Zäpfchen 60 mg	60 mg	10 Stück		2,70	
125 mg Zäpfchen	125 mg	10 Stück		3,05	
OXYGESIC Kapseln 5 mg BTM	**Oxykodon-hydrochlorid** 5 mg	20 Stück		34,59	**Geeignet** bei starken und stärksten Schmerzen. → Seite 1203
10 mg BTM	10 mg	20 Stück		47,68	
20 mg BTM Kapseln	20 mg	20 Stück		62,88	
OXYGESIC 5 mg BTM	5 mg	20 Stück		26,95	
10 mg BTM	10 mg	20 Stück		33,27	
20 mg BTM	20 mg	20 Stück		52,35	
40 mg BTM	40 mg	20 Stück		94,11	
80 mg BTM Retardtabletten	80 mg	20 Stück		178,40	
Palladon 1,3 mg BTM	**Hydromorphon-hydrochlorid** 1,3 mg	20 Stück		30,89	**Geeignet** bei starken Schmerzen. → Seite 1203
2,6 mg BTM Hartkapseln	2,6 mg	20 Stück		39,39	
Palladon 4 mg BTM	4 mg	20 Stück		38,31	**Geeignet** bei starken und stärksten Schmerzen. → Seite 1203
8 mg BTM	8 mg	20 Stück		65,43	
16 mg BTM	16 mg	20 Stück		121,46	
24 mg BTM Retardkapseln	24 mg	20 Stück		176,55	
Paracetamol Saft – 1 A Pharma gegen Fieber und Schmerzen Lösung	**Parazetamol** 200 mg pro 5 ml	100 ml	3,14	3,12	**Geeignet** bei leichten bis mäßig starken Schmerzen und Fieber. → Seite 1212
Paracetamol 500 – 1 A Pharma Tabletten	500 mg	30 Stück	1,82	1,54	
Paracetamol 125 mg Supp. – 1A Pharma	125 mg	10 Stück	1,29	1,24	
250 mg Supp. – 1A Pharma	250 mg	10 Stück	1,52	1,26	
500 mg Supp. – 1A Pharma	500 mg	10 Stück	1,82	1,64	
1 000 mg Supp. – 1A Pharma Zäpfchen	1 000 mg	10 Stück	2,15	1,96	
Paracetamol AL Saft Lösung	**Parazetamol** 200 mg pro 5 ml	100 ml	3,14	3,12	**Geeignet** bei leichten bis mäßig starken Schmerzen und Fieber. → Seite 1212
Paracetamol AL 500 Tabletten	500 mg	30 Stück	1,82	1,54	
Paracetamol AL 125	125 mg	10 Stück	1,29	1,24	
250	250 mg	10 Stück	1,52	1,26	
500	500 mg	10 Stück	1,82	1,64	
1 000 Zäpfchen	1 000 mg	10 Stück	2,15	1,96	
Paracetamol AL comp. Rp Tabletten	**Kodeinphosphat** 30 mg + **Parazetamol** 500 mg	10 Stück	10,76	10,65	**Geeignet** bei mäßig starken bis starken Schmerzen, wenn die Dosierung der Einzelbestandteile den individuellen Erfordernissen entspricht. → Seite 1215

Hinweise zu den Tabellenspalten → Seite 28, zur Auswahl der Arzneimittel → Seite 23, zur Grundlage der Bewertung → Seiten 24, 27

Schmerzen, Fieber Fortsetzung

Handelsname Darreichungsform	Zusammensetzung pro 1 ml/1 g oder wie angegeben bzw. pro abgeteilte Einheit	Kleinste Packungsgröße	Festbetrag in Euro	Packungspreis in Euro	Bewertung

Hinweise zu den Tabellenspalten → Seite 28, zur Auswahl der Arzneimittel → Seite 23, zur Grundlage der Bewertung → Seiten 24, 27

Handelsname Darreichungsform	Zusammensetzung	Kleinste Packungsgröße	Festbetrag in Euro	Packungspreis in Euro	Bewertung
Paracetamol BC 200 mg Saft Lösung	**Parazetamol** 200 mg pro 5 ml	100 ml	3,14	3,14	**Geeignet** bei leichten bis mäßig starken Schmerzen und Fieber. → Seite 1212
Paracetamol BC 500 mg Tabletten Tabletten	500 mg	10 Stück	1,06	1,06	
Paracetamol BC 125 mg Zäpfchen	125 mg	10 Stück	1,29	1,29	
250 mg Zäpfchen	250 mg	10 Stück	1,52	1,52	
500 mg Zäpfchen	500 mg	10 Stück	1,82	1,82	
1 000 mg Zäpfchen Zäpfchen	1 000 mg	10 Stück	2,15	2,15	
Paracetamol-CT Fiebersaft Saft	**Parazetamol** 200 mg pro 5 ml	100 ml	3,14	3,14	**Geeignet** bei leichten bis mäßig starken Schmerzen und Fieber. → Seite 1212
Paracetamol-CT 500 mg Tabletten Tabletten	500 mg	10 Stück	1,06	1,02	
Paracetamol-CT 125 mg Zäpfchen	125 mg	10 Stück	1,29	1,29	
250 mg Zäpfchen	250 mg	10 Stück	1,52	1,52	
500 mg Zäpfchen	500 mg	10 Stück	1,82	1,82	
1 000 mg Zäpfchen Zäpfchen	1 000 mg	10 Stück	2,15	2,15	
Paracetamol 500 mg Heumann Tabletten Tabletten	**Parazetamol** 500 mg	10 Stück	1,06	1,02	**Geeignet** bei leichten bis mäßig starken Schmerzen und Fieber. → Seite 121
Paracetamol 125 mg Heumann Zäpfchen	125 mg	10 Stück	1,29	1,29	
250 mg Heumann Zäpfchen	250 mg	10 Stück	1,52	1,52	
500 mg Heumann Zäpfchen	500 mg	10 Stück	1,82	1,80	
1 000 mg Heumann Zäpfchen Zäpfchen	1 000 mg	10 Stück	2,15	2,12	
Paracetamol Saft HEXAL bei Fieber und Schmerzen Lösung	**Parazetamol** 200 mg pro 5 ml	100 ml	3,14	3,14	**Geeignet** bei leichten bis mäßig starken Schmerzen und Fieber. → Seite 121
Paracetamol 500 HEXAL Tabletten Tabletten	500 mg	30 Stück	1,82	2,00	
Paracetamol 125 HEXAL Zäpfchen	125 mg	10 Stück	1,29	1,29	
250 HEXAL Zäpfchen	250 mg	10 Stück	1,52	1,52	
500 HEXAL Zäpfchen	500 mg	10 Stück	1,82	1,82	
1 000 HEXAL Zäpfchen bei Fieber und Schmerzen Zäpfchen	1 000 mg	10 Stück	2,15	2,15	
ParaCetaMol Saft 4% Lichtenstein Lösung	**Parazetamol** 200 mg pro 5 ml	100 ml	3,14	3,14	**Geeignet** bei leichten bis mäßig starken Schmerzen und Fieber. → Seite 121
ParaCetaMol Tabletten Lichtenstein Tabletten	500 mg	20 Stück	1,50	1,48	
ParaCetaMol 125 Suppos Lichtenstein	125 mg	10 Stück	1,29	1,29	
250 Suppos Lichtenstein	250 mg	10 Stück	1,52	1,52	
500 Suppos Lichtenstein	500 mg	10 Stück	1,82	1,80	
1 000 Suppos Lichtenstein Zäpfchen	1 000 mg	10 Stück	2,15	2,12	

Schmerzen, Fieber Fortsetzung

Handelsname Darreichungsform	Zusammensetzung pro 1 ml/1 g oder wie angegeben bzw. pro abgeteilte Einheit	Kleinste Packungsgröße	Festbetrag in Euro	Packungspreis in Euro	Bewertung
Hinweise zu den Tabellenspalten → Seite 28, zur Auswahl der Arzneimittel → Seite 23, zur Grundlage der Bewertung → Seiten 24, 27					
Paracetamol-ratiopharm 500 Brausetabletten	**Parazetamol** 500 mg	10 Stück	1,06	3,49	**Geeignet** bei leichten bis mäßig starken Schmerzen und Fieber. → Seite 1212
Paracetamol-ratiopharm Lösung	200 mg pro 5 ml	100 ml	3,14	3,14	
Paracetamol-ratiopharm 500 Tabletten	500 mg	30 Stück	1,82	2,00	
Paracetamol-ratiopharm 125	125 mg	10 Stück	1,29	1,29	
250	250 mg	10 Stück	1,52	1,52	
500	500 mg	10 Stück	1,82	1,82	
1 000 Zäpfchen	1 000 mg	10 Stück	2,15	2,51	
Paracetamol Sandoz 500 mg Tabletten	**Parazetamol** 500 mg	30 Stück	1,82	1,74	**Geeignet** bei leichten bis mäßig starken Schmerzen und Fieber. → Seite 1212
Paracetamol Sandoz 125 mg Zäpfchen für Säuglinge	125 mg	10 Stück	1,29	1,26	
250 mg Zäpfchen für Kinder von 1 bis 6 Jahren	250 mg	10 Stück	1,52	1,46	
500 mg Zäpfchen für Kinder ab 6 Jahren	500 mg	10 Stück	1,82	1,74	
1 000 mg Zäpfchen für Jugendliche ab 14 Jahren und Erwachsene Zäpfchen	1 000 mg	10 Stück	2,15	2,03	
Paracetamol STADA Lösung	**Parazetamol** 200 mg pro 5 ml	100 ml	3,14	3,14	**Geeignet** bei leichten bis mäßig starken Schmerzen und Fieber. → Seite 1212
Paracetamol STADA 500 mg Tabletten	500 mg	10 Stück	1,06	1,00	
Paracetamol STADA 125 mg	125 mg	10 Stück	1,29	1,29	
250 mg	250 mg	10 Stück	1,52	1,52	
500 mg	500 mg	10 Stück	1,82	1,80	
1 000 mg Zäpfchen	1 000 mg	10 Stück	2,15	2,15	
Paracetamol comp. STADA *Rp* Tabletten	**Kodeinphosphat-hemihydrat** 30 mg + **Parazetamol** 500 mg	10 Stück	10,76	10,67	**Geeignet** bei mäßig starken bis starken Schmerzen, wenn die Dosierung der Einzelbestandteile den individuellen Erfordernissen entspricht. → Seite 1215
Schmerz-Dolgit *Rp* Kapseln	**Ibuprofen** 400 mg	10 Stück	10,73	10,73	**Geeignet** bei leichten bis mäßig starken Schmerzen und Fieber. → Seite 1202
Sevredol 10 mg *BTM*	**Morphinsulfat** 10 mg	20 Stück		28,83	**Geeignet** bei starken und stärksten Schmerzen. → Seite 1203
20 mg *BTM* Filmtabletten	20 mg	20 Stück		36,51	
Sympal 25 mg Tabletten *Rp* Filmtabletten	**Dexketoprofen** 25 mg	10 Stück		13,02	**Auch geeignet** bei leichten bis mäßig starken Schmerzen. Im Vergleich zu geeigneten Schmerzmitteln wenig erprobt. → Seite 1202

▶

Schmerzen, Fieber Fortsetzung

Handelsname Darreichungsform	Zusammensetzung pro 1 ml/1 g oder wie angegeben bzw. pro abgeteilte Einheit	Kleinste Packungsgröße	Festbetrag in Euro	Packungspreis in Euro	Bewertung
Hinweise zu den Tabellenspalten → Seite 28, zur Auswahl der Arzneimittel → Seite 23, zur Grundlage der Bewertung → Seiten 24, 27					
talvosilen Rp	**Kodeinphosphat** 20 mg + **Parazetamol** 500 mg	10 Stück	10,52	10,97	**Geeignet** bei mäßig starken bis starken Schmerzen, wenn die Dosierung der Einzelbestandteile den individuellen Erfordernissen entspricht. → Seite 1215
forte Rp Kapseln	**Kodeinphosphat** 30 mg + **Parazetamol** 500 mg	10 Stück	10,76	11,33	
talvosilen Saft Rp Sirup	**Kodeinphosphat** 1 mg + **Parazetamol** 40 mg	100 g		13,34	
talvosilen Rp Tabletten	**Kodeinphosphat** 20 mg + **Parazetamol** 500 mg	20 Stück	11,22	12,08	
talvosilen für Kleinkinder von 1–6 Jahren Rp	**Kodeinphosphat** 5 mg + **Parazetamol** 250 mg	10 Stück	11,61	11,61	
talvosilen für Schulkinder ab 6 Jahren Rp	**Kodeinphosphat** 10 mg + **Parazetamol** 500 mg	10 Stück	11,82	11,82	
talvosilen für Erwachsene Rp	**Kodeinphosphat** 20 mg + **Parazetamol** 1 000 mg	10 Stück	12,33	12,58	
talvosilen forte Rp Zäpfchen	**Kodeinphosphat** 60 mg + **Parazetamol** 1 000 mg	10 Stück	12,57	12,57	
Temgesic sublingual BTM	**Buprenorphin-hydrochlorid** 0,216 mg	20 Stück		24,56	**Geeignet** bei starken und stärksten Schmerzen. → Seite 120
Temgesic forte sublingual BTM Sublingualtabletten	0,432 mg	20 Stück		39,92	
Tili comp – 1 A Pharma Rp Lösung	**Naloxon-hydrochlorid** 5,6 mg + **Tilidin-hydrochlorid** 69,4 mg *Enthält 11,9% Alkohol*	10 ml	12,73	11,78	**Mit Einschränkung geeignet** bei mäßig starken bis starken Schmerzen. Der Zusatz von Naloxon behindert eine evtl. notwendige hohe Dosierung von Tilidin. → Seite 121
Tilicomp beta Rp Kapseln	**Naloxon-hydrochlorid** 4 mg + **Tilidin-hydrochlorid** 50 mg	10 Stück		13,45	**Mit Einschränkung geeignet** bei mäßig starken bis starken Schmerzen. Der Zusatz von Naloxon behindert eine evtl. notwendige hohe Dosierung von Tilidin. → Seite 121
Tilicomp beta Rp Lösung	**Naloxon-hydrochlorid** 5,6 mg + **Tilidin-hydrochlorid** 69,4 mg *Enthält 11,9% Alkohol*	10 ml	12,73	11,79	
Tilicomp beta 50 mg/4 mg Retardtabletten Rp	**Naloxon-hydrochlorid** 4 mg + **Tilidin-hydrochlorid** 50 mg	20 Stück		19,54	
100 mg/8 mg Retardtabletten Rp	**Naloxon-hydrochlorid** 8 mg + **Tilidin-hydrochlorid** 100 mg	20 Stück		23,80	
150 mg/12 mg Retardtabletten Rp	**Naloxon-hydrochlorid** 12 mg + **Tilidin-hydrochlorid** 150 mg	20 Stück		28,11	
200 mg/16 mg Retardtabletten Rp Retardtabletten	**Naloxon-hydrochlorid** 16 mg + **Tilidin-hydrochlorid** 200 mg	20 Stück		34,19	

Schmerzen, Fieber Fortsetzung

Handelsname Darreichungsform	Zusammensetzung pro 1 ml/1 g oder wie angegeben bzw. pro abgeteilte Einheit	Kleinste Packungsgröße	Festbetrag in Euro	Packungspreis in Euro	Bewertung
Tilidin AL comp. Rp Lösung	Naloxon-hydrochlorid 5,6 mg + Tilidin-hydrochlorid 69,4 mg *Enthält 11,9% Alkohol*	20 ml	16,07	14,07	**Mit Einschränkung geeignet** bei mäßig starken bis starken Schmerzen. Der Zusatz von Naloxon behindert eine evtl. notwendige hohe Dosierung von Tilidin. → Seite 1214
Tilidin AL comp. 50 mg/4 mg Rp	Naloxon-hydrochlorid 4 mg + Tilidin-hydrochlorid 50 mg	20 Stück		19,54	
100 mg/8 mg Rp	Naloxon-hydrochlorid 8 mg + Tilidin-hydrochlorid 100 mg	20 Stück		23,80	
150 mg/12 mg Rp	Naloxon-hydrochlorid 12 mg + Tilidin-hydrochlorid 150 mg	50 Stück		54,10	
200 mg/16 mg Rp Retardtabletten	Naloxon-hydrochlorid 16 mg + Tilidin-hydrochlorid 200 mg	50 Stück		68,32	
Tilidin comp. STADA Rp Lösung	Naloxon-hydrochlorid 5,56 mg + Tilidin-hydrochlorid 69,44 mg *Enthält 11,9% Alkohol*	10 ml	12,73	11,79	**Mit Einschränkung geeignet** bei mäßig starken bis starken Schmerzen. Der Zusatz von Naloxon behindert eine evtl. notwendige hohe Dosierung von Tilidin. → Seite 1214
Tilidin comp. STADA 50/4 mg Retardtabletten Rp	Naloxon-hydrochlorid 4 mg + Tilidin-hydrochlorid 50 mg	20 Stück		19,71	
100/8 mg Retardtabletten Rp	Naloxon-hydrochlorid 8 mg + Tilidin-hydrochlorid 100 mg	20 Stück		23,98	
150/12 mg Retardtabletten Rp	Naloxon-hydrochlorid 12 mg + Tilidin-hydrochlorid 150 mg	20 Stück		28,27	
200/16 mg Retardtabletten Rp Retardtabletten	Naloxon-hydrochlorid 16 mg + Tilidin-hydrochlorid 200 mg	20 Stück		34,34	
Tilidin HEXAL comp Lösung Rp Lösung	Naloxon-hydrochlorid 5,6 mg + Tilidin-hydrochlorid 69,4 mg *Enthält 11,9% Alkohol*	50 ml	26,62	21,53	**Mit Einschränkung geeignet** bei mäßig starken bis starken Schmerzen. Der Zusatz von Naloxon behindert eine evtl. notwendige hohe Dosierung von Tilidin. → Seite 1214
Tilidin HEXAL comp 50/4 mg Retardtabletten Rp	Naloxon-hydrochlorid 4 mg + Tilidin-hydrochlorid 50 mg	20 Stück		19,71	
100/8 mg Retardtabletten Rp	Naloxon-hydrochlorid 8 mg + Tilidin-hydrochlorid 100 mg	20 Stück		23,98	
150/12 mg Retardtabletten Rp	Naloxon-hydrochlorid 12 mg + Tilidin-hydrochlorid 150 mg	20 Stück		28,27	
200/16 mg Retardtabletten Rp Retardtabletten	Naloxon-hydrochlorid 16 mg + Tilidin-hydrochlorid 200 mg	20 Stück		34,34	

Hinweise zu den Tabellenspalten → Seite 28, zur Auswahl der Arzneimittel → Seite 23, zur Grundlage der Bewertung → Seiten 24, 27

Schmerzen, Fieber Fortsetzung

Handelsname Darreichungsform	Zusammensetzung pro 1 ml/1 g oder wie angegeben bzw. pro abgeteilte Einheit	Kleinste Packungsgröße	Festbetrag in Euro	Packungspreis in Euro	Bewertung
Hinweise zu den Tabellenspalten → Seite 28, zur Auswahl der Arzneimittel → Seite 23, zur Grundlage der Bewertung → Seiten 24, 27					
Tilidin N Lichtenstein Rp Lösung	**Naloxon-hydrochlorid** 5,6 mg **+ Tilidin-hydrochlorid** 69,4 mg *Enthält 11,9% Alkohol*	10 ml	12,73	11,79	**Mit Einschränkung geeignet** bei mäßig starken bis starken Schmerzen. Der Zusatz von Naloxon behindert eine evtl. notwendige hohe Dosierung von Tilidin. → Seite 1214
Tilidin-ratiopharm plus Tropfen Rp Lösung	**Naloxon-hydrochlorid** 5,56 mg **+ Tilidin-hydrochlorid** 69,44 mg	10 ml	12,73	11,79	**Mit Einschränkung geeignet** bei mäßig starken bis starken Schmerzen. Der Zusatz von Naloxon behindert eine evtl. notwendige hohe Dosierung von Tilidin. → Seite 1214
Tilidin-ratiopharm plus 50 mg/4 mg Retardtabletten Rp	**Naloxon-hydrochlorid** 4 mg **+ Tilidin-hydrochlorid** 50 mg	20 Stück		19,71	
100 mg/8 mg Retardtabletten Rp	**Naloxon-hydrochlorid** 8 mg **+ Tilidin-hydrochlorid** 100 mg	20 Stück		23,98	
150 mg/12 mg Retardtabletten Rp	**Naloxon-hydrochlorid** 12 mg **+ Tilidin-hydrochlorid** 150 mg	20 Stück		28,27	
200 mg/16 mg Retardtabletten Rp Retardtabletten	**Naloxon-hydrochlorid** 16 mg **+ Tilidin-hydrochlorid** 200 mg	20 Stück		34,34	
Titretta Schmerztabletten Rp Tabletten	**Kodeinphosphat** 30 mg **+ Parazetamol** 500 mg	10 Stück	10,76	10,76	**Geeignet** bei mäßig starken bis starken Schmerzen, wenn die Dosierung der Einzelbestandteile den individuellen Erfordernissen entspricht. → Seite 121
Titretta Zäpfchen 1 000/60 Rp Zäpfchen	**Kodeinphosphat** 60 mg **+ Parazetamol** 1 000 mg	10 Stück	12,57	12,54	
T-long 100 mg Retardkapseln Rp	**Tramadol-hydrochlorid** 100 mg	20 Stück	19,31	19,30	**Geeignet** bei mäßig starken bis starken Schmerzen. → Seite 120
150 mg Retardkapseln Rp	150 mg	20 Stück	24,84	24,82	
200 mg Retardkapseln Rp Retardkapseln	200 mg	20 Stück	30,56	30,56	
Tramabeta 50 Rp Brausetabletten	**Tramadol-hydrochlorid** 50 mg	10 Stück	10,71	10,60	**Geeignet** bei mäßig starken bis starken Schmerzen. → Seite 120
Tramabeta 50 Rp Kapseln	50 mg	10 Stück	10,71	10,60	
Tramabeta Rp Lösung	100 mg *Enthält 19,4% Alkohol*	10 ml	11,85	11,09	
Tramabeta long 100 Rp	100 mg (8 mg schnell freisetzend, 92 mg langsam freisetzend)	10 Stück	14,71	13,20	
150 Rp	150 mg (13 mg schnell freisetzend, 137 mg langsam freisetzend)	10 Stück	17,61	15,22	
200 Rp Retardtabletten	200 mg (17 mg schnell freisetzend, 183 mg langsam freisetzend)	10 Stück	20,62	17,33	
Tramabeta 100 Rp Zäpfchen	100 mg	10 Stück	12,90	11,27	

Schmerzen, Fieber Fortsetzung

Hinweise zu den Tabellenspalten → Seite 28, zur Auswahl der Arzneimittel → Seite 23, zur Grundlage der Bewertung → Seiten 24, 27

Handelsname Darreichungsform	Zusammensetzung pro 1 ml/1 g oder wie angegeben bzw. pro abgeteilte Einheit	Kleinste Packungsgröße	Festbetrag in Euro	Packungspreis in Euro	Bewertung
Tramadol 50 Kapseln – 1A-Pharma Rp Kapseln	**Tramadol-hydrochlorid** 50 mg	10 Stück	10,71	10,51	**Geeignet** bei mäßig starken bis starken Schmerzen. → Seite 1203
Tramadol Lösung – 1A-Pharma Rp Lösung	100 mg *Enthält 19,4% Alkohol*	10 ml	11,85	11,06	
Tramadol 100 ret – 1A-Pharma Rp	100 mg	10 Stück	14,71	12,92	
150 ret – 1A-Pharma Rp	150 mg	10 Stück	17,61	15,18	
200 ret – 1A-Pharma Rp Retardtabletten	200 mg	10 Stück	20,62	17,27	
Tramadol 50 tabs – 1 A Pharma Rp Tabletten	50 mg	10 Stück	10,71	10,51	
Tramadol AbZ 50 mg Hartkapseln Rp Kapseln	**Tramadol-hydrochlorid** 50 mg	10 Stück	10,71	10,51	**Geeignet** bei mäßig starken bis starken Schmerzen. → Seite 1203
Tramadol AbZ Tropfen Rp Lösung	100 mg	10 ml	11,85	11,06	
Tramadol AbZ 100 mg Retardkapseln Rp	100 mg	20 Stück	19,31	15,34	
150 mg Retardkapseln Rp	150 mg	50 Stück	45,22	34,02	
200 mg Retardkapseln Rp Retardkapseln	200 mg	50 Stück	58,69	43,46	
Tramadol AL 50 Brausetabletten Rp Brausetabletten	**Tramadol-hydrochlorid** 50 mg	10 Stück	10,71	10,58	**Geeignet** bei mäßig starken bis starken Schmerzen. → Seite 1203
Tramadol AL 50 Kapseln Rp Kapseln	50 mg	10 Stück	10,71	10,51	
Tramadol AL Tropfen Rp Lösung	100 mg	10 ml	11,85	11,06	
Tramadol AL 100 mg Retardtabletten Rp	100 mg	10 Stück	14,71	12,92	
150 mg Retardtabletten Rp	150 mg	10 Stück	17,61	15,18	
200 mg Retardtabletten Rp Retardtabletten	200 mg	10 Stück	20,62	17,27	
Tramadol-CT 50 mg Hartkapseln Rp Kapseln	**Tramadol-hydrochlorid** 50 mg	10 Stück	10,71	10,60	**Geeignet** bei mäßig starken bis starken Schmerzen. → Seite 1203
Tramadol-CT 100 mg/ml Tropfen Rp Lösung	100 mg	10 ml	11,85	11,09	
Tramadol-CT 100 mg Retardkapseln Rp	100 mg	20 Stück	19,31	16,41	
150 mg Retardkapseln Rp	150 mg	20 Stück	24,84	20,27	
200 mg Retardkapseln Rp Retardkapseln	200 mg	20 Stück	30,56	24,29	
Tramadol Heumann Tropfen Rp Lösung	**Tramadol-hydrochlorid** 100 mg *Enthält 19,4% Alkohol*	10 ml	11,85	11,09	**Geeignet** bei mäßig starken bis starken Schmerzen. → Seite 1203
Tramadol Tropfen Lichtenstein Rp Lösung	**Tramadol-hydrochlorid** 100 mg	10 ml	11,85	11,09	**Geeignet** bei mäßig starken bis starken Schmerzen. → Seite 1203

Schmerzen, Fieber Fortsetzung

Handelsname Darreichungsform	Zusammensetzung pro 1 ml/1 g oder wie angegeben bzw. pro abgeteilte Einheit	Kleinste Packungsgröße	Festbetrag in Euro	Packungspreis in Euro	Bewertung

Hinweise zu den Tabellenspalten → Seite 28, zur Auswahl der Arzneimittel → Seite 23, zur Grundlage der Bewertung → Seiten 24, 27

Handelsname Darreichungsform	Zusammensetzung pro 1 ml/1 g oder wie angegeben bzw. pro abgeteilte Einheit	Kleinste Packungsgröße	Festbetrag in Euro	Packungspreis in Euro	Bewertung
Tramadolor 50 Brause Rp	**Tramadol-hydrochlorid** 50 mg	10 Stück	10,71	10,63	**Geeignet** bei mäßig starken bis starken Schmerzen. → Seite 1203
100 Brause Rp Brausetabletten	100 mg	10 Stück	12,63	12,61	
Tramadolor Kapseln Rp Kapseln	50 mg	10 Stück	10,71	10,60	
Tramadolor Lösung Rp Lösung	100 mg	10 ml	11,85	11,09	
Tramadolor long 50 Rp	50 mg	10 Stück	11,98	11,29	
100 Rp	100 mg	10 Stück	14,71	13,20	
150 Rp	150 mg	10 Stück	17,61	15,22	
200 Rp Retardkapseln	200 mg	10 Stück	20,62	17,33	
Tramadolor 100 ID Rp	100 mg (8,3 mg schnell freisetzend, 91,7 mg langsam freisetzend)	10 Stück	14,71	13,20	
150 ID Rp	150 mg (12,5 mg schnell freisetzend, 137,5 mg langsam freisetzend)	10 Stück	17,61	15,22	
200 ID Rp Retardtabletten	200 mg (16,7 mg schnell freisetzend, 183,3 mg langsam freisetzend)	10 Stück	20,62	17,33	
Tramadolor tabs Rp Tabletten	50 mg	10 Stück	10,71	10,63	
Tramadolor Zäpfchen Rp Zäpfchen	100 mg	10 Stück	12,90	11,27	
Tramadol-ratiopharm Brause Rp Brausetabletten	**Tramadol-hydrochlorid** 50 mg	10 Stück	10,71	10,63	**Geeignet** bei mäßig starken bis starken Schmerzen. → Seite 1203
Tramadol-ratiopharm 50 Kapseln Rp Kapseln	50 mg	10 Stück	10,71	10,63	
Tramadol-ratiopharm Tropfen Rp Lösung	100 mg	10 ml	11,85	11,09	
Tramadol-ratiopharm 50 mg Retardkapseln Rp	50 mg	20 Stück	14,11	12,77	
150 mg Retardkapseln Rp	150 mg	20 Stück	24,84	20,27	
200 mg Retardkapseln Rp Retardkapseln	200 mg	20 Stück	30,56	24,29	
Tramadol-ratiopharm retard 100 Rp Retardtabletten	100 mg	10 Stück	14,71	13,20	
Tramadol-ratiopharm 50 mg Tabs Rp Tabletten	50 mg	10 Stück	10,71	10,60	
Tramadol Sandoz 50 mg Brausetabletten Rp	**Tramadol-hydrochlorid** 50 mg	10 Stück	10,71	10,63	**Geeignet** bei mäßig starken bis starken Schmerzen. → Seite 120
100 mg Brausetabletten Rp Brausetabletten	100 mg	10 Stück	12,63	12,61	
Tramadol Sandoz 50 mg Hartkapseln Rp Kapseln	50 mg	30 Stück	12,85	12,76	

Schmerzen, Fieber Fortsetzung

Handelsname Darreichungsform	Zusammensetzung pro 1 ml/1 g oder wie angegeben bzw. pro abgeteilte Einheit	Kleinste Packungsgröße	Festbetrag in Euro	Packungspreis in Euro	Bewertung

Hinweise zu den Tabellenspalten → Seite 28, zur Auswahl der Arzneimittel → Seite 23, zur Grundlage der Bewertung → Seiten 24, 27

Handelsname Darreichungsform	Zusammensetzung	Kleinste Packungsgröße	Festbetrag in Euro	Packungspreis in Euro	Bewertung
Tramadol Sandoz 100 mg/ml Tropfen zum Einnehmen Rp Lösung	**Tramadol-hydrochlorid** 100 mg *Enthält 19,4% Alkohol*	10 ml	11,85	11,09	**Geeignet** bei mäßig starken bis starken Schmerzen. → Seite 1203
Tramadol Sandoz 100 mg Retardtabletten Rp	100 mg	10 Stück	14,71	13,20	
150 mg Retardtabletten Rp	150 mg	10 Stück	17,61	15,22	
200 mg Retardtabletten Rp	200 mg	10 Stück	20,62	17,33	
Tramadol Sandoz UNO 150 mg Retardtabletten Rp	150 mg	20 Stück	24,84	20,27	
200 mg Retardtabletten Rp Retardtabletten	200 mg	20 Stück	30,56	24,29	
Tramadol Sandoz 100 mg Zäpfchen Rp Zäpfchen	100 mg	30 Stück	18,55	14,10	
Tramadol STADA Tropfen Rp Lösung	**Tramadol-hydrochlorid** 100 mg	10 ml	11,85	11,09	**Geeignet** bei mäßig starken bis starken Schmerzen. → Seite 1203
Tramadol STADA 100 mg Retardtabletten Rp	100 mg	20 Stück	19,31	16,41	
150 mg Retardtabletten Rp	150 mg	20 Stück	24,84	20,28	
200 mg Retardtabletten Rp Retardtabletten	200 mg	20 Stück	30,56	24,29	
Tramadol STADA 50 mg Tabs Rp Tabletten	50 mg	10 Stück	10,71	10,63	
Tramadol STADA 100 mg Zäpfchen Rp Zäpfchen	100 mg	10 Stück	12,90	11,27	
Tramadura Tropfen Rp Lösung	**Tramadol-hydrochlorid** 100 mg	10 ml	11,85	11,09	**Geeignet** bei mäßig starken bis starken Schmerzen. → Seite 1203
Tramadura 100 mg retard Rp Retardtabletten	100 mg	10 Stück	14,71	12,92	
Tramadura Tabletten Rp Tabletten	50 mg	30 Stück	12,85	12,67	
Tramagit Rp Lösung	**Tramadol-hydrochlorid** 100 mg	10 ml	11,85	11,09	**Geeignet** bei mäßig starken bis starken Schmerzen. → Seite 1203
Tramagit 100 mg Retardtabletten Rp	100 mg	10 Stück	14,71	12,92	
150 mg Retardtabletten Rp	150 mg	10 Stück	17,61	15,18	
200 mg Retardtabletten Rp Retardtabletten	200 mg	10 Stück	20,62	17,27	
Tramagit Rp Tabletten	50 mg	10 Stück	10,71	10,51	
Trama KD Tropfen Rp Lösung	**Tramadol-hydrochlorid** 100 mg	10 ml	11,85	11,85	**Geeignet** bei mäßig starken bis starken Schmerzen. → Seite 1203
Tramal Kapseln Rp Kapseln	**Tramadol-hydrochlorid** 50 mg	10 Stück	10,71	10,86	**Geeignet** bei mäßig starken bis starken Schmerzen. → Seite 1203
Tramal Tropfen Rp Lösung	100 mg	10 ml	11,85	12,45	
TRAMAL long 100 mg Rp	100 mg	10 Stück	14,71	14,71	
150 mg Rp	150 mg	10 Stück	17,61	17,61	
200 mg Rp Retardtabletten	200 mg	10 Stück	20,62	20,62	
Tramal Zäpfchen Rp Zäpfchen	100 mg	10 Stück	12,90	12,90	

Schmerzen, Fieber Fortsetzung

Handelsname Darreichungsform	Zusammensetzung pro 1 ml/1 g oder wie angegeben bzw. pro abgeteilte Einheit	Kleinste Packungsgröße	Festbetrag in Euro	Packungspreis in Euro	Bewertung
Hinweise zu den Tabellenspalten → Seite 28, zur Auswahl der Arzneimittel → Seite 23, zur Grundlage der Bewertung → Seiten 24, 27					
Tramundin 50 mg Filmtabletten Rp Filmtabletten	**Tramadol-hydrochlorid** 50 mg	10 Stück	10,71	11,02	**Geeignet** bei mäßig starken bis starken Schmerzen. → Seite 1203
Tramundin Tropfen N Rp Lösung	100 mg	10 ml	14,29	15,26	
Tramundin retard 100 mg Rp *150 mg Retardtabletten* Rp *200 mg Retardtabletten* Rp Retardtabletten	100 mg 150 mg 200 mg	20 Stück 20 Stück 20 Stück	19,31 24,84 30,56	19,46 25,24 30,62	
Trancopal Dolo Rp Kapseln	**Flupirtinmaleat** 100 mg	30 Stück		35,74	**Mit Einschränkung geeignet** bei leichten bis mäßig starken Schmerzen. Die Verträglichkeit von Flupirtin kann derzeit noch nicht abschließend beurteilt werden. → Seite 1199
Trancopal Dolo Suppositorien Rp Zäpfchen	150 mg	10 Stück		24,34	
TRANSTEC PRO 35 µg/h, transdermales Pflaster BTM *52,5 µg/h, transdermales Pflaster* BTM *70 µg/h, transdermales Pflaster* BTM Pflaster	**Buprenorphin** 35 µg pro Stunde 52,5 µg pro Stunde 70 µg pro Stunde	4 Stück 4 Stück 4 Stück		74,61 109,50 138,65	**Mit Einschränkung geeignet** zur Behandlung von mäßig starken bis starken Schmerzen. Zur Dauerbehandlung ist eingenommenes Morphin mit verlängerter Wirkung vorzuziehen, bei Schluckstörungen oder gestörter Aufnahme aus dem Magen-Darm-Trakt auch Fentanyl als Pflaster. Deren Wirkung lässt sich besser steuern. → Seite 1203
Valoron N Rp Lösung	**Naloxon-hydrochlorid** 5,56 mg **+ Tilidin-hydrochlorid** 69,44 mg *Enthält 11,9 % Alkohol*	20 ml	16,07	16,07	**Mit Einschränkung geeignet** bei mäßig starken bis starken Schmerzen. Der Zusatz von Naloxon behindert eine evtl. notwendige hohe Dosierung von Tilidin. → Seite 1214
Valoron N retard 50/4 mg Rp	**Naloxon-hydrochlorid** 4 mg **+ Tilidin-hydrochlorid** 50 mg	20 Stück		26,95	
100/8 mg Rp	**Naloxon-hydrochlorid** 8 mg **+ Tilidin-hydrochlorid** 100 mg	20 Stück		33,05	
150/12 mg Rp	**Naloxon-hydrochlorid** 12 mg **+ Tilidin-hydrochlorid** 150 mg	20 Stück		40,34	
200/16 mg Rp Retardtabletten	**Naloxon-hydrochlorid** 16 mg **+ Tilidin-hydrochlorid** 200 mg	20 Stück		49,23	
Voltaren Dolo 12,5 mg	**Diclofenac-Kalium** 12,5 mg	10 Stück		3,39	**Geeignet** bei leichten bis mäßig starken Schmerzen und Fieber. → Seite 1202
Voltaren Plus Rp Filmtabletten	**Diclofenac-Natrium** 50 mg **+ Kodeinphosphat-hemihydrat** 50 mg	10 Stück		16,84	**Geeignet** bei mäßig starken bis starken Schmerzen, wenn die Dosierung der Einzelbestandteile den individuellen Erfordernissen entspricht. → Seite 1215
ZALDIAR 37,5 mg/325 mg, Filmtabletten Rp Filmtabletten	**Parazetamol** 325 mg **+ Tramadol-hydrochlorid** 37,5 mg	20 Stück		17,73	**Geeignet** bei mäßig starken bis starken akuten Schmerzen, wenn die Dosierung der Einzelbestandteile den individuellen Erfordernissen entspricht. → Seite 1218

Bakterielle Infektionen

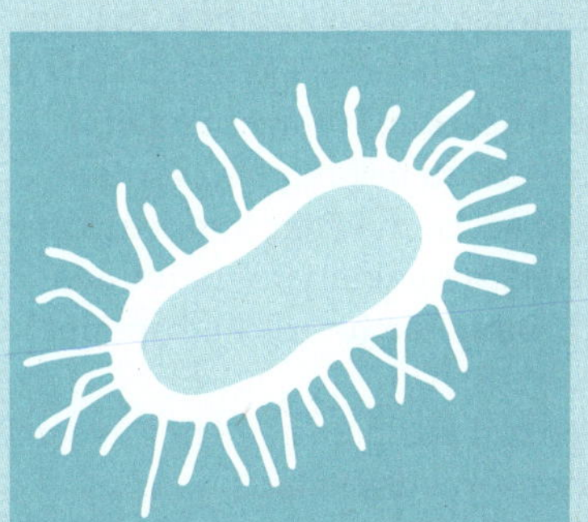

Eine Reihe von Infektionskrankheiten wird durch Bakterien ausgelöst. Bakterien sind einzellige Kleinstlebewesen, die unterschiedlich geformt sein können: als Kugeln (Kokken), Stäbchen, Schrauben mit und ohne Fäden (Geißeln) oder Kapseln. Manche brauchen Sauerstoff zum Überleben (Aerobier), andere nicht (Anaerobier).
Bakterien vermehren sich, indem sie sich querteilen und dann wieder in die Länge wachsen. Viele Bakterienarten können unter extrem schlechten Bedingungen (Hitze, Kälte, Trockenheit) überleben, häufig kapseln sie sich dabei ab und bilden Sporen. Wird das Milieu wieder „lebens“-freundlicher, sprossen die Sporen aus und vermehren sich dann innerhalb kurzer Zeit explosionsartig.

Bakterielle Infektionen allgemein

Wenn Krankheitsbakterien in den Körper eindringen, versucht dieser, sich ihrer so schnell wie möglich wieder zu entledigen. Dafür produziert das Immunsystem eine Reihe von Stoffen, die unter anderem eine Entzündungsreaktion in Gang setzen. Um diese bekämpfen zu können, muss erst einmal herausgefunden werden, welche Bakterien die Entzündung ausgelöst haben. Dafür gibt es verschiedene spezielle Tests.
Bakterien lassen sich grob in zwei Gruppen unterteilen: in gramnegative und grampositive. Diese Einteilung geht auf den dänischen Arzt Hans C. Gram zurück, der für Bakterien ein spezielles Färbeverfahren entwickelt hat. Bakterien, die sich damit dunkelblau anfärben lassen, sind „grampositiv“, färben sie sich rot, sind sie „gramnegativ“.
Grampositive Bakterien haben andere Eigenschaften als gramnegative und reagieren unterschiedlich auf Antibiotika. Bei den grampositiven und gramnegativen Bakterien gibt es weitere Unterteilungen, Untergruppen und „Familien“.

Anzeichen und Beschwerden

Die meisten bakteriellen Infektionen machen sich mit Fieber und einem allgemeinen Krankheitsgefühl (Müdigkeit, Abgeschlagenheit) bemerkbar. Darüber hinaus zeigen sich Krankheitssymptome in den Geweben oder Organen, in denen sich die Bakterien eingenistet haben: bei einer Lungenentzündung zum Beispiel als Atembeschwerden, bei einer bakteriellen Halsinfektion als Schmerzen beim Schlucken, bei einer Blasenentzündung als Brennen beim Wasserlassen. Manchmal schwelt eine Infektion lange Zeit unbemerkt vor sich hin, bis die Bakterien so zahlreich geworden sind, dass deutliche Krankheitssymptome auftreten.

Ursachen

Bakterien gedeihen überall in unserer Umwelt. Am häufigsten gelangen sie über die Hände und über verletzte Haut oder Körperöffnungen (Mund, Nase, Harnröhre) in den Organismus.

Vorbeugung

Eine der besten und wichtigsten Maßnahmen, um sich vor bakteriellen Infektionen zu schützen, ist, sich häufig die Hände zu waschen. Das gilt insbesondere beim Kontakt mit infizierten Personen.
Desinfektionsmittel sind im häuslichen Umgang bei den üblichen Hygienemaßnahmen mit normalen Haushaltreinigern kaum nötig und fördern nur die Resistenzentwicklung bei den Bakterien.
In einigen Situationen müssen Antibiotika vorbeugend eingesetzt werden:

- Bei bestimmten Operationen, zum Beispiel am Dickdarm, um Wundinfektionen zu verhindern.
- Bei zahnärztlichen Eingriffen, urologischen Untersuchungen, Spiegelungen von Bauch, Darm und Gallenwegen zur Verhinderung von Herzklappenentzündungen bei Personen mit einer künstlichen Herzklappe, die früher schon einmal eine Herzklappenentzündung hatten oder deren Herzklappen nicht mehr richtig funktionieren. Bei operativen Eingriffen gelangen Bakterien besonders leicht in die Blutbahn, können sich an den Herzklappen festsetzen und dort zerstörerische Entzündungen auslösen. Für diesen Zweck genügt es, das Antibiotikum nur für kurze Zeit zu geben, aber früh genug. Wenn der Eingriff beginnt, muss es bereits in ausreichender Menge im Blut sein. Das Mittel wird deshalb eine halbe bis eine Stunde

vorher gespritzt oder als Tablette geschluckt. Die einmalige Gabe genügt.

- Bei Kindern nach Abklingen wiederholter Nierenbeckenentzündungen, wenn ein Rückfluss des Urins aus der Blase in die Harnleiter droht oder besteht. Die längerfristige vorbeugende Gabe von Antibiotika kann dann eine neuerliche Infektion der Nieren verhindern und beugt der Zerstörung von Nierengewebe vor.
- Als flankierende Maßnahme, um zu verhindern, dass Bakterien aus Entzündungsherden, die für Antibiotika schlecht erreichbar sind, ins Blut gelangen und sich im Körper ausbreiten, zum Beispiel bei Abszessen.

In vielen Krankenhäusern, Praxen und ambulanten Operationszentren ist es üblich, nach Operationen mit erhöhtem Infektionsrisiko mehrere Tage lang Antibiotika zu geben, in der Hoffnung, auf diese Weise Infektionen vorzubeugen, die als Folge des Eingriffs auftreten können (z. B. Lungenentzündung). Dass diese Antibiotikagabe wirksam schützt, ist jedoch nicht ausreichend belegt, vielmehr fördert sie eher die Resistenzbildung. Das Vorgehen dient meist der Absicherung, „alles" getan zu haben, um solche Infektionen zu verhindern.

Behandlung mit Medikamenten

Wird der Körper nicht selbst mit den krankheitsauslösenden Bakterien fertig, muss die Infektion mit Antibiotika behandelt werden. Antibiotika helfen jedoch nur, wenn eine Infektion tatsächlich auch von Bakterien hervorgerufen wurde. Es gibt Krankheiten, bei denen das zweifelsfrei feststeht oder mit hoher Wahrscheinlichkeit der Fall ist. Dazu gehören:

- Gallenblasenentzündung
- Harnweginfektionen (Blase und Nieren)
- eitrige Hirnhautentzündung (Meningitis)
- Knochenmarkentzündung (Osteomyelitis)
- Lungenentzündung
- Lyme-Borreliose
- Magen- oder Zwölffingerdarmgeschwüre durch Helicobacter
- Scharlach, Wundrose (Erysipel)
- Syphilis
- Tripper (Gonorrhoe)
- Typhus, Paratyphus.

Bei diesen schwerwiegenden bakteriellen Infektionen sind Antibiotika unverzichtbar. Darüber hinaus kann es im Körper zahlreiche andere Entzündungen geben, die durchaus nicht immer auf Bakterien zurückgehen. Akute Bronchitis oder Schnupfen, einschließlich einer akuten Nasennebenhöhlenentzündung im Rahmen einer Erkältung zum Beispiel, werden fast immer von Viren verursacht. Bei diesen Infektionen sind Antibiotika sinnlos, denn gegen Viren wirken sie nicht. Wenn sich jedoch auf die durch die Viren geschädigte Schleimhaut eine bakterielle Infektion aufpfropft (Superinfektion), kann es sinnvoll sein, diese mit Antibiotika zu bekämpfen. Vorher sollte der Arzt einen Abstrich machen, aus dem sich Art und Empfindlichkeit der Bakterien bestimmen lässt (Antibiogramm). Beispiele für solche Superinfektionen sind:

- Anhaltender Husten mit eitrigem gelbem Auswurf und Fieber nach akuter Virus-Bronchitis
- Nasennebenhöhlenentzündung mit anhaltend heftigen Kopfschmerzen und stark eitrigem gelbem Sekret.

Unkomplizierte akute Infektionen der oberen Atemwege müssen nicht gleich mit Antibiotika behandelt werden, weil sich gezeigt hat, dass eine rasche Gabe von Antibiotika weder den Krankheitsverlauf bessert noch die Krankheitsdauer nennenswert verkürzt.

Auswahl des Wirkstoffs

Nicht jedes Antibiotikum bekämpft alle Bakterien gleich gut. Einige Wirkstoffe töten nur wenige Bakterienarten ab (Schmalspektrum-Antibiotika), andere wirken gegen eine Vielzahl von Bakterien (Breitspektrum-Antibiotika). Oft können zunächst Schmalspektrum-Antibiotika angewendet werden. Bei schweren Infektionen oder bei Patienten, bei denen ein hohes Risiko für einen ungünstigen Krankheitsverlauf besteht (z. B. Alter über 65 Jahre oder bestehende schwere chronisch-obstruktive Bronchitis) kann es sinnvoll sein, gleich mit Breitspektrum-Antibiotika zu beginnen, um dann – wenn aufgrund eines speziellen Tests (Antibiogramm) nach zwei oder drei Tagen feststeht, auf welches Antibiotikum die Bakterien am besten ansprechen – auf ein Schmalspektrum-Antibiotikum zu wechseln.

Für die Praxis bedeutet das: Der Arzt grenzt die Keime ein, die als Erreger infrage kommen, und wählt ein Antibiotikum aus, das diese Keime erfahrungsgemäß gut bekämpft. Ist unklar, welche Bakterien die Infektion ausgelöst haben (z. B. bei wiederholten Infekten), sollte der Arzt sie anhand einer Bakterienkultur ermitteln. Dafür nimmt er einen Abstrich aus dem infizierten Gewebe (z. B. Rachenabstrich bei Mandelentzündung) oder der offenen Wunde. Befinden sich die Bakterien in Körperflüssigkeiten, zum Beispiel bei Blasenentzündungen im Urin, genügt eine Probe davon. Um die Infektion schon in der Zeit zu bekämpfen, bis das Untersuchungsergebnis vorliegt, kann die Therapie mit einem Antibiotikum beginnen, von dem

der Arzt annimmt, dass es gut wirkt. Liegt das Ergebnis der Bakterienkultur vor, sollte er gegebenenfalls auf ein gezielter wirkendes Mittel umstellen.
Diese Vorgehensweise ist grundsätzlich wünschenswert, aber viele Ärzte richten sich in der Praxis nicht danach. Für sie ist es einfacher, von vornherein ein Breitband-Antibiotikum zu geben, bei dem sie sicher sein können, den auslösenden Keim auch zu treffen. Diese Art der Behandlung zieht jedoch zwangsläufig Resistenzprobleme (→ Seite 1244) nach sich, sodass hochwirksame Mittel vorzeitig „verbraucht" werden. Besonders problematisch sind Infektionen, die im Krankenhaus erworben werden (nosokomiale Infektionen). Auch wenn sie gleichermaßen außerhalb der Kliniken vorkommen (wie z. B. Lungenentzündungen), müssen sie doch wegen des unterschiedlichen Erregerspektrums mit unterschiedlichen Antibiotika behandelt werden. Hinzu kommt, dass viele Keime, die aus dem Krankenhaus stammen, gegen die gängigen Antibiotika resistent sind, sodass nosokomiale Infektionen meist mit stärker wirksamen Antibiotika und häufig auch über längere Zeit zu behandeln sind als außerhalb des Krankenhauses erworbene Infektionen.
Es gibt verschiedene Gruppen von Antibiotika, die gegen unterschiedliche Erreger wirksam sind:

- Cephalosporine
- Chinolone
- Makrolide
- Penizilline
- Tetrazykline

sowie Clindamyzin, das keiner der genannten Stoffgruppen zuzuordnen ist.
Cephalosporine (→ Seite 1247) sind geeignet bei bakteriellen Infektionen der Atemwege einschließlich der Lungen, Nasennebenhöhlen und Haut, wenn Penizilline nicht vertragen werden. Sie sind ebenfalls geeignet bei komplizierten Harnweginfekten, wenn der Arzt geprüft hat, ob die Bakterien auf das Mittel ansprechen. Bei unkomplizierten Harnweginfekten dagegen sind Cephalosporine mit Einschränkung geeignet. Hier sollten die als „geeignet" erachteten Mittel vorgezogen werden. Näheres lesen Sie unter „Harnweginfektionen" (→ Seite 401). Das als Infusion zu verabreichende Cephalosporin Ceftriaxon ist geeignet zur Behandlung der Borreliose (→ Seite 1240) im Stadium 2 und 3.
Chinolone (→ Seite 1248), auch Gyrasehemmer genannt, sind geeignet bei komplizierten Harnweginfektionen sowie bei Lungenentzündungen durch gramnegative Keime, wenn ein bakteriologischer Nachweis bestätigt hat, dass die Erreger von den Mitteln abgetötet werden. Bei unkomplizierten Harnweginfektionen sind Chinolone mit Einschränkung geeignet, weil sich gezeigt hat, dass die Bakterien bei ungezieltem Einsatz der Chinolone rasch resistent werden. Aus diesem Grund sind die Chinolone Levofloxazin und Moxifloxazin zur Behandlung von Lungenentzündungen außerhalb des Krankenhauses ebenfalls nur mit Einschränkung geeignet. Da bisher nur wenige Bakterien gegen diese Wirkstoffe resistent geworden sind, sollten sie der Behandlung schwerer Infektionen vorbehalten bleiben.
Clindamyzin (→ Seite 1251) ist geeignet bei schweren Infektionen mit anaeroben Bakterienarten wie zum Beispiel Abszessen in der Lunge oder im Becken sowie bei Eiteransammlungen im Rippenfell (Empyem) oder bei tiefen Hautinfektionen. Bei oberflächlichen massiven Hautentzündungen, zum Beispiel im Windelbereich, oder bei einem offenen Geschwür durch langes Liegen (Dekubitus) wird Clindamyzin meist nicht allein gegeben, sondern in Kombination mit einer weiteren Substanz, da in Deutschland (regional unterschiedlich) bis zu 30 Prozent der Stämme von Staphylokokkus aureus (Bakterienart, die häufig solche oberflächlichen Infektionen auslöst) gegen Clindamyzin resistent sind. Als alleiniges Mittel ist Clindamyzin bei solchen oberflächlichen bakteriellen Infektionen mit Einschränkung geeignet und sollte nur eingesetzt werden, wenn Penizillin nicht vertragen wird (z. B. aufgrund einer Allergie).
Antibiotika aus der Gruppe der Makrolide (→ Seite 1252) sind in den vergangenen Jahrzehnten hierzulande breit eingesetzt worden. Deshalb sind viele Bakterien bereits gegen diese Wirkstoffe unempfindlich geworden. Bei Erkrankungen der Atemwege (Lungenentzündung, bakterielle Nasennebenhöhlenentzündung) sind Makrolide deshalb nur noch mit Einschränkung geeignet. Sie sollten nur eingesetzt werden, wenn die Entzündung durch atypische Erreger verursacht worden ist, zum Beispiel durch Legionellen oder bei Kindern durch Mykoplasmen.
Der Wirkstoff Telithromyzin ist mit Einschränkung geeignet. Zwar sind die Resistenzraten bei dieser Substanz im Vergleich zu den anderen Makroliden deutlich niedriger, dafür liegen Hinweise auf ein erhöhtes Risiko für Leberschäden vor, die in den Vereinigten Staaten bereits zu deutlichen Anwendungsbeschränkungen geführt haben.
Der Wirkstoff Clarithromyzin ist in Kombination mit Amoxizillin und anderen Medikamenten zur Behandlung von Magen- und Zwölffingerdarmgeschwüren geeignet, wenn diese durch das Bakterium Helicobacter pylori hervorgerufen wurden.

Bei den Penizillinen (→ Seite 1255) ist der Wirkstoff Amoxizillin bei leichten bis mittelschweren Infektionen mit grampositiven und/oder gramnegativen Keimen geeignet. Dazu gehören zum Beispiel Lungenentzündungen außerhalb des Krankenhauses, eitrige Mittelohr- und Nasennebenhöhlenentzündungen sowie durch Helicobacter pylori verursachte Magen- und Zwölffingerdarmgeschwüre. Der Wirkstoff Ampizillin ist mit Einschränkung geeignet, da er, wenn er eingenommen wird, weniger gut in den Körper aufgenommen wird und schlechter verträglich ist als Amoxizillin.

Flukloxazillin ist geeignet bei Infektionen mit Staphylokokken, wenn die Keime nachgewiesenermaßen darauf empfindlich reagieren, zum Beispiel bei Abszessen und Furunkeln sowie schweren Wundinfektionen. Gehen Abszesse und Furunkel mit Fieber einher oder sollen gezielt antibiotisch behandelt werden, werden sie – falls sie nicht von selbst aufgegangen sind – chirurgisch geöffnet. Der dabei gewonnene Eiter wird dann mikrobiologisch weiter untersucht.

Phenoxymethylpenizillin und Propizillin sind geeignet bei Infektionen mit bestimmten grampositiven Erregern, zum Beispiel bei eitriger Mandelentzündung, Scharlach, bestimmten Hautinfektionen (Erysipel) sowie zur Verhinderung von Rückfällen bei rheumatischem Fieber. Benzylpenizillin ist ein Antibiotikum zur Injektion in die Muskulatur (z. B. am Gesäß). Es ist geeignet, wenn für die therapeutische Wirkung nur niedrige Blutspiegel erreicht werden müssen, beispielsweise zur Langzeitbehandlung von rheumatischem Fieber oder bei Syphilis.

Der Wirkstoff Sultamizillin und die Kombination Amoxizillin + Clavulansäure (→ Seite 1260) sind geeignet bei Mischinfektionen mit Bakterien, die aufgrund von Enzymen (Betalaktamasen) resistent gegen Amoxizillin sind, zum Beispiel bei Atemweginfektionen einschließlich der Lungenentzündung, bei Harnweginfektionen und Infektionen im Bauchraum. Vorher sollte der Arzt prüfen, ob die Bakterien auf die Wirkstoffe ansprechen oder ob die regionale Resistenztabelle nahelegt, dass die Erreger auf Penizillin resistent sind. Diese Mittel können auch gegeben werden, wenn Cephalosporine nicht angewendet werden können.

Die fixe Kombination aus den zwei Penizillinen Amoxizillin und Flukloxazillin (→ Seite 1261) ist zur Behandlung von bakteriellen Infektionen der oberen Atemwege (z. B. Nebenhöhlenentzündung, Sinusitis) wenig geeignet, weil nicht ausreichend nachgewiesen ist, dass diese Kombination besser wirksam ist als Amoxizillin allein oder – wenn die Erreger resistent gegen Amoxizillin sind – die bewährte Kombination aus Amoxizillin und Clavulansäure.

Der Wirkstoff Doxyzyklin aus der Gruppe der Tetrazykline (→ Seite 1258) ist geeignet bei Akne, Lyme-Borreliose, bakterieller Nasennebenhöhlenentzündung sowie bei Lungenentzündungen durch atypische Bakterien, zum Beispiel Chlamydien und Mykoplasmen. Tetrazyklin ist demgegenüber schlechter verträglich und wird in seiner Wirksamkeit durch einige Lebensmittel stärker beeinträchtigt. Mittel mit diesem Wirkstoff sind deshalb nur mit Einschränkung geeignet. Minozyklin ist bei Akne wegen der möglichen stärkeren unerwünschten Wirkungen ebenfalls nur mit Einschränkung geeignet.

Lyme-Borreliose

Die Lyme-Borreliose ist eine Infektionskrankheit, die von Zecken übertragen wird. Sie wurde 1975 erstmals in der US-amerikanischen Stadt Lyme (Connecticut) genauer beschrieben. 1980 entdeckte dann der Schweizer Forscher Willy Burgdorfer das krankheitsauslösende Bakterium im Darm von Zecken. Der spiralförmige Einzeller erhielt daraufhin den Namen Borrelia burgdorferi.

Das Krankheitsbild einer Lyme-Borreliose ist äußerst vielfältig, was die Diagnose erschwert, zumal ein Zeckenstich oftmals unbemerkt bleibt.

Wenn sie unbehandelt bleibt, verläuft die Krankheit meist in mehreren Stadien, die ineinander übergehen. Symptomlose Intervalle wechseln sich ab mit Phasen heftiger Beschwerden.

Nicht verwechseln: FSME und Lyme-Borreliose

Die Lyme-Borreliose ist nicht zu verwechseln mit der Frühsommer-Meningo-Enzephalitis (FSME). Diese ebenfalls mit dem Speichel von Zecken übertragene Krankheit wird durch Viren ausgelöst, die nur in bestimmten Regionen Europas vorkommen (in Deutschland vor allem im Schwarzwald und im Bayerischen Wald). Die Viren verursachen eine Hirnhautentzündung, die mit schweren Lähmungen verbunden sein kann. Gegen FSME gibt es einen Impfstoff, gegen Lyme-Borreliose nicht.

Anzeichen und Beschwerden

Bei Lyme-Borreliose sind drei charakteristische Stadien zu unterscheiden:

Stadium 1: Nach dem Zeckenstich bildet sich um die Stichstelle herum eine kreisförmige Rötung, die mit

der Zeit von innen heraus verblasst und keine Beschwerden verursacht. Sie beruht darauf, dass sich die mit dem Speichel von der Zecke abgegebenen Borrelien in der Haut an der Stichstelle vermehren und langsam kreisförmig ausbreiten (Erythema migrans = Wanderröte). Der rote Fleck kann sich auch an anderen Körperstellen bilden. Er kann rasch wieder verschwinden, aber auch Monate bestehen bleiben. Bei etwa der Hälfte der Infizierten fehlt er völlig. Auch wenn die Zecke bei ihrem Stich ein kleines Blut- oder Lymphgefäß trifft, bleibt die Rötung aus, weil die Borrelien direkt in die Blutbahn wandern.
Stadium 2: Mehrere Tage nach dem Stich, oft aber auch erst nach bis zu zehn Wochen, setzen grippeähnliche Beschwerden ein, die anzeigen, dass sich die Erreger jetzt über das Blut im ganzen Körper ausbreiten. Dabei können sich Blutgefäße an Nerven, Muskeln und Knochengewebe entzünden und typische Beschwerden verursachen: kappenförmige, vom Nacken ausstrahlende Kopfschmerzen, Gliederschmerzen, Muskel- und Gelenkbeschwerden, Abgeschlagenheit, Müdigkeit, heftige Schweißausbrüche in der Nacht, Fieber, Konzentrationsstörungen, Schwindel, Herzklopfen. Sind die Nerven betroffen, kommt es häufig zu Gefühlsstörungen wie Kribbeln, Hitze- oder Kältegefühl, Schmerzen an Bändern und Sehnen, die Anlass zu Verwechslungen mit anderen Krankheiten geben (z. B. Sehnenscheidenentzündung bei Beschwerden am Hand- und Ellenbogengelenk, Bandscheibenvorfall bei Rücken- und Beinbeschwerden). Manchmal kommt es auch zu Muskellähmungen im Gesicht (Fazialisparese). Hiervon sind vor allem Kinder betroffen.
Stadium 3: Vielfach werden nicht alle Borrelien vom körpereigenen Immunsystem beseitigt und setzen sich dann im Bindegewebe fest, wo sie für die Abwehrzellen besonders schwer erreichbar sind. Dort können sie Monate oder auch Jahre überdauern. Werden die Borrelien wieder aktiv, verursachen sie Entzündungen in Gelenken (Knie-, Sprung- und Handwurzelgelenk, teilweise von Gelenk zu Gelenk „springend“), Muskeln, Knochen oder Weichteilen. Entzündungen am Auge kommen auch vor, aber eher selten. Im chronischen Stadium können sich Gehirn und Rückenmark entzünden. Die Symptome ähneln dann denen einer multiplen Sklerose (→ Seite 934). In diesem chronischen Stadium, das schwieriger zu behandeln ist als das akute, treten oft bleibende Schäden auf: Muskelschwäche, Steifheit, Lähmungen, anhaltende Schmerzen, chronische Müdigkeit.

Ursachen

Borrelien werden vorzugsweise zwischen April und September durch Zeckenstich übertragen und sind weit verbreitet. In Europa ist mindestens ein Drittel der Zecken von Borrelien durchseucht. Sie siedeln im Darm des Tieres und werden beim Stich nach etwa 12 bis 24 Stunden mit dem Speichel abgegeben. Anders als vielfach angenommen, lassen sich Zecken nicht von Bäumen oder Sträuchern fallen, sondern sitzen an Büschen, Gestrüpp, Farnen und Grashalmen bis etwa ein Meter Höhe. Von dort werden sie im Vorübergehen abgestreift und krabbeln auf die Haut, wo sie sich festsetzen und mit ihrem Stechrüssel Blut saugen.
Zecken kommen nicht nur im Wald vor, sondern überall in der freien Natur, auch im heimischen Garten, auf der Wiese, im Park, an Bachläufen.

Vorbeugung

Eine Impfung gegen Borrelien gibt es zurzeit nicht. Sinnvoll sind verschiedene allgemeine Maßnahmen, die vor einem Zeckenstich schützen und mit dazu beitragen, einen Zeckenstich oder eine Infektion mit Borrelien so früh wie möglich zu erkennen:

- Beim Wandern und Spazierengehen die Hosen in die Socken stecken, dann können Zecken nicht unter dem Hosenbein auf die Haut krabbeln.
- Unbedeckte Hautstellen mit Insektenschutzmittel einreiben. Am besten geeignet sind dafür Präparate mit dem Wirkstoff Bayrepel.
- Nach jedem Aufenthalt im Freien den ganzen Körper nach Zecken absuchen, vor allem in Hautfalten und im Genitalbereich. Bei Kindern sitzen Zecken häufig am Haaransatz. Die Zecken können auch unter die Kleidung und von dort nach oben krabbeln.
- Kleidung nach dem Ausziehen gut ausklopfen.
- Die Zecke baldmöglichst, am besten innerhalb von 12 bis 24 Stunden, entfernen. Es dauert viele Stunden, bis die Borrelien in der Zecke aktiv werden und vom Darm zum Stechrüssel wandern. Wird die Zecke vorher entfernt, kann sie kaum Borrelien übertragen haben.
- Festsitzende Zecken mit der Pinzette fassen, ohne den Zeckenleib zu quetschen, und abziehen oder mit einem Vereisungsspray betäuben und dann abheben (bei diesem „Schockfrosten“ innerhalb von Sekundenbruchteilen gibt die Zecke keinen Speichel ab). Nicht mit Öl oder Klebstoff beträufeln, weil die Zecke dann langsam erstickt und vermehrt Speichel abgibt, der möglicherweise Borrelien enthält.

Behandlung mit Medikamenten

Eine vorbeugende Behandlung mit Antibiotika bei allen Personen, die von einer Zecke gestochen wurden, vermindert zwar die Rate von Wanderröte (Erythema migrans). Da die Risiken jedoch den Nutzen überwiegen, ist diese Maßnahme in aller Regel nicht sinnvoll. Eine vorbeugende Gabe von Antibiotika ist lediglich in Gebieten sinnvoll, wo die Mehrzahl der Zecken mit Borrelien verseucht ist und die Zecke bereits länger als 24 Stunden am Körper haftet, sodass die Wahrscheinlichkeit groß ist, dass Borrelien übertragen wurden.

Sobald sich eine Wanderröte zeigt, liegt der Verdacht auf eine Lyme-Borreliose nahe (auch wenn kein Zeckenstich bemerkt wurde), und es sollten umgehend Antibiotika gegeben werden. Infrage kommen dafür im Stadium 1 der Lyme-Borreliose bei Erwachsenen sowie bei Kindern über acht Jahre nach abgeschlossenem Zahnwachstum Doxyzyklin aus der Gruppe der Tetrazykline (→ Seite 1258) oder Amoxizillin aus der Gruppe der Penizilline (→ Seite 1255) oder Cefuroxim zum Einnehmen aus der Gruppe der Cephalosporine (→ Seite 1247). Mit Einschränkung geeignet ist Clarithromyzin aus der Gruppe der Makrolide (→ Seite 1252).

Im fortgeschrittenen Krankheitsstadium (Stadium 2 und 3) reichen Antibiotika zum Einnehmen nicht mehr aus, um die Borrelien abzutöten. Dann sind Infusionen erforderlich. Der Wirkstoff Ceftriaxon aus der Gruppe der Cephalosporine (→ Seite 1247) ist dafür geeignet.

Bei Kindern

Kinder bis acht Jahre erhalten im Stadium 1 das Mittel Amoxizillin aus der Gruppe der Penizilline (→ Seite 1255) oder Cefuroxim aus der Gruppe der Cephalosporine (→ Seite 1247). Diese Wirkstoffe eignen sich auch zur Behandlung während der Schwangerschaft.

Lungenentzündung

Die Lungen füllen mit ihren beiden Flügeln den größten Teil des Brustkorbs aus und reichen von den Schlüsselbeinen bis zum Zwerchfell. Brustkorb und Lunge sind von den feinen Häuten des Brustfells umgeben, die durch einen feinen, flüssigkeitsgefüllten Spalt (Pleura) gegeneinander verschiebbar sind.

Die Lunge besteht aus rund 300 Millionen feinster Bläschen (Alveolen). Diese sind umsponnen von haarfeinen Blutgefäßen, in denen der Gasaustausch stattfindet: Sauerstoff aus der Luft wird ins Blut aufgenommen, Kohlendioxid aus dem Blut an die Luft abgegeben.

Die Lunge kann sich ganz oder teilweise entzünden (Pneumonie). Wie schwer die Krankheit sich ausprägt, hängt stark von den individuellen Umständen ab. Bei schlechtem Allgemeinzustand, hohem Alter und gleichzeitig bestehenden weiteren Krankheiten (Diabetes, chronisch obstruktive Bronchitis, Alkoholkrankheit, Herz- und/oder Niereninsuffizienz, chronische Leberleiden) verläuft eine Lungenentzündung meist schwer, nicht selten endet sie tödlich.

Anzeichen und Beschwerden

Je nach Art des Erregers treten unterschiedliche Beschwerden auf. Häufige allgemeine Anzeichen sind trockener und schmerzhafter Husten, hohes Fieber mit Schüttelfrost, Müdigkeit, Abgeschlagenheit, Kopf- und Gliederschmerzen. Manchmal ist der ausgehustete Schleim etwas blutig.

Die Atmung ist meist flach und schnell, tiefes Lufthholen ist weder im Liegen noch Sitzen gut möglich.

Ursachen

Eine Lungenentzündung kann durch Bakterien (Pneumokokken, Mykoplasma pneumoniae, Chlamydia pneumoniae, Haemophilus influenzae, Legionella u. a.), aber auch durch Viren und selten durch Pilze, chemische Reizstoffe oder eingeatmete Fremdkörper (z. B. Essensreste bei Erbrechen im Schlaf oder unter Bewusstseinstrübung) ausgelöst werden. Auch wenn im Liegen, insbesondere im Schlaf, durch einen mangelhaften Verschluss des Pförtnermuskels am Mageneingang ständig Magensäure aufsteigt, kann diese in die Lunge geatmet werden und Bronchien sowie Lungenbläschen verätzen, sodass diese anfällig für Bakterien und Viren werden.

Der Nachweis des Erregers ist oft schwierig und eine bakterielle von einer durch Viren bedingten Lungenentzündung meist kaum zu unterscheiden. Mögliche Hinweise auf eine bakterielle Infektion sind hohes Fieber, eitriger Auswurf sowie deutliche Entzündungszeichen im Blutbild (z. B. stark erhöhte CRP-Werte = Werte des C-reaktiven Proteins oder massiv erhöhte BSG = Blutkörperchen-Senkungsgeschwindigkeit).

Vorbeugung

Bei älteren Patienten und bei bereits bestehenden anderen Krankheiten (z. B. Rheuma, koronare Herzkrankheit, Diabetes) kann eine Grippeschutzimpfung dazu beitragen, durch Influenzaviren bedingte Erkrankungen der Atemwege, vor allem auch Lungen-

entzündungen, und ihre Folgen (Krankenhauseinweisungen, Tod) zu vermeiden.
Die Schutzimpfung gegen Pneumokokken reduziert bei Kindern die Rate schwerwiegender Verläufe von Lungenentzündungen aufgrund von Pneumokokken. Dass ein ähnlicher Nutzen auch bei über 60-Jährigen vorhanden ist, ist noch nicht zweifelsfrei erwiesen.

Behandlung mit Medikamenten

Leichte bakterielle Lungenentzündungen können ambulant behandelt werden. Ist die Atmung beeinträchtigt (bei mittelgradiger und schwerer Entzündung), sollte die Therapie stationär im Krankenhaus erfolgen. Bei bakteriellen Lungenentzündungen erfolgt die Auswahl des Antibiotikums in der Regel nicht dadurch, dass der auslösende Keim spezifisch nachgewiesen wird, sondern unter Berücksichtigung der regional auftretenden Resistenzen (dafür gibt es spezielle Tabellen) in Abhängigkeit von der individuellen Ausgangslage des Patienten, seinem Alter und der Schwere der Erkrankung. Eine genaue Bestimmung des Erregers ist erst notwendig, wenn individuelle Risiken hinzukommen, beispielsweise eine Vorbehandlung mit Antibiotika oder zusätzliche Erkrankungen. Die Behandlung dauert meist fünf bis sieben Tage, bei schweren Infektionen auch länger.
Bei schweren Lungenentzündungen müssen die Antibiotika (meist Cephalosporine wie Cefuroxim, Ceftriaxon, Cefotaxim) als Infusion verabreicht werden. Auch deshalb ist ein Krankenhausaufenthalt erforderlich.
Für die Behandlung von leichten bis mittelschweren Lungenentzündungen, die nicht im Krankenhaus entstanden sind, ist Amoxizillin aus der Gruppe der Penizilline (→ Seite 1255) geeignet. Ampizillin ist nur mit Einschränkung geeignet, weil es weniger gut in den Körper aufgenommen wird und schlechter verträglich ist als Amoxizillin.
Besteht auf Penizilline eine Allergie, können Cephalosporine (→ Seite 1247) eingesetzt werden. Wurde die Lungenentzündung durch Chlamydien oder Mykoplasmen hervorgerufen, sind Tetrazykline (→ Seite 1258) wie Doxyzyklin geeignet. Der Wirkstoff Tetrazyklin ist mit Einschränkung geeignet, weil er weniger gut verträglich ist als Doxyzyklin.
Die Chinolone (→ Seite 1248) Levofloxazin und Moxifloxazin sind mit Einschränkung geeignet. Sie sollten nur gezielt eingesetzt werden, wenn nachgewiesen ist, dass die Erreger auf die vorgenannten Mittel nicht ausreichend ansprechen, oder wenn aufgrund der individuellen Gegebenheiten zu vermuten ist, dass die als „geeignet" erachteten Mittel nicht ausreichend wirken. Auch Makrolide (→ Seite 1252) sind nur mit Einschränkung geeignet, weil die Bakterien darauf in den vergangenen zwanzig Jahren zunehmend resistent geworden sind. Sie sollten nur eingesetzt werden, wenn die Entzündung durch atypische Erreger, beispielsweise Legionellen, verursacht worden ist.
Für den Wirkstoff Telithromyzin gilt diese Einschränkung zwar nicht, er wird trotzdem nicht besser bewertet, weil er nicht besser wirkt als die als „geeignet" erachteten Antibiotika, aber ein höheres Risiko für schwere unerwünschte Wirkungen an der Leber hat.

Bei Kindern

In den ersten beiden Lebensjahren sind Penizilline (→ Seite 1255) wie Amoxizillin oder Cephalosporine (→ Seite 1247) wie Cefuroxim geeignet. Später können auch Makrolide (→ Seite 1252) wie Erythromyzin eingesetzt werden.

Antibiotika allgemein

Als Antibiotika gelten alle Substanzen, die Bakterien bekämpfen. Früher waren das überwiegend Mittel, die aus Naturstoffen wie Pilzen biosynthetisch gewonnen wurden. Mittlerweile gibt es rund 160 verschiedene Wirkstoffe dieser Art, die längst nicht mehr alle aus natürlichen Materialien hergestellt, sondern vielfach chemisch abgewandelt sind, um die Wirkung zu verändern oder zu verbessern. Heute zählen deshalb auch chemisch-synthetisch gewonnene Mittel wie Sulfonamide beziehungsweise Kombinationen daraus zu den Antibiotika.
Antibiotika töten Bakterien entweder ab (bakterizide Wirkung) oder hemmen ihre Vermehrung (bakteriostatische Wirkung).
Auf welche Weise sie eingreifen, ist für die Wirksamkeit der Mittel unerheblich. Bakteriostatische Substanzen sind im klinischen Einsatz nicht schwächer wirksam als bakterizide und umgekehrt.
Antibiotika wirken immer nur auf die Erreger einer Krankheit, nicht gegen die Krankheit selbst. Bei einer Lungenentzündung zum Beispiel töten sie die Bakterien ab, die die Lungenentzündung auslösen. Die Entzündung selbst bleibt von Antibiotika unbeeinflusst. Sie heilt ab, weil keine Erreger mehr vorhanden sind, die entzündliche Reaktionen im Gewebe unterhalten.

Antibiotika sind keine Fiebermittel!
Infektionen sind oft mit hohem Fieber verbunden. Nach der Einnahme von Antibiotika sinkt es meist schnell. Viele glauben deshalb, Antibiotika wirken fiebersenkend. Das stimmt aber so nicht. Der Körper bekämpft jede Infektion erst einmal dadurch, dass er die Temperatur erhöht, nicht selten auf über 39 °C. Das Fieber kurbelt die Abwehrreaktionen an, was dazu beiträgt, mit den Keimen rascher fertig zu werden.
Häufig genügt das aber nicht. Die Bakterien vermehren sich trotz des Fiebers weiter, die Infektion breitet sich aus. Werden dann Antibiotika eingesetzt, töten diese schlagartig sehr viele Krankheitserreger ab. Der Körper kann seine eigene Abwehrreaktion wieder drosseln und das Fieber sinkt.

Resistenzentwicklung

Mit mehreren Mechanismen gelingt es Bakterien, Antibiotika zu überlisten und ihr Überleben zu sichern:

- Sie produzieren spezielle Enzyme, die Antibiotika unwirksam machen.
- Sie bauen im eigenen Stoffwechsel diejenigen Enzyme um, die von Antibiotika angegriffen werden.
- Ihre Zellwand wird für Antibiotika undurchlässig.
- Sie schleusen die Antibiotika mit speziellen Pumpvorgängen wieder aus ihrem Zellinnern heraus.
- Sie verändern einzelne Zellbestandteile oder Strukturen ihrer Zellwand, sodass Antibiotika diese nicht mehr angreifen können.
- Sie verändern Stoffwechselwege, die Antibiotika sonst blockieren. Sie konstruieren also eine Art „Umgehung" für den normalen Stoffwechsel.

Mithilfe dieser Mechanismen werden ganze Bakterienstämme gegen Antibiotika unempfindlich (resistent). Dies geschieht umso leichter, je häufiger Bakterien mit Antibiotika in Kontakt kommen. Außerdem können Bakterien ihre Resistenzmechanismen von einer Bakterienart auf die andere übertragen. Es entstehen auch Stämme, die gegen mehrere Antibiotika gleichzeitig unempfindlich sind.

Bei sich wiederholenden bakteriellen Infektionen an einem Organ (z. B. Lunge, Nieren) kann es deshalb sinnvoll sein, das Antibiotikum zu wechseln, insbesondere bei der Behandlung von Kindern.

Resistente Keime machen vor allem im Krankenhaus Probleme, speziell auf Intensivstationen. Dort werden Antibiotika besonders oft angewendet, sodass sich schnell resistente Bakterienstämme bilden, die bei mangelhafter Hygiene im Krankenhaus von einem Patienten auf andere übertragen werden können. Jede Klinik hat heute eine eigene spezifische Bakterienflora. Im Krankenhaus erworbene (nosokomiale) Infektionen sind gefürchtet, weil es dagegen nur noch wenige wirksame Substanzen gibt, und selbst diese können in Einzelfällen versagen.

Krankenhausinfektionen mit mehrfach resistenten Problemkeimen sind daher einer der wichtigsten Gründe, warum hochwirksame Antibiotika nicht vorschnell in der ambulanten Praxis eingesetzt werden sollen. Jeder neu entwickelte Wirkstoff ist wertvoll, weil es mit ihm noch gelingt, Bakterien abzutöten, die gegen andere Antibiotika bereits resistent geworden sind. Je häufiger das Mittel jedoch eingesetzt wird, desto rascher werden die Keime auch dagegen unempfindlich. Damit wird kostbare „Munition" vorzeitig verschossen.

Das Problem der Resistenzentwicklung lässt sich weltweit beobachten. Es wird umso drängender, als in vielen Ländern Antibiotika rezeptfrei verkauft und wahllos bei allen möglichen Krankheiten eingesetzt werden (auch bei solchen, wo sie überhaupt keinen Sinn machen). In den USA, Spanien und Ungarn beispielsweise sind mittlerweile bis zu 50 Prozent der Erreger von Lungenentzündungen (Pneumokokken) gegen Penizilline resistent.

Resistenzen durch Antibiotika in der Tiermast
Resistenzen werden auch durch die intensive Verwendung von Antibiotika in der Tiermast massiv gefördert. Mehr als die Hälfte der weltweiten Antibiotikaproduktion wird als „Wachstumsförderer" Fertigfutter beigemengt und an Rinder, Schweine, Geflügel oder Fische (vor allem Lachse und Forellen) verfüttert. Dieses Medizinalfutter ist oft sogar billiger als Tiernahrung ohne Antibiotika. Die Bauern und Züchter werden somit geradezu angehalten, Antibiotika einzusetzen. Die resistenten Erreger gelangen über das Fleisch sowie die tierischen Exkremente in die Umwelt. Auch Menschen können sich mit derart resistent gewordenen Keimen infizieren, was die Behandlung erheblich erschwert.

Die nachfolgenden Angaben gelten für alle Antibiotika mit Ausnahme von Fusafungin (Handelsname *Locabiosol*). Über diese folgenden Hinweise hinaus sind die bei den einzelnen Wirkstoffgruppen zusätzlich aufgeführten Besonderheiten zu beachten.

Anwendung

Antibiotika gibt es zum Auftragen auf die Haut, als Tabletten zum Lutschen und Schlucken sowie als Sprüh-, Injektions- oder Infusionslösung und als Zäpfchen (Suppositorien). Welche Zubereitung sinnvoll ist, richtet sich nach Art, Ort und Schweregrad der Infektion. Die äußerlich anzuwendenden Antibiotika werden im Kapitel „Haut" (→ Seite 33) besprochen, Lutschtabletten im Abschnitt „Mandel- und Rachenentzündung" (→ Seite 201).

Als Tablette, Kapsel oder Saft geschluckt, werden Antibiotika im Dünndarm ins Blut aufgenommen. Es dauert eine halbe bis zwei Stunden, bis sich im Blut ausreichende Wirkstoffkonzentrationen aufgebaut haben. Bei den meisten bakteriellen Infektionen ist das ausreichend schnell.

Bei schweren Infektionen oder wenn die Wirkung rasch und stark einsetzen muss (z. B. bei einer schweren Lungenentzündung), ist es sinnvoll, Antibiotika zu spritzen oder zu infundieren. Dann gelangen sie direkt ins Blut und damit auch rasch und in hoher Konzentration an den Ort der Entzündung. Injektionen oder Infusionen sind auch sinnvoll, wenn Erbrechen und Durchfall Tabletten wirkungslos machen.

Antibiotika in Körperhöhlen zu spritzen, zum Beispiel in ein Gelenk oder in die Harnblase, ist unnötig und verbessert die Wirkung nicht. Das Blut transportiert ausreichende Konzentrationen auch in schwer erreichbare Gewebe. Nur bei einer Bauchfellentzündung im Rahmen einer Bauchfelldialyse (kontinuierliche ambulante Peritonealdialyse, CAPD) ist es sinnvoll, die Antibiotika direkt in die Bauchhöhle zu geben.

Die Dosierung ist abhängig von der Art und Schwere der Infektion sowie vom Körpergewicht beziehungsweise der Körperoberfläche.

Da die meisten Antibiotika über die Nieren ausgeschieden werden, müssen bei eingeschränkter Nierenfunktion größere Einnahmeabstände eingehalten werden. Steigt die Konzentration im Blut zu sehr an, besteht ein höheres Risiko für unerwünschte Wirkungen. Bei chronisch Nierenkranken muss der Arzt die Dosis und den Rhythmus der Einnahme über die Kontrolle der Nierenwerte im Blut steuern.

Über welchen Zeitraum hinweg Antibiotika eingenommen werden müssen, ist umstritten. Bei unkomplizierten Harnweginfekten hat sich gezeigt, dass eine Behandlungszeit von ein bis drei Tagen ausreichen kann, um die Keime abzutöten. Auch bei anderen Infektionen kann es durchaus sein, dass die Bakterien schon nach wenigen Tagen abgestorben sind. Bei vielen Entzündungen ist aber unklar, ob eine kurze Behandlungszeit ausreicht. Um sicher zu sein, dass die Krankheitserreger tatsächlich alle abgetötet worden sind, werden deshalb zum Beispiel Mandel- und Nierenbeckenentzündungen über zehn Tage, schwerwiegende Infektionen wie Knochenentzündungen vier bis sechs Wochen und chronische Prostataentzündungen sogar bis zu drei Monate lang mit Antibiotika behandelt. Diese Therapiezeiten haben sich in der Praxis bewährt. Sie dürfen keinesfalls ein Antibiotikum vor der vom Arzt empfohlenen Zeit absetzen, nur weil die Beschwerden vorbei sind.

Achtung

Gegenanzeigen

Unter folgenden Bedingungen dürfen Sie keine Antibiotika einnehmen:

- Sie reagieren auf den Wirkstoff allergisch.

Dabei muss der Arzt auch Kreuzallergien zwischen mehreren Wirkstoffen beachten. Wenn Sie Penizillin nicht vertragen, reagieren Sie in seltenen Fällen auch auf Cephalosporine allergisch, weil diese chemisch ähnlich aufgebaut sind.

- Wenn Sie starken Durchfall haben oder häufig erbrechen müssen, sind Antibiotikatabletten nicht geeignet, weil der Wirkstoff nicht in ausreichender Menge ins Blut gelangt. Das Mittel muss dann gespritzt oder infundiert werden.

Wenn Sie auf andere Stoffe (z. B. Blütenpollen, Hausstaubmilben) allergisch reagieren, besteht grundsätzlich auch ein größeres Risiko, dass Sie auf Antibiotika, vor allem Penizilline, allergisch reagieren. Das ist jedoch kein Grund, dass Sie nicht mit diesen Mitteln behandelt werden. Sie sollten dann lediglich stärker als sonst auf allergische Anzeichen achten. Auch kann der Arzt gegebenenfalls statt eines Penizillins ein anderes Antibiotikum auswählen.

Wechselwirkungen mit Medikamenten

► **Unbedingt beachten**

Alle Antibiotika können die Wirkung der „Pille" zur Empfängnisverhütung beeinträchtigen. Näheres hierzu lesen Sie unter „Mittel zur Empfängnisverhütung: verringerte Wirkung" (→ Seite 12).

UNERWÜNSCHTE WIRKUNGEN

Die nachfolgend genannten unerwünschten Wirkungen können prinzipiell bei allen Antibiotika auftreten. Die Häufigkeit hängt einerseits von der Dosierung und der Therapiedauer ab, andererseits wird sie von den Wirkstoffeigenschaften mitbestimmt.

▶ **Keine Maßnahmen erforderlich**

Es können Bauchschmerzen, Übelkeit, Erbrechen, Blähungen und Appetitlosigkeit auftreten. Leichter Durchfall ist dadurch bedingt, dass die Antibiotika auch die nützlichen Darmbakterien abtöten. Die Verdauung reguliert sich wieder, wenn die Antibiotikabehandlung beendet wird.

▶ **Muss beobachtet werden**

Wenn einige Tage nach Beginn der Antibiotikaeinnahme Juckreiz einsetzt, die Haut sich rötet und ein Hautausschlag auftritt, reagieren Sie vermutlich auf den Wirkstoff allergisch. Bei solchen Hauterscheinungen (→ Seite 14) sollten Sie innerhalb der nächsten 24 Stunden einen Arzt aufsuchen.

Wenn Sie die Antibiotika über längere Zeit (mehrere Wochen) und in hoher Dosierung einnehmen müssen, töten die Mittel auch die nützliche Bakterienflora auf den Schleimhäuten in Mund, Rachen und im Genitalbereich ab. Dann können sich dort Pilze vermehren. Solche Pilzinfektionen machen sich bemerkbar, indem sich die Schleimhaut entzündet und sich ein weißlicher Belag bildet. Im Genitalbereich tritt starker Juckreiz auf, bei Frauen zusätzlich unangenehm riechender, weiß-krümeliger Ausfluss. Wenn Sie solche Symptome bemerken, sollten Sie einen Arzt aufsuchen.

Wenn Ihr Immunsystem geschwächt ist, können die Pilze auch innere Organe befallen. Dafür gibt es keine spezifischen Hinweise. Fieber und Abgeschlagenheit können darauf hindeuten. Dann sollte der Arzt entsprechende Diagnosemaßnahmen einleiten.

▶ **Sofort zum Arzt**

Wenn starker Hautausschlag, Juckreiz, Herzrasen, Atemnot, Schwäche und Schwindel auftreten, müssen Sie die Anwendung sofort abbrechen und unverzüglich den Notarzt rufen (Telefon 112), weil es sich um eine lebensbedrohliche Allergie (→ Seite 14) handeln kann.

Die „Penizillinallergie" ist die häufigste durch ein Medikament ausgelöste Allergie. Sollten Sie oder Ihr Kind bei der erstmaligen Einnahme einen starken Hautausschlag oder eine ähnliche allergische Reaktion entwickeln, dann bitten Sie den Arzt, dies in einem sogenannten „Allergiepass" zu vermerken. Damit kann vermieden werden, dass sie das Medikament versehentlich ein zweites Mal erhalten. Bei weiteren Einnahmen können die allergischen Reaktionen schneller und meist auch heftiger einsetzen.

Wenn heftiger blutiger Durchfall mit Bauchkrämpfen und Fieber einsetzt, müssen Sie ebenfalls sofort einen Arzt rufen. Diese Beschwerden können ein Hinweis für eine Darminfektion mit dem Bakterium Clostridium difficile sein (pseudomembranöse Kolitis). Diese Bakterien können sich verstärkt vermehren, wenn die Antibiotika die nützlichen Darmbakterien abgetötet haben. Das von ihnen abgegebene Gift löst eine schwere Darmentzündung aus, die lebensbedrohlich werden kann. Behandelt wird dann mit einem speziellen Antibiotikum, das gegen Clostridien gut wirkt.

HINWEISE

Für Kinder unter 14 Jahren

Bei der Behandlung von Kindern bis sechs Jahre berechnen sich die Wirkstoffmengen in der Regel nach dem Körpergewicht des Kindes und nicht nach dessen Alter. Bei älteren Kindern wird die Körperoberfläche zur Dosisberechnung herangezogen.

Bei Kindern zwischen drei und neun Jahren müssen Antibiotika bezogen auf das Körpergewicht relativ höher dosiert werden als bei Erwachsenen, weil bei Kindern die Organe rascher arbeiten, sodass die Wirkstoffe schneller ausgeschieden werden.

Kinder sollten Antibiotika als Saft erhalten, wobei die Trockensubstanz mit Wasser gemischt wird. Für die Dosierung müssen Sie unbedingt den der Packung beiliegenden Messlöffel verwenden, weil jedes Präparat andere Maße hat.

Für Neugeborene gelten besondere Bedingungen. Sie sollten immer in einer Kinderklinik behandelt werden, nicht ambulant.

Zur Empfängnisverhütung

Wenn Sie die „Pille" anwenden, ist zu beachten, dass die empfängnisverhütende Wirkung unter Umständen nicht mehr gewährleistet ist. Antibiotika zerstören einen Großteil der Bakterienflora im Darm. Daraus resultiert oft Durchfall, sodass die Wirkstoffe aus der „Pille" nur noch vermindert aufgenommen werden. Es ist nicht sicher, dass sie den Eisprung dann noch wirksam unterdrücken. Näheres hierzu lesen Sie unter „Mittel zur Empfängnisverhütung: verringerte Wirkung" (→ Seite 12).

Cephalosporine

Cefaclor

CEC, Cefaclor 1A Pharma, Cefaclor AL, Cefaclor-CT, Cefaclor-ratiopharm, Cefaclor Sandoz, Cefaclor STADA, Cefaclor-Wolff, INFECTOCEF, Panoral

Cefadroxil

Cefadroxil HEXAL, GRÜNCEF

Cefalexin

Cephalexin-ratiopharm

Cefixim

cefixdura, Cefixim-ratiopharm, Cephoral, SUPRAX

Cefpodoxim

Orelox, Podomexef

Ceftibuten

Keimax

Ceftriaxon

Rocephin

Cefuroxim

Cefuhexal, Cefuroxim AL, Cefuroxim-CT, Cefuroxim-ratiopharm, Cefuroxim STADA, ELOBACT, Zinnat

Loracarbef

Lorafem

Cephalosporine ähneln in ihrer chemischen Struktur den Penizillinen und töten wie diese Bakterien ab, indem sie den Aufbau ihrer Zellwand hemmen.

Viele neuere Cephalosporine (z. B. Cefixim, Ceftibuten) werden häufig verordnet, bieten aber gegenüber den älteren (Cefalexin, Cefaclor) meist kaum Vorteile. Nur wenn das Bakterium Haemophilus influenzae nachgewiesen wird, sind Cefixim und Ceftibuten vorteilhafter als die Cephalosporine der ersten Generation.

Alle Cephalosporine mit Ausnahme von Ceftriaxon sind geeignet zur Behandlung von Lungenentzündungen außerhalb des Krankenhauses sowie von bakteriellen Nasennebenhöhlen- und/oder Mittelohrentzündungen, wenn Penizilline nicht vertragen werden. Sie sind außerdem geeignet zur Behandlung von komplizierten Harnweginfekten, wenn der Arzt geprüft hat, ob die Erreger für den ausgewählten Wirkstoff empfindlich sind. Bei unkomplizierten Harnweginfekten sind Cephalosporine mit Einschränkung geeignet. Sie müssen länger eingenommen werden als „geeignet" bewertete Mittel und sollten nur eingesetzt werden, wenn diese nicht angewendet werden können, beispielsweise während einer Schwangerschaft. Der Wirkstoff Cefuroxim ist darüber hinaus zur Behandlung einer Borrelieninfektion im Stadium 1 geeignet, wenn Penizillin nicht vertragen wird. Ob dies auch für andere Cephalosporine gilt, ist unklar, weil es wenig Erfahrungen zum Einsatz bei Borreliose gibt.

Der Wirkstoff Ceftriaxon wird ausschließlich als Infusion verabreicht. Er ist geeignet zur Behandlung einer Borreliose im Stadium 2 und 3, wenn Antibiotika zum Einnehmen nicht mehr ausreichen, um die Borrelien abzutöten.

Die Wirkstoffe Cefpodoxim (*Orelox, Podomexef*) und Ceftriaxon (*Rocephin*) gibt es inzwischen auch in Form von preisgünstigen Generika.

Anwendung

Alle Angaben hierzu lesen Sie unter „Anwendung" im Abschnitt „Antibiotika allgemein" (→ Seite 1245).

Ceftriaxon: Dieses Mittel wird einmal täglich infundiert, die Therapiedauer richtet sich nach dem Ausmaß und der Schwere der Krankheit. Meist ist eine zweiwöchige Behandlung erforderlich.

Achtung

Angaben hierzu lesen Sie unter „Achtung" im Abschnitt „Antibiotika allgemein" (→ Seite 1245). Zusätzlich ist zu beachten:

Einige Präparate (siehe Tabelle) enthalten als Konservierungsmittel Parabene. Wenn Sie auf Parastoffe (→ Seite 1159) allergisch reagieren, dürfen Sie diese Mittel nicht anwenden.

Wechselwirkungen mit Medikamenten

Loracarbef: Wenn Sie dieses Mittel bei Schnupfen, Nasennebenhöhlen- oder Mittelohrentzündung gleichzeitig mit schleimhautabschwellenden Mitteln (→ Seite 219) anwenden, können verstärkt Kopfschmerzen auftreten.

► **Unbedingt beachten**

Cephalosporine verstärken die Wirkung der gerinnungshemmenden Mittel Phenprocoumon und Warfarin, die bei erhöhter Thrombosegefahr als Tabletten eingenommen werden. Sie müssen deshalb die Blutgerinnung häufiger als sonst selbst kontrollieren oder vom Arzt kontrollieren lassen und gegebenenfalls nach Absprache mit dem Arzt die Dosis der Gerinnungshemmer verringern. Näheres hierzu lesen Sie unter „Mittel zur Blutverdünnung: verstärkte Wirkung" (→ Seite 11).

Unerwünschte Wirkungen

Angaben hierzu lesen Sie unter „Unerwünschte Wirkungen" im Abschnitt „Antibiotika allgemein" (→ Seite 1246). Zusätzlich ist zu beachten:

▶ **Keine Maßnahmen erforderlich**

In Einzelfällen wurden Nervosität, Schlafstörungen und Schwindel beobachtet.

Loracarbef: In Einzelfällen kann es vorkommen, dass der Blutdruck vorübergehend ansteigt.

▶ **Muss beobachtet werden**

Die Mittel können die Leber (→ Seite 15) schädigen. Treten Übelkeit, Erbrechen und/oder dunkel gefärbter Urin auf und ist der Stuhl auffällig hell, sollten Sie einen Arzt aufsuchen.

Cefaclor, Cefalexin, Ceftibuten, Loracarbef: In Einzelfällen können die Mittel die Nierenfunktion (→ Seite 16) beeinträchtigen. Bei Schmerzen in der Nierengegend oder auffälligen Veränderungen beim Wasserlassen (z. B. geringere Urinmenge) sowie bei neu auftretenden oder sich verschlimmernden Wasseransammlungen (z. B. in den Beinen) sollten Sie einen Arzt aufsuchen und gezielt die Nieren untersuchen lassen.

Ceftriaxon: Dieses Mittel kann das Entstehen von Gallensteinen begünstigen. Typisches Anzeichen dafür ist ein diffuses Druckgefühl im rechten Oberbauch – besonders nach den Mahlzeiten. Diese unerwünschte Wirkung ist insbesondere bei Kindern zu beachten, bei ihnen wurde häufig berichtet, dass sich während der Behandlung kleine Gallensteinchen („Gallengries") gebildet haben. Wenn die beschriebenen Symptome auftreten, sollten Sie einen Arzt aufsuchen. Die Beschwerden verschwinden in der Regel (und auch der Gallengries löst sich wieder auf), wenn das Mittel abgesetzt wird.

▶ **Sofort zum Arzt**

Die Mittel können die Leber (→ Seite 15) schwer schädigen und eine Gelbsucht auslösen. Wenn Sie zusätzlich einen starken Juckreiz am ganzen Körper verspüren, sollten Sie sofort einen Arzt aufsuchen. Wenn die Mittel abgesetzt werden, bilden sich die Symptome wieder zurück.

Ceftriaxon: Bei drückenden, mitunter sehr heftigen Schmerzattacken im rechten Oberbauch, die länger als 15 Minuten (bis zu fünf Stunden) andauern, kann es sich um Gallenkoliken aufgrund von Gallensteinen handeln. Die Schmerzen können auch in den Rücken und die rechte Schulter ausstrahlen. Meist treten diese Symptome nach dem Essen auf und sind manchmal mit Übelkeit und Erbrechen verbunden. Gallensteine können auch den Abfluss der Galle völlig behindern, sodass sie sich in der Leber staut und eine Gelbsucht verursacht. Sowohl bei einer Gallenkolik als auch bei einer womöglich durch Gallensteine ausgelösten Gelbsucht müssen Sie sofort einen Arzt rufen.

Hinweise

Angaben hierzu lesen Sie unter „Hinweise" im Abschnitt „Antibiotika allgemein" (→ Seite 1246). Zusätzlich ist zu beachten:

Für Kinder unter 14 Jahren

Ceftibuten, Ceftriaxon: Diese Mittel dürfen bei Früh- und Neugeborenen bis drei Monate nicht angewendet werden.

Ceftriaxon: Bei diesem Mittel bilden sich als unerwünschte Wirkung häufig winzig kleine Gallensteinchen (Gallengries). Wenn das Kind über Bauchweh klagt, sollten Sie den Kinderarzt darauf hinweisen.

Loracarbef: Dieses Mittel dürfen Kinder unter sechs Monaten nicht bekommen.

Für Schwangerschaft und Stillzeit

Cefaclor, Cefadroxil, Cefalexin, Cefixim, Cefuroxim, Loracarbef: Diese Mittel sollten Sie in den ersten drei Schwangerschaftsmonaten nur anwenden, wenn Sie Penizilline nicht vertragen und wenn der Arzt Nutzen und Risiken der Anwendung der Cephalosporine sorgfältig abgewogen hat.

Cefpodoxim, Ceftriaxon: Über die Risiken einer Anwendung in der Schwangerschaft gibt es keine Erkenntnisse. Sicherheitshalber sollten Sie die Mittel daher nicht anwenden.

Cefixim: Über die Risiken einer Anwendung in der Stillzeit gibt es keine Erkenntnisse. Sicherheitshalber sollten Sie dieses Mittel daher nicht anwenden.

Ceftriaxon: Geringe Mengen dieses Wirkstoffs gehen in die Muttermilch über. In der Stillzeit sollten Sie das Mittel deshalb nicht bekommen.

Die übrigen Cephalosporine sollten Sie in der Stillzeit nur anwenden, wenn Sie Penizilline nicht vertragen.

Chinolone

Ciprofloxazin

Cipro 1A Pharma, CIPRO BASICS, Ciprobay, Ciprobeta, ciprodura, Ciprofloxacin AL, Ciprofloxacin Heumann, Ciprofloxacin-ratiopharm, Ciprofloxacin real, Ciprofloxacin Sandoz, Ciprofloxacin STADA, Ciproflox-CT, Ciprohexal, Keciflox

Enoxazin
ENOXOR
Levofloxazin
Tavanic
Moxifloxazin
Actimax, Avalox
Ofloxazin
OfloHEXAL, Ofloxacin AL, Ofloxacin-ratiopharm, Ofloxacin STADA, Oflox-CT, Tarivid

Chinolone – auch Gyrasehemmer genannt – blockieren Vorgänge bei der Zellteilung der Bakterien, die von dem Enzym Gyrase gesteuert werden, und töten so die Keime ab.
Chinolone wirken gegen viele verschiedene Bakterienarten gleichermaßen gut. Das hat dazu geführt, dass sie oft unnötig schnell, häufig und ungezielt verordnet werden, was der Resistenzentwicklung Vorschub leistet. Obwohl diese Mittel erst seit verhältnismäßig kurzer Zeit zur Verfügung stehen, wirken sie in Deutschland bereits bei 5 bis 10 Prozent der Infektionen mit Escherichia coli, dem Hauptkeim bei Harnweginfektionen, nicht mehr, weil die Bakterien dagegen resistent geworden sind. Chinolone sollten daher möglichst gezielt eingesetzt werden.
Die Wirkstoffe Ciprofloxazin, Enoxazin, Levofloxazin und Ofloxazin sind geeignet bei komplizierten Infektionen der Harnwege oder auch bei Lungenentzündungen durch gramnegative Keime, wenn geprüft wurde, ob die Keime auf Chinolone ansprechen. Bei unkomplizierten Harnweginfektionen sind diese Mittel nur mit Einschränkung geeignet, weil die Erreger rasch resistent gegen diese Wirkstoffe werden, wenn sie ungezielt eingesetzt werden.
Der Wirkstoff Moxifloxazin ist ebenfalls geeignet bei Lungenentzündungen durch gramnegative Keime, wenn ein bakteriologischer Nachweise vorliegt. Er ist jedoch nur mit Einschränkung geeignet zur Behandlung von Lungenentzündungen außerhalb des Krankenhauses. Zurzeit sind noch nicht viele Erreger gegen diese Substanz unempfindlich geworden, sodass sie nicht ungezielt eingesetzt werden und schweren Krankheitsfällen vorbehalten bleiben sollte. Das gilt auch für den Wirkstoff Levofloxazin.

Anwendung

Angaben hierzu lesen Sie unter „Anwendung" im Abschnitt „Antibiotika allgemein" (→ Seite 1245).
Zusätzlich ist zu beachten:
Sie sollten die Mittel möglichst auf nüchternen Magen oder ein bis zwei Stunden vor dem Essen mit viel Flüssigkeit einnehmen, dann werden sie am besten ins Blut aufgenommen.
Wenn Sie Chinolone länger als zwei Wochen lang einnehmen müssen, sollte der Arzt die Leberwerte kontrollieren, um eine mögliche Schädigung der Leber rechtzeitig zu erkennen.

Achtung

Angaben hierzu lesen Sie unter „Achtung" im Abschnitt „Antibiotika allgemein" (→ Seite 1245).
Zusätzlich ist zu beachten:
Wenn Ihre Nieren nur eingeschränkt arbeiten, muss der Arzt die Dosis verringern.
Chinolone können starke Stimmungsschwankungen, Halluzinationen und psychotische Zustände auslösen. Wenn in der Vergangenheit bereits Psychosen oder andere psychiatrische Erkrankungen aufgetreten sind, sollte der Arzt Chinolone nur sehr zurückhaltend einsetzen.

Gegenanzeigen

Wenn Sie Epilepsie haben oder zu Krampfanfällen neigen, dürfen Sie Chinolone nur mit Vorsicht anwenden, weil sie die Krampfneigung verstärken.

Wechselwirkungen mit Medikamenten

Wenn Sie noch andere Medikamente nehmen, ist zu beachten:

- Wenn Sie gleichzeitig nichtsteroidale Antirheumatika (z. B. Diclofenac, Ibuprofen) einnehmen, können epilepsieähnliche Krampfanfälle oder Schwindel auftreten.
- Chinolone verstärken die Wirkung von Diazepam (bei Angststörungen, Unruhe).

Ciprofloxazin: Wenn bei Ihnen die Übertragung von Nervenreizen auf die Muskulatur gestört ist (Myasthenia gravis), muss der Arzt Nutzen und Risiken der Behandlung mit Ciprofloxazin besonders sorgfältig abwägen, weil das Mittel die Blockade der Reizübertragung verstärken und sich die Muskelschwäche dadurch bedrohlich verschlimmern kann.

▶ **Unbedingt beachten**

Eisen (bei Blutarmut), Kalzium (bei Osteoporose), Antazida (bei Sodbrennen) und Sucralfat (bei Magen- und Zwölffingerdarmgeschwür) verringern die Aufnahme von Chinolonen. Sie müssen die Mittel deshalb im Abstand von vier bis sechs Stunden einnehmen. Näheres hierzu lesen Sie unter „Antibiotika/Virustatika: verringerte Wirkung" (→ Seite 13).
Chinolone verstärken die Wirkung der blutzuckersenkenden Sulfonylharnstoffe (z. B. Glibenclamid, bei Typ-2-Diabetes). Sie müssen die Blutzuckerwerte deshalb häufiger kontrollieren

(lassen) und gegebenenfalls in Absprache mit dem Arzt die Dosis der Medikamente verringern. Näheres hierzu lesen Sie unter „Mittel zur Blutzuckersenkung: verstärkte Wirkung" (→ Seite 11).

Chinolone verstärken die Wirkung der gerinnungshemmenden Mittel Phenprocoumon und Warfarin, die bei erhöhter Thrombosegefahr als Tabletten eingenommen werden. Sie müssen deshalb die Blutgerinnung häufiger als sonst selbst kontrollieren oder vom Arzt kontrollieren lassen und gegebenenfalls nach Absprache mit dem Arzt die Dosis der Gerinnungshemmer verringern. Näheres hierzu lesen Sie unter „Mittel zur Blutverdünnung: verstärkte Wirkung" (→ Seite 11).

Chinolone erhöhen die Konzentration von Theophyllin (bei Asthma) im Blut. Dies kann zu bedrohlichen Zuständen mit Herzrasen und Krämpfen führen. Der Arzt sollte daher die Serumspiegel engmaschig kontrollieren und gegebenenfalls die Dosis von Theophyllin anpassen.

Moxifloxazin: Wenn Sie dieses Mittel zusammen mit Antiarrhythmika (bei Herzrhythmusstörungen) einnehmen, besteht eine höhere Gefahr für möglicherweise bedrohliche Herzrhythmusstörungen. Das gilt vor allem für Personen über 60 Jahre, Frauen sowie bei hoher Dosierung oder wenn Durchfall, Erbrechen oder ein Magnesiummangel besteht. Näheres hierzu lesen Sie unter „Medikamente bei Herzrhythmusstörungen: verstärkte Wirkung" (→ Seite 12).

Wechselwirkungen mit Speisen und Getränken

Chinolone dürfen Sie nicht zusammen mit Milch und Milchprodukten einnehmen, weil diese die Aufnahme der Wirkstoffe ins Blut beeinträchtigen.

Alkohol verstärkt die unerwünschten Wirkungen der Mittel. Sie sollten ihn deshalb während der gesamten Einnahmezeit meiden.

Unerwünschte Wirkungen

Bei 1 von 10 Behandelten treten unerwünschte Wirkungen auf, am häufigsten die bereits für alle Antibiotika beschriebenen Magen-Darm-Beschwerden (Übelkeit, Erbrechen, Appetitlosigkeit, Durchfall); Angaben hierzu lesen Sie unter „Unerwünschte Wirkungen" im Abschnitt „Antibiotika allgemein" (→ Seite 1246).

▶ **Keine Maßnahmen erforderlich**

Bei 5 von 100 Behandelten treten Kopf- und Bauchschmerzen auf.

Bei bis zu 10 von 100 kommt es zu Benommenheit, Schwindel, Müdigkeit, Erregtheit, Zittern. Die Gelenke können schmerzen oder anschwellen (bei weniger als 1 von 100).

Selten treten Geschmacks-, Geruchs- und Sehstörungen auf. Diese Störwirkung verschwindet nach Beendigung der Behandlung wieder.

Moxifloxazin: Bei diesem Mittel treten Geschmacksstörungen häufiger auf (bei 1 bis 10 von 100).

▶ **Muss beobachtet werden**

Während der Behandlung mit Chinolonen können Stimmungsschwankungen und psychotische Zustände auftreten. Bemerken Sie oder Angehörige, dass Sie antriebsloser sind als sonst oder Ihre Außenwelt anders wahrnehmen, sollten Sie mit dem Arzt sprechen. Gegebenenfalls sollte er ein anderes Antibiotikum verordnen.

Ciprofloxazin, Enoxazin, Levofloxazin, Ofloxazin: In wenigen Einzelfällen können die Mittel die Nierenfunktion beeinträchtigen oder die Nieren (→ Seite 16) schädigen (vor allem bei Personen über 60 Jahre und bereits eingeschränkter Nierenfunktion). Bei Schmerzen in der Nierengegend oder auffälligen Veränderungen beim Wasserlassen (z. B. geringere Urinmenge, schäumender Urin) sowie bei neu auftretenden oder sich verschlimmernden Wasseransammlungen (z. B. in den Beinen) sollten Sie einen Arzt aufsuchen und gezielt die Nieren untersuchen lassen. Wenn die Chinolone bei Harnweginfektionen eingesetzt werden, ist diese unerwünschte Wirkung schwerer zu erkennen.

Ciprofloxazin, Levofloxazin, Ofloxazin: Diese Mittel können die Leber (→ Seite 15) schädigen. Treten Übelkeit, Erbrechen und/oder dunkel gefärbter Urin auf und ist der Stuhl auffällig hell, sollten Sie einen Arzt aufsuchen.

▶ **Sofort zum Arzt**

Setzen Schmerzen an Sehnenansätzen, Hand- oder Fußgelenk, Ellenbogen, Schulter oder Leiste ein, sollten Sie umgehend einen Arzt aufsuchen. Unter der Behandlung mit Chinolonen kommt es selten zu Sehnenscheidenentzündungen oder -rissen (z. B. an der Achillessehne), vor allem bei vorangegangener oder gleichzeitiger Behandlung mit Glukokortikoiden (bei Entzündungen, Immunreaktionen).

Wenn Alpträume, Halluzinationen (Verfolgungswahn, Trugbilder) oder schwere Depressionen (→ Seite 16) auftreten, sollten Sie das Mittel absetzen und umgehend einen Arzt rufen.

Ciprofloxazin, Levofloxazin, Ofloxazin: Diese Mittel können die Leber (→ Seite 15) schwer schädigen und eine Gelbsucht auslösen. Wenn Sie zusätzlich einen starken Juckreiz am ganzen Körper verspüren, sollten Sie sofort einen Arzt aufsuchen. Wenn die Mittel abgesetzt werden, bilden sich die Symptome wieder zurück.

Moxifloxazin: Bei weniger als 1 von 10 000 Behandelten kann es – vor allem, wenn gleichzeitig ein Mangel an Kalium, eine Herzerkrankung und/oder Herzrhythmusstörungen vorliegen – zu besonders schwerwiegenden Herzrhythmusstörungen vom Typ Torsades de pointes (→ Seite 16) kommen. Diese können sich in Herzstolpern und Schwindel bis hin zur Bewusstlosigkeit äußern.

Hinweise

Angaben hierzu lesen Sie unter „Hinweise" im Abschnitt „Antibiotika allgemein" (→ Seite 1246). Zusätzlich ist zu beachten:

Für Kinder unter 14 Jahren

Enoxazin, Levofloxazin, Moxifloxazin, Ofloxazin: Diese Chinolone dürfen Kinder und Jugendliche bis zum Ende ihres Wachstums nicht erhalten, weil sie den wachsenden Knorpel und somit die Gelenke dauerhaft schädigen können.

Ciprofloxazin: Für Ciprofloxazin gilt zwar das Gleiche, doch ist seine Anwendung in speziellen Situationen zu vertreten. Beispielsweise können Kinder ab einem Jahr mit einer komplizierten Harnweginfektion oder Nierenbeckenentzündung unter der Voraussetzung mit Ciprofloxazin behandelt werden, dass die Erreger zweifelsfrei identifiziert wurden und Standardmedikamente entweder nicht eingesetzt werden können oder nicht ausreichend wirken.

Für Schwangerschaft und Stillzeit

In Schwangerschaft und Stillzeit dürfen Chinolone nicht eingenommen werden.

Für ältere Menschen

In dieser Altersgruppe besteht ein höheres Risiko, dass Chinolone die Nieren schädigen. Auch wegen der möglichen unerwünschten Wirkungen auf das zentrale Nervensystem (Halluzinationen) sollten Chinolone bei Personen über 60 Jahre generell nur sehr zurückhaltend eingesetzt werden.

Zur Verkehrstüchtigkeit

Chinolone können – vor allem zu Beginn der Behandlung oder wenn die Dosis erhöht wird sowie in Verbindung mit Alkohol – Ihre Reaktionsfähigkeit beeinträchtigen. Dann sollten Sie kein Fahrzeug lenken, keine Maschinen bedienen und keine Arbeiten ohne sicheren Halt verrichten.

Clindamyzin

Clindahexal, Clindamycin-ratiopharm, Clinda-saar, Clindastad, CLIN-SANORANIA, SOBELIN

Clindamyzin wirkt, ähnlich wie Erythromyzin und Penizilline, vor allem gegen grampositive Bakterien, zusätzlich aber auch gegen solche, die für ihre Existenz keinen Sauerstoff benötigen (Anaerobier). Das Mittel ist geeignet bei schweren Infektionen mit anaeroben Bakterien, beispielsweise bei Abszessen in der Lunge oder dem Becken, bei Infektionen der Knochen und Knochenhäute sowie bei Eiteransammlungen im Rippenfell (Empyem) und bei bakteriellen Hautinfektionen.

Wegen seiner unerwünschten Wirkungen und aufgrund ansteigender Resistenzen sollte Clindamyzin nur eingesetzt werden, wenn Penizilline wegen Allergien oder Resistenzen nicht infrage kommen.

Anwendung

Angaben hierzu lesen Sie unter „Anwendung" im Abschnitt „Antibiotika allgemein" (→ Seite 1245). Zusätzlich ist zu beachten:

Wenn Sie Clindamyzin länger als drei Wochen einnehmen, muss der Arzt die Funktion von Leber und Nieren sowie das Blutbild in regelmäßigen Abständen (z. B. wöchentlich) kontrollieren.

Wenn Sie leberkrank sind, sollten Sie die normale Dosis im Abstand von mindestens acht Stunden einnehmen.

Achtung

Alle Angaben hierzu lesen Sie unter „Achtung" im Abschnitt „Antibiotika allgemein" (→ Seite 1245).

SOBELIN Granulat: Dieses Präparat enthält als Konservierungsmittel Parabene. Wenn Sie auf Parastoffe (→ Seite 1159) allergisch reagieren, dürfen Sie dieses Mittel nicht anwenden.

Gegenanzeigen

Unter folgenden Bedingungen muss der Arzt Nutzen und Risiken der Behandlung mit Clindamyzin besonders sorgfältig abwägen:

- Die Übertragung von Nervenreizen auf die Muskulatur ist gestört (Myasthenia gravis und Parkinsonkrankheit). Clindamyzin kann dann die Blockade der Reizübertragung verstärken, sodass sich die Muskelschwäche bedrohlich verschlimmert.
- Sie hatten schon einmal eine entzündliche Darmerkrankung (Colitis ulcerosa, Morbus Crohn). Dann besteht ein höheres Risiko für eine

pseudomembranöse Kolitis (schwere Darmentzündung durch Clostridien-Bakterien).

Wechselwirkungen mit Medikamenten

Clindamyzin sollte nicht zusammen mit Erythromyzin angewendet werden, weil Experimente gezeigt haben, dass sich dann die antibakterielle Wirkung der beiden Stoffe aufheben kann.

Unerwünschte Wirkungen

Angaben hierzu lesen Sie unter „Unerwünschte Wirkungen" im Abschnitt „Antibiotika allgemein" (→ Seite 1246). Zusätzlich ist zu beachten:

► **Sofort zum Arzt**

Bei der Anwendung von Clindamyzin ist das Risiko für eine schwere Darmentzündung durch Clostridien (pseudomembranöse Kolitis) größer als bei anderen Antibiotika. Wenn heftige blutige Durchfälle und Bauchkrämpfe auftreten, sollten Sie umgehend einen Arzt aufsuchen.

Hinweise

Angaben hierzu lesen Sie unter „Hinweise" im Abschnitt „Antibiotika allgemein" (→ Seite 1246). Zusätzlich ist zu beachten:

Für Schwangerschaft und Stillzeit

Über die Risiken einer Anwendung in der Schwangerschaft gibt es keine ausreichenden Erkenntnisse. Sie sollten das Mittel nur anwenden, wenn der Arzt Nutzen und Risiken sorgfältig abgewogen hat.

Auch während der Stillzeit ist das Mittel nur mit Vorsicht anzuwenden. Beim Säugling können Durchfälle und Pilzinfektionen an Haut und Schleimhäuten auftreten. Auch kann das Kind allergische Reaktionen auf das Antibiotikum entwickeln.

Makrolide

Azithromyzin

Zithromax

Clarithromyzin

Biaxin HP, Klacid

Erythromyzin

Erybeta, Eryhexal, Erythromycin-ratiopharm, Erythromycin STADA, Erythromycin-Wolff, INFECTOMYCIN, Paediathrocin, Sanasepton

Roxithromyzin

Roxi 1A Pharma, ROXI BASICS, Roxibeta, Roxi-CT, roxidura, ROXIGRÜN, Roxihexal, ROXI-PUREN, Roxi-saar, Roxithro-Lich, Roxithromycin AL, Roxithromycin Heumann, Roxithromycin-ratiopharm, Roxithromycin Sandoz, Roxithromycin STADA, Rulid

Telithromyzin

Ketek

Erythromyzin ist ein langerprobtes und bewährtes Makrolid-Antibiotikum. Die anderen Wirkstoffe aus dieser Gruppe wurden erst in den vergangenen Jahren entwickelt. Sie sind im Vergleich zu Erythromyzin nicht wirksamer, aber oft besser verträglich.

Weil Makrolid-Antibiotika jahrzehntelang unkritisch eingesetzt wurden, sind viele Bakterienstämme darauf bereits resistent geworden. Besteht eine Resistenz auf das am häufigsten angewendete Erythromyzin, sollte der Arzt auch keines der anderen Makrolide (Azithromyzin, Clarithromyzin, Roxithromyzin) verordnen. Denn es ist anzunehmen, dass die Erreger auch gegen diese Verbindungen unempfindlich sind.

Makrolide sind geeignet zur Behandlung von Lungenentzündungen außerhalb des Krankenhauses, soweit diese auf untypische Erreger wie Mykoplasmen und Legionellen zurückgehen, außerdem auch bei Chlamydien- und leichten bakteriellen Hautinfektionen. Bei allen anderen Lungenentzündungen außerhalb des Krankenhauses sind Makrolide wegen der erhöhten Resistenzrate nur noch mit Einschränkung geeignet.

Biaxin HP mit einer speziellen Dosis von Clarithromyzin ist geeignet zur Behandlung von Infektionen mit Helicobacter pylori und den dadurch bedingten Magen- oder Zwölffingerdarmgeschwüren (in Kombination mit anderen Antibiotika, z. B. Amoxizillin).

Telithromyzin ähnelt in seiner chemischen Struktur den Makroliden und ist der erste Vertreter der sogenannten Ketolide. Bisher gibt es gegen diesen Wirkstoff noch nicht so viele Resistenzen. Das Mittel bleibt besonders lang im Körper. Die Zeit, in der die Hälfte der Substanz wieder ausgeschieden ist (Halbwertszeit) beträgt 10,6 Stunden. Das ermöglicht, das Mittel nur einmal täglich zu geben. Der Wirkstoff wirkt nicht besser als andere Makrolide, hat aber ein deutlich höheres Potenzial für schwerwiegende unerwünschte Wirkungen, wie zum Beispiel Lebererkrankungen, Seh- und Bewusstseinsstörungen. Telithromyzin ist deshalb zur Behandlung von bakteriellen Infektionen der Atemwege außerhalb des Krankenhauses nur mit Einschränkung geeignet. Das Mittel kann allenfalls vorteilhaft sein, wenn zu vermuten ist, dass aufgrund des häufigen Einsatzes von Penizillinen die Keime gegen diese Wirkstoffklasse bereits resistent sind (z. B. bei Reisenden aus Spanien oder Südosteuropa).

Die Wirkstoffe Azithromyzin (*Zithromax*) und Clarithromyzin (*Biaxin HP*, *Klacid*) gibt es inzwischen auch in Form von preisgünstigen Generika.

ANWENDUNG

Angaben hierzu lesen Sie unter „Anwendung" im Abschnitt „Antibiotika allgemein" (→ Seite 1245). Alle Mittel können Sie zwar grundsätzlich unabhängig von den Mahlzeiten einnehmen, sie werden aber besser ins Blut aufgenommen, wenn Sie sie vor dem Essen schlucken, dies gilt insbesondere für Erythromyzin und Roxithromyzin. Wenn Sie merken, dass Sie das Antibiotikum besser vertragen, wenn Sie es mit dem Essen einnehmen, ist auch das möglich. Zusätzlich ist zu beachten:

Azithromyzin: Dieses Mittel nehmen Sie drei oder fünf Tage lang ein. Die Gesamtdosis beträgt normalerweise 1,5 Gramm, bei Chlamydieninfektionen im Genitalbereich genügt eine Einmalgabe von 1 Gramm.

Klacid uno Retardtabletten, Telithromyzin: Diese Mittel nehmen Sie nur einmal täglich ein.

ACHTUNG

Alle Angaben hierzu lesen Sie unter „Achtung" im Abschnitt „Antibiotika allgemein" (→ Seite 1245). Zusätzlich ist zu beachten:

Wenn Ihre Nieren und/oder Ihre Leber nur eingeschränkt arbeiten, muss der Arzt die Dosis verringern.

Erythromyzin: Bei stark eingeschränkter Nierenfunktion dürfen Sie nicht mehr als zwei Gramm Erythromyzin pro Tag einnehmen.

INFECTOMYCIN Saft: Dieses Präparat enthält als Konservierungsmittel Parabene. Wenn Sie auf Parastoffe (→ Seite 1159) allergisch reagieren, dürfen Sie es nicht einnehmen.

Gegenanzeigen

Unter folgenden Bedingungen dürfen Sie keine Makrolid-Antibiotika einnehmen:

- Ihre Leberfunktion ist stark eingeschränkt.
- Sie haben Herzrhythmusstörungen.
- Sie haben eine Psychose und werden dagegen mit Pimozid (Handelsname *Orap*) behandelt, oder Sie haben eine Allergie und werden dagegen mit Terfenadin behandelt. Bei beiden Medikamenten kann die Kombination mit Makrolid-Antibiotika bedrohliche Herzrhythmusstörungen auslösen.

Telithromyzin: Dieses Mittel dürfen Sie nicht einnehmen, wenn bei Ihnen die Übertragung von Nervenreizen auf die Muskulatur gestört ist (Myasthenia gravis). Telithromyzin kann dann die Blockade der Reizübertragung verstärken, wodurch sich die Muskelschwäche innerhalb weniger Stunden bedrohlich verschlimmern kann. Außerdem dürfen Sie Telithromyzin nicht anwenden, wenn Sie wegen erhöhter Blutfette mit Statinen (CSE-Hemmern) behandelt werden.

Unter folgenden Bedingungen sollte der Arzt Nutzen und Risiken der Anwendung von Makrolid-Antibiotika sorgfältig abwägen:

- Ihre Leber arbeitet nur eingeschränkt.
- Sie sind herzkrank (Herzschwäche, Herzrhythmusstörungen).
- Sie haben einen nicht ausgeglichenen Mangel an Kalium und/oder Magnesium.

Wechselwirkungen mit Medikamenten

Wenn Sie noch andere Medikamente anwenden, ist zu beachten:

- Makrolide sollten nicht mit anderen Makroliden oder den Antibiotika Chloramphenicol, Clindamyzin und Lincomyzin kombiniert werden.
- Makrolide verstärken die nierenschädigende Wirkung von Ciclosporin (nach Organtransplantationen).
- Makrolide verstärken die Wirkung von Theophyllin (bei Asthma), Carbamazepin und Valproinsäure (bei Epilepsien), Methylprednisolon (bei Entzündungen, Immunreaktionen), Midazolam und Triazolam (bei Angststörungen), Felodipin (bei hohem Blutdruck). Dann steigt das Risiko für unerwünschte Wirkungen. Der Arzt muss dann gegebenenfalls die Blutspiegel bestimmen und die Dosis verringern.
- In Kombination mit Ergotamin oder Dihydroergotamin (bei Migräne) oder Bromocriptin (bei Parkinsonkrankheit) können Durchblutungsstörungen, vor allem in den Fingern, auftreten (Raynaud-Phänomen). Diese Mittel sollten Sie deshalb nicht gleichzeitig mit Makrolid-Antibiotika einnehmen.

Telithromyzin:

- Theophyllin (bei Asthma) sollten Sie im Abstand von einer Stunde einnehmen, weil sich sonst Magen-Darm-Beschwerden verstärken können.
- Der Wirkstoff verstärkt und verlängert die Wirkung von Tacrolimus und Sirolimus (nach Organtransplantationen).
- Rifampizin (bei Tuberkulose), Carbamazepin, Phenobarbital und Phenytoin (alle bei Epilepsien) und Johanniskraut (bei Depressionen) schwächen die Wirkung von Telithromyzin. Während Sie diese Mittel einnehmen sowie noch weitere

zwei Wochen danach sollten Sie nicht mit Telithromyzin behandelt werden.

▶ **Unbedingt beachten**

• Makrolide verstärken die Wirkung von Digoxin (bei Herzschwäche), sowie von Flecainid, Propafenon, Amiodaron (bei Herzrhythmusstörungen), sodass sich die Gefahr für Herzrhythmusstörungen erhöht. Näheres hierzu lesen Sie unter „Mittel bei Herzrhythmusstörungen: verstärkte Wirkung" (→ Seite 12).

• Makrolide verstärken die Wirkung der gerinnungshemmenden Mittel Phenprocoumon und Warfarin, die bei erhöhter Thrombosegefahr als Tabletten eingenommen werden. Sie müssen deshalb die Blutgerinnung häufiger als sonst selbst kontrollieren oder vom Arzt kontrollieren lassen und gegebenenfalls nach Absprache mit dem Arzt die Dosis der Gerinnungshemmer verringern. Näheres hierzu lesen Sie unter „Mittel zur Blutverdünnung: verstärkte Wirkung" (→ Seite 11).

• Makrolide dürfen Sie nicht gleichzeitig mit Terfenadin (bei Allergien) einnehmen, weil dabei schwere, unter Umständen lebensbedrohliche Herzrhythmusstörungen vom Typ Torsades de pointes (→ Seite 16) auftreten können. Möglicherweise kann diese unerwünschte Wirkung auch in Kombination mit Azelastin, Ebastin und Mizolastin (alle bei Allergien) oder Pimozid (bei Psychosen) auftreten.

Telithromyzin: Wenn Sie gleichzeitig cholesterinsenkende Mittel wie Atorvastatin, Lovastatin, Simvastatin (bei erhöhten Blutfetten) einnehmen, können sich diese Wirkstoffe im Blut anreichern, sodass sich das Risiko für unerwünschte Wirkungen erhöht. Telithromyzin dürfen Sie deshalb nicht gleichzeitig mit diesen Mitteln einnehmen.

Unerwünschte Wirkungen

Angaben hierzu lesen Sie unter „Unerwünschte Wirkungen" im Abschnitt „Antibiotika allgemein" (→ Seite 1246). Zusätzlich ist zu beachten:

▶ **Keine Maßnahmen erforderlich**

Es können Magenschmerzen, Übelkeit, Erbrechen, weiche Stühle, Durchfall oder Verstopfung auftreten (bei 5 von 100 Behandelten).

Bei 1 bis 10 von 1 000 kommt es zu vorübergehenden Störungen des Geruchs- oder Geschmackssinns.

Bei weniger als 1 von 1 000 können Hörstörungen (Hörverlust, Taubheit, Ohrgeräusche) auftreten, die wieder verschwinden, wenn die Makrolid-Antibiotika abgesetzt werden. Diese unerwünschte Wirkung kommt vor allem bei älteren Personen (über 60 Jahre) vor.

▶ **Muss beobachtet werden**

Selten können die Mittel die Leber (→ Seite 15) schädigen. Treten Übelkeit, Erbrechen und/oder dunkel gefärbter Urin auf und ist der Stuhl auffällig hell, sollten Sie einen Arzt aufsuchen.

Bei 1 bis 10 von 1 000 können sich Missempfindungen an Armen und Beinen mit Taubheitsgefühl, Kribbeln und Brennen entwickeln. In der Regel vergehen diese Beschwerden nach Absetzen der Mittel wieder. Sind die Erscheinungen sehr unangenehm oder verstärken sie sich, sollten Sie einen Arzt aufsuchen.

Telithromyzin: Das Mittel kann die Sehfähigkeit beeinträchtigen bis hin zu schweren Anpassungsstörungen (Akkomodationsstörungen) des Auges an das Sehen in Nähe und Ferne (bei bis zu 1 von 100). Diese Schwierigkeiten treten innerhalb weniger Stunden nach der ersten Einnahme auf, wiederholen sich nach jeder weiteren Einnahme und dauern mehrere Stunden an. Sie normalisieren sich wieder, wenn Sie das Mittel absetzen. Wenn Sie Sehstörungen bemerken, sollten Sie einen Arzt aufsuchen.

▶ **Sofort zum Arzt**

Die Mittel können die Leber (→ Seite 15) schwer schädigen und eine Gelbsucht auslösen. Wenn Sie zusätzlich einen starken Juckreiz am ganzen Körper verspüren, sollten Sie sofort einen Arzt aufsuchen. Wenn die Mittel abgesetzt werden, bilden sich die Symptome wieder zurück.

Bei weniger als 1 von 10 000 Behandelten kann es – vor allem, wenn gleichzeitig ein Mangel an Kalium, eine Herzerkrankung und/oder Herzrhythmusstörungen vorliegen – zu besonders schwerwiegenden Herzrhythmusstörungen vom Typ Torsades de pointes (→ Seite 16) kommen. Diese können sich in Herzstolpern und Schwindel bis hin zur Bewusstlosigkeit äußern.

Telithromyzin: Bei Patienten mit einer speziellen Nervenerkrankung (Myasthenia gravis) in der Vorgeschichte kann sich die durch die Krankheit bedingte Muskelschwäche bereits nach der ersten Dosis rasch verschlimmern. In diesem Zusammenhang kann es auch zu einer lebensbedrohlichen Atemschwäche kommen. Wenn Sie bei normaler Belastung eine nicht erklärbare Muskelschwäche, insbesondere im Kopfbereich (z. B. eine Schwäche beim Kauen oder Schlucken), feststellen, sollten Sie möglichst rasch einen Arzt aufsuchen.

Hinweise

Angaben hierzu lesen Sie unter „Hinweise" im Abschnitt „Antibiotika allgemein" (→ Seite 1246). Zusätzlich ist zu beachten:

Für Kinder unter 14 Jahren

Azithromyzin: Dieses Mittel dürfen Kinder ab einem Körpergewicht von 15 Kilogramm erhalten.

Clarithromyzin, Erythromyzin: Mittel mit diesen Wirkstoffen können Früh- und Neugeborenen sowie Säuglingen gegeben werden.

Roxithromyzin: Es gibt spezielle Zubereitungen für Kinder, die ab einem Körpergewicht von sieben Kilogramm verabreicht werden können.

Telithromyzin: Dieses Mittel dürfen Kinder unter zwölf Jahren nicht erhalten, weil es bei ihnen noch nicht ausreichend untersucht ist.

Für Frauen

Frauen haben ein erhöhtes Risiko für Herzrhythmusstörungen vom Typ Torsades de pointes (→ Seite 16) als unerwünschte Wirkung.

Für Schwangerschaft und Stillzeit

Erythromyzin: Diese Mittel können Sie in Schwangerschaft und Stillzeit anwenden.

Azithromyzin, Clarithromyzin, Roxithromyzin, Telithromyzin: Über die Risiken einer Anwendung dieser Mittel in der Schwangerschaft gibt es keine Erkenntnisse. Sicherheitshalber sollten Sie sie nicht anwenden.

Azithromyzin, Clarithromyzin, Roxithromyzin: Die Mittel können in geringen Mengen in die Muttermilch übertreten. Der Säugling kann dadurch Magen-Darm-Beschwerden und allergische Reaktionen entwickeln. Sicherheitshalber sollten Sie abstillen, wenn die Einnahme der Mittel unumgänglich ist.

Telithromyzin: In der Stillzeit dürfen Sie dieses Mittel nicht anwenden.

Für ältere Menschen

Bei hoher Dosierung können vorübergehend Hörstörungen auftreten, die sich mit dem Ende der Behandlung wieder geben.

Zur Verkehrstüchtigkeit

Telithromyzin: Dieses Mittel kann die Sehfähigkeit beeinträchtigen und in seltenen Fällen auch zu einem vorübergehenden Bewusstseinsverlust führen. Während Sie dieses Mittel einnehmen, sollten Sie kein Fahrzeug lenken, keine Maschinen bedienen und keine Arbeiten ohne sicheren Halt verrichten.

Penizilline

Amoxizillin

Amoxi 1A Pharma, Amoxibeta, Amoxicillin AbZ, Amoxicillin AL, Amoxicillin Heumann, Amoxicillin-ratiopharm, Amoxi-Sandoz, Amoxicillin STADA, Amoxi-CT, Amoxi-Diolan, Amoxi-Hefa, Amoxihexal, Amoxi-Lich, Amoxi-Wolff, AMOXYPEN, INFECTOMOX, Jutamox

Ampizillin

Ampicillin-ratiopharm

Benzylpenizillin

TARDOCILLIN

Flukloxazillin

Staphylex

Phenoxymethylpenizillin

Arcasin, INFECTOBICILLIN, INFECTOCILLIN, Isocillin, MEGACILLIN oral, Penbeta, Penhexal, Penicillin Sandoz, Penicillin V AL, Penicillin V-CT, Penicillin V Heumann, Penicillin V-ratiopharm, Penicillin V STADA, Penicillin-V-Wolff, Pen Mega 1A Pharma, P-Mega-Tablinen

Propizillin

Baycillin

Sultamizillin

Unacid PD oral

Penizilline sind eine wichtige Gruppe von Antibiotika, mit der viele Infektionen gut behandelt werden können. Sie hemmen während der Wachstumsphase den Aufbau der Zellwand von Bakterien und töten sie damit ab. Bereits ausgewachsene Bakterien bleiben unbehelligt.

Es gibt Schmal- und Breitspektrum-Penizilline. Erstere wirken ausschließlich gegen grampositive Erreger, während Breitspektrum- (= Breitband-) Antibiotika zusätzlich einige Arten von gramnegativen Bakterien abtöten können. Zu den Schmalspektrum-Antibiotika gehören Flucloxazillin, Phenoxymethylpenizillin (auch Penizillin V genannt) und Propizillin. Amoxizillin und Ampizillin sind Breitspektrum-Antibiotika.

Schmalspektrum-Penizillinen ist möglichst der Vorzug zu geben, weil sie dazu beitragen, die Resistenzentwicklung in Grenzen zu halten.

Amoxizillin ist geeignet zur Behandlung von leichten bis mittelschweren Infektionen mit grampositiven und/oder gramnegativen Keimen wie Lungenentzündungen außerhalb des Krankenhauses, bakterieller Nasennebenhöhlenentzündung und Mittelohrentzündung sowie in Kombination mit anderen Medikamenten bei durch Helicobacter pylori verursachten Magen- und Zwölffingerdarmgeschwüren.

Ampizillin ist schlechter verträglich als Amoxizillin und wird auch längst nicht so gut wie dieses in den Körper aufgenommen. Es ist deshalb nur mit Einschränkung geeignet.

Benzylpenizillin ist ein Depot-Penizillin und wird ins Muskelgewebe (z. B. am Gesäß) gespritzt. Es wird nur sehr langsam aus dem Gewebe resorbiert, wodurch sich langanhaltende niedrige Wirkstoffspiegel im Blut erzeugen lassen. Sie werden benötigt, wenn ein Rückfall bei rheumatischem Fieber verhindert werden soll oder wenn eine Syphilis behandelt werden muss. Für diese Einsatzgebiete ist Benzylpenizillin geeignet.

Flukloxazillin kann Bakterien abtöten, die gegen andere Penizilline resistent sind. Es ist unempfindlich gegen das von Staphylokokken gebildete Enzym Penizillinase, das Penizilline unwirksam macht. Flukloxazillin ist geeignet bei Infektionen mit Staphylokokken (z. B. bei Abszessen und Furunkeln sowie schweren Wundinfektionen), wenn nachgewiesen ist, dass diese empfindlich sind für diesen Wirkstoff.

Sultamizillin ist eine Verbindung aus Ampizillin und Sulbactam. Letzteres schützt Ampizillin vor dem Enzym Betalaktamase, mit dem einige Bakterien das Antibiotikum unwirksam machen können.

ANWENDUNG

Angaben hierzu lesen Sie unter „Anwendung" im Abschnitt „Antibiotika allgemein" (→ Seite 1245).

Zusätzlich ist zu beachten:

Wenn Ihre Nieren nur eingeschränkt arbeiten, muss der Arzt die Dosis des Penizillins anpassen.

Benzylpenizillin wird in die Muskulatur gespritzt (z. B. am Gesäß). Um rheumatischem Fieber vorzubeugen, erhalten Erwachsene mehrere Jahre lang alle drei bis vier Wochen eine Spritze. Zur Behandlung von Syphilis wird der Wirkstoff in doppelter Dosis dreimal im Abstand von jeweils einer Woche gespritzt.

Ampizillin: Dieses Mittel dürfen Sie nicht zum Essen einnehmen, weil es dann nicht in ausreichender Menge ins Blut gelangt.

ACHTUNG

Angaben hierzu lesen Sie unter „Achtung" im Abschnitt „Antibiotika allgemein" (→ Seite 1245).

Zusätzlich ist zu beachten:

Wenn Ihre Nieren nur eingeschränkt arbeiten, muss der Arzt die Dosis des Penizillins auf zwei Drittel der normalen Menge reduzieren, bei stark eingeschränkter Nierenfunktion sogar auf ein Drittel.

Einige Präparate enthalten Parabene (siehe Tabelle). Diese Konservierungsmittel können Allergien auslösen. Wenn Sie auf Parastoffe (→ Seite 1159) allergisch reagieren, dürfen Sie diese Mittel nicht anwenden.

Gegenanzeigen

Amoxizillin, Ampizillin, Sultamizillin: Wenn Sie an Pfeifferschem Drüsenfieber oder lymphatischer Leukämie leiden, sollten Sie diese Mittel nicht anwenden, weil sich schwere Hautausschläge bilden können.

Flukloxazillin: Wenn Ihre Leber nur eingeschränkt arbeitet, muss der Arzt Nutzen und Risiken der Anwendung dieses Mittels sorgfältig abwägen. Wenn bei einer früheren Therapie von Flukloxazillin bereits Leberfunktionsstörungen oder eine Gelbsucht aufgetreten sind, dürfen Sie nicht damit behandelt werden.

Benzylpenizillin: Wenn der Verdacht besteht, dass Sie Penizillin nicht gut vertragen oder wenn Sie zu Allergien neigen, ist dieses Mittel besonders vorsichtig anzuwenden, weil es länger wirkt als Penizillin-Tabletten und die Gefahr besteht, dass die Allergie erst einige Zeit nach der Spritze und besonders heftig auftritt. Sie sollten bei jedem Verdacht auf eine allergische Reaktion (Juckreiz, Hautausschlag, anschwellende Schleimhäute) unverzüglich einen Arzt aufsuchen.

Da das Mittel als Hilfsstoff Tolycain enthält, muss es besonders vorsichtig angewendet werden, wenn eine akute schwere Herzschwäche besteht oder wenn Sie wegen Epilepsie zu Krampfanfällen neigen.

Wechselwirkungen mit Medikamenten

Amoxizillin, Ampizillin: Wenn Sie diese Mittel zusammen mit Allopurinol (bei Gicht) einnehmen, besteht ein höheres Risiko für allergische Reaktionen.

▶ Unbedingt beachten

Penzilline verstärken die Wirkung der gerinnungshemmenden Mittel Phenprocoumon und Warfarin, die bei erhöhter Thrombosegefahr als Tabletten eingenommen werden. Sie müssen deshalb die Blutgerinnung häufiger als sonst selbst kontrollieren oder vom Arzt kontrollieren lassen und gegebenenfalls nach Absprache mit dem Arzt die Dosis der Gerinnungshemmer verringern. Näheres hierzu lesen Sie unter „Mittel zur Blutverdünnung: verstärkte Wirkung" (→ Seite 11).

Amoxizillin, Ampizillin: Dieser Wirkstoff erhöht die Aufnahme von Digoxin (bei Herzschwäche). Der Arzt sollte die Dosis entsprechend anpassen. Näheres hierzu lesen Sie unter „Mittel bei Herzschwäche: verstärkte Wirkung" (→ Seite 12).

Ampizillin: Mittel, die Giftstoffe im Darm binden (z. B. Kaolin, medizinische Kohle, beide bei Durchfall), schwächen die Wirkung dieses Antibiotikums. Solche Mittel sollten Sie nicht gleichzeitig einnehmen. Näheres hierzu lesen Sie unter „Antibiotika/Virustatika: verringerte Wirkung" (→ Seite 13).

Wechselwirkungen mit Speisen und Getränken

Ampizillin: Dieses Mittel dürfen Sie nicht mit dem Essen einnehmen, weil es dann in noch geringerem Maß in den Körper aufgenommen wird.

Flukloxazillin: Bei Mitteln mit diesem Wirkstoff sollten Sie auf alkoholhaltige Speisen und Getränke verzichten.

Unerwünschte Wirkungen

Bei bis zu 5 von 100 Behandelten kommt es zu Unverträglichkeitsreaktionen (→ Seite 14).

Über Verdauungsstörungen klagen mehr als 10 von 100 Behandelten.

Weitere Angaben hierzu lesen Sie unter „Unerwünschte Wirkungen" im Abschnitt „Antibiotika allgemein" (→ Seite 1246). Zusätzlich ist zu beachten:

▶ **Keine Maßnahmen erforderlich**

Benzylpenizillin: Die Einstichstelle kann etwas schmerzen.

▶ **Muss beobachtet werden**

Benzylpenizillin: Bei Syphilis können durch die Behandlung mit dem Antibiotikum schlagartig große Mengen der Erreger zerfallen und eine sogenannte Jarisch-Herxheimer-Reaktion auslösen. Typische Anzeichen dafür sind Fieber, Schüttelfrost, Müdigkeit, Abgeschlagenheit, Kopf-, Gelenk- und Muskelschmerzen. Sie zeigen an, dass das Mittel wirkt und die Erreger absterben. Der Körper reagiert dann auf die dabei freiwerdenden Bakteriengifte. Trotzdem sollten Sie einen Arzt aufsuchen, wenn Sie derartige Symptome bemerken. Er kann dann gegebenenfalls ein kortisonhaltiges Mittel geben, damit die Beschwerden nicht zu stark werden.

Flukloxazillin: Dieses Mittel kann die Leber (→ Seite 15) schädigen, insbesondere bei älteren Patienten und länger andauernder Anwendung. Die Symptome dafür können sich auch erst bis zu zwei Monate nach der Behandlung ausbilden. Treten Übelkeit, Erbrechen oder dunkel gefärbter Urin auf und ist der Stuhl auffällig hell, sollten Sie einen Arzt aufsuchen.

▶ **Sofort zum Arzt**

Amoxizillin, Ampizillin: Bei etwa 5 von 100 Behandelten kommt es zu einer Pseudoallergie. Dabei handelt es sich um einen juckenden, masernähnlichen Hautausschlag, der typischerweise fünf bis elf Tage nach Beginn der Behandlung auftritt und von einer echten Allergie auf Penizilline kaum zu unterscheiden ist. Obwohl diese unerwünschte Wirkung nicht gefährlich ist, sollten Sie umgehend einen Arzt aufsuchen, damit dieser entscheiden kann, ob und wie die unerwünschte Wirkung behandelt und die Therapie fortgesetzt werden sollte.

Hinweise

Angaben hierzu lesen Sie unter „Hinweise" im Abschnitt „Antibiotika allgemein" (→ Seite 1246). Zusätzlich ist zu beachten:

Für Kinder unter 14 Jahren

Amoxizillin: Kinder, die noch Windeln tragen, können während der Einnahme dieses Wirkstoffs einen Hautausschlag im Windelbereich bekommen, der durch Pilze verursacht wird. Er sollte lokal mit nystatinhaltigen Präparaten behandelt werden. Näheres dazu finden Sie im Abschnitt „Pilzinfektionen der Haut" (→ Seite 93).

Benzylpenizillin: Dieses Mittel erhalten Kinder unter 30 Kilogramm Körpergewicht nur in der halben Dosierung (450 Milligramm).

Für Schwangerschaft und Stillzeit

In der Schwangerschaft können Sie Penizilline anwenden. Nehmen Sie sie in der Stillzeit, kann der Säugling Durchfall oder eine Pilzinfektion bekommen. Sie sollten dann eine Stillpause einlegen.

Ampizillin: Während der Schwangerschaft kann der Blutspiegel dieses Mittels deutlich niedriger liegen als bei nicht schwangeren Frauen. Dann wirkt das Antibiotikum nicht mehr zuverlässig. Sie sollten in der Schwangerschaft deshalb nicht mit Ampizillin, sondern besser mit einem anderen Penizillin behandelt werden.

Benzylpenizillin: Da dieses Mittel als Hilfsstoff Tolycain enthält, sollten Schwangere und Stillende nur mit *Tardocillin* behandelt werden, wenn der Arzt Nutzen und Risiken sorgfältig abgewogen hat. Bei Behandlung einer Syphilis kann sich im Rahmen einer Jarisch-Herxheimer-Reaktion neben Fieber, Kopfschmerzen und Muskelschmerzen auch die Gebärmutter zusammenziehen, was bei einer Schwangerschaft eine engmaschige ärztliche Überwachung notwendig macht.

Sultamizillin: Zur Anwendung dieses Wirkstoffs in Schwangerschaft und Stillzeit liegen bisher noch keine ausreichenden Erfahrungen vor. Das Mittel soll daher in dieser Zeit nur unter sorgfältiger Abwägung von Nutzen und Risiken eingesetzt werden.

Tetrazykline

Doxyzyklin

Antodox, Doxy 1A Pharma, Doxycyclin AbZ, Doxycyclin AL, Doxy-CT, Doxycyclin Heumann, Doxycyclin-ratiopharm, Doxycyclin Sandoz, Doxycyclin STADA, Doxyderma, Doxyhexal, Doxy Komb, Doxymono, Doxy-M-ratiopharm, DOXY-N-TABLINEN, Doxy-Wolff

Minozyklin

Minocyclin-ratiopharm, Skid

Tetrazyklin

Tetracyclin Wolff

Tetrazykline wie Doxyzyklin, Minozyklin und Tetrazyklin sind Breitband-Antibiotika. Alle drei Wirkstoffe hemmen die Bakterien in ihrem Wachstum, unterscheiden sich aber hinsichtlich ihrer Aufnahme in den Körper und Wirkdauer.

Von allen drei Wirkstoffen wird Doxyzyklin am besten in den Körper aufgenommen und ist auch verträglicher als die beiden anderen Substanzen. Es ist deshalb geeignet zur Behandlung von Akne, Lyme-Borreliose sowie von Lungenentzündungen, die durch untypische Erreger ausgelöst wurden (z. B. Chlamydien, Mykoplasmen).

Tetrazyklin ist zur Behandlung von Akne und Lungenentzündungen durch untypische Erreger nur mit Einschränkung geeignet, weil es schlechter verträglich ist als Doxyzyklin und in seiner Wirksamkeit durch einige Lebensmittel deutlich beeinträchtigt wird. Mittel mit Doxyzyklin sind deshalb vorzuziehen.

Minozyklin wird vor allem bei Akne eingesetzt, ist dafür aber nur mit Einschränkung geeignet. Wegen der besseren Verträglichkeit sind auch bei Akne Mittel mit Doxyzyklin vorzuziehen.

Beachten Sie hierzu auch die Angaben im Abschnitt „Akne" (→ Seite 30) sowie die Angaben dort unter dem Stichwort „Antibiotika (innerlich)" (→ Seite 34).

Viele Erreger sind bereits gegen Tetrazykline resistent. Dennoch gelten die Mittel weiterhin als Mittel der ersten Wahl bei bestimmten Atemweginfektionen sowie bei Akne und Borreliose.

ANWENDUNG

Angaben hierzu lesen Sie unter „Anwendung" im Abschnitt „Antibiotika allgemein" (→ Seite 1245). Zusätzlich ist zu beachten:

Doxyzyklin und Minozyklin sind nach 12 bis 18 Stunden zur Hälfte abgebaut, sie verweilen also lange im Körper und brauchen deshalb nur einmal täglich eingenommen zu werden. Tetrazyklin ist bereits nach acht bis zehn Stunden zur Hälfte abgebaut und muss zweimal täglich eingenommen werden.

Wenn Sie die Mittel in hoher Dosierung oder über längere Zeit einnehmen, sollte der Arzt in regelmäßigen Abständen die Leberwerte im Blut prüfen, weil die Mittel die Funktion von Leber und Bauchspeicheldrüse (Pankreas) beeinträchtigen können.

Doxyzyklin wird zu Beginn der Behandlung höher dosiert, damit die erforderlichen Wirkstoffkonzentrationen rascher erreicht werden. Anschließend wird die Dosis verringert.

Tetrazykline dürfen Sie nur aufrecht, nicht im Liegen und nicht vor dem Schlafengehen einnehmen. Nach der Einnahme sollten Sie etwa ein bis zwei Stunden nicht liegen. Bleiben die Tabletten oder Kapseln in der Speiseröhre stecken oder gleiten sie aus dem Magen in die Speiseröhre zurück, können sie dort die empfindliche Schleimhaut verätzen.

ACHTUNG

Angaben hierzu lesen Sie unter „Achtung" im Abschnitt „Antibiotika allgemein" (→ Seite 1245). Zusätzlich ist zu beachten:

Tetrazykline machen die Haut empfindlicher für Sonnenlicht. Während der Behandlung sollten Sie keine Sonnenbäder nehmen und nicht ins Solarium gehen. Bei starker Sonneneinstrahlung sollten Sie die Haut tagsüber mit Sunblockern schützen. Entsteht dennoch ein Sonnenbrand mit stark geröteter, entzündeter Haut, sollten Sie einen Arzt aufsuchen.

Tetrazykline dürfen Sie keinesfalls nach Ablauf des Verfallsdatums verwenden, da die Zersetzungsprodukte veralteter Tabletten ein sogenanntes Fanconi-Syndrom auslösen können. Anzeichen dafür sind erhöhte Ausscheidung von Urin, wobei die Nieren verstärkt Zucker, Eiweiß und Kalium ausscheiden und das Blut übersäuert (Azidose).

Gegenanzeigen

Unter folgenden Bedingungen dürfen Sie Tetrazykline nicht bekommen:

- Sie sind alkoholabhängig.
- Sie haben oder hatten eine Leber- oder Bauchspeicheldrüsenentzündung.
- Sie leiden an Lupus erythematodes.

Minozyklin, Tetrazyklin: Wenn Ihre Nierenfunktion eingeschränkt ist, dürfen Sie diese Mittel nicht einnehmen.

Wechselwirkungen mit Medikamenten

Wenn Sie noch andere Medikamente anwenden, ist zu beachten:

- Tetrazykline verstärken die Wirkung von Ciclosporin (nach Organtransplantationen).
- Bei gleichzeitiger Einnahme von Theophyllin (bei Asthma) treten häufiger Magen-Darm-Störungen auf.

► **Unbedingt beachten**

- Tetrazykline verstärken die Wirkung der blutzuckersenkenden Sulfonylharnstoffe (z. B. Glibenclamid, bei Typ-2-Diabetes), sodass der Blutzucker zu stark absinken und eine Unterzuckerung auftreten kann. Näheres hierzu lesen Sie unter „Mittel zur Blutzuckersenkung: verstärkte Wirkung" (→ Seite 11).
- Tetrazykline verstärken die Aufnahme von Digoxin (bei Herzschwäche) ins Blut. Wenn Sie die Antibiotika länger als wenige Tage einnehmen müssen, sollte der Arzt die Dosis von Digoxin anpassen. Näheres hierzu lesen Sie unter „Mittel bei Herzschwäche: verstärkte Wirkung" (→ Seite 12).
- Tetrazykline verstärken die Wirkung der gerinnungshemmenden Mittel Phenprocoumon und Warfarin, die bei erhöhter Thrombosegefahr als Tabletten eingenommen werden. Sie müssen deshalb die Blutgerinnung häufiger als sonst selbst kontrollieren oder vom Arzt kontrollieren lassen und gegebenenfalls nach Absprache mit dem Arzt die Dosis der Gerinnungshemmer verringern. Näheres hierzu lesen Sie unter „Mittel zur Blutverdünnung: verstärkte Wirkung" (→ Seite 11).
- Säurebindende Mittel (Antazida, bei Sodbrennen) und Eisenpräparate (bei Blutarmut) beeinträchtigen die Aufnahme von Tetrazyklinen. Näheres hierzu lesen Sie unter „Antibiotika/Virustatika: verringerte Wirkung" (→ Seite 13).
- Barbiturate, Carbamazepin, Diphenylhydantoin und Primidon (alle bei Epilepsien) schwächen die Wirkung von Tetrazyklinen.

Wechselwirkungen mit Speisen und Getränken

Tetrazykline dürfen Sie nicht zusammen mit Milch oder Milchprodukten (Jogurt, Quark, Käse) einnehmen, weil die Mittel dann nicht richtig ins Blut aufgenommen werden. Bei dem Wirkstoff Tetrazyklin sind diese Wechselwirkungen sehr viel häufiger und ausgeprägter als bei Doxyzyklin und Minozyklin.

Unerwünschte Wirkungen

Angaben hierzu lesen Sie unter „Unerwünschte Wirkungen" im Abschnitt „Antibiotika allgemein" (→ Seite 1246).

Wenn Übelkeit, Sodbrennen, Magendrücken, Erbrechen, Durchfall oder Blähungen auftreten, sollten Sie die Mittel mit dem Essen einnehmen (aber nicht mit Milch oder Milchprodukten). Oft legen sich die Beschwerden dann. Zusätzlich ist zu beachten:

► **Keine Maßnahmen erforderlich**

Tetrazykline können sich in Knochen und Zähne einlagern. Die Zähne können sich dadurch gelb, braun oder schwarz verfärben, vor allem die Milchzähne bei Kindern. Außerdem werden sie anfälliger für Karies. Das Knochenwachstum kann sich verzögern. Bei Erwachsenen kommen diese unerwünschten Wirkungen nur sehr selten vor und hauptsächlich bei langfristiger hoch dosierter Einnahme der Tetrazykline.

Tetrazyklin: Während Sie mit diesem Mittel behandelt werden, sollten Sie die Haut nie ohne Sonnenschutzmittel der Sonne aussetzen. Sehr oft kommt es zu sonnenallergieähnlichen Symptomen: es bilden sich Bläschen und die Haut rötet sich. Auch Ihre Nägel sollten sie vor all zu starker Sonnenexposition schützen.

► **Muss beobachtet werden**

Wenn Sie sich auffällig müde fühlen, sollte der Arzt Blutbild (→ Seite 15) und Nierenwerte (→ Seite 16) prüfen.

Tetrazykline können Kurzsichtigkeit auslösen. Wenn Sie das Gefühl haben, schlechter zu sehen, sollten Sie das mit Ihrem Arzt besprechen und Ihr Verhalten daran anpassen.

Wenn Sie Tetrazykline über lange Zeit anwenden, kann sich die Zunge verändern (schwarze Haarzunge). Wenn Sie Veränderungen an der Zunge bemerken, sollten Sie einen Arzt aufsuchen.

Minozyklin: Falls Sie einen Hautausschlag und wunde Stellen am Mund bekommen, die Haut auffällig lichtempfindlich ist und diese Erscheinungen nach zwei bis drei Tagen nicht wieder verschwunden sind, kann es sich um eine durch

Minozyklin hervorgerufene rheumaähnliche Erkrankung handeln (Lupus erythematodes). Suchen Sie dann möglichst bald einen Arzt auf. Bilden sich zusätzlich Knötchen oder Bläschen, müssen Sie sofort zum Arzt.
Minozyklin kann die Leber (→ Seite 15) schädigen. Treten Übelkeit, Erbrechen und/oder dunkel gefärbter Urin auf und ist der Stuhl auffällig hell, sollten Sie einen Arzt aufsuchen.

▶ **Sofort zum Arzt**

In sehr seltenen Fällen (bei 1 von 10 000 bis 1 von 1 000 Behandelten) kann eine reversible Drucksteigerung im Gehirn auftreten (Pseudotumor cerebri). Mögliche Symptome sind Kopfschmerzen, Übelkeit, Erbrechen und eventuell auch Sehstörungen durch Wassereinlagerungen im Auge (Papillenödem), die sich wie ein Schleier vor den Augen bemerkbar machen. Wenn derartige Beschwerden auftreten, sollten Sie sofort einen Arzt aufsuchen. Diese unerwünschte Wirkung verschwindet, wenn die Mittel abgesetzt werden.

Minozyklin: Wenn Benommenheit, Schwindel (→ Seite 15), Gleichgewichtsstörungen, Kopfschmerzen, Krämpfe, Hörstörungen, Müdigkeit oder Empfindungsstörungen auftreten, müssen Sie sofort zum Arzt gehen. Diese Beschwerden deuten darauf hin, dass Minozyklin die Funktion des zentralen Nervensystems beeinträchtigt. Diese unerwünschte Wirkung tritt bei Minozyklin häufiger auf als bei den anderen Tetrazyklinen (z. B. Doxyzyklin).
Das Mittel kann die Leber (→ Seite 15) schwer schädigen und eine Gelbsucht auslösen. Wenn Sie zusätzlich einen starken Juckreiz am ganzen Körper verspüren, sollten Sie sofort einen Arzt aufsuchen. Wenn das Mittel abgesetzt wird, bilden sich die Symptome wieder zurück.

Hinweise

Angaben hierzu lesen Sie unter „Hinweise" im Abschnitt „Antibiotika allgemein" (→ Seite 1246). Zusätzlich ist zu beachten:

Für Kinder unter 14 Jahren

Vor allem Kinder bis zum achten Lebensjahr sollten Tetrazykline wegen der unerwünschten Wirkungen auf Knochenwachstum und Zähne nur bekommen, wenn kein anderes Antibiotikum angewendet werden kann – was aber kaum vorkommt.
Werden Tetrazykline bei Kindern unter acht Jahren eingesetzt, können Gelenke und Glieder schmerzen.

Für Frauen

Frauen sollten während der Einnahme dieses Mittels ein sicheres Verhütungsmittel benutzen, weil Tetrazykline das Knochenwachstum des Ungeborenen bremsen können.

Für Schwangerschaft und Stillzeit

Tetrazykline dürfen Sie ab dem vierten Schwangerschaftsmonat nicht mehr einnehmen, weil sie die Knochenbildung des Ungeborenen beeinträchtigen.
In der Stillzeit dürfen Sie die Mittel nicht einnehmen, weil sie später an den Milchzähnen der gestillten Kinder Zahnverfärbungen und Defekte am Zahnschmelz hervorrufen können.

Zur Verkehrstüchtigkeit

Tetrazykline können vorübergehend Kurzsichtigkeit auslösen. Dann sollten Sie kein Fahrzeug lenken, keine Maschinen bedienen und keine Arbeiten ohne sicheren Halt verrichten.

Kombination

Amoxizillin + Clavulansäure

Amoclav, Amoxclav Sandoz, Amoxi-Clavulan STADA, Amoxicillin-ratiopharm comp., Amoxidura plus, Augmentan

Diese Mittel bestehen aus einer Kombination des Antibiotikums Amoxizillin mit Clavulansäure. Letztere schützt Amoxizillin vor dem Enzym Betalaktamase, mit dem Bakterien das Antibiotikum unwirksam machen können. Mit dieser Wirkstoffkombination lassen sich deshalb auch Keime abtöten, die aufgrund dieser Enzyme gegen Amoxizillin resistent geworden sind. Die Mittel sind geeignet bei Mischinfektionen mit solchen Bakterien, zum Beispiel bei bakteriellen Infektionen der Atemwege einschließlich der Lunge, der Harnwege sowie bei Infektionen im Bauchraum. Voraussetzung ist, dass der Arzt die Resistenzlage anhand der regionalen Tabellen geprüft oder eine Resistenzprüfung im Labor anhand eines Abstrichs veranlasst hat.

Anwendung

Angaben hierzu lesen Sie unter „Anwendung" im Abschnitt „Antibiotika allgemein" (→ Seite 1245). Weitere Ausführungen zu diesen Mitteln finden Sie unter „Penizilline" (→ Seite 1255). Zusätzlich ist zu beachten:
Während der Anwendung dieser Mittel sollte der Arzt die Leberwerte im Blut kontrollieren. Steigen sie an, muss die Behandlung abgebrochen werden, weil es sich um eine beginnende Leberentzündung handeln könnte.

ACHTUNG

Gegenanzeigen

Wenn Sie an Pfeifferschem Drüsenfieber oder lymphatischer Leukämie leiden, sollten Sie dieses Mittel nicht anwenden, weil schwere Hautausschläge auftreten können.
Unter folgenden Bedingungen muss der Arzt Nutzen und Risiken sorgfältig abwägen:

- Sie haben eine schwere Allergie oder Asthma. Dann besteht ein erhöhtes Risiko für allergische Reaktionen.
- Die Funktion von Leber und Nieren ist stark eingeschränkt.

Wechselwirkungen mit Medikamenten

Wenn Sie diese Mittel zusammen mit Allopurinol (bei Gicht) einnehmen, steigt das Risiko, dass Sie auf das Antibiotikum allergisch reagieren.

UNERWÜNSCHTE WIRKUNGEN

▶ **Muss beobachtet werden**

Die Mittel können die Leber (→ Seite 15) schädigen. Treten Übelkeit, Erbrechen und/oder dunkel gefärbter Urin auf und ist der Stuhl auffällig hell, sollten Sie einen Arzt aufsuchen.

HINWEISE

Für Schwangerschaft und Stillzeit

In der Schwangerschaft sollten Sie die Kombination nur anwenden, wenn Penizilline allein nicht ausreichend wirksam waren und die Krankheit so schwerwiegend ist, dass der Einsatz dieser Mittel gerechtfertigt scheint.
Nehmen Sie sie in der Stillzeit ein, kann der Säugling Durchfall oder eine Pilzinfektion bekommen. Sie sollten deshalb vor der Behandlung abstillen oder währenddessen eine Stillpause einlegen.

Kombination: Zwei Penizilline

Amoxizillin + Flukloxazillin

Flanamox

Dieses Mittel enthält zwei Penizilline: Amoxizillin und Flukloxazillin. Damit soll erreicht werden, dass auch Bakterien, vor allem Staphylokokken, abgetötet werden können, die auf Penizilline unempfindlich geworden sind. Denn während Amoxizillin durch das von den Bakterien gebildete Enzym Betalaktamase unwirksam gemacht wird, ist dies bei Flukloxazillin nicht der Fall.
Da es keine ausreichenden Beweise dafür gibt, dass das Mittel besser wirkt und besser verträglich ist als Amoxizillin allein beziehungsweise die bewährte Kombination aus Amoxizillin und Clavulansäure, ist es zur Behandlung von bakteriellen Atemwegsinfektionen (z. B. Nebenhöhlenentzündung) wenig geeignet. Es sollte erst eingesetzt werden, wenn sich die Erkrankung weder mit Amoxizillin allein noch mit der Kombination aus Amoxizillin und Clavulansäure ausreichend hat behandeln lassen.

ANWENDUNG

Gemäß Beipackzettel nehmen Sie das Mittel fünf bis sieben Tage lang dreimal täglich am besten eine Stunde vor oder zwei bis vier Stunden nach dem Essen unzerkaut mit etwas Flüssigkeit ein.
Alle weiteren Angaben finden Sie unter „Penizilline" (→ Seite 1255).

Bakterielle Infektionen allgemein, Lyme-Borreliose, Lungenentzündung

Handelsname Darreichungsform	Zusammensetzung pro 1 ml/1 g oder wie angegeben bzw. pro abgeteilte Einheit	Kleinste Packungsgröße	Festbetrag in Euro	Packungspreis in Euro	Bewertung
Actimax 400 mg Filmtabletten Rp Filmtabletten	**Moxifloxazin** 400 mg	5 Stück		37,69	**Geeignet** bei Lungenentzündungen durch gramnegative Keime, wenn ein bakteriologischer Nachweis vorliegt. **Mit Einschränkung geeignet** zur Behandlung von Lungenentzündungen außerhalb des Krankenhauses. Wirkstoff mit noch niedriger Resistenzrate, die bei ungezieltem Einsatz aber rasch ansteigen kann. → Seite 1249

Hinweise zu den Tabellenspalten → Seite 28, zur Auswahl der Arzneimittel → Seite 23, zur Grundlage der Bewertung → Seiten 24, 27

Bakterielle Infektionen allgemein, Lyme-Borreliose, Lungenentzündung Fortsetzung

Handelsname Darreichungsform	Zusammensetzung pro 1 ml/1 g oder wie angegeben bzw. pro abgeteilte Einheit	Kleinste Packungsgröße	Festbetrag in Euro	Packungspreis in Euro	Bewertung
Amoclav 500 Plus Rp	**Amoxizillin** 500 mg **+ Clavulansäure** 125 mg	10 Stück		28,30	**Geeignet** bei Mischinfektionen mit Bakterien, die aufgrund von Enzymen (Betalaktamasen) gegen Amoxizillin resistent sind, z. B. bei Atemweginfektionen, Harnweginfektionen sowie Infektionen im Bauchraum, und wenn die Erreger auf ihre Resistenz geprüft wurden. → Seite 1260
875 Plus Rp Filmtabletten	**Amoxizillin** 875 mg **+ Clavulansäure** 125 mg	10 Stück		37,39	
Amoclav Trockensaft Rp	**Amoxizillin** 125 mg **+ Clavulansäure** 31,25 mg pro 5 ml	100 ml		20,35	
forte Trockensaft Rp Suspension	**Amoxizillin** 250 mg **+ Clavulansäure** 62,5 mg pro 5 ml	100 ml		30,02	
Amoxclav-Sandoz 500/125 mg Filmtabletten Rp	**Amoxizillin** 500 mg **+ Clavulansäure** 125 mg pro 5 ml	10 Stück		28,30	**Geeignet** bei Mischinfektionen mit Bakterien, die aufgrund von Enzymen (Betalaktamasen) gegen Amoxizillin resistent sind, z. B. bei Atemweginfektionen, Harnweginfektionen sowie Infektionen im Bauchraum, und wenn die Erreger auf ihre Resistenz geprüft wurden. → Seite 1260
875/125 mg Filmtabletten Rp Filmtabletten	**Amoxizillin** 875 mg **+ Clavulansäure** 125 mg	10 Stück		37,39	
Amoxclav-Sandoz parenteral 1 000/200 mg Rp	**Amoxizillin** 1 000 mg **+ Clavulansäure** 200 mg pro Durchstechflasche	5 x 20 ml		43,51	
2 000/200 mg Rp Injektions-/Infusionslösung	**Amoxizillin** 2 000 mg **+ Clavulansäure** 200 mg pro Durchstechflasche	5 x 100 ml		59,94	
Amoxclav-Sandoz 125/31,25 mg / 5 ml Pulver Rp	**Amoxizillin** 125 mg **+ Clavulansäure** 31,25 mg pro 5 ml	100 ml		20,35	
250/62,5 mg / 5 ml Pulver Rp	**Amoxizillin** 250 mg **+ Clavulansäure** 62,5 mg pro 5 ml	100 ml		30,02	
400 mg/57 mg / 5 ml Rp Suspension	**Amoxizillin** 400 mg **+ Clavulansäure** 57 mg pro 5 ml	70 ml		20,16	
Amoxi – 1 A Pharma 750 Rp *1 000* Rp Filmtabletten	**Amoxizillin** 750 mg 1 000 mg	10 Stück 10 Stück	12,92 13,38	11,82 12,21	**Geeignet** bei leichten bis mittelschweren Infektionen mit grampositiven und/oder gramnegativen Keimen wie Lungenentzündungen außerhalb des Krankenhauses, bakterieller Nasennebenhöhlenentzündung, Mittelohrentzündung sowie in Kombination mit anderen Medikamenten bei durch Helicobacter pylori verursachten Magen- und Zwölffingerdarmgeschwüren. → Seite 1255
Amoxi 250 TS – 1 A Pharma Rp *500 TS – 1 A Pharma* Rp Suspension	250 mg pro 5 ml 500 mg pro 5 ml	100 ml 100 ml	12,21 15,22	11,40 13,51	
Amoxibeta Brause 1 000 Rp Brausetabletten	**Amoxizillin** 1 000 mg	10 Stück	13,38	12,25	**Geeignet** bei leichten bis mittelschweren Infektionen mit grampositiven und/oder gramnegativen Keimen wie Lungenentzündungen außerhalb des Krankenhauses, bakterieller Nasennebenhöhlenentzündung, Mittelohrentzündung sowie in Kombination mit anderen Medikamenten bei durch Helicobacter pylori verursachten Magen- und Zwölffingerdarmgeschwüren. → Seite 1255
Amoxibeta TS Rp *forte* Rp Suspension	200 mg pro 4 ml 400 mg pro 4 ml	100 ml 100 ml	12,21 15,22	11,44 13,53	
Amoxibeta T 500 Rp *1 000* Rp *Amoxibeta Tabs 750 mg* Rp *1 000 mg* Rp Tabletten	500 mg 1 000 mg 750 mg 1 000 mg	10 Stück 10 Stück 10 Stück 10 Stück	12,36 13,38 12,92 13,38	11,54 13,28 11,94 13,28	

Hinweise zu den Tabellenspalten → Seite 28, zur Auswahl der Arzneimittel → Seite 23, zur Grundlage der Bewertung → Seiten 24, 27

Bakterielle Infektionen allgemein, Lyme-Borreliose, Lungenentzündung Fortsetzung

Handelsname Darreichungsform	Zusammensetzung pro 1 ml/1 g oder wie angegeben bzw. pro abgeteilte Einheit	Kleinste Packungsgröße	Festbetrag in Euro	Packungspreis in Euro	Bewertung
Amoxicillin AbZ 500 mg Filmtabletten Rp	**Amoxizillin** 500 mg	10 Stück	12,36	11,42	**Geeignet** bei leichten bis mittelschweren Infektionen mit grampositiven und/oder gramnegativen Keimen wie Lungenentzündungen außerhalb des Krankenhauses, bakterieller Nasennebenhöhlenentzündung, Mittelohrentzündung sowie in Kombination mit anderen Medikamenten bei durch Helicobacter pylori verursachten Magen- und Zwölffingerdarmgeschwüren. → Seite 1255
1 000 mg Filmtabletten Rp Filmtabletten	1 000 mg	10 Stück	13,38	12,21	
Amoxicillin AL Brausetabletten 1 000 Rp Brausetabletten	**Amoxizillin** 1 000 mg	10 Stück	13,38	12,21	**Geeignet** bei leichten bis mittelschweren Infektionen mit grampositiven und/oder gramnegativen Keimen wie Lungenentzündungen außerhalb des Krankenhauses, bakterieller Nasennebenhöhlenentzündung, Mittelohrentzündung sowie in Kombination mit anderen Medikamenten bei durch Helicobacter pylori verursachten Magen- und Zwölffingerdarmgeschwüren. → Seite 1255
Amoxicillin AL 500 Rp	500 mg	10 Stück	12,36	11,42	
750 Rp	750 mg	10 Stück	12,92	11,82	
1 000 Rp Filmtabletten	1 000 mg	10 Stück	13,38	12,21	
Amoxicillin AL TS Rp Suspension	200 mg pro 4 ml	100 ml	12,21	11,40	
Amoxicillin Heumann Brausetabletten 1 000 Rp Brausetabletten	**Amoxizillin** 1 000 mg	10 Stück	13,38	12,21	**Geeignet** bei leichten bis mittelschweren Infektionen mit grampositiven und/oder gramnegativen Keimen wie Lungenentzündungen außerhalb des Krankenhauses, bakterieller Nasennebenhöhlenentzündung, Mittelohrentzündung sowie in Kombination mit anderen Medikamenten bei durch Helicobacter pylori verursachten Magen- und Zwölffingerdarmgeschwüren. → Seite 1255
Amoxicillin Heumann 500 Rp	500 mg	10 Stück	12,36	11,42	
750 Rp	750 mg	10 Stück	12,92	11,82	
1 000 Rp Filmtabletten	1 000 mg	10 Stück	13,38	12,21	
Amoxicillin Heumann TS 250 Rp Suspension	250 mg pro 5 ml	100 ml	12,21	11,40	
Amoxicillin-ratiopharm Brausetabletten 1 000 Rp Brausetabletten	**Amoxizillin** 1 000 mg	10 Stück	13,38	12,25	**Geeignet** bei leichten bis mittelschweren Infektionen mit grampositiven und/oder gramnegativen Keimen wie Lungenentzündungen außerhalb des Krankenhauses, bakterieller Nasennebenhöhlenentzündung, Mittelohrentzündung sowie in Kombination mit anderen Medikamenten bei durch Helicobacter pylori verursachten Magen- und Zwölffingerdarmgeschwüren. → Seite 1255
Amoxicillin-ratiopharm 500 Rp	500 mg	10 Stück	12,36	11,54	
750 Rp	750 mg	10 Stück	12,92	11,94	
1 000 Rp Filmtabletten	1 000 mg	10 Stück	13,38	13,28	
Amoxicillin-ratiopharm TS 250 Rp	250 mg pro 5 ml	100 ml	12,21	11,44	
500 Rp Suspension	500 mg pro 5 ml	100 ml	15,22	13,55	
Amoxicillin-ratiopharm comp. Filmtabletten Rp	**Amoxizillin** 500 mg + **Clavulansäure** 125 mg	10 Stück		28,30	**Geeignet** bei Mischinfektionen mit Bakterien, die aufgrund von Enzymen (Betalaktamasen) gegen Amoxizillin resistent sind, z. B. bei Atemweginfektionen, Harnweginfektionen sowie Infektionen im Bauchraum, und wenn die Erreger auf ihre Resistenz geprüft wurden. → Seite 1260
Amoxicillin-ratiopharm comp. Filmtabletten 875 / 125 mg Rp Filmtabletten	**Amoxizillin** 875 mg + **Clavulansäure** 125 mg	10 Stück		37,39	
Amoxicillin-ratiopharm comp. 125 TS Rp	**Amoxizillin** 125 mg + **Clavulansäure** 31,25 mg pro 5 ml	100 ml		20,35	
250 TS Rp Suspension	**Amoxizillin** 250 mg + **Clavulansäure** 62,5 mg pro 5 ml	100 ml		30,02	

Hinweise zu den Tabellenspalten → Seite 28, zur Auswahl der Arzneimittel → Seite 23, zur Grundlage der Bewertung → Seiten 24, 27

Bakterielle Infektionen allgemein, Lyme-Borreliose, Lungenentzündung Fortsetzung

Handelsname Darreichungsform	Zusammensetzung pro 1 ml/1 g oder wie angegeben bzw. pro abgeteilte Einheit	Kleinste Packungsgröße	Festbetrag in Euro	Packungspreis in Euro	Bewertung
Amoxicillin STADA Brausetabletten 1 000 Rp Brausetabletten	**Amoxizillin** 1 000 mg	10 Stück	13,38	12,25	**Geeignet** bei leichten bis mittelschweren Infektionen mit grampositiven und/oder gramnegativen Keimen wie Lungenentzündungen außerhalb des Krankenhauses, bakterieller Nasennebenhöhlenentzündung, Mittelohrentzündung sowie in Kombination mit anderen Medikamenten bei durch Helicobacter pylori verursachten Magen- und Zwölffingerdarmgeschwüren. → Seite 1255
Amoxicillin STADA Filmtabletten 1 000 Rp Filmtabletten	1 000 mg	10 Stück	13,38	13,28	
Amoxicillin STADA TS Rp Suspension	200 mg pro 4 ml	100 ml	12,21	11,44	
Amoxi-Clavulan STADA 500 /125 mg Rp	**Amoxizillin** 500 mg + **Clavulansäure** 125 mg	10 Stück		28,30	**Geeignet** bei Mischinfektionen mit Bakterien, die aufgrund von Enzymen (Betalaktamasen) gegen Amoxizillin resistent sind, z. B. bei Atemweginfektionen, Harnweginfektionen sowie Infektionen im Bauchraum, und wenn die Erreger auf ihre Resistenz geprüft wurden. → Seite 1260
875 /125 mg Rp Filmtabletten	**Amoxizillin** 875 mg + **Clavulansäure** 125 mg	6 Stück		26,01	
Amoxi-Clavulan STADA TS 125 / 31,25 mg Rp	**Amoxizillin** 125 mg + **Clavulansäure** 31,25 mg pro 5 ml	100 ml		20,35	
250 / 62,5 mg Rp Suspension	**Amoxizillin** 250 mg + **Clavulansäure** 62,5 mg pro 5 ml	100 ml		30,02	
Amoxi-CT 1 000 mg Brausetabletten Rp Brausetabletten	**Amoxizillin** 1 000 mg	10 Stück	13,38	12,25	**Geeignet** bei leichten bis mittelschweren Infektionen mit grampositiven und/oder gramnegativen Keimen wie Lungenentzündungen außerhalb des Krankenhauses, bakterieller Nasennebenhöhlenentzündung, Mittelohrentzündung sowie in Kombination mit anderen Medikamenten bei durch Helicobacter pylori verursachten Magen- und Zwölffingerdarmgeschwüren. → Seite 1255
Amoxi-CT 500 mg Filmtabletten Rp	500 mg	10 Stück	12,36	11,54	
750 mg Filmtabletten Rp	750 mg	10 Stück	12,92	11,94	
1 000 mg Filmtabletten Rp Filmtabletten	1 000 mg	10 Stück	13,38	13,28	
Amoxi-CT 250 mg/5 ml Trockensaft Rp Suspension	250 mg pro 5 ml	100 ml	12,21	11,44	
Amoxi-Diolan Filmtabletten 750 Rp	**Amoxizillin** 750 mg	10 Stück	12,92	12,91	**Geeignet** bei leichten bis mittelschweren Infektionen mit grampositiven und/oder gramnegativen Keimen wie Lungenentzündungen außerhalb des Krankenhauses, bakterieller Nasennebenhöhlenentzündung, Mittelohrentzündung sowie in Kombination mit anderen Medikamenten bei durch Helicobacter pylori verursachten Magen- und Zwölffingerdarmgeschwüren. → Seite 1255
1 000 Rp Filmtabletten	1 000 mg	10 Stück	13,38	13,38	
Amoxi-Diolan Trockensubstanz 250 Rp Suspension	250 mg pro 5 ml	100 ml	12,21	12,21	
Amoxidura plus 500 /125 mg Filmtabletten Rp	**Amoxizillin** 500 mg + **Clavulansäure** 125 mg	10 Stück		26,88	**Geeignet** bei Mischinfektionen mit Bakterien, die aufgrund von Enzymen (Betalaktamasen) gegen Amoxizillin resistent sind, z. B. bei Atemweginfektionen, Harnweginfektionen sowie Infektionen im Bauchraum, und wenn die Erreger auf ihre Resistenz geprüft wurden. → Seite 1260
875 /125 mg Filmtabletten Rp Filmtabletten	**Amoxizillin** 875 mg + **Clavulansäure** 125 mg	10 Stück		36,82	
Amoxidura plus Saft 125/31,25 mg Rp	**Amoxizillin** 125 mg + **Clavulansäure** 31,25 mg pro 5 ml	100 ml		20,34	
250/62,5 mg Rp Suspension	**Amoxizillin** 250 mg + **Clavulansäure** 62,5 mg pro 5 ml	100 ml		30,01	

Hinweise zu den Tabellenspalten → Seite 28, zur Auswahl der Arzneimittel → Seite 23, zur Grundlage der Bewertung → Seiten 24, 27

Bakterielle Infektionen allgemein, Lyme-Borreliose, Lungenentzündung Fortsetzung

Handelsname Darreichungsform	Zusammensetzung pro 1 ml/1 g oder wie angegeben bzw. pro abgeteilte Einheit	Kleinste Packungsgröße	Festbetrag in Euro	Packungspreis in Euro	Bewertung
Amoxi-Hefa Saft Rp Suspension	**Amoxizillin** 250 mg pro 5 ml	100 ml	12,21	12,21	**Geeignet** bei leichten bis mittelschweren Infektionen mit grampositiven und/oder gramnegativen Keimen wie Lungenentzündungen außerhalb des Krankenhauses, bakterieller Nasennebenhöhlenentzündung, Mittelohrentzündung sowie in Kombination mit anderen Medikamenten bei durch Helicobacter pylori verursachten Magen- und Zwölffingerdarmgeschwüren. → Seite 1255
Amoxi-Hefa 750 mg Rp	750 mg	10 Stück	12,92	12,66	
1 000 mg Rp Tabletten	1 000 mg	10 Stück	13,38	13,23	
Amoxihexal Brause 1 000 Rp Brausetabletten	**Amoxizillin** 1 000 mg	10 Stück	13,38	12,25	**Geeignet** bei leichten bis mittelschweren Infektionen mit grampositiven und/oder gramnegativen Keimen wie Lungenentzündungen außerhalb des Krankenhauses, bakterieller Nasennebenhöhlenentzündung, Mittelohrentzündung sowie in Kombination mit anderen Medikamenten bei durch Helicobacter pylori verursachten Magen- und Zwölffingerdarmgeschwüren. → Seite 1255
Amoxihexal 500 Rp	500 mg	10 Stück	12,36	11,54	
750 Rp	750 mg	10 Stück	12,92	11,94	
1 000 Rp	1 000 mg	10 Stück	13,38	13,28	
Amoxihexal HP 1 000 Rp Filmtabletten	1 000 mg	14 Stück	14,97	13,77	
Amoxihexal Saft Rp	250 mg pro 5 ml	100 ml	12,21	11,44	
forte Rp Suspension	500 mg pro 5 ml	100 ml	15,22	13,55	
Amoxi-Lich TS 5 % Rp Suspension	**Amoxizillin** 250 mg pro 5 ml	100 ml	12,21	11,44	**Geeignet** bei leichten bis mittelschweren Infektionen mit grampositiven und/oder gramnegativen Keimen wie Lungenentzündungen außerhalb des Krankenhauses, bakterieller Nasennebenhöhlenentzündung, Mittelohrentzündung sowie in Kombination mit anderen Medikamenten bei durch Helicobacter pylori verursachten Magen- und Zwölffingerdarmgeschwüren. → Seite 1255
Amoxi-Sandoz 1 000 mg Brausetabletten Rp Brausetabletten	**Amoxizillin** 1 000 mg	12 Stück	14,18	12,82	**Geeignet** bei leichten bis mittelschweren Infektionen mit grampositiven und/oder gramnegativen Keimen wie Lungenentzündungen außerhalb des Krankenhauses, bakterieller Nasennebenhöhlenentzündung, Mittelohrentzündung sowie in Kombination mit anderen Medikamenten bei durch Helicobacter pylori verursachten Magen- und Zwölffingerdarmgeschwüren. → Seite 1255
Amoxi-Sandoz 750 mg Filmtabletten Rp	750 mg	10 Stück	12,92	11,94	
1 000 mg Filmtabletten Rp Filmtabletten	1 000 mg	10 Stück	13,38	13,28	
Amoxi-Sandoz 250 mg/5 ml Pulver Rp	250 mg pro 5 ml	100 ml	12,21	11,44	
500 mg/5 ml Pulver Rp Suspension	500 mg pro 5 ml	100 ml	15,22	13,55	
Amoxi-Wolff Brausetabletten 1 000 Rp Brausetabletten	**Amoxizillin** 1 000 mg	20 Stück	17,40	17,40	**Geeignet** bei leichten bis mittelschweren Infektionen mit grampositiven und/oder gramnegativen Keimen wie Lungenentzündungen außerhalb des Krankenhauses, bakterieller Nasennebenhöhlenentzündung, Mittelohrentzündung sowie in Kombination mit anderen Medikamenten bei durch Helicobacter pylori verursachten Magen- und Zwölffingerdarmgeschwüren. → Seite 1255
Amoxi-Wolff Filmtabletten 500 Rp	500 mg	20 Stück	15,29	15,29	
750 Rp	750 mg	10 Stück	12,92	12,76	
1 000 Rp Filmtabletten	1 000 mg	10 Stück	13,38	13,32	
Amoxi-Wolff Saft 5 % Rp	250 mg pro 5 ml	100 ml	12,21	12,16	
10 % Rp Suspension	500 mg pro 5 ml	100 ml	15,22	15,22	

Hinweise zu den Tabellenspalten → Seite 28, zur Auswahl der Arzneimittel → Seite 23, zur Grundlage der Bewertung → Seiten 24, 27

Bakterielle Infektionen allgemein, Lyme-Borreliose, Lungenentzündung Fortsetzung

Handelsname Darreichungsform	Zusammensetzung pro 1 ml/1 g oder wie angegeben bzw. pro abgeteilte Einheit	Kleinste Packungsgröße	Festbetrag in Euro	Packungspreis in Euro	Bewertung
AMOXYPEN Saft 250 Rp *500 Rp* Suspension *AMOXYPEN 500 mg Rp* *750 mg Rp* *1 g Rp* Tabletten	**Amoxizillin** 250 mg pro 5 ml 500 mg pro 5 ml 500 mg 750 mg 1 000 mg	100 ml 100 ml 10 Stück 10 Stück 10 Stück	12,21 15,22 12,36 12,92 13,38	12,21 15,22 12,36 12,92 13,38	**Geeignet** bei leichten bis mittelschweren Infektionen mit grampositiven und/oder gramnegativen Keimen wie Lungenentzündungen außerhalb des Krankenhauses, bakterieller Nasennebenhöhlenentzündung, Mittelohrentzündung sowie in Kombination mit anderen Medikamenten bei durch Helicobacter pylori verursachten Magen- und Zwölffingerdarmgeschwüren. → Seite 1255
Ampicillin-ratiopharm 1 000 Rp Filmtabletten	**Ampizillin** 1 000 mg	10 Stück	15,60	15,96	**Mit Einschränkung geeignet** bei Infektionen mit grampositiven und/oder gramnegativen Keimen wie Lungenentzündungen außerhalb des Krankenhauses, bakterieller Nasennebenhöhlenentzündung oder Mittelohrentzündung. Das Mittel wird schlechter in den Organismus aufgenommen und ist weniger gut verträglich als Amoxicillin. → Seite 1255
Antodox 100 mg Rp *200 mg Rp* Kapseln	**Doxyzyklin** 100 mg 200 mg	10 Stück 10 Stück	10,79 11,82	10,22 10,71	**Geeignet** bei Akne, Lyme-Borreliose sowie Lungenentzündungen durch atypische Bakterien, z. B. Chlamydien und Mykoplasmen. → Seite 1258
Arcasin Filmtabletten Mio Rp *1,5 Mio Rp* Filmtabletten *Arcasin Saft Rp* Suspension	**Phenoxymethylpenizillin-Kalium** 1 000 000 I.E. 1 500 000 I.E. 300 000 I.E. pro 5 ml	10 Stück 10 Stück 100 ml	11,60 12,52 13,63	11,60 12,50 13,63	**Geeignet** bei Infektionen mit vorwiegend grampositiven Keimen, z. B. eitrige Mandelentzündung, Scharlach, bestimmte Hautinfektionen (Erysipel), Verhinderung von Rückfällen bei rheumatischem Fieber. → Seite 1255
Augmentan Filmtabletten 875/125 mg Rp Filmtabletten	**Amoxizillin** 875 mg **+ Clavulansäure** 125 mg	10 Stück		53,09	**Geeignet** bei Mischinfektionen mit Bakterien, die aufgrund von Enzymen (Betalaktamasen) gegen Amoxizillin resistent sind, z. B. bei Atemweginfektionen, Harnweginfektionen sowie Infektionen im Bauchraum, und wenn die Erreger auf ihre Resistenz geprüft wurden. → Seite 1260
Augmentan Kindersaft Rp	**Amoxizillin** 400 mg **+ Clavulansäure** 57 mg pro 5 ml	140 ml		46,18	
Augmentan Trockensaft Rp	**Amoxizillin** 125 mg **+ Clavulansäure** 31,25 mg pro 5 ml	100 ml		27,44	
forte Trockensaft Rp	**Amoxizillin** 250 mg **+ Clavulansäure** 62,5 mg pro 5 ml	100 ml		44,33	
Augmentan Tropfen 50 mg/12,5 mg pro ml für Säuglinge Rp Suspension	**Amoxizillin** 50 mg **+ Clavulansäure** 12,5 mg	20 ml		18,71	
Augmentan Tabs Rp Tabletten für Suspension	**Amoxizillin** 500 mg **+ Clavulansäure** 125 mg	20 Stück		75,90	

Hinweise zu den Tabellenspalten → Seite 28, zur Auswahl der Arzneimittel → Seite 23, zur Grundlage der Bewertung → Seiten 24, 27

Bakterielle Infektionen allgemein, Lyme-Borreliose, Lungenentzündung Fortsetzung

Handelsname Darreichungsform	Zusammensetzung pro 1 ml/1 g oder wie angegeben bzw. pro abgeteilte Einheit	Kleinste Packungsgröße	Festbetrag in Euro	Packungspreis in Euro	Bewertung
Avalox Filmtabletten 400 mg Rp Filmtabletten	**Moxifloxazin** 400 mg	5 Stück		37,98	**Geeignet** bei Lungenentzündungen durch gramnegative Keime, wenn ein bakteriologischer Nachweis vorliegt. **Mit Einschränkung geeignet** zur Behandlung von Lungenentzündungen außerhalb des Krankenhauses. Wirkstoff mit noch niedriger Resistenzrate, die bei ungezieltem Einsatz aber rasch ansteigen kann. → Seite 1249
Baycillin Mega Rp Filmtabletten	**Propizillin-Kalium** 1 000 000 I.E.	12 Stück		26,13	**Geeignet** bei Infektionen mit vorwiegend grampositiven Keimen, z. B. eitrige Mandelentzündung, Scharlach, bestimmte Hautinfektionen (Erysipel), Verhinderung von Rückfällen bei rheumatischem Fieber. → Seite 1255
Biaxin HP Rp Filmtabletten	**Clarithromyzin** 500 mg	14 Stück	25,19	68,41	**Geeignet** bei durch Helicobacter pylori verursachten Magen- und Zwölffingerdarmgeschwüren in Kombination mit anderen Medikamenten. → Seite 1252
CEC 250 Brause Rp *500 Brause* Rp *1 000 Brause* Rp Brausetabletten	**Cefaclor** 250 mg 500 mg 1 000 mg	10 Stück 10 Stück 10 Stück	16,87 23,11 34,69	13,98 17,72 24,67	**Geeignet** bei Lungenentzündungen außerhalb des Krankenhauses, bakterieller Nasennebenhöhlenentzündung oder Mittelohrentzündung, wenn Penizilline nicht vertragen werden. **Geeignet** bei komplizierten Harnweginfektionen nach Prüfung der Erreger auf ihre Resistenz. **Mit Einschränkung geeignet** bei unkomplizierten Harnweginfektionen, wenn geeignete Mittel nicht angewendet werden können. → Seite 1247
CEC 250 Rp *500* Rp Filmtabletten	250 mg 500 mg	10 Stück 10 Stück	16,87 23,11	13,98 17,72	
CEC Trockensaft Rp	125 mg pro 5 ml	100 ml	16,87	13,98	
CEC forte Trockensaft Rp Suspension	250 mg pro 5 ml	100 ml	23,11	17,72	
Cefaclor 500 – 1 A Pharma Rp Filmtabletten	**Cefaclor** 500 mg	10 Stück	23,11	17,70	**Geeignet** bei Lungenentzündungen außerhalb des Krankenhauses, bakterieller Nasennebenhöhlenentzündung oder Mittelohrentzündung, wenn Penizilline nicht vertragen werden. **Geeignet** bei komplizierten Harnweginfektionen nach Prüfung der Erreger auf ihre Resistenz. **Mit Einschränkung geeignet** bei unkomplizierten Harnweginfektionen, wenn geeignete Mittel nicht angewendet werden können. → Seite 1247
Cefaclor 125 TS – 1 A Pharma Rp	125 mg pro 5 ml	100 ml	16,87	13,66	
250 TS – 1 A Pharma Rp Suspension	250 mg pro 5 ml	100 ml	23,11	17,70	
Cefaclor AL 250 Rp *500* Rp Kapseln	**Cefaclor** 250 mg 500 mg	10 Stück 10 Stück	16,87 23,11	13,97 17,70	**Geeignet** bei Lungenentzündungen außerhalb des Krankenhauses, bakterieller Nasennebenhöhlenentzündung oder Mittelohrentzündung, wenn Penizilline nicht vertragen werden. **Geeignet** bei komplizierten Harnweginfektionen nach Prüfung der Erreger auf ihre Resistenz. **Mit Einschränkung geeignet** bei unkomplizierten Harnweginfektionen, wenn geeignete Mittel nicht angewendet werden können. → Seite 1247
Cefaclor AL TS 125 Rp *250* Rp Suspension	125 mg pro 5 ml 250 mg pro 5 ml	63,5 g 63,5 g	16,87 23,11	13,66 17,70	

Hinweise zu den Tabellenspalten → Seite 28, zur Auswahl der Arzneimittel → Seite 23, zur Grundlage der Bewertung → Seiten 24, 27

Bakterielle Infektionen allgemein, Lyme-Borreliose, Lungenentzündung Fortsetzung

Handelsname Darreichungsform	Zusammensetzung pro 1 ml/1 g oder wie angegeben bzw. pro abgeteilte Einheit	Kleinste Packungsgröße	Festbetrag in Euro	Packungspreis in Euro	Bewertung
Cefaclor-CT 500 mg Hartkapseln Rp Kapseln	**Cefaclor** 500 mg	10 Stück	23,11	17,72	**Geeignet** bei Lungenentzündungen außerhalb des Krankenhauses, bakterieller Nasennebenhöhlenentzündung oder Mittelohrentzündung, wenn Penizilline nicht vertragen werden. **Geeignet** bei komplizierten Harnweginfektionen nach Prüfung der Erreger auf ihre Resistenz. **Mit Einschränkung geeignet** bei unkomplizierten Harnweginfektionen, wenn geeignete Mittel nicht angewendet werden können. → Seite 1247
Cefaclor-CT 250 mg/5 ml Trockensaft Rp Suspension	250 mg pro 5 ml	100 ml	23,11	19,39	
Cefaclor-ratiopharm 500 Brausetabletten Rp Brausetabletten	**Cefaclor** 500 mg	10 Stück	23,11	17,72	**Geeignet** bei Lungenentzündungen außerhalb des Krankenhauses, bakterieller Nasennebenhöhlenentzündung oder Mittelohrentzündung, wenn Penizilline nicht vertragen werden. **Geeignet** bei komplizierten Harnweginfektionen nach Prüfung der Erreger auf ihre Resistenz. **Mit Einschränkung geeignet** bei unkomplizierten Harnweginfektionen, wenn geeignete Mittel nicht angewendet werden können. → Seite 1247
Cefaclor-ratiopharm Rp Kapseln	500 mg	10 Stück	23,11	17,72	
Cefaclor-ratiopharm TS Rp *forte TS* Rp Suspension	125 mg pro 5 ml 250 mg pro 5 ml	100 ml 100 ml	16,87 23,11	13,98 17,72	
Cefaclor Sandoz 500 mg Brausetabletten Rp *1 000 mg Brausetabletten* Rp Brausetabletten	**Cefaclor** 500 mg 1 000 mg	10 Stück 10 Stück	23,11 34,69	17,72 24,67	**Geeignet** bei Lungenentzündungen außerhalb des Krankenhauses, bakterieller Nasennebenhöhlenentzündung oder Mittelohrentzündung, wenn Penizilline nicht vertragen werden. **Geeignet** bei komplizierten Harnweginfektionen nach Prüfung der Erreger auf ihre Resistenz. **Mit Einschränkung geeignet** bei unkomplizierten Harnweginfektionen, wenn geeignete Mittel nicht angewendet werden können. → Seite 1247
Cefaclor Sandoz 500 mg Kapseln Rp Kapseln	500 mg	10 Stück	23,11	17,72	
Cefaclor Sandoz 125 mg/5 ml Rp *250 mg/5 ml* Rp Suspension	125 mg pro 5 ml 250 mg pro 5 ml	100 ml 100 ml	16,87 23,11	13,98 17,72	
Cefaclor STADA 500 mg Rp Kapseln	**Cefaclor** 500 mg	10 Stück	23,11	17,72	**Geeignet** bei Lungenentzündungen außerhalb des Krankenhauses, bakterieller Nasennebenhöhlenentzündung oder Mittelohrentzündung, wenn Penizilline nicht vertragen werden. **Geeignet** bei komplizierten Harnweginfektionen nach Prüfung der Erreger auf ihre Resistenz. **Mit Einschränkung geeignet** bei unkomplizierten Harnweginfektionen, wenn geeignete Mittel nicht angewendet werden können. → Seite 1247
Cefaclor STADA TS 125 mg Rp *250 mg* Rp Suspension	125 mg pro 5 ml 250 mg pro 5 ml	100 ml 100 ml	16,87 23,11	13,98 17,72	
Cefaclor-Wolff 500 mg Rp Kapseln	**Cefaclor** 500 mg	10 Stück	23,11	20,08	**Geeignet** bei Lungenentzündungen außerhalb des Krankenhauses, bakterieller Nasennebenhöhlenentzündung oder Mittelohrentzündung, wenn Penizilline nicht vertragen werden. **Geeignet** bei komplizierten Harnweginfektionen nach Prüfung der Erreger auf ihre Resistenz. **Mit Einschränkung geeignet** bei unkomplizierten Harnweginfektionen, wenn geeignete Mittel nicht angewendet werden können. → Seite 1247
Cefaclor-Wolff Saft Rp *forte Saft* Rp Saft	125 mg pro 5 ml 250 mg pro 5 ml	100 ml 100 ml	16,87 23,11	14,23 19,43	

Hinweise zu den Tabellenspalten → Seite 28, zur Auswahl der Arzneimittel → Seite 23, zur Grundlage der Bewertung → Seiten 24; 27

Bakterielle Infektionen allgemein, Lyme-Borreliose, Lungenentzündung Fortsetzung

Handelsname Darreichungsform	Zusammensetzung pro 1 ml/1 g oder wie angegeben bzw. pro abgeteilte Einheit	Kleinste Packungsgröße	Festbetrag in Euro	Packungspreis in Euro	Bewertung
Cefadroxil HEXAL 1 g tabs Rp Tabletten	**Cefadroxil** 1 000 mg	10 Stück	26,48	21,43	**Geeignet** bei Lungenentzündungen außerhalb des Krankenhauses, bakterieller Nasennebenhöhlenentzündung oder Mittelohrentzündung, wenn Penizilline nicht vertragen werden. **Geeignet** bei komplizierten Harnweginfektionen nach Prüfung der Erreger auf ihre Resistenz. **Mit Einschränkung geeignet** bei unkomplizierten Harnweginfektionen, wenn geeignete Mittel nicht angewendet werden können. → Seite 1247
Cefadroxil HEXAL 250 mg/5 ml Rp	250 mg pro 5 ml	60 ml	13,57	12,39	
forte 500 mg/5 ml Rp Suspension	500 mg pro 5 ml	60 ml	19,19	16,34	
Cefadroxil HEXAL 500 mg Tabletten Rp	500 mg	10 Stück	17,77	15,33	
1 000 mg Tabletten Rp Tabletten	1 000 mg	10 Stück	26,48	21,43	
cefixdura 200 mg Filmtabletten Rp	**Cefixim** 200 mg	6 Stück	25,03	20,41	**Geeignet** bei Lungenentzündungen außerhalb des Krankenhauses, bakterieller Nasennebenhöhlenentzündung oder Mittelohrentzündung, wenn Penizilline nicht vertragen werden. **Geeignet** bei komplizierten Harnweginfektionen nach Prüfung der Erreger auf ihre Resistenz. **Mit Einschränkung geeignet** bei unkomplizierten Harnweginfektionen, wenn geeignete Mittel nicht angewendet werden können. → Seite 1247
400 mg Filmtabletten Rp Filmtabletten	400 mg	5 Stück	32,86	25,89	
cefixdura Saft 100 mg/5 ml Rp Suspension	100 mg pro 5 ml	25 ml	15,98	14,08	
Cefixim-ratiopharm 200 mg Filmtabletten Rp	**Cefixim** 200 mg	6 Stück	25,03	20,41	**Geeignet** bei Lungenentzündungen außerhalb des Krankenhauses, bakterieller Nasennebenhöhlenentzündung oder Mittelohrentzündung, wenn Penizilline nicht vertragen werden. **Geeignet** bei komplizierten Harnweginfektionen nach Prüfung der Erreger auf ihre Resistenz. **Mit Einschränkung geeignet** bei unkomplizierten Harnweginfektionen, wenn geeignete Mittel nicht angewendet werden können. → Seite 1247
400 mg Filmtabletten Rp Filmtabletten	400 mg	5 Stück	32,86	25,89	
Cefixim-ratiopharm 400 mg Trinktabletten Rp	400 mg	5 Stück	32,86	25,89	
100 mg/5 ml Rp Suspension	100 mg pro 5 ml	25 ml	15,98	14,08	
Cefuhexal 250 mg Filmtabletten Rp	**Cefuroxim** 250 mg	12 Stück	20,04	15,86	**Geeignet** bei Lungenentzündungen außerhalb des Krankenhauses, bakterieller Nasennebenhöhlenentzündung, Mittelohrentzündung oder Borreliose, wenn Penizilline nicht vertragen werden. **Geeignet** bei komplizierten Harnweginfektionen nach Prüfung der Erreger auf ihre Resistenz. **Mit Einschränkung geeignet** bei unkomplizierten Harnweginfektionen, wenn geeignete Mittel nicht angewendet werden können. → Seite 1247
500 mg Filmtabletten Rp Filmtabletten	500 mg	12 Stück	30,44	22,12	
Cefuhexal 125 mg/ 5 ml Trockensaft Rp Suspension	125 mg pro 5 ml	50 ml	15,23	12,99	
Cefuroxim AL 250 Rp	**Cefuroxim** 250 mg	12 Stück	20,04	15,86	**Geeignet** bei Lungenentzündungen außerhalb des Krankenhauses, bakterieller Nasennebenhöhlenentzündung, Mittelohrentzündung oder Borreliose, wenn Penizilline nicht vertragen werden. **Geeignet** bei komplizierten Harnweginfektionen nach Prüfung der Erreger auf ihre Resistenz. **Mit Einschränkung geeignet** bei unkomplizierten Harnweginfektionen, wenn geeignete Mittel nicht angewendet werden können. → Seite 1247
500 Rp Tabletten	500 mg	12 Stück	30,44	22,12	

Hinweise zu den Tabellenspalten → Seite 28, zur Auswahl der Arzneimittel → Seite 23, zur Grundlage der Bewertung → Seiten 24, 27

Bakterielle Infektionen allgemein, Lyme-Borreliose, Lungenentzündung Fortsetzung

Handelsname Darreichungsform	Zusammensetzung pro 1 ml/1 g oder wie angegeben bzw. pro abgeteilte Einheit	Kleinste Packungsgröße	Festbetrag in Euro	Packungspreis in Euro	Bewertung
Cefuroxim-CT 250 mg Filmtabletten Rp *500 mg Filmtabletten* Rp Filmtabletten *Cefuroxim-CT 125 mg/5 ml Trockensaft* Rp Suspension	**Cefuroxim** 250 mg 500 mg 125 mg pro 5 ml	12 Stück 12 Stück 100 ml	20,04 30,44 18,48	15,86 22,12 18,48	**Geeignet** bei Lungenentzündungen außerhalb des Krankenhauses, bakterieller Nasennebenhöhlenentzündung, Mittelohrentzündung oder Borreliose, wenn Penizilline nicht vertragen werden. **Geeignet** bei komplizierten Harnweginfektionen nach Prüfung der Erreger auf ihre Resistenz. **Mit Einschränkung geeignet** bei unkomplizierten Harnweginfektionen, wenn geeignete Mittel nicht angewendet werden können. → Seite 1247
Cefuroxim-ratiopharm 250 mg Rp *500 mg* Rp Filmtabletten *Cefuroxim-ratiopharm TS* Rp Suspension	**Cefuroxim** 250 mg 500 mg 125 mg pro 5 ml	12 Stück 12 Stück 100 ml	20,04 30,44 18,48	15,86 22,12 14,95	**Geeignet** bei Lungenentzündungen außerhalb des Krankenhauses, bakterieller Nasennebenhöhlenentzündung, Mittelohrentzündung oder Borreliose, wenn Penizilline nicht vertragen werden. **Geeignet** bei komplizierten Harnweginfektionen nach Prüfung der Erreger auf ihre Resistenz. **Mit Einschränkung geeignet** bei unkomplizierten Harnweginfektionen, wenn geeignete Mittel nicht angewendet werden können. → Seite 1247
Cefuroxim STADA 250 mg Tabletten Rp *500 mg Tabletten* Rp Tabletten	**Cefuroxim** 250 mg 500 mg	12 Stück 12 Stück	20,04 30,44	15,86 22,12	**Geeignet** bei Lungenentzündungen außerhalb des Krankenhauses, bakterieller Nasennebenhöhlenentzündung, Mittelohrentzündung oder Borreliose, wenn Penizilline nicht vertragen werden. **Geeignet** bei komplizierten Harnweginfektionen nach Prüfung der Erreger auf ihre Resistenz. **Mit Einschränkung geeignet** bei unkomplizierten Harnweginfektionen, wenn geeignete Mittel nicht angewendet werden können. → Seite 1247
Cephalexin-ratiopharm 500 mg Rp *1 000 mg* Rp Filmtabletten *Cephalexin-ratiopharm TS* Rp Suspension	**Cefalexin** 500 mg 1 000 mg 250 mg pro 5 ml	10 Stück 10 Stück 120 ml	14,95 20,63 16,35	13,36 17,34 14,35	**Geeignet** bei Lungenentzündungen außerhalb des Krankenhauses, bakterieller Nasennebenhöhlenentzündung oder Mittelohrentzündung, wenn Penizilline nicht vertragen werden. **Geeignet** bei komplizierten Harnweginfektionen nach Prüfung der Erreger auf ihre Resistenz. **Mit Einschränkung geeignet** bei unkomplizierten Harnweginfektionen, wenn geeignete Mittel nicht angewendet werden können. → Seite 1247
Cephoral 200 mg Filmtabletten Rp *400 mg Filmtabletten* Rp Filmtabletten *Cephoral Trockensaft* Rp Suspension	**Cefixim** 200 mg 400 mg 100 mg pro 5 ml	10 Stück 5 Stück 25 ml	32,86 32,86 15,98	32,86 32,86 15,98	**Geeignet** bei Lungenentzündungen außerhalb des Krankenhauses, bakterieller Nasennebenhöhlenentzündung oder Mittelohrentzündung, wenn Penizilline nicht vertragen werden. **Geeignet** bei komplizierten Harnweginfektionen nach Prüfung der Erreger auf ihre Resistenz. **Mit Einschränkung geeignet** bei unkomplizierten Harnweginfektionen, wenn geeignete Mittel nicht angewendet werden können. → Seite 1247

Hinweise zu den Tabellenspalten → Seite 28, zur Auswahl der Arzneimittel → Seite 23, zur Grundlage der Bewertung → Seiten 24, 27

Bakterielle Infektionen allgemein, Lyme-Borreliose, Lungenentzündung Fortsetzung

Handelsname Darreichungsform	Zusammensetzung pro 1 ml/1 g oder wie angegeben bzw. pro abgeteilte Einheit	Kleinste Packungsgröße	Festbetrag in Euro	Packungspreis in Euro	Bewertung
Hinweise zu den Tabellenspalten → Seite 28, zur Auswahl der Arzneimittel → Seite 23, zur Grundlage der Bewertung → Seiten 24, 27					
Cipro – 1 A Pharma 250 mg Rp *500 mg Rp* *750 mg Rp* Filmtabletten	**Ciprofloxazin** 250 mg 500 mg 750 mg	10 Stück 10 Stück 10 Stück	19,27 27,56 35,43	13,84 17,49 24,11	**Geeignet** bei komplizierten Harnweginfektionen sowie bei Lungenentzündungen durch gramnegative Keime, wenn ein bakteriologischer Nachweis vorliegt. **Mit Einschränkung geeignet** bei unkomplizierten Harnweginfektionen, weil die Erreger rasch unempfindlich werden, wenn Chinolone ungezielt eingesetzt werden. → Seite 1248
CIPRO BASICS 250 mg Filmtabletten Rp *500 mg Filmtabletten Rp* Filmtabletten	**Ciprofloxazin** 250 mg 500 mg	10 Stück 10 Stück	19,27 27,56	13,84 17,49	**Geeignet** bei komplizierten Harnweginfektionen sowie bei Lungenentzündungen durch gramnegative Keime, wenn ein bakteriologischer Nachweis vorliegt. **Mit Einschränkung geeignet** bei unkomplizierten Harnweginfektionen, weil die Erreger rasch unempfindlich werden, wenn Chinolone ungezielt eingesetzt werden. → Seite 1248
Ciprobay 250 Rp *500 Rp* *750 Rp* Filmtabletten *Ciprobay Saft 5 % Rp* *10 % Rp* Suspension	**Ciprofloxazin** 250 mg 500 mg 750 mg 250 mg pro 5 ml 500 mg pro 5 ml	14 Stück 14 Stück 10 Stück 100 ml 100 ml	22,09 32,86 35,43	25,86 36,34 38,94 73,83 128,38	**Geeignet** bei komplizierten Harnweginfektionen sowie bei Lungenentzündungen durch gramnegative Keime, wenn ein bakteriologischer Nachweis vorliegt. **Mit Einschränkung geeignet** bei unkomplizierten Harnweginfektionen, weil die Erreger rasch unempfindlich werden, wenn Chinolone ungezielt eingesetzt werden. → Seite 1248
Ciprobeta 250 Rp *500 Rp* *750 Rp* Filmtabletten	**Ciprofloxazin** 250 mg 500 mg 750 mg	10 Stück 10 Stück 10 Stück	19,27 27,56 35,43	15,23 19,74 32,61	**Geeignet** bei komplizierten Harnweginfektionen sowie bei Lungenentzündungen durch gramnegative Keime, wenn ein bakteriologischer Nachweis vorliegt. **Mit Einschränkung geeignet** bei unkomplizierten Harnweginfektionen, weil die Erreger rasch unempfindlich werden, wenn Chinolone ungezielt eingesetzt werden. → Seite 1248
ciprodura 100 mg Filmtabletten Rp *250 mg Filmtabletten Rp* *500 mg Filmtabletten Rp* Filmtabletten	**Ciprofloxazin** 100 mg 250 mg 500 mg	6 Stück 10 Stück 10 Stück	11,58 19,27 27,56	10,95 13,84 17,49	**Geeignet** bei komplizierten Harnweginfektionen sowie bei Lungenentzündungen durch gramnegative Keime, wenn ein bakteriologischer Nachweis vorliegt. **Mit Einschränkung geeignet** bei unkomplizierten Harnweginfektionen, weil die Erreger rasch unempfindlich werden, wenn Chinolone ungezielt eingesetzt werden. → Seite 1248
Ciprofloxacin AL 250 mg Filmtabletten Rp *500 mg Filmtabletten Rp* *750 mg Filmtabletten Rp* Filmtabletten	**Ciprofloxazin** 250 mg 500 mg 750 mg	10 Stück 10 Stück 10 Stück	19,27 27,56 35,43	13,84 17,49 24,11	**Geeignet** bei komplizierten Harnweginfektionen sowie bei Lungenentzündungen durch gramnegative Keime, wenn ein bakteriologischer Nachweis vorliegt. **Mit Einschränkung geeignet** bei unkomplizierten Harnweginfektionen, weil die Erreger rasch unempfindlich werden, wenn Chinolone ungezielt eingesetzt werden. → Seite 1248

Bakterielle Infektionen allgemein, Lyme-Borreliose, Lungenentzündung Fortsetzung

Handelsname Darreichungsform	Zusammensetzung pro 1 ml/1 g oder wie angegeben bzw. pro abgeteilte Einheit	Kleinste Packungsgröße	Festbetrag in Euro	Packungspreis in Euro	Bewertung
Ciprofloxacin Heumann 250 mg Filmtabletten Rp *500 mg Filmtabletten Rp* Filmtabletten	**Ciprofloxazin** 250 mg 500 mg	10 Stück 10 Stück	19,27 27,56	13,84 17,49	**Geeignet** bei komplizierten Harnweginfektionen sowie bei Lungenentzündungen durch gramnegative Keime, wenn ein bakteriologischer Nachweis vorliegt. **Mit Einschränkung geeignet** bei unkomplizierten Harnweginfektionen, weil die Erreger rasch unempfindlich werden, wenn Chinolone ungezielt eingesetzt werden. → Seite 1248
Ciprofloxacin-ratiopharm 250 mg Filmtabletten Rp *500 mg Filmtabletten Rp* *750 mg Filmtabletten Rp* Filmtabletten	**Ciprofloxazin** 250 mg 500 mg 750 mg	10 Stück 10 Stück 10 Stück	19,27 27,56 35,43	15,23 19,74 32,61	**Geeignet** bei komplizierten Harnweginfektionen sowie bei Lungenentzündungen durch gramnegative Keime, wenn ein bakteriologischer Nachweis vorliegt. **Mit Einschränkung geeignet** bei unkomplizierten Harnweginfektionen, weil die Erreger rasch unempfindlich werden, wenn Chinolone ungezielt eingesetzt werden. → Seite 1248
Ciprofloxacin real 250 mg Rp *500 mg Rp* *750 mg Rp* Filmtabletten	**Ciprofloxazin** 250 mg 500 mg 750 mg	10 Stück 10 Stück 10 Stück	19,27 27,56 35,43	13,84 17,49 24,11	**Geeignet** bei komplizierten Harnweginfektionen sowie bei Lungenentzündungen durch gramnegative Keime, wenn ein bakteriologischer Nachweis vorliegt. **Mit Einschränkung geeignet** bei unkomplizierten Harnweginfektionen, weil die Erreger rasch unempfindlich werden, wenn Chinolone ungezielt eingesetzt werden. → Seite 1248
Ciprofloxacin Sandoz 250 mg Filmtabletten Rp *500 mg Filmtabletten Rp* *750 mg Filmtabletten Rp* Filmtabletten	**Ciprofloxazin** 250 mg 500 mg 750 mg	10 Stück 10 Stück 10 Stück	19,27 27,56 35,43	15,23 19,74 32,61	**Geeignet** bei komplizierten Harnweginfektionen sowie bei Lungenentzündungen durch gramnegative Keime, wenn ein bakteriologischer Nachweis vorliegt. **Mit Einschränkung geeignet** bei unkomplizierten Harnweginfektionen, weil die Erreger rasch unempfindlich werden, wenn Chinolone ungezielt eingesetzt werden. → Seite 1248
Ciprofloxacin STADA 250 mg Filmtabletten Rp *500 mg Filmtabletten Rp* *750 mg Filmtabletten Rp* Filmtabletten	**Ciprofloxazin** 250 mg 500 mg 750 mg	10 Stück 10 Stück 10 Stück	19,27 27,56 35,43	15,23 19,74 32,61	**Geeignet** bei komplizierten Harnweginfektionen sowie bei Lungenentzündungen durch gramnegative Keime, wenn ein bakteriologischer Nachweis vorliegt. **Mit Einschränkung geeignet** bei unkomplizierten Harnweginfektionen, weil die Erreger rasch unempfindlich werden, wenn Chinolone ungezielt eingesetzt werden. → Seite 1248
Ciproflox-CT 100 mg Filmtabletten Rp *250 mg Filmtabletten Rp* *500 mg Filmtabletten Rp* Filmtabletten	**Ciprofloxazin** 100 mg 250 mg 500 mg	6 Stück 10 Stück 10 Stück	11,58 19,27 27,56	10,95 15,23 19,74	**Geeignet** bei komplizierten Harnweginfektionen sowie bei Lungenentzündungen durch gramnegative Keime, wenn ein bakteriologischer Nachweis vorliegt. **Mit Einschränkung geeignet** bei unkomplizierten Harnweginfektionen, weil die Erreger rasch unempfindlich werden, wenn Chinolone ungezielt eingesetzt werden. → Seite 1248

Hinweise zu den Tabellenspalten → Seite 28, zur Auswahl der Arzneimittel → Seite 23, zur Grundlage der Bewertung → Seiten 24, 27

Bakterielle Infektionen allgemein, Lyme-Borreliose, Lungenentzündung Fortsetzung

Handelsname Darreichungsform	Zusammensetzung pro 1 ml/1 g oder wie angegeben bzw. pro abgeteilte Einheit	Kleinste Packungsgröße	Festbetrag in Euro	Packungspreis in Euro	Bewertung

Hinweise zu den Tabellenspalten → Seite 28, zur Auswahl der Arzneimittel → Seite 23, zur Grundlage der Bewertung → Seiten 24, 27

Handelsname Darreichungsform	Zusammensetzung pro 1 ml/1 g oder wie angegeben bzw. pro abgeteilte Einheit	Kleinste Packungsgröße	Festbetrag in Euro	Packungspreis in Euro	Bewertung
Ciprohexal 250 mg Filmtabletten Rp *500 mg Filmtabletten* Rp *750 mg Filmtabletten* Rp Filmtabletten	Ciprofloxazin 250 mg 500 mg 750 mg	10 Stück 10 Stück 10 Stück	19,27 27,56 35,43	15,23 19,74 32,61	**Geeignet** bei komplizierten Harnweginfektionen sowie bei Lungenentzündungen durch gramnegative Keime, wenn ein bakteriologischer Nachweis vorliegt. **Mit Einschränkung geeignet** bei unkomplizierten Harnweginfektionen, weil die Erreger rasch unempfindlich werden, wenn Chinolone ungezielt eingesetzt werden. → Seite 1248
Clindahexal 450 mg Rp *600 mg* Rp Filmtabletten *Clindahexal 150* Rp *300* Rp Kapseln	Clindamyzin 450 mg 600 mg 150 mg 300 mg	12 Stück 12 Stück 30 Stück 12 Stück	19,43 20,83 26,55 17,77	15,51 16,35 19,79 14,51	**Geeignet** bei schweren Infektionen mit anaeroben Bakterien wie Abszessen in Lunge oder Becken sowie bei Eiteransammlungen im Rippenfell (Empyem) und bei Hautinfektionen. **Mit Einschränkung geeignet** bei schweren Staphylokokken-Infektionen, wenn Penizillin nicht vertragen wird (Penizillinallergie). → Seite 1251
Clindamycin-ratiopharm Tabletten 600 mg Rp Filmtabletten *Clindamycin-ratiopharm Kapseln 150 mg* Rp *300 mg* Rp Kapseln	Clindamyzin 600 mg 150 mg 300 mg	12 Stück 12 Stück 12 Stück	20,83 15,52 17,77	16,35 13,17 14,51	**Geeignet** bei schweren Infektionen mit anaeroben Bakterien wie Abszessen in Lunge oder Becken sowie bei Eiteransammlungen im Rippenfell (Empyem) und bei Hautinfektionen. **Mit Einschränkung geeignet** bei schweren Staphylokokken-Infektionen, wenn Penizillin nicht vertragen wird (Penizillinallergie). → Seite 1251
Clinda-saar 150 mg Rp *300 mg* Rp *600 mg* Rp Filmtabletten	Clindamyzin 150 mg 300 mg 600 mg	12 Stück 12 Stück 16 Stück	15,52 17,77 25,23	15,52 14,36 25,23	**Geeignet** bei schweren Infektionen mit anaeroben Bakterien wie Abszessen in Lunge oder Becken sowie bei Eiteransammlungen im Rippenfell (Empyem) und bei Hautinfektionen. **Mit Einschränkung geeignet** bei schweren Staphylokokken-Infektionen, wenn Penizillin nicht vertragen wird (Penizillinallergie). → Seite 1251
Clindastad 150 Rp *300* Rp Kapseln	Clindamyzin 150 mg 300 mg	12 Stück 12 Stück	15,52 17,77	13,17 14,52	**Geeignet** bei schweren Infektionen mit anaeroben Bakterien wie Abszessen in Lunge oder Becken sowie bei Eiteransammlungen im Rippenfell (Empyem) und bei Hautinfektionen. **Mit Einschränkung geeignet** bei schweren Staphylokokken-Infektionen, wenn Penizillin nicht vertragen wird (Penizillinallergie). → Seite 1251
CLIN-SANORANIA 150 mg Rp *300 mg* Rp Kapseln	Clindamyzin 150 mg 300 mg	12 Stück 12 Stück	15,52 17,77	13,17 14,52	**Geeignet** bei schweren Infektionen mit anaeroben Bakterien wie Abszessen in Lunge oder Becken sowie bei Eiteransammlungen im Rippenfell (Empyem) und bei Hautinfektionen. **Mit Einschränkung geeignet** bei schweren Staphylokokken-Infektionen, wenn Penizillin nicht vertragen wird (Penizillinallergie). → Seite 1251
Doxy – 1 A Pharma 100 Rp *200* Rp Tabletten	Doxyzyklin 100 mg 200 mg	10 Stück 10 Stück	10,79 11,82	10,22 10,71	**Geeignet** bei Akne und Lyme-Borreliose sowie bei Lungenentzündungen durch atypische Bakterien, z. B. Chlamydien und Mykoplasmen. → Seite 1258

Bakterielle Infektionen allgemein, Lyme-Borreliose, Lungenentzündung Fortsetzung

Handelsname Darreichungsform	Zusammensetzung pro 1 ml/1 g oder wie angegeben bzw. pro abgeteilte Einheit	Kleinste Packungsgröße	Festbetrag in Euro	Packungspreis in Euro	Bewertung
Doxy-CT 100 mg Rp Kapseln	**Doxyzyklin** 100 mg	10 Stück	10,79	10,46	**Geeignet** bei Akne und Lyme-Borreliose sowie bei Lungenentzündungen durch atypische Bakterien, z. B. Chlamydien und Mykoplasmen. → Seite 1258
Doxy-CT 100 mg Tabletten Rp	100 mg	10 Stück	10,79	10,42	
200 mg Tabletten Rp Tabletten	200 mg	10 Stück	11,82	11,16	
Doxycyclin AbZ 100 mg Tabletten Rp	**Doxyzyklin** 100 mg	10 Stück	10,79	10,22	**Geeignet** bei Akne und Lyme-Borreliose sowie bei Lungenentzündungen durch atypische Bakterien, z. B. Chlamydien und Mykoplasmen. → Seite 1258
200 mg Tabletten Rp Tabletten	200 mg	10 Stück	11,82	10,71	
Doxycyclin AL 100 Rp	**Doxyzyklin** 100 mg	10 Stück	10,79	10,22	**Geeignet** bei Akne und Lyme-Borreliose sowie bei Lungenentzündungen durch atypische Bakterien, z. B. Chlamydien und Mykoplasmen. → Seite 1258
200 Rp Kapseln	200 mg	10 Stück	11,82	10,71	
Doxycyclin AL T 100 Rp	100 mg	10 Stück	10,79	10,22	
200 Rp Tabletten	200 mg	10 Stück	11,82	10,71	
Doxycyclin Heumann Tabletten 100 mg Rp	**Doxyzyklin** 100 mg	10 Stück	10,79	10,79	**Geeignet** bei Akne und Lyme-Borreliose sowie bei Lungenentzündungen durch atypische Bakterien, z. B. Chlamydien und Mykoplasmen. → Seite 1258
200 mg Rp Tabletten	200 mg	10 Stück	11,82	11,82	
Doxycyclin-ratiopharm 100 Rp Kapseln	**Doxyzyklin** 100 mg	10 Stück	10,79	10,42	**Geeignet** bei Akne und Lyme-Borreliose sowie bei Lungenentzündungen durch atypische Bakterien, z. B. Chlamydien und Mykoplasmen. → Seite 1258
Doxycyclin Tabs Sandoz 100 mg Tabletten Rp	**Doxyzyklin** 100 mg	10 Stück	10,79	10,42	**Geeignet** bei Akne und Lyme-Borreliose sowie bei Lungenentzündungen durch atypische Bakterien, z. B. Chlamydien und Mykoplasmen. → Seite 1258
200 mg Tabletten Rp Tabletten	200 mg	10 Stück	11,82	11,16	
Doxycyclin STADA Filmtabletten 100 mg Rp	**Doxyzyklin** 100 mg	10 Stück	10,79	10,42	**Geeignet** bei Akne und Lyme-Borreliose sowie bei Lungenentzündungen durch atypische Bakterien, z. B. Chlamydien und Mykoplasmen. → Seite 1258
200 mg Rp Filmtabletten	200 mg	10 Stück	11,82	11,16	
Doxycyclin STADA Tabs 100 mg Rp	100 mg	10 Stück	10,79	10,64	
200 mg Rp Tabletten	200 mg	10 Stück	11,82	11,16	
Doxyderma 100 Rp Tabletten	**Doxyzyklin** 100 mg	10 Stück	10,79	10,22	**Geeignet** bei Akne und Lyme-Borreliose sowie bei Lungenentzündungen durch atypische Bakterien, z. B. Chlamydien und Mykoplasmen. → Seite 1258
Doxyhexal tabs Rp	**Doxyzyklin** 100 mg	10 Stück	10,79	10,42	**Geeignet** bei Akne und Lyme-Borreliose sowie bei Lungenentzündungen durch atypische Bakterien, z. B. Chlamydien und Mykoplasmen. → Seite 1258
Doxyhexal 200 tabs Rp Tabletten	200 mg	10 Stück	11,82	11,16	
Doxy Komb Kapseln Rp Kapseln	**Doxyzyklin** 200 mg und 100 mg	7 Stück	10,45	10,45	**Geeignet** bei Akne und Lyme-Borreliose sowie bei Lungenentzündungen durch atypische Bakterien, z. B. Chlamydien und Mykoplasmen. → Seite 1258
Doxymono 100 Rp	**Doxyzyklin** 100 mg	10 Stück	10,79	10,42	**Geeignet** bei Akne und Lyme-Borreliose sowie bei Lungenentzündungen durch atypische Bakterien, z. B. Chlamydien und Mykoplasmen. → Seite 1258
200 Rp Tabletten	200 mg	10 Stück	11,82	11,16	
Doxy-M-ratiopharm Tabletten 100 Rp	**Doxyzyklin** 100 mg	10 Stück	10,79	10,42	**Geeignet** bei Akne und Lyme-Borreliose sowie bei Lungenentzündungen durch atypische Bakterien, z. B. Chlamydien und Mykoplasmen. → Seite 1258
200 Rp Tabletten	200 mg	10 Stück	11,82	11,16	

Hinweise zu den Tabellenspalten → Seite 28, zur Auswahl der Arzneimittel → Seite 23, zur Grundlage der Bewertung → Seiten 24, 27

Bakterielle Infektionen allgemein, Lyme-Borreliose, Lungenentzündung Fortsetzung

Handelsname Darreichungsform	Zusammensetzung pro 1 ml/1 g oder wie angegeben bzw. pro abgeteilte Einheit	Kleinste Packungsgröße	Festbetrag in Euro	Packungspreis in Euro	Bewertung

Hinweise zu den Tabellenspalten → Seite 28, zur Auswahl der Arzneimittel → Seite 23, zur Grundlage der Bewertung → Seiten 24, 27

Handelsname Darreichungsform	Zusammensetzung pro 1 ml/1 g oder wie angegeben bzw. pro abgeteilte Einheit	Kleinste Packungsgröße	Festbetrag in Euro	Packungspreis in Euro	Bewertung
DOXY-N-TABLINEN Rp	**Doxyzyklin** 100 mg	10 Stück	10,79	10,42	**Geeignet** bei Akne und Lyme-Borreliose sowie bei Lungenentzündungen durch atypische Bakterien, z. B. Chlamydien und Mykoplasmen. → Seite 1258
DOXY-N-TABLINEN FORTE Rp Tabletten	200 mg	10 Stück	11,82	11,73	
Doxy-Wolff 100 Rp	**Doxyzyklin** 100 mg	10 Stück	10,79	10,69	**Geeignet** bei Akne und Lyme-Borreliose sowie bei Lungenentzündungen durch atypische Bakterien, z. B. Chlamydien und Mykoplasmen. → Seite 1258
200 Rp Filmtabletten	200 mg	10 Stück	11,82	11,82	
Doxy-Wolff Tabs 100 Rp	100 mg	10 Stück	10,79	10,69	
200 Rp Trinktabletten	200 mg	10 Stück	11,82	11,82	
ELOBACT 125 mg Rp	**Cefuroxim** 125 mg (Konservierungsmittel: Parabene)	12 Stück	15,23	31,63	**Geeignet** bei Lungenentzündungen außerhalb des Krankenhauses, bakterieller Nasennebenhöhlenentzündung, Mittelohrentzündung oder Borreliose, wenn Penizilline nicht vertragen werden. **Geeignet** bei komplizierten Harnweginfektionen nach Prüfung der Erreger auf ihre Resistenz. **Mit Einschränkung geeignet** bei unkomplizierten Harnweginfektionen, wenn geeignete Mittel nicht angewendet werden können. → Seite 1247
250 mg Rp	250 mg (Konservierungsmittel: Parabene)	12 Stück	20,04	44,20	
500 mg Rp Filmtabletten	500 mg (Konservierungsmittel: Parabene)	12 Stück	30,44	74,02	
ELOBACT 125 mg Dosier-Brief Rp	125 mg pro 4,18 g	12 Stück	15,23	32,01	
250 mg Dosier-Brief Rp Granulat	250 mg pro 8,35 g	12 Stück	20,04	44,90	
ELOBACT Trockensaft Rp Suspension	125 mg pro 5 ml	100 ml	18,48	42,79	
ENOXOR 200 mg Rp Filmtabletten	**Enoxazin** 200 mg	10 Stück	15,29	15,10	**Geeignet** bei komplizierten Harnweginfektionen sowie bei Lungenentzündungen durch gramnegative Keime, wenn ein bakteriologischer Nachweis vorliegt. **Mit Einschränkung geeignet** bei unkomplizierten Harnweginfektionen, weil die Erreger rasch unempfindlich werden, wenn Chinolone ungezielt eingesetzt werden. → Seite 1249
Erybeta 500 Rp Filmtabletten	**Erythromyzin** 500 mg	20 Stück	15,37	15,29	**Geeignet** bei Lungenentzündungen mit atypischen Erregern wie Legionellen und Mykoplasmen, bei Chlamydieninfektionen und leichten bakteriellen Hautinfektionen. **Mit Einschränkung geeignet** bei Lungenentzündungen außerhalb des Krankenhauses. Aufgrund des ungezielten Einsatzes der Mittel in den vergangenen Jahrzehnten besteht bereits eine erhöhte Resistenzrate. → Seite 1252
Erybeta TS Rp	200 mg pro 5 ml	100 ml	13,41	12,27	
forte Rp Suspension	400 mg pro 5 ml	100 ml	17,97	15,47	
Eryhexal 500 Rp Filmtabletten	**Erythromyzin** 500 mg	10 Stück	12,58	11,69	**Geeignet** bei Lungenentzündungen mit atypischen Erregern wie Legionellen und Mykoplasmen, bei Chlamydieninfektionen und leichten bakteriellen Hautinfektionen. **Mit Einschränkung geeignet** bei Lungenentzündungen außerhalb des Krankenhauses. Aufgrund des ungezielten Einsatzes der Mittel in den vergangenen Jahrzehnten besteht bereits eine erhöhte Resistenzrate. → Seite 1252
Eryhexal Granulat 1 000 Rp Granulat	1 000 mg pro 4 g	12 x 4 g	18,30	17,45	
Eryhexal Saft Rp	200 mg pro 5 ml	100 ml	13,41	12,28	
forte Rp Suspension	400 mg pro 5 ml	100 ml	17,97	15,47	

Bakterielle Infektionen allgemein, Lyme-Borreliose, Lungenentzündung Fortsetzung

Handelsname Darreichungsform	Zusammensetzung pro 1 ml/1 g oder wie angegeben bzw. pro abgeteilte Einheit	Kleinste Packungsgröße	Festbetrag in Euro	Packungspreis in Euro	Bewertung
Erythromycin-ratiopharm 500 Rp Filmtabletten	**Erythromyzin** 500 mg	10 Stück	12,58	11,69	**Geeignet** bei Lungenentzündungen mit atypischen Erregern wie Legionellen und Mykoplasmen, bei Chlamydieninfektionen und leichten bakteriellen Hautinfektionen. **Mit Einschränkung geeignet** bei Lungenentzündungen außerhalb des Krankenhauses. Aufgrund des ungezielten Einsatzes der Mittel in den vergangenen Jahrzehnten besteht bereits eine erhöhte Resistenzrate. → Seite 1252
Erythromycin-ratiopharm DB 500 Rp	500 mg pro 2 g	10 Stück	12,58	12,57	
1 000 Rp Granulat	1 000 mg pro 4 g	12 Stück	18,30	17,45	
Erythromycin STADA 500 Rp Filmtabletten	**Erythromyzin** 500 mg	10 Stück	12,58	11,69	**Geeignet** bei Lungenentzündungen mit atypischen Erregern wie Legionellen und Mykoplasmen, bei Chlamydieninfektionen und leichten bakteriellen Hautinfektionen. **Mit Einschränkung geeignet** bei Lungenentzündungen außerhalb des Krankenhauses. Aufgrund des ungezielten Einsatzes der Mittel in den vergangenen Jahrzehnten besteht bereits eine erhöhte Resistenzrate. → Seite 1252
Erythromycin STADA Granulat 1 000 Rp Granulat	1 000 mg pro 9,25 g	10 Stück	16,91	16,91	
Erythromycin STADA Trockensaft Rp Suspension	200 mg pro 5 ml	100 ml	13,41	12,28	
Erythromycin-Wolff Filmtabletten Rp Filmtabletten	**Erythromyzin** 500 mg	10 Stück	12,58	12,58	**Geeignet** bei Lungenentzündungen mit atypischen Erregern wie Legionellen und Mykoplasmen, bei Chlamydieninfektionen und leichten bakteriellen Hautinfektionen. **Mit Einschränkung geeignet** bei Lungenentzündungen außerhalb des Krankenhauses. Aufgrund des ungezielten Einsatzes der Mittel in den vergangenen Jahrzehnten besteht bereits eine erhöhte Resistenzrate. → Seite 1252
Erythromycin-Wolff Saft Rp Suspension	200 mg pro 5 ml	100 ml	13,41	13,41	
Flanamox 500 Rp Kapseln	**Amoxizillin** 250 mg + **Flukloxazillin** 250 mg	20 Stück		37,87	**Wenig geeignet** bei bakteriellen Atemwegsinfektionen. Die Überlegenheit der fixen Kombination gegenüber der alleinigen Behandlung mit Amoxizillin bzw. der Behandlung mit der Standardkombination aus Amoxizillin und Clavulansäure bei Mischinfektionen ist nicht ausreichend nachgewiesen. → Seite 126[illegible]
GRÜNCEF 250 Trockensaft Rp Saft	**Cefadroxil** 250 mg pro 5 ml	60 ml	13,57	13,57	**Geeignet** bei Lungenentzündungen außerhalb des Krankenhauses, bakterieller Nasennebenhöhlenentzündung oder Mittelohrentzündung, wenn Penizilline nicht vertragen werden. **Geeignet** bei komplizierten Harnweginfektionen nach Prüfung der Erreger auf ihre Resistenz. **Mit Einschränkung geeignet** bei unkomplizierten Harnweginfektionen, wenn geeignete Mittel nicht angewendet werden können. → Seite 124[illegible]
GRÜNCEF 1 g Rp	1 000 mg	10 Stück	26,48	26,48	
GRÜNCEF Tabs 1 g Rp Tabletten	1 000 mg	10 Stück	26,48	26,48	
INFECTOBICILLIN Saft 750 Rp Suspension	**Phenoxymethylpenizillin-benzathin** 750 000 I.E. pro 5 ml (Konservierungsmittel: Parabene)	50 ml		21,96	**Geeignet** bei Infektionen mit vorwiegend grampositiven Keimen, z. B. eitrige Mandelentzündung, Scharlach, bestimmte Hautinfektionen (Erysipel), Verhinderung von Rückfällen bei rheumatischem Fieber. → Seite 125[illegible]

Hinweise zu den Tabellenspalten → Seite 28, zur Auswahl der Arzneimittel → Seite 23, zur Grundlage der Bewertung → Seiten 24, 27

Bakterielle Infektionen allgemein, Lyme-Borreliose, Lungenentzündung Fortsetzung

Handelsname Darreichungsform	Zusammensetzung pro 1 ml/1 g oder wie angegeben bzw. pro abgeteilte Einheit	Kleinste Packungsgröße	Festbetrag in Euro	Packungspreis in Euro	Bewertung
INFECTOCEF 500 Kapseln Rp Kapseln	**Cefaclor** 500 mg	10 Stück	23,11	17,72	**Geeignet** bei Lungenentzündungen außerhalb des Krankenhauses, bakterieller Nasennebenhöhlenentzündung oder Mittelohrentzündung, wenn Penizilline nicht vertragen werden. **Geeignet** bei komplizierten Harnweginfektionen nach Prüfung der Erreger auf ihre Resistenz. **Mit Einschränkung geeignet** bei unkomplizierten Harnweginfektionen, wenn geeignete Mittel nicht angewendet werden können. → Seite 1247
INFECTOCEF 125 Saft Rp	125 mg pro 5 ml	100 ml	16,87	13,99	
250 Saft Rp	250 mg pro 5 ml	100 ml	23,11	18,50	
500 Saft Rp Suspension	500 mg pro 5 ml	50 ml	23,11	23,11	
INFECTOCILLIN 1 Mega Filmtabletten Rp Filmtabletten	**Phenoxymethylpenizillin-Kalium** 1 000 000 I.E.	12 Stück	11,90	11,21	**Geeignet** bei Infektionen mit vorwiegend grampositiven Keimen, z. B. eitrige Mandelentzündung, Scharlach, bestimmte Hautinfektionen (Erysipel), Verhinderung von Rückfällen bei rheumatischem Fieber. → Seite 1255
INFECTOCILLIN Saft 250 Rp	250 000 I.E. pro 5 ml (Konservierungsmittel: Parabene)	75 ml	12,63	12,63	
300 Rp	300 000 I.E. pro 5 ml (Konservierungsmittel: Parabene)	100 ml	13,63	12,10	
400 Rp	400 000 I.E. pro 5 ml (Konservierungsmittel: Parabene)	100 ml	14,09	12,30	
500 Rp Suspension	500 000 I.E. pro 5 ml (Konservierungsmittel: Parabene)	75 ml	13,55	13,55	
INFECTOMOX Tabs 1 000 Rp Brausetabletten	**Amoxizillin** 1 000 mg	10 Stück	13,38	13,38	**Geeignet** bei leichten bis mittelschweren Infektionen mit grampositiven und/oder gramnegativen Keimen wie Lungenentzündungen außerhalb des Krankenhauses, bakterieller Nasennebenhöhlenentzündung, Mittelohrentzündung sowie in Kombination mit anderen Medikamenten bei durch Helicobacter pylori verursachten Magen- und Zwölffingerdarmgeschwüren. → Seite 1255
INFECTOMOX Saft 250 Rp	250 mg pro 5 ml	100 ml	12,21	11,79	
500 Rp	500 mg pro 5 ml	100 ml	15,22	14,88	
750 Rp Suspension	750 mg pro 5 ml	40 ml	13,04	13,04	
INFECTOMOX Tabletten 1 000 Rp Tabletten	1 000 mg	10 Stück	13,38	12,25	
INFECTOMYCIN 100 Saft Rp	**Erythromyzin** 100 mg pro 5 ml (Konservierungsmittel: Parabene)	100 ml	13,41	13,41	**Geeignet** bei Lungenentzündungen mit atypischen Erregern wie Legionellen und Mykoplasmen, bei Chlamydieninfektionen und leichten bakteriellen Hautinfektionen. **Mit Einschränkung geeignet** bei Lungenentzündungen außerhalb des Krankenhauses. Aufgrund des ungezielten Einsatzes der Mittel in den vergangenen Jahrzehnten besteht bereits eine erhöhte Resistenzrate. → Seite 1252
200 Saft Rp	200 mg pro 5 ml (Konservierungsmittel: Parabene)	50 ml	14,29	14,29	
400 Saft Rp	400 mg pro 5 ml (Konservierungsmittel: Parabene)	50 ml	19,92	19,92	
600 Saft Rp Suspension	600 mg pro 5 ml (Konservierungsmittel: Parabene)	75 ml	32,62	32,62	
Isocillin 1,2 Mega Rp Filmtabletten	**Phenoxymethylpenizillin-Kalium** 1 200 000 I.E.	10 Stück	11,97	11,97	**Geeignet** bei Infektionen mit vorwiegend grampositiven Keimen, z. B. eitrige Mandelentzündung, Scharlach, bestimmte Hautinfektionen (Erysipel), Verhinderung von Rückfällen bei rheumatischem Fieber. → Seite 1255
Isocillin Saft Rp Suspension	300 000 I.E. pro 5 ml	75 ml	12,85	12,85	

Hinweise zu den Tabellenspalten → Seite 28, zur Auswahl der Arzneimittel → Seite 23, zur Grundlage der Bewertung → Seiten 24, 27

Bakterielle Infektionen allgemein, Lyme-Borreliose, Lungenentzündung Fortsetzung

Handelsname Darreichungsform	Zusammensetzung pro 1 ml/1 g oder wie angegeben bzw. pro abgeteilte Einheit	Kleinste Packungsgröße	Festbetrag in Euro	Packungspreis in Euro	Bewertung
Jutamox 50 mg/ml Rp Suspension	**Amoxizillin** 250 mg pro 5 ml	100 ml	12,21	11,41	**Geeignet** bei leichten bis mittelschweren Infektionen mit grampositiven und/oder gramnegativen Keimen wie Lungenentzündungen außerhalb des Krankenhauses, bakterieller Nasennebenhöhlenentzündung, Mittelohrentzündung sowie in Kombination mit anderen Medikamenten bei durch Helicobacter pylori verursachten Magen- und Zwölffingerdarmgeschwüren. → Seite 1255
Jutamox 500 mg Rp	500 mg	10 Stück	12,36	11,52	
750 mg Rp	750 mg	10 Stück	12,92	11,92	
1 000 mg Rp Tabletten	1 000 mg	10 Stück	13,38	12,23	
Keciflox 250 mg Filmtabletten Rp	**Ciprofloxazin** 250 mg	10 Stück	19,27	15,23	**Geeignet** bei komplizierten Harnweginfektionen sowie bei Lungenentzündungen durch gramnegative Keime, wenn ein bakteriologischer Nachweis vorliegt. **Mit Einschränkung geeignet** bei unkomplizierten Harnweginfektionen, weil die Erreger rasch unempfindlich werden, wenn Chinolone ungezielt eingesetzt werden. → Seite 1248
500 mg Filmtabletten Rp	500 mg	10 Stück	27,56	19,74	
750 mg Filmtabletten Rp Filmtabletten	750 mg	10 Stück	35,43	35,43	
Keimax 200 mg Kapseln Rp	**Ceftibuten** 200 mg	5 Stück	22,91	22,91	**Geeignet** bei Lungenentzündungen außerhalb des Krankenhauses, bakterieller Nasennebenhöhlenentzündung oder Mittelohrentzündung, wenn Penizilline nicht vertragen werden. **Geeignet** bei komplizierten Harnweginfektionen nach Prüfung der Erreger auf ihre Resistenz. **Mit Einschränkung geeignet** bei unkomplizierten Harnweginfektionen, wenn geeignete Mittel nicht angewendet werden können. Das Mittel ist wegen seiner Wirkschwäche gegenüber Staphylokokken und Enterokokken anderen Antibiotika (z. B. Amoxizillin, Makrolide) unterlegen. → Seite 1247
400 mg Kapseln Rp Kapseln	400 mg	5 Stück	30,96	30,96	
Keimax Trockensaft Pulver 72 mg/ g Rp	90 mg pro 5 ml	63 ml	22,91	22,91	
forte Trockensaft Pulver 144 mg/ g Rp Suspension	180 mg pro 5 ml	63 ml	32,86	32,86	
Ketek Filmtabletten 400 mg Rp Filmtabletten	**Telithromyzin** 400 mg	10 Stück		42,23	**Mit Einschränkung geeignet** bei bakteriellen Infektionen der Atemwege außerhalb des Krankenhauses. Das Mittel wirkt hierzulande nicht besser als die als „geeignet" erachteten Mittel, aber es besteht das Risiko für schwerwiegende unerwünschte Wirkungen an Leber, Auge und Gehirn. → Seite 125
Klacid Pro Rp	**Clarithromyzin** 250 mg	12 Stück	17,49	21,53	**Geeignet** bei Lungenentzündungen mit atypischen Erregern wie Legionellen und Mykoplasmen, bei Chlamydieninfektionen und leichten bakteriellen Hautinfektionen. **Mit Einschränkung geeignet** bei Lungenentzündungen außerhalb des Krankenhauses. Aufgrund des ungezielten Einsatzes der Mittel in den vergangenen Jahrzehnten besteht bereits eine erhöhte Resistenzrate. → Seite 125
Klacid Filmtabletten Rp	250 mg	10 Stück	16,62	19,92	
Klacid Filmtabletten Forte 500 mg Rp Filmtabletten	500 mg	14 Stück	25,19	47,49	
Klacid uno 500 mg Retardtabletten Rp Retardtabletten	500 mg	6 Stück		20,36	
Klacid Saft Rp	125 mg pro 5 ml	60 ml	14,76	16,40	
Klacid Saft Forte 250 mg/5 ml Rp Suspension	250 mg pro 5 ml	60 ml	17,49	22,55	

Hinweise zu den Tabellenspalten → Seite 28, zur Auswahl der Arzneimittel → Seite 23, zur Grundlage der Bewertung → Seiten 24, 27

Bakterielle Infektionen allgemein, Lyme-Borreliose, Lungenentzündung Fortsetzung

Handelsname Darreichungsform	Zusammensetzung pro 1 ml/1 g oder wie angegeben bzw. pro abgeteilte Einheit	Kleinste Packungsgröße	Festbetrag in Euro	Packungspreis in Euro	Bewertung
Hinweise zu den Tabellenspalten → Seite 28, zur Auswahl der Arzneimittel → Seite 23, zur Grundlage der Bewertung → Seiten 24, 27					
Lorafem 200 Rp *400 Rp* Kapseln *Lorafem Saft Rp* *Lorafem Trockensaft Rp* *Lorafem forte Saft Rp* *forte Trockensaft Rp* Suspension	**Loracarbef** 200 mg 400 mg 100 mg pro 5 ml 100 mg pro 5 ml (Konservierungsmittel: Parabene) 200 mg pro 5 ml 200 mg pro 5 ml (Konservierungsmittel: Parabene)	10 Stück 10 Stück 70 ml 70 ml 70 ml 70 ml	21,60 33,28 18,48 18,48 26,08 26,08	21,60 33,28 18,48 18,48 26,08 26,08	**Geeignet** bei Lungenentzündungen außerhalb des Krankenhauses, bakterieller Nasennebenhöhlenentzündung oder Mittelohrentzündung, wenn Penizilline nicht vertragen werden. **Geeignet** bei komplizierten Harnweginfektionen nach Prüfung der Erreger auf ihre Resistenz. **Mit Einschränkung geeignet** bei unkomplizierten Harnweginfektionen, wenn geeignete Mittel nicht angewendet werden können. → Seite 1247
MEGACILLIN oral 600 Rp *1 Mega Rp* *1,5 Mega Rp* Filmtabletten *MEGACILLIN oral Trockensaft Rp* Saft	**Phenoxymethylpenizillin-Kalium** 600 000 I.E. 1 000 000 I.E. 1 500 000 I.E. 300 000 I.E. pro 5 ml	10 Stück 10 Stück 10 Stück 100 ml	10,85 11,60 12,52 13,63	10,85 11,60 12,52 13,63	**Geeignet** bei Infektionen mit vorwiegend grampositiven Keimen, z. B. eitrige Mandelentzündung, Scharlach, bestimmte Hautinfektionen (Erysipel), Verhinderung von Rückfällen bei rheumatischem Fieber. → Seite 1255
Minocyclin-ratiopharm 100 Rp Kapseln	**Minozyklin** 100 mg	10 Stück	15,80	13,34	**Mit Einschränkung geeignet** bei Akne. Mittel mit Doxyzyklin sind wegen der besseren Verträglichkeit vorzuziehen. → Seite 1258
OfloHEXAL 100 mg Rp *200 mg Rp* *400 mg Rp* Filmtabletten	**Ofloxazin** 100 mg 200 mg 400 mg	6 Stück 10 Stück 10 Stück	14,79 23,48 35,43	13,23 21,13 34,01	**Geeignet** bei komplizierten Harnweginfektionen sowie bei Lungenentzündungen durch gramnegative Keime, wenn ein bakteriologischer Nachweis vorliegt. **Mit Einschränkung geeignet** bei unkomplizierten Harnweginfektionen, weil die Erreger rasch unempfindlich werden, wenn Chinolone ungezielt eingesetzt werden. → Seite 1249
Ofloxacin AL 100 Rp *200 Rp* *400 Rp* Filmtabletten	**Ofloxazin** 100 mg 200 mg 400 mg	6 Stück 10 Stück 10 Stück	14,79 23,48 35,43	12,77 17,64 32,93	**Geeignet** bei komplizierten Harnweginfektionen sowie bei Lungenentzündungen durch gramnegative Keime, wenn ein bakteriologischer Nachweis vorliegt. **Mit Einschränkung geeignet** bei unkomplizierten Harnweginfektionen, weil die Erreger rasch unempfindlich werden, wenn Chinolone ungezielt eingesetzt werden. → Seite 1249
Ofloxacin-ratiopharm 100 mg Filmtabletten Rp *200 mg Filmtabletten Rp* *400 mg Filmtabletten Rp* Filmtabletten	**Ofloxazin** 100 mg 200 mg 400 mg	6 Stück 6 Stück 10 Stück	14,79 17,80 35,43	13,23 17,74 34,01	**Geeignet** bei komplizierten Harnweginfektionen sowie bei Lungenentzündungen durch gramnegative Keime, wenn ein bakteriologischer Nachweis vorliegt. **Mit Einschränkung geeignet** bei unkomplizierten Harnweginfektionen, weil die Erreger rasch unempfindlich werden, wenn Chinolone ungezielt eingesetzt werden. → Seite 1249
Ofloxacin STADA uro 100 mg Filmtabletten Rp *Ofloxacin STADA 200 mg Filmtabletten Rp* *400 mg Filmtabletten Rp* Filmtabletten	**Ofloxazin** 100 mg 200 mg 400 mg	6 Stück 10 Stück 10 Stück	14,79 23,48 35,43	13,23 21,13 34,01	**Geeignet** bei komplizierten Harnweginfektionen sowie bei Lungenentzündungen durch gramnegative Keime, wenn ein bakteriologischer Nachweis vorliegt. **Mit Einschränkung geeignet** bei unkomplizierten Harnweginfektionen, weil die Erreger rasch unempfindlich werden, wenn Chinolone ungezielt eingesetzt werden. → Seite 1249

Bakterielle Infektionen allgemein, Lyme-Borreliose, Lungenentzündung Fortsetzung

Handelsname Darreichungsform	Zusammensetzung pro 1 ml/1 g oder wie angegeben bzw. pro abgeteilte Einheit	Kleinste Packungsgröße	Festbetrag in Euro	Packungspreis in Euro	Bewertung
Oflox-CT 200 mg Filmtabletten Rp Filmtabletten	**Ofloxazin** 200 mg	10 Stück	23,48	21,13	**Geeignet** bei komplizierten Harnweginfektionen sowie bei Lungenentzündungen durch gramnegative Keime, wenn ein bakteriologischer Nachweis vorliegt. **Mit Einschränkung geeignet** bei unkomplizierten Harnweginfektionen, weil die Erreger rasch unempfindlich werden, wenn Chinolone ungezielt eingesetzt werden. → Seite 1249
Orelox 100 Filmtabletten Rp *200 Filmtabletten* Rp Filmtabletten *Orelox junior* Rp Suspension	**Cefpodoxim** 100 mg 200 mg 40 mg pro 5 ml	20 Stück 10 Stück 50 ml	32,86 32,86 15,98	32,86 32,86 15,98	**Geeignet** bei Lungenentzündungen außerhalb des Krankenhauses, bakterieller Nasennebenhöhlenentzündung oder Mittelohrentzündung, wenn Penizilline nicht vertragen werden. **Geeignet** bei komplizierten Harnweginfektionen nach Prüfung der Erreger auf ihre Resistenz. **Mit Einschränkung geeignet** bei unkomplizierten Harnweginfektionen, wenn geeignete Mittel nicht angewendet werden können. → Seite 1247
Paediathrocin Kindertropfen Rp *Paediathrocin Trockensaft* Rp *Paediathrocin forte* Rp Suspension	**Erythromyzin** 100 mg pro 2,5 ml 200 mg pro 5 ml 400 mg pro 5 ml	60 ml 100 ml 100 ml	12,11 13,41 17,97	12,10 13,41 17,97	**Geeignet** bei Lungenentzündungen mit atypischen Erregern wie Legionellen und Mykoplasmen, bei Chlamydieninfektionen und leichten bakteriellen Hautinfektionen. **Mit Einschränkung geeignet** bei Lungenentzündungen außerhalb des Krankenhauses. Aufgrund des ungezielten Einsatzes der Mittel in den vergangenen Jahrzehnten besteht bereits eine erhöhte Resistenzrate. → Seite 125[illegible]
Panoral Kapseln 500 mg Rp Kapseln *Panoral Trockensaft* Rp *forte* Rp Saft	**Cefaclor** 500 mg 125 mg pro 5 ml 250 mg pro 5 ml	10 Stück 100 ml 100 ml	23,11 16,87 23,11	17,72 13,98 17,72	**Geeignet** bei Lungenentzündungen außerhalb des Krankenhauses, bakterieller Nasennebenhöhlenentzündung oder Mittelohrentzündung, wenn Penizilline nicht vertragen werden. **Geeignet** bei komplizierten Harnweginfektionen nach Prüfung der Erreger auf ihre Resistenz. **Mit Einschränkung geeignet** bei unkomplizierten Harnweginfektionen, wenn geeignete Mittel nicht angewendet werden können. → Seite 124[illegible]
Penbeta Mega Rp *1,5 Mega* Rp Filmtabletten	**Phenoxymethylpenizillin-Kalium** 1 000 000 I.E. 1 500 000 I.E.	10 Stück 10 Stück	11,60 12,52	11,01 12,33	**Geeignet** bei Infektionen mit vorwiegend grampositiven Keimen, z. B. eitrige Mandelentzündung, Scharlach, bestimmte Hautinfektionen (Erysipel), Verhinderung von Rückfällen bei rheumatischem Fieber. → Seite 125[illegible]

Hinweise zu den Tabellenspalten → Seite 28, zur Auswahl der Arzneimittel → Seite 23, zur Grundlage der Bewertung → Seiten 24, 27

Bakterielle Infektionen allgemein, Lyme-Borreliose, Lungenentzündung Fortsetzung

Handelsname Darreichungsform	Zusammensetzung pro 1 ml/1 g oder wie angegeben bzw. pro abgeteilte Einheit	Kleinste Packungsgröße	Festbetrag in Euro	Packungspreis in Euro	Bewertung
Penhexal Mega Rp	**Phenoxymethylpenizillin-Kalium** 1 000 000 I.E.	10 Stück	11,60	11,11	**Geeignet** bei Infektionen mit vorwiegend grampositiven Keimen, z. B. eitrige Mandelentzündung, Scharlach, bestimmte Hautinfektionen (Erysipel), Verhinderung von Rückfällen bei rheumatischem Fieber. → Seite 1255
1,5 Mega Rp Filmtabletten	1 500 000 I.E.	10 Stück	12,52	12,44	
Penhexal Saft Rp Lösung	320 000 I.E. pro 4 ml (Konservierungsmittel: Parabene)	100 ml	14,09	12,73	
Penicillin Sandoz 1 Mega I.E. Filmtabletten Rp	**Phenoxymethylpenizillin-Kalium** 1 000 000 I.E.	10 Stück	11,60	11,11	**Geeignet** bei Infektionen mit vorwiegend grampositiven Keimen, z. B. eitrige Mandelentzündung, Scharlach, bestimmte Hautinfektionen (Erysipel), Verhinderung von Rückfällen bei rheumatischem Fieber. → Seite 1255
1,5 Mega I.E. Filmtabletten Rp Filmtabletten	1 500 000 I.E.	12 Stück	12,96	12,50	
Penicillin Sandoz 0,4 Mega I.E./5 ml Granulat Rp Lösung	400 000 I.E. pro 5 ml	100 ml	14,09	12,73	
Penicillin V AL 1 M Rp	**Phenoxymethylpenizillin-Kalium** 1 000 000 I.E.	10 Stück	11,60	10,67	**Geeignet** bei Infektionen mit vorwiegend grampositiven Keimen, z. B. eitrige Mandelentzündung, Scharlach, bestimmte Hautinfektionen (Erysipel), Verhinderung von Rückfällen bei rheumatischem Fieber. → Seite 1255
1,5 M Rp Tabletten	1 500 000 I.E.	10 Stück	12,52	10,67	
Penicillin V-CT 1,0 Mio I.E. Filmtabletten Rp	**Phenoxymethylpenizillin** 1 000 000 I.E.	10 Stück	11,60	11,11	**Geeignet** bei Infektionen mit vorwiegend grampositiven Keimen, z. B. eitrige Mandelentzündung, Scharlach, bestimmte Hautinfektionen (Erysipel), Verhinderung von Rückfällen bei rheumatischem Fieber. → Seite 1255
1,5 Mio I.E. Filmtabletten Rp Filmtabletten	1 500 000 I.E.	10 Stück	12,52	12,44	
Penicillin V Heumann 1 Mega Rp	**Phenoxymethylpenizillin-Kalium** 1 000 000 I.E.	10 Stück	11,60	10,67	**Geeignet** bei Infektionen mit vorwiegend grampositiven Keimen, z. B. eitrige Mandelentzündung, Scharlach, bestimmte Hautinfektionen (Erysipel), Verhinderung von Rückfällen bei rheumatischem Fieber. → Seite 1255
1,5 Mega Rp Filmtabletten	1 500 000 I.E.	10 Stück	12,52	10,67	
Penicillin V Heumann TS 0,4 Mega Rp Suspension	400 000 I.E. pro 5 ml	100 ml	14,09	12,28	
Penicillin V-ratiopharm Rp	**Phenoxymethylpenizillin-Kalium** 1 000 000 I.E.	10 Stück	11,60	11,11	**Geeignet** bei Infektionen mit vorwiegend grampositiven Keimen, z. B. eitrige Mandelentzündung, Scharlach, bestimmte Hautinfektionen (Erysipel), Verhinderung von Rückfällen bei rheumatischem Fieber. → Seite 1255
1,5 Mega Rp Filmtabletten	1 500 000 I.E.	10 Stück	12,52	12,44	
Penicillin V-ratiopharm TS Rp Lösung	400 000 I.E. pro 5 ml (Konservierungsmittel: Parabene)	100 ml	14,09	12,76	
Penicillin V STADA 1,2 Mega Rp	**Phenoxymethylpenizillin-Kalium** 1 200 000 I.E.	10 Stück	11,97	11,96	**Geeignet** bei Infektionen mit vorwiegend grampositiven Keimen, z. B. eitrige Mandelentzündung, Scharlach, bestimmte Hautinfektionen (Erysipel), Verhinderung von Rückfällen bei rheumatischem Fieber. → Seite 1255
1,5 Mega Rp Filmtabletten	1 500 000 I.E.	10 Stück	12,52	12,44	
Penicillin-V-Wolff Rp	**Phenoxymethylpenizillin-Kalium** 1 000 000 I.E.	10 Stück	11,60	11,60	**Geeignet** bei Infektionen mit vorwiegend grampositiven Keimen, z. B. eitrige Mandelentzündung, Scharlach, bestimmte Hautinfektionen (Erysipel), Verhinderung von Rückfällen bei rheumatischem Fieber. → Seite 1255
1,5 Mega Rp Filmtabletten	1 500 000 I.E.	10 Stück	12,52	12,50	
Penicillin-V-Wolff Saft Rp Suspension	300 000 I.E. pro 5 ml	75 ml	12,85	12,85	

Hinweise zu den Tabellenspalten → Seite 28, zur Auswahl der Arzneimittel → Seite 23, zur Grundlage der Bewertung → Seiten 24, 27

►

Bakterielle Infektionen allgemein, Lyme-Borreliose, Lungenentzündung Fortsetzung

Handelsname Darreichungsform	Zusammensetzung pro 1 ml/1 g oder wie angegeben bzw. pro abgeteilte Einheit	Kleinste Packungsgröße	Festbetrag in Euro	Packungspreis in Euro	Bewertung
Hinweise zu den Tabellenspalten → Seite 28, zur Auswahl der Arzneimittel → Seite 23, zur Grundlage der Bewertung → Seiten 24, 27					
Pen Mega – 1 A Pharma Rp	**Phenoxymethylpenizillin-Kalium** 1 000 000 I.E.	10 Stück	11,60	10,67	**Geeignet** bei Infektionen mit vorwiegend grampositiven Keimen, z. B. eitrige Mandelentzündung, Scharlach, bestimmte Hautinfektionen (Erysipel), Verhinderung von Rückfällen bei rheumatischem Fieber. → Seite 1255
1,5 Mega – 1 A Pharma Rp Filmtabletten	1 500 000 I.E.	10 Stück	12,52	10,94	
P-Mega-Tablinen 1,5 Mio I.E. Rp Filmtabletten	**Phenoxymethylpenizillin-Kalium** 1 500 000 I.E.	10 Stück	12,52	12,50	**Geeignet** bei Infektionen mit vorwiegend grampositiven Keimen, z. B. eitrige Mandelentzündung, Scharlach, bestimmte Hautinfektionen (Erysipel), Verhinderung von Rückfällen bei rheumatischem Fieber. → Seite 125
Podomexef 100 Filmtabletten Rp	**Cefpodoxim** 100 mg	10 Stück	22,91	22,91	**Geeignet** bei Lungenentzündungen außerhalb des Krankenhauses, bakterieller Nasennebenhöhlenentzündung oder Mittelohrentzündung, wenn Penizilline nicht vertragen werden. **Geeignet** bei komplizierten Harnweginfektionen nach Prüfung der Erreger auf ihre Resistenz. **Mit Einschränkung geeignet** bei unkomplizierten Harnweginfektionen, wenn geeignete Mittel nicht angewendet werden können. → Seite 124
200 Filmtabletten Rp Filmtabletten	200 mg	10 Stück	32,86	32,86	
Podomexef Saft Rp Suspension	40 mg pro 5 ml	50 ml	15,98	15,98	
Rocephin i.v. 500 mg Rp	**Ceftriaxon** 500 mg pro Ampulle	5 Stück		64,49	**Geeignet** bei Borreliose, wenn Antibiotika infundiert werden müssen. → Seite 124
Rocephin i.v. 1 g Rp	1 000 mg pro Ampulle	5 Stück		117,16	
Rocephin zur Infusion 2 g Rp Ampullen	2 000 mg pro Ampulle	1 Stück		52,92	
Roxi 50 – 1 A Pharma Rp	**Roxithromyzin** 50 mg	10 Stück	12,64	11,14	**Geeignet** bei Lungenentzündungen mit atypischen Erregern wie Legionellen und Mykoplasmen, bei Chlamydieninfektionen und leichten bakteriellen Hautinfektionen. **Mit Einschränkung geeignet** bei Lungenentzündungen außerhalb des Krankenhauses. Aufgrund des ungezielten Einsatzes der Mittel in den vergangenen Jahrzehnten besteht bereits eine erhöhte Resistenzrate. → Seite 125
150 – 1 A Pharma Rp	150 mg	10 Stück	17,49	12,53	
300 – 1 A Pharma Rp Filmtabletten	300 mg	7 Stück	19,98	14,64	
ROXI BASICS 150 mg Filmtabletten Rp	**Roxithromyzin** 150 mg	10 Stück	17,49	12,53	**Geeignet** bei Lungenentzündungen mit atypischen Erregern wie Legionellen und Mykoplasmen, bei Chlamydieninfektionen und leichten bakteriellen Hautinfektionen. **Mit Einschränkung geeignet** bei Lungenentzündungen außerhalb des Krankenhauses. Aufgrund des ungezielten Einsatzes der Mittel in den vergangenen Jahrzehnten besteht bereits eine erhöhte Resistenzrate. → Seite 12
300 mg Filmtabletten Rp Filmtabletten	300 mg	7 Stück	19,98	14,64	
Roxibeta 50 mg Filmtabletten Rp	**Roxithromyzin** 50 mg	10 Stück	12,64	11,15	**Geeignet** bei Lungenentzündungen mit atypischen Erregern wie Legionellen und Mykoplasmen, bei Chlamydieninfektionen und leichten bakteriellen Hautinfektionen. **Mit Einschränkung geeignet** bei Lungenentzündungen außerhalb des Krankenhauses. Aufgrund des ungezielten Einsatzes der Mittel in den vergangenen Jahrzehnten besteht bereits eine erhöhte Resistenzrate. → Seite 12
150 Filmtabletten Rp	150 mg	10 Stück	17,49	13,58	
300 Filmtabletten Rp Filmtabletten	300 mg	7 Stück	19,98	14,82	

Bakterielle Infektionen allgemein, Lyme-Borreliose, Lungenentzündung Fortsetzung

Handelsname Darreichungsform	Zusammensetzung pro 1 ml/1 g oder wie angegeben bzw. pro abgeteilte Einheit	Kleinste Packungsgröße	Festbetrag in Euro	Packungspreis in Euro	Bewertung
ROXI-CT 150 mg Filmtabletten Rp *300 mg Filmtabletten* Rp **Filmtabletten**	**Roxithromyzin** 150 mg 300 mg	10 Stück 7 Stück	17,49 19,98	13,58 14,82	**Geeignet** bei Lungenentzündungen mit atypischen Erregern wie Legionellen und Mykoplasmen, bei Chlamydieninfektionen und leichten bakteriellen Hautinfektionen. **Mit Einschränkung geeignet** bei Lungenentzündungen außerhalb des Krankenhauses. Aufgrund des ungezielten Einsatzes der Mittel in den vergangenen Jahrzehnten besteht bereits eine erhöhte Resistenzrate. → Seite 1252
roxidura Filmtabletten 150 mg Rp *300 mg* Rp **Filmtabletten**	**Roxithromyzin** 150 mg 300 mg	10 Stück 7 Stück	17,49 19,98	12,53 14,64	**Geeignet** bei Lungenentzündungen mit atypischen Erregern wie Legionellen und Mykoplasmen, bei Chlamydieninfektionen und leichten bakteriellen Hautinfektionen. **Mit Einschränkung geeignet** bei Lungenentzündungen außerhalb des Krankenhauses. Aufgrund des ungezielten Einsatzes der Mittel in den vergangenen Jahrzehnten besteht bereits eine erhöhte Resistenzrate. → Seite 1252
ROXIGRÜN 150 mg Rp *300 mg* Rp **Filmtabletten**	**Roxithromyzin** 150 mg 300 mg	10 Stück 7 Stück	17,49 19,98	17,49 19,98	**Geeignet** bei Lungenentzündungen mit atypischen Erregern wie Legionellen und Mykoplasmen, bei Chlamydieninfektionen und leichten bakteriellen Hautinfektionen. **Mit Einschränkung geeignet** bei Lungenentzündungen außerhalb des Krankenhauses. Aufgrund des ungezielten Einsatzes der Mittel in den vergangenen Jahrzehnten besteht bereits eine erhöhte Resistenzrate. → Seite 1252
Roxihexal 50 mg Filmtabletten Rp *150 mg Filmtabletten* Rp *300 mg Filmtabletten* Rp **Filmtabletten**	**Roxithromyzin** 50 mg 150 mg 300 mg	10 Stück 10 Stück 7 Stück	12,64 17,49 19,98	11,15 13,58 14,82	**Geeignet** bei Lungenentzündungen mit atypischen Erregern wie Legionellen und Mykoplasmen, bei Chlamydieninfektionen und leichten bakteriellen Hautinfektionen. **Mit Einschränkung geeignet** bei Lungenentzündungen außerhalb des Krankenhauses. Aufgrund des ungezielten Einsatzes der Mittel in den vergangenen Jahrzehnten besteht bereits eine erhöhte Resistenzrate. → Seite 1252
ROXI-PUREN 150 mg Rp *300 mg* Rp **Filmtabletten**	**Roxithromyzin** 150 mg 300 mg	10 Stück 7 Stück	17,49 19,98	12,58 14,79	**Geeignet** bei Lungenentzündungen mit atypischen Erregern wie Legionellen und Mykoplasmen, bei Chlamydieninfektionen und leichten bakteriellen Hautinfektionen. **Mit Einschränkung geeignet** bei Lungenentzündungen außerhalb des Krankenhauses. Aufgrund des ungezielten Einsatzes der Mittel in den vergangenen Jahrzehnten besteht bereits eine erhöhte Resistenzrate. → Seite 1252
Roxi-saar 150 mg Rp *300 mg* Rp **Filmtabletten**	**Roxithromyzin** 150 mg 300 mg	10 Stück 7 Stück	17,49 19,98	16,11 19,49	**Geeignet** bei Lungenentzündungen mit atypischen Erregern wie Legionellen und Mykoplasmen, bei Chlamydieninfektionen und leichten bakteriellen Hautinfektionen. **Mit Einschränkung geeignet** bei Lungenentzündungen außerhalb des Krankenhauses. Aufgrund des ungezielten Einsatzes der Mittel in den vergangenen Jahrzehnten besteht bereits eine erhöhte Resistenzrate. → Seite 1252

Hinweise zu den Tabellenspalten → Seite 28, zur Auswahl der Arzneimittel → Seite 23, zur Grundlage der Bewertung → Seiten 24, 27

Bakterielle Infektionen allgemein, Lyme-Borreliose, Lungenentzündung Fortsetzung

Handelsname Darreichungsform	Zusammensetzung pro 1 ml/1 g oder wie angegeben bzw. pro abgeteilte Einheit	Kleinste Packungsgröße	Festbetrag in Euro	Packungspreis in Euro	Bewertung
Roxithro-Lich Filmtabletten 150 mg Rp *300 mg* Rp Filmtabletten	**Roxithromyzin** 150 mg 300 mg	10 Stück 7 Stück	17,49 19,98	13,58 14,82	**Geeignet** bei Lungenentzündungen mit atypischen Erregern wie Legionellen und Mykoplasmen, bei Chlamydieninfektionen und leichten bakteriellen Hautinfektionen. **Mit Einschränkung geeignet** bei Lungenentzündungen außerhalb des Krankenhauses. Aufgrund des ungezielten Einsatzes der Mittel in den vergangenen Jahrzehnten besteht bereits eine erhöhte Resistenzrate. → Seite 1252
Roxithromycin AL 150 mg Filmtabletten Rp *300 mg Filmtabletten* Rp Filmtabletten	**Roxithromyzin** 150 mg 300 mg	10 Stück 7 Stück	17,49 19,98	12,53 14,64	**Geeignet** bei Lungenentzündungen mit atypischen Erregern wie Legionellen und Mykoplasmen, bei Chlamydieninfektionen und leichten bakteriellen Hautinfektionen. **Mit Einschränkung geeignet** bei Lungenentzündungen außerhalb des Krankenhauses. Aufgrund des ungezielten Einsatzes der Mittel in den vergangenen Jahrzehnten besteht bereits eine erhöhte Resistenzrate. → Seite 1252
Roxithromycin 150 Heumann Rp *300 Heumann* Rp Filmtabletten	**Roxithromyzin** 150 mg 300 mg	10 Stück 7 Stück	17,49 19,98	12,53 14,64	**Geeignet** bei Lungenentzündungen mit atypischen Erregern wie Legionellen und Mykoplasmen, bei Chlamydieninfektionen und leichten bakteriellen Hautinfektionen. **Mit Einschränkung geeignet** bei Lungenentzündungen außerhalb des Krankenhauses. Aufgrund des ungezielten Einsatzes der Mittel in den vergangenen Jahrzehnten besteht bereits eine erhöhte Resistenzrate. → Seite 1252
Roxithromycin-ratiopharm 150 mg Rp *300 mg* Rp Filmtabletten	**Roxithromyzin** 150 mg 300 mg	10 Stück 7 Stück	17,49 19,98	13,58 14,82	**Geeignet** bei Lungenentzündungen mit atypischen Erregern wie Legionellen und Mykoplasmen, bei Chlamydieninfektionen und leichten bakteriellen Hautinfektionen. **Mit Einschränkung geeignet** bei Lungenentzündungen außerhalb des Krankenhauses. Aufgrund des ungezielten Einsatzes der Mittel in den vergangenen Jahrzehnten besteht bereits eine erhöhte Resistenzrate. → Seite 125
Roxithromycin Sandoz 150 mg Filmtabletten Rp *Roxithromycin Sandoz* Rp Filmtabletten	**Roxithromyzin** 150 mg 300 mg	10 Stück 5 Stück	17,49 17,49	13,58 13,58	**Geeignet** bei Lungenentzündungen mit atypischen Erregern wie Legionellen und Mykoplasmen, bei Chlamydieninfektionen und leichten bakteriellen Hautinfektionen. **Mit Einschränkung geeignet** bei Lungenentzündungen außerhalb des Krankenhauses. Aufgrund des ungezielten Einsatzes der Mittel in den vergangenen Jahrzehnten besteht bereits eine erhöhte Resistenzrate. → Seite 125
Roxithromycin STADA 150 mg Rp *300 mg* Rp Filmtabletten	**Roxithromyzin** 150 mg 300 mg	10 Stück 7 Stück	17,49 19,98	13,58 14,82	**Geeignet** bei Lungenentzündungen mit atypischen Erregern wie Legionellen und Mykoplasmen, bei Chlamydieninfektionen und leichten bakteriellen Hautinfektionen. **Mit Einschränkung geeignet** bei Lungenentzündungen außerhalb des Krankenhauses. Aufgrund des ungezielten Einsatzes der Mittel in den vergangenen Jahrzehnten besteht bereits eine erhöhte Resistenzrate. → Seite 12

Hinweise zu den Tabellenspalten → Seite 28, zur Auswahl der Arzneimittel → Seite 23, zur Grundlage der Bewertung → Seiten 24, 27

Bakterielle Infektionen allgemein, Lyme-Borreliose, Lungenentzündung Fortsetzung

Handelsname Darreichungsform	Zusammensetzung pro 1 ml/1 g oder wie angegeben bzw. pro abgeteilte Einheit	Kleinste Packungsgröße	Festbetrag in Euro	Packungspreis in Euro	Bewertung
Rulid Rp *Rulid 300* Rp Filmtabletten	**Roxithromyzin** 150 mg 300 mg	10 Stück 7 Stück	17,49 19,98	13,58 14,82	**Geeignet** bei Lungenentzündungen mit atypischen Erregern wie Legionellen und Mykoplasmen, bei Chlamydieninfektionen und leichten bakteriellen Hautinfektionen. **Mit Einschränkung geeignet** bei Lungenentzündungen außerhalb des Krankenhauses. Aufgrund des ungezielten Einsatzes der Mittel in den vergangenen Jahrzehnten besteht bereits eine erhöhte Resistenzrate. → Seite 1252
Sanasepton Trockensaft 200 mg/5 ml Rp *Forte 400 mg/5 ml* Rp Suspension	**Erythromyzin** 200 mg pro 5 ml 400 mg pro 5 ml	80 ml 120 ml	12,77 19,37	12,77 19,37	**Geeignet** bei Lungenentzündungen mit atypischen Erregern wie Legionellen und Mykoplasmen, bei Chlamydieninfektionen und leichten bakteriellen Hautinfektionen. **Mit Einschränkung geeignet** bei Lungenentzündungen außerhalb des Krankenhauses. Aufgrund des ungezielten Einsatzes der Mittel in den vergangenen Jahrzehnten besteht bereits eine erhöhte Resistenzrate. → Seite 1252
Skid 100 Rp Filmtabletten	**Minozyklin** 100 mg	10 Stück	15,80	13,34	**Mit Einschränkung geeignet** bei Akne. Mittel mit Doxyzyklin sind wegen der besseren Verträglichkeit vorzuziehen. → Seite 1258
SOBELIN 75 Rp *150* Rp *300* Rp Kapseln *SOBELIN Granulat* Rp Trockensaft	**Clindamyzin** 75 mg 150 mg 300 mg 75 mg pro 5 ml (Konservierungsmittel: Parabene)	12 Stück 12 Stück 12 Stück 80 ml	13,90 15,52 17,77	13,90 15,52 17,75 27,07	**Geeignet** bei schweren Infektionen mit anaeroben Bakterien wie Abszessen in Lunge oder Becken sowie bei Eiteransammlungen im Rippenfell (Empyem) und bei Hautinfektionen. **Mit Einschränkung geeignet** bei schweren Staphylokokken-Infektionen, wenn Penizillin nicht vertragen wird (Penizillinallergie). → Seite 1251
Staphylex Kapseln 250 mg Rp *500 mg* Rp Kapseln	**Flukloxazillin** 250 mg 500 mg	20 Stück 10 Stück		28,00 28,00	**Geeignet** bei Infektionen mit Staphylokokken nach Nachweis der Empfindlichkeit, z. B. bei Abszessen und Furunkeln sowie schweren Wundinfektionen. → Seite 1255
SUPRAX 200 Rp *400* Rp Filmtabletten *SUPRAX Saft* Rp Suspension	**Cefixim** 200 mg 400 mg 100 mg pro 5 ml	10 Stück 5 Stück 25 ml	32,86 32,86 15,98	32,86 32,86 15,98	**Geeignet** bei Lungenentzündungen außerhalb des Krankenhauses, bakterieller Nasennebenhöhlenentzündung oder Mittelohrentzündung, wenn Penizilline nicht vertragen werden. **Geeignet** bei komplizierten Harnweginfektionen nach Prüfung der Erreger auf ihre Resistenz. **Mit Einschränkung geeignet** bei unkomplizierten Harnweginfektionen, wenn geeignete Mittel nicht angewendet werden können. → Seite 1247
TARDOCILLIN 1 200 Rp Injektionssuspension	**Benzylpenizillin** 1 200 000 I.E.	4 ml		24,80	**Geeignet** zur Langzeitbehandlung, wenn über längere Zeit gleichmäßige, niedrige Wirkspiegel im Blut erreicht werden sollen, z. B. zur Verhinderung von Rückfällen bei rheumatischem Fieber oder zur Behandlung der Syphilis. → Seite 1255

Hinweise zu den Tabellenspalten → Seite 28, zur Auswahl der Arzneimittel → Seite 23, zur Grundlage der Bewertung → Seiten 24, 27

Bakterielle Infektionen allgemein, Lyme-Borreliose, Lungenentzündung Fortsetzung

Handelsname Darreichungsform	Zusammensetzung pro 1 ml/1 g oder wie angegeben bzw. pro abgeteilte Einheit	Kleinste Packungsgröße	Festbetrag in Euro	Packungspreis in Euro	Bewertung
Tarivid 200 mg Filmtabletten Rp	**Ofloxazin** 200 mg	10 Stück	23,48	23,48	**Geeignet** bei komplizierten Harnweginfektionen sowie bei Lungenentzündungen durch gramnegative Keime, wenn ein bakteriologischer Nachweis vorliegt. **Mit Einschränkung geeignet** bei unkomplizierten Harnweginfektionen, weil die Erreger rasch unempfindlich werden, wenn Chinolone ungezielt eingesetzt werden. → Seite 1249
400 mg Filmtabletten Rp Filmtabletten	400 mg	10 Stück	35,43	35,43	
Tavanic 250 mg Filmtabletten Rp	**Levofloxazin** 250 mg	3 Stück	14,79	14,79	**Geeignet** bei komplizierten Harnweginfektionen sowie bei Lungenentzündungen durch gramnegative Keime, wenn ein bakteriologischer Nachweis vorliegt. **Mit Einschränkung geeignet** zur Behandlung von Lungenentzündungen außerhalb des Krankenhauses. Wirkstoff mit noch niedriger Resistenzrate, die bei ungezieltem Einsatz aber rasch ansteigen kann. **Mit Einschränkung geeignet** bei unkomplizierten Harnweginfektionen, weil die Erreger rasch unempfindlich werden, wenn Chinolone ungezielteingesetztwerden. → Seite 1249
500 mg Filmtabletten Rp Filmtabletten	500 mg	5 Stück	23,48	23,48	
Tetracyclin Wolff 250 Rp	**Tetrazyklin-hydrochlorid** 250 mg	30 Stück	13,86	13,86	**Mit Einschränkung geeignet** bei Akne sowie bei Lungenentzündung durch atypische Bakterien, z. B. Chlamydien und Mykoplasmen. Der Wirkstoff ist weniger gut verträglich als Doxyzyklin und wird durch einige Lebensmittel in seiner Wirksamkeit deutlich beeinträchtigt. Mittel mit Doxyzyklin sind vorzuziehen. → Seite 125[illegible]
500 mg Rp Kapseln	500 mg	30 Stück	16,54	16,54	
Unacid PD oral Rp Filmtabletten	**Sultamizillin** 375 mg	10 Stück		26,99	**Geeignet** bei Mischinfektionen mit Bakterien, die aufgrund von Enzymen (Betalaktamasen) gegen Amoxizillin resistent sind, z. B. bei Atemweginfektionen, komplizierten Harnweginfektionen und Infektionen im Bauchraum, und wenn die Erreger auf ihre Resistenz geprüft wurden. → Seite 125[illegible]
Unacid PD oral Rp Suspension	375 mg pro 7,5 ml	100 ml		30,19	
Zinnat 125 mg Rp	**Cefuroxim** 125 mg (Konservierungsmittel: Parabene)	12 Stück	15,23	31,63	**Geeignet** bei Lungenentzündungen außerhalb des Krankenhauses, bakterieller Nasennebenhöhlenentzündung, Mittelohrentzündung oder Borreliose, wenn Penizilline nicht vertragen werden. **Geeignet** bei komplizierten Harnweginfektionen nach Prüfung der Erreger auf ihre Resistenz. **Mit Einschränkung geeignet** bei unkomplizierten Harnweginfektionen, wenn geeignete Mittel nicht angewendet werden können. → Seite 124[illegible]
250 mg Rp	250 mg (Konservierungsmittel: Parabene)	12 Stück	20,04	44,20	
500 mg Rp Filmtabletten	500 mg (Konservierungsmittel: Parabene)	12 Stück	30,44	74,02	
Zinnat-Trockensaft Rp Suspension	125 mg pro 5 ml	100 ml	18,48	42,79	

Hinweise zu den Tabellenspalten → Seite 28, zur Auswahl der Arzneimittel → Seite 23, zur Grundlage der Bewertung → Seiten 24, 27

Bakterielle Infektionen allgemein, Lyme-Borreliose, Lungenentzündung Fortsetzung

Handelsname Darreichungsform	Zusammensetzung pro 1 ml/1 g oder wie angegeben bzw. pro abgeteilte Einheit	Kleinste Packungsgröße	Festbetrag in Euro	Packungspreis in Euro	Bewertung
Zithromax Filmtabletten 250 mg Rp	**Azithromyzin** 250 mg	6 Stück	19,98	19,98	**Geeignet** bei Lungenentzündungen mit atypischen Erregern wie Legionellen und Mykoplasmen, bei Chlamydieninfektionen und leichten bakteriellen Hautinfektionen. **Mit Einschränkung geeignet** bei Lungenentzündungen außerhalb des Krankenhauses. Aufgrund des ungezielten Einsatzes der Mittel in den vergangenen Jahrzehnten besteht bereits eine erhöhte Resistenzrate. → Seite 1252
Zithromax 500 mg Rp Filmtabletten	500 mg	3 Stück	19,98	19,98	
Zithromax Trockensaft für Kinder von 26–45 kg Rp	200 mg pro 5 ml	30 ml	18,35	18,35	
für Kinder bis 25 kg Rp Suspension	200 mg pro 5 ml	15 ml	14,76	14,76	
Zithromax Rp Trockensaft	200 mg pro 5 ml	100 ml	19,98	19,98	

Hinweise zu den Tabellenspalten → Seite 28, zur Auswahl der Arzneimittel → Seite 23, zur Grundlage der Bewertung → Seiten 24, 27

Entzündungen, Immunreaktionen

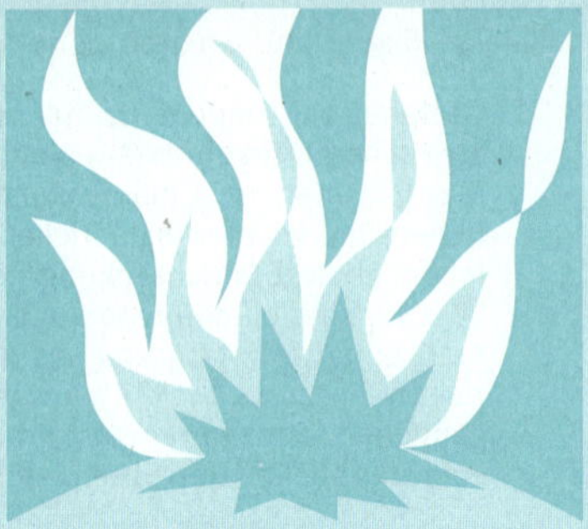

Eine Schädigung von Gewebe beantwortet der Körper mit einer Entzündungsreaktion. Diese führt immer zu den gleichen Symptomen: Der betroffene Bereich rötet sich, schwillt an und wird warm. Diese Symptome beruhen darauf, dass das betroffene Areal stärker durchblutet wird und Flüssigkeit aus den Gefäßen in das Gewebe übertritt. Die verstärkte Durchblutung wird von hormonähnlichen Substanzen wie Prostaglandinen und Zytokinen hervorgerufen, die in den geschädigten Geweben vermehrt gebildet werden. Später können Blutzellen in das Gewebe eindringen und dort ihrerseits Zellen anregen, sich ungezielt und ungesteuert zu vermehren.

Entzündungsreaktionen gehen oft mit Schmerzen einher und können, wenn sie lange anhalten, letztlich zu Funktionseinschränkungen führen.

Nach ihrem Auslöser werden Entzündungsreaktionen in verschiedene Gruppen unterteilt. Sie können zum Beispiel auf dem UV-Licht der Sonne oder der Röntgenstrahlung radioaktiver Substanzen beruhen (strahlenbedingte Reaktion), auf einer Verletzung (mechanisch bedingte), auf chemischen Reizen, wie dem Kontakt mit einer Säure (chemisch bedingte), auf Infektionen mit Bakterien, Viren, Pilzen oder Parasiten (infektiöse Reaktion) und auf Reaktionen des Immunsystems (immunbedingte).

Nach ihrem Verlauf werden Entzündungen in akute und chronische unterteilt. Eine akute Entzündung vergeht rasch und hinterlässt keinen bleibenden Schaden. Chronische Entzündungen können sich aus einer akuten entwickeln, wenn der Körper diese nicht stoppen kann oder wenn die Auslöser immer weiter schädigen; sie können sich aber auch von vornherein langsam entwickeln und anhalten.

Entzündungen, Immunreaktionen

Eine ganze Reihe von Erkrankungen beruht auf entzündlichen Prozessen, mit denen der Körper auf Allergene und bestimmte Bedingungen im Immunsystem reagiert. Die Symptome dieser Erkrankungen lassen sich mit Glukokortikoiden beeinflussen. Die Wirkung dieser Medikamente ist zwar oft eindrucksvoll, aber unspezifisch. Das bedeutet, dass sich durch den Einsatz von Glukokortikoiden die Symptome vieler Erkrankungen bessern, aber sie richten sich nicht gegen die Ursache der Krankheiten.

Beispiele für hochakute entzündliche Reaktionen sind der anaphylaktische Schock (→ Seite 1160) – die schlimmste Ausprägung einer allergischen Reaktion – und der lebensbedrohliche Asthmaanfall. Hier können Glukokortikoide – neben anderen Medikamenten – lebensrettend sein. Bei einer Reihe weiterer, äußerst belastender Erkrankungen sind Glukokortikoide eine wirksame Hilfe. Diese sind im Abschnitt „Behandlung mit Medikamenten“ (→ Seite 1289) aufgeführt. Auch Personen mit akuter Leukämie sind auf Glukokortikoide angewiesen.

Unerwünschte Immunreaktionen können zum Beispiel auch nach Transplantationen auftreten.

Glukokortikoide werden jedoch nicht nur bei Entzündungen und Immunreaktionen eingesetzt. Da die Substanzen ähnlich wirken wie die Hormone der Nebennierenrinde, die der Körper normalerweise selbst produziert, sind sie die geeignete Therapie für entsprechende Mangelkrankheiten. Eine solche Krankheit ist beispielsweise der „Morbus Addison“, bei dem der Körper aufgrund einer Störung der Nebennierenrinden unter anderem zu wenig von dem Glukokortikoid Hydrokortison produziert. Auch das adrenogenitale Syndrom beruht auf einer ungenügenden Hormonproduktion der Nebennierenrinden. Hierbei handelt es sich um eine Störung der Geschlechtsentwicklung, die sich bei Mädchen darin zeigt, dass sich männliche Merkmale ausbilden und sie keinen Monatszyklus haben. Jungen mit dieser Störung kommen verfrüht in die Pubertät; ihre Zeugungsfähigkeit ist eingeschränkt, manche sind sogar unfruchtbar.

Anzeichen und Beschwerden

Die jeweiligen Krankheiten haben unterschiedliche spezifische Symptome und Beschwerden und beruhen auf verschiedenen Ursachen.

Nichtmedikamentöse Maßnahmen

Eine Dauerbehandlung mit Glukokortikoiden belastet den Körper. Einige gezielte Ernährungsmaßnahmen können dazu beitragen, die Schäden gering zu halten.

- Eine eiweißreiche Ernährung mit viel Fisch, magerem Fleisch, Milchprodukten und Hülsenfrüchten ersetzt das Eiweiß, das durch die Glukokortikoide vermehrt abgebaut wird.
- Milchprodukte, wie Milch, Jogurt, Quark und Käse, bieten dem Körper reichlich Kalzium, um einen Kalziumverlust durch die Glukokortikoidbehandlung auszugleichen.

„Kortison"

Auf jeder Niere sitzt wie ein Hut je eine Nebenniere, die sich wiederum aus der Nebennierenrinde und dem Nebennierenmark aufbaut. In beiden Bereichen werden Hormone produziert. Eine Gruppe von Hormonen aus der Nebennierenrinde wird als Glukokortikoide bezeichnet. Ihr wichtigster Vertreter ist Kortisol. Außer diesem produzieren die Nebennierenrinden noch andere Glukokortikoide. Sie sind ähnlich aufgebaut, wirken ähnlich und haben ähnliche Namen, zum Beispiel Kortison.
In der Medizin wird eine große Zahl synthetisch abgewandelter Glukokortikoide eingesetzt. Die Vielzahl dieser Stoffe ist gemeint, wenn von Kortikosteroiden oder Kortisonen die Rede ist. In der Umgangssprache wird zwischen den einzelnen Substanzen der Gruppe nicht unterschieden; man spricht einfach von „Kortison".

Behandlung mit Medikamenten

Bei akuten lebensbedrohlichen Erkrankungen müssen Glukokortikoide (→ Seite 1290) möglichst schnell wirken. Um das zu erreichen, werden sie injiziert oder als Infusion gegeben, und zwar hoch dosiert, aber nur kurze Zeit. Für akute Situationen ohne direkte Lebensgefahr, in denen vielleicht das Schlucken schwerfällt und schnelle Hilfe ohne Arzt erforderlich ist, stehen Zäpfchen zur Verfügung.
Zur Behandlung über längere Zeit werden Glukokortikoide üblicherweise in Tablettenform angewendet. Eine Einnahme über längere Zeit kann zwar mit vielen unerwünschten Wirkungen belastet sein, doch aufgrund der Schwere der Krankheit müssen diese gegebenenfalls in Kauf genommen werden.
Erkrankungen, bei denen es notwendig sein kann, Glukokortikoid-Tabletten anzuwenden, sind beispielsweise die Entzündung von Regenbogenhaut, Hornhaut, Lederhaut (→ Seite 144).
Bei schwerem Asthma (→ Seite 251), bei dem selbst die kombinierte Dauerbehandlung mit inhalierten Glukokortikoiden und bronchienerweiternden Substanzen häufige Asthmaanfälle nicht verhindern kann, können Fluocortolon, Methylprednisolon, Prednisolon oder Prednison in der niedrigsten wirksamen Dosis innerlich angewendet werden. Bei rheumatoider Arthritis (→ Seite 1062), einer entzündlbichen Rheumaform, werden nur kurzwirkende, nichtfluorierte Substanzen, wie Prednison und Prednisolon, empfohlen. Bei einem sehr schweren Anfall von Gicht (→ Seite 1105) kann Prednisolon zum Einsatz kommen. Bei chronisch-entzündlichen Darmerkrankungen (→ Seite 358) werden Budesonid, Hydrokortison, Methylprednisolon, Prednisolon und Prednison eingesetzt. Auch bei Ekzemen, Neurodermitis (→ Seite 54) müssen von Zeit zu Zeit Glukokortikoid-Tabletten helfen, die akuten Krankheitsschübe zu durchbrechen. Bei einem akuten Schub von multipler Sklerose (→ Seite 934) wird zu Methylprednisolon geraten.

Unterschiedliche Wirkstärke und -dauer

Die einzelnen Glukokortikoide wirken unterschiedlich stark und verschieden lang. Bei den innerlich anzuwendenden Glukokortikoiden hängen ihre Wirkdauer und andere Eigenschaften auch mit dem chemischen Aufbau der Substanz zusammen. So gibt es eine Gruppe von Wirkstoffen, bei deren Herstellung das chemische Element Fluor in das Molekül eingefügt wird. Diese fluorierten Glukokortikoide verhalten sich im Körper etwas anders als die nichtfluorierten. So treten einige unerwünschte Wirkungen bei fluorierten Mitteln häufiger auf als bei den nichtfluorierten; umgekehrt beeinflussen die fluorierten Glukokortikoide im Gegensatz zu den anderen den Wasser- und Mineralhaushalt nicht. Das ist bei bestimmten Erkrankungen vorteilhaft, die sich durch diese Auswirkungen sonst verschlechtern könnten.

Wann immer es möglich ist, sollten Glukokortikoide allerdings lokal eingesetzt werden, um die unerwünschten Wirkungen zu begrenzen. Bei Asthma bedeutet das eine Anwendung als Inhalation, bei Darmerkrankungen als Klistier, bei bestimmten Gelenkerkrankungen als Injektion direkt ins Gelenk, bei Hauterkrankungen als Salbe, bei Augenerkrankungen als Augentropfen.

Die folgenden Bewertungen beziehen sich gemäß den Grundlagen der Bewertung (→ Seite 27) auf das Anwendungsgebiet, das der Hersteller für sein Produkt angibt. Es kann also sein, dass der gleiche Wirkstoff in verschiedenen Präparaten und Anwendungsformen unterschiedliche Bewertungen erfährt.

Injektion

Glukokortikoide können als injizierbare Lösung in die Vene gespritzt werden. So verteilen sie sich schnell im Körper. Die Wirkung hält bis zu 24 Stunden an. In dieser Form eignen sich Methylprednisolon und Prednisolon, um akute Zustände von Erkrankungen zu behandeln. Produkte, die für eine solche Anwendung gedacht sind, erkennt man an dem Namenszusatz „solubile".

Darüber hinaus gibt es Lösungen, die in den Muskel gespritzt werden. Solche mit dem fluorierten Glukokortikoid Dexamethason eignen sich zur Akutbehandlung von Notfällen, wie zum Beispiel dem anaphylaktischen Schock. Zur längeren Behandlung von Erkrankungen werden Dexamethason-Injektionen hingegen als „mit Einschränkung geeignet" bewertet. Da die Substanz langsam ausgeschieden wird, erhöht sich die Gefahr unerwünschter Wirkungen.

Depotpräparate, wie es sie von den Wirkstoffen Prednisolon, Betamethason und Triamcinolon gibt, wirken besonders lange, nachdem sie ins Gewebe gespritzt wurden. Da es mit ihnen unmöglich ist, die Glukokortikoidgabe der tagesrhythmischen Hormonproduktion des Körpers anzupassen, und weil die Injektion das Gewebe schädigen kann, gelten diese Depotinjektionen als „wenig geeignet".

Injektion in ein Gelenk

Manche Glukokortikoid-Präparate sind für die Injektion direkt in ein Gelenk hinein gedacht (intraartikuläre Injektion). Geeignet sind dafür die langwirkenden Glukokortikoide Dexamethason, Betamethason und Triamcinolon. Auch das relativ kurzwirkende Prednisolon wird zur Injektion ins Gelenk als „geeignet" bewertet, wenn es als Kristallsuspension vorliegt. Ebenfalls geeignet ist die Kombination: Glukokortikoid + örtlich betäubendes Mittel (→ Seite 1296).

Tabletten

Das vom Körper produzierte Glukokortikoid Hydrokortison gibt es als Medikament in Tablettenform. Es wirkt kurz und kann in ähnlichem Rhythmus eingenommen werden, wie die Nebennierenrinden ihr Hormon produzieren. Damit ist Hydrokortison geeignet, Krankheiten zu behandeln, bei denen es an diesem Hormon mangelt, zum Beispiel die Addison-Krankheit.

Bei anderen Erkrankungen, die mit allergischen oder entzündlichen Reaktionen einhergehen oder vom Immunsystem ausgehen, greift man lieber zu Cloprednol, Methylprednisolon, Prednisolon und Prednison. Sie werden als „geeignet" bewertet, um die überschießende Entzündungsaktivität zu bremsen und dadurch die Beschwerden dieser Erkrankungen erträglicher zu machen.

Die fluorierten Glukokortikoide Betamethason, Dexamethason und Flucortolon gelten nur in akuten Notsituationen und zur kurzzeitigen Anwendung als „geeignet", zum Beispiel bei schwerwiegenden allergischen Reaktionen oder einem bedrohlichen Asthmaanfall. Für eine längerdauernde Behandlung werden sie als „mit Einschränkung geeignet" beurteilt. Da sie langsam ausgeschieden werden, erhöht sich die Gefahr unerwünschter Wirkungen.

Zäpfchen

Bei manchen anfallartig auftretenden Krankheiten muss man immer wieder damit rechnen, dass sie rasch behandelt werden müssen, so zum Beispiel der Pseudokrupp bei Kindern. Hier können die Eltern dem Kind mit dem richtigen Medikament sofort helfen, ohne die Ankunft des herbeigerufenen Arztes abwarten zu müssen. Für solche Akutsituationen eignen sich Prednisolon und Prednison in Zäpfchenform. Zäpfchen lassen sich auch in jeder anderen Situation anwenden, in der Glukokortikoide angebracht sind, es aber nicht möglich ist, den Wirkstoff einzunehmen oder zu spritzen.

Glukokortikoide

Nichtfluorierte Glukokortikoide

Cloprednol

Syntestan

Hydrokortison

Hydrocortison Hoechst, Hydrocortison JENAPHARM

Methylprednisolon

Metypred GALEN, Methylprednisolon JENAPHARM, Metysolon, PREDNI M, Urbason

Prednisolon

Decortin H, Dermosolon, INFECTOCORTIKRUPP, Klismacort, PREDNI H Tablinen, Prednihexal, Prednisolon acis, Prednisolon GALEN, Prednisolon JENAPHARM, Prednisolon-ratiopharm, Prednisolut, Solu-Decortin H

Prednisolon zur Depotinjektion

Prednigalen, Predni H Injekt, Predni Lichtenstein N, PREDNISOLON-ROTEXMEDICA

Prednison

Decortin, Prednison GALEN, Prednison Hexal, Prednison-ratiopharm, Rectodelt

Fluorierte Glukokortikoide

Betamethason

Celestamine N

Betamethason zur Depotinjektion

Diprosone Depot

Dexamethason

Dexa-Allvoran, Dexabene, Dexa-CT, Dexaflam, Dexagalen/Dexamethason GALEN, Dexahexal, Dexamethason JENAPHARM, Dexa-ratiopharm, Fortecortin, Lipotalon

Fluocortolon

Ultralan-oral

Triamcinolon zur Depotinjektion

TRIAM Lichtenstein, TRIAM INJEKT, Triamhexal, VOLON A

Triamcinolon

VOLON A solubile

Glukokortikoide sind eine Gruppe von körpereigenen Hormonen, die in den Nebennieren gebildet werden. Sie sind am Stoffwechsel von Kohlenhydraten, Fetten und Eiweißen beteiligt und sorgen dafür, dass sich der Körper auf starke, langanhaltende Belastungen einstellen kann. Darüber hinaus nehmen sie an entzündlichen, allergischen und immunbedingten Prozessen teil. Ihre Produktion wird von Drüsen im Gehirn gesteuert und kontrolliert. Das wichtigste Glukokortikoid des Körpers ist Kortisol (Hydrokortison).

Auf welche Weise Glukokortikoide in allergische Reaktionen, Entzündungen und die Aktivität des Immunsystems genau eingreifen, ist nicht völlig geklärt. Welche Wirkung sie entfalten, hängt vornehmlich von der Dosierung ab. Bei Allergien genügt schon eine schwache Glukokortikoidwirkung. Mit steigender Dosierung kommen dann auch die entzündungshemmende und das Immunsystem unterdrückende Wirkung zum Tragen.

Hinsichtlich der Wirkstärke der einzelnen Glukokortikoide dient Prednisolon als Standardsubstanz. Es wird als Bezugsgröße herangezogen, um die Wirkstärken miteinander zu vergleichen.

5 Milligramm Prednisolon entsprechen in der Wirkstärke:

- 20 Milligramm Hydrokortison
- 5 Milligramm Prednison oder Fluocortolon
- 4 Milligramm Methylprednisolon oder Cloprednol
- 4 Milligramm Triamcinolon
- 0,7 bis 0,8 Milligramm Dexamethason oder
- 0,7 Milligramm Betamethason.

Innerlich angewendetes Hydrokortison gilt dann als „geeignet", wenn der Körper nicht genug eigenes Kortisol produziert. Es wirkt nur kurze Zeit, sodass sich mit ihm die natürliche tagesrhythmische Hormonproduktion des Körpers nachahmen lässt. Näheres hierzu lesen Sie unter „Der natürlichen Hormonproduktion folgen" (→ Seite 1292).

Als Mittel zum Einnehmen werden die nichtfluorierten Glukokortikoide Cloprednol, Methylprednisolon, Prednisolon und Prednison als „geeignet" bewertet, um allergische, entzündliche und immunbedingte Erkrankungen zu behandeln. Sie eignen sich auch zur Langzeitbehandlung, weil sie die körpereigene Kortisolproduktion weniger stark beeinträchtigen als die fluorierten Glukokortikoide. Methylprednisolon und Prednisolon gibt es auch in injizierbarer Form ohne Depotwirkung, Prednisolon und Prednison auch als Zäpfchen. Diese sind vor allem für Kinder mit Pseudokruppanfällen geeignet.

Die fluorierten Glukokortikoide Betamethason, Dexamethason, Fluocortolon und Triamcinolon werden sowohl zum Einnehmen als auch als Injektion ohne Depotwirkung nur bei akuten Notfällen als „geeignet" angesehen, zum Beispiel wenn eine lebensbedrohliche allergische Reaktion behandelt oder ein sehr schwerer Asthmaanfall unterbrochen werden muss. Für eine längere Therapie lautet die Bewertung „mit Einschränkung geeignet", denn diese Substanzen werden langsam ausgeschieden. Damit steigt die Gefahr, dass sie die Tätigkeit der Nebennierenrinden unterdrücken. Um dieses Risiko möglichst gering zu halten, sollen sie nur für kurze Zeit angewendet werden und auch nur, wenn es unumgänglich ist.

Diese Glukokortikoide gibt es auch als Zubereitungen mit Depotwirkung, die ins Muskelgewebe gespritzt werden und im ganzen Körper wirken. Da ihre Wirkung drei bis vier Wochen anhält, können sie die Tätigkeit der Nebennierenrinden lange Zeit und in unkontrollierbarer Weise unterdrücken. Außerdem besteht das Risiko, dass die Injektion das Gewebe, in das hineingestochen wird, schädigt. Produkte für diese Anwendungsart werden als „wenig geeignet" bewertet.

Für die Injektion direkt in ein Gelenk hinein werden Betamethason, Dexamethason, Triamcinolon und Prednisolon – Letzteres nur, wenn es als Kristallsuspension verabreicht wird – als „geeignet" bewertet. Solche Injektionen können sinnvoll sein, wenn nicht mehr als zwei Gelenke entzündet sind. Dann bekommt das erkrankte Gelenk die notwendige Glukokortikoidbehandlung, ohne den übrigen Körper mit unerwünschten Wirkungen zu belasten. Eine solche Injektion lindert die Beschwerden für mehrere Wochen.

Der natürlichen Hormonproduktion folgen

Der Körper produziert seine Glukokortikoide im Tagesverlauf in einem typischen Rhythmus. Gegen Mitternacht enthält das Blut nur wenig Kortisol, morgens zwischen sechs und neun Uhr am meisten. Mit dieser reichlichen Hormonproduktion bereiten die Nebennierenrinden den Körper auf die Belastungen des Tages vor.

Eine Kortisontherapie muss diese tagesrhythmischen Schwankungen des Hormonspiegels berücksichtigen. Geschieht das nicht ausreichend, verringern die Nebennierenrinden ihre Tätigkeit oder stellen sie sogar ein. Das würde es dem Körper sehr erschweren, wieder zu seiner eigenen Steuerung zurückzufinden, nachdem die Behandlung mit Glukokortikoiden beendet worden ist.

Anwendung

Innerliche Anwendung

Zu Beginn der Behandlung akuter Zustände wird meist eine starke Wirkung angestrebt, um den akuten Krankheitszustand zu durchbrechen. Anschließend wird die Dosierung innerhalb von zwei bis drei Wochen bis zur notwendigen Erhaltungsdosis verringert.

Grundsätzlich sollte die Dosierung – insbesondere bei längerdauernder Behandlung – so gering wie möglich sein. Sie sollte möglichst unter der Menge bleiben, deren Wirkung 7,5 Milligramm Prednisolon entspricht. Das entspricht dem, was der Körper jeden Tag an Kortisol selbst produziert. Viele Krankheiten lassen sich bei einer Langzeittherapie schon mit weniger als 5 Milligramm Prednisolon pro Tag in Schach halten.

Ein akuter Krankheitsschub oder ungewöhnliche Belastungen, wie eine schwere Infektion, können es notwendig machen, die Dosierung für kurze Zeit deutlich anzuheben.

Wenn Sie länger als 10 bis 14 Tage täglich mehr Glukokortikoide einnehmen, als es 7,5 bis 10 Milligramm Prednisolon entspricht, bilden die Nebennierenrinden weniger Kortisol. Um das zu verhindern, sollen Sie die gesamte Tagesdosis Glukokortikoid morgens zwischen sechs und acht Uhr einnehmen – zu der Zeit, in der die Nebennierenrinden den größten Teil ihrer Arbeit getan haben und das Blut ohnehin viel Kortisol enthält. Noch günstiger kann es sein, die Tabletten nur alle zwei Tage morgens einzunehmen; dann müssen die Nebennierenrinden immer wieder selbst aktiv werden. Ob ein solcher Rhythmus möglich ist, hängt von der Art und der Schwere der Erkrankung ab.

Eine mehr als zehntägige, hoch dosierte Glukokortikoidbehandlung wird „ausschleichend" beendet, indem die Dosierung schrittweise im Verlauf von fünf bis sieben Tagen verringert wird. Wurde das Mittel lange Zeit eingenommen, kann diese Phase mehrere Monate dauern.

Injektion in ein Gelenk

Die Dosierung richtet sich neben anderem nach der Größe des Gelenks.

Nach einer Glukokortikoid-Injektion dürfen Sie das Gelenk nicht übermäßig belasten. Selbst wenn die Schmerzen nachlassen, bleibt es doch ein geschädigtes Gelenk. Wenn Sie das nicht berücksichtigen, verschlimmern sich die gelenkzerstörenden Prozesse der Erkrankung.

In dasselbe Gelenk darf frühestens nach vier Wochen erneut hineingespritzt werden, besser ist es, drei Monate zu warten. Die Behandlung ist auf drei- bis viermal pro Jahr zu begrenzen.

Kontrolluntersuchungen

Auf eine Vielzahl von unerwünschten Wirkungen wird der Arzt nur aufmerksam, wenn er regelmäßig Kontrolluntersuchungen durchführt: bei einer Langzeitbehandlung etwa alle drei Monate, bei besonderen Risikofaktoren auch häufiger. Dazu gehört den Blutdruck zu messen, den Gehalt an Zucker, Fettstoffen und Kalium im Blut zu bestimmen, das Blutbild und die Blutgerinnung zu kontrollieren. Augenärztliche Untersuchungen sind notwendig, um eine Linsentrübung zu erkennen.

Auch Knochendichtemessungen, Messungen des Augeninnendrucks und Röntgenaufnahmen der Lunge können bei einer Langzeitbehandlung mit Glukokortikoiden notwendig werden. Sie können auch bei Personen angebracht sein, die ein besonderes Risiko für diese Probleme haben.

Bei Kindern

Bei Kindern müssen jeden Monat Körpergewicht und Körpergröße kontrolliert werden. Um rechtzeitig zu bemerken, wenn die Glukokortikoidtherapie das Wachstum beeinträchtigt, sollen die Ergebnisse in ein sogenanntes Somatogramm eingetragen werden, sodass die Ist-Werte mit den Soll-Werten verglichen werden können.

ACHTUNG

Einige Präparate enthalten Parabene (siehe Tabelle). Diese Konservierungsmittel können Allergien auslösen. Wenn Sie auf Parastoffe (→ Seite 1159) allergisch reagieren, dürfen Sie diese Mittel nicht anwenden.

Viruserkrankungen wie Masern und Windpocken können bei Menschen, die mit Glukokortikoiden behandelt werden, besonders schwer verlaufen. Dies gilt vor allem für nicht geimpfte Personen.

Gegenanzeigen

Bei den nachfolgend genannten Bedingungen darf keine längerdauernde Behandlung mit Glukokortikoiden erfolgen. Für eine kurzzeitige Anwendung bei akuten Beschwerden muss der Arzt Nutzen und Risiken sorgfältig abwägen. Bei einem lebensbedrohlichen Notfall treten diese Gegenanzeigen allerdings in den Hintergrund.

- Sie leiden an bestimmten Formen von chronischer Leberentzündung.
- Sie haben ein Magen-Darm-Geschwür.
- Sie haben eine ausgeprägte Osteoporose.
- Sie hatten in der Vergangenheit eine psychiatrische Erkrankung wie Depressionen oder Schizophrenie.
- Sie haben eine akute Virusinfektion (z. B. Herpes – auch am Auge –, Windpocken, Gürtelrose), eine Pilzinfektion im Körperinnern oder eine Erkrankung durch Parasiten (z. B. Würmer, Malaria, Amöben).
- Sie haben einen grünen Star (Glaukom).
- Acht Wochen vor und zwei Wochen nach Impfungen sollten Sie kein Glukokortikoid einnehmen. Das Hormon schwächt das Immunsystem, sodass vor allem die Injektion eines Lebendimpfstoffs zu einer „richtigen" Infektion führen kann. Außerdem wird der Impfschutz unsicher, weil das Abwehrsystem, das von dem Glukokortikoid in seiner Reaktion geschwächt wird, nicht ausreichend auf den Impfstoff reagieren kann.

Unter folgenden Bedingungen darf der Wirkstoff nicht in ein Gelenk oder einen umschriebenen Bereich in der Haut hineingespritzt werden:

- Im Gelenk, dem zu behandelnden Bereich oder deren unmittelbarer Nähe besteht eine bakterielle Infektion.
- Sie neigen verstärkt zu Blutungen. Dann kann die Injektion zu anhaltenden Blutungen führen.
- Es handelt sich um Erkrankungen von Gelenken oder Sehnen, die nicht mit einer Entzündung verbunden sind.

Unter folgenden Bedingungen muss der Arzt Nutzen und Risiken der Behandlung sehr sorgfältig abwägen:

- Sie haben eine schwere Herzschwäche. Diese kann sich bei der Behandlung mit Glukokortikoiden verschlimmern.
- Sie haben eine Unterfunktion der Schilddrüse oder eine Leberzirrhose. Dann reagiert der Körper besonders empfindlich auf Glukokortikoide.
- Bei Ihnen liegt eine Myasthenia gravis, eine Nierenfunktionsschwäche, ein Cushing-Syndrom oder eine Venenentzündung vor.
- Bei Ihnen wurde eine Tuberkulose diagnostiziert. Diese kann bei einer längeren Behandlung mit Glukokortikoiden wieder aufflammen.

Wechselwirkungen mit Medikamenten

Wenn Sie noch andere Medikamente nehmen, ist zu beachten:

- Durch die „Pille" können Glukokortikoide stärker wirken.
- Durch Phenobarbital, Carbamazepin, Phenytoin, Primidon (alle bei Epilepsien) und Rifampizin (Antibiotikum, vor allem bei Tuberkulose) können Glukokortikoide schwächer wirken.
- Durch Glukokortikoide können folgende Medikamente schwächer wirken: Mittel zur Blutverdünnung (bei erhöhter Thrombosegefahr); Mittel bei hohem Blutdruck; Insulin und blutzuckersenkende Medikamente bei Diabetes. Eventuell müssen die jeweiligen Medikamente dann höher dosiert werden.
- Azetylsalizylsäure und NSAR (bei Schmerzen, Rheuma) können Magengeschwüre verursachen. Glukokortikoide verstärken diese Gefahr – besonders wenn die Mittel injiziert werden. Diese Arzneimittel sollten daher nicht kombiniert angewendet werden.
- Durch bestimmte Diuretika (Benzothiadiazine oder sogenannte Schleifendiuretika, bei Nierenfunktionsstörungen und hohem Blutdruck) verliert der Körper Kalium. Manche Glukokortikoide, besonders Hydrokortison, weniger die fluorierten Glukokortikoide, verstärken diesen Verlust.

UNERWÜNSCHTE WIRKUNGEN

Innerliche Anwendung

Eine kurzzeitige, hoch dosierte Anwendung von Glukokortikoiden, wie sie bei akuten lebensbedrohlichen Krankheiten erforderlich ist, ist nicht mit schwerwiegenden unerwünschten Wirkun-

gen verbunden. Eine bis zu zehn Tage dauernde Therapie wirkt sich auf die Körperregulation nicht negativ aus. Schwerwiegende Nebenwirkungen sind erst dann zu befürchten, wenn die Medikamente monate- oder jahrelang eingenommen werden.
Wenn die Behandlung die Nebennierenrindenfunktion beeinträchtigt hat, gibt es nach dem Absetzen des Medikaments eine Phase, in der der Körper wenig oder gar kein Kortisol mehr produziert. Dann kann er auf Belastungen nicht angemessen reagieren. Als Symptome können auftreten: Kopf-, Muskel- und Gelenkschmerzen, Übelkeit, Schwindel, Benommenheit, Müdigkeit, Schwäche, Blutdruckabfall, Fieber. Sie verlieren sich nach wenigen Tagen. Bei Dauerbelastung kann es allerdings sein, dass der Körper in totale Erschöpfung gerät und der Kreislauf zusammenbricht.

Injektion in ein Gelenk

Die Injektion eines Glukokortikoids in ein Gelenk kann unerwünschte Wirkungen haben, die vornehmlich auf der Art der Anwendung beruhen. Beim Spritzen ins Gelenk besteht die Gefahr, dass Bakterien in das Gelenk gelangen. Sie können vor allem deshalb leicht zu einer Entzündung führen, weil die injizierten Glukokortikoide die körpereigene Abwehr gegen Keime unterdrücken.
Auf eine Gelenkentzündung wird man normalerweise aufmerksam, weil das Gelenk anschwillt, sich rötet und sich nur noch unter Schmerzen bewegen lässt. Wurden jedoch Glukokortikoide ins Gelenk gespritzt, drängt das die Entzündungszeichen so sehr zurück, dass sie kaum noch zu spüren sind. Dennoch muss sofort eine antibiotische Behandlung einsetzen, damit die Entzündung das Gelenk nicht zerstört. Auch eine bakterielle Blutvergiftung (Sepsis) kann eintreten. Um eine solche Gelenkentzündung so sicher wie möglich zu vermeiden, findet die Injektion unter sterilen Bedingungen statt. Der Behandelte selbst sollte das Gelenk aufmerksam beobachten und sich im Zweifelsfall rasch mit seinem Arzt in Verbindung setzen.

► **Keine Maßnahmen erforderlich**

Die Haut kann sich heller oder dunkler färben. Das bildet sich nach dem Ende der Behandlung wieder zurück.
Die Haut wird dünner (sogenannte Pergamenthaut) und verletzlicher; außerdem kann sich die Wundheilung verzögern. Eine gute Hautpflege hilft, Schäden vorzubeugen.
Da auch das Bindegewebe dünner wird, können sich rote Streifen, sogenannte Schwangerschaftsstreifen, bilden.
Eine stärkere Behaarung an einigen Stellen oder am ganzen Körper deutet darauf hin, dass sich die Konzentration an Geschlechtshormonen durch die Kortisonbehandlung verändert hat. Eine weitere Folge kann bei Männern sein, dass sie zeitweilig impotent werden, bei Frauen kann der Zyklus unregelmäßig werden und die Regel sogar ganz ausbleiben. All dieses normalisiert sich nach dem Ende der Behandlung wieder.
Die kleinen Blutgefäße können sich erweitern und in der Haut sichtbar werden (Teleangiektasien). Durch Einblutungen in die Haut können rote Punkte entstehen. Blaue Flecken können größer als üblich werden.
Bei Depotinjektionen kann sich an der Einstichstelle eine „Delle" bilden, weil sich dort das Fettgewebe zurückbildet.

► **Muss beobachtet werden**

Wenn die Haut sich verstärkt rötet und juckt, reagieren Sie vermutlich allergisch auf das Mittel. Bei solchen Hauterscheinungen (→ Seite 14) sollten Sie einen Arzt aufsuchen.
Es kann sich eine akneartige Erkrankung ausbilden. Auch Entzündungen um den Mund herum kommen vor. Beides sollten Sie mit dem Arzt besprechen.
Verletzte Hautstellen müssen Sie sehr genau beobachten. Durch die verzögerte Wundheilung fassen Infektionen schneller Fuß.
Kortison schwächt die Immunabwehr. Wenn Sie vermehrt Infektionen und Entzündungen bemerken, sollten Sie den Arzt informieren.
Schlafstörungen, Nervosität, Kopfschmerzen, Schwindel, Stimmungsschwankungen, psychische Unruhe und unangemessene Hochstimmung (Euphorie), aber auch Depressionen (→ Seite 16) können auftreten.
Fluorierte Glukokortikoide wirken besonders häufig auf die Psyche und können deutliche Gemütsveränderungen hervorrufen. Informieren Sie unbedingt den Arzt über solche Veränderungen.
Der Appetit nimmt zu, das Gewicht steigt. Selten und dosisabhängig kann sich das zu massivem Übergewicht steigern, bei dem sich Gesicht und Körper auf typische Weise verändern. Das Gesicht rundet sich („Vollmondgesicht"), der Hals verbreitert sich, der Körper wird stämmig. Diese Verän-

derungen normalisieren sich nach dem Ende der Behandlung nur ganz allmählich wieder.
Sehstörungen können darauf hinweisen, dass der Innendruck des Auges angestiegen ist (grüner Star). Dieses kann sich wieder zurückbilden.
Weiterer Grund für Sehstörungen kann eine Trübung der Augenlinsen (grauer Star) sein. Dafür müssen allerdings außer der Behandlung mit Glukokortikoiden noch andere Risikofaktoren vorliegen. Eine Linsentrübung wird wahrscheinlicher, wenn ein Jahr lang täglich 10 bis 16 Milligramm oder im Laufe des Lebens mehr als 2 000 Milligramm Prednisolon eingenommen wurden. Vereinzelt geht die Trübung wieder zurück, meist wird sie aber mit der Zeit stärker.
Der Blutzuckerspiegel steigt. Wenn Ihr Körper ohnehin Probleme hat, den Blutzuckerspiegel zu kontrollieren (unterschwelliger Diabetes mellitus), entwickeln Sie wahrscheinlich einen Diabetes, der entsprechend behandelt werden muss. Nach dem Ende der Behandlung bildet sich der Diabetes in der Regel wieder zurück; es kann aber auch sein, dass aus dem ehemals unterschwelligen ein bleibender Diabetes wird. Nehmen Sie bereits Medikamente gegen Diabetes ein oder spritzen Sie Insulin, müssen Sie die Dosierung anpassen.
Durch den Einfluss von Glukokortikoiden nimmt der Körper weniger Kalzium aus dem Darm auf, scheidet aber mehr über die Nieren aus. Das geht zulasten der Knochen, die an Dichte und Festigkeit verlieren. Auf lange Sicht gesehen, kann das zu einer Osteoporose führen, die Wirbel- und andere Knochenbrüche zur Folge haben kann. Der Verlust an Knochenmasse ist nach dem Ende der Therapie kaum wettzumachen. Bei Knochen- oder Rückenschmerzen informieren Sie den Arzt. Er kann gegebenenfalls Ihre Knochendichte messen.
Plötzliche Beschwerden in den großen Gelenken wie Knie, Hüfte oder Schulter müssen durch Röntgen- oder Ultraschalluntersuchungen abgeklärt werden. Durch die Glukokortikoide kann die Knochensubstanz der Gelenkköpfe (aseptische Knochennekrose) zerfallen.
Muskelschwäche und -schwund, besonders im Bereich von Schultern und Hüften, beruhen darauf, dass Eiweiß in der Muskulatur abgebaut wird (häufiger bei fluorierten Glukokortikoiden). Das kann so schlimm werden, dass sich der Betroffene ohne Hilfe der Arme nicht von einem Sitz erheben kann.
Magenbeschwerden können das erste Anzeichen für ein Magengeschwür sein. Anders als früher angenommen, können Glukokortikoide allein wohl keine Geschwüre verursachen; nicht auszuschließen ist, dass sie die Abheilung bestehender Geschwüre verzögern. Das Risiko einer Behandlung mit sehr hohen Dosen Glukokortikoiden ist noch nicht endgültig zu bewerten. Ein eindeutiges Risiko besteht jedoch, wenn sowohl Glukokortikoide als auch NSAR angewendet werden, wie das bei rheumatischen Erkrankungen manchmal der Fall ist. Bei anhaltenden Magenbeschwerden sprechen Sie mit dem Arzt.
Wenn Sie zu Nierensteinen neigen, können sich aufgrund der verstärkten Kalziumausscheidung Nierensteine mit Koliken entwickeln.

▶ **Sofort zum Arzt**

Wenn starker Hautausschlag, Juckreiz, Herzrasen, Atemnot, Schwäche und Schwindel auftreten, müssen Sie die Anwendung sofort abbrechen und unverzüglich den Notarzt rufen (Telefon 112), weil es sich um eine lebensbedrohliche Allergie (→ Seite 14) handeln kann.
Augenschmerzen und Sehstörungen können Symptome eines akuten Engwinkelglaukoms sein, das auf einem erhöhten Augeninnendruck beruht. Suchen Sie sofort einen Arzt auf.
Kopfschmerzen, Sehstörungen, Erbrechen und Schwindel deuten auf einen lebensbedrohlich erhöhten Hirndruck durch Wasseransammlung im Gehirn hin. Rufen Sie sofort einen Arzt.
Bei starken Bauch- und Rückenschmerzen, schwarzem Stuhl und Erbrechen von Blut kann es sich um eine Magenblutung handeln. Da sich im Magen-Darm-Trakt unbemerkt viel Blut ansammeln kann, sollten Sie schon sofort zum Arzt gehen, wenn Sie nur geringe Blutmengen bemerken.
Sehr starke Schmerzen in der Nierengegend deuten auf eine Nierenkolik (→ Seite 16) hin.
Bei Schmerzen in den Kniekehlen oder der Leiste kann es sich um eine Thrombose, also um ein Blutgerinnsel, handeln. Gehen Sie sofort zum Arzt. Wenn sich ein solches Blutgerinnsel löst, kann es Gefäße in der Lunge oder im Gehirn verstopfen. Dann kommt es zu einer Lungen- oder Hirnembolie mit Atemnot und Brustschmerzen oder zu einem Schlaganfall.

Hinweise

Für Kinder unter 14 Jahren

Glukokortikoide beeinträchtigen den Eiweißstoffwechsel und die Mineralisation der Knochen

und können bei Kindern das Wachstum hemmen. Bei fluorierten Glukokortikoiden ist das wahrscheinlicher als bei nichtfluorierten. Wegen der Gefahr einer Wachstumshemmung dürfen Kinder unter zwölf Jahren nicht mit langwirkenden Glukokortikoiden behandelt werden.
Wenn die Therapie nicht allzu lange gedauert hat, kann der Körper das ausgebliebene Wachstum wieder aufholen.
Das Risiko, dass sich bei einer Glukokortikoidbehandlung eine Muskelschwäche oder ein grauer Star entwickelt, scheint bei Kindern größer zu sein als bei Erwachsenen.
Um diese Probleme einzudämmen, sollte die Dosisbegrenzung bei Kindern, die noch nicht ausgewachsen sind, genau eingehalten werden.
Kinder, die Glukokortikoide einnehmen, müssen vor Virusinfektionen, zu denen viele Kinderkrankheiten gehören, zum Beispiel Masern und Windpocken, geschützt werden. Sie dürfen aber nicht geimpft werden. Wenn Sie das Infektionsrisiko für groß halten und der Arzt bestätigt, dass die Abwehrfähigkeit des Kindes aufgrund der Medikation nicht gut ist, kann es Immunglobulin gespritzt bekommen. Damit bekommt das Kind für vier bis sechs Wochen die Antikörper, die es selbst nicht ausreichend bildet.

Für Schwangerschaft und Stillzeit

Glukokortikoide schädigen das Ungeborene nicht. Wenn sie aufgrund des Gesundheitszustands der schwangeren Frau erforderlich sind, ist ihre Anwendung in der Schwangerschaft vertretbar. Empfohlen werden dann die Wirkstoffe Prednisolon und Prednison. Allerdings muss bei einer langdauernden hoch dosierten Therapie geprüft werden, ob das Kind nach der Geburt genügend eigenes Kortisol produziert. Eventuell ist vorübergehend die Unterstützung durch ein Medikament notwendig.
Glukokortikoide gehen in die Muttermilch über. Vorsichtshalber sollten Sie abstillen, wenn Sie Glukokortikoide in höherer Dosierung einnehmen müssen.

Zur Verkehrstüchtigkeit

Glukokortikoide können auf das zentrale Nervensystem einwirken und das Reaktionsvermögen beeinträchtigen. Sie können darüber hinaus Sehstörungen verursachen. Dann sollten Sie kein Fahrzeug lenken, keine Maschinen bedienen und keine Arbeiten ohne sicheren Halt verrichten.

Kombination: Glukokortikoid + örtlich betäubendes Mittel

Dexamethason + Lidokain

Supertendin

In diesem Injektionsmittel ist das langwirkende Dexamethason mit Lidokain kombiniert, einem Mittel zur örtlichen Betäubung.
Die Kombination eignet sich, um direkt in ein Gelenk gespritzt zu werden und dort eine Entzündung zurückzudrängen.
Hinsichtlich der sonstigen Angaben gelten die gleichen Aussagen wie bei den Glukokortikoiden (→ Seite 1290).

Entzündungen, Immunreaktionen

Handelsname Darreichungsform	Zusammensetzung pro 1 ml/1 g oder wie angegeben bzw. pro abgeteilte Einheit	Kleinste Packungsgröße	Festbetrag in Euro	Packungspreis in Euro	Bewertung
Celestamine N 0,5 liquidum Rp Lösung	**Betamethason** 0,5 mg	30 ml		20,33	**Geeignet** bei bedrohlichen Erkrankung… zuständen infolge von Asthma und All… gien. **Mit Einschränkung geeignet** bei Erkrankungen mit allergischen, entzün… lichen und immunbedingten Reaktione… die längere Zeit behandelt werden müssen. Fluorierte Glukokortikoide werden langsam aus dem Körper ausg… schieden und unterdrücken die körper… gene Kortisolbildung für lange Zeit. → Seite 12…
Celestamine N 0,5 Tabletten Rp Tabletten	0,5 mg	20 Stück	15,26	15,74	

Hinweise zu den Tabellenspalten → Seite 28, zur Auswahl der Arzneimittel → Seite 23, zur Grundlage der Bewertung → Seiten 24, 27

Entzündungen, Immunreaktionen Fortsetzung

Handelsname Darreichungsform	Zusammensetzung pro 1 ml/1 g oder wie angegeben bzw. pro abgeteilte Einheit	Kleinste Packungsgröße	Festbetrag in Euro	Packungspreis in Euro	Bewertung
Decortin 1 mg Rp *5 mg Rp* *20 mg Rp* *50 mg Rp* Tabletten	**Prednison** 1 mg 5 mg 20 mg 50 mg	20 Stück 20 Stück 10 Stück 10 Stück	10,09 11,31 12,48 22,15	10,09 11,31 12,48 18,39	**Geeignet** bei Erkrankungen mit allergischen, entzündlichen und immunbedingten Reaktionen. → Seite 1290
Decortin H 1 mg Rp *5 mg Rp* *10 mg Rp* *20 mg Rp* *50 mg Rp* Tabletten	**Prednisolon** 1 mg 5 mg 10 mg 20 mg 50 mg	20 Stück 20 Stück 20 Stück 10 Stück 10 Stück	10,07 10,86 11,58 11,36 13,96	10,07 10,86 11,58 11,36 13,96	**Geeignet** bei Erkrankungen mit allergischen, entzündlichen und immunbedingten Reaktionen. → Seite 1290
Dermosolon 5 mg Rp *10 mg Rp* *20 mg Rp* *50 mg Rp* Tabletten	**Prednisolon** 5 mg 10 mg 20 mg 50 mg	20 Stück 20 Stück 10 Stück 10 Stück	10,86 11,58 11,36 13,96	10,63 11,45 11,25 13,93	**Geeignet** bei Erkrankungen mit allergischen, entzündlichen und immunbedingten Reaktionen. → Seite 1290
Dexa-Allvoran 4 mg Rp Injektionslösung	**Dexamethason-dihydrogenphosphat** 4 mg	3 x 1 ml	12,02	12,00	**Geeignet** zur Akutbehandlung von Notfällen bei Asthma und allergischem Schock, und bei Gelenkentzündungen für die Injektion in ein Gelenk. **Mit Einschränkung geeignet** bei Erkrankungen mit allergischen, entzündlichen und immunbedingten Reaktionen, die längere Zeit behandelt werden müssen. Fluorierte Glukokortikoide werden langsam aus dem Körper ausgeschieden und unterdrücken die körpereigene Kortisolbildung für lange Zeit. → Seite 1291
Dexabene Rp Injektionslösung	**Dexamethason** 4 mg	1 Stück	10,64	10,64	**Geeignet** zur Akutbehandlung von Notfällen bei Asthma und allergischem Schock, und bei Gelenkentzündungen für die Injektion in ein Gelenk. **Mit Einschränkung geeignet** bei Erkrankungen mit allergischen, entzündlichen und immunbedingten Reaktionen, die längere Zeit behandelt werden müssen. Fluorierte Glukokortikoide werden langsam aus dem Körper ausgeschieden und unterdrücken die körpereigene Kortisolbildung für lange Zeit. → Seite 1291
Dexa-CT 4 mg/1 ml Ampullen Rp *8 mg/2 ml Ampullen Rp* Injektionslösung	**Dexamethason-dihydrogenphosphat** 4 mg 8 mg pro 2 ml	3 x 1 ml 3 x 2 ml	12,02 13,32	11,83 13,08	**Geeignet** zur Akutbehandlung von Notfällen bei Asthma und allergischem Schock und bei Gelenkentzündungen für die Injektion in ein Gelenk. **Mit Einschränkung geeignet** bei Erkrankungen mit allergischen, entzündlichen und immunbedingten Reaktionen, die längere Zeit behandelt werden müssen. Fluorierte Glukokortikoide werden langsam aus dem Körper ausgeschieden und unterdrücken die körpereigene Kortisolbildung für lange Zeit. → Seite 1291

Hinweise zu den Tabellenspalten → Seite 28, zur Auswahl der Arzneimittel → Seite 23, zur Grundlage der Bewertung → Seiten 24, 27

▶

Entzündungen, Immunreaktionen Fortsetzung

Handelsname Darreichungsform	Zusammensetzung pro 1 ml/1 g oder wie angegeben bzw. pro abgeteilte Einheit	Kleinste Packungsgröße	Festbetrag in Euro	Packungspreis in Euro	Bewertung
Hinweise zu den Tabellenspalten → Seite 28, zur Auswahl der Arzneimittel → Seite 23, zur Grundlage der Bewertung → Seiten 24, 27					
Dexa-CT 4 mg Tabletten Rp *8 mg Tabletten Rp* Tabletten	**Dexamethason** 4 mg 8 mg	20 Stück 20 Stück	31,52 45,41	24,97 34,68	**Geeignet** bei bedrohlichen Erkrankungszuständen infolge von Asthma und Allergien. **Mit Einschränkung geeignet** bei Erkrankungen mit allergischen, entzündlichen und immunbedingten Reaktionen, die längere Zeit behandelt werden müssen. Fluorierte Glukokortikoide werden langsam aus dem Körper ausgeschieden und unterdrücken die körpereigene Kortisolbildung für lange Zeit. → Seite 1291
Dexaflam injekt 4 mg Rp Injektionslösung	**Dexamethason-dihydrogenphosphat** 4 mg	1 Stück	10,56	10,45	**Geeignet** bei Gelenkentzündungen für die Injektion in ein Gelenk. **Mit Einschränkung geeignet** bei Erkrankungen mit allergischen, entzündlichen und immunbedingten Reaktionen, die längere Zeit behandelt werden müssen. Fluorierte Glukokortikoide werden langsam aus dem Körper ausgeschieden und unterdrücken die körpereigene Kortisolbildung für lange Zeit. → Seite 1291
Dexagalen 4 mg injekt Rp *8 mg Injekt Rp* Injektionslösung	**Dexamethason-dihydrogenphosphat** 4 mg 8 mg pro 2 ml	3 x 1 ml 3 x 2 ml	12,02 13,32	11,82 13,05	**Geeignet** zur Akutbehandlung von Notfällen bei Asthma und allergischem Schock und bei Gelenkentzündungen für die Injektion in ein Gelenk. **Mit Einschränkung geeignet** bei Erkrankungen mit allergischen, entzündlichen und immunbedingten Reaktionen, die längere Zeit behandelt werden müssen. Fluorierte Glukokortikoide werden langsam aus dem Körper ausgeschieden und unterdrücken die körpereigene Kortisolbildung für lange Zeit. → Seite 1291
Dexamethason 0,5 mg GALEN Rp *1,5 mg GALEN Rp* *4 mg GALEN Rp* *8 mg GALEN Rp* Tabletten	**Dexamethason** 0,5 mg 1,5 mg 4 mg 8 mg	20 Stück 20 Stück 20 Stück 20 Stück	12,02 14,76 31,52 45,41	12,02 14,76 24,97 34,68	**Geeignet** bei bedrohlichen Erkrankungszuständen infolge von Asthma und Allergien. **Mit Einschränkung geeignet** bei Erkrankungen mit allergischen, entzündlichen und immunbedingten Reaktionen, die längere Zeit behandelt werden müssen. Fluorierte Glukokortikoide werden langsam aus dem Körper ausgeschieden und unterdrücken die körpereigene Kortisolbildung für lange Zeit. → Seite 1291
Dexahexal Rp *Dexahexal 8 mg/2 ml Rp* Injektionslösung	**Dexamethason-dihydrogenphosphat** 4 mg pro 1 ml 8 mg pro 2 ml	1 Stück 1 Stück	10,56 11,01	10,45 10,58	**Geeignet** zur Akutbehandlung von Notfällen bei Asthma und allergischem Schock. **Mit Einschränkung geeignet** bei Erkrankungen mit allergischen, entzündlichen und immunbedingten Reaktionen, die längere Zeit behandelt werden müssen. Fluorierte Glukokortikoide werden langsam aus dem Körper ausgeschieden und unterdrücken die körpereigene Kortisolbildung für lange Zeit. → Seite 129

Entzündungen, Immunreaktionen Fortsetzung

Handelsname Darreichungsform	Zusammensetzung pro 1 ml/1 g oder wie angegeben bzw. pro abgeteilte Einheit	Kleinste Packungsgröße	Festbetrag in Euro	Packungspreis in Euro	Bewertung

Hinweise zu den Tabellenspalten → Seite 28, zur Auswahl der Arzneimittel → Seite 23, zur Grundlage der Bewertung → Seiten 24, 27

Handelsname Darreichungsform	Zusammensetzung	Kleinste Packungsgröße	Festbetrag in Euro	Packungspreis in Euro	Bewertung
Dexamethason 0,5 mg JENAPHARM Rp *1,5 mg JENAPHARM Rp* *4 mg JENAPHARM Rp* *8 mg JENAPHARM Rp* Tabletten	**Dexamethason** 0,5 mg 1,5 mg 4 mg 8 mg	20 Stück 20 Stück 20 Stück 10 Stück	12,02 14,76 31,52 27,27	12,02 14,76 24,97 21,98	**Geeignet** bei bedrohlichen Erkrankungszuständen infolge von Asthma und Allergien. **Mit Einschränkung geeignet** bei Erkrankungen mit allergischen, entzündlichen und immunbedingten Reaktionen, die längere Zeit behandelt werden müssen. Fluorierte Glukokortikoide werden langsam aus dem Körper ausgeschieden und unterdrücken die körpereigene Kortisolbildung für lange Zeit. → Seite 1291
Dexa-ratiopharm 4 mg Rp *8 mg Rp* *40 mg Rp* *100 mg Rp* Injektionslösung	**Dexamethason-dihydrogenphosphat** 4 mg 8 mg 40 mg 100 mg	3 Stück 3 Stück 1 x 5 ml 1 x 10 ml	12,02 13,32 27,20 50,31	12,01 13,28 21,92 38,12	**Geeignet** zur Akutbehandlung von Notfällen bei Asthma und allergischem Schock. **Mit Einschränkung geeignet** bei Erkrankungen mit allergischen, entzündlichen und immunbedingten Reaktionen, die längere Zeit behandelt werden müssen. Fluorierte Glukokortikoide werden langsam aus dem Körper ausgeschieden und unterdrücken die körpereigene Kortisolbildung für lange Zeit. → Seite 1291
Diprosone Depot 1 ml Ampulle Rp	**Betamethason-dihydrogenphosphat-Dinatrium** 2,63 mg + **Betamethason-dipropionat** 6,43 mg (Konservierungsmittel: Parabene)	5 x 1 ml		60,86	**Geeignet** bei Gelenkentzündungen für die Injektion in ein Gelenk. Nicht zur Injektion in den Muskel, da das Gewebe geschädigt und die körpereigene Kortisolbildung für lange Zeit und in unkontrollierbarer Weise unterdrückt wird. → Seite 1291
1 ml Fertigspritze Rp Injektionssuspension	**Betamethason-dihydrogenphosphat-Dinatrium** 2,63 mg + **Betamethason-dipropionat** 6,43 mg (Konservierungsmittel: Parabene)	1 x 1 ml		18,87	
Fortecortin 0,5 mg Tabletten Rp *2 mg Tabletten Rp* *4 mg Tabletten Rp* *8 mg Tabletten Rp* Tabletten	**Dexamethason** 0,5 mg 2 mg 4 mg 8 mg	20 Stück 20 Stück 20 Stück 20 Stück	12,02 15,89 31,52 45,41	12,02 15,89 24,97 34,68	**Geeignet** bei bedrohlichen Erkrankungszuständen infolge von Asthma und Allergien. **Mit Einschränkung geeignet** bei Erkrankungen mit allergischen, entzündlichen und immunbedingten Reaktionen, die längere Zeit behandelt werden müssen. Fluorierte Glukokortikoide werden langsam aus dem Körper ausgeschieden und unterdrücken die körpereigene Kortisolbildung für lange Zeit. → Seite 1291
Hydrocortison Hoechst Rp Tabletten	**Hydrokortison** 10 mg	20 Stück	18,23	17,84	**Geeignet**, um einen Mangel an Kortisol auszugleichen. Natürliches Glukokortikoid. Bei entzündlichen Erkrankungen, bei denen eine Kortisonbehandlung angebracht ist, ist Prednisolon vorzuziehen. → Seite 1290
Hydrocortison 10 mg JENAPHARM Rp Tabletten	**Hydrokortison** 10 mg	20 Stück	18,23	15,66	**Geeignet**, um einen Mangel an Kortisol auszugleichen. Natürliches Glukokortikoid. Bei entzündlichen Erkrankungen, bei denen eine Kortisonbehandlung angebracht ist, ist Prednisolon vorzuziehen. → Seite 1290

Entzündungen, Immunreaktionen Fortsetzung

Handelsname Darreichungsform	Zusammensetzung pro 1 ml/1 g oder wie angegeben bzw. pro abgeteilte Einheit	Kleinste Packungsgröße	Festbetrag in Euro	Packungspreis in Euro	Bewertung

Hinweise zu den Tabellenspalten → Seite 28, zur Auswahl der Arzneimittel → Seite 23, zur Grundlage der Bewertung → Seiten 24, 27

Handelsname Darreichungsform	Zusammensetzung pro 1 ml/1 g oder wie angegeben bzw. pro abgeteilte Einheit	Kleinste Packungsgröße	Festbetrag in Euro	Packungspreis in Euro	Bewertung
INFECTOCORTIKRUPP Zäpfchen Rp Zäpfchen	**Prednisolonazetat** 100 mg	2 Stück		16,80	**Geeignet** bei akuten Pseudokruppanfällen bei Kindern sowie in Situationen, in denen eine Einnahme oder Injektion des Wirkstoffs nicht möglich ist. → Seite 1290
Klismacort Rp Rektalkapseln	**Prednisolon** 100 mg	2 Stück		14,72	**Geeignet** bei akuten Pseudokruppanfällen bei Kindern sowie in Situationen, in denen eine Einnahme oder Injektion des Wirkstoffs nicht möglich ist. → Seite 1290
Lipotalon Rp Injektionslösung	**Dexamethason** 2,5 mg	1 Stück		12,30	**Mit Einschränkung geeignet** bei Erkrankungen mit allergischen, entzündlichen und immunbedingten Reaktionen, die längere Zeit behandelt werden müssen. Fluorierte Glukokortikoide werden langsam aus dem Körper ausgeschieden und unterdrücken die körpereigene Kortisolbildung für lange Zeit. → Seite 1291
Methylprednisolon 4 mg JENAPHARM Rp *8 mg JENAPHARM Rp* *16 mg JENAPHARM Rp* Tabletten	**Methylprednisolon** 4 mg 8 mg 16 mg	10 Stück 10 Stück 10 Stück	12,96 15,64 20,41	11,97 13,83 17,17	**Geeignet** bei Erkrankungen mit allergischen, entzündlichen und immunbedingten Reaktionen. → Seite 1290
Metypred 125 mg GALEN Rp *250 mg GALEN Rp* *forte 1 000 mg GALEN Rp* Injektionslösung	**Methylprednisolon** 125 mg 250 mg 1 000 mg	1 Stück 1 Stück 1 Stück		17,61 24,76 53,55	**Geeignet** bei Erkrankungen mit allergischen, entzündlichen und immunbedingten Reaktionen. → Seite 1290
Metypred 4 mg GALEN Rp *8 mg GALEN Rp* *16 mg GALEN Rp* Tabletten	4 mg 8 mg 16 mg	10 Stück 10 Stück 10 Stück	12,96 15,64 20,41	11,35 13,83 17,17	
Metysolon 4 mg Rp *8 mg Rp* *16 mg Rp* Tabletten	**Methylprednisolon** 4 mg 8 mg 16 mg	10 Stück 10 Stück 10 Stück	12,96 15,64 20,41	11,97 13,83 17,17	**Geeignet** bei Erkrankungen mit allergischen, entzündlichen und immunbedingten Reaktionen. → Seite 1290
Prednigalen 10 mg Rp *25 mg Rp* *50 mg Rp* Injektionslösung (Kristallsuspension)	**Prednisolonazetat** 10 mg 25 mg 50 mg	5 Stück 5 Stück 5 Stück	12,33 14,38 16,95	12,28 14,01 16,78	**Geeignet** bei Gelenkentzündungen für die Injektion in ein Gelenk. **Wenig geeignet** zur Injektion in den Muskel, da das Gewebe geschädigt und die körpereigene Kortisolbildung für lange Zeit und in unkontrollierbarer Weise unterdrückt wird. → Seite 1290
PREDNI H INJEKT 10 mg Rp *25 mg Rp* *50 mg Rp* Injektionslösung (Kristallsuspension)	**Prednisolonazetat** 10 mg 25 mg 50 mg	5 Stück 5 Stück 5 Stück	12,33 14,38 16,95	12,33 14,38 16,84	**Geeignet** bei Gelenkentzündungen für die Injektion in ein Gelenk. Nicht zur Injektion in den Muskel, da das Gewebe geschädigt und die körpereigene Kortisolbildung für lange Zeit und in unkontrollierbarer Weise unterdrückt wird. → Seite 1290
PREDNI H Tablinen 5 mg Rp *20 mg Rp* *50 mg Rp* *PREDNI M Tablinen 4 mg Rp* *8 mg Rp* *16 mg Rp* Tabletten	**Prednisolon** 5 mg 20 mg 50 mg **Methylprednisolon** 4 mg 8 mg 16 mg	20 Stück 10 Stück 10 Stück 20 Stück 10 Stück 10 Stück	10,86 11,36 13,96 15,86 15,64 20,41	10,77 11,26 13,95 14,01 13,83 17,17	**Geeignet** bei Erkrankungen mit allergischen, entzündlichen und immunbedingten Reaktionen. → Seite 1290

Entzündungen, Immunreaktionen Fortsetzung

Handelsname Darreichungsform	Zusammensetzung pro 1 ml/1 g oder wie angegeben bzw. pro abgeteilte Einheit	Kleinste Packungsgröße	Festbetrag in Euro	Packungspreis in Euro	Bewertung

Hinweise zu den Tabellenspalten → Seite 28, zur Auswahl der Arzneimittel → Seite 23, zur Grundlage der Bewertung → Seiten 24, 27

Handelsname Darreichungsform	Zusammensetzung pro 1 ml/1 g oder wie angegeben bzw. pro abgeteilte Einheit	Kleinste Packungsgröße	Festbetrag in Euro	Packungspreis in Euro	Bewertung
Prednihexal 5 mg Tabletten Rp *10 mg Tabletten Rp* *20 mg Tabletten Rp* *50 mg Tabletten Rp* Tabletten	**Prednisolon** 5 mg 10 mg 20 mg 50 mg	20 Stück 20 Stück 10 Stück 10 Stück	10,86 11,58 11,36 13,96	10,77 11,48 11,26 13,95	**Geeignet** bei Erkrankungen mit allergischen, entzündlichen und immunbedingten Reaktionen. → Seite 1290
PREDNI 10 mg Lichtenstein N Rp *25 mg Lichtenstein N Rp* Injektionslösung (Kristallsuspension)	**Prednisolonazetat** 10 mg 25 mg	5 Stück 5 Stück	12,33 14,38	12,33 14,38	**Geeignet** bei Gelenkentzündungen für die Injektion in ein Gelenk. Nicht zur Injektion in den Muskel, da das Gewebe geschädigt und die körpereigene Kortisolbildung für lange Zeit und in unkontrollierbarer Weise unterdrückt wird. → Seite 1290
Prednisolon acis 5 mg Rp *10 mg Rp* *20 mg Rp* *50 mg Rp* Tabletten	**Prednisolon** 5 mg 10 mg 20 mg 50 mg	20 Stück 20 Stück 10 Stück 10 Stück	10,86 11,58 11,36 13,96	10,63 11,45 11,25 13,93	**Geeignet** bei Erkrankungen mit allergischen, entzündlichen und immunbedingten Reaktionen. → Seite 1290
Prednisolon 2 mg GALEN Rp *5 mg GALEN Rp* *20 mg GALEN Rp* *50 mg GALEN Rp* Tabletten	**Prednisolon** 2 mg 5 mg 20 mg 50 mg	50 Stück 20 Stück 10 Stück 10 Stück	11,08 10,86 11,36 13,96	12,10 10,63 11,23 13,93	**Geeignet** bei Erkrankungen mit allergischen, entzündlichen und immunbedingten Reaktionen. → Seite 1290
Prednisolon 1 mg JENAPHARM Rp *5 mg JENAPHARM Rp* *20 mg JENAPHARM Rp* *50 mg JENAPHARM Rp* Tabletten	**Prednisolon** 1 mg 5 mg 20 mg 50 mg	20 Stück 20 Stück 10 Stück 10 Stück	10,07 10,86 11,36 13,96	10,07 10,63 11,25 13,93	**Geeignet** bei Erkrankungen mit allergischen, entzündlichen und immunbedingten Reaktionen. → Seite 1290
Prednisolon-ratiopharm 5 Tabletten Rp *50 Tabletten Rp* Tabletten	**Prednisolon** 5 mg 50 mg	30 Stück 10 Stück	11,36 13,96	11,21 13,95	**Geeignet** bei Erkrankungen mit allergischen, entzündlichen und immunbedingten Reaktionen. → Seite 1290
PREDNISOLON 250 mg-ROTEXMEDICA Rp Infusionslösung (Kristallsuspension) *PREDNISOLON 25 mg-ROTEXMEDICA Rp* Injektionslösung (Kristallsuspension)	**Prednisolonazetat** 25 mg pro 10 ml 25 mg	1 x 10 ml 5 x 1 ml	14,70 14,38	14,54 14,01	**Geeignet** bei Gelenkentzündungen für die Injektion in ein Gelenk. Nicht zur Injektion in den Muskel, da das Gewebe geschädigt und die körpereigene Kortisolbildung für lange Zeit und in unkontrollierbarer Weise unterdrückt wird. → Seite 1290
Prednisolut 10 mg L Rp *25 mg L Rp* *50 mg L Rp* *100 mg L Rp* *250 mg Rp* *500 mg Rp* *1 000 mg Rp* Injektionslösung	**Prednisolon-21-hydrogensuccinat** 10 mg pro 2 ml 25 mg pro 2 ml 50 mg pro 2 ml 100 mg pro 2 ml 250 mg pro 5 ml 500 mg pro 5 ml 1 000 mg pro 10 ml	3 Stück 1 Stück 1 Stück 1 Stück 1 Stück 1 Stück 1 Stück	11,83 11,33 12,90 15,92	11,65 11,20 12,39 15,12 21,75 36,41 59,39	**Geeignet** bei Erkrankungen mit allergischen, entzündlichen und immunbedingten Reaktionen. → Seite 1290
Prednison 5 mg GALEN Rp *20 mg GALEN Rp* *50 mg GALEN Rp* Tabletten	**Prednison** 5 mg 20 mg 50 mg	20 Stück 10 Stück 10 Stück	11,31 12,48 22,15	10,81 12,21 18,39	**Geeignet** bei Erkrankungen mit allergischen, entzündlichen und immunbedingten Reaktionen. → Seite 1290

Entzündungen, Immunreaktionen Fortsetzung

Handelsname Darreichungsform	Zusammensetzung pro 1 ml/1 g oder wie angegeben bzw. pro abgeteilte Einheit	Kleinste Packungsgröße	Festbetrag in Euro	Packungspreis in Euro	Bewertung

Hinweise zu den Tabellenspalten → Seite 28, zur Auswahl der Arzneimittel → Seite 23, zur Grundlage der Bewertung → Seiten 24, 27

Handelsname Darreichungsform	Zusammensetzung pro 1 ml/1 g oder wie angegeben bzw. pro abgeteilte Einheit	Kleinste Packungsgröße	Festbetrag in Euro	Packungspreis in Euro	Bewertung
Prednison Hexal 5 mg Rp *20 mg Rp* *50 mg Rp* Tabletten	**Prednison** 5 mg 20 mg 50 mg	20 Stück 20 Stück 10 Stück	11,31 14,79 22,15	10,94 14,79 18,39	**Geeignet** bei Erkrankungen mit allergischen, entzündlichen und immunbedingten Reaktionen. → Seite 1290
Prednison-ratiopharm 5 mg Rp Tabletten	**Prednison** 5 mg	30 Stück	12,00	11,65	**Geeignet** bei Erkrankungen mit allergischen, entzündlichen und immunbedingten Reaktionen. → Seite 1290
Rectodelt 100 mg Rp Zäpfchen	**Prednison** 100 mg	2 Stück		15,32	**Geeignet** bei akuten Pseudokruppanfällen bei Kindern sowie in Situationen, in denen eine Einnahme oder Injektion des Wirkstoffs nicht möglich ist. → Seite 1290
Solu-Decortin H 10 mg Rp *25 mg Rp* *50 mg Rp* *100 mg Rp* *250 mg Rp* *500 mg Rp* *1 000 mg Rp* Injektionslösung	**Prednisolon-21-hydrogen-succinat** 10 mg 25 mg 50 mg 100 mg 250 mg pro 5 ml 500 mg pro 5 ml 1 000 mg pro 10 ml	3 Stück 3 Stück 1 Stück 1 Stück 1 Stück 1 Stück 1 Stück	11,73 14,63 12,77 15,66	11,73 14,63 12,77 15,66 24,50 41,46 72,92	**Geeignet** bei Erkrankungen mit allergischen, entzündlichen und immunbedingten Reaktionen. → Seite 1290
Supertendin 5 Rp *10 Rp* Injektionslösung (Kristallsuspension)	**Dexamethasonazetat** 5 mg + **Lidokain-hydrochlorid** 30 mg pro 1 ml **Dexamethasonazetat** 10 mg + **Lidokain-hydrochlorid** 60 mg pro 2 ml	3 x 1 ml 3 x 2 ml		19,18 26,22	**Geeignet** bei Gelenkentzündungen für die Injektion in ein Gelenk. Nicht zur Injektion in den Muskel, da das Gewebe geschädigt und die körpereigene Kortisolbildung für lange Zeit und in unkontrollierbarer Weise unterdrückt wird. → Seite 1296
Syntestan 2,5 mg Rp *5 mg Rp* Tabletten	**Clopred nol** 2,5 mg 5 mg	50 Stück 20 Stück	23,94 20,85	25,22 21,75	**Geeignet** bei Erkrankungen mit allergischen, entzündlichen und immunbedingten Reaktionen. → Seite 129[illegible]
Triamhexal 10 Rp *40 Rp* Injektionslösung (Kristallsuspension)	**Triamcinolonazetonid** 10 mg 40 mg	1 Stück 1 Stück		11,72 13,55	**Geeignet** bei Gelenkentzündungen für die Injektion in ein Gelenk. Nicht zur Injektion in den Muskel, da das Gewebe geschädigt und die körpereigene Kortisolbildung für lange Zeit und in unkontrollierbarer Weise unterdrückt wird. → Seite 129[illegible]
TRIAM INJEKT 20 mg Rp *40 mg Rp* *60 mg Rp* Injektionslösung (Kristallsuspension)	**Triamcinolonazetonid** 20 mg 40 mg 60 mg	1 Stück 1 Stück 1 Stück		13,14 13,90 17,52	**Geeignet** bei Gelenkentzündungen für die Injektion in ein Gelenk. Nicht zur Injektion in den Muskel, da das Gewebe geschädigt und die körpereigene Kortisolbildung für lange Zeit und in unkontrollierbarer Weise unterdrückt wird. → Seite 129[illegible]
TRIAM 10 mg Lichtenstein Rp *40 mg Lichtenstein Rp* Injektionslösung (Kristallsuspension)	**Triamcinolonazetonid** 10 mg 40 mg	1 Stück 1 Stück		11,72 13,55	**Geeignet** bei Gelenkentzündungen für die Injektion in ein Gelenk. Nicht zur Injektion in den Muskel, da das Gewebe geschädigt und die körpereigene Kortisolbildung für lange Zeit und in unkontrollierbarer Weise unterdrückt wird. → Seite 129[illegible]

Entzündungen, Immunreaktionen Fortsetzung

Handelsname Darreichungsform	Zusammensetzung pro 1 ml/1 g oder wie angegeben bzw. pro abgeteilte Einheit	Kleinste Packungsgröße	Festbetrag in Euro	Packungspreis in Euro	Bewertung

Hinweise zu den Tabellenspalten → Seite 28, zur Auswahl der Arzneimittel → Seite 23, zur Grundlage der Bewertung → Seiten 24, 27

Handelsname Darreichungsform	Zusammensetzung pro 1 ml/1 g oder wie angegeben bzw. pro abgeteilte Einheit	Kleinste Packungsgröße	Festbetrag in Euro	Packungspreis in Euro	Bewertung
Ultralan-oral -5 Rp	**Fluocortolon** 5 mg (Konservierungsmittel: Parabene)	20 Stück	17,39	17,37	**Geeignet** bei bedrohlichen Erkrankungszuständen infolge von Asthma und Allergien. **Mit Einschränkung geeignet** bei Erkrankungen mit allergischen, entzündlichen und immunbedingten Reaktionen, die längere Zeit behandelt werden müssen. Fluorierte Glukokortikoide werden langsam aus dem Körper ausgeschieden und unterdrücken die körpereigene Kortisolbildung für lange Zeit. → Seite 1291
-20 Rp	20 mg (Konservierungsmittel: Parabene)	10 Stück	21,84	21,84	
-50 Rp Tabletten	50 mg	10 Stück		50,96	
Urbason solubile 16 mg Rp	**Methylprednisolon** 15,78 mg	3 Stück		17,36	**Geeignet** bei Erkrankungen mit allergischen, entzündlichen und immunbedingten Reaktionen. → Seite 1290
32 mg Rp	31,57 mg	1 Stück		14,55	
forte 250 mg Rp	250 mg pro 5 ml	1 Stück		24,80	
forte 1 000 mg Rp Injektionslösung	1 000 mg pro 10 ml	1 Stück		61,64	
Urbason 4 mg Tabletten Rp	4 mg	10 Stück	12,96	12,96	
8 mg Tabletten Rp	8 mg	10 Stück	15,64	15,64	
16 mg Tabletten Rp	16 mg	10 Stück	20,41	20,41	
40 mg Tabletten Rp Tabletten	40 mg	10 Stück	38,98	38,98	
VOLON A solubile 40 mg Rp	**Triamcinolonazetonid** 40 mg	5 x 1 ml		81,92	**Geeignet** bei bedrohlichen Erkrankungszuständen infolge von Asthma und Allergien. **Mit Einschränkung geeignet** bei Erkrankungen mit allergischen, entzündlichen und immunbedingten Reaktionen, die längere Zeit behandelt werden müssen. Fluorierte Glukokortikoide werden langsam aus dem Körper ausgeschieden und unterdrücken die körpereigene Kortisolbildung für lange Zeit. → Seite 1291
80 mg Rp Ampulle	80 mg pro 2 ml	1 x 2 ml		30,57	
VOLON A 10 Rp	10 mg	1 Stück		13,80	**Geeignet** bei Gelenkentzündungen für die Injektion in ein Gelenk. Nicht zur Injektion in den Muskel, da das Gewebe geschädigt und die körpereigene Kortisolbildung für lange Zeit und in unkontrollierbarer Weise unterdrückt wird. → Seite 1291
40 Rp Injektionslösung (Kristallsuspension)	40 mg	1 Stück		17,68	**Geeignet** bei Gelenkentzündungen für die Injektion in ein Gelenk. **Wenig geeignet** zur Injektion in den Muskel, da das Gewebe geschädigt und die körpereigene Kortisolbildung für lange Zeit und in unkontrollierbarer Weise unterdrückt wird. → Seite 1291

Alkohol- und Nikotinabhängigkeit, Übergewicht

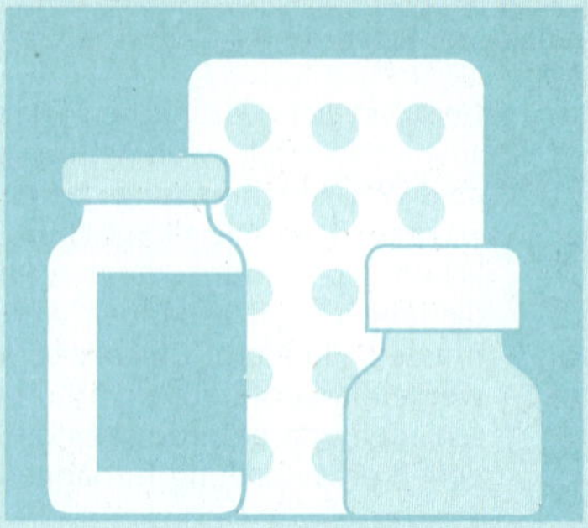

Alkoholkonsum, Rauchen und Übergewicht sind bedeutende Risikofaktoren für schwere Erkrankungen, die auf lange Sicht gesehen tödliche Folgen haben können.
Bei Erwachsenen in Deutschland macht der Alkoholkonsum zwischen 3 und fast 6 Prozent der täglichen Kalorienzufuhr aus. Damit trägt er nicht unwesentlich zum Übergewicht bei, was wiederum Risikofaktor für andere Krankheiten ist. Zu den Folgekrankheiten eines hohen Alkoholkonsums gehören Fettleber, Alkoholhepatitis, Leberzirrhose, Bauchspeicheldrüsen-, Speiseröhren- und Magenschleimhautentzündung, Vergrößerung des Herzmuskels und Krampfanfälle.
Rauchen gilt als wichtigste Einzelursache für Krankheiten. 110 000 bis 140 000 Todesfälle stehen in Deutschland jedes Jahr im Zusammenhang mit den Folgen des Tabakkonsums. Todesursache sind Herz-Kreislauf-Erkrankungen, wie koronare Herzerkrankung, arterielle Verschlusskrankheit und Schlaganfall, und Lungenkrebs. Für viele andere Krankheiten ist Rauchen der wichtigste Risikofaktor und allemal der, den jeder Einzelne ohne ärztliches Zutun beeinflussen kann.
Übergewicht gehört ebenfalls zu den bedeutenden Risikofaktoren für chronische Krankheiten, an denen mit zunehmendem Alter immer mehr Menschen leiden: hoher Blutdruck, Typ-2-Diabetes, Fettstoffwechselstörungen, Arthrose.
Den Alkoholkonsum zu beschränken, das Rauchen aufzugeben und Übergewicht abzubauen, bedeutet, den bisher gewohnten Lebensstil grundsätzlich zu ändern. Es wird eine Reihe von Medikamenten angeboten, die diesen schwierigen Prozess unterstützen sollen.

Alkoholabhängigkeit

Alkohol ist ein Stoff mit erheblichem Suchtpotenzial, der in Deutschland unbegrenzt, nahezu unkontrolliert, überall und in alkoholhaltigen Getränken von jedem, der älter ist als 16 Jahre, gekauft werden darf. Mehr noch: Alkoholische Getränke sind so sehr fester Bestandteil des gesellschaftlichen Lebens, dass viele Menschen meinen, es begründen zu müssen, wenn sie bei gesellschaftlichen Ereignissen Alkoholfreies trinken möchten. Alkoholhaltiges gilt als Genuss-, nicht als Suchtmittel.
Die Alkoholkrankheit ist in aller Regel Folge eines Alkoholmissbrauchs. In Deutschland gibt es derzeit etwa 2,5 Millionen behandlungsbedürftige alkoholkranke Menschen. Es wird geschätzt, dass etwa eine halbe Million Kinder und Jugendliche stark alkoholgefährdet oder sogar bereits alkoholkrank sind.

Anzeichen und Beschwerden

Die Übergänge vom häufigen Genusstrinken, bei dem vor allem die spannungslösende Wirkung des Alkohols geschätzt wird, zum regelmäßigen Suchttrinken sind fließend. In welchem Stadium des Prozesses er sich befindet, schätzt der Betroffene selbst nur selten realistisch ein. Anzeichen für eine Abhängigkeit sind:

- Sie brauchen mit der Zeit immer mehr Alkohol, um in den Genuss der Wirkung zu kommen, die Sie suchen – also beispielsweise Entspannung, Ablenkung oder Überwindung von Hemmungen und Schüchternheit.
- Sie trinken häufig mehr oder länger, als Sie sich vorgenommen hatten.
- Sie können Ihren Vorsatz, weniger oder seltener zu trinken, nicht einhalten.
- Sie brauchen schon morgens etwas Alkoholhaltiges, um überhaupt in den Tag starten zu können.
- Wenn Sie Ihr gewohntes Quantum Alkohol nicht bekommen, beginnen Sie zu schwitzen, der Pulsschlag erhöht sich, die Hände zittern, Sie finden keinen Schlaf, sind unruhig oder ängstlich („Spiegeltrinker"). Diese Symptome vergehen, sobald Sie Alkohol trinken. Allerdings gibt es auch Alkoholabhängige, bei denen keine Entzugssymptome auftreten und die bei einem Entzug keine ernsthaften Komplikationen entwickeln.
- Sie verbringen viel Zeit mit dem Beschaffen und Trinken von Alkohol.
- Aufgrund des Alkoholkonsums schränken Sie Ihren Kontakt zu Freunden und Bekannten ein oder geben Hobbys und Freizeitaktivitäten auf.

- Selbst wenn bei Ihnen bereits körperliche oder seelische Folgen des Alkoholkonsums auftreten, gelingt es Ihnen nicht, weniger zu trinken.

Meist erkennen weder der Betroffene noch Verwandte und Freunde, dass fachkundige Hilfe nötig ist. Aber selbst wenn die Sucht erkannt wurde, wird sie so lange ignoriert, bis der Betreffende mehrfach unangenehm aufgefallen ist und sein Verhalten nicht mehr toleriert werden kann („Co-Abhängigkeit").

Zeichen für einen fortgeschrittenen Alkoholmissbrauch sind:

- Berufliche, schulische oder familiäre Verpflichtungen werden vernachlässigt oder sogar ganz aufgegeben.
- Die Betroffenen riskieren den Verlust partnerschaftlicher und freundschaftlicher Bindungen.
- Sie bringen sich wiederholt in Situationen, in denen sie aufgrund ihres Alkoholkonsums sich selbst und ihre Mitmenschen gefährden.
- Selbst Konflikte mit dem Gesetz infolge des Alkoholkonsums führen nicht zur Umkehr.

Als Alkoholdelir (Delirium tremens) bezeichnet man folgende Symptome, die innerhalb von Tagen nach einem Alkoholexzess oder bei einem schweren Alkoholentzug auftreten: Unruhe, Schlafstörungen, Schweißausbrüche und eventuell Schwindel. Später folgen Zittern, Herzrasen, Temperaturanstieg, Halluzinationen, Störungen des Denk- und Orientierungsvermögens und des Bewusstseins. Bei vielen Betroffenen treten Krampfanfälle auf.

Eine anhaltende Alkoholkrankheit zerstört die Persönlichkeit der Abhängigen und durch ihre Folgekrankheiten den gesamten Körper.

Ursachen

Wie bei jeder Sucht führt ein Bündel von persönlichen, sozialen und psychischen Ursachen auf den Weg in die Abhängigkeit. Veränderungen im System der Botenstoffe im Gehirn verfestigen die Alkoholkrankheit dann auf körperlicher Ebene.

Nichtmedikamentöse Maßnahmen

Zur Behandlung der Alkoholabhängigkeit gehört nach dem körperlichen Entzug eine geeignete psychotherapeutische Betreuung, in der der Betroffene unter anderem Strategien einübt, wie er sich in Situationen, in denen er früher zum Glas gegriffen hat, anders verhalten kann. Um ihm Halt zu geben, werden immer auch die Familie und das nähere soziale Umfeld einbezogen. Diese Behandlungsphase kann mehrere Monate dauern und stationär oder ambulant erfolgen. Bei dem anschließenden Leben ohne Alkohol ist die aktive Teilnahme an Selbsthilfegruppen ein wichtiges stabilisierendes Element.

Behandlung mit Medikamenten

Alkoholentzug

Die Entwöhnung bei einer Alkoholabhängigkeit beginnt damit, dass der Körper entgiftet wird. Diese Entzugsbehandlung wird meistens in der Klinik durchgeführt. Dort sind die teilweise lebensgefährlichen Begleiterscheinungen des Entzugs besser aufzufangen als durch einen niedergelassenen Arzt, der den Betroffenen zu Hause betreut. Daran schließt sich eine langdauernde Behandlung mit nichtmedikamentösen und eventuell auch medikamentösen Maßnahmen an.

Clomethiazol (→ Seite 1306) gilt als „geeignet", um die akuten Symptome beim Alkoholentzug zu behandeln. Es darf allerdings wegen des hohen eigenen Suchtpotenzials nur kontrolliert in der Klinik eingesetzt werden.

Um den Alkoholentzug zu erleichtern, können in der Klinik oft zusätzlich oder als alleinige Behandlung Doxepin (sonst bei Depressionen), Carbamazepin (sonst bei Epilepsien), Clonidin und Propranolol (sonst bei hohem Blutdruck) hilfreich sein. In der ambulanten Behandlung eingesetzt, fehlen hingegen überzeugende Belege, dass die genannten Substanzen einen Alkholentzug unterstützen. Sie im ambulanten Bereich anzuwenden, soll deshalb auf seltene Spezialfälle beschränkt bleiben.

Alkoholabstinenz

Acamprosat (→ nachfolgend) wird als „mit Einschränkung geeignet" bewertet. Bei einem Alkoholkranken, der den akuten Entzug hinter sich hat und nun im Rahmen eines psycho- und sozialtherapeutischen Entwöhnungsprogramms eine medikamentöse Hilfe erhalten soll, kann versucht werden, die Abstinenz mit Acamprosat zu unterstützen. Allerdings profitiert nur etwa ein Drittel der Kranken davon. Auch für diese lässt sich die Abstinenz nur für ein bis zwei Jahre bestätigen. Wie der Verlauf in den folgenden Jahren ist, müssen weitere Studien zeigen.

■

Acamprosat

Campral

Acamprosat beeinflusst die Botenstoffe im Gehirn und soll so die Wirkung von Alkohol abschwächen und das Verlangen nach Alkohol vermindern.

Die Ergebnisse der vorliegenden Studien sind uneinheitlich. Fasst man sie zusammen, hilft Acamprosat wohl nur etwa einem Drittel der Behandelten, alkoholabstinent zu bleiben. In jedem Fall muss die medikamentöse Unterstützung eingebunden sein in ein psychotherapeutisches Konzept zur Alkoholentwöhnung. Unter dieser Voraussetzung wird Acamprosat als „mit Einschränkung geeignet" beurteilt, um eine Alkoholentzugsbehandlung zu unterstützen. Ob sich mit dieser Behandlung eine Abstinenz erreichen lässt, die mehr als ein Jahr überdauert, ist nicht abschließend zu beurteilen.
Die Symptome eines Alkoholentzugs kann Acamprosat nicht mildern.

Anwendung

Die Acamprosat-Behandlung sollte möglichst unmittelbar nach dem Entzug beginnen.
Das Mittel muss dem Körpergewicht entsprechend dosiert werden. Bei mehr als 60 Kilogramm werden sechs Tabletten eingenommen, und zwar morgens, mittags und abends je zwei. Liegt das Körpergewicht darunter, genügen vier Tabletten, verteilt auf morgens zwei, mittags und abends je eine. Am besten nehmen Sie die Tabletten zu den Mahlzeiten ein.
Wenn Sie mehrmals vergessen, die Tabletten einzunehmen, kann das Verlangen nach Alkohol wieder durchschlagen, weil die Wirkung auf die Botenstoffe im Gehirn ausbleibt.
Es wird empfohlen, die Therapie ein Jahr lang fortzuführen und sie auch bei einem Rückfall fortzusetzen.

Achtung

Gegenanzeigen

Sie dürfen Acamprosat nicht anwenden, wenn Sie eine schwere Leber- oder Nierenfunktionsstörung haben.
Wenn Sie bereits einmal Nierensteine hatten, sollte der Arzt Nutzen und Risiken der Behandlung sehr sorgfältig abwägen.

Unerwünschte Wirkungen

▶ **Keine Maßnahmen erforderlich**

Bei etwa 9 von 100 Behandelten kommt es zu Juckreiz. Durch eine gute Hautpflege lässt sich das abschwächen.
Sexuelle Funktionsstörungen einschließlich Impotenz bemerken bis zu 6 von 100 Behandelten. Allerdings ist nicht sicher auszumachen, ob das durch die Alkoholkrankheit oder die Entzugsbehandlung bedingt ist. Beruht es auf der Medikamenteneinnahme, normalisiert sich das nach dem Ende der Behandlung wieder.
Es kann verstärktes Schwitzen auftreten.

▶ **Muss beobachtet werden**

Wenn die Haut sich verstärkt rötet und juckt, reagieren Sie vermutlich allergisch auf das Mittel. Bei solchen Hauterscheinungen (→ Seite 14) sollten Sie einen Arzt aufsuchen.
Ein Fünftel der Behandelten klagt zu Beginn der Einnahme über Durchfall, seltener auch über Bauchschmerzen, Übelkeit und Erbrechen. Hat sich das nach fünf Tagen nicht normalisiert, wenden Sie sich an den Arzt.
Bei Schlafstörungen, Verwirrtheit und Gefühlsstörungen sollten Sie ebenfalls zum Arzt gehen.

Hinweise

Für Kinder unter 14 Jahren

Für Kinder ist die Anwendung von Acamprosat nicht untersucht. Sie dürfen mit dem Mittel nicht behandelt werden.

Für Schwangerschaft und Stillzeit

Acamprosat darf in Schwangerschaft und Stillzeit nicht angewendet werden.

Für ältere Menschen

Über die Risiken einer Anwendung bei Menschen über 65 Jahre gibt es keine Erkenntnisse. Sicherheitshalber sollten sie mit diesem Mittel nicht behandelt werden.

Clomethiazol

Distraneurin

Clomethiazol „ersetzt" im Gehirn die Wirkung von Alkohol, indem es den Effekt der Botenstoffe im Gehirn verstärkt, die hemmend und dämpfend wirken. Auf diese Weise bremst es Angst, Unruhe, Erregung und verringert das Risiko für Krampfanfälle. Diese Eigenschaften werden bei Alkoholkranken genutzt, die sich kurz vor oder bereits im Delir befinden (Prädelir, Delirium tremens). Verringert man dann schrittweise die Dosierung von Clomethiazol, wird aus dem abrupten Entzug ein langsamer, der leichter zu ertragen und auch weniger gefährlich ist.
Die Wirkung von Clomethiazol, um die Symptome eines akuten Alkoholentzugs zu dämpfen, ist belegt. Allerdings darf das Mittel nur im Rahmen eines Krankenhausaufenthalts eingesetzt werden, da das Risiko sehr groß ist, dass sich eine Abhängigkeit entwickelt, wenn es länger als zwei Wochen angewendet wird. Darüber hinaus

besteht die Gefahr, dass Alkoholkranke, die weiterhin Zugang zu ihrem Suchtstoff haben, das Mittel zusammen mit Alkohol anwenden und dann bald von beiden Stoffen abhängig sind. Außerdem kann diese Kombination zu lebensbedrohlichen Situationen führen, weil der Alkohol die unerwünschten Wirkungen von Clomethiazol auf das Herz-Kreislauf-System und die Atmung verstärkt. Die Verordnung von Clomethiazol an Alkoholkranke außerhalb der Klinik ist als ärztlicher Kunstfehler anzusehen.

Anwendung

Die Dosierung des Mittels richtet sich nach der Verfassung des Kranken. Er muss trotz Dämpfung durch das Arzneimittel noch ansprechbar bleiben. Innerhalb von zwei Stunden dürfen maximal 1 536 Milligramm Clomethiazol (8 Kapseln) gegeben werden.

Nach höchstens neun Tagen sollte die Behandlung beendet werden. Nur wenn ein Delirium länger als zwei Wochen anhält, ist es vertretbar, die Therapie fortzusetzen.

Eine Behandlung mit Clomethiazol sollte immer ausschleichend beendet werden, indem die Dosis langsam verringert wird. Geschieht das nicht, können erneut Entzugssymptome wie innere Unruhe, Angstzustände, Schlafstörungen, Halluzinationen und Krampfanfälle auftreten.

Achtung

Gegenanzeigen

Unter folgenden Bedingungen darf Clomethiazol nicht angewendet werden:

- Sie schnarchen sehr stark und halten dabei immer wieder längere Zeit die Luft an (Schlafapnoesyndrom).
- Die Steuerung Ihrer Atmung ist gestört.
- Es liegt eine akute Vergiftung mit Alkohol oder Wirkstoffen vor, die das zentrale Nervensystem dämpfen, wie zum Beispiel Schlafmitteln.

Unter folgenden Bedingungen muss der Arzt Nutzen und Risiken besonders sorgfältig abwägen:

- Die Atemfunktion ist eingeschränkt (z. B. bei Asthma), es besteht eine akute Bronchial- oder Lungenerkrankung oder eine chronische Atemwegerkrankung.
- Es ist zu erwarten, dass der Behandelte die Dosierung eigenmächtig erhöhen wird.
- Es ist anzunehmen, dass der Kranke weiterhin Alkoholmissbrauch betreiben wird. Besonders bei Menschen, die eine Leberzirrhose haben, kann das zu einem Atemstillstand führen.
- Die Funktion der Leber und der Nieren ist eingeschränkt. Besonders bei einer schweren Leberstörung kann die Dämpfung durch Clomethiazol ein beginnendes Leberkoma verschleiern.

Wechselwirkungen mit Medikamenten

Wenn Sie noch andere Medikamente nehmen, ist zu beachten:

- Mit anderen Arzneimitteln, wie zum Beispiel Benzodiazepinen, die dämpfend auf das zentrale Nervensystem wirken, kann sich die dämpfende Wirkung auf das Atemzentrum derart verstärken, dass ein Atemstillstand droht.
- Wenn Carbamazepin, das die Krampfbereitschaft verringert, längere Zeit eingenommen wurde, wirkt Clomethiazol möglicherweise schwächer.
- Durch Cimetidin (bei Sodbrennen) kann Clomethiazol stärker wirken.

Wechselwirkungen mit Speisen und Getränken

Während einer Behandlung mit Clomethiazol Alkohol zu trinken, kann lebensgefährlich sein. Es droht ein Atemstillstand.

Unerwünschte Wirkungen

▶ **Muss beobachtet werden**

Gelegentlich treten Magenschmerzen auf, Sodbrennen, Übelkeit, Erbrechen und Durchfall. Diese Beschwerden werden üblicherweise nach einigen Tagen schwächer oder klingen ganz ab. Halten sie jedoch mehr als fünf Tage an, sollten Sie sich an einen Arzt wenden.

Eine Bindehautentzündung mit verstärktem Augentränen sollten Sie ebenfalls nach fünf Tagen ärztlich beurteilen lassen.

Bei mehr als 10 von 100 Behandelten ist der Speichelfluss sehr verstärkt.

Da Clomethiazol die Atemwege zu einer vermehrten Flüssigkeitsproduktion anregt, kann es wiederholt zu Atemweginfektionen kommen. Das müssen vor allem Menschen mit Asthma und Lungenerkrankungen berücksichtigen.

Clomethiazol macht müde und kann den Blutdruck absenken. Aber auch das Umgekehrte ist möglich: Sie werden nervös, vielleicht aggressiv und der Blutdruck steigt. Besprechen Sie sich dann mit einem Arzt.

Von Kribbeln in Armen und Beinen und Verwirrtheit, die länger als einen Tag anhalten, sollte der Arzt informiert werden.

Wenn die Haut sich verstärkt rötet und juckt, reagieren Sie vermutlich allergisch auf das Mittel. Bei solchen Hauterscheinungen (→ Seite 14) sollten Sie einen Arzt aufsuchen.

Clomethiazol kann Leberschäden (→ Seite 15) hervorrufen. Treten Übelkeit, Erbrechen und/oder dunkel gefärbter Urin auf und ist der Stuhl auffällig hell, sollten Sie einen Arzt aufsuchen.

► **Sofort zum Arzt**

Wenn starker Hautausschlag, Juckreiz, Herzrasen, Atemnot, Schwäche und Schwindel auftreten, müssen Sie die Anwendung sofort stoppen und unverzüglich den Notarzt rufen (Telefon 112), weil es sich um eine lebensbedrohliche Allergie (→ Seite 14) handeln kann.

Menschen mit angegriffener Leber reagieren besonders empfindlich auf dieses Medikament.

Wenn der Behandelte sehr müde wirkt, nur noch selten Luft holt und eine graue Gesichtsfarbe bekommt, sollte sofort der Arzt gerufen werden.

Menschen mit Asthma und Lungenerkrankungen sowie bettlägerige Patienten und solche, die medikamentös stark gedämpft sind, können schwerwiegende Atemstörungen bekommen. Dann muss sofort ein Arzt gerufen werden.

Das Mittel kann schwere Leberschäden (→ Seite 15) hervorrufen und eine Gelbsucht auslösen. Wenn sich Ihre Haut gelb färbt und Sie zusätzlich einen starken Juckreiz am ganzen Körper verspüren, sollten Sie sofort einen Arzt aufsuchen.

Hinweise

Für Kinder unter 14 Jahren

Über die Risiken einer Anwendung bei Kindern gibt es keine Erkenntnisse. Sicherheitshalber sollten sie mit diesem Mittel nicht behandelt werden.

Für Schwangerschaft und Stillzeit

Über die Risiken einer Anwendung in der Schwangerschaft gibt es keine Erkenntnisse. Clomethiazol darf daher nur angewendet werden, wenn die Risiken einer solchen Behandlung als weniger schwerwiegend eingestuft werden als der Alkoholmissbrauch und das beim Entzug auftretende Delir.

Während der Stillzeit darf Clomethiazol nicht angewendet werden. Ist eine Behandlung nicht zu umgehen, muss abgestillt werden.

Für ältere Menschen

Bei Menschen über 70 Jahre kann Clomethiazol deutlich stärker und länger wirken. Das muss bei der Dosierung berücksichtigt werden.

Zur Verkehrstüchtigkeit

Das Mittel erzeugt eine ausgeprägte Schläfrigkeit, die jede verantwortungsvolle Tätigkeit und damit auch das Autofahren, das Bedienen von Maschinen und Arbeiten ohne festen Halt unmöglich macht.

Alkoholabhängigkeit

Handelsname Darreichungsform	Zusammensetzung pro 1 ml/1 g oder wie angegeben bzw. pro abgeteilte Einheit	Kleinste Packungsgröße	Festbetrag in Euro	Packungspreis in Euro	Bewertung
Campral Rp Tabletten	Acamprosat-Kalzium 333 mg	48 Stück		30,19	**Mit Einschränkung geeignet**, um Alkoholabhängige nach dem Entzug zu unterstützen, die Abstinenz aufrechtzuerhalten. Zusätzlich müssen psycho- und soziotherapeutische Maßnahmen durchgeführt werden. Der Nutzen einer Anwendung für mehr als ein Jahr lässt sich noch nicht abschließend beurteilen. → Seite 1305
Distraneurin Kapseln Rp Kapseln	Clomethiazoledisilat 300 mg	24 Stück		18,91	**Geeignet** zur Behandlung eines schweren Alkoholentzugssyndroms im Rahmen eines Klinikaufenthalts. Nicht geeignet zur ambulanten Behandlung eines Alkoholentzugssyndroms. → Seite 1306
Distraneurin Mixtur Rp Lösung	50 mg	300 ml		31,74	

Hinweise zu den Tabellenspalten → Seite 28, zur Auswahl der Arzneimittel → Seite 23, zur Grundlage der Bewertung → Seiten 24, 27

Nikotinabhängigkeit

In Deutschland greifen 97 Prozent der Raucher zu Zigaretten; Zigarren- und Pfeifenraucher sind also die Ausnahme. Die Gefahren für die Gesundheit gleichen sich aber.
Eine Zeit lang wurden sie vornehmlich dem Hauptinhaltsstoff des Tabaks, dem Nikotin, angelastet. Mittlerweile ist jedoch klar, dass die Auswirkungen durch mehrere jener etwa 4 000 Substanzen zustande kommen, die beim Verbrennen einer Zigarette entstehen. Für eine Reihe dieser Chemikalien im Tabakrauch ist die krebserregende Wirkung nachgewiesen. Diese Substanzen sind sowohl in dem Rauch enthalten, der inhaliert wird, als auch in jenem, der in die Luft entweicht und auch von anderen eingeatmet wird (Passivrauchen).
Rauchen gilt als wichtigste Einzelursache für Krankheiten.
Die Gesundheitsgefahren, denen sich die aktiv Rauchenden aussetzen, sind nicht nur das Problem des einzelnen Rauchers. Wer in Gegenwart anderer Menschen raucht, gefährdet mit dem Rauch die Gesundheit auch der anderen. Das sogenannte Passivrauchen ist ein Risikofaktor für viele Krankheiten. Ganz besonders die Gesundheit von Kindern leidet, wenn sie anhaltend Zigarettenrauch ausgesetzt sind.
Rauchen während der Schwangerschaft wirkt sich negativ auf die körperliche Entwicklung und auf die Gesundheit des Kindes aus.
Mit dem Rauchen aufzuhören, ist zu jeder Zeit des Lebens sinnvoll. Je früher das geschieht, desto geringer fällt die lebensverkürzende Wirkung des Rauchens ins Gewicht.

Anzeichen und Beschwerden

Je nachdem, in welchen Situationen und aufgrund welcher Motive geraucht wird und wie viele Zigaretten es täglich sind, unterscheidet man bestimmte Rauchertypen. Als „starke" Raucher gelten solche, die mehr als 20 Zigaretten pro Tag rauchen. Diese sind mit Sicherheit von Nikotin abhängig.
Wie stark Sie abhängig sind, können Sie anhand eines Fragenkatalogs ermitteln.

- Wie schnell nach dem Aufwachen rauchen Sie Ihre erste Zigarette? Innerhalb von 5 Minuten: 3 Punkte. Innerhalb von 6 bis 30 Minuten: 2 Punkte. Innerhalb von 31 bis 60 Minuten: 1 Punkt. Nach 60 Minuten: 0 Punkte.
- Fällt es Ihnen schwer, dort auf das Rauchen zu verzichten, wo es verboten ist (z. B. im Kino)? Ja: 1 Punkt. Nein: 0 Punkte.
- Auf welche Zigarette zu verzichten fällt Ihnen besonders schwer? Die erste Zigarette morgens: 1 Punkt. Jede andere: 0 Punkte.
- Wie viele Zigaretten rauchen Sie am Tag? 0–10: 0 Punkte. 11–20: 1 Punkt. 21–30: 2 Punkte. Mehr als 31: 3 Punkte.
- Rauchen Sie in den ersten Stunden nach dem Aufstehen mehr als während des übrigen Tages? Ja: 1 Punkt. Nein: 0 Punkte.
- Rauchen Sie auch, wenn Sie so krank sind, dass Sie im Bett liegen müssen? Ja: 1 Punkt. Nein: 0 Punkte.

Wenn Ihre Punktzahl höher ist als sieben, müssen Sie von einer sehr starken Abhängigkeit ausgehen.

Ursachen

Die Abhängigkeit vom Rauchen lässt sich unter zwei voneinander losgelösten Aspekten definieren: der Gewohnheit, in bestimmten Situationen zur Schachtel zu greifen, und dem Verlangen nach den psychischen Wirkungen des Nikotins.
Wer mit dem Rauchen beginnt, schätzt zunächst vor allem die Entlastung, die es bietet. Das Ritual des Anzündens der Zigarette und des Rauchens hilft zum Beispiel, einen Moment der Unsicherheit zu überbrücken, in Zeiten starker Belastung mildert es den psychischen Stress. Diese Motive lassen sich auch bei Rauchern finden, die nicht nikotinabhängig sind.
Die Abhängigkeit von Tabakprodukten beruht auf der Wirkung von Nikotin. Schon wenige Sekunden nach dem Inhalieren des Rauches erreicht der Suchtstoff das Gehirn. Dort setzt er Botenstoffe frei, die ein angenehmes Gefühl erzeugen. Auch jener Teil des Nervensystems, den man als „Belohnungssystem" bezeichnet, wird angeregt. Dieses Wohlgefühl möchte sich ein Teil der Raucher ab und an verschaffen und greift zur Zigarette; etwa 70 bis 80 Prozent sind jedoch derart abhängig, dass sie in regelmäßigen Abständen rauchen müssen, um kontinuierlich einen gewissen Nikotinspiegel zu halten und in den Genuss der psychischen Wirkungen des Nikotins zu kommen.
Anders als andere Suchtstoffe verändert Nikotin jedoch nicht die Persönlichkeit des Süchtigen und mindert seine Leistungsfähigkeit selbst dann nicht, wenn er stark abhängig ist. Darum bleibt diese Sucht unauffällig, solange der Tabaknachschub gewährleistet ist.
Bei der Raucherentwöhnung müssen die beiden Aspekte des Tabakkonsums getrennt voneinander behandelt werden. Alle Raucher müssen lernen, herausfordernde oder belastende Situationen anders zu bewältigen als mit dem Griff zur Zigarette.

Denjenigen, die von Nikotin abhängig sind, muss es darüber hinaus gelingen, auf die psychischen Wirkungen des Suchtstoffs zu verzichten.

Vorbeugung

Mit vielschichtigen Strategien bemüht man sich, möglichst viele Menschen vom Rauchen abzuhalten oder sie dazu zu bewegen, das Rauchen aufzugeben. Staatliche Kampagnen sollen darauf hinwirken, das Rauchen weniger attraktiv erscheinen zu lassen. Aufklärende und verhaltenstherapeutische Programme in Schulen sollen die Schüler für die Problematik des Rauchens sensibilisieren, damit sie nicht ohne nachzudenken von der ersten Zigarette in die Gewohnheit und dann in die Abhängigkeit hinübergleiten. Da viele Kinder schon mit zehn bis zwölf Jahren zu rauchen beginnen, sollten diese Maßnahmen früh ansetzen. Spürbar höhere Preise für Zigaretten erhöhen zudem die Schwelle, mit dem Rauchen zu beginnen. In der Familie ist es wichtig, das Selbstvertrauen von Kindern und Jugendlichen zu stärken. Kinder mit einem stabilen Selbstwertgefühl, die gelernt haben, sich mit anderen über ihre Gedanken, Gefühle und Probleme auszutauschen, sind gerüstet, um Schwierigkeiten und Konflikte anders zu bewältigen, als auf Suchtmittel auszuweichen.
Auch das Vorbild der Erwachsenen beeinflusst die Frage, ob Kinder zu Rauchern heranwachsen oder nicht. Kinder, die von rauchenden Menschen umgeben sind, haben es deutlich schwerer als andere, sich gegen das Rauchen zu entscheiden.

Nichtmedikamentöse Maßnahmen

Vielen Menschen gelingt es allein durch ihren festen Willen, mit dem Rauchen aufzuhören. Andere versuchen es mehrmals und werden wieder rückfällig. Um diese Personen bei der Erfüllung ihres Wunsches nach einem rauchfreien Leben dauerhaft zu stärken, sind verschiedene Programme entwickelt worden. Den größten Erfolg verspricht ein kombiniertes Programm aus Nikotinpflastern, einer professionellen Beratung und einem umfassenden Training, in welchem ein verändertes Verhalten – vor allem in für Raucher typischen Situationen – eingeübt wird. Solche Raucherentwöhnungsprogramme finden unter der Anleitung von geschulten Kursleitern in Kleingruppen statt. Sie werden zum Beispiel in Volkshochschulen und Gesundheitseinrichtungen angeboten. Ein wichtiger Programmpunkt ist dabei, dass die Teilnehmenden erkennen, dass sie das Rauchen selbst dann aufgeben können, wenn sie schon mehrere gescheiterte Abstinenzversuche hinter sich haben.

Behandlung mit Medikamenten

Abgesehen von der Verhaltensänderung muss der Betroffene lernen, ohne die Wirkung des Nikotins auszukommen. Bis sich diese Veränderungen stabilisiert haben, kann es einige Zeit dauern. Währenddessen hilft das Nikotinpräparat – meist in Form von Pflastern oder Kaugummis –, die körperlichen Entzugserscheinungen abzumildern, sodass nicht alle Belastungen zugleich durchgestanden werden müssen.
Arzneimittel, die Nikotin (→ Seite 1312) freisetzen, sind geeignet, die Raucherentwöhnung im Rahmen eines solchen Programms zu unterstützen.
Der Wirkstoff Bupropion (→ Seite 1311) gilt als „mit Einschränkung geeignet", wenn andere Maßnahmen erfolglos geblieben sind. Eine mehrmonatige Behandlung mit Bupropion scheint zwar geringfügig besser vom Rauchen abzubringen als Nikotinersatzpräparate, kann aber mit schwerwiegenden unerwünschten Wirkungen einhergehen.

Neue Medikamente

Seit 2007 ist Vareniclin (Präparat: *Champix*) als neuer Wirkstoff zur Raucherentwöhnung in Deutschland im Handel. Die Substanz verbindet sich mit den körpereigenen Nikotinrezeptoren. Dadurch werden bestimmte Nikotinwirkungen imitiert, andere blockiert. Dadurch verringern sich die Entzugserscheinungen und die von den Rauchenden geschätzten Effekte des Nikotins auf die Psyche schwächen sich ab. In mehreren Studien wurde die therapeutische Wirksamkeit von Vareniclin mit der einer Scheinbehandlung und mit der von Bupropion verglichen. An den Studien nahmen überwiegend Personen teil, die das Rauchen vor kurzem aufgegeben oder es ernsthaft versucht hatten. Ihnen wurde auch eine wöchentliche individuelle Beratung angeboten. Nach einem Jahr war etwa jeder Fünfte ehemalige Raucher immer noch abstinent. Ob dieser Therapieerfolg anhält, ist noch unklar. Doch reichte die Nikotinabstinenz in einigen Studien immerhin über die Zeit der Behandlung mit Vareniclin hinaus.
An unerwünschten Wirkungen fielen bei einem Drittel bis der Hälfte der Anwender Übelkeit und bei 15 bis 35 von 100 Personen Schlaflosigkeit auf. Auch über Kopfschmerzen und vermehrte Träume wurde berichtet. Wie gut Menschen mit Erkrankungen wie Herz-Kreislauf-Störungen oder Depressionen mit dem Mittel zurechtkommen, ist noch nicht ausreichend bekannt. Mittlerweile gibt es aber Hinweise darauf, dass Vareniclin zu depressiven Verstimmungszuständen bis hin zu Selbsttötungsgedanken führen kann. Auch eine Dauerbehandlung ist noch unzureichend untersucht. Des Weiteren fehlen Unter-

suchungen, die die Einnahme von Vareniclin mit der Anwendung von Nikotinersatzpräparaten vergleichen. Ungeklärt ist auch, ob eine Langzeitbehandlung mit Vareniclin dazu führen kann, dass die Personen nun von dem Medikament statt von Nikotin abhängig werden. Solange diese Fragen noch offen sind, ist der Stellenwert von Vareniclin zur Raucherentwöhnung nicht abschließend zu beurteilen.

Bupropion

Zyban

Bupropion, das auch Amfebutamon heißt, sorgt dafür, dass die Nervenendigungen die Botenstoffe Noradrenalin und Dopamin im Nervensystem nicht erneut aufnehmen können. Auf welche Weise das das Verlangen nach Nikotin beeinflusst, ist nicht bekannt. Bupropion einzusetzen, kann infrage kommen, wenn eine Entzugsbehandlung mithilfe von Nikotinersatzpräparaten erfolglos geblieben ist. Einige Studien legen nahe, dass die Substanz etwas besser hilft als Nikotinpflaster oder -kaugummis.

Überprüft wird in Studie zudem, ob eine kombinierte Gabe von Bupropion und Nikotinersatzmitteln die Entwöhnung erleichtert. Eine größere klinische Studie spricht zwar dafür, ein abschließendes Urteil steht aber noch aus.

Bei einem Nikotinentzug mithilfe von Bupropion ist die Gewichtszunahme etwas geringer als bei einem, der ohne Medikamente durchgeführt wird. Dafür ist bei Bupropion aber eine Reihe von Gegenanzeigen und zum Teil schweren unerwünschten Wirkungen zu beachten. Da der Wirkstoff relativ neu ist, ist seine Verträglichkeit auf das Herz und den Kreislauf noch nicht abschließend zu beurteilen. Wegen der möglichen Nebenwirkungen und seiner unklaren Langzeitverträglichkeit auf Herz und Kreislauf wird Bupropion als „mit Einschränkung geeignet“ bewertet.

ANWENDUNG

Die Behandlung sollte beginnen, während noch geraucht wird. Möglichst für die zweite Behandlungswoche soll dann ein Tag festgelegt werden, an welchem Sie mit dem Rauchen aufhören.

In den ersten drei Tagen der Medikamenteneinnahme schlucken Sie täglich eine Retardtablette mit 150 Milligramm Wirkstoff. Danach nehmen Sie morgens und mittags je eine Tablette. Bereits an dem Tag, an dem Sie zu rauchen aufgehört haben, sollten Sie kein Bedürfnis mehr verspüren, zur Zigarette zu greifen.

Nach sieben bis neun Wochen sollten Sie das Medikament „ausschleichend“ absetzen: Drei Tage lang nehmen Sie nur noch eine Tablette ein, dann lassen Sie auch diese weg.

Menschen mit Leber- oder Nierenerkrankungen dürfen nicht mehr als eine Tablette am Tag einnehmen.

ACHTUNG

Es wird gewarnt, dass Bupropion möglicherweise die Bereitschaft zur Selbsttötung steigern kann. Wenn Sie selbst bei sich Anzeichen einer depressiven Störung bemerken oder wenn Angehörigen entsprechende Veränderungen auffallen, sollten sie dieses dem Arzt mitteilen.

Gegenanzeigen

Unter folgenden Bedingungen dürfen Sie Bupropion nicht einnehmen:

- Sie hatten schon einmal einen Krampfanfall (Epilepsiekranke).
- Sie machen während der Behandlungszeit einen Entzug von Alkohol oder Medikamenten wie zum Beispiel Benzodiazepinen (bei Angst- und Schlafstörungen) durch, bei dem Krampfanfälle auftreten können.
- Sie leiden an einem Tumor des zentralen Nervensystems.
- Sie leiden an Magersucht oder Bulimie.
- Bei Ihnen liegt eine schwere Leberzirrhose vor.
- Sie leiden an einer Schizophrenie oder manisch-depressiven Krankheit. Das Medikament kann einen Rückfall provozieren. Frühere Depressionen sind allerdings kein Hindernis für eine Behandlung mit Bupropion.
- Sie haben Depressionen und behandeln diese mit einem sogenannten MAO-Hemmer (z. B. Moclobemid oder Tranylcypromin).

Mit Bupropion werden auch depressive Störungen behandelt. Um die Tageshöchstdosis nicht zu überschreiten und das Risiko für unerwünschte Wirkungen nicht zu vergrößern, sollte Bupropion nicht gleichzeitig für beide Anwendungsgebiete eingenommen werden.

Wechselwirkungen mit Medikamenten

Wenn Sie noch andere Medikamente nehmen, ist zu beachten:

- Bupropion hemmt ein wichtiges Leberenzym. Dadurch werden einige Medikamente langsamer abgebaut. Da diese dann in der Folge stärker wirken würden, muss der Arzt die Dosierung dieser Medikamente verringern. Zu diesen Wirkstoffen gehören Desipramin, Imipramin und Paroxetin (bei Depressionen), Risperidon und Thioridazin (bei Psychosen, Schizophrenien) und Metoprolol (bei hohem Blutdruck, zur Migränevorbeugung).

▶ **Unbedingt beachten**

Eine Behandlung von Depressionen mit dem MAO-Hemmer Tranylcypromin muss seit mindestens 14 Tagen beendet sein, bevor Sie Bupropion einnehmen dürfen. Nehmen Sie den MAO-Hemmer Moclobemid ein, genügen 24 Stunden Abstand. Bei einer Kombination dieser Wirkstoffe kann es zu einem bedrohlichen Blutdruckanstieg und Herzrasen kommen.

Bei der gleichzeitigen Einnahme von Bupropion und Flecainid oder Propafenon (bei Herzrhythmusstörungen) kann sich die Wirkung der Herzmittel verstärken. Näheres hierzu lesen Sie unter „Mittel bei Herzrhythmusstörungen: verstärkte Wirkung“ (→ Seite 12).

Wechselwirkungen mit Speisen und Getränken

Wenn Bupropion mit fetten Speisen eingenommen wird, kann mehr von dem Medikament in den Körper aufgenommen werden.

Unerwünschte Wirkungen

▶ **Keine Maßnahmen erforderlich**

Über Schlafstörungen klagen bis zu 40 von 100 Anwendern, über Schwindel (→ Seite 15) und Mundtrockenheit 10 von 100. Darüber hinaus kommen vor: Übelkeit (bei 9 von 100), Bauchschmerzen (bei 3 von 100), Verstopfung (bei 8 von 100) und Kopfschmerzen (bei 1 bis 10 von 100).

▶ **Muss beobachtet werden**

Wenn die Haut sich verstärkt rötet und juckt, reagieren Sie vermutlich allergisch auf das Mittel. Solche Hauterscheinungen (→ Seite 14) treten bei bis zu 10 von 100 Anwendern auf. Sie sollten dann einen Arzt aufsuchen.

Das Gefühl, ihr Herz „stolpert“, haben 2 von 100 Anwendern. Sie sollten möglichst bald einen Arzt aufsuchen.

▶ **Sofort zum Arzt**

Wenn starker Hautausschlag, Juckreiz, Herzrasen, Atemnot, Schwäche und Schwindel auftreten, müssen Sie die Anwendung sofort abbrechen und unverzüglich den Notarzt rufen (Telefon 112), weil es sich um eine lebensbedrohliche Allergie (→ Seite 14) handeln kann.

Die Hautreaktionen können auch nichtallergisch bedingt sein und sich zu einer schwerwiegenden Hautreaktion (→ Seite 14) (Lyell-Syndrom, Stevens-Johnson-Syndrom) entwickeln.

1 von 1 000 Menschen, die Bupropion einnehmen, erleidet einen Krampfanfall. Dieses Risiko besteht besonders, wenn Sie mehr als zwei Tabletten am Tag einnehmen und wenn Sie eine Erkrankung haben, die ohnehin das Anfallrisiko erhöht (Schädel-Hirn-Verletzungen, Tumoren des zentralen Nervensystems, Entzug von Alkohol oder Benzodiazepinen, Anwendung von Arzneimitteln, die die Schwelle zur Krampfauslösung senken).

Es wird vermutet, dass Todesfälle durch Herzinfarkt und Schlaganfall im Zusammenhang mit der Einnahme von Bupropion stehen.

Hinweise

Für Kinder unter 14 Jahren

Über die Anwendung bei Kindern liegen keine Erfahrungen vor. Sie sollten das Mittel darum nicht bekommen.

Für Schwangerschaft und Stillzeit

Über das Risiko einer Einnahme in der Schwangerschaft ist nichts bekannt. Sie sollten das Mittel darum besser nicht anwenden.

Da Bupropion in die Muttermilch übergeht, sollten Sie es in der Stillzeit nicht anwenden.

Für ältere Menschen

Sie dürfen nicht mehr als 150 Milligramm Bupropion pro Tag einnehmen, weil das Medikament bei ihnen stärker wirken kann.

Zur Verkehrstüchtigkeit

Aufgrund der beschriebenen unerwünschten Wirkungen kann das Mittel die Reaktionsfähigkeit beeinträchtigen. Sie sollten deshalb vor allem zu Beginn der Behandlung kein Fahrzeug lenken, keine Maschinen bedienen und keine Arbeiten ohne sicheren Halt verrichten.

Nikotin

Nicorette, Nicotinell, Nikofrenon, NiQuitin

Nikotin regt das zentrale Nervensystem an. In einer Konzentration, wie sie nach dem Inhalieren von Tabakrauch erzielt wird, lässt es das Herz schneller schlagen, den Blutdruck steigen, verengt die Blutgefäße der Haut und regt den Magen-Darm-Trakt zu stärkerer Tätigkeit an.

Der Wunsch, sich erneut Nikotin zuzuführen, tritt auf, wenn der Nikotinspiegel im Blut ständig wechselt, also immer wieder steigt und fällt. Dieses ist eine typische Voraussetzung, damit eine Abhängigkeit entstehen kann.

Zur Unterstützung der Raucherentwöhnung im Rahmen eines langfristigen Programms wird Nikotin als „geeignet“ bewertet.

Anwendung

Nikotin gibt es in verschiedenen Zubereitungsformen. Hier werden Pflaster, Kaugummi und Lutschtabletten besprochen.

Für die Entzugsbehandlung sind Nikotinpflaster am besten geeignet, weil sie im Blut einen gleichmäßigen Wirkstoffspiegel erzielen, sodass das wiederkehrende Verlangen nach Nikotinnachschub nachlässt. Starke Raucher sollten deshalb Pflaster bevorzugen.

Das Nikotin aus den Vier-Milligramm-Kaugummis und den Lutschtabletten wirkt schnell. Es gelangt innerhalb von 20 bis 30 Minuten ins Gehirn. Damit sind diese Präparate am ehesten geeignet, um dem akuten Drang nach einer Zigarette zu begegnen, und für Menschen, die nur gelegentlich oder nicht allzu stark rauchen. Einen gleichmäßigen Wirkstoffspiegel stellen diese Produkte nicht her.

Um mehr als ein Scheinmittel zu bewirken, müssen alle Produkte hoch genug dosiert werden. Dazu gibt es sie in unterschiedlicher Dosierung. Welches die notwendige Dosis ist, richtet sich nach den bisherigen Rauchgewohnheiten.

Pflaster

Wenn Sie bisher mehr als 20 Zigaretten täglich geraucht haben, beginnen Sie mit dem Pflaster, das 21 Milligramm Nikotin (*Nicotinell 52,5, Nikofrenon 30, NiQuitin 21*) in 24 Stunden beziehungsweise 15 Milligramm (*Nicorette 24,9*) in 16 Stunden abgibt. Waren es weniger als 20 Zigaretten, genügt das Pflaster, das 14 Milligramm (*Nicotinell 35, Nikofrenon 20, NiQuitin 14*) beziehungsweise 10 Milligramm Nikotin (*Nicorette 16,6*) freisetzt. Sollten Sie bei der niedrigen Dosierung deutliche Entzugserscheinungen spüren, können Sie zu dem höher dosierten Produkt greifen.

Bei der gewählten Nikotindosierung bleiben Sie mindestens eine Woche lang. Ist Ihr Verlangen zu rauchen immer noch groß, können Sie auch länger bei dieser Pflasterstärke bleiben. Im Allgemeinen wird die zuerst gewählte Pflasterstärke drei bis vier Wochen beibehalten. Dann wird zu der nächstniedrigeren Stärke gewechselt und diese ähnlich lange angewendet. Das Produkt mit der jeweils geringsten Nikotindosierung dient dem langsamen „Ausschleichen" aus der Behandlung.

Die Pflaster müssen regelmäßig jeden Tag angewendet werden. Nach längstens drei Monaten sollten Sie die Behandlung beenden.

Das Pflaster kleben Sie allmorgendlich auf eine unbehaarte und nicht eingefettete, saubere und trockene Hautstelle ohne Verletzungen und lassen es dort bis zum nächsten Morgen. Als Klebestellen eignen sich am besten Rumpf, Oberarm und obere Hüfte. Nehmen Sie das Pflaster aus seiner Kunststoffhülle und drücken Sie es dann 10 bis 20 Sekunden lang mit der Handfläche auf die Haut. Waschen Sie sich nach dem Aufkleben gründlich die Hände!

Die Haut unter dem Pflaster wird strapaziert. Kleben Sie es darum jeden Tag auf eine andere Stelle Ihres Körpers, sonst gelangt womöglich zu viel Wirkstoff durch die angegriffene Haut ins Blut.

Nicotinell, Nikofrenon und *NiQuitin* müssen Sie immer als Ganzes aufkleben. Wenn Sie diese Pflaster zerschneiden, nimmt die Wirkung unkalkulierbar ab.

Bei *Nicorette* ist es nicht so wichtig, dass das Pflaster ganz bleibt, weil es anders aufgebaut ist.

Kaugummi, Lutschtabletten

Die Hersteller raten denjenigen, die bisher weniger als 20 Zigaretten täglich geraucht haben, es zunächst mit dem 2-Milligramm-Kaugummi beziehungsweise den Lutschtabletten zu versuchen. Die Erfahrung zeigt allerdings, dass diese geringe Dosierung kaum mehr bewirkt als ein Scheinmittel.

Denjenigen, die bisher mehr als 20 Zigaretten täglich geraucht haben oder die mit den 2-Milligramm-Produkten nicht aufhören konnten, wird das Kaugummi, das 4 Milligramm Nikotin enthält, empfohlen.

Um im Blut einen gewissen Nikotinpegel aufrechtzuerhalten, müssen Sie jede Stunde ein Kaugummi mit 4 Milligramm Nikotin kauen.

So gleichmäßig wie bei der Pflasteranwendung lässt sich mit den Kaugummis oder den Lutschtabletten der Nikotinspiegel jedoch nicht einstellen. Nach etwa vier bis sechs Wochen können Sie die Dosierung verringern, was bedeutet, dass Sie die Produkte nicht mehr jede Stunde, sondern in größeren Abständen anwenden. Nach drei Monaten sollten Sie die Anwendung beenden.

Eine andere Möglichkeit ist, dass Sie nur dann zu Kaugummi oder Lutschtablette greifen, wenn Sie das Verlangen nach einer Zigarette überkommt. Die Mittel sollten Sie etwa eine halbe Stunde lang im Mund behalten. So löst sich das Nikotin aus der Grundmasse und kann durch die Mundschleimhaut ins Blut aufgenommen werden.

Bei diesen Zubereitungen wird das Nikotin über die Mundschleimhaut in den Körper aufgenommen. Damit es möglichst vollständig in den Körper gelangt, sollten Sie die Mittel langsam kauen oder lutschen oder das Nikotinprodukt in die Backentasche legen.
Bei Prothesenträgern bieten sich vor allem Lutschtabletten an.

Achtung

Gemäß den Anwendungsempfehlungen der Hersteller sollten Sie das Rauchen vollkommen einstellen, wenn Sie mit der Entzugsbehandlung beginnen und Nikotinprodukte anwenden.
Andernfalls können sich das Nikotin aus den Medikamenten und das aus dem Tabakrauch in ihrer Wirkung gefährlich steigern. Aus dem gleichen Grund dürfen Sie verschiedene Nikotinprodukte nicht gleichzeitig anwenden.
Sie dürfen die Nikotinprodukte nicht anwenden, wenn Sie schon eine Zeit lang nikotinfrei gelebt haben. Denn dann liegen keine Entzugserscheinungen vor, für die der Körper Nikotin „verbrauchen" würde. Sie könnten also eine Nikotinvergiftung erleiden.
Für kleine Kinder kann Nikotin tödlich sein – egal, ob sie versehentlich eine Zigarette essen, sie rauchen oder ein nikotinhaltiges Arzneimittel in die Hände bekommen. Aus diesem Grund sollten Sie die Pflaster, die nach dem Gebrauch immer noch Nikotin enthalten, so vernichten, dass sie nicht in die Hände von kleinen Kindern gelangen können.

Gegenanzeigen

Unter folgenden Bedingungen dürfen Sie keine Nikotinprodukte anwenden:

- Sie haben eine instabile oder sich verschlechternde Angina Pectoris.
- Sie haben erhebliche Herzrhythmusstörungen.
- Sie haben gerade einen Herzinfarkt oder einen Schlaganfall überstanden.

Pflaster dürfen Sie darüber hinaus nicht anwenden, wenn Sie eine Hauterkrankung haben.
Unter folgenden Bedingungen muss der Arzt Nutzen und Risiken besonders sorgfältig abwägen:

- Sie haben eine stabile Angina Pectoris, leiden an Herzmuskelschwäche, hatten schon einmal einen Herzinfarkt oder haben zu hohen Blutdruck.
- Bei Ihnen wurden eine periphere arterielle Verschlusskrankheit („Raucherbein") oder Durchblutungsstörungen im Gehirn festgestellt.
- Ihre Leber oder die Nieren arbeiten unzureichend.
- Sie haben eine Überfunktion der Schilddrüse.
- Sie leiden an Diabetes.
- Bei Ihnen sind eine Magenschleimhautentzündung oder akute Geschwüre im Magen oder Zwölffingerdarm aufgetreten.

Obwohl Menschen mit Herzerkrankungen eigentlich keine Nikotinpräparate anwenden sollen, weist die Arzneimittelkommission der deutschen Ärzteschaft darauf hin, dass für Raucher mit einer stabilen Angina Pectoris eine Nikotinbehandlung sehr wohl nützlich ist. Personen mit Angina Pectoris und solchen mit Herzrhythmusstörungen wird nahegelegt, sich lieber mithilfe von Nikotinpräparaten das Rauchen abzugewöhnen als weiterzurauchen. Diese medikamentös unterstützte Entwöhnung sollte vom Arzt begleitet werden.

Wechselwirkungen mit Medikamenten

Von Nikotin selbst sind keine Wechselwirkungen mit anderen Medikamenten bekannt, vom Zigarettenrauchen aber sehr wohl. Deshalb müssen Sie, wenn Sie das Rauchen einstellen, damit rechnen, dass einige Medikamente stärker wirken. Zu diesen gehören Koffein (in Schmerzmitteln), Parazetamol und Pentazocin (bei Schmerzen), Theophyllin (bei Asthma), Furosemid (bei hohem Blutdruck, Nierenerkrankungen), Phenylbutazon (bei Rheuma), Benzodiazepine (bei Angststörungen, als Schlafmittel), einige Mittel bei Depressionen, Warfarin (bei erhöhter Thrombosegefahr), Östrogen (in der „Pille" und in Präparaten bei Wechseljahrsbeschwerden) und Vitamin B_{12}.
Wenn Sie eines dieser Medikamente einnehmen und das Rauchen einstellen, sollten Sie mit dem Arzt besprechen, ob Sie die Dosierung dieser Arzneimittel verringern müssen.

Wechselwirkungen mit Speisen und Getränken

Zwischen dem Trinken von etwas Säurehaltigem, wie zum Beispiel Orangensaft, Cola-Getränken oder Kaffee, und dem Kauen eines Nikotin-Kaugummis sollte etwa eine Viertelstunde vergehen. Durch die Säurewirkung wird das Nikotin aus dem Kaugummi schlechter von der Mundschleimhaut aufgenommen.

Unerwünschte Wirkungen

Die unerwünschten Wirkungen von Nikotin ähneln denen, die das Rauchen hervorruft. Sie hängen von der Nikotindosis ab und davon, wie sehr Sie an Nikotin gewöhnt sind.

▶ **Keine Maßnahmen erforderlich**

Kopfschmerzen, Schwindel (→ Seite 15), Magen-Darm-Beschwerden, Übelkeit und Erbrechen treten bei 1 bis 10 von 100 Anwendern auf.

Kaugummi: Bei bis zu 10 von 100 Anwendern können Reizungen in Mund und Hals sowie Schmerzen in den Kaumuskeln auftreten.

▶ **Muss beobachtet werden**

Über Herzklopfen berichten zwischen 1 und 10 von 1 000 Personen.

Pflaster: Bei bis zu 10 von 100 Personen rötet sich die Haut an der Klebestelle, juckt und brennt. Ist die Hautreaktion sehr heftig, kann das Pflaster gegebenenfalls durch Kaugummis ersetzt werden.

▶ **Sofort zum Arzt**

Etwa 1 bis 10 von 10 000 Menschen bemerken einen unregelmäßigen und unangenehmen Herzschlag. Dieser beruht auf einer Herzrhythmusstörung (→ Seite 16) und vergeht, wenn das Mittel nicht mehr angewendet wird. Bei solchen Herzreaktionen sollten Sie umgehend einen Arzt rufen.

Hinweise

Für Kinder unter 14 Jahren

Für Kinder ist die Anwendung von Nikotinprodukten nicht untersucht. Sie sollten darum nicht damit behandelt werden.

Für Schwangerschaft und Stillzeit

Sowohl das mit dem Tabakrauch aufgenommene Nikotin als auch das aus Medikamenten erreicht das ungeborene Kind und tritt auch in die Muttermilch über.

Schwangeren Frauen wird dringend empfohlen, das Rauchen aufzugeben, dabei aber auf Nikotinprodukte als Hilfsmittel zu verzichten. Allerdings weisen die Empfehlungen zur Therapie von Tabakabhängigkeit, welche die Arzneimittelkommission der deutschen Ärzteschaft herausgegeben hat, darauf hin, dass man in den USA anders verfährt.

Dort rät man Frauen, denen es ohne Hilfsmittel nicht gelingt, von den Zigaretten wegzukommen, dann doch zu den Nikotinprodukten. Die Amerikaner vertreten die Meinung, dass es besser sei, mithilfe des Arzneimittels das Rauchen aufzugeben, als weiter zu rauchen.

Für ältere Menschen

Über den Gebrauch von Nikotinprodukten bei Menschen über 65 Jahre liegen kaum Erkenntnisse vor. Aber auch hier gilt – ähnlich wie bei Patienten mit einer stabilen Angina Pectoris – dass das Weiterrauchen gefährlicher ist als eine mit Nikotinersatzpräparaten unterstützte Entwöhnung. Am besten lassen sich ältere Menschen bei ihrem Nikotinentzug ärztlich begleiten.

Nikotinabhängigkeit

Handelsname Darreichungsform	Zusammensetzung pro 1 ml/1 g oder wie angegeben bzw. pro abgeteilte Einheit	Kleinste Packungsgröße	Festbetrag in Euro	Packungspreis in Euro	Bewertung
Hinweise zu den Tabellenspalten → Seite 28, zur Auswahl der Arzneimittel → Seite 23, zur Grundlage der Bewertung → Seiten 24, 27					
Nicorette Nicotin-Kaugummi 2 mg classic orginal	**Nikotin** 2 mg	30 Stück		9,93	**Geeignet** zur Unterstützung eines langfristigen Raucherentwöhnungsprogramms, um die Zeichen des Nikotinentzugs zu dämpfen. Ein gleichmäßiger Nikotinspiegel im Blut ist damit nicht zu erzielen. → Seite 1312
2 mg freshfruit	2 mg	30 Stück		9,93	
2 mg freshmint	2 mg	30 Stück		9,93	
2 mg mint	2 mg	30 Stück		9,93	
4 mg freshfruit	4 mg	30 Stück		11,00	
4 mg freshmint	4 mg	30 Stück		11,00	
4 mg mint Kaugummi	4 mg	30 Stück		11,00	
Nicorette Membranpflaster 8,3 mg	**Nikotin** 8,3 mg (Freigabe: 5 mg pro 16 Std.)	7 Stück		24,11	**Geeignet** zur Unterstützung eines langfristigen Raucherentwöhnungsprogramms, um eine Behandlung mit höher dosierten Pflastern langsam zu beenden. → Seite 1312
16,6 mg	16,6 mg (Freigabe: 10 mg pro 16 Std.)	7 Stück		24,11	**Geeignet** zur Unterstützung eines langfristigen Raucherentwöhnungsprogramms, wenn weniger als 20 Zigaretten täglich geraucht wurden. → Seite 1312
24,9 mg Pflaster	24,9 mg (Freigabe: 15 mg pro 16 Std.)	7 Stück		24,11	**Geeignet** zur Unterstützung eines langfristigen Raucherentwöhnungsprogramms, wenn mehr als 20 Zigaretten täglich geraucht wurden. → Seite 1312

Nikotinabhängigkeit Fortsetzung

Handelsname Darreichungsform	Zusammensetzung pro 1 ml/1 g oder wie angegeben bzw. pro abgeteilte Einheit	Kleinste Packungsgröße	Festbetrag in Euro	Packungspreis in Euro	Bewertung
Nicotinell Kaugummi 2 mg fruit	**Nikotin** 2 mg	12 Stück		4,61	**Geeignet** zur Unterstützung eines langfristigen Raucherentwöhnungsprogramms, um die Zeichen des Nikotinentzugs zu dämpfen. Ein gleichmäßiger Nikotinspiegel im Blut ist damit nicht zu erzielen. → Seite 1312
2 mg mint	2 mg	12 Stück		4,61	
4 mg fruit	4 mg	12 Stück		5,68	
4 mg mint Kaugummi	4 mg	12 Stück		5,68	
Nicotinell Lutschtabletten 1 mg Mint	1 mg	36 Stück		13,19	
2 mg Mint Lutschtabletten	2 mg	12 Stück		14,40	
Nicotinell TTS 17,5 mg/24-Stunden-Pflaster	17,5 mg (Freigabe: 7 mg pro 24 Std.)	7 Stück		24,11	**Geeignet** zur Unterstützung eines langfristigen Raucherentwöhnungsprogramms, um eine Behandlung mit höher dosierten Pflastern langsam zu beenden. → Seite 1312
35 mg/24-Stunden-Pflaster	35 mg (Freigabe: 14 mg pro 24 Std.)	7 Stück		24,11	**Geeignet** zur Unterstützung eines langfristigen Raucherentwöhnungsprogramms, wenn weniger als 20 Zigaretten täglich geraucht wurden. → Seite 1312
52,5 mg/24-Stunden-Pflaster Pflaster	52,5 mg (Freigabe: 21 mg pro 24 Std.)	7 Stück		24,11	**Geeignet** zur Unterstützung eines langfristigen Raucherentwöhnungsprogramms, wenn mehr als 20 Zigaretten täglich geraucht wurden. → Seite 1312
nikofrenon 10	**Nikotin** 17,5 mg (Freigabe: 7 mg pro 24 Std.)	7 Stück		17,65	**Geeignet** zur Unterstützung eines langfristigen Raucherentwöhnungsprogramms, um eine Behandlung mit höher dosierten Pflastern langsam zu beenden. → Seite 1312
20	35 mg (Freigabe: 14 mg pro 24 Std.)	7 Stück		19,69	**Geeignet** zur Unterstützung eines langfristigen Raucherentwöhnungsprogramms, wenn weniger als 20 Zigaretten täglich geraucht wurden. → Seite 1312
30 Pflaster	52,5 mg (Freigabe: 21 mg pro 24 Std.)	7 Stück		21,44	**Geeignet** zur Unterstützung eines langfristigen Raucherentwöhnungsprogramms, wenn mehr als 20 Zigaretten täglich geraucht wurden. → Seite 1312
NiQuitin 2 mg Lutschtabletten	**Nikotin** 2 mg	36 Stück		11,96	**Geeignet** zur Unterstützung eines langfristigen Raucherentwöhnungsprogramms, um die Zeichen des Nikotinentzugs zu dämpfen. Ein gleichmäßiger Nikotinspiegel im Blut ist damit nicht zu erzielen. → Seite 1312
4 mg Lutschtabletten	4 mg	36 Stück		12,95	
NiQuitin MINT 2 mg	2 mg	24 Stück		8,96	
4 mg Lutschtabletten	4 mg	24 Stück		8,96	
NiQuitin 7 mg	36 mg (Freigabe: 7 mg pro 24 Std.)	7 Stück		20,47	**Geeignet** zur Unterstützung eines langfristigen Raucherentwöhnungsprogramms, um eine Behandlung mit höher dosierten Pflastern langsam zu beenden. → Seite 1312
14 mg	78 mg (Freigabe: 14 mg pro 24 Std.)	7 Stück		21,49	**Geeignet** zur Unterstützung eines langfristigen Raucherentwöhnungsprogramms, wenn weniger als 20 Zigaretten täglich geraucht wurden. → Seite 1312
21 mg Pflaster	114 mg (Freigabe: 21 mg pro 24 Std.)	7 Stück		22,51	**Geeignet** zur Unterstützung eines langfristigen Raucherentwöhnungsprogramms, wenn mehr als 20 Zigaretten täglich geraucht wurden. → Seite 1312

Hinweise zu den Tabellenspalten → Seite 28, zur Auswahl der Arzneimittel → Seite 23, zur Grundlage der Bewertung → Seiten 24, 27

Nikotinabhängigkeit Fortsetzung

Handelsname Darreichungsform	Zusammensetzung pro 1 ml/1 g oder wie angegeben bzw. pro abgeteilte Einheit	Kleinste Packungsgröße	Festbetrag in Euro	Packungspreis in Euro	Bewertung
NiQuitin Clear 7 mg	**Nikotin** 36 mg (Freigabe: 7 mg pro 24 Std.)	7 Stück		22,50	**Geeignet** zur Unterstützung eines langfristigen Raucherentwöhnungsprogramms, um eine Behandlung mit höher dosierten Pflastern langsam zu beenden. → Seite 1312
14 mg	78 mg (Freigabe: 14 mg pro 24 Std.)	7 Stück		22,50	**Geeignet** zur Unterstützung eines langfristigen Raucherentwöhnungsprogramms, wenn weniger als 20 Zigaretten täglich geraucht wurden. → Seite 1312
21 mg transdermales Pflaster	114 mg (Freigabe: 21 mg pro 24 Std.)	7 Stück		22,50	**Geeignet** zur Unterstützung eines langfristigen Raucherentwöhnungsprogramms, wenn mehr als 20 Zigaretten täglich geraucht wurden. → Seite 1312
Zyban 150 mg Retardtabletten Rp Retardtabletten	**Bupropion-hydrochlorid** 150 mg	30 Stück		54,89	**Mit Einschränkung geeignet** zur Unterstützung eines langfristigen Raucherentwöhnungsprogramms, wenn keine Gegenanzeigen bestehen. Nikotinpflaster sind zunächst vorzuziehen. → Seite 1311

Hinweise zu den Tabellenspalten → Seite 28, zur Auswahl der Arzneimittel → Seite 23, zur Grundlage der Bewertung → Seiten 24, 27

Übergewicht

Ein Körpergewicht, das über das Normalmaß hinausgeht, weil der Anteil an Körperfett hoch ist, ist für die Gesundheit ein Risikofaktor. Mit steigendem Gewicht treten hoher Blutdruck, Typ-2-Diabetes, Fettstoffwechselstörungen und Gelenkbeschwerden zunehmend häufiger auf und in der Folge dann unter anderem auch Herzerkrankungen, Herzinfarkt, Schlaganfall und bestimmte Krebserkrankungen. Übergewicht ist bereits bei Kindern ein häufiges Problem.

Anzeichen und Beschwerden

Um das Körpergewicht aus medizinischer Sicht zu beurteilen, bedient man sich üblicherweise des Body-Mass-Index (BMI). Er errechnet sich nach folgender Formel:
Körpergewicht in Kilogramm geteilt durch das Quadrat der Körpergröße in Metern (BMI = kg/m^2).
Ein Beispiel: Eine Person wiegt 68 Kilogramm und ist 168 Zentimeter = 1,68 Meter groß.
BMI = 68 (kg Gewicht): 1,68 (m Körpergröße)^2 = 24,11.
Ein BMI zwischen 18,5 und 24,9 gilt als Normalgewicht. Werte von 25 bis 29,9 sieht man als Übergewicht an. Ab einem BMI von 30 spricht man von Fettleibigkeit (Adipositas); sie gilt als unbedingt behandlungsbedürftig.
Um den Zusammenhang zwischen Körpergewicht und dem Risiko für Stoffwechsel- und Herz-Kreislauf-Erkrankungen noch besser zu erfassen, wird empfohlen, zusätzlich zum BMI den Taillenumfang in Zentimetern zu messen. Je größer die Zahl, desto größer ist das Risiko für Stoffwechselerkrankungen und chronische Erkrankungen der Gefäße und des Herzens. Dieser Aussage liegt die Beobachtung zugrunde, dass die Fettverteilung bei Menschen zwei grundsätzlichen Formen folgt, die dann die Figur bestimmen. Beim „Apfel-Typ" sammeln sich die Fettdepots besonders am Bauch, beim „Birnen-Typ" mehr an der Hüfte. Menschen mit einer eher apfelförmigen Figur haben ein größeres Risiko für Stoffwechsel- und Herz-Kreislauf-Erkrankungen als Menschen mit birnenförmiger Figur. Die Grenzwerte, ab denen man von einem erhöhten Risiko für Stoffwechsel- und Herz-Kreislauf-Erkrankungen ausgeht, werden für Männer und Frauen unterschiedlich angesetzt. Bei Männern steht ein Taillenumfang von mehr als 94 Zentimetern für ein mäßig erhöhtes Risiko, einer von mehr als 102 Zentimetern für ein stark erhöhtes Risiko. Bei Frauen bedeuten mehr als 80 Zentimeter ein mäßig erhöhtes Risiko, mehr als 88 Zentimeter ein stark erhöhtes Risiko.

Übergewichtige Kinder

Unter 100 Schulkindern und Jugendlichen in Deutschland sind 10 bis 20 übergewichtig, und zwar aus den gleichen Gründen wie Erwachsene: übermäßige Zufuhr von kalorien- und fettreicher Nahrung und Mangel an Bewegung. Bei diesen übergewichtigen Kindern werden Gesundheitsstörungen diagnostiziert, die sonst nur bei Erwachsenen vorkommen: Typ-2-Diabetes, hoher Blutdruck, Fettstoffwechselstörungen, Gelenkprobleme. Außerdem leiden die Kinder unter ihrem Aussehen, ihrer eingeschränkten Beweglichkeit und darunter, dass sie gehänselt und von den anderen ausgeschlossen werden. Diese Kränkungen können ihre psychosoziale Entwicklung beeinträchtigen.

Oft beginnt das Gewichtsproblem bereits im Säuglings- und Kleinkindalter. Säuglinge werden häufig überfüttert, weil sie beispielsweise jedes Mal eine Flasche mit hochwertiger Säuglingsfertignahrung gereicht bekommen, wenn sie schreien. Die Annahme, dass das Kind Hunger hat, wenn es schreit, ist bei weitem nicht immer richtig. Es gibt viele andere Gründe: Durst, Müdigkeit, Unwohlsein, Schmerzen. Bei Kleinkindern übersehen die Eltern beim Füttern oft die Hinweise, mit denen das Kind signalisiert, dass es satt ist. Mit der Begründung „Mein Kind mag nichts anderes" geben viele Eltern ihren Kindern Lebensmittel mit geringem Nähr- und Sättigungswert, aber hohem Kaloriengehalt wie Süßigkeiten, Kuchen, zuckerhaltige Getränke und Pommes frites.

Sehr oft spiegelt das Kind aber nur die Essgewohnheiten der gesamten Familie wider: Kompakte, kalorienreiche Nahrung, so weich, dass sie kaum gekaut werden muss, wird während anderer Tätigkeiten hastig hinuntergeschlungen. Ein Anfang zur Verbesserung kann in gemeinsamen Mahlzeiten in ruhiger Atmosphäre bestehen, die unter Mithilfe der Kinder selbst zubereitet werden. Wenn die Kinder zudem noch Wachstum, Ernte und Verarbeitung von Obst und Gemüse selbst erleben, lernen sie den Wert von Lebensmitteln eher schätzen.

Dass ein Kind Gewichtsprobleme hat, kann bereits bei den regelmäßigen Vorsorgeuntersuchungen auffallen, die für Kinder vorgesehen sind. Hierbei muss der Arzt auch Größe und Gewicht beurteilen, sodass er frühzeitig auf Übergewicht aufmerksam werden kann. In jedem Fall sollten Eltern, denen auffällt, dass ihr Kind „zu dick" ist, ärztlichen Rat suchen. Ohne fachkundige Hilfe können sie nicht beurteilen, ob das Kind wirklich übergewichtig ist. Zwar wird auch bei Kindern der BMI berechnet, doch ab wann ein Kind als übergewichtig gilt, richtet sich nach seinem Alter, seiner Körpergröße und dem Geschlecht. Die Tabellen, in denen diese Zusammenhänge dargestellt sind (Somatogramme), kann der Arzt in der Literatur nachschlagen. Sie selbst können im Internet unter www.a-g-a.de die entsprechenden Informationen einsehen.

Eltern meinen oft, der Babyspeck ihres Kindes „verwächst" sich noch. In der Tat kann es bei Kindern manchmal ausreichen, eine weitere Gewichtszunahme zu verhindern, weil sie den Überschuss sozusagen „aufbrauchen", während sie an Länge zulegen. Ob das tatsächlich zutrifft, muss der Arzt anhand des Gesundheitszustands und des Alters des Kindes beurteilen.

Die Behandlung von übergewichtigen Kindern besteht darin, Ernährungs- und Bewegungsgewohnheiten zu verändern. Arzneimittel werden nicht eingesetzt. Stattdessen sind ausführliche Beratungen und Anleitungen notwendig, die die gesamte Familie einbeziehen. Wenn Eltern und Geschwister gemeinsam mit dem übergewichtigen Kind zu einem neuen Lebensstil finden, wird ein dauerhafter Erfolg wahrscheinlicher.

Ursachen

Jeder Mensch hat eine Art „innere Waage", die das Gewicht um einen individuellen Normalwert hält. Eine begrenzte Zeit reichlicher Kalorienzufuhr verändert die Körperformen also nicht dauerhaft. Wer allerdings lange Zeit über seinen Sättigungspunkt hinaus mehr isst, als er verbraucht, verstellt seinen Normalwert und nimmt an Gewicht zu.

Das Gewicht steigt immer dann an, wenn mit der Ernährung mehr Energie zugeführt wird, als der Körper verbraucht. Meist macht das Fett den Hauptanteil dieser Energie aus, denn in der durchschnittlichen Kost der Bundesbürger stellt der Fettanteil fast 40 Prozent der Gesamtkalorien. Bei den Männern kommen dann noch einmal fast 5 und bei den Frauen gut 3 Prozent Kalorien aus dem Konsum von Alkohol hinzu. Alkohol hat fast so viel Kalorien wie Fett.

Mit zunehmendem Alter verändert sich die Figur, weil der Fettanteil des Körpers zu- und der der Muskelmasse abnimmt. Dieser altersabhängige Vorgang lässt sich durch Gewichtsabnahme nicht beeinflussen, wohl aber durch regelmäßige Bewegung. Da der Energiebedarf mit dem Alter aber langsam zurückgeht, steigt das Gewicht an, wenn nicht gleichzeitig weniger oder kalorienärmer gegessen wird.

Wassereinlagerungen im Gewebe und Hormonstörungen, zum Beispiel bei Schilddrüsenerkrankungen, sind nur selten die Ursache für zunehmenden Körperumfang. Eine Gewichtszunahme aus diesen Gründen ist ein Symptom ernsthafter Krankheiten; diese rufen jedoch Beschwerden hervor und würden dadurch auf sich aufmerksam machen und die Betroffenen zum Arzt führen.
Bei einer Reihe von Medikamenten kann eine Einnahme über längere Zeit mit einer Gewichtszunahme einhergehen. Zu ihnen gehören unter anderem die „Pille" zur Empfängnisverhütung, Gestagene (bei Zyklusstörungen, Myomen und Endometriose), kortisonhaltige Mittel bei Entzündungen, bestimmte Neuroleptika zur Behandlung von Psychosen und Schizophrenie, einige Mittel bei Depressionen, bestimmte Medikamente zur Behandlung von Epilepsien und einige blutdruck- und blutzuckersenkende Mittel, inklusive Insulin.

Der Jo-Jo-Effekt

Für gar nicht so wenige Menschen gehören Diäten und Schlankheitskuren zum Lebensrhythmus wie die Jahreszeiten. Und fast ausnahmslos stellen sie nach längerer Zeit fest: Die Waage zeigt von Jahr zu Jahr mehr an. Sie erliegen dem sogenannten Jo-Jo-Effekt.
Dass Nahrungsmittel jederzeit und in unbegrenzter Menge zur Verfügung stehen, ist entwicklungsgeschichtlich recht neu. Zum biologischen Überlebensprogramm des Menschen gehört vielmehr, sich auf Hungersnöte einzustellen. Immer wenn der Körper deutlich weniger Kalorien zugeführt bekommt als gewohnt, interpretiert er das als Hungersnot. Er schaltet den Stoffwechsel auf ein Sparprogramm um und drosselt den Energieverbrauch. Ist die Zeit der schmalen Kost vorbei, versucht er, die verlorenen Pfunde wieder zurückzugewinnen, bis er wieder zum Ausgangsgewicht oder sogar darüber hinaus gelangt ist.
Dieses Auf und Ab lässt sich nur durchbrechen, wenn die Gewichtsabnahme mit einer grundsätzlichen Änderung der Lebensgewohnheiten verbunden wird. Der schlankgewordene Mensch muss sich dauerhaft mit weniger Kalorien zufriedengeben, denn ein Körper mit weniger Masse benötigt weniger Kalorien, um zu funktionieren. Zum Beispiel kommt jemand, der 10 Kilogramm abgenommen hat, mit etwa 300 bis 500 Kalorien pro Tag weniger aus. Wer meint, nach der Diät wieder so leben zu können wie vorher – aber mit einer besseren Figur –, wird bald enttäuscht.

Vorbeugung

Bei einem ausgewogenen Verhältnis von Kalorienzufuhr und -verbrauch lagert der Körper kein überschüssiges Fett ein. Eine fettarme, ausgewogene Ernährung und regelmäßige körperliche Bewegung beugen Übergewicht wirksam vor.

Nichtmedikamentöse Maßnahmen

Um abzunehmen, müssen entweder weniger Kalorien aufgenommen oder durch Aktivität mehr verbraucht werden. Am erfolgversprechendsten ist es, beide Maßnahmen zu kombinieren. Mit der richtigen Auswahl der Lebensmittel lässt sich die Kalorienaufnahme verringern, ohne hungern zu müssen oder einen Nährstoffmangel zu riskieren. In aller Regel bedeutet das, liebgewordene Gewohnheiten abzulegen und neue zu etablieren. Solche Veränderungen lassen sich besonders gut in Gruppen einüben, die von einer Fachkraft geleitet werden.

- Alkohol kann ersatzlos gestrichen oder sollte zumindest deutlich eingeschränkt werden.
- Das Gleiche gilt für zuckerhaltige Limonaden, Cola-Getränke und ähnliche „Softdrinks", die vor allem bei Kindern und Jugendlichen sehr beliebt sind.
- Der Verzehr von Fett sollte deutlich, der von Kohlenhydraten mäßig verringert werden.
- Eine ballaststoffreiche Ernährung mit Vollkornprodukten, Gemüse und Obst sättigt gut und lange.
- Nehmen Sie sich bewusst kleine Portionen und notieren Sie, wann Sie was gegessen haben. So behalten Sie die Kontrolle über Ihre Ernährung.

Werden bei verringerter Kalorienzufuhr gleichzeitig mehr Kalorien durch Bewegung verbrannt, baut der Körper vor allem Fett ab. Der Eiweißanteil, zum Beispiel in den Muskeln, wird kaum angegriffen. Dadurch verlangsamt sich der Stoffwechsel kaum, die Leistungsfähigkeit hingegen steigt.
Wer langsam an Gewicht verliert, hat größere Chancen, die neue Form zu erhalten. Letztlich sollte die veränderte Lebensweise, die notwendig ist, um sich dauerhaft von mehreren Kilogramm zu befreien, zu einem neuen Lebensstil führen, in dem eine ausgewogene, fettarme Ernährung und regelmäßige Bewegung ihren festen Platz haben.

Behandlung mit Medikamenten

Üblicherweise besteht ein Programm, mit dem übergewichtige Menschen an Gewicht verlieren sollen, aus einer Ernährungsberatung, Bewegungsangeboten und verhaltenstherapeutischen Elementen. Erst wenn mit diesen Maßnahmen keine ausreichende Gewichtsabnahme zu erzielen ist, der BMI bei 27 oder

darüber liegt und zusätzliche Erkrankungen wie Diabetes und Bluthochdruck, für die Übergewicht ein Risikofaktor ist, vorliegen, kann die Anwendung von Medikamenten für eine begrenzte Zeit erwogen werden. Bei Personen mit einem BMI von über 30 gilt das bereits dann, wenn keine weiteren Erkrankungen vorliegen.
Die Tabletteneinnahme sollte beendet werden, wenn es im ersten Behandlungsmonat nicht gelingt, mindestens 2 Kilogramm abzunehmen.
Unter diesen Voraussetzungen gelten Orlistat (→ nachfolgend), Rimonabant (→ Seite 1321) und Sibutramin (→ Seite 1323) als „mit Einschränkung geeignet". Sie sind aber wenig geeignet, um einen dauerhaften Gewichtsverlust zu erreichen. Dieser ist nur zusammen mit einem Basisprogramm möglich, das die drei obengenannten Komponenten umfasst.

Orlistat

Xenical

Orlistat ist ein sogenannter Lipasehemmer. Seine Wirkung richtet sich gegen den Fettanteil in der Nahrung.
Fette müssen in Magen und Dünndarm zunächst in ihre Bestandteile gespalten werden, bevor sie ins Blut aufgenommen werden können. Diese fettspaltenden Enzyme, sogenannte Lipasen, hemmt der Wirkstoff Orlistat. Üblicherweise verlässt nur ein geringer Teil Fett den Körper unverdaut, nach der Einnahme von Orlistat sind es etwa 30 Prozent.
Die Menschen, an denen Orlistat unter Studienbedingungen geprüft wurde, hatten nach einem Jahr Reduktionsdiät plus *Xenical* etwa 2,5 bis 3 Kilogramm mehr an Gewicht verloren als ohne das Mittel. Langfristig bleibt dieser Gewichtsverlust aber nur stabil, wenn die Lebensgewohnheiten geändert werden.
Über die Folgen der Anwendung von Orlistat über einen Zeitraum von mehr als vier Jahren liegen noch keine ausreichenden Erfahrungen vor. Außerdem fehlen bisher Studien, die den therapeutischen Effekt von Orlistat auf die Entstehung von Folgeerkrankungen von Übergewicht wie beispielsweise Fettstoffwechselstörungen oder koronare Herzkrankheit belegen.
Unter den im Abschnitt „Nichtmedikamentöse Maßnahmen" (→ Seite 1319) genannten Bedingungen gilt Orlistat als „mit Einschränkung geeignet".

Anwendung

Die Behandlung sollte nur begonnen werden, wenn es innerhalb von drei bis sechs Monaten nicht gelungen ist, durch eine veränderte Ernährung und Bewegung mindestens 5 Prozent des Ausgangsgewichts abzunehmen.
Zu jeder fetthaltigen Mahlzeit nehmen Sie dann eine Kapsel Orlistat ein, also dreimal täglich. Essen Sie nichts oder nichts Fetthaltiges, lassen Sie das Mittel weg.
Länger als drei Monate sollten Sie die Therapie nur fortsetzen, wenn Sie mindestens 5 Prozent Ihres Körpergewichts verloren haben. Nach einem bis zwei Jahren sollte die Behandlung in der Regel beendet werden.

Achtung

Gegenanzeigen

Unter folgenden Bedingungen sollten Sie kein Orlistat einnehmen:

- Sie sind allgemein in schlechtem Zustand und können Nahrung nur schlecht verwerten.
- Der Abfluss Ihrer Galle ist gestört.

Wenn Sie Diabetes haben, müssen Sie Ihre Blutzuckereinstellung häufiger als sonst kontrollieren.

Unerwünschte Wirkungen

▶ **Keine Maßnahmen erforderlich**

Bis zu 28 von 100 Anwendern werden von Blähungen gequält, bei denen auch Stuhl abgehen kann. 27 von 100 berichten über ölige Flecken am After, 20 von 100 über Durchfall mit fettigem, öligem Stuhl, 22 von 100 über vermehrten Stuhldrang, 8 von 100 über Stuhlinkontinenz.
Auch Magenschmerzen können auftreten.
Abgeschlagenheit und Kopfschmerzen kommen vor.

▶ **Muss beobachtet werden**

Wenn die Haut sich verstärkt rötet und juckt, reagieren Sie vermutlich allergisch auf das Mittel. Bei solchen Hauterscheinungen (→ Seite 14) sollten Sie einen Arzt aufsuchen.
Das Mittel kann Leberschäden (→ Seite 15) hervorrufen. Treten Übelkeit, Erbrechen und/oder dunkel gefärbter Urin auf und ist der Stuhl auffällig hell, sollten Sie einen Arzt aufsuchen.
Bei 1 von 100 Frauen treten Blasenentzündungen und Menstruationsstörungen auf.
Durch die verringerte Fettaufnahme kann es zu einem Mangel der fettlöslichen Vitamine A, D, E und K kommen. Den Vitamin-K-Verlust müssen Menschen besonders beachten, die aufgrund einer erhöhten Thrombosegefahr Mittel einneh-

men, die die Blutgerinnung herabsetzen. Bei ihnen kann sich die Blutungszeit verändern. Wer Orlistat einnimmt, sollte daher besonders auf eine obst- und gemüsereiche Kost achten.
Bei mehr als 1 von 100 Teilnehmenden wurden Infektionen der Atemwege (Nasennebenhöhlen, Halsschmerzen, Bronchitis) und grippeähnliche Erkrankungen festgestellt.

▶ **Sofort zum Arzt**

Wenn starker Hautausschlag, Juckreiz, Herzrasen, Atemnot, Schwäche und Schwindel auftreten, müssen Sie die Einnahme sofort beenden und unverzüglich den Notarzt rufen (Telefon 112), weil es sich um eine lebensbedrohliche Allergie (→ Seite 14) handeln kann.
In Einzelfällen kann Orlistat schwere Leberschäden (→ Seite 15) hervorrufen und eine Gelbsucht auslösen. Wenn sich Ihre Haut gelb färbt und Sie zusätzlich einen starken Juckreiz am ganzen Körper verspüren, sollten Sie sofort einen Arzt aufsuchen.

Hinweise

Für Kinder unter 14 Jahren

Über die Risiken einer Anwendung bei Kindern und Jugendlichen bis zu 18 Jahren gibt es nur unzureichende Erkenntnisse. Sicherheitshalber sollten sie nicht mit Orlistat behandelt werden Eine medikamentöse Hilfe beim Abnehmen ist bei ihnen ohnehin nicht angebracht.

Für Schwangerschaft und Stillzeit

Über die Risiken einer Anwendung in Schwangerschaft und Stillzeit gibt es keine Erkenntnisse. Sicherheitshalber sollten Sie das Mittel daher nicht anwenden.

Rimonabant

ACOMPLIA

Rimonabant wirkt in einem Körpersystem, dem sogenannten Endocannabinoidsystem, das erst seit Anfang der 1990er-Jahre bekannt ist. Empfangsstellen für Botschaften aus diesem System gibt es in Nervenzellen, inneren Organen und Fettzellen. Es wird angenommen, dass der Körper unter anderem mithilfe dieses Systems die Nahrungsaufnahme und die Funktion der Fettzellen reguliert. Möglicherweise ist dieses System bei übergewichtigen Menschen übermäßig aktiv. Da Rimonabant spezielle Empfangsstellen für die Signale aus diesem System blockiert, könnte so die Nahrungsaufnahme gedrosselt werden. Eventuell wirkt Rimonabant darüber hinaus auf andere Funktionen, wie beispielsweise die Insulinresistenz, die beim Typ-2-Diabetes eine Rolle spielt. Auf diese Weise könnte der Stoffwechsel insgesamt positiv beeinflusst werden.
In Studien zeigte sich, dass der Gewichtsverlust, der innerhalb eines Jahres mit konsequenter Ernährungsumstellung und Bewegungstraining zu erreichen ist, durch die zusätzliche Einnahme von Rimonabant um etwa 5 Kilogramm gesteigert werden kann. Nach Ablauf des zweiten Behandlungsjahrs liegt der Gewichtsverlust unter Rimonabant und Ernährungsumstellung um 4 Kilogramm höher als unter Ernährungsumstellung allein. Deutlich wird zudem, dass die Behandelten nach Ende der Therapie wieder an Gewicht zulegen, wenn sie die Lebensstiländerung nicht beibehalten.
Die Werte für den Langzeitblutzucker und die Fettstoffe verbessern sich durch die Gewichtsabnahme. Allerdings gibt es noch keine Untersuchungen, die Aussagen erlauben, ob die Betroffenen dadurch seltener Folgeerkrankungen des Übergewichts wie Typ-2-Diabetes, koronare Herzerkrankung oder Fettstoffwechselerkrankungen erleiden. Auch die Verträglichkeit des Mittels bei Daueranwendung ist noch nicht ausreichend untersucht.
Rimonabant ist – zusätzlich zu kalorienarmer Ernährung und Bewegung – zur Anwendung bei Menschen mit einem BMI über 30 gedacht oder für Personen mit einem BMI über 27, bei denen gleichzeitig Risikofaktoren wie Typ-2-Diabetes oder eine Fettstoffwechselstörung vorliegen. Für diese Anwendung wird Rimonabant als „mit Einschränkung geeignet" bewertet.

Anwendung

Jeden Morgen vor dem Frühstück wird eine Tablette mit 20 Milligramm Rimonabant eingenommen.
Es kann sinnvoll sein, zunächst für ein bis zwei Monate zu beobachten, wie sich die Behandlung auswirkt, und dann zu entscheiden, ob sie fortgesetzt werden soll. Wie lange die Behandlung dauert, sollte der Arzt individuell beurteilen. Anhand der Studien überschaut man lediglich eine Einnahmezeit von maximal zwei Jahren.

Achtung

Gegenanzeigen

Unter folgenden Bedingungen dürfen Sie den Wirkstoff Rimonabant nicht anwenden:

- Die Funktion Ihrer Leber oder der Nieren ist erheblich eingeschränkt.

- Sie haben depressive Verstimmungen oder Selbsttötungsgedanken.

Unter folgenden Bedingungen sollte der Arzt Nutzen und Risiken der Anwendung sorgfältig abwägen:

- Sie haben eine eingeschränkte Leber- oder Nierenfunktion.
- Sie hatten schon einmal eine depressive Episode. Bei der Behandlung mit Rimonabant sind vermehrt depressive Störungen bis hin zu Selbsttötungsgedanken festgestellt worden. Wie sich eine kombinierte Behandlung von Rimonabant und Antidepressiva auswirkt, ist nicht untersucht.

Auch die Auswirkungen einer Behandlung mit Rimonabant bei Menschen, die in den vorangegangenen sechs Monaten einen Herzinfarkt oder Schlaganfall erlitten haben, ist nicht bekannt. Das Gleiche gilt für Menschen, die mit Mitteln bei Epilepsien behandelt werden.

Wechselwirkungen mit Medikamenten

Gemeinsam angewendet mit Itraconazol oder Ketoconazol (innerlich bei Pilzinfektionen), Ritonavir (bei HIV-Infektion), Clarithromyzin oder Telithromyzin (bei bakteriellen Infektionen) kann Rimonabant verstärkt wirken. Dann kann zum Beispiel Schwindel häufiger auftreten und stärker ausfallen.

Wechselwirkungen mit Speisen und Getränken

Wenn Sie abweichend von Ihrem Ernährungsplan fettreich essen, kann von dem Wirkstoff erheblich mehr in den Organismus aufgenommen werden.

UNERWÜNSCHTE WIRKUNGEN

▶ **Keine Maßnahmen erforderlich**

Mehr als jeder zehnte Anwender empfindet Übelkeit. Bei manchen ist das so ausgeprägt, dass sie die Behandlung abbrechen.

Bis zu 10 von 100 Behandelten klagen über Durchfall und Erbrechen.

Mit der gleichen Häufigkeit treten Hitzewallungen und Schweißausbrüche auf.

▶ **Muss beobachtet werden**

Bis zu 10 von 100 Personen, die Rimonabant einnehmen, entwickeln depressive Verstimmungen (→ Seite 16), bis zu 1 von 100 sogar Selbsttötungsgedanken. Wenn Sie bei sich unerklärliche Stimmungsschwankungen registrieren, sich traurig oder antriebslos fühlen oder nervös und reizbar sind oder wenn Angehörige Derartiges bemerken, sollten Sie mit einem Arzt das weitere Vorgehen besprechen. Wird eine Depression bestätigt, muss die Behandlung mit Rimonabant beendet werden.

Bei bis zu 10 von 1 000 Behandelten kommt es zu Paniksymptomen. Plötzliche unerklärliche Angstgefühle oder Schlafstörungen sollten Sie zum Arzt führen.

Bei bis zu 10 von 100 Personen kann Rimonabant Schwindel (→ Seite 15) verursachen. Dadurch erhöht sich das Risiko für Stürze. Bei öfter auftretenden Schwindelzuständen sollten Sie einen Arzt aufsuchen.

Bei bis zu 10 von 100 Behandelten kann sich auf der Haut ein unangenehmer Juckreiz entwickeln. Wenn sich die Haut zusätzlich rötet und sich Bläschen zeigen, reagieren Sie vermutlich allergisch auf den Wirkstoff. Bei derartigen Hauterscheinungen (→ Seite 14) sollten Sie einen Arzt aufsuchen.

Bei der Einnahme von Rimonabant treten etwas häufiger Infektionen der oberen Atemwege, wie zum Beispiel grippale Infekte, auf. Sie können wie gewohnt behandelt werden.

▶ **Sofort zum Arzt**

Bei 1 von 10 000 Behandelten löst Rimonabant Sinnestäuschungen (Halluzinationen) aus. Wenn Sie das Gefühl haben, wiederholt befremdliche Dinge zu sehen oder zu hören, die andere Personen nicht sehen, sollten Sie einen Arzt aufsuchen.

HINWEISE

Für Kinder unter 14 Jahren

Die Anwendung bei Kindern unter 18 Jahren ist nicht untersucht. Sie sollten mit Rimonabant nicht behandelt werden. Eine medikamentöse Hilfe beim Abnehmen ist bei Kindern ohnehin nicht angebracht.

Für Schwangerschaft und Stillzeit

Untersuchungen an Tieren deuten darauf hin, dass Rimonabant die Entwicklung des Kindes beeinträchtigen kann. Das Risiko beim Menschen ist ungeklärt. Sicherheitshalber sollten Sie Rimonabant daher nicht anwenden. Abgesehen davon ist die Gewichtszunahme während der Schwangerschaft ein natürlicher Vorgang. Selbst wenn es mehr sein sollte, als der Arzt für vertretbar hält, sind Medikamente nicht der richtige Weg, um eine weitere Zunahme zu begrenzen.

Während der Stillzeit darf Rimonabant nicht eingenommen werden, da es in die Muttermilch übergeht und den Saugreflex unterdrücken kann. Abgesehen davon sind während der Stillzeit Maßnahmen, um an Gewicht zu verlieren, abzulehnen.

Für ältere Menschen

Mit der Anwendung bei Menschen über 75 Jahren gibt es keine ausreichenden Erfahrungen.

Sibutramin

Reductil

Durch Sibutramin steht den Nervenzellen mehr von den Nervenbotenstoffen Serotonin und Noradrenalin zur Verfügung. Diese Botenstoffe steuern das Hunger- beziehungsweise Sättigungsgefühl. Außerdem steigert Sibutramin geringfügig den Energieverbrauch. Dieser kombinierte Effekt aus einem höheren Energieverbrauch und geringerer Energiezufuhr führt zu einem Gewichtsverlust. Die bisherigen Untersuchungen haben gezeigt, dass bei einer einjährigen Behandlung mit Sibutramin etwa 4,5 Kilogramm mehr verloren gehen als durch eine Ernährungsumstellung allein.

Studien, die den therapeutischen Effekt von Sibutramin auf Folgeerkrankungen von Übergewicht oder auf die Sterblichkeit übergewichtiger Menschen untersuchen, fehlen noch.

Sibutramin hat sich als gut wirksam erwiesen, um den Gewichtsverlust, wie er mit einer Ernährungsumstellung zu erzielen ist, zu erhalten. Wird der Wirkstoff abgesetzt, steigt das Gewicht allerdings rasch wieder an, wenn die Änderung des Lebensstils nicht konsequent beibehalten wird.

Für die unter „Nichtmedikamentöse Maßnahmen" (→ Seite 1319) genannten Bedingungen gilt Sibutramin als „mit Einschränkung geeignet".

Anwendung

Von Sibutramin nehmen Sie eine Kapsel am Tag ein. Länger als vier Wochen sollten Sie das Mittel nur dann einnehmen, wenn Sie in dieser Zeit mindestens 2 Kilogramm Gewicht verloren haben. Über drei Monate sollten Sie die Therapie nur ausdehnen, wenn Sie mindestens 5 Prozent weniger wiegen als vorher.

Untersuchungen dokumentieren die Erfahrungen über eine Anwendungsdauer von zwei Jahren. Insgesamt sind hierfür die Erfahrungen aber noch nicht ausreichend. Länger als ein Jahr sollten Sie Sibutramin daher besser nicht einnehmen.

Auch eine Intervallbehandlung ist möglich, bei der das Mittel drei Monate lang eingenommen und dann sechs bis zwölf Wochen lang pausiert wird.

Während der Einnahmezeit sollte der Arzt regelmäßig den Blutdruck kontrollieren. Steigt er nennenswert an, sollte die Therapie überdacht werden.

Achtung

Gegenanzeigen

Unter folgenden Bedingungen dürfen Sie Sibutramin nicht anwenden:

- Sie hatten eine Essstörung.
- Sie haben Arzneimittel, Alkohol oder Drogen missbraucht oder waren davon abhängig.
- Sie haben eine Herzkrankheit (z. B. Herzrhythmusstörungen oder eine koronare Herzerkrankung) oder Ihre Nieren oder die Leber arbeiten nur unzureichend.
- Ihr Blutdruck schwankt stark oder liegt ständig über 145/90 mm Hg.
- Sie leiden an einer peripheren arteriellen Verschlusskrankheit.
- Sie hatten schon einmal einen Schlaganfall.
- Sie haben eine Überfunktion der Schilddrüse.
- Sie gehören zu den Männern, die an einer gutartigen Prostatavergrößerung mit Restharnbildung leiden.
- Sie haben ein Engwinkelglaukom (grüner Star).
- Sie leiden an einer Depression und müssen einen der MAO-Hemmer Moclobemid oder Tranylcypromin einnehmen.

Wechselwirkungen mit Medikamenten

Wird Sibutramin gleichzeitig mit Itraconazol oder Ketoconazol (beide innerlich bei Pilzinfektionen), Erythromyzin (bei bakteriellen Infektionen) oder Ciclosporin (nach Organtransplantationen) eingenommen, kann Sibutramin stärker wirken. Dann erhöht sich das Risiko für unerwünschte Sibutramin-Wirkungen am Herzen.

▶ **Unbedingt beachten**

Die kombinierte Einnahme von Sibutramin und MAO-Hemmern (Moclobemid und Tranylcypromin bei Depressionen, Selegilin bei Parkinsonkrankheit) kann ein sogenanntes Serotonin-Syndrom auslösen. Dieses äußert sich durch Fieber, Desorientiertheit, Erregungszustände, steife, zuckende und verkrampfte Muskeln, kann sich bis zu Bewusstseinstrübung und Blutdruckabfall steigern und lebensbedrohlich werden. Zwischen der Einnahme von Sibutramin und einem MAO-Hemmer müssen mindestens zwei Wochen liegen.

Auch bei der kombinierten Anwendung von Sibutramin und Mutterkornalkaloiden oder Triptanen (beide bei Migräne) oder SSRI (bei Depressionen) kann ein solches Serotonin-Syndrom auftreten.

Unerwünschte Wirkungen

▶ **Keine Maßnahmen erforderlich**

Bei 9 von 100 Anwendern steigert Sibutramin den Appetit, statt ihn zu verringern.

Über Mundtrockenheit klagen 17 von 100 Anwendern, 2 von 100 empfinden ungewöhnlichen Durst, 3 von 100 verstärktes Schwitzen und Juckreiz.

▶ **Muss beobachtet werden**

Bei 4 von 100 Personen steigen Blutdruck und Herzfrequenz deutlich an. Vor allem in den ersten beiden Monaten sollte die Therapie überdacht werden, wenn der Blutdruck um mehr als 10 mm Hg oder der Ruhepuls um mehr als zehn Schläge in der Minute angestiegen ist.

Bei 2 von 100 Personen lagert sich im Gewebe Wasser ein. Dann können die Beine und das Gesicht anschwellen und es kann sich eine Migräne entwickeln. Bei solchen Beschwerden sollten Sie sich an einen Arzt wenden.

4 von 100 Frauen berichten über Menstruationsstörungen mit Schmerzen und starken Blutungen, 2 von 100 über Blasenentzündungen. Dann sollten Sie mit dem Arzt sprechen, ob die Behandlung geändert werden kann.

Bei 4 von 100 Personen tritt ein Hautausschlag auf. Bei 1 von 100 zeigen sich Akne und Herpes-simplex-Entzündungen. Kommen zum Hautausschlag noch Bläschen hinzu, ohne dass diese auf einer Herpesinfektion beruhen, kann es sich um eine Allergie handeln. Wenden Sie sich damit an einen Arzt.

Sibutramin kann psychische Störungen verursachen. 10 von 100 Personen klagen über Schlafstörungen, 5 von 100 empfinden unerklärliche Angst, Nervosität und Depression (→ Seite 16).

10 von 100 Personen leiden unter Verstopfung, in deren Folge sich Hämorrhoiden verschlimmern können.

Wird die Einnahme beendet, können Entzugserscheinungen auftreten, die sich als Unruhe, Kopfschmerzen und Appetitzunahme äußern. Auch davon sollte der Arzt wissen.

▶ **Sofort zum Arzt**

Der erhöhte Blutdruck und der rasche Herzschlag können Angina-Pectoris-Anfälle mit Brustschmerzen und Atemnot provozieren. Dann sollten Sie sofort einen Arzt rufen.

Durch die Wassereinlagerung in allen Organen kann es zu Krampfanfällen und Sehstörungen mit Schwindel (→ Seite 15) kommen. Dann sollten Sie einen Arzt rufen.

Wenn starker Hautausschlag, Juckreiz, Herzrasen, Atemnot, Schwäche und Schwindel auftreten, müssen Sie die Anwendung sofort beenden und unverzüglich den Notarzt rufen (Telefon 112), weil es sich um eine lebensbedrohliche Allergie (→ Seite 14) handeln kann.

Hinweise

Für Kinder unter 14 Jahren

Über die Risiken einer Anwendung bei Kindern und Jugendlichen bis zu 18 Jahren gibt es keine Erkenntnisse. Sicherheitshalber sollten sie nicht mit Sibutramin behandelt werden. Eine medikamentöse Hilfe beim Abnehmen ist bei ihnen ohnehin nicht angebracht.

Zur Empfängnisverhütung

Aus Sicherheitsgründen empfiehlt der Hersteller einen sicheren Empfängnisschutz, wenn Sie Sibutramin einnehmen.

Für Schwangerschaft und Stillzeit

Über die Risiken einer Anwendung in Schwangerschaft und Stillzeit gibt es keine ausreichenden Erkenntnisse. Sowohl während der Schwangerschaft wie auch während der Stillzeit darf das Mittel daher nicht eingenommen werden.

Für ältere Menschen

Über Anwendung und Risiken von Sibutramin bei Menschen über 65 Jahren liegen nur geringe Erfahrungen vor. Sie sollten es deshalb nicht anwenden.

Zur Verkehrstüchtigkeit

Das Mittel kann zu Nervosität und Schwäche, Denkstörungen und Erregungszuständen führen. Dann sollten Sie kein Fahrzeug lenken, keine Maschinen bedienen und keine Arbeiten ohne sicheren Halt verrichten.

Übergewicht

Handelsname Darreichungsform	Zusammensetzung pro 1 ml/1 g oder wie angegeben bzw. pro abgeteilte Einheit	Kleinste Packungsgröße	Festbetrag in Euro	Packungspreis in Euro	Bewertung
ACOMPLIA 20 mg Filmtabletten Rp Filmtabletten	**Rimonabant** 20 mg	28 Stück		100,59	**Mit Einschränkung geeignet** zur Unterstützung der Therapie stark übergewichtiger Menschen, bei denen Ernährungsumstellung und Bewegungssteigerung nicht zu einer ausreichenden Gewichtsreduktion geführt haben. Die Verträglichkeit über lange Zeit ist noch nicht abschließend zu beurteilen. **Wenig geeignet**, um dauerhaft Gewicht zu verlieren, wenn nicht zugleich die Ernährung umgestellt wird. → Seite 1321
Reductil 10 mg Rp *15 mg Rp* Kapseln	**Sibutramin-hydrochlorid** 10 mg 15 mg	28 Stück 28 Stück		49,92 49,92	**Mit Einschränkung geeignet** zur Unterstützung der Therapie stark übergewichtiger Menschen, bei denen Ernährungsumstellung und Bewegungssteigerung nicht zu einer ausreichenden Gewichtsreduktion geführt haben. Die Verträglichkeit über lange Zeit ist noch nicht abschließend zu beurteilen. **Wenig geeignet**, um dauerhaft Gewicht zu verlieren, wenn nicht zugleich die Ernährung umgestellt wird. → Seite 1323
Xenical 120 mg Hartkapseln Rp Kapseln	**Orlistat** 120 mg	42 Stück		58,21	**Mit Einschränkung geeignet** zur Unterstützung der Therapie stark übergewichtiger Menschen, bei denen Ernährungsumstellung und Bewegungssteigerung nicht zu einer ausreichenden Gewichtsreduktion geführt haben. Die Verträglichkeit über lange Zeit ist noch nicht abschließend zu beurteilen. **Wenig geeignet**, um dauerhaft Gewicht zu verlieren, wenn nicht zugleich die Ernährung umgestellt wird. → Seite 1320

Hinweise zu den Tabellenspalten → Seite 28, zur Auswahl der Arzneimittel → Seite 23, zur Grundlage der Bewertung → Seiten 24, 27

Register

Der *Kursivdruck* weist darauf hin, dass es sich um den Namen eines Arzneimittels handelt.
Der Zusatz „in Kombination" bei einigen Stichwörtern bedeutet, dass der jeweilige Wirkstoff hier Bestandteil einer Kombination ist. Auf den genannten Seiten wird die Substanz dann nur in Bezug auf ihre Funktion als Kombinationspartner beschrieben.

A

C

D

E

F

I

M

N

O

P

Q

R

T

U

Impressum

Herausgeber und Verlag
Stiftung Warentest
Lützowplatz 11–13
10785 Berlin
Tel. 0 30/26 31-0
Fax 0 30/26 31-25 25
www.test.de

Vorstand
Dr. jur. Werner Brinkmann

Weiteres Mitglied der Geschäftsleitung
Hubertus Primus (Publikationen)

Vertrieb Bücher
Christian Wagner

Autorinnen
Annette Bopp, *Diplom-Biologin, Hamburg*
Vera Herbst, *Apothekerin, Braunschweig*

Lektorat
Christiane Hefendehl
Petra Gottschalk
Johanna Lederer
Bettina Weniger

Mitarbeit Lektorat
Ben Plank, Berlin
Heike Plank, Berlin

Fachliche Unterstützung Arzneimitteltabellen
Bettina Weniger, *Apothekerin, Berlin*
Annette Schreiter, *Apothekerin, Berlin*
Kathy Weber-Wischke, *Apothekerin, Berlin*

Wissenschaftliche Gutachterinnen und Gutachter
Prof. Dr. med. Manfred Anlauf,
Internistische Praxis, Cuxhaven
Prof. Dr. med. A. J. Augustin,
Augenklinik und Poliklinik Städtisches Klinikum Karlsruhe
Dr. med. Maria J. Beckermann,
Frauenärztin, Köln
Prof. Dr. med. Peter Berlit,
Klinik für Neurologie mit Klinischer Neurophysiologie, Alfried Krupp Krankenhaus, Essen
Prof. Dr. med. Dr. h. c. Kay Brune,
Institut für Experimentelle und Klinische Pharmakologie und Toxikologie, Erlangen
Prof. Dr. med. Dipl. Psych. Hartmut Göbel,
Schmerzklinik Kiel
Prof. Dr. med. Ulrich Hartenauer,
Evangelisches Krankenhaus Johannesstift, Münster
Prof. Dr. med. Hans Hauner,
Else Kröner-Fresenius-Zentrum für Ernährungsmedizin der TU München, München/Freising-Weihenstephan
Prof. Dr. med. Heinz Heidrich,
Internist, Angiologie, Berlin
Prof. Dr. med. Dietrich Hofmann,
Zentrum für Kinderheilkunde, Frankfurt/Main
Prof. Dr. med. Winfried V. Kern,
Klinik für Infektiologie, Universitätsklinikum Freiburg
Prof. Dr. med. Michael M. Kochen, *MPH, FRCGP, Abt. Allgemeinmedizin, Universitätsmedizin Göttingen, Georg-August-Universität*
Dr. med. Klaus Menges,
Bundesinstitut für Arzneimittel und Medizinprodukte (BfArM), Bonn
Prof. Dr. med. Roland Niedner,
Klinik für Dermatologie und Allergologie, Klinikum Ernst von Bergmann gGmbH, Potsdam
Prof. Dr. med. Wolfgang Poser,
Universitätsmedizin Göttingen, Georg-August-Universität
Prof. Dr. med. Wolfgang Rösch,
Internist, Gastroenterologie, Frankfurt/Main
Prof. Dr. med. Petra A. Thürmann,
HELIOS Klinikum Wuppertal
Thomas Wagner,
CharitéCentrum für Zahn-, Mund- und Kieferheilkunde, Campus Virchow-Klinikum, Berlin
Prof. Dr. med. Heinrich Worth,
Medizinische Klinik I, Klinikum Fürth

Darüber hinaus für die 1.– 6. Auflage
(In ihrer Funktion während der Mitarbeit)
Prof. Dr. med. Franz Daschner,
Institut für Umweltmedizin und Krankenhaushygiene, Universitätsklinikum Freiburg
Dr. med. Ariane Höer,
pharmafacts, Berlin
Dr. Lutz Hoffmann,
Ärztlicher Direktor, Allgemeines Krankenhaus Barmbek, Hamburg
Dr. Wolfgang Höppner,
Chefarzt der urologischen Klinik, Knappschaftskrankenhaus, Dortmund
Dr. med. Dr. rer. nat. Gunther Kahle,
Augenarzt, Berlin
Dr. med. Linda Ladilova,
Wuppertal
Dr. Sigrun Müller-Hagen,
Ärztin für internistische Onkologie/Hämatologie, Hamburg
Prof. Dr. med. Karl-Uwe Petersen,
Pharmakologe und Toxikologe, Aachen
Prof. Dr. med. Sigrid Poser †,
Göttingen
Dr. Beate Schwarz,
Dermatologin/Allergologin, Langenau
Winfried Tritz,
Augenarzt, Köln
Priv.-Doz. Dr. Stefan Zimmer, unter Mitarbeit von
Dr. Mozhgan Bizhang,
Wissenschaftliche Assistentin, Zentrum für Zahnmedizin, Zahnerhaltung und Präventivzahnmedizin, Universitätsklinikum Charité, Berlin und
Dr. Rainer Seemann,
MEDLIVE TV, Berlin

Fachliche Unterstützung Arzneimittelbewertungen
Prof. Dr. rer. nat. Gerd Glaeske,
Universität Bremen/pharmafacts, Freiburg
Dr. rer. nat. Judith Günther,
pharmafacts, Freiburg
Dr. rer. nat. Birgit Schindler,
pharmafacts, Freiburg
Jutta Posch,
pharmafacts, Freiburg
Sabine Baumann,
pharmafacts, Freiburg

Schlussgutachter Arzneimittelbewertungen
Prof. Dr. rer. nat. Gerd Glaeske,
Universität Bremen/pharmafacts, Freiburg
Dr. rer. nat. Judith Günther,
pharmafacts, Freiburg

Redaktionsschluss
Text und Bewertungen: 10.12.2007
Arzneimittel: 15.11.2007

Titel
Anne-Katrin Körbi
Titelfoto: Getty Images, Davies & Starr

Layout
Karin Siemoneit

Produktion
Sylvia Heisler
Vera Göring

Piktogramme
Bernhard Schwartze, Berlin

Verlagsherstellung
Rita Brosius (Leitung)
Susanne Beeh

XML-Konzept und Umsetzung, Satz
pagina GmbH, Tübingen

Druck
Mohn media Mohndruck GmbH, Gütersloh

Einzelbestellung und Vertrieb
Stiftung Warentest
Postfach 81 06 60
70523 Stuttgart
Tel. 0 180 5/00 24 67
Fax 0 180 5/ 00 24 68
(jeweils 14 Cent pro Minute aus dem Festnetz)

www.test.de/shop